INFECTIOUS DISEASES

第2版

上册

感染病学

VOLUME 1

主　审

贾辅忠

主　编

李兰娟　黄祖瑚

副主编

于岩岩　李　军　高海女

编　委（按姓氏笔画排序）

马伟杭　王宇明　牛俊奇　孔连宝　卢洪洲　吕晓菊　朱　宏　朱万孚
朱传龙　刘庆淮　刘克洲　许　阳　许　迪　李若瑜　李家斌　吴　超
何礼贤　张文宏　张永祥　张学光　陈　智　陈永平　陈盛霞　季旻珺
金　柯　周苏明　郑树森　段义农　俞云松　施　毅　施光峰　顾　民
贾雪梅　徐小元　翁亚丽　唐　红　黄建荣　盛吉芳　程　雷　谢　青

学术秘书

陈　平　李　爽

江苏凤凰科学技术出版社 · 南京

图书在版编目(CIP)数据

感染病学：上下册 / 李兰娟，黄祖瑚主编. —2版. —南京：江苏凤凰科学技术出版社，2021.12
ISBN 978-7-5713-0375-4

Ⅰ. ①感… Ⅱ. ①李… ②黄… Ⅲ. ①感染—疾病学 Ⅳ. ①R4

中国版本图书馆CIP数据核字(2021)第048000号

感染病学

主　　编	李兰娟　黄祖瑚
责任编辑	钱新艳
责任校对	仲　敏
责任监制	刘文洋
出版发行	江苏凤凰科学技术出版社
出版社地址	南京市湖南路1号A楼，邮编：210009
排　　版	南京展望文化发展有限公司
印　　刷	江苏凤凰数码印务有限公司
开　　本	889mm×1194mm　1/16
印　　张	111.5
插　　页	16
字　　数	3 000 000
版　　次	2021年12月第2版
印　　次	2021年12月第1次印刷
标准书号	ISBN 978-7-5713-0375-4
定　　价	780.00元(精)(上下册)

图书如有印装质量问题，可随时向我社印务部调换。

致读者

社会主义的根本任务是发展生产力，而社会生产力的发展必须依靠科学技术。当今世界已进入新科技革命的时代，科学技术的进步已成为经济发展、社会进步和国家富强的决定因素，也是实现我国社会主义现代化的关键。

科技出版工作肩负着促进科技进步、推动科学技术转化为生产力的历史使命。为了更好地贯彻党中央提出的“把经济建设转到依靠科技进步和提高劳动者素质的轨道上来”的战略决策，进一步落实中共江苏省委、江苏省人民政府作出的“科教兴省”的决定，江苏科学技术出版社于 1988 年倡议筹建江苏省科技著作出版基金。在江苏省人民政府、江苏省委宣传部、江苏省科学技术厅（原江苏省科学技术委员会）、江苏省新闻出版局负责同志和有关单位的大力支持下，经江苏省人民政府批准，由江苏省科学技术厅、凤凰出版传媒集团（原江苏省出版总社）和江苏科学技术出版社共同筹集，于 1990 年正式建立了“江苏省金陵科技著作出版基金”，用于资助自然科学范围内符合条件的优秀科技著作的出版。

我们希望江苏省金陵科技著作出版基金的持续运作，能为优秀科技著作在江苏省及时出版创造条件，并通过出版工作这一平台，落实“科教兴省”战略，充分发挥科学技术作为第一生产力的作用，为建设更高水平的全面小康社会、为江苏的“两个率先”宏伟目标早日实现，促进科技出版事业的发展，促进经济社会的进步与繁荣做出贡献。建立出版基金是社会主义出版工作在改革发展中新的发展机制和新的模式，期待得到各方面的热情扶持，更希望通过多种途径不断扩大。我们也将在实践中不断总结经验，使基金工作逐步完善，让更多优秀科技著作的出版能得到基金的支持和帮助。

这批获得江苏省金陵科技著作出版基金资助的科技著作，还得到了参加项目评审工作的专家、学者的大力支持。对他们的辛勤工作，在此一并表示衷心感谢！

江苏省金陵科技著作出版基金管理委员会

内容提要

本书是一部系统、全面阐述感染病学的大型临床专著。与第 1 版相比，本书反映了截至 2021 年 9 月，国际和国内感染病学领域的最新基础和临床研究进展，体现了我国一批临床感染病专家的创新成果和宝贵经验，揭示了当今全球视角下感染性疾病的重点领域和发展趋势。

本书共分为五篇三十九章。第一篇精辟阐述感染病学的基本理论和知识，第二篇全面介绍各类感染性疾病的诊断和治疗方法，第三篇至第五篇详尽论述各类病原体感染、各器官系统感染和特定人群感染的诊治新理念、新技术和新方法。本书理论与实践相结合，紧扣临床应用主题，可供各级临床医师、护师、感染病预防控制专业医师，以及感染病学及相关专业研究生学习和使用。

本书囊括了国际上感染病诊疗的最新指南，汲取了我国著名临床专家的宝贵经验，荟萃了全球感染病学理论与临床结合的重大成果，是一本系统、全面阐述感染病学的大型学术专著。

李兰娟

中国工程院院士，浙江大学教授、主任医师、博士生导师，传染病诊治国家重点实验室主任，国家感染性疾病临床医学研究中心主任，国家内科学（传染病）重点学科学术带头人。长期从事传染病临床、科研和教学工作，主要研究方向为肝衰竭与人工肝、感染微生态，以及新发、突发传染病。

自 1986 年开始进行人工肝治疗肝衰竭研究，创建了独特有效的“李氏人工肝支持系统”，挽救了数十万名患者的生命；提出感染微生态学说，从微生态角度来审视感染的发生、发展和结局，影响国际微生态前沿科学发展，率先全面揭示肝病肠道微生态宏基因组变化规律，创立微生态干预防治重症肝病新策略；面对历次来势汹汹的新发、突发传染病威胁不惧安危，承担严重急性呼吸综合征、手足口病、地震灾后防疫、甲型 H1N1 流感等传染病的诊治研究任务，尤其在防控人感染 H7N9 禽流感救治研究中取得众多成果。面对新型冠状病毒肺炎疫情，更是深入临床一线救治重症患者。

担任中国医师协会感染科医师分会会长、中华预防医学会微生态学分会主任委员、全国人工肝培训基地主任、国际血液净化学会理事、《中华临床感染病杂志》《感染微生物与疾病（英文）》（*Infectious Microbes & Diseases*）《中国微生态学杂志》主编等。主编出版了我国首部《人工肝脏》《感染微生态学》等专著和教育部规划教材《传染病学》，在“*Nature*”“*Lancet*”“*NEJM*”等国际顶级期刊上发表 SCI 论文 300 余篇。荣获“国家科技进步奖”特等奖 1 项、“国家科技进步奖”一等奖和二等奖各 2 项，还获得“浙江省科技大奖”“光华工程科技奖”“全国创新争先奖章”“全国优秀科技工作者”“全国杰出专业技术人才”“全国优秀共产党员”“全国三八红旗手”和“全国抗击新冠肺炎疫情先进个人”等荣誉称号。

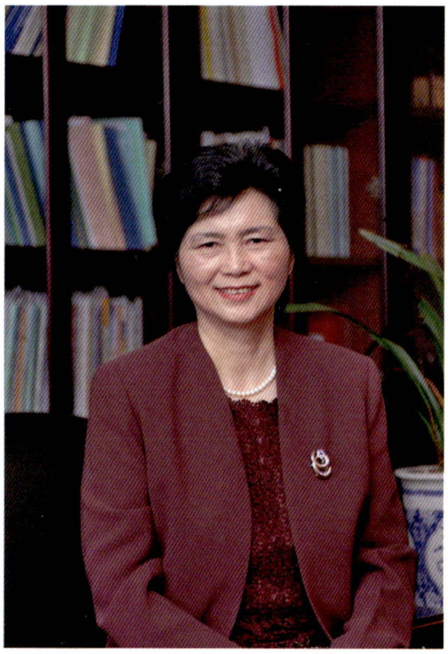

主编简介

黄祖瑚

南京医科大学教授、主任医师、博士生导师。1982 年毕业于南京医学院（现南京医科大学）医疗系，留校任教，师从陈钟英教授、唐季和教授、贾辅忠教授、孙南雄教授等，从事传染病（感染病）临床、教学和科研工作。1988 年获南京医科大学内科学（传染病）硕士学位。1989 年及 1991 年两度在澳大利亚 Fairfield 医院研修免疫生化和分子生物学技术，1997 年在美国马萨诸塞大学医学院合作开展乙型肝炎病毒 DNA 疫苗相关研究。

1998 年任南京医科大学第一附属医院（江苏省人民医院）感染病科主任，2000 年任副院长。1999 年任南京医科大学内科学教授，2000 年任主任医师，2002 年起任内科学博士生导师，先后指导 16 名博士研究生完成学业。重点围绕乙型和丙型病毒性肝炎的诊断和治疗方法、慢性乙型病毒性肝炎的发病机制及免疫调节治疗，开展临床及应用基础研究，承担并完成国家自然科学基金项目和原国家卫生部科研基金项目，先后在国内外学术期刊发表论文、综述及述评 100 余篇。

主编和参与编著的书籍主要有：共同主编《内科查房手册》（江苏科学技术出版社，1999 年、2005 年）《临床药物手册》（上海科学技术出版社，2006 年、2015 年），副主编《感染病学》（江苏科学技术出版社，2010 年），参编全国高等学校医学研究生规划教材《传染病学》（人民卫生出版社，2008 年），主译《旅行医学》（人民卫生出版社，2019 年）。曾任中华医学会感染病学分会常委、肝病学分会常委、中国医师协会感染科医师分会副会长、江苏省医学会感染病学分会主任委员、名誉主任委员。曾担任《中华传染病杂志》《中华肝脏病杂志》《临床肝胆病杂志》等学术期刊编委。

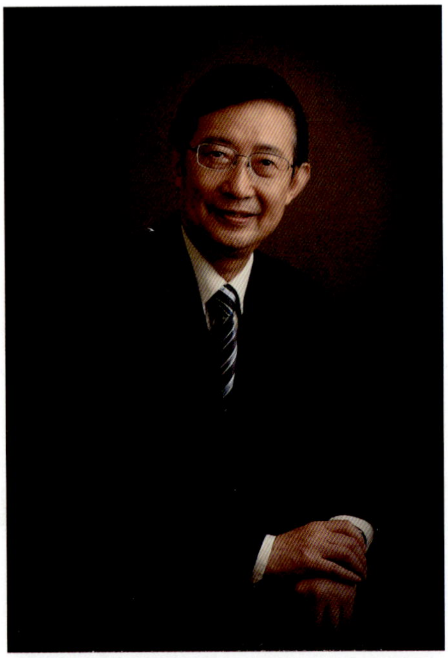

本书编写人员

编写者单位及名单（按姓氏笔画排序）

浙江大学附属第一医院

刁宏燕　马伟杭　王银银　卢翔云　朱海红　刘小丽　刘克洲　阮　冰　杜维波　李兰娟　杨　芊　杨益大　吴　炜　吴　健　吴仲文　吴南屏　张　雪　陈　智　陈佳宁　陈建忠　范　骏　郑　临　郑树森　项春生　倪　勤　姚航平　徐丽中　徐凯进　黄建荣　盛吉芳　章旭君　梁伟峰　谢中阳　裘云庆　潘丽芳

南京医科大学第一附属医院（江苏省人民医院）

王　茜　孔连宝　毛慧娟　尹　林　卢凯华　邢光前　任海滨　朱　宏　朱传龙　刘　源　刘庆淮　许　阳　许　迪　孙　黎　孙志坚　李　军　李　响　李　爽　杨　芬　何戎华　张永祥　陆美萍　陈　念　陈　浩　周东辉　周苏明　金　柯　胡　军　胡毓华　顾　民　贾辅忠　钱　进　徐钰雯　殷明德　翁亚丽　陶　超　黄祖瑚　章莉莉　葛益飞　董　莉　蒋龙凤　程　雷　褚　明　蔡　洁　谭若芸

北京大学第一医院

于岩岩　王　艳　王明悦　王爱平　王勤环　刘　伟　李若瑜　余　进　陆海英　赵　鸿　侯凤琴　徐小元　徐京杭　黄　晨　斯崇文　董晓琴　傅希贤　曾　争

浙江树人大学树兰国际医学院附属树兰（杭州）医院

刘纪民　汤灵玲　陈　平　高海女　黄志良　曹国洪　瞿　镔

北京大学

朱万孚　李　敏

北京协和医院

窦红涛

北京大学人民医院

李厚敏

北京儿童医院

刘　钢

首都医科大学附属北京胸科医院

马　玙　陈效友

中国人民解放军总医院第五医学中心

李文刚

《中华医学杂志英文版》编辑部

照日格图

序言(第1版)

传染病与非传染的感染性疾病都是微生物等生物性病原体引起的人类疾病,两者的基础理论、临床诊疗和预防有很多共同的区别于其他疾病的特点,所以可以统一在感染性疾病之中。与感染性疾病对应的是非感染性疾病。

传染病的一大特点是可以在人群中传播、流行。古代曾因传染病的流行威胁到人类的生存,所以现代医学的发展正是以研究传染病为起点的。其后传染病学和流行病学协同发展,并与广泛开展防治传染病的社会实践相结合,使我们不仅已经控制了许多传染病的流行,还建立健全了控制传染病流行的较完整的防治体系。但这并不意味着可以高枕无忧了,我们还面临着新发传染病不断出现和经典传染病再度流行的挑战,而且这类挑战在可预见的将来会此起彼伏,难以终止。然而,在抗击严重急性呼吸综合征(SARS)和人感染高致病性禽流感取得阶段性成效,又对甲型 H1N1 流感从治疗到预防全方位展开决战的今天,我们可以满怀信心地说,只要我们不放松警惕,加强研究,积极应对,我们就能有效防控各种传染病的传播和流行。

非传染的感染性疾病虽不会像传染病那样在人群中传染和流行,但患者人数却更加面广量大。临床各科经常要诊治原发的或继发的感染,非感染性疾病患者的预后也常与感染直接或间接相关。

自青霉素问世并有效治疗肺炎以来,人们总是期待着不断开发的抗生素能清除众多病原菌,提高治愈率;但是,随着抗生素的广泛应用,病原菌耐药变异快速增多,细菌耐药成为当今抗感染治疗中最为严峻的问题。此外,我国人均寿命显著提高,老龄人口快速增加;很多慢性疾病和肿瘤性疾病的生存期显著延长;一些治疗措施在控制病理进展的同时会削弱机体的抗感染免疫功能,众多因素诱发非致病性微生物造成的机会感染相当常见。总之,无论是社区获得性感染,还是医院获得性感染都趋向复杂化,临床各科都面临难治性感染的挑战。就世界范围而言,感染性疾病的发病率和病死率均长期居高不降。

综上所述,感染性疾病谱正在经历种种变迁,新发传染病不断涌现,一些以往已控制流行的传染病再度猖獗;一些感染性疾病的常见病原体和临床过程正在发生明显变化。这样的变迁启示我们:感染性疾病的防治将是一项长期而艰巨的任务。它不仅是对传染病专科医师,也是对临床各科医师的严峻挑战。这就要求我们在很多方面不断加深甚至重新认识感染性疾病。

本书的前身——江苏科学技术出版社出版的《临床感染病学》,是在国内对“传染病”与“感染病”之间从称谓到内涵以及两者关系有所争议的情况下,首次以“临床感染病学”作为书名于 1998 年出版,着实难能可贵。经过 12 年的临床印证和实践积淀,由贾辅忠、李兰娟教授联袂主编的《感染病学》以全新面貌问世了,可谓“十年磨一剑”,充分体现了本书作者对发展我国感染病学的执着追求。本人翻阅了这本大型的临床专著,深感其理论、技术和具体方法均有一定的超前性,为临床医师更新感染病学知识、提高临床诊治水平提供了丰富的参考资料;其编写方式亦符合临床需要,理论联系实际,实用性很强,故我很乐意向广大读者推荐。

此外,感染病学牵涉面广,与其他医学学科存在着千丝万缕的联系,临床各科的感染性疾病的具体问题也纷繁复杂，仅此一本专著，实难尽善尽美。希望广大读者在参阅本书的同时，也要放宽眼界，博取各家之长、共同探索、勤于实践，齐心协力地为提升我国临床感染病学水平而努力。

中国工程院 院士
中华医学会 会长

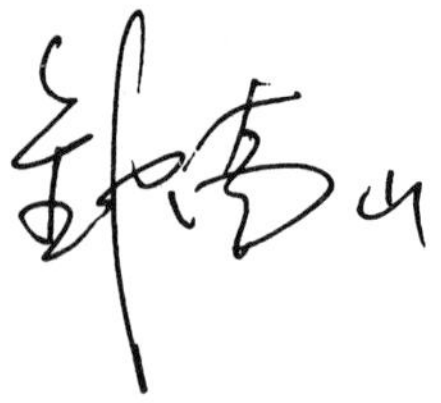

前言(第2版)

本书最早的前身是江苏科学技术出版社出版的《临床感染病学》,是在国内对“传染病”与“感染病”之间从称谓到内涵以及两者关系有所争议的情况下,首次以“临床感染病学”作为书名于1998年出版的图书。经过12年的临床印证和实践积淀,由贾辅忠教授和我联袂主编的《感染病学》在2010年以全新面貌问世,对以临床诊疗为中心的编写模式进行了探索,突破了一般教科书和传统教材的框架,围绕常见的临床诊疗问题,重点描述各类病原体感染、各器官系统感染和特定人群感染的诊治新理念、新技术和新方法,为临床医师更新感染病学知识、提高临床诊治水平提供了丰富的参考资料,获得了广泛好评。

《感染病学》第2版的修订工作从2018年5月开始,我和黄祖瑚教授作为主编,邀请了浙江大学医学院、北京大学医学部、南京医科大学等三十余所全国知名医学院校及医院的百余名专家共同修订本书,总结和汲取了上一版的编写经验和成果,对一些不足之处进行了修改、补充和完善。

本书首先以足够的篇幅介绍了感染病学的两大基础理论,即流行病学和发病机制,更新了许多与临床密切联系的新理论和新知识。基础部分新增一个章节,详细介绍了医学微生态学的基本理论、研究方法、临床进展和转化应用,探讨了人体正常微生物群与人类健康和疾病的联系,呈现了当前医学与微生态学有机结合、融会贯通、快速发展的最新知识。此外,在感染性疾病诊断和治疗篇,新增了“影像学诊断”和“人工肝治疗”的章节;在病毒感染篇新增了“新型冠状病毒肺炎”一章;在特定人群的感染篇中还增加了“旅行者感染”一章。

本书各种感染性疾病的编排采用病原学分类与按器官系统分类相结合的方式。依病原学分类编排有利于读者全面理解各种病原微生物的致病性,所引起的各种感染及其临床特点,以及合理选择针对病原学的目标治疗等。按器官系统分类叙述与传统临床思维方式接近,如能明确感染部位,在多数情况下也就解决了临床诊断和治疗问题。实践证明,这种以病原学分类为主线,以传统的器官系统分类为框架,两种编排兼顾展开叙述,更有利于读者全面认识感染性疾病。可是,仅着眼于病原体和感染部位还不够,感染的临床表现还与宿主状态或宿主反应性相关,所以还就老年人感染、婴幼儿感染、手术期感染、母婴感染,以及各种免疫虚损宿主的感染和医院获得性感染等各个方面,进一步说明感染性疾病的临床复杂性和诊治要点。

本书编者都是来自全国各大医学院校临床和科研一线的专家,具有丰富的感染病学教学和临床经验,并多次参与感染病学领域相关著作的编写工作。全书内容翔实、新颖,突出感染病学领域的新进展、新观点、新成就,注重近年来感染病疾病谱的变化。内容编排充分体现了现代医学模式的转变,体现了系统整合和整体优化的原则,体现了生命科学信息化、网络化的特点。编写中注意做到深入浅出、图文并茂,兼具启发性、适用性、科学性和创新性。通过阅读本书,可以更好地洞悉当前感染病学科的发展动向,指导临床医学实践,对临床感染病学领域有更加深刻、系统的了解,是贴近广大临床医师、科研工作者和医学院校学生、研究生需求的实用参考用书。

由于编者人数较多,成书时间较紧,各章节写作风格不尽一致,编写中也难免有疏漏之处,诚望广大读者不吝提出批评和建议,以使本书更臻完善。

中国工程院院士 李兰娟

前言(第1版)

本书的前身——《临床感染病学》自1998年由江苏科学技术出版社出版发行至今已12年了,这期间人类继续面临着感染性疾病的种种挑战。2002年11月,我国南方出现前所未有的严重急性呼吸综合征(SARS),转眼间形成向全球扩散倾向,然而扑灭其流行的快速反应也迅速展开。到2003年7月,世界卫生组织宣告SARS流行终止时,约8 000余人受到感染,病死者有774例之多。1997年,我国香港发现高致病性禽流感病毒感染病例,在那次流行中6例患者不幸死亡;2004年后,东南亚一些国家及日本陆续有病例报告,约130名患者有70例死亡;当前,仍担心它会引起新的流行而采取了严格监控措施。近年我国HIV感染和发病人数持续增多,正处于局部流行向广泛流行发展的快速增长期。2009年3月,在墨西哥和美国等地相继暴发了甲型H1N1流感,同年5月1日,我国也开始出现疫情。甲型H1N1流感经过半年多的扩散,波及100多个国家,数十万人发病,病死人数达8 000余例。值得关注的是,我国耐药菌感染问题相当严重,与之相关,抗菌药物使用量和不良反应发生率也居高位。此外,全球交通发达、气候变暖、老龄化社会、地震海啸以及生物恐怖等自然和社会问题正在全面影响各类感染性疾病的发生及其流行状态,促使世界各国共商防治策略,联合采取措施。

面对这些挑战,医学界再度认识到感染病学的重要性;从事感染病临床工作的专业人员更要扩大眼界,全方位地了解感染性疾病的进展,把在职继续教育的目标提高到能全面适应学科变化的新水平。在此背景下,编者欣然接受江苏科学技术出版社对《临床感染病学》全新改版的要求,并得到本专业专家、教授和年轻精英的大力支持,经大家共同商讨和认真撰稿,并借助于电脑写稿、网上互审和电子排版等现代手段,使本书以全新的面貌与读者见面。本书较原先的《临床感染病学》在内容和编写模式方面都有了很大的充实和提高。

本书对感染病学的两大基础理论——流行病学和发病机制给予足够的篇幅,介绍了与临床密切联系的新理论和新知识。

互联网时代流行病学资料的收集分析是迅速掌握疫情和制定控制策略和措施的主要手段。在交通日益发达、全球经济一体化的过程中,传染病已不再是局限于某个局部地区的问题,海外旅游者感染和人兽共患感染的重要性正受到广泛重视。流行病学进展带来了传染病预防的新理念——国际合作加强监测和协同努力控制疫情。例如,在监测病原体基因突变的同时就关注突变株的致病性和引起传染病流行的可能性;组织专业快速反应部队在地区性传染病发生初期即有效控制其扩散和传播;疫苗研制、生产和使用更贴近实际需要。

关于感染发生机制,病原体、宿主与环境三者之间相互关系的基本原理没有改变,但对三者的认识都有新进展。新的病原微生物的出现常是基因变异的结果,或者与人兽共患病病原体相关;另外,病原体的致病性如附着、侵入亦已在分子水平得到阐明。在感染性疾病特别是医院感染,除外源性病原微生物外,相当一部分病原菌可来自体内的黏膜腔,即通过细菌易位而发生内源性感染,其发生机制与口腔黏膜、气道黏膜、消化道黏膜的屏障作用降低有关。一般来说,慢性感染比急性感染难治,由于病原体难被清除而造成感染源长期存在,以致感染流行得不到理想控制。因此,持续性感染、病原体潜伏体内、感染慢性化、感染的再燃和复发等机制和对策等已成为当前感染发病机制研究中的热点之一。感染后宿主的局部和全身炎症反应、免疫反应和变态反应与临床表现、病情轻重、治疗和预后都密切相关;病原微生物侵入宿主不一定即时出现相应临床表现,有些感染可作为起动因子或“扳机”(trigger)导致一些表面看来毫不相干的内科疾病甚至恶性肿瘤的发生。在人类生存竞争中,人与微生态的相互关系是医学研究中的永恒主题;并且,人类与动物共患的疾病过去是、现在是、将来仍然是相互影响、密不可分的临床和公共卫生问题。总之,人类生活在生态环境中,与各种已知和未知感染(传染)性疾病的斗争,将伴随人类的历史而延续下去。仅此就充分说明了感染病学在维护人类健康方面的重要地位。

感染性疾病治疗的关键是病原学治疗。临床面对众多细菌感染病例,抗菌药物合理应用最复杂也最为重要。本书在简明扼要介绍各类各品种抗菌药物的同时,更是重点阐述了合理应用概念中所包括的全部内涵,如基于PK/PD(药物代谢动力学/药物效应动力学)和抗菌活性特点等理论决定抗菌药物的使用方案、耐药菌产生机制及防止耐药菌产生和扩散的策略和方法,以及抗菌药物的不良反应监测和安全使用等。十余年来,基于循证医学的概念和方法,已有不少感染性疾病由国家机构或权威性学术团体制定了治疗指南,对医院感染的控制也有各种规范,本书在相应章节内作了扼要介绍,对其重点、精华和贡献进行了复述,同时也对存在的问题和今后的方向作了探讨。临床治疗除针对病原体治疗外,不能忽视机体反应性、病理生理异常,以及维护和提高宿主抗感染免疫力。为此,本书介绍了生物反应调整治疗新概念,对单克隆抗体的应用、治疗性疫苗和基因治疗的研究也作了介绍。凡此种种治疗方法的进步,增强了我们治疗各种难治性感染的信心,使我们鼓起不断进取的勇气。

纵观当代国内外在感染病学方面的研究成果和学科的发展,面对感染性疾病谱的变迁、流行态势和难治性感染增多等现实,我们深感任重道远;编著本书虽竭尽心力犹恐不及,公诸同道乞望指正。

南京医科大学第一附属医院 教授 贾辅忠
浙江大学附属第一医院 教授
中国工程院 院士 李兰娟

目 录

上 册

第一篇 感染病学基础

第二篇　感染性疾病的诊断和治疗

第三篇 各类病原体感染

下　册

第四篇 各器官系统微生物感染

第五篇 特定人群的感染

第一篇

感染病学基础

第一章 概 论

第一节 感染、感染性疾病、传染病的概念

一、感染

感染(infection)是以微生物为主的病原生物侵入人体(宿主)内定殖、增殖,以及引起宿主组织器官炎症等某种损害的病理状态。人类生活在自然界恒久存在的生态环境中,与其中绝大部分微生物等生物体处于共存状态(symbiosis),只有少数微生物在生物进化过程中或在特定条件下获得侵入人体的病原体性质。从生态学角度来说,感染是宿主、环境与微生物三方面构成的微生态平衡向微生态失衡转化的动态表现,是定性、定量、定位及定主的转化结果。

感染后引起宿主临床症状即发病(overt disease)的,称显性感染(apparent infection);对虽受感染但仅诱导了特异性免疫反应,而不显出临床症状的,称不显性感染(inapparent infection)或隐性感染。有的病原体可致多数人遭受感染,但只有少数人发生显性感染;显性病例数犹如冰山一角,在显性感染病例外还存在大量隐性感染者。显性感染可分为急性感染和慢性感染。急性感染在出现临床症状前都有一定的潜伏期,这段时期是病原体增殖引起宿主反应和损害细胞组织而尚无临床症状的阶段;潜伏期后起病突然,病程较短,病愈后外源性病原体常在体内消失,但有些导致急性感染的病毒可逃避宿主免疫攻击而潜伏于细胞组织内,伺机再活化和引起临床症状。慢性感染发病缓慢,病情相对较轻,但病程长,可持续数月至数年,病情也可缓解与发作两者交替。

如果感染病原体由外环境侵入人体称外源性感染(exogenous infection),其中传染病是一类代表性的经典感染;如果病原体来自宿主体内或其体表的常在菌群,或是原先潜伏在细胞组织中的病原体,由此发生的感染称内源性感染(autogenous infection)。发生在医院的感染,其中内源性感染、耐药菌感染相当多,是当前细菌感染的新动向。各国医院感染发生率在3.29%~18.3%,我国感染现患率为6%~7%,医院感染已成为全球性的公共卫生问题。医院感染具有条件依赖性,当大量或长期应用抗生素导致微生态失调,以及机体免疫功能低下时就容易发生内源性感染。在免疫功能正常宿主中很少致病的微生物所致的感染,称机会性感染(opportunistic infection),多发生于免疫功能受损患者(immunocompromised patients)。

二、感染性疾病

感染性疾病(contagious disease, CD 或 infectious diseases)简称"感染病",是由病原生物(包括病原微生物、医学寄生虫及某些节肢动物)侵入人体引起,并且能人传人或由患病动物传染给人的一大类疾病。它不仅包括传统的传

染病与寄生虫病，还包括由微生物、寄生虫及某些节肢动物（如羊狂蝇、羊皮蝇、舌形虫及疥螨等）引起的人体各组织器官的感染。从广义上讲或从预防疾病的要求上出发，应包括与感染相关的众多人类疾病（表 1－1）。非感染性疾病（noncontagious diseases, NCD）包括退行性疾病、行为疾病、营养代谢和内分泌失调、肿瘤、精神病和创伤等非生物性致病因子所致的疾病。这些慢性疾病患者最终还是死于内源性感染或交叉感染。近年来，许多疾病的病因学研究已取得长足进展，不少曾经归入非感染性疾病的疾病及某些肿瘤已证明与微生物感染相关，或者是感染后的结局（表 1－2）。根据国际癌症研究机构（IARC）的数据估计，2018 年全球新增癌症患者 1 810 万，中国新增癌症患者约 451 万，约 17％的新发患者与慢性感染相关。另外，《WHO 全球癌症报告 2014》的数据表明，肝炎病毒和人乳头瘤病毒等致癌感染导致的癌症病例在低收入和中等收入国家中的所占比例高达 25％。

表 1－1　与人类非传染性疾病相关的病原生物

人类疾病	相关的病原生物
慢性胃炎，溃疡病	幽门螺杆菌（*Helicobacter pylori*, Hp）
吉兰－巴雷综合征（Guillain-Barre syndrome）	空肠弯曲菌（*Campylobacter jejuni*, CJ）
面神经麻痹（Bell 麻痹）	布氏疏螺旋体（*Borrelia burgdorferi*），人疱疹病毒（HHV）1 型及 2 型
溶血尿毒综合征	大肠埃希菌 O157：H7（*Escherichia coli* O157：H7）
结节性多动脉炎	乙型肝炎病毒（Hepatitis B virus, HBV）
冷球蛋白血症	丙型肝炎病毒（Hepatitis C virus, HCV）
反应性关节炎	沙门菌属（*Salmonella*），耶尔森菌属（*Yersinia*），沙眼衣原体（*Chlamydia trachomatis*）
急性风湿热	A 组链球菌（Group A *Streptococcus*）
急性肾小球肾炎	
动脉导管未闭	风疹病毒（Rubella virus, RV）
先天性耳聋	巨细胞病毒（Cytomegalovirus, CMV）
扩张型心肌病	克氏锥虫（*Trypanosoma cruzi*）
肾上腺功能减退	脑膜炎奈瑟菌（*Neisseria meningitidis*）
惠普尔病	惠普尔养障体（*Tropheryma whipplei*）
进行性多灶性脑白质病	JC 病毒（John Cunningham virus）
局灶性肾小球硬化	人类免疫缺陷病毒（Human immunodeficiency virus, HIV）
膜性肾病	HBV\HCV
尿路结石	奇异变形杆菌（*Proteus mirabilis*），腐生葡萄球菌（*Staphylococcus saprophyticus*），克雷伯杆菌属（*Klebsiella*）

表 1－2　与人类肿瘤密切相关的病原生物

人类肿瘤	相关的病原生物
成人 T 细胞白血病	人类嗜 T[淋巴]细胞病毒－1（Human T-cell leukemia virus type－1, HTLV－1）
毛细胞白血病（hairly cell leukemia）	人类嗜 T[淋巴]细胞病毒－2（Human T-cell leukemia virus type－2, HTLV－2）

（续表）

人类肿瘤	相关的病原生物
肝细胞癌	乙型、丙型肝炎病毒（HBV、HCV）
宫颈癌，皮肤癌	人乳头瘤病毒（Human papillomavirus，HPV）
Burkitt 淋巴瘤，Hodgkin 淋巴瘤，鼻咽癌	EB 病毒（Epstein-Barr virus，EBV）
胃癌，MALT 淋巴瘤	幽门螺杆菌（*Helicobacter pylori*，Hp）
Kaposi 肉瘤，原发性渗出性淋巴瘤（primary effusion lymphoma），多中心性血管滤泡淋巴增生病（Castleman's 病）	人疱疹病毒 8 型（Human herpesvirus type 8，HHV－8）
胆管细胞癌	华支睾吸虫（*Clonorchis sinensis*）
膀胱癌	血吸虫（*Schistosomes*）

三、传染病

感染病与传染病并非是截然不同的两类疾病，两者均为生物性致病因子侵入人体所引起。但两者的含义却并不完全相同，传染病（communicable diseases）是由特定生物性病原体感染引起的，多从体外环境侵入人体，属外源性感染（exogenous infection），是有较强传染性且易引起暴发或流行的一类感染性疾病，而感染病不一定都具有传染性。因此，感染性疾病包含传染病，其基本特征有：① 有特异的病原体；② 具传染性和流行性；③ 病愈后可获得不同程度的免疫力；④ 人群中存在该传染病特异性免疫低下的易感者。

近年来，非传染病的感染性疾病非但不因抗生素的广泛应用而减少，反而呈不断增多且难以治疗的趋势。从某种意义上讲，其危害性已超过传统的传染病。这些感染性疾病不属于传统的传染病学范畴，所以传染病的流行病学研究不包括这些感染病，这就造成感染性疾病流行病学方面的“空白地带”。感染性疾病的流行病学和临床防治规律的研究亦可被认为是传染病学的拓展，它是研究人群中生物源性病原因子及其相关疾病的分布与影响因素及流行规律，并研究防治该类疾病及促进健康的策略与措施的学科。早在 1980 年，中华内科学会传染病与寄生虫病学组就已更名为“中华医学会感染病学分会”，正式表明其专业涵盖的范围，包括传统的法定传染病和各种生物性病原体引起的感染性疾病。

就临床而言，感染性疾病亦可分为单纯性感染、复杂性感染和难治性感染 3 种，其治疗和预后差别较大。局部炎症仅由病原体感染引起，呈典型临床经过的为单纯性感染；如果继发并发症或感染部位伴有结石、异物、解剖结构改变等因素，促使感染过程迁延和临床复杂化时则为复杂性感染；因机体整体情况差，或因基础疾病发生不同程度的抗感染免疫功能减退，以致抗生素治疗难以奏效，如再有医院内多重耐药细菌侵入，造成治疗困难和预后较差的为难治性感染。

第二节 感染发生三要素

病原体侵入人体内，在组织、体液或细胞中增殖才能构成感染。能感染人类的微生物和寄生虫有 500 种以上，据估计，每个人一生中会经过 100～150 次感染，但只有少数感染出现临床症状而表现为感染性疾病。

感染是一种复杂的自然界生物学现象，发生感染需有生物源性病原体、宿主和环境三个要素。病原体是“主角”，但是在感染的发生、发展和转归中,病原体致病性与宿主免疫防御功能、生理应激能力的相互作用是关键。它们相互作用的过程需在一定的环境条件下进行,环境的含义,既包括人体或人群所处的外部环境,即自然和社会大环境及生活方式等,也包括微生态和微生境。不论是个体感染发生发展过程及其种种复杂的感染表现,还是人类社会感染性疾病的演变和现况,可以说都是由这三个要素所决定的。病原体、宿主和环境三个要素都不是恒定不变的,任一因素的变化都在不同程度影响甚或制约着感染的发生。这个基本原理或观点对理解感染性疾病及其临床诊疗,以及控制和预防感染性疾病非常重要。

一、病原体

(一)病原体种类

感染的生物源性病原体很多,从朊粒、病毒、细菌到寄生虫等,但引起人类感染性疾病的病原体主要是病毒、立克次体、衣原体、支原体、细菌和真菌等微生物。在生物学的位置上,微生物介于无生物与动、植物之间,细菌则处于其间的中心位置。临床感染性疾病病原体以病毒和细菌居多,过去局限于病原体分离和鉴定技术水平,误认为细菌感染居多,实际上病毒感染无处不在,在社会众多人群里,病毒携带、感染和患者非常普遍。本节从临床角度简述细菌种类,而病毒等分类则在各病原体感染章节中介绍。

微生物根据结构及化学组成一般可分为三大类:① 真核细胞型微生物,有完整的细胞膜、细胞质和细胞核,且细胞核分化程度较高,核内有核仁,DNA与蛋白质结合形成多条染色体,真菌属于此类;② 原核细胞型微生物,细胞核分化程度低,仅有原始核质,没有核膜和核仁,且核质为裸露的DNA,衣原体、立克次体、支原体、细菌、螺旋体和放线菌等都属此类;③ 非细胞型微生物,没有完整的细胞结构,且必须寄生于活细胞内,仅有RNA或DNA和蛋白质衣壳,病毒属此类微生物。此外,还有结构特殊,不含核酸的朊粒,它只是一类构象异常的特殊蛋白质因子,由宿主染色体基因编码,却可引起以脑组织呈海绵状改变为病理特征的神经系统退行性疾病,包括克-雅病(Creutzfeldt-Jakob disease, CJD)和牛海绵状脑病(bovine spongiform encephalopathy, BSE)等。

(二)细菌的分类

按细菌的生物学分类法,分为科、属、种,以及型和株,如肠杆菌科→埃希菌属→大肠埃希菌。"型"为同一菌种,常按抗原结构不同分为各种血清型,有的尚在血清分型基础上借噬菌体进一步分型,而据生化反应或其他某些生物学性状不同可分为生物型(biotype)。菌株(strain)指不同来源的同一菌种。在临床上,一般只用属、种、型的名称。过去以细菌形态、结构、染色性、培养特性、生化反应、抗原性等作为分类的标记,按其相似主程度进行分类。20世纪70年代以来,随着分子生物学技术的广泛应用,已创立细菌的核酸序列分析方法,其中16S rRNA最为重要,因其很少发生变异,根据其同源程度揭示了细菌基因进化的信息。据此进行的种系分类,比过去基于细菌表型特征进行的分类更为可靠,由此调整了一些菌种的归属。国际上最具权威性的细菌分类系统专著《伯杰系统细菌学手册》和《伯杰鉴定细菌学手册》反映了种系分类的先进性,但在具体编排上也考虑到临床习惯,而保留了一些传统分类的编排。

从临床角度来说,感染宿主体内分离到的病原性细菌称病原菌,病原菌可分为致病菌、条件致病菌和非致病菌。能使一般健康的人致病的细菌称致病菌。所谓致病菌大多是外来的,即来自人体外在环境中。在20世纪40年代,这个概念主要指传染病的病原菌,其致病性大多具有物种和宿主特异性,各种致病菌对宿主机体可引起各具特征的病理过程;例如,人因感染伤寒沙门菌而发生伤寒,由百日咳杆菌引起百日咳等。郭霍(Robert Koch)提出并确定了传染病致病菌的标准,即郭霍定律:① 可从同一特定的传染病患者中分离出同一病原菌;② 能从患病机体中分离到该病原菌,且获得纯培养;③ 把此纯种接种到敏感动物能引起相同疾病,且又可从实验动物分离出该菌的纯培养。但后来发现，感染疾病是微生物与宿主相互作用的结果，即使是致病菌，能否引起感染还受侵入菌数、侵入门户、寄生部位的制约，并且宿主皮肤黏膜上的常在菌群可阻碍致病菌的入侵，是否致病最终还要取决于宿主的抵抗力。有些带菌者并不出现临床症状，而临床症状相同的疾病不一定是同一种病原体感染。有的病原微生物至今不能人工培养，也没有易感动物。

细菌的致病性取决于它的遗传本质，即基因。基因的表达称表型。众多表型是由一个以上的基因及其产物所决定。首先，细菌必须有与特定人体细胞接触和黏附其上的能力，入侵后不同病原菌有逃避或破坏人体防御的功能；例如，有荚膜的细菌能抵抗吞噬细胞的吞噬作用，所以能破坏吞噬细胞的细菌都是致病菌。在人体内，不论在组织还是在体液中，在细胞内还是在细胞外，致病菌都能以各自特有的方式生长繁殖，并释放各种毒力因子引起组织损伤或生理变化。同一细菌菌种，常有致病性不一的克隆，也就是说存在细菌毒力的差异。菌体胞质中的质粒以及相关的噬菌体也与此种现象有关。在致病菌的染色体基因组中存在不同于基因核心序列的决定细菌毒力的完整 DNA 序列，称为致病岛(pathogenicity island，PAI)。

随着社会环境和卫生条件的改善，传染病已越来越少。临床上所见感染病原菌常常是一般致病菌、条件致病菌引起的感染。与致病菌相对应的是非致病菌。其中，一些细菌在通常情况下不致病，当宿主或环境条件改变时也可引起感染，故称条件致病菌。条件致病菌大致有两类：一类是在人体皮肤黏膜上与人共生的常在菌群中的细菌，如大肠埃希菌；另一类是环境中存在的来自自然界的细菌、真菌，在一般情况下为非致病菌。因人体抗感染抵抗力下降而引起感染，这种情况称条件致病菌引起的机会性感染。当前社会老龄化，过去被认为是“绝症”的肿瘤患者现在也能延长生命，加上免疫抑制剂、放射治疗、输血引起的艾滋病等医源性因素，故机会性感染比过去显著增加(表 1 - 3)。

表 1 - 3 条件致病菌存在部位及其感染病

细 菌	存在部位	感 染 病
Acinetobacter 不动杆菌属	鼻咽、肠道、水、土	脓肿、脑膜炎、肺炎、新生儿败血症、创伤性感染、尿路感染
Actinomyces 放线菌属	口腔、扁桃体	放线菌病
Aspergillus 曲霉菌属	枯死动植物、土	呼吸道、肺部感染
Bacillus subtilis 枯草杆菌	大肠、土	菌血症、角膜炎
Bacteroides 拟杆菌属	肠道、口腔、咽、外生殖道	阑尾炎、关节炎、憩室炎、子宫内膜炎、脓肿(如腹腔肝脓肿、肺脓肿)、骨髓炎、腹膜炎、静脉炎、术后感染、中耳炎
Candida 念珠菌属	口腔、阴道	气管、支气管、肺部、食管、血流感染
Clostridium 梭状芽孢杆菌属	肠道、土、阴道	气性坏疽、阑尾炎、关节炎、憩室炎、腹膜炎、肾脓肿、术后感染
Corynebacterium 棒状杆菌属	五官、皮肤	心内膜炎、肺脓肿、阴道炎
Cryptosporidium 隐孢子虫	肠道	腹泻
Cytomegalovirus 巨细胞病毒	—	肺炎、胃肠炎、脑炎，视网膜炎
Enterobacteriaceae 肠杆菌科	肠道、口腔、尿道、阴道、会阴、水、土	阑尾炎、关节炎、憩室炎、结膜角膜炎、腹膜炎、肾周围脓肿、术后感染、脑膜炎、心内膜炎、肺炎、肺脓肿、尿道炎、中耳炎、鼻窦炎、盆腔炎、静脉炎
Fusobacterium 梭菌属	口腔、扁桃体、肠道	憩室炎、组织脓肿、肺脓肿、坏死性肺炎、腹膜炎、鼻窦炎、急性坏死性溃疡性龈炎(奋森龈炎)

（续表）

细　菌	存在部位	感 染 病
Haemophilus influenzae 流感嗜血杆菌	口腔、咽喉、鼻前庭、尿道、阴道	中耳炎、脑膜炎、支气管炎、肺炎、结膜角膜炎、会厌炎、鼻窦炎、心内膜炎
Human herpesvirus 8 人疱疹病毒8型	—	卡波西肉瘤
John Cunningham virus JC病毒	水	进行性多灶性脑白质病(progressive multifocal leukoencephalopathy, PML)
Lactobacillus 乳酸杆菌	肠道、阴道	心内膜炎
Moraxella 莫拉菌属	鼻、咽、喉	结膜炎、中耳炎、气管炎、创伤性感染
Mucor 毛霉菌属	土、植物、腐败果蔬	肺部、颅内感染
Mycobacterium avium、*Mycobacterium intracellulare*、*Mycobacterium kansasii* 鸟分枝杆菌、胞内分枝杆菌、堪萨斯分枝杆菌	土	肺、肺外、血行感染
Neisseria 奈瑟菌属	口腔、鼻、咽	口腔感染、结膜角膜炎、中耳炎、肺炎、脑膜炎、心内膜炎、败血症
Nocardia 诺卡菌属	土	脓肿，皮肤、脑、肺诺卡菌病
Pasteurella multocida 出血败血性巴斯德菌	动物气道	支气管炎、咬伤感染
Peptococcus、*Peptostreptococcus* 消化球菌属、消化链球菌属	口腔、扁桃体、会阴、肠道	阑尾炎、憩室炎、腹膜炎、肾周围脓肿、术后感染、子宫内膜炎、肺炎、肺脓肿、盆腔炎、静脉炎、脓肿、肌坏死
Pneumocystis carinii 卡氏肺孢菌	土、动物体内	肺炎
Propionibacterium 短杆菌苗属	皮肤	心内膜炎
Pseudomonas 假单胞菌属	水、土、肠道、植物	烧伤感染、脓肿或腔隙积脓、术后感染、导管感染、尿路感染、肺炎、角膜炎、眼内感染
Staphylococcus epidermidis 表皮葡萄球菌	皮肤、口腔、鼻咽、耳、肠道	烧伤感染、脓肿或腔隙积脓、术后感染、导管感染、尿路感染、肺炎、肺脓肿、角膜炎、脓皮病、子宫内膜炎、骨髓炎
Streptococcus agalactiae 无乳链球菌	上呼吸道	尿路感染、脑膜炎
Streptococcus(D)D组链球菌	肠道	创伤性感染、尿路感染、术后感染、败血症、心内膜炎、脑膜炎
Streptococcus viridans 草绿色链球菌	口腔、咽、鼻	心内膜炎、皮肤感染、关节炎、尿路感染、脑脓肿

注：排列以英文首字母为序。

（三）临床病原菌的变迁

人类病原微生物的种类及其生物学性状不是一成不变的，纵观医学发展史即明白，病原微生物及其引起的感染性疾病在相对稳定的情况下，都在缓慢地变化，达到一定条件时就变得非常明显。微生物繁殖很快，变化也很快，其一天中的变化，可能相当于人类一千年中的进化，因此，人类在与微生物作斗争的这场“竞赛”中处于很不利的地位。为了人类的生存和发展，人类不得不投入大量的精力和物力与之周旋。以细菌为例，临床病原菌的变迁大致有以下几方面：① 一些动物(有些是原始森林中的动物)身上的病原体不断地传播到人类中间，而一种病原体从一个物种转移到另一个物种，往往会导致一种新的传染病流行，并且异常凶猛，众所周知的艾滋病、埃博拉出血热就是典型的例子。人类根除病原体的速度似乎远远跟不上发现新病原体的速度。自1972年以来，人们已发现了至少40种新种、新型的病原微生物，其中包括了一些近年新发传染病病种，如于2013—2016年暴发的禽流感病毒H7N9，2015年的寨卡病毒，2019年的新型冠状病毒（2019－nCoV）等。② 随着抗菌药物的普及应用，耐药性细菌不断增加和播散。当前，耐药菌已对人类健康造成了与艾滋病不相上下的另一个重大的威胁。世界上第一种抗生素青霉素诞生时，肺炎链球菌对其非常敏感。但在用药过程中，其敏感性不断下降直至出现了耐青霉素菌株；金黄色葡萄球菌对多种抗生素的耐药水平也迅速增加，由20世纪40年代的1%上升至90%；1960年自发现医院感染耐甲氧西林金黄色葡萄球菌（MRSA）后，MRSA已成为导致医院和社区严重细菌感染的主要致病菌之一，使得金黄色葡萄球菌感染已经构成临床治疗难题；近年又检出社区获得性感染的耐万古霉素金黄色葡萄球菌。肺炎克雷伯菌和肠杆菌科对头孢菌素的耐药率一直在增加，β-内酰胺酶介导的耐药是肠杆菌科对头孢菌素产生耐药的最重要机制，自1980年证实有产生超广谱β-内酰胺酶（extended-spectrum β－lactamase，ESBL）肺炎克雷伯菌和大肠埃希菌后，此类耐药菌引起的医院感染已有多起报道。2015年，全国细菌耐药监测网发布的报告显示，“超级”耐药菌如碳青霉烯耐药肺炎克雷伯菌检出率较前增加。2017年，WHO发布了全球范围内需要迫切新药治疗的耐药菌优先级列表，以引导科研、开发等工作，其中耐碳青霉烯类的鲍曼不动杆菌（*Acinetobacter baumannii*）、耐碳青霉烯类的铜绿假单胞菌（*Pseudomonas aeruginosa*）、耐碳青霉烯和第三代头孢菌素的肠杆菌科（*Enterobacteriaceae*）被列为“重要优先级”（critical priority）。③ 一些病原体感染出现前所未有的临床表现，似乎不是过去没有认识到其致病性，而是估计随着基因突变发生了与生物学性状相关的改变。例如，发现了引起溶血尿毒症综合征的大肠埃希菌O157∶H7。④ 病原菌种类，尤其是医院感染的病原菌的种类不断发生变化，在不同时期各类病原菌所占比例不一，过去认为是非致病菌和平素无害菌逐步增多。以医院术后感染检出菌的变迁为例，20世纪60年代前半叶，以大肠埃希菌和金黄色葡萄球菌为主的革兰阳性球菌居多；20世纪60年代后半叶，革兰阳性球菌减少，向革兰阴性杆菌转移，尤其是铜绿假单胞菌显著增加；20世纪70年代，特别从后半叶起，肠杆菌和非葡萄糖酵解革兰阴性杆菌增加；到20世纪80年代，革兰阴性杆菌减少，向耐药性金黄色葡萄球菌和肠球菌等革兰阳性球菌转移，最近一些地区的统计结果显示，金黄色葡萄球菌、铜绿假单胞菌、鲍氏不动杆菌、肺炎克雷伯菌、白念珠菌居医院感染致病菌前五位。

临床病原菌种类的变迁有多方面原因，细菌变异是其中之一。细菌与其他生物一样有遗传性和变异性，变异又分为遗传变异即基因型变异（genotypic variation）和非遗传变异即表型变异（phenotypic variation），前者是遗传物质结构发生改变使新获得的性状可稳定地传给子代，而表型变异则不能遗传。对临床感染影响最大的是基因型变异导致的耐药性变异和致病毒力变异。通过药政管理、合理应用抗菌药物、严格执行消毒隔离制度等方法只能部分遏制耐药菌的产生和扩散，要进一步提高效果还有待在扩展耐药机制研究的基础上找到新的技术措施。细菌染色体基因组中的致病岛可编码黏附素、毒素、侵袭素、铁摄取系统、Ⅲ型和Ⅳ型分泌装置等，还可编码细菌的信号系统和调节系统。不同的菌种、菌型可有相同的致病岛；革兰阳性菌和革兰阴性菌均可有各自的致病岛；致病岛可通过基因转化、转导、接合等方式转移到无毒力的细菌上，使其成为有毒力的菌株。

二、宿主状态

宿主本身具有的抗微生物入侵的天然屏障，以及在进化过程中形成的天然免疫防御功能可以有效地抵御和消除一般的入侵微生物，如果是病原微生物，且其毒力、数量、逃避或抵抗宿主的免疫防御能力较强，则可进入体内细胞组织引起感染性炎症；这时宿主又迅速发展特异性细胞免疫和体液免疫，仍可适时消除感染组织中的病原微生物，最后还能形成特异性抗体足以抵御该病原微生物的再次入侵。正是人体具备这些抗感染防御功能，所以尽管每个人一生中经历100～150次感染，却只有少数感染出现临床症状而表现为感染性疾病。

可是不同个体或同一个体在不同时期或不同条件下的抗感染防御功能的强弱是有差异的。首先，宿主对某一病原体感染的易感性和感染后的病死率明显地受到遗传因素影响。其次，年龄、性别、营养和一般健康状态，以及是否承受了心理或肉体的应激，都会对感染的易感性产生影响。近年来，感染性疾病有增无减，而且病种在变迁，复杂和难治性感染增多，其原因是多方面的，从宿主环节考虑主要有二：一是人口老龄化、患有各种慢性基础疾病的人群显著增加；二是伴随医疗技术的进步，很多医源性因素削弱了宿主的抗感染防御免疫力。这两个原因导致免疫功能受损宿主(immunocompromised host)在社区人群和医院患者中的比例增加；导致对感染的易感性增加，从常见的病原体到罕见病原体几乎任何病原体都有可能引起感染，且复合病原体感染多见。

三、环境、生态与感染

环境制约病原体与宿主相互作用的过程。环境首先是指自然和社会的大环境，也包括人的生活方式、微生态和微生境。

许多自然因素和社会因素在制约着人类感染病的发生和态势。在自然因素中影响力较大的是气候与动物。在热带地区广泛存在各种感染性疾病。大自然生态破坏可从各个方面威胁人类生存，生存条件和感染性疾病的变化也影响着人类的健康。人类的生产或生活活动常与各种动物接触，如人工饲养供商业用途的动物，兽医给动物看病，动物园工作人员照料动物，捕猎动物或处理动物尸体等。此外，徒步或乘船旅行也会接触到各种野生动物。人兽共患的感染性疾病能通过各种途径传播，如直接接触、食入、吸入、节肢动物叮咬及动物咬伤等。一些人类传染病，追溯其病原体来源于动物，如HIV病毒有来源于非洲猩猩的说法。

在各种社会因素中，贫穷首当其冲。目前，全世界一半人口得不到最基本的医疗服务和药物；人口增长和日益加快的工业化进程导致环境卫生恶化；跨国旅行、国际贸易等造成人群交往接触增加，也加快了某些传染病的传播，使之带有“全球化”性质。医院是抗感染防御能力低弱的个体聚集的地方，也是各种病原体特别是耐药菌存在的场所，所以在医院这个半封闭的局部环境里易于发生医院内感染。

人体体表及与外界相通腔道黏膜表面的微生物群，与宿主的营养、生理和免疫构成相互影响和制约的统一体，也可以说是宿主的另一生理功能系统，称之为宿主的微生态。在长期进化过程中，根据分布区域的不同，可划分为口腔、上呼吸道、胃肠道、皮肤、泌尿生殖共五大微生态区系，每个区系分布的微生物种类和数量不尽相同，而且同一区系不同生态小境(ecological niche)的微生物种群及数量也有显著差别。但微生态区系始终处于动态变化和相对平衡之中，所谓正常微生物群(normal microflora)或正常菌群(normal flora)，即使在健康人群中也因年龄、饮食、周期性生理变化、气候等而有所差异，所以有人主张改称为常在菌群，较正常菌群为妥。抗菌药物、创伤、手术、细胞毒药物、糖皮质激素等多种医源性因素可破坏微生态平衡而走向反面，即微生态失调(microecology dysbiosis)，它包括菌群失调(dysbacteriosis)，定位转移(directional migration)，血流感染(hematogenous infection)和异位病灶(translocation lesions)，四者均可导致机会性感染(opportunistic infection)。机会性感染是医院感染中的常见模式，远远多于患者与患者和工作人员与患者之间的交叉感染。

细菌的毒力因子并非在任何环境下都能由致病岛恒定表达，表达或不表达毒力因子与细菌所处微环境有关。病原菌在宿主体内(细胞外或细胞内)的微环境称微生境(niche or microbial niche),其中包括温度、pH、渗透压、铁质浓度、氧含量水平、碳源等众多参数。根据其中一种或数种微生境参数,通过细菌胞膜中的传感蛋白(sensor protein)的信号传递,控制毒力基因是否表达,一种毒力因子可同时接受几种调节蛋白和传感蛋白的调节,由此决定毒力因子是否表达及何时表达。因此,细菌感染不仅具有细胞和分子水平基础,也受宿主各种生理环境变化的影响,而宿主又受外环境多种因素的影响,这些因素又可间接影响细菌的微生境。年龄等生理特点不同,或不同部位的病原菌感染的差异,其部分原因是微生境的差异。

参考文献

[1] 贾文祥,陈锦英,江丽芳,等. 医学微生物学[M]. 北京:人民卫生出版社,2010:79-81.

[2] 李兰娟,吴仲文,马伟杭,等. 慢性重型肝炎病人肠道菌群的变化[J]. 中华传染病杂志,2001,19:345-347.

[3] 李兰娟,吴仲文. 老年人多脏器功能不全与肠道微生态变化[J]. 中华老年多器官疾病杂志,2002,1(1):60-64.

[4] 李兰娟. 感染微生态学[M]. 2 版. 北京:人民卫生出版社,2012:12-13,22,86-88,110-111.

[5] 吴仲文,李兰娟. 肠道微生态与肠道屏障[J]. 中国危重病急救杂志,2004,16:768-770.

[6] 李兰娟,王宇明. 感染病学[M]. 3 版. 北京:人民卫生出版社,2015:2,32,586,616.

[7] 李兰娟. 感染病学临床诊治 2016 年度新进展[J]. 浙江医学,2017,32(8):597-598.

[8] Bengmark S, Garcia de Lorenzo A, Culebras JM. Use of pro, pre-and synbiotics in the ICU-future options [J]. Nutr Hosp, 2001, 16: 239-256.

[9] David A. A Molecular Perspective of Microbial Pathogenicity [M]. In: Mandell D, *et al*. Principles and practice of infectious disease, 6th ed, New York: Churchill Livingstone, 2005: 225.

[10] Garcia-Lafuente A, Antolin M, Guarner F, *et al*. Modulation of colonic barrier function by the composition of the commensal flora in the rat [J]. Gut, 2001, 48(4): 503-507.

[11] Guarner F, Malagelada JR. Gut flora in health and disease [J]. Lancet, 2003, 361: 512-519.

[12] Li LJ, Wu ZW, Ma WH, *et al*. Changes in intestinal microflora in patients with chronic severe hepatitis [J]. Chin Med J, 2001, 114: 869-872.

[13] Mackowiak PA. The noimal microbial flora [J]. N Engl Med, 1982, 307: 93.

[14] Nicholson JK, Holmes E, Wilson ID. Gut microorganisms, mammalian metabolism and personalized health care [J]. Nat Rev Microbiol, 2005, 3: 431-438.

[15] Tutin CE. Ecology and social organization of African tropical forest primates: aid in understanding retrovirus transmission [J]. Bull Soc Pathol Exot, 2000, 93: 157-161.

[16] Xu J, Bjursell MK, Himrod J, *et al*. A genomic view of the human-Bacteroides thetaiotaomicron symbiosis [J]. Science, 2003, 28; 299(5615): 2074-2076.

[17] Stewart B, Wild C. World cancer report 2014 [M]. International Agency for Research on Cancer, 2014.

[18] Goncalves P H, Ziegelbauer J, Uldrick T S, *et al*. Kaposi sarcoma herpesvirus-associated disorders and related diseases [J]. Current Opinion in Hiv & Aids, 2016, 12(1): 47.

[19] Blaser M J. Understanding microbe-induced cancers [J]. Cancer Prevention Research, 2008, 1(1): 15-20.

[20] Kaplan J E, Benson C, Holmes K K, *et al*. Guidelines for prevention and treatment of opportunistic infections in HIV-infected adults and adolescents: recommendations from CDC, the National Institutes of Health, and the HIV Medicine Association of the Infectious Diseases Society of America [J]. MMWR. Recommendations and reports: Morbidity and mortality weekly report. Recommendations and reports/Centers for Disease Control, 2009, 58(RR-4): 1.

[21] WHO. Global priority list of antibiotic-resistant bacteria to guide research, discovery, and development of new antibiotics. 2017.

[浙江大学附属第一医院 李兰娟 浙江树人大学树兰国际医学院附属树兰(杭州)医院 陈平]

第二章 感染微生态的平衡与失衡

第一节 人体的正常微生物群生态

正常微生物群概念既是具体的，又是相对的。其定义是在宿主特定解剖部位，并随宿主长期进化过程形成的，在宿主一定时期定殖于宿主黏膜或皮肤上的微生物群。在生理情况下，主要表现为有益于宿主的微生物群落，但在病理情况下，也可能表现为有害于宿主的微生物群落。我们把这一有益于宿主的，而且是对于宿主所必需的微生物群落统称为正常微生物群。

它之所以是具体的，是指在宿主一定生理时期，在特定的解剖部位，其定殖的微生物群落总是由一定的种群组成的，其中一部分是核心微生物(也称核心微生物组，core microbiome)，主要是厚壁菌门(Firmicutes)、拟杆菌门(Bacteroides)，其次是放线菌门(Actinobacteria)和疣微菌门(Verrucomicrobia)。但其相应的比例与种类变化较大，进一步的特征性微生物组基因谱(gene profiles)研究表明，在不同个体，它们享有共同的功能通路，又称为功能核心微生物群(functional core microbiome)。在不同的人群，这些功能通路由不同型或不同的微生物群落完成。Arumugam 等进一步将肠道微生物群分为 3 个不同的肠型(enterotype)，分别是拟杆菌型(Bacteriodes)、普雷沃菌型(Prevotella)和瘤胃球菌型(Ruminococcus)。也有学者提出肠梯度(enterogradients)，即一个连续的微生物群落结构。另外一部分是一般的种群，它们与宿主及环境形成相互依赖、相互制约的统一体。例如，就目前的宏基因测序技术分析，肠道正常菌群中，结肠细菌至少包括六大门，菌种在 1 500 个以上，能通过培育认识的种群约 30%(也有认为是 10%左右)。最少包括 14 个菌属，400～500 个菌种，其中主要包括拟杆菌属，有 13 个菌种和 6 个亚种，近 20 个，占全部分离活菌的 1/3 左右；优杆菌属包括的菌种和亚种也有 18 个左右，也占从粪便能分离到活菌的 1/3 左右；双歧杆菌属约有 10 个菌种和 20 余个亚种，占全部分离活菌的 1/4 左右；乳杆菌属有 8 个菌种和 6 个亚种，计有 14 个。

人体宿主携带大量的微生物(正常微生物群)，根据微生物群分布区域的不同，可划分为口腔及上呼吸道微生态区系、胃肠道微生态区系、皮肤微生态区系、泌尿生殖微生态区系。每个区系分布的微生物种类及数量均不相同，而且同一微生态区系不同生态位点(ecological niche)的微生物种群及数量有着显著的差别，由此构建了极为复杂的人体微生态。

一、人体微生态构成概况

(一) 正常微生物群

正常微生物群包括细菌、病毒、真菌、衣原体、支原体、噬菌体等。其中，以细菌的数量最为庞大(表 2-1)，倍受重视。

表 2-1 不同微生态区系主要微生物种群分布

微生态区系	主要微生物
皮肤	表皮葡萄球菌、棒状杆菌、大肠埃希菌、痤疮丙酸杆菌等
口腔及上呼吸道	葡萄球菌、卡他莫拉菌和链球菌、大肠埃希菌、嗜血杆菌、棒状杆菌、假丝酵母菌、梭形杆菌、拟杆菌、消化链球菌、乳杆菌等。其中厌氧菌比需氧菌多
肠道(空肠末段、回肠、结肠)	肠杆菌科细菌、假单胞菌、肠球菌、葡萄球菌、酵母菌、各种专性厌氧菌[双歧杆菌、拟杆菌、真杆菌、消化(链)球菌、产气荚膜梭菌等]占绝大多数,还有腺病毒、埃可病毒等
泌尿道	表皮葡萄球菌、棒状杆菌、肠球菌、大肠埃希菌、拟杆菌等
阴道	乳杆菌、棒状杆菌、大肠埃希菌、肠球菌、拟杆菌、氧球菌、假丝酵母菌、支原体等

(二)正常菌群

正常菌群可分为原籍菌(autochthonous flora)与外籍菌(allochthonous flora)。原籍菌又称固有菌(indigenous flora)或常住菌(resident flora),主要由专性厌氧菌组成,核心微生物或功能核心微生物群是其主要成分。外籍菌也称过路菌(transit flora),主要由需氧及兼性厌氧菌组成。原籍菌与宿主组织细胞接触越密切,其生理作用越明显,对宿主越有保护作用。反之,外籍菌与宿主组织细胞接触越密切,其致病作用越明显,对宿主越有损害和侵袭作用。

健康个体肠道微生态的特点是对一定压力的抗变化能力,称为抵抗力,此含义包括了既往的肠道定殖抗力和在一定压力下恢复到平衡状态的能力——恢复能力。

对炎症及其他扰动的恢复能力是肠道菌群的基本特征。通过最低抑菌浓度(MIC)测定,相比于大肠埃希菌及哺乳类动物致病菌,肠道内主要菌门的细菌对多黏菌素表现出 680~2 400 倍的耐受性。研究发现,这是人类肠道细菌的共同特征。这种耐受机制与脂多糖修饰相关。如缺失这种机制,多形拟杆菌在柠檬酸杆菌引起小鼠炎症时,容易被从肠道中移除。这是在扰动时健康个体保持微生态稳定的重要机制之一。

(三)微生物生物量分布

人体表面及与外界相通的腔道常栖居着种类繁多、数量庞大的微生物。一个健康人由 10^{13} 个动物细胞组成,而定殖的原核细胞达 10^{14} 个,人体自身细胞只占栖居在体表和体内微生物细胞的 10%。按重量计算:人体携带的微生物总重量约为 1 271 g,其中在肠道占 1 000 g、肺占 20 g、口腔占 20 g、鼻占 10 g、眼占 1 g、阴道占 20 g、皮肤占 200 g。人体携带的微生物细胞主要在肠道,胃肠的微生物量占人体微生物总量的 78.67%,粪便重量的 1/3~2/5 是微生物(表 2-2)。人体微生物重量相当于一个肝脏大小,产生的酶量多于肝脏产生的酶。

表 2-2 厌氧菌主要菌属在人体分布的情况

主要菌属	呼吸道	口腔	肠道	尿道	阴道	皮肤
拟杆菌属	+	2+	2+	+	0	0
梭杆菌属	+	2+	2+	+	+	0
纤毛菌属	±	2+	±	0	0	0
韦荣菌属	0	+	+	0	+	0
双歧杆菌属	0	—	2+	0	0	0
乳杆菌属	0	+	+	±	2+	0
短杆菌属	0	±	+	±	0	2+
放线杆菌属	±	2+	+	0	0	0
真杆菌属	0	+	2+	0	±	±
消化球菌属	0	0	2+	+	+	0
梭菌属	0	0	+	0	±	0
链球菌属	0	2+	+	±	+	0
普氏菌属	+	2+	+	—	+	0

(四)肠道菌群构成

对人体正常微生物菌群而言,厌氧菌占优势,在人的肠道内专性厌氧菌占总数的 99%左右。专性厌氧菌:$10^{11\sim12}$ CFU/g 肠内容物;兼性厌氧菌：≤10^8 CFU/g 肠内容物；真菌：≤10^3 CFU/g 肠内容物。

二、影响正常菌群的因素

肠道菌群受年龄、遗传、宿主免疫系统、食物及抗生素应用等影响。

(一) 年龄因素

从出生到衰老，肠道菌群也经历相应的变化。婴儿肠道菌群与生产方式及喂养方式有关。婴儿肠道菌群低丰度，不稳定。阴道产的婴儿肠道主要为阴道细菌，如乳酸杆菌及普氏菌；剖宫产的婴儿主要为皮肤细菌。相比非母乳喂养，母乳喂养的婴儿肠道双歧杆菌定殖比例增加而兼性厌氧菌比例下降，母乳中有利于双歧杆菌生长的寡糖，双歧杆菌生长有利于提高肠道抵抗力，增加肠道屏障功能。到3岁时，肠道菌群相对稳定，类似于成人。随着年龄增长，厚壁菌门、双歧杆菌和柔嫩梭菌减少，而大肠埃希菌、其他普氏菌及葡萄球菌增多。老年人肠道菌群更易变动，由于合成维生素 B_{12} 下降，DNA 损伤应急反应和免疫系统受损等潜在可能性增加，老年人肠道菌群倾向于表现为前炎症表型(proinflammatory phenotype)。

(二) 遗传因素

研究表明，家族成员的肠道菌群相似度高于不相关个体。显然，宿主基因对肠道菌群有重塑作用。同卵双生与双卵双生的双胞胎研究表明，双胞胎相似性更高，单卵双生相似性高于双卵双生，更高于不相关个体，菌群体现出更高的遗传分类单元，并与低身体质量指数(BMI)相关。

(三) 宿主免疫

肠道上皮细胞表面的微生物密度高于肠腔。但健康的肠道免疫系统有多种耐受机制可以防止炎症的发生。首先，在结肠有两层黏液层，第一层是松散层，有细菌定殖；第二层是高密度层，具有较强黏附力的黏液，此层没有细菌，高密度的内层黏液占据上皮表面，提供物理屏障，阻止微生物与免疫系统直接接触。其次，在小肠，宿主分泌抗菌肽可以阻止微生物接触上皮细胞。第三，肠道T细胞抑制微生物反应，这样可以阻止不适当的炎症。健康的免疫系统有助于修正肠道微生物。大鼠研究表明，IgA 变异或先天性淋巴细胞变异引起的免疫缺陷可以导致肠道微生物组成的变化，使潜在致病菌如克雷伯菌、变形杆菌、螺杆菌聚集。

(四) 饮食因素

食物可以影响菌群结构与代谢，饮食富含碳水化合物的非洲人群，肠道微生物丰度高，普氏菌更多，拟杆菌丰度低，更适宜更有能力分解富含纤维的淀粉、寡糖及碳水化合物等，产生更多的短链脂肪酸。相反，食用高糖、动物蛋白、低纤维的欧洲人群，肠道拟杆菌更多。食物对肠道菌群结构有影响，但当这种食物影响因素停止3日后，肠道即可以恢复到基础状态。

(五) 抗生素因素

抗生素对人类肠道微生物的影响至快至深。应用3日抗生素后，肠道菌群多样性及丰度均显著下降。应用抗生素种类不同，菌群恢复时间也不同，如环丙沙星应用3个月后，肠道菌群可以部分恢复，克林霉素应用18个月后，肠道拟杆菌组成仍不能恢复，而抗生素相关的复发性艰难梭菌感染，其肠道内微生物呈多样性下降。

三、正常微生物群的生理功能

正常微生物群对宿主的生理功能信息主要来自无菌动物与普通动物比较研究的结果。无菌动物的免疫器官——胸腺、脾、肠系膜、淋巴结明显缩小或发育不完全；体液免疫与细胞免疫功能明显下降；营养功能明显失调，甚至消失，这些都与缺少正常微生物群的作用有关。生物体的正常微生物群、免疫和营养是相互制约和相互影响的统一体，是宿主一个新发现的生理功能系统。

(一) 正常微生物群生理功能的研究方法

有关人类肠道正常微生物群生理功能方面的知识，大多来自无菌动物和悉生动物的实验研究。悉生生物学是近30年来才得到真正发展的一门学科。悉生动物实验的优点在于可用无菌动物进行人工感染，可任意用一种或多种已知细菌作成单联(mono-associated)、二联或多联悉生动物来研究宿主与细菌之间、细菌与细菌之间及细菌与宿主和环境之间的相互关系和相互作用。

最直接的研究办法是研究肠道菌群的功能地位,即"微生物完成了什么样的使命"。为了达到这样的研究目的,我们有必要弄清楚宿主对这些微生物都拥有什么样的反应和变化。在这方面的研究中,对微生物的正常功能及功能变异进行界定"微生物相关特性(MAC)"及"无细菌动物特性(GAC)"是很有用的概念。"微生物相关特性"可以界定为某种受微生物群影响的有机体内的解剖结构、生理、生物化学或免疫功能。"无细菌动物特性"是指正在研究中的影响变异的有机体微生物缺乏,如无菌动物、新生儿或使用抗生素之后的微生物相关特性;通过对普通动物的MAC值和无菌动物的GAC值相比较,就可知道微生物完成了什么使命,微生物具有哪些生理功能。表2-3提供了发现受正常微生物群影响的新生儿体内的结构及功能特点资料。

表2-3 正常微生物群对肠道结构和功能的影响

解剖结构及功能方面	MAC值	GAC值	微生物
组织/生理方面			
肠壁	变厚	变薄	不明
细胞动力	快	变慢	不明
迁移	正常	变少	不明
肽的生成	正常	变化	不明
对肽的敏感性	正常	减低	不明
盲肠大小(啮齿动物)	正常	增大	部分不明
渗透压	正常	减低	不明
胶体渗透压	正常	增加	不明
氧分压	小	大(如组织)	几种
氧化还原电位	小(<100)	大(>0)	不明
生化代谢方面			
胆汁酸代谢	脱抱合作用	无脱抱合作用	多种
	脱羟基作用	无脱羟基作用	多种
	脱羟基作用	脱羟基作用	几种
胆红素代谢	脱抱合作用	较少脱抱合作用	多种
	尿胆红素	无尿胆红素	一种
胆固醇	粪胆固醇	无粪胆固醇	几种
肠内气体	二氧化碳	较少二氧化碳	每种
	氢气	较少氢气	一些种类
黏蛋白	甲烷	无甲烷	几种
短链脂肪酸	降低	无降低	几种
	大量	少	多种
	几种酸	较少酸	
胰蛋白酶活性	少或没有	高	几种
β天门冬氨酸	没有	有	几种

最近几年,通过利用无菌动物、悉生动物、普通动物所进行的多次GAC和MAC综合研究,以及分子生物学技术的应用,为深入研究肠道正常微生物群的功能及作用提供了强有力的技术支持。

(二)正常微生物群的营养代谢

肠道菌群可以拓展宿主的营养代谢能力范

围,以多种方式调节宿主的代谢。结肠微生物在维生素K、维生素B_{12}、生物素、叶酸、泛酸合成吸收方面起重要作用。结肠细菌编码多种碳水化合物活性酶,便于分解不吸收的食物残渣,释放出短链脂肪酸,这些对健康及免疫非常重要。例如,丁酸对T调节细胞(Treg)的分化非常重要,在炎症性肠病患者,因肠道缺乏产丁酸菌,而这对抑制肠道炎症非常重要。肠道菌群还可以分解蛋白质为氨基酸,再部分由细菌转变成不同的信号分子或抗菌肽,促进对感染的抵抗性。正常微生物群通过代谢产生各种胞外酶等方式对宿主起营养作用。如无菌大鼠肠道定殖正常菌群成员拟杆菌可显著上调肠上皮细胞Na^+/葡萄糖耦联转运蛋白(Na^+/glucose cotransporter-1, SGLT-1)、共脂肪酶(colipse)、肝脏脂肪酸结合蛋白(liver fatty acid-binding protein, FABP)等mRNA的转录水平,参与宿主的脂肪代谢。通过上调微量元素吸收蛋白如高亲和上皮细胞铜转运蛋白(high-affinity epithelial copper transporter, CRT1)的表达来增加铜元素的吸收。正常微生物群如双歧杆菌还可通过产生有机酸(螯合作用)促进肠中钙、磷、铁、镁、锌等矿物质的吸收利用。

除影响食物代谢外,肠道菌群对药物代谢也有影响。例如,广谱抗生素可以阻止地高辛的灭活,导致血液中浓度升高,目前确定迟缓埃格特菌(*Eggerthella lenta*)具有分解地高辛的功能。

对于肥胖者与瘦者,其厚壁菌门/拟杆菌门比值不一样,细菌丰度与多样性也不一样,肥胖者肠厚壁菌门/拟杆菌门比值更高,有更强的能量收集能力。食用低脂、高纤维等健康食物,则相关细菌(Lean Flora)丰度升高,将此类细菌移植给代谢综合征者,可增加其胰岛素敏感性。

(三)免疫调节作用

肠道微生物对宿主免疫系统的影响是研究的热点领域。动物研究表明,微生物对肠道相关淋巴组织、T细胞及B细胞结构与功能有重要作用。无菌(GF)小鼠GALT发育受损,如肠淋巴结(Peyer's Patches)及孤立淋巴滤泡损伤。B细胞发育早期阶段主要在肠黏膜(也包括在胎肝和骨髓),促进肠道B细胞发育的受体编辑受胞外信号调节,而这种胞外信号由肠道细菌诱导。产生IgA的B细胞在派尔集合淋巴结(PP结)中成熟,也需要共生微生物的刺激。同样,GF小鼠的辅助性T细胞Th1和Th17细胞数量减少,结肠固有层的调节性T细胞(Treg)$Foxp3^+$细胞数量也减少,而这种情况可因定殖肠道细菌后改善。此外,定殖特异性梭菌或拟杆菌可以诱导Treg细胞数量,这样可以使小鼠免受肠道致病菌引起的肠炎感染和过敏性腹泻。这些表明,在健康个体,肠道微生态平衡对这种菌群与免疫的相互作用十分重要。

肠道菌群对先天性淋巴细胞是否有影响作用,目前意见不一致。有研究表明,肠道菌群对第三组先天性淋巴细胞的分化有重要作用,同样在调节方面也起重要作用。至少,肠道菌群对促进巨噬细胞、树突状细胞及中性粒细胞抑制炎症及抗炎细胞因子的分泌有调节作用。

双歧杆菌、乳杆菌对宿主免疫有调节作用,它们可不同程度地增强自然免疫和获得性免疫功能。其免疫调节作用可分为全身性免疫调节作用和肠道局部免疫调节作用。

1. 全身性免疫调节作用　体外研究表明,分叉双歧杆菌(*B. bifidum*)对小鼠脾脏B细胞具有丝裂原样作用,能使B细胞免疫球蛋白合成显著增加。此外,还可诱导脾脏B细胞对TGF-β-1和IL-5产生反应,增加sIgA(3倍)和总IgA(20倍以上)的产生。这在消化道感染的防御方面起重要作用。又如,分离事先服用过双歧杆菌或乳杆菌(HN017)的小鼠脾细胞,经丝裂原ConA作用后,干扰素γ产生显著增加,而对照组增加不显著。此外,经悉生动物对照研究,发现肠道细菌可增强脾巨噬细胞IL-12的合成及分泌。IL-12可促进Th0细胞向Th1细胞方向分化,这对增强细胞免疫、加强宿主抗细胞内感染起重要作用。

动物研究表明,双歧杆菌和嗜酸乳杆菌还可

增强小鼠的自然免疫功能，如服用乳双歧杆菌(*B. lactis*)或嗜酸乳杆菌(HN017)后，其外周血白细胞和腹腔巨噬细胞的吞噬活性显著增强。老年人通常免疫功能低下，服用乳双歧杆菌制剂能显著增强老年人的免疫功能。一项双歧杆菌制剂的随机双盲安慰剂对照临床试验表明，健康老年人(平均69岁)服用双歧杆菌制剂后，其外周血单核细胞经刺激后产生干扰素的量显著增加，中性粒细胞吞噬活性及吞噬介导的杀菌活性较对照组均显著增强。最近的研究表明，正常生理性菌群(专性厌氧菌)可释放出一些对人体的免疫反应起重要作用的小分子物质(相对分子质量小于6 500)，它们可选择性地对单核细胞的成熟、增殖、活化起作用。抗生素则通过抑制、杀灭肠道生理菌，减少这些有免疫原性的小分子物质的产生，对免疫功能产生抑制作用。相关的研究表明，在肿瘤细胞种植于BALB/C小鼠前使用美罗西林，可增加肿瘤的生长速度，这与美罗西林杀灭肠道正常菌如拟杆菌、乳酸杆菌、短杆菌等专性厌氧菌后免疫功能受抑制有关(抑制了自然杀伤细胞和细胞毒性T细胞活性)。

2. *肠道局部免疫调节作用* 肠道绒毛上皮内，特别是肠淋巴结内具有专门的抗原提呈机制。Tsuyuki等测定了长双歧杆菌单独定殖的小鼠胆汁与小肠内容物中特异性分泌型免疫球蛋白A(sIgA)和总IgA。结果发现，长双歧杆菌在小鼠肠黏膜定殖1～2周以后，小鼠血清和胆汁中总IgA产生和分泌增强。乳酸杆菌对小鼠肠淋巴结细胞有很强的丝裂原活性，可诱导其产生IgA，这在局部肠道感染防治中起非常重要的作用。研究还证实，双歧杆菌同样能增加人体肠道sIgA的水平。

四、肠道菌群在肠道屏障构建中的作用

肠道在消化吸收人体所需的各种营养物质的同时又能将细菌及其产物隔离于肠道内，肠道屏障在这过程中起着极其重要的作用。肠道屏障包括多个层面：① 肠道正常菌群；② 黏液层；③ 肠上皮细胞层；④ 肠道免疫系统；⑤ 防御素；⑥ 肠-肝轴。肠道屏障功能主要在于防止肠道内细菌及内毒素易位，其重要性在严重感染、创伤、烧伤、休克、重症胰腺炎、重型肝炎继发多脏器功能衰竭的研究中已得到了充分的证实。肠道微生态与肠道屏障的构建、肠道屏障受损后细菌、内毒素易位有着密切的关系。这是一个非常重要但又被忽视的领域。

(一) 肠道正常菌群

正常情况下，肠道微生态处于平衡状态。一方面正常菌群中的专性厌氧菌如双歧杆菌通过磷壁酸黏附作用占据于肠上皮细胞表面，形成一层菌膜屏障，抑制肠道内源性及外源性潜在致病菌(potentially pathogenic microorganisms，PPMOs)对肠上皮细胞的黏附、定殖。另一方面，肠道内双歧杆菌、乳酸杆菌等生理有益菌通过定殖抗力机制对肠道内诸如大肠埃希菌、铜绿假单胞菌、沙门菌、链球菌等起抑菌或杀菌作用，抑制肠道PPMOs生长。可以认为，肠道正常菌群参与了肠道第一道屏障的构建。

(二) 肠道黏液层

肠道黏液层主要由肠道杯状细胞及肠上皮细胞分泌的黏蛋白组成，含大量水分的黏蛋白像凝胶样铺垫在肠腔内，同时黏液层中也包含了sIgA。黏蛋白是一类糖蛋白。据研究，黏蛋白(mucin，MUC)中的MUC_2、MUC_3是回肠、结肠黏蛋白的主要成分，由杯状细胞表达，结肠黏蛋白以MUC_2黏蛋白为主，MUC_3黏蛋白表达量低，主要由小肠的杯状细胞及肠上皮细胞表达。黏蛋白碳氢结构特异，有细菌黏附结合的生态位点。黏蛋白中的结合位点可与肠上皮细胞上的结合位点竞争，以阻止细菌(主要为PPMOs)对肠上皮的结合，使细菌处于黏液层，以利于肠蠕动时清除。一般认为，黏液层为专性厌氧菌提供了良好的生态环境，可促进其生长；另一方面，双歧杆菌、乳酸杆菌非但不降解黏蛋白，还可促进肠道黏蛋白分泌，并抑制大肠埃希菌、产气荚膜梭菌等有害菌对黏液、肠上皮细胞的黏附。如鼠李糖乳酸杆菌(*L. rhamnosus*)可定殖到肠上皮细胞上，并可诱导肠上皮细胞(HT-29细胞)黏蛋白

MUC_2 及 MUC_3 mRNA 表达与黏蛋白的分泌，减少致病性大肠埃希菌对肠上皮细胞的黏附。因此，肠道双歧杆菌、乳酸杆菌对维护、稳定肠道黏液层屏障功能有重要作用。

(三) 肠上皮细胞层

肠上皮细胞层主要由肠上皮细胞及细胞间紧密连接组成，可阻止肠道细菌及毒素等大分子物质的通过。近年发现，肠上皮细胞具有吞噬细胞样的功能(称为非专业吞噬细胞)，可吞噬并杀灭细菌。肠上皮细胞主要由隐窝中的多能干细胞分化而来，其寿命为 2～5 日，更新速度很快。肠道正常菌群成分对肠上皮细胞分化有影响作用，且这种影响作用与细菌的数量呈明显的依赖关系，即细菌必须达相当的数量($\geqslant 10^7$ CFU/ml)才能对肠上皮细胞的分化产生影响。对悉生动物的研究表明，给无菌小鼠单联丝状分节细菌(segmented filamentous bacterium, SFB)后，隐窝细胞分化增快，肠绒毛处肠上皮细胞对杯状细胞的比值增加。体外研究也显示，双歧杆菌、乳酸杆菌及其代谢产物可促进肠上皮细胞(IEC－6)DNA 的合成，有促进肠上皮细胞增殖的作用。肠道专性厌氧菌可通过产生丁酸为肠上皮细胞生长提供营养。此外，肠道有益菌还可通过增强肠上皮细胞的紧密连接，加强肠上皮细胞层的屏障功能。

(四) 肠道免疫系统

肠道免疫系统又称肠道相关淋巴组织(gut associated lymph tissue, GALT)，包括肠上皮细胞间、固有层的淋巴细胞、淋巴滤泡，肠淋巴结、肠系膜淋巴结。GALT 在防止细菌黏附及细菌易位中起重要作用。由 B 细胞转化为浆细胞后产生的 sIgA 被认为是肠道免疫屏障的一个重要方面，sIgA 位于黏液层，sIgA 可通过与细菌胞壁抗原决定簇结合包裹细菌，抑制细菌对肠上皮细胞的黏附，起免疫排斥作用。研究发现，双歧杆菌、乳酸杆菌均可促进肠道 GALT 产生 sIgA。此外，研究还发现长双歧杆菌(*B. longum* 6001)及德氏乳酸杆菌(*L. delbrueckii subspecies bulgaricus strain* 1023)对小鼠肠淋巴结细胞有较强的丝裂原活性，可促进肠淋巴结细胞的增生，尤其是 B 细胞。

(五) 肠-肝轴

肠-肝轴的主要功能在于防止肠道内毒素易位，因为胆盐可与内毒素结合形成去污剂样的难以吸收的复合物，抑制内毒素易位，这在肝胆系统疾病如阻塞性黄疸、肝衰竭中有重要意义。

(六) 防御素

防御素是一类肽类抗菌物质，属人体天然免疫的组成部分。肠细胞分泌的防御素包括主要由潘氏细胞产生的 α-防御素(HD－5、HD－6)，肠上皮细胞产生的 β-防御素(hBD－1、hBD－2)及抗菌肽 Cathelicidins(LL－37/HCAP18)。防御素作用机制在于其独特的结构及阳离子作用，它可与原核细胞膜磷脂中的阴离子结合并插入细胞膜中，形成膜孔，使原核细胞丧失能量及其他离子成分，细胞随之裂解。因此，防御素是肠壁黏膜屏障的组成部分。

以双歧杆菌为代表的肠道有益菌除了上述作用外，还有营养、防治肿瘤、抗衰老、降低胆固醇等作用。

五、正常微生物群的生物拮抗作用

定殖抗力包括双歧杆菌在内的内源性专性厌氧菌群限制肠道中潜在致病菌(外籍菌)数量的能力，也就是对潜在致病菌在肠道定殖的阻抗力。起定殖抗力作用的是内源性专性厌氧菌，即原籍菌。定殖抗力通过以下方式起作用。

1. 有机酸产生　原籍菌通过产生乙酸、丙酸、乳酸等有机酸，降低微生境的 pH 与氧化还原电位(Eh)，抑制外籍菌的生长、繁殖。有机酸主要是短链脂肪酸(SCFAs)，短链脂肪酸还可通过直接或间接的途径促进胃肠道蠕动，使外籍菌尚未在黏膜表面黏附、定殖前就被排出体外。体外研究还表明，双歧杆菌产生的短链脂肪酸如乙酸、丙酸还具抗菌活性，对假单胞菌属、金黄色葡萄球菌有抗菌作用。

2. 甲醇-丙酮(M－A)抽提物　肠道内的双

歧杆菌等原籍菌还可通过产生一系列具有广谱抗菌作用的如M-A抽提物、亲脂性分子(lipophilic molecules)、微菌素(microcin)、过氧化氢等物质起抑菌、杀菌作用。

3. 抑制黏附蛋白质　最近的研究表明,长双歧杆菌(SBT2928)可产生一种蛋白质,可抑制带有定殖黏附因子的产肠毒素大肠埃希菌(ETEC)黏附到神经节苷脂(GM1)上,对ETEC的肠细胞黏附具有拮抗作用,当浓度为25 g/L时,即可减少ETEC黏附量的50%。

4. 占位性保护作用　专性厌氧菌如双歧杆菌通过磷壁酸(lipoteichoic acids)与肠上皮细胞紧密结合,形成一层生物膜,即膜菌群,通过占据上皮细胞的空间,防止外籍菌的黏附定殖,起占位性保护作用。

5. 营养争夺　专性厌氧菌数量大,在厌氧条件下生长速度超过兼性厌氧菌,因而在营养物质有限的情况下,专性厌氧菌可优势生长,而通常兼性厌氧的潜在致病菌处于劣势状态。

6. 其他宿主方面的因素　肠蠕动,肠上皮细胞的脱落更新,胃酸、胆汁、肠黏液的分泌,通过GALT产生sIgA等。

定殖抗力的最大特点即抑制外籍过路菌对肠上皮细胞的黏附定殖与过度生长,并具有防止肠道细菌易位的功能,减少细菌播散的危险,以保护机体免受外籍菌的侵袭感染。同时,定殖抗力在抑制细菌耐药形成方面也有重要的意义,因为肠道是人体最大的储菌库,若肠道菌群失衡,定殖抗力下降,势必会出现兼性厌氧革兰阴性肠杆菌科细菌的过度生长,尤其在滥用抗生素的情况下,因为细菌繁殖速度快,其本身可以发生一定频率(10^{-6})的基因突变,加之细菌可进行频繁的耐药基因交换,抗生素更易在肠道内选择和(或)诱导出耐药菌,并出现多重耐药菌。如何从定殖抗力的角度控制内源性感染,降低、延缓耐药菌的出现已引起了医学界的重视。

第二节 微生态失衡与感染的微生态防治

感染是微生物对宿主或宏生物的异常侵染所致的微生物与宿主或宏生物之间相互作用的一种生物学现象。感染具有浓厚的生态特性。对处于不同生态状态下的不同宿主,感染通常是某种具体的微生物与宿主之间的互相作用。

在人类发展的历史长河中,不同时期,不同地域,曾大小不等地流行过各种各样的传染病,而且均曾严重地威胁人类的生存及发展。随着人类文明的进步、医药科技事业的发展,感染性疾病谱发生了重大的变化,一些经典的传染病渐渐被控制,如1979年全球消灭了天花,基本消灭了人间鼠疫,脊髓灰质炎等疾病的发病率也明显下降。但也出现了一些新的感染性疾病,如艾滋病、埃博拉出血热、汉坦病毒肺综合征、严重急性呼吸综合征(又称传染性非典型肺炎,severe acute respiratory syndrome, SARS)、新型冠状病毒肺炎等。尽管这些感染性疾病病原体来源于何处,什么动物是其自然宿主尚未全部明了,但有研究表明,这些病原体可能来自以前未曾与人类接触过的密闭的原始森林深处。这些对人类而言是病原体的微生物在其自然宿主可能属于正常携带,并不致病,但当其宿主转换后,则可能引起疾病。例如,许多非洲灵长类动物是猴免疫缺陷病毒(simian immunodeficiency virus, SIV)的宿主,非洲的猴子感染SIV不会发生艾滋病,但是如将SIV感染来自其他大陆洲的猴子如亚洲猕猴就可发生艾滋病。推测人类艾滋病的发生也与此种方式有关。生态、环境、人口等因素的变化参与并促进了这种新传染病出现的进程。人口数量的膨胀,掠夺式地开发自然,导致宏观生态环境的日益恶化,原本和谐的宏观生态平衡因此被破坏,不同种属动物间的屏障被打破,如猎杀野生动物,通过血液接触,使大量以动物为宿主的病毒可以轻而易举地传播并危及人类。尽管没有得到完全证实,但现有的线索已提示新出现的传染病与宏观生态的破坏有关。

科学技术发展促进了医疗卫生事业的不断进步,先进的医疗技术,如抗生素、免疫抑制剂、放疗、化疗、器官移植、介入治疗等各种医疗手段广泛应用,使得各种危重患者的生命得以延长,造就了免疫容忍性宿主,这是当代医疗领域出现的一个新特点。然而,尽管有大量广谱抗生素的应用,但感染仍未能有效控制,反而病死率更高了。就美国而言,每年约有30万名患者死于脓毒症。引起感染的所谓的病原菌大多是常见的在正常人并不会引起感染的正常菌群成员,这是当代感染性疾病的一大特点。滥用抗生素(包括畜牧用抗生素)直接导致了耐药菌株的快速形成并流行。正如世界卫生组织报告所称:"药物失去作用的速度与科学家发现新药的速度差不多。"这是现代医学面临的一个十分棘手的问题。因此,一味地应用抗生素并不能解决这一问题。感染病的防治已成为21世纪的重大课题。

为什么正常菌群成员对其宿主发难了,非要致其宿主死亡不可呢?而抗生素又显得那么无能为力呢?微生态学理论可能会为这一令医学界棘手难题的解释、解决提供理论及实践指导。

经历漫长的进化过程,人体体表、体腔内存在大量并不致病的微生物群。在正常情况下,这些微生物与人体处于共生状态,并与人体建立起密切的关系。微生态学即是这样一门研究正常微生物群与其宿主相互关系的学科。微生态学起萌于19世纪末,崛起于20世纪70年代,其发展得益于悉生生物学、厌氧培养技术、电子显微镜技术、细胞分子生物学、宏基因测序技术、代谢组学、生物信息学等现代科学技术。微生态学的发展使人们认识到人体微观生态的庞大复杂性,并提出了对应于宏观生态平衡的微生态平衡理论。抗生素、免疫抑制剂等广泛应用所带来的一系列不良后果,使人们对微生态给宿主带来的有益性及有害致病作用有了更为清楚的认识。

一、微生态失衡

正常微生物之间及正常微生物群与其宿主之间的微生态平衡,在外环境影响下,由生理性组合转变为病理性组合的状态称为微生态失衡。微生态失衡包括微生物与微生物的失衡、微生物与宿主的失衡、微生物和宿主的统一体与外环境的失衡。微生态失衡与感染的关系极为密切,感染是微生态平衡与微生态失衡相互转化的重要内容。

(一) 微生态失衡的表现

1. 菌群失衡　是指在原微生物群内,正常微生物群发生了定量或定性的异常变化。这种变化主要是量的变化,包括Ⅰ度失衡:即细菌定量检查上发现有变化,临床往往没有表现,干扰因素如抗菌药物等停用后不加治疗,即可自然恢复,其特点为可逆;Ⅱ度失衡:特点为不可逆,菌群由生理性组合状态转变为病理性组合状态,常有慢性疾病的表现,如慢性肠炎、慢性肾盂肾炎等;Ⅲ度失衡:主要为原籍菌大部分被抑制,代之以耐药的潜在致病菌或外籍菌,并占优势,如真菌性肠炎、抗生素相关性腹泻等。

2. 定位转移　包括横向转移和纵向转移。

(1) 横向转移:即正常菌群由原定位向周围转移,如下消化道菌向上转移引起的小肠污染综合征;下泌尿道细菌转移到肾盂引起的肾盂肾炎等。

(2) 纵向转移:即细菌移位(bacterial translocation,BT)。肠道内活菌或死菌通过主动或被动的形式进入肠外组织如肠系膜淋巴组织、脾、肝、血液等的过程。菌群失衡、定殖抗力下降→肠道屏障功能衰竭→细菌转移→血液循环→组织和脏器形成菌血症、脓毒症或在肝、肺、腹腔等处形成感染或脓肿。

(二) 导致微生态失衡、肠道屏障受损的因素

长期广谱抗生素的大量使用,抑制了原籍菌,使定殖抗力下降,以至潜在致病菌、耐药菌如酵母菌、金黄色葡萄球菌、革兰阴性菌等优势生长;严重疾病如烧伤、创伤、失血性休克、急性胰

腺炎等;免疫功能减退如重型肝炎、慢性肾病、糖尿病、肿瘤放化疗等;侵入性医疗措施的影响:手术损伤、器械检查等使局部组织受损,潜在致病菌易于入侵;全胃肠外营养等,均可从不同的角度引起肠道微生态失衡、定殖抗力下降,使肠道屏障功能损伤。

严重疾病时,常有肠道菌群失衡。研究发现,慢性重型肝炎患者肠道双歧杆菌、拟杆菌数量明显减少,而肠杆菌科细菌、肠球菌等显著增加,有肠道 PPMOs 过度生长的情况,存在肠壁屏障功能受损的依据。动物实验证明,急性肝衰竭大鼠存在肠道微生态失衡、肠道细菌及内毒素易位。

长期应用广谱抗生素,一方面杀灭肠道敏感的专性厌氧菌,菌膜屏障功能丧失殆尽,正常菌群肠道定殖抗力及其他生物拮抗功能消失;另一方面使易产生耐药的肠杆菌科细菌(如大肠埃希菌、克雷伯菌等)、外源性耐药菌及真菌易黏附到肠上皮细胞上,并得到优势生长,同时扩大肠道内毒素池,引起肠道细菌及内毒素易位。由此引起难以控制的二重感染、脓毒症、多器官功能障碍综合征(MODS)甚至多器官衰竭(MOF)。这在临床上屡见不鲜,是临床面临的一个十分棘手的问题。

肠道过度生长的细菌通常为兼性厌氧的革兰阴性杆菌,这些细菌可通过产生细菌蛋白酶直接破坏肠上皮细胞微绒毛膜蛋白,或通过改变肠道上皮细胞的生化反应,使绒毛受损甚至消失。此外,这些过度生长的细菌还可产生各种毒素或其他代谢产物抑制肠上皮细胞的蛋白质合成,从而损伤肠上皮细胞屏障。研究发现,白念珠菌、铜绿假单胞菌及某些肠杆菌科细菌可产生可降解 IgA 的蛋白酶,如降解 IgA1 的特异性 IgA1 蛋白酶,降解 IgA1、IgA2 的非特异性蛋白酶。已知 IgA2 亚族占肠道总 sIgA 分泌量的 30%,占初乳 sIgA 的 45%以上。因此,肠道微生态失衡,肠杆菌科细菌、铜绿假单胞菌及白念珠菌等获得优势生长后,此类蛋白酶即可大量降解肠道 sIgA,使肠道的这种由 sIgA 引起的免疫排斥功能减弱或消失,进一步促进这些 PPMOs 对肠上皮细胞的黏附、定殖,引起严重的后果。如何从肠道微生态平衡的角度修复、维护肠道屏障功能是临床必须面对的问题。

创伤、烧伤、失血性休克等常可引起肠屏障功能损伤,主要因为肠细胞的屏障功能受损,缺血/再灌注损伤是肠上皮细胞损伤的主要原因之一。在缺血缺氧状态下,一方面,肠上皮细胞内 ATP 转化为次黄嘌呤,再灌注时,次黄嘌呤经黄嘌呤氧化酶作用与 O_2 发生反应,生成有细胞毒性作用的超氧阴离子等一系列氧自由基,引起肠上皮组织的损伤;另一方面,缺血/再灌注损伤可促进肠上皮细胞表达细胞因子(IL-6、TNF 等),增加肠黏膜的通透性。因此,肠上皮细胞既是氧自由基、炎症性细胞因子产生的部位,又是其作用的靶位,这就使得肠上皮细胞极易受到损伤。研究还发现,缺血/再灌注损伤还可使肠上皮细胞吞噬细菌增加,而杀菌功能下降,促进细菌易位的发生。

适量的一氧化氮(NO)对抗感染有益,但严重感染、内毒素血症时,内毒素的诱导可使诱导性一氧化氮合酶(inducible nitric oxide synthase, iNOS)表达显著增加,导致 NO 过量产生,会引起一系列不良后果。NO 与过氧化物反应,可在肠上皮细胞形成过氧化亚硝酸盐,引起肠上皮细胞凋亡、坏死,屏障功能下降。研究发现,NO 形成过氧化亚硝酸盐后,可通过氧化铁硫中心、蛋白质巯基、损伤 DNA、脂质过氧化、灭活 Na^+ 通道、破坏细胞肌动蛋白骨架、抑制 ATP 形成、松解肠上皮细胞间的紧密连接等方式破坏肠上皮细胞屏障功能。用二硫代氨基甲酸盐衍生物清除过量的 NO 及其毒性衍生物过氧化亚硝酸盐,可阻止内毒素引起的肠屏障功能下降及肠道细菌移位。

内毒素还可通过激活其效应细胞(单核-巨噬细胞)释放一系列炎症介质,如 TNF、IL-1、IL-6 血小板活化因子等损伤肠上皮细胞,增加肠壁通透性,加重细菌易位。如不及时阻断内毒素引起的炎症反应,则可形成恶性循环。

谷氨酰胺(glutamine，Gln)是肠上皮细胞及GALT生长的主要能量来源，全胃肠道外营养因缺乏Gln，可引起肠黏膜萎缩，影响肠上皮细胞屏障功能。专性厌氧菌的主要代谢产物短链脂肪酸，尤其是丁酸，是结肠上皮细胞的主要营养来源。缺乏可促进专性厌氧菌生长的纤维素食物，或由于滥用广谱抗生素后肠道菌群失衡且长时间不能纠正，也可影响结肠上皮细胞的生长。

(三) 导致微生态失衡、肠道屏障受损的后果

肠道微生态失衡、定殖抗力下降可引起肠道潜在致病细菌过度生长、肠道屏障功能损伤，导致肠道细菌易位、扩散，引起感染。同样，受上述因素的作用，其他微生态区系内的细菌群也可离开其原位生境，发生类似的易位，引起相应部位的感染。

人体微生态失衡引起内源性感染常有以下特点。① 贮菌库：引起感染的潜在致病菌的储存场所或主要来源。在人体宿主有4个主要贮菌库，包括口腔及上呼吸道菌群、肠道菌群、泌尿道菌群及阴道菌群。② 易位途径：除了通过血流和淋巴外，主要通过外伤、手术、插管及其他诊疗措施的介导而使潜在致病菌由贮菌库易位到易感生境。③ 易感生境：多为受某种损伤的器官与组织。局部缺血、外伤、机械刺激都可提高原籍菌的定殖能力。宿主的全身状态如营养不良、免疫功能减退、抗生素应用、放疗、化疗及衰老则可提高易感生境内细菌的定殖能力。

由于免疫容忍性宿主常存在肠道菌群失衡，定殖抗力下降，使外源的潜在致病菌尤其是耐药菌易在此类患者肠道内定殖、生长，并进一步通过细菌易位方式扩散而引起感染，原本是内源性感染却呈现出外源性感染的临床特点。

二、感染的微生态防治

当前的感染性疾病已呈现出以下特点：① 感染病患者大部分为免疫容忍性宿主。② 引起感染的微生物大部分来自患者自身或周围人群的正常菌群成员。③ 多重耐药菌株的形成使抗生素显得“力不从心”。要想有效地防治感染，不能只局限于“感染—抗生素—感染—抗生素”的思维框架，而要从感染发生、发展的多个环节上寻找预防、治疗感染的方法。毕竟抗生素只是“细菌种间斗争”众多手段中的一种而已。微生态理论可为预防、控制感染提供一些有效的治疗手段。

(一) 合理使用抗生素

合理使用抗生素已是老生常谈，但总被忽视，收效甚微。更有甚者，滥用抗生素愈演愈烈，崇尚广谱、大剂量、长疗程及多联合抗菌方法。其结果是有益菌、有害菌一起杀，除恶务尽，带来菌群失衡、耐药性和不良反应等增加的后果，此起彼伏，不能自拔。合理应用抗生素的目的主要是为了减少延缓耐药菌，尤其是多重耐药菌的形成。

除上述外，微生态学定殖抗力理论又给合理应用抗生素赋予了新的要求：保护原籍菌群，保护菌膜屏障，维护肠道微生态平衡，防止定殖抗力的下降，防止肠道耐药菌的形成与过度生长，减少由肠道细菌易位引起的内源性感染。

(二) 微生态调节剂的应用

应用微生态调节剂的目的在于通过补充来源于健康人体的有益生理性细菌——益生菌(probiotics)，或补充可选择性促进有益生理性细菌优势生长的物质——益生元(prebiotics)，选择性地“促菌”使失衡的肠道菌群恢复平衡，实现对有害细菌种群的控制，以减少细菌及其代谢产物的易位、控制，减少内源性感染的发生率，并促使其向人体健康的方向发展。

目前，微生态调节剂主要包括活菌制剂及促活菌生长制剂。活菌制剂又称医学益生菌(medical probiotics)，应用于临床的活菌制剂较多，国内外不下200多种。其主要为对人体起有益作用的优势种群制剂(主要为双歧杆菌和乳酸杆菌等)。促活菌生长制剂包括：① 耗氧量大且具有较强定殖抗力能力的微生物制剂——需氧芽孢杆菌制剂，商品名为“整肠生”。其原理在于生物夺氧，消耗肠道内的氧，造就一种利于专性厌氧菌容易生长的环境。② 优势种群生长的促进物质，包括寡糖类物质，如拉克替醇、乳果糖、果寡糖、菊糖、海藻糖、壳聚糖等。中药类促进物质尚有待进一步深入开发。活菌与促活菌生长的物质合并使用，称为合生元，这是一个发展方向。此外，还有死菌及活菌的代谢产物。目前，国外将以上制剂及其他可维护肠道屏障功能，包括促进肠上皮细胞生长、促进肠黏液产生的物质等称为生态免疫营养剂(ecoimmunonutrition)。

对存在可导致微生态失衡因素的患者，尤其是免疫容忍性宿主要定期检测肠道菌群的变化，一旦出现菌群失衡应及时补充微生态调节剂。也可预防性地补充调节，强调预防为主。

(三) 粪便细菌移植

粪便细菌移植(fecal microbiota transplantation, FMT)起源于一千多年前的中国，晋代葛洪用此治疗发热性疾病，到了明代，李时珍也有推广。近些年，改良的粪便细菌移植在治疗难治复发性艰难梭菌感染方面取得了非常好的疗效。个案报告 FMT 还可以清除耐药细菌。FMT 可以改善肝硬化肝性脑病的认知功能，同时其肠道菌群接近正常人的分类组合状态。尽管目前研究不多，但 FMT 也许是一个有前途的治疗方法。

(四) 抗生素与微生态调节剂的联合应用问题

活菌制剂对防治疾病，维护健康起到重要作用。但在临床，一个不能回避的问题是大部分伴感染的危重患者必须使用抗生素，而广谱抗生素必然对微生态活菌制剂产生影响，这似乎制约了微生态制剂的临床应用。从目前的研究资料结果看，抗生素与活菌制剂合用对某些感染的治疗效果优于单用抗生素的治疗效果。如 Saaverdra 的研究发现，乳酸杆菌(L. GG)制剂与抗生素合用可降低儿童抗生素相关腹泻的严重性与发生率；又如 Rochapin 在治疗肠道艰难梭菌引起的抗生素相关性腹泻时，发现乳酸杆菌与甲硝唑合用的效果优于甲硝唑单用的治疗效果。其确切的机制目前尚未完全明了，是否与这些乳酸杆菌的胞体、胞质成分或代谢物质的作用有关，是一个值得深入研究的问题。

鉴于上述情况，一般情况下宜先用抗生素治疗原发感染，再以微生态活菌制剂调整微生态，这是合理的选择，即先抗后调；也有人认为，抗生素与微生态制剂分开使用，中间间隔若干小时，以避开抗生素的浓度高峰；在抗生素抗菌谱不覆盖微生态活菌制剂的情况下，两者可以同时合用，边治边调；在因抗生素应用而引起严重肠道微生态失衡表现的患者，如肠道菌群交替症时，原则上需要停用抗生素，给予微生态疗法，以辅助恢复微生态平衡。

(五) 抗微生物肽

抗微生物肽(antimicrobial peptides, AMPs)是一类主要对细菌有杀灭作用的蛋白质。第一种抗微生物肽于 20 世纪 80 年代早期由 Boman 从昆虫中分离获得。第一种源自哺乳类动物的抗微生物肽则于 1989 年从猪小肠内分离获得。目前在动物界(哺乳类、鸟类、两栖类、昆虫)及植物中均已发现了大量的抗微生物肽，种类达 100 余种，并且新的抗微生物肽还在不断地被发现。在人体，由上皮细胞等合成的抗微生物肽广泛地分布于舌、气道黏膜以及小肠、结肠、泌尿生殖道等黏膜表面，形成一道具有防止微生物定殖功能的生化屏障。防御素是经典的抗微生物肽，具有广泛的生物活性，能杀灭细菌、真菌、有胞膜病毒和部分原虫。

面对目前抗菌药开发应用中出现的窘境，真核细胞抗微生物肽作为一种抵御外界微生物感染的天然免疫手段，无疑为克服抗菌药耐药，开发新的抗菌制剂提供了新的途径。

参考文献

[1] 李兰娟. 感染微生态学[M]. 北京：人民卫生出版社，2012：2-14.

[2] 贾辅忠，李兰娟. 感染病学[M]. 南京：江苏科学技术出版社，2010：9-14，14-18.

[3] Claesson M J, Clooney AG, O'Toole P W, *et al*. A clinician's guide to microbiome analysis[J]. Nat Rev Gastroenterol Hepatol, 2017 Oct, 14(10):

585 - 595.
[4] Tuddenham S, Sears CL. The intestinal microbiome and health[J]. Curr Opin Infect Dis, 2015, 28(5): 464 - 470.
[5] Blander JM 1,2,3, Longman RS 1,2, Iliev ID 1, 2, *et al*. Regulation of inflammation by microbiota interactions with the host[J]. Nat Immunol, 2017 Jul 19, 18(8): 851 - 860. doi: 10.1038/ni.3780.
[6] Hollister EB, Gao C, Versalovic J. Compositional and functional features of the gastrointestinal microbiome and their effects on human health[J]. Gastroenterology, 2014 May, 146(6): 1449 - 1458.
[7] Albenberg LG, Wu GD. Diet and the intestinal microbiome: associations, functions, and implications for health and disease[J]. Gastroenterology, 2014 May, 146(6): 1564 - 1572.
[8] Backhed F, Fraser CM, Ringel Y, *et al*. Defining a healthy human gut microbiome: current concepts, future directions, and clinical applications[J]. Cell Host Microbe, 2012 Nov 15, 12(5): 611 - 622.
[9] Cullen TW, Schofield WB, Barry NA, *et al*. Gut microbiota. Antimicrobial peptide resistance mediates resilience of prominent gut commensals during inflammation[J]. Science, 2015 Jan 9, 347(6218): 170 - 175.
[10] Kamada N, Nunez G. Regulation of the immune system by the resident intestinal bacteria [J]. Gastroenterology, 2014 May, 146(6): 1477 - 1488.
[11] David LA, Maurice CF, Carmody RN, *et al*. Diet rapidly and reproducibly alters the human gut microbiome[J]. Nature, 2014 Jan 23, 505(7484): 559 - 563.
[12] Hollister EB, Gao C, Versalovic J. Compositional and functional features of the gastrointestinal microbiome and their effects on human health[J]. Gastroenterology, 2014 May, 146(6): 1449 - 1458.
[13] Hartstra AV, Bouter KE, Backhed F, Nieuwdorp M. Insights into the role of the microbiome in obesity and type 2 diabetes[J]. Diabetes Care, 2015 Jan, 38(1): 159 - 165
[14] Glenwright AJ, Pothula KR, Bhamidimarri SP, *et al*. Structural basis for nutrient acquisition by dominant members of the human gut microbiota [J]. Nature, 2017 Jan 19, 541(7637): 407 - 411.
[15] Vrieze A, Van Nood E, Holleman F, *et al*. Transfer of intestinal microbiota from lean donors increases insulin sensitivity in individuals with metabolic syndrome[J]. Gastroenterology, 2012 Oct, 143(4): 913.e7 - 916.e7.
[16] Goffredo M, Mass K, Parks EJ, *et al*. Role of Gut Microbiota and Short Chain Fatty Acids in Modulating Energy Harvest and Fat Partitioning in Youth[J]. J Clin Endocrinol Metab, 2016 Nov, 101(11): 4367 - 4376.
[17] Kathleen Yan, Sc. B and Guadalupe Garcia-Tsao, Novel Prevention Strategies for Bacterial Infections in Cirrhosis[J]. Expert Opin Pharmacother, 2016, 17(5): 689 - 670.
[18] Smits LP, Bouter KEC, De Vos WM, *et al*. Therapeutic Potential of Fecal Microbiota Transplantation[J]. Gastroenterology, 2013, 145(5): 946 - 953.
[19] Cullen TW, Schofield WB1, Barry NA, *et al*. Gut microbiota. Antimicrobial peptide resistance mediates resilience of prominent gut commensals during inflammation[J]. Science, 2015 Jan 9, 347(6218): 170 - 175.

(浙江大学附属第一医院　李兰娟　吴仲文)

第三章　抗感染免疫

第一节　固有免疫与适应性免疫

一、固有免疫

（一）固有免疫的组成

固有免疫(innate immunity)在个体出生时就具备，亦称非特异性免疫(nonspecific immunity)，可对外来病原体迅速应答，在非特异抗感染免疫中发挥重要作用，并启动和参与适应性免疫。固有免疫是宿主抵御病原微生物入侵的第一道防线，包括：① 固有免疫组织屏障，指皮肤黏膜及其附属成分的屏障作用，以及血-脑屏障和血-胎盘屏障；② 固有免疫细胞，主要是吞噬细胞、树突状细胞(dendritic cells, DCs)、自然杀伤细胞(natural killer cell, NK)，自然杀伤性 T 细胞(NKT)、B1 细胞和 γδT 细胞、中性粒细胞、嗜酸性粒细胞、嗜碱性粒细胞、肥大细胞和固有淋巴样细胞(innate lymphoid cells, ILC)等；③ 固有免疫效应分子，其中补体系统早有详尽研究。近年来，对病原体免疫细胞和组织细胞产生的细胞因子参与免疫功能的认识亦有长足进展，有诱导产生抗病毒、杀菌、杀伤肿瘤细胞作用的细胞因子，也有诱导或促进炎症反应的细胞因子。此外，各种体液、外分泌液中还存在溶菌酶、防御素、乙型溶素等抗感染固有免疫效应分子。

1. *吞噬细胞*　是一类重要的固有免疫细胞。这些细胞依靠非特异性的抗原识别系统，识别并结合微生物，将其内吞并杀伤，构成机体抗感染的第一道防线。吞噬细胞主要包括两个谱系——中性粒细胞和单核-巨噬细胞，前者含有一个分叶状、不规则的细胞核。两类吞噬细胞具有不同的效应功能：中性粒细胞是血液中白细胞的主要成分，也是血液免疫的效应细胞之一；而单核-巨噬细胞家族，包括循环血液中的单核细胞和存在于各种器官间质组织中的巨噬细胞，各自具有不同的形态特征，行使不同的功能。

巨噬细胞是固有免疫中非常重要的细胞，作为专职的吞噬细胞，参与病原微生物和凋亡细胞的清除。另外，单核-巨噬细胞表面还表达 IgG Fc 受体和补体受体(CR)，通过调理作用介导和加强吞噬。更重要的是，巨噬细胞还作为抗原提呈细胞摄入、加工、处理抗原，并将抗原肽提呈给 T 细胞识别。近年来，已经研制出多种用于鉴定单核-巨噬细胞的单克隆抗体，如 OKM－1、Mac－120、MO1～4 等，其中成熟的单核-巨噬细胞表达高水平的 CD14 分子，被认为是较特异的表面标志，已被用于细胞表型的鉴定。

中性粒细胞占外周血白细胞的 50%～70%，胞核呈分叶状，胞质内含两种颗粒，形成一个抗菌蛋白的贮藏库。一级颗粒为溶酶体，含酸性水解酶、髓过氧化酶和溶菌酶。二级颗粒含乳铁蛋白和溶菌酶。此外，还含有抗菌蛋白——防御素和细菌渗透诱导蛋白等。摄入的微生物被收入囊泡，形成吞噬体，后者与溶酶体融合形成吞噬溶酶体。中性粒细胞吞噬和清除抗原后立即死亡,是寿命最短的吞噬细胞,存活期一般为2～3日。

2. 嗜酸性粒细胞　占血液中白细胞的2%～5%。嗜酸性粒细胞也能吞噬和杀灭摄入的微生物。成熟的嗜酸性粒细胞的颗粒是膜结合的细胞器,某些刺激可引起嗜酸性粒细胞脱颗粒。脱颗粒的过程包括胞内颗粒与胞膜融合,颗粒内容物释放入胞外环境中。脱颗粒反应是嗜酸性粒细胞针对无法被吞噬的大病原体(如寄生虫等)时唯一能使用的"武器",嗜酸性粒细胞以此方式参与机体抗蠕虫免疫。

3. 嗜碱性粒细胞　占血液中白细胞的0.2%,嗜碱性粒细胞表达高亲和力 FcεR,参与IgE 抗体介导Ⅰ型超敏反应。更深入地了解嗜碱性粒细胞的特性和活化机制,有助于炎症等疾病病理机制的研究。

4. 树突状细胞(DCs)　广泛分布于除脑组织以外的全身组织和脏器,数量较少,仅占人外周血单个核细胞(PBMC)的1%,因其具有许多分支状、树突状突起而得名。成熟的 DCs 是目前已知的、体内功能最强的专职性抗原提呈细胞(APC)。DCs 能够有效地激发初始型 T 细胞(naive T cell),是机体免疫应答的始动者,通过直接或间接的方式对抗原致敏的免疫细胞的分化发育和功能介导发挥至关重要的调节效应。因此,对 DCs 的研究不仅有助于深刻理解机体免疫应答的调控机制,而且可以通过调节 DCs 的分化、发育和功能来干预免疫应答。这对认识肿瘤、移植排斥、感染、自身免疫性疾病的发生发展机制和开拓新的防治措施均具有重要的意义。

5. 自然杀伤细胞(NK)　NK 细胞来源于骨髓干细胞,存在骨髓和胸腺两条分化、成熟途径。成熟的 NK 细胞主要分布于外周血,占外周血淋巴细胞总数的5%～10%。NK 细胞具有细胞毒效应,无须抗原预先致敏就能直接杀伤靶细胞。NK 细胞既不表达 T 细胞受体(TCR)和 B 细胞受体(BCR),也不表达 CD4 和 CD8 分子,是不同于 T、B 细胞的一类特殊淋巴细胞,曾被命名为"裸细胞"。形态上,因其体积较大,核质比较低,胞质中含有嗜苯胺盐颗粒,激活后颗粒明显增多,表明这些颗粒与杀伤活性有关,故又被称为大颗粒淋巴细胞(large granular lymphocyte, LGL)。用单克隆抗体检测到的大多数 NK 细胞的表面抗原为 T 细胞或单核-巨噬细胞所共有。目前将 TCR^-、BCR^-、$CD56^+$、$CD16^+$ 的淋巴样细胞鉴定为人 NK 细胞。CD16 即 FcγRⅢ,参与 NK 细胞的激活途径。中性粒细胞、某些巨噬细胞和γδT 细胞也表达 CD16。免疫球蛋白借助 CD16 介导 NK 细胞的 ADCC 效应;CD56 即神经细胞黏附分子(N-CAM),是 NK 细胞的另一个重要标志。缺乏 CD3 但表达 CD16 和 CD56 是人 NK 细胞的最可靠标志。此外,NK 细胞表面还具有多种杀伤活化或杀伤抑制受体。NK 细胞的识别主要依靠其独特的 NK 细胞受体谱,活化性受体和抑制性受体通过识别相应的配体及其在不同环境下形成的配体群谱共同决定 NK 细胞活化状态,以实现自我调控,在机体抗感染、抗肿瘤及免疫调节等方面发挥重要功能。基于 NK 细胞的临床研究和应用也正如火如荼地开展。

6. 固有淋巴样细胞(ILC)　是一类近年来见之于报道的缺乏重排的抗原特异性受体(TCR,BCR)的特殊淋巴细胞。根据细胞因子分泌和转录因子表达的不同,ILC 家族又可被分成三大类——ILC1、ILC2、ILC3,与 $CD4^+$ T 细胞亚群有相似性,即 ILC1-Th1、ILC2-Th2、ILC3-Th17。ILC 选择性聚居于机体黏膜组织,在抵抗病原体入侵和维持组织修复、黏膜稳态等方面发挥重要作用。

ILC1 以分泌γ干扰素(IFN-γ)和肿瘤坏死因子(TNF)等Ⅰ型细胞因子为主,发育分化高度依赖于 IL-15,主要成员包括经典 NK 细胞、组织驻留 NK 细胞和黏膜 ILC1,在抗病毒、抗弓形虫感染、抗胞内病原体感染和肿瘤免疫监视中发挥重要作用。

ILC2 是指分泌 IL-5、IL-13 等Ⅱ型细胞因子的 ILC,广泛分布于脂肪相关淋巴组织、肠道、肺脏和皮肤等全身多个部位，是免疫应答早期Ⅱ型细胞因子的主要来源，在抵御蠕虫感染、促进呼吸道炎症反应，以及诱导异位性皮炎等过程中起到重要作用。ILC2 在发育上依赖 IL－7，转录因子 Gata3 对 ILC2 的发育和维持起到关键作用。IL－25、IL－33 和胸腺基质淋巴生成素（TSLP）等能促进 ILC2 的扩增和活化。有趣的是，ILC2 的功能是可塑性的，炎性 ILC2 也可能分化成产生 IL－17 的 ILC3 样细胞并参与抗真菌免疫。

ILC3 指能分泌 IL－17A、IL－22 的 ILC 群体。与 Th17 细胞相似，ILC3 的发育和功能依赖于转录因子 RORγt，而 IL－7 信号对于 ILC3 的发育分化起到关键作用。ILC3 有着重要的组织保护作用。ILC3 产生 IL－22，这对病毒感染后胸腺组织的修复以及肠黏膜屏障保护十分重要；此外，ILC3 可通过耗竭 IL－2 而达到抑制共生特异性 Th17 细胞，预防肠道炎症。人类炎症性肠病（IBD）与产生 IL－17 的 ILC3 的比例增加相关，小鼠模型中也发现幽门螺杆菌诱导的结肠炎也存在分泌 IL－17 和 IFN－γ 的 ILC3 的数量增多，在小鼠模型或临床试验中，中和 IL－17 不能改善疾病，由此表明，ILC3 分泌的 IFN－γ 可能在 IBD 中起着关键作用。

作为具有适应性免疫相关功能的固有免疫细胞，近年来，ILC 的研究取得了一系列重要突破，极大地拓展了人们对于免疫系统的认知，对 ILC 诸多问题的更深入地探索可以促进抗感染、炎症和肿瘤等疾病新疗法的发展。

（二）固有免疫的识别特点

在与生俱来的固有免疫中，是依靠什么方法来识别入侵者的呢？对固有免疫模式识别理论的认识主要经历了病原相关模式识别理论和危险模式理论两个阶段。

1. *固有免疫细胞的模式识别受体* 固有免疫应答由固有免疫细胞识别多种“非己”异物共同表达的分子，而不是抗原表位，因而对多种病原微生物或其产物均可应答。在固有免疫中，最重要的是通过模式识别受体（pattern recognition receptor，PRR）来迅速识别大量的不同病原相关分子模式（PAMP）或各种损伤时产生的损伤相关模式分子（DAMP）并做出应答。这与抗原特异性 T 细胞或 B 细胞不同，固有免疫细胞在未经克隆扩增的情况下即能经特殊信号转导途径而迅速产生免疫效应。固有免疫细胞寿命较短，往往不产生免疫记忆，也不形成免疫耐受。

模式识别受体（PRR）是存在于固有免疫细胞表面、胞内器室膜上和血清中的一类能够直接识别和结合病原微生物或宿主凋亡和衰老损伤细胞表面某些共有的特定分子结构的受体。它是胚系基因编码的产物，多样性较少；来自不同组织部位的同一类型的固有免疫细胞，如巨噬细胞，均表达相同的 PRR，具有相同的识别特性。目前已知的膜型 PRR 主要有 Toll 样受体（TLR）、甘露糖受体（MR）和清道夫受体（SR）3 种。存在于血清中的 PRR 称分泌型 PRR，如 C 反应蛋白、甘露聚糖结合凝集素（MBL），分别能与病原体表面的磷酸胆碱和甘露糖残基结合，并通过激活补体产生溶菌和调理作用。

已确定的哺乳动物的 Toll 样受体系（Toll like receptors，TLRs）有 13 种（TLR1～13），分布于不同的固有免疫细胞表面，能识别多种病原体相应的表面结构，从而使固有免疫细胞激活；再通过各自不同的信号转导途径，使固有免疫细胞产生不同的生物学效应。TLR 为膜贯通型受体，细胞外部分富含亮氨酸重复单位（LRR），与细胞内部分 TIR（Toll/IL－1 同源区）相连。LRR 识别病原体后，TIR 启动信号转导途径活化固有免疫细胞。

TLR4 是最初被发现的 PRR，它可识别革兰阴性菌细胞壁成分脂多糖（LPS）。巨噬细胞通过其表面的 CD14 与 LPS－LBP 复合物结合后可使 TLR4 接受 LPS 刺激，从而形成 TLR4 二聚体，并在分泌性蛋白 DM2 协同作用下使 TLR4 活化，LRR 把信号转导给 TIR，后者与接头蛋白 MyD88 的羧基端相互作用使其活化。近年发现，TLR4 还可识别呼吸道合胞病毒的融合蛋白。

PRR的主要功能包括增强吞噬细胞的吞噬功能、激活补体的溶细胞作用、分泌炎性细胞因子、诱导树突状细胞成熟等。PRR识别相应PAMP有两种模式：① 直接识别，如Toll样受体系中的TLR4识别细菌脂多糖。② 间接识别，当感染、炎症或其他应激使机体某些成分的位置改变而被PRR识别，如细胞损伤后释放的热休克蛋白(heat shock proteins, HSPs)由相应PRR识别。

目前，已发现的TLR都陆续找到其相应的配体，应用TLR缺陷鼠研究证实，不同种类TLR识别的PAMP各异(表3-1)。

表3-1 人类各种TLRs表达部位及相应配体

TLR	表达部位	配体
TLR1	普遍存在	可溶性细菌因子、三酰基肽
TLR2	膜表面、吞噬溶酶体、骨髓细胞、浆细胞、NK细胞、mDC和γδT细胞	细菌：脂蛋白、PGN、LTA、苯酚能溶解的调节蛋白、膜孔道蛋白、LPS 真菌：酵母多糖 病毒：HCV核心和NS3蛋白、巨细胞病毒(CMV)、单纯疱疹病毒1(HSV-1) 寄生虫、锥虫、梅毒螺旋体HSP70与HSP60
TLR3	mDC和NK细胞	病毒和蠕虫dsRNA 合成：poly(I∶C)、ssRNA、shRNA、内源性mRNA
TLR4	单核细胞、浆细胞、中性粒细胞、消化道上皮细胞、内皮细胞和γδT细胞	细菌：LPS、HSP60 病毒：RSC F蛋白、MMTV、胞膜蛋白 内源性：HSP70、HSP90、纤维结合蛋白、肝素、透明质酸酶、纤维蛋白原、β防御素 合成：taxol和MPL
TLR5	上皮细胞、NK细胞和mDC	细菌鞭毛、病毒
TLR6	骨髓细胞、浆细胞和B细胞	二酰基脂肽(Diacyl lipopeptide)
TLR7	pDC、mDC、B细胞和嗜酸性粒细胞	病毒ssRNA、咪唑喹啉
TLR8	NK细胞、B细胞和骨髓细胞	病毒ssRNA、咪唑喹啉
TLR9	pDC、NK细胞、B细胞和扁桃体细胞	细菌和病毒DNA、疟疾裂殖体、宿主染色质
TLR10	pDC和B细胞	不明
TLR11	尿道上皮	组装抑制蛋白(profilin)

2. *危险相关分子模式*(danger-associated molecular pattern, DAMP)　现在的危险模式理论认为，免疫系统并不在意"自我"和"非我"，而只在意是否对机体构成危害；细胞受"难"之时释放出一种或一类称之为"危险信号"的物质，激活机体免疫应答。当没有危险信号参与时则不引起免疫应答。在长期进化过程中，机体可感知病原微生物侵袭和自身组织损伤，启动相应的防御体系，进而清除病原微生物并修复组织损伤。机体所识别的危险信号统称为危险相关分子模式，主要分为两大类。

(1) 外源性危险信号：即病原微生物表面的病原相关分子模式(pathogen-associated molecular pattern, PAMP)。PAMP是病原微生物表面某些共有的高度保守的分子结构，也包括凋亡细胞表面所共有的稳定分子结构。PAMP在病原微生物广泛存在，包括革兰阴性菌的脂多糖、革兰阳性菌的肽聚糖和脂磷壁酸、分枝杆菌和螺旋体的脂肽和脂蛋白、细菌和真菌的甘露糖、细菌非甲基化DNA CpG序列和病毒双股DNA，以及凋亡细胞表面的磷脂酰丝氨酸等。PAMP通常只表达于特定病原微生物和宿主凋亡细胞表面，而不存在于正常组织细胞表面。固有免疫细胞借其PRR区分"自身"与"非己"，只对存在PAMP

的病原微生物和凋亡细胞发生免疫应答。

(2) 内源性危险信号：在炎症、损伤、缺氧、应激等因素刺激后释放到细胞间隙或血液循环中，在机体防御反应和组织修复中发挥重要作用的一系列结构和功能各异的物质，也称为损伤相关模式分子(damage-associated molecular pattern, DAMP)，如热休克蛋白(HSP)、高迁移率族蛋白1(HMGB1)、防御素(defensin)、氧自由基等。

二、抗原提呈细胞与抗原提呈

抗原提呈细胞(antigen presenting cell, APC)能摄取、加工、处理抗原并将抗原信息提呈给 T 淋巴细胞(简称"T 细胞")。单核-巨噬细胞、树突状细胞和 B 淋巴细胞(简称"B 细胞")等能组成性表达 MHC Ⅱ类分子的细胞，称为专职性抗原提呈细胞(professional antigen presenting cell)；其他如内皮细胞、成纤维细胞、上皮及间皮细胞等诱导性表达 MHC Ⅱ类分子的细胞也具有一定的抗原提呈功能，称为非专职性抗原提呈细胞。APC 在机体免疫应答过程中发挥十分重要的作用。

(一) 抗原提呈细胞

不同的 APC 的功能有一定的差异，这与其本身的细胞生物学特点有关。

1. *单核-巨噬细胞* 作为专职吞噬性细胞，巨噬细胞(Mφ)参与病原微生物和凋亡细胞的清除。它们通过其表面的模式识别受体 PRR 识别病原微生物表面的病原相关分子模式 PAMP。PRR 包括清道夫受体、Toll 样受体和甘露糖受体等。另外，单核-巨噬细胞表面还表达 IgG Fc 受体和补体受体，通过调理作用介导吞噬功能。

各组织器官中定居的巨噬细胞与抗原接触后，抗原刺激促进巨噬细胞核内一系列基因产物的转录和翻译，产生促炎症性和抑制性细胞因子，包括紧贴细胞表面局部发挥作用的分泌分子。分泌产物有许多相对低分子质量代谢产物，如花生酸类、细胞因子、补体和酶，尤其是溶菌酶。这些产物可促进炎症反应，招募其他细胞，调节其活力并诱导黏附。新募集的巨噬细胞的抗菌活性变化较大。单核细胞产生的活性氧代谢物和髓过氧化物酶比分化的组织巨噬细胞要多。新募集和进一步活化的细胞是宿主防御中的主要应答成员。而静止的巨噬细胞杀菌活力有限，不足以限制大多数微生物。在艾滋病，即获得性免疫缺陷综合征(acquired immune deficiency syndrome, AIDS)中，病毒感染的巨噬细胞的激活受到抑制，导致人类免疫缺陷病毒(HIV)持续感染。同样，结核分枝杆菌感染也可抑制巨噬细胞的活力，造成结核分枝杆菌的慢性持续性感染，或使潜伏的结核病重新活动。

病原体经巨噬细胞吞噬或吞饮入胞内后形成吞噬体，吞噬体与溶酶体融合形成吞噬溶酶体。在吞噬溶酶体内通过氧依赖、非依赖系统杀伤病原体，并进一步在多种水解酶的作用下使细菌消化降解。巨噬细胞作为专职性 APC，将摄取的外源性和内源性抗原加工处理为具有免疫原性的小分子抗原肽，以抗原肽-MHC Ⅰ类分子或抗原肽-MHC Ⅱ类分子复合物的形式表达于细胞表面，供 T 细胞识别。当相应的 $CD4^+$ T 细胞或 $CD8^+$ T 细胞通过表面的 TCRαβ-CD3 分子复合物识别并结合抗原肽-MHC Ⅰ或Ⅱ类分了复合物后，可产生 T 细胞活化的第一信号。同时，Mφ 表面的协同刺激分子 B7 和 ICAM-1 与 T 细胞表面的协同刺激分子 CD28 和 LFA-1 等结合，产生 T 细胞活化的第二信号，激发 T 细胞应答。

此外，巨噬细胞通过分泌多种细胞因子参与免疫调节。① IL-1β：促进 T 细胞和 B 细胞增殖、分化。② IL-6：促进 B 细胞增殖、分化，诱导成熟 B 细胞分泌抗体；促进 T 细胞分化；协同其他细胞因子促进骨髓造血干细胞增生，诱导粒细胞和巨噬细胞成熟。③ IL-12 和 IL-18：促进 T 细胞和 NK 细胞增殖分化，激活 T 细胞和 NK 细胞增强其杀伤活性，使其分泌 IFN-γ 等。④ IL-10：抑制单核-巨噬细胞、NK 细胞的活化，抑制 MHC Ⅰ或Ⅱ类分子以及 B7 分子等协同刺激分子的表达，降低抗原提呈作用，下调免疫应答。

2. *树突状细胞* 目前认为，DCs 来源于骨髓。根据其不同的前体来源,将 DCs 分为髓系和 T 淋巴系两大群体:一群与髓系细胞(单核-巨噬细胞、粒细胞)来源于共同前体细胞,一群与淋巴细胞有共同的前体细胞。人髓系 DCs 是近年来研究和运用最被关注的 DCs,可以从 $CD34^+$ 造血干细胞诱导分化获得髓系 DCs;从单核细胞诱导获得的 Mo - DCs 也属于髓系 DCs;黏附于皮肤、呼吸道上皮及消化道上皮的郎格汉斯细胞(Langerhans cell, LC)源于髓系 DCs 前体细胞。淋系 DCs 也是日益受重视的 DCs 群体,既可从 $CD34^+$ 造血干细胞诱导获得,也能从次级淋巴组织分离获得。

DCs 主要通过吞噬、吞饮和受体介导的内吞作用摄取抗原,将抗原加工、处理并提呈到 MHC Ⅰ或Ⅱ类分子表面,供 T 细胞识别。根据参与的 MHC 分子不同,抗原在细胞内有两条处理和提呈途径。① MHC Ⅰ类分子途径:病毒等微生物侵入易感宿主细胞(靶细胞)后,将其本身的遗传物质注入宿主细胞核内,借助宿主细胞本身的转录和翻译元件,最后在宿主胞质中合成具有异物性的蛋白质抗原,存在于胞质内的蛋白酶体(proteasome),即小分子聚合多肽体(LMP)将其降解成抗原肽。通过抗原肽转运体(TAP)将胞质内生成的抗原肽转运到内质网中,经加工修饰成为能与 MHC Ⅰ类分子结合的抗原肽。抗原肽与内质网中合成的 MHC Ⅰ类分子结合形成抗原肽- MHC Ⅰ类分子复合物。继而通过高尔基体以分泌小泡的形式被运送到细胞表面,供 $CD8^+$ T 细胞识别;② MHC Ⅱ类分子途径:将抗原性异物摄入胞质后形成细胞膜质结构包裹的异物,称为吞噬体(phagosome)。吞噬体与胞质中固有的溶酶体逐渐结合形成吞噬溶酶体(phagolysosome),又称为内体(endosome)。借助于吞噬溶酶体内的酸性环境和某些蛋白酶类,将包裹于其中的蛋白质异物进行水解和降解成抗原肽片段。细胞内同步进行的 MHC Ⅱ类分子在内质网中合成后进入高尔基体,最后以分泌小泡的形式与吞噬溶酶体融合。在融合体中,上述形成的抗原肽和 MHC Ⅱ类分子相互作用形成复合物。MHC Ⅱ类分子携带抗原肽表达于 DCs 表面,供 $CD4^+$ T 细胞识别。

DCs 除提供上述两种抗原肽- MHC 分子复合物这一抗原识别第一信号外,还高表达 CD80、CD86、CD40 等协同刺激分子,为 T 细胞充分活化提供第二信号。DCs 高表达的 ICAM - 1 等黏附分子更有助于与 T 细胞的进一步结合。DCs 分泌的 IL - 12 是产生 Th1 型免疫应答的重要因子,可增强细胞免疫应答。由此说明,DCs 是免疫激活过程中的重要细胞。此外,DCs 也能诱导维持免疫耐受。DCs 是在胸腺内对发育中的胸腺 T 细胞进行阴性选择的最重要的细胞,通过提呈自身抗原,排除自身反应性 T 细胞克隆,参与中枢耐受的诱导。DCs 亦可参与外周耐受的诱导。外周耐受中,自身应答细胞常以克隆无能或克隆不活化状态存在,最常见的原因是,不成熟树突状细胞(imDC)提呈的自身抗原,虽经 TCR - CD3 活化产生第一信号,但 imDC 不能充分表达 B7 和 MHC 分子,不能产生 IL - 12,不能激发第二信号,从而产生外周耐受。

3. *B 淋巴细胞* 除了在体液免疫中发挥重要作用外,B 细胞还具有抗原提呈功能。无论是巨噬细胞还是树突状细胞都不能有效地摄取可溶性抗原,而 B 细胞则可借助膜表面的 B 细胞受体(B cell receptor, BCR)高效结合,形成胞膜免疫球蛋白(mIg),从而浓集抗原;一个 mIg 分子可与两个传递抗原刺激信号的 Igα(CD79a)/Igβ(CD79b)异源二聚体结合,组成一个 BCR 复合物。因此,B 细胞可提呈低浓度可溶性抗原。B 细胞的抗原提呈功能对辅助性 T 细胞(Th)的活化,以及 B 细胞对 TD 抗原应答产生抗体都具有重要作用。在再次应答中,抗原特异性 B 细胞数量大时,B 细胞是主要的抗原提呈细胞。但是,静止的 B 细胞不表达协同刺激分子,如 CD80/CD86,而细菌等抗原成分能诱导其表达,因此,只有活化的 B 细胞才有抗原提呈作用。

(二) 抗原的提呈

T 细胞受体只能识别抗原分子中很小的片段。APC 最重要的功能就是将大分子抗原降解成小分子多肽片段，并以抗原肽-MHC分子复合物的形式表达于APC的表面，此过程统称为抗原处理；该复合物在与T细胞接触的过程中被T细胞识别，从而将抗原信息传递给T细胞，此过程统称为抗原提呈。如果体内有足够数量的辅助性T细胞(Th)获得这样的抗原信息，就会进一步活化B细胞而产生特异性体液免疫应答。也可活化其他T细胞，诱导机体产生特异性细胞免疫应答。

根据来源，抗原可分为外源性抗原(exogenous antigen)和内源性抗原(endogenous antigen)两大类。前者一般指侵入人体的微生物的抗原成分，而内源性抗原为细胞内合成的抗原，如病毒感染细胞合成的病毒蛋白和肿瘤细胞表达的蛋白等。外源性抗原需经抗原提呈细胞摄取到细胞内加工处理，并以抗原肽-MHC Ⅱ类分子复合物的形式提呈给T细胞(主要是Th细胞)。未成熟的DCs，尤其是皮肤中的朗格汉斯细胞和巨噬细胞均有很强的摄取外源性抗原的能力。抗原与抗原提呈细胞结合数分钟后即被内吞，然后被运送到胞质内的一种膜性细胞器——内体之中，溶酶体和内体是抗原提呈细胞处理加工抗原的主要场所。内源性抗原在细胞内直接被加工处理，已知蛋白酶体在内源性抗原的降解中发挥重要作用。降解后的多肽抗原转移至内质网(ER)腔内与MHC Ⅰ类分子结合，此复合物再经高尔基体转运到细胞质膜上。最后以抗原肽-MHC Ⅰ类分子复合物的形式提呈给T细胞(主要是Tc细胞)。两种抗原加工处理的两条途径的差别见表3-2。

表3-2 抗原处理的两条途径

	MHC Ⅰ类分子途径	MHC Ⅱ类分子途径
抗原的主要来源	内源性抗原	外源性抗原
降解抗原的酶结构	蛋白酶体	溶酶体
处理抗原的细胞	所有有核细胞	专职性抗原提呈细胞
抗原与MHC分子结合部位	内质网	溶酶体和内体
参与的MHC分子	MHC Ⅰ类分子	MHC Ⅱ类分子
提呈对象	$CD8^+$ T细胞(主要是Tc)	$CD4^+$ T细胞(主要是Th)

抗原肽-MHC分子复合物的提呈细胞与相应的T细胞接触后，T细胞表面的TCR同时识别MHC分子和MHC分子沟槽里的抗原肽而获得抗原信息。还有多种分子参与抗原提呈过程，如需有细胞表面的黏附分子(ICAM-1、ICAM-3)及其配体(LFA等)的介导以加强细胞间的接触；另外，在接受抗原信息的同时还需有协同刺激分子提供协同刺激信号。如缺乏黏附分子及其配体的参与，那么抗原提呈细胞和T细胞之间的接触会很快解离，而缺乏协同刺激信号，T细胞则不能有效活化或发生失能。

Th细胞的CD4分子和Tc细胞的CD8分子在TCR-抗原肽-MHC分子三元体形成过程中也有重要作用：CD4分子和CD8分子是TCR与MHC分子结合的辅助受体，即CD4分子是与MHC Ⅱ类分子结合，而CD8分子则与MHC Ⅰ类分子结合，且增强了T细胞与MHC分子结合的敏感性和牢固性。

TCR和其辅助受体被触发后的T细胞迅速且大量表达一些细胞因子及其受体，其中最为重要的是IL-2和IL-2R，通过自分泌和旁分泌作用结合后促进T细胞的分裂和增殖；而缺乏协同刺激信号的T细胞产生IL-2的水平非常低，以致T细胞不能有效增殖及发挥效应。

三、适应性免疫

适应性免疫(adaptive immunity)是个体在生命进程中接受抗原性异物刺激，通常是病原体侵入机体以后，被抗原提呈细胞识别，激活T细胞、B细胞，产生细胞和体液免疫应答，执行效应功能;且有一部分细胞分化为记忆细胞(memory cell),在再次遇到相同抗原后迅速活化、增殖、分化为效应细胞,执行高效而持久的特异免疫功能。在T细胞和B细胞的免疫应答中必须经历克隆扩增,并产生效应细胞才能实施免疫功能。因此,适应性免疫较固有免疫产生稍晚,常在感染后5～7日后才起作用。但与固有免疫相比,其作用有特异性,且强而有力,在消除病原体、促进感染恢复和防止再感染中均发挥重要作用。从物种生存竞争或人类适应微生态环境角度,把T细胞和B细胞执行的免疫应答,称为适应性免疫,与非特异性的固有免疫相应,又称特异性免疫(specific immunity)。

(一) T细胞的活化和效应T细胞

T细胞介导的免疫应答简称细胞免疫,分为3个过程:① T细胞特异性识别抗原阶段,如前述;② T细胞活化、增殖和分化阶段;③ 效应性T细胞的产生和效应阶段。

1. *T细胞对抗原的识别* T细胞受体(T cell receptor, TCR)是所有T细胞表面的特征性标志。它与APC表面的抗原肽-MHC分子复合物特异识别是T细胞特异活化的第一步。TCR是由两条不同的肽链(αβ或γδ)组成的异二聚体,体内大多数T细胞为αβT细胞,参与适应性免疫。而仅有少数是γδT细胞(<5%),主要分布于皮肤和黏膜组织,是皮肤的表皮内淋巴细胞和黏膜组织的上皮内淋巴细胞的组成成分,参与固有免疫。

构成TCR的两条肽链均为跨膜蛋白,由二硫键连接,属免疫球蛋白超家族,每条链的胞外区各含一个可变区(V)和恒定区(C),结构和功能与免疫球蛋白Fab段极为相似,用于识别抗原肽-MHC分子复合物。

构成TCR两条肽链的胞质区很短,不具备转导活化信号的功能,TCR识别的抗原信号须由CD3分子向胞内传导。CD3分子具有5种肽链,即γ、δ、ε、ζ、η,均为跨膜糖蛋白。跨膜区带负电荷的天冬氨酸残基与TCR跨膜区带正电荷的氨基酸残基形成盐桥,组成TCR-CD3复合物。γ、δ、ε、ζ、η链胞质区较长,均有免疫受体酪氨酸活化基序(immunoreceptor tyrosine based activation motifs, ITAM),其酪氨酸残基可被T细胞内的酪氨酸激酶磷酸化,从而启动一系列胞内生化级联反应,将抗原信号逐级传入胞核。因此,CD3的功能是转导抗原信号。

成熟的T细胞表达CD4或CD8分子,即为$CD4^+$ T细胞或$CD8^+$ T细胞。CD4分子能与MHC Ⅱ类分子的β2结构域结合,而CD8分子能与MHC Ⅰ类分子的α3功能区结合,增强T细胞与抗原提呈细胞间的相互作用,同时也是T细胞识别抗原受MHC分子限制性的原因所在。CD4分子、CD8分子胞质区结合酪氨酸激酶,可活化CD3分子胞质区的ITAM基序,转导抗原信号。所以,该分子的主要功能是辅助TCR识别抗原并参与T细胞活化信号的转导。

2. *T细胞活化* T细胞完全活化有赖于双信号和细胞因子的作用。单纯TCR-抗原肽-MHC分子的相互作用并不能有效诱导T细胞活化,还需有黏附分子和协同刺激分子的上调表达,增强T细胞和APC的黏附。某些分子参与起始阶段的信息传递,其中T细胞CD28分子的上调表达,是T细胞活化过程中的关键环节。CD28分子与由APC如树突状细胞表达的B7分子相互作用,启动T细胞活化必需的重要协同刺激信号。

CD28-B7介导的协同刺激作用对初次免疫应答的诱导是必需的,但它不直接参与再次(回忆)免疫应答;CD28-B7信号主要涉及APC与T细胞相互作用的起始阶段,而T细胞各亚群($CD4^+$ T细胞、$CD8^+$ T细胞)克隆性增殖、分化和功能的介导,辅助性T细胞(Th)与细胞毒性T细胞(CTL)以及Th细胞与B细胞的相互作用,则依赖于另外一些协同刺激分子如OX40、4-1BB和ICOS等的参与和调节。因此,CD28-B7介导的协同刺激信号是特异性细胞免疫应答所必需的信号。该信号的修饰还可补充TCR信号,并将多种信号整合后启动并调控免疫应答。

T细胞活化后,其CD28信号可诱导其他多种协同刺激分子的表达。这些协同刺激分子通过相互调节、相互制约的作用，共同调控免疫的平衡和稳定。CD28信号主要可诱导：① CTLA-4的表达。由于CTLA-4与B7的结合力比CD28与B7的结合力高20～50倍，与CD28分子竞争结合B7分子，抑制T细胞从G1期进入S期，抑制IL-2转录因子的活性，从而下调或终止T细胞应答。② OX40的表达。主要表达在$CD4^+$ Th细胞上的OX40，其与APC表达的OX40L相互作用后，激发$CD4^+$ Th细胞克隆性增殖。研究证实，OX40和CD28信号的协同作用还可以介导Th2细胞上调性表达趋化因子受体(CXCR5)和分泌IL-4。促使Th2细胞极化，并介导Th2细胞迁移至B细胞滤泡，促使生发中心的形成，增强机体的体液免疫应答。③ 4-1BB的表达。4-1BB主要表达在$CD8^+$ T细胞上，它与表达在APC上的4-1BBL相互作用后，可激发$CD8^+$ T细胞克隆性增殖并介导其产生效应，同时4-1BB和CD28信号的协同作用可影响Th细胞的极化方向，CD28协同4-1BB可促使Th细胞产生IFN-γ，从而极化为Th1型细胞，参与机体的细胞免疫应答。④ ICOS的上调性表达。活化后的T细胞，其ICOS的表达增加，与B细胞上的相应配基GL50/B7RP-1结合后，产生依赖CD28、促进IL-4、IL-10和IFN-γ分泌的信号，从而进一步扩大和增强免疫应答以及介导再次应答，特别是对体液免疫应答的增强作用尤为明显。ICOS-GL50/B7RP-1不仅对Th2型应答起着重要的调节作用，也参与Th1型应答的调节，其调控的Th1型应答是CD28非依赖性的。⑤ FasL的表达增强。活化后的T细胞上调表达FasL，其与自身或邻近T细胞表达的Fas相互结合，导致抗原特异性T细胞的活化诱导的细胞死亡(AICD)，通过FasL介导的信号，参与免疫应答的负性调控。⑥ PD-1-PD-L1途径对T细胞的调节作用取决于TCR、CD3和CD28所提供信号的强度。当在低水平或有限的抗原刺激下，TCR和CD3处于亚活化状态时，PD-1-PD-L1会导致T细胞(特别是一些先前活化过的T细胞)增殖的抑制，并具有拮抗CD28-B7途径的作用，这也是其主要的生物学效应；而当TCR和CD3处于最佳活化状态或CD28信号足够强时(尤其在再次免疫应答中)，此信号的抑制作用才被终止。PD-1-PD-L2途径的作用与前者相似，在弱的或有限的抗原刺激下，能抑制T细胞的增殖，并拮抗CD28-B7所产生的正性信号。但有些报道持相反观点：在亚剂量的抗CD3抗体的联合作用下，PD-L2比B7-1更能显著地刺激T细胞的增殖，并且对$CD4^+$ T细胞的作用较$CD8^+$ T细胞强。两种途径在诱导细胞因子分泌方面也有着不同，如PD-1-PD-L2途径能强烈诱导T细胞分泌IFN-γ和IL-2，但不能使T细胞产生IL-4和IL-10。因而认为，PD-L2是除了IL-12以外又一介导Th1型细胞应答的重要因子。

综上所述，负性协同刺激分子与其各自配体的结合，在不同的时相以不同的方式调节着免疫应答的起始、放大和中止。

3. *效应性T细胞的应答效应* 活化的T细胞迅速进入细胞周期，通过有丝分裂大量增殖，并进一步定向分化，成为效应细胞并形成不同的功能亚群，发挥辅助功能(Th)或杀伤效应(CTL)，参与机体的免疫应答和调节。其中，$CD4^+$ T细胞分化成为Th1、Th2、Th17、Th9、Th22、Tfh和Treg等细胞，$CD8^+$ T细胞分化成为Tc细胞。

(1) Th1细胞的生物学效应：① 产生细胞因子，促进骨髓造血干细胞分化成为新的巨噬细胞；促进血管内皮细胞黏附分子的表达，通过趋化作用募集巨噬细胞至炎症部位；通过产生多种巨噬细胞活化因子，激活巨噬细胞，增强巨噬细胞的吞噬功能。② 产生IL-2等细胞因子，促进Th1细胞、CTL细胞的增殖，放大免疫效应。③ 活化NK细胞和中性粒细胞。

(2) Th2细胞的生物学效应：① 协助和促进B细胞增殖分化成为浆细胞，促进免疫球蛋白的类别转换，辅助体液免疫应答。② 激活肥大细胞、嗜碱性粒细胞和嗜酸性粒细胞，参与超敏反应和抗蠕虫免疫。

(3) 其他 $CD4^+$ 辅助性 T 细胞的生物学效应：以产生 IL－17A 和 IL－17F 为特征的 Th17 细胞是参与多种慢性炎症和自身免疫性疾病的重要成分；Th2 细胞在 TGF－β 和 IL－4 的作用下分化为可分泌 IL－9 的 Th9 细胞亚群，能促进局部嗜酸性粒细胞、中性粒细胞和 T 细胞的募集和浸润，导致炎症的发生；Th22 细胞是体内分泌 IL－22 和 TNF－α 的一个稳定的功能性 Th 亚群，在监督和协调引起炎症的免疫细胞过程中起特殊作用，而在慢性以及过敏性炎症疾病(如牛皮癣、过敏性湿疹等)中，Th22 细胞功能丧失将使慢性炎症疾病恶化，可能是未来治疗慢性感染性皮肤病的靶点；Tfh 细胞是表型为 $CD4^+$ $CXCR5^+$ CCR7、高表达协同刺激分子 ICOS 和 PD－1 的新近发现的 Th 细胞亚群，在针对病原微生物的免疫应答过程中，通过分泌 IL－4 和 IFN－γ 以及与生发中心 B 细胞的作用，参与初次和再次免疫应答。

(4) 调节性 T 细胞(Treg)的生物学效应：Treg 细胞是 $CD4^+$ T 细胞群体中细胞膜高表达 IL－2Rα 链(CD25)、细胞内表达 Foxp3 的具有免疫抑制功能的 T 细胞亚群。根据来源不同可分成自然调节 T 细胞(nTreg)和诱导性调节 T 细胞(iTreg)，主要通过细胞—细胞间接触或分泌 TGF－β 和 IL－10 等细胞因子发挥免疫抑制效应，在感染性疾病、免疫耐受、自身免疫性疾病、器官移植及肿瘤等多种疾病中发挥重要作用。

感染导致的炎症应答的结局有赖于免疫系统不同组分之间的效应的平衡，且尤其与 Treg 和 Th17 细胞在免疫炎性反应过程中的相互作用相关。Treg 和 Th17 细胞的相互作用与平衡或失衡介导不同的结果，Treg 和 Th17 细胞之间的平衡则保证了免疫自稳。

(5) Tc 细胞的生物学效应：Tc 细胞又称细胞毒性 T 细胞(CTL)，主要杀伤肿瘤细胞和病毒感染的靶细胞。CTL 可高效、特异性地杀伤靶细胞，而不损伤正常组织。CTL 的杀伤机制主要有：① 穿孔素/颗粒酶途径。穿孔素是储存于胞质颗粒中的细胞毒素，其生物学效应类似于补体激活所形成的膜攻击复合物，可插入靶细胞膜，在钙离子存在的情况下，在细胞膜上形成直径为 16 nm 的孔道，由于胞内外的渗透压差别，使水和电解质迅速进入胞内，导致靶细胞崩解。颗粒酶也是一类重要的细胞毒素，属丝氨酸蛋白酶。颗粒酶随 CTL 活化脱颗粒出胞，沿穿孔素在靶细胞膜所形成的孔道进入靶细胞，通过激活凋亡相关的酶系统介导细胞凋亡。② Fas/FasL 途径。效应 CTL 细胞可表达膜型 FasL，FasL 可与靶细胞表面的 Fas 分子相结合，激活胞内 caspase 信号转导途径，诱导靶细胞凋亡。③ TNF/TNFR 途径。CTL 细胞可分泌 TNF－α、TNF－β，它们可与靶细胞尤其是肿瘤细胞膜 TNFR 结合，诱导靶细胞凋亡。

4. *T 细胞应答后转归*

(1) 效应 T 细胞的清除：受抗原刺激形成的效应 T 细胞不仅能杀伤靶细胞，而且在免疫应答后，效应 T 细胞需通过凋亡机制从体内清除，及时终止应答效应并维持免疫细胞克隆间的平衡。淋巴细胞凋亡涉及两条途径。① 活化诱导的细胞死亡(AICD)：活化的 T 细胞可高表达死亡受体 Fas 的配体 FasL，膜型及可溶型 FasL 与表达 Fas 的 T 细胞结合后，激活胞内 caspase 信号转导途径，诱导靶细胞凋亡。AICD 有助于控制特异性 T 细胞克隆的扩增水平，发挥负向调节，是外周免疫细胞克隆清除的一种重要的负反馈机制，参与外周耐受的建立；② 被动的细胞死亡：免疫应答晚期，由于大量抗原被清除，淋巴细胞所接受的抗原刺激和细胞因子减少，导致胞内线粒体释放细胞色素 C，从而导致细胞死亡。

(2) 记忆 T 细胞：免疫记忆是适应性免疫应答的重要特征之一。记忆 T 细胞(memory T cell, Tm)是对特异性抗原有记忆能力的长寿 T 细胞。记忆 T 细胞主要分为 3 种亚群，具有不同的特性。① 效应记忆 T 细胞(effect memory T cell, TEM)，受到再刺激时快速成熟分化为效应T细胞，分泌IFN－γ和IL－4等大量细胞因子，表达高水平炎症趋化因子受体快速进入炎症感染部位；② 中央记忆T细胞（central memory T cell，TCM），表达CCR7，再刺激时更易循环至外周淋巴组织T细胞区；③ 组织原位记忆T细胞（tissue resident memory T cell，TRM），TRM是一种分化更为完全的记忆T细胞，不依赖于循环记忆T细胞的补充，能够长期驻留在周围组织中。基于TRM在局部的聚集和特性，它们更适宜控制局部残留或持续的感染，并作为预警细胞，在再次应答中通过分泌IFN－γ等细胞因子和趋化因子招募循环中的记忆T细胞，为控制局部早期感染发挥重要作用。

（二）B细胞的活化和体液免疫应答

机体的特异性体液免疫应答由B细胞介导。B细胞受体（BCR）对抗原的特异识别和两者的结合，启动B细胞的活化。此信号传入细胞内，在协同刺激分子产生的第二信号作用下，诱导细胞的激活、增殖，并分化成浆细胞和记忆细胞。BCR识别的抗原有胸腺依赖性抗原和非胸腺依赖性抗原两种，即TD－Ag和TI－Ag。

BCR实质上是细胞膜表面免疫球蛋白（mIg），作用是特异性结合抗原。和分泌型免疫球蛋白一样，抗原结合部位位于VH和VL的高变区内。未成熟B细胞的BCR是mIgM，B细胞成熟后，进入外周淋巴器官，其mIg主要为mIgM和mIgD。在外周接受抗原刺激后，B细胞激活，增殖分化为浆细胞，此时mIg消失。和TCR相似，BCR两条H链的胞质区很短，不具备转导活化信号的功能，BCR识别的抗原信号须由其他辅助分子转导。与TCR的辅助分子CD3相似，Igα/Igβ分子信号胞质区较长，均有免疫受体酪氨酸活化基序（ITAM），其酪氨酸残基可被B细胞内的酪氨酸激酶磷酸化，从而启动一系列胞内生化级联反应，将抗原信号逐级传入胞核。

B细胞的辅助受体包括CD19/CD21/CD81/CD225复合物，以及CD72、CD100等。胞质段含有ITAM/ITIM基序，作用是调节B细胞对抗原刺激的敏感性，参与免疫应答的调节。初始B细胞的活化也需要两种信号刺激：第一信号是BCR－Igα/Igβ－抗原信号；第二信号是Th2细胞与B细胞上共刺激分子相互作用转导的协同刺激信号。此外，B细胞亦可作为抗原提呈细胞活化T细胞，也需要协同刺激分子的作用。B细胞表面协同刺激分子主要包括CD40、CD80、CD86等。通常认为，在炎症和补体激活条件下，补体成分C3d把CD19/CD21/CD81/CD225复合物与BCR复合物桥联在一起，把CD19拉近BCR，由CD19和BCR共同向胞内转导信号，增强B细胞对抗原刺激的敏感性，降低B细胞激活的阈值，加强体液免疫应答的强度。

1. B细胞的活化

（1）胸腺依赖性抗原（TD－Ag）：初始细胞的活化需要两个信号刺激：第一信号是BCR－Igα/Igβ－抗原信号；除此之外，B细胞应答还需要Th2细胞的辅助，这种辅助作用体现在Th2细胞为B细胞活化提供第二信号，即协同刺激信号。B细胞识别、内化抗原之后，将抗原肽－MHC Ⅱ类分子复合物提呈至细胞表面，活化Th2细胞。活化的Th2细胞上调表达CD40L，CD40L与B细胞表面组成性表达的CD40相互作用，向B细胞传递重要的协同刺激信号。同时，活化的Th细胞能分泌细胞因子IL－4、IL－5、IL－6等，在淋巴滤泡生发中心的暗区形成、B细胞克隆增殖、生发中心的形成、免疫球蛋白的类别转换和记忆B细胞的生成中起重要作用。

（2）非胸腺依赖性抗原（TI－Ag）：可直接活化B细胞，而无须抗原特异性T细胞的辅助。TI抗原可分为两类：TI－1和TI－2，它们以不同的方式激活B细胞。TI－1抗原分子中含有B细胞有丝分裂原，高浓度时，抗原分子中的有丝分裂原可与B细胞上的有丝分裂原受体结合，多克隆激活B细胞。低浓度时，抗原分子中的抗原决定簇与B细胞特异性受体BCR高亲和力结合，活化B细胞。但由于没有Th细胞的辅助，TI－1抗原引起的B细胞应答，不发生免疫球蛋白的类别转换、抗体亲和力成熟和记忆B细胞的生成。TI-2抗原为细菌胞壁与荚膜多糖,它们有高度重复的结构,能使成熟B细胞的BCR发生广泛的交联,借此激活B细胞。最近还发现一个新的B细胞激活因子,由单核细胞、巨噬细胞和树突状细胞产生,称为肿瘤坏死因子超家族成员B细胞激活因子(B cell activating factor of the tumor necrosis factor family),可促进B细胞的分化、成熟和B细胞免疫应答。

(3) B细胞的增殖和在生发中心分化成熟:活化的B细胞进入初级淋巴滤泡分裂增殖,约在抗原刺激后1周形成生发中心。生发中心的B细胞约6小时分裂1次。这些分裂增殖的B细胞称生发中心母细胞(centroblast),有着B细胞的典型形态特征;且继续分裂增殖为体积小的子细胞,称为生发中心细胞(centrocyte)。在此过程中生发中心可分为两个区域:一个是暗区,生发中心母细胞在此紧密聚集,滤泡树突状细胞(FDC)很少;另一个是明区,生发中心细胞在此聚集不甚紧密,但与众多的FDC接触。在初次免疫应答中产生的Ig结合抗原生成免疫复合物(immune complex, IC)。IC随血流进入淋巴器官,被生发中心的FDC捕获。FDC的树突表面表达很多CD21分子。IC激活补体,产生iC3b/C3Dg/tC3D。IC通过C3D与CD21分子结合,附着于FDC树突上,或结合于FDC树突上的Fc受体。IC在体外的免疫原性弱,但被FDC捕获后其免疫原性显著加强。

生发中心B细胞多数发生凋亡,部分B细胞在抗原和Th细胞辅助下继续分化发育,并可发生抗原受体编辑,经历体细胞性高频突变、抗原受体亲和力成熟(affinity maturation)、免疫球蛋白类别转换(class switch)及记忆B细胞形成。表达高亲和力受体的B细胞能够有效地结合抗原,并在Th细胞辅助下增殖,产生高亲和力抗体。B细胞开始应答时均产生IgM,但随后可产生IgG、IgA或IgE。在此过程中,IgV的基因不变,仅IgC区的基因发生改变,故抗体识别抗原的特异性不改变。部分活化B细胞不产生Ig而成为记忆细胞,再次抗原刺激后迅速应答,产生大量Ig。记忆B细胞表达CD27,并较初始B细胞表达较高水平面的CD44。

2. *B细胞的应答效应* B细胞在生发中心接受抗原刺激和Th细胞辅助后,发生活化、增殖、分化成分泌抗体的浆细胞和记忆B细胞。浆细胞产生抗体,介导体液应答。抗原刺激后的血清可测到特异性抗体,即机体发生初次应答(primary response),有一个潜伏期,此期的长短由抗原的性质、抗原侵入机体的途径和宿主反应性等而定,可短至3小时,也可长至数周。抗体迅速增长,抗体量呈幂次方增加,到达“平台期”则血清中抗体浓度不再增高也不减少,最后抗体合成率小于降解速度而到达下降期。当再次接受相同抗原刺激时可迅速产生大量抗体,到达平台期快,而下降期持久,此为二次应答(secondary response)或回忆应答(anamnestic response)。此期产生的抗体主要是IgG,且有均一的较高亲和力。二次应答的能力可持续数月到数年,故可保护机体长期不再遭受相同病原体的感染。

抗体的首要功能是结合抗原,只在少数情况下有直接效应,如结合细菌毒素或病原体,阻碍其与靶细胞的结合。多数情况下,抗体需通过“二级效应”,借助其他免疫细胞和分子完成清除抗原的任务。因此,在效应上,抗体可作为一种衔接分子发挥作用,使得免疫系统的各种成分得以识别特异的病原体及其产物。抗体的Fab段负责与病原微生物结合,这是抗体的基本功能。Fc段与免疫系统的其他成分发生相互作用。中性粒细胞、巨噬细胞、单核细胞和NK细胞都表达Fc受体,所以抗体既能和病原体结合,又能通过Fc受体连接吞噬细胞,便于抗原被吞噬细胞摄入和摧毁。此时,抗体作为调理素发挥作用。若连接的是抗原和NK细胞,通过细胞毒作用杀灭病原体,此为抗体依赖的细胞介导的细胞毒效应(ADCC)。此外,抗体可以通过经典途径激活补体,通过补体的溶细胞效应清除抗原。补体活化过程中产生的裂解产物如C3b也可作为调理素对微生物进行调理,如果抗体和C3b同时对微生物进行调理,联合调理作用更能大大地促进吞噬细胞的吞噬效率。

除产生抗体外，B细胞尚可通过提呈抗原而发挥免疫效应。无论是巨噬细胞还是树突状细胞，都不能有效地摄取可溶性抗原。而B细胞则可借助膜表面的BCR高效结合、提呈低浓度、可溶性抗原。因此，在再次应答中，抗原特异性B细胞数量大时，B细胞是主要的抗原提呈细胞。静止的B细胞不表达协同刺激分子，如CD80/CD86，但细菌等抗原成分能诱导其表达，因此，只有活化的B细胞才有抗原提呈作用。

此外，B细胞通过分泌抗体和细胞因子可调节免疫应答的强度和方向。

四、固有免疫与适应性免疫的关系

免疫应答有两个主要的时相，即识别抗原和清除抗原。在这两个过程中，淋巴细胞、树突状细胞和吞噬细胞之间存在着广泛的相互作用，互相协作，共同完成。免疫细胞间的联系使固有免疫与适应性免疫两类免疫应答相辅相成，协同构成完整的免疫应答。

巨噬细胞专职吞噬，但也是抗原提呈细胞，在吞噬和杀伤病原微生物等的过程中将抗原降解为抗原肽。巨噬细胞、树突状细胞等抗原提呈细胞将抗原肽以抗原肽-MHC分子复合物形式表达于细胞表面，供T细胞识别，为T细胞活化提供第一信号；同时巨噬细胞表面TLR识别并行结合后，其表面协同刺激分子B7和ICAM等表达增加，结合T细胞表面的协同刺激分子CD28、LFA-1等，为T细胞活化提供第二信号。有此两种信号T细胞才活化和诱导适应性免疫应答。随后，T细胞释放可溶性细胞因子，调节免疫应答的方向和强度。

单核细胞亦可在GM-CSF和IL-4等细胞因子的诱导下，分化为树突状细胞，提呈抗原。与此同时，细胞表面协同刺激分子表达增加，为T细胞活化提供第二信号。T细胞活化启动适应性免疫应答。

固有免疫不仅启动适应性免疫，还进一步协助后者发挥免疫效应。例如，B细胞分泌抗体产生体液免疫应答。抗体本身不具有直接杀菌和清除病原体的作用，只有通过ADCC和调理吞噬作用使巨噬细胞和NK细胞能更有效地识别和清除病原体。此外，固有免疫应答还影响适应性免疫应答的类型，这是因为不同固有免疫细胞表面的TLR接受不同的PAMP配体分子后可产生不同的细胞因子，而不同的细胞因子可调节适应性免疫细胞的分化方向，从而决定了适应性免疫应答的类型。

这些相互作用的结果是大多数针对感染微生物的免疫应答由各种固有免疫和适应性免疫的成分共同参与。固有免疫应答在感染早期占主导地位，随后淋巴细胞开始启动适应性免疫应答，这些细胞能“记住”病原体，并在机体受到同一病原体感染时，产生更有效和更迅速的应答。

（苏州大学　朱一蓓　张学光）

第二节　抗感染的免疫遗传学

感染性疾病是指病原生物通过不同方式侵入人体导致的疾病。感染性疾病包含了传染病。在传染病研究早期，人们更注重导致人体疾病的病原体研究，尤其是对病原体各种侵袭力、毒力等致病因子的研究。通过对感染过程和感染结局的研究发现，在绝大多数感染的个体中仅有部分个体感染后发展成为具有临床症状的疾病状态（即显性感染），感染程度或疾病的进展过程相差也很大，因而将感染的结局分为不同的类型，包括一过性感染、隐性感染、潜伏性感染、病原携带状态和显性感染，但是人们更多地将这种感染后不同结局或个体间的差异归结为病原体致病力的差异和宿主的免疫功能状态。

1931 年，Garrod 在其名著《The Inborn Factors in Disease》(《疾病中的先天因素》)中提出：感染性疾病可能是人类遗传进化的重要选择压力，并对个体生化特征的形成具有重要影响。这一论断虽然强调了感染性疾病的选择压力对人类遗传进化的影响，但却首次提出了个体遗传因素对感染性疾病结局的重要影响。1948 年，Haldane 根据地中海贫血的地理分布特点，推测这个地区的人种珠蛋白生成障碍性贫血(地中海贫血)高发病率可能是来自疟疾的选择压力，因为血红蛋白基因变异个体对疟疾感染显示出“杂合性优势”(heterozygote advantage)。几年后，Allison 发现镰状红细胞血红蛋白基因杂合子使个体对恶性疟疾具有不同程度的保护作用。Haldane 的这一推断，开辟了“感染遗传易感性(genetic susceptibility of infection)”这一新的研究领域。

一、感染性疾病遗传易感性

我们熟知的先天性疾病、遗传性疾病都与人类基因有着千丝万缕的联系。后来研究发现，感染性疾病也与人类遗传因素存在密切的关联。同一种病原体感染，有的患病，有的不患病，有的病情较轻，有的病情较重，这些个体间的差异很可能都源自不同遗传基因的影响。疾病的发生、发展和转归是病原微生物与宿主相互斗争、竞争优存的结果。长期的自然选择也赋予了人类优势等位基因的遗传。因此，我们在关注外在病原体的同时，也需探索分析宿主内在遗传背景的差异。

由遗传因素和环境因素共同作用所决定的某一个体是否患病的可能性称为易感性，人类对绝大多数病原体表现了普遍易感性。遗传易感性(genetic susceptibility)是指由遗传因素所决定的获得某种疾病的高风险性。依据经典遗传学理论，获得某种疾病的风险这一性状由相应的基因型所决定，风险性的高低即表型多态性(phenotype polymorphism)反映了相应的基因型多态性(genotype polymorphism)。

感染性疾病遗传易感性(genetic susceptibility of infectious diseases)与遗传病的遗传易感性不同，前者是指在感染发生以后，由宿主遗传因素所决定的、宿主表现出某种感染结局的可能性的高低。对于显性感染或感染进展加速这样的表型而言，相应的基因型称易感性基因型；反之，则可能是保护性基因型。与原发性高血压、糖尿病等多基因遗传病的复杂性状一样，感染性疾病的不同结局同样属于复杂性状，这些复杂性状往往有多个基因遗传变异累积所决定，其中每个基因的遗传变异对表型形成的贡献是微小的，又称为微效基因。对感染性疾病易感性的研究可称为感染性疾病遗传学(infectious disease genetics)，所关注的是对威胁人类的主要感染性疾病如结核(tuberculosis, TB)、麻风(leprosy)、疟疾(malaria)、艾滋病(acquired immunodeficiency disease, AIDS)、血吸虫病(schistosomiasis)以及病毒性肝炎等进行易感性或保护性基因作图(mapping)或鉴定。

需要指出的是，先天性的遗传免疫缺陷患者虽然易患各种严重感染，如重度联合免疫缺陷症(severe combined immunodeficiency)患者可因 NK 细胞数量及功能的缺陷而出现各种严重感染，但相应基因型并不属于感染性疾病遗传学范畴。

二、感染性疾病遗传易感性的方法学

感染性疾病遗传易感性的研究策略可分为 3 种。① 候选基因法(candidate gene method)在可能控制下研究表型的有限染色体区域内(即与疾病致病相关的基因)选择遗传标记进行分析。例如，HBV 感染过程中，可选取抗病毒相关基因(如 *OAS-1* 基因)或细胞免疫应答的相关基因(如 *IFN-γ*)作为候选易感基因进行研究分析；针对 HBV 并发肝癌患者可以选择 *p53* 作为研究的候选基因；此外，SARS 感染的遗传易感性研究中可以选择抗病毒基因、病毒受体基因作为候选基因；MHC Ⅰ和 MHC Ⅱ可作为免疫调节的两类重要候选基因。② 基于全基因组的随机研究策略，即全基因组扫描(genomewide scanning)，这种方法是选择合适的遗传标记，在全基因组范围内进行扫描，筛选出可能控制下研究表型的染色体区域，即与疾病相关基因邻近的遗传标志，这些标志可伴随着疾病在患者中高频率出现，因此通过对全基因的扫描，比较疾病表型中出现的频率，定位致病的基因。如通过全基因组关联分析(GWAS)、单核苷酸多态性(SNP)结合开展表达调控、表观遗传等系统研究，建立各种通量，综合性地进行研究。感染性疾病易感性存在个体差异，是一种多基因疾病的研究范畴。因此，通过分布于人类基因组高度多态性的遗传标志寻找与疾病相关基因的关系，如对慢性乙型肝炎发生相关的候选基因的编码区、调控区等序列进行测序，可发掘大量的 SNP 位点，分析连锁不平衡性。③ 动物模型与比较基因组学策略，这一策略的基础是动物模型和人对同种病原体感染后的病理生理变化是类似的，因而动物模型和人的同源基因可能对感染结局的影响有相似效应。

易感基因的遗传分析方法：对于多位点、多基因作用的复杂性疾病的遗传分析主要是通过家系遗传分析(连锁分析)和群体的连锁不平衡分析。例如，双生子研究、种族差异研究以及家族聚集性的极端个体差异研究均可为感染性疾病表型差异提供相关遗传因素的证据。

通过一些特殊的统计学方法可将遗传作用与环境作用进行区分。这些方法可以分为参数或以遗传模型为基础的分析方法(parametric or model based method)以及非参数分析方法(nonparametric or model-free method)。但人类感染性疾病的遗传流行病学研究又不同于其他复杂性状遗传病的遗传流行病学研究，表现为三方面：① 影响感染性疾病的环境因素通常是明确的，并有可能进行精确测量而纳入分析。② 候选基因的选择通常依据基因功能，或宿主对所研究病原体的反应，或利用由鼠模型所鉴定出的位点，选择人染色体上的相应位点。③ 多数基因可通过对宿主暴露病原体的反应特征(包括临床反应、生化反应或免疫反应)进行鉴定。

(一) 参数分析

参数分析要求有明确的遗传模型，即明确观测表型与假定基因型间的遗传关系。对于一种简单的二等位基因(D 和 d)单基因疾病，其模型由“有害”等位基因(如 D)频率及 3 种基因型(DD、Dd、dd)的外显率所决定。由于疾病易感性不但受假定基因型的影响，还受暴露强度的影响，因此对于此类复杂性状，表型/基因型模型除应考虑“有害”等位基因的基因频率外，还应该考虑描述易感性与基因型及环境因素的参数。在 Logistic 回归方法中，模型参数是以回归系数的方式呈现的，这种方法既可对二元表型，又可对数量性状进行分析。参数分析包括了两种基本的且兼具互补性的两类方法，即分离分析(segregation analysis)和连锁分析(linkage analysis)，后者以对数优势记分法(log odds score，Lods)为代表。

1. 分离分析　对于一种表型，分离分析是通过家系资料确定其遗传方式的第一步。感染病表型的家族聚集性(familial aggregation)可以是因为亲缘关系，也可以是因为共享的环境因素和文化习俗所形成。分离分析的目的是要在这些因素中，检验是否存在影响感染病表型的单一基因(称之为主效基因，major gene)。对于一个二元表型(如感染/未感染)，遗传因素对表型的影响效应可通过相对危险度(relative risks，RR)进行评价，即 DD 基因型个体感染概率与 dd 基因型个体感染概率的比值。对于数量表型，这种效应可通过表型方差，即主效基因的遗传率的比例进行测量。通常，分离分析采用最大似然比的方法，检验所研究表型在家系资料中的分布是否符合各种假定条件下的家系传递方式。如果有证据提示存在一个主效基因，分离分析可以对表型/基因型模型进行初步估计，这对于进一步的连锁分析非常必要。

2. 连锁分析　通过 Lods 连锁分析，可对分离分析所检测到的基因(称之为表型位点，phenotype locus)进行确认和定位。连锁分析是对表型位点是否和已知染色体区域的遗传标记在家系中共同传递进行检测。Lods 记分即是对表型位点与遗传标记位点间按不同遗传距离存在连锁进行假设检验的似然比。通过 Lods 连锁分析通常可获得两个结论：① 当 Lods 记分高于一定阈值时，可以认为表型位点与遗传标记位点间存在连锁。② Lods 记分低于一定阈值时，则可以认为两个位点间不存在连锁。由于经典的单位点 Lods 分析方法不能满足复杂性状易感基因的定位分析，近年来发展了利用高度多态性遗传标记进行多位点 Lods 连锁分析的方法，通过各疾病位点等位基因的频率及全部可能性的基因的联合外显率构建多位点遗传模式。与分离分析一样，模型选择的正确性以及家系资料的完整性往往影响方法的效能及其可靠性，甚至导致得出错误的推论。

(二) 非参数分析

非参数分析可在未知表型/基因型模型的情况下检验遗传因素对表型的影响，尤其适用于遗传模式不清楚的复杂性状的研究，其统计效率也高于参数法。此类方法包括非参数连锁分析及关联研究。这些方法检验的是一个给定的遗传标记的等位基因在表型相似人群中的频率分布是否随机。

1. *非参数连锁分析* 最常用的非参数连锁分析为受累同胞对法(affected sib-pair method，ASP)，该方法首先由 Penrose 于 1935 年提出。这一方法的理论依据为，两个同胞可在任一位点共享 0、1 或 2 个亲本血源一致性(identical by decent，IBD)染色体区域(即遗传标记位点)，在随机分离的情况下，这三种情况的概率分别为 0.25、0.5 和 0.25。对于一种疾病表型(感染/非感染)，这一方法所检测的是受累同胞对共享亲本 IBD 标记的概率是否高于随机分离状况下的期望值。若受累同胞对共享亲本 IBD 标记的概率高于期望值，即遗传标记与表型位点的分离不独立，则这一结论就提供了两者遗传座位连锁的一种依据。这种过度的 IBD 标记共享可通过简单的 $\chi 2$ 检验的方法进行检验，尤其是当亲本数据完整时，也可以通过最大似然比的方法进行检验，后者具有更强的检验效能。这种连锁分析方法也可对数量性状进行分析。该方法的缺点在于不能给出两者的遗传距离。

ASP 方法已在多种非感染性疾病如 1 型糖尿病和感染性疾病中得到了成功应用。

2. *关联研究* 经典的关联研究是指基于群体遗传学的病例对照研究(case-control study)，比较的是由无血缘关系个体组成的表型人群和对照人群中给定的遗传标记等位基因频率的差异。以 G 指代影响性状的疾病位点，假定该位点为二等位基因(D，d)，且 D 为“有害”等位基因，M 指代遗传标记位点，可以为复等位基因(M1，M2，M3，…，Mn)位点，关联研究检验的就是 M 位点等位基因频率在疾病和对照人群中的分布。以 M1 为例，如果 M1 的基因频率在疾病人群中显著高于对照人群，最为简单的一种解释是，M1 即 D 本身；另一种解释是 M1 本身可能对疾病表型无影响，而是与 D 等位基因存在连锁不平衡。这种连锁不平衡也存在两种不同的方式，一是连锁发生在 M 位点和 G 位点之间，称为紧密连锁；二是 M1 和 D 的优先联会，如 DM1 单倍型远远高于期望值。但是，不存在关联并不能排除连锁。基于上述两种解释，当表型位点位于一个基因内部或与其紧密连锁时，通过候选基因策略采用关联研究的实验设计最为适用。

对于关联的最后一种解释则是，可能为虚假关联。研究人群的异质性是导致疾病虚假关联的重要原因。为避免人群分层的影响，Spielman 等提出了以家系为基础的关联研究方法，即传递不平衡检验(transmission disequilibrium test，TDT)。这一方法的样本单位包括双亲和一个受累子代，未传递给受累子代的亲本等位基因为对照。需要注意的是，在 TDT 的实验设计中，受累子代的父母之一应为 M1 杂合子，如 M1M2，其检验的标准为受累子代接受 M1 等位基因的概率是否与随机分离情况下的期望值(0.5)一致。当 M1 即为 D 本身时，TDT 是一种非常有效的检验手段。

遗传流行病方法学的进展、人类高密度遗传

图谱的完成以及候选基因数目的不断增加,为人类感染性疾病遗传学的发展奠定了良好基础。然而,对于一个给定的感染病表型而言,要研究遗传因素的作用必须要对其他的可能影响因素有一个准确的把握,包括群体的因素、对环境因素的准确测量等。对任何一个疾病表型,并无唯一的最优实验设计可供选择,应结合实际情况选择最为可行的、检验效能尽可能高的实验设计。

三、主要感染性疾病的遗传易感性研究进展

(一) 寄生虫感染

1. *疟疾* 60 多年前所发现的疟疾流行区血红蛋白基因突变等位基因频率显著高于非疟疾流行区,首次提示了影响恶性疟易感性的宿主基因多态性。200 多种血红蛋白基因变异均可引起地中海贫血。这些血红蛋白基因变异对疟疾的保护机制迄今尚不清楚。虽然体外实验表明镰状红细胞氧合能力下降,氧张力低,导致恶性疟原虫侵袭和生长受到抑制,但体外实验观察的结果是否在体内也存在尚不清楚,而且轻型地中海贫血患者的红细胞在体外没有表现出抑制疟原虫侵袭或生长的能力。目前还没有发现哪种血红蛋白变异能够赋予宿主对恶性疟疾绝对的抵抗能力。因此,尽管在许多人群中遗传性红细胞变异达到了较高的等位基因频率,但它们提供给个体的保护程度也许很低。

除了遗传性红细胞变异,对恶性疟研究得最多的是 HLA 的多态性。在冈比亚所做的一项病例对照研究中报道了 HLA - B53 的保护性作用,发现它在恶性疟患者(15.7%)的频率比各种对照组(23%~25%)都要低。但这一结果未能在肯尼亚人群中得到验证。在对相同的冈比亚人群所做的另两项研究评估了肿瘤坏死因子(TNF - α)基因启动子区多态性对疟疾的遗传易感性的影响。一项初步研究分析了(G308A)这一 SNP 位点的影响,发现恶性脑型疟患者中 308 位 AA 纯合子频率较高。随后的研究发现,该基因型能促进 TNF - α 转录,提高血清 TNF - α 水平。这与临床上所见脑型疟患者血清中 TNF - α 水平显著升高一致。第二项研究评估了 TNF - α 启动子区另两个 SNP 位点(G238A, G376A)的作用。罕见等位基因 376A 可通过募集转录因子 OCT1 增加 TNF 的产生,但 238A 的作用不明。多因素分析显示,376A 携带者脑型疟发生的危险性显著增加,但 238A 未见明显影响。

最具说服力的是 Duffy 血型与间日疟易感性之间的相关性。间日疟原虫利用 Duffy 血型抗原为侵入红细胞的受体。Duffy 血型抗原是一种趋化因子受体。大多数南撒哈拉非洲人由于表现为该基因启动子区一突变型纯合子而呈 Duffy 血型阴性,他们不被间日疟原虫感染。

2. *血吸虫感染* 有多项研究发现,血吸虫病的感染强度由宿主易感/抗性基因所决定。在一巴西人群中,通过分离分析发现了控制曼氏血吸虫病感染强度的一个主效基因,称为 *SM1*,该基因可解释 66%的血吸虫感染强度的变异,其他因素还包括疫水接触水平、年龄及性别等。在这一主效基因模型中,有 3%的个体表现为易感基因纯合子(易患极高水平的血吸虫感染),68%为抗性基因纯合子,29%为杂合子,这部分个体对血吸虫感染表现出中等强度的抗性。采用分离分析所估计的遗传模型,通过全基因组扫描进行连锁分析,将 *SM1* 基因定位在了 5q31q33。最近也有学者通过分离分析对这一结果进行验证,得出了相同的结论;并且还发现该染色体区域还与其他一些表型位点存在连锁,如一个调节 IgE 水平的位点、一个控制哮喘患者气道高反应性的位点、一个家族性嗜酸细胞增多症位点等。事实上,该染色体区域包含多个控制 T 细胞分化的基因。临床已发现,人血吸虫感染抗性受 Th2 型细胞因子反应调节,抗性基因纯合子个体 Th0/2 反应显著增强,而易感基因纯合子个体中对血吸虫的反应则以 Th0/1 反应为主,这些临床发现结合上述遗传定位研究结果强烈提示,人对血吸虫易感性的差异主要受一个控制 T 细胞分化基因的多态性的影响。此外,还发现人 IL - 5 水平也受同一主效基因的控制,提示 IL - 5 在血吸虫抗性中发挥重要作用。事实上,在此之前,临床已发现 IL - 5 在血

吸虫感染中起保护作用。

3. 利什曼原虫感染　采用小鼠动物模型已对利什曼原虫的遗传易感性进行了较为详细的研究,已在小鼠基因组中鉴定出多个携带利什曼原虫易感性基因的染色体区域。这些染色体区域包括了主要组织相容性复合物(major histocompatibility complex, MHC)以及TNFα基因等。有趣的是,其中一个位于小鼠11号染色体末端的区域与人*SM1*基因所在的5q21q33同源。对利什曼原虫感染后出现皮肤黏膜损害与TNF-α基因多态性关系进行的研究得到了与恶性疟研究相一致的结论,TNF-α308罕见等位基因A与此临床表型密切相关。临床上也发现此类患者血清中TNF-α水平要显著高于无皮肤黏膜损害者。

(二)分枝杆菌感染

1. 结核　发生于德国Lübeck的一个惨痛教训使人深刻认识到遗传因素在结核感染中的重要性。1927年,有251名婴儿被有致病性的结核分枝杆菌误作为卡介苗进行了口服接种。观察至第6年末时,6名(2%)仍在患病中,129名(51%)患结核但已恢复,77名(31%)已死亡,另外39名(16%)始终未出现结核病的临床症状。随后有关结核遗传易感性的家系遗传分析均证实了宿主遗传因素是控制结核易感性的重要因素。采用候选基因策略,已对多种相关基因对结核遗传易感性的贡献进行了分析,这些基因包括HLA、人自然抗性相关巨噬细胞1型蛋白基因(*NRAMP1*)、维生素D受体(vitamin D receptor, *VDR*)基因、甘露糖结合蛋白(mannose binding protein, *MBP*)基因、嘌呤受体基因*P2X7*、γ干扰素受体基因以及IL-1b和IL-1受体阻滞物(interleukin1 receptor antagonist, *IL1Ra*)基因等。

已在多个不同的人群中进行了HLA与结核遗传易感性的关联研究。在多个人群中比较一致的结论是HLA-DR2血清型与肺结核存在关联。但随后在一个柬埔寨人群中进行的关联研究未能证实这一结论,而是发现HLA-DQB1*0503与结核进展密切相关($P=0.005$)。一项在印度人群中进行的病例对照研究(病例:对照=126:87),对HLA分型采用DNA分型技术,发现HLA-DRB1*1501和HLA-DQB1*0601与肺结核密切相关。这些结果提示,在分析HLA与结核遗传易感性的研究中,HLA分型技术似乎对结果有重要影响,采用高精度的DNA分型技术可能会使结果更为可靠。

*NRAMP1*的发现得益于小鼠动物模型中其同源基因*Nramp1*的发现。在小鼠中发现Nramp1蛋白中第169位氨基酸残基的变化(G169D)可影响小鼠对一些细胞内病原体(如结核分枝杆菌、利什曼原虫、沙门菌等)的易感性。功能研究表明,Nramp1蛋白在早期巨噬细胞活化中起重要作用,对巨噬细胞的功能有多种影响。最近一项在冈比亚人群中进行的大样本病例对照研究评估了*NRAMP1*基因多态性对人结核遗传易感性的影响。这一研究有410例痰涂阳性的结核患者和417例同种健康对照个体参加。所分析的多态性位点包括*NRAMP1*基因5′非编码区的CA重复多态性、第4内含子的一个SNP(469+14G/C)、一个编码区SNP(D543N)和3′非编码区的4 bp缺失突变。联合分析发现,(469+14G/C)和3′非编码区的缺失突变与结核存在较强关联($P<0.001$)。这两个位点的杂合子个体与常见基因型相比,结核反应性增加4倍以上($OR=4.07$, 95% CI: 1.86～9.12)。其后,在加拿大一个原著居民社区中曾出现结核暴发流行,以此人群进行的连锁分析也证实了*NRAMP1*基因与结核遗传易感性紧密连锁(Lods记分为4.2)。这些结果证实了*NRAMP1*基因多态性对结核遗传易感性的可能和重要影响。

在分析*NRAMP1*基因与结核遗传易感性关系的同一冈比亚人群中,研究者同时分析了*VDR*多态性与结核遗传易感性的关系。依据*VDR*基因第352密码子中的一个单核苷酸多态性(SNP),可将其分为3种基因型(TT、Tt、tt),研究发现,t型个体显示出对结核的抗性($P=$

0.01)，这一结果也在不同的人群中得到了验证。随后在一亚洲人群中发现血清维生素 D 缺乏的个体结核的复发率也显著升高（$P=0.008$），这一结果对上述基因多态性研究结果是一个很好的佐证。

甘露糖结合蛋白（mannose binding protein，MBP）是一种血清蛋白，又称甘露糖结合凝集素，这种胶原性凝集素在宿主天然防御屏障中起两种作用：一是结合微生物表面的糖类，尤其是 N-乙酰氨基葡萄糖和甘露糖，促进巨噬细胞的吞噬作用；二是通过两种 MBP 相关丝氨酸蛋白酶激活补体。MBP 基因中主要有 3 个 SNP 位点，分别位于第 52、第 54 和第 57 位密码子，这些位点的突变可影响血清 MBP 的水平。在多个人群中已发现第 52 位密码子突变可能与结核的易感性相关。而在南非的结核性脑膜炎患者中，MBP G54D 则可能是一个保护性等位基因。

嘌呤受体基因 *P2X7* 有多个单核苷酸多态性位点，其功能缺失型基因将导致 *P2X7* 受体功能下降，从而使吞噬细胞的吞噬作用以及溶解结核分枝杆菌的能力下降，使潜伏性结核病再活化，表现出与感染性疾病的相关性。*P2X7* 基因的多态性也受到种族因素的影响，在对俄罗斯高加索人种的研究中发现，*P2X7* 基因启动子区 762 位点 C 等位基因是易感肺结核的危险因素，该位点基因可能在结核病感染过程中起保护宿主的作用。此外，IFN-γ 基因第 611 位点与结核患者的易感性也存在明显的相关性。

IL-1Ra 可特异性地抑制 IL-1 活性。临床研究已发现，结核患者血清 IL-1Ra 水平可显著升高，并已把 IL-1Ra 作为结核活动的一个标志。随后的体外试验证实，结核分枝杆菌可诱导促炎细胞因子 IL-1 以及 IL-1Ra 的产生。目前已有多项病例对照研究发现，IL-1Ra 和 IL-1b 基因多态性与结核的疾病表型相关，尤其是 IL-1Ra A2 和 IL-1b A1 等位基因。一项研究显示，在结核性胸膜炎患者中 IL-1Ra A2/IL-1b A1 基因型的比例（92%）显著高于其他结核其他表型。

2. 麻风　许多家族聚集性研究和双生子研究清楚地显示，麻风易感性有明显遗传因素参与。有学者采用 ASP 的方法分别对结核样型麻风和瘤型麻风表型与 HLA 复合体的关系进行了研究，发现两种患者中均存在亲本 HLA 单倍型的非随机分离现象，但对全部的麻风表型进行分析时并未证实这一现象。多数有关麻风与 HLA 等位基因的关联研究结果可能是由于人群分层或统计问题所导致的虚假关联。因此，结果的重复性尤其重要。采用 HLA-DNA 分型方法，在一印度人群中发现结核样型麻风与 DRB1* 1501、DRB1* 1502（均属于 DR2 等位基因）和 DRB1* 1404 存在关联，这些等位基因的特征是在其氨基酸序列的第 13、第 70 和第 71 位均为精氨酸。此外，有多项研究发现瘤型麻风与 HLA-DR3 存在关联。另外，人 *NRAMP1* 基因同样是麻风遗传易感性研究的候选基因之一。

（三）病毒感染

1. 人类免疫缺陷病毒（human immunodeficiency virus，HIV）感染　对成年 HIV 感染高危人群以及 HIV 阳性母亲所育儿童的研究发现，部分人群暴露于 HIV 后并不一定被感染，提示这部分人群可能对 HIV 感染具有抗性。

趋化因子受体（chemokine receptor，CCR5）的发现在 HIV 遗传易感性的研究中具有里程碑的意义。CCR5 是 HIV 的共受体，该分子与 CD4 分子共同介导了具有巨噬细胞亲嗜性的 1 型 HIV 毒株对靶细胞的感染。1996 年，体外研究发现，自两例持续暴露于 HIV 但未被感染的个体分离的 $CD4^+$ T 细胞对嗜巨噬细胞 HIV 毒株具有天然抗性。分析发现，这些细胞的 *CCR5* 基因存在一种 23 bp 缺失突变（*CCR5Δ32*），且为 *CCR5Δ32* 纯合子。随后经大样本的病例对照研究证实了这种 HIV 天然抗性与 *CCR5Δ32* 纯合子密切相关。在 3 项研究中，共 2 527 例 HIV-1 感染者未发现 1 例 *CCR5Δ32* 纯合子，而在暴露 HIV-1 后血清检测仍为阴性的人群中 *CCR5Δ32* 纯合子的比例则分别为 1.1%（8/878）、2.8%（17/612）和 3.6%（16/446）。虽然关于*CCR5Δ32*杂合子是否对HIV-1感染具有部分抗性仍存有争论，但已有大量的研究发现，*CCR5Δ32*杂合子者进展至AIDS的速度显著慢于*CCR5Δ32*阴性者。*CCR5Δ32*等位基因频率以白种人最高，为8%～14%，非裔美国人中低于2%，而在已有的群体遗传学研究资料中，未发现非洲西部、中部及日本人群中存在*CCR5Δ32*等位基因。另外，已在多个人群中发现CCR2的一个SNP(*CCR2-V64I*)可使AIDS病程延缓2～4年。但由于发现该*CCR2-V64I*与CCR5调控区的一个点突变存在连锁不平衡，目前仍不能肯定*CCR2-V64I*对AIDS病程的延缓作用是否独立于CCR5。在一项对广西仫佬族人群研究中未发现*CCR5Δ32*和*CCR5-894C*缺失突变体，因此，广西仫佬族人群对HIV-1病毒感染可能具有较大的遗传易感性。基质衍生因子1(stromal-derived factor 1, SDF1)是趋化因子受体CXCR4的配体，后者是嗜淋巴细胞HIV的共受体。SDF1的一个突变的纯合子在延缓HIV感染后AIDS发生方面的作用是CCR5和CCR2的2倍。基于HLA复合体在抗病毒免疫中的重要作用，很多学者还以HLA为候选基因研究了HLA基因型与HIV-1感染表型多态性的关联性。由于研究设计的缺陷，尤其是研究样本偏小，有很多结果的重复性较差。虽然如此，仍然有两个较为一致的重要结论，即感染后迅速进展至AIDS和(或)$CD4^+$ T细胞计数迅速减少与HLA-B35及HLA-A1B8DR3单倍型存在阳性关联。现已明确，CTL应答和辅助性T细胞应答在控制HIV-1感染后的疾病进展中均起重要作用。这是选择HLA复合体为候选基因进行关联研究的基础。早在1999年，Carrington等在比较了几个较大样本的HIV-1感染者群体后就得出了两个明确的结论：一是HIV-1感染者的存活时间与HLA Ⅰ类分子杂合度密切相关，即表现出"杂合性优势"；二是进一步证实了既往所发现的HLA-B35与HIV-1感染预后关联作用，即HLA-B35阳性者感染预后较差。HLA Ⅰ类分子表现为杂合子的HIV-1感染者存活时间更长，这一现象与CTL应答在控制病毒负荷中所发挥的重要作用相一致，HLA Ⅰ类分子表现为杂合子者能提呈更为多样性的病毒抗原表位库，产生更为广泛和更为有效的病毒特异性CTL反应。除HLA-B35外，在法国的长期非进展性和进展性HIV-1感染者中还发现，有4种HLA等位基因可表现出对疾病进展这一表型的抗性作用，即HLA-A3、HLA-B14、HLA-B17和HLA-DR7。

通过对HLA、趋化因子及趋化因子受体等基因型与HIV感染预后的多因素分析，Magierowska等发现，这些不同基因的多态性对HIV感染的保护性作用是相互独立的，应用这一多元回归模型，可对70%的长期非进展性HIV感染者和81%的进展性感染者进行准确预测。这个结果再次强调了宿主基因在决定如HIV-1等病毒感染病程中所起的重要作用。

2. *乙型肝炎病毒*(hepatitis B virus, HBV)*感染* 近年研究表明，人群中的遗传变异是引起乙肝易感性的重要因素。中国汉族人群*BTLA*基因多态性、*HLA-DQB1*、*DRB1*基因与慢性HBV感染结局有关联性。HBV感染在我国台湾地区所开展的家系研究清楚地显示了宿主遗传因素可影响HBV感染过程。研究者发现，同卵双生子携带HBV的一致率超过50%，而在异卵双生子或非孪生同胞中，这种一致性仅有20%。多数关于HBV遗传易感性的研究是以HLA Ⅱ类和Ⅰ类分子为候选基因所开展的关联研究。在多数研究设计中，除样本量大小的问题外，一个主要的问题是所采用的对照取自普通人群，仅部分研究者在设计时采用以感染HBV后自发清除的人群为对照人群。在这些以HBV感染后自发清除人群为对照的研究中，发现了一些与HBV清除相关的HLA等位基因。Thursz等在冈比亚所开展的大样本研究发现，无论是在儿童还是成人中，HLA-DRB1*1302均与HBV清除存在正相关。随后在德国人群中进行的研究肯定了DRB1*1302对HBV清除均具有保护作用。一项样本量较小的研究发现，HLA－DR2与HBV清除存在正相关，而HLA－DR7则与病毒持续感染存在正相关。但在韩国人群中进行的研究未能证实，在这一人群中发现HLA－DR6、HLA－DR13与HBV清除存在正相关。这些结论的不一致性除因研究设计所致偏倚外，另一重要因素是HLA等位基因频率在不同的人种存在较大差异，对于不同人种中差异较大的HLA等位基因，若要在不同人种中验证其对某一疾病表型的共同效应，则在基因频率较低的人种所需的样本量就更大。

HLA－DRB1* 1302等Ⅱ类分子等位基因保护个体不发生慢性HBV携带的分子机制还不清楚。HLA Ⅱ类分子限制的辅助性T细胞通常在病毒感染中通过辅助CTL应答和体液应答起作用。但在DRB1* 1302阳性和阴性个体间抗HBV抗体滴度并无显著差异，提示HLA Ⅱ类分子的保护性作用极可能是通过辅助CTL应答而实现的。由于CTL应答受HLA Ⅰ类分子限制，提示HLA Ⅰ类分子等位基因可能是更重要的候选基因。

比较急性乙型肝炎患者与慢性HBV携带者体内HLA Ⅰ类分子限制的CTL应答的强弱也发现，前者显著强于后者。这一发现也支持前述HLA Ⅰ类分子可能是遗传易感性研究更为重要的候选基因的推论。但目前以HLA Ⅰ类分子为候选等位基因的研究数量及质量均有限。在冈比亚人群中所进行的研究显示，HLA－B50和HLA－Cw1似乎可增加HBV携带者持续感染的风险。其他的一些研究还发现，HLA－B15可能与慢性HBV持续携带相关、HLA－B35可能与重度慢性肝炎相关。Thio等在美国白种人中所进行的一个较大样本的研究，除再次验证了DRB1* 1302与HBV清除间的关系外，同时在HLA Ⅰ类等位基因中发现A* 0301也与HBV的清除相关，而B* 08、单倍型B* 44－Cw* 1601、B* 44－Cw* 0501则与HBV持续感染相关。最近笔者以我国江浙地区的汉族人为研究对象，采用HBV感染后自发清除的人群为对照人群，分析了HLA Ⅰ类分子中A、B两个座位等位基因对HBV感染的影响，发现HLA－A* 0207和HLA－B* 4601与HBV持续感染相关，而HLA－B* 1302与HBV清除相关，并且HLA－A* 0207和HLA－B* 1302存在剂量—效应关系，进一步的连锁不平衡分析发现，HBV持续感染组中HLA－A* 0207B* 4601的单倍型频率显著高于HBV清除组，而HLA－A* 3001B* 1302的单倍型频率显著低于HBV清除组。

除了以典型的HLA候选为标记基因外，近来研究还发现，*IL－10*基因转录启动子基因的3个双等位基因SNP(－1 082 A/G、－819 T/C和－592 A/C)与HBV感染患者的易感性有关，它们通过控制*IL－10*基因的转录，从而调控*IL－10*在HBV的抗感染。在对中国人群HBV感染的肝癌研究中发现，亚甲基四氢叶酸还原酶MTFHR(一种叶酸代谢的关键酶)突变体C677T会降低酶活性，从而影响肝癌调控。在对年龄、性别、HBV感染持续时间和HCC家族史进行调整后，在不同的基因模型中，TT基因型与HBV相关的HCC的危险性升高有关，特别是HBV感染持续20年以上的人群。除此之外，TNF－α、MBP、VDR以及肝药酶等基因的部分多态性可能与HBV感染的有一定关联。

四、感染性疾病遗传易感性的意义

感染性疾病是多基因疾病范畴，它的研究存在一定的困难和问题，但随着人类基因组学、蛋白质组学等生物研究手段的发展，感染性疾病的遗传易感性研究也将迎来新的突破和飞跃。对于今后感染性疾病的诊断和治疗都将具有十分重要的意义。

（一）深入认识感染性疾病的病理机制及宿主的防御机制

遗传学的关联研究已提供了大量关于感染性疾病致病机制及宿主特异性抗感染机制的信息。某种疾病与细胞或趋化因子多态性的关联关系也使人们认识到这些分子在感染病病理生理过程中的重要作用。HIV共受体的发现是这一领域的重要贡献之一。另外，脑型疟严重临床表型与 TNF－α308A 等位基因的关系也使人们认识到 TNF－α 在这一严重临床表型发生中的作用。

（二）相关研究可能为抗感染治疗提供新的靶点

CCR5Δ32 纯合子对 HIV－1 感染的天然抗性使人们认识到 CCR5 可能是有效的抗 HIV－1 作用靶分子，通过抑制 CCR5 这一 HIV－1 的共受体，有可能阻断 HIV－1 进入靶细胞。已有学者成功开发出 CCR5 抑制剂，如 maraviroc 和 vicriviroc 等已显示出有效的抗病毒效力，并已进入临床验证阶段。而采用抑制 TNF－α 活性以减轻恶性疟临床表型的措施也在评估当中。

（三）为感染性疾病的疫苗设计提供新的思路

这在疟疾的疫苗设计中已有了成功的范例。在非洲儿童中进行的关联研究确认了 HLA－B53 与恶性疟疾的关系。依据这一结论，有学者采用了一种所谓的反向免疫遗传学策略进行了疟疾疫苗设计。他们首先将这些 HLA Ⅰ类分子肽结合沟槽中所结合的抗原肽进行洗脱，然后对这些多肽分子进行氨基酸测序。以抗原肽序列信息对疟疾蛋白质库进行扫描，从而鉴定出这些 HLA Ⅰ类分子所限制的候选 T 细胞表位。通过这一方法，研究者已成功自恶性疟肝内期抗原 1 中鉴定出一个 HLA－53 限制的表位。这是第一个 $CD8^{+}$ T 细胞识别的疟原虫表位，并在多种虫株中高度保守。这一结果将对研制可诱导针对疟原虫肝内期抗原保护性 CTL 反应的疫苗奠定基础。这一方法克服了按照常规方法设计的疫苗诱导保护性 CTL 反应较弱的缺点。

感染性疾病的抗感染免疫遗传研究是现代分子医学领域研究的重要课题，是人类基因组时代的全新方法。随着遗传研究技术的不断进步、生物学研究手段和技术的不断更新，以及大量生物信息和样本数据的交叉应用，更多的遗传易感基因将会被发现，对易感基因的功能研究将进一步揭示人体抗感染的分子机制。人类感染性疾病也可能属于多基因病的范畴，感染性疾病的诊断和治疗也将迈向综合性和靶向性的步伐，步入一个以精准医学研究为导向的新时代。

参考文献

[1] 陈慰峰. 医学免疫学[M]. 4 版. 北京：人民卫生出版社，2004.

[2] 高晓明. 抗感染免疫[M]. 北京：北京医科大学出版社，2001：201－215.

[3] 戚中田. 医学微生物学[M]. 北京：科学出版社，2003：101－108.

[4] 晏春根，谢青. 模式识别受体与病毒感染[J]. 国际流行病学传染病学杂志，2006，33(3)：190－193.

[5] 晏春根. Toll 样受体单核苷酸多态性与疾病易感性的关系[J]. 中华医院感染学杂志，2006，16(3)：358－360.

[6] 张学光. 协同刺激分子及其调节网络在特异性免疫应答中的作用及其机制[J]. 中国免疫学杂志，2004，20(1)：26－32.

[7] 周钢桥. 中国人群 SNP 的大规模发掘和慢性乙型肝炎的遗传易感性研究[D]. 中国人民解放军军事医学科学院，2004.

[8] 李东良，缪晓辉，感染性疾病相关基因研究的策略和方法[J]. 国际流行病学传染病学杂志，2008，35(5)：326－329.

[9] 李东良. 感染性疾病与人类基因组研究进展[J]. 国际流行病学传染病学杂志，2009，36(3)：188－192.

[10] Abel B, Thieblemont N, Quesniaux VT, *et al*. Toll-like receptor 4 expression is required ti control chronic mycobacterium tuberculosis infection in mice [J]. Immunology, 2002, 169: 3155－3162.

[11] Abel L, Dessein AJ. Genetic Epidemiology of Infectious Diseases in Humans: Design of Population Based Studies [J]. Emerging Infectious Diseases, 1998, 4(4): 593－603.

[12] Akira S, Hemmi H. Recognition of pathogen-associated molecular patterns by TLR family [J]. Immunology Letters, 2003, 85(1): 85－95.

[13] Andrade Junior DR, Andrade DR. The influence of the human genome on chronic viral hepatitis outcome [J]. Rev Inst Med trop S Paulo, 2004, 46(3): 119－126.

[14] Bataller R, North KE, Brenner DA. Genetic polymorphisms and the progression of liver Fibrosis: A critical appraisal [J]. Hepatology, 2003, 37: 493－503.

[15] Beg A. Endogenous ligands of Toll-like receptors: implications for regulating inflammatory and immune responses [J]. Trends in Immunology, 2002,23(11): 509-512.

[16] Carrington M, Nelson GW, Martin MP, *et al*. HLA and HIV-1: Heterozygote advantage and B* 35Cw* 04 disadvantage [J]. Science, 1999, 283: 1748-1752.

[17] Doyle SE, O Connell R, Vaidya SA, *et al*. Toll-like receptor 3 mediates a more potent antiviral response than toll-like receptor 4 [J]. Immunol, 2003, 170(7): 3565-3571.

[18] Effects of CCR5Δ32, CCR264I, and SDF1 3′A Alleles on HIV-1 Disease Progression: An International Meta Analysis of Individual Patient Data [J]. Ann Intem Med, 2001, 135(9): 782-795.

[19] Fearon DT and Locksley RM The instructive role of innate immunity in the acquired immune response [J]. Science, 1996, 272: 50-54.

[20] Gao XJ, Nelson GW, Karacki P, *et al*. Effect of a single amino acid change in mhcclass imolecules on the rate of progression to AIDS [J]. N Engl J Med, 2001, 344: 1668-1675.

[21] Gmux H, Foumier N, Cottres F. Role of dendritic cells in the generation of regulatory T cells [J]. Semin Immunol, 2004, 16(2): 99-106.

[22] Hemmi H, Kaisho T, Takeuchi O, *et al*. Small anti-viral compounds active immune cells via the TLR7 MyD88dependent signaling pathway [J]. Nature Immunology, 2002, 3: 190-200.

[23] Hill AV. Genetics and genomics of infectious disease susceptibility [J]. Bri Med Bull, 1999, 55 (2): 401-413.

[24] Hwang D. Modulation of the expression of cyclooxygen2 by fatty acids mediated through Toll-like receptor 4derived signaling pathways [J]. FASEB, 2001, 15(8): 2556-2564.

[25] Ishii K, Takamura N, Shinohara E, *et al*. Intracellular cytokine analysis of CD4positive T cells predictive of sustained response to interferon therapy for patients with chronic hepatitis C [J]. Dig Dis Sci, 2002, 47(4): 778-783.

[26] Kadowaki N, Liu YJ. Natural type Ⅰ interferon producing cells as a link between innate and adaptive immunity [J]. Human Immunology, 2002, 63(4): 1126-1132.

[27] Kiechl S, Lorenz E, Reindl M, *et al*. Toll-like receptor 4 polymorp Hisms and atherogenesis [J]. N Engl J Med, 2002, 347(3): 185-191.

[28] Kobayashi N, Takesue M, Kobayashi M, *et al*. Evaluation of Toll like receptor 4 gene expression of immortalized human liver cell lines [J]. Transplantation Proceedings, 2003, 35(5): 431-432.

[29] Kotb M. Genetics of susceptibility to infectious diseases [J]. ASM news, 2004, 70(10): 457-463.

[30] Leadbetter E. ChromatinIgG complexes activate Bcells by dual engagement of IgM and toll-like receptors [J]. Nature, 2002, 416(2): 603-607.

[31] Li M, Song R, Masciotra S, *et al*. Association of CCR5 human haplogroup E with rapid HIV type Ⅰ disease progression [J]. AIDS Res Hum Retroviruses, 2005, 21: 111-115.

[32] Liaudet L, Deb A, Pacher P. The FlagellinTLR5 Axis: Therapeutic Opportunities [J]. Drug News Perspect, 2002, 15(7): 397-409.

[33] Lipoldov M, Demant P. Genetic susceptibility to infectious disease: lessons from mouse models of leishmaniasis [R]. Nature reviews (Genetics), 2006, 7: 294-305.

[34] Lorenz E, Mira JP, Frees KL, *et al*. Relevance of mutations in the TLR4 receptor in patients with gram-negative septic shock [J]. Arch Intern Med, 2002, 162(5): 1028-1032.

[35] Mak T, Yeh WC. A block at the toll gate [J]. Nature, 2002, 418: 835-836.

[36] Nickdel MB, Roberts F, Brombacher F, *et al*. Counter protective role for intefleukin5 during acute to Toxoplasma gondii infection [J]. Infect Immun, 2001, 69(2): 1044-1052.

[37] Ortega Cava CF, Ishihara S, Rumi MA, *et al*. Strategic compartmentalization of toll-like receptor 4 in the mouse gut [J]. J Immunol, 2003, 170 (8): 3977-3985.

[38] O Neill LA. TLR7 and antiviral immunity [J]. Trends in Immunology, 2002, 23(5): 234.

[39] Poland GA, Murray D, Guerrero R. New vaccine development [J]. BMJ, 2002, 324(6): 1315-1319.

[40] Schmitt C, Humeny A, Becker CM, *et al*. Polymorphisms of TLR4: rapid genotyping and reduced responsse to lipopolysaccharide of TLR4

mutant alleles [J]. Clin Chem, 2002, 48(10): 1661-1667.
[41] Semenova NP Rudneva I A. Avian and human influenza a virus strains possess different intracellular nucloprotein oligomerization efficiency [J]. Acta Virol, 2001, 45(4): 201-207.
[42] Villegas EN, Lieberman LA, Carding SR, *et al*. Suspectibility of interleukin2deficient mice to Toxoplasma gondii is associated with a defect in the production of gamma interferon [J]. Infect Immun, 2002, 70(9): 4757-4761.
[43] von Grotthuss M, Rychlewski I. Influenza nmtalion from equine to canine [J]. Science, 2005, 310(5747): 482-485.
[44] Vosse van de E, Hoeve MA, Ottenhoff THM. Human genetics of intracellular infectious diseases: molecular and cellular immunity against mycobacteria and salmonellae [J]. Lancet Infect Dis, 2004, 4: 739-749.
[45] White FA, Bhangoo SK, Miller RJ. Chemokines: integrators of pain and inflammation [J]. Nature Drugdisc, 2005, 4: 835-844.
[46] Xu D, Liu HY. Direct and indirect role of toll-like receptors in T cell mediated immunity [J]. Cellular and Molecular Immunology, 2004, 1(4): 239-246.
[47] Zhao Shumin, Miao Xiaohui, Xu Wensheng, *et al*. Association Analysis of Hepatitis B Virus Persistence Infection and Polymorphisms of HLAA and B loci in Chinese Han Population [C]. Abstract. Shanghai Hong Kong International Liver Congress 2006, China on March 2006: 25-28.
[48] Xiao J, Sun L, Yan H, *et al*. Metaanalysis of P2X7 gene polymorphisms and tuberculosis susceptibility [J]. FEMS Immunol Med Microbiol, 2010, 60(2): 165-170.
[49] Chapman S J, Hill A V S. Human genetic susceptibility to infectious disease [J]. Nature reviews, Genetics, 2012, 13(3): 175-189.
[50] Shamsi M, Zolfaghari M R, Farnia P. Association of IFN-γ and P2X7 Receptor Gene Polymorphisms in Susceptibility to Tuberculosis Among Iranian Patients [J]. Acta microbiologica et immunologica Hungarica, 2016, 63(1): 93-101.

(浙江大学附属第一医院　裘云庆)

第三节　Toll 样受体及其信号通路与抗感染免疫

在固有免疫中,机体最重要的是通过模式识别受体(pattern recognition receptors, PRRs)来迅速识别大量不同病原相关分子模式(pathogen-associated molecular patterns, PAMPs),并做出应答。PRRs 的主要功能包括增强吞噬细胞的吞噬功能、激活补体的溶细胞作用、分泌炎性细胞因子、诱导树突状细胞成熟等。PRRs 识别相应 PAMPs 有两种模式:① 直接识别,如 Toll 样受体(Toll-like receptors, TLRs)中的 TLR4 识别细菌脂多糖;② 间接识别,当感染、炎症或其他应激使得机体某些成分的位置改变而被 PRRs 识别,如细胞损伤后释放的热休克蛋白(heat-shock proteins, HSPs)由相应 PRRs 识别。

目前,已发现的 TLRs 都陆续找到其相应的配体,不同种类 TLR 识别的 PAMPs 不一样(图 3-1)。① 革兰阴性菌特有的外膜成分 LPS 是首先被发现的 TLR4 和 TLR2 配体。研究表明,伤寒沙门菌 LPS 可被巨噬细胞、DCs 等表面的 TLR2、TLR4 识别并启动特异性免疫应答。肽聚糖、脂蛋白以及革兰阳性菌和支原体的脂肽,均为表达在菌体表面的 TLR2 配体,同样构成抗原提呈细胞启动抗菌特异性免疫的刺激物。TLR2 尚可与 TLR1 和 TLR6 协同作用识别酰基脂肽。② 细菌的鞭毛为细菌的运动器官,因其表露在菌体外部,易被机体的免疫系统识别。表达于人 DCs 和上皮细胞表面的 TLR5,可识别细菌的鞭毛蛋白。③ 真菌的表面多糖成分是 TLRs 识别的重要物质。TLR2 对酵母菌细胞壁多糖成分的识别,需要 β-葡聚糖凝集素 Detin-1 的参与,后者能增强 TLR2 介导的靶基因转录。④ TLR9 可识别细菌或病毒非甲基化的 DNA(CpG-DNA)及病原体非 DNA 成分。

⑤ 宿主 TLRs 的生物活性与其配体有关。TLRs 不但能够识别 PAMPs，而且也能识别内源性配体，如细胞外基质(纤维结合蛋白、纤维蛋白素原和玻璃酸酶等)和其他前炎症介质，诸如硫酸肝素、β-防御素和 HSPs 等。

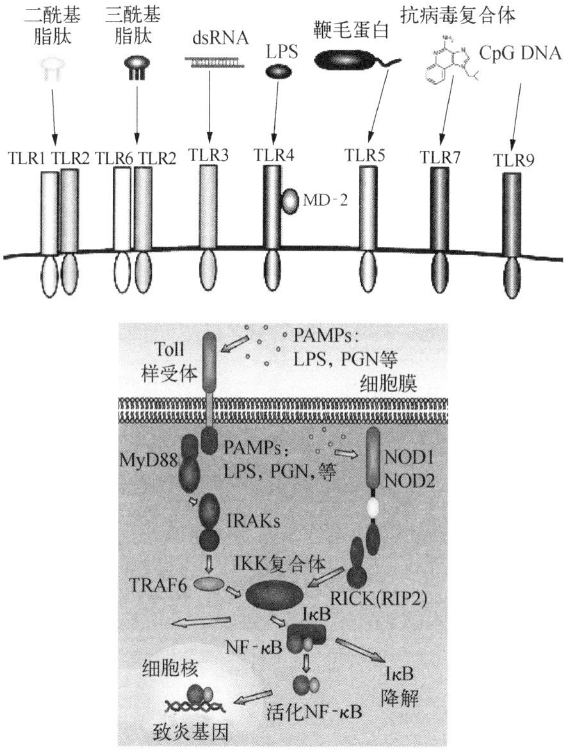

图 3-1　Toll 样受体的识别配体及其启动的胞内信号转导通路

来源：Bonen DK，Cho JH. The genetics of inflammatory bowel disease [J]. Gastroenterology，2003，124(2)：521-536.

总之，TLRs 在早期固有免疫中，一方面，对入侵病原微生物进行识别并与起始效应细胞(巨噬细胞、中性粒细胞等)结合，产生抗微生物和炎症效应；另一方面，TLRs 信号还能够激活 DCs，诱导特异性抗微生物免疫。

一、TLRs 启动的炎性信号通路

TLRs 启动的信号转导通路的差异主要与 TLRs 接头蛋白有关(图 3-1)。目前已知的接头蛋白分子有 4 种：髓样分化因子 88(MyD88)、MyD88 样接头(Mal)、诱导 β 干扰素(IFN-β)的接头 TIR 域(TRIF)和 TRIF 相关的接头分子(TRAM)。所有 TLRs 启动的信号可通过 MyD88 转导，而其他接头分子只限于某种或几种 TLRs，如 Mal、TRIF 分别参与 TLR2、TLR4 与 TLR3、TLR4 的信号转导，而 TRAM 仅参与 TLR4 的信号转导。

TLRs 胞外区接受相应信号后，通过 TIR 位点招募胞质内接头分子 MyD88，激活 IL-1 受体相关激酶家族(IRAK)的丝氨酸/苏氨酸激酶。磷酸化的 IRAK 招募肿瘤坏死因子(TNF)受体相关因子 6(TRAF-6)，最终激活核因子 NF-κB，诱导致炎细胞因子表达。TRIF 也能促进信号传导到 TRAF 家族相关的 NF-κB 激活剂结合激酶 1，并激活 IFN 调节因子 3(interferon regulatory factor，IRF3)，后者是 IFN-α/β 分泌的调节基因。

二、各种感染与 TLRs

TLR 能够启动和转导与感染、炎症及天然免疫相关的多条细胞信号通路，是这类疾病防治和药物开发的重要靶点，且人类基因组学、体外实验和动物模型研究已提供了一系列有意义的成果。

(一) 全身感染

脓毒血症是一种全身感染性疾病。TLR4 在介导 LPS 信号转导中起关键作用，髓样分化蛋白-2(MD-2)在介导 TLR4 信号转导过程中也发挥重要作用。MD-2 是一种胞外分子，与 TLR4 胞外部分相连，形成 LPS 受体复合物。MD-2 的存在不依赖 LPS，但小鼠缺乏 MD-2 时，对 LPS 刺激不发生反应。现认为 LPS、LBP、CD14、MD-2、TLR、NF-κB 的依次激活，可以导致大量炎性介质释放，从而诱导感染性休克的发生。因此，从 TLR4/MD-2 信号通路来研究感染性休克的防治可能会有新的突破。

(二) 消化系统感染

胃黏膜上皮细胞缺乏或仅持续低水平表达 TLRs，因此对抗原刺激缺乏有效反应。用 LPS 短时间刺激胃黏膜上皮可使磷酸化 IL-1 受体相关激酶(IRAK)、致丝裂原蛋白激酶和 IL-8

分泌增加,但长时间刺激却导致细胞反应性降低,出现 TLRs 表达和 IRAK 活性降低。因此,胃黏膜上皮如果持续受某种细菌成分刺激,会出现 TLRs 表达下调,从而导致免疫防御反应低下。正常胃黏膜可以表达 TLR5,幽门螺杆菌(Hp)定居在胃黏膜层,是一种带鞭毛的病原菌,通过 TLR5 激活免疫系统,但研究发现上皮细胞感染 Hp 后可抑制 TLR5 表达,导致免疫耐受,这可能是胃黏膜中 Hp 长期存活和免疫逃逸的主要机制。

TLRs 在肠道免疫中发挥重要作用,肠上皮细胞表达除 TLR10 外的其他各种 TLRs。小肠外周淋巴管内皮中有 TLR2 和 TLR4 表达,通过 TLRs 介导,淋巴管内皮的树突状细胞被激活,诱导细胞因子及协同刺激分子产生,通过依赖或不依赖 MyD88 信号途径 NF-κB 和获得性免疫反应,清除进入肠道的不同病原微生物。TLR2 启动的炎性应答有助于清除痢疾杆菌,TLR5 在大肠埃希菌和沙门菌感染性肠炎的免疫反应中起关键作用。

(三)呼吸系统感染

肺是 TLRs 表达的主要器官,TLR2 主要表达在健康肺组织的肺泡巨噬细胞和肺泡Ⅱ型上皮细胞,TLR4 表达于肺上皮细胞。TLR2 在抗结核分枝杆菌中起重要作用。TLR2 可以通过调节以下几方面来诱导先天性及获得性免疫反应基因程序对抗分枝杆菌:① 肺泡巨噬细胞 TLR2 与分枝杆菌 19 kD 脂蛋白作用,激活 NF-κB,分泌 IL-12 并诱导 NO 产生,杀死胞内的分枝杆菌,或诱导 DCs 激发获得性免疫反应来清除分枝杆菌。② 分枝杆菌的另一成分是脂阿拉伯甘露聚糖(LAM),LAM 存在两种形式,即 AraLAM 和 ManLAM。AraLAM 是从非致病性分枝杆菌中提取的,通过 TLR2 激活细胞诱导免疫反应;而在致病性分枝杆菌中提取的 ManLAM 却不能激活 TLR2,表明分枝杆菌具有逃避 TLRs 介导细胞激活的能力,也可能是它们能在细胞内生存的主要原因。分枝杆菌的细胞壁成分 LAM 刺激 TLR2 调节巨噬细胞激活表达 CD40 和 CD86,分泌肿瘤坏死因子(TNF)和 NO 产生免疫反应,也可以识别分枝杆菌的第三种成分即可溶性结核因子,诱导免疫反应。

(四)泌尿生殖系统感染

正常的阴道上皮细胞不表达 TLR4,不对 LPS 发生反应,但可以表达 TLR1、TLR2、TLR3、TLR5 和 TLR6。在滴虫性阴道炎小鼠中发现,通过 TLR4 可刺激阴道炎症反应,产生前炎性细胞因子,原因可能为正常阴道上皮在滴虫刺激下,迁移到阴道组织的白细胞(单核细胞、巨噬细胞和中性粒细胞)都表达 TLR4,从而产生免疫反应。研究发现,在淋病奈瑟球菌和苍白螺旋体感染性疾病中 TLR2 表达显著增高,TLR2 能刺激免疫反应产生抗感染作用。

(五)皮肤感染

皮肤是病原微生物侵袭的主要部位,皮肤角化细胞、郎格汉斯细胞和 DCs 均表达 TLRs。郎格汉斯细胞表达 TLR2,皮肤角化细胞表达 TLR1、TLR2 和 TLR5,真皮和表皮细胞表达 TLR1 和 TLR2。在不同的皮肤病中,TLRs 作用不同。研究发现,皮肤可通过 TLR1/TLR2 调节免疫反应来识别三酰基脂蛋白清除麻风杆菌,自愈麻风患者与扩散性麻风患者相比,TLR2 和 TLR1 表达明显升高。皮肤感染利什曼原虫后 TLR4 可以显著增高,而缺乏 TLR4 则可影响皮肤愈合。皮肤痤疮性炎症中,痤疮丙酸杆菌可以通过激活 TLR2 导致皮肤病变。

(六)中枢神经系统感染

不同病原体的中枢神经系统感染中,TLRs 的作用不同,在链球菌脑膜炎中 TLR2、TLR4 和 TLR9 表达明显增高;在大肠埃希菌脑膜炎中 TLR2、TLR4 和 TLR7 表达增高;在单纯疱疹性脑炎中 TLR4 表达增高,表明 TLRs 在炎症诱导的神经系统感染中发挥重要作用,但并不是某一种 TLR 的单独作用,而是几种 TLRs 联合免疫反应的结果。

(七)真菌感染

目前,被证实有抗真菌感染作用的 TLRs 主要是 TLR2 和 TLR4。TLR4 在抗真菌感染中的作用主要是通过趋化性细胞因子及中性粒细胞的表达而实现的，而 TLR2 主要通过 TNF 及 IL-1β 而达到抗真菌的作用。TLR2 参与介导细胞对酵母菌细胞壁多糖成分的识别与吞噬，是酵母菌的识别及激活受体。TLR4 除了可识别 LPS 成分外，真菌表面的多糖可以经 TLR4 和 CD14 识别来激活 NF-κB 的转录。

曲霉细胞壁主要包括甘露聚糖，后者可诱导 TLR4 和 CD14 产生免疫反应。白念珠菌主要激活 TLR2，而 TLR4 在白念珠菌感染的免疫防御中起间接作用。在具体的信号转导中发现曲霉和白念珠菌机制不同，曲霉诱导反应信号转导是 MyD88 非依赖的，而白念珠菌是依赖 MyD88 途径的，提示 TLR2/TLR4 在抗真菌的作用通路上存在差异。

（八）TLRs 基因多态性与感染性疾病的关系

近年发现，TLRs 基因多态性可影响疾病的进程。研究表明，TLR2 的 Arg753Gln 基因多态性与葡萄球菌引起的感染性休克有关。韩国麻风患者的易感性与 TLR2 多态性有关。*TLR2* 功能多态性主要在 5′端非转录区域，存在高度多态性 GT 二核苷酸，重复数目为 12～28 个，等位基因长度分布不同，当遇到 IFN-γ 刺激时，GT 重复性会影响对疾病的易感程度。TLR2 多态性显示出种族多样性，在高加索人和韩国人中比较，差异显著，且 TLR2 基因多态性与结核、肾病和系统性红斑狼疮有关。

TLR4 可识别革兰阴性菌感染信号，TLR4 等位基因 Asp299Gly、Thr399Ile 突变可增加革兰阴性菌的易感性和全身性炎症反应综合征的发生，减弱对 LPS 的反应。在外科损伤合并缺血再灌注损伤和内毒素诱导的炎症反应中，野生型 TLR4 与带有 Asp299Gly 和 Thr399Ile 多态性 TLR4 的患者产生 TNF-α 的水平没有明显差异，但与革兰阴性菌败血症的易感性有关。

总之，近年发现，在不同的系统和不同的病原微生物感染中，各种 TLRs 可联合介导免疫反应，诱导炎性信号的传播，在感染的发病机制中发挥重要作用。目前，有关 TLRs 与不同疾病的关系及转导通路机制的研究进展很快，但主要集中在动物实验阶段，而临床千变万化的感染及具体免疫反应机制和潜在的治疗前景却涉及很少。

三、TLRs 作为免疫治疗的靶位

（一）干预 TLRs 表达的意义

由于微生物等 PAMPs 主要是由 TLRs 识别，因此，不适宜的 TLRs 应答可能是感染甚至脓毒症的主要原因，调控 TLRs 表达或阻断其后的信号通路可能有助于减弱损伤性炎性应答（图 3-2）。其途径有：① 利用可溶性 TLRs 结合微生物配体而中和其毒性。② 利用小分子物质或

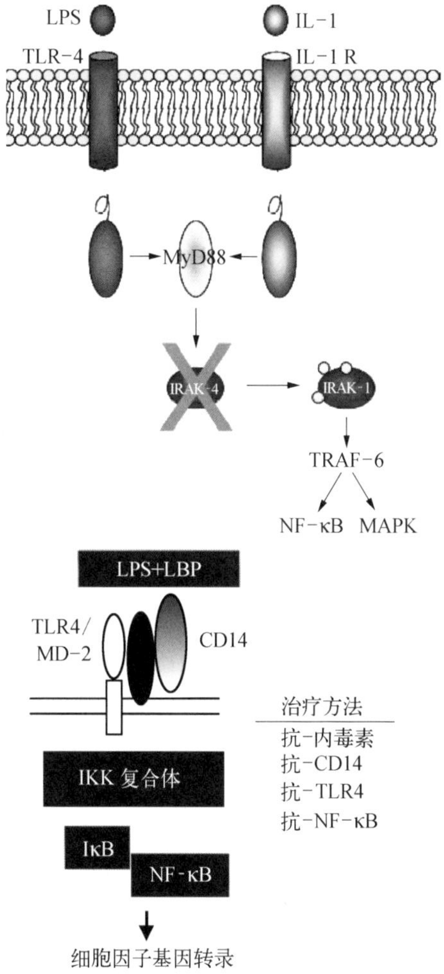

图 3-2 阻断 *TLRs* 信号通路调控炎性应答

来源：Carl Nathan. Points of control in inflammation [J]. Nature, 2002, 420(19): 846-852.

抗体竞争性抑制 TLRs 与配体的结合，或与配体、TLRs 形成复合物而影响 TLRs 启动的信号传导。③ 利用特异的小分子物质抑制 TLRs 配体启动的信号通路中的某些共同关键分子。

根据上述机制而设计的 TLRs 激动剂或拮抗剂等新型药物将为炎性感染性疾病甚至感染性休克和脓毒症的治疗带来新的希望。Furusako 等设计的抗 CD14 反义寡核苷酸(ODNs)能有效保护小鼠 D 氨基半乳糖/LPS 诱导的肝损伤；同样，设计抗 TLR4 单克隆抗体可能也有助于严重感染性疾病如脓毒症等疾病的治疗。但也有人认为，CD14 参与肝清除 LPS，阻断 CD14 可能导致肝细胞对 LPS 脱毒无能。

(二) 干预 TLRs 表达在变态反应性疾病防治中的价值

变态反应性疾病如哮喘是由抗原特异的 $CD4^{+}$ Th2 细胞启动的获得性免疫。分析变应性哮喘患者的血液、支气管肺泡灌洗液与支气管黏膜穿刺标本证实主要为 Th2 细胞的激活，后者诱导 IL-4、IL-13 和 IL-5 产生。IL-4 协同 IL-13 参与调节 IgE 的产生，而 IgE 是变应性哮喘形成的主要因素。IL-5 可能是参与嗜酸性粒细胞聚集的唯一 Th2 细胞因子。抗原刺激后，肥大细胞分泌 IgE、T 细胞和嗜酸性粒细胞被激活，而诱导组胺、细胞因子和趋化因子等的释放，最终引起气道的改变，如梗阻、气道高敏状态、杯状细胞化生、黏膜过度增殖与水肿。尽管已知道哮喘的发生机制，并已有不少有效药物，但过去的几十年，哮喘的流行率、病死率仍很高，且仍然无有效的预防性药物。

变应性哮喘 Th2 细胞的优先激活机制还不清楚，近年报道，细菌感染或抗生素的使用与过敏性体质明显相关。TLRs 是识别微生物等的 PPRs，它们接收到刺激后，启动 Toll 信号通路而诱导获得性免疫。已经发现，MyD88 缺陷小鼠由于 TLRs 信号通路缺乏，它们只存在 IgE 分泌的 Th2 应答，而无 Th1 应答。

TLRs 启动的先天免疫应答可能对变应性哮喘的呼吸困难、咳嗽、喘鸣或胸闷等症状的加重有关。哮喘发作时大多可检测到病毒感染，如鼻病毒和呼吸道合胞病毒(RSV)等。TLR4、CD14 识别 RSV 融合蛋白而启动先天免疫应答；有报道，TLR4 缺陷小鼠肺部 RSV 存在时间明显长于正常小鼠。细菌或病毒感染后通过诱发特异性细胞因子的释放可能加重哮喘的发作。

因此，诱导机体产生 Th1 细胞因子(如 IFN-γ、IL-18 和 IL-12)的疫苗可能有助于使机体产生对变应原特异的耐受，如使用细菌疫苗激活某些 *TLRs*，或选择性使用 TLRs 特异的配体(如 CpG-DNA)等。根据哮喘的严重程度，选择性诱导 TLR 介导的抗病毒应答或阻断病毒或细菌的 TLR 识别位点可能对哮喘的防治有一定益处。如分枝杆菌是强免疫刺激剂，被抗原提呈细胞识别、摄取、提呈后，激活 TLR 依赖的 Th1 应答，产生 IL-12 和 IFN-γ 等。牛结核分枝杆菌卡介苗(BCG)疫苗接种小鼠对变应原的敏感性下降，IgE 的量、嗜酸性粒细胞应答、支气管高敏性都有减弱，而 IFN-γ 的含量却增加；类似的报道也见于热杀死的分枝杆菌疫苗。

(三) 不同 TLRs 靶位的应用价值

1. 针对 TLR2 靶位　TLR2 是 TLR 家族配体最广泛的成员，其激动剂 SMP-105 有治疗膀胱癌的效果。毛囊皮脂腺周的吞噬细胞表达 TLR2，痤疮丙酸杆菌激活 TLR2 信号通路，诱导吞噬细胞释放致炎性细胞因子而最终形成痤疮。因此，TLR2 可能是皮肤病新的治疗靶位。

2. 针对 TLR3 靶位　双链 RNA(dsRNA)是 TLR3 的配体，其模拟分子 IPH-3102 激活 NF-κB 及 IFN 介导的抗肿瘤反应，已在动物模型上得到证实。TLR3 激动剂 rintatolmiod (poly I∶C)可用于治疗 HBV、HCV 和流感病毒感染。而且，TLR3 的活化是病毒突破血-脑屏障进入中枢神经系统的关键环节。因此，抑制 TLR3 及下游 TNF-α 的产生可以治疗西尼罗病毒感染。TLR3 激动剂 CQ07 001 是一种内源性人体蛋白，近年被用于抗感染和组织重塑。

3. 针对 TLR4 靶位　近年报道，根据酰基的差异，氨酰氨基葡萄糖苷磷酸盐(AGPs)可作为 TLR4 的激动剂或拮抗剂。AGP TLR4 激动剂已证实有致炎活性，如诱导 IFN-γ、TNF、IL-12 分泌与激活细胞毒 T 细胞等；它们也可减弱哮喘的 Th2 应答。TLR4 激动剂单磷酰脂质 A（monophosphoryl lipid A，MPL）能够诱导 IFN-β 并调节 CD80/86，而且毒性低于 LPS，可用作疫苗佐剂，是 HBV 和 HPV 疫苗的组分。TLR4 激动剂 OM-174 是脂质 A 的修饰物，能够增加 IFN-γ 的产生并抑制肿瘤生长。但也有报道，LPS 给予后，气道变应性炎症与 IgE 水平增高；而且某些致病因子如内毒素、RSV 也结合 TLR4。因此，在某些重症疾病，TLR4 拮抗剂可能更有效。

4. 针对 TLR5 靶位　TLR5 主要识别革兰阴性菌鞭毛蛋白，后者是可溶性免疫刺激和致炎因子，在低浓度时即能通过鞭毛蛋白/TLR5/NF-κB 轴激活吞噬细胞、单核细胞、血管内皮细胞、肠和肺黏膜上皮细胞等而释放致炎细胞因子，如 TNF、巨噬细胞炎性蛋白 1α（MIP1α）、IL-6、IL-12p40、IL-10 和 NO 等。机体胃肠道、呼吸道感染革兰阴性菌后，细菌鞭毛蛋白与 LPS 一样，也能引起相应器官严重的炎性应答；有研究证实，炎症性肠病、心血管系统衰竭也与鞭毛蛋白相关。以 TLR5 信号诱导机体免疫反应为基础，将抗原与其配体相融合，可以制备兼具抗原性与免疫原性的疫苗。例如，VAX-102 是将流感病毒基质蛋白 M2 的胞外域（M2e）与鞭毛蛋白融合，该分子能对抗季节性及洲际流感病毒，减轻症状并使小鼠免除流感病毒的致命危险，其安全性也在Ⅰ期临床试验中得到证实；目前，此分子针对西尼罗病毒、日本脑炎病毒等的作用正在深入研究中。

5. 针对 TLR7 和 TLR8 靶位　TLR7、TLR8 的天然配体还不清楚，但某些合成的抗病毒物质已证实是这两种受体的配体，如咪唑喹啉复合物咪喹莫特（imiquimod，R837）和咪喹莫特的衍生物（resiquimod，R848）能诱导多种细胞分泌 IFN-γ 等 Th1 细胞因子。Imiqumiod 是首例 TLR 靶向药物，通过 TLR7-MyD88 信号途径诱导 IFN-α、IL-6 和 TNF-α 的生成，实现调节免疫、治疗肿瘤的目的，用于多种皮肤肿瘤的治疗，是目前最成功的 TLR 靶向药之一。特定的单链 RNA 分子往往能同时激活 TLR7 和 TLR8，发挥免疫调节剂的作用，刺激树突状细胞并改善调节性 T 细胞的功能，因此可以用于肿瘤的治疗，且与化疗药合用时效果更好，如 R-848 和 R-852A 等。IPH-3201 也具有治疗肿瘤及感染性疾病的效果。R-848 激活 TLR7、TLR8，可用于治疗 HCV 及其他病毒感染，在Ⅱ期临床试验中显效。TLR7 激动剂 ANA773 在治疗肿瘤的同时还可以治疗 HCV 感染，已经进入Ⅰ期临床试验。TLR8 激动剂 VTX-1463、TLR7 激动剂 AZD8848 都具有抗过敏的功效，目前在临床研究中。

6. 针对 TLR9 靶位　TLR9 下游信号可以增强抗肿瘤 T 细胞的功能并调节 T 辅助细胞的功能，其天然配体是非甲基化的 DNA（CpG-DNA），其所产生的细胞因子主要为 Th1 型。如 CpG-DNA 诱导 B 细胞增殖、分泌 Ig 和 IL-6 与 IL-12、抑制 B 细胞凋亡；激活树突状细胞分泌 IFN-α、IL-6、IL-12、粒细胞巨噬细胞集落刺激因子（GM-CSF）、趋化因子和 TNF 等。有报道，CpG-DNA 结合短豚草乳剂，其治疗效应明显强于单用 CpG-DNA。CpG-DNA 可作为疫苗佐剂或 DNA 疫苗用于抗感染。

TLR9 靶向药物 IMO-2125、SD-101 正在接受治疗 HCV 的Ⅰ期临床试验；AV7 909（CpG-10 109）与炭疽疫苗 Biothrax 联用能够明显提高后者的疗效并减少其用量（临床试验）；ISS1 018 与 HBV 表面抗原联用治疗 HBV 比 IFN-α 疗法起效快、疗效好。

TLR9 激动剂 IMO-2 134 能够间接调节 Th1 反应，并且已在动物模型上得到观察；AVE0 675、SAR-21 609 单用或合用均有抗过敏作用，AVE0 675 已通过Ⅰ期临床试验；DIMS0 150 单独使用可以治疗皮质激素耐药的溃疡性结肠炎，正在接受Ⅱ期临床试验。

TLR9 拮抗剂 Hydroxychloroquine（HCQ）

目前是治疗 SLE 和 RA 的药物之一,同时它也能拮抗 TLR7 和 TLR8。复合抑制剂 CpG - 52 364 拮抗 TLR7、TLR8 及 TLR9,可以抑制 SLE 等自身免疫性疾病(动物实验),目前正在进行 I 期临床试验。同类药物 IRS - 954、IMO - 3 100 等也在研究中。

因此,用 CpG - DNA 激活 TLR9 信号通路可能是多种疾病新的预防与治疗策略;而且通过联合使用免疫原性增强剂或减弱其反应原性的免疫治疗可能比一般治疗更安全、有效(表 3 - 3)。

表 3 - 3 干预 *TLRs* 表达及其信号转导的临床应用

疾 病	参与的 TLRs	干 预 策 略
脓毒症	多种 TLRs	可溶性 TLRs,TLRs 拮抗剂,信号通路抑制剂
哮喘	多种 TLRs	细菌疫苗(诱导 Th2 应答向 Th1 应答转换)
	TLR9	激动剂(CpG - DNA)
	TLR7、TLR8	激动剂(抗病毒化学物质)
	TLR4	拮抗剂(阻断细菌及 LPS 诱导的炎性应答)
COPD	TLR2、TLR4	拮抗剂(阻断细菌及 LPS 诱导的炎性应答)
自身免疫性疾病	TLR9	拮抗剂(阻断自身反应性 B 细胞增殖与自身抗体分泌)
肿瘤	TLR2、TLR4、TLR7、TLR9	激动剂(CpG - DNA 激活 TLR9,可预防、治疗肿瘤)
疫苗	TLR9	激动剂(CpG - DNA 作为 DNA 疫苗的佐剂)
慢性炎症	TLR2、TLR4	拮抗剂(拮抗内源性配体等)
急性炎症	TLR2、TLR4	拮抗剂
皮肤病(痤疮、	TLR2	拮抗剂
变应性皮炎)	多种 TLRs	细菌疫苗,激动剂(CpG - DNA)
获得性免疫缺陷	TLR7	激动剂(激活 TLR7,使机体恢复对病毒的免疫应答)

TLRs 的发现为我们探索先天性免疫与获得性免疫揭开了美好的前景,它不仅为脓毒症等严重感染性疾病提供了新的治疗思路,而且为调控 Th2 与 Th1 型应答提供了可能。增强 TLRs 信号通路的试剂可能是抵抗病原生物或肿瘤的较好佐剂。目前数种 TLR 靶向药物已经在临床应用,但也有不少药物的研究被迫终止,暴露了许多需要回答的问题。例如,TLR 信号传递的过程不够细化、疾病自身的病理特征未被揭示、生物活性分子结构与功能有待了解、药物安全性不高、没有合适的疾病动物模型,甚至临床研究参数设置不科学等,都影响着药物研究的顺利进行,是这一领域亟待解决的重要问题,需要分子生物学、实验药理学和临床医学等多学科的不懈研究和联合攻关。相信 TLR 作用机制和靶向药物的深入研究终将为人类攻克免疫性疾病助一臂之力。

(绍兴文理学院附属医院　晏春根　　上海交通大学医学院附属瑞金医院　谢青)

第四节 细 胞 因 子

抗感染免疫是生物源性致病因子启动的防御性机体免疫应答。在此反应过程中,几乎所有免疫细胞会产生和分泌一类具有调节细胞功能的高活性蛋白质或小分子多肽,称为细胞因子(cytokines, CK)。几乎所有的细胞因子都直接或间接参与了各种免疫细胞的活化、增殖和分化;均以非特异性方式起作用,既不与抗原反应,也不表现为抗原特异性,其作用不受 MHC 分子限制，也不与抗免疫球蛋白抗体和抗独特性抗体相互作用。细胞因子的靶细胞也是多种多样的，包括多形核细胞、单核巨噬细胞、胸腺细胞、淋巴细胞、内皮细胞、成纤维细胞、骨髓细胞。在免疫应答全过程中，细胞因子的作用非常复杂，构成相互联系和相互制约的复杂网络系统，可使免疫功能上调或下调。

细胞因子参与抗病毒、细菌和寄生虫感染的免疫应答，以及炎症反应和组织损伤的修复过程。

一、细胞因子的特性和种类

细胞因子是细胞与细胞间的直接相互作用和局部产生的可溶性介质，控制着免疫系统细胞间的信息交流。细胞因子是细胞间信号网络的组成部分。这一网络调控着固有免疫和适应性免疫应答中各种功能性事件，如炎症反应、防御病毒感染、T 细胞和 B 细胞克隆的增殖及其功能调节等。

细胞因子是一群相对分子量[$(8\sim80)\times10^3$]小的蛋白质，通常以自分泌、旁分泌和内分泌的形式发挥作用。细胞因子的活性极高，通常以 pmmol/L(10^{-12} mmol/L)级甚至更低的浓度发挥作用。这种强有力的调节分子产生的时间通常是短暂的，受到精密的调节。现已发现 200 多种人体细胞因子。人类基因组研究显示，尚有多种细胞因子有待发现。

细胞因子的命名有不同的方式，有些按照所分泌的细胞命名，如白介素(IL)、单核因子、淋巴因子等；有些按照细胞因子的功能命名，如干扰素(IFN)、肿瘤坏死因子(TNF)、集落刺激因子(CSF)、趋化因子和生长因子(GF)等。命名上的混乱一方面是因为它们在不同的学科中被发现，按不同学科的命名习惯命名；另一方面，也是因为细胞因子产生的细胞谱广泛，细胞因子的功能复杂多样。同一种细胞可产生不同的细胞因子，同一种细胞因子又具有不同的功能，不同的细胞因子亦可显示相同的功能。故目前细胞因子的命名仍以两种命名方式相结合，以习惯方式为主。

细胞因子的复杂之处还在于它们很少单独产生，也很少单独发挥作用。一种细胞因子可作用于多种靶细胞，产生多种生物学效应，表现为多效性；几种不同的细胞因子可作用于同一靶细胞，产生相似的生物学效应，表现为重叠性；一种细胞因子可抑制其他细胞因子的功能，表现为拮抗性；一种细胞因子可增强另一种细胞因子的功能，表现为协同性。简而言之，细胞因子是在一个复杂的网络中行使功能，其中一种细胞因子的出现将影响其他若干种细胞因子的产生，或影响对其他细胞因子的反应性。

1. 干扰素(IFN) 是最早发现的细胞因子，在防止病毒的感染和扩散中发挥重要的作用。INF-α、INF-β 称为Ⅰ型干扰素，由病毒感染的细胞产生，但是 IFN-α 和 IFN-β 是血清学上完全不同的两组蛋白。IFN-α 由单核-巨噬细胞产生，又称为白细胞干扰素，包括大约 20 种结构相关的多肽，均由不同的基因编码。天然 IFN-α 常是这些分子的混合物。IFN-β 由成纤维细胞产生，又称为成纤维细胞干扰素。IFN-γ 为Ⅱ型干扰素，由激活的 T 细胞和 NK 细胞产生，又称为免疫干扰素。IFN 能诱导未感染的组织细胞出现抗病毒能力，从而有效地防止病毒的扩散。干扰素在感染的早期产生，构成防御多种病毒感染的第一道防线。

2. 白介素(IL) 包括一大群细胞因子(IL-1～IL-38)，主要由 T 细胞分泌，也由巨噬细胞或组织细胞所分泌。它们有多种功能，主要是引导其他细胞发生分裂和分化。

3. 集落刺激因子(CSF) 主要参与骨髓造血干细胞和血液白细胞前体的分裂和分化。不同的集落刺激因子间的平衡可部分影响随后产生的不同细胞的特征。一些 CSF 还可促进骨髓外细胞的进一步分化，如巨噬细胞集落刺激因子(M-CSF)，可促进骨髓中单核细胞和组织中巨噬细胞的发育。

4. 趋化性细胞因子 趋化性细胞因子是一个大家族，引导体内细胞的移动，招募血液中的单核细胞、中性粒细胞和淋巴细胞进入感染发生的部位。有些趋化因子还能激活细胞，行使特殊的功能。

5. *肿瘤坏死因子(TNF)* 因其能使肿瘤发生出血坏死而得名。根据其来源和结构不同，可分为 TNF－α、TNF－β(LTα)和 LTβ 三类。TNF－α 由单核-巨噬细胞产生；LTα 即淋巴毒素 α，由活化的 T 细胞产生；LTβ 是膜型淋巴毒素。根据分泌形式，可分为膜型和分泌型两类。膜型 TNF 是同源三聚体，胞外羧基端通过二硫键两两连接；每个亚单位的 17 kDa 片段可被金属蛋白酶降解后从细胞膜上脱落下来，即分泌型 TNF。膜型肿瘤坏死因子除 TNF－α、LTβ 外，还包括 FasL、CD70L、CD30L、CD40L、4－1BBL、OX40L 和 TRAIL(TNF related apoptosis inducing ligand)。LTα 为分泌型。LT 和 TNF 的相似性较高，能和 TNF 竞争结合细胞膜表面同一受体，功能上也有一定的相似性，除杀伤肿瘤细胞外，还参与免疫调节、发热和炎症反应的发生发展过程。

6. *转化生长因子 β(TGF－β)* 促进肿瘤细胞的生长和转移。

二、细胞因子受体

细胞因子通过结合细胞表面相应的细胞因子受体而发挥生物学作用。根据其结构和信号传导途径，细胞因子受体分为Ⅰ型细胞因子受体、Ⅱ型细胞因子受体、TNF 受体和趋化性细胞因子受体等家族或超家族。

Ⅰ型细胞因子受体家族是最大的细胞因子受体家族，包括 IL－2、IL－3、IL－4、IL－5、IL－6、IL－7、IL－9、IL－12、IL－13、IL－15 和 GM－CSF 受体等。尽管序列上有差异，但属该家族的细胞因子受体的总体结构有一定的相似性。Ⅰ型细胞因子受体家族成员属多亚单位受体，其中一个亚单位是细胞因子结合亚单位，另一个是信号转导亚单位。多种Ⅰ型细胞因子受体有共用的相同的信号转导亚单位，因此，许多共用信号转导亚单位的细胞因子在功能上有一定的重叠性。

Ⅱ型细胞因子受体家族的胞外结构域带有多个由 40 个氨基酸组成的富含半胱氨酸的重复序列，属免疫球蛋白超家族，包括各种 IFN 受体、IL－10 受体和 CD40、Fas 分子。

TNFR 超家族为同源三聚体，属Ⅰ型跨膜蛋白，存在膜型和分泌型两种活性形式。其胞外区有 1～6 个由富含半胱氨酸的基序形成“配体结合区域”；胞内同源序列即“死亡结构域”。成员包括 TNFR Ⅰ/Ⅱ、LFbR、Fas、CD27、CD30、CD40、CD134、CD137/4－1BB、DR2、DR4、DR5、DcR2、DcR1 等。

趋化性细胞因子受体为 7 次跨膜的 G 蛋白耦联受体，与相应的配体结合后经 GTP 结合蛋白而发挥生物学效应。成员包括 CXCR1～4、CCR1～8 和 CX3CR。表达在 T 细胞和巨噬细胞上的 CCR5 是 HIV 入侵的辅助受体，HIV 借助 CCR5 进入细胞造成原发性感染。

三、细胞因子的生物学活性

细胞因子通过结合细胞表面的特异性受体发挥生物学作用，细胞因子具有抗菌、抗病毒、调节适应性免疫应答、诱导免疫细胞凋亡和刺激造血等多种生物学活性。

(一) 细胞因子与固有免疫

1. *细胞因子与抗病毒应答* 感染的早期常是病毒和宿主防御系统间的竞争。对抗病毒入侵的第一道防线是机体上皮组织的完整性，一旦被破坏，干扰素、自然杀伤细胞和巨噬细胞等早期“非特异”或天然的免疫防御机制开始启动。

病毒感染细胞后使之产生 IFN－α/β，它们能激活病毒感染的细胞和邻近的未感染细胞的抗病毒机制，产生抗病毒蛋白酶抵抗病毒感染。IFN－α/β 能激活 NK 细胞，使其在病毒感染的早期有效地杀伤病毒感染细胞。IFN－γ 也能增强 NK 细胞的抗病毒活性。而趋化性细胞因子 MIP－1α、MIP－1β 病可与 HIV 竞争结合巨噬细胞趋化因子受体而表现出抗 HIV 感染的活性。

2. *细胞因子与抗细菌免疫* 细菌一旦进入

宿主组织，起初对抗的仍是固有免疫系统的组成成分。

(1) 巨噬细胞释放的细胞因子：细菌可刺激感染部位的巨噬细胞释放 TNF、IL-1、IL-6、IL-8 和 IL-12 等细胞因子，导致全身巨噬细胞活化，增强与内皮细胞的黏附，促进巨噬细胞穿越内皮细胞，渗出至炎症组织，转而启动对细菌的攻击。IL-1 激活内皮细胞，促进免疫系统的效应细胞进入感染部位并激活淋巴细胞。TNF-α 增加血管的通透性，促进 IgG、补体和效应细胞进入感染部位和使淋巴液向淋巴结回流。IL-8 趋化中性粒细胞和 T 细胞进入炎症部位。随后释放的 MCP-1 和 MIP-1 等趋化性细胞因子，能促进白细胞群体的特异活动力，从而使血管内单核细胞和周围组织中更多的吞噬细胞聚集至感染部位，使局部抗感染免疫作用显著增强。IL-12 激活 NK 细胞，诱导 Th1 细胞的分化。IL-6 激活淋巴细胞，促进抗体的生成。IL-1、TNF-α 和 IL-6 作为内热原，可作用于下丘脑体温调节中枢引起发热反应，对体内病原体的生长产生抑制作用。另外，活化的巨噬细胞产生的大量促炎因子和其他低相对分子质量炎症介质如前列腺素、白三烯、血小板活化因子等，也是引发急性期反应的主要物质，可促进骨髓释放大量中性粒细胞入血，提高机体抗感染免疫应答能力；可刺激肝细胞合成分泌一系列急性期蛋白，如 C 反应蛋白(CRP)和甘露糖结合凝集素(MBL)，可激活补体，进一步增强调理作用和产生溶菌效应。血小板活化因子可使局部血管内皮细胞和血小板活化，引起凝血反应，形成血栓，封闭血管，从而有效阻止局部病原体进入血流向全身播散。

(2) NK 细胞释放的细胞因子：NK 细胞受 IL-12 或 TNF 刺激后，能释放 IFN-γ，继而激活巨噬细胞。

3. 细胞因子与抗蠕虫免疫　巨噬细胞、中性粒细胞、嗜酸性粒细胞和血小板形成抗蠕虫免疫的第一道防线。对寄生虫抗原应答中产生的特异性抗体和细胞因子能促进这些效应细胞的抗蠕虫活性。巨噬细胞在作为抗原提呈细胞启动适应性免疫应答之前，可作为效应细胞来抑制寄生虫的繁殖。

巨噬细胞的吞噬作用是对较小寄生虫的重要防御。但是，对于较大的寄生虫，巨噬细胞则可通过分泌许多细胞因子，如 TNF-α，TNF-α 再活化更多的巨噬细胞。巨噬细胞活化后，可不经吞噬作用杀死寄生虫。巨噬细胞也可通过分泌细胞因子调节炎症应答，如 IL-1、IL-2、IL-5、TNF-α、TNF-β 和 CSF，可通过激活中性粒细胞、嗜酸性粒细胞和血小板等增强免疫应答。其他如 IL-10、TGF-β 和前列腺素是抗炎和免疫抑制的细胞因子。

(二) 细胞因子与适应性免疫

细胞因子相互作用，形成复杂的网络系统，参与适应性免疫应答。免疫细胞的激活、生长和效应发挥都受到细胞因子的精细调节。

在免疫应答的识别和激活阶段，多种细胞因子可刺激免疫细胞的增殖，如 IL-2 和 IL-15 能刺激 T 细胞的增殖，IL-4、IL-6 和 IL-13 能刺激 B 细胞增殖，IL-15 能刺激 NK 细胞增殖。也有多种细胞因子可刺激免疫细胞的分化，如 IL-12 能促进未致敏的 $CD4^+$ T 细胞分化成为 Th1 细胞，辅助细胞免疫；IL-4 则能促进 $CD4^+$ T 细胞分化成为 Th2 细胞，辅助体液免疫。细胞因子促进免疫球蛋白的类别转换，如 IL-4 刺激 B 细胞分泌 IgE，TGF-β 刺激 B 细胞产生 IgA。从这个意义上讲，B 细胞和抗体的后继功能皆受到细胞因子的调节。

在免疫应答的效应阶段，多种细胞因子刺激免疫细胞对抗原物质进行清除。如 IFN-α/β 刺激病毒感染细胞表达 MHC Ⅰ类分子，提高其抗原提呈能力，使其更容易被细胞毒性 T 细胞识别和杀伤。病毒感染细胞激活的 CTL 分泌高水平 IFN-γ，刺激 MHC Ⅰ类分子的表达，增强 CTL 的杀伤功能。IL-2 刺激 CTL 的增殖与分化并杀灭微生物尤其是胞内寄生物。

有些细胞因子，如 TGF-β 在一定条件下也可表现为免疫抑制活性。除了可抑制巨噬细胞活性,还可抑制 CTL 的成熟。某些肿瘤细胞通过分泌大量的 TGF-β 抑制 CTL 对肿瘤细胞的杀伤,从而逃避免疫应答。

(三) 细胞因子刺激造血

在免疫应答和炎症反应过程中,白细胞、红细胞、血小板不断被消耗,机体需要不断从骨髓造血干细胞补充这些细胞。骨髓和胸腺造血微环境是造血干细胞发育和分化的必要条件。骨髓和胸腺基质细胞对于支持干细胞的生长和促进分化起关键作用。骨髓基质细胞和胸腺细胞等产生刺激造血的细胞因子调控着血细胞的生成和补充。骨髓中的多能造血干细胞分化为定向干细胞,包括淋巴样祖细胞和髓样祖细胞。淋巴样祖细胞继续分化为B细胞、T细胞和NK细胞;髓样祖细胞继续分化为具有产生红系、粒细胞系、巨核系和单核-巨噬细胞系潜能的集落形成单位,可分别分化为红细胞、粒细胞、血小板和单核巨噬细胞。细胞因子在刺激骨髓和胸腺造血微环境维持造血干细胞的自我更新和分化中起到重要的作用。

1. *淋巴样祖细胞及其分化* 胸腺基质细胞分泌的 IL-7 及胸腺激素、胸腺素、促胸腺生成素是胸腺中未成熟T细胞前体细胞生长和分化的必要条件;骨髓基质细胞分泌的 IL-7 是诱导祖B细胞向前B细胞分化的关键因子;而NK细胞的发育需要 IL-12 和 IL-15 的刺激。

2. *髓样祖细胞及其分化*

(1) 红系:红细胞生成素(EPO)刺激红细胞的生成。

(2) 粒单系:来源于造血干细胞(HSC)的髓样祖细胞能产生血细胞的集落形成单位(CFU),从而进一步分化发育成红细胞、粒细胞和单核-巨噬细胞集落形成单位(CFU-GEMM)。CFU-GEMM 在粒细胞-巨噬细胞集落刺激因子(GM-CSF)、巨噬细胞集落刺激因子(M-CSF)、粒细胞集落刺激因子(G-CSF)、IL-3 等细胞因子的刺激下,生成中性粒细胞和单核-巨噬细胞。GM-CSF 也是树突状细胞的分化因子。CFU-GEMM 在 GM-CSF、IL-5 和 IL-3 的诱导下,分化为嗜酸性粒细胞。在 IL-5、TGF-β 诱导下,可分化为嗜碱性粒细胞集落形成单位(CFU-Baso),在 IL-3 和 IL-4 存在的条件下可进一步分化为嗜碱性粒细胞。

(3) 巨核系:血小板生成素(TPO)是巨核细胞/血小板谱系分化中关键的生长因子。髓样祖细胞在 TPO 和 IL-6、IL-11 存在的条件下可刺激骨髓巨核细胞的分化、成熟和血小板的生成。

细胞因子研究所涉及的领域非常广泛,主要集中在炎症、免疫调节和造血三大方面。其中关于细胞因子与炎症的研究及应用近年来成果显著,一些新型炎症相关细胞因子如 IL-17、IL-23 等都得到系统的基础与临床研究。以细胞因子为靶点的药物研发是持续的热点,也显示出巨大的临床应用价值,必将为诸多疾病的干预提供更多的策略和手段。

第五节 补体系统

19世纪末,在发现体液免疫后不久,Bordet 等发现新鲜血清中存在一种不耐热的成分,可辅助特异性抗体介导的溶菌作用。Bordet 在实验中发现,把细菌加入新鲜血清中,细菌先发生凝集,经过一段时间,细菌逐渐发生变形,最终破裂溶解,说明新鲜血清能够溶解细菌。但血清中的可溶性成分之一抗体本身没有溶菌作用,抗体的首要功能是结合抗原,抗体需通过"二级效应",借助其他免疫细胞和分子完成清除抗原的任务,如通过调理作用,激活吞噬细胞或通过 ADCC,依赖 NK 细胞溶解细菌。但新鲜血清并不含有这些细胞成分,由此推测,新鲜血清中可能还有另一种可溶性成分,能辅助抗体产生溶菌作用。当 Bordet 把新鲜血清加热到 56℃,经 30 分钟后，再次加入相同细菌时，却出现了不同的实验结果：细菌只出现凝集而不发生溶解。这说明，加热后的血清不能溶解细菌。因此，新鲜血清含有两种作用于细菌的成分，一种是能捕获细菌，使细菌凝集的抗体；另外还有一种不耐热的成分，它可以溶解被凝集的细菌。由于后一种成分是抗体发挥溶细胞作用的必要补充条件，故被称为补体(complement，C)。

补体并非单一分子，而是存在于人和脊椎动物血清、组织液和细胞膜表面的一组经活化后具有酶活性的蛋白质，包括 30 余种可溶性蛋白和膜结合蛋白，故被称为补体系统。补体系统由 30 多种血清分子组成，占总血清蛋白近 10%，是体内重要的防御体系之一。进化上这一系统十分古老，在适应性免疫系统发生之前产生，属固有免疫系统。体内多种组织细胞均能合成补体蛋白，其中肝细胞和巨噬细胞是补体产生的主要细胞。补体属于急性期蛋白的一种，在组织损伤急性期或炎症状态下，局部的单核-巨噬细胞可合成大量的补体。补体系统的功能主要包括调控炎症反应、调节趋化作用、清除免疫复合物、激活免疫细胞以及抵御病原微生物感染。该系统在抗体应答中也起着重要作用，并作为一个主要的效应分子参与免疫病理性疾病。

一、补体系统的组成和理化性质

(一) 补体系统的组成

1. *补体固有成分*　指存在于体液中、参与补体激活级联反应的补体成分。肝细胞和巨噬细胞是主要的补体产生细胞，固有成分被激活后才能发挥作用。补体固有成分包括：① 经典激活途径的 C1q、C1r、C1s、C4、C2；② 甘露糖结合凝集素(MBL)途径的 MBL、MBL 相关的丝氨酸蛋白酶(MASP)；③ 旁路激活途径的 B 因子、D 因子；④ 上述 3 条途径的共同末端通路的 C3、C5、C6、C7、C8、C9 和膜攻击复合物 MAC。

2. *补体调节蛋白*　以可溶性或膜结合形式存在，参与调节补体活化和效应的一类蛋白质分子。包括备解素、C1 抑制物、I 因子、C4 结合蛋白、H 因子、S 蛋白、Sp40/40、衰变加速因子、膜辅助蛋白、同源限制因子、膜反应溶解抑制因子。

3. *补体受体(CR)*　与补体活性片段结合而介导生物学效应，如 CR1～CR5、C3aR、C2aR、C4aR 等。

(二) 补体系统的命名

1. *补体经典激活途径的固有成分*　按其被发现的先后分别命名，如 C1(q、r、s)、C2…C9。

2. *补体系统的其他成分*　以英文大写字母表示，如 B 因子、D 因子、P 因子、H 因子。

3. *补体调节蛋白*　以其功能命名，如 C1 抑制物、C4 结合蛋白、衰变加速因子等。

4. *补体活化后的裂解片段*　以该成分的符号后面附加小写英文字母表示，如 C3a、C3b 等。

5. *具有酶活性的成分或复合物*　在其符号上画一横线表示，如 $\overline{C3bBb}$。

6. *灭活的补体片段*　在其符号前加英文字母 i(inactivation)表示，如 iC3b。

二、补体的激活

生理情况下，血清中大多数补体成分以无活性的酶前体的形式存在。只有在某些活化物的作用下，补体成分才能依次被激活。由此形成一系列级联反应，每一步皆可产生酶，再作用于级联反应的下一阶段。每当前一组分被激活，即具备了裂解下一组分的活性。因而，小量的启动性刺激能迅速产生很强的效果，最终导致靶细胞的溶解。同时，在补体活化过程中产生的水解片段，具有不同的生物学效应，广泛参与机体免疫调节与炎症反应。

(一) 补体活化的经典途径

由抗原抗体复合物结合 C1q，启动级联激活的途径，是最早发现的补体激活途径，故称为补体活化的经典途径。

游离的或可溶性的抗体不能激活补体，只有当抗体和抗原或靶细胞结合后才能触发经典途径的补体激活。因此，补体活化经典途径的激活始于 C1 和抗原抗体复合物的结合。C1 是由一个 C1q、2 个 C1r 和 2 个 C1s 组成的复合物。

C1r和C1s与C1q相连。C1q为六聚体，每一个亚单位含一个球形的头，是C1q与Ig结合并活化的部位。C1q与IgM的CH3或IgG的CH2结构域结合才能活化，而且必须是两个以上的亚单位与IgFc段结合才能有效激活。因而，在补体活化经典途径中，不同类别的抗体的作用不同。IgM比IgG更为有效，因为作为五聚体，IgM有10个CH3功能区可与C1q结合，单个IgM免疫复合物分子即能激活补体。然而，至少需要两个以上的IgG免疫复合物才能激活补体。当两个以上的C1q头部被免疫复合物中的IgM或IgG的Fc段相应区域固定后，C1q 6个亚单位构象发生改变，导致2个C1r分子相互激活(自催化)，形成的小片段可裂解2个C1s分子，裂解的C1s片段具有蛋白酶活性，依次激活C4和C2。C1s首先作用于C4，所产生的小片段C4a释放入液相，大片段的C4b可与靶细胞膜或抗原抗体复合物结合，在Mg^{2+}存在的条件下，C2可附着于结合了C4b的靶细胞表面，继而被C1s裂解，所产生的片段C2a释放入液相，片段C2a可与C4b形成$\overline{C4b2a}$复合物，即C3转化酶。C3转化酶可与C3结合，水解C3，产生的小片段C3a释放入液相，大片段的C3b分子可与$\overline{C4b2a}$结合，形成C5转化酶$\overline{C4b2a3b}$。

有3种主要方式精密地调节补体活化经典途径：① 丝氨酸蛋白酶抑制剂，又称C1抑制剂，能使C1r和C1s失活。② I因子能裂解C4b，C4结合蛋白是I因子的辅助因子，能促进C4b裂解，阻断经典途径C3转化酶$\overline{C4b2a}$的形成。③ 经典途径也受自身细胞膜表面表达衰变加速因子(DAF)和补体受体(CR1)的调节，其作用是抑制补体结合于宿主细胞表面。

(二) 补体活化的MBL途径

补体活化的MBL途径又称凝集素途径，类似于经典的激活途径，但启动环节始于炎症期产生的蛋白——甘露糖结合凝集素(MBL)与病原体的结合，而不是抗原抗体复合物的形成。

在病原微生物感染的早期，体内的巨噬细胞产生多种细胞因子，可诱导肝细胞合成与分泌急性期蛋白，包括C反应蛋白和MBL等。MBL是一种Ca^{2+}依赖性糖蛋白，和C1q分子同属于凝集素家族，可识别和结合病原微生物表面的甘露糖、岩藻糖和N-乙酰葡糖胺等结构。当MBL与细菌糖类的末端糖类配基结合后，构象发生改变，激活MBL相关的丝氨酸蛋白酶(MASP)，MASP-1和MASP-2与C1r和C1s同源，具有类似的生物学活性，MASP-1可直接切割C3和C2，MASP-2可水解C4和C2分子，形成C3转化酶$\overline{C4b2a}$。其后的反应过程与经典途径相同，C3转化酶可与C3结合，水解C3，产生的小片段C3a释放入液相，大片段的C3b分子可与$\overline{C4b2a}$结合，形成C5转化酶$\overline{C4b2a3b}$。

此外，C1q本身也能直接结合某些微生物，包括支原体和反转录病毒，以抗体非依赖形式激活补体系统。MBL激活途径受C1抑制剂的调节，C1抑制剂能使MASP-1和MASP-2失活，终止活化反应。

(三) 补体活化的替代途径

替代途径的激活与MBL和经典途径不同。事实上，替代途径可以很低速地连续被激活，但是在适合的激活剂表面，如细菌和真菌细胞壁存在时，这一反应可明显加速。某些细菌、革兰阴性菌的内毒素、酵母多糖、葡聚糖、凝聚的IgA和IgG以及其他哺乳动物细胞，可提供补体激活级联反应的接触表面，不经C1、C4、C2途径，而直接由C3、B因子、D因子参与激活。这种激活方式可不依赖于抗体的形成，从而在感染的早期，抗体还没有产生、抗原抗体复合物还没有有效形成之时，就为机体提供有效的防御机制。

天然的C3分子可发生自发性水解，生成C3的活性形式C3b。经典途径中产生的C3b和C3自发水解生成的C3b可与B因子结合，继而，血清中的D因子将结合状态的B因子裂解成小片段的Ba和大片段的Bb。Bb结合C3b，形成替代途径的C3转化酶$\overline{C3bBb}$，可进一步裂解C3。C3转化酶是否形成还取决于局部环境，在血清和体内细胞表面的C3转化酶$\overline{C3bBb}$极不稳定，可迅速被降解。但是在激活剂表面附近，血清中的备解素(P因子)可与之稳定结合,阻止其被水解。少量激活的C3b可构成C3转化酶$\overline{C3bBb}$,进而水解更多的C3成C3b,形成一个正反馈的放大环路,最终生成$\overline{C3bnBb}$,即替代途径的C5转化酶,和经典途径及MBL途径的C5转化酶$\overline{C4b2a3b}$功能相同,水解C5,引起相同的共同末端效应。

对宿主而言,放大环路的调控十分重要。因为它是一个正反馈系统,如果得不到有效调控,该系统将反复循环直到所有C3被耗尽。主要有两种调节方式:① 酶解C3转化酶$\overline{C3bBb}$。② 酶解C3b。自身细胞膜表面表达衰变加速因子(DAF)和补体受体(CR1)都能促进$\overline{C3bBb}$的解离。I因子使C3b裂解成较小的片段,在液相中,这种裂解作用受H因子及其相关蛋白调节,它们是I因子的辅助因子,促进裂解C3b。因此,替代途径的放大环路受CR1、DAF、H因子和I因子的负调控。与之相反,P因子可上调放大环路。P因子是一种急性时相蛋白,在炎症疾病时合成增强。它起到稳定$\overline{C3bBb}$的作用,使其不易被分解。

(四) 补体活化的共同末端效应

3条补体活化途径均形成C5转化酶,可裂解C5,完成补体活化的最后一个步骤。此后的过程仅涉及完整蛋白成分的结合,最终形成攻膜复合物(MAC)。MAC由补体成分C5、C6、C7、C8和C9组成。一旦C5被C5转化酶分解,复合物其余成分便以非酶解的形式组装。C5b结合C6和C7,这个复合物能插入细胞膜。C8随即连接到该复合物上也插入细胞膜。C5b~8复合物本身能破坏和裂解细胞膜,但结合C9后这一作用得到很大的增强。如果有6个以上的C9分子结合到该复合物上,就能形成典型的圈饼状小孔。电子显微镜下可见这种C9聚合体为中空结构,插入靶细胞脂质双分子层,形成内径为11 nm的小孔。这些小孔允许溶液和电解质的跨膜流动,小的可溶性分子、离子以及水分可自由透过细胞膜,但蛋白质之类的大分子却难以通过,最终导致胞内渗透压降低,靶细胞溶解。引起靶细胞的损伤程度取决于细胞类型。少量的孔就能引起红细胞的裂解,但是杀死有核细胞则需要较多的MAC。

三、补体的生物学作用

补体系统在机体抗感染免疫防御、维持内环境稳定及作为连接固有免疫和适应性免疫的桥梁中发挥重要作用。

(一) 参与早期抗感染免疫

1. *介导溶细胞效应* 补体在细胞膜表面激活并形成MAC,介导溶细胞效应。细菌与相应抗体(IgG1~IgG4或IgM)结合后,经经典途径活化形成MAC产生溶细菌作用;在无抗体存在的情况下,通过激活补体旁路途径和MBL途径,最终形成MAC而溶解细菌。补体的溶细胞效应不仅可以抗菌,也可以抗其他致病微生物及寄生虫感染。在补体缺陷时,机体易受病原微生物的感染。

2. *介导其他生物学效应* 补体激活过程中产生不同的蛋白水解片段,从而介导各种生物学效应。

(1) 炎症反应:C3、C4、C5分解产生的小片段C3a、C4a、C5a作为一种肽介导物,招募吞噬细胞,参与介导局部炎症反应。

(2) 过敏毒素:C3a和C5a是由C3和C5裂解产生的片段,两者均参与动员白细胞进入炎症部位。它们的相对分子质量较小,能从产生部位弥散出来,并专一地与表达在肥大细胞和嗜碱性粒细胞表面的受体C3aR和C5aR结合,激发细胞脱颗粒,释放组胺等血管活性介质,增强毛细血管的通透性、刺激内脏平滑肌收缩和支气管痉挛。因此,C3a和C5a常常被称为"过敏毒素"。C5a在血清中的活性十分短暂,能很快被羧肽酶N灭活。在细胞上和受体结合的C5a可被内化并迅速被酶解成无活性的片段。C3a的活性比C5a要小得多。它能诱导较弱的中性粒细胞聚集和呼吸爆发,也能引起肥大细胞脱颗粒。与C5a相比,C3a没有明显的趋化作用。

(3) 调理作用:血清调理素与细菌及其他颗

粒物质结合，可促进吞噬细胞的吞噬作用。C3是血浆中浓度最高的补体蛋白，补体激活过程中产生的大量C3b、C4b和iC3b均是重要的调理素。一方面，C3b凭借其水解后暴露出来的酯键，以共价键形式大量结合于病原体表面。另一方面，中性粒细胞和巨噬细胞带有C3b受体，有利于这些吞噬细胞借助受体配体的结合，增强对覆盖有C3b病原体的吞噬和清除。因此，在细胞表面发生的补体激活，可促进微生物与吞噬细胞的黏附，并被吞噬及杀伤，这种依赖C3b、C4b和iC3b的吞噬作用，可能是机体抵御全身性细菌或真菌感染的主要防御机制。

(二) 维持内环境稳定

在生理条件下，机体经常产生大量凋亡细胞，这些细胞表面表达多种自身抗原，若不能及时并有效清除，可能引发自身免疫性疾病。多种补体成分，如C1q、C3b和iC3b均可识别和结合凋亡细胞，并通过调理作用促进吞噬细胞对凋亡细胞的清除。

(三) 连接固有免疫和适应性免疫

补体裂解产物C3d可与补体受体CD21结合，通常认为，在炎症和补体激活条件下，补体成分C3d把CD19/CD21/CD81/CD225复合物与BCR复合物桥联在一起，由CD19和BCR共同向胞内转导信号，促进B细胞活化，激发体液免疫应答。

补体成分还可与多种免疫细胞相互作用，调节细胞的增殖、分化。如补体调节蛋白CD55、CD46、CD59能介导细胞活化信号，参与T细胞活化。补体通过溶细胞作用、调理作用和ADCC作用，参与适应性免疫应答的效应阶段。因此，作为固有免疫应答的重要组成成分，补体不仅在机体早期抗感染免疫机制中发挥重要作用，而且还参与适应性免疫应答的启动、效应和维持。

(四) 补体系统与其他酶系统的相互作用

除补体系统外，血浆中还存在其他一些酶系统，如凝血系统、激肽和纤溶系统等。补体系统与凝血、纤溶、激肽系统间存在着十分密切的相互影响及相互关系，如：① 抗原抗体复合物既可分别激活补体经典途径和旁路途径，也可通过激活凝血因子Ⅻ而活化凝血、纤溶和激肽系统。② 补体活化产物C3a和C5a可促使血管内皮细胞释放细胞因子，启动并加速凝血过程。③ C1INH既可抑制补体经典激活途径，也可抑制凝血因子Ⅻ、激肽释放酶和纤溶蛋白酶等。

以补体相关疾病为出发点，深入研究补体结构、功能、激活和调节机制，探讨补体系统与固有免疫或适应性免疫及其他蛋白级联反应系统的相互作用，阐明补体系统参与相关疾病的确切作用及机制，以实现安全有效的补体靶向治疗策略的开发是补体研究的趋势。

参考文献

[1] Artis D, Spits H. The biology of mnate lymphoid cells[J]. Nature, 2015, 517(7534): 293-301.
[2] Vivier E, Artis D, Colonna M, Diefenbach A, Di Santo JP, Eberl G, Koyasu S, Locksley RM, McKenzie ANJ, Mebius RE, Powrie F, Spits H. Innate Lymphoid Cells: 10 Years On[J]. Cell, 2018, 174(5): 1054-1066.
[3] Yang, Han Z, Oppenheim JJ. Alarmins and immunity[J]. Immunol Rev, 2017 Nov, 280(1): 41-56. doi: 10.1111/imr.12577.
[4] Mueller SN, Mackay LK. Tissue-resident memory T cells. local specialists in immune defence[J]. Nat Rev Immunol, 2016, 16(2): 79-89.
[5] Masopust D, Soerens AG. Tissue-Resident T Cells and Other Resident Leukocytes[J]. Annu Rev Immunol, 2019 Apr 26, 37: 521-546.
[6] Sharpe AH, Pauken KE. The diverse tunctions of the PD1 inhibitory pathway[J]. Nat Rev Immunol, 2018, 18(3): 153-167.
[7] Sehrawat S, Rouse BT. Interplay of Regulatory T Cell and Th17 Cells during Infectious Diseases in Humans and Animals[J]. Front Immunol, 2017, 8: 341.
[8] Qi H. T follicular helper cells in space-time[J]. Nat Rev Immunol, 2016 Oct, 16(10): 612-625.

(苏州大学　朱一蓓　张学光)

第六节 宿主清除病原体的免疫机制

人类的免疫系统由免疫器官、免疫细胞和免疫分子组成。在抗感染免疫的过程中，各免疫器官、细胞和分子间相互协作、相互制约、密切配合，共同完成复杂的免疫防御功能，抵御病原微生物的入侵。人类生存的环境中存在大量微生物——病毒、细菌、真菌以及寄生虫等，它们可以通过呼吸道、皮肤屏障和消化道等入侵宿主，进行生长繁殖，释放毒性物质，引起不同程度的损伤。宿主则通过免疫系统以抗体、细胞因子等免疫分子和淋巴细胞、巨噬细胞等免疫细胞以免疫应答的方式对病原体刺激产生反应，对病原体进行识别并清除。

一、抗病毒免疫应答

病毒与人类疾病的关系极为密切，病毒感染是引起人类疾病和死亡的主要原因之一，一些病毒可引起世界范围内的流行，且新发现的病毒层出不穷，如人类免疫缺陷病毒(HIV)和乙型、丙型肝炎病毒(HBV、HCV)、引起严重急性呼吸综合征的冠状病毒(SARS - CoV)、高致病性禽流感病毒以及引起全球性关注的埃博拉病毒等。从临床经验中我们发现，许多病毒感染依旧处于临床重要地位，如可以引起感冒的各种病毒、流感病毒、轮状病毒、出血热病毒、乙型脑炎病毒等，因此，病毒防治仍是人类关注的热点。一些病毒的基因和抗原会发生变异，导致抗病毒感染的方式多种多样，故抗病毒免疫除了具有抗感染免疫的共性外，还有其特殊性。机体抗病毒感染免疫包括固有免疫和适应性免疫。

(一) 抗病毒固有免疫

病毒为专性细胞内寄生，与宿主细胞的关系密切。人类在长期进化过程中形成了一道天然免疫屏障，属于先天即有、相对稳定，无特殊针对性地对病原体产生天然抵抗力。固有免疫是抵抗病毒入侵的第一道防线，会对抗感染免疫发挥重要作用。抗病毒固有免疫的因素有许多种，包括皮肤黏膜、胎盘和血-脑屏障作用，以及遗传因素与种属免疫、自然杀伤细胞和干扰素等。

1. *天然屏障作用* 皮肤的角化层有效地防止了病毒的感染，发挥了良好的天然屏障作用。皮肤的防护作用可分为物理功能和其他功能，黏膜和黏膜表面的液体具有阻挡、排除的功能，其中黏液可以通过黏蛋白所含的唾液酸发挥抑制部分病毒对细胞受体吸附的作用。呼吸道同时也是一道机械屏障，因为本身存在一些如鼻腔中的黏液、纤毛毯等；而消化道则通过胃酸、胆汁和各种消化酶降解病毒。研究也发现，功能发育完整的血-脑屏障及胎盘屏障能阻止多类病毒侵犯中枢神经系统和胎儿。

2. *遗传因素与种属免疫* 在基因遗传因素中，可以考虑为遗传因素和种属免疫宿主染色体基因变异，宿主基因的变异主要影响病毒入侵细胞、免疫识别和抗原提呈。病毒必须首先以其包膜或衣壳黏附蛋白与靶细胞表面的病毒受体结合才能吸附于靶细胞，病毒黏附蛋白和病毒受体间的特异性相互作用是由种属特异性和细胞嗜性引起的。如 HIV，为了增强有效的吸附，需借助于易感细胞表面的受体进入细胞，包括第一受体(CD4)和第二受体(CCR5 和 CXCR4)，在感染初期以 CCR5 辅助受体为主，即病毒 gp120 跨膜蛋白通过与巨噬细胞表面的 CD4 受体和 CCR5 辅助受体结合后进入细胞。CCR5 基因编码区 32 个碱基的纯合性缺失(*CCR5Δ32*)可完全保护携带者不感染 HIV，杂合性缺失可延迟感染后病程的进展。

不同病毒有不同的宿主范围，其中一些病毒的宿主范围是限定的，如流感病毒。一般情况下，流感病毒具有较严格的宿主范围，人与禽流感病毒不易在相互宿主间直接传播。2013 年 3 月 31 日，中国报告了世界上第一例人感染 H7N9

禽流感病毒病例。据研究表明,最早出现的疑似症状发生在2月中旬。该次事件也标志着H7N9亚型第一次在人类、家禽或其他动物中发现。但是,对于禽流感病毒是否突破人的宿主屏障一直存在争议,从基因表达上和人流感病毒无关,受体特异性以及血凝素蛋白分子上的连接肽都与人甲型流感病毒不同。

3. *细胞免疫* 单核-巨噬细胞系统(MPS)是机体非特异性免疫的重要组成部分和抗病毒免疫的重要环节,包括游离于血液中的单核细胞及存在于体腔和各种组织中的巨噬细胞。巨噬细胞的抗病毒能力很强,它通过固定细胞或游离细胞的方式对病原体发挥吞噬作用,同时激活淋巴细胞或其他免疫细胞,使其对病原体做出反应。特异性免疫应答中的T细胞、B细胞的白细胞群,包括NK/NKT细胞亚群、巨噬细胞、树突状细胞亚群和多形核细胞(PMN),以及各种不同的可溶性细胞因子在先天性免疫应答中都发挥了重要的作用。巨噬细胞能产生多种细胞因子,有直接抗病毒和免疫调节的功能。但是,由于巨噬细胞可游走到宿主的各器官,因此这些细胞实际上起到携带游离病毒或病毒颗粒以致对多种器官发生作用。DC亚群至少包括髓样DC(myeloid DC, MDC)、淋巴样DC(lymophiod dendritic cell, LDC)和浆细胞样DC(plasmacytoid DC, PDC)。PDC又被称为干扰素产生细胞(interferonproducing cells, IPC),其细胞核内体(endosome)表达TLR-7和TLR-9。在病毒感染时,通过TLR-7和TLR-9刺激PDC产生大量的Ⅰ型IFN以及IL-6和TNF-α。因此,PDC是人体天然免疫应答的重要组成部分。

4. *细胞因子和趋化因子* 可溶性细胞因子能够介导广泛的免疫调节功能,是抵御病毒感染的重要物质。Ⅰ型干扰素(IFN-α、IFN-β、IFN-ω)主要由PDC产生,可以直接使邻近未感染细胞处于抗病毒状态。目前关注的热点是TNF-α/β抗病毒途径,作用于双链RNA(dsRNA),诱导抑制翻译和病毒复制,该途径还有显著的免疫调节作用,多数病毒对该途径介导的抗病毒效应敏感。TNF-α/β功能缺陷则明显抑制抗感染能力。NK细胞产生IFN-γ和TNF-α,其中IFN-γ可促进巨噬细胞产生IL-12和TNF-α,它们促进NK细胞产生更多的IFN-γ,促进了抗病毒功能。先天性免疫系统和(或)非免疫细胞还能产生包括IL-12、IL1-α、IL-1β、IL-6和巨噬细胞炎性蛋白1α(MIP1α)等细胞因子和趋化因子,具有介导抗病毒或免疫调节潜能。补体是机体重要的非特异性防御系统。补体蛋白可阻止其进入细胞,并辅助免疫细胞吞噬杀灭病毒;形成的补体膜攻击复合物也可以破坏包装病毒和病毒感染细胞的表面膜,使游离病毒和病毒感染细胞裂解;补体激活反应还能够在病毒感染部位诱发炎症反应以清除病毒。另外,脾脏能产生一种含苏-赖-脯-精氨酸的四肽激素——促吞噬素或特夫素(Tuftsin),能与吞噬细胞上的Tuftsin受体结合,增强巨噬细胞和中性粒细胞的吞噬作用。

趋化因子是具有吸引白细胞移行到感染部位的低分子量蛋白质。在非特异性免疫中主要通过引导白细胞向适当部位移动发挥作用。趋化因子还可通过直接介导抗病毒效应阻断感染。研究表明,趋化因子受体有CCR5、CXCR4和CCR3等,可以辅助HIV-1感染,因此趋化因子与HIV-1有共同的受体,它通过与HIV-1的辅助受体竞争结合从而干扰HIV-1传播。

5. *宿主状态* 机体的基础状态、年龄、体温变化等都能影响对病毒的易感性和抵抗力,如人类轮状病毒感染常见于6月龄至2周岁的婴幼儿;人体低体温时能增加病毒感染的程度,而高体温则能抑制病毒增殖。机体对淋巴组织的发育及其功能的维持、白细胞对细菌的反应、吞噬细胞的吞噬功能都与维生素C的含量有关,补充维生素C能促进巨噬细胞的吞噬杀菌功能。

(二)抗病毒适应性免疫应答

在病毒入侵早期,固有免疫应答对于病毒防控有着重要的作用,一旦病毒完成入侵并造成感染,适应性免疫应答则是清除病毒感染的关键。抗病毒适应性免疫包括:体液免疫的抗病毒作用(中和抗体、抗病毒免疫球蛋白及非中和抗体对靶细胞作用)、细胞免疫的抗病毒作用(杀伤性T细胞)。在具体的感染中,以何种免疫为主,因不同的病毒而异,无包膜病毒感染后以体液免疫为主,有包膜病毒感染后以细胞免疫为主。此外,病毒在机体内增殖时,机体以细胞免疫为主;当病毒从细胞内释放以及形成脓毒血症时,则以体液免疫为主。

1. *抗病毒细胞免疫* 进入感染细胞内的病毒,抗体不能直接发挥抗病毒作用。清除感染细胞内病毒需要细胞免疫完成清除任务,参与抗病毒细胞免疫的效应细胞主要包括 $CD8^+$ CTL 细胞和 $CD4^+$ Th1 细胞。

(1) $CD8^+$ T细胞的抗病毒免疫应答:病毒经抗原提呈细胞后,它可被蛋白质水解酶复合物水解而变成短肽。内质网中的8～12肽降解产物是由抗原加工相关转运蛋白(TAP)选择性转运的。在内质网中有三聚体复合物,是由TAP与装配成熟的MHC Ⅰ类分子的重链及微球蛋白结合而成,再把降解的抗原肽运送到高尔基体修饰,最后通过囊泡运输到细胞表面,被TCR识别,从而激活 $CD8^+$ T细胞。对于急性感染病毒,原发 $CD8^+$ T细胞应答分为活化与增殖、衰亡与记忆3个阶段。第一阶段约1周时间,在单核巨噬细胞分泌的IL-1、IL-6、IL-7等的协同作用下,辅助性T细胞分泌细胞因子如IL-2、IL-4、IL-12、IFN-γ,使 $CD8^+$ T细胞前体细胞进化为有杀伤效应的Tc(CTL)细胞。其非依赖性的APC不用辅助性T细胞辅助而直接刺激 $CD8^+$ T细胞自身增殖并分化为CTL,细胞数量可以扩增100～1 000倍。增殖活化的CTL清除外来抗原,随后T细胞开始凋亡进入衰亡期(1～2周)。大部分活化T细胞发生凋亡,效应物活性也随抗原减少而逐渐降低,约95%或更多的抗原特异性T细胞消失。剩余的 $CD8^+$ T细胞数量可维持稳定多年,这就是记忆期。当病毒再次感染时,记忆应答迅速发生,细胞激增、细胞因子产生和直接杀伤活性可在再感染1～2日后就检测到,$CD8^+$ T细胞介导的再次免疫应答的特点是更快、更强大,快指的是比初次免疫应答更快,能通过这些快速T细胞应答联合抗体作用快速清除再次感染的病原体。但T细胞的免疫记忆能力是有一定时效的,有研究指出,接种天花疫苗后T细胞的免疫记忆能力将逐渐减弱,它的半衰期为8～15年。

TCR与病毒抗原结合,同时在协同因子作用下,通过信号转导激活T细胞,驱动CTL成熟与分化并发挥功能。病毒特异性 $CD8^+$ T细胞主要是发挥杀伤感染细胞的作用,CTL的效应机制主要由3个部分组成:① 穿孔素/颗粒酶途径,也叫作分泌性膜溶解途径。在CTL与靶细胞结合及TCR适当协同的情况下,细胞质颗粒被释放到靶细胞表面,颗粒中含有穿孔素和颗粒酶。在 Ca^{2+} 的作用下穿孔素发生聚合,从而在靶细胞膜上形成小孔且允许同时分泌的颗粒内容物进入细胞,引起细胞肿胀、破裂,最终导致细胞死亡和病毒体被杀灭。② FasLFas途径,即非分泌性受体介导途径。该途径的启动也和TCR与相应抗原结合相关,使T细胞表面Fas配体(FasL)表达上调,启动死亡信号而活化凋亡途径,主要是通过Caspase8及其介导的级联反应发挥作用。这两种途径在CTL杀伤活性中所起的作用不同,前者的作用约占杀伤活性的2/3,后者约占1/3。③ 细胞因子介导途径,$CD8^+$ T细胞除了杀伤感染细胞,还能分泌如IFN-γ和TNF等多种抗病毒因子,从而直接或间接抑制病毒的表达与复制,清除病毒。

(2) $CD4^+$ Th1细胞的抗病毒作用:$CD4^+$ T细胞分泌的特定细胞因子在精细调节其自身功能过程中起主要作用。根据其分泌的细胞因子的不同可分为Th0、Th1、Th2和Th3共4个亚型:① Th0细胞是未接触抗原的Th细胞前体(Th cell precursor),通过接触天然免疫细胞摄取的抗原而分化成一种不确定的状态,既分泌Th1型细胞因子IL-2和IFN-γ,又分泌Th2型细胞因子IL-4,可在不同信号的刺激下分化为Th1或Th2细胞。② 活化的Th1细胞能分泌IFN-γ、TNF-α和IL-2等多种细胞因子,通过激活巨噬细胞和NK细胞,促进CTL细胞的增殖和分化,诱发炎症等,从而发挥增强细胞免疫、限制病毒的扩散和增殖的抗病毒感染作用。③ Th2细胞主要分泌IL-4、IL-5、IL-6、IL-10等Ⅱ类细胞因子,其主要功能在于刺激B细胞增殖,并产生抗体参与体液免疫。④ 部分Th细胞仅产生TGF-β但非IL-4和IFN-γ,被称为Th3细胞,可以下调抗原提呈细胞及Th1细胞的活性,起免疫抑制作用。Th1细胞和Th2细胞分别调控细胞免疫和体液免疫,维持机体正常的细胞免疫和体液免疫功能。病毒的表面各种抗原刺激机体产生特异性抗体(IgG、IgM、IgA),IgG能通过胎盘由母体输给胎儿,对新生儿有防御病毒感染的作用。sIgA产生于受病毒感染的局部黏膜表面,是局部抗病毒免疫的重要抗体。

2. *抗病毒体液免疫* 特异性抗体对细胞外的游离病毒和病毒感染细胞均能发挥作用,但主要作用于宿主细胞外病毒。病毒诱发免疫应答时,B细胞通过膜型免疫球蛋白B细胞受体(BCR)即表面Ig受体摄入抗原。BCR与抗原分子表面的抗原决定簇(大多是非线性的构象性表位)结合后发生受体介导的内吞作用,使整个抗原分子被吞入胞内,经降解处理后的多肽片段与MHC Ⅱ类分子结合,表达在细胞表面提呈给$CD4^+$ T细胞。这种摄取和提呈抗原的方式不仅激活Th细胞也同时激活B细胞。另外,经由协同刺激分子,如活化T细胞上的CD28和CD40L与B细胞的B71、B72和CD40的信号转导和T细胞分泌的细胞因子可诱导抗病毒抗体应答。活化B细胞在Th细胞的辅助下,B细胞最终增殖分化为合成和分泌各类免疫球蛋白分子的浆细胞。据估计,浆细胞分泌率高达每秒5 000个分子。有些病毒特异性抗体应答是非T细胞依赖的,但大多数IgM转换到IgG是T细胞依赖的。IgM应答是短暂的,而血浆IgG应答可保持75年。

抗体的抗病毒机制包括以下几种。① 中和作用:中和抗体与细胞外游离(体液中或吸附细胞膜)病毒结合后,能消除病毒的感染能力。中和抗体直接封闭病毒与细胞结合的抗原表位,病毒的吸附位点被覆盖,阻断病毒表位与宿主细胞受体的结合,导致不能进入感染细胞。病毒表面构型改变,失去了与细胞病毒受体结合能力。且与包膜病毒表面抗原结合,通过激活补体使病毒裂解,病毒与中和抗体结合形成的免疫复合物,被吞噬细胞清除。② 抗体依赖细胞介导的细胞毒作用(antibody-dependent cell-mediated cytotoxicity, ADCC):抗体与病毒感染的细胞结合后可激活补体,再经由细胞表面的Fc受体靶向作用NK细胞或巨噬细胞,使其激活为效应细胞而导致感染细胞的裂解;或者通过调理作用促进吞噬细胞吞噬病毒感染细胞。通过NK、巨噬细胞发生ADCC作用杀伤靶细胞。ADCC作用所需要的抗体量少,因而是病毒感染初期的重要防御机制。③ 对病原体生长的抑制作用:麻疹病毒特异性抗体体外显示出在麻疹病毒感染细胞中能抑制病毒蛋白和RNA的合成。因此,病毒特异性抗体在防止再感染和控制病毒播散方面起主要作用。如在病毒入侵部位存在足够高浓度的中和抗体,比如黏膜表面的IgA抗体,则病毒感染刚发生就能被阻止。如缺乏IgA抗体或未被IgA抗体有效中和,则血浆中的IgG抗体成为第二道防线限制病毒在体内扩散。

二、抗细菌免疫应答

根据细菌与宿主细胞的关系,可分为胞外菌(extracellular bacteria)和胞内菌(intracellular bacteria)两类。

(一) 抗胞内菌免疫应答

胞内菌大部分时间都生活在宿主细胞内,与宿主细胞共存。胞内菌可分为两类,即兼性胞内菌和专性胞内菌。兼性胞内菌在宿主体内,主要寄居在细胞内生长繁殖,亦可在体外无活细胞的适宜环境中生存和繁殖,如结核分枝杆菌、伤寒沙门菌、布鲁氏菌、嗜肺军团菌、产单核细胞李斯特菌等。专性胞内菌不论在体内或体外,都只能在活细胞内生长繁殖,如立克次体、衣原体、贝氏柯克斯体属等。

1. *抗胞内菌固有免疫*　胞内菌也可被宿主的非特异性防御机制（如纤毛运动、肠蠕动或专职吞噬细胞）清除。但一些胞内菌，特别是立克次体属，通过昆虫叮咬直接到达宿主的内部组织。某些胞内菌可直接激活 NK 细胞，或通过刺激巨噬细胞释放 IL－12 促使 NK 细胞活化，从而杀伤被胞内菌感染的靶细胞。活化的 NK 细胞产生 IFN，又可激活巨噬细胞，促进其杀灭被吞噬的病原菌。防御素（HNP 1～3）对偶发分枝杆菌和鸟胞内分枝杆菌等胞内菌亦有一定杀伤能力。多形核细胞能杀灭许多胞内菌。由于胞内菌在胞内寄生的特点，使补体等体液性抗菌物质对其难以起作用。活化的单核-巨噬细胞产生活性氧中介物（ROI）、活性氮中介物（RNI）的能力增强，尤其是大量一氧化氮（NO）的产生，使之能有效杀伤多种胞内菌。中性粒细胞和未经活化的巨噬细胞虽能吞噬，但大多数被吞噬的胞内菌可干扰吞噬体与溶酶体的融合，或逃离吞噬体进入胞质，因而吞噬细胞不能将摄入的胞内菌杀灭。事实上，单核-巨噬细胞常成为许多胞内菌寄生的主要细胞。因此，天然免疫对胞内菌的防御作用十分有限，有效的抗胞内菌感染有赖于特异性免疫效应。

2. *抗胞内菌的适应性免疫*　抗胞内菌感染的特异性免疫以细胞免疫为主，即通过效应性 T 细胞发挥作用，包括 $CD4^+$ Th1 细胞和 $CD8^+$ Tc 细胞。$CD4^+$ Th1 细胞的抗胞内菌作用主要是分泌 IFN－γ 激活巨噬细胞，杀伤被吞噬的胞内菌，亦可通过 Th1 表达的 CD40L 与巨噬细胞表面 CD40 结合而激活巨噬细胞；Th1 细胞产生的 IFN－γ、IL－2 还可激活 NK 细胞杀伤感染胞内菌的靶细胞。$CD8^+$ Tc 细胞主要经胞毒作用溶解感染的靶细胞，靶细胞裂解所释出的病菌可经抗体或补体调理后，由吞噬细胞吞噬清除；产生颗粒酶，经穿孔素形成的孔道进入细胞内，直接杀死胞内菌而不破坏宿主细胞。胞内菌逃避细胞免疫的途径有多种。例如，伤寒沙门菌能通过改变宿主免疫应答的类型而逃避细胞免疫发挥作用，其机制主要是该菌内毒素能诱导 Th2 细胞的形成，使宿主倾向于产生对该菌无害的体液免疫应答，类似情况还见于瘤型麻风患者。李斯特菌在被巨噬细胞吞噬之后，可以抑制巨噬细胞提呈抗原，进一步抑制特异性细胞免疫的形成。

胞内菌与宿主防御之间相互作用的最重要标志是肉芽肿的形成。在肉芽肿形成的早期，PNG 和血液中的单核细胞被细菌组分、补体成分（5a）及细胞因子介导的促炎信号诱导外渗。当炎症部位的血管直径突然变大时，活化内皮细胞和白细胞上调其表面黏附分子的表达，从而促进白细胞与血管内皮间的结合，于是启动了黏附事件的级联过程。在选择素的作用下，白细胞沿着血管壁滚动，紧接着紧紧黏附至内皮细胞，而后白细胞外渗，从而导致白细胞在微生物定居部位聚集。这些细胞又各自释放淋巴因子，炎症反应强度增大。同时，巨噬细胞释放的一些物质可激活凝血系统，纤维蛋白原转变为纤维蛋白。巨噬细胞释放的 IL－1 促进纤维细胞的增殖，部分巨噬细胞转化为类上皮细胞，两者构成肉芽肿。肉芽肿限制细菌复制，将病原体限定在不连续的病灶内，防止扩散。未形成肉芽肿或已形成的肉芽肿分解，常导致疾病恶化。

（二）抗胞外菌免疫应答

胞外菌是指寄居在细胞外的组织间隙、血液、淋巴液、组织液等体液中生长繁殖的细菌，大多数致病菌属于胞外菌，主要有金黄色葡萄球菌、肺炎链球菌、淋病奈瑟球菌、产气荚膜菌、流感嗜血杆菌等。致病性胞外菌进入机体后，首先遇到的是非特异性的吞噬细胞和炎症反应；随后以体液免疫为主，通过抗体、补体的调理作用发挥杀菌作用，以及抗毒素对外毒素的中和作用而达到抗胞外菌感染。两者配合共同消灭病菌。

1. *抗胞外菌固有免疫*　胞外菌的非特异性宿主防御机制如下。① 黏膜防御应答：黏膜的机械清洁作用包括呼吸道的纤毛运动、胃肠道的蠕动及黏液分泌的冲洗作用等。黏液中的多种物质如溶菌酶、IgA、乳铁蛋白和胃酸等也限制细菌在黏膜部位的增殖。② 局部急性炎症：在细菌入侵后，细菌自身结构分子及产物如肽聚糖、脂磷壁酸、糖脂、内毒素等启动局部炎症。位于黏膜和皮肤的细胞（如角质细胞）可以产生重要的抗感染分子，肥大细胞可释放细胞因子将中性粒细胞募集到炎症部位。在持续感染中，巨噬细胞也聚集于感染部位并经活化以至吞噬并杀死细菌。③ 系统应答：未能在入侵部位清除的细菌进入血液循环，血液中的交叉反应性抗体、非特异性补体替代途径和补体固定可以促进血液中细菌的清除。IL-6、IL-1和糖皮质激素刺激肝细胞产生许多急性期反应物的分子，启动急性期应答。中性粒细胞分泌乳铁蛋白，炎症部位的铁浓度降低。血清铁浓度降低也是胞外菌感染的全身应答之一，适当减少铁的摄入或使用铁的络合剂，有助于防御胞外菌感染。

2. *抗胞外菌的适应性免疫*　胞外菌在宿主细胞外的组织间隙内复制，以避免内化而被吞噬细胞杀灭。因此，胞外菌感染引起的特异性免疫应答以体液免疫产生的抗体为主。Bruton 无丙种球蛋白血症患者的血清中缺乏抗体，但 T 细胞数目正常，这些患者主要对胞外菌易感，注射丙种球蛋白可以成功预防胞外菌感染，说明抗体在防御胞外菌感染中的重要作用。抗体的作用如下。① 杀菌及溶菌作用：血清中参与杀菌的免疫活性物质主要有抗体、补体和溶菌酶。抗体与细菌表面抗原结合后，可以激活补体，引起细胞膜的损伤。对于大多数革兰阴性菌而言，补体被激活后，还要有溶菌酶的参与，才能破坏细菌表层的黏多糖，破坏细胞膜，最后使细胞溶解。抗某一多糖的抗体经常与结构类似的多糖有交叉反应，当宿主首次暴露于某种细菌时，这种交叉反应可发挥保护作用。② 调理吞噬作用：抗体和补体都可对靶细胞起调理吞噬作用，两者具有协同效应。中性粒细胞和单核-巨噬细胞表面具有 IgG 和 Fc 受体。当 IgG 通过其特异性抗原结合部位(Fab)与细菌表面相应抗原结合后，其 Fc 段可与吞噬细胞表面相应 Fc 受体结合，这不仅能促进吞噬细胞对细菌的吞噬，而且有助于强化细胞内的杀菌作用。③ 中和作用：许多靶抗原是毒素，包括破伤风毒素和 LPS。相应的抗体可与毒素结合，通过阻止毒素同宿主细胞受体结合或增加毒素清除速率中和毒素。④ 局部黏膜免疫作用：黏膜表面的分泌型 IgA 能阻止细菌吸附于上皮细胞，在局部黏膜抗感染中起着重要作用。另外，在抗胞外菌适应性免疫应答中，$CD4^+$ Th2 细胞可分泌 IL-4、IL-5、IL-6 和 IL-10 等辅助 B 细胞产生抗体。

三、抗真菌免疫应答

机体防御真菌感染的机制包括：从相对原始的固有免疫到相对复杂的经病原微生物刺激后产生的适应性免疫。模式识别受体和树突状细胞是连接宿主固有免疫应答与适应性免疫应答最重要的桥梁。Toll 样受体(TLRs)、C 型凝集素受体(CLRs)、Nod 样受体(NLRs)以及 RIGI 样受体(RLRs)等 4 种模式受体家族通过识别真菌细胞壁成分和包括真菌核酸在内的其他保守分子模式，启动针对真菌的免疫应答。非特异性免疫在机体抵抗真菌感染的应答中起着至关重要的作用，并且在很多类型的真菌感染中，非特异性免疫是宿主防御的唯一武器。结构和功能完整的皮肤及黏膜能防止真菌孢子或菌丝的侵入。但是，真菌孢子一旦从皮肤及黏膜侵入，就可在皮肤真皮层或组织细胞间繁殖，形成菌丝等结构。在感染早期，补体、甘露糖结合蛋白(MBP)和表面活性蛋白促进对真菌的最初识别，起到调理作用。真菌随后的结合和吞噬即由表达于吞噬细胞和非吞噬细胞表面的补体结合受体介导，也由表达于这些细胞表面的模式识别受体介导。真菌的结合还伴随依赖氧和不依赖氧的杀伤机制。抗真菌的特异性免疫包括体液免疫和细胞免疫。体液免疫由 B 细胞介导，它主要通过产生抗体保护宿主，这些抗体能吞噬病原体、中和毒素、介导抗体依赖性细胞毒作用和激活经典补体活化途径。细胞免疫由 T 细胞介导，它通过多种途径保护宿主：促进机体炎症性应答；产生细胞因子激活效应细胞；直接杀真菌作用。一般认为，细胞免疫在抗大多数真菌感染中起关键作用，细胞免疫缺陷性疾病的患者真菌感染发病率高。特异性抗体在真菌感染的恢复中也有一定的作用。

四、抗寄生虫免疫应答

寄生虫依据寄生部位可分为体外寄生虫和体内寄生虫；依据生活史可分为专性寄生虫、兼性寄生虫、偶然寄生虫、长期寄生虫、暂时性寄生虫以及机会致病寄生虫。由于寄生虫的种类繁多且生活史复杂，根据各个生活周期的抗原性不同，其诱发的免疫应答也多种多样。机体对寄生虫侵入的防御手段分 3 个层次。首先，机体表面及内表面的生理屏障抵抗寄生虫入侵；其次，机体在寄生虫侵入后会产生固有免疫应答，如炎症反应等，从而清除大部分侵入的寄生虫。少数寄生虫突破机体的固有免疫后，适应性免疫系统产生特异性体液免疫和细胞免疫，从而清除或抑制寄生虫；最后，固有免疫和适应性免疫协同作用，共同抵抗寄生虫感染。

固有免疫对各种寄生虫感染都具有一定的抵抗力，其主要通过生理屏障结构，如皮肤、黏膜及胎盘屏障等隔离寄生虫；固有免疫的作用还包括血液、组织中的单核-巨噬细胞、中性粒细胞、嗜酸性粒细胞及自然杀伤细胞等吞噬杀伤寄生虫而起作用。在诱导固有免疫应答过程中，免疫细胞表面的模式识别受体(pattern recognition receptors，PRR)及寄生虫的病源相关分子模式(pathogen associated molecular patterns，PAMP)，起着极其重要的作用。固有免疫一般不十分强烈，其作用一方面表现为对寄生虫的吞噬、消化和杀伤，另一方面在处理寄生虫抗原过程中参与适应性免疫的致敏阶段。

寄生虫侵入宿主后，其抗原物质刺激宿主的免疫系统，诱导产生适应性免疫应答，对寄生虫可发挥杀伤作用，对同种寄生虫的再感染也具有一定的抵抗作用。宿主针对寄生虫感染的免疫应答机制十分复杂，且存在个体差异，寄生虫不同的发育期和致病期优势表达的 T 细胞类型各不相同。例如，血吸虫侵入人体的早期，主要诱导宿主产生以 Th1 为主的免疫应答；虫卵产生后，宿主的免疫应答以 Th2 为主；成虫感染，主要诱导宿主免疫细胞产生 IL－4、IL－5、IL－10、IL－13 等，而 IL－12、IFN－γ 等细胞因子产生受到抑制。适应性免疫在寄生虫感染中分为消除性免疫和非消除性免疫两类，对大部分寄生虫感染产生的免疫应答属非消除性免疫。人体针对寄生虫感染的适应性免疫包括 3 个阶段。首先是抗原处理与提呈，寄生虫体表分泌物、排泄产物及虫体死亡分解产物中的抗原成分被抗原提呈细胞处理加工；然后 B 细胞和 T 细胞识别处理加工后的抗体被激活；最后机体产生体液免疫和细胞免疫，进入免疫效应阶段。

部分寄生虫侵入免疫功能正当的宿主体内能逃避宿主的免疫攻击而继续存活，这种现象称为免疫逃避(immune evasion)。目前，免疫逃避的机制尚未完全明确，可能与以下几个方面有关：① 寄生虫利用宿主暂时或长久的弱点逃避宿主的免疫攻击；② 寄生虫运用自身手段逃避宿主的免疫攻击。

参考文献

[1] 陈慰峰. 医学免疫学[M]. 4 版. 北京：人民卫生出版社，2004.

[2] 高晓明. 抗感染免疫[M]. 北京：北京医科大学出版社，2001：201－215.

[3] 戚中田. 医学微生物学[M]. 北京：科学出版社，2003：101－108.

[4] 钟大鹏，艾智华. Toll 样受体：免疫治疗的新进展[J]. 西南军医，2014，16(01)：59－61.

[5] 王娜，张雪梅，陈立杰，等. TLR4 信号通路与炎症相关性疾病[J]. 中国实验诊断学，2015.

[6] 朱甜甜，李军，朱传龙. 模式识别受体在 HBV 感染过程中的作用研究进展[J]. 实用肝脏病杂志，2016，19(06)：749－752.

[7] 陈璐. 健心颗粒对心阳气虚、血瘀水停型慢性心力衰竭患者血浆单核细胞 TLR4 及血浆 TNF－α 的影响[D]. 福建中医药大学，2014.

[8] 周武，陶志华，王忠永，等. 前列腺癌抗原 3 基因启动子短片段重复序列多态性与前列腺癌发生风险

的关系[J]. 中华肿瘤杂志,2015(02).

[9] 吴萍萍,沈冬,郭云娣,等. 系统性红斑狼疮患者外周血单核细胞 PD－L2 分子的表达及其临床意义[J]. 中国免疫学杂志,2017,33(03): 414－417.

[10] Mortaz E, Adcock I M, Tabarsi P, *et al.* Interaction of Pattern Recognition Receptors with Mycobacterium Tuberculosis [J]. Journal of Clinical Immunology, 2015, 35(1): 1－10.

[11] Bustamante J, Boisson-Dupuis S, Abel L, *et al.* Mendelian susceptibility to mycobacterial disease: Genetic, immunological, and clinical features of inborn errors of IFN－γ immunity [J]. Seminars in Immunology, 2014, 26(6): 454－470.

[12] Zhan R, Han Q, Zhang C, *et al.* Toll-Like receptor 2 (TLR2) and TLR9 play opposing roles in host innate immunity against Salmonella enterica serovar Typhimurium infection [J]. Infection & Immunity, 2015, 83(4): 1641－1649.

[13] Amar S, Engelke M. Periodontal Innate Immune Mechanisms Relevant to Atherosclerosis [J]. Molecular Oral Microbiology, 2015, 30(3): 171.

[14] Baig S, Mushtaq S, Ahmed S Z, *et al.* The Role of Vitamin D in HBV infection [J]. European Journal of Biotechnology and Bioscience, 2015, 3: 35－41.

[15] Berger T G, Schultz E S. Dendritic Cell-Based Immunotherapy [J]. Cell Research, 2017, 276(1): 163.

[16] Xiao G, Yan L. Liver Fibrosis and Its Assessment [J]. Springer, 2016.

[17] Hafrén L, Einarsdottir E, Kentala E, *et al.* Predisposition to Childhood Otitis Media and Genetic Polymorphisms within the Toll-Like Receptor 4 (TLR4) Locus [J]. Plos One, 2015, 10(7): 0132551.

[18] Alhaj HK, Vu Manh TP, Guimiot F, *et al.* Molecular and Functional Characterization of Lymphoid Progenitor Subsets Reveals a Bipartite Architecture of Human Lymphopoiesis [J]. Immunity, 2017, 47(4): 680.

[19] Medina KL. Chapter 4 — Overview of the immune system [J]. Handbook of Clinical Neurology, 2016, 133: 61－76.

[20] Balucani N, Zhang F, Kaiser RI. ChemInform Abstract: Elementary Reactions of Boron Atoms with Hydrocarbons: Toward the Formation of Organo — Boron Compounds [J]. Chemical Reviews, 2010, 41(50): 5107－5127.

[21] Naranbhai V, Carrington M. Host genetic variation and HIV disease: from mapping to mechanism [J]. Immunogenetics, 2017, 69(8－9): 489－498.

[22] Chen Y C, Rosenblum MD, Shinkai K. Plasmacytoid dendritic cells (pDCs) and regulatory T (Treg) cells may be the key to viral reactivation in drug-induced hypersensitivity syndrome (DIHS) [J]. Journal of the American Academy of Dermatology, 2016, 74(6): 1288.

[23] Aikawa N, Kawasaki Y. Clinical utility of the neutrophil elastase inhibitor sivelestat for the treatment of acute respiratory distress syndrome. [J]. Therapeutics & Clinical Risk Management, 2014, 2014: 621－629.

[24] Netea MG, Wijmenga C, O'Neill L A. Genetic variation in Toll-like receptors and disease susceptibility. [J]. Nature Immunology, 2012, 13(6): 535.

[25] Grinsztejn B, Hosseinipour M C, Ribaudo H J, *et al.* Effects of early versus delayed initiation of antiretroviral treatment on clinical outcomes of HIV－1 infection: results from the phase 3 HPTN 052 randomised controlled trial [J]. Lancet Infectious Diseases, 2014, 14(4): 281－290.

[26] Hemmer B, Kerschensteiner M, Korn T. Role of the innate and adaptive immune responses in the course of multiple sclerosis [J]. Lancet Neurology, 2015, 14(4): 406－419.

[27] Ming Lei, Hanwei Jiao, Tao Liu, *et al.* siRNA targeting mCD14 inhibits TNF－α, MIP－2, and IL－6 secretion and NO production from LPS－induced RAW264.7 cells [J]. Applied Microbiology\s&\\sbiotechnology, 2011, 92(1): 115－124.

[28] Dutta R, Krishnan A, Meng J, *et al.* Morphine modulation of toll-like receptors in microglial cells potentiates neuropathogenesis in a HIV－1 model of coinfection with pneumococcal pneumoniae. [J]. Journal of Neuroscience the Official Journal of the Society for Neuroscience, 2012, 32(29): 9917.

[29] Yun T J, Lee J S, Machmach K, *et al.* Indoleamine 2, 3-Dioxygenase-Expressing Aortic Plasmacytoid Dendritic Cells Protect against Atherosclerosis by Induction of Regulatory T Cells [J]. Cell Metabolism, 2016, 23(5): 852.

[30] Hacinirachinel F, Gomez d A M, Kanjarawi R,

et al. Intestinal dendritic cell licensing through TLR4 is required for oral tolerance in allergic contact dermatitis. [J]. Journal of Allergy & Clinical Immunology, 2017.

[31] Nazmi A, Mukherjee S, Kundu K, *et al*. TLR7 is a key regulator of innate immunity against Japanese encephalitis virus infection [J]. Neurobiology of Disease, 2014, 69: 235.

[32] Karlsson E K, Kwiatkowski D P, Sabeti P C. Natural selection and infectious disease in human populations [J]. Nature Reviews Genetics, 2014, 15(6): 379 - 393.

[33] Hwang D. Modulation of the expression of cyclooxygen2 by fatty acids mediated through Toll like receptor 4derived signaling pathways [J]. FASEB, 2001, 15(8): 2556 - 2564.

[34] Holz L, Rehermann B. T cell responses in hepatitis C virus infection: Historical overview and goals for future research [J]. Antiviral Research, 2015, 114: 96 - 105.

[35] Judy Owen, Jenni Punt, Sharon Stranford, *et al*. Kuby Immunology [M]. 7th ed. W. H. Freeman and Company Publishing: USA 2013.

[36] Siegmund B, Zeitz M. Innate and adaptive immunity in inflammatory bowel disease [J]. World J Gastroenterol, 2011, 13 (27): 3178 - 3183.

[37] D Prakash, G Chintan, P Prem, *et al*. Fibronectin Splicing Variants Containing Extra Domain A Promote Atherosclerosis in Mice Through Toll-Like Receptor 4 [J]. Arteriosclerosis Thrombosis & Vascular Biology, 2015, 35 (11) : 2391 - 2400.

[38] Chih-Cheng H, Po-Han C, Cheng-I C, *et al*. Toll-like receptor-4 is a target for suppression of proliferation and chemoresistance in HepG2 hepatoblastoma cells [J]. Cancer Letters, 2015, 368(1): 144.

[39] Laurent A, Jacques F, David WH, *et al*. Genetics of human susceptibility to active and latent tuberculosis: present knowledge and future perspectives [J]. The lancet Infectious Diseases, 2017, s1473 - 3099(17)30623 - 0.

[40] Buchta CM, Bishop GA. Toll-like receptors and B cells: functions and mechanisms. [J]. Immunologic Research, 2014, 59(1 - 3): 12 - 22.

[41] Vega J A, Villegasospina S, Aguilarjiménez W, *et al*. Haplotypes in CCR5 - CCR2, CCL3 and CCL5 are associated with natural resistance to HIV - 1 infection in a Colombian cohort [J]. Biomedica Revista Del Instituto Nacional De Salud, 2017, 37(2): 267.

[42] Kiss B, Remenyik E, Gergely P, *et al*. Poly (ADP) ribose polymerase-1 ablation alters eicosanoid and docosanoid signaling and metabolism in a murine model of contact hypersensitivity[J]. Molecular Medicine Reports, 2015, 11(4): 2861.

[43] Rougeron V. A primer for Leishmania population genetic studies [J]. Trends in Parasitology, 2015, 31(2): 52 - 59.

[44] Dhangadamajhi G, Kar A, Rout R, *et al*. A meta-analysis of TLR4 and TLR9 SNPs implicated in severe malaria[J]. Revista Da Sociedade Brasileira De Medicina Tropical, 2017, 50(2): 153.

[45] Janket S J, Ackerson L K. What is passing through toll gate 4: lipids or infection? [J]. Archives of Oral Biology, 2015, 60(4): 664 - 666.

[46] Arceestrada GE, Gómeztoscano V, Cedillopeláez C, *et al*. Report of an unsual case of anophthalmia and craniofacial cleft in a newborn withToxoplasma gondiicongenital infection: [J]. Bmc Infectious Diseases, 2017, 17(1): 459.

[47] Yan X, Maixner DW, Yadav R, *et al*. Paclitaxel induces acute pain via directly activating toll like receptor 4 [J]. Molecular Pain, 2015, 11(1): 1 - 17.

[48] Singh M, Khong H, Dai Z, *et al*. Effective innate and adaptive antimelanoma immunity through localized TLR7/8 activation [J]. Journal of Immunology, 2014, 193(9): 4722 - 4731.

[49] Tully C M, Lambe T, Gilbert S C, *et al*. Emergency Ebola response: a new approach to the rapid design and development of vaccines against emerging diseases[J]. Lancet Infectious Diseases, 2015, 15(3): 356 - 359.

[50] Sher A Ahmed R. Immunology of Infectious Diseases [M]. Edited by Kaufmann SHE, 2002.

[51] Nachtigall I, Tamarkin A, Tafelski S, *et al*. Polymorphisms of the toll-like receptor 2 and 4 genes are associated with faster progression and a more severe course of sepsis in critically ill patients [J]. Journal of International Medical Research, 2014, 42(1): 93 - 110.

[52] Hoffner G, Djian P. Polyglutamine Aggregation in Huntington Disease: Does Structure Determine Toxicity? [J]. Molecular Neurobiology, 2015, 52

(3): 1297.

[53] Delto C F, Heisler F, Kuper J, *et al*. The LisH motif of muskelin is crucial for oligomerization and governs intracellular localization [J]. Structure, 2015, 23(2): 364 - 373.

[54] Holt D E, Mover M R, Brown D C. Serologic prevalence of antibodies against canine influenza virus (H3N8) in dogs in a metropolitan animal shelter[J]. Journal of the American Veterinary Medical Association, 2010, 237(1): 71 - 73.

[55] Wu U I, Holland S M. Host susceptibility to non-tuberculous mycobacterial infections [J]. Lancet Infectious Diseases, 2015, 15(8): 968 - 980.

[56] Tarakanov AO, Fuxe K. The triplet puzzle theory indicates extensive formation of heteromers between opioid and chemokine receptor subtypes [J]. Journal of Neural Transmission, 2015, 122 (11): 1509 - 1514.

[57] Tsave O, Petanidis S, Kioseoglou E, *et al*. Role of Vanadium in Cellular and Molecular Immunology: Association with Immune-Related Inflammation and Pharmacotoxicology Mechanisms [J]. Oxidative, Medicine and Cellular Longevity, 2016, (2016 - 4 - 11), 2016, 2016(2): 1 - 10.

[58] Liu F, He Z, Deng S, *et al*. Association of adiponectin gene polymorphisms with the risk of ischemic stroke in a Chinese Han population [J]. Molecular Biology Reports, 2011, 38(3): 1983.

[59] Team W E R. Ebola Virus Disease in West Africa — The First 9 Months of the Epidemic and Forward Projections [J]. New England Journal of Medicine, 2015, 372(2): 189.

(浙江大学附属第一医院　刁宏燕　章旭君　陈佳宁)

第四章 感染的发病机制

第一节 病原体致病性相关机制

病原体引起宿主疾病的能力称致病性或病原性(pathogenicity),而致病性的强弱程度称毒力(virulence)。病原体侵入机体后是否引起疾病,主要取决于病原体的致病能力和机体的免疫功能,也与一些外环境因素有关。一般来说,病原体的数量与其致病能力成正比,数量越多,病情也就越严重;然而,不同疾病,引起疾病的最低病原体数量差异较大。

没有生物性病原体就没有感染,感染和致病与病原体直接相关。只有对病原体致病机制有详尽的认识,才能设法保护人类免于遭受其侵袭。但是,病原体侵入机体是否发生感染,感染后的自然过程,以及感染后宿主的临床症状、临床类型及其病程和预后并不是完全由病原体一方决定的,而是宿主与病原体相互作用的结果。

有些病原体直接侵入人体后不久即引起发病,如钩端螺旋体、血吸虫尾蚴。有些病原体侵入部位即是最终的致病部位,如百日咳杆菌通过直接接触和其毒素的作用对宿主细胞造成伤害。对多数病原体而言,还需要一个生存增殖甚至扩散阶段。例如,消化道或呼吸道病原体需要先在黏膜腔定殖,为此这些微生物各有一些毒力因子,使之逃避宿主的防御力或定殖抗力。有的侵入消化道并定殖下来的病原体即可产生肠毒素,引起人体发病,不需要进入组织细胞,如霍乱弧菌;而像沙门菌属、志贺菌属、耶尔森菌属则穿透宿主黏膜屏障侵入黏膜下组织引起炎症,继而发病。有些病原体的定殖部位犹如一座桥头堡,从该处可通过直接扩散、血流扩散和淋巴管扩散等多种方式向近处或远处组织细胞扩散。又如,原发呼吸系统感染病原体多经鼻咽部侵入,有的病原体只在黏膜腔局部停留,借助鼻咽分泌物增殖,并在短期内被排出体外;有的先定殖于鼻咽部、气管支气管黏膜,然后才能侵入局部肺组织细胞。肺组织内的细菌最易通过血流扩散到宿主其他部位。本节以细菌为重点,兼及病毒和真菌等,扼要介绍病原体的致病性。

一、细菌的致病性

细菌侵袭力、毒力因子和毒素等代表它的致病性质和能力。此外,病原体还有一些结构或产物可妨碍宿主的免疫效应,以致逃避了宿主的抗感染免疫机制,使其能在宿主体内定居和增殖。它虽未直接伤害宿主组织器官,但却是构成感染所必需的。细菌的致病性既有具体的细菌产物,如毒素等作为物质基础,亦是个别细菌的生物学性状所决定的。

(一) 侵袭力

一般指侵入机体,并在机体内增殖和扩散的能力。不同病原体侵入机体的方式不同。进入人体的途径或侵入门户与传播途径大致相关,且决定一些病原体的生存增殖和致病的定位。例如,伤寒沙门菌通过粪—口传播途径,经口入侵肠道,定位于肠道单核-巨噬系统,迅速增殖导致局部病变。伤寒沙门菌扩散能力强,常经血流发生全身性感染。侵袭力一词可概括细菌的致病性,但近年来由于对致病过程有更具体细致的理解,可以对各种致病机制和不同环节分别做出说明。以下就侵袭力的3个相互联系的机制分述如下。

1. 黏附 分子生物学的进展使微生物的黏附、侵入组织等一系列具体过程得以阐明。细菌黏附于细胞的能力是其侵袭力中重要的第一步。具有黏附性的微生物的表面结构称黏附素(adhesin)或黏附因子,它能识别宿主细胞表面特定的受体,并与之相应的靶细胞表面受体结合(表4-1),所以黏附过程具有高度特异性。细菌黏附素和细胞受体的表达都受遗传控制,如果有一方面缺乏表达,则不发生黏附,也就不会发生感染。

表4-1 一些微生物的黏附素及其相应的宿主组织细胞的受体

微生物	黏附素	黏附受体、附着对象
金黄色葡萄球菌	脂磷壁酸	纤维连接蛋白
表皮葡萄球菌	胞外多糖	未知
A组链球菌	ATA-M蛋白质复合体	纤维连接蛋白
肺炎链球菌	表面蛋白	N-乙酰氨基己糖半乳糖
大肠埃希菌	Ⅰ型菌毛 P菌毛 K 88	D-甘露糖 D-半乳糖-(1-4)-半乳糖 含有D-半乳糖的糖蛋白
志贺菌、沙门菌	菌毛	D-甘露糖
空肠弯曲菌	鞭毛	岩藻糖、D-甘露糖
霍乱弧菌	菌毛	岩藻糖、甘露糖
铜绿假单胞菌	菌毛	GM-神经节苷脂
无荚膜流感嗜血杆菌	菌毛、Hap、Hia、HMW1/2、P1、P2、P3、P4、P5、P6、ChoP	气道黏液(黏蛋白) 鼻咽黏膜上皮细胞 口咽、气道上皮细胞,P5与CEACAM-1、ICAM-1PAF受体
淋病奈瑟球菌	菌毛	GD-1神经节苷脂
梅毒螺旋体	P1、P2、P3	纤维连接蛋白
肺炎支原体	P1	唾液酸
衣原体	植物血凝素	N-乙酰-D-葡糖胺
正黏病毒	血凝素	唾液酸
小RNA病毒	衣壳蛋白	糖蛋白-脂蛋白
有膜病毒	糖蛋白突起	磷脂或胆固醇

每种微生物各有自身的黏附素,有的还不止有一种黏附素,可分为两类:菌毛和非菌毛黏附素(afimbrial adhesin)。菌毛也称纤毛(fimbriae),是菌体表面的丝状蛋白附属物。一个细菌的普通菌毛多达数百根,具有黏附和定居各种细胞,特别是上皮细胞的能力。菌毛的黏附有明显的组织选择性,以此获得在特定组织部位定殖的机会。例如,肾盂肾炎中的大肠埃希菌的P菌毛,特称定殖因子(colonization factor),与该菌引起肾盂慢性感染相关。此外,志贺菌、霍乱弧菌、脑膜炎奈瑟菌、淋病奈瑟球菌都有菌毛。非菌毛黏附素多存在于革兰阳性菌,如金黄色葡萄球菌的脂磷壁酸(LTA)、表皮葡萄球菌的胞外多糖,A组链球菌的LTAM蛋白复合物和荚膜多糖等。近年来,在多种病原体表面上发现的蛋白成分,如纤维蛋白原结合蛋白(FBP)、胶原黏附素和纤

维连接素结合蛋白以及革兰阴性菌的外膜蛋白(OMP)等也是黏附因子,且可黏附于血细胞、血管内皮细胞和细胞间质。这种黏附非常有利于微生物通过血液循环进一步扩散和定殖于各组织。

黏附过程的选择性亦取决于宿主细胞表面的受体(receptor)。受体一般是细胞表面的糖蛋白和或糖脂,不同细菌可分别黏附在相应的靶细胞上。肠道感染病原菌的黏附过程研究较早也最富成果:① 某些细菌表面有纤细的螺旋状鞭毛,可有助细菌的运动,且有趋向性:朝有害物质相反方向或朝营养物质方向移动。鞭毛有很强的抗原性,称 H 抗原,借此用来做某些细菌的血清学分型。鞭毛有助细菌黏附到细胞表面,如霍乱弧菌、空肠弯曲菌能通过鞭毛运动穿透小肠黏膜的黏液层,黏附于肠上皮细胞后释放毒性物质而致病;② 小肠黏膜上皮细胞上的神经节苷脂(CM)、D-甘露糖、某些糖蛋白和糖脂等均是与细菌黏附作用有关的细胞受体。例如,沙门菌、志贺菌、克雷伯菌的受体为 D-甘露糖,霍乱弧菌为甘露糖和岩藻糖。产肠毒素大肠埃希菌(ETEC)有纤毛性黏附素,曾称克隆形成因子抗原(colonization factor antigen, CFA),神经节苷脂是其受体,两者结合在旅游者腹泻发病机制方面起决定性作用;③ 细菌与细胞受体结合后即可启动侵袭过程,从而损伤细胞。

各部位细胞的受体不同仅是决定细菌黏附作用特异性的重要因素,但是还有未知因素尚待探讨;另一方面,某些部位抗黏附物质的存在,也是细菌不能黏附的重要原因。例如,健康人上呼吸道几乎无革兰阴性杆菌定殖,这是因为咽喉部位细胞分泌一种蛋白类物质可阻止其定殖,但在某些条件下(老年、慢性支气管炎或其他疾病),这种物质的减少促使革兰阴性杆菌与上呼吸道黏膜上皮细胞上的非特异性受体结合。此外,唾液中有较多的糖蛋白,与口腔黏膜细胞受体有共同的抗原性,可阻止链球菌与其黏附。

众多黏附素需要转录后处理,才能表现其全部生物学活性。例如,血凝素的膜融合活性对于病毒的传染性是必要的。这种融合活性需要无活性的血凝素(hemagglutinin, HA)。经宿主蛋白酶处理成为 HA_1 和 HA_2,这样经过蛋白溶解成片段后,才会在 HA_2 的氨基末端出现一个高度保守的疏水序列,在酸性 pH 条件下,参与病毒外膜的融合,使病毒进入细胞膜内空泡。同样地处理对于 HIV 的 gp160 黏附素亦极为重要,经宿主蛋白酶激活后,黏附素融合细胞膜的功能才会显现出来。这一理论似乎可部分地解释微生物病原体的组织亲和性,因为激活黏附素的蛋白酶可能仅存在于某些组织中。

关于黏附作用的理论还有“峡谷假说(canyon hypothesis)”和认为黏附活性受黏附素构型所控制的学说。例如,溶组织阿米巴的半乳糖黏附素,抗体对抗这种黏附素的不同表型,可能是借助改变构型,如从非活性到活性构型,既可增强亦可抑制其结合活性。这一现象亦见于 HIV、登革热及 EB 病毒感染中,借助亚中和性抗体(sunneutralizing antibody)及 Fc 受体阳性的大单核细胞及巨噬细胞使黏附作用增强,其传染性亦随之增强,这种抗体依赖性的增强作用,在多种感染中均占重要地位。

2. *侵袭* 包括多种代表细菌毒力的侵袭方式。

(1) 重组细胞骨架和启动细胞信号:细菌与细胞表面受体结合的结果,不单单是获得生存条件和在局部定殖;很多微生物黏附宿主细胞时即可自菌体和宿主细胞双方的信号转导途径启动各自的反应。细菌方面的有:启动转铁蛋白基因的表达,上调转铁蛋白的基因合成,可加速细菌利用铁质和生长繁殖,同时产生和分泌毒力因子,也包括黏附因子的表达。宿主细胞方面的反应却是朝着细胞质受损方向发展,其中研究最多的是肠道致病菌的感染:包括致病性大肠埃希菌、志贺菌、沙门菌、耶尔森菌等。例如,致病性大肠埃希菌(EPEC)和肠出血性大肠埃希菌(EHEC)有束形成性纤毛(bundle forming pili, BFP),可附着于肠管上皮细胞的微绒毛,随之造成微绒毛丢失。致病性就取决于此种首发效应,称贴附-抹除(attaching-effacing, A-E)损伤。

这种损伤缘于细胞骨架重组。细胞骨架(cytoskeleton)是由肌动蛋白丝组成的致密网络结构,在脊椎动物它既是细胞形态的框架(骨架),也是产生信号转导的通路。不同病原菌利用细胞骨架的方式不同。例如,一些细菌引起局部肌动蛋白丝的聚合破坏细胞的完整性;又引诱非吞噬细胞对其吞噬,随吞噬泡的形成而进入细胞内,细菌在吞噬泡内可存活和繁殖,这样就可逃避宿主的天然防御反应,再通过侵袭酶类破坏细胞向邻近组织扩散。又如,某些细胞在宿主细胞膜上表达信号分子,模拟真核细胞的信号颗粒,向宿主细胞下达假信号,调动细胞质骨架重组,由宿主细胞提供能量或动力,有利于细菌繁殖和扩散到周围细胞组织。志贺菌侵入细胞后还与肌动蛋白(actin)聚合为尾状物(actin-tail),有助于在细胞内运动。此外,沙门菌、结核分枝杆菌、李斯特菌等兼性胞内菌与宿主单核-巨噬调控细胞受体作用后即触发细菌进入细胞内所必要的骨架重组,从而调控感染细胞产生炎症因子和其他效应蛋白,其结果并非破坏细胞,而是自由存在于单核-巨噬细胞内,从而随细胞由血液循环扩散至肝、脾等组织,引起全身性感染。

(2) 分泌侵袭性酶类:许多细菌可分泌侵袭性胞外酶,又称侵袭素(invasin),有降解组织细胞和破坏宿主屏障,以及抗吞噬、抗消化等功能,从而协助细菌扩散。例如,葡萄球菌产生的凝固酶、杀白细胞素,肺炎链球菌溶素O、炭疽毒素等能杀伤中性粒细胞和巨噬细胞;A组链球菌产生的玻璃酸酶和链激酶,能降解细胞间质中的玻璃酸、溶解纤维蛋白、液化脓液等,有利于细菌扩散到邻近组织;流感嗜血杆菌、肺炎链球菌、淋病奈瑟球菌能产生IgA蛋白酶以水解黏膜表面存在的分泌性IgA抗体,为黏附、定殖及侵袭创造条件,而产生IgA蛋白酶的细菌常有荚膜的协同作用以抵抗宿主防御机制;志贺菌属、侵袭性大肠埃希菌(EIEC)接触肠上皮细胞后即有迅速侵入黏膜组织的能力,其相应质粒和染色体上的基因亦已确定。

(3) 革兰阴性杆菌的分泌系很多:革兰阴性杆菌有Ⅰ~Ⅳ型和自行转送(autotransporter)等5种分泌机制,可以把它们产生的蛋白、核酸等排泌到细胞外,可伤害宿主细胞组织(表4-2)。Ⅰ型分泌机制又称ABC通道,就是将ABC(ATP-binding cassette)蛋白、内膜融合蛋白、孔形成外膜蛋白等菌体内蛋白分泌到胞外;Ⅱ型分泌机制又称一般分泌通道(general secretory pathway, GSP),其分泌蛋白的N末端序列需先裂变;Ⅲ型分泌机制是将革兰阴性杆菌的致病因子直接送入宿主细胞质内。耶尔森菌的分泌装置犹如"生物注射器",当细菌黏附宿主细胞时即能将6种Yop毒性蛋白送入靶细胞的胞质,其中YopE、YopH、YopT对细胞的骨架有显著影响,并可介导抗吞噬作用。YopO、YopA、YopM在细胞质中的靶点尚不清楚。福氏志贺菌的分泌装置包括3个超分子结构,即一个胞外型针状结构、一个颈部功能区和一个近端球状结构。有将近20种蛋白质由此分泌,但目前仅对Ipa有所了解:IpaA参与侵入宿主细胞的早期过程,IpaB和IpaC在宿主细胞上形成一个孔道,其他效应蛋白质由此通过,IpaC还参与细胞肌动蛋白聚合化;Ⅳ型分泌机制能将百日咳毒素和幽门螺杆菌的CagA移送到宿主细胞内。幽门螺杆菌染色体中存在一个称为致病岛的DNA序列,编码与致病性相关的一些毒性因子;CagA是CagPAI编码的毒性蛋白,它通过Ⅳ型分泌机制转运到宿主细胞质;缺失CagPAI则明显降低了幽门螺杆菌的毒力;最后,自行转送是指分泌蛋白的C末端部分调控自身蛋白N末端部位片段的分泌的现象。

表4-2 革兰阴性杆菌的分泌机制及其代表性的致病因子

分泌机制	代表性分泌物质
Ⅰ	大肠埃希菌的α溶血素,百日咳的腺苷环化酶,铜绿假单胞菌的蛋白酶
Ⅱ	铜绿假单胞菌的外毒素和弹性蛋白酶,嗜水气单胞菌蛋白酶和淀粉酶

（续表）

分泌机制	代表性分泌物质
Ⅲ	沙门菌 Sip 蛋白，志贺菌 Ipa 蛋白，致病性大肠埃希菌 Esp 蛋白，耶尔森菌 Yop 蛋白
Ⅳ	百日咳毒素，幽门螺杆菌 CagA 蛋白质
自行转送	淋病奈瑟球菌 IgA 蛋白酶，流感嗜血杆菌 IgA 蛋白酶，幽门螺杆菌 VacA 蛋白，沙雷菌属丝氨酸蛋白酶

3. 抵抗、逃避宿主防御机制

(1) 荚膜和微荚膜：肺炎链球菌、肺炎克雷伯菌、流感嗜血杆菌等细菌在细胞壁外层包围一层称荚膜的胶冻样物质，其厚度一般大于 0.2 μm。多数细菌荚膜由多糖组成，链球菌荚膜是玻璃酸，而炭疽杆菌为多肽；荚膜厚度在 0.2 μm 以下者需借助电子显微镜才能看到，称微荚膜，如溶血性链球菌的 M 蛋白、伤寒沙门菌的 Vi 抗原、大肠埃希菌的 K 抗原等。荚膜在保持细菌致病性上起重要作用，无荚膜的菌株即失去大部分致病性。荚膜有明显的抗吞噬作用，免遭吞噬细胞的吞噬和消化；保护细胞壁免受溶酶体、补体等杀菌物质的损伤。有荚膜细菌在感染早期即显示较强的侵袭力，就是因为这些侵袭性物质能迅速突破宿主的防御能力而繁殖、扩散的缘故。

(2) 微菌落和细菌生物膜：铜绿假单胞菌、金黄色葡萄球菌、表皮葡萄球菌、口腔链球菌、大肠埃希菌和某些真菌在体内可形成肉眼见不到的微菌落(microcolony)和由微菌落形成的生物膜(biofilm)。微菌落是一个细菌种系或克隆，在感染局部或细菌定殖部位由细菌分泌的胞外多糖和黏性物质形成胞外聚合物(extracellular polymeric substance, EPS)，从而组成细菌生物膜。这是细菌的保护性生长方式，黏附在支持物上的细菌不易被流动液体冲走，且较单个或混悬的细菌更有利于逃避宿主免疫细胞的攻击；水溶性碱性抗菌药物难以渗透生物膜，且膜下细菌的代谢和增殖都很弱，因此抗菌作用受到很大限制。

微菌落和细菌生物膜既可黏附定殖在黏膜上皮或其他上皮细胞上，也可黏附在插入或植入人体内的人工材料上，在难治性感染部位如慢性前列腺炎、慢性膀胱炎可存在微菌落。生物膜下细菌一般为同一菌种，偶尔是两个以上的菌种，多半是感染临床治愈后残留的细菌，为以后临床复发埋下的祸根；慢性气道肺部感染者的气道黏膜上不乏微菌落和细菌生物膜。毒力较低的机会病原菌可以先以生物膜方式定殖在医院内免疫虚损宿主体内，是构成机会感染的重要来源。生物膜部分脱落，细菌可扩散到身体其他部位引起感染播散。

(3) 分子相似性和抗原变异：当感染微生物与宿主细胞间存在分子相似性(molecular mimicry)的场合，则可能发生两种情况：① 逃避宿主免疫反应，如淋病奈瑟球菌感染的保护性免疫机制主要通过针对菌毛抗原和外膜蛋白抗原 P2，由于菌毛和 P2 抗原性的变异，使原有保护性特异性抗体失效。② 针对微生物的免疫效应，不论是特异性抗体还是细胞免疫，都有可能损伤自身组织细胞，产生自身免疫性病理过程。已知在宿主免疫压力下或抗病原治疗过程中病原微生物可发生变异，按“适者生存”生物常规，变异总是向着有利于病原体生存的方向发展。或是产生耐药性，或是抗原性改变导致分子相似性，或有助于逃避宿主的特异性抗感染防御反应。

(二) 毒素

感染微生物的生存和增殖常伴有毒素(toxin)的产生，释放的毒素作用于附近或远处的细胞，对宿主的细胞和组织造成伤害和(或)增强病原体的致病能力。大多数毒素是微生物在宿主局部或全身感染过程中产生的，只有个别是在体外增殖时即产生毒素，如引起食物中毒的毒素一般是预先形成的。

毒素包括内毒素(endotoxin)和外毒素(exotoxin)，均为蛋白质分子，都是细菌的重要毒力因子,各具有不同特性。

1. *内毒素* 革兰阴性(G^-)菌的外膜为不对称的双层,外层由一些蛋白质和特殊的中性两极大分子脂多糖(lipopolysaccharide, LPS)构成。每个革兰阴性菌约有200万个LPS分子,且与约25%的外膜长链氢键结合。大肠埃希菌表面的3/4是LPS,其余是蛋白质。LPS介于细菌体与外环境间,是细菌外膜功能的基础,也就是细菌存活的基础;只有当细菌死亡、菌体裂解和LPS游离后才发生毒素效应,故称内毒素(endotoxin)。胞内寄生性革兰阴性菌裂解产生的内毒素可能将宿主细胞器的作用分泌到细胞质外;螺旋体、衣原体、支原体、立克次体亦有LPS,具有部分内毒素活性。

(1) 内毒素本质和来源:内毒素即LPS,是由一个亲水的杂多糖和一个共价键结合的脂质成分(类脂体A,Ⅰ区)构成,杂多糖可进一步分为核心多糖(R多糖,Ⅱ区)和O特异性多糖链(O多糖,菌体抗原,Ⅲ区)。其中类脂体是LPS的毒性成分,即内毒素生物学特性的主要部分。各种细菌类脂体A的基本结构相似,略有差异,但毒性强弱等也随之不同。在细胞壁最外层的O多糖即菌体抗原(O抗原),为革兰阴性菌血清分型的特异性物质。细菌的毒性也与完整的O多糖相关。O多糖内侧与核心多糖连接,后者由半乳糖、庚糖、2-酮基3-脱氧辛酸(KDO)等组成,具有种特异性。从各细菌分离出的LPS具有明显的异源性,这是由于多种LPS分子中O链的长短不同,多糖侧链虽是免疫原部分,但对革兰阴性菌的毒性仍起一定作用。

(2) 内毒素显著不同于外毒素:① 仅在革兰阴性菌存在,在菌体裂解后释放,而革兰阳性菌中不存在;② 化学本质是LPS,对理化因素稳定,可耐热100℃不失活性,加热160℃ 2～4小时或用强酸、强碱煮沸30分钟才能灭活;③ 抗原性弱,虽可刺激机体产生中和抗体,但无保护作用;④ 与外毒素相比,毒性作用相对较弱(半数致死量需数百微克),对组织无选择性,各种革兰阴性杆菌产生的内毒素作用相似;⑤ 需通过宿主细胞释放的细胞因子启动其病理生理效应,适度的内毒素可刺激或加强宿主免疫功能;⑥ 不能人工处理成类毒素。

抗原内毒素进入血液循环分布到各组织有两个途径:即外源性内毒素和内源性内毒素。外源性内毒素来自革兰阴性菌局部感染或全身性感染,包括细菌增殖过程中和抗菌药物杀死革兰阴性菌后菌体裂解产生的内毒素。内源性内毒素来自宿主肠道,由于肠道内皆存在大量革兰阴性杆菌,LPS是这些细菌的产物,肠道犹如LPS的储存库。已知生理应激(如剧烈健身运动、断食后重新进食)从肠道吸收的LPS可进入血液循环。它启动宿主固有免疫细胞释放细胞因子,LPS与这些细胞的结合和作用是特异而精确的。但是少了不行、多了有害,对于肠道吸收LPS的量是如何调节的,至今一无所知。在病理应激(感染、创伤、烧伤)状态下可发生"内源性内毒素漏出",即大量肠道内毒素被吸收,进入全身血液循环,造成内毒素血症或菌血症临床危象。外源性内毒素来自革兰阴性菌严重的局部或全身性感染,死亡菌体释放大量LPS。革兰阴性菌在血液中释放的内毒素有多种形式,如膜片段、囊泡样、磷脂复合物等。内毒素在血液中又可与多种血液成分结合,有些可增强其致病性,而另一些则有中和其毒性的作用。

(3) 内毒素致病机制和生物学作用:近代研究已表明LPS的两重性。革兰阴性菌感染时可诱导严重炎症反应、弥散性血管内凝血(DIC)、多脏器功能衰竭;同时它又是高活性的免疫调节剂,促使宿主加强非特异性抵抗力。

1) 循环内毒素多数进入肝脏:被肝实质细胞吸收,其中45%进入细胞核内,20%在线粒体。类脂体A在线粒体内抑制ATP合成酶和还原型辅酶Ⅰ脱氢酶,使能量生成受阻碍,引起肝细胞的凋亡和坏死。内毒素经肝脏代谢后经胆汁排入肠道,大部分仍保持LPS完整分子。LPS对胆管上皮细胞有毒性,坏死、增生继而纤维增生。血液循环中细菌释放的LPS几乎全部被各组织器官的巨噬细胞所摄取,肝脏库普弗细胞是处理或降解内毒素的主要场所，肝硬化或肝衰竭时库普弗细胞减少和功能减退，大量来自肠道的内毒素进入血流，导致内毒素血症。

2）内毒素并非直接引起病理损伤，而是通过宿主细胞释放细胞因子引起的，其过程分两个环节：① 类脂体与体液中 LPS 结合蛋白（LBP）或与细胞膜的受体特异结合。② 然后，类脂体 A 通过受体介导机制与单核-巨噬细胞表面的 CD14 分子结合，从而活化细胞，后者分泌肿瘤坏死因子-α（TNF-α）、白介素-1（IL-1）等细胞因子，继而刺激参与宿主固有免疫中各种免疫细胞和血管内皮细胞，诱导产生炎症因子、急性期蛋白和活性氧等，并激活补体；启动宿主特异性免疫。

3）内毒素的生物学效应（表 4-3）如下。① 发热反应：1 ng 的 LPS 足以导致健康人发热，维持 4 小时才恢复。LPS 激活单核-巨噬细胞，使其释放 IL-1、IL-6、TNF-α。这些是内源性致热原，可刺激下丘脑体温中枢引起发热；② 血液循环大量内毒素使白细胞黏附到毛细血管壁，末梢血白细胞计数骤减，随之 LPS 诱生的中性粒细胞释放因子刺激骨髓，大量粒细胞质又释放入血，以至循环中白细胞计数增加；③ 内毒素血症：常导致休克，LPS 作用于单核-巨噬细胞、中性粒细胞、内皮细胞、血小板、补体和凝血系统，又诱生 IL-1、IL-6、IL-8、TNF-α、组胺、5-羟色胺、前列腺素、激肽等生物活性物质，最终导致微循环障碍和血管收缩及舒张功能紊乱，血压下降，组织灌注不足。临床表现为休克、缺氧、酸中毒等；④ DIC：早在 20 世纪初，美国细菌学家 Gregory Shwartzman 发现了著名的 Shwartzman 现象：将革兰阴性菌培养液上清液或死亡菌体注入家兔皮内，18～24 小时再以同样的注射物进行静脉注射，约 10 小时出现全身广泛出血，肾等组织细胞质坏死，动物死亡。这一现象与革兰阴性杆菌败血症所致 DIC 相似。高浓度的内毒素血症可直接激活补体替代途径，活化凝血系统和损伤血管内皮细胞，导致广泛凝血、出血和缺血性坏死；⑤ 全身性炎症反应综合征（SIRS）：严重应激反应包括内毒素血症可导致 SIRS。实际上 SIRS、休克、DIC 是病情发展的先后阶段，程度上由轻到重。

表 4-3　内毒素的生物学效应

效应性质	病理生理和临床现象
损伤性	休克、DIC、血小板减少、血管内皮损伤及致全身性炎症反应综合征
防御性	诱导干扰素和抗肿瘤坏死因子的产生，加强单核-巨噬细胞的功能，促进骨髓干细胞增生分化，提高宿主抗肿瘤免疫
损伤和防御	发热、白细胞减少、补体活化、低血糖、刺激肾上腺素和前列腺素的产生

2. *外毒素*　是在菌体内合成后分泌到菌体外的，多数是革兰阳性菌产生的蛋白酶类毒素，在菌体内以酶原形式存在，分泌至体外时被激活而表现出生物学效应——毒性；少数革兰阴性菌存在于菌体内，细菌死亡才释放出来，如痢疾志贺菌和产毒型大肠埃希菌。

已证实许多外毒素有相似的分子结构，由 A、B 两个蛋白亚单位通过二硫键连接而成，但少数由 1 个 A 与 5 个 B 亚单位构成复合体（霍乱毒素、志贺毒素）。因此，这些外毒素分子亦称 AB 型毒素。A 为毒素部分，具有酶活性；B 与细胞上的特异性膜受体结合，具有对靶细胞的亲和性、无毒性和致病作用，抗原性强。有些毒素为单一多肽链，在二硫键联结处可被蛋白酶裂解为 A 与 B 两个分子，如白喉毒素、破伤风痉挛毒素、肉毒毒素、铜绿假单胞菌外毒素 A 和葡萄球菌肠毒素等。此外，尚有一部分外毒素相对分子质量很小，不具有 AB 结构，如大肠埃希菌耐热毒素（ST），但有酶活性。

各种细菌产生的外毒素与靶细胞的受体结合，进入细胞内而起作用，所以对组织的毒性有高度的选择性，并引起各自不同的细胞内效应。

不同毒素引起细胞内效应的机制大同小异,也有独具一格的,举例如下。① 尽管霍乱肠毒素、大肠埃希菌不耐热肠毒素、白喉毒素和铜绿假单胞菌外毒素等所引起疾病的临床表现明显不同,但它们的作用机制却非常相似:都能酶解靶细胞中的烟酰胺腺嘌呤二核苷酸(NAD)生成腺苷二磷酸核糖(ADPR),并能促进细胞内活性蛋白,如腺苷酸环化酶(AC)、延长因子Z(EF2)等,与ADPR结合,改变活性蛋白的生物活性,引起细胞代谢紊乱。② 人类感染百日咳杆菌后的临床特征之一是末梢血淋巴细胞增多,现证实是百日咳毒素之一的白细胞增生因子(LPF)所致。LPF具有与霍乱肠毒素相似的A5B结构,即A原体(S-1亚单位)与B寡聚物(由2个S-4亚单位与S2、S3、S4亚单位各1个构成的五聚体)组合而成。A原体是一种二磷酸腺苷核糖基转移酶,B寡聚物则介导毒素与细胞膜的结合。A原体是活性组分,使细胞膜上的结合有鸟嘌呤核苷酸的G蛋白发生二磷腺苷核糖酰化(ADP-ribosylation),从而干扰细胞的信息转导,这种毒素作用方式可能与临床上发生心动过速有关。③ 葡萄球菌肠毒素、链球菌致热外毒素(SPE)和中毒性休克综合征毒素(TSST-1)是一类高活性蛋白质分子,能激发过量的活性T细胞和释放过多的细胞因子,以致发生一些特殊临床现象。此类高活性蛋白质分子特称为超抗原(superantigen)。

按外毒素的主要体内效应,大致分为细胞毒素、神经毒素和肠毒素3类。① 细胞毒素:如白喉毒素对心肌、肾上腺和末梢神经细胞的变性坏死起作用;炭疽杆菌毒素的溶血作用和对多种细胞的细胞毒作用,以及葡萄球菌的杀白细胞素(staphylococcal leukocidin, SL)等;痢疾志贺杆菌毒素对结肠和回肠上皮细胞均具有细胞毒性。细胞毒素的作用机制或使细胞某一代谢环节引起代谢障碍,比如使细胞蛋白质变性,或直接作用于细胞膜。后者又称膜损伤毒素,其作用有两种机制:一种是成孔毒素(pore-forming toxin)以多个毒素分子单体插入细胞质膜,形成孔道,使膜电位和细胞质内外渗透压改变,小分子物质漏出,水进入细胞,以至细胞裂解;另一种是磷脂酶类毒素可分解宿主细胞质膜的卵磷脂,破坏细胞膜的结构,使细胞溶解或坏死。因卵磷脂普遍存在于细胞膜,故此类毒素几乎无细胞组织选择性,如产气荚膜梭菌α毒素、金黄色葡萄球菌β溶血素。② 神经毒素:能选择性地作用于神经细胞,引起神经功能紊乱。如破伤风毒素对运动神经细胞有高度亲和力,使抑制性神经元失去正常调节作用,以致伸肌和屈肌同时持续收缩,表现为肌肉痉挛。肉毒杆菌毒素阻断乙酰胆碱释放,以致发生肌肉松弛性瘫痪和脑神经麻痹。志贺菌、鼠伤寒沙门菌亦可产生神经毒素。③ 肠毒素:霍乱弧菌肠毒素是只作用于小肠黏膜上皮细胞的毒素,它与细胞膜上的腺苷酸环化酶结合,细胞内cAMP浓度持续增高,使水和电解质自小肠上皮细胞大量丢失。产毒素性大肠埃希菌、非01群霍乱弧菌、一些沙门菌(肠炎沙门菌、鼠伤寒沙门菌等)、亲水气单胞菌和空肠弯曲菌等能产生类似霍乱弧菌肠毒素的肠毒素。作用机制类似,且抗原性上相互关联。金黄色葡萄球菌的某些菌株在食物中生长时产生的肠毒素则与上述肠毒素不同,它是在体外产生的,不作用于肠道上皮细胞,食入被吸收后直接作用于呕吐中枢引起呕吐,称其为呕吐毒素似更恰当。蜡样芽孢杆菌可产生与上述肠毒素类似的腹泻毒素,亦可产生呕吐毒素,后者引起呕吐,类似葡萄球菌食物中毒。

某些细菌毒素的作用部位并不仅限于某一靶器官,其体内效应相当复杂,如金黄色葡萄球菌中毒性休克综合征毒素Ⅰ(TSST-Ⅰ)。同一种细菌也可产生多种外毒素和引起多方面的体内效应,导致临床表现的多样性和复杂性。另外,同种细菌不同菌株可产生不同的外毒素,不同病例虽由同种细菌引起感染,由于产生的外毒素不一样,它们的临床表现可各有特征。

(三)细菌群体行为调控机制

这是近年来发现的与细菌致病性等生物学性状密切相关的一种基因调控机制。很多细菌能利用一种细胞间交流的方法调节多种靶基因的表达，这种能力被称为“quorum sensing，QS”，目前国内有数种译法：密度感知、法定数感应、群体效应等。其具体含意是：单个细菌通过一种胞外低相对分子质量的自诱导剂(autoinducer，AI)，也称信息素(pheromone)的集聚浓度来感应菌群密度是处于低密度状态还是达到了阈值浓度，然后再按菌群密度来调节基因表达。细菌的一些生物学性状，如共生现象、生物膜形成、孢子形成、群体游动(swarming motility)、致病机制均受到群体效应的调节。由此，有无群体效应成为细菌有无致病性的一个调节机制。

革兰阴性菌的 LuxI-LuxR 型群体效应系统：革兰阴性菌产生特有的自诱导剂-1(AI-1)，它以酰化高丝氨酸内酯(acyl homoserine lactone，AHL)为本体，不同菌体产生的不同 AI-1 只是酰基侧链的有无和侧链的长短不同。这是一类水溶性膜透过性分子，可自由出入细胞，因而胞内与胞外浓度一致，它由细菌胞内的 LuxI 类蛋白酶催化脂肪酸代谢途径中的酰基载体蛋白的酰基侧链与 S-腺苷甲硫氨酸(S-adenosylmethionine)中的高丝氨酸部分结合，且进一步内酯化所生成的。高浓度的 AI-1 与菌体内的 LuxR 结合成 AI-1/LuxR 复合物，进而激活下游靶基因的转录。根据铜绿假单胞菌的群体效应控制生物膜形成等致病相关机制，在通过基因手段切除 AI-1 合成酶部分后，则不形成生物膜，致病性降低。

革兰阳性菌寡肽介导群体效应：革兰阳性菌产生 AI 是以寡肽(oligopeptide)为本体的，寡肽结构较小但变化多，不同菌种有差异。感知胞外 AI 信号转导的是胞膜上特有的组氨酸蛋白激酶，并由一个胞内响应调节因子把信号转导到菌体内。磷酸化后的响应调节因子结合到特定的目标启动子，进而调节那些控制群体效应的目标基因的表达。金黄色葡萄球菌的毒素生成、肺炎链球菌的侵袭力均与群体效应有关。

还有一种群体效应来自诱导剂-2(AI-2)，如新近鉴定的呋喃硼酸二酯。很多革兰阳性菌和阴性菌都产生 AI-2，所以可以担负不同菌种间的密度感知。AI-2 介导混杂菌种生物膜的形成，这种群体效应与某些牙病相关。在霍乱弧菌中也明确了有完整的 AI-2 识别和信号传递机制，在自然环境中这对霍乱沙门菌生存和致病有何影响还未明确。合成 AI-2 需要 LuxS 基因的参与，失去 LuxS 的肠出血型大肠埃希菌(EHEC)变异株的运动性和产 Vero 毒素能力即显著下降。失去 LuxS 的肺炎链球菌经鼻感染小鼠后，则不会传播到肺组织和血流中。失去 LuxS 的幽门螺杆菌在实验动物胃黏膜内的定殖和诱导炎症的能力均下降。

了解细菌的群体效应不仅有助于深入理解细菌致病性，还有可能从另一个重要方面控制某些细菌感染，并为开发新的抗菌药物提供另一个有潜力的作用靶点。

二、各类病原体的毒力因子及其综合致病过程

病原体的毒力因子(virulence factor)是致病的物质基础；毒力因子帮助病原体侵入机体并抵抗宿主防御机制，增强病原体引起疾病的能力。例如，细菌的毒力因子包括荚膜、毒素，以及具有酶活性的菌蛋白(如蛋白酶、玻璃酸酶、神经氨酸酶、弹性纤维酶、胶原酶)等。

一种病原体的毒力因子常不止一种，各种毒力因子复杂而有序的致病过程是病原体遗传基因决定的感染生物学行为。致病性革兰阳性和阴性菌的染色体基因中存在不同于核心序列的有关细菌毒力因子的 DNA 序列，称致病岛(PAI)。PAI 可编码黏附素、侵袭酶、铁摄取系统、Ⅲ型和Ⅳ型分泌系统；PAI 可完整地通过转化、转导、接合转移到无毒的菌株，使之成为毒力菌株。体内黏膜腔和皮肤正常菌群一般无侵袭力，不产毒素或毒力弱，其染色体上无 PAI。

以下举例说明各类病原体的致病机制，概括了一些近年来的重要发现，从此也可窥探部分致病过程的复杂性和精密程度。对致病因子研究越透彻，对疾病的防治就越有把握。

(一) 流感病毒

甲型流感病毒可以感染许多动物,包括人、猪、马和禽鸟类;所有甲型流感病毒的不同亚型毒株均可在禽类动物体内检出,禽类成为甲型流感病毒的基因储存库。前几年禽流感病例较多出现于人,特别是在与猪和禽类动物接触较为密切的东南亚及我国等地区。在全世界将有禽流感大流行的可能性的情况下,病毒基因、致病因子、传播控制都得到"快速反应"地深入研究。现将致病因子中病毒蛋白 HA、PB2、NS1 简述如下。

1. *血凝素*(hemagglutinin, HA) 是流感病毒包膜的糖蛋白突起之一。宿主细胞(包括红细胞)的表面具有血凝素受体,流感病毒通过血凝素与其结合,使流感病毒得以吸附于宿主细胞膜。如此启动了病毒包膜与细胞膜的融合过程,病毒对宿主细胞膜实现穿入,然后经胞吞作用,以囊泡形式进入宿主细胞质内。禽流感病毒有弱毒型和强毒型两种,前者只有无症状或产卵减少等轻度症状,病毒只在禽肠道和呼吸道增殖;后者可在禽类动物全身多脏器复制,导致多系统症状致死。两种病毒基因只在 HA 的开裂部位结构不同:弱毒型是单一的精氨酸,而强毒型则由连续的精氨酸与赖氨酸的碱基所构成。不同结构应由不同的蛋白酶来解开,强毒型禽流感病毒 HA 开裂部可由广泛分布于各脏器的 furin 和 PC6 所解开,HA 分解为 HA1 和 HA2,如此启动全身性症状。所以 HA 开裂部是决定禽流感致病性的分子基础。

2. PB2 是流感病毒 RNA 聚合酶的一个亚单位,此聚合酶活性的强弱直接影响病毒的复制和病毒相关蛋白质的合成,如此不难想象聚合酶的构成成分 PB2 与致病性可能相关。1997 年我国香港流行 H5N1 高致病性禽流感时,从人分离到的病毒对小鼠的致病性也有强、弱两种,对照临床患者的轻重也完全相符。强毒株 PB2 的 627 位氨基酸是赖氨酸,而弱毒株 PB2 的 627 位氨基酸则是谷氨酸。强毒株在细胞培养中复制增殖能力强,动物试验上证明感染扩散快,肺部免疫应答持续时间长。

PB2 中 627 位氨基酸的差异是否与人感染高致病性禽流感的临床轻重相关,有待进一步观察研究。目前已有的研究结果显示:① 弱毒株在 33℃培养远比 37℃时增殖差,如果把其 PB2 的 627 位谷氨酸置换为赖氨酸,则复制能力显著增强。上呼吸道是病毒初感染场所,如果其温度低于 33℃,那么弱毒株不能增殖扩散,感染程度轻、范围小,当然临床症状就轻。② 2003 年,在荷兰一次人感染禽流感病毒流行中有 89 人患病,多数表现为结膜炎,只有一人出现全身症状病故,从其体内分离到病毒株 PB2 的 627 位氨基酸是赖氨酸。

3. NS1 这是组成病毒颗粒的一种非结构蛋白,它可促进病毒基因表达,调节病毒增殖过程;另外,NS1 的存在是病毒抗干扰素所必需的,所以高度怀疑 NS1 是一种致病因子。在细胞培养里加入 IFN-α、IFN-γ、TNF-α 并不能阻止 H5N1 禽流感病毒的增殖,有无这种抵抗性与 NS1 的 92 位氨基酸相关,如是谷氨酸(92Glu)则有抵抗性,如是门冬氨酸(92Asp)则对这些细胞因子敏感;在对猪实验感染中 92Glu 的致病性远较 92Asp 强,动物体温上升、呼吸急促、体重减轻,呼吸系统内大量 H5N1 禽流感病毒增殖。在 H5N1 禽流感患者可见 TNF-α、IFN-γ、IL-6 上升;与人流感病毒 H1 和 H3 型相比较,H5N1 禽流感病毒感染巨噬细胞时更能诱导 TNF-α 等细胞因子的产生。推测 92Glu 毒株是通过宿主炎症因子引起临床炎症现象的。

(二) 流感嗜血杆菌

按其荚膜多糖抗原(M 抗原)分 a、b、c、d、e、f 6 个血清型,其中 b 型致病力较强。近年来发现,25%的成人体内有无荚膜流感嗜血杆菌菌株(non-typeable haemophilus influenzae, NTHi)的抗体。在慢性阻塞性肺疾病患者中,NTHi 常与肺炎链球菌在病毒性感染基础上引起呼吸道感染急性发作,是临床控制此类患者病情进展的一大难题。为什么过去认为毒力低下的 NTHi 有这样的致病力?现发现 NTHi 通过菌毛、外膜蛋白

(OMP)、自转运蛋白(autotransporter proteins)、脂低聚糖(lipo-oligosaccharide, LOS)等多种黏附因子,黏附到咽喉、气道上皮细胞;黏附过程就能促使上皮细胞释放各种淋巴因子,其中 IL-8 的释放明显与菌量呈正相关。黏附后增殖的细菌随即侵入上皮细胞内;后者的微绒毛伸出,逐渐把 NTHi 摄入空泡;另外,NTHi 也可通过其黏附因子 ChoP(phosphorylcholine)通过血小板激活因子(PAF)受体侵入细胞内。慢性阻塞性肺疾病患者肺移植时取出的病肺组织的气道上皮细胞内常可检出 NTHi,该项发现对呼吸道细菌感染的发病机制及其预防的探索是一大贡献。

(三)铜绿假单胞菌

铜绿假单胞菌与沙门菌有同等的黏附和侵入细胞的能力,并且侵入机制与耐药菌株的药物泵排出机制 MexAB-OprM 系统相关联。自菌血症或呼吸道感染患者分离的铜绿假单胞菌中,约 10%以上可产生一种外毒素 ExoU。产 ExoU 菌株侵入上皮细胞的能力更强,且对上皮细胞和白细胞有极强的毒性,以致破坏细胞组织结构。另外,已证实的铜绿假单胞菌 RND 型外排泵 MexAB-OprM 系统可将进入菌体内的抗菌药物或消毒药排出菌体外,细菌内膜存在泵的本体 MexB,相当于外膜的排出口是 OprM,存在于两者间的调节蛋白则是 MexA。近年发现,MexAB-OprM 缺损菌株侵入上皮细胞的能力大幅度下降,这是由于与侵入细胞相关的致病因子也同时缺失。给小鼠喂饲铜绿假单胞菌的 MexAB-OprM 缺损菌株造成菌血症后小鼠仍可存活;而在 MexABOprM 阳性菌株,菌血症动物则全部死亡。由此可以理解,耐药菌感染之所以难治,不仅是抗生素效果差,尚与耐药菌致病力更强有关。

(四)真菌

与很多致病性细菌产生强毒素不同,致病性真菌并不产生与病症相关的毒素。真菌感染涉及的致病因子只是黏附黏膜、血管内皮细胞等靶细胞,妨碍粒细胞、巨噬细胞的识别和吞噬过程,使真菌能在宿主体内长期存活,最终导致组织损伤。同样,黏附到宿主细胞是真菌感染的第一步。各种真菌有结构与功能不同的黏附因子(黏附素),以适应不同器官靶细胞的需要。黏附力减弱的毒株对实验动物的毒性也减低,似乎黏附素与真菌毒性有直接联系。白念珠菌的两态特性表现在单细胞酵母型转变成丝状型,菌丝黏附素通过谷氨酰胺转移酶介导的黏附机制牢牢地黏附在颊黏膜上皮细胞上。烟曲霉(Aspergillus fumigatus)是肺真菌病的主要病原体,其分生孢子或菌丝根霉的孢子被吸入气道和沉积到肺组织,它们的表层有厚厚的疏水性外套,可介导与宿主细胞外基质蛋白的结合,如果肺内条件适当则脱去疏水性外套而膨胀,其代谢和致病性变得活跃起来。近年,发现烟曲霉的胶黏毒素(gliotoxin)对机体的防御系统有强力破坏性,可伤害、破坏粒细胞;当烟曲霉处于气道、肺组织的环境中可大量产生该毒素,致病生物活性也比体外产生的强。真菌荚膜多糖(如 glucuronoxylomannan)是公认的毒性因子,有明显的抗吞噬作用。特别是新型隐球菌,去荚膜后则对实验动物无致病性;荚膜多糖还可阻止炎症细胞的聚集,抑制隐球菌的特异性 T 细胞反应。肺部的 CO_2 有助于真菌荚膜的形成。

(五)衣原体

衣原体在宿主细胞内呈二分裂增殖,其 DNA 和 RNA 同时存在自行代谢活动。增殖结果是形成有感染性的在细胞外较稳定的基本小体(elementary body, EB),或称原体。原体借宿主细胞受体被吞入细胞内,继而形成从宿主细胞获得能量进行代谢的网状体(reticulate body, RB),再在包涵体内分裂增殖形成很多原体。随着包涵体膜的破裂,有传染性的原体释放到细胞外,再感染新的细胞。衣原体急性感染一般侵犯气道或生殖器上皮细胞,被单核-巨噬细胞吞噬后可在其中长期潜伏,且随之散布到全身各处,构成慢性感染或潜伏性感染。EB 外膜有与革兰阴性菌相同的外膜蛋白(OMP)和脂多糖(LPS),当发生感染时对宿主细胞有即时毒性;LPS 可诱导前炎症因子 IL-1 和 IL-6。从感染单核-巨噬细胞内释放出来的LPS引发细胞免疫和体液免疫应答;加之衣原体抗原性物质反复诱导炎症因子的释放,以致表现出慢性感染性炎症性疾病的种种临床现象。衣原体潜伏感染和反复再感染可诱发迟发性变态反应,其诱发因子已知是衣原体热休克蛋白60(HSP－60);迟发性变态反应引起组织损伤,以致各种临床并发症。

(六) 肺炎支原体

肺炎支原体进入气道黏膜遇到纤维结合素(fibronectin)即可附着于上皮细胞增殖,而更有力地黏附则是其一端存在170 kd的P1蛋白质,它是管形附着结构,能坚固地附着上皮细胞。类似的蛋白质还有P30、P40、P65、P90、HMW1、HMW2、HMW3、HMW4和HMW5等。在黏膜上皮细胞上存在相应受体,如糖蛋白、唾液酸、硫糖脂等。肺炎支原体附着在上皮细胞上通过增殖过程产生过氧化氢和超氧离子损伤细胞,使细胞代谢活性降低,微绒毛脱落。近年Kannan发现,肺炎支原体产生一种类似百日咳毒素样的毒素物质,可导致上皮细胞空泡化和坏死,定名为社区获得性呼吸窘迫综合征毒素(community acquired respiratory distress syndrome toxin, CARDS-TX)。

(七) 疟原虫

裂殖子除在血液循环中短暂游离外需要侵入红细胞才能继续发育。入侵红细胞需要裂殖子的配体与红细胞表面相应受体特异结合,裂殖子的入侵红细胞包括黏附、识别、定位、启动和进入纳虫空泡。疟原虫表膜上的配体包括裂殖子顶端微线体(microneme)的红细胞结合抗原(erythrocyte binding antigen 175, EBA 175)、裂殖子表面蛋白1、2、3(merozoite surface proteins 1,2,3,即MSP－1、MSP－2、MSP－3)、裂殖子顶端膜抗原(apical membrane antigen-1, AMA-1)。间日疟配体选择性结合网织红细胞,称网织红细胞结合蛋白－1、2(reticulocyte-binding proteins 1、2,即PvRBP－1、PvRBP－2)。这些蛋白均高度集中在裂殖子顶端。恶性疟原虫也有类似的PfRBP,可黏附于网织红细胞和其他红细胞。裂殖子顶端表膜配体附着红细胞时,裂殖子微线体分泌富含组氨酸的蛋白质使红细胞质内陷,有利于裂殖子进入红细胞,最终被包含到寄生体泡(parasitophorous vacuole)内部。疟原虫裂殖子黏附红细胞的分子机制可以解释:① 为什么在非洲原居民中没有间日疟感染?这是因为间日疟原虫表面的Duffy结合蛋白(PvDBP)只能与Duff阳性的红细胞结合,而非洲原居民中90%以上Duff阴性,故不会遭受间日疟原虫的感染。② 为什么恶性疟原虫感染可发生临床危象?恶性疟重症化的机制主要是感染红细胞黏附在患者血管内皮细胞上,继而发生红细胞聚集和微循环障碍所致。此黏附过程是由红细胞内滋养体裂殖体释放的恶性疟疾原虫表面蛋白PfEMP－1(plasmodium falciparum erythrocyte membrane protein-1)聚集并突起在感染细胞表面,然后与血管上皮细胞膜上多种受体结合而启动的。

(八) 肠道寄生原虫

溶组织内阿米巴和结肠小袋纤毛虫可引起带血的痢疾样粪便,其他原虫只是寄生肠腔,有的只在管腔寄生,而有的尚能侵入肠黏膜甚至固有层。与肠道感染致病菌相似,黏附与定殖是感染的第一步。虫体表面有多种蛋白,其中有的介导虫体吸附肠上皮细胞;此外,经肠感染寄生肌肉的肉孢子虫也有同样的黏附过程。

溶组织内阿米巴穿过黏液层与结肠上皮细胞结合后启动一连串致病过程:① 降解黏蛋白的同时诱导结肠上皮细胞过度分泌黏蛋白,直到黏蛋白枯竭;② 分泌能酵解细胞间质的蛋白酶,如胶原酶、半胱氨酸蛋白酶,可破坏黏膜屏障;③ 分泌3种阿米巴穿孔素(amebapore),在宿主细胞引起孔状破坏。细胞脱落、坏死和细胞外间质破坏,如此等等,使滋养体得以侵入黏膜固有层。濒死宿主细胞释放IL－8、IL－1和环氧化酶等炎症介质,促使中性粒细胞、巨噬细胞游走到感染局部,诱导宿主炎症反应。

蓝氏贾第鞭毛虫借腹面吸盘吸着肠管壁,其

腹部鞭毛运动所产生的负压亦可物理性附着于肠上皮细胞；通过虫体分泌的植物血凝素(lectin)的介导可与肠上皮细胞表面甘露糖特异结合。尽管它不侵入肠组织内部，从细胞培养观察发现：有虫附着的肠上皮细胞的通透性增加，阻碍其消化吸收功能，且促使发生细胞凋亡而造成细胞和细胞间隙的破坏。另外，虫体附着肠壁诱导宿主炎症细胞因子的释放，黏膜固有层出现炎症细胞浸润；宿主细胞免疫和体液免疫的活跃反应还表现在小肠黏膜下层的派尔小结(Peyer patches)增生。感染贾第虫后多数仅为无症状带虫者，有的则出现严重的吸收不良综合征，其原因并不十分清楚：一种可能是基于不同基因型的致病性差异；另一种可能是在某些患者则存在明显的免疫异常，如丙种免疫球蛋白缺乏者不仅对本虫易感，且可导致慢性腹泻和营养不良。

隐孢子虫子孢子进入肠道，在肠消化吸收液的作用下从卵囊内逸出，借其尖端部的糖蛋白与肠上皮细胞膜上的受体结合，再由虫体肌动蛋白诱发的运动侵入肠上皮细胞刷状缘层内，并形成纳虫空泡，以后即在此寄生体泡(parasitophorous vacuole)定殖。隐孢子虫的无性生殖和有性生殖均在同一宿主的肠上皮细胞内进行。虫体寄生破坏肠绒毛的结构和功能：绒毛平坦化和相互融合使功能面积减少，与黏膜结合导致消化酶的丧失引起电解质和营养的吸收障碍；虫体产生肠毒素样物质促使肠上皮细胞分泌 Cl^- 亢进，加上细胞间隙崩坏引起分泌性腹泻，每日水样排便2～20次。

三、扳机致病学说

近年，分子生物技术的长足进展使体内微生物的检测有了飞跃提高，过去看成与感染毫无关系的一些疾病，也可检出微生物，从此感染病学研究又进入一个全新领域。例如，动脉粥样硬化、帕金森病(Parkinson disease, PD)、急性炎症性脱髓鞘性多发性神经病(Guillain-Barre 综合征)、结节病(sarcoidosis)、溃疡病和胃癌，以及淋巴瘤、某些癌症等疾病的发生或发展与感染因子相关，相关的程度和终点后果有所不同。其中一些疾病是由微生物触发的，或在其他致病因子的基础上发挥附加或促发作用。对此，目前已提出感染因子扳机(trigger)学说来解释这些疾病的发病机制。扣动扳机是实施射击的必要的第一步骤，与此相应的一般性名词是触发点；本节所用触发意指扳机作用。

这些疾病虽然不归属感染性疾病，但从事感染防治的专业工作者必须应对客观存在的感染因子扳机致病作用的挑战。以下举例说明该学说。

(一) 动脉粥样硬化

人们一直把动脉粥样硬化看作是进入老年的自然过程，其进展与高血压、高脂血症、糖尿病、肥胖和遗传背景等密切相关，但至今还不能对众多而复杂的致病机制网络整理出清晰的说明。然而，Russell Ross 提出伤害反应学说后，对动脉粥样硬化发病机制的研究和认识进入了一个新时期，感染因子和炎症反应也受到重视。

通过大规模流行病学调查已知，动脉粥样硬化进展和突发冠心病不是由单一因素引起的，在多数情况下是两个以上因素的协同作用。一些感染因子，如肺炎衣原体、幽门螺杆菌、单纯疱疹病毒、巨细胞病毒，以及牙周病中的细菌等，都有研究者提出与动脉粥样硬化进展及其并发症有相关性，但是对任一感染因子的作用也都有否定的报道。实际上，目前要证实感染与动脉粥样硬化之间存在必然的因果关系是困难的。感染是动脉内膜炎症反应的始发因素，随后在与其他危险因子协同作用下促进动脉粥样硬化的形成。

当前对肺炎衣原体与动脉粥样硬化进展存在相关性的资料最齐全，从最初的血清流行病学调查研究开始，病理组织观察、微生物研究、动物实验、临床介入试验等各方面都已经有颇具说服力的研究成果。虽然动脉粥样硬化患者的肺炎衣原体血清抗体水平较高，甚至病变部位也能找到存在该病原体的证据，但要说肺炎衣原体是它的特定病原体还需要有符合 Koch 四原则的各种证据。经气道感染动物的实验研究提示：在动脉粥样硬化的初始病变形成,以及其后的病变进展均与肺炎衣原体感染正相关。并且,家兔肺炎衣原体感染所致动脉粥样硬化动物模型可用相应抗生素治疗措施减轻,甚至使病变消失。有学者推测,近数十年虽然肥胖、高血压、糖尿病、高脂血症等高危因素有增无减,然而动脉粥样硬化并发冠心病的发病率和病死率却逐步降低。这一时期恰好与新一代大环内酯类药物普及使用时期吻合,也许就是这类药物的功效。这样的推测要在人身上获得证实却有困难,因为人动脉粥样硬化病变进展或缓解至少需要数年以上的观察,而实际上大环内酯类药物在临床上是不可能连续应用数年以上的。目前已有短期应用抗菌药物进行干预的报道,没有获得一致结果。

根据大量的实验研究结果,有学者对肺炎衣原体感染导致动脉粥样硬化形成的机制做了完整归纳,提出以下假说:肺炎衣原体气道感染非常广泛,可以说人人都会被感染。进入气道后再侵入肺泡巨噬细胞增殖,从中释放到血流中的感染性粒子散布到全身,再感染各处单核-巨噬细胞和淋巴细胞。事实上在多数动脉粥样硬化患者和部分健康人,血液中都可检出肺炎衣原体。在末梢血白细胞,特别是淋巴细胞中的肺炎衣原体可能以某种耐药形式存在,而逃避宿主的防御机制和抗菌药物,从而该病原体可在血液中持续存在。此种"不显性菌"又可在某些条件下活化和增殖,并再次感染其他单核细胞。受肺炎衣原体感染的单核细胞能黏附和侵入血管内皮细胞和血管平滑肌细胞。由此诱导产生的炎症因子和细胞因子引起伤害性炎症反应。感染单核-巨噬细胞在胆固醇协同下在血管壁上形成泡沫细胞,从此形成动脉粥样硬化初期病变。

(二) 帕金森病

帕金森病又称原发性震颤麻痹,病因未明。病变主要在中脑黑质,其中多巴胺能神经元细胞变性,数量也减少 60%～80%;出现圆形的 HE 染色呈粉红的 Lewy 细胞。至今并没有在病变部位经常检出特定感染因子的证据,提倡病毒感染触发炎症反应假说的学者却很多。早年就有人把单纯疱疹病毒、流感病毒感染看作危险因子;用流行性乙型脑炎病毒感染大白鼠可引起多巴胺能神经元细胞变性,并导致运动障碍;近年发现,博尔纳病病毒(BDV)可从中脑黑质的帕金森病样病变中检出。还有,用星形诺卡菌(Nocardia asteroids)感染实验动物也可发生帕金森病样病变。

(三) 结节病(sarcoidosis)

结节病是一种非干酪性类上皮细胞肉芽肿性疾病,常侵犯肺和肺门淋巴结,但几乎全身每个器官都可能受累。其病因未明,长期以来被认为是某种病原体的抗原性物质触发的免疫异常所致。至今能从病变部位培养检出的病原体是痤疮丙酸杆菌(Propionibacterium acnes),然而该菌是皮肤、毛发的正常菌群中的组分,偶尔在非结节病患者淋巴结中也能分离到。所以不具备 Koch 原则,难以确定它就是本病的病原菌。目前,有力支持它对本症的触发作用的依据有:① 在本症病变部位可检出痤疮丙酸杆菌 DNA。② 从痤疮丙酸杆菌分离到一种触发因子蛋白可诱导本症特异性细胞免疫应答。③ 使用米诺环素(minocycline)治疗约 1 年,大部分患者临床症状缓解。

(四) 肿瘤性疾病

约 20%的肿瘤性疾病与感染有关,但感染并非唯一因素,且只有其中很少一部分感染患者自感染后经历很长的潜伏期才发病。已知某些病毒、细菌、真菌和寄生虫可致相应的恶性肿瘤(表 4-4)。

表 4-4 与恶性肿瘤相关的一些病毒、细菌、真菌和寄生虫

病原体	相关的恶性肿瘤性疾病
EB 病毒(Epstein-Barr virus, EBV)	恶性淋巴瘤、鼻咽癌、胸腺癌
人乳头瘤病毒(Human papillomavirus, HPV)	宫颈癌、阴道癌、阴茎癌、肛门癌

（续表）

病 原 体	相关的恶性肿瘤性疾病
乙型和丙型肝炎病毒(Hepatitis B/C virus，HBV，HCV)	原发性肝细胞癌
人类嗜T[淋巴]细胞病毒-1(Human T-cell leukemia virus type-1，HTLV-1)	成人T细胞白血病
人疱疹病毒-8(Human herpesvirus type 8，HHV-8)	Kaposi肉瘤
人多瘤病毒(Human polyomavirus virus，JCV，SV40)	脑瘤
幽门螺杆菌(*Helicobacter pylori*，Hp)	胃癌、MALT淋巴瘤
黄曲霉(*Aspergillus flavus*)	原发性肝细胞癌
麝猫后睾吸虫(*Opisthorchis viverrini*)	胆管癌
埃及血吸虫(*Schistosoma haematobium*)	膀胱癌、肝癌

此类病原体致癌机制尚未完全明确，然而其致癌性各有充分证据。例如，江苏省启东地区HBsAg阳性者发生原发性肝细胞癌的相对危险性是HBsAg阴性者的202倍；在肝癌和癌周组织内存在HBV颗粒；宿主肝细胞染色体DNA中整合有HBV的DNA，如整合到原癌基因的近旁时则可激活原癌基因*C-erbB*，使其高表达；HBV的X基因编码的X蛋白可反式激活原癌基因*C-myc*、*C-ras*等，促进它们高表达，导致肝细胞异常生长，直到发生癌变。在我国，原发性肝细胞癌的发生是以HBV感染为背景的。人乳头瘤病毒HPV-16、HPV-18感染可触发子宫颈癌，这一发现无疑是妇女的福音，因为子宫颈癌为女性的第二大恶性肿瘤，现在可以通过宫颈HPV-DNA检测试验来防治子宫颈癌。HPV的瘤病毒蛋白E6、E7可分别与抑癌基因*P53*、*Rb*编码的P53和PRB蛋白结合，从而使抑癌蛋白失活而促使癌变；另外，HPV感染细胞后还可使细胞内处于静止状态的原癌基因*C-myc*被激活，参与癌变过程。

部分生物性病原体可致癌，但毕竟只有部分感染者发生相关的癌症；致癌过程中的分子机制有助于了解肿瘤的本质，但如何干预此致癌过程还有待开发研究。不过，了解到某些微生物感染对肿瘤的发生有“扳机”作用，至少已经对原发性肝癌和子宫颈癌的预防发挥了很大的作用。

第二节 感染宿主的炎症反应

一、炎症反应和炎症介质

炎症反应是机体对感染、创伤、变态反应等损伤因子产生的病理生理过程。一般具有减轻机体受损程度、限制损伤因子在体内扩散并修复组织的作用，因此，本质上属于机体的防御性应答反应。人类许多疾病伴随炎症过程，即使动脉粥样硬化，其本质也是炎症。但是，仍然以生物性致病因子引起的各种感染性疾病的炎症反应最为广泛。近年来，对引发或加剧炎症反应的各种炎症因子的研究有长足进展，由此阐明了血管反应、白细胞游走和吞噬、损伤组织修复和再生过程等基本炎症现象的分子机制，与感染临床症状密切相关的病理生理现象也有了深层次的了解，从而给疾病治疗带来新的希望。

炎症反应是一把双刃剑，它一方面发挥清除有害因子的作用，最典型例子就是结合宿主免疫反应清除导致感染的病原微生物，这时机体通过一定的调控机制限制炎症介质的释放和作用强度、速度，把炎症反应控制在合理的适度范围内，所以炎症反应有一定的自限性；另一方面，如炎症反应失控或不能自限又可造成新的病理损害和发生新的疾病。举两个典型例子：① 炎症反应过于激烈，或炎症介质作用于靶细胞后又引起继发炎症介质释放，众多炎症介质相互诱导、刺激，引起炎症瀑布(inflammatory cascade)反应。两者都可因过度的炎症反应而伤及"无辜"，即引起炎症扩散到邻近的或远处的组织器官产生有害作用。其中最为严重的是"失控性全身性炎症反应"(uncontrolled inflammatory response)和由此而引起的多器官功能衰竭(multiple system organ failure, MSOF)。② 一般来说，感染病原微生物的消除即可使炎症反应趋向恢复和终止。但是，感染"扳机"学说揭示了一些炎症介质在动脉粥样硬化中的作用，从发病机制上确认它不只是老年退化现象，而是一种全身性炎症性疾病。其炎症因子来源于早年的感染炎症反应不能自限，以致持续释放这些炎症因子。目前研究资料提示，单纯疱疹病毒、幽门螺杆菌、巨细胞病毒、肺炎衣原体等感染后都有可能触发这种持续性炎症反应。

认识炎症反应过程及其本质可以帮助我们探索抗炎症治疗手段。感染性疾病的治疗应是：以消除病原微生物为主，维护和提高宿主抗感染免疫功能，以及调控机体炎症反应等组成的综合治疗。

(一) 炎症(inflammation)

炎症局部组织都有变质、渗出、增生这一基本病理变化。一般来说，变质是损伤性的，实质细胞出现水肿、脂肪变性、凝固性坏死或液化性坏死，间质结缔组织可发生黏液样变性和纤维样变性。渗出、增生一般理解为损伤时机体的防御反应。渗出是炎症的重要标志，源自炎症的血管反应，其中液体、蛋白质和白细胞进入组织间质、体表、体腔，成为渗出物或渗出液。与组织体液比较，渗出液中有较多的蛋白质和细胞，并有众多的崩裂的细胞碎片。增生是炎症过程中的防御反应，在早期可以限制炎症的扩散，在后期则有明显的修复损伤组织的作用。增生多半是原先就在炎症局部的巨噬细胞、内皮细胞和成纤维细胞；炎症病灶周围的上皮细胞或实质细胞、间质也可发生增生。伴随炎症反应的间质细胞增生，其中库普弗细胞可转变为吞噬细胞参与炎症的细胞浸润；而成纤维细胞参与组织修复。根据炎症局部的变质、渗出和增生中哪一种占优势，分别用变质性炎症、渗出性炎症、增生性炎症来描述；而在临床治疗过程中也要根据炎症反应的突出表现及其临床意义来制订抗炎治疗措施。熟悉炎症现象及其形成机制有助于临床感染的诊断和治疗。

感染性炎症反应包括以下几个阶段：① 在早期，感染区域血液供应量增加，毛细血管通透性增加，使得较大的蛋白分子可以从毛细血管逸出，并让参与免疫炎症反应的可溶性介质到达感染部位。② 白细胞等继而从血管中迁移到周围组织，出现细胞浸润。一般来说，因感染引起的急性炎症，早期以中性粒细胞为主。第一日之后，单核-巨噬细胞和激活的淋巴细胞开始到达炎症部位，$CD8^{+}$ T细胞和少量的B细胞一般到达较晚。对寄生虫的反应常导致嗜酸性粒细胞的聚集。如果出现慢性炎症，常见大量$CD4^{+}$ T细胞和单核-巨噬细胞在感染区聚集。③ 致病微生物一般在炎症反应和抗感染免疫反应后被消除，炎症才逐渐消退并进入组织修复阶段，出现组织细胞再生和(或)纤维化过程。

炎症时渗出到感染组织的细胞统称为炎症细胞，在病理上表现为细胞浸润。感染部位连续不断的炎症细胞浸润是炎症防御反应的中心环节，相继有多种炎症介质参与此过程。炎症细胞迁移主要由炎症部位血管内皮细胞释放的趋化性细胞因子所控制，后者激活循环白细胞，使它们与内皮细胞结合，并启动白细胞对内皮细胞的穿越。细胞进入组织后再受趋化因子的化学吸引，再向感染部位游走。如此，使白细胞沿着炎症部位趋化因子浓度梯度定向移动的现象称趋化作用(chemotaxis)。P选择素储存于内皮细胞的韦-帕小体中，只有当内皮细胞被激活和损伤时才释放到细胞表面，它能与白细胞表面的相应受体结合，从而使白细胞黏附较紧，滚动缓慢而不被血流冲离。细胞因子 TNF-α 或 IL-1

能诱导E选择素的合成和表达,E选择素使中性粒细胞缓慢移动并迁移到炎症部位。E选择素和P选择素均能使循环中的血小板和白细胞的移动减缓,为炎症细胞渗出做准备。接下来,中性粒细胞被内皮细胞和组织中细胞合成的趋化性细胞因子如IL-8所激发,启动中性粒细胞的迁移。C5a、LTB4和IL-8、单核细胞趋化蛋白(MCP)、淋巴细胞趋化因子(lymphotactin)等炎症介质分别是中性粒细胞、单核-巨噬细胞和淋巴细胞的部分趋化因子。淋巴细胞和单核细胞一旦到达感染或炎症部位,它们也能释放炎症介质,调控其他细胞随后的聚集和激活。特别是IFN-γ可调节后续的淋巴细胞迁移。

(二)炎症介质(inflammatory mediators)

炎症介质是指一类在致炎因子作用下,血浆中或由吞噬细胞、组织细胞产生的参与炎症反应的化学活性物质。许多急性炎症反应全过程都是由一系列这些物质所介导的,故将其称为炎症介质。此类介质很多,还不断有新介质被发现,一般分为两大类:血浆源性介质和细胞源性介质。血浆源性介质最早被发现,包括血浆内凝血、纤溶、激肽和补体4个系统的活性化产物。细胞源性炎症介质常以颗粒的形式存储于炎症细胞内,炎症反应过程中适时地释放到细胞外,或在致炎因子的作用下由炎症细胞合成后释放。传统病理学只把中性粒细胞和巨噬细胞认作炎症细胞,事实上,肥大细胞、嗜酸性粒细胞、嗜碱性粒细胞、树突状细胞、T细胞和血小板亦参与炎症反应。此外内皮细胞、平滑肌细胞、成纤维细胞、上皮细胞等组织结构细胞亦能合成和释放炎症介质。按介质的主要功能又可分为血管通透性介质、细胞趋化性介质和细胞损伤性介质;按化学性质则可分为细胞因子、胺类、脂类、肽类、自由基等。

炎症病理上和临床上的局部红、肿、热、痛,以及全身性病理生理反应均与炎症介质作用相关。炎症介质通过增加血管通透性和吸引中性粒细胞、巨噬细胞等在炎症局部集中,以利于吞噬、酶解、消化作用,从而达到清除病原体等致炎因子的作用。炎症过程不同环节由不同的炎症介质参与和发挥作用,但不同介质可有不同的或相同的作用,共同组成一个复杂而有序的炎症网络。由于炎症介质种类繁多,即使在简单的炎症中也有众多介质参与其中,难以全部查出,更不要说把各种炎症性疾病的炎症网络说得一清二楚。

炎症反应的全过程都有炎症介质的参与,可以说没有炎症介质就没有炎症反应。已知炎症介质有200种左右,主要炎症介质种类和作用如表4-5。

表4-5 主要炎症介质的种类及其生物学作用归纳

炎症介质		来源	作用
源自血浆	C3a	补体C3	肥大细胞脱颗粒,平滑肌收缩
	C5a	补体C5	肥大细胞脱颗粒,趋化中性粒细胞,巨噬细胞迁移,激活中性粒细胞,平滑肌收缩,增加毛细血管通透性
	缓激肽	激肽原	血管扩张、通透性增强,平滑肌收缩,疼痛
	纤维蛋白多肽和纤维蛋白裂解物	凝血、纤溶系统	血管通透性增加,趋化中性粒细胞和巨噬细胞因子
细胞因子	IL-1	单核-巨噬细胞、中性粒细胞、淋巴细胞	激活炎症细胞,内源性致热原引起发热,刺激内皮细胞和中性粒细胞产生NO、OFR
	IL-6	巨噬细胞、内皮细胞	内源性致热原,刺激肝细胞产生急性期反应蛋白
	IL-8	单核细胞、淋巴细胞	多形核细胞和单核细胞迁移

(续表)

炎症介质		来　源	作　用
细胞因子	肿瘤坏死因子(TNF)	单核-巨噬细胞、内皮细胞、淋巴细胞	激活炎症细胞和促其产生 PAF、LTB4、TXA2、IL-1、IL-6、IL-8、OFR
	中性粒细胞趋化因子(NCF)	单核-巨噬细胞、肥大细胞	趋化中性粒细胞
脂类介质	血小板活化因子(PAF)	嗜碱性粒细胞、中性粒细胞、巨噬细胞	使血小板释放介质,增强血管通透性,平滑肌收缩,激活中性粒细胞
	前列腺素	花生四烯酸经环氧化酶途径产生	血管扩张,增加组胺和缓激肽引起的毛细血管通透性增加
	白三烯	花生四烯酸经脂氧化酶途径产生	趋化中性粒细胞,协同前列腺素增强血管通透性
胺类介质	组胺	肥大细胞、嗜碱性粒细胞	增强血管通透性,平滑肌收缩,趋化作用
	5-羟色胺	血小板、肥大细胞	增强血管通透性,平滑肌收缩

二、炎症介质的种类和作用

(一) 血浆源性炎症介质

补体、激肽、凝血和纤溶系统各有多方面生理作用,其部分活性成分也是重要炎症介质。

补体系统的功能包括调控炎症反应、调控趋化作用、清除免疫复合物、激活免疫细胞以及抵抗病原微生物感染。补体活化是炎症早期主要反应,其中以 C3、C5 的激活与炎症反应的关系最为密切,其裂解片段 C3a、C5a 是最重要的炎症介质。它们在炎症反应中参与:① 血管状态的改变,C3a、C5a 可促使肥大细胞释放组胺导致血管扩张和血管通透性的增加;② 白细胞黏附,C5a 是中性粒细胞和单核-巨噬细胞的强力趋化因子,还可通过激活中性粒细胞增加整合素的表达,促进其与内皮细胞的黏着。炎症反应时中性粒细胞释放的大量溶酶体酶又能激活补体产生 C5a,因而形成中性粒细胞游出的自我促进的正反馈;③ 吞噬作用,C3b、C3bi 是调理素的重要成分,炎症细胞吞噬过程中 C3b、C3bi 与细菌表面的相应受体结合,从而加强吞噬活性;④ C5a 还能激活中性粒细胞和单核-巨噬细胞的花生四烯酸酯质氧化酶代谢途径,促进细胞释放炎症介质。

激肽系统中发挥炎症介质作用的是激肽原的活化物缓激肽(bradyrinin),它在炎症过程中的作用有:① 增加血管通透性,它使血管内皮细胞中的微丝收缩,导致细胞间隙增宽;还能通过肥大细胞释放组胺扩张毛细血管。② 扩张血管,缓激肽有明显的扩张血管的作用,其强度是组胺的 15 倍,包括微动脉、微静脉扩张以增加微循环;扩张骨骼肌、心、肺、脑、肾、肠等血管使外周阻力降低,导致血压降低。③ 收缩非血管平滑肌,缓激肽直接作用于平滑肌 β_2 受体,或通过感觉神经末梢释放神经过敏肽或 P 物质,导致气道平滑肌收缩,对肠道和子宫平滑肌也有收缩作用。④ 炎症局部产生疼痛,致痛作用为 5-HT 的 10 倍,并可被组胺、PG、TXA2 所增强。⑤ 活化炎症细胞,促使中性粒细胞进入细胞间隙。炎症时中性粒细胞溶酶体释出激肽释放酶,后者可使血管基底膜降解,从而有利于中性粒细胞质穿过其底膜进入组织间隙;缓激肽尚可作用于呼吸道上皮细胞促使其释放趋化因子,作用于巨噬细胞释放 TNF、PAF、IL-1 等参与炎症反应。缓激肽虽然活性众多而强烈,但它随血流通过肺部时即迅速被灭活。

补体、激肽、凝血和纤溶系统的关系是相互影响和相互调控的,如激肽释放酶可激活Ⅻ因子使凝血酶活化,又可使纤溶酶原变成纤溶酶,纤溶酶又可激活补体系统,从而产生大量介质。凝血和纤溶系统在炎症过程中作用大致如下：① 凝血酶可促使中性粒细胞黏附；纤维蛋白肽A和B有趋化白细胞的作用。② Ⅻa因子、纤维蛋白肽A和B，以及FDP中的D、E片段均能使血管通透性增高。FDP中的A、B、C片段可加强组胺、缓激肽增加毛细血管通透性的作用。③ Ⅹ因子与介导急性炎症的效应细胞蛋白酶受体-1（effector cell protease receptor-1）结合后可使血管通透性增高和中性粒细胞渗出。④ Ⅻa因子可直接或间接启动补体、激肽、凝血和纤溶系统，部分中间产物特别是激肽释放酶能反馈激活Ⅻ因子为Ⅻa因子，从而有更多炎症介质参与。⑤ 凝血过程产生的炎症介质促进炎症的发展，反过来炎症反应产生的细胞因子又可促进凝血，两者相互促进以致效应不断放大，从而造成微循环障碍等严重后果。例如，TNF、IL－6强烈促进凝血，以及炎症局部大量纤维蛋白形成可阻塞微循环和引起缺血性损害等。

（二）细胞因子

细胞因子主要由激活的淋巴细胞和单核-巨噬细胞产生，也可来自内皮细胞、上皮细胞和结缔组织中的细胞。免疫和炎症过程中产生的细胞因子与靶细胞上特异性受体结合而发挥作用，除发生免疫效应外，还影响和调节炎症细胞的功能。介导炎症反应的细胞因子主要是白介素中的IL－1、IL－6、IL－8和TNF，分述如下。

1. IL－1　其功能或效应广泛，是参与免疫应答和炎症反应的起中心作用的细胞因子。IL－1的细胞来源很多，主要来自单核-巨噬细胞，许多微生物和内毒素、脂多糖、异物颗粒、活化T细胞都可激活单核-巨噬细胞产生IL－1；也可由中性粒细胞、淋巴细胞、自然杀伤细胞、成纤维细胞和内皮细胞分泌，这些细胞在摄取抗原抗体复合物后或在抗原提呈过程中均可产生IL－1。IL－1在感染炎症中具有广泛性生物学作用：① 为内源性致热原，可作用于体温中枢引起发热；② 可刺激内皮细胞和中性粒细胞产生NO和OFR等促进氧化应激，导致组织器官细胞受损；③ 促进代谢性消耗，使患者在短期内体重减轻、贫血、人血白蛋白降低；④ 促进肝细胞合成急性期反应蛋白，如CRP等；⑤ 激活并趋化炎症细胞，包括中性粒细胞、淋巴细胞和单核-巨噬细胞，诱导和促进IL－6、TNF等炎症介质的分泌；⑥ 促使血管内皮细胞表达黏附分子ICAM－1、VCAM－1和白细胞表达黏附分子CD11b/CD18等，增强白细胞与血管内皮细胞的黏附，有利于白细胞渗出；⑦ 诱导抗原提呈细胞表面免疫分子的表达，为T细胞提供第二信号，促进B细胞的增生和免疫球蛋白的分泌；⑧ 由此激活补体，并强化细胞免疫和体液免疫介导的组织细胞损伤。

2. IL－6　炎症时主要由巨噬细胞、血管内皮细胞、成纤维细胞、Th2细胞和B细胞产生，但角质细胞、嗜酸性粒细胞、肥大细胞、平滑肌细胞亦可产生。IL－6参与免疫和炎症反应：可促进T细胞分化增殖，在IL－2存在下促进外周血T细胞分化为CTC细胞；促进B细胞分化增殖并产生抗体。IL－6可促进炎症细胞浸润，也是内源性致热原，与感染发热有关，能刺激肝细胞产生急性反应性蛋白。IL－6同时具有抑制过度炎症的作用，在体外有抑制巨噬细胞表达和释放IL－1、TNF－α和抑制内毒素诱导TNF产生。此外，IL－6尚有促进造血、促进神经生长因子的释放，以及抑制肿瘤生成等生物活性。

3. IL－8　近年来发现，免疫细胞和一些组织细胞能产生一系列结构相似而对不同靶细胞具有趋化效应的细胞因子，命名为趋化因子（chemokine）。IL－8是趋化因子CXC家族中的主要成员，对中性粒细胞有很强的趋化作用，还可趋化嗜碱性粒细胞和T细胞。主要由单核-巨噬细胞和内皮细胞产生，单核细胞在脂多糖、免疫复合物、TNF、IL－1β、GM－CSF作用下，生成和释放IL－8。呼吸道合胞病毒感染可促进上皮细胞表达IL－8。

IL－8在炎症中的作用可概括为：① 它是中性粒细胞最重要的活化物和趋化因子。IL－8使中性粒细胞黏附分子CD11b/CD18、CD11c/CD18从细胞内转移到细胞表面，并与内皮细胞表面的黏附分子 ICAM-1 相互作用,使之向炎症病灶迁移。在中性粒细胞活化过程中伴有 NADPH 氧化酶的激活,引起 OFR 和酶类物质的释放,以致加剧炎症反应和组织损伤。② 诱导中性粒细胞生成 PAF,激活中性粒细胞的 5-脂氧化酶,生成 LTB、cys-LT 等参与炎症。③ 趋化嗜碱性粒细胞,并诱导血液循环中嗜碱性粒细胞脱颗粒释放组胺、5-羟色胺和 cys-LT 等炎症介质。④ 对 $CD4^{+}$ 和 $CD8^{+}$ T 细胞也有一定的趋化作用。

4. TNF　根据肿瘤坏死因子的来源和结构分为 TNF-α 和 TNF-β 两大类。TNF-α 旧称“恶病质因子”。它的来源很广,主要由单核-巨噬细胞产生,其他如 T 细胞、B 细胞、NK 细胞、嗜碱性粒细胞、内皮细胞、上皮细胞、成纤维细胞、肥大细胞、成骨细胞和多种肿瘤细胞均可产生。TNF-β 又称淋巴毒素(lymphotoxin, LT),与 TNF-α 结合相同的受体,具有相似的生物学作用,但 TNF-β 只能通过旁分泌发挥作用,而 TNF-α 可在全身发挥作用。TNF 在免疫、炎症和多种病理生理现象中发挥广泛的生物学作用,除造成疾病恶病质状态外,在炎症方面主要有:① 激活炎症细胞:TNF-α 可激活和趋化单核-巨噬细胞、中性粒细胞、血管内皮细胞等,促进释放 PAF、TXA2、IL-1、IL-6、IL-8、溶酶体酶、氧自由基和其自身 TNF-α 等炎症介质;并可激活 PLA2 使后续炎症介质增加,启动瀑布式炎症连锁反应,诱发感染性休克和全身性炎症反应综合征。② 也是内源性致热原,引起发热、氧耗增加;另外抑制脂蛋白脂酶活性,导致身体脂肪消耗增加,分解代谢旺盛,组织蛋白质丢失,以致感染宿主身体消耗很大,可出现消瘦、低蛋白血症、贫血。③ 血高浓度 TNF 可刺激血管内皮细胞释放 NO、OFR,并激活补体、凝血系统和诱发 DIC。④ TNF-α 可直接作用于血管内皮细胞,并通过激活炎症细胞释放多种炎症介质,可使毛细血管通透性大大增加,大量血浆外渗,促成感染性休克、肺水肿、渗出综合征等临床病态。

(三) 细胞释放的其他介质

细胞释放的其他介质包括:① 胺类介质,即组胺和 5-羟色胺,它们是炎症反应首先释放的介质,主要作用于血管,故称血管活性胺;② 脂类介质,包括花生四烯酸代谢产物前列腺素、白三烯,以及血小板活化因子,这三种介质都是膜磷脂降解后生成的;③ 中性粒细胞和巨噬细胞吞噬过程中或死亡时释放的溶酶体成分。

1. 胺类介质　组胺主要存在于组织血管周围的肥大细胞的颗粒内,外周血液中嗜碱性粒细胞的颗粒中也有。在致炎因素或其他炎症介质的作用下,细胞表面的磷脂酶被激活,引起细胞脱颗粒而释放出来。不同组织细胞的细胞膜上存在组胺受体(H1、H2、H3),组胺与之分别结合即迅速发生不同的生物学效应。组胺是最早被发现的炎症介质,在炎症中的作用已较清楚:① 一过性速发性微血管壁通透性增加,此作用可被 H1 受体阻滞剂所阻滞;这是由于血管内皮细胞的肌动蛋白和肌球蛋白收缩,细胞与细胞的间隙迅速增大,以致血浆外渗和局部水肿。② 组胺与血管内皮细胞 H1 受体结合,经细胞内信号转导后产生 NO,NO 使血管平滑肌松弛,有明显扩血管作用;组胺还可直接促使感觉神经释放神经多肽 P 物质引起血管扩张,以扩张微动脉最明显。但组胺可使肺微动脉和肺微静脉收缩,且以肺微静脉为强,故肺部感染伴有组胺的增加,常引起肺动脉高压。③ 组胺还可使多种组织的非血管平滑肌收缩,特别是以支气管平滑肌为甚,伴随支气管黏液分泌增加。④ 组胺对嗜酸性粒细胞有明显的趋化作用;经 H2 受体介导组胺可使中性粒细胞、嗜碱性粒细胞释放介质。

人类 5-羟色胺(5-HT)主要存在于血小板中,其作用与组胺类似,与血管通透性升高有关,炎症局部血小板与血栓素、血小板活化因子、ADP、胶原、免疫复合物结合均可发生聚集,再释放 5-HT,还可造成局部疼痛。

2. 脂类介质　花生四烯酸(arachidonic acid, AA)广泛存在于前列腺、肾、肺、肠、脑等多种器官的细胞内,以脂化形式与膜磷脂结合,在致炎因子作用下释放，又通过环加氧酶(cycloxygenase，COX)和脂氧化酶(lipoxygenase，LD)分别生成前列腺素和白三烯。前列腺素类(prostaglandins，PGs)包括前列腺素和血栓素(thromboxan)，是一组由5个碳环与2条侧链组成的20碳不饱和脂肪酸衍生物，根据5个碳环构型的不同可分为A、B、C、D、E、F、G、H、I等类型。体内各组织细胞具有不同的异构酶、还原酶和合成酶，所以各种细胞产生的PG种类不同。中性粒细胞、肥大细胞和血小板富含磷脂酶，是PG的主要来源。

(1) PGE2、PGI2和TXA2：在炎症过程中发挥重要作用。① 对血管的作用：PGE2增加微血管壁通透性的作用较组胺和缓激肽弱，但作用持久，且有加强缓激肽的作用。PGH2在血管内皮细胞的前列腺素合成酶的作用下合成PGI2。PGE2、PGI2、PGD2三者虽都可作用于微血管平滑肌上特异性受体而使血管扩张，但PGI2的舒血管作用是PGE2的5倍，PGE2的作用大于组胺而比缓激肽弱。PGH2又可经血栓素合成酶作用生成血栓素A2(TXA2)，主要功能为聚集血小板。它与PGI2不同，具有已知介质中最强烈的收缩血管和聚集血小板的作用。② PGE是一种弱趋附化因子，可吸引白细胞，增加炎症细胞浸润。③ 内生致热原IL-1、IL-6和IFN、TNF等通过诱导脑组织产生PGE2，从而导致PG依赖性发热。阿司匹林通过阻断PG合成而达到退热。PGE可降低痛阈而提高对疼痛的敏感性；非甾体抗炎药可抑制环加氧酶活性，减少PG合成而减轻疼痛。

(2) 白三烯(leukotrienes，LTs)：首先在白细胞中发现故定此名。LTs以其分子结构特点分为两大类，即二羟酸白三烯(LTB4)和半胱氨酰白三烯(cys-LT)，后者为LTC4、LTD4、LTE4和F4的总称。作为重要脂类介质，LTB4在炎症中的作用：① 它是中性粒细胞最强的趋化因子，使中性粒细胞黏附并聚集在血管内皮细胞上，并促其产生氧自由基和释放溶酶体酶，使炎症反应进一步扩大。② 促使毛细血管通透性增加，引起血浆外渗和水肿，该现象还与黏附在血管内皮细胞的中性粒细胞释放溶酶体酶有关。③ 类似缓激肽，可使痛阈持续性降低而导致疼痛。④ 促进嗜酸性粒细胞膜上的C3b受体的表达和嗜酸性粒细胞的浸润。

半胱氨酰白三烯是炎症过程的慢反应物质，其作用有：① LTC4、LTD4、LTE4能引起强烈的血管收缩、支气管痉挛和血管通透性增高。LTC4、LTD4的收缩支气管平滑肌的作用是组胺的1 000倍、乙酰胆碱的2万倍。cys-LT可通过继发性释放的TXA2刺激支气管平滑肌增殖，气道阻力明显增加。② cys-LT是嗜酸性粒细胞的趋化因子，引起嗜酸性粒细胞浸润病理变化。③ cys-LT提高气道敏感性，并刺激支气管黏膜腺体，增加呼吸道黏液量，降低黏膜纤毛的清除能力。

(3) 血小板活化因子(platelet activating factor，PAF)：因能强烈激活血小板故名。PAF来源于多种细胞：嗜碱性粒细胞、嗜酸性粒细胞、中性粒细胞、肥大细胞、内皮细胞、单核-巨噬细胞和血小板；PAF一般只以前体形式存在于细胞，遇PAF合成刺激物时细胞才生成PAF。它除激活血小板外，还参与炎症的众多环节：① 趋化或活化炎症细胞，PAF促进中性粒细胞聚集并黏附在内皮细胞上，使之脱颗粒和释放溶体酶；它对嗜酸性粒细胞也有强烈趋化作用，造成细胞浸润，并释放大量毒性蛋白；单核-巨噬细胞对PAF的刺激很敏感，以致聚集和释放自由基、IL-1和TNF-α，使炎症加剧、组织损害加重；PAF还可刺激肥大细胞释放白三烯和5-HT。② 增加血管壁通性：PAF增加血管壁通透性的作用强度是缓激肽的100倍，还可通过激活白细胞释放自由基、溶酶体酶、前列腺素等间接引起内皮细胞通透性增加。

3. *溶酶体成分*　溶酶体是胞质中的细胞器，中性粒细胞和巨噬细胞内最多。至今已发现60多种溶酶体成分(lysosome constituents)，如组织蛋白酶、酸性磷酸酶、酸性核酸酶等酶蛋白，以及很多非酶类活性物质。在炎症时溶酶体膜受刺激或受损伤，则这些成分可释放到细胞质外。溶酶体成分主要作用是破坏邻近组织,能降解细菌残骸和组织碎片,但有些蛋白酶,如胶原酶、弹力蛋白酶、组织酶等可破坏胶原纤维、弹性蛋白、纤维蛋白、基质和软骨等,以致在形成炎症的过程中组织破坏、溶解和脓液积聚。

溶酶体成分通过增强趋化和增加血管通透性而加强炎症。① 促进白细胞黏附:阳离子蛋白具有黏附、趋化白细胞的作用;而组织蛋白酶可使纤溶酶原转为纤溶酶,纤溶酶又能激活补体,产生 C3a、C5a,进而趋化炎症细胞,加剧炎症反应。② 扩张血管和增加毛细血管的通透性:有些溶酶体成分可使肥大细胞脱颗粒而释放组胺,白细胞溶酶体中的组织蛋白酶可使激肽原变成激肽,从而间接扩张血管和增加血管通透性。

(四)氧自由基和一氧化氮

氧自由基(oxygen-derived free radicals, OFR)是中性粒细胞、巨噬细胞在杀灭病原微生物过程中释放的活性氧,包括超氧负离子(O_2^-)、过氧化氢(H_2O_2)、羟自由基(·OH)、烷氧基(LO·)、甲基自由基(CH3·),它们对杀灭病原微生物有重要作用,同时又有炎症介质的作用:① 细胞膜脂质过氧化可激活磷脂酶,分解膜磷脂,催化花生四烯酸反应,促进白三烯、血栓素等炎症介质生成。② 炎症细胞释放的 TNF-α、IL-1、IL-6 可使白细胞产生大量 OFR,作为强氧化剂,OFR 又可激活中性粒细胞、上皮细胞、巨噬细胞,启动炎症因子的基因表达,又使炎症介质产生增加,导致炎症信号扩大。③ 它还可以直接损伤内皮细胞,增加血管通透性。④ 少量 OFR 可提高机体抗病能力,促进细胞的氧化应激反应;体内产生的 OFR 可被体内抗氧化系统清除。但是,炎症过程中产生的大量 OFR 呈现细胞毒作用,可引起细胞组织的严重损伤,促进细胞凋亡。

一氧化氮(nitric oxide, NO)主要由内皮细胞、巨噬细胞、脑内一些神经细胞所产生,细胞内高浓度的 NO 可限制病毒复制和细菌、寄生虫的生存。它与氧自由基结合后产生活性氮中间产物,如 OONO 和 NO_2 等通过破坏微生物的 DNA、蛋白质和脂类而杀灭微生物。NO 有广泛的生理或生物学功能,为维持细胞免疫功能所必需;在抗感染的同时也是炎症介质中重要成员之一,可对细胞组织造成炎症性损伤。NO 与其他介质不同,它不需要受体,通过弥散方式直接进入细胞,与胞内靶分子结合即发挥作用:① 主要功能作用是松弛血管平滑肌,使血管扩张。有人认为,NO 是使平滑肌舒张的最终介质,组胺和缓激肽的舒张血管作用也是由 NO 介导的。持续的血管舒张使血压下降和血浆渗出,可导致组织器官缺血,炎症性损伤加重;② NO 是一种抗黏附分子,它可减少中性粒细胞和血小板的黏附和聚集,抑制肥大细胞诱发的炎症反应。

三、急性炎症和急性期反应蛋白

(一)急性炎症

急性炎症起病较急,病程较短,仅几日到 1 个月。临床红肿热痛现象都发生在微循环水平的组织部位。微循环变化初期以血管扩张和血浆透过性亢进为主,经过数小时或数日则出现局部血流滞缓、出血、白细胞浸润和组织坏死等炎症现象。血管内的白细胞和抗体等透过血管壁进入炎症反应部位,可消灭病原体,稀释并中和毒素,为消除病原体和感染恢复创造条件。

炎症介质对红、肿、热、痛起着诱发、加强作用。哺乳动物的各种细胞几乎均能产生前列腺素类物质,当其形成或释放后多在局部起作用,发红和热感是毛细血管前微动脉扩张以致毛细血管床内血流增加的现象。炎症初期局部产生的 PGE2、PGI2 有强烈的微动脉扩张作用。初期炎症部位的肿胀是微静脉内血浆渗漏到血管外、潴留于组织间隙的结果。缓激肽(bradykinin)和组胺使毛细血管后微静脉的内皮细胞收缩,以致细胞间形成较大间隙,血浆得以自此漏出。PGE2 和 PGI2 本身虽然对微静脉壁间隙形成的作用微弱,但可加强缓激肽和组胺的作用,加上毛细血管床血流增加,血浆自微静脉漏出加剧。这种血浆渗漏现象有时异乎寻常得剧烈,以致出现局部甚至全身性高度水肿,称之“渗漏综合征”。关于炎性疼痛与前列腺素的关系，已证明是 PGE2、PGI2 提高末梢疼痛感受器的感受性的缘故，而非其本身的作用，皮下分别注射 PGE2、缓激肽或组胺，或组胺与缓激肽的混合物，均不引起明显疼痛。但将 PGE2 分别加入缓激肽或组胺作皮内注射，则产生强烈的疼痛。

继血管扩张和血浆漏出后即发生中性粒细胞浸润，各种炎症介质，包括微生物产物、细胞因子、活化的补体成分，以及白三烯类中的 LTB4 等对中性粒细胞均有趋化作用，其中尤以 LTB4 为强。自毛细血管吸收的 LTB4 作用于血流内的中性粒细胞，经 1～2 秒血流达微静脉时即出现中性粒细胞穿过血管壁，并在组织中形成浸润的现象。动态观察这种现象有 3 个步骤：① 中性粒细胞先在血管内壁滚动黏附；② 继而很快紧密黏附于血管壁；③ 几乎与血管壁成垂直方向穿过血管内皮细胞间隙，迁移到炎症组织。自黏附到从血管内消失仅需 7 分钟。中性粒细胞的渗出过程已从分子水平具体阐明清楚，此过程是各种炎症介质的不断释放和调节的结果。中性粒细胞最初的渗出是 INF－γ、C5a、LTB4 的作用；继而 IL－6 和 IL－8 活性增高，引发进一步的渗出；而 IL－1β、GM－CSF 和 TNF－α 的释放使局部炎症活性达到高潮。浸润的中性粒细胞可吞噬和消化组织中的细菌等物质，但从细胞中释放溶酶体酶、氧自由基和一些介质又可损害组织。除淋巴细胞和单核-巨噬细胞外，肥大细胞、嗜碱性粒细胞和血小板也在急性炎症启动及发生发展中起重要作用。它们作为血管活性介质组胺和 5－HT 的来源，引起血管扩张和通透性增高。

由于致炎因子和机体反应性的差异，以及炎症部位和血管壁损伤程度不同，急性炎症的病理变化可因轻重程度、损伤性质、持续时间等不同而呈多种类型：① 浆液性炎症，如一般病毒感染只有轻微血管损伤和渗出。② 纤维素性炎症，如白喉杆菌、肺炎链球菌感染时有较显著的血管壁损伤，以致纤维蛋白原渗出，转化为纤维素。③ 化脓性炎症，如葡萄球菌、溶链菌感染时有大量中性粒细胞渗出和组织坏死，而形成脓液。④ 出血性炎症，如汉坦病毒、钩端螺旋体感染，因严重血管损伤而有大量红细胞漏出。

（二）急性期反应蛋白

感染与组织损伤引起的机体的体液反应分为两个时相。一为急性期反应（acute phase reaction，APR），其特征是血清或体液中一些蛋白质成分出现显著变化。其初期急性反应物质（early acute phase reactant）是指炎症刺激后 24 小时血液中一组含量迅速增高的蛋白质，又称急性期蛋白质（acute phase protein，APP）。另一为迟缓反应或免疫反应，其特征是产生特异性和非特异性免疫球蛋白。随之血液 APP 浓度恢复正常。两个时相紧密联结，构成人体对感染的防御性体液反应的总和。

肝脏是产生 APP 的主要场所，局部的单核-巨噬细胞（可能还有成纤维细胞和淋巴细胞）亦有少量产生。炎症部位与肝脏一般相距甚远，故推测中间有一体液介导系统，即介质的存在，IL－1、PGE1、白细胞的亚细胞组分及内源性物质都能刺激 APP 的产生。特别是 IL－1 为主要介质，致炎因子直接或间接作用于单核-巨噬细胞，使其产生和释放 IL－1，触发急性期反应全过程。

急性期蛋白质有很多种，选择其中变化明显、有一定临床意义的列于表 4－6。

表 4－6　急性期蛋白质

分　类	蛋白质名称
非糖蛋白	C 反应蛋白、淀粉样蛋白
糖蛋白	降钙素原、纤维蛋白原、铜蓝蛋白、运铁蛋白、纤维连接蛋白、α 球蛋白（结合珠蛋白）、α_1 抗胰蛋白酶、α_2 巨球蛋白、α_1 酸性糖蛋白

1. C反应蛋白　1930年，Tillet和Francis发现大叶性肺炎急性期的血清中有一种可与肺炎球菌荚膜的C多糖物质(C-polysaccharide substance，CPS)结合而发生沉淀的蛋白质，后来被定名为C反应蛋白(C-reactive protein，CRP)。CRP由5个亚单位对称排列成环状，相对分子质量为1×10^4的蛋白质，等电点为4.82，电泳时单纯的CRP移动于γ区带；但在血清中常与黏多糖结合，则移动于β和γ位中间。

急性炎症(感染)和组织破坏后12～24小时，血流中即有多量CRP，至2～5日达最高峰，到1周时开始逐渐减少和消失。肝脏是CRP的主要合成部位，促进肝细胞合成CRP的介质可能是前面提及的IL-1和PGE等，介质流经肝小叶门脉区时诱导更多的肝细胞去合成CRP。肝脏CRP合成增加的幅度和持续时间与组织损伤程度呈正相关。

炎症组织破坏产生较多的黏多糖，CRP与之结合，起到运送和消除这类物质的作用。急性感染初期CRP增加，而当体内产生抗体后CRP逐渐消失，所以设想CRP是一种非特异性体液性早期抗感染物质，其作用有：① CRP与坏死细胞释出的磷脂结合，在钙离子存在的情况下可激活补体经典途径，从而促进中性粒细胞的吞噬作用。用CRP致敏以C多糖(CPS)被覆的红细胞，在补体存在的情况下也可被单核细胞吞噬。因此，CRP是种类似抗体的吞噬促进因子(phagocytosis-promoting factor)。② 血小板在炎症中具有重要作用，它聚集和黏附于损伤的血管壁，释放PGE2、PGF2a等炎症介质和血管活性胺。CRP可抑制血小板聚集，从而抑制血小板因子3(PE3)的激活和5-HT的释放。据称，CRP尚能通过干扰前列腺素的代谢而调节血小板活性。③ CRP可能参与特异性免疫反应的诱导，因观察到CRP可与T细胞和B细胞结合，以及促进受抗原刺激后的淋巴细胞的增殖。④ 因感染而引起重度组织损伤时，CRP在血液中大幅度增加，且沉积于炎症局部。有人认为，CRP可减轻炎症所造成的组织损伤，并促进组织愈合。

CRP增加是急性感染、炎症和组织破坏的敏感指标，临床意义较大。正常人血清CRP阴性，用灵敏的方法检测亦只有微量，多种疾病可引起血清CRP增加(表4-7)，但增加程度不一(表4-8)。38℃以上发热患者中70%～80% CRP阳性，余下阴性患者多半是病毒感染，低热或无发热的CRP阳性者要考虑非感染性组织损伤，包括潜在的肿瘤疾病。白细胞计数在12×10^9/L以上的患者约80% CRP阳性，白细胞数增加比CRP出现阳性早，但比CRP先恢复正常，只有当CRP也下降到正常才说明炎症破坏过程已终止。红细胞沉降率60 mm/h以上者的65%～75% CRP阳性，红细胞沉降率加快较CRP出现阳性迟，故观察急性炎症过程以CRP为好，而判断慢性炎症活动度或预后则以红细胞沉降率为佳。总之，CRP检测虽非特异性诊断，但对炎症疾病的病情判断，与体温、白细胞计数和红细胞沉降率一样，是不可缺少的指标。

表4-7　CRP阳性的疾病

分　类	病　名
感染	细菌性感染(包括结核病)和部分病毒感染
风湿性疾病	风湿热、类风湿关节炎、系统性红斑狼疮、结节性多动脉炎
肿瘤	恶性肿瘤(特别是有转移者)
消化系统疾病	胆囊炎、肝脓肿、肝炎、肝硬化、肝癌
心脏病	心肌梗死、感染性心内膜炎

表 4-8 血清 CRP 正常值和异常值的疾病

CRP 值	临 床 意 义
正常值	阴性：定量均值为 0.47 mg/L，婴幼儿和儿童为 0.1～0.17 mg/L
CRP 强阳性急性炎症	菌血症、猩红热等链球菌属感染、化脓病灶、急性肾盂肾炎、胆道感染、类风湿关节炎、系统性红斑狼疮活动期、渗出性胸膜炎
CRP 强阳性组织损伤	心肌梗死、恶性肿瘤、外科手术、分娩
CRP 阴性或弱阳性急性炎症	急性肝炎、脑炎、麻疹、腮腺炎、急性肾炎、白血病、内分泌疾病、婴幼儿炎症

2. 淀粉样蛋白 A 和 P　从对淀粉样变性病(amyloidosis)的研究中发现两个急性期蛋白质，即血清淀粉样蛋白 A(serum amyloid A, SAA)和血清淀粉样蛋白 P(serum amyloid P, SAP)。SAA 为一单链蛋白质，由 76 个氨基酸组成，相对分子质量为 8.4×10^3；SAP 在结构上与 CRP 甚为相似，由 5 个亚单位组成环形对称体，且 N 端氨基酸序列有 60%～70%同源，相对分子质量为 180×10^3。

SAA 主要在肝脏合成，IL-1 是促进其合成的细胞因子，其生理功能尚不清楚。有两点临床意义已明确：① 它是敏感的 APP，炎症过程中的变动基本上与 CRP 平行，且变动幅度更为明显；② 亦是继发性淀粉样变性的病因性物质。此外，体外试验表明，它对胸腺依赖性抗原的抗体反应有抑制作用。

SAA 测定可用单相免疫扩散或放免法测定，成人均值为 0.81 mg/L(0.22～3.0 mg/L)，超过 5 mg/L 则为异常值。引起 SAA 增高的疾病有：① 感染(细菌性感染高于病毒感染)；② AIDS；③ 类风湿关节炎等结缔组织疾病；④ 肾移植排异反应；⑤ 心肌梗死；⑥ 恶性肿瘤。计算 SAA/CRP 比值观察 SAA 与 CRP 变化幅度，发现肾移植排异反应时该比值为 3.6～56.0，显示 SAA 显著增高，且远远超出 CRP 的变动。在上述其他疾病中，SAA 和 CRP 的上升基本上呈平行关系。

比较类风湿关节炎继发淀粉样变性与无此合并症病例的 SAA 异常的动态过程，证实两者并无差别。但是，长期 SAA 异常说明未能有效控制该病的活动性，一般把它作为继发淀粉样变的危险因子。

3. 降钙素原(procalcitonin, PCT)　系无激素活性的降钙素前体，是由 116 个氨基酸组成的糖蛋白质，分子量为 14.5 kDa。其编码基因为位于 11 号染色体上(11p15.4)降钙素 I 基因(*CALCI*)。PCT 主要在甲状腺滤泡旁细胞内合成。1993 年，Assicot 在《柳叶刀》上首次报道严重感染时血清 PCT 水平显著升高，从而可以鉴别细菌感染及非细菌感染。此后，大量研究证实，PCT 在脓毒症情况下水平迅速升高，而病毒、真菌感染时则正常。研究发现，脓毒症发生 3～6 小时即可检测到其水平的增高，早于外周血白细胞和 C 反应蛋白质等的改变，且其增高水平与感染程度呈正比，因此可用于细菌感染的早期诊断及程度判断；同时，由于其半衰期为 20～24 小时，故血清 PCT 的下降程度可作为判断预后和评价疗效的良好指标。此外，PCT 还能很好地指导临床医师使用抗生素。

应注意 PCT 在以下情况下亦可增高：① 手术创伤、多处创伤、严重烧伤；② 出生 48 小时以内的新生儿；③ 免疫刺激药物(OKT3、TNF-α、IL-2)；④ 血液透析：通常在严重创伤或手术后 72 小时内 PCT 明显升高，但如未激发细菌性感染，PCT 随后即迅速下降，具有重要鉴别意义。

4. α_1-酸性糖蛋白　肝是合成和分泌 α_1-酸性糖蛋白(α_1-acidglycoprotein, α_1-AG)的主要器官，在急性期反应极期，全肝 mRNA 的 27%是 α_1-AG 的 mRNA。间接免疫荧光显示，

淋巴细胞、单核细胞和粒细胞膜上附有AG,提示这些细胞亦合成和分泌一部分 α_1－AG。α_1－AG是181个氨基酸联成的多肽,相对分子质量为(4～4.4)×10^4,分子内2个二硫键联结而成球形,分子上有5个不同的低聚糖链,且是血清蛋白质中含唾液酸最多(12.1%)的糖蛋白。其半衰期只有5日,且在炎症情况下异常亢进。

α_1－AG的正常值为0.5～1.4 g/L(50～140 mg/dL),有日差变动,即在夜间10点至早晨8点间其值稍低。虽然亦是敏感的ARP,但慢性炎症活动时增加更为显著,类风湿关节炎和烧伤时增加比较明显。

5. 结合珠蛋白　为一组能结合血红蛋白的血清糖蛋白。结合珠蛋白(haptoglobin, Hp)相对分子质量为10万,由2条不同多肽链组成,β链为共同的,α链则有遗传变异,构成3种遗传型别,即Hp1－1、Hp2－1、Hp2－2。

Hp在肝细胞内合成,而脾、淋巴结和胸腺内亦有少量合成,Hp与红细胞破坏而释出的Hb结合成Hp－Hb复合物,在肝库普弗细胞等单核-巨噬细胞内分解。

成人正常值为(1.52±0.83)g/L[(152±83)mg/dL],变动较大,女性和儿童偏低些。女性妊娠后稍增,但至24周后又降低,服用避孕药雌二醇(estradiol)的女性常较低。吸烟者随年龄增长而上升。作为一种APP,在炎症与肝癌时Hp合成增加,但就血清Hp检测的临床意义而言,在不同病情时有高有低。现摘要举例如下:① 急性活动性肺部炎症(包括变态反应性炎症)Hp显著增加。② 在血吸虫病,不管有无肝功能异常,血清Hp明显低下。③ 脑膜炎时脑脊液中Hp呈高值,另外神经纤维鞘瘤亦高,故是脑外科测定脑脊液蛋白的主要项目。④ 在溶血尿毒综合征或烫伤患者的血清中可查到Hp－Hb复合物。⑤ 恶性淋巴瘤、霍奇金病、肾细胞癌、卵巢癌和乳腺癌治疗后血中Hp和 α_1－AG降低,故被认为是病情活动的指标。

6. 铜蓝蛋白　是一种含铜的 α_2 球蛋白,呈蓝色,故名铜蓝蛋白(ceruloplasmin, Cp)。其相对分子质量为1.6×10^5,每个分子含8个铜原子,血浆铜的80%存在于Cp。

Cp的生理功能是:① 起氧化酶作用,能氧化酚类、胺类、半胱氨酸、维生素C等;② 清除超氧离子作用,或具有超氧离子歧化酶活性。从而减轻组织损害,促进创伤愈合。

感染、创伤和应激时体内IL－1增加,在种种生物学作用中IL－1尚有增强胰高血糖素和糖皮质激素的分泌。这两种激素可促进肝脏和巨噬细胞合成一种金属螯合蛋白(metallothionein, MT)。肝MT可促使Cp分泌,而巨噬细胞合成的MT则能对抗内毒素对吞噬细胞的抑制作用。

血铜蓝蛋白正常值为0.15～0.6 g/L(15.0～60.0 mg/dL),作为一种APP,细菌、病毒和寄生虫等急性感染期均可增加,炎症消失则恢复正常。风湿热、类风湿关节炎、心肌梗死、手术等亦增加;恶性肿瘤中肺癌、急性白血病、霍奇金病等增加显著;胆道不畅则排铜减少,血Cp增加;肝豆状核变性者血浆铜和Cp含量均降低。

7. α_1－抗胰蛋白酶　除白蛋白和免疫球蛋白外,血液中尚有9种以上的蛋白酶抑制剂,含量约为总蛋白的10%,占第三位。这些蛋白酶抑制剂控制着炎性反应,参与补体激活、凝血、纤溶和结缔组织形成等过程的关键步骤。其中 α_1 抗胰蛋白酶(α_1-antitrypsin, α_1－AT)最具代表性,它可抑制所有丝氨酸蛋白酶,故更名为 α_1 蛋白酶抑制剂(α_1-proteinaseinhibitor, α_1－PI)。

α_1－PI是肝脏合成的小分子(相对分子质量为5.1×10^4)糖蛋白,有394个氨基酸,N端开始46、83、247位的天门冬酸残基与寡糖链结合,与蛋白酶结合的活性部位在靠近C端的358位蛋氨酸残基上,α_1－PI可与所有的丝氨酸蛋白酶结合成一对一的稳定复合物而使其灭活,主要抑制中性粒细胞的弹性蛋白酶。此外,尚包括胰蛋白酶、糜蛋白酶、组织蛋白酶、纤溶酶、凝血酶、激肽释放酶、尿激酶、胶原酶、肾素等。α_1－PI的生理功能基于对蛋白酶的抑制作用,举例说明:① 炎症病灶有大量中性粒细胞聚积,一方面杀菌,另一方面释放弹性蛋白酶使组织液化。这时病灶外周组织中渗入多量 α_1 - PI，抑制弹性蛋白酶而避免破坏外周组织。② 衰老过程中肺组织弹性降低而发生肺气肿。吸烟使中性粒细胞较多地聚集于肺，又可使 α_1 - PI 活性下降以致中性粒细胞弹性蛋白酶的水解作用加强，肺组织弹性破坏加剧。

单向免疫扩散测定正常人 α_1 - PI 值为 1.6～3.5 g/L(160～350 mg/dL)，各种炎症时常增加 2 倍以上；其次为肿瘤，α_1 - PI 既是 APP，亦是一种肿瘤非特异性标志物。α_1 - PI 值减低的疾病见表 4 - 9。但在解释 α_1 - PI 值时必须考虑其遗传型，以及有无饮酒和服用雌激素药物等因素。按 α_1 - PI 在电泳中向阳极移动快慢分 E、F、G、I、M、P、S、V、W、X、Z 等型，其中 F、M、S、Z 等较常见。人群中 86%～99%为同合子 MM 型，这些人的血清 α_1 - PI 含量正常，功能正常，而 P、S、Z、Mduarte、Mmalton 型的血清 α_1 - PI 值低，分别只有 M 型的 25%、65%、15%、15%和 15%。当 α_1 - PI 低至正常值的 40%以下则为 α_1 - PI 缺乏症，易发生肺气肿和肝硬化。急性肝炎、慢性肝炎、肝硬化、酒精性肝炎和肝癌患者的血清 α_1 - PI 增加，α_1 - AG 不变而 Hp 减少，肝病时这 3 种 APP 值几乎呈一致的规律性变化，有人特称之为“肝病模式”(liver pattern)。

表 4 - 9 血清 α_1 - PI 异常的临床意义

α_1 - PI 增加	α_1 - PI 减少
感染(细菌、病毒)、白血病、肝癌、肺癌等	遗传性 α_1 - PI 缺乏症或减少症
病毒性肝炎、肝硬化、类风湿关节炎	新生儿呼吸窘迫综合征、肾病综合征、蛋白丢失性胃肠炎
妊娠，手术，应用避孕药，糖皮质激素、前列腺素	未成熟儿、急性和亚急性重型肝炎、营养不良
伤寒沙门菌疫苗接种	肾移植早期排异反应

8. α_2 -巨球蛋白　为位于 α_2 区的高分子(相对分子质量为 7.25×10^5)糖蛋白，由 4 个相同亚单位构成四聚体。α_2 -巨球蛋白(α_2-macroglobulin，α_2 - M)与上述 α_1 - PI 担负清除血浆蛋白酶活性的 90%以上，但 α1 - PI 主要作用于组织内的蛋白酶，且非纤溶抑制因子，而 α_2 - M 主要在血流中发挥作用，且是纤溶抑制因子。α_2 - M 的 APP 性质表现在以下几方面：① 炎症时血清 α_2 - M 可迅速增加到正常值的 100 倍。② 感染或炎症常合并微循环障碍，其发生和发展均与体内补体、凝血、纤溶和激肽各反应系的激活有关。作为机体的防御机制之一，血流中存在众多的对抗这些蛋白酶的抑制或灭活因子。其中 α_2 - M 占重要地位，它可抑制纤溶酶、凝血酶和激肽酶。③ 炎症和组织损害局部产生的 IL - 6 的生物学作用与 IL - 1 有许多相似，比如给动物注射 IL - 6 可使之发热，血 APP 增加。④ 可与 IL - 6 结合而循环至全身，参与炎症反应和调节机体免疫功能。

与 α_1 - PI 的酶结合方式不一样，α_2 - M 的每个亚单位上都有一个“饵位”(bait region)，能诱使活性蛋白酶发生作用，引起亚单位上肽键断裂，这时就像机关被触发一样，使整个 α_2 - M 发生立体构造的变化而形成一个“陷阱”，将蛋白酶分子套入其中，被套入的蛋白酶活性受到立体屏障的阻断，不能与大分子底物反应，但酶活性中心并未被占据，仍可对靠近的小分子底物有催化活性。这种作用机制不像特异性蛋白酶抑制剂那样有高度的特异性，因此在对抗细菌及寄生虫感染上作用更广，可将它们释出的各种蛋白酶加以灭活。

α_2 - M 的正常值：成年男性为 1.1～2.6 g/L(110～260 mg/dL)，成年女性为 1.4～2.9 g/L(140～290 mg/dL)，小儿、老年人、妊娠早期或晚期以及服用避孕药妇女的 α_2 - M 值增加。在感染、慢性炎症、创伤和肿瘤引起组织损伤情况下 α_2 - M 合成增加，但血浆中的 α_2 - M 值有时却可因大量的 α_2 - M 消耗而降低。血 α_2 - M 值增加的疾病主要是一些慢性炎症，如肾病综合征、慢性肾炎、糖尿病肾病和视网膜炎、慢性肝炎、早期肝硬化、原发性胆汁性肝硬化、慢性呼吸道感染症。恶性肿瘤增殖期血 α_2 - M 一般是增加的，而当肿瘤转移并发纤溶时，α_2 - M 可因消耗而减少。在白血病、肺癌、前列腺癌中，癌细胞崩坏释放很多纤溶激活因子，本质上都是蛋白酶，这时 α_2 - M 的消耗更为明显。DIC、深部静脉血栓症、血栓病采用尿激酶治疗时，均因生成较多纤溶酶而消耗 α_2 - M。

第三节 异常免疫致病机制

机体的免疫反应虽然是以排除病原微生物为目标的重要自身防御功能，但免疫反应的过程或结果也可造成宿主细胞组织的损害，有些疾病的病理损害和临床表现实质上就是机体免疫反应造成的。例如，有充足证据表明，$CD8^+$ T 细胞参与的抗病毒等细胞内病原体的免疫反应就是既是免疫防御，同时也引起免疫病理。4 种具体免疫机制如下：① 释放 INF - γ；② 溶解靶细胞；③ 诱导感染细胞凋亡；④ 介导直接抗病原体作用等无一不是既防御又自伤的“双刃剑”。慢性乙型肝炎、结核病的病理实质即是细胞免疫病理。

由此看来，即使是正常免疫反应也有可能造成免疫病理。如果病原微生物、宿主反应性和免疫反应过程等任一方面存在特殊因素，就不难理解其异常免疫反应更容易造成机体组织器官的某种损害。在这里，把这种病理性免疫反应称为异常免疫致病机制，超敏反应、超抗原反应、作为感染结果的自身免疫等就是典型例子。

一、超敏反应

(一) 类型

超敏反应(hypersensitivity)又称变态反应(allergy)，是机体受同一抗原或半抗原再次刺激后导致组织损伤或生理功能障碍的体液性或细胞性免疫反应。在免疫反应过程中机体多多少少要付出一定代价，或做出某些牺牲。例如，很多微生物已适应在细胞内生长，彻底清除这类病原体需要激活 T 细胞介导的免疫应答，这时常需牺牲被感染细胞，也就是说病原体与感染细胞“同归于尽”。理想是付出极少代价即能排除危害健康甚至生命的病原微生物，这可是一厢情愿，因为免疫反应和与此相关的炎症反应本身就是一把双刃剑。我们必须重新审视和认真对待免疫和炎症的两面性，这样才能使临床分清宿主反应过程中的利弊得失，治疗过程中尽可能地趋利去弊。也就是说，在满足清除病原体需求的同时要考虑细胞组织的损害，力求两者之间保持精细的协调和平衡。

超敏反应就是病理性免疫反应中的一个常见例子。按免疫反应机制，超敏反应分为 4 种类型(表 4 - 10)。

1. Ⅰ型反应　为速发型超敏反应即过敏反应，抗体为 IgE，又称反应素，它的 Fc 端与肥大细胞和嗜碱性粒细胞膜上的相应受体结合，当抗原与细胞外的 IgE 的 Fab 端结合后，即激发细胞释放和合成组胺、前列腺素、白三烯、SRS - A、ECF - A、血小板激活因子等多种化学介质。这些介质的生物学作用在几分钟内即可达顶点。感染本身诱发过敏反应罕见；对治疗药物如青霉素，所引起的可能性应持高度警惕性。

表 4 - 10　超敏反应的类型

	Ⅰ型反应	Ⅱ型反应	Ⅲ型反应	Ⅳ型反应
抗体种类	IgE，偶为 IgD4	IgG，IgM	主要为 IgG，IgM	致敏 T 细胞
抗原	外来抗原	细胞膜、基底膜	外来抗原	细胞表面抗原、细胞外抗原

(续表)

	Ⅰ型反应	Ⅱ型反应	Ⅲ型反应	Ⅳ型反应
参与细胞	肥大细胞、嗜碱性粒细胞	单核-巨噬细胞	中性粒细胞、血小板	单核-巨噬细胞
化学介质	SRS－A、ECF－A、组胺	补体	补体、组胺、溶酶体	淋巴因子
被动传递	血清	血清	血清	淋巴细胞
皮肤反应	15～20 分钟时最大		6～8 小时最大	14～48 小时最大

注：SRS－A(slow reacting substance of anaphylaxis)为缓慢作用物质；ECF－A(eosinophiliechemotactic factor of anaphylaxis)为嗜酸性粒细胞趋化因子。

2. *Ⅱ型反应* 为溶细胞反应，它必须由IgG型抗体(少数为IgM)参与，经巨噬细胞或K细胞识别并介导，使带有相应微生物抗原的靶细胞发生溶解或破坏，故称抗体依赖性细胞毒作用。溶细胞过程有以下4种方式：① 抗体与细胞膜上的相应抗原结合后激活补体，形成补体膜攻击复合物而破坏细胞；② 抗体包被的细胞由ADCC所破坏；③ 结合有抗体的细胞经过脾脏时，由表达Fc受体的吞噬细胞所清除；④ 补体激活形成的趋化因子吸引中性粒细胞，为后者释放的溶酶体酶和炎症介质所破坏。

吞噬细胞的Fc受体也能与微生物表面的抗体相互作用造成微生物的破坏。但这种抗微生物机制也存在误伤细胞组织的可能，如肺炎支原体感染产生的冷凝素可介导红细胞溶解。

3. *Ⅲ型反应* 为免疫复合物型损害，多为IgG抗体或IgM抗体，少数为IgA抗体与相应抗原结合成免疫复合物。抗原与抗体的特异结合本质是抗微生物防御的重要一步，随之而来的炎症反应可更强地清除微生物。可是，免疫复合物的蓄积对机体是有害的，大分子不溶性免疫复合物可沉积在抗原输入部位，产生局部免疫病理损害。当抗原量超过抗体量时形成中、小分子可溶性免疫复合物，可较长时间停留在血液中并沉积于血管壁、肾小球基底膜或关节滑膜等组织上，继而发生细胞组织的破坏。宿主免疫系统在进化过程中形成清除循环免疫复合物的机制，其中一个主要机制为补体固定于免疫复合物的表面，从而有助于溶解免疫复合物；另外C3b和C4b可与红细胞补体受体(CR1)结合，这样有补体固定的免疫复合物就随红细胞流动到达肝脏，抗原性物质包括免疫复合物可被肝脏单核-巨噬系统清除。

尽管宿主借清除机制可减少或避免免疫复合物沉着，但有时也难以避免免疫复合物引起的免疫病理性损害：① 激活补体系统必然产生过敏毒素和炎症介质，同时中性粒细胞自血管内游出，导致炎症反应过程。中性粒细胞虽可吞噬抗原抗体复合物，但自粒细胞颗粒释出的蛋白酶、胶原酶、激肽酶等溶酶体酶类物质可溶解和破坏局部组织细胞，加重炎症性组织损伤。② 仍可发生免疫复合物沉着所致的临床疾病，出现在感染急性期，或表现为感染后并发症，如Arthus反应、结节性红斑、过敏性血管炎，以及累及肺支气管、关节和肾脏等损害。

4. *Ⅳ型反应* 超敏反应是由效应T细胞再次接触抗原时释放多种淋巴因子或细胞毒性炎症介质(趋化因子、GM－CSF、IL－2、IL－3、IFN－γ、TNF－β等)，吸引并激活巨噬细胞向抗原局部集中，形成以单核细胞和淋巴细胞浸润和组织细胞损伤为主要特征的局部炎症反应，免疫病理过程中无抗体和补体参与。此类反应发生缓慢，需经24～48小时才会出现炎症反应，因此又称迟发型超敏反应。

其病理特点是形成肉芽肿：单核细胞浸润、巨噬细胞变性和出现巨细胞，周围围绕淋巴细胞鞘；肉芽肿内找到感染微生物和相应抗原成分。

(二) 感染与超敏反应

微生物是感染性疾病的病因,但疾病的临床症状并不完全是病原体或其代谢产生所引起的。不少感染性疾病的发病机制与超敏反应有关,有时即使清除病原体后尚有超敏反应免疫病理的存在,所以在诊治感染性疾病过程中必须考虑到可能存在的超敏反应,并给予恰当的处理。完全由超敏反应引起的疾病称超敏反应性疾病(allergic disease),但其中不少与感染有直接或间接的关系,对一些非感染性疾病追溯病因时可发现感染是诱因或始动因子。

与感染有关的免疫应答,或以体液免疫为主,或以细胞免疫为主,免疫反应的强度亦不一致。感染免疫应答过程常参与感染发病机制,亦是感染后超敏反应性疾病的主要免疫病理机制。感染过程中和感染后发生的超敏反应性疾病(表4-11)的临床症状常常很明显,甚至掩盖了感染的存在,这在临床诊疗中是必须注意的。另外,治疗感染性疾病的药物和生物制剂亦是导致超敏反应的常见过敏源,应注意鉴别。

表 4-11　感染或感染后可能发生的超敏反应性疾病举例

Ⅰ型反应	Ⅱ型反应	Ⅲ型反应	Ⅳ型反应
荨麻疹	溶血性贫血	过敏性紫癜	病毒感染后脑炎
喘息性支气管炎	粒细胞减少	变应性支气管肺曲霉病	接触性皮炎
过敏性鼻炎	血小板减少	链球菌感染后肾小球肾炎	肉芽肿性疾病
过敏性结膜炎	肺出血-肾炎综合征	结节性红斑	自身免疫性疾病

与感染相关的超敏反应如下。

1. Ⅰ型反应　伴随感染发生的,常见皮肤和呼吸道过敏性疾病。皮肤主要是荨麻疹、血管神经性水肿和湿疹。过敏性鼻炎和喘息性支气管炎是临床最多见的过敏性呼吸道感染,但变应原和发病机制非常复杂,其中之一是呼吸道病原微生物感染直接引发,如蠕虫蚴移行症、变应性支气管肺曲菌病(ABPA)。临床处理此类呼吸道疾病时不能单纯进行抗过敏对症处理,而应及时抗病原治疗。全身性Ⅰ型超敏反应伴发休克常与治疗药物有关,如青霉素过敏性休克。

2. Ⅱ型反应　在感染性疾病临床常见有药物性过敏性血细胞减少症。药物抗原表位与血细胞结合,刺激机体产生药物抗原表位特异性抗体。此抗体与药物结合的红细胞、血小板、粒细胞作用,再与具有 FcγR 的血细胞结合,可引起药物性溶血性贫血、粒细胞减少症、血小板减少性紫癜。但是,某些病毒感染偶尔引起Ⅱ型超敏反应相关疾病,如流感病毒、巨细胞病毒、EB病毒感染有时可使红细胞膜表面成分发生改变,从而刺激机体产生红细胞自身抗体,导致抗体依赖性细胞毒作用介导的溶血性贫血。肺炎支原体患者血浆中有时有 IgM 型冷凝素,它们在 4℃达到最佳效能,冷凝集素介导的红细胞溶解常表现为寒冷环境中患者肢端因微循环障碍而引起发绀,严重时也会发生溶血性贫血。另一严重综合征是肺出血-肾炎综合征(goodpasture's syndrome),患者体内存在针对肺泡基底膜和肾小球基底膜的 IgG 自身抗体,它与这两种组织的基底膜结合,通过激活补体或调理作用损伤肺泡微血管和肾小球,临床突然发生大量咯血而致死。

3. Ⅲ型反应　与感染相关的,突出表现为几种全身性免疫复合物病。① 血清病:通常在初次大量注射抗毒素后 1～2 周发生,此时抗毒素抗体已经产生而体内尚有抗毒素,两者结合形成免疫复合物。有时应用大剂量青霉素、磺胺类等药物也可引起类似血清病样反应,虽属治疗反应,如不警惕易误认为是感染症状。② A 组链球菌感染后肾小球肾炎:是由抗链球菌抗体与链球菌可溶性抗原形成免疫复合物沉着在肾小球基底膜所致。免疫复合物性肾损害也见于葡萄球菌、乙型肝炎病毒、肺炎链球菌、疟原虫等病原体感染。③ 烟曲霉肺部感染:有多种临床类型,其中包括由 IgE 抗体介导的过敏性哮喘,以及由 IgG 抗体与抗原形成沉积性免疫复合物引起的变应性支气管肺曲霉病。沉积性免疫复合物可激活补体和肺泡间质巨噬细胞，后者释放多种炎症介质，如 IL－1、TNF、趋化因子、白三烯和前列腺素等；再在中性粒细胞参与下一并引起肺泡、支气管损伤。④ 过敏性紫癜：或称过敏性血管炎，又称 Henoch-Schönlein 紫癜，它是临床上较常见的超敏反应性出血性疾病，是一种以感染为基础的过敏性血管炎，儿童和成人都可患此病。通常在病毒感染或呼吸系统化脓性链球菌感染后发生，多数患者在发病前 1～3 周有低热、咽痛、呼吸道感染症状。受累皮肤真皮层的小血管周围有中性粒细胞浸润，血管壁有灶性纤维样坏死，上皮细胞增生和红细胞渗出；免疫荧光检查见病灶中 IgA 和 C3 沉着在真皮血管壁，免疫复合物也可沉着在其他部位的微血管。因此，紫癜可并发蛋白尿、血尿、胃肠道出血、关节痛等症状。

4. Ⅳ型反应　最为常见，病毒、细菌、寄生虫感染均可发生。多发生于细胞内感染，如分枝杆菌感染、麻风、李斯特病、梅毒、布鲁菌病、曲霉病等。因为该超敏反应是在感染过程中发生的，形成的肉芽肿内可能还存在病原体，故称感染性迟发性超敏反应。以结核病为例，细胞内有结核分枝杆菌的巨噬细胞在 Th1 细胞释放的细胞因子 IFN－γ 作用下被充分激活，则可将结核分枝杆菌杀死，在此过程中由溶细胞性 T 细胞应答来使巨噬细胞杀死、吞噬、消化细菌。其结果是感染细胞的溶解和巨噬细胞的应答虽然都发挥阻止结核分枝杆菌的生长的作用，但不可避免的是，结核分枝杆菌抵抗活化巨噬细胞的杀伤效应可发展为肉芽肿性慢性炎症。由巨噬细胞源性上皮样细胞和抗原特异性 T 细胞把病原体包裹起来，阻止它们扩散，肉芽肿中心是未活化的巨噬细胞损伤和融合而成的巨细胞，并在缺氧和细胞毒效应下形成干酪样坏死，以致空洞。组织损伤和空洞的形成又有利于结核分枝杆菌通过淋巴、血液和呼吸道传播。抗结核分枝杆菌免疫过程是旷日持久的过程，只有当限制细菌生长的保护性免疫应答明显地大于感染组织的损伤和破坏时，才能终止感染。结核菌素试验为典型的实验性感染性迟发性超敏反应。

病毒性脑炎的发病机制在很大程度上还不清楚。相当一部分没有中枢神经系统的原型病毒感染证据，且已知很多病毒感染，如风疹病毒、腮腺炎病毒、麻疹病毒、流感病毒、水痘-带状疱疹病毒、EB 病毒、单纯疱疹病毒、巨细胞病毒、牛痘病毒等感染可发生感染后脑炎。其发病机制不一，有的在病理组织找到巨细胞包涵体，提示原发感染后病毒又侵犯脑实质；也有的表现出迟发性过敏反应的特点。

二、超抗原免疫反应

所谓超抗原，是与特异性抗原相对而立的免疫学新概念。个别细菌的代谢产物和病毒蛋白具有超抗原（superantigen，SAg）活性。个体出生后，在生活过程中与病原体或其毒素性代谢产物等特异性抗原物质接触，从而产生的获得性免疫常为特异性免疫；受此特异性抗原刺激的免疫细胞为单一克隆细胞。近年发现，个别微生物的代谢产物可激活体内众多克隆的 T 细胞群，并没有一定特异性，故称之为超抗原，为一种非特异性免疫刺激物。超抗原的特性是激活众多克隆的 T 细胞，普通蛋白质抗原只能激活机体总 T 细胞库中的百万分之一至万分之一的 T 细胞克隆；然而超抗原只需要极低浓度（1～10 ng）即可激活 2%～20%克隆的 T 细胞。超抗原所引起的免疫反应称超抗原免疫反应，由此异常免疫反应引起临床症状和疾病常为急性重症。

发生超抗原免疫反应的前提是具有超抗原的病原体感染，但受到感染的患者中也只有一部分表现为超抗原免疫反应相关症状，所以这种异常免疫反应的发生既有病原体抗原方面的变化，也有宿主反应性方面的异常。

（一）超抗原的免疫活性

具有超抗原活性的微生物产物，大致分为病毒性超抗原和细菌性超抗原两类，或外源性超抗原和内源性超抗原两类。外源性超抗原如金黄色葡萄球菌肠毒素 A～E（staphylococcus enterotoxin A～E)和A组溶血性链球菌致热外毒素和缓症链球菌和猪链球菌外毒素;内源性超抗原主要有小鼠乳癌病毒蛋白和艾滋病病毒(HIV)的gp120蛋白等。细菌性超抗原中大部分是一些早就被发现的细菌外毒素,且多是相对分子质量为2.5×10^4左右的水溶性蛋白质。

现已证实超抗原能与多种抗原提呈细胞(antigen presenting cell, APC)上的主要组织相容性复合物(majorhistocompatibility complex)Ⅱ类分子(MHC Ⅱ)结合。这种结合和特异性抗原与APC之间的结合有两方面不同:① 特异性抗原需先经APC的蛋白酶处理成抗原多肽,然后结合在MHC Ⅱ的α、β两条肽链构成的沟槽内,这样在APC表面才有抗原多肽。超抗原不需先经APC的处理,而直接与MHC Ⅱ上的不同部位,包括在MHC Ⅱ沟槽的外侧面结合。② 特异性抗原与MHC Ⅱ结合有一定的限制,具有“特异性”;而超抗原与MHC Ⅱ可有多种不同的结合,具有较强的结合亲和性。

抗原在T细胞表面的受体(T cell receptor, TCR)亦由两条肽链,即α、β链聚合而成,APC表面的特异性抗原MHC Ⅱ复合物与抗原特异性TCR间相互作用,促使T细胞释放淋巴因子,从而激发特异性免疫。与普通蛋白质抗原不同,超抗原的一端可直接与T细胞TCR的Vβ链CDR3外侧区结合,而另一端与APC表面的MHC Ⅱ的抗原结合槽外部结合(图4-1),因此超抗原与普通抗原不一样:它既不受CDR3和TCR-α识别限制,也不受MHC的限制,这种结合是非特异性的。也就是说超抗原所诱导的T细胞应答,其效应并非针对超抗原本身,而是通过T细胞分泌大量的细胞因子参与相关感染引起的病理生理过程。因此,有人把超抗原看作是多克隆T细胞的激活剂,与免疫佐剂、有丝分裂原的性质相同。尽管理论上如此,而临床意义大不相同,因为只有超抗原才能激发临床急性病理生理现象。

超抗原MHC Ⅱ复合物与TCR的β链的可变区(Vβ)外侧面结合,不同超抗原结合的T细胞群的Vβ不尽相同,具有超抗原活性的一些细菌外毒素各自只能与一种或数种Vβ结合(表4-12)。也就是说,一种超抗原只有一种或数种能与相应Vβ结合的独自的“标记”。综上所述,将超抗原与一般抗原的区别归纳于表4-13。

表4-12 具有超抗原活性的细菌外毒素与应答T细胞的受体

	外毒素	TCR的Vβ链
葡萄球菌	肠毒素E(SEE)	5、1、6、8、18
	肠毒素D(SED)	5、12
	肠毒素C1、C2、C3(SEC1、SEC2、SEC3)	12/12、13、14/5、12
链球菌	缓症链球菌外毒素	1、2、5、6
	胞质膜相关蛋白(CAP)	8
	致热外毒素A、B、C(SPE-A、SPE-B、SPE-C)	8、12、14/2、8/8
耶尔森菌	假结核耶尔森菌有丝分裂原(YPM)	3、9、13、2、13、1
产气荚膜梭杆菌	产气荚膜梭杆菌肠毒素(CPET)	未知
支原体	支原体关节炎有丝分裂原(MAM)	未知

表4-13 超抗原与一般抗原的比较

	超抗原	一般抗原
化学性质	细菌外毒素、反转录病毒蛋白	普通蛋白质、多糖等
MHC结合部位	非多态区	多肽区肽结合槽
TCR结合部位	Vβ	Vα、Jα及Vβ、Dβ、Jβ

（续表）

	超 抗 原	一 般 抗 原
MHC 限制性	－	＋
应答特点	直接刺激 T 细胞	APC 处理后被 T 细胞识别
反应细胞	$CD4^+$ T 细胞	T 细胞、B 细胞
T 细胞反应频率	1/20～1/5	$1/10^6$～10^4

（二）超抗原免疫反应致病机制

过度的全身性的 T 细胞的激活与继发的 IL－2、TNF－β、TNF－α 和 IFN－γ 等众多细胞因子的释放，是超抗原性毒素物质的主要致病机制，而并非“毒素”对组织细胞的直接损害。

一些细菌外毒素因具有超抗原活性才发挥“毒素”作用。体外试验证实，它对培养细胞无直接作用；体内试验说明，毒素效应必须有 MHC Ⅱ阳性细胞的存在，MHC Ⅱ阳性细胞可看作是超抗原发挥免疫活性的辅助细胞。MHC Ⅱ阳性细胞在体内各组织广泛分布，包括单核-巨噬细胞、树突状细胞、B 细胞，以及活化的成纤维细胞和内皮细胞等。

少量的超抗原与少许 MHC Ⅱ阳性细胞结合，仅能激活感染局部的 T 细胞，继而释放适量细胞因子，这对加强机体抗感染防御是有利的。此外，大量超抗原短时间内引起过度的 T 细胞激活，以及产生过量的细胞因子，这将激发机体异常反应和病理生理变化（图 4－2）。例如，A 组链球菌的 SPE－A 具有超抗原作用，可介导巨噬细胞 MHC Ⅱ与 T 细胞上的 Vβ 位点结合，非特异性地大量激活 T 细胞，使之释放 IL－1、IL－6、INF－γ、TNF－α 等细胞因子。这些细胞因子可加重原本外毒素的作用，并能抑制 B 细胞产生抗体。

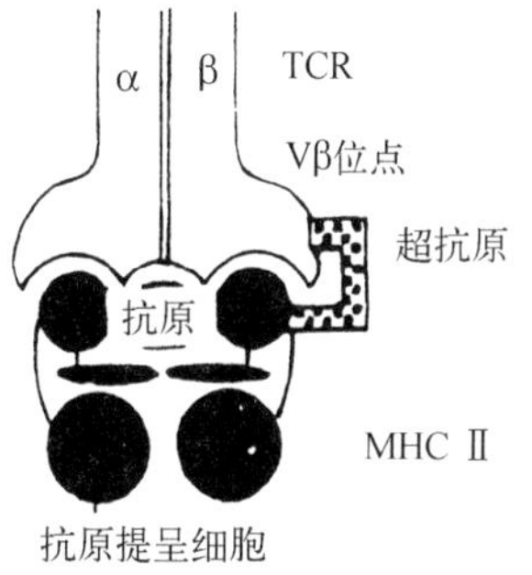

图 4－1 特异性抗原和超抗原激活 T 细胞的模式

注：① TCR（T cell receptor）指 T 细胞受体；② Vβ 位点指 β 链的可变区，与超抗原结合的部位。

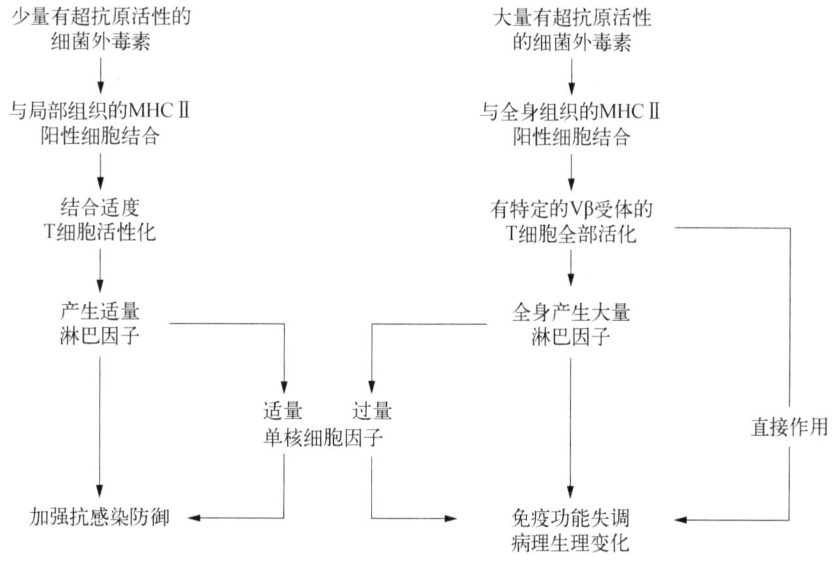

图 4－2 细菌性超抗原诱导的机体免疫反应的两种模式

(三)超抗原免疫反应性疾病

超抗原通过激活T细胞,释放淋巴因子而引起临床症状。有超抗原活性的蛋白质是一些"感染性"和"非感染性"疾病的病原性物质,此种超抗原免疫反应所致疾病的临床表现与一般感染性疾病不同,发病时也不一定都能分离到病原菌。已列入超抗原免疫反应所致疾病的有中毒性休克综合征、猪链球菌感染、川崎病、猩红热、风湿热、关节炎、特发性皮炎、银屑病等。需要说明的是,任何疾病的发病机制都很复杂,即使由微生物所致感染性疾病也常常不会是单一的发病机制,应联系临床实际;反过来说,超抗原免疫反应在这些疾病发病机制中有一定的重要性,但不是唯一的。至今,超抗原概念的提出,及其与临床疾病关系的研究历史并不长,在欧美,研究较多的为中毒性休克综合征(TSS);在日本,对川崎病的病因研究中又提出假结核耶尔森菌感染新理论。

TSS的病原菌主要是金黄色葡萄球菌和A组链球菌。此外,毒性甚低的草绿色链球菌和温和链球菌(*Streptococcus miltis*)也可引起TSS。临床症状以高热、低血压、猩红热样皮疹为特征,但均不是病原菌侵袭所直接引起的,而是细菌所释放的具有超抗原活性的外毒素引起的。包括葡萄球菌释放的中毒性休克综合征毒素(TSSF)、肠毒素A～E和链球菌释放的致热性外毒素等,都具有明显的超抗原活性。

川崎病是病因尚未明确的疾病,近年从患者体内分离到耶尔森菌,其外毒素YPM有强烈的超抗原活性,0.01～0.1 mg/L即能激活T细胞,因此该菌被认为是病原菌之一。

国内外均有缓症链球菌感染引起类似猩红热样的临床表现,严重者可致意识障碍、休克和凝血障碍、急性呼吸窘迫综合征(ARDS)等。可见于医院内患者,特别是脏器或骨髓移植患者,亦可造成局部地区的暴发流行。流行常呈一过性,以后在相当一段时期内"销声匿迹",流行因素不明。前几年,我国江苏和四川一些地区短期暴发猪链球菌感染,其临床表现酷似超抗原免疫反应性疾病。

中毒性休克综合征及其类似疾病,与猩红热、川崎病、假结核耶尔森菌感染等急性疾病的临床表现很相似(表4-14),亦提示此类疾病的发生有其共同的机制——超抗原免疫反应。

表4-14 某些感染性疾病临床症状的相似性

临床表现	中毒性休克综合征	川崎病	猩红热	假结核耶尔森菌感染
发热	3+	3+	3+	3+
咽喉炎	3+	3+	3+	3+
草莓舌	3+	3+	3+	3+
结膜炎	2+	3+	2+	2+
皮疹	3+	3+	3+	3+
脱屑	3+	3+	3+	3+
头痛	3+	+	3+	2+
腹痛	2+	+	−	2+
肌肉痛	3+	−	−	−
关节痛	3+	+	−	2+
呕吐	3+	−	3+	2+
腹泻	3+	+	−	3+
休克	3+	−	−	−
水肿	2+	2+	−	2+
神经症状	2+	+	+	−
淋巴结肿大	+	3+	+	2+
冠状动脉扩张	−	2+	−	−

三、感染诱发自身免疫

自身免疫(autoimmunity)是机体免疫系统对自身细胞或组织成分发生免疫应答。正常人血清中可存在少量自身抗体,它们可协助清理衰老蜕变的自身成分。自身抗体的出现频率随年龄增长而增加。针对自身成分的T细胞虽可引起相应的自身免疫反应,但如果不达到一定的强度也不一定引起病理变化和相应的临床症状,不至于发生自身免疫性疾病(autoimmune disease)。

目前公认的自身免疫性疾病有数十种之多,其病因复杂。遗传因素在发病机制中起重要作用,从流行病学调查,发病率与某些HLA抗原的相关性等资料已获充分证据。但是,感染特别是病毒感染时,常伴自身免疫反应,患者血清中可检出多种自身抗体;此外,在典型自身免疫性疾病患者体内也检出病毒,或发现病毒抗原、抗体和免疫复合物。凡此种种都提示感染与自身免疫和自身免疫性疾病在病因和发病机制上的重要性。

(一) 感染诱发自身免疫机制

感染过程中并发的一些因出现自身抗体而发生的超敏反应本身就带有自身免疫性质。例如,Ⅱ型超敏反应引起的溶血性贫血、血小板减少性紫癜、粒细胞减少症、肺出血-肾炎综合征(goodpasture syndrome),以及Ⅲ型超敏反应引起的免疫复合物病等。本节再次讨论自身反应性 T 细胞引起的自身免疫性疾病的机制。

在诸多自身免疫性疾病中 $CD4^+$ T 细胞是关键的自身免疫效应细胞,疾病只能由激活的自身反应性 T 细胞启动;并且,在动物实验中该自身免疫反应也只能由激活的自身反应性 T 细胞所转输,而不会被静息的 T 细胞转输。自身反应性 T 细胞可由以下 4 种机制激活。

1. *分子模拟* 由于微生物多肽成分有与正常宿主细胞蛋白质在分子结构上(氨基酸序列)相似的抗原决定基(抗原表位),以致感染后获得的抗微生物免疫反应也能攻击相应的人体细胞,这种交叉反应机制被称为分子模拟(molecular mimicry)。多种病毒包括柯萨奇病毒、EB 病毒、单纯疱疹病毒、流感病毒、巨细胞病毒、人乳头瘤病毒等与正常宿主细胞或细胞外成分有类似的抗原表位。此外,热休克蛋白(heat-shock protein, HSP)广泛存在于微生物和人体细胞组织中,不同来源的 HSP 有交叉抗原性,因此也有可能诱导交叉免疫反应,从而导致自身免疫性损害。

微生物多肽成分与正常宿主细胞蛋白质之所以发生交叉免疫反应的另一重要原因是:T 细胞受体(TCR)对抗原识别并不是高度特异的和专一的。实验研究表明,相同的 TCR 能够识别一级序列同源有限的很多肽,正是 TCR 识别性能的不足导致微生物和宿主细胞两者多肽的交叉免疫反应。

2. *超抗原* 凡有 TCR 特定 Vβ 片段的多克隆 T 细胞均可被超抗原所激活,包括含有该 TCR 特定 Vβ 片段的自身免疫反应性 T 细胞。但目前还没有直接证据说明超抗原可启动自身免疫反应和导致自身免疫性疾病。从临床和动物试验可重新启动或加速 T 细胞介导的自身免疫过程,来自病毒和细菌的超抗原对已发生的自身免疫的进一步发展起作用,从而导致自身免疫性疾病的复发和加重。例如,用乙型肝炎病毒聚合酶多肽可诱导实验性自身免疫性脑脊髓炎(EAE),对这一肽链特异的 T 细胞的 TCR 多数有 Vβ8,超抗原葡萄球菌肠毒素 B 能激活该 T 细胞,从而使 TSS 复发或加重。

3. *感染促使自身抗原释放和暴露抗原表位* 感染炎症或外伤可使在解剖位置上处于隔离隐蔽状态的抗原释放,进入血液循环或周围免疫器官,导致自身免疫应答的形成并发展为自身免疫性疾病。该机制对器官特异性自身免疫性疾病的形成可能起重要作用,嗜组织的病毒感染与隐蔽抗原释放两者协同刺激可启动自身免疫反应。

病原体的抗原的表位并非单一的,它分优势表位(dominant epitope)和隐蔽表位(cryptic epitope)两种,前者指在初始接触免疫细胞时刺激免疫应答的表位,后者指在后续免疫应答中刺激免疫应答的表位。针对某一病原体的优势表位产生的初始免疫应答,在很多情况下不足以消除该病原体。在炎症过程中,机体对病原体的持续免疫应答会使隐蔽表位暴露并参与刺激免疫细胞,免疫细胞也就会对隐蔽抗原表位相继发生免疫应答,从而提高免疫效应。抗原表位数增加的现象称表位扩展(epitope spreading)。在自身免疫性疾病的发生、发展过程中存在表位扩展机制。对自身抗原反应性 T 细胞和 B 细胞克隆能相继识别自身抗原隐蔽表位,从而对自身抗原发动新一轮的免疫攻击。在感染炎症过程中自身抗原的释放及其抗原表位的扩展造成自身免疫反应的进行性发展,导致自身免疫性疾病的发生或加重。

4. *病毒感染淋巴细胞* 丙型肝炎病毒(HCV)感染淋巴细胞,可促进B细胞克隆增殖,以至抗体产生增多和免疫复合物形成。循环免疫复合物在血管中的沉积导致中、小血管的血管炎及关节炎;偶尔沉积到肾小球血管基底膜而发生丙型肝炎相关性肾病。另外。丙型肝炎病毒持续感染B细胞可引起一种淋巴细胞增殖性疾病——混合性冷球蛋白血症,它是由一种冷沉淀性免疫复合物和补体沉积于血管而引起的系统性自身免疫性疾病。体外观察到,当冷却至37℃以下时,免疫复合物便从血清沉淀下来,且HCV-RNA在冷凝沉淀物中的浓度远高于在上清液中的浓度,提示HCV-RNA直接参与该免疫复合物介导的血管炎。

上述感染促发自身免疫的各种机制并不互相排斥。同一患者在不同阶段可由不同的机制触发:某一自身免疫性疾病的启动机制可能是自身抗原释放或分子模拟,而疾病发展或恶化则来源于超抗原激发大量的已存在的自身免疫T细胞。患同一种自身免疫性疾病的不同患者可由不同机制引起。例如,慢性病毒性肝炎合并肾小管酸中毒,一般认为是HBV或HCV持续感染引起的,不同研究者对不同个体的机制研究提出了不同的证据。其中,多数研究者的证据是免疫复合物沉积;也有证据证实在肝细胞膜存在一种多肽与肾小管Tamm-Horsfall糖蛋白有类似抗原性,故可因分子模拟而引起自身免疫反应。病毒持续感染B细胞促成免疫复合物的形成,也可造成高丙种球蛋白血症,两者都可造成肾小管免疫病理性损伤。

目前已认识到病毒和细菌感染可在自身免疫性疾病启动和进展的不同阶段中影响自身免疫反应,如果能更好地理解感染和自身免疫反应之间的关系,有可能应用更合理的抗病原微生物的治疗手段,如通过终止慢性持续性感染的进程,可预防或降低自身免疫性疾病的发生率。自A组链球菌感染正规青霉素治疗临床推广应用以来,已大幅度降低风湿热和风湿性心脏病的发病率。今后如能更有效地处理一些病毒感染,特别是慢性持续性病毒感染,则可期待降低很多自身免疫性疾病的发病率。

(二)感染引发的自身免疫性疾病

目前确定感染诱发的免疫性疾病很多,有关机制在一些疾病的发病机制中已有说明。21世纪的感染治疗目标要放得更远一些,不能局限于短期临床效果,应预防和减少后期或远期并发症。现再以实验和临床两方面证据确凿的疾病举例说明如下,进一步说明感染与自身免疫性疾病间的关系。

1. *莱姆病慢性关节炎* 莱姆病是由伯氏包柔螺旋体引起,蜱为传播媒介的传染病。我国19个省、市、自治区有该病散发流行。除病原体直接致病外,机体自身免疫反应亦参与此病,病程第三期,即发病后数月,突出表现为大关节炎:关节肿胀疼痛,关节腔积液内嗜酸性粒细胞和蛋白量均增高;也可检出伯氏包柔螺旋体,但部分病例抗生素治疗无效;并可检出血清循环免疫复合物。

感染后2~3个月,机体产生抗螺旋体外膜蛋白A和B(OspA、OspB)IgG抗体,它并无抗病原体保护性,仅用于流行病学调查。对抗生素治疗无效病例,免疫学研究有两个特点:① 与MHC Ⅱ中的特殊等位基因相关,HLA-DR1和HLA-DR4出现频率增加;$CD4^+$ T细胞在发病中起重要作用。② 关节炎的严重性和持续时间与OspA、OspB的IgG抗体应答相关,也提示$CD4^+$ T细胞参与发病机制;进一步直接分析血液和滑膜液中抗OspA的T细胞应答,结果表明,其应答性显著增强。通过上述研究,对人OspA特异性T细胞在莱姆病自身免疫性关节炎发病机制中的重要性已获确认,但是还没有找到与OspA有交叉反应的关节特异性自身抗原。

2. *吉兰-巴雷综合征*(Guillain-Barre syndrome, GBS) 亦称急性感染性多发性神经炎(acute infectious polyneuritis),近年根据临床病理又更名为急性炎症性脱髓鞘性多发性神经病(acute inflammatory demyelinating polyneuropathy)。其主要特征为周围神经系统广泛的炎症性髓鞘脱失,导致全身性瘫痪。目前认为它是一种自身免疫性疾病,更有人明确提出是由病毒或细菌感染引起的,致病机制类似于风湿热。

大约2/3的患者发病前有过感染,其中呼吸系统感染的频率最高,其次是胃肠道感染。在起病急且病情重的患者体内较易分离到病原微生物,但并无恒定的特异性病原体发现。加上病理变化不符合感染,所以不可归入感染性疾病。从流行病学调查和免疫学资料看,空肠弯曲菌是主要的GBS相关致病因子。患者血清学方法证实患者空肠弯曲菌感染率相当高;在我国北方地区GBS呈局部流行性,空肠弯曲菌的某些血清型与GBS呈相关性。可在腹泻后5～15日内出现GBS。GBS患者常有腹泻症状,粪便中空肠弯曲菌培养阳性率多在20%以上。在日本发现GBS患者的空肠弯曲菌血清型O∶19感染率高。此外,EB病毒、巨细胞病毒、流感嗜血杆菌和肺炎支原体感染后也能引发GBS并发症。

空肠弯曲菌感染诱发GBS的自身免疫机制是分子模拟,即某些菌株的脂多糖表层多糖与外周神经的神经节苷脂GM1在结构上明显相似。例如,空肠弯曲菌血清型O∶19与GM1有共同的四糖,O∶23和O∶36与GM2有共同的三糖。空肠弯曲菌感染后血清中产生大量抗体,与神经节苷脂和空肠弯曲菌LPS存在交叉反应。这种基于分子模拟的自身免疫机制已由多种实验方法所证实,包括在末梢神经病变局部找到抗体与神经节苷脂的结合物。神经节苷脂抗体特异性与临床瘫痪部位相关,抗GM1抗体所引起的自身免疫病理性损害主要累及肢体运动神经;因GQ1b集中在眼外神经,故影响眼球活动。

对神经髓鞘蛋白的T细胞应答,有实验证明也能诱导自身免疫性神经炎。

3. *感染后反应性关节炎* 这种继发于微生物感染的炎症性关节炎比较常见,可能由于感染后出现关节炎症状的潜伏期较长,患者甚至医师却没有把两者联系起来考虑。在美国,急性感染相关性关节炎占非风湿性关节炎的22%。其中不排除病原体对关节的直接侵袭,不仅是化脓性球菌、痢疾志贺菌和耶尔森菌等肠道感染病原菌,已证明风疹病毒、腮腺炎病毒、柯萨奇病毒B、水痘病毒、腺病毒、埃可病毒等均可直接侵犯关节。但临床仍以反应性关节炎居多,不过需与侵袭性关节炎仔细鉴别。

关节炎的临床表现随微生物感染种类的不同而有些差异。金黄色葡萄球菌软组织或败血症感染后数周或数月,突然出现以膝关节等大关节为主的肿胀疼痛,活动受限,不发热或微热。在关节腔渗液等检查并无化脓性炎症证据的情况下提示非金黄色葡萄球菌迁徙性化脓性感染,但抗生素治疗有效。触发反应性关节炎的葡萄球菌感染有留置导管感染、化脓性肌炎、中毒性休克等。A组溶血性链球菌感染后继发的风湿热、反应性关节炎和化脓性关节炎都有关节症状;其中,反应性关节炎被认为是与风湿热不同的独立疾病,它缺乏心肌炎、皮疹、舞蹈病等症状,其诊断依据:急性期咽拭子培养出A组链球菌,抗溶血性链球菌素O滴度高,临床主要表现为单关节炎,对阿司匹林治疗反应较好。脑膜炎奈瑟菌菌血症后的反应性关节炎,多为对称性小关节,疼痛较重。

Reiter病的突出表现是反应性关节炎。此病常与泌尿生殖道和眼部的衣原体感染相关,半数患者的关节症状经3～6个月逐步缓解,逾半数患者关节炎症状反复发作,迁延数年。眼炎和尿路炎症多在数日或数周消失。此外,志贺菌、弯曲菌、耶尔森菌或沙门菌等肠道感染后也可发生反应性关节炎。耶尔森菌感染后的多发性反应性关节炎最具代表性,10%～30%的成人病例可发生此类关节炎,表现为慢性、反复发作性关节炎,以大关节型为主,膝、髋、腕、踝等关节均可受累,膝关节最多见。学龄儿童多见,症状约3个月内消失。诊断依据:急性期IgM阳性,血清学分型为O3型。Reiter病和肠道感染后发生的反应性关节炎的发生有明显的个体易感性,一个重要证据是患者大多有 HLA-B27 MHC Ⅰ类等位基因，几乎 90%是 B27 单体型，而正常人群仅有 7%为单体型。

病毒感染后反应性关节炎：① 风疹病毒(RV)是导致人类关节炎最常见的病毒之一，感染 RV 的青年妇女 60%有关节痛或关节炎。关节症状在皮疹后 1 周出现，表现为对称性、多关节(手、膝、踝等)、疼痛明显伴晨僵现象，1～2 周症状消失，部分患者关节症状持续时间较长。② 人乳头瘤病毒(HPV-B19)相关性关节炎以大关节受累为主，膝关节最为普遍，疼痛显著，关节皮肤呈淡紫色；症状持续时间长。HPV-B19 IgM 检测有助于诊断。儿童 HPV-B19 关节炎急性关节疼痛明显，一般 2～4 周症状消失，预后良好。③ EB 病毒所致传染性单核细胞增多症的部分患者在病程早期即有对称性、多发性关节痛或多发性关节炎，受累关节以膝关节、指间关节为主，伴关节肿胀、皮肤暗淡紫色、白细胞减少、血小板减少。有报道提出，青少年和年轻成人 EB 病毒感染引起的多发性关节炎可能是系统性红斑狼疮(SLE)的先驱表现。④ 水痘-带状疱疹病毒感染后 1 周左右，部分儿童可表现为短暂的、轻微疼痛的膝关节炎。带状疱疹病毒在受侵犯的神经组织内复制，可在感染区域内发生单关节痛。⑤ 流行性腮腺炎病毒已被证实可在关节组织细胞内复制，儿童患者在早期可表现为轻度关节炎；年轻成人多发生于腮腺炎后，同其他腮腺外表现(如睾丸炎或胰腺炎)伴随发生。⑥ 乙型肝炎病毒(HBV)急性感染引起的关节炎很少见，一般起病急，疼痛明显呈对称性，感染早期伴随其他肝外表现如斑丘疹、紫癜、荨麻疹和淋巴结肿大，所有这些均提示免疫反应发生。慢性 HBV 关节炎表现为多关节型，抗核抗体(ANA)阳性，白细胞减少，早期易被误诊为 SLE。丙型肝炎病毒引起的关节炎近年来在成人屡有报道，表现为多发性关节炎。

上述病毒感染后反应性关节炎在临床很难与侵袭性关节炎鉴别清楚，也可能两种致病机制合并存在。不过很多病毒疫苗接种后的关节炎现象提示病毒抗原成分通过免疫介导可引起反应性关节炎。例如，儿童在风疹疫苗预防接种后 7～10 日发生的反应性关节炎，表现为特殊的急性发作性膝关节屈曲挛缩、疼痛，曾形象化称作"捕捉者蹲曲姿势(cather's crouch)"；麻疹腮腺炎风疹联合疫苗中的风疹疫苗的某些成分能引起一过性、轻微的关节炎，其中儿童发生率在 3%以下，青年女性为 12%～20%，多发于接种后 1～4 周。此外，重组乙型肝炎表面抗原疫苗的广泛应用，接种后关节炎屡有报道。

反应性关节炎的免疫病理机制普遍认为是自身免疫反应，关节中的自身抗原与微生物抗原由于分子模拟而发生交叉反应。多以 T 细胞反应起核心作用，在发炎部位可找到 $CD4^+$ T 细胞蓄积。实验也证明，一些致关节炎的病原体，如耶尔森菌、沙门菌可诱导人体产生 HLA-B27 限制性细菌特异性细胞毒 T 细胞，后者既可识别外来抗原，又可与自身抗原如关节的某一成分发生交叉反应。分泌 IFN-γ 的 Th1 细胞涉及初发炎症反应；在疾病后期原来被微生物激活的 $CD8^+$ T 细胞，分泌 IL-1、TNF 等炎症介质，继续维持关节的炎症反应。

[南京医科大学第一附属医院(江苏省人民医院) 蒋龙凤 李军]

第四节 感染慢性化和复发机制

病原体急性感染慢性化指经急性或隐性感染后，病原体持续生存于机体血液或组织中，缓慢而间断地排出体外；而复发则指病情痊愈后感染症状重现。急性感染临床病程中，机体免疫力和(或)抗病原体药物可清除病原体，但仍有少数因病理损害严重出现器质性、功能性等后遗症。

慢性感染者病程迁延不愈，久而久之便进展成不可逆损害。不同病原体慢性感染的原因主要包括：病原体结构及性状的特殊性；宿主抗感染的防御能力；感染局部的病理生理状态、生存环境等，其中机制可能以病原体免疫逃逸造成的持续性感染为主。但由于并非上述几方面原因单一存在，因素之间的互相影响使得慢性持续性感染性疾病仍然是当前临床防治的难题之一。

一、慢性持续性感染的免疫逃逸机制

由于病原体有逃避或抵抗宿主免疫的能力或宿主抗感染免疫功能低下甚至缺陷。一些病原体可长期存在于宿主体内。下面就针对病原体慢性持续性感染的免疫逃逸机制进行介绍。

（一）病毒的逃逸或抵抗宿主免疫机制

物竞天择，适者生存。在病毒与宿主协同进化的数百万年来，病毒发展出相应的免疫逃逸机制，如病毒持续性变异引起的适应性行为；或病毒通过编码病毒蛋白抑制或改变宿主的特异性免疫系统。

不同种类的病毒免疫逃逸的机理不尽相同。例如，EB病毒在B细胞中时，在细胞内处于潜伏状态，很少或不表达病毒蛋白；HIV在静止T细胞感染免疫豁免组织或细胞；HSV、水痘-带状疱疹病毒、风疹和麻疹病毒持续存在于神经元/CNS，进行潜伏感染；人乳头瘤病毒在表皮抑制NK细胞功能。CMV蛋白U18可抑制NK细胞活性抗原变异：病毒快速变异，抗原变异发生在抗体和T细胞识别关键部位。慢病毒的抗体逃逸变异株如HIV和HBV的CTL变异株抑制T细胞识别所需的细胞表面分子：腺病毒、CMV、HSV和HIV能抑制HLA Ⅰ类分子；EBV可抑制细胞黏附分子LFA3和ICAM1表达续表达；HSV-ICP47蛋白和CMV-U6蛋白通过干扰TAP抑制HLA Ⅰ类分子的抗原提呈妨碍抗病毒细胞因子和趋化因子等“防御”分子发挥功能。腺病毒蛋白E3和E1B能保护感染细胞不被TNF溶解；HIV病毒特异性CTL无应答者。下面将对不同的机理进行说明。

1. *病毒基因的限制性表达* 限制性病毒基因表达是感染细胞逃避宿主免疫系统监视的一种简单机制。疱疹病毒和轮状病毒是最好的例证。HSV可在神经元潜伏感染。在这种状态下，HSV基因组除个别开放读码框进行转录外，其余基因组被完全关闭，感染神经元中仅有个别病毒蛋白表达。此时，对于宿主免疫系统而言，病毒本质上是隐形的。这种绝对潜伏是逃避宿主免疫系统攻击的理想方法。但从病毒传播角度看，这一机制对病毒是不利的，没有感染性病毒颗粒的产生，病毒传播就不能实现。因此，即使是潜伏感染效率非常高的病毒，也要间歇性进行病毒复制以完成水平传播。

2. *免疫豁免* 由于激活获得性免疫应答主要通过识别细胞表面的病毒抗原而发挥作用，组织或细胞免疫豁免的主要原因是病毒感染这些细胞后，病毒抗原表位不能有效提呈在细胞表面，因而也不能被T细胞有效识别。中枢神经系统是这一组织的代表。另外，血-脑屏障的存在也可限制淋巴细胞进入中枢神经系统。人乳头瘤病毒在表皮中的复制是病毒在免疫豁免部位持续存在的另一例证，HPV的靶抗原主要存在于正在分化的角质细胞内，存在于胞内的HPV抗原较少能成为靶抗原，使宿主的免疫清除反应难以发挥理想的效应，这是发生HPV感染免疫逃逸的原因之一。

3. *免疫耐受* 慢性感染时，$CD4^+$ T细胞在维持$CD8^+$ CTL应答中起着关键作用，在$CD4^+$ T细胞缺陷情况下，外周血病毒特异性CTL可迅速耗竭。HIV感染者特异性CTL活性消失也可以据此解释。HBV感染母亲所育的新生儿HBV携带者中，至少有部分可能发生胸腺或外周HBV特异性T细胞克隆性缺失。甚至在成人HBV感染者中，大剂量的病毒抗原过度刺激也可以引起外周一些病毒特异性T细胞缺失。另外，对于慢性HPV感染过程，NK细胞表面激活型受体表达降低也是导致对HPV感染免疫耐受的一种重要的原因。

4. *免疫细胞识别所需的细胞表面分子表达受抑制* 多种细胞表面分子参与免疫效应细胞

与靶细胞的识别过程中,包括HLA Ⅰ类或Ⅱ类分子、TLRs受体、细胞黏附分子如ICAM-1、LFA3等。病毒选择性地抑制宿主细胞表达关键性的细胞表面分子成为其逃避宿主免疫系统识别的又一策略。病毒选择性抑制HLA Ⅰ类分子表达的最好例子是腺病毒和巨细胞病毒(CMV)。2型腺病毒可通过一种早期蛋白E3与HLA Ⅰ类分子形成E3-HLA-Ⅰ复合物抑制HLA分子末端糖基化以阻止其被正确加工,导致细胞表面HLA Ⅰ类分子表达减少,而另一种早期蛋白E1则可以直接抑制HLA Ⅰ类分子基因的转录。人CMV病毒可通过多种机制抑制HLA Ⅰ类分子的功能,US2和US11可直接介导新合成的HLA Ⅰ类分子迅速降解,而其编码的gpUS3则能与HLA Ⅰ类分子结合并使其滞留在内质网。免疫细胞识别受阻也是导致免疫逃逸的一个重要原因。

5. *抗原提呈功能下调* 除了常规作用于HLA Ⅰ类和Ⅱ类分子干扰抗原提呈以外,通过对HSV的研究,还发现一种新型的抑制机制。ICP47是HSV的一种早期蛋白,可以与抗原加工相关转运蛋白(TAP)结合,阻止病毒抗原肽至内质网,使抗原肽不能装配到HLA Ⅰ类分子的肽结合构槽内。这一机制对于HSV在表达HLA Ⅰ类分子的细胞(上皮细胞、成纤维细胞)中复制时尤为重要。CMV病毒的U6蛋白也能抑制TAP的功能,但其机制不明。另外,还存在病毒蛋白对抗原提呈天然耐受的例子,如EBV的EBNA1蛋白包含一个重复的Gly-Ala序列,可耐受蛋白酶的降解,使EBNA1中抗原肽不能被内源性提呈给$CD8^+$ T细胞,但经外源性加工后则可诱发CTL应答,提示EB病毒复制所必需的EBNA1蛋白对抗原提呈的天然耐受性也是EB病毒持续感染的重要机制之一。在HPV感染中,树突状细胞的数量减少,表面正性共刺激分子表达下降、负性共刺激分子表达增加,CD1d分子表达下调导致的NKT细胞功能下降以及TLRs的异常表达等均是HPV感染免疫逃逸的重要原因。

6. *T细胞识别逃逸* CTL应答在控制这三种病毒持续感染中起着关键作用,这也从侧面提示CTL逃避变异株的产生是维持其持续感染的关键。已发现人类多种病毒可出现CTL逃避变异株,包括HIV、EBV和HBV。一些HIV和HBV变异株可经由CTL识别表位的变化抑制CTL应答的产生,但与CTL逃避变异株不能被CTL识别不同,这些突变表位仍能与HLA Ⅰ类分子结合并被TCR所识别,但并不伴随刺激信号的产生,而是作为拮抗物致使CTL无功能。这种现象称为TCR拮抗。该策略的一个重要方面是,拮抗变异株能阻断CTL介导的对含野生型在内的多型病毒共感染细胞的溶胞作用,这为野生型病毒面临CTL攻击时的生存提供了可能。

7. *病毒逃避抗体识别* 中和性抗体的产生是清除外周循环中游离病毒颗粒的重要机制。病毒抗原中抗体识别的关键位点的突变则是一种逃避中和性抗体的高效手段。这一机制的典型例子是流感病毒发生的抗原漂移(drift)和抗原转变(shift)。流感病毒并不会在某一个体中持续感染,但这种抗原变异株的不断出现则可导致流感病毒在整个人群水平中的持续存在。持续感染中抗原变异的最佳例证来自慢病毒感染,这在一些RNA病毒如HIV中尤为常见。在许多病毒感染情况下,尽管中和性抗体能选择出抗原变异株,但却不能完全清除亲代野生型病毒,而且变异株和野生型病毒经常共存持续感染宿主。

值得关注的是,不能用单一机制来解释特定病毒的持续性感染。不同宿主内病毒持续性感染的形成,很可能是多种机制综合作用的结果,自然包括一些未知的机制。

(二)细菌的免疫逃逸与持续性感染

1. *细菌生物膜(biofilm)与慢性持续性感染* 铜绿假单胞菌生物膜被发现后,人们已认识到很多原核生物以生物膜模式生长可能是共性的。所谓生物膜是细菌借助胞外多糖(exopolysaccharide, EPS)的连接作用,聚集生长的微生物集落。许多顽固性和难治性的慢性感染可能与细菌的这种特殊生长模式有关。换而言之，细菌的这种集落化生长模式是细菌慢性持续性感染的一种重要手段。另外，肺炎克雷伯菌、大肠埃希菌、金黄色葡萄球菌、链球菌、近平滑念珠菌、放线菌等均可形成生物膜。在铜绿假单胞菌感染的囊性纤维化(CF)患者感染早期分离的细菌为鞭毛阳性、能活动，对吞噬作用敏感，而从持续性感染的患者体内分离的细菌则为无鞭毛、不活动，对吞噬作用耐受。“鞭毛开启”状态可能会促进感染早期细菌的黏附和集落性生长，“鞭毛关闭”状态则会促进细菌在宿主获得性免疫出现后对吞噬作用抵抗并使其感染晚期持续存在。鞭毛相变异的速率可因 CF 患者肺中出现铜绿假单胞菌高突变亚群而增加。高突变亚群的出现促进了非黏液株被黏液样变异株替代。前者形成最初的集落，后者是感染后期的主要细菌。黏液样变异株经由控制 EPS 基质主要组分——藻酸盐的基因自发突变产生。藻酸盐基质屏障保护了细菌集落免遭宿主体液免疫和细胞免疫的攻击。

2. 先天免疫应答的逃避与慢性持续性感染　细菌 DNA、LPS 及鞭毛分子中的一些相对保守的分子结构可通过宿主细胞表面保守的 TLRs 家族识别。这些分子又被称为病原体相关分子模式(pathogen-associated molecular patterns, PAMPs)。通过受体识别，激活效应细胞并分泌炎症介质，起到杀灭病原微生物的作用。部分病原体如 Hp 不能诱导有效的先天性免疫应答。目前已知一些识别病原微生物 PAMPs 的 TLRs。LPS 主要通过 TLR4 发挥作用，Hp LPS 的脂质 A 核心区由于存在化学修饰，其激活 TLR4 的能力比大肠埃希菌 LPS 低 100 倍以上。脂磷壁酸等革兰阳性菌的产物则能特异性与 TLR2 发生对话。细菌鞭毛也是诱发机体先天性免疫应答的一种重要成分，主要通过 TLR5 介导相应的效应细胞活化，但 Hp 鞭毛蛋白不能有效激活 TLR5，逃避 TLR5 介导的先天性免疫应答。TLR9 能识别大多数细菌中未甲基化的 DNA。Hp 的 DNA 由于存在高度甲基化，不能被 TLR9 有效识别，从而不能诱导有效的免疫应答。

3. 环境隔离与慢性持续性感染　活动于免疫隔离环境对于胞外菌及一些兼性胞内菌而言，是其逃避宿主免疫应答的重要策略之一。以 Hp 和伤寒沙门菌为例，Hp 主要定殖于胃环境中，其中只有部分 Hp 可与胃黏膜上皮形成紧密接触，与宿主相互作用，大部分细菌寄生于胃腔中，位于机体免疫系统不能对其产生应答的部位，这种与机体免疫系统在空间上的隔离可能是 Hp 在胃腔内得以持续存在的一种重要机制；伤寒沙门菌免疫隔离区域则是胆囊，如果有胆结石，则伤寒沙门菌的持续存在就更为可能，事实上，可以从手术摘除的结石中培养出伤寒沙门菌。另外，胆囊也起着免疫隔离的作用。虽然抗生素通常在急性感染中有效，但对于伤寒沙门菌携带者，尽管长期用药，仍有 25%～50%的携带者从未治愈。

对于胞内菌来说，进入宿主细胞是在宿主内生存及被宿主消灭的必要条件。巨噬细胞是胞内菌的主要靶细胞。受感染的巨噬细胞分泌 IL-10 和 TGF-β 增加，这也使巨噬细胞、T 细胞的激活以及抗原提呈过程受到抑制。另外，病原体对获得性 T 细胞免疫应答的抑制发挥着重要作用。以结核分枝杆菌感染为例，感染了结核分枝杆菌的巨噬细胞可以干扰 IFN-γ 的信号转导，而这一信号转导途径可以促进巨噬细胞吞噬小体的成熟，同时，感染巨噬细胞的抗原提呈分子和协同刺激分子表达的下调也可能影响 T 细胞的激活及其 IFN-γ 的分泌。

4. 获得性体液免疫的逃避与慢性持续性感染　一些病原体可通过特殊的 DNA 序列的程序性重排来控制基因表达从而逃避获得性体液免疫的攻击，如引起回归热和莱姆病的伯氏包柔螺旋体等。螺旋体血清型特异性抗体所识别的是暴露于表面的一簇血清型特异性脂蛋白——可变主要蛋白(variable major proteins, VMPs)。VMPs 的高频变异就是由于 *vmp* 基因的程序性重排所致。表达的和静止的片段位于不同的质粒中，

vmp 基因侧翼的同源区可介导这些非同源片段之间的重组，这些重组并不危及染色体的完整性。*CagY* 是 Hp Ⅳ型分泌系统的细胞外组分，位于 Hp 菌毛中，在 Hp 与宿主的相互作用中发挥重要作用。编码 *CagY* 的基因中存在着大量 DNA 重复序列。不同的 Hp 菌株，其 *CagY* 基因编码产物存在很大变异，变异的 *CagA* 可逃避宿主的免疫应答。抗原变异在淋病奈瑟球菌的持续生存中也起着重要作用，淋病奈瑟球菌的几个表面组分，特别是纤毛、外膜的不透明蛋白(Opa)和 LOS 可经由不同的复制机制产生多种变异体。

5. 分子模仿与慢性持续性感染　Hp LPS 的 O 特异性侧链含有与人 Lewis X 或 Lewis Y 血型抗原相同的抗原部位，这些抗原部位同时存在于正常胃黏膜细胞表面，这种分子模仿(molecular mimics)可起到伪装的作用，Hp 可借此逃避宿主免疫应答的作用，这种分子模仿还可能导致针对宿主抗原的自身免疫应答。Hp LPS 连接的 Lewis 抗原还可能是一种黏附分子，介导 Hp 与宿主胃上皮细胞间的黏附。

(三) 寄生虫的免疫逃逸与持续性感染

获得逃避宿主免疫识别和清除对于成功存活的寄生虫是必要条件。在寄生虫的各种免疫逃逸机制中，寄生虫虫体表面抗原转换机制和寄生虫对感染细胞内信号转导途径的调节作用是两种最为典型的范例。

1. 信号转导途径的调节　一些寄生虫可寄生于宿主细胞内，感染细胞内的信号转导途径进行调节以抑制或下调宿主免疫反应成为其主要的免疫逃逸策略。下面以利什曼原虫为例说明。

利什曼原虫可感染宿主巨噬细胞，宿主的细胞应答有赖于被感染巨噬细胞对利什曼原虫抗原产生 Th1 型细胞因子应答，这些细胞因子进一步活化巨噬细胞，使其成为清除感染寄生虫的主要效应细胞。其中，IFN - γ 被认为是最有效的巨噬细胞激活因子。IFN - γ 与受体结合后，导致 JAK2/STAT1α 信号转导途径迅速激活，后者调节巨噬细胞关键性蛋白的表达。这个信号转导途径的完整性对于宿主抗利什曼原虫极为重要。

利什曼原虫感染的结果之一是使巨噬细胞膜对 Ca^{2+} 的通透性异常，使细胞内 Ca^{2+} 浓度迅速并持久地升高，进而促使如 Ser/Thr 磷酸酶钙调蛋白等 Ca^{2+} 敏感的磷酸蛋白磷酸酶的活化，使几个关键的细胞蛋白去磷酸化而灭活。另外，利什曼原虫诱导巨噬细胞所产生的蛋白酪氨酸磷酸酶(PTP)等其他磷酸酶也会引起宿主细胞的酪氨酸残基脱磷酸，从而干扰信号转导。磷酸酪氨酸激酶(PTK)对酪氨酸残基的磷酸化是许多细胞活动调节的最初步骤。巨噬细胞功能的激活，如由 Fc 受体介导的吞噬作用、IFN - γ/LPS 诱导的抗肿瘤作用、IFN - γ 诱导的 MHC Ⅱ类分子的表达和 NO 的产生以及 IL - 12 的分泌等，均涉及酪氨酸磷酸化的信号转导。IFN - γ 诱导后，巨噬细胞 JAK2(一种 PTK)迅速磷酸化，接着诱导胞质转录激活因子 STAT 蛋白的酪氨酸磷酸化。而在杜氏利什曼原虫感染后，一种包含 SH2 功能域的 PTP - SHP - 1 迅速活化，使上述信号转导途径终止。SHP1 被认为能通过去磷酸化而终止信号转导，在酪氨酸磷酸化调节的功能中起主要调节作用。另外，与未感染利什曼原虫的巨噬细胞相比，在感染利什曼原虫的巨噬细胞中，STAT1α 蛋白降解加速。乳酸胱氨酸等蛋白酶体拮抗剂可以一种剂量依赖方式阻断利什曼原虫诱导的巨噬细胞 STAT1α 的水解，这种水解作用并不受 SHP1 的影响。

利什曼原虫已进化出几种有效的策略以干扰巨噬细胞的信号转导系统，从而下调保护性免疫应答而有利于寄生虫的存活。事实上，其他的寄生虫也具有类似的功能以降低宿主免疫细胞的敏感性，从而避免被免疫系统发现和清除。

2. 寄生虫体表面抗原转换　多种寄生虫感染病中可发生抗原转换，但其中最为经典、研究也最为深入的是非洲锥虫。非洲锥虫有一个高度有序的单分子表面衣壳结构，由糖酰基磷脂酰肌醇锚定的可变表面糖蛋白(variant surface glycoprotein，VSG)同源二聚体组成，VSG 二聚体以相同方向致密排列，将虫体质膜完整包裹，从而阻止抗体与VSG衣壳表面下的以及任何质膜上的抗原表位结合。VSG是一个蛋白超家族。在锥虫基因组中，相应的*vsg*基因家族成员有1 000个以上，这些*vsg*基因的转录可发生自发转换，且转换频率较高，每10^2～10^6个细胞就有一次。但在同一时间只有一个*vsg*基因表达。因而在锥虫血症中，总有新的VSG变异体产生，抗体介导的对同一时期内的主要抗原型的清除效应使新的VSG变异体被筛选出来并成为下一个周期中的主要抗原型。VSG的Th1细胞表位仅位于其长为75～140个氨基酸残基的高变区。因此，可以将非洲锥虫躲避宿主免疫清除的机制分成相应的两个级别，初级机制包括展示其高度有序但可不断转换的表面衣壳结构，它同时可保护质膜免受免疫系统的攻击；二级机制则是把Th细胞应答限制于VSG中的高变区。

通过以小鼠为动物模型的抗非洲锥虫的免疫研究已明确，宿主针对非洲锥虫的免疫清除机制包括了两部分：一是以B细胞应答为基础的VSG抗原特异性的抗体反应以控制寄生虫血症；二是以Th1细胞应答与依赖于IFN-γ的巨噬细胞一起，在血管外组织中控制寄生虫。非洲锥虫对任何一种免疫清除机制的成功逃避均可使其获得长期存活的机会。然而，非洲锥虫的成功之处在于可以通过VSG的抗原转换应对宿主的清除效应。

疟原虫也有与非洲锥虫类似的抗原转换机制。恶性疟所编码的红细胞膜蛋白1(pfEMP1)基因家族有50～150个成员。pfEMP1表达于疟原虫感染的红细胞表面，并在这些细胞通过CD36及ICAM-1黏附于内皮细胞表面发挥作用。在感染过程中，宿主对pfEMP1产生抗体反应，这种反应可通过阻断黏附和(或)促进ADCC的作用破坏感染红细胞。pfEMP1可通过抗原转换机制防止这种作用的发生，pfEMP1每代发生克隆性变异率约为2%。

二、慢性炎症和感染的再燃复发

慢性炎症病程较长，一般都在半年以上。慢性炎症的发病机制是由于致炎因子反复激活单核巨噬细胞和淋巴细胞等细胞释放炎症因子和淋巴因子等化学介质，以至慢性炎症组织内渗出和浸润的细胞质以巨噬细胞、淋巴细胞、浆细胞为主，也有少量的中性粒细胞，或有少量嗜酸性粒细胞。由于病原体不同和免疫反应的差异，生成的炎症因子和细胞因子多种多样，以至慢性炎症呈现多态性。如由巨噬细胞及其演化的细胞构成局部浸润和增生，则形成境界清楚的结节状肉芽肿性炎症。单个或融合的肉芽肿内可继发坏死。细菌、真菌、寄生虫等不同病原体导致各种形态的肉芽肿，病理学家可根据肉芽肿形成特点做出病因诊断，如结核、麻风、梅毒、伤寒、血吸虫病，以及念珠菌、隐球菌、曲霉等真菌病都可出现慢性肉芽肿性炎症。

临床上慢性感染性疾病至少有以下3种情况：① 一些慢性炎症性疾病的临床呈亚急性或慢性病程，本质上属于一类特殊的慢性感染性疾病。② 还有一类是急性感染慢性化，即起病时或疾病早期为急性细菌感染，以后趋向慢性化，反复发作，直至陷入慢性感染的难治困境，但病理上没有慢性炎症的特异性表现，常见于下呼吸道感染和尿路感染。急性感染慢性化原因常是病原菌和宿主双方面的综合因素。③ 慢性持续性病毒感染，或由于病毒能逃避宿主抗感染免疫防御机制，或由于某种原因导致机体免疫功能低下。

以下以结核病等为例说明相关机制。

(一) 结核分枝杆菌感染

结核分枝杆菌经呼吸道被吸入到呼吸性细支气管或肺泡内引起感染，在机体产生特异性细胞免疫前增殖的结核分枝杆菌可经血行传播到各器官组织，感染局部形成静止的纤维钙化灶，这种潜伏病灶(latent focus)成为以后结核再活动的根源。90%的结核分枝杆菌感染者不发病，10%的发病者约半数在感染后半年至两年内发病，其余的呈隐匿状态，只在机体免疫功能低下时才发病。

潜伏病灶内的结核分枝杆菌几乎没有增殖，处于代谢停止的休眠状态，可与宿主长期共存，现有抗结核药物也不能将其消灭。如此构成结核病根治和避免再发的难题,也给控制结核病流行带来困难。为摆脱困境,有必要阐明结核分枝杆菌休眠和复苏,以及内因性再燃和复发的机制。

很久以前,就有人设想结核分枝杆菌在侵入组织和细胞内的过程中,由于氧分压逐步降低促使其代谢低下直到进入休眠状态。现今已可通过缓慢降低试管内氧分压的方法,使结核分枝杆菌逐步适应缺氧过程,最后能使其处于休眠状态。这种在实验室造成的结核分枝杆菌休眠模型称 Wayne 模型。模型内休眠菌对细胞壁合成阻断药异烟肼和 DNA 阻断药氟喹诺酮呈明显的抗药性;从模型发现休眠菌能大量产生一种称作 α-crystallin(Acr)的蛋白质,所以 Acr 已作为休眠标志物看待。调节 Acr 产生的编码因子是 DosR,DosR 变异株不能产生 Acr,此时 Wayne 休眠模型即死灭,所以 Acr 和 DosR 是结核分枝杆菌维持休眠状态的分子基础。

另外,也可建立休眠内因性再燃的动物体模型:给感染结核分枝杆菌的小白鼠使用 30 日的异烟肼和吡嗪酰胺,组织内结核分枝杆菌已转阴,可是 90 日后却也发生了内因性结核复发,此时,异烟肼和吡嗪酰胺仍敏感。利用这种被称作 Cornell 动物模型证实对试管内结核分枝杆菌抗菌作用很差的吡嗪酰胺对动物体内的结核分枝杆菌有效,与异烟肼联合应用可缩短治疗疗程。以下实验研究成果也是利用 Cornell 动物模型而做出贡献的:使用免疫抑制剂泼尼松和 NO 阻滞剂氨基胍(aminoguanidine),或去除 $CD4^+$ Th1 细胞,以及降低 IFN-γ 都可使休眠结核分枝杆菌复苏而引起内因性再燃;从另一方面也证实 Th1 细胞、IFN-γ 和 NO 与氧分压低下一样可诱导结核分枝杆菌进入休眠状态,提示一些宿主免疫细胞和细胞因子影响结核分枝杆菌的代谢及其活力。综合这些影响因素的结果是:虽然某一时期可发生内因性再燃,但是也激发了宿主免疫反应,又促使结核分枝杆菌进入休眠状态,感染再次陷入潜伏状态。

结核感染过程中的潜伏感染是结核分枝杆菌能进入休眠状态的生物学特性的必然结果,而宿主免疫反应常常只是抑制其增殖而不能杀灭结核分枝杆菌,由此两方面造成结核感染慢性化和再燃复发的临床现象;如何调节机体免疫反应和如何研制能作用于休眠菌的药物是今后研究的方向。

(二) 急性细菌感染慢性化、再燃复发

1. 下呼吸道感染的慢性化、再燃复发机制

初发的急性感染多是在病毒感染的基础上继发细菌感染,而细菌也不是感染慢性化的决定性因素,抗感染防御能力下降才是感染慢性化的重要原因。其机制包括:① 气道清除机制的缺陷,气道黏膜上皮纤毛及其上面的黏液层结构和功能的损伤;② 气道不完全阻塞,黏膜充血水肿、分泌物增加,平滑肌痉挛,以及后期的黏膜损伤继发的纤维化;③ 病原菌由原先的非黏液产生株,经基因突变演化为 EPS 基质的变异株,由 EPS 等组成群体病原菌的生物膜,从而逃避宿主免疫攻击和抗菌药物的杀菌作用;④ 不同程度和性质的体液免疫和细胞免疫功能的低下,如气道黏液中分泌型 IgA 减少,中性粒细胞吞噬和杀菌活性低下,巨噬细胞功能受到抑制等。此类抗感染防御能力下降在吸烟者、老年人、合并有基础疾病的免疫虚损宿主者中尤甚。

早期气道感染未获根治、反复感染、迁延日久,则进展为慢性持续性感染。其原因是:① 末梢细支气管到肺泡水平的组织遭受破坏,广泛的黏膜损伤和肥厚引起气道狭窄,纤毛排菌功能被严重破坏,最终导致慢性阻塞性肺疾病(COPD)。发展到这个阶段,气道中终年滞留有利于细菌定殖和增殖的黏液。② 因长期反复感染和使用过多种抗菌药物,气道中有铜绿假单胞菌、不动杆菌、肠杆菌、肺炎克雷伯菌、表皮葡萄球菌等多重耐药菌,且细菌常有其自身分泌的黏多糖构成的生物膜保护,所以能持续定殖在气道,这个阶段消除气道中病原菌极为困难。③ 患者可因病毒、卡他莫拉球菌、流感嗜血杆菌、肺炎链球菌等感染而发生临床急性症状,但在经过有效抗菌药

物治疗后潜在耐药菌又乘机造成炎症，病程迁延，黏膜和气道进一步遭到破坏。如此下去，临床表现为发作次数增加和病程延长，而缓解期缩短。该阶段实质上已进展到慢性持续性感染，虽然末梢血白细胞和中性粒细胞不一定增加，然而红细胞沉降率和C反应蛋白持续增高则反映人体内存在持续的慢性炎症。

2. *尿路感染慢性化和生物膜感染* 尿路的黏膜屏障和间断的排尿，使细菌难以定殖，即使发生单纯性尿路感染，用抗菌药物也容易治愈。急性尿路感染迁延不愈和慢性化与宿主方面的各种因素相关，泌尿系统梗阻、糖尿病、尿流改道、留置尿管、性生活和年老等都是泌尿系统感染的易感因素和慢性化因素。此外，血型、人类白细胞抗原、免疫抑制剂的使用和HIV感染等也与泌尿系统感染的发生密切相关。临床多发的慢性膀胱炎多继发于某些下尿路病变，如前列腺增生、慢性前列腺炎、尿道狭窄、膀胱结石或异物、尿道口处女膜融合、处女膜伞、尿道旁腺炎等。

在尿路上皮细胞有特异的黏附因子的病原菌也就是尿路感染常见病原菌，如大肠埃希菌、肺炎克雷伯菌、奇异变形杆菌，占病原菌的90%，慢性感染时大肠埃希菌减少而肺炎克雷伯菌、变形杆菌、柠檬酸杆菌、肠杆菌、沙雷菌、肠球菌、葡萄球菌等菌属，以及非发酵菌增加；随之而来的是耐药菌的增多。另外，从病原菌变迁研究中发现病原菌生物膜形成能力对造成慢性持续性感染和临床慢性过程至关重要。对最易生成生物膜的铜绿假单胞菌进行研究，发现它的生物膜形成能力在慢性化进程中会得到加强，最强的菌株为多重耐药菌株。比较尿路留置导管与无导管的耐甲氧西林金黄色葡萄球菌尿路感染病例，证实前者生物膜形成能力显著增高；其增高与α溶血素、β溶血素的遗传基因*hla*、*hlb*，以及纤维联结素的遗传基因*finbA*的高检出率显著相关。同样，检测生物膜形成能力较高的粪肠球菌菌株的毒力基因，如与该菌黏附和定殖相关的*asal*、*esp*、*cylA*等基因，也呈现出集积现象，提示生物膜生成进一步提高了该菌的毒力。生物膜不能被看作是一层简单的保护膜，而是有复杂的结构、生理、营养和代谢作用的群体病原菌的生存场所，它既可抵抗环境因素的伤害，也能逃避宿主免疫的攻击和抗生素的作用；在极度不良条件下病原菌群不生长或缓慢生长，处于潜伏感染状态，但其中病原菌仍保持毒力基因、较强的致病性及耐药性，伺机引发再燃和复发。生物膜形成是医院内感染中尿路、血管内留置导管和机械呼吸等操作继发慢性细菌和真菌持续性感染的基本机制。由生物膜形成导致的慢性感染和间歇性急性发作的临床现象可称为生物膜感染。因此，生物膜感染的治疗难以通过一般的抗菌药物达到目的。

以下治疗策略有待充实和发展：① 尽量减少或避免有利于生物膜形成的医疗操作，以免降低宿主的局部和全身性抗感染抵抗力。② 慎重考虑抗菌药物的应用，目前提倡只限于急性复发时使用；原则上不清除阻塞因素单靠抗菌药物是难以获得根治的，所以必须同时改善尿流、血流动态，以及除去有利于生物膜形成的局部因素。③ 生物膜感染治疗的关键是要消除生物膜，暴露其中菌群；或者遏制其生物膜形成，迫使病原菌受到宿主免疫和抗菌药物的攻击。大环内酯类抗生素可破坏呼吸道病原菌生物膜，有助于治疗慢性呼吸道感染。甘草酸在实验研究中证实可抑制大肠埃希菌在膀胱黏膜上黏附、定殖和形成生物膜，但临床试用并未观察到有利于慢性膀胱炎的治疗。目前对细菌生存和致病性相关的密度依存性机制(quorum-sensing，QS)的基因调节与生物膜形成的密切关系的研究已取得了进展，从而为开发可遏制生物膜形成的制剂开拓了广泛前景。遏制生物膜形成的制剂将可用于治疗和预防器官生物膜感染和导管生物膜形成，从而大幅度减少医院感染和难治性感染。

3. *慢性持续性病毒感染* 单纯疱疹病毒、人巨细胞病毒(HCMV)和水痘-带状疱疹病毒感染多发生于幼儿期或青年期，原发感染康复后病毒潜伏体内，当机体抵抗力降低或宿主细胞微环境有所改变时，潜伏的病毒被激活而复制增殖，因细胞损伤而引起临床急性发作，除常见局部病损外也可能发生病毒血症和严重的脏器损害。HBV、HCV初发感染后也有相当一部分患者可转变为慢性持续性感染，肝脏炎症呈加剧和缓解的交替过程，在临床表现为反复的肝炎活动。

在对人类常见的慢性持续性病毒感染(表4-15)的研究中发现，病毒持续性感染的形成机制主要是由于病毒有逃避宿主免疫攻击的生物学特性，宿主方面的生理和免疫功能影响感染的临床进程，尤其是再燃和复发。例如，HSV潜伏在神经节中，当身心遭受应激(stress)，诸如精神创伤、工作压力、事业挫折，以及疟疾、流行性脑脊髓膜炎恢复期，使用糖皮质激素等免疫抑制剂等都可导致临床显性感染。又如，HCMV乳幼儿期初感染多数为非显性感染，成人期感染也大多为无症状或仅有发热、倦怠等非特异的轻度症状。但在接受糖皮质激素、抗肿瘤药物、骨髓或器官移植，或感染HIV时，再感染HCMV则经常发生临床疾病，潜伏HCMV也可再活动，且可重症化，出现间质性肺炎、肠炎、脑炎、视网膜炎、肝炎、白细胞和血小板减少等多种临床症状。显然，HCMV慢性持续性感染的临床复发与宿主免疫功能的损伤密切相关。

表4-15　人类慢性持续性病毒感染性疾病

病　毒	疾　病	发病机制
单纯疱疹、水痘-带状疱疹病毒	皮肤黏膜疱疹	病毒潜伏神经节细胞、诱发免疫低下，疱疹病毒在上皮细胞内复制，致细胞病变
巨细胞病毒	单核细胞增多症、巨细胞病毒感染、脏器移植后CMV病	先天或幼龄感染侵入淋巴细胞，免疫抑制剂可激发病毒活化而致病
EB病毒	淋巴瘤、鼻咽癌、单核细胞增多症	病毒核酸与B细胞染色体整合，细胞转化
JC病毒	痴呆、进行性多灶性白质脑病	免疫应答低下，细胞损伤
BK病毒	病毒尿症	感染部位难以被免疫系统攻击
人乳头瘤病毒	疣、宫颈癌、皮肤癌	病毒在角质细胞内难以被免疫系统攻击，病毒核酸与细胞DNA整合，细胞转化
腺病毒若干型	疲劳综合征、心肌炎、脑膜脑炎	免疫功能低下或发生其他病原体感染时而激活
乙型肝炎病毒	病毒携带者、慢性肝炎、原发性肝癌	幼龄感染致免疫耐受，T细胞功能异常，与细胞DNA整合
丙型肝炎病毒	病毒携带者、慢性肝炎、原发性肝癌	病毒免疫原性差
人类免疫缺陷病毒	艾滋病	侵犯T细胞，以反转录形式形成DNA与细胞在因整合
HTLV-1	成人T细胞白血病	侵犯T细胞，细胞转化
狂犬病毒	迟发狂犬病	感染细胞不受免疫反应攻击，产生缺损-干扰颗粒
麻疹病毒	亚急性硬化性全脑炎	先天感染，NK细胞功能低下，干扰素产生低下或缺失
朊毒体	Kuru病、CJ病	感染因子特殊，无免疫原性

参考文献

[1] 斯崇文，贾辅忠，李家泰. 感染病学[M]. 北京：人民卫生出版社，2004.

[2] 王宇明. 感染病学[M]. 北京：人民卫生出版社，2010.

[3] 贾辅忠，李兰娟. 感染病学[M]. 北京：江苏科学技术出版社，2010.

[4] 张军华，田兴德. EBV逃避宿主免疫的机制[J]. 医学综述，2015(3)：422-425.

[5] 杨雯，孟元光. 人乳头瘤病毒感染免疫逃逸机制的研究进展[J]. 感染、炎症、修复，2014(4)：244-247.

[6] 贾志荣，杨勇，季晖. 乙肝免疫耐受分子机制的研究

进展[J]. 抗感染药学,2014(2).
[7] 夏天保. 带状疱疹疼痛的研究与其病毒基因型的测定[D]. 中国人民解放军总医院,解放军医学院,解放军总医院,军医进修学院,2016.
[8] 石银,万延民,徐建青. HIV-1逃逸HLA限制性细胞毒性T淋巴细胞应答的研究进展[J]. 病毒学报,2015,31(3): 299-306.
[9] 江新,甘正端. 铜绿假单胞菌生物被膜感染的研究进展[J]. 吉林医学,2015,36(7): 1439-1442.
[10] 魏驰,李静. 幽门螺杆菌感染的研究进展[J]. 辽宁医学院学报,2017,38(1): 96-99.
[11] 甘维军,曲芬,李建宇,等. 沙门菌感染的若干进展[J]. 国际流行病学传染病学杂志,2010,37(2): 125-128.
[12] 汪炼超,李莉. 肺结核患者血清与痰上清液中TNF-α、IL-4、IFN-α、TGF-α的表达及意义[J]. 实用临床医药杂志,2016,20(9): 47-49.
[13] 刘毅,张亚莉,张旭霞,等. 结核分枝杆菌感染和免疫逃逸机制研究进展[J]. 中华微生物学和免疫学杂志,2015(5): 300-303.
[14] 苏莉,王慧. 病原体感染及其免疫逃逸机制研究进展[J]. 生物技术通讯,2016,27(4): 582-585.
[15] 陈凯,伍卫平,官亚宜. 利什曼原虫动物宿主研究进展[J]. 中国人兽共患病学报,2015,31(5): 462-466.
[16] 甘绍伯. 非洲锥虫病[J]. 中国热带医学,2009,9(6): 983-984.
[17] 王宇明,李梦东. 实用传染病学[M]. 北京: 人民卫生出版社,2017.
[18] 徐志凯,郭晓奎. 医学微生物学[M]. 北京: 人民卫生出版社,2014.
[19] 黄宁,赵敬. 病理生理学[M]. 北京: 科学出版社,2017.
[20] Xie F, Von D P, Nadeau J. CMV infection, TLR-2 and -4 expression, and cytokine profiles in early-onset preeclampsia with HELLP syndrome [J]. American Journal of Reproductive Immunology, 2014, 71(4): 379-86.
[21] Huang, Zhe, Wu, *et al*. RIP1/RIP3 binding to HSV-1 ICP6 initiates necroptosis to restrict virus propagation in mice [J]. Cell Host & Microbe, 2015, 17(2): 229.
[22] Karan S K, Pal D K, Raj G, *et al*. Role of TLR signaling in course of infection: A review [J]. Journal of Pharmacy Research, 2010(2): 401-404.
[23] Raffel S J, Battisti J M, Fischer R J, *et al*. Inactivation of genes for antigenic variation in the relapsing fever spirochete Borrelia hermsii reduces infectivity in mice and transmission by ticks [J]. Plos Pathogens, 2014, 10(4): e1004056.
[24] Pearson Mark S, Loukas Alex. The parasite's new clothes[J]. Elife, 2016, 5.
[25] Schuetz P, Muller B, Christ-Crain M, *et al*. Procalcitonin to initiate or discontinue antibiotics in acute respiratory tract infections [J]. Cochrane Database Syst Rev, 2012: Cd007498.
[26] Christ-Crain M, Jaccard-Stolz D, Bingisser R, *et al*. Effect of procalcitonin-guided treatment on antibiotic use and outcome in lower respiratory tract infections: cluster-randomised, single-blinded intervention trial [J]. Lancet, 2004, 363: 600-607.
[27] Rhee C. Using Procalcitonin to Guide Antibiotic Therapy [J]. Open Forum Infect Dis, 2017, 4: ofw249.
[28] Slieker JC, Aellen S, Eggimann P, *et al*. Procalcitonin-Guided Antibiotics after Surgery for Peritonitis: A Randomized Controlled Study [J]. Gastroenterlogy Research and Practice, 2017: 3457614.
[29] Stich N, Model N, Samstag A, *et al*. Toxic shock syndrome toxin-1-mediated toxicity inhibited by neutralizing antibodies late in the course of continual in vivo and in vitro exposure[J]. Toxins (Basel), 2014, 6: 1724-1741.

(浙江大学附属第一医院 刁宏燕 章旭君 陈佳宁)

第五章　感染性疾病的流行病学

第一节　流行病学与感染病流行病学概述

流行病学(epidemiology)是研究人群中疾病与健康状况的分布及其影响因素,并研究防制疾病及促进健康策略和措施的科学。其要旨在于从群体出发,研究人群中各种疾病与健康状况,包括感染病(contagious diseases, CD)、非感染病(noncontagious diseases, NCD)、伤害与健康领域;从描述其三间分布,即人间、时间及空间(地区)分布出发,进而通过对比分析,包括现况研究(又称横断面研究,cross sectional study)、病例对照研究(case-control study)、队列研究(cohort study)、流行病学实验研究及多因素数理模型研究,最终找出病因或影响疾病与健康的因素,以期制定有效的防制疾病与促进健康的策略和措施。

一、感染病流行病学发展史

流行病学是在研究感染病控制过程中产生和逐步完善的。19 世纪中期至 20 世纪初,流行病学得到长足的发展。1854 年秋季,英国皇家医师 John Snow 对伦敦霍乱流行的调查分析堪称传染病流行病学发展史中的里程碑。他通过绘制 1954 年伦敦霍乱死亡病例住址的地区标点分布图,发现绝大多数病例均分布在宽街水井供水源周围,从而封闭了该水井,使霍乱流行得以控制。受此启发,他又回顾性地调查在 1849—1854 年 1 月伦敦其他地区霍乱流行与伦敦几家自来水公司供水区域之间的关系,发现由 Southwark & Vaux Co. 供水区域的居民霍乱死亡率明显高于其他公司供水区,而该公司与其他自来水公司仅有两点不同,即取水口位于被生活污水污染严重的泰晤士河下游(其他水厂的取水口在上游),且水厂无过滤装置。至此,John Snow 得出结论:“霍乱患者粪便中含有能繁殖的‘病毒’,霍乱在人群中的传播途径主要是经被霍乱患者粪便污染的水源。”时隔 30 年后,于 1883 年才由诺贝尔奖获得者德国学者柯赫氏(Robert Koch)从第五次世界霍乱大流行的埃及霍乱患者粪便中,分离到霍乱弧菌(古典生物型)。中国近代流行病学创始人当推微生物学家和流行病学家伍德氏(1877—1960 年),他通过现场调查与实验研究,确定旱獭为鼠疫的传染源之一,并确认 1910—1911 年发生在中国东北的鼠疫流行为肺鼠疫流行。他对鼠疫、霍乱的研究均出版了相关专著。

回顾医学史和感染性疾病的流行史,当可理解感染病流行病学的成就和今后任务。

二、感染病的严重危害和已取得对感染病控制的成就

中国在距今 3 000 多年前已有传染病相关文字记载,公元前 104—公元前 91 年编纂的《史记》中已用“疫”“大疫”表示疾病的流行,古希腊

医师希波克拉底(Hippocrates,约公元前460—公元前377年)用"流行病"表示疾病流行。人类有史以来记载死亡人数超过1 000万的瘟疫(pestilences)有6次,这些大规模疫情是导致社会动荡的重要原因:① 6世纪首次鼠疫(plaques)大流行,源于中非,公元542年经北非(埃及等国)沿地中海传播,殃及整个欧洲,持续五六十年,累计死亡近亿人。② 14世纪(1347—1351年)欧洲黑死病即鼠疫第二次大流行,源于欧亚大陆边沿蔓延至西欧和整个欧洲,累计死亡2 500万人。③ 14世纪欧洲殖民主义者用带去的天花、鼠疫、霍乱、流感及麻疹、白喉等疾病消灭了美洲土地上90%的印第安人等土著人(当时5 000万至1亿人),1555年天花大流行,仅在墨西哥1 500万人口中就死去200万人。④ 自1894年至1930年达高峰的第三次世界鼠疫大流行,殃及亚洲、欧洲、美洲、非洲共60多个国家,死亡人数逾千万,仅印度在1889—1950年就因鼠疫死亡1 250万人。⑤ 1918—1920年,西班牙甲型流感(HswN1亚型)全世界大流行,全球约20亿人患病,2 000万人死亡。⑥ 20世纪的瘟疫即1981年以来的全世界AIDS流行,至2002年,据统计全世界累计7 000万人感染HIV,其中已死亡2 000多万人。中国缺乏具体数字记载,据正史统计大的疫情流行,在明朝发生64次,在清朝发生74次。

1949年后,中国在感染病控制方面取得巨大成就。中国大力防制血吸虫病、疟疾等严重危害人民健康的寄生虫病、烈性传染病。控制了人间鼠疫、霍乱及性病、黑热病,于1960年消灭了天花。目前,丝虫病控制取得了极大成就,95%以上的丝虫病流行县已达到消灭标准。疟疾发病率除1989年稍有回升外,目前连年下降。麻风患者数由解放初期的50多万下降到2万左右。儿童计划免疫覆盖率由20世纪50年代的30%提高到以县为单位的80%~90%以上;麻疹、脊髓灰质炎、白喉、百日咳均得到有效控制。1989年《传染病防治法》颁布以来,传染病的防治和监督得到有力的法律保障,传染病总发病率以9%的速度逐年下降。在近2个世纪中,特异性预防疫苗和防治策略与措施的深入研究和在世界范围内广泛实施,使人类天花终于在1976年10月26日于非洲索马里发生最后1例病例后而告绝迹,并在1980年5月第33届世界卫生组织(WHO)大会上宣布,人类在全世界消灭了天花。西太平洋地区(简称"西太地区")最后1例脊髓灰质炎病例是1996年发生在柬埔寨,并于2000年10月29日在日本东京都由WHO宣布,包括中国在内的西太地区37个国家和地区已消灭了脊髓灰质炎。至此,除了印度次大陆、朝鲜、东欧及非洲少数国家外,脊髓灰质炎在世界上绝大多数国家已绝迹。

三、我们正处在感染性疾病全球危机的边缘

近年来的疾病统计表明,对人类危害最严重的疾病共48种,其中40种为传染病与寄生虫病,其发病人数约占患者总数的85%,1995年在全世界死亡的5 200万人中约占32%。传染病与寄生虫病仍然是目前国内外发病率高,引起人类致残和死亡的主要原因之一。据估计,当前中国约有9.7亿人感染甲型肝炎病毒(HAV),6.9亿人感染乙型肝炎病毒(HBV),其中现患慢性乙型肝炎2 000万例,约1亿人为慢性HBV携带者,3 800万人感染丙型肝炎病毒(HCV),2.1亿人已感染戊型肝炎病毒(HEV),约5亿人现患钩虫病、蛔虫病、鞭虫病和蛲虫病等土源性寄生虫病。仅就病毒性肝炎而言,中国每年因肝病死亡近50万人,每年所造成的直接经济损失达500亿~1 000亿元人民币。总体来说,与发达国家相比,中国在感染病控制方面尚存在差距,一些常见感染病仍在中国流行,感染病控制工作仍然任重而道远。

自20世纪70年代以来,在全世界范围内已先后发现近40种新发感染病(emerging infectious diseases, EID)(表5-1)。

表 5-1　近 30 多年来新发现的主要病原微生物及其所致的感染病

年　份	发现者或首发地区	病原微生物名称	所致感染病
1973	Bishop RF, *et al*	轮状病毒(Rotavirus)	病毒性腹泻
1974	Gassart Y(英)	细小病毒(Parvoviridae)B19	传染性红斑、关节病、再生障碍性贫血危象及胎儿先天性感染等
1976	Gajdusek DC(美)	慢病毒(Slow virus)	Kuru 病、克-雅病及传染性早老痴呆症等
1977	Skirrow MB	弯曲菌(*Campylobacter*)	肠炎、腹泻
1977	McDade JE, *et al*	军团菌(*Legionella*)	军团菌病
1977	李镐汪(韩)	汉坦病毒(Hantavirus, HTV)	肾综合征出血热(HFRS)
1977	Rizzetto M(意)	丁型肝炎病毒(HDV)	丁型肝炎
1977	Bowen ET, *et al*	埃博拉(Ebola)病毒	Ebola 出血热(EBOHF)
1981	Gallo RC(美)	人类嗜 T[淋巴]细胞病毒(HTLV) 1型	成人 T 细胞白血病
1981	Schievert PM, *et al*	金黄色葡萄球菌外毒素	中毒性休克综合征
1982	Prusiner SB(美)	朊病毒或称朊粒(Prions)	“慢病毒”疾病的病因
1982	Kalyanaraman VS	人类嗜 T[淋巴]细胞病毒(HTLV) 2型	毛细胞白血病
1982	Burgdorfer W(美)	布氏疏螺旋体(*B. burgdoferi*)	莱姆病
1982	Riley LW, *et al*	大肠埃希菌 $O_{157}:H_7$	出血性结肠炎
1983	Warren & Marshall	幽门螺杆菌(Hp)	消化性溃疡病、胃癌
1983	Balayan(苏联)	戊型肝炎病毒(HEV)	戊型肝炎
1983	Montagnier L(法)	人类免疫缺陷病毒(HIV)	艾滋病(AIDS)
1989	Choo QL, *et al*	丙型肝炎病毒(HCV)	丙型肝炎
1992	Shimada T, *et al*	非 O-1 群 O139 霍乱弧菌	霍乱
1993	Nicho Nichol S, *et al*	辛诺柏(Sin Nombre, SN)病毒	汉坦病毒肺综合征(HPS)
1994	澳大利亚 Hendra 镇	亨得拉病毒(Hendra virus)	呼吸衰竭或脑炎(报道 3 例)
1997	中国香港	禽流感病毒(H5N1)(1959)	致人患甲型流行性感冒
1997	马来西亚 Nipah 村	尼帕病毒(Nipah virus)	Nipah 病毒性脑炎
1999	乌干达 West Nile 省	西尼罗河病毒(West Nile virus)	WNV 脑炎及 WN 热
2002	Shchekunov SN, *et al*	猴痘病毒(Monkeypox virus)	类似天花的人猴痘
2003	中国香港	SARS 冠状病毒	传染性非典型肺炎(SARS)
2005	中国四川	猪链球菌 2 型(*S. suis* 2)	人类猪链球菌病(STSS)
2012	W. Lam. Lipkin, *et al*(沙特阿拉伯)	中东呼吸综合征冠状病毒(MERS-CoV)	中东呼吸综合征(MERS)
2015	韩国	寨卡(Zi Ka)病毒	寨卡病毒病
2019	待定	新型冠状病毒(SARS-CoV-2)	新型冠状病毒肺炎(COVID-19)

许多新发现的感染病，如艾滋病、汉坦病毒肺综合征、丙型和戊型病毒性肝炎、疯牛病、禽流感等，在中国已被发现。例如，艾滋病自 1982 年被发现以来，迄今为止全世界已有 2 180 万人死于该病，现有 3 610 万人携带 AIDS 病毒——人类免疫缺陷病毒(HIV)，其中 430 万人为儿童，在 20 世纪末计有 530 万人新感染 HIV。目前中国已有 29 个省、自治区、直辖市发现艾滋病患者及 HIV 感染者，至 2000 年底中国感染 HIV 人数已达上百万。还有一些在国外已报道，在中

国尚未发现的感染病，如埃博拉出血热、汉坦病毒肺综合征、疯牛病等，将来也有可能传入中国，今后还有可能出现其他新的感染性疾病。

近20多年来，由 Lederberg J 在1996年列出在全世界范围内曾经被控制，现又死灰复燃再度肆虐并引起流行或暴发疫情的20种感染病，亦称再发感染病（re-emerging contagious diseases），包括9种细菌病、3种病毒病和8种寄生虫病，其中尤以结核病、白喉、登革热、霍乱、鼠疫及疟疾的疫情反弹最为严重（表5-2）。

表5-2 近20多年来死灰复燃再度肆虐人类的感染病及其影响因素

感染病类别	诱发其死灰复燃的因素
细菌病	
A组链球菌感染	细菌的毒力及抗原性改变
战壕热（五日热）	卫生措施被削弱
鼠疫	经济开发和开垦土地
白喉	苏联解体，独联体国家及东欧国家政治动乱，致使免疫计划中断
结核病	① 判断过于乐观，提前撤销专业机构和削减研究经费；② 移民骤增与旅游业发展；③ 出现多种结核菌耐药菌株；④ HIV的流行使结核病“超越”传播；⑤ 世界人口数量剧增及结构的改变等
百日咳	由于担忧百日咳疫苗的安全性，使疫苗的接种率降低
沙门菌属感染	① 鼠伤寒等主要感染动物的沙门菌污染食品及致食物中毒的机会增高；② 耐药菌株增多；③ 人口结构及行为改变
肺炎链球菌感染	① 滥用抗生素，耐药菌株增加；② 国际旅游、交往和贸易的发展
霍乱	① 国际贸易交往增多，O139霍乱弧菌随轮船、飞机等从南亚及东南亚传入南美洲等地；② 水源及食品的消毒处理措施被削弱
病毒病	
狂犬病	① 饲养犬等宠物增多，而对犬接种疫苗等防疫管理措施不力；② 旅游业的发展
登革热/登革出血热	① 国际旅游、交往和贸易的发展；② 全球变暖，媒介蚊虫滋生地增加
黄热病	全球变暖，媒介蚊虫滋生地增加
寄生虫病	
疟疾	① 全球变暖，媒介蚊虫滋生地增加；② 疟原虫抗药株增多；③ 战乱
血吸虫病	① 兴修水坝和围湖造田，利于钉螺滋生；② 从非流行区向疫区移民
神经囊尾蚴病	人口流动和移民
棘头变形虫病	使用隐形眼镜
内脏利什曼病	① 内战和动乱使居民流离失所；② 全球变暖利于虫媒白蛉的滋生
弓形虫病	① 器官移植、AIDS等免疫低下人群增加；② 生食鲜肉之风日盛
蓝氏贾第鞭毛虫病	① 同性恋、HIV感染等高危人群增多；② 到疫区旅游经水、食物和密切接触而被感染
棘球蚴病（包虫病）	① 畜牧业发展使动物宿主犬等的数量和交易量增多；② 随人口流动使输入性病例增多；③ 由于诊断技术提高，使发现的病例增多

许多种细菌、病毒及寄生虫感染还与出生缺陷、肿瘤、自身免疫性疾病及阿尔茨海默病等有关。因此，WHO总干事中岛宏博士在《1996年世界卫生报告》中惊呼：“我们正处在一场传染病全球危机的边缘，没有一个国家可以躲避这场危机。”

四、感染病流行病学的任务

感染病流行病学（contagious diseases，CD）的研究与应用应涵括传染病及其他感染病，全方位服务于人类抗击感染性疾病的防治实践。正确认识和对待当前感染性疾病传播或流行现状，现代感染病流行病学必然以下述疾病为研究和控制的对象。

1. 重新肆虐的感染病（re-emerging contagious diseases） 传统传染病是流行病学最初研究和控制对象，很多传染病已得到控制，如天花已被人类成功消灭,脊髓灰质炎、鼠疫、麻疹等经典传染病也有了较好的控制方法;但是,近几年来有些感染病有死灰复燃的现象,如血吸虫病、布鲁菌病、疟疾等,都曾出现过再度流行,肺结核流行则已成为全球严重的公共卫生问题。因此,必须高度警惕某些已被控制或基本控制的感染病卷土重来、再度肆虐。

2. *新发感染病*(emerging infectious diseases, EID) ETD是指由新发现的新种或新型病原微生物引起的感染性疾病。随着人类社会的发展和地球自然生态的不断变化,新的感染病将不断出现,如AIDS、SARS、人感染高致病性禽流感、人-猪链球菌2型感染、埃博拉出血热、新型冠状病毒肺炎等。此外,很多存在已久但尚未探明的病原体的感染也是感染病流行病学的研究对象。

3. *耐药细菌和变异病毒感染* 近年来,由于临床上滥用抗生素,畜禽及鱼虾养殖饲料中添加抗生素等,促使细菌耐药株增多,已成为严重的公共卫生问题。对细菌耐药的监测及发生机制的研究是感染病流行病学重要的研究内容之一。中国自20世纪90年代初开始进行小规模的细菌耐药监测,主要的耐药监测针对葡萄球菌、肠球菌、大肠埃希菌、肺炎克雷伯菌、铜绿假单胞菌等。在耐药监测中不仅要重视引起医院感染的主要致病菌和可致暴发或流行的危险菌种,采取措施降低或控制其耐药性的增长,还要对一些亚流行株和潜在的耐药问题予以重视,积极控制其产生和扩散。

随着抗病毒药物的普遍使用,促进病毒发生基因突变,这些微小的变异会影响其生物学性状,从而影响抗病毒治疗的效果,甚至于导致疾病临床过程恶化。例如,部分专家曾片面强调拉米夫定1年以上长疗程治疗慢性乙型肝炎,以至不少乙型肝炎病毒YMDD变异,甚至在已检出变异的情况下还强调继续使用拉米夫定可继续得益。因而个别患者因临床反弹而陷入肝衰竭,不少患者因YMDD变异株的存在而使抗病毒后续治疗困难,YMDD变异株在人群中传播将带来新的流行病学和临床治疗问题。此外,从多次世界性流行性感冒大流行的经验中得知,病毒的变异株有可能成为感染病流行或大流行的罪魁祸首,对流感病毒的监测正是为了预防和控制新亚型流感病毒对人类健康的潜在威胁。

4. *机会感染*(Opportunistic infection) 是指在人体正常状态下不会发生,只有在患有基础疾病和(或)发生菌群失调、创伤及应激等条件下,因机体免疫虚损才会发生的感染。由于人口居住密集、城市居民普遍缺乏体能锻炼,过度肥胖,加之老龄化、环境污染、肿瘤高发,伴发免疫功能虚损的情况较多,机会感染发病率越来越高。感染性疾病流行病学研究不仅调查机会感染,更把重点放在易感人群的监测,以及基因与环境的交互作用等方面。

5. *医院感染*(nosocomial infection or hospital-acquired infection) 指在医院内发生的一切感染,但必须是入院时不存在、也不处于潜伏期,而确实在医院内获得的感染。近年来,医源性传播已成为众多感染病一种不可忽视的传播途径,流行性感冒、感染性腹泻都有可能在局部的医院内传播。血源性传播疾病与血液制品的大量使用密切相关,完善血液制品的检验和使用规范是预防血源性传播疾病的重要途径。为了更好地控制医院感染,必须对医院内感染进行全面的监测,对危险因素进行深入研究和分析。

第二节 传染源与感染源、传播途径和易感宿主

感染及其疾病的发生是病原体与宿主在一定的环境条件下相互作用的结果。致病的病毒、细菌和真菌等病原微生物、医学寄生虫及某些节肢动物总称为生物性病原体(biological pathogen)。各种病原体具有不同的生物学特点,所以在一定程度上使感染发生过程中具有不同的入侵门户。

入侵门户指病原体侵入宿主并能存活或初步繁殖的部位。一般病原体的入侵门户较为严格，需在宿主体内特异的器官组织内进行生长、繁殖，故又称为特异性定位。例如，流感病毒主要通过上呼吸道黏膜侵入人体并引起感染，其主要临床表现也在上呼吸道感染。

宿主（host）是指能供给病原体以营养和生长、繁殖场所的生物统称。人类及动物（主要包括温血脊椎动物和少数变温动物）均可作为病原体的宿主。宿主能适应环境和具有抵制或中和外来侵袭的能力。如果机体具有充分的抵抗力和免疫力，则病原体难以侵入或侵入后即迅速被排除或消灭，即使体内存在病原体，也不能肯定一定会发生感染和临床症状，因为宿主的反应性与感染和发病机制密切相关。深入了解病原体和宿主特点，对理解感染的发生、发展和传播是必要的。本节将从流行病学角度，重点说明病原体的传播规律。

一、传染源与感染源

传染源（source of infection）与感染源（reservoir of contagiousness）两词都指病原体的来源，但在有些场合下，内涵略有不同。传染源专指体内有病原体生长、繁殖，并能排出病原体的人和动物，包括患者、病原携带者和受感染动物。在一些感染性疾病，其病原体来源除患者、病原携带者和受感染动物外，还包括病原微生物生存增殖和散播的场所、污染物体等外界环境。在医院感染（nosocomial infection）的调查中，现在普遍使用"感染源"（实指感染来源）一词，因为患者—患者之间的传播机会较少，多数是与诊断治疗用品污染、医疗操作不当有关。又如社区获得性感染，谈及感染来源时也多用"感染源"一词，因在多数情况下，无法证实某患者或某动物是传染源，而是由病原体污染环境、物品、食物、饮水、空气等，造成感染的可能性大。军团菌病的流行病学研究显示，中央空调系统污染可造成本病暴发或流行，也就是说空调系统污染是本病重要感染来源之一，可以称感染（来）源之一是受污染的中央空调系统。军团菌病在中国传染病防治法中未被列入，而在美国、日本，临床医师一旦发现军团菌病例则应立刻上报，按传染病进行流行病学调查和监控。可见感染病与传染病并非截然不同的两类疾病，两者都是生物性致病因子侵入人体所引起的。传染病应被看作感染病中具有较强传染性、易引起暴发或流行的一类疾病。因此，在阐述感染病的感染来源时一般用"感染源"一词，而传染源则是专指传染病中构成感染源的人或动物，两者不宜互相替代。

二、传播途径

传染源体内的或排入外环境的病原体必须通过某种传播途径（route of transmission）侵入受暴露的易感人群（susceptive herd）体内，才能引起易感者受感染。感染源、传播途径和易感人群三个环节构成感染病的流行过程（epidemiological process of contagious diseases）。理论上如采取有效措施，切断其中任一个环节，其流行过程即告终止。但感染病流行不是一个纯生物学现象，其过程经常受到自然因素和社会因素的影响与制约。

（一）按传播的人群分类

1. 水平传播（horizontal transmission） 指排出体外的及存在于体内血液和器官组织的病原体在人群中非直系血缘关系的人与人之间的传播。

2. 垂直传播（vertical transmission） 病原体通过母体传给子代的传播则称为垂直传播或母婴传播（mather-infant trasmission），包括经胎盘传播（宫内感染胎儿）、生殖道上行性传播、围生期感染新生儿和出生后哺乳及日常密切接触感染婴幼儿。经母婴传播的病毒主要有人类免疫缺陷病毒（HIV）、乙型肝炎病毒（HBV）、风疹病毒（RV）、EB 病毒、巨细胞病毒（CMV）、人乳头瘤病毒（HPV）和人微小病毒 B19 等。

此外，有些病原体既可水平传播又能垂直传播，称"Z"型传播（"Z" model transmission），如 HIV、HBV、汉坦病毒、风疹病毒、梅毒螺旋体、淋病奈瑟球菌等。

3. 医源性感染(iatrogenic infection) 主要指在医疗、预防工作中，由于未能严格执行控制病原体传播的规章制度和操作规程，而人为地造成某些病原体的传播。显然以此名称界定某些特定的病原体传播富有流行病学意义，但并非具体的传播途径。

4. 自源性感染(autogenous infection) 又称内源性感染(entogenous infection)，病原微生物为患者自身正常菌群中的机会致病微生物，如葡萄球菌、铜绿假单胞菌、大肠埃希菌、肺炎克雷伯菌、阴沟肠杆菌、肠球菌及真菌等，或患者体内潜伏感染的病原微生物，如结核分枝杆菌、疱疹病毒等，以及患者慢性病灶内的病原体。当患者免疫力低下时可诱发为急性自源性感染，或激活慢性感染为急性发作。自源性感染常见的诱发因素有：① 罹患免疫功能低下的基础病，如糖尿病、肝硬化、恶性肿瘤及大面积烧伤等，或施行放疗、化疗，长期使用免疫抑制剂及细胞毒性药物等。② 对患者施行损伤性诊疗操作，如气管切开、留置导管、腹膜透析等。③ 不合理的长期滥用广谱抗生素，导致菌群失调症(dysbacteriosis)，如因长期滥用广谱抗生素导致金黄色葡萄球菌或艰难梭菌滋生，引起严重的假膜性结肠炎。

(二) 按传播方式分类

传播途径包括多种传播方式，某一病原体的传播往往以某一种传播途径(route of transmission)为主，但不止一种传播途径传播的病原体也有多种。例如，脊髓灰质炎病毒、汉坦病毒、布鲁氏菌、结核分枝杆菌等可经粪—口途径、空气飞沫及直接接触传播，不过仍以某一种传播途径为主(表5-3)。另外，对某一病原体传播实例，从不同角度可用不同的术语。例如，孕妇血液HBV传染给婴儿，就可视具体情况或需要选用母婴传播、经血液传播、围生期传播、直接接触传播等。

表5-3 重要生物性病原体感染的主要传播途径

传播途径	病毒	细菌及真菌
水平传播		
空气飞沫传播	流感病毒，副黏病毒科病毒，冠状病毒科SARS病毒，小RNA病毒科鼻病毒、柯萨奇病毒，呼肠孤病毒科病毒，披膜病毒科的风疹病毒等RNA病毒，疱疹病毒科病毒[如单纯疱疹1型(HSV-1)、水痘-带状疱疹病毒(VZV)、巨细胞病毒(CMV)及EB病毒等]，腺病毒科病毒等DNA病毒	脑膜炎奈瑟菌，白喉棒状杆菌，百日咳嗜血杆菌，结核分枝杆菌，嗜肺军团菌，炭疽杆菌，衣原体，支原体，Q热立克次体，卡氏肺孢子菌(*Pneumocystis carinii*)等
消化道传播	小RNA病毒科的脊髓灰质炎病毒、甲型肝炎病毒(HAV)、埃可(ECHO)病毒、柯萨奇病毒，嵌杯病毒科的戊型肝炎病毒(HEV)，布尼亚病毒科汉坦病毒属(hantavirus，HTV)，冠状病毒科SARS病毒等RNA病毒，呼肠孤病毒科的轮状病毒等DNA病毒，朊粒等	沙门菌属，志贺菌属，霍乱弧菌，结核分枝杆菌，布鲁氏菌，炭疽杆菌，弯曲菌，耶尔森菌等
血液传播	嗜肝DNA病毒科的HBV，黄病毒科的丙型肝炎病毒(HCV)、黄热病毒等，反转录病毒科HIV、人类嗜T细胞病毒，巨细胞病毒(CMV)等	脑膜炎奈瑟菌等致菌血症的细菌，接合菌(*zygomycetes*)等深部真菌
直接接触传播		
性接触	HIV，HBV，人乳头瘤病毒(HPV)，疱疹病毒科病毒等	淋病奈瑟球菌、沙眼衣原体、梅毒螺旋体、白念珠菌等

（续表）

传播途径	病　　毒	细菌及真菌
皮肤黏膜接触	狂犬病毒，HPV，疱疹病毒科病毒，布尼亚病毒科汉坦病毒属（hantavirus，HTV）病毒、埃可（ECHO）病毒，冠状病毒科 SARS 冠状病毒及腺病毒科病毒等	化脓性球菌，铜绿假单胞菌，结核、麻风等分枝杆菌，炭疽杆菌，流感嗜血杆菌，布鲁氏菌，淋病奈瑟球菌，沙眼衣原体，梅毒螺旋体，钩端螺旋体；曲霉菌、组织胞浆菌、白念珠菌等真菌
经土壤传播	—	破伤风梭菌、炭疽杆菌、产气荚膜梭菌、肉毒梭菌等芽孢菌，结核分枝杆菌、伤寒等沙门菌、钩端螺旋体，诺卡氏菌，暗色真菌等
虫媒传播	黄病毒科的流行性乙型脑炎病毒、登革病毒、黄热病毒、森林脑炎病毒等，呼肠孤病毒科环状病毒属的科罗拉多（Colorado）蜱传热病毒，披膜病毒科甲病毒属病毒等，汉坦病毒	鼠疫杆菌；恙虫热、斑疹伤寒、斑点热等立克次体，考克斯体；双相真菌、接合菌（*zygomycetes*）等深部真菌
垂直传播		
子宫内（经胎盘）传播	HIV，HBV，风疹病毒，疱疹病毒科 HSV - 1、HSV - 2、CMV、EB 病毒及水痘-带状疱疹病毒（VZV）等，柯萨奇病毒 B 组，埃可病毒，HCV，麻疹病毒，痘病毒科病毒等	梅毒螺旋体，淋病奈瑟球菌，沙眼衣原体，以及可上行感染的葡萄球菌、链球菌、大肠埃希菌、肺炎链球菌及白念珠菌等
经产道传播	同上述子宫内传播的病毒，另有副黏病毒科腮腺炎病毒、呼吸道合胞病毒等	同上述子宫内传播的病原体

1. 空气飞沫传播（airborne transmission） 亦称呼吸道传播，病原体定位于呼吸道而引起的疾病称呼吸道感染病。感染定位在呼吸道的病毒、细菌，常分别被称作呼吸道病毒及呼吸道细菌，包括经飞沫传播、飞沫核传播和尘埃传播三方面，主要见于以呼吸道为进入门户的感染病。

呼吸道感染病的患者、带菌者或病毒携带者的鼻咽腔及口腔等上呼吸道黏膜表面的病原体，当打喷嚏、咳嗽及大声谈话时，随同黏液及分泌物小滴即飞沫（airborne）排入周围空气中，与空气混合形成气溶胶（aerosol），通过吸入含有病原体的气溶胶而感染易感者的呼吸道黏膜。一次打喷嚏可喷出 1 万～4 万个飞沫，其中直径≤10 μm 的飞沫在空气中悬浮较久。小飞沫与空气接触时，水分易蒸发使表面干燥致密，形成对外界抵抗力较强的飞沫核（droplet nucleus）。直径≤1 μm 的飞沫核可在空气中悬浮数小时，这对于抵抗力较强的结核分枝杆菌和白喉棒状杆菌等传播意义较大。呼吸道感染病的流行病学特点有：① 由于传播极易实现，故发病率和续发率高，容易引起暴发或流行，甚至大流行。② 由于儿童尚无病后免疫，对此更为易感，故而以儿童发病率最高，被称作儿童感染病，但对于病后免疫不持久的流行性感冒，则无发病高峰年龄。③ 发病与居住拥挤环境密切相关，呈冬、春季发病季节高峰。④ 控制甚至消灭此类感染病，采取以预防接种疫苗提高人群免疫力为主导措施。

2. 消化道传播（transmission via digestive system） 或称粪—口传播（faces-oral transmission），肠道传播病原体以消化道为侵入门户，主要在肠黏膜上皮细胞增殖，亦有的在肝细胞内或胆道内增殖，病原体随肠液、胆汁，经粪便排出体外，再污染水源、食物、餐具、玩具、手及卫生用品等，经口摄入病原体而传播。视具体途径分别为经水传播（water-borne transmission）、经食物传播（food-borne transmission）及间接接触传播（indirect contact transmission）等。

（1）经水传播（water-borne transmission）：地面水（江河、水库等）及浅井水等浅层地下水被含有病原体的粪便污物污染后，可经饮用生水传播（如霍乱、伤寒、细菌性痢疾、甲型及戊型肝炎等),或经涉水、游泳等直接接触疫水传播,如钩端螺旋体、血吸虫尾蚴等可直接钻入人或动物的皮肤黏膜引起感染。其次,还可通过被粪便污染的手、餐具、卫生用品及玩具等传播,即所谓间接接触(indirect contagion)传播。

经饮水传播的流行病学特点有:① 某种或同一类肠道感染病的发病分布,与饮用水供水范围相一致。② 经常可以发现水源被污染的证据,如细菌总数及氯化物含量超标。③ 当水源被一次性污染后,则约经过一个某肠道感染病的平均潜伏期后,发生该病的水型暴发(water-borne outbreak)或水型流行(water-borne epidemic),若水源被多次或持续污染,则该供水范围内居民的肠道感染病呈多个发病高峰或持续高发疫情。④ 发病年龄、性别大多无差异,而哺乳期婴儿很少发病。⑤ 当停用污染水源或经消毒净化水源后,则经过一个潜伏期之后,疫情会平息。⑥ 加强饮水水源卫生管理,防止及治理水源污染,以及改善城乡居民的居住条件为主要的预防措施。

(2) 经食物传播(food-borne transmission):作为传播载体的食物种类很多,大体可分两类:一类是食物本身存在病原体,如患病动物的肉、蛋、奶及其制品,鱼、蟹、蚶等水产品本身携带病原体;另一类是食物被污染,如动植物食品在贮藏、运输和加工过程中被肠道感染病的病原体所污染。例如,甲型肝炎病毒、沙门菌属、空肠弯曲菌、布鲁氏菌、鼠疫耶尔森菌、结核分枝杆菌、炭疽芽孢杆菌、肺吸虫、华支睾吸虫、旋毛虫、猪带及牛带绦虫囊虫等,当人生吃或进食半熟的这些含有病原体或被病原体污染的食物时即被感染。

经食物传播感染病的流行病学特点有:① 患者均有吃同一种被污染食物的历史,未吃该食物者不发病。② 因聚餐,某一种被污染食物常可引起参加聚餐者某一疾病的食物型暴发(food-borne outbreak),临床表现为病情较重,潜伏期较短。③ 常可从被污染的食物中分离到病原菌或病毒抗原,且与从患者体内分离的病原菌型别一致。④ 当停止供应该种被污染的食物时,则经过某病的最短潜伏期后,暴发疫情很快平息。⑤ 不生吃可能受污染的食物和加强食品卫生管理是主要的预防措施。

(3) 间接接触传播(transmission via indirect contagion):即经脏手、公用餐具、公用卫生用具及儿童公用玩具等,最终使病原体摄入易感者口内至肠道而引起感染。间接接触传播对于甲型肝炎、细菌性痢疾等肠道感染病和流行性腮腺炎、白喉、猩红热及结核等儿童感染病的散在发病,具有重要意义。因此,从小养成饭前便后洗手的良好卫生习惯十分必要。

通过进食被土壤中肠道寄生虫虫卵污染又未洗净的瓜果或未煮熟的蔬菜等,或手接触土壤的儿童把手指头放入口中,都可遭受感染。其中,蛔虫、钩虫和鞭虫等肠道寄生虫的虫卵必须经过在土壤里的发育阶段,成为虫卵内含有幼虫的形态才能感染人,因此被称作土源性蠕虫,由于也是通过食用污染果、蔬等才被感染,从传播途径而言亦是经食物传播。

3. *血液传播*(blood-borne transmission) 指患者或携带者血液中病原体进入另一个体的传播方式,是近年广为关注的医源性传播途径。存在于感染病患者和病原体携带者的外周血液中病毒、细菌及疟原虫等,通过输血、血制品、单采血浆、器官和骨髓移植,未使用一次性或消毒的注射器,医疗检查、治疗和手术器械及针灸针等使用后未做到“一用一消毒”等管理措施方面的纰漏,而将病原体注入或经破损伤口侵入易感者体内。血液传播中危害最为严重的是血液中长期存在病毒的慢性感染者,如乙型肝炎病毒、丙型肝炎病毒、艾滋病病毒、弓形虫等慢性病原携带者。但从广义上讲,凡处于病毒血症、菌血症及原虫血症的患者及病原体携带者,均可经血液传播。

在社区获得性感染中也不乏血液传播方式,如静脉吸毒者因共用注射器而被感染 HIV、HCV、HBV 等,或因文身针刺而被感染也属于此列。HBV 阳性孕妇分娩婴儿过程中母体血中 HBV 经皮肤黏膜感染新生儿,常称围生期传播或垂直传播，其实也是血液传播。此外，生活用品被带病毒的血液污染，通过接触途径感染HIV、HBV、HCV的也是可能的，如共用牙刷、剃刀及接触被血液污染的家用物品等。

4. **接触传播**（transmission via contagion）分为直接接触传播（transmission via direct contagion）和间接接触传播（transmission via indirect contagion）。经性生活直接接触传播（transmission of sexual and direct contagion），存在于感染病患者及携带者的血液、阴道分泌物、精液及唾液内病原体，当易感者与其发生性接触，则通过破损皮肤黏膜传播给易感者。例如，经不洁性接触（包括同性恋、多个性伴侣的异性恋及性服务行为）可传播HIV、HBV、HCV、沙眼衣原体、梅毒螺旋体、淋病奈瑟球菌、念珠菌、毛滴虫等，经深度接吻可传播腮腺炎病毒、疱疹病毒、人乳头瘤病毒（HPV）和EB病毒等。此外，狂犬病毒主要存在于犬、猫、狼、狐狸和蝙蝠等患病动物的唾液腺内，经咬伤皮肤黏膜感染人体。手足接触细菌芽孢（如破伤风、炭疽）或钩虫幼虫污染土壤而遭受感染，也属于直接接触传播的范畴。日常生活接触传播的感染病多为肠道或呼吸道感染病，一般呈散发状态，较少造成流行，无明显季节性发病高峰，以个人卫生习惯不良和卫生条件较差地区发病较多。

5. **虫媒传播**（arthropod-borne transmission）包括机械性传播和生物性传播。机械性传播病原体与节肢动物无生物学依从关系，病原体不在其体内繁殖或发育，仅起到机械携带并传播的作用。例如，厩蛰蝇、牛虻等传播炭疽、兔热病等。另外，苍蝇及蟑螂的肢体及体表可机械性携带含有病原体的粪便和呕吐物等污物，它们再去污染食物及餐具等便可引起肠道感染病的传播，其实质是属于粪—口传播的帮凶，不应属于虫媒传播的媒介节肢动物。经生物性媒介传播即虫媒传播，其特点有：① 虫媒传播的病原体一般不能直接人传人，需在媒介节肢动物体内有一个增殖转化过程，如蚊、白蛉、蚤、虱、蜱和螨等吸血节肢动物，当叮咬血液中携带某些病原体的人或患病动物时，将含有病原体的血液和组织液汲取并贮存于唾液腺、肠腔或体腔内，经过繁殖和（或）发育后，再去叮咬其他人或动物时，才可能引起传播。② 疾病有一定的地区性与季节性，病例分布与吸血节肢动物分布和季节消长一致。③ 多数患者有明显的职业接触史。

（三）动物源性传播（epizootic transmission）

该术语多用于人兽共患疾病，强调感染源是动物，而不是特指病原体传播的具体方式。人类开发自然过程中或在饲养宠物时，逐步认识到许多感染病来源于动物，新发现感染病也多来源于动物。在当代流行病学上强调动物源性传播具有现实意义，如，人猪链球菌感染、人高致病性禽流感等。当发现首发病例时，除严格隔离控制传染源外，还应搜寻动物源并采取相应措施。

三、易感宿主和人群易感性

宿主与病原体相互作用的过程，最终将决定是否发生感染和感染经过及结局。易感宿主指对生物性致病因子缺乏抗感染抵抗力的个体。个体易感性决定了病原体能否侵入人体以及侵入后是否发生感染，而机体反应性，诸如免疫反应、炎症反应、生理反应等均参与临床发病、临床类型、临床经过和转归。感染病的易感性在很大程度上取决于个体对特定病原体的抗感染免疫力，主要是针对性很强的特异性免疫即适应性免疫；而对其他感染病的易感性则相当程度上决定于固有免疫功能，以及机体的一般状态如年龄、营养状态、基础疾病等。在免疫虚损宿主，可保留对某种感染病病原体的获得性特异性免疫功能，但对其他生物性病原体缺乏抵抗力，也是易感宿主。

在感染病学中用人群易感性（herd susceptibility）这一名词说明人群作为一个整体对感染病病原体的易感程度。人群易感性的高低根据总人口中易感人口所占比例来衡量。当人群总体免疫水平高，则人群易感性低，随之感染率也低。导致人群易感性升高的主要因素包括新生儿增加、易感人口迁入、免疫人口免疫力自然消退和免疫人口死亡等。导致人群易感性降低的主要因素包括计划免疫加强、感染病流行和隐性感染等，与良好生态环境和人群一般健康状况良好等也有关。人群易感性高低则影响感染病在人群中的流行状态。当免疫人口增加时，导致感染病发病率下降的程度决不仅限于免疫人口本身，这是因为具有免疫力的人除了免于发病外，由于大量免疫者分布在传染源周围，对易感者起到屏障和保护作用。当人群中免疫人口达到一定比例时，即形成免疫屏障，不需要整个人群均获得免疫亦可终止感染病流行。

流行病学研究对象更着重于人群，包括某一地域、特定环境、生活方式中的人群。医院中患者由于各种因素引起抗感染抵抗力下降，是区别于感染病易感性的另一类易感人群，其感染的发生与防制有其特殊性。性服务行业、嗜静脉毒品者因生活方式的特殊性，又是另一类的易感人群，其感染病流行病学又有不同的规律性。

四、感染的自然过程

病原体进入机体后与机体相互作用的过程，因受多种因素的影响，其结局的表现形式多种多样，其经历的过程称为感染过程(infection process)，如果没有干预性治疗其过程和结局，称为感染的自然过程亦称感染病的自然史(natural history)。感染过程与流行过程不同，它是在个体中发生的一种纯生物学现象，而流行过程则是感染病在人群中发生的群体现象，它虽也是一种生物学现象，但在相当程度上受自然和社会环境的影响。

(一) 病原体感染过程的表现形式

1. *一过性感染*(transient infection)　病原体不足以引起疾病而很快被机体消灭。

2. *潜伏感染*(latent infection)　病原体侵入人体或引起不显性感染或无感染过程，其后却在特定组织长期定殖，寄生宿主，但并不向外排出病原体。一般在机体抗感染防御功能降低时，发生炎症活动和引起临床症状转变为显性发病。

3. *隐性感染*(inapparent infection)　指病原体虽已引起感染性炎症，但未引起感染的临床表现，可发生免疫应答而获得适应性免疫。亚临床感染(subclinical infection)是因其病情轻微易被忽略，与可长期处于相对健康状态的隐性感染难以鉴别。

4. *显性感染*(apparent infection)　病原体侵入人体引发感染性炎症和免疫应答反应，导致组织损害和病理生理异常，并出现相应的临床症状，即发病。

5. *病原携带者*(carrier)　指一组无临床症状而经常排出病原体的人或动物。病原体在人体组织定殖、不断增殖，新生病原体又感染再生细胞，并经常排出体外的情况，在潜伏感染者或亚临床患者、显性发病者及部分感染病恢复期，都是存在的。此类个体处于病原体携带状态，对易感者构成传染威胁。所谓健康携带者，是指病原体长期存在于特定组织并不断排出体外，却无组织感染证据，更无临床表现；事实上这种“健康”个体几乎不存在，因为既然健康就必然有健全的抗感染免疫反应，不可能在病原体增殖并排出体外的情况下而无感染性炎症和免疫应答反应。从临床角度也难以鉴别健康携带者和亚临床患者。

(二) 慢性持续性感染过程

病原体感染过程是由宿主与病原体相互作用来决定的。在病毒的慢性持续性感染(chronic persistent infection)中，因感染过程较长而更易观察到宿主的免疫反应对感染过程的影响。以慢性乙型肝炎病毒(HBV)感染为例，HBV感染过程分3个或4个时期：① 免疫耐受的病毒高复制期；② 免疫反应期；③ 免疫控制期，其后可维持在这种状态，但部分感染者进入；④ 免疫失控期或逃逸期。已知决定HBV感染自然过程的病毒方面因素有：受感染时的传播方式、感染的病毒量、病毒的基因型或异质性；宿主方面则主要是机体的免疫状态，以及与此相关的年龄、性别、营养状态、生活方式、并存疾病、遗传素质、治疗干预等。婴幼儿期感染HBV，因产生免疫耐受而发展为慢性无症状HBV携带者；成人期感染极少慢性化，不超过5%，且其中多数为免疫虚损者，与免疫耐受者不同，HBV携带状态不稳定，易受激发而进入免疫反应期，表现出临床肝炎活动。婴幼儿期HBV感染一般在青春期后（大多在30岁前）进入免疫反应期，肝内出现特异性可识别并攻击感染肝细胞和细胞毒性T细胞（CTL），组织学上有炎症反应，ALT间隙轻度增高或突然显著上升。发生HBeAg血清转换即由血清HBsAg阳性转为抗-HBe阳性，进入免疫控制期后肝细胞内尚残留的共价闭环超螺旋双链HBV-DNA（cccDNA），仍可持续无症状携带病毒。慢性HBV持续性感染是我国肝硬化和肝癌的最重要病因，争取在免疫反应期早期通过治疗干预及时完成抗-HBe血清转换，当可大大降低肝硬化和肝癌的发生率。

（北京大学 朱万孚 江苏省疾病预防控制中心 祖荣强 汪华）

第三节 自然因素和社会因素对感染病流行过程的影响

感染病流行过程（epidemiologic process）的3个环节相互联结、协同作用时才会产生新的疫源地，从而使流行过程得以延续。当此3个环节同时存在时，是否发生流行，以及流行过程的性质与强度还受自然因素和社会因素的影响；而两者对流行过程的影响是通过对传染源、传播途径及易感人群的作用而发生的。自然因素和社会因素是由许多组成部分或因素综合而成，也不是恒定不变和不可分割的。这些因素的综合复杂多变，受其影响的流行过程的表现也并非固定不变。人类社会发展，不断推动自然与社会因素的改变，也导致疾病流行模式，尤其是感染病流行模式的改变。

一、全球气候变暖

自然因素（包括气候、地理、土壤、动植物等）影响着感染病的流行过程，其中最主要的是气候、地理因素。气候变暖不像洪水、地震等自然灾害急剧而短暂地影响感染病的流行过程，而是持续的进展性长期危害。它会突出地影响感染病病原体的存活时间、变异程度，影响动物活动区域的变迁、媒介昆虫分布与滋生速度，这些改变将导致新感染病的出现和曾降到极低水平感染病的重新崛起，以及感染病疾病谱和流行病学特征的改变。

人类生产活动导致的温室效应使地球表面温度不断上升，据联合国环境规划署报告，20世纪80年代的平均气温比19世纪80年代高出0.7℃，20世纪90年代初年平均气温已达15.5℃。世界气象组织预言，全球变暖的趋势还将继续下去，21世纪将是五万年以来最热的一百年。海洋吸收、存储、转移、释放热量，而热是气候系统的主要驱动力。今后一百年间，海面温度还将升高3～7℃。

气候变暖使热带范围扩大、温带或寒带的范围缩小，打破了原有的地球生态平衡，其中对微生物生态平衡的影响更为强烈。肠道和虫媒感染病在流行病学上一个突出的特征是明显的季节性发病高峰，气候变暖将导致感染病的发病率升高，流行季节延长。随着温带地区的变暖，将使感染或携带致病病原体（尤其是病毒）的昆虫和啮齿类动物的分布区域扩大和危害期限延长，某些疾病的扩散有可能转为事实。温度的变化将带来新的降雨格局，强烈地影响着宏观生物群落分布，进而影响着微观生态学变化，有利于感染病扩散与流行。

面对全球变暖趋势，如果人类不采取有效的措施加以控制，则可预见的灾难之一就是疾病蔓延。早在1986年，WHO就报告，如果气候持续变暖，到下个世纪，原来只在南半球落后地区流行的多种热带病将蔓延至北半球，每年将有5 000万～8 000万人染上热带疾病。

二、经济全球化

随着经济全球化的发展，货物运送快而频繁，原本是一个地区特有的疾病，可通过货物夹带染疫动物或媒介昆虫而被带到另一个地方；作为传染源的患者或病原体携带者的快速流动，构成疾病全球扩散的另一因素。可以说，经济全球化进一步促进了感染病的国际流行，导致感染病流行的“全球化”；原本属于地方性的感染病流行，可能由此而变成全球性的公共问题。

首先，全球化时代货物、人员流量的剧增不可避免地威胁到各国的公共卫生。国际交通运输速度成千倍地增长，而疾病的潜伏期并未改变，因此一个人在一个国家感染的病毒可在数小时内传染给另一国家的人。1951年，全世界有700万国际乘客；而到1993年这一数目增加到约5亿。这意味着自1951年以来，国际航空旅行每年增长3 500%。贸易自由化推动下的食品产、供、销全球化，使感染病介质能够从加工包装的起点发展到数千里之外。在一些国家，全球化的旅游业往往与性开发分不开，甚至涉及毒品交易，最终也可能造成性传播疾病流行。全球性药品倾销导致的药物滥用与误用，更直接导致了“抗生素革命”的失败。

其次，经济全球化不时地破坏发展中国家的新兴工业，激烈的国际竞争也使得一些国家往往不得不减少对公共卫生的投资，导致公共卫生资源的缺乏，进一步增加了人们患感染病的概率。此外，有害物质流动日益增多和加快、生物体跨越大陆的迁移推动了环境威胁全球化；全球化引发的国际国内矛盾所导致的战争与冲突，破坏了生态尤其是微生物环境，这些因素都扩大了感染病流行的范围。

三、生物入侵

生物入侵(bio-invasion)影响的严重性莫过于对人类健康的危害。从人类起源至今，人类社会经历了无数种感染病的侵扰，而其中多数感染病均源于自然，来自人类积极探索和开发的新环境。数千年前，由于农、牧业规模的扩大，以及与此相关的陆地开垦和灌溉面积的扩大，人群规模和密度超出了许多地方性流行病在局限地区流行的阈值，疾病流行变得越来越广泛。近年来，新的生物入侵事件正改变一些地区的感染病流行模式与疾病控制形势。

(一) 人类正常活动导致的生物入侵

当前，入侵物种主要通过3种方式影响人类健康：① 一方面新感染源的出现或扩散而引起人类疾病的流行；另一方面，虫媒疾病等可通过带菌物种(如苍蝇、蚊虫等)或轮换寄主的扩散而导致流行。② 入侵物种对自然或人类管理下的食物生产生态系统造成破坏。③ 人类接触入侵物种所产生的外源性生物毒素。无论哪一种方式均是人类活动的直接或间接结果。

贸易、区域发展、技术革新加速了有害物种的扩散及其速度，为入侵物种的定居创造了条件，甚至可能“创造”新的入侵生物(如转基因技术)。1991年，长距离的船运将霍乱弧菌带入了秘鲁沿海地区，导致该国100年以来的霍乱大暴发，在整个中美洲和南美造成了731 312人被感染、6 323人死亡的悲剧，远远超过了一场现代大规模战争所造成的伤亡。20世纪80年代，洲际二手轮胎贸易将登革热的传播媒介——伊蚊传入南美、美国南部和非洲。艾滋病自1981年首次报道以来，现代劳工模式、旅游格局、生活方式(如吸毒)和性生活方式等的变化，迅速地将中非一个穷乡僻壤的艾滋病扩散到了全世界。快速城市化、食物生产和流通销售系统的强化，以及临床上必要的血液采供等均为微生物入侵敞开了大门。早在20世纪50年代，法裔美国细菌学家迪博就指出，技术的革新，无论是工业的、农业的还是医学的，都将可能破坏生态系统的自然平衡，并将对感染病的扩散、暴发起着推波助澜的作用。

人类对生态环境造成极大破坏，亦使人类自身遭到自然的报复。人类自身的陋习将艾滋病毒从猴群带进了人群，使数千万人死于该病；食用野生动物导致埃博拉病毒感染暴发流行；疯牛病、SARS 等的流行无不与人类自身的活动相关。种种事实带给我们的启示是，人类必须与自然为友，尊重自然，否则不仅 SARS 可能卷土重来，甚至可能发生更可怕的感染病。

（二）生物恐怖（bioterrorism）

2001 年美国突然遭受“9·11”恐怖袭击后，于 10 月 4 日—11 月 21 日在美国华盛顿特区发现白色粉末炭疽芽孢邮件事件，邮政人员等被感染逾百人，发生肺炭疽 22 人，其中死亡 5 人。“白色粉末邮件”还迅速蔓延到包括中国在内的欧亚数十个国家和地区，引起世界性的炭疽恐怖。此起生物恐怖事件告诫我们，人为的主动“生物入侵”行为——生物恐怖，已成为生物入侵的新方式。

以炭疽芽孢杆菌作为生物武器，可追溯到第一次世界大战。1918 年，英国抓到一名德国间谍，从他身上缴获的物品保存在英国一个小城的警察博物馆内。1997 年，博物馆进行维修时，在缴获的间谍杂物中发现了一支小玻璃管。经过专业机构鉴定才发现，这支玻璃管内装的竟然是炭疽杆菌，而且仍然有生命力，具有致病能力。在第二次世界大战时期，英国也在发展生物武器，在大西洋的一座小岛上，试验过一枚炭疽芽孢炸弹。从那以后，那座岛上的食草动物消失了。多年以后，英国政府似乎想挽回这个错误，派出海军，在那座岛上遍地钻孔，用海水稀释甲醛加压灌注全岛一米深的土壤，意欲消灭炭疽杆菌及其芽孢，结果弄得岛上寸草不生。

烈性传染病天花曾主宰着战争的胜败。在人类历史上，天花曾流行 3 000 年，吞噬了 2 亿人的生命，包括多个古代国家的皇帝。在战争史上，天花曾消灭了马其顿亚历山大印度远征军，也消灭了公元 571 年包围麦加城的埃塞俄比亚的军队和 11—13 世纪的东征十字军。在美国独立战争过程中也曾经暴发天花，导致 50%左右的士兵死亡。

回顾近 150 年的战争史，一个突出的问题是：因感染病及其他疾病导致减员的人数远远超过战伤减员的人数。因此，战争狂人均偏爱生物武器。生物武器远不止炭疽杆菌和天花病毒，还有鼠疫、霍乱、伤寒以及近年发现的一些新的病原体等。其实，凡急性感染病的病原体都可作为生物武器。根据联合国签署的《禁止生物武器公约》，常规生物战剂已达 6 类共 28 种，其中在战场上实际使用过的有炭疽芽孢杆菌、鼠疫耶尔森菌、霍乱弧菌、伤寒沙门菌、痢疾志贺菌等。

当前国际局势复杂而敏感，恐怖主义组织盯上了严重感染病病原体这一新型生物武器，生物恐怖与生物反恐怖已成为国际性的重大研究课题。

四、病原体变异

变异是一切生物的普遍特性。病原体可因环境条件改变，或因遗传因素等原因而产生变异。人类社会发展过程中，大量的化学、物理、生物污染，增加了病原体变异的机会。

（一）耐药性变异（variation of drug resistence）

耐药性变异指原来对某种抗菌药物敏感的细菌变成对该种药物不敏感或耐受的菌株。其变异不仅可通过遗传物质（耐药基因或基因突变）传给后代，而且通过微生物共生可将耐药性转移到其他微生物。

（二）抗原性变异（antigenic variation）

病原体抗原变异也是普遍现象，如甲型流感病毒表面抗原变异频繁，自 1918 年以来，至少已发生 4 次抗原大变异。每发生一次大变异，即形成一个流感病毒新亚型，人群对其普遍缺乏免疫力，往往引起大流行；这也是迄今未能控制流感流行的主要原因。

（三）毒力变异（virulence variation）

毒力变异一般分为毒力减弱和毒力增强两种。人类利用病原体毒力减弱变异，制成多种疫苗，应用于感染病预防控制。目前使用卡介苗、麻疹疫苗等均是用自然法或人工选择法筛选出的毒力低的变异株制备的。

病原体变异导致新的疾病流性,甚至是全球性的大流行。2003年在全球引起震动的SARS流行,其病原体很可能是由于某种原本对人类危险不大的病原体演变而来。人感染高致病性禽流感的出现,给人类敲响了防控流感大流行的警钟;为此,世界各国均加强对流感、禽流感病毒的变异监测,以期早期掌握流感大流行相关信息,及早部署相关防控措施。

(江苏省疾病预防控制中心　祖荣强　汪华)

第四节 社区感染和医院感染

一、社区感染

感染病在人群中发生、传播和流行是病原生物尤其是病原微生物与密集的易感人群和适宜传播的环境,三者动态的相互作用的结果。发生在人口密集的某一地段人群中的社区感染(community infection)表现为感染病在易感人群(susceptive herd)中具有传染性和流行性,此特点不同于非感染病。认真做好感染病的社区感染监测与有效地控制社区感染水平,需要医学微生物学、临床医学、流行病学及环境科学等多个学科共同协作。美国疾病预防控制中心(Center for disease control, CDC)建立于1946年,中国CDC于2002年1月组建,此后各省市县相继建立健全了各级CDC,成为控制社区感染的职能部门和体系。

(一) 感染病的传播和流行强度

不同感染病的病原体通过前述各自的传播途径,在易感人群中致病,继而经人间传播可导致流行。感染病在人群中不同的流行强度(epidemic frequency)通常用4条专用术语来表示:① 散发(sporadic),指某种感染病例在人群中散在发生,病例数量维持在常年发病率(incidence rate)水平,病例之间常找不到传播联系;② 暴发(outbreak),指一个单位或局部地区在短期内(通常在某感染病的一个潜伏期内)出现多例同种病例,如果是一次暴露的同源流行(common source epidemic),则同种病例均集中在该病的最短至最长潜伏期之内,且病例的发病时间呈近似正态分布;③ 流行(epidemic),指一个较大的地区或社区人群中,于一年或更短时间内出现大量同种病例,其发病率或罹患率(attack rate)水平相当于常年水平的2～3倍或更高,至于发病频度达到多高才称为流行,依不同病种而定;④ 大流行(pandemic),指少数传播迅速的烈性感染病,如甲型流行性感冒、霍乱、鼠疫等,在短期内急剧传播并流行,是范围超出国界甚至洲界,波及大量人群的严重疫情。

(二) 社区感染的控制

感染病在社区人群中流行过程(epidemic process)的三个环节,即传染源(host of infection)、传播途径(route of trasmission)和易感人群(susceptive herd)。因此,控制社区感染应从此三个环节入手,即消除传染源,包括隔离和治愈现症患者及病原携带者,切断传播途径以及保护易感人群,主要是通过预防接种以提高人群的特异性免疫水平。首要的是早期确诊感染病病例并及时向卫生行政部门报告。

二、医院感染

医院感染(nosocomial infection)亦称医院获得性感染(hospital acquired infection),包括患者在住院期间发生的感染和在住院期间获得,而在出院后出现的感染。患者被确定为医院感染(nosocomial infection)应具备3个条件:① 入院时无此种感染,亦不处于此种感染病的潜伏期(incubation period)内;② 已确定由附加的病原体(pathogen)或其毒素(toxin)所导致的全身或局部感染表现;③ 从暴露于致病因子(pathogenic agents)至发病或发生感染的时间间隔，符合该种感染病的常见潜伏期（incubation period）。

WHO 曾对 14 个国家 55 所医院进行调查，其医院感染率平均为 8.7%；我国近年来尽管在抓控制医院感染工作方面有所成效，但医院感染率仍高达 8%～10%。尤其是 2003 年春季以来中国及国外的 SARS 流行疫情中严重的医院感染及实验室意外感染尚记忆犹新，曾引起国内外极大的忧患与重视。

（一）医院环境促发感染的特殊性

1. *医院内大量存在来就诊的特殊易感人群* 如新生儿和老年人、营养不良患者、烧伤及严重创伤患者、血液系统和全身各系统的肿瘤患者、先天性或获得性免疫缺陷病患者、慢性肝病尤其是肝硬化患者、糖尿病患者、慢性肾病患者、接受放疗及化疗患者等免疫力低下人群，均极易罹患获得性感染（acquired infection）。

2. *大量存在病原微生物* 住院及门诊患者体内及其诊疗的微环境中，尤其是诊疗器械和设备，如内镜、导管、插管、人工呼吸机及透析装置等，易被微生物所污染。医护人员病原微生物的携带率（carrier rate）亦显著高于一般人群。

3. *易发生自源性感染（autogenious infection）或内源性感染（innategenious infection）* 某些免疫低下患者正常微生物群中的条件致病性微生物，可由原来定殖部位移位至循环血液或其他器官组织内，从而导致自身来源的感染性疾病称为自源性感染或内源性感染。

4. *存在各种促发感染的医源性因素* 随着医院的创伤性检查增多和采用新技术、新疗法，医院感染日趋严重。因为新疗法固然提高了医疗水平，但也在不同程度地降低患者抗感染免疫力；由于不合理地长期使用广谱抗生素，可使患者体内病原菌被诱导或被选择为多重耐药菌株，使医院感染成为难治性感染。

（二）医院感染的病原体及其传播途径的特殊性

医院感染的病原体（pathogen）包括众多的一般性非感染病特异性病原菌（pathogenic bacteria）（表 5-4），如大肠埃希菌等肠道杆菌和葡萄球菌等；还包括一些机会致病菌（opportunistic pathogen）和耐药菌，如沙雷菌、铜绿假单胞菌、不动杆菌、肠杆菌和肠球菌等。机会致病菌指只在宿主免疫力低下时，才引发感染性疾病的病原体，其感染称为机会感染，如白念珠菌（*Candida albicans*）致鹅口疮和各种深部组织真菌病等，以及结核分枝杆菌（*Atypical mycobacterium*）所致化脓性感染等。

表 5-4 医院内（获得性）感染的病原体及其传播途径

传播途径	感染源	医院感染的主要病原体
密切接触（经过手）	患者—医护人员之间及污染物品	金黄色葡萄球菌、肠球菌、肠杆菌、艰难梭菌，SARS 冠状病毒、呼吸道合胞病毒、轮状病毒、腺病毒，白念珠菌等
侵袭性医疗操作	导管、插管、内镜及使用呼吸机等，输液及消毒液污染，输血及不洁注射，器官移植	铜绿假单胞菌（*P. aeruginosa*）、不动杆菌属、（*Acinetobacter*）嗜麦芽窄食单胞菌（*Stenotrophomonas maltophilia*，*Sm*） 不动杆菌属、褪色（黏质）沙雷菌（*Serratia marcescens*）、脓肿分枝杆菌（*Mycobacterium abscessus*） 乙型肝炎病毒（HBV）、丙型肝炎病毒（HCV）及 AIDS 病毒（HIV）、巨细胞病毒（CMV）、朊粒（prion）、真菌
空气飞沫	患者—医护人员之间借呼吸道飞沫、灰尘、泥土、污物等形成气溶胶	SARS 冠状病毒、呼吸道合胞病毒、流感病毒，金黄色葡萄球菌、结核分枝杆菌、军团菌等
粪—口传播	食物、饮用水、餐具等被污染	沙门菌属、肠杆菌科、铜绿假单胞菌等细菌

在感染性疾病各种传播途径中需特别注意的有3种：① 血液传播，因后果严重，对输血和使用血制品需有严格管理制度；② 直接接触传播，其中通过医护人员的手与患者的医疗和护理性接触最为普遍；③ 通过医疗用品和器械为媒介传播病原体。另外，医院环境要从各个方面保持整体的清洁卫生，不允许存在卫生死角。例如，卫生间潮湿而有有机物积存，则很容易成为铜绿假单胞菌、真菌感染的感染源；空调系统污染则可能导致军团菌病暴发流行。这些传播途径都与医护操作直接相关，故称为医源性感染（iatrogenic infection）。

经输血后感染乙型肝炎、丙型肝炎及艾滋病等事件，均曾频繁发生，现经采取多项净化血源的有效措施，使输血后疾病大为减少，但尚未杜绝，且现有水平难以做到检出所有问题血源，故难以做到根绝。患者在医院诊疗过程中，可由于某一环节的疏漏而招致医源性感染的严重后果，如广东省深圳市某大型妇产科、儿科专科医院曾发生一起医源性感染事故，很值得反思与借鉴。该院自1998年4月1日—5月28日在妇产科手术室和儿科手术室共为292名患者进行手术，其中手术伤口感染者168例（包括妇产科手术139例、小儿外科手术29例），罹患率高达57.5%。手术伤口感染的病原菌为脓肿分枝杆菌（*Mycobacterium abscessus*）或称龟分枝杆菌脓肿亚种（*Mycobacterium chelonae subsp. abscessus*）。感染手术伤口表现为肉芽肿性病变和非特异性化脓性炎症。事故原因为该院制剂室将外购的1.0%碱性戊二醛消毒液（国家规定有效消毒浓度为1.0%～2.2%），不参阅使用说明书误认为是20%原液，想当然地按1∶20倍稀释，充当1.0%消毒液（实测该戊二醛消毒液浓度仅为0.036%）供手术室浸泡消毒手术刀片和剪刀使用。但在该院产房没有使用制剂室配制的戊二醛消毒液消毒刀剪，此期间内进行的会阴侧切及剪断新生儿脐带手术无一例发生伤口感染。对该低浓度消毒液灭菌效果鉴定结果为浸泡作用3小时的灭菌率仅为16.9%。此外，从使用的低浓度戊二醛消毒液内也分离出脓肿分枝杆菌，并对其PCR扩增产物进行鉴定，证明其与患者手术感染切口分泌物及感染病灶组织内分离的脓肿分枝杆菌的核酸序列具有高度同源性。

另外，医院感染中相当一部分的病原体并非来自外界环境、人和动物，即不是经水平传播，而是由于自源性感染。自源性感染或称内源性感染的来源，包括患者自身正常微生物群中的条件致病微生物和患者体内原先潜伏性感染的病原微生物，如潜伏的结核分枝杆菌和疱疹病毒等，以及慢性病灶内的病原体，当机体免疫力低下时，均诱发为急性自源性感染或激活为自源性感染的慢性感染急性发作。自源性感染的诱发因素有：① 患免疫力低下性基础病或施行放疗、化疗等损伤机体免疫功能的治疗。② 对患者施行侵袭性诊疗操作，如留置插管或导管、气管切开及腹膜透析等，损伤了机体皮肤黏膜的防御屏障。③ 不合理地长期大量使用广谱抗生素，导致机体严重的菌群失调（dysbacteriosis），使耐药的病原菌异常大量增殖，而成为优势菌株。例如，肠道菌群交替由金黄色葡萄球菌或艰难梭菌引起假膜性结肠炎。

（三）医院感染的预防措施

各级医院均应设立医院感染控制委员会（nosocomial infection control committee，ICC）或医院感染控制小组（nosocomial infection control team，ICT），承担指导与评价（guidance and evaluate）及监测（surveillance）医院感染率、感染来源及耐药微生物株变迁，以及调整或改进预防措施的职责，认真贯彻“清洁、消毒和隔离”原则，在普遍性预防措施（universal precaution）基础上，严格执行国内外公认的标准预防措施（standard precaution）。标准预防措施的主要内容有：① 培训医务人员和监测其健康状况与携带微生物情况，并及时调整工作岗位。② 正规施行内镜、插管、置留导管、腹膜透析等有创性诊疗中的无菌操作，对于患者血液、体液、粪、尿、痰及其他分泌物标本的检查与处理，应严格遵守消毒隔离规程；凡是手部有伤口或渗出液者，严禁从事接触患者标本或为患者施行有创操作;凡是需销毁的标本和一次性医疗用品,严禁回收利用。③ 正确使用灭菌(sterilization)和消毒(disinfection)措施,尽量应用热力或射线等可靠的物理灭菌法,正确认识与合理使用化学消毒剂,尤应注意有效时限和浓度。

第五节 临床流行病学在感染病防制中的应用

临床流行病学(clinical epidemiology)是研究疾病的病因及危险因素、传播及分布规律、预防策略和措施,以及临床诊断、治疗和预后的评价等一门流行病学的分支学科。它的原理和方法均来自传统的流行病学。顾名思义,感染病的临床流行病学是应用流行病学的原理和方法来研究感染病的流行病学特征和防制措施的学科。

一、流行病学研究的原则

流行病学研究中应遵循的重要原则和观念,概括为下列6条。

(一) 社会医学的观念

目前人类对于疾病与健康的认识,已转变为社会—心理学—生物学医学模式。人们生活在人类社会之中,引发感染病除了作为致病因素的病原体外,必定还要受到伦理道德、心理行为和生活方式等社会因素和地理、地貌、气候、自然灾害、动植物生态及微生物生态等自然环境因素的影响。因此,当研究感染病的发生、流行和转归时,应注意到这些社会因素和环境因素的影响。在感染病的诊断和追索病因过程中,不要孤立地看待患者的症状、体征、物理检查及化验结果,还应询问患者的职业、接触史、生活环境、生活方式以及心理障碍等,综合分析后才能较为客观地做出疾病诊断及病因分析。

(二) 群体观念

从宏观角度看问题。在诊治个案病例时,不仅要调查患者本人的症状、体征,并进行必要的物理检查和化验,还应调查研究其所处的家庭、社区或企事业单位团体的人群情况,以便探索病因和致病因素。在研究某种疾病的暴发或流行时,必须尽可能地搜集大样本(≥30 例)的病例作为研究对象,才有可能探讨其流行规律。在评价一种新诊断方法的灵敏度和特异性或评价一种新药及新疗法的疗效时,也需要较大样本的病例数才能说明问题。

(三) 比较鉴别的观念

有比较才能进行鉴别。在所有的流行病学研究中,都要根据研究的不同目的设立具有可比性的对照(controlled comparability)。在研究设计中,应将对照组与进行实验的病例组置于同等重要位置,即同样对待实验组与对照组。例如,在调查可疑为食物中毒的暴发疫情时,除调查病例组进食某种食物史外,还要调查病例组所在团体人群中未发病的对照人群的进食该食物史,这样才能找出病因。又如,评价一种新药治疗某种疾病的疗效,必须将该种病例随机分为实验组和对照组,实验组用新药,对照组使用同剂型、同剂量的安慰剂(placebo)或使用疗效已确定的某种药,经过一定的疗程后进行两组间的对比分析,才能客观地评价出该新药的疗效。最好不要用缺少对照组观察到的某种药物或新疗法的有效率、好转率、治愈率等这些不规范的统计指标来评价疗效,因为均未控制疾病的自限性(self-limited)痊愈和其他混杂因子(confounding factors)的干扰,其结果令人难以置信。

(四) 统计学概率的观念

在疾病的流行病学研究中,不能仅限于统计疾病例数和百分构成比,而应主要使用流行病学常用统计指标,如发病率(incidence rate or morbidity)、患病率(prevalence rate)、死亡率(mortality or death rate)、流行率(epidemic rate)、相对危险度(relative risk, RR)及相对危险度的估计值即比值比(odds ratio, OR)等。这些统计学指标是概率论性的(probabilistic)和有关概率参数的近似估计值，是基于随机化(random)样本的数理统计值。只有当样本是随机化样本时，才可以使用统计学差异的显著性检验(X2 检验，t 检验等)，并可计算 95%可信限(confidence interval，CI)。在临床流行病学研究中，进行两组间的试验结果数理统计和比较分析的前提条件是分组要随机化，使两组具有可比性。

(五) 规范化评价的观念

临床流行病学研究是基于所选择的研究对象人群能够代表目标人群(target population)，即对于一般的人群具有一定的代表性(representative)，研究某些致病因素(包括自然或人为去除疾病的必要因素及一些充分因素，或者自然形成这些因素)在不同组别人群中的分布概率及其与某种或某些疾病分布概率和转归的关联。无规矩不能成方圆，选择观察人群、分组、统计指标、统计学计算分析、结果的判定和推断结论均要规范化，才可能使研究结果和评价结论具有可信性(confidence)、可重复性(repeatability)和真实性(validity)。

(六) 预防为主的观念

在一千年来人类与疾病斗争的历程中，未雨绸缪，防患于未然是先知们的共识。我们的祖先早已认识到无病预防即"治未病"的重要性，在中医名著《黄帝内经·素问·刺热篇》中记载："病虽未发，见赤色者刺之，名曰治未病。"另在中医名著《金匮要略》中也记载："夫治未病者，见肝之病，知肝传脾，当先实脾。"可见中医理论早已有预防为主的理念。与其大力发展和推广先天性心脏病、先天性白内障等手术治疗，来降低患儿的病死率及致残率，不如投入适当的人力物力预防先天性风疹，即为育龄妇女接种风疹疫苗，来降低新生儿先天性心脏病、先天性白内障和先天性耳聋等的发病率、患病率和死亡率。不言而喻，这样做可以获得更高的产出/投入比，取得更大的社会效益和经济效益。因此，贯彻预防为主的方针是所有医药卫生人员责无旁贷的义务。

总之，开展临床流行病学研究工作应遵循选择有代表性研究对象群体、随机化分组对照、双盲观察、对比性分析和规范化评价的原则，才能得出公正的较为公认的结论。

二、感染病的自然史及临床试验

(一) 感染病的自然史及评定疾病预后常用指标

感染病的自然史(natural history of contagious diseases)是指疾病在未给予治疗或干预措施的情况下，从发生、发展到结局的整个过程，包括：① 生物学发病期(biologic onset)即潜伏期(incubation period)；② 亚临床期(subclinical stage)或称前驱期；③ 临床期(clinical stare)；④ 结局(outcome)，即疾病的痊愈、致残或死亡等结果。

评定疾病预后常用指标有病死率(case-fatality rate)、治愈率(cure rate)、缓解率(remission rate)、复发率(recurrence rate)、致残率(disability rate)和生存率(survival rate)。

1. *病死率*

$$\text{病死率}(\%)=\frac{\text{死于某种疾病的人数}}{\text{患此种疾病的总人数}}\times 100\%$$

死亡率(mortality or death rate)是指 1 年内某一地区(国家、省市或社区等)因为某种疾病死亡的病例数，占当年该地区平均人口数的比率，通常以 1/10 万分率或 1/万分率表示。因此，不进行专题的某地区人群流行病学调查，仅根据一所或数所医院内因某种疾病住院或门诊的患者数和其中因为该病死亡例数的资料，只能计算病死率，不可能计算出死亡率。此两种统计学术语易被临床医师所混淆，误将病死率称作死亡率。

2. *治愈率*　$$\text{治愈率}(\%)=\frac{\text{患某种疾病治愈的患者数}}{\text{患此病接受治疗的患者总人数}}\times 100\%$$

3. *缓解率*　$$\text{缓解率}(\%)=\frac{\text{治疗后进入疾病临床消失期的病例数}}{\text{接受该种治疗的某种疾病总病例数}}\times 100\%$$

4. 复发率 复发率(%)$=\frac{\text{复发的患者数}}{\text{某病接受追踪观察的患者总数}}\times 100\%$

5. 致残率 致残率(%)$=\frac{\text{致残患者数}}{\text{接受观察的某病患者总数}}\times 100\%$

6. 生存率(survival rate) 生存率为从疾病临床过程的某一时点(如手术后、出院时等)开始追踪患某种疾病的患者,至追踪时段(如1年、3年、5年等)的存活病例数占追踪病例总数的百分比。通常1年生存率以$_1p_o$表示,5年生存率以$_5p_o$表示。

$$n\text{ 年生存率}_n p_o=\frac{\text{生存满 }n\text{ 年的病例数}}{n\text{ 年内追踪的病例总数}}\times 100\%$$

生存率的调查和计算需要应用流行病学研究方法,生存率的计算方法有直接法计算粗生存率和应用寿命表法(life table method)计算累计生存率,两种计算方法均可参阅专著介绍。

(二)临床试验

临床试验(clinical trial)是指在同一种病患者中,直接比较两种或多种治疗方案的疗效,优选最佳治疗药物和治疗方案。对某种新药或新疗法进行临床试验,应用同一诊断标准,选择具有同质性的病例为研究对象,随机化(randomization)分组分为等量样本大小的对照组和不同方案的治疗组,对照组要给予空白剂(placebo)和同等处理,以避免由医师的主观偏好,造成分组的偏倚(bias)。使用双盲法(a double-blinded study)观察,即医师和患者本人均不知晓治疗分组情况,以避免主观臆断对疗效客观性的影响。双盲法观察在用药后出现不良反应时,有延误处理之虞,亦可采用单盲法(a single-blind study)观察,即仅被研究对象本人不知晓治疗分组情况。随机双盲对照试验(randomized double-blind and control trial, RCT)是较为理想的临床试验设计,它符合统计学检验的假设,能使影响疾病预后的因素在对照组与各试验组之间均衡分布,使得观察结果真实可靠,故作为新药的Ⅱ期临床试验方法。但也存在一些缺点:① 在选择研究对象时,根据入选标准要剔除一部分病例,使研究对象的代表性和研究结果的普遍性受到限制;② 双盲观察法与患者的知情权相悖,常存在伦理学问题,使受试患者常缺乏依从性;③ 为满足统计学的要求,需要受试患者群体的样本量较大,研究成本高且得出结论需时较长。

(三)循证医学

循证医学(evidence-based medicine)是指综合目前最好的临床专业技术、病理生理学知识及患者所喜好的最佳证据,可得出客观一致的临床决策的医学,也是将临床医师的专业经验、患者的要求与经过系统的研究获得科学的临床证据整合的医学。临床医师使用循证医学要求要有较高的专业技能综合水平,包括专业理论、临床经验、外语水平及计算机检索文献的技能等,首先需要能准确地解释与处理疾病的相关问题,然后能从相关的医学文献中检索相关信息,运用评价临床专业文献的标准,去伪存真,判断并获取最相关的正确信息,最后根据文献中的证据,解决所遇到的临床问题,制订对某种疾病的防治措施和方案。

众所周知,不是所有的临床问题均能通过临床试验进行验证,此时,医师积累的临床经验以及医学文献资料是非常宝贵的财富。对相关医学文献资料进行批判性甄别、评价和吸收,是临床医师的必备素质,根据对临床试验设计、资料的收集数据的统计学处理及结论的客观性等,进行评价、定位和取舍。电子数据库及其自动检索功能的建立为查阅医学文献提供了便捷、快速和资源共享的平台,临床医师应普及这方面的知识和技能,早日运用循证医学这一有效工具,以提高对疾病,尤其对感染病治疗的成本效益。

总之,随机双盲对照临床试验是评价新药或新疗法的金标准,在运用循证医学时,应多寻找这方面的证据。

三、感染病的病因探讨

非感染病的病因要比感染病复杂得多,往往有多个因素构成,且不易区分病因的必需因素和充分因素,而感染病相对来说较为清楚。

(一)感染病的病因构成

1. *必需病因因素*(necessary factor of cause) 各种感染病的病原体为其致病的必要因素,如结核分枝杆菌是结核病的必需因素。

2. *充分病因因素*(contributory factor of cause) 指某些因素的存在可促成发病概率的增加,但该病的发生并非缺此因素不可。例如,机体免疫力低下、营养不良、过度劳累、精神紧张、居住条件差等,均可促成结核病的发病,但若无必需因素即结核分枝杆菌感染,仍不能发生结核病。因此,探讨新发感染病的病因并研制相应的接种疫苗,是最好的预防措施。

(二)感染病的病因研究方法

探索病因是临床医学、实验医学和流行病学的主要研究内容之一,往往由临床医学研究提供病因线索,再由流行病学研究提供病因假说,最后由临床医学深入研究和实验研究做出病因学判断。三者的结合、互相印证与补充是病因研究中所必需的。

1. *临床研究* 病因未明性疾病是临床上在病因诊断中经常遇到的问题,根据感染病的特征,临床医师往往通过物理学检查和化验诊断即可确定是感染病还是非感染病。对于临床诊断不明,如发热待查;或临床诊断明确但具体病因不明,如小儿罹患肺炎但不知由何种病原体感染所致,临床医师对这些病例应重视病因的探讨,尽量通过病原体的分离与鉴定,查找病因。若一时查不到病因线索,则应更精心采集病例资料,按照循证医学的思路,包括试验性治疗,寻求病因线索。例如,乙型肝炎病毒感染与肝细胞癌的因果关联,首先由临床医师提供病因的线索。

2. *实验室研究* 临床诊断为感染病,往往可初步确定病原体的范围,即细菌、真菌及寄生虫感染抑或病毒感染,由临床实验室或基础医学实验室进行病原体的分离、培养和鉴定。在体外分离培养病原体的同时,可进行动物感染试验。对于许多病毒感染性疾病,常常经组织细胞培养,分离不到病毒,此时进行病原体的分子生物学诊断及动物实验尤为必要。从患者标本中分离到某种病原体要慎重解释,不能就判定为病因,要遵循病因推断的条件综合分析并验证,做出科学论断。

3. *流行病学研究* 流行病学研究在病因推断尤其是在非感染病的病因推断中的重要作用是其他任何研究方法所不能替代的,它可以判断在众多因素与疾病之间存在统计学关联中,何为主要致病因素,何为存在因果关联。在病因研究中,缺乏或不重视流行病学研究证据的支持,而走弯路的例子不胜枚举。此处不赘述流行病学研究病因的方法,在病因研究中临床医学学科应与流行病学学科通力协作,避免重蹈覆辙。

(三)感染病的病因推断原则

1. *致病因素与疾病之间存在关联* 可疑致病因素与疾病之间可存在虚假关联等多种关系。

(1)虚假关联(spurious association):如果病因研究的设计不合理,可使两种不相关的事物变为虚假相关。

(2)间接关联(indirect association):指可疑致病因素与疾病之间本不存在真正的关联,而是均与第三个因素有关,造成一种假象。例如,设计长白发与发生恶性肿瘤的关系的研究,必定获得白发越多,则患恶性肿瘤概率越高的间接关联,其实质上是第三种因素——年龄老化致使机体退行性变和致癌因素积累,与长白发及发生肿瘤均有关的结果。

(3)统计学关联(statistics association):可疑致病因素与疾病之间若不存在统计学关联,一般不可能存在因果关联,但存在统计学关联,也不一定就存在因果关联,这要视病因研究设计是否合理,研究病例样本有无代表性,以及对这种关联能否做出合理解释。不可将研究结果的数据未经认真分析就拿来进行统计学处理和简单地下结论。

（4）因果关联（causality）：可疑致病因素与疾病之间病因学研究在除外虚假关联、间接关联及无根据的统计学关联后，又符合病因推断的标准，就可能是因果关联，即特异的病因产生相应的疾病。因果关联的形式有多种：① 单因→单果，是指由单一必需病因因素即病原体引起的感染病，如鼠疫耶尔森菌引起人间鼠疫，实际上还需要有充分病因因素（机体的固有免疫和适应性免疫状况等）参与，严格上讲，单一因素很难致病。② 单因→多果，如腺病毒感染可引起上呼吸道感染、肺炎、流行性角膜结膜炎及胃肠炎等。③ 多因→单果，如呼吸道合胞病毒、流感病毒、副流感病毒、腺病毒及冠状病毒均可引起间质性肺炎。④ 多因→多果，大多数感染病属于此种情况，如乙型肝炎病毒（HBV）感染可因不同的充分病因因素如感染者年龄、感染途径及机体免疫状况等组合，导致急性肝炎、慢性肝炎及慢性 HBV 携带者等多种转归。

2. *确定致病因素与感染病因果关联的标准*

德国细菌学家 Robert Koch（1843—1910 年）的细菌病因学研究过程被称作“科赫氏假设或准则”（Koch's postulates），包括：① 从患者体内分离出病原体和纯培养。② 在其他病患者或健康人体内，未发现此病原体。③ 可经动物感染实验复制出此病。④ 实验感染所复制的患病动物体内，又重新分离出此病原体。此四准则被传染病学家和微生物学家奉为感染病病因推断的金科玉律。然而，随着科技的进步，发现许多病毒性感染病常分离不到病原体，且有多因素参与，此四准则已不适合一部分感染病的病因推断。

英国流行病学家 Doll R 与统计学家 Hill AB 从事吸烟与肺癌的因果关联研究 20 余年。1962 年，他们在一次吸烟与健康的世界专家咨询会上，提出应用流行病学方法推断病因的五条标准；1965 年，在英国皇家医学会职业医学分会上，Hill 又将标准增加为九条。目前，疾病病因推断的这九条标准已被国际公认。作者认为，如果能找到感染病的必需病因因素（病原体），其病因推断不必要满足所有九条标准，有其中的 4～6 条支持即可判断感染病的病因。

（1）关联的特异性（specificity of association）：指病因与某一疾病有特定的对应关系，即从某种疾病患者体内或其排泄物中，能分离到某种病原体或其特异性核酸及特异性抗原，而从其他疾病患者或健康人体内及排泄物中检测不到。这是判断病因的必需条件。例如，结核分枝杆菌对于 AIDS 患者，肺炎衣原体对于突发的 SARS 患者均不能作为病因，因为缺乏关联的特异性，在其他免疫低下人群中也能检出这些病原体。

（2）关联的时序性（temporality of association）：先有“因”后有“果”，易感者先暴露于病原体，经过一个潜伏期后，然后发病，这是判断病因的必需条件之一。有时难以确定患者的暴露史或确切暴露时间，但发病后重叠感染的病原体不可能成为原发病的病因。例如，AIDS 中晚期患者重叠感染巨细胞病毒（CMV）引起脑炎等。

（3）关联的可重复性（consistency of association）：指某因素与某种疾病之间的关联，经不同时间、不同地点和不同作者应用不同的或相同的研究方法屡试不爽，均得出相似的因果关联。研究者亦应重复自己的试验结果。

（4）实验证据（experimental evidence）：为确定感染病病因，除需要病原学检测证据外，必要时进行实验感染动物试验，也是重要证据之一。

（5）关联的合理性（plausibility of association）：指某因素作为某疾病的病因，在科学上要言之有理，尤其是能用现代医学理论解释得通。例如，2003 年，中国香港和内地等地区 SARS 流行，其传播速度极快，病情危笃。当时中国学者曾在电子显微镜下从 SARS 患者尸体肺组织内发现衣原体样颗粒，便提出 SARS 病因衣原体说，显然不符合病因推断的原则和标准，也不能解释为何衣原体的传染性较弱，而造成如此迅猛的人群传播现象。

(6) 剂量-反应关系(dose-response relationship):指随着某因素暴露剂量的递增,人群中发生某病的概率增高和因果关联增强。此指征为确定非感染病的病因的重要证据,在实验性感染病原体的动物试验中,可获得此重要指征。

(7) 关联强度(strength of association):由流行病学专题研究——队列研究(cohort study)得出的相对危险度(relative risk, RR)或由病例对照研究(case-control study)得出的比值比(odds radio, OR)越大,则疾病与该可疑致病因素的关联强度就越大。

(8) 关联的一致性(coherence of association):指如果确定某些因素是某病的病因,那么这些因素应该能解释该疾病的时间、地区和人群分布等特征。

(9) 相似性(analogy):指若已知某种化学物质具有致癌作用,当发现另一种类似的化学物质也与某种肿瘤有关联时,则两者很可能也是因果关联。例如,已知黄曲霉毒素 B_1 具有很强的致肝细胞癌作用,后来又发现与其结构相似的赭曲霉毒素 A 具有致肾癌作用。

四、实验室诊断方法的评价

应用临床流行病学研究方法对新的诊断试验或诊断方法进行评价,将有助于临床医师正确地选择诊断试验项目,客观地解释试验结果和确定其诊断意义,从而提高诊断的准确率,减少误诊率和漏诊率。诊断试验除了有助于确诊现症患者的疾病外,还用于筛查无症状病原体携带者及发现并确诊轻型患者,随访追踪治疗效果及药物不良反应,判定目前的治疗反应、疾病的严重性及预后等。在对某种新诊断方法进行评价时,首先应确定一种标准诊断方法,亦称金标准(golden standard),并与新的诊断方法共同对某疾病高发的同一人群的 N 份标本进行检测,将检测结果列于四格表内,并进行计算和分析(表 5-5)。

表 5-5 进行诊断试验评价的四格表

		标准诊断方法(金标准)		合计
		阳性	阴性	
诊断试验	阳性	真阳性 a	假阳性 b	$a+b$
	阴性	假阴性 c	真阴性 d	$c+d$
总计		$a+c$	$b+d$	N

诊断试验的灵敏度(sensitivity) = $a/(a+c)$

诊断试验的特异度(specificity) = $d/(b+d)$

诊断试验的真实性(validity) = $(a+d)/N$

诊断试验的阳性预测值(positive predictive value, PPV) = $a/(a+b)$

诊断试验的阴性预测值(negative predictive value, NPV) = $d/(c+d)$

诊断试验的假阳性率(false positive rate, FNR) = $b/(a+b)$

诊断试验的假阴性率(false negative rate, FPR) = $c/(c+d)$

诊断试验的阳性似然比(positive likelihood radio, PLR) = $[a/(a+c)] \div [b/(b+d)]$

诊断试验的阴性似然比(negative likelihood radio, NLR) = $[c/(a+c)] \div [d/(b+d)]$

灵敏度是指在确诊的病例中,应用诊断试验方法检测出阳性者所占比例,余下的即为假阴性率或称漏诊率,因此,灵敏度=1-假阴性率。特异度是指由标准诊断方法确诊无此病的人群中,经诊断试验方法检出为阴性结果的例数所占比例,余下的即为假阳性率或称误诊率,因此,特异度=1-假阳性率。灵敏度和特异度是互相制约的,应该选择试验的灵敏度和特异度均高的诊断标准。阳性预测值是指在诊断试验为阳性的人群中,用标准诊断方法确证为阳性者所占比例;而阴性预测值是指在诊断试验为阴性的人群中,用标准诊断方法确证为真阴性者所占比例。这两个指标在选取诊断试验方法对高危人群进行疾病筛查时很重要。似然比(likelihood radio, LR)可反映诊断试验的真实性,是兼顾试验灵敏度和特异度的综合指标,是不受被检查人群患病率高低影响的较为稳定的指标。阳性似然比(positive LR, PLR)为诊断试验结果为阳性之中的真阳性比率与诊断试验为阳性结果之中的假阳性比率之比值,PLR值越大,则此诊断试验方法越灵敏可信。阴性似然比(negative LR, NLR)为诊断试验结果为阴性之中的假阴性比率与诊断试验为阴性结果之中的真阴性比率之比值,NLR值越小,则该诊断试验方法越特异可信。PLR/NLR比值越高,此种诊断试验方法越真实可靠,越有实用意义和诊断价值。

$N=n_1+n_2$,$n_1=a+c$,即用金标准诊断为患某种疾病的总数或病例组例数,$n_2=b+d$,即用金标准诊断为非病例的总例数或对照组的例数。

$$n=\frac{u_\alpha^2 p(1-p)}{\delta^2}$$

n:病例组(n_1)或对照组(n_2)所需的研究样本例数。

u:研究结果为正态分布时,累积概率为$\alpha/2$时的u值(如$u_{0.05}=1.960$)。

δ:允许误差,一般定为0.05~0.10。

p:设定的灵敏度或特异度。以设定的诊断试验灵敏度可估算金标准实验结果为阳性组或病例组的样本量,以设定的诊断试验特异度可估算金标准实验结果为阴性组或对照组的样本量。

例如,设定诊断试验的灵敏度$p_1=0.90$,特异度$p_2=0.80$,$\delta=0.08$,按上述公式计算,$n_1=54$(人),$n_2=96$(人),$N=n_1+n_2=150$(人),即需要进行诊断试验的总例数为150例,其中阳性组或病例组为54例,阴性组或对照组为96例。

假定经诊断试验评价的结果为,$a=49$,$b=19$,$c=5$,$d=77$,按上述公式计算得出,该诊断试验的灵敏度=0.907 4,特异度=0.802 1,阳性预测值PPV=0.720 6,阴性预测值NPV=0.939 0,真实性=0.840 0,阳性似然比PLR=4.584 8,阴性似然比NLR=0.115 4,PLR/NLR=39.729 6,即诊断试验为阳性者患所诊断疾病的可能性是来自非患者而诊断试验为假阳性者的4.584 8倍,诊断试验为阴性者来自所诊断为患者的可能性仅相当于非患者的11.54%,两者概率之比约为1∶40,说明该诊断试验可以用作此种疾病的筛查试验,其结果是基本可信的。

第六节 感染性疾病的监测和防制原则

一、感染病监测的概念及其内容

疾病监测(surveillance of disease)是指长期连续性及系统地收集某地区一些重要疾病的动态分布及其影响因素的资料,经流行病学分析,及时上报给政府职能机构并反馈有关信息,以便及时采取预防疾病的干预措施及评价其干预效果。疾病监测的信息来源主要依靠健全的监测网和疫情报告系统,也来源于专题调查。在全国要确定多个有代表性的社区监测(community surveillance)点,如城市的一个区或一个县等。

根据监测的目的和内容不同,将疾病监测分为感染病监测、非感染病监测和危险因素(risk factors)的监测。

感染病的社区监测内容包括该地区全年的人口学资料、主要感染病种别的发病与死亡资料,并计算出每种感染病的年发病率和死亡率,分离并鉴定某重要感染病的病原体和变异及耐药状况,监测人群特异性免疫水平、贮存动物宿主及传播媒介的密度等动态,用以评估重要感染病的流行趋势,以便提前采取预防策略和措施。

二、传染病报告制度和国际监测传染病

(一)中国法定报告传染病(notifiable infectious diseases)

中国法定报告的传染病分为甲、乙、丙三大类。

2004年8月28日，全国人民代表大会常务委员会第十届第十一次会议新修订的《中华人民共和国传染病防治法》将SARS、肺炭疽及人感染高致病性禽流感列为乙类传染病，并按甲类传染病进行管理；2020年1月21日，国家卫生健康委员会发布公告(2020年第1号)，将新型冠状病毒感染的肺炎纳入乙类传染病，并采取甲类传染病的预防、控制措施。至此，我国法定报告的传染病共40种，其中甲类2种、乙类27种、丙类11种。

甲类传染病：鼠疫、霍乱。

乙类传染病：新型冠状病毒肺炎、严重急性呼吸综合征(传染性非典型肺炎)、艾滋病、病毒性肝炎、脊髓灰质炎、人感染高致病性禽流感、麻疹、流行性出血热(肾出血热综合征)、狂犬病、流行性乙型脑炎、登革热、(肺)炭疽、细菌性和阿米巴性痢疾、肺结核、伤寒和副伤寒、流行性脑脊髓膜炎、百日咳、白喉、新生儿破伤风、猩红热、布鲁菌病、淋病、梅毒、钩端螺旋体病、血吸虫病、疟疾、人感染H7N9禽流感。

丙类传染病：流行性感冒(包括甲型H1N1流感)、流行性腮腺炎、风疹、急性出血性结膜炎、麻风病、流行性和地方性斑疹伤寒、黑热病、包虫病、丝虫病，除霍乱、细菌性和阿米巴性痢疾、伤寒和副伤寒以外的感染性腹泻病、手足口病。

(二) 国际规定应向WHO报告的传染病

国际上规定，凡是WHO成员国均有义务每周向WHO报告本国下述感染病的发病与死亡数据，并于日内瓦时间每周五发布世界各地的《发病与死亡周报》(Morbidity and Mortality Weekly Report, MMWR)。这些重要的感染病有：① 国际卫生管辖疾病，包括霍乱、鼠疫和黄热病；② 国际监测疾病，包括流行性斑疹伤寒、回归热、脊髓灰质炎和流行性感冒(包含人感染高致病性禽流感)；③ 需定期报告的其他重要感染病，包括流行性脑脊髓膜炎、登革热、肾出血热综合征、军团菌病、AIDS及出血性大肠埃希菌结肠炎等。

三、感染病的预防策略和预防措施

从机体暴露于病原体开始，经过一个潜伏期，到感染病发病，再到疾病恢复期的整个过程，称为感染病自然史(natural history of contagious diseases)。按照感染病自然史的3个阶段，采取三级预防策略(three-grade prevention)(表5-6)，其实质是从疾病根源入手，重视一级病因预防，提倡无病早防的预防策略，与目前时兴的无病保健康的保健医学目标相一致。

表5-6 感染性疾病的三级预防策略

感染性疾病自然史		
未感染，感染→潜伏期	发病期早、中期	发病期后期、恢复期
一级预防(保健医学)	二级预防(临床医学)	三级预防(康复医学)
增进健康、病因预防	早发现、早诊断、早隔离及早治疗	防止病残、促进康复
健康生活方式 预防接种疫苗 体育锻炼 消除病因 健康心态 保护高危人群 合理营养 化学药物预防 保护环境 消毒、灭菌、杀虫媒	定期体检 早期用药 及时就医 合理用药 尽早诊断 预防转为慢性病 消毒灭菌及隔离患者或慢性病原携带者	预防病残和复发或病灶转移 肢体功能康复治疗 心理康复调理 力求病而不残，残而不废

感染病的特征之一是具有传染性和流行性，感染源、传播途径和易感人群被称为感染病流行过程三环节。表5-7为针对感染病流行过程三环节的预防措施(preventive measures)，虽对预防所有感染病均有效，但在制订预防策略时，对不同的感染病应各有侧重。对于已有有效的预防疫苗的感染病，应采取以接种疫苗提高人群免疫水平为主的预防策略；对于无预防疫苗可用的感染病，如肠道感染病等，须加强消毒与灭菌措施，采取以切断传播途径为主的预防策略；若为

呼吸道感染病，则应早期采取呼吸道隔离感染源及加强个体防护措施。多数急性感染病如流行性感冒、流行性脑脊髓膜炎、百日咳、麻疹及脊髓灰质炎等，其传染期起始于潜伏期末至发病后的恢复期前，因此对感染源的隔离期限应同传染期。有些慢性感染病如结核病、麻风、艾滋病、乙型肝炎及丙型肝炎等传染期很长。更值得重视的是，有些感染病如伤寒与副伤寒、霍乱、白喉及乙型肝炎等，存在慢性带菌者或慢性病原携带者并可作为重要的传染源。有一些人兽共患性感染病，如布鲁菌病、钩端螺旋体病、恙虫病、乙型脑炎、森林脑炎、狂犬病及肾综合征出血热等微生物感染病，黑热病、血吸虫病、丝虫病、绦虫病、包虫病和旋毛虫病等人兽共患性寄生虫病，因患病动物为唯一感染源，一般不发生人传人，故不需要隔离患者。另外，炭疽病畜的尸体如未经特殊的灭菌处理就埋在土壤里，其芽孢可存活数年，而朊粒病动物尸体中的朊粒可耐受各种消毒剂和 121.3℃高温灭菌。总之，对感染源的隔离期因病而异，病种不同，其隔离措施也不同。

表 5-7 针对感染病流行过程三环节的预防措施

流行过程三环节	预防措施
消除感染源	1. 对现症患者及无症状携带者，依据病种不同采取相应的隔离（隔离期限根据病种而定）与根治措施。 2. 对于人兽共患性疾病的患病动物，采取扑杀、焚烧或深埋动物尸体等措施。
切断传播途径	1. 加强水源和粪便的卫生管理，采取消毒与灭菌措施，预防粪—口途径传播的感染病。 2. 净化血源，强制执行输血、注射等有创性诊疗的无菌操作，减少医源性感染，预防经血液传播的感染病。 3. 加强对性传播和直接接触感染病的综合预防措施。 4. 杀灭和驱除蚊、蚤、蜱、螨等虫媒，做好个人防护，以免被虫媒叮咬，预防经虫媒传播的感染病。 5. 积极宣传并落实对孕妇的产前及分娩时检查与防护，预防经垂直传播的感染病。 6. 养成正确洗手和勤洗澡等良好的个人卫生习惯，预防经日常生活接触传播的感染病。
提高人群免疫力	1. 落实计划免疫（programmed immunization）和免疫预防措施，提高群体免疫（herd immunity）水平。 2. 对于流行性脑膜炎、白喉等细菌性感染病，在流行季节对易感人群，必要时可短期使用化学药物预防，但对于病毒性感染病，目前尚无肯定疗效的化学预防药物及中草药预防药物。

（北京大学 朱万孚）

第七节 消毒与灭菌

对被病原微生物污染的物品和环境进行灭菌和消毒，也是控制微生物感染的重要措施。1991 年夏季，中国南方多个省市大范围水灾，但通过广大卫生工作者和全社会的共同努力，及时改善灾区的生活环境，对生活用水和可疑污染地点进行预防性消毒，避免了感染病流行，改写了“大灾之后必有大疫”的历史。

一、消毒与灭菌的概念、种类和使用原则

（一）基本概念

1. 消毒（disinfection） 指杀灭物体上环境中的病原微生物，但不一定能杀死细菌芽孢及非病原微生物的方法。具有消毒作用的化学药品，称为消毒剂。

2. 灭菌（sterilization） 指杀灭物体上所有微生物，包括病原微生物（细菌、真菌和病毒）、非病原微生物和芽孢的方法。灭菌可替代消毒，而消毒却不能替代灭菌。消毒多用于卫生防疫，灭菌则主要用于医院和实验室。

3. 无菌（asepsis） 指不含活微生物的状态，即灭菌的结果，并使用无菌术保持其不被微生物污染。

4. 防腐(antisepsis)　为防止或抑制微生物生长繁殖,保存物体不腐烂的方法,细菌不一定被杀灭。用于防腐的化学制剂,称为防腐剂。许多化学消毒剂在低浓度时可作为防腐剂使用。

5. 消毒剂(disinfectant)　是用于杀死微生物的化学品或化学混合物,但不一定杀死细菌芽孢。消毒剂常用于非生命物体或其表面。

6. 灭菌剂(microbicide)　是能够杀死微生物的化学品或化学混合物。该词常常可以代替"生物杀灭剂""化学杀菌剂"或"抗菌剂"。

(1) 生物杀灭剂(biocide):为所有能够杀死生物体的制剂的统称。

(2) 化学杀菌剂(chemical germicide):指用于杀死微生物的化学品或化学混合物。

(3) 杀芽孢剂(sporocide):指用于杀死微生物和芽孢的化学品或化学混合物。

(4) 抗菌剂(antimicrobial):指能够杀死微生物或抑制它们生长和繁殖的制剂,如抗生素。

7. 清除污染(decontamination)　清除是指任何能去除和(或)杀死微生物的过程。该术语也用于去除或中和有危害的化学品和放射性物质。

消毒与灭菌的方法一般可分为物理学方法和化学方法两大类。物理学方法多可达到灭菌效果,而化学方法多数仅达到消毒目的。

(二) 消毒与灭菌的方法

消毒与灭菌的方法种类繁多,按其作用原理不同可分为物理、化学与生物消毒灭菌法3类。其中,利用某种生物来杀灭或清除病原微生物的方法称为生物消毒灭菌法。如粪便和垃圾的发酵,利用嗜热细菌繁殖产生的热量杀灭病原微生物。此外,水在砂滤时,可依靠生物在新陈代谢过程中的生物膜将微生物滤除。此类方法过程缓慢,效果不完全可靠,对细菌芽孢一般无杀灭作用,不适合临床应用。

利用物理因子清除或杀灭病原微生物的方法称为物理消毒法,临床和工业上广为应用。按其在消毒中的作用,可分为5类:① 具有良好灭菌作用的物理消毒法如热力、电离辐射、微波、红外线与激光等,热力、电离辐射与微波消毒效果较好、应用广泛。② 具有一定消毒作用的物理消毒法如紫外线与超声波等消毒法,利用这些方法,一般可杀灭大量微生物,但难以达到彻底灭菌的要求。③ 具有自然净化作用的物理消毒法如冷却、冷冻、干燥等。④ 具有除菌作用的物理消毒法如机械消除、通风与过滤除菌等。物理消毒法虽不能杀灭微生物,但可将它们从传播媒介上去除,同样可起到消毒作用。⑤ 具有辅助作用的物理消毒法如真空、压力等方法,虽然其本身不能杀灭微生物,但可为清除或抑制微生物创造有利条件。例如,真空可去除容器中的氧气,抑制微生物的生长繁殖;真空可提高水蒸气的温度,增强其杀菌作用。

(三) 消毒、灭菌的使用原则

1. 明确消毒的主要对象　应具体分析引起感染的途径、涉及的媒介物及病原微生物的种类,有针对性地选用消毒方法和使用消毒剂。对于一般细菌繁殖体、亲脂性病毒、螺旋体、支原体、衣原体和立克次体等,可用煮沸消毒或低效消毒剂等常规消毒方法,如用苯扎氯铵、氯己定等;对于结核分枝杆菌、真菌等耐受力较强的微生物,可选择中效消毒剂与热力消毒方法;对于污染抗力很强的细菌芽孢需采用热力、辐射及高效消毒剂的方法,如过氧化物类、醛类与环氧乙烷等。另外,真菌孢子对紫外线抵抗力强;季铵盐类对肠道病毒无效。

2. 采取适当的消毒方法　根据消毒对象选择简便、有效、不损坏物品、来源丰富、价格适中的消毒方法。例如,无菌室、手术室的空气消毒可采用紫外线照射和甲醛熏蒸,肝炎病房用过氧乙酸消毒,手部采用氯己定、苯扎溴胺和乙醇消毒,地面采用甲酚皂溶液和生石灰消毒,细胞培养基采用过滤除菌,玻璃器皿采用高压蒸汽灭菌和(或)干烤,感染性实验动物采用垃圾焚烧处理等。

3. 控制影响消毒效果的因素　许多因素会影响消毒剂的作用,而这些因素对各种消毒剂的影响，存在很大差异。

二、物理消毒灭菌法

在消毒与灭菌操作中，最安全有效的也是应用最多的方法是物理消毒法，包括热力消毒灭菌、过滤除菌、日光与紫外线照射消毒灭菌、辐射灭菌、超声波消毒和微波消毒等。

（一）热力消毒灭菌(thermal sterilization)

高温能使微生物的蛋白质和酶变性或凝固，相应的活性与功能丧失，新陈代谢受到障碍而死亡，从而达到消毒和灭菌的目的。在消毒中，热可分为湿热和干热两大类，虽然都是利用热的作用杀菌，但由于本身的性质与传导介质不同，所以其灭菌的特点亦不一样(表 5-8)。

表 5-8 湿热灭菌与干热灭菌比较

方 法	加热介质	对物品影响	适用对象	作用温度	作用时间	杀菌能力
湿热灭菌	水和蒸汽	濡湿（损坏皮革）	棉织品水液等不畏湿热物品	低(60～134℃)	短(4～60 分钟)	强
干热灭菌	空气	烤焦	金属、玻璃与其他不畏焦化物品	高(160～400℃)	长(1～5 小时)	较差

湿热与干热各有特点，互相很难完全取代，但总的说来，湿热的消毒效果较干热好，所以使用也普遍。湿热消毒效果优于干热的原因在于：① 蛋白质在含水多时易变性，含水量越多，越易凝固。② 湿热穿透力强，传导快。③ 蒸汽具有潜热，当蒸汽与被灭菌的物品接触时，可凝结成水而放出潜热，使湿度迅速升高，加强灭菌效果。

1. 干热消毒灭菌　干热是指相对湿度在20%以下的高热。干热消毒灭菌是由空气导热，传热效果较慢。一般细菌繁殖体在干热 80～100℃中经 1 小时可以杀死，细菌芽孢需 160～170℃经 2 小时方可杀死。干热可穿透固体、密封空腔，对金属制品锈蚀较少，可用于畏湿、耐高热物品、湿热难以穿透物品、废弃物品和垃圾的消毒与灭菌。常用的方法有热空气加热、红外线加热、传导加热、烧灼与焚烧等。

(1) 热空气加热(干烤法)：一般在烤箱的热空气中进行。烤箱通电加热后的空气在一定空间不断对流，产生均一效应的热空气直接穿透物体。对灭菌温度的选择应根据物品性质和要求的灭菌速度而定。热空气消毒灭菌法适用于玻璃器皿、瓷器以及吸收性明胶海绵、液状石蜡、各种粉剂、软膏等。使用中应注意：① 器械应洗净后再干烤，以防附着在表面的污物碳化。玻璃器皿干烤前亦应洗净并完全干燥，灭菌时勿与烤箱的底及壁直接接触。② 物品包装不宜过大，安放的物品勿超过烤箱高度的 2/3，物品之间应留有空隙，以利于热空气对流，粉剂和油质的厚度不宜超过 1.3 cm，以利于热的穿透。③ 灭菌时间从烤箱内温度达到要求温度时算起。④ 灭菌后应待温度降至 40℃以下再打开烤箱，以防炸裂，灭菌过程中不得中途打开烤箱放入新的物品。⑤ 棉制品、合成纤维、塑料制品、橡胶制品、导热性差的物品及其他在高温下易损坏的物品，不宜用干烤灭菌，有机物品用干热消毒时，温度不可太高，温度高于 170℃时可使有机物碳化。

(2) 红外线照射：又称热射线照射，波长为 0.77～1 000 μm 的电磁波特别是 1～1 000 μm 波段，有良好的热效应。该电磁波在照射处可直接转换成热能，不需经空气传导，加热较快，但其热效应只能在照射到的局部区域表面产生。因此，不易使物体的各面均匀加热。此外，红外线照射的产热效应与照射的距离和表面颜色有关，光源越远，热效应越差，黑色表面热效应最高，白色最低。

(3) 传导加热：将导热性能良好的金属或玻璃小型器材与已加热至高温的热源接触，可迅速将热传导至整个物品。利用该原理可进行热浴法、金属传导加热箱或玻璃珠加热罐等进行消毒与灭菌处理。

(4) 强光加热：利用可产生强光和高热的卤钨灯照射进行灭菌。由于灭菌温度高，只适用于金属、玻璃等耐热并导热快的物品。

(5) 烧灼法：一些耐高温的器械(金属、搪瓷类)，在急用或无条件用其他方法消毒时可采用此法。将器械放在火焰上烧灼1～2分钟。若为搪瓷容器，可倒少量95%乙醇，慢慢转动容器，使乙醇分布均匀，点火燃烧至熄灭1～2分钟。采集制作细菌培养的标本时，在留取标本前后(即启盖后，闭盖前)都应将试管(瓶)口和盖子置于火焰上烧灼，来回旋转2～3次。燃烧时要注意安全，须远离易燃易爆物品，如氧气、汽油、乙醚等。燃烧过程不得添加乙醇，以免引起火焰上窜而致灼伤或火灾。锐利刀剪为保护刀锋，不宜用燃烧灭菌法。

(6) 焚烧：某些特殊感染，如破伤风、气性坏疽、铜绿假单胞菌感染的敷料，以及其他已污染且无保留价值的物品，如污纸、垃圾等，应放入焚烧炉内焚烧，使之炭化。

干热灭菌后可采用多种方法进行灭菌效果的检查：① 直接观察烤箱的温度指示剂观察烤箱内部温度；② 用化学指示管同时指示温度与温度持续的时间，根据指示剂颜色与性状的变化，判断是否达到了灭菌条件；③ 微生物测定法常用的是枯草杆菌黑色变种芽孢(ATCC9372)菌片。

2. 湿热消毒灭菌　由空气和水蒸气导热，传热快、穿透力强；比干热法所需温度低、时间短。细菌繁殖体、病毒和真菌等对湿热均较敏感，一般在沸水(100℃)中的死亡时间≤2分钟。细菌繁殖体(包括结核分枝杆菌)在60℃的水中，经30分钟处理即可达到消毒要求。细菌芽孢对湿热的耐受力远强于繁殖型微生物，以嗜热脂肪杆菌芽孢为最强，对其灭菌需用通常的下排气式压力灭菌器，即121.3℃高压(1.05 kg/cm^2)蒸汽灭菌12分钟；而对亚病毒朊粒的灭活，需用预真空式高压灭菌器，即134℃高压(1.86 kg/cm^2)蒸汽灭菌2小时以上。湿热消毒灭菌是目前最好的物理消毒灭菌方法，广泛应用于医疗卫生、工业生产以及日常家居生活中。常用的方法包括高压蒸汽灭菌、煮沸消毒、流通蒸汽消毒、巴氏消毒、间歇灭菌等。

(1) 高压蒸汽灭菌法(autoclaving)：利用高压和高热释放的潜热进行灭菌，是目前对实验材料进行灭菌的最有效和最可靠的方法。适用于耐高温、高压，不怕潮湿的物品，如敷料、手术器械、药品、细菌培养基等。潜热是指当1 g 100℃的水蒸气变成1 g 100℃水时，释放出2 255.2 J的热量。高压蒸汽灭菌的关键问题是为热的传导提供良好条件，而其中最重要的是使冷空气从灭菌器中顺利排出。因为冷空气导热性差，阻碍蒸汽接触欲灭菌物品，并且还可减低蒸汽分压使之不能达到应有的温度。

高压蒸汽灭菌温度与时间的选择随灭菌方式、物品性质、要求灭菌过程长短而异。一般温度越高，所需持续时间越短。对于大多数目的，下列组合可以确保正确装载的高压灭菌器的灭菌效果：134℃ 3分钟，126℃ 10分钟，121℃ 15～20分钟，115℃ 25～30分钟。

高压蒸汽灭菌效果的监测可采用工艺监测、化学指示监测以及生物指示剂3种方法。工艺监测又称程序监测。根据安装在灭菌器上的量器(压力表、温度表、计时表)、图表、指示针、报警器等，指示灭菌设备工作正常与否。此法能迅速指出灭菌器的故障，但不能确定待灭菌物品是否达到灭菌要求。化学指示监测是利用化学指示剂在一定温度与作用时间条件下受热变色或变形的特点，以判断是否达到灭菌所需参数。常用的有自制测温管与3 M压力灭菌指示胶带。生物指示剂监测是利用耐热的非致病性细菌芽孢作指示菌，以测定热力灭菌的效果。嗜热脂肪杆菌芽孢对热的抗力较强，其热死亡时间与病原微生物中抗力最强的肉毒杆菌芽孢相似。生物指示剂有芽孢悬液、芽孢菌片以及菌片与培养基混装的指示管。

高压蒸汽灭菌设备使用注意事项：① 应使

用饱和蒸汽，并且其中不含腐蚀性抑制剂或其他化学品，这些物质可能污染正在灭菌的物品。② 无菌包不宜过大（小于 50 cm×30 cm×30 cm），不宜过紧，各包裹间要有间隙，使蒸汽能对流且易渗透到包裹中央。消毒前，打开贮槽或盒的通气孔，有利于蒸汽流通；而且排气时使蒸汽能迅速排出，以保持物品干燥。消毒灭菌完毕，关闭贮槽或盒的通气孔，以保持物品的无菌状态。③ 布类物品应放在金属类物品之上，否则蒸汽遇冷凝聚成水珠，使包布受潮；阻碍蒸汽进入包裹中央，严重影响灭菌效果。④ 当高压灭菌液体时，由于取出液体时可能因过热而沸腾，故应采用慢排式设置。即使温度下降到 80℃以下，操作者打开门时也应当戴适当的手套和面罩来进行防护。⑤ 定期检查灭菌效果。经高压蒸汽灭菌的无菌包、无菌容器有效期以 1 周为宜。

（2）煮沸法：将水煮沸至 100℃，保持 5～10 分钟可杀灭繁殖体，保持 1～3 小时可杀灭芽孢。煮沸消毒时在水中加入增效剂可提高煮沸消毒。在煮沸金属器械时加入碳酸氢钠至 2%浓度时，可提高沸点至 105℃，5 分钟可达灭菌要求，同时还可去污防锈，保持其锋利性，常用于餐具及一些医疗器皿的消毒。对不能耐热 100℃的物品，在水中加入 0.2%的甲醛或 0.01%的升汞，煮沸 80℃ 60 分钟也可达到灭菌。0.5%肥皂液或 1%碳酸钠液也可作为煮沸增效消毒剂。但选用增效剂时应注意其对物品的腐蚀性。在高原地区气压低、沸点低的情况下，要延长消毒时间，海拔每增高 300 m，需延长消毒时间 2 分钟。此法适用于耐湿耐高温的搪瓷、金属、玻璃、橡胶类物品。

煮沸前将物品洗涤干净，打开轴节或盖子，将其全部浸入水中。大小相同的碗、盆等均不能重叠，以确保物品各面与水接触。锐利、细小、易损物品用纱布包裹，以免撞击或散落。玻璃、搪瓷类放入冷水或温水中煮；金属、橡胶类则待水沸后放入。消毒时间均从水沸后开始计时。若中途再加入物品，则重新计时，消毒后及时取出物品，保持其无菌状态。经煮沸灭菌的物品，“无菌”有效期不超过 6 小时。

（3）流通蒸汽消毒：又称常压蒸汽消毒，是在一个大气压下，用 100℃左右的蒸汽进行消毒。常用于食品消毒、食具消毒和其他一些不耐高热物品的消毒。流通蒸汽具有较强的杀菌作用，可使菌体蛋白含水量增加，使其被热力所凝固，加速微生物的灭活。在消毒过程中，蒸汽释放出的大量潜能，使消毒物品的温度很快升高；当蒸汽凝结成水，在物体局部产生的负压又能使蒸汽不断进入消毒物品的深部并达到消毒温度。除了流通蒸汽消毒器外，家庭用的蒸笼也可用于流通蒸汽消毒。实验室内有时也可用高压锅进行流通蒸汽消毒。流通蒸汽消毒的作用时间应从水沸腾后，有蒸汽冒出算起，维持时间同煮沸法。

流通蒸汽也可采用间歇灭菌消毒，尤其是对细菌芽孢污染的物品，即第 1 日消毒 30 分钟以杀灭繁殖体；在室温存放 1 日后，部分芽孢发芽，第 2 日再消毒 30 分钟，将其杀灭；再存放 1 日，待残留芽孢发芽后，第 3 日再消毒一次，将其杀灭。这种方法适用于不耐高温的含糖、血清、牛奶等培育基的灭菌，但不适用于不具备芽孢发芽条件的物品。

（4）巴氏消毒法(Pasteurization)：是法国微生物学家 Pasteur 为葡萄酒消毒时发明，并以他的名字来命名的一种消毒方法。指在规定时间内以不太高的温度处理液体食品的一种加热灭菌方法。巴氏消毒是乳品加工中的一个重要环节，它可消灭所有的致病菌、酵母、霉菌和绝大部分其他细菌。但并不能达到灭菌的程度。此法可以达到消毒目的，又不致损害食品质量。分低温法（60～65℃）灭菌 15～30 分钟，高温法（70～80℃）消毒 5～15 分钟。牛奶用巴氏消毒有两种方法：一是加热至 62.8～65.6℃，至少保持 30 分钟，然后冷却至 10℃以下；二是加热至 71.7℃，保持 15 秒，然后冷却至 10℃以下。

巴氏消毒法可用于血清的消毒和疫苗的制备。将血清加热 56℃，作用 1 小时，每日 1 次，连续 3 日，可使血清不变质。对不耐高温的医疗器械,如膀胱镜,可浸泡于热水浴中75℃ 10分钟或80℃ 5分钟。该方法被认为与煮沸法一样安全,并对物品的损害较小。

(二)过滤除菌

过滤除菌是利用直接截留、静电吸附、重力沉降等物理阻留法去除液体、固体或气体等悬浮介质中的微生物或其悬浮杂质与尘埃粒子,使介质达到无菌要求或减少悬浮介质中微生物,使之达到无害化的处理方法。过滤除菌与灭菌含意不同,灭菌指用理化消毒因子将微生物体完全杀死,死亡的微生物可能仍悬浮于介质中,而过滤灭菌是将微生物从悬浮介质中去除,但微生物不一定被杀死。

过滤除菌技术广泛用于生物制药业用水、液体和固体药剂的无菌处理、生物实验室和超净工作台等局部环境空气的净化,在医药和生物制品、防止有害微生物污染环境和感染实验人员等许多方面发挥重要作用。

1. *液体过滤除菌* 对不能用热力和化学消毒剂消毒或灭菌处理的药剂用水、注射液、生物培养液、抗生素、血清和血清制品等进行消毒或灭菌时,使用微孔薄膜滤器。除菌用滤膜孔径不应大于0.22 μm。使用时先检查微孔滤膜是否破损或皱折,然后将微孔滤膜正确安装在滤器筛板状衬垫处,进行高压蒸汽灭菌(温度不得超过125℃)。过滤除菌操作应在无菌的密闭系统中进行。过滤时,保持适宜的流量,压力一般为1.0~1.5 kg/cm^2,不宜过高。每次过滤后,应先检查滤膜是否破损,若有破损,应重新进行过滤除菌处理。微孔滤器不可重复使用,用过的滤器必须在进行消毒或灭菌处理后再丢弃。

2. *固体物质的过滤除菌* 主要用于易溶固体物质的除菌,先将其溶解到适当的溶剂中,经薄膜滤器过滤除菌,收集滤液,再将滤液中的溶剂经蒸发、真空或冰冻干燥去除。

3. *气体的过滤除菌* 空气洁净是指对室内局部空间污染空气的净化处理,主要应用过滤除菌方式除去空气中的微生物粒子和其他各种尘埃粒子。空气洁净设备在生物、医药领域中的应用包括洁净工作台、洁净实验室和洁净车间等。例如,空气洁净工作台主要由预滤器、高效滤材滤器、风机以及支架等组成。有水平流式和垂直流式两种。水平流式将过滤除菌的空气从操作者对面的整个断面平行送入,将污染空气推出,可有效防止试验样品污染,但不能保护操作人员免受有害微生物的感染,用于无菌样品或无有害微生物存在的样品操作,防止因操作而造成再污染,不能用于含有有害微生物样品的操作。垂直流式空气洁净工作台过滤除菌的空气从顶部的整个断面平行送入,将污染空气推出,可用于含有有害微生物样品的操作,既能防止因操作而造成的再污染,又能保护操作人员免受有害微生物的感染。

(三)日光与紫外线照射消毒灭菌(ultraviolet radiation sterilization, UV sterilization)

1. *紫外线的特征及杀菌作用* 紫外线(UV)波长为100~380 nm,位于X线和可见光线之间,频率$7.9\times10^{14}\sim3\times10^{16}$ Hz,能量3.26~12.4 eV,主要来源于太阳、热物体、激发气体。光生物学按波长将其分为400~320 nm(UVA)、320~290 nm(UVB)、290~190 nm(UVC)三段。其中,UVC的光量子能量较高,对单细胞生物的杀伤作用强于UVA、UVB,在240~280 nm段是最佳杀菌波,以253.7 nm的UV杀菌能力最强,被设计为消毒用灯源的波长。紫外线杀菌的原理是使细菌DNA链上相邻的嘧啶碱基形成嘧啶二聚体,从而干扰DNA正常碱基配对,导致细菌死亡或突变。紫外线消毒的特点是穿透力差,且需照射30分钟至1小时才有效,仅适于直射物品表面消毒及对空气的消毒,尤其不能用于微生物的灭活处理,以免被激活后微生物复活。紫外线对人体皮肤和眼睛有损伤作用,应注意防护。

2. *紫外线灯管的消毒作用* 紫外线灯管是一种人工制造的低压汞石英灯管,管内注入压强0.4~0.6 kPa的氩气和水银数滴,管子两端用钨丝做成螺旋状电极。通电后,氩气先电离,然后冲击水银电离,发放紫外线。经5~7分钟后受紫外线照射的空气，才能使氧气产生臭氧。因此消毒时间应从灯亮5～7分钟后计时。常用的紫外线灯管有15 W、20 W、30 W、40 W四种，可采用悬吊式、移动式灯架照射，或紫外线消毒箱内照射。紫外线灯配用抛光铝板作反向罩，可增强消毒效果。

用于物品消毒时，如选用30 W紫外线灯管，有效照射距离为25～60 cm，时间为25～30分钟(物品要摊开或挂起，扩大照射面)。用空气消毒时，室内每10 m^2 安装30 W紫外线灯管1支，有效距离不超过2 m。照射时间为30～60分钟，照射前清扫尘埃，照射时关闭门窗，停止人员走动。

3. 紫外线消毒的应用

(1) 对空气消毒：UV对空气的消毒非常有效，在医院病房、手术室、工厂的无菌车间、科研实验室等均普遍采用UV进行空气消毒。据测定，经UV照射的空气，其中的微生物可减少50%～70%，甚至达90%以上。无人在场时，一般要求的UV照射强度是2～2.5 W/m^3，照射时间1小时以上。有人在场时，应加强对人的保护，照射强度小于1 W/m^3，每2小时间隔1小时或每40分钟间隔1小时。在湿度较高和尘粒较多时，应当适量增加UV的照射强度和剂量。

(2) 对物品表面消毒：UV对污染的物体表面直接进行照射可达到有效的消毒效果，多见于实验室、医院和食品工厂。用UV进行表面消毒时，要求灯管距离污染表面不超过1 m，30 W UV灯照射时，照射时间不应短于30分钟，灯管周围1.5～2.0 m为消毒有效区域。

(3) 对水消毒：UV水消毒的应用领域广泛，包括饮用水、食品工业用水、循环水、污水等方面。

1) UV水消毒的显著特点是：① 能有效灭活大多数病原体。② 消毒反应过程是物理反应，无毒性、蓄积毒性和腐蚀作用，消毒后的水对人体和水生物无害。③ 操作简便，所需的场地比其他化学方法小。④ 消毒所需时间短。

2) UV水消毒也存在一些不足之处：① 低剂量UV照射时消毒效果差，并有光复活现象发生(灭活病毒复活)，不适于用作制备灭活疫苗。② 经济成本高于含氯制剂消毒。③ UV管需要一定的维护、去污。④ 穿透力差，水中的悬浮物在一定程度上影响杀菌效果。

(4) 对血液制品灭活病毒：UV消毒血液制品时，灭活病毒效果好，对抵抗力较强的无脂质包膜和耐热病毒仍然有效，同时对血液成分活性的破坏也比较轻微。

注意事项：紫外线的杀菌力取决于紫外线输出量的大小，灯管的输出强度随使用时间的增加而减弱。故日常消毒多采用紫外线强度计或化学指示卡进行监测，新灯管(30 W)不低于100 μW/cm^2；使用中的旧灯管在50～70 μW/cm^2，则须延长消毒时间；低于50 μW/cm^2 者必须更换。定期进行空气细菌培养，以检查杀菌效果。

(四) 辐射灭菌(radiation)

辐射灭菌为利用专用设施放射源钴^{60}(^{60}Co)或^{137}铯辐射产生的γ射线，通过损伤微生物的核酸及酶类的物理灭菌方法，具有穿透力强、灭菌可靠和不使物品升温、操作简便等优点。它日益被广泛应用于一次性塑料、乳胶医用品，生物制品及药品等不耐热医用品，以及精密仪器、移植的组织、人工器官和节育用品等的灭菌处理。消毒灭菌过程中应注意对放射源的防护。

(五) 超声波消毒

超声波消毒法是利用频率在20～200 kHz的声波作用下，使细菌细胞机械破裂和原生质迅速游离，达到消毒目的。例如，超声洗手器用于手的消毒；超声洗涤机用于注射器的清洁和初步的消毒处理。

(六) 微波消毒

微波是一种波长为0.001 mm～1 m，频率为300～300 000 MHz的高频电磁波。消毒常用的频率为915±25 MHz和2 450±50 MHz。微波杀菌的作用原理有两种：一种为热效应，所及之处产生分子内部剧烈运动，使物体里外湿度迅速升高；另一种为综合效应，诸如化学效应、电磁共振效应和场致力效应。微波目前已广泛应用于食品、药品的消毒,用微波灭菌手术器械包、微生物实验室用品等亦有报道。若物品先经1%过氧乙酸或0.5%苯扎溴铵化处理后,可起协同杀菌作用,照射2分钟,可使杀芽孢率由98.81%增加到99.98%~99.99%。微波对人体有一定危害性,其热效应可损伤睾丸、眼睛晶状体等,长时间照射还可致神经功能紊乱。使用时可设置不透微波的金属屏障或戴特制防护眼镜等。

(七)其他物理抑菌或杀菌方法

低温、高渗和干燥也具有一定的抑菌或杀菌的作用。

1. 低温　可降低病原微生物的新陈代谢,抑制其生长繁殖,有利于微生物的长期存活,故利用低温保存病原微生物。利用低温贮藏食品和药品不容易发生变质。此外,利用低温反复冻融也有一定的消毒灭菌作用。因为冷冻的细菌内部水分形成结晶,能损伤细胞结构,破坏细胞内胶质状态,并可产生膨胀,导致细菌崩解。反复多次的冻融可明显减少细菌的数量。实验室常用此原理制备细菌的可溶性抗原。

2. 冷冻真空干燥法(lyophilization)　低温可使细菌的新陈代谢减慢,故常用作保存细菌菌种。当温度回升至适宜范围时,又能恢复生长繁殖。为避免解冻时对细菌的损伤,可在低温状态下真空抽去水分,称为冷冻真空干燥法。该法是目前保存菌种的最好方法,一般可保存微生物数年至数十年。

三、化学消毒灭菌法

化学消毒剂可使细菌菌体蛋白变性凝固,或干扰细菌的酶系统和代谢,或改变细菌细胞膜的通透性,达到消毒的目的(表5-9)。传统的某些消毒剂,经实验证明对病毒无效。按照杀灭微生物的强度,将消毒剂分为三大类:① 高效消毒剂,可杀灭包括细菌芽孢在内的所有种类微生物的消毒剂,如戊二醛、甲醛、环氧乙烷及过氧乙酸等;② 中效消毒剂,可杀灭包括结核分枝杆菌在内的细菌繁殖体和大多数种类的真菌及病毒,但不能杀火细菌芽孢的消毒剂,如碘酊及聚维酮碘、乙醇及异丙醇等;③ 低效消毒剂,可杀灭多种细菌繁殖体,但不能杀灭细菌芽孢、结核分枝杆菌及抵抗力较强的某些真菌和病毒的消毒剂,如氯己定(洗必泰)、苯扎溴铵(新洁尔灭)、高锰酸钾溶液等。

表5-9　常见化学消毒剂对微生物的杀灭作用比较

化学消毒剂	细菌	分枝杆菌	真菌	病毒	细菌芽孢
戊二醛(Glutaraldehyde)	+	+	+	+	+
36%甲醛水溶液(福尔马林)(Formaldehyde)	+	+	+	+	+
过氧化氢(Hydrogen peroxide)	+	+	+	+	+/−
氯离子(Chlorine)	+	+	+	+	+/−
乙醇(Alcohol)	+	+	+	+/−	−
氯己定(洗必泰)(Chlorhexidine)	+	+	+/−	+	−
酚类(Phenolics)	+	+	+	+/−	−
碘化物(Iodophors)	+	+/−	+/−	+/−	−
季胺化物(Quaternary ammonium compounds)	+/−	−	+/−	−	−

注:+,表示有杀灭作用;−,表示无杀灭作用;+/−,表示杀灭作用较弱。

使用消毒与灭菌方法,应首选物理灭菌法,不得不使用化学消毒法时,应注意:① 根据消毒对象或物品的种类和目的,选用适合的消毒剂;② 注意消毒剂的正确使用浓度和作用时间;③ 许多消毒剂不稳定,在稀释使用时应现配现用。

常用消毒剂及其应用,汇总于表5-10,其中已被证明有效的常用化学消毒剂种类、应用浓度和范围列举如下。

表 5-10 常用化学消毒剂的作用机制、使用浓度及用途

类别	品名	作用机制	用法与用途	使用注意
醇类	乙醇	溶解细胞膜，蛋白质变性凝固	70%～75%溶液作为消毒剂可用于消毒皮肤、体温计、塑料培养板；95%溶液可用于燃烧灭菌	微毒，对黏膜和伤口有烧灼感，不宜用于黏膜及创面的消毒。易挥发，需加盖保存并定期调整其浓度，浓度低于70%时消毒作用差
酚类	苯酚（石炭酸）	损伤细胞膜，灭活酶类，高浓度导致蛋白质凝固	3%～5%用于消毒皮肤、地面和患者排泄物	异味，有毒
	甲酚皂（来苏儿）		2%用于消毒地面和患者排泄物	
己烷	氯己定（洗必泰）	损伤细胞膜，灭活酶类，高浓度导致蛋白质凝固，具有广谱抑菌杀菌作用	0.01%～0.05%溶液用于消毒黏膜，如阴道冲洗、术前和无菌实验前后的洗手；0.1%溶液用于物体表面的消毒	对肥皂、碘、高锰酸钾等阴离子表面活性剂有拮抗作用。有吸附作用，会降低药效，所以溶液内不可投入纱布、棉花等
表面活性剂	苯扎溴铵（新洁尔灭）	阳离子表面活性剂，能吸附带负电的细菌。损伤细胞膜，灭活氧化酶活性，使蛋白质变性	0.01%～0.05%溶液用于黏膜消毒；0.05%～0.1%溶液用于术前洗手；0.1%～0.2%溶液用于皮肤消毒、金属器械浸泡消毒（15～30分钟，加入0.5%亚硝酸钠以防锈）	
	度米芬	损伤细胞膜，灭活氧化酶活性，使蛋白质变性	0.05%～0.1%伤口冲洗；金属、塑料、橡胶和纺织品消毒	有毒
氧化剂	高锰酸钾	氧化酶的-SH基为-S-S-基	0.1%用于皮肤、尿道消毒；清洗水果蔬菜	微毒
	过氧化氢		3%～6%溶液用于烯酸树脂制成的外科体内埋植物的消毒，深部创伤、外耳道；10%～25%溶液用于不耐热的塑料制品消毒	微毒，使用前用无菌生理盐水冲洗。易氧化分解，如降低浓度后，应存放于阴凉处，不宜用金属器皿盛装
	过氧乙酸	能产生新生态氧，氧化酶的-SH基为-S-S-基，能杀灭细菌真菌、芽孢	0.2%溶液用于手的消毒，浸泡1～2分钟；0.2%～0.5%溶液用于物体表面的擦拭或浸泡10分钟；0.5%溶液用于餐具消毒，浸泡30～60分钟；1%～2%溶液用于室内空气消毒	浓溶液有刺激性及腐蚀性，配制时要戴口罩和橡胶手套，须谨慎防止溅到他处。因腐蚀性强，不宜用金属器皿盛装。存于阴处，防高温引起爆炸。易氧化分解，可降低浓度和杀菌力，故需现配现用
卤素	氯	氧化酶的-SH基为-S-S-基	0.2～0.5 mg/L(ppm)用于游泳池水和饮用水消毒	有毒，刺激性强
	漂白粉	在水溶液中放出有效氯，氧化酶的-SH基为-S-S-基，能杀灭各种致病菌、芽孢及病毒	0.5%漂白粉澄清液用于餐具消毒，浸泡30分钟；1%～2%澄清液用于肝炎患者的餐具消毒，浸泡1～2小时；1%～3%澄清液喷洒（100～300 ml/m^3）消毒30分钟后通风或擦拭病室物品及厕所。干粪5份加漂白粉1份搅拌，放置2小时；尿液100 ml加入漂白粉1 g放置1小时	有毒，配制的澄清液性质不稳定，密封保存时间不可超过1周。有腐蚀及褪色作用不宜用于金属制品物及油漆家具，布类消毒后应立即清洗，以防被腐蚀

(续表)

类别	品名	作用机制	用法与用途	使用注意
	氯胺	氧化酶的-SH基为-S-S-基	0.2%～0.5%用于消毒空气、物体表面;0.1%用于消毒衣物	有毒
	二氯异氰尿酸钠		4 mg/L用于消毒饮用水、空气;3%用于消毒排泄物	
	碘酊	氧化酶的-SH基为-S-S-基,能杀灭大部分细菌、芽孢、真菌和原虫	2%溶液用于皮肤消毒,擦后20秒再用75%乙醇脱碘;2.5%溶液用于手术部位如脐带断端的消毒,擦后20秒后,再用75%乙醇脱碘	对皮肤有较强的刺激作用,高浓度不能用,更不能用于黏膜消毒,如会阴、肛门、阴囊、眼以及口鼻部手术消毒,以免引起灼伤。皮肤过敏者禁用
	聚维酮碘(碘伏)	氧化酶的-SH基为-S-S-基,能杀灭细菌、芽孢	0.5%～1%碘伏液用于手术前皮肤、黏膜和手消毒;3%溶液用于体温计消毒浸泡30分钟	体温计消毒前将唾液揩净,浸泡30分钟后,用冷开水洗净揩干。皮肤消毒后留有色素可用水洗清
重金属盐类	硝酸银	氧化作用,蛋白质变性与沉淀、灭活酶活性	1%用于新生儿滴眼预防淋病奈瑟球菌感染(脓漏眼)	有毒,有腐蚀性
	蛋白银		1%～5%用于新生儿滴眼预防淋病奈瑟球菌感染(脓漏眼)	有毒
	升汞		0.05%～0.1%用于非金属器皿消毒	
	红汞		2%用于皮肤、黏膜和小创面消毒	
	硫柳贡		0.1%用于皮肤和手术部位消毒	
烷基化合物	甲醛	蛋白质核酸烷基化,抑制或灭活酶活性,能杀灭细菌、真菌、芽孢和病毒	10%溶液用于消毒房间、空气和物品;37%～40%溶液加热法空气消毒:取12.5 ml/m^{3}加入等量水加热蒸发成气雾,待药蒸发完毕断绝热源继续封闭6小时以上;熏柜消毒加热法:取37%～40%溶液40～80 ml/m^3,柜内置电灯泡通电加热,密封熏蒸3～24小时	致癌,刺激性强,福尔马林熏蒸穿透力弱,衣服最好挂起来消毒
	戊二醛		2%溶液用于各种内镜消毒,浸泡1小时,用于不耐热手术器械、导管注射器、口镜、口腔科器械、透析器械消毒,浸泡10小时	消毒后的物品于使用前用无菌生理盐水冲洗,内镜连续使用需间隔消毒10分钟,每日使用前后各消毒30分钟后用冷开水冲洗。每周过滤1次,每2～3周更换消毒剂1次
	环氧乙烷	蛋白质核酸烷基化,抑制或灭活酶活性,能杀灭细菌、真菌、病毒、立克次体和芽孢	常用剂量为0.12%～0.8%,温度为20～37℃,时间6～24小时。投药量为0.4～0.8 kg/m^3,用于电子仪器和不耐高温物品,如皮革、皮毛、化纤织物和一次性高分子医疗器材等的灭菌处理	有毒,致癌,易燃易爆,必须熟悉使用方法并严格遵守安全操作程序。放置阴凉通风无火源及电源开关处,严禁放入电冰箱,贮存湿度不可超过40℃,以防爆炸。灭菌后的物品应清除环氧乙烷残留量后,方可使用

(续表)

类别	品名	作用机制	用法与用途	使用注意
染料	甲紫(龙胆紫)	对核酸有亲和力,影响细菌繁殖,干扰氧化过程	2%~4%用于浅表创伤,对葡萄球菌敏感	有毒
酸碱类	醋酸	破坏细胞膜和细胞壁;使蛋白质凝固	5~10 ml/m^3 用于空气消毒	微毒,有刺激性
	乳酸		1 g/100 m^3 用于空气消毒	微毒
	生石灰		上清液或干粉用于厕所和地面消毒	腐蚀性大

1. 重金属盐类　1%硝酸银用于新生儿滴眼,以防止淋病奈瑟球菌感染。0.01%~0.1%硫柳汞可作为生物制品防腐剂。

2. 氧化剂　3%~6%过氧化氢用于口腔黏膜消毒和冲洗伤口,以防止厌氧菌感染。0.2%~0.3%过氧乙酸用于手及耐腐蚀物品消毒。

3. 烷基化消毒剂　10%甲醛浸泡1小时以上,用于物体表面消毒。2%碱性戊二醛浸泡1小时,用于各种内镜、导管、口腔科医用器材及透析器械的消毒。环氧乙烷(沸点10.8℃,易燃易爆气体,需在专用密闭容器中使用),常用浓度为0.12%~0.8%,密闭熏蒸6~12小时,用于电子仪器及不耐高温物品,如皮革、皮毛、化纤织物及一次性医疗用品等的灭菌。甲醛与高锰酸钾液熏蒸,每立方米容积使用高锰酸钾0.1 g溶于少量水中,加入36%甲醛水溶液(又称福尔马林)20 ml形成气雾,密闭熏蒸6小时,用于室内空气、衣物及物品消毒。甲醛液刺激性大且有一定的毒性,消毒后应注意开窗通风。

4. 醇类　70%~75%乙醇或异丙醇用于皮肤消毒及体温计浸泡消毒。

5. 卤素及其化合物　10%~20%漂白粉上清液用于地面、厕所及排泄物消毒。每升水中加入5~10 mg漂白粉,用于浅层地表水的饮用水消毒。0.2%~0.5%氯胺用于物品表面及空气喷雾消毒。含有0.2~0.5 mg/L(1 mg/L=1 ppm)氯浓度,用于自来水及游泳池水的消毒。2%碘酊用于皮肤消毒。

6. 酸碱类　生石灰加水配成12.5%~25%糊状液,用于排泄物及地面的消毒。

四、消毒、灭菌效果的监测和影响效果的因素

(一) 灭菌与消毒效果的监测技术

为了正确进行灭菌与消毒并取得应有的效果,必须加强有关的监测工作。对灭菌与消毒效果监测的通用方法可分为5个方面:① 微生物学监测法;② 化学指示器材监测法;③ 生物指示器材监测法;④ 模拟包装监测法;⑤ 程序监测法。

1. 微生物学监测法　系以检测灭菌或消毒后样本中有无微生物(细菌与真菌)存活来判断处理是否合格。本类方法是最经典且最准确的方法。

在灭菌处理中,最常用的是无菌试验,即在灭菌后抽取一定量样本进行培养,观察有无细菌和真菌(自然菌)生长。在规定条件下无菌生长者,可以判为灭菌合格。

在消毒方面,微生物学监测多用于对现场效果的测定,或对消毒剂可疑杀菌效果的实验室验证。现场消毒效果的监测多以自然菌的存活情况为准,实验室验证则以规定的标准试验菌株为准。

2. 化学指示器材(chemical indicator)监测法　一般用于医疗器材灭菌和工业生产灭菌效果的监测。使用时,根据要求可将指示器材粘贴于物品包装表面,或置于包装的中心部位,或单

独置于灭菌柜最难达到灭菌的部位，然后与物品同步进行灭菌处理。通过化学物质在处理过程中的变化，以测定有关参数是否达到要求，从而间接判断灭菌的效果。

化学指示器材最早用于高压蒸汽灭菌的监测，曾使用过的有硫酸管和苯甲酸管。新一代化学指示器材多将对杀菌因子敏感并产生颜色变化的涂料(指示剂)印于纸片或塑料膜上制成。指示剂颜色的变化应是可调的，成品颜色变化的终点与相应参数的灭菌有效值须相一致。所谓"终点"(end point)即指对指示器材规定"灭菌合格"时颜色的变化程度。监测时，根据指示剂颜色变化判断是否达到终点，以判断灭菌是否合格。少数亦有用指示剂外形变化程度表达所接受到的剂量是多少，如晶体变成非晶体。此类方法是以灭菌方法规定的参数值间接表达灭菌效果，其准确度有一定的局限性。

3. *生物指示器材监测法*　是通过对菌片上所有细胞芽孢在灭菌处理后存活的情况来指示所处理物品是否达到灭菌要求。主要可分为以下三大类。

(1) 细菌菌片：灭菌监测所用细菌菌片是将规定指标菌的芽孢涂染于纸片上制成。出售或使用中的菌片应封装于特制的纸袋内。测试时，将菌片袋直接置于物品包中央部位，灭菌处理后连袋取出送细菌检验室培养检测。最常用的有嗜热脂肪杆菌(*bacillus stearothermophilus*，ATTC 7953)和枯草杆菌黑色变种(*bacillus subtilis var. niger*，ATCC 9372)两种。

(2) 自含式生物指示管：该指示管系将细菌菌片与装有相应的液体细菌恢复培养基的小玻璃安瓿共封于一塑料管中制成，顶盖留有通气小孔，孔下隔以滤纸防止污染。为便于结果的观察，利用细菌生长产酸的原理，培养液中加有pH指示剂(如溴甲酚紫)，以其颜色变化指示有无细菌生长。当无菌生长时，培养液呈清澈紫色，有菌生长时则变为浑浊黄色，肉眼即可判断。

(3) 快读生物指示管：该指示管利用嗜热脂肪杆菌芽孢生长中所产生的荧光物质来判断灭菌是否成功。由于荧光的产生较易察觉，从而在培养3小时后即可获得结果。

4. *模拟包装监测法*　是将化学指示器材与生物指示七层防御标准模拟包装中代替常用的真正物品包进行监测。

5. *程序监测法*　该法先通过化学和生物学的反复检测，确认所设定的灭菌程序(包括必要参数合格值)足以在规定条件下使产品达到灭菌要求，即根据每次处理程序和有关参数的纪录，判断是否达到了灭菌的要求。程序监测最重要的是对有关参数的测定，因此必须配备良好的仪表和记录设备。

(二) 常用灭菌与消毒方法监测项目和注意事项

1. *高压蒸汽灭菌*　高压蒸汽灭菌时，必须保证蒸汽的饱和度达到85%～100%，并为蒸汽穿透和空气的排出创造良好条件，否则易导致灭菌的失败。由于高压蒸汽灭菌的成功与否在于所达到的温度、作用时间和热穿透的条件等是否合乎要求，故对灭菌的监测不应只观察化学或生物指示器材结果，而需进行较全面的观察和检测。

2. *气体灭菌与消毒*　为利用化学气体进行杀菌的方法，常用的有环氧乙烷和蒸汽-甲醛两类。此类灭菌处理除所用药物不同外，均在一定容器中进行，步骤也大致相同，一般包括预抽真空、调节温度和湿度、送入所用气体、作用至规定时间、抽除作用气体并做无害化处理等。此类灭菌与消毒监测应特别考虑到物品的包装与排放是否适于空气的排出和消毒剂气体的穿透，及物品的温度和湿度是否达到规定标准。

3. *化学消毒液的应用*　使用方法简易方便，但杀菌效果受药液浓度和作用时间等因素影响，本身还可能被微生物污染，因此，监测中应重点考虑以下项目。

(1) 消毒剂的选择：可分为高效消毒剂、中效消毒剂和低效消毒剂，所谓高效、中效、低效，是对其杀菌能力的区分，不是对产品好坏档次的分类，在选用时必须与处理的对象和目的相适应。

(2) 消毒剂溶液的浓度：在配制溶液时，对于浓度的计算一律应以杀菌有效成分为准，而不应以原药为100%计算。

(3) 作用的时间：消毒剂的浓度和作用时间可相互补偿，但均有一定限度，浓度过低或时间过短均不能达到杀菌的要求。

(4) 影响效果的因素：化学消毒液的杀菌效果可受多种因素影响，如温度、有机物、化学拮抗物质、酸碱度、微生物污染量、药物穿透条件等。监测时，应注意有关条件是否超出正常范围，必要时加以检测、纠正。

(5) 消毒剂污染的检测：消毒剂本身亦可受到污染，污染的原因除来自外界抗力较强微生物的进入外，还可能因消毒剂本身杀菌能力差、配置浓度过低、有效成分衰减等引起。我国《医院卫生标准》(GB 15982—1995)规定，使用中的消毒剂含菌量应<100 cfu/ml，并不得检出病原微生物。

(6) 微生物学监测：化学消毒液杀菌效果的微生物学监测多用于对现场效果的测定或对可以杀菌效果的实验室验证，特别是在测定涂抹、喷雾和浸泡消毒效果时。因为消毒处理与灭菌的要求不同，只需达到无害化即可，不需全部杀灭，因此在监测时，应进行定量培养计算杀灭率以判定是否达到消毒所要求的标准。

4. *紫外线消毒* 紫外线穿透能力差，只能作用于物品表面，故多只限于对光滑表面，或空气和水等流动物质的消毒，极少用于灭菌处理。对其消毒效果的监测使用辐照度值测定法较为方便。必要时，才进行微生物杀灭试验。此外，还应全面考虑到紫外线反射率、UV灯管的质量、使用时间、距离以及电压、所用镇流器电阻和室温等问题。UV对细菌杀灭的验证一般使用枯草杆菌黑色变种芽孢或真菌黑曲菌(Aspergillus niger)孢子。细菌测定的结果不能代表对真菌的杀灭情况，因为后者对紫外线的抗力较强。

(三) 影响消毒与灭菌效果的因素

1. *微生物的种类* 不同类型的病原微生物对消毒剂抵抗力不同，因此，进行消毒时必须区别对待。

(1) 细菌繁殖体：易被消毒剂消灭，一般革兰阳性细菌对消毒剂较敏感，革兰阴性杆菌则常有较强的抵抗力。繁殖体对热敏感，消毒方法以热力消毒为主。不同的细菌对同一消毒方法的敏感性也不相同。例如，结核分枝杆菌对一般消毒剂有抵抗作用，而其他细菌繁殖体对消毒剂则敏感。

(2) 细菌芽孢：对消毒因子耐力最强，杀灭细菌芽孢最可靠的方法是热力灭菌、电离辐射和环氧乙烷熏蒸法。在化学消毒剂中，戊二醛、过氧乙酸虽能杀灭芽孢，但其可靠性不如热力灭菌法。

(3) 病毒：对消毒因子的耐力可因种类不同而有很大差异，亲水病毒的耐力较亲脂病毒强。HBV对乙醇不敏感，但SARS病毒对乙醇与甲酚皂(来苏儿)混合液及氯消毒剂均敏感。

(4) 真菌：对干燥、日光、紫外线以及多数化学药物的耐受力均较强，但不耐热，60℃ 1小时可灭活。

2. *微生物的数量* 污染的微生物数量越多需要消毒的时间就越长，剂量也越大。

3. *有机物的存在，使微生物的抵抗力增强* ① 有机物在微生物的表面形成保护层，妨碍消毒剂与微生物的接触或延迟消毒剂的作用，以致微生物逐渐产生对药物的适应性。② 有机物和消毒剂作用，形成溶解度比原来更低或杀菌作用比原来更弱的化合物。③ 一部分消毒剂与有机物发生了作用，则对微生物的作用浓度降低。④ 有机物可中和一部分消毒剂。消毒剂中重金属类、表面活化剂等受有机物影响较大，对戊二醛的影响较小。

4. *温度* 随着温度的升高，杀菌作用一般增强，但温度的变化对各种消毒剂影响不同。如甲醛、戊二醛、环氧乙烷的温度升高1倍时，杀菌效果可增加10倍。2%戊二醛杀灭10^4/ml炭疽杆菌芽孢20℃需15分钟，40℃需2分钟，56℃仅需1分钟。而酚类和乙醇受温度影响小。

5. *pH* pH(酸碱度)的变化可从两方面影

响杀菌作用：① 酸碱度可改变消毒剂溶解度和分子结构；② pH过高或过低对微生物的生长均有影响，在酸性条件下细菌表面负电荷减少，阴离子型消毒剂杀菌效果好，如碘在酸性条件下杀菌效果好；而在碱性条件下，细菌表面负电荷增多，有利于阳离子型消毒剂发挥作用，如苯扎溴胺和碱性戊二醛溶液，在碱性条件下杀菌作用加强。

6. 消毒剂的浓度与作用时间　一般情况下，增加消毒剂的浓度可缩短所需时间，而降低消毒剂的浓度只能起到抑菌防腐作用。乙醇为例外，以其浓度为70%的乙醇消毒效果最好，若提高其浓度，由于穿透力减低，使消毒效果反而下降。

（北京大学　李敏　朱万孚）

第八节　免疫预防

免疫预防(immunoprophilaxis)是指为预防感染病而接种生物制品。生物制品(biological product)为应用普通技术或基因工程、细胞工程、蛋白质工程及发酵工程等生物技术，获得的微生物、细胞及各种动物和人源组织与体液等生物材料制品。生物制品按其用途分为预防用、治疗用及诊断用3类：① 预防用生物制品即疫(菌)苗，包括细菌类菌(疫)苗、病毒类疫苗、类毒素、亚单位疫苗(subunit vaccines)、基因工程疫苗(gene recombinant vaccine)以及核酸疫苗(nucleic acid vaccine)等；② 治疗用生物制品在某些感染病的急救和治疗中发挥重要作用，包括各种抗毒素、特异性免疫球蛋白，以及近年来开发的各种细胞因子(cytokine)和核酸疫苗等；③ 由细菌或病毒的特异性抗原、抗体及有关生物物质制备的体外诊断制品，以及由变应原(allergen)或有关抗原材料制备的体内诊断制品，都在感染病和变态反应性疾病的特异性诊断方面，尤其在疾病的早期诊断中发挥重要作用。

一、免疫预防的历史与贡献

免疫预防起源于中国，早在公元前几个世纪(约在周朝)时，中国民间就创造出应用天花(smallpox)患者干痘痂粉末，接种于婴幼儿易感者的鼻腔内，获得人工主动免疫的方法。至宋朝(公元10—11世纪)，此方法传入官宦人家，其后通过俄国和日本流传至世界各地。虽然接种人痘有感染发病的危险性，但在当时曾起到预防天花的重要作用。

据记载，第一位实践接种牛痘浆液预防天花的人是英国西部格洛斯特郡(Gluocester county)牛场主Benjamin Jesty，他在年轻时患过牛痘并观察到自家的两名年轻女仆曾被奶牛感染牛痘，此后虽去照料天花患者，但均未感染天花。1774年，当该地天花流行时，他亲手为妻子和两个儿子用普通针直接接种牛痘浆液，得以幸免罹患天花。而将这一技术总结、验证并推广于世的则是英国乡村医生Edward Jenner(1749—1823年)，他于1796年5月14日将挤奶少女尼尔美斯(Sarah Nelmes)手上的牛痘浆液，给未患过天花的8岁男孩菲普斯(James Phipps)接种到左臂上，6周后又在其右臂接种天花患者疱浆，结果该男孩无恙。此后，他又为23名儿童进行接种牛痘实验，进一步证明接种牛痘预防天花的安全性和有效性，并于1798年自费发表著名论文《一次天花牛痘的因果调查》后，才使接种牛痘预防天花的方法得以公认并推广至全世界。

中国的末例天花是1960年3月由缅甸传入云南省沧源县的病例。全世界最后一例自然发生的天花病例是1977年10月26日确诊的非洲索马里(Somali)梅尔卡(Merca)市医院男性23岁炊事员Ali Maow Maatin，其后被治愈。最后的天花实验室感染是1978年英国伯明翰大学医学院实验室发生的天花病毒泄漏事故，致使母女二人被感染天花，母亲康复，女儿病故，而该实验室主任畏罪自杀。1980 年 5 月 8 日在日内瓦召开的世界卫生组织（WHO）第 33 届大会上正式宣布，人类在全世界已消灭了天花！并建议停止接种牛痘。早在 1801 年，Edward Jenner 就曾预言："接种牛痘实践的最终结局将是消灭人类最可怕的灾祸——天花。"人类经过 180 余年来在全世界不懈地推广接种牛痘，终于使天花绝迹，这不仅兑现了 Edward Jenner 的科学预言，也开创了人类消灭一个微生物物种的先河。

1948—1950 年，Enders 成功地应用猴肾细胞培养脊髓灰质炎病毒，此后 Jonas Salk 在 1954 年和 Albert Sabin 在 1956 年分别利用细胞培养法，研制成功了脊髓灰质炎灭活疫苗（Salk 疫苗）和减毒活疫苗（Sabin 疫苗）。1978 年在 WHO 第 31 届大会上提出的全球扩大免疫规划（expanded program on immunization，EPI）中，规定在 1990 年以前全世界儿童都能接种卡介苗、百白破联合疫苗、麻疹疫苗及脊髓灰质炎疫苗（简称"四苗"）。EPI 是实现 WHO 提出总目标"2000 年人人享有健康保健"（health for all by the year 2000）的关键措施，并取得了显著成效。例如，由于推行 EPI，使许多国家消灭了脊髓灰质炎。2004 年初，世界上尚存在脊髓灰质炎流行的六国（尼日利亚、尼日尔、埃及、印度、巴基斯坦及阿富汗）政府共同签署宣言，决定共同采取防治行动，给 2.5 亿儿童注射 Salk 疫苗，为全球最终消灭脊髓灰质炎创造条件。

中国是乙型肝炎高流行地区，乙型肝炎表面抗原（HBsAg）携带率为 10%左右。20 世纪 90 年代以来，中国对新生儿推行乙型肝炎疫苗预防接种，并于 2002 年将乙型肝炎疫苗与"四苗"共同列入中国儿童计划免疫接种计划，现已取得了阻断母婴传播乙型肝炎的显著成效，使全国慢性 HBV 携带率由原来的 9.87%，降至 2007 年的 7.18%，1～4 岁婴幼儿 HBV 携带率仅为 0.96%。另据北京市东城区对儿童接种乙型肝炎疫苗预防乙型肝炎和肝细胞癌的流行病学调查表明，疫苗投入的效益成本比（benefit-cost ratio，BCR）高达 15.58。

近 20 多年来，随着中国落实扩大免疫预防（EPI）计划，使许多曾经严重威胁人类生命健康易酿成流行的感染病，如麻疹、白喉、新生儿破伤风、霍乱、鼠疫及钩端螺旋体病等，在中国得到了基本控制或初步控制。评价生物制品首要是安全性，其次是有效性并考虑价廉及简便易行。研制并推广接种安全有效的预防性疫苗，无论是从预防感染病的社会效益上还是从经济效益上分析，均应作为主导预防措施。

二、常用生物制品的接种操作方法

在接种生物制品时，应注意不同的生物制品接种途径各有不同，务必采用规范的接种操作方法（表 5-11）。

表 5-11 常用生物制品的接种操作方法

接种途径	接种部位及操作方法	生物制品应用举例
口服	以洁净水送服	脊髓灰质炎减毒活疫苗
喷鼻吸入	应用喉头喷雾器将液体疫苗喷入两侧鼻孔内	流行性腮腺炎活疫苗及特殊剂型的甲型流感活疫苗
皮上划痕或"#"形压痕	上臂外侧三角肌区皮肤经 70%乙醇消毒后，滴上 2 滴菌苗（2 滴相距 3～4 cm），在滴菌苗处用消毒针具划"一"字形长 1～1.5 cm 划痕；或将 2 滴菌苗滴在一起，进行"#"形划痕接种（"#"scarification and vaccination），即在此部位用消毒的专用针划"#"形（边长 1 cm）压痕。均反复涂压，使菌苗渗入划痕内。划痕以划破表皮，见到微量渗血为宜	牛痘苗、炭疽活菌苗、鼠疫活菌苗及布鲁菌病活菌苗等

(续表)

接种途径	接种部位及操作方法	生物制品应用举例
皮内注射	上臂外侧三角肌区皮肤经70%乙醇消毒后，施行皮内注射。切勿注入皮下	卡介苗
皮下注射	上臂三角肌外侧附着处，应用一次性注射器，以无菌操作将疫苗注入皮下	麻疹活疫苗、百白破联合疫苗、甲型肝炎活疫苗、乙型脑炎灭活疫苗、霍乱灭活疫苗、风疹活疫苗等
肌内注射	上臂三角肌处，应用"一次性"注射器以无菌操作将疫苗注入肌肉内。仅在新生儿接种乙型肝炎疫苗时，可在其大腿前内侧区肌内注射	乙型肝炎基因重组疫苗、甲型肝炎灭活疫苗、狂犬病灭活疫苗、精制白喉类毒素、精制白喉抗毒素、精制破伤风类毒素、精制破伤风抗毒素、精制肉毒抗毒素、精制抗狂犬病血清、乙型肝炎免疫球蛋白及人血丙种球蛋白等
静脉注射	大多数抗毒素按规定稀释后，再静脉注入或静脉滴注。多为首次静脉注射，此后可改为肌内注射	精制白喉抗毒素、精制破伤风抗毒素、精制肉毒抗毒素、精制抗狂犬病血清及乙型肝炎免疫球蛋白(HBIG)等

三、细菌类菌苗

(一) 减毒活菌苗(attenuated live vaccine)

1. *冻干皮内注射用卡介苗*(Bacillus Calmette-Guerin vaccine, BCG) 全世界预防结核病所用的卡介苗即减毒牛型结核菌种，均来自法国巴斯德(Pasteur L)研究院，为纪念两位研究并发现减毒牛型结核菌株的科学家Calmette和Guerin，故命名为BCG。中国BCG菌种过去是1948年来自丹麦血清研究所"丹麦亚株823"菌种。1993年，上海生物制品研究所选育出BCG D2 - PB302S甲10株，成为中国生产BCG的菌种，该菌株免疫原性较强，接种后淋巴结反应较轻。BCG株经Souton培养基培养后，加入保护液配成细菌浓度为1.0 mg/ml，分装0.5 mg(10人份)并冻干。接种对象为≤3月龄婴幼儿以及旧结核菌素(old tuberculin, OT)或结核菌素纯化蛋白衍生物(purified protein-derivative tuberculin, PPD)试验阴性的儿童，于上臂外侧三角肌中部略下处皮内注射0.1 ml BCG稀释菌苗。在接种后2周左右，注射局部会出现红肿浸润，经8～12周后形成结痂。如发现不良反应，应及时就医。接种的禁忌证为现患结核病、急性传染病、肾炎、心脏病、湿疹、免疫缺陷症或其他皮肤病患者。BCG预防结核病效果肯定，其保护率为80%～90%。

2. *冻干皮上划痕用鼠疫活菌苗*(plague attenuated live vaccine) 经多年反复培育和试验证明，中国使用鼠疫耶尔森菌EV株菌种是毒力弱和免疫原性强的菌种。选育EV株菌种经系统检定后，冻干保存。菌种取出后在厚金戈尔(Hottinger)琼脂培养基上传2代，将菌苔刮入保护剂中，稀释成含菌数为7亿～9亿个菌/人份，并冻干备用。接种对象为疫源地或进入疫区人员，用专用划痕针进行"#"形划痕接种。接种后不良反应较轻，免疫效果良好。鼠疫患者若先前曾接种过该疫苗，则90%以上的患者可治愈。

3. *冻干皮上划痕用布鲁菌病活菌苗*(Brucellosis attenuated live vaccine) 该菌苗系用布鲁氏菌弱毒株104 M菌种，接种于肝浸液琼脂斜面培养基37℃培养44～48小时为第一代。挑取光滑型菌落再传一代后，方可大量增殖。将菌苔刮入保护液中，分装并冻干，每毫升含菌量为1 800亿～2 000亿个，每人份含菌量为90亿～100亿个。接种对象为与布鲁菌病传染源密切接触者，畜牧人员尤其是接羔员、挤奶员、皮毛和乳制品加工人员及兽医等。每年接种一次，应用专用划痕针呈"#"形划痕接种。接种后局部反应轻微，个别人可有低热反应。对于布鲁氏菌素反应阳性者，不予接种。

4. 皮上划痕人用炭疽活菌苗(anthrax attenuated live vaccine) 本品系用炭疽芽孢杆菌弱毒株A16R株芽孢,经牛肉消化液琼脂培养基培养,加入甘油和蒸馏水制成容量比50%的悬液,每毫升约含0.5亿个活菌。接种对象为食草动物炭疽病高发地区的农牧人群、皮毛加工和制革工人及牲畜屠宰人员等。每半年或一年接种一次。接种方法为在上臂外侧上部皮肤上滴上菌苗2滴,"#"形划痕接种。

(二) 灭活菌(疫)苗(inactivated vaccine)

1. 钩端螺旋体病灭活菌苗(leptospirosis inactivated vaccine) 钩端螺旋体(简称"钩体")血清型十分复杂,中国迄今已发现18个血清群75个血清型,流行于全国28个省、市、自治区,不同血清型之间交叉保护免疫不明显,因此必须选用钩体流行血清型1~3株来制备疫苗。生产菌种应选用繁殖力强、免疫原性好并通过豚鼠传2~3代后,应用无蛋白综合培养基培养菌种,收获的培养物中经加入0.25%~0.35%苯酚灭菌后,即制备成灭活菌苗。在每毫升钩体灭活菌苗中,每一菌型的死菌数应含1亿~1.5亿条。接种对象为流行区7~60岁高危人群,以及可能与疫水或患病动物接触者。于流行季节前,皮下注射菌苗,全程为2针,成人剂量为第一针0.5 ml,第二针1.0 ml,间隔7~10日;7~13岁儿童剂量减半;必要时7周岁以下儿童酌情注射1/4的成人剂量。疫苗接种不良反应轻微,免疫效果明显,使我国多年来已基本控制了钩端螺旋病的流行。

2. 吸附纯化无细胞百日咳疫苗(adsorption, purification pertussis vaccine) 中国采用含有1、2、3血清型的CS菌苗株作为生产百日咳纯化疫苗的菌种。CS菌种接种于活性炭半综合培养基中,用发酵罐深层培养法制备菌苗原液,其有效抗原释放至培养基上清液内,以化学和物理方法提纯并经甲醛液和戊二醛液解毒,然后去除解毒剂制成纯化成分疫苗。该疫苗含有丰富的丝状血凝集素(FHA)和毒素两种保护性抗原,含有效抗原成分15~18 μg总蛋白氮(PN)/ml。接种对象为3月龄至6岁儿童,皮下注射接种,每次注射剂量为0.5 ml,3~12月龄内共接种3次,每次间隔4~6周,在18~24月龄时再注射第4针加强。纯化疫苗较全菌体菌苗接种不良反应明显下降,其接种后发热率仅为后者的1/10,而两者的接种保护率均达到85%~90%。

3. A群脑膜炎球菌多糖疫苗(meningococcus polysaccharide vaccine) A群脑膜炎奈瑟菌的菌种为A4株,或其他经中国药品生物制品检定所同意的菌株。菌种在发酵罐半综合培养基中通气搅拌培养,培养物立即加入甲醛液灭菌并去除菌体,以免释放内毒素。亦可采用超速离心方法除去内毒素,在上清液中加入阳离子去污剂沉淀球菌荚膜多糖,收集沉淀物提取多糖即为多糖疫苗。另外,中国已批准生产A群和C群双价多糖疫苗,并已纳入计划免疫规程中。接种对象和剂量为6月龄至15岁儿童,其中3岁以下儿童于疾病流行前皮下接种2针,每针0.5 ml,间隔3个月,每3年复种1次。多糖疫苗接种不良反应(side effects)轻微。根据流行病学调查结果表明,接种后1~3年持续保护率分别为96.47%、92.62%和82.8%。多糖抗原是B细胞依赖性抗原,因此对1岁以下儿童免疫效果差,如将多糖抗原与其他蛋白抗原(如破伤风类毒素)偶联而成为结合疫苗,则可提高免疫原性。

4. 伤寒Vi多糖疫苗(typhoid Vi polysaccharide vaccine) 伤寒沙门菌灭活疫苗的保护效果肯定,但接种不良反应重。伤寒Ty2菌株含有丰富的微荚膜Vi抗原,在发酵罐半综合培养基中经培养8~12小时,将收获物加入甲醛液灭菌并取上清液,以脑膜炎球菌多糖疫苗相似的程序提取制成伤寒Vi多糖疫苗。接种对象为高发人群和军人,于上臂外侧三角肌处皮下或肌内注射0.5 ml。接种不良反应轻,仅有个别人有轻度短暂低热。现场调查表明,中国伤寒Vi多糖疫苗的保护率为70%,免疫持久性不少于2年。

(三) 类毒素疫苗(toxoid vaccine)

1. 精制白喉类毒素(diphtheria toxoid) 制备白喉外毒素的菌种为罗马尼亚白喉棒状杆

菌 PW_8 株,经国内培育筛选出产毒率高的亚株,每隔5年需进行一次产毒菌筛选。菌种接种于Pope或林氏培养基应用深层通气培养,外毒素效价不低于 150 Lf(絮状反应量)/ml,经加入0.5%~0.6%甲醛液脱毒成为类毒素,再经硫酸铵沉淀法纯化精制成类毒素疫苗。疫苗要求纯度≥1 500 Lf/mg PN(总蛋白氮)。白喉外毒素可先脱毒后精制,亦可先精制后脱毒,前者脱毒需时长并应不断地检查脱毒效果,后者需添加赖氨酸以防脱毒后毒性逆转。接种对象为6月龄至12岁儿童,初次免疫皮下注射2针,各0.25 ml,间隔4~6周。接种不良反应轻微,但在成人接种时,易引起超敏反应(hypersensitivity),故成人接种宜用低剂量(2~5 Lf),其免疫效果亦佳。

2. *精制破伤风类毒素*(tetanus toxoid) 自罗马尼亚引进破伤风芽孢梭菌的菌种,经中国药品生物制品检定所培育筛选出产毒量高的L58株。破伤风菌种在专用培养基(蛋白水解液加入适量的氨基酸和维生素)中,34℃厌氧培养6日,除去菌体并加入0.3%~0.4%甲醛液脱毒后,以硫酸铵沉淀法纯化为精制破伤风类毒素疫苗,类毒素纯度应≥1 000 Lf/mg PN。破伤风外毒素亦可先行精制后再脱毒。接种对象为儿童、发生创伤机会较多的人群(如军人、警察及地下施工人员等)和孕妇。WHO主张破伤风类毒素与白喉类毒素、百日咳疫苗混合成为百白破联合疫苗(DPT),给予儿童皮下接种。对于已基础免疫者,于受外伤后应再注射1针破伤风类毒素,可不必接种破伤风抗毒素,以防发生过敏反应。在第二次世界大战中为英、美、德等国参战军人接种破伤风类毒素,证明预防效果良好。

四、病毒类疫苗

(一) 减毒活疫苗(attenuated live vaccine)

1. *口服脊髓灰质炎减毒活疫苗*(Oral attenuated poliovirus vaccine, OPV 或称 Sabin *活疫苗*) 中国一直仅使用口服脊髓灰质炎减毒活疫苗(OPV)即Sabin活疫苗,毒种为Sabin 1型、2型和3型株(或Ⅲ$_2$株或Ⅲ型Pfizer株),亦可使用经人胚二倍体细胞培育纯化的3个型Sabin毒株。制备生产种子所用的细胞为胎猴肾、清洁级猴肾或人胚二倍体细胞(2BS)。每人份0.1 ml三价联合疫苗中,病毒含量(滴度)为1型6.0 $logCCID_{50}$/ml、2型5.0 $logCCID_{50}$/ml、3型5.5 $logCCID_{50}$/ml(每毫升含50%细胞感染量)。服用接种对象为≥2月龄婴幼儿,从2月龄开始,口服糖丸1粒或2滴液体疫苗,连续3次,每次间隔4~6周,4岁时再加强免疫1次。由于推广口服脊髓灰质炎减毒活疫苗,我国已消灭了脊髓灰质炎。Sabin活疫苗制备成本低,口服接种方便,易于推广使用。其主要缺点:① 疫苗需低温保存,且有效期短;② 有免疫缺陷或免疫低下者忌用;③ 可受其他肠道病毒干扰而影响免疫效果;④ 近年来发现,Sabin 1型、2型和3型疫苗株,均可在肠道内发生疫苗株之间或与其他肠道病毒基因重组,而使神经毒力返祖成为疫苗相关脊髓灰质炎病毒(vaccine associated poliovirus, VAPV)或疫苗衍生脊髓灰质炎病毒(vaccine derived poliovirus, VDPV),引起急性迟缓性麻痹(acute flaccid paralysis, AFP)病例,VDPV感染可遗留永久性肢体麻痹。

2. *麻疹活疫苗*(Measles attenuated live vaccine) 麻疹疫苗株毒种为中国自行研制的沪191株和长春的长47株,经在人胎肾细胞、人羊膜原代细胞上传代后,转种鸡胚细胞培养适应,使毒力减弱和保持良好的免疫原性。毒种在9~10日龄SPF鸡胚细胞上,于31~33℃静止或旋转培养,病毒滴度≥4.5 $logCCID_{50}$/ml,添加适宜保护剂并冻干制成麻疹活疫苗。接种对象为≥8月龄麻疹易感儿童,进行初次免疫,7岁时再复种1次。接种剂量为皮下注射0.5 ml。接种不良反应一般轻微,少数人在接种后6~10日可有一过性低热,偶有散在性皮疹。自1978年麻疹活疫苗被纳入计划免疫以来,中国每年麻疹病例数显著下降,近年来全国每年麻疹发病数少于10万例,仅为使用麻疹疫苗前病例数的1%。

3. *甲型肝炎活疫苗*(viral hepatitis A attenuated live vaccine) 1978年以来,中国自

行研制并被国家批准上市的甲型肝炎减毒活疫苗(attenuated live vaccine)有两种:① 毛江森等研制的H2株减毒活疫苗,毒株分离自杭州市郊12岁男性患者粪便标本,分离的HAV株在幼猴肾原代细胞中35~32℃传20代,再经人胚肺二倍体细胞(2BS KMB17株)于32℃传5代,获得丧失口服感染性而保持抗原性的H2弱毒株。接种剂量为1 ml(含$10^{6.5}$ $TCID_{50}$),于上臂外侧三角肌附着处皮下注射,需间隔几年后复种待定。减毒H2株cDNA克隆和序列分析与野毒株比较,发现H2株编码区有33个核苷酸被替换,其中9个氨基酸改变,5′非编码区(NCR)有5个核苷酸缺失,从而可使H2株丧失致病性。② 胡孟冬等研制的LA-1株减毒活疫苗,毒株分离自黑龙江省一位甲型肝炎患者粪便标本,经人二倍体细胞传代减毒制成,亦为皮下接种疫苗。甲型肝炎减毒活疫苗接种后可产生病毒血症和特异性抗体,并从粪便排出少量病毒,但未发现实验动物之间或人与人之间相互传染。接种对象为1~16岁易感儿童,以及高危人群诸如饮食服务行业和托儿所幼儿园工作人员。皮下接种1针疫苗后,可使90%以上接种者抗-HAV阳转,并持续存在1年以上,接种保护率达90%以上。由于接种甲型肝炎减毒活疫苗可使机体产生更完全的细胞免疫及体液免疫,加之成本低廉,仅需注射接种1次,故更适合中国及其他发展中国家使用。在甲型肝炎暴发疫情早期,应急接种甲型肝炎疫苗,亦可有效地控制疫情蔓延。

4. *风疹(冻干)活疫苗*[rubella (lyophilized) attenuated live vaccine] 风疹病毒野毒株在人二倍体细胞(2BS)30℃连续传代培养12代,得到BRDⅡ减毒活疫苗毒株。用人2BS培养疫苗毒种,用RK-13细胞或其他敏感细胞滴定病毒,每人份疫苗剂量(0.5 ml)病毒含量≥4.5 $logCCID_{50}$/ml。加入人白蛋白作保护剂,并冷冻干燥制成风疹活疫苗。接种对象和剂量为8月龄以上的易感者,重点对象为10~14岁少女,皮下注射0.5 ml。在注射后6~11日,少数人可有一过性的低热反应。成人接种后2~4周内可能出现轻度关节炎反应。育龄妇女注射疫苗后3个月内应避免妊娠。孕妇禁止接种。本疫苗主要用于预防孕妇患风疹,继而引起胎儿和新生儿的先天性风疹感染综合征,即先天性耳聋、白内障、心脏病、死胎及其他先天性畸形等。对于接种风疹活疫苗重要性,目前有待于提高认识并予以重视。

5. *流行性腮腺炎活疫苗*(mumps attenuated live vaccine) 中国使用的流行性腮腺炎活疫苗是上海S79减毒株,为从患者体内分离后,在三级(SPF)鸡胚细胞上连续传代,收获病毒并冻干制成疫苗,其病毒含量≥4.75 $logCCID_{50}$/ml。皮下注射每人份为0.5 ml。本疫苗一般与麻疹、风疹疫苗制成联合疫苗(MMR)使用。

6. *黄热病活疫苗*(arilvax) 中国采用国际通用的黄热病毒17KD减毒株,在三级(SPF)鸡胚卵黄囊中接种培养,取全胚研磨制成悬液,经离心后取上清液,加入保护剂并冻干制成黄热病活疫苗。接种对象为进入或途经黄热病流行区人员,皮下注射0.5 ml。接种者几乎100%产生中和抗体并持续较久。

7. *冻干乙型脑炎活疫苗*[Japanese encephalitis (lyophilized) attenuated live vaccine] 乙型脑炎活疫苗是由中国独创的减毒株SA14-14-2株制成的。SA14-14-2疫苗株由强毒株SA14经地鼠肾单层细胞传100代后,从蚀斑筛选无致病性小蚀斑毒株,再通过动物神经外途经传代以稳定残余毒力,使之不再具返祖毒力和提高免疫原性。减毒株SA14-14-2与原强毒株SA14核酸序列分析比较,共有57个核苷酸改变,发生2个氨基酸改变。应用地鼠肾细胞接种SA14-14-2株,当出现明显细胞病变时收取病毒原液,加适当的保护剂并冻干制成疫苗,其病毒滴度≥7.2PFU/ml为合格。接种对象和剂量为1岁以上儿童,皮下注射0.5 ml,1岁儿童注射1针,于2岁和7岁时分别各再加强免疫1次。经大量临床试验和流行病学效果证明,接种乙型脑炎活疫苗的不良反应轻微而免疫原性良好,其保护率达80%~90%,可以推广使用。

(二) 灭活疫苗(inactivated vaccine)

1. *脊髓灰质炎灭活疫苗(polio inactivated vaccine 或称 Salk 灭活疫苗)* Salk 灭活疫苗系1954年应用脊髓灰质炎病毒1型、2型和3型强毒株分别在猴肾细胞中增殖,收获病毒加入甲醛液在一定温度下灭活而成的三价联合疫苗。Salk 灭活疫苗为皮下注射制剂,初次免疫需注射3针,每针间隔4～6周,第3针后间隔6～12个月加强注射第4针,此后每隔数年需再加强注射1针。Salk 灭活疫苗经在北美及西欧等地区多年使用,证明安全有效,虽然注射接种后免疫持续时间较短,但也能控制脊髓灰质炎传播,尤其对免疫缺陷或免疫受抑制者使用灭活疫苗较为安全。因为制备工艺较复杂,故疫苗成本较高。目前中国已经消灭了脊髓灰质炎,而中国周边一些国家(如印度、巴基斯坦及阿富汗等)仍存在本病,故中国仍需对高危的易感儿童接种脊髓灰质炎疫苗。鉴于脊髓灰质炎活疫苗株可基因重组变异为衍生脊髓灰质炎病毒(VDPV),使神经毒力返祖而致急性迟缓性麻痹(AFP),中国有可能以 Salk 灭活疫苗替代 Sabin 活疫苗,并重新制定预防策略和接种程序。

2. *乙型脑炎灭活疫苗(Japanese encephalitis inactivated vaccine)* 乙型脑炎病毒P3株是抗原谱较广和免疫原性较好的弱毒种。P3株经地鼠肾单层细胞旋转培养,病毒滴度达到≥7.0 $\log LD_{50}$/ml,加入甲醛液制成灭活疫苗。接种对象主要为6月龄至7岁儿童和由非疫区进入疫区的易感者。皮下注射0.5 ml,初次接种2针,两针间隔7～10日,于初次免疫后1年、4岁及7岁时各再接种0.5 ml。注射时加入适量亚硫酸氢钠液,可减轻甲醛刺激引起的疼痛。多次注射后,有的接种者可出现过敏反应(低热、皮疹等),经一般对症处理即可。

3. *人用狂犬病灭活提纯疫苗(rabies inactivated vaccine)* 狂犬病灭活疫苗的毒种为狂犬病固定毒适应于细胞培养的5aG株或其他经批准的毒株。中国用地鼠肾细胞或Vero传代细胞在静置或旋转瓶中培养毒种,病毒滴度≥5.5 $\log LD_{50}$/ml,加入甲醛或β丙内酯灭活,经过物理化学方法提纯后制成冻干疫苗制品。疫苗效价以NIH法检测,≥2.5 IU/安瓿。接种对象为被疯狗或其他可疑动物咬伤、抓伤者。对被咬伤者应于第0、3、7、14、30日各肌内注射1安瓿量疫苗。此外,要及时消毒处理伤口,对于严重被咬伤的部位(头、脸、颈、手指及多部位)或深部伤口的受伤者,除全程疫苗注射外,需再增加注射2～3针疫苗,并在伤口周围注射特异性抗狂犬病血清或特异性免疫球蛋白。儿童和成人用量相同,成人在上臂三角肌处肌内注射,儿童则在大腿前内侧区肌内注射。狂犬病灭活疫苗是唯一急救性制品,其预防效果与注射疫苗的早晚、咬伤部位及咬伤程度有关,重要的是早注射与全程注射疫苗和处理伤口。提纯疫苗的接种不良反应一般较轻。

4. *肾综合征出血热灭活疫苗[hemorrhagic fever with renal syndrome(HFRS) inactivated vaccine]* 或称流行性出血热灭活疫苗(epidemic hemorrhagic fever inactivated vaccine)是中国率先由汉坦病毒Ⅰ型(汉滩型,Hantaan type, HTNV)和Ⅱ型(汉城型,Soul type, SEOV)毒株,应用单层细胞培养后制成的灭活疫苗。毒种为经过筛选具有抗原谱广、免疫原性好和产率高的毒株,经灭活处理和添加吸附剂,制备成单型疫苗或双型联合疫苗。疫苗接种对象为疫区各年龄组人员,若为Ⅰ型流行区,应重点对野外接触野鼠的高危人群接种Ⅰ型或双型联合疫苗。接种部位和剂量为肌内注射,于第0、7、28日全程接种3针,每次1.0 ml,1年后再加强免疫1次。经实验室研究和流行病学考核表明,接种后不良反应轻微且能诱发产生中和抗体,其保护率可达90%左右。

5. *森林脑炎灭活疫苗(forest encephalitis inactivated vaccine)* 1952年,中国应用森林脑炎病毒“森张株”,以地鼠肾细胞培养病毒株并以甲醛灭活制成灭活液体疫苗,一直沿用至今,其生产工艺与乙型脑炎灭活疫苗相同。接种对象为流行疫区野外工作人员,皮下注射2次,间隔

7～10 日，根据年龄，每次 0.5～2.0ml。疫苗预防效果较好，接种不良反应轻。

6. *甲型肝炎灭活疫苗*（viral hepatitis A inactivated vaccine） 目前国外有 4 种被批准的甲型肝炎灭活疫苗，均为细胞培养甲型肝炎病毒（HAV）经甲醛灭活的制剂。中国已批准进口的甲型肝炎灭活疫苗有 2 种：① 源于澳大利亚 HAV HM175 株，由比利时 Smith Kline Beecham 公司应用人 2BS 细胞培养适应并传接 40 代获得减毒株，从细胞培养液中收获病毒，经甲醛灭活后加入铝盐吸附而制成，称为 Havrix™（贺福立适）甲型肝炎灭活疫苗。成人初次接种剂量为 1 ml（含 1 440 抗原单位），儿童剂量减半，肌内注射，间隔 6～12 个月后再加强 1 针。② 源于哥斯达黎加 CR326－F′株，由美国 Merck 公司生产的 VAQTA™ 灭活疫苗，每毫升含 50U 抗原单位即 50 ng 抗原，接种方法同上。两种疫苗接种对象同甲型肝炎活疫苗，均于 10 年后需复种 1 次。虽然进口的甲型肝炎灭活疫苗免疫学效果和流行病学预防效果均较好，但其价格昂贵，不适合在中国推广使用。中国药品生物制品检定所和北京大学北京科兴生物制品有限公司利用中国 HAV 毒株和二倍体细胞生物反应器批量化增殖病毒，于 1999 年 12 月成功研制出安全有效的国产甲型肝炎灭活疫苗（孩儿来福），已通过国家级鉴定，其质量达到美国药品与食品管理局（FDA）GMP 规范标准，亦可用于适应人群的预防接种。

病毒类及细菌类减毒活疫（菌）苗与灭活疫（菌）苗及类毒素相比，各有其优缺点，一般前者免疫学效果和预防效果更好，但灭活疫（菌）苗的安全性相对更好一些（表 5－12）。

表 5－12 减毒活疫（菌）苗与灭活疫（菌）苗特点比较

比较要点	减毒活疫（菌）苗	灭活疫（菌）苗
疫苗来源	无毒或弱毒的微生物疫苗株	用甲醛等灭活的病原微生物或外毒素
免疫机制	类似自然感染，诱导机体产生体液免疫（IgG、IgA）和细胞免疫，Th1 与 CTL 细胞免疫更强	刺激机体产生体液免疫（中和抗体 IgG）及细胞免疫，不产生接种局部免疫（IgA）
免疫学效果	好，免疫持续 3～5 年或更长	较好，免疫持续数月至 1 年
禁忌接种人群	免疫功能缺陷及低下者	过敏体质者
不良反应	轻，但疫苗株有毒力返祖之虞	较重，常有低热、接种部位疼痛等
接种剂量与次数	剂量小，多为接种 1 次	剂量大，多为接种 2～3 次
疫苗保存及成本	需要低温，有效期较短，价廉	温度不严格，有效期较长，较昂贵

五、基因重组疫苗

（一）乙型肝炎重组疫苗

在 20 世纪 90 年代，中国生物制品研究机构应用中国地鼠卵巢细胞（CHO）传代细胞，转染 HBV S 重组基因并表达 HBsAg 成功，投入试生产后其产量有限。其后从美国 MSD 公司引进的酵母重组乙型肝炎疫苗生产线，于 1998 年正式投产。自 2000 年起，基因重组乙型肝炎疫苗已完全替代乙型肝炎血源性疫苗。基因重组乙型肝炎疫苗接种对象主要用于新生儿，其次为幼儿和高危人群（医务人员、托幼机构工作人员、职业献血员等）。注射程序为“0、1、6 程序”，即注射第 1 针疫苗后，间隔 1 个月及 6 个月注射第 2 针及第 3 针疫苗。新生儿接种乙型肝炎疫苗越早越好，要求于出生 24 小时内接种第一针，因为年龄越小，受乙型肝炎病毒（HBV）感染后越易成为慢性 HBV 携带者，且可能至青壮年时发病。接种方法：在婴幼儿、儿童和成人均为上臂三角肌肌内注射（经实验证明臀部肌内注射接种的免疫效果差），新生儿可于大腿内侧肌内注射接种。接种剂量：酵母重组乙型肝炎疫苗新生儿及儿童接种剂量为5 μg(0.5 ml),建议成人为20 μg(2 ml);对于HBsAg阳性母亲的新生儿,建议采用双倍剂量接种疫苗,并最好与乙型肝炎特异性丙种球蛋白(HBIG)联合接种。凡是经3针全程接种,未产生抗-HBs者,可重新接种3针,于末次接种后1~2个月再检测抗-HBs。重组乙型肝炎疫苗接种不良反应轻微,其免疫学和预防效果均较理想,保护率可达80%~90%。

(二)重组埃博拉病毒(腺病毒载体)病冻干疫苗

该疫苗由中国军事医学科学院生物工程研究所康希诺生物股份公司合作研制,具有中国独立的知识产权,于2017年10月19日荣获中国食品药品监管总局批准生产与使用。国产冻干重组埃博拉(Ebola)疫苗以腺病毒(Adenovirus)为载体,采用复制缺陷型病毒载体和无血清高密度悬浮培养技术,可同时激发人体细胞免疫和体液免疫,在保证安全性的同时,还具备良好的免疫原性。与美国、俄罗斯分别以水疱性口炎病毒(Vesicular stomatitis virus, VSV)为载体研制成的重组液体疫苗相比较,国产埃博拉疫苗更具稳定性,更适合于高温且需长途运输的非洲埃博拉流行地区的预防接种。此外,赴流行疫区务工经商、维和部队、旅游者及其他在流行区停留人员,均为预防接种对象。

六、核酸疫苗

核酸疫苗(nucleic acid vaccine)亦称为DNA疫苗(DNA vaccine),被称为第三代疫苗,它不仅具备减毒活疫苗的优点,即诱导体液免疫和细胞免疫应答用于预防疾病,还有希望用于治疗疾病。因此,开展乙型肝炎病毒(HBV)、丙型肝炎病毒(HCV)及艾滋病病毒(HIV)等核酸疫苗研究,是目前国内外的研究热点。例如,研制乙型肝炎DNA疫苗是将含有HBV抗原表位的DNA片段和必要表达调控元件,即合适的启动子、增强子及3′端多聚腺苷酸链(poly-A),共同构建成重组质粒即为乙型肝炎DNA疫苗。直接将乙型肝炎DNA疫苗注入实验动物体内,通过宿主细胞的转译系统进行表达目的抗原,进而刺激机体产生免疫应答,包括体液免疫产生中和抗体和激活特异性细胞毒性T细胞(CTL)活性等细胞免疫应答。构建乙型肝炎DNA疫苗可选用编码HBsAg基因(表面基因DNA疫苗)或HBcAg和HBeAg基因(核心DNA疫苗)。目的基因可以是全基因,也可以是含限制性多肽表位基因,所插入的载体可以是真核表达质粒,也可以是反转录病毒载体。核酸疫苗制备工艺相对较简单,不需要复杂的抗原蛋白提纯工艺,成本较低。因此,许多学者对核酸疫苗的应用前景寄予厚望,但是对于人体接种质粒DNA的安全性问题,在WHO专家会议上曾提出质疑:① DNA结合宿主细胞后可整合到宿主染色体中,导致插入性诱变;② 宿主细胞长期表达外源性抗原蛋白可导致机体异常免疫病理反应;③ 用编码细胞因子或其他共刺激分子基因也许会增加风险;④ 注射的DNA可能产生自身抗体,并可导致异常的自身免疫应答;⑤ 表达抗原的自身也许存在生物活性等。DNA疫苗是一种新的科学技术产物,当首次注入人体时必然会引起人们的各种疑虑,通过大量动物实验和科学研究,来论证它的安全性及其有效性尚需时日。目前应用DNA疫苗已开始对家畜疾病及人类少数疑难疾病,如某些肿瘤、原虫病及艾滋病等,进行小样本人群的临床治疗和预防效果的评价,预计不久的将来会得出初步结论。

七、联合疫苗

随着研制成功安全有效的疫(菌)苗不断地增加和被推荐应用,尤其是学龄前儿童推荐接种的疫(菌)苗日益增多。据美国2001年统计,在6月龄至6岁儿童的免疫程序中,需要单独注射的疫(菌)苗就有19种之多,因此,研制联合疫苗(combined vaccine)以便减少接种次数,降低成本及利于推广是大势所趋。联合疫苗分为多疾病的联合疫苗(combined vaccine)与单疾病的多价联合疫苗(conjugate vaccine)两种。在组成联合疫苗时,均应证明机体对各个组成疫苗及其抗原的免疫应答互不干扰，且不增加接种不良反应，其抗原性和安全性应与单一疫苗相似。

（一）多疾病联合疫苗

1. 麻疹、腮腺炎、风疹联合活疫苗（measles-mumps-rubella vaccines, MMR vaccines） 中国已批准使用麻腮风（MMR）三联疫苗，并已纳入免疫规划。国外已在试用 MMR－水痘（varicello, V）联合活疫苗（MMR－V vaccines）。

2. 白喉、百日咳、破伤风联合疫苗（diphtheria-pertussis-tetanus vaccines, DPT vaccines） 百白破（DPT）疫苗是目前包括中国在内世界各国应用最为广泛的联合疫苗。此外，DTP－b 型流感嗜血杆菌联合疫苗（DTP-haemphilus influenzae type b vaccines, DTP-Hib vaccines），DTP－乙型肝炎联合疫苗（DTP-HepB vaccines）以及 DTP－Hib－HepB 五价联合疫苗，已在欧洲及其他地区被批准使用。

3. 甲型肝炎－乙型肝炎联合疫苗（HepA-HepB combined vaccines） 由甲型肝炎灭活疫苗（inactivated vaccine）与乙型肝炎基因重组疫苗（gene-recombinant combined vaccine）组成，已被部分欧美国家批准使用。此联合疫苗全程 3 针注射免疫，采用 0、1、6 个月间隔程序。中国尚未试用此种联合疫苗。

4. 伤寒、副伤寒甲、乙三联疫苗（trine vaccine）及伤寒、副伤寒甲、乙与霍乱四联灭活疫苗（combined and inactivated vaccine） 最早主要在军队中使用，后来又增添破伤风类毒素。据报道，在第二次世界大战时已证明其预防效果较满意，但接种不良反应重，难以在平时推广应用。

（二）单一疾病的多价联合疫苗

1. 脊髓灰质炎 1、2、3 型联合减毒活疫苗（Oral polio combined vaccine, OPV） 在中国及许多发展中国家使用口服三价减毒活疫苗（OPV），即 Sabin 活疫苗。在欧洲和北美目前应用皮下注射用三价灭活疫苗（inactivated poliovirus vaccine, IPV）即 Salk 灭活疫苗。

2. 二十三价肺炎链球菌荚膜多糖多价疫苗（Pneumococcal polysaccharide vaccine） 肺炎链球菌共有 90 多个血清型，其中常见的流行株侵袭性荚膜多糖抗原型别为 1，2，3，4，5，6B，7F，8，9N，9V，10A，11A，12F，14，15B，17F，18C，19A，19F，20，22F，23F 及 33F，共计 23 个血清型，经菌株培养，提取多糖抗原，精制而成二十三价多糖疫苗。另有优选其中 13 个血清型流行株制备的十三价肺炎球菌多糖结合疫苗，专供 6 周龄至 15 月龄婴幼儿预防接种使用。2000 年，获美国批准与白喉毒素突变体 CRM197 结合而制备成的七价结合疫苗（pneumococcal polysaccharide seven types vaccines conjugated to CRM197），预防该 7 型肺炎链球菌感染的有效率可达 97%。另外，1、2、5 型多价疫苗，可有效预防肺炎链球菌菌血症。

3. 脑膜炎球菌荚膜多糖多价疫苗（Meningococcal polysaccharide vaccine） 被美国 FDA 批准的是 A、C、Y、W135 等 4 个血清群的四价多糖疫苗，但免疫的持久性有待提高。中国批准并纳入计划免疫规划的是 A 群和 C 群（A+C）双价荚膜多糖疫苗。

4. 流行性感冒病毒裂解疫苗[influenza vaccine(Split Virion), inactivated vaccine] A 型流行性感冒病毒（简称“流感病毒”）野毒株在不停地变异和更替流行株，甚至于出现新亚型。因此，流感疫苗株也随之每年在不断地更新，且需每年接种 1 次。2019/2020 年度流感流行季节，由 WHO 和欧盟公布的北半球适用的流感疫苗株为 A/布里斯班/02/2018（H1N1）pdm 09－类似株；A/堪萨斯/14/2017（H3N2）-类似株；B/科罗拉多/06/2017－类似株。上述 2 株 A 型及 1 株 B 型流感病毒疫苗株分别接种于鸡胚，经培养增殖、收获病毒液、甲醛灭活、浓缩、纯化、裂解，并混合为仅含 3 株流感病毒血凝素（H）和神经氨酸酶（N）抗原的亚单位疫苗。最新研制成的四价流感病毒裂解疫苗为含上述 3 株疫苗株之外，再增加一株 B 型流感疫苗株，即 B/普吉岛（Phuket）/3073/2013－类似株。该四价疫苗更适宜在流感流行地区，3 岁及以上易感人群中预防接种使用。

此外,试用中的联合疫苗还有钩端螺旋体多价灭活菌(疫)苗、出血热双价灭活疫苗及轮状病毒多价疫苗等。

八、治疗用生物制品——抗毒素及抗血清

抗毒素(antitoxin)及抗血清(antiserum)指应用细菌外毒素或蛇毒免疫动物(马)后,取得免疫血清并精制成的蛋白制剂。选用4～12岁健壮的马,经过长期多次接种外毒素或类毒素,使马产生高效价的血清抗毒素。当血清抗毒素效价达到规程中要求时,开始分2～3次部分采血或1次采全部血,应用胃酶消化-硫酸铵盐析浓缩联合法制备精制抗毒素。应用抗毒素治疗时,必须尽早使用方能奏效。抗毒素为异体蛋白,在使用时应先仔细阅读使用说明书并询问过敏史,务必做皮肤过敏试验。视具体情况可采用脱敏注射法以避免过敏反应。一旦发生过敏反应,应及时采取相应的抢救措施。

(一)精制白喉抗毒素(diphtheria antitoxin)

与白喉患者接触的未接种白喉类毒素的易感儿童,可一次肌内注射白喉抗毒素1 000～2 000 IU,并立即全程接种白喉类毒素,以预防发病。对已发病者,应尽早足量注射白喉抗毒素2万～10万IU,以及配合使用抗生素和其他对症治疗。

(二)精制破伤风抗毒素(tetanus antitoxin, TAT)

对于未预防接种过破伤风类毒素的受外伤者,在进行外科扩创处理的同时,应肌内注射破伤风抗毒素1 500～3 000 IU,使之在2～3日内血中抗毒素能保持10.3±0.6 IU/ml水平,随后再全程接种破伤风类毒素。对于已发病者,应立即并分次注射总量为2万～3万IU抗毒素,并配合其他对症治疗。

(三)精制肉毒抗毒素(botuline antitoxin)

肉毒外毒素有不同的型别,人的肉毒食物中毒主要由A型、B型或E型外毒素引起。中国的肉毒抗毒素制剂为单型抗毒素,注射时需予以混合。可疑肉毒中毒者,应皮下或肌内注射相应型或混合型抗毒素,每型1 000～2 000 IU,预防效果显著。对于已发病者,肌内或静脉注射相应型或混合型抗毒素,每型1 000～2 000 IU,以后视病情变化决定注射次数和剂量,其疗效肯定。

(四)抗狂犬病血清(rabies antiserum)

抗狂犬病血清是由狂犬病固定毒免疫马,采集其血浆经胃酶消化后,用硫酸铵盐析法制成液体或冻干的免疫球蛋白制剂。制造工艺基本上与其他抗血清相同。当马血浆的中和效价≥80 IU/ml时,采马血并精制后的成品效价应≥200 IU/ml。人被疯动物咬伤后注射抗狂犬病血清越早越好,咬伤后48小时之内肌内注射,可减少发病,特别是对于严重咬伤如头、脸、颈部、手指或多部位咬伤者更应注射抗血清。在对受伤部位做外科处理的同时,在伤口部位浸润注射抗血清,然后把余下抗血清注射肌肉内。注射剂量按体重计40 IU/kg,重伤者可酌量增至80～100 IU/kg,在1～2日内分数次注射。注射完毕后或同时开始全程接种狂犬病疫苗。

(五)抗蛇毒血清(halysantivenin)

抗蛇毒血清系应用蝮蛇、五步蛇、银环蛇及眼镜蛇等蛇毒或脱毒蛇毒,分别免疫马并采其血浆经胃酶消化后,应用硫酸铵盐析法纯化制成的免疫制剂,用于治疗相应的毒蛇咬伤。一旦被毒蛇咬伤,应立即静脉或肌内注射相应的抗蛇毒血清,即抗蝮蛇蛇毒血清6 000 U,抗五步蛇蛇毒血清8 000 U,抗银环蛇蛇毒血清10 000 U,抗眼镜蛇蛇毒血清2 000 U,视病情轻重可增减剂量。

(六)血液制品(blood agents)

人用血液制品取材于人血,分为血细胞制剂和血浆蛋白制剂,注射后均罕有过敏反应。人血浆中共有百余种蛋白质,现简述常用于预防及治疗的血浆蛋白制品。

1. 人血丙种球蛋白(human serum γ-globulin) 在中国,规定献血员必须接种乙型肝炎疫苗,所以人血丙种球蛋白含有甲型肝炎、麻疹、脊髓灰质炎、白喉和乙型肝炎抗体,主要为IgG和一定量的IgA、IgM,其中IgG含量占丙种

球蛋白的90%以上，而丙种球蛋白含量≥血浆蛋白总量的90%。人血丙种球蛋白按0.1～0.4 ml/kg体重肌内注射；或≤5岁儿童肌内注射5 ml，≥6岁儿童肌内注射10 ml。主要用于早期预防甲型肝炎、麻疹及脊髓灰质炎及应急接种，并可用于治疗丙种球蛋白缺乏症，与抗生素合用则可以提高对某些严重细菌和病毒性感染的疗效。接种后的被动免疫可持续6个月。中国已淘汰胎盘血丙种球蛋白制剂。

2. 静脉注射用丙种球蛋白（normal immunoglobulin for intravenous injection） 人血浆丙种球蛋白经过处理，使IgG裂解为100%单体分子制剂，能消除或减少过敏性接种不良反应，故可静脉注射或静脉滴注，用于治疗原发性或继发性的无或低丙种球蛋白血症，辅助治疗由严重感染引起的败血症、大面积烧伤、严重创伤继发的急性感染性疾病及原发性血小板减少性紫癜。本品为冻干粉剂，每安瓿装量2.5 g或1.5 g，以生理盐水（或5%葡萄糖溶液）50 ml或25 ml稀释，现配现用，取澄清液直接静脉注射或再加入1～2倍液体稀释后缓慢静脉滴注。由于本制剂半衰期短，故不宜用于预防疾病。

3. 特异性丙种球蛋白（specific γ-globulin） 经某种疫苗免疫的人，取其血浆制成提纯的特异性丙种球蛋白液体或冻干制品，可用于预防和治疗相应的感染病。乙型肝炎特异性丙种球蛋白（HBIG）内含抗-HBs效价≥100 IU/ml，每安瓿装量分别为100 IU、200 IU和400 IU。HBsAg和HbeAg双阳性母亲的新生儿，最好于出生24小时内肌内注射100 IU HBIG，而后隔1～2周，再按上述“0、1、6程序”全程接种乙型肝炎疫苗。当不慎被带有HBV阳性血的针头刺伤皮肤等暴露于HBV时，立即肌内注射HBIG 200～400 IU，可预防HBV感染。此外，中国还制成抗狂犬病特异性丙种球蛋白，当人被可疑狂犬咬伤时，尽快按20 IU/kg体重的剂量肌内注射；当人体受深部外伤时，尽早肌内注射250 IU抗破伤风特异性丙种球蛋白，均有一定预防发病作用，但仍需全程接种狂犬病灭活疫苗或破伤风类毒素。当破伤风已发病时，将供静脉专用的精制抗破伤风特异性丙种球蛋白3 000～6 000 IU制成稀释液给予静脉注射，具有治疗作用，特别适用于对破伤风抗毒素（TAT）过敏者。在治疗和预防疾病方面，血液制品是不可缺少的重要生物制剂。近年来，经血液制品传播HCV、HBV及HIV等事故屡见不鲜，故应加强落实对献血员的筛选和在采血与生产过程中各项监督管理措施，以确保各种血液制品的安全。

九、计划免疫及其接种程序

（一）计划免疫的意义

计划免疫（planned immunization）是指我国根据某些传染病发病动态监测结果和人群免疫水平分析，制定一定的免疫程序有计划地对特定人群进行预防接种免疫制品，以提高人群免疫水平，达到控制甚至消灭某些传染病的目的。WHO 1974年始将扩大免疫计划（expanded programme on immunization，EPI），作为实现2000年人人享受有卫生保健总目标的重要组成部分。计划免疫是中国贯彻预防为主方针的具体体现。中国计划免疫的接种疫苗是由国家卫健委规定的，其中第一类疫苗为国家免费提供的儿童计划免疫用疫苗，包括冻干皮内接种卡介苗（BCG）、口服脊髓灰质炎减毒活疫苗（OPV，简称“脊灰活疫苗”）、吸附百白破（DPT）联合疫苗及白喉、破伤风类毒素二联疫苗（DT）、冻干麻疹活疫苗（MV）和乙型肝炎疫苗。第二类疫苗为卫生部新纳入儿童计划免疫管理，由中央协同各省市自治区集资可提供儿童免费接种的疫苗，包括甲型肝炎疫苗、流行性乙型脑炎疫苗、流行性脑脊髓膜炎多糖疫苗和麻疹、风疹及腮腺炎（MMR）三联疫苗。第三类疫苗为对特殊人群推荐接种并可适当收费的疫苗，如风疹活疫苗、狂犬病灭活疫苗、肾综合征出血热灭活疫苗、森林脑炎灭活疫苗、钩体病灭活疫苗、布鲁菌病活疫苗、鼠疫活疫苗、炭疽活疫苗、流感亚单位疫苗及肺炎荚膜多糖多价疫苗等。

（二）计划免疫接种程序

制定计划免疫接种程序主要根据：① 某些

感染病高发年龄组及高发季节，应于发病高峰前实施免疫接种；② 接种几种疫苗或联合疫苗时，要考虑到疫苗尤其是口服减毒活疫苗各自产生的免疫互不干扰；③ 初次接种后，复种加强的间隔时间依据人群免疫水平和疫(菌)苗免疫的持续时间来确定。依据上述原则，中国制定的现在实施的计划免疫程序，参见表5-13及表5-14。

表5-13 中国对儿童免疫规划疫苗的免疫程序(2007年修订)

年(月)龄	接种疫苗
出生时	卡介苗①，乙型肝炎疫苗①
1月龄	乙型肝炎疫苗②
2月龄	脊灰3型活疫苗(OPV)3次，各间隔4～6周①*
3月龄	百白破三联疫苗①，3月龄～1岁如PPD试验为阴性，则复种卡介苗②，OPV(加强)1次
4月龄	百白破三联疫苗②，OPV再次(加强)1次
5月龄	百白破三联疫苗③
6月龄	乙型肝炎疫苗③
8月龄	麻疹活疫苗
1.5～2岁	百白破三联疫苗，加强1次④
4岁	脊灰活疫苗*加强1次②*
13～14岁	乙型肝炎疫苗复种
16岁	白破二联疫苗(加强)

注：○内数字，表示接种疫苗的序次。*指脊髓灰质炎疫苗的接种策略和程序，有待于重新制定。

表5-14 中国卫生部2008年2月18日发布新列入免疫规划疫苗及其免疫程序

年(月)龄	乙型脑炎疫苗*		甲型肝炎疫苗*		流行性脑脊髓膜炎疫苗	麻腮风三联疫苗#
	灭活疫苗	活疫苗	灭活疫苗	活疫苗		
6月龄					初免	
8～12月龄	初免2针(隔7～10日)				初免	
1岁		初免1针	初免1针	初免※1针		1.5岁(初免)
2岁	加强	加强	6个月后第2针			
3岁					加强(A+C群)	
4岁	加强					
6岁、7岁	加强	加强				加强※
10岁～			20岁加强		10岁(A+C)加强	

注：*指乙型脑炎疫苗及甲型肝炎疫苗的活疫苗或灭活疫苗，只需接种其中一种。※指甲型肝炎活疫苗及腮腺炎活疫苗需间隔几年复种(加强)，未定。#指麻腮风三联(MMR)疫苗即麻疹、腮腺炎、风疹三联疫苗。

十、预防接种注意事项及其不良反应

(一) 预防接种注意事项

为保证疫苗的预防效果和接种安全，在群众中施行预防接种时，应做好下列事项。

第一，加强对疫(菌)苗接种对象的卫生宣传教育和组织工作，从严筛除禁忌接种人群，并尽量提高适宜接种人群的全程接种率和登记率。

第二，仔细地阅读疫(菌)苗说明书，在计划免疫程序中，疫(菌)苗起始接种月(年)龄不能提前，一种疫苗的两次接种间隔不能缩短，严格遵守每一种疫(菌)苗的接种剂量和接种途径。在疫(菌)苗的有效期内使用，并做好疫苗尤其是活疫苗的冷链运输和低温保存。

第三，执行无菌注射接种操作，确实做到"一人一针一针管"的接种要求，避免经预防接种引起感染或交叉感染。

第四，抗毒素、抗血清等异体蛋白制剂，于肌内或静脉注射前，必须按要求先进行皮肤过敏试验。接种现场必须备有肾上腺素(adrenaline)等急救药物，以备不测。

第五，一旦出现与疫(菌)苗接种有关的严重不良反应可疑病例，应积极抢救治疗并报告上级卫生单位。任何医师不得擅自确定诊断及开列诊断证明，应遵照《全国计划免疫工作条例》的规定，请中央或各地区预防接种异常反应诊断小组进行鉴定诊断。

(二) 预防接种不良反应及其处理原则

预防接种使机体接受外来抗原刺激，除产生有益的抗感染免疫应答外，还可引起无益的甚至有害的免疫应答或非免疫反应。接种灭活疫(菌)苗常因异体蛋白和免疫佐剂的作用，引起注射局部的红肿浸润及疼痛，甚至引起淋巴管炎和淋巴结肿痛，少数人于接种疫苗后6～24小时出现37.5℃左右低热，一般不需特殊处理，在2～3日内消退。此外，由于接种者免疫异常或疫苗因素，引起局部或全身较严重的异常反应称预防接种不良反应(adverse reaction of inoculation)。

1. 局部或淋巴结化脓灶 有菌性化脓灶是由于疫(菌)苗染菌和不洁注射引起的。无菌性化脓灶主要发生在卡介苗接种后，由于疫苗内含有颗粒较大的吸附剂，不易被吸收，引起炎症硬结，继而形成化脓灶；或由于卡介苗菌种传代培养时间短使残余毒力较强，或接种剂量过大，可使1岁以下婴儿接种卡介苗1～2个月后，发生局部淋巴结肿大溃疡，导致淋巴结化脓灶。国内曾发生皮内注射或皮肤划痕的疫苗，如卡介苗，误作皮下注射接种事故，造成皮下脓疡长期不愈。无菌性化脓灶早期可行局部热敷，当液化灶明显时采用无菌操作以灭菌注射器吸脓，禁忌切开排脓，以免伤口经久不愈合。

2. 过敏反应或称变态反应(allergy)和超敏反应(hypersensitivity) 在接种疫苗的同时或稍后，机体出现的速发型过敏反应(或称变态反应)与超敏反应是预防接种不良反应中最为常见的。

(1) 过敏性休克：含有异种动物蛋白的抗毒素、类毒素及疫苗，如破伤风抗毒素、白喉抗毒素、肉毒抗毒素、破伤风类毒素、百白破(DPT)三联疫苗、地鼠肾乙型脑炎疫苗、多种灭活疫苗及麻疹减毒活疫苗等，在注射抗毒素或疫苗的当时或几分钟至45分钟急性发作，表现为全身奇痒、水肿、出红疹或荨麻疹，在呼吸道过敏症状表现为胸闷、干咳、窒息和发绀；在消化道过敏症状表现为恶心、呕吐、腹痛和腹泻；均伴有严重低血压、四肢冰冷和心率缓慢，如果抢救不及时，在发作后10～20分钟内可因窒息和末梢血液循环衰竭而死亡。

(2) 过敏性皮疹：有过敏性体质者在接种抗毒素及灭活疫苗后几小时至数日内，可在耳后、面部、躯干及四肢等处出现荨麻疹或斑丘疹。

(3) 血管神经性水肿：当接种白喉类毒素或含有动物血清成分的抗毒素及灭活疫苗，尤其是重复接种同一种疫苗抗原时，可在注射后24小时内出现注射局部红肿，范围逐渐扩大至上臂甚至面部，并可伴有荨麻疹。

上述3种过敏反应均属于Ⅰ型速发性或延迟相超敏反应，宜应采用抗组胺药物苯海拉明或氯苯那敏口服或肌内注射治疗。一旦出现过敏性休克，应立即采取急救措施，患者平卧，头部放低，立刻肌内注射或皮下注射肾上腺素0.3～0.5 mg，紧急时可将0.1～0.5 mg肾上腺素以10 ml生理盐水稀释后，静脉内缓慢注射。情况仍不见好转者，采用4～8 mg肾上腺素溶于5%葡萄糖溶液500～1 000 ml中，静脉滴注配合其他抗休克治疗，包括气管切开等抢救措施。

(4) 过敏性紫癜：接种疫苗2～7日后，少数人可出现Ⅱ型(细胞毒性)超敏反应，即出现皮下瘀点、瘀斑，有的伴有关节痛，严重者可伴有血便和血尿等内出血症状。治疗过敏性紫癜首选氢化可的松100～300 mg溶于5%葡萄糖溶液500 ml中，静脉滴注，连用7日后改为口服氢化可的松片剂。儿童剂量减至成人的1/3～1/2。并可并用止血剂、维生素C、维生素K等。

(5) 血清病：当注射含马血清的疫苗7～10日后，在机体内产生免疫复合物引起的Ⅲ型超敏反应，称为血清病。血清病的临床表现有2种：一种主要表现为发热、哮喘、淋巴结肿大、蛋白尿及上睑水肿等；另一种表现为粒细胞减少、淋巴结肿大和关节痛等。

(6) 局部过敏性反应(Arthus反应)：系由接种含有动物异体蛋白疫苗及霍乱、伤寒灭活疫苗引起的Ⅲ型超敏反应。于接种7～10日后，接种部位痒痛、红肿和硬结，轻者于数日内自行消退，重者红肿可波及上臂外侧，甚至注射部位坏死溃烂。对于血清病和阿瑟氏反应(Arthus reaction)，应用上述抗过敏和对症治疗为主，严重者可使用氢化可的松等糖皮质激素治疗。

3. 精神性异常反应

(1) 晕厥：在极少数成人及青少年在初次注射接种疫苗时，由于精神过分紧张、对疼痛的恐惧、过度疲劳及空腹等原因，会引起一过性脑贫血症，可出现面色苍白、四肢厥冷、出冷汗、恶心呕吐、心动过速甚至骤然失去知觉。

(2) 精神因素反应(神经官能性反应)：极个别人在接种疫苗后，出现一系列与疫苗无关的神经和精神症状，但查不出任何器质性病变，是由于个体的心理障碍引起幻觉所致。精神因素反应的症状可多种多样：① 感觉障碍，知觉麻木或过敏，自觉视觉、听觉及嗅觉障碍；② 运动障碍，自觉麻痹或瘫痪；③ 自觉有抽搐或语言障碍；④ 自觉自主神经或内分泌障碍；⑤ 严重者可类似癫痫发作及假死。对于精神性异常反应以心理疏导和暗示疗法为主，辅以药物安慰作用，一般均预后良好。

4. 神经性严重异常反应

(1) 变态反应性脑脊髓膜炎：曾发生在接种含有动物脑组织的疫苗如鼠脑培养乙型脑炎活疫苗和狂犬病灭活疫苗(现均已被淘汰)，偶尔发生在接种百日咳灭活疫苗、国外的黄热活疫苗、伤寒活疫苗、破伤风类毒素及一些抗毒素等，于接种疫苗后经14日左右(1周至1个月)的潜伏期，突然出现发热、恶心呕吐和精神萎靡，随后出现局部和全身抽搐，1周左右达疾病极期，出现高热、颈项强直和意识障碍，进而出现迟缓性瘫痪，但脑脊液检查其压力和性状基本正常。此为由细胞介导的Ⅳ型超敏反应，发生概率仅为数十万至百万分之一。经使用氢化可的松等糖皮质激素和对症治疗，多在1～2周内康复，重症者可遗留肢体瘫痪和(或)智能障碍，严重者可导致死亡。

(2) 脊髓灰质炎减毒活疫苗引起急性迟缓性麻痹症：急性迟缓性麻痹症(acute flaccid paralysis, AFP)可由疫苗相关脊髓灰质炎病毒(vaccine associated poliovirus, VAPV)或疫苗衍生脊髓灰质炎病毒(vaccine derived poliovirus, VDPV)引起。① 疫苗相关脊髓灰质炎病毒(VAPV)产生于口服脊髓灰质炎减毒活疫苗(Sabin疫苗)儿童及其密切接触的易感儿中，从患儿粪便中分离的毒株核酸序列与Sabin疫苗株的同源性达99%以上。患者于服疫苗后4～30日内出现与野毒株感染相似的AFP，但为时短暂，均能康复。在口服Sabin活疫苗的儿童中，AFP发生率约为1/50万，免疫功能缺陷者的AFP发生率是正常人的1 000倍。② VDPV为由Sabin 1、2、3型株之间，或疫苗株与野毒株之间，或疫苗株与其他肠道病毒之间发生基因重组所产生，它与Sabin疫苗株核苷酸序列同源性差异>1%，其神经毒力返祖已恢复。经调查，1、2、3血清型Sabin疫苗株均可产生VDPV，其中尤以2型疫苗株毒力更易恢复。VDPV引起的AFP，多发生在低服(OPV)苗率地区的未服苗儿童中，且有传染性和病例聚集现象，发病后常可导致永久性肢体麻痹后遗症。自1988年以来，埃及、多米尼加、海地、菲律宾、日本和以色列等使用Sabin活疫苗的国家已相继报告VDPV，我国自1994年以来，已从22个省、自治区分离到VDPV，平均每年由AFP患者粪便中分离到VDPV 250余株。因此，在包括我国在内的大多数国家已消灭脊髓灰质炎和脊髓灰质炎病毒野毒株的今日，是否继续推行口服Sabin活疫苗，以及是否需要改变预防脊髓灰质炎策略和免疫程序，均为亟待研究探讨的问题。

(北京大学　朱万孚)

第九节　化学药物预防

治疗医学发展进步后出现预防医学已有300多年。以治疗医学和预防医学为中心的医学，现在又发展到以保健医学为中心的新阶段。治疗医学治已病，预防医学防未病，保健医学无病保健康。保健医学是研究生命的生态平衡、生态失调和生态调节等的医学科学。从健康出发，保持生态平衡，保健医学应以健康为出发点，研究怎样才能健康，把传统的生理参数从对疾病诊断的检测转变为对健康的考察。人体的许多生理参数如血液、细胞素、白细胞介素、免疫反应值、细胞凋亡、肿瘤坏死因子、干扰素等，以及主要感染病的体液免疫和细胞免疫状态与动态变化，都应作为保健医学的重要研究指征。

感染性疾病的现代预防措施，除了各种免疫接种外，还包括化学药物预防，又称化学预防（chemoprophylaxis）或流行病学治疗（epidemiological tretment）。化学药物预防是通过提前使用抗病原体药物起到预防某些感染或感染性疾病发病以及减轻病情的作用。在针对日常感染性疾病的化学药物预防中，抗生素占据了重要地位，往往可以预防大多数常见疾病以及医疗相关感染。在所有的医疗相关感染中有 40％至 60％是可以使用抗生素预防的，如外科医生常使用抗生素预防乳腺癌手术后手术部位感染。但在抗生素的实际应用中，也使一些病原微生物获得越来越多的耐药性。有学者发现一些特殊方法可以弥补抗生素应用中的不足。例如，已经观察到益生菌可以维持人体正常菌群的平衡，并且降低某些传染病如抗生素相关性腹泻和呼吸道感染的风险，甚至可能降低抗生素的耐药性。

化学药物预防包括一级预防，即防止暴露于病原体和受到感染；二级预防，即防止感染后患病和再把病原体扩散传播。决定是否使用化学药物预防以及制订预防措施前，需要评估高危人群，权衡利弊。例如，患者在因为龋齿和牙周感染拔牙时，口腔科医师会建议使用抗生素预防拔牙后的并发症。尽管预防性使用抗生素可能导致轻度不良反应且使耐药菌的流行性增加，口腔科医师仍然会对感染风险较高的患者预防性应用抗生素，因为这类患者术后感染率更高，且感染后并发症更难治疗。合理的化学预防措施一般需结合对病原体致病性和传播途径、宿主反应性、环境卫生各方面的理解，综合考虑，从而制订出个性化预防方案。世界卫生组织制定了一系列针对性很强的预防指南（prevention guidelines），各国也有适合本国疫情的预防指南。例如，美国 HIV 流行是严重社会问题，美国感染性疾病学会（Infectious Disease Society America，IDSA）和联邦公共卫生服务（United States Public Health Service，USPHS）为 HIV 感染者制定的机会感染预防指南等。还有不少国家制定的出境旅游指南中也包括感染性腹泻等疾病的化学药物预防；此外，各种外科手术抗菌药物预防性使用规范和有关指南也有不少化学药物预防内容。

一、化学药物预防的优缺点

化学药物预防有它固有的一些优点：① 它可用于尚无疫苗预防的疾病，或因有禁忌证而不能接种疫苗的人群。② 对仅需获得短期的防病效果的人，诸如旅游者进入感染性腹泻疫区、流行性脑脊髓膜炎疫区、疟疾疫区等也较适用，它可提供即时的保护作用，而不必像疫苗接种那样等待产生有效水平的抗体。③ 对处于感染潜伏期的密切接触者，能制止发病或减轻病情，起流行病学治疗作用。

化学药物预防的缺点也是显而易见的：① 它只能在服药期间提供暂时的防护，不可能像疫苗那样通过提高人群的免疫力达到控制甚至消灭某种传染病的目的。② 化学药物预防一直是卫生系统的挑战。人们常常因为忘记服用药物或因为药物不良反应而不按时服用药物，从而使化学药物预防的效果大打折扣。③ 由于病原体耐药性的变化以及服药个体的差异性，可能同一种化学药物预防方案无法达到相同的效果，服药预防失败的情况也是有的。④ 不考虑流行病学资料和权衡利弊，单从愿望出发的盲目使用，可陷于滥用药物的种种弊病之中。

综上所述，化学药物预防弥补了传统免疫预防的不足。广义的化学药物预防不仅针对传染病，还包括预防无专一病原体的感染性疾病，预防性使用抗菌药物。例如,肝硬化腹水继发自发性腹膜炎,粒细胞减少时的继发感染等。然而随着化学药物预防的发展,也给我们带来了新的挑战,怎样选择药物预防措施,怎样合理用药,是一个有待深入研究的课题。

二、化学药物预防的应用

化学药物预防需要制订出一套良好的预防措施,与此同时,更重要的是严格遵守这些措施规定。在疟疾流行区,妊娠期疟疾作为一种公共卫生问题,具有高发病率和死亡率的特点。妊娠期疟疾感染的控制相对复杂,即需要考虑药物安全性,又需要兼顾药物疗效。世界卫生组织建议在疟疾高发区域怀孕人群使用间歇疗法预防性地治疗妊娠期疟疾,不仅要使用杀虫剂消灭蚊虫,也推荐孕妇在妊娠第2～3个月内至少两次使用磺胺多辛胺嘧啶。然而在实际应用中,仅有部分医疗机构实施了世界卫生组织的预防策略,这导致疟疾高发区域妊娠期疟疾的发病率仍然居高不下。由此可见,严格遵守化学药物预防措施是保障预防效果的重要因素之一。

除此之外,对不同病原体感染化学药物预防的实施方案也经常有争议。例如,给进入感染性腹泻高发地区的旅游者每日服用100 mg多西环素,可使腹泻发病率降低约80%。但是可能会导致以下弊端:① 大规模使用会给人群肠道微生态造成重大影响,促进产毒性大肠埃希菌和耐药性细菌的增加;② 在耐四环素类药物的志贺菌、沙门菌感染流行地区,服用多西环素反而增加这些细菌的感染率;③ 多西环素的不良反应病例可增加,包括少见的但严重的氮质血症。所以多数学者不主张推广应用,只局限于8岁以上儿童、非孕妇女、健康状态较差以致不堪忍受腹泻的人使用。对旅游期不超过数周的健康人宜采用其他非药物性预防办法,即使发生腹泻也不可获得一些免疫。此外,同样是多西环素,它在预防钩端螺旋体病突发流行是非常必要的应急措施。该病平常多为散发,菌株常有变异,疫苗接种不能应对突发流行,而应用多西环素实施化学药物预防却简单易行且有效。因钩端螺旋体对抗生素极度敏感,在流行期间每周1次口服100 mg的多西环素即可维持血中的有效杀菌浓度。此种方法在巴拿马丛林中训练的美军中做过严格对照研究,其保护率可达80%。如易感染者偶然接触疫水,或实验室人员意外受染,可每日注射青霉素160万,连续2日,即可达到防止发病的目的。

由此看来,化学药物预防确是可供选择的预防措施,但在一定数量规模的人群中实施时必须结合当地疫情,由疾病控制中心权衡利弊,有章有序地实施为宜。

应用抗病原体药物进行预防或流行病学治疗至今尚无国际上一致认可的方案,表5-15列出的对象并不全面,建议给药方案虽较成熟,但并非每个方案都是一成不变的。

表5-15 应用抗病原体药物进行预防或流行病学治疗建议

疾病/易感者	给药方案	说明
病毒性疾病		
1. 预防肝移植后再感染乙型肝炎病毒	移植前服恩替卡韦0.5 mg或替诺福韦300 mg每日1次,术中无肝期给予乙型肝炎免疫球蛋白(HBIg),移植后联合低剂量HBIg	HBV相关肝移植患者需要终身应用抗病毒药物预防乙型肝炎复发
2. HIV		
(1) 职业性暴露,因针刺等事故接触含高水平HIV血液	富马酸替诺福韦二吡呋酯+恩曲他滨(拉米夫定)+洛匹那韦/利托那韦或拉替那韦[TDF+FTC(3TC)+LPV/r或RAL]	暴露后尽可能在最短的时间内(尽可能在2小时内)进行预防性用药,最好不超过24小时,但即使超过24小时,也建议实施预防性用药。用药方案的疗程为连续服用4周

（续表）

疾病/易感者	给药方案	说明
(2) 职业性暴露，黏膜沾染有传染性血液、体液	富马酸替诺福韦二吡呋酯＋思曲他滨(拉米夫定)＋洛匹那韦/利托那韦或拉替那韦[TDF＋FTC(3TC)＋LPV/r 或 RAL]	当 HIV 感染状态不明或暴露源不明时，通常不进行预防。如暴露源来源于 HIV 高危者则采取预防用药；对于有可能暴露于 HIV 感染者时采取预防用药
(3) 直接性接触		
3. 流行性感冒	金刚烷胺或甲基金刚烷胺 200 mg 每日 1 次，一般用 6 周	
细菌性疾病		
脑膜炎奈瑟菌	利福平 600 mg(儿童 100 mg/kg)每 12 小时 1 次，口服 4 次；或环丙沙星 500 mg，单剂口服；头孢曲松 250 mg(儿童减半)，肌内注射 1 剂 环丙沙星 500 mg 单剂口服；头孢曲松 250 mg(儿童减半)，肌内注射 1 剂	为疫苗产生免疫赢得时间。为飞沫传染而非空气传染，服药预防限于密切接触者
流感嗜血杆菌(脑膜炎)b 型	利福平 20 mg/kg(不超出 600 mg)每 6 小时 1 次，共 4 次	家庭或托儿机构中与患儿可能接触者，特别是≤2 岁
耐甲氧西林金黄色葡萄球菌(MRSA)	2%莫匹罗星软膏涂鼻孔，每 12 小时 1 次，用 5 日；涂创口，每日 1 次。共 2 周	减少 MRSA 局部定殖
B 组链球菌(经产道新生儿感染)	母亲：青霉素皮试阴性者，青霉素 G 500 万 U 静脉滴注后，250 万 U 静脉滴注，或阿莫西林 2 g 静脉滴注，每 4 小时 1 次；青霉素过敏者，用克林霉素 900 mg 静脉滴注，每 8 小时 1 次，或红霉素 500 mg 静脉滴注，每 6 小时 1 次，直至分娩	妊娠 35～37 周母亲阴道培养阳性，或有发生感染的临床危险因素
无发热的中性粒细胞减少，如化疗后中性粒细胞减少	甲氧苄啶/复方磺胺甲噁唑(TMP/SMZ)2 片，或诺氟沙星 400 mg，或氧氟沙星 400 mg，或环丙沙星 500 mg 每 12 小时 1 次，可减少发热	不一定降低病死率。氟喹诺酮类虽可减少革兰阴性菌，但阳性菌感染未减少
反复发作中耳炎(肺炎链球菌、流感杆菌、卡他球菌、溶血性链球菌)	复方磺胺甲噁唑(SMZ)50 mg/kg 每晚 1 次，或阿莫西林 20 mg/kg 每 12 小时 1 次，或阿奇霉素 19 mg/kg 每周 1 次	半年内有过 3 次，或 1 年内发生 4 次是预防对象，在冬春季节治疗数月
肝硬化腹水患者预防原发性腹膜炎	TMP/SMZ 1 片每日 1 次，或诺氟沙星 400 mg 每日 1 次，用 5 日	可减少发生率但不能完全预防。后者可能增加葡萄球菌感染概率
脾切除后菌血症(肺炎链球菌、脑膜炎奈瑟菌、流感嗜血杆菌等)	青霉素 V：<5 岁，125 mg；>5 岁或成人，250 mg 每 12 小时 1 次。也可用阿莫西林或 TMP/SMZ	每 6 年接种 1 次肺炎链球菌多价多糖疫苗。建议成人切除脾脏前先行免疫接种
镰状细胞病(多肺炎链球菌感染)	青霉素皮试阴性者，3 月龄至 5 岁：阿莫西林 125 mg 每 12 小时 1 次；>5 岁，青霉素 V 250 mg 每 12 小时 1 次	需接种 DTP、OPV、MMR、Hib、多糖疫苗

(续表)

疾病/易感者	给药方案	说明
易感者		
牙科操作后假关节感染	牙科操作前1小时,口服2 g阿莫西林、头孢拉定或头孢氨苄,不能口服者,注射2 g头孢唑林、阿莫西林;如对青霉素过敏,则给克林霉素600 mg	限于高危对象:患关节炎、1型糖尿病、营养不良、血友病、有过关节感染或置换史
风湿热(A组溶血性链球菌咽炎后)	原发预防:苯唑西林120万U肌内注射 二级预防(有过风湿热病史):苯唑西林120万U肌内注射,每3～4周1次	即使咽炎病程已7～9日,青霉素V 250 mg每12小时1次,或磺胺嘧啶1 g每日1次,或红霉素250 mg每12小时1次,有心肌炎和瓣膜梗死者服10年
肝、肾、心、肺脏器移植和骨髓移植	各移植中心方案不一,最简单的是用TMP/SMZ 1片每12小时1次,4～12个月需用更昔洛韦预防CMV	限于伦理要求,各方案都缺少安慰剂对照
旅游者腹泻	当发生第一次稀便时服用一种氟喹诺酮类药＋硝基咪唑类等抗原虫药	也有选用铋制剂的,或单用诺氟沙星、环丙沙星
遭受性攻击者	头孢曲松125 mg肌内注射＋多西环素100 mg每12小时1次,7日加用甲硝唑2 g,即服	每2个月查1次盆腔,以及性病病原体、梅毒和HIV血清抗体
性接触者(淋病奈瑟球菌、衣原体)	头孢曲松125 mg肌内注射＋多西环素100 mg每12小时1次,共7日;或头孢克肟400 mg＋阿奇霉素1.0 g口服1次	未覆盖梅毒,如查出梅毒则需治疗3个月
Wegener肉芽肿	TMP/SMZ(80/160 mg)1片每12小时1次,口服	观察2年,较安慰剂组临床发作明显减少

参考文献

[1] 游伟程. 医学流行病学. //译自 Greenberg RS *et al*. Medical Epidemiology[M]. 4th edition. 北京:人民卫生出版社,2006:90-127.

[2] 朱万孚. 感染性疾病的流行病学[M]. //贾辅忠,李兰娟. 感染病学[M]. 南京:江苏科技出版社,2010:78-123.

[3] 朱万孚,陈冠英. 生物医学安全与法规[M]. 北京:北京大学医学出版社,2007:3-4,72-88.

[4] 朱万孚,庄辉. 医学微生物学[M]. 北京:北京大学医学出版社,2013:1-6,189-211.

[5] 徐志凯,郭晓奎. 医学微生物学[M]. 北京:人民卫生出版社,2014:162-180.

[6] 严杰. 医学微生物学[M]. 3版. 北京:高等教育出版社,2016:66-70.

[7] 张文福. 医学消毒学[M]. 北京:军事医学科学出版社,2002:3-260.

[8] 全国科学技术名词审定委员会. 微生物学名词[M]. 2版. 北京:科学出版社,2012.

[9] 杨瑞馥,淘天申,方呈祥,等. 细菌名称双解及分类词典[M]. 北京:化学工业出版社,2011.

[10] 世界卫生组织. WHO实验室生物安全手册[M]. 3版. 日内瓦:世界卫生组织,2004:61-82.

[11] 薛广波. 现代消毒学[M]. 北京:人民军医出版社,2002:74-599.

[12] 钱宇平. 流行病学研究实例(第1卷)[M]. 北京:人民卫生出版社,1984:38-42.

[13] 王旭东,孟庆龙. 世界瘟疫史[M]. 北京:中国社会科学出版社,2005:175-183.

[14] 吕宝成,楚金贵,赵铠. 全球消灭天花简史[J],中华医史杂志,1982,12(3):164-168.

[15] 李河民. 生物制品在预防医学中的应用[M]. //王秀茹. 预防医学微生物学及检验技术[M]. 北京:人民卫生出版社,2002:278-299.

[16] 连文远. 预防接种手册[M]. 上海:上海科学技术

文献出版社，1997：22－172.

[17] 李杰，庄辉. 疫苗衍生脊髓灰质炎病毒感染及其预防策略[J]. 传染病信息，2002，15：7－9.

[18] 陈智. HBV 和 HCV 核酸疫苗的临床应用前景[J]. 中华肝脏病杂志，2000，8：373－374.

[19] 朱万孚. 疫(菌)苗的现状及研究进展//李梦东，王玉明. 实用传染病学[M]. 北京：人民卫生出版社，2004：269－282.

[20] Nelson KE. Epidemiology of infectious disease: general principlel. //Nelson KE, Williams CM & Graham Neil MH. Infectious disease epidemiology: theory and practice[M]. Maryland: an aspen publication, 2001: 17－50.

[21] Barry L, Batzing. Mcrobiology, an introduction [G]. Wadsworth/Thomson earning, 2002: 454－659.

[22] David Greenwood, Richard Slack and John Peutherer. Medical Microbiology — A Guide to Microbial infections: Pathogenesis, Immunity, Laboratory Diagnosis and ontrol[M]. 15 ed, New York: Churchili Livingstone, 1997: 644－651.

[23] Ingraham JL and Ingraham CA. Introduction to icrobiology[M]. 2ed. Brooks/Cole, 2000: 506－529.

[24] Block SS (editor). Disinfection, sterilization, and preservation [M]. 5th edition. Philadelphia, Lippincott Williams & Wilkins, 2001.

[25] Fraise AP, Lambert PA, Maillard JY (editors). Principles and practice of disinfection, preservation & sterilization[M]. 4th edition. Blackwell Publishing Ltd, 2004.

[26] Hughes R, Kilvington S. Comparison of hydrogen peroxide contact lens disinfection systems and solutions against Acanthamoeba polyphaga [J]. Antimicrob Agents Chemotherap, 2001, 45: 203－204.

[27] Normile D. Infectious diseases. Second lab accident fuels fears about SARS [J]. Science, 2004, 303: 26.

[28] Russell AD, Furr JR, Maillard JY. Microbial susceptibility and resistance to biocides [N]. American Society for Microbiology News, 1997, 63: 481－487.

[29] Srathdee SA, and Loughlin. Vaccins—past, present, and future[M]. //Nelson KE Immunol, 1999, 162: 3915－3939.

[南京医科大学第一附属医院(江苏省人民医院) 朱传龙]

第二篇

感染性疾病的诊断和治疗

第六章 感染性疾病诊疗概论

感染性疾病的临床工作除了疾病的诊断和治疗外，还有另外两个重要任务：一是病原学检测，它既是指导抗病原治疗的依据，也是流行病学的重要资料，特别对传染病病原体，有时还需要了解它的遗传谱系、血清型、基因型、变异、毒力和耐药性等，以便更好地制定控制传播和流行的策略；二是积极参与感染性疾病的预防工作。临床各科医护人员都有机会接触到病原体，因此都要有正规的隔离、清洁、消毒等专业训练，特别是对一些可在人群中流行甚至暴发流行的传染病，要能做到早期诊断和及时上报疾病预防控制中心，尽最大努力控制继发病例的发生。

一、感染性疾病的诊断

1. *临诊实践* 临床诊断一般要收集临床症状体征、病情发展经过、流行病学史、病原学等各项资料，经过综合分析做出诊断。可是多数感染性疾病是急性经过，且一部分病例进展很快，延误治疗可危及生命或病后出现后遗症；如是高强度流行的传染病，延误隔离还可能出现人群继发病例。所以初诊时能做出准确诊断非常关键。这要求接诊医师根据近期流行病学信息和临床综合资料就能获得合情合理的拟诊印象或临床诊断。初诊急性感染性疾病时可能只有发热主诉，临诊时一方面要仔细询问各部位有无不适，另一方面要从全身体格检查中察觉异常，力求把发热和局部病态结合起来考虑拟诊印象，并由此安排必要的常规检查和获取病原学检测所需的血、排泄物等标本。对急诊患者可随即开始病原治疗。初诊急性感染性疾病的临诊思维和诊疗实施的水平是需要在长期临床实践积累中不断提高的。尽管现代医疗检查技术进步很快，但只可帮助而不可能代替医师的临诊工作。

对于某些倾向于感染性疾病但还未确诊的患者，仍需要在观察、检查和治疗过程中逐步明确诊断。特别是在发热病程超过3周的不明原因发热病例中有一部分最后确诊为非感染性疾病。这些疾病早期常伴有发热等感染假象，如恶性淋巴瘤、成人斯蒂尔病（adult onset still's disease，AOSD）、噬血细胞综合征（hemophagocytic syndrome）、药物超敏反应等。此外，也有一些感染性疾病在病程初期，因症状不典型或多样性而易误诊为非感染性疾病，如肺外结核、艾滋病、无菌性脑膜炎、坏死性淋巴结炎、军团菌病等。

2. *影像学技术* 从询问、观察症状和体检可初步判断感染部位，现代影像学技术的进步又使过去只能察觉而难以证实的局部感染性病灶变得容易被明确。例如：① 对肝脓肿、腹腔脓肿、肺脓肿以及各部位的迁徙性脓肿等，不仅可以明确诊断，还可在影像学技术指导下穿刺排脓，或插入导管引流积脓。② 感染性心内膜炎是不明原因发热鉴别诊断中必须考虑的疾病之一。过去只能从心脏听诊、皮疹等做出拟诊，现在应用超声心动图可检出瓣膜或心内膜上的赘生物而得到确诊，人工瓣膜感染还常在瓣膜周边查见积脓。③ 对肺部感染部位和病原菌的推定以及与非感染性肺疾病的鉴别诊断等，现在通过CT、薄层CT等技术可以比过去胸部X线片获得更多、更好的信息。④ 致病性大肠埃希菌、沙门菌、弯曲菌等所致肠炎和霍乱的炎症病变在黏膜和黏膜下组织，并具有由内腔向外膜扩展倾向。因黏膜固有层和浆膜血管丰富，CT 上为高吸收区；两者间的黏膜下层因炎症水肿而呈低吸收区。因此，肠管全周有水肿性肥厚，由里向外呈高-低-高吸收区 3 层构造。病原体不同使肠管炎症部位有差异，肥厚程度也不同：O157 大肠埃希菌出血性肠炎的上部结肠肥厚显著，管壁可厚至 20 mm，另在骨盆底部可见腹水潴留；耶尔森菌肠炎病变部位以回盲部居多，有回盲部炎症和肠系膜淋巴结肿大。⑤ 性病衣原体感染常循着宫颈、宫内、附件、盆腔的顺序蔓延，偶尔由盆腔波及肝被膜，引起肝周围炎（Fitz-Hugh-Curtis syndrome，FHCS），超声检查可见肝右叶表面少许液体潴留、肝被膜和相邻右肾上极被膜稍肥厚，CT 上最具特征的是肝右叶表面局限性浓染影，在造影早期尤为清楚。该病如果没有超声、CT 等影像学资料则无法明确诊断。

3. *病原微生物检测*　对于众多细菌性感染，应重视采取适当标本做涂片染色检测。它的优点有：① 快速便捷，在技术熟练者 15 分钟即可推定临床常见病原菌。据此，尽可能选择有针对性的窄谱抗菌药物进行有效治疗。治疗 24～48 小时再做涂片复检，如看到菌数减少或菌溶解现象，即可判定治疗有效。② 在临床出现二重感染以前即可发现菌群交替线索。细菌性脑膜炎常见病原菌肺炎链球菌、流感嗜血杆菌和脑膜炎奈瑟菌的涂片染色检测的检出率可分别达到 90%、75%和 50%。对血管内导管相关血流感染，拔管时剪取导管前端做革兰染色，或在前端取其内腔少许血液涂片染色，检出病原菌的概率达 78%～100%，且可鉴别革兰阳性菌、革兰阴性菌及酵母菌，其特异度为 95%～100%，足可在培养阳性前指导临床用药。呼吸机相关肺炎的病死率相当高，预后在相当程度上取决于初始治疗的正确性。采用直接吸取气管导管内的痰液，经纤维支气管镜应用防污染导管采样，或支气管肺泡灌洗液等标本做革兰染色，检出率都可达 90%，特异度在 60%～89%，基本可满足临床的迅速合理用药。

目前，细菌培养、菌种鉴定和药物敏感试验都可由自动化机器进行操作，大大提高了细菌检测效率。需要注意的是：这类机器对葡萄球菌、肠球菌、肠杆菌科革兰阴性杆菌、葡萄糖非发酵菌等常见病原菌效果良好，也能做抗菌药物敏感试验，但对链球菌、奈瑟球菌、嗜血杆菌、芽孢杆菌、棒状杆菌和厌氧菌等因机器种类而有很大差别，这时仍需要专业的微生物学专家采用传统的经典手工操作来进行补充和核实，并对机器性能实施经常性监测，才能保证结果的可靠性。

近数十年来，侵袭性真菌感染显著增加，但我国在真菌检测和药物敏感试验方面还落后于临床需求。抗真菌药物品种增加了，但真菌在同一菌种内不同菌株间的药物敏感性存在很大差异，临床选择药物时常因缺乏药物敏感试验而陷于困境。真菌培养比细菌培养阳性率低且生长缓慢，但真菌鉴定离不开形态特征，且药物敏感试验也需要先分离培养获得单克隆菌落方可进行。当前已将传统的分离培养技术配合血标本处理、适宜的培养基和计算机技术，从而提高了真菌检出率。为满足临床早期诊断需要，临床主要的几种真菌感染已有成熟的血清学诊断试剂盒出售。如检测真菌细胞壁成分(1，3)-β-D-葡聚糖的 G 试验，适用于除隐球菌和接合菌(包括毛霉、根霉等)外的所有深部真菌感染的早期诊断，尤其是念珠菌和曲霉，但不能确定菌种；检测曲霉半乳甘露聚糖的 GM 试验，主要适用于侵袭性曲霉感染的早期诊断，而且半乳甘露聚糖的量与菌量成正比，可以反映感染程度，连续监测 GM 试验可用于治疗效果的评估。但需要注意的是，不管是 G 试验还是 GM 试验，除了假阴性外，还可能出现假阳性，如使用纤维素膜进行血透，标本或患者暴露于纱布或其他含有葡聚糖的材料，静脉输注免疫球蛋白、白蛋白、凝血因子或血液制品，使用半合成青霉素尤其是哌拉西林/他唑巴坦，食用可能含有半乳甘露聚糖的牛奶等高蛋白食物和污染的大米等。分子生物学技术也被引入侵袭性真菌感染的早期诊断。例如，根据与其他微生物和人体细胞均无任何相关性的、真菌特异的18S rRNA的高度保守序列设计引物，通过PCR反应、探针技术等检测临床无菌体液样本即可初步判断有无真菌感染，还可进一步把获得的PCR产物进行重复测序鉴定等明确菌种。其他方法还有肽核酸-荧光原位杂交(PNA-FISH)、直接基质辅助激光解吸电离串联飞行时间质谱分析(MALDI-TOF)或多重核酸检测。由于真菌感染性疾病病例不断增多，真菌实验室技术还会有更大的发展。

二、感染性疾病的治疗

抗感染治疗的具体内容随着感染性疾病的变迁、人们对感染的深入理解以及医疗技术进步而不断发展。抗感染治疗的进展还体现在宿主、病原体、药物间相互关系理论的理解与应用，所以以抗病原体治疗为主体的综合性治疗内容也不断充实。

药物的不良反应虽难以绝对避免，但在治疗方案实施过程中反复评估方案是否合理可以把相关风险降到最低限度。在抗感染治疗过程中要尽力避免菌群失调和二重感染。

1. *抗病原治疗* 感染性疾病是由病原体侵入机体而引起的疾病，因此主要的治疗措施为使用抑制或杀灭体内病原体的药物。20世纪30—40年代，青霉素G和磺胺相继用于临床，使感染性疾病的治疗获得了显著的进展。20世纪50年代以来，抗生素类药物得到迅速发展和广泛应用，目前临床使用的大部分抗生素为人工合成或半合成制品，与用于结核病、病毒和真菌感染的化学合成药物已没有什么本质区别，故可统称为抗菌药物(antimicrobial agent)，而且把该种治疗法归属于化学疗法(chemotherapy)。

抗菌药物的迅速发展和广泛应用，使一些急性传染病得以消灭或基本控制。但所有抗菌药物均可促使耐药菌株的产生和继发菌群紊乱。由于医疗卫生的进步，社会老年人口增加，即使是恶性肿瘤患者的寿命也得到延长。对于这部分人群，常常存在着抗感染防御机制不同程度的低下甚至缺陷，因而条件致病菌或平素无害菌感染日渐增多。

抗病原治疗的基本原则是选择针对性的敏感药物，这就要求临床诊断正确、病原体及其药物敏感性明确。此外，在追求和坚持该原则的同时也要优化抗病原治疗策略。显著免疫低下的机会性感染高危患者的一般情况较差，感染症状多不典型，疾病进展非常迅速，常常危及生命。在考虑抗病原治疗时，临床诊断不外有3种情况，即拟诊(Possible)、临床诊断(Probable)和确诊(Proven)，与此相应则有预防性、经验性和确诊性3种抗病原治疗策略。这些策略在处理重症监护病房、恶性血液病、造血干细胞移植后的继发性侵袭性真菌感染中收到了积极效果。① 预防性治疗：由于大多数真菌感染患者的一般情况差，如待典型临床资料齐全才开始治疗可能危及生命。因此，对存在免疫低下的高危患者应有一定预见性，可及时、适当地预防性应用氟康唑、伊曲康唑、两性霉素脂质体等。② 经验性治疗：当这些高危患者存在不明原因发热且用广谱抗菌药物治疗无效，临床和影像学提示真菌感染，在送检标本行病原学检测后即可选择适当抗真菌药物开始治疗。③ 确诊性治疗：对临床确诊侵袭性真菌感染病例即可按指南进行正规的抗真菌治疗。

2. *循证医学与临床治疗指南* 简单地说，循证医学(evidence based medicine)就是遵循临床研究证据的医学。它倡导将基于现代统计学的对照研究的科学证据作为疗效评价的根据，从而指导临床治疗。循证医学并不排斥医师个人的临床经验，且追求两者完美的结合。循证医学的实施还要求考虑到患者的价值观和意愿。也只有将最佳研究证据、临床医师个人的专业技能和长期临床经验、患者的价值观和意愿三者结合起来，才能够制订出合理的治疗方案。

对某种或某类疾病制定指南的目的是构建一种规范以利于统一认识和提高医学界同道整体的预防和治疗水平。指南的制定根据并非部分权威的一家之说，它要在广泛收集符合循证医学要求的公开发表的论文基础上进行分析讨论后制定。但是任何规范不是一成不变的,它只能代表现阶段学科发展水平的共识,需要在学科发展过程中定期修改、补充和更新。指南需要遵循,但又不能生搬硬套。最完整的指南也不可能包罗万象适合所有患者,临床实施必须联系患者的实际情况。但不管病情如何特殊,个体化治疗绝非随心所欲,必须是指南原则下的个体化治疗。指南发挥着医学同道们学术沟通和交流平台的作用,指南中的方方面面都在实施过程中接受检验,大家在同一个层面上开始讨论的必然趋势是共同研究提高和一起促进学科的发展。随着基础医学和临床研究的不断进步,指南的内容将得到不断的修改、充实和提高。

患者是循证医学的最终受益者。应让患者了解循证医学的基本知识和当前对患者疾病已经做出的相关理论、治疗目标、诊疗技术和关于药品方面的明确结论。这样可避免不良广告的误导,减少盲目就医吃药所造成的经济损失及健康损害,从而尽早提高生活质量。

3. *“病”和“症”兼顾治疗* 临床治疗需要解决的无非是“病”和“症”。感染性疾病的“病”多半是由一种病原体引起的,少数是两种或两种以上的混合或重叠感染;“症”不能理解为某一局部不适症状,“症”在这里指的是综合征,即由多种病因导致近似的甚至相同的病理生理现象,如感染、创伤、中毒等都可激发全身性炎症反应综合征(SIRS)。但随宿主反应性及宿主与病原体相互作用的结果不同,病情又可演变为多种多样的“症”,例如,SIRS 演变发展为高热、休克、ARDS、DIC、MODS 等临床险象环生的“症”。“症”也可理解为炎症,包括充血、浸润、增生,以及继发的纤维化、粘连、功能障碍等后遗症。此外,有些感染性疾病病原体具有致癌性,持续感染可继发肿瘤,这也可看作“病”引起的“症”。

对感染性疾病而言,治“病”以抗病原治疗为主,但不能忽视各种“症”。“病”与“症”应兼顾治疗:① 说是兼顾,但在疾病不同发展阶段可有所侧重。感染性疾病的对“病”治疗主要是抗病原治疗,它被认为是最重要的必不可少的治疗。某些病原体急性感染一旦发生,如不及时清除病原体,它所激发的病理生理过程将呈瀑布样级联反应迅速增长而危及生命,因此不能错过早期抗感染治疗的机会;如果已发生危重综合征则宜争分夺秒积极对症治疗来挽救生命,同时合理应用抗病原治疗药物。② “症”也可是炎症破坏后的后遗症,如结核性浆膜炎继发的粘连,以及慢性乙型肝炎继发的肝硬化等。在治“病”的抗病原治疗阶段就要有预见性,治疗目标和措施中应包括避免发生后遗症。

4. *提高宿主抗感染免疫力* 感染性疾病的复杂性是由宿主、病原体与环境、药物相互间影响所造成的。宿主、病原体、环境和药物四方面因素的实际情况决定抗感染治疗的难易程度。比如平素健康的成人发生一般性致病菌感染,采用敏感抗菌药物治疗多数可获得良好疗效;如果有严重基础疾病,继发某种感染,使用抗菌药物后又促发耐药菌株、病毒或真菌感染,这时抗感染治疗就比较困难。所谓难治性细菌感染,乃是在有基础疾病和抗感染防御功能低下的宿主才发生的、单纯抗菌药物治疗难以奏效的感染,并且常常在病原菌受到遏制甚至于得到清除的情况下却继发侵袭性真菌感染。依据病情和机体免疫功能下降情况,可采用免疫球蛋白、干扰素、转移因子、免疫核糖核酸、胸腺素等免疫调节药物治疗,但实际上只对一小部分患者有效。如何提高宿主抗感染免疫力以免受病原体侵袭和消除体内存在的病原体,至今仍是抗感染研究中的一大难题。

参考文献

[1]《中华传染病杂志》编辑委员会. 发热待查诊治专家共识[J]. 中华传染病杂志,2017,35(11):641-655.

[2] Attard L, Tadolini M, De Rose DU, *et al*. Overview of fever of unknown origin in adult and paediatric patients[J]. Clin Exp Rheumatol, 2018, 36 Suppl 110(1): 10-24.

[3] Koo HJ, Lim S, Choe J, *et al*. Radiographic and CT Features of Viral Pneumonia [J]. Radiographics, 2018, 38(3): 719-739.

[4] Takata K, Fukuda H, Umeda K, *et al*. Fitz-Hugh-Curtis syndrome in a man positive for Chlamydia trachomatis[J]. Clin J Gastroenterol, 2018, 11(4): 338 - 342.

[5] Revzin MV, Mathur M, Dave HB, *et al*. Pelvic Inflammatory Disease: Multimodality Imaging Approach with Clinical-Pathologic Correlation[J]. Radiographics, 2016, 36(5): 1579 - 1596.

[6] Cortegiani A, Misseri G, Fasciana T, *et al*. Epidemiology, clinical characteristics, resistance, and treatment of infections by Candida auris[J]. J Intensive Care, 2018, 6: 69.

[7] Colombo AL, Júnior JNA, Guinea J. Emerging multidrug-resistant Candida species[J]. Curr Opin Infect Dis, 2017, 30(6): 528 - 538.

[8] Richardson M, Page I. Role of Serological Tests in the Diagnosis of Mold Infections[J]. Curr Fungal Infect Rep, 2018, 12(3): 127 - 136.

[9] Ginn AN, Halliday CL, Douglas AP, *et al*. PCR-based tests for the early diagnosis of sepsis. Where do we stand? [J]. Curr Opin Infect Dis, 2017, 30 (6): 565 - 572.

[10] Ibáñez-Martínez E, Ruiz-Gaitán A, Pemán-García J. Update on the diagnosis of invasive fungal infection[J]. Rev Esp Quimioter, 2017, 30 Suppl 1: 16 - 21.

[11] Alarcón-Manoja E, Cardozo-Espinola C, Puerta-Alcalde P, *et al*. Comments on practice guidelines for the diagnosis and management of aspergillosis made by the IDSA in 2016 [J]. Rev Esp Quimioter, 2017, 30 Suppl 1: 26 - 29.

[12] Kalil AC, Metersky ML, Klompas M, *et al*. Management of Adults With Hospital-acquired and Ventilator-associated Pneumonia: 2016 Clinical Practice Guidelines by the Infectious Diseases Society of America and the American Thoracic Society[J]. Clin Infect Dis, 2016, 63(5): e61 - e111.

[13] Singer M. Personalizing Sepsis Care[J]. Crit Care Clin, 2018, 34(1): 153 - 160.

[14] Průcha M, Zazula R, Russwurm S. Sepsis Diagnostics in the Era of "Omics" Technologies [J]. Prague Med Rep, 2018, 119(1): 9 - 29.

[15] Silva ACB, Anchieta LM, Lopes MFP, *et al*. Inadequate use of antibiotics and increase in neonatal sepsis caused by resistant bacteria related to health care assistance: a systematic review[J]. Braz J Infect Dis, 2018, 22(4): 328 - 337.

[16] Venet F, Rimmelé T, Monneret G. Management of Sepsis-Induced Immunosuppression [J]. Crit Care Clin, 2018, 34(1): 97 - 106.

[17] Conway-Morris A, Wilson J, Shankar-Hari M. Immune Activation in Sepsis[J]. Crit Care Clin, 2018, 34(1): 29 - 42.

[18] Vincent JL. Emerging therapies for the treatment of sepsis[J]. Curr Opin Anaesthesiol, 2015, 28 (4): 411 - 416.

[19] Heming N, Lamothe L, Ambrosi X, *et al*. Emerging drugs for the treatment of sepsis [J]. Expert Opin Emerg Drugs, 2016, 21(1): 27 - 37.

[20] Liu D, Yu Z, Yin J, *et al*. Effect of ulinastatin combined with thymosin alpha1 on sepsis: A systematic review and meta-analysis of Chinese and Indian patients[J]. J Crit Care, 2017, 39: 259 - 266.

[21] Wang FY, Fang B, Qiang XH, *et al*. The Efficacy and Immunomodulatory Effects of Ulinastatin and Thymosin α1 for Sepsis: A Systematic Review and Meta-Analysis [J]. Biomed Res Int, 2016, 2016: 9508493.

[22] Han D, Shang W, Wang G, *et al*. Ulinastatin- and thymosin α1-based immunomodulatory strategy for sepsis: A meta-analysis[J]. Int Immunopharmacol, 2015, 29(2): 377 - 382.

[23] Feng Z, Shi Q, Fan Y, *et al*. Ulinastatin and/or thymosin α1 for severe sepsis: A systematic review and meta-analysis[J]. J Trauma Acute Care Surg, 2016, 80(2): 335 - 340.

[24] Camerini R, Garaci E. Historical review of thymosin α1 in infectious diseases[J]. Expert Opin Biol Ther, 2015, 15 Suppl 1: S117 - 127.

[25] Li C, Bo L, Liu Q, *et al*. Thymosin alpha1 based immunomodulatory therapy for sepsis: a systematic review and meta-analysis [J]. Int J Infect Dis, 2015, 33: 90 - 96.

[南京医科大学第一附属医院(江苏省人民医院) 李军]

第七章　感染性疾病的诊断方法

感染性疾病是由病原微生物和寄生虫等作用于机体引起的机体结构、功能障碍的疾病。对人类有致病力的病原体有500多种，包括细菌、真菌、病毒、衣原体、支原体、立克次体、螺旋体等微生物和原虫、蠕虫等寄生虫。感染性疾病伴随人类史始终，对人类文明的进程具有重大影响。随着医学水平的进步，人们对感染性疾病的致病原、流行规律、致病机制等进行探索，在诊断、防治等方面积累了丰富的经验，特别是随着现代分子生物学技术的发展，我们在感染性疾病的认识、预防和诊治方面取得了重大成果。

感染性疾病的诊断主要根据流行病学资料、感染特有的临床表现和特异的病原学检测做出诊断，而其他方面的医学诊疗技术也同样用于感染性疾病的诊断。

第一节　临床诊断

一、流行病学资料

流行病学资料对感染性疾病的诊断尤为关键，是初步临床诊断感染性疾病的先决条件，但部分感染性疾病患者流行病学资料缺乏，需要结合临床表现和特殊病原学检查等信息做出综合判断。

（一）年龄与职业

患者发病年龄与部分感染性疾病相关，主要与患者免疫状态相关。例如，乙型脑炎以10岁以下儿童居多，尤以2～6岁最为常见。但随着儿童和青少年广泛接种乙型脑炎疫苗，成人和老年人的发病机会较前有所增加。水痘常见于2～8岁儿童，10岁以下占90%以上；带状疱疹多为年长者发病，50岁以上者占90%，且大部分为免疫受损或恶性肿瘤患者。登革热在流行区发病以儿童为多，但在新流行区以20～40岁者临床表现明显。登革出血热在东南亚好发于1～4岁儿童，在海南省以15～30岁占多数。2017年浙江杭州登革热流行，据原浙江省卫计委通报，截至2017年10月8日24时，杭州市累计报告登革热1 093例，以青年为主。传染性单核细胞增多症在15岁以下均呈隐性感染，15岁以上感染呈典型症状，而35岁以上则少见。巨细胞病毒感染与年龄关系密切，年龄越小越易感染，症状越重，年龄大者隐性感染率高；在免疫抑制或器官移植状态下，体内潜伏病毒活化，隐性感染可转化为显性感染。艾滋病发病年龄主要集中在49岁以下的青壮年。流感具有普遍易感性，每当新亚型流行则无显著年龄差别。白喉发病年龄集中在15岁以下。百日咳发病多为10岁以下儿童，成人也偶发病，但却以6月龄以下婴儿发病较多见。猩红热发病以15岁以下儿童为多。流行性脑脊髓膜炎与之相似。

职业与部分感染性疾病密切相关。如牧民、兽医、羊皮羊毛接触者等极易感染布鲁菌病，农民、渔民、下水道工人、屠宰工人及饲养员钩端螺旋体病的发病率较高；实验室工作人员被实验鼠咬机会较多，患鼠咬热较多见；农民与携带有高致病性流感病毒的鸡鸭等接触可能引起高致病性流感病毒(H7N9)感染；森林工作者及猎狩工作者易患莱姆病；与草地频繁接触者或从事野外工作者易患恙虫病；皮革厂工人、乳肉加工及畜产品加工工作及兽医、牧民等人群，发生炭疽病机会较一般人群高；创伤弧菌感染多与海水或海产品接触职业人群相关；隐球菌病多与挖掘机工人、与鸽子等鸟类接触密切的工作人员相关。

(二) 接触史和生活习惯

感染性疾病理论上均有接触史，但部分患者接触史不一定典型。例如，未患过麻疹者接触出疹后5日内的麻疹患者，于潜伏期10日后，会发生显性感染，但因主动免疫推广，潜伏期可长达3～4周，临床诊断时应追溯到4周前的接触情况。相反，如与流行性脑脊髓膜炎患者接触，一般成带菌者，一个家庭中有2人或2人以上发病者仅占2%～4%，故患者作为传染源的意义不大；在某些病例常可查到流行性脑脊髓膜炎患者与家属的间接接触史，且经过短至2～3日的潜伏期后发病。凡在集体单位中，通过与甲型肝炎患者日常生活接触，经粪—口途径传播常是新发病例的来源。在特定地区，如饮用了污染水源的水或食用带病毒水生贝类，对诊断暴发流行性甲型肝炎的诊断具有重要意义，潜伏期15～45日也有参照意义。注射史包括注射用具及注射药液与品种，在诊断乙型肝炎、丙型肝炎时均很重要。艾滋病除通过血液制品传染外，大部分是性接触传染。

部分感染性疾病尤其是寄生虫感染与生活习惯密切相关，如我国长江流域的湖南、湖北地区部分居民有饮生水、生吃食物的习惯，容易引起血吸虫感染；如生食鱼虾史者易患华支睾吸虫病，有生食或进食醉腌溪蟹或蝲蛄者易患肺吸虫病，生食菱、荸荠等易患姜片虫病。北方部分居民生食和熟食切割等不区分，容易引起囊虫感染；如赤脚下田、生食蔬菜，有感染钩虫病可能；卫生习惯不良，可致蛔虫或蛲虫感染；食用生的或未熟肉类的患者，应考虑旋毛虫病、绦虫病。同时生活习惯中，喜爱狗、猫或养鸽赏鸟均对诊断有启发价值。如与狗密切接触可招致包虫病；如被咬伤，则患狂犬病的机会不可低估。养猫者，应注意弓形虫病；被猫抓伤，可发生猫抓病。养鸽等鸟类者，有受染隐球菌感染或鹦鹉热等可能。

(三) 旅居变迁情况

随着交通发展、旅游发展和人口流动，部分自然疫源性疾病在其他地区可能引起误诊，此时详细询问患者既往生活、工作、旅游经历等至关重要。例如，患者曾到非洲地区工作生活，回国后出现畏寒发热，要注意疟疾可能；北方黑热病患者到南方时误认为是皮肤病、淋巴瘤、巨脾症或肾上腺皮质功能减退。

(四) 加强法定传染病诊断

截至2014年，我国法定传染病共分甲、乙、丙3类39种，分为监测管理、严格管理或强制管理的传染病。增强流行病学诊断意识，发现首发病例意义重大。由于传染病的临床类型中以非典型占多数，如霍乱以非典型占多数，在夏季特别要注意鉴别一般性腹泻病例中的霍乱患者。鼠疫常混杂症状与丝虫病、大叶性肺炎或败血症相似。钩端螺旋体病的脑膜脑炎型易误诊为脑炎，黄疸出血型误诊为重症病毒性肝炎，对此在注意流行病学资料后，常可避免误诊。艾滋病与淋病在加强流行病学方面询问后，常可逐步明确诊断。

二、临床表现

感染性疾病多有发热、皮疹等共性，但不同感染性疾病在热型、皮疹、脏器肿大等方面有某些特殊症状和体征。

(一) 发热

多数感染性疾病伴有发热，病毒感染、结核病患者发热较少伴随畏寒及寒战，可伴有关节肌肉酸痛等表现；而多数细菌性感染伴畏寒、寒战、精神萎靡等毒血症症状。当发热消退后，有些感染性疾病的症状反而加重，如病毒性肝炎、流行性出血热;有的热退病情转轻,如钩端螺旋体病流感伤寒型。有些感染性疾病,于恢复期后再度发热,如伤寒之再燃,疟疾、钩端螺旋体病的后发热等。有时抓住发热的类型结合与之并存的临床表现,就可以得出初步的临床诊断。

1. *热型* 不同感染性疾病可有不同热型。稽留热多见于伤寒或斑疹伤寒、布鲁菌病、兔热病、鹦鹉热、立克次体感染;弛张热见于呼吸道病毒感染、支原体肺炎、败血症、恶性疟疾;回归热见于回归热、鼠咬热、登革热;间歇热见于播散性结核、疟疾等。

2. *发热与相伴症状* 感染性疾病伴随不同症状对于感染的部位、系统和可能病原体等诊断有重要参考价值。发热咳嗽伴胸痛,提示肺部感染,可由肺炎链球菌、金黄色葡萄球菌、肠杆菌科细菌或流感杆菌所致;如发生于慢性肺病患者,多由厌氧菌、放线菌、分枝杆菌或真菌所致。发热与脉率不成比例,见于伤寒、布鲁菌病、军团菌病。发热伴黄疸,常以逆行性胆管炎或胆道感染多见,并常伴以肝内细小脓肿。传染性单核细胞增多症时,发热与黄疸并存。重型病毒性肝炎可发热伴白细胞增高,肝性脑病时因脑水肿、脑干受压可致突发高热稽留。严重细菌感染引起胆汁淤积或细菌溶血毒素引起黄疸,多见于金黄色葡萄球菌、大肠埃希菌、铜绿假单胞菌、产气荚膜杆菌等感染。发热伴头晕、头痛、恶心、呕吐等颅内高压表现者要考虑颅内病毒、结核、真菌、细菌等感染可能。发热伴尿频、尿急、尿痛等要考虑泌尿系统感染,常见的病原体包括变形杆菌、大肠埃希菌、肠球菌、霉菌等。同时,不同部位的感染对病原体的预判有参考价值,如膈肌以上的感染多见于革兰阳性菌、病毒、支原体、衣原体等病原体感染;膈肌以下的感染以肠杆菌科病原体多见。

(二) 发疹

皮疹是感染性疾病的一个特点,不同疾病出现不同的皮疹。发热与出疹时间相关,临床上常见的发热伴皮疹的感染性疾病可归纳为"风(风疹)吹(水,水痘)红(猩红热)花(天花)莫(麻,麻疹)悲(斑,斑疹伤寒)伤(伤寒)",即皮疹出现于病程第1日可见于风疹、水痘,出现于病程第2日可见猩红热,出现于病程第3日可见于天花,出现于病程第4日可见于麻疹,出现于病程第5日可见于斑疹伤寒,出现于病程第6~7日可见于伤寒。皮疹形态对感染性疾病的诊断也很重要,如水痘表现为"四世同堂",即新、旧水疱同时存在;火山口样焦痂多见于立克次体感染引起的恙虫病。皮疹的出疹顺序对疾病的诊断也有帮助,如麻疹的皮疹开始为发际颜面部位,随后逐渐向躯干发展,表现为向心性皮疹;登革热、伤寒、斑疹伤寒等也可表现为向心性皮疹,开始也是躯干散在皮疹,随后向四肢、颜面发展;而手足口病和感染性心内膜炎伴随皮疹多表现为离心性皮疹,即皮疹先出现在四肢末端,随后向躯干发展。部分病原体感染皮疹形态具有特异性,对临床诊断有重要参考价值,如金黄色葡萄球菌的噬菌体Ⅱ型可致水疱性脓疱疮,全身猩红热样皮疹,严重时表皮剥脱即皮肤烫伤综合征。由产毒素性金黄色葡萄球菌所致中毒休克综合征(TSS)可见弥漫性红疹,伴结膜充血、咽部充血、呕吐、腹泻、肌痛和多脏器损害。播散性念珠菌病有13%的患者伴散发性、坚硬的大结节皮疹。HIV感染的皮疹限于躯干部,呈斑丘疹;伴卡波西肉瘤的HIV感染者,先为多发性红色或棕红色、圆形或卵圆形斑疹,周围苍白部位见水疱。同时,不同病原体感染可能引起部分相似的临床表现,如脑膜炎奈瑟菌、链球菌、肠道革兰阴性杆菌等感染引起败血症,伴随DIC表现,表现为对称性末梢坏死、紫癜、局限性坏疽、手足发绀、瘀斑、伤口出血、皮下血肿。

(三) 脏器肿大

多表现为肝脾、淋巴结等肿大。肝脾大多见于慢性病毒性肝炎和慢性或晚期血吸虫病、华支睾吸虫病、包虫病、肝片形吸虫病、弓首蛔蚴病、类圆线虫病、肺吸虫病等,亦可见于细菌性感染,如伤寒、副伤寒,各种细菌性肝脓肿及细菌性中毒性肝炎,如沙门菌病、产气荚膜杆菌感染。另外,螺旋体疾病如钩端螺旋体病、回归热、深部真菌病、疟疾、黑热病、锥虫病、弓形虫病、Q热等亦有肝脾大的表现。而肝脾的肿大程度不一样，其临床表现也不尽相同，如急性者轻、中度肝大，常伴隐痛，质地柔软；脾大呈轻度，无压痛。慢性者肝多见中度肝大，脾大可为中度或重度，质地中度或偏硬。淋巴结肿大多见于病毒、结核分枝杆菌、非结核分枝杆菌、布鲁氏菌等病原体感染，其中全身多发性淋巴结肿大，以病毒感染最常见，其次为布鲁菌病、二期梅毒，另外弓形虫病、播散性组织胞浆菌病亦有见到。不同部位的淋巴结肿大，其病原体可能不一样，如在颈部大多数为口咽部链球菌感染、传染性单核细胞增多症，偶见于腺病毒感染、单纯疱疹病毒感染、白喉、川崎病；如为慢性无痛性淋巴结肿大，多数为结核病或非结核分枝杆菌感染。枕部及肘弯部淋巴结肿大，可为风疹、麻疹或头皮感染伴淋巴结疼痛。腋部、肱骨内上髁、腹股沟部淋巴结肿大，可为链球菌性脓皮病、鼠疫、猫抓热、鼠咬热、孢子丝菌病。

（四）有诊断意义的特殊症状体征

有些体征表现特殊，往往代表一种感染性疾病的临床现象。如伤寒的无欲貌，流行性出血热的酒醉样面容；登革热的剧烈肌肉和骨关节疼痛，呈屈背弯腰的体态；狂犬病有惊恐不安，对声、光、风等极敏感并伴喉头紧缩感，伤口附近感觉异常，有麻、痒、痛及蚁走感；恙虫病有焦痂和溃疡；钩端螺旋体病有腓肠肌刀割状疼痛；Q热有明显头痛和腰肌、腓肠肌疼痛；百日咳有阵发性痉挛性咳嗽伴高音调的鸡鸣样吼声；霍乱有无痛性腹泻，腹直肌痉挛性腹痛而不伴里急后重，出现米泔水样大便，无粪臭；肺鼠疫时咳鲜红色含泡沫痰，呼吸困难和发绀严重，而肺部仅闻散在啰音或胸膜摩擦音，症状与体征很不相称；破伤风时严重肌强直，张口困难，牙关紧闭，腹肌如板，角弓反张和苦笑面容；麻风见周围神经受累，尺神经及耳大神经粗大或结节状，伴浅感觉障碍，肌萎缩瘫痪造成“爪形手”畸形，或“猿手”样，或足下垂或面瘫。在寄生虫病中，如旋毛虫病出现明显肌痛，甚至眼肌痛，眼睑及面部水肿，球结膜充血，视物不清，复视和视网膜出血；丝虫病有淋巴管炎和淋巴结炎，精索炎和附睾炎，甚至乳糜尿、乳糜腹水或象皮肿；罗阿丝虫病有眼部视线前船样物移动症状及反复出现的皮下肿块，伴红、热、胀感觉；并殖吸虫病可有皮下结节及包块，以斯氏并殖吸虫病多见，几乎遍及全身，自黄豆大小至状如鸭蛋大；绦虫病患者98%在粪便中排出虫体节片。

综上所述，感染性疾病的诊断应从详细询问病史，尤其是流行病史，结合深入细致掌握临床症状体征可以对感染性疾病构建诊断思路，对于感染性疾病的确诊，需病原学检查进一步明确。

参考文献

[1] Chen Y, Liang W, Yang S, *et al*. Human infections with the emerging avian influenza A H7N9 virus from wet market poultry: clinical analysis and characterisation of viral genome[J]. Lancet (London, England), 2013, 381(9881): 1916-1925.

[2] Gao HN, Lu HZ, Cao B, *et al*. Clinical findings in 111 cases of influenza A (H7N9) virus infection [J]. N Engl J Med, 2013, 368(24): 2277-2285.

[3] Geller BJ, Stone RM, Merola JF, Levy BD, Loscalzo J. CLINICAL PROBLEM-SOLVING. A Man with Fever, Cough, and Rash[J]. N Engl J Med, 2015, 373(1): 74-80.

（浙江大学附属第一医院　盛吉芳）

第二节　实验室诊断

一、病原学诊断

感染病原体种类繁多，包括小于20 nm的朊毒蛋白体到10 m长的锥虫，详见表7-1。运用实验技术直接或间接获得病原体，是确诊感染性疾病的一个重要依据。与病原体分离方法相比，快速特异性血清免疫学诊断方法则在临床上更为常用。

表7-1 感染病原体分类

类别	大小	繁殖位点	代表性病原体	代表性疾病
朊毒体	<20 nm	细胞内	朊毒蛋白	克-雅病
病毒	20~400 nm	仅在细胞内	脊髓灰质炎病毒	脊髓灰质炎
细菌	0.2~15 μm	细胞外兼细胞内	沙眼衣原体、肺炎链球菌、结核分枝杆菌	沙眼、尿道炎、肺炎、结核病
真菌	2~200 μm	细胞外兼细胞内	白念珠菌、组织胞浆菌	鹅口疮、组织胞浆菌病
原虫	1~50 μm	细胞外兼细胞内	布氏锥虫、克氏锥虫、利什曼原虫	昏睡病、查加斯病、黑热病
蠕虫	3 mm~10 m	细胞内和细胞外	吴策线虫、旋毛虫螺旋体	丝虫病、旋毛虫病

(一) 标本的选择和采集

正确地选择和采集标本,直接关系到是否能检测到病原体和有效抗菌药物的选用。临床医师正确采集能代表感染部位的临床标本,广泛采用保护性拭子、合格的容器及安全运送培养基,避免标本中的微生物受毒性物质作用而死亡。对开放性伤口或病灶,可直接采用活组织或从病灶边缘抽吸标本;如从创面拭子取材,应先用灭菌盐水除去腐生物或组织碎片,以防止腐生性菌丛污染标本。当向深部封闭处感染灶采集标本时,穿刺进针的局部应先用70%乙醇及2%碘酊消毒;如从引流管采集标本,其管口亦必须进行同样方法消毒。从尿道或窦道等引流伤口采取标本,可按上法对管口彻底消毒并置入消毒插管,然后吸出标本注入灭菌试管。一般临床应用,以采血做培养较常用,可选前臂贵要静脉穿刺,穿刺局部应彻底消毒。避免选用静脉不当,反复挤压或搓揉致皮肤菌丛污染血液标本。

以下为各种标本采集的具体情况。

1. *呼吸道标本* 虽然咽喉部正常时亦丛集较多量腐生性和潜在性致病微生物,但如检出化脓性链球菌、百日咳杆菌、白喉杆菌、脑膜炎奈瑟菌或淋病奈瑟球菌则有临床意义。咽部培养出少量的或非优势性生长的化脓性链球菌,则能表明是健康携带者;相反,对已有链球菌咽峡炎症状体征者,若咽喉培养到优势性纯培养的乙型溶血性链球菌,且血清链球菌抗体阳性,可诊断为链球菌咽峡炎。以咳出的痰液做培养来诊断下呼吸道感染时,其特异性和敏感性均有疑虑。呼吸道存在正常菌群,在标本采集与结果分析时应给予考虑。鼻咽拭子、痰、通过气管收集的标本均可作为呼吸道标本。后者可避免正常菌群污染,为下呼吸道感染病原学诊断的理想标本。鼻咽拭子和鼻咽洗液可供鼻病毒、呼吸道合胞病毒、肺炎衣原体、溶血性链球菌等病原学诊断。据研究,即使是血源性肺炎球菌性肺炎,亦只有50%~94%的患者痰培养显示阳性,说明敏感性不太高。另外,咳出的痰液往往污染咽喉部菌丛,其菌种与通常肺部感染菌种不完全相近,故特异性也不高。一般认为,在送检痰标本前或培养接种前先行显微镜检查,做涂片革兰染色,如每低倍视野有10个以上鳞状上皮细胞和(或)25个以上的白细胞时,说明为上呼吸道菌丛的污染。而在慢性阻塞性肺疾病(COPD)经纯培养分离到肺炎球菌和嗜血流感杆菌时,才有诊断意义。有些患者无力咳痰,可试以短时间抬高床脚,并吸入温热低张盐水雾化液,刺激下呼吸道咳痰。有人亦主张用支气管镜吸取痰液,但因插管时可污染上咽喉部细菌,故标本仍不理想。纤维支气管镜检查既可直视黏膜病变,又能吸取支气管分泌液,可获得较理想标本。如配合毛刷活检,或置入闭合的双腔管,这样获取的标本不受唾液或麻醉药的稀释,亦有利于做厌氧菌和真菌培养。

2. *尿液标本* 因外尿道寄居有正常菌群,故采集尿液时更应注意无菌操作。取尿液标本前应严格消毒尿道口周围,令患者排出第一部分尿液作为尿道冲洗,再留第二部分尿液,即所谓中段尿培养。对于厌氧菌培养,采取膀胱穿刺法收集尿液，以无菌厌氧小瓶运送。尿液培养中的细菌定量对区别污染和感染有帮助。男性如菌落计数＞10^5/ml 时，高度提示细菌尿。女性如连续两次尿培养菌落计数＞10^5/ml 才可认为有感染。尿液是细菌的良好培养基，在室温下搁置太久，会使污染细菌大量繁殖生长。故对半小时内不能送达实验室的标本，必须冷藏于 4℃环境中，一般置 4～6 小时不会改变菌落生长数。冰箱内的样本必须在 24 小时内完成培养。对结核分枝杆菌的培养，患者必须连续送 3 日的晨尿。24 小时内连续积起来的尿液不能送作培养。一般情况下，大多数尿路感染由一种细菌所致，若培养获得多种细菌，即使菌落计数甚高，亦只提示可能感染。真正的多菌尿仅发生于长期应用导尿管引流患者。对菌落计数亦应具体分析，如临床常见有症状的排尿困难女性患者其菌落计数仅≥10^2/ml，有症状的男性患者却≥10^3/ml，这种菌落计数虽都＜10^5/ml，但却在尿培养中获得单一菌种纯培养，从而确诊为真正的细菌尿。估计有 1/3 病例虽确实有感染，但尿菌落计数都小于 10^5/ml。其他取尿样的方法还包括患者使用长期导尿管、耻骨上穿刺取尿标本培养、放置临时导尿管、回肠导管、膀胱镜取尿等方法。临床应注意避免从尿盆或洁尿袋取标本培养，不管使用什么方法，亦应严格无菌技术操作后才可取尿标本培养。

3. 血液标本　血培养往往应用于发热、寒战患者，考虑为败血症、心内膜炎、血源性感染或免疫抑制状态下的复杂感染等；病原体有细菌、病毒、立克次体、螺旋体等，按不同情况选择合适培养基。血培养的阳性率与采血量呈正相关，如采血 5 ml 时，则每毫升可提高阳性率 2%。成人单次的采血量通常为 10 ml，儿童为 2～5 ml，婴幼儿和新生儿最多采 1～2 ml。一般认为，应隔 1 小时做一次血培养，总的采血量在 10～30 ml。紧急情况下，抽取不同部位两次血培养已足够。采血时机最好在应用抗菌药物前采集，最佳时机是寒战或预计体温骤升之前。如患者在 2 周内已接受过抗菌药物治疗或高度怀疑心内膜炎时，应在 2 日内做 6 次血培养。如患者目前正在施行抗菌药物治疗，抽血应在下次给药之前，并要将血标本置入含有多茴香脑磺酸钠（sodium polyanethole sulfonate，SPS）灭菌容器中，SPS 有抗凝、抗补体作用及灭活白细胞和某些氨基糖苷类或多肽类抗菌药物作用。亦可根据已使用的抗菌药物品种，考虑加入蔗糖、甘露醇或 β-内酰胺酶等，以抑制血液中抗菌药物的作用，提高培养阳性率。另外，血培养时应同时将血接种于需氧及厌氧肉汤中。其血与肉汤稀释比例为 1∶5，以期减低正常血清杀菌活性和带入的抗菌药物活性。如疑似全身性沙门菌病、结核病或深部真菌病时，亦可做骨髓培养，方法与注意点与血培养相仿。

约 2/3 的败血症或菌血症患者于 24 小时可获血培养阳性结果，近 90% 的患者于 3 日可见阳性报告。以下几种情况应考虑假阳性：① 反复培养未获同种病原菌；② 接种于肉汤中，细菌在 2 日后才生长；③ 血培养分离的类白喉杆菌、芽孢杆菌属或表皮葡萄球菌。但应具体对待，若在免疫受损机体，表皮葡萄球菌可致败血症。

4. 脑脊液标本　中枢神经系统感染，因情况紧急或意识不清、合作不够，致使污染机会增加；尤应指出，由于消毒不规范，腰椎穿刺后并发葡萄球菌或铜绿假单胞菌脑膜炎已屡见报道。腰椎穿刺采集脑脊液，以 2 ml 为宜，应及时常规送检（细胞计数、糖定量、蛋白定量及细菌涂片等）及需氧培养。脑脊液标本应尽量避免凝固和混入血液。无菌采集脑脊液，脑脊液通常于 1 000×g 离心 10 分钟，取沉淀做显微镜检查。引起脑膜炎的病原体脑膜炎奈瑟菌、肺炎链球菌、流感嗜血杆菌等其抵抗力弱、不耐冷、容易死亡，故采集的脑脊液应立即保温送检或床边接种。如怀疑脑脓肿，应加厌氧菌培养。如疑似流感杆菌、脑膜炎奈瑟菌时，应在保温下直接送实验室，否则较长时期置于低于体温的状态下，会很快致细菌死亡，影响培养结果；也正由于此，对流行性脑脊髓膜炎患者，其脑脊液涂片染色检查革兰阴性双球菌就比培养阳性率高且快速。临床经验提示,即使对流行性脑脊髓膜炎以外的其他化脓性脑膜炎的诊断亦应将常规检测放于首位;化脓性脑膜炎有多形核白细胞增高,而结核、真菌与寄生虫性脑膜炎常显示淋巴细胞轻度增高。脑脊液涂片革兰染色后应仔细寻找脑膜炎奈瑟菌、肺炎链球菌、肠杆菌科细菌、李斯特菌及葡萄球菌,尤其对有动-静脉短路或房室异常通道患者更应谨慎。对部分治疗后细菌性脑膜炎者应注意阳性细菌往往被染为阴性色泽。

脑脊液示单核细胞增多时,应相应做脑脊液病毒培养、真菌培养及结核分枝杆菌培养。出血性脑脊液患者如有游泳史及在夏季发病,可进一步在脑脊液湿片中查找纳格勒阿米巴滋养体。

5. *消化道标本* 口腔标本易混有细菌污染,以需氧/厌氧菌为主,杂以放线菌及念珠菌类。对鹅口疮及文森菌感染以拭子涂片即可找到病原体。回肠造瘘或结肠造口组织培养、胃肠瘘培养及结肠裂隙培养可有需氧或厌氧肠道菌丛生长,但多数无助于诊断。粪便培养有助于检出腹泻患者及带菌者的病原体,常能培养分离到的细菌有沙门菌和志贺菌,有时亦可检出副溶血性弧菌、结肠耶尔森菌、幽门弯曲菌,大肠埃希菌O157∶H7和艰难梭状芽孢杆菌。细胞培养和颗粒凝集技术能直接检测艰难梭状芽孢杆菌的毒素和腹泻标本中此菌相关产物。幽门弯曲菌培养的新鲜活检标本,必须在3小时内送达实验室并做培养。但迄今尚无满意的方法来检测产肠毒素性大肠埃希菌及诺瓦克样病毒(norwalk-like virus)。取含脓、血或黏液粪便置于清洁容器中送检,排便困难者或婴幼儿可用直肠拭子采集。肛拭子检查很难在携带者标本中培养出病原体。根据细菌种类不同选用合适的运送培养液以提高阳性检出率,如副溶血弧菌引起腹泻的粪便应置于碱性蛋白胨水或卡-布运送培养液。粪便培养的采样应避免尿液污染,置于洁净纸盒内送实验室。如粪便培养标本在1小时内不能送达实验室时,应置于保护性磷酸甘油缓冲液中以防止志贺菌的死亡。传染性腹泻应连续送检3次。

6. *生殖道标本* 大部分用作性传播疾病诊断,如淋病、梅毒、疱疹、软下疳、滴虫病、衣原体病、CMV及HIV感染等。获取标本应使用抽吸法,如宫颈、输卵管和阴道的标本应由双腔或三腔管插入内部以避免标本污染。根据不同疾病的特征及检验目的采集不同标本,如性传播性疾病常取尿道口分泌物、外阴糜烂面病灶边缘分泌物、阴道及宫颈口分泌物和前列腺液等。对生殖道疱疹常穿刺疱疹液,盆腔脓肿者则于直肠子宫陷凹处穿刺脓液。滴虫病的送检标本必须在15分钟内送达实验室,以便于及时在显微镜下看到活的滴虫。但阴道的细菌性炎症或念珠菌病,涂片革兰染色是最好的诊断方法。前列腺液的获取需戴手套,用手指插入肛内进行前列腺按摩而得到。疑似梅毒螺旋体感染,直接从外生殖器硬下疳蘸取渗出液,置于盖玻片上立即送检。

7. *体液及渗出物标本* 封闭性脓肿如心包积液、胸腔积液、腹水和浆膜腔积液,应在严格消毒下,用细针穿刺抽吸标本。为防止穿刺液凝固,可在针筒内置微量肝素或SPS。标本采集应在用药前或停止用药1～2日后进行。由于此类感染由厌氧菌引起的概率较高,标本应尽快保持厌氧状态下送检,否则亦应注入密闭的厌氧输送瓶内。局部拭子则不适用,因为厌氧菌不耐受干燥和氧化。深部组织脓肿,除非在手术中进行,才能正确获得检材,因为内科临床经体表作深部穿刺,极难避免术中污染。窦道部的放线菌感染,可在引流管道外方盖以纱布,等待大量引流物湿透纱布后再送至实验室检查颗粒状物的性质。

8. *眼部和外耳道标本* 主要用于细菌、病毒或衣原体引起的结膜炎及细菌或真菌引起的外耳炎的诊断。眼部和外耳道拭子是常用的取样本方法。对结膜炎患者的取材,即使患者只有单侧眼感染,也应该从双眼同时取材。眼部和外耳道标本应该在使用局部麻醉剂或抗菌药物前收集拭子,并及时送往实验室。如果标本送实验室会被耽搁,应该在室温下保存标本。

9. *尸检标本* 尸检时收集的样本方法应与

患者活体相同。要注意的是，尸检标本经常被粪便或皮肤菌群污染。在分析结果时要考虑到这些因素。样品应接收在清洁、无菌的容器中。如果预计有运输延误，样品应保持在4℃。

（二）病原微生物检查

病原体检测以显微镜作为检测工具，对标本进行直接检测或标本经过处理后再行显微镜检测，应用较广泛（表7－2）。如从回归热或疟疾患者血液涂片中检测到包柔螺旋体或疟原虫，从鼠疫患者的血、痰或淋巴结穿刺液涂片染色找到鼠疫杆菌等。

表7－2 鉴定病原体常用技术

常用技术	病原体
革兰染色	大多数细菌
抗酸染色	抗酸杆菌
吉姆萨染色	利什曼原虫、疟原虫
瑞氏或甲苯胺蓝染色	肺孢子菌
PAS染色	真菌、阿米巴
黏液染色	隐球菌
银染色	真菌、军团菌、肺孢子菌
瑞氏染色	麻疹颊黏膜、水痘和带状疱疹疱内液涂片可找到多核巨细胞
湿式显微镜检测	虫卵、运动性微生物如滴虫、霍乱弧菌或血吸虫毛蚴、锥虫或微丝蚴

1. 直接显微镜检查　病原微生物检查最常用的方法是直接显微镜检测法，具有简单、快速、直接的优点。直接涂片镜检病原微生物体形体积微小，大多呈无色半透明状，将其染色后可借助显微镜观察其大小、形态、排列等，如革兰染色法常用于检测细菌。革兰染色阳性细菌示深蓝色，革兰染色阴性细菌示粉红色。分枝杆菌经碱性苯酚品红（石炭酸品红）染色（Ziehl-Neelsen，Kinyoun stains，通常称抗酸染色）呈红色，通过某些新型荧光素染色，可快速辨认组织或体液中的抗酸杆菌。粪便涂片经抗酸染色可鉴定隐孢子虫及等孢子球虫。采用酸性乙醇脱色，可在体液及渗出液内检出奴卡菌。对肺孢子菌病，用瑞氏染色或甲苯胺蓝染色。对疟原虫、利什曼原虫可应用含甲基蓝与伊红的混合液染色，核显红紫色，而胞质为蓝色。麻疹患儿患病早期的颊黏膜处涂片，经瑞氏染色，可检测到多核巨细胞，阳性率为90.3%，有早期诊断意义。水痘和带状疱疹的疱内液涂片作瑞氏染色，亦可找到多核巨细胞和核内嗜酸性包涵体。另一种方法是采用悬滴法或压滴法，在不染色状态下借助暗视野显微镜或相差显微镜观察病原体的生长、运动方式、螺旋体形态和运动。有的疾病需依赖湿式显微镜检测法，如湿式粪便涂片，检到虫卵，有助于肠道蠕虫感染的诊断；湿血片或体液湿片可观察锥虫或微丝蚴的强烈活动；粪便悬液可发现运动性微生物如滴虫、霍乱弧菌或血吸虫毛蚴。如配以暗视野显微镜，可发现血液或体液标本中梅毒螺旋体或钩端螺旋体。湿式标本也可染色，如脑脊液印度墨汁染色视野可检出隐球菌。直接涂片镜检不需要特殊的仪器和设备，在基层实验室里仍然是十分重要的病原微生物检测手段。

2. 电子显微镜技术　常规应用于直径在15 nm以上微粒的形貌表征和结构分析，而病毒的大小恰好在此范围之内。透射电子显微镜和扫描电子显微镜可分别用于病毒的内部结构和外表形貌观察。因此，电子显微镜技术在病毒性疾病实验诊断上应用广泛，不但可从病毒感染早期标本中直接检出病毒颗粒，而且从形态学上还可直接鉴别病毒种类，如从甲型肝炎患者粪便中检出甲型肝炎病毒颗粒，从乙型肝炎患者血清中检出乙型肝炎病毒颗粒，从婴幼儿腹泻液中检出轮状病毒颗粒。对病毒性疾病，尤其是目前尚难分离培养的病毒，应用电子显微镜可直接检出。做动态检查还可以观察到其复制过程和判断其复制率。常用的电子显微镜技术有：① 超薄切片标本电子显微镜观察，由于切片厚度为10^{-3} cm以下，在电子显微镜下可清晰地见到细胞的超微结构，病毒复制部位和细胞超微病理改变对临床鉴别诊断有帮助。② 负染标本电子显微镜观察，优点在于高度反差，易于观察，分辨力强，可显示出病毒立体结构。

3. *免疫荧光技术、免疫电子显微镜技术、扫描免疫电子显微镜技术* 详见本章节“血清学与免疫学检查”内容。

4. *原位核酸杂交技术、原位核酸杂交电镜技术* 详见本章节“病原体核酸的检测”内容。

(三) 病原体培养分离

1. *培养分离的过程* 病原体的培养和分离是根据病原体入侵的途径和发展规律适时正确地采取标本,也可应用特殊培养基进行培养。对咽拭子、痰、便的培养结果可作为参考或反复培养验证。有些病原体要求特殊的培养条件,应加以重视。疟原虫和微丝蚴可在外周血中查找;螺旋体在暗视野下查找;在骨髓血片中查找黑热病小体;在尿等沉渣细胞中找巨细胞包涵体;在十二指肠引流液中找华支睾吸虫卵;在咽部白膜、皮肤游点体液细胞或脓液涂片中找病原菌,也是证实病原体的简易方法。还可以将粪便浓缩或漂浮找虫卵,或进行孵化试验。根据需要可在浅表部位做活体组织检查,以证实病原诊断,如皮肤结节、淋巴结、直肠黏膜及肝组织活检等。以人工的方法从患者血液、体液或组织标本培养分离病原体,虽然费时较长,但却是诊断的确切依据。对细菌性疾病,一般使用人工培养基培养;对病毒性疾病,需组织单层细胞或器官培养。动物接种则用于细菌或病毒的培养分离。培养分离的成败取决于:① 严格无菌采集早期标本;② 确切选用专性培养基和敏感动物或组织器官等;③ 严格分析及鉴定。

所有标本应置于合适的培养基中,以保证细菌能适应离开人体后的生长环境,如做血培养应将血标本注入肉浸液培养基;若做真菌培养应注入沙保罗培养基(Sabouraud medium,含5%葡萄糖、蛋白胨、琼脂等);如标本为脓性分泌物或炎性渗出物,可选用肉浸液培养基,该培养基适用于一般对营养要求不高的细菌生长。葡萄糖肉浸液或血液琼脂等培养基对一般细菌增菌培养及分离都是很适宜的。

对临床考虑厌氧菌感染的标本,除应严格使用厌氧技术采集标本外,并应将标本注入专性厌氧培养基,如改良F、M培养基或CDC厌氧血琼脂、GAM培养基等。培养基要密封。

临床所采集的标本,如不能及时在床边接种于培养基中,则应在1小时内送达实验室。超过此时限,可造成一些生命力弱的细菌死亡,以及污染细菌的旺盛生长。厌氧菌培养应将标本注入密封无氧玻瓶送至实验室。小块活组织(<1 cm)应置于灭菌带橡皮塞子的无气小管内送检。涂抹过的拭子应置于带棉塞子的消毒试管内或置于输送培养基内送实验室。

2. *病毒的培养与分离* 分离病毒首先取决采集的标本有足够量级的病毒,并选择敏感的组织细胞。常用方法如下。

(1) 动物接种培养:是分离培养病毒最早应用的方法,常用的动物有小鼠、大鼠、豚鼠、兔和猴等,接种的途径有鼻内、皮下、皮内、脑内、腹腔内、静脉等。根据病毒种类不同,选择敏感动物及适宜接种部位,主要用于分离鉴定病毒、制备抗血清、制备某些疫苗及诊断抗原、研究病毒的致病性以及进行抗病毒药物研究等。目前常用小白鼠或乳鼠,如分离各种脑炎病毒、登革热病毒。而分离柯萨奇A/B组病毒,要选48小时鼠龄以内的乳鼠。国外以黑猩猩感染甲型肝炎、乙型肝炎病毒成功。我国用红面猴和恒河猴感染甲型肝炎病毒成功。需要注意的是,接种的动物可能存在某种病毒的隐性感染,在接种后被激活发作,可能影响实验结果。

(2) 鸡胚培养:鸡胚来源充足,培养操作相对简单,而且其组织分化程度较低,有可供选择的多种囊腔及囊膜(卵黄囊、羊膜腔、尿囊腔和绒毛尿囊膜),多种病毒、衣原体、立克次体可在囊膜中增殖。因此,常用于痘类病毒、黏病毒和疱疹病毒的分离鉴定,以及制备疫苗、诊断抗原、研究病毒特性等,如分离流感和腮腺炎病毒,需将标本接种于鸡胚的羊膜腔内和尿囊腔内。分离疱疹病毒则接种在绒毛尿囊膜上。但同时由于鸡胚本身可携带某些病毒(如新城鸡瘟病毒、鸡白血病病毒等),可能对实验结果产生影响,所以实际工作中需要注意鉴别。

(3) 组织培养：指将离体活组织块或分散的活细胞加以培养。组织培养法有 3 种基本类型：器官培养、移植培养和细胞培养。因其经济实用、指标客观、结果敏感、组织来源多样、可进行多种病毒的分离培养等优点，现广泛应用于分离鉴定病毒、制备疫苗和病毒抗原等。最常用的组织培养方法是固定的单层细胞培养，依据细胞染色体特性与能维持的传代次数，分为原代细胞培养、二倍体细胞培养与传代细胞培养，还有异倍体细胞系。常用的细胞有人胚肾、人胚肺、人胚肝、人胎盘羊膜等原代细胞，亦用猴肾、地鼠肾细胞。传代细胞株常用人二倍体细胞，对很多病毒敏感，可传 50 代。如用肿瘤组织细胞或传代细胞系，可拓宽传代以致无限，如 HeLa(子宫颈癌)细胞、Hep2(人喉上皮癌)细胞、A549(肺癌)细胞、KB(鼻咽上皮癌)细胞、BHK21(传代地鼠肾)细胞、Vero(传代非洲绿猴肾)细胞等。

(四) 新兴和重新出现的传染病

病原学检查也需不断更新发展。近年来，许多新的传染病不断出现，如传染性非典型性肺炎、人感染高致病性禽流感、寨卡病毒感染、新型冠状病毒肺炎等，其原因可能如下。

1. 某些病原发现是由于检测技术的改进 例如，1980 年发现的引起胃炎和胃溃疡的幽门螺杆菌，还有最近发现导致麻风病的芽孢分枝杆菌，它们都早已存在于体内而未被发现。

2. 病原从动物宿主传播于人 2003 年和 2012 年报道的两种导致严重呼吸道感染的冠状病毒——中东呼吸综合征冠状病毒和非典型性肺炎病毒，即是由动物传播于人。

3. 微生物可以获取基因而增加毒性或克服机体自然防疫功能 例如，2011 年，德国近 4 000 人感染了通过发芽种子传播的高度毒性并产生志贺毒素的新型大肠埃希菌。

4. 某些病原常见于因艾滋病、移植或肿瘤治疗后免疫抑制者 例如，8 型人类疱疹病毒、鸟分枝杆菌复合物和卡氏肺囊虫。

感染科医师和实验室工作人员要密切沟通，以便及时有效地提供病原学诊断。例如，感染科医师应及时通知实验室有关可能的病原体，尤其是那些有特殊需求的病原体，以提高病原诊断率。而微生物实验室应符合所有规章和标准，包括质量控制，实验结果的内部验证和所有实验方法步骤的核实。从而为最优化标本的选择、取材和运送提供保障，并及时报告或沟通紧急或相关实验结果。

二、血清学与免疫学检查

由实验技术直接或间接获得病原体，在确诊感染性疾病时是一个重要依据。细菌性疾病以培养分离技术或直接涂片为主，病毒性疾病以免疫学方法为主，辅以病毒分离。但均以快速特异血清免疫学诊断为最常用，亦较实用。病原学诊断已从病原体水平，深入到分子水平、基因水平，如 PCR 技术、基因芯片技术等。这些技术通过自动化完成检测，耗时短，准确性和灵敏度都很高。这样的现代生物科学技术能够对病原微生物做出及时的诊断和鉴定，可大大减少人类对其感染的致病率和死亡率。

传统的血清学检查，是按体液免疫原理，用已知抗原检测抗体。近年随着免疫学进展，血清学与免疫学结合，建立了许多新方法。免疫学检测乃借助现代免疫学、细胞生物学和分子生物学的理论或技术，对抗原、抗体、免疫细胞及分泌的细胞因子进行定性或定量检测，可用于病原微生物的检查、病情监测和疗效评价。这里必须明确的是，血清学与免疫学检查仅证明某种病原体的抗原或抗体存在，而不是病原体本身。对病毒性疾病，因分离困难，诊断有赖于血清学或免疫学检查结果，而且几乎作为临床确诊的依据；但对细菌性疾病或常见寄生虫病，可以直接分离到病原体，血清学与免疫学检查则列为参考性指标。

(一) 特异性免疫学检查

1. 凝集试验 系特异性颗粒抗原与相应抗体结合，出现肉眼可见凝集。若早期与恢复后期双份血清凝集效价升高达到 4 倍，则有诊断意义。凝集反应分为直接凝集反应和间接凝集反

应。如肥达反应为直接法,则采用已知菌液作抗原;钩端螺旋体病的显微镜凝集试验采用活菌作抗原,这些均为直接凝集试验。另一类的抗原是吸附在致敏红细胞上,再与相应血清做凝集试验,故亦称间接血凝试验或被动血凝试验(PHA),如以致敏红细胞测抗体又称为正向被动血凝试验,反之则称为反向被动血凝试验(RPHA),已应用于乙型肝炎、鼠疫、布鲁菌病和钩端螺旋体病等。被动血凝试验特异性强、灵敏度高,可测出微量抗体或抗原。在血凝试验中,如以聚苯乙烯微粒作载体吸附抗原(或抗体),来检测相应抗体(或抗原),即称为乳胶凝集试验(LAT),已应用于流行性脑脊髓膜炎、囊虫病和钩端螺旋体病的检测。为加强载体吸附性,使用重氮基聚苯乙烯胶乳,使之提高敏感性,也可应用于临床,有助于早期诊断。还有间接凝集抑制试验,即将可溶性抗原先与相应的抗体混合,然后再加入抗原致敏的载体颗粒,由于抗体已和可溶性抗原结合,故不能与致敏的载体颗粒发生间接凝集。同时,近几年又有自身全血凝集试验用于抗原抗体检测,通过将抗人红细胞单克隆抗体与病毒抗原(或抗体)嵌合来检测抗凝血液标本中的相应的病毒抗体(或抗原)。

2. 沉淀试验　系特异性抗体与可溶性小体积抗原结合,组成可溶状态聚集的颗粒状沉淀物。结果可呈絮状沉淀,如康氏试验、抗毒素测定;环状沉淀,如应用于炭疽病的 Ascoli 反应。常见的可溶性抗原有血清蛋白、外毒素、细胞裂解液或组织浸液、细菌滤液等。沉淀试验如在凝胶中进行则为扩散沉淀试验,如:① 单向免疫扩散沉淀试验可用于血清免疫球蛋白检测;② 双向免疫扩散沉淀试验应用于乙型肝炎 HBsAg、HBeAg 及抗 HBe 检测;③ 对流免疫电泳可用于伤寒抗体抗原检测。除此之外,还有免疫比浊发和液相沉淀法。

3. 补体结合试验　系应用抗原抗体结合时,消耗了补体,以溶血反应为指标来判断有无相应抗体或抗原。此法可用已知抗原查未知抗体,或用已知抗体查未知抗原。曾用于病毒性疾病的诊断。现已少用。

4. 中和试验　系特异性抗体反应,用特异性的中和抗体与相应的病毒结合后,使病毒不能吸附于敏感细胞,失去感染能力,这一反应不仅反映为质的方面,而且表现为量的方面。中和试验测定的体液抗体水平在一定程度上反映出机体抗病毒感染的免疫能力。同时由于其在体内存在的时间较长,又能用于病毒型别的鉴定。主要用于鉴定病毒、分析病毒抗原性质、测定免疫血清抗体效价和疫苗接种后效果,以及通过检测人血清中抗体,诊断病毒性疾病。

(二) 免疫标记技术

1. 免疫荧光技术　该技术采用荧光素标记的抗体球蛋白分子与相应抗原结合形成免疫复合物的原理,借助标记的荧光,在荧光显微镜下观察抗原的有无及其定位。本法常用于病毒性肝炎的诊断,荧光分布于细胞质的为 HBsAg,荧光分布于细胞核的为 HBcAg。另如疱疹病毒、流感病毒在细胞核和细胞质内均可见到荧光。这是目前应用最为广泛的免疫学检测技术,具有灵敏度高、快速、可定性、定量、定位检查等优点。免疫荧光技术有两种。

(1) 直接法:先以异硫氰酸荧光素(FITC)直接标记在抗病毒的 IgG 上,然后与抗原结合(在玻片上)形成荧光抗原抗体复合物,置于荧光显微镜下观察散发的荧光,可借此对抗原进行定性或定位检测。此法只能检测一种病毒抗原,虽方法简便、特异性较高,但敏感性较低。应用本法检测鼻咽分泌物中病毒抗原,能及时帮助临床诊断。比如近年来常用于外周血单个核细胞中的 CMV 抗原检测。除 FITC 外常用的荧光素还有四乙基罗丹明,呈橘红色;四甲基异硫氰酸罗丹明,呈橙红色;藻红蛋白,呈红色。

(2) 间接法:先令病毒抗原与相应抗体结合(在玻片上)形成第一对抗原抗体复合物,再以标记荧光素的抗球蛋白抗体(抗抗体)与第一对抗原抗体复合物结合形成第二对双抗体复合物。本法中第一对复合物中的抗体有多个抗原决定簇,能结合多个抗体,使敏感性比直接法提高 5～

10倍，但也可由此带来非特异性荧光抗体的假阳性结果。本法已用于检查流行性出血热抗体。

2. *免疫电子显微镜技术* 是将待检病毒抗原和相应的标记抗体结合后在电子显微镜下观察的方法，常用的标记物有辣根过氧化酶和铁蛋白等，此法可用于组织切片，也可用于其他方法采集的病毒标本。后者方法简单，常用于检测和鉴定病毒。此外，杂交显微镜检查系将微生物黏附于玻片上，采用荧光标记的与16S核糖体核糖核酸（rRNA）互补的寡核苷酸探针（oligonucleotide probes）与待检物互相杂交，然后在荧光显微镜下观察有无荧光，从而可根据所用的群或种特异性互补16S rRNA序列来定性。另有扫描免疫电子显微镜技术，其精确度可达3 nm水平，用于研究组织或细胞表面的三维结构及其与抗原组成的关系，并可进行抗原分子与受体分子的定量研究。

3. *酶标记技术* 以酶免疫吸附法（ELISA）为常用，此法是以酶标记抗原或抗体，将抗原抗体的免疫反应与酶的高效催化作用有效地结合，可特异性地测定体液中微量抗原和抗体。常用的标记酶有辣根过氧化物酶及碱性磷酸酶，酶催化底物后形成不溶性有色物质，并用光度计测其色深浅作为反应结果。定性检测可直接通过肉眼判断，定量检测可用酶标测定仪测定其吸光度。ELISA法分类如下。

(1) 夹心法：系将特异性抗体（或抗原）吸附在固相载体上，再加待测标本，然后再加酶标记抗体（或抗原），使之形成第二复合物，再加入底物，经酶催化产生有色产物，其数量与标本中抗原（抗体）含量成正比。

(2) 竞争抑制法：在抗原极难获得或不能吸附在固相载体时应用，如检测血清中的抗-HBc抗体。

(3) 间接法：多用于检测抗体，先将已知抗原吸附在固相载体上，然后加待检标本，如有相应抗体，则与抗原形成复合物于载体表面，冲洗后再加入酶标记抗IgG，后者与待检抗体结合，冲洗后再加入底物显色，其深浅与标记中抗体含量成正比。

(4) 中和法：采用抗体包被，加入待检测抗体标本及中和标准抗原，再加入酶标记抗体等，不显色者为抗体阳性。ELISA已广泛应用于风疹病毒，EBV、CMV、HBV感染，流行性出血热及血吸虫病、阿米巴病等的抗原或抗体检测，或几乎所有的病原体抗原、抗体或毒素的检测。例如，ELISA检测血清中沙门菌属O抗体，敏感性较肥达反应高百倍以上；检测白喉毒素，敏感性比常规高100～1 000倍。深部念珠菌感染可用ELISA法测抗原做早期诊断，钩端螺旋体病则可用ELISA法测IgM抗体进行早期诊断。ELISA具有灵敏度高、操作简便、稳定性强、可自动化检测的优点。

4. *改良的ELISA检测* 如将常用的ELISA载体聚苯乙烯微孔反应板改为硝酸纤维素膜，建立了斑点免疫结合测定法（RIBA），它的优点为所需抗原量小，仅需纳克水平的抗原，点样后背景呈白色，不需用酶标仪读数。如以光学发光物鲁米诺及异鲁米诺代替荧光素，其原理为测定系统中的过氧化物酶催化过氧化氢使之氧化鲁米诺，产生激发态的氨基苯甲酸离子，后者恢复到基态时发出蓝光子，可被敏感的光电倍增管检出，具有很高敏感性。亲和素（avidin）、生物素（biotin）、过氧化物酶复合物测定法（ABC法）具有敏感性更高、特异性更强的结果。以生物素标记特异性抗体，标记率高于酶标记抗体，无抗体聚合物形式，不影响抗体活性，使联结相应抗原的活性充分发挥，再以亲和素标记酶，由于生物素与亲和素有极高的亲和力，使抗原、抗体与酶联结，其敏感性较常规ELISA法增高4～80倍。ABC法可测定多种抗原抗体。

三、病原体核酸的检测

分子生物学技术的进展，使得直接检测病原体的核酸成分成为感染性疾病实验诊断的新趋势。病原体核酸检测是检测病原微生物最灵敏的方法，但具有一定的假阳性和假阴性。病原微生物的核酸序列即基因片段都是特异的，有别于其他种或属，检测其特有的基因片段序列可用来鉴别病原微生物。随着科技的发展，基因检测技术逐渐代替其他检测技术，成为临床检验科和基础实验室对病原体的主流检测技术。

(一) 非放射标记技术

由于核酸(DNA，RNA)可在某些基因位点上结合多种标记物，如酶、半抗原物(生物素、地高辛)、荧光素、胶体金，使肉眼不能见到的免疫反应或核酸成分经仪器测量到。亲和素与生物素之间的强亲和力大于抗原抗体反应100万倍，加上两者之间的多价反应性，使之反应灵敏又具有多极放大效应。例如，酶标记生物素或亲和素制成的ABC ELISA检测乙型肝炎病毒标志物等敏感性与放免法相当。生物素标记的乙型肝炎探针检测HBV-DNA灵敏度达10～12 pg水平，用地高辛标记的HBV-DNA探针灵敏度可达0.1 pg。胶体金已在电子显微镜中广泛应用，如用于同一组织切片上的免疫细胞化学法、银加强金探针染色、原位杂交等。另有斑点杂交法检测核酸，即将适量的标本直接点在固相材料(如尼龙膜)上，经变性、中和、固定与液相中经变性处理的标记探针杂交，通过酶显色反应或放射自显影来判定结果，两者的敏感性均可达到皮克水平。

艾滋病的病原学检查包括病毒分离和免疫学方法检测HIV抗原和抗体，也可进行CD4/CD8比值测定、反转录酶活性测定以及病毒核酸测定等。检测HIV抗体的方法有ELISA法、免疫荧光法(IFA)和蛋白印迹法(western blot)。检测HIV抗原的方法有IFA和放射免疫竞争试验。免疫印染法检测HIV抗体的特异性高，可作为确诊方法。其原理为先将HIV-1蛋白抗原裂解，然后在125 g/L的SDS-PAGE中电泳，依据相对分子质量大小将各种成分分离，再转移到硝酸纤维膜上，与酶标记抗人IgG反应，经酶底物显色，判读着色区带。典型的阳性图谱有gP160/120、P65、P55、P51、gP41、P31、P24和P18。判断HIV感染阳性必须具备P24、P31、P41(或P160/120)。

(二) 印迹术

印迹术是将标本核酸从微生物细胞中分离出来，纯化后在体外结合到一定的固相载体上，再用已知试剂分析固相上是否有目的分子。印迹术将凝胶电泳的高分辨率与分子亲和技术的高灵敏性和高特异性结合起来，具有快速、简便、标本量少、保存期长的优点。免疫印迹术诊断囊虫病特异性达100%。常用的印迹术有RNA印迹术(northern blotting)、DNA印迹术(southern blotting)、蛋白质印迹术(western blotting)、点印迹术(dot blotting)以及重组免疫印迹术(recombinant immunoblot assay，RIBA)等。

RNA印迹术是一种检测RNA，尤其是mRNA的印迹术，它包括RNA提取、RNA变性电泳、RNA转移印迹，再以标记的特定cDNA探针与RNA杂交，用放射自显影或特定显色系统测定。核酸分子杂交技术具有特异性高、快速报道等优点，在病毒性疾病中不受病毒复制的影响(如HBV、HIV、CMV、EBV等)。核酸探针可用于检测大肠埃希菌肠毒性基因、细菌的耐药基因，也可用于难以培养的结核分枝杆菌或厌氧菌的检测。

DNA印迹术是最经典和应用最广泛的杂交方法，用于检测DNA。流程是提取基因组DNA→特征性限制性酶切→琼脂糖凝胶电泳→碱变性，并将酶解得到的片段转移至硝酸纤维素膜上→固相杂交→洗膜，去除多余探针→放射自显影。最后根据基因探针与待测DNA限制性酶切片段杂交的条带，确定病毒存在状态，同时还可确定是否已与宿主基因发生整合。

点印迹术可用于检测血清HBV-DNA，方法为直接加样于硝酸纤维膜，再以标记探针直接杂交检测。它的特异性高，但灵敏度偏低，对于诸如丙型肝炎病毒等低拷贝的病毒往往难以检出。

近年来，分支链DNA(bDNA)杂交印迹技术作为核酸直接量化检测技术已广泛应用于HBV、HCV和HIV等检测和研究中。原理是：将磷酸化的捕获探针以共价键的方式结合于固相载体上,依次加入待测核酸和悬挂有多个支链的信号探针,进行杂交,每个支链DNA都结合放大信号分子(比如碱性磷酸酶等),最后通过化学发光法检测核酸含量。其灵敏度很高,但成本较高,不易普及。

(三)聚合酶链反应(polymerase chain reaction, PCR)

聚合酶链反应于1985年问世,是一种体外基因扩增技术,对目的基因组DNA的型号放大,其原理类似于DNA天然复制过程,即在待扩增的DNA片段的两侧,加两个寡核苷酸引物,经过变性使DNA成为单链,与引物互补退火,继之用耐热DNA聚合酶(Taq酶)进行延伸等3个阶段作为一个循环,DNA的量就增加1倍,经过几十个扩增周期后,理论扩增量可达2^n倍,这样使极微量DNA甚至单个基因拷贝经扩增后易被检出。PCR技术可用于检测DNA,也可用于检测RNA,已用于HBV、HIV、CMV、HCV、HEV及EBV等诊断,具有快速、灵敏、特异性高等优点,同时对标本的纯度要求低,血液、体液、洗漱液、毛发、细胞或组织等的粗提取DNA均可进行。病毒检测的灵敏度可达3个RFU,细菌检测的最小检出率为3个细菌。近年来,PCR技术发展速度惊人,不断出现一些新的PCR技术,比如锚定PCR、定量PCR、反转录PCR、套式PCR、复合PCR、单一特异引物PCR等,现简要介绍几种。

1. 反转录PCR(RT-PCR) 系将扩增DNA的PCR技术应用于RNA检测。首先提取样本中的RNA,加入一个与mRNA 3′端互补的引物,在反转录酶作用下合成cDNA,再加入与cDNA互补的一对引物进行PCR扩增,最后对扩增产物测定。RT-PCR已用于甲型、丙型、戊型肝炎,流行性出血热、AIDS、麻疹、狂犬病等多种RNA病毒所致的传染病的病原诊断及基因序列分析。例如,应用RT-PCR法对我国北方丙型肝炎病毒感染者血标本进行HCV结构基因cDNA分子克隆及序列分析,证明我国的HCV基因型与日本来源的有高度同源性,而与美国原型相差较大,进一步分析C基因区有高度遗传保守性,而E区则变异很大。另又有定量RT-PCR法用于诊断和考核治疗效果等。

2. 套式PCR(nested PCR) 又称巢式PCR,采用两对引物先后两次扩增靶片段,提高了PCR扩增产物的敏感性及特异性。套式PCR多用于标本中病毒核酸含量较少时,如以本法检测HCV-cDNA使阳性率由35%(1次PCR)提高到85%。1991年,印度北部病毒性肝炎大流行及1988年我国新疆流行的病毒性肝炎,均采用粪便悬液提取RNA,再反转录成cDNA,以特定的HEV引物经两次扩增,并将扩增产物作凝胶电泳、DNA印迹及杂交鉴定,证明系戊型肝炎病原。在弓形虫、小隐孢子虫的检测中也广泛应用。竞争性PCR是在常规PCR基础上的一种改进,利用一个合成并已知其量的突变模板与靶基因序列在同一对引物及同一反应管中进行竞争扩增,在HBV、HCV、HIV和CMV基因定量上已取得成功。

3. 抗原捕获/PCR(AC/PCR) 适用于一些病原体量少的标本检测,如应用AC/PCR检测甲型肝炎患者粪便中的HAV-RNA,其阳性率为90.4%,比斑点杂交法(65%)及固相放免法(50%)均高。该方法特点在于先用单克隆抗体包被反应板,通过免疫亲和,捕捉病毒抗原,再经反转录合成cDNA,然后做PCR扩增及测定,故特异性高,优于常规PCR。有学者认为,本法测定水平为3～30个病毒颗粒/ml。

4. 单链RNA基因扩增(nucleic acid sequence-based amplification, NASBA) 其原理类似PCR,是在一个恒定温度环境中的连续反应过程,在约2小时内即可将一个RNA片段扩增10亿倍。与PCR相比有如下优点:① 扩增效率高。② 错配率低,因NASBA所经循环次数少,故扩增产物测序后有90%可读出,准确率高。③ 不产生非特异性扩增产物,不易污染。④ 不需特殊设备,操作简便。NASBA是一项检测RNA的新方法,已用于感染性疾病的诊断。

5. 实时荧光定量PCR　通过起始点定量和荧光检测系统实时监测累积荧光强度而实现核酸定量的一种技术。广泛应用于结核和麻风分枝杆菌,乙型、丙型和戊型肝炎病毒、HIV、巨细胞病毒的检查。

(四) 基因芯片技术

基因芯片技术是将大量核酸片段以预先设计的方式固定在载玻片、尼龙膜和纤维素膜等载体上组成密集分子阵列,与荧光素或其他方式标记的样品进行杂交,通过检测杂交信号的强弱进而判断样品中靶分子的有无和数量。该技术具有高通量、自动化程度高、快速、样品用量少、灵敏度高、特异性强、污染少等特点。病原微生物的16S rDNA及23S rDNA序列近几年被作为一个较理想的基因分类靶序列,其在进化压力下保持了高度的保守性,同时又具有一定的变异性,基因芯片技术通常利用病原微生物的这一分子生物学特性,实现多样本多病原微生物的同时检测,特别适用于目前尚不能分离培养或很难分离培养的微生物。

(五) 原位核酸杂交电子显微镜技术

在原位核酸杂交普通光学显微镜检查技术上发展起来的一门新技术。将某DNA或RNA序列用放射性同位素、荧光素或生物素等标记,经核酸杂交试验在电子显微镜下观察到待检组织切片或细胞中某DNA或RNA特异序列的定位杂交情况。

四、克隆技术

克隆技术包括病原体表型与遗传型克隆化。单克隆抗体技术已应用于病毒、细菌、寄生虫病的病原学诊断,如检测HBsAg、HBeAg、单纯疱疹、HTLV等,解决了某些病毒变异所带来的诊断问题。采用单克隆抗体技术研究流感病毒的变异性,发现在血凝素多肽N端的单个氨基酸替换与抗原性改变有关系,单克隆抗体技术研究又证明了霍乱弧菌肠毒素是由A和B两个亚单位非共价键结合的寡聚体。研究疟原虫红细胞内期不同阶段原虫抗体成分,证实相对分子质量为25万的蛋白具有保护性能。单克隆抗体应用于乙型肝炎的窗口期检测,能检测到HBsAg与抗-HBs复合物中的HBsAg,有助于临床诊断。其他如组织病理检查,从肝活组织穿刺或内镜检查取组织标本做抗原定位及原位杂交,以及体内免疫试验如皮内试验,均已用于感染性疾病的诊断。

从应用角度出发,无论是临床诊疗还是疾病预防,快速准确地对病原体进行检测和鉴定都有着十分重要的意义。当前生物学研究已由宏观领域向微观领域迅速发展,病原体检测方法也随之延伸到分子水平和基因水平。病原微生物高通量检测技术的快速推进,无疑是适应未来发展需求的结果。由于这些技术具有方便快速、结果精确、无污染及自动化程度高等优点,因此在未来的应用中,在病原微生物的诊断分析方面起到的作用将会越来越重要。

参考文献

[1] 尚建中. 感染性疾病诊断治疗[M]. 郑州：郑州大学出版社,2002.

[2] 张永信. 难治性感染性疾病[M]. 上海：上海科学技术出版社,2008.

[3] 邓国华. 北京协和医院医疗诊疗常规——感染性疾病诊疗常规[M]. 北京：人民卫生出版社,2004.

[4] 熊旭东. 实用感染性疾病药物治疗[M]. 北京：人民军医出版社,2009.

[5] 张莹,洪涛,宋敬东,等. 电子显微镜技术——病毒结构与形态研究及快速诊断的基础平台[J]. 中国科学：生命科学,2013,43(9)：719-729.

[6] 张辉,杨晓洁,张媛,等. 基因芯片技术及其在病原微生物检测和研究中的应用[J]. 动物医学进展,2009,30(12);100-104.

[7] JH Jorgensen, MA Pfaller. Manual of Clinical Microbiology[M]. 11th Edition, 2015.

[8] JE Bennett, R Dolin, MJ Blaser. Mandell, Douglas, and Bennett's Principles and Practice of Infectious Diseases[M]. 8th Edition, 2014.

[9] V Kumar, AK Abbas, JC Aster. Robbins Basic Pathology[M]. 10th Edition, 2018.

[浙江树人大学树兰国际医学院附属树兰(杭州)医院　刘纪民　　浙江大学附属第一医院　姚航平]

第三节 影像学诊断

超声显像不但能发现组织器官病变的解剖学改变，而且由于实时灰阶超声的应用可以连贯、动态地观察器官的运动和功能，可以追踪病变，显示其立体的变化而不受图像分层的限制。超声引导穿刺活检不仅对感染性病变的确诊提供有益的帮助，而且能对良恶性病变提供可靠的组织学和细胞学的依据。

一、肝脏感染性疾病

1. *病毒性肝炎* 急性病毒性肝炎典型表现为肝体积肿大，实质回声增多、减低，胆囊壁明显增厚，脾脏轻度增大。慢性肝炎肝实质回声增粗、增强，分布紊乱，伴有散在分布的低回声或强回声结节，表面不平整。重症肝炎超声表现为肝进行性缩小，包膜不光滑，实质回声增粗、增多，分布不均匀，呈“斑块征”，肝内管道结构显示模糊，脾大，腹水等。

高频超声、彩色多普勒超声能半定量提供肝纤维化程度的无创性影像学诊断依据，实时超声弹性成像技术能定量诊断肝纤维化程度。

2. *肝脓肿* 典型肝脓肿病程初期，病变区呈分布不均匀的低至中等回声；随病程进展，脓肿区出现坏死、液化，呈蜂窝状结构，液化区出现无回声；慢性肝脓肿的壁较厚，可有钙化。

3. *肝血吸虫病* 早期超声表现正常或肝体积轻度增大，内部回声稍增高、增密，分布不均匀；晚期肝体积缩小，通常左叶较大，右叶萎缩，包膜呈“波浪样”改变，实质回声增粗、增强，分布不均匀，内见不规则光带分隔，呈“粗网状”“网格状”“地图样”改变，门静脉内径增宽。

4. *肝包虫病* 分为棘球蚴病和泡球蚴病。棘球蚴病又称包虫囊肿，呈单发或多发囊性灶，边缘光滑、囊壁较薄，囊内有点状强回声（包虫砂）堆积于囊底；“囊中囊”为特征性表现，内囊壁可有破裂。泡球蚴病表现为巨大实质性肿块，外形不规则，无包膜，内部回声极不均匀，可见大小不等的砂粒状、点状及斑状强回声并存，部分后方伴有声影，较大病变中央常液化坏死，呈现“熔岩洞样”表现。

5. *华支睾吸虫病* 典型表现为肝轻度增大，以左叶明显，肝内胆管壁增厚、毛糙，回声增强。成虫寄生于胆囊内表现为具有特征性的漂浮的絮状弱回声。

6. *肝蛔虫* 肝内胆道蛔虫典型声像图表现为胆管内双线状强回声结构，中间为无回声区，如看到活体蛔虫蠕动，更是确诊依据。

二、胆囊感染性疾病

急性胆囊炎表现为胆囊增大，壁弥漫性增厚呈“双边征”，囊内透声差，出现点絮状回声、中等或偏低回声团；胆囊周围可有炎性渗出，呈不规则弱回声或无回声；胆囊坏死、穿孔则壁连续性中断。慢性胆囊炎多见胆囊缩小，壁增厚，常合并结石，表现为强回声伴声影。

三、胰腺感染性疾病

1. *急性胰腺炎* 急性水肿型表现为胰腺体积增大，实质内呈低回声，主胰管不扩张，伴少量腹水；急性出血坏死型声像图特征为胰腺被膜连续性中断，体积明显增大，实质内呈低回声和强回声相间的点状或斑片状混合回声，主胰管不扩张或轻度扩张，胰周常有不同程度的液性暗区，伴大量腹水。

2. *慢性胰腺炎* 胰腺局限性或弥漫性增大或萎缩、与周围组织界限不清、胰腺钙化、胰管结石、胰管扩张、胰腺假性囊肿。

四、泌尿系统感染性疾病

1. *肾盂肾炎* 急性肾盂肾炎声像图表现为肾盂壁增厚、肾盂内少量液体、肾饱满增大、肾实质回声减低、肾实质脓肿及肾周积液等。慢性肾盂肾炎声像图表现为双肾大小不均等、外形凹凸不平、肾盏变形、缩窄、回声增强。

2. 肾皮质脓肿 声像图表现为肾轮廓增大,肾内结构紊乱,局部显示单个或多个边缘不清楚的透声较差的无回声区。

3. 肾周围炎与肾周围脓肿 声像图表现为肾周围脂肪囊局限性增厚,内部回声减低或呈无回声。

4. 泌尿系统结核 肾结核的声像图表现及其病理演变过程的不同而呈现复杂多变性。按声像图表现可分为早期空洞型、结核性积水型、肾积脓型、混合型和钙化型。输尿管结核表现为输尿管内径增宽、黏膜增厚,管腔内可见不均匀絮状高回声、弥漫性高回声、结节状低回声。膀胱结核早期表现为膀胱壁僵硬、略增厚,中晚期表现为膀胱壁广泛增厚和容积减小。附睾结核通常在附睾尾部形成不规则肿块,但部分患者可以通过血行播散而在附睾头部形成结节。

五、浅表脏器感染性疾病

1. 浅表软组织感染 急性炎症反应期由于炎症组织的充血、水肿,声像图表现为局部软组织肿胀、增厚,内部回声水平减低,界限不清,组织的层次结构模糊;蜂窝织炎期的声像图特点为边界不清的不规则低回声区内有多个不规则小的无回声区,边界清楚或不清;脓肿形成期声像图表现为软组织内边界清楚的无回声区,或无回声区内有散在细小光点;炎症吸收好转期声像图表现为原炎症区的异常低或无回声消失,呈不规则杂乱回声或纤维条索状光带。

2. 化脓性关节炎 声像图表现为关节周围软组织增厚,回声增强;关节间隙增宽,内部回声可增强或减弱,其内可见粗大点状强回声;关节囊增厚,回声增强。

六、感染性心内膜炎

感染性心内膜炎的特征性表现为赘生物,多出现在高速血流直接冲击的心内膜或瓣膜,在声像图上的表现为结节状、条索状、形态不规则的中强回声、质地松软,表面有毛刺感。同时病变可以引起瓣膜穿孔、瓣周脓肿、心脏内瘘和腱索断裂等并发症。

参考文献

[1] 周永昌,郭万学.超声医学[M].4版.北京:科技文献出版社,2002.
[2] 王新房,谢明星.超声心动图学[M].5版.北京:人民卫生出版社,2016.

[浙江树人大学树兰国际医学院附属树兰(杭州)医院 曹国洪 黄志良]

第八章 抗病毒治疗

第一节 病毒感染的自然过程和治疗策略

一、病毒感染的自然过程

病毒感染首先要侵入宿主机体与外界环境直接接触的细胞，然后再进一步向其他组织扩散。病毒可通过多种途径侵入机体，包括经呼吸道、肠道、泌尿道及生殖道以及经皮肤、眼结膜、眼角膜等部位侵入。此外，在某些特殊情况下，病毒还可通过接种方式直接进入机体而感染宿主，如使用被污染的针头、被带病毒的动物叮咬等。病毒的感染过程即病毒通过某种传播途径进入机体后，在易感者宿主细胞内复制增殖的过程。从细胞水平上来说，包括病毒吸附、穿入、脱壳、生物合成、装配和成熟释放至细胞外的复制过程和在活细胞之间的传播过程；从组织病理学和免疫学来说，包括在病毒侵入部位的局部组织内复制增殖，通过某种机制播散到靶器官组织细胞并进行大量复制，引起细胞和组织病理性改变和机体的免疫应答及导致组织细胞损伤。最终结局，一是病毒被机体清除，二是病毒呈持续性感染的全部过程。

（一）病毒在侵入的机体局部组织细胞内复制增殖

一般情况下，病毒侵入机体后，首先在局部进行增殖、复制，当病毒达到一定数量后，可感染邻近的细胞，病毒即开始扩散。在大多数情况下，其感染仅局限在同一器官或组织内，因此称为局部播散。感染上呼吸道的病毒多为局部感染，如鼻病毒、流感病毒、呼吸道冠状病毒等。

病毒的局部感染是否扩散除与机体的防御功能有关外，还与病毒本身的特性有关，其中比较重要的是子代病毒的定向释放特征。比如，病毒在感染黏膜柱状上皮的过程中，有的病毒尽管在局部黏膜或组织内复制出大量的子代病毒，但其释放方式却是向黏膜外释放，结果是大量的病毒排出体外，而不在机体内播散。相反，有的病毒则向黏膜基底部释放子代病毒，病毒一旦跨过基底部屏障，扩散范围将加大，从而引起其他部位的感染。此外，有的病毒是水平释放子代病毒，因而能感染周围的同类细胞或组织而引起局部播散。大多数通过肠道黏膜侵入机体的病毒，其子代病毒为向外释放，病毒释放后与肠道内物质混合，最终随粪便一起排出体外。

（二）病毒在体内播散转移并定位于各自特定的靶器官组织

进入机体内的大多数病毒必须通过某种播散方式，定位于特定的靶器官后才能致病。病毒在体内的播散转移方式主要有血行播散和经神经系统播散。

1. *血行播散* 此为病毒感染扩散的常见类型。病毒在侵入的机体局部组织内复制增殖，并释放进入淋巴液和血液循环系统，在作为载体的某些血液成分（血细胞或血浆）参与下，将其运送到所亲嗜的靶器官组织，并进行第二次大量复制增殖而致病。麻疹病毒、脊髓灰质炎病毒和虫媒传播的黄病毒等，均在侵入机体的局部黏膜或皮下组织内先复制增殖，再播散至局部淋巴结，然后经远心淋巴管和胸导管进入血液循环系统，形成病毒血症，最终抵达靶器官组织的病毒再进行大量复制增殖并致病。

有时，也可通过污染的针头或动物叮咬等方式直接将病毒注入血液内而造成血源性播散。在机体免疫系统正常的情况下，大部分病毒在淋巴系统中被清除，尤其是在淋巴结中，淋巴细胞和单核细胞可将病毒破坏或吞噬。然而，部分病毒能直接感染免疫细胞。因而当被感染的免疫细胞进入血液时，它们所携带的病毒也不断增殖释放，从而造成血源性播散。

此外，另一类经血行播散的模式为组织侵入，即病毒经注射，蚊、蚤、蜱等节肢动物媒介(简称“虫媒媒介”)，呼吸道及消化道等多种途径侵入机体后，先在侵入的局部皮下组织、肌肉、局部淋巴组织、呼吸道及肠道黏膜组织内复制增殖，并转送至肌肉、血管内皮、骨髓、肝、脾等器官组织内复制增殖，进而病毒吸附于红细胞，然后侵入白细胞并在其内复制增殖，进入血液循环而形成病毒血症。

血液中病毒的浓度(或称病毒载体)由病毒的复制和被清除的速度决定。病毒抗体产生后，抗体和病毒可形成复合物，有利于吞噬细胞的吞噬，病毒的浓度因而迅速减少。病毒血症一般为一过性。然而，有部分病毒在体内呈持续感染状态，很难被清除，病毒血症也持续存在，如HBV、HCV引起的病毒血症可持续很长时间，甚至持续终生。

2. 经神经播散　某些病毒在局部感染后，可通过感染部位的神经末梢侵入神经细胞进行播散，这种播散方式称为神经播散。病毒先在其侵入机体的局部皮肤黏膜或肌肉组织中复制增殖，再沿神经纤维的轴索上行扩散至神经节及中枢神经系统，并大量复制增殖，最后沿传出神经的轴索可下行播散至靶器官组织。

由于神经细胞的树突和轴突内无蛋白质的合成，因而大部分神经播散的病毒必须经过很长的距离，到达神经细胞体后才能进行复制。病毒在神经细胞内的移动与微管、微丝的作用有关，但其具体机制尚不清楚。

病毒感染神经细胞后，子代病毒的释放是神经播散的重要组成部分。不同病毒的释放方向不一样，导致的结果也不一样。例如，狂犬病毒的致病过程是病毒在被狂犬咬伤部位的肌肉组织内复制增殖后，沿神经轴索上行至脊神经节进行大量增殖并播散至大脑皮层及整个中枢神经系统；经大量复制增殖后，又沿传出神经轴索下行播散至唾液腺、视网膜、角膜、骨骼肌及各内脏器官而发病。又如，疱疹病毒科病毒在唾液腺及皮肤黏膜组织内复制增殖，引起皮肤黏膜疱疹称为原发感染；当痊愈后，残留的少量病毒可沿神经轴索上行至神经节呈潜伏感染状态(暂时不致病)，一旦机体免疫力下降或受其他病毒及细菌感染的激惹，则潜伏的病毒可再度大量增殖，并沿感觉神经轴索下行于所支配的皮肤黏膜组织内继续增殖，引起复发性疱疹或带状疱疹。

(三) 病毒的排出和传播

病毒从宿主体内的释放过程称为病毒的排出，它是维持其种属持续性的必要步骤，仅有少数例外。例如，病毒的基因组直接从宿主细胞传递给宿主的生殖细胞，并在嗜食已感染的同类或其他动物时传播病毒。病毒的排出有利于病毒接近易感人群，并进一步传播。病毒的有效传播取决于病毒的局部浓度，也取决于病毒的侵袭能力及其他特性。高浓度的病毒极易传播，即使易感动物仅接触到很少的受感染组织或体液也易感。例如，HBV在宿主血液中的浓度极高，仅数微升的血液即足够引发感染。此外，病毒在环境中的生存能力也影响其传播，生存能力强的病毒其感染宿主的机会也更大。

病毒的排出主要包括以下几种方式：① 呼吸道分泌物，大多数引起呼吸道感染的病毒通过其分泌物向外排出，而能否发生有效传播则取决于空气中病毒的悬浮小滴；② 唾液、黏膜、唾液腺的病毒可进入口腔，并与唾液混合，通过接吻、吐痰、说话、咳嗽、污染的手指等方式传播；③ 粪便，肠道病毒和肝炎病毒等经粪便排出；④ 血液，病毒血症是病毒感染的常见表现，带病毒的血液是病毒的重要传染源，部分病毒甚至可以通过蚊虫叮咬来传播；⑤ 经尿液、输液、乳汁和皮肤传播。

（四）病毒在细胞内的复制周期

病毒是不能自身复制的，必须进入细胞内，利用宿主细胞的能量和代谢系统供给自身复制。因此，复制周期的全过程包括：① 病毒进入细胞（吸附与穿入）是病毒复制的前提；② 当病毒进入宿主细胞，它的自身成分移去（脱壳）以保证基因组复制；③ 基因组复制和病毒蛋白的合成，然后完成新病毒的装配。研究和阐明病毒的复制周期的各个环节不仅是理解病毒感染过程的需要，也是探索和开发抗病毒感染药的需要。

1. *吸附与穿入* 病毒首先必须吸附在敏感的细胞上，然后才能穿入。吸附分为两个阶段：① 病毒与细胞的接触，进行静电结合。此过程与温度的关系不大，而与 Na^{+}、Mg^{2+}、Ca^{2+} 等阳离子浓度有关，结合是非特异性的；② 病毒的表面位点与宿主细胞膜上的相应受体结合，此过程需一定的温度条件，结合是特异的，是不可逆的。病毒的位点与细胞膜上的受体的特异性决定病毒嗜组织性的特征。

有包膜的病毒一般通过其包膜上的糖蛋白吸附于受体。这些特异性的病毒糖蛋白上有一个或多个附着位点（即配体），特异性细胞受体可与这些配体结合。例如，流感病毒 A 型的膜蛋白 HA 能与细胞受体唾液酸结合，介导病毒吸附；而 HIV-1 包膜的表面蛋白和跨膜蛋白的非共价键结合物可与细胞受体 CD4 结合介导吸附。无包膜的病毒通过衣壳蛋白或突起来吸附到受体，主要通过以下两种方式完成：一是大裂隙和环状结构介导吸附，某些小 RNA 病毒如鼻病毒和肠病毒通过此方式吸附；二是纤突介导吸附，包括腺病毒。

病毒吸附在宿主细胞膜后可通过几种方式进入细胞，如带有包膜的病毒进入细胞有以下两种方式：一是病毒的包膜与宿主细胞膜融合后，病毒的核衣壳直接进入细胞质内；二是病毒体的位点与细胞膜上的受体结合后，由细胞表面的酶类帮助脱壳，使病毒的核酸直接进入宿主细胞内。无包膜病毒一般经过细胞吞入进入细胞，称为病毒胞饮，如腺病毒、小 RNA 病毒。

2. *脱壳* 病毒进入细胞后，病毒核酸将从衣壳或包膜中释放出来，此过程称为脱壳。某些病毒脱壳相对简单，只需病毒包膜与细胞膜融合即可。融合蛋白、Env-A 以及共受体等均可介导此融合过程。某些有包膜病毒通过受体介导的内吞作用来完成病毒包膜与细胞膜的融合。此过程如流感病毒的 RNA 包裹在蛋白质衣壳内进行转录；痘病毒则首先利用溶酶体作用，将病毒体部分蛋白质和核酸释放到胞质内，其中病毒的脱壳酶基因在依赖 DNA 的 RNA 聚合酶作用下转录出 mRNA，然后翻译出脱壳酶，使病毒的 DNA 从衣壳中释放。无包膜病毒则通过破坏内吞包膜，在细胞膜上形成孔，或者通过溶酶体的作用使病毒脱壳。

3. *生物合成* 病毒基因一旦从衣壳中释放出来，就利用宿主细胞提供的低分子物质合成大量的自身核酸和结构蛋白。早期合成主要是病毒复制所必需的复制酶和一些抑制蛋白。抑制蛋白可抑制宿主细胞的正常代谢，使细胞代谢转向有利于合成病毒。在生物合成阶段，用血清学方法和电子显微镜检查，在细胞内不能找到病毒颗粒，这个时期称隐蔽期。各种病毒的隐蔽期长短不一，隐蔽期实为在病毒基因控制下进行病毒核酸和蛋白质合成的阶段。

4. *装配、成熟与释放* 病毒的装配过程和方式因病毒差异而不同。无包膜病毒的装配包括衣壳构建和核衣壳形成两个步骤，病毒组装成核衣壳即成为成熟的病毒体。有包膜病毒的装配包括核衣壳的形成和包膜的形成，病毒组装上核衣壳以出芽的方式释放时，包上核膜或浆膜而成为成熟的病毒体。在病毒粒子装配过程中，各组分在细胞中被转运到装配位点，按照特定机制聚集、装配。由于病毒的种类不同,在宿主细胞内复制出的子代病毒组装的部位亦不同。腺病毒在胞核内,脊髓灰质炎病毒在胞质内,疱疹病毒在核膜及胞质膜上。有包膜病毒从宿主细胞的释放与获得包膜的出芽过程相耦联,大多数病毒的装配和出芽在质膜上进行,最后芽膜融合,新的病毒颗粒释放到细胞外;有的则从细胞内膜获得包膜,病毒颗粒转运到细胞表面后随即出芽。芽生释放不直接引起宿主细胞死亡,因为细胞膜在出芽后可被修复。无包膜病毒的子代病毒会在感染细胞中大量累积,其释放常导致细胞裂解。

二、病毒感染的治疗策略

病毒性感染因病毒种类和宿主应答的差异而使自然过程和临床经过有很大的不同,治疗应答差别更大。病毒性感染多为自限性疾病,一般治疗措施是最基本的也是有效治疗手段。当病毒感染损害组织器官,就有必要及时采用针对性的抗病毒药物抑制或清除病毒,以保护组织器官和促进临床恢复。对于当前危害社会人群较大的 HIV、HBV、HCV、CMV 等慢性持续性感染,当前尚缺少理想的有效治疗措施。除使用抗病毒化学药物外,还必须通过生物反应调整治疗提高宿主免疫功能。相关药物如 IFN－α 和胸腺法新有一定的疗效,但还有待开发新的免疫治疗方法。

(一) 一般治疗

病毒性感染多为自限性疾病,可经休息、营养及适当的对症处理而康复。某些病毒性疾病转入恢复期,病毒因素已不再在发病机制中占重要地位,为促进恢复,一般治疗就显得更为重要。有些病毒感染易于转变为慢性持续性感染,虽然要采取针对性的特殊治疗,但一般治疗仍有助于提高宿主抗感染能力。

1. *一般措施* 消毒和隔离是防疫措施中的重要组成部分,采取正确的消毒和隔离措施,对于控制传染病疫情以及感染患者的治疗均有密切关系。尤其在面对未明病原体感染以及传染性较强的疾病时,正确严格的消毒隔离措施更显得尤为重要,在 SARS 和人高致病性禽流感的防治中充分证明了这一点。根据病原体及其传播途径和排出病原体途径的差异,不同的病原体应采取不同的消毒隔离措施。

合理的休息和饮食对于病毒性疾病的恢复也极为重要。急性期患者一般应卧床休息,降低机体消耗,减轻病损器官负担。对不同的病毒性疾病应给予患者相应的饮食指导,如病毒性肝炎患者,合理的饮食结构和充分的热量供给可以促进肝细胞再生,利于病情好转。而对于重型肝炎患者,蛋白质、维生素以及热量的合理搭配更有助于防治各种并发症。

随着现代医学模式的转变,按照从“以人为本”出发,给予患者必要的人文关怀也成为疾病治疗策略的一个重要组成部分。目前,几大病毒性疾病如乙型病毒性肝炎、丙型病毒性肝炎、艾滋病等均是慢性化疾病,不同程度地需要接受长期甚至终生的药物治疗。然而部分患者对于自身疾病认识不足或存在恐惧心理,对治疗的必要性未引起足够重视,这就需要医护人员重视患者的心理变化,加强医患沟通,提高患者依从性。

2. *对症治疗* 由于大多数病毒性疾病缺乏有效的抗病毒药物,因此,适当、合理的对症治疗显得尤为重要。其目的在于根据某种特殊症状,针对性地治疗,以减轻或消除症状,提高人体的反应性,扭转病理性反应,纠正中毒症状,调整各种功能,直接或间接地支持人体的防御功能。对症治疗能够起到调节或补充的作用,有的甚至为抢救之用。

病毒感染容易导致机体免疫功能及抵抗力下降,引起 T 细胞、B 细胞缺陷或功能不全。对于此类病毒感染,采取调整机体免疫功能,增强抗病毒能力的治疗原则十分必要。

(二) 抗病毒治疗

病毒性疾病的控制是一个医学问题,亦是一个社会问题。抗生素的问世使细菌性疾病得到了控制,而病毒就成为人类疾病中最重要的病原体。然而,迄今除了治疗 HCV 感染的小分子药物(direct-acting antiviral agents,DAA)外,仍缺乏可以特效抑制病毒感染的药物。而且，日益增多的证据亦似乎预示着，寻找特效抗病毒药物可能是极为困难的。这表现在，首先，病毒必须在细胞内复制，其感染增殖过程所使用的是宿主细胞内的合成蛋白、核酸等所有工具，要抑制病毒的增殖，就必须阻断这一合成，而阻断这一合成就必须在一定程度上伤及宿主正常细胞，损坏细胞内相应生物过程。因此，安全有效的抗病毒药物必须具有高度选择性，否则会产生很大的毒性作用；其次，利用体外活体细胞培养技术来对抗病毒药物的药效进行评价结果差异很大，有时和体内抗病毒疗效有很大差异；最后，测定细胞内抗病毒药物浓度难度较大，不容易获得其药代动力学数据。

虽然抗病毒药物的研发速度越来越快，在病毒性疾病治疗中的地位也越来越突出，但临床上有很多问题尚未解决。例如，很多药物对病毒仅能抑制其复制，不能根除；停药后易复发，引起病情恶化，必须长期治疗，难以确定疗程；长期治疗后，可引起不同程度的病毒耐药变异而产生耐药；联合治疗、序贯治疗或交替间歇治疗从理论上可能有助于提高疗效，减少耐药变异，但迄今仍然缺乏能明确提高疗效的联合治疗方法，尤其各种有效的抗病毒药物逐渐增多，选择余地更大，如何最好地使用这些药物是很大的挑战。依赖相同的治疗模式针对所有的患者，虽然给临床带来了便利，但对于相对复杂的疾病或人群来说，并非最好的治疗手段。对特异性的疾病和病毒特征采取优化的治疗方案，特别是个体化方案将有助于确保高效而持久的应答。

针对病毒感染机体的各个过程，目前抗病毒化疗药物的主要靶点或作用机制，从理论和实践经验方面包括以下各个方面。① 病毒吸附细胞：病毒吸附到细胞表面是一种可逆性的相互作用，因此可以设计和制备某些药物与病毒竞争受体，阻止病毒吸附细胞，使感染终止。② 病毒穿入和脱壳：采用各种方法人工合成的寡肽、干扰酶促进反应等可阻止病毒与细胞膜融合或破坏溶酶体酶，从而可阻止病毒穿入和脱壳。③ 病毒基因组释放与转运：如果病毒基因组不释放，病毒就不能复制。④ 病毒基因组复制：主要包括 4 个环节，即抑制病毒基因组复制的酶、抑制核苷三磷酸的形成与利用、抑制 RNA 或 DNA 模板、抑制基因组延伸。⑤ 转录和转录后修饰：病毒早期和晚期 RNA 的形成都是从新合成的 DNA 转录而来。因此，新合成的病毒 DNA 碱基序列的任何改变又将影响到早期和晚期 RNA 的形成，基于这个原因，阻止 RNA 合成或增加它的降解速度都是抗病毒化疗药物的作用靶点。⑥ 部分甲基化。⑦ 核 RNA 转运。⑧ 蛋白质合成与修饰。⑨ 病毒基因组编码的酶：一类是抗病毒药物直接作用于病毒基因组复制的关键酶，从而抑制子代病毒的生成；另一类是抗病毒化合物被病毒酶转化成活性抑制剂，选择性地抑制病毒基因组复制。⑩ 病毒装配成熟：在感染晚期，病毒蛋白质、核酸及一些大分子物质聚集与装配，形成完整的病毒体从细胞释放，一旦对上述过程了解得比较清楚，就将成为抗病毒药物的作用靶点。

病毒性疾病的发生、发展和转归，不仅与病毒种类、数量和毒力相关，而且取决于机体的免疫状态和功能。为此，常需通过一定的药物或治疗方法提高或抑制机体的免疫反应，以清除病原体或作用于发病机制的环节，改善机体免疫应答类型和强度，促进疾病好转。不同类型的病毒其致病机制不同，杀细胞性病毒可通过抑制宿主细胞蛋白质的合成，抑制 DNA 或 RNA 的合成直接导致细胞死亡。一些病毒对宿主细胞本身的作用很小或没有作用，其复制过程中的表达产物或病毒本身可刺激机体免疫系统，机体通过细胞免疫或体液免疫对宿主细胞造成损伤。机体对病毒感染的应答包括特异性和非特性的免疫应答。非特异性作用包括 NK 细胞引起的病毒感染细胞的裂解和细胞分泌的 INF－γ 抑制病毒复制。特异性免疫应答包括细胞免疫和体液免疫反应。细胞免疫包括特异性细胞毒反应（CTL）；体液免疫是指机体产生特异性抗体来中和细胞外病毒颗粒。针对病毒作用于机体免疫功能的各个环节，抗病毒的免疫治疗主要机制包括：① 增加免疫细胞数量，增强CTL抗病毒效应；② 提高非特异性免疫，增强机体抵抗力；③ 补充具有抗病毒效应的细胞因子，如IL-2、IL-12及IFN等；④ 增强单核细胞、NK细胞和CTL细胞对感染细胞的裂解作用；⑤ 上调T细胞刺激分子的表达，增强T细胞识别抗原的能力；⑥ 增强免疫细胞对细胞因子刺激的反应和调节作用。

(三) 特色治疗技术

1. *中医药治疗* 近50多年来中西医学的结合开拓了中医药学研究的新思路，对传统方剂和单味药材选择采用了新技术来进行实验室研究，使中药的临床应用有了实验基础。通过古方研究、剂型改革、抗菌和抗病毒药物的筛选、机制探讨、有效成分的研究，有可能使中药在抗病毒治疗领域产生划时代的进步。

2. *人工肝支持系统* 病毒性肝炎是威胁我国国民健康的一大疾病，而重型肝炎、肝衰竭更是因其高病死率困扰临床医师。人工肝支持系统是治疗重型肝炎、肝衰竭的有效方法之一，其治疗机制是基于肝细胞的强大再生能力，通过一个体外的机械、理化和生物装置，清除各种有害物质，补充必需物质，改善内环境，暂时替代衰竭肝脏的部分功能，为肝细胞再生及肝功能恢复创造条件或等待机会进行肝移植。

在近50年发展过程中，先后出现了多种人工肝方法，大致分为非生物型、中间型、生物型和混合型生物人工肝4种类型。近年来，各种人工肝系统均得到较大发展，我国学者创建了新一代个体化的非生物型人工肝支持系统：血浆置换(PE)、血浆置换联合持续血液滤过(PEF)、血浆滤过透析(PED)、血浆置换联合体外血浆吸附和血液滤过(PEAF)。上述技术针对不同病因、不同病情、不同分期的肝衰竭患者均有较显著疗效，统称为“李氏人工肝系统”(Li's artificial liver system，Li-ALS)。临床上应根据患者的具体情况合理选择不同方法进行个体化治疗。其他原因所致肝衰竭治疗亦可参照应用该系统进行治疗。应注意人工肝支持系统治疗操作的规范化。

3. *器官移植* 这是近年来兴起的治疗各种脏器终末期疾病的重要手段。对于内外科常规治疗无效的一些疾病，如尿毒症、各类肝硬化、终末期疾病以及多种综合征等，均是最为有效的根本治疗方法。器官移植用于治疗病毒相关性疾病，最常见的是治疗病毒相关性肝脏疾病，尤其是对暴发性病毒性肝炎造成的肝衰竭，以及肝炎病毒长期感染导致的肝硬化、原发性肝癌。此类疾病与病毒直接相关，而且移植的效果与病毒的类型、毒性、负荷以及变异密切相关。在肝移植发展的初期，病毒性肝病被视为肝移植的相对禁忌证。随着新的病毒防治方案的逐渐发展和成熟，越来越多的病毒性肝疾病患者已成为肝移植的受益者。

第二节 抗病毒化学药物

抗病毒药物的临床应用历史是比较短的，自20世纪50年代第一个抗病毒药物甲红硫脲问世以来，仅有30余种药物被批准用于病毒感染的治疗。加之，许多病毒性疾病，如艾滋病、慢性乙型肝炎等尚缺乏根治药物。这是由多方面因素决定的。首先，与病毒的生物学特性有关，细菌能在细胞外生长，具有与哺乳类动物细胞不同的代谢和结构特征，而病毒必须在细胞内复制，借助宿主细胞的酶系统、大分子物质及细胞器来合成完整的病毒颗粒。因此，安全有效的抗病毒药物必须具有高度的选择性，否则会产生很大的毒性作用。其次，由于病毒的复制特性，在体外对抗病毒药物的作用进行评价时必须利用活细胞培养，而从培养系统中得出的结果变化很大，有时和体内的抗病毒效果有较大的差异。第三，测定细胞内抗病毒药物浓度的难度较大，不容易获得抗病毒药物的药代动力学数据。因此，抗病毒药物的研制、开发和临床应用存在困难。

近年来，抗病毒药物的研究进展较快，不断有新的核苷类似物已经或将要用于艾滋病病毒（HIV）、乙型肝炎病毒（HBV）及丙型肝炎病毒（HCV）感染的治疗。迄今已有 40 余种药物被批准用于抗病毒治疗。然而，众多病毒性疾病如 HIV 感染、慢性乙型肝炎（CHB）等仍缺乏根治药物。目前，对抗病毒药物的分类主要有 3 种方法：① 根据所抗病毒种类的不同可分为抗-HIV 药物、抗疱疹病毒类药物及抗流感病毒类药物等（表 8-1）；② 根据药物结构的不同，可分为核苷类似物、三环胺类及干扰素（IFN）类等（表 8-2）；③ 根据抗病毒药物作用的靶位，可分为阻止病毒吸附的药物、辅助受体拮抗剂、反转录酶抑制剂及 DNA 聚合酶抑制剂等。本节根据抗病毒药物的结构分类，对临床上常见的抗病毒药物作简要介绍。

表 8-1 按抗病毒药物的作用分类

作用类别	药物
抗反转录病毒药物	扎西他滨、司坦夫定、齐多夫定、拉米夫定、阿巴卡韦、恩曲他滨、地拉韦定、依非韦仑、奈韦拉平、茚地那韦、奈非那韦、沙奎那韦、利托那韦、安普纳韦、替诺福韦、雷特格韦、马拉维若、埃替拉韦、双汰芝（combivir，AZT＋3TC，CBV）、三协维（Trizivir，AZT＋3TC＋ABC，TZV）、Epzicom（ABC＋3TC，KVX）及克力芝（Kaletra，LPV＋RTV，LPV/r）等
抗疱疹病毒药物	阿昔洛韦、泛昔洛韦、阿糖腺苷、喷昔洛韦、膦甲酸钠
抗巨细胞病毒药物	更昔洛韦、膦甲酸钠
抗乙型肝炎病毒药物	IFN-α、拉米夫定、阿德福韦、恩替卡韦、替比夫定、替诺福韦、恩曲他滨、替诺福韦艾拉酚胺富马酸（TAF）
抗丙型肝炎病毒药物	IFN-α、利巴韦林、索非布韦＋雷迪帕韦（吉二代）、索非布韦＋维帕他韦（吉三代）、索非布韦＋达卡他韦、索非布韦＋维帕他韦＋伏西拉普瑞韦（吉四代）
抗人乳头瘤病毒药物	米奎莫特、西多福韦
抗流感病毒药物	利巴韦林、金刚烷胺、金刚乙胺、扎那米韦、奥司他韦

表 8-2 按抗病毒药物的结构分类

结构类别	药物
三环胺类	金刚烷胺、金刚乙胺
核苷类似物	去羟肌苷、扎西他滨、司坦夫定、齐多夫定、拉米夫定、阿昔洛韦、泛昔洛韦、阿糖腺苷、喷昔洛韦、利巴韦林、阿德福韦、恩替卡韦、西多福韦、替比夫定、替诺福韦、替诺福韦艾拉酚胺富马酸（TAF）
蛋白酶抑制剂	沙奎那韦、利托那韦、茚地那韦、奈非那韦、索非布韦＋雷迪帕韦（吉二代）、索非布韦＋维帕他韦（吉三代）、索非布韦＋达卡他韦
非核苷类 RT 抑制剂	地拉韦定、奈韦拉平、依非韦仑
焦磷酸类	膦甲酸钠
神经氨酸类似物	扎那米韦、奥司他韦
IFN-α 类	IFN-α、Peg IFN-α
融合抑制剂	伊夫维特（T-20）

一、三环胺类

1. 金刚烷胺（amantadine） 为人工合成的三环癸烷衍生物，在低浓度（≤1.0 mg/L）时能特异性抑制甲型流感病毒。金刚烷胺与甲型流感病毒 M_2 蛋白相互作用，使 M_2 离子通透功能受到抑制，阻止病毒脱壳及其核酸的释出，从而抑制病毒的复制和增殖。甲型流感病毒株包括

H1N1、H2N2 和 H3N2 等亚型，均可在 0.2～0.4 mg/L 时被抑制，高浓度(25～50 mg/L)时在体外可抑制乙型流感病毒、风疹病毒等，其作用并无宿主特异性。甲型流感病毒易对金刚烷胺耐药，即使 M_2 蛋白仅有单个氨基酸发生改变，也会使病毒对金刚烷胺产生耐药性，这已得到体内和体外实验证实。

金刚烷胺口服后可在胃肠道完全吸收，成人口服 100 mg 单剂量 2～4 小时后，血浓度峰值达 0.2～0.4 mg/L。成人 100 mg 每日 2 次，其血浆峰值稳定于 0.5～0.8 mg/L。有证据提示，口服该药后，药物可浓集于肺组织、鼻部分泌物和唾液内，其浓度接近血浓度，容易透过生物膜，脑脊液的浓度为血浆浓度的一半。金刚烷胺可分布至乳汁中，气雾吸入该品后，鼻部清洗液的浓度为 2～19 mg/L。金刚烷胺在体内不被代谢，几乎全部以原药形式经尿排出。1 次口服后，1 周内仍可从尿中测出。半衰期为 12～17 小时。

金刚烷胺主要用于甲型流感的防治，对乙型流感无效。口服该药可使 50%的成年患者发热及其他症状持续时间缩短 1～2 日，排毒量减少。要求在发病 24～72 小时内服用，否则无效。该药不影响流感疫苗的免疫反应，可与疫苗(包括近年的流行株)同时使用至 2 周，抗体产生后再停用该药。在甲型流感流行期间，服用该品可防止 55%～80%的接触者发病，尤其是老年人或有原发病者(如心血管疾病、肺病、神经肌肉病及免疫缺陷者)。金刚烷胺仅有口服制剂，预防用药剂量：成人为 100 mg/d，儿童(小于 9 岁)为 5 mg/(kg · d)，最大剂量为 150 mg/d。服用时间为整个流行期(通常为 4～8 周)，接受疫苗者至少 2 周。治疗用药剂量为成人 200 mg/d(每 12 小时 100 mg)，疗程为 5～7 日。肾功能减退者和老年人要相应减少剂量。孕妇禁用，因动物实验发现其有致畸胎作用。

本药常见不良反应有头痛、易激动、头晕目眩、失眠、发音不清、共济失调、食欲减退和恶心、腹泻、口干、皮疹等。不良反应的发生率为 6%～11%。长时间服用该药可引起视网膜炎、周围水肿、直立性低血压，个别患者可有充血性心力衰竭、视力丧失和尿潴留。有肾功能损害者，当血浓度在 1.0～5.0 mg/L 时，可出现精神错乱、谵妄、幻觉、眩晕、癫痫样症状及昏迷，故癫痫、精神病患者禁用。不良反应多见于用药的第 1 周，短期继续用药后的不良应常可耐受，停药后反应即可消失。一般无严重的肝、肾和造血系统的不良反应。金刚烷胺与抗胆碱药同时应用时，可产生急性精神症状，应避免合用。

2. 金刚乙胺(rimantadine)　为金刚烷胺的衍生物，作用与金刚烷胺类似，抗甲型流感病毒的作用比金刚烷胺强 4～10 倍，且抗病毒谱广、毒性低，半衰期为 24～36 小时。当血浓度为 1 mg/L 时，多数甲型流感病毒被抑制。可用于成人甲型流感的防治以及儿童甲型流感的预防。常用量为 200 mg/d，分 1～2 次口服，疗程同金刚烷胺。不推荐用于儿童甲型流感的治疗。一次口服该药后仅 30%左右以原药形式从尿中排出。甲型流感病毒可对此药产生交叉耐药性。耐药病毒的传播主要为预防用药失败所造成。

二、核苷类似物

近年来，核苷类抗病毒药物的研究相当活跃，相继推出了一系列高效低毒的核苷类抗病毒药物，主要用于 HIV 感染和疱疹病毒感染的治疗，有些已批准用于 HIV 和 HBV 感染的治疗。

1. 阿糖腺苷(adenine arabinoside, Ara-A; vidarabine)　为人工合成的嘌呤核苷类似物，有广谱的抗病毒作用。对疱疹病毒属如单纯疱疹病毒 1 型及 2 型、带状疱疹病毒、痘病毒及 HBV 等多种 DNA 病毒有较显著的抑制作用，其抗病毒机制长期未能阐明，但目前已证实其主要作用是抑制病毒 DNA 的合成。

Ara-A 进入细胞后，经磷酸化而生成 Ara-AMP、Ara-ADP 及 Ara-ATP，后者是生物活性成分，能与脱氧 ATP 竞争性地结合到病毒的 DNA 聚合酶上，从而抑制 DNA 聚合酶的活性及病毒 DNA 的复制。

Ara-A 对单纯疱疹病毒脑炎的疗效不如阿

昔洛韦，但对免疫缺陷患者伴发的带状疱疹亦有疗效，用药后可减少带状疱疹的排毒量，促使病损愈合，并缩短疱疹后神经痛的时间；对免疫抑制的水痘患者，用药后可减少皮疹扩散及内脏并发症，并可加速退热。Ara－A 每日剂量为 15～30 mg/kg，静脉缓慢滴注，疗程为 10 日。Ara－A 对耐阿昔洛韦的单纯疱疹病毒毒株无效。新生儿单纯疱疹病毒感染用 Ara－A 每日 15 mg/kg 治疗，其播散性疱疹常于 48 小时内得到控制。治疗 4～5 日后，病死率可从 86%降至 57%。

Ara－A 的不良反应为可逆性，多与剂量成正比，在每日剂量为 10～15 mg/kg 时，人体耐受性较好，不良反应较少。每日剂量在 20 mg/kg 以上时，少数患者可出现血小板、红细胞及白细胞下降等骨髓抑制现象，停药后可自行恢复。其他反应主要为肌痛综合征，偶见共济失调、震颤及癫痫发作，恶心、呕吐及腹痛等，尤其在合并肝、肾功能不全的情况下更易发生；其他还有发热、皮疹及全身乏力。局部滴眼可致结膜炎、疼痛及变态反应。动物实验可致畸胎或突变，孕妇及哺乳妇女禁用。由于 Ara－A 适应证已多数为阿昔洛韦所替代，且后者的应用更为安全有效，故目前 Ara－A 在临床上已很少应用。

2. 阿昔洛韦(acyclovir，ACV) 是嘌呤核苷衍生物，其抗病毒作用具有高度选择性，这与其作用机制有关。ACV 在疱疹病毒感染的细胞内经磷酸化形成单磷酸 ACV 后才能起抗病毒作用，而磷酸化需借助病毒编码的胸腺嘧啶脱氧核苷激酶(TK)的作用，故在未受感染的细胞内，ACV 不能转化为单磷酸 ACV。单磷酸 ACV 又经宿主细胞激酶的作用，转变成三磷酸 ACV。后者在感染单纯疱疹病毒细胞中的浓度比未感染细胞中高 40～100 倍。三磷酸 ACV 通过以下两种方式抑制病毒：① 干扰病毒 DNA 聚合酶以抑制病毒；② 在 DNA 聚合酶的作用下，与增长的 DNA 链结合，导致 DNA 链的中断。

本品为广谱抗病毒药物，主要对单纯疱疹病毒 1 型和 2 型有强烈抑制作用，其抗病毒的活性比 Ara－A 强 160 倍，对其他病毒如水痘-带状疱疹病毒、EB 病毒及 HBV 亦有抑制作用，对巨细胞病毒的抑制作用相对较弱。HBV 的基因组内尚未发现病毒编码 TK 的基因，本药对它的抑制作用推测是感染细胞内激酶将 ACV 磷酸化成为三磷酸 ACV，从而抑制 HBV 复制。少数水痘-带状疱疹病毒株因不产生 TK 而对 ACV 耐药。ACV 可作为单纯疱疹病毒性脑炎的首选药物。在降低病死率、提高治愈率及减少后遗症等诸方面均优于 Ara－A。

ACV 对免疫缺陷者皮肤、黏膜疱疹的疗效较为显著，可加快愈合，缩短疼痛时间，减少病毒排放。ACV 静脉使用或口服给药，需根据疾病的严重程度及患者能否口服而定。对处于化疗期或器官移植后的患者，预防性静脉用药可减少单纯疱疹病毒相关疾病的发生率。

在外生殖器单纯疱疹病毒感染中的应用最为广泛，疗效亦较显著。ACV 治疗并不减少复发率，说明其不能清除潜伏的单纯疱疹病毒感染。复发性外生殖器单纯疱疹病毒感染者，仍可用 ACV 口服治疗。疱疹性角膜炎可用 3% ACV 软膏，每日 5 次，其溃疡愈合时间较碘苷短，与 Ara－A 相近。

ACV 的不良反应较其他抗病毒药物为少，常见的不良反应包括恶心、呕吐及腹泻等。偶有发热、头痛、不适、低血压及皮疹等，停药后迅速消失。大剂量静脉滴注可发生肾毒性，尿素氮、肌酐升高，肾小管内出现结晶而致肾小管阻塞。部分患者发生静脉炎，局部疼痛及暂时性 ALT 升高。少数患者可出现嗜睡、谵妄、震颤及癫痫等，停药后可恢复。与氨基糖苷类合用可增加肾毒性。丙磺舒、青霉素类及头孢菌素类均可提高 ACV 的血浓度，使半衰期延长，增加其毒性反应。

3. 更昔洛韦(ganciclovir，DHPG) 又称丙氧鸟苷，系去氧鸟苷类化合物，化学结构与 ACV 相似，仅在侧链上多一个羟基，使其能掺入宿主及病毒的 DNA 中，从而抑制 DNA 合成。

本品能对抗所有的疱疹病毒，其作用机制与

ACV相似,但对巨细胞病毒有强烈的抑制作用。在体外及动物试验中,其抑制病毒作用较ACV强25～100倍。感染巨细胞病毒的细胞内三磷酸盐的浓度比非感染巨细胞病毒的浓度至少高10倍,细胞内DHPG浓度亦超过ACV浓度约10倍。对病毒DNA多聚酶的抑制作用较宿主细胞的DNA多聚酶为强。

本品主要用于艾滋病患者及其他免疫缺陷者并发的巨细胞病毒感染,如巨细胞病毒视网膜炎、骨髓移植后巨细胞病毒性肺炎及胃肠炎等。

骨髓抑制作用是最常见的毒性反应。用药1个月后约40%的患者中性粒细胞低至1×10^9/L以下,20%的患者血小板减至5×10^9/L以下,并可导致贫血。中性粒细胞低至0.5×10^9/L时需停药。此外,不良反应还有轻度的肝功能损害、尿肌酐升高、恶心、厌食,中枢神经系统障碍(主要为定向力障碍)及局部渗出痛等。少数患者出现皮疹,动物试验有致畸、致癌及致突变作用。

4. 泛昔洛韦及喷昔洛韦(penciclovir) 均为阿昔洛韦和更昔洛韦类似物,在细胞内磷酸化量较大和存在时间长,半衰期为10～20小时,为阿昔洛韦的14倍。动物实验证明有长效,每日给药1次即可,临床用药剂量小,可口服。治疗单纯疱疹和带状疱疹感染,优于阿昔洛韦。

泛昔洛韦(famciclovir)为喷昔洛韦的前体,口服吸收好,生物利用度高于阿昔洛韦,口服治疗优于喷昔洛韦,对鸭HBV-DNA有抑制作用。

5. 利巴韦林(ribavirin) 系鸟苷、肌苷类似物,为广谱抗病毒药物。药物本身并无直接灭活病毒作用,其作用机制是药物进入细胞后磷酸化为利巴韦林单磷酸,能竞争性地抑制肌苷5′-单磷酸脱氢酶,使肌苷单磷酸不能转化为次黄嘌呤单磷酸,阻断鸟苷单磷酸合成,从而抑制多种DNA及RNA病毒复制。

口服该药3 mg/kg 1～1.5小时后,血药峰值达1～2 mg/L,血浆半衰期为20小时,主要从肾排出,24小时尿中排出33%,72小时排出53%,少量由粪便排出,红细胞中有3%,在红细胞内的半衰期为40小时。不易透过血-脑屏障。

本品水溶性好,可作为气雾剂用于幼儿呼吸道合胞病毒性支气管炎和肺炎,甲、乙型流感及副流感病毒Ⅰ、Ⅲ型感染。治疗拉沙热早期用药可使病死率明显下降。治疗肾综合征出血热可使发热期缩短,减少并发症,降低病死率。单纯疱疹性角膜炎时,用0.1%的利巴韦林溶液滴眼,效果较好。

较长时期以来,采用IFN-α与利巴韦林联合治疗慢性丙型肝炎(CHC),收到较好疗效,已成为公认的CHC治疗方案。然而,随着直接抗病毒药物(DAA)的上市,临床研究证实利巴韦林与DAA联合治疗CHC效果显著,治愈率达90%以上。然而,考虑到利巴韦林的不良反应,加之DAA价格逐渐下降,加用利巴韦林的方案呈减少趋势,仅用于经DAA治疗复发或难治性CHC的辅助用药。

目前,认为利巴韦林直接抗HCV的作用很弱,其作用机制主要是通过增强Th1细胞的功能而发挥抗病毒作用。长期大量使用该品,可致贫血、白细胞下降及免疫抑制,均为可逆性。部分患者可出现胃肠道出血、肝功能异常。因动物试验可致畸胎,故孕妇慎用。

6. 齐多夫定(zidovudine, AZT, ZDV) 为核苷类似物,在感染细胞的TK作用下磷酸化后转变为三磷酸盐,能竞争性地抑制反转录酶及病毒核心蛋白的合成,并终止病毒DNA链的延伸,从而使HIV复制受到抑制。在体外,本品与某些药物合用,于较低浓度时具有抗HIV活性。

AZT口服后迅速被胃肠吸收,生物利用度为52%～75%,蛋白结合率为35%,达峰时间为0.5～1.5小时,口服200 mg,30～90分钟到达血药峰浓度(3～4 μmol/L),血浆半衰期为1小时。血-脑屏障通透性良好,脑脊液浓度为血浓度的50%,60%～70%通过肝脏迅速代谢,75%代谢物由肾脏排出,用量的15%～20%以原形从尿排出。AZT在精液中浓度高,并能通过胎盘。该药在乳汁中的分泌情况尚无资料。

AZT是第一个被获准治疗HIV感染的药

物,已作为一线药物治疗晚期 HIV 感染(AIDS 或 AIDS 相关综合征),且能减少机会性感染,延缓 AIDS 相关综合征向 AIDS 发展,延长存活期达 3 年。与双去氧胞嘧啶核苷 DDC(2′,3′ dideoxycytidine, DDC)等其他抗病毒药联用对 HIV 有相加或协同作用,可阻止或减少 AZT 耐药株的出现。

AZT 可致骨髓抑制,细胞缺乏症及贫血的发生率为 45%左右。其他不良反应包括头痛、失眠、肌无力、唇舌肿胀、口腔溃疡、喉痛、发热、肝功能异常、呕吐及厌食等。对指甲、皮肤、黏膜色素沉着过度已有报道。联用丙磺舒、丙戊酸、萘普生、阿司匹林、西咪替丁、保泰松及吲哚美辛等药时,因均可抑制葡萄糖苷酸化而使毒性增加。

7. 扎西他滨(zalcitabine) 又称双去氧胞嘧啶核苷(2′,3′dideoxycytidine, DDC),为人工合成的 2′,3′双脱氧核苷类之一,需经宿主细胞激酶作用磷酸化后成为有活性的 5′-三磷酸盐,DDC 通过抑制 HIV 的反转录酶而产生抗病毒作用。与其他核苷类药物相比较,该品与 HIV 反转录酶有较强的亲和力,抑制 HIV 复制所需的浓度仅为抑制宿主细胞增殖浓度的 1/20～1/10。AZT 由于其严重的骨髓抑制反应而使临床应用受到限制。

DDC 主要用于 AIDS 的治疗,可降低 AIDS 患者血清中 P24 抗原的水平,增加 $CD4^+$ T 细胞数。与 AZT 联合使用对抑制 HIV 有相加或协同作用,减少毒性反应,并阻止耐药株的产生。

DDC 最主要的毒性反应是外周感觉神经病变,以双脚灼痛、刺痛为突出症状,可向小腿放射,呈手套、袜子样分布。先从双脚开始,逐渐累及双手,用药 2 周可达高峰。其神经系统症状与剂量呈线型相关。其他的毒性反应有皮疹、发热、唇或踝部水肿。血液系统的毒性反应较轻,为可逆性。

8. 双去氧肌苷(2′, 3′ dideoxyinosine, didanosine, DDI) 为反转录酶抑制剂,在细胞内磷酸化成 dd-ATP,可竞争性抑制反转录酶,影响病毒 DNA 的合成,从而抑制 HIV,与 DDC 有交叉耐药性。该品可口服,对酸不稳定。空腹时与抗酸剂合用,生物利用度为 35%。进食服用则可减少吸收至少 50%。约 40%用药量自肾清除。dd-ATP 半衰期为 8～24 小时。本品用于治疗成人及儿童对 AZT 耐药的 HIV 感染,可提高 $CD4^+$ T 细胞,降低 P24 抗原水平,改善 AIDS 患者的症状。治疗 2～6 个月时,约 1/3 的患者发生外周神经痛,5%～10%发生胰腺炎。其他不良反应有头痛、失眠、恶心、呕吐、发热及皮疹,少见的有血液毒性(白细胞及血小板减少等)。

9. 阿巴卡韦(abacavir, ABC) 是一个新的碳环 2′-脱氧鸟苷核苷类药物,其口服生物利用度高,易掺入中枢神经系统。与其他核苷类反转录酶抑制剂一样,它是一个无活性的前药,在体内经 4 个步骤代谢成为具有活性的三磷酸酯,并通过以下 2 条途径发挥抑制 HIV 反转录酶的作用:① 竞争性地抑制 2′-脱氧鸟苷三磷酸酯结合进入核酸链。② 通过阻止新碱基的加入而有效地终止 DNA 链的合成。与其他抗 AIDS 药物联合应用,治疗 HIV 感染的成年患者及 3 月龄以上儿童患者。

不良反应主要有恶心、呕吐、不适及疲劳,口服液有轻微的胃肠道反应,未见导致胰腺炎、骨髓抑制及肾功能异常的病例报道。

10. 司坦夫定(stavudine, D4T) 又称双脱氧胸腺嘧啶(dideoxythymidine),它是合成的嘧啶核苷类似物抗病毒药物,口服吸收后的生物利用度高,可透过血-脑屏障,特别适用于单核-巨噬细胞内 HIV 感染的治疗。它在靶细胞内首先磷酸化,通过与内源性三磷酸脱氧胸腺嘧啶竞争反转录酶,阻止病毒 DNA 链的延伸。该药与 AZT 无交叉耐药性,但与 DDI 及 DDC 可能有交叉耐药。D4T 目前已被美国食品和药物管理局推荐用来治疗对 AZT、DDI 及 DDC 不能耐受或无效的 AIDS 患者。D4T 不仅能更持久更显著地增加 $CD4^+$ T 细胞数,降低病毒载量,而且能明显增加体重,改善患者身体一般状况。亦有学者认为,D4T 的效果不如 DDI,主要不良反应包括周围神经病变、无症状性转氨酶升高及胰腺炎。毒性作用主要与其抑制细胞线粒体 DNA 聚合酶有关。

11. 西多福韦(cidofovir) 系单磷酸核苷类似物抗病毒药物,无须病毒胸腺嘧啶核苷激酶活化即可发挥抗病毒作用,具有广谱抗病毒活性,尤其对耐其他核苷类似物抗病毒药物的病毒株感染有效。该药在体内半衰期较长,可用于治疗 HSV-1、HSV-2、VZV、CMV、内源性反转录病毒(ERV)及 HPV 感染。西多福韦对肾近曲小管细胞有毒性,临床上常与丙磺舒同服,并应嘱患者多饮水,以减轻药物的肾毒性。当血清肌酐水平超过 1 326.03 μmol/L(15 mg/dL)或尿蛋白"++"以上时,应禁用该药。

12. 拉米夫定(lamivudine, LAM, 3TC) 是核苷类抗病毒药,对体外及实验性感染动物体内的 HBV 有较强的抑制作用。LAM 可在 HBV 感染细胞和正常细胞内代谢生成 LAM 三磷酸盐,它是 LAM 的活性形式,既是 HBV 聚合酶的抑制剂,亦是此聚合酶的底物。LAM 三磷酸盐掺入到病毒 DNA 链中、阻断病毒 DNA 的合成。LAM 三磷酸盐不干扰正常细胞脱氧核苷的代谢,它对哺乳动物 DNA 聚合酶 α 和 β 的抑制作用微弱,对哺乳动物细胞 DNA 含量几乎无影响。LAM 对线粒体的结构、DNA 含量及功能无明显的毒性。对大多数慢性乙型肝炎患者的血清 HBV-DNA 检测结果表明,LAM 能迅速抑制 HBV 复制,其抑制作用持续于整个治疗过程,同时使血清氨基转移酶降至正常。长期应用可显著改善肝脏坏死炎症性改变,并减轻或阻止肝脏纤维化进展。

LAM 可用于治疗 HIV-1 及 HIV-2 的感染,对耐药株亦有效。在治疗过程中,HIV 常因 RT184 位出现变异而产生耐药性。但与 AZT 联合使用可减少耐药性,并有显著疗效。

慢性乙型肝炎患者治疗期间应对临床情况及病毒学指标进行定期检查,少数患者停止使用本品后,肝炎病情可能加重。因此,如果停用本品,要对患者进行严密观察,若肝炎恶化,应考虑重新使用本品治疗。患者肾功能不全会影响 LAM 的排泄,对于肌酐清除率<每分钟 30 ml 的患者,不建议使用本品。肝脏损害不影响 LAM 的药物代谢过程。

国内外随机对照临床试验结果表明,每日 1 次口服 100 mg LAM 可明显抑制 HBV-DNA 水平;HBeAg 血清学转换率随治疗时间延长而提高,治疗 1、2、3、4、5 年时分别为 16%、17%、23%、28%、35%;治疗前 ALT 水平较高者,其 HBeAg 血清学转换率较高。随机双盲临床试验表明,慢性乙型肝炎伴明显肝纤维化及代偿期肝硬化患者经 LAM 治疗 3 年可延缓疾病进展、降低肝功能失代偿及肝癌的发生率。失代偿期肝硬化患者经 LAM 治疗后亦能改善肝功能,延长存活期。国外研究结果显示,LAM 治疗儿童慢性乙型肝炎的疗效与成人相似,安全性良好。我国临床研究亦显示相似的临床疗效和安全性。

LAM 不良反应发生率低,安全性类似安慰剂。常见不良反应有上呼吸道感染样症状、头痛、恶心、腹痛及腹泻,症状一般较轻并可自行缓解。

随治疗时间延长,病毒耐药突变的发生率增高(第 1、2、3、4 年分别为 14%、38%、49%、66%)。

13. 阿德福韦酯(adefovir, ADV) 系嘌呤类核苷类似物,阿德福韦双酯(adefovir dipivoxil)为 ADV 的前体药,可口服,口服后可在体内迅速水解为 ADV,不需磷酸化即有抗病毒作用,具有抗反转录病毒、嗜肝病毒及疱疹病毒的作用。能抑制 HIV 的反转录酶及 HBV-DNA 聚合酶,并能掺入病毒的 DNA 中,终止病毒 DNA 链的延长,抑制病毒的复制。

本药适应证主要根据 48 周临床试验结果确定。治疗的最佳疗程尚未确定,使用剂量尽量不超过推荐剂量(每日 1 次,每次 10 mg)。然而,研究显示,每日 1 次,每次 20 mg 的用药剂量亦有良好的疗效性及安全性。患者应当定期监测慢性乙型肝炎生化指标、病毒学指标及血清标志物,至少每 6 个月监测 1 次。

ADV 经肾脏排泄，因此肾功能不全的患者需要调整给药间期。肌酐清除率≥每分钟 50 ml 的患者无须调整给药间期。

国内外随机双盲临床试验表明，HBeAg 阳性的慢性乙型肝炎患者口服 ADV 可明显抑制 HBV－DNA 复制、促进 ALT 复常、改善肝组织炎症坏死及纤维化。对 HBeAg 阳性患者治疗 1、2、3 年时，HBV－DNA＜1 000 cps/ml 者分别为 28%、45%及 56%，HBeAg 血清学转换率分别为 12%、29%及 43%；耐药率分别为 0%、1.6%及 3.1%。对 HBeAg 阴性患者治疗 5 年，HBV－DNA＜1 000 cps/ml 者为 67%、ALT 复常率为 69%；治疗 4 年及 5 年时，有肝脏炎症坏死及纤维化程度改善者分别为 83%及 73%；治疗 5 年时患者的累积耐药基因突变发生率为 29%、病毒学耐药发生率为 20%、临床耐药发生率为 11%；轻度肌酐升高者为 3%。

ADV 联合 LAM，对于 LAM 耐药的慢性乙型肝炎患者能有效抑制 HBV－DNA、促进 ALT 复常，且联合用药者对 ADV 的耐药发生率更低。多项研究结果显示，对发生 LAM 耐药的代偿期和失代偿期肝硬化患者，联合 ADV 治疗均有效。

14. 恩替卡韦(entecavir, ETV) 为鸟嘌呤核苷类似物，对 HBV 多聚酶具有抑制作用。它能够通过磷酸化成为具有活性的三磷酸盐，三磷酸盐在细胞内的半衰期为 15 小时。通过与 HBV 多聚酶的天然底物三磷酸脱氧鸟嘌呤核苷竞争，ETV 三磷酸盐能抑制病毒多聚酶(反转录酶)的 3 种活性：① HBV 多聚酶的启动；② 前基因组 mRNA 反转录负链的形成；③ HBV DNA 正链的合成。

对于 12 岁以上的青少年和成人慢性乙型肝炎患者，空腹口服 ETV，每次 0.5 mg，每日 1 次；但在拉米夫定治疗时发生病毒载量复升或出现拉米夫定耐药突变的患者，曾建议恩替卡韦加倍，后发现其药效减低，且易产生恩替卡韦耐药，故当前则建议加用阿德福韦，或直接换用替诺福韦。健康人群口服用药后，ETV 被迅速吸收，0.5～1.5 小时达到峰浓度(C_{max})。每日给药 1 次，6～10 日后可达稳态，累积量约为 2 倍。进食标准高脂餐或低脂餐的同时口服 0.5 mg ETV 会导致药物吸收的轻微延迟(从原来的 0.75 小时变为 1.0～1.5 小时)，C_{max} 降低 44%～46%，药时曲线下面积(AUC)降低 18%～20%。因此，ETV 应空腹服用(餐前或餐后至少 2 小时)。

恩替卡韦主要以原形通过肾脏清除，清除率为给药量的 62%～73%。在肾功能不全的患者中，ETV 的清除率随肌酐清除率的降低而降低，肌酐清除率＜每分钟 50 ml 的患者[包括接受血液透析或持续非卧床腹膜透析(CAPD)治疗的患者]应调整用药剂量。肝功能不全患者无须调整用药剂量。

在与 LAM 对照的研究中，ETV 与 LAM 的不良反应和实验室检查异常情况相似，不良反应轻微。

当慢性乙型肝炎患者停止 ETV 治疗后，已发现有重度急性肝炎发作的报道。因此，对那些停止抗 HBV 治疗的患者的肝功能情况应从临床及实验室检查等方面严密监察，且至少随访数月。如有必要，可重新恢复抗－HBV 的治疗。ETV 在单独或与其他抗反转录病毒药物联合使用时，已有乳酸性酸中毒和重度的脂肪性肝大，包括死亡病例的报道，但十分罕见。

一项随机双盲对照临床试验表明，对于 HBeAg 阳性的慢性乙型肝炎患者，ETV 治疗 48 周时 HBV－DNA 下降至 300 cps/ml 以下者为 67%、ALT 复常者为 68%、有肝组织学改善者为 72%，均优于接受 LAM 治疗者；但两组 HBeAg 血清转换率相似(21%及 18%)。对于 HBeAg 阴性患者，ETV 治疗 48 周时 HBV－DNA 下降至 PCR 检测水平以下者为 90%、ALT 复常率为 78%、肝组织学改善率为 70%。

15. 替比夫定(telbivudine, LdT) 是一种合成的胸腺嘧啶核苷类似物，具有抑制 HBV－DNA 多聚酶的活性。LdT 可被细胞激酶磷酸化，转化为具有活性的三磷酸盐形式，三磷酸盐在细胞内的半衰期为14小时。LdT-5′-三磷酸盐通过与HBV-DNA聚合酶(反转录酶)的天然底物-胸腺嘧啶-5′-三磷酸盐竞争,抑制该酶活性。LdT-5′-三磷酸盐掺入病毒DNA可导致DNA链合成终止,从而抑制HBV复制。LdT同时是HBV第一条链(EC50=0.4~1.3 mol/L)与第二条链(EC50=0.12~0.24 mol/L)合成的抑制剂,且对第二条链的抑制作用更明显。LdT-5′-三磷酸盐即使在浓度达到100 mol/L时,对人细胞DNA聚合酶亦没有抑制作用。LdT在浓度达10 mol/L时,在HepG2细胞中未发现明显的线粒体毒性。

每日口服LdT 1次,每次600 mg,稳态血浆浓度在给药后1~4小时(中位数2小时)达到峰值(C_{max}的均数±标准差为3.69±1.25 μg/ml)。每日给药1次,5~7日后达到稳态,蓄积量约为1.5倍,这说明其有效蓄积半衰期大约为15小时。当LdT 600 mg单一剂量与高脂(约55 g)、高热量(约950 kcal)饮食同时给予患者服用时,LdT的吸收及暴露均不受影响。因此,LdT在进食或空腹的条件下均可服用。

LdT主要以原形通过尿液排泄。其肾清除率接近正常肾小球滤过率,提示主要排泄机制为被动扩散。单剂量口服600 mg后,约42%的剂量在给药后的7日内通过尿排泄。由于肾排泄是LdT的主要消除途径,对中至重度肾功能不全的患者及正在接受血液透析的患者,需要调整给药间期。

肾功能损伤且肌酐清除率≥每分钟50 ml的患者,按照推荐剂量及用法服用即可;肾功能损伤且肌酐清除率<每分钟50 ml的患者,包括进行血液透析终末期的肾病(ESRD)患者,应在医师指导下调整剂量及用法。ESRD患者服用本品应在血液透析完成后进行。肝功能损伤患者无须改变推荐剂量及用法。服用本品期间,应当定期监测乙型肝炎相关指标、病毒学指标及血清标志物,至少每6个月监测1次。

一项为期2年的全球多中心临床试验表明,HBeAg阳性患者治疗52周时,LdT组HBV-DNA下降至PCR法检测水平以下者为60.0%,ALT复常率为77.2%,耐药发生率为5.0%,肝组织学应答率为64.7%,均优于LAM治疗组,但其HBeAg血清转换率(22.5%)与后者相似;HBeAg阴性患者治疗52周时,其HBV-DNA抑制、ALT复常率及耐药发生率亦优于LAM组。治疗2年时,其总体疗效(除HBeAg消失及血清转换率外)及耐药发生率亦优于LAM组。我国的多中心临床试验亦表明,其抗病毒活性和耐药发生率均优于LAM。国内外临床研究提示,基线HBV-DNA<10^9 cps/ml及ALT≥2×正常上限值(ULN)的HBeAg阳性患者,或HBV-DNA<10^7 cps/ml的HBeAg阴性患者,经LdT治疗24周时如达到HBV-DNA<300 cps/ml,在治疗1~2年时将有更好的疗效及更低的耐药发生率。

LdT的总体不良事件发生率与LAM相似,但治疗52周及104周时发生3~4级肌酸激酶(CK)升高者分别为7.5%及12.9%,高于LAM组的3.1%及4.1%。

16. *克拉夫定*(clevudine, L-FMAU) 具有抗EBV活性,同时具有较强的抗HBV作用。在旱獭肝炎病毒感染模型中,克拉夫定使肝外病毒RNA及共价闭合环状DNA(cccDNA)显著下降。

两项初步Ⅲ期临床试验对克拉夫定(30 mg)的疗效进行了分析。一项是HBeAg阳性患者(182例克拉夫定,61例安慰剂):治疗24周时,克拉夫定组HBV-DNA水平下降了5.10对数值,而安慰剂组下降了0.27。另一项是HBeAg阴性患者(63例克拉夫定,23例安慰剂):治疗24周时,克拉夫定组HBV-DNA水平下降了4.25对数值,而安慰剂组下降了0.48。在撤除治疗后,48周时检测HBV-DNA水平,HBeAg阳性组较治前下降2.02,HBeAg阴性组下降3.1。克拉夫定这一独特的停药后持续抗病毒作用的机制尚不清楚,推测与克拉夫定抑制cccDNA有关。然而,该作用只维持数月,6个月后HBV-DNA水平会逐渐回到治疗前基线水平。

体外试验结果表明，克拉夫定与 LAM 存在交叉耐药，包括 YMDD 突变。尽管治疗 12 周时未见耐药发生，30 mg 剂量 24 周已见个别患者出现 rtA181T 变异。

17. 恩曲他滨（emtricitabine, FTC） 为化学合成类核苷胞嘧啶，其抗 HIV－1 的机制是通过体内多步磷酸化，形成活性三磷酸酯竞争性地抑制 HIV－1 反转录酶，同时通过与天然的 5－磷酸胞嘧啶竞争性地掺入到病毒 DNA 合成中，最终导致病毒 DNA 链合成中断。其抗 HBV 的机制是由于 HBV 复制过程含有恩曲他滨的作用靶点，即反转录过程。对哺乳动物 DNA 聚合酶 α、β、ε 及线粒体 DNA 多聚酶 γ 抑制活性弱。

口服给药吸收迅速，分布广泛，给药 1～2 小时后血浆药物浓度达峰值，血浆半衰期约 10 小时，肾脏恩曲他滨清除率比血肌酐清除率大，推测通过肾小球滤过及肾小管分泌途径排出，可能有与其竞争的经肾排泄的物质。

恩曲他滨用于成人 HIV－1 感染及乙型肝炎感染的治疗，最常见不良反应包括头痛、腹泻、恶心及皮疹，程度从轻到中等严重。

美国一项研究显示，对于男同性恋人群，恩曲他滨与替诺福韦作为暴露前预防药物可显著降低艾滋病发生率，提示暴露前口服预防药物与预防效果关联密切。

18. 替诺福韦酯（tenofovir disoproxil fumarate, TDF） 是一种新型核苷酸类反转录酶抑制剂，分别于 2001 年 10 月及 2008 年被美国食品药品监督管理局批准用于 HIV 感染及成人乙型肝炎的治疗。目前，包括中国在内的 100 多个国家已批准 TDF 用于 AIDS 的治疗，我国正在进行治疗乙型肝炎的Ⅲ期临床试验。

TDF 是替诺福韦（tenofovir）的酯类前体，口服后很快水解为替诺福韦，并被细胞激酶磷酸化生成具有药理活性的产物－替诺福韦二磷酸，后者可与 5′－三磷酸脱氧腺苷酸竞争掺入到病毒 DNA 链中，由于其缺乏 3′－OH 基团导致 DNA 延长受阻而阻断病毒复制。TDF 是迄今抗 HBV 活性最强、耐药屏障最高的核苷（酸）类药物。临床研究显示，其对 HBV、HBV 合并 HIV 感染及 LAM 耐药患者具有良好的抗病毒作用。最新的研究亦表明，TDF 单药治疗单纯的 HBV 感染亦有着良好的疗效及安全性。基于 TDF 良好的抗 HBV 活性、安全性及高基因屏障，2009 年美国肝病研究协会（AASLD）及 2012 年亚太肝病研究学会（APASL）及 2012 年欧洲肝脏研究学会（EASL）指南均推荐将 TDF 作为乙型肝炎抗病毒治疗的一线用药，此后扩展到各国和各种指南。

在一项随机双盲对照临床试验中，TDF 或 ADV 治疗 HBeAg 阳性的慢性乙型肝炎患者，HBV－DNA＜400 cps/ml 者分别为 76％及 13％，ALT 复常率分别为 68％及 54％；对 HBeAg 阴性的乙型肝炎患者，48 周时 HBV－DNA＜400 cps/ml 者分别为 93％及 63％。该研究显示，其抑制 HBV 的作用优于 ADV，未发现与 TDF 有关的耐药突变。持续应用 TDF 治疗 3 年时，72％的 HBeAg 阳性患者、87％ HBeAg 阴性患者血清 HBV－DNA＜400 cps/ml，亦未发现耐药变异。

三、病毒蛋白酶抑制剂

HIV 最初编码的蛋白质是一种多蛋白，需经过病毒蛋白酶裂解后才能为病毒所利用，组装为成熟的病毒颗粒。HIV 的蛋白酶由两条同源二聚体多肽组成，每条肽链上均有天冬氨酸－苏氨酸－甘氨酸组成的保守序列，是蛋白酶的催化活性部位。病毒多蛋白上则有多个苯丙氨酸或酪氨酸与脯氨酸连接位点，是蛋白酶作用的主要部位。蛋白酶抑制剂主要模拟多蛋白水解部位的构型，在感染细胞内与多蛋白竞争蛋白酶，从而抑制蛋白酶活性。蛋白酶抑制剂主要作用于病毒感染晚期，抑制病毒颗粒的成熟，使细胞只能产生非感染性的病毒颗粒，由此阻断病毒传播。所有蛋白酶抑制剂均有抑制细胞色素 P450 的作用，这是导致药物不良反应的主要原因，临床上已发现耐蛋白酶抑制剂的病毒株。

1. 利托那韦(ritonavir, RTV) 主要用于HIV晚期感染者,或与其他核苷类似物或蛋白酶抑制剂联合应用。该药在体内的生物利用度为60%～70%,尽可能与食物同服。主要不良反应有恶心、呕吐、口周发麻、血管扩张、周围神经病变、高尿酸血症、高血糖、肝功能损害及出血倾向。胶囊制剂需冷藏,口服液保存30日以上要冷藏。

2. 沙奎那韦(saquinavir, SQV) 生物利用度仅为4%左右,并要求与食物同服。主要不良反应有高间接胆红素血症、高血糖及肝功能严重损害等。

3. 茚地那韦(indinavir, IDV) 常与其他抗HIV药物联合应用,饭前1小时或饭后2小时服用。常见不良反应有肾绞痛、间接胆红素升高、高血糖、皮肤干燥、味觉倒错、皮疹及出血倾向等。

4. 奈费那韦(nefinavir, NFV) 不良反应同茚地那韦。

5. 阿扎那韦(atazanavir, ATV) 口服剂量为400 mg,每日1次,并与食物同服;或300 mg与利托那韦100 mg合用,与食物同服。常见的不良反应为恶心、呕吐、腹泻、胃痛、皮疹、发热、咳嗽、失眠、抑郁及手脚麻木等,可出现皮肤及眼睛发黄、眩晕,可诱发糖尿病,对血液病患者可能会增加出血倾向,可使心电图显示P-R间期延长,严重者可发生代谢性酸中毒,一般多发生于女性或肥胖患者。

6. 替拉那韦(tipranavir, TPV) 可与利托那韦联合应用于已经接受抗反转录病毒治疗或感染多药耐药毒株,且病毒仍在体内进行复制的成年AIDS患者。推荐剂量为500 mg,每日2次。须与利托那韦(200 mg)合并应用,以便提高替拉那韦血药浓度,取得相应治疗效果。

7. 达卢那韦(darunavir, DRV) 应联合利托那韦及其他抗反转录病毒药物及食物共同使用,对于AIDS初治患者,每日1次,每次800 mg;接受过治疗的患者的推荐剂量为每日2次,每次600 mg。

8. 洛匹那韦(lopinavir, LPV) 与利托那韦联合应用于成人AIDS患者,比例为400/100 mg,每日2次,与食物同服。最常见的不良反应是腹泻,通常为轻至中度,其他不良反应有皮疹、腹痛、无力、头痛、大便异常、恶心、呕吐、失眠、葡萄糖耐受下降、乳酸性酸中毒、肥胖、周围性水肿、体重下降、焦虑、情绪不稳、性欲下降、周围性神经炎、射精异常、男子乳腺发育、男性性腺功能减退及肾结石等。

四、非核苷类RT抑制剂

非核苷类RT抑制剂是一类强力抗病毒药物,能直接与HIV的反转录酶(RT)结合,导致RT活性下降,病毒的复制减弱。病毒易对此类药物产生耐药性,常用的药物有4种。

1. 奈韦拉平(nevirapine, NVP) 口服生物利用度在90%以上,血清半衰期25～30小时,推荐剂量为200 mg,每日1次,连服14日,然后200 mg,每日2次。不良反应有皮疹及肝功能损害。

2. 地拉韦定(delavirdine, DLV) 口服生物利用度约为85%,血清半衰期5.8小时,推荐剂量为400 mg,每日2次,不良反应包括皮疹及头痛。

3. 依法韦伦(efavirenz, EFV) 通常不单独使用,而与其他药物一起组成复合剂,成人通常可使用剂量为每日600 μg,需在睡前空腹服用。

4. 依曲韦林(etravirine, TMC-125) 可与其他抗反转录病毒药物联合应用,治疗经抗反转录病毒药物初步治疗后出现耐药的成人艾滋病患者。至少联合应用另外2种抗反转录病毒药物,不能单独用药。可能引发脂肪重新分布及免疫重建综合征。若出现严重皮疹,应停止治疗。

五、焦磷酸类

焦磷酸类药物主要有膦甲酸钠(phosphonoformate, foscarnet, foscavi, PFA),为焦磷酸盐衍生物,是广谱抗病毒药,可竞争性地抑制病毒DNA聚合酶(包括巨细胞病毒、EB病毒、水痘-带状疱疹病毒、1 和 2 型单纯疱疹病毒、HBV)及流感病毒 RNA 多聚酶,亦可非竞争性地抑制反转录病毒等。膦甲酸钠的作用机制与核苷类药物不同,为直接作用于核酸聚合酶的焦磷酸结合部位,不涉及 TK,故对 ACV、DHPG 等耐药病毒株仍有抑制作用。

膦甲酸钠因口服吸收差,生物利用度<20%,通常需静脉给药。该药消除半衰期为 3~6 小时,血浆蛋白结合率约 15%,可部分通过血-脑屏障,脑脊液中的浓度约为同期血药浓度的 13%~68%。约 20%的药物沉积于骨,其次为肾、肺和心脏,体内分布广,在体内不被代谢,主要由尿排出。由于药物的肾毒性,当血清肌酐升高时,必须减少药量。

膦甲酸钠主要用于 AIDS、AIDS 伴发带状疱疹、单纯疱疹及生殖器疱疹、慢性乙型肝炎、肾脏及骨髓移植患者合并巨细胞病毒性肺炎、视网膜炎,或对 ACV、更昔洛韦耐药者的治疗。

膦甲酸钠的不良反应有:① 贫血;② 肾功能损害、血肌酐升高(约占用药者 50%以上);③ 低钙血症及高磷血症,血肌酸升高;④ 局部注射处可产生血栓性静脉炎;⑤ 发热、恶心、呕吐及头痛;⑥ 生殖器溃疡、癫痫及其他中枢神经障碍。同时使用肾毒性药物如两性霉素 B、氨基糖苷类抗生素等可增加肾毒性。

六、神经氨酸类似物

流感病毒的扩散与其表面的 2 种糖蛋白有关,即血凝素(hemagglutinin, HA)及神经氨酸酶(neuraminidase, NA),两者均可与末端含有神经氨酸残基的受体相互作用。HA 与被感染细胞表面的受体结合后,病毒开始入侵细胞。NA 能够破坏被 HA 识别的受体,即切断神经氨酸残基与邻近寡糖之间的 α-糖苷键,这样病毒便能在感染的呼吸道内扩散,否则病毒只能黏附在细胞的表面。新合成的子代病毒的 HA 及 NA 寡糖链上亦含有神经氨酸残基,HA 能够识别邻近病毒的神经氨酸残基并与之结合,导致子代病毒自我聚集,因而无法释放。此外,呼吸道的黏蛋白中亦含有神经氨酸残基,因此受体的破坏对于病毒穿透呼吸道的黏液层亦至关重要。病毒的顺利入侵、扩散及释放都必须依赖 NA 的生物活性。

流感病毒神经氨酸酶抑制剂是一类新型的抗流感病毒药物,可选择性、竞争性地抑制流感病毒 NA,使新形成的病毒无法从细胞表面释放,并使病毒自身聚集,阻断病毒在呼吸道黏膜分泌物中传播。由于所有 A 型和 B 型流感病毒 NA 活性中心的氨基酸序列均高度保守,故若 NA 抑制剂(如 oseltamivir)对某一流感病毒的 NA 具有抑制作用,那么它对其他病毒的 NA 同样具有抑制作用。因此,神经氨酸酶抑制剂的疗效明显优于其他抗流感病毒药物,具有良好的临床应用前景。

1. 扎那米韦(zanamivir, GGl67) 是第一个新型的抗流感病毒的神经氨酸酶抑制剂,是 Von Hzstein 等于 1993 年基于神经氨酸酶三维结构而设计出来的唾液酸类似物,能黏附于糖结合物表面的唾液酸受体,作用于流感病毒神经氨酸酶的活性位点,选择性地抑制 A 型、B 型流感病毒神经氨酸酶的活性。

在离体试验中,扎那米韦与以往抗流感病毒药物如金刚烷胺、金刚乙胺、利巴韦林相比,其作用明显为优。此外,扎那米韦还能在体外特异性地抑制 A 型鸟流感病毒的神经氨酸酶,对 H5N1 感染的小鼠亦有保护作用,表明扎那米韦具有抗人类新型的 A 型流感亚型的作用。一系列临床试验的结果显示,扎那米韦(10 mg,每日 2 次吸入)可减少主要症状持续时间 1~2.5 日,对发病 6~30 小时内的患者疗效明显,且可减少病程中解热镇痛药物的用量,改善流感患者的一般状况,且不良反应并不比安慰剂组增加。扎那米韦还可用于流感的预防,健康成人每日 1 次吸入,用药 4 周,67%~84%能有效预防流感季节的流感发生。

该药口服生物利用度低,只有 2%,体内分布容积小,肾脏清除快,所以只能局部经鼻腔或口腔吸入给药。扎那米韦最常见不良反应包括鼻部不适、腹泻、恶心、头痛、支气管炎、咳嗽及咽痛等。不良反应的发生与安慰剂对比，统计学并无差异。

2. 奥司他韦(oseltamivir, GS 4104/R064-0796)　商品名为“达菲”，是第二个上市的神经氨酸酶抑制剂，对流感病毒的NA具有特异性的抑制作用，能够抑制流感病毒在机体内的扩散。

离体实验显示，奥司他韦在体内可转化为GS 4071，而GS 4071在极低浓度时就对流感病毒A和B各种亚型具有抑制作用，对于其他来源(如副流感病毒)的NA，其抑制活性则至少低10^6倍，提示其对流感病毒NA的抑制作用具有特异性。动物实验发现，口服奥司他韦具有很强的抗流感病毒作用。

人体试验性流感的研究表明，奥司他韦能够显著减少流感病毒A和B扩散的数量并缩短病毒扩散及症状的持续时间。给易感成人鼻腔接种约10^6半数组织培养感染量($TCID_{50}$)的流感病毒A/Texas/91(H1N1)，28小时后进行治疗。在已证实流感病毒感染的个体中，奥司他韦组与安慰剂组比较，体内病毒的量在22小时及36小时分别降低100倍及1 000倍，病毒扩散的持续时间与疾病的恢复时间均明显缩短。此外，奥司他韦对于人体试验性流感具有有效的预防作用。

多项随机、双盲及安慰剂对照研究显示，奥司他韦治疗流感具有较好疗效，能够缩短病程、缓解症状、降低并发症的发生率及减少抗生素用量。流感患者(18～65岁)口服奥司他韦后，24小时之内症状即开始缓解，与安慰剂组比，病程由4.3日降为3日(缩短30%)，症状的严重程度评分降低了40%，咳嗽及肌痛的持续时间较安慰剂组分别缩短27%及42%，流感相关并发症的发生率及治疗所需抗生素的用量均减少50%。在高危人群(老年人、存在慢性心血管或呼吸系统疾病者)，奥司他韦亦能明显缩短病程并缓解临床症状。流感患儿口服奥司他韦混悬液(2 mg/kg，每日2次，共5日)，病程较安慰剂组缩短36小时，症状的严重程度评分降低29%。因流感相关并发症而需抗生素的应用减少40%，并发急性中耳炎的危险性减少44%。

大量研究表明，奥司他韦对流感具有预防作用，能够降低流感发生率。预防性用药推荐应用于与流感患者接触2日之内，当社区流感暴发时，服药时间应尽可能延长。

口服奥司他韦最常见的不良反应为恶心及呕吐，发生率约10%，其他如腹痛、腹泻、咳嗽、头痛、头晕、失眠及疲劳的发生率小于7%。奥司他韦的胃肠道反应一般比较轻微，多发生于开始用药的最初2日，且多为一过性，一般无需治疗。奥司他韦与食物同时服用能够减轻胃肠道反应。

奥司他韦耐药的发生率很低，免疫力正常的成人，耐药率约1%。临床中的耐药问题，尤其在儿童及免疫功能低下者尚需进一步研究，但就目前的耐药情况看，大多并不影响奥司他韦的临床应用。

七、IFN类

IFN是人体受各种诱导物刺激而产生的一类蛋白质，具有抗病毒、免疫调节及抗增殖作用，因而抑制病毒生长。IFN可分为α、β、γ 3种主要类型，其中，IFN-α抗病毒作用最显著，在临床上应用最为广泛，所用者大多为基因重组IFN。

IFN并不直接进入宿主细胞杀伤病毒，而是在细胞表面与特殊受体结合，诱导产生20余种细胞蛋白，其中某些蛋白对不同病毒具有特殊的抑制作用。针对不同宿主细胞及不同病毒，IFN可通过抑制病毒进入宿主细胞，阻止其脱壳、mRNA的合成或甲基化，阻止病毒蛋白的翻译或病毒装配和释放等而抑制病毒的生长繁殖。另一方面IFN可作用于机体免疫系统，包括增加炎性细胞因子的产生，增强(低浓度)或抑制(高浓度)抗体生成，增强NK细胞活性、吞噬细胞的吞噬作用及溶细胞作用，抑制吞噬细胞移动，增强细胞表面MHC抗原的表达、细胞毒T细胞的溶解作用、IgE介导的组胺释放、淋巴细胞和辅助细胞FC受体表达，干扰激素与某些毒素在细胞膜上神经节苷脂受体的附着等。总之，

IFN 通过其抗病毒作用和对免疫反应的调节作用而减轻及消除病毒感染。然而，IFN 在部分病毒感染治疗中亦产生全身症状或导致组织损伤。

我国已批准普通 IFN－α(2a、2b 及 1b 型)及 Peg IFN－α(Peg IFN－α－2a 及 Peg IFN－α－2b)用于治疗乙型肝炎及丙型肝炎。

荟萃分析表明，普通 IFN 治疗乙型肝炎患者，HBeAg 血清转换率、HBsAg 清除率、肝硬化发生率、HCC 发生率均优于未经 IFN 治疗者。有关 HBeAg 阴性患者的 4 项随机对照试验表明，治疗结束时应答率为 38%～90%，但持久应答率仅为 10%～47%(平均 24%)。有研究认为，普通 IFN－α 疗程至少 1 年才能获得较好疗效。

国际多中心随机对照临床试验显示，HBeAg 阳性的乙型肝炎患者，Peg IFN－α－2a 治疗(87%为亚洲人)48 周，停药随访 24 周时 HBeAg 血清学转换率为 32%；停药随访 48 周时 HBeAg 血清学转换率可达 43%。国外研究显示，对 HBeAg 阳性乙型肝炎患者，应用 Peg IFN－α－2b 亦可获得类似的 HBV－DNA 抑制、HBeAg 血清学转换率、HBsAg 消失率。对 HBeAg 阴性乙型肝炎患者(60%为亚洲人)用 Peg IFN－α－2a 治疗 48 周，停药后随访 24 周时 HBV－DNA<2×10^4 cps/ml(相当于 2 000 IU/ml)的患者为 43%，停药后随访 48 周时为 42%；HBsAg 消失率在停药随访 24 周时为 3%，停药随访至 3 年时增加至 8%。

IFN－α 是抗- HCV 的有效药物，包括普通 IFN－α、复合 IFN 及 Peg IFN－α。后者是在干扰素分子上交联无活性、无毒性的聚乙二醇分子，延缓 IFN－α 注射后的吸收和体内清除过程，其半衰期较长，每周 1 次给药即可维持有效血药浓度。Peg IFN－α 与利巴韦林联合应用是目前最广泛、最有效的抗病毒治疗方案，其次是常规 IFN－α 与利巴韦林联合疗法，均优于单用 IFN。研究结果显示，Peg IFN－α－2a 180 μg/kg 和 Peg IFN－α－2b 1.5 μg/kg 每周 1 次皮下注射联合利巴韦林口服治疗 48 周的疗效相似，持续病毒学应答(SVR)率可达 54%～56%，普通 IFN－α 300 万 U 肌内注射每周 3 次联合利巴韦林治疗 48 周的 SVR 率稍低，为 44%～47%，单用 Peg IFN－α－2a 或普通 IFN－α 治疗 48 周的 SVR 率分别仅为 25%～39%及 12%～19%。因此，如无利巴韦林的禁忌证，均应采用联合疗法。

IFN 治疗的绝对禁忌证包括妊娠、精神病史(如严重抑郁症)、未能控制的癫痫、未戒断的酗酒或吸毒者、未经控制的自身免疫性疾病、失代偿期肝硬化及有症状的心脏病。相对禁忌证包括甲状腺疾病、视网膜病、银屑病、既往抑郁症史，未控制的糖尿病、高血压，治疗前中性粒细胞计数<1.0×10^9/L 和(或)血小板计数<50×10^9/L，总胆红素>51 μmol/L。

治疗过程中应定期检查血常规、血液生化、病毒学标志及尿常规等指标；如治疗前就已存在甲状腺功能异常或已患糖尿病者，应先用药物控制甲状腺功能异常或糖尿病，然后再开始 IFN 治疗，同时应每月监测甲状腺功能和血糖水平；此外，还应定期评估精神状态：对出现明显抑郁症和有自杀倾向的患者，应立即停药并密切监护。

八、特异性靶向抗 HCV 小分子化合物

由于干扰素治疗难治性慢性丙型肝炎存在部分患者无应答且在特殊人群中使用受限，选择合理的药物靶点、研发高效抗 HCV 药物成为亟待解决的问题。目前，直接针对 HCV 生活周期的小分子抑制剂统称特异性靶向 HCV 抗病毒治疗(STAT－Cs)，成为研究的热点。其中部分小分子抑制剂已进入临床试验中。这些小分子抑制剂主要包括：① 蛋白酶抑制剂，代表药物为 VX－950，目前被称为研究最广泛的 STAT－Cs 药物之一，早期临床研究结果显示 34 例基因 1 型的丙型肝炎患者使用 VX－950 单药治疗后，在优化剂量组(每 8 小时 750 mg)HCV－RNA 降低的中位数为 4.4 对数值；在早期临床研究中，另一个进入Ⅲ期临床研究的蛋白酶抑制剂，对采用 Peg IFN－α－2b 联合或不联合利巴韦林

治疗失败的基因1型患者进行治疗,结果联合 Peg IFN-α-2b治疗2周显示HCV-RNA显著下降。② 复制抑制剂,包括核苷类似物及非核苷类似物,已有多种药物进入临床试验。③ RNA结合蛋白(NS5A)抑制剂,BMS-790052是一个高敏感性的NS5A抑制剂,尚在进行药物临床试验,已经显示较好的抗HCV作用。

一系列的STAT-Cs在未来几年内将可应用于临床。广泛的抗病毒治疗体系使HCV治疗进入一个新的时代。这些新的抗病毒复合物的联合治疗与目前的标准治疗相比大大地增加了治疗的有效性,缩短了疗程,提高了治疗的耐受性。抗HCV小分子化合物的安全性及对其变异耐药的预防将会在寻求优化的HCV治疗中起关键作用。抗HCV小分子化合物在未来HCV治疗领域中的作用及治疗方案有待进一步研究。

(陆军军医大学西南医院、西南大学附属公卫医院　王宇明)

第三节 慢性持续性病毒感染的治疗

某些病毒在其感染的机体内可持续存在数月至数年,甚至数十年,并可持续性或间断性出现临床症状,或长期无症状而呈现慢性携带病毒状态,统称为慢性持续性病毒感染。根据实验研究和临床表现,慢性持续性病毒感染可分为潜伏感染(如水痘-带状病毒感染等)、慢性感染(如单纯疱疹病毒等)、慢病毒感染(如人类库鲁和克-雅病即Crentzfeld Jakob病等)和急性感染后迟发并发症(如麻疹病毒感染所致亚急性硬化性全脑炎)4种类型。其中慢性感染能构成广泛流行,威胁人类生存的则是HIV、HBV和HCV等,其特点是病毒或其复制原型长期甚至终生存在于宿主体内,病毒经常复制并释放入血液,在血液循环中维持一定的病毒载量。虽然在某一时期呈无症状慢性携带病毒状态,但终归要引起病理变化,并伴随亚临床或轻重不一的显性临床过程,甚至发生一些致命并发症。显然,这与潜伏感染、慢病毒感染和急性感染后迟发并发症比较,无论在临床表现或其危害性方面都有很大不同。因此,狭义的慢性持续性病毒感染就是指这类病毒感染。

一、抗病毒治疗

慢性持续性病毒感染的形成机制还未完全阐明,并随病毒的不同,形成机制也有所差异,但影响病毒持续性感染的因素应包括病毒和宿主免疫应答两个方面。当前对慢性持续性病毒感染的治疗限于一般治疗和现有抗病毒化学药物的临床应用等。治疗效果虽较过去十余年显著提高,但离临床治疗目标还存在很大差距。从当前对这些病毒复制机制、感染后的自然发展史、宿主免疫反应性的改变,以及现有抗病毒化学药物应用经验等的理解力基础上,今后治疗研究方向当是以调整宿主免疫应答和联合使用作用机制不同的抗病毒药物等为主的综合治疗,最终清除体内病毒及其原始复制模板。

(一) 抗病毒化学药物

抗病毒化学药物包括核苷类药物、非核苷类RT抑制剂、蛋白酶抑制剂等,不同药物作用于病毒复制的不同环节,以求最大限度地抑制病毒,并避免病毒耐药变异。要做到合理有效的联合应用,必须有临床前药理研究资料为依据,并有临床应用积累的循证医学证据。

1. 核苷类药物　所有的核苷类抗病毒化学药物均具有下列的共同点:① 均为核苷类似物。② 作用机制为进入细胞内成为三磷酸化合物,通过对底物的竞争,对病毒的聚合酶或反转录酶的抑制,最终抑制病毒DNA的合成和病毒增殖。③ 经过长期的治疗后,病毒可能出现变异和耐药性。④ 需要长期用药,因短期应用仅有暂时效果。⑤ 如与其他不同的作用靶点药物联合应用，可望提高疗效，降低耐药性的发生。

主要用于 HIV、HBV 和 HCV 感染的治疗，包括去羟肌苷、扎西他滨、司坦夫定、齐多夫定、西多福韦、阿糖腺苷、利巴韦林、拉米夫定、替比夫定、阿德福韦、恩替卡韦、替诺福韦等。

2. *其他抗病毒化学药物* 在慢性持续性病毒感染中常应用的其他抗病毒化学药物主要有蛋白酶抑制剂、非核苷类 RT 抑制剂。

蛋白酶抑制剂主要作用于病毒感染的后期，抑制病毒颗粒的成熟，使细胞只能产生非感染性的病毒颗粒，因此可阻断病毒的传播。所有蛋白酶抑制剂均有抑制细胞色素 P450 的作用，这也是引起药物不良反应的主要原因，临床上已发现耐蛋白酶抑制剂的病毒株。HIV 最初编码的蛋白质是一种多蛋白，需经过病毒蛋白酶裂解后才能为病毒所利用，组装为成熟的病毒颗粒。HIV 的蛋白酶是由 2 条同源二聚体多肽组成的，每条肽链上均有天冬氨酸-苏氨酸-甘氨酸组成的保守序列，是蛋白酶的催化活性部位。病毒多蛋白上则有多个苯丙氨酸或酪氨酸与脯氨酸连接位点，是蛋白酶作用的主要部位。蛋白酶抑制剂主要模拟多蛋白水解部位的构型，在感染细胞内与多蛋白竞争蛋白酶，从而抑制蛋白酶的活性。

非核苷类 RT 抑制剂是一类强力抗病毒药物，能直接与 HIV 的反转录酶(RT)结合，导致 RT 活性下降，使病毒的复制减弱。病毒易对此类药物产生耐药性。常用的药物有两种：奈韦拉平和地拉韦定。

(二) 干扰素类生物制剂

干扰素(IFN)是人体受各种诱导物刺激而产生的一类蛋白质，具有抗病毒、免疫调节及抗增殖作用，从而抑制病毒的生长。干扰素可分为 α、β、γ 三种主要类型，它们分别为人白细胞 IFN－α、人成纤维细胞 IFN－β 和人免疫细胞 IFN－γ。具有抗病毒作用的 IFN 主要是 IFN－α 与 IFN－β，其中 IFN－α 抗病毒作用最显著，在临床上应用者均为基因重组干扰素。

聚乙二醇 IFN－α(Peg IFN－α)已广泛应用于治疗慢性病毒性肝炎，包括乙型肝炎和丙型肝炎。当前，临床治疗慢性丙型肝炎(CHC)的标准方案是聚乙二醇 IFN－α 与利巴韦林联合应用，显著提高了 CHC 的 SVR，但近年研发的直接作用抗病毒药物(direct acting antiviral agent，DAA)给慢性丙型肝炎完全治愈带来了希望，如新近临床研究发现，索非布韦＋雷迪帕韦(吉二代)、索非布韦＋维帕他韦(吉三代)、索非布韦＋达卡他韦、索非布韦＋维帕他韦＋伏西拉普瑞韦(吉四代)治疗慢性丙型肝炎的患者 12 周治愈率均达到 90%以上。

二、免疫应答干预治疗

现有核苷类药物可以有效地抑制 HBV、HIV 的复制，有效地控制患者血清中病毒载量在可测水平之下，从而获得临床缓解和阻遏病变的发展，但常难以达到彻底清除组织细胞内病毒的目标。因病毒复制的原始模板长期存在于宿主细胞核内，停用药物后病毒又得以复制，因而需要长期甚至终身依赖这些具有已知毒性和未知毒性的药物。另外，长期服药还存在因病毒耐药而发生病毒学突破，或临床发病和重症化，或因耐药毒株在人群播散而引起流行。

考虑到很多未经药物治疗的此类感染者也可自然恢复，提示采用免疫干预治疗以提高宿主清除病毒的免疫力是必要的。过去数十年 IFN－α 治疗慢性丙型肝炎的经验提示：达到某种程度的免疫控制即可相当长期地获得临床缓解或接近治愈，如循此途径研究，当可进一步完善免疫干预方法。

免疫调节(immune regulation)是指在免疫应答过程中，各种免疫细胞和免疫分子相互作用，并构成复杂的网络结构，在基因控制下实现免疫系统对抗原的特定识别和有效应答。人体免疫调节机制的失控或异常可导致病理过程的形成和疾病的发生。免疫调节治疗就是使用免疫调节剂试图调整失控的免疫应答，达到治疗疾病的目的。由于对人体免疫及其调节过程的复杂性还远未研究清楚，更没有针对性的特异性的免疫调节药物可供人体应用;把免疫失控简单归纳为免疫低下和免疫过强,从而采用免疫加强和免疫抑制药物也只是对临床治疗做个简单化表述,在现阶段实际上不存在上述免疫调节本来意义上的治疗方法。今后的任务是,逐步深入了解慢性持续性病毒感染的机制方可进一步完善免疫干预疗法。

在慢性持续性病毒感染过程中,免疫细胞和免疫应答的类型、强度,以及机体的免疫调节等多个层面受到影响和损害。根据基础和临床免疫研究的启示,调整和提高宿主免疫力是关键,这已是人们的共识。在临床上多年来摸索出不少免疫干预疗法,但这些方法远不够成熟,更没有临床有效性的循证医学证据。

1. *对于HIV和HBV* 混合感染者中抗HIV特异的免疫反应也对HBV复制水平起决定性作用,而大多数HIV感染者此种免疫反应受到破坏;尽管经高效抗反转录病毒治疗(HAART)的患者的$CD4^+$ T细胞功能总体得到改善,但对HIV抗原的反应不如对其他病原体抗原的免疫反应那么有效。为改善这种情况,将来有必要从两方面加强研究:一是通过注射HIV抗原刺激机体加强免疫反应,即疫苗治疗,包括DNA疫苗、HIV抗原重组疫苗等;二是找到特异性免疫反应薄弱环节,直接纠正或改造一个或数个宿主免疫系统成分或其功能。也即是针对宿主免疫系统对HIV抗原的耐受状态进行特异免疫活化为目的的免疫干预治疗。

2. *慢性乙型肝炎干预治疗曾有的方法* ① 光量子血液疗法:是将自(异)体的血液抽取少量,在体外充氧的环境下用β射线、X线、紫外线或激光等定时、定量照射后再输回人体内。② 先使用肾上腺皮质激素1个月,突然停用并继而应用IFN-α治疗,可获得比单用IFN-α较高的HBeAg血清转换率;其免疫机制理解为:激素抑制免疫后突然停用,可激发免疫反应反跳,从而加强IFN-α的效应。③ 分离患者末梢血淋巴细胞在体外加入IL-1培养,然后再输入患者体内,可加强细胞毒性T细胞(CTL)清除HBV感染肝细胞的作用。上述方法尚处于探索阶段,距离临床广泛应用为时尚早。

3. *基因治疗* 就是用正常或野生型基因校正或置换缺陷及致病基因的一种分子生物学水平的治疗方法。近年来,采用某些基因的转移技术,使目的基因和宿主细胞基因不发生整合,目的基因也可得到暂时表达,从而目的基因的表达产物也具有一定的治疗作用称为基因疗法(gene therapeutics)。慢性持续性病毒感染的基因治疗研究虽然取得了一系列的进展,但是由于此类感染的发病机制还没有完全了解清楚,所以基因疗法在慢性持续性病毒感染领域的应用还远未达到临床应用水平。

利用淋巴因子转基因表达对慢性持续性病毒的基因治疗研究,也成为基因治疗在慢性持续性病毒感染中的一个重要应用和研究方向。例如,Seif等研究发现,IFN-α基因的转移和表达对慢性持续性HIV感染有部分抑制作用,Guidotti等将IL-2基因转移到HBV-DNA转基因小鼠中,证实IL-2对HBV-DNA转录的2.1 kb的mRNA具有明显的抑制作用。

参考文献

[1] 黄文林. 分子病毒学[M]. 北京:人民卫生出版社,2002:152-156.

[2] 李琦涵. 病毒感染的分子生物学[M]. 北京:化学工业出版社,2004:24-39.

[3] 刘克洲. 人类病毒性疾病[M]. 北京:人民卫生出版社,2002:270-274.

[4] 王宇明. 感染病特色治疗技术[M]. 北京:科学技术文献出版社,2004:406-416.

[5] 杨占秋. 临床病毒学[M]. 北京:中国医药科技出版社,2000:95-98.

[6] Cho HG, Choi JH, Kim WH, *et al*. High prevalence of amantadine-resistant influenza A virus isolated in Gyeonggi Province, South Korea, during 2005-2010. Arch Virol [J]. Archives of Virology, 2013, 158(1): 241-245.

[7] Grienke U, Schmidtke M, von Grafenstein S, *et al*. Influenza neuraminidase: a druggable target for natural products [J]. Nat Prod Rep, 2012, 29(1): 11-36.

[8] Shobugawa Y, Saito R, Sato I, *et al*. Clinical effectiveness of neuraminidase inhibitors-oseltamivir, zanamivir, laninamivir, and peramivir-for treatment of

influenza A (H3N2) and A (H1N1) pdm09 infection: an observational study in the 2010 - 2011 influenza season in Japan [J]. J Infect Chemother, 2012, 18(6): 858 - 864.
[9] Mangia A, Foster GR, Berg CP, *et al*. Efficacy and safety profile of boceprevir- or telaprevir-based triple therapy or dual peginterferon alfa-2a or alfa-2b plus ribavirin therapy in chronic hepatitis C: the real-world PegBase observational study [J]. Ann Gastroenterol, 2017, 30(3): 327 - 343.
[10] John JT, Frederick GH, Peter SV, *et al*. Efficacy and safety of the oral neuraminidase inhibitor oseltamivir in treating acute influenza [J]. JAMA, 2000, 283(8): 1016 - 1024.
[11] Lin CL, Kao JH. Hepatitis B virus genotypes and variants [J]. Cold Spring Harb Perspect Med, 2015, 5(5): a021436.
[12] Gish RG, Given BD, Lai CL, *et al*. Chronic hepatitis B: Virology, natural history, current management and a glimpse at future opportunities [J]. Antiviral Res, 2015, 121: 47 - 58.
[13] Papatheodoridis GV, Manolakopoulos S, Dusheiko G, *et al*. Therapeutic strategies in the management of patients with chronic hepatitis B virus infection [J]. Lancet Infect Dis, 2008, 8(3): 167 - 178.
[14] Rizzetto M, Zanetti AR. Progress in the prevention and control of viral hepatitis type B: closing remarks [J]. J Med Virol, 2002, 67(3): 463 - 466.
[15] Wang FS. Clinical immune characterization of hepatitis B virus infection and implications for immune intervention: Progress and challenges [J]. Hepatol Res, 2007, 37(3): 339 - 346.
[16] Brunetto MR, Colombatto P, Bonino F. Personalized therapy in chronic viral hepatitis [J]. Mol Aspects Med, 2008, 29(1 - 2): 103 - 111.
[17] Candotti D, Allain JP. Transfusion-transmitted hepatitis B virus infection [J]. J Hepatol, 2009, 51(4): 798 - 809.
[18] Tai AW, Chung RT. Treatment failure in hepatitis C: mechanisms of non-response [J]. J Hepatol, 2009, 50(2): 412 - 420
[19] Hoofnagle JH. A step forward in therapy for hepatitis C [J]. N Engl J Med, 2009, 360(18): 1899 - 1901.
[20] Feld JJ, Jacobson IM, Hézode C, *et al*. Sofosbuvir and Velpatasvir for HCV Genotype 1, 2, 4, 5, and 6 Infection [J]. N Engl J Med, 2015, 373(27): 2599 - 2607.
[21] Curry MP, O'Leary JG, Bzowej N, *et al*. Sofosbuvir and velpatasvir for HCV in patients with decompensated cirrhosis [J]. N Engl J Med, 2015, 373(27): 2618 - 2628.

(陆军军医大学西南医院、西南大学附属公卫医院 王宇明 晏泽辉)

第九章　抗菌药物的临床应用

第一节　抗菌药物作用机制与细菌耐药机制

临床应用的抗菌药物包括抗生素和化学合成抗菌药物。抗菌药物的药理学靶位不是人体组织，而是寄生于人体的细菌，因此必须对病原微生物具有较高的“选择性毒性作用”。但是，随着各种抗菌药物的大量应用，尤其不合理应用，导致耐药菌株日趋增多，且耐药程度不断增强，出现了多重耐药的菌株，对人类构成了严重的威胁。例如，耐甲氧西林金黄色葡萄球菌(methicillin-resistant *Staphylococcus aureus*，MRSA)、耐万古霉素肠球菌(vancomycin-resistant *Enterococus*，VRE)、产生超广谱β-内酰胺酶(extended-spectrum β-lactamases，ESBLs)的肠杆菌科细菌及对碳青霉烯耐药的肠杆菌科细菌(carbapenem-resistant *Enterobacteriacae*，CRE)、铜绿假单胞菌(carbapenem-resistant *Pseudomonas aeruginosa*，CRPA)和鲍曼不动杆菌(carbapenem-resistant *baumannii*，CRAB)等。

一、抗菌药物作用机制

抗菌药物的“选择性毒性作用”主要来源于药物对病原微生物某些特殊靶位的作用。根据作用靶位的不同，抗菌药物的作用机制主要可分为：① 干扰细菌细胞壁的合成，使细菌不能生长繁殖。② 损伤细菌细胞膜，破坏其屏障作用。③ 影响细菌细胞的蛋白质合成，使细菌失去生长繁殖的物质基础。④ 影响核酸代谢，阻碍遗传信息的复制。⑤ 其他。

(一) 作用于细菌细胞壁的抗菌药物

1. β-内酰胺类抗生素的作用机制　β-内酰胺类抗生素(β-lactam antibiotic)系化学结构中具有β-内酰胺环的一大类抗生素，包括青霉素类、头孢菌素类、头霉素类、单环β-内酰胺类、碳青霉烯类等。自20世纪40年代发现青霉素以来，β-内酰胺类抗生素被广泛用于各种细菌引起的感染，具有杀菌作用强，不良反应小等特点。细菌细胞膜上具有特殊的蛋白分子，即青霉素结合蛋白(penicillin binding proteins，PBPs)，是一组位于细菌内膜具有催化作用的酶，参与细胞壁合成、形态维持和细菌糖肽结构调整等功能。β-内酰胺类抗生素的作用靶位即为PBPs，其机制主要是阻止肽聚糖链的交叉联结，抑制肽聚糖合成，使细菌无法形成坚韧的细胞壁，导致细胞壁缺损、水分内渗、肿胀、溶菌，从而终止了细菌的生长。PBPs靶位位于胞质膜的外侧，因此，细胞壁是β-内酰胺类抗生素作用于细菌所必须跨越的唯一障碍。不同细菌细胞壁的成分不同，这种差异可部分决定细菌对β-内酰胺类抗生素的敏感性。

对于革兰阴性菌，β-内酰胺类抗生素主要通过亲脂性摄入及膜孔蛋白两种通道穿透细菌的细胞壁。由于β-内酰胺类抗生素大部分为亲水性的小分子，因此，膜孔蛋白是其进入革兰阴性菌的主要通道。膜孔蛋白是跨膜蛋白通过重组形成的充满水分的孔道，维持细胞的通透性，允许小分子的亲水性物质（相对分子质量<600）跨膜扩散。β-内酰胺类抗生素通过膜孔蛋白的扩散速度决定了它们的活性。革兰阳性菌的细胞壁含有丰富的肽聚糖，而肽聚糖并不阻碍小分子的穿透，因此，β-内酰胺类抗生素容易进入革兰阳性菌。但某些革兰阳性菌如粪肠球菌细胞壁中脂质成分的增多，造成抗菌药物敏感性的降低。

此外，各种细菌细胞膜上的 PBPs 数目、相对分子质量、对β-内酰胺类抗生素的亲和性均不同，但分类学上相近的细菌的 PBPs 类型及生理功能相似。PBPs 按相对分子质量的不同可分为 5 种，每种又有若干亚型。这些 PBPs 存在于细菌细胞膜上，对细菌细胞壁的合成起重要作用。例如，大肠埃希菌有 7 种 PBPs，其中 PBP1a、PBP1b、PBP2、PBP3 具有转肽酶的活性，PBP1a 和 PBP1b 与细菌的生长有关，PBP2 与细菌的形状有关，PBP3 与细菌的分裂有关，PBP4、PBP5、PBP6 则与羧肽酶等的活性有关，可以控制细胞壁交叉联结的程度。β-内酰胺类抗生素与 PBPs 共价结合后，先引起细菌形态的改变，最终导致细菌被杀灭。

β-内酰胺类抗生素对细菌的抗菌活性通常由以下几个因素决定：一是进入细菌细胞壁的难易；二是对细菌产生的β-内酰胺酶的稳定性；三是与 PBPs 的亲和性。不同类型的β-内酰胺类抗生素对 PBPs 的亲和性是不同的，如青霉素与肺炎链球菌的 PBP2b 亲和性较强；而碳青霉烯类对流感嗜血菌和大肠埃希菌等革兰阴性菌的作用点是 PBP2 和 PBP3，对革兰阳性菌的作用点是 PBP1 和 PBP2；头孢吡肟在大肠埃希菌中的优先靶位是 PBP3，而在铜绿假单胞菌中为 PBP1。β-内酰胺类抗生素通过与这些 PBPs 的结合阻碍其活性而显示抗菌活性。

2. 糖肽类抗菌药物的作用机制　糖肽类抗生素是一类具有独特的糖基化七肽结构的高分子疏水性化合物。万古霉素和替考拉宁是最早应用于临床的糖肽类抗生素，自 20 世纪 50 年代及 80 年代发现以来，至今一直是临床治疗革兰阳性菌特别是耐甲氧西林金黄色葡萄球菌（MRSA）和肠道厌氧菌艰难梭菌所致感染的推荐药物选择。新型半合成脂糖肽类抗生素特拉万星和奥利万星分别于 2009 年及 2014 年获美国食品药品监督管理局（FDA）批准上市。曾在欧美等地区作为饲料添加剂的糖肽类抗生素阿伏霉素（avoparcin），由于其容易产生耐药传播，尤其对于肠球菌，现已被很多国家禁用。糖肽类抗生素与革兰阳性菌细胞壁的肽聚糖前体的末端二肽 D-丙氨酰-D-丙氨酸（D-Ala-D-Ala）结合，形成空间障碍，抑制肽聚糖合成过程中的转糖作用和转肽作用，从而阻碍细胞壁的肽聚糖合成，使细胞容易裂解死亡。糖肽类抗生素对革兰阴性菌是无效的，原因是该类抗菌药物分子量太大，无法渗透革兰阴性菌的细胞外膜，不能进入细胞周质。

3. 磷霉素的作用机制　磷霉素是从链霉菌中提取获得的天然抗生素，应用于临床已有 50 余年的历史，主要用于治疗非复杂性尿路感染。磷霉素具有抗菌谱广、分子量小、较好的组织渗透性及与其他抗菌药物间无交叉耐药等多种优点，与其他种类的抗菌药物联用经常发挥协同作用。磷霉素作用于肽聚糖合成的起始阶段，即细胞质阶段，通过抑制前体合成的关键酶——丙酮酸转移酶。这种抑制作用主要是由于磷霉素与丙酮酸转移酶的天然作用底物磷酸甘油具有相似的结构。磷霉素可通过膜孔蛋白穿入外膜，由于是小分子，可很容易地穿过肽聚糖。磷霉素通过胞质膜与两个主动转运系统有关：一个是 GlpT，是磷酸甘油的转运系统，是主要途径；另一个是 UhpT，是磷酸己糖的转运的次级系统，是经葡萄糖-6-磷酸诱导表达的。由于其作用机制，磷霉素通常可以和其他作用于细菌细胞壁的抗菌药物起协同作用。

（二）作用于蛋白质或核酸合成的抗菌药物

1. 氨基糖苷类抗生素的作用机制　氨基糖苷类抗生素是由一个氨基环醇类与一个或多个

氨基糖构成的苷类化合物。最早期的氨基糖苷类抗生素包括链霉素(1943年)、新霉素(1949年)、庆大霉素(1963年)、妥布霉素(1967年)、西索米星(1970年)等。第二代氨基糖苷类抗生素包括地贝卡星(1971年)、阿米卡星(1972年)、阿贝卡星(1973年)、异帕米星(1975年)和奈替米星(1976年)等。氨基糖苷类抗生素在临床应用迄今为止已有60多年,因其具有浓度依赖性快速杀菌作用、与β-内酰胺类抗菌药物产生协同作用、细菌的耐药性低、临床有效和经济等优点,目前仍是临床常用药物,广泛用于革兰阴性杆菌所致的败血症、细菌性心内膜炎和其他严重感染。其作用机制是通过抑制细菌细胞膜蛋白质的合成,改变膜结构的完整性而发挥强有力的杀菌作用。对生长繁殖旺盛的细菌,氨基糖苷类抗生素通过细菌的细胞外膜扩散后,与其内(细胞质)膜上具有跨膜摄取功能的一种能量依赖性(限速)转运系统"Ⅰ相转运"蛋白呈低亲和力结合;在与敏感细菌胞膜相连的核蛋白体30S亚基的高亲和力位点上不断集聚药物,由此触发第二种能量依赖性转运系统"Ⅱ相转运"而明显加速药物在细胞内的集聚,抑制细菌蛋白质合成,破坏细胞质膜结构,导致细菌内容物外漏直至细菌死亡。也有研究证明,这类抗菌药物与30S核糖体亚基的16S rRNA结合,而不是核糖体蛋白。因此,氨基糖苷类抗生素的快速杀菌作用,是通过阻止蛋白质的合成和破坏胞质膜的完整性来实现的,同时DNA的复制也受到抑制。

2. 喹诺酮类抗菌药物的作用机制　喹诺酮类是一类人工合成的抗生素。1962年,萘啶酸的问世标志着喹诺酮类药物史的开始。但由于其抗菌谱较窄且易产生耐药,目前临床上已基本不予应用。20世纪80年代开发出的诺氟沙星和环丙沙星等可对革兰阴性菌发挥强大的抗菌活性。20世纪90年代上市的新氟喹诺酮类如左氧氟沙星、莫西沙星、曲氟沙星等,具有抗菌活性强、抗菌谱广、口服有效、安全性好,而在临床上得到广泛应用。喹诺酮的作用机制主要是通过抑制DNA拓扑异构酶而抑制DNA的合成,从而发挥抑菌和杀菌作用。细菌DNA拓扑异构酶有Ⅰ、Ⅱ、Ⅲ、Ⅳ几种类型,其中拓扑异构酶Ⅰ、Ⅲ,主要参与DNA的松解;拓扑异构酶Ⅱ又称DNA促旋酶,参与DNA超螺旋的形成;拓扑异构酶Ⅳ则参与细菌子代染色质分配到子代细菌中。拓扑异构酶Ⅰ和Ⅲ对喹诺酮类药物不敏感,喹诺酮类药物的主要作用靶位是DNA促旋酶和拓扑异构酶Ⅳ。革兰阴性菌中,DNA促旋酶是喹诺酮类的第一靶位;而革兰阳性菌中,拓扑异构酶Ⅳ是第一靶位。DNA促旋酶通过暂时切断DNA双链,促进DNA复制转录过程中形成的超螺旋松解,或使松弛DNA链形成超螺旋空间构型。喹诺酮类药物通过嵌入断裂的DNA链中间,形成DNA-拓扑异构酶-喹诺酮类三元复合物,阻止DNA拓扑异构变化,妨碍细菌DNA复制、转录,从而达到杀菌目的。

3. 大环内酯类、林可霉素、链阳菌素、酮环内酯类抗菌药物的作用机制　这些抗菌药物的化学性质不同,但有着相似的抗菌谱和作用靶位。链阳菌素是复合类药物,包含A和B两种成分,A、B均有抑菌作用,协同产生杀菌作用。原始霉素包含Ⅰ和Ⅱ两种成分,维吉霉素包含M和S两种成分。如奎奴普丁/达福普汀(链阳菌素)为原始霉素ⅠA的衍生物和原始霉素ⅡB的衍生物的混合物(3∶7)。酮环内酯类由大环内酯类抗生素衍生而来,在3位引入酮基,代替中性糖基,提高了弱酸环境的稳定性。由于结构的改变,使得该类药物的抗菌作用增强,尤其对呼吸道感染耐药病原菌的活性明显增高。

这些抗菌药物作用位点均为细菌核糖体50S亚基的23S rRNA。由于它们不同的结合位点位置都非常接近,因此这些抗菌药物都是通过阻止肽链的转位或转移来抑制肽链延长。大环内酯类和林可霉素是抑菌剂。链阳菌素的两个组分单独作用也是抑菌性的,但两个合在一起则具有协同性并产生杀菌作用。它们的协同作用是因为组分A(或Ⅰ或M)可重新排列核糖体蛋白,从而增加了其与链阳菌B部分的亲和力。泰利霉素作为第一个上市的酮环内酯类抗菌药物,同样也是通过抑制 30S 和 50S 亚单位的组装来阻止肽链的装配和蛋白质的合成。

4. 其他抗菌药物的作用机制 见表 9-1。

表 9-1 其他抗菌药物的作用机制

抗菌药物	作用机制	效应
酰胺醇类(氯霉素)	与 50S 亚基的 23S rRNA 结合	抑制肽链的延长
四环素类	与 30S 亚基结合	
夫西地酸	稳定核糖体-延长因子-GDP 复合物	
磺胺类(磺胺嘧啶)	抑制二氢叶酸合成酶	抑菌
甲氧苄啶类(甲氧苄啶)		
磺胺复合物		
硝基呋喃类(呋喃妥因)	干扰细菌酶系	细菌代谢紊乱
硝基咪唑类(甲硝唑)	切割 DNA 链	杀菌
利福霉素类(利福平)	抑制依赖 DNA 的 mRNA 聚合酶	阻止蛋白质合成的起始
噁唑烷酮类(利奈唑胺)	抑制蛋白质合成	肠球菌、葡萄球菌、链球菌有作用

二、细菌耐药机制

细菌的耐药可分为固有耐药和获得耐药。固有耐药是指细菌染色体决定的、代代相传的天然耐药性。如铜绿假单胞菌对氨苄西林、肠球菌对氨基糖苷类和三代头孢菌素、肠杆菌科细菌对青霉素等。获得耐药是细菌接触抗菌药后,改变了某些生物学特性或代谢途径,对抗菌药物产生耐受。获得耐药通常是由质粒介导,也有染色体介导所引起。耐药的机制有多种形式,在临床上变化繁多,易扩散,是一个重要的临床问题。细菌主要通过改变外膜通透性,主动外排使抗菌药物不能到达靶位;产生灭活酶及钝化酶使抗菌药物失活;改变靶位使抗菌药物不能与之结合等机制产生耐药。但细菌的耐药机制并非独立存在的,高度耐药菌株常由两种或更多种不同耐药机制造成。细菌对抗菌药物耐药的主要机制如下。

(一) 外膜蛋白的缺失或数量的减少

以革兰阴性杆菌为例,外膜通透性对抗菌药物进出菌体至关重要。细胞外膜上的某些特殊蛋白即膜孔蛋白(porin)是一种非特异性的、跨越细胞膜的水溶性物质扩散通道。抗菌药物可通过这些膜孔蛋白进入菌体内部,发挥作用。某些细菌本身存在的膜孔蛋白较少、蛋白通道较小或降低自身外膜蛋白的渗透性,从而降低对β-内酰胺类药物的敏感性,导致“内在性耐药”或“固有性耐药”。例如,铜绿假单胞菌的细胞外膜上没有大多数革兰阴性细菌所具有的典型的高渗透性膜孔蛋白,而它的膜孔蛋白通道对小分子物质的渗透速度仅为典型膜孔蛋白通道的1%。

目前研究较多的是大肠埃希菌,大肠埃希菌主要表达一个三聚体的膜孔蛋白,由 OmpF、OmpC 和 PhoE 组成。OmpF、OmpC 和 PhoE 在其他细菌中存在同源蛋白,这些膜孔蛋白可以根据其通透性进行分类,其中 OmpF 和 OmpC 家族选择性偏向阳离子药物,而 PhoE 则选择性偏向无机磷酸盐与阴离子药物。绝大多数的细菌耐药都与 OmpF 和 OmpC 家族相关,但也有一些细菌例外,比如铜绿假单胞菌、鲍曼不动杆菌和淋球菌属中的 OprD。亚胺培南耐药的铜绿假单胞菌大部分都存在 OprD 的缺失或表达降低,使菌株的 OprD 通道关闭或通透性下降,从而导致耐药的发生。

细菌不仅存在天然的膜孔蛋白调控机制,在接触抗菌药物后,外膜通道蛋白的调控也可以发生变化,使细菌适应抗生素的环境。例如,某研究指出在肺炎克雷伯菌感染的治疗过程中,外膜蛋白由原来的 OmpF 家族的 OmpK35 被替代为 OmpC 家族的 OmpK36,从而导致膜孔蛋白通道的减小。

总而言之,膜孔蛋白通道在细菌耐药过程中起着重要的作用,膜孔蛋白的缺失或通透性下降是导致细菌耐药的重要原因,进一步研究其调控机制,有助于细菌耐药机制的最终阐明。

(二) 产生灭活酶或钝化酶

细菌产生一种或多种水解酶或钝化酶来水解或修饰进入细胞内的抗菌药物,使之到达靶位之前失去活性。目前,细菌产生的灭活酶主要有β-内酰胺酶、氨基糖苷类钝化酶、氯霉素乙酰转移酶和MLS(大环内酯类、克林霉素类、链阳菌素类)类钝化酶,其中最重要的是β-内酰胺酶。

1. β-内酰胺酶　是一类由细菌产生的能够降解β-内酰胺类抗生素(如青霉素类、头孢菌素类、碳青霉烯类抗生素等),使其抗菌活性减弱或消失的酶。至今,已发现β-内酰胺酶至少有1 600种,目前普遍采用的分类方法有两种:第一种为Ambler法,即分子生物学分类法,根据末端氨基酸的同源程度,可将β-内酰胺酶分为A、B、C和D四类,其中A、C、D类催化基团均为丝氨酸残基,而B类则是金属离子锌离子。第二种为2009年的Bush分类法(与1995年的Bush法相比略有不同),即功能学分类法,根据各种酶的等电点、水解底物、是否被克拉维酸等酶抑制剂抑制来分,主要分成三大类(Ⅰ~Ⅲ)和若干个亚类(a~f):Ⅰ类:头孢菌素酶,不能被克拉维酸抑制,由染色体介导;Ⅱ类:主要为青霉素酶和广谱酶,大多能被克拉维酸所抑制;Ⅲ类:金属酶,水解底物广,不能被克拉维酸抑制,但能被乙二胺四乙酸(EDTA)抑制。β-内酰胺酶的分类方法和特点见表9-2。

表9-2　β-内酰胺酶的分类方法

Bush法(2009年)	Bush法(1995年)	Ambler法	优选底物	抑制剂		代表酶
				克拉维酸	EDTA	
1	1	C	头孢菌素	—	—	AmpC, ACT-1, CMY-2, FOX-1, MIR-1
1e	NI*	C	头孢菌素	—	—	GC1, CMY-37
2a	2a	A	青霉素	+	—	PC1
2b	2b	A	青霉素、头孢菌素	+	—	TEM-1, TEM-2, SHV-1
2be	2be	A	超广谱头孢菌素、单环酰胺类	+	—	TEM-3, SHV-2, CTX-M-15, PER-1, VEB-1
2br	2br	A	青霉素		—	TEM-30, SHV-10
2ber	NI	A	超广谱头孢菌素、单环酰胺类	—	—	TEM-50
2c	2c	A	羧苄西林	+	—	PSE-1, CARB-3
2ce	NI	A	羧苄西林、头孢吡肟	+	—	RTG-4
2d	2d	D	氯唑西林	±	—	OXA-1, OXA-10
2de	NI	D	超广谱头孢菌素	±	—	OXA-11, OXA-15
2df	NI	D	碳青霉烯类	±	—	OXA-23, OXA-48
2e	2e	A	超广谱头孢菌素	+	—	CepA
2f	2f	A	碳青霉烯类	±	—	KPC-2, IMI-1, SME-1
3a	3	B	碳青霉烯类	—	+	IMP-1, VIM-1, CcrA, IND-1
3b	3	B	碳青霉烯类	—	+	CphA, Sfh-1
NI*	4	B	未知	未知	未知	未知

注:*,不包括。

在革兰阳性菌中，β-内酰胺酶只有青霉素酶类和头孢菌素酶类两种。革兰阴性菌β-内酰胺酶种类较为复杂，几乎所有的肠杆菌细菌均产β-内酰胺酶。其中超广谱β-内酰胺酶、AmpC酶和碳青霉烯酶越来越受到重视。

（1）超广谱β-内酰胺酶（ESBLs）：是一类由质粒介导的β-内酰胺酶，能水解氧亚氨基-β-内酰胺类抗生素和单环β-内酰胺类抗生素如第三、四代头孢菌素、氨曲南等，但对头霉素类如头孢西丁相对稳定，除TEM-50、68、89等兼具ESBLs及耐酶抑制剂（IRT）的特点外，其他ESBLs大多数可以被β-内酰胺酶抑制剂如克拉维酸、舒巴坦和他唑巴坦抑制。ESBLs属于Ambler分类法的A类酶，Bush分类法的2be类及2ber类。根据编码基因的同源性，ESBLs可分为SHV型、TEM型、CTX-M型及其他少见型等。SHV型ESBLs（SHV-2）是最早发现的ESBLs基因型，于1983年发现于德国，由SHV-1一个氨基酸序列改变而成。而TEM-3是世界上首个报道的TEM型ESBLs，由TEM-2两个氨基酸位点改变形成。CTX-M型是近20年新出现并迅速播散的ESBLs基因型，可分为CTX-M-1、2、8、9、25群，每群之间的氨基酸序列差异均≥10%。其他少见类型ESBLs包括OXA型、PER型、VEB型及GES型等，与SHV型、TEM型及CTX-M型的同源性低。到目前为止，全世界共发现400种以上的ESBLs，其中CTX-M群约172种，TEM型约91种，SHV型约45种。

ESBLs主要由肺炎克雷伯菌、大肠埃希菌及变形杆菌等肠杆菌科细菌产生，也可由不动杆菌及铜绿假单胞菌等非发酵菌产生。不同的菌种产生ESBLs的类型也存在较大差异，如CTX-M型主要产生于大肠埃希菌和肺炎克雷伯菌；TEM型主要产生于大肠埃希菌；SHV型则大部分产生于肺炎克雷伯菌；其他少见型基因型如OXA型则多见于铜绿假单胞菌和不动杆菌，PER型、VEB型、GES型等可见于大肠埃希菌、铜绿假单胞菌、变形杆菌、沙门菌、产酸克雷伯菌、阴沟肠杆菌等。

ESBLs对β-内酰胺类抗生素具有广泛水解活性，包括青霉素类、头孢菌素类和单环β-内酰胺类等，且不同基因型的ESBLs，其水解底物的特征有所差异，如TEM和SHV型ESBLs对头孢他啶的水解活性大于头孢噻肟，而大多数的CTX-M型ESBLs则对头孢噻肟和头孢曲松的水解活性大于头孢他啶。产ESBLs的细菌不仅对β-内酰胺类抗生素产生耐药，常同时对氟喹诺酮类、磺胺类、氨基糖苷类及四环素类抗生素耐药，给临床治疗带来困难。对产ESBLs的细菌引起的感染，推荐使用碳青霉烯类、β-内酰胺类/β-内酰胺酶抑制剂、头孢霉素类等抗菌药物，也可根据体外细菌药物敏感试验（简称“药敏试验”）和病情选择氨基糖苷类、氟喹诺酮类等与上述抗菌药物联合治疗。

（2）AmpC酶（头孢菌素酶）：是指由革兰阴性杆菌产生的不被克拉维酸抑制的“丝氨酸”头孢菌素酶，属Ambler分类中的C类酶，Bush分类中的Ⅰ类酶，它们在分子结构上具有同源性，其优先选择的底物为头孢菌素类，且对头霉素类抗菌药物（如头孢西丁）高水平耐药，并不被克拉维酸所抑制。AmpC酶通常由染色体编码产生，具有很强的诱导性，即在缺乏β-内酰胺类抗生素诱导时，野生状态的铜绿假单胞菌、弗劳地枸橼酸杆菌、黏质沙雷菌等只产生少量AmpC酶，但在β-内酰胺类抗生素诱导剂存在时，AmpC酶的产量明显增加。其诱导表达受染色体amp复合操纵子调控，此操纵子包括结构基因*ampC*和上游的调节基因*ampR*、*ampG*、*ampD*。*ampC*编码产生AmpC酶蛋白水解β-内酰胺类抗生素，AmpR酶蛋白在没有β-内酰胺酶诱导剂存在时是AmpC酶合成的抑制子，在β-内酰胺类抗生素作为诱导剂存在时，则起激活子的作用，能促进AmpC酶的表达，*ampD*编码产生AmpD蛋白，是一种新型的N-乙酰葡糖胺-L-丙氨酸酰胺酶，而*ampG*则编码产生膜结合转运蛋白AmpG，在有β-内酰胺类抗生素作为诱导剂存在时，将诱导信号传递至AmpR。自

20世纪80年代首次在肺炎克雷伯菌中发现质粒介导的AmpC酶以来，越来越多的各种型别的质粒介导的AmpC酶在世界各地相继被发现，通常在大肠埃希菌、肺炎克雷伯菌、产酸克雷伯菌、产气肠杆菌、沙门菌及奇异变形杆菌等肠杆菌科细菌中持续高水平表达，以CMY-2型最为常见。目前，对AmpC酶稳定的药物主要有碳青霉烯类、第四代头孢菌素(头孢吡肟等)以及某些喹诺酮类和氨基糖苷类抗生素，而常规的青霉素类，第一、二、三代头孢菌素，β-内酰胺酶抑制剂和β-内酰胺抗生素合剂往往对该类细菌无效。

(3) 碳青霉烯酶：是指所有能明显水解亚胺培南或美罗培南等碳青霉烯类抗生素的一类β-内酰胺酶，分别属于Ambler分子分类中的A、B、D类酶。其中B类酶为金属酶，在Bush分群中为第三组，可由染色体、质粒或转座子介导，能被EDTA抑制但不能被克拉维酸抑制；A类、D类为丝氨酸酶，属于Bush分群中的2f和2d亚组，A类酶能被克拉维酸部分抑制，两者均不能被EDTA抑制。碳青霉烯酶具体包括：① A类碳青霉烯酶中一些是染色体介导(如IMI-1、NMC-A、SHV-38及SFC-1)的A类酶，而另一些则为质粒介导(KPC、GES及IMI-2)，主要由肠杆菌科细菌产生。自1996年于美国东部被报道以来，KPC酶已是A类酶当中最常见的碳青霉烯酶，其通常为质粒编码，在肠杆菌科细菌(特别是肺炎克雷伯菌)中传播，主要流行于美国、中国、意大利、波兰等国家。KPC-2是我国最常见的碳青霉烯酶，肺炎克雷伯菌是最主要的宿主菌株。KPC酶使肠杆菌科细菌对β-内酰胺类、喹诺酮类、氨基糖苷类等大多数重要抗生素产生耐药性，并仅对某些抗生素如多黏菌素、替加环素敏感。② B类酶，又称金属酶，需要锌离子或其他重金属离子作为催化剂，能被螯合剂如EDTA抑制，几乎能够水解包括碳青霉烯类在内的所有β-内酰胺类抗生素(单环β-内酰胺类如氨曲南除外)。B类酶主要包括VIM、IMP以及NDM，在铜绿假单胞菌、肠杆菌科细菌及鲍曼不动杆菌中均有被检测出。NDM(New Delhi metallo-β-lactamase)最早于2008年分离于一位曾于新德里住院的印度籍患者，目前已是全球关注的焦点，主要在大肠埃希菌、肺炎克雷伯菌中传播，并主要流行于印度半岛，在我国呈散发型传播。人口流动已成为碳青霉烯酶在全世界传播的桥梁，故不少研究报道因国际人口流动导致在墨西哥、巴西、波兰、埃及等国检测到产NDM的肺炎克雷伯菌。③ D类酶，又称OXA酶，在Bush分群中属于2d类，对苯唑西林的水解活性很强，对碳青霉烯类药物的水解活性较弱，最常报道于不动杆菌属。除OXA23外，其他酶能被三唑巴坦、克拉维酸抑制。根据氨基酸序列不同，目前D类碳青霉烯酶被分为12亚群，包括OXA-23、OXA-24/40、OXA-48、OXA-51、OXA-58、OXA-134a、OXA-143、OXA-211、OXA-213、OXA-214、OXA-229及OXA-235。OXA-48是水解亚胺培南活性最高的D类酶，主要被报道于土耳其以及中东、北非、欧洲等国家，在我国目前尚只有中国北京的解放军总医院报道过OXA-48碳青霉烯酶的暴发。

2. 氨基糖苷类抗生素修饰酶(aminoglycoside modifying enzymes, AME)　细菌对氨基糖苷类抗生素耐药的主要原因是产生钝化酶，包括氨基糖苷类磷酸转移酶(APHs)、核苷酸转移酶(ANTs)、乙酰基转移酶(AACs)等，而有些细菌也可通过编码核糖体蛋白的基因突变导致核糖体结构改变，从而阻止抗菌药物与细菌的结合导致耐药，如抗结核分枝杆菌、金黄色葡萄球菌、大肠埃希菌等对链霉素的耐药。编码AME的基因可以定位在染色体上，也能定位于整合子、转座子和质粒上。虽然没有一种AME可以作用于整个氨基糖苷类抗生素，但现有的氨基糖苷类抗生素都对一种或多种AME敏感。阿米卡星、庆大霉素、妥布霉素和西索米星对几种AME敏感。

3. MLS类钝化酶(macrolides-lincosamids-sreptogramins)　MLS类抗菌药物因其结构的差异，细菌对其产生的钝化酶也有差异。例如，肠杆菌科细菌产生的酯酶和磷酸转移酶只对红霉素和其他十四、十五元环的大环内酯类药物耐药，而对林可酰胺类药物无作用。但是目前除了红霉素会被用在肠道选择性去污染治疗中，其他大环内酯类药物不作为临床治疗肠杆菌科细菌的药物，因此该机制未成为临床关注点。值得关注的是，在一部分临床分离的金黄色葡萄球菌中发现 *mph*(C)基因编码的磷酸转移。在葡萄球菌属和粪肠球菌中分别又发现编码核苷酸转移酶的 *lnu*(A)和 *lnu*(B)基因，仅介导林可酰胺类抗生素耐药(L 表型)。自从第一个林可酰胺类核苷酸转移酶基因 *lnu*(A)被发现后，在人类或动物来源细菌中又发现了从 *lnu*(B)到 *lnu*(G)以及 *lnu*(P)一系列 *lnu* 基因，它们大多位于质粒和转座子上。

4. 氯霉素钝化酶　是酰基转移酶(chloramphenicol acetyltransferases, CATs)，可使氯霉素乙酰化而使其失活。酰基转移酶通常含有 3 个大小相近(24～26 kDa)的多肽。根据结构的差异，CATs 可以分为两大类：经典型(A 型)，负责底物结合、催化活性、单体折叠组装的氨基酸区域是保守的；异生型(B 型)，与前者结构差异很大。编码酰基转移酶的基因 *cat* 可以由染色体介导，也可以由质粒介导，广泛存在于葡萄球菌、链球菌、肠球菌属、肠杆菌属、不动杆菌属、奈瑟菌属等。比如葡萄糖球菌属中，*cat* 通常是由质粒(如 pKH7、pUB112、pSCS6)携带的；而在不动杆菌属的多数报道中，*cat* 位于染色体上。

(三) 靶位改变

抗菌药物进入菌体后作用于特定的靶位，通过影响细菌的新陈代谢，杀灭细菌或抑制细菌的生长。但菌体可以通过使靶位突变改变，使抗菌药物不能与作用位点结合或亲和力下降，从而介导耐药。各类抗菌药物主要作用靶位改变情况如下。

1. β-内酰胺类抗生素作用靶位改变　β-内酰胺类抗生素的抗菌活性是根据其与 PBP 的亲和力强弱决定的。β-内酰胺类抗生素作用于 PBPs，通过干扰细菌细胞壁中肽聚糖合成导致细菌死亡。PBPs 结构与数量的改变是产生细菌耐药的一个重要机制。PBPs 改变可由突变、获得外来基因或正常 PBPs 的高表达引起。目前研究发现，由 PBPs 改变而引起的耐药菌主要有葡萄球菌、肺炎链球菌、不动杆菌属细菌、铜绿假单胞菌、流感嗜血杆菌及淋病奈瑟球菌。耐甲氧西林金黄色葡萄球菌(MRSA)的耐药性产生是因为具有外来 PBPs，即 PBP2a。PBP2a 与 β-内酰胺类抗生素的亲和力很低，但其生理功能与其他 PBPs 相同，所以当抗生素浓度高到一定程度而使其他高亲和力的 PBPs 灭活时，PBP2a 能使细菌细胞壁合成不受影响，维持细菌的存活和生长。肺炎链球菌通过与天然耐药的口腔链球菌发生基因重组，能使其 5 种高相对分子质量 PBPs 中多达 4 种发生改变，从而使肺炎链球菌获得了口腔链球菌的 DNA 和对青霉素的耐药性。因高产低亲和力的 PBPs 而使细菌耐药的例子见于肠球菌高产 PBP5。在革兰阴性细菌中，PBPs 改变造成耐药已逐渐增多。研究发现，铜绿假单胞菌的 PBP3、PBP4 与 PBP5 改变，鲍曼不动杆菌 PBP1 与 PBP3 改变，淋病奈瑟球菌的 PBP1 与 PBP2 改变，脑膜炎奈瑟菌的 PBP2 改变，均与其耐 β-内酰胺类抗菌药物有关。

2. 万古霉素作用靶位改变　糖肽类抗菌药物万古霉素通过与革兰阳性菌的细胞壁肽聚糖前体五肽的 D-丙氨酰-D-丙氨酸(D-Ala-D-Ala)结合，抑制细菌细胞壁合成。细菌对万古霉素的耐药机制主要与万古霉素结合靶位改变有关，细胞壁肽聚糖前体末端的 D-Ala-D-Ala 被 D-Ala-D-Lac 或 D-Ala-D-Ser 取代，导致万古霉素对肽聚糖的亲和力显著降低。在基因水平上，万古霉素耐药通过一个 *van* 基因簇编码产生 D-Ala-D-Lac 或 D-Ala-D-Ser 来实现。目前已报道的耐药基因簇类型有 *vanA*、*vanB*、*vanD*、*vanM*、*vanC*、*vanE*、*vanG*、*vanL* 等。其中 vanA 型最常见，可以介导万古霉素和替考拉宁高水平耐药。*vanA* 基因通常位于一个 Tn1546 转座子上，包括了调控及表达相关的一系列基因(*vanR*、*vanS*、*vanH*、*vanX*和*vanZ*)。VanR-VanS是一个二元调控系统,通过对糖肽类的感应,负责*vanA*操纵子系统的转录调控。而在不含糖肽类的情况下,VanS可以通过对VanR去磷酸化进行负调控。VanH是一个酮酸脱氢酶,可以合成D-乳酸。VanA是D-乳酸:D-丙氨酸连接酶,它催化生成D-Ala-D-Lac二肽,代替了正常肽聚糖合成五肽前体中的D-Ala-D-Ala二肽。D-Ala-D-Lac在细胞自身染色体编码的作用下与UDP-NAM三肽连接生成新的UDP-NAM五肽前体。万古霉素对该五肽的亲和力很低,无法再与之结合,从而细菌对万古霉素产生耐药。VanX则是存在于细胞质中的D,D-二肽酶,它解离已生成的D-Ala-D-Ala,而不水解D-Ala-D-Lac或含D-Ala-D-Lac的五肽前体,从而进一步阻止含D-Ala-D-Ala肽聚糖的正常前体的合成。如果有部分D-Ala-D-Ala逃过了VanX蛋白的水解作用而合成了正常的肽聚糖前体五肽,那由*vanA*基因簇编码产生VanY蛋白(羧肽酶)仍可以将正常的肽聚糖前体五肽的末端残基(如D-Ala)解离,生成一种万古霉素不能与之结合的四肽,而产生对万古霉素的耐药性。

3. 大环内酯类、林可霉素、链阳菌素、四环素类、氨基糖苷类药物作用靶位改变　此类药物主要通过与细菌核糖体结合,阻断细菌的蛋白合成而发挥抗菌作用。大环内酯类、林可霉素和链阳菌素与50S亚基结合,作用靶位相仿,耐药菌常同时对上述3种药物耐药,称为MLS耐药。此类耐药菌的耐药基因位于质粒或染色体上,称为*erm*(erythromycin resistance methylase)基因,常见的有*ermA*、*ermB*和*ermC*等。四环素类耐药的原因包括:外排泵基因编码膜相关蛋白将四环素泵出胞外,降低细胞内药物浓度,保护胞内核糖体,从而产生耐药;耐药基因编码溶性蛋白,该蛋白与核糖体结合,保护核糖体免受四环素作用,使细菌具有抵抗多西环素和米诺环素的能力;耐药基因产生灭活或钝化四环素的酶。氨基糖苷类药物耐药的主要机制是细菌产生钝化酶,作用于特定的氨基或羧基,从而使氨基糖苷类药物产生钝化,难与核糖体结合。有些细菌也可通过编码核糖体蛋白的基因突变导致核糖体结构改变,从而阻止细菌与抗菌药物的结合,如抗药的结核分枝杆菌、金黄色葡萄球菌、大肠埃希菌等对链霉素的耐药。另外,由质粒介导的耐药机制——16S rRNA甲基化酶,可以导致革兰阴性杆菌对庆大霉素等多种临床常用氨基糖苷类药物高度耐药。16S rRNA甲基化酶通过甲基化16S rRNA的A位点某个或某几个碱基,使氨基糖苷类药物不能与其作用靶点相结合,从而导致细菌耐药。

4. 利福霉素类作用靶位改变　利福霉素类通过与RNA聚合酶结合,抑制细菌转录过程来达到抗菌效果。利福霉素类耐药的细菌,编码RNA聚合酶的基因*rpoB*可发生突变,包括点突变、基因缺失和插入,导致其不易与药物结合从而产生耐药。

5. 喹诺酮类药物作用靶位改变　喹诺酮类药物以细菌的脱氧核糖核酸(DNA)为靶点,通过抑制细菌DNA促旋酶与DNA拓扑异构酶Ⅳ活性,阻止DNA复制、修复、染色体分离、转录及其他功能,从而发挥杀菌作用。而细菌对喹诺酮耐药通常是由于DNA促旋酶或DNA拓扑异构酶Ⅳ的氨基酸序列中存在着不同的点突变,而这些点突变多集中在GyrA、GyrB、ParC和ParE亚单位的功能区,通常称其为喹诺酮耐药决定区(The quinolone resistance-determining regions, QRDRs)。例如,在大肠埃希菌的GyrA亚单位中,QRDRs位于67～106氨基酸密码子之间,最常见的点突变发生在83和87位密码子。GyrA的改变产生耐药可能有两种解释:一种是由于酶结构的改变引起空间上的障碍,阻止喹诺酮进入作用位点;另一种是由于物理、化学变化干扰喹诺酮-酶-DNA相互作用。每一个GyrA点突变都可造成对喹诺酮类药物产生低水平耐药。当拓扑异构酶Ⅱ、Ⅵ均发生变化,则耐药程度更大。以上喹诺酮类抗菌药物耐药是由染色体突变引起的，除此之外，也可由携带喹诺酮耐药基因 *qnr*(quinolone resistance gene)的质粒介导。基因 *qnr* 编码产物为 Qnr 蛋白(QnrA、QnrB、QnrS、QnrC、QnrD 等)，该蛋白保护 DNA 不受喹诺酮类药物的影响，通过降低酶-DNA-喹诺酮复合物的水平来抑制喹诺酮类药物发挥作用，进而产生耐药。

6. *磺胺类药物作用靶位改变* 由于细菌不能使用外源性叶酸，磺胺类药物可通过竞争性抑制二氢叶酸合成酶或二氢叶酸还原酶，使细菌发生叶酸代谢障碍，而发挥抑菌作用。细菌对磺胺类药物易产生抗药性，尤其在用量或疗程不足时更易出现。产生抗药性的原因可能是细菌改变代谢途径，如产生较多二氢叶酸合成酶，或能直接利用环境中的叶酸，肠道菌丛常通过 R 因子的转移而传播。当与甲氧苄啶合用时，可减少或延缓抗药性发生。细菌对各类磺胺药物之间有交叉抗药性，即细菌对某一磺胺药产生耐药后，对另一种磺胺药也无效。

(四) 主动外排

细菌具有一种依赖于能量的主动转运机制，即能够将已经进入胞内的药物泵至胞外，使菌体内抗菌药物蓄积减少。细菌的主动外排系统根据其超分子结构、机制和顺序的同源性等可以将其分为四大类：① 主要易化子超家族(major facilitator superfamily, MFS)，与哺乳动物的葡萄糖易化转运器具有同源性。② 耐药结节分化家族(resistance-nodulation-division family, RND)，包括能够泵出镉、钴和镍离子的转运蛋白。③ 葡萄球菌多重耐药家族(staphylococal multidrug resistance family, SMR)，由比较小的含有 4 个跨膜螺旋的转运器组成。④ ATP 结合盒超家族(ATP-binding cassette family, ABC)，包括两个跨膜区和两个 ATP 结合亚单位。前三类主动泵出系统运行所需能量由氢离子药物反转运体逆转 H^+，形成 H^+ 浓度差而产生的势能所提供，而第四类利用 ATP 水解所释放的自由能排出细胞内有毒物质。主动外排系统使由内膜转运载体、外膜通道蛋白和连接两者的辅助蛋白(连接蛋白)组成。这种三联体结构能将细胞内物质直接排出细胞外。主动外排系统作为细菌耐药机制之一，广泛存在于革兰阳性菌(如金黄色葡萄球菌)、革兰阴性菌(如大肠埃希菌、铜绿假单胞菌、空肠弯曲菌等)、真菌及哺乳类细胞(如癌细胞)中，常见于对大环内酯类、四环素类和喹诺酮类抗菌药物的主动泵出，也可见于β-内酰胺类药物。

抗菌药物的主动外排现象首先是在大肠埃希菌对四环素的耐药机制的研究中被发现的，是一类被称为 Tet 的蛋白。编码 Tet 外排泵的基因有 8 种，均属于 MFS 型外排泵，其中 *tetA*～*tetE* 存在于革兰阴性菌中，*tetP* 仅限于梭菌属，*tetK* 和 *tetL* 则存在于革兰阳性菌中，在肠杆菌科细菌中引起四环素敏感性下降最典型的是 TetA 外排泵。此后，研究人员在金黄色葡萄球菌的染色体上发现了一个主动外排基因 *norA*，该基因的过度表达是导致部分金黄色葡萄球菌对氟喹诺酮类抗菌药物耐药的直接原因，现已证实其编码的产物 NorA 蛋白为细菌细胞膜上的外排泵蛋白，能将细菌体内的氟喹诺酮类药物、嘌呤霉素、氯霉素和一些阳离子染料泵出细菌外。

目前研究认为，外排泵在替加环素耐药过程中发挥重要作用，尤其与 RND 型外排泵相关。在肠杆菌科细菌中与替加环素耐药相关的 RND 型外排泵则有 AcrAB-TolC 和 OqxAB，在鲍曼不动杆菌中则包括 AdeABC、AdeFGH 和 AdeIJK 等。进一步的研究发现，这些外排泵的表达又处于多种转录调控因子的调控之中。目前，RND 型外排泵系统过表达及其调控基因突变在替加环素耐药中的作用已经得到广泛验证。

(五) 细菌生物被膜的形成

细菌生物被膜(biofilm)，也称生物膜，是指细菌黏附于固体或有机腔道表面，并分泌多糖蛋白质复合物包裹细菌菌落而形成的膜状物。组成细菌生物被膜的 3 个基本成分：细菌菌落、多糖-蛋白质复合物和物体表面，任何一个成分的缺失，都会影响生物膜的形成。

生物膜可阻止巨噬细胞、抗体、药物等作用于菌体,因此,细菌形成生物膜后,会影响其对抗菌药物的敏感性,机制可能是以下一个或多个。① 通过生物膜基质延迟抗菌药物的渗透。抗菌药物分子必须通过生物膜基质渗透至靶细胞,以达到抑菌或杀菌的作用。有研究显示,铜绿假单胞菌生物膜可延迟环丙沙星的渗透,药物通过无菌表面所需时间为40秒,而通过生物膜基质则需要21分钟。② 改变细菌的生长速率。有观点认为,生物膜相关的细胞较浮游细胞生长更慢,因此对抗菌药物的吸收也更慢。③ 由生物膜引起的其他生理变化。例如,营养物质限制或有毒代谢物堆积,可引起大肠埃希菌生长减慢;氧气张力降低使得大肠埃希菌对氨基糖苷类抗生素具有更强的抗性。

铜绿假单胞菌、葡萄球菌、克雷伯菌、肠杆菌、沙雷菌属、肺炎链球菌等均可产生生物膜,厚度不一,其中临床上形成生物膜最常见的致病菌为铜绿假单胞菌。与生物膜相关的感染性疾病主要有两大类:一类是细菌生物膜疾病,其中以牙周炎、天然瓣膜心内膜炎和囊性纤维化具有较强的关联。其他疾病还包括中耳炎、慢性细菌性前列腺炎等。另一类是医疗器材相关的感染,常见的器材包括人工心脏瓣膜、导尿管、中心静脉导管、隐形眼镜和宫内节育器等。细菌生物被膜相关感染往往反复发作,难以治愈。用药物治疗时十四元环和十五元环大环内酯类药物可抑制细菌合成多糖-蛋白质复合物,提高喹诺酮类药物对生物膜的渗透性和对细菌的杀菌活性。大剂量的哌拉西林和妥布霉素、亚胺培南、环丙沙星对已形成稳态的生物膜有一定疗效,但不能彻底清除生物膜。

参考文献

[1] 刘晶,多丽波. 染色体介导的AmpC酶研究进展[J]. 国际检验医学杂志,2006:641-643.

[2] 徐英春,陈民钧. AmpC酶与革兰阴性菌的耐药特征[J]. 中华微生物学和免疫学杂志,2001:18-20.

[3] 管希周,刘又宁. 质粒介导的AmpC酶研究进展[J]. 中华医院感染学杂志,2004:117-120.

[4] Worthington RJ, Melander C. Overcoming resistance to beta-lactam antibiotics[J]. J Org Chem, 2013, 78: 4207-4213.

[5] Butler MS, Hansford KA, Blaskovich MA, *et al*. Glycopeptide antibiotics: back to the future[J]. The Journal of antibiotics, 2014, 67: 631-644.

[6] Kahne D, Leimkuhler C, Lu W, *et al*. Glycopeptide and lipoglycopeptide antibiotics[J]. Chemical reviews, 2005, 105: 425-448.

[7] Magnet S, Blanchard JS. Molecular insights into aminoglycoside action and resistance[J]. Chemical reviews, 2005, 105: 477-498.

[8] Becker B, Cooper MA. Aminoglycoside antibiotics in the 21st century[J]. ACS chemical biology, 2013, 8: 105-115.

[9] Drlica K, Malik M, Kerns RJ, *et al*. Quinolone-mediated bacterial death[J]. Antimicrobial agents and chemotherapy, 2008, 52: 385-392.

[10] Nikaido H. Molecular Basis of Bacterial Outer Membrane Permeability Revisited [J]. Microbiology and Molecular Biology Reviews, 2003, 67: 593-656.

[11] Hasdemir UO, Chevalier J, Nordmann P, *et al*. Detection and prevalence of active drug efflux mechanism in various multidrug-resistant Klebsiella pneumoniae strains from Turkey [J]. J Clin Microbiol, 2004, 42: 2701-2706.

[12] Bradford PA. Extended-spectrum beta-lactamases in the 21st century: characterization, epidemiology, and detection of this important resistance threat[J]. Clinical microbiology reviews, 2001, 14: 933-951, table of contents.

[13] Pitout JD, Nordmann P, Laupland KB, *et al*. Emergence of Enterobacteriaceae producing extended-spectrum beta-lactamases (ESBLs) in the community [J]. The Journal of antimicrobial chemotherapy, 2005, 56: 52-59.

[14] Shaikh S, Fatima J, Shakil S, *et al*. Antibiotic resistance and extended spectrum beta-lactamases: Types, epidemiology and treatment [J]. Saudi journal of biological sciences, 2015, 22: 90-101.

[15] Falagas ME, Karageorgopoulos DE. Extended-spectrum beta-lactamase-producing organisms[J]. The Journal of hospital infection, 2009, 73: 345-354.

[16] Kliebe C, Nies BA, Meyer JF, *et al*. Evolution of plasmid-coded resistance to broad-spectrum

cephalosporins [J]. Antimicrobial agents and chemotherapy, 1985, 28: 302 - 307.

[17] Livermore DM, Canton R, Gniadkowski M, *et al*. CTX-M: changing the face of ESBLs in Europe [J]. The Journal of antimicrobial chemotherapy, 2007, 59: 165 - 174.

[18] D'Andrea MM, Arena F, Pallecchi L, *et al*. CTX-M-type beta-lactamases: a successful story of antibiotic resistance [J]. International journal of medical microbiology: IJMM, 2013, 303: 305 - 317.

[19] Lukac PJ, Bonomo RA, Logan LK. Extended-spectrum beta-lactamase-producing Enterobacteriaceae in children: old foe, emerging threat[J]. Clinical infectious diseases: an official publication of the Infectious Diseases Society of America, 2015, 60: 1389 - 1397.

[20] Jacoby GA, Munoz-Price LS. The new beta-lactamases [J]. The New England journal of medicine, 2005, 352: 380 - 391.

[21] Paterson DL, Bonomo RA. Extended-spectrum beta-lactamases: a clinical update [J]. Clinical microbiology reviews, 2005, 18: 657 - 686.

[22] Pitout JDD, Laupland KB. Extended-spectrum β-lactamase-producing Enterobacteriaceae: an emerging public-health concern [J]. The Lancet Infectious Diseases, 2008, 8: 159 - 166.

[23] Bauernfeind A, Chong Y, Schweighart S. Extended broad spectrum beta-lactamase in Klebsiella pneumoniae including resistance to cephamycins[J]. Infection, 1989, 17: 316 - 321.

[24] Philippon A, Arlet G, Jacoby GA. Plasmid-determined AmpC-type beta-lactamases [J]. Antimicrobial agents and chemotherapy, 2002, 46: 1 - 11.

[25] Nordmann P, Naas T, Poirel L. Global spread of Carbapenemase-producing Enterobacteriaceae [J]. Emerging infectious diseases, 2011, 17: 1791 - 1798.

[26] Munoz-Price LS, Poirel L, Bonomo RA, *et al*. Clinical epidemiology of the global expansion of Klebsiella pneumoniae carbapenemases [J]. The Lancet Infectious diseases, 2013, 13: 785 - 796.

[27] Yong D, Toleman MA, Giske CG, *et al*. Characterization of a new metallo-beta-lactamase gene, bla (NDM - 1), and a novel erythromycin esterase gene carried on a unique genetic structure in Klebsiella pneumoniae sequence type 14 from India[J]. Antimicrob Agents Chemother, 2009, 53: 5046 - 5054.

[28] Queenan AM, Bush K. Carbapenemases: the versatile beta-lactamases[J]. Clinical microbiology reviews, 2007, 20: 440 - 458, table of contents.

[29] Guo L, An J, Ma Y, *et al*. Nosocomial Outbreak of OXA-48-Producing Klebsiella pneumoniae in a Chinese Hospital: Clonal Transmission of ST147 and ST383[J]. PloS one, 2016, 11: e0160754.

[30] Romanowska J, Reuter N, Trylska J. Comparing aminoglycoside binding sites in bacterial ribosomal RNA and aminoglycoside modifying enzymes[J]. Proteins, 2013, 81: 63 - 80.

[31] Ramirez MS, Tolmasky ME. Aminoglycoside modifying enzymes[J]. Drug resistance updates: reviews and commentaries in antimicrobial and anticancer chemotherapy, 2010, 13: 151 - 171.

[32] Zhanel GG, Lawson CD, Zelenitsky S, *et al*. Comparison of the next-generation aminoglycoside plazomicin to gentamicin, tobramycin and amikacin [J]. Expert Rev Anti Infect Ther, 2012, 10: 459 - 473.

[33] Matsuoka M, Endou K, Kobayashi H, *et al*. A plasmid that encodes three genes for resistance to macrolide antibiotics in Staphylococcus aureus[J]. FEMS microbiology letters, 1998, 167: 221 - 227.

[34] Brisson-Noel A, Courvalin P. Nucleotide sequence of gene linA encoding resistance to lincosamides in Staphylococcus haemolyticus[J]. Gene, 1986, 43: 247 - 253.

[35] Heir E, Lindstedt BA, Leegaard TM, *et al*. Prevalence and characterization of integrons in blood culture Enterobacteriaceae and gastrointestinal Escherichia coli in Norway and reporting of a novel class 1 integron-located lincosamide resistance gene [J]. Annals of clinical microbiology and antimicrobials, 2004, 3: 12.

[36] Murray IA, Shaw WV. O-Acetyltransferases for chloramphenicol and other natural products [J]. Antimicrobial agents and chemotherapy, 1997, 41: 1 - 6.

[37] Hooper DC, Jacoby GA. Mechanisms of drug resistance: quinolone resistance[J]. Annals of the New York Academy of Sciences, 2015, 1354: 12 - 31.

[38] Triglia T, Cowman AF. The mechanism of

resistance to sulfa drugs in Plasmodium falciparum [J]. Drug resistance updates: reviews and commentaries in antimicrobial and anticancer chemotherapy, 1999, 2: 15-19.

[39] Ruzin A, Visalli MA, Keeney D, *et al*. Influence of transcriptional activator RamA on expression of multidrug efflux pump AcrAB and tigecycline susceptibility in Klebsiella pneumoniae [J]. Antimicrobial agents and chemotherapy, 2005, 49: 1017-1022.

[40] Keeney D, Ruzin A, McAleese F, *et al*. MarA-mediated overexpression of the AcrAB efflux pump results in decreased susceptibility to tigecycline in Escherichia coli[J]. The Journal of antimicrobial chemotherapy, 2008, 61: 46-53.

[41] Veleba M, Higgins PG, Gonzalez G, *et al*. Characterization of RarA, a novel AraC family multidrug resistance regulator in Klebsiella pneumoniae [J]. Antimicrobial agents and chemotherapy, 2012, 56: 4450-4458.

[42] Coyne S, Courvalin P, Perichon B. Efflux-mediated antibiotic resistance in Acinetobacter spp [J]. Antimicrobial agents and chemotherapy, 2011, 55: 947-953.

第二节 抗菌药物种类、作用和不良反应

抗菌药物的研究进展相当快,新品种不断推出,可以分为β-内酰胺类和非β-内酰胺类。β-内酰胺类是指药物化学结构式中具有β-内酰胺环的一大类抗菌药物,包括青霉素类、头孢菌素类、β-内酰胺类抗生素/β-内酰胺酶抑制剂合剂、头霉素类、氧头孢烯类、单环β-内酰胺类、碳青霉烯类和青霉烯类,而非β-内酰胺类有喹诺酮类、氨基糖苷类、大环内酯类、四环素类、糖肽类、噁唑烷酮类、环脂肽类、多黏菌素类、林可酰胺类、磺胺类、呋喃类、磷霉素等。现介绍主要品种,并对其疗效、不良反应评价与比较,供临床医师选用时参考。

一、青霉素类

青霉素类(penicillins)可分为主要作用于革兰阳性菌的青霉素类、耐青霉素酶青霉素类、广谱青霉素类三大类。

1. *主要作用于革兰阳性菌的青霉素类* 包括青霉素G(penicillin G)、普鲁卡因青霉素(procaine benzyl penicillin)、苄星青霉素(benzathine benzyl penicillin)和青霉素V(phenoxymethylpenicillin)等。

此类青霉素用于A组溶血性链球菌、肺炎链球菌等革兰阳性球菌所致的血流感染、咽炎、扁桃体炎、肺炎、中耳炎、脑膜炎、猩红热、丹毒等,也可用于治疗草绿色链球菌所致的感染性心内膜炎,以及破伤风、气性坏疽、炭疽、白喉、流行性脑脊髓膜炎、李斯特菌病、鼠咬热、梅毒、淋病、雅司、回归热、钩端螺旋体病、急性坏死性溃疡性龈炎、放线菌病等。青霉素G尚可用于风湿性心脏病或先天性心脏病患者进行某些操作或手术时,预防心内膜炎发生。

普鲁卡因青霉素的抗菌谱与青霉素G基本相同,适用于敏感细菌所致的轻症感染。苄星青霉素为长效制剂,适用于治疗A组溶血性链球菌咽炎、扁桃体炎和梅毒,也可预防A组溶血性链球菌感染引起的风湿热。青霉素V抗菌作用较青霉素G差,适用于敏感革兰阳性球菌引起的轻症感染。

2. *耐青霉素酶的青霉素类* 包括甲氧西林(methicillin)、苯唑西林(oxacillin)、氯唑西林(cloxacillin)、双氯西林(dicloxacillin)及氟氯西林(flucloxacillin)等。

此类青霉素不被青霉素酶水解,可用于产青霉素酶的甲氧西林敏感葡萄球菌(methicillin sensitive *Staphylococci*, MSS)感染所致的血流感染、脑膜炎、心内膜炎、呼吸道感染、骨髓炎、皮肤软组织感染等。但对A组溶血性链球菌、草绿色链球菌、肺炎链球菌的抗菌活性较青霉素类差。

甲氧西林不稳定、易分解，临床应用少。苯唑西林主要用于检测甲氧西林耐药葡萄球菌（methicillin resistant *Staphylococci*, MRS）。双氯西林和氟氯西林的抗菌活性及注射后血药浓度均较苯唑西林和氯唑西林高。

3. 广谱青霉素类 包括阿莫西林（amoxicillin）、氨苄西林（ampicillin）、羧苄西林（carbenicillin）、替卡西林（ticarcillin）、哌拉西林（piperacillin）、美洛西林（mezlocillin）、阿洛西林（azlocillin）等。

抗菌谱较青霉素广，但均可被青霉素酶水解。适用于敏感细菌所致的呼吸道感染、尿路感染、胃肠道感染、皮肤软组织感染、脑膜炎、血流感染、心内膜炎等。

阿莫西林和氨苄西林等氨基青霉素的抗菌谱较青霉素G广，对革兰阳性球菌作用与青霉素G相仿，对部分革兰阴性杆菌（如流感嗜血杆菌、大肠埃希菌、奇异变形杆菌）亦具有抗菌活性，但对铜绿假单胞菌无作用。阿莫西林的抗菌作用较氨苄西林迅速且强大。氨苄西林为粪肠球菌、李斯特菌感染的首选用药。

羧苄西林是第一个应用于临床治疗铜绿假单胞菌感染的青霉素类，其抗菌活性较差。哌拉西林、替卡西林、阿洛西林和美洛西林对革兰阴性杆菌的抗菌谱较氨苄西林为广，抗菌作用也较强，除对部分肠杆菌科细菌外，对铜绿假单胞菌亦有良好抗菌作用，适用于肠杆菌科细菌及铜绿假单胞菌所致的呼吸道感染、尿路感染、胆道感染、腹腔感染、皮肤及软组织感染等。美洛西林对铜绿假单胞菌的作用较哌拉西林弱。

对青霉素类抗菌药物过敏者禁用此类药物，用青霉素类药物前必须详细询问患者有无青霉素类过敏史、其他药物过敏史及过敏性疾病史，并必须先做青霉素皮肤试验，避免发生过敏反应。过敏性休克一旦发生，必须就地抢救，立即给患者注射肾上腺素，并给予吸氧、应用升压药、肾上腺皮质激素等抗休克治疗。全身应用大剂量青霉素可引起腱反射增强、肌肉痉挛、抽搐、昏迷等中枢神经系统反应（青霉素脑病），此反应易出现于老年人和肾功能不全患者。青霉素可安全地应用于孕妇；少量本品可经乳汁排出，哺乳期妇女应用青霉素时应停止哺乳。

二、头孢菌素类

头孢菌素类（cephalosporins）根据其抗菌谱、抗菌活性、对β-内酰胺酶的稳定性以及肾毒性的不同可分为四代。第一代头孢菌素主要作用于需氧革兰阳性球菌，仅对少数革兰阴性杆菌有一定抗菌活性；第二代头孢菌素对革兰阳性球菌的活性与第一代相仿或略差，对部分革兰阴性杆菌亦具有抗菌活性；第三代头孢菌素对肠杆菌科等革兰阴性杆菌具有强大抗菌作用，部分品种对铜绿假单胞菌亦具有较强抗菌活性，但对葡萄球菌的抗菌作用较第一代和第二代弱；第四代头孢菌素对革兰阳性球菌的作用较第三代头孢菌素略强，对肠杆菌科细菌作用与第三代头孢菌素大致相仿，其中对阴沟肠杆菌、产气肠杆菌、柠檬酸菌属等部分菌株作用优于第三代头孢菌素，对铜绿假单胞菌的作用与头孢他啶相仿。所有头孢菌素类对MRS、肠球菌属抗菌作用均差。

1. 第一代头孢菌素 常用的注射剂有头孢唑啉（cefazolin）、头孢拉定（cephradinc）等，口服制剂有头孢拉定、头孢氨苄（cefalexin）和头孢羟氨苄（cefadroxil）等。

对β-内酰胺酶的稳定性较差，血半衰期较短，不易透过血-脑屏障。主要适用于对甲氧西林敏感的金黄色葡萄球菌、A组溶血性链球菌和肺炎链球菌等所致的呼吸道感染、皮肤软组织感染、骨关节感染、血流感染，心内膜炎等；亦可用于流感嗜血杆菌、奇异变形杆菌、大肠埃希菌敏感株所致的尿路感染以及肺炎等。

头孢唑啉对革兰阳性菌有迅速而较强的杀菌作用，常作为外科手术预防用药。头孢拉定、头孢氨苄等抗菌作用较头孢唑啉弱，适用于治疗敏感菌所致的轻症感染。氨基糖苷类和第一代头孢菌素注射剂合用可能加重前者的肾毒性，应注意监测肾功能。

2. 第二代头孢菌素 注射剂有头孢呋辛

(cefuroxime)、头孢替安(cefotiam)等,口服制剂有头孢克洛(cefaclor)、头孢呋辛酯和头孢丙烯(cefprozil)等。

对各种β-内酰胺酶较稳定;血半衰期较短,无显著肾毒性,主要用于治疗对甲氧西林敏感的金黄色葡萄球菌、链球菌属等革兰阳性球菌,以及流感嗜血杆菌、大肠埃希菌、奇异变形杆菌等敏感株所致的呼吸道感染、尿路感染、皮肤软组织感染、血流感染、骨关节感染以及腹腔、盆腔感染。用于腹腔、盆腔感染时需与抗厌氧菌药合用。对铜绿假单胞菌无抗菌活性。

头孢呋辛也是常见的围术期预防用药物。头孢替安的抗菌谱及抗菌活性与头孢呋辛相仿。头孢克洛、头孢呋辛酯、头孢丙烯等口服制剂主要适用于上述感染中的轻症病例。

3. *第三代头孢菌素* 注射品种主要有头孢噻肟(cefotaxime)、头孢曲松(ceftriaxone)、头孢他啶(ceftazidime)、头孢哌酮(cefoperazone)等,口服品种有头孢克肟(cefixime)、头孢泊肟酯(cefpodoxime proxetil)和头孢布烯(ceftibuten)等。

对广谱β-内酰胺酶高度稳定,但可被革兰阴性杆菌产生的超广谱β-内酰胺酶(extended-spectrum β-lactamases, ESBLs)和AmpC酶水解灭活;在胆汁和脑脊液中浓度较第一代、第二代头孢菌素高;肾毒性低于第一代、第二代。注射制剂适用于敏感肠杆菌科等革兰阴性杆菌所致严重感染,如下呼吸道感染、血流感染、腹腔感染、肾盂肾炎和复杂性尿路感染、盆腔炎性疾病、骨关节感染、复杂性皮肤软组织感染、中枢神经系统感染等。治疗腹腔、盆腔感染时需与抗厌氧菌药(如甲硝唑、替硝唑、奥硝唑等)合用。口服品种主要用于治疗敏感菌所致轻、中度感染,也可用于经第三代头孢菌素注射剂治疗后的序贯治疗。

头孢噻肟、头孢曲松对革兰阳性菌的作用不如第一代头孢菌素,但对A组溶血性链球菌、草绿色链球菌、肺炎链球菌仍有良好抗菌作用,对流感嗜血杆菌、脑膜炎奈瑟菌、淋病奈瑟球菌及卡他莫拉菌作用强,对大肠埃希菌、肺炎克雷伯菌、奇异变形杆菌等革兰阴性杆菌有强大抗菌作用,对铜绿假单胞菌抗菌活性弱。头孢他啶、头孢哌酮对铜绿假单胞菌抗菌活性强,但对革兰阳性球菌作用较差。头孢哌酮80%从胆道排出,胆汁中浓度高,适用于肝胆系统感染;因药物结构中有N-甲基硫化四氮唑侧链,会引起出血倾向,宜与维生素K_1合用。中度以上肝功能减退时,头孢哌酮、头孢曲松可能需要调整剂量。头孢他啶通过肾脏排泄,对肾功能不全者宜减少剂量,在妊娠早期或婴幼儿应慎用。口服第三代头孢菌素均不宜用于铜绿假单胞菌和其他非发酵菌感染。

4. *第四代头孢菌素* 包括头孢吡肟(cefepime)、头孢匹罗(cefpirome)。与常用的第三代头孢菌素相比,对细胞膜的穿透性更强;与β-内酰胺酶的亲和力减低,对β-内酰胺酶的稳定性更强,尤其是对AmpC酶稳定,肾毒性低。临床适应证与第三代头孢菌素相似,还可用于对第三代头孢菌素耐药而对其敏感的产气肠杆菌、阴沟肠杆菌、沙雷菌属等细菌所致感染,亦可用于中性粒细胞缺乏伴发热患者的经验治疗。

用药前必须详细询问患者头孢菌素类、青霉素类或其他药物的过敏史,禁用于对任何一种头孢菌素类抗菌药物有过敏史及有青霉素过敏性休克史的患者。有青霉素类、其他β-内酰胺类及其他药物过敏史的患者,有明确应用指征时应谨慎使用本类药物。在用药过程中一旦发生过敏反应,须立即停药。如发生过敏性休克,须立即就地抢救。本类药物多数主要经肾脏排泄,中度以上肾功能不全患者应根据肾功能适当调整剂量。本类药物亦可引起戒酒硫样反应。用药期间及治疗结束后72小时内应避免摄入含酒精饮料。

三、β-内酰胺类抗生素/β-内酰胺酶抑制剂合剂

目前,国内外临床上应用的主要β-内酰胺类抗生素/β-内酰胺酶抑制剂合剂包括阿莫西林/克拉维酸(amoxicillin/clavulanic acid)、替卡西林/克拉维酸(ticarcillin/clavulanic acid)、氨苄西林/舒巴坦(ampicillin/sulbactam)、头孢哌

酮/舒巴坦(cefoperazone/sulbactam)、哌拉西林/他唑巴坦(piperacillin/tazobactam)。

主要β-内酰胺类抗生素/β-内酰胺酶抑制剂合剂共同的特点包括：① 除舒巴坦对不动杆菌属有很强的抗菌活性外，其他β-内酰胺酶抑制剂(克拉维酸、他唑巴坦)仅具有微弱的抗菌作用。② β-内酰胺酶抑制剂对多数质粒介导的β-内酰胺酶有较强抑制作用，与阿莫西林、氨苄西林、哌拉西林、替卡西林、头孢哌酮等联合后可保护上述抗菌药物不被细菌产生的灭活酶水解。③ β-内酰胺酶抑制剂不增强与其配伍药物对敏感细菌或非产β-内酰胺酶的耐药细菌的抗菌活性。④ β-内酰胺酶抑制剂合剂的抗菌作用主要取决于其中β-内酰胺类抗生素的抗菌谱和抗菌活性。⑤ β-内酰胺类抗生素和β-内酰胺酶抑制剂合剂中两药的药代动力学性质相近，具协同抗菌作用。⑥ 两药联合应用后不良反应无明显增加。适用于因产β-内酰胺酶而对β-内酰胺类抗菌药物耐药的细菌感染，但不推荐用于对复合制剂中抗菌药物敏感的细菌感染和非产β-内酰胺酶的耐药菌感染。

5种β-内酰胺类抗生素/β-内酰胺酶抑制剂合剂对常见需氧革兰阳性、阴性细菌的抗菌活性有一定差异，详见表9-3。对脆弱拟杆菌及其他拟杆菌属、梭杆菌属、普雷沃菌属、消化球菌、消化链球菌等多数厌氧菌有抗菌活性。

表9-3 β-内酰胺类抗生素/β-内酰胺酶抑制剂合剂抗菌作用

细菌	氨苄西林/舒巴坦	阿莫西林/克拉维酸	替卡西林/克拉维酸	哌拉西林/他唑巴坦	头孢哌酮/舒巴坦
链球菌	+	+++	+	+	+
甲氧西林敏感金黄色葡萄球菌	+	+++	+	+	+
肠球菌	++	+	+	+	−
卡他莫拉菌	+	+	+	+	+
流感嗜血杆菌	++	+++	++	+++	+++
大肠埃希菌	+++	+++	+++	++++	++++
克雷伯菌属	+++	+	+	+++	++++
肠杆菌属	−	+	+	++	+++
铜绿假单胞菌	−	−	++	++++	+++
嗜麦芽窄食单胞菌	−	−	++	−	+++
不动杆菌属	++	−	−	+	+++

阿莫西林/克拉维酸、氨苄西林/舒巴坦适用于产β-内酰胺酶的流感嗜血杆菌、卡他莫拉菌、大肠埃希菌等肠杆菌科细菌、甲氧西林敏感金黄色葡萄球菌(methicillin sensitive *Staphylococci aureus*, MSSA)所致的鼻窦炎、中耳炎、下呼吸道感染、泌尿生殖系统感染、皮肤软组织感染、骨关节感染、腹腔感染，以及血流感染等。

头孢哌酮/舒巴坦、哌拉西林/他唑巴坦和替卡西林/克拉维酸适用于肠杆菌科细菌、铜绿假单胞菌敏感株和MSSA所致血流感染、下呼吸道感染、皮肤及软组织感染、尿路感染、腹腔感染、盆腔感染和骨关节感染。头孢哌酮/舒巴坦、哌拉西林/他唑巴坦常作为产ESBLs肠杆菌科细菌轻、中度感染的首选药物。

氨苄西林/舒巴坦、头孢哌酮/舒巴坦对不动杆菌属具有抗菌活性，舒巴坦可与其他药物联合治疗多重耐药不动杆菌属所致感染。头孢哌酮/舒巴坦、替卡西林/克拉维酸对嗜麦芽窄食单胞菌亦具抗菌活性。

青霉素类药物过敏者或青霉素皮试阳性患者禁用阿莫西林/克拉维酸、氨苄西林/舒巴坦、替卡西林/克拉维酸和哌拉西林/他唑巴坦，对以上复合制剂中任一成分过敏者亦禁用该复合制剂。有青霉素类过敏史的患者确有应用头孢哌酮/舒巴坦的指征时,必须在严密观察下慎用,但有青霉素过敏性休克史的患者,不可选用头孢哌酮/舒巴坦。有头孢菌素类或舒巴坦过敏史者禁用头孢哌酮/舒巴坦。

四、头霉素类

头霉素类(cephamycins)包括头孢西丁(cefoxitin)、头孢美唑(cefmetazole)、头孢米诺(cefminox)、头孢替坦(cefotetan)等。其抗菌谱和抗菌作用与第二代头孢菌素相仿,但头霉素类对大多数ESBLs稳定,且对厌氧菌抗菌作用强于第二代头孢菌素。适用于盆腔感染、妇科感染及腹腔感染等需氧与厌氧菌混合感染,也可用于下呼吸道感染、血流感染、骨及关节感染,以及皮肤及软组织感染,还用于胃肠道手术、经阴道子宫切除、经腹腔子宫切除或剖宫产等手术前的预防用药。

头霉素类药物虽然对ESBLs稳定,但不作为产ESBLs肠杆菌科细菌感染的首选治疗,因为往往合并其他耐药机制(如孔蛋白缺失和诱导AmpC头孢菌素酶产生),可作为产ESBLs肠杆菌科细菌轻症感染或降阶梯治疗选择。

五、氧头孢烯类

氧头孢烯类(oxacephems)包括拉氧头孢(latamoxef)和氟氧头孢(flomoxef)。抗菌作用与第三代头孢菌素相仿,对β-内酰胺酶高度稳定,对肠杆菌科细菌、流感嗜血杆菌、脑膜炎奈瑟菌、链球菌属、MSSA有抗菌作用,但对铜绿假单胞菌活性较弱,对拟杆菌属等厌氧菌具有良好抗菌活性。适用于敏感菌所致的血流感染、细菌性脑膜炎、下呼吸道感染、腹腔感染、盆腔感染和尿路感染。氧头孢烯类不被ESBLs分解,可作为产ESBLs肠杆菌科细菌轻、中度感染的药物选择。

拉氧头孢因含有N-甲基四氮唑侧链,可导致凝血酶原缺乏、血小板减少和功能障碍而引起出血,并可出现戒酒硫样反应。氟氧头孢无N-甲基四氮唑侧链,未发现致凝血功能障碍和戒酒硫样反应,对革兰阳性菌抗菌活性强于拉氧头孢。

六、碳青霉烯类

碳青霉烯类(carbapenems)包括厄他培南(ertapenem)、亚胺培南(imipenem)、美罗培南(meropenem)、帕尼培南(panipenem)、比阿培南(biapenem)和多立培南(doripenem)。此类药物抗菌谱广,对各种革兰阳性球菌、革兰阴性杆菌(多数包括铜绿假单胞菌)和多数厌氧菌具有强大的抗菌活性,对多数β-内酰胺酶高度稳定,但对MRS、嗜麦芽窄食单胞菌抗菌作用差。因其应用广泛,近年来碳青霉烯耐药非发酵菌(尤其是不动杆菌属)和碳青霉烯耐药肠杆菌科细菌(主要是肺炎克雷伯菌)的比例逐年升高,因此更需要合理使用该类药物。不用于治疗轻症感染,更不宜用于预防用药;而适用于多重耐药但对本类药物敏感的需氧革兰阴性杆菌所致严重感染、需氧菌和厌氧菌混合感染的重症患者、病因不明的严重感染及免疫缺陷者重症感染的经验治疗;厄他培南尚被批准用于社区获得性肺炎的治疗。

亚胺培南在体内易被肾小管上皮细胞去氢肽酶水解失活,因而临床使用为亚胺培南与酶抑制剂西司他丁1∶1的合剂,后者可减少亚胺培南在体内水解及其肾毒性。亚胺培南可能引起癫痫、肌阵挛、意识障碍等严重中枢神经系统不良反应,应避免用于中枢神经系统感染。美罗培南、帕尼培南可用于3月龄以上的细菌性脑膜炎患者,但需严密观察抽搐等严重不良反应。帕尼培南临床应用的是帕尼培南与倍他米隆按1∶1配制的合剂,后者可减少帕尼培南的肾毒性。厄他培南对铜绿假单胞菌、不动杆菌属等非发酵菌抗菌作用差,血半衰期较长,是唯一一种可每日给药1次的碳青霉烯类抗菌药物。肾功能不全者及老年患者应用碳青霉烯类时应根据肾功能减退程度减量用药。

七、青霉烯类

青霉烯类(penems)目前有口服品种法罗培南(faropenem)。法罗培南抗菌谱与碳青霉烯类中的厄他培南相仿,对链球菌属、MSSA、流感嗜血杆菌、卡他莫拉菌和大肠埃希菌、克雷伯菌属等多数肠杆菌科细菌(包括产 ESBLs 菌株)以及厌氧菌具有良好抗菌活性,对铜绿假单胞菌和不动杆菌属等非发酵菌抗菌活性差。适用于敏感菌所致的急性细菌性鼻窦炎、慢性支气管炎急性细菌性感染加重、社区获得性肺炎以及单纯性皮肤及软组织感染,也可用于产 ESBLs 肠杆菌科细菌严重感染应用碳青霉烯类治疗好转后的序贯治疗。

八、单环β-内酰胺类

单环β-内酰胺类(monobactams)只有一个β-内酰胺环,现有品种为氨曲南(aztreonam)。对肠杆菌科细菌和铜绿假单胞菌具有强大的抗菌作用,但对革兰阳性菌和厌氧菌无抗菌活性。适用于敏感需氧革兰阴性菌所致尿路感染、下呼吸道感染、血流感染、腹腔感染、盆腔感染和皮肤、软组织感染。用于治疗腹腔、盆腔感染时需联合抗厌氧菌药物,用于病原菌不明患者的经验治疗时宜联合抗革兰阳性菌药物。氨曲南还可与其他药物联合应用治疗产金属β-内酰胺酶革兰阴性菌感染。

该药肾毒性低,与青霉素类、头孢菌素类等药物交叉过敏发生率低,在密切观察下可用于青霉素或头孢菌素过敏患者。

九、喹诺酮类

喹诺酮类(quinolones)是吡酮酸类化学合成抗菌药物,作用于细菌的 DNA 的旋转酶,干扰 DNA 合成而引起细菌死亡。1962 年发现该类药物的第一代品种萘啶酸,1974 年合成第二代品种吡哌酸,目前常用的是第三代和第四代氟喹诺酮类(fluoroquinolones)。临床上常用第三代喹诺酮类药物包括诺氟沙星(norfloxacin)、环丙沙星(ciprofloxacin)、氧氟沙星(ofloxacin)、依诺沙星(enoxacin)、培氟沙星(pefloxacin)等,对需氧革兰阳性菌、肠杆菌科细菌具有强大的抗菌作用,对铜绿假单胞菌也有良好的抗菌活性。第四代喹诺酮类对肺炎链球菌、A 组溶血性链球菌等革兰阳性球菌,衣原体属、支原体属、军团菌等不典型病原体及厌氧菌的作用增强,但对肠杆菌科细菌和铜绿假单胞菌作用弱于第三代喹诺酮类。由于针对呼吸道感染常见病原体作用强,第四代喹诺酮类又被称为呼吸喹诺酮类药物。临床常用有莫西沙星(moxifloxacin)、左氧氟沙星(levofloxacin)、吉米沙星(gemifloxacin)、帕珠沙星(pazufloxacin)等。

氟喹诺酮类药物抗菌谱广,可用于敏感菌所致呼吸道感染、泌尿道感染、细菌性前列腺炎、非淋菌尿道炎、宫颈炎、皮肤软组织、骨关节、肠道感染、腹腔及盆腔感染,是伤寒和其他沙门菌感染的首选药物,与其他药物联合可用于治疗耐药结核和非结核分枝杆菌感染。国内尿路感染的常见病原菌大肠埃希菌对氟喹诺酮类药物耐药率高,需根据药敏结果选用。应严格限制喹诺酮类药物作为外科围术期预防用药。

喹诺酮类药物对软骨发育有损伤,故妊娠期、哺乳期妇女及 18 岁以下未成年患者应避免使用。对缺乏葡萄糖-6-磷酸脱氢酶者亦不宜应用。大剂量可致失眠、焦虑、抽搐、眩晕等,癫痫患者慎用,部分品种不宜与茶碱、咖啡因等联用。本类药物可能引起皮肤光敏反应、关节病变、肌腱断裂等,并偶可引起心电图 QT 间期延长等,用药期间应注意观察。

十、氨基糖苷类

临床常用的氨基糖苷类(aminoglycosides)抗菌药物主要有:① 对肠杆菌科和葡萄球菌属细菌有良好抗菌作用,但对铜绿假单胞菌无作用者,如链霉素(streptomycin)、卡那霉素(kanamycin)等,其中链霉素对结核分枝杆菌有强大作用。② 对肠杆菌科细菌和铜绿假单胞菌等革兰阴性杆菌具有强大抗菌活性,对葡萄球菌属亦有良好作用者，如庆大霉素（gentamycin）、妥布霉素（tobramycin）、阿米卡星（amikacin）、奈替米星（netilmicin）、依替米星（etimicin）、异帕米星（isepamicin）等。③ 抗菌谱与卡那霉素相似，由于毒性较大，现仅供口服或局部应用者有新霉素（neomycin）与巴龙霉素（paromomycin），后者对阿米巴原虫和隐孢子虫有较好作用。此外，尚有大观霉素（spectinomycin），用于单纯性淋病的治疗。所有氨基糖苷类药物对肺炎链球菌、A 组溶血性链球菌的抗菌作用均差，对肺炎支原体及厌氧菌无效。

氨基糖苷类适用于中、重度肠杆菌科细菌等革兰阴性杆菌感染，也可作为严重葡萄球菌感染、肠球菌感染以及非发酵菌感染（鲍曼不动杆菌、铜绿假单胞菌）的联合用药之一。链霉素或庆大霉素亦可用于土拉菌病、鼠疫及布鲁菌病，后者的治疗需与其他抗菌药物联合应用。链霉素、阿米卡星和卡那霉素等可作为抗结核治疗联合用药之一。

氨基糖苷类对社区获得性上呼吸道感染、社区获得性肺炎的主要病原菌肺炎链球菌、A 组溶血性链球菌抗菌作用差，又有明显的耳、肾毒性，因此，对门、急诊中常见的呼吸道细菌性感染不宜选用本类药物治疗。由于耳、肾毒性反应，本类药物也不宜用于单纯性上、下尿路感染初发病例的治疗。

氨基糖苷类为浓度依赖性静止期的杀菌剂，具有较持久的抗生素后效应，成人每日给药 1 次即可。胃肠道吸收差，不易透过血-脑屏障。具有耳、肾毒性和神经肌肉接头阻滞作用，因此，用药期间应严密监测肾功能、听力及前庭功能，并注意观察神经肌肉阻滞症状，局部用药时亦有可能发生上述不良反应。肾功能减退患者应用本类药物时，需根据其肾功能减退程度减量给药，建议监测血药浓度。注意不宜与其他肾毒性药物、耳毒性药物、神经肌肉阻滞剂或强利尿剂同用，与第一代头孢菌素类合用时可能增加肾毒性。新生儿、婴幼儿、老年患者应尽量避免使用本类药物。临床有明确指征需应用时，则应进行血药浓度监测，根据监测结果调整给药方案。妊娠期妇女应避免使用。哺乳期妇女应避免使用或用药期间停止哺乳。本类药物不可用于眼内或结膜下给药，因为可能引起黄斑坏死。

十一、大环内酯类

临床常用的大环内酯类（macrolides）有十四元环的红霉素（erythromycin）、克拉霉素（clarithromycin）、罗红霉素（roxithromycin），十五元环的阿奇霉素（azithromycin），十六元环的麦迪霉素（midecamycin）、醋酸麦迪霉素（acetylmidecamycin）、螺旋霉素（spiramycin）、乙酰螺旋霉素（acetylspiramycin）、交沙霉素（josamycin）和吉他霉素（kitasamycin）等，其中阿奇霉素、克拉霉素、罗红霉素等为新大环内酯类。

大环内酯类对革兰阳性菌、厌氧菌、支原体属及衣原体属等具抗菌活性，但近年来肺炎链球菌对其耐药率显著增高。新大环内酯类对流感嗜血杆菌、肺炎支原体或肺炎衣原体等的抗微生物活性增强，口服生物利用度提高，胃肠道不良反应少，临床适应证有所扩大。

大环内酯类可用于 A 组溶血性链球菌、肺炎链球菌敏感株所致的咽炎、扁桃体炎、鼻窦炎、中耳炎，以及轻至中度肺炎、猩红热、蜂窝织炎、白喉、军团菌病、衣原体属或支原体属等所致的呼吸道及泌尿生殖系统感染、空肠弯曲菌肠炎、百日咳等。阿奇霉素治疗免疫功能低下者隐孢子虫及弓形虫所致的感染，也有较佳的疗效。阿奇霉素、克拉霉素尚可用于流感嗜血杆菌、卡他莫拉菌所致的社区获得性呼吸道感染，与其他抗菌药物联合用于鸟分枝杆菌复合群感染的治疗及预防。克拉霉素与其他药物联合，可用于幽门螺杆菌感染。

肝病患者和妊娠期妇女不宜应用红霉素酯化物，肝功能损害患者如有应用指征时，需适当减量并定期复查肝功能。哺乳期妇女用药期间应暂停哺乳。红霉素及克拉霉素禁止与特非那丁合用,以免引起心脏不良反应。

十二、四环素类

四环素类(tetracyclines)含替加环素(tigecycline)抗菌药物是天然由链霉菌产生或经半合成制取的一类碱性广谱抗生素,包括四环素(tetracycline)、金霉素(chlortetracycline)、土霉素(oxytetracycline),以及半合成品种如多西环素(doxycycline)、米诺环素(minocycline)、美他环素(metacycline)等。替加环素是新一代四环素类衍生物——甘氨酰环类(glycylcyclines),克服四环素类两种主要耐药机制:外排泵和核糖体保护,抗菌谱及抗菌活性大大增强。

四环素类具有广谱抗菌活性,对葡萄球菌属、链球菌属、肠杆菌科(大肠埃希菌、克雷伯菌属)、不动杆菌属、嗜麦芽窄食单胞菌等有一定抗菌活性,对立克次体属、支原体属、衣原体属、军团菌属、布鲁菌属、诺卡菌属、螺旋体属和厌氧菌具有良好抗菌活性。可用于立克次体病、支原体感染、衣原体属感染、回归热、布鲁菌病(需与氨基糖苷类联合应用)、霍乱、兔热病、鼠疫等的治疗,亦可用于对青霉素类抗生素过敏的破伤风、气性坏疽、雅司、梅毒、淋病、非淋菌性尿道炎和钩端螺旋体病的治疗。多西环素和米诺环素可作为治疗多重耐药鲍曼不动杆菌感染的联合用药之一。

替加环素对葡萄球菌属(MRS 和 MSS)、糖肽类中介金黄色葡萄球菌、肠球菌和链球菌属具高度抗菌活性。棒状杆菌、乳酸杆菌、明串珠菌属、单核细胞增生李斯特菌等其他革兰阳性菌也对替加环素敏感。对大肠埃希菌、肺炎克雷伯菌等肠杆菌科细菌具有良好的抗菌作用,对鲍曼不动杆菌、嗜麦芽窄食单胞菌体外具抗菌活性,但铜绿假单胞菌和变形杆菌属对其耐药。对碳青霉烯类耐药肠杆菌科细菌和不动杆菌具有抗菌活性。对于拟杆菌属、产气荚膜梭菌以及微小消化链球菌等厌氧菌有较好作用。对支原体属、快速生长分枝杆菌亦具有良好的抗菌活性。适用于敏感细菌导致的复杂性腹腔感染、皮肤软组织感染、肺炎等治疗。

四环素类可致肝损害,有肝病者不宜应用。四环素类可加重氮质血症,已有肾功能损害者应避免使用四环素,但多西环素及米诺环素仍可谨慎应用。牙齿发育期患者(胚胎期至 8 岁)接受四环素类可产生牙齿着色及牙釉质发育不良,故妊娠期和 8 岁以下儿童不可使用该类药物,哺乳期妇女应避免应用或用药期间暂停哺乳。

十三、糖肽类

糖肽类(glycopeptides)抗菌药物包括万古霉素(vancomycin)、去甲万古霉素(norvancomycin)和替考拉宁(teicoplanin)等。去甲万古霉素为国内研发产品,抗菌作用与万古霉素类似。替考拉宁作用机制、抗菌谱与万古霉素相仿,在常用剂量应用时,不良反应较万古霉素轻,不能用于中枢神经系统感染。

糖肽类抗菌药物对各种革兰阳性菌有强大的抗菌活性,包括 MRS、肠球菌属、链球菌属、棒状杆菌属、李斯特菌属、梭状芽孢杆菌等。目前,国内万古霉素耐药肠球菌(vancomycin resistant *Enterococci*,VRE)的分离率<5%,尚无对万古霉素耐药葡萄球菌的报道。

糖肽类适用于耐药革兰阳性菌所致的严重感染,特别是耐甲氧西林金黄色葡萄球菌(methicillin resistant *Staphylococci aureus*,MRSA)或耐甲氧西林凝固酶阴性葡萄球菌(methicillin resistant coagulase negative *Staphylocci*,MRCNS)、肠球菌属及青霉素耐药的肺炎链球菌(penicillin resistant *Streptococci pneumonia*,PRSP)所致感染,也可用于对青霉素类过敏患者的严重革兰阳性菌感染。万古霉素尚可用于脑膜炎败血黄杆菌感染治疗。口服万古霉素或去甲万古霉素,可用于重症或经甲硝唑治疗无效的艰难梭菌相关性腹泻患者。2013 年,替考拉宁也获得了治疗艰难梭菌相关性腹泻的适应证。

万古霉素或去甲万古霉素通常不用于手术前预防用药。但在 MRSA 感染发生率高的医疗单位和(或)一旦发生感染后果严重的情况，如某些脑部手术、心脏手术、全关节置换术，也有主张(去甲)万古霉素单剂预防用药。

本类药物具有一定的肾、耳毒性，用药期间应定期复查尿常规与肾功能，监测血药浓度，注意听力改变，必要时监测听力。有用药指征的肾功能不全、老年人、新生儿、早产儿或原有肾、耳疾病患者应根据肾功能减退程度调整剂量，同时监测血药浓度。万古霉素属妊娠期C类用药，妊娠期妇女应避免应用。确有应用指征时，需进行血药浓度监测，据以调整给药方案。哺乳期妇女用药期间应暂停哺乳。

十四、噁唑烷酮类

噁唑烷酮类(oxazolidinones)是新型化学合成抗菌药物，为细菌蛋白质合成抑制剂，作用于翻译系统的起始阶段，抑制mRNA与核糖体连接。目前，临床应用主要品种为利奈唑胺(linezolid)。

利奈唑胺对金黄色葡萄球菌(包括MRSA)、凝固酶阴性葡萄球菌(包括MRCNS)、肠球菌属(包括VRE)、肺炎链球菌(包括PRSP)、A组溶血性链球菌、B组溶血性链球菌、草绿色链球菌均具有良好的抗菌作用；对卡他莫拉菌、流感嗜血杆菌、淋病奈瑟球菌、艰难梭菌具有抗菌作用；对支原体属、衣原体属、分枝杆菌属、诺卡菌属、巴斯德菌属和脑膜炎败血黄杆菌亦有一定抑制作用；但对肠杆菌科、非发酵菌等革兰阴性菌无效。

临床主要应用于多重耐药革兰阳性菌引起的血流感染、肺炎、皮肤及软组织感染等，也可用于分枝杆菌感染、诺卡菌病的治疗。

利奈唑胺可抑制人体线粒体蛋白质的合成，导致骨髓、视神经、脑、肾的功能在长疗程应用期间可能减退。应监测血常规，疗程中应警惕视觉症状的出现，必要时监测视觉功能。疗程不宜超过28日，疗程超过28日者发生周围神经和视神经病变及其他不良反应的可能性增加。

十五、环脂肽类

达托霉素(daptomycin)为环脂肽类(cyclic lipopeptide)抗菌药物，通过与细菌细胞膜结合，引起细胞膜电位的快速去极化，最终导致细菌细胞死亡。

达托霉素为起效快的杀菌剂，对葡萄球菌属(包括MRSA和MRCNS)、肠球菌属(包括VRE)、链球菌属(包括PRSP)、棒状杆菌、艰难梭菌和痤疮丙酸杆菌等革兰阳性菌具有良好抗菌活性。对革兰阴性菌无抗菌活性。适用于耐药革兰阳性菌引起的血流感染、复杂性皮肤及软组织感染、感染性心内膜炎患者。由于可被肺泡表面活性物质灭活，不应用于肺炎的治疗；中枢感染不推荐使用。

达托霉素治疗期间需监测磷酸肌酸激酶水平，关注肌痛和肌无力等症状。属于妊娠期B类用药，在有明确指征时可用于妊娠期患者；哺乳期患者应用本品应暂停哺乳。

十六、多黏菌素类

多黏菌素类(polymyxins)是从多黏芽孢杆菌培养液中获得的多肽类抗菌药物，临床常用包括多黏菌素B(polymyxin B)及多黏菌素E(polymyxin E，黏菌素，colistin)。既往由于神经毒性和肾毒性，临床全身用药少，多用于局部用药。随着多重耐药革兰阴性菌日益增加，尤其是碳青霉烯耐药肠杆菌科细菌、碳青霉烯耐药铜绿假单胞菌、碳青霉烯耐药鲍曼不动杆菌的临床分离率升高，多黏菌素再次成为多重耐药革兰阴性菌治疗的选择之一。

多黏菌素类对肠杆菌科细菌及铜绿假单胞菌的抗菌作用强，但对变形杆菌属、伯克霍尔德菌属、沙雷菌属、卡他莫拉菌、奈瑟菌属无抗菌活性，对革兰阳性菌和厌氧菌亦无抗菌活性。适用于铜绿假单胞菌所致的严重感染、碳青霉烯类耐药的肠杆菌科细菌及碳青霉烯类耐药不动杆菌属等广泛耐药革兰阴性菌所致各种感染。可局部用于创面感染、呼吸道感染气溶吸入治疗，口服用作结肠手术前准备及肠道感染。

多黏菌素E常以甲磺酸盐的制剂存在(colistin methanesulphonate, CMS)，需在体内转化为活性成分；而多黏菌素 B 常见为硫酸盐制剂，可直接发挥作用。多黏菌素 B 静脉制剂快速起效且稳定，适用于严重感染的治疗；而针对尿路感染和雾化吸入，则选择多黏菌素 E 更为合适。

应用期间，需密切监测肾功能。多黏菌素 E 急性肾损伤发生率高于多黏菌素 B，与使用剂量相关，需要根据肌酐清除率调整多黏菌素 E 的剂量。多黏菌素不宜与肌肉松弛剂、麻醉剂等合用，以防止发生神经肌肉接头阻滞。

十七、林可酰胺类

林可酰胺类（lincosamides）包括林可霉素（lincomycin）及克林霉素（clindamycin）。克林霉素是林可霉素的半合成衍生物，其体外抗菌活性优于林可霉素。

对多数革兰阳性菌及各种厌氧菌具良好抗菌作用，肠球菌属对其耐药，目前肺炎链球菌对其耐药率也很高。药物在骨骼组织、骨髓及胆汁中浓度高，不易透过血-脑屏障。适用于敏感肺炎链球菌、其他链球菌属及 MSSA 所致的下呼吸道感染、皮肤软组织感染、血流感染和骨髓炎，并常与其他抗菌药物联合用于腹腔感染及盆腔感染。也可用于青霉素过敏者的围术期预防用药。

本类药物有神经肌肉阻滞作用，应避免与其他神经肌肉阻滞剂合用。易导致抗生素相关性腹泻发生。有前列腺增生的老年男性患者使用剂量较大时，偶可出现尿潴留。妊娠期妇女确有指征时慎用，不推荐用于新生儿，哺乳期妇女用药期间应暂停哺乳。肝肾功能损害患者需减量应用。

十八、磺胺类

磺胺类（sulfanilamides）药物可分为：① 口服易吸收可全身应用者，如磺胺甲噁唑（sulfamethoxazole）、磺胺嘧啶（sulfadiazine）、磺胺林（sulfalene）、磺胺多辛（sulfadoxine）、复方磺胺甲噁唑（磺胺甲噁唑与甲氧苄啶，SMZ/TMP）、复方磺胺嘧啶（磺胺嘧啶与甲氧苄啶，SD/TMP）等。② 口服不易吸收者，如柳氮磺吡啶（salicylazosulfapyridine，SASP）。③ 局部应用者，如磺胺嘧啶银（silver sulfadiazine，SD/Ag）、醋酸磺胺米隆（sulfamylon）、磺胺醋酰钠（sodium sulfacetamide）等。

本类药物属广谱抗菌药，对革兰阳性菌和革兰阴性菌均具抗菌作用，但目前细菌对该类药物的耐药现象普遍存在，故治疗细菌感染需参考药敏结果。体外对星形诺卡菌、恶性疟原虫和鼠弓形虫也具有抗菌活性。

全身应用的磺胺类药物适用于大肠埃希菌等敏感肠杆菌科细菌引起的尿路感染，敏感伤寒和其他沙门菌属感染，敏感流感嗜血杆菌、肺炎链球菌和其他链球菌所致的中耳炎，脑膜炎奈瑟球菌所致的脑膜炎，肺孢菌肺炎的治疗与预防，小肠结肠炎耶尔森菌、嗜麦芽窄食单胞菌、部分 MRSA 感染以及星形诺卡菌病等。磺胺多辛与乙胺嘧啶等抗疟药联合可用于氯喹耐药虫株所致疟疾的治疗和预防。磺胺类药不宜用于 A 组溶血性链球菌所致扁桃体炎或咽炎，以及立克次体病、支原体感染的治疗。

局部应用磺胺类药如磺胺嘧啶银主要用于预防或治疗Ⅱ度、Ⅲ度烧伤继发创面细菌感染，如肠杆菌科细菌、铜绿假单胞菌、金黄色葡萄球菌、肠球菌属等引起的创面感染；醋酸磺胺米隆适用于烧伤或大面积创伤后的铜绿假单胞菌感染。磺胺醋酰钠则用于治疗结膜炎、沙眼等。柳氮磺吡啶口服不易吸收，主要用于治疗溃疡性结肠炎。

本类药物引起的过敏反应多见，并可表现为严重的渗出性多形红斑、中毒性表皮坏死松解型药疹等。因此，过敏体质及对其他药物有过敏史的患者应尽量避免使用本类药物。本类药物可致血红蛋白、血小板、白细胞下降，用药期间应定期检查血常规。本类药物可致肝肾功能损害，用药期间需定期测定肝功能和肾功能。肾功能减退、失水、休克及老年患者应用本类药物易加重或出现肾损害，应避免使用。

用药期间应多饮水，维持充分尿量，以防结晶尿的发生，必要时可服用碱化尿液的药物。妊娠期、哺乳期妇女应避免用本类药物。本类药物可引起胆红素脑病(核黄疸)，因此禁用于新生儿及2月龄以下婴儿。

十九、呋喃类

呋喃类(furans)药物属广谱抗菌药物，包括呋喃妥因(furadantin)、呋喃唑酮(furazolidone)和呋喃西林(furacilin)。

呋喃妥因适用于大肠埃希菌、葡萄球菌、肠球菌属及克雷伯菌属等敏感菌株所致的急性单纯性膀胱炎，亦可用于预防尿路感染。呋喃唑酮主要用于治疗志贺菌属、沙门菌属、霍乱弧菌引起的肠道感染。呋喃西林仅局部用于治疗创面、烧伤、皮肤等感染，也可用于膀胱冲洗。

大剂量、长疗程应用及肾功能损害患者可能发生头痛、肌痛、眼球震颤、周围神经炎等不良反应。服用呋喃妥因6个月以上的长程治疗者偶可发生弥漫性间质性肺炎或肺纤维化，应严密观察以便及早发现，及时停药。缺乏葡萄糖-6-磷酸脱氢酶时应用呋喃类药物可发生溶血性贫血，缺乏此酶者不宜应用。哺乳期妇女服用本类药物时应停止哺乳。服用呋喃唑酮期间，禁止饮酒及含酒精饮料。

二十、磷霉素

磷霉素(phosphonomycin)是化学合成的一种杀菌剂，作用于细菌细胞壁合成的早期。注射剂常用有磷霉素钠，口服制剂有磷霉素氨丁三醇(fosfomycin trometamol)。

磷霉素抗菌谱广，对葡萄球菌属、链球菌属、肠球菌属、肠杆菌科细菌、铜绿假单胞菌等具有抗菌活性，对多重耐药菌也有一定敏感性，但抗菌作用不强，治疗严重感染时需与其他抗菌药物联合应用。可用于治疗金黄色葡萄球菌、凝固酶阴性葡萄球菌和链球菌属、流感嗜血杆菌、肠杆菌科细菌和铜绿假单胞菌所致呼吸道感染、尿路感染、皮肤软组织感染等。与β-内酰胺类、氨基糖苷类联合时多呈协同抗菌作用，在多重耐药菌感染的治疗中可作为联合用药之一。

磷霉素氨丁三醇用于治疗大肠埃希菌等肠杆菌科细菌和肠球菌属所致急性单纯性膀胱炎，以及预防尿路感染。

本药与其他抗菌药物之间无交叉过敏性，较少引起过敏反应，可应用于过敏体质患者。

常见不良反应主要为轻度胃肠道反应，如恶心、中上腹不适等。由于磷霉素钠主要经肾排出，肾功能减退和老年患者应根据肾功能减退程度减量应用。每克磷霉素钠盐内含0.32 g钠，心功能不全、高血压及需要控制钠盐摄入量的患者应用本药时需加以注意。静脉用药时，滴注速度不宜过快，以减少静脉炎的发生。

参考文献

[1] 周华，李光辉，陈佰义，等. 中国产超广谱β-内酰胺酶肠杆菌科细菌感染应对策略专家共识[J]. 中华医学杂志，2014，94(24)：1847-1856.

[2] 国卫办医发〔2015〕43号附件：抗菌药物临床应用指导原则(2015年版).

[3] β-内酰胺类抗生素/β-内酰胺酶抑制剂合剂临床应用专家共识编写委员会. β-内酰胺类抗生素/β-内酰胺酶抑制剂合剂临床应用专家共识[J]. 中华医学杂志，2015，95(48)：3887-3894.

第三节 常见细菌性感染的治疗原则及病原治疗

一、急性细菌性上呼吸道感染

急性上呼吸道感染是最常见的社区获得性感染，大多由鼻病毒、冠状病毒、流感病毒、副流感病毒、腺病毒等病毒所致，病程有自限性，不需使用抗菌药物，予以对症治疗即可痊愈。但少数患者可为细菌性感染或在病毒感染基础上继发细菌性感染，此时可予以抗菌治疗。

(一) 急性细菌性咽炎及扁桃体炎

患者扁桃体有渗出物、颈部淋巴结肿大、发热伴外周血白细胞及中性粒细胞升高有助于细菌感染的临床诊断。如患者已出现猩红热样皮疹或有扁桃体周围脓肿，则可诊断为细菌性感染。急性细菌性咽炎及扁桃体炎的病原菌主要为A组乙型溶血性链球菌，少数为C组或G组乙型溶血性链球菌。

1. *治疗原则*

(1) 针对乙型溶血性链球菌感染选用抗菌药物。

(2) 给药前先留取咽拭子培养，有条件者可做快速抗原检测作为辅助病原诊断。

(3) 由于溶血性链球菌感染后可发生非化脓性并发症——风湿热和肾小球肾炎，因此抗菌治疗以清除病灶中细菌为目的，疗程常需7～10日。

2. *病原治疗*

(1) 青霉素类抗生素为首选，可选用青霉素G，也可肌内注射普鲁卡因青霉素或口服青霉素V或口服阿莫西林，疗程一般为7～10日。某些患者的依从性较差，预计难以完成7～10日疗程者，可予苄星青霉素单剂肌内注射。

(2) 青霉素过敏患者可口服红霉素等大环内酯类抗生素，疗程7～10日。

(3) 其他可选药有口服第一代或第二代头孢菌素，疗程7～10日，但不能用于有青霉素过敏性休克史的患者。此外，磺胺类药不易清除咽部细菌，A组溶血性链球菌对四环素类耐药者多见，这两类药物均不宜选用。

(二) 急性细菌性中耳炎

病毒性上呼吸道感染可合并轻症中耳炎，常不需用抗菌药物，但如表现为急起的耳部疼痛、听力下降、发热、鼓膜进行性充血和膨隆或已有鼓膜穿孔伴流液时，则需考虑急性细菌性中耳炎的临床诊断，可予以抗菌治疗。急性细菌性中耳炎的病原菌以肺炎链球菌、流感嗜血杆菌和卡他莫拉菌最为常见，三者约占病原菌的近80%；少数为A组溶血性链球菌、金黄色葡萄球菌等。

1. *治疗原则*

(1) 抗菌治疗应覆盖肺炎链球菌、流感嗜血杆菌和卡他莫拉菌。

(2) 疗程一般7～10日，以减少复发。

(3) 中耳有渗液时需采取标本做细菌培养及药敏试验。

2. *病原治疗*

(1) 初治宜口服阿莫西林。如当地流感嗜血杆菌、卡他莫拉菌产β-内酰胺酶菌株较多见时，则选用阿莫西林/克拉维酸口服。

(2) 其他可选药物有复方磺胺甲噁唑、第一代及第二代口服头孢菌素和呼吸喹诺酮类。

(3) 青霉素过敏患者除有青霉素过敏性休克史者外，确有用药指征时可慎用头孢菌素类。

(三) 急性细菌性鼻窦炎

急性细菌性鼻窦炎常继发于病毒性上呼吸道感染，以累及上颌窦者为多见。病原菌以肺炎链球菌和流感嗜血杆菌最为常见，两者约占病原菌的50%以上；卡他莫拉菌在成人和儿童中各约占病原菌的10%和20%；尚有少数为厌氧菌、金黄色葡萄球菌、化脓性链球菌及革兰阴性杆菌。

1. *治疗原则*

(1) 初始治疗宜选用能覆盖肺炎链球菌、流感嗜血杆菌和卡他莫拉菌的抗菌药物。在获知细菌培养及药敏试验结果后，必要时再加以调整。

(2) 疗程一般10～14日，以减少复发。

(3) 局部用血管收缩药，以利于鼻窦内脓液引流。

2. *病原治疗* 抗菌药物的选用与急性细菌性中耳炎相同。

二、急性细菌性下呼吸道感染

(一) 急性气管支气管炎

本病以病毒感染多见，多数病例为自限性。

1. 治疗原则

(1) 以对症治疗为主,不宜常规使用抗菌药物。

(2) 极少数病例可由肺炎支原体、百日咳博德特菌或肺炎衣原体引起,此时可给予抗菌药物治疗。

2. 病原治疗

(1) 可能由肺炎支原体或百日咳杆菌引起者,可采用红霉素等大环内酯类。

(2) 肺炎衣原体感染可用四环素或多西环素,也可应用红霉素等大环内酯类。

(二) 慢性支气管炎急性发作

慢性支气管炎急性发作可由环境污染、存在变应原或吸烟等许多因素引起。

1. 治疗原则

(1) 伴痰量增加、脓性痰和气急加重等提示可能存在细菌感染的患者,可应用抗菌药物。

(2) 应选用能覆盖流感嗜血杆菌、肺炎链球菌、卡他莫拉菌、肺炎支原体、肺炎衣原体及肺炎克雷伯菌等病原菌的抗菌药物。

(3) 对疗效不佳的患者可根据痰液培养和药敏试验结果调整用药。

(4) 轻症患者给予口服药,病情较重者可用注射剂。

2. 病原治疗　见表9-4。

表9-4　慢性支气管炎急性发作的病原治疗

病　原	宜选药物	可选药物
流感嗜血杆菌	氨苄西林,阿莫西林,氨苄西林/舒巴坦,阿莫西林/克拉维酸	第一代、第二代口服头孢菌素,呼吸喹诺酮类
肺炎链球菌		
青霉素敏感	青霉素	阿莫西林,氨苄西林
青霉素中介及耐药	头孢曲松、头孢噻肟	呼吸喹诺酮类
卡他莫拉菌	第一代、第二代口服头孢菌素	呼吸喹诺酮类,阿莫西林/克拉维酸,氨苄西林/舒巴坦
肺炎支原体 肺炎衣原体	大环内酯类	多西环素,呼吸喹诺酮类
肺炎克雷伯菌等肠杆菌科细菌	第二代、第三代、第四代头孢菌素,酶复合制剂和碳青霉烯类	呼吸喹诺酮类,氨基糖苷类

(三) 支气管扩张合并感染

支气管扩张合并急性细菌感染时,常见病原菌为流感嗜血杆菌、肺炎链球菌、厌氧菌等;在病程长、重症、合并有全身基础疾病的支气管扩张症患者中,肺炎克雷伯菌等肠杆菌科细菌和铜绿假单胞菌较多见。

1. 治疗原则　支气管扩张症患者合并急性细菌感染时可给予抗菌治疗,并保持呼吸道引流通畅。

2. 病原治疗　见表9-5。

表9-5　支气管扩张合并感染的病原治疗

病　原	宜选药物	可选药物
流感嗜血杆菌	氨苄西林,阿莫西林,氨苄西林/舒巴坦,阿莫西林/克拉维酸	第一代、第二代口服头孢菌素,呼吸喹诺酮类
肺炎链球菌		
青霉素敏感	青霉素	阿莫西林,氨苄西林
青霉素中介及耐药	头孢曲松、头孢噻肟	呼吸喹诺酮类
厌氧菌	阿莫西林/克拉维酸,氨苄西林/舒巴坦	克林霉素,甲硝唑
肺炎克雷伯菌等肠杆菌科细菌	第二代、第三代或第四代头孢菌素、酶复合制剂、碳青霉烯类	呼吸喹诺酮类、氨基糖苷类
铜绿假单胞菌	抗假单胞菌青霉素或抗假单胞菌头孢菌素、碳青霉烯类	氨基糖苷类,抗铜绿假单胞菌活性的氟喹诺酮类

(四)社区获得性肺炎

1. 治疗原则

(1)尽早开始抗菌药物经验治疗。应选用能覆盖肺炎链球菌、流感嗜血杆菌的药物,需要时加用对肺炎支原体、肺炎衣原体、军团菌属等细胞内病原体有效的药物;有肺部基础疾病的患者的病原菌亦可为需氧革兰阴性杆菌、金黄色葡萄球菌等。

(2)住院治疗患者入院后应立即采取痰标本,做涂片革兰染色检查及培养;体温高、全身症状严重者应同时送血培养。

(3)轻症患者可口服用药;重症患者选用静脉给药,待临床表现显著改善并能口服时改用口服药。

2. 病原治疗

(1)经验治疗见表9-6。

(2)明确病原体后,对经验治疗效果不满意者,可按药敏试验结果调整用药(表9-7)。

表9-6 社区获得性肺炎的经验治疗

相伴情况	病原菌	宜选药物	可选药物
不需住院,无基础疾病,青年	肺炎链球菌,肺炎支原体,嗜肺军团菌,流感嗜血杆菌	青霉素类/酶抑制剂复合物、第二代或第三代头孢±大环内酯类	米诺环素、呼吸喹诺酮类
不需住院,有基础疾病,老年	肺炎链球菌,肺炎支原体,嗜肺军团菌,流感嗜血杆菌,革兰阴性杆菌,金黄色葡萄球菌	同上	同上
需住院	同上	同上	同上
重症患者	同上	第三代头孢菌素±大环内酯类,氟喹诺酮类	具有抗铜绿假单胞菌作用的广谱青霉素β-内酰胺酶抑制剂,或头孢菌素类±大环内酯类

注:±是指两种及两种以上药物可联合应用,或可不联合应用(以下表格同)。

表9-7 社区获得性肺炎的病原治疗

病原	宜选药物	可选药物
肺炎链球菌		
青霉素敏感	青霉素	阿莫西林,氨苄西林
青霉素中介及耐药	头孢曲松、头孢噻肟	呼吸喹诺酮类
肺炎链球菌	青霉素,氨苄西林,阿莫西林	第一代或第二代头孢菌素
流感嗜血杆菌	氨苄西林,阿莫西林,氨苄西林/舒巴坦,阿莫西林克拉维酸	第一代、第二代口服头孢菌素,呼吸喹诺酮类
肺炎支原体	红霉素等大环内酯类	呼吸喹诺酮类,多西环素
肺炎衣原体	同上	同上
军团菌属	同上	呼吸喹诺酮类
革兰阴性杆菌	第二代或第三代头孢菌素	呼吸喹诺酮类,β-内酰胺类/β-内酰胺酶抑制剂
金黄色葡萄球菌	苯唑西林,氯唑西林	第一代或第二代头孢菌素,克林霉素

(五)医院获得性肺炎

常见的病原菌为肠杆菌科细菌、金黄色葡萄球菌,早期亦可为肺炎链球菌、流感嗜血杆菌、厌氧菌等。重症患者及机械通气、昏迷、糖皮质激素应用等危险因素患者的病原菌可为铜绿假单胞菌、不动杆菌属及耐甲氧西林金黄色葡萄球菌等。

1. 治疗原则

(1)应重视病原检查,给予抗菌治疗前先采取痰标本进行涂片革兰染色检查及培养,体温高、全身症状严重者同时送血培养。有阳性结果时做药敏试验。

(2) 尽早开始经验治疗。首先采用针对常见病原菌的抗菌药物。明确病原后,根据药敏试验结果调整用药。

(3) 疗程根据不同病原菌、病情严重程度、基础疾病等因素而定。宜采用注射剂,病情显著好转或稳定后并能口服时改用口服药。

2. 病原治疗 见表9-8。

表9-8 医院获得性肺炎的病原治疗

病 原	宜选药物	可选药物
金黄色葡萄球菌		
甲氧西林敏感	苯唑西林,氯唑西林	第一代或第二代头孢菌素,克林霉素,青霉素复合制剂
甲氧西林耐药	万古霉素或利奈唑胺	替考拉宁、磷霉素,复方磺胺甲噁唑
肠杆菌科细菌	第二代或第三代头孢菌素	β-内酰胺酶抑制剂复合制剂,碳青霉烯类,氟喹诺酮类,氨基糖苷类
铜绿假单胞菌	抗假单胞菌青霉素或抗假单胞菌头孢菌素,碳青霉烯类	氨基糖苷类,氟喹诺酮类
不动杆菌属	氨苄西林/舒巴坦,头孢哌酮/舒巴坦	碳青霉烯类,氟喹诺酮类,替加环素
厌氧菌	克林霉素,氨苄西林/舒巴坦,阿莫西林/克拉维酸	甲硝唑

三、肺脓肿

常见病原菌为肺炎链球菌、金黄色葡萄球菌、肠杆菌科细菌及厌氧菌(主要为口腔厌氧菌)等,下呼吸道分泌物、血液、胸腔积液培养(包括厌氧菌培养)以及药物敏感试验,对确定病原诊断、指导抗菌治疗有重要价值。

1. 治疗原则

(1) 保持脓液引流通畅至关重要。

(2) 在病原菌未明确前应选用能覆盖上述细菌的抗需氧菌和抗厌氧菌药物。明确病原菌后,根据药敏试验结果结合临床情况调整用药。

(3) 抗菌药物总疗程常需4周以上,或直至临床症状基本消失,X线胸片显示脓腔及炎性病变基本吸收。

2. 病原治疗 见表9-9。

表9-9 肺脓肿患者的病原治疗

病 原	宜选药物	可选药物
厌氧菌	青霉素(大剂量),克林霉素,β-内酰胺类/β-内酰胺酶抑制剂	氨苄西林/舒巴坦,阿莫西林/克拉维酸,氨苄西林(或阿莫西林)+甲硝唑
金黄色葡萄球菌		
甲氧西林敏感	苯唑西林,氯唑西林	头孢唑林,头孢呋辛,克林霉素
甲氧西林耐药	万古霉素或利奈唑胺	替考拉宁、磷霉素、复方磺胺甲噁唑
肺炎链球菌		
青霉素敏感	青霉素	氨苄西林,阿莫西林
青霉素耐药	头孢曲松、头孢噻肟	呼吸喹诺酮类
溶血性链球菌	青霉素G或青霉素V	氨苄西林(或阿莫西林),第一代头孢菌素,克林霉素
肠杆菌科细菌	第二代或第三代头孢菌素	β-内酰胺酶抑制剂复合制剂,碳青霉烯类,氟喹诺酮类,氨基糖苷类

四、脓胸

脓胸大多由多种细菌所引起。常见的病原菌在婴幼儿(<5岁)多为金黄色葡萄球菌、肺炎链

球菌、流感嗜血杆菌;在>5岁、发生于急性肺炎后者,多为肺炎链球菌、A组溶血性链球菌,金黄色葡萄球菌、流感嗜血杆菌;在亚急性和慢性患者,多为厌氧链球菌、拟杆菌属、肠杆菌科细菌。

1. 治疗原则

(1) 首先取脓液做涂片及培养,并结合临床经验用药。按照治疗效果、细菌培养和药敏试验结果调整用药。

(2) 急性期宜注射用药,必要时也可胸腔内注射(限用于包裹性厚壁脓肿)。积极引流,排出脓液,促进肺复张。

(3) 给药剂量要足够充分,疗程宜长。通常应于体温正常后2周以上,患者周围血白细胞恢复正常,X线胸片显示胸液吸收,方可考虑停药,以防止脓胸复发。总疗程常需3～6周。慢性脓胸患者应采取外科处理。

2. 病原治疗 见表9-10。

表9-10 脓胸的病原治疗

病 原	宜选药物	可选药物
厌氧菌	青霉素(大剂量),克林霉素,β-内酰胺类/β-内酰胺酶抑制剂	氨苄西林(或阿莫西林)+甲硝唑
金黄色葡萄球菌		
甲氧西林敏感	苯唑西林,氯唑西林	头孢唑林,头孢呋辛,克林霉素
甲氧西林耐药	万古霉素或利奈唑胺	替考拉宁、磷霉素、复方磺胺甲噁唑
肺炎链球菌		
青霉素敏感	青霉素G	氨苄西林,阿莫西林
青霉素耐药	头孢曲松、头孢噻肟	氟喹诺酮类
流感嗜血杆菌	氨苄西林,阿莫西林	氨苄西林/舒巴坦,阿莫西林/克拉维酸,第一代或第二代头孢菌素
肠杆菌科细菌	第二代或第三代头孢菌素	β-内酰胺酶抑制剂复合制剂,碳青霉烯类,氟喹诺酮类,氨基糖苷类

五、尿路感染(膀胱炎、肾盂肾炎)

根据感染部位及有无合并症,可将尿路感染分为单纯性上尿路感染(肾盂肾炎)、单纯性下尿路感染(膀胱炎、尿道炎);依照其病程又可分为急性和反复发作性。急性单纯性上、下尿路感染多见于门、急诊患者,病原菌80%以上为大肠埃希菌;而复杂性尿路感染的病原菌除仍以大肠埃希菌为多见(30%～50%)外,也可为肠球菌属、变形杆菌属、铜绿假单胞菌等;医院获得性尿路感染的病原菌尚可为葡萄球菌属细菌、念珠菌属真菌等。

1. 治疗原则

(1) 给予抗菌药物前留取清洁中段尿,做细菌培养及药敏试验。开始治疗时按常见病原菌经验给药;获知药敏试验结果后,必要时调整用药。

(2) 急性单纯性下尿路感染初发患者,治疗宜用毒性小、口服方便、价格较低的抗菌药物,疗程通常为3～5日。

(3) 急性肾盂肾炎伴发热等全身症状明显的患者宜注射给药,疗程至少14日,一般2～4周;热退后可改为口服给药。反复发作性肾盂肾炎患者疗程需更长,常需4～6周。

(4) 对抗菌药物治疗无效的患者应进行全面尿路系统检查,若发现尿路解剖畸形或功能异常者,应予以矫正或相应处理。

2. 病原治疗 见表9-11。

表 9－11　膀胱炎和肾盂肾炎的病原治疗

疾　病	病　原	宜选药物	可选药物
膀胱炎	大肠埃希菌	呋喃妥因,磷霉素	头孢氨苄,头孢拉定,复方磺胺甲噁唑,氟喹诺酮类*
	腐生葡萄球菌	头孢氨苄,头孢拉定	呋喃妥因,磷霉素
	肠球菌属	阿莫西林	呋喃妥因
肾盂肾炎	大肠埃希菌等肠杆菌科细菌	氨苄西林/舒巴坦,阿莫西林/克拉维酸,第二代或第三代头孢菌素	氟喹诺酮类*,第二代或第三代头孢菌素
	克雷伯菌属	头孢唑林,头孢拉定	氟喹诺酮类
	腐生葡萄球菌	氨苄西林	头孢呋辛
	肠球菌属	环丙沙星、哌拉西林±氨基糖苷类	万古霉素或去甲万古霉素
	铜绿假单胞菌	—	头孢他啶或头孢哌酮＋氨基糖苷类
	念珠菌属	氟康唑	两性霉素 B

注:* 指大肠埃希菌对本类药物耐药株在50%以上,必须根据细菌药敏试验结果选用。

六、细菌性前列腺炎

根据临床表现、病原菌和实验室检查结果,可将前列腺炎分为细菌性和非细菌性两类,而细菌性前列腺炎又可分为急性及慢性。急性患者的病原菌大多为大肠埃希菌或其他肠杆菌科细菌,少数可为淋病奈瑟球菌或沙眼衣原体;慢性患者的病原菌除大肠埃希菌或其他肠杆菌科细菌外,亦可为肠球菌属。

1. *治疗原则*

(1) 慢性前列腺炎患者的病原菌检查可取前列腺液做细菌培养,但不宜对急性前列腺炎患者进行前列腺按摩取前列腺液,以防感染扩散,可取中段尿细菌培养作为参考。

(2) 应选用能覆盖可能的病原菌并能渗透至前列腺内的抗菌药物进行经验治疗。获知病原菌后,根据药敏试验结果调整用药。

(3) 宜选用在前列腺组织和前列腺液中可达到有效浓度的抗菌药物,如氟喹诺酮类、复方磺胺甲噁唑、大环内酯类、四环素类等。在急性感染期,氨基糖苷类、头孢菌素类也能渗入炎性前列腺组织,达到一定药物浓度,故上述药物在急性期时也可选用。

(4) 细菌性前列腺炎治疗较困难,疗程长,急性细菌性前列腺炎需4周,慢性细菌性前列腺炎需1～3个月。一般为4～6周。

(5) 部分患者需行前列腺切除术。

2. *病原治疗*　见表9－12。

七、急性感染性腹泻

1. *治疗原则*

(1) 病毒及细菌毒素(如食物中毒等)引起的腹泻一般不需用抗菌药物。

(2) 留取粪便做常规检查与细菌培养,结合临床情况给予抗菌药物治疗。明确病原菌后进行药敏试验,临床疗效不满意者可根据药敏试验结果调整用药。

(3) 次数和粪便量较多者,应及时补充液体及电解质。

(4) 病例可口服用药;病情严重者应静脉给药,病情好转后能口服时改为口服。

2. *病原治疗*　见表9－13。

表 9-12 细菌性前列腺炎的病原治疗

病原	宜选药物	可选药物	备注
大肠埃希菌	氟喹诺酮类,复方磺胺甲嘧唑	氨苄西林/舒巴坦,阿莫西林/克拉维酸	大肠埃希菌对氟喹诺酮类耐药株达50%以上,必须根据药敏试验结果选用
肠杆菌科细菌	氟喹诺酮类	复方磺胺甲嘧唑	—
肠球菌属	氟喹诺酮类	氨苄西林/舒巴坦,阿莫西林/克拉维酸	—
淋病奈瑟球菌或沙眼衣原体	氟喹诺酮类或头孢曲松(单剂)+多西环素	—	—

表 9-13 急性感染性腹泻的病原治疗

疾病	病原	宜选药物	可选药物	备注
病毒性腹泻	轮状病毒,诺瓦克样病毒,肠型腺病毒等	—	—	对症治疗
细菌性痢疾	志贺菌属	氟喹诺酮类	复方磺胺甲嘧唑,阿莫西林,呋喃唑酮,磷霉素,第一代或第二代头孢菌素	疗程5～7日
霍乱(包括副霍乱)	霍乱弧菌,ElTor霍乱弧菌	氟喹诺酮类	复方磺胺甲嘧唑,多西环素,氨苄西林	纠正失水及电解质紊乱为首要治疗措施
沙门菌属胃肠炎	沙门菌属	氟喹诺酮类	头孢噻肟,头孢曲松,磷霉素,	
大肠埃希菌肠炎	产肠毒素性或肠致病性或肠侵袭性或肠出血性或肠黏附性大肠埃希菌	重症用氟喹诺酮类、磷霉素	—	轻症者对症治疗
葡萄球菌食物中毒	金黄色葡萄球菌(产肠毒素)	—	—	对症治疗
旅游者腹泻	产肠毒素大肠埃希菌菌、志贺菌属、沙门菌属、弯曲杆菌等	重症用氟喹诺酮类	—	轻症者对症治疗
副溶血弧菌食物中毒	副溶血性弧菌	多西环素	复方磺胺甲嘧唑,氟喹诺酮类	轻症者对症治疗
空肠弯曲菌肠炎	空肠弯曲菌	氟喹诺酮类	红霉素等大环内酯类	轻症者对症治疗,重症及发病4日内患者用抗菌药物
抗生素相关性肠炎及假膜性肠炎	艰难梭菌(重症)	甲硝唑	甲硝唑无效时用万古霉素或去甲万古霉素	轻症者停用抗生素即可,万古霉素及去甲万古霉素均需口服给药
耶尔森菌小肠结肠炎	耶尔森菌	氟喹诺酮类或复方磺胺甲嘧唑	氨基糖苷类	对症治疗,合并菌血症时需抗菌药物
阿米巴肠病	溶组织阿米巴	甲硝唑	双碘喹啉,巴龙霉素	—
隐孢子虫肠炎	隐孢子虫	巴龙霉素	螺旋霉素	—
蓝氏贾第鞭毛虫肠炎	贾第鞭毛虫	甲硝唑	阿苯达唑,替硝唑	—

八、细菌性脑膜炎及脑脓肿

1. *治疗原则*

(1) 给予抗菌药物前必须进行脑脊液的涂片革兰染色检查、脑脊液培养及血培养;有皮肤瘀斑者取局部瘀斑做涂片检查细菌。培养获阳性结果后做药敏试验。

(2) 尽早开始抗菌药物的经验治疗。在获知细菌培养和药敏试验结果后,根据经验治疗疗效和药敏试验结果调整用药。

(3) 选用易透过血-脑屏障的抗菌药物。宜选用杀菌剂,用最大治疗剂量静脉给药。

(4) 细菌性脑膜炎的疗程因病原菌不同而异。流行性脑脊髓膜炎的疗程一般为5～7日,肺炎链球菌脑膜炎在体温恢复正常后继续用药10～14日,革兰阴性杆菌脑膜炎疗程至少4周,继发于心内膜炎的链球菌属和肠球菌属脑膜炎疗程需4～6周。

(5) 部分脑脓肿患者经积极抗菌治疗后,尚需手术引流。

2. *病原治疗* 不同年龄段细菌性脑膜炎患者的病原菌不同治疗也不同,见表9-14、表9-15。

表9-14 不同年龄细菌性脑膜炎患者的主要病原菌

患者情况	病原菌
年龄<1月龄	B组溶血性链球菌、大肠埃希菌、单核细胞增多性李斯特菌
年龄>1月龄至50岁	流感嗜血杆菌、脑膜炎奈瑟菌、肺炎链球菌
年龄>50岁、免疫功能损害	肺炎链球菌、单核细胞增多性李斯特菌、革兰阴性杆菌
医院获得性脑膜炎	金黄色葡萄球菌、克雷伯菌属细菌、肠杆菌属细菌、不动杆菌属细菌、铜绿假单胞菌

表9-15 细菌性脑膜炎的病原治疗

(续表)

病原	宜选药物	可选药物
脑膜炎奈瑟菌	青霉素或氨苄西林	氯霉素
肺炎链球菌		
青霉素敏感	青霉素,氨苄西林	头孢曲松、头孢噻肟
青霉素中度耐药	头孢曲松,头孢噻肟	万古霉素或去甲万古霉素
青霉素高度耐药	万古霉素或去甲万古霉素或利奈唑胺	
B组溶血性链球菌	氨苄西林	头孢噻肟或头孢曲松
葡萄球菌属		
甲氧西林敏感	苯唑西林	万古霉素或去甲万古霉素(用于青霉素过敏者)
甲氧西林耐药	万古霉素(或去甲万古霉素)+磷霉素或利奈唑胺	万古霉素(或去甲万古霉素)+利福平
单核细胞增多性李斯特菌	氨苄西林+庆大霉素	复方磺胺甲噁唑
流感嗜血杆菌		
非产酶株	氨苄西林	
产酶株	头孢噻肟或头孢曲松	氯霉素
克雷伯菌属 大肠埃希菌	头孢噻肟或头孢曲松	美罗培南
铜绿假单胞菌	头孢他啶+氨基糖苷类	美罗培南+氨基糖苷类

九、败血症

败血症病情危急,一旦临床诊断确立,应即按患者原发病灶、免疫功能状况、发病场所及其他流行病学资料综合考虑其可能的病原,并评估严重程度后选用适宜的抗菌药物治疗。

1. *治疗原则*

(1) 及早进行病原学检查,在给予抗菌药物治疗前应留取血液及其他相关标本送培养,并尽早开始抗菌药物的经验治疗。获病原菌后进行药敏试验,按药敏试验结果调整用药。

(2) 抗菌药物可单用,亦可联合用药,但在铜绿假单胞菌、多重耐药菌等引起的败血症时有时需联合用药。疗程一般需用药至体温恢复正常后5～7日，有迁徙病灶者需更长。必要时尚需配合外科引流或清创等措施。

（3）治疗初始阶段需静脉给药，以保证疗效；病情稳定后可改为口服或肌内注射。

2. *病原治疗* 败血症的主要病原菌见表9－16。在病原尚未明确前，可参考表9－17中患者发病时的情况及处所，估计其最可能的病原菌，按表9－17中的治疗方案予以经验治疗；在明确病原后，如果原治疗用药疗效不满意，应根据细菌药敏试验结果调整用药。

十、感染性心内膜炎

1. *治疗原则* 治愈本病的关键在于杀灭心内膜或心瓣膜赘生物中的病原菌。

（1）尽早进行病原学检查，在给予抗菌药物前即应送血培养，获病原菌后进行药敏试验，按药敏试验结果调整抗菌治疗。

（2）根据病原选用杀菌剂，应选择具协同作用的两种抗菌药物联合应用。应采用最大治疗剂量。静脉给药。

（3）疗程宜充足，一般4～6周；人工瓣膜心内膜炎、真菌性心内膜炎疗程需6～8周或更长，以降低复发率。

（4）部分患者尚需配合外科手术治疗。

2. *病原菌* 自身瓣膜心内膜炎的病原菌入侵，与患者经受拔牙、皮肤损伤、泌尿生殖系统手术或操作时发生的暂时性菌血症有关。人工瓣膜心内膜炎早期发病（距心血管手术时间≤2个月）者，与手术时或术后病原菌自患者伤口、留置导管等装置及周围环境入血导致菌血症有关；迟发病者（>12个月）则与自身瓣膜心内膜炎的发病情况相仿，因此病原菌分布亦相似。3～12个月发病者病原菌分布介于早期发病及迟发病者之间（表9－18）。

3. *病原治疗* 见表9－19。

表9－16 败血症的主要病原菌及其伴随情况

病 原	感染源及可能的入侵途径、诱因	发病场所	备 注
表皮葡萄球菌等凝固酶阴性葡萄球菌	静脉留置管，体内人工装置	医院	多为甲氧西林耐药株
金黄色葡萄球菌	外科伤口，蜂窝织炎，疖，烧伤创面感染	医院或社区	医院内获得者甲氧西林耐药株较多
肠球菌属	尿路感染，留置导尿管，腹膜透析伴腹膜炎，泌尿生殖系统手术或操作后	医院或社区	—
肺炎链球菌	社区获得性肺炎	社区	—
大肠埃希菌	尿路感染，腹腔、胆道感染，生殖系统感染	社区多于医院	—
肺炎克雷伯菌等克雷伯菌属细菌	下呼吸道感染，腹腔、胆道感染	医院多于社区	医院感染者耐药程度高
肠杆菌属、柠檬酸菌属、沙雷菌属等肠杆菌科细菌	下呼吸道感染，人工呼吸装置，泌尿生殖系统、腹腔、胆道感染	医院多于社区	医院感染者耐药程度高
不动杆菌属、铜绿假单胞菌属细菌	医院获得性肺炎，人工呼吸装置，复杂性尿路感染，留置导尿管，烧伤创面感染	医院	—
脆弱拟杆菌	腹腔、盆腔感染	社区或医院	—

(续表)

病　原	感染源及可能的入侵途径、诱因	发病场所	备　注
念珠菌属等真菌	免疫缺陷(如中性粒细胞减少症),广谱抗菌药物、免疫抑制剂应用,静脉留置导管,严重烧伤创面感染	医院	—

表 9-17　败血症的病原治疗

病　原	宜选药物	可选药物	备　注
金黄色葡萄球菌、表皮葡萄球菌等凝固酶阴性葡萄球菌			
甲氧西林敏感	苯唑西林或氯唑西林	头孢唑林等第一代头孢菌素,头孢呋辛等第二代头孢菌素,克林霉素,磷霉素	有青霉素类抗生素过敏性休克史者不应选用头孢菌素类
甲氧西林耐药	万古霉素或去甲万古霉素联合磷霉素钠或利福平,利奈唑胺	达托霉素	氨基糖苷类不宜单用,需联合用药
肠球菌属	氨苄西林(或青霉素G)+氨基糖苷类	万古霉素或去甲万古霉素,达托霉素,利奈唑胺	—
肺炎链球菌	青霉素G	阿莫西林,头孢曲松,呼吸喹诺酮类,万古霉素	有青霉素类抗生素过敏性休克史者不应选用头孢菌素类
大肠埃希菌	氨苄西林/舒巴坦或阿莫西林/克拉维酸,头孢噻肟、头孢曲松等第三代头孢菌素	氟喹诺酮类,氨基糖苷类,β-内酰胺类/β-内酰胺酶抑制剂,碳青霉烯类,多黏菌素,替加环素	菌株对抗菌药物敏感性差异大,需根据药敏试验结果选药,并需注意对氟喹诺酮类耐药多见
肺炎克雷伯菌等克雷伯菌属细菌	第三代头孢菌素	同上	菌株对抗菌药物敏感性差异大,需根据药敏试验结果选药
肠杆菌属、柠檬酸菌属、沙雷菌属细菌	头孢吡肟或氟喹诺酮类	氨基糖苷类,碳青霉烯类,β-内酰胺类/β-内酰胺酶抑制剂,多黏菌素	同上
不动杆菌属细菌	氨苄西林/舒巴坦,头孢哌酮/舒巴坦	氨基糖苷类,碳青霉烯类,氟喹诺酮类,多黏菌素	同上
铜绿假单胞菌	头孢他啶、头孢哌酮、头孢吡肟、哌拉西林等抗假单胞菌β-内酰胺类+氨基糖苷类	头孢哌酮/舒巴坦,哌拉西林/他唑巴坦,环丙沙星等氟喹诺酮类+氨基糖苷类,碳青霉烯类+氨基糖苷类,多黏菌素	同上,一般均需联合
脆弱拟杆菌	甲硝唑	氯霉素,克林霉素,头孢霉素类	—
念珠菌属等真菌	棘白菌素类,氟康唑	两性霉素B,氟胞嘧啶	氟胞嘧啶宜联合用药

表 9-18 感染性心内膜炎的主要病原菌

自身瓣膜心内膜炎	人工瓣膜心内膜炎(发病距心血管手术时间)		
	≤2 个月	3～12 个月	>12 个月
草绿色链球菌、金黄色葡萄球菌	表皮葡萄球菌等凝固酶阴性葡萄球菌、金黄色葡萄球菌	表皮葡萄球菌等凝固酶阴性葡萄球菌	与自身瓣膜心内膜炎病原菌相仿
其他链球菌	肠杆菌科、铜绿假单胞菌	金黄色葡萄球菌	—
肠球菌属细菌	肠球菌	肠球菌属细菌	—
肠杆菌科、铜绿假单胞菌	念珠菌属等真菌	链球菌属细菌	—
念珠菌属等真菌	棒状杆菌链球菌	念珠菌属等真菌	—
表皮葡萄球菌等凝固酶阴性葡萄球菌		肠杆菌科细菌、铜绿假单胞菌	—

注：各列中病原菌由多至少排列。

表 9-19 感染性心内膜炎的病原治疗

病　原	宜选药物	可选药物	备　注
草绿色链球菌	青霉素＋庆大霉素等氨基糖苷类	头孢曲松或万古霉素	有青霉素类抗生素过敏性休克史者不应选用头孢菌素类
金黄色葡萄球菌或表皮葡萄球菌			
甲氧西林敏感	苯唑西林＋庆大霉素等氨基糖苷类	头孢噻吩或头孢唑林，庆大霉素等氨基糖苷类，磷霉素钠＋氨基糖苷类	同上
甲氧西林或苯唑西林耐药	万古霉素(或去甲万古霉素)＋磷霉素钠	万古霉素(或去甲万古霉素)＋利福平，达托霉素	—
肠球菌属	青霉素或氨苄西林＋庆大霉素等氨基糖苷类	万古霉素或去甲万古霉素(联合用药)，万古霉素(或去甲万古霉素)＋庆大霉素等氨基糖苷类，达托霉素	仅在必要时应用万古霉素(或去甲万古霉素)＋氨基糖苷类，此时应监测两药的血药浓度，联合用药不宜>2 周，用药期间应严密随访肾、耳毒性
肠杆菌科或铜绿假单胞菌	哌拉西林＋庆大霉素等氨基糖苷类	第三代头孢菌素(或β-内酰胺类/β-内酰胺酶抑制剂)＋氨基糖苷类	—
念珠菌属等真菌	两性霉素 B＋氟胞嘧啶	高剂量棘白菌素类	—

十一、腹腔感染

本组疾病包括急性胆囊炎及胆道感染、细菌性肝脓肿、急性腹膜炎，以及急性胰腺炎继发细菌感染等。通常为肠杆菌科细菌、肠球菌属和拟杆菌属等厌氧菌的混合感染。

1. *治疗原则*

(1) 在给予抗菌药物治疗之前应尽可能留取相关标本送培养，获病原菌后进行药敏试验，作为调整用药的依据。

(2) 尽早开始抗菌药物的经验治疗。经验治疗需选用能覆盖肠道革兰阴性杆菌、肠球菌属等需氧菌和脆弱拟杆菌等厌氧菌的药物。

(3) 急性胰腺炎本身为化学性炎症，无应用抗菌药物的指征；继发细菌感染时需用抗菌药物。

(4) 必须保持病灶部位引流通畅。有手术指征者应进行外科处理,并于手术过程中采集病变部位标本做细菌培养及药敏试验。

(5) 初始治疗时需静脉给药,病情好转后可改为口服或肌内注射。

2. *病原治疗* 在明确病原菌后,根据经验治疗效果和细菌药敏试验结果调整用药(表9-20)。

表9-20 腹腔感染的病原治疗

病原	宜选药物	可选药物	备注
大肠埃希菌、变形杆菌属细菌	哌拉西林,氨苄西林/舒巴坦,阿莫西林/克拉维酸,第三代头孢菌素	氟喹诺酮类,氨基糖苷类,β-内酰胺类/β-内酰胺酶抑制剂复合剂,碳青霉素类,多黏菌素,替加环素	菌株对抗菌药物敏感性差异大,需根据药敏试验结果选药;大肠埃希菌对氟喹诺酮类耐药者多见
克雷伯菌属细菌	第三代头孢菌素	同上	菌株对抗菌药物敏感性差异大,需根据药敏试验结果选药
肠杆菌属细菌	头孢吡肟或氟喹诺酮类	氨基糖苷类,碳青霉烯类,β-内酰胺类/β-内酰胺酶抑制剂复合剂,多黏菌素	同上
肠球菌属细菌	氨苄西林(或青霉素)+氨基糖苷类	万古霉素或去甲万古霉素	—
拟杆菌属等厌氧菌	甲硝唑	氯霉素,克林霉素,头孢霉素类,β-内酰胺类/β-内酰胺酶抑制剂复合剂,碳青霉烯类	—

十二、骨、关节感染

骨、关节感染包括骨髓炎和关节炎。骨髓炎感染来源主要包括血源性感染、创伤后感染、邻近感染播散。急性骨髓炎最常见的病原菌为金黄色葡萄球菌、凝固酶阴性葡萄球菌、革兰阴性杆菌,少数为其他细菌,如链球菌、肠球菌、厌氧菌、真菌以及分枝杆菌等。如1岁以上小儿亦可由化脓性链球菌引起。需要注意的是慢性骨髓炎患者窦道分泌物培养不能预测骨组织感染培养结果。

1. *治疗原则*

(1) 在留取血、感染骨标本、关节腔液进行病原学检查后开始经验治疗。经验治疗应选用针对金黄色葡萄球菌的抗菌药物。获病原菌后进行药敏试验,根据经验治疗的疗效和药敏试验结果调整用药。

(2) 应选用骨、关节腔内药物浓度高且细菌对之不易产生耐药性的抗菌药物。慢性感染患者应联合应用抗菌药物,并需较长疗程。用药期间应注意可能发生的不良反应。抗菌药物不宜局部注射。

(3) 急性化脓性骨髓炎疗程一般4~6周,急性关节炎疗程一般2~4周;可采用注射和口服给药的序贯疗法。

(4) 外科处理去除死骨或异物以及脓性关节腔液引流极为重要。

2. *病原治疗* 见表9-21。

表 9－21 骨、关节感染的病原治疗

病 原	宜选药物	可选药物	备 注
金黄色葡萄球菌			
甲氧西林敏感	苯唑西林、氯唑西林、阿莫西林/克拉维酸、氨苄西林/舒巴坦	头孢唑林、头孢呋辛、克林霉素	有β-内酰胺类过敏者可选择糖肽类或利奈唑胺
甲氧西林耐药	糖肽类±磷霉素或利福平、利奈唑胺	复方磺胺甲噁唑、氨基糖苷类、达托霉素	复方磺胺甲噁唑、氨基糖苷类不宜单独使用，可作为联合用药之一
溶血性链球菌	青霉素、阿莫西林/克拉维酸或氨苄西林/舒巴坦	第一代头孢菌素、红霉素、林可霉素类、头孢曲松	—
肠球菌属	氨苄西林或青霉素±氨基糖苷类	糖肽类、利奈唑胺、达托霉素	—
肠杆菌科细菌	氟喹诺酮类、氨苄西林/舒巴坦、阿莫西林/克拉维酸	第三代头孢菌素、哌拉西林或哌拉西林/他唑巴坦、氨基糖苷类	根据药敏试验结果选药。大肠埃希菌对氟喹诺酮类耐药者多见
铜绿假单胞菌	环丙沙星或哌拉西林或抗铜绿假单胞菌头孢菌素±氨基糖苷类	抗铜绿假单胞菌β-内酰胺类/β-内酰胺酶抑制剂或碳青霉烯类±氨基糖苷类	根据药敏试验结果选药，通常需联合用药
拟杆菌属等厌氧菌	甲硝唑	克林霉素，β-内酰胺类/β-内酰胺酶抑制剂	—

十三、皮肤及软组织感染

皮肤及软组织感染包括毛囊炎、疖、痈、淋巴管炎、急性蜂窝织炎、烧伤创面感染、手术切口感染及压疮感染等。毛囊炎、疖、痈、手术切口感染最常见病原菌为金黄色葡萄球菌，腹、盆腔手术后切口感染大肠埃希菌等革兰阴性杆菌亦常见。创伤创面感染的最常见病原菌为金黄色葡萄球菌；烧伤创面感染的病原菌较为复杂，金黄色葡萄球菌是常见病原菌之一。此外，还有大肠埃希菌、铜绿假单胞菌等，后者以医院感染多见。淋巴管炎及急性蜂窝织炎主要由化脓性链球菌引起；压疮感染常为需氧菌与厌氧菌的混合感染。皮肤、软组织感染病灶广泛并伴发热等全身症状，或有合并症者，属复杂性皮肤、软组织感染；不伴以上情况者为单纯性皮肤、软组织感染。

1. *治疗原则*

(1) 轻度皮肤、软组织感染只需局部用药。局部用药以消毒防腐剂(如聚维酮碘，即碘附)为主，少数情况下亦可用某些主要供局部应用的抗菌药物，如莫匹罗星软膏等。

(2) 中、重度或复杂皮肤、软组织感染宜同时全身应用抗菌药物。

(3) 轻症患者可针对常见病原菌进行经验治疗。全身感染征象显著的患者应做创面脓液培养，并同时做血培养，获知病原菌后进行药敏试验，根据治疗反应和药敏试验结果调整用药。

(4) 慢性皮肤、软组织感染尚应送脓液做抗酸染色及分枝杆菌培养，必要时做病理检查。

(5) 注重综合治疗及基础疾病治疗，有脓肿形成时须及时切开引流。

2. *病原治疗* 见表 9－22。

表 9-22　皮肤、软组织感染的病原治疗

感　染	主要病原菌	宜选药物	可选药物
毛囊炎	金黄色葡萄球菌、念珠菌、铜绿假单胞菌	多可自愈,不需要抗菌药物治疗	金黄色葡萄球菌可局部用莫匹罗星,念珠菌感染可局部用抗真菌药物如克霉唑、咪康唑
疖,痈	金黄色葡萄球菌	耐酶青霉素如苯唑西林或氯唑西林,头孢唑林,头孢呋辛,针对耐甲氧西林金黄色葡萄球菌可选择糖肽类或利奈唑胺	克林霉素,红霉素,复方磺胺甲嗯唑,多西环素,米诺环素
淋巴管炎,急性蜂窝织炎	化脓性链球菌	青霉素,阿莫西林	第一代头孢菌素,红霉素,克林霉素,阿莫西林/克拉维酸,头孢曲松
创面,手术后切口感染,压疮感染	金黄色葡萄球菌(甲氧西林敏感株)	耐酶青霉素如苯唑西林或氯唑西林	第一代或第二代头孢菌素,磷霉素,克林霉素
	金黄色葡萄球菌(甲氧西林耐药株)	轻症:复方磺胺甲嗯唑,多西环素,米诺环素,局部可以使用莫匹罗星软膏 重症:糖肽类	磷霉素,利奈唑胺,达托霉素
	大肠埃希菌、肺炎克雷伯菌等肠杆菌科细菌	第三代头孢菌素,氨苄西林/舒巴坦,阿莫西林/克拉维酸	无产 ESBLs 菌感染高危因素:氟喹诺酮类,β-内酰胺类/β-内酰胺酶抑制剂,氨基糖苷类 有产 ESBLs 菌感染高危因素:碳青霉烯类
	消化链球菌等革兰阳性厌氧菌	青霉素,克林霉素,阿莫西林	甲硝唑,替硝唑,奥硝唑
	脆弱拟杆菌	甲硝唑,头孢西丁	克林霉素,氨苄西林/舒巴坦,阿莫西林克/拉维酸,替卡西林/克拉维酸,哌拉西林/他唑巴坦,替加环素
动物咬伤	多杀巴斯德菌,金黄色葡萄球菌等多种细菌	阿莫西林/克拉维酸	多西环素,头孢呋辛,克林霉素
气性坏疽	产气荚膜梭菌等	克林霉素+大剂量青霉素	头孢曲松,红霉素,头孢霉素类、多西环素
糖尿病足	金黄色葡萄球菌多见,少数为链球菌,常有混合感染	复方磺胺甲嗯唑,氟喹诺酮类,米诺环素,阿莫西林/克拉维酸+复方磺胺甲嗯唑	伴有毒血症状者,静脉使用哌拉西林/他唑巴坦或碳青霉烯类,怀疑耐甲氧西林金黄色葡萄球菌时选用糖肽类、利奈唑胺、达托霉素
坏死性筋膜炎	A、C、G组溶血性链球菌、梭菌属、厌氧菌、耐甲氧西林金黄色葡萄球菌或混合感染	克林霉素+大剂量青霉素	亚胺培南或美罗培南,若怀疑合并耐甲氧西林金黄色葡萄球菌时选用糖肽类、利奈唑胺、达托霉素
葡萄球菌性烫伤样综合征	产毒素金黄色葡萄球菌	苯唑西林,第一代头孢菌素如头孢唑林	青霉素过敏或针对耐甲氧西林金黄色葡萄球菌可选择糖肽类、利奈唑胺、达托霉素

十四、口腔、颌面部感染

(一) 口腔感染

口腔感染主要为口腔正常菌群和某些致病菌(如厌氧菌、草绿色链球菌和白念珠菌等)的混合感染。包括牙齿周围组织感染,如牙周炎、冠周炎、急性根尖周围炎(牙槽脓肿)、干槽症(拔牙后感染)、急性牙周脓肿等,以及口腔黏膜白念珠菌感染。

1. *治疗原则*

(1) 以局部治疗为主,如清除牙石、菌斑,冲洗局部,切开引流,清除感染的牙髓等,并注意口腔卫生,抗菌治疗为辅助治疗。

(2) 局部严重红、肿、热、痛,伴有发热等全身症状者或患有糖尿病等基础疾病的患者在进行牙周病、牙体病治疗前后可短期口服抗菌药物3~7日。

(3) 必要时可局部使用抗菌药物。

2. *病原治疗* 见表9-23。

(二) 颌面部感染

颌面部感染包括面部疖、痈,口腔颌面部蜂窝织炎、急性化脓性颌骨骨髓炎、婴幼儿上颌骨骨髓炎等。主要的病原菌有葡萄球菌属、链球菌属、肠杆菌科细菌,或消化链球菌、普雷沃菌、梭杆菌等厌氧菌,偶有铜绿假单胞菌等。颜面部疖、痈的病原菌主要是金黄色葡萄球菌。应注意鉴别颌面部分枝杆菌、放线菌、螺旋体等特异性感染。

1. *治疗原则*

(1) 尽早进行血液和脓液的病原微生物检查和药敏试验。

(2) 根据感染的来源和临床表现等推断可能的病原菌,尽早开始抗菌药物的经验治疗。

(3) 联合应用抗需氧菌和抗厌氧菌药物。初始治疗宜静脉给药;病情明显好转后可改肌内注射或口服。

(4) 获知病原菌及药敏试验结果后,结合经验治疗的效果调整用药。

(5) 及时进行脓液引流,感染控制后给予局部处理。

2. *病原治疗* 见表9-24。

十五、眼部感染

(一) 细菌性结膜炎和角膜炎

细菌性结膜炎和角膜炎常见的病原菌为金黄色葡萄球菌、假单胞菌属、肺炎链球菌等。应尽早局部应用能覆盖常见病原菌的抗菌药物进行经验治疗。

1. *治疗原则*

(1) 患眼分泌物较多时,可应用生理盐水、3%硼酸水或1∶10 000高锰酸钾溶液冲洗结膜囊。切忌包扎。

(2) 白天滴用抗菌滴眼液,睡前用抗菌眼膏。

(3) 伴有咽炎或急性化脓性中耳炎者或流感嗜血杆菌感染者,应同时口服抗菌药物。

(4) 淋病奈瑟球菌感染者应全身及时使用足量的抗菌药物,并同时治疗家属中淋病奈瑟球菌感染患者。

(5) 经验治疗效果不佳者,应进行分泌物涂片、结膜刮片检查及培养,获病原菌后进行药敏试验,据以调整用药。

2. *病原治疗* 见表9-25、表9-26。

(1) 尽早进行病原学检查,在给予抗菌药物前,应进行角膜病变区刮片镜检、培养和药敏试验。

(2) 尽早开始抗菌药物的经验治疗。对初次治疗的急性期患者,在病原菌尚未查明前应首选广谱抗菌药物进行治疗。

(3) 给药途径有眼部滴药、结膜下注射。伴有大量前房积脓者,应同时静脉给药。

(4) 确定病原菌后,如果经验治疗效果不满意,应根据药敏试验的结果调整用药。

(二) 细菌性眼内炎

细菌性眼内炎大多发生于眼外伤或内眼手术后,前者大多为社区感染,后者大多为医院感染。主要病原菌有金黄色葡萄球菌或肺炎链球菌,多数为内源性感染;此外,尚可为表皮葡萄球菌、肠杆菌属、铜绿假单胞菌及克雷伯菌属细菌等。

表 9-23　口腔感染的病原治疗

口腔感染	宜选药物	可选药物	备　注
牙周炎,冠周炎	阿莫西林或阿莫西林/克拉维酸,甲硝唑	青霉素、大环内酯类	局部处理 有青霉素过敏者慎用β-内酰胺类
急性根尖周围炎	同上	大环内酯类、克林霉素	同上
急性牙周脓肿	同上	头孢霉素类、克林霉素	同上
干槽症	—	—	
口腔黏膜白念珠菌感染	制霉菌素局部应用	氟康唑	去除有关易感因素(如广谱抗生素),治疗被念珠菌污染的残根、牙石、菌斑等

表 9-24　颌面部感染的病原治疗

病　原	宜选药物	可选药物	备　注
金黄色葡萄球菌			
甲氧西林敏感	苯唑西林,氯唑西林	第一代头孢菌素,克林霉素,红霉素	面部疖、痈严禁局部挤压和热敷
甲氧西林耐药	糖肽类±磷霉素或利福平	利奈唑胺,替加环素	—
溶血性链球菌	青霉素,氨苄西林,阿莫西林	第一代头孢菌素,红霉素,克林霉素	—
肠杆菌科细菌	第二代或第三代头孢菌素	氟喹诺酮类,碳青霉烯类	注意耐药情况
厌氧菌	克林霉素,甲硝唑	氨苄西林/舒巴坦,阿莫西林/克拉维酸	—
铜绿假单胞菌	具有抗铜绿假单胞菌作用的β-内酰胺类	环丙沙星±氨基糖苷类,碳青霉烯类	—

表 9-25　细菌性结膜炎的病原治疗(局部用)

病　原	宜选药物	可选药物	备　注
淋病奈瑟球菌	环丙沙星,氧氟沙星	大观霉素	可用大量生理盐水或1∶10 000高锰酸钾溶液冲洗结膜囊
脑膜炎奈瑟菌	同上	同上	同上
流感嗜血杆菌	氧氟沙星	庆大霉素,环丙沙星	眼部分泌物较多时,宜用生理盐水冲洗结膜囊
结膜炎杆菌	同上	同上	同上
肺炎链球菌	红霉素,左氧氟沙星	杆菌肽-多黏菌素	同上
金黄色葡萄球菌	红霉素,氧氟沙星	杆菌肽-多黏菌素	同上
Morax-Axenfeld 双杆菌	氧氟沙星	庆大霉素,环丙沙星	同上
变形杆菌属细菌	同上	同上	同上
大肠埃希菌细菌	同上	同上	同上
假单胞菌属细菌	妥布霉素	环丙沙星	同上

表 9-26 细菌性角膜炎的病原治疗(局部用)

病原	宜选药物	可选药物	备注
表皮葡萄球菌	妥布霉素,头孢唑林	氧氟沙星	有青霉素类抗生素过敏性休克史者,不宜选用头孢菌素类
金黄色葡萄球菌	氧氟沙星	环丙沙星,万古霉素	—
肺炎链球菌	氧氟沙星	诺氟沙星	—
铜绿假单胞菌	妥布霉素	环丙沙星,诺氟沙星,氧氟沙星	—

1. *治疗原则*

(1) 尽早进行病原学检查,在给予抗菌药物前,自前房或玻璃体腔采集标本,做涂片、微生物培养和药敏试验,以便明确诊断和指导治疗。

(2) 并非每例眼内炎患者都能明确其病原体,在未确定致病微生物前应给予经验治疗。

(3) 细菌性眼内炎可能存在多种细菌混合感染,因此应当选用可能覆盖病原菌的抗菌药物,必要时联合用药。

(4) 给药途径有结膜下注射、静脉给药、玻璃体腔内注射给药。玻璃体腔内注射抗菌药物是治疗重症细菌性眼内炎的有效方式。如感染不能控制,应施行玻璃体切除联合玻璃体腔内给药。

(5) 应用糖皮质激素有助于减轻炎症反应和眼组织的破坏,但应在局部或全身应用有效抗生素后 24 小时加用。

2. *病原治疗* 在病原尚未明确前,可参考患者发病时的情况及处所,估计其最可能的病原菌,给予经验治疗。在明确病原后,如原治疗用药疗效不满意时,根据细菌药敏试验结果调整用药。玻璃体腔内给药浓度和剂量的选择十分重要,应达到有效治疗又不能伤害视网膜。需全身给药者,药物的选用见表 9-27。

表 9-27 细菌性眼内炎的病原治疗

病原菌	宜选药物	可选药物
金黄色葡萄球菌、表皮葡萄球菌(甲氧西林耐药)	万古霉素或去甲万古霉素或利奈唑胺	替考拉宁
金黄色葡萄球菌、表皮葡萄球菌(甲氧西林敏感)	苯唑西林	头孢唑林、左氧氟沙星
肺炎链球菌	头孢曲松	左氧氟沙星
肠杆菌属细菌	头孢吡肟	环丙沙星、阿米卡星(联合)、β-内酰胺类/β-内酰胺酶抑制剂或碳青霉烯类
克雷伯菌属细菌	头孢噻肟或头孢曲松	同上
铜绿假单胞菌	头孢他啶、妥布霉素(联合)	同上

十六、妇科感染

(一) 阴道感染

阴道感染根据病因和病原体的不同,可分为细菌性阴道病、念珠菌性外阴阴道病和滴虫性阴道炎。细菌性阴道病的最常见病原体为阴道加德纳菌、各种厌氧菌和动弯杆菌属细菌。念珠菌性外阴阴道病的病原体 80%以上为白念珠菌;10%~20%为其他念珠菌属,如热带念珠菌、光滑念珠菌和近平滑念珠菌。滴虫性阴道炎的病原体为毛滴虫,可同时合并细菌或念珠菌感染。

1. *治疗原则*

(1) 取阴道分泌物做病原体检查,通常在显微镜下检查即可诊断,必要时再做培养。念珠菌性外阴阴道病必须做细菌培养,获病原菌后做药敏试验,根据不同病原体选择抗菌药物。如为两种病原体同时感染,如念珠菌性外阴阴道病和滴虫性阴道炎,可同时使用两种抗菌药物,或先局部用药治疗念珠菌性外阴阴道病后再局部用药治疗滴虫性阴道炎。

(2) 应同时去除病因,如停用广谱抗菌药物、控制糖尿病等。

(3) 治疗期间避免性生活。

(4) 抗菌药物使用必须按疗程完成,因阴道上皮为多层,月经周期中最多达45层,黏膜多皱褶,治疗不彻底容易复发。细菌性阴道病的治疗应常规在下次月经后再使用1个疗程的药物。

(5) 妊娠期应选择阴道局部给药,妊娠初3个月,禁用可能对胎儿有影响的药物。

(6) 单纯性念珠菌性外阴阴道病患者应首选阴道局部用药;严重者应全身和局部同时用抗菌药物,可加大剂量或延长疗程;多次复发性患者在强化治疗达到真菌学治愈后,给予巩固治疗半年。

(7) 可选用乳酸杆菌等制剂治疗菌群失调。

2. *病原治疗* 见表9-28。

表9-28 阴道感染的病原治疗

病原	宜选药物	用药途径	备注
厌氧菌或阴道加德纳菌	甲硝唑	全身和(或)局部	—
	克林霉素	同上	—
	替硝唑或奥硝唑	全身	
念珠菌	制霉菌素	局部	—
	咪康唑	局部	—
	克霉唑	局部	—
	氟康唑	全身	—
滴虫	甲硝唑	全身和(或)局部	宜单次口服大剂量(2 g)
	替硝唑	全身	

(二) 宫颈炎

宫颈炎分急性和慢性两类。急性宫颈炎最常见的病原是淋病奈瑟球菌(简称"淋球菌")和沙眼衣原体,均为性传播疾病;也可由葡萄球菌属、链球菌属和肠球菌属细菌引起。

1. *治疗原则*

(1) 急性或慢性宫颈炎怀疑为淋病奈瑟球菌或衣原体感染者,应取宫颈管分泌物做显微镜检及细菌培养。涂片找到细胞内革兰阴性双球菌时,可诊断为淋菌性阴道炎。沙眼衣原体感染可根据涂片中在多形核白细胞内外未见革兰阴性双球菌,高倍显微镜下每视野多形核白细胞>15个,或油镜下可见每视野多形核白细胞>10个做出初步诊断,衣原体抗原检测阳性的患者可确认为沙眼衣原体宫颈炎。

(2) 治疗期间避免性生活。

(3) 抗菌药物的剂量和疗程必须足够。

(4) 约50%的淋菌性宫颈炎合并沙眼衣原体感染,应同时应用对这两种病原体有效的抗菌药物。

2. *病原治疗* 见表9-29。

表9-29 宫颈炎的病原治疗

疾病	病原体	首选抗菌药物	可选抗菌药物
淋菌性宫颈炎	淋病奈瑟球菌	头孢曲松	大观霉素
非淋菌性宫颈炎	沙眼衣原体多见	多西环素,阿奇霉素	红霉素

(三) 盆腔炎性疾病

盆腔炎性疾病主要包括子宫内膜炎、输卵管炎或脓肿、输卵管卵巢炎或脓肿、盆腔结缔组织炎、盆腔脓肿和盆腔腹膜炎等。盆腔炎最重要的病原体为沙眼衣原体和淋病奈瑟球菌,但其在盆腔炎中所占的比例有所下降,其他病原体包括阴道加德纳菌、肠杆菌科细菌、链球菌属等需氧菌,脆弱拟杆菌、消化链球菌、产气荚膜杆菌等厌氧菌,以及生殖支原体、解脲脲原体和病毒等。

1. *治疗原则*

(1) 采取血、尿、宫颈管分泌物和盆腔脓液等标本做培养及药敏试验。

(2) 发热等感染症状明显者,应全身应用抗菌药物。

(3) 盆腔炎症大多为需氧菌和厌氧菌混合

感染，应使用能覆盖常见需氧和厌氧病原菌的抗菌药物。病原检查获阳性结果后依据药敏试验结果调整用药。

（4）抗菌药物的剂量应足够，疗程宜较长，以免病情反复发作或转成慢性。初始治疗时宜静脉给药，病情好转后可改为口服。

2. *病原治疗*

（1）静脉药物治疗推荐方案：头孢替坦或头孢西丁＋多西环素或克林霉素＋庆大霉素。

（2）静脉药物治疗替代方案：氨苄西林/舒巴坦＋多西环素。

（3）肌内注射/口服药物治疗推荐方案：第三代头孢菌素肌内注射或单次给药＋甲硝唑口服 14 日＋多西环素口服 14 日或头孢西丁肌内注射单次给药＋丙磺舒口服或单次给药＋多西环素口服 14 日。

（4）肌内注射/口服药物治疗替代方案：阿莫西林/克拉维酸＋多西环素；阿奇霉素或与甲硝唑联合；因喹诺酮耐药淋病奈瑟球菌的出现，喹诺酮类药物不再被常规推荐用于治疗盆腔炎性疾病，仅限于淋病流行率低且头孢菌素过敏的人群。

十七、性传播疾病

常见的性传播疾病包括梅毒、淋病、非淋菌性尿道炎（或宫颈炎）、软下疳、性病性淋巴肉芽肿等，主要通过性接触传播。

梅毒根据传播途径可分为获得性（后天）梅毒和胎传（先天）梅毒；根据病程可分为早期梅毒和晚期梅毒。早期梅毒又分一期梅毒和二期梅毒，晚期梅毒又称三期梅毒；此外还有潜伏梅毒，又称隐性梅毒。早期梅毒传染性大，破坏性小，经足量规范治疗可彻底治愈；晚期梅毒传染性小，破坏性大，经治疗只能减轻症状而难以彻底治愈。

1. *治疗原则*

（1）明确诊断后应参照原卫生部 2000 年颁布的《性病诊疗规范和性病治疗推荐方案》尽早开始规范治疗。

（2）治疗期间禁止性生活。

（3）同时检查和治疗性伴。

2. *病原治疗* 见表 9－30。

表 9－30 性传播疾病的病原治疗

疾　病	病　原	宜选药物	可选药物	备　注
梅毒	梅毒螺旋体	苄星青霉素	普鲁卡因青霉素，红霉素，多西环素	用青霉素前做皮肤试验；青霉素过敏者可选用红霉素或多西环素，但妊娠期不宜用多西环素，其所生的新生儿应采用青霉素补充治疗；治疗时应注意避免吉海反应
淋病	淋病奈瑟球菌	头孢曲松	大观霉素	必要时联合应用抗沙眼衣原体药
软下疳	杜克雷嗜血杆菌	阿奇霉素，头孢曲松	红霉素，环丙沙星	—
非淋菌尿道炎	衣原体或支原体	多西环素，阿奇霉素	红霉素，氟喹诺酮类	—
性病性淋巴肉芽肿	沙眼衣原体 L_1、L_2、L_3 型	多西环素	红霉素，阿奇霉素	—

参考文献

［1］中华医学会呼吸病学分会. 社区获得性肺炎诊断和治疗指南（2016 年版）［J］. 中华结核和呼吸杂志，2016，39(4)：253－279.

［2］中华医学会呼吸病学分会. 中国成人医院获得性肺炎与呼吸机相关性肺炎诊断和治疗指南（2018 年版）［J］. 中华结核和呼吸杂志，2018，41(104)：255－280.

［3］抗菌药物临床应用指导原则（2015 年版），国卫办医发〔2015〕43 号附件.

[4] 桑福德著,范洪伟译. 热病[M]. 44版. 北京: 中国协和医科大学出版社,2015.
[5] 中华医学会眼科学分会角膜病学组. 感染性角膜病临床诊疗专家共识(2011年)[J]. 中华眼科杂志,2012,48(1): 72-75.
[6] 中华医学会眼科学分会白内障及人工晶状体学组. 我国白内障摘除手术后感染性眼内炎防治专家共识(2017年)[J]. 中华眼科杂志,2017,53(11): 810-813.
[7] 中国卫生部性病诊疗规范和性病治疗推荐方案. 2000年8月.
[8] Lew DP, Waldvogel FA. Osteomyelitis[J]. N Engl J Med, 1997, 336(14): 999.
[9] Workowski K A, Bolan G A. Sexually transmitted diseases treatment guidelines, 2015[J]. Mmwr Recomm Rep, 2015, 55(1): 1-137.

(浙江大学医学院附属邵逸夫医院 俞云松)

第四节 抗菌药物的合理应用

抗菌药物的应用涉及临床各科,正确合理地应用抗菌药物体现在选择的药物品种、剂量、给药途径、用药时间、疗程与患者的感染性疾病病原微生物、感染病灶、病理生理状态相适宜。合理应用抗菌药物是提高临床疗效、减少患者药物不良反应和延缓细菌耐药性产生的关键。临床医师使用抗菌药物要力求达到以下目标: ① 消除病原微生物,有效控制感染,争取最佳疗效; ② 避免和减少抗菌药物的不良反应; ③ 避免发生菌群失调和耐药菌株; ④ 降低药费,防止医药资源浪费。

目前,我国药品资源浪费、药物不良反应发生率和细菌耐药性情况都比较严重,其原因也并非单纯是一个认识问题。今后必须加强对各科医师抗菌药物专业知识的培训,并对三级医院感染病科建设要立足于面向全院防治医院感染的需要,这是因为合理应用抗菌药物的关键还在于专业队伍和管理层面的素质和水平。考虑我国现实情况,加强对社会和对患者的宣传,在不断总结经验的基础上提高全社会对抗菌药物利弊得失和合理应用的认识十分必要。此外,还必须切实按国家法规、政策和具体规定加强对抗菌药物合理应用的管理。只有全社会各方面的共同努力,才能逐步实现合理应用抗菌药物的目标。

为改变现状,使抗菌药物合理应用有大幅度的进步,在卫生事业改革中也要纳入合理应用抗菌药物等专业内容,这将更有利于实现改革的目的和目标。现在迫切需要参照国内外成功经验,做好医院感染合理应用抗菌药物工作;而以下工作如不纳入卫生事业改革,则是医院院长和各科医师所办不到的: ① 建立医院细菌等病原微生物实验室,提高病毒、细菌检出率或诊断水平,建立细菌耐药监测系统; ② 培训熟悉临床细菌学和抗生素应用的感染性疾病专家,建立全院感染性疾病专家会诊制度; ③ 建立由感染性疾病专家组成的医院感染病科,参与感染性疾病和合理应用抗菌药物相关的各项工作,如负责全科疑难感染的会诊,监测耐药变化协助各科室制定经验性治疗与预防性用药规范,有效管理抗生素耐药(包括定期轮换和策略性替换用药方案的确定),改进医院感染控制措施和阻止感染扩散及耐药病原体的传播等。

一、抗菌药物治疗性应用的基本原则

(一) 五项基本原则

全面而认真地考虑以下五方面才能制订合理的治疗方案。

1. 诊断为感染性疾病者方有指征应用抗菌药物 根据患者的症状、体征、实验室检查或放射、超声等影像学结果,诊断为细菌、真菌感染者方有指征应用抗菌药物;由结核分枝杆菌、非结核分枝杆菌、支原体、衣原体、螺旋体、立克次体及部分原虫等病原微生物所致的感染亦有指征应用抗菌药物。缺乏细菌及上述病原微生物感

染的临床或实验室证据，诊断不能成立者，以及病毒性感染者，均无应用抗菌药物指征。

2. *尽早查明感染病原，根据病原种类及药物敏感试验结果选用抗菌药物* 抗菌药物品种的选用，原则上应根据病原菌种类及病原菌对抗菌药物敏感性，即药敏试验的结果而定。因此，有条件的医疗机构对临床诊断为细菌性感染的患者应在开始抗菌治疗前，及时留取相应合格标本（尤其血液等无菌部位标本）送病原学检测，以尽早明确病原菌和药敏结果，并据此调整抗菌药物治疗方案。

3. *抗菌药物的经验治疗* 对于临床诊断为细菌性感染的患者，在未获知细菌培养及药敏结果前，或无法获取培养标本时，可根据患者的感染部位、基础疾病、发病情况、发病场所、既往抗菌药物用药史及其治疗反应等推测可能的病原体，并结合当地细菌耐药性监测数据，先给予抗菌药物经验治疗。待获知病原学检测及药敏结果后，结合先前的治疗反应调整用药方案；对培养结果阴性的患者，应根据经验治疗的效果和患者情况采取进一步诊疗措施。

4. *按照药物的抗菌作用及其体内过程特点选择用药* 各种抗菌药物的药效学和人体药动学特点不同，因此各有不同的临床适应证。临床医师应根据各种抗菌药物的药学特点，按临床适应证正确选用抗菌药物。

5. *综合患者病情、病原菌种类及抗菌药物特点制订抗菌治疗方案* 根据病原菌、感染部位、感染严重程度和患者的生理、病理情况及抗菌药物药效学和药动学证据制订抗菌治疗方案，包括抗菌药物的选用品种、剂量、给药次数、给药途径、疗程及联合用药等。在制订治疗方案时应遵循下列原则。

（1）品种选择：根据病原菌种类及药敏试验结果尽可能选择针对性强、窄谱、安全、价格适当的抗菌药物。进行经验治疗者可根据可能的病原菌及当地耐药状况选用抗菌药物。

（2）给药剂量：一般按各种抗菌药物的治疗剂量范围给药。治疗重症感染（如血流感染、感染性心内膜炎等）和抗菌药物不易达到的部位的感染（如中枢神经系统感染等），剂量宜较大（治疗剂量范围高限）；而治疗单纯性下尿路感染时，由于多数药物尿药浓度远高于血药浓度，则可应用较小剂量（治疗剂量范围低限）。

（3）给药途径：对于轻、中度感染的大多数患者，应予口服治疗，选取口服吸收良好的抗菌药物品种，不必采用静脉或肌内注射给药。仅在下列情况下可先予以注射给药：① 不能口服或不能耐受口服给药的患者（如吞咽困难者）；② 患者存在明显的可能影响口服药物吸收的情况（如呕吐、严重腹泻、胃肠道病变或肠道吸收功能障碍等）；③ 所选药物有合适抗菌谱，但无口服剂型；④ 需在感染组织或体液中迅速达到高药物浓度以达杀菌作用者（如感染性心内膜炎、化脓性脑膜炎等）；⑤ 感染严重、病情进展迅速，需给予紧急治疗的情况（如血流感染、重症肺炎患者等）；⑥ 患者对口服治疗的依从性差。肌内注射给药时难以使用较大剂量，其吸收也受药动学等众多因素影响，因此只适用于不能口服给药的轻、中度感染者，不宜用于重度感染者。接受注射用药的感染患者经初始注射治疗病情好转并能口服时，应及早转为口服给药。

抗菌药物的局部应用宜尽量避免：皮肤黏膜局部应用抗菌药物后，很少被吸收，如在感染部位不能达到有效浓度，反而易导致耐药菌产生，因此治疗全身性感染或脏器感染时应避免局部应用抗菌药物。抗菌药物的局部应用只限于少数情况：① 全身给药后在感染部位难以达到有效治疗浓度时加用局部给药作为辅助治疗（如治疗中枢神经系统感染时某些药物可同时鞘内给药，包裹性厚壁脓肿脓腔内注入抗菌药物等）；② 眼部及耳部感染的局部用药等；③ 某些皮肤表层及口腔、阴道等黏膜表面的感染可采用抗菌药物局部应用或外用，但应避免将主要供全身应用的品种作局部用药。局部用药宜采用刺激性小、不易吸收、不易导致耐药性和过敏反应的抗菌药物。青霉素类、头孢菌素类等较易产生过敏反应的药物不可局部应用。氨基糖苷类等耳毒性药不可局部滴耳。

(4) 给药次数：为保证药物在体内能发挥最大药效，杀灭感染灶病原菌，应根据药动学和药效学相结合的原则给药。青霉素类、头孢菌素类和其他β-内酰胺类、红霉素、克林霉素等时间依赖性抗菌药，应一日多次给药。氟喹诺酮类和氨基糖苷类等浓度依赖性抗菌药可一日给药一次。

(5) 疗程：抗菌药物疗程因感染不同而异，一般宜用至体温正常、症状消退后72～96小时，有局部病灶者需用药至感染灶控制或完全消散。但血流感染、感染性心内膜炎、化脓性脑膜炎、伤寒、布鲁菌病、骨髓炎、B组溶血性链球菌咽炎和扁桃体炎、侵袭性真菌病、结核病等需较长的疗程方能彻底治愈，并减少或防止复发。

(6) 抗菌药物的联合应用：单一药物可有效治疗的感染不需联合用药，仅在下列情况时根据指征联合用药。① 病原菌尚未查明的严重感染，包括免疫缺陷者的严重感染；② 单一抗菌药物不能控制的严重感染，需氧菌及厌氧菌混合感染，2种及2种以上复数菌感染，以及多重耐药菌或泛耐药菌感染；③ 需长疗程治疗，但病原菌易对某些抗菌药物产生耐药性的感染，如某些侵袭性真菌病；或病原菌含有不同生长特点的菌群，需要应用不同抗菌机制的药物联合使用，如结核和非结核分枝杆菌；④ 毒性较大的抗菌药物，联合用药时剂量可适当减少，但需有临床资料证明其同样有效，如两性霉素B与氟胞嘧啶联合治疗隐球菌脑膜炎时，前者的剂量可适当减少，以减少其毒性反应。联合用药时宜选用具有协同或相加作用的药物联合，如青霉素类、头孢菌素类或其他β-内酰胺类与氨基糖苷类联合。联合用药通常采用2种药物联合，3种及3种以上药物联合仅适用于个别情况，如结核病的治疗。此外，必须注意联合用药后，药物不良反应亦可能增多。

(二) 合理应用抗菌药物的方法

应从合理选药和合理用药两方面入手，如能多思考、勤思考，不管成功还是失败，最后终能获得经验和教训。切忌不动脑筋、简单化，什么病什么药“对号入座”，甚至忽略治疗的针对性；盲目更换药物，“撒下大网”反而造成恶果。

1. 三个“R”的思维模式　合理用药除应该有治疗原则外，还需要培养良好的思维模式，习惯性地循此模式思考就不会顾此失彼、有所遗漏，而是较易达到合理应用方案的要求。所谓三个“R”是“Right patient”“Right antibiotic”“Right time”三个词组的首位大写字母。

在初诊是细菌性感染的基础上考虑抗菌药物时，首先是Right patient，即对患者的整体情况和感染病情有个全面认识。我们需要知道细菌感染在何部位？是初次感染还是慢性感染急性发作？是社区获得性还是医院感染？了解疾病严重程度和影响治疗的宿主因素(年龄、是否肥胖、是否在妊娠期、基础疾病和脏器功能情况，以及影响药物选择的合并症等)。其次是Right antibiotic，即根据前者再从以下各方面考虑药物选择：可能的病原体(当地流行、临床情况、实验室检查)、本地区的耐药情况、病情严重程度和既往应用抗菌药物情况，在众多抗菌药物中考虑(抗菌谱、最低抑菌浓度、组织渗透性、PK/PD、不良反应)和选择适合感染病情和宿主整体情况的药物。最后是Right time，即在制订方案时对几个“时间”就应该有规划。初始经验性抗菌治疗何时开始(检查病原微生物的标本采集和必要的皮肤过敏试验是否已完成，输液、脏器功能维持和手术等必要的综合治疗的安排)；何时或何种情况下调整治疗用药或方案(如疗效不佳时应加什么药联合治疗或换什么药为好，静脉输注取得疗效，换用何种口服药序贯治疗)；何时结束抗菌治疗(疗程依据可参考相关治疗指南，但仍要考虑个体情况，以消除病原体和取得临床疗效为目标)。

2. 合理选药与经验治疗方案　对病原微生物、感染情况和不同宿主选择恰当抗菌药物是合理应用抗菌药物的重要环节。在病原微生物明确和获得药物敏感试验结果的情况下选择抗菌药物相对比较容易，否则要分析临床资料、推测病原微生物和评估感染情况后再选择药物和制订初始治疗方案，这时一般都有经验治疗方案做参考或作为根据。

各种致病菌的好发部位及其临床表现；不同基础疾病好发的病原微生物感染；社区获得性感染的病原微生物与医院感染病原微生物种类的差异，以及说明这些病原微生物对抗菌药物的敏感度和耐药性发展情况的现有资料等知识都有助于临床医师分析和判断病原微生物。例如，呼吸道急性社区感染和慢性呼吸道感染患者的急性发作，其病原微生物大多为肺炎链球菌、布兰汉卡他球菌、流感嗜血杆菌和葡萄球菌；长期使用有免疫抑制作用的药物和(或)广谱抗生素的住院患者继发肺部感染则多为医院感染多重耐药革兰阴性杆菌，一般先是肺炎克雷伯菌，其后是肠杆菌、不动杆菌和铜绿假单胞菌，垂危阶段与耐药葡萄球菌构成混合感染。在分析可能病原微生物后，即可参考已有临床细菌敏感试验积累的资料选择抗菌药物。例如，有基础疾病患者继发的金黄色葡萄球菌感染多为耐药菌所致，就不宜选择大环内酯类抗生素，因为红霉素的耐药率已高达60%以上，大环内酯类抗生素之间多有交叉耐药。应从第一代头孢菌素、耐酶半合成青霉素中选择一种，并与一种氨基糖苷类(如阿米卡星)药物联合应用。如证实是耐甲氧西林金黄色葡萄球菌感染，则应换用万古霉素、替考拉宁或利奈唑胺等。

总而言之，选择抗菌药物治疗细菌感染的理想顺序应是：① 分离并确定病原微生物；② 测定病原微生物对常用药物的敏感性；③ 选择抗菌药物的品种和决定用药途径、剂量、疗程；④ 疗效判定，停用或更改用药。其中心环节是确定病原微生物和测定其对药物的敏感性，因为合理应用抗菌药物的关键是选择针对性较强的抗菌药物，以利有效控制感染。这个环节是不可缺少、不可替代、不可忽视的。而现实情况恰恰相反，对于选择药物存在不同程度的盲目性，以致陷于不合理应用抗菌药物的泥潭。

多数情况下，临床医师必须在病原微生物确定前采用经验治疗(empiric therapy)，而现状是盲目治疗(blind therapy)。两者的区别在于：前者是根据感染部位的常见病原微生物临床流行病学资料和耐药性监测资料来选择抗菌药物，后者则带有明显的任意性。细菌培养和药敏试验是经验性治疗的根据和补充，是合理选择抗菌药物，从而提高临床治疗水平和降低医疗费用中药费所占比例的基础工作。即使没有患者的病原微生物药敏结果，参考既往类似情况的药敏结果资料，不仅可为经验治疗选用抗菌药物安装了“指南针”，也是不断充实和修正经验治疗所必需的。长期没有病原微生物药敏资料修正充实的“经验治疗”方案很易再次陷入无针对性的盲目治疗的困境。

各临床科室医师要了解本科室常见细菌感染的病原微生物种类及其近年来对抗菌药物的敏感度和耐药情况作为合理选择抗菌药物科学经验治疗的重要依据。经验治疗绝对不能理解为本人的个别病例的经验，而应该有统计资料做根据并在本院、本科室得到共识。全国或区域性统计资料，以及各种感染性疾病的治疗指南有重要参考价值。社区医院、最多扩大到区、县二级医院，均可遵照执行。而省、市三级医院应在院感组织领导下积累各临床科室细菌感染疾病病原微生物药敏统计资料作为修正充实经验治疗的根据。

3. *初试治疗方案重视药物针对性和结合病情需要*　初始治疗抗菌药物选择正确与否与患者预后密切相关。有很多因素影响抗菌药物的正确选择和使用，如对病情没有正确的估计或不重视病原微生物药敏检测等，以致本来可以及时控制的感染，也要经过几个回合的逐步升级才能够控制，该种情况临床屡见不鲜。另外，也有不幸的结果，如逐步升级到最后即使投入许多贵重药物也无济于事。因此，初始治疗方案宜结合病情需要，重视药物针对性，力求及时控制感染。

临床医师开处方经常受常规处理和协定处方的限制和束缚，或者人为地受到某种管理思想的束缚。例如，一线药、二线药和三线药的规定，所谓一线药在很大程度上是以是否便宜和容易获得为基础。初始治疗不强调抗菌药物的针对性而先用便宜的常用药，病情加重再逐步升级治疗是有问题的。开处方时要有经济观念，不要盲目追求贵重药品,少花钱本身就是合理用药不可缺少的组成部分。然而,控制感染抗菌药物的选择是针对性越强越好,初始治疗方案正确合理则感染及时控制,若不考虑针对性而先常规使用一线药物,必然延误治疗导致病情恶化。

呼吸机相关性肺炎(VAP)是重症监护病房(ICU)内获得性感染中最常见的且病死率最高的难治性感染。其原因不外乎:① 机体抗感染免疫功能低下;② 病原微生物常多重耐药的革兰阳性球菌与革兰阴性杆菌的混合感染,包括铜绿假单胞菌、鲍曼不动杆菌、嗜麦芽窄食单胞菌、耐甲氧西林金黄色葡萄球菌等。过去抗生素使用采取逐步调整、逐步升级的办法,病死率在50%以上;当前提倡抗菌药物经验治疗方案为"降阶梯治疗"(De-Escalation Therapy)方案,即第一阶段即采用抗生素联合应用(如亚胺培南联合万古霉素),以最大限度地保障抗感染的最佳疗效,防止病情迅速恶化、器官功能障碍,挽救患者生命。同时应在治疗前留取病原学标本,获取病原学诊断和药敏结果。起始治疗方案应特别强调当地医院及所有医院病原微生物学资料及抗生素敏感性,尤其是常见ICU致病菌的药敏资料。第二阶段注意降级换用相对窄谱抗生素,一般在24~72小时获取病原学诊断和药敏结果后对治疗方案进行调整,从广谱抗生素降级换用窄谱抗生素,从联合治疗过渡到单药治疗,以避免过重的经济负担和减少耐药性的发生,优化成本效益比。

二、抗菌药物预防性应用的基本原则

(一) 非手术患者抗菌药物的预防性应用

1. 预防性用药目的　预防特定病原菌所致的或特定人群可能发生的感染。

2. 预防性用药基本原则

(1) 用于尚无细菌感染征象但暴露于致病菌感染的高危人群。

(2) 预防性用药适应证和抗菌药物选择应基于循证医学证据。

(3) 应针对一种或两种最可能细菌的感染进行预防性用药,不宜盲目地选用广谱抗菌药或多药联合预防多种细菌多部位感染。

(4) 应限于针对某一段特定时间内可能发生的感染,而非任何时间可能发生的感染。

(5) 应积极纠正导致感染风险增加的原发疾病或基础状况。可以治愈或纠正者,预防性用药价值较大;原发疾病不能治愈或纠正者,药物预防效果有限,应权衡利弊决定是否预防性用药。

(6) 以下情况原则上不应预防性使用抗菌药物:普通感冒、麻疹和水痘等病毒性疾病;昏迷、休克、中毒、心力衰竭、肿瘤、应用肾上腺皮质激素等患者;留置导尿管、留置深静脉导管以及建立人工气道(包括气管插管或气管切口)患者。

3. 对某些细菌性感染的预防性用药指征与方案　在某些细菌性感染的高危人群中,有指征地预防性使用抗菌药物,预防对象和推荐预防方案见表9-31。此外,严重中性粒细胞缺乏(ANC≤0.1×10^9/L)持续时间超过7日的高危患者和实体器官移植及造血干细胞移植的患者,在某些情况下也有预防性使用抗菌药物的指征,但由于涉及患者基础疾病、免疫功能状态、免疫抑制剂等药物治疗史等诸多复杂因素,其预防性用药指征及方案需参阅相关专题文献。

表9-31　抗菌药物在预防非手术患者某些特定感染中的应用[a]

预防感染种类	预防性用药对象	抗菌药物选择
风湿热复发	风湿性心脏病儿童患者;经常发生链球菌咽峡炎或风湿热的儿童及成人	苄星青霉素,青霉素
感染性心内膜炎	心内膜炎高危患者[b],在接受牙科或口腔操作前	阿莫西林或氨苄西林,青霉素过敏者用克林霉素
流行性脑脊髓膜炎	流脑流行时,托儿所、部队、学校中的密切接触者,以及患者家庭中的儿童	磺胺甲噁唑,氧氟沙星(限成人),头孢曲松

（续表）

预防感染种类	预防性用药对象	抗菌药物选择
流感嗜血杆菌脑膜炎	患者家庭中未经免疫接种的≤4岁儿童；有发病者的幼托机构中≤2岁未经免疫的儿童；幼托机构在60日内发生2例以上患者且入托对象未接种疫苗时，应对入托对象和全部工作人员预防用药	利福平（孕妇禁用）
脾切除后/功能无脾者菌血症	脾切除后儿童；患镰状细胞贫血和地中海贫血的儿童（属于功能无脾）	定期接种肺炎链球菌、B型流感嗜血杆菌疫苗和四价脑膜炎奈瑟菌疫苗；5岁以下儿童：每日阿莫西林或青霉素V口服，直到满5岁；5岁以上儿童：每日青霉素口服，至少1年；根据年龄定期接种上述疫苗 5岁以下儿童：每日青霉素V口服，直到满5岁；5岁以上儿童：每日青霉素V口服，有人建议至少用药至18岁；出现发热时可予阿莫西林/克拉维酸或头孢呋辛；青霉素过敏者可予磺胺甲噁唑/甲氧苄啶（SMZ/TMP）或克拉霉素
新生儿淋病奈瑟球菌或衣原体眼炎	每例新生儿	四环素或红霉素眼药水滴眼
肺孢菌病	艾滋病患者CD4细胞计数＜200/mm³者；造血干细胞移植及实体器官移植受者	SMZ/TMP
百日咳	主要为与百日咳患者密切接触的幼儿和年老体弱者	红霉素
新生儿B组溶血性链球菌（GBS）感染	孕妇有GBS菌尿症；妊娠35～37周阴道和肛拭培养筛查有GBS寄殖；孕妇有以下情况之一者：＜37周早产；羊膜早破≥18小时；围生期发热，体温38℃以上者；以往出生的新生儿有该菌感染史者	青霉素G，氨苄西林，青霉素过敏但发生过敏性休克危险性小者：头孢唑啉；青霉素过敏，有发生过敏性休克危险性者：克林霉素或红霉素
实验室相关感染	实验室工作者不慎暴露于布鲁氏菌	—
	高危者（接触量多）	多西环素＋利福平
	低危者（接触量少）	每周2次血清试验，转阳时开始用药，方案同上
	妊娠妇女	SMZ/TMP
	实验室工作者暴露于鼠疫耶尔森菌	多西环素或SMZ/TMP

注：a. 疟疾、甲型流感、巨细胞病毒感染、对乙型或丙型病毒性肝炎或HIV患者血或其他体液组织的职业暴露等寄生虫或病毒感染时亦有预防用药指征，未包括在本表内。b. 高危患者指进行任何损伤牙龈组织、牙周区域或口腔黏膜操作伴有以下心脏基础疾病的患者：① 人工瓣膜；② 既往有感染性心内膜炎病史；③ 心脏移植术后发生的瓣膜病变；④ 先天性心脏疾病合并以下情况：未纠正的发绀型先心病（包括姑息分流术），通过导管或手术途径植入异物或装置的先天性心脏病手术后的前6个月，先天性心脏病缺损修补术植入补片后仍有残留缺损及分流。

（二）围术期抗菌药物的预防性应用

1. 预防性用药目的　主要是预防手术部位感染，包括浅表切口感染、深部切口感染和手术所涉及的器官/腔隙感染，但不包括与手术无直接关系的、术后可能发生的其他部位感染。

2. 预防性用药原则　围术期抗菌药物预防

性用药,应根据手术切口类别、手术创伤程度、可能的污染细菌种类、手术持续时间、感染发生机会和后果严重程度、抗菌药物预防效果的循证医学证据、对细菌耐药性的影响和经济学评估等因素,综合考虑决定是否预防性使用抗菌药物。但抗菌药物的预防性应用并不能代替严格的消毒、灭菌技术和精细的无菌操作,也不能代替术中保温和血糖控制等其他预防措施。

依据2015版抗菌药物临床应用指南将手术切口分为4类。

(1) 清洁手术(Ⅰ类切口):手术脏器为人体无菌部位,局部无炎症、无损伤,也不涉及呼吸道、消化道、泌尿生殖道等人体与外界相通的器官。手术部位无污染,通常不需预防性使用抗菌药物。但在下列情况时可考虑预防性用药:① 手术范围大、手术时间长、污染机会增加;② 手术涉及重要脏器,一旦发生感染将造成严重后果者,如头颅手术、心脏手术等;③ 异物植入手术,如人工心瓣膜植入、永久性心脏起搏器放置、人工关节置换等;④ 有感染高危因素如高龄、糖尿病、免疫功能低下(尤其是接受器官移植者)、营养不良等患者。

(2) 清洁-污染手术(Ⅱ类切口):手术部位存在大量人体寄殖菌群,手术时可能污染手术部位引致感染,故此类手术通常需预防性使用抗菌药物。

(3) 污染手术(Ⅲ类切口):已造成手术部位严重污染的手术。此类手术需预防性使用抗菌药物。

(4) 污秽-感染手术(Ⅳ类切口):在手术前即已开始治疗性应用抗菌药物,术中、术后继续,此不属预防性应用范畴。

3. 抗菌药物品种选择

(1) 根据手术切口类别、可能的污染菌种类及其对抗菌药物敏感性、药物能否在手术部位达到有效浓度等综合考虑。

(2) 选用对可能的污染菌针对性强、有充分的预防有效的循证医学证据、安全、使用方便及价格适当的品种。

(3) 应尽量选择单一抗菌药物预防性用药,避免不必要的联合使用。预防性用药应针对手术路径中可能存在的污染菌。如心血管、头颈、胸腹壁、四肢软组织手术和骨科手术等经皮肤的手术,通常选择针对金黄色葡萄球菌的抗菌药物。结肠、直肠和盆腔手术,应选用针对肠道革兰阴性菌和脆弱拟杆菌等厌氧菌的抗菌药物。

(4) 头孢菌素过敏者,针对革兰阳性菌可用万古霉素、去甲万古霉素、克林霉素;针对革兰阴性杆菌可用氨曲南、磷霉素或氨基糖苷类。

(5) 对某些手术部位感染会引起严重后果者,如心脏人工瓣膜置换术、人工关节置换术等,若术前发现有耐甲氧西林金黄色葡萄球菌(MRSA)定殖的可能或该机构MRSA发生率高,可选用万古霉素、去甲万古霉素预防感染,但应严格控制用药持续时间。

(6) 不应随意选用广谱抗菌药物作为围术期预防性用药。鉴于国内大肠埃希菌对氟喹诺酮类药物耐药率高,应严格控制氟喹诺酮类药物作为外科围术期预防性用药。

4. 给药方案

(1) 给药方法:给药途径大部分为静脉输注,仅有少数为口服给药。静脉输注应在皮肤、黏膜切开前0.5～1小时内或麻醉开始时给药,在输注完毕后开始手术,保证手术部位暴露时局部组织中抗菌药物已达到足以杀灭手术过程中沾染细菌的药物浓度。万古霉素或氟喹诺酮类等由于需输注较长时间,应在手术前1～2小时开始给药。

(2) 预防性用药维持时间:抗菌药物的有效覆盖时间应包括整个手术过程。手术时间较短(<2小时)的清洁手术术前给药一次即可。如手术时间超过3小时或超过所用药物半衰期的2倍以上,或成人出血量超过1 500 ml,术中应追加一次。清洁手术的预防性用药时间不超过24小时,心脏手术可视情况延长至48小时。清洁-污染手术和污染手术的预防性用药时间亦为24小时,污染手术必要时延长至48小时。过度延长用药时间并不能进一步提高预防效果,且预防

性用药时间超过 48 小时，耐药菌感染机会增加。

（三）创伤后抗菌药物预防性应用的原则

第一，预防性用药的适应证和抗菌药物的选择均应基于循证医学的证据，遵循安全、有效、经济的原则。

第二，创伤患者接受手术治疗，Ⅰ类切口一般不需要预防性使用抗菌药物（特殊患者除外），Ⅱ类、Ⅲ类切口需要预防性应用，Ⅳ类切口则为治疗性应用。

第三，对于开放性损伤患者，及时彻底的外科清创术比使用抗菌药物更加重要。创伤患者手术中要注意严格的消毒/灭菌技术、精细的操作、保温等措施，也是预防术后感染的重要措施。

第四，对于有指征的患者应尽快使用抗菌药物，尤其是开放性损伤争取在伤后 3 小时内使用。

第五，尽可能选用满足需要的窄谱抗菌药物，覆盖创伤常见的污染细菌。如果存在多部位的损伤，应该考虑选择覆盖所有损伤部位重要污染菌的药物，不宜盲目地选用广谱抗菌药或多药联合预防多种细菌的感染。

第六，选择的抗菌药物要采用恰当的给药方式、剂量及途径，以获得最佳的药代动力学和药效动力学。

第七，一般不主张局部使用抗菌药物，但在烧伤创面、某些骨折部位预防感染时可使用特殊剂型的抗菌药物。

三、药动学、药效学与合理应用药物

临床药代动力学（clinical pharmacokinetics，PK）是用时间函数来定量描述药物在体内的吸收、分布、代谢和排泄过程的动态变化规律。临床药效动力学（clinical pharmcodynamics，PD）研究药物对机体的作用原理和作用规律。抗菌药物 PD 的作用规律研究重点是药物在作用部位浓度与药理效应之间的关系。PD 和 PK 密切相关，两者是治疗学的定量基础。根据抗菌药物的 PK/PD 特点才能选择安全有效的药物，并制订合理的给药方案。

（一）抗菌药物的体内过程

抗菌药物除口服或局部应用不吸收者外，在体内均存在着吸收、分布及消除过程，简称“ADME”。

1. 吸收　血管外给药一般均有吸收过程，不同的抗菌药物其吸收程度和吸收速率各不相同。一般在口服后 1～2 小时，肌内注射后 0.5～1 小时药物吸收入血达高峰血药浓度。口服药物中氟喹诺酮类的一些品种吸收甚快，在给药后 0.5～0.75 小时即可达高峰血药浓度。更精确表述抗菌药物从给药部位离开而进入血液循环的速率及药量的参数为生物利用度（bioavailability，F），以药物峰浓度（C_{max}）和药时曲线下面积（AUC）代表吸收速度。AUC 反映药物进入人体后血液循环中药物浓度随时间变化的动态曲线（药时曲线）下的面积。口服和肌内注射等血管外给药后吸收完全者生物利用度高，反之则低。氧氟沙星、左氧氟沙星、加替沙星等口服后吸收迅速而完全，生物利用度高，可吸收给药量的 80%～100%，四环素类一般低于给药量的 60%。许多抗菌药物口服不能达到有效血药浓度，而必须采用静脉给药途径。在治疗轻、中度感染时，可选用病原微生物对其敏感、口服易吸收的抗菌药物，然而对于重度感染时则宜采用静脉注射或静脉滴注，以避免口服或肌内注射时多种因素对其吸收的影响。

2. 分布　所选抗菌药物必须进入感染组织，且其浓度应在有效杀菌浓度以上。进入血液循环的抗菌药物一部分与血浆蛋白结合，一部分呈游离状态，后者才能进入组织、组织间液和感染组织中。抗菌药物的分布取决于组织的血流量、药物对脂膜的扩散速度及药物与蛋白的结合程度。其主要参数为分布容积（volume of distribution，Vd）及血浆蛋白结合率。氟喹诺酮中大多数品种的 Vd 值高达 2～3 L/kg，提示此类药物在体内广泛分布。血浆蛋白结合率越高，游离状态的药物就越少；理论上只有游离状态的药物才具有生物活性，也才能产生药理效应。

β-内酰胺类抗生素（包括青霉素类、头孢类和碳青霉烯类)和氨基糖苷类抗生素都是非脂溶性的,主要分布在细胞间隙,透过细胞膜进入细胞组织的能力很弱或相当缓慢。氟喹诺酮类、大环内酯类和林可霉素类抗生素可以穿透细胞并蓄积在细胞内。有些病原微生物在宿主细胞内生存增殖,抗菌药物需要在感染细胞内有足够浓度。所以氟喹诺酮和大环内酯类药物对一些细胞内感染远较其他药物为优。在同类药物中,组织分布也有差别。血清(血浆)中的药物浓度与细胞间隙浓度成正比,是预测细胞间液浓度和估计细胞外感染区抗菌药物浓度的良好指标。

就组织器官而言,在血供丰富的组织如肝、肾、肺组织中浓度较高,而在血供差的部位如脑、骨、前列腺等组织中则较低;某些部位存在生理屏障,如血-脑屏障的存在使大多数药物的脑脊液浓度均低。但氯霉素、磺胺嘧啶、氧氟沙星、异烟肼、利福平、甲硝唑等抗菌药物对血-脑屏障的穿透性好,在脑膜炎症时脑脊液药物浓度可达血药浓度的50%~100%;脑脊液与血药浓度比率为5%~50%,可达治疗水平的抗菌药物有青霉素、氨苄西林、头孢他啶、头孢曲松、头孢呋辛、万古霉素、环丙沙星等;即使同一类抗菌药物中各个品种,其组织分布也有很大差别。例如,头孢菌素类中只有部分第三代头孢菌素类进入颅内较多。骨组织中可达有效治疗浓度的抗菌药物有某些氟喹诺酮类、克林霉素、林可霉素、磷霉素等,其他抗菌药物的骨浓度均较低,不易达到杀菌或抑菌的有效浓度。因此,在治疗骨感染时可根据病原微生物对药物的敏感情况选用上述骨组织浓度高的抗菌药物。但对于16岁以下的未成年人应尽量避免使用氟喹诺酮类,以免影响骨骼发育。

为消除感染性疾病病灶内的病原微生物,期望抗菌药物迅速大量进入病灶,临床常用“穿透力”或“渗透性”来表达抗菌药物进入病灶部位的能力。把能进入骨、前列腺,以及通过血-脑屏障进入颅内和脑组织的抗菌药物列为穿透力强的抗菌药物。“穿透力”一词虽反映抗菌药物进入感染组织的能力,但不如“分布”表述全面和确切,且抗菌药物进入感染组织还受其他因素的影响。药物进入感染组织的情况,临床上称之为药物渗透性。感染部位的炎症反应可增加某些抗菌药物的渗透性。治疗化脓性脑膜炎必须选用容易透过血-脑屏障的药物,有些抗生素虽很少透过血-脑屏障,但在炎症情况下透过性增加,这就是所谓的“炎症依赖性抗生素”。当临床症状好转、炎症缓解时不宜减少给药剂量,因为实际上这时透过血-脑屏障的药物已经减少了。治疗下呼吸道深部感染时,首要考虑抗菌药物在肺组织(肺泡和肺间质)的浓度以求消除其中的病原微生物。另外还需要清除痰中病原微生物才能巩固治疗效果,避免复发。故在肺组织炎症缓解条件下还需序贯使用进入气道和痰液较多的抗菌药物。

不仅为治疗,也是为避免发生不良反应,故需要了解抗菌药物的分布。例如,易透过血-胎盘屏障自母体进入胎儿体内的抗菌药物有青霉素、氨苄西林、羧苄西林、氯霉素、磺胺、四环素类等,上述药物分布到胎儿血清浓度与母体血清浓度之比率可达50%~100%,其中四环素可致乳齿及骨骼发育受损,氯霉素可影响胎儿造血功能;庆大霉素、卡那霉素、链霉素的上述比率在50%左右,氨基糖苷类抗生素可损及胎儿第8对脑神经,导致先天性耳聋。所以上述药物在妊娠期间应避免应用。

3. *代谢和排泄* 药物的消除方式主要靠机体代谢及排泄。药物代谢亦称生物转化,其过程主要由肝细胞中的细胞色素酶等促进。代谢产物可保持原有抗菌活性,或活性减弱或消失。例如,磺胺药、异烟肼等主要在肝脏被乙酰化失活;红霉素类在体内大部分经肝脏破坏,在胆汁中浓度较高;利福平可诱导肝药酶加快自身或其他药物的代谢,环丙沙星也由肝脏代谢;氯霉素在肝内与葡萄糖醛酸结合失去抗菌活性;头孢噻肟的代谢物去乙酰头孢噻肟与药物原形同存在于体内,代谢物的抗菌活性较原药低。因为一些抗菌药物在肝内代谢,所以在肝脏疾病特别是肝功能受损情况下,要注意药物对肝脏的伤害或毒性,另外更要注意药物在体内蓄积所引起的各种不良反应。

大部分抗菌药物经肾脏排泄，尿液药浓度较高，有的达血药浓度的数十倍至数百倍。因此，对下尿路感染，多种抗菌药物均可应用，但毒性大的氨基糖苷类应慎用。大环内酯类、林可霉素、利福平、头孢哌酮、头孢曲松等部分或主要由肝胆系统排泄并有肠肝循环，这类药物在肝脏、胆内浓度较高，有利于治疗肝脏、胆道的感染。但同时也要注意肝脏药物积蓄较高可增加肝脏负担。由肝胆系统排泄经肝肠循环的药物在粪便中排泄浓度较高，但大多抗菌药物的粪便浓度远比尿液浓度低。

合理利用某些药物经胆道系统排泄的特点，可提高一些感染性疾病的临床疗效，现举例说明选择药物时考虑药代学的重要性：① 20 多年前，氯霉素已被认定为治疗伤寒的标准药物，疗效虽可，但其缺点也非常突出，其中之一是胆囊中氯霉素浓度和活性都不足以消灭胆囊中的伤寒沙门菌，引起伤寒再燃、复发，以及恢复期带菌。从流行病学预防角度考虑是人群伤寒带菌者存在的一大原因，也就是伤寒流行区长期不能根除伤寒流行的要害。自从推广应用氟喹诺酮类药物后就大为改观，氟喹诺酮不仅在体外对伤寒沙门菌有较强杀菌作用，结合其药代学优点在体内的作用远比氯霉素优越，因为它可进入胆囊、肠道，以及巨噬细胞内杀灭伤寒沙门菌。② 胆囊和胆管细菌感染是临床常见疾病，其中以化脓性胆管炎最为严重。头孢噻肟、头孢哌酮、头孢曲松和头孢匹胺都可以应用，但考虑药代学其间仍有差别。头孢噻肟是腹腔感染常用药，但经肝脏代谢后胆囊内非活性药物较多；头孢哌酮、头孢曲松治疗胆囊炎虽优，但治疗胆管炎仍有可能药浓度不足。头孢匹胺的特点为胆管药浓度是血药浓度的 10 倍以上，而胆囊和胆囊壁低于血药浓度，因为该药除顺管道排泄外还经胆管壁分泌，所以用于治疗胆管炎更好。由此可见，即使同一类药物，甚至于同一品种，在组织器官的不同部位的药物浓度也有差异，临床选择药物对各药的药代学特点必须细致考虑。

药物消除的主要参数有半衰期（half life，$t_{1/2}$）和清除率（clearance，CL）。理论上 $t_{1/2}$ 代表体内药量消除一半需要的时间，在抗菌药物临床应用中常用血药浓度降低一半所需要的时间表示 $t_{1/2}$。抗菌药物一般经 1～2 个半衰期后就要考虑能否维持在有效血浓度和感染组织中的有效杀菌浓度，如果不能达到，则要再次给药。经过 6 个半衰期后体内 98.4%的药物被清除，10 个半衰期后体内药物实际上已经完全被清除。CL 指药物经肝、肾、肺和皮肤等各种途径代谢和排泄，自体内清除的速率；抗菌药物 CL 概念中的速率定义为单位时间内药物被消除的血液或血浆的容积。例如，血浆药物浓度为 0.2 mg/ml，如排泄率为 15 mg/min，则每分钟随药物清除的血浆容积为 15÷0.2＝75(ml/min)。此 75 代表机体清除药物的速率，并不表示清除的药量。因大部分药物都是经肾排泄的，总清除率分为肾清除率和肾外清除率之和，而肝脏是肾外清除的主要场所，所以肾外清除率与肝脏清除率大致相等。

（二）药代学/药效学（PK/PD）原理与抗菌药物合理应用

1. *最小抑菌浓度（MIC）* 临床用药不仅要了解抗菌药物的抗菌谱，哪些药治疗哪些感染；还应了解药物如何起作用，影响药效的各种因素和药效变化的规律。这样才能得心应手地选择药物品种、掌握用药时机，恰到好处地安排治疗方案，最大限度地发挥药物的治疗作用。药物作用与临床药效是互有联系的两个不同概念，如不按药效学要求正确使用抗生素，即使选择敏感药物也难以取得临床效果。抗菌药物药效学主要研究血液和感染部位的抗菌药物浓度与抗菌药物效应之间的关系。

在体外测定抗菌药物抑制、杀灭细菌的能力，即测定细菌对抗菌药物敏感性的试验。将药物倍比稀释后在肉汤或琼脂中定量测定 MIC 是经典方法；纸片扩散法是用圆形抗生素纸片置于细菌培养皿上，然后测定抑菌环直径来了解细菌对药物的敏感性。判断标准根据美国临床实验室标准委员会（NCCLS）推荐方法。抗生素在感染组织中的浓度必须超过 MIC（超过程度视菌种、药物而异),并维持必要时间,不同抗菌药物进入人体后以不同浓度分布于各组织中,所以在各敏感抗菌药物中还要选择进入感染组织较多的品种。组织药浓度一般与血药浓度呈正相关,一般血药浓度为 MIC 的 3～10 倍可在感染组织内达到 MIC 以上的抗菌药浓度。

最小抑菌浓度(MIC)和最小杀菌浓度(MBC)只能反映该药对某种细菌抑菌和杀菌活性的高低,并没有说明药物抑菌或杀菌持续时间的长短,也没有说明低于这个浓度时药物对细菌的生存有何影响,以及如何给药才能获得最好的抗菌效应等问题。体外试验获得的静态 PK 参数需与药效学(PD)结合起来(PK/PD)研究,特别是在人体进行 PK/PD 的试验,对指导抗菌药物临床合理应用价值更大。

2. *杀菌作用模式和临床用药*　主要有以下几种。

(1) 抗生素后效应:体外试验很容易证明,当某些抗菌药物与细菌接触一定时间后即除去药物,细菌的增殖在 2～3 小时内仍受到明显抑制的现象,称作抗生素后效应(Postantibiotic effect, PAE)。对革兰阳性菌而言,几乎所有抗生素均有 PAE,不过强弱差异很大,青霉素和头孢菌素类对革兰阳性菌有 1～3 小时的 PAE;多数β-内酰胺类药物对革兰阴性杆菌几乎没有 PAE,亚胺培南等碳青霉烯类药物是个例外,有 PAE,而氨基糖苷类、喹诺酮类等药物对革兰阳性和阴性菌都有较长的 PAE。

(2) 浓度依赖性杀菌作用:即抗生素的抗菌活性随药物浓度增加而加强。只要细菌与超过 MIC 浓度的抗生素接触,短时间即现杀菌作用,并且可维持一段时间。具有此类模式的抗菌药物有氨基糖苷类、喹诺酮类、四环素类、甲硝唑和两性霉素 B 等,且大多有较强的抗生素后效应。为达到较好的杀菌目的,使用氨基糖苷类、喹诺酮类等药物时,应使感染组织内的药浓度达 MIC 值的数倍以上,这时就不再需要维持此类浓度。所以应用这类抗菌药物更宜适当提高单次给药剂量,而不要小量多次给药。

(3) 时间依赖性杀菌作用:即抗生素浓度在 MIC 值以上的一定范围内与杀菌有关。杀菌浓度超过其阈值时抗菌活性不再随药物浓度的增加而增高,而是与细菌接触药物的时间延长呈正相关。此类杀菌模式的药物一般又可分为两类:一是无明显的或只有短暂的抗生素后效应,另类则有轻、中度的抗生素后效应。后者因 PAE 稍长,可以适当延长给药间隔,并允许血药浓度在给药间隔的一段时间区间里低于 MIC。这类药物包括碳青霉烯类、阿奇霉素、糖肽类、唑类抗真菌药。

为充分发挥β-内酰胺类等此类药物的抗菌作用,需要:① 在给予常规剂量以达到常态血药浓度(重症感染可增加药量和提高血药浓度)的条件下。② 每日恪守必要的给药次数,即两次给药中间的间隙期不宜超过规定的时间跨度。只有这样,感染组织内的药物浓度在超过 MIC 的基础上才能维持足够长的时间。

3. *PK/PD 参数和临床用药*　抗菌药物药代学与药效学都与杀菌效应相关,应用人体试验方法观察两者与临床疗效的关系,经分析研究所得的 PK/PD 参数(图 9-1)可用于评估或预测临床疗效。如果按这些 PK/PD 参数的要求制订给药方案,则其杀菌效应最好,否则杀菌效应降低。也就是说,即使应用同一品种的抗菌药物,若 PK/PD 参数不同,给药方案与之不符合,则会影响临床疗效。

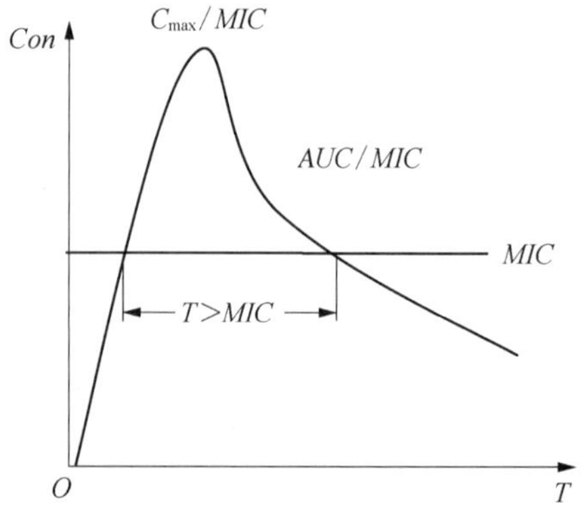

图 9-1　抗菌药物 PK/PD 参数

(1) 血药峰浓度 C_{max} 及其与细菌对该药的 MIC 的比值:如当氨基糖苷类的 C_{max}/MIC 比

值为 8～10 时，则除菌有效率>90%，并且可减少耐药突变株。

（2）药时曲线下面积（AUC）及其与细菌对该药的 MIC 的比值：即 AUC/MIC；氟喹诺酮类、氨基糖苷类等浓度依赖性药物的疗效评估参数为 AUC/MIC。因增加剂量即可提高 AUC，所以在特定病原菌 MIC 值不变的情况下就必然提高杀菌效应。

浓度依赖性药物在感染组织中的浓度要高于特定病原微生物的 MIC90 的 3～10 倍以上，抗菌药物才以最佳杀菌作用清除病原微生物。但感染组织中的药物浓度临床是无法测定的，所以使用从循环血液中药物的 C_{max} 和 AUC 值（一般在药物说明书中可找到数据）与该药物对特定细菌的 MIC 的比值，即 C_{max}/MIC 或 AUC/MIC，作为评估杀菌效应的 PK/PD 参数。C_{max}/MIC 或 AUC/MIC 随不同药物及其作用的各种细菌而不同。

氟喹诺酮类药物如 AUC/MIC 达到 125 时，对大部分病原菌的清除率可高达 80%以上，但对铜绿假单胞菌感染有时 AUC/MIC 需要>125，而对下呼吸道肺炎链球菌感染 AUC/MIC 值达 25～63 时即可获得良好疗效。当 C_{max}/MIC≥8～10 时和 AUC/MIC≥100 时可明显降低革兰阴性杆菌，包括铜绿假单胞菌对氟喹诺酮类药物产生耐药性的危险。

同样，当氨基糖苷类药物的 C_{max}/MIC≥8～10，AUC/MIC≥100～125 时可获得良好的临床疗效，并可防止在疗程中产生耐药突变株。氨基糖苷类药物过去常按每日 2 次给药，现在按 PK/PD 原理多主张每日 1 次给药法，其优点是：① 每日 1 次给药可使血药峰值和药时曲线下面积（AUC）增大，即 C_{max}/MIC 和 AUC/MIC 值升高，可增强抗菌活性；② 细菌最初接触药物后能下调对该药物的摄取，从而削弱药物的作用；如 1 次给药可使细菌下调药物摄取的能力在同时间内消失，并使 PAE 延长，由此临床疗效比 1 日药量分几次给药为好，发生耐药的概率低；③ 对是否能减少耳、肾毒性尚有争论，但多数研究者认为可降低毒性或延迟毒性的发生。

但是，氨基糖苷类和喹诺酮类的不良反应与药物浓度明显相关，每日给药量和每次药量仍要在各品种的限量范围内，如配合血药浓度监测重症患者可适当提高剂量，切忌盲目行事。同样理由，每日 1 次给药不宜用于长期血透或腹透、新生儿、孕妇、大面积烧伤、肺囊性纤维化和感染性心内膜炎等患者。

（3）血药浓度超过细菌 MIC 时间（Time Above MIC，T>MIC）：感染部位抗菌药物浓度高于细菌 MIC 时间越长，其杀菌效应就越强。大部分 β-内酰胺类、大环内酯类等药物属时间依赖性且 PAE 短的抗菌药物，当此类抗菌药物的浓度为 MIC 的 4～5 倍时，抗菌作用最佳，即处于饱和状态，继续增加药物浓度并不会提高疗效；当血药浓度低于 MIC 时，病原微生物很快开始继续生长。药物浓度在 MIC 以上维持的时间是影响其抗菌效果的最主要因素，所以其杀菌的评估参数为 T>MIC（表 9-32）。

表 9-32 抗菌药物按 PK/PD 参数的分类

分 类	PK/PD 参数	抗 菌 药 物
浓度依赖性 时间依赖性	C_{max}/MIC AUC/MIC	氨基糖苷类、氟喹诺酮类、甲硝唑、两性霉素 B
短 PAE	T>MIC、 T-MIC%	β-内酰胺类、氨曲南、大环内酯类、克林霉素、利奈唑胺
长 PAE	AUC/MIC、 T-MIC%	碳青霉烯类、阿奇霉素、四环素、糖肽类、氟康唑、奎奴普丁-达福普丁

T>MIC 与两次给药间隔时间的比值的百分数即 T>MIC%。它是上述 T>MIC 更具体和确切的表述。常用来评估时间依赖性抗菌药物杀菌效应的 PK/PD 参数。T-MIC%过低就不能维持 β-内酰胺类药物的杀菌作用，不仅临床疗效受影响，还诱导产生耐药菌。以头孢噻肟为例，T-MIC%≈30%～40%开始有效，T-MIC%≈60%～70%才达最高杀菌作用。用该

药治疗中性粒细胞缺乏实验动物的肺炎克雷伯菌肺炎，药物T-MIC%与菌落计数减少呈明显的相关性。

为使T-MIC%在50%上下：① 对半衰期>2小时的β-内酰胺类抗菌药物，如头孢替坦、头孢尼西给药1～2 g，可使T>MIC长达12小时，半衰期特长的头孢曲松则可长达24小时；② 半衰期介于1～2小时的β-内酰胺类如头孢唑林、头孢他啶、氨曲南等，每日给药2～3次，大部分给药间隔时间中药物浓度高于MIC；③ 其他头孢菌素和大多数青霉素类的半衰期为30～60分钟，推荐每4～6小时给药1次；④ 碳青霉素烯类抗生素对繁殖期和静止期细菌均有较强的杀菌活性，又有较长的PAE。因此，T-MIC%可低一些，一般为40%～50%，临床应用该类药物时可适当延长药物间隔时间。

大环内酯类属于时间依赖性药物。老一代大环内酯类如红霉素的评估参数为T-MIC%，期望值为40%～50%，临床应采用多次给药方案。新一代大环内酯类如阿奇霉素，半衰期长，组织浓度高，有较长的PAE，其评估参数为AUC/MIC，每日给药1次即能取得较好疗效。

临床应用该类药物常每日多次给药，以保证T-MIC%在40%～60%，重症患者可通过增加给药次数来提高疗效，而不宜盲目提高药物剂量。

临床常用β-内酰胺类抗生素、大环内酯类抗生素治疗急性中耳炎，另外此症也适合测定药物浓度和病原菌清除情况，药效学研究资料较多，证实：中耳液中的此类抗生素浓度超过中耳炎常见致病菌MIC_{90}的时间，应占给药间隔时间的比例应满足T-MIC%要求，当在40%～50%时其细菌清除率和临床疗效为80%～85%，而T-MIC%达到60%～70%时能获得最佳效果。

万古霉素、四环素类、阿奇霉素和奎诺普丁及达福普丁虽属时间依赖性杀菌，该类药物的PK/PD参数T>MIC或T-MIC%仍较重要。但这些药物的PAE较长，即使药物浓度在两次给药间隔的大部分时间低于细菌的MIC，也有杀菌效应，所以AUC/MIC也是重要参数。

临床常用β-内酰胺类抗生素静脉滴注治疗细菌感染，但常犯给药方案错误。例如，为减少给药次数而把1日的药量在上午点滴完，为提高疗效对重症患者盲目加大剂量或24小时持续静脉滴注给药。β-内酰胺类抗生素对特定病原微生物有一最强抗菌浓度范围，若高于此范围抗菌强度反随剂量增加而减弱，此谓抗菌作用的量效双相反应。体外试验说明：头孢唑林对金黄色葡萄球菌，青霉素G、氨苄西林对金黄色葡萄球菌、粪链球菌、B组溶血性链球菌、变形杆菌、流感嗜血杆菌均存在此等量效双相反应。所以要提高疗效必须根据感染部位、病原微生物对抗菌药物的敏感情况，结合药物的药代学来选择β-内酰胺类抗生素中的适当品种，并按PK/PD要求使给药方案满足T-MIC%参数。24小时持续静脉滴注给药的缺点是：1日的药量均匀在24小时给药有可能使药物浓度在感染组织内达不到要求，长期维持在低浓度水平也难以达到良好的杀菌效应；另外，万古霉素等半衰期很长的药物持续静脉滴注会使血药谷浓度不断升高而导致肾毒性。所以仍应提倡按T>MIC或T-MIC%参数要求分次给药。

(三) 抗菌药物治疗方案和联合用药原则

抗菌药物治疗方案包括药物选择和给药方案两个方面。应综合考虑患者病情、病原微生物种类及对药物的敏感性、抗菌药物的药代学和药效学特点来制订。

品种选择和联合用药是原则。首先是根据病情、病原微生物种类及药敏试验结果选用抗菌药物。另外，选择药物时不可忽视不同品种的药代学和药效学特点，其目的是保证感染组织内抗菌药物能发挥最佳杀菌效应。当有多种药物可供选用时，首先选择针对性最强的药物，且以窄谱为优，并对患者不良反应少、价廉者优先。一般感染患者用药72小时(重症感染48小时)后，可根据临床疗效或临床微生物检查结果，决定是否需要更换或适当调整所用抗菌药物。

尽可能单药治疗，联合用药适应证限于：

① 病原菌未明的重症感染；② 单一抗菌药物不能有效控制的混合感染或重症感染；③ 需要长期用药，为避免产生耐药菌而联合用药，如治疗结核病；④ 联合用药可使毒性较大的药物用量得以减少。

联合用药主要目的是达到两药协同作用以提高杀菌效应，过去常采用所谓繁殖期杀菌剂（β-内酰胺类、磷霉素、万古霉素等）与静止期杀菌剂（氨基糖苷类等）联合用药方案，其协同作用业已经临床长期实践所证实。近年来，有很多广谱抗生素已能达到同样的杀菌效应，且因氨基糖苷类药物的不良反应，此种联合已较少使用。当前对联合用药的两药选择着重考虑：① 抗菌谱最广，足以覆盖各种病原菌。这对球菌与杆菌、需氧菌和厌氧菌、细菌和真菌的混合感染，以及病原菌未明的重症感染是非常重要。② 联合用药中至少一种对病原菌有良好抗菌活性，另一种也不宜是病原菌对其高度耐药的药物。③ 病原菌对两药没有交叉耐药性，联合药敏试验呈协同作用或相加作用。④ 两药具有相似的药代动力学特性，用药后两者在体内过程大致同步，感染组织中均有较高的药物浓度，可获得最佳协同作用。常采用繁殖期杀菌剂（β-内酰胺类、磷霉素、万古霉素等）与静止期杀菌剂（氨基糖苷类等）联合，或β-内酰胺类与β-内酰胺酶抑制剂联合，以获协同抗菌作用。

在应对多重耐药或泛耐药不动杆菌或铜绿假单胞菌的难治性感染时，还要参考当前体外研究的结果，以下联合用药方案在体外可获得协同杀菌效应，尽管协同的机制尚未完全阐明。① 鲍曼不动杆菌：多黏菌素B或E联合利福平、亚胺培南或阿奇霉素；利福平联合阿奇霉素；舒巴坦复合剂联合利福平、米诺环素、阿奇霉素或氟喹诺酮类；② 铜绿假单胞菌：多黏菌素B联合利福平；头孢他啶或头孢吡肟联合妥布霉素或氟喹诺酮类；头孢他啶联合多黏菌素E；碳青霉烯类联合妥布霉素或利福平。选择这些联合方案时最好根据细菌的MIC结果，如能把两个MIC值都较低的药物组成联合治疗方案，则杀菌效应较好。

四、关注宿主状态和安全用药

在抗感染的治疗中不能只重视抗菌药物治疗作用的一面，而忽略机体因素。病原微生物、机体和抗菌药物三者之间构成一个复杂的系统，任何两者之间均存在双向作用，均为矛盾的统一体，所以抗感染治疗时，应将三者更好地结合起来考虑，充分发挥药物有利的一面，同时关注宿主状态，发挥宿主抗感染潜力和避免药物不良反应的产生。为控制感染，要调动机体的抗病能力，而不能削弱抗病能力。药物不良反应会加重宿主应激反应和各脏器的负担，影响抗感染疗效和疾病预后。治疗中应尽量减少或避免任何可降低抗感染防御功能的医源性因素。虽然抗菌药物也有二重性，其本身存在引起不良反应的因素，但导致不良反应发生率的高低常与应用过程中忽视宿主状态程度有一定关系。抗菌药物治疗全过程中也要注意感染病症以外的宿主状态，及时发现可疑药物的不良反应并及时恰当处理，包括药物说明书中没有提及的不良反应。

首先，应用抗菌药物必须考虑患者的生理情况。老年人、婴幼儿和儿童、孕妇和产妇显然与一般成人有很大的生理差异，关于抗菌药物应用注意事项在免疫虚损宿主中已讲到前两类人群，这里简要补充孕妇和产妇的抗菌药物的应用。此外，应用抗菌药物必须考虑患者病理和免疫状况，特别是在合并严重基础疾病的情况下，全身免疫功能和呼吸道、肝脏和肾脏等器官功能均可下降。因药物多通过肝、肾代谢和消除，肝、肾的影响远远超过其他脏器，在此重点介绍。在关注宿主情况的过程中，常忽视患者本身基础疾病所用药物，安全用药要注意抗菌药物与其他药物的相互作用。

（一）肝脏、肾脏与抗菌药物

1. *抗菌药物对肝脏的影响* 大多数抗菌药物本身或其代谢产物可损害肝脏，通过肝脏代谢或由肝胆系统排泄的药物对肝脏的影响尤为明显，其结果是各种不良反应发生率增加，肝损害首当其冲。另外,在某些情况下抗菌药物的药效亦受到影响。在已有肝功能损害时,药物体内过程发生改变,肝损害更加明显。

由于目前常用的肝功能试验并不能反映肝脏对药物的排泄或代谢能力,因此难以根据临床肝功能测定结果来判断肝损害的严重程度而制订适宜的给药方案。一般而言:① 药物主要由肾排泄,肝功能减退时不需调整剂量。氨基糖苷类(庆大霉素、妥布霉素、阿米卡星等)、青霉素、头孢唑林、头孢他啶、万古霉素、多黏菌素等也属于此类情况。② 肝功能减退或肝病患者宜避免使用或慎用在肝内代谢,经肝胆系统排泄且对肝脏有损害的药物。属此类药物者有红霉素等大环内酯类、利福平等利福霉素类、四环素类、克林霉素、林可霉素、两性霉素B、氟胞嘧啶、酮康唑、咪康唑、特比萘芬、甲硝唑、磺胺药、异烟肼、吡嗪酰胺等。如临床使用此类药物指征非常明确且无可替代时,可适当减少剂量,并在应用过程中谨慎观察和处理。③ 药物经肝、肾两条途径清除,肝功能减退时血药浓度升高,如同时有肾功能损害则血药浓度升高尤为明显,所以需要适度减量使用,如头孢曲松、头孢哌酮、头孢噻肟和氨曲南等,还有脲基青霉素中的美洛西林、阿洛西林和派拉西林;肝功能减退时清除减少,需减量应用,严重肝病时阿洛西林需减量50%。④ 氟喹诺酮类中的诺氟沙星和环丙沙星仅在重度肝功能减退时药物清除减少,但通常还可按正常剂量使用,重度肝功能减退则应减量慎用;莫西沙星在轻、中度肝功能减退时可常量使用,在重度肝功能损害时的应用尚无足够资料;氧氟沙星主要经肾排泄,但严重肝功能不全者仍需减量使用。

要注意:抗菌药物使用过程中患者发生的肝损害可能是抗菌药物所引起的,也可能是原有肝病受到感染和(或)药物的影响而加重。此外,也可由其他因素引起,如药物的相互作用等,因此,临床须仔细鉴别。

按发病机制,抗菌药物肝损害大致可分为以下几类。

(1) 直接毒性作用:肝损害发生率或损害程度常与剂量和疗程呈正相关,四环素类和大环内酯类对肝脏的影响远较头孢类抗生素多,同一类抗菌药物中的不同品种也有显著差异。β-内酰胺类药物使用2～3周,3%～7%的患者可出现谷丙转氨酶(ALT)、谷草转氨酶(AST)等肝功能指标异常,四环素类则在病理上表现为脂肪肝和肝细胞坏死。对于ALT、AST异常,及时停用药物多数可自行恢复,对于已发生肝细胞坏死的病例,如不及时停药则可能发展成重型肝炎。在已有肝脏基础疾病的状态下尽可能避免使用对肝脏有直接的强烈毒性作用的药物。

(2) 超敏反应:典型例子是红霉素所致的胆汁淤积性肝炎。药物作为一种半抗原与肝内载体(多肽或蛋白质)结合而成抗原,继而激发超敏反应,通过细胞免疫介导和炎症因子的释放而损害肝细胞。如损害部位以胆汁排泄装置为重,可使毛细胆管的微绒毛变性坏死,或使毛细胆管壁渗透性改变,以致水分外溢而管内胆汁黏稠,易于形成胆栓。

亚临床型自身免疫性肝炎没有明显症状,包括抗菌药物在内的多种药物可诱发肝功能异常而呈现显性病态。药物与肝细胞相互作用可能产生大量新抗原,通过分子模拟机制激发自身免疫性肝损害病理过程,重者因临床急性发作而威胁生命。

(3) 肝功能改变:某些抗菌药物在肝内代谢过程中影响正常肝脏功能。如利福平与胆红素竞争酶结合致高胆红素血症。

2. 肾脏与抗菌药物　许多抗菌药物在人体内主要经肾排出,肾损害是常见的不良反应。青霉素类对肾脏影响很小,但可通过超敏反应机制引起间质性肾炎,表现为发热、皮疹、血尿和蛋白尿,停用药物后可恢复。氨基糖苷类、糖肽类、多黏菌素B等对肾脏毒性较大,可直接导致近端肾小管中毒性损害。临床使用较多的氨基糖苷类通常在1周内出现蛋白尿、管型尿和红细胞,进而尿素氮、肌酐上升,及时停药后5日左右可恢复正常;但重者可因肾小管坏死而发生急性肾衰竭。此类毒性反应是浓度依赖性的，也就是说与使用剂量、血药浓度、使用期和总用药量密切相关。

肾功能减退患者发生细菌性感染时，避免应用肾毒性大的抗菌药物；根据感染的严重程度、病原微生物种类及药敏试验结果等选用无肾毒性或肾毒性低的抗菌药物。考虑患者肾功能减退而使用的抗菌药物有3类。① 仍可予以正常剂量者：此类药物主要经肝胆系统排泄或代谢，包括红霉素等大环内酯类、多西环素、利福平，或使用在肾功能减退情况下可经肝胆系统排泄的药物，如头孢噻肟、头孢曲松、头孢哌酮、头孢他啶、氨苄西林、苯唑西林、哌拉西林均可按原治疗剂量给药。② 药物剂量微减少者：包括主要经肾排泄的青霉素类和某些头孢菌素如头孢噻吩、林可霉素和克林霉素、氯霉素、甲硝唑等。③ 药物剂量必须减量者：主要指经肾排泄且对肾有一定毒性的药物，包括氨基糖苷类抗生素、某些有肾毒性的第一代头孢菌素、多黏菌素类、万古霉素、乙胺丁醇、对氨水杨酸、氟胞嘧啶和两性霉素B等。其中多黏菌素和万古霉素肾毒性较大，应尽量避免在肾功能减退患者中的应用，如病情必须采用此类药物时，宜进行血药浓度监测，根据其结果拟订个体化给药方案。

在肾功能减退的情况下，氨基糖苷类等一些抗生素的肾消除速度常数及肾清除率都会降低，若按常规剂量使用必然招致肾毒性反应，应在调整剂量后再选用。剂量的调整须依据：① 肾功能损害程度，以内生肌酐清除率和血肌酐为可靠的指标，不能测定内生肌酐清除率时，血尿素氮或血非蛋白氮仍具参考价值；② 抗菌药物对肾毒性的大小；③ 药物在体内的代谢过程和排泄途径，即药物动力学特点；④ 药物经血液透析或腹膜透析后清除的程度。因进行血液透析时可清除大部分氨基糖苷类，透析后需增加一次剂量，腹膜透析对药物清除少，可不加用。

一般根据患者内生肌酐清除率、血肌酐或血尿素氮等结果分为轻、中和重度肾功能损害（表9-33），在肾功能轻、中和重度损害时每日用药剂量分别减至正常量的2/3～1/2、1/2～1/5和1/5～1/10。另外，可通过延长给药间期，而每次剂量不变也可达到减量目的，血药浓度波动较大，对严重感染患者可能影响疗效，故仍宜采用上述减量法。根据血肌酐值调整剂量的方法虽简单易行，但其可靠性较按内生肌酐清除率计算者差，在老年患者或血肌酐值高达530～707 μmol/L(6～8 mg/dL)以上者均不适用。

（二）妊娠期和哺乳期妇女抗菌药物的应用

妊娠期和哺乳期妇女作为特殊人群，用药是否妥当，直接关系到下一代智力发展和身体健康，所以选择和使用抗菌药物都需非常谨慎。根据孕妇、胎儿、乳儿的药理学特点合理应用抗菌药物，既要控制感染也不能伤及胎儿、乳儿。

FDA按照药物在妊娠期应用时的危险性分为A、B、C、D及X类，可供药物选用时参考（表9-34）。

表9-33 肾功能减退程度

肾功能测定	正常值	肾功能减退轻度		
		轻度	中度	重度
内生肌酐清除率(ml/min)	90～120	40～80	10～40	<10
血肌酐(mg/dL)	1～1.5	1.5～2	2～5	>5
血尿素氮(mg/dL)	9～15	20～35	35～60	>60
非蛋白氮(mg/dL)	20～35	40～60	60～100	>100

注：血肌酐1 mg/dL相当于88.4 μmol/L；血尿素氮1 mg/dL相当于0.357 mmol/L；非蛋白氮1 mg/dL相当于0.714 mmol/L。

表 9-34 抗微生物药在妊娠期应用时的危险性分类

FDA 分类	抗微生物药			
A. 在孕妇中研究已证实无危险性				
B. 动物中研究无危险性,但人类研究资料不充分,或对动物有毒性,但人类研究无危险性	青霉素类 头孢菌素类 青霉素类+β-内酰胺酶抑制剂 氨曲南 美罗培南 厄他培南	红霉素 阿奇霉素 克林霉素 磷霉素	两性霉素 B 特比萘芬 利福布汀 乙胺丁醇	甲硝唑 呋喃妥因
C. 动物研究显示毒性,人体研究资料不充分,但用药时可能患者的受益大于危险性	亚胺培南/西司他丁 氯霉素 克拉霉素 万古霉素	氟康唑 伊曲康唑 酮康唑 氟胞嘧啶	磺胺药/甲氧苄啶 氟喹诺酮类 利奈唑胺	乙胺嘧啶 利福平 异烟肼 吡嗪酰胺
D. 已证实对人类有危险性,但仍可能受益多	氨基糖苷类	四环素类		
X. 对人类致畸,危险性大于受益	奎宁	乙硫异烟胺	利巴韦林	

注:① 妊娠期感染时用药可参考表中分类及用药后患者的受益程度及可能的风险,充分权衡后决定。A类:妊娠期妇女可安全使用;B类:有明确指征时慎用;C类:在确有应用指征时,充分权衡利弊决定是否选用;D类:避免应用,但在确有应用指征,且患者受益大于可能的风险时在严密观察下慎用;X类:禁用。② 妊娠期妇女接受氨基糖苷类、万古霉素、去甲万古霉素、氯霉素、磺胺药、氟胞嘧啶时必须进行血药浓度监测,据以调整给药方案。

1. *妊娠期妇女抗菌药物的应用* 妊娠期抗菌药物的应用需考虑药物对母体和胎儿两方面的影响。因为在妊娠期绝对安全的抗菌药物是没有的,应尽量避免不必要的用药,当数种同类药物对孕妇可产生同样疗效时,应尽量选择安全药物,新药应以慎用为原则。临床经验证明:青霉素类、头孢菌素类、大环内酯类的药动学对孕妇和胎儿的总体安全性好,妊娠期必须使用时可以应用;对胎儿有致畸或明显毒性作用的,如四环素类、喹诺酮类等,妊娠期避免应用;对母体和胎儿均有毒性作用的,如氨基糖苷类、万古霉素、去甲万古霉素等,妊娠期避免应用,确有应用指征时,须在血药浓度监测下使用,以保证用药安全有效。

2. *哺乳期妇女抗菌药物的应用* 抗菌药物可自乳汁分泌,青霉素类、头孢菌素类等β-内酰胺类和氨基糖苷类等在乳汁中含量低。氟喹诺酮类、四环素类、大环内酯类、氯霉素、磺胺甲噁唑、甲氧苄啶、甲硝唑等在乳汁中含量较高。然而无论乳汁中药物浓度如何,均对乳儿有潜在的影响,并可能出现不良反应,如氨基糖苷类抗生素可导致乳儿听力减退,氯霉素可致乳儿骨髓抑制,磺胺甲噁唑等可致胆红素脑病(核黄疸)、溶血性贫血,四环素类可致乳牙黄染,青霉素类可致过敏反应等。因此,治疗哺乳期感染患者应用任何抗菌药物时,均宜暂停哺乳。

(三) 老年患者抗菌药物的应用

由于老年人组织器官呈生理性退行性变、免疫功能下降、易罹患感染,在应用抗菌药物时需注意以下事项。

第一,老年人肾功能呈生理性减退,按一般常用量接受主要经肾排出的抗菌药物时,由于药物自肾排出减少,可导致药物在体内积蓄,血药浓度增高,易发生药物不良反应。因此,老年患者尤其是高龄患者接受主要自肾排出的抗菌药物时,可按轻度肾功能减退减量给药。

第二，老年患者宜选用毒性低并具杀菌作用的抗菌药物，无用药禁忌者可首选青霉素类、头孢菌素类等β-内酰胺类抗菌药物。氨基糖苷类具有肾、耳毒性，应尽可能避免应用。万古霉素、去甲万古霉素、替考拉宁等药物应在有明确应用指征时慎用，必要时进行血药浓度监测，并据此调整剂量，使给药方案个体化，以达到用药安全、有效的目的。

（四）新生儿患者抗菌药物的应用

新生儿期一些重要器官尚未完全发育成熟，在此期间其生长发育随日龄增加而迅速变化，因此，新生儿感染使用抗菌药物时需注意以下事项。

第一，新生儿期肝、肾均未发育成熟，肝代谢酶的产生不足或缺乏，肾清除功能较差，故新生儿感染时应避免应用毒性大的抗菌药物，包括主要经肾排泄的氨基糖苷类、万古霉素、去甲万古霉素等，以及主要经肝代谢的氯霉素等。确有应用指征时，需进行血药浓度监测，据此调整给药方案，个体化给药，以使治疗安全有效。

第二，新生儿期避免应用可能发生严重不良反应的抗菌药物（表 9-35）。可影响新生儿生长发育的四环素类、喹诺酮类应避免应用，可导致脑性核黄疸及溶血性贫血的磺胺类药和呋喃类药应避免应用。

表 9-35 新生儿应用抗菌药物后可能发生的不良反应

抗菌药物	不良反应	发生机制
氯霉素	灰婴综合征	肝酶不足，氯霉素与其结合减少，肾排泄功能差，使血游离氯霉素浓度升高
磺胺药	脑性核黄疸	磺胺药替代胆红素与蛋白的结合位置
喹诺酮类	软骨损害（动物）	不明
四环素类	齿及骨骼发育不良、牙齿黄染	药物与钙络合沉积在牙齿和骨骼中
氨基糖苷类	肾、耳毒性	肾清除能力差，有遗传因素、药物浓度等个体差异大
万古霉素	肾、耳毒性	同氨基糖苷类
呋喃类	溶血性贫血	新生儿红细胞中缺乏葡萄糖-6-磷酸脱氢酶

第三，新生儿期由于肾功能尚不完善，主要经肾排出的青霉素类、头孢菌素类等β-内酰胺类药物需减量应用，以防止药物在体内蓄积导致严重中枢神经系统毒性反应的发生。

第四，新生儿的组织器官日益成熟，抗菌药物在新生儿的药动学亦随日龄增长而变化。因此，使用抗菌药物时应按日龄调整给药方案。

（五）小儿患者抗菌药物的应用

小儿患者在应用抗菌药物时应注意以下几点。

1. *氨基糖苷类* 该类药物有明显耳、肾毒性，小儿患者应避免应用。临床有明确应用指征且又无其他毒性低的抗菌药物可供选用时，方可选用该类药物，并在治疗过程中严密观察不良反应。有条件者应进行血药浓度监测，根据结果个体化给药。

2. *糖肽类* 该类药有一定肾、耳毒性，小儿患者仅在有明确指征时方可选用。在治疗过程中应严密观察不良反应，有条件者应进行血药浓度监测，个体化给药。

3. *四环素类* 可导致牙齿黄染及牙釉质发育不良，不可用于 8 岁以下小儿。

4. *喹诺酮类* 由于对骨骼发育可能产生不良影响，该类药物避免用于 18 岁以下未成年人。

（六）药物相互作用与抗菌药物不良反应

近年来，药物相互作用导致不良反应已引起普遍关注，在选择抗菌药物及使用过程中也要了解患者的其他疾病和经常服用药物的情况，尽量避免因相互作用而发生不良反应。抗菌药物的联合应用，以及抗菌药物与其他药物使用时均可因药物间的相互作用导致临床不良反应。也就是说：使用抗菌药物发生不良反应时尚需考虑同时使用的其他药物引起的可能性。

相对而言，β-内酰胺类药物与其他药物的相互作用甚少，所以是安全性较高的药物。解酒硫样反应(disulfiram like reaction)最早见于美国使用头孢哌酮的报道。患者应用该药后饮用啤酒，随即出现颜面潮红、眩晕、头痛、恶心、频脉、低血压，持续1～2小时。这是因为头孢哌酮抑制体内的乙醛脱氢酶，乙醛积蓄所致的反应，又称乙醛综合征(acetaldehyde syndrome)。以后发现，其他结构中有甲硫四唑的头孢菌素或甲硝唑与乙醇制剂或华法林(抗凝剂)使用时均可发生类似不良反应。

氨基糖苷类与万古霉素、两性霉素B联合应用则明显增加肾毒性，应予以避免。氨基糖苷类与羧基或酰脲类青霉素联合应用虽无毒性增强，但在肾功能衰竭时后者可明显降低氨基糖苷类的活性。异烟肼与利福平联合应用虽是常用的有效抗结核方案，但明显增加了肝毒性，所以至少在合并肝病的患者用药上，应避免两者的联合应用。

新一代大环内酯类抗生素的不良反应远较红霉素小，但也有它的特殊性。例如，合用克拉霉素与他汀类调脂药物，他汀相关性肌病发生率显著增加，严重者可因肌肉融解症、急性肾衰竭而死亡。

氟喹诺酮药是临床常用药物，也是与其他药物使用时发生不良反应较多的药物。譬如，与西咪替丁同用可增加抗菌药物浓度，与环孢素A合用则明显增加后者对肾脏的不良反应。

参考文献

[1] 国家卫生和计划生育委员会，国家中医药管理局，解放军总后勤部卫生部. 抗菌药物临床应用指导原则(2015版)[S]. 北京，2015.

[2] 孟现民，董平，张永信. 认真落实《抗菌药物临床应用指导原则(2015年版)》[J]. 上海医药，2016.

[3] 中华医学会创伤学分会创伤感染学组，中华医学会急诊医学分会创伤学组. 创伤后抗菌药物预防性应用专家共识[J]. 中华急诊医学杂志，2016，25(10)：1224-1228.

[4] 刘香香，何丽展，金玲. 手术切口感染的原因及护理分析[J]. 世界最新医学信息文摘：电子版，2014(21)：429-430.

[5] NICE guideline [NG63]：Antimicrobial stewardship：changing risk-related behaviours in the general population.

[南京医科大学第一附属医院(江苏省人民医院) 朱传龙 李军]

第五节 抗菌药物的预防性应用

抗菌药物的预防性应用涉及多个临床科室，且占抗菌药物临床应用总量的相当比例，估计在30%～40%。很多临床预防性使用抗菌药物存在不合理性，如在内科、儿科领域，常用抗菌药物预防细菌感染，如流行性感冒、麻疹等疾病。外科患者围术期预防性用药比例经过政府部门及医院抗菌药物管理措施后使用比例比以往有所下降，但仍较高。另外，也常用于外伤和烧伤患者、休克和昏迷患者、留置导尿管者、气管切开及应用激素者等。预防性应用抗菌药物的指征远较治疗用药者少，但目前滥用抗菌药物的现象十分普遍，这不仅造成极大的浪费，而且产生了严重的临床后果。因此，严格掌握预防使用抗菌药物的适应证，合理选用抗菌药物的品种、剂量、疗程等，对于降低高危患者的感染率以及提高外科手术患者的成功率至关重要。

一、内科、儿科领域中的预防性用药

(一) 预防性用药原则

用于预防一种或两种特定病原菌入侵体内引起的感染，可获得一定效果；但如目的在于防止任何细菌入侵，往往无效。

预防在一段时间内发生的感染可能有效，但长期预防性用药常不能达到目的。

对有导致感染风险增加的原发疾病或基础状况，可以治愈或纠正者，预防性用药价值较大；原发疾病不能治愈或纠正者，药物预防效果有限，应权衡利弊，决定是否预防性用药。需严密观察其病情，一旦出现感染征兆时，在送检有关标本做培养的同时，及时给予经验治疗。

对以下情况原则上不应预防性应用抗菌药物：普通感冒、麻疹、水痘等病毒性疾病；昏迷、休克、中毒、心力衰竭、肿瘤、应用肾上腺皮质激素等患者；留置导尿管、留置深静脉导管以及建立人工气道（包括气管插管或气管切口）患者。

（二）预防性应用

1. *流行性脑脊髓膜炎*　在流行时期，患者（儿）所在托儿所、部队、学校中的密切接触者，患者家庭中的儿童需使用预防性用药。一般采用利福平（孕妇禁用）、环丙沙星（限成人）及头孢曲松等药物。利福平口服推荐剂量和疗程为成人 0.6 g/d，儿童 10 mg/kg，连服 2 日；利福平应用后细菌清除率高达 85%，但易产生耐药性。头孢曲松预防作用优于利福平，单次剂量成人 250 mg 肌内注射、儿童 125 mg 肌内注射，对脑膜炎奈瑟菌清除作用可维持 1～2 周。成人也可使用环丙沙星单次口服 500 mg。

2. *风湿热*　与 A 组乙型溶血性链球菌感染密切相关。因此，对风湿性心脏病患者和经常发生链球菌咽峡炎或风湿热的患者可预防性使用抗菌药物来控制和预防链球菌感染。常用药物为苄星青霉素或青霉素 V。苄星青霉素每月肌内注射 1 次，儿童 60 万～120 万 U，成人 120 万 U。采用青霉素 V 口服，可每日 2 次，每次 125～250 mg。对青霉素过敏者，以红霉素 250～500 mg 口服，每日 1～2 次。对易复发儿童或成人预防性用药时间应尽量延长，直至病情稳定为止。

3. *感染性心内膜炎*　对有心内膜高危患者[① 人工瓣膜；② 既往有感染性心内膜炎病史；③ 心脏移植术后发生的瓣膜病变；④ 先天性心脏病合并以下情况：未纠正的发绀型先天性心脏病（包括姑息分流术），通过导管或手术途径植入异物或装置的先天性心脏病手术后的前 6 个月，先天性心脏病缺损修补术植入补片后仍有残留缺损及分流]，在接受牙科或口腔操作前 1 小时成人口服阿莫西林 2 g 或操作前半小时静脉滴注（或肌内注射）氨苄西林 2 g，儿童口服阿莫西林或氨苄西林 50 mg/kg，如有青霉素过敏可使用头孢氨苄或克林霉素。

4. *流感嗜血杆菌脑膜炎*　对患者家庭中未经免疫接种的≤4 岁儿童、有发病者的幼托机构中≤2 岁未经免疫的儿童预防用药；幼托机构在 60 日内发生 2 例以上患者，且入托对象未接种疫苗时，应对入托对象和全部工作人员预防用药。可使用利福平（孕妇禁用）。

5. *新生儿 B 组溶血性链球菌（GBS）感染*　采用青霉素 G 或氨苄西林预防新生儿 GBS 感染，适用人群为孕妇有 GBS 菌尿者；妊娠 35～37 周阴道和肛拭培养筛查有 GBS 寄殖者；孕妇有以下情况之一者：＜37 周早产；羊膜早破≥18 小时；围生期发热，体温 38℃ 以上者；以往出生的新生儿有该菌感染史者。具体用药方法为青霉素 G 首剂 500 万 U 静脉注射，之后 250 万 U，每 4 小时 1 次；氨苄西林：首剂 2 g，继以 1 g 每 4 小时 1 次，静脉滴注。如有青霉素过敏，非高度危险发生过敏性休克者可换用头孢唑啉首剂 2 g 静脉注射，之后 1 g，每 8 小时 1 次；高度危险发生过敏性休克者可使用克林霉素 600～900 mg，每 8 小时 1 次静脉滴注，或红霉素 500 mg，每 6 小时 1 次静脉滴注。对上述药物过敏或耐药，可使用万古霉素 1 g，每 12 小时 1 次静脉滴注。使用疗程应至分娩结束。

6. *结核病*　预防对象包括与新发现排菌患者密切接触的儿童，结核菌素试验新近转阳的青年人，潜伏结核中有严重损害免疫功能的情况（如淋巴瘤、白血病、头颈部癌、化疗、实体器官移植、HIV 感染、使用 TNF-α 抑制剂等患者）。预防的药物为异烟肼，每日成人为 300 mg，儿童 5～10 mg/kg，1 次顿服，疗程为 6～9 个月。其他备选方案有单用利福平 450 mg，每日 1 次口服,连用4个月;3个月疗程的异烟肼加利福喷汀、3～4个月疗程的异烟肼加利福平。

7. *疟疾* 预防性用药应自进入疫区前2周开始,并持续到离开疫区后6～8周。选用药物为磺胺多辛500 mg及乙胺嘧啶25 mg的复方制剂,每周1次,每次2片,疗程一般不超过3个月。

8. *肺孢菌病* 艾滋病患者CD4细胞计数<200/mm^3者或造血干细胞移植及实体器官移植受者需接受SMZ/TMP预防发生肺孢菌病。成人可口服SMZ/TMP(每片400 mg/80 mg),每次2片,每日1次,或每次1片,每日1次。

9. *脾切除后/功能无脾者菌血症* 主要对脾切除后儿童或患镰状细胞贫血和地中海贫血的儿童(属于功能无脾)进行菌血症的预防,建议定期接种肺炎链球菌、B型流感嗜血杆菌疫苗和四价脑膜炎奈瑟菌疫苗。对脾切除术后5岁以下儿童:阿莫西林20 mg/kg或青霉素V 125 mg,每日2次口服,直到满5岁;5岁以上儿童:青霉素V 250 mg,每日2次口服,至少服1年。患镰状细胞贫血和地中海贫血的5岁以下儿童:青霉素V 125 mg,每日2次口服,直到满5岁;5岁以上儿童:青霉素V 250 mg,每日2次口服,或阿莫西林20 mg/kg,有人建议至少用药至18岁。出现发热时可予阿莫西林/克拉维酸或头孢呋辛,青霉素过敏者可予磺胺甲噁唑/甲氧苄啶(SMZ/TMP)、克拉霉素。

10. *新生儿淋病奈瑟球菌或衣原体眼炎* 适用于所有的新生儿,出生时给予0.5%～1.0%四环素眼药水或0.5%红霉素眼药水滴眼或眼药膏涂眼。

11. *百日咳* 对7岁以下的和百日咳患者密切接触者可给予红霉素预防。具体用药:每日50 mg/kg,分4次口服,共用药2周。

12. *实验室感染的预防* 实验室工作者不慎暴露于布鲁氏菌,如属高危者(接触量多)使用多西环素100 mg每日2次+利福平450～600 mg口服3周;低危者(接触量少)每周2次血清试验,转阳时开始使用多西环素+利福平;妊娠妇女可使用SMZ/TMP±利福平。暴露于鼠疫耶尔森菌者使用多西环素或SMZ/TMP1周。

二、外科预防性用药

(一) 外科预防性用药的基本原则

外科手术预防性用药主要是预防手术部位感染,包括浅表切口感染、深部切口感染和手术所涉及的器官/腔隙感染,但不包括与手术无直接关系的、术后可能发生的其他部位感染。一般根据手术切口类别、手术创伤程度、可能的污染细菌种类、手术持续时间、感染发生机会和后果严重程度、抗菌药物预防效果的循证医学证据、对细菌耐药性的影响和经济学评估等因素,综合考虑决定是否预防性应用抗菌药物。但抗菌药物的预防性应用并不能代替严格的消毒、灭菌技术和精细的无菌操作,也不能代替术中保温和血糖控制等其他预防措施。

1. *清洁手术(Ⅰ类切口)* 手术脏器为人体无菌部位,局部无炎症、无损伤,也不涉及呼吸道、消化道、泌尿生殖道等人体与外界相通的器官。手术部位无污染,通常不需预防性应用抗菌药物。但在下列情况时可考虑预防用药:① 手术范围大、时间长、污染机会增加;② 手术涉及重要脏器,一旦发生感染将造成严重后果者,如头颅手术、心脏手术等;③ 异物植入手术,如人工心瓣膜植入、永久性心脏起搏器放置、人工关节置换等;④ 高龄、糖尿病、免疫功能低下(尤其是接受器官移植者)、营养不良等有感染高危因素患者。

2. *清洁-污染手术(Ⅱ类切口)* 是指手术部位存在大量人体寄殖菌群,手术时可能污染手术部位引起感染,如上、下呼吸道,上、下消化道,泌尿生殖道手术或口咽部手术、胆道手术、子宫全切除术、经直肠前列腺等经以上器官的手术,以及开放性骨折或创伤手术。此类手术通常需预防性应用抗菌药物。

3. *污染手术(Ⅲ类切口)* 是指造成手术部

位严重污染的手术，包括手术涉及急性炎症但未化脓区域；胃肠道内容物有明显溢出污染；新鲜开放性创伤但未经及时扩创；无菌技术有明显缺陷如开胸、心脏按压者已造成手术部位严重污染的手术。此类手术需预防性应用抗菌药物。

4. *污秽-感染手术（Ⅳ类切口）* 有失活组织的陈旧创伤手术及已有临床感染或脏器穿孔的手术，在手术前即已开始治疗性应用抗菌药物，术中、术后继续，不属预防性应用范畴。

5. *外科预防性应用抗菌药物的选择及给药方法* 抗菌药物的选择视预防目的而定。预防性用药应针对手术路径中可能存在的污染菌：如心血管、头颈、胸腹壁、四肢软组织手术和骨科手术等经皮肤的手术，通常选择针对金黄色葡萄球菌的抗菌药物。结肠、直肠和盆腔手术，应选用针对肠道革兰阴性菌和脆弱拟杆菌等厌氧菌的抗菌药物。选用对可能的污染菌针对性强、有充分的预防有效的循证医学证据、安全、使用方便及价格适当的品种。

6. *给药途径* 大部分为静脉输注，仅有少数为口服给药。静脉输注应在皮肤、黏膜切开前0.5～1小时内或麻醉开始时给药，在输注完毕后开始手术，保证手术部位暴露时局部组织中抗菌药物已达到足以杀灭手术过程中沾染细菌的药物浓度。万古霉素或氟喹诺酮类等由于需输注较长时间，应在手术前1～2小时开始给药。抗菌药物的有效覆盖时间应包括整个手术过程。手术时间较短（<2小时）的清洁手术术前给药一次即可。如手术时间超过3小时或超过所用药物半衰期的2倍以上，或成人出血量超过1 500 ml，术中应追加一次。清洁手术的预防用药时间不超过24小时，心脏手术可视情况延长至48小时。清洁-污染手术和污染手术的预防用药时间亦为24小时，污染手术必要时延长至48小时。

（二）外科预防性用药

1. *头颈部、乳房、心血管外科、骨科等手术* 大部分此类手术属于清洁手术（Ⅰ类切口），如脑外科手术（清洁，无植入物）、脑脊液分流术、脊髓手术、头颈部手术（恶性肿瘤，不经口咽部黏膜）、颌面外科（下颌骨折切开复位或内固定、面部整形有移植物手术、正颌手术）、乳腺手术（乳腺癌、乳房成形术，有植入物如乳房重建术）、心血管手术（腹主动脉重建、下肢手术切口涉及腹股沟、任何血管手术植入人工假体或异物、心脏手术、安装永久性心脏起搏器）、关节置换成形术、截骨、骨内固定术、腔隙植骨术、脊柱术（应用或不用植入物、内固定物）等为清洁手术，通常不需要预防性应用抗菌药物。当有特殊情况时，感染风险增高或一旦感染造成后果严重的，可选用针对金黄色葡萄球菌及凝固酶阴性葡萄球菌的第一代头孢菌素如头孢唑林、第二代头孢菌素如头孢呋辛，替代方案如氨苄西林/舒巴坦、阿莫西林/克拉维酸或克林霉素等。对脑外科手术、脑脊液分流术或心血管等特殊部位手术，如所在医疗机构为MRSA高发区可选用万古霉素或去甲万古霉素预防MRSA感染。

2. *消化外科手术* 一般为清洁-污染手术或污染手术（Ⅱ类或Ⅲ类切口），应根据不同手术部位潜在致病菌的种类来选择抗菌药，应尽量覆盖肠道不同部位的特异性菌丛。① 胃、十二指肠手术、小肠手术可能出现的致病菌为革兰阴性杆菌、链球菌属及口咽部厌氧菌（如消化链球菌）。可选用第一、二代头孢菌素或头霉素类预防术后感染。② 肝、胆系统及胰腺手术主要预防革兰阴性杆菌、厌氧菌（如脆弱拟杆菌）感染，可选用第一、二代头孢菌素或头孢曲松±甲硝唑或头霉素类抗菌药物。择期胆囊手术如慢性胆囊炎患者胆汁中的细菌有大肠埃希菌、表皮葡萄球菌、肠球菌等。其术后伤口感染的致病菌与胆道内细菌有同源性，因此有预防性应用抗菌药物的适应证。③ 结肠、直肠、阑尾手术：人的末端回肠，结、直肠存在高浓度的细菌，主要为革兰阴性杆菌及厌氧菌（如脆弱拟杆菌），术中肠道内细菌会外溢至腹腔，导致严重感染。预防性选用的抗菌药物应对需氧及厌氧菌均起作用，也应覆盖皮肤来源的革兰阳性菌。在手术切开皮肤前30

分钟时给予第一代头孢菌素如头孢唑林或第二代菌素如头孢呋辛加甲硝唑 0.5 g 静脉注射或静脉滴注，头霉素类、头孢曲松±甲硝唑、氨苄西林/舒巴坦、阿莫西林/克拉维酸、厄他培南、也可作为预防性用药的选择。如对 β-内酰胺类过敏，可选用克林霉素联合庆大霉素或氨曲南或环丙沙星。

3. *泌尿外科手术* 大部分属于清洁-污染手术(Ⅱ类切口)，如进入泌尿道或经阴道的手术(经尿道膀胱肿瘤或前列腺切除术、异体植入及取出、切开造口、支架的植入及取出)及经皮肾镜手术等，预防性用药主要覆盖革兰阴性杆菌，可选择第一、二代头孢菌素或氟喹诺酮类。泌尿外科手术有假体植入者需同时覆盖葡萄球菌及革兰阴性杆菌，可选择第一、二代头孢菌素+氨基糖苷类或万古霉素。经直肠前列腺活检之前应预防性应用抗菌药物，一般选用氟喹诺酮类，但国内大肠埃希菌对氟喹诺酮类耐药率高，预防应用需严加限制。涉及肠道的泌尿外科手术除了覆盖常见的革兰阴性杆菌，一般需同时覆盖厌氧菌，故除了第一、二代头孢菌素或氨基糖苷类外，还要联合甲硝唑预防。

4. *妇产科手术* 通常为清洁-污染手术(Ⅱ类切口)，常见的感染病原菌为革兰阴性杆菌、肠球菌、B组溶血性链球菌及厌氧菌，故在妇科手术前预防用药常选择第一、二代头孢菌素±甲硝唑或头霉素类药物。

5. *骨科手术* 大部分为清洁手术(Ⅰ类切口)，部分为清洁-污染手术(Ⅱ类切口)，如皮瓣转移术(游离或带蒂)或植皮术、外固定架植入术、开放骨折内固定术等感染风险较大，预防性用药主要覆盖葡萄球菌为主，可选用第一、二代头孢菌素。对关节置换成形术、骨内固定术、腔隙植骨术、脊柱术(应用或不用植入物、内固定物)等Ⅰ类切口一旦感染可能导致严重后果者可使用抗菌药物，同样首选第一、二代头孢菌素，对 MRSA 高流行区预防性用药可使用万古霉素或去甲万古霉素。

6. *一些特殊诊疗操作* 如先天性心脏病封堵术、心脏射频消融术、脾动脉和肾动脉栓塞术、肝动脉化疗栓塞术、食管静脉曲张硬化治疗、经颈静脉肝内门腔静脉分流术(TIPS)、经皮肝穿刺胆道引流或支架植入术等感染风险较高，建议预防性应用抗菌药物，首选第一代头孢菌素。对感染风险较小的如血管造影术、支架植入术、导管内溶栓术、下腔静脉滤器植入术、肾肺等处肿瘤化疗栓塞术、子宫肌瘤-子宫动脉栓塞术、肿瘤的物理消融术等操作均不建议预防性应用抗菌药物。

总之，合理地预防性应用抗菌药物能降低特殊人群及围术期的感染发生率，减少重症感染的发生，提高手术的治愈率。但抗菌药物预防性应用需要严格掌握适应证，充分权衡感染发生的可能性、药物预防的效果、耐药菌的产生、二重感染、不良反应及价格等因素后决定是否采用；要有明确指征，抗菌药物主要针对一两种最可能发生感染的细菌，而企图防止多种细菌所致感染，滥用抗菌药物不但降低不了感染率，反而可导致耐药菌感染难以控制。再次强调在外科手术中预防发生感染的最重要的措施是正确的无菌技术和娴熟的手术技能。

参考文献

[1] 抗菌药物临床应用指导原则(2015 年版). 中华人民共和国国家卫生和计划生育委员会.
[2] 汪复，张婴元. 实用抗感染治疗学[M]. 2 版. 北京：人民卫生出版社，2012：131－141.
[3] The Sanford Guide to Antimicrobial Therapy (latest update 2018).

第六节 常见耐药菌感染的抗菌药物治疗

一、葡萄球菌感染

葡萄球菌属细菌有20余种，致人类感染有10余种，其中以金黄色葡萄球菌(*S. aureus*)、表皮葡萄球菌(*S. Epidermidis*)及溶血性葡萄球菌(*S. haemolyticus*)为最常见致病菌。最主要有3种耐药方式。

1. *产生灭活酶* 主要为青霉素酶，由质粒介导，我国各地分离的金黄色葡萄球菌有90%以上产生此酶，表皮葡萄球菌产酶率也大于80%。能破坏青霉素G和广谱青霉素，但苯唑西林、氯唑西林等耐酶青霉素，第一、二代头孢菌素及青霉素酶抑制剂复合制剂对此酶稳定。

2. *耐甲氧西林金黄色葡萄球菌(MRSA)/凝固酶阴性葡萄球菌(MRCNS)* MRSA对β-内酰胺类抗生素耐药机制为：其染色体上带有耐药基因*mec*，该基因由调节基因及结构基因组成(图9-2)，其中结构基因*mecA*编码青霉素结合蛋白2a(PBP2a)。*mecA*基因受其上游区mecRI(编码诱导因子MecRI)和mecI(编码抑制因子MecI)控制，通常MecI蛋白结合到*mecA*基因的启动子部位，使*mecA*基因不被转录。但MecRI蛋白可被β-内酰胺类抗生素结合诱导而活化，从而解除MecI蛋白对*mecA*的阻遏作用，启动*mecA*合成大量的PBP2a而出现耐药。其他尚有耐药辅助基因(如*femA*基因)的表达在高水平耐药中起一定作用。MRSA在我国临床分离的金黄色葡萄球菌中的占比为24%～79%，中国细菌耐药监测网(CHINET)数据提示，近年来MRSA的比例有所下降，从2005年的69.0%降至2016年的38.4%。但这些数据大多来源于医院感染。MRCNS主要为耐甲氧西林表皮葡萄球菌(MRSE)，其分离率在38.9%～57.1%。2016年CHINET数据提示，MRCNS检出率高达77.6%。MRSA/MRCNS已成为医院感染的主要机会致病菌，对一些有基础疾病、老年、婴幼儿、应用免疫抑制剂及导管等患者容易发生。对各类青霉素、多数头孢菌素和其他β-内酰胺类抗生素均耐药，同时对四环素类、氨基糖苷类、红霉素类及林可霉素类等也都耐药。但对万古霉素、去甲万古霉素、替考拉宁、利奈唑胺以及新一代抗MRSA的达托霉素几乎全部敏感，因此，这些药物是治疗MRSA/MRCNS感染最有效的药物，国外还有特拉万星、奎奴普丁/达福普汀，体外药敏试验结果敏感的还有替加环素、夫西地酸、利福平、复方磺胺甲噁唑等，应根据感染部位、病情轻重以及药物的PK/PD进行具体选择。万古霉素与利福平合用可提高疗效，但不应常规联用。磷霉素也可作为治疗MRSA感染的辅助药物。MRSA无症状携带者的发生率较低，带菌时间一般较短，但发生感染的机会较多，尤其是烧伤者。因此，对于此类患者应立即予以积极治疗，可采用利福平与复方磺胺甲噁唑合用。近来发现少数MRSA/MRSE对万古霉素中度耐药(VISA)；使用人工合成新药利奈唑胺，600 mg，每日2次口服，对VISA有较好疗效。MRSA不再仅从医院内获得，社区获得性MRSA(community-acquired MRSA，CA-MRSA)感染也同样常见，并常有暴发流行报道。研究表明，CA-MRSA并不具有院内感染MRSA(hospital-acquired MRSA，HA-MRSA)的多重耐药，对非β-内酰胺类抗生素大多敏感。凝固酶阴性葡萄球菌感染的药物选择：表皮葡萄球菌对很多抗菌药物具有耐药性，由表皮葡萄球菌引起的严重感染如败血症、心内膜炎等首先选用万古霉素(或去甲万古霉素)或达托霉素，也可选用耐酶青霉素、环丙沙星、氨基糖苷类抗生素，但应根据药敏结果选药。腐生葡萄球菌一般仅引起尿路感染，对大多数抗菌药物均敏感，可选用头孢菌素、环丙沙星、氨苄西林等药物。耐甲氧西林凝固酶阴性葡萄球菌感染,首先选用万古霉素或去甲万古霉素或利奈唑胺,并根据药敏结果加用磷霉素、复方磺胺甲噁唑、利福平等,替考拉宁亦可采用。

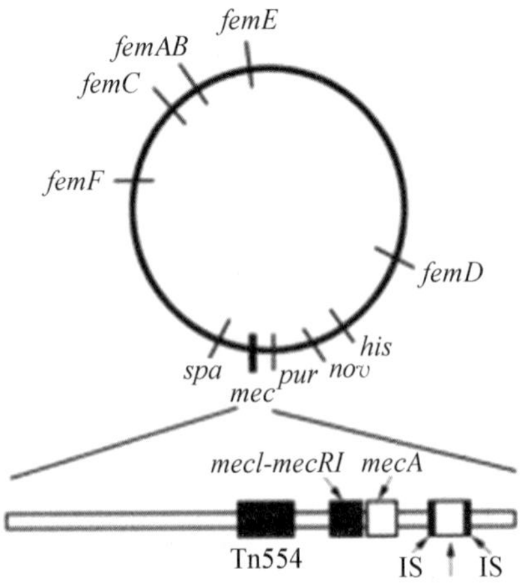

图 9-2 mec 基因结构及染色体定位示意图

3. MIC 与 MBC 分离的金黄色葡萄球菌 少数金黄色葡萄球菌可被低浓度青霉素或其他β-内酰胺类抗生素所抑制,但需32倍以上至数百倍的浓度才能将其杀灭。万古霉素也呈耐药性,但对利福平及氨基糖苷类抗生素敏感。

二、青霉素不敏感肺炎链球菌感染

20世纪70年代以前,肺炎链球菌对多数抗菌药物敏感性均很高。1977年,南非首次报道对青霉素和氯霉素耐药的肺炎链球菌,此后,全球陆续发现青霉素不敏感肺炎链球菌(PRSP),肺炎链球菌对几类临床相关抗菌药物的耐药性已从罕见情况演变成了全球性的卫生问题。不同地区PRSP发病率有着显著性差异,但许多国家呈上升趋势。中国PRSP的比例在成人和儿童中相差较大,其中成人PRSP比例并不高,CHINET十余年的数据显示,成人肺链球菌感染中PRSP的比例均<5%。其耐药不由质粒介导,亦不产生β-内酰胺酶,主要是由于青霉素结合蛋白(PBP)发生改变,导致PBP与抗生素的亲和力下降所致,低亲和力的PBP是由变异的*pbp*基因编码。肺炎链球菌含有6种PBP,即PBP1a、PBP1b、PBP2a、PBP2b、PBP2x及PBP3;在耐药菌株(PRSP)中至少有3种PBP与青霉素亲和力下降,即PBP1a、PBP2b和PBP2x。临床上高耐药株(MIC>1 μg/ml)极为少见,主要为青霉素低度耐药株(PISP)。PISP对红霉素、克林霉素、SMZ/TMP、第一、二代头孢菌素敏感性差,阿奇霉素、克拉霉素耐药率也很高(74.2%),因而可选用大剂量青霉素、阿莫西林或第三代头孢菌素。左氧氟沙星、莫西沙星等呼吸喹诺酮类抗菌药物有较好的敏感率,亦可以选用。对于青霉素不敏感的肺炎链球菌根据药敏结果可作以下选择(表9-36)。

表 9-36 耐青霉素肺炎链球菌的抗生素选择

感染部位	对青霉素敏感	对青霉素药敏中介耐药	对青霉素耐药
肺部感染	青霉素	大剂量青霉素或高剂量阿莫西林	大剂量青霉素或高剂量阿莫西林(大多数菌株)*
中耳炎或鼻窦炎	青霉素	大剂量青霉素或高剂量阿莫西林	大剂量青霉素或高剂量阿莫西林(大多数菌株)*
脑膜炎	大剂量青霉素	头孢噻肟或头孢曲松	头孢噻肟或头孢曲松(大多数菌株)**

注:* 指小部分菌株需用头孢噻肟+万古霉素,或万古霉素+利福平。
** 指小部分菌株需用头孢噻肟+万古霉素,或头孢曲松+万古霉素,或万古霉素+利福平。

三、肠球菌感染

肠球菌属至少有12个菌种,临床上主要为粪肠球菌(*E. faecalis*)和屎肠球菌(*E. faecium*),既往认为粪肠球菌分离率高于屎肠球菌,但2016年CHINET数据显示,粪肠球菌

(5 402 株)和屎肠球菌(6 473 株)对比,屎肠球菌临床分离率明显增加。近年来,肠球菌感染呈上升趋势,多见于免疫功能低下者。粪肠球菌易附着于心瓣膜上而发生心内膜炎,其病死率及复发率较高,难以治愈。青霉素或氨苄西林仍可作为治疗肠球菌感染的选用药物,如泌尿道感染、腹腔感染和创口感染。万古霉素或替考拉宁可作为青霉素过敏或对青霉素高水平耐药的屎肠球菌选用药物。大部分肠球菌对呋喃妥因敏感,可成功地用于尿路感染。新氟喹诺酮类治疗肠球菌感染的效果视感染部位变化较大,且可复发,尤其当致病菌相对耐药时。严重的肠球菌感染如菌血症和心内膜炎,则需要联合抗菌治疗。如病原菌对青霉素类敏感并对氨基糖苷类非高度耐药,则青霉素或氨苄西林与氨基糖苷类链霉素或庆大霉素联用有效。如患者对青霉素过敏,可改用万古霉素。万古霉素与氨基糖苷类合用,在体内外均有协同作用,但须注意其肾毒性。肠球菌对传统抗生素的耐药性逐渐增加。产β-内酰胺酶菌株所致感染可用青霉素类抗生素与酶抑制剂合剂或万古霉素治疗。对所有氨基糖肽类高度耐药菌株治疗困难,许多病例治疗 1 个或多个疗程后仍可复发,此类患者宜用青霉素或氨苄西林长疗程(≥6 周)连续静脉输注,即使这样仍有复发。近来,糖肽类抗生素耐药(VRE)的菌株感染日益引起人们的注意。万古霉素通过与肠球菌细胞壁前体末端的 D-丙氨酰-D-丙氨酸(D-alanyl-D-alanine,D-Ala-D-Ala)结合来抑制肠球菌细胞壁合成,当 D-Ala-D-Ala 被 D-丙氨酰-D-乳酸末端取代,会导致细菌与万古霉素结合的亲和力显著降低,从而导致肠球菌对万古霉素耐药。中国肠球菌中 VRE 比例并不高,CHINET 十余年的数据提示 VRE 比例均低于 5%。绝大多数的 VRE 分离株是屎肠球菌,少部分为粪肠球菌。2016 年,CHINET 监测收集中国 11 875 株肠球菌,仅 144 株为 VRE,其中屎肠球菌 123 株,粪肠球菌 21 株。VRE 至少有 6 种表型,即 VanA、VanB、VanC、VanD、VanE 和 VanG。VanA 特点是对万古霉素和替考拉宁都耐药;而 VanB 则只对万古霉素耐药,对替考拉宁敏感;VanC 对万古霉素呈现低水平的固有耐药,多见于鹑鸡肠球菌和铅黄肠球菌;VanD 呈现对万古霉素中度耐药,对替考拉宁低度耐药或敏感。我国的 VRE 以 VanA 表型居多,但 VanB 表型菌株已较以前更为常见。在美国及欧洲引起医院内 VRE 感染暴发的菌株多属 VanB 表型。

目前,临床上对 VRE 敏感性较好的抗菌药物主要有利奈唑胺、达托霉素和替加环素。达托霉素是一种杀菌剂,已成为治疗严重 VRE 血流感染的重要药物。临床试验证明,噁唑烷酮类抗菌药物有很好的应用前景。链阳菌素类抗菌药物中如奎奴普丁/达福普汀为原始霉素ⅠA 的衍生物和原始霉素ⅡB 的衍生物的混合物,为抑菌剂,可抑制蛋白合成,对万古霉素耐药及敏感的屎肠球菌株都有强大的作用,但对粪肠球菌作用差,且易引起二重感染。利奈唑胺属噁唑烷酮类抗菌药物,为细菌蛋白合成抑制剂,美国 FDA 已批准用于治疗 VRE 所致菌血症感染。近年来,有较强抗菌作用的新抗生素已进行临床试验的有脂肽、糖肽、寡糖、半合成糖肽和噻唑基肽等。

四、肺炎克雷伯菌感染

肺炎克雷伯菌已成医院感染的重要致病菌,其所致的肺炎病死率在 37%~50%。产超广谱β-内酰胺酶(extended-spectrum beta-lactamases,ESBLs)是肺炎克雷伯菌常见耐药机制之一。ESBLs 是由质粒介导的能水解青霉素类、氧亚氨基头孢菌素(包括第三、四代头孢菌素)及单环β-内酰胺类氨曲南,且能被β-内酰胺酶抑制剂所抑制的一类β-内酰胺酶。根据基因同源性和水解底物的不同,ESBLs 可分为 TEM 型、SHV 型、CTX-M 型、OXA 型和其他型,目前全球已发现 300 余种。我国目前主要流行的是 CTX-M 型。CHINET 细菌耐药性监测显示,2005—2016 年肺炎克雷伯菌产 ESBLs 比例波动在 25%~45%,需要注意的是,CHINET 监测数据

85%来自医院感染。医院感染中ESBLs比例高于社区感染。对于产ESBLs菌株只有碳青霉烯类抗生素如亚胺培南西司他丁(imipenem-cilastatin,泰能)、美罗培南(meropenem,美平)及帕尼培南倍他米隆(panipenem-betamipron,即克倍宁 carbenin)等有较好的效果,其他如酶抑制剂复合的哌拉西林/他唑巴坦、头孢哌酮/舒巴坦等也有较好的抗菌作用。但随着碳青霉烯类抗生素使用增加,近十年来碳青霉烯类耐药肺炎克雷伯菌(carbepenem-resistant Klebsiella pneumoniae,CRKP)分离率呈明显上升趋势,其主要耐药机制是产碳青霉烯酶,以产肺炎克雷伯菌碳青霉烯酶(*Klebsiella pneumoniae* carbapenemases,KPC)最为常见,少数菌株也可产金属酶。美国疾病预防控制中心监测数据表明,碳青霉烯类非敏感肠杆菌科细菌从2001年1.2%上升至2011年4.2%,其中CRKP增加最明显(从1.6%至10.4%)。最常见的碳青霉烯酶为KPC-2或KPC-3(85.4%)。我国CHINET耐药监测数据表明,肺炎克雷伯菌对亚胺培南的耐药率从2005年3.0%上升至2016年16.1%。

CRKP主要引起医院获得性感染如尿路感染、败血症、肺炎、腹腔感染和中枢感染,很少引起社区感染,由于耐药率高,可选择的抗菌药物有限,临床病死率极高。其感染的危险因素包括患者病情危重、老年、近期抗菌药物(特别是氟喹诺酮类和碳青霉烯类)的使用、入住ICU、血液肿瘤等免疫缺陷、实质脏器或造血干细胞移植、外科手术及导管、引流管留置等。此外,CRKP可在肠道定殖长达数月,造成医院感染播散。

目前,对CRKP具有较好体外抗菌活性的抗菌药物主要为多黏菌素B、多黏菌素E和替加环素。部分产KPC菌株对氨基糖苷类抗生素中的庆大霉素、阿米卡星等较敏感;磷霉素对产KPC肠杆菌科细菌也有一定的抗菌活性。由于KPC酶对头孢吡肟、头孢他啶的水解能力略低,且可被克拉维酸或他唑巴坦部分抑制,因此,采用头孢吡肟或头孢他啶加β-内酰胺酶抑制剂的联合治疗方法,针对产KPC的CRKP感染的临床病例能取得一定疗效。新型的β-内酰胺酶抑制剂阿维巴坦可抑制KPC酶,给治疗产KPC肠杆菌科细菌感染带来了新的选择。氨曲南对产金属酶的CRKP有疗效。对于CRKP重症感染患者目前推荐使用联合治疗,包括以多黏菌素类为基础的联合、替加环素为基础的联合及其他联合等。中国广泛耐药革兰阴性菌感染专家共识建议治疗CRKP感染包含以下方案。① 以替加环素为基础的联合用药,联合以下一种:氨基糖甙类、碳青霉烯类、磷霉素和多黏菌素。② 以多黏菌素为基础的联合用药,联合以下一种:替加环素、碳青霉素和磷霉素。③ 其他联合用药:磷霉素+氨基糖苷类,或者(头孢他啶或头孢吡肟)+阿莫西林/克拉维酸,或者氨曲南+氨基糖苷类。④ 三药联用:替加环素+多黏菌素+碳青霉烯类。

五、铜绿假单胞菌感染

铜绿假单胞菌是医院感染最主要的条件致病菌,可引起败血症、心内膜炎、呼吸道感染及中枢神经系统感染等。尤其在机体免疫功能低下的患者中,可引起一系列严重的化脓性感染,已成为支气管扩张、慢性支气管炎、囊性肺纤维化等基础疾病继发感染的重要病原菌。一般来说,半合成的青霉素(哌拉西林、阿洛西林、美洛西林)、第三代和第四代头孢菌素(头孢他啶、头孢哌酮、头孢吡肟)、碳青霉烯类(亚胺培南、美罗培南、帕尼培南)、单环β-内酰胺类(氨曲南)及氟喹诺酮类(左氧氟沙星、环丙沙星)等对铜绿假单胞菌感染都有较好的疗效。铜绿假单胞菌耐药机制包括:① 外膜通透性低下、外膜蛋白D2的缺失及外膜存在主动外排系统。② 产生β-内酰胺酶,如ESBLs、质粒介导的AmpC酶、碳青霉烯酶及氨基糖苷类钝化酶等。③ 靶位的改变,如改变二氢叶酸合成酶,使该酶与磺胺药结合力下降;改变PBP的结构,使其与β-内酰胺类抗生素的亲和力下降及DNA旋转酶中 *gyrA* 基因突变,或Ⅳ型拓扑异构酶伴 *parC* 基因突变,使其对喹诺酮类耐药。④ 细菌生物被膜(biofilm)的形成。其中最主要的是铜绿假单胞菌外膜存在着独特的药物主动外排系统,此系统由三部分组成:一是外膜通道蛋白,如OprM、OprJ、OprN等,具有膜孔蛋白的作用,形成门通道,使药物排出菌体外;二是内膜蛋白,如以MexB、MexD、MexF等为主的主动外排蛋白;三是联结蛋白或辅助蛋白,如MexA、MexC、MexE等,能联结内、外膜蛋白,使药物直接泵出菌体外。铜绿假单胞菌至少存在MexAB-OprM、MexCD-OprJ、MexEF-OprN三类主动外排系统,其中MexAB-OprM在本菌多重耐药中起着最为重要的作用(表9-37)。

表9-37 铜绿假单胞菌3种主动外排泵的比较

外排系统	突变的遗传命名	过量表达的蛋白	在多重耐药中的表达方式	抗生素的特异性
MexAB-OprM	nalB	OprM	最重要,野生有组成性表达	四环素、氯霉素、氟喹诺酮,β-内酰胺类(碳青霉烯类除外)、酶抑制剂、TMP、SMZ、大环内酯类、利福霉素、夫西地酸
MexCD-OprJ	nfxB	OprJ	诱导后表达	四环素、氯霉素、氟喹诺酮,第四代头孢菌素、TMP、大环内酯类
MexEF-OprN	nfxC	OprN	诱导后表达(OprD表达下降)	四环素、氟喹诺酮,碳青霉烯类、TMP

铜绿假单胞菌对碳青霉烯类抗生素的耐药性相对稳定,近10余年来基本保持在20%~30%。2016年CHINET监测显示,铜绿假单胞菌对亚胺培南耐药率为28.7%,对美罗培南为25.3%。碳青霉烯耐药铜绿假单胞菌(CRPA)通常由多种耐药机制共同作用导致。我国铜绿假单胞菌对碳青霉烯类抗生素的耐药机制主要是膜孔蛋白(OprD2)缺失,加上外排泵(Mex-Opr)高表达及产生金属酶(IMP、VIM、NDM等)。但CRPA仍可能对头孢他啶、头孢吡肟、哌拉西林/他唑巴坦等保持敏感。对于铜绿假单胞菌的感染一般推荐联合治疗。中国广泛耐药革兰阴性菌感染专家共识推荐CRPA的治疗方案如下。① 以多黏菌素为基础联合用药,联合以下一种:抗铜绿β-内酰胺类、环丙沙星、磷霉素和利福平。② 以抗铜绿β-内酰胺类为基础的联合用药,联合以下一种:氨基糖苷类、环丙沙星和磷霉素。③ 以环丙沙星为基础的联合用药,联合以下一种:抗铜绿β-内酰胺类和氨基糖苷类。④ 三药联用:多黏菌素+抗铜绿β-内酰胺类+环丙沙星、多黏菌素+抗铜绿β-内酰胺类+磷霉素、多黏菌素静脉滴注+碳青霉烯类+多黏菌素雾化吸入和氨曲南+头孢他啶+阿米卡星等治疗方案。

六、阴沟肠杆菌感染

阴沟肠杆菌(*E. cloacae*)是肠杆菌属中最常见的条件致病菌,多见于应用过广谱抗菌药物后的患者,可引起下呼吸道感染如化脓性支气管炎、肺炎及肺脓肿等。阴沟肠杆菌败血症常继发于粒细胞缺乏症和癌症患者,其临床表现类似其他革兰阴性杆菌败血症,但不同的是病死率高、发病率高和多有抗生素应用史。其也是外科手术后感染的主要病原菌,占心脏手术后感染的1%~6%,其中25%的患者常与金黄色葡萄球菌感染同时存在。本菌耐药机制既存在产ESBLs酶,又存在高产AmpC酶。AmpC β-内酰胺酶具有很强的可诱导性,通常情况下,AmpC酶不表达或低水平表达,但在β-内酰胺类抗生素存在时,该酶产量显著上升。AmpC酶的表达受amp复合操纵子(由4个不连锁的基因*ampC*、*ampR*、*ampD*和*ampG*组成)调控。近来发现,一些阴沟肠杆菌染色体上控制酶高水平表达的*ampD*基因发生突变,产生有功能缺

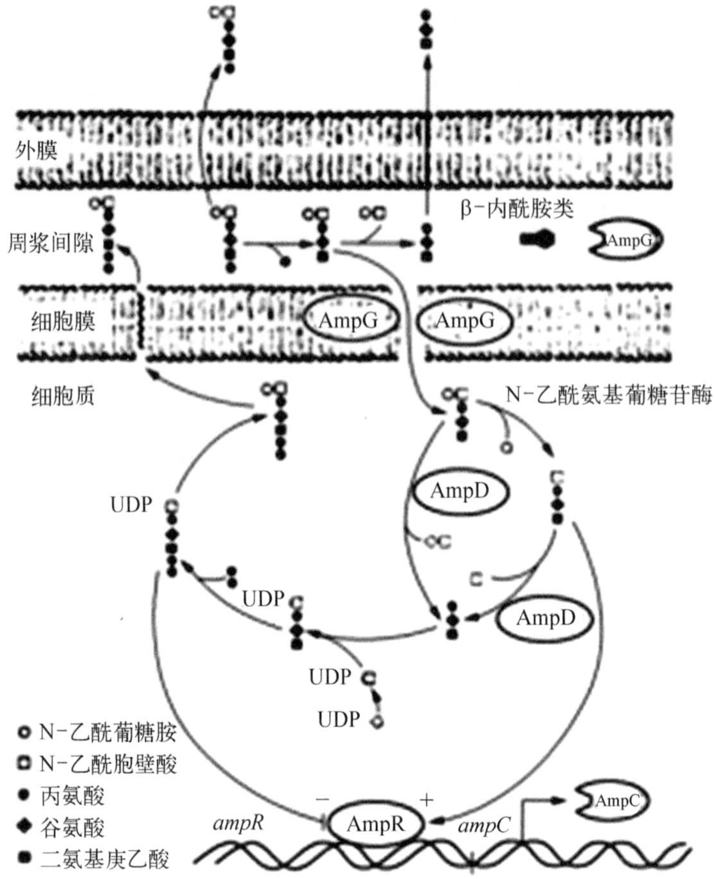

图 9-3　AmpC 酶的表达调控示意图

陷的 AmpD(N-乙酰葡糖胺、L-丙氨酸酰胺酶)时,由 *ampR* 基因编码的 AmpR(诱导性反式转录调控因子)即以激活子状态发挥作用,使阴沟肠杆菌 AmpC 酶活性比诱导前提高数百倍甚至 1 000 倍,达到去阻遏持续高产水平,导致对 β-内酰胺类抗生素耐药,并抵抗酶抑制剂而使复合抗生素也会出现失效(图 9-3)。

阴沟肠杆菌既存在 ESBLs 酶的问题,又存在 AmpC 酶的问题,故耐药情况严重。阴沟肠杆菌对奥格门汀、头孢呋辛的敏感率均在 25%以下,对氨曲南、头孢噻肟、环丙沙星、他唑西林和阿米卡星的敏感率仅在 35%~55%。近年来国内外的相关报道表明,阴沟肠杆菌对 β-内酰胺类、氨基糖苷类、氟喹诺酮类及磺胺类抗菌药物均出现了较高的耐药率,且已出现了耐亚胺培南的多重耐药的临床株。在治疗阴沟肠杆菌感染时,应根据药敏试验和耐药机制检测 ESBLs 酶,可首先选用碳青霉烯类抗生素如亚胺培南,复合制剂如头孢哌酮/舒巴坦、哌拉西林/三唑巴坦等;也可选用头霉素类抗生素,但需加大剂量;喹诺酮类抗生素则应根据各地的药敏结果情况来选用;如果阴沟肠杆菌产生 AmpC 酶,可选用碳青霉烯类抗生素(如亚胺培南)和第四代头孢菌素(如头孢吡肟);如果阴沟肠杆菌同时产上述两种酶,则应选用碳青霉烯类抗生素进行治疗。第三代头孢菌素不推荐用于阴沟肠杆菌感染,因为它极易筛选出高产 AmpC 酶的去阻遏突变菌株,导致耐药菌流行。

七、嗜麦芽窄食单胞菌感染

嗜麦芽窄食单胞菌是一种非发酵的革兰阴性杆菌,1995 年前称为嗜麦芽假单胞菌。在人类及动物体内、水、牛奶中及住院患者的呼吸道及伤口中常可分离到此菌,但主要为定殖而非感染致病菌。近年来,随着临床应用碳青霉烯类抗生素的明显上升,该菌在临床上的分离率逐渐增加,已成为医院感染的主要致病菌。中国CHINET耐药监测网结果显示,该菌占所有革兰阴性菌的第5~6位,非发酵菌的第3位。大多发生在免疫功能低下且伴有严重基础病或使用化疗、放疗及糖皮质激素等患者中。临床上多见于呼吸道感染(占50%以上),其次为泌尿道感染(占25%以上)。该菌外膜的低渗透性是造成对多种抗菌药物耐药的原因之一。由于该菌同时能产生青霉素酶、头孢菌素酶及含锌离子的金属β-内酰胺酶,不仅对β-内酰胺类抗生素耐药,而且对β-内酰胺酶抑制剂复合制剂敏感性差,还能水解碳青霉烯类抗生素,也是当前较为棘手的条件致病菌。复方磺胺甲噁唑、多西环素和左氧氟沙星是治疗嗜麦芽窄食单胞菌感染的首选药物,喹诺酮类、复方磺胺甲噁唑和头孢哌酮/舒巴坦也有较好抗菌活性,疗程需较长(4~6周),症状可逐渐好转但难以杀灭。

八、嗜肺军团菌感染

嗜肺军团菌感染暴发流行报道较多,但在我国对散发军团菌感染重视不够。由于该菌培养需在2.5%的CO_2孵箱中培养,对培养基营养要求较苛刻,又因为痰中正常菌群对军团菌的影响,从痰标本中检出比较困难,一般医院难以做出病原学诊断,造成误诊、误治甚至引起死亡者较多,病死率可高达40%。本菌在自然界中广泛存在,在人工管道的水源中如医院空调冷却水、淋浴头残余水、辅助呼吸机等所产生的气溶胶颗粒中均带有此菌。据国外报道,军团菌感染占社区获得性肺炎的3.4%,占院内感染肺炎的5.9%。我国报道肺炎住院患者中,经血清学及PCR检测军团菌感染约占27%,已成为医院感染值得重视的致病菌。

军团菌肺炎的临床特点为:高热占多数,热程常超过2周,应用退热药或糖皮质激素效果较差,以干咳、胸痛及呼吸困难较多见,并易造成多器官损害。X线胸片可见以胸腔积液、肺边缘影、片状影及两肺病变比例较高。实验室诊断采用:① 取痰、胸腔积液标本做嗜肺军团菌巨噬细胞感染力增强子基因PCR法检测嗜肺军团菌特异DNA。② 取血清用间接免疫荧光抗体法检测嗜肺军团菌抗体,呈4倍以上增高或单一效价1∶256以上才可诊断。③ 尿中可溶性抗原的检出:用酶免疫测定法,已有商品试剂盒(德国Biotest公司产品)可检出嗜肺军团菌114型(我国主要为1型、5型、6型、9型及麦氏军团菌)。由于本菌为细胞内寄生菌,又能产生β-内酰胺酶及乙酰转移酶,故β-内酰胺类及氨基糖苷类抗生素均疗效不佳(有效率仅为2%),只有在细胞内浓度很高的大环内脂类、呼吸喹诺酮类和四环素类有较好的临床疗效。军团菌主要通过空气中的含菌气溶胶进行传播,能产生气溶胶的环境是本病的高危场所。加强军团菌重要传染源的管理是预防军团菌发生和流行的关键。

九、李斯特菌感染

李斯特菌属主要有4种:① 产单核细胞性李斯特菌(*L. monocytogenes*);② 去硝基化李斯特菌(*L. dentrificans*);③ 格兰李斯特菌(*L. grayi*);④ 茂兰李斯特菌(*L. murryi*)。仅产单核细胞李斯特菌是人和动物的病原体。该菌为细胞内寄生菌,能在单核-巨噬细胞内长期生长繁殖,并可以菌血症的形式随血液循环中的巨噬细胞播散至全身,引起中枢神经系统、肝、脾、肺等脏器感染。李斯特菌是一种食源性病原菌,主要通过消化道排出,广泛污染水、土及周围环境,通过奶酪、牛奶、冰淇淋、生牛肉、羊肉、香肠及多种蔬菜等食品经口传播。大多数全身性、侵袭性李斯特菌感染患者至少存在一种易感因素,包括妊娠、糖皮质激素治疗和其他导致免疫功能受损的因素及年龄因素。孕妇感染后可通过胎盘或产道感染胎儿或新生儿是本病的主要特点之一。临床可有妊娠期李斯特菌病、新生儿李斯特菌病。免疫功能缺陷或低下也易感染本菌。从标本(脓液、血、脑脊液、骨髓、羊水等)中分离到细菌是诊断本病的关键。由于该菌培养易被实验室误认为污染菌,不作进一步鉴定,导致临床诊断率不高,因此,标本送检时最好注明疑似李斯特菌感染。血清抗体 IgM 升高,PCR 法有助诊断。治疗一般以氨苄西林为首选药物,其有效性和安全性已充分经临床应用证实。病情严重或免疫缺损者应加用庆大霉素;磺胺类如 SMZ+TMP 对李斯特菌有较好的抗菌活性,且易通过血-脑屏障,对青霉素过敏而肾功能正常者可采用 SMZ+TMP 治疗;亚胺培南和美罗培南对李斯特菌有较好的体外敏感性,利奈唑胺和万古霉素具有抗李斯特菌的活性,但临床治疗资料有限。头孢菌素(包括第三代)及氟喹诺酮的疗效尚未肯定。

十、不动杆菌感染

不动杆菌感染主要为鲍曼不动杆菌,占本菌属细菌感染的 80%以上。该菌广泛存在于自然界、医院环境及人体皮肤,也是人体呼吸道的寄居菌。在呼吸道有慢性炎症,特别是在一些慢性阻塞性肺疾病(COPD)、呼吸道防御功能下降或支气管肺癌患者中,当该菌成为优势菌时就可引发严重的呼吸道感染。也可在住院患者中,尤其在 ICU 造成暴发流行,如肺炎、脑膜炎及泌尿道感染等,必须引起重视。不动杆菌为条件致病菌,可以引起多种医院感染,在重症监护病房中分离率高,其危险因素还包括住院时间、免疫力低下、机械通气、心肺功能衰竭、曾有感染或接受过抗菌药物治疗、静脉插管、留置导尿管。由于不动杆菌分布广泛,临床分离到耐碳青霉烯类鲍曼不动杆菌(CRAB)尤其是非无菌标本的培养,需注意鉴别定殖还是感染,但无菌体液中培养到 CRAB 应尽快治疗。

不动杆菌对目前使用的所有抗菌药物均可以产生耐药,包括 β-内酰胺类、氨基糖苷类、喹诺酮类抗菌药物,绝大多数菌株对头孢菌素耐药,对碳青霉烯类的耐药率高且逐年上升。不同菌种对抗菌药物的敏感性有明显差异,以鲍曼不动杆菌的耐药性最强。对 β-内酰胺类抗生素主要是产 β-内酰胺酶,易经质粒结合方式获得耐药性,常有多种耐药质粒共存。也可由染色体介导的 β-内酰胺酶,也可因 PBPs 的改变及外膜蛋白通透性降低机制而导致耐药。碳青霉烯耐药不动杆菌通常同时具有多种耐药机制,最重要的是产生碳青霉烯酶。我国鲍曼不动杆菌临床菌株产生的碳青霉烯酶主要包括 OXA 类酶如 OXA-23、金属酶(IMP、VIM 和 NDM)和 A 类酶(KPC 和 GES),可同时存在外排泵(AdeABC)表达升高。CRAB 已呈世界性流行,成为全球抗感染领域的挑战,更是目前我国最重要的"超级细菌"。CHINET 耐药监测显示,我国 CRAB 的分离率显著增高,2016 年已经接近 70%,体外药敏试验结果仅替加环素和多黏菌素有较高的敏感性。由于舒巴坦对不动杆菌有内源性的抑菌作用,部分 CRAB 对含舒巴坦制剂(主要是头孢哌酮/舒巴坦)有一定敏感性。对氨基糖苷类抗生素的耐药主要是产生修饰酶。对不动杆菌引起的重症医院感染,尤其在 ICU 病房,通常用 β-内酰胺类或碳青霉烯类联合氨基糖苷类抗生素治疗,但在使用抗生素前,必须进行体外药敏试验。可选择氨苄西林/舒巴坦、头孢他啶、亚胺培南联合阿米卡星。β-内酰胺类也可与氟喹诺酮或利福平联合应用。但随着细菌耐药性的发展,特别是 CRAB 的出现,抗感染面临严峻的挑战,治疗由这些多重耐药株引起的感染目前还缺乏有效的抗菌药物。2012 年,中国鲍曼不动杆菌感染诊治与防控专家共识推荐针对 CRAB 感染采用联合方案。① 以舒巴坦或含舒巴坦的复合制剂为基础的联合用药,联合以下一种:米诺环素或多西环素、多黏菌素、氨基糖苷类抗生素、碳青霉烯类抗生素等。② 以多黏菌素为基础的联合用药,联合以下一种:含舒巴坦的复合制剂(或舒巴坦)、碳青霉烯类。③ 以替加环素为基础的联合用药,联合以下一种:含舒巴坦的复合制剂(或舒巴坦)、碳青霉烯类抗生素、多黏菌素、喹诺酮类抗菌药物、氨基糖苷类。④ 三药联用：含舒巴坦的复合制剂(或舒巴坦)＋多西环素＋碳青霉烯类抗生素、亚胺培南＋利福平＋多黏菌素或妥布霉素等。

不动杆菌已成为医院感染的主要致病菌，限制广谱抗菌药物在临床过度使用是防止多重耐药不动杆菌出现的关键。已有文献证实，在使用亚胺培南治疗产 ESBLs 肺炎克雷伯菌引起的感染时，导致了亚胺培南耐药不动杆菌在医院的暴发流行。在抗菌药物的选择性压力下，多重耐药不动杆菌更容易被筛选出来。院内不动杆菌感染的预防也主要从隔离传染源、切断传播途径、保护易感者入手，并积极治疗原发病，尽早去除诱因，增强患者体质。

参考文献

[1] Liu C, Bayer A, Cosgrove SE, *et al*. Clinical practice guidelines by the infectious diseases society of america for the treatment of methicillin-resistant Staphylococcus aureus infections in adults and children: executive summary[J]. Clin Infect Dis, 2011, 52(3): 285-292.

[2] Chinese XDR Consensus Working Group, Guan X, He L, *et al*. Laboratory diagnosis, clinical management and infection control of the infections caused by extensively drug-resistant Gram-negative bacilli: a Chinese consensus statement[J]. Clin Microbiol Infect, 2016, 22 Suppl 1: S15-25.

(浙江大学医学院附属邵逸夫医院 俞云松)

第十章　抗真菌感染治疗

第一节　抗真菌药物的种类、作用和不良反应

一、两性霉素 B 及其脂质基制剂

（一）两性霉素 B

两性霉素 B(amphotericin B, AmB)是由结节状链丝菌(Streptomyces nodosus)产生的多烯类抗真菌抗生素，分子式为 $C_{46}H_{73}NO_{20}$。抗菌力强，治疗效果好。

（二）两性霉素 B 脂质基制剂

两性霉素 B 脂质基制剂主要是基于这样一种概念，即脂质结构使得整合于其中的两性霉素 B 被网状内皮系统大量摄取，进而弥散到肝、脾、淋巴结。与此同时，肾脏和骨髓中的药物水平明显降低，因此，在发挥其高效抗真菌作用的同时又降低了对机体的不良反应。目前有 3 种类型，即两性霉素 B 脂质体(amphotericin B liposome)、两性霉素 B 脂质体复合物和两性霉素 B 胶状分散剂。

【药理作用】

两性霉素 B 抗菌作用为与真菌细胞膜的麦角固醇结合，使细胞膜的渗透性增加，胞质内的钾离子和葡萄糖等漏出，导致真菌细胞死亡。同时对动物细胞膜的胆固醇也起作用，使其毒性增加。对念珠菌属、隐球菌属、曲霉属、皮炎芽生菌属、荚膜组织胞浆菌、申克孢子丝菌等大多数病原真菌具有良好的抑制活性。

【临床药理】

两性霉素 B 不经黏膜和皮肤吸收，胃肠道只吸收少量。静脉给药时，从血清和组织液测量出来的药物浓度不超过 40%。两性霉素 B 在发炎的胸膜、腹膜、关节腔滑膜内液体的浓度，约相当于血浆最低浓度的 2/3。其半衰期长(24 小时)，不易通过血-脑屏障进入脑脊液(浓度低于血清浓度的 5%)。有 10%与血浆蛋白结合，大部分与组织结合，肝中浓度最高，其次为脾、肾、肺，再次为肌肉和脂肪。与组织结合的时间较长，并可从这些储存部位缓慢地释放，重新进入血液循环。虽尚未检出两性霉素 B 的代谢产物，但目前认为它在肝脏代谢。只有 2%～5%的活性药物可从尿中检测出来，可缓慢从尿中排出，大多在 72～96 小时排出，在 1 年后仍可于尿中检出，停药 1 年之内仍可出现肾脏中毒。但肾功能衰竭并不影响其排出，也不影响血中水平。肝肾衰竭患者的血药浓度不变；血液透析也不会降低血药浓度，但高脂血症除外，一些药物会黏附在透析膜上而丢失。

【临床应用】

1. 适应证　适用于各种深部真菌感染，如系统性念珠菌病、其他系统性酵母菌感染、隐球菌病(特别是隐球菌性脑膜炎)、曲霉病、毛霉病、孢子丝菌病、镰刀菌病、暗色丝孢霉病、着色芽生菌病、马尔尼菲青霉病，还可治疗芽生菌病、副球孢子菌病、球孢子菌病、组织胞浆菌病等。

2. 两性霉素B的用法

(1) 常规用法：两性霉素B为真空冻干制剂，剂量为50 mg，含41 mg去氧胆酸钠，加入灭菌注射用水10 ml后呈透明胶质颗粒混悬液。注射前再用5%葡萄糖溶液490 ml稀释，药物终浓度为100 mg/L(不能用生理盐水溶化，以免发生沉淀而大大降低其疗效)。试验剂量1 mg溶于5%葡萄糖溶液100 ml中，缓慢静脉滴注，4～6小时滴完。滴注时，每30分钟测体温、脉搏、呼吸和血压各1次，如无反应，第2日开始加量，每日增加2.5～5 mg，溶于5%葡萄糖溶液500 ml中，缓慢静脉滴注，8小时滴完。直到加至0.4～0.6 mg/(kg・d)，即每日维持此剂量，一般每日达30～40 mg即可，最高剂量成人为50 mg。对耐受性较差者，在以后的治疗中，也可隔日给药。对于大多数深部真菌感染的患者，用两性霉素B治疗6～8周，总剂量1～2 g。对于免疫功能正常以及不存在严重感染危及生命的患者，最好采用逐渐增加剂量的方案；对于免疫功能受抑制及存在严重感染的患者，应在患者能耐受的前提下尽可能快速地增加两性霉素B的剂量。

(2) 快速给药法：在严重病例中使用，于24小时内达到应给的剂量，开始试验量仍为1 mg，溶于5%葡萄糖溶液250 ml中，2～4小时滴完。测体温、脉搏、呼吸和血压，如无反应，4～6小时加量，每次增加5～10 mg，溶于5%葡萄糖溶液500 ml中，6小时滴完。如无反应4～6小时再给下一剂量。一般24～48小时可以加到应给的剂量。以后维持0.6 mg/(kg・d)的剂量。静脉滴注半小时前，口服吲哚美辛或异丙嗪12.5 mg或在补液中加入地塞米松2～5 mg，以减轻药物的不良反应。血压下降，终止用药。

(3) 合并用药法：常与氟胞嘧啶(5-FC)合并应用，治疗隐球菌性脑膜炎。两性霉素B的用量为0.5～0.6 mg/(kg・d)，5-FC为100 mg/(kg・d)。也可与氟康唑或伊曲康唑合并应用。

3. 两性霉素B脂质基制剂的用法

(1) 两性霉素B脂质体：是包裹在含有磷脂质外壳内，两性霉素B 50 mg加350 mg的类脂体。供静脉滴注的制剂为真空冻干制剂，剂量为50 mg，首先加入灭菌注射用水12 ml，使药物浓度达到4 mg/ml，再用1～19份5%葡萄糖溶液稀释，两性霉素B终浓度为0.2～2.0 mg/ml，最后滤过灭菌，供静脉滴注之用。治疗开始剂量为1.0 mg/(kg・d)，可逐渐增至3.0 mg/(kg・d)或更高，应在30～60分钟滴完。推荐总剂量为1～3 g，疗程3～4周。

(2) 两性霉素B脂质体复合物：是将两性霉素B与磷脂复合物构成带状复合物，这是一个大结构制剂，可从血中迅速消除，并迅速分布到组织中去。供静脉滴注的制剂为灭菌悬液100 mg，使用前必须滤过灭菌并用5%葡萄糖溶液稀释至500 ml(儿童250 ml)。推荐剂量为5 mg/kg，2小时内滴完，疗程至少2周。

(3) 两性霉素B胶质分散体：是两性霉素B与胆固醇硫酸酯结合形成小脂质片状物。供静脉滴注的制剂为真空冻干制剂，剂量为50 mg或100 mg，首先加灭菌注射用水10 ml或20 ml，使药物浓度达5 mg/ml，再用5%葡萄糖溶液稀释至8倍，使两性霉素B终浓度为0.625 mg/ml。开始剂量为1.0 mg/kg，可逐渐增至3.0～4.0 mg/kg，在60～90分钟内滴完。

【不良反应】

① 发冷、发热、发抖：较常见，有时可出现呼吸喘鸣和低血压。通常在开始静脉滴注后1～3小时发生，持续约1小时，反应程度因人而异。大部分患者可发生，治疗第1周较多见，以后大多消失。② 肾毒性：最严重的毒性作用是肾小管损害，有80%的患者可有氮质血症，与剂量有关，剂量高于0.5 mg/(kg・d)或同时使用损伤肾脏药物时多见，婴儿和儿童较少发生。③ 疲乏、恶心、呕吐、食欲缺乏、头痛等。④ 静脉滴注速度过快可引起心律失常。⑤ 低钾血症、低镁血症、血栓性静脉炎。⑥ 其他：低色素、正常细胞性贫血常见，约占27%，恢复较慢。血小板及白细胞减少少见。此外，还有少见但轻微的不良反应，如红颈综合征、高血压、固定性药疹。极少数可有神

经病变,如脑病等。⑦ 脂质基两性霉素B即刻不良反应发生率较低,肾损害少见。

二、氟康唑

氟康唑(fluconazole)化学名为2(2,4双氟苯)1,3双(1H1,2,4三氮唑1价基)乙丙醇。可以口服和静脉给药。

【药理作用】

氟康唑通过抑制真菌细胞色素P450去甲基酶而引起羊毛固醇的积聚以及麦角固醇的缺乏,从而导致细胞膜功能障碍而发挥抗真菌作用。对人类细胞色素P450的结合力比对真菌细胞色素P450要小得多,因此对于人类毒性不大。

氟康唑具有广谱抗真菌活性,对皮炎芽生菌、粗球孢子菌、荚膜组织胞浆菌和巴西副球孢子菌有抗菌作用。对新生隐球菌、多数念珠菌和皮肤癣菌有效。对克柔念珠菌和光滑念珠菌不敏感。

【临床药理】

口服与静脉给药吸收良好,两者效价相同。与血浆蛋白结合率约为12%,给药后1～2小时血浆内达到高峰浓度,1次口服100 mg及400 mg之后,血浆高峰浓度可达1.9 mg/L及6.7 mg/L。连续口服6～10日,血浆高峰浓度可高出2.5倍。生物利用度可达90%,半衰期为24～30小时。

口服和静脉给药可产生相同的血药浓度。无论口服或静脉给药,药物分布都迅速而广泛,唾液与痰中药物浓度与血浆水平相同,真皮内浓度可达血浆浓度的5倍,并可穿入皮肤及甲板。发炎的眼球此药穿入较多,能透过血-脑屏障,脑脊液内浓度约为血浆浓度的80%,并可穿入透析液中。肾浓度最高,大部分体液和组织中的药物浓度高于同一时刻血液浓度的50%。氟康唑在人体肝内代谢,大约80%以原型从尿中排出,约11.4%的代谢产物从尿中排出,2.4%从粪便中排出。

【临床应用】

氟康唑对于念珠菌病和隐球菌病有效,对皮肤癣菌病和花斑癣也有效。

1. *深部真菌病* 系统性念珠菌病,如肺、泌尿系念珠菌病等,100～200 mg/d,10～20日。念珠菌菌血症、播散性念珠菌病,200～400 mg/d,20日以上。对于隐球菌性脑膜炎,初始剂量应大,第1日800 mg,以后改为400 mg/d,轻症者可给200 mg/d,持续时间要长,至少8周。近来一些学者主张先给两性霉素B加5-FC,8～12周后,改用氟康唑治疗。也有人主张对于病情极其严重患者,可以3种药物合并治疗。

2. *浅部真菌病* 常规150 mg,每周1次口服,治疗体股癣、手足癣有效,疗程3～4周。也用于治疗甲真菌病,指甲真菌病疗程6个月,趾甲真菌病疗程12个月。也用于念珠菌的表浅感染,如小儿的慢性黏膜皮肤念珠菌病,50 mg/d,20日可以缓解,再发再治疗仍有效。鹅口疮可口服100～200 mg/d。口咽念珠菌病200 mg/d,3～5日可缓解。急性念珠菌性外阴阴道病,一次150 mg可愈。

3. *其他* 本药还用于治疗球孢子菌病、副球孢子菌病、组织胞浆菌病和着色芽生菌病,剂量大,疗程长。也用于镰刀菌眼部感染、马内菲青霉病等,200 mg/d,疗程视病情而定,一般不少于2周。小儿用药一般为6 mg/(kg・d),但极其危重者可增至12 mg/(kg・d)。

对伴发隐球菌感染的艾滋病患者,预防复发进行长期维持治疗的推荐剂量为200 mg/d,预防中性粒细胞减少患者发生念珠菌病的剂量为100～400 mg/d。肾功能衰竭者,氟康唑排出减少,排出半衰期加长,因此需根据肌酐清除率给药。如>40 ml/min,可给正常剂量;21～40 ml/min,则48小时给药1次,或每日给半量;10～20 ml/min,则72小时给药1次,或每日给1/3药量。进行常规透析者,每透析一次给药1次。儿童排出半衰期短,为16.8～18.1小时。而老年患者半衰期往往延长。

【不良反应】

总体不良反应发生率为5%～16%。胃肠道反应最常见(7%),包括恶心、腹痛、呕吐和腹泻等。皮肤反应(4%),包括固定药疹、Stevens-Johnson综合征、中毒性表皮坏死松解症、脱发等。中枢神经系统反应主要是头痛(8%),还可有头晕等。其他罕见不良反应包括肾上腺功能不全、低钾血症、血管水肿、严重的白细胞减少和血小板减少(2.8∶10万)。还可有月经异常、关节痛,剂量过大时,有神经毒性。氟康唑引起无症状性肝酶升高约1.3%,症状性肝酶升高约1.4∶10万,急性重型肝炎、暴发性肝衰竭及亚急性线粒体肝病等有个案报道。需要注意的是,有关氟康唑应用方面的不良反应个案报道中以药物间的相互作用、斑秃和心电图QT间期延长较为多见。氟康唑引起QT间期延长的发生与药物剂量无关,因此应用于具有潜在室性心律失常危险性(冠状动脉疾病、心肌病、心肌梗死和电解质失衡)的患者时,应注意进行心电图监测。

三、伊曲康唑

伊曲康唑(itraconazole)是一种广谱三唑类抗真菌新药。高度嗜脂性,几乎不溶于水,只是在胃酸的低pH环境下可以离子化。在极化的有机溶媒中可得到高浓度,如环糊精,在酸化聚乙二醇中可以溶解。

【药理作用】

伊曲康唑作用机制和其他唑类药物一样。抗菌谱广,对皮肤癣菌的MIC值在0.01～0.1 mg/L,对白念珠菌和其他念珠菌的MIC值在0.01～1 mg/L,对新生隐球菌的MIC值在0.01～0.1 mg/L,对青霉和曲霉的MIC值为1 mg/L。对孢子丝菌病、暗色真菌均有较好的抗菌活性。对氟康唑耐药的念珠菌(如克柔念珠菌、光滑念珠菌)的效果均好。对于马拉色菌也有效。

【临床药理】

伊曲康唑有口服胶囊、溶液和静脉注射液。胶囊制剂口服吸收不完全(约55%),就餐时服用或餐后立即服用可以促进其吸收,空腹服用其生物利用度降低2/3。伊曲康唑的蛋白结合率高,99.8%与血浆蛋白结合,仅有0.2%不结合而呈游离状态。本药在人体内广泛分布,但脑脊液、泪液、唾液中含量较低。组织中的浓度高于血浆浓度,一般为2～3倍。脂肪中可达20倍。在甲中存在时间较长,200 mg/d比100 mg/d在甲内的水平高出10倍,而且停药6～9个月时,指甲内有149 ng/g,趾甲内则有670 ng/g。虽然脑脊液内含量较少,但脑内水平高于血浆浓度。生殖道中的浓度比血浆浓度高出3～10倍。在皮肤内可存在2～4周。终末半衰期约为20小时,连续服药可延长至30小时。伊曲康唑在肝内代谢,代谢物从胆汁及尿液中排出,其中50%以上从粪便中排出,35%左右从尿液中排出。羟基伊曲康唑这种代谢产物的血浓度高于伊曲康唑,其抗菌活性相当于或高于伊曲康唑3倍。老年人半衰期较长,稳定状态的药时曲线下面积相似,无须调整用药。肾功能衰竭患者的药代动力学与正常人相似,血液透析和腹膜透析不能清除伊曲康唑,肝功能障碍者慎用此药。口服溶液制剂空腹服用较餐后服用的生物利用度高,因此,伊曲康唑口服液最好在空腹时服用。

【临床应用】

可用于治疗浅部真菌病及一些深部真菌病,如着色芽生菌病、孢子丝菌病和某些暗色丝孢霉病。无生命危险的芽生菌病和组织胞浆菌病首选伊曲康唑,也可替代两性霉素B治疗侵袭性曲霉病。维持治疗有助于预防组织胞浆菌病或隐球菌病复发,还可预防中性粒细胞减少症患者发生曲霉和念珠菌感染。对胶囊制剂疗效不好者,可改用口服溶液制剂。

1. 深部真菌病　治疗念珠菌病、隐球菌病、孢子丝菌病、曲霉病、组织胞浆菌病、球孢子菌病、芽生菌病、副球孢子菌病、着色芽生菌病、马尔尼菲青霉病等。疗程视病情而定,剂量不低于200 mg/d。一些深部真菌感染必须长期应用,有的不少于1年,最高剂量为800 mg/d。长期口服200 mg/d维持治疗能防止艾滋病患者的组织胞浆菌病和隐球菌病的复发。口服400 mg/d能用于预防中性粒细胞减少症患者发生真菌感染,应在预期白细胞下降前5～7日开始用药。

伊曲康唑静脉注射液适用于系统性真菌病,

包括曲霉病、念珠菌病、隐球菌病(包括隐球菌性脑膜炎)和组织胞浆菌病。开始2日给予伊曲康唑静脉注射液每日2次,每次静脉滴注200 mg,滴注时间为1小时。以后改为每日1次,每次静脉滴注200 mg,滴注时间为1小时。对静脉用药超过14日的安全性尚不清楚。

2. 浅部真菌病　治疗体股癣、花斑癣和皮肤念珠菌病,面积广泛,外用治疗困难者可口服伊曲康唑200 mg/d,连用1周。顽固性手足癣,200 mg/d,连用2～4周。甲真菌病使用间歇冲击疗法,每日2次,每次200 mg,连用7日,停药3周。指甲真菌病,2～3个冲击治疗;趾甲真菌病,3～4个冲击治疗。治疗儿童头癣一般剂量3～5 mg/(kg·d),体重20～30 kg者100 mg/d,体重30～40 kg者200 mg/d,疗程4周。治疗念珠菌性阴道炎,口服400 mg,采用1日疗法或3日疗法。

【不良反应】

总体不良反应发生率约为7.1%。最常见胃肠道反应包括腹痛、恶心、腹泻、消化不良、腹胀等。其次为皮肤反应,包括皮疹、瘙痒和荨麻疹。严重的皮肤反应罕见,包括Stevens-Johnson综合征、急性泛发性发疹性脓疱病、紫癜样皮疹、脱发等。中枢神经系统反应主要是头痛,还可有头晕、疲劳、嗜睡、震颤和眩晕。当大剂量用于系统性真菌病治疗时,可出现幻觉、神经病变和神经毒性等。其他罕见不良反应有血清病样反应、超敏综合征反应、月经紊乱、可逆性外周水肿、中性粒细胞减少、白细胞减少、血小板减少、轻度高血压、低钾血症、心室颤动、肾上腺功能不全、男性女性型乳房、性功能障碍和高三酰甘油血症等。伊曲康唑引起无症状性肝酶升高在连续疗法时发生率为1%～5%,在冲击疗法为1.7%～2%,症状性肝酶升高约为1∶50万。在服用伊曲康唑的患者中罕有发生充血性心力衰竭的报道,但未发现两者具有确定的因果关系。即使如此,伊曲康唑在用于患有充血性心力衰竭或有其病史的患者时,应权衡利弊使用,易感因素包括心脏疾病,如缺血性或瓣膜性心脏病,严重的肺部疾病如慢性阻塞性肺疾病,肾功能衰竭和其他水肿性疾病。

四、伏立康唑

伏立康唑(voriconazole)是由美国辉瑞制药有限公司开发的一种新型的三唑类抗真菌药物。2002年4月和7月分别获欧盟和美国FDA批准上市。剂型分口服片剂(每片50 mg或200 mg)和注射粉针剂(每瓶200 mg)。

【药理作用】

作用机制与其他唑类药物相同。伏立康唑具有广谱抗真菌作用,对曲霉属、皮炎芽生菌、念珠菌属、粗球孢子菌、新生隐球菌、镰刀菌属、荚膜组织胞浆菌、马尔尼菲青霉和尖端赛多孢子菌均有抗菌活性,也对许多暗色真菌具有抗菌活性,但对接合菌无效。

【临床药理】

伏立康唑口服吸收迅速而完全,给药后1～2小时达血药峰浓度。口服后绝对生物利用度为96%,当多剂量给药且与高脂肪餐同时服用时,伏立康唑的血药浓度和给药间期的药时曲线下面积分别减少34%和24%,因此推荐空腹服用。体内分布广,组织中浓度大于血浓度,在脑组织中也可达有效浓度,蛋白结合率为58%。主要经过肝脏代谢,主要代谢产物为N氧化物,该代谢产物抗菌活性微弱,对伏立康唑的药理作用无显著影响。伏立康唑80%以上以代谢产物形式经尿液排出,仅有少于2%的原药经尿液排出。消除半衰期有剂量依赖,在静脉给药3 mg/kg或口服200 mg剂量时为6～9小时。本品不能经透析清除。

【临床应用】

可用于急性侵袭性曲霉病、由耐氟康唑的念珠菌属(包括克柔念珠菌)引起的侵袭性念珠菌病、由镰刀菌和尖端赛多孢子菌引起的感染、中性粒细胞减少症发热患者的经验治疗。伏立康唑口服剂量:对于2～12岁患儿,负荷剂量(开始24小时)6 mg/kg,每12小时1次,维持剂量(24小时后)4 mg/kg,每日2次。对于成人,体重＞40 kg 者，负荷剂量 400 mg，每 12 小时 1 次，维持剂量 200 mg，每日 2 次；体重＜40 kg 者，负荷剂量 200 mg，每 12 小时 1 次，维持剂量 100 mg，每日 2 次。静脉注射：对于 2～12 岁患儿，负荷剂量 6 mg/kg，每 12 小时 1 次，维持剂量 4 mg/kg，每日 2 次。对于成人，负荷剂量 6 mg/kg，每 12 小时 1 次，维持剂量 4 mg/kg，每日 2 次。老年人、儿童、女性、肾功能减退者不需调整剂量。注射剂中赋形剂磺丁基醚-β-环糊精钠(SBECD)须经肾排出，血肌酐＞2.5 mg 或肌酐清除率＜30 ml/min 者不宜用，疗程中应监测血肌酐值。轻度肝功能损伤者仍可用本品，慢性稳定性肝功能损伤者剂量减半，疗程中须监测肝功能。

【不良反应】

最常见的不良反应有视觉障碍(12%)、肝功能异常(13.2%)、皮疹(18.4%)，其他尚有发热、头痛、幻觉、恶心、呕吐、腹泻、腹痛、外周水肿等。程度由轻到重，即时停药可恢复。极少数出现严重肝肾功能损伤、Stevens-Johnson 综合征、TEN。如果伏立康唑疗程超过 4 周，建议检测视觉功能，用药期间避免强烈阳光照射。

五、泊沙康唑

泊沙康唑(posaconazole)是将伊曲康唑上的二氯化苯环改造为二氟化苯环，并将其长侧链吡咯环经过羟化而改造成呋喃环，从而得到的新型三唑类抗真菌药物。泊沙康唑的分子式为 $C_{37}H_{42}F_2N_8O_4$，分子量为 700.78，其化学名为 4-[4-[4-[4-[[(3R,5R)-5-(2,4-二氟苯基)-5-(1,2,4-三唑-1-基甲基)氧杂戊环-3-基]甲氧基]苯基]哌嗪-1-基]苯基]-2-[(2S,3S)-2-羟基戊-3-基]-1,2,4-三唑-3-酮；于 2006 年 9 月被批准应用，该药口服给药，毒性小，新近在我国上市。

【药理作用】

本药作用机制与其他唑类药物相同。对念珠菌、酵母菌、曲霉、镰刀菌、大多数毛霉以及一些地方性真菌感染的病原菌均有良好的抑菌活性，抗菌谱广。

【临床药理】

进入人体 7～10 日之后达到浓度平衡，这种长半衰期的平衡状态表现为高峰，和透血浆浓度没有明显差异；具有良好的亲脂性，因而很容易透过各种组织屏障；给药频率和膳食状态可影响混悬液的吸收；健康人中任何进餐都能显著提高 C_{max} 值($P<0.001$)；禁食和饱食状态下，抗酸药都不会显著影响其生物利用率。能高度结合白蛋白，平均蛋白结合率＞98%；能穿透血-脑屏障，还可以分布到骨组织，并可渗入眼睛的房水和玻璃体。主要以原形排出，约有＜30%被代谢为葡萄糖苷酸复合物等产物，主要通过尿苷 5′-二磷酸葡萄糖醛酸转移酶 1A4 酶通路的二相生物转化反应，而氧化反应占很小比例(1%)，其代谢产物没有活性；不通过细胞色素酶(CYP)代谢，但是在肝脏 CYP3A4 同工酶的作用下活性仍然会显著下降($P<0.01$)；而 CYP2C8/9、CYPIA2、CYP2D6 和 CYP2E1 对其没有明显影响。该药是一种剂量依赖型药物，大部分(77%)以原形形式被排泄。肾脏排泄只占 14%，肾脏的清除率为 0.011 4 ml/min，且不因慢性肾病的严重程度而改变；半衰期在健康个体为 25～31 小时，在难治性中性粒细胞减少症的发热、侵袭性真菌感染以及骨髓移植的患者，半衰期较短，为 12～17 小时。

【临床应用】

被批准治疗口咽念珠菌病，包括难治性念珠菌病的抢救治疗和 HIV 感染患者的抗真菌治疗；预防 13 岁及以上的重度免疫受损患者的侵袭性曲霉病和侵袭性念珠菌感染。预防侵袭性真菌感染时，200 mg，每日 3 次，疗程依据粒细胞减少情况或患者免疫状况。两性霉素 B 不能耐受及伊曲康唑、氟康唑难治性口咽念珠菌病，400 mg，每日 2 次。口咽念珠菌病，第 1 日的负荷剂量为 100 mg，每日 2 次，之后 100 mg，每日 1 次，持续 13 日。

【不良反应】

最常见的不良反应是胃肠不适，大多数较轻

且与治疗时间无关；腹痛、腹泻和呕吐可占3%～7%，恶心占8%；可抑制CYP3A4酶以及作为糖蛋白底物的特性使得该药容易出现药物间相互作用，譬如免疫抑制药物(如环孢素、他克莫司)、抗心律失常药物(如丙吡胺、利多卡因、奎尼丁)、抗肿瘤药物(如长春碱类、多烯紫杉醇、紫杉醇)、苯二氮䓬类、钙离子拮抗剂、抗反转录药物(如奈韦拉平)、西地那非和三环类抗抑郁药，以及苯妥英、利福平等。此外，药物相互作用所致的肝酶值升高、恶心和皮疹等不良反应占8%；心脏系统并发症包括长QT间期延长、心房颤动，约占1%。

六、卡泊芬净

卡泊芬净(caspofungin)是一种半合成的纽莫康定类(pneumocandin B0)衍生物，从Glarea lozoyensis真菌衍化的一种脂肽发酵产物，属于棘白菌素类的一种新型抗真菌药物。剂型为注射粉针剂(每瓶50 mg或70 mg)。

【药理作用】

本药为真菌细胞壁的葡聚糖合成酶抑制剂，抑制真菌细胞壁的合成。哺乳类动物细胞无细胞壁，故该类药物对人体的毒性较低。

卡泊芬净对烟曲霉、黄曲霉和土曲霉有效；对许多念珠菌属具有快速杀真菌作用，但对近平滑念珠菌和克柔念珠菌敏感性差；对粗球孢子菌、荚膜组织胞浆菌和暗色真菌的抗菌活性不定；对肺孢子菌亦有作用；对氟康唑、两性霉素B或氟胞嘧啶耐药念珠菌有作用；但对隐球菌、镰刀菌、毛孢子菌、皮肤真菌、接合菌等无作用。正常人和患者给药后耐受性均好。

【临床药理】

本品口服不吸收。血药浓度随剂量增加成比例增加，蛋白结合率为96%，肝脏中浓度最高，不易通过血-脑屏障。在肝内水解及乙酰化代谢。给药后约41%的药物由尿液排出，其中原形药约1.4%，粪便中排出35%。静脉滴注后半衰期为9～11小时，消除半衰期为40～50小时。本品不能经血液透析清除。

【临床应用】

用于侵袭性念珠菌病、对其他抗真菌药物治疗无效或不能耐受的曲霉病、中性粒细胞减少症发热患者的经验性治疗。成人剂量第1日70 mg，以后每日50 mg，静脉滴注1小时(疗效不佳者仍可每日70 mg)。

【不良反应】

不良反应发生率大于1%，有发热、头痛、腹痛、腹泻、恶心、呕吐、肝酶增高、贫血、静脉炎、血栓性静脉炎、皮疹、瘙痒等。实验检查可有血白蛋白减少、白细胞减少、中性粒细胞减少、血小板减少、嗜酸性粒细胞增多、凝血酶原时间及部分凝血活酶时间延长、血尿、蛋白尿、低钙血、低钾血症等。

七、米卡芬净

米卡芬净(micafungin)是一种由Coleophoma empetri菌类培养液提取的天然化合物合成的另一种新型棘白菌素类抗真菌药。

【药理作用】

米卡芬净抗真菌作用机制与卡泊芬净相同，该药对白念珠菌(包括对氟康唑耐药菌株)、热带念珠菌、光滑念珠菌、克柔念珠菌作用强，但对近平滑念珠菌作用较差。对曲霉具有抑菌作用，无杀菌作用。对肺孢子菌亦有作用。对隐球菌、镰刀菌、毛孢子菌、接合菌无效。

【临床药理】

本品供静脉滴注，输注结束时血浆浓度达最大值，消除半衰期为13.9小时，其中肺、肝脏、脾脏和肾脏组织中米卡芬净的浓度最高，但脑脊液中未检出。经静脉输注后，主要在肝脏代谢而经粪便和尿液排出。

【临床应用】

主要用于难治性侵袭性真菌感染或无法耐受其他抗真菌药物治疗的侵袭性念珠菌感染和侵袭性曲霉感染，以及接受造血干细胞移植患者真菌感染的预防性用药。成人剂量50～100 mg/d，一次静脉滴注。严重或难治性曲霉感染者可增至每日50～300 mg。

【不良反应】

患者耐受性好，不良反应少，可有腹泻、胆红素血症、恶心，以及发热、头痛、静脉炎、肝酶增高，多不需停药。本品可单用或与其他抗真菌药物联合。

（北京大学第一医院 刘伟）

第二节 抗真菌药物治疗浅部真菌病、深部真菌病的系统和局部用药原则

一、浅部真菌病的用药原则

（一）外用或内用

绝大多数局限性浅表真菌感染首选外用抗真菌制剂治疗。根据真菌感染的临床特点来选择外用药物及其剂型是达到成功治疗的关键。目前，临床上外用抗真菌药物较多，常用的有咪唑类药物、丙烯胺类药物、吗啉类药物，还有弱酸性的抑菌性药物，兼有角质剥脱作用。剂型有乳膏、软膏、散剂、凝胶剂、溶液剂等。也有一些抗真菌制剂与糖皮质激素配成的复合制剂，可以减轻炎症反应。但益康唑曲安奈德软膏、复方酮康唑软膏等，因合用中效至强效激素，因此此类复方制剂不能用于皮肤薄嫩处，更不能长期使用，以免产生萎缩纹、皮肤变薄等不良反应。为了防止复发，在感染症状消失、真菌学检查阴转后，外用治疗应再维持 1～2 周。甲真菌病病情较轻或高龄伴有内部疾病不宜服药的患者，应选外用抗真菌药物治疗，如环吡酮软膏、联苯苄唑溶液或阿莫罗芬甲涂剂等。头癣也可配合外用药物治疗。

对于损害泛发、累及毛发或甲板，或者患者存在免疫功能缺陷，排除禁忌证后应选用系统抗真菌药物治疗。一般浅部真菌病头癣、甲真菌病首选内服药物，头癣以灰黄霉素为佳，也可服用三唑类药物或特比萘芬；甲真菌病以特比萘芬或伊曲康唑为佳，也可服用氟康唑。具体用药方案参照近年来公布的诊疗指南或共识。

（二）初发或反复发作

初发者可选用常用抗真菌药物外用，如唑类药物克霉唑、咪康唑等。对于多次发作，如念珠菌性阴道病等，需加强用药，甚至选择口服三唑类药物治疗，必要时加用免疫调节剂。对于反复发作的复发性外阴阴道念珠菌病，可以考虑每次月经前给药，连续用药 3～6 个月。

（三）有无并发疾病及合并用药

对合并糖尿病、长期使用糖皮质激素或免疫抑制剂者，一般首选外用治疗，但如疗效不佳或出现合并症时，为尽快控制病情，必要时可更换为系统用药，同时应积极治疗基础疾病。应选较强的抗真菌药物作为系统药物并配合外用药物治疗，并需要延长疗程。如有较多合并用药，应注意药物间的相互作用。

二、深部真菌病的用药原则

深部真菌病包括皮下组织真菌感染和侵袭性真菌感染（真菌血症和内脏真菌感染）。近年来，发生在免疫受损患者的侵袭性真菌感染（invasive fungal infection，IFI）的患病率和病死率不断增高。抗真菌治疗药物的合理应用显得更加重要。随着国际上一些权威机构如欧洲癌症研究和治疗组织/侵袭性真菌感染协作组（EORTC/IFIG）和美国国立变态反应和传染病研究所真菌病研究组（NIAID/MSG）的诊疗指南的不断更新，我国各学科也陆续出台了有关侵袭性真菌感染的诊断标准和治疗原则，对抗真菌治疗起到了积极的指导作用。

由于真菌感染的复杂性，IFI 的诊断一般由危险（宿主）因素、临床特征、微生物学检查、组织病理学四部分组成。组织病理学仍是诊断的“金

标准”。目前,普遍将IFI的诊断分3个级别,即确诊、临床诊断和拟诊。抗真菌治疗也相应地提倡进行分层治疗,包括目标性治疗、抢先治疗、经验性治疗及预防性治疗几个层次。

(一) 目标治疗

目标治疗也称靶向治疗,对应的是确诊患者。针对病原真菌的种类进行特异性的抗真菌治疗。有条件应以获得病原菌的药敏结果为依据,也可适当根据以往经验治疗的疗效选择用药。要参考药物抗菌谱、药理学特点、真菌种类、临床病情和患者耐受性等因素来决定用药选择。

对于有病原学证据的侵袭性念珠菌感染,应根据抗真菌药物抗菌谱用药(表10-1)。白念珠菌、热带念珠菌、近平滑念珠菌对氟康唑敏感,也可以选择其他唑类和棘白菌素类药物;光滑念珠菌和克柔念珠菌对氟康唑天然不敏感或耐药,治疗时不宜首选氟康唑,而应选择伊曲康唑、伏立康唑,卡泊芬净和两性霉素B及其脂质基制剂等。虽然对于氟康唑剂量依赖敏感株的感染还可以增加剂量治疗,但对于其获得性耐药菌株感染的治疗则不宜再首选其他唑类药物治疗。

对侵袭性曲霉感染,传统治疗首选两性霉素B(或脂质体制剂),但目前通常选用三唑类药物治疗,如伏立康唑、伊曲康唑或米卡芬净。必要时可联合两种不同类型的抗真菌药物治疗。

表10-1 常用全身性抗真菌药物抗菌谱和活性程度

微生物	抗真菌药物活性							
	两性霉素B	氟康唑	伊曲康唑	泊沙康唑	伏立康唑	阿尼芬净	卡泊芬净	米卡芬净
念珠菌								
白念珠菌	+++	+++	+++	+++	+++	+++	+++	+++
光滑念珠菌	+++	++	++	++	++	+++	+++	+++
克柔念珠菌	+++	−	+++	+++	+++	+++	+++	+++
葡萄牙念珠菌	++	+++	+++	+++	+++	++	++	++
近平滑念珠菌	+++	+++	+++	+++	+++	++	++	++
热带念珠菌	+++	+++	+++	+++	+++	+++	+++	+++
球孢子菌	+++	+++	+++	+++	+++	−	−	−
隐球菌	+++	+++	++	+++	+++	−	−	−
曲霉	+++	−	++	+++	+++	++	++	++
皮炎芽生菌	+++	+	+++	+++	+++	−	−	−
毛霉	++	−	−	++	−	−	−	−
巴西副球孢子菌	+++	++	+++	+++	+++	−	−	−

注:此表是部分全身性抗真菌药物对不同真菌活性比较的总体概述。−,无抗菌活性;+,偶尔有抗菌活性;++,中度抗菌活性但存在耐药;+++,抗菌活性高,偶尔出现耐药。

播散型隐球菌病或病变虽然局限但宿主存在免疫损害时,推荐两性霉素B联合氟胞嘧啶或氟康唑治疗,疗程8周至6个月,轻症患者可用两性霉素B或氟康唑400 mg,每日1次,持续8~10周。不伴脑膜炎的非艾滋病患者可选择伊曲康唑口服液400 mg/d,疗程视病情适当延长。

毛霉病药物治疗可选择两性霉素B和泊沙康唑,若累及中枢神经系统或鼻窦,可考虑在用药基础上手术干预。与单用抗真菌药治疗相比,增加手术干预能够降低病死率(11%∶60%)。

肺孢子菌肺炎的治疗首选复方甲噁唑(TMPco)(磺胺甲噁唑400 mg,甲氧苄啶80 mg),疗程为2周或更长;对艾滋病患者需同时用HAART治疗。在$CD4^+$ T细胞恢复前,用TMPco预防复发。如不能口服TMPco,可用静脉注射,如对磺胺过敏可用喷他脒,也可用卡泊芬净和米卡芬净。

(二)抢先治疗

对有高危因素的患者开展连续监测,包括每周2次胸部摄片、CT扫描、真菌学检查及真菌抗原检测等。如发现阳性结果,则立即开始抗真菌治疗,即抢先治疗,又称为诊断驱动性治疗,其对应的是临床诊断IFI的患者。其意义在于尽可能降低不恰当的经验性治疗所导致的抗真菌药物的不必要使用,降低真菌耐药及增加医疗花费的可能性。现有的关于抢先治疗与经验性治疗比较的研究显示,患者存活率无差异,而经验性治疗的花费和应用的抗真菌药物则相对更多。

抢先治疗有赖于临床医师的警觉性及实验室诊断技术的进步。目前,建立在非培养基础上的诊断方法主要包括半乳甘露聚糖检测(GM试验)、1,3-β-D葡聚糖检测(G试验)以及针对真菌特异DNA的PCR技术,与临床表现、真菌学检查,尤其是CT扫描的结果相结合,为开始抢先治疗、监测疾病的病程和评价治疗的反应提供了更多的参考价值。抢先治疗药物选择可参考所检测到的真菌种类而定。治疗应足量、足疗程,以防复发。同时在开展抢先治疗后还应进一步寻找病原学证据。

(三)经验性治疗

对应的是拟诊IFI的患者,在未获得病原学证据之前,对于高危患者出现临床症状,可考虑进行经验性治疗。药物的选择应综合考虑可能的感染部位、病原真菌、患者预防用药的种类及药物的广谱、有效、安全性和效价比等因素。

(四)注意事项

关于经验性治疗的研究目前主要集中在持续发热的中性粒细胞减少症患者。对于这类患者应用唑类、棘白菌素类及多烯类药物,临床症状改善明显。

除了以上原则外,对系统性抗真菌药物治疗还应注意以下几方面的问题。

1. 早期诊断,早期治疗 早期做出精确的病原学诊断是深部真菌感染治疗成功的关键。目前在真菌感染的实验室诊断方面还是强调采用多种方法综合诊断,联合应用多种检测技术,对致病真菌鉴定到种水平,以便更有针对性地选择药物。基质辅助激光解吸电离飞行时间质谱技术(MALDI-TOF MS)已在真菌菌种的鉴定中显示出快速、精确的优势。建立常见侵袭性真菌病病原体的精确检测体系,将对提高侵袭性真菌病的诊断水平发挥重要作用。

2. 根据不同菌种,选择合适的药物 不同菌种对抗真菌药物的敏感性不同,可以通过抗真菌药物的体外敏感性测定来判断,如曲霉感染,可选用两性霉素B或伏立康唑。药敏试验相关的检测体系也在日趋完善和规范。针对临床常见的酵母菌和丝状菌,常见抗真菌药的药敏试验方案已日趋完善,并在探讨流行病学折点(ECV)和临床治疗折点(CBP)以切实指导临床。例如,美国的CLSI方案和欧洲的EUCAST方案,都是在努力实现与体内的药物动力学和临床疗效相结合。目前,对大多数酵母菌已建立了常见抗真菌药物的治疗折点,对丝状真菌则通过建立流行病学折点来判断野生型和非野生型菌株。有助于临床抗真菌药物的选择。

3. 根据感染部位和侵犯的系统不同,选择不同药物 不同药物的组织分布特点不同,唑类药物特别是氟康唑在尿中主要以原型排出,局部组织有较高的药物浓度,适用于泌尿系统的念珠菌感染。泊沙康唑在肺组织中也可达到较高浓度,通过渗透至宿主细胞膜后再向真菌细胞扩散而达到较强的抗菌活性,可以用于肺部曲霉感染。由于系统性真菌感染患者的药物代谢水平会受到宿主脏器功能和药物相互作用等多种因素的影响,随着药物浓度测定方法的日趋成熟,建议有条件应行血中药物浓度监测以便帮助观测疗效和调整剂量。

4. 避免耐药的产生 近年来,随着高危患者的增多,如肿瘤、白细胞减少、器官移植等患者,唑类药物如氟康唑、伊曲康唑预防性治疗的应用增多,真菌可以产生耐药性,应注意掌握预防性治疗的适应证,避免剂量过低诱导耐药。此外,AIDS患者长期用药,剂量不足也可产生耐药。氟胞嘧啶最易产生耐药,用药时开始即用较

大剂量,或与两性霉素B,或与三唑类药物合并使用。为监测耐药发生,对于长期治疗患者,应定期进行药敏试验。

5. 联合用药　两性霉素B与氟胞嘧啶因具有肯定的协同作用而成为最经典的联合用药组合。另外,氟胞嘧啶与唑类药物如酮康唑、氟康唑或伊曲康唑均有协同作用。过去认为,唑类药物与两性霉素B有拮抗作用,但目前也已成为一个较常用的组合,如在严重隐球菌脑膜炎患者可以合并用药,增加疗效。唑类药物与棘白菌素类药物也可用于侵袭性曲霉感染的患者。目前,临床上以下联合用药的组合均有应用。

(1) 特比萘芬与唑类药物:特比萘芬与伊曲康唑或伏立康唑(部分情况下与两性霉素B)可协同抗曲霉属、抗波氏假阿利什霉。

(2) 伊曲康唑与尼可霉素Z:对烟曲霉和黄曲霉有协同作用。

(3) 两性霉素B与利福布汀(rifabutin):体外两性霉素B单用或与利福布汀联用时,抗曲霉、镰刀菌试验显示MIC值显著下降,对所有菌株均有协同或叠加杀菌效应。

(4) 两性霉素B与阿奇霉素:在体外的抗曲霉、镰刀菌的机制,可能通过抑制真菌蛋白合成来发挥协同作用。

(5) 两性霉素B、利福平和氟胞嘧啶:有报道用这3种药物联合治愈接受骨髓移植患儿发生的播散性镰刀菌感染。

(6) 机体免疫功能特别是细胞免疫力低下,易感染真菌,且不易治愈:如艾滋病合并念珠菌、隐球菌感染和马尔尼菲篮状菌感染,常需终身治疗(使用氟康唑或伊曲康唑)。采用疫苗和细胞因子免疫调节治疗是一类很有前景的辅助治疗,主要包括γ干扰素、白介素(interleukins)、粒细胞集落刺激因子(GCSF)、粒巨噬细胞集落刺激因子(GMCSF)和巨噬细胞集落刺激因子(MCSF)、粒细胞输注等。免疫调节治疗的目的是增加中性粒细胞、吞噬细胞的数量,激活中性粒细胞、吞噬细胞和树突状细胞的杀真菌活性,增强细胞免疫,缩短中性粒细胞减少症的持续时间等。

(7) 药物不良反应及其疗效:两性霉素B抗菌谱广,抑菌作用强,仍属于强效的抗真菌药,直到目前尚没有一个抗真菌药物能完全取代它,只因其不良反应多且重,故而限制了其广泛应用。但在免疫受损患者的重症真菌感染,如艾滋病合并隐球菌脑膜炎等,还应首选此药,并可联用5-FC。酮康唑虽属广谱,但其有严重的肝脏不良反应,目前在深部真菌感染已较少应用,大多数由伏立康唑、泊沙康唑、伊曲康唑、氟康唑取而代之。新一代三唑类药物相对安全,但是也应该注意药物的相互作用和患者肝肾功能及电解质情况。

(8) 患者主观因素:患者的依从性也与不良反应有关,有的患者耐受性差,不愿使用出现不良反应的药物,除规劝外,也可考虑更换用药。还有的患者经济承受程度较低,应从个人承受能力与疾病的严重性进行分析,是否必须使用此药应进行综合考虑。

(9) 手术干预:除药物治疗外,有些IFI情况可能需要手术干预:① 急性咯血;② 为获得组织学诊断;③ 预防已有血管累及的真菌病灶出血。例如,对于曲霉球,外科摘除是明确的治疗方法;对于鼻窦真菌感染,治疗应该联合药物和外科方法,外科清创术和引流在大多数病例就足以达到理想的治疗效果;对于心内膜炎患者应进行心脏瓣膜置换手术,并且术后要实施药物治疗。当然,对于IFI患者需要实施外科治疗的情况还有很多,如骨髓炎、心包炎、中枢神经系统感染引起的颅内脓肿等一些病例。

第三节　抗真菌药物预防性应用于特殊宿主

预防性治疗主要指在真菌感染的高危患者中,预先应用抗真菌治疗。适合进行预防性治疗的患者群主要包括：接受高强度免疫抑制治疗的骨髓及实体器官移植患者、急性白血病及恶性肿瘤化疗后粒细胞缺乏并同时接受大剂量糖皮质激素的患者、淋巴瘤接受利妥昔单抗或嘌呤类似物联合化疗出现粒细胞及淋巴细胞双重减少的患者等。预防性治疗在血液科应用最为广泛，疗程以2～4周为宜。虽然两性霉素B是侵袭性真菌感染的标准治疗药物，但是由于其毒性，并不适合在预防阶段应用。氟胞嘧啶的抗菌谱相对较窄，同时它具有明显的不良反应，且单药使用易出现耐药。目前，常采用三唑类药物氟康唑或伊曲康唑预防，而具体选择应根据院内真菌、药敏及耐药的情况而定。有资料表明，预防性用药组与对照组相比，白念珠菌和曲霉感染特别是播散性感染的发生率明显降低。但也有报道指出，预防性治疗后导致其他不敏感念珠菌感染增多。故对预防性治疗的作用仍然存在争议。

当前，IFI的预防也分为一般预防和靶向预防两类。

一、一般预防

应积极进行原发病治疗，尽可能保护解剖生理屏障，减少不必要的侵入性操作。已经存在解剖生理屏障损伤或进行了必要的有创操作后，应注意积极保护并尽早恢复屏障的完整。例如，尽早拔除留置的导管，减少静脉营养的应用时间，早日转化为肠内营养等；对于具有免疫功能抑制的患者，需要促进免疫功能的恢复。

加强对住院环境的监控，进行分区管理，建设隔离病房。严格执行消毒隔离制度、无菌技术操作规程、探视制度及洗手制度等，减少交叉感染的概率。对病房、仪器、管路等进行定期严格的消毒，尽可能减少灰尘，避免污水存留，并加强病房的通风。此外，尚需对医护人员及患者家属加强卫生宣教力度，开展医院感染监控，了解侵袭性真菌在当地的病种及其流行状况。

二、靶向预防

对于存在免疫功能抑制的患者，预防性用药可以减少其尿路真菌感染的发生，同时呼吸道真菌感染和真菌血症的发生率也表现出下降趋势。

对以下具有免疫功能抑制的患者需要进行预防性治疗，其中包括有高危因素的中性粒细胞缺乏症患者、接受免疫抑制治疗的高危肿瘤患者、具有高危因素的肝移植和胰腺移植患者以及高危的HIV感染患者等。

对于存在免疫功能抑制的患者，预防性治疗应当持续到完全的免疫抑制治疗过程结束，或者持续到免疫抑制已经出现缓解。

近期的荟萃分析显示，预防性用药虽然降低了真菌感染的发生率，但未能改善预后，同时出现耐药和花费增加的问题。因为IFI的预防性用药存在不可避免的不良反应，过度使用又会出现耐药危险，尚需进行更大规模的实验来明确预防性用药的获益人群。因此，对于无免疫抑制的患者，一般不建议进行抗真菌药物预防性治疗。

三、预防性抗真菌药物

氟康唑对于预防除光滑念珠菌和克柔念珠菌以外的念珠菌感染有益，通常使用口服氟康唑400 mg/d，部分研究建议首剂加倍。当肌酐清除率低于25 ml/min时，剂量应减半。伊曲康唑的抗菌谱广，可以扩展到曲霉和非白念珠菌。预防治疗通常使用伊曲康唑口服液400 mg/d或静脉注射液200 mg/d。为减少口服液的胃肠不良反应，可在初始几日使用伊曲康唑胶囊和口服液联合应用的方法，或者短期应用静脉注射液后转换为口服制剂。

预防性应用伏立康唑可减少肺移植患者和异基因骨髓干细胞移植等患者曲霉感染的发生，但一级和二级预防的研究尚在进行中。棘白菌素类如卡泊芬净和米卡芬净，用于IFI的预防是有效而安全的，通常卡泊芬净和米卡芬净的剂量为50 mg，静脉滴注，每日1次。

两性霉素B脱氧胆酸盐因其有输注相关反应和肾毒性，故一般不适合应用于预防性治疗。有研究显示，小剂量的两性霉素B［0.2 mg/(kg・d)］有一定的预防作用。目前，常以两性霉素B脂质体制剂作为替代。研究表明,危重肝移植患者应用两性霉素B脂质体可减少曲霉感染的发生率,累积剂量为1～1.5 g,如果同时接受肾脏替代治疗,剂量可用到5 mg/(kg·d)。近年来,西班牙学者汇总了5项两性霉素B脂质体应用于肝移植患者的研究,结果显示,预防真菌感染的用药剂量通常为5 mg/(kg·d),有较好的疗效。

参考文献

[1] 斯崇文,贾辅忠,李家泰.感染病学[M].北京:人民卫生出版社,2004.

[2] 王端礼.医学真菌学——实验室检验指南[M].北京:人民卫生出版社,2005.

[3] 王辉,马筱玲,钱渊,等(译).临床微生物学手册[M].11版.北京:中华医学电子音像出版社,2017.

[4] 王爱平,王若珺,李若瑜.抗真菌药物新进展[J].皮肤科学通报,2017,34(5):540-550.

[5] 范宏伟.热病:桑福德抗微生物治疗指南[M].46版.北京:中国协和医科大学出版社,2017:121-136.

[6]《中国国家处方集》编委会.中国国家处方集[M].北京:人民军医出版社,2017:660-661.

[7] Zane LT, Chanda S, Coronado D, *et al*. Antifungal agents for onychomycosis: new treatment strategies to improve safety [J]. Dermatol Online J, 2016, 16; 22(3): 1-13.

[8] Peter G. Pappas, Carol A. Kauffman, David R. Andes, *et al*. Clinical Practice Guideline for the Management of Candidiasis: 2016 update by the Infectious Diseases Society of America[J]. CID, 2016, 62(4): e1-50.

[9] Thomas F. Patterson, George R. Thompson Ⅲ, David W. Denning, *et al*. Practice Guidelines for the Diagnosis and Management of Aspergillosis: 2016 update by the Infectious Diseases Society of America[J]. CID, 2016, 1-60.

[10] John R. Perfect, William E. Dismukes, Francoise Dromer, *et al*. Clinical Practice Guidelines for the Management of Cryptococcal Disease: 2010 update by the Infectious Diseases Society of America[J]. CID, 2010, 50: 291-322.

(北京大学第一医院　李若瑜)

第十一章　寄生虫病的治疗

寄生虫病化学治疗是寄生虫病防治工作中十分重要的手段，有效的化学药物能够消灭传染源，预防感染，从而达到治愈患者、降低人群感染率和发病率的目的。寄生虫病的化学治疗包括在医院内针对患者的个体治疗和大规模地区或流行区的群体治疗（即社区性化学治疗，community-based chemotherapy）。

近几十年来，随着现代医药技术的发展，抗寄生虫病的药物不断更新换代，从最初的金属类化合物逐渐向化学合成药物发展。已经研制出一些高效、低毒的杀虫药，取得了可喜的成果。如我国研制的青蒿素（artemisinin）及其衍生物和磷酸咯萘啶（pyronaridine）治疗耐氯喹恶性疟疾；国外研制的甲氟喹（mefloquine）具有长效抗疟原虫的特点；苯并咪唑类药物阿苯达唑（albendazole）、甲苯达唑（mebendazole）为高效、安全的抗肠道蠕虫药物，尤其是阿苯达唑对旋毛虫病、包虫病、囊虫病也有一定疗效；吡喹酮（praziquantel）已作为广谱治疗吸虫、绦虫病的药物；伊维菌素（ivermectin）作为我国二类新药，具有高效、低毒、抗虫谱广等特点。但是抗寄生虫药物尚不丰富，而且治疗寄生虫感染的大多数化学药物为杂环化合物，尽管有驱虫作用，但也有一定的毒性；某些寄生虫由于特定的寄生部位（如棘球蚴、囊尾蚴等）也对药物的作用效果有一定影响。另外有的药物口服效果差，需静脉给药；有的毒性大，幼虫对药物敏感性差，存在抗药性问题等；治疗蠕虫感染的药物仅有少数几种，但抗药性的发展和扩大降低了多数常用药物的价值，也局限了治疗的选择范围。发现和开发新药已成为21世纪治疗寄生虫病的战略要点，因此，迫切需要发展高效、低毒、广谱的抗寄生虫病药物。

寄生虫病的化学治疗涉及宿主、寄生虫和药物三者间的复杂关系，在具体治疗中，重要的是应做到合理使用药物，包括及时地选择恰当的药物、最佳的剂型、正确的剂量、适宜的给药时间及间隔时间和足够的疗程等。此外，合理地联合应用抗寄生虫药物，往往能够提高疗效、缩短疗程、延缓抗药性的产生并减少不良反应。研究表明，在一些寄生虫病如疟疾、血吸虫病、利什曼病等的治疗过程中，药物的疗效还依赖于宿主的免疫功能。在选用抗寄生虫药物时应考虑免疫应答，可选择适当时机联用免疫增强剂调节免疫功能；或用靶抗原免疫宿主，增强免疫应答与化疗药物的协同作用；也可尝试利用特异性识别抗原表位的单克隆抗体或与宿主细胞受体结合的配体的药物导向作用改善化学治疗效果。

我国寄生虫种类繁多，治疗药物及方案各异，本节介绍常用的寄生虫病化学治疗药物。

一、原虫病

（一）疟疾

全球抗疟药物主要分为杀灭红细胞内期疟原虫和杀灭肝细胞内期疟原虫两大类。其中，因红细胞内期疟原虫与疟疾的临床发作有关，肝细胞内期疟原虫与疟疾的复发有关，因此，杀灭红细胞内期疟原虫药物又被称为控制临床发作药物，而杀灭肝细胞内期疟原虫药物又被称为抗复发药物。

1. 控制临床症状发作的药物　主要包括氨基喹啉类,如氯喹及相关的奎宁、萘酚喹与甲氟喹、青蒿素及其衍生物、磷酸咯萘啶等。它们具有快速杀灭红细胞内期裂殖体,控制临床症状的作用。但对肝细胞内原虫无效,且不能杀灭间日疟原虫与卵形疟原虫在肝细胞内休眠体,故不能防止复发。

(1) 氯喹(chloroquine):通过其喹啉环与疟原虫DNA中的鸟嘌呤、胞嘧啶结合,插入到DNA双螺旋结构之间,抑制DNA的复制和RNA的转录。氯喹亦能抑制磷酸渗入疟原虫的DNA和RNA,由于核酸合成减少,从而干扰疟原虫的繁殖。另外,氯喹在疟原虫的食物泡中浓集,提高了食物泡中的pH,抑制了疟原虫血红蛋白酶的活性,使疟原虫不能消化摄取血红蛋白,致其生长发育缺乏所需的氨基酸,并引起核糖核酸的崩解。氯喹对红细胞外期的疟原虫无效,对配子体也无明显作用,主要作用于红细胞内期,为高效的裂殖体杀灭剂。

1) 剂量与用法:按药物基质计算,磷酸氯喹片每片含基质150 mg,世界卫生组织在《疟疾治疗指南》第3版中推荐磷酸氯喹按25 mg/kg,其中第1天10 mg/kg,第2天10 mg/kg,第3天5 mg/kg的治疗方案;我国在长期疟疾防治中积累了成功经验,磷酸氯喹的剂量和疗程采用成人总剂量1 200 mg,餐后服用,3日为1个疗程。第1日600 mg(4片),顿服或分2次口服,每次300 mg(2片);第2、3日各服1次,每次300 mg(2片)。15岁以下儿童总剂量按氯喹基质为20 mg/kg计算,分3日口服,第1日10 mg/kg顿服或分2次口服,每次5 mg/kg;第2日和第3日各口服1次,每次5 mg/kg。患者不能口服或抢救时应静脉滴注,初次剂量为10 mg/kg,于8小时滴完,以后每8小时1次,直到总剂量20 mg/kg。每500～750 mg氯喹宜加入500 ml 5%葡萄糖溶液中滴注。肌内注射或皮下注射,剂量为25 mg/kg,每4小时1次,或3.5 mg/kg,每6小时1次,直到总剂量为20 mg/kg。此外,氯喹可作为预防性药物,成人与孕妇每周300 mg,儿童每周5 mg/kg。

2) 不良反应及注意事项:该药口服耐受性好,安全价廉,但恶性疟原虫对氯喹已产生耐药性;太平洋岛国也发现了对氯喹抗性的间日疟原虫株;静脉注射过快有抑制心率、发生心力衰竭的危险;长期大剂量治疗可引起心脏房室传导阻滞;部分病例出现短暂头晕、头痛,可出现显著的胃肠道反应,并可发生视网膜病变。我国研制的氨基喹啉药物有哌喹、硝喹等用于治疗耐药性恶性疟,其中哌喹药效持续时间长,还可用于预防疟疾。

(2) 奎宁(quinine):是从金鸡纳(cinchona)树皮中提取的一种生物碱,属喹啉甲醇衍生物,可干扰疟原虫DNA的合成,杀灭红细胞内期各种疟原虫的裂殖体,有效控制疟疾的临床发作。奎宁的毒性比氯喹大。由于恶性疟对氯喹的耐药性问题日趋严重,奎宁又被重新应用。主要用于抗氯喹恶性疟和脑型疟疾的治疗,对一般疟疾的治疗,不作为首选药。

1) 剂量与用法:奎宁双硫酸盐或硫酸盐每片含药物基质300 mg;奎宁双盐酸盐注射剂,每支2 ml,每毫升含基质300 mg。奎宁口服的成人剂量为600 mg,每8小时1次,疗程5～7日;儿童剂量为10 mg/kg,每8小时1次,疗程5～7日。肌内注射剂量为10 mg/kg,每8小时1次。肌内注射具有强刺激性,容易引起局部组织坏死与无菌性脓肿。静脉滴注需先用5%葡萄糖溶液或生理盐水稀释,成人与儿童静脉滴注剂量为10 mg/kg,4小时滴完,以后每8～12小时1次。严重患者初次剂量可采用20 mg/kg。对抗氯喹恶性疟可以口服,对多重耐药危重恶性疟,尤其凶险发作患者采取静脉缓慢滴注。

2) 治疗剂量很少产生严重反应。不良反应与注意事项有:① 金鸡纳中毒(cinchonism),出现头痛、耳鸣、重听、视力模糊、恶心、呕吐及腹泻等,常在服用奎宁第3日发生。② 特异性反应(idiosyncrasy),出现皮肤瘙痒、荨麻疹与斑丘疹、皮下与黏膜出血、眼睑水肿、血管神经性水肿、支气管哮喘等较罕见。③ 低血糖,疟疾与奎宁均可使胰岛素分泌增多而产生低血糖，危重恶性疟患者在治疗期间应检测血糖，可采用 50% 葡萄糖溶液及时静脉注射。④ 黑尿热，奎宁可引起溶血反应，表现为血红蛋白血症、血红蛋白尿和急性肾衰竭，发生在恶性疟患者，常是死亡原因。⑤ 心脏抑制作用，可降低心肌收缩力、减慢传导、延长心肌不应期。其发生与奎宁剂量有关，尤其在静脉注射过量、过快时发生。大剂量应用时要在心脏监护下进行，密切观察脉搏与血压，发生心律失常时应将滴速减慢或停用。

(3) 甲氟喹(mefloquine)：是一种氨基喹啉甲醇，抗疟机制可能与奎宁相似，并不嵌入疟原虫的 DNA，直接影响疟原虫的表膜而发挥抗疟作用。该药对疟原虫红细胞内期，特别是裂殖体具有明显而持久的杀灭作用，主要用于治疗抗氯喹及多重抗药性恶性疟的急性发作。

1) 剂量与用法：成人与儿童的剂量均为 15 mg/kg，每日疗法的最大剂量为 1 g，单剂口服或分 2 次服用，可获得 90%以上的治愈率。

2) 不良反应及注意事项：限于在多重耐药性恶性疟疾流行区应用，以避免产生耐药性，甲氟喹与奎宁之间有交叉抗药性，对奎宁有抗药性的恶性疟不应再服甲氟喹。对于心脏病患者，甲氟喹不可与β受体阻滞剂及苄噻嗪类、维拉帕米类钙通道阻滞剂联合应用，以免引起窦性心动过缓。妊娠期的前三个月内慎用。本药治疗剂量不良反应轻而少。中毒剂量可引起严重头晕、恶心、步伐不稳、共济失调、癫痫发作、抑郁症、精神失常、窦性心动过缓等神经系统反应。

(4) 青蒿素(artemisinin)及其衍生物：青蒿又名黄花蒿，属菊科艾属植物。青蒿素及其衍生物对各种疟原虫红细胞内期无性体均有强大的杀灭作用，尤其能快速杀灭恶性疟原虫环状体，抗恶性疟原虫作用优于奎宁等抗疟药。由于青蒿素本身脂溶性和水溶性都很差，通过青蒿素化学结构改造现已合成一系列抗疟作用更强的衍生物及不同剂型，用于不同途径给药。例如，青蒿琥酯注射剂静脉注射能保证药物直接进入血液杀灭感染红细胞中的疟原虫，同时也可口服或肌内注射，蒿甲醚也可肌内注射与口服，在治疗重症昏迷患者时非常重要。目前，我国常用的是蒿甲醚与青蒿琥酯。

1) 杀虫机制：血浆中游离铁与血红素铁介导药物分子内过氧桥裂解产生自由基，后者与疟原虫蛋白结合使其烷基化；血红蛋白也能催化青蒿素类药物降解生成大量的自由基和活性氧，攻击膜上的不饱和脂肪酸使之发生过氧反应，进而引起膜结构破坏；青蒿素类药物还可破坏疟原虫的血红素解毒系统，既抑制疟色素的形成，又促使疟色素的分解，由此产生大量有毒害作用的游离血红蛋白，将虫体杀死。

青蒿素与其他抗疟药物联合用药是目前治疗疟疾的最有效方案。因为单剂青蒿素治疗(或称单一药物疗法)只能削弱而非杀死疟原虫，因此可促进耐药性产生。当青蒿素与其他抗疟药物正确联用时，青蒿素治疗疟疾的有效性几乎为 95%，而疟原虫基本不可能对药物产生抗药性。因此，WHO 于 2006 年 1 月 19 日颁布了新的治疗疟疾的指导方针，要求制药公司终止销售治疗疟疾的单剂药青蒿素以防止疟原虫对此药产生抗药性。WHO 在《疟疾治疗指南》第 3 版中优先推荐使用青蒿琥酯注射剂，在没有青蒿琥酯注射剂情况下也可采用蒿甲醚注射剂或奎宁注射剂抢救患者。在我国新制定的《抗疟药物使用规范》中采纳了世界卫生组织优先推荐使用青蒿琥酯注射剂的意见，但由于我国生产的咯萘啶注射剂比奎宁注射剂更安全有效，因此《抗疟药物使用规范》推荐在没有青蒿琥酯注射剂情况下可改用蒿甲醚注射剂或咯萘啶注射剂抢救重症患者。

2) 剂量与用法：① 重型疟疾，蒿甲醚油剂，首剂 32 mg/kg，以后 6 mg/kg，肌内注射，每日 1 次，7 日为 1 个疗程。青蒿琥酯注射剂治疗方案为青蒿琥酯注射剂 2.4 mg/kg 或 120 mg 静脉注射，12 小时和 24 小时再次静脉注射 120 mg；以后每日静脉注射 1 次，每次 120 mg，连续 7 日；以后患者若苏醒并能进食，可以改青蒿素类复方制剂口服 1 个疗程以继续治疗。② 轻型疟疾,蒿甲醚油剂口服,首剂160 mg,以后80 mg/kg,每日1次,共7日。青蒿琥酯片剂口服,首剂120 mg,以后60 mg,每日1次,共7日。双氢青蒿素片剂口服,首剂120 mg,以后60 mg,每日1次,共7日。③ 恶性疟,青蒿素及其衍生物总剂量480～640 mg,疗程7日,复燃率为5%左右。剂量与疗程不足,则复燃率高。临床上青蒿琥酯与蒿甲醚对重型恶性疟尤其儿童脑型恶性疟疗效显著,可降低病死率。该类药物高效、低毒、价格低廉,已成为治疗恶性疟的首选药物。

(5) 磷酸咯萘啶(malanidine, pyronaridine phosphate):是我国研制的苯骈萘啶类新药,抗疟机制主要表现为滋养体复合膜肿胀、食物泡融合、色素凝集、染色体聚集等。对各种疟原虫红细胞内期无性体均有杀灭作用,对抗氯喹恶性疟原虫也有较强的作用。因此,该药不仅用于一般疟疾的治疗,还可用于抗氯喹恶性疟或多重抗性病例的治疗。其针剂静脉滴注适用于脑型疟疾的救治。

口服片剂含基质100 mg,总剂量1 200 mg,第1日口服2次,每次300 mg,间隔4～6小时再次口服,第2、3日各服用300 mg 1次。亦可采用每次400 mg,每日1次,连服3日的治疗方法。针剂每支2 ml,每毫升含基质40 mg。静脉滴注剂量为每次6 mg/kg,加入5%葡萄糖溶液500 ml中,2～3小时滴完,间隔6～8小时重复1次;肌内注射4 mg/kg,分2次注射。治疗抗氯喹恶性疟肌内注射总量应不低于480 mg,即9 mg/kg为宜。药物反应有头晕、头痛、恶心、呕吐与上腹不适,偶发生皮疹、心动过缓与心律不齐等,停药后消失。本药与青蒿琥脂有交叉抗性,值得注意。

(6) 萘酚喹(naphthoquine):是我国研制的一种抗疟新药,其化学结构与氯喹有相同的母核。该药具有吸收快而完全、组织分布广、生物半衰期长和体内代谢缓慢、存在肝肠循环等特点。此特点可能是降低治疗恶性疟和间日疟复发率低的原因。该药对各种疟原虫红细胞内期无性体均有较强的杀灭作用,据认为其药效可达现有抗疟药的2倍,对抗药性虫株的效果可达现有抗疟药的15倍以上;对间日疟的近期疗效与氯喹相当,但远期疗效明显优于氯喹。在海南省抗氯喹恶性疟流行区,以成人总量1 000 mg,2日分服疗法治疗现症恶性疟患者364例,全部临床治愈,追踪观察28日,仅1例复燃,治愈率高达99.7%。成人1次口服600 mg,治疗间日疟34例,随访观察56日无复发。作为预防性用药,成人单次口服400 mg或500 mg,对人体至少有30日的保护作用,45日的保护率>85%。该药疗程短、给药方便、无明显不良反应、易被患者接受,缺点是杀虫速度和控制临床症状较慢,故不宜首先用于重症疟疾患者和脑型疟患者的救治。

2. 防止远期复发与传播的药物　磷酸伯氨喹(primaquine phosphas,简称"伯氨喹")是该类药物的代表,系8氨基喹啉类化合物。它能杀灭人体4种疟原虫肝细胞内的裂殖体以及间日疟原虫和卵形疟原虫的休眠体,可作为根治药物,防止远期复发,尤其是对间日疟原虫。该药也能杀灭各种疟原虫的配子体,使之不能在蚊体内发育,以防止疟疾传播。伯氨喹对红细胞内期无性体的作用差,不能控制临床症状发作。故常配伍用其他抗疟药以杀灭红细胞内期无性体控制临床发作,常规定在氯喹治疗后应用。伯氨喹杀灭疟原虫的机制可能与干扰DNA的合成有关。伯氨喹还可以干扰肝细胞中辅酶Ⅱ的还原过程,使辅酶Ⅱ减少,严重地破坏疟原虫的糖代谢及氧化过程。

(1) 剂量与用法:磷酸伯氨喹每片含药物基质7.5 mg。成人每次22.5 mg(3片),每日1次,连续8日。服此药前三日,先服氯喹;或在第1、2日同服乙胺嘧啶。儿童剂量为0.25 mg/kg(基质),每日1次,连服8日。成人与儿童杀配子体的剂量为0.5～0.75 mg/kg(基质),单剂口服即可。

(2) 不良反应与注意事项:不良反应较明显,每日用量超过30 mg时,易发生疲劳、头晕、恶心、呕吐、腹痛等,少数人可发生药物热、中性粒细胞缺乏等，停药后即可恢复。有轻度发绀，在停药后1～2日能自行消退。葡萄糖-6-磷酸脱氢酶缺乏的疟疾患者可发生急性血管内溶血，出现高铁血红蛋白血症，严重者还会出现发绀、胸闷等症状。应用亚甲蓝1～2 mg/kg作静脉注射，能迅速改善症状。葡萄糖-6-磷酸脱氢酶缺乏地区的人群应在医师密切监视下使用伯氨喹。孕妇禁用磷酸伯氨喹、哺乳期妇女慎用，1岁及1岁以下儿童不推荐使用；肝、肾、血液系统疾病及糖尿病患者慎用。

3. *病因预防的药物* 此类药物主要为二氨基嘧啶类，其中最有效的是乙胺嘧啶(pyrimethamine)。乙胺嘧啶主要是抑制疟原虫的二氢叶酸还原酶，抑制原虫细胞核的分裂和原虫的裂体增殖。乙胺嘧啶对各种疟原虫红细胞内期有抑制作用，但对已成熟的裂殖体无作用，所以乙胺嘧啶对临床症状控制缓慢，常作为病因预防的药物。乙胺嘧啶也可抑制配子体在蚊体内的发育，使卵囊形成的数目减少，不能发育成子孢子。

乙胺嘧啶作为病因预防性用药，应在进入疫区前1～2周开始服用，服至离开疫区后6～8周，每周25 mg(1片)。用于治疗耐氯喹的恶性疟，每日50 mg，分2次口服，疗程3日。

不良反应：口服一般治疗量时，毒性很低，较为安全。大剂量口服时，如每日服用25 mg，连服1个月，可出现叶酸缺乏，引起巨幼红细胞性贫血。

(二) 黑热病(内脏利什曼病)

1. *葡萄糖酸锑钠*(pentostam, antimony sodium gluconate) 本药为五价锑，是治疗黑热病的首选药物，国内商品名为斯锑黑克(Stihek)。葡萄糖酸锑钠在体内还原为三价锑，对利什曼原虫产生抑制作用，然后单核-巨噬细胞系统将其杀灭。常用治疗方案：① 斯锑黑克6日疗法：总剂量成人120～150 mg/kg五价锑，儿童200～240 mg/kg五价锑，分6次给药，每日1次，静脉或肌内注射，6日为1个疗程；② 斯锑黑克3周疗法：总剂量成人135 mg/kg五价锑，儿童200/kg五价锑，分6次给药，每周静脉或肌内注射2次，3周为1个疗程。3周疗法适用于体质差或病情较重的患者；③ 世界卫生组织(1996年)推荐的方法：初治患者葡萄糖酸锑钠20 mg/(kg·d)×30日，药物用5%葡萄糖溶液稀释成50～100 ml，静脉注射，约10分钟内注射完毕。

初患病例可选用斯锑黑克6日疗法或3周疗法。经1个疗程未能治愈或治疗数月后复发的患者用相同剂量进行第2个疗程的治疗，治愈率仅有65%左右，所以斯锑黑克的剂量应在6日疗法的基础上加大1/3，改为8日疗法。患者经3个疗程治疗无效者为抗锑性黑热病，可改用两性霉素B脂质体或喷他脒治疗。葡萄糖酸锑钠肌内注射治疗时应检测心电图、肝肾功能。如出现损害，应减少剂量。中毒时心电图变化有T波倒置与QT延长，发生在心律失常之前。严重心、肾与肝脏疾病患者禁忌。

2. *喷他脒*(pentamidine) 是一种稳定的二脒(diamidine)化合物，可干扰原虫RNA和DNA合成，抑制氧化磷酸化作用，干扰叶酸转换。治疗总剂量60 mg/kg，每日或隔日1次，每次剂量4 mg/kg，深部肌内注射，也可静脉注射。世界卫生组织推荐方案：喷他脒4 mg/kg，隔日注射1次，11周为1个疗程。该药注射过程中，局部可产生硬块、红肿、血肿或组织坏死，应注意更换注射部位，并局部热敷以减轻反应。治疗期间应定期检测血压、血常规、血清肌酐与血糖。喷他脒不良反应较多，局部注射刺激性很大，可引起血肿与组织坏死。

3. *两性霉素B脂质体* 脂质体是一种新的药物剂型，是同心性两层磷脂组成的微泡，在两层磷脂中间的水相可包含药物。两性霉素B静脉注射后几乎无局部与全身反应，一般情况很差的婴幼儿也能耐受。剂量为1～3 mg/(kg·d)，连续使用21～30日。该制剂价格较贵，故目前仅用于治疗抗药性黑热病患者。

(三) 阿米巴病

1. *甲硝唑*(metronidazole) 又称甲硝咪

唑、灭滴灵，是5-硝基达唑衍生物。还原的甲硝唑可引起易感细胞DNA丧失双螺旋结构，DNA断裂，阻止转录和复制，导致细胞死亡。该药最初用于治疗阴道滴虫病，以后发现有广谱杀原虫作用，能杀灭组织中阿米巴滋养体，是治疗各类阿米巴病的首选药物；还能杀灭蓝氏贾第鞭毛虫、结肠小袋纤毛虫、利什曼原虫等。此外，甲硝唑还具有抗厌氧菌的作用。

(1) 剂量与用法：片剂，每片200 mg；注射剂，100 ml内含500 mg。治疗侵袭性阿米巴病包括阿米巴痢疾、阿米巴脓肿等，成人与儿童的剂量为30 mg/(kg·d)，分3次餐后口服，1个疗程为8～10日。静脉注射为500 mg，每日3次，直到可以口服为止。甲硝唑毒性较低，在阿米巴病治疗方面，已取代依米丁等药物。治疗暴发型阿米巴痢疾，甲硝唑应与四环素等抗生素联合应用，可防止细菌继发感染。

(2) 不良反应：较小，主要有头晕、食欲减退、恶心、呕吐、轻度腹泻、白细胞中度降低等，停药后即可恢复。甲硝唑可通过胎盘，在动物试验中已见到畸胎和癌变，故妊娠期及哺乳期妇女慎用或禁用。

2. 其他5-硝基达唑衍生物　有替硝唑(tinidazole，磺甲硝唑)、奥硝唑(ornidazole，氯醇硝唑)和塞克硝唑(secnidazole，另丁硝唑)等，其作用相似，不良反应较轻。治疗阿米巴痢疾：替硝唑2 g，每日1次，连服3日；奥硝唑2 g，每日1次，连服10日；塞克硝唑2 g，单剂。治疗阿米巴脓肿：替硝唑2 g，每日1次，连服5日；奥硝唑2 g，单剂口服或静脉注射；塞克硝唑1.5 g，连服5日。

3. 依米丁(emetine)　又称吐根碱。对组织中的滋养体有直接杀灭作用，其衍生物去氢依米丁作用更强。对严重肠内与肠外阿米巴病患者，特别是甲硝唑疗效不佳时，采用依米丁治疗。剂量为1 mg/kg，深皮下注射，每日1次，疗程不超过6日。该药除引起胃肠道反应外，对心脏有严重毒性，疗程中应密切观察血压、脉搏与心电图变化。

4. 二氯尼特糠酸酯(diloxanide furoate)　该药口服吸收缓慢，在结肠肠腔内浓度高，可杀灭肠内阿米巴，是治疗无症状包囊携带者的首选药。成人剂量每次500 mg，每日3次，10日为1个疗程。该药毒性低，仅有腹胀等轻度胃肠道反应。

5. 双碘喹啉(diiodohydroxyquin)　又称双碘羟基喹啉、双碘方。对阿米巴包囊携带者的作用优于喹碘方或氯碘方。对肠外阿米巴无效。口服：成人每次0.6 g，每日3次，连服20日。治疗中应注意碘中毒反应。

原发性阿米巴脑膜脑炎可用两性霉素B(amphotericin B)和咪康唑(miconazole)等。两性霉素B静脉滴注，0.75 mg/kg，每日2次，连续3日。以后改为1 mg/kg，连续6日。棘阿米巴性角膜炎治疗药物有0.02%氯己定(chlorhexidine digluconate，洗必泰)、0.02%聚己甲基双胍(polyhexylmethyl biguanide，PHMB)、0.1%磺酸丙氧苯脒(propamidine isethionate)。其中氯己定效果最好，上述药物可单独使用或联合应用。

(四) 贾第虫病

甲硝唑是治疗贾第虫病的首选药物。剂量为2 g，每日1次，连服3日。长期使用可产生耐药性。替硝唑对贾第虫疗效更好，成人2 g，儿童50～70 mg/kg，1次顿服。

(五) 阴道滴虫病

甲硝唑是治疗阴道滴虫病首选药物。成人剂量为2 g，单剂口服。如果口服大剂量甲硝唑发生呕吐，可采用口服200 mg，每日3次，连服7日。儿童剂量为20 mg/kg，连服5日。替硝唑疗效高于甲硝唑4～8倍，口服剂量为1.8～2.0 g/d，分次服用。阴道滴虫病的治疗应夫妻双方同时进行。甲硝唑对早期妊娠患者禁忌。

(六) 弓形虫病

弓形虫病目前尚缺乏理想的特效药。多数学者认为，乙胺嘧啶、磺胺类药物、螺旋霉素、克林霉素等抗弓形虫滋养体疗效较佳，对弓形虫包囊有效的药物尚少。治疗主要采用乙胺嘧啶与磺胺类药物联合治疗。两者均为叶酸代谢抑制剂，对杀灭速殖子有协同作用，并可通过血-脑屏障治疗弓形虫性脑炎。

1. 免疫功能正常者　可选用：① 磺胺嘧啶＋乙胺嘧啶联合治疗，磺胺嘧啶 80 mg/(kg·d)，每日 3～4 次，首次加倍，15 日为 1 个疗程。或用复方磺胺甲噁唑每次 2 片，每日 2 次，首次加倍，15 日为 1 个疗程。同时加服乙胺嘧啶每次 25 mg，每日 2 次，首次加倍，15 日为 1 个疗程；② 螺旋霉素治疗，每日 3～4 g，分 3 次服用，20 日为 1 个疗程，也可与磺胺药联合应用(用法同前)；③ 阿奇霉素治疗，5 mg/(kg·d)，分 4 次服用，首次加倍，10 日为 1 个疗程。也可与磺胺药联合应用；④ 克林霉素治疗，10～30 mg/(kg·d)，分 3 次服用，10～15 日为 1 个疗程，也可与磺胺药联合应用。以上疗法可根据病情需要，间隔 5～7 日后再治疗 1～2 个疗程。

2. 免疫功能低下者　如艾滋病患者合并弓形虫感染者，乙胺嘧啶与磺胺嘧啶联合治疗有效，剂量同上，疗程为 6 周，以后每日小剂量长期维持治疗，停药后 2 个月内容易复发。非艾滋病且能耐受乙胺嘧啶与磺胺嘧啶长期治疗者，疗程为数月，待病情稳定后，至少维持数周。

3. 孕妇、原发性弓形虫病妊娠早期者　用螺旋霉素、克林霉素或阿奇霉素 2 个疗程。妊娠中晚期者用阿奇霉素 2 个疗程。如果羊水穿刺或 B 超检查发现胎盘感染或胎儿感染者，应做人工流产。

4. 眼弓形虫病　磺胺类药物＋乙胺嘧啶(或螺旋霉素)常规剂量治疗，每疗程至少 1 个月。

长期应用大剂量乙胺嘧啶治疗容易产生骨髓抑制与神经损害等不良反应，故必须同时服用甲酰四氢叶酸与复合维生素 B。磺胺嘧啶可产生皮疹等过敏反应，可致结晶尿而引起排尿困难、血尿、肾绞痛等。磺胺嘧啶取代胆红素与血浆蛋白结合，在未成熟新生儿可产生核黄疸(kernicterus)，应引起重视。

二、吸虫病

(一) 血吸虫病

1. 吡喹酮　是一种杂环异喹啉并吡嗪衍生物，由左旋与右旋光学异构体各半组成，左旋吡喹酮是吡喹酮的主要杀虫成分。吡喹酮口服后迅速吸收，进入肝内后迅速代谢，肝门静脉系统的血药浓度很高，为外周血药浓度的 10 倍左右。虫体与吡喹酮接触后，立刻发生肌肉痉挛，进而使虫体皮层、肠上皮、生殖系统和体壁各层组织破坏。

(1) 杀虫机制：吡喹酮作用于膜的钙通道，导致钙离子迅速向细胞内流，破坏肌肉休止期膜电位，使虫体发生痉挛性麻痹；该药还抑制虫体的碱性磷酸酶、酸性磷酸酶、胆碱酯酶和谷氨酰转肽酶的活性，干扰葡萄糖的摄入，导致能源耗竭；影响虫体蛋白质和核酸代谢，使虫体 DNA 和 RNA 解聚和减少；影响虫体吸收与排泄等重要生理功能。皮层的破坏使虫体抗原暴露，机体通过抗体依赖性细胞介导的毒性作用而杀死虫体。吡喹酮对成虫虽然有显著杀虫作用，但对未成熟的童虫效果较差。

(2) 剂量：成人总剂量为 60 mg/kg，每日 3 次，连续 2 日；儿童总剂量为 140 mg/kg，分 4 日服用，每日 3 次，治愈率达 95%以上。现场大规模治疗采用 40 mg/kg 一剂疗法，效果相近。晚期血吸虫病伴有肝纤维化，肝功能受损，尤其有门腔侧支循环者服用较大剂量一剂疗法后，外周血药浓度急骤升高，可发生严重心脏中毒反应，故以小剂量疗法为宜。

(3) 不良反应：很少，重度感染者可有腹部隐痛不适、恶心、头痛、头晕等，偶有发生出血者。

2. 青蒿素衍生物蒿甲醚与青蒿琥酯　对血吸虫童虫有良好杀虫作用。采用蒿甲醚、青蒿琥酯对流行区居民于感染季节给予口服预防性治疗，感染率与发病率有显著降低。蒿甲醚与青蒿琥酯的用药剂量均为每次 6 mg/kg，每 1～2 周服用 1 次，连服 4～6 次。

(二) 华支睾吸虫病

1. 吡喹酮　剂量为每次 25 mg/kg，每日 3 次，连服 2 日。吡喹酮治疗的不良反应轻而短暂，重度感染患者在疗程中可发生胆绞痛，是由于大量虫体从肝内胆管被驱出，引起胆管堵塞所致。

2. 阿苯达唑　对华支睾吸虫病具有良好效果。总剂量140 mg/kg,每次10 mg/kg,每日2次,7日为1个疗程。本药不良反应轻而少,患者可在门诊治疗。与吡喹酮比较,疗程较长。

(三) 肠道吸虫病

在我国寄生小肠的吸虫有姜片虫、后殖吸虫属、异形吸虫及日本棘隙吸虫等,可引起腹泻与腹部不适等症状。吡喹酮小剂量5～10 mg/kg,1次顿服,便可治愈。

(四) 并殖吸虫病

1. 吡喹酮　卫氏并殖吸虫病的剂量为25 mg/kg,每日3次,连用3日;斯氏狸殖吸虫病剂量同上,疗程3～5日。吡喹酮可透过血-脑屏障,对脑型并殖吸虫病应采用2个疗程,间歇1～2周,以保证疗效。斯氏狸殖吸虫幼虫由于在腹腔与肝脏内移行,不易被吡喹酮杀死,故应适当延长疗程。

2. 三氯苯达唑　是治疗并殖吸虫病的一种新药,为苯并咪唑类的一种衍生物。该药类似于苯并咪唑类药物,可选择性地干扰与抑制虫体内的微管结构与功能。该药及其亚砜代谢产物还具有抑制虫体蛋白合成、氧化磷酸化去耦联作用。毒性低,而且与阿苯达唑不同,对动物无胚胎毒与致畸作用。临床治疗剂量小,疗程短,不良反应轻而少,对斯氏狸殖吸虫童虫也有杀虫作用。总剂量为10 mg,每日分2次服用。

(五) 肝片吸虫病

肝片吸虫病用三氯苯达唑治疗,10 mg/kg,顿服,无效者2个月后相同剂量再治1次,亦获痊愈。吡喹酮对肝片吸虫童虫无杀虫作用。对粪检虫卵阳性的慢性患者有效,剂量为25 mg/kg,每日3次,连服7日。

三、绦虫病

(一) 肠绦虫病

吡喹酮是驱除肠道绦虫最有效药物。牛带绦虫病与猪带绦虫病的治疗剂量为5～10 mg/kg,1次顿服,疗效达95%～100%。短膜壳绦虫病为15 mg/kg,每日1次,连服3日。阔节裂头绦虫病为25 mg/kg,1次顿服。

(二) 猪囊尾蚴病(囊虫病)

1. 阿苯达唑　为治疗猪囊尾蚴病的首选药物。世界卫生组织推荐的剂量为每日15 mg/kg,分次服用,疗程为30日。吉林农业大学医院治疗脑型囊尾蚴病175例,其中皮肌型125例,剂量为18 mg/(kg·d),分2次口服。皮肌型患者以10日为1个疗程,脑型患者需2～3个疗程,取得较好效果。

2. 吡喹酮　① 皮下与肌肉囊尾蚴病:剂量为每日50～60 mg/kg,分3次口服,连续6日。② 脑囊尾蚴病:用药剂量应根据虫体在脑内寄生部位与数量而定。少量散在感染者,可用吡喹酮10 mg/kg,每日3次,14日为1个疗程。重症患者,需2～3个疗程。囊虫为数甚多,尤其是弥漫型或有器质性精神障碍、颅内压增高时,治疗前首先控制脑水肿,用大剂量、短疗程静脉滴注地塞米松或甲泼尼龙或静脉注射甘露醇等脱水剂治疗,待脑炎和颅内高压表现缓解后才可试用抗囊虫治疗,以防止因虫体死亡后其周围组织水肿而发生颅内压增高的危险。吡喹酮治疗宜从小剂量开始,根据反应情况逐渐增减,以小剂量长疗程疗法为宜。吡喹酮治疗后,大多囊虫所致的癫痫发作次数减少或停止。治疗期间要密切观察反应,常有头痛、恶心、呕吐、发热、意识障碍、癫痫发作,偶尔因急性脑水肿并发脑疝,危及生命。③ 眼囊尾蚴位于视网膜或前房者不可用吡喹酮等药物治疗,而应手术摘除虫体。

(三) 棘球蚴病(包虫病)

1. 囊型棘球蚴病　目前仍以手术治疗为主。对不适合手术或不愿手术的患者则用阿苯达唑治疗。药物治疗的适应证:播散性继发性腹腔与胸腔内多发性包虫病;多器官(肝、肺、脑、脾等)或同一器官(肝、肺等)多发性包虫囊肿不易手术摘除的患者;肺或肝包虫病患者手术后复发,不能耐受或拒绝再次手术的患者;包虫囊肿直径小于5 cm者;手术及介入治疗前后的辅助治疗。

治疗剂量与疗程取决于包虫寄生的部位、大小，尤其囊壁厚薄、有无钙化、有无子囊等因素。单纯性肝、肺包虫病患者的剂量为 10～15 mg/(kg·d)，分 2 次服用。成人每次最高剂量为 400 mg，每日 3 次，连续服用，不必间歇，建议长期口服，随访期间根据 CT 或 B 超结果判定疗效和用药时间。用药过程中应注意观察对骨髓、肝脏与头发的影响。

2. *泡型包虫病* 阿苯达唑每次 10～15 mg/kg，每日 2 次，根治性切除或肝移植者需服用至少 2 年以上抗包虫药；姑息性手术和不能耐受手术患者需终身服用抗包虫药。

四、线虫病

(一) 肠道线虫病

常用治疗肠道线虫病药物有苯并咪唑类(如阿苯达唑、甲苯达唑、噻苯达唑等)、三苯双脒、伊维菌素等。

1. *阿苯达唑* 又名丙硫咪唑，商品名“肠虫清”，是一种广谱、高效的驱虫药，对肠道及组织内多种线虫及部分绦虫、吸虫有杀伤作用。其作用机制主要是阿苯达唑分子与虫体细胞内微管蛋白结合，从而使微管蛋白不能聚合成微管，使蠕虫分泌泡运输堵塞，高尔基体中分泌颗粒积聚，胞质溶解。阿苯达唑能抑制虫体摄取与利用葡萄糖，内源性糖原逐渐耗竭，并且抑制延胡索酸还原酶系统，导致 ATP 产生障碍，使寄生虫无法生存、发育和增殖而死亡。

剂量与用法：① 蛔虫病，阿苯达唑 400 mg，1 次顿服。② 钩虫病，阿苯达唑剂量为 400 mg，顿服或分 2 次服用，连服 2～3 日。③ 鞭虫病，阿苯达唑剂量为 400 mg/d，服用 3～5 日。如效果较差，与虫体前部钻入肠黏膜深层有关。④ 蛲虫病，阿苯达唑 400 mg，1 次顿服。因易发生再感染，2～4 周后需再治疗 1 次。⑤ 类圆线虫病，阿苯达唑疗效较差，每日 400 mg，治疗 7 日或以上。而用伊维菌素 0.2 mg/kg，单剂口服，治愈率高达 97%。伊维菌素安全有效，无不良反应，应作为该病的首选药物。

2. *甲苯达唑* 又名甲苯咪唑，商品名“安乐士”。本药对肠线虫的作用机制与阿苯达唑相同。临床上广泛用于肠道线虫驱虫治疗，成人与 2 岁以上儿童剂量相同。蛔虫感染 200 mg，1 次顿服；蛲虫 200 mg，1 次顿服，2～4 周后重复 1 次；钩虫与鞭虫每次 100～200 mg，每日 2 次，连服 3 日。不良反应有短暂胃肠不适，偶有头痛等反应。妊娠 3 个月内的患者禁用。

3. *左旋咪唑* 具有乙酰胆碱激动剂作用，结合在线虫体细胞表面烟碱型乙酰胆碱受体，产生去激化，导致虫体痉挛性麻痹而被排出。治疗蛔虫及蛔虫、钩虫混合感染，剂量为 2.5 mg/kg，单剂口服；严重钩虫感染为 2.5 mg/kg，连服 5～7 日。偶有腹痛、恶心、呕吐、头晕、头痛等。妊娠患者以产后服用为宜。

4. *噻嘧啶* 是嘧啶(pyrimidine)衍生物。该药亦为烟碱型乙酰胆碱受体激动剂，作用于肠线虫神经肌肉接头处，使虫体产生痉挛性麻痹。对蛔虫、钩虫与蛲虫均有驱虫作用。成人与儿童剂量为 10 mg/kg(基质)单剂口服。对重度钩虫感染(尤其美洲钩虫)疗效差，与阿苯达唑合用有协同作用。噻嘧啶与哌嗪在作用机制方面有拮抗作用，不可合用。不良反应偶有轻度胃肠道反应、头晕、头痛、嗜睡、失眠与皮疹。妊娠期前三个月的患者不宜服用。

5. *哌嗪* 具有 γ-氨基丁酸(GABA)激动剂作用，对蛔虫的神经肌肉内接头处胆碱能受体有选择性阻断作用，导致虫体肌组织的迟缓性瘫痪。成人与 12 岁以上儿童的剂量为 75 mg/kg，1 次顿服，最大剂量为 3.5 g。儿童 2～12 岁为 75 mg/kg，1 次顿服，最大剂量为 2.5 g。偶有胃肠道反应、过敏反应如皮疹，发热与关节痛并不少见，出现上述表现应立即停药，以后不可再服用。哌嗪可引起短暂神经反应，尤其头晕、感觉异常，轻度共济失调等。肝肾功能不全、癫痫与精神病患者禁用。哌嗪与氯丙嗪合用有引起抽搐的危险。

(二) 旋毛虫病

阿苯达唑对肠内期和肠外期旋毛虫均有驱

杀作用,是治疗的首选药物。剂量:每日20~30 mg/kg,分3次口服,5~7日为1个疗程,使用1~2个疗程。少数患者于服药后第2~3日体温升高,症状加重,系因死亡虫体的异性蛋白反应所致。必要时可同时给予泼尼松龙每日40~60 mg,以减轻过敏与炎症反应。

(三) 淋巴丝虫病

我国流行的是班氏丝虫病与马来丝虫病。

1. *乙胺嗪*(diethylcarbamazine,*又名海群生*) 是一种氨基甲酰哌嗪衍生物。乙胺嗪及其代谢产物在体外并无直接杀灭微丝蚴和成虫的作用。在体内的杀虫作用可能有宿主的体液免疫与细胞免疫参与,受乙胺嗪作用的绝大部分微丝蚴从血中消失,并在肝脏的窦状隙内被网状内皮系统的吞噬细胞所消灭,但存活的微丝蚴仍可对蚊造成感染,并在蚊体内正常发育。在体内,乙胺嗪对成虫也有一定杀伤作用。患者经治疗后,淋巴管或淋巴结可出现肿胀的结节,结节中可见被宿主细胞包裹的死亡的虫体或即将死亡的虫体。

(1) 剂量与用法:治疗班氏丝虫病成人剂量每日0.6 g,分2~3次餐后口服,疗程7日;马来丝虫病为6 mg/(kg·d),用法、疗程同上。我国流行区采用乙胺嗪食盐全民服药的社区治疗,将乙胺嗪以0.3%掺入食盐服用。班氏丝虫病流行区,连续服用6个月,马来丝虫病流行区连续服用3个月,可获清除丝虫的良好效果。

(2) 不良反应:该药物本身引起的不良反应有厌食、恶心、呕吐、疲倦和关节痛等。服药后由于血中微丝蚴和成虫死亡、破坏释放大量异性蛋白常引起全身过敏反应,其发生率与反应强度和血中微丝蚴数量及乙胺嗪剂量密切相关。过敏反应表现为寒战、高热、头痛、心动过速、蛋白尿、肝大、荨麻疹等,偶可致哮喘发作与喉头水肿,常在首次服药后数小时内发生,持续3~7日,尤以马来丝虫病患者为重,故对重度感染患者使用乙胺嗪治疗的最初2~3日宜从小剂量开始。肾功能减损者需减少药量,孕妇以产后治疗为宜。

2. *伊维菌素*(ivermectin) 是一种半合成的抗生素型驱虫药。具有广谱抗寄生线虫和杀灭虱、蝇蛆、蜱、螨等作用。伊维菌素对淋巴丝虫的微丝蚴有直接杀灭作用,并能抑制成虫产出微丝蚴。其作用机制是增强GABA的释放,打开GABA、谷氨酸控制的氯离子通道,增强神经膜对氯离子的通透性,阻断神经信号的传递,使虫体松弛,导致虫体死亡或排出体外。

国外首先用于盘尾丝虫病的治疗,可使患者皮肤内微丝蚴迅速消灭。治疗淋巴丝虫病,成人剂量为0.4 mg/kg,1次顿服,每年1次,连续4~6年。服药前后2小时禁食,服药12~24小时内卧床休息,以防止短暂性体位性低血压。伊维菌素用药剂量小,效果优于乙胺嗪。不良反应较少,有时可出现头痛、头晕、皮疹、发热、肌痛、心动过速、恶心呕吐等,一般在72小时后可自行缓解。5岁以下儿童、孕妇、哺乳期妇女,有神经系统疾病及严重全身性疾病患者禁用。

3. *阿苯达唑* 为广谱抗蠕虫药,对人体蛔虫、鞭虫、钩虫、蛲虫及淋巴丝虫的微丝蚴和成虫均有效。治疗丝虫病成人剂量为400 mg,1次顿服,每年治疗1次,可连用4~6年;10岁以下儿童为200 mg,顿服。

4. *联合用药* 世界卫生组织1997年推荐两种药物联合应用方案:① 阿苯达唑400 mg联合伊维菌素0.2 mg/kg;② 乙胺嗪6 mg/kg联合伊维菌素0.2 mg/kg;③ 阿苯达唑400 mg联合乙胺嗪6 mg/kg。均为单剂疗法,每年1次,连续4~6年,微丝蚴血症消失率达99%,疗效持续1年以上。

参考文献

[1] 中华人民共和国国家卫生和计划生育委员会. 抗疟药使用规范(WS/T 485-2016).
[2] 江苏省血吸虫病防治研究所,高琪.《抗疟药使用规范》的解读.
[3] 世界卫生组织. 2015WHO疟疾治疗指南(第三版).
[4] 英国公共卫生部. 2016年英国疟疾治疗指南.

[5] 中华医学会感染病学会艾滋病学组. 艾滋病诊疗指南第三版(2015 年版).
[6] 中华人民共和国国家卫生和计划生育委员会. 包虫病诊疗方案(2017 年版).
[7] 中国医师协会外科医师分会. 肝两型包虫病诊断和治疗专家共识(2015 年版).
[8] 四川省包虫病诊疗专家组. 四川省肝包虫病诊治规范.

[南京医科大学第一附属医院(江苏省人民医院) 陈念 董莉 李军]

第十二章　生物反应调整治疗

第一节　输液、营养、维持脏器功能

一、补液疗法

补液疗法在感染性疾病中是常用的治疗措施，目的是尽快解决感染所引起的体内水、电解质和酸碱失衡，配合抗病原体治疗促使病情迅速改善。感染性疾病需要进行补液治疗的情况主要有：① 脱水症，最为常见。因发热、出汗、腹泻、呕吐等原因引起大量体液水分和电解质的丢失。② 维持水和电解质的摄入，即补充生理上所必需的患者常因感染发热、意识障碍和食欲下降而摄入受限。③ 电解质和酸碱失衡，为纠正某种失衡状态宜及时采取相应的补液疗法。

为使补液疗法取得理想效果，必须了解感染状态下水、电解质失衡的发生、发展规律，针对患者具体情况，决定输液种类、输液量、输液速度和输液期间等问题。

（一）体液的生理平衡

1. 水、电解质平衡　人体的水、电解质和体液酸碱动态平衡是由一系列调节机制和多个脏器参与达到的，以维持人体内环境的稳定。根据体液的分布、功能，分为细胞外液和细胞内液，细胞外液包括血浆区及间质区，分布于循环系内和组织间，占总体液量的 1/3，细胞内液则占 2/3。体液量依年龄有所不同（表 12－1），在体液平衡上也要考虑到不同年龄组的生理特点，这些基础知识是正确判断体液失衡情况和确定具体补液措施的依据之一。年龄越幼，因含细胞内液较多的肌肉组织尚未发达，细胞外液的量相对较多；小儿体液中的电解质组成成分与成人相似。因肾脏处理能力低，易发生脱水、电解质紊乱和代谢性酸中毒等体液失衡现象。

毛细血管的半透膜可让电解质自由地通过，故血浆和组织间液的电解质极为相似，细胞外液中的电解质可通过测量血电解质浓度（表 12－2）来了解。但是仅仅根据血电解质浓度来判断水、电解质平衡紊乱是不够的，应该参考尿中电解质的变化才能做出正确的判断（表 12－3）。

老年人细胞内液量的减少不仅是各个细胞内水分的减少，而是由于机体细胞总数的减少。老年人的肾脏功能减退表现在尿细管尿浓缩能力、保钠和尿酸化功能的减退，以及肾小球滤过率下降等。这些因素使老年人比成人更易发生水、电解质失衡状态（表 12－4）。

2. 酸碱平衡　正常人血液和体液的 pH 恒定在 7.35～7.45（平均 7.4）的狭窄范围内。这是借助体液缓衡系统的调节、肺呼吸排出 CO_2 和肾脏不断排出酸性物质，消除过剩的酸碱所取得相对平衡。当肺呼吸功能障碍使 CO_2 排出过少或过多而使血浆中 H_2CO_3 的量增加或减少而引起酸碱平衡紊乱则称为呼吸性酸中毒或碱中毒。若因代谢紊乱使血浆中 HCO_3^- 的量增加或减少而产生的酸碱平衡紊乱则称为代谢性碱中毒或酸中毒。酸中毒或碱中毒表示体液酸碱度倾向于"酸"或"碱"的病理生理异常，不一定有pH的异常值。pH<7.35称酸血症，pH>7.45则称碱血症。

按Henderson-HasselbalCh公式，血液pH由$HCO_3^-/0.03\times PCO_2$的比例所定，不管分子HCO_3^-和分母PCO_2如何变动，其比值恒定在20，血液pH即在正常范围。出现酸碱平衡紊乱后若通过肺、肾的调节而使该比值维持20，则称为代偿性代谢性(或呼吸性)酸中毒(或碱中毒)；如果不能维持在20，则称为失代偿性代谢性(或呼吸性)酸中毒(或碱中毒)。在临床上，特别是重症感染时，酸碱失衡不是单纯的一种情况，两种情况合并存在的不少，如代谢性酸中毒合并呼吸性酸中毒，这在解释血气分析(表12-5)结果时应予注意。根据CO_2容积结合率(CO_2CP)将酸中毒分为轻度(30～40vol%)、中度(20～30vol%)及重度(<20vol%)。有条件时应测血的pH、碱过剩(BE)及二氧化碳分压(PCO_2)，以便对酸碱平衡紊乱的类型做出判断。

表12-1 儿童、成人和老年人的体液占体重的百分比(%)

体液	儿童	成人	老年人
体液总量(TF)	65	60	55
细胞内液(ICF)	40	40	30
细胞外液(ECF)	25	20	25
组织间液	20	15	18
血浆	5	5	7

表12-2 血电解质和离子浓度

阳离子	mEq/L	mg/dL	mmol/L	阴离子	mEq/L	mg/dL	mmol/L
Na^+	142	326.6	142	Cl^-	103	365.65	103
K^+	5	19.5	5	HPO_4^{2-}	1	9.6	1
Ca^{2+}	5	10	2.5	HCO_3^-	27	164.7	27
Mg^{2+}	2	2.5	1	SO_4^{2-}	0.5	4.8	0.5

表12-3 尿电解质测定值及其可能性解释

	尿测定值(mmol/L)	可能性解释
脱水症	$Na^+<20$	肾外性Na^+丢失(出汗、腹泻)
	$Na^+\geqslant 20$	肾性Na^+丢失
低钠血症	$Na^+<10$	重症脱水、高度水肿
	$Na^+\geqslant 20$	肾上腺皮质功能不全
急性少尿	$Na^+<10$	肾前性高氮质血症
	$Na^+>20$	急性肾小管坏死
低钾血症	$K^+<10$	肾外性钾丢失
	$K^+\geqslant 10$	肾性钾丢失
	$(K^+>30)$	(肾上腺功能亢进)
代谢性碱中毒	$Cl^-<10$	氯反应性代谢性酸中毒
	$Cl^-\geqslant 10$	氯抵抗性代谢性酸中毒

表 12-4　老年人常见的水、电解质失衡及其原因

水、电解质失衡	发 生 原 因
低张性脱水(失 Na^+ 型)	呕吐,腹泻,利尿剂,烫伤,肾吸收钠减少
高张性脱水	细胞内液量减少,口渴感弱,高渗利尿剂,意识障碍,尿浓缩障碍
高钠血症	高张性脱水
低钠血症	低张性脱水,抗利尿激素分泌异常,利尿剂
高钾血症	肾功能低下
低钾血症	细胞内钾含量减少,钾摄入减少,呕吐,腹泻
高钙血症	肿瘤、骨质疏松
低磷血症	摄入减少,胃病服用制酸药,慢性阻塞性肺疾病呼吸衰竭

表 12-5　各种类型酸碱平衡紊乱的血气分析

类　型	pH	SB(mmol/L)	P_aCO_2(mmHg)	BE(mmol/L)	CO_2CP(mmol/L)
正常	7.4(7.35～7.45)	24(22～27)	40(35～45)	±3(－3～＋3)	22(18～27)
酸中毒					
代谢性	↓	↓↓	↓	－→	↓↓
呼吸性	↓	＝～↑	↑↑	＋→	＝～↑
代谢酸中毒合并呼吸性酸中毒	↓↓	＝～↑	↑	－→	＝～↓
碱中毒					
代谢性	↑	↑↑	↑	＋→	↑↑
呼吸性	↑	＝～↓	↓↓	－→	＝～↓
呼吸性酸中毒合并代谢性碱中毒	＝～↑	↑	↑	＋或→	↑

注：SB 为标准碳酸氢盐,$PaCO_2$ 为动脉血二氧化碳分压,BE 为碱剩余,CO_2CP 为二氧化碳结合力；↑升高,↓下降,→增大,＝接近正常,＋正值,－负值。

(二) 补液途径

1. 口服补液　不管病因如何,能饮水者均给予口服补液,都可获得疗效。世界卫生组织1971年推荐的口服补液盐(oral rehydration salts, ORS)治疗急性腹泻合并脱水,处方为：氯化钠3.5 g,碳酸氢钠2.5 g,氯化钾1.5 g,葡萄糖20 g,加水至1 000 ml。内含 Na^+、K^+、Cl^-、HCO_3^- 分别为90 mmol/L、20 mmol/L、80 mmol/L、30 mmol/L,共220 mmol/L,接近血浆渗透压。ORS治疗脱水的机制主要是通过 Na^+ 和葡萄糖的偶联,即小肠上皮细胞刷状缘膜上有葡萄糖—钠"载体",其上有葡萄糖和钠2种受体,当葡萄糖与 Na^+ 同时与载体上的相应受体结合时才发生钠、葡萄糖和水的吸收运转。葡萄糖的浓度一般在2%～3%时有促进 Na^+ 和水的吸收,浓度增大非但不增加水的吸收,反而招致渗透性腹泻。服用ORS可纠正腹泻时所丢失的 Na^+、K^+、Cl^-,且碳酸氢钠可纠正代谢性酸中毒。该配方中含钠量较高,使用不当时可导致高钠血症,应予注意。

常规的用量是：轻度脱水应在4小时内给予50 ml/kg；中度脱水则在6小时左右给予80～100 ml/kg。经此处理后仍有脱水或腹泻,则每隔5～10分钟给予10～20 ml。频繁呕吐、腹泻或已发生重度脱水者采用静脉补液。

2. 静脉补液　疾病所造成的体液损失量超过体重的10%为重度脱水,除一般的脱水症状外,常因有效循环血量的减少而引起血压下降和尿量减少。静脉输液前对少尿必须进行鉴别诊断(表 12-6),因感染性疾病合并急性肾衰竭并非少见,贸然大量补液,“进得去,出不来”会造成恶果。补液量决定于快速扩容改善微循环,补给体液的累积损失,以及补给治疗开始后体液的继续损失等的需要。

表 12-6 少尿的实验室检查鉴别诊断

	肾前性少尿	急性肾衰竭
尿渗透压(mOsm/kg)	>500	<400
尿钠(mEq/L)	<20	>40
尿/血清肌酐	<40	<20
肾衰竭指数	<1	>2
滤过钠排泄矢数(FENa)	<1	>2
尿沉渣	正常~少许管型	细胞碎屑,管型

注:肾衰竭指数=尿中钠浓度÷尿/血清肌酐;FENa(fractional excretion of filtered sodium):尿/血清钠浓度÷尿/血清肌酐。

脱水时除水分丢失外,尚有不同程度的电解质的损失。水与电解质损失的比例不同而出现体液渗透压的不同改变,由此脱水可分为低渗性脱水、高渗性脱水和等渗性脱水。临床上应鉴别这 3 种类型的脱水(表 12-7),结合电解质测定结果以选择适当的溶液。

表 12-7 各类的脱水症的特征

	等渗性脱水	低渗性脱水	高渗性脱水
皮肤			
颜色	发灰,发花	发花更明显	发灰或有或无
弹性	不好	极差	尚可
潮湿度	干	湿而黏	极干
口渴	不显著	不显著	极著
脉搏	细小、频脉	快、无力状	稍快、保持紧张度
血压	低	很低	稍低或正常
意识	嗜睡	昏迷	易激动、痉挛
血清钠	正常	减少	增加
血细胞比容	增加	增加	正常

感染发热,进食甚少而无明显的水、电解质丢失,补液治疗主要是补充从皮肤表面和肺呼吸失掉的非显性失水,以及出汗和尿液中丢失的水和电解质。补液量每日 50~60 ml/kg,较大儿童和成人约减少 1/3,老年人补液量可为成人的 4/5,体温每增高 1℃增加补液量的 10%。一般给 1/5 张,即 4 份糖 1 份盐的混合液;根据情况亦可给 1/2 张的溶液,比如有吐泻症状或出汗较多时。

吐泻情况下脱水性质大多为低渗性或等渗性脱水,患者只饮水未进食则常见低张性脱水。此时补液应先给 1/3 的总液量(儿童 20 ml/kg),快速滴入 2∶1 溶液,再余 1/3 即改为 2/3 或 1/2 张液体。如吐泻已止,缓慢滴入,或由口服补液代替。

高渗性脱水较少见,快速补入 5%葡萄糖为主要治疗。

在纠正不同类型脱水补充适当液体的同时,应纠正可能同时存在的电解质和(或)酸碱失衡。所以,选择何种电解质溶液输入,以及以怎样的比例与葡萄糖液配合使用是临床补液治疗经常考虑的问题。现将常用溶液的成分及常用的几种混合液的配制列表(表 12-8、表 12-9)如下,供选择溶液时参考。

表 12-8 常用静脉补液液体的组分

溶液种类	阳离子、阴离子量(mmol/L)					其他	糖(g/dL)
	Na^+	K^+	Ca^{2+}	Cl^-	HCO_3^-		
5%,10%葡萄糖溶液							5,10
5%葡萄糖盐水	155			155			5

(续表)

溶液种类	阳离子、阴离子量(mmol/L)					其他	糖(g/dL)
	Na^+	K^+	Ca^{2+}	Cl^-	HCO_3^-		
生理盐水	155			155			
林格液	148	4	6	158			
5%碳酸氢钠	690				690		
11.2%乳酸钠	1 000					乳酸根 1 000	
10%氯化钾		1 351		1 351			
10%氯化钠	1 710			1 710			
28.75%谷氨酸钠	1 700					乳酸根 1 000	

表 12-9　常用的几种输液混合液的组成和配制

	溶液成分之比(份)			配制时加入液体(ml)		
	生理盐水 糖盐水	葡萄糖溶液	1/6 M 乳酸钠	葡萄糖溶液	10%氯化钠	11.2%乳酸钠 (5%碳酸氢钠)
1∶1溶液(1/2张含钠液)	1	1		500	20	
2∶3∶1溶液(1/2张含钠液)	2	3	1	500	15	15(24)
2∶1溶液(2/3张含钠液)	2	1		500	30	
4∶3∶2溶液(2/3张含钠液)	4	3	2	500	20	20(23)
1∶2溶液(1/3张含钠液)	1	2		500	15	
1∶4溶液(1/5张含钠液)	1	2		500	10	
5%或10%葡萄糖盐水(等张)						

(三)严重感染与感染性休克的液体复苏治疗

重症感染患者常有感染毒血症状，可发生高热、头痛、恶心、呕吐，甚者有循环障碍、血压下降和DIC。此时不一定有明显的体液丢失，而有明显的体液分布紊乱和内脏淤血，使有效血容量锐减。补液治疗的目的是扩充有效血容量，尽快恢复心血管功能，以改善各脏器的供血供氧；同时纠正电解质紊乱和酸碱平衡失调，以维持基本的生理内环境；补液治疗过程中要特别注意保护和增强心、肺、肾、脑等脏器的功能。

1. *重症感染时水、电解质失衡的特点*　感染时代谢亢进、发热和过度换气使不显性失水量增加。炎症和内毒素的作用使血管通透性增加，大量水分移向血管外非生理部位，如渗入胸腔或腹腔，即所谓第三间隙(third space)；如果伴有低蛋白血症，水分更易积聚在第三间隙。

重症感染时常发生低钠血症，且或多或少伴有细胞外液的减少。这主要是因为吐泻、大汗和炎症渗出所致。如肾功能正常，这时尿钠<10 mmol/L。氨基糖苷类抗生素引起肾小管损害可增加钠的排泄；氢氯噻嗪和呋塞米等利尿剂的排钠效果可因机体水潴留等倾向而大大超过利水效果，这时尿钠多>20 mmol/L。由此等因素引起的医源性低钠血症在抢救重症感染时比较常见，但却易被忽略。如果合并肾功能衰竭，在少尿或无尿情况下的低钠血症常为稀释性。

合并肾功能衰竭少尿或无尿时可见高钾血症，重症感染时常见低钾血症。除钾的摄入减少、呕吐和腹泻导致失钾外，过度呼吸造成的呼吸性碱中毒，以及过多输入葡萄糖亦是导致低钾血症的因素。

重症感染时的水、电解质平衡紊乱的原因错综复杂，感染因素之外还有脏器功能改变和医源性因素等夹杂其中。以上归纳性叙述仅是一般规律(图 12-1)。

重症感染：
- 发热──→非显性失水增加出汗 } 细胞外液减少
- 代谢亢进──→水需要量增加 } 细胞外液减少
- 炎症──(组织胺等/内毒素)──→体液移至血管外 } 细胞外液减少
- 摄入减少，腹泻、呕吐，渗出 } 电解质异常
- 肾排泄异常：医源性、肾功能衰竭 } 电解质异常
- 组织灌流不足──→代谢性酸中毒

图 12-1 重症感染水、电解质、酸碱失衡主要因素

2. *严重感染与感染性休克的液体复苏治疗* 血流动力学紊乱是严重感染和感染性休克最突出的表现。血流动力学的支持是感染性休克重要的治疗手段，目的是改善血流动力学状态、改善器官灌注，逆转器官功能损害。作为严重感染治疗的主要组成部分，早期目标性血流动力学支持治疗已经证实能够明显改善感染性休克患者的预后。除了积极有效的血流动力学支持外，还需要同时联合其他有效的治疗，也就是形成一个联合治疗的套餐，称之为“严重感染的集束化治疗”(sepsis bundle)。所谓早期集束化治疗，是指根据治疗指南，在严重感染和感染性休克确诊后立即开始并应在短期内(如 6～24 小时)必须迅速完成的治疗措施。将指南中的重要治疗措施组合在一起，形成集束化治疗措施，从而保证了指南的落实。一般认为，早期集束化治疗应包括早期血清乳酸水平测定；抗菌药物使用前留取病原学标本；在明确脓毒症或脓毒症休克 1 小时内开始广谱的抗生素治疗；如果有脓毒症导致的低血压，应予早期液体复苏(3 小时内给予晶体液 30 ml/kg)，以乳酸恢复正常为指标。如低血压不能纠正，加用血管活性药物维持平均动脉压≥65 mmHg。

在感染中毒情况下的补液治疗，稍有不慎易发生输液错误，导致病情加重或医源性水、电解质失衡，举例如下。

(1) 乳酸性酸中毒：若 CO_2 分压减低和 pH 降低常为代谢性酸中毒，其中部分是乳酸性酸中毒。因循环障碍和缺氧，以及肝肾功能低下，血浆积聚大量乳酸，可超过 5 mmol/L(正常值为 0.5～1.5 mmol/L)。这时输入乳酸盐必然使病情加重；应以生理盐水和葡萄糖溶液作为基本输液，以碳酸氢钠纠正酸中毒。

(2) 低钠血症：临床上遇到的低钠血症中相当一部分是由于没有及时输入含钠溶液，或仅输入低钠溶液不足以补偿丢失钠量。如果有呕吐、腹泻、胃肠瘘等造成消化液的丧失，临床医师还不至于忘记补钠。如果是通过肾脏过多排泄钠离子造成的低钠血症，则易被忽视。实际上肾性失钠是常见的，包括慢性肾盂肾炎、多囊肾等的失钠性肾病(sodium losing nephropathy)，以及使用排钠利尿剂等。另外，中枢神经系统感染患者可并发脑性失钠综合征，其特点是：① 有低钠血症和血浆渗透压降低，而尿钠排泄增加；② 因水被吸入细胞内引起细胞水肿和细胞外液减少，临床发生循环障碍和腱反射减退、病理反射、痉挛等神经系统症状。脑性失钠综合征的病因是抗利尿激素(ADH)分泌异常，故又称 ADH 分泌异常综合征(syndrome of inappropriate secretion of ADH，SIADH)。综上所述，感染性疾病时的低钠血症，部分是肾脏排钠过多所致，因此尿钠检测是重要监护项目。低钠血症的治疗除按失钠情况给予补充钠盐外，有时还需要限制水的摄入。

(3) 低钾血症：即使没有肾外失钾，如甚少饮食，因每日从粪便和尿液失去 10～15 mmol/L 的钾，仍有可能发生低钾血症。感染状态下的一些治疗措施加重了钾代谢的负平衡，这些措施是：① 过多应用利尿剂，出现肾性失钾；② 使用大剂量青霉素，或羧苄西林，或磷霉素治疗感染，这些抗生素作为非吸收性阴离子，在肾小管内抑制钾的重吸收；③ 输注重碳酸盐和乳酸盐；④ 应用肾上腺皮质激素。因此，对不能进食和使用这些治疗措施的患者应静脉补充氯化钾，浓度为 0.3%，静脉滴入时间不应少于 4～8 小时。

二、营养支持

患者营养状态与抗感染抵抗力相关，因营养摄入受限继发营养不良而间接危及生命的情况

实不少见。对于合并肠功能障碍的重症患者，肠外营养支持(parenteral nutrition，PN)是其综合治疗的重要组成部分。

(一)营养支持途径与选择原则

根据营养素补充途径，临床营养支持分为肠外营养支持(通过外周或中心静脉途径)与肠内营养支持(enteral nutrition，EN，通过喂养管经胃肠道途径)两种方法。随着临床营养支持的发展，营养支持方式已由PN为主要的营养供给方式，转变为首选经鼻胃/鼻空肠导管或胃/肠造口途径的EN。

脓毒症或脓毒症休克的患者一旦复苏完成且血流动力学稳定，应在明确诊断24～48小时内接受EN；脓毒症早期予以滋养型喂养(10～20 kcal/h或500 kcal/d)，如能耐受24～48小时后逐渐增加，一周内达到目标量的80%以上。

脓毒症或脓毒症休克急性期均不建议应用PN或补充性肠外营养(supplemental parenteral nutrition，SPN)。

(二)能量补充原则

合理的热量供给是实现重症患者有效的营养支持的保障。临床研究表明：合并全身感染的患者，能量消耗(REE/MEE)第一周为25 kcal(kg·d)，第二周可增加至40 kcal(kg·d)。但这并非是急性应激状态的重症患者的能量供给目标。不同疾病状态、时期以及不同个体，其能量需求亦是不同的。应激早期，合并有全身炎症反应的急性重症患者，供给能量20～25 kcal(kg·d)，即所谓"允许性"低热卡喂养。其目的在于：避免营养支持相关的并发症，如高血糖、高碳酸血症、胆汁淤积与脂肪沉积等。对于病程较长、合并感染和创伤的重症患者，病情稳定后的能量补充需要适当的增加，目标喂养量为25～30 kcal(kg·d)，并提供充分的蛋白质[1.2～2.0(kg·d)]否则将难以纠正患者的低蛋白血症。

(三)肠外营养支持

不能耐受肠内营养和肠内营养禁忌的重症患者，如有胃肠道功能障碍；或由于手术或解剖问题禁止使用胃肠道；或存在有尚未控制的腹部情况，如腹腔感染、肠梗阻、肠瘘等，应选择完全肠外营养支持(total parenteral nutrition，TPN)的途径。

胃肠道仅能接受部分营养物质补充的重症患者，可采用部分肠内与部分肠外营养相结合(补充性肠外营养，supplementang parenteral nutrition，SPN)的联合营养支持方式。

存在以下情况时，不宜给予肠外营养支持：① 早期复苏阶段、血流动力学尚未稳定或存在严重水、电解质与酸碱失衡；② 严重肝衰竭，肝性脑病；③ 急性肾衰竭存在严重氮质血症；④ 严重高血糖尚未控制。

(四)经肠外补充的主要营养素及其应用原则

1. *碳水化合物(葡萄糖)*　是非蛋白质热量的主要部分，临床常用的是葡萄糖。葡萄糖能够在所有组织中代谢，提供所需要的能量，是蛋白质合成代谢、脑神经系统、红细胞等所必需的能量物质，每日需要量>100 g。其他如乳果糖、山梨醇、木糖醇等亦可作为能量的来源，其代谢过程不需要胰岛素的参与，但代谢后可产生乳酸、尿酸，如输注量过大将发生乳酸(果糖、山梨醇)或尿酸(木糖醇)血症。

严重应激时胰岛素受体与葡萄糖载体(GLUT4)的作用受到抑制，导致其氧化代谢障碍和利用受限。胰岛素抵抗和糖异生增强导致高血糖是应激后糖代谢紊乱的特点。PN时大量补充葡萄糖加重血糖升高、糖代谢紊乱及脏器功能损害的危险。葡萄糖的供给应考虑机体糖代谢状态与肝、肺等脏器功能，以葡萄糖∶脂肪保持在60∶40～50∶50为宜，并联合强化胰岛素治疗控制血糖水平。

2. *脂肪乳剂*　是PN支持的重要营养物质和能量来源，提供必需脂肪酸并携带脂溶性维生素，参与细胞膜磷脂的构成。脂肪可供给较高的非蛋白质热量。其中亚油酸(ω-6PUFA，必需脂肪酸)和α-亚麻酸(ω-3FA)提供能量分别占总能量的1%～2%和0.5%时，即可满足人体的需要。

长链脂肪乳剂(LCT)和中长链混合脂肪乳剂(MCT/LCT)是目前临床上常选择的静脉脂肪乳剂类型(ω-6PUFA)。其浓度有:10%、20%、30%。LCT 提供必需脂肪酸(EFA),由于 MCT 不依赖卡尼汀转运进入线粒体,有较高氧化利用率,更有助于改善应激与感染状态下的蛋白质合成。

危重成年患者脂肪乳剂的用量一般可占非蛋白质热量的 40%~50%,1~1.5 g(kg·d)。高龄及合并脂肪代谢障碍的患者,脂肪乳剂补充量应减少。脂肪乳剂须与葡萄糖同时使用,才有进一步的节氮作用。此外,脂肪乳剂单位时间输注量对其生理作用亦产生影响。研究表明,脂肪乳剂输注速度>0.12 g(kg·h)时,将导致血管收缩的前列腺素(PGF2a,TXA2)水平增加。含脂肪的全营养混合液(total nutrients admixture,TNA)应 24 小时内匀速输注,如脂肪乳剂单瓶输注时,输注时间应>12 小时。

3. 氨基酸/蛋白质 一般以氨基酸液作为肠外营养蛋白质补充的来源,静脉输注的氨基酸液,含有各种必需氨基酸(EAA)及非必需氨基酸(NEAA)。EAA 与 NEAA 的比例为 1∶1~1∶3。临床常用剂型有:为一般营养目的应用的配方为平衡型氨基酸溶液,它不但含有各种必需氨基酸,也含有各种非必需氨基酸,且各种氨基酸间的比例适当,具有较好的蛋白质合成效应。

对存在全身严重感染患者的研究显示,尽管给予充分的营养支持,仍然不能阻止大量的、持续性的蛋白质丢失。在前 10 日,2/3 丢失的蛋白来自骨骼肌,以后则更多的来自内脏蛋白。瘦体组织(无脂组织群,lean body mass, LBM)的丢失速度从每日 0.5%到 1.0%。不同组织器官蛋白质合成与降解的反应是不同的,并在疾病时发生变化。蛋白质(氨基酸)的需要量供给至少应达到 1.2~2.0 g(kg·d)。高龄及肾功能异常者可参照血尿素氮及肌酐变化。重症患者营养支持时的热氮比可降至 150~100 kcal∶1 g N。强化支链氨基酸(BCAA)的复方氨基酸液有助于肝功能障碍患者调整血浆氨基酸谱和防治肝性脑病。

4. 肠外营养支持途径 可选择经中心静脉和经外周静脉营养支持,如提供完整充分营养供给,ICU 患者多选择经中心静脉途径;所需营养液容量、浓度不高和接受部分肠外营养支持的患者,可采取经外周静脉途径。

经中心静脉途径包括经锁骨下静脉、经颈内静脉、经股静脉和经外周中心静脉导管(peripherally inserted central venous catheter, PICC)途径。锁骨下静脉感染及血栓性并发症均低于股静脉和颈内静脉途径,随着穿刺技术和管材的提高,机械性损伤的发生并不比经股静脉高。

(五)肠内营养支持

1. 肠内营养应用指征 胃肠道功能存在(或部分存在),但不能经口正常摄食的重症患者,应优先考虑给予肠内营养,只有肠内营养不可实施时才考虑肠外营养。

多项临床研究得出,肠外营养能增加感染并发症,肠内营养无论是在支持效果、花费、安全性还是可行性上都要明显优于肠外营养。

2. 肠内营养的禁忌证 当重症患者出现肠梗阻、肠道缺血时,肠内营养往往造成肠管过度扩张、肠道血运恶化,甚至肠坏死、肠穿孔;严重腹胀或腹腔间室综合征时,肠内营养增加腹腔内压力,高腹压将增加反流及吸入性肺炎的发生率,并使呼吸循环等功能进一步恶化,因此,在这些情况下避免使用肠内营养。对于严重腹胀、腹泻,经一般处理无改善的患者,建议暂时停用肠内营养。

3. 肠内营养途径 根据患者的情况可采用鼻胃管、鼻空肠、经皮内镜下胃造口术(percutaneous endoscopic gastrostomy, PEG)、经皮内镜下空肠造口术(percutaneous endoscopic jejunostomy, PEJ)、术中胃/空肠造口,或经肠瘘口等途径进行肠内营养。

(1) 经鼻胃管途径:常用于胃肠功能正常,非昏迷以及经短时间管饲即可过渡到口服饮食的患者。优点是简单、易行。缺点是反流、误吸、鼻窦炎、上呼吸道感染的发生率增加。

(2) 经鼻空肠置管喂养：优点在于因导管通过幽门进入十二指肠或空肠，使反流与误吸的发生率降低，患者对肠内营养的耐受性增加。但要求在喂养的开始阶段，营养液的渗透压不宜过高。

(3) 经皮内镜下胃造口术(PEG)：是指在纤维胃镜引导下行经皮胃造口，将营养管置入胃腔。优点是去除了鼻管，减少了鼻咽与上呼吸道的感染并发症，可长期留置营养管。适用于昏迷、食道梗阻等长时间不能进食，但胃排空良好的重症患者。

(4) 经皮内镜下空肠造口术(PEJ)：是指在内镜引导下行经皮胃造口，并在内镜引导下，将营养管置入空肠上段，可以在空肠营养的同时行胃腔减压，可长期留置。其优点除减少了鼻咽与上呼吸道的感染并发症外，还减少了反流与误吸风险，并在喂养的同时可行胃、十二指肠减压。尤其适合于有误吸风险、胃动力障碍、十二指肠淤滞等需要胃、十二指肠减压的重症患者。

重症患者往往合并胃肠动力障碍，头高位可以减少误吸及其相关肺部感染的可能性。有误吸高风险的患者应给予促动力药(甲氧氯普胺或红霉素)，也可经幽门下喂养。如患者无不耐受的表现，胃残留量<500 ml，不应暂停 EN。

三、维持脏器功能

严重感染会影响机体各脏器功能，尤其是心、肺、肾等重要脏器，一旦发生多器官功能障碍(multiple organ dysfunction syndrome, MODS)将严重影响预后。因此，感染时对重要脏器功能的监测与支持应当重视。

(一) 呼吸功能

常用的监测指标有呼吸力学指标、氧代谢动力学指标等。

1. 呼吸力学指标

(1) 气道压力：包括气道峰压、平均气道压、平台压、呼气末压、最大吸气压和最大呼气压、呼吸中枢驱动力($P_{0.1}$)。

(2) 肺容量：包括潮气量和分钟通气量、功能残气量、顺应性。

(3) 气体流量：包括气体流量和流量波形。

(4) 呼吸类型：反应呼吸肌功能和呼吸中枢驱动情况。

(5) 气道阻力。

(6) 呼吸功。

2. 氧代谢动力学指标

(1) 氧代谢动力学和氧合作用指标：包括动脉血氧分压、动脉血氧饱和度、动脉血氧含量、半饱和氧分压(P_{50})、混合静脉血氧分压、氧输送。

(2) 氧交换量指标：包括动脉-混合静脉血氧含量差、肺泡-动脉氧分压差、氧耗量、氧合指数(PaO_2/FiO_2)、氧摄取率、肺内分流量/心输出量(Q_s/Q_t)。

3. 肺泡通气指标 ① 肺泡气氧分压；② 肺泡气二氧化碳分压；③ 生理无效腔量/潮气量；④ 呼气末二氧化碳分压；⑤ 呼吸频率。

可根据患者病情和需要选择适当的监测项目，普通患者通过呼吸类型、呼吸频率、血气分析以及物理检查来了解呼吸功能。除此之外，机械通气患者可通过呼吸力学监测进一步了解病情；放置肺动脉导管的患者可以获取氧代谢动力学的资料，更好地判断呼吸系统功能。

4. 治疗措施 在呼吸功能监测的基础上，依据病情的严重程度，尤其是低氧的严重程度，选择相应的治疗措施。轻度低氧血症予以吸氧治疗，具体方法有鼻导管吸氧、普通面罩吸氧；如低氧血症加重，可予高浓度面罩吸氧；严重低氧血症(Ⅰ型呼吸衰竭)或伴有二氧化碳潴留(Ⅱ型呼吸衰竭)，应行机械通气(无创或有创通气)，以维持适当的动脉血氧分压，保证组织供氧。

(二) 循环功能

1. 心电血压监测 通过心电图或心电监护仪监测患者心脏情况，危重患者多采用心电监护仪，后者除监测常规监护导联心电图外，通常同时动态监测血压、呼吸、血氧饱和度等，还可配备有创监测。心电监测的临床应用如下。

(1) 识别常见心律失常：快速型心律失常，如窦性心动过速、室上性心动过速（房性心动过速、心房扑动、心房颤动、房室折返心动过速）、室性心动过速（阵发性室性期前收缩、室性心动过速、心室颤动和扑动、尖端扭转性室性心动过速）；缓慢型心律失常，如病态窦房结综合征、房室传导阻滞。

(2) ST 段和 T 波监测：了解患者有无心肌缺血。ST 段抬高或压低预示可能发生急性心肌损伤或缺血；对称性 T 波倒置是心肌缺血的表现。

(3) 电解质紊乱：血清钾＜2.0 mmol/L 时常出现 ST 段缩短和压低、T 波增宽和幅度降低、出现 U 波，而血清钾＞6～7 mmol/L 时，T 波高尖、基底部变窄；随着血清钾升高，S 波加深、ST 段压低、PR 间期延长、QRS 增宽、P 波幅度降低；血清钾进一步升高，可出现各种心律失常，继而发生心室颤动和停搏。

严重感染患者应注意监测血压，警惕感染性休克的发生。对于休克患者，血压监测有助于病情的观察和疗效的判断。

2. *血流动力学监测*　常用于急性心肌梗死、急性呼吸窘迫综合征（ARDS）和休克时的监测；用于危重患者血容量的判断及治疗方法、药物的选择和疗效的判断。其监测的指标有：右心房压、右心室压、肺动脉压、肺毛细血管楔压、中心静脉压、心排血量和心脏指数。

3. *超声心动图*　用于了解左心室结构和功能，尤其在低血压、心力衰竭、急性心肌梗死时；观察心脏瓣膜情况，了解有无狭窄和反流、有无感染性心内膜炎；观察主动脉及大血管情况，判断有无胸主动脉夹层、急性肺动脉栓塞、创伤及心包疾病。

4. *根据循环功能监测的结果，选择适当的治疗*　除了对心律失常、心肌缺血、电解质紊乱、急性肺动脉栓塞、低血压、心力衰竭等的常规药物治疗外，循环支持的技术有主动脉内气囊反搏、临时心脏起搏、电复律、心脏介入治疗等。

（三）肾功能

1. *尿量*　尿量异常分为多尿（尿量＞3 000 ml/d）、少尿（尿量＜400 ml/d）和无尿（尿量＜50 ml/d）。

多尿可以是水利尿（尿渗透压＜250 mOsm/L）或溶质性利尿（尿渗透压＞300 mOsm/L）。肾功能正常的水利尿是由于精神因素、下丘脑异常引起过度饮水和药源性多尿；少尿可能是功能性（肾前性氮质血症、肝肾综合征、尿路梗阻）和器质性（急性肾小管坏死）引起；无尿的原因可分为肾前因素（循环衰竭和完全性肾血管阻塞）、肾脏因素（肾皮质坏死和严重肾小球肾炎或血管炎）和肾后性因素（膀胱出口堵塞、膀胱功能障碍、双侧尿道或盆腔梗阻或肾小球内堵塞）。

2. *肾血流量*　急性肾衰竭时常伴有肾血流异常。用清除率试验可测定肾血流。

3. *肾小球滤过率(GFR)*　是评价肾功能的重要参数，其重要意义仅次于肾血流量。肾小球通透性、表面积、肾小球毛细血管压、Bowman 囊腔压、血浆和肾小球滤过压、滤过屏障功能和肾血流量是肾小球滤过功能的决定因素。尿素氮和血肌酐主要由肾脏排泄，测定这些物质的血浆浓度可评价肾脏功能。

4. *血、尿电解质和血、尿渗透压*　临床常用肾脏 Na^+ 和 Cl^- 的绝对排出量、尿 Na^+/K^+ 和 Na^+、Cl^- 排泄分数评价肾功能；血、尿渗透压受肾功能影响，正常人每日尿量和尿渗透压由肾脏对溶质的排泄、水的吸收和尿液的浓缩稀释功能决定。

5. *尿液分析*　观察尿的颜色、尿比重、尿蛋白、尿 pH、尿糖、尿血红蛋白、尿潜血、菌尿和脂尿情况，尿沉渣观察尿中细胞、管型和结晶情况。

6. *肾小管酸化功能*　必要时进行肾脏的影像学检查和肾活检。

7. *对于老年人肾脏功能的保护*　应注意维持适当的血容量和稳定的动脉血压以保证良好

的肾脏灌注,防治感染,尽量避免使用缩血管药和有肾脏毒性的药物。监测肾脏功能,一旦出现肾功能不全或衰竭,在上述处理的基础上,选用适当的血液净化技术如血液透析、血液滤过、持续性肾脏替代治疗(CRRT)或血浆置换,也可用腹膜透析。CRRT 除了用于急性肾衰竭,还可用来清除炎症介质和一些有害物质,作为全身炎症反应综合征(SIRS)、急性呼吸窘迫综合征(ARDS)、挤压综合征、乳酸酸中毒、急性重症胰腺炎、肝性脑病、药物或毒物中毒等治疗的一部分。

参考文献

[1] Andre C. Kalil, Mark L. Metersky, *et al*. Management of Adults With Hospital-acquired and Ventilator-associated Pneumonia: 2016 Clinical Practice Guidelines by the Infectious Diseases Society of America and the American Thoracic Society[J]. CID, 2016, 5: 1-51.

[2] Beth E. Taylor, Stephen A. McClave, *et al*. Guidelines for the Provision and Assessment of Nutrition Support Therapy in the Adult Critically Ill Patient: Society of Critical Care Medicine (SCCM) and American Society for Parenteral and Enteral Nutrition (A. S. P. E. N.)[J]. JPEN, 2016, 40(2): 159-211.

[南京医科大学第一附属医院(江苏省人民医院) 贾辅忠 周苏明]

第二节 抗炎症反应

炎症是具有血管系统的活体组织对致炎因子发生的防御反应,具有减轻机体组织受损程度,限制致炎因子在体内扩散和修复炎症所损伤的组织的作用。感染是经典的常见的炎症性疾病,虽然炎症本质是防御反应,然而感染性炎症伴发的临床症状却是造成患者痛苦、组织损害、器官功能异常,甚至威胁生命的病理基础。至于感染继发的过敏反应性炎症,尽管开始启动是通过免疫细胞特异性识别的,即由 T 细胞或 B 细胞特异性识别的靶细胞或组织的某种靶抗原开始,但其后激活的多种炎症细胞及其释放的炎症介质,甚至淋巴因子本身的作用均无免疫特异性,最终导致脏器损伤。因此,适度控制炎症反应的程度和范围是临床上常用的治疗措施,其药物大致分为抑制炎症介质的生成、释放和拮抗炎症介质的作用两大类。前者临床应用比较成熟,又可分为甾体抗炎药和非甾体抗炎药(NSAIDs)。NSAIDs 通过抑制环氧化酶(COX)而抑制炎症介质 PGS 的合成和释放,从而缓解炎症、疼痛和发热。根据药物作用方式,NSAIDs 可分为非选择性和选择性抑制剂两大类。非选择性 NSAIDs 有阿司匹林、布洛芬、吲哚美辛等,通过抑制 COX-1 和 COX-2 而发挥作用;COX-1 选择性抑制剂有莫苯唑酸等,因其阻止组织和细胞中 COX-1 的表达,尤其在胃肠道中的表达,容易导致消化道溃疡,临床较少使用;COX-2 选择性抑制剂有塞来昔布、罗非昔布等,避免了非选择性 NSAIDs 对胃肠道和肾脏的毒性作用,但增加了对心血管的不良反应。NSAIDs 在感染性疾病治疗中常用于退热、止痛等对症处理;也试用于重症感染,如使用阿司匹林抑制肺部的中性粒细胞浸润,可以预防或治疗 ARDS,但存在着争议。至于拮抗炎症介质的制剂,因针对性强、前景良好,已有产品供临床试用。

一、糖皮质激素

肾上腺分泌的糖皮质激素(glucocorticosteroids, GC)具有抑制炎症介质的生成和释放的作用,可应用于感染性炎症反应的治疗,临床上已有数十年的应用研究经验。糖皮质激素具有强大的抗炎症作用和较弱的免疫抑制作用。临床常用于严重感染伴毒血症、感染性休克，以及全身性炎症反应所引起的心、肺、脑、肝、肾等重要脏器的严重病变或功能障碍。适时及合理应用糖皮质激素，常可减轻症状，阻止病情恶化，甚至挽救患者的生命。但使用不当，亦可诱发二重感染，引起水钠潴留、消化道溃疡出血等严重不良反应，危及患者的生命。因此，在应用糖皮质激素治疗前，应该熟悉和掌握糖皮质激素的药理作用、适应证、禁忌证、使用方法和不良反应。

(一) 免疫药理作用

1. *抗炎症反应与免疫抑制* 糖皮质激素对感染、过敏、药物等各种致炎症病因都有强大的抗炎作用，这是由于它能抑制免疫-炎症反应多个环节：① 阻断磷脂酶 A_2(PLA_2)激活，从而抑制花生四烯酸及其代谢产物 PGS、LTS 的产生。② 抑制炎症细胞活化、浸润和炎症因子的释放；炎性介质如炎症趋化因子、IL－1 和 TNF 等产生都减少。③ 降低毛细血管通透性，减少渗出。④ 干扰 T 细胞活化，抑制淋巴细胞产生淋巴因子，减弱细胞间的免疫黏附。⑤ 抑制肥大细胞释放活性物质。⑥ 稳定溶酶体膜，减少中性粒细胞释放溶酶体酶。⑦ 抑制成纤维细胞的增生，减少胶原纤维的产生和沉积，从而可以减轻炎症后的粘连和瘢痕形成。

糖皮质激素对免疫和炎症反应的影响也表现在末梢血中性粒细胞和淋巴细胞的分布方面。血液循环中的淋巴细胞会减少，且减少程度与剂量相关，大剂量时甚至可减少 50%～70%。泼尼松顿服 60 mg 即可引起淋巴细胞减少，4～6 小时内降到最低值，约 24 小时才恢复正常。其中，T 细胞和 B 细胞绝对数均有下降，但 T 细胞的下降更为明显。血液循环中的中性粒细胞数会增加，且随剂量增加和使用时间延长而迅速上升，常用剂量应用 1 周后末梢血白细胞数即可上升到 10×10^9/L，其中中性粒细胞可达 90%；除了使白细胞数量上升，糖皮质激素还可抑制中性粒细胞的趋化、运动、吞噬杀菌功能。糖皮质激素对单核-巨噬细胞的功能也有影响；对自身抗体形成有一定的抑制作用。

糖皮质激素抑制炎症反应的同时也抑制细胞免疫。由于对 T 细胞和中性粒细胞的抑制作用显著降低了机体的抗感染免疫防御能力，糖皮质激素的不恰当使用有利于局部病原体的繁殖和向全身的扩散。所以形容糖皮质激素临床应用的有利有弊双重性为“双刃剑”是最恰当不过的。

已证明糖皮质激素通过下述机制发挥抗炎作用。① 细胞质糖皮质激素受体介导的基因组机制：糖皮质激素是一种脂溶性激素，扩散进入靶细胞细胞质中与 α 型糖皮质激素受体结合，继而移位到细胞核，与 DNA 上的特异性糖皮质激素反应元件结合，从而调节靶基因的表达，促进抗炎蛋白的生成，其中包括膜联蛋白－1、血管内皮素、IL－1 和 IL－10 受体拮抗剂等。膜联蛋白－1 能抑制 PLA_2 的活性，并使 PGS、LTS、PAF 减少；还可抑制中性粒细胞趋化，抑制 Th 细胞、NK 细胞，抑制 CTL 的溶细胞作用，以及抑制 IL－1 对 IL－2 和 IL－3 受体的诱导等。血管内皮素能抑制肥大细胞释放组胺，降低血管通透性。该机制是糖皮质激素发挥抗炎作用最重要的机制。② 其他机制：糖皮质激素还可通过细胞质、细胞膜糖皮质激素受体介导的非基因组机制，以及改变细胞膜的理化性质及膜相关蛋白的活性导致离子跨膜转运异常，抑制炎症反应。

2. *临床药理作用* 药理剂量糖皮质激素除了抗炎、免疫抑制作用外，还有抗毒、抗休克等作用(表 12－10)。糖皮质激素可以减轻革兰阴性菌内毒素(如伤寒沙门菌、痢疾志贺菌、大肠埃希菌、脑膜炎奈瑟菌等分泌的内毒素)对人体的损害，提高人体对内毒素的耐受性，使中毒症状减轻。糖皮质激素还有保护和稳定细胞溶酶体膜的作用，减轻毒素对溶酶体膜的破坏，使溶酶体内蛋白溶解酶的释放减少，减轻组织细胞的破坏和坏死。

表 12-10　内用的糖皮质激素制剂种类及其作用和强度

类别	常用制剂	对糖皮质激素受体的亲和力	水盐代谢（比值）	糖代谢（比值）	抗炎作用（比值）	等效剂量（mg）	血浆半衰期（分钟）	作用持续时间(小时)
短效	氢化可的松	1.00	1.0	1.0	1.0	20.00	90	8～12
	可的松	0.01	0.8	0.8	0.8	25.00	30	8～12
中效	泼尼松(强的松)	0.05	0.8	4.0	3.5	5.00	60	12～36
	泼尼松龙(强的松龙)	2.20	0.8	4.0	4.0	5.00	200	12～36
	甲泼尼龙	11.90	0.5	5.0	5.0	4.00	180	12～36
	曲安西龙	1.90	0	5.0	5.0	4.00	>200	12～36
长效	地塞米松	7.10	0	20.0～30.0	30.0	0.75	100～300	36～54
	倍他米松	5.40	0	20.0～30.0	25.0～35.0	0.60	100～300	36～54

糖皮质激素静脉注射制剂可用于感染性休克的治疗。抗休克作用是通过：① 抗毒素作用尤其是抗内毒素，可以防止和纠正内毒素性休克。② 改善微循环及组织的灌注，有利于休克的纠正。③ 增强血管对儿茶酚胺类物质的敏感性，使血管收缩，血压升高。④ 降低毛细血管的通透性，减少血浆外渗，保持血容量，使休克易于纠正。⑤ 保护溶酶体膜，防止破裂，减少对细胞的损伤。减少心肌抑制因子的产生，保护心脏功能，有利于纠正休克。但必须强调的是，糖皮质激素必须在充分有效的病因治疗和抗休克治疗的基础上才能使用。

重症感染可导致肺血管通透性增高引起肺水肿，其中伴有弥漫性肺泡损伤的 ARDS 的病死率相当高。目前认为，肺部过度炎症反应是肺泡损伤和肺微血管通透性增高的病理基础。虽然有部分研究认为，糖皮质激素既不能预防 ARDS 的发生也不能改善 ARDS 患者的预后，但主流观点认为对于 ARDS 患者可早期、大量、短程使用糖皮质激素。

感染性疾病可因继发Ⅰ型、Ⅱ型、Ⅲ型、Ⅳ型等超敏反应而出现相应的临床症状。糖皮质激素对超敏反应有明显的抑制作用。例如，糖皮质激素能抑制组胺脱羧酶的活性，阻止组胺酸变为组胺，同时可提高腺苷环化酶活性，环磷酸腺苷(cAMP)产生增多，使细胞耐受组胺，减轻Ⅰ型超敏反应。此外，糖皮质激素还能显著抑制自身抗体的产生，减轻Ⅱ型和Ⅲ型超敏反应对机体的损害；还能抑制 T 细胞和成纤维细胞的作用，可以减轻Ⅳ型超敏反应所致炎症性组织损伤。

(二) 糖皮质激素在治疗感染性疾病中的适应证

1. 严重感染伴有明显毒血症状甚或脓毒症　对高热、神志障碍、感染性休克，以及一些重要脏器的严重合并症，如心肌炎、脑病、肝性黄疸等，在应用有效抗菌药物的同时，可以使用糖皮质激素治疗，以减轻毒血症对人体器官组织的损伤、阻止重要脏器合并症向功能衰竭发展。例如，ARDS 的病因和发病机制复杂，任何单一治疗都难以有效改善病情，对于过度炎症反应导致的肺血管通透性增高，可尝试应用糖皮质激素。

严重中枢神经系统感染如细菌性脑膜炎、结核性脑膜炎、病毒性脑膜炎等，不仅炎症、毒素可以损伤脑组织，影响生命中枢，还可以继发脑水肿和脑疝，引起呼吸衰竭；亦可因炎症发生后遗症，如颅底神经因炎症而发生粘连。上述情况均可应用糖皮质激素进行防治。

此外，对白喉的中毒性心肌炎和咽喉炎症性水肿梗阻，百日咳的阵发性痉挛性咳嗽和百日咳脑病，中毒型细菌性痢疾，暴发型流行性脑脊髓膜炎，布鲁菌病出现高热、较重关节疼痛、附睾炎、睾丸炎和脑膜炎等情况，有效病原治疗及一般对症治疗时可考虑使用糖皮质激素。严重病毒性疾病如急性重型肝炎等，也可用糖皮质激素辅助治疗。

2. 脑膜和浆膜的纤维素性炎症　炎症增生是一种防御反应,可以限制炎症的扩散,是炎症后期组织修复和创伤愈合的基础。但也有对机体不利的一面,如限制抗菌药物渗透和病原体清除,限制组织器官的活动及其功能。例如,由肺炎链球菌、金黄色葡萄球菌、流感杆菌、大肠埃希菌等细菌引起的脑膜炎,在应用有效的抗菌药物的同时酌情加用糖皮质激素可减轻全身中毒症状、防治脑水肿和减轻因炎症渗出物引起的粘连;结核性脑膜炎在充分抗结核治疗的基础上,同时应用糖皮质激素可减轻结核中毒症状、脑水肿和防止炎症粘连,改善临床预后。

3. 伴发的各种超敏反应　有些病原体除了引起感染外,还可通过其抗原激发超敏反应。例如,血吸虫病、丝虫病、旋毛虫病以及蠕虫蚴移行症等,常同时伴有超敏反应,可出现高热、皮疹、末梢血嗜酸性粒细胞增多等,可用糖皮质激素治疗,另外择机使用抗虫化学药物。一些病毒、支原体或细菌感染可并发自身免疫性溶血性贫血,在治疗原发病的同时需用糖皮质激素。

此外,药物热、药物性皮疹,感染并发哮喘或溶血,病原治疗引起的赫氏反应等,均可应用糖皮质激素。

4. 伴有肾上腺皮质功能减退　严重的感染性疾病,如暴发型脑膜炎奈瑟菌败血症、败血症伴有感染性休克等,可继发肾上腺皮质功能减退,酌情应用糖皮质激素替代治疗。对原有肾上腺皮质功能减退基础疾病的感染患者,应使用适当剂量的糖皮质激素以辅助患者渡过应激反应。

(三)感染状态下糖皮质激素使用方法和注意事项

1. 病原体及诊断明确时使用　对于感染性疾病,糖皮质激素的使用应尽可能在感染的诊断明确,病原体清楚,已经使用有效、足量、针对性强的病原治疗药物且有相应的临床指征的情况下使用,以免感染扩散引起不良后果。反之,在病原体一时不明或选择针对性抗菌药物有困难的情况下,则必须权衡利弊慎重考虑糖皮质激素的使用。切忌在病毒感染或发热原因不明的情况下将糖皮质激素当作退热药物应用。

2. 个体方面　注意个体情况,避免有禁忌证的患者误用,以免感染扩散引起全身或内脏感染,加重病情甚至导致死亡。具体而言,对糖皮质激素类药物过敏、严重精神病史、癫痫、活动性消化性溃疡、新近胃肠吻合术后、骨折、创伤修复期、单纯疱疹性角膜炎和结膜炎、溃疡性角膜炎、角膜溃疡、严重高血压、严重糖尿病、未能控制的感染(如水痘、真菌感染)、活动性肺结核、较严重的骨质疏松、妊娠初期及产褥期、寻常型银屑病等尽量避免使用糖皮质激素。库欣综合征、动脉粥样硬化、肠道疾病、慢性营养不良、近期手术后、急性心力衰竭、糖尿病、有精神病倾向、青光眼、高脂蛋白血症、高血压、重症肌无力、严重骨质疏松、消化性溃疡等患者以及妊娠及哺乳期妇女、儿童应慎重使用糖皮质激素。

3. 具体应用　感染性疾病使用糖皮质激素时应根据病情选择适当制剂,并以短期、足量为原则。按一次给药后的体内作用时间长短,临床习惯把糖皮质激素分为短效、中效和长效。急性重症细菌感染需用糖皮质激素进行抢救,宜选择速效的静脉给药方法。常选择氢化可的松,首次剂量 0.2～0.3 g,可直接静脉注射以辅助提升血压,1 日可达 1 g 以上;该药缺点是对水盐代谢影响较大,疗程不超过 3 日,可突然停药或更改种类。甲泼尼龙有更强的抗炎症和抗超敏反应的作用,更适合因超敏反应导致炎症破坏或浆膜腔渗出的病例;先大剂量静脉给药,临床缓解后可改成口服。地塞米松虽有最小的水钠潴留作用和更强的抗炎症作用,但对患者糖代谢的影响很大,又因半衰期很长,所以中长期应用时需注意潜在的种种不良反应。

在原发性慢性肾上腺皮质功能减退症(艾迪生病,Addison disease)以及下丘脑-垂体病变或肾上腺皮质次全切除术等致促肾上腺皮质激素分泌不足继而出现继发性慢性肾上腺皮质功能减退症的患者,尽管可因感染而产生应激障碍出现急性肾上腺皮质危象,但只需要小剂量糖皮质激素替代治疗即可缓解症状,同时宜选用有较大水盐代谢作用的氢化可的松。

应用大剂量糖皮质激素突然停药,病情可反弹,宜选择以下几种方法逐步减量过渡到停药:① 改为口服药,泼尼松 10～30 mg,每日 3 次,每 3～5 日减量 1 次,每次按 20%左右药量递减,直到近似生理分泌量的最小维持量,按泼尼松计生理量应为 7.5 mg,再服用一段时间即停药,或过渡到以下两种维持量服药,再择时完全撤用激素。② 每晨给药 1 次,但需要使用不干扰体内生理分泌周期的短效糖皮质激素,如可的松或氢化可的松。③ 隔日晨间给药,选用中效糖皮质激素,如泼尼松或甲泼尼龙。这样可以最大限度地避免对垂体-肾上腺轴的抑制。

4. 牢记糖皮质激素是把"双刃剑" 糖皮质激素使用过程中,在发挥其治疗作用的同时潜伏着不良反应的危机。所以,要谨慎掌握"适可而止"这个尺度,一旦病情缓解宜及时减量或停药,以免发生不良反应;在治疗过程中亦须密切观察糖皮质激素的不良反应,以便早期发现,及时处理。

(1) 诱发或加重细菌、病毒和真菌等各种感染:感染性疾病治疗过程中糖皮质激素的不合理应用反而会加重感染,甚至诱发新的感染。病原体可是原发感染病原体的增殖、迁徙和扩散,也可能是如结核分枝杆菌、巨细胞病毒等潜伏感染的病原体,或者宿主体内常驻菌群中的细菌或真菌,还有可能是来自外环境中的病原体。此类感染有时反而比原发感染更难治疗,预后亦差,真所谓"得不偿失"。因此,在糖皮质激素治疗时应与有效的病原治疗并用。同时应结合病情采取适当预防性措施,并密切注意继发感染发生。地塞米松的抗炎作用较氢化可的松强 30 倍,却同时有较强的免疫抑制作用,故较易诱发感染。一旦发生感染,应早期、积极采用有效的抗感染治疗。

(2) 诱发或加剧胃十二指肠溃疡,甚至造成消化道大出血或穿孔:糖皮质激素诱发上消化道出血并非少见。该类药物可增加胃酸分泌,减少胃黏膜分泌的黏液,并使黏膜变薄。因黏膜失去保护,又受胃酸刺激而发生胃黏膜糜烂或溃疡。当然亦可使原有的溃疡病加重,以至发生溃疡穿孔和出血。治疗上,应结合患者既往消化疾病史,采取更细致的预防措施,如加用 H_2 受体拮抗剂、质子泵抑制剂等抑酸药,或者碳酸钙、铝碳酸镁等抗酸药。

(3) 水和电解质紊乱:应注意高血压患者发生水肿和水、电解质紊乱。氢化可的松有乙醇和琥珀酸钠两种制剂,前一种制剂不宜用于肝病患者,可用后一种制剂,但两者都有明显的水钠潴留,可引起水肿和腹水加重,如合并应用利尿剂则易发生低钾血症。地塞米松排钾作用不明显,但易诱发感染特别是真菌感染,对失代偿性肝硬化或肝衰竭等肝病患者仍需慎用。对原有高血压或有高血压倾向的患者,要每日测量血压,以避免发生心脑血管意外。

(4) 较长期使用糖皮质激素治疗很容易发生医源性库欣综合征:糖皮质激素治疗后发生的体内脂肪重新分布,形成"满月脸"、向心性肥胖和"水牛背",且伴有多毛、痤疮、高血压、腹部皮肤形成紫纹和水肿等,类似肾上腺皮质功能亢进症的临床表现,称之为假性库欣综合征、医源性库欣综合征。一般无须处理,停用糖皮质激素后,可逐渐恢复。但是,出现此症意味着可能已发生了药物引起的脂肪、碳水化合物和蛋白质代谢异常,应测全套生化,要关注血糖、血脂、白蛋白和钙、磷等变化,尽可能减少用药量或做撤除糖皮质激素的准备。

脂肪重新分布本身就是脂代谢异常的表现。糖皮质激素可诱导产生高脂血症,尤其是高三酰甘油血症,促进细胞组织的脂肪变性,导致脂肪肝,还可促进动脉粥样硬化的形成和发展。

糖皮质激素可促进糖原异生、抑制组织对葡萄糖的利用和拮抗胰岛素的作用,使血糖升高,诱发"类固醇性糖尿病"。因此,对长期使用糖皮质激素治疗的患者,应定期检查尿糖、空腹血糖和餐后血糖。当出现异常,如病情允许,糖皮质激素应减量或停用,并应控制碳水化合物的摄取,尽量避免静脉滴注葡萄糖。血糖升高可显著降低抗感染免疫力，必要时需用胰岛素控制血糖。

糖皮质激素可使蛋白质代谢呈负平衡，使蛋白质合成减少、分解增多。具体临床后果有：① 人血白蛋白减少，血液渗透压降低，组织间液增加出现水肿和腹水。② 肌无力、肌肉萎缩、伤口愈合迟缓。③ 抗感染免疫力下降。④ 骨小梁形成减少，同时钙和磷吸收减低、排出增加，均可促使骨质疏松，严重者可发生"病理性骨折"，还可发生股骨头坏死。⑤ 黄疸不易消退。因此，长期使用糖皮质激素患者，应给予高蛋白饮食、补钙、口服维生素D制剂等。

长期使用中或大剂量糖皮质激素治疗，还可反馈性抑制下丘脑-垂体分泌促肾上腺皮质激素，使肾上腺皮质萎缩变薄，糖皮质激素分泌减少。但是本药用于感染性疾病的疗程一般不太长，不至于出现肾上腺皮质功能不全。不过用药数月以上的病例不能骤然停药，须逐渐减量后停用，避免发生停药反应或反跳现象。

(5) 其他不良反应：可出现欣快感、易兴奋和激动、失眠等，尤其是有精神病或癫痫病史者可诱发精神异常或癫痫发作；儿童长期使用可影响生长发育；引起激素性青光眼、激素性白内障；长期外用糖皮质激素类药物可出现局部皮肤萎缩变薄、毛细血管扩张、色素沉着、继发感染等。在面部长期外用时，可出现口周皮炎、酒渣鼻样皮损等；吸入型糖皮质激素可导致声音嘶哑、咽部不适和念珠菌定殖、感染等。

二、拮抗炎症介质

传统类固醇激素和非甾体抗炎药具有良好的抗炎症作用，但它们的最大缺点是药物作用没有特异性，常伴发多种不良反应，特别是免疫细胞受损或功能被抑制以致感染扩散。炎症反应是由炎症因子介导的，所以通过拮抗炎症介质或干扰、阻断炎症信号转导而不影响到免疫细胞的抗炎症治疗应该是更为合理的。目前，以拮抗炎症介质或干扰、阻断炎症信号转导这两方面为目标的新型抗炎药物已是研究的热点。对非感染性炎症疾病已有多种药物应用于临床，如在风湿性炎症疾病、炎症性肠病中使用抗TNF-α抗体英夫利昔单抗(infliximab)。对于感染性疾病，已有palivizumab抗呼吸道合胞病毒人源化单抗阻止病毒进入宿主细胞，raxibacumab和obiltoxaximab抗炭疽毒素的人源化单抗阻断炭疽毒素所致的细胞水肿、组织坏死等，但对于感染性疾病的炎症过程如何抗感染治疗则尚无充分的研究积累。目前已有报道显示，英夫利昔单抗可以有效控制难治性成人川崎病的发热、关节痛等；抗IgE单抗奥马珠单抗(omalizumab)可以降低鼻病毒感染的严重程度，从而降低病毒诱发哮喘加重的风险；抗PD-1及PD-L1单抗可以恢复脓毒症患者的中性粒细胞、单核细胞、T细胞和NK细胞的功能；低剂量抗CTLA-4单抗伊匹单抗(ipilimumab)在白念珠菌脓毒症小鼠模型上可显著提高其存活率。

参考文献

[1] 宁光，马志中，王卫庆，等. 糖皮质激素类药物临床应用指导原则[J]. 中华内分泌代谢杂志，2012，28(2)：增录2a-1-增录2a-32.

[2] Hamid U, Krasnodembskaya A, Fitzgerald M, *et al*. Aspirin reduces lipopolysaccharide-induced pulmonary inflammation in human models of ARDS[J]. Thorax, 2017, 72(11): 971-980.

[3] Panka BA, de Grooth HJ, Spoelstra-de Man AM, *et al*. Prevention or Treatment of Ards With Aspirin: A Review of Preclinical Models and Meta-Analysis of Clinical Studies[J]. Shock, 2017, 47(1): 13-21.

[4] Das UN. Combination of aspirin with essential fatty acids is superior to aspirin alone to prevent or ameliorate sepsis or ARDS[J]. Lipids Health Dis, 2016, 25; 15(1): 206.

[5] Kor DJ, Carter RE, Park PK, *et al*. Effect of Aspirin on Development of ARDS in At-Risk Patients Presenting to the Emergency Department: The LIPS-A Randomized Clinical Trial[J]. JAMA, 2016, 315(22): 2406-2414.

[6] Strehl C, Buttgereit F. Optimized glucocorticoid therapy: teaching old drugs new tricks[J]. Mol

Cell Endocrinol, 2013, 380(1-2): 32-40.
[7] Xavier AM, Anunciato AK, Rosenstock TR, *et al*. Gene Expression Control by Glucocorticoid Receptors during Innate Immune Responses[J]. Front Endocrinol (Lausanne), 2016, 7: 31.
[8] Cruz-Topete D, Cidlowski JA. One hormone, two actions: anti- and pro-inflammatory effects of glucocorticoids [J]. Neuroimmunomodulation, 2015, 22(1-2): 20-32.
[9] Hough CL. Steroids for acute respiratory distress syndrome? [J]. Clin Chest Med, 2014, 35(4): 781-795.
[10] Meduri GU, Siemieniuk RAC, Ness RA, *et al*. Prolonged low-dose methylprednisolone treatment is highly effective in reducing duration of mechanical ventilation and mortality in patients with ARDS [J]. J Intensive Care, 2018, 6: 53.
[11] Meduri GU, Bridges L, Shih MC, *et al*. Prolonged glucocorticoid treatment is associated with improved ARDS outcomes: analysis of individual patients' data from four randomized trials and trial-level meta-analysis of the updated literature[J]. Intensive Care Med, 2016, 42(5): 829-840.
[12] Kawaguchi T, Rikitake Y, Tsuruda T, *et al*. Infliximab as an alternative therapy for refractory adult onset Kawasaki disease: A case report[J]. Medicine (Baltimore), 2018, 97(40): e12720.
[13] Esquivel A, Busse WW, Calatroni A, *et al*. Effects of Omalizumab on Rhinovirus Infections, Illnesses, and Exacerbations of Asthma[J]. Am J Respir Crit Care Med, 2017, 196(8): 985-992.
[14] Teach SJ, Gill MA, Togias A, *et al*. Preseasonal treatment with either omalizumab or an inhaled corticosteroid boost to prevent fall asthma exacerbations[J]. J Allergy Clin Immunol, 2015, 136(6): 1476-1485.
[15] Kantor DB, McDonald MC, Stenquist N, *et al*. Omalizumab Is Associated with Reduced Acute Severity of Rhinovirus-triggered Asthma Exacerbation [J]. Am J Respir Crit Care Med, 2016, 194(12): 1552-1555.
[16] Rudick CP, Cornell DL, Agrawal DK. Single versus combined immunoregulatory approach using PD-1 and CTLA-4 modulators in controlling sepsis[J]. Expert Rev Clin Immunol, 2017, 13(9): 907-919.
[17] Patera AC, Drewry AM, Chang K, *et al*. Frontline Science: Defects in immune function in patients with sepsis are associated with PD-1 or PD-L1 expression and can be restored by antibodies targeting PD-1 or PD-L1[J]. J Leukoc Biol, 2016, 100(6): 1239-1254.
[18] Inoue S, Bo L, Bian J, *et al*. Dose-dependent effect of anti-CTLA-4 on survival in sepsis[J]. Shock, 2011, 36(1): 38-44.
[19] Gao W, Xiong Y, Li Q, *et al*. Inhibition of Toll-Like Receptor Signaling as a Promising Therapy for Inflammatory Diseases: A Journey from Molecular to Nano Therapeutics[J]. Front Physiol, 2017, 8: 508.
[20] Kuzmich NN, Sivak KV, Chubarev VN, *et al*. TLR4 Signaling Pathway Modulators as Potential Therapeutics in Inflammation and Sepsis [J]. Vaccines (Basel), 2017, 5(4). pii: E34.
[21] Lima CX, Souza DG, Amaral FA, *et al*. Therapeutic Effects of Treatment with Anti-TLR2 and Anti-TLR4 Monoclonal Antibodies in Polymicrobial Sepsis[J]. PLoS One, 2015, 10(7): e0132336.
[22] Cai B, Wang M, Zhu X, *et al*. The Fab Fragment of a Humanized Anti-Toll Like Receptor 4 (TLR4) Monoclonal Antibody Reduces the Lipopolysaccharide Response via TLR4 in Mouse Macrophage[J]. Int J Mol Sci, 2015, 16(10): 25502-25515.

[南京医科大学第一附属医院(江苏省人民医院) 贾辅忠]

第三节 细胞因子制剂

细胞因子(cytokine)泛指由机体免疫细胞和非免疫细胞合成分泌的具有广泛生物学活性的小分子蛋白(分子量为8～80 kD)。细胞因子通过结合靶细胞表面的相应受体而发挥其生物学作用。免疫学根据细胞因子的结构和功能,将其分为白细胞介素、干扰素、肿瘤坏死因子、集落刺激因子、生长因子和趋化性细胞因子六大类。几乎所有这些细胞因子都有过生物制剂应用于临床，而经过临床实践考验，有确切循证医学证据的却为数不多。在此就应用于感染性疾病的临床制剂简述如下。

一、干扰素

干扰素（interferon，IFN）是最早发现的细胞因子，因具有干扰病毒复制的能力而得名。1957年，Isaac等发现将灭活的流感病毒注入鸡胚绒毛尿囊膜后，在细胞内可产生一种可溶性物质，这种物质可以干扰病毒的生长，称为干扰素。干扰素是由外源性核酸（如病毒、聚肌胞等）使细胞内的IFN基因活化而诱生的一种细胞因子（cytokine），具有种族特异性：IFN只能和同种靶细胞的IFN受体结合。

人干扰素由于产生细胞的不同和理化性质不同，可分为IFN-α、IFN-β、IFN-ε、IFN-ω、IFN-κ和IFN-γ，分别由单核-巨噬细胞（及B细胞/成纤维细胞）、成纤维细胞和活化的T细胞、NK细胞产生。其中IFN-α有13个亚型，α1、α2、α3……亚型中又因个别氨基酸不同，又分为α1a、α1b、α2a、α2b……。IFN-α、IFN-β、IFN-ε、IFN-ω和IFN-κ为Ⅰ型干扰素。IFN-γ为Ⅱ型干扰素。Ⅰ型干扰素对热和酸稳定，70℃ 1小时不被破坏，冻干后可长期保存，在pH 2～10时稳定，Ⅱ型干扰素对热和酸不稳定，56℃ 30分钟可以灭活。干扰素易被胰蛋白酶、胃蛋白酶破坏，但不易被核酸酶和脂酶水解。

（一）免疫药理作用机制

干扰素是一种多功能的细胞因子。其基本作用是抗病毒和免疫调节，其中IFN-α抗病毒作用最显著，在临床上应用最为广泛。

1. *广谱抗病毒作用* 干扰素对DNA病毒和RNA病毒均有抑制作用。干扰素并不直接进入宿主细胞杀伤病毒，而是在细胞表面与其受体结合后激发一系列胞内反应。人IFN受体分为Ⅰ型和Ⅱ型IFN受体。与干扰素结合的细胞可产生20余种细胞蛋白，其中某些蛋白对一些病毒具特殊抑制作用。如2′5′寡腺苷酸合成酶（2′5′oligoadenylate synthetase，2′5′AS）、磷酸二酯酶（phosphodiesterase）和蛋白激酶（protein kinase）等。2′5′AS可以使ATP聚合成2′5′寡腺苷酸（2′5′A），它可激活细胞内的核酸酶（rnase L），裂解病毒RNA，阻止病毒的复制和表达。磷酸二酯酶可以裂解tRNA的pCpCpA末端，阻止多肽链的延长，抑制病毒蛋白的转译和合成。蛋白激酶可使与蛋白合成有关的真核起始因子2（eukaryotic initiation factor，eIF2）磷酸化，阻止病毒蛋白的合成。因此，抗病毒蛋白通过阻止病毒核酸复制和病毒蛋白的合成而抑制病毒的复制。

此外，针对不同宿主细胞和不同病毒，干扰素还可通过以下不同方式抗病毒：如抑制病毒进入宿主细胞，阻止其脱壳、mRNA的合成或甲基化，阻止病毒蛋白的翻译或病毒装配和释放等而抑制病毒的生长繁殖。

2. *免疫调节作用* 干扰素可作用于机体免疫细胞，发挥多种免疫调节功能，包括：① 促进巨噬细胞分化、成熟，增强巨噬细胞的吞噬和细胞毒功能。② 增强细胞表面MHC抗原的表达使细胞毒T细胞（cytotoxic T lymphocyte，CTL）易于识别病毒感染细胞，并可通过CTL产生穿孔素（perforin）、颗粒酶（granzyme）和引起细胞凋亡（apoptosis）等方式使病毒感染细胞特异性溶解。③ 除CTL外，NK细胞、K细胞也是细胞免疫的效应细胞，它们都有细胞毒反应，干扰素可以明显增强免疫杀伤活性，溶解和破坏病毒感染细胞。④ 可调节细胞因子的产生：如促进IL-2和TNF-α的产生。而IL-2和TNF-α可以增强Th1细胞的功能，加强对病毒的清除。⑤ 增强某些受体的表达：如增强巨噬细胞膜上Fc受体、T细胞表面IL-2受体和TNF-α受体的表达，从而提高细胞免疫功能。总之，干扰素主要通过对免疫功能的调节作用来增强宿主抗病毒免疫反应，从而抑制和清除感染病毒。

3. *抗细胞增殖作用* 干扰素有抗细胞分裂和增殖的作用，抑制活化的癌基因的复制和表达,因此它对毛细胞性白血病、多发性骨髓瘤、肾癌等均有治疗效果。IFN-α治疗慢性病毒性肝炎已有20余年历史,在发生肝硬化以前应用IFN-α可明显降低原发性肝癌的发生率,对此也积累了充分的循证医学证据。此抗癌效应与IFN-α的免疫调节作用和抗细胞增殖作用有关。

(二)临床药物代谢动力学

IFN-α肌内或皮下注射后,吸收良好,可达80%。血清药物水平与剂量有关,达峰时间(C_{max})为4~8小时,血清中半衰期为2~4小时,经18~36小时恢复至治疗前水平。细胞抗病毒状态在注射后1小时出现,高峰出现在24小时,6日后恢复至注射前水平。人IFN-α和IFN-γ的药动学相似,然而IFN-β肌内注射后血药浓度较低,IFN-β早年曾以静脉注射制剂治疗慢性乙型肝炎,不良反应较多而被肌内注射IFN-α所代替。IFN-α和IFN-β分别在肾脏和肝脏内降解。

聚乙二醇(Peg)-IFN-α问世,显著提高了IFN-α的药物代谢动力学和临床疗效。通过连接无毒、无活性Peg分子可以增强生物活性蛋白质的药理作用。Peg的大小与结构、修饰过程是影响聚乙二醇化蛋白生物活性的主要因素。普通IFN-α在体内容易被蛋白酶降解,Peg-IFN-α减少了干扰素的免疫原性,延长了血液中干扰素的半衰期,使其在血液中的浓度相对稳定,保持有效的药物浓度。临床上现已常用Peg-IFN-α,分为Peg-IFN-α-2a和Peg-IFN-α-2b两种。

(三)临床应用

干扰素是临床应用最早也是比较成熟的细胞因子生物制品,除应用于慢性病毒性肝炎等感染性疾病外,尚用于治疗人毛细胞白血病、Kaposi肉瘤、慢性髓性白血病、滤泡性非霍奇金淋巴瘤、T淋巴细胞瘤皮肤转移、肾细胞癌、黑色素瘤、尖锐湿疣等。

临床曾使用过各种来源和不同剂量的干扰素。人血白细胞天然干扰素有传播其他病原体的可能,因此已淘汰不用。类淋巴细胞IFN-α是由类淋巴细胞Namalva株产生,商品名为“惠福仁(Wellferon)”,其中IFN-α包括多种亚型,且不同批号的亚型组合不同。目前临床多用基因工程技术产生的IFN-α,是单一亚型的IFN-α。目前常用的基因重组IFN-α有IFN-α-1b、IFN-α-2a、IFN-α-2b三种。此外,还有用基因工程方法,由IFN-α 11个亚型的共同的核酸序列组合而成,称为“组合干扰素(consensus interferon)”,商品名为“干复津”。Peg-IFN-α在血中半衰期长,可在血清中长期维持IFN的稳定浓度。因此,药效维持时间长,疗效较一般基因重组IFN-α好。同时只需每周注射1次,使用方便。

1. 慢性乙型肝炎　IFN-α是目前获批准用于治疗慢性乙型肝炎的药物,包括普通IFN-α和Peg-IFN-α。主要治疗对象是ALT升高的HBeAg阳性的慢性乙型肝炎患者,可抑制HBV复制,改善肝功能,减轻肝组织炎症和纤维化病变,阻止肝硬化和肝癌的发生。但对上述慢性乙型肝炎患者有明显肝功能损伤,如血清胆红素>2倍正常值上限,或ALT>10倍正常值上限者,应在短期内先改善肝功能后再用IFN-α治疗,以免IFN-α激发宿主免疫功能时加重肝组织损伤。对HBV-DNA阳性的HBeAg阴性的慢性乙型肝炎患者,因HBV-DNA阳性常为HBV前C区变异毒株,在IFN-α疗程结束时虽可出现ALT恢复正常,HBV-DNA转阴,但停药后易复发,远期疗效不如HBeAg阳性的慢性乙型肝炎患者。对代偿期肝炎、肝硬化患者,在密切观察下,从小剂量开始,根据患者的反应,逐渐增加剂量,对抑制HBV复制,改善肝功能,减轻肝纤维化病变,有一定的疗效。对ALT正常的慢性HBV携带者,IFN-α治疗疗效不好,一般不用;如肝穿刺活体组织检查炎症病变明显(G2~G3),则宜用IFN-α治疗。对有严重肝功能损伤如重型肝炎、失代偿期肝硬化患者应禁用。

对初发年轻乙型肝炎患者,处于HBeAg阳性期是IFN-α治疗最佳时期,应说服和鼓励患者和家属接受 IFN-α 治疗。剂量应为每次 5 MU(体重不足 60 kg 者可用 3 MU),隔日 1 次或每周 3 次,肌内或皮下注射。疗程为 6 个月,如 HBV-DNA 和(或)HBeAg 未转阴,则应延长疗程至 1 年。疗程结束停药观察 1 年时 HBV-DNA 和 HBeAg 均阴性,ALT 亦正常的远期有效率为 20%~40%。疗效女性比男性好,年轻患者比 40 岁以上的患者好,开始治疗时病情也是影响疗效的重要因素:ALT 升高 2~10 倍正常上限,血清 HBV-DNA 水平不太高,HBeAg 阳性但定量不太高,肝组织以炎症为主,纤维化不显著,不合并 HIV、HDV、HCV 和 HEV 感染者,则 IFN-α 治疗效果好。

治疗的临床主要目标是血清 HBV-DNA 在可测水平以下和 HBeAg 血清转换,两者缺一不可。IFN-α 治疗 1 年仍未达到此目标者,不能就此放弃,可后续使用核苷类药物抗 HBV 治疗,还可择机再用干扰素。长效干扰素较普通干扰素相比,因为更好的疗效和使用的方便,已经成为干扰素治疗的首选。但目前还没有令人信服的证据来证明长效干扰素与核苷(酸)类似物联合治疗优于长效干扰素单药治疗方案。而在近来的临床研究中发现,HBeAg 阳性患者的恩替卡韦抗病毒治疗早期或晚期联合聚乙二醇干扰素抗病毒比始终恩替卡韦单药治疗的患者,其 HBeAg 的血清学转换率能显著增加。所以,今后更多的研究将聚焦于长效干扰素和核苷(酸)类似物联合治疗的抗病毒方案是否能增加乙型肝炎患者的获益。同时发现,感染 HBV 基因 C 型或 D 型的患者可能需要更长的干扰素抗病毒治疗疗程。

2. *慢性丙型肝炎* IFN-α 是丙型肝炎抗病毒治疗的有效药物。多主张在急性丙型肝炎时,应及早应用 IFN-α 治疗,可以减少慢性丙型肝炎的发生。慢性丙型肝炎亦应选用 IFN-α 治疗,否则可进一步发展为肝硬化和肝癌。IFN-α 剂量为每次 3 MU,每周 3 次,疗程为 6~12 个月,持久应答率为 20%左右。急性丙型肝炎的 IFN-α 剂量为每次 3 MU,每周 3 次,疗程为 6 个月。疗程结束停药观察半年后,ALT 恢复正常和 HCV-RNA 转阴率为 60%~70%。

慢性丙型肝炎应采用 IFN-α 联合利巴韦林治疗,可以提高疗效,尤其对应用 IFN-α 治疗复发的患者。IFN-α 的剂量同上,利巴韦林剂量:体重<65 kg 者为 0.8 g/d,65~75 kg 者为 1.0 g/d,体重≥75 kg 者为 1.2 g/d。疗程一般为 6 个月,如为难治性丙型肝炎(1 型基因型、血清 HCV-RNA 水平>1×10^5 copies/ml),则疗程应为 12 个月。Peg 干扰素与利巴韦林联合应用显著提高了慢性丙型肝炎的持久病毒应答(SVR),对不同基因型和不同病毒载量的丙型肝炎患者的疗效均优于普通干扰素+利巴韦林,是慢性丙型肝炎治疗史上的又一个里程碑。

3. *流行性出血热* 早期(病期 5 日以内)流行性出血热患者,应用 IFN-α 治疗,可以退热、缩短热程及尿蛋白消失时间,越期率增加、血液循环免疫复合物下降。IFN-α 剂量为每次 3 MU,每日 1 次,肌内注射,疗程为 3 日。

4. *疱疹病毒* 感染局部或全身应用 IFN-α 治疗生殖器疱疹已是临床常用方法,但远期疗效因个体差异而不同。IFN-α 联合阿昔洛韦局部应用治疗单纯疱疹病毒(HSV)性角膜炎,疗效优于单用一种药物。用 IFN-α 防治骨髓移植患者的巨细胞病毒感染和治疗巨细胞病毒性肺炎,均无明显效果。早期应用大剂量(36 MU/d) IFN-α,可以防止癌症患者患带状疱疹引起的黏膜和内脏扩散和疱疹后神经损害。但 IFN-α 的不良反应较大。患带状疱疹的老年人可肌内注射 IFN-α 10 MU/d,与静脉滴注阿昔洛韦的疗效相似,但不良反应较大。

5. HIV IFN-α 和 IFN-γ 在体外可以抑制 HIV。与齐多夫定(AZT)和其他抗反转录病毒药合用,具有协同的抑制作用。早期、大剂量 IFN-α 治疗艾滋病 Kaposi 肉瘤的疗效为 10%~40%。疗效呈剂量依赖性。IFN-α 每次 3 MU,每周 3 次,联合 AZT 较单用 AZT 优。体外试验已发现对 IFN-α 耐药的 HIV 株。

6. *人乳头瘤病毒* 感染局部病变处注射

IFN－α治疗尖锐湿疣，可使注射的尖锐湿疣消失率达36%～62%，疗效比安慰剂组高2～3倍。注射4～12周后有明显效果。治疗后获得完全反应者，经短期随访，复发率较低，为21%～25%。8%～10%的患者可出现IFN－α的全身不良反应，并可出现注射部位不适和白细胞减少。

7. 呼吸道病毒　感染除腺病毒外，IFN－α在体外对呼吸道病毒有广谱抗病毒作用。实验研究证明，鼻腔内滴入IFN－α，对鼻病毒、冠状病毒、呼吸道合胞病毒感染均有保护作用。但对流感疗效较差。鼻腔内滴入IFN－α，对预防鼻病毒引起的感冒有效，但全身治疗无效。

(四) 不良反应

IFN－α的众多不良反应均与剂量和疗程有关，不良反应主要有以下几方面(表12－11)。只要了解发生不良反应的相关因素，并做到早期发现和正确处理，大多可以顺利完成疗程。按疗程中出现不良反应大致时期，分为初期、中期和后期，以便于临床在不同时期主动地重点关注某些反应的出现和处理。有些反应是一过性的；有些反应持续整个疗程，停药后才逐步消失。若能特别注意避免发生一些停药后也不能恢复和疗程中即可发生意外的不良反应，极大部分接受IFN－α治疗的患者都可以在达到疗程时“软着陆”。

表12－11　IFN治疗过程中的不良反应

发生时间	自觉和客观临床现象	实验室检查
初期	感冒样反应：有发热、头痛、全身不适、肌肉和关节酸痛等，以及食欲缺乏	末梢血白细胞总数开始下降，以中性粒细胞为主
中期	倦怠、精神不爽、情绪不佳、食欲低下	白细胞总数继续下降，血小板也减少
	自觉和客观临床现象	实验室检查
	风疹样皮疹、红斑	ALT、AST、谷丙酰转移酶(GGT)上升
	烦躁、失眠、抑郁寡欢，向抑郁症发展	一过性蛋白尿
	脱发	
	眼痛、视网膜剥离	
后期	中期开始的临床现象有的继续存在或发展	ALT、GGT长期轻度异常
	代谢障碍：体重减轻、糖尿病高危人群发生2型糖尿病、下肢水肿甚至腹水	葡萄糖耐量减退，血糖增高 人血白蛋白下降，三酰甘油增加
	自身免疫性疾病：诱发或加重自身免疫性疾病	抗甲状腺球蛋白、抗微粒体抗体等甲状腺抗体阳性；促甲状腺激素(TSH)、FT3、FT4异常
	桥本甲状腺炎、甲状腺功能亢进、甲状腺功能减退	
异常意外不测事件	心绞痛、心肌梗死，ARDS，视网膜剥离、脑出血、抑郁症自杀行为、癫痫发作	

1. 初期　发生在开始治疗后1～2周内的感冒样发热反应最为普遍，大部分不需要去医院处理，因为发热一般在注射IFN－α后3～4小时出现，持续5～6小时后逐渐消退。注射3～4针后，发热可以自行减轻或消退。开始治疗1个月内每周查1次血常规，末梢血白细胞开始下降，有些患者下降显著，要继续观察动态变化。

2. 中期　指12周内即可出现的现象：①白细胞可继续下降，血小板也减少。对血小板减少需关注，因可导致出血发生。遇血小板迅速减少时需重新评估临床诊断，是否已发展为代偿性肝硬化。如白细胞<3.0×10^9/L，血小板<50×10^9/L则要暂停注射，7日后复查，如上升可再行注射。一般经12周左右可稳定而不再进一步下降。②宿主抗HBV免疫力提高，在清除HBV感染肝细胞的过程中ALT、AST上升，有

时 GGT 上升提示肝小叶汇管区炎症，如果临床发现黄疸则宜停用干扰素，给予护肝药物治疗。③ 风疹样皮疹、红斑提示有过敏性反应，对症处理，可自然消退。④ 此阶段常有轻度倦怠、精神不爽、情绪不佳、意欲低下等现象，多半可自行缓解和消失，有“自知之明”即可通过自我调节和心理控制而减轻，但需与情感障碍鉴别，及时发现抑郁状态。因为明显的抑郁状态可能有潜在自杀倾向，需要停用干扰素，并与精神科专业医师合作予以治疗。⑤ 不同程度的脱发，脱发显著的患者常诉清晨起来枕头上一大把头发，或诉说都不敢梳头了。轻度脱发可坚持到疗程结束，停药后很快就长出来，在额上发际清楚看到新生短发。但在出现斑秃时，或对原来头发稀疏的女性患者需要停药。

3. *后期* 指 12 周以后至半年或 1 年疗程结束这段时期，此期原来 ALT、AST、GGT 上升者多数逐渐复常，但也有持续轻度异常的，反映肝内炎症尚未消退，如果 B 超提示脂肪肝则为脂肪肝所致。此期不良反应更需注意两个方面：代谢障碍和自身免疫现象。

代谢包括糖、蛋白和脂肪三方面，体重超重或肥胖、原有胰岛素抵抗者则出现糖耐量下降、空腹血糖升高、隐性糖尿病发展为显性糖尿病。其发生机制可能是胰岛素抵抗进一步加重，或者是胰岛 β 细胞受损。蛋白代谢出现负平衡，人血白蛋白下降，以至原来代偿期肝病患者出现水肿和失代偿期患者发生腹水。个别患者会出现血清三酰甘油水平持续升高，也是一种胰岛素抵抗进一步加重的现象。可能发生能量代谢负平衡，治疗期间会瘦一些，如果原来是肥胖患者，则体重下降不一定是坏事。

原本慢性丙型肝炎和慢性乙型肝炎患者就容易并发自身免疫性疾病，干扰素的使用似乎可促进该过程。在女性丙型肝炎患者，干扰素治疗后期肝炎病情反而加重时，要注意发生自身免疫性肝炎的可能性。干燥综合征多发生在 30～50 岁女性，常累及多系统。由于此病有肝脏受累，有时会误诊为慢性肝病，而慢性病毒性肝炎亦可继发干燥综合征，同时干燥综合征的背后还可能隐藏其他风湿性或结缔组织疾病，这些情况都可因使用干扰素而加重。干扰素用药期间患者可能出现甲状腺功能亢进，也可出现甲腺功能减退。故对临床有自身免疫性疾病史或原有相关临床症状者均不宜使用干扰素。

4. *意外不测事件* 潜在冠状动脉缺血患者在干扰素治疗期间可诱发心绞痛、心肌梗死。故对 40 岁以上既往有器质性心脏病者，在干扰素治疗期间需加强心脏监护。同时，对高血压动脉粥样硬化患者，要注意避免促发脑卒中。此外，亦有患者发生视网膜出血或剥离的报道。这些心血管意外很难用该药的免疫药理作用机制来解释，应是心血管毒性的表现。日本药物不良反应监测机构曾报道干扰素与小柴胡汤颗粒剂联合使用出现呼吸窘迫综合征致死的病例 10 余起，故明令禁止在干扰素使用期间合用可疑相关中药。干扰素不易通过血-脑屏障，但轻重不等的精神、神经不良反应却非常多见，且与剂量相关。但分析个案每每发现，发生自杀等意外事件的患者用药前均有一些相关异常，而对干扰素使用过程中出现的不良反应疏漏观察或缺乏正确评估和处理，这些所谓的“不测”，不是绝对不可感知和不可避免的，其具体机制尚不明确。

二、胸腺肽制剂

（一）胸腺肽 α1

胸腺是 T 细胞分化、发育和成熟的场所。胸腺上皮细胞分泌的胸腺素类分子包括胸腺肽(thymosin)、胸腺 α 肽(thymulin)和胸腺生成素(thymopoietin)等，它们具有促进未成熟 T 细胞增殖、分化、发育等功能。早在 20 世纪 60 年代中期，Goldstein 从新生小牛胸腺提取蛋白粗提液，发现有补偿胸腺功能的作用，以后经过纯化得到胸腺肽组分 5(TF5)，是多个单肽组成的多肽物质，其中有 28 个氨基酸组成的胸腺肽 α1(thymosin α1, Tα1)，是 TF5 中促进 T 细胞成熟的主要免疫活性物质。胸腺肽 α1(Tα1)已有人工合成制剂，商品名为“Zadaxin，日达仙”。该产品与其他胸腺肽制剂比较有三大特点：① 磁共振成像(MRI)证实，日达仙分子在模拟淋巴细胞膜的环境下有二维空间的立体结构，这从药物的结构上说明它符合细胞因子发挥其生物学作用的基本条件。因为所有细胞因子必须与靶细胞表面的相应受体结合才能发挥其作用，立体结构应该是捕捉受体的最佳状态。② 日达仙的免疫增强作用是目前胸腺提取物中研究得最为透彻的一种，有着充分的临床前药理资料，10余年来国内外临床应用过程中还有更多的补充和新增结果。③ 该药有28种来自植物的氨基酸且可人工合成，这样就保证制剂不会受到动物性病原体的污染，如疯牛病朊毒体；也可避免动物源性抗原性物质诱导超敏反应性疾病。

1. *提升免疫和抗感染作用机制* 呈立体结构的Tα1与淋巴细胞膜结合并相互作用后可引发一连串免疫学效应，如增强淋巴细胞释放IFN-α、IFN-β、IL-2；增强NK细胞的募集和杀伤能力，提高非特异性免疫清除病原体强度；增强核转录因子NFκB的表达，使炎症介质基因转录增强，从而产生炎症效应；诱导Th1细胞的免疫应答，活性Th1细胞分泌IFN-γ、IL-2，IFN-γ与IL-2的协同作用使$CD8^+$ T细胞转化为针对靶抗原的CTL，增强巨噬细胞和中性粒细胞的吞噬作用和杀伤能力，以及降低内毒素刺激炎症介质释放的效应等。

此类免疫学效应有利于免疫杀伤病原微生物感染的细胞和清除病原体，适度控制内毒素激发的炎症反应和对组织细胞的伤害。肿瘤免疫学研究已证实，肿瘤患者的淋巴细胞、巨噬细胞和细胞毒性抗体等均具有抗肿瘤细胞效应，所以Tα1提升免疫作用也有利于抗肿瘤免疫。

2. *临床应用* 目前，临床已广泛用于提高免疫虚损宿主的免疫功能。临床有众多免疫功能减退的患者，其发生原因和发生机制各种各样，免疫功能低下程度及其环节也千差万别，用"免疫虚损宿主"一词才可以概括这类群体。如糖尿病、肝硬化、慢性肾炎等患者，均可使用胸腺肽制剂，防治各种继发感染。

(1) 慢性病毒性感染：早在1985年，我国临床试验结果就证实胸腺肽α1治疗HBeAg阳性慢性乙型肝炎有效。剂量为每次1.6 mg，肌内注射，每周2次，疗程为6个月。血清HBeAg和HBV-DNA阴转率，疗程结束时分别为39%和50%，停药后随访6个月后，分别为41%和56%。并以IFN-α每次3 MU，肌内注射，每周3次，疗程为3个月作为对照，疗效与IFN-α相似。当前，国内外都把慢性乙型肝炎抗病毒治疗所用的干扰素、核苷类药物作为标准药物，然而Tα1治疗仍有一定地位：① 临床上经常遇到干扰素初始治疗失败，或使用核苷类药物不能长期有效抑制病毒的情况，可改用或加用Tα1治疗。② 有使用干扰素的禁忌证者，初始治疗即可选用Tα1。③ 目前单一药物获得满意疗效的不多，核苷类药物与免疫调节剂序贯应用或联合应用将成为未来治疗慢乙型肝炎的主要方向，干扰素和Tα1应是这个方案中可供选择的免疫调节剂。④ 越来越多的证据表明，HBV对原发性肝细胞肝癌(HCC)的发生有直接作用，但干扰素主要通过提高宿主免疫功能来抑制HBV，且在预防HCC的效果方面获得比核苷类药物更充分的循证医学证据，提示对可能发生HCC的高危患者仍必须提高患者的免疫功能，Tα1和干扰素都是现阶段这方面较好的细胞免疫增强剂。

自我国成功应用Tα1治疗慢性乙型肝炎以后，国际上也证实Tα1治疗慢性丙型肝炎的疗效。目前，慢性丙型肝炎抗病毒治疗以IFN-α与利巴韦林联合用药为标准方案，能使30%～50%的慢性丙型肝炎患者有持续性病毒学效应。然而这种方案的不良反应发生率很高，只有28%的患者能按规范方案完成疗程，再需要除去对二药之一有禁忌证的患者，所以只有一部分患者能适宜本方案并完成疗程。还有，随着本方案的推广，慢性丙型肝炎群体正在发生变化，复发者、初始治疗即无反应者和不能耐受者越来越多，都特别需要新的治疗策略来应对。正在研究中的新药有病毒酶抑制剂(蛋白酶、解螺旋酶、聚合酶)、细胞因子(IL-12、IL-1)等。目前，Tα1

治疗仍是可选的较好的治疗药物，其基本作用是 Tα1 能纠正患者的免疫功能低下，且没有其他药物或细胞因子的不良反应和使用限制。

此外，Tα1 还可应用于其他慢性病毒性感染，如艾滋病、复发性疱疹病毒感染、播散性巨细胞病毒感染等，但评价疗效还需要积累循证医学证据。

(2) 急性重症感染：某些急性严重感染可使用胸腺肽制剂辅助治疗，因其可提高免疫功能，尤其是细胞免疫功能，与抗菌药物合用，可以提高病原治疗的临床效果。

严重细菌感染患者，以及创伤、烧伤、坏死性胰腺炎、大手术并发感染患者的免疫功能和炎症反应高度紊乱，以致发生炎症介质级联反应(cascade)和全身性炎症反应综合征(systemic inflammatory response syndrome，SIRS)。临床表现为系统性功能异常时称脓毒症(sepsis)。Tα1 通过激活的巨噬细胞和树突状细胞，并促进其分泌 IL-12 强力诱导 $CD4^+$ T 细胞向 Th1 辅助细胞分化，控制 TNF 的释放，上调各种抗炎基因及蛋白质产物的表达等途径缓解炎症介质级联反应和脓毒症。

SARS 的发病机制和临床特点是快速损耗宿主的 T 细胞和肺功能，以致出现呼吸窘迫综合征。在中国 SARS 暴发流行期间，胸腺肽似乎有效地保护了患者和受感染的医护人员，但在那时很难按循证医学要求设计疗效观察。

现有经验提示，在有效抗生素治疗基础上，日达仙 1.6 mg，皮下注射，每日 2 次；3 日后改为每日 1 次，连用 7 日，或直到临床缓解停药。

(3) 免疫低下合并感染者：多为老年人或体质弱的患者，以及因基础疾病或医源性因素导致免疫功能低下者发生感染时，使用 Tα1 来提升宿主抗感染免疫反应性，可增强病原学治疗的临床疗效。对老年人患肺炎链球菌性肺炎的病死率较高，肝炎、肝硬化继发原发性腹膜炎或内脏真菌病也很难控制，浸润性肺结核合并慢性乙型肝炎活动患者如何治疗等临床难治性感染个例临床上并非少见，有时在一筹莫展的情况下考虑到提高免疫功能的重要性，配合使用 Tα1 提升宿主细胞免疫力，有可能收到意外的良好效果。

理论上可纠正胸腺依赖性免疫低下或缺陷症，对此类患者用药后 80%以上有 T 细胞功能改善，感染临床症状获得改善。此外，通过减弱抑制性 T 细胞而增强辅助性 T 细胞的功能可纠正某些低球蛋白血症患者的体液免疫功能低下。

(4) 肿瘤性疾病：机体的免疫功能与肿瘤的发生、发展有密切关系，当免疫功能下降时或受抑制时肿瘤发病率增加，而在肿瘤进行性生长时，肿瘤患者的免疫功能受抑制。大量的体外实验证明，肿瘤患者的淋巴细胞、巨噬细胞和细胞毒性抗体均有抗肿瘤免疫效应。然而，机体对肿瘤免疫应答的产生及其强弱不单纯取决于肿瘤免疫原性，还受到宿主的免疫功能和其他因素的影响。手术、化疗和放疗使患者的免疫功能进一步下降，可以促进肿瘤复发和转移，并容易继发各种感染。对此，可以应用 Tα1 以提高非特异性免疫功能或促进宿主产生抗肿瘤免疫应答。作为手术、化疗和放疗等恶性肿瘤基本疗法的辅助措施，Tα1 已广泛应用于临床。

(二) 其他胸腺肽制剂

1. 胸腺五肽(thymopentin-zhonghe)　胸腺生成素(thymopoietin)已被纯化和确定了氨基酸序列，并根据氨基酸序列的 32～36 位的 5 种氨基酸(精氨酸、赖氨酸、天门冬氨酸、缬氨酸、酪氨酸)具有明显的生物活性，就此化学合成了胸腺生成素的这个活性结构，命名为胸腺五肽。

曾建议用于原发性或继发性免疫缺陷症、恶性肿瘤伴免疫功能损害、大手术前后、慢性乙型肝炎、难治性结核病、类风湿关节炎、红斑狼疮、2 型糖尿病、更年期综合征，以及年老体弱免疫功能低下者。每次 1 mg，肌内注射，每周 2～3 次。

除皮肤过敏外，曾报道有白细胞减少，临床应用应予以注意。

2. 胸腺肽(thymopeptides)　为小牛胸腺肽，也有从猪提取的胸腺肽。

适应证：原发性和继发性T细胞缺陷症和某些自身免疫性疾病如肝炎、红斑狼疮、类风湿关节炎、哮喘，亦可用于抗肿瘤辅助治疗。每次20 mg，每日或隔日1次，皮下或肌内注射，重症可静脉滴注。

一般无明显不良反应。少数使用胸腺肽的患者可出现过敏反应，如皮肤瘙痒、皮疹，以及发热等全身性反应等。

三、白介素-2

目前已发现30余种白细胞介素(IL)，分别命名为IL-1～IL-39，其中IL-2是相对分子质量1.5万的糖蛋白，主要由活化的辅助性T细胞产生的一种细胞因子。通过与靶细胞受体，如CD25(α)、CD122(β)、CD132(γc)等结合作用于多种免疫效应细胞，发挥"第二信使"作用。其分子内第58位、第105位上的两个半胱氨酸(Cys)残基间形成二硫键维系活性构象，这一位置如被其他氨基酸取代，则会失去IL-2的大部分致分裂原活性。主要功能是促进T细胞增殖和成熟，故又名T细胞生长因子(T lymphocyte growth factor, TCGF)，所以可强力提高细胞免疫功能；在抗病毒感染细胞上作用与IFN-γ具有许多相似性，因此与IFN-γ有相似的治疗适应证。

(一) 免疫药理作用

临床应用的IL-2生物制剂是通过找出IL-2基因，移入大肠埃希菌中生产基因重组IL-2，即rIL-2，它是非糖苷化的纯蛋白，含有50%的α螺旋。其注射制剂为白色粉末，溶于水呈无色透明液体。

rIL-2肌内注射的生物利用率平均为37%，时相半衰期只有6～13分；肾脏是主要的清除途径，总体清除率为120 ml/min。rIL-2体内外实验研究证实，可增强细胞免疫的功能，清除某些病毒感染细胞和抗肿瘤生物学活性。

与靶细胞的IL-2受体结合后rIL-2才有以下的生物学特性及作用。① 不仅促进T细胞的分化和增殖，还有促分化和增强其免疫活性的作用，以及诱导干扰素产生。② 增强人体免疫杀伤细胞如自然杀伤细胞(natural killer cell, NK细胞)、CTL、K细胞等的免疫杀伤活性。③ 通过增强Th细胞辅助B细胞的功能，促进B细胞产生抗体，提高体液免疫的功能。④ 增强巨噬细胞的吞噬和细胞毒作用。⑤ 可以诱导淋巴因子活化杀伤细胞(lymphokine activated killer cell, LAK细胞)的产生和增强其免疫杀伤活性，可以免疫杀伤病毒感染细胞和肿瘤细胞。

(二) 临床应用

常用于抗肿瘤辅助性治疗，抗感染治疗只在一些尚没有较好抗病原治疗方法的疾病中应用。给药途径按临床需要选择：① rIL-2粉剂溶于无菌注射用水，20万～40万U/m^2，皮下注射，每日1次，每周连用4次，4周为1个疗程；② 静脉滴注：rIL-2 20万～40万U/m^2溶于生理盐水500 ml，静脉滴注2～3小时。每周连用4次，4周为1个疗程。

1. 慢性病毒感染　艾滋病患者的$CD4^+$ T细胞遭到HIV感染的破坏，因而IL-2产生减少，以至免疫功能显著下降，常发生机会感染。应用rIL-2可暂时增加Th细胞的绝对数，使部分患者的迟发性变态反应提高。但rIL-2的应用也促使HIV感染T细胞增加，所以最终并不能靠它治好HIV感染。对以下两种艾滋病合并症的使用价值已初步肯定：一是卡波济肉瘤，该症已检明病毒性病原体；二是帮助渡过某些机会感染的难关，如真菌感染、胞内寄生菌感染，以利于下一步应用抗HIV化学药物鸡尾酒方案。

慢性活动性EB病毒感染(chronic active Epstein Barr virus infection, CAEBI)患者有NK细胞活性低下和细胞毒性T细胞功能不全，易发生感染和恶性淋巴细胞瘤。曾试用阿昔洛韦、干扰素和免疫球蛋白制剂治疗，效果都不佳。考虑到患者末梢血$CD4^+$且IL-2受体阳性的活化T细胞增多而试用rIL-2治疗，每日10万U/m^2，静脉注射，临床疗效尚属满意，发热缓解，肝脾缩小，前述活化T细胞减少。

我国试用rIL－2治疗慢性乙型肝炎较早，疗效不佳，HBeAg阳性的慢性乙型肝炎的HBeAg系统转换率为10％～23％。另外还研究过LAK细胞回输疗法：采取和分离患者末梢血单个核细胞，与rIL－2一起做细胞培养，然后把rIL－2激活的杀伤细胞即LAK细胞再回输到患者体内。关键是回输体内的LAK细胞的质和量多没有科学测试数据，进入体内后能否攻击HBV感染肝细胞也是个没有解决的问题。

2. *细胞内病原体机会感染* rIL－2可调节细胞毒性T细胞和自然杀伤细胞的活性。这在预防和治疗细胞内病原体感染中具有非常关键的作用。曾应用rIL－2作为分枝杆菌病和利什曼原虫感染的辅助治疗。

3. *肿瘤* 肿瘤患者的IL－2的产生能力低下，注入rIL－2可激活抗癌相关免疫细胞从而杀伤癌细胞。临床试验提示，对肾癌、恶性黑色素瘤、结肠癌等有效。与手术、化疗、放疗结合起来也用于小脑星形细胞瘤、舌癌、鼻咽癌、喉癌、胃癌的治疗。此外，用于癌性胸腔积液和腹水疗效尚可。rIL－2溶于生理盐水20 ml注入腔内，注入前尽量抽取积液。每次40万～50万U/m^2，每周1次。

四、粒细胞集落刺激因子

集落刺激因子（colony stimulating factor，CSF）是指能够刺激多能造血干细胞和不同发育分化阶段的造血祖细胞增殖分化，在半固体培养基中形成相应细胞集落的细胞因子。在体内调节粒细胞增殖分化的主要是粒细胞巨噬细胞集落刺激因子（GM－CSF）和粒细胞集落刺激因子（G－CSF）。正常情况下，骨髓基质细胞产生的G－CSF和GM－CSF把体内和血液循环中的中性粒细胞的数量和功能维持在正常生理水平。在发生细菌等病原体感染时巨噬细胞释放的IL－1可刺激骨髓基质细胞，以及单核-巨噬细胞、内皮细胞、成纤维细胞，活跃地产生此类集落刺激因子，以积极应对感染。GM－CSF和G－CSF均有多种品牌的制剂供临床选择，应以基因重组工程技术生产者即rhGM－CSF和rhG－CSF为优。

（一）生物学特性和作用

本类制剂能刺激骨髓中的中性粒细胞增殖、分化和成熟，并可使骨髓中的粒细胞释放至末梢血，以至迅速有效地提高末梢血中粒细胞数量；对末梢血和体液内的中性粒细胞也能促使其活化和增强其功能，从而改善由中性粒细胞数量减少和（或）功能缺陷而造成的抗感染免疫功能低下。

此外，也可直接提高激活的中性粒细胞和单核-巨噬细胞，即效应吞噬细胞对细菌等病原体的吞噬、杀伤、消化和清除。还可提高抗癌免疫中消灭癌细胞的免疫活性。

（二）临床应用

GM－CSF和G－CSF已是临床各科广为应用的细胞因子类生物制剂。随着医学技术的进步，发生医源性粒细胞减少的情况也越来越多。当外周血粒细胞数量下降至$0.5\times10^9/L$时，可发生细菌和真菌感染；当降至$0.2\times10^9/L$时，可继发致命性败血症。

引起粒细胞减少的原因很多，大致有几种情况：① 基础疾病本身导致粒细胞减少，如骨髓增生异常综合征（MDS）、再生障碍性贫血、白血病。② 基础病症在某个阶段继发白细胞减少，如癌症、慢性肝病、慢性肾病、营养不良、艾滋病和其他病毒性或细菌性感染等。③ 中西药物、癌症性疾病化疗和放疗，以及急性白血病大剂量化疗后骨髓干细胞移植等医源性因素。粒细胞减少又分两种情况，即白细胞减少（neutropenia）和粒细胞缺乏症（agranulocytosis）。前者指中性粒细胞绝对值低于$2\times10^9/L$，后者指中性粒细胞绝对值低于$0.5\times10^9/L$。

一般只在粒细胞缺乏症时使用GM－CSF或G－CSF，对白细胞减少宜针对病因或诱因治疗，配合口服有利于升高白细胞的药物。然而，基础疾病治疗一时难以获得成效而粒细胞减少伴发感染时,或撤除可疑药物而粒细胞减少不能迅速恢复时也可考虑应用。剂量和使用期视具体情况而异:粒细胞缺乏症和骨髓干细胞移植后 GM-CSF 或 G-CSF 一般剂量为 5~10 μg/(kg·d),皮下注射或静脉滴注 4~6 小时。如治疗后末梢血粒细胞数上升≥1×10^9/L,则剂量可减至 3~5 μg/(kg·d);如治疗后末梢血粒细胞数上升≥5×10^9/L,则可停止治疗。白细胞减少和艾滋病等感染性疾病等可用 G-CSF 或 GM-CSF 1 μg/(kg·d),皮下注射。2~4 日后即见初效,以后逐步减少剂量,直至白细胞达到期望水平时停药。

一般无明显不良反应。注射部位可出现红斑和肿胀。亦可发生发热和皮疹。少数患者可出现骨痛,可应用止痛剂对症治疗。血清乳酸脱氢酶、碱性磷酸酶可增高。罕见的严重反应曾有过如下报道:支气管痉挛、肺水肿、心律失常、心力衰竭、渗漏综合征、颅内压增高、脑血管意外等疾病。

第四节 免疫球蛋白制剂

健康人、传染病患者恢复期、接受疫苗接种者的血浆中,含有可以抵御细菌或病毒感染的特异性抗体,它是介导体液免疫的重要效应分子。提取含有这种抗体的免疫球蛋白(主要存在于电泳的丙种球蛋白组分,俗称“丙种球蛋白”),给缺少此等抗体的个体注射免疫球蛋白,则后者获得相应的抗感染体液免疫能力,所以其本质是免疫治疗中的获得性免疫或过继免疫。

免疫球蛋白制剂大致分为两类,即肌内注射用的丙种免疫球蛋白和静脉用免疫球蛋白制剂,前者传统制备方法是:收集 1 000 人以上成人血浆,分离和精制成富含 IgG 的肌内注射制剂。另外,亦有用富含某种传染病特异性抗体的血浆,分离和精制成肌内注射用的丙种球蛋白,因富含某种特异性抗体,故是针对某一传染病预防用的高效免疫球蛋白,此类免疫球蛋白专用于预防。

在长期临床使用及研究过程中发现,免疫球蛋白治疗效应不限于特异性抗体免疫机制,还有抗炎等生物反应调节作用。随着生化制备技术的进步,已能生产不良反应极少而保持其生物学作用的静脉用免疫球蛋白制剂(IVIG)供临床应用。静脉用制剂主要用于挽救严重感染患者,更多地利用其抗炎等生物反应调节作用,如治疗川崎病等血管炎症性疾病。

一、静脉用免疫球蛋白制剂性状

静脉用免疫球蛋白制剂(IVIG)已有多种,因制备方法有酶处理、改变结构和理化方法处理3类,以至它们的组成成分、理化性质、活性和半衰期各方面略有差异(表 12-12)。但还没有完全适用于以下感染性疾病治疗的理想条件的制剂:① 既不会激活补体引起过敏反应,也无抗补体作用。② 为评估对抗微生物效果,制剂单位剂量与其中有效抗体应大致维持恒定,一般以静脉注射或静脉滴注用制剂为佳。③ 在血液循环中的半衰期与自然抗体相近。④ 不含或仅含极少的 IgA,因为制剂中的 IgA 可与缺陷症患者体内的 IgA 抗体结合,导致过敏性休克。⑤ 制剂中所含抗体应体现抗体完整结构的 Fab 端,也有可与补体或吞噬细胞结合的 Fc 端。⑥ 各种 IgG 亚型齐全,以适应抗各种微生物的需要。IgG1 中有多种抗病毒和抗细菌的抗体,IgG2 中主要是抗细菌性抗体,而 IgG3 则有丰富的抗巨细胞病毒、单纯疱疹病毒、脊髓灰质炎病毒的抗体。此外,IgG1 和 IgG2 可激活补体经典途径,又可与吞噬细胞上的相应受体结合以加强后者的吞噬和杀菌作用。所以各种制剂中应以 IgG1 和 IgG2 丰富者为优。

表 12－12 各种静脉用免疫球蛋白制剂的比较

	酶处理		改变结构		理化方法处理		
	胰蛋白酶	纤维蛋白溶酶	磺基化	烷 化	聚乙二醇	离子交换树脂	pH4
沉降系数	7S(17%)	5S7S (30%～50%)	5S7S(90%)	6S(95%)	7S(95%)	7S (90%以上)	7S(90%)
	5S(73%)	3S5S (40%～60%)					
半衰期	24 小时	18～20 日	15～25 日	22～30 日	20 日	25 日	16～26 日
组成亚型	IgG(7%) Fab(75%)	IgG (40%～60%) Fab (30%～50%)	磺基化 IgG (95%)	烷化 IgG (95%)	IgG(90%)	IgG(90%) 凝集 IgG (5%)	IgG(90%) 凝集 IgG (5%)
IgG1	90.2%	57%	69%	76.7%	62.3%	59.4%	60.5%
IgG2	5.5%	39.1%	29%	22.5%	32.8%	35.3%	30.2%
IgG3	4.1%	0.2%	0	0.1%	2.9%	5.1%	6.6%
IgG4	0.2%	3.7%	2.0%	0.2%	2.0%	0.2%	2.6%
Fc 活性	－	±	＋	＋	＋	＋	＋
调理作用	±	±	＋	＋	2＋	＋	＋

经酶处理法制成的产品缺少免疫球蛋白的 Fc 端，所以不能激活补体，也不能协助 K 细胞发挥抗体依赖的细胞介导的细胞毒作用（ADCC 效应），调理作用也大为减弱；经过稍稍改变免疫球蛋白结构的制剂几乎没有 IgG3，对巨细胞病毒、脊髓灰质炎病毒等没有作用。因此，理化方法制备的制剂既保持免疫球蛋白完整的分子结构，IgG 占 90%以上，且 IgG 的各种亚型的组成比例与血浆免疫球蛋白相似，体内半衰期稍长，故是目前最好的静脉用免疫球蛋白制剂。

与肌内注射制剂比较，静脉用免疫球蛋白的优点是：① 功能性免疫球蛋白直接大量进入体循环，可以迅速取得抗体效应；而肌内注射制剂治疗效应受局部吸收和肌肉破坏的影响。② 剂量可根据病情需要和个体体重等调整，可静脉注射，也可静脉滴注。③ 有报道，特殊需要时可从胸、腹腔给药，少量制剂从椎管、脑室给药。缺点是：① 需用大量血浆才能制造，来源、产量和供应受限，价格昂贵。且制造过程中降低抗体的效价和半衰期，损失未免可惜。② 因静脉给药，在使用大剂量时需密切观察不良反应。

二、免疫球蛋白的免疫

（一）免疫药理

免疫球蛋白的免疫药理作用也就是适应性体液免疫中抗体的免疫活性，它可以结合和清除细菌和病毒，可以预防和治疗其感染；另外，对某些感染相关炎症性疾病，体内当初激发炎症的病原体已不再存在，静脉用免疫球蛋白的治疗主要是调节宿主的炎症反应。

1. 抗体活性主要通过以下这些作用机制 ① 与体液中病毒结合，中和病毒的黏附靶细胞等的致病活性。Fab 端与感染细胞表面的病毒抗原结合，使 K 细胞得以发挥细胞毒效应。② 免疫球蛋白分子的 Fab 端与病毒、细菌结合，而另一端 Fc 段则与吞噬细胞的 Fc 受体结合，显著提升吞噬细胞的吞噬和杀菌功能，免疫球蛋白发挥了调理作用。③ 与细菌或病毒结合后，可激活补体，通过补体活化产生的膜攻击物破坏和溶解细菌或病毒感染细胞，补体 C3b 对吞噬细胞也有调理作用。

2. 调节炎症反应 临床应用 IVIG 治疗川

崎病等血管炎症性疾病常观察到退热现象，其作用机制可能是对内源性致热原白介素-1(IL-1)和肿瘤坏死因子(TNF)有抑制作用。IVIG可增强辅助性T细胞功能，降低血液循环中的免疫复合物；IVIG还减少自身抗体的产生，加速自身抗体分解代谢。

(二) 临床应用

肌内注射制剂绝对不允许作静脉注射用，因为其中聚合IgG分子可激活血浆中的补体而导致严重反应，如高热寒战、休克和呼吸困难等。

1. *肌内注射人血丙种球蛋白* 含有甲型肝炎、麻疹、脊髓灰质炎、白喉和乙型肝炎抗体，主要为IgG和一定量的IgA、IgM，其中IgG含量占丙种球蛋白的90%以上，所以可以预防上述传染病。

2. *肌内注射特异性丙种球蛋白* 经某种疫苗免疫的人，取其血浆制成提纯的特异性丙种球蛋白(specific γ-globulin)或称高效丙种球蛋白的液体或冻干制品，可用于预防和治疗相应的感染性疾病。我国已有以下产品可供应用。

(1) 预防HBV垂直传播：对HBsAg和HBeAg双阳性的母亲所生婴儿，应用乙型肝炎高效免疫球蛋白(Hepatitis B hyper-immune globulin, HBIG)和乙型肝炎疫苗联合免疫，可获得比单用疫苗更高的成功率，一般可≥95%。有两个方案：在出生时，同时注射HBIG 1 ml和乙型肝炎疫苗10 μg，以后于出生后1个月、6个月各注射乙型肝炎疫苗10 μg；亦可在出生时和出生后1个月各注射HBIG 1 ml(含抗-HBs≥200 U)，出生后2个月、3个月、6个月各皮下注射乙型肝炎疫苗10 μg。

(2) 预防肝移植乙型肝炎复发：对乙型肝炎肝移植患者，可注射HBIG，预防移植肝HBV再感染或复发。一般于肝移植后1周，每日注射HBIG 10 000 U，以后可逐渐延长到每周1次至每月1次，每次10 000 U。预防效果较好，但费用较高。近年来，用拉米夫定与HBIG合用，较单用HBIG预防效果好，而且可以减少HBIG的剂量，节省费用。

(3) 防治破伤风：破伤风免疫球蛋白(human tetanus immunoglobulin, TIG)是从破伤风类毒素免疫后产生高效价破伤风抗体的献血者血浆中提取而得。应含破伤风抗体≥100 U/ml。可用于预防和治疗破伤风。用于预防的剂量为250 U，而治疗剂量为3 000～6 000 U。一般无明显不良反应。应用马血清破伤风抗毒素，疗效低于TIG，而且可出现过敏反应。

(4) 预防狂犬病：狂犬病免疫球蛋白(rabies immunoglobulin, RIG)由狂犬病疫苗免疫的献血者血浆制备而得。每毫升RIG应含狂犬病抗体≥100 U/ml。RIG主要用于被狂犬咬伤者，预防狂犬病的发病。预防剂量为20 U/kg。与狂犬病疫苗合用，预防效果更好。

3. *免疫低下或免疫缺陷者预防或治疗感染* 在这一专题内有多种情况是使用免疫球蛋白制剂的适应证。根据病情需要选择适当制剂和剂量。

(1) 先天性或原发性体液免疫缺陷症患儿：对有荚膜的肺炎链球菌、流感嗜血杆菌特别易感。应用IVIG可有效替代患儿的免疫球蛋白缺陷，减少感染的发生，显著延长生命。IVIG每次200～400 mg，每月1次，已合并感染时可隔日1次，以后逐步减少剂量，患儿血清IgG水平宜维持在500 mg/dL以上。

(2) 新生儿、婴幼儿暂时性低丙种球蛋白血症：某种原因通过胎盘的IgG减少，或产后自身合成免疫球蛋白不足，如早产儿易患B组溶血性链球菌感染，一般感染极易扩散到菌血症。IVIG可及时补充免疫球蛋白，促进感染的控制。一般肌内注射丙种球蛋白，每次2～5 ml，严重感染时才应用IVIG。

(3) 免疫虚损宿主：继发感染的老年人、营养不良者、孕期或产后妇女、大手术后患者，以及很多基础疾病如慢性肝病、糖尿病、慢性肾病或尿毒症、癌症、艾滋病、器官移植和骨髓移植等患者均可有不同程度或不同环节的免疫功能低下，此群体可统称为“免疫虚损宿主”。造成免疫虚损的原因不尽相同，应尽可能早期发现免疫虚损的原因，如能去除原因则可能纠正免疫虚损，难以去除原因的则尽力控制基础疾病，这样就大大有利于预防和治疗继发感染。艾滋病发生的免疫缺陷代表免疫虚损中最严重的情况，“缺”表示免疫细胞和免疫组织受到难以逆转的损伤，而“陷”则说明免疫功能几乎陷于衰竭状态。对各种病因造成的免疫缺陷状态，即使应用敏感抗菌药物也难以奏效；而对一般的免疫功能减退者发生的感染则合理应用抗菌药物，积极治疗基础疾病，并配合恰当的生物反应调节措施，即使是重症感染，生还希望还是很大的。

对患有感染性疾病的患者，特别是重症感染患者，应审视是否存在免疫功能低下的情况。如有线索则应进一步追寻其原因，并设法予以积极处理。如果由于抗体产生能力低下或中性粒细胞减少则易发生一般细菌性感染，应适时应用免疫球蛋白制剂预防。预防剂量为每次 50～200 mg/kg，肌内注射或静脉给药。重症感染者的病原菌如为易被中性粒细胞吞噬杀菌的球菌，有效抗菌药物仍不能控制时，则需联合应用稍大剂量的 IVIG 以提高消除病原菌抗感染免疫力，常可控制感染。过去糖尿病并发金黄色葡萄球菌感染或链球菌感染的死亡率相当高，即使病初是皮肤软组织感染也可在短期内扩散为菌血症或脓毒症而致死。患者抗感染抵抗力极度低下的主要机制是中性粒细胞功能低下和抗体产生不足，使用 IVIG 可短期内纠正患者此种极度低下的抗感染抵抗力。

器官和骨髓移植后易发生巨细胞病毒(CMV)感染，如 CMV 肺炎、CMV 肠炎、CMV 视网膜炎等，过去是移植失败的常见感染性并发症。目前使用更昔洛韦(ganciclovir)联合应用抗-CMV 抗体高效价 IVIG 治疗的治愈率较高，远较过去单用更昔洛韦的疗效好。特异性免疫球蛋白的剂量：第 1 日、第 2 日、第 7 日各为 400 mg/kg，第 14 日和第 21 日各为 200 mg/kg，静脉注射。

艾滋病患者血清免疫球蛋白水平虽不降低，但产生特异性抗体的能力下降，且有严重的细胞免疫功能受损，所以仍易发生各种机会感染，如肺孢子菌肺炎、巨细胞病毒感染、鸟分枝杆菌感染、真菌感染等，企图应用免疫球蛋白制剂来全面预防此类机会感染是不现实的。然而，病情适宜则可针对性地短期应用，如：① 抗 HIV 病原治疗前或治疗过程中发生的一般细菌感染，在有效抗菌药物治疗下联合 IVIG 治疗可以提高疗效和提前控制感染，这样就为抗 HIV 病原治疗创造条件。② 治疗某些病毒感染，特别是难治的 CMV 感染。③ HIV 感染儿童，因其体液免疫功能本来就不成熟，更易发生功能性低丙种球蛋白血症，可以使用免疫球蛋白制剂预防和治疗某些细菌或病毒感染。

对此类患者感染的预防和辅助治疗的功效是肯定的，但长期、反复使用大剂量免疫球蛋白制剂，可以封闭单核-巨噬细胞系统，反而降低抗感染的能力。因此，一般仅在应用有效抗菌药物不能及时控制感染时才短期合用免疫球蛋白制剂。剂量为 50～100 mg/kg，连用 2～3 日。

(4) 川崎病：1967 年，日本的川崎(Kawasaki)发现本病故名，又称皮肤黏膜淋巴结综合征(mucocutaneous lymphnode syndrome，MCLS)。该病病因尚未完全阐明，大量的实验研究和临床研究大致确认本病是易感者在感染病原体后，病原体或其毒素的抗原性成分触发的免疫介导的一种全身性血管炎。急性期血浆中有大量炎症因子，如 IL-1、IL-6、TNF-α、PGF2α、LTC4、TXA2、TXB2 等，主要病理表现是全身性血管炎，累及中小血管，以冠状动脉病变的后果最为严重。IVIG 治疗本病的机制是通过免疫调节、降低炎症介质，阻止免疫复合物在血管壁的沉积。

为治疗皮肤黏膜淋巴结综合征，IVIG 宜与阿司匹林合用，可以加速退热，缓解临床症状和减少冠状动脉合并症。免疫球蛋白制剂的剂量为 200～400 mg/(kg・d)，静脉注射，连用 5 日。IVIG 必须在发病 10 日内使用才能防止冠状动脉瘤形成。

(三) 免疫球蛋白制剂的不良反应

肌内注射免疫球蛋白制剂一般无明显不良

反应。可有注射部位疼痛、荨麻疹等。但用于先天性丙种球蛋白缺乏症患者时会出现发热、荨麻疹和过敏性休克等现象。肌内注射用免疫球蛋白制剂切忌用于静脉注射,以免发生严重不良反应。静脉注射用免疫球蛋白制剂的不良反应,一般较肌内注射用免疫球蛋白制剂多。不良反应发生率低于10%。常见的不良反应有一过性心慌、面部潮红、头痛、胸闷、呼吸困难,一般在1小时内发生,可在当日自行缓解。输注过快可出现发热、头晕、头痛和虚性脑膜炎征象,或者支气管痉挛、血压增高等。疗程中尚有肌肉及关节疼痛、疲倦、乏力和一般性过敏症状。IgA缺乏症患者应禁用静脉注射用免疫球蛋白制剂,因制剂中含有IgA,可诱生IgA抗体,而引起严重过敏反应。有Ⅲ型超敏反应潜在倾向,或有显性临床现象的患者多次或大量使用免疫球蛋白制剂可能促进免疫复合物形成,从而激活补体导致临床症状。

此外,无明确指征只是"体质较弱""抵抗力差"而反复多次使用免疫球蛋白制剂是绝对错误的。应重视令医学界关注的两个问题:① 归根到底免疫球蛋白制剂是以众多血浆为原料的,即使按现代技术正规生产也难免有已知或未知的感染因子混杂其中。② 它对人体免疫系统有潜在的负面影响,也许在多次应用后积累的负反馈效应可造成某种恶果。已知艾滋病患者多次接受IVIG治疗,尽管体内抗体有短期增高,但是以后针对各种微生物的特异性抗体却进行性减少,应对感染的能力反而降低了。人体免疫网络中各个环节是相互联系和互相制约的,其复杂程度是现阶段技术水平难以理顺的。不难想象,反复使用免疫球蛋白制剂最后导致免疫网络完整性破坏,得不偿失。

第五节 其他免疫调节剂

免疫调节剂使用可纳入生物应答调节剂范围内。感染的发生常与免疫功能低下有关,而感染本身也可抑制免疫或使免疫紊乱,所以应用免疫调节剂治疗的机会是很多的。除前述各种药物外,临床还经常使用如下一些生物制剂和自中药提取的药物。

一、生物制剂

(一) 卡介苗

卡介苗又名结核菌苗(bacillus calmette guerin, BCG),是牛结核杆菌的减毒活疫苗,主要用于结核病的预防接种。1990年从BCG中提取到多糖核酸组分(BCG-PSN),并可用作注射,这才作为免疫增强剂扩大了应用范围。

实验研究发现,BCG-PSN增强细胞免疫和体液免疫功能,激活巨噬细胞,增强K细胞和NK细胞活性,以及加强迟发性超敏反应,促进某些细胞因子释放,如IL-1、IL-2、IL-4、TNF。

作为免疫增强剂辅助治疗一些慢性感染性疾病,如慢性支气管炎、支气管扩张反复感染、防治体弱患者感冒等上呼吸道感染,也曾用于提高慢性病毒性肝炎患者的抗感染抵抗力。

临床一般应用皮肤划痕法治疗慢性呼吸道疾病或感冒易感者:在四肢皮肤上划多条划痕交叉成方形,滴上BCG-PSN 1~2 ml,每周1~2次,疗程为0.5~1年。BCG-PSN 0.5 mg(1 ml)肌内注射,隔日1次,18次为1个疗程。注射剂常用于肿瘤性疾病,如胸腔注射可减少或推迟手术后肺癌的复发,延长生存期。

(二) 转移因子

转移因子(transfer factor, TF)是从健康人白细胞中提取的一种小分子多肽物质,相对分子质量<5 000,可向受体转移细胞免疫活性。例如,从患感染性疾病恢复期患者的白细胞中提取TF,可转移特异性细胞免疫功能给受体,这种TF称为特异性TF。

我国制剂系从正常牛脾经提取和冻干而制

成的粉剂，曾广泛用于治疗多种病毒性疾病，如慢性乙型肝炎、麻疹、流行性乙型脑炎、带状疱疹、巨细胞病毒感染和单纯疱疹病毒感染等；细菌性感染如全身播散性结核、麻风等；真菌感染如全身性念珠菌病、球孢子菌病等，也曾用于治疗真菌感染。尽管如此，由于 TF 制剂制备和临床前药理工作都较粗浅，治疗效果缺少循证医学证据。

剂量为 2～4 ml/次，上臂内侧皮下或腹股沟淋巴结周围注射。急性病每日 1 次，疗程 4～5 日。慢性病每周注射 1～2 次，疗程为 2～3 个月。

（三）免疫核糖核酸

给动物如绵羊或马注射某种抗原后，动物对该种抗原可以产生特异性免疫。然后取动物脾脏中的淋巴细胞提取核糖核酸（RNA），把这种 RNA 给非免疫动物注射，可把特异性免疫信息传递给非免疫动物，可以发生过继免疫。这种能传递免疫信息的 RNA，称为免疫核糖核酸（immune ribonucleic acid，iRNA）。iRNA 与抗原结合形成抗原 iRNA 复合物，可以大大增强抗原的免疫原性，同时可在体内诱生高水平的内源性干扰素。

我国在 20 世纪 70 年代末，用 HBsAg 免疫绵羊及马，取其脾脏制备 iRNA，给慢性乙型肝炎患者注射后，可以产生对乙型肝炎病毒的过继免疫。但在以后的临床验证中，剂量为 2～4 mg/次，每日或隔日 1 次，皮下或腹股沟淋巴结周围注射，疗程为 3 个月，都未能肯定其确切的疗效。

然而，从理论角度制备 iRNA 是合理的，至今仍吸引医学界探索研究，制备相应 iRNA 治疗某些病毒、细菌和真菌感染；用于治疗癌症可见淋巴细胞杀伤癌细胞的活力增强。

（四）菌体组分制剂

细菌的一些组分对人体而言是抗原性物质，可激发或提高人体免疫反应，由此开发了不少免疫增强剂，有些尚在临床应用。

1. *必思添*（biostim） 是从肺炎克雷伯菌中提取的糖蛋白，实验提示可提高非特异性免疫功能，如促进单核-巨噬细胞系统活性，促进抗体形成。用于预防反复呼吸道感染，每次 1 粒（1 mg），每日 2 次，8 日为 1 个疗程。

2. *乌体林斯*（utilins） 是灭活的草分枝杆菌菌液制剂。实验提示巨噬细胞吞噬杀菌活性增强，末梢血 $CD3^+$ T 细胞增多，$CD4^+/CD8^+$ T 细胞比值升高，促进 NK 细胞活性和 B 细胞分化抗体产生增加。

用于慢性或反复发作的感染性疾病，如结核病、慢性支气管炎、慢性扁桃体炎、复发性淋病和尖锐湿疣等。每次肌内注射 1 ml（1.72 μg），每周 1 次，疗程为 2～3 个月；也有舌下含服剂，每次 11 ml，隔日 1 次，疗程为 1～2 个月。

3. *脂多糖*（LPS） 衍生物 LPS 存在于革兰阴性杆菌外膜，具有广泛的生物学作用。我国有两种制剂，一是灵菌素，为神灵杆菌脂多糖（prodigiosin），二是人工合成的双糖和单糖类脂 A 衍生物，两者均无革兰阴性杆菌 LPS 的毒性，而保留其免疫增强作用。主要是激活巨噬细胞活性，诱导产生细胞因子；具有免疫佐剂的作用，增加 IgM 抗体产生，从而增强机体抗病毒、细菌感染的抵抗力。

用于治疗多种慢性感染：对复发性口疮的有效率在 90%以上，对慢性呼吸道感染、慢性扁桃体炎、慢性盆腔炎和附件炎有显著近期疗效，可预防或治疗药物性白细胞减少。

可单用或与抗病原药物合用，对有些慢性病例单用也一样有效，这就减少了抗菌药物应用过多而产生耐药菌的机会。需肌内注射，用生理盐水稀释，首剂 1 ml，以后每周 2 次或 5 日 1 次，第 2 次为 1.50 ml，第 3 次为 2 ml，以后每次均为 2 ml，4～5 次为 1 个疗程，1～2 个月后可重复 1 个疗程。

二、化学合成免疫调节剂

（一）左旋咪唑

左旋咪唑（levamisole）是一种驱虫剂，20 世纪 70 年代发现其有免疫增强作用，曾一度列入有效的免疫调节剂行列。它能提高T细胞的功能,调节B细胞产生抗体和增强巨噬细胞的吞噬功能。

除用于治疗肿瘤外,还可用于治疗细菌和病毒感染及免疫功能低下的患者,如复发性疱疹、肠炎、鹅口疮、小儿呼吸道感染等。

我国曾对慢性乙型肝炎用左旋咪唑治疗做过大量临床病例观察,其中之一为左旋咪唑涂布剂涂于皮肤表面的治疗方法:① 经药物代谢动力学研究证明,涂抹72小时后,药物吸收率在90%以上,与口服左旋咪唑相同,具有提高细胞免疫和体液免疫功能。② 剂量为5 ml(500 mg)/次,外涂于躯干及四肢皮肤,保持24小时不洗去,每周2~3次,疗程6个月。③ 有使HBeAg和HBV-DNA转阴和ALT下降和复常的效果。但自疗效更高更确切的抗-HBV核苷类药物和聚乙二醇干扰素应用于临床,左旋咪唑疗法已很少应用。

口服每日2.5 mg/kg,每周2~3次,3~6个月为1个疗程。口服用药不良反应较多,有头晕、恶心、呕吐、食欲缺乏、腹痛、嗜睡、发热、皮疹、皮肤瘙痒等,偶有粒细胞减少、血小板降低、剥脱性皮炎和肝脏损害。

(二) 聚肌胞

聚肌胞(polyinosine: cytidine, Poly: C)是人工合成的双链RNA,有很强的诱生干扰素的作用,自然作为广谱抗病毒药物而广泛用于临床。它还有刺激和增强巨噬细胞和吞噬作用等非特异性免疫调节作用。适用于病毒性呼吸道感染、带状疱疹、病毒性角膜炎、流行性出血热、慢性乙型肝炎、流行性乙型脑炎等病毒性疾病,也用于抑制病毒诱生癌肿,如鼻咽癌、宫颈癌等。

需肌内注射,每次1~4 mg,每周2次,一般以10次为1个疗程。

(三) 异丙肌苷

异丙肌苷(isoprinosine, ISO; inosiplex, IPI)为人工合成的免疫调节剂,即肌酐与乙酰胺基苯甲酸、二甲胺基异丙醇酯,以1∶3∶3组成复合物,其生物活性依赖复合物的立体形式,其中任何单一成分无效或效果很差。该药可促进IL-1、IL-2、IFN释放,故有一定的抗病毒作用,在注射干扰素前24小时应用IPI可增强干扰素的抗病毒作用。能加强丝裂原Con A、PHA、PWM等对T细胞的活化,增强二硝基氯苯(DNCB)引起的迟发性超敏反应(DTH),且可使环磷酰胺抑制的DTH恢复正常。

常用于病毒性感染如流行性感冒、单纯疱疹病毒感染、带状疱疹、风疹和脊髓灰质炎等,可减轻症状和缩短病程。试用于自身免疫性疾病患者,IPI能通过增强抑制性T细胞功能和调节B细胞分化和产生抗体过程,从而负调节过盛的自身免疫病理进展。还试用于艾滋病合并病毒感染,以及肺癌、乳腺癌、黑色素瘤的免疫治疗。

本药几乎没有不良反应,每次50~80 mg/kg,每日2~3次,1周为1个疗程。

三、植物药和多糖类药物

(一) 多糖类

多糖类来自担子菌纲中香菇、云芝、银耳等中的多糖,均为常用非特异性免疫增强剂。

1. *香菇多糖*(lentinan) 这是化学结构、理化性质、药理和临床研究资料最为完整、丰富的多糖药物。体内实验证实,能使脾脏、腹腔中的NK细胞活性增强;能诱生干扰素,与其他干扰素诱导剂有协同作用;可加强中性粒细胞和巨噬细胞的活性。

临床用于体弱的病毒性感染患者,可提高免疫功能,缩短病程和预防继发感染。口服每次4~5片,每日2次,也可肌内注射,2~4 mg/d,连用10~20日。对耐药结核菌感染患者可通过提高吞噬细胞功能促进病情缓解;也曾试用于慢性病毒性肝炎和艾滋病的治疗,但需大剂量静脉滴注治疗,1~2 mg先溶于2 ml生理盐水中,然后另加入5%葡萄糖溶液或生理盐水50 ml中静脉滴注,每日1次,8周为1个疗程。

本药亦用于治疗胃肠肿瘤、乳腺癌、淋巴瘤,与化疗、放疗联合应用,或单一香菇多糖治疗。

本品有口服和肌内注射制剂，但重病或难治患者还是静脉滴注为佳，因为免疫调节活性与香菇多糖的相对分子质量的多少或多糖链的长短呈正相关，口服和肌内注射都有可能破坏多糖链的结构。

2. 云芝多糖 K（云芝蛋白多糖体 PSK, polysaccharide） 从担子菌纲云芝 CM101 菌株培养的菌丝体中提取，蛋白质含量占 25%。PSK 有佐剂功能，能增强细胞免疫，对免疫功能低下的老年人是有价值的免疫增强剂，用以治疗潜伏病毒再燃如单纯疱疹和带状疱疹。亦可用于治疗慢性支气管炎和小儿的喘息性支气管炎。常用作慢性乙型病毒性肝炎的辅助治疗。

本品与消化道肿瘤、肺癌、乳腺癌、宫颈癌的化疗或放疗联合应用。1～3 g/d，分 2 次口服，连服 6 个月。

3. 银耳多糖（tremella fucifamis berte） 是一种酸性异多糖。具有改善机体免疫功能和提升粒细胞、单核-巨噬细胞的吞噬功能，以及提升血清总补体水平。每次 1 g，每日 2～3 次，1～2 个月为 1 个疗程。

用于改善慢性支气管炎的有效率达 80%，用于白细胞减少症可预防或治疗继发感染。

（二）中药

中医辨证施治是生物反应调节治疗中的一个不可忽视的重要方面，辨证施治概念本身就包含生物反应调节内容。中医辨证施治，用补气、滋阴、壮阳、扶本等方剂，亦有增强免疫功能的作用。临床用于治疗免疫功能低下的疾病，不论是患者的整体情况，还是疾病缓解或治疗，都显示有一定的疗效。中药如人参、黄芪、党参、白术、女贞子、沙参、鳖甲、黄精等，均能提高人体免疫的功能。

总之，包括免疫调节在内的生物反应调节治疗还远远不够完善，方法和理论有待研究，疗效还有待进一步提高。众所周知，免疫调节是生物反应调节中的一项重点。但目前已开发了众多的免疫调节剂，大多局限于非特异性免疫调节，如何达到有的放矢地调节是面临的最大难题之一。今后要继续深入研究感染状态下免疫应答中各个异常环节；并对应这些异常环节针对性地开展免疫调节剂开发和作用机制的研究。临床验证研究则必须遵循循证医学的原理。

参考文献

[1] 中华医学会肝病学分会和感染病学分会. 慢性乙型肝炎防治指南（2015 年版）[J]. 中华肝脏病杂志，2015，23(12)：888-905.

[2] 沈关心，徐威. 微生物与免疫学[M]. 北京：人民卫生出版社，2016.

[3] 周光炎. 免疫学原理[M]. 北京：科学出版社，2013.

[4] Brouwer WP, Xie Q, Sonneveld MJ, *et al*. Adding pegylated interferon to entecavir for hepatitis B e antigen-positive chronic hepatitis B: a multicenter randomized trial (ARES Study)[J]. Hepatology, 2015, 61: 1512-1522.

[5] Li GJ, Yu YQ, Chen SL, *et al*. Sequential combination therapy with pegylated interferon leads to loss of hepatitis B surface antigen and hepatitis B e antigen (HBeAg) seroconversion in HBeAg-positive chronic hepatitis B patients receiving long-term entecavir treatment[J]. Antimicrob Agents Chemother, 2015, 59: 4121-4128.

[6] Lampertico P, Vigano M, Di Costanzo GG, *et al*. Randomised study comparing 48 and 96 weeks peginterferon a-2a therapy in genotype D HBeAg-negative chronic hepatitis B[J]. Gut, 2013, 62: 290-298.

[7] Wang X, Wei Y, Xiao H, Liu X, Zhang Y, Han G, *et al*. A novel IL-23p19/Ebi3 (IL-39) cytokine mediates inflammation in lupus-like mice [J]. Eur J Immunol, 2016, 46(6): 1343-1350.

[8] Warren N. Schmidt, David R. Nelson, Jean-Michel Pawlotsky, jj, *et al*. Direct-acting antiviral agents and the path to interferon independence[J]. Clin Gastroenterol Hepatol, 2014, May, 12(5): 728-737.

[9] Yi-Cheng Chen, Yun-Fan Liaw. Pharmacotherapeutic options for hepatitis B[J]. Expert Opinion on Pharmacotherapy, 2016, 17(3): 355-367.

[10] Sun L, He C, Nair L, *et al*. Interleukin 12 (IL-12) family cytokines: Role in immune pathogenesis and treatment of CNS autoimmune disease[J]. Cytokine, 2015, 75: 249-255.

[11] Belloni L, Allweiss L, Guerrieri F, *et al*. IFN-α inhibits HBV transcription and replication in cell culture and in humanized mice by targeting the epigenetic regulation of the nuclear cccDNA minichromosome[J]. J Clin Invest, 2012, 122: 529-537.
[12] Lucifora J, Xia Y, Reisinger F, *et al*. Specific and nonhepatotoxic degradation of nuclear hepatitis B virus cccDNA[J]. Science, 2014, 343: 1221-1228.

[南京医科大学第一附属医院(江苏省人民医院) 刘源 李军]

第六节 新创免疫学治疗

自从抗菌药物发现以来,抗感染治疗的主要手段是使用小分子化学合成药物抑制和杀灭病原体。近些年来,由于多种耐药细菌的出现,以及现有抗病毒药物很难完全控制病毒的慢性感染,多种基于生物大分子的主要靶向免疫保护及基因调控的新型治疗方法越来越受到重视,有些已开始在临床上使用。目前,这一方面工作在抗病毒治疗领域进展较快,许多新型抗病毒疗法还在研发过程中,大致可以从以下几个方面进行归纳:① 针对一些新型病毒感染,尤其是传染性强、病死率高的新型病毒如埃博拉病毒、西尼罗病毒、H7N9亚型禽流感病毒、新型冠状病毒和多种出血热病毒等的新型药物正在积极研发,部分已进入临床试验。② 随着对各种病毒的核酸组成、复制过程和致病机制的深入了解,抗病毒治疗的靶点也不断增加,病毒本身已不是唯一的靶点。针对感染者细胞与病毒感染有关蛋白的药物也已被批准在临床上使用。由于病毒对人体致病的主要机制是造成机体免疫系统的紊乱或过度反应,许多新型治疗方法也试图通过免疫调节途径以实现近年来提出的"控制疾病,而不需要完全控制感染"的新的抗病毒理念。③ 过去抗病毒小分子药物主要针对病毒某一靶点,现在一些小分子药物已可针对宿主反应进行调节;此外,一些新型生物大分子药物不断被发现,既调节宿主反应,也有直接抗病毒作用。至少从作用机制上,这两种治疗药物的区分已渐趋淡化。本节主要介绍几种抗感染新创免疫治疗方法的思路和技术。

一、单克隆抗体

20世纪80年代早期,多个免疫球蛋白G(IgG)制剂被批准用于静脉注射来治疗和预防病毒感染,其剂量可达到肌内注射的20～30倍。直到现在IgG还在临床上被用于治疗麻疹病毒、甲型肝炎病毒、巨细胞病毒、呼吸道合胞病毒、乙型肝炎病毒、丙型肝炎病毒、狂犬病毒、痘病毒、西尼罗病毒等病毒感染。血清来源的多克隆抗体包含有病毒抗原多个表位的中和抗体,产生强大的抗病毒效应。但抗病毒血清中也包含非中和抗体,因此较难对血清中的有效成分做定量分析。各批血清或免疫球蛋白产品的差异也较难控制。

1975年,Kohler和Milstein采用细胞融合技术,融合小鼠免疫脾细胞与小鼠骨髓瘤细胞形成杂交瘤细胞,后者产生的抗体只针对某一特定抗原决定族,称单克隆抗体。单克隆抗体具有性质纯、效价高、特异性强和一般无血清交叉反应等特点。单克隆抗体在分子水平上具有更高的精确性,且其生产制备方法和多克隆抗体也不同,可重复性高。因此,单克隆抗体目前被广泛应用于包括感染性疾病、癌症和自身免疫性疾病在内的多种疾病的治疗和诊断。

抗病毒单克隆抗体的半衰期较长,一般在21日左右,这使得机体能得到较长时间的保护。动物实验表明,在预防性或在发病早期一次性使用保护性抗体能有效地减少病毒感染的发生并显著缩短病程。一次性单克隆抗体治疗方法有可能是治疗急性细胞毒性呼吸道病毒如SARS、禽流感甚至天花的理想手段。随着新发传染病的不断发现，抗病毒单克隆抗体有着广阔的应用前景。当呼吸道病毒感染暴发时，由于高度的易暴露性(如陪护家属和医务人员)，有效的防护措施是必需的；即使是已经感染病毒的患者，单克隆抗体治疗能使其在疾病早期获得对病毒的中和免疫效应，可提高其他抗病毒药物疗效。单克隆抗体对老年和其他免疫功能低下的患者也可使用。被动抗体免疫治疗作为古老的抗感染治疗手段，经过单克隆抗体等新技术的推动，可以预见又会重返抗感染治疗的舞台，并发挥重要作用。

(一) 病原体特异性单克隆抗体的制备

1. 传统方法　杂交瘤技术可以将B细胞转化为稳定的持续分泌单克隆抗体的细胞系。因为在聚乙二醇存在的情况下，经抗原免疫后的动物B细胞与骨髓瘤细胞进行融合反应，进而形成杂交瘤细胞。在选择培养基培养下，只有杂交瘤细胞才具有持续增殖的能力，形成同时具备抗体分泌功能和保持细胞永生性这两种特征的细胞。随后可以根据杂交瘤细胞培养液上清液中分泌的抗体来选择感兴趣的杂交瘤细胞株。目前，多数FDA认可的单克隆抗体药物大多源于杂交瘤技术。

噬菌体展示技术是指通过分子生物学手段将编码抗体多样性可变区基因(如Fab和scFv片段)插入表达载体内。功能性抗体片段能以融合蛋白的形式展示于噬菌体表面，这样就获得了抗体的集合，称为噬菌体抗体库。噬菌体抗体库能够识别靶抗原并感染大肠埃希菌宿主进行扩增。通过几轮的淘汰，特异性抗体片段得到富集。整个过程包括抗体库与靶抗原的结合、非特异性抗体的洗涤、特异性抗体的洗脱和扩增等步骤。免疫或感染者体内通常存在着分泌特异性抗体的B细胞，通过传统的噬菌体展示可以克隆出编码单克隆抗体的基因。这种方法已经成功地从接种者外周血中筛选出记忆性B细胞并获得流感特异性单克隆抗体。除了病毒感染或疫苗接种外，即使没有接触过免疫原，机体的B细胞抗体库也可以产生较强的抵抗病毒的中和抗体，比如科学家们从没有感染HIV或接种过疫苗的人B细胞中获得了广谱中和抗体D5。尽管这是一个获得病毒特异性抗体的有效方法，但用这种方法得到的IgG重链和轻链可变区域进行随机配对，其产生的抗体并不一定代表体内天然存在的抗体谱。另外，用这种方法筛选高强中和抗体可能较为困难，因为在没有接触过抗原的情况下，B细胞并没有经历体细胞超突变的过程，IgG亲和力可能并不高。

在Toll样受体(TLR)存在的情况下，记忆性B细胞能够在EB病毒感染和CpG(TLR激动剂)的联合刺激下发生永生化，这主要源于EB病毒编码LMP2a和LMP1蛋白能够持续性地刺激B细胞受体和CD40，提供激活B细胞所需的信号一和信号二。这种方法已经广泛应用于高通量筛选：首先根据IgG或IgA亚型进行正负筛选从而找到感兴趣的记忆性B细胞；随后将单个B细胞分别接种在384微孔板的每个微孔中，并与EB病毒、CpG和辐射处理后的外周血单个核细胞作为饲养细胞共培养。这种方法让记忆性B细胞生产高水平IgG的永生化效率通常可达30%。基于EB病毒感染的这种方法优势在于，B细胞永生化后既可以分泌大量抗体，也保持BCR较低水平的表达，因此可以通过B细胞分泌抗体的特异性进行筛选。此外，在EB病毒感染过程中并没有发现体细胞突变的情况。在过去10年中，这个方法已趋成熟，并成功分离了一系列针对不同病毒、细菌、毒素和自身抗原的抗体。

然而，上述几种传统的单克隆抗体的制备方法较为烦琐、花费时间较长(至少3～4个月)、效率较低，且价格昂贵。

2. 从外周血中筛选抗原特异性B细胞并克隆抗体基因、体外表达抗体　近10年来，在单克隆抗体筛选上一个重大的技术飞跃是可以从自然感染或接种者的外周血中寻找到感兴趣的B细胞，并直接克隆出抗体基因。有3种方法可以寻找到感兴趣的记忆B细胞。第一个方法是通过流式细胞仪技术分离得到病毒抗原特异性B细胞,随后不需要和B细胞培养,而是直接克隆编码抗体的基因;第二个方法更适用于未知的目标表位,将健康人T细胞经分裂原刺激后得到的培养液上清液制备为条件培养基,并分离单个记忆性B细胞接种在微孔中,与饲养细胞在上述条件培养基中进行孵育,8日后收集上清液并检测与感兴趣的抗原表位的结合能力;第三个方法是将记忆性B细胞与细胞因子IL-21、IL-2和辐射杀菌处理后的饲养细胞共培养,也能成功地刺激记忆性B细胞并在2周内产生高浓度的IgG。这三种方法可以从感兴趣的B细胞中分离得到天然配对的编码重链和轻链抗体基因,并在体外稳定表达大量抗体。这项技术流程仅需20日即可得到一系列独特的抗体,后续再进行深入研究。这些方法已经广泛用于HIV研究中,并通过此方法发现了靶向HIV病毒的超广谱中和抗体。

3. *其他制备单抗的方法* 尽管从记忆性B细胞或浆细胞中克隆单克隆抗体的基因是一种分离特异性抗体较为有效、快速的方法,但是仅代表了一群B细胞针对某个病毒感染的抗体遗传库的概貌,不一定对应着在循环系统中所有B细胞的免疫应答情况。高通量测序技术的进步使得分析获得性免疫组库成为可能,数千万条B细胞和T细胞的受体基因可以平行测出,这为研究免疫系统的动态变化和功能带来了革命性的工具。使用高通量测序技术研究体内抗体组库,还要注意下面几个问题:首先,从外周血中分离B细胞,每种独特性B细胞可能仅有几个,必须通过高效扩增才能进行序列分析;其次,扩增的过程中如果存在人为引入偏差,那么就导致获取的抗体组库信息失真;最后,由于抗体组库需要捕捉体内频率较低的T细胞和B细胞受体,因此扩增引物有广泛覆盖范围及高度敏感性。

科学家们也建立了联合液相色谱-二级质谱联用(LC-MS/MS)和二代测序技术(NGS)两种技术手段的新方法,直接从血清中的循环多克隆抗体中鉴定得到抗原特异性的抗体序列。其主要流程如下:首先需要利用抗原特异性对血清进行亲和力纯化,并利用LC-MS/MS进行蛋白质水解消化。通过二代测序技术构建的重链和轻链基因的B细胞免疫组库作为参照数据库,寻找符合抗体可变区序列的肽段。最终,重链和轻链序列会配对并表达为重组单克隆抗体。这种方法的优势在于可以从机体的血清中纯化抗原特异性的多克隆抗体,并直接进行蛋白质谱研究。这个方法避免了其他方法在技术和操作上的困难,比如离体B细胞培养时可能导致B细胞的丢失或是要筛选几千个克隆的培养上清液。

上述高通量测序和蛋白组学方法的最主要挑战在于,制备抗体组库需要对感兴趣的B细胞群进行裂解,打破了内源性配对的重链和轻链基因,这意味着无法确定从测序中假定的重链和轻链配对是否真正来自同一个B细胞。尽管科学家们正在进一步挖掘深度测序数据,根据重链和轻链的进化树进行配对算法分析,希望能够提供一个大致的重链和轻链天然配对信息,但目前,如想通过高通量测序得到的重链和轻链在单细胞水平上进行精确配对分析依然存在技术上的难度。

4. *源于不同动物种属(鼠、兔、人、羊驼等)的特点* 目前,研发中用于治疗的单克隆抗体主要来源于人、小鼠、兔子等。人源性抗体进入人体后,免疫原性更低,不良反应更少,但是通常在感染者的血清中才会存在较高亲和力的单克隆抗体。目前开发中的大多数治疗性抗体来源于小鼠,主要由于早期小鼠的杂交瘤单克隆技术发展较为成熟。经过人源化改造的鼠源单克隆抗体在感染性疾病的治疗领域中也大显身手。

兔子有着迥异于啮齿类动物的独特免疫系统,在抗体库生成和成熟上具有一些优势。首先,兔子属于兔形目,和啮齿目在进化上差异明显。这种差异使得兔抗体能够识别人类抗原上一些不能在啮齿类动物体内产生免疫反应的抗原表位决定簇。第二,兔子能够对一些小分子化合物等半抗原产生非常强的免疫反应,而这些半抗原在小鼠体内的免疫反应很弱或无免疫应答。第三,近交繁殖的动物,往往对外源性抗原的免疫应答比较弱,同时产生的抗体多样性和亲和力都比较低。一般用于免疫的兔子都不是由近交繁殖而来,再加上其特殊的免疫成熟机制,其非常容易产生高亲和力、多样化程度高的抗体。第四,目前开发单克隆抗体均需要用 B 细胞为材料。B 细胞的主要来源是脾脏、骨髓和外周血。和小鼠相比,兔子有相对较大的体型,能够提供更多数量的 B 细胞。从分子机制上来说,兔抗体的优越性主要体现在:① 重链和轻链较长的 CDR3 区,增加了抗体的多样性。② 出生后与肠相关的淋巴样组织(gut-associated lymphoid tissue, GALT)依赖性的 B 细胞继续机制,给 B 细胞的成熟提供了一个正向和反向筛选的过程,有利于增加抗体的多样性和亲和力。③ 抗原提呈细胞表面多种 CD1 分子的表达,有助于针对非肽类抗原、小分子抗原抗体的产生。当然,只有经过人源化处理的兔单克隆抗体才能考虑用于人体治疗。

羊驼血清中存在一种天然缺失轻链的活性抗体,称之重链抗体,这种特殊的抗体结构也引起了人们的强烈关注。羊驼重链抗体的可变区域(variable domain of heavy chain of heavy chain antibody, VHH),也叫纳米抗体,主要功能是结合对应的抗原,其在功能和结构上相当于传统抗体的 Fab 片段。纳米单抗的单域属性和严格的特异性使其易克隆,可以从抗体库中快速筛选出来感兴趣的纳米单抗;纳米抗体的体积更小,更有利于治疗和诊断型抗体的开发和应用;抗体短片段的高表达性使其生产更为廉价,组织渗透性更强,免疫原性较低。目前,有两个纳米单克隆抗体正在进行早期的临床验证,包括呼吸道合胞病毒特异性纳米单抗 ALX-0171,为住院的感染婴儿评价呼吸道吸入该纳米单抗的安全性;轮状病毒特异性纳米单抗 ARP1 作为婴儿辅食,用于治疗 6~12 月龄婴儿轮状病毒导致的腹泻。然而纳米单抗是否在体内具有足够的半衰期,还需要等待人体临床试验的数据才能最终证明它的价值。

5. 基因工程改造后的抗体　异源性单克隆抗体进入人体后,其免疫原性较强,可能会诱导出特异性免疫应答,一方面可能会降低治疗性抗体的效价,另一方面可能会诱导超敏反应,比如人抗鼠抗体反应(human anti-mouse reaction, HAMA)。然而,如果将抗体进行人源化处理,则较异源性抗体药物诱发的免疫原性反应要减轻许多。通常人源化抗体有两种形式:第一种是嵌合抗体,使用人源抗体 Fc 基因代替异源性抗体 Fc 区,因而可具有原有抗体的特异性和亲和力,又降低了异源性;但由于嵌合抗体仍然含有 30%左右异源性氨基酸序列,依然有可能存在免疫原性。第二种是在嵌合抗体的基础上,进一步用人源框架区来代替鼠源框架区,仅保留了鼠源单克隆抗体可变区的关键残基,其余都是人源结构,这种进一步人源化的抗体被称为互补决定簇(complementarity determining region, CDR)移植抗体或改型抗体,而人源化氨基酸序列占 90%~95%。人源化抗体技术让动物来源的单抗极有可能成为治疗或预防性抗体进入临床应用。

在某些复杂感染性疾病,通常仅针对一个特异性靶点的抗体并不能达到理想效果。Morrison 及他的团队发现,在免疫球蛋白重链的 C 端通过柔性连接肽可与一个具有不同结合特异性的单链可变区域连接。这个改造后的抗体,称为双特异性抗体,与正常抗体不同,它具有 2 个抗原结合表位,能特异性结合 2 个不同抗原或能识别同一个抗原的 2 个不同表位。主要通过 3 种机制发挥作用:① 介导免疫细胞杀伤;② 促进形成功能性复合体;③ 双靶点信号阻断。它的双特异性和潜在的双功能性使其在感染、肿瘤及自身免疫性病等疾病免疫治疗领域具有潜在的临床应用前景。双特异性抗体在自然状态下不存在,通过基因工程技术设计出具有不同结构的双特异性抗体,主要分为含有 Fc 区和无Fc区的双特异性抗体。一种是含有Fc区的双特异性抗体通过重链配对形成IgG样结构，抗体Fc结构域可介导抗体依赖的细胞介导的细胞毒作用以及补体介导的细胞毒作用等生物学功能。另一种双特异性抗体不含Fc区，分子量较小且更容易穿过组织达到靶位点；但是由于缺少抗体的Fc区，意味着缺乏由Fc区介导的相应生物学功能，而且半衰期较短。

最近，研究人员研发出新型的三特异抗体(trispecific Ab)，将3种抗原结合部分通过“杵臼”(knob-in-hole)结构的异源二聚体拼接在一个抗体分子上。其中一个抗原结合部是位于抗体的一个单臂上，另两个抗原结合部之间用肽连接串联在抗体另一个单臂上，并颠倒重链和轻链的抗原结合部位，从而改变了可变区的构象，进而每个抗原结合部位都能够与相应的表位结合。这种新型抗体已经成功应用在HIV领域，研究人员对之前从艾滋病感染者体内分离的多种艾滋病中和抗体进行了评估，筛选出3种广谱中和抗体VRC01、PGDM1和10E8v4，它们分别识别不同艾滋病病毒特异表面抗原。研究人员将这三种中和抗体的抗原结合部位拼接在一个分子上，形成三特异抗体，发现这一新型抗体可以中和208种艾滋病病毒中的204种，而且其中和广谱性显著优于上述单一抗体或其他组合。在猕猴感染实验中发现，该新型抗体对猕猴的保护率为100%，而VRC01和PGDM1 400单个抗体的保护率则只有62%和75%。目前，制药公司正在制造这种三特异抗体，以便于开展人体临床试验。

(二)用于感染领域的单克隆抗体的临床试验和应用

1. 目前有FDA许可证的两个单抗药物 1998年，人源化鼠单克隆抗体Palivizumab首次拿到FDA许可证，用于治疗严重呼吸道合胞病毒(RSV)感染，其临床疗效较早前的多克隆抗体药物RSV-IGIV(Respigam)高50倍，使用的剂量更少，生物性能也更稳定。新一代单抗Motavizumab是在Palivizumab单抗基础上改造而成，亲和力较Palivizumab高10倍。在Ⅲ期临床试验中，与Palivizumab相比，Motavizumab能显著降低RSV病毒感染相关的住院率，并能有效减少RSV下呼吸道感染相关的门诊率。

2012年，FDA同意将针对炭疽杆菌保护性抗原的人源单抗Anthrin(raxibacumab)用于预防和治疗吸入性炭疽病。尽管抗菌药物可以杀灭炭疽杆菌，但对其产生的毒素无效。Raxibacumab正是通过中和炭疽杆菌孢子产生的热毒素来发挥作用。在兔和猴等动物感染试验中，Raxibacumab治疗效果迅速而明显。由于该病是一个极为稀少且致死性极强的疾病，因此并没有在人群中开展大型临床试验验证这个单抗药物的有效性。

2. HIV广谱中和抗体和非中和抗体 目前，科学家们还没有研发出有效的HIV疫苗来诱导机体产生具有保护性的细胞免疫和体液免疫。近10年来，随着对HIV结构的深入了解和B细胞分离方法的进步，出现了大量新一代能有效广泛中和HIV病毒株的特异性抗体，HIV抗体治疗用于预防和治疗HIV感染已逐渐成为可能。下面将介绍几个具有代表性的正在开展临床试验的HIV广谱中和单抗。

(1) VRC01：是从HIV感染的患者B细胞中分离得到的一个广谱中和抗体。它结合HIV病毒CD4受体结合区域，并能有效地中和不同HIV病毒株。Ⅰ期临床试验结果提示，这个单抗较为安全，而且半衰期较长。在Ⅱ期临床试验中，HIV患者在中断抗反转录病毒治疗后服用VRC01单抗，发现该抗体仅能轻微地缓解血浆中的病毒载量，8周后病毒又出现反弹。

(2) 3BNC117：是从具有高滴度中和抗体的HIV患者中获得，它能结合gp120核心区域，并将其稳定在结合CD4受体的空间构象。Ⅱ期临床试验发现，这个抗体能够抑制中断治疗的HIV患者体内病毒的反弹，也能选择性地抑制潜伏病毒库中的HIV病毒，同时也增强了HIV感染者的HIV特异性体液免疫。

(3) Ibalizumab单抗：主要与$CD4^{+}$ T细胞受体的第二细胞外结构域结合，远离主要组织相容性复合物Ⅱ分子结合位点。它可以防止 HIV 感染 $CD4^+$ 免疫细胞，同时保持正常的免疫功能。Ⅲ期临床试验提示，在接受 Ibalizumab 后，治疗中断或没有接受过治疗的 HIV 患者体内病毒载量急剧下降。FDA 也已经接受对 Ibalizumab 的生物制剂许可证申请（Biological License Application，BLA）的优先审评。

除了这些广谱中和抗体外，非中和抗体也可能在 HIV 预防或治疗中起到一定作用。RV144 疫苗临床试验提示，抗体依赖 ADCC 效应也可以减少艾滋病病毒传播的风险。进一步机制研究提示，非中和抗体能够改变 HIV 感染的进程，并能够对体内的病毒施加免疫压力，以及介导依赖于 Fc 受体的微弱保护作用。

3. 埃博拉病毒单抗（Zmapp） 2014 年，埃博拉病毒蔓延非洲，由于没有注册许可的埃博拉病毒疫苗和药物，只能给予对症治疗。WHO 建议，使用埃博拉病毒感染者恢复期血浆来治疗埃博拉患者，但这既需要恢复期患者贡献血液，也对疫区的技术条件有较高要求。早年的动物研究提示，基于多个特异性单抗的药物可能对埃博拉病毒感染有保护作用。美国 Mapp 公司经优化组合后研发出抗埃博拉病毒的实验治疗性抗体药物（Zmapp），由 c2G4、c4G7 和 c13C6 三个人源化小鼠单克隆抗体组成，分别识别埃博拉病毒表面 GP 蛋白的 GP2、GP1 - C 端和 sGP。他们通过抑制埃博拉病毒表面抗原与宿主细胞表面受体相互作用，并介导抗体依赖细胞介导的细胞毒效应等免疫效应，发挥其抗病毒的生物学功能。还有一个发现是，这些抗体的岩藻糖修饰水平与其抗病毒功能相关，敲除岩藻糖能增强抗体的抵抗病毒能力。因此，Zmapp 是在不具备岩藻糖修饰能力的烟草表达系统中生产。自 2014 年西非埃博拉病毒疫情暴发以来，虽然 Zmapp 没有获得 FDA 批准，但在紧急状态下被用于埃博拉出血热患者治疗，取得了较好疗效。

4. 单抗药物治疗高度耐药细菌 经验性使用广谱抗菌药物已经导致了耐药细菌的广泛传播，这推动了寻找细菌特异性单克隆抗体作为药物预防和治疗的研究。近期开展的临床前研究表明，针对耐药菌株的单抗药物具有多重功效，不仅能够保护免受感染，还可预防多种细菌导致的共感染，并且与抗菌药物能产生协同作用。

铜绿假单胞菌是一种高度耐药细菌，在住院患者及免疫功能受损的群体中可引发严重感染。MEDI3 902 是一种新型双特异性单抗药物，具有 3 种独特的作用机制来杀灭铜绿假单胞菌。在多种动物模型中，MEDI3 902 在预防和治疗铜绿假单胞菌感染方面均表现出强大功效。因此，MEDI3 902 的预防性用药，有望成为控制住院患者获得性肺炎的一种潜在的新方法。而靶向金黄色葡萄球菌 α-毒素的另一种新型双特异性抗体药物 MEDI4 893 也在Ⅱ期临床试验评估中。

尽管目前已经研发出一批用于感染领域的单克隆抗体药物，但是经过 FDA 许可、应用于临床的只有两种单抗药物。因此，在开发病毒特异性抗体作为治疗性抗体上还面临着不少挑战。第一个关键的挑战是单克隆抗体对缓解急性病原体感染症状比较有效，而对于已经建立的慢性病毒感染的疗效有限。这主要由于仅抗体治疗并不可能完全清除体内的病毒，而且可能需要长期使用才能控制病毒在体内的低水平状态。长期使用单克隆抗体所带来的问题，一是所需剂量大，成本高，难以在临床上得到广泛使用；二是由于病毒自身的复杂性会进一步诱导体内病毒的快速突变及中和逃逸等发生。第二个挑战是来自其他预防和治疗平台的竞争。疫苗仍然是预防和控制病毒感染的最佳方法，因为能够获得持久或终生免疫力。即使单抗治疗方法在临床上较为有效，其传统的生产方式导致的高昂价格也导致其难以广泛应用。因此，作为感染性疾病的治疗药物，单克隆抗体可能只是处于附加治疗手段的地位。

二、基因治疗

抗病毒药物的重要性不言而喻，但很难在体内彻底清除慢性病毒感染。世界上众多科研人员正在努力,希望能找到一条与传统方法不同的抗病毒治疗思路。随着对病毒感染发病机制的进一步了解,人们将目光投向了基因治疗。无论是作为单独疗法还是其他治疗的补充,基因治疗有可能起到传统治疗方法难以达到的效果。

基因治疗(gene therapy)的原始定义是将正常或野生型的基因整合入宿主的细胞,以纠正和置换致病基因的一种分子生物学治疗方法。从广义上讲,将某种基因物质转移到患者细胞内使其体内发挥作用,以达到治疗疾病目的方法,也可称为基因治疗。基因治疗的过程包括目的基因的获得、靶细胞的选择和将目的基因导入宿主细胞以实现基因转移。基因治疗可以仅用治疗基因本身,也可以把治疗基因装配到一个基因载体中,以提高基因导入细胞或基因表达的效果。

(一) 以治疗性 RNA 为基础的新型抗病毒药物

按碱基互补配对原则与特定靶序列杂交,从而抑制其基因表达的一小段(20 bp 左右)人工合成的核苷酸片段,称反义核苷酸(antisense obligodeoxynucleocide, ASODN),它有精确选择性与高度特异性,并且能显著抑制病毒复制。反义 RNA(antisense RNA)能和病毒 RNA 形成无功能的复合体,通过激活 RNAse,抑制病毒 mRNA 的起始部位与启动蛋白及核糖体的结合,阻断 mRNA 成熟等多个环节,从而阻断 mRNA 的翻译过程,有效地阻止造血细胞内的病毒复制。Chatterjee 等早在 1992 年用含有 HIV 反义 RNA 的腺病毒载体进行体外实验,证实其可抑制 99%以上的 HIV 病毒复制。1993 年,Offens Perger 等证明互补于 HBV 前 S 基因 5′端的 ASODN 在鸭体内可完全阻断 HBV 表达,并论证了 ASODN 在体内的抗 HBV 作用。为提高寡聚物对核酸酶的抗性及透膜能力,科研人员着手设计各种经修饰的反义 RNA。对磷酸二酯键的化学修饰能很好地提高其抗核酸酶降解能力,氧原子可被甲基烷基、硫原子等取代。在这些取代物中,硫代磷酸寡核苷酸容易合成且毒性小、血清清除慢、透膜性好,是常用的化学修饰方法。

虽然体外细胞水平上反义核苷酸的抗病毒作用早已为人们所知,但人体试验的结果并未能取得同样的效果。主要的问题在于如何能将反义核苷酸直接导入到病毒感染的细胞中,并维持一定的治疗浓度。同时理论上的问题仍然存在:① 反义核苷酸主要通过封闭病毒的 mRNA 来抑制其复制与抗原表达,但病毒的复制模板仍然存在,故一旦停止治疗,病毒仍有可能重新复制。② 对决定 RNA 功能相应参数如反义 RNA 转录率、稳定性、反义 RNA 在体内作用的具体部位等,目前还缺少准确的评估,而且靶序列的三级、四级结构部分还不十分清楚。③ 对转录基因表达的调控及可能的不良反应目前也所知甚少,这些都需要更进一步研究来解决。

核酶(ribozyme)是一种反义 RNA 酶,能将目的 mRNA 进行酶切分割,体外试验证明核酶能抑制 HIV 复制。目前有 3 个不同的 HIV 临床核酶试验针对 3 个不同的 HIV 基因:*tat*、*rev* 和病毒的 U5 区域。还有另外两个小组试图通过反转录载体将核酶基因转入 HIV 感染者的定向祖细胞,然后再将该定向祖细胞输回患者体内来治疗艾滋病相关性淋巴瘤。虽然人体试验没有明显的抗病毒效果,但这些实验表明,将干细胞或单个核细胞分离并进行基因修饰后回输患者体内的实验方法对 HIV 患者是安全的。

最初对核酶的研究仅限于根据靶序列的一级结构来制定,但由于底物复杂的二级、三级结构,以及宿主细胞内诸多因素的相互作用,使核酶发挥作用很难达到预期效果。而运用核酶底物随机结合的方法,构建核酶库,以核酶活性为选择标准则可大大提高核酶在体内发挥作用的效率。Pulitz 等构建了发卡状核酶库,并针对 HBV 全长序列最终选出 17 个保守位点来进一步研究。经胞内转染证明,有 4 个位点即 1 400 bp、1 626 bp、1 781 bp 和 1 976 bp 位点能显著抑制 HBV 复制,降低 HBsAg、HBeAg 分泌。以效应分子与靶分子实际结合的活性为标准,利用核酶库随机筛选靶位点,这为今后核酶的基因治疗提供了一个重要研究思路。

但随着研究的深入，核酶自身的缺点日渐暴露出来，如真核细胞体内的核酶酶切产物不是很稳定，这使人们很难准确了解核酶在体内的作用规律。另外由于核酶本质是RNA，内源RNA在5′或3′端往往带有转录调控碱基序列，常使核酶变构而影响其酶切功能。因此，如何使核酶在体内能保持其生物功能是这一领域最重要的挑战。

RNA干扰(RNA interference, RNAi)是目前生物科研的热点之一，并且是2006年获医学诺贝尔奖的重大科学发明。大多数的真核细胞通过RNA干扰途径来调控基因活性，21～22 bp的双链RNA分子被称为小干扰RNA(siRNAs)，其原理是将长度为21 bp或45～50 bp的能形成发夹结构的siRNA导入细胞内，可与解旋酶、三磷核苷、多个蛋白形成mRNA沉默复合物，siRNA特征性的两个3′端核酸突起能被宿主RNA酶系统识别，使宿主相应的mRNA降解。目前，编码病毒或细胞靶基因siRNAs并能表达短发夹结构的驱动子基因，继而将其组装进用于基因治疗病毒载体的技术已经成熟。

RNAi技术用于治疗的关键在于siRNA所介导的转录沉默是否具有高度特异性。目前普遍认为，siRNA有高度的特异性且无后续反应，但也有人认为，有一定量的非靶基因也被沉默了，这种表达模式只有siRNA特异性而没有靶特异性。并且在哺乳动物中siRNA诱导的基因失活似乎是短暂的，这可能是由于哺乳动物体内缺少相应的放大沉默机制的缘故。McCaffrey等对HBV-RNA有特异性的小发夹状RNA(small hairpin RNA, ShRNAs)的研究表明，ShRNAs和siRNA一样都是成年鼠基因表达的强有力的抑制剂，ShRNA以病毒序列为靶点抑制病毒复制与核心抗原的产生。Chen等对一种有22个核苷的microRNA的研究表明，该microRNA能与靶mRNA配对并特异性抑制其转录与翻译。Chen等认为，从转录后水平上对基因表达进行调控是可行的，为相关的研究开辟了新的方向。

HIV病毒是最先应用RNA干扰技术的病原体之一。实际上，所有HIV编码的RNA均能在细胞中被RNA干扰降解。为避免因HIV变异逃避RNA干扰，人们将对HIV进入细胞和调控转录起到重要作用的宿主细胞RNA作为RNA干扰的靶基因。但如果以$CD4^+$ T细胞为靶向则可能导致不可逆性免疫缺陷。CXCR4受体在造血干细胞的骨髓归巢过程中起重要作用，进而影响T细胞分化。实验证明，缺少了32 bp的突变纯合子CCR5受体比野生型受体对R5HIVR5病毒株更有抵抗力，受到破坏的CCR5受体对机体免疫没有大的影响，因此HIV共同受体CCR5最有希望成为RNA干扰靶基因。但是，仅仅阻断CCR5受体是不够的，因为此时HIV会表现得更加趋向于CXCR4途径，甚至导致病情加重。因此，必须考虑对病毒和宿主的靶基因同时进行RNA干扰才有可能达到治疗目的。

RNAi技术得到人们的高度重视，发展相当迅速，但毕竟由于研究时间很短，对RNAi的作用机制还不完全清楚，现有的实验资料大多来源于离体细胞实验，在动物的体内实验才刚刚开始，有很多问题如RNAi的导入及导入后的稳定性等都面临着技术上的困难。从基因治疗体内导入这一问题上来讲，RNAi技术并没有真正超越Anti sense，因此，RNAi技术距离临床应用还很远，其安全性、可靠性也还是未知数。但是现有的体外实验结果充分表明RNAi在基因功能研究和疾病的基因治疗方面具有极大的潜力。

(二) 以体内表达蛋白为基础的新型抗病毒药物

同RNA为基础的抑制物一样，以蛋白为基础的抑制物能对细胞和病毒的靶目标发挥作用。大部分蛋白抑制物是由病毒载体的长末端重复序列(LTRs)控制表达的，但有时也可利用插入病毒载体的强启动子产生。第一个用于基因治疗的是Rev蛋白变异后形成的被称为M10的蛋白因子。M10能阻断病毒RNA从细胞核向细胞质转移，从而阻断病毒的组装和扩散。细胞内抗体(intracellular antibody)和细胞内因子

(intrakine)同样抑制 HIV 复制,这些蛋白能与病毒或细胞的靶蛋白结合导致被蛋白酶降解。但这些研究中只有 M10 进入过早期临床试验。

最近,蛋白抑制物名单上又增加了被称为病毒融合抑制物的新成员。其中一个是 T20 多肽,在细胞表面与 HIV 的 gp41 结合达到阻止病毒进入细胞的目的,现已在抗 HIV 的临床治疗中常规使用。但多肽成本较高,易降解。如果能将融合抑制物用反转录病毒和慢病毒载体在体内稳定表达,这种基因治疗方法有可能将更有价值。

(三)分子诱饵与自杀基因

病毒基因分子生物学调节机制的研究为抗病毒基因治疗提供了新的设计思路,HIV 的反式调节激活剂与 HIV - RNA 的相应靶位结合,与 HIV 基因复制和表达有密切的关系。因此,可以设计一种基因,其转录物与 HIV - RNA 竞争性地与反式激活剂相结合,HIV 的 RNA 没有足够的反式激活剂的结合与刺激,就不能有效地复制与表达。与 HIV - RNA 竞争性与反式激活剂相结合的 RNA 片段,称为诱饵(decoy)分子。

抗病毒基因治疗的研究大多数是根据病毒的分子生物学特点,依照细胞内分子调节的原则而设计。这些方案很大程度上依赖包括蛋白和 RNA 在内的感染成分持续高水平的表达,这也是细胞内治疗难以取得彻底效果的一个重要原因。因此,如何设计清除病毒感染的基因治疗方案,包括自杀基因的导入以达到病毒感染细胞的清除是另一种思路。引起细胞自杀的所谓"自杀基因"(suicide gene)种类很多,如白喉毒素在极低的水平下即可引起细胞发生死亡;水痘-带状疱疹病毒胸腺嘧啶核苷激酶可使无毒的丙氧鸟苷转化为毒性极强的代谢产物,杀死细胞;另外,引起细胞程序化死亡的基因也属于自杀基因。自杀基因的导入,可以有效地杀伤转导细胞,但如何保证细胞自杀的范围仅限于病毒感染细胞中,而对正常细胞没有作用的实验设计是其成功的关键。

(四)抗病毒的其他基因治疗

淋巴因子在细菌和病毒的感染性治疗中具有十分重要的作用和广阔的应用前景。利用淋巴因子转基因表达进行抗病毒基因治疗是一个重要的研究方向。如干扰素的反复应用可使机体产生干扰素抗体,降低干扰素疗效,而干扰素的基因治疗,可以解决这个问题。其他细胞因子如 IL - 2、IL - 12 的抗病毒基因治疗研究也逐渐受到关注。另外,对病毒抗原编码基因的转基因表达和阻断病毒进入细胞过程中的基因治疗也受到关注。

淋巴因子特别是干扰素的抗病毒作用,涉及了复杂的生化机制,包括诱导 2′,5′寡腺苷酸合成酶、激活核酸酶 F、诱导蛋白激酶、诱导磷酸二酯酶的合成等。2′,5′寡腺苷酸合成酶、磷酸二酯酶等被统称为抗病毒蛋白,2′,5′寡腺苷酸合成酶转基因细胞可以绕过干扰素的诱导产生显著的抗病毒效应。

在现阶段,抗感染的基因治疗研究主要集中在 RNA 干扰这一手段上,但整个基因治疗领域的进展都比较缓慢。其主要挑战是如何将治疗基因输送到尽可能多的靶细胞中,并获得长期稳定表达。急需解决的问题包括:① 提供更多可供利用的基因,因为基因治疗是导入外源基因以达到治疗目的的新型方法。② 设计定向整合的载体,因目前导入基因的手段不甚理想,基因治疗要求基因高效导入,而且能定向导入体内某种特定的靶细胞,现有手段达不到这样的要求。因此,即使导入的基因有治病效果,但由于不能高效地导入,效果也会大受影响。③ 如何高效持续地表达导入基因,但因目前导入基因的表达量还太低,也难以持续。④ 导入的基因缺乏可控性,对于长期在体内表达的基因,需要能调节,以根据病原体被控制的情况加以调整。⑤ 靶细胞类型的选择和细胞移植技术。⑥ 获得性疾病和遗传性疾病的基因治疗,都需要更有效的动物模型。⑦ 基因转移中存在副作用和抗体形成等问题。

基因治疗从基因角度是用正常有功能的基因置换或增补缺陷基因的方法,从治疗方面是将新的遗传物质转移至某个体的细胞内使其获得治疗效果。基因治疗作为治疗疾病的一种新手段，正越来越受到人们的重视和关注。自1989年Rosenberg首次将基因标记导入黑色素瘤以来，基因治疗的发展日新月异。目前，世界上已认可300份临床试验报道，已有超过3 000位患者接受了遗传工程化细胞的治疗。从这些试验中得出的结论是：基因治疗对治疗人类多种疾病有潜在的优势，并产生很小的副作用，然而在解决患者疾病方面，其效率仍令人失望。除了个案患者得到帮助外，仍没有论据证明基因治疗试验在人类疾病的治疗上已经成功。由于许多慢性病毒感染造成了对人体健康的威胁和社会经济的损失，未来抗病毒治疗手段会更加多样化，基因治疗的方法也在发展之中，应能成为未来治疗手段的一个重要方面。

（五）基因编辑技术

目前主要有3种核酸酶用于基因组编辑，包括锌指核酸酶（Zinc-finger nucleases，ZFN）、转录激活样效应因子核酸酶（Transcription activator-like effector nucleases，TALEN）和规律成簇的间隔短回文重复[Clustered regularly interspaced short palindromic repeats (CRISPR)/CRISPR-associated protein-9 nuclease (Cas9)]。尽管每种核酸酶识别DNA靶点方式不同，但都是通过在特定的靶向序列处引入双链断裂的缺口，继而通过细胞内下面两种DNA修复机制完成修复：第一种是非同源末端连接途径，在基因组缺口处插入或剪切碱基，造成移码突变，导致基因的敲除；第二种是同源重组途径，在提供外援DNA模版的条件下会使基因组DNA得到基因的精确修复或添加靶向基因。

1. *锌指核酸酶（ZFN）* ZFN锌指结构域能高特异性地选择与基因组中特定的序列结合，核酸内切酶Fok I酶切结构域，能对目的DNA进行酶切。当这些双链结构切割被修复时，该位点会出现高频率的缺失和插入。在体外，对造血干细胞靶基因CCR5进行ZFN基因治疗能阻止CCR5趋向性HIV进入细胞。

目前，有6项正在进行或已结束的利用ZFN技术改造HIV感染者体内细胞基因表达的临床试验，其中3项已结束的临床试验取得了较好结果。HIV阳性患者体内的$CD4^{+}$ T细胞经用ZFN酶进行遗传改造，并导致CCR5基因突变，使HIV-1病毒不能再次进入$CD4^{+}$ T细胞。这些遗传改造后的细胞再次回输个体后，HIV-1病毒不能再感染这些细胞，并有可能产生几代对HIV-1保持抗性的$CD4^{+}$ T细胞。但由于长时间ZFN表达能造成遗传毒性，如何能使ZFN在造血干细胞内短暂表达仍是一个待解决的挑战。

2. *转录激活样效应因子核酸酶（TALEN）* TALEN技术的发现主要源于植物致病菌黄单胞菌（*xanthomonas*）分泌的一种特殊蛋白质TAL。由于该蛋白核酸结合域的氨基酸序列与其靶位点的核酸序列有较恒定的对应关系，研究者利用这一特点构建针对任意核酸靶序列的重组核酸酶，能够在感兴趣的位点打断目标基因，导致DNA双链断裂。TALEN靶向基因敲除技术较为灵活，具有可组装性，理论上能识别任意靶基因序列，而不受上下游序列的影响，使基因敲除变得简单方便。目前，TALENs基因编辑技术已成功应用在多种模式动物、人类多能干细胞和体细胞中。目前HIV临床试验发现，相比较ZFN技术，利用TALEN技术编辑*CCR5*基因的效率更高，而且细胞毒性更低。

3. CRISPR/Cas9 TALEN和ZEF技术的定向基因编辑功能都依赖于DNA序列特异性结合蛋白模块的合成，而CRISPR/Cas9技术作为一种新涌现的基因编辑工具，能完成RNA导向的DNA识别及编辑。CRISPR/Cas9系统是细菌和古细菌的一种免疫机制，通过Cas9蛋白识别外源DNA片段并整合进宿主基因组转录产生前体CRISPR-RNA、反式激活crRNA并与向导RNA组合成Cas9核酸酶复合体。与TALENs、ZFNs不同，CRISPR/Cas9系统是由RNA而非蛋白质介导识别序列的特异性，因而作为基因编辑工具而言，CRISPR/Cas9的设计和组装更为简便。CRISPR/Cas9技术也能够对靶向基因组的多个位点同时进行切割或修饰，这为靶向基因治疗带来了广阔的应用前景。

目前,还没有正在进行中的CRISPR/Cas9系统相关的临床试验。前期研究显示,利用CCR5－sgRNA和Cas9来敲除$CD4^+$ T细胞上的CCR5受体,进而导致细胞对HIV－1的抗性,在转染后85日,也没有出现潜在的脱靶效应。CRISPR/Cas9系统最近用来在$CD4^+$ T细胞中移除整个HIV－1基因组(全长5′到3′LTR区域),也没有脱靶效应。另外,CRISPR/Cas9介导的前病毒DNA的切割在细胞生存、细胞循环和凋亡等方面未发现严重的破坏性效应。在T细胞中持续性地表达靶向HIV－1基因组的sgRNA和Cas9核酸酶,能够保护T细胞不再被HIV感染。CRISPR/Cas9还能激活并监测潜伏HIV感染的细胞,继而利用效应细胞清除这些潜伏感染细胞。

与传统的同源重组技术相比,新一代基因编辑技术大大提高了靶向基因编辑的效率和准确性,并减少了脱靶效应,为疾病的基因治疗提供了革命性工具。然而,这项技术将来若要大规模应用于临床,仍需要解决提高基因体内编辑效率、提高基因导入体内的效率、降低脱靶效应以及细胞毒效应和免疫耐受等问题。

三、治疗性疫苗

治疗性疫苗是一种打破患者机体对病毒免疫耐受状态,主要靠激活T细胞免疫反应来达到治疗目的的策略,主要针对慢性病毒感染,如HIV和HBV感染。传统疫苗很难达到这一目的。近10年来,DNA疫苗和病毒载体疫苗成为治疗性疫苗的主要形式。

(一) DNA疫苗

DNA疫苗是20世纪90年代初出现的新疫苗形式,开始主要用于针对传染性疾病的疫苗研究开发。DNA免疫技术不同于传统的免疫方法,不是将抗原打到体内,而是直接将携有编码抗原蛋白基因(DNA)的质粒注射到动物或人体内,让抗原在体内得以表达,进而诱导机体的免疫反应。

DNA免疫技术之所以能有效诱导机体免疫反应,尤其是诱导出高滴度抗原特异性抗体,主要归功于DNA疫苗需要在体内表达抗原蛋白,从而可以通过细胞内抗原处理步骤让辅助性T细胞的表位多肽和MHCⅡ分子有效结合,激活内源性抗原提呈过程,产生高效的辅助性T细胞,来促进特异性B细胞的发育。研究进一步揭示,DNA疫苗是通过刺激天然免疫和获得性免疫这两条通路,来有效地促进抗原特异性B细胞的成熟发育,从而诱导高质量抗体的产生。

许多传统疫苗如灭活疫苗或亚单位蛋白疫苗(包括多肽)都只能通过外源性抗原提呈过程刺激机体免疫反应,即使加上各种佐剂,也很难达到内源性抗原提呈过程能诱导的同样效果。从机理上比较,DNA疫苗和减毒活疫苗很相似,都需要首先在体内生产抗原,都能激活内源性抗原提呈过程,具有很强的免疫刺激潜能,但DNA疫苗不存在使用活疫苗时的安全性问题。

如何使血清病毒抗原水平下降和转阴,甚至出现抗病毒保护性抗体,是抗病毒治疗性疫苗的理想目标,但至今很少有利用治疗性疫苗直接诱导抗体产生的研究成功。利用密码子优化后的表面抗原DNA疫苗,试图诱导表面抗原的抗体产生是科学家们最近提出的一种新设想。在最近完成的HIV预防性疫苗人体试验中,发现DNA疫苗有很强的抗原特异性B细胞诱导功能。利用同样的思路,很有可能在诱导慢性乙型肝炎患者体内B细胞及抗体反应上有所进展。

构建DNA疫苗是将特殊抗原基因重组到真核表达载体,包括免疫原的设计和表达载体的选择两个环节。两者对最终诱导的抗体反应都非常重要,但在DNA免疫过程中所起的作用并不相同。插入抗原基因的优化关系到抗体的特异性和质量,载体的优化决定是否能诱导高滴度的抗体反应。

在治疗性疫苗的抗原选择上,多抗原或多表位的设计已经很普遍。例如,包括表面(S)和核心(C)双抗原的乙型肝炎治疗性疫苗研究已受到广泛重视。但多个较大基因串联往往影响基因表达效率和产物构象，削弱免疫效果。多表位基因疫苗则由于基因操作方便、应答类型可控等优点，在多价特异性疫苗研究中受到重视。HBV多表位DNA疫苗是伴随着HBV单个抗原疫苗的发展而产生的，其方法是将多个HBV T细胞和B细胞表位抗原的基因以适当的方式串联后重组至DNA疫苗载体而制成。但已开展的体内试验往往未能诱导对包括的所有表位抗原的T细胞免疫反应。表位抗原的确定与其所在的整体蛋白结构及细胞内抗原处理的过程有关，表位抗原从原来的抗原蛋白植入到新的多表位蛋白后，很可能并不都能成为新的有效表位抗原。

细胞因子或共刺激分子可用于进一步加强DNA疫苗的综合效果，激活调节免疫局部抗原提呈细胞(antigen-presenting cell, APC)作用，调控应答类型和强度，起到明显佐剂作用，是新型治疗性疫苗研究的重要组成部分。GM-CSF、IL-2、IL-12、IL-15及其表达质粒均可用作DNA疫苗的佐剂。GM-CSF能促进APC表达MHC Ⅱ类抗原和B7，增强APC与T细胞相互作用和Th1型细胞因子分泌，与治疗性疫苗共用可激发免疫功能低下的患者产生特异性免疫反应。T细胞活化除了需要细胞因子提供辅助信号外，还需要共刺激分子提供协同刺激信号，CD40L能上调APC中B7分子表达，使APC活化、起始CTL应答。抗CD40与DNA疫苗共免疫可激发$CD4^+$ T细胞缺陷小鼠的CTL应答。抗体封闭CD80、CD86与CD28的相互作用后，即可阻断T细胞起始活化，表明B7-CD28信号是T细胞起始活化的关键，以B7表达质粒为佐剂，提高APC中B7表达水平能直接启动T细胞活化。广泛存在于细菌DNA中的以非甲基化C、G为基元的寡核苷酸(CpG)，可激活多种免疫效应细胞，如激活固有免疫系统的单核细胞、NK细胞等，促进B细胞增殖和Ig分泌，诱导Th1型细胞因子分泌，故又名免疫刺激序列(ISS)。CpG不仅激活固有免疫，且可通过TLR的识别来刺激释放IL-12、TNF-α、IFN-γ等Th1型细胞因子，创造APC活化微环境，增强MHC提呈抗原能力，激发细胞免疫为主的应答。CpG作为佐剂已在动物实验中取得了较好效果。

DNA疫苗的递送方式对最终增加DNA免疫的效率起到关键作用。伴随着DNA免疫技术的发展，人们研究了多种递送DNA质粒的方式。这些方式主要分为两大类：第一类是化学递送方式，主要以传统针管方式注射DNA质粒，可以通过添加脂质体和纳米颗粒等化学成分来增强递送效率。第二类方式是物理递送方式，最具有代表性的是基因枪和电穿孔。基因枪的方法是首先将DNA疫苗质粒吸附在金颗粒上，然后通过冲击力将DNA质粒直接导入靶向组织的细胞内。电穿孔的方法是首先在肌内或皮内注射DNA质粒，随后在对应的注射处给予电击，把DNA质粒再引导进细胞内。

异源性初免-加强免疫(heterologous prime-boost)的方法对诱导高滴度和高质量的抗体有着显著优势。主要的程序为首先给予DNA质粒初免，随后使用具有相同抗原蛋白顺序的重组蛋白抗原或传统的灭活或减毒活疫苗给予加强免疫。多项研究已证实，这种策略比多次注射同一种类型疫苗如重组蛋白或传统疫苗(即同源性初免-加强免疫)，更能诱导出高质量的免疫反应，包括具有保护功能的抗体反应。

由宾夕法尼亚大学David Weiner博士开发的DNA疫苗VGX-3100，靶向两种HPV病毒株16和18感染相关的E6和E7蛋白，已进入临床试验，其机制是接种后使机体免疫系统细胞能识别并清除癌变前细胞及癌细胞。临床Ⅱb试验结果证实，该疫苗能成功去除试验中近一半接受这一疫苗的妇女体内的高度宫颈癌前病变。

(二) 病毒载体疫苗

由于DNA疫苗研究的快速发展，也带动了病毒载体疫苗的研究。病毒载体疫苗的目的也是提呈抗原基因，因此具有DNA疫苗的基本特点，也能有效地诱导T细胞免疫，从而成为治疗性疫苗的另一种主要方法。病毒载体在体外包装，注射到人体后可利用病毒的天然受体更有效地进入APC，是其优于DNA疫苗之处。但病毒载体同时包含部分原有病毒的蛋白,可能会影响机体对病毒载体所要表达的治疗性疫苗的免疫反应。目前,用于治疗性疫苗的主要病毒载体包括腺病毒、腺相关病毒和痘病毒。也有很多研究把DNA疫苗和病毒载体疫苗相结合,采用先、后免疫(prime-boost)的方法,以扬长补短,充分发挥两种疫苗的优点。以下是目前正在不同阶段进行试验的各种病毒载体疫苗。

1. *腺病毒(adenovirus, AV)载体* 腺病毒为线性双链DNA无包膜病毒,可感染分裂细胞和未分裂细胞。AV载体自1993年首次被应用于临床试验,至今已经发展了四代,与第一代相比,第二、三代腺病毒去除E1、E2和E4编码序列,有更低的免疫原性和更大的载体容量。第四代腺病毒仅含有反向末端重复序列(ITRs)和包装信号,载体容量达37 kb,进一步降低了免疫原性,被称为"高容量"载体。AV载体具有宿主范围广、基因转移效率高、对非分裂细胞也有感染性、比较容易制备和操作、理化性质稳定、遗传毒性较低及比较安全等优点。由于AV载体宿主范围广,使其缺乏靶向性,且AV载体不能整合到靶细胞的基因组DNA中,还可诱发机体的免疫反应,故其介导的转基因表达时间短,且不宜反复应用。主要用于短期基因治疗,如肿瘤的基因治疗。AV载体的安全性和靶向性已成为研究的热点。

2. *痘病毒(Pox-viridae)载体* 痘病毒家族是一种复杂的DNA病毒大家族,其中的正痘病毒属包括猴痘、骆驼痘等,鸟痘病毒属则包含金丝雀痘和禽痘病毒。痘病毒是双链DNA病毒,可感染分裂细胞和未分裂细胞。它的基因组也很大,可承载25 kb的转基因序列。单一痘病毒载体同时传递IL-2和IL-12并与肿瘤抗原合用,抗肿瘤效果和存活率都显著提高。由于痘病毒在免疫缺陷患者中易产生较严重的不良反应,研究者将痘病毒进行改造,敲除与毒力和致病性有关的基因,改造后它们仅在鸡胚成纤维细胞中生长,不能在哺乳动物细胞中复制。另外,应用原先在人体内仅产生缺陷性复制的禽痘病毒,将HIV-1相关的抗原基因通过同源重组方式构建重组禽痘病毒,在非人灵长类动物体内应用后可诱导抗HIV-1特异的免疫反应。其中以金丝雀痘病毒(canarypox)为载体的重组病毒已进行了Ⅰ期和Ⅱ期临床试验,结果显示对人体是安全的,但如果单独免疫效果不够理想。

在2009年RV144大规模艾滋病疫苗临床试验结果中发现,以金丝雀痘病毒为载体的疫苗进行初免,再用gp120蛋白增强的联合免疫方式能够在人群中达到31%保护作用。这是目前4个人体有效性试验疫苗中唯一提示有效的疫苗,虽然未能达到合格疫苗标准,但为HIV预防性疫苗的成功提供了希望。

3. *腺相关病毒(adeno-associated virus, AAV)载体* 腺相关病毒属微小病毒科,是一类无包膜单链DNA缺陷型病毒。由于其对机体不致病、极低的免疫原性、转染宿主范围广(可转染静止期细胞)、可整合到人基因组19号染色体q臂的特定位置等特点,AAV载体在基因治疗和疫苗的研究中受到广泛重视。AAV只有在辅助病毒如腺病毒、单纯疱疹病毒、痘病毒等存在的情况下,才能进行最佳复制,产生新的病毒颗粒,否则只能潜伏感染。AAV载体既可以转染分裂细胞又可以转染未分裂细胞,在宿主体内以定向整合的方式存在,70%以上的整合位点位于第19号染色体,对人体无致病性,故AAV重组体在细胞内能长期稳定地表达,还可避免随机整合可能引起的抑癌基因失活和原癌基因激活的危险,且在体内不引起明显的病理变化,表明AAV是一种很有前途的基因治疗载体。目前,AAV已发现有多种亚型,各型对不同组织有不同程度的嗜性,因此,亚型选择需要依据研究预期的生物学作用。目前,对于是否所有AAV均会整合到宿主的基因组也有不同意见。

单链AAV载体虽然具有安全性好、免疫原性低、表达时间长等优点,但其缺点是表达水平低,而且有表达延迟的现象。携带双链基因组的AAV载体称为双链AAV载体(dsAAV)或自身互补AAV载体(scAAV),进入细胞后,不需要一个由单链变为双链的过程,可以直接表达,而且可以高水平持续表达 6 个月之久。对于单链 AAV 载体转染效率极低的黑色素瘤细胞和肺癌细胞,使用双链 AAV 载体也可以快速高效表达。

4. 慢病毒(lentivirus)载体 慢病毒属反转录病毒科,为二倍体 RNA 病毒,分为灵长类病毒(如 HIV1)、猴免疫缺陷病毒(SIV)和非灵长类病毒[如马传染性贫血病毒(EIAV)]。慢病毒与反转录病毒不同,能感染非分裂细胞。目前,研究较多的是来源于 HIV-1 的慢病毒载体。HIV 载体具有能感染非分裂期细胞、容纳外源性目的基因片段大、基因持续表达、免疫反应小等特点。大量研究表明,HIV 载体可以较容易地感染一些用其他载体较难进行转基因的组织,并且不会引发明显的免疫反应。为了实现靶向表达,可向 HIV 载体引入一些启动子,如巨细胞病毒启动子、磷酸甘油酸激酶启动子、鼠白蛋白启动子等。慢病毒载体的包装已发展了三质粒包装系统。慢病毒能稳定整合入宿主染色体,因此能稳定高效地表达外源基因。

Indraccolo 等研究发现,慢病毒载体在卵巢癌基因治疗的体内试验中转染效率比反转录病毒载体高 10 倍,表达效率高近 100 倍。慢病毒有着复杂的基因组,因其基因组中 N 端基质具有核定位信号序列,它能够有效感染并整合到非分裂细胞和最终分化的细胞(除 G0 期)。由于在 G0 期细胞中慢病毒不能进行反转录过程,故其不能感染 G0 期细胞,这使 G0 期细胞成为慢病毒载体基因治疗中的难点。随着人们对人类疾病基因治疗的生物安全性的关注,尤其在对 HIV 患者的基因治疗研究中,慢病毒载体如 EIAV 的研究有了较大进展。EIAV 载体是一种可以与 HIV 载体相媲美的慢病毒载体,已应用于神经元细胞、神经胶质细胞、造血干细胞及肌肉细胞等的基因转移。但慢病毒用作基因治疗载体还存在毒力恢复、垂直感染等安全问题。

也有研究直接使用反转录病毒(retrovirus, RV)作为基因疫苗的载体。RNA 病毒进入细胞后,病毒 RNA 即反转录为双链 DNA,进入细胞并整合到细胞基因组中。反转录病毒载体基因转移系统包括两部分:一部分是用外源基因替换病毒结构基因的反转录病毒载体,另一部分是包装细胞的基因组 DNA 中整合了反转录病毒结构基因。RV 载体具有基因表达持久而稳定、转染效率较高等优点,但只能感染分裂期细胞,载体容量小,与宿主细胞基因组的随机整合可引起基因突变及产生可复制的野生型病毒等风险。

5. 弹状病毒(rhabdovirus)载体 弹状病毒属于负链 RNA 病毒,其结构较为简单,基因组大小约为 11 000 bp。弹状病毒用于病毒载体研究最多的是水疱性口炎病毒(vesicular stomatitis virus, VSV)和狂犬病毒(rabies virus, RV),分别属于水疱病毒属和狂犬病毒属。目前,构建的弹状病毒载体大部分属于复制子载体,在外源基因两侧连接病毒基因转录和包装所需的信号序列。

弹状病毒最大的特点是其巨大的外源序列承载能力,其基因组可以插入至少 4 500 bp 的外源序列并成功进行表达,这与其具有螺旋状的核衣壳结构有关。弹状病毒接种后能够刺激产生较强的体液免疫和细胞免疫,通过黏膜进行接种,还能产生有效的黏膜免疫。弹状病毒作为疫苗载体的优势还有:感染弹状病毒的人群较少,不会存在原有免疫力干扰载体疫苗免疫效果的情况;弹状病毒能在多种细胞中进行培养并能够达到很高滴度(109 pfu/ml),这有利于重组病毒的生产。

重组 VSV 和狂犬病毒作为疫苗载体的安全性差异较大。VSV 对人的致病性非常小,感染人体后通常没有症状出现,但作为载体,VSV 是否具有易感神经组织的问题还需要更多的认证。而狂犬病毒包括一系列的突变体,其毒性差异很大。狂犬病毒的结构和调节蛋白与其致病性有关,其中结构蛋白是其致病能力的主要决定因素,通过改变结构蛋白中的某些氨基酸残基可以实现狂犬病毒载体的无毒化。但要作为人体疫苗载体,其致病性机制需要更深入的研究。

6. 单纯疱疹病毒(herpes simplex virus, HSV)载体 单纯疱疹病毒为双链有包膜的病毒,可感染分裂细胞和非分裂细胞,具有嗜神经性,可逆轴突传递,在某些细胞中可潜伏感染。HSV除可感染神经细胞外,还可高滴度地感染肌肉、肿瘤、肺、肝、胰岛等多种细胞。

单纯疱疹病毒作为基因治疗载体具有以下优点:① 容纳外源基因的长度达40 000～50 000 bp,是目前容量最大的病毒载体;② 具嗜神经性,可在神经元中建立终生潜伏性感染,非常适用于神经系统疾病如帕金森病、Azheimer病的基因治疗研究;③ 滴度高;④ 可感染分裂期细胞和非分裂期细胞。由于呈潜伏性感染,HSV载体非常适用于需要基因长时间表达的基因治疗,但在介导肿瘤基因治疗等要求基因短暂高水平表达的基因转移是不合适的。HSV基因转移到细胞后,外源DNA不整合,病毒对细胞有毒性。只有解决了细胞毒性,HSV才能应用于临床试验。研究还表明,干细胞对HSV易感,利用去除早期基因的HSV载体转入细胞,结果显示基因表达时间>3周,说明HSV载体适用于干细胞的基因转移。

7. *甲病毒(alpha virus)载体* 甲病毒属于被膜病毒科(Togaviridae),目前,用于载体研究的甲病毒主要包括辛德毕斯病毒(Sindbis virus,SIN)、西门利克森林病毒(semliki forest virus,SFV)、委内瑞拉马脑炎病毒(venezuelan equine encephalitis virus, VEE)等。由于甲病毒成员具有相似的结构和复制特征,这3种病毒作为疫苗载体在转染靶细胞和表达外源基因的性能方面没有显著差别。

目前,甲病毒疫苗载体主要采用复制子载体的形式,外源基因取代病毒的结构基因并受病毒亚基因组启动子控制。相比其他病毒载体,甲病毒能够激发更强的体液免疫和细胞免疫,这和甲病毒的特点有关:甲病毒结构基因能够高水平翻译;宿主细胞感染甲病毒48～72小时后凋亡,并产生含有大量病毒合成蛋白的凋亡小体,容易被抗原提呈细胞吞噬,产生交叉提呈(cross-priming)反应;通常人体不含有甲病毒抗体,因而重组甲病毒载体疫苗的接种效率会比较高。另外,SIN和VEE具有树突状细胞定向性,这是诱导机体产生有效的体液免疫和细胞免疫所必需的。最近在美国和非洲,表达HIV-1亚型gag、pol、nef、env蛋白的重组VEE病毒疫苗已经进入Ⅰ期临床试验。

虽然病毒载体疫苗的发展进展很快,但Merck公司2007年公布的其腺病毒载体HIV疫苗Ⅱ期人体试验的结果给今后病毒载体疫苗研究投下了一个巨大阴影。该疫苗用腺病毒载体表达3个HIV的内在结构抗原,完全以诱导细胞免疫为目标,结果不但未能达到部分保护的目的,相反疫苗接种组比对照组有更多的人感染了HIV。由于疫苗本身不可能使人感染HIV,同时大多数被感染的人都有高滴度抗腺病毒载体的抗体,科研人员初步认定对腺病毒载体的免疫反应很有可能是造成感染增加的主要原因。这一完全没有想到的结果对今后病毒载体的使用带来很大挑战。

四、免疫细胞治疗

病毒特异性T细胞在清除病原体感染过程中发挥着重要作用。通过过继输注自体基因改造过或异体的淋巴细胞,在短时间内修复机体特异性免疫的治疗方法称为免疫细胞治疗。早期的免疫细胞治疗主要是从既往病毒感染者的外周血中分离病毒特异性T细胞,直接输注给受者,曾是治疗一些病毒感染(如Epstein-Barr病毒)的方法之一。但由于供者淋巴细胞中含有异体反应性T细胞,会增加移植物抗宿主病(graft-versus-host disease, GVHD)发生的风险,严重的甚至致命。因此,这种直接输注异体淋巴细胞的方法已基本被淘汰。

随着近10年来T细胞体外培养、增殖和基因编辑技术的进步,从自体身上获得T细胞并将感兴趣的T细胞亚群进行扩增或基因编辑成为目前的研究热点。CD3和CD28联合刺激可以大量扩增T细胞。各种基因修饰T细胞的治疗方法都在探索之中。其中将基因修饰的$CD4^+$ T细胞和$CD34^+$造血干细胞相结合可能达到叠加的治疗效果,被输进体内的$CD4^+$ T细胞随着时间推移而逐渐减少，但与此同时，$CD34^+$造血干细胞能在接下来的几个月中不断产生T细胞。目前，正在开展多个关于$CD4^+$ T细胞和$CD34^+$造血干细胞基因编辑的临床试验。

（一）嵌合抗原受体T细胞技术（Chimeric Antigen Receptor-T cell，CAR-T）

CAR是CAR-T的核心部件，通过对T细胞进行基因改造使得细胞表面产生靶向和杀死含有病毒或肿瘤蛋白的特异性细胞的受体，赋予T细胞人类白细胞抗原（Human Leukocyte Antigen，HLA）非依赖性识别靶抗原的能力。改造后的T细胞表面的融合蛋白由病毒相关抗原结合区域（通常来源于细胞外单链可变部分）和T细胞激活区域的跨膜和胞内组分组成。经过CAR改造的T细胞比天然T细胞表面受体（T cell receptor，TCR）能够识别更广泛的目标。而目标细胞的表面抗原的选择很大程度上决定了CAR的特异性和有效性。

20世纪90年代，有人用$CD4^+$ T细胞的细胞外区域、gp41特异性抗体基因和$CD3^+$ T细胞受体的ζ链基因结合后编码HIV特异性CTL细胞，使T细胞内表达抗体相关嵌合体蛋白。改造后的T细胞可以有效地刺激T细胞激活、增殖和细胞因子的生成。更重要的是，改造后的$CD8^+$ T细胞也具有抑制HIV病毒增殖的功能。Ⅱ期临床试验结果表明，接受CAR-T治疗的患者$CD4^+$ T细胞数明显增加，而且经过基因修饰细胞可长期存在，也无不良反应。但是，HIV患者CAR改造后的细胞毒性T细胞并不能有效抑制体内病毒的复制。这可能源于两方面的原因：一方面，体内CD4-CD3ζCAR-T细胞并没有在患者体内有效地扩增；另一方面，HIV病毒更容易进入并清除CD4-CD3ζCAR-T细胞，这可能是导致临床上疗效较差的原因。

解决这个问题有以下几个策略：① 为了防止CAR-T细胞被HIV病毒感染，可降低$CD4^+$ T细胞中*CCR5*的表达，从而保护细胞不被CCR5型病毒感染；② 敲除$CD4^+$ T细胞中CD4受体的D3-D4部分能够阻止HIV病毒通过$CD4^+$ T受体进入细胞；③ 改变CAR胞外介导抗原识别的区域，提高与抗原识别的亲和力。比如，HIV特异性广谱中和抗体可以进一步加工为单链抗体并与ζ链融合，从而靶向HIV感染。有研究表明，含有广谱中和抗体的CAR不仅能够让$CD8^+$ T细胞获得抵抗病毒感染的能力，而且让再激活的潜伏$CD4^+$ T细胞裂解。这表明CAR治疗策略依然有潜力清除潜伏的HIV-1病毒库。

（二）干细胞治疗

干细胞免疫治疗方法最大的优势是，一旦移植成功，它能够长期、稳定和持续性地提供基因改造后的细胞。

目前，主要有两种方法通过改造患者体内的造血干细胞来清除病毒。第一种是从基因层面上改造干细胞，使得HIV病毒不能感染免疫细胞。这个治疗策略在德国柏林患者身上得到了验证，这是第一个也是目前唯一HIV临床治愈的患者。当该患者在HIV阳性的时候，发展为急性髓性白血病。2009年，他进行了异源性CCR5缺乏骨髓移植。将携带CCR5纯合子Δ32/Δ32、对HIV病毒天然耐受的骨髓干细胞移植到患者体内并重塑了患者的免疫系统。修饰的造血干细胞能进一步分化为不同细胞谱系，包括缺乏CCR5或CCR5表达降低的$CD4^+$和$CD8^+$T细胞，这导致他们对CCR5型HIV病毒的感染天然耐受。HIV病毒载量的监测提示HIV病毒在该患者体内处于低于检测限已经长达8年。该患者的成功为促进HIV临床治愈研究提供了极大的信心。然而，利用类似的治疗方法在一位美国波士顿HIV患者身上并没有取得类似的成功。研究发现，该患者体内的CCR5亚型HIV病毒发生变异，转移至X4亚型HIV病毒，这提示病毒逃逸机制可能依然是CCR5敲除策略控制HIV感染最大的障碍。

第二种治疗方法是让免疫细胞重新靶向并杀死病毒感染的细胞。具体来说，是在基因层面上在干细胞中引入HIV特异性的TCR分子，从而能进一步分化为功能性T细胞，可以识别

HIV感染的细胞。这已经在人源化小鼠中得到了验证。还有的研究小组在对造血干细胞进行基因改造,引入具有保护性的CD4－ζCAR,直接靶向CCR5和HIV－1长末端重复序列(long terminal repeat, LTR)的shRNA。CD4－ζCAR改造后的干细胞在人源化小鼠中移植后,能分化为多种$CD4^+$、$CD8^+$ T细胞,NK细胞和B细胞。改造后的干细胞分化而来的T细胞能抵抗HIV病毒的感染,而且能在体内扩增并逐渐分化为效应和记忆性T细胞,并抑制HIV病毒的感染。然而,是否能在HIV感染者体内实现HIV病毒的清除还有待进一步验证。

综上所述,免疫治疗虽然在理论上很具吸引力,但还需要进行更多的基础研究和临床试验来获得理想的治疗方法。新创免疫治疗目前还处在小规模、初期临床试验的阶段。已开展的新创免疫治疗研究大多未能诱导出良好的病原体抗原特异性的免疫反应或未能有效降低体内的病毒载量。尽管如此,新创免疫治疗调动机体的免疫功能来控制病原体感染的基本理念仍会激励科研人员不断寻找更有效的抗病毒免疫治疗的武器。因此,新创免疫治疗征途漫漫,但前景光明。

参考文献

[1] 斯崇文,贾辅忠,李家泰. 感染病学[M]. 北京：人民卫生出版社,2004.

[2] 邓松华. 炎症介质//王迪浔,金惠铭. 人体病理生理学[M]. 3版. 北京：人民卫生出版社,2008：369－387.

[3] 田庚善,贾辅忠. 临床感染病学[M]. 南京：江苏科学技术出版社,1998：159－168.

[4] Bar KJ, Sneller MC, Harrison LJ, *et al*. Effect of HIV Antibody VRC01 on Viral Rebound after Treatment Interruption [J]. N Engl J Med, 2016 Nov 24, 375(21): 2037－2050.

[5] Barrett DM, Singh N, Porter DL, *et al*. Chimeric antigen receptor therapy for cancer [J]. Annu Rev Med, 2014, 65: 333－347.

[6] Bruno CJ, Jacobson JM. Ibalizumab: an anti-CD4 monoclonal antibody for the treatment of HIV－1 infection [J]. J Antimicrob Chemother, 2010 Sep, 65(9): 1839－1841.

[7] Carter BJ. Adeno associated virus vectors in clinical trials [J]. Hum Gene Ther, 2005, 16(5): 541－550.

[8] Cheung WC, Beausoleil SA, Zhang X, *et al*. A proteomics approach for the identification and cloning of monoclonal antibodies from serum [J]. Nat Biotechnol, 2012 Mar 25, 30(5): 447－452.

[9] Corey L, Gilbert PB, Tomaras GD, *et al*. Immune correlates of vaccine protection against HIV－1 acquisition [J]. Sci Transl Med, 2015 Oct 21, 7(310): 310rv7.

[10] Costa MR, Pollara J, Edwards RW, *et al*. Fc Receptor-Mediated Activities of Env-Specific Human Monoclonal Antibodies Generated from Volunteers Receiving the DNA Prime-Protein Boost HIV Vaccine DP6－001 [J]. J Virol, 2016 Nov 15, 90(22): 10362－10378.

[11] Detalle L, Stohr T, Palomo C, *et al*. Generation and Characterization of ALX－0171, a Potent Novel Therapeutic Nanobody for the Treatment of Respiratory Syncytial Virus Infection [J]. Antimicrob Agents Chemother, 2015 Oct 05, 60(1): 6－13.

[12] DiGiandomenico A, Keller AE, Gao C, Rainey GJ, Warrener P, Camara MM, *et al*. A multifunctional bispecific antibody protects against Pseudomonas aeruginosa [J]. Sci Transl Med, 2014 Nov 12, 6(262): 262ra155.

[13] Fox JL. Antivirals become a broader enterprise [J]. Nat Biotechnol, 2007 Dec, 25(12): 1395－1402.

[14] Gross G, Waks T, Eshhar Z. Expression of immunoglobulin-T-cell receptor chimeric molecules as functional receptors with antibody-type specificity [J]. Proc Natl Acad Sci USA, 1989 Dec, 86(24): 10024－10028.

[15] Group PIW, Multi-National PIIST, Davey RT, *et al*. A Randomized, Controlled Trial of ZMapp for Ebola Virus Infection [J]. N Engl J Med, 2016 Oct 13, 375(15): 1448－1456.

[16] Hammers CM, Stanley JR. Antibody phage display: technique and applications [J]. J Invest Dermatol, 2014 Feb, 134(2): 1－5.

[17] Huang J, Doria-Rose NA, Longo NS, *et al*. Isolation of human monoclonal antibodies from peripheral blood B cells [J]. Nat Protoc, 2013 Oct, 8(10): 1907－1915.

[18] Hutter G, Nowak D, Mossner M, *et al*. Long-term control of HIV by CCR5 Delta32/Delta32 stem-cell transplantation [J]. N Engl J Med, 2009 Feb 12, 360(7): 692 - 698.

[19] Iskra S, Kalla M, Delecluse HJ, *et al*. Toll-like receptor agonists synergistically increase proliferation and activation of B cells by epstein-barr virus [J]. J Virol, 2010 Apr, 84(7): 3612 - 3623.

[20] Kordelas L, Verheyen J, Beelen DW, *et al*. Shift of HIV tropism in stem-cell transplantation with CCR5 Delta32 mutation [J]. N Engl J Med, 2014 Aug 28, 371(9): 880 - 882.

[21] Krilov LR. Palivizumab in the prevention of respiratory syncytial virus disease [J]. Expert Opin Biol Ther, 2002 Oct, 2(7): 763 - 769.

[22] Liu L, Patel B, Ghanem MH, *et al*. Novel CD4-Based Bispecific Chimeric Antigen Receptor Designed for Enhanced Anti-HIV Potency and Absence of HIV Entry Receptor Activity [J]. J Virol, 2015 Jul, 89(13): 6685 - 6694.

[23] Lombardo A, Genovese P, Beausejour CM, *et al*. Gene editing in human stem cells using zinc finger nucleases and integrase-defective lentiviral vector delivery [J]. Nat Biotechnol, 2007 Nov, 25(11): 1298 - 1306.

[24] Lu S. Combination DNA plus protein HIV vaccines [J]. Springer Semin Immunopathol, 2006 Nov, 28(3): 255 - 265.

[25] Lu X, Yu Q, Binder GK, Chen Z, *et al*. Antisense-mediated inhibition of human immunodeficiency virus (HIV) replication by use of an HIV type 1-based vector results in severely attenuated mutants incapable of developing resistance [J]. J Virol, 2004 Jul, 78 (13): 7079 - 7088.

[26] Macpherson JL, Boyd MP, Arndt AJ, *et al*. Long-term survival and concomitant gene expression of ribozyme-transduced $CD4^+$ T lymphocytes in HIV infected patients [J]. J Gene Med, 2005 May, 7(5): 552 - 564.

[27] Meylan E, Tschopp J. Toll-like receptors and RNA helicases: two parallel ways to trigger antiviral responses [J]. Mol Cell, 2006 Jun 9, 22 (5): 561 - 569.

[28] Migone TS, Bolmer S, Zhong J, *et al*. Added benefit of raxibacumab to antibiotic treatment of inhalational anthrax [J]. Antimicrob Agents Chemother, 2015 Feb, 59(2): 1145 - 1151.

[29] Minczuk M. Engineered zinc finger proteins for manipulation of the human mitochondrial genome [J]. Methods Mol Biol, 2010, 649: 257 - 270.

[30] Muyldermans S. Nanobodies: natural single-domain antibodies [J]. Annu Rev Biochem, 2013, 82: 775 - 797.

[31] Morgan RA, Walker R, Carter CS, *et al*. Preferential survival of $CD4^+$ T lymphocytes engineered with anti-human immunodeficiency virus (HIV) genes in HIV-infected individuals [J]. Hum Gene Ther, 2005 Sep, 16(9): 1065 - 1074.

[32] O'Brien KL, Chandran A, Weatherholtz R, *et al*. Efficacy of motavizumab for the prevention of respiratory syncytial virus disease in healthy Native American infants: a phase 3 randomised double-blind placebo-controlled trial [J]. Lancet Infect Dis, 2015 Dec, 15(12): 1398 - 1408.

[33] Pollara J, Bonsignori M, Moody MA, *et al*. HIV - 1 vaccine-induced C1 and V2 Env-specific antibodies synergize for increased antiviral activities [J]. J Virol, 2014 Jul, 88(14): 7715 - 7726.

[34] Qiu X, Wong G, Audet J, *et al*. Reversion of advanced Ebola virus disease in nonhuman primates with ZMapp [J]. Nature, 2014 Oct 02, 514 (7520): 47 - 53.

[35] Rossi JJ, June CH, Kohn DB. Genetic therapies against HIV [J]. Nat Biotechnol, 2007 Dec, 25 (12): 1444 - 1454.

[36] Scheid JF, Horwitz JA, Bar-On Y, *et al*. HIV - 1 antibody 3BNC117 suppresses viral rebound in humans during treatment interruption [J]. Nature, 2016 Jul 28, 535(7613): 556 - 560.

[37] Schoofs T, Klein F, Braunschweig M, *et al*. HIV - 1 therapy with monoclonal antibody 3BNC117 elicits host immune responses against HIV - 1 [J]. Science, 2016 May 20, 352(6288): 997 - 1001.

[38] Shimizu S, Hong P, Arumugam B, *et al*. A highly efficient short hairpin RNA potently down-regulates CCR5 expression in systemic lymphoid organs in the hu-BLT mouse model [J]. Blood, 2010 Feb 25, 115(8): 1534 - 1544.

[39] Siapati EK, Bigger BW, Miskin J, *et al*. Comparison of HIV and EIAV Based vectors on their efficiency in transducing murine and human hematopoietic repopulating cells [J]. Mol Ther,

2005, 12(3): 537 - 546.
[40] Thakur CS, Jha BK, Dong B, *et al*. Small-molecule activators of RNase L with broad spectrum antiviral activity [J]. Proc Natl Acad Sci USA, 2007 Jun 5, 104(23): 9585 - 9590.
[41] Traggiai E, Becker S, Subbarao K, *et al*. An efficient method to make human monoclonal antibodies from memory B cells: potent neutralization of SARS coronavirus [J]. Nat Med, 2004 Aug, 10(8): 871 - 875.
[42] Trimble CL, Morrow MP, Kraynyak KA, *et al*. Safety, efficacy, and immunogenicity of VGX - 3100, a therapeutic synthetic DNA vaccine targeting human papillomavirus 16 and 18 E6 and E7 proteins for cervical intraepithelial neoplasia 2/3: a randomised, double-blind, placebo-controlled phase 2b trial [J]. Lancet, 2015 Nov 21, 386 (10008): 2078 - 2088.
[43] Vega CG, Bok M, Vlasova AN, *et al*. Recombinant monovalent llama-derived antibody fragments (VHH) to rotavirus VP6 protect neonatal gnotobiotic piglets against human rotavirus-induced diarrhea [J]. PLoS Pathog, 2013, 9(5): e1003334.
[44] Wang S, Kennedy JS, West K, *et al*. Cross-subtype antibody and cellular immune responses induced by a polyvalent DNA prime-protein boost HIV1 vaccine in healthy human volunteers [J]. Vaccine, 2008 Feb 20, 26(8): 1098 - 1110.
[45] Wang J, Bardelli M, Espinosa DA, *et al*. A Human Bi-specific Antibody against Zika Virus with High Therapeutic Potential [J]. Cell, 2017 Sep 21, 171(1): 229 - 241. e15.
[46] Wang Q, Yang H, Liu X, *et al*. Molecular determinants of human neutralizing antibodies isolated from a patient infected with Zika virus [J]. Sci Transl Med, 2016 Dec 14, 8(369): 369ra179.
[47] Weber J, Peng H, Rader C. From rabbit antibody repertoires to rabbit monoclonal antibodies [J]. Exp Mol Med, 2017 Mar 24, 49(3): e305.
[48] Wendel BS, He C, Qu M, *et al*. Accurate immune repertoire sequencing reveals malaria infection driven antibody lineage diversification in young children [J]. Nat Commun, 2017 Sep 14, 8 (1): 531.
[49] Wu H, Pfarr DS, Johnson S, *et al*. Development of motavizumab, an ultra-potent antibody for the prevention of respiratory syncytial virus infection in the upper and lower respiratory tract [J]. J Mol Biol, 2007 May 4, 368(3): 652 - 665.
[50] Wu X, Zhang Z, Schramm CA, *et al*. Maturation and Diversity of the VRC01-Antibody Lineage over 15 Years of Chronic HIV - 1 Infection [J]. Cell, 2015 Apr 23, 161(3): 470 - 485.
[51] Xu L, Pegu A, Rao E, *et al*. Trispecific broadly neutralizing HIV antibodies mediate potent SHIV protection in macaques [J]. Science, 2017 Sep 20, pii: eaan8630. doi: 10.1126/science.aan8630.
[52] Yu XQ, Robbie GJ, Wu Y, *et al*. Safety, Tolerability, and Pharmacokinetics of MEDI4893, an Investigational, Extended-Half-Life, Anti-Staphylococcus aureus Alpha-Toxin Human Monoclonal Antibody, in Healthy Adults [J]. Antimicrob Agents Chemother, 2017 Jan, 61(1): e01020 - 16.
[53] Zhen A, Kamata M, Rezek V, *et al*. HIV-specific Immunity Derived From Chimeric Antigen Receptor-engineered Stem Cells [J]. Mol Ther, 2015 Aug, 23(8): 1358 - 1367.
[54] Zhu J, Wu X, Zhang B, *et al*. De novo identification of VRC01 class HIV - 1-neutralizing antibodies by next-generation sequencing of B-cell transcripts [J]. Proc Natl Acad Sci USA, 2013 Oct 22, 110(43): E4088 - 4097.

[美国马萨诸塞大学医学院 卢山 南京大学医学院附属鼓楼医院 陈雨欣 南京医科大学第一附属医院(江苏省人民医院) 黄祖瑚]

第七节 干细胞治疗

感染性疾病的干细胞治疗最早源于2004年发表于《柳叶刀》(*Lancet*)杂志的一则骨髓间充质干细胞(bone marrow mesenchymal stem cell, BMSC,属于成体干细胞的一种)成功治疗移植物抗宿主病(graft versus-host disease, GVHD)的案例。该项临床试验成功地揭示了间充质干细胞(mesenchymal stem cell, MSC)具有免疫抑制作用。之后众多科学家开始探索干细胞在机体免疫系统调控中发挥的作用,陆续发现MSC在感染病的治疗中具有独特功效。

一、病毒性肝炎肝硬化的干细胞治疗

乙型病毒性肝炎(乙肝)多年来位居我国法定传染病的首位,约占传染病总数的1/3。1992年,我国将乙型肝炎病毒(HBV)疫苗纳入计划免疫管理后,乙肝的预防效果显著。但是1992年之前出生的人群中仍然存在大量感染HBV的患者。近年来由于环境因素、饮食习惯以及生活习惯的改变,HBV感染率呈逐渐上升趋势,发病人群以20～45岁青壮年为主。由于缺少有效的丙型肝炎病毒(HCV)疫苗以及人们对丙型病毒性肝炎(丙肝)的知晓率低下,HCV感染率也在逐年上升。目前干细胞治疗肝炎病毒相关疾病的临床研究多集中在乙肝肝硬化失代偿期以及丙肝肝硬化失代偿期。

病毒感染后机体产生有效的特异性免疫应答是清除病毒的关键,但慢性HBV和HCV感染患者不能产生有效的特异性免疫应答,主要是因为特异性T细胞功能低下,从而形成免疫耐受和病毒感染慢性化,使病毒在肝细胞内不断复制,引起肝细胞的广泛坏死和肝小叶结构的破坏,进而发展为肝硬化。有研究表明,在HBV感染后的肝硬化由代偿期向失代偿期进展的过程中,HBV诱发的免疫损伤发挥了至关重要的作用。干细胞治疗肝炎病毒感染后的肝硬化不仅可以修复损伤的肝细胞,还可以在患者体内重建免疫系统。MSC通过抑制T细胞增殖、抑制B细胞增殖分化、调节NK细胞活性、阻止树突状细胞成熟和上调调节性T细胞(regulatory T cells, Tregs)数量,从而有效减弱炎症反应,发挥抗炎和免疫调节作用。研究表明,将乙肝肝硬化患者的BMSC与其自身免疫细胞进行体外共培养,可以上调外周血中调节性T细胞的数量,抑制淋巴细胞增殖,减轻肝硬化导致的免疫损伤。值得一提的是,慢性病毒性肝炎患者的机体免疫耐受是肝炎慢性化和肝硬化形成的关键因素,MSC在抑制炎症反应的同时并不会抑制机体对肝炎病毒的特异性免疫应答,也不会促成免疫耐受。临床研究发现,患者的HBV拷贝数并没有因为MSC移植而增加,反而表现为HBV表面抗原明显下降。BMSC是目前最常见的被用于开展治疗病毒性肝炎肝硬化研究的一类MSC,但来源存在一定限制,临床治疗往往需要对患者进行多次侵入性地取材。项春生课题组发现在众多来源的MSC中,宫血来源的MSC(menstrual blood-derived stem cell, MenSC)在临床应用中具有独特的优势:MenSC存在于子宫内膜中,从女性月经血中提取,获取方便,无伦理争议及取材方面的限制,并且具有比BMSC更强的增殖能力。在此基础上,该课题组对MenSC的特性和可塑性做了鉴定,开展了首个MenSC移植治疗肝硬化的研究。结果表明,MenSC能迁移到肝脏损伤部位,少数能分化成具有功能的肝样细胞,接受MenSC治疗的肝硬化小鼠肝功能得到了显著改善。

(一)病毒性肝炎肝硬化的干细胞移植方法

由我国肝病学专家韩英、时永全、周新民执笔,汇集国内30余名专家共同编写的《干细胞移植规范化治疗失代偿期肝硬化的专家共识》,根据干细胞的不同性质和不同来源,将目前临床上干细胞移植治疗失代偿期肝硬化的方式分为6种:自体骨髓干细胞移植、自体外周血干细胞移植、自体造血干细胞移植、自体骨髓间充质干细胞移植、异基因脐血干细胞移植和异基因脐带间充质干细胞(umbilical cord-derived mesenchymal stem cell, UC-MSC)移植。鉴于有研究表明,HBV感染患者的骨髓间充质干细胞分化潜能和免疫调节功能显著降低,因此不推荐病毒性肝炎肝硬化患者采用自体骨髓间充质干细胞移植治疗方式。

(二)病毒性肝炎肝硬化的干细胞移植途径

王亚莉等回顾分析了近10年来国内关于干细胞移植治疗肝硬化的报道,比较了3种干细胞移植途径,发现绝大多数病例采用经肝动脉途径移植(78.6%),其次是经外周静脉途径移植(14%)。UC-MSC多选择经外周静脉移植,一般3～4次为1个疗程,可能因为UC-MSC来源和培养方便,细胞来源异体获得不增加患者痛苦,可通过增加治疗次数来提高疗效。该研究相关数据与结果尚未公布与发表。

二、流感的干细胞治疗

来源于多种组织(骨髓、肺等)的MSC均表达流感病毒α-2,3和α-2,6唾液酸受体,这可能是MSC容易受到人类、猪、禽类流感病毒株,如H5N1、H1N1、H9N5感染的一个原因。感染首先造成MSC促炎症细胞因子分泌的增加,然后快速诱导细胞凋亡。目前,MSC治疗流感病毒感染所致疾病的疗效尚无定论。由于唾液酸受体的存在,机体原位的MSC容易被流感病毒感染,而外源性移植的MSC能够特异性靶向流感病毒和炎症部位,从而发挥抗炎和免疫调节的作用。Li等发现BMSC可有效减弱H9N2禽流感病毒造成的小鼠肺部的炎症反应,降低肺部炎症细胞的浸润和促炎因子的水平,改善肺损伤。但是,Darwish等研究发现,在H1N1流感病毒诱导的小鼠急性肺损伤模型中,BMSC移植并未能减轻小鼠肺部的炎症反应,未能改善H1N1流感病毒造成的肺损伤。令人惊喜的是,MenSC在治疗人感染禽流感病毒的临床案例中展现出了很好的疗效。国内感染病专家李兰娟、项春生等自2015年开展至今的"宫内膜来源间充质干细胞辅助治疗H7N9感染引起的急性肺损伤的临床研究"中26例重症H7N9禽流感恢复期的患者,经宫血间充质干细胞移植治疗后2/3的患者肺损伤得到了修复,肺功能显著改善。该临床研究于2015年通过中国临床试验中心的注册,相关数据和研究结果尚未公布与发表。

三、艾滋病的干细胞治疗

艾滋病被认为是由于CD4辅助T细胞被HIV病毒选择性损伤而造成的免疫缺陷。因此,用具有免疫抑制效应的MSC来治疗艾滋病的方法最早被认为是违反常理的。将MSC移植入T细胞受损的患者体内可能进一步降低机体的抗感染能力,但在某些HIV感染患者的亚群中情况却恰恰相反。高活性的抗反转录病毒治疗(highly active antiretroviral therapy, HAART)可以显著降低HIV患者的发病率和死亡率。但是仍有一部分患者被称为免疫无反应者(immune non-responders, INRs),在病毒被完全抑制后(血浆中已无法检测到HIV)仍无法逆转免疫缺陷障碍。我国科学家王福生率领课题组开展UC-MSC治疗感染Ⅰ型HIV的INRs临床试验发现,UC-MSC可以增加血液中幼稚CD4辅助T细胞和中枢记忆CD4辅助T细胞的数量并恢复患者体内HIV特异性IFN-γ和IL-2的含量。UC-MSC治疗增强了INRs免疫系统的重建功能,同时减弱了患者的炎症反应和系统性免疫激活反应。该项研究为逆转感染HIV-1的免疫无反应患者的免疫缺陷障碍提供了有效的治疗方案。

四、细菌性疾病的干细胞治疗

在早期,Ringden等报道MSC在慢性龋齿和牙周炎过程中具有保护效应。目前已有多个研究表明,MSC在体内不仅具有单纯的免疫抑制作用,而且具有增强的抗菌效应。将MSC注入大肠埃希菌肺炎动物模型后,可抑制宿主的炎症反应并加快细菌的清除过程。在大肠埃希菌或脂多糖诱导的人离体肺损伤模型中,人MSC移植以后可显著降低炎症反应,增强肺泡液体清除率,改善菌血症。深入研究发现,MSC可增强肺泡巨噬细胞吞噬作用,且通过分泌角质细胞生长因子(keratinocyte growth factor, KGF)抑制单核细胞凋亡,间接提高细菌清除率。在啮齿类动物的铜绿假单胞菌肺炎模型中发现脂肪间充质干细胞(adipose tissue-derived mesenchymal stem cell, AMSC)具有保护性效应。AMSC可以抑制环氧化酶2(Cyclooxygenase2, COX2)的活性,增加15-羟基前列腺素(15-hydroxyprostaglandin,

15-PDGH)的水平,阻止过多 PGE2 的合成。这些效应最终可增强宿主巨噬细胞的吞噬能力,从而更有效地清除细菌。除了治疗上述革兰阴性致病菌引发的感染性疾病,研究证明,在革兰阳性致病菌的感染模型中 MSC 也具有治疗作用。在大鼠感染耐甲氧西林金黄色葡萄球菌的模型中发现 BMSC 可以降低细菌的数量,抑制炎症因子和趋化因子的合成,并促进伤口的愈合。在人类 MSC 治疗 ARDS 绵羊模型中发现,MSC 可以改善氧气的供应并抑制肺水肿。

脓毒症是感染引起的全身炎症反应综合征,致死率高。基于 MSC 的免疫调控作用,目前 MSC 治疗已作为一种新型治疗手段应用于治疗脓毒症的临床前研究和临床试验。在脓毒症实验模型动物中发现,MSC 移植可以降低由脂多糖(lipopolysaccharide, LPS)、盲肠结扎和穿刺(cecalligationandpuncture, CLP)、铜绿假单胞菌和大肠埃希菌等诱导的脓毒症动物的死亡率。研究发现,MSC 的移植可以降低中性粒细胞和单核细胞对包括肝、肺、肠道和肾脏在内的靶器官的浸润,降低血液和脏器中促炎因子 IFN－γ, TNF－α,IL－1b 和 IL－6 等的水平。进一步的研究发现,MSC 可以通过释放 PGE2,促进巨噬细胞释放抗炎因子 IL－10,从而介导巨噬细胞重编程为 M2 型发挥抗炎作用。项春生课题组利用 MenSC 和其分泌的外泌体(exosomes)分别治疗 LPS 诱导的急性肺损伤小鼠和暴发性肝衰竭(fulminant hepatic failure, FHF)小鼠模型时发现,MenSC 能有效改善肺部毛细血管通透性,降低炎症反应,促进肺部损伤组织的修复。MenSC 分泌的外泌体能抑制 FHF 小鼠肝脏细胞凋亡,改善肝功能,提高生存率。

目前,在多个 MSC 治疗感染病的研究中发现,MSC 的抗菌效应主要来源于其产生的吲哚胺吡咯 2,3－双加氧酶(indoleaminepyrrole 2, 3-dioxygenase, IDO),IDO 可以通过清除细胞培养基中的色氨酸而抑制细菌的生长,这种效应在将 TNF－α 或是 IL－1 加入培养基后得到增强。值得一提的是,IDO 依赖的抗菌效应似乎为人类所特有,在啮齿类动物 MSC 抗感染治疗中未被观察到。同样值得注意的是,MSC 分泌的 IDO 发挥的抗菌效应发生在 MSC 抑制 T 细胞,下调免疫系统功能之前,这可能是由于细菌生长所需要的最低色氨酸浓度要远远高于其活化 T 细胞的浓度。人类 MSC 还可以通过产生抗菌肽,如人类抗菌肽(cathelicidin)LL－37 杀伤细菌。无论是革兰阴性致病菌(大肠埃希菌和铜绿假单胞菌)还是革兰阳性致病菌(金黄色葡萄球菌),对 MSC 分泌的 LL－37 介导的细菌杀伤效应都很敏感。大肠埃希菌或是金黄色葡萄球菌和铜绿假单胞菌生长过的培养基可以显著促进 MSC 表达 LL－37。MSC 产生的另一种抗菌肽为载脂蛋白 2(lipocalin 2),其可通过结合铁离子而抑制细菌生长。在啮齿类动物的大肠埃希菌肺炎模型中揭示了载脂蛋白 2 是 MSC 发挥抗菌活性的主要功能蛋白。

五、真菌感染及寄生虫病的干细胞治疗

最近的研究发现,MSC 对真菌感染导致的疾病同样具有治疗作用。Yang 等的研究发现,分泌 IL－17 的 MSC 亚群与其他 MSC 不同,并不具有免疫抑制功能,但具有免疫调节功能和抗菌活性。这些干细胞在体内外均表现出了强大的抗真菌活性,IL－17 阳性 MSC 可以在体外和小鼠体内模型中抑制白念珠菌的生长。Lathrop 等的研究为了解 MSC 的抗哮喘活性提供了新的思路,尽管没有直接的抗真菌效应,但是在一种由烟曲霉菌丝提取物诱发中性粒细胞介导的气道过敏性炎症小鼠模型中,MSC 可通过抑制 Th17 信号通路而产生保护作用。

在抗蠕虫感染的治疗中,MSC 的潜在价值在小鼠血吸虫病模型中也被证实。单独应用 BMSC 可以减轻日本血吸虫诱导的肝损伤,并提高小鼠的生存率。这种治疗效果同时伴随着虫卵肉芽肿直径的减小和肝脏纤维化程度的下降,后者表现为胶原沉积的减少以及Ⅲ型胶原、α 平滑肌肌动蛋白和波纹蛋白表达量的下调。此外,血浆中 TGF－β 这种在纤维化进程中起关键作

用的因子的含量也发生了下降。在伯氏疟原虫诱导的啮齿类疟疾模型中也观察到MSC具有治疗作用。除了能降低炎症反应的水平,在静脉内注射BMSC后可上调IL-12水平,下调IL-10水平,从而引起调节性T细胞数量的下降和更强的宿主抗病原体反应。很难想象一般药物能起到上述作用,该结果也提示BMSC调控免疫系统的效果可能很大程度上取决于其所处的具体环境。

克氏锥虫是一种在拉丁美洲常见的寄生虫,也是造成美洲锥虫病(又名“查加斯病”)的病原体,经常造成不可逆的心肌病。Jasmin等用培养后的BMSC治疗被克氏锥虫感染的小鼠后发现,治疗组动物右心室的扩张程度下降。在另一项研究中,Magginii等将MSC注射入感染了克氏锥虫的小鼠体内后发现,巨噬细胞向调节性表型转变,血浆IL-10水平上升,IL-12 p70水平下降。但是在感染克氏锥虫的动物中,这种免疫特性的改变也会增加巨噬细胞对胞内寄生病原体的敏感性,有可能导致感染的恶化。

六、小结

已有的研究结果提示,干细胞治疗感染性疾病比药物更加聪明,因为它们能够感知所处的免疫环境并调节免疫反应。最新的研究还显示,MSC还能作为载体携带抗生素类药物如环丙沙星并在离体条件下释放药物的活性结构,同时仍保留干细胞自身的抗菌功能。但目前仍然需要更多的整体疾病动物模型研究和临床试验明确MSC治疗感染性疾病的有效性、安全性和量效关系等。虽然目前某些来源的MSC展现出了一定的优势,但仍需要进一步阐明MSC的异质性(包括同一组织来源的MSC和来源于不同组织的MSC),找到能够提高细胞纯度的方法,并且安全有效地增强其靶向病原体的能力。

参考文献

[1] 中华医学会医学工程学分会干细胞工程专业学组. 干细胞移植规范化治疗失代偿期肝硬化的专家共识[J/CD]. 中华细胞与干细胞杂志:电子版,2014,4(4):222-226.

[2] Le Blanc K, Rasmusson I, Sundberg B, Gotherstrom C, Hassan M, Uzunel M, Ringden O. Treatment of severe acute graft-versus-host disease with third party haploidentical mesenchymal stem cells [J]. Lancet, 2004, 363(9419): 1439-1441.

[3] Chen L, Zhang C, Chen L, Wang X, Xiang B, Wu X, Guo Y, Mou X, Yuan L, Chen B, Wang J, Xiang C. Human Menstrual Blood-Derived Stem Cells Ameliorate Liver Fibrosis in Mice by Targeting Hepatic Stellate Cells via Paracrine Mediators [J]. Stem Cells Transl Med, 2016.

[4] Lin J, Xiang D, Zhang J L, Allickson J, Xiang C. Plasticity of human menstrual blood stem cells derived from the endometrium [J]. J Zhejiang Univ Sci B, 2011, 12(5): 372-380.

[5] Li Y, Xu J, Shi W, Chen C, Shao Y, Zhu L, Lu W, Han X. Mesenchymal stromal cell treatment prevents H9N2 avian influenza virus-induced acute lung injury in mice [J]. Stem Cell Res Ther, 2016, 7(1): 159.

[6] Darwish I, Banner D, Mubareka S, Kim H, Besla R, Kelvin D J, Kain K C, Liles W C. Mesenchymal stromal (stem) cell therapy fails to improve outcomes in experimental severe influenza [J]. PloS one, 2013, 8(8): e71761.

[7] Zhang Z, Fu J, Xu X, Wang S, Xu R, Zhao M, Nie W, Wang X, Zhang J, Li T, Su L, Wang F S. Safety and immunological responses to human mesenchymal stem cell therapy in difficult-to-treat HIV-1-infected patients [J]. AIDS, 2013, 27(8): 1283-1293.

[8] Ringden O, Uzunel M, Sundberg B, Lonnies L, Nava S, Gustafsson J, Henningsohn L, Le Blanc K. Tissue repair using allogeneic mesenchymal stem cells for hemorrhagic cystitis, pneumomediastinum and perforated colon [J]. Leukemia, 2007, 21(11): 2271-2276.

[9] Xiang B, Chen L, Wang X, Zhao Y, Wang Y, Xiang C. Transplantation of Menstrual Blood-Derived Mesenchymal Stem Cells Promotes the Repair of LPS-Induced Acute Lung Injury [J]. Int J Mol Sci, 2017, 18(4): 689.

[10] Chen L, Xiang B, Wang X, Xiang C. Exosomes derived from human menstrual blood-derived stem cells alleviate fulminant hepatic failure [J]. Stem

Cell Res Ther, 2017, 8(1): 9.

[11] Yang R, Liu Y, Kelk P, Qu C, Akiyama K, Chen C, Atsuta I, Chen W, Zhou Y, Shi S. A subset of IL-17(+) mesenchymal stem cells possesses anti-Candida albicans effect [J]. Cell Res, 2013, 23 (1): 107-121.

[12] Lathrop M J, Brooks E M, Bonenfant N R, Sokocevic D, Borg Z D, Goodwin M, Loi R, Cruz F, Dunaway C W, Steele C, Weiss D J. Mesenchymal stromal cells mediate Aspergillus hyphal extract-induced allergic airway inflammation by inhibition of the Th17 signaling pathway [J]. Stem Cells Transl Med, 2014, 3(2): 194-205.

[13] Jasmin, Jelicks L A, Koba W, Tanowitz H B, Mendez-Otero R, Campos de Carvalho A C, Spray D C. Mesenchymal bone marrow cell therapy in a mouse model of chagas disease. Where do the cells go? [J]. PLoS Negl Trop Dis, 2012, 6(12): e1971.

[14] Maggini J, Mirkin G, Bognanni I, Holmberg J, Piazzon I M, Nepomnaschy I, Costa H, Canones C, Raiden S, Vermeulen M, Geffner J R. Mouse bone marrow-derived mesenchymal stromal cells turn activated macrophages into a regulatory-like profile [J]. PloS one, 2010, 5(2): e9252.

(浙江大学附属第一医院 项春生)

第十三章　人工肝治疗

第一节　人工肝的概念和分型

一、人工肝的概念

肝衰竭是由多种因素引起的肝脏合成、解毒、排泄和生物转化等功能发生严重障碍或失代偿，出现以凝血功能低下、黄疸、肝性脑病等为主要表现的一种临床症候群，病死率极高。人工肝是借助一个体外的机械、理化或生物反应装置，清除因肝衰竭而产生或增加的各种有害物质，补充需肝脏合成或代谢的蛋白质等必需物质，改善患者水、电解质及酸碱平衡等内环境，暂时辅助或替代肝脏相应的主要功能，直至自体肝细胞再生、肝功能得以恢复，从而提高患者的生存率。对肝细胞再生不良的晚期肝病患者，人工肝能改善症状，成为肝移植的“桥梁”。特别是在2013年以来暴发H7N9禽流感的背景下，人工肝更是成为降低H7N9患者病死率的重要治疗手段之一。

根据不同的工作原理及材料来源，可以将人工肝分为三大类型，即非生物型、生物型及混合型(表13-1)。目前，非生物型人工肝在临床广泛使用并被证明是行之有效的体外肝脏支持方法。

表13-1　人工肝的分型

分　型	主要技术和装置	功　　能
非生物型	系统应用和发展了血浆置换、血浆灌流、血液滤过、血液透析等血液净化技术的Li-NBAL，集成化新模式Li-ALS、MARS、普罗米修斯系统等	以清除有害物质为主，其中血浆置换能补充生物活性物质
生物型	以体外培养肝细胞为基础所构建的体外生物反应装置，主要有Li-BAL、ELAD系统、BLSS、RFB系统等	具有肝脏特异性解毒、生物合成及转化功能
混合型	将非生物型和生物型人工肝装置结合应用，主要有Li-HAL、HepatAssist系统、MELS、AMC系统等	兼具非生物型人工肝高效的解毒功能和生物型人工肝的代谢功能

注：Li-NBAL指李氏非生物型人工肝系统；Li-ALS指李氏人工肝集成化治疗方案；MARS指分子吸附再循环系统；Li-BAL指李氏生物型人工肝系统；ELAD指体外肝辅助装置；BLSS指生物型人工肝支持系统；RFB指辐射流动型生物反应器；Li-HAL指李氏混合型人工肝系统；HepatAssist指肝脏支持；MELS指体外模块化肝脏支持系统；AMC指学术医疗中心。

二、非生物型人工肝

如何利用一种装置来抢救肝功能不全引起的肝性脑病，一直是医学界的热门课题。早在20世纪50年代，人们就开始了人工肝的研究。自1986年起，浙江大学附属第一医院李兰娟团队开始运用血浆置换治疗肝衰竭，取得了较好的疗效，在此基础上创建了一系列根据不同病情进行不同组合、能暂时替代肝脏的主要功能、改善肝衰竭并发症、明显提高患者生存率的新型人工肝系统，统称之为“李氏非生物型人工肝系统”(Li's non-bioartificial liver system, Li-NBAL)，运用该方法治疗后，急性、亚急性重型肝炎治愈好转率由12.5%提高至78.9%，慢性重型肝炎治愈好转率由15.4%升至43.4%。2013年，我国暴发了人感染H7N9高致病性禽流感疫情，李兰娟团队首创利用人工肝治疗来清除细胞因子风暴，并提出“四抗二平衡”治疗策略，大大降低了H7N9患者的病死率。

其他的非生物型人工肝系统包括分子吸附再循环系统(molecular adsorbent recirculating system, MARS)、连续白蛋白净化治疗系统(continous albumin purification system, CAPS)、成分血浆分离吸附(Prometheus)系统等。

(一) 李氏非生物型人工肝

1. *血浆置换/选择性血浆置换(PE/FPE)* PE是临床最常应用的人工肝治疗模式。PE分为离心式和膜性两类，人工肝多采用后者。膜性PE系利用大孔径(Φ=0.30 μm)中空纤维膜分离技术，将血液中含有毒素的血浆成分(主要为蛋白结合毒素)滤出膜外丢弃，同时将等量的新鲜血浆或新鲜冰冻血浆与膜内扣留的血液有形成分一起回输体内。可清除肝衰竭毒素和某些致病因子(如病毒、蛋白结合性药物或毒物等)，补充肝衰竭所缺乏的凝血因子等必需物质，针对性地纠正肝衰竭导致的代谢紊乱。PE的不足之处为不能有效清除血液中小分子的水溶性溶质。

非选择性PE是无选择性地除去所有的血浆成分，需要补充大量的置换液，很不经济，亦不利于患者生理状态的维持。为了克服以上缺点，创造了选择性除去病理性血浆成分的FPE，此种方法可将患者自己的白蛋白输回体内，减少了置换液，节省了大量费用，并维持患者生理内环境的稳定。FPE利用蛋白筛选系数为0.87的血浆成分分离器，在清除白蛋白结合毒素的同时，可保留相对分子质量更大的凝血因子、肝细胞生长因子，减少白蛋白的丢失。在不影响胆红素等白蛋白结合毒素清除率的情况下，每次治疗可节省大约20%的血浆用量。

膜式血浆分离器是用高分子聚合物制成的空心纤维型滤器，该孔可准许血浆滤过，但能阻挡所有的细胞成分。血浆成分分离器膜孔径比非选择性血浆分离器小，一般为0.08～0.2 μm，使高分子免疫球蛋白被选择性除去，以白蛋白为主体的健康成分与细胞一同输回体内。小孔径的血浆分离器可减少大分子蛋白的丢失，减少了置换的血浆量。常用膜式血浆分离系统所用的滤过膜及其物理特性见表13-2所示。

2. *血浆(血液)灌流(PP/HP)/特异性胆红素吸附* HP或PP是血液或血浆流经填充吸附剂的灌流器(吸附柱)，利用活性炭、树脂等吸附介质的吸附性能清除肝衰竭相关的毒素或病理产物，对水、电解质及酸碱平衡无调节作用。特异性胆红素吸附的本质也是PP，主要是所应用的灌注器对胆红素有特异性的吸附作用，对胆汁酸有少量的吸附作用，而对其他代谢毒素则没有吸附作用或吸附作用很小，常见的血液灌流器见表13-3。

表13-2 膜式血浆分离器的特征

膜材料	商品名称(厂家)	表面积(m^2)	纤维直径(μm)
醋酸纤维素膜	Plasmafo AP-06-H(Asahi)	0.50	330
聚乙烯	MPS 0.250(Mitsubishi)	0.50	270

（续表）

膜材料	商品名称(厂家)	表面积(m²)	纤维直径(μm)
聚甲基丙烯酸甲酯膜	OP-T-1(Asahi)	0.40	340
	Plasmax PS-05(Toray)	0.50	370
	Plasmax PS-02(Toray)	0.20	370
聚质	TP 50(Teijin)	0.30	320
聚丙烯	CPS-10(Travenol)	0.20	330
	Curesis(Organon)	0.12	330
	Fiber plasmafilter(Gambro)	0.40	330
	Fiber plasmafilter PF 1000(Gambro)	0.14	330
	Hemaplex BT 900(Dideco)	0.20	320
	Plasmafux P1(Fresnmius)	0.25	330
	Plasmaflux P2(Fresenius)	0.50	330
聚砜	Sulflux(Kanegafuchi)	0.50	340
聚乙烯醇化合物	Plasmacure(Kuraray)	0.50	300

表13-3 常见的血液灌流器

厂家	商品名	吸附剂	包膜材料
Gambro	Adsorba 300C	活性炭	纤维素
Erika	Hemokart/Alukart	活性炭	硝酸纤维素
Clark	生物相容血液灌流系统	活性炭	肝素水凝胶
Asahi	Hemosorba	活性炭	火棉胶
Extracorporeal	Hemoresin	XAD-4树脂	火棉胶
Bioencapsulator	Diakart	活性炭	珂罗玎
Fresenius	Hemochol	活性炭	丙烯酸水凝胶
Organon-Teknika	Hemopar 260	活性炭	醋酸纤维膜
宁波亚太公司	YT hemo-absorba	球状活性炭	TM-6改良聚乙烯醇
天津生物医学工程开发研究中心	NK-107	NK-107树脂	不包膜

HP可清除芳香族氨基酸、短链脂肪酸、γ-氨基丁酸、Na^+-K^+-ATP酶抑制物等致肝性脑病物质。20世纪70—80年代曾采用HP包膜活性炭吸附治疗暴发性肝衰竭(Fulminant hepatic failure, FHF)肝性脑病，对Ⅲ期及以下肝性脑病有一定疗效；但吸附可激活血小板，引起低血压、血小板减少等不良反应，即使应用前列环素(PGI2)抗凝也不能完全避免。目前已不推荐在肝衰竭治疗中使用。

PP是利用血浆分离技术滤出血浆，再经灌流器进行吸附。由于血液有形成分不与吸附介质接触，从而避免了HP对血细胞的不良反应，但血浆中的白蛋白和凝血因子仍有部分丢失。目前常用的有中性树脂血浆吸附和阴离子树脂血浆吸附，中性树脂主要针对相对分子质量为500～30 000的物质，包括致肝性脑病物质、炎症因子、内毒素等，而阴离子吸附主要吸附胆红素及少量的胆汁酸，因此仅限于在PP中使用。

双重血浆分子吸附系统(Double plasma

molecular absorb system, DPMAS)是近年来出现的一种血浆吸附方法,该方法在血浆胆红素吸附治疗的基础上增加了一个可以吸附中、大分子毒素的广谱吸附剂,因此不仅能够吸附胆红素,还能够清除炎症介质,不耗费血浆,同时又弥补了特异性吸附胆红素的不足。

3. *血液透析*(HD) 用小孔径(Φ<0.01 μm)中空纤维膜,小分子溶质可依照膜两侧的浓度梯度弥散,可析出血液中相对分子质量在15 000以下的水溶性溶质,纠正水、电解质紊乱和酸碱平衡失调。20世纪50—70年代曾用HD治疗肝性脑病,虽可降低血氨水平、促进部分患者清醒,但不能提高肝衰竭患者的最终生存率。间歇血液透析(IHD)是经典的肾脏替代疗法,但用于肝肾综合征患者后,常因出血、低血压、渗透失衡综合征等严重不良反应导致患者在透析期间死亡。故肝肾综合征患者需要透析支持时,推荐使用连续的而不是间歇的方式。目前,血液透析在肝衰竭患者中不单独使用,仅适用于各种肝衰竭伴急性肾损伤包括肝肾综合征、肝性脑病、水及电解质紊乱及酸碱平衡紊乱等。

透析器由1~1.5万根极其细小的内径200 nm、壁厚10 nm的空心纤维组成。空心纤维的壁就是透析膜,透析膜是一种厚为10~20 nm的有机薄膜,膜有许多孔径为2~9 nm的微孔,能通过分子量为35 000的物质,其评价指标主要包括清除率和超滤系数。一般低通量透析器尿素清除率180~190 ml/min,肌酐清除率160~172 ml/min,维生素 B_{12} 清除率60~80 ml/min,几乎不清除β2微球蛋白。高通量透析器尿素清除率185~192 ml/min,肌酐清除率172~180 ml/min,维生素 B_{12} 清除率118~135 ml/min,β2微球蛋白透析后下降率为40%~60%。超滤系数反映透析膜对水的清除能力大小,单位为ml/h. mmHg。低通量透析器超滤系数为4.2~8.0 ml/h. mmHg,高通量透析器超滤系数为20~55 ml/h. mmHg。

4. *血液滤过*(HF) 应用孔径较大的膜,依靠膜两侧液体的压力差作为跨膜压,以对流的方式使血液中的毒素随着水分清除出去,更接近于人体肾脏肾小球滤过的功能。主要清除中分子及部分大分子物质,包括内毒素、细胞因子、炎症介质及某些致昏迷物质。纠正肝衰竭中常见的水、电解质紊乱和酸碱平衡的失调。适用于各种肝衰竭伴急性肾损伤,包括肝肾综合征、肝性脑病、水及电解质紊乱、酸碱平衡失调等。常用血液滤过器特性见表13-4所示。

表13-4 常见的血液滤过器

滤器		膜材料	面积(m^2)	纤维直径(μm)	纤维长度(cm)	纤维数	血室容积(ml)
名称	型号						
Gambro	FH22	聚酰胺膜	0.16	215	11.5	210	—
	FH55	聚酰胺膜	0.6	215	14	6 200	—
Fresenius AG	AV400	聚砜膜	0.7	220	23	4 500	48
	AV600	聚砜膜	1.35	220	23	9 000	90
	ASAHIGS	聚丙烯膜	0.5	200	19	4 300	—
Minntech	Rena flo250	聚砜膜	0.25	280	—	3 000	—
	Rena flo500	聚砜膜	0.5	—	—	—	—

血液滤过(以下简称"血滤")与血液透析(以下简称"血透")的主要区别在于:血滤通过对流作用清除溶质,而血透是通过弥散作用清除溶质。血滤的清除率与超滤量和筛滤系数(sieving coefficient)有关,而与分子量大小无关,不同分子量物质的清除率基本相似。血透

的清除率则与分子量成反比,而与任何膜的筛滤系数无关。

血液滤过的主要优点是对中分子毒物清除率较高。血滤清除对中分子量(1 000～5 000 Dalton)物质是血透的2倍,而对小分子量物质(如K^+、尿素氮、肌酐等)的清除率还不到血透的1/2。血透时清除小分子量物质较快,而清除中分子量物质不如血滤有效,见表13-5所示。

表13-5 HD和HF的清除率(ml/min)比较

分子量(Dalton)	50～500	500～1 000	1 000～5 000
血透(血流量200 ml/min)	170	100	30
血滤(5小时滤过4 L)	70	70	70

当均质液体通过一个不可压缩的膜被超滤时,滤过流量与膜两侧的压力差呈线性相关。如果是一种含有蛋白质的溶液或一种溶液,其中有许多分子的直径大于膜的直径,就会形成次级膜,亦称膜的极化。在流体静力学压力差不变的情况下,随着滤过时间的延长,滤液量就会减少。这种在超滤时迅速出现的膜的极化,可以被较高的膜的超额加速所阻止。但是,这种平衡机制在血滤时受到限制,因有溶血的危险。在此情况下,只能适当调整膜的结构,尽可能减少膜的极化作用。除了膜的极化外,显然血球容积对滤过能力有影响;另外,血脂含量可能也有影响。血滤时,滤过压是由血液侧的正压和(或)滤液侧的负压形成的。此时,胶体渗透压所起的作用较小。当液体通过超滤滤出时,血浆蛋白的浓度升高,胶体渗透压也升高,就限制了液体进一步滤出。

5. *血浆置换联合血液滤过*(plasma exchange with hemofiltration) 血浆置换主要清除与白蛋白结合的大分子物质以及血浆内的毒素,同时补充白蛋白、凝血因子等生物活性物质,但对水、电解质平衡以及酸碱平衡等内环境紊乱的调节作用较小,对中分子物质的清除能力也不如血液滤过。有3种方法:并联治疗(两台机器分别做)、串接治疗(一台机器+双管单泵)、序贯治疗(一台机器先血浆置换,后血液透析滤过)。目前,国内主要采用先行血浆置换,再行持续性血液滤过透析(CHDF)的序贯疗法。除减轻血浆置换的不良反应、增强水溶性溶质清除、减轻血浆置换后24小时的胆红素反跳外,尚可改善肝性脑病、肝肾综合征和血流动力学,更适于合并MODS的重型肝炎晚期患者的治疗。

6. *集成化治疗方案* Li-ALS(Li's Artificial Liver System) 自2007年开始,李兰娟团队在原有李氏人工肝基础上不断开拓、创新,核心的肝衰竭诊治技术获得新的提升,创立一套集成化、多功能化的人工肝治疗方案,称为Li-ALS。该治疗方案模式图见图13-1。

Li-ALS联合了血浆置换、血浆吸附、血液滤过等3种方法,先行低容量血浆置换,同时在储存袋中收集分离出的血浆300～400 ml,在结束血浆置换后继之血浆吸附串联血浆滤过,可补充一定的凝血因子,纠正凝血功能紊乱,血浆吸附与血浆滤过可清除各种中小分子毒物,也可清除循环中过多的炎性介质以恢复机体正常的免疫功能,同时纠正水、电解质、酸碱失衡。可用于治疗肝衰竭,也可治疗伴有SIRS(全身炎症反应综合征)及水、电解质、酸碱失衡的危重疾病,包括严重脓毒症及脓毒性休克、挤压综合征、急性出血性坏死性胰腺炎等。该治疗方案在动物实验上已证实可以显著提高急性肝衰竭动物的生存率(图13-2),并较MARS治疗疗效更显著。

由于现有的血液净化设备无法满足Li-ALS的治疗需求,李兰娟团队与山东威海威高公司合作开发了适用于Li-ALS的人工肝治疗设备Li-ALS-WG-I(图13-3)。该设备拥有6个循环系统,可以同时满足血浆置换联合双重血浆吸附及血浆滤过的功能,同时该设备可以通过网络将各个组件监测值实时上报给监控中心,做到实时记录、实时报警,极大地保障了患者在治疗过程中的安全。

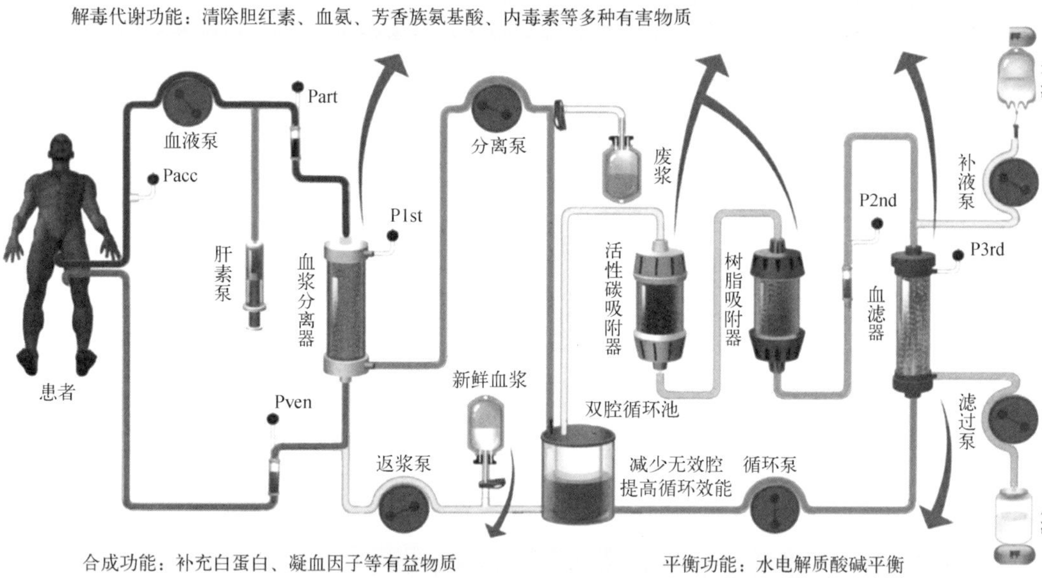

图 13-1 Li-ALS 治疗模式图

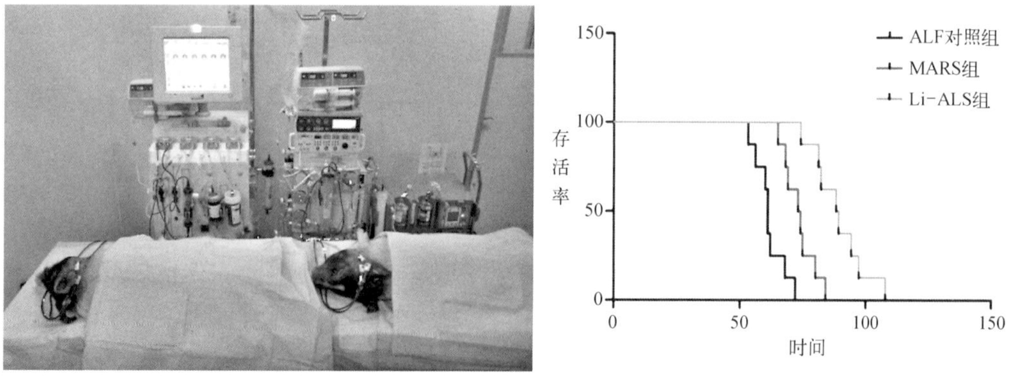

图 13-2 Li-ALS 及 MARS 治疗急性肝衰竭动物实验

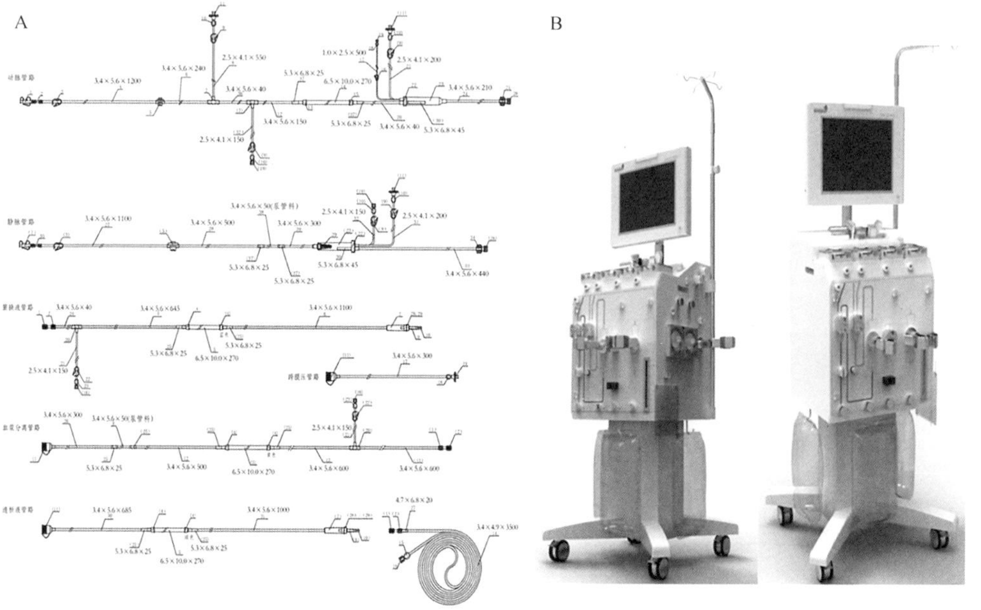

图 13-3 人工肝治疗设备 Li-ALS-WG-I 的管路及外观示意图

(二)其他非生物型人工肝

1. 分子吸附再循环系统(Molecular Adsorbent Recirculating System, MARS) 目前主要在欧美国家使用,国内也有少量开展,其治疗设备及管路模式如图13-4。MARS主要由膜分离、白蛋白再生循环和低流量透析三部分构成。血液被泵出体外以后通过一个白蛋白包被的高通量滤过器,富含蛋白的透析液在滤过器中与血液逆流,血液中的有害代谢产物被转移到透析液中,随后透析液通过活性炭或离子交换树脂的吸附柱,其中的有害代谢产物被清除,透析液重新回到滤过器中再次与血液进行交换。MARS能全面清除蛋白结合毒素及水溶性毒素,并纠正水、电解质、酸碱失衡,降低颅内压,改善肾功能,有助于脑水肿、肝肾综合征及MODS的防治。

2. 成分血浆分离吸附联合血液透析(FPSA) 也称为普罗米修斯(Prometheus)系统,是一个基于FPSA以及高通量血液透析的体外肝脏解毒系统,不仅能非常有效地通过直接吸附作用清除白蛋白结合毒素,同时在单独高通量血液透析阶段,能高效率地清除水溶性毒素(图13-5)。Prometheus系统在清除胆汁酸、胆红素、氨、肌酐和炎症因子方面优于MARS,但MARS对血流动力学的改善在普罗米修斯系统治疗中却没有被发现。

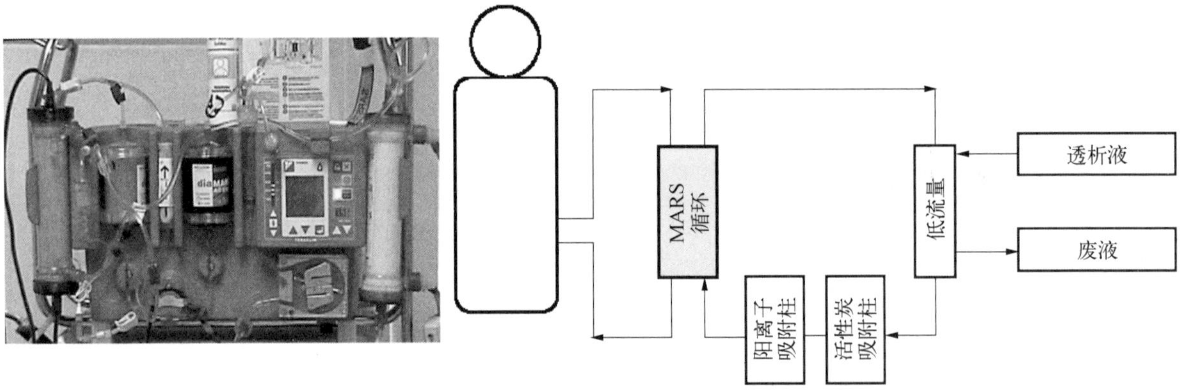

图13-4 MARS系统的装机图及治疗模式图

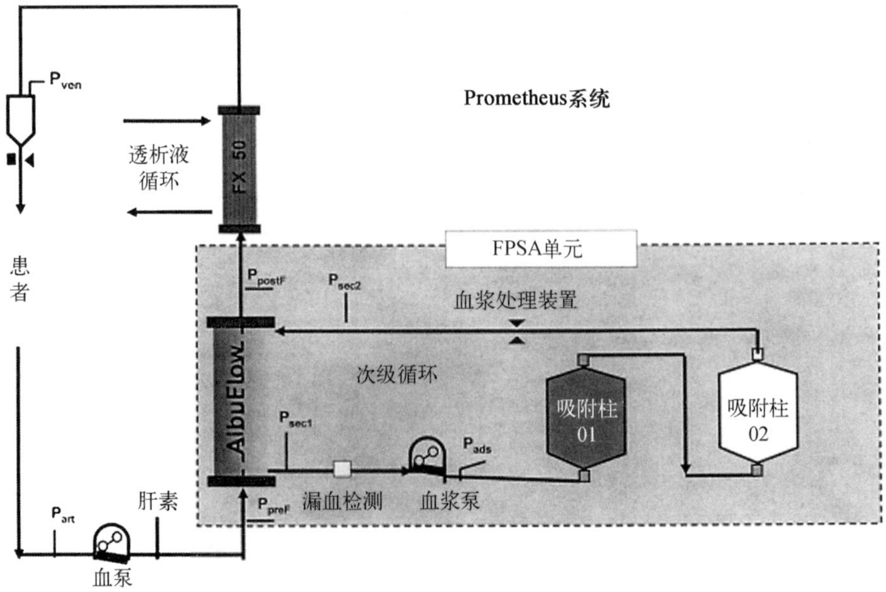

图13-5 Prometheus系统循环模式图

三、生物型人工肝

目前，非生物型人工肝支持系统作为肝功能衰竭的治疗方法，已广泛进入临床治疗或试验阶段，但尚不能完全替代肝脏的合成、代谢和生物转化等功能。随着组织培养技术、分子生物学技术不断取得突破，尤其是肝细胞的分离培养和保存技术、肝细胞大规模培养技术及生物反应器日渐成熟和成功研制，以肝细胞为生物活性成分的生物型人工肝成为人工肝脏研究的热点。生物型人工肝依靠其接种于生物反应器中的肝细胞，可以提供肝脏的分泌、代谢、生物转化和解毒等功能，在理论上讲，几乎可以代替肝脏的全部功能。

肝细胞源和生物反应器是生物型人工肝缺一不可的两种元件，它们是生物型人工肝真正能够发挥肝脏功能的必备要素。

（一）细胞源

细胞源是生物型人工肝的生物活性部分，起着至关重要的作用，生物型人工肝的理想肝细胞源应具备以下特点：① 具有完善的成熟肝细胞的生物学活性和功能；② 来源丰富，容易获取；③ 具有无或较小的免疫反应性；④ 易于培养并可增殖；⑤ 无潜在的致肿瘤性。目前，应用于生物型人工肝的细胞源，主要包括原代人肝细胞、原代猪肝细胞、肿瘤来源的肝细胞系、永生化肝细胞及干细胞等。但是，没有一种肝细胞材料能同时完全满足上述的全部特点。

1. *猪肝细胞* 异种肝细胞具有资源丰富，容易获取等显著优点，主要来自猪、犬等实验动物。目前最常用的是原代猪肝细胞，由于原代猪肝细胞除了来源丰富等特点，其生物特性和功能与人类具有很高的相似性，所以，绝大部分的临床治疗研究均采用原代猪肝细胞作为肝细胞的来源。但是猪肝细胞分离费时、费用昂贵，原代猪肝细胞培养时间短，不宜传代，而且功能容易丢失，所以限制了其在生物型人工肝中的应用。另外，猪肝细胞合成的蛋白具有异种原性，有些非但不能被利用，还可能造成机体免疫反应。更重要的是，猪携带的内源性反转录病毒可感染人，有造成动物源性疾病的风险。

2. *人肝细胞* 原代人肝细胞是生物型人工肝用最理想的细胞材料。但是原代人肝细胞供肝短缺，资源有限，且所分离得到的肝细胞活力和存活率均比较低。为了保持肝细胞的功能，人们尝试了许多改进方法，包括改进培养基的成分、添加细胞外基质成分、改进生物活性材料、三维培养以及肝细胞和肝非实质细胞共培养等。但效果尚未达到与在体时相当的细胞功能及作用。

3. *永生化肝细胞* 由于原代肝细胞在体外培养时间短、很快失去分化能力及不宜传代等缺点，人们采用细胞永生化技术将猿肾病毒40大T抗原基因、人端粒酶反转录酶基因等永生化基因转染到原代人肝细胞或胎肝细胞而建立永生化肝细胞。永生化肝细胞既保持原代肝细胞的生物学特性和功能，又可实现在体外无限增殖传代，但永生化肝细胞的永生化机制与肿瘤细胞逃避免疫监视、抗凋亡的机制相类似，其临床应用的安全性仍然受到质疑。

4. *干细胞* 随着细胞生物学、组织细胞工程等生物技术的发展，对干细胞的应用成为生物型人工肝用细胞来源的可探索途径之一。干细胞具有来源广泛、低免疫原性、很强可塑性、可诱导分化为各类终末期细胞的多能性等特性，但如何在生物反应器内将干细胞诱导分化成类肝细胞，实现肝细胞功能，仍值得深入研究。

近年来，一些研究利用转分化将某些成体细胞转分化为类肝细胞并应用于生物型人工肝，在动物实验中取得了良好的疗效。可见，生物型人工肝仍然具有广阔的前景和空间。

（二）生物反应器

生物反应器即用于放置体外生物型人工肝支持系统所用细胞源的体外容器，能起到内外物

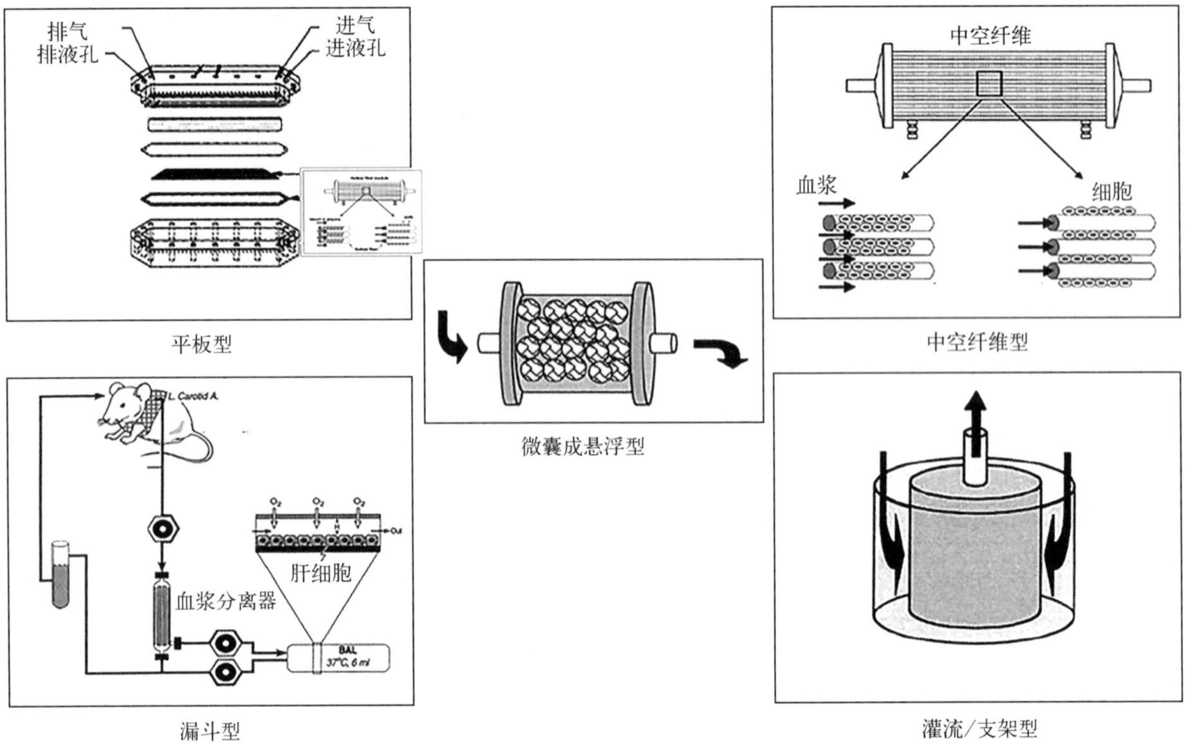

图 13-6 常见的生物反应器类型

质交换功能并能避免细胞免疫损伤的一类装置。它的主要功能是：① 为肝细胞提供良好的生长代谢环境；② 作为患者血液(血浆)与肝细胞相互作用、进行物质交换的场所；③ 保护肝细胞避免宿主免疫系统的损伤，而且具有高通量的物质交换效能。几种常见的不同生物反应器见图13-6。

1. *平板式生物反应器* 是将细胞种植在平板上培养，其优点是细胞分布均匀，微环境一致，但表面积与体积之比下降。由于该反应器不仅充分考虑了重建肝组织结构，达到高密度培养肝细胞的目标，而且提供了与体内相近的微环境，使肝细胞保持特殊的肝功能。在治疗动物肝衰竭模型的研究中证实该反应器可有效提高动物的生存时间。

2. *中空纤维生物反应器* 中空纤维型生物人工肝系统是目前研究与应用最广泛的生物人工肝装置之一。它具有外腔及内腔，在实际应用过程中常将肝脏细胞黏附于中空纤维的外腔培养，根据不同来源的细胞选择合适截留分子量的生物膜，目的是避免人体对异种细胞产物引起免疫反应。但中空纤维生物反应器的缺点是肝细胞因重力的作用分布不均匀，造成细胞的堆积或稀疏，均不利于细胞的活力。

3. *灌注床或支架生物反应器* 血液灌流型生物反应器系以填充材料为支架，固定支持肝细胞培养，共置于一定形状的容器内，故又称填充式生物反应器。其优点是与细胞直接接触，增加了物质的转运，也促进三维结构的形成，同时也容易扩大细胞容量，其缺点是灌注不均一，易堵塞。另外，此类反应器较为突出的问题是免疫阻隔尚未得到圆满解决。

4. *包被悬浮生物反应器* 该生物反应器是将肝细胞用材料包裹，制成多孔微胶囊，然后进行灌注培养。其优点是所有细胞有相同的微环境，有大量细胞培养的空间，减少免疫反应的发生。缺点是细胞稳定性差，物质交换能力受限。李兰娟团队进行自主攻关，研制了微囊漏斗形流化床式生物反应器并获得了国家发明专利(ZL 200710070279.0)。动物实验证明，以该反应器为基础的新型生物型人工肝支持系统能够改善肝衰竭小型猪的血液生化指标，延长生存时间。

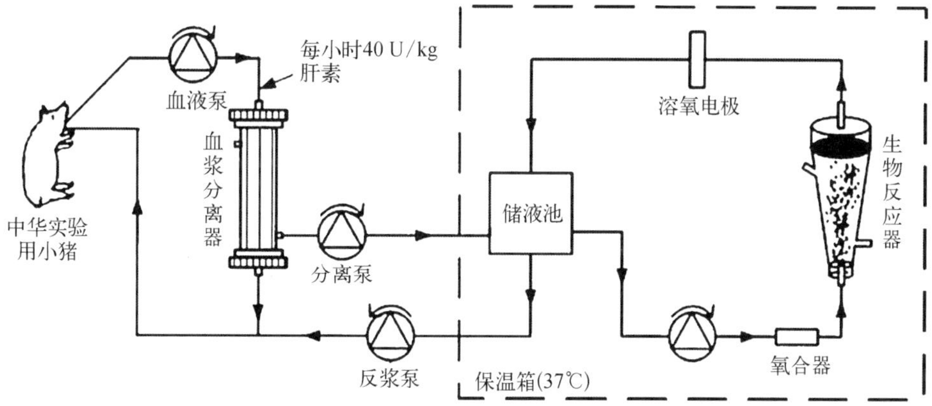

图 13-7 以微囊漏斗型流化床为基础的生物型人工肝实验模式图

治疗模式图如图 13-7。

(三) 生物型人工肝系统的构建

目前,已有国内研究者开发了集中不同类型的生物型人工肝系统,包括李氏生物型人工肝系统(Li's bioartificial liver system, Li-BAL)、生物型人工肝支持系统(bioartificial liver support system, BLSS)、体外肝辅助装置(extrocorporeal liver assist device, ELAD)系统等,不同系统有各自的特点。

Li-BAL 系统由李兰娟团队开发,采用原代猪肝细胞作为细胞源,微囊漏斗型流化床作为生物反应器。通过动物实验证明,Li-BAL 能够改善肝衰竭猪的血液生化指标,延长生存时间,可以为临床肝衰竭提供有效的治疗选择。

BLSS 系统是由美国匹兹堡大学与 McGowan 研究所设计的,生物反应器为空心纤维反应器,细胞源为原代猪肝细胞。治疗时全血经氧合器后流经中空纤维管内腔,培养液在管外腔循环。动物实验证明,BLSS 系统可以显著延长肝衰竭动物生存时间,并能改善血氨及胆红素水平。

ELAD 系统是 Baylar 设计并由 Vital 治疗公司研制开发的,由双泵透析系统和含 C3A 细胞的串联型中空纤维反应器组成。该系统可以显著改善肝衰竭实验动物的凝血功能及延长其生存时间。

目前,生物型人工肝系统仍未广泛应用于临床,但动物实验表明,这些系统对于肝衰竭存在一定的治疗作用,随着现代生物技术的飞速发展,生物型人工肝用于治疗人类肝衰竭依然具有广阔的前景。

四、混合型人工肝

理想的人工肝脏应该与原来的生物器官接近或类似,基本上能够担任及完成正常肝脏的工作。非生物型人工肝侧重于解毒功能,而生物型人工肝可以发挥解毒、合成、生物转化等功能,因此将两者结合起来,可以成为一种新型的人工肝,即混合型人工肝脏,简称"混合型人工肝"。由于混合型人工肝的特点,与单纯的非生物型或生物型人工肝相比,在解毒、合成和生物转化三方面存在如下优点:① 非生物型人工肝发挥解毒功能,大量毒素的清除为生物型人工肝内的细胞源提供了更良好的环境,使其更能发挥合成、解毒、生物转化的功能;细胞源合成的白蛋白、凝血因子等物质可以弥补非生物型人工肝无法实行合成功能的缺陷;② 细胞源具有生物转化 P450 酶活性,可进一步行使生物转化的功能。

目前,处于研究阶段的混合型人工肝系统主要包括李氏混合型人工肝系统(Li-HAL)、肝脏支持(HepatAssist)系统、体外模块化肝脏支持系统(modular extraporeal liver support, MELS)、学术医疗中心(academic medical center, AMC)系统以及其他一些混合型人工肝系统。部分系统已经正式在治疗肝衰竭实验动物上存在一定的疗效,对于肝衰竭患者的治疗,由于报道的病例数较少及其他一些原因,结果并未显示对患者的生存率有明显的改善作用。

第二节 非生物型人工肝的应用

一、非生物型人工肝的适应证及禁忌证

(一) 非生物型人工肝的适应证

以各种原因引起的肝功能衰竭早、中期,凝血酶原活动度(PTA)介于20%~40%的患者为宜;晚期肝衰竭患者病情重、并发症多,应权衡利弊,慎重进行治疗,同时积极寻求肝移植机会。

终末期肝病肝移植术前等待肝源、肝移植术后排异反应及移植肝无功能期的患者。

严重胆汁淤积性肝病经内科药物治疗效果欠佳者、各种原因引起的严重高胆红素血症者。

(二) 非生物型人工肝治疗的相对禁忌证

活动性出血或弥散性血管内凝血者。

对治疗过程中所用血制品或药品如血浆、肝素和鱼精蛋白等严重过敏者。

血流动力学不稳定者。

心、脑血管意外所致梗死非稳定期者。

血管外溶血者。

严重脓毒症者。

二、非生物型人工肝的操作规范及管理

(一) 治疗频率和治疗参数的选择

应注意非生物型人工肝治疗操作的规范化,根据患者的病情决定治疗频率和次数,第一、二周每周2~5次,以后每周1~2次,每例患者平均3~5次。

血浆置换时,血流速度应控制在80~120 ml/min;血浆分离速度根据血细胞比容控制在血流速度的20%~25%;跨膜压≤50 mmHg (1 mmHg=0.133 kPa)以内,吸附器入口压(二次膜压)≤150 mmHg。

(二) 非生物型人工肝治疗的置管方法和抗凝方法

为满足非生物型人工肝治疗的要求,置管部位可选择股静脉、锁骨下静脉或颈内静脉等。锁骨下静脉置管的优点是导管相关感染的发生率较低,缺点是易受锁骨压迫而致管腔狭窄,故血栓形成的风险较其他部位置管高且压迫止血法效果差,出血并发症较多。颈内静脉导管没有上述缺点且对患者活动限制少,缺点是导管相关性感染(catheter related blood infection, CRBI)发生率相对较高。股静脉置管的优点是压迫止血效果好,血肿发生率低,且其CRBI的发生率并不比颈内静脉高,穿刺方便、技术要求低。

根据个体化原则,肝素通常有3种应用方案,即常规应用方案、限量应用方案和局部肝素应用(体外肝素化)方案。需要进行非生物型人工肝治疗的患者往往凝血功能差,一般均采用限量应用方案。局部肝素化常用于出血危险性很高的患者。新近研究证实,低分子肝素与普通肝素相比效果相当,但不良反应明显降低。肝素化治疗剂量可根据患者的临床症状、体征以及凝血功能检测相关指标调整。

(三) 人工肝治疗的操作流程

① 上机前再次查对和评估。② 心电监护,监测血糖,开通至少一条外周静脉通路,按需吸氧。③ 对人工肝留置管路进行常规消毒和冲洗,确保血管通路通畅。④ 按治疗模式要求设置各项参数并建立体外循环,密切观察,确保体外循环的正常运行。⑤ 密切观察患者生命体征和治疗并发症的发生情况,及时汇报和处理。⑥ 严格执行三查七对,尤其是血制品的输注。⑦ 治疗结束后,按院感要求处理一次性耗材及污水污物,对治疗室及治疗仪器进行清洁和消毒。⑧ 及时完成人工肝治疗的护理记录。

三、非生物型人工肝治疗的并发症及防治

(一) 出血

进行非生物型人工肝治疗的患者多有凝血

功能障碍，再加上治疗过程中需要加用抗凝药物，部分患者可能出现置管处、消化道、皮肤黏膜、颅内出血等并发症。

1. *置管处出血* 临床表现为置管处渗血、皮下出血或血肿，严重者可危及生命。原因有置管时损伤血管、留置导管破裂或留置管自行脱落等。一旦发现置管处出血，应及时压迫止血，并加压包扎，严重出血影响循环者需积极扩容、止血治疗，必要时拔除静脉置管。

2. *消化道出血* 临床表现为呕血、血便、黑便、皮肤苍白。出血严重者可迅速出现烦躁、皮肤湿冷、脉搏细速、血压下降等症状。有出血倾向者术前可用抑酸剂治疗，出血倾向明显的患者术中应尽量少用或不用肝素，或采用体外肝素化。一旦发生消化道大出血，应正确估计出血量，及时予以扩容、抑酸剂、止血等治疗。在人工肝治疗过程中出现消化道出血，应立即停止治疗，尽快回输管路中的血液，并予以内科相应止血措施。

3. *其他部位出血* 临床多表现为鼻衄、皮肤瘀点、瘀斑等。颅内出血是最严重的出血性并发症，可致脑疝而死亡，需请神经科协助紧急处理。

（二）凝血

接受人工肝治疗的患者可能会出现凝血并发症，表现为血浆分离器、灌流器、体外循环管路和静脉留置管内等凝血。

1. *血浆分离器、灌流器等凝血* 表现为跨膜压（TMP）急剧上升，对血细胞造成机械性破坏，以致非生物型人工肝治疗后血细胞明显下降，尤以血小板减少为甚。如 TMP 超过警戒值，则无法继续进行人工肝治疗。应及时采取等渗氯化钠溶液冲洗血浆分离器、灌流器，加大肝素用量，必要时更换血浆分离器、灌流器等。

2. *静脉留置管凝血* 封管液肝素浓度不够或用量不足以及患者凝血功能障碍均可导致留置管凝血，表现为在进行非生物型人工肝治疗时血液引出不畅。故在留置管封管时，肝素用量要适当，必要时重新留置静脉导管。

3. *留置管深静脉血栓形成* 是非生物型人工肝治疗常见的并发症之一，以股静脉置管多见，表现为患者出现腿围增粗，有时可出现下肢肿胀疼痛。应及时行下肢深静脉 B 超检查，确定有无血栓形成。如 B 超提示有少量附壁血栓形成，患者需要卧床休息和抬高患肢，忌久站及久坐。如患者患腿肿胀进行性加重，并出现胀痛，或 B 超提示置管处血流不畅，建议拔除深静脉留置管，对于有较大血栓脱落导致肺栓塞风险的患者，在拔管前建议血管外科协助处理。

（三）低血压

低血压可见于非生物型人工肝治疗初期和治疗的中后程。发生的原因有：有效循环容量不足、过敏、水和电解质及酸碱失衡、心律失常、血小板活性物质的异常释放等。在人工肝治疗过程中要进行预防和处理。主要措施有：① 低蛋白血症患者在非生物型人工肝治疗术前或术中输血浆、白蛋白或其他胶体溶液，维持患者血浆渗透压，严重贫血者在非生物型人工肝治疗前应输血治疗；② 有药物或血浆过敏史者应预先给予抗过敏治疗；③ 纠正酸碱失衡及水、电解质紊乱；④ 治疗心律失常；⑤ 接受非生物型人工肝治疗患者术中需密切观察血压、心率变化。一旦发现血压较低或临床症状明显（面色苍白、出汗），如非心源性原因所致则立刻输入等渗氯化钠溶液以补充血容量，但补液量不宜过多，酌情控制，经补液治疗后血压仍不上升者，应立刻使用升压药物。如出现心律失常，应及时处理。

（四）继发感染

静脉留置管处出现感染应做血培养和局部分泌物培养，并及时拔除留置管。在获得培养结果报告前可选用覆盖革兰阳性球菌的药物或根据所在医疗机构的细菌流行情况予经验性抗菌治疗。

（五）过敏反应

1. *血浆过敏* 临床表现为皮肤反应（荨麻疹）、胃肠道症状（恶心、呕吐、腹痛）、呼吸系统症状（呼吸困难、支气管痉挛）、心血管系统症状（心动过速、低血压）等。可予抗过敏药物对症处理，较严重者应停止输注血浆。对出现低血压、休克和支气管痉挛等症状的患者,应立即采取积极有效的治疗措施。迅速扩容恢复血容量,纠正动脉缺氧,静脉滴注糖皮质激素和肾上腺素。对于较顽固的支气管痉挛,应给予氨茶碱,必要时予以开放气道机械通气。严重低血压时,可给予多巴胺、肾上腺素或去甲肾上腺素。心跳和(或)呼吸骤停的患者,必须立刻进行心肺复苏术。

2. *其他过敏反应* 肝素、鱼精蛋白、血浆代用品等也可出现过敏反应,处理措施同血浆过敏反应的处理。

(六) 失衡综合征

失衡综合征指在非生物型人工肝治疗过程中或治疗结束后不久出现的以神经、精神系统为主要症状的症候群,常持续数小时至 24 小时后逐渐消失。轻度失衡时,患者仅有头痛、焦虑不安或恶心、呕吐,严重时可有意识障碍、癫痫样发作、昏迷甚至死亡,有时需要与肝性脑病、高血压脑病、低血糖等进行鉴别诊断。

(七) 高枸橼酸盐血症

由于血浆中含有抗凝剂枸橼酸盐,血浆置换时患者可出现高枸橼酸盐血症,表现为低钙血症、抽搐、手脚麻木等。血浆置换时尽早补充钙剂可减少抽搐、手脚麻木症状的发生。另外,将血浆置换与血液滤过、血液透析滤过等方法联合应用,可纠正高枸橼酸盐血症。

四、非生物型人工肝治疗 H7N9

自 2013 年 3 月我国发现第一例人感染 H7N9 高致病性禽流感以来,报告的人感染 H7N9 禽流感病例数仍处于上升趋势。截至 2017 年 6 月,我国共报告人感染 H7N9 禽流感病例总数 1 557 例,病死率仍居高不下(图 13 - 8)。

感染 H7N9 病毒后,临床表现主要为高热、咳嗽、气促,并快速进展为重症肺炎。并发症包括急性呼吸窘迫综合征(ARDS)、感染性休克和需要重症监护的多器官衰竭。孕妇、老年人和有慢性基础性疾病的患者容易出现病情危重和死亡。

李兰娟团队自爆发 H7N9 疫情开始便致力于该疾病的研究,以最快速度在《新英格兰医学杂志》《柳叶刀》等国外顶尖期刊发表了对 H7N9 禽流感感染患者疾病特征的描述,并对 H7N9 病毒进行溯源,发现病毒是由来自东亚地区野鸟与中国上海、浙江、江苏鸡群病毒的基因重

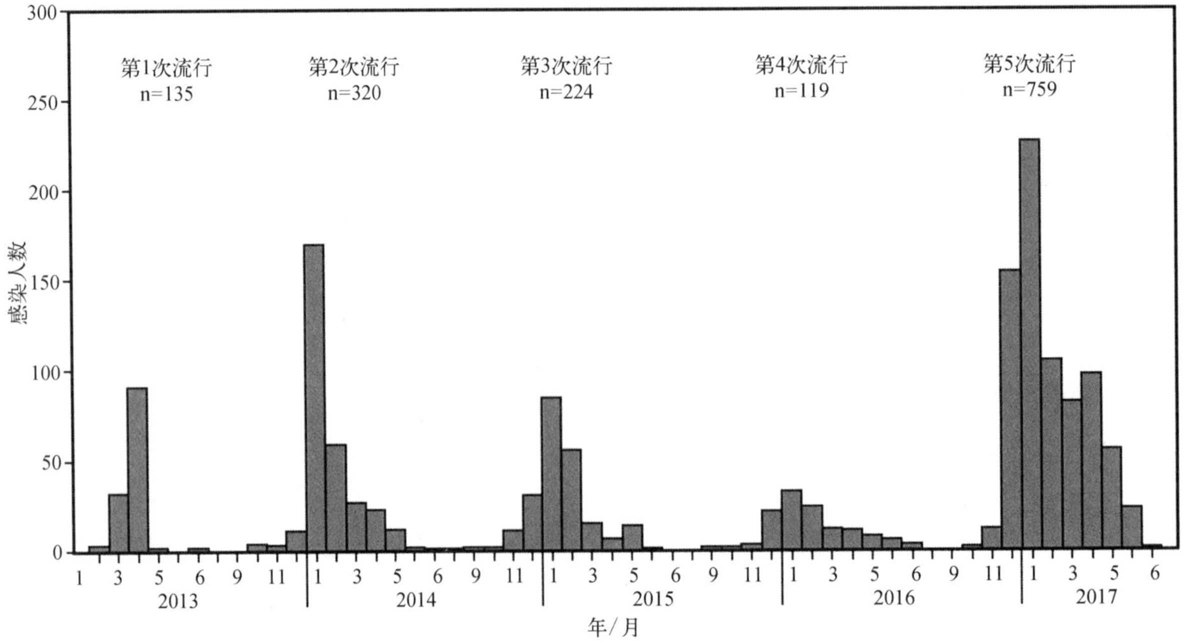

图 13 - 8 2013—2017 年 6 月我国人感染 H7N9 病例数情况

配而成的新病毒。此外，自 SARS 患者血清学研究发现的“细胞因子风暴”也被发现存在于 H7N9 患者的病理生理过程中，这种免疫系统反应是造成患者病情加重及产生 ARDS 的重要原因之一，但国内外尚无针对“细胞因子风暴”的相关治疗，无法减轻其对于患者机体造成的免疫性打击。李兰娟团队首创运用非生物型人工肝治疗 H7N9 患者，清除患者体内“细胞因子风暴”，降低了患者病死率，获得了不错的疗效。

人感染 H7N9 高致病性禽流感后病情进展迅速，自起病后 3～7 日即可发展成重症肺炎致 ARDS，故对于出现呼吸功能障碍者，给予吸氧及其他相应呼吸支持尤为重要。体外膜氧合(ECMO)技术目前逐渐被广泛应用于呼吸功能障碍者的治疗，李兰娟团队首创运用 ECMO 联合李氏非生物型人工肝治疗 H7N9 患者，取得了良好的疗效。

李氏非生物型人工肝联合 ECMO 治疗缓解了患者全身炎症反应，促进了患者呼吸功能的恢复及病情的减轻。16 例经该方法治疗的重症 H7N9 患者存活 10 例，存活率达 62.5%。非生物型人工肝联合 ECMO 治疗显著抑制了患者体内的“细胞因子风暴”(图 13－9)。

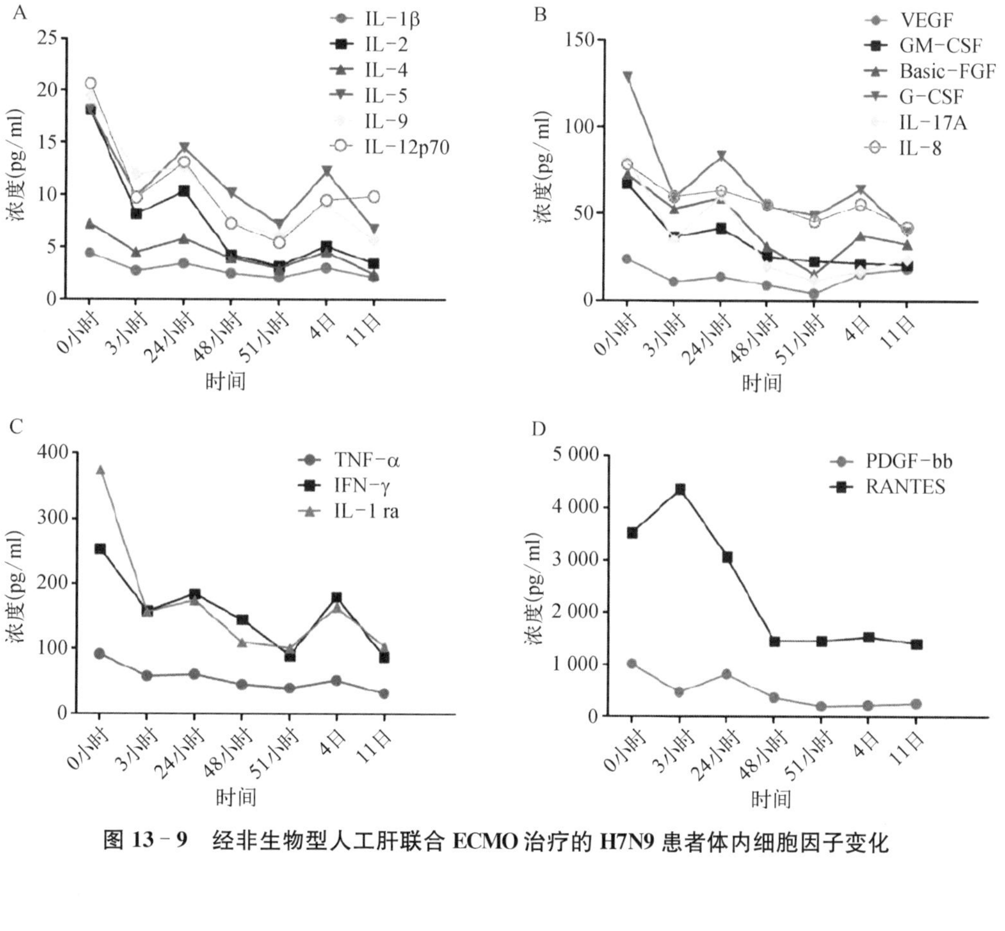

图 13－9 经非生物型人工肝联合 ECMO 治疗的 H7N9 患者体内细胞因子变化

第三节 生物型及混合型人工肝的应用

生物型及混合型人工肝由于细胞源、细胞反应器的限制，目前尚未在临床推广使用，随着研究的深入，国外已有数个生物型及混合型人工肝系统完成了若干临床试验，我国也有数个研究中心进行了生物型人工肝的临床试验。这其中包括ELAD系统、BLSS生物型人工肝支持系统、HepatAssist系统等。

一、ELAD系统

ELAD系统由双泵透析系统和含C3A细胞的串联型中空纤维反应器组成,是迄今为止唯一使用人肝细胞系(C3A)的生物人工肝。在2002年进行的临床试验中,11例患者中10例是急性肝功能衰竭(ALF)患者,1例是原发性移植物无功能(PNF)患者。4例患者成功地过渡到原位肝移植(OLT),6例患者未能进行OLT而死亡,1例患者仅接受ELAD治疗未进行OLT而存活,11例患者中有8例意识状态改善。在治疗过程中大部分患者保持血流动力学的稳定,肾脏功能维持稳定。最近,一项ELAD治疗严重的酒精性肝衰竭临床试验结果表明,ELAD治疗对改善患者生存率并无显著作用。但对于轻症患者,ELAD治疗显示出一定的治疗作用。

二、BLSS系统

生物型人工肝支持系统(BLSS)在匹兹堡研发成功,Ⅰ期临床试验中BLSS系统治疗4例ALF患者。4例患者ALF的病因分别是对乙酰氨基酚中毒、Wilson氏病、急性酒精性肝炎和化疗。和治疗前相比,患者的平均氨浓度下降了33%,平均总胆红素浓度下降了6%。肾功能和神经系统的功能在BLSS治疗后无显著改善。但4例ALF患者接受BLSS治疗后的存活率未见报道。1例患者接受BLSS治疗开始时出现短暂的低血压,输液治疗后改善。随访至治疗后12个月,未发现猪内源性反转录病毒(porcine endogenous retrovirus, PERV)感染患者淋巴细胞。

三、HepatAssist系统

HepatAssist系统已经进行了Ⅰ期临床试验,同时该系统是目前为止唯一初步完成Ⅱ/Ⅲ期前瞻性的多中心、随机、对照临床试验,并发表结果的生物型人工肝系统。该临床实验纳入171例患者,采用猪原代肝细胞作为细胞源,以及中空纤维生物反应器作为反应容器。结果显示,对于肝衰竭患者,人工肝组的30日生存率要高于单纯内科治疗组($P=0.048$)。接受HepatAssist系统治疗的患者生命体征平稳,血流动力学稳定且没有观察到对猪肝细胞的不良反应,耐受性良好。该实验在2004年发表,但尚未见后续大规模临床研究的报道。

参考文献

[1] 李兰娟. 人工肝脏[M]. 2版. 杭州:浙江大学出版社,2012.

[2] 中华医学会感染病学分会肝衰竭与人工肝学组. 非生物型人工肝治疗肝衰竭指南(2016年版)[J]. 中华临床感染病杂志,2016,9(2):97-103.

[3] 李兰娟、黄建荣、陈月美,等. 人工肝支持系统治疗重型肝炎应用研究[J]. 中华传染病杂志,1999,17(4):228-230.

[4] Inderbitzin D, Muggli B, Ringger A, *et al*. Molecular absorbent recirculating system for the treatment of acute liver failure in surgical patients [J]. J Gastrointest Surg, 2005, 9(8): 1155-1161; discussion 1161-1162.

[5] Li LJ, Zhang YM, Liu XL, *et al*. Artificial liver support system in China: a review over the last 30 years [J]. Ther Apher Dial, 2006, 10(2): 160-167.

[6] Xia Q, Dai X, Huang J, *et al*. A single-center experience of non-bioartificial liver support systems among Chinese patients with liver failure [J]. Int J Artif Organs, 2014, 37(6): 442-454.

[7] Zhou N, Li J, Zhang Y, *et al*. Efficacy of coupled low-volume plasma exchange with plasma filtration adsorption in treating pigs with acute liver failure: a randomized study [J]. J Hepatol, 2015, 63(2): 378-387.

[8] Li LJ, Du WB, Zhang YM, *et al*. Evaluation of a bioartificial liver based on a nonwoven fabric bioreactor with porcine hepatocytes in pigs[J]. J Hepatol, 2006, 44: 317-324.

[9] Li J, Li LJ, Cao HC, *et al*. Establishment of highly differentiated immortalized human hepatocyte line with simian virus 40 large tumor antigen for liver based cell therapy[J]. Asaio J, 2005, 51: 262-268.

[10] Kerkhove MP, Di Florio E, Scuderi V, *et al*. Phase I clinical trial with the AMC-bioartificial liver[J]. Int J Artif Organs, 2002, 25(10): 950-959.

[11] Mazariegos GV, Patzer II JF, Lopez RC, *et al*. First Clinical Use of a Novel Bioartificial Liver Support System (BLSS)[J]. American Journal of Transplantation, 2002, 2(3): 260-266.

[12] Thompson JA, Subramanian R, Al-Khafaji A, *et al*. The effect of extracorporeal C3a Cellular therapy in severe alcoholic hepatitis- the Elad trial [J]. Hepatology, 2015, 62(6Suppl) [Abstract # LB-1; 1379A].

[13] Demetriou AA, Brown RS Jr, Busuttil RW, *et al*. Prospective, randomized, multicenter, controlled trial of a bioartificial liver in treating acute liver failure[J]. Ann Surg, 2004, 239: 660 - 667 [discussion: 667-670].

[14] Chen Y, Liang W, Yang S, *et al*. Human infections with the emerging avian influenza A H7N9 virus from wet market poultry: clinical analysis and characterisation of viral genome[J]. The Lancet, 2013, 381(9881): 1916-1925.

[15] Gao HN, Lu HZ, Cao B, *et al*. Clinical findings in 111 cases of influenza A (H7N9) virus infection [J]. N Engl J Med, 2013, 368(24): 2277-2285.

[16] Liu X, Zhang Y, Xu X, *et al*. Evaluation of plasma exchange and continuous veno-venous hemofiltration for the treatment of severe avian influenza A (H7N9): a cohort study[J]. Ther Apher Dial, 2015, 19(2): 178-184.

[17] Karvellas CJ, Subramanian RM. Current Evidence for Extracorporeal Liver Support Systems in Acute Liver Failure and Acute-on-Chronic Liver Failure [J]. Crit Care Clin, 2016, 32(3): 439-451.

[浙江大学附属第一医院　李兰娟　谢中阳　浙江树人大学树兰国际医学院附属树兰(杭州)医院　陈平]

第三篇

各类病原体感染

第十四章　病毒感染

第一节　概　　述

一、相关概念

病毒(virus)是一类特殊的微生物,体积很小,直径仅为 18～350 nm。病毒不具有细胞结构,自身不能进行代谢,其基本结构由蛋白衣壳和核酸两部分组成。每种病毒含有一种核酸,即 RNA 或 DNA。病毒的核酸所携带的遗传信息是决定病毒的遗传特征(包括传染性、致病性)与增殖性的物质,并能将遗传信息传给后代。病毒核酸编码的蛋白质分为结构蛋白和非结构蛋白,前者构成病毒的包膜、衣壳以及基质蛋白,后者包括病毒的酶及调控蛋白等。

根据 2012 年国际病毒分类委员会公布的资料,将目前所知的 2 284 种病毒归属为 6 个目、87 个科、19 个亚科、349 个属。据报道,超过 400 种的病毒可感染人类。据知,70%以上的急性传染病是由病毒引起的。

病毒感染就其本质而言是一种分子感染,其感染包括病毒在宿主细胞内复制和增殖过程,即病毒吸附、穿入、脱壳、生物合成及装配、释放等感染周期的特点,也包括病毒致病和宿主产生免疫的分子机制。这些内容涉及病毒吸附蛋白(viral attachment protein, VAP)与宿主细胞受体蛋白的相互识别和作用,病毒基因表达的调控以及病毒的急性感染与持续性感染的发生机制,特别是病毒在持续性感染过程中,产生非杀伤细胞感染和病毒逃逸宿主免疫识别的作用机制。

所谓病毒受体(virus receptor, VR)是指能够与 VAP 产生特异性结合,介导病毒侵入细胞,启动病毒感染的特殊性细胞表面位点。病毒受体决定了病毒的宿主谱,是影响病毒组织亲嗜性和病毒致病性的主要决定因素之一。近几年的研究表明,病毒是利用细胞表面的自然受体系统进入细胞的。不同种属的病毒有着不同的细胞病毒受体,有时甚至同种不同型的病毒及同型不同株的病毒受体也不相同。大多数病毒受体分布于细胞表面,少数病毒还需要细胞内的受体,如细小病毒不仅需要细胞膜受体介导进入细胞质,还需要细胞内受体介导进入细胞核。某些病毒进入细胞内还需多个细胞受体和分子辅助,以增强病毒结合的有效性和专一性。近年来,随着病毒受体研究的不断深入,已从定位、定量的研究深入到分子结构和分子构象的研究。研究方法除传统的方法外,还采用分子克隆及多肽合成等技术,借助这些方法,目前已阐明了病毒受体成分及某些病毒受体基因。

病毒基因表达调控是病毒复制过程中的中心环节,病毒能否感染宿主细胞、病毒复制及与宿主细胞代谢的相互作用,病毒在细胞内增殖的特性以及病毒感染引起细胞转化都与病毒基因组的转录调控有密切关系。

病毒基因表达包括 mRNA 转录和蛋白质翻

译两个步骤。病毒感染细胞后，首先以病毒基因DNA或RNA为模板，在病毒或宿主特异性RNA聚合酶的作用下，依照碱基配对互补的原则，转录成为mRNA，后者携带病毒的基因信息，进入宿主细胞的核糖体上，再经过翻译，合成蛋白质。病毒蛋白包括病毒衣壳蛋白、病毒基因组复制、转录所需的酶如复制酶、转录酶以及调节蛋白等。病毒蛋白的翻译必须依赖于宿主的翻译系统。

病毒基因表达调控涉及三方面内容：① 转录水平的调控；② 翻译水平的调控；③ 复制水平的调控。整个调控过程既受病毒自身编码的调节蛋白的影响，也受宿主细胞的酶或蛋白分子的控制，从而使病毒能够完成复制周期，甚至在适当条件下可进入潜伏感染状态。

病毒感染与临床关系十分密切，由病毒引起的疾病，其临床表现多种多样：有的病毒感染后可表现为显性临床病征；有的病毒可无明显症状或呈亚临床感染；有的病毒感染呈急性和自限性临床经过，病后能产生持久性免疫，如甲型病毒性肝炎；而有的病毒则可呈潜伏或静止状态，一旦受到某些因素的刺激或免疫力下降，可转变成活跃状态引起发病，如水痘-带状疱疹病毒感染；有的病毒仅引起急性感染；而有的不仅可引起急性感染，还可转为持续性感染，引起严重后果，如反转录病毒感染。有些病毒具有泛嗜性，即可引起多器官病损，如乙型肝炎病毒除引起肝脏损害外，可累及全身各系统、组织，引起肝外疾病。一种临床表现，许多病毒都可以引起，如可以引起腹泻的病毒已知的有轮状病毒、腺病毒（adenovirus）、冠状病毒（coronavirus）、诺如病毒（norovirus）、星状病毒（astrovirus）以及其他肠道病毒（enterovirus）等。又如腺病毒、流感病毒、副流感病毒、腮腺炎病毒（mumps virus）、呼吸道合胞病毒（respiratory syncytial virus）、鼻病毒（rhinovirus）等均能引起急性呼吸道疾病。有些病毒如甲病毒属、流行性乙型脑炎病毒等，肠道病毒如脊髓灰质炎病毒（poliovirus）、柯萨奇病毒（Coxsackievirus）、埃可病毒（Echovirus）等，以及狂犬病毒（rabies virus）、寨卡病毒等均能引起中枢神经系统病损。风疹病毒、巨细胞病毒、乙型肝炎病毒、人类免疫缺陷病毒等均可引起宫内和围生期感染，导致胎儿流产、早产，甚至先天性畸形。

随着临床研究的日益深入，发现临床各科的许多疾病与病毒感染有关，甚至密切相关。例如，内科的肺炎、胃肠炎、胰腺炎、1型糖尿病、甲状腺功能亢进症、肾病、心肌炎、心肌病、溶血性贫血、血小板减少性紫癜、关节炎、多发性神经根炎、多发性肌炎；泌尿生殖系统的尿路感染、睾丸炎、卵巢炎；儿科的婴幼儿腹泻、婴幼儿肺炎、新生儿和婴儿先天性畸形、出生半年内婴儿肝炎综合征、婴幼儿脑膜脑炎以及某些血液系统疾病；眼科的角膜结膜炎、视网膜炎、视神经炎；耳鼻喉科的耳聋等许多疾病都可由病毒引起，或与病毒感染有关。现发现，病毒感染还是心脑血管病猝死的诱因。

肿瘤是当今世界上引起人类死亡的三大病因之一，迄今对肿瘤病毒的研究已取得了不少进展，发现人类许多肿瘤与病毒感染相关，其中以DNA病毒居多，如EB病毒（Epstein-Barr virus）与鼻咽癌，人乳头瘤病毒（papillomavirus）、CMV与宫颈癌，人疱疹病毒8型与卡波济肉瘤，HBV与肝细胞癌等。此外，有的RNA病毒如HCV感染与肝细胞癌的发生亦有着密切关系。

近年器官移植发展迅速，发现由于器官移植后需长期使用大量免疫抑制剂，易导致CMV、水痘-带状疱疹病毒、HBV、HCV感染，成为移植失败或肝炎复发的重要原因。在医院感染中，病毒作为一种病原体也日益受到重视。

近几十年来，中国传染病的发生和流行情况发生了很大改变。医学迅速发展，卫生保健工作的实施，尤其是疫苗研制和在全国范围内推广的扩大计划免疫，使得许多传统的传染病得到了明显的控制。调查结果显示，20世纪70年代以后中国传染病总发病率不断下降，经消化道传播的传染病发病率控制最好，其次是呼吸道传播的疾病。但随着社会因素影响、对外交流增加、交通发达便利、世界都市化导致人口密集拥挤、人们生活方式改变,经血和性传播的疾病逐年增加。HIV 自 1981 年发现以来,全球已有 3 900 万人死于艾滋病。随着抗反转录病毒疗法的使用,2018 年全球新发艾滋病感染 170 万,77 万死于艾滋病。

病毒性疾病仍然是新发传染病中的主要疾病,新发的病毒病原体占新发病原体的一半。例如,2003 年震惊世界的 SARS 疫情暴发;2006 年人感染 H5N1 的高致病性禽流感,病死率 50%以上;2009 年全球数亿人感染甲型 H1N1 流感,数万人死亡;2013 年 2 月以来,上海市、安徽省、江苏省等地先后发生人 H7N9 禽流感病例;2014 年 2 月,埃博拉病毒病疫情开始暴发于西非;2015 年巴西寨卡疫情暴发。2019 年 12 月,新型冠状病毒即严重急性呼吸综合征冠状病毒 2(severe acute respiratory syndrome coronavirus 2, SARS - CoV - 2)感染在中国出现,引起新型冠状病毒肺炎(corona virus disease 2019, COVID - 19)。2020 年,开发新发传染病病原学的快速高通量检测实验诊断方法,为及早明确病原学诊断赢得时间。要加强新发传染病的流行病学研究,阐明新发传染病的流行特征及影响因素,为制定防制对策提供科学依据。要加强新发传染病疫苗的研制开发,为彻底控制新发传染病发挥作用。

随着医学技术的发展,人类生活水平的提高,生活方式的转变,老龄人口的增多,疾病谱将发生明显的变化。但是,分子病毒学研究显示,病毒具有很强的演化、适应、变异和产生抗药性的能力。在新的世纪里,病毒性疾病仍然是威胁人类健康的重要问题,需要积极加强研究,继续寻找新的防治对策,不断探索临床各科疾病与病毒感染的因果关系及其发病机制和诊治方法,这也是今后防治病毒性疾病的重要任务。人类控制病毒性疾病还需做出巨大努力。

二、病毒的结构、形态和分类

(一) 病毒的基本结构

病毒的基本结构是由蛋白衣壳和核酸两部分组成。病毒与其他生物不同,仅含有一种核酸,即 RNA,或为 DNA。病毒的核酸所携带的遗传信息是决定病毒的遗传特性(包括传染性、致病性)与增殖特性的物质。病毒核酸编码的蛋白质分为结构蛋白和非结构蛋白,前者构成病毒的包膜、衣壳以及基质蛋白,后者包括病毒的酶及调控蛋白等。研究各种病毒颗粒的结构和组成,对阐明病毒的生命活动规律,预防和治疗由此产生的人类疾病具有十分重要的意义。病毒的基本结构见图 14 - 1。

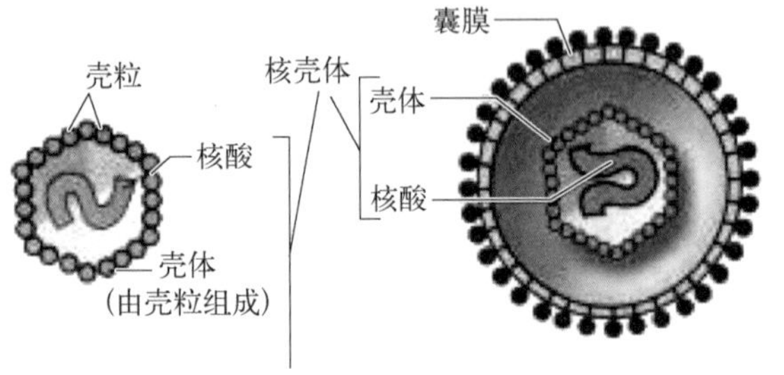

图 14 - 1 病毒的基本结构

1. *病毒的包膜* 许多病毒的衣壳外有一层包膜,称为包被或外膜,如披膜病毒、正黏病毒、副黏病毒、反转录病毒、弹状病毒、疱疹病毒等。病毒包膜来自宿主的细胞膜或内膜如内质网或高尔基体膜,它是病毒成熟时从细胞膜或内膜出芽而获得的,因此具有宿主细胞膜的特性。

(1) 病毒包膜的化学组成:经电子显微镜和 X 线衍射分析,发现所有病毒的包膜结构大体一致,其包膜的化学组成类似于细胞膜。除了镶嵌在包膜上或突出于包膜外的蛋白质外,包膜主要由脂质构成,其中以磷脂和胆固醇为主,还有少量的三酰甘油、糖脂、脂肪酸、脂肪醛。病毒包膜中所含脂类的种类和数量与用来培养该病毒的宿主细胞膜的脂类极为相似,且同一种病毒包膜中脂类的含量可因其宿主的不同而异。流感病毒的包膜蛋白成分可与针对未感染病毒的细胞膜的抗血清发生反应,说明包膜的某些脂蛋白来源于宿主细胞。但有时病毒包膜的脂质含量与宿主细胞膜有一定的差异,甚至差异较显著。

许多有包膜的病毒如疱疹病毒、流感病毒、副黏病毒、弹状病毒、反转录病毒、嗜肝 DNA 病毒、黄病毒和布尼亚病毒等，在其病毒的包膜表面存在包膜突起(peplomer)。病毒包膜突起的化学本质大多是糖蛋白，即由碳水化合物与包膜蛋白质分子连接而成，连接在病毒糖蛋白上的糖基主要包括半乳糖、甘露糖、氨基葡萄糖、岩藻糖和氨基半乳糖，糖基的种类主要由宿主细胞所决定，即使同一种病毒，由于其感染的细胞不同，其糖基的种类也不一样。

现在已对一些病毒的包膜糖蛋白突起了解得比较清楚，如冠状病毒有两种包膜糖蛋白突起，即M蛋白和S蛋白，某些冠状病毒的包膜中还有第三种突起即血凝素酯酶(hemagglutininesterase, HE)，见图14-2；流感病毒也有两种包膜糖蛋白突起：一种为血凝素(HA)，另一种为神经氨酸酶(NA)。

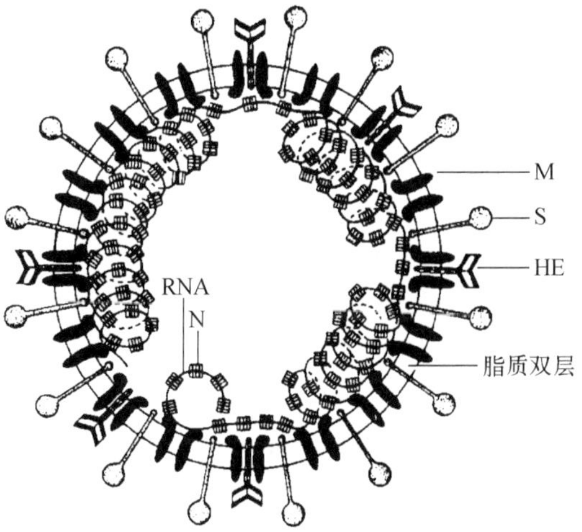

图14-2 冠状病毒的包膜突起

(2) 病毒包膜的功能：病毒的包膜除了保护其病毒粒子免受外界环境不利因素的影响外，病毒包膜糖蛋白突起还在病毒吸附、细胞融合以及血溶和抗原性质等方面有着不同的功能。

病毒包膜的主要功能是作为病毒吸附蛋白而起作用，它们与病毒的吸附、感染密切相关。如流感病毒的HA突起和腮腺炎病毒的HN突起可与病毒特异的细胞受体结合而相互作用，从而启动病毒感染，同时它们还具有血凝活性。

病毒的包膜糖蛋白突起是病毒的主要抗原物质，可诱导机体产生保护性的中和抗体。如流感病毒的HA和NA突起分别具有不同的抗原性。其中甲型流感病毒根据HA和NA的抗原性差异，还可以分为不同的亚型；在披膜病毒的包膜突起中，E2和E1均含有抗原决定簇。

2. *病毒的衣壳* 病毒衣壳或壳体是由病毒基因组编码的衣壳蛋白亚基通过一定的方式聚集而成的。有的衣壳只由一种蛋白亚基组成，有的由几种蛋白亚基组成。衣壳蛋白形成保护病毒基因组的壳体或外壳，在有包膜的病毒中，其衣壳蛋白与病毒基因组紧密结合，形成核糖核蛋白或核衣壳，而通过基质蛋白使包膜与核衣壳联系在一起。

(1) 病毒衣壳蛋白的组成：和其他生物蛋白一样，病毒衣壳蛋白也是由自然界常见的20种氨基酸组成的，尚未发现病毒存在特有的氨基酸。但是在不同病毒的衣壳蛋白中，每种氨基酸组成的百分比和氨基酸的排列顺序是不相同的，甚至在同一种病毒的不同变异株之间也不相同。通过对流感病毒不同变异株蛋白质的组成进行分析，发现PR3与lee株的精氨酸、谷氨酸、赖氨酸和酪氨酸含量比率各不相同。目前，在病毒衣壳蛋白中还未发现含有D型氨基酸。

(2) 衣壳蛋白的功能：衣壳蛋白的主要功能是保护病毒基因组免遭各种理化因子如核酸酶、各种化学诱变剂以及环境中的各种不利因素的破坏。衣壳蛋白也是病毒粒子的主要抗原蛋白，如腺病毒的衣壳上有240个六邻体壳粒，这种六邻体壳粒蛋白带有主要的属特异性抗原决定簇和次要的种特异性抗原决定簇；其衣壳上还有12个五邻体壳粒，其五邻体壳粒蛋白上也带有主要的种特异性抗原决定簇和次要的属特异性抗原决定簇，这两种壳粒蛋白都能刺激机体免疫系统产生针对腺病毒的中和抗体。流感病毒根据其核衣壳蛋白(包括基质蛋白)抗原性的不同，可以分为甲型、乙型和丙型病毒。流感病毒的核衣壳蛋白还决定了病毒的宿主范围。在由几种或多种蛋白亚基构成衣壳的病毒粒子中，衣壳蛋白的抗原性有时并不限于一种蛋白亚基，而是几种蛋白亚基都具有抗原性，只是其特异性不同。

如腺病毒的五邻体蛋白和六邻体蛋白分别具有不同的抗原性。

无包膜病毒的衣壳蛋白还能作为病毒吸附蛋白(virus attachment protein, VAP)而与宿主细胞表面的受体蛋白相互识别、结合,从而使病毒粒子吸附于宿主细胞表面。呼肠孤病毒粒子的外衣壳中的σ1蛋白是呼肠孤病毒的主要吸附蛋白。σ1蛋白与细胞表面的β肾上腺素能受体结合后,有利于呼肠孤病毒侵入。有些病毒的吸附蛋白并非是由一种衣壳蛋白来充当,如腺病毒的五邻体蛋白和六邻体蛋白都能作为吸附蛋白。

此外,有些裸露病毒的衣壳蛋白具有凝集红细胞的能力,如呼肠孤病毒的外衣壳蛋白σ1具有血凝活性,故称为σ1HA。病毒衣壳蛋白还可引起宿主细胞的毒性作用,如腺病毒的五邻体蛋白和六邻体蛋白均可导致培养细胞病变;大量的呼肠孤病毒σ1HA结合β肾上腺素能受体,可造成这一细胞受体缺乏,从而影响了细胞的生理生化活动。

3. *病毒的核酸*

(1) 病毒的核酸大小及其类型:一种病毒可含有DNA或RNA,病毒核酸的相对分子质量差别十分显著,其变化范围一般在10^6~10^8之间,如最小的微小病毒为单链DNA病毒,仅有约5 000个碱基,相对分子质量为1.5×10^6。最大的痘类病毒有2×10^5个碱基对,相对分子质量为1.5×10^8。病毒基因组核酸的相对分子质量大小反映了不同病毒基因组结构和功能的差异。

与原核和真核细胞的核酸碱基组成一样,病毒基因组的核酸也是由4个碱基组成的,即A、T、G、C。但在不同病毒的核酸中,各种碱基的含量却相差很大。例如,伪狂犬病毒(pseudorabies virus)核酸的G+C含量多达72%,鸡痘病毒(fowlpox virus)核酸基因组的G+C含量为35%。一般而言,相同科属的病毒的核酸碱基组成相似,不同科属的病毒之间的核酸碱基组成却有较大的差异。

(2) 病毒的核酸类型:病毒核酸有4种类型,即双链DNA(dsDNA)、单链DNA(ssDNA)、双链RNA(dsRNA)和单链RNA(ssRNA),在病毒单链DNA或RNA中,可分为正链和负链,就单链DNA来说,与mRNA序列相同的单链DNA,称为正单链DNA(+ssDNA);与mRNA互补,且为转录模板的单链DNA,称为负单链DNA(−ssDNA)。病毒单链RNA如果能够直接作为编码合成蛋白质的模板链或mRNA,即为正单链RNA(+ssDNA);与mRNA序列互补的单链RNA则为负单链RNA(−ssRNA)。此外,病毒核酸可呈线形与环形。

1) 双链DNA病毒:绝大部分动物DNA病毒的基因组为双链DNA,有些病毒如乳头瘤病毒科的双链DNA为环形,而另一些病毒如疱疹病毒科、虹彩病毒科(lridoviridae)、腺病毒科、痘病毒科的双链DNA为线形。环形双链DNA因没有游离的DNA末端,所以对某些DNA的外切酶有抵抗性,不易被降解。在双链线状DNA中,则一般有特殊的结构序列,如虹彩病毒的DNA有末端残余序列和循环序列,疱疹病毒核酸也有末端残余序列,这些末端残余序列的双链DNA 5′端利用外切核酸酶部分消化,可产生黏性末端,再经变性和退火,能够形成环状双链DNA分子;腺病毒的基因组DNA有末端反向重复序列,其核酸DNA不需要利用酶消化,直接通过变性和退火,每条DNA链就能各自形成环状分子。痘病毒核酸的线状双链DNA有反转发夹结构形成的末端共价键交联,这样的双链DNA变性后可形成大的单链环状DNA分子,且变性后很快复性,很难将DNA的2条链分开,此与其他线性DNA病毒不同。

2) 单链DNA病毒:动物DNA病毒中的细小病毒科的病毒基因组为线状单链DNA,其5′端和3′端均有回文序列,可形成发夹样结构。细小病毒的另一个重要特征是不同病毒体内所含的单链DNA可以有不同的极性,即单链DNA在有的病毒体内为正链,而在有的病毒体内为负链。因此,来源同种病毒不同病毒体内的单链DNA之间可以互补而退火后形成双链DNA分子。此外,有些噬菌体中也仅含单链DNA。

3) 单链RNA病毒:单链RNA病毒的核酸

长度为1～17 kb，可由一条完整的RNA组成，也可分为几个节段。绝大多数动物RNA病毒均为单链线状。

正链RNA病毒的基因组均为线状分子，但有单一分子基因组和分段基因组之分。黄病毒科、小RNA病毒科、披膜病毒科、杯状病毒科、冠状病毒科的基因组是单一RNA分子，其中冠状病毒基因组的正链RNA分子与宿主细胞中的mRNA类似，5′端帽状结构，3′端有poly(A)尾；小RNA病毒的RNA的5′端没有帽状结构，但5′端通过pUp结合一个病毒蛋白VPg，以替代5′端的帽子。反转录病毒科的病毒基因组的RNA是正链RNA，但其基因组有两个相同的线状正链RNA分子组成，故称为二倍体RNA基因组。

除HDV的负链RNA基因组尾环状分子外，其余的负链RNA病毒基因组均为线状分子，而且线状负链RNA分子也有单一分子基因组和分段基因组之分，如副黏病毒科、弹状病毒科、丝状病毒科含有不分段的负链RNA基因组，而沙粒病毒科、布尼亚病毒科、正黏病毒科的基因组为分段负链RNA，它们的基因组分别由2节段、3节段和8节段构成。

4）双链RNA病毒：动物病毒中仅有呼肠孤病毒为双链RNA病毒。双链RNA病毒的核酸均分节段，呼肠孤病毒即含有10～12个核酸节段，每段均可分别转录并编码不同的多肽链。

4. *病毒的酶* 是由病毒基因编码的又一类蛋白质。某些动物病毒，特别是结构复杂的病毒所含酶的种类较多，如痘类病毒含有的转录系统的酶类就至少有13种，包括DNA依赖性RNA聚合酶、聚合腺苷酸化聚合酶、RNA鸟嘌呤基转移酶、RNA鸟嘌呤7甲基转移酶、RNA（核苷2′）甲基转移酶、拓扑异构酶等。又如在白血病病毒粒子中，至少有9种酶，分别为DNA外切核酸酶、DNA内切酶、DNA连接酶、核苷酸激酶、磷酸酯酶、乳酸脱氢酶、RNA甲基化酶、tRNA合成酶、ATP酶。然而，尽管这些病毒粒子含有较多的酶蛋白，但它们不可能含有核酸和蛋白质合成所需要的全部酶系统。根据酶的功能可将病毒的酶分为以下几种。

（1）与病毒复制有关的酶：如在痘类病毒中发现由病毒所编码的依赖DNA的RNA聚合酶。因痘类病毒可在宿主细胞质中增殖，并不依赖宿主细胞核中依赖DNA的RNA聚合酶，说明病毒颗粒本身具有该酶，从而得以复制。反转录病毒中反转录酶以及核糖核酸酶H（Rnase H）也是病毒所编码，前者可以RNA为模板转录DNA，后者仅能水解与DNA配对的RNA，都是病毒所特有的。

（2）与病毒致病性有关的酶：流感病毒及一些副黏病毒有NA，可以水解N-乙酰神经氨酸，在病毒侵入机体时，对穿过黏多糖层具有重要作用。

（3）其他酶：单正链RNA病毒具有可裂解聚合蛋白的蛋白酶（proteinases），如小RNA病毒基因组有一个长的读码框架，编码一个长的聚合蛋白，通过病毒编码的蛋白酶，可将该聚合蛋白水解为11种最终产物，其中有一些蛋白是组成病毒衣壳的成分。

5. *起调控作用的病毒蛋白* DNA病毒复制过程中出现的早期蛋白可抑制病毒核酸及蛋白质进行正常代谢。如SV40病毒复制早期出现的T蛋白是一种蛋白激酶，可使蛋白质磷酸化，并具有转化细胞的作用。EB病毒永生化蛋白可抑制核酸。

（二）病毒的形态

20世纪50年代以后，在病毒学的研究中，由于新方法、新技术的使用，使病毒形态学的研究有了显著发展。例如，通过负染色技术的应用，提高了反差和标本的分辨率而获得了病毒表面的立体构型；通过超薄切片技术，从平面上了解到病毒的内部结构；通过X射线衍射技术的应用，为病毒形态和化学晶体结构提供了丰富的资料；通过超速离心技术的发展，为电子显微镜观察提供了高纯度的病毒标本；通过真空喷镀技术，尤其是近年来发展的多角度和旋转投影技术，为了解病毒的几何形态学奠定了可靠的基础；通过冷冻蚀刻技术，为病毒与细胞的关系以及病毒形态亚单位的分析，做出独特的贡献。

在以上这些方法中，尤其是负染色技术，通过 Brenner 和 Horne(1959)的改进和应用，对病毒结构的研究起到了关键性的作用。目前，我们所积累的有关病毒的形态结构方面的主要资料大多通过此法获得，由于它操作简便、效果显著而被电子显微镜工作者普遍采用。

X 射线衍射技术是利用病毒结晶体对 X 射线的衍射作用所形成的特定的图形，来识别病毒对称性空间结构的技术。尤其是对病毒的化学亚单位分布情况的观察更为重要。此法早在 20 世纪 40 年代就由 Bernal 等人用于病毒学研究，并发现了病毒颗粒是由一定数量的化学亚单位呈规律性排列构成的。在此基础上，人们又进一步将已获得的许多小病毒(如脊髓灰质炎病毒、番茄矮丛病毒、烟草花叶病病毒等)进行纯化结晶制备，并准确地测知了某些病毒亚单位的间距、相对分子质量、分子长度和分子间距。

病毒的种类繁多，形态结构各具特点，有的呈棒状，有的为球形或多角形，还有的呈蝌蚪形等。大小亦各不相同，可为 10～250 nm 不等，但是，所有病毒的结构都是由蛋白质和核酸(RNA 或 DNA)组成的。一个完整的病毒或病毒颗粒均有蛋白质(或多肽)组成的衣壳或壳体(caspid)，衣壳内包有核酸构成的核心。在有包膜的病毒中，其衣壳蛋白包裹着的核酸及其相随蛋白组成核糖核蛋白(ribonucleoprotein, RNP)或核衣壳。病毒的形状往往同其壳体的基本结构有着紧密的联系，如杆状病毒的壳体为螺旋对称(helical symmetry)，球形病毒的壳体一般为二十面体对称(icosahedral symmetry)，复杂形状的病毒则其壳体为复合对称(complex symmetry)。

1. *螺旋对称的病毒壳体*　是由蛋白亚基沿着轴心进行螺旋排列而形成的高度有序的结构。首先其非对称的蛋白亚基分子沿着圆周对称排列，形成中空的圆盘状结构，再由这些圆盘结构堆积起来形成圆柱状结构。但在圆盘结构中的蛋白亚基与病毒核酸螺旋结合时，蛋白亚基可由圆盘排列转变为螺旋排列，形成螺旋对称的壳体，见图 14-3。

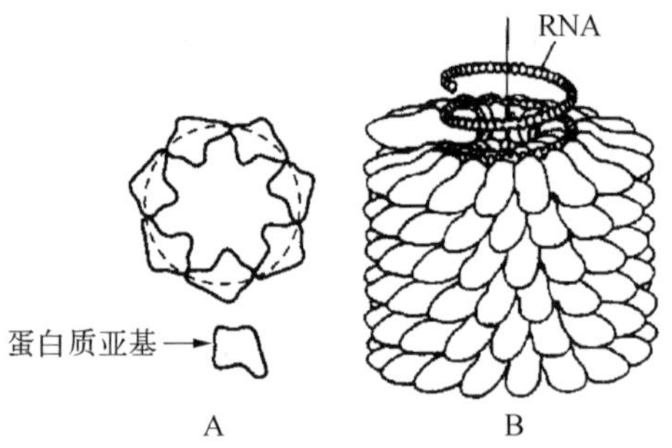

图 14-3　TMV 外壳分子的螺旋结构

A. 不对称的蛋白质亚基围绕轴心的圆周对称排列；B. TMV 颗粒蛋白质亚基和核酸基因组的结构模式

螺旋对称的壳体直径由衣壳蛋白亚基共同构成的结构单位决定，而壳体长度则由其包裹的核酸长度所决定，螺旋对称壳体的螺距与两个参数有关：一是每一圈螺旋上的蛋白亚基数目 μ，二是每个亚基的轴高 p，其螺旋的螺距 $P=\mu\times p$。

在动物和人的病毒中，正黏病毒(流感病毒)、副黏病毒(副流感病毒、麻疹病毒、新城疫病毒等)和弹状病毒都属于螺旋对称病毒，但全部外包一层脂膜。这些病毒都含有 RNA，由大分子核酸与蛋白质结合而构成精巧的螺旋共聚体，这种核酸蛋白质共聚体扭曲呈双链结构盘旋在圆球形或弹状的(如狂犬病毒)衣壳之内，成为病毒的生命中心。

2. *二十面体对称的病毒壳体*　这类病毒的壳体由蛋白亚基有规则地排列成一个正二十面体对称结构。大部分动物病毒，如脊髓灰质炎病毒、披膜病毒、腺病毒，以及常见的小病毒如小 RNA 病毒、乳头瘤病毒都属这一类。

二十面体对称结构的病毒壳体，是由 20 个等边三角形组成的立体结构。它包括 12 个顶角、20 个三角面、30 条边，呈 5、3、2 次轴对称。以 12 个顶角的任何一个顶点与其相对的顶作为中轴旋转时，有 5 个面形态相同互相对称；以 20 个三角面任何一个面的中心与其相对三角面的中心为轴旋转时，有 3 个位置形态相同；以 30 条边的任何一条边的中点为中心对准其相对边的中心点作为中轴，则相邻的两个位置形态总是相同。5、3、2 次轴对称为二十面体结构的主要特点，如图 14-4。

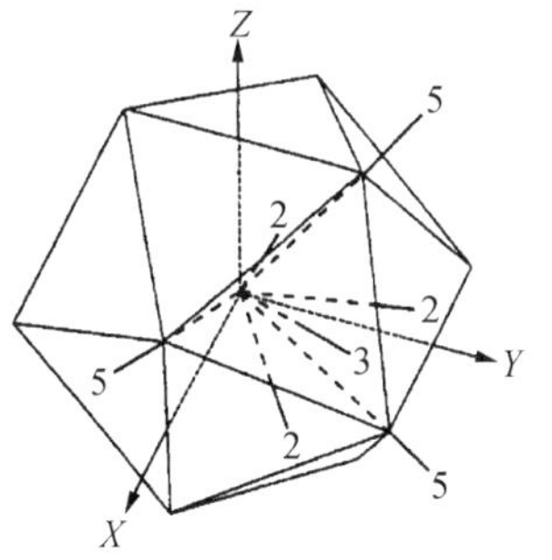

图 14-4 5、3、2 次旋转对称轴

5、3、2 次旋转对称轴腺病毒为二十面体最好的模型之一，它是一个典型的二十面体，其蛋白衣壳由 252 个球形壳粒按 5、3、2 次轴对称的形式排列组成。其顶角的壳粒总是与周围 5 个相等的壳粒为邻，呈梅花状排列，此为五邻体(penton)，含 12 个壳粒；在三角面或边上的每个壳粒则与 6 个间距相等的壳粒为邻，称为六邻体(hexon)，含 240 个壳粒，如图 14-5。

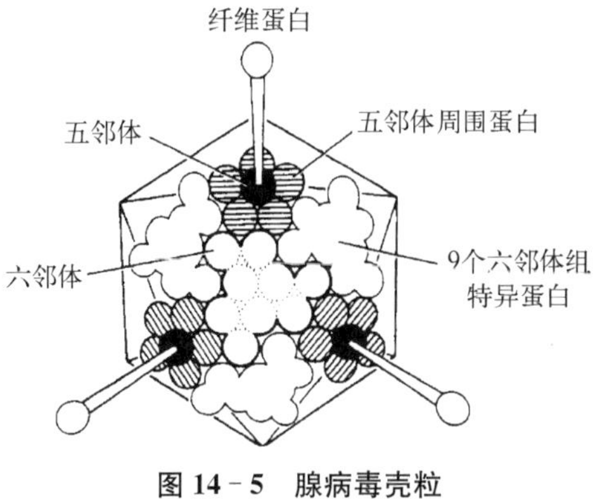

图 14-5 腺病毒壳粒

腺病毒壳粒病毒蛋白亚基可按完全等价或准等价(quasi-equivalence)结合构成二十面对称壳体。其中完全等价结合是指二十面体的每个亚基具有完全相同的环境。在这种情况下，其正二十面体的 20 个全等三角面的顶点各排列有 1 个亚基，即每个三角面排列 3 个，20 个三角面共排列 60 个亚基。准等价结合构成的二十面体对称壳体往往比完全等价结合的壳体容量要大，因此能够使更大的病毒基因组包裹在壳体内，见图 14-6。

3. 复合对称的病毒壳体噬菌体 为典型的复合对称病毒。其中以 T4 噬菌体的复合对称结构了解得较为清楚，见图 14-7。

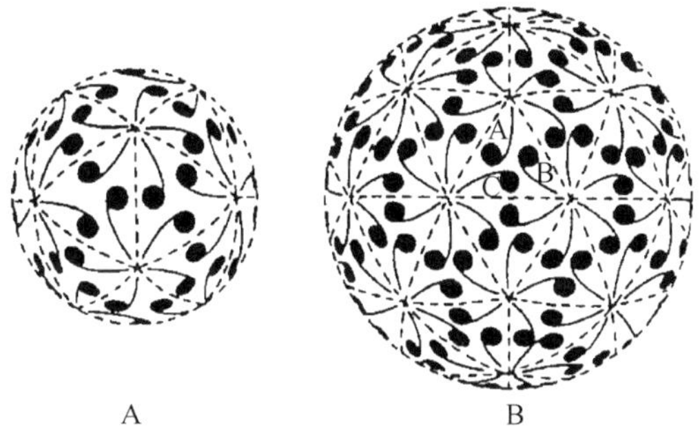

图 14-6 二十面体对称壳体结构

A. 全等价结合(60 个亚基)；B. 准等价结合(180 亚基)

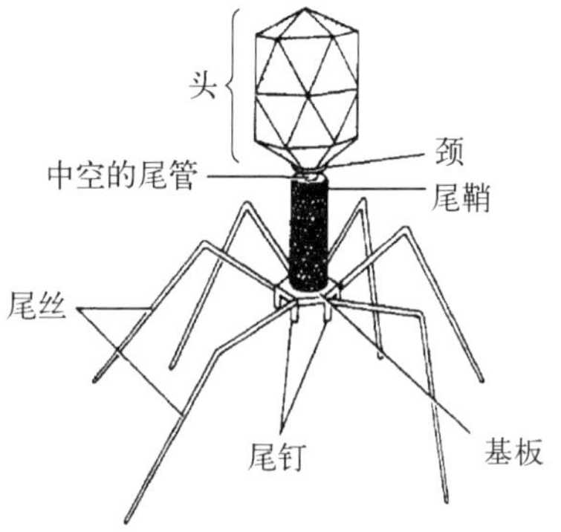

图 14-7 T4 噬菌体结构

T4 噬菌体大致可分为两部分，即头部与尾部。T4 噬菌体的头部为二十面体对称结构，壳体由直径为 5 nm 的壳粒组成，每个壳粒包含 gp23 和 gpsoc 各 6 个分子以及 1 个分子的 gphoc。壳体内部含有线状 dsDNA，其 dsDNA 与几种内部蛋白、小肽和多胺类物质结合在一起。尾部较为复杂，由尾管、尾鞘、颈部、基片、尾钉和尾丝组成，头部和尾部通过颈连接起来。具有复合对称的病毒壳体还有呼肠孤病毒，其病毒壳体由内壳体和外壳体组成，两层壳体均为二十面体对称。

(三) 病毒的分类

1. 概述 病毒分类是病毒学中的一个基础研究领域。早在 1937 年，Levaditi 和 Lepine 就曾根据病毒对组织的亲和性进行了分类。1948 年，Holmes 提出根据病毒所引起的宿主症状的分类方案。1950 年，第五届国际微生物学会提出了有关病毒分类的八项原则。1958 年，Andrewes 等主张按病毒本身的理化特性进行分类的建议。1963 年，国际微生物命名委员会病毒分会根据 Andrewes 提出的分类建议提出了新的八项分类原则：① 核酸的类型、结构和分子量；② 病毒粒子的形状和大小；③ 病毒粒子的结构；④ 病毒粒子对乙醚、氯仿等脂溶剂的敏感性；⑤ 血清学性质和抗原关系；⑥ 病毒在细胞培养上的繁殖特性；⑦ 对除脂溶剂以外的理化因子的敏感性；⑧ 流行病学特征。以上原则被在1966年第九届国际微生物学会上成立的国际病毒命名委员会（International Committee on Nomenclature of Virus，ICNV）通过。1971年，ICNV公布了关于病毒分类和命名的第一次报告，将当时了解得比较清楚的500多种病毒分为RNA和DNA病毒两大类，并且分为43个病毒属（组）。1973年，ICNV正式更名为国际病毒分类委员会（International Committee on Taxonomy of Virus，ICTV），并拟定和通过了一个基本按病毒本身性质进行分类的方案。动物病毒学家率先采用了林奈命名系统，使用科、属、种的分类法。科（family）的名字后缀为viridae，亚科（subfamily）的后缀为virinae，属（genus）和种（species）的后缀均为virus。1976年、1979年、1982年、1991年、1995年、2000年、2005年、2011年和2017年，ICTV分别公布了关于病毒分类和命名的第二、三、四、五、六、七、八、九次和十次报告。第八次报告的最大特点是进一步明确了“种”作为病毒分类系统中的最小分类阶元，在每一个确定种下面列出了至少一个、至多几十个不同的分离物以及它们在GenBank上的登录号，增加了许多反映病毒基因序列同源性关系的系统树图，并将原子分辨率的粒子三维结构插入到相应的科或属中，对病毒粒子空间结构有更详细的说明。第九次报告是在前几次报告的基础上，汇集了自2005年以来所有得到批准的病毒分类新建议而成。第九次报告将目前所知的2 284种病毒归属为6个目、87科、19个亚科、349个属。在亚病毒感染因子下设类病毒、卫星病毒和朊毒，其中类病毒有2个科、7个属；卫星病毒有2个亚组，卫星核酸有3个亚组；朊毒分为哺乳动物朊毒和真菌朊毒。与第八次报告相比，第九次报告实际新增3个目、14个科、8个亚科、60个属，约386个病毒种。第九次报告保留了第八次报告的一些特点，明确“种”为病毒分类系统中的最小分类阶元，在每一个确定种下面列出至少一个、至多几十个不等的病毒型或病毒分离株，每个型或分离株列出其基因组（或基因）在Genbank上的登录号。第十次报告是以网络（http://ictv.global/report）的形式进行发布，目前尚在持续更新中。2017版病毒分类系统包括9个目、131个科、46个亚科、802个属和4 853种，病毒种类增长迅猛，主要原因是病毒宏基因组技术的广泛应用。

2. *病毒分类的依据*　病毒分类主要以病毒粒子特性、抗原性质和病毒生物学特性等作为依据。

（1）病毒粒子特性：① 形态特征，包括病毒体大小、形状，表面有无包膜及包膜突起，包膜突起本质，衣壳的结构及其对称特性。② 基因特征，包括基因组大小、核酸类型，单链或双链，线状或环状，正链、负链还是双义链，基因组分节段的数量和大小、核苷酸序列、重复序列元件、G+C所占的比例，5′端帽子存在与否，5′共价结合蛋白的存在与否，3′端poly(A)尾存在与否。③ 蛋白质特征，包括蛋白质的种类和数目，各种蛋白质的功能和活性，尤其是转录酶、反转录酶、血凝素、神经氨酸酶的功能和活性，病毒蛋白的氨基酸序列、糖基化、磷酸化、豆蔻酰化性质以及表位。④ 病毒脂类的含量和特征。⑤ 碳水化合物含量和特征。⑥ 病毒基因组的复制特征，包括核酸复制模式，转录和翻译特性，病毒体蛋白组装、成熟及释放的方式和位置。⑦ 理化特征，如病毒粒子的分子量、沉降系数、浮力密度，以及病毒粒子包括对pH、热、镁离子、锰离子、变性剂、辐射的稳定性。

（2）病毒抗原性：主要包括病毒血清学性质与其抗原的关系。

（3）病毒生物学特性：包括病毒天然的宿主范围；病毒在自然条件下的传播与媒介体的关系；病毒的地理分布，致病机理，组织亲嗜性；病毒引起的病理和组织病理学特点。

一般而言，病毒粒子形态，基因组组成和复制特性，病毒结构蛋白、非结构蛋白的数目和大小往往作为病毒科、属分类和命名的依据，而病毒基因组的核酸类型，基因组的单双链、反转录过程和病毒基因组的极性则与病毒目的分类和命名有关。

3. 病毒分类系统 现将与人类和其他脊椎动物有关的病毒列表如下（表 14－1）。

表 14－1 人类和其他脊椎动物有关的病毒分类

DNA 病毒（The DNA Virus）			
双链 DNA 病毒（The dsDNA Virus）			
目（Order）	科（Family） 亚科（Subfamily）	属（Genus）	代表种（Type species）
疱疹病毒目	异疱疹病毒科 *Alloherpervirdae*	蛙疱疹病毒属 *Batrachovirus*	蛙疱疹病毒 1 型 Ranid herpesvirus 1
		鲤鱼病毒属 *Cyprinivirus*	鲤鱼疱疹病毒 3 型 Cyprinid herpesvirus 3
		鮰病毒属 *Ictalurivirus*	鮰病毒 1 型 Ictalurid herpesvirus 1
		鲑鱼疱疹病毒属 *Salmonivirus*	鲑鱼疱疹病毒 1 型 Salmonid herpesvirus 1
	疱疹病毒科 *Herpesviridae* α 疱疹病毒亚科 *Alphaherpesvirinae*	传染性喉气管炎病毒属 *Iltovirus*	禽疱疹病毒 1 型 Gallid herpesvirus 1
		马立克氏病病毒属 *Mardivirus*	禽疱疹病毒 2 型 Gallid herpesvirus 2
		单纯疱疹病毒属 *Simplexvirus*	人疱疹病毒 1 型 Human herpesvirus 1
		水痘病毒属 *Varicellovirus*	人疱疹病毒 3 型 Human herpesvirus 3
	疱疹病毒科 *Herpesviridae* β 疱疹病毒亚科 *Betaherpesvirinae*	巨细胞病毒属 *Cytomegalovirus*	人疱疹病毒 5 型 Human herpesvirus 5
		鼠巨细胞病毒属 *Muromegalovirus*	小鼠疱疹病毒 1 型 Murid Herpesvirus 1
		长鼻动物病毒属 *Proboscivirus*	象疱疹病毒 1 型 Elephantid herpesvirus 1
		玫瑰疹病毒属 *Roseolovirus*	人疱疹病毒 6 型 Human herpesvirus 6
	疱疹病毒科 *Herpesviridae* γ 疱疹病毒亚科 *Gammaherpesvirinae*	淋巴隐状病毒属 *Lymphocryptovirus*	人疱疹病毒 4 型 Human herpesvirus 4
		弱病毒属 *Rhadinovirus*	松鼠猴疱疹病毒 2 型 Saimirine herpesvirus 2
		玛卡病毒属 *Macavirus*	狷羚疱疹病毒 1 型 Alcelaphineherpesvirus 1
		马疱疹病毒属 *Percavirus*	马疱疹病毒 2 型 Equid herpesvirus 2
未命名	腺病毒科 *Adenoviridae*	哺乳动物腺病毒属 *Mastadenovirus*	人腺病毒 C 型 Human adenovirus C
		禽腺病毒属 *Aviadenovirus*	禽腺病毒 A 型 Fowl adenovirus A

(续表)

目(Order)	科(Family) 亚科(Subfamily)	属(Genus)	代表种(Type species)
未命名	腺病毒科 *Adenoviridae*	富AT腺病毒属 *Atadenovirus*	绵羊腺病毒D型 Ovine adenovirus D
		唾液酸酶腺病毒属 *Siadenovirus*	蛙腺病毒 Frog adenovirus
		鱼腺疱疹病毒属 *Ichtadenovirus*	中华鲟腺病毒A Sturgeon adenovirus A
	非洲猪瘟病毒科 *Asfarviridae*	非洲猪瘟病毒属 *Asfivirus*	非洲猪瘟病毒 African swine fever virus
	虹彩病毒科 *Iridoviridae*	蛙病毒属 *Ranavirus*	蛙病毒3型 Frog virus 3
		淋巴囊肿病毒属 *Lymphocystivirus*	淋巴囊肿病病毒1型 Lymphocystis disease virus 1
		细胞肥大病毒属 *Megalocytivirus*	传染性脾肾坏死病毒 Infectious spleen and kidney necrosis virus
	乳头瘤病毒科 *Papillomaviridae*	α乳头瘤病毒属 *Alphapapillomavirus*	人乳头瘤病毒32型 Human papillomavirus 32
		β乳头瘤病毒属 *Betapapillomavirus*	人乳头瘤病毒5型 Human papillomavirus 5
		γ乳头瘤病毒属 *Gammapapillomavirus*	人乳头瘤病毒4型 Human papillomavirus 4
		δ乳头瘤病毒属 *Deltapapillomavirus*	欧洲驼鹿人乳头瘤病毒 European elk papillomavirus
		ε乳头瘤病毒属 *Epsilonpapillomavirus*	牛乳头瘤病毒5型 Bovine papillomavirus 5
		ζ乳头瘤病毒属 *Zetapapillomavirus*	马乳头瘤病毒1型 Eguine papillomavirus 1
		η乳头瘤病毒属 *Etapapillomavirus*	苍头燕雀乳头瘤病毒 Fringilla papillomavirus
		θ乳头瘤病毒属 *Thetapapillomavirus*	提姆那灰鹦鹉乳头瘤病毒 Psittacus erithacus timneh papillomavirus
		ι乳头瘤病毒属 *Iotapapillomavirus*	多乳房大鼠乳头瘤病毒 Mastomys natalensis papillomavirus
		κ乳头瘤病毒属 *Kappapapillomavirus*	棉尾兔乳头瘤病毒5型 Cottontail rabbit papillomavirus 5
		λ乳头瘤病毒属 *Lamdapapillomavirus*	犬口腔乳头瘤病毒 Canine oral papillomavirus

（续表）

目(Order)	科(Family) 亚科(Subfamily)	属(Genus)	代表种(Type species)
未命名	乳头瘤病毒科 *Papillomaviridae*	μ乳头瘤病毒属 *Mupapillomavirus*	人乳头瘤病毒1型 Human papillomavirus 1
		ν乳头瘤病毒属 *Nupapillomavirus*	人乳头瘤病毒41型 Human papillomavirus 41
		ξ乳头瘤病毒属 *Xipapapillomavirus*	牛乳头瘤病毒3型 Bovine papillomavirus 3
		ο乳头瘤病毒属 *Omicronpapillomavirus*	棘鳍鼠海豚乳头瘤病毒 Phocoena spinipinnis papillomavirus
		π乳头瘤病毒属 *Pipapillomavirus*	仓鼠口腔乳头瘤病毒 Hamster oral papillomavirus
	多瘤病毒科 *Polyomaviridae*	多瘤病毒属 *Polymavirus*	猴病毒40 Simian virus 40
	痘病毒科 *Poxviridae* 脊椎动物痘病毒亚科 *Chordopoxvirinae*	禽痘病毒属 *Avipoxvirus*	鸡痘病毒 Fowlpox virus
		山羊痘病毒属 *Capripoxvirus*	绵羊痘病毒 Sheeppox virus
		鹿痘病毒属 *Cervidpoxvirus*	鹿痘病毒 W-843-83 Deerpox virus W-848-83
		野兔痘病毒属 *Leporipoxvirus*	黏液瘤病毒 Myxoma virus
		软疣病毒属 *Molluscipoxvirus*	人传染性软疣病毒 Molluscum contagiosum virus
		正痘病毒属 *Orthopoxvirus*	痘苗病毒 Vaccinia virus
		副痘病毒属 *Parapoxvirus*	口疮病毒 Orfvirus
		猪痘病毒属 *Suipoxvirus*	猪痘病毒 Swinepox virus
		亚塔病毒属 *Yatapoxvirus*	亚巴猴肿瘤病毒 Yaba monkey tumor virus

单链DNA病毒(The ssDNA Virus)

目(Order)	科(Family) 亚科(Subfamily)	属(Genus)	代表种(Type species)
未命名	指环病毒科 *Anelloviridae*	甲型细环病毒属 *Alphatorquevirus*	细环病毒1型 Torque teno virus 1
		乙型细环病毒属 *Betatorquevirus*	小细环病毒1型 Torque teno mini virus 1

（续表）

目(Order)	科(Family) 亚科(Subfamily)	属(Genus)	代表种(Type species)
未命名	指环病毒科 *Anelloviridae*	丙型细环病毒属 *Gammatorquevirus*	中细环病毒 1 型 Torque teno midi virus 1
		丁型细环病毒属 *Deltatorquevirus*	树鼩细环病毒 Torque teno tupaia virus
		戊型细环病毒属 *Epsilontorquevirus*	狨猴细环病毒 Torque teno tamarin virus
		己型细环病毒属 *Zetatorquevirus*	夜猴细环病毒 Torque teno douroucouli virus
		庚型细环病毒属 *Etatorquevirus*	猫细环病毒 Torque teno felis virus
		辛型细环病毒属 *Thetatorquevirus*	狗细环病毒 Torque teno canis viru
		壬型细环病毒属 *Iotatorquevirus*	猪细环病毒 1 型 Torque teno sus virus 1
	圆环病毒科 *Circoviridae*	圆环病毒属 *Circovirus*	猪环病毒 Porcine circovirus
		环转病毒属 *Gyrovirus*	鸡贫血病毒 Chicken anemia virus
	细小病毒科 *Parvoviridae* 细小病毒亚科 *Parvovirinae*	细小病毒属 *Parvovirus*	小鼠细小病毒 Murine minute virus
		红细胞病毒属 *Erythrovirus*	人细小病毒 B19 Human parvovirus B19
		依赖病毒属 *Dependovirus*	腺联病毒 2 型 Adeno-associated virus 2
		阿留申水貂病毒属 *Amdovirus*	阿留申水貂病毒 Aleutian mink disease virus
		牛犬细小病毒属 *Bocavirus*	牛细小病毒 Bovine parvovirus

DNA 和 RNA 反转录病毒(The DNA and RNA Reverse Transcribing Virus)

目(Order)	科(Family) 亚科(Subfamily)	属(Genus)	代表种(Type species)
未命名	嗜肝 DNA 病毒科 *Hepadnaviridae*	正嗜肝 DNA 病毒属 *Orthohepadnavirus*	乙型肝炎病毒 Hepatitis B virus
		禽嗜肝 DNA 病毒属 *Avihepadnavirus*	鸭乙型肝炎病毒 Duck hepatitis B virus
	反转录病毒科 *Retroviridae* 正反转录病毒亚科 *Orthoretrovirinae*	α 反转录病毒属 *Alpharetrovirus*	禽白血病病毒 Avian leucosis virus

（续表）

目(Order)	科(Family) 亚科(Subfamily)	属(Genus)	代表种(Type species)
未命名	反转录病毒科 *Retroviridae* 正反转录病毒亚科 *Orthoretrovirinae*	β反转录病毒属 *Betaretrovirus*	小鼠乳腺瘤病毒 Mouse mammary tumour virus
		γ反转录病毒属 *Gammaretrovirus*	小鼠白血病病毒 Murine leukaemia virus
		δ反转录病毒属 *Deltaretrovirus*	牛白血病病毒 Bovine leukaemia virus
		ε反转录病毒 *Epsilonretrovirus*	大眼梭鲈皮肤肉瘤病毒 Walleye dermal sarcoma virus
		慢病毒属 *Lentivirus*	人类免疫缺陷病毒1型 Human immunodeficiency virus 1
	反转录病毒科 *Retroviridae* 泡沫病毒亚科 *Spumaretrovirinae*	泡沫病毒属 *Spumavirus*	猴泡沫病毒 Sinian foamy virus

RNA 病毒(The RNA Virus)

双链 RNA 病毒(The dsRNA Virus)

目(Order)	科(Family) 亚科(Subfamily)	属(Genus)	代表种(Type species)
未命名	双 RNA 病毒科 *Birnaviridae*	水生动物双 RNA 病毒属 *Aquabirnavirus*	传染性胰脏坏死病毒 Infectious pancreatic necrosis virus
		禽双 RNA 病毒属 *Avibirnavirus*	传染性法氏囊病病毒 Infectious bursal disease virus
		黑鱼斑点病毒属 *Blosnavirus*	黑鱼斑点病毒 Blotched snakehead virus
	小双节段 RNA 病毒科 *Picobirnaviridae*	小双节段 RNA 病毒属 *Picobirnavirus*	人小双节段 RNA 病毒 Human picobirnavirus
	呼肠孤病毒科 *Reoviridae* 刺突呼肠孤病毒亚科 *Spinareovirinae*	正呼肠病毒属 *Orthoreovirus*	哺乳动物正呼肠病毒 Mammalian orthoreovirus
		水生动物呼肠孤病毒属 *Aquareovirus*	水生动物呼肠孤病毒 A 型 Aquareovirus A
		科罗拉多蜱传热病毒属 *Coltivirus*	科罗拉多蜱传症热病毒 Colorado tick fever virus
	呼肠孤病毒科 *Reoviridae* 无刺突呼肠孤病毒亚科 *Sedoreovirinae*	环状病毒属 *Orbivirus*	蓝舌病毒 Bluetongue virus
		轮状病毒属 *Rotavirus*	轮状病毒 A 型 Rotavirus A
		东南亚 12RNA 病毒属 *Seadornavirus*	班纳病毒 Banna virus

(续表)

单负链 RNA 病毒(The Negative-Sense ssRNA Virus)			
目(Order)	科(Family) 亚科(Subfamily)	属(Genus)	代表种(Type species)
单分子负链 RNA 病毒目 *Mononegavirales*	博尔纳病毒科 *Bornaviridae*	博尔纳病毒属 *Bornavirus*	博尔纳病病毒 Borna disease virus
	丝状病毒科 *Filoviridae*	马尔堡病毒属 *Marburgviruse*	莱克维多利亚马尔堡病毒 Lake Victoria Marburgvirus
		埃博拉病毒属 *Ebolaviruses*	扎伊尔埃博拉病毒 Zaire Ebolavirus
	副黏病毒科 *Paramyxoviridae* 副黏病毒亚科 *Paramyxovirinae*	腮腺炎病毒属 *Rubulavirus*	腮腺炎病毒 Mumps virus
		禽腮腺炎病毒属 *Avulavirus*	新城疫病毒 Newcastle disease virus
		呼吸道病毒属 *Respirovirus*	仙台病毒 Sendai virus
		亨德拉尼巴病毒属 *Henipavirus*	亨德拉病毒 Hendra virus
		麻疹病毒属 *Morbillivirus*	麻疹病毒 Measles virus
	副黏病毒科 *Paramyxoviridae* 肺病毒亚科 *Pneumovirinae*	肺病毒属 *Pneumovirus*	人类呼吸道合胞病毒 Human respiratory syncytial virus
		异肺病毒属 *Metapneumovirus*	禽异肺病毒 Avian metapneumovirus
	弹状病毒科 *Rhabdoviridae*	水疱病毒属 *Vesiculovirus*	水疱性口炎印第安那病毒 Vesicular stomatitis Indiana virus
		拉沙病毒属 *Lyssavirus*	狂犬病毒 Rabies virus
		短暂热病毒 *Ephemerovirus*	牛短暂热病毒 Bovine ephemeral fever virus
		非毒粒蛋白弹状病毒属 *Novirhabdovirus*	传染性造血坏死器官病毒 Infectious haematopoietic necrosis virus
未命名	沙粒病毒科 *Arenaviridae*	沙粒病毒属 *Arenavirus*	淋巴细胞性脉络丛脑膜炎病毒 Lymphocytic choriomeningitis virus
	布尼亚病毒科 *Bunyaviridae*	正布尼亚病毒属 *Orthobunyavirus*	布尼亚维拉病毒 Bunyamwera virus

（续表）

目(Order)	科(Family) 亚科(Subfamily)	属(Genus)	代表种(Type species)
未命名	布尼亚病毒科 *Bunyaviridae*	汉坦病毒属 *Hantavirus*	汉坦病毒 Hantaan virus
		内罗毕病毒属 *Nairovirus*	杜贝病毒 Dugbe virus
		白蛉热病毒属 *Phlebovirus*	裂谷热病毒 Rife Valley fever virus
	正黏病毒科 *Orthomyxoviridae*	甲型流感病毒属 *Influenzavirus A*	甲型流感病毒 Influenza A virus
		乙型流感病毒属 *Influenzavirus B*	乙型流感病毒 Influenza B virus
		丙型流感病毒属 *Influenzavirus C*	丙型流感病毒 Influenza C virus
		索戈托病毒属 *Thogotovirus*	索戈托病毒 Thogoto virus
		传染性鲑鱼贫血症病毒属 *Isavirus*	传染性鲑鱼贫血症病毒 Infection salmon anemia virus
	未命名	δ病毒属 *Deltavirus*	丁型肝炎病毒 Hepatitis delta virus
单正链 RNA 病毒(The Positive-Sense ssRNA Virus)			
目(Order)	科(Family) 亚科(Subfamily)	属(Genus)	代表种(Type species)
套病毒目 *Nidovirales*	动脉炎病毒科 *Arteriviridae*	动脉炎病毒属 *Arterivirus*	马动脉炎病毒 Equine arteritis virus
	冠状病毒科 *Coronaviridae* 冠状病毒亚科 *Coronavirinae*	甲型冠状病毒属 *Alphacoronavirus*	甲型冠状病毒 1 型 Alphacoronavirus 1
		乙型冠状病毒属 *Betacoronavirus*	严重急性呼吸综合征冠状病毒 2 severe acute respiratory syndrome coronavirus 2
		丙型冠状病毒属 *Gammacoronavirus*	禽冠状病毒 Avian coronavirus
	冠状病毒科 *Coronaviridae* 环曲病毒亚科 *Torovirinae*	环曲病毒属 *Torovirus*	马环曲病毒 Equine torovirus virus
		白鳊鱼病毒属 *Bafinivirus*	白鳊鱼病毒 White bream virus
小 RNA 病毒目 *Picornavirales*	小 RNA 病毒科 *Picornaviridae*	肠道病毒属 *Enterovirus*	脊髓灰质炎病毒 Poliovirus
		心脏病毒属 *Cardiovirus*	脑心肌炎病毒 Encephalomyocarditis virus

（续表）

目(Order)	科(Family) 亚科(Subfamily)	属(Genus)	代表种(Type species)
小 RNA 病毒目 *Picornavirales*	小 RNA 病毒科 *Picornaviridae*	口蹄疫病毒属 *Aphthovirus*	口蹄疫病毒 Foot-and-mouth disease virus
		肝炎病毒属 *Hepatovirus*	甲型肝炎病毒 Hepatitis A virus
		双埃柯病毒属 *Parechovirus*	人双埃柯病毒 Human parechovirus
		马鼻炎 B 病毒属 *Erbovirus*	马鼻炎 B 病毒 Equine rhinitis B virus
		关节样病毒属 *Kobavirus*	爱知病毒 Aichi virus
		特斯秦病病毒属 *Teschovirus*	猪特斯秦病病毒 Porcine teschovirus
		萨佩洛病毒属 *Sapelovirus*	猪萨佩洛病毒 Porcine sapelovirus
		塞尼卡病毒属 *Senecavirus*	塞尼卡谷病毒 Seneca Valley virus
		震颤病毒属 *Tremovirus*	禽脑脊髓炎病毒 Avian encephalomyelitis virus
		禽肝炎病毒属 *Avihepatovirus*	鸭甲型肝炎病毒 Duck hepatitis A virus
未命名	星状病毒科 *Astroviridae*	乌类星状病毒属 *Avastrovirus*	火鸡星状病毒 Turkey astrovirus
		哺乳类星状病毒属 *Mamastrovirus*	人星状病毒 Human astrovirus
	杯状病毒科 *Caliciviridae*	水疱病毒属 *Vesivirus*	猪水疱疹病毒 Porcine vesicular exanthema virus
		兔出血症病毒属 *Lagovirus*	兔出血症病毒 Rabbit haemorrhagic disease virus
		诺如病毒属 *Norovirus*	诺沃克病毒 Norwalk virus
		札幌病毒属 *Sapovirus*	札幌病毒 Sapporo virus
		纽伯病毒属 *Nebovirus*	纽伯里 1 型病毒 Newbury-1 virus
	黄病毒科 *Flaviviridae*	黄病毒属 *Flavivirus*	黄热病病毒 Yellow fever virus

（续表）

目(Order)	科(Family) 亚科(Subfamily)	属(Genus)	代表种(Type species)
未命名	黄病毒科 *Flaviviridae*	瘟病毒属 *Pestivirus*	牛病毒性腹泻病毒1型 Bovine viral diarrhea virus 1
		丙型肝炎病毒属 *Hepacivirus*	丙型肝炎病毒 Hepatitis C virus
	戊型肝炎病毒科 *Hepaeviridae*	戊型肝炎病毒属 *Hepaevirus*	戊型肝炎病毒 Hepatitis E virus
	野田村病毒科 *Nodaviridae*	β野田村病毒属 *Betanodavirus*	条纹鲹神经坏死病毒 Striped jack nervous necrosis virus
	披膜病毒科 *Togaviridae*	甲病毒属 *Alphavirus*	辛德毕斯病毒 Sindbis virus
		风疹病毒属 *Rubivirus*	风疹病毒 Rubella virus
亚病毒传染因子			
卫星病毒和其他病毒依赖核酸 Satellites and other virus-dependent nucleic acids	感染真菌、植物、原虫、无脊椎动物和脊椎动物		
类病毒 Viroids	主要感染植物		
朊粒 Prion	哺乳动物朊粒 Mammalian Prions		

参考文献

[1] 吴诗品. 防控新发传染病，人类的永恒课题[J]. 新发传染病电子杂志，2017，(01)：1-4.

[2] 陆普选，周伯平. 新发传染病临床影像诊断[M]. 北京：人民卫生出版社，2013.

[3] 洪健，周雪平. ICTV 第八次报告的最新病毒分类系统[J]. 中国病毒学，2006，21：84-96.

[4] 闻玉梅. 现代医学微生物学[M]. 上海：上海医科大学出版社，1999：749-762.

[5] 刘克洲，陈智. 人类病毒性疾病[M]. 2版. 北京：人民卫生出版社，2010：13-27.

[6] 徐耀先，周晓峰，刘立德. 分子病毒学[M]. 武汉：湖北科学技术出版社，2000：11-63.

[7] 张中信. ICTV 第九次报告对病毒分类系统的一些修改[J]. 病毒学报，2012，28(5)：595-599.

[8] Fettig J, Swaminathan M, Murrill CS, Kaplan JE. Global epidemiology of HIV[J]. Infectious disease clinics of North America, Sep 2014, 28 (3): 323-337.

[9] 原雪峰，于成明. 国际病毒分类委员会(ICTV) 2017 分类系统与第九次分类报告的比较及数据分析[J]. 植物病理学，2019，49(2)：145-150.

[10] Tang S, Tang W, Meyers K, Chan P, Chen Z, Tucker JD. HIV epidemiology and responses among men who have sex with men and transgender individuals in China: a scoping review [J]. BMC infectious diseases, Oct 20 2016, 16 (1): 588.

[11] Chan HL, Tsui SK, Sung JJ. Coronavirus in severe acute respiratory syndrome (SARS)[J]. Trends in molecular medicine, Aug 2003, 9(8): 323-325.

[12] Engin A. Influenza type A (H5N1) virus infection

[J]. Mikrobiyoloji bulteni, Jul 2007, 41(3): 485-494.
[13] Wiwanitkit V. H7N9 Influenza: The Emerging Infectious Disease[J]. North American journal of medical sciences, Jul 2013, 5(7): 395-398.
[14] Goeijenbier M, van Kampen JJ, Reusken CB, Koopmans MP, van Gorp EC. Ebola virus disease: a review on epidemiology, symptoms, treatment and pathogenesis[J]. The Netherlands journal of medicine, Nov 2014, 72(9): 442-448.
[15] Pinto Junior VL, Luz K, Parreira R, Ferrinho P. Zika Virus: A Review to Clinicians[J]. Acta medica portuguesa, Nov-Dec 2015, 28(6): 760-765.
[16] Wu F, Zhao S, Yu B, *et al*. A new coronavirus associated with human respiratory disease in China [J]. Nature, 2020, 579(7798): 265-269.
[17] Zhou P, Yang XL, Wang XG, *et al*. A pneumonia outbreak associated with a new coronavirus of probable bat origin[J]. Nature, 2020, 579(7798): 270-273.
[18] Huang CL, Wang YM, Li XH, *et al*. Clinical features of patients infected with 2019 novel coronavirus in Wuhan, China[J]. 2020, 395 (10223): 497-506.
[19] Pringle CR. Virus Taxonomy-San Diego 1998[M]. Arch Virol, 1998, 143: 1451-1459.
[20] Fauquet CM, Mayo MA, Maniloff J, *et al*. Virus Taxonomy, Eighth Report of the International Committee on Taxonomy of Virus[J]. San Diego: Elsevier Academic Press, 2005.
[21] King AMQ, Adams MJ. Carstens EB, *et al*. Virus Taxonomy: Ninth Report of the International Committee on Taxonomy of Virus [J]. San Diego: Elsevier Academic Press, 2012: 1-1327.
[22] Lefkowitz EJ, Dempsey DM, Hendrickson RC, *et al*. Virus taxonomy: the database of the International Committee on Taxonomy of Viruses (ICTV)[J]. Nucleic Acids Res, 2018, 46(D1): D708-D717. doi: 10.1093/nar/gkx932.
[23] Gorbalenya AE, Baker SC, Baric RS, *et al*. Severe acute respiratory syndrome related coronavirus: The species and its viruses-a statement of the Coronavirus Study Group[J]. BioRxiv, 2020.

(浙江大学附属第一医院　刘克洲　陈建忠　陈智)

第二节　病毒性疾病

一、疱疹病毒科病毒感染

(一) 单纯疱疹病毒感染

Herpes 源于希腊文 Herpein,意思是爬行,指疱疹病毒引起皮肤损害具有蛇样爬行或传播的特点。单纯疱疹病毒(herpes simplex virus, HSV)是最早发现的人类疱疹病毒,也是人类病毒性疾病中最常见的病毒。HSV 感染导致的单纯疱疹,是一种常见的传染性皮肤病,其临床特征为皮肤黏膜成簇出现单房性小水疱,常发于面部或生殖器等部位,易复发,多数患者会终生受到侵害。单纯疱疹一般呈良性过程,但少数患者可发生病情严重的中枢神经系统和多器官弥漫性感染,此时则预后不良。近年来研究发现,单纯疱疹病毒的感染或可增加个体患阿尔兹海默病的风险。

【病原学】

HSV 归人类疱疹病毒科,α 亚科,单纯疱疹病毒属,分 HSV-1 和 HSV-2 两个亚型。HSV 病毒颗粒呈球形,由包膜、间层、核衣壳和核心构成。包膜为类脂双层膜,表面上有许多突起,含 8 种病毒糖蛋白(gB、gC、gD、gE、gG、gH、gI 和 gJ);核衣壳为 162 个壳粒组成的对称的二十面体;核心为病毒 DNA 分子及 DNA 蛋白;在包膜及衣壳间为间层,包含病毒编码蛋白质和复制启动相关的酶,覆盖在衣壳周围。HSV 的包膜非常脆弱,且没有包膜的病毒没有传染性(这意味着 HSV 随时可能破碎,病毒感染只可以由皮肤/黏膜表面的直接接触传播)。

HSV 基因组为双链线形 DNA,在病毒体内以环形和线形两种形式存在。HSV DNA 长约 154 kb，包含长(L)、短(S)两个不同的节段，以共价键相联结，L 节段长 126 kb，S 节段为 26 kb。每个节段首尾核苷酸序列反向重复（inverted repetition，IR)，中间是独特的 UL 和 US 序列。长重复序列(RL)和短重复序列(Rs)中含有命名为 a 的末端重复序列，约由 400 bp 组成。L 节段和 S 节段可颠倒排列，形成 4 种 HSV DNA 异构体：P(原型)、IL 型(L 段倒置)、IS 型(S 段倒置)、ISL 型(S、L 段均倒置)，这四种排列都可以相同数量出现于病毒群体中。HSV－1 和 HSV－2 基因组结构相似，碱基序列同源性约 50%，两者限制性内切酶切割位点不同。HSV 基因组分若干个基因群，α 基因（即刻早期基因 IE)、β 基因（早期基因 E）和 γ 基因（晚期基因 L)，共编码 80 个基因产物。前两种基因产物与 HSV 复制调控和代谢有关，γ 基因编码病毒颗粒的结构蛋白。基因产物中大约有一半不直接参与病毒结构或病毒复制而是与宿主细胞或宿主免疫反应相互作用。

HSV 到达靶细胞表面与受体结合并吸附在宿主细胞上，通过病毒包膜和细胞膜融合释放核壳体进入细胞质，融合后的 HSV 在细胞质中释放多种蛋白质（包括一些毒素、一种蛋白激酶、一种基因转录启动子），再脱去衣壳释放病毒 DNA，其 DNA 以“滚环”方式在胞核内复制，与核衣壳组装成核壳体，再由核内膜出芽进入核周隙形成带有包膜的子代病毒颗粒，然后通过胞质内质网和高尔基体被运送到细胞表面，释放至胞外（有几条通路来实现，如出芽方式、细胞溶解后释放、通过细胞间连接进入其他细胞）。病毒只有在高尔基体内完成外膜糖基化后，才能成为具有感染性的成熟病毒颗粒。最近研究鉴定了几种受体，一个是硫酸乙酰肝素蛋白聚糖，主要介导病毒吸附宿主细胞；另一类是与 gD 结合的受体，介导病毒包膜与宿主细胞膜融合，其中 HveA 是肿瘤坏死因子受体家族成员，HveB/C 是 nectin 家族成员，属于免疫球蛋白超家族。这些膜受体在细胞上广泛存在，使这两个亚型 HSV 的宿主细胞范围很广。几乎所有的人类细胞类型均可以感染 HSV。对于很多细胞，如上皮细胞和成纤维细胞，HSV 感染后细胞溶解，但神经细胞的感染通常是病毒与细胞长期共存的潜伏感染。

HSV 的复制受其基因产物的高度调节。当病毒包膜和宿主细胞膜融合后，从 HSV 病毒颗粒中释放出几种病毒蛋白并即刻表达 IE 基因产物，这些产物通过增强细胞 RNA 的降解作用而关闭宿主蛋白合成，并打开 HSV 复制的 E 基因转录，合成 DNA 复制所需的调节蛋白和酶类，最后由 L 基因表达病毒特异性蛋白。HSV 在整个复制周期中都具有细胞致病性。然而，HSV 感染一些神经细胞后不会出现细胞死亡而是潜伏下来，仅有少数有限的病毒基因转录。但在适当的激活因子作用下，病毒基因又可被激活，再行复制、表达和释放 HSV。此外，HSV－2 建立持续性感染与抑制宿主细胞的抗病毒 I 型干扰素(IFN－α/β)信号通路（HSV－2 通过其极早期蛋白 US1 抑制 IFN－β 的产生），逃避宿主天然免疫的控制有关。

HSV 对外界抵抗力不强，在含有蛋白质的溶液中较稳定。56℃加热 30 分钟、紫外线照射 5 分钟、乙醚等均可使之灭活。

【流行病学】

1. *传染源*　HSV 可以感染人类和其他动物细胞，但只有人类会表现出症状。急性期患者及慢性带毒者均为传染源。病毒存在于感染者的疱疹液、病损部位分泌物以及唾液和粪便中。

2. *传播途径*　HSV 对外界抵抗力弱，主要通过患者病损部位直接接触健康人黏膜或皮肤微小破损处而传播。HSV－1 型感染还可以通过空气飞沫传播。HSV－2 的感染主要是通过性生活传播，因此，生殖器疱疹被列入性传播疾病范畴。除性生活传播外，密切接触可能也是重要的传播途径。胎儿可通过患病孕妇胎盘或产道发生宫内感染。此外，唾液中也含有病毒，能直接或借唾液污染的餐具而经消化道途径传播。

3. *易感人群*　该病是一种常见的传染性皮

肤病,各年龄阶层人群普遍易感。女性患病率比男性高,这是因为单纯疱疹病毒通过性传播从男性传给女性比从女性传给男性更容易。此外,儿童营养不良或各种原因引起的免疫功能低下者也易受感染。

【发病机制和病理】

HSV-1主要引起面部及腰以上皮肤、黏膜病变,HSV-2主要引起生殖器及腰以下皮肤、黏膜病变(起始感染部位是由患者感染病毒的途径决定的,而不是病毒的固有特性)。HSV可从皮肤黏膜表面破损处进入表皮或真皮细胞开始复制,造成局部感染。但一般情况下,裸露的病毒核壳体沿局部神经末梢经轴索上行传入神经节细胞内潜伏下来(可以潜伏数年),在适当条件下病毒被激活,在神经节或邻近神经组织中大量复制,再沿该神经节的神经分支下行播散到外周支配区域的皮肤黏膜组织细胞内,导致更广泛的疱疹发作。病毒在入侵局部的同时,也可向周围传播,造成黏膜病变蔓延;HSV-1沿神经(主要是嗅神经和三叉神经)的轴索和细胞侵入人脑,造成成人急性出血性坏死性脑炎,其中损害最严重的部位是颞叶;在婴儿和机体免疫功能低下者,可形成病毒血症,发生全身播散性感染。

HSV感染的重要特点是病毒可长期潜伏于体内。病毒基因组以非活化状态存在于细胞中,只有少数有限的病毒基因转录。HSV-1被证实可引起抗原提呈细胞中CD1d分子在胞内的聚集,可能以此使得病毒能逃避检测并潜伏下来。正常情况下,CD1d分子被运送至细胞表面提呈脂质并刺激自然杀伤T细胞产生免疫识别。在合适的触发因素作用下,病毒基因又常常被激活,再行复制、表达和释放病毒颗粒。病毒从神经元中释放,再进入上皮细胞进行复制的过程称为“复能”(reactivation)。在周围神经系统中,HSV潜伏在感觉神经节内(HSV-1多潜伏感染在三叉神经,HSV-2常累及骶神经根S2～S5神经节),而在中枢神经系统,主要潜伏在星形细胞内。潜伏感染的细胞含有一个或几个病毒基因组,以游离形式存在于神经细胞内,也可整合在宿主细胞染色体上,当受某些触发因素激惹后可活化复能,病毒基因组或亚病毒颗粒再沿神经干下行扩散到所支配区域上皮细胞,导致疱疹间歇性反复发作。HSV潜伏感染的确切机制还不清楚,可能与潜伏相关RNA转录子LAT(latency-associated transcript)的存在有关,当这些潜伏相关转录子产生缺失突变时,复能效率也就被降低,提示这些转录子也许在维持HSV DNA潜伏状态中发挥作用。此外,正常的宿主免疫功能是维持潜伏感染的关键。潜伏HSV复能的机制也不清楚,可能与胸苷嘧啶激酶(TK)基因有关。复能的触发因素很多,包括免疫和非免疫因素,如免疫抑制或缺陷、紫外线照射、皮肤或神经节的创伤、月经、精神紧张、发热性疾病等,其中尤其与宿主的免疫调控能力有关。

HSV体内复能的发生与病毒亚型和感染部位有关。潜伏感染的HSV-2较HSV-1更易复能;HSV-1复能部位多在口唇,而HSV-2多在生殖器部位复能。当把HSV2 LAT区域插入到HSV-1中时,就会增加骶神经节复能的机会,表明病毒因素直接影响了复能的发生。宿主因素也影响着复能的发生。免疫功能受损者,复能更频繁也更剧烈。特异性免疫包括细胞免疫和体液免疫,其中T细胞免疫功能是控制病毒感染的关键,干扰素、自然杀伤细胞在限制起始感染中起重要作用,体液免疫可对细胞表面的糖蛋白进行中和反应。其他细胞群包括NK细胞、巨噬细胞以及这些细胞产生的淋巴因子,在宿主抵抗HSV感染中也发挥着作用。

病毒在皮肤黏膜上皮细胞的基底层及中层增殖,受感染细胞发生气球样变或退行性变,核染色质固缩,产生特征性的细胞核内嗜酸性包涵体(cowdry A包涵体),相邻受感染细胞的胞膜融合,形成多核巨细胞。细胞坏死崩解后形成单房性薄壁水疱,四周可绕以红晕,局部呈炎症反应。初发疱疹患者,水疱周围深层炎症反应较重,复发性疱疹较轻。水疱破溃后表层脱皮,数小时内产生浅表性溃疡。皮肤黏膜部位病损多局限，当感染较重时，病毒可沿局部淋巴管上行扩散，导致淋巴结炎。对于疱疹性脑炎或新生儿播散性疱疹患者，其实质器官病灶处的充血、出血性坏死现象比皮肤损害处更为显著。

【临床表现】

HSV 感染可分为初发性和复发性，初发性疱疹潜伏期为 2～12 日，平均 6 日。初发性疱疹经治疗或自行缓解后，病毒可长期潜伏于体内，受适当的激惹因素而活化，表现为复发性疱疹，并常反复发作。复发性疱疹患者病前可有前驱症状，如局部感觉异常等。单纯疱疹大多呈局部皮肤黏膜的疱疹糜烂性损害，全身症状一般较轻，但与复发性疱疹相比，初发性疱疹患者往往全身症状明显（如发热、乏力、厌食、淋巴结触痛），持续时间长，并发症多，皮肤黏膜损害常需 2～3 周愈合，而复发性疱疹病损多于 1 周内消失，少数全身播散性感染或疱疹性脑炎患者病情严重。单纯疱疹在临床上分为局部感染和全身感染。

1. *局部感染*

（1）皮肤疱疹（cutaneous herpes）：多见于复发性疱疹或成人初发性疱疹。可发生于身体任何部位，尤其好发于皮肤黏膜交界处，以唇缘、口角、鼻孔周围多见。起病可表现为局部疼痛、烧灼感、麻刺感和瘙痒。起初在红斑表面出现痛性脐凹状水疱，而后出现典型的成簇或散在分布的多发水疱，最后可进展为脓疱或溃疡，2～10 日后干燥结痂，一般不留瘢痕。初发性疱疹患者，尤其是病毒从皮肤外伤处侵入而发生的外伤性皮肤疱疹的患者，发病期间常伴发局部淋巴结炎及发热，有的可达 39～40℃，但大多病情不重，整个病程 2～3 周。

（2）口腔疱疹（oral herpes）：多见于儿童，成人好发于口交行为者。表现为口腔黏膜、齿龈、舌咽，甚至食管出现大面积水疱，随之变为溃疡。患者局部疼痛、拒食、流涎，可伴发热、不安、疲乏、颌下淋巴结或颈淋巴结肿大和腹泻。本病潜伏期短，为 2～5 日，2～3 周内可痊愈。

（3）眼疱疹（ocular herpes）：眼部 HSV－1 疾病包括疱疹性睑缘炎、结膜炎、角膜炎、视网膜炎、巩膜炎。虽然原发性眼部单纯疱疹病毒感染仅发生在不足 5％的患者中，但可因角膜炎和急性视网膜坏死（ARN）而引起严重病变。大多数眼科 HSV 病例为单侧，复发也累及同侧眼。1％～12％的病例双侧发病（不一定同时）。

角膜疾病是眼疱疹中最常见的形式。单纯疱疹病毒引起的角膜炎（角膜感染和炎症）是全世界角膜瘢痕形成和角膜浑浊致盲的主要原因。角膜疾病源于活动性感染本身、活动性感染导致的炎症和对既往感染的免疫反应，免疫反应被认为是 T 淋巴细胞对角膜内病毒抗原的迟发性超敏反应。HSV 角膜炎分为 4 类：感染性上皮型角膜炎、基质型角膜炎、角膜内皮炎以及神经营养性角膜病变。在 HSV 角膜炎首次发病中，上皮型角膜炎最常见，而基质型角膜炎在初次疾病中少见，但在复发性疾病中常见。基质型角膜炎视力丧失的预后显著差于上皮型角膜炎。内皮疾病不常见，但常导致角膜水肿。

上皮型角膜炎呈急性起病，表现为疼痛、视物模糊和水样分泌物等。裂隙灯下发现角膜缘处结膜充血、角膜上皮出现点状或弥漫性树枝状病变或地图状溃疡。HSV 角膜炎通常表现为角膜浅层的感染，通常不累及角膜基质层。对患眼外用糖皮质激素滴眼液（不同时使用抗病毒药物）可加重感染，并可能导致更深层的角膜基质结构受累而影响视力。

HSV 基质型角膜炎在活动性病毒感染或感染引发的免疫反应和炎症反应可能导致角膜基质病变。可分为 2 型：免疫性基质型角膜炎和坏死性基质型角膜炎。免疫性基质型角膜炎发生于 20％～60％复发性 HSV 角膜炎眼，占复发性基质型角膜炎的 90％。免疫性角膜炎通常表现为不伴上皮疾病的免疫介导性角膜基质炎症，坏死性基质型角膜炎是由活动性病毒感染所致，并可能进展为角膜穿孔。

（4）生殖器疱疹（genital herpes）：临床分为原发性感染、非原发性初发感染、复发性感染。① 原发性感染：指预先对 HSV－1 和 HSV－2

都没有抗体的患者发生的感染；② 非原发性初发感染：指原先已存在 HSV－2 抗体的患者发生生殖器 HSV－1 感染，或原先已存在 HSV－1 抗体的患者发生生殖器 HSV－2 感染；③ 复发性感染：指生殖器 HSV 的再激活，其病损处检出的 HSV 类型与血清学检查所见类型相同。

原发性生殖器疱疹感染的临床表现变化很大。初始表现可较为严重，表现为疼痛性生殖器溃疡和全身性症状。男性主要发生在龟头和阴茎体，女性累及外阴、阴道和宫颈。部分皮疹位于臀部和会阴。而对于其他患者，感染症状可能轻微或完全没有症状。少数表现为原发性 HSV 感染的患者会出现生殖器外并发症，如无菌性脑膜炎和尿潴留。非原发性初发感染比原发性感染所引起的病损更少、全身症状更轻，可能是因为抗一种类型 HSV 的抗体能为机体提供一定程度对抗另一种 HSV 类型的保护作用。生殖器疱疹的临床复发常见，但其通常不如原发性或非原发性感染那么严重。复发的频率取决于初次发作的严重程度和持续时间、感染的血清型及宿主。部分血清疱疹抗体阳性患者否认生殖器疱疹感染病史，持续随访 50%最终被诊断为有症状性感染。

在原发性生殖器疱疹感染消退后，已证实即使在无生殖器病损的情况下，男性和女性都存在无症状性间歇性病毒排出。亚临床 HSV 排出很重要，因为感染可以在患者不知情的情况下传播给易感的性伴侣和新生儿。HSV 在新的性关系中可很快发生传播，在易感的性伴侣中，有男性传染源性伴侣者和无 HSV 抗体者的 HSV 获得风险更大。

在免疫抑制患者中，大多数生殖器 HSV 感染反映了再激活综合征。有症状的感染发作可能更严重、更频繁以及持续时间更长。生殖器疱疹患者有发生其他性传播疾病的风险，应对其进行筛查。

(5) 疱疹性直肠炎(herpes proctitis)：生殖器疱疹患者的肛门、直肠也可受累，尤其是有肛交史者，又称疱疹性直肠炎。由于易继发感染，故症状多较重，患者有肛门、直肠痛，里急后重，便秘，发热，腹股沟淋巴结炎。重者可并发无菌性脑膜炎或骶神经根脊髓炎，后者可导致神经痛、反射性尿潴留、便秘等。查体可见肛周溃疡，直肠镜检可发现直肠近端黏膜疱疹、脓疱疹或弥漫性糜烂损害。生殖器疱疹病程较长，初发患者可达 3～6 周，且易复发，复发时损害较轻，排病毒少，较易痊愈。

(6) 疱疹性甲沟炎(herpetic whitlow)：本病可表现为原发性口腔或生殖器疱疹的并发症，也易发于经常裸手接触疱疹患者的医务工作者，尤其是护士及牙科医师。疱疹病变发生于末端指节，并深入至甲床形成蜂房样坏死，局部出现水疱、脓疱，疼痛剧烈，呈跳痛样，可伴滑车下淋巴结、腋下淋巴结肿大和发热。病程一般 7～10 日。

(7) 疱疹性脑炎(herpetic encephalitis)：95%以上的病例由 HSV－1 引起。本病是散发性病毒性脑炎最常见病因，也是预后最差但对抗病毒药物敏感的疾病。初发和复发性疱疹感染，均可导致疱疹性脑炎，但多数患者是复发感染导致，病前曾有过皮肤黏膜疱疹史。疱疹性脑炎主要累及颞叶，常形成出血性坏死灶，还可波及脑膜。患者起病急，病情进展快，有发热、头痛、呕吐、谵妄、惊厥、昏迷。查体可见脑膜刺激征、锥体束征、感觉缺失、视神经盘水肿等。脑电图及脑扫描提示颞叶等脑局限性损害或呈脑组织弥漫性病变。研究表明，Toll 样受体(Toll-like receptor, TLR)在固有免疫应答中发挥重要作用。TLR3 在中枢神经系统中表达，并且可能通过产生干扰素阻止 HSV 从上皮细胞经由颅神经向脑播散。两种特定的免疫缺陷，即 UNC－93B1 缺乏和 TLR3 突变，可使儿童易患 HSV 脑炎。UNC－93B 是一种参与 TLR3 细胞内运输的蛋白质。疱疹性脑炎患者约有 70%死亡，幸存者常留有不同程度的神经系统后遗症。

(8) 无菌性脑膜炎(aseptic meningitis)：多为生殖器疱疹的并发症，由 HSV－2 引起，脑脊液中常无病毒。发热、头痛、呕吐、畏光、颈强直等脑膜炎症状常出现于生殖器疱疹后第3～12日，2～4日达极期，随后症状在2～3日内消退。免疫功能正常者一般预后良好。

（9）单纯疱疹性肝炎（herpes simplex virus hepatitis）：见于原发性和继发性免疫缺陷患者，如应用肾上腺皮质激素和器官移植者，易发生急性肝衰竭。单纯疱疹性肝炎主要表现为发热、肝酶显著增高和明显白细胞减少症，可不出现疱疹性黏膜皮肤病变。年龄大、免疫功能低下、血小板减少、凝血功能障碍、脑病、未经抗病毒治疗者预后差，病死率高。

（10）单纯疱疹性食管炎（herpes simplex virus esophagitis）：常见于免疫功能受损的患者，且最常发生在接受免疫抑制剂的患者中，如实体器官和骨髓移植受者。但也可在健康的人群中发生，通常表现为吞咽痛和吞咽困难。发热、上腹痛、恶心、呕吐和胃灼热较为少见。患者偶尔合并有唇疱疹或口咽溃疡。上消化道内镜检查可确诊，应从溃疡的边缘进行活检或刷检取材，此处最可能存在病毒的致细胞病变作用。此病需要与感染性食管炎和药物性食管炎相鉴别。

2. 全身感染

（1）全身播散性疱疹感染（disseminated HSV infections）：患者多为新生儿，但也可发生于原发性或继发性免疫功能抑制人群中，如造血干细胞和实质器官移植受者、淋巴瘤、白血病和HIV患者等。临床表现严重，多器官受累，如无菌性脑膜炎、肺炎、肝炎、关节炎等。患者皮损最常见的表现为慢性增大溃疡，可分布多部位甚至呈播散性。皮肤黏膜表现常不典型，可呈疣状、外生性生长、脓疱状或溃疡表现，病死率可达70%。

（2）湿疹样疱疹（eczema herpeticum）：又称为Kaposi's水痘样疹，是一种广泛播散的HSV发疹，常见于患特异性皮炎的婴幼儿，也可见于烧伤、天疱疮、蕈样肉芽肿、寻常型鱼鳞病、毛囊角化病等，病情进展迅速，出现广泛皮损，并可融合、出血或转为脓疱，偶可全身播散至重要脏器，或继发细菌感染，引起病情进一步恶化，病死率达10%～50%。

（3）HSV相关性多形红斑（erythema multiforme）：原发性和复发性HSV感染极少导致多形红斑的发生。在多形红斑累及的皮肤区域可检测到HSV DNA和蛋白。

3. 其他特殊人群感染

（1）新生儿疱疹感染（neonatal HSV infection）：一般由患生殖器疱疹的母亲垂直传播而来，故主要为HSV-2感染所致。感染主要发生在围生期，少数也可由于病毒经宫颈进入宫腔导致妊娠期胎儿宫内感染。新生儿感染疱疹病毒容易播散至内脏器官或大脑，可呈无症状隐性感染，也可引起各种不同程度的临床表现。轻者仅为口唇、皮肤、眼部疱疹，重者呈中枢神经系统感染甚至全身播散性感染，表现为发热、黄疸、呼吸困难、肝脾大、出血倾向、抽搐、昏迷等，常于出生后9～12日死亡，病死率高达95%，幸存者常留有不同程度的后遗症。

（2）妊娠期单纯疱疹：可以分为妊娠期单纯疱疹的复发及妊娠期初次感染的单纯疱疹。其临床表现与皮肤疱疹、生殖器疱疹类似。但妊娠期生殖器疱疹可以通过宫内或产道传播影响胚胎发育，引发流产、早产、死胎、先天畸形、胎儿生长受限（FGR）、新生儿感染和智力低下等不良妊娠结局。

（3）HSV感染和艾滋病：流行病学调查表明，生殖器单纯疱疹患者合并感染其他性传播疾病（包括艾滋病）的概念较高，同样，艾滋病患者中的HSV感染率也高于一般人群。其部分原因在于HSV感染造成的生殖器皮肤黏膜糜烂损害，增加了其他性传播疾病病原体的入侵机会。此外，实验研究显示，HSV调节蛋白ICPO和ICP4在体外能上调HIV复制；当HIV-1和HSV-1在上皮细胞内重叠感染时，HSV-1拷贝数明显较单独感染高，提示两种病毒在感染复制过程中相辅相成。由于艾滋病患者免疫功能低下，不仅导致疱疹复发率较高，而且病损也较重，常表现为面部、外阴部皮肤黏膜的持久性、破坏性损害。

【实验室检查】

1. 形态学检查　取病变部位底部的刮削物或皮肤、肝组织等活检标本进行涂片，以吉姆萨、瑞特或巴帕尼科拉乌(Papanicolaou)染色，镜检可查见多核巨细胞和核内嗜酸性包涵体。这种方法可以确定疱疹类疾病，但不能与水痘-带状疱疹病毒感染相鉴别。

2. 病毒培养　这是病毒感染最可靠的诊断方法。在感染最初几天取病损处的水疱液或刮片拭子，或皮肤、肝、脑(死后)标本接种于HSV敏感的细胞中，常用的细胞为人胚肾、人胚肺、兔肾细胞、Hela细胞等。接种48～96小时后，如发现有细胞肿胀、变圆、细胞融合等细胞病变现象和特征性的核内包涵体便可做出诊断。如先做病毒分离培养再结合HSV抗原检测，可将诊断时间缩短至24小时。本法对水疱液检测敏感性较溃疡处高，初次感染者高于复发患者。

3. 免疫学检测　包括HSV抗原和抗体检测。

(1) HSV抗原检测：主要是用HSV特异性单克隆抗体，以免疫荧光或ELISA方法直接检测患者组织或分泌物细胞中的HSV抗原，若为阳性则诊断为近期感染HSV。其方法具有快速、敏感、特异和可靠的特点。对口唇疱疹，其敏感性与病毒培养相当，但对无症状的唾液和宫颈分泌物，由于病毒滴度太低，只有病毒培养敏感性的50%。

(2) HSV抗体检测：是临床上最常用来检测HSV感染的一种手段。主要检测特异性HSV IgM和IgG两种抗体。采用IF和ELISA在患者血清中检测到HSV IgM抗体，和(或)急性期和恢复期双份血清HSV IgG抗体效价增高4倍以上，提示近期有HSV感染。

4. 基因诊断　采用PCR技术，扩增HSV基因组中一段特异的基因序列，检测待检标本中有无HSV DNA的存在，是目前检测速度最快且敏感性最高的方法。可从微量的标本，如溃疡性病损和脑脊液中检测出HSV DNA，故有利于无症状HSV携带者、潜伏感染和单纯疱疹性脑膜脑炎的诊断。此外，还可做HSV亚型的鉴定。其中，qPCR检测HSV DNA含量的高低与新生儿HSV疾病的临床表现和死亡率有关，但是其与疱疹性神经系统疾病缺乏相关性。PCR也可用于诊断眼部感染，如ARN。使用定量PCR确定HSV病毒载量下降对于视力改善是否具有预后作用，目前这一做法尚在探索之中。

【诊断和鉴别诊断】

1. 诊断　根据典型的临床表现，在唇周、鼻孔等皮肤黏膜交界处发生成簇小水疱，周围有红斑，能迅速结痂愈合，病程短，并常因某些促发因素反复发作等特点，诊断不难。但对于角膜、结膜、腔道深处，如生殖道、尿道、直肠的疱疹损害，以及疱疹性脑炎、其他内脏性损害而缺乏皮肤疱疹者，诊断比较困难。对不典型或疑难病例，要注意收集有关流行病学资料，可取有关标本涂片染色查多核巨细胞和核内包涵体，以确定疱疹类疾病。检测HSV特异性IgM型抗体，有助于近期感染诊断。确诊还有赖于病毒分离、病毒抗原和基因的检测。

2. 鉴别诊断　皮肤疱疹应与脓疱病、接触性皮炎、带状疱疹等相鉴别；疱疹性口腔炎应与非特异性溃疡性口腔炎、Vincent咽峡炎、鹅口疮、口蹄疫、药物性或多形性红斑相鉴别；生殖器疱疹应与梅毒、软性下疳、淋巴肉芽肿、腹股沟淋巴结炎和肉芽肿，以及生殖器带状疱疹等相鉴别；单纯疱疹性脑炎和无菌性脑膜炎应与其他病毒性脑炎、脑梗死、脑肿瘤、散发性脑炎、结核性脑膜炎或中毒性脑病等相鉴别；新生儿全身性疱疹要与新生儿败血症相鉴别。

【并发症及预后】

本病的预后与机体免疫功能、初发或复发性感染、病变部位和范围等有关。单纯疱疹患者的全身症状大多较为轻微，局部病损有自限性，一般预后良好。但发生于特殊部位的疱疹损害则有可能导致严重后果，如疱疹性角膜炎可导致失明；生殖器疱疹可并发骶神经根炎、横贯性脊髓炎，甚至可导致患者发生器质性及心因性性功能障碍；外阴部位疱疹溃疡面愈合后可导致阴唇粘连、尿道狭窄等后遗症；孕妇患生殖器疱疹时还可导致流产、早产或新生儿疱疹感染。胎儿宫内感染则可致早产、先天畸形或出生后身体、智力发育障碍。新生儿及各种原因造成的免疫功能低下者，受感染后病情重，可播散累及大脑和其他重要脏器，病死率高，预后差，幸存者常留有神经系统或其他器官不同程度的后遗症。

【治疗】

HSV 临床复发频率通常随时间推移而降低，但临床病程存在很大的患者间差异。不论是在原发性感染首次发作时还是疾病复发时给药，抗病毒治疗均不会改变潜伏性 HSV 的生物学特性。

不治疗：多数患者偶有临床复发而且症状轻微，无须抗病毒治疗。

发病期治疗：每年复发小于 6 次或存在中度症状的患者，如果在前驱期启动治疗，使用阿昔洛韦、伐昔洛韦或泛昔洛韦的抗病毒治疗能缩短病程、减轻症状的严重程度，并加快病变愈合。

长期抑制治疗：在单纯疱疹病毒频繁复发（每年发作超过 6 次），没有可识别的前驱症状并存在多个疼痛性或毁容性病变，伴有严重并发症（如疱疹性湿疹或复发性无菌性脑膜炎）的复发性 HSV 感染患者，应进行长期抑制治疗。

1. *一般治疗* 单纯疱疹一般为自限性，不需特殊处理。小范围浅表处皮肤黏膜的单纯疱疹病损，可采用局部抗感染治疗，疼痛明显者，可口服肠溶阿司匹林或其他止痛剂。对病情严重，尤其重要脏器受累的患者，除了全身性抗感染，还应加强对症支持治疗。对单纯疱疹性脑炎，要积极防治脑水肿。生殖器疱疹患者患病期间应禁止性生活。

2. *病因治疗* 目前对潜伏感染的 HSV 难以用药物治疗，但对复制期的 HSV 感染，可针对复制的不同阶段进行治疗。对皮肤黏膜和内脏器官 HSV 感染，治疗首选阿昔洛韦（acyclovir）、泛昔洛韦（famciclovir）和伐昔洛韦（valaciclovir）；HSV 性角膜眼的治疗取决于疾病的发作是由活动性病毒复制所致还是对既往感染的免疫应答所致。当存在活动性单纯疱疹病毒上皮病变时，我们推荐不使用外用糖皮质激素，可口服和外用抗病毒药物［局部外用抗病毒药物：碘苷（idoxuridine）、三氟胸苷（trifluorothimidine）、阿糖腺苷、西多福韦（cidofovir）］。基质型角膜炎建议口服抗病毒药物联合外用糖皮质激素。反复发作的严重角膜炎患者给予持续口服抗病毒抑制治疗。因角膜炎而角膜瘢痕形成导致显著视力受损的患者可能需要角膜移植。口服抗病毒药物可改善角膜移植物的存活状况。

对新生儿疱疹和单纯疱疹性脑炎，宜静脉使用阿昔洛韦；对阿昔洛韦耐药的免疫功能低下宿主，可选用膦甲酸，具体推荐疗法如表 14－2。

表 14－2 抗单纯疱疹病毒治疗建议

临床指征	治疗药物	剂量	疗程	说明
首发口唇疱疹	阿昔洛韦	200 mg 口服，5/d*	7～10 日	如果患者治疗 10 日还未愈，再继续治疗 1 周
	阿昔洛韦	400 mg 口服，3/d	7～10 日	
	泛昔洛韦	250 mg 口服，3/d	7～10 日	
	伐昔洛韦	500 mg 口服，2/d	7～10 日	不同厂家剂量不同
首发生殖器疱疹	阿昔洛韦	200 mg 口服，5/d	7～10 日	如果患者治疗 10 日还未愈，再继续治疗 1 周
	阿昔洛韦	400 mg 口服，3/d	7～10 日	
	泛昔洛韦	250 mg 口服，3/d	7～10 日	
	伐昔洛韦	1 000 mg 口服，2/d	7～10 日	
复发性口唇疱疹	喷昔洛韦乳膏	外用	5 日	局部用药可缩短病损和疼痛时间
	阿昔洛韦片	400 mg 口服，5/d	5 日	
	伐昔洛韦	2 000 mg 口服，2/d	1 日	
	泛昔洛韦	1 500 mg 口服，1/d	1 日	

(续表)

临床指征	治疗药物	剂量	疗程	说明
复发性生殖器疱疹	阿昔洛韦	400 mg 口服,3/d	5日	
	阿昔洛韦	800 mg 口服,3/d	2日	
	伐昔洛韦	500 mg 口服,2/d	3日	
	泛昔洛韦	1 000 mg 口服,2/d	1日	
复发生殖器疱疹抑制治疗	伐昔洛韦	500 mg 口服,1/d		
HIV1 阳性生殖器疱疹	伐昔洛韦	1 000 mg 口服,2/d	14日	可减轻疼痛和加速愈合,减少中枢神经系统 HSV 感染
单纯疱疹性脑炎	阿昔洛韦针剂	10 mg/kg q8 h	14～21日	脑脊液的 HSV PCR 阴性后停用药物
新生儿 HSV 感染	阿昔洛韦针剂	60 mg/(kg・d)	14～21日	
耐阿昔洛韦 HSV 感染	膦甲酸钠针剂	40 mg/kg q8 h		病愈后停药

注：*指每日5次,余类推。q8 h 指每8小时1次。肾功能不全者使用抗病毒药物需要根据肾功能调整剂量。

免疫功能正常的患者中罕见抗病毒药物耐药性。对于非免疫功能受损的患者,除症状已经消退的情况外,建议短期口服阿昔洛韦治疗。对于免疫功能受损患者,我们推荐抗病毒治疗14～21日。对于抗病毒治疗5～7日内无反应的患者,应怀疑病毒耐药。具有胸苷激酶基因突变的病毒通常对这类药物中的其他药物有交叉耐药性,但对于直接作用于DNA聚合酶(如膦甲酸)的抗病毒药物仍然敏感。

(1) 抗病毒药物

1) 阿昔洛韦等核苷类似物：阿昔洛韦为无环核苷类似物,进入HSV感染细胞后,经HSV特有的胸苷激酶作用磷酸化成为单磷酸衍生物,再经细胞酶作用磷酸化为三磷酸阿昔洛韦,成为病毒DNA聚合酶的竞争抑制剂,可掺入正在延伸的病毒DNA链而终止DNA合成。该药对HSV-1和HSV-2感染均有效,可用于免疫功能正常和低下患者发生的皮肤黏膜HSV感染。伐昔洛韦是阿昔洛韦的L-缬氨酰酯,口服吸收好,在体内转变为阿昔洛韦,其生物利用度是阿昔洛韦的3～4倍。因此,同等疗效下可降低药物用量,减少其不良反应。泛昔洛韦是喷昔洛韦的口服前体药物,其与阿昔洛韦相比,具有更高的生物利用度和更长的半衰期,对各种HSV-1和HSV-2感染均有效。

阿昔洛韦等药能有效缩短HSV感染病损和症状的持续时间。口服用药能加速初发和复发生殖器疱疹的愈合和病情好转;免疫功能低下患者,口服或静脉使用这三种药可预防频繁发生的生殖器HSV复能;静脉用阿昔洛韦能有效降低疱疹性脑炎的病死率,但需加大剂量以达到中枢神经系统药效浓度,且关键在于早期用药,停药时机为脑脊液HSV PCR转阴,疗程至少3周;对新生儿疱疹,疗程至少2周。

在浓度高、滴速快或口服大剂量阿昔洛韦的失水患者,可因该药水溶性差,输液过少析出结晶,阻塞肾小管、肾小球,造成肾功能衰竭。肾功能不正常的患者和婴幼儿排泄功能低,需减少药量。静脉注射阿昔洛韦钠盐可使用0.9%氯化钠注射液或5%葡萄糖注射液稀释,最后药液浓度不超过7 g/L,滴注时至少于1小时内匀速滴注,同时注意勿使其漏出以免引起静脉炎。本药可通过胎盘,妊娠期妇女需要在监测下使用。免疫功能正常的患者,极少检测到对阿昔洛韦耐药的疱疹病毒,但已从很多免疫功能受损(骨髓和实体器官移植受者及艾滋病患者)的患者中分离出对阿昔洛韦耐药的HSV,这种情况下可以使用膦甲酸。

局部抗病毒药物一般是基于阿昔洛韦或相关化合物（如喷昔洛韦）作为活性物质，外用抗病毒药物可以缩短病变愈合时间和疼痛持续时间。

2）膦甲酸：为无机焦磷酸盐的有机类似物。本药在病毒特异性 DNA 聚合酶的焦磷酸盐结合位点产生选择性抑制作用，从而表现出抗病毒活性。本药无须被胸腺嘧啶激酶或其他激酶激活（磷酸化），故在体外对 HSV TK 缺失突变株和 CMV UL97 突变株有活性。因此，耐阿昔洛韦的 HSV 株可能对本药敏感；但伴 DNA 聚合酶改变的耐阿昔洛韦亦可能对本药有耐药性。推荐剂量为一次 40 mg/kg，每 8 小时或 12 小时 1 次，滴注时间不应少于 1 小时，连用 2～3 周或直至治愈。肾功能不全者使用本药注射剂时应根据肾功能调整剂量。

3）西多福韦：属胞嘧啶核苷类似物，经宿主细胞内酶羧化后，可抑制病毒 DNA 聚合酶功能。可用于膦甲酸耐药的单纯疱疹病毒感染。推荐剂量为西多福韦 5 mg/kg，1 周 1 次。然而，静脉应用西多福韦可引起严重毒性，包括中性粒细胞减少、恶心、呕吐以及肾毒性；同时应用口服丙磺舒和积极静脉补液（给予西多福韦之前和之后），是减少不良事件风险的重要辅助方法。

4）三氟胸苷：又称曲氟尿苷，是一种氟化的嘧啶核苷，能有效抑制腺苷酸合成酶活性，从而抑制病毒的复制。主要用于对 HSV 引起的眼部感染。1%三氟胸苷每日 8～9 次，每次 1 滴，使用 1 周后逐渐减量至每日 3 次，滴眼 14 日，疗程不可超过 21 日。该药对细胞毒性大，长期用药易引起角膜水肿糜烂。

5）碘苷：是嘧啶类抗病毒药，能与胸腺嘧啶核苷竞争性抑制磷酸化酶，特别是 DNA 聚合酶，从而抑制病毒 DNA 中胸腺嘧啶核苷的合成，或代替胸腺嘧啶核苷渗入病毒 DNA 中，产生有缺陷的 DNA，使其失去感染力或不能重新组合，使病毒停止繁殖或失去活性而得到抑制。主要对浅层上皮角膜炎效果较好。0.1%碘苷每日 1～2 小时 1 次，每次 1～2 滴，一般用药不超过 3 周。碘苷全身应用毒性大，限于局部用药。如长期局部用药，对细胞有损害，损伤角膜。不良反应明显，口炎、脱发、肝功能受损，明显骨髓抑制。碘苷能延缓角膜上皮创伤的愈合，在眼外科手术创伤愈合期间忌用碘苷治疗。

6）干扰素（interferon，IFN）：用于治疗疱疹性角膜炎、口腔疱疹、生殖器疱疹和带状疱疹等疱疹性疾病，常与抗 HSV 药物联合使用效果更好。肌内注射会出现一过性发热、白细胞减少等不良反应。

7）药物研发进展：能够抑制 HSV－1 和 HSV－2 解旋酶-引物酶的抗病毒候选药物正在研发中。其中 BILS 179 BS、BAY 57－1293 和 ASP2151（阿莫奈韦），口服给药后对清除鼠类动物感染模型的 HSV－1 和 HSV－2 均有效，BILS 179 BS 显示出即使在感染后 65 小时使用仍有活性，BAY 57－1293 则可能减少复发的频率和严重程度。ASP2151 对水痘-带状疱疹病毒也有活性。所有这些药物正在进行人体临床试验评估。

（2）止痛药物：单纯疱疹病毒感染会引起疼痛，严重的疼痛可影响身体机能、日常生活、心理和情绪以及社会活动。止痛需要阶梯治疗，即依照疼痛严重程度的不同而选择不同的治疗方案。止痛药物包括含有利多卡因的漱口水、对乙酰氨基酚、布洛芬、阿司匹林、阿片类药物等。

（3）糖皮质激素：较少用于单纯疱疹病毒感染的治疗。一般使用局部糖皮质激素联合口服抗病毒药物治疗基质型角膜炎。

【预防】

虽然大多数成年人都有 HSV 抗体，但这些抗体不能够清除病毒，也不能完全保护机体免受疱疹病毒的重复感染，或先后遭受两种亚型的 HSV 感染。因此，应积极采取有效措施来预防感染的发生或原有潜伏性感染的再发作。

幼托机构出现单纯疱疹患者后，应隔离治疗。妊娠后期特别是分娩前 6 周内感染生殖器疱疹的孕妇提倡剖宫产分娩；提倡安全性生活，性交时使用避孕套。有 HSV 感染史患者在接受器官移植术后，立即使用阿昔洛韦。对疱疹频繁复发的患者,应尽量去除或避免诱发因素,并预防性服用阿昔洛韦。

单纯疱疹的预防性疫苗国外尚在试用阶段,我国也在积极研制中。疫苗包括预防疫苗(用于未感染人群的预防治疗)和治疗疫苗(用于已感染的患者减少病毒脱落传播和皮疹再发)。近年来主要的研究方向是治疗疫苗。目前,3种治疗疫苗已经进入Ⅱ期临床试验: GEN - 003、VCL - HB01、COR - 1。其中GEN - 003治疗疫苗是一种亚单位疫苗,包括蛋白HSV - 2 gD2 ΔTMR、ICP4.2和佐剂Matrix - M2。GEN - 003治疗疫苗可以诱发针对HSV - 2的免疫反应,从而治疗疾病、减少病毒的脱落传播、降低皮疹发生率。

参考文献

[1] Lovheim H, Gilthorpe J, Johansson A, *et al*. Herpes simplex infection and the risk of Alzheimer's disease: A nested case-control study [J]. Alzheimers Dement, 2015, 11(6): 587 - 592.

[2] Zhang M, Liu Y, Wang P, *et al*. HSV-2 immediate-early protein US1 inhibits IFN-beta production by suppressing association of IRF-3 with IFN-beta promoter [J]. J Immunol, 2015, 194(7): 3102 - 3115.

[3] Sancho-Shimizu V, Perez de Diego R, Lorenzo L, *et al*. Herpes simplex encephalitis in children with autosomal recessive and dominant TRIF deficiency [J]. J Clin Invest, 2011, 121(12): 4889 - 4902.

[4] Melvin A J, Mohan K M, Schiffer J T, *et al*. Plasma and cerebrospinal fluid herpes simplex virus levels at diagnosis and outcome of neonatal infection [J]. J Pediatr, 2015, 166(4): 827 - 833.

[5] Crute J J, Grygon C A, Hargrave K D, *et al*. Herpes simplex virus helicase-primase inhibitors are active in animal models of human disease [J]. Nat Med, 2002, 8(4): 386 - 391.

[6] Kleymann G, Fischer R, Betz U A, *et al*. New helicase-primase inhibitors as drug candidates for the treatment of herpes simplex disease [J]. Nat Med, 2002, 8(4): 392 - 398.

[7] Chono K, Katsumata K, Kontani T, *et al*. ASP2151, a novel helicase-primase inhibitor, possesses antiviral activity against varicella-zoster virus and herpes simplex virus types 1 and 2 [J]. J Antimicrob Chemother, 2010, 65(8): 1733 - 1741.

[8] Bernstein D I, Wald A, Warren T, *et al*. Therapeutic Vaccine for Genital Herpes Simplex Virus-2 Infection: Findings From a Randomized Trial [J]. J Infect Dis, 2017, 215(6): 856 - 864.

[浙江树人大学树兰国际医学院附属树兰(杭州)医院 瞿镔]

(二) 水痘-带状疱疹病毒感染

水痘-带状疱疹病毒(varicella zoster virus, VZV)是一种普遍存在的人类疱疹病毒,引起水痘和疱疹。VZV的原发感染引起水痘,水痘为小儿常见急性传染病,水痘痊愈后可获终生免疫。但VZV原发感染后,病毒可沿感觉神经上行至一个或多个脊髓后根和三叉神经节内形成潜伏感染。当机体免疫力降低时病毒可被再激活并沿神经轴突到达相应神经支配皮肤区域,引起带状疱疹。带状疱疹的发病率随着年龄增长或免疫抑制而增加。

【病原学】

水痘-带状疱疹病毒属人类疱疹病毒α亚科,又称人类疱疹病毒3型(HHV - 3),其形态为同心圆状结构,直径为150~200 nm,核衣壳呈三维对称,表面为由162个壳微粒组成的对称二十面体,其内为双链DNA,外有一层或多层包膜,由病毒产生的糖蛋白与来自细胞的脂膜组成。

VZV基因组为线性双链DNA分子,长约124 884 bp,由共价连接的长片段(L)和短片段(S)组成。长片段(UL)长约10 500 bp,两端有小片段反向重复序列(TRL和IRL),短片段(US)长约5 232 bp,两端有大片段反向重复序列(TRS和IRS)。因此,VZV基因组的结构模式为TRL - UL - IRL - IRS - US - TRS。末端对称重复序列可以使每一片段首尾相连,形成环状结构。环状OP+对病毒的潜伏感染有一定意义,与病毒的致癌作用有关。

VZV基因组由71个开放读码框(open

reading frame，ORF）组成，约编码 69 种蛋白，其中 ORF42 和 ORF45 接合转录、翻译成一种蛋白产物。另外，ORF62、ORF63、ORF64 在 TRS 和 IRS 区分别重复一次即形成 ORF71、ORF70、ORF69，因此 VZV 基因组实际包含 69 个独特基因。VZV 基因组中还包含 5 个富含鸟嘌呤和胞嘧啶的串联重复序列（R1－R5）。不同分离株 R 区串联重复单位拷贝数存在差异，所以 R 区亦称 R 可变区。R1、R2、R3 区分别位于 ORF11、ORF14、ORF22 的基因编码区，R4 区位于 IRS 和 TRS 两个区，分别在 ORF62 与 ORF63 之间和 ORF70 与 ORF71 之间；R5 位于 ORF60 和 ORF61 之间。

虽然 VZV 基因组具有较好的遗传稳定性，但不同毒株间基因组仍存在变异，VZV 毒株间基因变异可达 500 个碱基，且多位于 R1－R5 及病毒复制起点 Oris。不同毒株间基因变异主要表现为单核苷酸多态性（single nucleotide polymorphism，SNP）。通过选择不同的 SNP 位点及其组合进行分析，可将不同国家或地区的 VZV 分离株分为不同的基因型。

VZV 编码 gE、gB、gH、gI、gC、gL、gK 和 gM 8 种糖蛋白，分别由 ORF68、ORF31、ORF37、ORF67、ORF14、ORF60、ORF5、ORF50 编码。gE 是 VZV 囊膜和感染细胞膜上含量最丰富、抗原性最强的糖蛋白。gB 与病毒黏附、侵入细胞及在细胞间感染密切相关。gC 编码区中的一段与 MHC Ⅱ 分子恒定区是同源的，可能与病毒的亲神经细胞特性有关。病毒在皮肤的复制及毒力中 gC 是必需的元素。

VZV 只有一个血清型，人类是 VZV 的唯一宿主，它是一种包膜病毒，具有高度的传染性，有嗜皮肤和神经的特性。能在胚胎组织细胞中增值，形成嗜酸性包涵体和多核巨细胞，但致细胞病变（cytopathic effect，CPE）出现缓慢。VZV 在体外抵抗力弱，不耐酸，不耐热，对乙醚敏感，在痂皮中不能存活，但在疱液中－65℃可长期存活。

【流行病学】

1. *传染源* 水痘患者为唯一传染源。在水痘病程中，病原体存在于鼻咽分泌物、病变黏膜、皮肤组织、疱疹液及血液中。一般自出疹前 1～2 日至出疹后 5 日或至皮疹全部结痂，干燥前均有传染性。潜伏期平均 14 日左右，具传染性 10～21 日，疱疹完全结痂后传染性消失。

2. *传播途径* 主要通过空气飞沫传播和直接接触疱疹液传播，被病毒传染的衣物、用具等都具有传染性，处于潜伏期的供血者可通过输血传播该病毒，孕妇分娩前 6 日患水痘可感染胎儿，出生后 10～13 日发病。妊娠期间感染 VZV，可危及胎儿和新生儿，对胎儿及新生儿的影响因感染时间不同而异。① 水痘性胚胎病：妊娠 16 周前患水痘则新生儿合并畸形，而此病发病率极低，可有单侧皮肤瘢痕、肌萎缩、四肢形成不全等表现；② 乳幼儿带状疱疹：妊娠 17 周至分娩前 2 周患水痘，乳幼儿可无水痘史而患带状疱疹，其发生占 9.1%；③ 围生期水痘：VZV 经胎盘传染给胎儿，在新生儿时发生水痘。孕妇水痘发生于临产前最后 4 日至产后 48 小时，常会导致新生儿严重的全身性水痘感染，其发生率为 17%，因症状重约有 30%的患儿死亡。这主要是胎儿在宫内感染 VZV 的时候，并无母传抗体的保护，以及胎儿的细胞免疫应答尚未完善。

3. *易感人群* 未接种过水痘疫苗的人群普遍易感，婴幼儿、学前班儿童、小学低年级学生为高度易感人群，20 岁以后发病者不到 2%。6 月龄以内婴儿因获得母体抗体而较少发病。病后免疫力持久，一般不再发生水痘，但体内潜伏的病毒不能被清除，故多年后仍可发生带状疱疹。带状疱疹多见于成人，90%的病例为 50 岁以上老年人或有慢性疾病及免疫缺陷者。

4. *流行特征* 水痘好发于温带地区，并呈现出明显的季节性，在冬春季节干燥、凉爽的月份中，水痘疫情的发生率会达到全年的高峰。我国水痘流行主要集中在冬春两季，但一年四季均可发生。小学生是水痘的高发人群，其原因主要是学生具有群体社会性特点，一旦出现水痘传染源，容易造成蔓延传播。

带状疱疹发病无季节性，可终年散发。发生

率取决于影响宿主细胞免疫力状况。人体细胞免疫力随着年龄的增长而减弱，因而带状疱疹患者多见于老年人。带状疱疹流行率主要取决于人口年龄构成，特别是最初感染VZV的时间。潜伏VZV再激活的最常见诱因为外伤、传染病及其他发热性疾病。患先天性和获得性免疫缺陷病、白血病、恶性肿瘤，尤其是应用抗癌药物及放射治疗的患者，这种情况更为常见。

【发病机制】

病毒主要通过皮肤损害的小液滴经雾化而传播。首先经感染结膜与上呼吸道黏膜进入宿主，在局部淋巴结增殖，2～3日后进入血液，形成病毒血症，然后在肝、脾及其他器官增殖，10～14日后病毒又大量进入血液，即第2次病毒血症。此时病毒开始在皮肤增殖，形成疱疹。VZV原发感染后，病毒沿感觉神经上行，在一个或多个脊髓后根神经节与叉神经节中形成潜伏感染，在某些诱发因素的作用下，此中潜伏的病毒可再次活动，生长繁殖，使受侵犯的神经节发炎或坏死，产生神经痛。同时，再活动的病毒可从一个或数个邻接的神经节沿相应的感觉神经纤维传到皮肤，在局部细胞内增殖，引起复发感染，即在皮肤上产生带状疱疹所特有的节段性水疱。偶尔病毒传播到脊髓前角细胞及运动神经根，引起肌无力或相应部位的皮肤发生麻痹。

【临床表现】

1. 水痘　发生在儿童常表现为自限性，症状较轻，主要并发症为继发皮肤感染、肺炎、脑炎、心肌炎、肝炎、瑞氏综合征等。

水痘的整个病程可分为前驱期和出疹期，前驱期常无症状或有轻微发热、头痛、乏力、食欲缺乏、咽痛等上呼吸道感染症状。经过1～2日进入出疹期，皮肤上出现明亮如露珠般水疱，水疱呈椭圆形，大小不一，周围有红晕，发痒。主要分布在患儿的躯干部及头部，逐渐蔓延至颜面部，最后到达四肢。皮疹分布以躯干为多，呈向心性分布，初期主要为细小红色斑疹，然后演变为丘疹、疱疹、脓疱、结痂。皮疹发展快是本病的特征之一，短者6～8小时，水疱呈椭圆形，大小不一，表浅，似浮在表面，并伴有痒感使患儿烦躁不安。一般1～3日内，疱疹从中心开始枯干、结痂，再经数日后，痂盖自行脱落，脱落后多不留瘢痕。患过水痘，由于体内已经有了抗体（获得性免疫），就不会再患了。皮损常连续分批出现，一般2～3批，因此丘疹、水疱及结痂往往同时存在。

2. 带状疱疹　VZV在初次感染或隐性感染后，会潜伏于脊髓后根神经节中，受刺激再次激活引起带状疱疹。发疹前数日往往有畏寒、发热、乏力、食欲缺乏、局部淋巴结肿大，患处烧灼感、刺痛、感觉过敏，但亦可无前驱症状。1～3日后局部皮肤潮红，继而出现簇集性粟粒大小丘疹，迅速变为水疱，疱液澄清，疱壁紧张发亮，周围有红晕。皮疹分批出现，沿一侧周围神经分布，排列成带状，各簇水疱群之间皮肤正常。皮损一般不超过躯干正中线。带状疱疹3日左右转为脓疱，1周内干涸，10～12日结痂，2～3周脱痂。愈后可留有暂时性色素沉着，若无继发感染，一般不留瘢痕。

神经痛为本病特征之 ，可在发疹前或伴随皮疹出现。儿童患者往往较轻或无痛，老年患者则疼痛剧烈，且常于皮损消退后遗留长时间的神经痛，即疱疹后神经痛（postherpetic neuralgia，PHN）。PHN通常表现为顽固的尖锐、烧灼样刺痛，常常影响患者洗澡、穿衣等日常生活。PHN随着患者年龄增加发生率增长，50岁以上患带状疱疹的患者中约50%会发PHN，可以持续数月之久。

带状疱疹好发于脊神经胸3至腰3（T_3～L_3）段神经分布区，胸部带状疱疹最多见，约占50%。有些患者可以累及颅神经，导致相应并发症的出现。例如，三叉神经（第Ⅴ对颅神经）受累，疱疹可以波及面部、眼睛、口腔、舌，但多不超过颜面中线。如果侵犯眼部，可引起结膜炎、角膜炎、虹膜睫状体炎。可以表现为眼痛、畏光、视力下降，如果治疗不及时可以导致失明。

病毒可侵犯膝神经节，影响面神经和听神经的感觉神经纤维，使外耳道出现水疱、面瘫及内耳功能障碍(耳鸣、耳痛),称为 Ramsay-Hunt 综合征。最严重的情况是侵犯到中枢神经系统,患者除剧烈的头痛外,还会有恶心、呕吐,甚至抽搐,即带状疱疹性脑膜脑炎。

由于机体免疫状态不同,可出现下列几种特殊型带状疱疹。① 无疹型:仅出现某感觉神经区内典型的节段性神经痛而无疱疹,容易误诊、漏诊;② 顿挫型:仅发生红斑、丘疹,不形成水疱,自行消退;③ 出血型:水疱内为血液;④ 坏疽型:水疱中心出现坏死,呈褐色结痂,痂下为溃疡,愈后有瘢痕;⑤ 播散型:病毒通过血行播散,全身泛发水痘样皮疹,伴高热、肺炎、肝炎、脑炎等全身症状,病情严重,可导致死亡。多发生于免疫缺陷与恶性肿瘤患者。

带状疱疹属于不完全免疫,正常人的复发率仅有 4%,但对于免疫功能异常的患者(红斑狼疮、癌症、移植术后使用免疫抑制剂的患者),复发率会增高。移植术后患者固体器官带状疱疹的总发病率为 8.6%,其中肝移植 5.7%,肾移植 7.4%、肺移植 15.1%,心脏移植 16.8%,红斑狼疮患者带状疱疹总发病率为 4.45%,年发病率 6.4/(1 000 人·年)。

VZV 初次感染(即水痘),并发症较少,最严重的可出现病毒性脑膜炎,但发生率极低。当病毒潜伏复发造成带状疱疹后,可出现 PNH、病毒性血管病变、病毒性脊髓病变、病毒性视网膜坏死等。其中以 PNH 最为常见,60 岁以上的带状疱疹患者约 40% 皮疹痊愈后会出现 PNH。PNH 的病因及病理尚不十分清楚,可能因细胞及组织的破坏造成了受累神经节瘢痕的形成,破坏传入神经纤维,尤其是 C 型伤害感受器。也有学者在 PNH 患者血液中检测到 VZV DNA 以及病毒蛋白,一些 PNH 患者使用抗病毒治疗可以取得一定效果,所以 PNH 也有可能是由于病毒造成轻度的神经炎,从而引起神经损害。其他的并发症如血管病变、脊髓病变、视网膜坏死等发生率较低,且特异性不高。

【实验室检查】

1. *疱疹刮片* 刮取新形成的水疱基底组织涂片,吉姆萨或瑞氏染色可发现多核巨细胞,HE 染色可查见细胞核内包涵体。

2. *病毒分离培养及鉴定技术* 利用组织或细胞培养技术分离致病病毒是病毒检测的传统方法。抽取患者水疱液或刮取水疱底细胞接种到易感细胞中进行传代培养,细胞受病毒感染后可出现特征性细胞病变(cytopathic effect, CPE)。但病毒分离培养既烦琐又费时,还要求对待检标本进行恰当的运送、保存和接种以防止细菌和真菌污染。而且,因 VZV 在培养细胞中生长缓慢(5～14 日),培养分离阳性率低,实际已很少用于临床检测。有作者报道用 Vero－E6 细胞分离 VZV,病毒分离阳性率高达 83.3%

3. *血清学检查* 酶联免疫吸附法(ELISA)、补体扩大中和试验(CENT)、免疫吸附血凝反应(IAHA)、膜抗原荧光抗体法(FAMA)、放射免疫法(RIA)等方法检测特异性抗体。病毒抗体 IgM 抗体阳性或双份血清 IgG 抗体效价升高 4 倍以上,有诊断价值。可与单纯疱疹病毒抗体出现交叉反应。

4. *分子生物学诊断* 应用聚合酶链反应(PCR)检测 VZV DNA,具有高的敏感性和特异性。

基因芯片技术又称基因微矩阵(mieroarray)技术,是将大量特定的基因片段或寡核苷酸片段高密度有序地固定在玻璃或膜载体上作为探针,与通过 PCR 反应后荧光标记的待测核酸序列按碱基配对原则进行杂交后,再利用激光共聚焦显微扫描仪对杂交信号进行检测的技术。基因芯片技术具有快速、准确、高通量、自动化等特点,能分析大量基因组信息,克服了传统核酸印迹杂交技术操作繁杂、自动化程度低、检测序列少和效率低的缺点,因而在 VZV 感染的诊断方面前景广阔。但因其检测成本高、假阳性率偏高、样品制备和标记较复杂、所用仪器昂贵等因素,限制了它的应用,可它的实际价值毋庸置疑。

【诊断和鉴别诊断】

1. *诊断依据* 根据水痘与带状疱疹依临床表现,尤其是皮疹形态、分布,不难诊断,非典型病例须靠实验室检测做出病原学诊断。

2. 鉴别诊断　不典型水痘需与丘疹样荨麻疹鉴别,后者多见于婴幼儿,系皮肤过敏性疾病,皮疹多见于四肢,可分批出现,为红色丘疹,顶端有小水疱,壁较坚实,痒感显著,周围无红晕,无结痂。

不典型水痘需与手足口病鉴别,后者的疱疹多出现在手、足、口这三个部位,这些疱疹大多呈离心性分布而患儿胸腹部及头面部很少出现。皮疹常常首先出现在口腔内,开始时主要表现为小疱疹,破溃后因形成口腔浅表性溃疡而产生灼痛感。与水痘相比,手足口病所致的皮疹不仅数目较少,还不容易破裂结痂。若临床工作中遇到症状表现不典型的患者可使用疱液检查及血清特异性抗体测定;若在电子显微镜下观察到患儿新鲜疱液中存在的少量病毒颗粒及气球样变细胞或酶联免疫法测定肠道病毒特异性抗体的病初滴度与恢复期相比>4倍以上,即可诊断为手足口病。

此外,因水痘疫苗接种儿童存在少数接种后的患病病例,其临床表现往往不典型,增加了鉴别诊断难度,应与其他出疹性疾病,如单纯疱疹病毒、巨细胞病毒引起的疱疹相鉴别。实验室检查特异性IgM,水痘-带状疱疹病毒DNA的检测,有助于鉴别诊断。

不典型带状疱疹如神经痛发生于皮疹出现前的患者,需与心肌梗死、心绞痛、胸膜炎、胆囊炎、肋软骨、阑尾炎、胆结石、坐骨神经痛、三叉神经痛等鉴别。

【治疗】

一般治疗和对症治疗为主,可加用抗病毒药物,注意防治并发症。

水痘具有自限性,随着机体抗体的产生,一般病程10日左右自行缓解。但病程中如使用免疫抑制剂或患者有免疫缺陷时,则可使病情加重,易并发肺炎、脑炎等继发性细菌感染,甚至危及生命。

带状疱疹的治疗:治疗目的是促进皮损愈合、减轻疼痛、减少并发症。治疗药物包括:抗病毒药物、糖皮质激素、止痛药、非甾体抗炎药(NSAIDS)等。

1. 抗病毒药　目前,治疗带状疱疹应选用抗病毒药物,特别是免疫受损患者和老年人。多中心的临床研究显示,抗病毒药物可以减少皮肤损害和疼痛的程度,最好在皮损出现72小时内应用。抗病毒治疗对于疱疹后疼痛的预防效果不确定,但可以适当减少疼痛的发展。目前,大多数用于治疗VZV感染的抗病毒药物是依赖病毒胸苷激酶磷酸化的核苷类似物。最常用的药物如下。

(1) 阿昔洛韦:是近20多年来首选的用于治疗VZV感染的抗病毒药物。阿昔洛韦是一种无环核苷类似物,其主要通过在VZV感染的细胞中被磷酸化生成三磷酸化合物,终止DNA链的延长,从而发挥抗病毒活性。

一般采用口服,每次800 mg,每日5次,共7～10日。免疫低下宿主及重症病例,如大于1个感觉神经分布区,三叉神经受累或播散型患者应选用静脉滴注,每次10～12 mg/kg,1小时以上滴毕,每8小时1次,共7～14日。采用局部用药:按体表面积每25 cm^2 局部涂用油膏长度1.25 cm,每3小时1次,每日6次,共7日。该药通常耐受性良好,不良反应包括腹泻、恶心、呕吐、头晕和头痛。

(2) 泛昔洛韦:是阿昔洛韦的酯化物前体,其作用方式与阿昔洛韦相似。泛昔洛韦口服吸收后在肠壁和肝脏迅速转化为喷昔洛韦。喷昔洛韦在VZV感染的细胞内通过磷酸化生成具有抗病毒活性的三磷酸化合物。其抗病毒作用机制与阿昔洛韦三磷酸化合物相似,为VZV的DNA聚合酶底物竞争性抑制剂及DNA链末端终止剂。泛昔洛韦吸收良好,口服生物利用度高于阿昔洛韦,其口服生物利用度为77%,比阿昔洛韦大4倍。泛昔洛韦对于带状疱疹也有很好的疗效,且具有较好的耐药性。口服250～500 mg,每日3次,治疗7日,在发疹后48小时内开始治疗。不良反应与阿昔洛韦相同。该药对减轻年龄>50岁患者的PHN比阿昔洛韦快。

(3) 其他：目前，有 4 种新药被研究用于治疗带状疱疹——CMX001、Valomaciclovir、解旋酶-引物酶抑制剂、二环核苷类似物（BC－NAs）。

1) CMX001：是将西多福韦酯化后得到的化合物，用以提高口服生物利用度，同时也降低了肾毒性。与西多福韦相比，CMX001 对几乎所有的双链 DNA 病毒都有很好的抗病毒活性，包括 VZV 和其他的疱疹病毒。

2) Valomaciclovir：是非环状鸟苷衍生物（H2G）的二元酸酯前体。Valomaciclovir 是有效的广谱抗疱疹药物，特别是抗 VZV 感染。Valomaciclovir 在被病毒感染的细胞中磷酸化形成三磷酸的 H2G，从而抑制病毒 DNA 的合成。Valomaciclovir 的临床前的药理学、毒理学、药物代谢动力学、Ⅰ期临床试验、Ⅱ期临床试验都已经完成。

3) 解旋酶-引物酶抑制剂：核苷类似物在过去几十年中一直是抗疱疹病毒感染的首选药物，但在近几年中发现了一些新的抗疱疹病毒因子。在这些化合物中首先进行临床试验的是解旋酶-引物酶抑制剂。目前，处于研究中的解旋酶-引物酶抑制剂主要有 BILS 179、BAY 57－1293 和 ASP2151，其中只有 ASP2151 能够抑制 VZV。ASP2151 通过抑制 VZV 特异性的酶从而阻止病毒 DNA 的复制。体外对不同 VZV 病毒株的抗病毒实验中，ASP2151 和阿昔洛韦抗 VZV 的半数效应浓度（EC_{50}）分别为 0.038～0.1 $\mu mol \cdot L^{-1}$ 和 1.3～5.9 $\mu mol \cdot L^{-1}$，且对阿昔洛韦耐药株的 EC_{50} 为 0.082 $\mu mol \cdot L^{-1}$，表现出比阿昔洛韦更好的抗病毒活性。

4) BC－NAs：能非常有效且选择性抑制 VZV。Cf1743 是 BC－NAs 中最强效的化合物。在体外实验中，当 Cf1743 浓度达到 0.1 $nmol \cdot L^{-1}$ 时就表现出抗病毒活性，抗 VZV 能力比阿昔洛韦高近 10 000 倍。对耐阿昔洛韦的病毒株，Cf1743 依然具有抗病毒作用。Cf1743 通过 VZV 的胸苷激酶磷酸化，然后在细胞内经其他修饰，通过抑制 VZV 的 DNA 聚合酶从而发挥抗病毒作用。由于 Cf1743 的水溶性很差，故口服生物利用度也较低，因此，通过酯化作用最终出现了 FV100 这个前体药物以解决这些问题。FV100 的水溶性比 Cf1743 大了 500 倍以上。体外毒性实验中，当 BC－NAs 浓度达到 2 000 $mg \cdot kg^{-1}$ 没有表现出毒性。

2. 糖皮质激素 尽管临床研究的结果不一致，但口服糖皮质激素常用于控制疱疹引起的疼痛。患者年龄＞50 岁，尤其是皮损数目多（＞21 个）和（或）严重疼痛患者可用泼尼松，第 1～7 日，30 mg 口服，每日 2 次；第 8～14 日，15 mg 口服，每日 2 次；第 15～21 日，7.5 mg 口服。可减轻急性疼痛，改善睡眠，恢复正常活动，从而改善生存质量。

3. 止痛剂及非甾体抗炎药 依患者疼痛程度不同选择不同的药物。轻中度疼痛可选用阿司匹林、对乙酰氨基酚、布洛芬等，重度疼痛可以选用麻醉药物止痛。局部注射麻醉药物进行神经阻断可以用于缓解严重疼痛。

4. 其他 包括营养神经药物，如维生素 B_1、维生素 B_{12} 等；中医针灸疗法；物理治疗等。如果疱疹合并细菌感染，需适当采用抗生素治疗。

【预防】

1. 消毒隔离 严密呼吸道及接触隔离至皮疹全部结痂为止。单间隔离，避免与健康儿或其他病患儿接触。分泌物及污染物应消毒处理。保持室内空气新鲜、流通，定时开窗通风；地面及物体（床挡、床头柜及门把手等）表面用含氯消毒剂（2 g/L）每日消毒 2 次；病室内每日紫外线灯照射 2 次，每次 30 分钟，照射时要注意遮盖患儿，仅暴露皮肤。患儿的玩具、餐具、被褥、衣物等日光曝晒或煮沸消毒。医护人员检查及操作前后认真清洗、消毒双手，防止交叉感染。

2. 做好水痘防病宣传工作 教育培养儿童养成良好的卫生习惯，加强营养，增加户外活动，提高自身免疫力及抵抗力。流行季节尽量少去人多的公共场所，外出时戴口罩。托幼机构及学校发现水痘患者及时报告，隔离传染源，发病患儿如无发热可在家隔离治疗，至疱疹全部结痂 2

周止。流行季节可口服板蓝根冲剂予以预防;也可早期应用丙种白蛋白或带状疱疹免疫球蛋白5 ml,可明显降低水痘发病率,减轻症状。

3. *免疫接种* 目前,我国使用的水痘疫苗是经原卫生部批准的水痘减毒活疫苗,属于非血液性减毒活疫苗,具有良好的免疫效果。在接种1次后,体内血清抗体的转阳率可达98.6%,并可维持2年以上。这种疫苗可预防水痘和成年人的带状疱疹。因此,对儿童、未感染过水痘的青少年、成人、育龄期女性进行免疫接种具有双重的作用。

(三)EB病毒感染

EB病毒(Epstein-Barr virus, EBV)是一种普遍存在的人类疱疹病毒。世界各地的人群普遍感染EB病毒,多表现为童年早期隐性感染。EB病毒被认为是传染性单核细胞增多症的病原,而后者多发生于青春期后期或成年早期。另外,血清流行病学的数据及直接从患者细胞检测EB病毒基因组,均提示EB病毒与非洲地区性Burkitt淋巴瘤及鼻咽癌之间存在联系。然而,EB病毒导致这些肿瘤发生的原因仍需进一步探讨。

【病原学】

1. *物理特性* EB病毒属疱疹病毒科,是一种嗜人类淋巴细胞的疱疹病毒。电子显微镜下,单个病毒直径为180~200 nm,六角形的核衣壳外围一个复杂的外壳。核衣壳直径为100 μm,由一系列整齐排列的5∶3∶2对称的衣壳亚单位组成。EBV DNA是双链DNA,相对分子质量为$(1.01+0.38)\times10^5$。在氯化铯中的浮力密度为1.718 g/cm^3,EBV基因组编码约80个蛋白。

2. *生物学特性* EBV宿主范围是有限的。体外培养病毒主要感染人类和某些灵长类B细胞和鼻咽上皮细胞。病毒通常不对受感染细胞产生细胞病变效应。受病毒感染后,含有EB病毒基因的细胞在体外培养能连续繁殖,被称为转化或永生化。EB病毒在宿主体内永生化的机制取决于它能在体内建立一个不被宿主免疫系统识别,但能允许病毒排出并转移到新宿主的储存场所。

EBV受体在人或某些灵长类的B细胞和鼻咽上皮细胞中存在。EBV受体还存在于一小部分含有补体受体的非B非T的淋巴细胞。EBV受体同时是补体第三成分的受体部分,由多基因家族编码。当与受体结合后,EBV得以进入易感的鼻咽上皮细胞和B细胞,在检测到病毒引起的蛋白合成之前,在受感染的细胞核内可检测到EB病毒核抗原(EBNA)。在传染性单核细胞增多症或Burkitt淋巴瘤患者的转化细胞中,一些EB病毒的DNA整合于宿主细胞的DNA中。初次感染EB病毒常导致传染性单核细胞增多症,在免疫缺陷的情况下可诱导恶性的B细胞增殖。大部分恶性疾病在病毒休眠多年之后发生,并且伴随病毒激活而促发。EB病毒DNA能编码EBNA1~6,LMP1、2及其他的蛋白质。近来实验指出,EBNA2、EBNA5、EBNA3A、EBNA3C是细胞转化所必需的。LMP1激活一些细胞间黏附蛋白(ICAM1、LFA1、LFA3)及B细胞自分泌生长因子(CD23)的产生。LMP1可能在EBV有关的肿瘤发生中起重要作用,因为它在形态学上引起上皮细胞及B细胞的改变,并且阻止了细胞凋亡。LMP2可通过干扰正常B细胞的信息传导过程调控病毒的激活,是EB病毒持续存在的调控因子。

含有EBV基因组的细胞分为能合成球蛋白和不能合成球蛋白的两个细胞系。多数情况下,无论是在体外建立的细胞或体内的循环淋巴细胞中,EBV保持潜伏状态,可以观察到3种常见的与潜伏有关的EBV编码的蛋白表达。在Burkitt淋巴瘤(潜伏状态Ⅰ),只有EBV编码的RNA(EBER)和EBNA1表达。在潜伏状态Ⅱ,以鼻咽癌为例,除EBER和EBNA1外,3种潜伏性蛋白(LMP1、LMP2A、LMP2B)也表达。在淋巴细胞系(潜伏状态Ⅲ),除了潜伏状态Ⅰ表达的所有因子外,还有核蛋白(EBNA1、EBNA2、EBNA3A、EBNA3B、EBNA3C、LP)表达。当某些化学物质或膜表面的免疫球蛋白的抗体激活宿主B细胞时，潜伏的病毒被激活。激活后，在B细胞，一种即刻反应的早期EBV基因（产生EBV、EILF1基因或IEBRA蛋白）被激活。在上皮细胞，另外一种病毒蛋白（BRLF1）的表达触发了从潜伏期到分裂期的感染。这些蛋白的表达诱导了一系列反应，最终导致负责病毒复制的早期EBV基因产物的生成（胸腺嘧啶激酶及DNA聚合酶）和后期基因（结构基因）包括病毒衣壳抗原（VCA）生成。在诱导早期基因和病毒衣壳抗原产生时，病毒进入一个感染的分裂周期，导致子代病毒体生成和宿主细胞破坏。

【流行病学】

1. *传染源* 病毒携带者和患者是本病的传染源。

2. *传播途径* 主要通过唾液传染，也可经输血途径传播。传染性单核细胞增多症患者的咽部洗液中存在低滴度的EB病毒。在罹患传染性单核细胞增多症患者中，仅有6%的患者与患有本病的患者曾经有过接触。患者痊愈后，EB病毒可持续存留在患者的口咽部长达18个月。10%～20%的正常成年人、50%肾移植患者和50%以上的白血病或淋巴瘤患者，口咽部洗液中可培养出EB病毒。50% HIV感染的同性恋人群中，其口咽部分泌物中有EB病毒排出。在腮腺管及子宫上皮细胞中也曾分离到EB病毒颗粒或其抗原。这种分布对于病毒传播的意义还不明确。

同其他疱疹病毒一样，在实验条件下EB病毒容易变异，且EB病毒未曾在包括污染物在内的外界环境中重新分离获得。这些资料提示，EB病毒是一种广泛存在的弱感染性的致病因子。在多数情况下，传染性单核细胞增多症可能是敏感个体与无临床症状的EB病毒排出者之间的亲密接触所致。年轻人中，接吻过程的唾液流动可能促进病毒的传播。血清学证据表明，家庭成员中病毒也可以在敏感的个体之间传播。传染性单核细胞增多症也可经输血或开胸心脏手术传播。

3. *人群易感性* 人群普遍易感。发病以15～30岁的年龄组为多，6岁以下多呈隐性感染。在发展中国家，90%～95%的成年人均已获得EBV抗体。在美国及英国，50%的人群在5岁以前出现EBV血清转换，在15岁左右发生第二次血清转换。EBV血清转换在美国南部发生的年龄比这个国家其他地区要早。社会经济条件较差的地区，人群被EB病毒感染的年龄较早，EB病毒抗体的阳性率在2～5岁时就迅速上升到70%～90%以上，但无明显的临床症状。我国应用微量补体结合试验检测不同地区不同年龄组正常人群的EB病毒抗体，结果表明，各地人群病毒抗体的阳性率都较高，为87%～94%，差异不大，而在3～5岁以上年龄组的抗体阳性率均达90%～100%，提示EB病毒在中国广泛流行，人群被EB病毒感染的年龄很早，而且我国EB病毒的感染率没有明显的地区差别。

4. *流行特征* 本病分布广泛，多呈散发性，亦可引起流行。全年均有发病，以晚秋初冬为多，一次患病后可获得较持久的免疫力。

【发病机制和病理】

1. *发病机制* EB病毒感染最初可能通过口咽部，病毒可能同时或相继感染咽部淋巴样组织中的敏感B细胞。EB病毒感染后淋巴细胞的免疫应答是一个复杂的过程，包括体液和细胞免疫两种机制。EB病毒引起的传染性单核细胞增多症产生抗EB病毒抗原的抗体以及抗绵羊、马、牛红细胞等不相关抗原的循环抗体，后者谓嗜异性抗体，如绵羊和马的血凝素和小牛的细胞溶血素。嗜异性抗体是以IgM为主的一种异质性抗体组合，可用亲和层析法分为Paul-Bunnel和Forssman的两组特异抗体。嗜异性抗体与EB病毒特异性抗体之间无交叉反应。在大多数传染性单核细胞增多症患者中，可检测到抗EB病毒衣壳抗原或其他EB病毒抗原的特异性抗体，尤其在感染早期，可检测到多种特异性抗体，这些抗体可结合血小板、中性粒细胞、核抗原以及氨苄西林等。实验证明，在疾病早期，非EB病毒特异的细胞介异的免疫功能受到抑制。病初数周，单核淋巴细胞增多。增加的淋巴细胞大多数具有T细胞的表面标记,应用单克隆抗体研究证实,在体外$CD8^+$ T细胞相对数或绝对数增加。在病程的高峰期,0.05%~0.5%循环单核细胞在体外可形成一系列的细胞系;病程第1周中,高达20%的外周血非T细胞可表达EBNA。急性患者中,外周血B细胞内EB病毒相关产物的表达模式是异质性的,不同细胞表现为潜伏状态Ⅰ型、Ⅱ型或Ⅲ型特征性的表达模式。在急性感染期,细胞表达EB病毒相关的潜伏膜蛋白1(LMP1)的同时,可以经常观察到一种30个碱基对缺失的变异子,此与EB病毒相关的恶性疾病相关。此外,在急性期还可检测到低水平的与感染有关的裂解转录子。由于急性期患者产生强有力的EB病毒特异性的体液和细胞免疫应答,使得在疾病恢复后,EB病毒血清学指标阳性的个体中很少观察到裂解转录子。

EB病毒的细胞免疫应答是一个复杂的系统,包括T细胞和NK细胞。对EB病毒有免疫力的成人或传染性单核细胞增多症痊愈后分离到的淋巴细胞可以抑制同源感染的B细胞过度增生。抗原表位研究表明,EB病毒特异的细胞毒性T细胞可以识别多种潜伏及裂解蛋白,包括LMP1、多种EB病毒核抗原以及极早期和早期裂解性周期蛋白。

传染性单核细胞增多症急性期,外周血显示T细胞可以抑制免疫球蛋白的合成。大多数传染性单核细胞增多症患者IL-2、IL-6、IL-10、γ干扰素和肿瘤坏死因子α等细胞因子水平升高。小鼠的实验模型提示:细胞因子介导的效应和病毒超抗原均能促进活化的$CD8^+$ T细胞在血管腔中存在和大量扩增。随着病情好转,非典型淋巴细胞增多逐渐减少。尽管疾病临床痊愈后存在EB病毒特异的体液和细胞免疫,但病毒并未从宿主完全清除。急性期间,应用PCR技术可在患者的血浆中检测到EB病毒DNA,疾病恢复期DNA浓度降低,疾病痊愈后EB病毒DNA转为阴性。

2. *病理* 传染性单核细胞增多症通常呈良性经过,病理检查局限于致死性病例的组织标本或临床特征不典型病例为确诊而获得的活检标本。急性期患者全身淋巴结有一定程度的肿大,肿大淋巴结数量明显增多伴淋巴滤泡增生,生发中心增大,其核心含有淋巴母细胞、组织细胞和淋巴细胞。淋巴结仍保持完整的网状结构,但由于增生的髓质使其边缘变得模糊。

脾脏增大,其重量为正常的2~3倍。脾脏脾窦囊和脾小梁水肿、变薄及淋巴样细胞浸润。多数情况下,脾脏体积增大是由于红髓增生所致。红髓中多形性母细胞明显增加。脾脏常有局灶性充血出血,尤在脾脏包膜下为著,而白质相对正常。

对传染性单核细胞增多症患者的扁桃体活检发现,由于大量有丝分裂而造成扁桃体明显增生。骨髓常规及活检一般正常,细胞数量多数正常或轻度增加。

肝脏组织学变化一般十分轻微,肝细胞轻度肿胀和空泡形成,汇管区多形淋巴细胞和单核细胞浸润较为明显。胆管可有轻度肿胀,但无明显的胆汁淤积。

在致死性传染性单核细胞增多症病例中,神经组织病理学改变包括神经元变性、血管周围套样改变、血管周围出血及星状细胞增生。皮质、基底神经节、大脑和脊髓神经元有明显的退行性变性。

3. *EB病毒与肿瘤的相关性* 1964年,Epstein首次报道EB病毒是引起非洲地区性Burkitt淋巴瘤的致病病毒,后来发现该病毒与移植相关的B细胞淋巴瘤、T细胞淋巴瘤、霍奇金病、NK细胞白血病、大颗粒淋巴细胞白血病、胃癌、EB病毒相关噬血细胞综合征、平滑肌肿瘤以及鼻咽癌等疾病有关。非洲Burkitt淋巴瘤和大部分鼻咽癌患者均具有高滴度的EB病毒抗体,病毒衣壳抗体滴度比对照组高5~15倍。EB病毒DNA能编码EBNA1~6、LMP1、LMP2及其他蛋白质。DNA杂交试验表明,在Burkitt淋巴瘤和鼻咽癌的活检标本中存在EBV染色体组,前者的活检组织中尚有EBNA1、EBERS表达,但没有EBNA2、EBNA3及LMP的表达。

同时可在这些活检组织的培养物中获得病毒。研究结果表明，细胞毒性 T 细胞的靶目标是 EBNA2、EBNA3 及 LMP，而不是 EBNA1，因此在免疫功能正常的个体中表达这些抗原，使得该肿瘤对机体的免疫攻击敏感。EB 病毒相关的恶性疾病中，潜伏状态Ⅰ型的 EB 病毒表达模式最具限制性。鼻咽癌中 EB 病毒表达的限制性相对较弱，除同时表达 EBNA1 及 EBER 外，还表达 3 种潜伏期膜蛋白（LMP1、LMP2A 和 LMP2B），这种感染称为潜伏状态Ⅱ型。相反，在美洲人群中，对于 Burkitt 淋巴瘤与 EB 病毒的相关性尚缺乏证据。在非洲，地区性 Burkitt 淋巴瘤及某些种族中明显的鼻咽癌倾向，提示传染或环境因素（包括其他病毒）或两者均可能在肿瘤的发生过程中起到一定的作用。EB 病毒在其他多种环境因素的影响下，可能与致癌作用有关。最近研究表明，20%～40%的霍奇金淋巴瘤组织中含有 EB 病毒核酸及 EBNA1，这提高了 EB 病毒促进霍奇金病发生的可能性。EB 病毒 DNA 主要位于 Reed Sternberg 细胞，在儿童霍奇金病和混合细胞型肿瘤更易发现该细胞中存在的 EB 病毒 DNA。在 X 连锁性淋巴细胞增殖性综合征患者中，可能出现 EB 病毒诱导的淋巴细胞增殖失控。

在免疫缺陷的情况下，EB 病毒诱导产生 B 细胞淋巴瘤有着更重要的临床意义。

【临床表现】

EB 病毒存在于大部分人群中，多数无症状。EB 病毒与多种人类疾病相关，主要包括传染性单核细胞增多症（infectious mononucleosis, IM）、慢性活动性 EBV 感染（chronic active Epstein-Barr virus infection, CAEBV）、EBV 相关噬血细胞性淋巴组织细胞增生症（Epstein-Barr virus-related hemophagocytic lymphohistiocytosis, EBV-HLH）。此外，与一些肿瘤如 Burkitt 淋巴瘤、鼻咽癌、霍奇金病、T 细胞淋巴瘤及胃癌也相关。

1. 传染性单核细胞增多症（IM） 潜伏期一般在 5～15 日，多数为 10 日。起病急缓不一，近半数患者有眼眶痛、肌痛和腹部胀满感等前驱症状。其主要症状由原发性 EBV 感染所致，其典型临床“三联征”为发热、咽扁桃体炎和颈部淋巴结肿大，可合并肝大、脾大、外周血异型淋巴细胞增高。IM 是一种良性自限性疾病，多数预后良好。少数可出现噬血综合征等严重并发症。

(1) 发热：除极轻型病例外，均有发热，体温 38.5～40℃，可呈弛张热、不规则热或稽留热，热程自数日至数周。

(2) 淋巴结肿大：60%的患者有浅表淋巴结肿大，全身淋巴结皆可被累及，以颈淋巴结最为常见，腋下、腹股沟次之，胸廓、纵隔、肠系膜淋巴结偶也可累及。直径 1～4 cm，呈中等硬度，分散而不粘连，无自发疼痛，仅有轻微触痛，不化脓，两侧不对称。

(3) 咽峡炎：约半数患者有咽、腭垂、扁桃体等充血、水肿或肿大，少数有溃疡或假膜形成。患者常诉咽痛，腭部可见小出血点，齿龈也可肿胀并有溃疡，喉及气管阻塞罕见。

(4) 皮疹：约 10%的病例出现皮疹，呈多形性，有斑丘疹、猩红热样皮疹、荨麻疹或多形性红斑，偶呈出血性，多见于躯干部。常在起病后 1～2 周内出现，3～7 日消退，不留瘢痕，未见脱屑。25%～60%表现为多发性针尖样瘀点，1～2 mm，成群出现于软硬腭交界处，3～4 日消退。

(5) 神经系统症状：神经系统极少被累及，表现为急性无菌性脑膜炎、脑膜脑炎、脑干脑炎、周围神经炎、多发性硬化等。

(6) 肝脾大：10%～15%的病例有肝大，触痛轻微，肝区有叩痛。肝功能异常者可占 2/3，5%～15%出现黄疸。1/2 的病例有脾大，病程第 2 周脾大最明显，7～10 日后缩小。

2. 慢性活动性 EBV 感染（CAEBV） 原发性 EBV 感染后病毒进入潜伏感染状态，机体保持健康或亚临床状态。在少数无明显免疫缺陷的个体，EBV 感染的 T 细胞、NK 细胞或 B 细胞克隆性增生，可以是寡克隆、单克隆和多克隆性增生，伴有 EBV 持续感染，以潜伏Ⅱ型感染为主，同时存在裂解感染，主要是顿挫性感染（abortive infection），即表达有限的裂解感染抗原和潜伏感染抗原,较少病毒体(virion)的产生。CAEBV的临床表现多种多样,其特征是IM样症状持续存在或退而复现,主要有发热、肝大、脾大、肝功能异常、血小板减少、贫血、淋巴结肿大、蚊虫叮咬局部过敏、皮疹、皮肤牛痘样水疱、腹泻及视网膜炎等。病程中可出现严重的合并症,包括噬血细胞性淋巴组织细胞增生症(hemophagocytic lymphohistiocytosis, HLH)、淋巴瘤、DIC、肝衰竭、消化道溃疡或穿孔、冠状动脉瘤、中枢神经系统症状、心肌炎、间质性肺炎及白血病等。

3. *EBV相关噬血细胞性淋巴组织细胞增生症(EBV-HLH)* 主要临床表现有持续性发热,以高热为主,有肝脾淋巴结肿大、黄疸、肝功能异常、水肿、胸腔积液、腹水、血细胞减少、凝血功能异常及中枢神经系统症状(惊厥、昏迷及脑病等),严重者可出现颅内出血。NK细胞淋巴瘤合并EBV-HLH时有对蚊虫叮咬过敏的症状,表现为被蚊虫叮咬后持续数天的发热、皮肤红斑及随后的水疱和溃疡形成,鼻腔淋巴瘤则表现为鼻塞、眶下肿胀等。

【并发症】

传染性单核细胞增多症为自限性疾病,偶有并发症出现,死亡病例罕见。

1. *血液并发症* 自身免疫性溶血性贫血占0.5%～3%,抗i特异性抗体占20%～70%,多数自身免疫性溶血性贫血是由这种特异的抗体所介导。溶血出现于病程第2～3周,1～2个月内消退。嗜伊红细胞综合征偶见于急、慢性EB病毒感染。

轻度血小板减少常见,50%血小板计数<140×10^9/L,严重血小板减少症罕见,但偶有血小板计数<0.1×10^9/L和颅内出血致死病例报道。血小板减少的机制不清楚。骨髓中巨核细胞数目正常或增高和血小板抗体阳性,血小板减少可能由自身免疫所致。

2. *脾破裂* 是传染性单核细胞增多症一种罕见的严重的并发症。随着快速的脾大,脾窦、脾小梁和血管壁的淋巴细胞浸润促使了脾破裂。脾破裂于第2～3周发生率最高,但也可以作为传染性单核细胞增多症的首发症状。传染性单核细胞增多症少有腹痛,一旦发生,必须考虑脾破裂的可能性。腹痛可以是隐伏的,也可以是突然的。腹痛多见于左上腹,可以放射至左肩胛区,左上腹可有触痛、反跳痛。可出现移动性浊音,左横膈抬高。罕见脾破裂不伴有腹痛而表现为休克者。实验室检查发现,红细胞比容下降,白细胞计数增多,中性粒细胞增加。

3. *神经系统并发症* 神经系统极少被累及,出现临床症状<1%。偶然可以作为传染性单核细胞增多症的首发和唯一的症状。脑炎可急性发作,进展迅速,但预后大多良好。以小脑炎多见,但也可以是全脑炎。脑脊液改变轻微,压力正常或轻度升高,以单核细胞、淋巴细胞增多为主;细胞计数多<200×10^6/L;蛋白轻度升高,糖正常。CSF中能够发现低滴度EBV的病毒衣壳蛋白。偶有发生吉兰-巴雷综合征、面神经麻痹和横贯性脊髓炎的报道。尽管神经系统并发症是传染性单核细胞增多症死亡最常见的原因,但预后大多良好,病情危重者痊愈后也多不留后遗症。其他神经系统并发症尚有脑膜炎、脊髓炎、视神经炎、脑神经炎、多发性神经炎、臂丛神经炎、癫痫、硬化性全脑炎、精神病、脱髓鞘病、偏瘫等。

4. *肝炎* 肝脏80%～90%的传染性单核细胞增多症病例出现自限性肝炎,有肝酶水平升高,但不会引起慢性肝炎和肝硬化。

5. *肾炎* 急性传染性单核细胞增多症中,蛋白尿和光学显微镜下血尿常见。传染性单核细胞增多症肾脏的损害是由经活化的T细胞对肾脏的浸润所引起的间质性肾炎。肾功能不全和肾功能衰竭罕见。偶有EB病毒相关横纹肌溶解所致肾功能不全的报道。

6. *心脏并发症* 心脏很少受累。6%的病例心电图示ST段、T波异常。心包炎和致命性心肌炎罕见。

7. *肺炎* 肺受累罕见。3%～5%的病例出现间质性肺炎。肺组织中已证实有EBV编码的RNA。

【实验室检查】

1. 血常规检查 血液循环中周围血白细胞数升高，有些患者白细胞计数可达(30～50)×10^9/L，淋巴细胞增多症是本病最主要的血液学表现。有临床症状时，70%的病例出现相对或绝对的单核细胞增多症。淋巴细胞增多在病程的第2～3周达高峰，单核细胞和淋巴细胞占白细胞总数的60%～70%。异常淋巴细胞是传染性单核细胞增多症的血液学标志，在发病的第1～21日可达10%～20%或更高。然而，异常淋巴细胞不是传染性单核细胞增多症特有的征象，在巨细胞病毒感染、病毒性肝炎、弓形虫病、风疹、流行性腮腺炎及药物反应时均可出现。异常淋巴细胞一般比外周血中成熟的淋巴细胞大，可见胞质嗜碱性、空泡状、边缘卷曲、细胞核呈小叶状且偏心分布。

60%～90%的病例可见相对或绝对的中性粒细胞减少，并有核左移现象。中性粒细胞减少症一般为轻度，且为自限性，出现症状1个月后，粒细胞总数达正常水平。

血小板减少症也比较常见，50%的患者的血小板数<14×10^9/L，偶有血小板减少而导致出血的报道。

2. 嗜异性抗体检测 最初由Paul和Bunnell发现患者血清中，存在可使绵羊细胞凝集的嗜异性抗体，称为嗜异性凝集反应(Paul-Bunnell反应)。在病程中，近90%的病例存在这种抗体。嗜异性抗体属IgM抗体，可和绵羊红细胞或马红细胞凝集。在传染性单核细胞增多症中，也可检测到小牛红细胞溶血素及抗马、山羊、骆驼红细胞的嗜异性凝集抗体。经典的嗜异性抗体滴度采用豚鼠肾组织吸附待检血清后，绵羊红细胞发生凝集的最大血清稀释度来表示。

吸附试验可以把自然产生的Forssman抗体、血清病抗体以及传染性单核细胞增多症的嗜异性抗体区别开来，但小牛红细胞溶血素不能用该方法来区别。在病初或稍后可以检测到嗜异性抗体，嗜异性抗体的延迟出现可能与疾病的恢复延长有关。抗体在体内持续的时间平均为2～5个月。少数病例(约10%)的嗜异抗体始终阴性，大多属轻型，尤以儿童患者为多。

正常人、血清病患者以及少数淋巴网状细胞瘤、单核细胞白血病、结核病等患者，嗜异性抗体也可呈阳性结果(除血清病，抗体效价均较低)，但可用豚鼠肾和牛红细胞吸收试验加以鉴别。正常人和上述各种患者(血清病患者除外)，血中嗜异性抗体可被豚鼠肾完全吸收或被牛红细胞部分吸收，而传染性单核细胞增多症患者血中嗜异性抗体可被豚鼠肾部分吸收和牛红细胞完全吸收，而血清病患者血中抗体可被两者完全吸收。嗜异性凝集效价从1∶(50～224)均具有临床价值，一般认为其效价在1∶80以上具诊断价值。若逐周测定效价上升4倍以上，则意义更大。近年来，采用玻片凝集法用马红细胞代替绵羊红细胞，出结果较试管法快，也较灵敏。目前已有用于检测嗜异性抗体特异、敏感的点试验试剂盒供应，应用这些试剂盒的点试验与玻片法的敏感性比经典的试管法检测嗜异抗体稍高。在淋巴瘤和肝炎患者中，偶尔会出现单点试验(monspot test)的假阳性反应，但十分少见。

3. 检测EB病毒特异性抗体 EB病毒感染的同时也产生病毒特异性抗体。应用免疫荧光技术，在大多数出现临床症状患者的疾病早期出现VCA(病毒衣壳抗原)抗体，并可在大多数有临床症状的患者中检测到。患者初诊时，VCA IgG型抗体滴度>1∶80，即有诊断价值。由于初次检测到的VCA抗体滴度往往接近峰值，因此仅在10%～20%的病例中有4倍抗体滴度升高。疾病痊愈后，VCA IgG抗体在体内持续终生。VCA IgM型抗体对传染性单核细胞增多症的诊断是敏感和特异的。疾病早期，应用间接荧光法可在90%的病例中检测到IgM型抗体滴度>1∶5，该抗体滴度很快下降，只有10%的病例在诊断后4个月，其抗体滴度仍>1∶5。在普通人群中检测不到VCA IgM型抗体，因此它的出现对急性EB病毒感染具有诊断意义。应用间接荧光法可以检测到两种不同的早期抗体，即抗D抗体和抗R抗体，抗D抗体发病后3～4周达高峰,阳性率70%,持续时间3~6个月。抗D抗体迟于VCA抗体的出现,且在疾病痊愈后消失。晚期鼻咽癌患者中发现抗D抗体,而在普通人群中没有该抗体存在。含有VCA IgG型抗体的患者出现抗D抗体,提示最近有EB病毒感染。抗D抗体的出现及其滴度与病程长短和严重程度相关。抗R抗体在传染性单核细胞增多症中偶见。发病后2周至数月出现,持续时间为2个月甚至超过3年。抗R抗体在病程长或非典型的病例中更常见。高滴度的抗R抗体可出现于非洲Burkitt淋巴瘤,偶尔可出现在含有高VCA滴度的健康人中。抗EBNA抗体在传染性单核细胞增多症的后期出现并且终生维持。原来VCA阳性、EBNA阴性的患者,出现EBNA抗体是最近EB病毒感染有力的证据。最近能够对几种不同的EBNA进行鉴别,这为进一步了解EB病毒的致病作用提供了有用的血清学手段。在传染性单核细胞增多症中,可溶性抗原补体结合抗体(抗S)的出现时间与EBNA抗体出现相似,抗S抗体4倍升高,提示最近有EB病毒感染,阳性率100%。抗S抗体在体内终生维持,它有助于嗜异性抗体阴性病例的诊断。EB病毒中和抗体在传染性单核细胞增多症发病后3~4周出现,第6~7周达最高峰,然后稳定在平均滴度为1∶40的水平上维持终生,阳性率100%,但检测技术难度高。

4. EBV DNA检测 免疫低下的患者常不能产生抗体。临床上可以检测EBV DNA,阳性提示机体存在活动性EBV感染,但不能判断是原发性感染还是既往感染再激活。

5. 其他检查 几乎所有的传染性单核细胞增多症患者均有肝功能异常。肝细胞酶(门冬氨酸氨基转移酶、丙氨酸氨基转移酶、乳酸脱氢酶)水平升高最为常见。90%的患者3种酶中有一项异常,通常升高为各项酶类正常水平上限的2~3倍值。约60%的病例碱性磷酸酶水平升高。文献报道45%的患者胆红素水平轻度升高,但只有5%的患者出现明显的黄疸,胆红素在病程第2周达到最高值,然后经过3~4周逐渐降低。

90%~95%的患者有少量的冷沉淀蛋白出现,它通常为IgG和IgM类冷球蛋白的混合物。当冷球蛋白裂解后,常可见到抗i或抗I抗体或两者皆有。

EB病毒可以从口咽部洗液或80%~90%传染性单核细胞增多症患者的循环淋巴细胞培养获得。EB病毒培养很少用于临床,因为健康人和与EB病毒无关的疾病患者普遍排出EB病毒,使得EB病毒培养基本上无临床价值。

【诊断和鉴别诊断】

1. 诊断 以临床症状、典型血象以及阳性嗜异性凝集试验为主要依据,尤以后者较为重要,当出现流行时,流行病学资料有重大参考价值。

在开展血清学检查有困难时,根据血象结合临床也可做出诊断。但当临床表现不典型,特别是嗜异性试验阴性时,诊断就比较困难。

嗜异性凝集试验阴性的传染性单核细胞增多症,经仔细分析疾病的临床表现及正确判断实验室检查结果,尤其是检测VCA IgM抗体可以为85%~90%的传染性单核细胞增多症提供病原学诊断。嗜异性试验阴性传染性单核细胞增多症可能有以下3种情况:① 患者的年龄,与青年人相比,儿童传染性单核细胞增多症更易出现嗜异性凝集试验阴性。② 嗜异性凝集试验的敏感性,用马红细胞凝集试验比小牛红细胞溶血试验或绵羊红细胞凝集试验更易检测到嗜异性抗体。③ 嗜异性凝集抗体的重视程度。典型的传染性单核细胞增多症患者在出现症状时,其嗜异性凝集试验可能为阴性,但显著变化一般见于病程第1~2周,嗜异性凝集试验甚至在数月后才升高至有意义的水平,故必须强调多次重复检查的重要性,1~2次阴性结果不能否定诊断。

在多数情况下,嗜异性凝集试验阴性的传染性单核细胞增多症最常见的原因是巨细胞病毒。巨细胞病毒常于输血后感染,常表现为伤寒样综合征,无咽喉痛和淋巴结病,轻度的脾脏肿大在巨细胞病毒引起的疾病中更为常见,而异常淋巴细胞增多症不明显。巨细胞病毒引起的肝功能上升幅度比传染性单核细胞增多症低。EB病毒和巨细胞病毒诱导的疾病均可检测到冷球蛋白，但在巨细胞病毒引起的单核细胞增多症中，抗-1抗体阴性、血清中无嗜异性凝集素及EB病毒抗体，确诊有赖于病毒DNA检测、病毒分离等。

2. 鉴别诊断

(1) 病毒性肝炎：可引起发热、淋巴结病、身体不适和异常淋巴细胞增多症。在一般情况下，异常淋巴细胞增多的程度较轻，少于白细胞总数的10%。急性病毒性肝炎肝功能异常明显，而传染性单核细胞增多症初期，肝功能仅有轻度升高，1～2周后逐渐上升。急性病毒性肝炎的血清肝炎标记物检测可获阳性结果。

(2) 急性弓形虫病：也可引起类似于传染性单核细胞增多症的疾病，但淋巴细胞增多症的程度一般较轻，应用弓形虫特异的血清学试验可以做出诊断。

(3) 风疹：偶尔可表现为发热、淋巴结病变及轻度淋巴细胞增多症，但风疹中出现的皮疹及临床病程易与传染性单核细胞增多症相鉴别。如仍有怀疑，可应用血清学试验对近期的风疹感染做出诊断。

(4) 传染性淋巴细胞增多症：是一种原因不明的疾病，表现为发热、淋巴结病，偶尔腹泻以及几乎全部以成熟的小淋巴细胞组成的淋巴细胞增多症为特征。该病在儿童年龄组中最常见，也可能发生流行，但与EB病毒无关。

(5) 乙型溶血性链球菌性咽峡炎：有咽喉痛、颌下和颈前淋巴结肿大且无脾大。血常规白细胞升高，以中性粒细胞为主。咽拭子培养有乙型溶血性链球菌。

(6) HIV感染：早期HIV-1型病毒感染也可出现发热、淋巴结病及咽炎等症状，这些患者可表现为斑丘疹以及无菌性脑膜炎症状。早期HIV-1型病毒感染的病例嗜异性凝集试验阴性，可通过检测血清或血浆中HIV P24抗原或HIV-RNA或血清学试验加以鉴别。

(7) CMV感染：临床表现相似，多无咽峡炎。血清嗜异性凝集试验阴性。可用特异性血清学试验鉴别。

【治疗】

1. 传染性单核细胞增多症(IM)　95%以上的传染性单核细胞增多症患者都能痊愈。本病的治疗以对症、支持治疗为主。患者的活动程度，一般按患者感觉舒适程度而定。在疾病的第2～3周应避免交际活动或剧烈运动，尤其是脾大患者。急性期特别是并发肝炎时应卧床休息。抗生素对本病无效，仅在咽部、扁桃体继发细菌感染时可加以选用。一般以采用青霉素G为妥，疗程7～10日；若给予氨苄西林，约95%的患者可出现皮疹，通常在给药后1周或停药后发生，可能与本病的免疫异常有关，故氨苄西林在本病中不宜应用。有人认为，甲硝唑及克林霉素对本病咽峡炎可能有帮助，提示合并厌氧菌感染的可能，但克林霉素亦可导致皮疹。阿司匹林和对乙酰氨基酚对减轻咽痛和控制发热有帮助。糖皮质激素能缩短发热期并缓解全身症状，然而多数感染为自限性疾病，无特殊指征不应使用糖皮质激素。糖皮质激素使用的指征为：① 咽部及喉头有严重病变或水肿者；② 严重血小板减少症；③ 溶血性贫血；④ 中枢神经系统受累；⑤ 心肌炎或心包炎。开始泼尼松每日60～80 mg分服，1～2周后逐渐减少剂量。

应随时警惕可能发生脾破裂，及时确诊，迅速补充血容量，输血和进行脾切除，常可使患者获救。阿昔洛韦或更昔洛韦等可以降低病毒复制水平和咽部排毒时间，但不能减轻病情严重程度，缩短病程和降低并发症的发生率。

2. 慢性活动性EBV感染(CAEBV)　针对CAEBV的抗病毒治疗无效。应用糖皮质激素、免疫抑制治疗、细胞毒药物化疗、自体细胞毒性T细胞(CTL)回输或自体造血干细胞移植(auto-HSCT)暂时有效，但大多数患者会再次复发、病情进展。

3. EBV相关噬血细胞性淋巴组织细胞增生症(EBV-HLH)　阿昔洛韦等抗EBV治疗无效。除常规的对症支持治疗外，主要依靠化疗和骨髓移植治疗。

4. *治疗EB病毒相关的恶性疾病的新方法* 包括应用肿瘤导向单克隆抗体和EB病毒特异细胞毒T细胞等。

【预后】

大多数传染性单核细胞增多症在2～3周后痊愈,但虚弱和乏力的患者恢复较慢。传染性单核细胞增多症致死者少见,死亡可发生于严重EB病毒感染或并发症患者。神经系统并发症、脾破裂、上呼吸道阻塞是传染性单核细胞增多症最常见的死因。偶有死于粒细胞减少症、血小板减少症、肝功能衰竭及心肌炎有关的并发症。家族性免疫缺陷综合征的患者,EB病毒感染后可呈严重的病毒感染状态,预后不良。

【预防】

本病尚无有效的预防措施。由于病毒的传播需要密切接触,所以传染性单核细胞增多症患者是不需要隔离的。恢复后,因为病毒血症持续数月,传染性单核细胞增多症患者起病后至少6个月才能考虑无偿献血。EB病毒疫苗的开发,受到不同EB病毒相关疾病所特有表型的限制。过去几年里,EB病毒相关疾病的病毒基因表现模式及细胞毒性T细胞在控制这些疾病方面积累了大量的资料,针对传染性单核细胞增多症、移植后淋巴细胞增殖性疾病、鼻咽癌及霍奇金病的疫苗研究技术已初步确立。另一方面对Burkitt淋巴瘤的疫苗或免疫疗法的研究,以及应用重组DNA技术制备的新疫苗正在研究中。

参考文献

[1] 中华医学会器官移植学分会,中国医师协会器官移植学分会. 器官移植受者EB病毒感染和移植后淋巴增殖性疾病临床诊疗专家共识[J]. 中华移植杂志(电子版),2016 Aug,10(3).

[2] 中华医学会儿科学分会感染学组,全国儿童EB病毒感染协作组. 儿童主要非肿瘤性EB病毒感染相关疾病的诊断和治疗原则建议[J]. 中华儿科杂志,2016,54(8):563-568.

[3] Zhang J, Jia L, Tsang CM, Tsao SW. EBV Infection and Glucose Metabolism in Nasopharyngeal Carcinoma[J]. Adv Exp Med Biol, 2017, 1018: 75-90.

[4] Pei Y, Lewis AE, Robertson ES. Current Progress in EBV-Associated B-Cell Lymphomas [J]. Adv Exp Med Biol, 2017, 1018: 57-74.

[5] Ruf S, Wagner HJ. Determining EBV load: current best practice and future requirements[J]. Expert Rev Clin Immunol, 2013 Feb, 9(2): 139-151.

(浙江大学附属第一医院 吴炜 徐丽中)

(四) 巨细胞病毒感染

巨细胞病毒(cytomegalovirus, CMV)属疱疹病毒科(herpesviride)。人巨细胞病毒(human cytomegalovirus, HCMV)也称人疱疹病毒5型(human herpesvirus 5, HHV-5),对宿主具有高度的种属特异性。宿主细胞被CMV感染后,细胞肿大变圆,核内出现形似"鹰眼"状的大型包涵体,故得名"巨细胞病毒"。HCMV在全世界普遍存在,可感染任何年龄的人群,感染率从40%～100%不等。和所有疱疹病毒一样,健康人一经感染,除了少数出现临床症状外(如传染性单核细胞增多症),大多数呈隐性感染,为无症状携带者。HCMV可长期潜伏体内,一旦机体免疫功能下降,病毒即可被激活致病。在免疫系统发育不全或免疫力严重低下的人群,如肿瘤患者、移植受者以及艾滋病患者,可引起严重的感染甚至死亡。新生儿先天感染可使中枢神经系统受累如小头畸形、智力低下等,有时可致死;围生期感染主要累及消化系统和呼吸系统,表现为HCMV相关性肝炎和肺炎等。近年来,有研究表明HCMV与心血管疾病、神经系统疾病以及潜在致癌性有一定的关联;此外,随着三胎政策的全面开放,新生儿数量持续增加,人巨细胞病毒感染也正日益受到重视。

【病原学】

1. *形态及生物学特性* HCMV为有包膜的DNA病毒,是人类疱疹病毒中最大的一组病毒,直径约200 nm,呈球形,其内核为64 nm,含病毒 DNA。其外蛋白质衣壳为一个由 162 个壳粒构成的直径为 110 nm 的对称二十面体。衣壳周围有一无定形的含类脂的被膜。被膜之外是直径为 180～200 nm 的含脂包膜(图 14-8)。包膜糖蛋白和最后成熟的毒粒通过一个与胞饮作用相反的过程从细胞中释放出来。在感染的细胞中还可发现几种有缺陷的毒粒,研究最多的是一种称为致密体的物质。致密体不包含任何病毒核酸,它由包裹着被膜层的包膜组成,这些包膜与病毒颗粒的包膜没有差异,即除了病毒核酸外,致密体几乎含有感染性毒粒所有的蛋白成分,其数量是感染性毒粒的 1 000 倍。

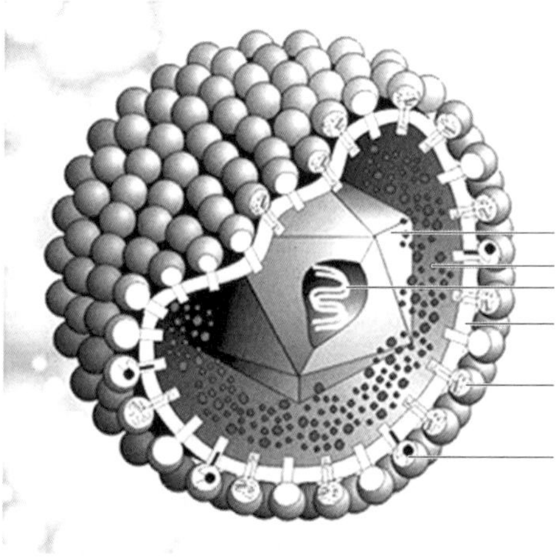

图 14-8 HCMV 结构模式图

[引自 Tomtishen Ⅲ. Human cytomegalovirus tegument proteins (pp65, pp71, pp150, pp28)]

HCMV 的包膜对脂溶剂及极端的物理条件很敏感,在 20%乙醇中 2 小时、pH<5、56℃的条件下 30 分钟,或紫外线照射 5 分钟,即可完全灭活。但在血中与血细胞结合后,比游离状态下更稳定。HCMV 在含 35%山梨醇的无 $NaHCO_3$ 稀释液中存储于液氮可较好保持其感染性。更可靠的保存方法是将冷冻的感染细胞加在有 20%血清和 10%二甲基亚砜(DMSO)的 Eagle 培养液(MEM)中,于液氮中冻存。但暴露于 10%的家用漂白剂中,其感染性明显降低。

2. *基因组及结构蛋白* HCMV 系一个 DNA 病毒,为线性双链 DNA,长约 240 kb,相对分子质量为$(1.5\sim1.6)\times10^8$,G+C 含量为 58%。不同毒株 DNA 的同源性达 80%左右。其基因组具有单一的长片段(UL)和短片段(US)结构。UL 相对分子质量为 1.2×10^8,占病毒基因组的 73%;US 分子质量为 2.36×10^4,占 16%;其余为反向重复序列,约占 11%。HCMV 至少有 200 个开放阅读框(open reading frames, ORFs),除了少数主要的 ORFs 外,大部分尚不清楚。

HCMV 的主要结构蛋白可分为衣壳蛋白、被膜蛋白和包膜糖蛋白。根据 1993 年国际 HCMV 会议:前缀“p”表示未知磷酸化或糖基化的蛋白,后可跟以 ORF 定位;前缀“pp”和“gp”分别用于表示磷酸化和糖基化蛋白,其后同样可接以 ORF 定位;命名后接圆括号即为说明该蛋白的性质;若在命名的 ORF 后标以后缀小写字母,表示融合蛋白。

(1) 衣壳蛋白:以 pUL86、pUL80a、pUL46 研究最多。pUL86 是衣壳蛋白的主要构成,约占 90%,抗原性不很强,在其感染机体时可诱导特异性抗体产生。pUL80a 主要在未成熟病毒衣壳蛋白中大量存在,但在成熟的 CMV 颗粒中缺乏该蛋白,机体感染主要产生特异性 IgM 抗体。pUL46 相对分子质量较小,主要与锚定病毒 DNA 到衣壳有关。

(2) 被膜蛋白:pp65、pp71、pUL47/pUL48 研究较多。HCMV 被膜蛋白中,pp65 占很大一部分,但它却不是合成新的具有感染性的病毒颗粒所必需的。pp65 是目前在临床上应用最广泛的一种蛋白,也是引起机体免疫反应最重要的蛋白。研究发现,人体中 HCMV 特异性 T 细胞中有相当一部分具有 pp65 特异性。它既是被机体识别的蛋白,也是病毒抵抗机体免疫反应的手段之一。例如,pp65 引起机体免疫反应的同时降低了后者对其他蛋白的识别能力;pp65 可抑制宿主细胞产生其他免疫相关性蛋白;pp65 具有激酶的活性能够降解 MCH Ⅰ类分子和 MHC Ⅱ类分子等。裂解性感染时,病毒基因组进入细胞核后就会启动 IE 基因的表达,产生 IE 蛋白。IE

蛋白调节病毒早期和晚期基因的表达。裂解感染的早期,被膜蛋白 pp71 能够进入细胞核中促进 IE 基因的表达,否则形成潜伏感染。pUL48 蛋白是病毒生长所必需的蛋白,pUL48 又称高分子量蛋白,能够与 pUL47 形成复合物促进病毒核衣壳进入宿主细胞核中以及病毒 DNA 释放。

(3)包膜糖蛋白:对 gpUL175(gH)、gpUL55(gB)研究较多。gB 包膜糖蛋白是由 UL125 基因编码的蛋白,大量存在于病毒颗粒的表面,是病毒生存所必需的蛋白,能够通过特定的机制使病毒与细胞膜融合,辅助病毒进入宿主细胞。另外,有研究表明 gB 可能与病毒进入宿主细胞和在细胞间的传播有关,但与病毒的吸附、装配和释放无关。gB 是一种重要的抗原,具有中和抗体的主要识别位点,可作为亚单位疫苗的优选表位。gpUL175(gH)又称 gp86,不仅存在于包膜内,还可在受感染细胞表面存在,一般与另一病毒蛋白 gL 同时存在。HCMV 表面以 gH/gL 为基础组成的复合物(gH/gL/gO、gH/gL/gUL128-131)对病毒的侵袭特点至关重要,这两种复合物的比例决定了病毒对靶细胞的趋向性。有资料显示,gH 与 HCMV 的持续感染有关。

3. HCMV 的复制　具有"时相性":即刻早期(immediately early, IE)、早期(early, E)和晚期(late, L)。病毒吸附后,穿过细胞膜,包围在胞质的空泡中。之后,病毒与空泡内面融合、脱壳,含有 DNA 的衣壳很快进入细胞核。不久在无新合成蛋白的情况下能够检出病毒特异性 RNA 的限制性表达。这一时刻早期基因的表达认为是由一种毒粒成分启动的,发生在 CMV 感染后的 0~2 小时,无病毒 DNA 复制,有病毒调控蛋白合成。感染后的最初 6 小时内其转录持续进行,并达到最高水平,主要产生即刻早期蛋白包括相对分子质量为 7.2×10^4 的即刻早期磷蛋白和几种相对分子质量在 $(6\sim8)\times10^4$ 之间的早期蛋白。在缺少其他病毒编码蛋白时,人类或非人类细胞中的顿挫感染能导致这些即刻早期蛋白的表达,说明即刻早期蛋白能在缺少产毒性感染的情况下表达。已经证明即刻早期基因的表达在复制晚期减弱或终止,可能存在某种反馈调节。早期蛋白在感染后的 2 小时开始产生,此蛋白非常重要,参与病毒 DNA 聚合酶的合成、诱导病毒的复制。复制晚期发生感染后的 36~48 小时,该期以产生大量病毒结构蛋白及释放感染性毒粒为主。据报道,CMV 编码的蛋白合成是一种特异的控制形式,其基因的表达不但可在转录水平,并且可在转录后水平,通过某些目前尚不明确的机制对信使 RNA 的稳定性和(或)转移机制进行调控。

【流行病学】

HCMV 感染遍布全球,人群感染率高达 40%~100%。多数人在幼年或青年时期获得感染。随着年龄的增长,抗体(HCMV-IgG)阳性率亦增高,到 40 岁时,有 50%~85% 的成年人都曾感染过 HCMV,男女无明显差别。据报道,人的生命过程中至少有一个或两个时期感染率增高,如围生期和生育期。

1. 传染源　为 HCMV 患者和无症状感染者。HCMV 感染者的唾液、尿液、子宫颈和阴道分泌物、精液、乳汁等中都能检测到病毒。

2. 传播途径

(1)垂直传播:HCMV 可通过胎盘、产道及泌乳方式由母体传染给子代。HCMV 是宫内感染最常见病毒之一。胎儿出生时由于母亲产道存在病毒或出生后母体乳汁中的病毒感染可引起围生期感染。新生儿若经抗体阳性母亲母乳喂养 1 个月以上,感染率可达 40%~60%。

(2)水平传播:主要由接触 HCMV 阳性分泌物引起,从唾液、尿液、粪便、子宫颈和阴道分泌物、精液等均可分离出病毒。在人群中的感染大多为隐性感染。

(3)医源性感染:HCMV 可通过输血、器官移植、体外循环和心脏手术等传播并发生感染。免疫功能正常的受血者接受污染血制品后有 95%的感染属于亚临床型;而在血液病、肿瘤患者以及接受移植等免疫功能低下者中则可引起严重感染,甚至危及生命。有研究表明,抗体阳性者的组织器官移植给抗体阴性者可引起 80%

的受者原发性 HCMV 感染。

3. *易感人群* 机体对 HCMV 的易感性取决于年龄、免疫功能状态和社会经济情况等诸多因素。一般年龄越小，易感性越强，症状也较重。年龄大则隐性感染率较高。宫内未成熟胎儿最易感染，可致多种畸形。年长儿童及青壮年则以隐性感染居多。当由于各种因素导致的免疫功能下降时，患者体内的病毒被激活，隐性感染可转化为显性感染，导致严重的 HCMV 相关性并发症。发达国家有 40%～90%的 HCMV 感染率，而发展中国家的感染率几乎为 100%。

【发病机制和病理】

1. *感染机制* HCMV 主要通过与细胞膜融合或经吞饮作用进入细胞，可见于各组织器官；HCMV 可借淋巴细胞或单核细胞散播，可在各种体液中发现。在健康人中，HCMV 在宿主体内呈潜隐状态，但在免疫受损、缺陷等情况下，则可活化并复制，引起间质炎症或灶性坏死等病变，脑内可有坏死性肉芽肿及广泛钙化。器官移植或造血干细胞移植后，由于抗排异药物的应用，受移植者免疫功能严重受损，可导致 HCMV 的激活感染。激活的 HCMV 会导致各种相关性并发症，如 HCMV 相关性肺炎、肠炎等。有研究发现，HCMV 的激活感染是移植物抗宿主病的危险因素之一；激活的 HCMV 本身可引起 T 细胞反应低下，从而又增加了其他机会性病原菌的感染风险。HCMV 在年长儿或成人中的原发感染常会引起淋巴细胞的强烈反应，出现与 EB 病毒感染时相仿的单核细胞增多症表现，外周血中出现活化的 $CD8^+$ T 细胞。HCMV 也可引起 B 细胞多克隆化，产生类风湿因子及其他抗体。HCMV 感染可引起包括浆细胞、淋巴细胞以及单核巨噬细胞等在内的细胞炎症反应，这种反应在肝脏尤为典型。脑部是 HCMV 病的典型侵犯部位，可表现为脑积水，脑室周围钙化，局部软化、出血，星状细胞增生，血管周围炎症浸润以及硬脑膜结节化等。此外，HCMV 感染与高血压、冠心病等心血管疾病相关，具体发病机制仍有待于进一步研究。HCMV 可能与癌症有关。据报道，从宫颈癌、前列腺癌、成纤维细胞癌等组织中发现 HCMV 序列和相应抗原成分。HCMV 基因组有诱导细胞形态转化的区域即形态转化区 Ⅰ 型、Ⅱ 型、Ⅲ 型（morphological transforming region，mtr Ⅰ、mtr Ⅱ、mtr Ⅲ）。研究还发现，HCMV 感染早期细胞中存在对原癌基因 *cfos*、*cmyc* 和 *cjun* 的双向性诱导作用，通过诱导原癌基因参与细胞的信号转导以调节细胞激活与增殖。

2. *病理特征* 病理学明显的特征为受染细胞体积增大 3～4 倍，直径为 25～40 μm。胞内首先出现嗜碱性包涵体，直径为 2～4 μm，大多位于边缘，染深蓝色；继而出现直径为 10～15 μm 的嗜酸性包涵体，位于核中央，染红色，周围有一透亮晕与核膜分开，酷似猫头鹰眼。通过免疫组化染色显示和内包涵体为 CMV DNA 阳性；经希夫过碘酸(PAS)染色阳性证实胞质内包涵体有碳水化合物。

【免疫应答与免疫逃避】

HCMV 裂解性感染时，病毒须合成大量蛋白质，这些蛋白质能够引起体液免疫应答和细胞免疫应答。与此同时，HCMV 也无时无刻不在与机体的免疫防御系统作斗争。

1. *体液免疫应答* HCMV 原发感染后 16 周内均可检出 IgM 抗体，接着是 IgA 和 IgG 抗体。IgM 抗体能与毒粒包膜及内部某些成分相作用，如 HCMV 的结构蛋白和一些非结构蛋白；DNA 结合磷蛋白和即刻早期磷蛋白等均能引起较强的体液免疫应答。机体产生的中和抗体有一定保护作用，虽不能阻止感染但能影响感染的局部。IgG 抗体的出现标志着曾经感染过 HCMV，是诊断人群 HCMV 感染的重要指标。

2. *细胞免疫应答* 机体的 NK 细胞、CTL 是抗 HCMV 的重要效应细胞，可裂解被感染细胞而致病毒感染流产。干扰素可增强 NK 细胞的活性。CTL 是在 Th 细胞的辅助下发挥杀伤活性的。此外，MΦ 细胞在细胞免疫中可直接吞噬、杀伤病毒，并可处理、提呈抗原，分泌细胞因子，扩大免疫反应。$CD8^+$ T 细胞是机体控制 HCMV 感染中最主要的细胞。研究发现，当接受异体干细胞移植者外周血 HCMV 特异性 $CD8^+$ T 细胞的数量超过 1×10^7/L 时，能有效地阻止潜伏病毒的感染性激活。特异性 $CD8^+$ T 细胞可通过分泌穿孔素、颗粒酶、颗粒溶解素及淋巴毒素等物质直接杀伤靶细胞，也可通过分泌干扰素活化非特异效应细胞特异性功能以达到清除抗原的目的，还可以通过 FasL 途径促进被感染的细胞凋亡。

3. *免疫逃避*　HCMV 潜伏感染期间只表达很少的基因，很难被免疫系统识别。因此，HCMV 的潜伏感染可能是其逃避免疫系统监视最有效的方法。HCMV 可通过下调经典 MHC Ⅰ类分子表达，抑制抗原提呈细胞的抗原提呈功能和 $CD8^+$ CTL 对靶细胞的杀伤，逃避被机体免疫系统攻击，造成该病毒的持续感染，这种机制与 pp65 和 pp71 密切相关。HCMV 感染后使机体的免疫功能下降，其免疫抑制与病毒在免疫细胞中的复制有关。HCMV 可在单核巨噬细胞(MΦ)、T 细胞、B 细胞中复制，造成淋巴细胞的多种免疫功能损害。当病毒感染外周血淋巴细胞时，淋巴细胞产生白介素 1、白介素 2 的能力下降。反过来，病毒感染亦可严重影响 MΦ、NK 及 CTL 细胞的功能，并且可抑制 Th 细胞而干扰特异性 CTL 的活性。

【临床表现】

1. *先天性感染*　在婴儿中的表现轻重不一。轻者出生后数月始发现，而重者在出生后数天就可以出现临床症状。典型重症先天性巨细胞病毒感染(cytomegalic inclusion disease, CID)患者临床表现为黄疸伴肝脾大、瘀点状皮疹、小头畸形、运动障碍、脉络膜视网膜炎、血小板减少性紫癜、视神经萎缩、肺炎等，大脑钙化亦可见到。中枢神经系统、内耳及眼脉络膜被累及是先天性 HCMV 感染的独特性。临床上患儿出现嗜睡、惊厥、呼吸窘迫综合征等，可在数天或数周内死亡。幸存者可出现智力障碍、运动障碍、耳聋等后遗症；心血管受累多见于房间隔缺损、室间隔缺损、二尖瓣狭窄、法洛四联症等；其他还可见消化道、泌尿生殖系统等畸形。出生后获得 HCMV 感染与先天性 CID 不同，播散性内脏或神经系统损害较罕见。先天性感染还可导致流产、死产、早产等。实验室检查可发现重症先天性感染者都有血小板减少、淋巴细胞增多，并有大量异形淋巴细胞、红细胞增多和肝功能损害，预后极差。合并肺炎所致的呼吸衰竭是致死的主要原因。脐带血特异性 IgM 阳性或新生儿 1 周内尿 HCMV 分离阳性。

2. *围生期感染*　是指胎儿分娩时经产道或出生后通过吸入带毒的母乳及多次输入受感染血制品而获得的感染方式。大多数无症状，在生长、知觉功能或精神运动发育方面无不良影响。此种感染可能是由母体内潜在病毒激活所致，因此患儿在出生时有不同水平母亲的抗体。HCMV 肺炎临床表现出气促、窒息、咳嗽(有时为阵发性)、鼻炎、鼻塞、肋间凹陷等，X 线可见为弥散性下气道疾病(肺气肿、支气管壁肥厚伴明显肺纹理增强和不同程度肺膨胀不全)。偶有发热和呼气性喘鸣音。对早产儿和体弱儿危险性较大，以神经肌肉受损为主。但听力障碍、小头畸形、脉络膜视网膜炎少见。

3. *后天获得性感染*　大多数无症状，但血清抗体可呈阳性，病毒可自尿中排出，偶尔可发生间质性肺炎。儿童感染后多为无症状，正常成人多表现为隐性感染，或呈嗜异性抗体阴性的单核细胞增多症：发热、淋巴细胞相对或绝对增多，并出现异常淋巴细胞。与 EB 病毒引起的综合征相反，咽扁桃腺炎、淋巴结病、脾大等少见。多表现为身体不适、肌痛、发热、肝功能异常和异性淋巴细胞增多等。预后多良好。偶尔可持续高热或伴有明显的肝炎症状以及全身淋巴结肿大。但肺炎、心肌炎、心包炎、神经炎和神经根炎、脑炎、无菌性脑膜炎、血小板减少性紫癜、溶血性贫血和视网膜炎等并发症较少见。

4. *免疫缺陷者的 HCMV 感染*　一般可无症状，但亦可呈现各种不同的临床表现。某些器官的感染在正常人中少见，如肺炎、肝炎、胃肠道溃疡、视网膜炎、大脑病变、内分泌系统与生殖腺受累等(包括糖尿病、肾上腺功能不全、附睾炎、卵巢炎、甲状腺炎、甲状旁腺活性降低等)。但在艾滋病患者中尤为多见,其严重程度显然与CD4淋巴细胞受抑制的程度相关。HCMV感染可增加移植排斥,其发病率取决于免疫抑制的程度以及器官移植的种类。临床上存在着HCMV的重复感染,出现症状的不到20%,但大约40%的重复感染可产生临床症状,且预后差。在免疫抑制患者中,以原发感染出现临床症状以及播散性病症较复发感染多且严重,主要增加了患者的真菌和细菌的感染发病率,往往出现致死性肺炎,死亡率高达85%。

【实验室检查】

1. *血液学检测* 血常规及生化检查周围血液白细胞数升高,淋巴细胞比例和数量增高,出现异形淋巴细胞,且常占白细胞总数的10%以上。肝功能检查可见ALT升高。

2. *细胞学检查* 从尿液、脑脊液等或受染的肝、肺、胃等组织中可查见HCMV感染的特征——核内和(或)胞质内含包涵体的巨大细胞,其周围有一条明亮带。

3. *病毒分离培养技术* 病毒分离是最直接的诊断方法。HCMV的培养有种属特异性,可从体液如尿、泪、乳汁、唾液、精液及阴道或宫颈分泌物等,血成分和活检或尸检的各种组织中分离得到。病毒在人胚肺二倍体传代细胞株上增殖最好。培养24小时后染色可查见包涵体,而细胞病变需2~6周才能查见,临床上不常用。

4. *抗体检测* 可通过检测血清中的HCMV特异性IgG和IgM,以间接证实体内HCMV的存在。IgG阳性说明过去有HCMV感染,IgM阳性有活动性感染。检测HCMV抗体的方法较多,诸如补体结合试验(CF)、免疫印迹试验(IB)、ELISA及放射免疫试验(RIA)等,具有简便、快速、敏感性好和特异性高等特点,为较常用的检测方法。美国芝加哥Abbott实验室IMX检测系统建立了全自动快速微粒子酶联免疫检测法(MEIA),较目前常用的血清学诊断方法更为敏感、准确,并可对IgG和IgM抗体做出定量分析,已成为目前常用的一种诊断方法。

用单克隆抗体检测孕妇血清中的即刻早期抗原和晚期抗原,考虑孕妇感染对胎儿的损害程度,做到优生优育。一般检测患者血清中抗HCMV IgM和IgG,阳性结果提示已获HCMV感染。若抗HCMV IgG滴度在病程中呈4倍以上升高,则提示为急性感染。

5. *抗原检测*

(1) 早期抗原学免疫荧光检查(DEAFF):是在传统的细胞培养(CCC)的基础上发展起来的早期快速诊断技术。CCC是一种敏感的诊断方法。HCMV复制缓慢是在DNA的合成期,本方法通过测定DNA合成前产生的早期抗原(EA)来确定HCMV的存在。将标本接种于成纤维细胞,培养24小时后用荧光标记的单克隆抗体直接测定HCMV感染的α蛋白和β蛋白。该法既保持了CCC的特异性和敏感性,又明显加快了检测速度。

(2) HCMV白细胞抗原血症试验:是在外周血白细胞中检测HCMV抗原。活动性HCMV感染时,病毒抗原血症的病毒滴度高且变化快,而在潜伏性感染时不能检出或滴度较低。HCMV的即刻早期抗原、早期抗原和晚期抗原都可在外周血白细胞中检测到。其中,相对分子质量为7.2×10^7的主要即刻早期抗原在机体感染HCMV后仅1小时,即可在外周血单核细胞(MC)、多形核粒细胞(PMNs)和血管内皮细胞中检测到,是反映HCMV感染的重要病毒抗原。HCMV感染的晚期阶段合成各种病毒的结构蛋白,其中被膜蛋白pp65是一种最重要的晚期抗原,活动性HCMV感染时表达于外周血MC、PMNs和血管内皮细胞中,亦是HCMV活动性感染的一项最早指标之一。最常见的检测手段是用免疫组化法检测外周血白细胞中IE和pp65的阳性情况,结果以N/1万个白细胞表示。

HCMV抗原血症诊断方法使早期诊断免疫受抑制或免疫缺陷患者的活动性HCMV感染成为可能。这一技术可直接定性或定量地检测外周血白细胞表达 HCMV 抗原的情况，从而可早期诊断活动性 HCMV 感染，一般在活动性感染前1周出现阳性。因此，可用于早期诊断免疫抑制或免疫缺陷患者的活动性 HCMV 感染、调节免疫抑制剂的用量及早期应用抗病毒药物治疗。若连续检测患者 HCMV 抗原血症的水平，在抗原血症水平下降阶段可重新增加免疫抑制剂的用量并减低抗病毒药物的用量，以避免药物的严重不良反应。

6. 核酸检测　PCR 在 HCMV 感染的实验室诊断中发挥着重要的作用。即使无临床症状的 HCMV 感染者，也能检测出病毒 DNA。与健康成人相比，在无 HCMV 临床症状、血清学阳性的免疫抑制患者，其尿和咽拭子中常可检出 HCMV 基因组。而血清学阴性免疫抑制患者血细胞中病毒基因组的出现可能是 HCMV 感染的最早标志。而且用 PCR 检测尿标本可以快速安全地检测出先天性 HCMV 感染。定量 PCR 技术从分子水平上监视 HCMV，为抗病毒治疗提供一种准确、敏感的指标，为临床上是否需要和何时开始或终止抗病毒治疗提供了参考。例如，自动封闭系统检测和原位 PCR，前者检测 HCMV 敏感性可达 97.5%，特异性达 100%；后者可精确地显示 HCMV 在感染组织中的分布特点，又可作为 HCMV 的定性、定量检测。用原位杂交来检测扩增产物鉴定特异扩增既特异灵敏，又简便快速。

【诊断和鉴别诊断】

1. 诊断

(1) 婴幼儿患者：母亲于妊娠期有可疑 HCMV 感染史(表现为肝炎、肺炎、异常淋巴细胞增多等)；先天性畸形；新生儿黄疸延迟消退，肝脾大，重度溶血性贫血；白细胞增多伴异常淋巴细胞增多；有颅内钙化、脑部症状而原因不明。

(2) 年长儿童及成人：单核细胞增多而嗜异凝集试验阴性；发生间质性肺炎或原因不明的肝炎；器官移植后接受免疫抑制治疗，发生传染性单核细胞增多症表现而血清嗜异凝集试验阴性。

以上情况均应考虑该病。结合 HCMV 特异性抗体 IgG/IgM、抗原血症、HCMV DNA 检测结果进行确诊。

2. 鉴别诊断　先天性 HCMV 感染应与弓形虫病、风疹、单纯疱疹、新生儿败血症等相鉴别；后天获得性 HCMV 感染应与传染性单核细胞增多症、病毒性肝炎、肺炎等相鉴别。

【治疗】

HCMV 对阿糖腺苷、阿糖胞苷和氟去氧尿苷的敏感性都很低，且由于这些药的不良反应较大，故不宜用作本病的病原治疗。

1. 更昔洛韦(ganciclovir，丙氧鸟苷)　是一种无环的脱氧鸟嘌呤核苷同功异质体，可在受感染的细胞中抑制 HCMV DNA 聚合酶的活性。常采用静脉给药，用于艾滋病患者的 HCMV 视网膜炎和器官移植受者以预防巨细胞病毒感染。对于免疫受抑制的 HCMV 患者的治疗，有效率高达80%，是目前首选的抗 HCMV 治疗药物。一般认为，用更昔洛韦治疗 HCMV 感染时，无须减少抗移植排斥反应的免疫抑制剂治疗。有报道称，更昔洛韦还可延缓 HCMV 视网膜炎的进展，停用后可复发，故应长期用药，但常因白细胞减少而终止用药。更昔洛韦的常见不良反应是中性粒细胞减少与血小板减少，偶见胃肠道不适、肝功能异常、尿素氮升高、低钾血症、低血糖等，也可见发热、皮疹等。对 HCMV 肺炎无效。肾功能不全者需检测血清肌酐的清除率以进行必要的剂量调整。

2. 膦甲酸钠(foscarnet)　又名膦甲酸三钠，为广谱抗病毒药，是一种非竞争性 CMV DNA 聚合酶抑制剂，并能抑制人类免疫缺陷病毒Ⅰ型的反转录酶的活性。常用于不能耐受更昔洛韦或用更昔洛韦治疗无效的 HCMV 患者的治疗，并已获准用于艾滋病患者并发 HCMV 视网膜炎。该药可延缓视网膜炎的进展，患者的存活时间亦延长。不良反应较多，并涉及所有系统，主要有发热、肾毒性、胃肠不适、头痛、肌肉不随意收缩、神经病变、癫痫发作、贫血、白细胞减少；电解质失衡；抑郁、精神错乱、焦虑、视觉异常等。孕妇及哺乳期妇女慎用。目前，已经发现了更昔洛韦和膦甲酸钠的耐药株。HCMV 可通过其编码蛋白激酶的 UL97 区 DNA 基因发生突变而对更昔洛韦产生耐药，而通过其 DNA 聚合酶基因发生突变而对膦甲酸钠产生耐药。

3. *基因治疗* 根据 HCMV mRNA 的核苷酸序列合成反义寡核苷酸片段，当它与 HCMV mRNA 结合时，可阻止 HCMV 复制。有研究表明，对更昔洛韦及膦甲酸钠治疗都无效的 HCMV 视网膜炎患者进行静脉滴注，每 2 周 1 次，初步显示有疗效且安全。

4. *干扰素* 肌内注射 IFN－α 可抑制器官移植受者 HCMV 复制。但 HCMV 对干扰素的敏感度低，一般不宜用作 HCMV 感染的病原治疗。

5. *阿昔洛韦(acyclovir)* 是一种抑制疱疹病毒的广谱抗病毒药物。由于 HCMV 缺乏病毒特异性胸腺嘧啶核苷酸激酶，因而该药对治疗 HCMV 感染无效，但能减少器官移植后症状 HCMV 感染的发生率。不良反应有胃肠道反应、皮疹、荨麻疹、头痛、口干、发热、低血压等，偶见血液学异常(贫血、中性粒细胞减少、血小板减少)、肾功能异常(无尿、血尿、尿痛、水肿、血清肌酐和 BUN 升高)及氨基转移酶升高等；外周有发红、痒感、刺痛感。对本品过敏者禁用，孕妇慎用。

6. *联合治疗* 在对小鼠动物模型的 HCMV 感染研究中，用高效价的 HCMV 免疫球蛋白加抗病毒剂治疗可获得较高的存活率。原因可能与高效价 HCMV 免疫球蛋白可中和病毒，阻止其细胞毒性 T 细胞效应，从而减轻阻止损害有关。对病情危重的 HCMV 患者可采用。

7. *中药治疗* 可服用茵陈蒿汤。

8. *T 细胞过继治疗* 嵌合抗原受体 T 细胞(Chimeric Antibody Receptor Engineered T Cell, CAR－T)和 T 细胞受体修饰的 T 细胞(TCR Gene Modified T cell, TCR－T)是 T 细胞过继治疗的两种主要技术手段，都是通过基因改造的方法提高 T 细胞对特异性抗原肽的识别和应答能力。基于 T 细胞的肿瘤免疫治疗已经取得重要进展，2017 年 8 月 30 日，FDA 批准一种基于改造患者自身免疫细胞的疗法(CAR－T)治疗白血病，这是第一种在美国获得批准的基因疗法。T 细胞过继治疗在治疗其他实体肿瘤和病毒感染上的研究正方兴未艾，T 细胞过继性治疗也有望成为治疗 HCMV 感染的新方法。

【预后】

取决于患者的年龄和免疫功能状态。重症先天性感染者以及免疫缺陷的 HCMV 感染者易发生严重或全身性感染，而 HCMV 感染本身亦可造成免疫抑制，诱发其他机会感染，预后差。正常健康人感染后，病情常为自限性。

【预防】

传染源的控制一般为消毒处理患者的分泌物和排泄物。阻断传播途径如对怀孕早期发现有原发性感染，应终止妊娠；对已发生宫内感染的新生儿应注意隔离；对乳汁中排放 HCMV 的母亲应避免哺乳；输血及器官移植供者的血清抗 HCMV 抗体筛选应为阴性等。

对于器官移植和骨髓移植受者可用抗病毒药物预防。目前，在世界各地移植中心预防实质器官移植术后 HCMV 感染的方法大致为预防疗法和延迟疗法。预防疗法即是给予所有移植术后患者抗病毒药物预防 HCMV 病。在延迟疗法(又称定向预防疗法或预先疗法)中，给已诊断 HCMV 感染的患者在发病前就予以治疗。两种方法虽已普遍应用，但两者孰好孰坏的争论从没有停息过。其中一些学者认为，预防疗法似乎优于延迟疗法，因为预防疗法可以降低移植后 HCMV 器官病，降低细菌、真菌的机会感染，减少移植术后的排斥反应，减少患者住院费用，从而降低死亡率，是性价比最好的疗法。

鉴于 HCMV 的传染源广泛且多为隐性感染者、传染途径复杂而不易控制等，而且目前针对 HCMV 感染尚无有效的化学药物，故预防上最根本的方法还是研制和使用疫苗。尽管近 30 年来科学家一直致力于研究 HCMV 疫苗，但到目前为止仍没有有效的疫苗上市。宿主对 HCMV 的免疫机制是怎样的？哪种病毒蛋白可以有效地作为靶抗原？疫苗针对的群体为哪种？

这些都是 HCMV 疫苗研究中迫切需要解决的问题。总之,对 HCMV 疫苗的研究还需科研工作者进一步探索。

参考文献

[1] 高睿迪,杨慧兰,刘仲荣,等.水痘-带状疱疹病毒研究进展[J].中国麻风皮肤病杂志,2014,(4):216-219.

[2] 陈婷婷,王官清.水痘-带状疱疹病毒基因分型研究进展[J].国际病毒学杂志,2011,18(1):23-28.

[3] 屈园园.水痘-带状疱疹病毒基因亚型的研究进展[J].医学综述,2014,20(4):601-604.

[4] 程朝霞,向辉,李标.人群水痘-带状疱疹病毒流行率及发病状况分析[J].中国公共卫生管理,2004,20(4):358-359.

[5] 任勇,路麒.带状疱疹的病因及发病机制[J].中国临床医生,2003,31(5):4-5.

[6] 刘晓清.带状疱疹的诊断与治疗[J].中华全科医师杂志,2008,7(4):226-227.

[7] 卢珍玲,王官清,程波.水痘-带状疱疹病毒感染实验检测方法的研究进展[J].国际病毒学杂志,2010,17(1):15-18.

[8] 沈晔,陈建华.抗水痘-带状疱疹病毒药物的研究进展[J].安徽医药,2012,16(1):4-6.

[9] 孙海燕,袁家麟,王树巧.人群中水痘-带状疱疹病毒流行率及其疫苗免疫效果[J].中国计划免疫,2000,6(1):28-30.

[10] 俞蕙,朱启镕.水痘-带状疱疹病毒感染的研究现状[J].中国计划免疫,2001,7(2):119-122.

[11] 戴春来,尹艳娥,李恒,等.各种检测方法在巨细胞病毒感染诊断中的意义[J].中国实验诊断学,2010,14(12):2058-2059.

[12] 张汝楠,范骏.人巨细胞病毒感染宿主细胞重要蛋白机制[J].病毒学杂志,2017,24(03):205-208.

[13] Tomtishen Ⅲ. Human cytomegalovirus tegument proteins (pp65, pp71, pp150, pp28)[J]. Virology Journal, 2012, 9(22).

[14] Brent J. Ryckman, Barb L. Rainish, Marie C. Chase, *et. al*. Characterization of the Human Cytomegalovirus gH/gL/UL128 - 131 Complex That Mediates Entry into Epithelial and Endothelial Cells[J]. J Virol, 2008, 82(1): 60-70.

[15] Paul Klenerman, Annette Oxenius. T cell responses to cytomegalovirus[J]. nature reviews immunology, 2016, volume 16: 367-377.

[16] Andrea Schub, Ingrid G. Schuster, Wolfgang Hammerschmidt and Andreas Moosmann[J]. CMV-Specific TCR-Transgenic T Cells for Immunotherapy J Immunol, 2009, 183: 6819-6830.

[17] Thomas E. Shenk, Mark F. Stinski. Human Cytomegalovirus[J]. Springer Berlin Heidelberg, 2008: 361-382.

(浙江大学附属第一医院　范骏　马伟杭)

(五) 人疱疹病毒6型、7型和8型感染

人疱疹病毒6型感染

人疱疹病毒 6 型(human herpesvirus 6, HHV-6)首次于 1986 年在淋巴增生性疾病和艾滋病患者外周血淋巴细胞中分离获得。最初认为仅感染 B 细胞,故命名为嗜人 B 细胞。随后发现该病毒主要感染人 T 细胞,因而正式命名为人疱疹病毒 6 型。HHV-6 感染在正常儿童和成人中普遍存在,可引起幼儿急疹和病毒性脑炎。

【病原学】

HHV-6 属于 β-疱疹病毒。它是一种有包膜的 DNA 病毒,直径为 90～100 nm。核衣壳是由 162 个壳粒组成的二十面体对称结构。HHV-6 主要感染 T 细胞并能够在其中复制。

HHV-6 可分为 A、B 两个亚型,75%～97%的核苷酸序列是相一致的。2012 年,病毒分类学国际委员会认定 HHV-6A 和 6B 为两种完全不同的病毒类型。主要因为两者细胞趋向和临床表现方面有很大不同。HHV-6A 病毒的主要受体是 CD46 受体,存在于所有的人类有核细胞。而 HHV-6B 的主要受体是 CD134,存在于活化的 T 细胞上。目前认为,HHV-6A 感染与多发性硬化有关,而 HHV-6B 感染与中枢神经系统疾病、器官移植后感染有更高的相关性,但目前的实验室检测还不能很好地区分两者。

HHV-6 基因组为线性双链 DNA 分子,由 160～170 kb 组成,其中心节段是长 140 kb 的独特序列(U)及其左右末端的正向重复序列(DRL 和 DRR 区),长度分别在 143 kb、8 kb 左右。

HHV－6基因组有119个开放阅读框架，编码大约102个独立的蛋白分子。例如，核壳体主蛋白，HHV－6病毒聚合酶，糖蛋白，gB、gH、gL蛋白及磷蛋白等。

HHV－6易被乙醚、脂溶剂、干燥、反复冻融而灭活。

【流行病学】

1. 传染源　健康成年人的唾液和宫颈分泌物种持续或定期排出HHV－6，可成为传染源。

2. 传播途径　HHV－6主要通过唾液、飞沫、尿液排出，可能通过密切接触、宫内感染及分娩时母体分泌物感染而传播。

3. 易感人群　HHV－6感染50%发生在15个月之前。

4. 流行特征　健康人群中HHV－6感染非常普遍，世界范围内超过90%的儿童在2岁前都有HHV－6感染的证据，几乎所有人在3岁前都感染过HHV－6。健康成人中有60%～90%可以检出抗体。原发感染主要发生在6～12月龄的婴儿，2岁以后HHV－6感染率逐渐下降；至6岁时即与普通成年人相当。

【发病机制和病理】

已经证实唾液是HHV－6潜在的传播媒介，故原发感染常始于口腔咽喉部，通过局部淋巴组织蔓延至全身单核细胞系统，病毒在体内复制，呈潜伏感染状态，当人体内免疫功能低下或受抑制时，病毒被激活并可引起HHV－6有关的临床症候群。病毒得以在体内进入潜伏状态及被激活的机制尚不清楚，可能是病毒的免疫逃避机制作用的结果。HHV－6通常存在于原发感染、康复期及健康成年人的外周血淋巴细胞中，但更易在单核巨噬细胞中检测到，推测可能与巨噬细胞本身特有的化学特征和细胞酶学活性有关。通常情况下，患儿于起病初时出现急性发热性玫瑰疹，此后病毒潜伏在体内，其基因组以整合形式存在于染色体，在机体免疫功能低下(如接受器官移植或患艾滋病)时，潜伏的病毒被活化而易于分离成功。在3%～5%的正常成人中，其外周血淋巴细胞携带有A型或B型HHV－6，以B型多见。

HHV－6主要感染$CD4^+$ T细胞，并上调$CD4^+$ T细胞的表达。HHV－6可感染$CD8^+$ T细胞、NK细胞、巨噬细胞、大单核细胞等，从而破坏机体的抗病毒细胞免疫。HHV－6致病性的一个重要特点是它可以影响或改变某些其他病毒的生物学特性(如增加后者的复制活性等)。当HHV－6与HIV－1同时感染$CD4^+$ T细胞时，HHV－6可加快HIV－1的转录和复制，而HIV－1对HHV－6基因表达和复制起上调作用，两者的协同作用加速了细胞病变、死亡，导致体内T细胞数量下降。

【临床表现】

1. 皮疹(幼儿玫瑰疹)　皮疹常发生在原发感染的婴幼儿及低龄儿童，占10%～30%。患儿通常一般情况较好，神志清楚，发病初起伴有高热(40℃)，持续3～5日后温度下降，也有仅表现为低热、上呼吸道症状、颈部淋巴结肿大，随后出现红色斑疹或斑丘疹即幼儿玫瑰疹，皮疹一般在2～48小时后消失。严重者可出现高热惊厥、脑膜炎、脑炎等。血常规检查显示淋巴细胞增多，中性粒细胞下降。大多数感染HHV－6的婴幼儿通常无症状，呈亚临床状态。

2. 发热　事实上，婴幼儿在感染HHV－6时以无皮疹性发热更多见，HHV－6已成为婴幼儿发热的最主要原因。有资料表明，在一家医院的1 653例急性发热患儿中，原发性HHV－6感染占10%左右，常伴有易激惹、耳炎、呼吸道症状、腹泻等。3%～13%的发热患者可出现惊厥。

3. 惊厥　婴幼儿感染HHV－6后引起的惊厥不仅仅是由于高热，还由于HHV－6病毒复制侵犯了中枢神经系统。采用PCR技术已经证实，无论是急性初次感染还是感染多年后，HHV－6 DNA均可在脑脊液中检出。

4. 脑炎及其他神经系统疾病　脑炎的发生不仅与疾病的发展程度有关，而且与HHV－6本身高度的亲神经性作用有关。在不明原因的脑炎患者的脑脊液中检测到HHV－6 DNA的存在，尤其有病毒在脑组织中的证据。由此看来,非流行性脑炎以及许多急、慢性神经系统异常的发生与 HHV-6 感染有复杂的联系。HHV-6 还与多发性硬化症可能存在着某种病因学的联系。但急性 HHV-6 感染是否引起中枢神经系统炎性损伤和脱髓鞘尚不明确。

5. *感染性单核细胞增多症* HHV-6 作为一种亲淋巴细胞性病毒,与 EB 病毒一样,可引起类感染性单核细胞增多症。其临床表现依患者年龄及疾病的程度不同而不同,但大多表现轻微,伴不典型淋巴细胞增多,嗜异性抗体反应少见。

6. *肝炎* 氨基转移酶的升高并非为 HHV-6 感染的特征性表现,但多数报道认为出生不满 1 月龄的婴儿和幼儿发生肝炎时常伴发原发性 HHV-6 感染,有时甚至为暴发性的。

7. *移植后感染* HHV-6 是器官移植患者术后感染最为重要的因素之一。移植后 HHV-6 感染率在骨髓移植患者中平均为 48%,在实体器官移植患者中平均为 32%。移植患者术后感染大部分是由 HHV-6 B 型的再激活引起的,感染发生的高峰期是在术后 2~4 周。移植术后感染在临床上主要与骨髓移植、肝移植等患者术后感染相关。HHV-6 感染或再激活可能造成骨髓抑制、引起移植物功能异常、诱导排斥甚至可导致受者死亡等。

【并发症】

并发症较为少见。婴幼儿感染者可出现高热惊厥、脑膜炎以及急性弥散性脱髓鞘反应;成人感染者可出现多发性硬化症和其他脱髓鞘症状,还可能出现淋巴细胞增生综合征;免疫缺陷患者可并发巨细胞病毒感染及恶化,并增加 HIV 感染的危险性。

【实验室检查】

1. *血清免疫学检测* 多采用间接免疫荧光法,已用于检测 HHV-6 的特异性 IgG 和 IgM,但不能区分 A、B 亚型。

2. *PCR 法检测病毒 DNA* 定性或定量 PCR 法是目前常用的 HHV-6 DNA 检测手段,用于检测外周血淋巴细胞、脑脊液、唾液中 HHV-6 的存在。也可用原位杂交检测受感染细胞中的病毒 DNA。

3. *病毒分离* 患者的血淋巴细胞、器官组织、唾液、气管分泌物等临床标本均可送检进行病毒分离。

【诊断和鉴别诊断】

1. *诊断依据* ① 2 岁以下儿童突然发生高热,持续 3~5 日后温度下降,随即出现红色斑疹或斑丘疹,2~48 小时后消失,应考虑本病。② 血清中检测出 HHV-6 特异性 IgG,或发病前后抗体效价呈 4 倍以上增高。③ 外周血淋巴细胞分离培养出 HHV-6,或 PCR 法检测出 HHV-6 DNA 即可确诊。

2. *鉴别诊断* 需与人疱疹病毒 7 型引起的幼儿急性玫瑰疹相鉴别。

【治疗】

HHV-6 与巨细胞病毒结构类似,抗病毒治疗的方法也相同。体外药物敏感性试验表明,阿昔洛韦作用较差,而更昔洛韦和膦甲酸钠对 HHV-6 有较明显的抗病毒作用,但目前对其临床疗效尚不完全明确。

对于 HHV-6 原发性感染、症状轻微或免疫功能正常的患者,大多无须进行抗病毒治疗。接受器官移植的患者术后发生肺炎、肝炎、脑炎或实验室检测 HHV-6 感染结果阳性,则应该接受抗病毒治疗。由于 HHV-6 感染的器官移植患者常同时合并有其他病原体感染,或伴发移植物排斥反应,致使这类患者的临床处理更为复杂。目前,没有药物被正式批准用于治疗 HHV-6 感染。最近有研究人员尝试免疫治疗,特别是在 HSCT 的背景下,通过产生针对多种机会性病毒的多克隆细胞毒性 T 细胞,包括 HHV-6。这样可能绕过药物的细胞毒性和抗性,但这正在临床试验中进行验证。目前没有药物被正式批准用于治疗 HHV-6 感染。

【预后】

一般较好,但出现严重并发症时,其病死率较高。

【预防】

由于传染源广泛存在且多为隐性,传播途径

复杂且多不易控制，加之人群普遍易感，故HHV-6感染预防的难度较大。预防措施的重点在于研制有效的疫苗。

人疱疹病毒7型感染

人疱疹病毒7型（human herpesvirus 7，HHV-7）是由Frenkel等学者1990年从健康成人的$CD4^+$ T细胞中分离获得并命名。HHV-7主要感染$CD4^+$ T细胞及少数$CD8^+$ T细胞，可引起幼儿急性玫瑰疹。

【病原学】

HHV-7属于β疱疹病毒亚属，呈典型的疱疹病毒形态学特征。HHV-7是有包膜的双链DNA病毒，与HHV-6高度同源，直径为170 nm。基因组长145～153 kb，由一长约133 kb的独特序列（U）和两侧长6～10 kb直接重复序列（DR）组成。编码至少84个不同蛋白，包括调节蛋白、结构蛋白和组装蛋白。pp85和89k是其中免疫性较强的2个蛋白。HHV-7主要利用CD4分子作为其受体感染靶细胞。其他如CXC趋化因子受体4（CXCR4）、硫酸乙酰肝素黏蛋白（HSPG）受体等也可能起一定作用。HHV-7未显示出明显变异，其准种间变异度非常小，仅为0.10%。

HHV-7的细胞亲和性不如HHV-6广泛，主要感染$CD4^+$ T细胞，可在脐带血淋巴细胞、T细胞系SupTl和成人外周血单个核细胞中培养生长，加入少量IL-2可促进病毒复制。

【流行病学】

1. 传染源　HHV-7感染广泛存在于儿童、健康成人。其感染时间晚于HHV-6，约有70%的儿童在5岁前被感染。

2. 传播途径　HHV-7感染的传播途径目前尚不明确。目前认为，HHV-7主要通过血和唾液传播。HHV-7也可在子宫颈和母乳中检测到，但是否存在宫内感染和母乳传播尚有争论。

3. 易感人群　人群普遍易感。6月龄至2岁期间为感染高发时期。另有30%的感染发生于成长期间。随着年龄的增长，人群感染率也逐渐增高，在成人时达到最高。

【发病机制和病理】

已知HHV-7在大多数正常人$CD4^+$ T细胞中以潜伏感染的形式存在，有关HHV-7确切的发病机制仍在探索中，其与幼儿玫瑰疹的病因学联系也有待进一步的研究证实。如将HHV-7接种于体外培养的淋巴细胞，被感染的T细胞在9～14日后呈气球样变，可形成融合细胞。

【临床表现】

现有资料显示，原发性HHV-7感染与幼儿玫瑰疹、肝炎、上呼吸道感染、儿童急性偏瘫有关。与原发性HHV-6感染比较，两者相关的临床表现见表14-3。

表14-3　HHV-7原发性感染与HHV-6原发性感染的临床特征

	HHV-7	HHV-6
年龄范围（月）	3～34	1～28
平均年龄（月）	26	9
发热（℃）	38.9～40.4	37.8～40.6
高热惊厥发生率（%）	75%	17%
激惹症状发生率（%）	88%	69%
呕吐、腹泻发生率（%）	38%	34%
皮疹发生率（%）	13%	48%
发热平均天数（日）	3	4
白细胞计数/（$\times10^9$/L）	7.44	6.31
中性粒细胞比例（%）	63.3%	45.3%
淋巴细胞比例（%）	24.9%	41.7%

【并发症】

一般病情较轻，并发症少见。但HHV-7感染较HHV-6更易发生高热惊厥，严重者可出现急性偏瘫等并发症。

【实验室检查】

HHV-7的检测方法包括血清学诊断、病毒分离培养以及PCR法测定病毒DNA。

1. 血清学诊断　间接免疫荧光法，是目前检测HHV-7应用最广泛的方法。但HHV-6与HHV-7存在抗体交叉反应性。

2. PCR法　可用于检测唾液或外周血淋巴

细胞 HHV－7 DNA 的存在，反映病毒复制水平及感染状态。

3. 病毒分离　HHV－7 培养较为复杂和费时，方法是采用经过植物血凝素（PHA）刺激的健康人外周血或脐带血淋巴细胞为病毒培养细胞，9～14 日后观察细胞病变情况。

【诊断和鉴别诊断】

3 岁以下儿童出现高热、易激惹、皮疹等幼儿玫瑰疹症状者，应考虑本病，但须与 HHV－6 引起的幼儿玫瑰疹相鉴别。若同时血清学检出 HHV－7 特异性抗体、外周血淋巴细胞分离出 HHV－7 病毒或 PCR 检测出 HHV－7 DNA 即可诊断。

【治疗】

健康携带者、轻度或自愈性患者，可不进行治疗。但对婴儿及免疫受损如器官移植者，则需要抗病毒治疗。目前关于 HHV－7 对抗病毒药物的敏感性的报道较少。可选用阿昔洛韦、更昔洛韦、泛昔洛韦等核苷类似物。一般采用更昔洛韦与膦甲酸钠联合抗病毒治疗，具体治疗方案及疗效尚无一致意见。

【预防】

HHV－7 传播途径广泛，人群普遍易感，因此，预防措施的重点在于开发疫苗。同时加强对献血员的筛查，剔除血清 HHV－7 抗体阳性的新鲜血或血制品，是防止输血传播的重要措施。

人疱疹病毒 8 型感染

人疱疹病毒 8 型（human herpesvirus 8，HHV－8）最早于 1994 年从艾滋病患者卡波济肉瘤（Kaposi's sarcoma，KS）组织中检出。最初被称为卡波西肉瘤疱疹病毒（KSHV），后更名为人疱疹病毒 8 型。

【病原学】

HHV－8 属典型的 γ 疱疹病毒科，是一个由脂质双分子层包绕的二十面体衣壳，直径为 120～150 nm 的大分子 DNA 疱疹病毒。它不仅窃取宿主 DNA 复制相关的基因，还包括与发病相关的细胞因子、受体和免疫信号等基因。和其他疱疹病毒一样，它含有病毒编码的 miRNA 库。分离株之间基因组最大的区域分布在长独特区（LUR）的左端和右端（即 OR FK1 和 K15）。ORF K1 的氨基酸改变可以达到 30%。据此可以把病毒分为 A～D 四个病毒群（Ⅰ、Ⅳ、Ⅱ、Ⅲ型）。HHV－8 具有潜伏周期和裂解复制周期，可以引起终生感染。

HHV－8 本身是一种增殖能力低的病毒，此病毒以单克隆或低克隆状态存在。HHV－8 可以感染几种细胞类型，在潜伏期可以作为核酸结构的一部分而存在，在裂解性复制期则存在于 KS 或多中心性卡斯曼病（MCD）的外周血和组织中。体内外研究已经证实，HHV－8 能够以检测不到的水平潜伏在循环系统的 B 细胞和单核细胞中，因此这些细胞可作为病毒的储存宿主；而且循环系统中的单核细胞可以使病毒进入组织，进而暴露于炎症细胞中，导致溶细胞性感染并把病毒传播到其他类型的细胞中。

【流行病学】

1. 传染源　主要是唾液，血液，或者移植器官中含有该病毒的患者。

2. 传播途径　KSHV 的传播方式包括性传播、唾液传播、器官移植和输血传播，但目前仍存在争议。

3. 易感人群　同性恋男性、静脉药瘾者、移植受赠者、儿童是高危人群。

4. 流行特征　流行病学研究证明，HHV－8 在地理分布具有多样性。它因地理位置和种族人口而异。在中国大陆 HHV－8 的人群感染率约为 11.3%，其中新疆地区感染率最高。感染在世界各地分布差异大，其流行与 KS 的发生大致相关。在地方性流行区，HHV－8 在 2 岁前的小儿中很少流行，而儿童期及青春期发病率则很高。HHV－8 DNA 首先是在合并 KS 的艾滋病患者（AIDSKS）的肉瘤组织标本中发现的，艾滋病患者卡波济肉瘤的发生率比普通人群高 2 万倍，95%以上 AIDSKS 发生在男性同性恋患者身上，7～15 倍于非性接触途径如血友病患者。在女性艾滋病患者中，如性伴为两性恋者，其卡波济肉瘤的发生率 3～4 倍于静脉吸毒者。

中国免疫缺陷患者的KSHV流行率(抗KSHV阳性)为22.2%，是人群的两倍(11.3%)。在中国台湾，HIV阳性的男同性恋HHV-8流行率大概是男异性恋的2倍左右(32.3% vs. 15.4%)，在日本甚至达到4倍(27.1% vs. 7.4%)。中国静脉药瘾者HHV-8流行率31.2%；两个研究发现，男性性工作者HHV-8流行率是10.0%，16.7%；肾移植接受者HHV-8流行率在伊朗和阿姆斯特丹分布为25%、18%。

【发病机制和病理】

大量的分子生物学研究认为，HHV-8感染与人体多种肿瘤的发生有关，其发病机制仍未明确。所有KS患者肉瘤组织标本中，均可通过PCR法检出HHV-8 DNA。尽管HHV-8 DNA主要存在于KS组织和艾滋病患者体内淋巴瘤组织中，但在AIDSKS患者血清、血浆、外周血白细胞也可检测到HHV-8 DNA，且拷贝数高。HHV-8可感染KS患者$CD19^+$ B细胞，但不感染$CD8^+$ T细胞。HHV-8可能同其他γ疱疹病毒科的成员一样，以潜伏感染的形式存在于淋巴样组织中。在机体免疫抑制的情况下，经某些因子的刺激而被激活，从而引起人类疾病。

【临床表现】

1. *卡波济肉瘤* 可表现为皮肤表面、黏膜、内脏尤其是肺和胆道系统的单个或多个结节，伴不明原因发热、夜间盗汗、短期体重下降>10%以及持续腹泻超过2周等。从组织源性分析，该肿瘤结节主要由纺锤体细胞、内皮细胞、外溢的红细胞以及一系列炎性成分组成。HHV-8 DNA和RNA存在于绝大多数病变组织的纺锤体细胞中。

2. *原发性渗出性淋巴瘤* 艾滋病患者体内侵袭性B细胞的增加可特异性地导致胸腔、心包腔和腹腔内液体渗出，引起一系列相关的临床表现。分别采用PCR法检测42例艾滋病患者和151例非艾滋病患者的淋巴瘤组织，发现前者HHV-8 DNA的感染率为后者的8倍。研究还发现，HHV-8病毒潜伏于这些组织的细胞内，可被激活而致病。

3. *Castleman病* 表现为局部血管滤泡的淋巴结增生，是一种良性疾病，可由手术切除而治愈。该病具有一定的侵袭性，通常可以诱发严重的感染并发症、恶性淋巴瘤、卡波济肉瘤等。多源性的Castleman病常伴有HIV感染。几乎所有的HIV感染者以及大多数非HIV感染者体内均检测到HHV-8 DNA。Memar等提出，可能与天疱疮有关。

【并发症】

如HHV-8以潜伏状态长期存在于人体内，可能会通过某种致病机制参与细胞恶性转化的过程，导致肿瘤的发生。

【实验室检查】

1. *血清免疫学检测* 具有较高的敏感度和特异度，由ORF65编码的小衣壳蛋白及由ORF73编码的潜伏相关核抗原(LANA)，是KS患者潜伏感染期血清学检测的两个关键核抗原。

2. *HHV-8 DNA检测* PCR法是目前常用的HHV-8特异性诊断方法。在所有的KS患者组织中可以检测到HHV-8 DNA，而只有50%的KS患者外周血单核细胞中可检测到HHV-8 DNA。

【诊断】

HHV-8感染的诊断有赖于实验室检查，PCR检测出HHV-8 DNA或血清学检测出HHV-8抗体等，均可诊断为HHV-8感染。

【治疗】

治疗主要以抗病毒为主。药敏试验提示HHV-8对西多福韦敏感，对更昔洛韦和膦甲酸钠中度敏感，对阿昔洛韦不敏感。在体外实验中，病毒DNA聚合酶抑制剂膦甲酸钠可抑制HHV-8在细胞间的传播，但不能清除AIDSKS在体内的潜伏感染；可考虑与更昔洛韦联用，但疗效尚待评价。

【预防】

预防措施应加强血液制品的筛选检测；集中于那些同性恋和静脉途径吸毒者；同时开展疫苗研制工作，以控制HHV-8的传播。

参考文献

[1] 谢立,杨旭辉,陈恩富.腺病毒感染研究进展[J].浙江预防医学,2015,(03):262-265.
[2] 李志臻.人类疱疹病毒7型研究进展[J].国外医学(流行病学传染病学分册),2002.
[3] Ablashi D, Agut H, Alvarez-Lafuente R, *et al.* Classification of HHV-6A and HHV-6B as distinct viruses[J]. Archives of virology, May 2014, 159(5): 863-870.
[4] Tao C, Simpson S, Jr., Taylor BV, van der Mei I. Association between human herpesvirus & human endogenous retrovirus and MS onset & progression[J]. Journal of the neurological sciences, Jan 15 2017, 372: 239-249.
[5] Caselli E, Di Luca D. Molecular biology and clinical associations of Roseoloviruses human herpesvirus 6 and human herpesvirus 7[J]. New Microbiol, 2007, 30(3): 173-187.
[6] Zhang T, Shao X, Chen Y, Zhang T, Minhas V, Wood C, He N. Human herpesvirus 8 seroprevalence, China[J]. Emerg Infect Dis, 2012, 18: 150-152.
[7] Zhang T, Wang L. Epidemiology of Kaposi's sarcoma-associated herpesvirus in Asia: Challenges and opportunities[J]. Journal of medical virology. Apr 2017, 89(4): 563-570.
[8] Pica F, Volpi A. Transmission of human herpesvirus 8: an update[J]. Curr Opin Infect Dis, 2007, 12: 265-281.

(六)乙型疱疹病毒感染

乙型疱疹病毒(herpes B virus)主要感染猴类,所以又称猕猴疱疹病毒Ⅰ型(cercopithecin herpes virus Ⅰ)。乙型疱疹病毒感染其天然宿主(灵长类动物)通常只产生轻微损伤,但对人却具有高度的致病性和致死率,引起医学界的重视。由于灵长类动物已经日益广泛地应用于医学和生物学实验室研究,相关工作人员意外感染该病毒的可能性增加,因此对乙型疱疹病毒感染的发生发展过程、临床防治的若干问题进行研究是非常必要的。

【病原学】

乙型疱疹病毒属α疱疹病毒科,其形态学特征、病毒体结构以及病毒复制机制等均与单纯疱疹病毒相似;病毒抗原之间也有较高的同源性,故在血清学上有交叉反应。乙型疱疹病毒颗粒直径为160~180 nm,由包膜与核壳体组成。核壳体直径为100 nm,内有线性双链DNA分子,即病毒基因组;其相对分子质量为(1.07±0.081)×10^8,长度为(162.1±12.3)kb,编码合成大约23个多肽分子。

乙型疱疹病毒比较脆弱,加热、脂溶剂、紫外线均可使其灭活。病毒在自然环境中不能长时间生存,在组织培养液(pH 7.2,4℃)中亦最多只能生存8周。

【流行病学】

乙型疱疹病毒感染主要发生在热带,常见于东南亚地区。

1. *传染源* 主要是灵长类动物如猕猴和其他猴类,其次是被感染的患者。在自然感染状态下,猕猴的口腔分泌物、胸腹水、生殖道分泌物和中枢神经系统组织均携带病毒。研究表明,从患病动物的许多器官、组织培养物甚至血清抗体阳性的无症状动物的三叉神经、腰骶神经节中,均检出病毒。

2. *传播途径* 被感染猴咬伤、抓伤皮肤,人体已经存在的伤口直接接触猴的组织、血液、唾液或其他体液均可能导致感染;由猴引起的抓伤及抓伤或被关养猴的笼子擦伤是常见的感染途径。吸入感染性气溶胶的污染空气,以及实验室内被给猴注射过的针头刺伤,感染性液体飞溅或滴入眼内,或被猴肾细胞培养液污染亦可能污染。

3. *易感人群* 人群普遍易感,但兽医、用猴子进行研究的研究人员、猴舍的管理人员及少数旅游者。感染过单纯疱疹病毒者对乙型疱疹病毒具有一定程度的交叉免疫力。

4. *流行特征* 灵长类动物是乙型疱疹病毒的天然宿主,猴群中50%~82%可感染乙型疱疹病毒。人类感染乙型疱疹病毒主要是通过直接接触猴的感染性唾液或组织培养物,当被感染猴咬伤、抓伤而直接接触了猴的组织或体液时容易感染。在一个猴群的血清学调查中显示,两岁半龄猴的乙型疱疹病毒抗体检出率高达97%,

而低于两岁半龄猴的乙型疱疹病毒抗体检出率仅为22%，乙型疱疹病毒感染后可在猴体内长期隐伏存在，并可间歇地从唾液、生殖道分泌物中排毒。乙型疱疹病毒感染在猴间的传播主要通过性接触，以及彼此撕咬、嬉闹等群居生活中的直接接触途径而发生。从患病动物的许多器官、组织培养物中，以及从血清抗体阳性的无症状动物的三叉神经、腰骶神经节中，均可分离出病毒。2009年，美国CDC报道，人类感染乙型疱疹病毒50例，死亡29例。2014年，感染31例，死亡21例。

【发病机制和病理】

乙型疱疹病毒到达宿主靶细胞膜表面，与受体结合，通过溶解病毒包膜及宿主细胞膜而穿入细胞。裸露的病毒核壳体通过核孔进入细胞核后，释放出病毒DNA并进行复制。子代病毒从宿主细胞释出，继续感染其他细胞。乙型疱疹病毒感染后6小时即可检出，在感染后24～36小时病毒量达到峰值。

病变组织的病理学检查证明，乙型疱疹病毒原发感染与人单纯疱疹病毒感染的特征相似，光学显微镜下可见上皮细胞气球样变、核内出现考德里(cowdry)A型包涵体、合胞体或多核细胞形成、细胞坏死，还可出现组织炎症反应。包涵体在病毒复制过程中生成，其出现时间与宿主细胞大分子合成率下降、染色质靠边、细胞肿胀、溶解坏死发生的时间一致，提示疱疹病毒的致细胞病变作用。

【临床表现】

灵长类动物感染乙型疱疹病毒后，产生的症状类似于人感染单纯疱疹病毒，原发性感染一般只产生轻微的局部损害，大多数情况下不易发现，某些带病毒猴可以从唾液中间歇性地排出乙型疱疹病毒而长期无症状。但乙型疱疹病毒对人类的致病作用远比对猴强，病毒感染后潜伏期为2日至10年，一旦发病则情况严重。患者首先在感染局部出现红斑、硬结及水疱状损害；全身症状多样化，包括发热、流感样综合征，尤其是头痛、肌肉疼痛、疲劳等，还可出现淋巴结炎、淋巴管炎、恶心、呕吐、腹痛、呃逆及口咽部水疱状损害。病情继续发展，可出现神经系统的症状和体征，如感觉神经过敏、共济失调、复视、焦虑、上行性弛缓性麻痹等。

【并发症】

人乙型疱疹病毒感染可以发生中枢神经系统并发症，有严重的神经系统损害征象：复视、构音障碍、吞咽困难、眩晕、精神症状、惊厥、昏迷、尿潴留、呼吸衰竭，以及神经系统定位损害的其他临床表现(轻瘫、交叉性偏瘫、交叉性感觉丧失、进行性上行性麻痹、共济失调、脑神经麻痹等)。

【实验室检查】

1. *病毒的培养分离* 分离病毒是确定人乙型疱疹病毒感染的金标准。感染者的水疱液或组织匀浆物标本可用作培养分离病毒，分离病毒是人乙型疱疹病毒感染的特异诊断方法。近年来，直接检测病毒核酸的分子生物学方法的发展，如聚合酶链反应扩增核酸和原位杂交技术，可用于迅速检测无症状及潜伏感染的患者。

2. *血清免疫学检测* 酶联免疫吸附试验检测乙型疱疹病毒抗体是简单而快速的方法，已在大多数实验室中应用。鉴于乙型疱疹病毒的抗体与单纯疱疹病毒的抗体具有交叉反应性，故乙型疱疹病毒的血清学诊断较为复杂，须采用血清中和反应予以鉴别和确认。

【诊断和鉴别诊断】

1. *诊断依据* ① 近期接触过感染猴，感染部位出现红斑、硬结，有疼痛或痒痛，皮肤、口咽部出现水疱状损害或溃疡形成，以后出现发热、肌肉无力或麻痹、感觉异常等症状，尤其是出现中枢神经系统并发症者，应考虑本病；② 从患者水疱液、组织匀浆物中分离出乙型疱疹病毒或从患者血清中检测出特异性抗体，即可做出诊断。

2. *鉴别诊断* 主要与其他疱疹病毒感染相鉴别，包括单纯疱疹病毒中的HSV-1和HSV-2。单纯疱疹病毒感染常常没有明确的猴接触史；疱疹常见于皮肤，多为全身多处散发，少数患者可能发生于口腔黏膜；可有低热，少数也可能有脑炎的表现，但都不严重，病死率低。疱疹液检查分离出

HSV,或PCR检查扩增到HSV特异性基因。

【治疗】

1. 急救　在受伤或接触后的头几分钟内立即急救对于降低感染风险至关重要。单纯疱疹病毒可以在暴露5分钟内进入感觉神经末梢,乙型疱疹病毒很可能也同样快。伤口必须用洗涤剂皂、聚维酮碘、氯己定彻底洗净,这样可以破坏病毒的脂质包膜并使其失活。彻底清洗后,伤口应该用自来水冲洗15～20分钟。仅在清洁之后才可以取培养以避免病毒从表面进入更深的伤口。

眼睛或黏膜暴露必须用水冲洗约15分钟,特别是在不容易获得化学剂的地区。冲洗15分钟后,受伤人员必须立即通知主管并向职业卫生服务部门——急诊或熟悉治疗该病毒的机构寻求帮助。目前,没有人类在暴露以后及时清理伤口或伤口清洁后进行暴露预防仍感染的报道。

2. 药物治疗　在药物治疗之前应评估患者的病情和治疗的时机,见表14-4。在药物治疗前应留取患者的血液样本以在治疗之前建立抗体的基线水平和留取伤口的培养物,如果有条件,涉事的猴子的血液应该保留并进行及时培养。具体治疗药物见表14-5。因为该病毒和单纯疱疹病毒抗体之间存在交叉反应,所以乙型疱疹病毒血清阳性需要通过WB或ELISA进行验证。

表14-4　评估患者病情和治疗时机

需要治疗的人群	治疗的时机	不需要治疗的条件
皮肤(皮肤完整性被破坏)或黏膜(有或没有伤口)暴露有高风险感染可能的猕猴(例如,生病或免疫功能低下的猕猴,已知正在排病毒的猕猴,或者已经有乙型疱疹病毒相关的病变);皮肤(皮肤完整性被破坏)或黏膜(有或没有伤口)暴露以后没有得到彻底的清洗;划伤发生在头颈部和躯干;很深的伤口;受到的针刺液体来自中枢系统,怀疑乙型疱疹病毒感染的病变;在暴露于下述情况以后受到针刺或划伤:① 受到的污染来自猴子口腔或生殖器病变或神经系统组织;② 清洗后含有该病毒的培养基	黏膜飞溅还没有充分清洗;划破(皮肤失去完整性)但已经充分清洗;来自免疫低下或者生病的猕猴的针刺伤;暴露于下面情况之后被刺伤或划破:① 受体液污染的物体(来自病变的体液除外);② 可能感染的细胞培养物	皮肤有暴露但完整性是好的;暴露的动物不会感染该病毒

表14-5　2014年CDC乙型疱疹病毒推荐用药

预防乙型疱疹病毒感染	治疗乙型疱疹病毒感染
伐昔洛韦:每次1000 mg口服,每日3次,持续14日;或者阿昔洛韦:800 mg口服,每日5次,持续14日	没有出现中枢神经系统症状:每8小时静脉注射阿昔洛韦12.5～15 mg/kg,或每12小时静脉滴注更昔洛韦5 mg/kg 出现中枢神经系统症状:每12小时静脉滴注更昔洛韦5 mg/kg

【预后】

乙型疱疹病毒感染后病死率较高。有文献报道,一组25例乙型疱疹病毒感染者病死率高达64%。出现中枢神经系统并发症者,病死率甚至可高达70%,其严重性与单纯疱疹感染者发生病毒性脑炎时相似。早期治疗可避免严重并发症的出现。

【预防】

人乙型疱疹病毒感染最有效的治疗方法是采取预防措施。1987年,美国CDC制定了预防控制条例,对接触猴或猴的器官组织的人应注意预防乙型疱疹病毒感染。例如,捕猴前采用保护性设施，穿长袖隔离衣，戴皮制长手套及面部防护罩，避免被猴咬伤、抓伤；避免直接接触猴的器官组织或体液标本等。同时猴舍工作区内应常规配置急救箱，一旦发生意外，受伤人员应立即进行局部紧急处理，并口服阿昔洛韦 1 个疗程(剂量每次 800 mg，每日 5 次，持续 3 周)。另外，多价免疫球蛋白用于预防和改善乙型疱疹病毒感染的效果不明。甲醛灭活的乙型疱疹病毒疫苗尚在研制中，但感染过单纯疱疹病毒者可以产生对乙型疱疹病毒的交叉免疫力。

参考文献

[1] Rohrman M. Macacine Herpes Virus (B Virus) [J]. Workplace health & safety. Jan 2016, 64(1): 9-12.

[2] Pohlmann S, Suntz M, Akimkin V, Bleyer M, Kaul A. Herpes B virus replication and viral lesions in the liver of a cynomolgus macaque which died from severe disease with rapid onset [J]. Journal of medical primatology. Oct 2017, 46(5): 256-259.

[3] Centers for Disease Control and Prevention. B virus (herpes B, monkey B virus, herpesvirus simiae, and herpesvirus B)[Z]. 2004.

(浙江大学附属第一医院 陈智 刘克洲)

二、痘病毒科病毒感染

(一) 天花

天花(smallpox, variola)是由天花病毒引起的一种烈性传染病。在天花消灭前，《中华人民共和国传染病防治法》将其列为甲类传染病。该病传染性强，病死率高，曾在全球广泛流行造成数亿人死亡。其临床特征是经过初期的病毒血症和潜伏期后出现头痛、背痛、高热等前驱期症状，2～3 日后体温下降，舌、口咽部出现黏膜疹，皮肤依次出现斑疹、丘疹、疱疹、脓疱疹、结痂、脱痂改变，痊愈后留有终生瘢痕。

【病原学】

天花病毒(smallpox virus)属于双链 DNA 病毒中的痘病毒科(*Poxviridae*)，脊椎动物痘病毒亚科(*Chordopoxvirinae*)，正痘病毒属(*Orthopoxvirus*)。该科病毒在电子显微镜下呈砖状或菠萝果状，大小约为 200 nm×250 nm×300 nm，是体形最大的病毒之一，甚至在光学显微镜下也勉强可见，病毒具有脂质双层包膜，内部结构复杂，由哑铃状核心和侧体组成。病毒基因组为线性双链 DNA，长度为 130～375 kb，编码数百个基因。在基因排布上，保守性强的基因多位于基因组中间，而变异度大的基因多位于基因组末端。目前，病毒编码的蛋白中约 80 个已经通过质谱鉴定，包括膜蛋白、结构蛋白和酶等。

痘病毒至少编码 4 个黏附相关蛋白和 12 个侵入相关蛋白介导膜融合进入易感细胞，或经细胞内吞后与胞内体融合释放入胞质。约 20 分钟内，即在病毒核心体启动早期基因表达，产物包括 DNA 复制所需的酶和蛋白、生长因子、病毒免疫抑制因子等，1～2 小时后，病毒核心体发生解体，早期基因表达关闭并启动 DNA 复制，DNA 复制完成后，依次启动中期和晚期病毒基因表达，其中晚期产物包含结构蛋白及转录所需的酶和因子等，经过复杂的装配和成熟过程后，病毒粒子经细胞裂解或经细胞内膜包裹、运输、膜融合过程得到释放，再进行新的感染循环。

痘病毒感染造成宿主细胞 mRNA 广泛降解及蛋白合成抑制，并激活丝裂原活化蛋白激酶(MAPK)和磷脂酰肌醇 3-激酶/丝苏氨酸蛋白激酶(PI3K/Akt)通路，为病毒合成创造有利条件，并影响细胞骨架，造成细胞变圆、脱落、移动等。病毒编码众多的免疫干扰因子，包括作用于细胞外的补体调节蛋白、干扰素结合蛋白、IL-18 结合蛋白、可溶性肿瘤坏死因子(TNF)结合蛋白、IL-1 结合蛋白、趋化因子结合蛋白、自然杀伤细胞抑制因子等，以及作用于细胞内的病原模式识别受体(PRR)通路抑制蛋白、NF-κB 信号通路抑制蛋白、干扰素通路抑制蛋白及凋亡抑制蛋白等。痘病毒感染引发机体的体液免疫和细胞免疫，对清除病毒起关键作用，存活者对痘病毒具有终生免疫力。

人类是天花病毒的唯一宿主。天花病毒有两种毒株,强毒株(variola major)引起典型天花,弱毒株(variola minor)引起轻型天花,即类天花。天花病毒、类天花病毒、牛痘病毒和痘苗病毒均属于正痘病毒属,在形态、大小、化学结构、对外界抵抗力、抗原性、免疫性等方面十分相似,但致病力有差异,故可用接种牛痘和痘苗病毒来获得对天花的免疫力。天花病毒易于培养,可在人和其他哺乳动物的肺、肝、肾等多种组织细胞和鸡胚细胞中复制。

天花病毒耐干燥及低温。在患者的痂皮、衣被物品及尘土上可长期存活,痘痂中的天花病毒在室温中能存活数月或更久,在污染的衣物中可存活数年。干燥的天花病毒在4℃保存超过9个月,感染力不会下降,零下20℃冻存于缓冲液中的天花病毒甚至可存活15年以上。相比其他的包膜病毒,天花病毒也较耐热,与细胞结合的病毒需在56℃数小时或以更高的温度作用一定时间才能灭活。天花病毒也有较强的酸碱耐受范围(pH 4.5～10)。由于病毒包膜中脂质成分较少,病毒对二乙醚较耐受,而对氯仿、酚、乙醇、甲醛、氢氧化钠、过氧乙酸、季铵盐溶液等敏感。在0℃情况下,30%～40%的乙醇作用1小时可灭活病毒,而二乙醚需要60%～70%的浓度才能灭活病毒。在常温悬液中,病毒经0.02%次氯酸钠溶液、1%过氧化氢、0.02%高锰酸钾溶液、2%甲醛、2%酚、40%乙醇等作用10分钟即可被灭活。病毒对常规的高压蒸汽、干热、环氧乙烷及射线消毒均敏感。

【流行病学】

1. *传染源* 患者是唯一的传染源。从前驱期至结痂期均有传染性。各期皮疹的渗出液和痂皮内均含有天花病毒,出疹期传染性尤强。呼吸道黏膜疹小溃疡所含的病毒随飞沫传染,为重要传染来源。重型天花患者胃肠道及泌尿道也可发生病变,故大小便内亦可带有病毒。

2. *传播途径* ① 空气飞沫传播:为主要的传播途径,由患者咳嗽喷嚏的飞沫形成的气溶胶导致传播;② 接触传播:可通过污染的尘埃,破裂后的皮疹渗出液,被污染的衣物、食品、用具等传播;③ 母婴传播:可经胎盘感染胎儿。

3. *人群易感性* 人类对天花病毒无自然免疫力,凡未感染过天花和其他痘病毒、未接种或未及时复种疫苗者,均对天花病毒易感。患天花后可获得持久的免疫力,再患的患者罕见。初次接种成功者获得的免疫力可维持6年左右。产后6个月内的婴儿,可有来自母亲的保护性抗体。

4. *流行情况* 低温和干燥有利于天花病毒存活,因此天花发病在冬、春季较高,其他季节也可发生,总体病死率约为30%,而儿童病死率可超过80%。天花在世界各地流行已有数千年历史。目前,天花流行最早的证据来自公元前1145年去世的埃及法老拉美西斯五世的木乃伊,其面部有被疑为是天花皮疹的迹象。据估计,16—18世纪,欧洲每年死于天花的人数约为50万,亚洲达80万人,直至20世纪,全世界仍有3亿～5亿人死于天花。自1796年詹纳(Jenner)发明并推广牛痘接种后,天花发病率显著降低。20世纪50年代开始,世界卫生组织更在全球范围推广疫苗接种以根除天花。1977年,发生最后1例人间传染的天花病例后再无新病例发生。1979年在全球消灭天花证实委员会第二次会议上,做出全球已经消灭天花的结论。1980年5月8日,第33届世界卫生大会正式宣布消灭天花,同时建议各国停止接种天花疫苗。因此,20世纪80年代后出生人群普遍对天花病毒易感,应严密监测天花病毒的再现,防止再发和流行。

5. *天花流行再燃的风险问题* 为人类医学研究的需要,WHO决定对天花病毒进行有控制的保存,全世界只有两处机构获准保存天花病毒株,即位于亚特兰大的美国疾病预防控制中心和位于新西伯利亚的俄罗斯国家病毒学与生物技术研究中心。考虑到防范生物恐怖活动的需要,是否应当销毁这些天花病毒保存株,以防止天花再度流行的风险一直存在争议。2014年7月1日,美国马里兰卫生研究院(NIH)的科学家在搬实验室的过程中，意外地发现了6瓶被遗忘了几十年的天花病毒，随后立即被转移到封闭实验室进行存活测试及销毁。2017年，加拿大研究人员通过普通的DNA合成方法制造出了有活力的天花病毒，提示将天花病毒用于恐怖活动的技术门槛并不高，对天花再度流行的风险必须保持高度警惕。

【发病机制和病理】

天花病毒通过飞沫吸附于上呼吸道上皮细胞表面，入侵并迅速到达局部淋巴结及扁桃体等淋巴组织，繁殖后入血，形成第1次短暂的病毒血症。通过血流，感染全身网状内皮细胞，并再次繁殖及释放入血，导致第2次病毒血症。继而病毒更广泛播散到全身皮肤、黏膜及内脏器官。此时患者出现高热、头痛、全身不适等症状。

2～3日后病毒增殖引起黏膜疹和皮疹。口腔黏膜疹的出现约早于皮疹1日。由于缺乏角质层，黏膜病变容易形成溃疡，而不形成疱疹，病毒易于从溃疡处大量排出，且呼吸道、消化道、泌尿道、阴道等处黏膜均可受累。由于溃疡周围显著的炎症反应，可以导致严重的症状，倘若波及角膜，可引起角膜浑浊、溃疡或继发细菌感染，致患者失明。皮疹的形成是由于病毒感染真皮层毛细血管上皮细胞，使毛细血管扩张，临床上出现斑疹；随后，病毒侵入表皮层细胞大量增生，使局部肿胀，出现丘疹；此后细胞变性、坏死，细胞间有液体渗出，形成疱疹。破坏不全的细胞在疱疹中成为分隔，形成许多小房，由于深层细胞壁的牵引，使天花的疱疹中央部凹下成脐状。显微镜下观察，疱疹周围上皮细胞的胞质内，可见周界清晰的包涵体，呈圆形，直径为1～4 μm。当大量炎症细胞进入水疱内，即成脓疱疹。脓疱疹内的液体吸收后，形成硬痂。脓疱疹期，肝脾可肿大。若口腔、鼻咽部发生继发感染，可导致颈淋巴结肿大。脓疱疹易继发细菌感染，加重全身和局部脓毒性反应，使皮肤深层病变加重。如脓疱只侵及表皮层，脱痂后的瘢痕不甚明显；如累及真皮层或有继发感染，则遗留终身的凹陷性瘢痕。

【临床表现】

潜伏期为7～17日，一般为10～12日。由于患者机体免疫状态、天花病毒毒力及数量的不同，临床上可表现为普通型天花或典型天花(ordinary smallpox)、轻型天花(variola minor)和重型天花(variola major)等临床类型。

1. 典型天花　未种过痘的患者约90%表现为典型天花。病程可分为前驱期、出疹期及结痂期。

(1) 前驱期：持续2～3日，起病急骤，患者有高热、乏力、头痛、腰背部痛、呕吐等。发热1～2日后，可出现少量的一过性荨麻疹、出血疹或猩红热样疹，主要出现在下腹部、大腿内侧、腋下及腹部两侧。

(2) 出疹期

1) 皮疹：在发病后2～3日，患者体温迅速下降，进入出疹期。皮疹先出现于头面部和四肢近端，1～2日内发展至躯干和四肢远端，皮疹在头面和四肢处较多，躯干部较少，呈离心性分布。皮疹先为红色斑疹，1～2日后变成深藏皮内、质较坚实的丘疹，直径为2～3 mm；再经1～2日后转变为直径2～5 mm的水疱疹，在皮疹出现后4～7日，形成直径为4～6 mm的脓疱疹；疱疹呈多房性，周围隆起，且有发硬的红晕，中心凹陷，称为“痘脐”。脓疱疹可持续5～8日，期间患者体温可再次上升，尤其在继发细菌感染的情况下。

2) 黏膜疹：出现通常略早于皮疹，常见部位为口腔、咽喉、上呼吸道黏膜、眼角、结膜等处。患者可出现流涎、声音嘶哑、咽痛、吞咽困难、畏光、流泪等症状。

(3) 结痂期：在发病后第10～12日，患者全身情况好转，脓疱逐渐干燥，红晕消失，出现黄绿色厚痂伴剧痒，病期2～4周后，逐渐开始脱痂，留下凹陷瘢痕，终生存在，以面部较明显。

典型天花皮疹自出疹至结痂，一般为8日左右，手掌和足底的皮疹维持时间最长。死亡原因与毒血症、免疫复合物、低血压等有关。

2. 轻型天花　临床常见有无疹天花(variola

sine eruptione)、变形天花(modified smallpox)和类天花(alastrim)3种类型。

(1) 无疹天花：发生于种过痘的天花接触者或带有来自母亲的天花抗体的婴儿，表现为无临床症状，或有一过性发热、头痛等流感样症状，无典型天花皮疹。诊断主要依据实验室检查确诊。本型目前尚没有发生临床传染的病例，但仍可能具有传染性。

(2) 变形天花：见于约2%未种痘的患者和25%种过痘的感染者，表现为皮疹数量较少，形态较小，更表浅，病程较短，极少发生致死病例。

(3) 类天花：由类天花病毒引起，临床表现与普通型天花类似，但病情轻，病程短，病死率不到1%。

3. *重型天花* 临床分为融合性天花(flat smallpox)和出血性天花(hemorrhagic smallpox)两类，病死率高，可达80%以上。

(1) 融合性天花：见于约5%的天花病例，患者的前驱期症状及毒血症状更为严重，皮疹的进展过程较普通型慢，水疱相互融合而较扁平、软和大，同时伴有皮肤水肿。病死率在80%左右。

(2) 出血性天花：见于不到3%的病例，又称黑天花，主要表现为皮肤、黏膜、胃肠道及其他脏器的出血症状，而不出现皮肤水疱。早期型或暴发型出血性天花在发病的2～3日出现结膜下充血导致眼白变深红色，皮肤、黏膜出现暗红色瘀点、瘀斑，脾脏、肾脏、肌肉等部位发生出血，患者往往在5～7日内死亡。晚期型出血性天花早期出现扁平皮疹，但不发展为水疱疹，同时发生皮肤、脏器出血症状，患者在8～10日内死亡。

【实验室检查】

1. *血常规* 前驱期白细胞计数略低，淋巴细胞比例增高。脓疱期白细胞计数及中性粒细胞增多。

2. *病原学检查*

(1) 涂片检查天花病毒包涵体：取疱疹液或疱疹底部上皮细胞涂于玻片上，用苏木紫-伊红(HE)染色，光学显微镜下可见细胞质内的天花病毒嗜酸性包涵体。

(2) 电子显微镜检查：自病变部位取标本，用电子显微镜观察，可见呈砖型的天花病毒。

(3) 病毒培养：用呼吸道分泌物或皮疹内容物接种猴肾细胞或羊膜细胞做培养，12小时后即可见到多数小包涵体，48小时后包涵体显著增大，有时可见核内包涵体；或接种于鸡胚分离病毒。

(4) 病毒核酸检测：取病变部位标本以PCR技术特异性检测是否存在天花病毒DNA，同时可用来区分不同的病毒类型，如大、小天花。

3. *血清学检查* 应用红细胞凝集抑制试验、补体结合试验和中和试验检测患者血清中的特异性抗体。红细胞凝集抑制试验于病后4～5日即可阳性，至恢复期效价可达1∶1 000以上，有种痘史者效价一般达1∶(80～160)，但1～2年可消失。如患者以往曾种痘，病程后期血清抗体效价比早期增长4倍，有诊断价值。补体结合试验于病后7日大部分呈阳性反应，第10～11日效价可达1∶640，有种痘史的非天花者效价一般不超过1∶40。

【诊断和鉴别诊断】

1. *诊断* 天花的诊断应该注意了解接触史(包括保存天花病毒的实验室接触史)、种痘史、周围是否有类似发病情况等流行病学资料。根据发热、特征性皮疹的临床表现，及时做实验室检查以进行确诊，PCR方法扩增天花病毒DNA有助于快速诊断。

2. *鉴别诊断* 天花应与许多皮疹性疾病相鉴别，如与水痘、猴痘、牛痘与副牛痘、传染性软疣、皮肤脓疱疹、麻疹、药疹、昆虫叮咬等进行鉴别。

(1) 水痘

1) 流行病学资料：有水痘接触史。

2) 临床表现：皮疹在发热期出现，呈向心性分布，手掌和足底少见，从水疱期到结痂只需24小时左右，同一部位可见处于不同发展期的疱疹。全身症状一般较轻。

3) 实验室检查：致病原是水痘-带状疱疹

病毒。

（2）猴痘

1）流行病学资料：病前1～2周到过非洲疫区或进入雨林地区或有动物接触史。人间传播较少。

2）临床表现：临床表现与天花相似，但猴痘发疹前1～2日多见单侧性或双侧性淋巴结肿大。

3）实验室检查：致病原为猴天花病毒。可从患者皮损标本中检出猴痘基因组DNA片段。

（3）牛痘

1）流行病学资料：有与牛接触史，多为饲养场、屠宰场工人，挤奶工。

2）临床表现：皮疹多发生于手和面部，大多数患者（约72%）都表现为单个病灶，少数患者表现为多发病灶，病毒一般不会经淋巴或血液播散。

3）实验室检查：致病原为牛痘病毒。

（4）副牛痘

1）流行病学资料：本病在牛群中流行，人有接触病牛史。

2）临床表现：本病又称挤奶人结节，在手及前臂等部位出现单个或数个暗红色丘疹、后变结节、乳头瘤状，一般不痛。全身症状轻，局部淋巴结可肿大。

3）实验室检查：致病原为副牛痘病毒。

【并发症和后遗症】

天花并发症常见为继发细菌感染，如金黄色葡萄球菌、溶血性链球菌及肺炎球菌等，几乎全身各个脏器均可受累，最常见的为支气管炎和肺炎，其他可有脑炎、结膜炎、角膜炎、角膜溃疡、视网膜出血、骨髓炎、关节炎、肢体畸形等。

典型天花患者皮肤留下终身凹陷性瘢痕，以皮脂腺丰富的面部最明显而导致毁容。角膜溃疡、全眼球炎则可能导致失明。

【治疗】

1. *严密隔离*　一旦发现天花患者，应在负压病房进行隔离治疗，严密防护呼吸道和接触传播。

2. *接种疫苗*　在天花病毒暴露早期接种疫苗，可防止天花发生或减轻病情。

3. *对症和支持治疗*　补充水和电解质及营养支持。继发细菌感染可应用抗生素。角膜有损伤时可局部使用碘苷。皮疹止痒可用1∶4 000高锰酸钾溶液、2%硼酸溶液或2%碳酸氢钠溶液清洗或湿敷。

4. *抗天花的特异性药物*　目前，尚没有正式批准的用于天花的特异性药物，但试验表明，早期应用DNA聚合酶抑制剂西多福韦及其衍生物对牛痘病毒、痘苗病毒和猴痘病毒具有抗病毒作用。另外，尚有其他抗病毒药物处于研发阶段。

【预防】

种痘是预防天花的根本措施，全球普种制度使人类社会终于能消灭天花，现全球已经停止接种天花疫苗工作，但存在天花病毒被作为生物恐怖武器的危险，医务工作者仍应该保持警惕。

1. *控制传染源*　发现天花或疑似患者，应立即向当地疾病预防控制中心报告疫情，进行疫源地调查，并立即送传染病医院隔离治疗。

2. *切断传播途径*　① 实行交通检疫，对来自疫区的所有交通工具、人员及其行李都要进行排查及卫生处理，防止天花沿交通线传播。② 疫源地进行消毒处理，对低值物品可考虑焚烧消毒。③ 严格消毒患者接触过的一切衣物用具等。

3. *保护易感人群*　进行流行病学检查，搜索登记全部接触者，立即种痘。接触者应单独隔离检疫16日。如接触者离开疫区到他处，应立即通知该地区疾病预防控制中心。尽量选用近年接种过疫苗的医护人员对隔离检疫的接触者进行医疗护理。

附：种痘

种痘（vaccination）是通过接种痘苗病毒获得对天花免疫力的方法。痘苗病毒是经过长期和复杂的传代选育所获得的人工变异免疫珠，接种后一般只引起局部痘疹。常用的疫苗形态有液态牛痘苗、冻干牛痘苗和鸡胚痘苗，其免疫效果相仿。同全球一样，我国曾实行全民种痘，20世纪80年代后停止。

1. 种痘方法

(1) 种痘对象与时间：初种对象为6～8月龄的婴儿及其他未接种人员，初种后隔5～6年复种1次，抗体一般可维持10年。对机场、海关、边境工作人员，传染病及防疫工作人员应安排复种，可每隔10年复种1次，经第3次接种后，对天花的免疫力可维持30年。

(2) 种痘部位：常见接种部位有上臂外侧中部皮肤、大腿外侧中部皮肤、小腿内侧中部皮肤。临床以左上臂外侧中部皮肤为首选部位。

(3) 种痘步骤

1) 接种部位处理：清洗接种部位的皮肤，再用75%乙醇消毒皮肤，乙醇干后接种。注意不用碘酊消毒皮肤。

2) 接种操作方法：常见有压种法、划种法、刺种法等。由于压种法成功率高，且接种时痛觉轻，接种后瘢痕小，故列为常用方法。其操作方法是将痘苗滴在预定部位的皮肤上，用消毒针与滴有痘苗的皮肤面成30°角，在直径为0.3 cm的范围内压刺20次，以皮肤发红但不出血为度。

3) 接种后观察处理：接种后5～10分钟，待皮肤上痘苗变干(避免晒太阳或烤干)，用消毒干棉签轻轻拭去多余痘苗即可。接种部位不宜包扎。嘱被接种者保持接种皮肤的清洁、干燥和通气。如痘疱破裂，可涂以抗生素软膏，盖以消毒纱布。

2. 种痘反应　种痘后可能会出现各种局部或全身反应。种痘后局部皮肤依次发生疱疹、结痂、脱痂愈合等过程，一般历时2～3周，并遗留瘢痕，说明种痘成功。少数人特别是婴幼儿，可能会出现发热等全身反应，但症状较轻微，常自行消失。值得注意的是，少数对象出现湿疹痘、坏疽痘、种痘后脑炎等较重的反应，应该及时发现并积极对症处理。

(1) 泛化痘(generalized vaccinia)：首次接种者易发，尤其是年幼和体弱者。痘苗病毒经血行播散，于接种后6～9日内发作，表现为丘疹、疱疹、脓疱疹和结痂四期，可伴全身症状。痘疹数量从少量逐渐发展至全身。能自愈，瘢痕不深。治疗原则是局部创面清洁消毒，积极对症与支持治疗。可肌内注射高效价痘苗病毒免疫球蛋白，每日1次，至病情好转；肌内注射丙种球蛋白对泛化痘也有效，或输入近期种痘成功者的全血或血浆。

(2) 湿疹痘(eczema vaccinia)：好发于湿疹患者。表现为高热等全身毒血症状，全身淋巴结肿大及肝脾大等，湿疹区或曾患过湿疹的部位可见痘疱，常融合成片，容易继发细菌感染。病情类似天花。皮肤有活动性湿疹者，宜推迟种痘，可用牛痘免疫球蛋白治疗。

(3) 进行性痘疹(progressive vaccinia)：也称坏疽痘，临床少见，多发生于免疫缺陷者，如HIV感染、白血病和淋巴瘤患者，或使用皮质激素和抗代谢药物者。表现为种痘2周后接种处的皮损不断向外扩大，经久不愈，并发生组织坏死，形成黑色焦痂，周边呈白色堤状隆起。痘疹有时可播散至身体其他部位。进行性痘疹病死率可达40%。治疗同泛化痘。

(4) 种痘后脑炎(postvaccinal encephalitis)：多见于初种者，在接种后11～15日出现脑炎。轻者表现为肌力减退、麻痹、运动失调；重者出现脑膜刺激征、惊厥或昏迷。病死率可高达15%～25%。轻者1～2周痊愈，重者可引起死亡或留有后遗症。

(二) 猴痘

猴痘(monkey pox)是由猴痘病毒引起的一种自然疫源性疾病，最早是由丹麦哥本哈根的国家血清研究所在用于研究的猴子身上发现的(1958年)。人感染的猴痘病例最早发现于刚果民主共和国(1970年)。此后，在非洲中西部雨林地区常有散发病例，临床表现类似天花，但症状较轻，且有特征性的淋巴结病变。2003年，由于从非洲进口了携带猴痘病毒的冈比亚大鼠，美国发生了一次小规模猴痘暴发事件。我国目前尚没有发现猴痘患者，但由于近年与非洲国家的经济政治往来日益密切，应提高对猴痘病毒传播流行的警惕。

【病原学】

猴痘病毒(monkeypox virus)和天花病毒同属于痘病毒科(*Poxviridae*),正痘病毒属(*Orthopoxvirus*)。病毒颗粒较大,呈砖形,大小约为200 nm×250 nm×300 nm,可在哺乳动物细胞如非洲绿猴肾细胞中培养生长,易出现细胞病变。在鸡胚成纤维细胞单层培养中能产生空斑。在鸡胚绒毛尿囊膜上产生类似天花病毒引起的细小痘疱病变。脑内接种小鼠可产生脑炎,而兔接种猴痘病毒可引起皮肤硬结及出血。猴痘病毒与天花病毒关系密切,有共同抗原,相互间有很强的血清交叉反应和交叉免疫。目前已发现猴痘病毒的两个进化分支,即刚果盆地支和西非支,前者的毒力较强。

【流行病学】

1. *传染源* 主要为非洲雨林地区的啮齿类动物和灵长类动物,如非洲松鼠、冈比亚大鼠、条纹小鼠、睡鼠、猴等,但具体的宿主动物尚不清楚。

2. *传播途径* 主要通过接触患病动物传染给人,人与人之间较少发生传染,传播途径可能是呼吸道、经皮肤或经黏膜,具体如:① 被感染的动物咬伤或直接接触被感染动物的血液、体液;② 人与人之间在直接的、长时间近距离接触时,可能会通过较大的呼吸飞沫传染这种病毒;③ 直接接触感染者的体液或病毒污染的物品。

3. *易感人群* 未接种过牛痘苗的人群普遍对猴痘易感。与动物接触较多的人员如宠物爱好者、动物饲养员等,感染机会增加。

【临床表现】

临床表现与天花相似,但病情相对较轻。潜伏期7～17日,平均约为12日。前驱期1～3日,出现"流感"样症状,表现为发热、全身不适、乏力、食欲减退等,多数患者有单侧性或双侧性淋巴结肿大。发热1～3日皮肤依次出现斑疹、丘疹、疱疹、脓疱疹与结痂,结痂后留有瘢痕。皮疹主要集中在脸、手臂及腿部,手掌和足底、口腔黏膜、舌和生殖器也可累及。病毒感染者的死亡率一般在1%～10%。

【实验室检查】

通过PCR法检出猴痘病毒基因组的DNA片段,有利于快速诊断病情。通过电子显微镜观察或培养,可从皮损标本中分离出猴痘病毒。血清学检查检出猴痘病毒抗体,有助于诊断。

【诊断和鉴别诊断】

主要根据临床表现及流行病学资料,如发病前1～2周到过非洲疫区、进入热带雨林、有动物接触史或接触过猴痘患者,出现发热,皮肤依次出现斑疹、丘疹、疱疹、脓疱疹与结痂,皮疹离心性分布,同一部位疹态相同,局部淋巴结肿大,应该高度重视。及时取皮损标本检测猴痘病毒或病毒基因组的DNA片段,及血清学检查,检测猴痘病毒抗体。特别注意同天花、水痘的鉴别。

美国CDC制定的最新临床疑似病例诊断标准(试行)包括:① 发病前3周有草原土拨鼠或冈比亚大鼠接触史,临床表现为发热、咳嗽、头痛、肌肉酸痛、皮疹或淋巴结肿大的患者应怀疑发生猴痘病毒感染,并应将动物接触史通知诊治医师。② 对前来就诊的外来患病动物,尤其是草原土拨鼠或冈比亚大鼠,兽医应考虑到猴痘病毒感染的可能,对与患病草原土拨鼠或冈比亚大鼠一起圈养的其他种属动物的患病也应保持高度警惕。

【治疗】

目前对猴痘尚无特效疗法,暴露后早期进行天花疫苗接种有一定的保护作用。患者应卧床休息,注意营养及水分补充,保持皮肤、口腔、眼、鼻的清洁,防治皮肤的继发感染。患者应隔离至痂皮全部结痂脱落为止。大多数患者会在2～4周后痊愈。

【预防】

1. *对进口动物实施检疫* 对宠物加强卫生防疫管理,发现患病动物立即捕杀并焚烧处理。

2. *对出入境人员加强猴痘预防的卫生宣传教育* 告诫尽量不接触疫源地的灵长类动物、啮齿类动物等。如接触后1～2周内出现发热、皮疹等病征，应当立即就医。

3. 使用天花疫苗预防人类猴痘　大约具有85%的有效率，因此，接触或有可能接触猴痘病毒的人员应进行接种。但由于天花疫苗接种具有潜在的风险，故不应盲目扩大接种范围。

参考文献

[1] 马亦林，李兰娟. 传染病学[M]. 5版. 上海：上海科学技术出版社，2011：89－94.

[2] Breman JG, Henderson DA. Diagnosis and management of smallpox[J]. N Engl J Med, 2002 Apr 25, 346(17): 1300－1308.

[3] David M. Knipe, Peter M. Howley. Fields Virology [M]. Sixth Edition. Philadelphia: Lippincott Williams & Wilkins, 2013.

[4] Smithson C, Imbery J, Upton C. Re-Assembly and Analysis of an Ancient Variola Virus Genome [J]. Viruses, 2017 Sep 8, 9(9). pii: E253.

(浙江大学附属第一医院　吴南屏　卢翔云)

三、腺病毒科病毒感染

腺病毒科病毒感染主要为人腺病毒感染。人腺病毒(humanadenovirus, HAdV)是1953年Rowe等人从健康人腺样组织中发现的病毒。迄今，至少有100多种可以感染人类、哺乳动物和禽类。1962年正式命名为"腺病毒"。

HAdV通常在呼吸道、眼部、胃肠道和尿道等部位增殖并引起急性感染性疾病。也可潜伏感染持续数月。有的血清型还可以引起动物肿瘤。严重感染常见于免疫缺陷或低下人群。腺病毒作为机会性感染病原体长期存在人群中，尤其在居住密集场所如军营、学校、养老院等易出现急性发热性呼吸道感染的暴发。

【病原学】

目前，腺病毒分为两个属，分别是哺乳动物腺病毒属和禽腺病毒属。HAdV属于腺病毒科的哺乳动物腺病毒属，目前共发现67种血清型并根据生物学性状分为(A～G)7组(或亚属)，见表14－6。

表14－6　与腺病毒感染相关的亚型和血清型

亚型	血清型	感染部位
A	12,18,31,61	胃肠道
B	3,7,11,14,16,21,34－35,50,55,66	呼吸道、尿道
C	1,2,5,6,57	呼吸道
D	8－10,13,15,17,19,20,22－30,32,33,36－39a,42－49,51,53,54,56,58－60,63－67	眼睛、胃肠道
E	4	呼吸道
F	40,41	胃肠道
G	52	胃肠道

HAdV为二十面体对称、无包膜的球形双链DNA，直径70～100 nm。内为病毒核心，外有病毒衣壳。衣壳是一个由252个蛋白亚单位(子粒，capsomer)排列组成含20个等边三角形和12个顶的二十面立体对称。其中240个毒粒与各自相邻的6个子粒构成六邻体，二十面体的12个顶角上均有1个子粒与各自相邻的粒构成五邻体。每个顶角子粒的基部伸出一根带有顶球的纤维，使病毒体类似通信卫星样的构成五邻体。此外，尚有4个小的衣壳蛋白(Ⅲa、Ⅵ、Ⅷ和Ⅸ)同六邻体或五邻体相连。

Adv基因组为线形双链DNA，长约36 kb。同一亚组内病毒的核苷酸序列有70%～95%是相同的，不同组Adv的DNA仅有10%～25%是同源。病毒基因组编码5个早期转录单位，即E1A、E1B、E2、E3和E4；2个延迟早期转录单位(IX和Iva2)和1个晚期转录单位。

不同类型的腺病毒对化学杀伤剂的敏感度差异很大。5%的氯阿明T(对甲苯磺酸氯醛甲酰胺)作用15分钟，0.6%浓度作用30分钟或500 ppm的次氯酸钠作用10分钟都可以灭活腺病毒。水浴75℃ 30秒或60℃ 2分钟也可以杀死腺病毒。硼酸苯汞、异丙醇、乙醚、溴棕三甲胺和氯胍都不能灭活腺病毒。

【流行病学】

1. 传染源　主要是患者和病毒携带者。免疫缺陷的患者排出病毒时间会延长。

2. 传播途径　腺病毒主要通过呼吸道飞沫传播，胃肠道感染主要是通过粪—口途径传播。通过接触感染者的分泌物或污染物而获得接触传播。腺病毒也能在污水、游泳池和尘埃中稳定存活，经过空气或水源传播，在医院、集体单位等群体中引起流行。

3. 易感人群　所有年龄段人群对腺病毒普遍易感。6月龄以上的婴儿和学龄儿童、免疫低下和接受器官移植者、新兵和老年人等是腺病毒感染的高危人群。

4. 流行特征　腺病毒感染全球分布，没有显著的季节变化。腺病毒引起的呼吸系统疾病最常发生在冬季和春季。咽结膜热的发生与泳池有关，最常发生在夏季。腺病毒引起的胃肠炎没有明显的季节性。

腺病毒感染暴发疫情有如下特点：① 潜伏期短；② 发病呈高聚集性；③ 患者临床表现一致，以高热、咳嗽、咽痛为主。Ad3 和 Ad7 在我国是主要的暴发流行型别。Ad55 型感染曾于2006年在我国陕西暴发，当时是第一次发现，是由 Ad11 型和 Ad14 型基因型重组形成的新型腺病毒，它的临床表现除发热、咳嗽、咽痛等上呼吸道症状外，还伴随有肺部 X 射线浸润增加的下呼吸道病症，大部分在支持治疗后康复。2012年2月25日，中华人民共和国卫生部宣布，河北省保定市252医院收治的发热患者在排除“非典”、甲型流感和人感染高致病性禽流感等疾病后，确诊为 Ad55 型的呼吸道感染，以轻型为主。

【发病机制和病理】

Adv 主要侵犯呼吸道、眼结膜和淋巴组织。最初在咽、眼结膜或小肠内增殖，很少播散到颈部、耳前或肠系膜淋巴结。疾病发生相对局限，偶尔发生全身感染，多见于免疫抑制的患者。机体对 Adv 感染的反应取决于病毒侵入的途径、最先侵犯的部位、血清型和病毒数量。病毒侵入机体后进入血流，发生伴有斑丘疹的病毒血症，很多器官都可能受感染。感染后结果：① 在细胞内增殖，引起细胞发生溶解性坏死，并从细胞中释放大量病毒再侵犯其他细胞，导致急性感染。② 病毒侵入某些腺样组织或上皮细胞，可持续数年，感染细胞不发生坏死，也无临床症状，病毒释放也呈间歇性，提示存在潜在性或慢性感染。③ Adv 在细胞内增殖时，其 DNA 与细胞内 DNA 整合，促进细胞增殖而不形成感染性病毒颗粒。

2型和5型腺病毒的致病性主要表现为可以导致儿童上呼吸道感染。在感染的最初几天，由于病毒大量复制和释放，会出现中度发热、浑身酸痛、乏力、咽痛等症状。但这些症状通常比较短暂而轻微，在以后的几天内，会随着中和抗体的产生而逐渐消失。Adv 感染后发病和临床症状的严重程度是与抗体活性或(和)T 细胞介导免疫反应的强弱有密切关系。在严重感染时，血清 IL-6、IL-8、TNF 及 IgM 水平升高，提示上述细胞因子及免疫因素在 Adv 的发生发展中起着重要作用。

【临床表现】

潜伏期2日至2周不等，主要取决于病毒的亚型和感染途径。腺病毒引起大多数自限性呼吸道、胃肠道(GI)或结膜疾病。

1. 呼吸道感染　Adv 经呼吸道感染，先从眼、鼻、咽黏膜侵入上皮细胞繁殖。急性咽炎是 Adv 引起的最常见的呼吸道综合征，典型者3～5日后发生上呼吸道急性炎症，表现为发热、流涕、咽痛、咳嗽及全身酸痛等常见症状，并可蔓延至附近组织引起类似 A 组链球菌所致的渗出性扁桃体炎、咽炎，自上而下引起气管炎、支气管炎，甚至肺炎。重型者可有高热、喘憋、发绀、鼻翼扇动、三凹征等梗阻性呼吸困难或呼吸衰竭等表现。该病病程较短，呈自限性，一般预后良好。但如继发细菌感染可使病情加重，甚至可引起患者死亡。

2. 咽眼结合膜热(pharyngoconjunctival fever)　潜伏期5～8日，好发于夏季，可在托儿所、幼儿园或小学内暴发流行，游泳池水被污染也可引起暴发流行。临床可有发热、倦怠、头痛、肌痛及食欲缺乏等全身症状。局部以双侧眼结膜炎并伴有无分泌物的轻度咽炎为特征，眼痒但不痛，并且结膜湿润、充血，且有水样分泌物。本病病程可几日至长达2周之久，呈自限经过，长期的后遗症罕见。

3. *流行性角膜结膜炎*(epidemic keratoconjunctivitis) 潜伏期4～24日，起病缓慢；大多数病例为单侧眼部疾病，是一种严重的眼部疾病，通常不伴有咽痛、发热或全身性症状，患者病初为滤泡性结膜炎，可诉眼部有轻微异物感，畏光伴有水样流泪等，可持续1～4周。80%的患者可累及角膜，出现眼痛、畏光、流泪及眼睑痉挛，可有短暂视力模糊，但遗留视力丧失者少见。

4. *肠道感染* Adv引起的胃肠炎主要发生于2岁以下儿童，临床表现与一般小儿病毒性胃肠炎相似，主要为水样腹泻和呕吐，但成人极少引起急性胃肠炎。在肠套叠的儿童中，大约31%的原因为Adv感染，以Adv1、Adv2、Adv3、Adv5型为主。临床上患儿在肠套叠发病之前或同时有Adv呼吸道或消化道感染，有助于诊断。

5. *中枢神经系统感染* 本病见于散发的Adv感染病例，亦可以是流行性Adv呼吸道感染的并发症。患者多伴有病毒性肺炎，呼吸道原发病灶中的病毒随血流透过血-脑屏障而致病的可能性很大，在免疫缺损宿主中这种情况较为常见。临床表现以及脑脊液改变与其他病毒引起的脑膜炎相似。病理改变为软脑膜、蛛网膜血管高度扩张充血，有不同程度单核细胞和淋巴细胞浸润。脑实质内血管扩张充血，血管壁内皮细胞肿胀，血管周围间隙有少量浆液或炎性细胞渗出，血管周围脑组织疏松呈轻度脱髓鞘现象，神经细胞呈炎性肿胀，胶质细胞增生。个别病例脑实质内有灶性出血及软化灶形成。

6. *其他感染* Adv感染尚可能引起心包炎、心肌炎、风疹样疾病、肝炎、先天性畸形等。Adv也是免疫受损者发病和死亡的原因之一，尤其在器官移植后患者可发生全身性Adv感染。

【实验室检查】

1. *血清免疫学检测* 急性感染可以通过补体结合试验或酶免疫法检测抗六邻体的抗体滴度的显著增加来诊断。但对于免疫受损的患者和高危人群，血清阳性率可能会影响血清学结果的判读。

2. *病原学检查* 呼吸道标本、血浆、尿液、粪便、结膜、生殖器标本可以直接进行腺病毒DNA检测。也可以通过单克隆抗体对特异的病毒抗原进行检测，目前已经有商品化试剂盒。电子显微镜可以通过腺病毒典型的形态特征鉴定，无论标本中病毒粒子数的多少都可进行快速诊断。

【诊断和鉴别诊断】

1. *诊断依据* ① 诊断通常单独依据特征性的临床表现如发热、早期咽峡炎、结膜炎，继而肺部听到啰音，血白细胞计数正常或偏低，抗生素治疗无效。② 流行病学资料作为诊断依据。③ 血清抗-Adv-IgM阳性。但确诊依赖于临床、血清学和病毒学综合分析。

2. *鉴别诊断* ① 支气管肺炎亦可见于婴幼儿，但热型不定，一般病情较轻，肺部体征弥漫，白细胞数多数增加，抗菌药物治疗有效。② 大叶性肺炎亦可突然起病，持续高热，一般病情较重，见于年长儿童，X线检查呈全叶或节段性阴影，抗菌药物治疗有效。③ 麻疹早期症状以发热、咽峡炎、结膜炎、麻疹样皮疹时需与麻疹相鉴别。如有麻疹接触史，发热3～5日后口腔黏膜出现Koplik斑，则应诊断为麻疹。

【治疗】

本病限于一般处理和对症处理，大多自愈，尚无有效抗病毒化学药物。目前研究发现，西多福韦和其脂质类似物布罗福韦酯(brincidofovir)，可能具有最高的抗病毒效力。与西多福韦相比，布罗福韦酯具有更低的肾和骨髓毒性。利巴韦林抗腺病毒活性低，一般不推荐治疗严重的腺病毒感染。

加强护理，避免交叉感染，保持呼吸道通畅，保持水、电解质平衡，注意营养。

结膜炎的轻型病例应避免使用类固醇，因为停用糖皮质激素后，症状通常会复发。在更严重的角膜炎病例中，少量局部类固醇可与睫状肌麻痹剂共同使用。也可给予局部抗菌药物以防止细菌继发感染。

对全身性 Adv 综合征，尚无证实有效的抗病毒治疗。高效价、高纯度腺病毒马血清早期短程治疗虽然取得了一定效果，但尚有争议。

【预防】

Adv 隐性感染普遍，健康带毒者众多，传播途径又复杂多样，预防 Adv 感染比较困难。具体措施有：① 注意个人卫生，可减少家庭中的粪—口传播，对饮用水、游泳池等进行严格消毒，则可大大降低暴发流行的危险性。② 托幼集体机构有 Adv 感染时，需要采取隔离措施，隔离时间应为 2 周以上。③ 眼科医师应注意对流行性角膜结膜炎患者进行隔离、洗手，分开使用毛巾，对眼科应用的仪器及器械应予以消毒处理，以防医院交叉感染或眼部接触传播。

此外，3 型、4 型、7 型 Adv 口服活疫苗经研究有预防作用，而且重组的 Adv 疫苗将更是一种颇为理想的疫苗。因减毒活疫苗有致癌的可能性，应用受到很大限制，国外仅限定特定人群应用口服疫苗，以保护特定人群以免被感染。目前用来制作疫苗的 Adv 是在人细胞培养的，即将 Adv 某些型别的减毒活疫苗包被在胶囊内，以肠衣胶囊口服。通过易引起发病的咽部、小肠中生长、增殖，不引起病变但可产生高度的免疫力，以中和野毒株的攻击。

参考文献

[1] 谢立，杨旭辉，陈恩富. 腺病毒感染研究进展[J]. 浙江预防医学，2015(03)：262 - 265.

[2] 陈敬贤，周荣，彭涛，等. 临床病毒学[M]. 北京：科学出版社，2012.

[3] Ison MG, Hayden RT. Adenovirus [J]. Microbiology spectrum, Aug 2016, 4(4).

[4] Ruuskanen O, Meurman O, Akusj. Microbiology spectrum. Whitley RJ, Hayden FG (ed), Clinical Virology[M]. 2nd ed. ASM Press, Washington, DC, 2016.

[5] Deyemi OA, Yeldandi AV, Ison MG. Fatal adenovirus pneumonia in a person with AIDS and Burkitt lymphoma: a case report and review of the literature[J]. The AIDS reader, Apr 2008, 18(4): 196 - 198, 201 - 192, 206 - 197.

（浙江大学附属第一医院 陈智 刘克洲）

四、人乳头瘤病毒科病毒感染

（一）人乳头瘤病毒感染

人乳头瘤病毒（human papillomavirus, HPV）是人类生殖道常见的病毒感染，HPV 感染与宫颈癌的关系最密切。目前，全球使用的预防性 HPV 疫苗包括二价、四价和九价疫苗，可有效预防相关型别 HPV 感染相关疾病。

【病原学】

HPV 是一种属于乳多空病毒科的乳头瘤空泡病毒 A 属。HPV 主要根据编码 L1 基因可读框的序列同源性进行基因型分型。目前，已鉴定的 HPV 达 130 多种型别。根据 HPV 致病力大小，又将其分为低危型 HPV（low-risk human papillomavirus, LR - HPV）与高危型 HPV（high-risk human papillomavirus, HR - HPV）。世界卫生组织(WHO)国际癌症研究署(International agency for research on cancer, IARC)目前已经确定 12 种与人类癌症相关的高危 HPV 基因型，其中 HPV - 16、HPV - 18 与子宫颈癌关系最密切。

HPV 基因组呈超螺旋结构，双链环状 DNA，有包膜，二十面体衣壳结构。约含 8 000 个核酸碱基对(bp)，基因组按功能分为 3 个区：早期基因区（E）、晚期基因区（L）和非编码区（NCR）。晚期基因区编码主要衣壳蛋白（Major capsid protein）L1 和次要衣壳蛋白（Minor capsid protein）L2，两者组成病毒的蛋白衣壳。体外表达的 L1 蛋白，无论 L2 蛋白是否存在，都具有组装成病毒样颗粒（Virus-like particles, VLP）的能力，分别形成 L1/L2 - VLP 及 L1 - VLP，VLP 是预防性疫苗的主要成分。

目前，人们对 HPV 对物理和化学因素的抵抗力不是很了解。但它耐受性强。病毒衣壳经乙醚处理、酸处理或在50℃处理1小时仍然有活力。100℃处理1小时足以破坏HPV-11在SCID小鼠异位移植模型的表达。激光手术产生的热量形成的烟雾也含有HPV DNA且可以引起医务人员感染。因此,HPV病灶气化释放的烟雾应吸走。HPV病毒经高温高压和70%乙醇处理后可以灭活。对可能被HPV污染的手术器械应高温高压处理。

【流行病学】

1. *传染源* 临床型和亚临床型感染患者为其主要传染源。潜伏感染者(带毒者)不仅是HPV的储存宿主,亦可作为传染源。

2. *传播途径* 直接接触是HPV的主要传播途径,如性接触;其次是间接(非性)接触,包括通过带有病毒的污染物(内裤、浴盆、便器、毛巾等),或在家庭中通过非性行为的接触而受感染;而皮肤和黏膜损伤是其重要诱因,围生期传播,在分娩过程中经产道,或产后的密切接触、自身接种传播。

3. *人群易感性* 普遍易感,寻常疣常见于学龄儿童。尖锐湿疣多发生于16~25岁。发病率高低除性乱外,似与性伴数、吸烟、长期使用避孕药或免疫抑制剂(如器官移植、长期应用激素等)治疗有关,使用免疫抑制剂者可引起疣的泛发。妊娠妇女HPV感染危险性增加。

4. *流行特征* HPV感染有明显的地区差别。全球女性宫颈HPV感染率平均为10%,欧洲和东南亚较低,为6%~7%,非洲与拉丁美洲最高,为20%~30%,我国女性宫颈HPV感染率大约为25%。目前,我国女性的HPV感染率约为16.8%,有70%~80%的女性一生中至少感染过一次HPV,而大部分的HPV感染可在8~12个月内自行消退。在中国,所有人群中HPV感染以HPV-16为主,HPV-58和HPV-52的感染率也较高,且有升高趋势,而HPV-18感染率较低。一项荟萃分析显示,正常女性、妇科门诊女性和宫颈癌患者的HPV感染率分别为14.00%、23.20%、91.76%。结果显示,HPV-16在不同地区和不同人群中的感染率基本上都是最高的。HPV-52和HPV-58对普通女性的影响不亚于HPV-16和HPV-18。2015年,北京地区和上海地区的调查结果分别显示,HPV-58和HPV-52是感染率最高的HPV,均高于HPV-16的感染率。

【发病机制和病理】

1. *发病机制* HPV经直接或间接接触到达宿主皮肤和黏膜上皮细胞。通过微小糜烂面的接触而进入细胞内,并在感染部位的上皮细胞核内复制和转录。复制和装配后的病毒颗粒释放后又感染邻近的细胞,使越来越多的宿主细胞被HPV感染,成为自身接种与传播的来源。病毒DNA还可以整合入宿主细胞DNA中,随细胞DNA同步复制,致使被感染细胞的所有子细胞处于潜伏感染状态。在潜伏感染期中,病毒是以染色体外自我复制的质粒或游离基因形式存在的。这些基因组也能感染邻近细胞。

2. *病理* HPV主要引起皮肤表层过度增生。但组织病理损伤特征不一,这与HPV型别、数量以及感染部位和机体免疫状态有关。HPV致癌的机制还不十分清楚。目前国内外正在深入研究HPV转化活性分子机制及致癌机制。

【临床表现】

潜伏期最短6周,最长2年。HPV感染大体上可分为黏膜表面感染和皮肤感染。临床表现多种多样,可以是无症状的,或产生可察觉到的良性疣,或产生反复发作的逐渐生长的不易治疗的病理损伤,还有的可转为侵入性肿瘤。常见的临床表现如下。

1. *皮肤疣* 主要有以下3种。

(1) 跖疣(verruca plantaris):即发生在足部的寻常疣。多侵犯青年人和成人。好发于足跟、跖骨头或趾间受压处。病程呈慢性经过,可自然消退。

(2) 寻常疣(verruca vulgaris):界线清楚,突出皮肤,高度角化。好发于手背、指(趾)甲缘等处。后者称为甲周疣(preiungual wart),有触痛,易致破裂而感染。也可发生于手掌和足底,但很少发生在黏膜。

寻常疣的特殊类型有：① 丝状疣（filiform wart），好发于颈部、眼睑、额部等处，常单发。疣体呈细长丝状突起、顶端角化，一般无自觉症状，若发生在眼睑，可伴发结膜炎或角膜炎；② 指状疣（digitate warts），亦多见于头皮，也见于面部、趾间，疣体表面呈参差不齐的指状突起，其尖端为角质样物质，数目多少不等。

(3) 扁平疣（verruca planae）：又称为青年扁平疣，主要侵犯青少年。好发于颜面、颈部、前臂和手背等处。有时伴发寻常疣、喉部乳头瘤。病程慢性，自行消退，也有经数年不愈者。愈后不留瘢痕。可复发。

2. *生殖器疣*（genital warts） 又称尖锐湿疣（condylomata acuminatum）、性病疣（venereal warts），是由 HPV 引起的皮肤黏膜良性新生物。病变通常生长于黏膜和皮肤交界的部位。本病可自行消退，但可复发。近年来发现，有些病例可发展成宫颈癌。潜伏期长短不一，估计为 1～8 个月，平均 3 个月，并有显性感染、亚临床感染和潜伏感染 3 种。

(1) 显性感染：可见明显的疣状赘生物，呈肉色至灰色，常见附着于皮肤和一个软的宽的蒂上。男性好发于龟头、冠状沟、包皮内侧、包皮系带、尿道口及阴茎部。同性恋者好发于肛周及直肠部。女性多发于大小阴唇、阴道、会阴、宫颈、肛周、肛门直肠、尿道，甚至腹股沟等生殖器以外的部位。

大多数生殖器疣可自行消退，但不进行治疗，病程可迁延、反复，少数还可能恶变。

(2) 亚临床感染：近年来，由于 HPV－16 型和 HPV－18 型感染增多，因此亚临床感染病例增加。病变可波及阴茎、外阴、阴道、宫颈、尿道和膀胱、肛门、肛周等部位，疣多无蒂、扁平状、体积较小。

(3) 潜伏感染：无症状也无肉眼可见的病变，常用核酸杂交或 PCR 技术检测 HPV－DNA 方能确诊。

近来研究证明，在阴道、阴茎或肛周部位的生殖器疣，可转化为鳞状细胞癌，其转化时间通常需要 5～10 年。据报道 4.7%～10.0% 的宫颈尖锐湿疣，5% 的外阴及肛周尖锐湿疣，经过一个长期潜伏后，可发展为间变、原位癌和浸润癌。

3. *呼吸道乳头状瘤* 是一种良性肿瘤，主要见于幼儿。可发生在喉部。喉乳突状瘤生长迅速、病变发展快，严重影响通气，出现声音嘶哑及哮吼。病变常蔓延至气管或肺部，引起呼吸道阻塞，肺部进一步有继发性感染时易发生呼吸窘迫症。在成人，易转变成癌。呼吸道乳头状瘤由 HPV－6 型和 HPV－11 型引起。

4. *疣状表皮发育不良症* 该症是一种少见的多因素引起的终生性皮肤病，除特异性的 HPV 感染外，还涉及遗传、免疫和其他内部因子。

（二）间变性丘疹病与鲍恩病

间变性丘疹病（bowenoid papulosis, BP）是一种多病灶的良性斑丘疹样病变。BP 与鲍恩病（Bowen's disease）的不同之处在于：BP 为多病灶性的，常发生于肛部、阴部及脚部皮肤，患者较年轻（平均 26 岁），而鲍恩病患者多在 50 岁以上。

【实验室检查】

1. *细胞学检查* 细胞学方法可以用于阴茎、阴道和肛门的 HPV 感染的诊断。对于宫颈感染最常用的是 Pap 涂片。凹陷细胞和角化不良细胞是宫颈 HPV 感染的标志。

2. *核酸检测* 原位杂交可以进行基因分型。PCR 法灵敏度最高。杂交俘获系统是一种以液体杂交为基础的杂交技术，已经通过 FDA 认证，目前是第二代。

3. *血清学检查* 目前，尚不能对 HPV 感染进行临床诊断。

4. *组织学检查* 是 HPV 相关疾病诊断的“金标准”。

5. *内镜检查* 借助阴道镜、肠镜以及尿道镜等内镜检查可发现阴道、肛门及直肠、尿道等部位的生殖器疣，凭外观特征进行诊断。

【诊断和鉴别诊断】

1. *诊断依据* ① 流行病学资料有直接或间

接接触 HPV 感染者或被 HPV 污染物品史。② 根据各种疣的临床表现、发病部位及发展情况诊断并不难。如通过肉眼观察即可诊断各种皮肤疣和生殖器疣，应具有一种外突的特殊表现。③ 通过实验室检查发现 HPV DNA 及血清学方法检测 HPV 抗原。

2. *鉴别诊断*　本病应与疣状皮肤结核、鸡眼、毛囊上皮瘤及汗管瘤、乳头状瘤、二期梅毒扁平疣、生殖器鳞状细胞癌等疾病相鉴别。

【治疗】

1. *局部药物治疗*　由于多数疣患者在感染后 1～2 年内能自行消退，不少患者即使采用深度破坏性治疗方法，有 1/3 的疣仍会复发。因此，对疣的各种局部治疗的疗效估价应特别慎重，对一些能造成永久性瘢痕的疗法，不宜使用。

(1) 细胞毒剂

1) 氟尿嘧啶(5Fu)：可用 5% 5Fu 软膏或 5Fu 注射剂外用，每日 2 次涂于疣表面。可能出现的不良反应有局部疼痛、皲裂、水肿、过敏反应、流泪、色素沉着及化脓等。

2) 博来霉素：病损部位内注射：可用 0.05%～0.1%博来霉素生理盐水溶液或 2%普鲁卡因溶液作局部病损内注射，根据疣的大小每次注射 0.2～0.5 ml，每周 1 次，通常 2～3 次后，疣损脱落，不良反应少。

3) 0.1%～0.3%维 A 酸乙醇溶液：局部外用，每日 1～2 次，治疗扁平疣和寻常疣，治愈率分别为 83%及 39%。不良反应有局部轻度烧灼感、红肿、脱屑及色素沉着。

(2) 其他局部用药：用 20%碘苷治疗甲周疣；二硝基氯苯治疗难治疣的部位上诱发接触性皮炎；3%福尔马林溶液局部湿敷或浸泡，每日 1 次，每次 15 分钟，连续 4～8 周治疗跖疣；25%补骨脂酊、30%骨碎补酊外擦治疗扁平疣等均有一定疗效和应用价值。

2. *全身治疗*　目前全身治疗方法很多，但疗效皆难以肯定。

(1) 抗病毒及免疫调节治疗：采用 IFN-α、阿昔洛韦、左旋咪唑等药物治疗。尤其对腔道内湿疣或亚临床感染者更为适用。

(2) 氧化镁：治疗 0.5 g/次，每日 3 次，或乌洛托品 0.3～0.5 g/次，每日 3 次，对扁平疣效果较优。

(3) 中医药治疗：中医药治疗疣的报道甚多，其疗效还有待于进一步研究。

3. *物理治疗*　冷冻疗法、电灼疗法以及激光治疗已常用于治疗各种数目少的疣。治疗效果优，对孕妇患者也相对安全。

4. *外科手术切除*　可用于寻常疣及尖锐湿疣，但手术后常易复发。

5. *妊娠期尖锐湿疣的治疗*　妊娠期尖锐湿疣应及早治疗，多以局部物理治疗或三氯醋酸外涂，避免使用细胞毒性药物；对有较大的尖锐湿疣患者应劝其终止妊娠，避免胎儿经产道感染，分娩应采取剖宫产术。

【预防】

① 不接触病损处。② 防止带有 HPV 的渗出物污染公共环境，做好浴盆、浴巾、马桶的清洁、消毒。③ 有肛门及外生殖器疣者应先进行诊断及治疗，不能性交，以防止生殖器 HPV 感染或传给性伴。④ 加强全民卫生知识宣传和性教育，重点对性乱者加强性道德教育，洁身自好。⑤ 目前，全球上市的 HPV 疫苗共 3 种预防性疫苗。包括四价 HPV 疫苗(针对 HPV-6、HPV-11、HPV-16 和 HPV-18)、九价 HPV 疫苗(针对 HPV-6，HPV-11，HPV-16，HPV-18，HPV-31，HPV-33，HPV-45，HPV-52 和 HPV-58)，二价 HPV 疫苗(针对 HPV-16 和 HPV-18)。我国除已经批准上市的二价 HPV 疫苗 Cervarix 外，相关公司对四价 HPV 疫苗 Gradasil 也在积极准备上市。这些疫苗可以有效地预防 HPV 感染相关的疾病。

参考文献

[1] 侯安存，杨爱君. 人乳头瘤病毒疫苗预防宫颈癌的研究进展[J]. 临床和实验医学杂志，2017(04)：414-417.

[2] 吉赛赛，李克莉，李燕，等. 预防性人乳头瘤病毒疫苗的研发和使用进展[J]. 中国疫苗和免疫，2017

(02): 222 - 229.
[3] Human papillomavirus vaccines: WHO position paper, May 2017-Recommendations[J]. Vaccine. Oct 13 2017, 35(43): 5753 - 5755.
[4] Singh S, Zhou Q, Yu Y, *et al*. Distribution of HPV genotypes in Shanghai women [J]. Int J Clin Exp Pathol, 2015, 8(9): 11901 - 11908.

(浙江大学附属第一医院　陈智　朱海红)

五、细小病毒科病毒感染

细小病毒科病毒感染主要为细小病毒感染。细小病毒本是动物病毒，是目前已知最小的DNA病毒，于1960年被发现，分为两个亚科：感染哺乳类动物和鸟类的细小病毒亚科(*Parvovirinae*)，感染节肢动物的浓病毒亚科(*Densovirinae*)。细小病毒亚科分为8个属：红病毒属(*Erythroparvovirus*)、依赖性病毒属(*Dependoparvovirus*)、原始病毒属(*Protoparvovirus*)、*Amdoparvovirus*、*Bocaparvovirus*、*Aveparvovirus*、*Copiparvovirus* 和 *Tetraparvovirus*。红病毒属有3个基因型，其中首先发现能够感染人类并导致疾病的是人类细小病毒(human parvovirus, HPV)B19。1975年，英国科学家Cossart在用对流免疫电泳法筛查献血者乙型肝炎病毒时，于B行第19份标本中发现一种单链DNA病毒，经电子显微镜检查，根据其大小和形态确定为细小病毒科细小病毒属，故称为细小病毒B19。HPV B19感染与人类许多疾病的发生有关，如传染性红斑、一过性再生障碍危象、慢性贫血、血小板和血管性紫癜、急性多关节病、肝炎等。围生期HPV B19感染还与习惯性流产、胎儿水肿、早产、死胎等有关。

【病原学】

细小病毒无包膜，呈二十面体对称，直径为18～26 nm。免疫电子显微镜观察其呈实心或空心颗粒状态。基因组为线性单链DNA分子，约5.6 kb。有两个大阅读框架(ORF)，左侧2.3 kb基因编码表达78 kDa的非结构蛋白NS1，右侧基因编码两个结构蛋白VP1(781氨基酸，84 kDa)和VP2(554氨基酸，58 kDa)。末端回文序列长达365个碱基，核酸中鸟嘌呤G和胞嘧啶C所占的比率(GC含量)高，使病毒二级结构牢固，不易克隆入细菌中。病毒结构蛋白组成核壳体，VP2占95%。VP1及VP2均有中和位点，VP1位于壳体外部，其特定区域抗原是线性的，易与抗体结合，故VP1是主要抗原，而VP2的中和位点具有三维结构。只有VP1独特区或VP1、VP2融合后产生的蛋白才能诱发中和抗体产生，而单纯VP2不能产生有活性的中和抗体。非结构蛋白NS1是一种DNA结合蛋白，具有调控DNA复制功能，且与病毒感染后的细胞凋亡、炎症应答有关。HPV B19感染的主要靶细胞是人骨髓祖代红细胞和后期幼稚红细胞，受体是红细胞P抗原。

由于缺乏包膜，B19细小病毒具有热稳定性，80℃可存活72小时，对其他一些理化因素也不敏感，输注经热处理、S/D处理等灭活病毒方法的血制品后，仍可发生B19细小病毒感染，故至今尚无有效的去除和(或)灭活该病毒的办法。

【流行病学】

HPV B19感染终年可见，但以冬末和春夏更为多见，几乎呈世界范围分布，呈散发或区域流行，每隔4～10年出现一个流行高峰。传染源为患者和病毒携带者，主要通过呼吸道和输用感染的血液或血制品传播，孕妇感染可经宫内垂直传播感染胎儿。儿童和孕妇是易感人群，其中5～10岁为感染高峰期。病毒感染有很明显的职业趋向性，幼儿园、小学教师及医务人员中的感染率明显高于其他职业者。在15岁以前，约有50%的儿童血清内可检出病毒特异抗体IgG，成年人中80%可以检测出该种抗体，具有一定的免疫力。

【发病机制】

Brown等用克隆重组技术，明确了HPV B19的细胞受体为红细胞的P抗原。P抗原即红细胞糖苷脂(globoside, GB4)是红细胞膜上的一种中性糖鞘脂类(glycosphingolipids, GSLs)。P抗原不仅分布在红系祖细胞，还广泛分布在巨核细胞、内皮细胞、心肌细胞、滑膜液、肾及胎盘内皮等多种细胞和组织中,P抗原分布的广泛性以及B19细小病毒感染后引起机体的免疫反应,如循环免疫复合物的形成、单核细胞、T细胞的激活所致细胞因子的变化,抗DNA抗体、抗淋巴细胞抗体的产生等,增加了临床表现的多样性,导致全身多系统、多脏器受累。

HPV B19通过直接感染和细胞因子所介导的细胞毒作用,致使感染细胞融解和功能障碍。B19细小病毒与人类骨髓红系的祖细胞结合,直接造成对红细胞系统的破坏,发生贫血及造血功能障碍,形态学表现为骨髓象中出现巨原红细胞。病毒进入机体产生的抗病毒抗体与病毒抗原结合,形成免疫复合物,沉积到血管、肾小球基底膜和其他组织,可引起关节炎、血管炎、肾炎和结节性红斑等。另外,B19细小病毒非结构蛋白NS1参与持续性、活动性B19细小病毒感染及非红系细胞破坏的过程。病毒感染引起的指(趾)端麻木刺痛症,可能与侵犯末梢神经有关。B19细小病毒宫内感染引起非免疫性胎儿水肿,使自然流产的危险性增加,特别是在怀孕1～3个月。由于感染了胎儿前红细胞,造成严重贫血,而导致9%的胎儿死亡。同时,胎儿尚不能对B19细小病毒感染发生有效反应,加之胎儿发育过程中红细胞生命周期短,需要大量的细胞补充,则进一步加重了上述的病理损害。孕妇的免疫状况对胎儿的B19细小病毒感染有一定的影响。孕妇产生的中和性抗体可以中和病毒,减轻病毒对机体的感染,故对胎儿有保护作用。然而,有研究表明,大约50%的孕妇感染B19病毒后不产生中和性抗体。

B19细小感染病毒血症期后不久,迅速产生针对VP1和VP2的特异性IgG抗体,使其感染自限,疾病消退。一般人群多表现为急性感染过程,当机体免疫缺陷如患艾滋病、接受器官移植、肿瘤患者接受化疗者,或B19细小病毒DNA整合到宿主细胞染色体等情况下,则可能导致慢性持续性感染,此时,可检测到抗NS1 IgG抗体。

【临床表现】

HPV B19感染可引发许多临床表现,因感染个体的年龄、是否患血液病和免疫状态而不同,从无症状感染到严重者可危及生命。免疫力正常人群感染,一般或无症状或呈良性过程,但是通过大量输血,对免疫缺陷或血液病患者可引起发病。在潜在红细胞缺陷如镰状细胞贫血患者,B19细小病毒可引起严重的再生障碍危象。如患有关节炎、脉管炎或慢性溶血性贫血的患者发生再生障碍性贫血,免疫抑制宿主病引起的持续性单纯性红细胞再生障碍性贫血。在妊娠早期,可引起自然流产、死产或胎儿水肿、畸形。儿童感染可引起传染性红斑和多种结缔组织疾病。有报道B19细小病毒感染还与心肌炎、扩张性心肌病、左心室舒张功能障碍、急性肝炎和暴发性肝衰竭有关。

病毒感染潜伏期为1～2周,特别是在感染最初几天,血液中病毒载量可高达10^{12}/ml。潜伏期患者可出现咽痛、轻咳、鼻炎等上呼吸道感染症状,伴有全身不适、肌肉疼痛、低热、畏寒等全身症状,有潜在血液异常者出现严重贫血。有的患者病程2～3日后即好转,这些患者多于流行期间做病原学或免疫学检查才能确诊;另有约25%的受染者无临床表现。潜伏期后免疫力正常宿主产生特异性抗体及抗原抗体复合物,出现特征性的症状和体征,如关节痛、关节炎、皮疹,但不再具有病毒感染性。而缺乏抗体应答的免疫缺陷者病毒感染持续存在。

本病毒所引起的临床疾病如下。

1. *一过性再生障碍危象*(transient aplastic crisis, TAC) 95%以上的TAC是因B19细小感染所致,儿童多发。TAC发生前1～7日,可能有全身不适等轻微的前驱症状。正常人感染B19细小病毒后血红蛋白虽暂时下降至100 g/L左右,但一般不表现症状;在慢性溶血性贫血或失血性贫血患者,由于血红蛋白减少、红细胞生存期缩短,B19细小病毒则可能诱发致命的TAC,使患者贫血症状更为明显:面色苍白、心悸、虚弱无力和嗜睡,甚至精神错乱、充血性心力衰竭、脑血管病变等,亦偶见皮疹;血红蛋白降至

40 g/L 以下，网织红细胞缺乏，白细胞和血小板计数正常，骨髓象显示红细胞系的再生不良或再生障碍，出现巨原红细胞。病情严重危及生命者，常需输血治疗。随着特异性抗体的产生，患者血象多在 7～10 日内恢复到原来水平。免疫功能低下的患者，则可由于骨髓中长期存活着病毒而抑制、破坏造血功能，临床表现为慢性贫血，有报道可长达 13 年；或可表现为反复发作的再生障碍危象，这种再生障碍危象可发生于镰状细胞贫血、珠蛋白生成障碍性贫血（地中海贫血）、遗传性球形红细胞增多症、自身免疫性溶血性贫血、丙酮酸激酶缺乏症，以及遗传性多核幼红细胞症等。

2. *血管性紫癜*(vascular purpura) 患者首先出现发热、咽痛、流涕等症状，2 日后出现皮疹，首先出现于四肢，其后向躯干、颈部及面部扩散。皮疹的特征为非坏死性血管性紫癜，持续数日可退。部分患者伴有腹痛、关节痛，并有短期的红细胞、白细胞减少。血清及骨髓中可检出 B19 细小病毒 DNA。

3. *传染性红斑*(erythema infectiosum, EI) 也称第五病，是 B19 细小病毒感染引起的最常见的轻型疾病，主要发生在儿童，常见于冬末初春，学龄期儿童暴发流行。

(1) 小儿临床表现：先有低热、咽痛、流涕、腹泻及全身不适等前驱期症状，部分患者可有淋巴结肿大和关节肿痛，此期为病毒血症期。2～3 日后出现皮疹，皮疹始于面部，表现为突发性面颊部鲜明的红斑并伴有轻度水肿，边缘清晰，形成特殊的“掌拍颊”(slapped cheek)。皮疹很快向躯干、四肢扩展，呈散在的红色斑丘疹相互融合，当中心消退时则呈网状或花边状，伴有瘙痒感。出疹期间多不伴其他明显症状，但数周内可因日晒、运动、淋浴或情绪紧张等情况使皮疹再现或加重。皮疹大多持续 2～4 日后消退，留有的色素沉着也于数日后消退。全病程多为 5～9 日。除典型皮疹外，B19 细小病毒感染还表现为斑丘疹而难以与风疹相鉴别，亦有疱疹、紫癜样皮疹或瘙痒性皮疹。

(2) 成人临床表现：成人感染 B19 细小病毒后少数也可表现为传染性红斑，但很少出现“掌拍颊”，皮疹较少且不典型。但病后数日至数周，80%的患者可出现关节痛。

4. *关节病*(anthropathy) 急性关节炎（关节痛）是 B19 细小病毒感染常见的临床表现，尤其在成年女性，发生率高达 60%～80%，且约 10%的病程持久。儿童 B19 细小病毒感染关节受累 5%～10%，而一般成人约占 40%。常以对称性多关节肿胀、疼痛和活动受限为特征，全身各关节均可受累，但主要累及指（趾）小关节，其次为膝、腕和踝关节，还可累及肘、肩、颈椎、腰椎等处。发病前可有发热或皮疹，亦可仅表现为关节痛。症状多在 3 周内自行恢复，不会引起关节破坏。少数女性患者病情可迁延不愈达数月甚至数年，认为与 HLADR1 缺乏有关。急性期患者血中可测得 IgM 特异性抗体，但多数查不到抗原和 DNA，而慢性者可从骨髓中检出 DNA。

5. *肢端麻木刺痛症* 本病可表现为指端或趾端麻木、刺痛。麻木刺痛区可有轻度感觉减退。症状重者肌力减弱，神经传导减慢，提示有末梢神经受损。病程可持续数月至数年，可呈间歇性发作，表现为反复发作的发热、皮疹、关节痛、指（趾）端麻木刺痛，PCR 法可检出 HPV B19 DNA。

6. *宫内感染* 孕期妇女 B19 细小病毒感染在病毒血症期可经胎盘传给胎儿。B19 细小病毒可扩散至胎儿全身器官，引起广泛感染，尤其对胎儿快速分裂的细胞（如骨髓红细胞生成系统）有很强的亲嗜力，使胎儿贫血、缺氧、心力衰竭，引起非免疫性胎儿水肿和先天性贫血。胎儿水肿表现为明显贫血、高度水肿，可有心包炎、胸腔积液和腹水，易导致流产、胎儿死亡。B19 病毒感染关键时期在怀孕前 16 周内，特别是在怀孕 1～3 个月时。与胎儿水肿相关的流产或死亡多发生在妊娠中期（11～23 周）。

7. *免疫受抑制宿主的慢性感染* 免疫受抑制者 HPV B19 病毒感染可呈慢性或再激活感染，引起红细胞及其前体细胞发育不良，导致危及生命的急、慢性严重贫血。慢性感染和贫血还见于某些白血病、肿瘤、器官移植、先天性免疫缺陷及HIV感染的进展期免疫缺陷患者。感染了病毒的器官移植受者在移植后7周出现贫血症状,少数出现白细胞和血小板减少症。由于贫血是因纯红细胞再生障碍引起,故而表现为网织红细胞缺乏,骨髓中可观察到巨原红细胞。

【实验室检查】

实验室检查对于鉴别传染性红斑与其他病毒疹、确定是否存在保护性抗体、妊娠中有无近期感染,特别是区分细小病毒感染或其他原因引起红细胞生成障碍,均是有意义的。

1. *抗体检测(IgG、IgM)* 感染后7~10日可检测到病毒特异性IgM抗体,大多持续存在2~3个月消失,也有一些可持续6个月甚至更长时间。IgG抗体于感染后2周出现,可持续终生。IgM抗体存在可作为近期感染标志,而IgG抗体存在表明曾感染过,多用于血清流行病学调查。在IgM抗体检测中抗VP2比抗VP1抗体敏感性更高,但也应注意在类风湿因子、抗核抗体、EB病毒特异性IgM抗体等阳性情况下,IgM抗体可呈假阳性。

2. *抗原检测* 免疫过氧化物酶斑点试验测定B19病毒壳体抗原VP1和VP2是诊断B19感染的快速而简单的方法,特别适用于样品的大规模筛选,并可替代常规实验室评价B19感染时的DNA检测方法。免疫组化法可检测各种组织尤其是胎儿、胎盘组织中的病毒抗原。

3. *核酸检测* PCR法是检测B19病毒的敏感方法,结合原位杂交在细胞或组织切片中可测到少量的病毒DNA,但要注意假阳性结果。最易进行的方法是在血清或组织匀浆的斑点杂交和固定组织的原位杂交。DNA杂交是再生障碍危象时测定有无病毒血症的最好方法,其不仅在急性期、间歇期,甚至感染后好几个月仍能测出,且可用于检测排泄物、滑液、唾液和B19病毒感染所致流产或宫内死亡的胎儿组织。

4. *电子显微镜检测* 可直接在电子显微镜下观察各种标本受染细胞核内的病毒包涵体和病毒颗粒。

5. *病毒分离* 新鲜骨髓、胎儿脐带血可在体外培养分离到低水平B19细小病毒,但尚未用于临床。

【诊断】

1. *临床表现* 凡是出现发热、传染性红斑、急性关节痛,以及免疫抑制状态下的慢性网织红细胞减少性贫血的患者,特别是儿童,应考虑到本病毒感染的可能。已患有贫血的患者,如出现发热并贫血急剧加重时,应想到本病毒引起的再生障碍危象的可能。

2. *流行病学资料* 若当时当地有传染性红斑、血管性紫癜的流行,且与患者有接触史,有助于本病的诊断。

3. *实验室诊断* 为确诊本病的必要手段。检出病毒特异性IgM、VP1低亲和力IgG抗体、高滴度IgG抗体,或急性期、恢复期4倍以上升高,均有助于本病毒感染的诊断。但需注意在免疫缺陷患者或接受免疫抑制治疗患者的慢性B19细小病毒感染,可能检测不到HPV B19抗体,则需进行血液或组织中病毒核酸或抗原的检测。

【鉴别诊断】

传染性红斑应与风疹、麻疹、肠道病毒感染、A组链球菌感染等发热出疹性疾病及急性HIV感染、药疹等鉴别;HPV B19感染引起的多发性关节炎需与急性类风湿关节炎鉴别。此外,如肝炎病毒、甲病毒、疱疹病毒等在感染过程中也会出现一过性关节炎。一过性再生障碍危象、严重贫血应与其他原因引起的纯红细胞再生障碍仔细鉴别。

【治疗】

已有体外试验显示,西多福韦有抑制病毒复制的作用,但尚无特效临床抗病毒治疗报道。本病多呈良性经过,一般对症处理即可,出现临床症状和各种并发症者需给予相应对症治疗。再生障碍危象患者应予输血治疗,直至血象恢复。慢性感染合并贫血者,特别是免疫功能低下者,可用静脉注射免疫球蛋白治疗:成人200 mg/kg,小儿剂量400 mg/(kg·d),连用3~5日,每半个月至1个月后可重复用药1次。这不仅有助于使慢性感染者症状消失，而且也有助于清除病毒。故对病情较重的病毒血症期患者，即使在急性期也可以静脉注射免疫球蛋白。针对胎儿宫内感染也可以给孕妇输免疫球蛋白并通过胎盘传给胎儿以达到治疗及预防作用。明确为近期感染B19细小病毒(IgM"＋"、IgG"＋")的孕妇，需对胎儿进行超声检查，若胎儿有水肿现象则进行胎血检测，贫血者进行宫内输血；若胎儿无水肿现象，则应连续超声监测6～8周；如果≥32周的胎儿出现严重水肿、心律不齐、胎心基线变异等，则应考虑终止妊娠。新生儿严重贫血时，考虑输浓缩红细胞。对B19细小病毒感染所致的关节炎等结缔组织疾病要对症处理，可用非甾体抗炎药、抗代谢药及烷化剂等治疗。忌用免疫抑制剂，因为免疫抑制剂会延长病毒作用时间，导致持续性B19细小病毒感染。

【预防】

正确处理感染源可以有效降低其危险性，良好的卫生习惯如经常洗手、咳嗽和喷嚏时用纸巾遮面、实行分餐制、避免密切接触患者均可预防或部分预防其传染性。一过性再生障碍危象患者应予飞沫隔离7日，免疫缺陷的慢性HPV B19感染者在住院期间应安排在具有飞沫预防措施的病房。由于目前没有特异的防护措施，孕妇和儿童在流行期间应该避免到高发地区，以减少感染机会。重组表达的B19细小病毒结构蛋白亚单位疫苗、病毒颗粒疫苗尚在临床初期试验阶段。

附：博卡病毒

人博卡病毒(human bocavirus，HBoV)是在儿童呼吸道分泌物中发现的一种新型人类细小病毒。2005年8月，瑞典科学家Allander等首先报告，从小儿呼吸道感染标本中检出1种新病毒，其基因序列与细小病毒科的牛(bovine)、犬(canine)细小病毒相近，故取名为人博卡病毒。随后，世界各地病毒学者纷纷报道了他们从临床呼吸道感染患者的标本中检出HBoV。2006年，我国科学家在湖南省郴州市第一人民医院因急性呼吸道感染住院的患儿鼻咽抽吸物标本中也检测出该病毒。

目前，HBoV被认为是人类细小病毒中的又一种致病病毒，它可能是呼吸道感染的重要病原。患者多为2岁以下婴幼儿，亦有免疫功能低下的成人和老年人，感染发病多在深秋、冬季和早春天气较冷的季节。引起的临床症状与其他病毒致病的临床症状相似，如发热、流鼻涕、咽痛、咳嗽、气喘等症状。部分患儿X线片有异常，少数病情较重者出现呼吸窘迫。患儿临床诊断包括支气管炎、细支气管炎、肺炎等。新近有研究报道，HBoV感染可能与儿童急性胃肠炎有关。有关人博卡病毒在其他人群中的感染和多种临床病症相关性及防治措施，正在进一步研究中。

参考文献

[1] Laundry ML. Parvovirus B19 [J]. Microbiol Spectr, 2016 Jun, 4 (3). doi: 10. 1128/microbiolspec. DMIH2-0008-2015.

[2] Qiu J, Soderlund-Venermo M, Young NS. Microbiology, epidemiology, and pathogenesis of parvovirus B 19 infection[J]. Clin Microbiol Rev, 2017, 30(1): 43-113.

[3] Bonvicini F, Bua G, Manaresi E, *et al*. Enhanced inhibition of parvovirus B19 replication by cidofovir in extendedly exposed erythroid progenitor cells [J]. Virus Res, 2016, 220: 47-51.

[4] Bernstein DI, EI Sahly HM, Keitel WA, *et al*. Safety and immunogenicity of a candidate parvovirus B19 vaccine [J]. Vaccine, 2011, 29 (43): 7357-7376.

(浙江大学附属第一医院　倪勤)

六、呼肠孤病毒科病毒感染

呼肠孤病毒科(*Reoviridae*)病毒共有15个属，其中可引起人类疾病的主要是正呼肠病毒属(*Orthoreovirus*)、环状病毒属(*Orbivirus*)、轮状病毒属(*Rotavirus*)和科罗拉多蜱传热病毒属(*Coltivirus*)。此科病毒共同特点是它们的基因组均由双股RNA组成。这些病毒属的宿主范围较大，除上述4个属引起人类的感染和疾病外,其他几个属则引起鸟类、鱼类等不同种属动物的感染。

(一) 正呼肠病毒感染

正呼肠病毒又名呼肠(孤)病毒(reovirus,源自 respiratory enteric orphan virus,即呼吸道、肠道孤病毒),这个病毒最早是在 20 世纪 50 年代,美国学者从一名健康儿童的直肠拭子标本中分离出来,其后又从健康儿童呼吸道分泌物中分离出类似病毒后提出的,其含义是强调这些病毒是从呼吸道或肠道中检出的,但当时认为不与任何已知疾病相关。

正呼肠病毒的宿主谱极为广泛,除人类外,还可从多种低等哺乳动物、禽类、啮齿类动物中分离到,包括猪、牛、羊、鼠、鸭、黑猩猩、蛇、蝙蝠等。可分为哺乳动物正呼肠病毒、禽正呼肠病毒、狒狒正呼肠病毒、尼尔森湾正呼肠病毒、爬行动物正呼肠病毒(蟒蛇)。

其中人感染的正呼肠病毒有 3 个血清型,即 1～3 型,分别以 Lang、Jones 和 Dearing 3 个病毒株为代表(分别缩写为 T1L、T2J 和 T3D)。后来的研究发现,这些病毒可能与某些人类疾病,如普通感冒、脑膜炎、胆道闭锁等相关。

我国科研人员于 2003 年从多例 SARS 患者的呼吸道分泌物和肺组织中分离出了基因序列与已有的 3 个型正呼肠病毒不同的呼肠孤病毒,并认为可能与 SARS 的发病有关。

【病原学】

正呼肠病毒是双股 RNA(dsRNA)病毒,无包膜,直径约为 85 nm,有两层 20 面体对称的蛋白质衣壳。其基因组 dsRNA 含有 10 个彼此不同的区段,可分为 3 组,即 3 个大基因节段(L1、L2、L3),3 个中基因节段(M1、M2、M3)和 4 个小基因节段(S1、S2、S3、S4),除 S1 区段编码 2 种蛋白质(σ1 和 σ1s)外,每个区段编码一个单一的多肽。S1 编码的 σ1 蛋白是此病毒的受体识别蛋白,能诱导宿主免疫系统产生保护性中和抗体,是决定病毒致病性、感染性和毒力的主要因素。μ1 蛋白片段(M2 编码)在感染时病毒穿透细胞膜中起重要作用。

正呼肠病毒在室温中稳定,在较高温度其感染性的丧失加速;对乙醚和其他脂溶剂有抵抗;对许多常用的消毒剂如甲醛、煤酚皂、过氧化氢和酚也相对有抵抗性。大多数的 T3 型正呼肠病毒可被 95% 的乙醇灭活。次氯酸钠(含 800 ppm 氯者)对正呼肠病毒有极强的杀灭作用,因此可考虑作为首选消毒剂。正呼肠病毒对紫外线灭活也敏感。

2003 年,我国科研人员在 SARS 暴发期间,从第 1 例 SARS 患者及其母亲(后因 SARS 死亡)在病程早期(发热第 2 日)所取的咽拭子标本中分离出了呼肠孤病毒。其后用 ELISA 方法证实 38 例 SARS 病例中,24 例血清中出现了针对该呼肠病毒的抗体,而 35 名健康对照者中无 1 例该抗体阳性。对该呼肠孤病毒株 S2 基因片段的扩增和序列分析表明是呼肠孤病毒科正呼肠病毒属的病毒,可能系一种独特的呼肠孤病毒。该病毒株可在小鼠中引起肺部炎症及死亡。后来对该病毒株 S1 基因全长序列的分析表明,其与 1～3 型呼肠孤病毒标准株基因的同源性相对低,研究者认为该病毒株可能系 2 型呼肠孤病毒的一个独立分支。另一项研究显示,从 4 份 SARS 患者咽拭子标本中分离到 3 株呼肠孤病毒,部分基因片段测序结果表明为同一病毒,其基因序列与呼肠孤病毒 1 型、2 型、3 型有较高的同源性,尤其是与呼肠孤病毒 1 型、3 型同源性高,相应片段的核苷酸序列同源性达 82%～92%,推断相应氨基酸序列同源性高达 94%～99%,而与其他病毒不存在有意义的同源性;系统进化树分析显示,新分离的呼肠孤病毒属于呼肠孤病毒科正呼肠病毒属,且可能为哺乳动物正呼肠病毒中的新血清型。该病毒株的确切分型尚未确定。关于呼肠孤病毒究竟在 SARS 发病中是否起了某种作用,与 SARS 相关冠状病毒有何关系等问题,均有待进一步的研究。

【流行病学】

正呼肠病毒的宿主范围相当广,包括人类、猩猩、猴、狒狒、牛、猪、马、猫、狗、鸟类、甲壳类和昆虫;体内存在呼肠孤病毒抗体的动物还包括家兔、大鼠、豚鼠、绵羊和山羊、蝙蝠、野鼠、骆驼、鸡和其他鸟类、爬虫类、鱼和有袋动物。

一项用 ELISA 法检测抗体的研究显示，针对呼肠孤病毒的抗体，在 6 月龄至 1 岁儿童中的阳性率约为 35%，在 11～19 岁检测人群中为 60%，而在 60 岁以上的检测人群中为 85%。在志愿者中，鼻内接种可引起该病毒感染。含有呼肠孤病毒的人类和动物的排泄物可污染供水系统。

北京某医学中心在 2015 年对该中心已有的血清样本进行了一项不同人群中新型呼肠孤病毒既往感染状况的调查，选取了 97 份健康血清和 219 份患者血清，其中病种包括手足口病、麻疹、乙型肝炎、腹泻等，新型呼肠孤病毒抗体检出率健康组为 29.9%，患者组为 85.39%，高于健康组，男女无统计学差异。是否其他疾病或病原体的存在会增加新型呼肠孤病毒感染的风险，从而加重疾病进程仍有待进一步研究。

已报告的呼肠孤病毒感染病例大多是散发性的，没有明显的季节性。对于动物作为该病毒人类感染来源的情况尚不了解，有报道显示，蝙蝠可能为新型呼肠孤病毒的原始传染源，但仍有待于寻找更有力的证据。

【发病机制和病理】

呼肠孤病毒的 S1 蛋白有一段序列与溶酶的序列相似。有人推测该区起到糖基水解酶（即黏蛋白酶）的作用，并促进病毒毒粒和中间次病毒颗粒穿过肠上皮细胞上的黏液层而进入细胞内。在对小鼠的实验研究中发现，经口接种呼肠孤病毒后，病毒颗粒吸附于微褶上皮细胞（M 细胞）表面，并进入这些细胞，到达肠淋巴集结。在呼吸道，病毒通过肺 M 细胞进入支气管相关的淋巴组织，并由此从肺传播至区域淋巴结，甚至传播到其他组织器官，如中枢神经系统。呼肠孤病毒可引起细胞凋亡，也可在无显著炎症情况下造成心肌细胞的破坏。这可能是病毒直接导致的细胞病变而非免疫介导的过程。实验研究表明，小鼠发生呼肠孤病毒感染后可产生 IgG 抗体，经口感染后可在胃肠道产生 IgA 抗体。呼肠孤病毒感染也可诱发自然杀伤（NK）细胞引起的细胞毒性。

已有研究证实，某些呼肠孤病毒可选择性地在癌细胞内复制并破坏癌细胞，是一种溶瘤病毒，其对多种来源的肿瘤细胞均可发挥溶瘤效应，为联合抗肿瘤治疗提供了一定的可能性。已有研究者进行相关的临床试验，但其临床可行性和安全性仍有待进一步研究。

【临床表现】

正呼肠病毒与人类疾病的相关性及致病性仍有待进一步研究，故其临床表现存在不确定性和多样性。多项动物实验表明，感染呼肠孤病毒后可表现出不同的疾病类型和临床体征，包括中枢神经系统疾病、呼吸道疾病、消化道疾病等。

以 T1L 毒株进行的研究表明，成人志愿者经鼻接种呼肠孤病毒之后，大约 1/3 的受接种者发生呼吸道疾病。疾病在接种后 24～48 小时开始发生，症状持续了 4～7 日。突出的症状包括头痛、咽痛、打喷嚏、流涕、咳嗽和不适。因为这些所见尚未能够始终如一地重复出现，故对于呼肠孤病毒和人类疾病之间至今尚未建立起确切的病因学联系。

在儿童期的早期就已经有了既往感染呼肠孤病毒的血清学证据，故推测大多数呼肠孤病毒感染可能无症状，或与婴幼儿期的轻微呼吸道或胃肠道感染混合出现而未被觉察到。

在美国华盛顿市一家儿童福利机构发生的 1 次持续 9 周的 T1 型呼肠孤病毒感染暴发中，从 73 名儿童中的 22 名分离出了 T1 型病毒株至少 1 次。在 54%的儿童粪便中病毒排出持续了至少 1 周，在另外 21%的儿童中持续了至少 2 周，而在 1 名儿童持续了至少 5 周。所有粪便病毒分离阳性的儿童血清中都出现了特异型血凝抑制抗体滴度的升高。在分离出病毒的期间，这些儿童出现的症状包括流涕（81%）、咽痛（56%）、腹泻（19%）和中耳炎（19%），但这些症状出现的频率和性质与分离出病毒之前和之后的情形无显著差异。

儿童中正呼肠病毒感染常伴发一种斑丘疹

或疱疹,曾有1例发生麻疹样疾病并有结膜炎、畏光、淋巴结肿大和融合的麻疹样皮疹的报道。也有报道过较严重的间质性或融合性肺炎和致命性全身性疾病病例。

在小鼠,呼肠孤病毒感染可引起与人类新生儿肝外胆道闭锁(EHBA)病理改变相似的肝胆疾病,但与在患有EHBA的婴儿中进行的血清学研究结果则相互冲突。有研究表明,该病可能与EHBA相关,但亦有研究则表明可能无关。有人用反转录聚合酶链反应(RT-PCR)方法检测了EHBA患儿、胆总管囊肿和其他肝胆疾病患儿的新鲜冷冻肝、胆组织中呼肠孤病毒高度保守的L1基因序列。结果显示,呼肠孤病毒RNA的检出率在胆总管囊肿患儿中为78%(7/9),在EHBA患儿中为55%(12/23),而在其他肝病患儿中仅为21%(7/33),在未知肝脏或胆管疾病的尸检对照中则仅为11%。这些差异有统计学显著性,并支持呼肠孤病毒感染与EHBA和胆总管囊肿之间有相关性。但另一项对甲醛固定组织进行的检测呼肠孤病毒M3基因的结果则不支持这种相关性,但其原因可能与RTPCR的方法学和组织处理方法不同有关。也有人进行过关于呼肠孤病毒感染是否与成人特发性胆汁淤积性肝病,包括原发性胆汁性肝硬化和原发性硬化性胆管炎相关,但尚无令人信服的数据证明存在这种关系。关于呼肠孤病毒3型与胆道闭锁的关系,其他病毒,如巨细胞病毒、EB病毒、呼吸道合胞病毒,以及轮状病毒C型,也可能与先天性胆汁淤积性肝病的发生相关。至少在美国,该病有一种季节性簇集发生现象,这提示可能有某种具感染性的环境因素与该病相关。也有人将先天性胆道、肛门直肠和食管狭窄以及血红蛋白过早地由胚胎型转换为成人型归因于3型呼肠孤病毒感染。这方面研究的结果尚难解释,但有人提出了一种“二次打击”假说来说明呼肠孤病毒感染对这些异常所起的作用。

关于呼肠孤病毒引起中枢神经系统感染,有一个最令人信服的例子是从过去健康的患无菌性脑膜炎的3月龄婴儿脑脊液中分离出了1型正呼肠病毒,而且证实该患儿发生了血清转换。也有感染2型和3型正呼肠病毒后发生了脑膜脑炎的病例报告,但在一些病例中,病毒不是从脑脊液或神经组织中分离出的,而是从粪便中分离出,且未证实血清转换。因此,呼肠孤病毒感染有可能是并存感染,不一定是致病性感染。但也有从有脑炎或脑膜炎症状和体征的病例脑组织中分离出该病毒的报道。

总之,已有的研究和观察表明,大多数呼肠孤病毒感染是无症状的,或最多仅引起轻微的上呼吸道或胃肠道症状和体征,而且这些症状、体征与婴幼儿期其他病因造成的呼吸道或胃肠道症状无法区分。对T3感染与EHBA的潜在关系,必须认为是可能而不是确定。虽然已证实的病例尚少,但呼肠孤病毒可能是神经系统和出疹性疾病极罕见的病因。

【诊断】

正呼肠病毒感染的诊断要根据从组织或体液分离出病毒,从感染材料中检测出病毒抗原以及血清学检查做出。适于作病毒分离的标本包括粪便、咽拭子、鼻洗液、脑脊液和尿液。实际上,几乎全部分离株都是从粪便中分离出的,少数是从呼吸道分泌物中分离出的。对感染材料的最初分离,用猴肾细胞最合适。出现特征性细胞病变后,以免疫荧光或细胞化学方法证实有呼肠孤病毒抗原,即可确定诊断。免疫细胞化学技术也可用于检测组织标本中呼肠孤病毒抗原。ELISA方法被广泛用于检测血清中呼肠孤病毒抗体。RTPCR方法也被用于检测组织或体液中正呼肠病毒的核酸。

【治疗】

因为尚未确切证实正呼肠病毒可引起人类疾病,故对其抗病毒治疗研究还很少。在实验动物中进行的研究包括抗病毒抗体、病毒特异性免疫细胞和蛋白酶抑制剂的应用。有人开发了许多兽医用的疫苗,包括灭活病毒疫苗,这些疫苗可引起高滴度的抗体反应。

在细胞培养系统中试验过的抗病毒药物有

利巴韦林、阿西维辛（acivicin）、环克索龙（cicloxolone）和腺苷类似物（如 neplanocin A）。利巴韦林在体外有抗呼肠孤病毒活性，但从未在体内进行试验。谷氨酰胺类似物阿西维辛可抑制呼肠孤病毒 T3 型在成纤维细胞内的生长。莫能星（monensin）样高尔基器抑制剂环克索龙钠能使受感染细胞中呼肠孤病毒颗粒的产出量和有感染性病毒颗粒的数量减少。S 腺苷 L 高半胱氨酸水解酶抑制剂 neoplanocin A 和它的某些衍生物也有体外抗呼肠孤病毒作用。美国研究者发现，氯化锂在体外对猪呼肠孤病毒有抗病毒活性，故可能为潜在的一种抗病毒药物。

【预防】

对正呼肠病毒传播的预防尚无临床试验结果可参考。但对已受感染的患者呼吸道分泌物和粪便进行恰当处理，以及避免使用可能受了该病毒污染的水源，会减少呼肠孤病毒的传播。研究表明，S1 基因的重组质粒引发的体液免疫和细胞免疫应答最强，是较为理想的疫苗选择对象，可能为今后研发疫苗提供一定的依据。

参考文献

[1] 何志旭，赵星. 呼肠孤病毒在肿瘤治疗研究进展[J]. 中国小儿血液与肿瘤杂志，2017，22(1)：3－5.
[2] 胡艳、貌达、刘泽，等. 不同人群中新型呼肠病毒既往感染状况调查[J]. 传染病信息，2015，28(4)：207－209.
[3] 侯俊，刘泽，谢国民，等. 新型呼肠病毒 S 基因 DNA 疫苗在小鼠体内的免疫原性[J]. 中国实验动物学报，2014，22(4)：24－27.
[4] 范明远，栾明春. 呼肠病毒与严重急性呼吸综合征（SARS）病因学关系的探讨[J]. 疾病监测，2007，22(12)：853－857.
[5] 沈宏辉，孙颖，周育森，等. SARS 患者咽拭标本中新分离呼肠病毒部分基因组序列分析[J]. 中华试验和临床病毒学杂志，2006，20(4)：373－375.
[6] 端青，朱虹，杨怡，等. 呼肠病毒在 SARS 患者中分离与初步鉴定[J]. 科学通报，2003，48(13)：1369－1372.
[7] 方勤，朱作言. 呼肠孤病毒结构与功能研究进展[J]. 病毒学报，2003，19(4)：381－384.
[8] Ye Chen, Deyang Kong, Gengyuan Cai, *et al*. Novel antiviral effect of lithium chloride on mammalian orthoreoviruses in vitro[J]. Microbial Pathogenesis, 2016, 93: 152－157.

［浙江树人大学树兰国际医学院附属树兰（杭州）医院 高海女］

（二）轮状病毒感染

轮状病毒是引起婴幼儿特别是发展中国家婴幼儿中严重胃肠炎的最常见病原之一。2016年，全球有 560 万名 5 岁以下儿童死亡，其中严重腹泻排在死因前五位，轮状病毒感染是导致儿童严重腹泻发生的主要原因，约占该年龄组腹泻发生原因的 1/3。温带地区轮状病毒腹泻有明显的季节性，主要在秋冬季，高峰在 10 月至次年 2 月之间。轮状病毒除在儿童造成急性胃肠炎外，也可在成人中造成急性胃肠炎。此外，轮状病毒还可能造成伴有或不伴有急性胃肠炎的其他器官系统的损害。目前，已经有安全而有效的轮状病毒疫苗用于预防轮状病毒感染。

轮状病毒是由澳大利亚学者 Bishop 及其同事于 1973 年发现的，他们对急性腹泻儿童的十二指肠活检标本进行电子显微镜检查时，发现了这一病毒。此后不久，有人从急性腹泻患儿的粪便中检测到了轮状病毒。该病毒在电子显微镜下的形态颇似车轮，因此称为轮状病毒（rotavirus，rota 在拉丁文中意为轮子）。我国在 20 世纪 60 年代即有人将“秋季腹泻”作为一种疾病考虑，临床上认为可能由病毒引起。1979—1981 年，中国医学科学院病毒学研究所从“秋季腹泻”患儿的粪便标本中用电子显微镜找到了典型的轮状病毒，血清学检查证实患儿恢复期血清中针对该病毒的抗体水平显著增高，从而证实了该病毒的病原学意义。

【病原学】

轮状病毒在电子显微镜下直径约为 70 nm，形如车轮，其表面有许多放射状排列的短的轮辐（spoke）样突起。该病毒属于呼肠病毒科的轮状病毒属。轮状病毒无包膜，其结构有 3 层，包括内衣壳和外衣壳以及核心部分。外衣壳由病毒蛋白质VP4和VP7组成,VP4是病毒表面刺状突起的成分。该病毒的内衣壳由VP1～VP3和VP6等蛋白质组成;病毒的核心部分包括由双链RNA 11个片段组成的基因组,这些RNA片段的相对分子质量范围为$2\times10^5\sim2.2\times10^6$,VP6占整个病毒质量的50%。此外,该病毒在感染细胞后还产生若干个非结构蛋白(NS12、NS24等)。

轮状病毒按照其主要衣壳蛋白质VP6的抗原型分成A～G 7个组,其中引起人类疾病的只有A组、B组和C组,而且引起人类疾病的轮状病毒主要还是A组。我国曾报告B组轮状病毒引起成人胃肠炎的暴发流行。C组则偶尔与胃肠炎显著相关,并且可能与胆道闭锁相关。对于A组轮状病毒,根据外衣壳蛋白质VP7的血清型名称(G血清型)及VP4的基因型名称(P基因型)进行进一步分类。到目前已经确定的G型有14个,其中的5个(G1～G4和G9)占人类感染的80%～90%。而P型已经确定的有20个,其中的3个型(P4、P6和P8)占已经测定出的轮状病毒株的90%以上。虽然轮状病毒编码VP7和VP4的基因是彼此分开的,但引起大部分感染的只是G型和P型的少数几种组合的毒株造成的。如P型G1株是在全世界,特别是在北美常见的毒株,而其他一些组合,如P4 G2、P8 G3、P8 G4、P6 G9是造成大部分其他轮状病毒感染的毒株。

轮状病毒对于常用于硬表面的消毒剂和卫生洗手剂相对有抵抗力,但对于含氯的化合物或二氧化氯敏感。轮状病毒可在无胃蛋白酶的情况下被正常情况下所见的人胃酸(pH为2.0)所灭活。轮状病毒在硬表面上、可饮用水和娱乐用水中、手部,以及在pH为3～10的环境中能长时间生存,与所观察到的医院内感染率相一致。

【流行病学】

1. 流行特征　轮状病毒性腹泻在全世界都存在,是婴幼儿腹泻相关疾病和死亡的主要原因,大部分轮状病毒腹泻在5岁以下特别在2岁以下儿童中发生。轮状病毒作为腹泻的病因,占5岁以下儿童中全部腹泻病因的比例在不同国家和地区有所不同。如西欧为25.3%～63.5%、日本为23.2%、美洲为21%。2013年,WHO对全球各地区的哨点医院进行监测(涵盖美洲、非洲及亚洲的部分地区),得出的全球5岁以下儿童因腹泻住院的平均轮状病毒检出率约为32%。

我国尚无关于发病率、住院率、病死率等方面的全国性估计数字。部分省市对各自辖区到医院就诊的腹泻儿童中轮状病毒的检出率进行了统计,北京、南京、成都、昆明、广州、新疆等地所报道的检出率分别为23.8%(2014年)、32.12%(2012—2013年)、26.3%(2008—2015年)、21.8%(2014—2015年)、17.96%(2016年)、28.4%(2014年)。发病存在明显的季节性,上述北京地区,在秋冬季节(11月、12月)其检出率可高达67.9%、61.4%,远高于同年其他月份尤其是春夏季节。在以社区为基础进行的调查统计中,以杭州某县区为例,2008—2010年,因腹泻就诊的患者轮状病毒检出率分别为10.1%、6.4%、7.4%,年平均发病率为73.82/10万,并且未见死亡病例报道。

我国轮状病毒流行优势株:我国从1982年始有轮状病毒血清型分型资料,过去的资料表明我国轮状病毒血清型以G1型和G3型为主,均出现过各自的流行时期,而其他G6型、G9型等均属罕见血清型极;P基因型则表现相对稳定,最常见的是P8型和P4型,大部分时间及地区以P8型为主,部分地区出现过P10型、P6型的短暂流行,总体较少见。但2010年以来,根据各地报道,G9血清型的检出率呈逐年上升趋势,G9P8型已经越来越成为国内优势病毒株,如湖北(62.3%,2014年)、成都(60%～65%,2015年)、南京(72.52%,2013年)、昆明(57.0%,2015年)等。国内优势菌株的变化或许与国产疫苗不能覆盖全部病毒株基因型有关,后者同样存在于国外广泛接种的疫苗,全球范围内原本属于罕见的G9血清型均有不同程度地增长,但并没有某一特定的持续流行的基因型出现。因此,目前尚不能断定国产疫苗对轮状病毒病毒株产生了特异性的选择。

B组轮状病毒感染曾在我国不同地区引起成人腹泻的较大规模暴发，涉及近2万病例。患者出现严重的水样腹泻，有少量老年病例死亡。

轮状病毒的医院内感染已屡有报告，有在非腹泻儿童患者中发生的，也有在世界各地新生儿婴儿室中发生暴发者。

2. 传染源　主要是患有轮状病毒性胃肠炎的患者。但成人或儿童中可能有患亚临床型轮状病毒感染者，这些人也可成为传染源。轮状病毒性胃肠炎患者在整个有症状期间都可能在粪便中排出病毒，而且病毒的排出量可能相当大。受该病毒污染的环境及环境中的物品也可能是该病毒感染的来源，因为该病毒在平常温度的环境中保持活力的时间相当长(可达数月)。一般在轮状病毒性胃肠炎发病后1～4日粪便中排出病毒量较大，每克粪便可排出 1×10^{11} 病毒颗粒，排出病毒可持续到发病后21日。有人认为，轮状病毒性胃肠炎病例在发病之前2～3日即可能开始排出病毒，持续达10日或症状消退后2～3日。

有人推测认为，动物有可能成为人类感染轮状病毒的传染源。其依据包括：某些动物的轮状病毒与人类轮状病毒具有共同的中和抗原；某些天然发生的动物轮状病毒株可感染人，或可与人类轮状病毒形成重配株(reassortants)。但这种跨种属的传播可能是罕见的。在巴西和印度的某些地区分别有人牛及人猪轮状病毒重配株呈地方性流行。

3. 传播途径　轮状病毒感染主要经粪—口途径传播，但也有可能经呼吸道传播，其根据有：在各种背景情况下，在生命的最初几年内，无论卫生条件如何，普遍快速出现轮状病毒抗体；在数次大型暴发流行中未能证实粪—口途径传播；在一定比例的轮状病毒性胃肠炎患儿中出现呼吸道感染症状；从部分只有呼吸道感染症状的儿童鼻咽分泌物中检测出轮状病毒抗原。但呼吸道传播即使存在也不是主要的传播途径。

4. 易感人群　主要是6月龄至2岁的儿童。新生儿在2周龄以内有对严重轮状病毒性疾病的保护性，但这并不能防止再次感染。此外，在原发感染后1年，发生有症状的再感染(即使由同一血清型病毒造成)是常见的。但在感染后4个月内发生再感染的情况少见。因此，发生轮状病毒自然感染后产生的保护力是短暂的且是不完全的。肠黏膜表面产生的免疫反应可用于判断感染后保护性。粪便中排出大量的轮状病毒特异性IgA抗体与保护性相关。有报道认为，血清中轮状病毒血清型特异的中和抗体的量(滴度)与保护性呈正相关，但其他研究得出的结果和结论并不一致。

虽然有人做了许多相关研究，但尚未明确证实母乳喂养显著影响轮状病毒性疾病的发病率或严重程度。肠上皮的成熟在调节易感年龄方面可能起作用，但这尚未得到证实。

【发病机制和病理】

在因轮状病毒性腹泻而住院治疗的婴幼儿中，主要组织学损害为空肠的可逆性受累。黏膜仍然完整，但有微绒毛的缩短、变得稀少、不规则甚至脱落现象，在固有层中有单核细胞浸润，有内质网槽的扩张、线粒体的肿胀等改变。可在柱状上皮细胞的内质网槽内及溶酶体内和固有层的杯状细胞和巨噬细胞内见到或检测到轮状病毒颗粒。功能上的改变包括右旋木糖吸收障碍和双糖酶水平的降低。用人轮状病毒株经十二指肠感染实验动物(新生小牛等)后，动物可发生腹泻病。结果首先出现从头向尾方向的形态学变化。在实验性腹泻发生后半小时，在上段小肠内可见微绒毛的脱落和上皮细胞变为扁平，但此时，用免疫荧光(IF)法未能检测出轮状病毒抗原。这时下段小肠尚完整，但在肿胀的上皮细胞内有大量的轮状病毒抗原。发生腹泻后7小时，下段小肠已显示出与上段小肠相似的形态学改变，但此时用IF法已检测不到轮状病毒抗原。腹泻发生后40小时，肠道显示基本正常。但轮状病毒引起的腹泻发生机制不仅与病毒造成的组织损伤有关，而且还可能有“分泌型”腹泻发生的可能，因为在40名轮状病毒性腹泻患儿中进行急性期小肠活检的研究表明,只有2例患儿的活检结果显示有组织病理学损害的证据。所谓"分泌型"腹泻的发生机制与细菌内毒素引起的腹泻发生机制相似,有组织内前列腺素E2浓度的增高,并且可能与肠神经系统激活引起分泌增加有关。

有人认为,不少轮状病毒性胃肠炎的儿童在腹泻出现前有受寒或咳嗽等呼吸道症状,但没有证据表明该病毒在呼吸道的复制对有传染性病毒的传播有什么重要性。虽然有研究证实轮状病毒在肝脏和肾脏中复制,但尚无明确证据支持轮状病毒能在小肠黏膜细胞以外的细胞中复制或病毒血症在轮状病毒引起的疾病发病机制中有重要作用。

抗体反应:在发病后1周内,在十二指肠液和血清中可检出轮状病毒特异性IgM抗体。在感染后1～4个月,可在十二指肠液中检出特异性IgG和IgA抗体以及在血清中检测出特异性IgG和IgA单体。感染后1年时,血清中可检出轮状病毒特异性IgG而不是IgA抗体,但在黏膜表面这两种抗体都检测不出。血清中IgG抗体是既往感染过轮状病毒的良好指标,而十二指肠液中特异性IgA抗体的存在是最近感染(原发感染或再感染)的良好指标。

【临床表现】

轮状病毒感染的潜伏期为1～4日。婴幼儿轮状病毒感染的临床表现呈多样性,从亚临床感染、轻度腹泻到严重脱水以至危及生命的腹泻都有可能发生。主要临床表现包括呕吐、腹泻、腹部不适、发热等,这些表现可以以任何组合方式出现。患儿在发生腹泻之前往往有发热和呕吐。其他临床表现可有脱水和水、电解质平衡紊乱的相应表现以及易受激惹、咽部或鼓膜上的红斑。脱水通常是等张脱水。在有中度至重度脱水并住院的患儿中,发热和呕吐可持续2～3日,腹泻可持续4～5日。24小时内腹泻20次以上的情况并不少见。住院病例显示,平均住院时间为4日。粪便的特征是水样稀便,一般无脓血或白细胞,在少数病例可在粪便中检查到白细胞。

在发展中国家,由于轮状病毒性腹泻造成婴幼儿和儿童严重脱水等而导致许多患儿死亡,但在发达国家也证实可造成死亡。在加拿大的一项研究中,在大约5年期间,轮状病毒性胃肠炎可能造成了21名4～30月龄(平均11月龄)儿童死亡。其中有20例是在送达医院之前或到达医院时已经死亡,而有1例患儿是在医院内获得感染的。这些病例中绝大多数在患轮状病毒感染之前是健康的。这些患儿多数都在出现症状后1～3日内死亡。在其中的16例患儿,死亡的主要原因被认为是脱水和电解质紊乱导致的心搏骤停。在3例患儿中,呕吐物吸入被认为是死亡原因,在其余2例患儿中,惊厥为死亡原因。营养不良有可能使人类轮状病毒感染临床表现的程度加重。

成人的轮状病毒感染大多数表现为亚临床感染,或出现较轻的轮状病毒性胃肠炎症状,可能与预先拥有抵抗力有关,免疫抑制患者更可能出现轮状病毒感染。荷兰一项为期5年的研究表明,伴随免疫功能低下的成年人罹患轮状病毒性胃肠炎的可能性是免疫功能正常者的7倍以上。并且,对于免疫功能低下的患者(以近期接受干细胞移植、抗癌治疗患者多见),不管是成年人或儿童,常常表现出更复杂的临床过程,出现低血压、严重皮疹、急性肾损伤、胃肠道出血、麻痹性肠梗阻等并发症的可能性也更大,从而导致患者住院时间延长,或影响基础疾病的治疗。

在患有原发性免疫缺陷的儿童,轮状病毒可引起较长时间的慢性腹泻,而且伴有抗原血症及在粪便中排出病毒。在因骨髓移植而造成免疫抑制的患者中,轮状病毒或其他病原体引起的感染都可能很严重。在一项研究中,78例这类患者中8例在粪便中排出病毒,其中5例死亡。在严重联合免疫缺陷儿童中,亦曾见到持续性轮状病毒感染。另外,也曾有报道表明轮状病毒感染与新生儿中的坏死性小肠结肠炎和出血性胃肠炎相关。从有免疫缺陷的宿主排出的轮状病毒双链RNA基因片段的序列与无免疫缺陷病例排出者不同。在有免疫缺陷的宿主中这些不平常的病毒和持续性疾病之间的关系尚不清楚。

近十几年来,国内外出现了不少关于轮状病毒感染的胃肠道外表现的研究报道,说明轮状病毒感染可伴有胃肠道以外器官系统的受累。这些胃肠道外受累可表现为无菌性脑膜炎、坏死性小肠结肠炎、急性心肌炎、肺炎、川崎病、婴儿猝死综合征和克罗恩病等。因轮状病毒腹泻而住院的患儿中约2/3出现ALT轻度升高(可达正常上限的2倍)。日本学者报道,野生型轮状病毒的感染可能与婴儿肠套叠的发生相关:在30例肠套叠的婴幼儿中,11例(37%)的粪便中检测到了轮状病毒,而轮状病毒阳性7例患儿中的5例出现了血清抗体反应。后来澳大利亚、法国和德国的研究也证实肠套叠与轮状病毒感染之间有显著的相关性。有人认为,轮状病毒感染与瑞氏(Reye)综合征有一定关系。

根据成都某医院于2016年报道,该医院收集了2008年至2015年门、急诊及住院腹泻患儿粪便标本共计2 122份,其中轮状病毒检出率26.3%,其中21.8%合并肝损害,心肌损害达51.6%,绝大部分患儿有不同程度的呼吸道症状。轮状病毒感染引起的胃肠外症状(如肝损害、心肌损害)与腹泻的严重程度并无明确相关性,但轮状病毒感染引起的消化道症状、肝损害及心肌损害较非轮状病毒腹泻患儿更严重,故除对症补液等治疗外应加强对脏器功能的保护。该报道中未出现死亡病例,在随访中均恢复正常。

【实验室检查】

血、尿和粪便的常规检查无特异性改变。粪便多呈稀水样,一般无血细胞或白细胞,但隐血试验可呈阳性。发生明显的脱水和电解质、酸碱平衡紊乱时,相应的实验室检查会出现显明异常。对出现胃肠道外临床表现的患者需要做心肌酶、肝肾功能相关的实验室检查。

对轮状病毒的特异性实验室检查是确定诊断的依据,因此,应根据需要和条件选用不同的实验室检查方法及时进行检查。20世纪七八十年代,许多医疗机构用于诊断轮状病毒性胃肠炎的主要实验室方法是电子显微镜或免疫电子显微镜技术。其原因一方面是因为轮状病毒性胃肠炎患者发病最初几日粪便中一般有大量的病毒颗粒,用电子显微镜技术比较容易检查出轮状病毒颗粒,而且其在电子显微镜下的形态学特点比较突出,容易识别;另一方面,当时还缺乏其他简便快速的方法检测轮状病毒或其抗体。然而,对于不同组的人的轮状病毒,以及动物与人的轮状病毒,如果单纯用负染、透射电子显微镜方法观察,是无法区分的。免疫电子显微镜可解决这些问题,但需要特异性抗体及相应的技术。以后很快出现了几种简便、快速的方法,包括轮状病毒的核酸电泳,即对轮状病毒的RNA进行聚丙烯酰胺凝胶电泳(PAGE)。电泳之后用银染色法对凝胶进行染色,可以清楚地显示轮状病毒的基因组核酸片段形成的具有特征性的条带(图14-9)。这种实验室诊断方法的特异性很好,与其他病毒或病原体混淆的可能性很小,不会有假阳性结果,而且适合于追踪医源性感染的来源等,但敏感度比一些ELISA方法可能稍低一点,可通过使用酚氯仿法提取核酸来提高其敏感度。PAGE方法检测轮状病毒核酸的不足之处是操作仍然稍烦琐一些,因为PAGE凝胶每次都要新鲜制作,如果待检测的标本数量大,消耗时间也较长,因为该方法的大部分环节难以做到自动化。

图14-9的A部分显示从4个地区得到的G9P8代表株,B部分是将2001年的一个株(第1道和第8道)与以前从其他地区取得的轮状病毒株电泳型(2～7道)进行比较。ELISA方法简便且快速,多数步骤可以做到自动化,因此,目前多数医疗单位都采用了这一方法。其基本原理是:固相表面用针对轮状病毒的一种特异性单克隆或多克隆抗体包被,这一抗体称为捕获抗体。一般用针对轮状病毒的核心蛋白VP6的单克隆或多克隆抗体,因为该蛋白在A组轮状病毒株之间抗原性是保守的。然后加入经过一定处理的粪便标本,在一定湿度和温度孵育一定时间,洗涤后加入用辣根过氧化物酶或碱性磷酸酶

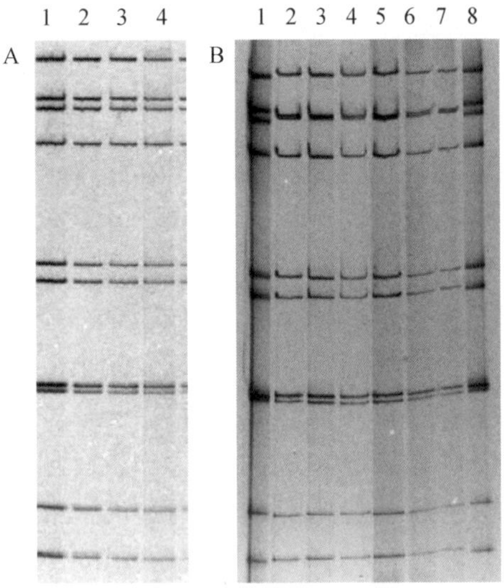

图 14-9　2001 年澳大利亚发生轮状病毒性胃肠炎急性暴发时从患儿体内取得的 G9P8 轮状病毒株双链 RNA 电泳型

[图中的 A 部分显示从 4 个地区得到的 G9P8 代表株,B 部分是将 2001 年的一个株(第 1 道和第 8 道)与以前从其他地区取得的轮状病毒株电泳型(2～7 道)进行比较。图片引自 Emerging Infectious Diseases, 2004, 9(10): 1560-1593。]

标记的特异性抗体,孵育一定时间后加入酶的底物显色。最后根据阳性、阴性对照及标准曲线等判断检测标本的结果,一般用计算机化的酶联仪完成阅读和计算过程并打印出结果。不同厂家生产的试剂盒所用的抗体等不同,因此检测效果也可能有一定差异。ELISA 方法既可用于筛查和一般性诊断,也可用于血清型的分型,但分型时需要用特别为分型制备的试剂盒。

国外也有一种更简便、快速且不需使用特别设备条件的方法,这就是乳胶凝集法。该方法适合于筛查和一般性诊断。

对于小婴儿,用 ELISA 方法检测粪便中的轮状病毒特异性 IgA 抗体具有很好的诊断意义,能反映肠道中和抗体反应。用 ELISA 法检测血清中的特异性 IgM 抗体也可用于早期诊断,一般在发病后 5～6 日呈现阳性。但用 ELISA 法检测轮状病毒抗原或用 PAGE 法检测轮状病毒的核酸可更早期且快速做出诊断。

中和抗体的检测及进行血清型分型等检测一般用于科研或流行病学调查等。用酶联免疫斑点法(ELISPOT)和反转录 PCR 等方法也都可以检测轮状病毒,而且具有特异性强、敏感度高等优点,但只能在有条件的单位开展,可考虑在一般实验室检查结果有疑问或为科研或其他特殊目的采用这些方法。

【诊断】

轮状病毒性胃肠炎的诊断要根据流行病学(患者的年龄、有无对腹泻儿童或成人暴露的病史、季节、局部地区有无腹泻流行等)、临床表现(如发热、不适、呕吐、腹泻,排出稀水样便、粪便中无脓血)和一般实验室检查结果考虑。确定诊断须靠特异性实验室检查结果。目前,一般医疗单位常用的实验室检查方法是检测轮状病毒抗原用的 ELISA。在一些情况下,如在新生儿或成年人,从粪便中检测出轮状病毒抗原或核酸,不一定都能说明患者的临床疾病就是由轮状病毒引起,还要结合流行病学和临床资料综合分析,采取适当的检查方法,注意排除其他病原体感染的可能。另一方面,在这种情况下,检测轮状病毒特异性抗体反应,对诊断有一定帮助。

【治疗】

对于轮状病毒感染,尚无特效治疗方法,因此,轮状病毒性胃肠炎的治疗主要是对症和综合治疗,重点是纠正脱水、电解质的丢失和酸碱平衡的紊乱。

1. *补充水和电解质的丢失*　在轻度至中度脱水的患儿一般主张用口服补液盐(ORS)。世界卫生组织(WHO)推荐的 ORS 大体有两种,最早推荐的是等张含葡萄糖 ORS(ORS1),其组成见表 14-7。如果在考虑渗透压时不计葡萄糖的作用,则该溶液为近 2/3 张溶液。该 ORS 中的柠檬酸盐可用碳酸氢钠 30 mmol/L 代替。后来推荐了一种降低了钠浓度的 ORS(ORS2),并认为 ORS2 的疗效更好。在一项多中心临床试验中进行比较的结果表明,用 ORS2 的婴儿中需要静脉补液的比例显著低于用 ORS1 组。在使用 ORS 的同时,还应注意像母乳等未添加电解质的液体补充。也有人将含谷类的和含葡萄糖的口服补液盐的效果在轻度至中度脱水的住院患儿中进行了比较。结果表明两者都有效,但含谷类者在减少总的粪便排出量、增加吸收和保持液体和电解质方面效果更好。但有人认为这种差异的临床意义不大，原因是含谷类的补液盐使粪便排出量减少的效果限于最初的6个小时，而在治疗12小时后并没有继续显示该作用。

表14-7 世界卫生组织推荐用于小儿补液的口服补液盐成分

ORS名称	所含成分(mmol/L)					总渗透压(mmol/L)
	钠	氯	钾	柠檬酸盐	葡萄糖	
ORS-1	90	80	20	10	111	311
ORS-2	75	65	20	10	75	245

如果用ORS不能纠正液体和电解质的丢失，或患儿脱水严重，或处于休克，则必须立即给予静脉补液。ORS不能用于有意识障碍的患儿、严重脱水初期、麻痹性肠梗阻、频繁和持续呕吐(1小时4次以上)以及伴疼痛的口腔疾病，但是当无法静脉补液时，应行鼻饲ORS以挽救生命。

2. *儿童补锌、多种维生素和矿物质治疗* 在发展中国家，儿童锌缺乏较普遍，常规补锌作为ORT的辅助治疗有益于适度降低疾病严重度，并在减少发展中国家儿童腹泻的发生上有更重要的作用。推荐对所有腹泻患儿连续10日每天补充20 mg锌。2岁及以内的婴儿可连续10日每天补充10 mg锌。

补充推荐剂量的锌能减少随后3个月的腹泻发生率，在营养不良和持续性腹泻患儿的腹泻治疗中尤为重要。WHO和联合国儿童基金会(UNICEF)推荐不论患儿腹泻类型均应常规补锌。

对于持续性腹泻患儿推荐补充多种维生素和矿物质，包括至少两种被推荐的每日供给量(RDA)的叶酸、维生素A、锌、镁和铜。

3. *口服益生菌* 已证实不同益生菌，包括罗氏乳酸杆菌、鼠李糖乳杆菌、干酪乳杆菌等在减少儿童急性腹泻严重程度和持续时间上是有益的，口服益生菌能缩短急性腹泻患儿近乎1日的病程。

4. *对有免疫缺陷的儿童慢性轮状病毒感染和疾病的特异性治疗的尝试* 用含有针对轮状病毒抗体的人乳治疗这类患儿取得成功。但相反地，用以人轮状病毒免疫的奶牛的初乳或乳汁浓缩品治疗急性轮状病毒性胃肠炎，结果无效。有人研究了口服人血清丙种球蛋白制剂单次口服对住院胃肠炎婴儿的效果，发现该疗法可缩短腹泻、排出病毒和住院时间。另有人研究用人轮状病毒G1型、G2型、G3型或G4型免疫怀胎母牛取得的初乳治疗4～24月龄轮状病毒腹泻患儿，发现该疗法可显著缩短腹泻的时间和减少腹泻频次，减少口服补液盐的消耗量。

5. *抗病毒治疗* 一些体外研究结果表明，各种腺嘌呤核苷类似物有抗轮状病毒活性的作用。

【预防】

到目前为止，预防轮状病毒性腹泻发生最重要的措施是接种轮状病毒疫苗。WHO建议全球所有的儿童都应接种轮状病毒疫苗。

美国FDA曾于1999年批准了惠氏公司研发的一种恒河猴轮状病毒与人轮状病毒重配的四价疫苗(取名“RotaShield”)，用于预防轮状病毒感染。该疫苗是用重配技术制备的一种重配(reassortant)疫苗，由1个G3型恒河猴轮状病毒株与另3个分别含有G1、G2、G4型VP7基因的人轮状病毒株重配构成。该疫苗可使腹泻发病率降低至少50%，并可预防80%～100%的轮状病毒性重症腹泻，效果可持续2年。但该疫苗可能使儿童肠套叠的发生风险显著升高，因而被美国CDC于1999年7月叫停。

此后，有关机构对轮状病毒疫苗的研究并没有停止。2006年1月，美国N Engl J Med同一期发表2篇论文，介绍对2种新的轮状病毒疫苗进行的大规模、随机、双盲、安慰剂对照临床研究的结果。这些研究都证实，报道的2种疫苗都安全而且高度有效。每项研究总试验人数均超过6万人，研究结果充分证明，接种疫苗与肠套叠的发生无关。

其中由葛兰素史克公司开发的Rotarix,是用人轮状病毒株(RIX4414 G1P, RV1)制备的一种单价减毒活疫苗。对该疫苗的Ⅲ期临床试验在拉丁美洲11个国家和芬兰的共计63 225名婴儿中进行。疫苗组和安慰剂组分别有31 673名婴儿和31 552名婴儿。第一剂疫苗在2月龄左右,第二剂在4月龄左右口服接种。疾病严重程度以Vesikari评分系统确定。疗效分析的评价是对20 169名疫苗接种者和10 159名安慰剂接受者进行的。疫苗对防止轮状病毒相关性住院治疗的有效率为85%,对防止严重轮状病毒性胃肠炎的有效率达100%。疫苗组和安慰剂组在服每剂后31日的窗口期内分别有6名婴儿和7名婴儿发生确定的肠套叠,两组间肠套叠的发生率无显著性差异($P=0.78$)。疫苗组有56名婴儿、对照组有43名婴儿死亡($P=0.20$),其中分别有4名婴儿和2名婴儿与腹泻有关,但因为没有粪便标本供检测,腹泻的病原未能确定。进一步分析表明,疫苗组有16名婴儿和对照组有6名婴儿的死亡与肺炎相关($P=0.05$),但在接种疫苗后的31日内,肺炎相关的死亡分布两组间无显著性差异。

另一项研究是对默克公司研发的五价轮状病毒疫苗(Rotateq, RV5)进行的。该疫苗是以牛轮状病毒WC3和人轮状病毒G1、G2、G3、G4和P8血清型重配制备的。每个研究对象接种3剂疫苗,间隔4~10周,第一剂在6~12周龄时接种。疫苗组有34 035名婴儿,安慰剂组有34 003名婴儿。疫苗组使因G1~G4型轮状病毒性胃肠炎所致的住院或急诊就诊减少了94.5%,对G1~G4型轮状病毒性胃肠炎的预防效果为74.0%,对严重胃肠炎的预防效果为98.0%。在接种首剂后1年内,疫苗组和安慰剂组分别有12名婴儿和15名婴儿发生肠套叠,而在任何一剂接种后42日内发生肠套叠者分别为6名婴儿和5名婴儿。两组间无显著性差异。整个研究期间共有44名婴儿死亡,其中疫苗组24名、对照组20名。两组中最常见死亡原因都是婴儿猝死综合征(两组中分别有7名和8名)。

这两项研究中所见的严重或一般不良反应无论在发生率或在程度上,在疫苗组和安慰剂组之间都相似。效果方面这两种疫苗略有一点差异,即对于严重轮状病毒性疾病的预防效果,RV1为85%,RV5为98%,但这种差异可用疾病严重程度分类上的差异和研究人群的不同(RV1的研究在拉丁美洲的中低收入家庭的婴儿中进行,而RV5是在美国和芬兰进行)来解释。因此,总体上这两项大规模临床试验充分证实了这两种轮状病毒疫苗的安全性和有效性。

目前,上述两种轮状病毒疫苗已相继上市10余年,在包括美洲、欧洲、澳洲、非洲在内的全球大部分区域接种,取得了良好的效果。根据2016年底的报道显示,世界范围内低收入、中等偏下、中等偏上及高收入国家的轮状病毒疫苗覆盖率分别是45%、13%、23%、44%。以非洲国家为例,截至2016年其轮状病毒疫苗的覆盖率为66%,接种后平均检出率下降了17%,轮状病毒性腹泻住院率减少了33%。一项收集了来自27个国家共54篇相关文献的荟萃分析对10年来上述两种疫苗的临床有效性进行了总结。该文根据儿童死亡率将各个国家及地区分为低、中、高死亡率组,分析表明:经计划接种后,各组急性胃肠炎的住院率中位数分别降低了41%、30%和46%;因轮状病毒引起的急性胃肠炎就医人数中位数分别减少了71%、59%、60%。可见,轮状病毒疫苗的应用大大降低了轮状病毒感染和多种原因引起的急性胃肠炎的住院率。值得关注的是,多篇研究表明在儿童死亡率更低的高收入国家,上述两种疫苗对该地区的儿童具有更佳的保护性。

同时,有研究指出,RV1及RV5对同型、部分异型和完全异型的轮状病毒株具有相似的效力,其有效性不受轮状病毒疫苗与病毒株之间抗原匹配数量的影响,尽管在一些收入水平较低的发展中国家,轮状病毒疫苗表现出比较一般的有效性,但这个有效性没有因为病毒株的基因型不同而产生差异。此外,在引入疫苗后,虽然各个国家地区流行的轮状病毒株出现了不同程度的改变,但没有出现某个特定的、长时间持续流行的病毒株,说明轮状病毒疫苗的选择性压力没有发生。

我国兰州生物制品研究所采用G10型羊轮状病毒LLR株研制的单价口服轮状病毒活疫苗(LLR)已于2000年批准使用,接种程序为2月龄至3岁,每年1次。经十余年在全国范围内的推广,国产轮状病毒疫苗同样取得了良好的效果。部分地区较小规模的调查显示,国产疫苗对轮状病毒性腹泻的保护性在72%左右,对严重轮状病毒性腹泻的保护性达70%左右。但是到目前为止,国产轮状病毒疫苗仍未见大规模的临床效力研究,已有的报道多数不具有大量的人群样本或地区差异性,因此所得结果可能存在一定偏倚。期待今后我国的医务工作者能进一步设计科学严谨的LLR疫苗评价研究,以明确LLR真正的保护效果,为轮状病毒疫苗在我国广泛使用提供科学依据。

参考文献

[1] 邓莉,黄辉,金风华,等. 儿童急性病毒性腹泻病原流行趋势分析[J]. 北京医学,2015,37(6).

[2] 侯宏,高岭. 南京地区婴幼儿腹泻轮状病毒感染的流行病学特征[J]. 国际检验医学杂志,2014,35(18).

[3] 熊励晶,邓孝智,向梅,等. 2008年至2015年成都地区5岁以下病儿A组轮b状病毒分子流行病学研究[J]. 中华实用儿科临床杂志,2016,31(21).

[4] 张顺先,艾琳,周晓农,等. 昆明市2014—2015年轮状病毒分子流行病学特征[J]. 中华实验和临床病毒学杂志,2017,31(2).

[5] 何艳明,梁秉绍,姚淑雯,等. 2171例腹泻病儿轮状病毒和腺病毒检出率及流行特征[J]. 实用医学杂志,2017,33(11).

[6] 邓杰,马廷和,黄萍,等. 新疆维吾尔自治区图木舒克地区小儿腹泻病轮状病毒、腺病毒感染的流行病学研究[J]. 中国小儿急救医学,2015,22(8).

[7] 杨涛,杨刚. 杭州市余杭区小儿轮状病毒腹泻临床检测和流行病学特征分析[J]. 实用预防医学,2014,21(5).

[8] 曹兵,王雄虎,游志毅,等. 我国轮状病毒疫苗保护效果的Meta分析[J]. 国际病毒学杂志,2013,20(3).

[9] 2012 WGO全球指南:成人及儿童急性腹泻的全球观点[Z].

[10] 2013 WHO意见书:轮状病毒疫苗[Z].

[11] WHO. Children: reducing mortality[Z].

[12] Liu L, Johnson HL, Cousens S, *et al*. for the Child Health Epidemiology Reference Group of WHO and UNICEF. Global, regional, and national causes of child mortality: an updated systematic analysis for 2010 with time trends since 2000[J]. Lancet, 2012, 379: 2151-2161.

[13] Ogilvie I, Khoury H, Goetghebeur M M, *et al*. Burden of community — acquired and nosocomial rotavirus gastroenteritis in the pediatric population of Western Europe: a sloping review [J]. BMC Infect Dis, 2012, 12(62): 2-14.

[14] Nakamuran, Kobayashi S, Minagawah, *et al*. Molecular epidemiology of enteric viruses in patients with acute gastroenteritis in Aichi prefecture, Japan, 2008/09. 2013/14 [J]. J Med Virol, 2016, 88(7): 1180-1186.

[15] WHO. Global Rotavirus Sentinel Hospital Surveillance Network[Z].

[16] World Bank Income Group. Rotavirus vaccines completed dose (RotaC) immunization coverage among 1-year-olds[Z].

[17] Progress with the implementation of rotavirus surveillance and vaccines in countries of the WHO African Region[Z]. 2007-2016.

[18] Burnett E, Jonesteller CL, Tate JE, *et al*. Global Impact of Rotavirus Vaccination on Childhood Hospitalizations and Mortality from Diarrhea[J]. J Infect Dis, 2017 Jun1, 215(11): 1666-1672.

[19] Eyal Leshem, Ben Lopman, Roger Glass, Jon Gentsch, Krisztián Bányai, Umesh Parashar, Manish Patel. Distribution of rotavirus strains and strain-specific effectiveness of the rotavirus vaccine after its introduction: a systematic review and meta-analysis[J]. Lancet Infect Dis, 2014, 14: 847-856.

[20] P. Bruijning-Verhagen, M. D. Nipshagen, H. de Graaf, M. J. M. Bonten. Rotavirus disease course among immunocompromised patients; 5-year observations from a tertiary care medical centre

[J]. Journal of Infection, 10.1016/j.jinf.2017.08.006.

[浙江树人大学树兰国际医学院附属树兰(杭州)医院　高海女]

(三)环状病毒感染

环状病毒(orbiviruses)是呼肠病毒科(*Reoviridae*)环状病毒属(*Orbivirus*)的病毒。环状病毒尚未被认为是人类的重要病原体,但这些病毒可感染有经济价值的反刍动物并造成它们的疾病。环状病毒属比较重要的成员有蓝舌病毒(blue tongue virus)、非洲马瘟病毒(African horse sickness virus)、鹿肾综合征出血热病病毒、马脑病(equine encephalosis)病毒等。

环状病毒外层衣壳的VP2蛋白和核心表面的VP7蛋白分别是型特异性和组特异性抗原。环状病毒属中的100多种病毒大多都是由媒介(蜱、蚊、蠓或蚋)传播的,并且其中有许多可引起家畜的重要疾病,如牛蓝舌病、非洲马瘟和鹿肾综合征出血热。其中有几种病毒可引起严重的先天异常,如动物的(大脑)导水管狭窄、脑积水、关节弯曲(arthrogryposis),并且已有人提出以这些动物作为人类疾病的模型。有7种环状病毒被提示与人类疾病相关。环状病毒感染的后果不一,包括从亚临床感染到严重的致命性疾病,这取决于病毒的毒株或宿主的种类。在脊椎动物宿主,病毒通过吸血昆虫媒介传播,有感染性的病毒颗粒到达淋巴结,在那里开始进行最初的复制,然后传播至脾脏、胸腺和淋巴结,与循环血细胞发生联系,并在血细胞中持续存在数周或数月。环状病毒感染的特征是在脊椎动物中能诱发较长时间的细胞相关病毒血症。环状病毒感染发病机制的另一种特征是,这些病毒在内皮细胞中复制并对其造成损害。此病毒也可感染血管平滑肌细胞,造成病毒诱发的血管损伤,并引发一种病理生理的级联反应过程,其特征是毛细血管渗漏、出血和弥散性血管内凝血(DIC)。临床上这些事件的表现是黏膜水肿、血液浓缩、肺水肿、胸腔积液、心包积液、浆膜腔出血、其他出血或血栓现象、低血压和休克。有一种奇特的现象是,绵羊感染该病毒后可引起肺动脉基部出血。另外,在反刍动物中引起先天性感染也是环状病毒的特征之一。怀胎的牛和绵羊发生蓝舌病毒或动物肾综合征出血热病病毒感染后,可发生胚胎感染、流产或先天性异常。大多数环状病毒在脑内接种后都对幼鼠有神经毒力(neurovirulent),有些病毒在注射接种后有神经侵袭性和神经毒力。随着年龄增长,易感性降低,胚胎期最易感。在美国的西南部,有一种在抗原性上与Kemerovo组环状病毒相关的病毒可能引起一种急性发热性疾病,该病患者有肌痛、呕吐和腹痛,伴有白细胞减少、血小板减少和贫血。这些病例都有暴露于蜱的历史,但已排除了落基山斑点热,并且对lipovnik病毒发生了血清转换。从急性期血液中未分离出病毒,且这种感染与临床疾病的关系尚未确定。

在非洲有两种以及在南美洲有一种环状病毒与一种非特异性发热性疾病相关。非洲的东、中和西部分离出了orungo病毒,并发现可能与一种发热和肌痛的急性病的暴发相关,但该病毒在这些疾病发生中的作用尚不清楚。从尼日利亚的一名儿童以及从蚊子和啮齿类动物分离出了lebombo病毒。

在中欧和俄罗斯有3种环状病毒传播,Kemerovo抗原复合体的所有成员都有不同程度的证据表明与神经系统感染相关。从俄罗斯地区12例脑膜炎病例的脑脊液分离出了Kemerovo病毒,或有血清学证据表明其与脑炎相关,而在这些患者中已经排除了俄罗斯春夏季脑炎。在前捷克斯洛伐克,在脑膜脑炎患者中有lipovnik病毒单独的感染或与蜱传脑炎病毒共同感染。在同一地区,也有血清学证据表明在多神经根炎患者中有lipovnik病毒或tribec病毒感染。所有这三种病毒都已从硬蜱属的蜱中分离出,而这些蜱同时也可传播蜱传脑炎和莱姆病。在这些疾病重叠发生的地区,解释不同病原体在急性或亚急性神经系统感染的病原学作用时需谨慎。诊断急性感染可用血清学方法，最合适的方法可能是脑脊液中病毒特异性 IgM 抗体的检查。

我国研究人员用间接免疫荧光试验对福建省某县林区 202 名健康人及 126 例表现为发热、脑炎、关节炎或皮疹等的患者血清或脑脊液进行了针对环状病毒 Ti2076 株抗原的 IgG 抗体检测。结果表明，202 名健康人中 72 名(35.6%)环状病毒 IgG 抗体阳性，而 126 例患者中有 40 例(31.7%)该抗体阳性，21 例环状病毒 IgM 抗体阳性。检测北京地区 20 名健康人的环状病毒 IgM 抗体均为阴性。部分血清抗体阳性者有明确的受蜱叮咬史。该研究结果表明，在所研究的地区环状病毒感染普遍存在，而且环状病毒感染可能与部分发热性疾病及中枢神经系统疾病相关，但还需要进行更多研究，以排除其他感染因子的作用，并明确环状病毒感染与疾病的关系。

参考文献

[1] 王姣，翁善钢. 环状病毒的流行与传播[J]. 中国动物保健，2014，16(9)：19-20.

[浙江树人大学树兰国际医学院附属树兰(杭州)医院　高海女]

(四) 科罗拉多蜱传热病毒感染

科罗拉多蜱传热(Colorado tick fever)是科罗拉多蜱传热病毒(coltivirus)感染所致的急性自限性发热性疾病。90%以上的感染者有蜱暴露史，春夏高发，主要表现为“马鞍热”及流感样症状，如头痛、肌痛、关节痛以及乏力，乏力可持续数周。常有白细胞减少，大多预后良好，但是严重者也可表现为脑炎、脑膜炎以及出血倾向。目前无特异性治疗和预防疫苗。

【病原学】

科罗拉多蜱传热病毒属于呼肠病毒科(*Reoviridae*)，按以往的分类，属于环状病毒属(*Orbivirus*)的 A 亚组。而 B 亚组则含有几种关系较远的亚洲病毒和中国的已与脑炎关联的蚊传环状病毒，按当前的分类，属于科罗拉多蜱传热病毒属(*Coltivirus*)。此病毒是无包膜病毒，核心部分直径为 80 nm，呈二十面体立体对称结构，由两层蛋白质衣壳和双股 RNA 组成的基因组构成，共 12 个序列。内层衣壳称为核心。该病毒的基因组既编码病毒的结构蛋白，也编码非结构蛋白。与科罗拉多蜱传热病毒极相似的 eyach 病毒，已从法国和德国的蜱中分离出，并被认为引起发热和神经系统病症。seadornaviruses 则是在东南亚地区，特别在印度尼西亚和中国呈地方性流行的与科罗拉多蜱传热病毒十分相似的病毒，但其流行病学等方面证据还很少。

【流行病学】

1. 传染源　本病主要是由一种森林蜱——安德森革蜱传播的(图 14-10)。

2. 传播途径　科罗拉多蜱传热病毒是在未成熟期蜱(幼虫)和小型哺乳动物(主要是啮齿类)之间传播，并且在这些小型哺乳动物体内复制。蜱的感染从蚴虫到蜱的成年期都存在，但人类通常在受到成年蜱叮咬后发生感染。本病的蜱媒介在美国和加拿大西部的海拔 1 220～3 050 m 的高地(包括落基山、黑山、内华达山脉、加利福尼亚沿海 1 220 m 以上山脉)，在有松树刺柏蒿属标志物生长地都有分布。几乎所有受该病毒感染的人都有在这种地方室外活动史，虽然偶有在其他地区由于野营的衣物或用具上所带的蜱造成感染的报道(图 14-11)。

3. 易感人群　户外工作者或参加户外活动者，特别是爱好旅行者，以青中年男性居多。

4. 流行特征　该病的传播有季节性，一般发生在 3—8 月，但 80%的病例发生在 4—6 月。科罗拉多蜱传热发病率正在逐年降低，从每年数百例下降至十余例，这可能与其在某些州变成非法定传染性疾病相关，比如科罗拉多州。截至目前，有 3 例儿童感染后导致死亡的报道。科罗拉多蜱传热病毒可通过输血传播，所以感染者 6 个

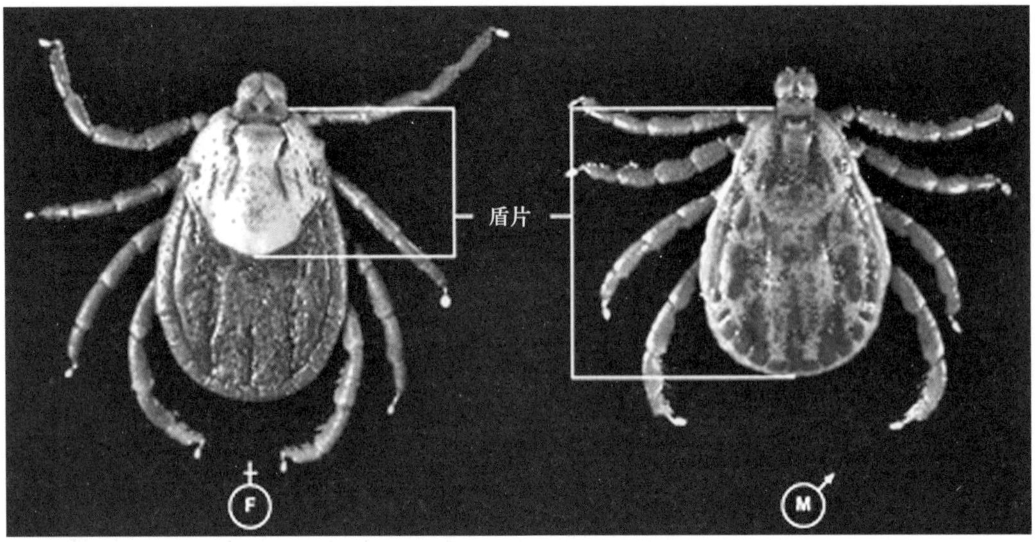

图 14－10　安德森革蜱

科罗拉多蜱传热病毒生态学

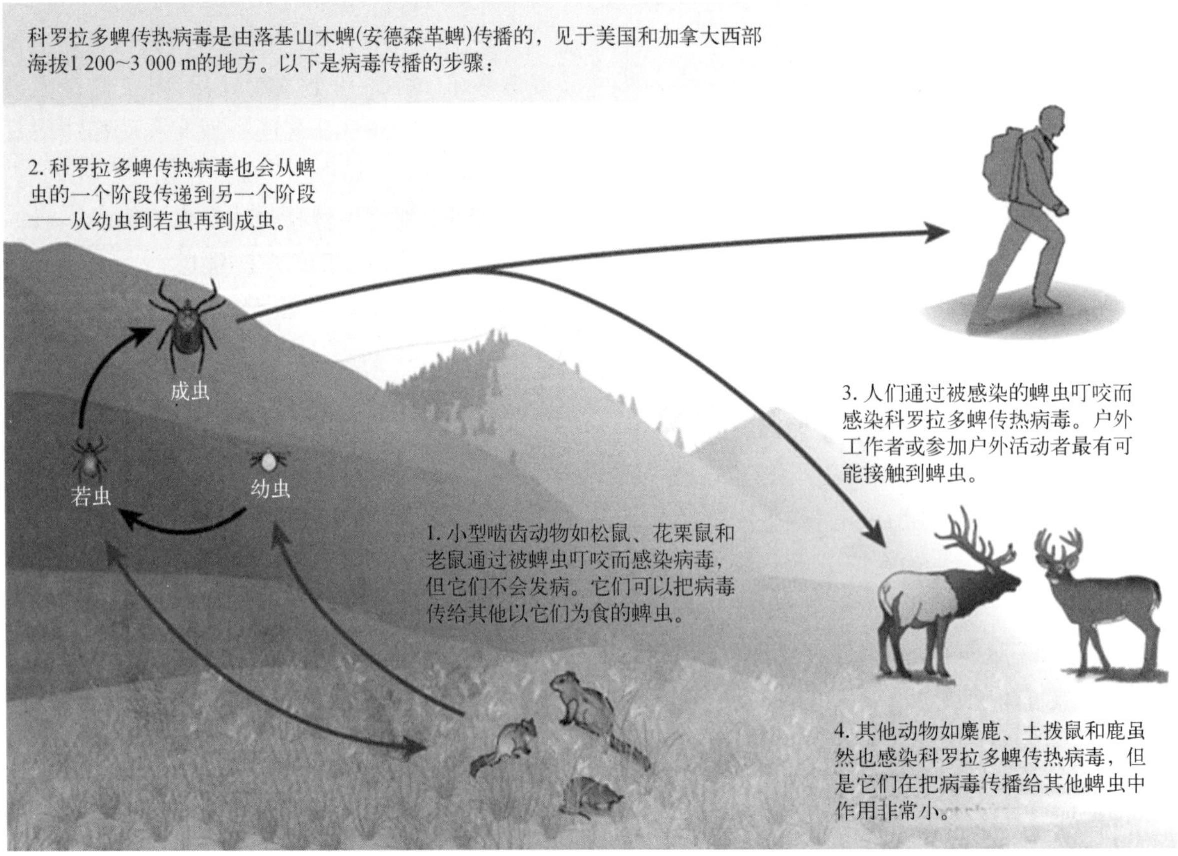

图 14－11　科罗拉多蜱传热病毒的传播途径

月以内禁止献血。恢复期患者有诉衰弱无力数周至数月者。到目前为止，关于从美国、加拿大及墨西哥以外地区分离出科罗拉多蜱传热病毒的报道很少。印度尼西亚有人报道从20世纪80年代收集的蚊子体内分离出了科罗拉多蜱传热病毒。我国尚未见到本病病例的报道。

【临床表现和并发症】

1. *临床表现* 在大约50%的病例可发现身体上有附着的蜱。如果发现有蜱附着，估计其潜伏期为3～4日(范围1～14日)。常急性起病，几乎所有患者有发热，典型者表现为“马鞍热”(体温升高2～3日后自行降至正常，2～3日后再次发热，再次发热时间也为2～3日)。除流感症状外，还可有寒战、恶心、呕吐、腹泻、咽痛、严重肌痛、感觉过敏、眶后疼痛、颈部僵硬。患者表现出焦虑，但很快出现精神和体力耗尽的表现。结膜可出现充血，上颚偶可出现黏膜疹。5%～15%的患者可出现一过性少量皮疹，主要分布于躯干。2～4日后症状消退；在大约半数的病例，于1～3日后发热和其他症状再度出现。阳性体征少，如颈项强直、皮疹，极少数可有肝脾大、出血、感觉异常、昏迷。

2. *并发症* 已报道的并发症包括肝炎、心包炎、心肌炎、非典型肺炎和附睾睾丸炎。约10%的病例并发脑炎，曾有儿童并发致命性脑炎的报道。妊娠期发生感染与自发性流产相关，不止一篇报道有发生多种先天性异常，但科罗拉多蜱传热与这些不良事件的因果关系尚未确定。

【实验室检查】

各类血细胞都可能减少，但白细胞计数减少至(1～4)×10^9/L是本病的特点。白细胞分类计数通常显示相对的淋巴细胞增多，且常见非典型淋巴细胞。也有专家认为，大约2/3的病例出现淋巴细胞减少。血小板减少有时导致出血点的出现，偶然发生临床上显著的出血。该病毒感染骨髓中的母细胞前体细胞，并在被释放到外周循环中时，红细胞发生终生感染。在症状出现后长达120日时，仍可从感染本病毒的人洗涤过的红细胞中检出该病毒。

从全血或血块中用Vero细胞分离出该病毒可以确定诊断。可用免疫荧光染色法检出外周血涂片中吸附了该病毒的红细胞。补体结合抗体到病程的第3周才会出现，该抗体的检测曾经是本病最常用的诊断方法。反转录聚合酶链反应(RT-PCR)方法可用于检测病毒RNA，特别是在发病2周内，阳性率几乎100%，3周后病毒RNA基本不可检测。因其具有高敏感性和特异性，故近年来该检测技术逐渐成为最重要的诊断方法。血清学方法如间接免疫荧光、中和试验、酶免疫检测法、补体结合试验或用血清学方法中最可靠的免疫印迹法，也都可以确定诊断，尤其是急性期及恢复期双份血清中和性抗体升高4倍以上，更具有诊断意义

【诊断和鉴别诊断】

根据发病或发病前较短时间内是否去过流行区、有无明确的被蜱叮咬史，以及急性热病的症状体征，应考虑到本病的可能。90%以上的病例有受到蜱叮咬或暴露于蜱的病史。有地方性动物流行病区暴露史对于诊断最有帮助。

鉴别诊断方面主要考虑与流感、落基山斑疹热、Q热病、莱姆病、兔热病、埃立克体病以及许多其他病毒感染性疾病相鉴别，在一定背景下(即有回归热流行或散发的地区)要与回归热相鉴别。本病一般无呼吸道症状，故可借此与夏季其他病毒性发热性疾病相鉴别。

【治疗】

尚无特异性疗法可用，应采取支持治疗和对症治疗。卧床休息和规律温和使用解热药物利于症状缓解。利巴韦林在动物模型中显示有效，但在人类无相关的数据支持。高热时可用解热药，如阿司匹林、布洛芬。疼痛症状严重时可用可待因或氢可酮。

【预防】

尚无特异性疫苗。避免在传播季节到蜱滋生地，如果必须要到这种地方去时，建议采取个人保护措施。蜱喜向上爬行，因此应将衬衣系在裤内，将裤腿放入袜筒内，穿白色或浅色衣服容

易看到衣物上的蜱，穿长袖衣服等将有利于定时检查并去除已附着的蜱。应在衣服、鞋和用具上喷洒朴灭司林(permethrin)，并只在暴露的皮肤上涂抹含有30%以下二乙基甲苯甲酰胺的驱虫剂，但避免在小儿面部、手上用驱虫剂，以使吞入的危险降至最低。

本病通常是自限性的，大多数病例预后良好。

参考文献

[1] Lambert AJ, Kosoy O, Velez JO, *et al*. Detection of Colorado tick fever viral RNA in acute human serum samples by a quantitative real-time RT - PCR assay [J]. J Virol Methods, 2007, 140(12) 43 - 48.

[2] Stephanie J, Yendell, Marc Fischer, and J. Erin Staples. Colorado Tick Fever in the United States, 2002 - 2012 [J]. Vector Borne & Zoonotic Diseases, 2015, 15(5): 311.

[3] AL Geissler, E Thorp, HC Van, *et al*. Infection with Colorado Tick Fever Virus Among Humans and Ticks in a National Park and Forest, Wyoming, 2010. Vector Borne & Zoonotic Diseases, 2014, 14(9): 675 - 680.

[4] KE Meagher, CF Decker. Other Tick-Borne Illnesses: Tularemia, Colorado Tick Fever, Tick Paralysis. Disease-a-Month, 2012, 58 (6): 370 - 376.

[浙江树人大学树兰国际医学院附属树兰(杭州)医院　高海女]

七、披膜病毒科病毒感染

(一) 风疹病毒感染

风疹病毒感染引起的急性呼吸道传染病风疹(rubella)，又称“德国麻疹”，一般感染后的临床表现轻，可出现红色斑丘疹、枕后及耳后淋巴结肿大并有压痛，呈自限性，并发症较少。但如果妊娠期妇女在妊娠早期尤其是妊娠前三个月感染风疹病毒后可能导致胚胎畸形或先天性风疹综合征(congenital rubella syndrome, CRS)。风疹病毒感染引起的最大危害是CRS对患儿及其家庭以及社会将会造成重大负担。

人类于18世纪中期首次认识到风疹是一种独特的疾病；1941年，澳大利亚的眼科医师Norman Gregg博士首次提出妊娠早期患风疹与婴儿先天性异常之间的关系；1962年分离出了风疹病毒；1967年通过电子显微镜使用抗原抗体首次观察到风疹病毒的分子结构；至1969年美国已生产出风疹疫苗，并开始普遍接种该疫苗；2012年WHO发起“麻疹行动”(现称为“麻疹和风疹行动”)，建议所有国家将风疹疫苗纳入国家免疫规划，并进行风疹和先天性风疹综合征的监测。

【病原学】

本病的病原体是风疹病毒(rubella virus, RV)，为RNA病毒，是披膜病毒科(*Togaviridae*)的风疹病毒属(*Rubivirus*)的唯一成员。风疹病毒呈近似球形，直径为60～70 nm，包膜上有5～6 nm的突起，核衣壳的直径约为30 nm，由螺旋状蛋白质和1条单链RNA分子组成。此病毒的基因组全长9 762个核苷酸，含有两个不重叠的开放读码框架，分别编码两个非结构蛋白(non-structural protein, NSP)(P150和P90)和3个结构蛋白(E1、E2和C)(图14-12)。E1和E2是跨膜糖蛋白，并固定在包膜外层，而C是围绕病毒RNA的衣壳蛋白质。E1蛋白负责受体介导的内吞作用，是免疫主导抗原，血凝抑制和中和抗体均需E1蛋白起反应。E2蛋白是膜结合蛋白。E1蛋白上有4个区，E2蛋白上有2个区，以及C蛋白上有4个区可刺激T细胞表位，使T细胞增殖。

此病毒相对不稳定，脂溶剂(如乙醚、氯仿)、去垢剂(如十二烷基磺酸钠，SDS)、胰蛋白酶、甲醛、紫外线、pH过高(超过8.0)或过低(低于6.8)以及加热均可使其灭活，如加热至56℃，其半生期为5～20分钟。

【流行病学】

1. 分子流行病学概况　在2004年前，国际上对不同风疹病毒型的划分无统一的标准，2004年9月，WHO召开会议规定了风疹病毒基因组中用于分子流行病学分析的靶核苷酸序列，制定了基因型划分的标准，确定了各基因型的参考毒株及其核苷酸序列，描述了各基因型在全球的分布情况，同时建立了风疹病毒毒株库和序列数据库。WHO 将 E1 基因的 739 个核苷酸片段作为基因型划分和常规分子流行病学研究的标准靶核苷酸序列。风疹病毒只有 1 个血清型，但有多个基因型。2016 年的 WHO 标准将风疹病毒分为两个进化枝（分别命名为 Clade 1 和 Clade 2）和位于两个进化枝中已确定的 12 个基因型（1B、1C、1D、1E、1F、1G、1H、1I、1J、2A、2B、2C）和 1 个临时基因型（1a）。不同风疹病毒基因型具有各自的地理分布特征，不同地区有该地区流行的本土流行株或优势流行株，同时风疹病毒流行也和年代有一定的相关性。

中国的风疹病毒学监测开始于 1999 年。连续 16 年的分子流行病学研究显示，有 3 种基因型风疹野病毒曾在中国流行，分别是 1F 基因型、1E 基因型和 2B 基因型风疹病毒。其中 1F 基因型在地理上局限于中国，至今未在其他国家和地区发现。

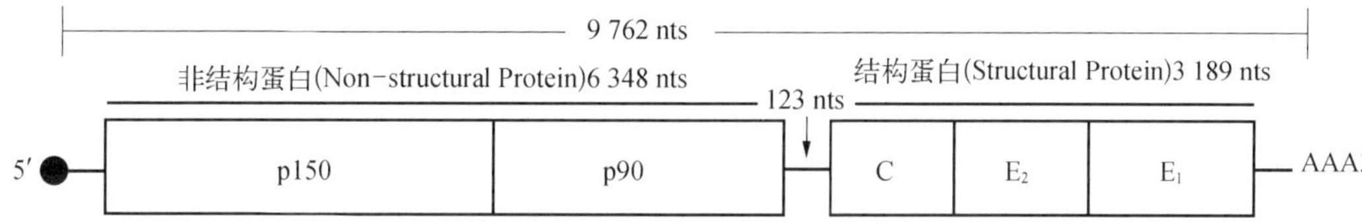

图 14-12 风疹病毒的基因组结构

2. *风疹发病的流行病学* 在体内，风疹病毒有严格的宿主选择性，人是风疹病毒唯一的宿主。受风疹病毒感染者，包括风疹患者、亚临床感染者和先天感染风疹病毒的婴儿，是本病的传染源。一般风疹患者出疹前 1 周至出疹后 5 日有传染性。但先天感染风疹病毒的婴儿排出病毒的时间可能长达数月。风疹病毒经飞沫通过呼吸道传播。未患本病且未接种风疹疫苗的个体对本病均易感，但患者以 5～9 岁儿童为多。在儿童期普遍接种风疹疫苗或麻疹、风疹、流行性腮腺炎三联疫苗（Measles, Mumps and Rubella Combined Attenuated Live Vaccine, MMR）的国家和地区，风疹好发年龄有趋于青少年期乃至青壮年期的现象。风疹的季节性暴发多在冬春季，每 3～8 年出现一次流行高峰。

妊娠妇女患风疹时，胎儿可发生感染，引起 CRS 以及各种先天性异常。育龄期妇女对风疹病毒的高敏感性是导致 CRS 的高风险因素。由于流行病学及社会经济差异，这种风险在各国家及各地区各不相同。在风疹疫苗时代前，CRS 的发病率波动在 0.1～0.2/1 000，在风疹流行期间每 1 000 个活产儿中的 CRS 则升高至 0.8～4.0。在 1964—1965 年美国风疹大流行期间约有 1 250 万例风疹感染病例，包括 2 000 例以上脑炎、超过 112 250 例发生流产或死胎，2 万例以上的 CRS（其中有＞8 000 例耳聋病例、3 580 例失聪、失明病例，和 1 800 例智力障碍病例）。

在体外，风疹病毒可在多种哺乳动物细胞上增殖，如原代非洲绿猴肾细胞（African Green Monkey Kidney, AGMK）、乳仓鼠肾细胞（Baby Hamster Kidney, BHK_{21}）、兔肾细胞（Rabbit Kidney, RK_{13}）和非洲绿猴肾细胞的传代细胞系（Vero 细胞）。在 1962 年，Parkman 等人利用猴肾细胞成功分离到风疹病毒后，通过在不同的细胞系传代使其毒力降低，从而发现并获得了许多疫苗株。

在疫苗时代，很多实施风疹疫苗接种政策的国家的风疹病例已经减少，如自 2009 年以来，美洲 WHO 区域内的风疹已被宣布消灭。

【发病机制】

风疹病毒进入呼吸道之后，吸附于呼吸道上皮细胞，并进入细胞内，经血液播散，此时可发生初次病毒血症，并进入局部区域淋巴系统，在局部或远处的网状内皮组织中复制，继而发生二次病毒血症。在暴露后 8～14 日内，全身许多部位都发生病毒的活跃复制，可从呼吸道、皮肤、淋巴结、尿液、脑脊液和乳汁中分离出该病毒。

免疫反应：无论在自然感染风疹病毒还是

在接种风疹疫苗后，体液免疫反应的特点是针对病毒的不同抗原产生各类型的抗体。皮疹出现时产生血凝抑制(HAI)抗体和中和抗体，而补体结合抗体约在1周后出现。出疹后2周血凝抑制抗体和中和抗体达到高峰。HAI和中和抗体终生持续存在。对风疹病毒的细胞介导免疫反应在体液免疫反应出现前至少1周时即已发生。在自然感染或接种疫苗后，都可发生短暂的细胞免疫抑制和中性粒细胞及淋巴细胞数减少。但在平时免疫功能正常的个体，风疹病毒感染并不引起临床上有意义的免疫抑制。

皮疹的发生可能系由免疫介导。患者血液中虽有风疹病毒抗原及其相应抗体形成的免疫复合物，但它并不是皮疹形成的原因。

妊娠11周之内患风疹者，约90%的婴儿发生先天性缺陷(流产、死胎)。妊娠第16周以后患风疹者，容易发生胎儿感染和先天性风疹综合征。

先天性风疹的发病机制：与获得性风疹病毒感染不同的是，先天性风疹病毒感染是一种持续的进行性感染。在确诊CRS的28岁患者的体液仍能检测到风疹病毒RNA，可以验证这种感染可以持续几十年。胎盘和胚胎感染多在母亲妊娠最初3个月内发生风疹病毒感染后发生，而且胚胎感染发生率达90%～100%。胚胎早期感染，特别是在器官发生期的感染，与胚胎的死亡或畸形的发生相关。至妊娠16周时，胚胎感染率降至10%～20%，但到妊娠30周时又升至60%或更高，妊娠36周时胎儿感染率达100%(表14-8)。

表14-8　各孕周CRS的发生率

孕周	胎儿感染率(%)	孕周	出生缺陷率(%)
		<11	90
<12	80	11～12	33
<24	25	13～14	11
27～30	35	15～16	24
36	100	>16	0

先天性风疹病毒感染的病毒学效应主要是病毒引起的全身性进行性坏死性血管炎的结果。器官实质的发育不全是先天性风疹综合征的特征。其他病理作用有灶性炎症、水肿和肉芽肿性改变。有证据表明，先天性网状胚胎和慢性感染的胚胎细胞发生有丝分裂停止和染色体缺陷。在妊娠最初3个月发生感染时，感染累及的范围大，可广泛累及多个器官；而当感染是在妊娠16周以后发生时，少数器官，特别是眼和听觉系统，发生灶性受累。

先天性风疹感染时，胚胎风疹IgM抗体在胎龄20周时即可检出，IgG抗体可在胎龄4个月时检出。IgM和IgG抗体水平在出生后数月内持续增高，至6月龄时IgM抗体水平开始下降，而IgG抗体可持续存在多年。但对先天性风疹的细胞免疫反应，如迟发型超敏反应、淋巴细胞介导的细胞毒性反应、植物血凝素诱导的淋巴细胞转化以及干扰素的产生等，都比获得性感染低。感染发生得越早，细胞免疫反应受抑制也越严重。

【临床表现】

风疹的潜伏期为12～23日。约1/4的感染呈亚临床型。前驱期短，可有低热、不适等。典型的临床表现是耳后、颈后、枕后淋巴结肿大并有压痛。淋巴结肿大在皮疹出现前24小时左右发生，且可持续约1周。皮疹首先在面部出现，其后迅速蔓延至颈部、上臂、躯干和肢体。皮疹形状不一，多呈斑丘疹，也可融合成片，可有轻度痒感。有时见大片皮肤充血发红区。在许多病例，皮疹出现后于当日遍及全身。皮疹通常在第3日消退，可有轻度脱屑。出疹时多无发热，即使伴有发热，也多为低热，且多在出现皮疹的第1日内消退。脾脏可有轻度肿大。

青少年女性和成年妇女患风疹时可出现多关节炎，伴关节疼痛、肿胀、压痛和积液。手的小关节最常受累，一般持续数日至2周。如在暴发病例中，关节痛和关节炎的发生率超过60%。

【并发症】

风疹的并发症相对少见。风疹患者的脑炎发生率约为1/6 000，病死率达20%，生存者多不留后遗症。血小板减少性紫癜发生率约为1/3 000(有症状者的发生率为1/1 500)。产后风疹感染最严重的并发症是感染后脑病或脑脊髓炎,而在自然感染中的发病率约为1/6 000。其相应的症状在皮疹出现后1~6日突然出现,最主要的症状是头痛、呕吐、颈强直、嗜睡和全身性痉挛,也可出现单纯的脊髓炎或多神经根炎。体检可见眼球震颤、浅表皮肤反射减弱以及深腱反射异常。脑脊液澄清,细胞计数轻度增高(平均50/μl),多数为淋巴细胞。在脑组织中可检测到风疹病毒抗原,也有从脑脊液中分离出风疹病毒的报道。风疹感染后脑炎病例的病死率约20%,多在出现脑炎症状后数日内出现昏迷、呼吸衰竭而死亡。风疹的预后良好,病死率极低,据美国的资料,在1966—1994年,美国所有向疾病控制和预防中心报告的风疹病例中的病死率在0.1%以下。

1. *先天性风疹病毒感染* 妊娠妇女感染风疹病毒后,可以发生流产、早产、死胎,或在宫内感染风疹的胎儿出生后出现以多器官严重损失为主要表现的CRS,几乎所有器官系统均受累,发生暂时性、进行性或永久性病变;主要引起:宫内生长迟缓、眼睛(白内障、青光眼、色素视网膜病变、绒毛膜炎等)、听力(神经性耳聋等),心脏(周围性肺动脉狭窄、心肌炎、动脉导管未闭或室间隔缺损等心脏结构异常)、脑(小头畸形、脑膜脑炎)、肺炎、肝炎等;晚期并发症有运动障碍和智力低下。活产婴儿可有各种程度不同的先天异常,还可有急性病变,如新生儿血小板减少性紫癜,且常有肝脾大、肝炎、黄疸、溶血性贫血、长骨的骺部钙化不良和前囟饱满等严重表现。部分患儿脑脊液细胞数增多。这些情况均为严重先天感染的表现。在新生儿时期亦可出现风疹病毒性肝炎及间质性肺炎。

2. *心血管方面* 最常见的异常是动脉导管未闭,其次有肺动脉狭窄、房间隔或室间隔缺损、主动脉弓异常及更复杂的畸形。动脉导管的管壁组织中可能存在风疹病毒。有些患儿心脏杂音不明显,而呼吸困难、发绀是常见症状,大多于出生后第1个月内即会发生心力衰竭,预后不良。肾血管的狭窄可导致高血压。

3. *耳聋* 妊娠8周以后感染者所生婴儿,听力障碍可为先天性风疹的唯一表现。听力障碍可单侧或双侧受累,其程度可不一。

4. *眼* 眼部受累患儿可出现单侧或双侧白内障,出生时可能不明显,仔细检察方能发现。除白内障外,常伴有小眼球和青光眼,很难与遗传性的婴儿青光眼相鉴别。先天性风疹的青光眼表现为角膜增大和浑浊,前房增深,眼压增高,需手术治疗。

5. *神经系统* 受累胎内感染风疹对神经组织侵袭力很强,造成程度不同的发育缺陷。脑脊液常有细胞数增多、蛋白质浓度增高,至1岁时仍可从脑脊液中分离出病毒。风疹病毒性脑炎可致智力、行为和运动发育障碍,可形成永久性损害而致智力低下。

6. *内分泌方面* 先天性风疹感染可增加内分泌疾病的发生。最常见的是1型糖尿病,其发生率为未受感染婴儿发病率的4倍;先天性风疹病毒感染者中,约5%发生甲状腺病,如甲状腺功能亢进或甲状腺功能减低或甲状腺炎;在CRS的患者中发现了一种与亚急性硬化性全脑病类似的进行性脑病。

【实验室检查】

血常规常有白细胞计数正常或稍减低,血小板减少罕见,可有或无紫癜。实验室检查可取患者的鼻咽分泌物、唾液或尿液进行病毒分离,但因需时长,不适于早期诊断。常用的实验室检查项目是检测风疹病毒特异性IgM抗体,一般发病最初几日即可检出。因为该抗体不能通过胎盘,所以对先天性风疹的诊断也特别有用。如恢复期风疹病毒IgG抗体滴度升高4倍或更多,也可确定诊断,但对早期诊断无意义。在风疹感染出疹当日检测风疹病毒特异性IgM抗体的阳性率为50%左右,但在出皮疹5日后大多数可检测出风疹病毒特异性IgM,一般可以持续存在7~10日;CRS和先天性风疹感染患者的IgM及风疹病毒阳性可持续数月。

【诊断和鉴别诊断】

根据本病的典型临床表现(症状轻、耳后及枕后淋巴结肿大并有压痛、皮疹出现迅速且持续时间短等)、流行病学资料(年龄、季节,对风疹病例的暴露史等),诊断一般不困难,但确定诊断需要做特异性实验室检查。

鉴别诊断应当考虑与轻症猩红热、麻疹、幼儿急疹、弓形虫病和肠道病毒感染等相鉴别。

【治疗】

尚无特异性抗病毒疗法,因此应采取支持和对症治疗措施。发热者可用中药清热解毒,咳嗽者给予祛痰止咳剂等。头痛、不适和淋巴结肿胀疼痛可用对乙酰氨基酚治疗。关节炎可用阿司匹林治疗。有发热或负重关节发生关节炎时,要卧床休息。并发脑炎病例的治疗与其他病毒性脑炎的支持和对症治疗相似。对有严重血小板减少的病例,可考虑用肾上腺皮质类固醇疗法和输入血小板。

【预防】

接种风疹疫苗是预防风疹和CRS最有效的措施,可以通过保护孕妇免受风疹病毒感染而预防胎儿CRS的发生。风疹本身并不是一种严重的疾病,但妊娠妇女因为发生风疹病毒感染而造成的先天性风疹综合征和各种先天性异常,却是一个十分严重的问题,其危害究竟有多大、影响有多深,似乎尚无大规模调查研究的数据。据有些资料表明,我国2004年风疹的发病人数为24 015例,死亡1例。其伤残调整生命年(DALYs)损失为63 591.39人/年,每例患者负担为604.7元。但由风疹造成的先天性心脏病等严重疾病的负担如何,尚缺乏研究资料,一些相关的监测和随访研究刚刚起步。而发达国家的经验已充分证实,预防或减少先天性风疹综合征和因风疹造成的各种先天异常的行之有效的唯一办法是,对儿童,特别是女童进行普遍的免疫,以保证当女童到生育年龄时体内有足够的抗风疹病毒免疫力。对儿童人群进行普遍的风疹病毒疫苗免疫,可防止风疹在人群中的流行,因而最终达到保护妊娠妇女免受风疹病毒感染的目标。因此,对儿童进行风疹疫苗普遍接种是十分紧迫的事。正因如此,世界卫生组织号召所有发展中国家将风疹疫苗免疫列入计划免疫之中,并对风疹进行监测。自2009年,风疹的流行传播在美洲世界卫生组织区域内已被中断;2015年4月,世界卫生组织美洲区成为世界上首个被宣布为无风疹地方流行的区域。

WHO发起的2012—2020年风疹和麻疹消除计划中提到:到2015年底,在2000年基础上,将全球麻疹死亡数至少减少95%;实现区域性麻疹和风疹/先天性风疹综合征(CRS)消除目标。到2020年底,至少在WHO的5个区域消除麻疹和风疹。该战略侧重落实5项核心要素:① 实现两剂含麻疹和风疹疫苗的免疫接种高覆盖并加以维持;② 利用有效的监督方法对疾病实施监测,并评估规划工作,确保免疫工作取得进展并带来积极影响;③ 建立并保持疫情防备、疫情快速应对并且对病例实施有效治疗;④ 沟通与参与,建立公众信心和免疫需求;⑤ 开展所需的研发活动,支持采取具有成本效益的行动并改善免疫接种和诊断工具。

2018年,WHO发布了该计划的中期报告,指出在过去15年中,消除麻疹取得了重大进展。2000—2014年,全球麻疹死亡率估计下降了79%,从而避免了1 700多万麻疹相关死亡病例。仅2012—2014年,估计就有400多万麻疹相关死亡病例通过麻疹疫苗接种得以避免。2012—2015年,通过常规免疫服务在全国范围内提供脑膜炎球菌结合疫苗(MCV2)的WHO成员国数量从131个(68%)增加到154个(79%),估计全球MCV2覆盖率从48%增加到56%。截至2015年底,美洲、欧洲和西太平洋区域的区域核查委员会(RVC)已核实61个成员国(美洲34/35个成员国;欧洲21/53个成员国;西太平洋6/27个成员国)消灭了麻疹,55个成员国消灭了风疹(美洲35/35个成员国;欧洲20/53个成员国)。

我国现已有麻疹、流行性腮腺炎和风疹三联疫苗(MMR),系减毒活疫苗,可使95%以上接受接种者产生特异性免疫反应。我国已有国产的 MMR 疫苗，初步研究表明，其免疫原性良好，接种单剂后受试对象 100%产生抗体阳转，而且抗体滴度较高。为减少先天性风疹综合征和妊娠期感染风疹而造成先天性畸形和其他异常，提倡对满 8 月龄以上人群、青春期少女及育龄期妇女实施计划免疫；对于风疹病例密切接触者进行应急接种。接种程序：首剂应在 12～15 月龄接种。第二剂在 4～6 岁进行。到 11～12 岁仍未接种第二剂的女童，应当补种 1 次，以保证到生育年龄时仍有对风疹的免疫力。

妊娠妇女不应接种风疹减毒活疫苗。所有妊娠妇女都应尽可能避免暴露于风疹患者。发生暴露后，应在 3～4 周时取血检测抗体(风疹病毒特异性血凝抑制抗体或 IgM 抗体)，若抗体仍为阴性，暴露后 6 周再检测 1 次。若抗体出现，说明已经感染，应考虑终止妊娠。如不能终止妊娠，则应使用风疹免疫球蛋白以求减少胎儿感染，但不一定能完全避免。

(二) 甲病毒感染

甲病毒属(*Alphavirus*)是披膜病毒科(*Togaviridae*)的一个属。这个属的病毒包括西部马脑炎病毒(Western equine encephalitis virus, WEEV)、东部马脑炎病毒(Eastern equine encephalitis virus, EEEV)、委内瑞拉马脑炎病毒(Venezuelan equine encephalitis virus, VEEV)、基孔肯雅病毒(Chikungunya virus, CHIKV)、辛德毕斯病毒(Sindbis virus, SINV)、塞姆利基森林病毒(Semliki forest virus, SFV)、罗斯河病毒(Ross river virus, RRV)等 30 种病毒。这些病毒的宿主范围较广，主要引起动物的感染，但也可以引起人类的感染和疾病，多通过蚊虫媒介叮咬易感脊椎动物传播。

【病原学】

甲病毒是有包膜的单股正链 RNA 病毒，呈二十面体立体对称颗粒。病毒粒子的直径为 60～70 nm，核衣壳的外面有来源于宿主细胞胞浆膜的包膜，该包膜含有病毒编码的糖蛋白 E1 和 E2。这些蛋白质形成异二聚体，并以三聚体成组，在病毒粒子表面形成 80 个突起。该病毒的基因组是单链、不分区段、具有感染性的 RNA。其全序列大小为 11～12 kb，基因组两端为非编码区，中间为开放读码框(ORF)，ORF 编码 4 个非结构蛋白(nsp1、nsp2、nsp3、nsp4)和 5 个结构蛋白(包膜蛋白 C、E3、E2、6K 和 E1)。结构蛋白是作为一种聚合蛋白编码的。E2 是跨膜糖蛋白，并且含有大部分中和表位(图 14 - 13)。

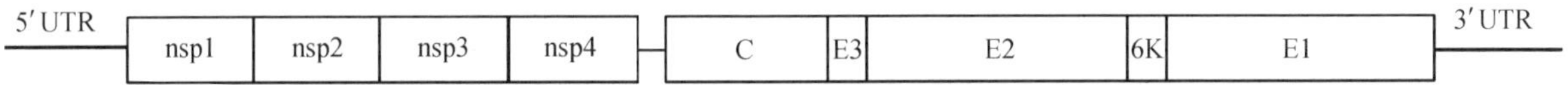

图 14 - 13 甲病毒属基因组结构

甲病毒通过受感染的蚊虫叮咬传播。对小鼠的实验研究表明，在皮下接种后病毒感染局部骨骼肌细胞。病毒经朗格汉斯细胞转运至局部淋巴结而致其感染。其后可发生病毒血症。在人类，皮肤是甲病毒感染的目标之一，可造成皮疹；引起脑炎的甲病毒可感染神经系统，而且主要感染细胞是神经元；而引起关节炎的甲病毒可感染关节。

甲病毒可引起脊椎动物感染细胞的凋亡和坏死，也可形成持续性感染。中枢神经系统的甲病毒感染主要病理改变有血管周围区单核细胞以及偶有多形核细胞浸润。在此期常有红细胞的外溢、内皮细胞肿胀和增殖。淋巴细胞和单核细胞从血管周围区向实质浸润。

甲病毒从致病性上可分为两类，一类是主要与脑炎相关者，即 EEE、WEE 和 VEE 病毒；另一类是与发热、皮疹和多关节炎相关的病毒，包括基孔肯雅病毒、辛德毕斯病毒、塞姆利基森林病毒、罗斯河病毒等。

东部马脑炎(EEE)

东部马脑炎是国际上严密监控的人畜共患传染病。最初是在美国东北部被识别的一种疾病。1831 年，在马萨诸塞州的 3 个沿海县有 75 匹以上马死亡，后来在其他地区也发生了马的脑炎流行。

与东部马脑炎相关的病毒是在1933年从美国东部新泽西州和弗吉亚州的患病马脑组织分离出的,并以此得名。直至1938年,在美国东北地区与发病的马匹在同一地区居住的30名儿童发生致命性脑炎时才怀疑到该病毒可引起人类的疾病。该病的主要传播媒介是黑尾赛蚊(Culiseta melanura),加拿大伊蚊(Aedes canadensis)偶可成为将该病毒从马传播至人的媒介。EEEV是东部马脑脊髓炎的病原体,也是披膜病毒科中致病性最强的一种病毒,病死率约在50%以上。

【流行病学】

1964年,根据血凝抑制(HI)试验将EEEV分为南美型(SA)和北美型(NA)两种抗原变异型。南美型指所有分离自中、南美洲的病毒株;北美型指所有分离至北美洲及加勒比海区的病毒株,主要发生于密西西比河以东地区(如密歇根、马萨诸塞、纽约、新泽西、北卡罗来纳、南卡罗来纳、佛罗里达、路易斯安那和佐治亚等州)。1999年,Brault提出EEEV新分类标准。美国每年发生EEE的病例数为12~17例,2003年报道了26例。EEE在海湾和沿海地区也常见,如在墨西哥、南美洲的北部海岸和加勒比地区。与淡水湿地或沼泽毗连的森林地区患病率高。该病流行有严格的季节性,主要发生在7—10月,冬季几乎没有病例发生。主要传播媒介为黑尾脉毛蚊、盐泽伊蚊和刺扰伊蚊。马群或笼养鸟中发生该病流行时,传播给人类的危险增加。好发年龄:15岁以下和55岁以上人群易感。儿童发生永久性神经系统损害和死亡的比例较高。蚊虫活动高峰季节在室外活动为该病危险因素之一。

少量文献报道表明,在我国可能存在传播东部马脑炎病毒的媒介,而且个别地区人群中有发生EEEV感染者,如福建省研究者报告,在254例疑似脑炎的病例中,用间接免疫荧光法检出15例(5.91%)患者血清中EEEV抗体阳性。仅从血清中检出EEEV抗体,还不足以证实患者的脑炎一定由该病毒引起,但至少可说明我国确有EEEV感染者,提示有存在EEE病例的可能。如果从脑脊液中检出该病毒IgM抗体,或证实脑脊液中IgG抗体滴度显著升高,则可证实患者的脑炎由EEEV引起。1990年,新疆地方病研究所报告从该自治区某地采集的一种蜱分离到一株EEEV(表14-9)。由于国外报告的EEE病例病情多较严重,预后不良,所以需要加强对该病的研究。

表14-9 我国甲病毒的分离情况

分离的病毒	分离年代	地　点	标本来源	宿　主
SAGV	1964	海南保亭县	库蚊	白鹭、猪、羊等
CHIKV	1986	云南西双版纳	蝙蝠、患者	野生灵长类、蝙蝠
SINV	1990	新疆伊犁	按蚊	鸟类及家畜等
WEEV	1990	新疆乌苏市	赫坎按蚊	马和鸟类等
WEEV	1991	新疆博乐	全沟硬蜱	马和鸟类等
EEEV	1992	新疆博乐	全沟硬蜱	马、家禽和鸟
RRV	1993	海南	蝙蝠	家畜、野生哺乳动物

【病理机制】

EEE的病理学特征是弥漫性中枢神经系统改变。大量免疫活性细胞进入脑实质和血管周围区,造成损害。浸润的中性粒细胞和巨噬细胞造成神经元的破坏、灶性坏死和斑点状脱髓鞘。血管有炎症、内皮增生、小血管的血栓形成和血管周围的套袖样白细胞浸润。脑组织有水肿、软脑膜血管充血、出血和软化。死亡病例有弥漫性大脑萎缩,特别是皮质的萎缩。

【临床表现】

本病的前驱期平均为5~10日,有发热、寒战、乏力、头痛和肌痛。此期病毒在非神经组织中，即在蚊虫叮咬的局部或淋巴组织中复制，并造成第1次病毒血症。部分患者可出现第2次病毒血症，同时病毒通过大脑毛细血管内皮细胞移行至中枢神经系统，使大脑微血管通透性增加。其后通过树突和轴突发生病毒从细胞至细胞的传播。初期的症状很快进展到精神错乱、嗜睡，甚至昏迷。也可有腹痛和腹泻。与其他甲病毒相比，EEE发展到CNS受累的时间较短。CNS症状一旦出现，往往迅速恶化。神经系统症状包括头痛、恶心、呕吐、精神错乱、局灶性神经功能障碍，包括感觉或运动功能丧失、惊厥（大约有半数病例出现，全身强直性阵挛）、嗜睡、颈强直、不适和乏力、脑神经瘫痪（可由本病直接造成或继发于颅内压增高，最常累及第6、第7对脑神经，偶可累及第12对）。可有畏光。自主神经功能紊乱（如流涎）。一些患者还可有其他一些症状，如咽痛、关节痛或肌痛、呼吸困难。可出现抗利尿激素分泌异常综合征。临床表现与乙型脑炎相似，病死率在50%～80%，幸存者可留有后遗症。

【诊断】

流行病学史很重要。近期是否到过该病呈地方性流行的地区、有无室外暴露史、是否从事过与马相关的工作或到过沼泽地，以及工作或生活场所蚊虫密度是否高等都有一定参考意义。EEE患者体检所见是非特异性的，与许多其他病原所致脑炎相似。患者可有心动过速、呼吸急促。神经系统检查可见双侧视神经盘水肿、颈抵抗、局灶性感觉或运动神经功能障碍、腱反射减弱或亢进、震颤、惊厥、痉挛性瘫痪等。其他体征可包括发绀并有呼吸障碍，面部、口周或全身性水肿，淋巴结肿大，可有咽部红斑。对于夏秋季流行季节出现的"无名热"和脑炎病例，需考虑此病毒感染可能。

【鉴别诊断】

要考虑的疾病有如下几种：巴尔通体病、布鲁杆菌病、加利福尼亚脑炎、柯萨奇病毒感染、隐球菌病、囊虫病、巨细胞病毒感染、组织胞浆菌病、日本乙型脑炎、军团菌病、钩端螺旋体病、单核细胞增多性李斯林菌病、莱姆病、疟疾、结核性脑膜炎、西部马脑炎和狂犬病等。

【并发症和后遗症】

本病的并发症和后遗症包括智力低下、行为改变、瘫痪、持久的灶性神经功能不全、痉挛性疾病、情绪异常等。

【实验室检查】

本病确定诊断需要实验室检查。在前驱期有可能从血清中分离出病毒，但从血清或脑脊液中分离病毒比较困难。可做血液细菌培养以排除细菌感染。美国CDC对虫媒病毒引起疾病的诊断指南规定，急性发热性疾病在有可能发生虫媒病毒传播的条件下，有以下证据之一，可帮助诊断。① 急性期和恢复期（相隔10周）血清中病毒抗体滴度增高4倍以上。② 从脑脊液、血液或组织中分离出病毒。③ 脑脊液中针对EEEV的IgM抗体阳性。可根据血凝抑制试验、免疫荧光试验、中和试验和补体结合试验推测此种抗体阳性。

可用反转录聚合酶链反应（RT-PCR）检测病毒核酸，这种方法未来可能成为本病的快速诊断方法。

一般实验室检查可见白细胞计数增加，中性粒细胞可增多。脑脊液蛋白质增高，白细胞也增高，可达500～2 000/μl。

影像学检查如CT和MRI检查，也可见于其他病原引起的脑炎。

【治疗】

因为EEE临床上与其他病原引起的脑炎、脑膜炎或脑膜脑炎相似，而且确定诊断和完成鉴别诊断需要一定时间，在患者住院之后应根据经验尽早开始采用针对这些疾病的治疗措施，包括针对常见细菌性脑膜炎的抗生素疗法及针对单纯疱疹病毒性脑炎的阿昔洛韦，直至排除这些疾病。

对EEE尚无特异性治疗药物。利巴韦林在体外对EEEV有抑制活性，但尚未确定对本病患者使用该药是否有益。因此，确定诊断后治疗应主要是支持治疗和预防继发疾病的治疗。发生昏迷之后,呼吸管理、人工通气治疗及保持营养状态都是重要的。药物治疗主要用解热镇痛药和解痉药。

【预后】

EEE的预后极差,病死率达50%~70%,并发症发生率达90%,只有10%的病例完全恢复健康。平均住院时间为16~20日,大多数患者在数日内死亡。年龄较小、前驱期较长者预后似乎相对好。脑脊液白细胞数超过500/μl者以及有低钠血症(低于130 mmol/L)者预后相对差。

【预防】

对蚊虫适当进行病毒学方面的监测,采取防蚊灭蚊措施,有利于预防和控制本病。当前,美国有一种针对当地流行的东部马脑炎病毒的疫苗,但使用并不普遍,而且对于其他国家的流行株不一定有预防效果。

西部马脑炎(WEE)

WEE主要是由一种库蚊(环跗库蚊,Culex tarsalis)传播的疾病。该蚊多见于美国西海岸地区。WEEV在美国西部地区的蚊虫和野鸟之间形成循环,从而也呈地方性。但鸟类不能将此病毒直接传播给人,只是一种储存宿主。在人类WEE发生流行之前,往往先有马群和雏群中的流行。WEE也是夏季流行的疾病,主要见于美国西海岸地区,在农村地区相对常见。

引起WEE的病原体即WEEV,与EEEV十分相似,同属于披膜病毒科中的甲病毒属。WEEV的基因组核酸含有11 508个核苷酸,病毒的蛋白质与EEEV的蛋白质有84%的同源性。该病毒有3个引起动物流行病的株和5个动物地方性株,但后者既无神经毒性,也无神经侵袭性。WEEV恐作为潜在的生物战剂。

【流行病学】

本病是由蚊虫传播的,但也可经胎盘传播。胚胎受感染后往往引起脑坏死和胚胎死亡。因为在宿主中病毒血症的水平极低,故经输血途径传播的可能性很小。在发生流行时,有许多人可发生血清转换,但病例数与受感染人数的比例在成人相当低(1∶1 000),而在婴儿中则很高(1∶1)。绝大多数受感染的个体很少经历严重的中枢神经系统疾病,大多数感染是亚临床性。年龄与中枢神经系统表现(包括惊厥和其他后遗症)成反比。在美国密西西比河以西的落基山脉和加拿大相应的省份常发现WEE病例。本病分布相当局限,局部地区常见的病毒株很少扩散到邻近地区。此病的发生有一定的季节性,常见于4—9月之间,高峰在7—8月,与蚊虫最活跃期相一致。该病也有流行年。1941年在美国和加拿大的西部平原地区发生流行,有30万匹马和骡患病,人类病例有3 336例。由于本病与圣路易斯脑炎在地理分布和媒介方面相似,故这两种疾病的流行或暴发往往重叠发生。有人在阿根廷发现了WEE的一种亚型。

本病的发生没有种族差异,但有一定的性别差异,男性发病率高于女性,但一般认为这是由于男性的职业使身体接触病毒的机会较多所致。4岁以下儿童和婴儿易于发生重症疾病,也容易出现中枢神经系统表现。老年病例易于发生严重疾病。

【发病机制和病理】

WEEV与特异性细胞受体结合,进入细胞内,开始依赖RNA复制及蛋白质合成。如果感染的病毒量足够大,可发生病毒血症,并经大脑毛细血管的内皮细胞进入中枢神经系统。病毒通过邻近的树突和轴突引起中枢神经系统内细胞间传播。WEEV引起脑炎,但不引起皮疹。该病毒引起的疾病大多是亚临床性,与很多病毒感染和炎症性疾病相似。在严重感染病例出现中枢神经系统受累,其所造成的损害主要是由进入脑实质中和在血管周围区的免疫活性细胞介导的。在纹状体、苍白球、大脑皮质、丘脑、脑桥和脑膜等部位常可见到灶性坏死。在脑实质中可有中性粒细胞和巨噬细胞浸润,并引起神经元的破坏、出现噬神经元现象、灶性坏死和斑点状脱髓鞘。血管炎症和内皮细胞增殖、小血管血栓形成和血管周围炎性细胞浸润也可发生。胶质细胞和炎性细胞可发生凋亡。尸检时大体观察可见脑组织水肿、软脑膜充血、出血和脑软化。

因本病而死亡的婴儿或儿童中可见脑组织弥漫性萎缩，特别是皮质的萎缩。

【临床表现】

WEE 的临床表现无特异性。可有一个较短的前驱期，一般为 1～4 日，症状有发热、头痛、恶心和呕吐。最初的症状出现后可迅速进展，出现中枢神经系统症状，包括精神错乱、嗜睡、惊厥、昏迷，可于 1～2 日内死亡，或可消退而不留下后遗症。其他常见的相关症状有眩晕、突发高热、寒战、腹痛、腹泻，咽痛也较常见。可有关节痛或肌痛，呼吸困难。

神经系统表现有双侧视神经盘水肿、颈强直、局灶性感觉或运动障碍、有反射亢进或减弱、震颤、肌束震颤、惊厥发作、普遍性瘫痪等。如果发生呼吸功能障碍，可出现发绀，并出现面部、口周或全身水肿。有些病例出现淋巴结肿大。婴儿可出现前囟突出。

【诊断】

有流行病学史，如近期到过 WEE 地方性流行区、有室外暴露史、从事与管理马匹相关的工作、近期有受蚊虫叮咬史、居住或工作的地点蚊虫的密度高等，对诊断有一定参考意义。在流行季节和地区，对于出现典型的脑炎症状、体征的患者，结合上述流行病学资料，应当考虑本病的可能，并进行相应的特异性实验室检查以确定或排除本病。

【实验室检查】

因为许多其他病原体也可引起类似的临床表现，故 WEE 的诊断往往是延误的而且是困难的。确定诊断要根据病毒学或血清学实验室检查结果做出。但无论从血液或是从脑脊液中分离出 WEEV 是困难的。在流行季节和地区出现上述 WEE 临床表现的病例，如果恢复期血清中特异性病毒抗体滴度增加 4 倍以上，或从脑脊液、血液或组织中分离出 WEEV，或脑脊液中针对 WEEV 的 IgM 抗体阳性时，可做出本病诊断。其他实验室检查，如血凝抑制试验、补体结合试验和中和试验等也可用于本病诊断。PCR 试验具有快速、敏感等特点，也有用于本病诊断的报道。

【治疗】

本病尚无特异性抗病毒治疗方法。支持治疗和恰当的护理有可能挽救患者生命。

【预后】

WEE 的病死率为 3%～4%，与 EEE 的 50%～70%形成鲜明对比。本病在成人和儿童中的病死率不同。婴儿病死率高。儿童发生神经系统后遗症的概率为 30%，后遗症包括智力低下、惊厥、抽搐或行为问题等。

【预防】

对于 EEEV、WEEV 和 VEEV，都有用于马的甲醛灭活疫苗，也有用于鸟类的针对 EEE 疫苗。也有针对暴露于这三种病毒的用于实验室工作人员的实验性灭活疫苗和用于每年 1 次加强免疫的 EEE 和 WEE 疫苗。

委内瑞拉马脑炎(VEE)

VEE 是一种急性病毒性疾病，其特征是发热、寒战、头痛、恶心、呕吐、腰骶部痛和肌痛，该病可进展为脑炎。VEE 在美洲而言是一种显著的疾病，其流行曾累及数以万计的人和数十万匹马。该病虽然主要见于南美洲，但在美国也有该病发生的报告。

VEE 是于 1938 年在委内瑞拉首先被识别的。1943 年，有人报告了人类感染 VEEV。研究者认为，VEEV 是经气溶胶化后传播的。1952 年，哥伦比亚报告了首例自然获得该病的病例，而在美国，首例自然获得该病病例是到 1968 年才得到证实的。1995 年在哥伦比亚和委内瑞拉的暴发估计累及了 7.5 万人，3 000 人发生了神经系统并发症，300 人死亡。估计感染的 5 万匹马中，8%死于该病。这是在 22 年中 VEE 的首次大流行。有人怀疑将未接种疫苗的马合并饲养以及大量降雨导致蚊虫增多可能引起了该病毒的广泛传播。

【病原学】

VEEV 是正链 RNA 病毒，有脂质包膜。病毒表面有两种向外突出的糖蛋白 E1 和 E2。其中 E2 主要与病毒对细胞的黏附有关。针对 E2

的抗体可以中和该病毒的感染性。累及人类的VEE大的暴发与VEEV的亚型1、变异株AB和C相关。ⅠA和ⅠB株被认为在遗传学上无法区分,因此分类为ⅠAB。这些流行株对马和人最有毒力,而血清型ⅠD、ⅠE和ⅢA等流行株都能在人类引起疾病,但不引起马的疾病。蚊虫在小型哺乳动物之间典型的传播呈地方性的ⅠD~F和Ⅱ~Ⅵ株。哺乳动物通常是啮齿类,发生该病毒感染后几乎不出现任何不良反应。

【流行病学】

VEEV可经气溶胶途径传播,而且传染性很强,曾经发生过多起实验室感染。但在自然界中主要还是通过蚊虫叮咬传播。传播该病的蚊虫有多种,包括按伊蚊、库蚊等。尚无关于人对人传播的报道。

VEE主要在中美洲和南美洲发生。1969—1972年,VEE从中美洲传播到美国得克萨斯州,约有1 500匹马死亡,数百人受感染。VEEV引起的非神经系统感染是一种自限性疾病,一般在发病后数周完全恢复。在儿童中,神经系统感染的临床表现发生率为4%~14%,在成人中少于1%。儿童的病死率为20%。5岁以下儿童患VEE者病死率高达35%。该病的发生无种族和性别差异。该病在各年龄段均可发生,但儿童更容易发生致命性脑炎。

【发病机制和病理】

体内含有VEEV的蚊虫叮咬人之后,可造成病毒血症,伴有发热。循环中的病毒通过血流或嗅器进入中枢神经系统。VEEV感染神经元引起急性脑炎,神经元细胞经凋亡而死亡。脑组织、胃肠道和肺有弥漫性充血、水肿和出血。脑内血管周围有炎性细胞形成的套袖样改变、胶质结节形成以及灶性坏死。神经节和黑质部病理改变最突出,但在大脑皮质和深部白质也可见到。在一些病例曾见到脑膜脑炎,并有坏死性血管炎和大脑炎症。在重症病例也可见到肝细胞的变性和间质性肺炎。

【临床表现】

潜伏期为1~6日。前驱期出现流感样症状,起病急,可有剧烈头痛,有或无畏光、寒战、不适、发热、肌痛、腰骶部疼痛、恶心、呕吐和疲乏。发热可于数日内消退,但继而复燃。也可有腹泻和咽痛。大多数人受感染后病程持续3~5日。儿童易于发生脑炎。中枢神经系统感染的表现包括定向力障碍、嗜睡、颈强直、抽搐、抗利尿激素分泌异常、瘫痪、昏迷和死亡。脑炎病程一般为1~3日,其后有1~2周的恢复期,此期的特征为衰弱和嗜睡。妊娠妇女的感染可导致胎儿死亡或流产。有发生先天性中枢神经系统感染的报告。

体检可见咽炎、结膜充血、面部潮红,偶见淋巴结肿大。一些病例可发展到出现嗜睡、畏光和轻度精神错乱。少数病例出现中枢神经系统感染的临床表现,包括颈强直、意识丧失、谵妄、昏迷、眼球震颤、脑神经瘫痪、出现病理反射、共济失调和痉挛性瘫痪。幸存者留有后遗症

VEE病例可发生以下并发症:发音障碍、运动功能障碍、情感障碍。妊娠妇女感染VEEV后发生自发性流产的危险增加。

【诊断和鉴别诊断】

本病的诊断要根据流行病学资料、症状、体征和实验室检查结果等考虑。确定诊断需要经特异性实验室检查做出。

鉴别诊断要考虑与多种其他病毒感染和其他病原体引起的疾病相鉴别,其中包括急性HIV感染、脊髓灰质炎、科罗拉多蜱传热、流感、钩端螺旋体病、传染性单核细胞增多症、莱姆病、疟疾、圣路易斯脑炎、西尼罗河病毒性脑炎等。

【实验室检查】

一般实验室检查可见白细胞数减少、淋巴细胞减少和血小板减少。血清氨基转移酶,特别是天冬氨酸氨基转移酶,以及乳酸脱氢酶可增高。

在发病1~3日时可取血或用咽拭子标本进行病毒分离。在发病最初48小时内血清中检出病毒的机会多,但到脑炎的典型临床表现出现后一般从血清中检测不到该病毒。可用血清学检查进行诊断。可用灭活的VEEV为抗原,检测

该病毒特异性 IgM 和 IgG 抗体，其敏感性很高，但还需要以中和试验证实其特异性。

【治疗】

对本病尚无特异性抗病毒治疗方法，疫苗免疫注射是控制该病的主要方法。目前尚无已获批的人用及兽用疫苗，但灭活疫苗 C－84 和弱毒疫苗 TC－83 已处于新药研究阶段。目前治疗措施包括支持治疗、对症治疗和护理。对昏迷和惊厥病例，适当的气道和呼吸管理及对颅内压增高者采取降低颅内压的治疗都十分重要。预防和治疗继发性细菌性感染也是必要的。

【预防】

防蚊灭蚊措施可减少本病的发生。对马群和人群进行群体免疫可防止该病在马群和人群中的暴发。对暴露于 VEEV 的实验室工作人员建议用减毒或灭活的 VEEV 疫苗进行免疫。但这些疫苗尚未获准用于普通公众的免疫。

基孔肯雅病毒(CHIKV)感染

基孔肯雅热是由 CHIKV 引起的一种急性传染病。CHIKV 主要通过埃及伊蚊、白纹伊蚊叮咬传播，引起“基孔肯雅热”，主要表现为发热、皮疹、恶心、多关节痛和肌痛，临床症状与登革热相似。CHIKV 起源于非洲，于 1952 年坦桑尼亚泥瓦拉州登革热样疾病流行期间首次从患者血液中分离出来。“基孔肯雅”意为使弯曲，指该病使患者发生残疾。白纹伊蚊迅速的侵入扩张、ECSA 基因型中的 E1－A226V 突变与 CHIKV 的传播相一致，使 CHIKV 在过去的 10 年里，已经成为一个主要的公共卫生威胁病毒。

【病原学】

CHIKV 为单链正肽 RNA 病毒，基因组两端为非编码区，中间为开放读码框(ORF)，ORF 编码 4 个非结构蛋白(nsp1、nsp2、nsp3、nsp4)和 5 个结构蛋白(包膜蛋白 C、E3、E2、6K 和 E1)(图 14－14)。

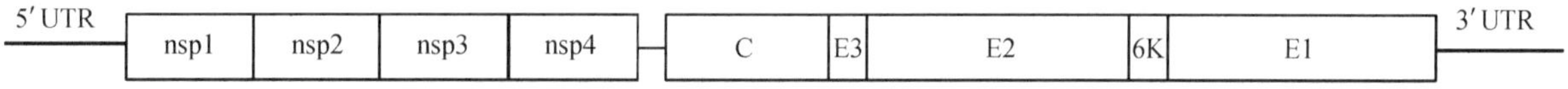

图 14－14 CHIKV 基因组结构

【流行病学】

CHIKV 是一种蚊媒病毒，非洲多个国家收集的多种森林栖息蚊种均可分离出该病毒，主要通过伊蚊尤其是埃及伊蚊、白纹伊蚊叮咬传播，引起“基孔肯雅热”。

CHIKV 可分为 3 个基因型：西非型、亚洲型、东非/中非/南非型(ECSA 型)。基孔肯雅热的地理分布与媒介伊蚊的地理分布相关。在非洲和亚洲，该病毒在城镇地区的主要传播媒介是埃及伊蚊。该病可呈散发性发病，也有周期性流行特征。非洲的热带和亚热带地区人群中 20%～90%以上的人有感染过本病毒的血清学证据。另外，无论南美洲还是北美洲，都有伊蚊存在，因此，有人认为存在发生该病毒感染流行的危险。随着近两个世纪以来国际货运的增加，非洲的埃及伊蚊以及东南亚的白纹伊蚊已通过人类活动传播至非洲、欧洲和美洲等一些地区，其生存区域已从热带和亚热带地区扩大至温带地区。在非洲、东南亚地区以及印度洋沿岸及岛屿呈地方性流行，包括肯尼亚、刚果、喀麦隆、印度尼西亚、泰国、马来西亚及印度在内的国家均有过暴发性流行。近几年，西班牙、法国、意大利、美国、澳大利亚以及中国云南省、海南省、广东省、香港特别行政区、台湾地区等非流行国家和地区也陆续有输入性病例的报道。

2004 年起，基孔肯雅热病例已在亚洲、非洲、欧洲以及美洲的近 40 个国家得到确认；2005—2006 年，基孔肯雅热已蔓延至印度洋上的多个岛屿，并形成有史以来最大的一次疫情暴发，造成 273 人死亡；欧洲首次报道的病例 2007 年发生在意大利；我国广东省东莞市 2010 年出现 204 例；从 2013 年 12 月第一例美洲基孔肯雅热病例被确诊，至 2014 年 9 月，基孔肯雅热疫情蔓延至加勒比海及周边 33 个国家和地区，有报道称疑似病例高达 65.13 万例,113 例死亡。而多米尼加共和国则是拉美和加勒比海地区患病人数最多的国家(40.7 万例疑似)。有研究发现,CHIKV 的广泛扩散可能与 ECSA 基因型中的 E1－A226V 突变有关。

【发病机制】

基孔肯雅热的发病机制目前尚不明了。体外实验表明,基孔肯雅热患者病毒分离株除了感染人的上皮细胞、血管内皮细胞、成纤维细胞等,并不能感染单核细胞和单核细胞来源树突状细胞。有研究显示,基孔肯雅热患者体内存在横纹肌溶解现象,导致肌酸激酶(CK)升高,因此认为肌细胞是 CHIKV 重要的靶细胞。就此基础,有研究首次发现 CHIKV 感染人体后,肌卫星细胞会被特异性感染。推测这可能与病程持续时间密切相关,可能是导致患者关节痛的原因之一。

【临床表现】

CHIKV 的潜伏期为 2～4 日,最主要临床表现为发热和严重的关节痛。发热可持续几天到几周;随后出现对称性的关节疼痛,可持续数月之久,严重者可致残。其他症状还有皮疹、头痛、恶心、呕吐、结膜炎、肌肉痛等。皮疹通常出现在第 2～5 日,并有斑丘疹或猩红热样皮疹,可伴出血点、瘀斑等出血性体征。临床表现与登革热极为相似,注意鉴别。并非所有感染者均出现症状,大多数基孔肯雅热患者可以痊愈,重症病例不常见,死亡率极低,但老年人、儿童、孕妇等人群,感染后可能出现严重症状,预后较差。

【诊断和鉴别诊断】

确诊需要病毒的分离培养、检测病毒 RNA、病毒特异性 IgM 和 IgG 抗体等血清学检测。IgM 抗体多出现于感染急性期,其水平在发病后 5～7 日最高,此后可持续数月;IgG 抗体的出现多说明疾病已进入恢复期。

临床表现与登革热极为相似,注意鉴别。

【治疗】

治疗主要是对症处理,包括卧床休息、补充体液、退热止痛等。目前,尚无针对 CHIKV 的疫苗和有效抗病毒药物。但关于 CHIKV 疫苗的研究一直是各国学者研究的重点方向,主要包括灭活疫苗、减毒活疫苗、亚单位疫苗、VLP(病毒样颗粒)、DNA 疫苗、嵌合疫苗等,目前均已取得了很大的进展。虽然大多数尚处于实验室研究阶段,但相信在不久的将来,CHIKV 疫苗必将从实验室走向临床。

【预防】

对蚊虫适当进行病毒学方面的监测,采取防蚊灭蚊措施,有利于预防和控制本病。

其他甲病毒属病毒感染

1. *欧尼永尼永病毒感染*　有一种抗原性上与 CHIKV 相关的被称为欧尼永尼永病毒(O'nyony-nyong Virus, ONNV)引起的疾病流行最初在乌干达出现,累及 200 万人。ONNV 主要在非洲流行,乌干达、肯尼亚、坦桑尼亚和马拉维等国家均证实有该病流行。该病也经蚊虫传播,在农村地区因传播该病毒的蚊子疟蚊属(Anopheles)集中,其发病危险高。其主要在夏秋季节暴发性流行。潜伏期为 3～10 日,其临床症状类似基孔肯雅热。表现为发热、头痛、背痛、眼眶痛和结膜炎,淋巴结肿大,多个关节剧烈疼痛。发病第 3～5 日部分患者出现麻疹样皮疹,4～7 日消失。病后无后遗症。

2. *辛德毕斯病毒感染*　最早是 1950 年在埃及尼罗河三角洲辛德毕斯地区从库蚊中分离,曾在世界许多地区流行,印度、南非、澳大利亚、俄罗斯等地区均从库蚊标本中分离到该病毒。亚洲许多国家已报道分离到该病毒,但未见该病流行的报道,我国于 1990 年在新疆分离到辛德毕斯病毒。该病主要在夏秋季节流行,发病潜伏期为 3～7 日,感染后的主要症状为发热、头痛、关节痛和皮疹,最显著的表现是皮疹,在躯干和四肢出现斑丘疹,面部不出现皮疹。皮疹的发展分为斑疹、血疹、水疱和脓疱 4 个时期,有些患者关节痛可持续几周。患者感染病毒后可自愈,偶有发生中枢神经系统感染,一般无后遗症及死亡发生。辛德毕斯病毒传播媒介以库蚊(单条库蚊、尖音库蚊等)和伊蚊为主。在南非的研究显示,在降雨量大的年份,在平时干旱的地区出现该病毒引起的广泛的人类疾病。在传播季节，人群感染率可达15%。辛德毕斯病毒与黄病毒科西尼罗河病毒有共同的鸟类库蚊宿主。在南非、埃及的尼罗河河谷和以色列，有针对辛德毕斯病毒抗体的人往往同时也有针对西尼罗河病毒的抗体。在欧洲，瑞典、芬兰和独联体国家北纬60°及65°之间的地区，有人识别出了由辛德毕斯病毒引起的有症状疾病。在这些地区，辛德毕斯病毒感染可在森林地区工作或度假的成年人中发生。从脉毛蚊属(Culiseta)、伊蚊和库蚊中都曾分离出该病毒。我国福建省龙岩市于2000年报告从1例中枢神经系统感染患者的血清和脑脊液中用间接免疫荧光法检出了辛德毕斯病毒。福建省进行的血清流行病学调查表明，该省某地林区人群中辛德毕斯病毒抗体阳性率为12.86%，一些野生动物中抗体阳性率也有6%～14%。因此，在我国这种病毒感染人类并造成疾病的危险还是存在的。

3. *罗斯河病毒感染* 罗斯河病毒是在澳大利亚的多雨地区引起流行性多关节炎的病原。主要流行期为2—7月，我国于1993年从海南岛捕获的蝙蝠中分离一株病毒，经血清学和分子生物学鉴定为罗斯河病毒。罗斯河病毒感染发病潜伏期为3～10日，主要症状为发热、头痛、皮疹、多在躯干和四周发生斑丘疹、淋巴结肿大和多发性关节炎，往往表现手的小关节和踝关节肿痛，活动受限，一般2周可自愈，但有的患者有持续性的或再发性关节疼痛，可长达1年。该病毒是引起流行性多发性关节炎的主要病原之一。该病毒主要传播媒介为伊蚊和库蚊。近期有人证实，该病毒传播到太平洋岛屿。

4. *Mayaro病毒感染* Mayaro病毒主要分布在南美洲热带丛林地区，1954年首先在加勒比地区特立尼达山Mayaro县内5例出现皮疹及偶尔伴有关节病的患者于发热性疾病流行期间分离出的。已有人证实，其后该病曾在巴西和玻利维亚流行。也曾有人从蚊虫和狨猴体内分离出该病毒。该病流行季节为3～5月，潜伏期一般为3～8日，临床主要表现为发热、寒战、头痛、关节疼痛和皮疹。多见于腕、指、踝和趾关节疼痛。皮疹常见于胸、背、臂和腿部，为斑疹或小丘疹，常于发病后第5日出现，3～4日消失，少数患者可有恶心、上肢部疼痛、眼痛、背痛等症状，一般症状持续3～7日好转，部分患者关节疼痛可长达2个月，目前无死亡病例报道。其主要传播媒介为一种趋血蚊(Haemagogus janthinomys)，在南美洲各国均有分布。

【临床表现】

基孔肯雅病毒、ONNV等脑炎相关性病毒感染后引起发热、皮疹和多关节炎，病毒血症的程度与发热患者的体温曲线相平行。热退时病毒血症也消退，这时血凝抑制和中和抗体滴度也开始升高。在CHIKV感染的病例，对出现斑丘疹或斑疹的皮肤进行的活检显示，血管周围有淋巴细胞的套袖状浸润及红细胞从浅部毛细血管中溢出。在病程早期的发热、不适期间即可有关节痛，或关节痛出现稍迟，但一旦出现(如在罗斯河病毒感染所见)相当严重。关节液呈炎症性渗出液，含有病毒抗原，但无有传染性的病毒。

在临床表现方面，引起发热、皮疹和多关节炎的甲病毒中，CHIKV感染具有一定代表性。该病毒感染的临床表现特点包括严重的关节痛和发热。潜伏期为1～12日。发热的特点是体温迅速升高达40℃，常伴有寒战。数日后发热可退，但其后又可再度发热，体温呈“马鞍”状(双峰)曲线。关节痛累及多个关节，以小关节和以往有伤的关节为主，并且在起身时疼痛最强烈，因此患者尽可能减少活动。关节有肿胀，但积液不多。这些症状持续1周至数月并伴有肌痛。典型病例中皮疹在发病第1日出现，面部和颈部潮红，然后发展到斑丘疹或斑疹，可有痒感。皮疹依次可在躯干、肢体、面部、手掌和足底出现。出血点样皮疹也可出现。也有头痛、畏光、眼眶后疼痛、咽痛和咽炎的体征，以及恶心和呕吐。实验室检查可见轻度白细胞减少和相对的淋巴细胞增多。红细胞沉降率通常有显著增快，C反应蛋白可升高。严重关节受累最常见于成人，儿童偶可出现中枢神经系统症状，包括惊厥和抽搐。也有长期关节受累者。

【诊断】

甲病毒引起的疾病各有其高度特异的流行病学特征,因此对诊断提供重要的线索。了解近期旅游史和户外暴露史十分重要。在已确定的流行期间,诊断比较容易。但确定诊断需要特异性实验室检查。病毒血症消退时血清中的血凝抑制和中和抗体水平开始升高。但用 ELISA 方法检测抗体时应注意不同甲病毒之间有一定的交叉反应性。

【治疗和预防】

对引起发热、皮疹和多关节炎的甲病毒感染尚无特异性治疗,因此,治疗方法主要是支持和对症疗法。对 CHIKV 和辛德毕斯等病毒,目前尚无用于人类的疫苗。因此,防蚊灭蚊是主要的预防措施。

参考文献

[1] 朱贞,蔡茹,崔爱利,等. 中国大陆流行的风疹病毒的变异变迁规律研究[J]. 病毒学报,2017(1):67-76.

[2] 朱贞,许文波. 风疹病毒的分子流行病学[J]. 中国疫苗和免疫,2007,13(4):399-406.

[3] 朱贞,许文波,毛乃颖,等. 2003—2007 年中国风疹病毒基因特征分析[J]. 病毒学报,2008,24(1):7-16.

[4] 曹增国,王化磊,王丽娜,等. 委内瑞拉马脑炎疫苗研究进展[J]. 传染病信息,2015,28(2):119-121.

[5] 陈学敏,雷迎峰. 基孔肯雅病毒疫苗的研究进展[J]. 微生物学免疫学进展,2015(5):64-68.

[6] 施华芳,张海林,自登云,等. 云南首次从患者体内分离到基孔肯雅病毒[J]. 中国人畜共患病学报,1990,6(1):2-4.

[7] 董必军,陈文州,李秀维,等. 首次从海南岛蚊虫和蝙蝠中分离出两株基孔肯雅病毒[J]. 中国媒介生物学及控制杂志,1993,4(3):205-208.

[8] 方美玉,林立辉,任瑞文. 我国甲病毒的研究进展[J]. 中华流行病学杂志,2003,24(11):1060-1063.

[9] Lambert N. Rubella[J]. Lancet, 2015 June 6, 385(9984):2297-2307.

[10] WHO. Standardization of the nomenclature for genetic characteristics of wild-type rubella viruses [J]. WER, 2005, 80(14):126.

[11] WHO. Global distribution of measles and rubella genotypes — update [J]. WER, 2006, 81(51/52):474.

[12] Winchester S A, Varga Z, Parmar D, *et al*. Persistent intraocular rubella infection in a patient with Fuchs' uveitis and congenital rubella syndrome [J]. Journal of Clinical Microbiology, 2013, 51(5):1622-1624.

[13] Ginsbergfellner F, Witt M E, Yagihashi S, *et al*. Congenital rubella syndrome as a model for type 1 (insulin-dependent) diabetes mellitus: increased prevalence of islet cell surface antibodies [J]. Diabetologia, 1984, 27(1):87-89.

[14] Brault A C, Powers A M, Chavez C L, *et al*. Genetic and antigenic diversity among eastern equine encephalitis viruses from North, Central, and South America [J]. American Journal of Tropical Medicine & Hygiene, 1999, 61(4).

[15] Zeller H, Van B W, Sudre B. Chikungunya: Its History in Africa and Asia and Its Spread to New Regions in 2013-2014 [J]. Journal of Infectious Diseases, 2016, 214(suppl 5):S436.

[16] Sasayama M, Benjathummarak S, Kawashita N, *et al*. Chikungunya virus was isolated in Thailand, 2010 [J]. Virus Genes, 2014, 49(3):485-489.

[17] Shragai T, Tesla B, Murdock C, *et al*. Zika and chikungunya: mosquito-borne viruses in a changing world[J]. Annals of the New York Academy of Sciences, 2017, 1399(1):61.

[18] Deeba F, Islam A, Kazim S N, *et al*. Chikungunya virus: recent advances in epidemiology, host pathogen interaction and vaccine strategies [J]. Pathogens & Disease, 2016, 74(3).

[浙江树人大学树兰国际医学院附属树兰(杭州)医院 高海女]

八、黄病毒科病毒感染

(一) 流行性乙型脑炎

流行性乙型脑炎(epidemic encephalitis type B),简称"乙脑",是由乙型脑炎病毒引起、由蚊虫传播的一种以脑实质炎症为主要病变的中枢神经系统急性传染病,属于《中华人民共和国传染病防治法》中规定的乙类传染病。1934

年在日本首先发现乙型脑炎病毒，故又名日本乙型脑炎（Japanese type B encephalitis）。夏秋季节为乙型脑炎发病高峰季节，流行地区分布与传播媒介的分布密切相关。人被带毒蚊虫叮咬后，大多呈隐性感染，少数人发病，发病率为（2～10）/10万，儿童尤其是学龄儿童易感。乙型脑炎分布在亚洲及东南亚地区，我国为高流行区之一。主要临床表现为急起发热，出现不同程度中枢神经系统症状。病死率较高，约为10%，而且后遗症严重，30%的患者病后残留不同程度的后遗症。随着乙型脑炎疫苗的大范围接种，发病率明显下降，但局部地区时有暴发或流行。我国是乙脑流行的重要地区，发病人数占全世界的1/2以上，乙脑在我国仍是一个严重的公共卫生问题。

【病原学】

乙型脑炎病毒属披膜病毒科黄病毒属，呈球形，直径为40 nm，核心为30 nm，含单股正链RNA，约10.9 kb。RNA外有单股多肽衣壳C，包膜中含糖基化蛋白E和非糖基化蛋白M。E蛋白是主要抗原成分，抗原性稳定，具有特异性的中和及血凝抑制抗原决定簇，能凝集鸡、鹅、羊等动物红细胞。M蛋白和C蛋白的抗原性相对弱，对发病机制影响不大。病毒的相对分子质量为4.2×10^6，至少有3种结构蛋白：V1、V2和V3。V3是主要的结构蛋白，至少含6个抗原决定簇。乙型脑炎病毒是一种嗜神经病毒，在胞质内增殖，能在乳鼠脑组织内传代，还能在鸡胚、猴肾细胞和Hela细胞内生长繁殖。乙型脑炎病毒在蚊体内繁殖的适宜温度为25～30℃。乙型脑炎病毒对温度、乙醚、酸等都很敏感，易被常用消毒剂所杀灭，不耐热，56℃ 30分钟即可灭活，对低温和干燥抵抗力较强，用冰冻干燥法在4℃冰箱中能保存多年。

人和动物感染本病毒后，均产生补体结合抗体、中和抗体和血凝抑制抗体。乙型脑炎病毒的抗原性稳定，除株特异性抗原外，还有一个以上的交叉抗原。中和试验具有较高的特异性，常用于病毒株的鉴别。我国的乙型脑炎病毒流行株主要是基因Ⅰ型和基因Ⅲ型。

【流行病学】

1. *传染源* 乙型脑炎是人畜共患自然疫源性疾病。人类及许多动物均能成为其传染源。人被感染后仅发生短暂的病毒血症，且血中的病毒数量较少，因此无论隐性或显性感染者，虽可作为传染源，但在流行病学中的意义不大。自然界中多种动物可感染乙型脑炎病毒，尤以猪感染的数量多，每年大量新生的幼猪被感染，因此猪是主要传染源，马、牛、羊、狗、鸡、鸭等也可受感染成为传染源。其中以未过夏天的幼猪最为重要。动物受感染后可有3～5日的病毒血症，致使蚊虫受感染传播。一般在人类乙型脑炎流行前2～4周，先在家禽中流行，患者在潜伏期末及发病初有短暂的病毒血症，因病毒量少、持续时间短，故其流行病学意义不大。

猪属单年生动物，在流行期间感染率高，病毒血症持续时间长，感染高峰期比人类早1～2个月，故可通过观察猪的自然感染动态预测乙型脑炎的可能流行情况。

2. *传播途径* 蚊类是主要传播媒介，三带喙库蚊在同种蚊科中传播乙型脑炎病毒能力最强，库蚊、伊蚊和按蚊的某些种类也能传播本病。蚊体内病毒能经卵传代越冬，可成为病毒的长期储存宿主。

此外，从福建、广东的蠛蠓中亦分离到乙型脑炎病毒，说明蚊类不是自然界中传播乙型脑炎病毒的唯一昆虫。

3. *易感性* 未感染过乙型脑炎病毒或未接种乙型脑炎疫苗者对乙型脑炎病毒普遍易感，多数呈隐性感染，感染后1周可出现中和抗体。反复多次隐性感染或病后有较高免疫力。发病多见于10岁以下儿童，以2～6岁儿童发病率最高。婴儿可从母体获得胎传抗体而具有被动免疫保护作用，大多数成人因隐形感染而获得免疫力。近年来儿童和青少年广泛接种乙型脑炎疫苗，故成人和老年人发病相对增多，病死率也高。男性较女性多发。

4. *流行特征* 本病流行于东南亚及太平洋

地区一些国家,我国除新疆、青海、西藏及东北北部外均有流行。乙型脑炎流行与蚊繁殖、气温和雨量等因素有关,在热带地区乙型脑炎可全年发生,在亚热带和温带地区有严格的季节性。我国80%~90%的病例集中于7—9月。由于地理环境与气候不同,华南地区的流行高峰在6—7月,华北地区在7—8月,而东北地区则在8—9月,老少均可发病,10岁以下儿童占发病总数的80%以上。本病呈高度散发性,同一家庭同时有两个发病者罕见。

【发病机制和病理解剖】

1. *发病机制* 当人体被带病毒的蚊虫叮咬后,病毒通过毛细血管或淋巴管至单核巨噬细胞系统进行繁殖,然后侵入血液循环,引起病毒血症,病毒侵入血管内膜或靶器官,引起全身性病变。是否发病及疾病的严重程度,一方面取决于病毒的毒力与数量,另一方面取决于机体的免疫力及防御功能。当人体免疫力强时,病毒很快被消灭,病毒血症期短,病毒未进入中枢神经系统,表现为隐性感染或轻症感染,并获得持久免疫力。如人体免疫力降低,而感染病毒量大,毒力强时,病毒经血液循环可突破血-脑屏障侵入中枢神经系统,并在神经细胞内复制增殖,导致脑实质广泛病变。注射百日咳菌苗或脑囊虫病患者血-脑屏障被破坏,乙型脑炎发病率明显增高。

2. *病理解剖* 乙型脑炎是全身感染性疾病,但主要病变部位是中枢神经系统,从大脑到脊髓均可出现病理改变,尤其以大脑、中脑、丘脑的病变最重,小脑、延脑、脑桥次之,脊髓的病变最轻。脑组织的病理改变由免疫损伤引起,病情轻重与病理改变程度密切相关。

肉眼观察可见软脑膜大小血管明显扩张、充血,脑沟变浅,脑回变粗。有时见粟粒大小的半透明坏死软化灶,以顶叶、丘脑最显著。脑的切面上可见灰质与白质中的血管高度充血、水肿。

显微镜下可见:① 细胞浸润和胶质细胞增生,脑实质中有大量淋巴细胞和大单核细胞浸润,这些细胞常聚集在血管周围,形成"血管套"样改变。脑实质中胶质细胞弥漫性增生,起吞噬、修复作用,坏死神经细胞周围常有小胶质细胞围绕并有中性粒细胞浸润形成噬神经细胞现象(neuronophagia)。② 血管病变,颅内血管扩张、充血,大量浆液性渗出形成脑水肿,小血管内皮细胞肿胀、坏死、脱落,可形成栓塞,使脑组织微循环障碍,导致神经细胞死亡。③ 神经细胞病变,神经细胞变性、肿胀与坏死,尼氏小体消失,胞核溶解。严重者脑实质出现大小不等的神经细胞溶解坏死,形成软化灶,逐渐形成空洞或钙化。神经病变严重不能修复者常留有后遗症。

乙型脑炎严重病例常累及其他组织和器官,如肝、肾、肺间质和心肌,病变程度不一。

【临床表现】

潜伏期4~21日,一般为10~14日。病毒进入人体后在单核巨噬细胞内繁殖,随后释放入血,多数人在感染后并不出现症状或轻度的呼吸道症状,但血液中抗体可升高。极少数患者出现中枢神经系统症状,如高热、意识障碍、惊厥等。乙型脑炎临床表现的轻重与发病的先后有关:在乙型脑炎流行的3个月中,初期和末期的病例临床表现较轻,预后也较好;在流行高峰期发生的病例则临床症状较重,预后也差。

1. *病程* 典型病程可分四期。

(1) 初期:病程第1~3日,即病毒血症期,起病急,一般无前驱症状,体温在1~2日内上升到38~39℃,伴头痛、精神萎靡、轻度嗜睡。小儿可有呼吸道症状或腹泻。此时,由于神经系统症状体征不明显而易误诊为上呼吸道感染,少数患者出现神志淡漠、激惹或颈项强直。

(2) 极期:病程第4~10日,突出表现为全身毒血症状加重,中枢神经系统损害症状明显。

1) 高热:乙型脑炎必有的表现,体温可高达40℃以上。高热一般持续7~10日,轻者3~5日,重者可达3~4周以上。体温越高,热程越长,则临床症状越重。

2) 意识障碍:患者意识障碍加重,由嗜睡转入昏迷,发生率为50%~94%。嗜睡常为乙型脑炎早期的特异性表现,一般持续时间在1周左右。昏迷愈早、愈深、愈长,病情愈重,重者可持续 1 个月以上。

3）惊厥或抽搐：是乙型脑炎严重症状之一，发生率为 40%～60%。根据病变部位与程度的不同，可表现为轻度的手、足、面部抽搐，也可为惊厥反复发作，甚至全身强直性痉挛。昏迷加重也能出现锥体束症状及四肢不自主运动，为病情严重的表现。一方面，本症由高热、脑实质炎症或脑水肿所致；另一方面，长时间或频繁抽搐可影响呼吸运动，甚至引起呼吸暂停，加重脑缺氧和脑水肿。

4）呼吸衰竭：多见于重症患者，是乙型脑炎最为严重的症状和重要的死亡原因，发生率为 15%～40%。极重症患者由于呼吸中枢损害、脑水肿、脑疝、低钠性脑病等，引起中枢性的呼吸衰竭，表现为呼吸表浅、节律不齐、双吸气、叹息样呼吸、呼吸暂停、潮式呼吸等，以至呼吸停止。此外，因并发肺炎或脊髓受侵犯可同时发生外周性呼吸衰竭。

5）脑水肿及颅内压增高：严重病例可出现轻重不一的脑水肿，导致颅内压增高。轻度颅内压增高表现为剧烈头痛、面色苍白、频繁呕吐、惊厥、血压增高、脉搏先快后慢、呼吸轻度加深加快，早期神志清楚但萎靡，迅速转为嗜睡、烦躁或谵妄。重度颅内压增高表现为反复或持续惊厥、肌张力增高、脉搏减慢、体温升高、浅昏迷或深昏迷、瞳孔忽大忽小、对光反应迟钝、眼球下沉、异常呼吸甚至中枢性呼吸衰竭。脑水肿加重甚至可发展为脑疝，包括小脑幕裂孔疝（颞叶沟回疝）和枕骨大孔疝（小脑扁桃体疝）。前者表现为深昏迷、病侧瞳孔散大和上眼睑下垂、对侧肢体瘫痪及锥体束征阳性；后者表现为极度躁动、眼球固定、双侧瞳孔散大或对光反射消失、脉搏缓慢、呼吸不规则，患者常突发呼吸骤停。

6）神经系统症状和体征：多在病后 10 日内出现，第 2 周后较少出现新的神经体征。常见有浅反射减弱或消失，深反射先亢进后消失。若锥体束受损，则常出现肢体痉挛性瘫痪、肌张力增强，巴宾斯基征阳性。婴儿脑膜刺激征不明显，但常有前囟隆起，较大儿童及成人均有不同程度的脑膜刺激征，重症者出现角弓反张。少数人可呈软瘫。当小脑、动眼神经受累时，可出现眼球震颤、瞳孔不等大、对光反应迟钝；深昏迷者因自主神经受累常有膀胱、直肠麻痹（尿潴留、大小便失禁）。

7）循环衰竭：少数患者可发生循环衰竭，表现为血压下降，脉搏细速，偶有消化道出血。其发生的可能原因包括：内脏淤血，有效循环血量减少；胃肠道渗血、出血；乙型脑炎极期毒素吸收产生血管麻痹；心肌病变导致心功能不全；延脑血管中枢受损。

高热、抽搐及呼吸衰竭是乙型脑炎极期的严重表现，常互为因果，相互影响，加重病情。呼吸衰竭为引起死亡的主要原因。

多数患者经 3～10 日极期病程后，体温逐渐下降，病情改善，进入恢复期。少数患者因严重并发症或脑部受损严重而死亡。

（3）恢复期：患者体温在 2～5 日逐渐降至正常，意识障碍好转，昏迷患者经过短期的精神“呆滞阶段”后逐渐转为清醒，言语、表情、运动及神经反射逐渐恢复正常。部分患者需 1～3 个月以上才能缓慢恢复。个别重症患者由于脑组织受损严重，恢复期时表现为低热、多汗、失语、瘫痪等，但经积极治疗，大多在 6 个月内恢复。

（4）后遗症期：经过积极治疗，少数患者 6 个月后仍留有神经、精神症状，称为后遗症。后遗症与乙型脑炎病变程度密切相关，发生率为 5%～20%，以失语、瘫痪及意识障碍等常见，继续积极治疗，仍可望有一定程度的恢复。癫痫样发作后遗症可持续终生。昏迷后遗症患者由于长期卧床，可并发压疮、肺炎和尿路感染等。

2. 临床分型　根据病情轻重，可分为 4 种临床类型。

（1）轻型：体温通常在 38～39℃之间，神志始终清晰，但有不同程度嗜睡，一般无抽搐，脑膜刺激征不明显。多在 1 周内恢复，无后遗症。此型患者由于神经症状不典型，容易漏诊。

（2）普通型：体温常在 39～40℃之间，有意识障碍如昏睡或浅昏迷，有明显脑膜刺激征，浅反射如腹壁反射和提睾反射消失,深反射亢进或消失,偶有抽搐,可出现轻度脑水肿症状。病程7～14日,多无恢复期神经精神症状,无后遗症。病程在2周以上,恢复期常有不同程度的神经精神症状,部分患者可有后遗症。

(3) 重型:体温在40℃以上,神志不清,烦躁不安,浅反射消失,深反射先消失后亢进,病理反射强阳性,有反复或持续性抽搐。常有神经系统定位症状或体征。可出现重度脑水肿症状及呼吸衰竭。病程多在2周以上,恢复期常有不同程度的神经精神症状,部分患者可有后遗症。

(4) 极重型:起病急骤,有高热或超高热,1～2日后迅速出现深昏迷,伴反复发作难以控制的持续惊厥,常有肢体强直性瘫痪,有重度脑水肿表现,可出现循环衰竭、呼吸衰竭甚至脑疝。如不积极抢救,可在短期内因中枢性呼吸衰竭而死亡。幸存者常留有严重后遗症。

乙型脑炎临床症状以轻型和普通型居多,约占总病例数的2/3。流行初期重型多见,流行后期轻型多见。

3. *婴儿乙型脑炎临床特点* 可表现为轻度腹泻、流涕、咳嗽,凝视、嗜睡和易哭闹,惊厥发生率高。脑膜刺激征不明显,但常有前囟隆起,脑脊液检查多正常,并发症少见。

4. *老年人乙型脑炎临床特点* 老年患者起病急,均有高热,病情严重,重型和极重型发生率高,出现昏迷的时间早、持续时间长、昏迷程度深,可出现循环衰竭、呼吸衰竭及脑疝。并发症多见,包括肺炎、尿路感染、消化道出血和心肌损害。

【并发症和后遗症】

1. *并发症* 肺部感染最为常见。由于患者神志不清、咳嗽反射及吞咽反射减弱或消失,呼吸道分泌物不易排出,从而并发支气管肺炎和肺不张。长期卧床患者如不注意变换体位,容易发生枕骨后及腰骶椎部位压疮。不注意口腔卫生和口腔护理者可发生口腔溃疡。此外,常见并发症还包括败血症、尿路感染等。

2. *后遗症* 常见于重型和暴发型患者,发生率为5%～20%。常见神经系统后遗症包括失语、肢体强直性瘫痪、扭转痉挛、挛缩畸形、吞咽困难、舞蹈样运动和癫痫发作等。也可发生自主神经功能失调,表现为多汗和中枢性发热等。精神后遗症包括记忆力和理解力减退、痴呆、精神状态异常和性格改变等。

【实验室检查与其他检查】

1. *血常规* 白细胞计数大多增高,一般在$(10～20)\times10^9/L$,个别高达$40\times10^9/L$。中性粒细胞比例可达0.8以上,伴核左移,嗜酸性粒细胞可减少;2～5日后淋巴细胞可占优势。部分患者血常规可始终正常。

2. *脑脊液检查* 压力增高,外观澄清或微混,白细胞计数轻度增加,大多在$(0.05～0.5)\times10^9/L$之间,少数可达$1\times10^9/L$以上;病初以中性粒细胞为主,以后逐渐以淋巴细胞为主。白细胞计数高低与预后无关。蛋白稍增高,糖定量正常或偏高,氯化物基本正常。病初1～2日脑脊液天冬氨酸转移酶活性增高,有助对疾病预后、脑组织损害程度的判断。脑脊液变化需10～14日恢复正常,个别需时1个月。极少数患者脑脊液常规和生化检查正常。

脑脊液中乙型脑炎病毒IgM抗体在发病后第2日即可出现,先于血清中抗体,且持续时间久,可用于早期诊断。采用反向间接血凝法测早期脑脊液中的抗原,阳性率达66.7%,方法简便快速。

脑脊液中免疫球蛋白的测定对鉴别诊断有帮助。化脓性脑膜炎患者脑脊液中的IgM明显升高,结核性脑膜炎患者则IgA、IgG升高显著,而病毒性脑膜炎患者在后期时IgG可有升高。

3. *血清学检查*

(1) 特异性IgM抗体测定:用间接免疫荧光技术、捕获法ELISA及ABC ELISA法检测乙型脑炎特异性IgM抗体,可用于早期诊断。

(2) 血凝抑制试验:血凝抑制抗体在病程于第5日即可出现,第2周达高峰,维持1年以上。乙型脑炎病毒的血凝素抗原与同属病毒如登革病毒及黄热病毒等有弱交叉抗原性,偶见假阳性反应；故双份血清效价增长4倍以上或单份血清效价1∶80以上可确诊。方法简便快速，阳性率达80%以上，可用于临床诊断和流行病学调查。

用二巯基乙醇(2ME)耐性试验检测IgM抗体。血清标本在2ME处理前、后分别做血凝抑制试验，如处理后血凝抑制抗体效价下降1/2～3/4，即为试验阳性。本法在起病第4～8日即可呈阳性，且由于单份血清即有辅助价值，可用于乙型脑炎早期诊断。

(3) 补体结合试验：敏感性及特异性较高，抗体出现时间较晚，在病程第4～7周，抗体维持时间1～2年，不能作为早期诊断指标。双份血清抗体效价有4倍或以上的增长即可诊断，若仅单份血清，1∶2为可疑，1∶4以上有助诊断。一般用于回顾性诊断或流行病学调查。

(4) 中和试验：病后第2周出现中和抗体，持续2～10年，早期为IgM，后期为IgG。效价4倍以上增高可确诊。此法特异性及敏感性均较高，但方法复杂，一般用于人群免疫水平的流行病学调查。

(5) 乙型脑炎病毒抗原检测：用McAb的反向被动血凝法检测急性期血清，可用于快速早期诊断。

4. 病毒分离　乙型脑炎病毒主要存在于脑实质中，病初取血清或脑脊液接种乳鼠以分离病毒，但阳性率较低。通常在死后尸检或以延髓穿刺取脑组织后分离出乙型脑炎病毒，可做回顾性诊断。

5. 血气分析　重症患者做血气分析，以助及早发现呼吸衰竭和酸碱代谢失衡。多以呼吸性酸中毒为主，其次为呼吸性碱中毒。

6. 影像学检查　MRI在发现异常方面的敏感性较CT高。

【诊断和鉴别诊断】

1. 诊断依据　结合流行病学资料、临床表现和实验室检查进行诊断。

2. 鉴别诊断

(1) 中毒型细菌性痢疾：本病多见于夏秋季节，儿童多发，胃肠道症状出现前即可有高热及神经症状（昏迷、惊厥），故易与乙型脑炎混淆。中毒性细菌性痢疾出现休克早，脑膜刺激征不明显，脑脊液正常，大便或灌肠液检查发现红细胞、脓细胞，大便培养有痢疾杆菌生长，可有助鉴别。

(2) 化脓性脑膜炎：症状类似乙型脑炎，但流行性脑脊髓膜炎以冬春季节多见，皮肤可见瘀点、瘀斑；肺炎双球菌脑膜炎、链球菌脑膜炎以及其他化脓性脑膜炎常伴有肺炎、鼻窦炎、中耳炎、乳突炎等，而乙型脑炎则无原发病灶。必要时可通过脑脊液检查鉴别。早期治疗的化脓性脑膜炎，其脑脊液改变可酷似流行性乙型脑炎，应予注意。

(3) 结核性脑膜炎：少数结核性脑膜炎患者起病急，在乙型脑炎流行季节易误诊。但结核性脑膜炎病程长，有结核病灶或结核病接触史，结核菌素试验大多阳性，脑膜刺激征明显，脑实质病变较轻。结核性脑膜炎的脑脊液外观呈毛玻璃样，薄膜试验阳性，白细胞分类以淋巴细胞为主，蛋白质含量增高，糖及氯化物含量减低，涂片可找到结核杆菌。

(4) 其他病毒感染：引起脑炎的流行性腮腺炎、脊髓灰质炎、柯萨奇及埃可病毒等可引起中枢神经系统感染，此类患者脑脊液白细胞计数可在$(0.05\sim0.5)\times10^9/L$之间，但以淋巴细胞为主。少数流行性腮腺炎患者可先出现脑炎的症状，鉴别时应注意询问有无流行性腮腺炎接触史，血清流行性腮腺炎抗体检测有助鉴别。脑型脊髓灰质炎罕见，表现类似乙型脑炎，流行季节也为夏秋季节，需做血清学或病毒学检查进行鉴别。肠道病毒如柯萨奇病毒及埃可病毒、水痘病毒、单纯疱疹病毒等也可引起类似中枢神经系统症状体征，应根据流行病学资料，临床特征及血清学检查进行鉴别。

(5) 钩端螺旋体病：脑膜炎型易与乙型脑炎混淆，可根据疫水接触史、腓肠肌痛、结膜充血、腋下或腹股沟淋巴结肿大，结合脑脊液检查、血清学检查等进行鉴别。

(6) 脑型疟疾：疟疾也是蚊虫传播性疾病，脑型疟疾的发病季节、地区及临床表现与乙型脑炎相似，但热型较不规则，病初有发冷、发热及出汗,然后出现中枢神经症状,还可有脾大及贫血。血涂片找疟原虫有助鉴别。

(7) 其他脑病:还需与其他发热伴中枢神经系统症状的疾病如中暑、脑血管意外、蛛网膜下腔出血、新型隐球菌性脑膜炎、斑疹伤寒及败血症等所致脑病等相鉴别。

【治疗】

目前,对乙型脑炎没有特异性的治疗方法,以积极的对症治疗和细致的临床护理为主。高热、抽搐、呼吸衰竭是乙型脑炎的三大主症,互为因果,形成恶性循环,因此把好"三关",及时施救尤其是极期的抢救,坚持中西医结合治疗,加强护理,可提高治愈率和降低病死率,减少后遗症,以利康复。

1. 急性期的一般治疗与护理　患者隔离于有防蚊设备和降温设施的病室内,使室温控制在30℃以下,保持安静,减少对患者的刺激。室内准备有急救药品和抢救设备如气管切开包、吸痰器和呼吸器等。供给足够的营养及维生素和液体,昏迷者可采用鼻饲。注意口腔及皮肤的清洁,防止压疮。注意监测生命体征如体温、呼吸、脉搏、血压的变化,并观察患者的精神、意识、瞳孔和四肢肌张力的变化。

2. 急性期对症治疗

(1) 高热的处理:乙型脑炎患者的高热呈稽留热,药物降温效果不佳,宜用综合降温措施,以物理降温为主,药物降温为辅,使体温保持在38℃左右。降温方法包括以下几种。① 物理降温:可用30%乙醇擦浴,在腹股沟、腋下、颈部放置冰袋;头部使用冰帽,也可用降温床或冷褥,还可用冷盐水灌肠。② 药物降温:可口服小量阿司匹林;肌内注射安乃近,每4~6小时1次,小儿可用安乃近滴鼻;吲哚美辛栓剂塞肛;牛黄清心丸、柴胡注射液等中药制剂。③ 亚冬眠疗法:上述方法效果不佳时,或持续高热反复抽搐时适用,有解痉、降温、镇静的作用,但较大剂量的冬眠药物会抑制呼吸中枢及咳嗽反射,易导致气管阻塞,加重缺氧,故临床应用时应权衡利弊、短时应用,用药过程中应保持呼吸道通畅,密切关注生命体征变化。方法:肌内注射氯丙嗪和等量异丙嗪,成人每次25~50 mg,儿童每次0.5~1 mg/kg,每4~6小时1次。若降温效果不佳,可同上剂量静脉滴注,使体温降至38℃左右,可连续使用3~5日。

(2) 惊厥的处理:根据惊厥、抽搐原因采取针对性的措施。高热者降温,呼吸道分泌物阻塞者及时吸痰、保持呼吸道通畅,低钙血症者补充钙剂,脑性低血钠引起者用3%盐水滴注,脑水肿或脑疝者加用脱水药物并可合用肾上腺皮质激素。经上述治疗仍不能解除者,可适当使用镇静解痉剂。镇静剂应用原则:① 早用,在有抽搐先兆、高热、烦躁、惊厥及肌张力增加时,即予应用。② 肌肉松弛后即停。③ 掌握剂量,注意给药时间。常用药物如下:A. 地西泮(安定),成人每次10~20 mg,小儿每次0.1~0.3 mg/kg,肌内注射,必要时静脉缓慢注射,但每次不超过10 mg。B. 水合氯醛,成人每次1.5~2.0 g,小儿每次50 mg/kg(每次不超过1 g),鼻饲或保留灌肠。C. 苯巴比妥,成人每次0.1~0.2 g,小儿每次5~8 mg/kg,肌内注射。

(3) 呼吸衰竭的处理:呼吸衰竭是乙型脑炎的主要死亡原因。呼吸衰竭分中枢性和外周性两种。中枢性呼吸衰竭根据病变部位分为干上型、脑干型、脑疝型和脑性低钠型;外周性呼吸衰竭可由于呼吸道阻塞、喉痉挛、肺炎、肺不张以及脊髓受损导致呼吸肌瘫痪等引起。

呼吸衰竭的处理原则是改善通气,促进气体交换,解除缺氧和二氧化碳潴留,消除脑水肿、避免脑疝的发生。处理措施包括以下几种。① 保持呼吸道通畅:定时翻身拍背、体位引流,湿化空气、雾化吸入、稀化痰液,有支气管痉挛者可用0.25%~0.5%异丙肾上腺素雾化吸入。② 给氧:可采用鼻导管低流量吸氧、雾化吸氧以及高压氧舱给氧。③ 使用人工呼吸器:及早应用人工呼吸器可维持有效呼吸功能,提高治愈率,减少后遗症的发生。④ 应用呼吸兴奋剂:中枢性呼吸衰竭患者可联用呼吸兴奋剂,如洛贝林(山梗菜碱),成人每次3~9 mg,小儿每次0.15~

0.2 mg/kg，肌内注射或静脉滴注；尼可刹米(可拉明)，成人每次 0.375～0.75 g，小儿每次 5～10 mg/kg，肌内注射或静脉滴注；哌醋甲酯(利他林)，成人每次 10～20 mg，肌内注射或静脉滴注。二甲弗林(回苏灵)对呼吸中枢兴奋作用较强，作用比尼可刹米强 100 倍，成人每次 8～16 mg，小儿每次 0.15～0.3 mg/kg。在自主呼吸未完全停止时使用呼吸兴奋剂效果较佳。⑤ 气管切开：凡有昏迷、反复抽搐、呼吸道分泌物堵塞而致发绀，肺部呼吸音减弱或消失，反复吸痰无效者，应及早气管切开。⑥ 应用血管扩张剂：可改善微循环，减轻脑水肿。近年报道认为，东莨菪碱、山莨菪碱及阿托品有一定效果。东莨菪碱，成人每次 0.3～0.5 mg，小儿每次 0.02～0.03 mg/kg，稀释后静脉注射，1 次/(20～30)分钟；山莨菪碱，成人每次 20 mg，小儿每次 0.5～1 mg/kg，稀释后静脉注射，1 次/(15～30)分钟；阿托品首剂 0.5～1 mg，以后 0.5 mg，每 15～30 分钟静脉注射 1 次。

(4) 颅内压增高的处理：乙型脑炎患者脑水肿、颅内高压常见，甚至导致脑疝，故应及时处理。方法包括：20%甘露醇或 25%山梨醇，每次 1～2 g/kg，15～30 分钟静脉注射完毕，每 4～6 小时 1 次；有脑疝者可用 2～3 g/kg。应用脱水剂治疗时应注意水与电解质的平衡。另可加用利尿剂、糖皮质激素等。

(5) 循环衰竭的处理：重型患者和极重型患者可出现循环衰竭，根据病情可使用强心剂如毛花苷 C 或毒毛花苷 K，补充血容量，使用升压药，同时需注意纠正酸碱、水、电解质的失衡。

(6) 糖皮质激素：多用于重型患者，有抗炎、减轻脑水肿、解毒、退热等作用，长期应用有抑制细胞免疫，增加感染的机会，故主张早期短程应用。氢化可的松每日 5～10 mg/kg 或地塞米松每日 10～20 mg，儿童酌减。但也有人认为疗效不显著而不主张应用。

(7) 抗病毒治疗：目前尚缺乏有效的抗病毒药物。近期有干扰素、利巴韦林具有抗乙型脑炎病毒的报道，但疗效有待证实，近期亦有报道单克隆抗体 JEVMcAb 能有效治疗乙型脑炎。

(8) 能量合剂细胞色素 C、辅酶 A、三磷酸腺苷等药物有助脑组织代谢，可酌情应用。

3. *中医药治疗* 急性期以清热解毒为主。亦可用针灸法止痉，减轻呼吸衰竭。

4. *恢复期及后遗症的处理*

(1) 药物治疗：① 28.75%谷氨酸钠注射液、谷氨酸片、烟酸等促进血管神经功能恢复。② 兴奋不安者可用地西泮、氯氮或氯丙嗪。③ 有震颤或肌张力高者，可用苯海索、东莨菪碱或左旋多巴，亦可使用盐酸金刚烷胺。④ 肌张力低者，可用新斯的明。

(2) 针刺疗法：① 神志不清、抽搐、躁动不安者取穴大椎、安眠、人中、合谷、足三里。② 上肢瘫痪者取穴安眠、曲池透少海、合谷透劳宫；下肢瘫痪者取穴大椎、环跳、阳陵泉透阴陵泉。③ 失语者取穴大椎、哑门、增音。④ 震颤者取穴大椎、手三里、间使、合谷、阳陵泉。

(3) 功能锻炼：恢复期患者应进行功能锻炼和康复治疗，以减轻后遗症。

【预后】

极重型患者、婴幼儿和老年患者病死率高，易发生后遗症。一般而言，流行早期重症患者较多，病死率也高；流行晚期重症患者少，病死率也低；早期救治者病死率低，有并发症或严重后遗症的患者病死率高。此外，虽然 15 岁以上患者发病率低，但病死率高。

【预防】

乙型脑炎预防的关键是灭蚊防蚊、预防接种和动物宿主的管理。

1. *灭蚊* 是预防乙型脑炎和控制疾病流行的根本措施，冬春季节以灭越冬蚊为主，春季以清除蚊虫滋生地、消灭早代幼虫为主，夏秋季节以灭成蚊、幼虫为主。除喷药灭蚊外，还可应用蚊帐、灭蚊器等防蚊措施。

2. *人群免疫* 预防接种是保护易感人群的有效措施。我国大部分省、市已将乙型脑炎疫苗纳入计划免疫。目前，大规模使用的乙型脑炎疫苗有鼠脑灭活疫苗、细胞培养灭活疫苗和细胞培养减毒活疫苗。疫苗接种的对象主要为流行区6月龄以上10岁以下的儿童。从非流行区进入流行区的人员也应接受预防接种。在流行季节前1个月开始,首次皮下注射:6～12月龄婴儿每次0.25 ml,1～6岁幼儿每次0.5 ml,7～15岁儿童每次1 ml,16岁以上者每次2 ml;间隔7～10日复种1次。预防接种后2～3周体内产生保护性抗体,一般能维持4～6个月。此后,根据不同的疫苗种类需加强注射。

3. *动物宿主的管理* 猪是乙型脑炎传播的主要中间宿主,应做好环境卫生工作,蚊季可用中草药如青蒿、苦艾等在家禽居住场地烟熏驱蚊,每半个月喷灭蚊药1次,对母猪及家禽有条件者进行疫苗注射,能控制猪流感乙型脑炎病毒,可有效地降低乙型脑炎病毒感染率和发病率。

参考文献

[1] 马亦林,李兰娟.传染病学[M].5版.上海:上海科学技术出版社,2011:156-164.

[2] 蔡雨函,朱玲,周远成,等.抗流行性乙型脑炎病毒药物的研究进展[J].中国人畜共患病学报,2015,31(1):77-82.

[3] Do L P, Bui T M, Phan N T. Mechanism of Japanese encephalitis virus genotypes replacement based on human, porcine and mosquito-originated cell lines model [J]. Asian Pacific Journal of Tropical Medicine, 2016, 9(4): 333.

[4] Anon. Japanese Encephalitis vaccines: WHO position paper, February 2015 — recommendations [J]. Releve Epidemiologique Hebdomadaire, 2015, 90(9): 69.

[5] Mansfield K L, Hernándeztriana L M, Banyard A C, *et al*. Japanese encephalitis virus infection, diagnosis and control in domestic animals [J]. Veterinary Microbiology, 2017, 201: 85.

[6] Heffelfinger J D, Li X, Batmunkh N, *et al*. Japanese Encephalitis Surveillance and Immunization — Asia and Western Pacific Regions, 2016[J]. Mmwr Morbidity & Mortality Weekly Report, 2017, 66(22): 579.

[浙江树人大学树兰国际医学院附属树兰(杭州)医院 汤灵玲]

(二)登革热和登革出血热

登革病毒(dengue virus, DENV)感染包括登革热(dengue fever, DF)、登革出血热(dengue hemorrhagic fever, DHF)及登革休克综合征,是分布最广、发病最多的虫媒传染病之一。近年亚洲、非洲和美洲发病呈上升趋势,严重影响人类尤其是儿童的健康。2017年,多国暴发登革热疫情,菲律宾截至6月,共记录14余万例登革热病例;截至9月中旬,马来西亚报告了近7万例病例,斯里兰卡报告了15余万例,越南报告了近11万例,巴西共报告了21.5万例,柬埔寨、老挝、新加坡、泰国等均有大量登革热病例报告。现分为登革热及登革出血热分述如下。

登革热

登革热(dengue fever)是由登革病毒所引起,由埃及伊蚊或白纹伊蚊传播的急性传染病。本病传播迅速,发病率高,临床表现为高热、头痛、肌肉和关节疼痛、极度疲乏、皮疹、淋巴结肿大及白细胞、血小板减少等,严重者可出现出血或休克,甚至死亡。

登革热具有地方性和流行性,历史上曾多次发生大规模流行。据世界卫生组织(WHO)估计,目前全球100多个国家和地区有登革热流行,广泛分布于热带和亚热带气候地区,尤其是东南亚、太平洋岛屿及加勒比海地区最为严重。全球至少约25亿人有登革病毒感染的危险,每年有1亿新感染病例,其中50万重症患者需住院治疗。

我国东南沿海属亚热带气候,又是埃及伊蚊和白纹伊蚊的分布区,存在登革热流行的可能性。近年来,本病在我国广东、福建、浙江、云南、台湾等地区分别发生暴发流行,且报告输入性病例的省份呈现逐年增多趋势,新加坡、柬埔寨、泰国和缅甸等东南亚地区是主要输入地。2017年,我国杭州暴发一次登革热疫情,有1 000多例病例报告,无危重病例,无死亡病例。近2年仍有散发病例。

【病原学】

登革病毒属于B组虫媒病毒,亦即黄病毒

科。电子显微镜观察病毒颗粒有 3 种形态：球型，18～24 nm；哑铃型，700 nm×(20～40)nm；杆状型，(175～220)nm×(42～46)nm，属于有包膜的单股正链 RNA 病毒。

登革病毒原有 4 个血清型（Ⅰ、Ⅱ、Ⅲ、Ⅳ型），近年又分离出Ⅴ型与Ⅵ型，型与型之间各具特异性抗原；同型不同病毒株也表现有抗原差异。每一型均有传染性并能致病，其中Ⅱ型毒力最强。由于登革病毒极不稳定，抗原性不强，同属及型之间又有抗原交叉反应，故病原学和血清学在检定方式上较难以掌握和判断。

登革病毒不耐热，60℃ 30 分钟、70℃ 10 分钟或 100℃ 2 分钟皆可使之灭活，但可耐受低温及干燥，在人血清内保存于－70℃，或冻干后保存于 5℃环境，可成活 8 年以上，在普通冰箱中保存数周仍有传染性。对酸、脂肪溶媒、洗涤剂及胰蛋白酶、乙醚、紫外线、甲醛均敏感。可在乳鼠脑内和组织细胞中繁殖，以白纹伊蚊细胞纯株最为敏感，且可产生恒定的细胞病变。直接接种于伊蚊胸肌中亦能生长繁殖。

登革病毒具有可溶性抗原和表面抗原两种成分，都能与相应抗体结合后再结合补体，因此，用补体结合反应可鉴别登革病毒血清型。病毒感染人体后，主要在单核-巨噬细胞内增殖，感染早期出现特异性 IgM 抗体，4～5 日后可出现凝集抑制抗体，8～10 日后出现中和抗体，低效价的抗体可维持 5～15 年。

【流行病学】

1. 传染源　登革热患者和隐性感染者是主要传染源，尚未发现有病毒携带者。在城市型疫源地内，患者是主要的传染源，在其发病前 1 日至发病第 3～5 日内传染性最强，但病后 9～20 日仍可从患者血液中分离到病毒而起传播作用。在流行期间，普通型患者和隐性感染者占大多数，也是重要的传染源。在东南亚的一些地区，还存在着本病的丛林型自然疫源地，登革病毒感染的非人灵长类动物及带毒的媒介伊蚊是主要的传染源。

2. 传播途径　埃及伊蚊和白纹伊蚊都可以传播登革热，但在不同地区之中不同蚊种所起的作用不一致。城市型登革热的传播媒介以埃及伊蚊为主；丛林型和农村地区登革热则以白纹伊蚊为主。伊蚊吸入带病毒血液后，在气温 22～30℃条件下，病毒在唾腺和神经细胞内复制，8～14 日即有传播能力，传染期可长达 174 日。但气温低于 16℃时，病毒不能在蚊体内繁殖。在非流行期间，伊蚊可能是病毒的储存宿主。

3. 人群易感性　人群普遍易感，各年龄组均有发病，但以青壮年为主，主要发病年龄段为 20～60 岁。高发职业人群主要为农民、工人、学生和家务及待业者。2005—2012 年，全国登革热患者中家务及待业者发病最多，共 526 例，占 17.28%，其次分别为农民(452 例，14.85%)、工人(393 例，12.91%)、商务人员(372 例，12.22%)和学生(318 例，10.45%)，这 5 种职业的发病人数占总发病人数的 67.71%。

感染后可对同型病毒具 1～5 年的免疫力，但对不同型病毒无交叉保护。人群对登革热的免疫水平可能是我国一些地方周期性出现登革热疫情的主要原因之一。由于登革热与乙型脑炎有交叉免疫，在登革热流行之后乙型脑炎的发病率也会降低。

4. 流行特征

(1) 地区分布：本病广泛流行于热带及亚热带，尤其是非洲沿赤道地区、美洲、东南亚、东地中海、西太平洋等。目前，世界上有 100 多个国家曾发生登革热流行，全球至少有 1/3 的人口受到威胁。我国的首次登革热疫情出现在 1873 年的厦门，随后在上海、浙江、福建地区时常流行。20 世纪 90 年代以来，登革热频繁在广东、广西、海南暴发，广东省在 1995 年、2002 年、2006 年和 2013 年曾出现较大疫情。2014 年广东地区发生历史上最严重的登革热暴发，以 DV1 型为主，但 DV2、DV3、DV4 型均有出现，2014 年累计病例数是 2013 年的 10 倍以上，仅在广州市就发生 4 万左右病例，死亡 6 例，成为严重的公共卫生问题。

(2) 季节性：该病有明显的季节性，多发生于气温高、雨量多的季节。在地方性流行区,常年都有病例,但雨季是发病高峰季节。一般于5月开始,8—9月达高峰,11月流行终止。我国发病月份在广东省为5—10月,其中8—10月占88.8%,在海南省为3—11月,其中5—9月占90%。本病流行高峰的形成与降雨量关系很大,一般雨后2~3周伊蚊密度上升,从而导致发病高峰形成。

(3) 城市与农村:登革热主要发生于市镇人口集中地区。常在一个家庭中发生多个病例,以户为单位的人数越多,其病户发病率也越高,说明登革热有在家庭内传播的趋势。在城市中流行一段时间之后,本病可向农村蔓延,亦可在几个大城市之间作远距离传播。

(4) 周期性:在4型登革病毒同时存在的泰国曼谷,有隔年发病率升高的趋势。而在单一血清型引起的海岛中,一次流行之后,往往可以多年没有病例发生,直至另一型病毒传入时,才再度发生流行。

(5) 流行形式:常呈地方性流行。在东南亚许多国家中,现形成地方性流行。但也可呈散发,如斯里兰卡一直呈散发状态。

【发病机制和病理解剖】

登革病毒经伊蚊叮咬进入人体,先后在单核-巨噬细胞系统和淋巴组织中增殖和复制两次,形成第一次和第二次病毒血症。体液中的登革病毒与血液中已存在的抗登革病毒抗体结合形成免疫复合物,激活补体系统,引起血管通透性增加、血浆外渗,并损伤血小板和红细胞,诱发DIC,导致出血和休克。

病理涉及全身脏器,以退行性改变和出血为主,包括肝、肾、心和脑的退行性改变,关节附近水肿,心包、心内膜、胸膜、胃肠黏膜、腹膜、肌肉及中枢神经系统有不同程度的出血;皮疹及中小血管内皮肿胀、血管周围水肿及单核细胞浸润。脑型患者尸检可有蛛网膜下腔出血、脑水肿及脑组织软化等。

【临床表现】

登革热的临床表现复杂多样,病情轻重与入侵病毒类型、数量和机体免疫力密切相关,典型的登革热病程分为三期,即急性发热期、极期和恢复期。根据病情严重程度,可将登革热分为普通登革热和重症登革热两种临床类型。根据2009年WHO公布的《登革热诊断、治疗以及防控指南》,重症登革热诊断标准为符合以下至少一项:严重血浆渗漏(休克、呼吸窘迫)、严重出血以及严重器官损害(肝功能氨基转移酶≥1 000 U/L、意识障碍与其他器官受损)。重症登革热包含登革出血热、登革休克综合征及其他重症表现的登革热。

潜伏期3~15日,多数5~8日,其长短与侵入的病毒量有一定关系。

1. 普通登革热

(1) 急性发热期:患者通常急性起病,首发症状为发热,可伴畏寒,24小时内体温可达40℃。部分病例发热3~5日后体温降至正常,1~3日后再度上升,称为双峰热型。发热时可伴头痛,全身肌肉、骨骼和关节疼痛,明显乏力,并可出现恶心、呕吐、腹痛、腹泻等胃肠道症状。

急性发热期一般持续2~7日。于病程第3~6日在颜面四肢出现充血性皮疹或点状出血疹。典型皮疹为见于四肢的针尖样出血点及"皮岛"样表现等。可出现不同程度的出血现象,如皮下出血、注射部位瘀点和瘀斑、牙龈出血、鼻衄及束臂试验阳性等。

(2) 极期:部分患者高热持续不缓解,或退热后病情加重,可因毛细血管通透性增加导致明显的血浆渗漏。严重者可发生休克及其他重要脏器损伤等。极期通常出现在病程的第3~8日。出现腹部剧痛、持续呕吐等重症预警指征往往提示极期的开始。

在血浆渗漏发生前,患者常表现为进行性白细胞减少及血小板计数迅速降低。不同患者血浆渗漏的程度差别很大,如球结膜水肿、心包积液、胸腔积液和腹水等。血细胞比容升高的幅度常常反映血浆渗漏的严重程度。

如果血浆渗漏造成血浆容量严重缺乏,患者可发生休克。长时间休克患者可发生代谢性酸中毒、多器官功能障碍和弥散性血管内凝血。少数患者没有明显的血浆渗漏表现，但仍可出现严重出血（如皮下血肿、消化道出血、阴道出血、颅内出血、咯血、肉眼血尿等）。

部分病例可出现胸闷、心悸、头晕、端坐呼吸、气促、呼吸困难、头痛、呕吐、嗜睡、烦躁、谵妄、抽搐、昏迷、行为异常、颈强直、腰痛、少尿或无尿、黄疸等严重脏器损害的表现。

（3）恢复期：一般为极期后的2～3日，患者病情好转，胃肠道症状减轻，进入恢复期。部分患者可见针尖样出血点，下肢多见，可有皮肤瘙痒。白细胞计数开始上升，血小板计数逐渐恢复。

多数患者表现为普通登革热，可仅有发热期和恢复期。少数患者发展为重症登革热。

2. *重症登革热* 早期表现同典型登革热，在病程3～5日病情突然加重，出现剧烈头痛、呕吐、谵妄、狂躁、昏迷、抽搐、大汗、血压骤降、颈强直、瞳孔缩小。有些表现为消化道大出血和出血性休克。此型虽很少见，但病死率甚高，因发展迅速，多于24小时内因呼吸衰竭或出血性休克而死亡。在这些患者脑组织中常可分离到登革病毒。

重症登革热的预警指征如下。

（1）高危人群：① 二次感染患者；② 伴有糖尿病、高血压、冠心病、肝硬化、消化性溃疡、哮喘、慢性阻塞性肺疾病、慢性肾功能不全等基础疾病者；③ 老年人或婴幼儿；④ 肥胖或严重营养不良者；⑤ 孕妇。

（2）临床表现：① 退热后病情恶化；② 腹部剧痛；持续呕吐；③ 胸闷、心悸；④ 嗜睡，烦躁；⑤ 明显出血倾向；⑥ 血浆渗漏征；⑦ 肝大，大于肋下2 cm；⑧ 少尿。

（3）实验室指征：① 血小板计数低于$50\times10^9/L$；② 血细胞比容升高（较基础值升高20%以上）。

【并发症】

以急性血管内溶血为常见，多见于G-6-PD缺乏的患者，可出现溶血性黄疸和血红蛋白尿，发病率约为1%。其他并发症有中毒性肝炎、心肌炎、肝肾综合征、电解质及酸碱失衡、急性脊髓炎、格林-巴利综合征和眼部病变等。

【实验室检查和其他检查】

1. *常规检查* 多数患者于病程第2～3日，白细胞计数显著降低，中性粒细胞亦减少，第4～5日降至最低，淋巴细胞、单核细胞、嗜碱性粒细胞比例增高，可见中毒颗粒及核左移。退热后1周逐渐恢复，1/4～3/4的病例有血小板减少，最低可降至$10\times10^9/L$以下。大多数患者尿常规正常，部分患者尿中有蛋白及红细胞，大便隐血试验常呈阳性。超过半数的患者氨基转移酶、乳酸脱氢酶升高，部分患者肌酸激酶/肌酸激酶同工酶（CK/CK-MB）、脑钠肽（BNP）、肌钙蛋白、尿素氮和肌酐升高等。血清中a-L-岩藻糖苷酶（a-L-fucosidase，AFU）升高，与氨基转移酶呈正相关，与血小板计数及病情转归呈负相关。凝血功能检查可见纤维蛋白原减少，凝血酶原时间和部分凝血活酶时间延长，凝血因子Ⅱ、Ⅴ、Ⅶ、Ⅸ和Ⅹ减少。

2. *病毒分离* 急性期患者的血清或血液以及尸检肝、脾、脑组织等接种于乳鼠（小鼠）脑内，可分离出登革病毒。目前常用的分离细胞为C6/36细胞。巨蚊胸腔接种及巨蚊幼虫脑内接种，能提高分离阳性率，并能定型。反转录-PCR敏感性高于病毒分离。

3. *血清学试验* 我国常用的有补体结合试验、血凝抑制试验、中和试验、免疫荧光抗体技术、单扩溶血试验等，其中最常用者为补体结合试验和血凝抑制试验，补体结合试验最具有特异性，单份血清补体结合抗体效价>1∶32、血凝抑制试验效价>1∶1 280时有诊断意义；双份血清效价递升4倍以上可确诊。

4. *ELISA和PCR法* 用RT-PCR检测急性期患者血清，其敏感性明显高于病毒分离，特异性则与病毒分离及免疫荧光分型结果一致，2日即可得出结果，并可同时鉴定型别。ELISA检测血清中的特异性IgM和IgG抗体亦有助诊断。IgM抗体阳性率可达90%以上，大多数登革热患者发病3～5日后可检测出特异性IgM抗体,其高峰大约在症状出现2周后,可用于早期诊断。发病1周后血清中可检测到低滴度特异性IgG抗体,然后缓慢升高在数月后仍可检测到,甚至可终生检测到。检测特异性IgM/IgG抗体可鉴别登革病毒初次与二次感染。用ELISA方法检测登革病毒NS1抗原及RT-PCR检测DENV RNA的两种检测方法,有助于登革热的早期检出,且两者联合检测可进一步增加其检出率。NS1抗原具有较高的敏感性及特异性,发病后3日内NS1阳性率可达71%～100%,适用于登革热的早期诊断。

【诊断和鉴别诊断】

1. 登革热的诊断　在已知的流行地区,对典型病例诊断较容易。在非流行区,外来典型或非典型病例易被误诊。凡在流行季节,发病前15日内,在流行区有居住或逗留史或发病前5～9日曾有被蚊虫叮咬史,对诊断有一定价值。在流行病学史不详的情况下,可根据临床表现、辅助检查和实验室检测结果做出诊断。

(1) 疑似病例:符合登革热临床表现,有流行病学史(发病前15日内到过登革热流行区,或居住地有登革热病例发生),或有白细胞和血小板减少者。

(2) 临床诊断病例:符合登革热临床表现,有流行病学史,并有白细胞、血小板同时减少,单份血清登革病毒特异性IgM抗体阳性。

(3) 确诊病例:疑似病例或临床诊断病例,急性期血清检测出NS1抗原或病毒核酸,或分离出登革病毒或恢复期血清特异性IgG抗体滴度呈4倍以上升高。

2. 重症登革热的诊断　有下列情况之一者。

(1) 严重出血:皮下血肿、呕血、黑便、阴道流血、肉眼血尿、颅内出血等。

(2) 休克:心动过速、肢端湿冷、毛细血管充盈时间延长>3秒、脉搏细弱或测不到、脉压减小或血压测不到等。

(3) 严重的器官损害:肝脏损伤[ALT和(或)AST>1 000 IU/L]、ARDS、急性心肌炎、急性肾功能衰竭、脑病和脑炎等表现。

3. 鉴别诊断

(1) 流行性感冒:无皮疹,无浅表淋巴结肿大,无出血倾向,无血小板减少,且热程多在5日内。

(2) 麻疹:有前驱期卡他症状,有Koplik斑,皮疹从面部开始且数量较多,淋巴结肿大少见。

(3) 钩端螺旋体病:两病可在同一季节同一地区存在,应加以鉴别。该病常有疫水接触史,有腓肠肌痛,有肝肾损害,无皮疹,白细胞计数、中性粒细胞增加。

(4) 恙虫病:有野草接触史,有典型焦痂,外斐反应阳性。

【治疗】

登革热的治疗主要采用支持和对症治疗,而无特异疗法。治疗原则是早发现、早诊断、早治疗、早防蚊隔离。重症病例的早期识别和及时救治是降低病死率的关键。

1. 一般治疗　应将患者置于有防蚊设施的房间卧床休息,给予流质或半流质饮食,供应充足的液体,以维持水电解质平衡。监测神志、生命体征、液体入量、尿量、血小板、血细胞比容、电解质等。对于重症登革热患者还应动态监测电解质的变化。对出现严重血浆渗漏、休克、ARDS、严重出血或其他重要脏器功能障碍者应积极采取相应治疗措施。加强护理,注意口腔和皮肤清洁,保持大便通畅。

2. 对症治疗　高热时以物理降温为主,避免使用阿司匹林,以免血小板进一步减少和加重出血,可小剂量分次应用冬眠(亚冬眠)药物。对出血症状明显的患者,避免采用乙醇擦浴。高热不退或中毒症状严重者,可短期使用肾上腺皮质激素,有上消化道出血者可服氢氧化铝凝胶。解热镇痛类药物可能出现严重并发症,故应谨慎使用。有脑出血者可用20%甘露醇静脉注射。抽搐者可用地西泮缓慢静脉注射。

3. 病因及免疫疗法　目前尚未证实有抗登革病毒确切有效的药物,一般的抗病毒药物如拉米呋定、磷酸奥司他韦、小柴胡颗粒、板蓝根等可起到预防治疗作用。近来试用利巴韦林(ribavirin),每日 10～15 mg/kg 静脉注射或静脉滴注,每 6 小时一次,4 日后改半量,6 日为 1 个疗程,有一定疗效。登革热属于中医学的“瘟疫”范畴,可参照温病学“疫疹”“湿温”“暑温”“伏暑”等病证辨证论治,中西医结合治疗登革热有一定的临床疗效。

肾上腺皮质激素、环磷酰胺等免疫抑制剂有抗过敏、阻止免疫复合物形成、减少毛细血管壁损害及炎症渗出等免疫抑制作用,曾有试用,疗程 3～5 日,报道疗效尚满意,但需进一步做观察研究,以探讨疗效。

【预后】

登革热为一个良性过程,病死率很低,一般为 0.3%。1980 年我国登革热流行时,病死率为 0.016%。绝大多数死亡病例属于重症登革热,在脑膜脑炎病例中,病死率达 90%以上,主要死亡原因为中枢性呼吸衰竭。伴有动脉硬化及严重出血的老年人预后较差。

【预防】

1. *管理传染源* 要做好登革热疫情监测预报工作,早发现、早诊断、早就地隔离治疗,病房应有严密防蚊措施,隔离时间不少于 5 日病程。对来自登革热流行区人员,应进行医学观察。

2. *切断传播途径* 是预防登革热流行的关键,应以防蚊、灭蚊为重点。消除蚊虫的滋生地,可动员群众进行翻盆、倒罐、填平洼地、清除积水、疏通渠道、勤换家用缸水。室内可喷洒马拉硫磷等灭蚊剂。

3. *保护易感人群* 近年来,登革病毒疫苗的研究已经取得重要进展,一些新型疫苗已进入临床试验阶段。赛诺菲巴斯德公司研制的第一个登革病毒疫苗已经在多个国家上市。该疫苗为四价登革疫苗,主要通过将 4 种 DV 血清型的包膜蛋白基因及膜蛋白嵌合入黄热病毒减毒灭活疫苗(YFE-17D)的 cDNA 构建而成,此疫苗已经在两个多中心Ⅲ期临床试验中评估,两个试验均表明疫苗的保护率为 60%,并且对重症登革热有更好的预防性。对于接触 DV 的实验室人员及医务工作者应严格遵守操作规范,及时做好防护工作。

登革出血热

登革出血热(dengue hemorrhagic fever, DHF)是登革热的一种严重类型,临床特征为起病较慢,发热 3～4 日后突然加重,发生多个器官出血和(或)休克,血液浓缩,血小板减少,白细胞增多,肝大,多见于儿童,病死率高。

1950 年,泰国首先发现登革出血热。1953 年,在菲律宾证实本病是登革病毒所引起。以后陆续在东南亚、西太平洋及加勒比海地区也相继发生本病流行。1985 年以后,我国也陆续有登革出血热病例报道,并分离出Ⅱ型及Ⅰ型登革病毒。

【病原学】

各型登革病毒(DENV)均可引起登革出血热,但初次感染 DENV-2 和 DENV-3,登革出血热的发生率高于初次感染 DENV-1 和 DENV-4。患者第 2 次感染不同型登革病毒后,可能因发生抗体依赖感染增强现象(antibody-dependent enhancement, ADE)而常发展为严重的登革出血热,危及生命。

【流行病学】

登革出血热多发生于登革热地方性流行区的当地居民之中,外来人很少发生登革出血热。这可能由于当地居民在血液中存在促进性抗体机会较多之故,因而本病多发生于再感染登革病毒的患者中。当前除欧洲及美国、加拿大和日本等国仅有到登革流行区返回后经病毒学证实的输入病例外,所有的大陆均有地方性流行。从 1954 年起发病率迅速上升,在东南亚发病较高,越南和泰国最重,1991—1995 年这两个国家占亚洲登革出血热的 2/3 以上,亚洲 1995 年约 10 万人死于登革出血热。WHO 1956—1989 年报道 2.5 亿例登革出血热,多为 5～15 岁的儿童。我国 1985—1986 年海南首次发生登革出血热流行,发病率为 1 913/10 万。登革出血热在东南亚好发于 10 岁以下儿童,我国海南省则以 15～

30岁占多数。男女发病率无显著差别,在年长儿童中,男性休克病例较多,而营养良好儿童的发病率也较高。

20世纪后半叶发生全球登革出血热大流行的原因较为复杂且尚未明确,但最有可能的是人口和社会的改变。包括:① 全球人口空前增长,以热带发展中国家最为明显,容易引起蚊媒等传染病的传播;② 周围环境中各种被丢弃的包装用塑料制品、罐头盒和旧轮胎等积聚的雨水,为埃及伊蚊地理分布的扩大和种群密度的升高提供了条件;③ 在大多数国家,因强调成蚊控制,超低容量空间喷洒杀虫剂,而对控制埃及伊蚊几乎无效;④ 国际航空旅行增多,病毒在国家、地区之间通过旅行者迅速传播。

【发病机制和病理解剖】

发病机制尚未完全明了。目前,多认为是机体首次感染登革病毒后可产生中和抗体和促进性抗体,当机体再次受同型病毒感染时,中和抗体可以中和病毒而终止发病,如再次感染异型病毒,这些抗体具有弱的中和作用和强的促进作用,它可促进登革病毒在单核-吞噬细胞系统大量增殖,形成严重感染,同时活化细胞毒性T细胞,作用于单核细胞和巨噬细胞,释放大量活性因子,并激活补体,导致血管通透性增加,血浆蛋白从微血管内渗出,引起血液浓缩和休克。凝血系统被激活则可引起DIC,加重休克,并与血小板减少一起导致各系统的出血。

病理改变主要为全身血管损害致血管扩张、充血、出血和血浆外渗,消化道、心内膜下、皮下、肝包膜下、肺及软组织出血,内脏小血管周围出血、水肿及淋巴细胞浸润。肝、脾及淋巴结中淋巴细胞及浆细胞增生,吞噬细胞活跃。肺充血及出血,间质细胞增多。肝脂肪变,灶性坏死,汇管区淋巴细胞、组织细胞及浆细胞浸润。肾上腺毛细管扩张、充血及灶性出血,球状带脂肪消失,灶性坏死。骨髓示巨核细胞成熟障碍。其中最重要的改变为全身微血管损害,导致出血和蛋白渗出。

【临床表现】

潜伏期平均为4日,临床上可分为登革出血热及登革休克综合征两型。

登革出血热多见于7～12岁具有免疫力、营养状态好的女孩。小婴儿的症状较轻,婴儿虽从母体被动获得抗体,但亦可发生登革出血热和登革休克综合征,15岁后登革出血热发病罕见。

1. *登革出血热* 登革出血热在开始的2～5日具有典型登革热症状,瘀点出现于第2～3日;毛细血管抵抗力试验在瘀点出现前即出现阳性结果。在发热过程中或热退后,病情突然加重,表现为皮肤变冷、脉速、昏睡或烦躁、出汗、肝大,束臂试验阳性,消化道或其他器官出血。表现为大出血包括消化道、呼吸道、泌尿生殖道及中枢神经系统等部位。

消化道出血多,出血量多在数百或1 000 ml以上。开始仅上腹饱胀、隐痛,继而出现柏油样大便,出血量大时肛门处排出暗红色血便,少数可呕血。子宫出血多,多发生于病程2～4日,出血量可达600 ml以上。分娩或流产患者产后大出血发生率极高,达70%～90%。

2. *登革休克综合征* 具有典型登革热症状,在病程2～7日后出现烦躁不安、肢端湿冷、发绀、尿量减少、脉速、低血压、脉压小等表现,可伴胸、腹腔渗液。通常从登革出血热发展而来,也有短暂发热后即出现循环功能不全。

【并发症】

1. *急性血管内溶血* 发生率约为1.5%,其机理尚未阐明,考虑为病毒感染所致或患者原有红细胞6-磷酸葡萄糖脱氢酶缺乏症,因病程中应用了止痛退热剂而促发。临床表现有寒战、发热、腰痛,排出葡萄酒样甚至酱油样尿,血红蛋白急剧下降,黄疸迅速出现,尿中可查到血红蛋白。

2. *精神障碍* 约0.5%的住院患者可出现精神障碍。常发病于病程1～15日,长者可在3个月左右。表现为兴奋、忧郁、哭笑无常、妄想、幻觉以及打人毁物等。治疗后大多在短期内痊愈,个别患者精神症状可反复发作半年以上。

3. *癫痫* 于病后3个月发病,表现方式为大发作,脑电图示中度异常,以左侧大脑半球明显。

【实验室检查】

血液白细胞计数和中性粒细胞均增加，有中毒颗粒。血小板数常降低至 10×10^9/L 以下。血液浓缩，凝血因子下降，血清补体水平下降，纤维蛋白降解物升高，血浆二氧化碳结合力下降，可有低钠血症。血浆白蛋白降低，血容量减少，血清氨基转移酶升高，血尿素氮上升，凝血酶原时间延长，纤维蛋白原下降。

【诊断和鉴别诊断】

1. *诊断标准* 按 WHO 的诊断标准，登革出血热应具备下列 4 点。

(1) 有典型登革热临床表现。

(2) 多器官有较大量出血现象，至少应有束臂试验阳性并有以下的任何一项：① 瘀点、瘀斑、紫癜；② 鼻出血，牙龈出血；③ 呕血和(或)黑便。

(3) 血小板下降≤100×10^9/L。

(4) 入院时血细胞比容较恢复期增加 20%以上。

登革热确诊病例如出现多器官大量出血、肝大及实验室中血细胞比容增加 20%以上，即可确诊登革出血热。如有进一步出现低血压、脉压变小则支持登革休克综合征。

病毒分离及血清学检查方法同登革热。

2. *鉴别诊断*

(1) 登革热与登革出血热：登革热与Ⅰ级和Ⅱ级的登革出血热在临床上有许多表现是相同的，但血小板减少加上血液浓缩，则支持登革出血热的诊断。表 14-10 对两者鉴别有参考价值。

表 14-10 登革热与登革出血热在临床上的区别

临床表现	明显出血	肝大	束臂试验	瘀点瘀斑	白细胞降低	白细胞升高	血小板降低	血细胞比容升高	休克
登革热	−	−	++	+	+++	−	++	−	−
登革出血热	+	++++	++++	+++	+	+++	++++	+++	+

注：− 0；+ 1%～25%；++ 26%～50%；+++ 51%～75%；++++ 76%～100%。

(2) 肾综合征出血热：木病多见与冬春季节，有特定的流行区。发病早期有低血压和休克、明显的肾功能衰竭，特异性抗体测定阳性。

(3) 钩端螺旋体病：有疫水接触史，腓肠肌疼痛及压痛，淋巴结肿大，钩体血清学反应阳性，血培养可检出钩体。

(4) 败血症：病初可与登革热相似，热程较长，可有原发性感染病灶，脾脏肿大，外周血白细胞和中性粒细胞明显升高，休克出现早，抗生素治疗有效。

【治疗】

登革出血热患者在起病时的表现与登革热无异，故对每一例刚开始发病的登革病毒感染者，都要警惕其进展为登革出血热的可能，一旦病情恶化，应及时抢救治疗。治疗措施主要是对症疗法和支持疗法。

1. *一般治疗* 登革出血热患者应强调卧床休息，至少应持续 1 周以上，待病情进入恢复期后逐渐增加活动量。维持水、电解质平衡，对于大汗或腹泻者应鼓励患者口服补液，对频繁呕吐、不能进食或有脱水、血容量不足的患者，应及时静脉输液，但应高度警惕输液反应致使病情加重，以及导致脑膜脑炎型病例发生。根据患者血细胞比容、血小板、电解质、尿量及血流动力学情况随时调整补液的种类和数量，在尿量达约 0.5 ml/(kg·h)的前提下，应控制静脉补液量。

2. *对症治疗* 降温特别是控制高热为治疗的重要措施，宜以物理降温特别是控制高温为主，对出血症状明显的患者，应避免乙醇擦浴。解热镇痛剂对本病退热不理想，且可诱发葡萄糖-6-磷酸脱氢酶缺乏的患者发生溶血，应谨慎使用。如高热不退可采用肾上腺皮质激素短期应用，或人工亚冬眠疗法。对烦躁不安者可给苯巴比妥、地西泮等药物口服，或水合氯醛灌肠。如有腹痛，可肌内注射或静脉注射阿托品。

3. 危重症的抢救

(1) 大出血的防治：大出血的危险因素如下。① 顽固的休克；② 低血压休克、肝或肾功能衰竭和(或)严重持续的代谢性酸中毒；③ 服用过非甾体抗炎药；④ 有消化道溃疡病史；⑤ 目前抗凝治疗中；⑥ 任何创伤，包括肌内注射。

当怀疑或诊断大出血时应及时输血，严重出血伴血红蛋白低于7 g/L者，根据病情及时输注红细胞；伴血小板计数低于30×10^9/L，应及时输注血小板。严重鼻衄给予局部止血。胃肠道出血者给予制酸药。尽量避免留置胃管、尿管等侵入性诊断及治疗。

(2) 休克的防治：休克发生原因如下。① 变态(免疫)反应；② 失血；③ 血浆成分渗出血管外，这通常是引起血容量降低的主要因素；④ 失水(高热消耗、呕吐及摄入减少所致)。主要的病理生理变化为血容量急剧减少。单纯失水引起的休克(不宜诊断为登革休克综合征)补液后容易纠正；在登革出血热的基础上，由综合因素造成的休克称登革休克综合征，是登革出血热的主要死亡原因，其往往在6～12小时内即告死亡。必须分秒必争、全力以赴地抢救，才有可能获得成功。

当患者有大量出汗、尿量减少、收缩压降至80 mmHg以下，尤其是脉压≤20 mmHg时，说明休克已出现，宜积极治疗，以求迅速扭转病情。治疗上需快速补充血容量，其补液原则为早补、快补、补足，见尿补钾。尽快进行液体复苏治疗，初始液体复苏以等渗晶体液为主(如生理盐水等)，对初始液体复苏无反应的休克或更严重的休克可加用胶体溶液(如白蛋白等)。同时积极纠正酸碱失衡。液体复苏治疗无法维持血压时，应使用血管活性药物；严重出血引起休克时，应及时输注红细胞或全血等。有条件可进行血流动力学监测并指导治疗。同时应监测尿量[达到0.5 ml/(kg・h)]、动脉或静脉血气、乳酸、血糖、肾功能、肝功能、凝血功能等。

(3) 重要脏器损害的防治：① 急性心肌炎和急性心功能衰竭，应卧床休息，持续低中流量吸氧，保持大便通畅，限制静脉输液及输液速度。存在房性或室性期前收缩时，给予美托洛尔或胺碘酮等抗心律失常药治疗。发生心力衰竭时首先予利尿处理，保持每日液体负平衡在500～800 ml，其次给予口服单硝酸异山梨酯片30 mg或60 mg。② 急性肾衰竭，可参考急性肾损害标准进行分期，及时予以血液净化治疗。③ 肝衰竭，部分患者可发生严重肝损伤，如出现时按肝衰竭处理。

(4) 脑病和脑炎的防治：登革热神经系统受累的表现形式多样，可表现为脑炎、脑膜脑炎、脊髓炎、格林-巴利综合征、单神经病、肌炎、周期性瘫痪、急性播散性脑脊髓炎、颅内出血及血肿等，最常报道的是登革热脑炎。登革热并发脑炎或脑膜脑炎临床表现不典型，易误诊为其他类型病毒性脑炎，主要治疗为对症支持治疗，预后较好。降温、吸氧，控制静脉输液量和输液速度。根据病情给予甘露醇或利尿剂静脉滴注以减轻脑水肿。脑炎患者可给予糖皮质激素减轻脑组织炎症和水肿。出现中枢性呼吸衰竭应及时给予辅助通气支持治疗。

【预后】

登革出血热病死率在1%～5%之间，休克患者预后差，病死率可达10%～40%，如休克或出血处理及时，病死率可降至10%以下。登革出血热恢复迅速而完全，很少有后遗症，血小板<50×10^9/L者，应警惕有发生大出血的可能，脉压缩小为休克的预兆。

【预防】

同登革热。

参考文献

[1] 张复春. 登革热：一个日益严重的全球性公共卫生问题[J]. 实用医学杂志，2011，27(19)：3459-3461.

[2] 国家卫生和计划生育委员会. 登革热诊疗指南(2014年第2版)[J]. 中药新药与临床药理，2016(1)：221-224.

[3] 李玉枝，平岖，赵令斋，等. 登革热的实验室早期诊断[J]. 热带医学杂志，2016(1)：10-13.

[4] 李权超，于泱，胡艳. 如何防控登革热[J]. 解放军健康，2014，28(6)：12－13.
[5] 熊益权，陈清. 1978—2014年我国登革热的流行病学分析[J]. 南方医科大学学报，2014(12)：1822－1825.
[6] 张顺先，王英，闫磊，等. 我国2005—2012年登革热流行特征分析[J]. 中国医药指南，2013(16)：401－402.
[7] 程龙飞，林敏，章金灿，等. 血清a－L－岩藻糖苷酶在登革热诊断及疗效观测中的应用[J]. 实用医学杂志，2016，32(15)：2513－2515.
[8] 张沛，谭行华，张复春，等. 中西医结合治疗登革热临床研究[J]. 中国中医急症，2014，23(8)：1403－1405.
[9] World Health Organization. Dengue: guidelines for diagnosis, treatment, prevention and control: new edition[Z]. Geneva: World Health Organization. 2009.
[10] Liu C, Liu Q, Lin H, *et al*. Spatial analysis of dengue fever in Guangdong Province, China, 2001－2006[J]. Asia Pac J Public Health, 2014, 26(1): 58－66.
[11] Ferguson NM, Rodríguez-Barraquer I, Dorigatti I, *et al*. Benefits and risks of the Sanofi-Pasteur dengue vaccine: Modeling optimal deployment[J]. Science, 2016, 353(6303): 1033－1036.
[12] Huhtamo E, Hasu E, Uzcátegui NY, *et al*. Early diagnosis of dengue in travelers: comparison of a novel real-time RT－PCR, NS1 antigen detection and serology[J]. J Clin Virol, 2010, 47(1): 49－53.
[13] Verma R, Sahu R, Holla V. Neurological manifestations of dengue infection: a review[J]. J Neurol Sci, 2014, 346(1－2): 26－34.

(三) 黄热病

黄热病(yellow fever)是由黄热病毒感染引起，经蚊叮咬传播的急性传染病，是我国的检疫传染病之一。病毒严重侵犯内脏，主要为肝、肾和心脏受累。临床特征为发热、剧烈头痛、黄疸、出血和蛋白尿等。1648年，美洲的Yucatan半岛首次证实黄热病的流行，1902年证实系蚊虫传播所致。本病主要在中南美洲和非洲的热带地区流行。我国于2016年3月12日确诊首例输入性病例。

【病原学】

黄热病毒为单股正链RNA病毒，隶属于黄病毒科(*Family flaviviridae*)黄病毒属(*Genus flavivirus*)，只有一个血清型，与同属的登革病毒等可发生交叉免疫反应。病毒颗粒呈球形，直径40～60 nm，外有脂质包膜，表面有刺突，基因组长度约为11 kb。根据病毒基因组序列特征可分为多个基因型。该病毒可与同为黄病毒属的登革病毒、寨卡病毒、西尼罗病毒、圣路易脑炎病毒等产生血清学交叉反应。

黄热病毒基因组只有一个开放阅读框，共编码3种结构蛋白(核蛋白、包膜蛋白和糖蛋白)和7种非结构蛋白(NS1、NS2A、NS2B、NS3、NS4A、NS4B和NS5)。

病毒的非结构蛋白主要参与病毒复制、组装、成熟等。NS2A主要参与病毒的组装、释放等过程。R22A－K23A－R24A突变的NS2A不能形成有感染性的病毒颗粒，但病毒RNA的复制仍然存在，提示NS2A参与病毒组装。进一步研究证实，NS2通过和NS3相互作用完成组装，其作用的关键区域并不在R22A－K23AR24A，而在其上游。

DNAJC14－热休克蛋白Hsp 40的协同伴侣分子，正常情况下可通过调节NS3/4M2K的切割位点来调整NS3和NS4A的水平从而促进复制复合体的形成，而过表达后伴侣功能失衡，NS3和NS3－4A比例失衡，使病毒复制受到抑制，而黄热病毒正是利用DNAJC14的协同伴侣功能调节NS3/4A切割位点来调节病毒复制。

黄热病毒可经过多重机制逃避机体免疫系统的攻击，其中NS5蛋白可以抑制IFN－1，这一机制的关键步骤为NS5蛋白与转录因子STAT2结合而实现对IFN－1的抑制，并且这一过程仅发生在经IFN－1激活的细胞内。而NS5－STAT2复合物的相互作用依赖于IFN－1对STAT1的磷酸化和三重基序蛋白23(TRIM23)对NS5 N－端赖氨酸K63多聚泛素化。

黄热病毒抵抗力弱，不耐酸、不耐热。60℃

30分钟可灭活,70%乙醇、0.5%次氯酸钠、脂溶剂、过氧乙酸等消毒剂及紫外线照射均可灭活。但在血液中能于4℃保存1个月,于-70℃或冷冻干燥条件下可保持活力数年。

黄热病毒具有嗜内脏[如肝、肾、心等(人和灵长动物)]和嗜神经(小鼠)的特性。经鸡胚多次传代后可获得作为疫苗的毒力减弱株,现已广泛用于预防。此外,该病毒尚可在猴脑、鼠脑、人羊膜、KB及Hela细胞中生长。

【流行病学】

黄热病是一种蚊媒性自然疫源性疾病,主要流行于中南美洲和非洲的热带地区,全球每年90%的报道病例发生在非洲。在无黄热病流行的国家或地区中有少量输入性病例。近年发生在安哥拉(2016年3月)的黄热病疫情甚至引起全球性的播散,亚洲、欧洲都有源自安哥拉的输入性病例报道,中国的北京、上海、福建等地也于2016年春首次报道了黄热病输入病例。2016年,我国共向世界卫生组织(WHO)报告黄热病11例,均为输入性病例。非洲已发生多次黄热病大流行,发病主要集中于尼日利亚、安哥拉、苏丹、科特迪瓦、埃塞俄比亚等。近8年来南美洲一些国家(巴西、阿根廷、巴拉圭、哥伦比亚、秘鲁等)开始出现动物界的黄热病大流行,其中以秘鲁的病例数最多,占整个美洲地区的近50%。

1. *传染源* 黄热病主要分为城市型和丛林型两种。城市型的主要传染源为患者及隐性感染者,特别是发病5日以内的患者。丛林型的主要传染源为猴及其他非人灵长类动物,对家禽进行实验研究,发现狗、牛、羊、猪、马以及骆驼、鸟类、鼠类有一定感染率。上述动物的流行病学意义尚需进一步研究。

2. *传播途径* 传播媒介为蚊虫。城市型以“人—埃及伊蚊—人”的方式流行,主要传播媒介是埃及伊蚊。丛林型以“猴—非洲伊蚊或趋血蚊属等—猴”的方式循环,人因进入丛林被蚊叮咬而感染,媒介蚊种比较复杂,包括非洲伊蚊、辛普森伊蚊、趋血蚊属、煞蚊属等。当媒介蚊虫吸吮患病动物血后经1~2周卵育即具有传染性,再叮咬在丛林中旅行的人而感染。患有病毒血症的旅游者返回城市地区被当地媒介蚊虫叮咬,将病毒传播给其他人,由此形成了城市传播,存在发生流行的危险。

3. *易感者* 人对黄热病毒普遍易感,感染或接种疫苗后获得持久的免疫力,未发现有再感染者。城市型以儿童发病为多见,丛林型多见于成年男性。

4. *流行特征* 主要流行于非洲和南美洲的热带地区。3—4月雨季发病率高,散发病例全年均可发病。据估计,显性感染与隐性感染之比为1∶10,轻型和隐性感染患者远较重症患者多,可由前两者体内存在特异中和抗体而证实,这些病例对该病的传播起着极为重要的作用。当无免疫的人群如大批外地工人进入丛林,就可出现暴发流行。

【发病机制和病理】

发病机制尚不明确。黄热病毒经蚊虫叮咬注入人体皮下毛细血管,迅速扩散到局部淋巴结繁殖,数日后释放入血,形成病毒血症。然后病毒定位于肝脏、肾脏、脾脏、心脏、骨髓和淋巴结等组织器官,即便血中病毒已经消失,组织器官中的病毒仍可依然存在。靶器官损害可能由病毒直接作用所致,主要靶器官为肝脏。肝脏和脾脏的巨噬细胞产生的TNF等细胞因子、氧自由基堆积、内皮细胞损伤、微血栓形成和DIC,是多脏器损害和休克的可能原因。出血可能是由于血小板减少、维生素K-依赖的凝血因子在肝脏合成减少和DIC等原因引发。

本病可引起广泛组织病变,其中以肝脏病理变化最具诊断特异性。黄热病的病理变化为病毒聚集于各器官组织,并在其中复制。肝脏病变主要在小叶中带,肝细胞浑浊肿胀,胞核变大,呈多发性微小空泡性脂肪改变,凝固性坏死及嗜酸透明变性,严重时可发生整个肝小叶坏死,但无明显的炎症反应和纤维组织增生,网状结构塌陷少见。严重病变可导致深度黄疸,全身出血、低血糖等。肾脏病变轻重不一,多见于近曲小管急性坏死,肾小管上皮脂肪变性、脱落或坏死,管腔充满颗粒样碎屑。心肌有广泛退行性变、浊样肿胀和脂肪浸润，病变常累及窦房结和房室束，临床可出现心率减慢、心律失常、心力衰竭等症状。脑部偶见水肿及小的出血灶，组织学变化以细胞变性、脂肪浸润、坏死为主，而无明显的炎症细胞浸润。脾充血，脾脏及淋巴结中淋巴细胞明显减少，代之以大单核细胞和组织细胞。此外，尚可见皮肤、胃肠黏膜出血，胸、腹腔少量积液。

【临床表现】

大多数感染者症状较轻（轻型），约 15%的感染者症状较重（重型）。潜伏期 3～6 日，也可长达 10 日。患者临床表现常无特异性。轻型患者发热、头痛，有时有牙龈出血或鼻出血、心动过缓、蛋白尿，多在 2 日或 3 日内恢复。重型患者可有出血、黄疸、恶心、呕吐，有明显的蛋白尿，甚至出现严重的出血现象，如呕血、黑便等。典型临床过程可分为 4 期。

1. *感染期* 此期为病毒血症期，持续 3～5 日。急性起病，寒战、发热（可达 39～41℃）、全身不适，头痛、畏光、腰骶部和下肢疼痛（特别是膝关节）、肌痛、厌食、恶心、呕吐、烦躁、易怒、头晕等，但症状无特异性。体格检查可有相对缓脉，皮肤、结膜和牙龈充血，特征性舌苔改变（舌边尖红伴白苔），肝大和上腹压痛。

2. *缓解期* 发病 3～5 日后，患者进入缓解期，体温下降，症状减轻。大多数患者开始恢复，但约 15%的患者在 48 小时之后病情再次加重，进入第三期（中毒期）。

3. *中毒期（肝肾损害期）* 此期特点是病情再次加重，出现多器官损伤表现，常累及肝脏、肾脏和血液系统等。临床表现为体温再次升高，黄疸逐渐加重，频繁呕吐，上腹痛，可出现多部位出血，如皮肤瘀点、瘀斑、鼻衄、黏膜出血，甚至腔道大出血、休克。肾功能异常，蛋白尿、血尿，尿量减少，甚至无尿。心电图可见 ST－T 异常，少数可出现急性心脏增大。神经系统表现为躁动、谵妄、昏迷，脑脊液检查压力明显增高，蛋白升高但白细胞升高不明显。进入中毒期的患者约有 50%死亡。

4. *恢复期* 可持续 2～4 周。体温下降至正常，症状逐步消失，器官功能逐步恢复正常。但乏力症状可持续数周。黄疸和氨基转移酶升高可持续数月。有报道患者可在恢复期死亡，多死于心律失常。

【并发症】

重要的并发症有休克、肠出血、心脏损害、多脏器功能减退及 DIC、细菌性肺炎、腮腺炎等。

【实验室检查】

1. *一般检查* 血常规示外周血白细胞减少，中性粒细胞比例降低，血小板下降。尿蛋白增多，并有颗粒管型及红细胞，粪便隐血试验可阳性。血清氨基转移酶升高早于胆红素，AST 升高程度高于 ALT，可达 20 000 U/L 以上。有黄疸的病例凝血时间及凝血酶原时间可延长，总胆红素与结合胆红素平行升高。碱性磷酸酶水平常正常，血肌酐水平升高。心肌损害时血肌钙蛋白明显升高。肌红蛋白、血淀粉酶、脂肪酶、尿淀粉酶也可明显升高。

2. *血清学检查* ELISA 是目前最常用的血清学检测办法，可以检测抗黄热病毒的特异性抗体。黄热病毒特异性 IgM 抗体阳性可作为近期感染的依据，该抗体可在感染后 5 日内出现，可持续 3 个月以上。也可取急性期和恢复期双份血清标本，应用单克隆抗体、ELISA、血凝抑制试验、补体结合试验或中和试验测特异性抗体，恢复期血清抗体效价呈 4 倍以上阳性者可确诊。

黄热病毒抗体与其他黄病毒属的登革病毒、寨卡病毒和西尼罗病毒抗体等有较强的交叉反应，易于产生假阳性，在诊断时应注意鉴别。

3. *病毒核酸的检测应用* PCR 法测黄热病毒 RNA 特异性强、敏感性高、快速、简便，是该病早期、快速诊断的方法之一。应用反转录（RT）PCR 方法也可快速、灵敏、特异地检测黄热病毒。

4. *病毒分离* 病程 5 日以内患者血液或死亡病例的组织标本接种小白鼠脑内或细胞培养可分离出病毒，并可用血清学方法进行鉴别。

5. *抗原检测* 使用免疫组化方法检测组织

标本中的病毒抗原;采用 ELISA 方法检测血液等标本中的病毒抗原。

6. *肝穿刺* 对患者不宜行肝穿刺,因可导致出血等严重后果。对死亡患者可用内脏穿刺刀截取小块肝组织做病理检查、小鼠接种和酶免疫测定(应用单克隆抗体或人多克隆 IgM 抗体)。

【诊断和鉴别诊断】

根据流行病学史、临床表现和相关实验室检查综合判断。

1. *疑似病例* 符合流行病学史且有相应临床表现。

(1) 流行病学史:发病前 14 日内有在黄热病流行地区居住或旅行史。

(2) 临床表现:难以用其他原因解释的发热、黄疸、肝肾功能损害或出血等。

2. *临床诊断病例* 疑似病例且抗黄热病毒 IgM 抗体检测阳性。

3. *确诊病例* 疑似病例或临床诊断病例经实验室检测符合下列情形之一者:① 黄热病毒核酸检测阳性;② 分离出黄热病毒;③ 恢复期血清抗黄热病毒抗体滴度较急性期呈 4 倍及以上升高,同时排除登革热、寨卡病毒等其他常见病毒感染。

4. *鉴别诊断* 轻型病例应与流行性感冒、伤寒、斑疹伤寒和拉沙热等鉴别;发热伴有黄疸者应与各种原因引起的肝损害、钩端螺旋体病等鉴别;发热伴出血应和肾综合征出血热及其他病毒性出血热、登革热、蜱传回归热、恶性疟疾等鉴别。并需注意本病可与疟疾及登革热同时合并发生。

【治疗】

黄热病尚无特效治疗方法。急性期患者应就地隔离治疗,以防止感染扩散。对患者应进行精心护理和对症治疗。

1. *一般治疗* 急性期应卧床休息,为了防止心血管系统的并发症,即使轻型患者也要强调注意休息。加强皮肤及口腔护理,保持大便通畅,补充维生素 B、维生素 C、维生素 K 类,给予流质或半流质饮食,有频繁呕吐、消化道出血时,需禁食、静脉补液,维持水、电解质及酸碱的平衡。

2. *对症治疗* 高热时可予物理降温,必要时予小剂量的解热镇痛剂,如对乙酰氨基酚,成人用法为每次 250~500 mg、每日 3~4 次,儿童用法为每次 10~15 mg/kg,可间隔 4~6 小时 1 次,24 小时内不超过 4 次。但禁用阿司匹林,因为它可使出血加剧。呕吐明显时可口服或肌内注射甲氧氯普胺(胃复安)。肝功能损害时,予以保肝、降酶、祛黄治疗,补充维生素 K 促进凝血因子合成。在有严重出血倾向时,可补充血小板、凝血因子及新鲜血浆,必要时可予输血治疗。并需密切观察病情变化,加强护理观察,有心、肾等受累时及时处理。若合并疟疾或细菌感染也应及时治疗。出现脑水肿时,予渗透性利尿剂(3%高渗盐水或 20%甘露醇)脱水治疗。

3. *其他* 新型广谱抗病毒药物——法匹拉韦(T-705)经研究表明对黄热病毒、埃博拉病毒、拉沙热病毒、裂谷热病毒、沙粒病毒、鸠宁病毒等多种病毒性出血热疾病都有良好的抗病毒效果,有望临床应用。抗病毒机制为通过抑制病毒 RNA 依赖的 RNA 聚合酶(RdRp)抑制病毒复制,也可通过链终止作用抑制病毒复制。另外,也可酌情使用中药制剂来缓解症状。

【预后】

轻症患者一般恢复顺利,不留后遗症。临床上本病的病死率为 2%~20%,但重症患者病死率因不同流行而异,可达 30%~50%。对于处于中毒期的患者预后判断要谨慎,尤其在无尿、出血无法控制、昏迷时。需警惕在整个病程中,均可出现病情突然变化而死亡。下列因素常可导致死亡后果:① 迅速进展至中毒期,血清胆红素迅速升高;② 严重出血现象和发生 DIC;③ 肾功能衰竭;④ 早期出现低血压;⑤ 休克;⑥ 昏迷和惊厥;⑦ 顽固性呃逆。

【预防】

预防的重点因不同地区、不同情况而异。广大非洲地区重点推行预防接种。在南美洲的城市以防蚊、灭蚊为主。在有暴发流行可能时，需预防接种、灭蚊防蚊同时进行。

1. *管理传染源* 患者宜就地治疗，予以防蚊隔离。该病为国际检疫的传染病，国际卫生条例(IHR)规定成员国必须向WHO通报黄热病病例。黄热病疫苗接种证明是目前IHR规定的唯一一种国际旅行的疫苗接种证明。来自疫区或经过疫区以及要进入可能感染黄热病地区的人员必须出示有效的预防接种证明书，必要时留检观察。2014年，WHO接受了IHR的建议宣布取消原来黄热病疫苗10年后必须追加强化接种的规定，并宣布从2016年6月开始实施。目前，黄热病疫苗接种证明终生有效。

2. *切断传播途径* 防蚊、灭蚊是防止黄热病的有效措施。在非森林的乡村，超低量喷洒马拉硫磷22 L/km^{2}可很好地控制作物上的蚊虫。在植物很密的地方需用58～147 L/km^2。在城市中处理如规模较小可用携带式喷雾机，规模较大时可用拖拉机牵引的机器或飞机喷洒。巴西等南美洲国家采用防蚊、灭蚊措施已取得显著效果。对来自疫区的各种交通工具如船、车、飞机等也必须给予严格的灭蚊处理。

3. *保护易感者* 接种黄热病疫苗是人类对抗黄热病威胁的主要手段，对于进入地方性或流行性疫区的人如森林工作者、野兽管理人员、猎人、医务工作者、季节性工人、旅游者，以及与该病病毒有接触的实验室人员均需接种。减毒黄热病活疫苗YF-17D是目前最有效的疫苗之一，使用历史超过75年，使用人群超过4亿例次。单次疫苗注射后，97.5%的注射疫苗者可产生相应的保护性抗体，可获得近乎终生有效的免疫保护。除非患黄热病的机会很大，否则不适宜给孕妇接种疫苗，因为对于特殊人群包括孕妇、哺乳期妇女、婴幼儿、老年人及免疫缺陷人群仍可能发生极罕见的严重不良反应。极少数情况下可能发生嗜内脏型疾病，虽然仅有少数个案报道，但一旦发生嗜内脏型疾病，病死率极高，已报道的62例患者中有35例死亡。在疫区，一部分较年老的居民有自然获得性免疫，因此接种的重点是6月龄以上的儿童。在流行区的目标应使6月龄以上的人100%接种。世界上许多黄热病流行或呈地方性流行的国家已经把黄热病疫苗预防接种纳入儿童计划免疫中。这在预防黄热病流行方面发挥了明显的作用。

参考文献

[1] 中华人民共和国国家卫生和计划生育委员会. 黄热病诊疗方案(2016年版)[J]. 传染病信息，2016，29(3)：125-128.

[2] 韩荔芬，赵芝萍，俞晓玲，等. 福建5例输入性黄热病患者流行病学特征及医院感染预防控制策略探讨[J]. 中华传染病杂志，2016，34(11)：665-669.

[3] 王新宇，张文宏. 黄热病：首次进入亚洲后的诊治挑战[J]. 中华传染病杂志，2016，34(5)：312-314.

[4] 国家卫生和计划生育委员会，国家质检总局. 黄热病防控方案(2016年版)[J]. 国际流行病学传染病学杂志，2016，43(3)：150-152.

[5] Voßmann S, Wieseler J, Kerber R, *et al*. A basic cluster in the N terminus of yellow fever virus NS2A contributes to infectious particle production [J]. J Virol, 2015, 89(9): 4951-4965.

[6] Wilder-Smith. A, Monath TP. Responding to the threat of urban yellow fever outbreaks[J]. Lancet Infect Dis, 2017, 17(3): 248-250.

[7] Ling Y, Chen J, Huang Q, *et al*. Yellow fever in a worker returning to China from Angola, March 2016[J]. Emerg Infect Dis, 2016, 22(7): 1317-1318.

[8] Bozzacco L, Yi Z, Andreo U, *et al*. Chaperone-Assisted Protein Folding Is Critical for Yellow Fever Virus NS3/4A Cleavage and Replication[J]. J Virol, 2016, 90(6): 3212-3228.

[9] Furuta Y, Gowen BB, Takahashi K, *et al*. Favipiravi r (T-705), a novel viral RNA polymerase inhibitor[J]. Antiviral Res, 2013, 100(2): 446-454.

[10] WHO. Vaccines and vaccination against yellow fever: WHO Position Paper, June 2013-recommendations[J]. Vaccine, 2015, 33(1): 76-77.

[11] Jean K, Donnelly CA, Ferguson NM, *et al*. A meta-analysis of serological response associated with yellow fever vaccination[J]. Am J Trop Med Hyg, 2016, 95(6): 1435-1439.

[12] Thomas RE. Yellow fever vaccine-associated

viscerotropic disease: current perspectives [J]. Drug Des Devel Ther, 2016, 10(10): 3345 - 3353.

(浙江大学附属第一医院　黄建荣)

九、冠状病毒科病毒感染

冠状病毒科病毒感染主要介绍冠状病毒感染。

冠状病毒属于套病毒目(*Nidovirales*)、冠状病毒科(*Coronaviridae*)、冠状病毒属(*Coronavirus*),是病毒中的一个大家族。1961 年,Kendall 等将患感冒的青年学生鼻液接种细胞进行培养,未找到病原体;但接种 7 名志愿者,3 人出现典型感冒症状。1965 年,英国的 Tyrrell 等取出上述冻存标本(-70℃)进行复查,接种细胞及鸡胚后仍未分离到病毒;但将标本作人体感染时发现有不耐乙醚的病毒存在。将该病毒培养后,经人体试验及干扰试验证明其能增殖,该株病毒被命名为 B814 病毒。1966 年,美国 Hamre 等报道从轻症上呼吸道感染的学生中用第 2 代人胚肾细胞中分离出病毒 229E。1967 年,Mcintosh 等采用人胚气管器官培养,以电子显微镜检出特征性病毒颗粒作为阳性指标,从成年感冒患者鼻咽洗液中分离出 6 株病毒,其中原型代表株为 OC43。它们在形态上与鸡传染性支气管炎病毒和小鼠肝炎病毒相似,随后证明其均是人类病毒性疾病的重要病原。1967 年,Almedia 等用电子显微镜观察这些新病毒,发现其形态似日冕(Solar corona)或呈皇冠(Crown)状,故正式提出命名为"冠状病毒"(Corona virus)。1975 年,国际病毒命名委员会正式定名为"冠状病毒科"。2003 年 4 月 16 日,WHO 宣布,引起人类的 SARS 即传染性非典型肺炎的病原体是一种全新的冠状病毒,并将其命名为 SARS 病毒(SARS - CoV)。中东呼吸综合征(Middle East respiratory syndrome, MERS)是由一种新型冠状病毒(MERS - CoV)感染而引起的病毒性呼吸道疾病,2012 年在沙特阿拉伯首次被发现,病例主要集中在中东与欧洲。2020 年 2 月,WHO 将新型冠状病毒肺炎正式命名为"COVID - 19"(Coronavirus Disease 2019)。该病由一种新型冠状病毒(SARS - CoV - 2)感染引起,自 2019 年发现病例后,迅速蔓延,成为全球性重大公共卫生事件。迄今所知,冠状病毒科的成员只感染脊椎动物,可引起人和动物呼吸道、消化道、肝脏和神经系统疾病。1993 年在英国召开的第九届国际病毒学讨论会时,国际病毒分类委员会将冠状病毒科分为两个属,即冠状病毒属和环曲病毒属(*Torovirus*)。

【病原学】

1. 形态　冠状病毒外形呈球形或近似球形,病毒体直径为 60～200 nm,由核衣壳和包膜构成,核衣壳呈螺旋对称形,包膜上长 12～24 nm 的突起。因冠状病毒在电镜下外形呈皇冠状,故得名为冠状病毒。电镜下的 SARS 病毒具有典型冠状病毒形态学特征(图 14 - 15)。

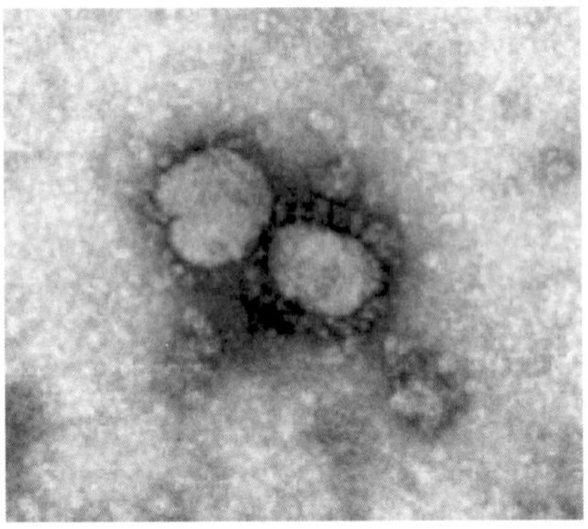

图 14 - 15　电镜下 SARSCoV 病毒颗粒形态

(Berger A *et al*. JCV, 29: 13)

2. 理化性质　冠状病毒沉降系数为 330～495S,在氯化铯(CsCl)中的浮力密度为 1.23～1.24 g/ml,在蔗糖中则为 1.16～1.23 g/ml。

冠状病毒对理化因子的耐受力较差,56℃ 10 分钟,37℃数小时即可使 229E 型病毒的感染性丧失。冠状病毒是包膜病毒,因此对脂溶剂敏感,乙醚、氯仿、吐温、乙醇(70%)、甲醛等均可灭活病毒。紫外线也可灭活病毒。病毒对 pH 的改变十分敏感,最适 pH 为 7.2,0.5 个 pH 单位的改变足以使病毒灭活。冠状病毒在低温下可冻存数年。

3. *毒粒结构及基因组结构* 在超薄切片上，冠状病毒有一包膜、一层电子透明的中间带和一内部的核衣壳。构成包膜的蛋白是糖蛋白，参与病毒装配及芽生，与病毒感染及免疫有密切关系。包膜上主要有3种糖蛋白突起，分别为S蛋白(spike protein)、E蛋白(small envelope glycoprotein)和M蛋白(membrane protein)，有些冠状病毒如OC43、BCV、HEV、TCV和MHV，还有HE糖蛋白(hemagglutinin-esterase glycoprotein)即血凝素酯酶糖蛋白。核衣壳蛋白N是一种碱性磷蛋白，其中央区能够同基因组RNA结合，形成卷曲的核衣壳螺旋。N蛋白一方面与病毒RNA复制有关，另一方面也通过与M蛋白的C端相互作用，从而影响病毒的出芽、成熟。

冠状病毒基因组为单股正链RNA，长27～32 kb。在其5′端帽子结构之后是60～80个碱基的先导序列和200～500个碱基的非编码区，3′端有poly(A)尾，病毒基因组有数目不等的开放阅读框架(ORFs)，分别编码病毒的结构蛋白和功能蛋白。SARS-CoV的基因组全长为29 705～29 751个核苷酸，基因组成分呈典型的冠状病毒的特征。主要结构蛋白和复制酶基因的排列顺序和其他冠状病毒一致，依据SARS-CoV的核苷酸序列和氨基酸序列，比较了SARS-CoV和其他已知冠状病毒的相互关系，证明SARS-CoV和以前所发现的3组冠状病毒没有紧密的相关性，是一种新的冠状病毒。MERS-CoV与β冠状病毒属C亚群冠状病毒相似度最高。这是β冠状病毒属C亚群首个可感染人类的病毒。2013年，国际病毒分类委员会冠状病毒研究组将此新型冠状病毒命名为“MERS-CoV”。新型冠状病毒(SARS-CoV-2)颗粒呈圆形或椭圆形，直径60～140 nm。具有5个必需基因，分别针对核蛋白(N)、病毒包膜(E)、基质蛋白(M)和刺突蛋白(S)4种结构蛋白及RNA依赖性的RNA聚合酶(RdRp)。核蛋白(N)包裹RNA基因组构成核衣壳，外面围绕着病毒包膜(E)，病毒包膜有基质蛋白(M)和刺突蛋白(S)等蛋白。刺突蛋白通过结合血管紧张素转化酶2(ACE-2)进入细胞。2020年，国际病毒分类委员会命名为“SARS-CoV-2”。

4. *病毒种属划分* 国际病毒分类委员会规定，冠状病毒在7个保守复制酶区域序列相似度高于90%则属于同种病毒。

【流行病学】

冠状病毒感染在世界上非常普遍，人群中10%～30%的冬春季节上呼吸道感染是由冠状病毒引起的，是普通感冒中居第二位的病因。

冠状病毒主要发生于冬季和初春(12月至次年5月)，并且在一个流行季节通常只由单一血清型引起，在这期间鼻病毒、副流感病毒等其他呼吸道病毒感染少见。一般间隔2～3年，出现一次较大规模的流行。2003年WHO报告，截至2003年5月23日，全世界共发生8 459例SARS病例。2015年WHO报告，截至2015年7月3日，全球共报告MERS确诊病例1 365例，其中死亡487人(病死率36%)。截至2021年9月17日，全球共报告COVID-19病例超过2.26亿人，其中死亡人数超过465.45万人。冠状病毒因为感染获得性免疫差，所以再感染较为常见。

冠状病毒的传播方式可分为两种：侵犯呼吸道的冠状病毒是通过呼吸道飞沫传播；侵犯肠道的冠状病毒经口传播，并且排毒时间较长。

【发病机制和病理】

冠状病毒只感染脊椎动物，这类病毒具有胃肠道、呼吸道和神经系统嗜性。它们引起临床症状的病理生理变化主要是病毒引起的急性感染性表现，因此，局部免疫反应产生分泌抗体可以限制这些感染。

SARS-CoV的病理改变以肺组织的损伤最严重，引起严重急性呼吸道综合征。ACE2是其感染所必需的受体。研究表明，SARS-CoV除了直接损伤肺细胞外，还可能通过其他途径如免疫病理造成肺脏的损害。另外，病理学检查发现，SARS-CoV死亡病例可见脾脏萎缩、淋巴结出血及坏死等。因此，SARS-CoV可损害人体的免疫器官，其发病机制可能与免疫器官的损伤有关。

MERS-CoV能感染多种细胞，它是利用表面S蛋白和细胞相互作用而进入靶向细胞。在病毒感染过程中，S蛋白能诱导产生中和抗体、T细胞免疫应答及保护性免疫。与SARS-CoV不同的是，ACE2不是其感染所必需的受体，进一步研究发现，MERS-CoV可通过其S蛋白上的RBD与细胞表面受体二肽基肽酶-4(dipeptyl peptidase4，DPP4，亦称为CD26)相互作用，介导病毒吸附于细胞，随之与细胞的膜融合及进入到细胞内，启动病毒感染。

SARS-CoV-2刺突蛋白通过结合血管紧张素转化酶2(ACE-2)进入细胞。体外分离培养时，新型冠状病毒96个小时左右即可在人呼吸道上皮细胞内发现。病理改变以肺组织的损伤多见。肺脏呈不同程度的实变，实变区主要呈现弥漫性肺泡损伤和渗出性肺泡炎。不同区域肺病变复杂多样，新旧交错。肺泡腔内见浆液、纤维蛋白性渗出物及透明膜形成；渗出细胞主要为单核和巨噬细胞，可见多核巨细胞。Ⅱ型肺泡上皮细胞增生，部分细胞脱落。Ⅱ型肺泡上皮细胞和巨噬细胞内偶见包涵体。肺泡隔可见充血、水肿，单核和淋巴细胞浸润。少数肺泡过度充气、肺泡隔断裂或囊腔形成。肺内各级支气管黏膜部分上皮脱落，腔内可见渗出物和黏液。小支气管和细支气管易见黏液栓形成。可见肺血管炎、血栓形成(混合血栓、透明血栓)和血栓栓塞。肺组织易见灶性出血，可见出血性梗死、细菌和(或)真菌感染。病程较长的病例，可见肺泡腔渗出物机化(肉质变)和肺间质纤维化。

人呼吸道冠状病毒局限于上呼吸道的上皮，局部免疫反应产生的分泌型IgA足以克服急性感染，全身体液免疫的发展可阻止病毒侵犯其他器官。OC43和229E之间没有交叉免疫力，OC43毒株引起的纤毛运动受阻一般比229E株稍重，因而出现的临床症状也较重。

人肠道冠状病毒选择性地感染肠黏膜中起吸收作用的细胞，引起绒毛萎缩。不同毒株可选择性地侵犯小肠、大肠或结肠，表现的临床严重程度也很不一样，可从轻型一过性的肠炎至快速进展致死性腹泻，主要依靠局部免疫反应克服肠道感染。

【临床表现】

冠状病毒感染的潜伏期一般为2～5日，平均为3日。典型冠状病毒感染呈感冒症状，以流鼻涕、不适为其特征。儿童患冠状病毒感冒时常常伴随着咽部充血。OC43毒株引起的症状比229E稍重，后者主要引起鼻症状，而前者还可引起喉痛及咳嗽。病程1周左右，无后遗症。偶可引起小儿哮喘突然发作，或使成年人慢性支气管炎病情加重。

SARS-CoV引起的主要临床表现为高热(体温常超过38℃)、咳嗽、呼吸急促，严重者呼吸衰竭致死，上呼吸道症状不明显，有腹泻的病例报道，常规抗生素治疗无效。

MERS-CoV可表现为由无症状至重症肺炎伴ARDS、感染性休克及多器官衰竭最终导致死亡。对于免疫功能低下的患者，症状可能更加严重；而对于身体健康的个体，症状会比较温和。

SARS-CoV-2的潜伏期为1～14日，多在3～7日。以发热、干咳、乏力为主要表现。部分患者以嗅觉、味觉减退或丧失等为首发症状，少数患者伴有鼻塞、流涕、咽痛、结膜炎、肌痛和腹泻等症状。重症患者多在发病一周后出现呼吸困难和(或)低氧血症，严重者可快速进展为急性呼吸窘迫综合征、脓毒症休克、难以纠正的代谢性酸中毒和出凝血功能障碍，以及多器官功能衰竭等。极少数患者还可有中枢神经系统受累及肢端缺血性坏死等表现。值得注意的是，重型、危重型患者病程中可为中、低热，甚至无明显发热。

肠道冠状病毒可在新生儿及1～2岁婴儿引起急性胃肠炎，大便呈水样，每天10次左右，少数婴儿大便呈血水样便。Resta等曾报道冠状病毒在某新生儿室引起坏死性小肠炎的暴发流行。

【实验室检查】

1. 病毒的分离和培养　分离人冠状病毒不

易，且操作麻烦，难以用作常规诊断。对呼吸道感染，一般可采取鼻部及咽部标本，对肠道感染可采取粪便标本。用人胚肾、人胚肺或人胚肠的器官培养或细胞培养后分离病毒，电子显微镜检查病毒颗粒。

2. 检测抗体　血清学试验主要检测特异性IgG抗体，目前所用的方法主要是ELISA法和放射免疫法等测定患者急性期和恢复期血清中的抗体滴度。以恢复期血清抗体滴度比急性期增长4倍或4倍以上为诊断指标。常用的抗原是229E株细胞培养抗原与OC43株鼠脑抗原。但由于病毒抗原的免疫原性较弱，故约有50%的人感染后可能检测不出抗体。

3. 免疫荧光法　应用细胞培养片或器官培养组织印片做间接免疫荧光或酶免疫试验也可检出抗体，比镜检细胞病变及蚀斑试验敏感。

4. 其他　采用RT－PCR和(或)NGS方法在鼻咽拭子、痰和其他下呼吸道分泌物、血液、粪便、尿液等标本中可检测出新型冠状病毒核酸。

【诊断和鉴别诊断】

1. 诊断　冠状病毒感染与一般病毒性上呼吸道感染相似，由于冠状病毒培养和分离相当困难，仅作为研究需要，临床诊断主要依据流行病学资料、核酸检查和血清学检查。

2. 鉴别诊断

(1) 鼻病毒感染：潜伏期略长而病程较短，全身不适、头痛、畏寒症状发生较多，鼻腔分泌物发生率较低。

(2) 婴儿冠状病毒性肠炎：婴儿冠状病毒性肠炎有发热、呕吐、水样便等症状，与轮状病毒性肠炎相似，但大便潜血试验阳性及带黏液粪便较轮状病毒性肠炎多，大便水量较轮状病毒性肠炎少。

(3) 其他：流感病毒、副流感病毒、腺病毒及呼吸道合胞病毒等感染主要依靠病原学检查予以鉴别，其临床表现也有一定的不同。

【并发症和后遗症】

B814、229E和OC43等病毒感染大多为自限性疾病，无严重并发症和后遗症。SARS－CoV和MERS－CoV感染患者的死亡率较高，其中MERS－CoV感染病死率约为36%。SARS－CoV－2感染后多数患者预后良好，少数患者病情危重，多见于老年人、有慢性基础疾病者、晚期妊娠和围生期女性、肥胖人群。

【防治及预后】

目前，本病尚无特异治疗药物。预后良好，轻者可以自愈，中度和重度患者宜卧床休息。治疗主要为对症及支持疗法。维生素C有增强组织抵抗冠状病毒感染的作用。也有报道在鼻腔注入干扰素 2×10^6 U/d，可缩短及减轻冠状病毒引起的感冒症状。

保持良好的个人卫生及环境卫生，均衡营养、适量运动、充足休息，避免过度疲劳。提高健康素养，养成间隔“一米线”、勤洗手、戴口罩、公筷制等卫生习惯和生活方式，打喷嚏或咳嗽时应掩住口鼻。保持室内通风良好，科学做好个人防护，出现呼吸道症状时应及时到发热门诊就医。近期去过疫情高风险地区或与确诊、疑似病例有接触史的，应主动进行病毒核酸检测。建议注射新型冠状病毒肺炎疫苗。

参考文献

[1] 国家卫生健康委员会办公厅，国家中医药管理局办公室. 新型冠状病毒肺炎诊疗方案(试行第八版修订版).

(浙江大学附属第一医院　朱海红　陈智)

十、正黏病毒科病毒感染

正黏病毒科病毒感染性疾病主要介绍流行性感冒。

流行性感冒(influenza)简称“流感”，是一种急性呼吸道传染病；主要通过飞沫传播，具有高度传染性，其发病率居法定传染病的首位，每年都会在世界某个地区暴发流行。主要临床特点为急起高热、全身酸痛、乏力和呼吸道症状，病程短，为自限性。小儿、老年人、妊娠或产后2周内的妇女、有心肺疾病或其他慢性疾病患者及机体免疫功能低下者易重症化,预后可能不良。

【病原学】

1. 流感病毒的形态与结构 流感病毒是RNA病毒,外观形态呈直径约100 nm的球状,或长达数千纳米的丝状。病毒颗粒的表面有两种形态不一、长度均为10～20 nm的糖蛋白突起,即血凝素(hemagglutinin, HA)和神经氨酸酶(neuraminidase, NA),均具有抗原性。HA及NA易发生变异,而且变异各自独立。它们的抗原特异性是流感病毒亚型的划分依据。不过,丙型流感病毒颗粒的表面突起内见不到神经氨酸酶。

2. 流感病毒的分型 根据病毒核蛋白和膜基质蛋白抗原性不同,将流感病毒分为甲、乙、丙3型;按照HA和NA抗原的不同又将同型病毒分为若干亚型。甲型流感病毒可感染人类及不同种类的动物,包括鸟、马、猪及海洋哺乳动物;而乙型及丙型流感病毒主要是人类流感的致病原。

甲型流感病毒的HA抗原共有18个亚型,NA抗原共有11个亚型。1980年,世界卫生组织公布了流感病毒的命名原则,即型别/宿主/分离地点/病毒株序号/分离年代(血凝素亚型和神经氨酸酶亚型)。例如,A/equine/Prague/1/56(H7N7),意即:甲型流感病毒/宿主为马(如果宿主是人,则此项可省略;但如果系分离自非生命物质,如池塘水,则应注明)/在布拉格分离/时间为1956年1月/亚型为H7N7。

3. 流感病毒的稳定性 流感病毒在pH 6.5～7.9间最稳定,对高温抵抗力弱,加热到56℃数分钟后即丧失致病性,100℃ 1分钟即被灭活。在低温环境下,病毒较为稳定,在4℃能存活1个多月,在－70℃左右存活5个月以上。流感病毒对干燥、紫外线照射、乙醚、甲醛等常用消毒剂都很敏感。

4. 流感病毒的基因及其产物 流感病毒基因组是单股负链的RNA,编码多种蛋白多肽。

(1) 血凝素(hemagglutinin, HA):是流感病毒包膜的糖蛋白突起之一,在流感病毒感染和复制过程中起着重要作用。宿主细胞(包括红细胞)的表面具有血凝素受体,流感病毒通过血凝素与其结合,使流感病毒得以吸附于宿主细胞膜。由于流感病毒对红细胞的吸附表现为红细胞凝集现象,血凝素故此而得名。流感病毒吸附于宿主细胞表面后,启动了病毒包膜与细胞膜的融合过程,病毒对宿主细胞膜实现穿入,然后经胞吞作用,以囊泡形式进入宿主细胞质内。

(2) 神经氨酸酶(neuraminidase, NA):也是流感病毒包膜的糖蛋白突起之一,但数量显著少于血凝素。NA是一个四聚体,它可以裂解寡聚多糖与末端神经氨酸残基(即N乙酰神经氨酸,又名唾液酸)之间的结合键。宿主细胞表面的血凝素受体即含有与寡聚多糖耦联的唾液酸,NA对它们所含唾液酸的降解作用具有重要的病毒生物学意义:① 神经氨酸酶对宿主细胞表面受体所含唾液酸的破坏,可使流感病毒得以从感染细胞内出芽释放,并使释放出细胞外的流感病毒解除聚集状态,彼此分散开来,从而有利于其播散。② 呼吸道黏液分子内亦含有唾液酸成分,神经氨酸酶对其发挥的裂解活性使流感病毒突破黏液的阻滞,易于在呼吸道黏膜扩散。由于NA在流感病毒复制过程中所发挥的重要作用,而且NA的活性位点在甲、乙型流感病毒具有高度保守性,因此许多新型抗流感病毒药物(例如奥司他韦)都以NA作为抗病毒效应的靶点。

(3) 核壳体蛋白(RNP):即与病毒RNA共同构成核衣壳的病毒结构蛋白,包括核蛋白(NP),及3种聚合酶蛋白(PB1、PB2、PA)。

(4) 基质蛋白(MA):是流感病毒包膜的结构成分之一,包括(M1、M2)。M1可能在子代病毒装配中起重要作用,同时对核糖核蛋白的颗粒起保护作用。M1具有型特异性,是流感病毒分型的主要依据之一。M2是一种完整的膜蛋白,仅见于甲型流感病毒。其结构分为膜外区、跨膜区和膜内区三部分,其中跨膜区由4个几乎完全一致的α螺旋组成离子通道,主要通过H^+和少量Na^+,又被称为离子通道蛋白。M2蛋白在甲型流感病毒脱衣壳和成熟过程中起重要作用,也是抗甲型流感病毒药物的作用靶点。

5. *流感病毒的复制* 甲、乙型流感病毒通过其表面的HA与细胞表面包含唾液酸的受体相互作用，从而附着于易感细胞表面，然后通过胞膜融合及胞吞作用，以囊泡形式进入宿主细胞质内。病毒的转录在感染后1小时内即可出现。子代病毒颗粒以出芽方式从宿主细胞膜释出。但新出芽的子代病毒保持附着于宿主细胞膜的状态，而且彼此相互聚集，直到在病毒神经氨酸酶活性的作用下，多糖中的唾液酸被降解，成熟的子代病毒才能从细胞膜受体处裂解溢出，并且彼此分散开来，准备攻击下一个细胞；或通过呼吸道被排出体外。病毒体的芽生和释放过程可持续数小时，不裂解受感染的细胞，最终细胞仍将死亡。

6. *流感病毒的变异*：迅速地变异进化是流感病毒的一大特点。变异主要是由于HA和NA抗原结构的改变。流感病毒基因组自发的点突变聚集到一定程度时，即引起抗原漂移(antigenic drift)。这种在较小程度上发生的基因变异，每年或每几年均在甲型或乙型流感病毒中频繁发生。若两种不同亚型毒株感染细胞，使其基因组发生重组，则可引起抗原位移(antigenic shift)，导致新血清型的出现。HA及NA的各自变异不断组合成新的变异株，足够大的变异使人群中对原有流行株所建立的免疫屏障不再发挥有效的保护作用。只要人群免疫力下降到足够的程度，变异株攻击侵入已充分易感的人群，引起疫情暴发，这是导致流感大流行反复发生的重要原因。显著的变异主要发生于甲型流感病毒，乙型流感病毒则少见得多，而丙型流感病毒一般不发生。

甲型流感病毒自1918年以来已经历了H1N1、H2N2、H3N2和H5N1等几次大流行。2013年，中国出现了超过100例源自家禽市场的H7N9病毒人感染病例，散发疫情持续至今。预见新流感流行的出现的可能性不仅在学术上很有价值，在流感的预防工作上更是十分重要。

除了人类，甲型流感病毒可以感染许多动物，包括猪、马、海洋中的哺乳动物(如海豹、鲸鱼等)以及禽鸟类。迄今已发现的所有甲型流感病毒的不同亚型毒株均可在禽类动物体内检出，禽类成了甲型流感病毒的基因储存库。人和禽类流感病毒混合感染后，流感病毒的基因节段能够在易感细胞内彼此进行重组，可以产生新的重组病毒。这一现象或可解释为什么禽流感病例较多出现于和禽类动物接触较为密切的东南亚及我国等地区。最严重的流感大流行是由HA和NA两种亚型抗原都发生了较大变化的毒株所引起。因此，出现新一轮席卷全球的人类流感大流行的可能性仍然存在。

【流行病学】

1. *流行特征* 流感的流行特征是突然发病、传播迅速、流行广泛、发病率高、流行过程短。丙型流感病毒主要以散发形式出现，侵犯婴幼儿，一般不引起流行。乙型流感病毒常引起中等流行或局部地区和群体的小流行。流感流行有其特殊的方式，通常为骤发，在2～3周内达到发病高峰，并持续6～10周。人群中暴发流感的最初征象是患发热性呼吸道疾病的学龄儿童人数骤然增加，随后很快波及成人；并约在1周后出现流感相关并发症患者人数增多。甲型流感病毒危害较大，常造成暴发流行或大流行。甲型流感大流行是因为出现了甲型流感的某种新病毒株，人群对其普遍缺乏免疫力，从而使其在短期内逐渐扩展至世界各地。1918年，流感流行造成2 000万人死亡。1957年H2N2、1968年H3N2(即中国香港流感)及1977年H1N1的流感大流行均源于中国内地及远东地区。2005年，H5N1流感病毒由中国香港扩散至亚洲其他地区、欧洲、非洲和部分中东地区，引起了广泛关注。大流行的间期不固定，难以预测。经过一次大流行或几次起伏后，人群免疫力水平逐渐上升。同时，经过一连串的流行，有抗原漂移的变异种陆续出现。由于针对变异种的人群免疫水平比针对原始毒株的免疫水平低，故在以后的年份中，同一亚型的有抗原漂移的病毒株可引起反复的流行。

流感流行具有一定的季节性，我国北方地区

的流行一般均发生在冬季。南方四季都有病例发生，发病高峰在夏季和冬季。流行期间，平均发病率为10%～20%。但在特定人群中，包括医院、护理室以及某些易感年龄组，发病率达40%～50%也并不鲜见。

2013年，中国报告了低致病性甲型H7N9禽流感病毒人类感染病例。之后，该病毒在全国各地的家禽群体中传播，造成数百起人间病例和多起人类死亡。据统计，人感染H7N9禽流感的病死率接近40%。2016年10月，我国第5波人感染H7N9禽流感流行，引发世界范围内广泛关注。截至2017年3月，第5波疫情已报告517例确诊病例。甲、乙、丙型流感病毒的比较见表14-11。

表14-11　甲、乙、丙型流感病毒的比较

	甲　型	乙　型	丙　型
基因组	8个基因节段	8个基因节段	7个基因节段
结构	10种病毒蛋白，M2为甲型特有	10种病毒蛋白，NB为乙型特有	9种病毒蛋白，HEF为丙型特有
宿主	人、猪、马、禽类等	仅感染人类	人、猪、狗
病毒变异性	抗原性漂移和位移，漂移一般为线性	抗原性漂移，可同时流行1种以上的变异株	抗原性漂移，多种变异株
临床特征	可以引起大流行，死亡率高	一般不引起大流行	多为散发，病情较轻

2. *传染源*　主要为急性期患者及隐性感染者。患者自潜伏期末到发病后3日，从鼻涕、口涎、痰液中排出大量病毒，排病毒时间可长达病后7日。其中病初2～3日传染性最强，体温正常后则很少再带病毒。隐性感染者体内有病毒增殖，但无明显症状而不易发现。轻型患者和隐性感染者数量大，感染期间常继续从事正常活动，是对公共卫生威胁最大的传染源。此外，禽流感在人类流感流行病学上的意义值得密切关注。

3. *传播途径*　飞沫传播是主要的传播途径。病毒存在于患者或隐性感染者的呼吸道分泌物中，通过说话、咳嗽或打喷嚏等，以飞沫形式散播于空气中，易感者吸入后即能感染。故流感传染性强，传播速度快、流行广泛。其传播速度与广度与人口密集程度相关。一旦出现流感流行，流感患者往往频繁出入医院，使医疗机构很易成为流感播散的源头之一。病毒污染饮食、茶具、食具、毛巾等导致间接传播的可能性也存在。流感病毒在物品表面存活的时间与外界环境因素(如温度、湿度、光照、pH等理化情况)有关，一般可存活3日。

4. *易感人群*　人群对流感病毒普遍易感，与性别、职业等无关。抗体于感染后1周出现，2～3周达高峰，1～2个月后开始下降，1年左右降至最低水平，故感染后免疫保护维持的时间不长。流感病毒3个型别之间无交叉免疫。一种病毒亚型引起的感染亦不对另一亚型提供交叉免疫。

【临床表现】

潜伏期1～7日，多为2～4日。起病急骤，以全身中毒症状为主，呼吸道症状轻微或不明显。根据临床表现，流感可分为3种不同的类型。

1. *单纯型*　此型最为常见。发热是最重要的初发体征。体温很快升到39～40℃，可伴畏寒或寒战、头痛、关节痛、肌痛、全身不适及食欲减退等中毒症状，其严重程度与发热程度有关。严重者可在发病12小时内达到41℃，并出现虚脱。发热期为3日，但也可能持续1～8日或更长。部分病例也可有畏光、流泪、灼热及动眼时疼痛等症状。鼻塞、流涕、咽痛及声嘶等呼吸道症状也常在发病时出现。全身症状较重而咳嗽症状可并不显著。退热后全身症状逐渐好转，呼吸道症状则逐渐明显，常持续 1～2 周才逐渐消失。病后体力恢复较慢，症状消失后，患者仍感软弱倦怠，精神萎靡，可能再持续 2 周才能完全康复。急性期体检，患者呈急性热病容，面颊潮红，眼结膜轻度充血，皮肤湿热，咽部充血，有的患者口腔黏膜可出现疱疹，肺部听诊呼吸音粗。

年长儿童及青壮年临床表现大多较典型。轻症者类似普通感冒而易被忽视。婴幼儿患流感时，炎症易波及上呼吸道、咽喉、气管、支气管、细支气管和肺部，病情较严重，其表现与其他病毒性呼吸道感染难以区别；可因严重的喉、气管、支气管炎伴黏稠痰液而发生呼吸道梗阻征象。新生儿流感往往表现嗜睡、拒食及呼吸暂停，而发热和咳嗽等症状可不明显。某些特殊的临床症状和体征常好发于特定的年龄组。老年流感患者出现肌痛、咽痛及头痛较少，但肺部并发症发病率更高。流感 A 型及 B 型病毒感染可能伴有其他呼吸道并发症，包括慢性支气管炎恶化、哮喘或肺囊性纤维变性；幼儿哮喘及细支气管炎；中耳炎、鼻窦炎以及较少发生的腮腺炎或细菌性气管炎。

2. *肺炎型*　流感病毒感染可以由单纯型转为肺炎型，或直接即表现为肺炎型。肺炎型系因流感病毒感染自上呼吸道继续向下呼吸道蔓延引起。原发性流感病毒性肺炎容易发生于有潜在肺部及心脏疾病患者（特别是风湿性心脏病，左房室瓣膜狭窄患者）、孕妇，或处于免疫缺陷状态的人群，但也有多达一半的病例报道尚未确认有潜在疾病。典型的肺炎型流感发病后，高热持续不退，迅速出现呼吸困难、发绀、剧咳，有少量泡沫痰或泡沫黏液痰或痰中带血等症状，有红细胞外渗、纤维渗出物和透明膜形成；查体发现双肺呼吸音低，满布哮鸣音，但无实变体征。胸透肺部双侧呈散在性絮状阴影，由肺门向四周扩散；表现与成人呼吸窘迫综合征一致；患者可因心力衰竭或周围循环衰竭而死亡。病程可长达 3～4 周。血气分析显示明显的低氧血症。痰液中易分离到流感病毒，痰涂片革兰染色可见到许多嗜中性多核白细胞；但痰与血培养均无致病菌生长，抗菌治疗亦无效，病死率很高，可超过 50%。

婴幼儿及老年人患流感常波及下呼吸道，尤以导致肺炎时病情严重，在因下呼吸道感染住院的小儿病例中约 1/4 为流感病毒引起。老年人流感肺炎和支气管炎的发生率随年龄增长而有增加，60～69 岁组发生率为 36%，70 岁以上组高达 73%。老年人流感肺炎往往缺乏初期症状，易被忽略，发现肺炎时常已伴发明显脱水、酸中毒或意识障碍等危重情况。

3. *中毒型和胃肠型*　中毒型极为少见。病毒侵入神经系统和心血管系统引起中毒性症状，临床上有脑炎或脑膜炎的症状，主要表现为高热、昏迷，成人常有谵妄，儿童可出现抽搐，并出现脑膜刺激征，脑脊液细胞数可轻度增加。个别患者可由于血管神经系统紊乱或肾上腺出血导致血压下降或休克，即流感后中毒性休克综合征。胃肠型流感在儿童中常见，以恶心、呕吐、腹泻、腹痛为主要症状，一般 2～3 日即可恢复。

【实验室检查】

1. *外周血象*　急性期外周血白细胞计数减少，淋巴细胞数相对增加，嗜酸性粒细胞可消失。合并细菌感染时，白细胞计数和中性粒细胞比例增高。

2. *病原学检查*

（1）病毒抗原检查：目前较常用的是快速抗原检测法，在反应窗观察有颜色的条带，通常可在 30 分钟内获得结果，缺点是不能区分 H1N1 和 H3N2。取患者鼻咽部黏膜上皮细胞做涂片，也可发现柱状纤毛上皮细胞坏死及胞质内的嗜酸性包涵体。临床标本离心，固定 24 小时，用免疫荧光或酶标记法染色，检查脱落细胞内的病毒抗原，灵敏度也较高。

（2）NAAT 核酸检测：分子生物学技术被广泛应用，包括反转录聚合酶链式反应（RT - PCR）、连接酶链反应（LCR）、序列分析检测、DNA 微阵列方法、核酸序列依赖扩增技术（NASBA）、环介导等温扩增技术（LAMP）和简单扩增技术（SAMBA）等。其中，RT - PCR 法最常用,直接检测患者分泌物比病毒培养法敏感、快速。此外,商品化的多重 PCR 检测也较常用,包括 NxTAG Respiratory Pathogen Panel (Luminex 公司)、FilmArray Respiratory Panel (BioFire 公司)和 Xpert Flu/RSV XC(Gene Xpert 公司)等。需注意使用聚酯纤维采样拭子,而不能使用木杆棉签。

3. *血清学抗体检查* 取急性期及病后 3～4 周的双份血清,采用血凝抑制试验、酶联免疫吸附试验、补体结合试验等方法测定抗流感病毒抗体,如滴度有 4 倍以上增长,则有诊断意义。多用于流行病学调查及回顾性诊断。

4. *流感病毒培养* 病毒分离是诊断流感的金标准,其缺点是耗时、技术要求和成本高。取急性期患者的含漱液或咽部拭子,经处理后接种于人胚肾、猴肾或鸡胚羊膜囊中,一般 3～5 日即可获得阳性结果。若患者已于病程早期采用了抗病毒治疗或其他控制感染的措施,则培养结果的得出可能会较慢。在发病最初的 2～3 日,流感病毒易从喉、鼻标本、痰或气管分泌物标本中分离出来。

【诊断和鉴别诊断】

1. *诊断* 在流行期间流感的诊断较为容易,诊断可依据:① 接触史和集体发病史。② 典型的症状和体征。流感潜伏期一般 1～3 日,起病急。特点为畏寒、高热、头痛、眼球外肌疼痛、厌食,恶心、纳差等;患者少有寒战,与明显的全身中毒症状相比,其喷嚏、鼻塞和流鼻涕等上呼吸道卡他症状较轻。少数患者以腹泻、呕吐等胃肠道症状为主。③ 实验室检查流感病毒核酸检测阳性或快速抗原检测阳性。

散发病例则不易诊断。若在短期内大批出现有上呼吸道感染症状的患者,尤其是发生在同一群体内,且并无明显的年龄分布限制,则应考虑流感的可能,须做前述的病原学检查,才能予以确定。一般由卫生防疫部门接到疫情报告后予以实施。

2. *鉴别诊断*

(1) 普通感冒:又称急性鼻炎或上呼吸道卡他。引起本病的病毒有鼻病毒、冠状病毒、流感病毒、副流感病毒、呼吸道合胞病毒等。其中成人以鼻病毒为主,而儿童以副流感病毒和呼吸道合胞病毒为主。潜伏期约 1 日,一般症状轻,常以咽部干燥、咽痒或咽痛为早期症状,继之鼻塞、出现打喷嚏、流清水样鼻涕等明显的上呼吸道卡他症状;一般不发热,或有轻度发热和头痛,无明显中毒症状。有时可出现流泪、味觉迟钝、呼吸不畅、轻度咳嗽等。若无并发症,5～7 日痊愈。不过重症感冒患者临床表现颇严重,有高热伴全身中毒症状;但重症感冒病例多系孤立出现,可有助于与流感鉴别。若须进一步确诊,则有赖于病毒分离与血清学检查;然临床上一般无此必要。

(2) 其他类型呼吸道感染:如传染性非典型性肺炎,早期症状与流感相似。有高热、头痛、乏力等,但患者咳嗽症状较轻,而迅速出现肺部炎性改变及明显的胸闷、呼吸困难等症状。确诊有赖于血清学和病毒学检查。

(3) 其他非感染性疾病:如结缔组织、肺栓塞部肿瘤等,各有其特征。

【治疗】

以对症支持为基础,早期患者应及时进行抗病毒治疗。重症患者需要呼吸支持。

1. *一般治疗* 呼吸道隔离 1 周或至主要症状消失。宜卧床休息,多饮水,给予易消化的流质或半流质饮食,保持鼻咽及口腔清洁,补充维生素 C、维生素 B_1 等,预防并发症。高热、食欲缺乏、呕吐者应予以静脉补液,维持水、电解质平衡。

2. *对症治疗* 对发热、头痛等应予对症治疗;但不宜使用含有阿司匹林的退热药,尤其 16 岁以下患者。因阿司匹林不仅可导致大量出汗,还可能与瑞氏综合征的发生有关。

3. *抗病毒治疗* 目前,用于临床的抗流感病毒药物分为神经氨酸酶抑制剂和 M2 通道阻滞剂两大类。

(1) 神经氨酸酶抑制剂:神经氨酸酶对流感病毒发挥感染活性十分重要。例如,帮助病毒穿入宿主细胞膜；从宿主细胞中出芽释放；并通过降低呼吸道黏液的黏度，便于病毒在呼吸道的扩散等。因此，抑制流感病毒的神经氨酸酶活性，可治疗和预防流感；但显然应在发病或暴露后的早期及时使用，才能达到预期效果。这类药物有奥司他韦、扎那米韦和帕拉米韦，其中奥司他韦在我国临床应用最广泛。

磷酸奥司他韦（商品名“达菲”），口服易被胃肠道吸收，且不受进食的影响。活性代谢产物为羧酸奥司他韦。服药后 2～3 小时血药浓度到达最高峰浓度；在肺部、支气管、鼻窦和中耳等部位分布较浓集。该药通过对甲型和乙型流感病毒神经氨酸酶的强效抑制作用，阻止流感病毒在患者体内的播散和向体外的排放，明显缓解患者症状，缩短病程，减少并发症的发生，有效地控制流感在人群中流行。奥司他韦具有高度特异性，对其他病毒、细菌、哺乳动物的神经氨酸酶没有抑制作用。

该药目前用于甲型和乙型流感的治疗和预防，是 WHO 推荐作为人禽流感预防和治疗的储备药品，我国原卫生部发布的《人禽流感诊疗方案（2005 版）》也将其列为抗病毒治疗的首选药物。老年人不需要调整剂量。孕妇和哺乳期妇女需权衡利弊使用。

流感患者应在症状出现 48 小时内及时用药，治疗越早越好，过晚则影响其效果。13 岁以上患者每日 2 次，每次 75 mg，连续用药 5 日。1 岁以上儿童按照体重计算剂量，肾功能不全的患者根据肌酐清除率减少剂量（详见说明书）。患者多数耐受性好，少数患者（5.18%）出现恶心、呕吐、胃肠道不适等不良反应，往往出现在首剂使用之后，多为一过性，于用药 2 日内消失。与食物同服可减轻或避免胃肠道反应。偶有引起皮疹，或使哮喘病情加重的报道。虽然与 M2 通道阻滞剂相比，神经氨酸酶抑制剂诱导病毒耐药的可能性较小，但目前已有对奥司他韦耐药的报道，应予注意。

此外，扎那米韦吸入剂也可在成人和 7 岁以上的儿童中使用。除可诱发支气管痉挛外，耐受性良好。作为奥司他韦和扎那米韦的替代选择，帕拉米韦也被 WHO 推荐。

重症或并发其他疾病的住院患者，推荐口服奥司他韦或静脉途径帕拉米韦治疗。

（2）M2 通道阻滞剂：M2 蛋白为甲型流感病毒所特有的包膜糖蛋白，称为离子通道蛋白，在甲型流感病毒脱衣壳和成熟过程中起重要作用。金刚烷胺（amantadine）及其衍生物金刚乙胺（rimantadine），通过阻断 M2 离子通道蛋白阻止病毒脱壳，使甲型流感病毒 RNA 不能释放到细胞质中，病毒的早期复制被中断。但由于耐药严重（>99% 的 H3N2 和 H1N1 病毒已经耐药），它们已经不再被美国 CDC 建议用于流感病毒的防治。

4. *继发性细菌感染的治疗* 根据送检标本（如痰液）细菌培养和药敏试验结果，选择有效的抗菌药物。

【预防】

预防和控制流感流行的方法包括疫苗接种和药物预防。

1. *疫苗接种* 在流感流行季节之前对人群进行流感疫苗预防接种，可以降低人群发病率，减轻患者流感症状，减少并发症，降低流感相关病死率。

增加高危人群流感疫苗免疫覆盖率是降低流感发病率的首要策略，并应在每年流感季节开始之前的秋季实施流感疫苗接种。其次，必须在全面掌握流感疫情的基础上，对可能流行的病毒株及时进行预测，然后针对可能流行的病毒株型别研制生产出相应的流感疫苗。所以，流感是第一个实行全球性疫情监测的传染病。世界卫生组织每年定期在疫情周报上公布流感病毒流行的代表毒株及亚型内的代表株。中国流感中心也每年发布流感简报，通告我国国内流感病毒流行的代表毒株。世界卫生组织在全球获得的监测资料均是流行株预测和流感疫苗研制生产的重要依据。

在每年流感暴发前 2 个月直至流感暴发高峰期间均可接种。当疫苗和流行病毒株正好相符,而且人群接种率达到一定的水平时,就能通过诱导产生群体免疫屏障,控制或减少流感暴发的强度。流感疫苗的免疫效果主要与接种者年龄、免疫功能和疫苗病毒株与流行病毒株之间的相似程度有关。当流感疫苗和传播中的病毒抗原性相似时,流感疫苗对65岁以下健康人群的预防效果可达70%~90%。

目前,国内外临床常用的疫苗有灭活疫苗和减毒活病毒疫苗。此外,在研的还有DNA疫苗、mRNA疫苗、重组载体疫苗、病毒样颗粒疫苗、通用疫苗等新型疫苗。在我国使用的流感疫苗为三价灭活流感疫苗和四价灭活流感疫苗,包括裂解疫苗和亚单位疫苗。2018年,中国疾病预防控制中心颁布了《中国流感疫苗预防接种技术指南》。

(1) 流感疫苗的接种对象:① 60岁以上人群;② 特定慢性病患者;③ 医疗卫生机构工作人员,特别是一线工作人员;④ 6~23月龄的婴幼儿和儿童;⑤ 养老院、老年人护理中心、托幼机构的工作人员;⑥ 服务行业从业人员,特别是出租车司机、民航、铁路、公路交通的司乘人员,商业及旅游服务的从业人员等;⑦ 经常出差或到国内外旅行的人员;⑧ 孕妇。

省级卫生行政部门可以根据本地区实际情况对重点推荐人群和推荐人群进行适当调整。

(2) 接种疫苗的时间选择:由于人体内的抗体水平会随着时间的延续而下降,且每年疫苗所含毒株成分因流行优势株不同而有所变化,故每年都需要接种当年度的流感疫苗。在流感流行高峰前1~2个月接种流感疫苗能更有效发挥疫苗的保护作用。推荐接种时间为9—11月。各省可根据当地流行的高峰季节及对疫情监测结果的分析,确定当地的最佳接种时间。

(3) 疫苗接种反应:接种疫苗须严格按照产品使用说明书操作。局部反应:注射部位短暂轻微疼痛、红肿。全身反应:接种后可能发生低热、不适,可能有眼部和呼吸道症状,一般只需对症处理。罕见不良反应有速发超敏反应和吉兰-巴雷综合征。

2. 药物预防　用作疫苗免疫计划的补充方式。秋季未接种的高危人群个体在流感暴发时或在整个流感季节时应采取药物预防措施。如果可以获得疫苗,那么亦须同时进行免疫接种,药物在接种14日后停止使用。相反,如未能进行接种,药物应在整个暴发流行期间连续服用。给予患者和医务人员服用这些药物有助于控制医源性感染。对家庭中的暴露后预防亦属有效。在接触流感患者48小时内服用有保护效果。磷酸奥司他韦每日一次,每次75 mg,连服7日。

参考文献

[1] 林丹,谢剑锋,严延生. H7N9禽流感及相关疫情分析评估[J]. 中国人兽共患病学报,2017,33(3):186-194.

[2] 崔京涛,倪安平. 流感病毒感染的实验室诊断进展[J]. 中华临床实验室管理电子杂志,2016,4(3):164-167.

[3] 中华人民共和国卫生健康委员会. 流行性感冒诊疗方案(2018年版).

[4] 朱军礼,郑迎军,章光明,等. 季节性流感疫苗预防效果病例对照研究Meta分析[J]. 中国疫苗和免疫,2017,23(2):216-221.

[5] 中华医学会呼吸病学分会. 流行性感冒抗病毒药物治疗与预防应用中国专家共识[J]. 中华医学杂志,2016,96(2):85-90.

[6] 中国疾病预防控制中心. 中国流感疫苗预防接种技术指南(2018—2019).

[7] Harper SA, Bradley JS, Englund JA, *et al*. Seasonal influenza in adults and children: diagnosis, treatment, chemoprophylaxis, and institutional outbreak management. Clinical Practice Guidelines of the Infectious Diseases Society of America[J]. Clin Infect Dis, 2009, 48: 1003-1032.

[8] Centers for Disease Control and Prevention. Prevention and Control of Influenza with Vaccines: Recommendations for the Advisory Committee on Immunization Practices[J]. MMWR Morb Mortal Wkly Rep, 2011, 60: 1128-1132.

[9] Buxton-Bridges C, Kuehnert MJ, Hall CB. Transmission of influenza: implication for control in health care settings[J]. J Infect Dis, 2003, 37: 1094-1101.

[10] World Health Organization. Pandemic Influenza

Risk Management：WHO Interim Guidance，2013.

（四川大学华西医院　王晓辉）

十一、副黏病毒科病毒感染

（一）麻疹

麻疹（measles）是由麻疹病毒引起的急性呼吸道传染病，主要临床特征是发热、流涕、眼结膜炎、咳嗽、口腔黏膜斑（Koplik 氏斑）和皮肤斑丘疹。自从我国婴幼儿广泛接种麻疹减毒活疫苗（简称“麻疹疫苗”）以来，麻疹已经基本得到控制。

【病原学】

麻疹病毒（measles virus）属于副黏病毒科（*Paramyxoviridae*）麻疹病毒属（*Morbillivirus*）。根据全球多年观察，麻疹病毒仅有一个抗原血清型。

麻疹病毒呈球形或丝状，直径 120～270 nm，有包膜单负链 RNA 病毒。表面的刺突由两种血凝蛋白（H）和融合蛋白（F）组成。内部为核衣壳，呈螺旋对称，含有基质蛋白（M），其与病毒的复制装配及出芽有关。针对 H、F、M 产生的抗体可以用于临床诊断。麻疹病毒一个重要的特点是无论其基因型怎么改变，凝集素蛋白的中和表位非常保守，这可能是因为氨基酸序列的功能限制或表面蛋白的三维结构。因此，很久以前研发的疫苗仍然具有很好的保护作用。

细胞培养用原代人胚肾、人羊膜、人胚肺、猴肾细胞或人二倍体细胞，可作病毒培养和传代分离。

麻疹病毒对外界抵抗力不强。热、紫外线和乙醚、氯仿等脂溶剂可将病毒灭活。56℃ 30 分钟、37℃ 5 日、室温 26 日可使病毒灭活。耐受寒冷，4℃能存活数周，－70℃可存活数年，冰冻干燥可保存 20 年。过酸过碱（pH＜4.5 或＞10.5）可灭活。

【流行病学】

1. 传染源　急性患者为唯一传染源，无症状感染和带病毒者少见。猴仅在接触人时偶可感染。患者从潜伏期最后 1～2 日至出疹后 5 日都有传染性，以前驱期最强，出疹后迅速减弱。传染期患者口、鼻、咽、眼结膜分泌物，以及痰、尿、血液特别在白细胞内都存在病原体。

2. 传播途径　主要经呼吸道传播，病毒随飞沫经鼻咽部或眼结膜侵入，儿童也可通过密切接触经污染病毒的手传播。经衣服、用具等间接传播的机会极少。

3. 易感人群　人类对麻疹病毒普遍易感，易感者接触后 90%以上发病，病后可以获得持久的免疫力。主要在 6 月龄至 5 岁的小儿间流行。近年来，年长儿和成人中也可见一些轻型麻疹病例。

4. 流行特征

（1）麻疹是可以预防且可以通过疫苗接种来消除的：2000—2015 年，全球报道的麻疹发病率下降了 70%，从 853 479 例降至 254 928 例。麻疹的死亡人数从 651 600 例降至 134 200 例，下降了 79%。根据中国疾病预防控制中心提供的信息显示，2012 年和 2013 年麻疹的发病率分别为 0.46/10 万（6 183 例），2.04/10 万（27 646 例）。死亡病例分别为 8 例和 24 例。两年均以＜8 月龄的婴儿麻疹发病率最高。2012—2013 年共报告了 2 009 例麻疹病例基因型鉴定结果，H1a 基因亚型所占比例均＞96%。

（2）流行季节高峰推迟：我国麻疹疫苗应用以前，麻疹高峰期（月病例构成≥10%）的时间从 11 月至次年的 6 月，长达 8 个月。麻疹疫苗广泛应用以后，高峰期则为当年的 1—5 月，季节高峰更趋规律性。局部地区由于受暴发点疫情影响，发病高峰可出现在任何月份。

（3）发病年龄双向偏移：麻疹疫苗的广泛应用使儿童发病率明显下降的同时，未实施计划免疫或计划免疫失败的青少年发病增加，成人病例比例增大。我国一项研究显示，疫苗时代 25～30 岁母亲所生婴儿的麻疹胎传抗体，在 3 月龄时已衰减一半，到 6 月龄、8 月龄时麻疹抗体阳性率仅为 19.0%、15.0%，且抗体水平已很低，几乎无保护作用。2013 年，中国疾病预防控制中心的数据显示<8月龄和≥15岁的麻疹病例分别占所有病例的30.81%、26.97%。关注小月龄婴儿和成人易感者在麻疹病毒传播中的作用，探讨针对性的策略与措施很必要。

(4) 发病地区分布变迁：麻疹疫苗计划免疫阶段，城市的发病率明显下降，而边远、少数民族地区及经济相对不发达地区发病率下降幅度较小，甚至个别地区发病率上升，一旦流行，常见母子、祖孙同时患病。

【发病机制和病理】

1. *发病机制* 麻疹病毒借飞沫小滴侵入上呼吸道或眼结膜后，引起上皮细胞内感染和繁殖，1～2日内病毒从上皮细胞经淋巴扩散侵入局部淋巴组织，由巨噬细胞或淋巴细胞携带入血液循环，引起第一次病毒血症(第2～3日)。病毒经血液循环至全身网状内皮细胞，在呼吸道上皮细胞内继续繁殖，引起第二次病毒血症(第5～7日)，并发生全身性麻疹病毒感染，主要侵犯部位为整个呼吸道、眼结膜及皮肤，全身其他脏器亦可受累(第7～14日)，出现高热、皮疹等临床症状。此后2～3日内机体出现免疫反应，血液及脏器组织内病毒迅速减少，进入恢复期。免疫功能低下者，病毒未能被清除，可导致进行性感染，甚至可致死。目前认为，麻疹发病机制是一种全身性迟发型超敏性细胞免疫反应，病毒刺激宿主T细胞，使之大量分化繁殖，形成致敏淋巴细胞，能与麻疹病毒抗原发生免疫反应，释放淋巴活性因子，引起病变处单核细胞浸润、炎症反应和组织坏死。传统的观点认为，麻疹是持续2～3周左右的急性感染。2012年有研究向传统观点进行挑战。在麻疹病毒清除的3个阶段，麻疹病毒RNA可以在恒河猴外周血单核细胞中存在67日。随着病毒的清除，病毒RNA水平迅速下降，随后出现10倍的反弹，然后在10周内缓慢下降到检测水平以下，当血液中检测不到时，在淋巴组织仍然可以检测到病毒RNA。研究者利用一种数学模型发现，虽然早期主要是T细胞免疫，但病毒RNA的清除还是通过抗体。这个研究对于我们理解急性感染，长期免疫，病毒进化有深刻的意义。

2. *病理变化* 麻疹病毒在淋巴细胞和巨噬细胞中广泛增殖，其特征性病理变化是出现具有核内包涵体的多核巨细胞。一种称为Warthin-Finkeldey(华佛)巨细胞，见于肝脏、脾脏、扁桃体、肺脏、阑尾、淋巴结等处，其大小不一(15～100 μm)，内含数十个或百余个细胞核，核内外均有嗜酸性包涵体，尤多见于胞质。电镜下包涵体内有排列整齐的病毒核壳体。另一种称上皮巨细胞，在呼吸道及其他上皮表层可发现上皮巨细胞，也具有核内外嗜酸性包涵体。在前驱期，这种上皮巨细胞常从表面脱落，可在分泌物中找到。皮肤黏膜毛细血管周围有浆液渗出及单核细胞浸润，全身淋巴组织显著增生，呼吸道和消化道黏膜及黏膜下腺体发生细胞浸润、充血、水肿、上皮细胞脱落。在颊黏膜下层分泌腺发炎，浆液渗出，上皮细胞增殖和坏死，形成柯氏斑(Koplik spot)。呼吸道可见气管、支气管周围炎症反应，肺间质炎症，单核细胞浸润，可发展为巨细胞肺炎，病变处见华弗巨细胞。麻疹脑炎患者的脑与脊髓肿胀、充血，并有散在出血灶，光学显微镜下血管周围出血，淋巴细胞浸润，甚至有脱髓鞘样改变，与疫苗后脑炎相似。严重病例肝、心、肾也可出现浑浊肿胀及脂肪变性。

3. *免疫反应*

(1) 体液免疫：患麻疹后免疫功能健全者均有正常免疫反应，麻疹特异性IgM抗体出现早，发热2～3日即可查到，出疹1～2周达高峰，然后迅速下降，1～3个月下降至几乎不能检出。IgM抗体阳性是近期感染的重要依据。IgG抗体与IgM抗体同时或稍晚出现，迅速上升成为循环中抗体主要成分，25～30日达高峰，6个月内下降2～4倍，以后下降缓慢维持在一定水平，可持续存在10年以上，婴儿的被动母体抗体可存在6～12个月。麻疹病毒是第一个被描述的引起免疫抑制的感染。一般认为，麻疹病毒引起的免疫抑制和继发感染的高风险大概维持数周至数月，但最新研究表明可能会持续2～3年。

(2) 细胞免疫：在麻疹病毒感染恢复过程中，

细胞免疫比体液免疫重要。免疫活性细胞受病毒的刺激活化，细胞毒T细胞可直接杀伤感染的靶细胞。NK细胞经依赖抗体的细胞毒作用（ADCC）也杀伤靶细胞。在抗体的协同作用下清除病毒，使机体逐渐康复。无丙球蛋白血症患者患麻疹后，虽然血清中不能检出麻疹抗体，也能及时恢复，表明细胞免疫在机体恢复中起主导作用。反之，T细胞免疫功能有缺陷的患者，临床症状特别严重，常出现巨细胞肺炎，病死率高，存活者在恢复期呼吸道排毒可长达1～2个月之久。

麻疹急性期（发热期和出疹期）患者血清中可检出α干扰素，持续1周以上。接种活疫苗出现高热者，在发热期亦能从血清中检出干扰素，但持续时间短（3～4日）。再次接种麻疹活疫苗，一般不出现发热，血清中亦不能检出干扰素。由此可见，干扰素是由麻疹病毒诱导产生的，在病程早期可起保护作用。

（3）其他免疫反应：在麻疹病程中非特异性免疫力有所下降，表现为白细胞总数及中性粒细胞数均降低，粒细胞和巨噬细胞的趋化性很弱。T细胞、B细胞，补体C1q、C4、C3、C5及血小板均有不同程度下降。结核菌素试验在患儿出疹2～6周常转阴，1～2个月后又恢复阳性，有的原有结核病灶可活化。伤寒菌苗注射后不产生相应的菌体和鞭毛抗体。原有湿疹、哮喘、肾病综合征的患者因免疫反应降低使得病情暂时有所缓解。发展中国家每年死于麻疹的儿童逾百万，主要死因为麻疹引起一时性免疫缺陷所导致继发感染，以肺炎为多见。麻疹病毒感染出现暂时性免疫抑制机制尚不很清楚，可能与麻疹病毒主要作用于B细胞，抑制抗体的产生有关。

【临床表现】

1. *典型麻疹*　潜伏期10日左右（6～18日），潜伏期长短与所接触的病毒量及是否接受过被动免疫制剂有关。典型麻疹临床过程分三期。

（1）前驱期：从发热至出疹3～4日。起病急，以发热、咳嗽、流涕、流泪、眼结膜充血为主要症状。于病程2～3日可见颊黏膜粗糙，上有数量不等的直径为0.5～1 mm的灰白色小点，周围有红晕的黏膜斑（Koplik spot），多时可融合，对本病有早期诊断意义。黏膜斑2～3日内消失。

（2）出疹期：于发热第3～4日开始出现皮疹，伴体温增高，症状加重。皮疹自耳后颈部开始，渐及额、面、颈，自上而下蔓延到胸、背、腹及四肢，最后到达手掌与足底。皮疹出齐2～5日不等。皮疹为玫瑰色斑丘疹，2～4 mm大小不等，高出皮肤，呈充血性皮疹，压之褪色，疹间皮肤正常，初发时稀疏，色较淡，以后部分融合成暗红色。少数呈现出血性皮疹，压之不褪色。皮疹高峰时全身毒血症状加重，高热可达40℃，嗜睡，重者谵妄、抽搐、咳嗽频繁。结膜红肿、畏光，舌乳头红肿，全身浅表淋巴结及肝脾轻度肿大。肺部可闻湿啰音，X线胸片可见轻重不等的弥漫性肺部浸润改变或肺纹理增多。

（3）恢复期：出疹3～5日后，体温开始下降，呼吸道等全身症状明显减轻，皮疹随之消退，按出疹的先后顺序消退，留浅褐色素斑，伴糠麸样脱屑，1～2周完全消失。无并发症者病程为10～14日。如此期体温未恢复正常或再次上升，提示有并发症发生。

2. *非典型麻疹*

（1）轻型麻疹：麻疹疫苗的广泛应用使麻疹发病率和病死率显著下降，临床也发生了许多变化，轻型病例增多。轻型麻疹与自动免疫的关系日益引起关注。我国研究资料表明，初次免疫后15年HI抗体阳性率尚有81.7%～84.5%，但在初次免疫成功者中，少数人群由于其抗体水平逐年下降甚至转阴，可失去对麻疹野毒株感染的保护力，感染麻疹病毒后多表现为隐性感染，极少数为轻型麻疹（其HI抗体均<1∶2）。

轻型麻疹病情轻，前驱期可缩短至1～2日，或者无前驱期，体温不高，甚至正常，眼、鼻卡他和咳嗽等症状可能缺如；口腔无麻疹黏膜斑或数量少，1日或不到1日即消失。皮疹稀疏散在，甚至见不到皮疹。病程短，一般6～9日，更轻者1～2日即恢复，多无并发症。

(2) 重型麻疹：多见于并发严重继发感染或免疫力低下者，如营养不良或已患有其他疾病的儿童，病死率高。依据临床特征，有以下几种类型。

1) 中毒性麻疹：中毒症状重，起病即高热持续在40～41℃，常有谵妄、昏迷、抽搐，早期出现大片紫蓝色融合性皮疹，伴气促、心率快、唇指发绀。

2) 休克性麻疹：表现为循环衰竭或心力衰竭，高热、面色苍白、肢端发绀、四肢厥冷、心音弱、脉细速，血压下降等。皮疹色暗淡、稀少，出疹未透发而骤然隐退。

3) 出血性麻疹：皮疹为出血性，压之不褪色，伴高热等全身严重中毒症状，可有黏膜和消化道出血，此型少见。

4) 其他：并发重症细菌性或其他病毒性肺炎者也列为重型麻疹。

(3) 成人麻疹：在广泛使用麻疹疫苗的国家和地区，麻疹发病年龄明显上移，成人麻疹日渐增多，病程经过仍较典型，但病情多较重。起病急，发病第1日即出现高热、头痛、全身乏力，精神萎靡等全身中毒症状，而后出现上呼吸道卡他症状，咳嗽加重，热型不规则或为稽留热，持续3～8日。发病3～4日出现皮疹，疹型为粗大斑丘疹，融合，退疹迟缓。重症患者于疹后2～3日可出现出血性皮疹。口腔黏膜斑常见，但不典型，消失较晚。肠道症状多见，且明显，一组报道67.2%的患者出现病毒性肠炎样水性粪便。中毒症状重者可见假性脑炎，发生率0.1%～1%，合并脑炎者10%～20%死亡，亦可并发DIC。此外，成人麻疹发生麻疹性肝炎者较多，其发生率为31%～86%，多发生于麻疹急性期，在病程的第5～10日损害达高峰。临床表现类似传染性单核细胞增多症和甲型病毒性肝炎，可出现黄疸(5%～8%)、肝脾大，血清氨基转移酶升高，大多于2～4周恢复，也有延长至8周恢复者，预后良好；肝细胞损害较轻，无特征性改变，可见灶性坏死伴淋巴细胞浸润，但未能找到病毒颗粒。

(4) 异型麻疹：多发生于接种麻疹灭活疫苗后6个月至6年，当再接触麻疹患者或再接种麻疹灭活疫苗时出现，原因不明，可能是一种迟发型变态反应。潜伏期7～14日，前驱期2～3日，表现为高热、头痛、肌痛、腹痛、呕吐、咳嗽等。发热可延续至数周。无典型麻疹黏膜斑。起病后2～3日出现皮疹，由四肢远端开始向心性扩散到躯干和四肢，但超过乳头线以上少见，偶见于面部。皮疹为多形性黄红色斑丘疹，有时呈2～3 mm大小的小疱疹，有痒感、无痂，偶呈瘀点、瘀斑或荨麻疹样。常伴四肢水肿，多见于手足背部。上呼吸道症状不明显，但可发生肺炎，X线检查可显示肺部淋巴结肿大及肺部片状阴影，肺炎可延续1～2年。有的患者可出现胸腔积液。部分患者有肝脾大伴肢体麻木、无力和瘫痪，也可无明显皮疹而有其他脏器病变。不易分离到病毒，但恢复期麻疹特异性抗体强阳性。周围血象检查早期白细胞数降低，后期嗜酸性粒细胞可增多。本病接种活疫苗者极少发生。

【实验室检查】

1. *血常规*　白细胞计数降低，达(4.0～6.0)$\times10^9$/L；淋巴细胞相对增高。

2. *病原学检查*

(1) 病毒分离：在麻疹前驱期和出疹第1日，取患者的眼、鼻咽分泌物经抗生素处理后或血液接种原代人胚肾或羊膜细胞，分离麻疹病毒阳性率较高，但出疹第2日后则很难分离到病毒。因取材的时间很有限，且培养技术复杂，故难以推广。

(2) 病毒核酸检测：采用核酸分子杂交法或PCR法检测麻疹病毒RNA，用于早期诊断具有广阔的前景。

(3) 病毒抗原检测：免疫荧光(或免疫酶染色)法检查发病初期患者鼻、咽、上呼吸道脱落细胞中麻疹病毒抗原，是一种快速、灵敏、特异早期诊断方法，但同样因技术较复杂，难以在临床普及应用。

3. *分泌物涂片检查*　多核巨细胞发病初期患者鼻咽部、眼分泌物，痰和尿沉渣涂片查找多核巨细胞，在出疹前后1～2日可获阳性。

4. 血清抗体测定　是目前常用于麻疹诊断、免疫效果评价和流行病学调查的常用方法。

(1) 血凝抑制试验：特异性、敏感性较强，简便易行，是目前最常用的实验诊断方法之一。主要用于人群抗体水平调查、疫苗免疫效果观察。用于患者诊断需取急性期和恢复期双份血清，抗体效价增高 4 倍以上判为阳性。

(2) 麻疹 IgM 抗体测定：是麻疹早期的特异诊断方法。多采用抗体捕捉 ELISA 法测定，发病第 2 日 IgM 即开始出现，在出疹后 1～2 周阳性检出率达 100%。1 个月后明显下降或转阴，故采血时间为发病后第 3～25 日为最适宜。

(3) 麻疹 IgG 抗体测定：采用 ELISA 间接法测定，敏感性高，抗体滴度比血凝抑制法高约 100 倍，其特异性也强，适用于流行病学调查、疫苗效果评价，双份血清抗体升高 4 倍以上可做出临床诊断。在干血斑中洗脱的血清中仍可以检测到麻疹病毒 IgM 和 IgG 抗体和病毒 RNA。这样可以帮助标本的运输和储存。

【并发症】

麻疹的并发症可以发生在大多数器官，而且最常发生在小婴儿、20 岁以下患者、孕妇、免疫功能低下或营养不良，特别是维生素 A 缺乏的儿童。

1. 呼吸道并发症　常由金黄色葡萄球菌、溶血性链球菌、肺炎球菌、流感杆菌或大肠埃希菌所致，病毒则以腺病毒和呼吸道合胞病毒引起为多见，也可见细菌和病毒混合感染。

(1) 肺炎：以出疹期 1 周内常见，多见于 5 岁以下小儿，占麻疹患儿死因 90%以上。由麻疹病毒引起原发性麻疹肺炎，多发生在发病早期，病情多不严重，肺部可闻啰音，伴轻度气促，X 线检查可见肺门淋巴结增大，肺纹理增粗，两肺过度充气，可有小片状浸润，疹退后消失较快。继发细菌或其他病毒性肺炎为麻疹最常见并发症，表现为皮疹出齐后发热持续不退，气急和缺氧症状加重，肺部啰音增多，中毒症状重，可伴吐泻、脱水、酸中毒，甚至昏迷、惊厥、心力衰竭等表现。X 线检查可见大片融合病灶。金黄色葡萄球菌肺炎尤易并发脓胸、肺气肿、肺脓肿、心包炎等。

(2) 喉炎：发生率为 1%～4%。2～3 岁以下小儿多见。表现为中、轻度喉炎者为多，但因小儿喉腔狭小，并发细菌感染时喉部组织水肿、分泌物增多，排出不畅，极易造成喉梗阻，表现为犬吠样咳嗽、声音嘶哑、缺氧、吸气性呼吸困难，严重时须考虑作气管切开。

2. 心肌炎　多见于 2 岁以下患重型麻疹或并发肺炎和营养不良的小儿，致心肌缺氧、心力衰竭。表现为高热、气促、烦躁、心音低钝、脉细速、面色苍白、发绀、皮疹不透或突然隐退、肝脏急剧增大。心电图显示 T 波和 ST 段改变、传导异常及低电压。少数患者可伴心包炎。

3. 中耳炎　多发生于年幼儿，由细菌继发感染引起，由于抗生素治疗有效，本症已少见。

4. 麻疹后脑炎　麻疹并发脑炎并不少见，主要有以下几种。

(1) 急性麻疹后脑炎：发生率约 0.1%，发生于出疹后 2～7 日，病程 1～2 周，多见于 2 岁以上儿童，病死率为 10%～20%，存活者中半数有后遗症。其发病可能与变态反应有关。主要病理变化为急性血管周围炎(主要在白质)、脱髓鞘。

(2) 麻疹包涵体脑炎：少见，多发生于细胞免疫功能缺陷的患者。临床经过很不一致，有的发生于麻疹的初期，有的出现较迟，潜伏期数周、数月，疾病呈急性、亚急性过程。其共同特征是脑细胞中有核内和(或)浆内麻疹病毒包涵体，脑脊液中有麻疹病毒抗体。尸检病理可见胶质细胞增生和神经细胞坏死改变。

(3) 亚急性硬化性全脑炎(subacute sclerosing panencephalitis, SSPE)：由麻疹病毒或麻疹样病毒引起的进行性中枢神经系统炎症性疾病。多见于 4～20 岁，男性多于女性。病理改变为广泛的大脑白质、灰质、丘脑、下丘脑及脑干等弥漫性病变。血管周围淋巴细胞和浆细胞浸润及不同程度的脱髓鞘，神经细胞及神经胶质细胞的胞核及胞质内可见嗜酸性包涵体。本病发病隐匿，潜伏期2～17年，平均7年，临床经过可分4期：①高级脑功能障碍，智力低下，个性改变；②运动障碍，肌阵挛，不自主运动，惊厥等；③昏迷、角弓反张；④脑功能完全丧失，只有脑干反射活动。在第三、第四期常有严重自主神经功能失调，如发热、出汗、脉率和血压紊乱。一般患者经1～3年死亡，约10%可在发病后3个月内死亡。脑脊液压力、细胞计数大多正常，丙种球蛋白明显升高，脑电图呈慢波节律，每秒2～3次。血清和脑脊液中麻疹抗体水平升高，脑组织培养可分离出麻疹样病毒。

5. 怀孕期间感染麻疹病毒　会增加低出生体重儿、自发流产、子宫内胎儿死亡和产妇死亡的风险。麻疹疫苗可以减少亚急性硬化性全脑炎的发生率。出生时新生儿可患麻疹，往往无明显前驱症状，而皮疹较多。

【诊断和鉴别诊断】

1. 诊断依据　根据临床表现结合流行病学史不难做出诊断。易感者在3～4周内有麻疹接触史，表现为发热、咳嗽或上呼吸道卡他症状或眼结膜炎者，即应疑及本病。若发现麻疹黏膜斑和(或)皮肤红色斑丘疹由耳后开始向全身扩展，持续3日以上呈典型经过，即可做出临床诊断。非典型麻疹诊断不易，需根据实验室血清学检查方可做出诊断。

2. 鉴别诊断　许多出疹性疾病都可有发热、皮疹等表现，应与之鉴别。①风疹：前驱期短，症状轻，无麻疹黏膜斑，发热1～2日出疹，为斑丘疹，较稀疏，主要见于面部及躯干；1～2日消退，不脱屑，不留色素沉着，常伴耳后、枕后、颈部淋巴结肿大。常无并发症。②幼儿急疹：多发于1岁以内婴幼儿。急起高热，持续3～5日骤降，热退时或热退后出疹，呈散在玫瑰色斑丘疹，以躯干为多，皮疹退后不脱屑，呼吸道症状不明显。③猩红热：1～2日出疹，皮疹色红，针头大小，疹间皮肤充血，呈一片猩红，压之褪色，疹退可见大片脱皮。有明显咽痛、扁桃体肿大、杨梅舌、口周苍白圈，白细胞计数及中性粒细胞增高。④肠道病毒感染：以柯萨奇A4型、A6型、A9型，B2型、B3型、B5型及埃可4型、埃可6型、埃可9型、埃可16型等病毒感染伴发皮疹多见，多发生于夏秋季节，出疹前有呼吸道症状，发热、咳嗽、腹泻，偶见黏膜斑，常伴全身淋巴结肿大，继而出疹，也有热退才出疹者。出疹顺序自面部到躯干、四肢，皮疹多形，可表现为风疹样皮疹或玫瑰疹样皮疹。也可呈疱疹、瘀点，1～5日退疹，疹退不脱屑，不留瘢痕。⑤其他麻疹应与败血症、斑疹伤寒、药物性皮炎、过敏性皮疹等疾病所致皮疹相鉴别。可根据临床表现、皮疹特点结合流行病学史做出鉴别，难以鉴别者应做实验室血清学检查。

【治疗】

主要为对症治疗，加强护理和防治并发症。

1. 一般治疗　卧床休息至体温正常、皮疹消退。居室要保持清洁、温暖、空气新鲜，勿紧闭门窗，但应避免直接吹风受寒和强光刺激，衣服不宜过多，以防高热惊厥或出汗过多发生虚脱。口腔、鼻、眼、皮肤应保持清洁，可用生理盐水每日清洁。剪短指甲，防止抓伤皮肤。常换尿布，保持皮肤干燥清洁。皮痒者用炉甘石洗剂或止痒扑粉。应多饮开水，饮食宜富营养而易消化，供给适量维生素A、维生素B、维生素C、维生素D，酌情补充钙剂。

2. 对症治疗　高热时给予小剂量退热剂或头部冷敷，但应避免急骤退热而致虚脱。咳嗽用祛痰止咳剂。烦躁不安者用镇静剂，可选用苯巴比妥(鲁米那)每次3～5 mg/kg，肌内注射；地西泮(安定)每次0.1 mg/kg，口服，每日3次。对体弱多病者，可早期给予丙种球蛋白0.2～0.5 ml/kg肌内注射，每日1次，共2～3次，或少量多次输血或血浆。WHO推荐对于所有年龄大于1岁的麻疹儿童需每日使用一次20万IU维生素A，连续2日，6～12月龄婴儿10万IU，6月龄以下婴儿5万IU。如果患儿伴有维生素A缺乏并出现临床症状可以使用5万IU 2～4周。没有治疗麻疹的特异性抗病毒药物，尽管利巴韦林，α干扰素和其他抗病毒药物都曾用于治疗严重麻疹患者。中医药辨证施治，早期行辛凉透表，方用宣毒发表汤或升麻葛根汤加减。外用透疹药蒸熏和擦洗面部和四肢。出疹期行清热解毒透疹，方用清热透表汤，热症重者用三黄石膏汤或犀角地黄汤。虚弱肢冷者用人参败毒饮或补中益气汤。恢复期宜养阴清热，用沙参麦冬汤加减。

3. *并发症治疗* 不推荐对儿童预防性使用抗生素。但对于出现明显细菌感染症状者可以使用抗生素，如肺炎和中耳炎。

(1) 肺炎：主要为抗菌治疗，常先用青霉素G每日3万～5万U/kg，肌内注射或静脉注射，再参考痰菌药敏调整敏感抗生素。高热中毒症状严重者可短期用氢化可的松，每日5～10 mg/kg，静脉滴注，或等效剂量地塞米松静脉滴注，2～3日好转后停用。

(2) 急性喉炎：让患儿安静，蒸汽雾化吸入稀释痰液，每日数次，选用1～2种抗菌药物。重症者用肾上腺皮质激素以缓解喉部水肿，如迅速出现喉梗阻，应及早行气管插管或气管切开。

(3) 心肌炎：有心力衰竭者，应及时应用快速洋地黄类药物如毒毛花苷K或毛花苷C(西地兰)缓慢静脉注射。可同时用呋塞米(速尿)利尿。控制补液总量和速度，维持电解质平衡，必要时用能量合剂保护心肌。发生周围循环衰竭者按感染性休克处理。

(4) 脑炎：目前尚无特效治疗，重点在对症治疗(参考病毒性脑炎处理)。

【预后】

单纯麻疹的预后良好，但麻疹的预后与患者的年龄大小、体质强弱及有无继发细菌或其他病毒感染有关，也与医疗卫生和条件有密切关系。目前，世界上死于麻疹者仍占所有可免疫预防的疾病死亡总数的一半以上，发展中国家的麻疹病死率明显高于发达国家，WHO估计全球每年因麻疹死亡的儿童有140万。

【预防】

麻疹是呼吸道传染病，通过疫苗接种提高易感者的免疫力，是预防麻疹的关键性措施。一旦发现患者，及时隔离，同时立即采取以应急免疫为主的综合措施，防止麻疹传播和流行。

1. *传染源管理* 有效的监测，早期发现传染源，隔离患者，隔离期为发病之日起至出疹后5日。及早治疗，若并发肺炎则应延长隔离期至出疹后10日。流行期间易感儿童应避免到公共场所或探亲、访友。

2. *易感者接触后的处理* 密切接触麻疹患者而未进行麻疹疫苗接种的儿童应检疫21日，若曾有被动免疫者检疫4周。检疫期间每日测量体温和注意呼吸道卡他症状。接触麻疹患者后3日内应接种麻疹疫苗以防止发病。对体弱、年幼的易感儿，在接触患者后可立即作被动免疫，常用10%人血丙种球蛋白0.2～0.5 ml/kg，或人胎盘血丙种球蛋白0.5～1.0 ml/kg肌内注射，接触后5日内采用足量被动免疫剂可达到不发病效果，5日后注射只能起到减轻症状作用。被动免疫剂免疫作用一般只能维持2～4周。

3. *人工自动免疫* 麻疹疫苗的广泛应用已证明是控制本病流行的主要手段。麻疹疫苗免疫应做好以下几点。

(1) 抓好常规免疫：确保高水平的麻疹疫苗常规接种率是控制麻疹疫苗最基本的策略，尤其要重视流动超生等特殊人群儿童的麻疹疫苗接种，消除免疫空白人群和免疫空白地区。

对于初次免疫年龄尚有不同意见。一般认为，婴儿出生后8个月绝大部分母传抗体已消失，故此时应进行初次免疫，过早免疫由于受母传抗体影响，容易失败。因此，我国常规免疫定为8月龄进行。在有暴发危险，特别是8月龄以下婴幼儿病例增多时，也可提前到6月龄接种，但必须在满8月龄后再接种一次，并一律要求满周岁完成再接种。WHO推荐下列3种初次免疫的年龄：在出生后12～15个月(大多数工业化国家)，在出生后9个月(大多数发展中国家)，在出生后6个月(在9月龄前麻疹高发病率的国家)。

关于麻疹疫苗再免疫问题，国内外已趋于较接近意见，即在适当时间需要给予再免疫，以确保人群有较高免疫水平。国外许多国家第二剂接种时间规定在6～14岁。目前,我国对再免疫时间仍不完全统一,如上海规定8月龄初次免疫,4周岁再免疫;浙江规定8月龄初次免疫,7周岁再免疫;山东有的地区7周岁前完成2次免疫。我国也有的学者认为,麻疹疫苗初次免疫成功后,其免疫力可持续15年以上,在此期间再接种,并不能起到加强免疫的作用。

(2)麻疹疫苗接种方法及注意点:麻疹疫苗接种剂量为0.2 ml,在上臂外侧三角肌附近皮下注射,患严重疾病、发热或有过敏史者不得使用。凡1个月内注射过其他病毒疫苗,或8周内接受过输血、血制品或其他被动免疫制剂者均应推迟接种,以免影响疫苗接种成功率。孕妇和免疫功能低下者(无论是先天性或是继发于某些疾病者,如肿瘤、白血病或应用免疫抑制剂及放射治疗等)均属禁忌。暂缓接种者必须抓紧补种。

1)接种反应:麻疹疫苗接种后全身或局部反应轻微。少数接种者在5～14日后可出现发热,1～2日即退,有时伴短暂稀疏皮疹和全身乏力,极少出现并发症。

2)接种效果:一般接种后最早于12日血液中即可出现麻疹特异抗体,血凝抑制抗体阳转率可达95%～98%,1个月时达高峰,滴度大多在1∶16至1∶128,2～6个月后渐下降,但仍维持在一定水平,部分儿童于4～6年后全部消失,故接种一次疫苗不能获得终生免疫,应适时复种。

3)麻疹疫苗接种质量监测:为保证麻疹疫苗接种质量,需要建立客观有效的接种质量监督措施,包括如下。①麻疹疫苗质量监测:我国目前采用的麻疹疫苗为冻干制品,病毒含量(滴度)在2.5Log $TCID_{50}$/0.1 ml以上者为合格产品。在−20℃可存放较长时间,8℃环境下存放运输不得超过18个月。由于疫苗效价下降速度与环境温度密切相关,因此其质量监测应与冷链系统温度监测同步进行。目前,多采用微量细胞培养板法测定疫苗中的病毒含量。②血清学监测:包括麻疹疫苗接种成功与否的监测和人群免疫水平的监测。前者对象为麻疹疫苗初次免疫的儿童,测定免疫前及免疫后1个月的抗体水平。以抗体效价≥1∶2(血凝抑制抗体)或≥1∶200(ELISA IgG抗体)为阳性,一般要求一次监测50～100名儿童。在监测中发现初次免疫成功率低于80%或敏感人群累积到一定范围时,应实行疫苗普种。同时根据血清学监测结果,补充免疫程序,如学龄前儿童(6～7岁)加强接种,育龄妇女婚前接种等。

(3)加强疫情监测:迅速准确和有效的疫情监测对早期发现传染源,早期隔离患者,避免交叉感染,及时控制疫情具有很重要的作用。监测手段必须简便,近年应用ELISA方法测定麻疹IgG抗体,用于流行病学调查、疫苗效果评价等,具有简便、灵敏、特异优点。此外,还应加强宣传教育,杜绝漏报。

(4)采取有效措施:应迅速控制疫情,发生疫情的地区,尽早隔离患者。为了控制疫情,目前多采用麻疹疫苗应急接种,95%的接种率可以中止麻疹流行。在未免疫或免疫不足的个体中,暴露于麻疹病毒以后可以在72小时内接种麻疹疫苗以预防疾病发生。接种后即使疾病发展,症状通常也不严重,病情持续时间缩短。对于禁忌使用含麻疹成分疫苗的易感人群,在麻疹病毒暴露后可以给予人免疫球蛋白,特别是孕妇、6月龄以下的婴儿以及免疫损伤的个体。如果在接触后6日内给药,这种被动免疫方法可以预防疾病或减轻其严重程度。

参考文献

[1] 马超,苏琪茹,郝利新,等.中国2012—2013年麻疹流行病学特征与消除麻疹进展[J].中国疫苗和免疫,2014(03):193-199,209.

[2] Measles vaccines: WHO position paper. April 2017.

[3] Moss WJ. Measles[M]. Lancet (London, England), Jun 30 2017.

[4] Bello S, Meremikwu MM, Ejemot-Nwadiaro RI, Oduwole O. Routine vitamin A supplementation for the prevention of blindness due to measles infection in children[J]. The Cochrane database of systematic reviews, Aug 31 2016(8): Cd007719.

[5] Lin WH, Kouyos RD, Adams RJ, Grenfell BT,

Griffin DE. Prolonged persistence of measles virus RNA is characteristic of primary infection dynamics [J]. Proceedings of the National Academy of Sciences of the United States of America, Sep 11 2012, 109(37): 14989 - 14994.

(浙江大学附属第一医院 陈智)

(二) 流行性腮腺炎

流行性腮腺炎(epidemic parotitis, mumps)简称"流腮",是由腮腺炎病毒引起的急性自限性呼吸道传染病,在我国属法定丙型传染病。2004年实现网络上报后,全国流行性腮腺炎报告数迅速上升,流行和暴发的报道也很常见。好发于儿童和青少年,成人也可有发病。临床以腮腺非化脓性肿胀疼痛为特征。腮腺炎病毒主要侵犯腮腺,但也可侵犯各种腺组织、神经系统及肝、肾、心脏、关节等几乎所有的器官,引起严重并发症,甚至永久性后遗症。因此,流行性腮腺炎是全身性病毒感染性疾病,除腮腺肿痛外,儿童常还可引起脑膜脑炎,青春期后患本病易引起睾丸炎、胰腺炎、卵巢炎等症状。

【病原学】

腮腺炎病毒(mumps virus)属于副黏病毒科副黏病毒属,系核糖核酸(RNA)型病毒。1934年自患者唾液中分离得到。完整的腮腺炎病毒颗粒呈不规则球形,直径为90～300 nm,平均200 nm。核壳体外有壳膜,共分3层:外层表面规则密布糖蛋白,包括血凝素、神经氨酸酶、血溶素等,该层具有病毒抗原(V)的作用;中间层为脂质双层,为病毒从宿主细胞膜芽生时获得;内层壳膜表面含非糖基化膜蛋白,起维持病毒外部结构的作用。核壳体为含病毒基因组的螺旋形结构,由对称重复的蛋白质亚单位围绕单链RNA线状分子组成。

核壳体蛋白具有可溶性抗原(S抗原),可在疾病早期通过补体结合试验检出。V抗原存在于壳膜外层。S抗原和V抗原各有其相应的抗体。S抗体无保护性,可用补体结合方法测得,于起病后第7日即可出现,2周内达高峰,以后逐渐降低,可保持6～12个月。V抗体有保护性作用,可用补体结合、血凝抑制和中和抗体法检测,是检测免疫应答的最好指标。V抗体出现较晚,起病2～3周时才能测得,1～2周后达高峰,持续时间较长。

腮腺炎病毒只有一个血清型,病毒很少变异,各毒株间的抗原性非常接近。一旦感染均能产生免疫应答,人是唯一的自然宿主,再次感染后发病者少见。病程早期可从患者的唾液、尿液、血液、并发脑膜炎者的脑脊液等处分离到病毒。

该病毒对理化因素均甚敏感。1%煤酚皂溶液(来苏儿)、乙醇、0.2%甲醛等可于2～5分钟内将其灭活。紫外线可迅速灭活病毒。病毒在−65℃以下可存活数月至数年,4℃时可保持活力2个月,37℃时可存活24小时,55～60℃时经20分钟即被灭活。

【流行病学】

1. 传染源 患者与隐性感染者均为传染源。腮腺炎患者在疾病早期就有传染性,发病前6日至腮腺肿后9日均能从患者唾液中检出病毒,该期间患者具有高度传染性,以发病前1～2日至发病后5日的传染性最强。有证据表明,流行性腮腺炎存在30%～50%的隐性感染者。是否存在病毒携带状态尚不清楚。

2. 传播途径 主要由飞沫经呼吸道感染传播,也可通过接触病毒污染的物品传播。由于其传染性强,故在集体机构如幼儿园和小学生中流行常集体发病。由于传播的病毒可来自现症患者和隐性感染者,因此潜伏期因人而异,一般为14～18日,最长可为7～23日。

3. 易感人群 发病率为22/10万左右,人群普遍易感,全年均可发病,但以2～5月较多见。在普遍疫苗接种之前,50%的患者为5～9岁儿童,14岁以下的患者占90%。普遍疫苗接种以后,1/3的患者为15岁以上人群。1岁以内的婴儿可从母体获得先天性免疫,并维持9～12个月。近年来,成人病例逐渐增多。腮腺炎病毒抗原稳定,发病后可获得持久免疫力,再次发病者罕见。男性略多于女性。成人无腮腺炎史也可测到体内有中和抗体，说明隐性感染已有免疫力。

4. 流行特征　全年均可发病，世界各地均有发生，呈流行或散发。温带地区以春、冬季发病最多，热带地区无季节性差异。在学校、部队以及卫生条件不良的拥挤人群中易造成暴发流行。在普遍使用疫苗前本病有每隔7～8年周期大流行的倾向。随着生活条件的改善和广泛的预防接种，这种周期性流行情况已不存在。但近年来我国流行性腮腺炎的发病有上升趋势，且病情较以前加重，表现为病程长，并发症增多。

【发病机制和病理】

含腮腺炎病毒的飞沫或污染物首先经鼻或口吸入后侵袭口腔、鼻黏膜上皮组织，并大量增殖后进入血液循环，形成第1次病毒血症，经血流累及腮腺及附近组织并在其中增殖，再次进入血液循环，形成第2次病毒血症，并侵犯上次未受波及的一些脏器。腮腺炎病毒也能侵犯各种腺组织如睾丸、卵巢、胰腺、肠浆液造酶腺、胸腺、甲状腺等，甚至非腺体组织如心肌、肝脏、脑、脑膜等。病程早期可从患者口腔、呼吸道、血、尿、乳汁、脑脊液及其他组织中分离到病毒，还可从胎盘和胎儿体内分离出病毒。部分患者可无腮腺肿胀，或在腮腺肿胀之前出现脑膜脑炎或有其他脏器受累症状，从而间接支持腮腺炎病毒通过二次病毒血症发病的假说。也有人认为，该病毒有嗜腮腺的亲和力。

腮腺炎症时导管部分阻塞，使唾液排出受阻，唾液中淀粉酶经淋巴系统进入血液循环，引起血、尿淀粉酶增高，当胰腺或肠浆液造酶腺受累时，其所分泌的淀粉酶也可引起血、尿淀粉酶升高。摄食酸性饮食时可因唾液分泌增加而加重胀痛感。

腮腺的非化脓性炎症为本病的主要病变，腺体呈弥漫性间质性水肿和浆液渗出性炎症，主要为单核白细胞。腺管腔内有坏死性碎屑及中性粒细胞堆积，导管上皮细胞变性，腺体细胞受损较轻。胰腺与睾丸受累的镜下组织学改变与腮腺病变相似。胰腺呈充血、水肿，胰岛有轻度退化及脂肪性坏死。睾丸往往有间质出血和多形核白细胞浸润，病情严重时表面上皮可发生萎缩并伴有透明样变和纤维化。腮腺炎脑病是病毒直接侵犯中枢神经系统的后果，脑脊液中可能分离出病原体。脑炎的病理改变主要表现为感染后血管周围神经脱髓鞘、单核细胞性血管套病变和广泛小神经胶质细胞增多，神经元相对减少。也有报道认为，原发性腮腺炎脑炎有广泛的神经元细胞溶解而很少有脱髓鞘病变。

【临床表现】

潜伏期8～30日，平均为18日。大多无前驱期症状。流行性腮腺炎的临床表现变化多端，各种腺组织以及脑、脑膜、肝及心肌均有受侵袭的可能。

起病大多较急，有发热、全身肌肉酸痛、畏寒、头痛、食欲缺乏、恶心、呕吐等症状，数小时至1～2日后，腮腺即明显肿大。体温自38～40℃不等，症状轻重不一，成年患者一般病情较重，并发症多见。

腮腺肿胀的特征性表现为单侧首先肿胀，通常1～4日后可累及对侧，偶有两侧同时肿胀者。一般以耳垂为中心，向前、后、下弥漫，状如梨形，具坚韧感而边缘不清。腺体肿大明显时出现胀痛，张口咀嚼及进酸性饮食时更甚。腮腺管口(位于上颌第二臼齿处的颊黏膜上)常有红肿，唾液分泌初见增加，继而因潴留而减少，口干症状不明显。局部皮肤有轻触痛，紧张发亮，表面灼热而大多不红。腮腺周围的软组织也可呈水肿，上达颞部及颧骨弓，下至颌部及颈部，胸锁乳突肌处也可被波及。腮腺肿胀大多于1～3日到达高峰，持续4～5日逐渐消退而恢复正常。整个病程10～14日。

颌下腺或舌下腺也可同时被波及。颌下腺受累时颈部肿胀明显，可扪及柔韧、轻触痛的椭圆形腺体；舌下腺受累时可见舌及颈部肿胀，并出现吞咽困难。

不典型病例可无腮腺肿胀而以单纯睾丸炎或脑膜脑炎的症状出现，也有仅见颌下腺或舌下腺肿胀者。

【实验室检查】

1. 血常规 白细胞计数正常或稍增高，淋巴细胞分类相对增多。有并发症时白细胞计数可增高，偶见类白血病反应。

2. 血清、尿淀粉酶测定 90%的患者血清淀粉酶轻至中度增高，尿淀粉酶也增高，有助诊断。淀粉酶增高除与腮腺肿胀程度成正比外，也可与胰腺、小肠浆液造酶腺受累有关。

3. 血清学检查

(1) 中和抗体试验：低滴度(如1∶2)即可提示现症感染。

(2) 补体结合试验：双份血清(病程早期和病程第2～3周)效价4倍以上的增高，或一次血清效价1∶64以上者有诊断意义。宜同时测定S抗体和V抗体，S抗体增高表明新近感染，仅V抗体增高表示既往感染。

(3) 血凝抑制试验：受病毒感染鸡胚的羊水及尿囊液可凝集鸡的红细胞，腮腺炎患者的血清有凝集抑制作用，该抑制作用随病程恢复而增强。病程早、晚双份血清的效价相差4倍以上，即为阳性。

4. 尿 肾脏受累时尿中可有蛋白、红细胞、白细胞和类似肾炎的尿改变。

5. 病毒分离 早期病例的唾液、尿、血、脑脊液以及脑、甲状腺等其他组织中可分离出腮腺炎病毒，但条件复杂，不能普遍开展。

【诊断和鉴别诊断】

1. 诊断 根据流行病学史、腮腺肿大的特征，可做出临床诊断，确诊须通过血清学及病原学检查。不典型可疑病例可按上述实验室检查方法进一步明确诊断。

2. 鉴别诊断

(1) 化脓性腮腺炎：常为一侧性，局部红肿压痛明显，晚期有波动感，挤压时有脓液自腮腺管流出，血常规中白细胞计数和中性粒细胞明显增高。

(2) 颈部及耳前淋巴结炎：肿大不以耳垂为中心，局限于颈部或耳前区，为核状体，较坚硬，边缘清楚，压痛明显，表浅者活动。可发现与颈部或耳前区淋巴结相关的组织有炎症，如咽峡炎、耳部疮疖等，白细胞计数及中性粒细胞增高。

(3) 症状性腮腺肿大：在糖尿病、营养不良、慢性肝病中，或应用某些药物如碘化物、羟布宗、异丙肾上腺素等可引起腮腺肿大，为对称性，无肿痛感，触之较软，组织检查主要为脂肪变性。

(4) 其他病毒所引起的腮腺炎：已知Ⅰ、Ⅲ型副流感病毒，甲型流感病毒、A型柯萨奇病毒、单纯疱疹病毒、淋巴脉络膜丛脑膜炎病毒、巨细胞病毒均可引起腮腺肿大和中枢神经系统症状，需做病原学诊断。

(5) 其他原因所致的腮腺肿大：过敏性腮腺炎、腮腺导管阻塞均有反复发作史，且肿大突然，消肿迅速。单纯性腮腺肿大多见于青春期男性，系因功能性分泌增多引起代偿性腮腺肿大，无其他症状。

(6) 其他病毒所致的脑膜脑炎：腮腺炎脑膜脑炎可发生在腮腺肿大之前(有的始终无腮腺肿大)，难与其他病毒所致者相鉴别，可借助于上述血清学检查、病毒分离以及流行病学调查来确诊。

【并发症和后遗症】

1. 神经系统并发症

(1) 无菌性脑膜炎、脑膜脑炎、脑炎：多见于儿童，预后良好，部分患者可无腮腺肿大。无并发症的腮腺炎患者中30%～65%有脑脊液白细胞增高，脑膜脑炎的症状可发生于腮腺肿胀前或肿后2周内，脑炎的发病率为0.3%～8.0%。有头痛、呕吐、脑水肿等表现。脑脊液呈病毒性脑炎表现，脑电图显示为脑膜受累。

(2) 多发性神经炎、腮腺源性灰质炎：常发生于腮腺炎后1～3周，预后良好。腮腺肿大压迫面神经可引起暂时性的面神经麻痹。有时可出现共济失调、三叉神经炎截瘫、偏瘫或上升性麻痹。导水管阻塞时可并发脑积水。

(3) 耳聋：发病率约1/1.5万，听神经受累可引发永久性或完全性耳聋，多数为单侧性耳聋。

2. 生殖系统并发症　腮腺炎病毒易侵犯成熟的生殖腺体，多见于青春期后的患者，幼年患者很少发生。

(1) 睾丸炎：占成年男性患者的14%～35%，患腮腺炎13～14日后发病率逐渐上升。表现为腮腺肿大逐渐消退后突发高热、寒战和睾丸胀痛，阴囊皮肤水肿和鞘膜腔积液，常合并存在附睾炎。症状可在10日左右消退。很少引起不育症。

(2) 卵巢炎：占成年女性患者的5%～7%，表现为月经失调、腰酸痛，可扪及肿大的卵巢伴压痛，罕有引起不育症。

3. 胰腺炎　儿童少见，占成人患者的5%，常在腮腺肿胀3日后发生，表现为剧烈的上腹疼痛、呕吐、发热、腹胀、腹泻或便秘。病程7日左右。脂肪酶在起病后72小时升高，超过正常2倍有诊断价值，血淀粉酶不宜单独做诊断依据。

4. 肾炎　病毒可直接损害肾脏，轻症者尿中出现少量蛋白，重者为肾炎表现，少数患者出现急性肾衰竭而死亡。总体预后良好。

5. 心肌炎　发生率为4%～5%，恢复期后亦可发生。表现为面色苍白、心率改变、心律不齐、心音低钝、收缩期杂音和心脏扩大，偶有心包炎。心电图改变包括房室传导阻滞、ST段压低、T波低平或倒置、期前收缩、窦性停搏等。大多数仅有心电图改变，而无明显临床症状。

6. 其他　15岁以上女性可发生乳腺炎。另可偶见甲状腺炎、胸腺炎、结膜炎、骨髓炎、肝炎、关节炎、荨麻疹、血小板减少等。关节炎主要累及大关节，多发生于腮腺肿大后1～2周内，可持续2日至3个月不等，能完全恢复。

【治疗】

隔离患者至腮腺肿胀完全消退。饮食以流质软食为宜，保证液体摄入量，注意口腔清洁，避免进食酸性食物。无并发症时抗生素和磺胺药物无效。高热、头痛、呕吐时可给予对症治疗包括脱水剂。并发症按病情处理。氦氖激光局部照射对止痛、消肿有一定的效果。肾上腺皮质激素治疗还不肯定，对重症患者或并发脑膜脑炎、心肌炎时可短期使用。

中医治疗用内外兼治法。内服普济消毒饮方加减，外敷醋调青黛散，可有一定疗效。

男性成年患者疾病早期应用己烯雌酚，每次1 mg，每日3次，以预防睾丸炎的发生。

【预后】

预估多数良好。对于有严重并发症、重型脑膜脑炎、心肌炎、肾炎等须加强处理，积极抢救。听力损害需引起重视，少数可留下耳聋和听力减退等永久性后遗症。

【预防】

尽早隔离患者直至腮肿消肿后5日，集体机构、人群密集地区的接触者留验3日，可疑患者应暂时隔离。

对易感人群实行接种可用腮腺炎减毒活疫苗或麻疹风疹腮腺炎联合疫苗。预防的重点应是10岁以下儿童。腮腺炎减毒活疫苗不能用于孕妇、免疫力低下者以及对鸡蛋蛋白过敏者。一般的免疫球蛋白、成人血液或胎盘球蛋白没有预防作用。特异性免疫球蛋白可能有用，但来源困难，临床用得少，效果待确定。

参考文献

[1] 李兰娟，王宇明. 感染病学[M]. 3版. 北京：人民卫生出版社，2015：102-105.

[2] 汤健闻，柳智豪. 我国流行性腮腺炎流行概况及其免疫预防[J]. 微生物学免疫学进展，2015，43(3)：51-57.

[3] 胡咏梅，郝利新，王华庆. 中国2010—2012年流行性腮腺炎流行病学特征分析[J]. 中国疫苗和免疫，2014(2)：127-131.

[4] 费方荣，冯录召，许真，等. 2008—2010年中国流行性腮腺炎流行病学特征分析[J]. 疾病监测，2011，26(9)：691-693.

[5] 赵霞，秦艳虹，董盈妹，等. 中医儿科临床诊疗指南·流行性腮腺炎(修订)[J]. 中医儿科杂志，2017(1)：1-5.

[6] Rubin S, Eckhaus M, Rennick L J, *et al*. Molecular biology, pathogenesis and pathology of mumps virus [J]. Journal of Pathology, 2015, 235(2): 242-252.

（三）副流感病毒感染

副流感病毒感染（parainfluenza virus infection）是由副流感病毒引起的一种常见急性病毒性呼吸道感染性疾病。副流感病毒种类繁多，对人类有致病性的称为人副流感病毒，在婴幼儿主要表现为下呼吸道感染，在成人主要表现为上呼吸道感染。副流感病毒感染后的获得性免疫力短暂，易发生反复感染。副流感病毒虽然与流感病毒的病毒结构基本相似，但是其诸多特性与流感病毒不同，所以在分类上，流感病毒属于正黏病毒，而副流感病毒属于副黏病毒，两者对人体的侵袭力强弱有一些差异。

【病原学】

人副流感病毒（human parainfluenza virus，HPIV），原名"仙台病毒"，首先从日本仙台1例肺炎的死亡患儿肺液中分离获得，故此得名。HPIV属副黏病毒科。电子显微镜显示HPIV是多形、有包膜的病毒，直径125～250 nm。最外层为类脂质包膜，表面有两种突起表面抗原蛋白，即具有血凝素神经氨酸酶活性糖蛋白以及融合蛋白（F蛋白）。血凝素可吸附、凝集人和鸡的红细胞，可用于血凝抑制试验。F蛋白有两种亚型（F1和F2），有促进细胞融合和溶血的特性。包膜内层由维持结构完整性的非糖基化蛋白组成，即基质蛋白（M蛋白）。HPIV结构中也包含细胞肌动蛋白，但在病毒结构和复制过程中功能不十分明确。核心部分为核衣壳包绕的单股负链RNA，基因组长15 000个碱基。病毒复制酶为RNA指导的RNA聚合酶（RNA-directed RNA polymerase）。人副流感病毒分为4个血清型（Ⅰ～Ⅳ型），其中Ⅳ型又分A和B两个亚型。各型之间有交叉抗原性。可在猴肾细胞及人上皮细胞和鸡胚中分离培养病毒。HPIV较不稳定，在物体表面可存活几个小时，肥皂水可使其失去活性。对乙醚、氯仿和酸（pH在3以下）均很敏感，但可在−70℃以下储存。

【流行病学】

1．*传染源* 患者与隐性感染者为主要传染源。

2．*传播途径* HPIV主要存在于呼吸道分泌物中，通过空气中的气溶胶进行传播。也可通过与感染者近距离密切接触或接触了污染物而传播。

3．*易感人群* 人群普遍易感，副流感病毒感染在儿童中尤为常见。流行病学调查显示，5岁及以上儿童90%～100%有抗人类副流感病毒Ⅲ型抗体，75%有抗人副流感病毒Ⅰ型和Ⅱ型的抗体。副流感病毒是引起6月龄以下婴儿肺炎和支气管炎的常见病原体，发病率仅次于呼吸道合胞病毒感染。1岁以内婴儿常感染副流感病毒Ⅲ型，常表现为婴儿气管炎和肺炎；1岁以上幼儿常感染副流感病毒Ⅰ型和Ⅱ型，可表现为哮吼或喉气管支气管炎。Ⅳ型副流感病毒感染很少引起发病。大龄儿童和成人感染副流感病毒后，常无症状或病情较轻，类似于普通感冒。

副流感病毒可重复感染，免疫功能低下者可再感染。

4．*流行特征* HPIV感染呈全球性分布，全年均可发病，是常见的社区获得性呼吸道感染的病原体，没有种族、社会经济条件、性别、年龄和地理位置的限制。营养不良、维生素A缺乏、非母乳喂养、居住条件拥挤、吸烟和有毒环境等是其易感因素。托儿所、儿科病房、小学及其他儿童场所可发生局部流行。副流感病毒Ⅲ型呈地方性流行，传染性强，四季均可发生。副流感病毒Ⅰ型、Ⅱ型有一定的流行周期，并有交替占主导地位的倾向。Ⅱ型引起的感染多趋于散发。

【发病机制和病理】

HPIV存在于呼吸道分泌物内，通过人与人直接接触和飞沫经呼吸道传播。病毒囊膜表面的两种突起糖蛋白在病毒感染靶细胞的过程中发挥重要作用。有红细胞凝集活性和神经氨酸酶活性的蛋白突起可与靶细胞表面的神经氨酸残基受体发生特异性结合，使病毒吸附于靶细胞。有促进细胞融合和凝血作用的F蛋白可促使病毒感染靶细胞以及病毒在细胞间传播。当病毒颗粒吸附到能裂解F蛋白的靶细胞时，F蛋白被激活，病毒得以进入靶细胞导致感染。

在成人，HPIV主要侵犯呼吸道黏膜的表层组织,在上皮细胞内增殖,引起的病变轻,故一般表现为上呼吸道感染。对于5岁以下婴幼儿,病毒常侵犯气管、支气管黏膜的上皮细胞,引起细胞变性、坏死和黏膜糜烂。当病毒侵犯肺泡上皮及间质细胞时则引起间质性肺炎或急性阻塞性喉气管支气管炎和肺炎。

HPIV感染可在感染部位产生局部抗体和血清抗体。抗血凝素神经氨酸酶抗体和抗F蛋白抗体对预防副流感病毒感染起重要作用。此外,婴幼儿的抗体应答能力相对较弱,持续时间较短,更容易发生重复感染。

【临床表现】

潜伏期3～6日,副流感病毒感染在儿童期和成人期的临床表现差别很大,不同亚型所引发疾病的特点和发病季节也不同。

1. *儿童期感染* 副流感病毒在幼龄儿童主要引起下呼吸道疾病,4个血清型感染的临床表现也有明显不同。Ⅰ型、Ⅱ型病毒感染起病较急,表现为鼻塞、流涕、咽痛,可发生痉挛型犬吠样咳嗽、声音嘶哑、喘鸣、三凹症和吸气性呼吸困难,甚至发绀,多在夜间发作,重者由于声门下水肿和分泌物阻塞呼吸道而发生喉梗阻。6月龄到3岁为好发年龄段,相对而言,Ⅱ型病毒感染较轻。Ⅲ型副流感病毒感染传染性较强,初发感染者可发热达4日。1岁以内婴儿感染后表现为毛细支气管炎和肺炎,发热较高;1～3岁幼儿可表现为哮吼;年长儿童多表现为气管炎、支气管炎。在免疫功能低下的患儿中,Ⅲ型病毒感染的发病率较高,可出现巨细胞性肺炎,Ⅲ型病毒感染并发中耳炎较Ⅰ型尤为多见。Ⅳ型副流感病毒感染所致症状轻微,易被漏诊。

2. *成人期感染* 成人感染副流感病毒多表现为上呼吸道疾病,如鼻炎、咽喉炎。感染后易使基础疾病如慢性支气管炎、慢性咽炎、慢性扁桃体炎加重。老年人感染后易并发肺炎,免疫功能缺陷者感染后重者亦可发生致死性肺炎。

【实验室检查】

各种病毒性呼吸道感染的临床表现大同小异,无特异性,同时要结合流行病学特点,但确诊有赖于特异性的病原学诊断。

1. *病毒分离鉴定* 一般可采用鼻咽冲洗液或鼻咽拭子标本,接种原代猴肾细胞、原代人胚肾细胞或人羊膜细胞进行培养,现也广泛应用LCCMK2细胞培养分离HPIV。经最初数日培养,通过免疫荧光染色可在被感染的细胞内检出病毒抗原。培养5～10日后可通过豚鼠红细胞进行吸附试验检出红细胞吸附病毒。盲目传代有助于提高病毒分离的阳性率。通过血凝抑制试验和红细胞吸附抑制试验可对病毒进行血清型鉴定。但该方法费时较长,不易临床广泛开展。

2. *快速病原诊断* 可将鼻咽部分泌物涂片,用Ⅰ～Ⅲ型副流感病毒荧光抗体检测脱落上皮细胞中的病毒特异性抗原。近年来,用PCR法检测鼻、咽分泌物标本中的病毒RNA,灵敏性高,可早期诊断。

3. *血清学检查* 通过中和试验、补体结合试验以及血凝抑制试验检测血清特异性IgG抗体,急性期和恢复期双份血清抗体效价4倍以上升高有诊断意义。用ELISA试验检测急性期血清特异性IgM抗体,有利于早期诊断。由于人群中副流感病毒感染率高,故单次血清学检查结果仅供参考。

【诊断和鉴别诊断】

流行期间副流感病毒感染的临床诊断比较容易,但散发病例的临床诊断则较为困难。确诊有赖于特异性的血清学和病毒学检查。

婴幼儿尤其是6月龄至3岁的患儿临床表现为哮吼、犬吠样咳嗽和吸气性呼吸困难者,应考虑Ⅰ型、Ⅱ型副流感病毒的感染;临床表现以毛细支气管炎或肺炎为主,而体温较高的患儿,则多考虑为Ⅲ型副流感病毒的感染;临床症状轻微,均不发热者,应考虑Ⅳ型副流感病毒感染。年长儿童或成人感染副流感病毒的临床特点表现为初次感染后数月或数年内可反复感染发病,症状轻,多表现为普通感冒。

副流感病毒感染应与流感病毒感染相鉴别。后者主要表现为急起高热,体温达39～40℃,持续2～3日后开始退热,全身中毒症状重而呼吸道症状相对较轻。流行病学特征为突然发病、传播迅速、流传广泛、发病率高、流行过程短。呼吸道合胞病毒感染的发病年龄、临床症状均与Ⅲ型副流感病毒感染类似，需通过血清学或病原学检查进行鉴别。副流感病毒感染还需与流感嗜血杆菌感染引起的会厌炎进行鉴别。后者感染引起的会厌炎是由于会厌蜂窝织炎导致急性呼吸道阻塞，前驱症状表现为1周左右的咽痛和声音嘶哑，会厌部充血水肿明显，有发热、进行性吞咽困难、呼吸困难和哮吼，可迅速发展为急性呼吸衰竭。

【治疗】

1. *抗病毒药物的应用* 目前，尚无肯定有效的抗病毒化学药物，已知的抗病毒药物金刚烷胺及其衍生物对HPIV感染无效。利巴韦林(病毒唑，ribavirin)、干扰素和蛋白酶抑制剂可能有一定疗效，宜在早期应用。在感染早期使用大剂量、短程的利巴韦林冲击疗法结合免疫球蛋白有较好疗效。

2. *对症及支持治疗* 是治疗的关键，可缩短病程，改善预后，降低病死率。副流感病毒感染引起的哮吼、毛细支气管炎等应以对症治疗、支持治疗为主。冷湿空气可减轻呼吸道黏膜水肿，促进分泌物的排出，因而可用冷雾疗法缓解症状。对部分患儿可适当应用肾上腺皮质激素缓解呼吸道梗阻和哮吼的症状。如患者出现急性呼吸道梗阻、呼吸衰竭，必要时需进行气管切开和辅助呼吸。治疗过程中须注意预防和治疗继发性的细菌感染。

【预防】

已研制出副流感病毒灭活疫苗、减毒活疫苗、基因工程疫苗和亚单位疫苗。已证实牛PIV3疫苗对婴儿安全有效，Ⅰ期临床试验结果证实鼠PIV1疫苗对成人是安全的，但尚未用于婴幼儿。由于上述疫苗接种后产生的免疫力不完全，所以在人体尚未广泛应用。

参考文献

[1] 马亦林，李兰娟. 传染病学[M]. 5版. 上海：上海科学技术出版，2011：67－70.

[2] 黄志英，董琳. 人副流感病毒的病原学、流行病学及所致疾病的特点[J]. 国际呼吸杂志，2006，26(9)：687－690.

[3] 吴占国，于霞丽，崔淑娟，等. 北京地区急性呼吸道感染病例中副流感病毒感染的流行特征研究[J]. 疾病监测，2016，31(5)：394－397.

[4] 任吟莹，黄莉，王美娟，等. 儿童呼吸道人副流感病毒感染临床特征及流行病学特点[J]. 中华实用儿科临床杂志，2017，32(4)：270－274.

[5] 钟佩佩. 人副流感病毒的流行病学、临床特征及系统进化分析[J]. 国际儿科学杂志，2016，43(6)：466－469.

[6] Russell E，Ison M G. Parainfluenza Virus in the Hospitalized Adult [J]. Clinical Infectious Diseases An Official Publication of the Infectious Diseases Society of America，2017.

[7] Waghmare A，Wagner T，Andrews R，*et al*. Successful Treatment of Parainfluenza Virus Respiratory Tract Infection With DAS181 in 4 Immunocompromised Children [J]. Journal of the Pediatric Infectious Diseases Society，2015，4(2)：114.

[浙江树人大学树兰国际医学院附属树兰(杭州)医院 汤灵玲 吴正洁]

(四) 呼吸道合胞病毒感染

呼吸道合胞病毒(respiratory syncytial virus，RSV)是婴幼儿下呼吸道感染的重要病原，属副黏病毒科肺炎病毒属。它可引起6月龄以下婴幼儿细支气管炎和肺炎等下呼吸道感染，临床表现为发热、咳嗽、呼吸困难和喘憋等。但在较大儿童和成人主要引起上呼吸道感染，症状较轻。RSV也是老年人和免疫缺陷患者哮喘、肺炎、支气管炎的主要病原，老年人和免疫缺陷者被感染后由于不能获得有效的保护性免疫反应，可反复出现感染。呼吸道合胞病毒的传染性很强，人体感染后产生的抗体不能提供永久的保护，自然感染不能防止再感染。母体通过胎盘传给胎儿的抗体亦不能防止婴儿感染。尚无特异性的预防性疫苗，因此，研制安全有效的RSV疫苗保护易感人群非常重要。

【病原体】

1956年,Morris从一只有感冒症状的实验动物黑猩猩的鼻咽分泌物中分离出第一株RSV。1957年,Chanock先后从美国巴尔的摩市2例分别患肺炎和有喘息症状的患儿的咽拭子中分离到RSV,因其在组织培养中能形成特殊的细胞融合病变而得名。呼吸道合胞病毒属副黏病毒科肺炎病毒属,但缺乏副黏病毒科其他病毒具备的红细胞凝集、红细胞吸附、溶血或神经氨酸酶活性。

呼吸道合胞病毒为直径0.12～0.2 μm(120～200 nm)的球形或丝状颗粒,由包膜、核衣壳与核心构成。包膜表面有0.012～0.015 μm(12～15 nm)的穗状突起物。RSV基因组为非节段性单股负链RNA,由15 225个核苷酸组成,包含10个开放阅读框(3′-NS1-NS2-N-P-M-SH-G-F-M2-L-5′),编码11个蛋白,分别为3种跨膜包膜糖蛋白(G、F、SH),基质蛋白M,转录延伸因子M2-1,RNA调节因子M2-2,3种核衣壳蛋白(核壳体N蛋白、磷蛋白P和大聚合酶亚基L)和2种非结构蛋白(NS1、NS2)。

G和F蛋白是组成病毒膜表面的主要糖蛋白,能刺激机体产生中和抗体和呼吸道黏膜的分泌型IgA,为RSV的主要保护性抗原;G蛋白全长约300个氨基酸,其中含有一些N-糖基化和25个O-糖基化等大量的糖基化位点。F蛋白全长约500个氨基酸,糖基化位点比G蛋白少很多。F蛋白的非活性前体F0在细胞内酶的作用下裂解为F2、p27、F1产物,而F1-F2二硫键连接形成具有病毒—细胞或细胞—细胞融合的活性物质。病毒通过G蛋白与细胞表面受体结合,F蛋白介导细胞与病毒包膜融合,G、F蛋白是刺激机体产生保护性中和抗体的免疫原性抗原。F蛋白诱导产生交叉反应性的、保护性抗体,防止不同抗原亚型的病毒感染;而抗G蛋白中和抗体只能保护动物免受相同抗原亚型的病毒感染,具有型特异性。F蛋白由于其高度保守的特性,针对其上的抗原位点设计疫苗能够比较理想地预防RSV A、B两种亚型的感染;而G蛋白基因序列高度变异,结合人群中针对RSV的免疫保护效应并不持久的情况,推测反复感染RSV与不同G蛋白基因型有关。

至今已鉴定RSV有2个主要血清型和9个亚型。北京地区2次流行的分型研究结果显示,RSV A、B亚型或多个基因型可同时流行,但每个流行年的优势基因型可不同。

RSV抵抗力弱,不耐乙醚、酸、热及冷冻。55℃5分钟存活率10%,37℃可存活1小时,4℃7日存活率仅1%。对低温不耐受,-30℃缓慢冰冻后解冻,可完全丧失感染力。最适宜生存的pH为7.5,pH在3以下即可灭活。RSV在人的皮肤表面能存活半小时,在物体表面存活数小时,能被脂溶性溶剂如乙醚、氯仿以及去垢剂快速灭活。

【流行病学】

1. *传染源* RSV感染患者和病毒携带者为主要传染源,患者在潜伏期及病后1～3周内均有传染性。

2. *传播途径* 病毒主要通过飞沫传播、直接接触传播,常常通过托儿机构、家庭和其他公共场所造成传播,亦是引起小儿医院内感染的常见原因。病死率达2%～6%。

3. *易感者* 婴幼儿好发,有资料显示,95%的儿童在2岁前就感染过RSV,成人RSV的感染率达100%。成人常局限于上呼吸道感染,但免疫缺陷者、心肺疾病患者及体弱的老年人等也可引起严重的肺炎。

4. *流行特征* 呼吸道合胞病毒感染呈全球性分布。流行时间与地理气候有关,温带地区每年11月至次年4月流行;而在热带雨林地区,RSV呈全年流行;在我国,北方多见于冬春季节,南方则多见于春夏季节。世界各地可能在同一时间流行不同的A、B亚型,而同一地区可以出现A、B亚型流行的变迁,多数情况下A亚型是流行的优势群。本病多见于2岁以内小儿,尤以2～6月龄的小儿多见。西方国家报道,每年45%～50%的住院婴幼儿毛细支气管炎及25%

的婴幼儿肺炎是由 RSV 感染所致。20 世纪 80 年代以来，RSV 也成为我国某些地区（如北京、广东等）婴幼儿肺炎的主要病原。广东地区于 1985 年、1986 年和 1992 年出现 3 次流行高峰。

【发病机制和病理】

呼吸道合胞病毒感染的发病机制尚未完全阐明。近年研究发现，其发病机制包括病毒与宿主受累细胞损伤、炎症，体液和细胞免疫反应及高反应性之间的相互作用导致呼吸道上皮细胞受损。RSV 侵入机体后首先在鼻咽部黏膜内增殖，并引起上呼吸道感染。对于免疫功能低下的婴儿、老年人，RSV 可由鼻咽部延及各级支气管和肺泡，从而发展为严重的支气管炎、细支气管炎和肺炎。呼吸道病毒侵入人的呼吸道表面的纤毛上皮细胞后，在其内复制和扩散并直接引起受染细胞损伤，造成局部病变或产生全身毒血症状。

研究发现，人体对呼吸道合胞病毒的免疫反应不仅不完全，而且可能在疾病的发展中起一定的作用，如诱导或加重哮喘的发生。呼吸道合胞病毒介导的免疫反应包括体液免疫和细胞免疫。大量针对 RSV 感染所致的喘息性疾病的研究表明，Th2 类细胞因子分泌增多，Th1/Th2 免疫调节失衡，从而促进炎症反应。Th17 细胞分泌的细胞因子主要是 IL－17，其发挥的免疫效应主要是促炎作用，而 Treg 则可抑制炎症反应。大量针对 RSV 感染所致的喘息性疾病的研究显示，Th17 分化亢进，Treg 分化减弱，Th17/Treg 存在调节紊乱。研究表明，RSV 感染过程中，TH1/TH2 及 Th17/Treg 的分化成熟受蛋白抗原种类、提呈形式、细胞因子的微环境、宿主主要组织相容性复合体基因、抗原提呈细胞、疫苗佐剂等因素的影响。

CD4 细胞介导肺部嗜酸性粒细胞的聚集，提高 RSV 感染所致毛细支气管炎患者的免疫对蛋白 E 水平，此与血中 CD4 细胞水平呈负相关。RSV 感染者的喘息症状与 IL－4 水平的升高及呼吸道嗜酸性粒细胞分泌的阳离子蛋白有关。同时，多项研究指出，相关神经免疫在 RSV 感染中发生作用，即合胞病毒感染可促上皮细胞、炎症细胞释放神经生长因子（NGF），进而对其受体（NK1）的表达和 P 物质的产生予以刺激。P 物质通过 T 细胞和 NK1 受体，不断激发炎症循环。合胞病毒感染后，神经系统和免疫系统发生相互作用，引发气道高反应性和炎症，可能与合胞病毒感染在婴幼儿期发生后，易向儿童期哮喘发展相关。

成人 RSV 感染常限于上呼吸道，病情常较轻，这可能是成人已获得对 RSV 的免疫力。婴幼儿虽可有获得性母体抗体 IgG，但不足以防御第一次 RSV 感染，又由于呼吸道局部免疫尚不成熟，缺乏 IgA 抗体，所以易引发下呼吸道感染。IgG 抗体与 RSV 结合形成免疫复合物，引起细支气管壁炎症损伤。肺间质的炎症可能是病毒直接作用所致。患慢性病、白血病等严重疾病的老年人，感染 RSV 也可引起严重致死性肺炎。

RSV 毛细支气管炎典型的病理生理变化包括细支气管黏膜细胞肿胀、黏膜下水肿、细支气管周围单核细胞浸润、上皮细胞坏死、杯状细胞黏液分泌增加，大量黏液栓形成并阻塞小气道，导致气流受限，产生一系列临床症状（如气促、呼吸困难、吸气性三凹征等），甚至引发呼吸衰竭等重症表现。

【临床表现】

RSV 感染可引起上呼吸道感染、支气管炎、毛细支气管炎和间质性肺炎。本病临床表现差异很大，与年龄、是否感染 RSV 和有无基础疾病有关。大多数 RSV 感染的住院患者年龄在 1～3 个月，男女之比为 1.44∶1。在流行期，首次感染呼吸道合胞病毒的婴幼儿约有 40％发生肺炎。第 2 次感染的小儿仅约 10％发生肺炎。该病潜伏期一般 3～5 日，通常持续 7～21 日。

1. *毛细支气管炎* 起病前常出现鼻塞、流鼻涕等上呼吸道感染症状。2～3 日后症状加重出现持续性干咳，婴幼儿可有类似百日咳样咳嗽，可出现阵发性呼吸困难和喘憋。喘憋是本病的典型症状，发作时呼吸浅而快，呼吸频率可达 60～80 次/分，甚至 100 次/分以上，脉搏常达 160～200 次/分。伴有呼气相延长和间歇性呼气性喘鸣。严重发作者可出现烦躁、鼻翼翕动、发绀和三凹征,并可有发绀等低氧血症症状。患者全身中毒症状较轻,多为低至中度发热。肺部叩诊呈鼓音,听诊呼吸音减低,布满呼气相哮鸣音,一般无水泡音。当喘憋缓解时两肺可闻及少许湿啰音。喘憋时间过长,可导致呼吸衰竭、心力衰竭等。可有肺实变或肺气肿的体征。

2. 肺炎　起病急,病初有头痛、乏力、鼻塞、干咳等症状。患儿全身毒血症状明显,约 2/3 的患者有高热,体温最高可达 41℃,可持续 4～5 日或者更久。轻症患者呼吸困难及精神症状不显著,中度及重度患者可出现较明显呼吸困难,表现为阵发性连续性剧烈咳嗽、突发性喘憋、呼气时呻吟、烦躁不安、鼻翼翕动、三凹征、口唇发绀等。叩诊肺部可有浊音,听诊两肺弥散细啰音和哮鸣音。

3. 上呼吸道感染　多见于成人和年长儿童,表现为鼻塞、流涕、打喷嚏、咽部不适及轻咳,重者可有发热、头痛、咽痛、乏力、胃纳减退。

收住院的指征为低氧血症,其次为低通气灌注比率。所有的患儿尤其是那些早产儿有可能发生窒息,通常窒息发生在急性感染阶段,但也可反复发生。感染为自限性,极少引起中枢神经系统的损伤。临床表现有所缓解时仍继续排毒,也可存在低氧血症,甚至在无明显发绀时,也可有中度到重度低氧血症。

【并发症】

RSV 感染可引起一些肺外器官如中枢神经系统(脑膜炎、脊髓炎、运动失调、偏瘫)、心脏(心肌炎、复杂性传导阻滞)、皮肤(分布在躯干和面部的皮疹)受损表现。近年来,还发现在<1 岁的小婴儿尤其是早产儿,可引发低温、窒息和败血症样综合征等非典型的肺外表现。

【实验室检查和其他检查】

1. 血常规　多数患者正常或降低,少数可轻度升高。

2. 病原学检查　① 病毒分离:是检测 RSV 感染的"金标准",但技术复杂,需时 3～5 日,不利于及时指导临床治疗,临床很少应用。② 免疫荧光技术:用荧光素标记的病毒特异性抗体检测病毒特异性抗原,所用标本常为呼吸道脱落细胞。③ 免疫电子显微镜技术:用于检测呼吸道脱落细胞的 RSV 抗原,简单快速,敏感性和特异性均高。④ 放射免疫技术:用放射性核素标记的病毒特异性抗体,检测病毒特异性抗原,敏感性高。⑤ 酶免疫技术:碱性磷酸酶-抗碱性磷酸酶桥联酶标法。免疫荧光技术(IF)由于敏感性及特异性较高,世界卫生组织推荐为快速诊断 RSV 的首选方法。采用直接呼吸道分泌物,最好是鼻咽部抽吸物进行检测。

3. 血清学检查　用 ELISA 法测定血清中特异性抗体 IgM 有助于早期诊断。病初及恢复期双份血清补体结合抗体及中和抗体效价 4 倍以上升高者有助于回顾性诊断。

4. 基因诊断　RT－PCR 等基因检测处于研究阶段。

5. X 线检查　胸片常见小片状阴影,呈弥漫性间质性浸润的典型征象。1/3 的患儿有肺气肿或含气过多。大约 1/4 的病例有肺段性肺实变或肺不张。

【诊断和鉴别诊断】

1. 诊断　RSV 感染的诊断主要根据年龄、发病季节、基础疾病、毛细支气管炎和肺炎等临床表现,以及病原学和血清学检查。对临床表现疑为 RSV 引起的下呼吸道感染或在 RSV 感染流行季节的呼吸道感染小儿,宜做免疫荧光快速诊断技术或血清学检查,以便早期诊断。

2. 鉴别诊断　应与人类偏肺病毒(human metapneumovirus, hMPV)感染相鉴别。hMPV 是仅次于 RSV 的幼儿下呼吸道感染的重要病原,临床表现基本相似,与 RSV 感染相比较发现:hMPV 感染儿童年龄较大,其喘息症状多是哮喘急性加重而并非全是毛细支气管炎。可用 RT－PCR 等检测加以鉴别。另外,RSV 感染有时还需和支气管哮喘、异物吸入气管、百日咳、粟粒性肺结核呈发作性喘憋相鉴别。

【治疗】

目前,RSV 感染的临床治疗大多采用对症治疗、支持治疗、联合抗病毒治疗等综合治疗方案。

1. 一般支持及对症治疗

(1) 氧疗：对症支持治疗中，最主要的是根据动脉血气正确给氧。婴幼儿毛细支气管炎引起的缺氧主要是由于通气/灌注异常，吸入低浓度氧有效。可用 30%～40%的氧疗纠正缺氧，以面罩吸氧兼有湿化功能者最佳。必要时需机械通气治疗。

(2) 呼吸道管理：保持室内温度和湿度。高渗盐水(≥3%盐水)雾化治疗通过减轻气道水肿、稀释痰液，减少黏液阻塞，刺激咳嗽反射等增加气道清除能力，能够缓解患儿临床症状，减少住院率，缩短住院时间。适当补液，纠正脱水有利于缓解喘憋症状。保持气道通畅，必要时可以进行气管插管。

(3) 支气管扩张剂：没有足够的临床试验证明吸入 β2 受体激动剂及异丙托溴铵对治疗 RSV 毛细支气管炎明确有效。因患儿的呼吸道阻塞主要是病毒感染引起的炎症，而支气管平滑肌痉挛并非主要原因。少数患儿雾化吸入支气管扩张剂可改善喘憋症状。也有研究提示，联合使用吸入异丙托溴铵和 β2 受体激动剂能有效改善喘息症状。

(4) 糖皮质激素：可减轻呼吸道炎症水肿和阻塞，多年来一直被用于 RSV 细支气管炎治疗，但疗效尚不确切。美国儿科协会(American Academy of Pediatrics，AAP)不推荐常规应用该药，认为激素并不能缩短细支气管炎的病程。但近年研究显示，口服地塞米松联合雾化吸入肾上腺素，可减少门、急诊细支气管炎患儿的住院率。另外，从药效-经济学角度评价分析显示，与单独用药比较，口服地塞米松联合雾化吸入肾上腺素的治疗费用效益比最高。因此，上述两种药联合应用，已成为目前临床治疗细支气管炎的有效方法。

(5) 镇静剂：对喘憋严重和烦躁不安的患儿，可酌用氯丙嗪、异丙嗪或水合氯醛，以达到镇静目的。

2. 抗病毒治疗

(1) 利巴韦林：是目前临床用于抗 RSV 感染最常用的抗病毒药物，可以静脉滴注或雾化吸入给药，其中雾化吸入利巴韦林是唯一经美国 FDA 批准用于 RSV 感染的抗病毒药物。AAP 不推荐该药作为 RSV 感染患者常规使用，可考虑选择性应用于严重 RSV 细支气管炎或有发展为严重感染危险的人群，如免疫缺陷病、血流动力学显著异常的心肺疾病患者，因为这些患者的基础状况不佳，易使感染恶化。早期应用利巴韦林 15～20 mg/(kg·d)加生理盐水超声雾化吸入，或 10～15 ml/(kg·d)静脉滴注，一般 3～5 日，可加速临床症状血气指标改善，排毒量减少，排毒时间缩短。

(2) 干扰素(INF)：我国报道基因重组 IFN-γ 雾化吸入和滴鼻，肌内、静脉、皮下注射可明显缩短病程。干扰素 5 万 U 加入生理盐水 20 ml 超声雾化吸入，每日 2 次。

(3) 静脉注射丙种球蛋白：每次 1.5～2.0 g/kg，单次静脉滴注。对严重 RSV 感染小儿，有学者提出可将静脉注射丙种球蛋白与利巴韦林联用。

(4) 帕利珠单抗(palivizumab)：是针对 RSV 的 F 蛋白 A 抗原位点上抗原决定簇的单克隆抗体，能阻止病毒进入细胞，抗病毒活性比 RSV-IG 高 20～30 倍，按 15 mg/kg 剂量肌内注射，目前疗效确切，但费用昂贵。评估帕利珠单抗治疗有基础疾病的 RSV 感染儿童疗效的结果显示，对于高危患儿单用该药或联合病毒唑治疗后，可降低患儿病死率，且耐受良好。这表明，帕利珠单抗对于 RSV 感染的高危儿童可能有一定的治疗作用。但目前有关帕利珠单抗单用或联合其他药物治疗 RSV 感染尚缺乏大规模 RCT，尚不能证实其可用于严重 RSV 感染治疗。

(5) RSV 免疫核糖核酸(IRNA)治疗：1 mg/(kg·d)用 37℃生理盐水 15～20 ml 溶解后腹腔注射，每日 1 次，共 4 日。

研究中的疗法还有基因治疗、胞内抗体、鼻内转基因、重组疫苗、肺表面活性蛋白 D(SPD)等，亦取得了一定进展。

【预后】

评估RSV感染的远期后遗症比较困难，有些研究提示，RSV感染的少数患儿有发展为长期肺功能异常的可能，有些可能表现为反复支气管哮喘发作。早期治疗是否能改变这些后遗症的发生率或疾病的严重程度，尚需进一步观察。

【预防】

注意呼吸道隔离，一般可采用洗手(特别是接触患儿后)、戴口罩、戴手套或其他阻断病毒传播的方法达到预防隔离的目的，也能有效地减少医院内交叉感染。

对先天性心脏病、早产儿等高危人群，在流行季节前，每月注射1次RSV免疫球蛋白，每次500～700 ml/kg。

尚未有特异性的预防性疫苗。20世纪60年代曾应用甲醛灭活的RSV疫苗(FI-RSV)，反而导致RSV的发病率和病死率增加。近年来，对RSV疫苗研究主要集中在亚单位疫苗、减毒活疫苗、多肽疫苗、基因工程疫苗、核酸疫苗等，均取得一定进展。

参考文献

[1] 何晓峰，刘金禄，王蕾，等. 小儿呼吸道EB病毒感染实验诊断与发病机制研究进展[J]. 河北北方学院学报(自然科学版)，2013，30(5)：102-104，108.

[2] 刘恩梅，彭才静. 呼吸道合胞病毒感染防治进展[J]. 临床儿科杂志，2011，29(8)：705-707.

[3] 董琳，李海燕. 呼吸道合胞病毒感染治疗的研究进展[J]. 中华妇幼临床医学杂志(电子版)，2014，10(04)：444-447.

[4] 张亚丽，吕卓超. 呼吸道合胞病毒下呼吸道感染的临床特点及治疗分析[J]. 儿科药学杂志，2015，21(12)：15-19.

[5] 李宾，吴福玲，冯学斌，等. 呼吸道合胞病毒毛细支气管炎患儿外周血 $CD4^{+}CD25^{+}$ 调节性T细胞与Th17细胞功能变化及意义[J]. 细胞与分子免疫学杂志，2012，28(4)：426-428.

[6] Griffiths C, Drews SJ, Marchant DJ. Respiratory syncytial virus: infection, detection, and new options for prevention and treatment[J]. Clinical Microbiology Reviews, 2017, 30(1): 277-319.

[7] Heylen E, Neyts J, Jochmans D. Drug candidates and model systems in respiratory syncytial virus antiviral drug discovery [J]. Biochemical pharmacology, 2017, 127: 1-12.

[8] Manzoni P, Figueras-Aloy J, Simoes EAF, Checchia PA, Fauroux B, Bont L, *et al*. Defining the incidence and associated morbidity and mortality of severe respiratory syncytial virus infection among children with chronic diseases[J]. Infectious Diseases and Therapy, 2017, DOI 10.1007/x40121-017-0160-3.

[9] Hall CB. The burgeoning burden of respiratory syncytial virus among children[J]. Infect Disord Drug Targets, 2012, 12: 92-97.

[10] Lassi L, Magdalena Anna K, Ari H, *et al*. Architecture of respiratory syncytial virus revealed by electron cryotomography[J]. Proceedings of the National Academy of Sciences, 2013, 110(27): 11133-11138.

[11] Willson DF, Kirby A, Kicker JS. Respiratory secretion analyses in the evaluation of ventilator-associated pneumonia: a survey of current practice in pediatric critical care[J]. Pediatr Crit Care Med, 2014, 15(8): 715-719.

[12] Chang J. Current progress on development of respiratory syncytial virus vaccine[J]. BMB Rep, 2011, 44: 232-237.

十二、弹状病毒科病毒感染

(一) 狂犬病

狂犬病(rabies)是由狂犬病毒感染所引起的一种以侵犯中枢神经系统为主的急性人兽共患传染病。因狂犬病患者常有害怕喝水的突出临床表现，所以本病又名恐水症(hydrophobia)，但患病动物没有该特点。狂犬病毒通常由病兽通过唾液以咬伤方式传给人。主要临床表现为特有的恐水、怕风、恐惧不安、流涎、咽肌痉挛、进行性瘫痪等而危及生命。病死率几乎达100%，在发展中国家中每年有数万人死于狂犬病。

狂犬病是一种古老的疾病。公元前566年，我国《左传》上有“国人逐瘈狗”的记载。晋代葛洪《肘后方》及孙思邈《千金方》中均有本病的记载。

1546年，意大利内科医生Fracastoro描述人患狂犬病的情况，由于缺乏有效的防治办法，

18世纪该病曾一度在欧洲流行猖獗。Galtier(1879年)首先将狗的狂犬病毒接种到兔子身上,又将兔子的狂犬病毒接种到狗的身上,并证实唾液中含有病毒。19世纪,法国著名学者Pasteur发现,病毒在空气中的氧化时间越长,毒性就会越弱,由此研制出狂犬病毒疫苗并成功地在狗身上进行了试验,直到1885年,首创用研制的神经组织疫苗经一名被狂犬咬伤的9岁男孩注射获得成功免受发病而载入医学史册。在以后100多年的研究中由于疫苗的不断改进和更新,目前已在暴露感染后能有效地防止本病的发生。1904年,Negri在狂犬脑组织中发现内基(Negri)小体,并建议作为狂犬病的诊断措施之一。直到20世纪60年代才弄清狂犬病毒的结构和形态。

【病原学】

1. *形态结构* 狂犬病毒属弹状病毒科(*Rhabdoviridae*)拉沙病毒属(*Lyssavirus*),病毒形态似子弹,一端圆,另一端扁平,直径75~80 nm,长175~200 nm。内层为核壳,含40 nm的核心,外层为致密的包膜,表面有许多丝状突起,突出物远端为槌状,整个病毒表面呈蜂窝状的六角形结构。

2. *基因组结构及病毒蛋白* 狂犬病毒的基因组是一种不分节的负链单股RNA,相对分子质量为4.6×10^6,约12 000个核苷酸,从3′到5′端依次为N-P-M-G-L基因,编码的5种结构蛋白分别为核衣蛋白(N)、磷蛋白(P)、基质蛋白(M)、糖蛋白(G)、双聚酶蛋白(L)。糖蛋白(glycoprotein, GP)是一种同源三聚体跨膜糖蛋白,在病毒外壳上形成刺突(spikes),有凝集细胞的能力,能与乙酰胆碱受体结合使病毒具有神经毒性,同时可刺激机体产生中和抗体和诱导细胞免疫产生保护性免疫反应;狂犬病毒的致病性与GP的表达水平及诱导细胞凋亡的能力有密切关系。核蛋白(nuclear protein, NP)是病毒核衣壳的主要成分,在病毒转录时,N蛋白参与形成核糖核蛋白复合物(ribonucleoprotein, RNP),避免宿主细胞核酸酶对病毒核酸的破坏,同时它也是狂犬病毒重要的抗原成分,是荧光免疫法检测的靶抗原,有助于临床诊断,但不能刺激机体产生中和抗体。磷蛋白即衣壳基质蛋白(matrix protein 1, M1P),也称为NS蛋白,位于病毒核心壳与包膜之间,与核酸衣壳一起,是狂犬病毒属的特异性抗原。包膜基质蛋白(matrix protein 2, M2P)是构成狂犬病毒包膜的重要成分。LP具有多种活性:RNA聚合酶活性、核苷转移酶活性、鸟苷转移酶活性和聚腺苷酸化活性。故L蛋白在病毒基因组复制、转录和转录后加工过程中,都是不可或缺的。病毒基因组RNA和N、P、L蛋白构成RNP,RNP被病毒囊膜蛋白M、G和脂质膜包裹。除上述5种结构蛋白外还有两种微小蛋白属非结构蛋白。

病毒颗粒化学成分:蛋白质74%,脂质22%,糖类30%,RNA 10%。病毒结构分为核衣壳和包膜。核衣壳为螺旋对称结构,位于病毒颗粒的中央部分,含有RNA 40%,蛋白质96%,包膜厚度6~7 nm。

3. *分子流行病学分型* 根据交叉保护试验和分子生物学分析,用单克隆抗体标记,目前发现的狂犬病毒分为7个基因型和6个血清型。其中血清Ⅰ型即我们通常所说的经典狂犬病毒(rabies virus),也称古典型狂犬病毒,其他血清型可以统称为狂犬病相关病毒。

目前,我国分离的全部毒株均归属于血清Ⅰ型。血清Ⅱ型又称为Lagos蝙蝠病毒,首先从尼日利亚蝙蝠脑内分离得到。血清Ⅲ型即Mokola病毒,最早从尼日利亚鼩鼱中成功分离,后从非洲人及动物分离获得。血清Ⅳ型为Duvenhage病毒,首先从南非狂犬病患者体内分离,后在南非及中欧的蝙蝠中也有分离。血清Ⅴ型包括欧洲蝙蝠狂犬病Ⅰ型和欧洲蝙蝠狂犬病Ⅱ型(European Bat Lyssavirus 1 and 2),从乌克兰境内蝙蝠体内分离获得。血清Ⅵ型为Kotonkan病毒。除Ⅰ型外其他为狂犬病相关病毒。野毒株之间有极强的内在同源性,它们与疫苗株之间的差异约达14%,该结果提示,分子流行病学研究在免疫失败地区有着重要意义。有学者证实,来自猫的分离株与吸血蝙蝠狂犬病毒之间的同源性只有70%～80%。血清Ⅰ型的疫苗株对其他血清型没有或仅有微弱的保护作用。近年来，有关无症状带毒犬咬伤人致死的报道已有不少，疫苗注射免疫失败者也屡见不鲜。因此，在核酸水平上进行病毒分型应引起重视。狂犬病毒群还存在有一定地域和种群分布的特征，在预防方面应引起注意。

根据N基因区ORF第39－278位核苷酸序列的不同，可以将狂犬病毒分为7个基因型：Ⅰ型(RABV)，Ⅱ型(LBV)，Ⅲ型(MOKV)，Ⅳ型(DUVV)，Ⅴ型(EBLV－1)，Ⅵ型(EBLV－2)，Ⅶ型(ABLV)。基因Ⅰ、Ⅱ、Ⅲ、Ⅳ型分别与血清Ⅰ、Ⅱ、Ⅲ、Ⅳ型相对应，基因Ⅴ、Ⅵ型即为血清Ⅴ型的EB1和EB2。

4. *病毒培养* RV固定毒株可以逐步适应体外培养，可在多种细胞包括原代细胞、传代细胞及二倍体细胞内繁殖。目前用于体外培养的细胞有乳仓鼠肾细胞(BHK－21)、非洲绿猴肾细胞(Vero)、鼠神经瘤细胞(MNA)、原代地鼠肾细胞(PHKC)等，个别毒株适应鸡胚培养，如Flury株。不同毒株适应的细胞系也可能不同。对于街毒株而言，多采用小鼠或犬脑内接种培养。

狂犬病毒人工变异株为巴斯德首创，他将自然条件下的人或动物体内分离到的病毒命名为野毒株又称为街毒株(street virus)，致病力强，能侵入脑和唾液腺中并在其神经细胞内繁殖。把它接种到家兔或其他动物脑内进行连续传代，传至30代后动物发病的潜伏期由原来的15～30日缩短至并恒定在3～6日，故将此病毒株命名为固定株(fixed strain)，该毒株的特点是毒力减弱，对人和犬失去致病力，不能侵入脑组织和在唾液腺中增殖，但仍保持免疫原性，以致可供制备疫苗。

5. *病毒理化特性* 狂犬病毒对理化因素的抵抗力一般较弱，强酸、强碱、甲醛、升汞、胆盐、脂溶剂及季胺类化合物都能迅速将其灭活；紫外线、阳光直射均可迅速降低病毒活力。质量分数1%～2%的肥皂水、43%～70%的乙醇、0.01%碘液、乙醚、丙酮均能将病毒灭活；该病毒不耐热，50℃下15分钟和100℃下2分钟就可将病毒灭活。但在溶液pH为5～10范围内较稳定，也不易被苯酚所灭活。蛋白质对狂犬病毒有保护作用，在pH为7～9的磷酸盐缓冲液或生理盐水中加入2%正常血清(豚鼠、地鼠、马等)或0.75%牛血清的白蛋白可保持病毒活力数小时；置4℃冰箱中24小时其感染性无明显改变。在感染脑组织中病毒在室温下7～10日仍保持其活力。感染组织置于50%中性甘油盐水中，放置室温下可保持活力3～4周，置4℃冰箱可存活数月，经冷冻干燥后在4～6℃病毒活力可保持数年。

【流行病学】

1. *传染源* 人狂犬病主要来源于狂犬病犬，其次是自野生动物(如狐、狼、臭鼬、浣熊、蝙蝠、野犬、猫鼬、獴、豺等)或家畜(如猫、猪、牛、马、羊)。发展中国家的主要传染源为病犬，而发达国家由于对流浪狗控制及对家养狗的强制免疫，蝙蝠、浣熊、臭鼬等野生动物成为主要传染源。

我国狂犬病大部分是因犬咬伤引起的，在浙江、江西和安徽等局部地区，鼬獾引起的人狂犬病占主要地位。在美洲地区，因为大量蝙蝠携带狂犬病毒的变异株，导致蝙蝠成为该地区病毒的主要宿主，人与蝙蝠发生狂犬病的高峰期基本一致。在拉丁美洲等地区，许多国家由于吸血蝙蝠叮咬造成每年约50万头牛患狂犬病而死亡。

狂犬病患者一般不是传染源，不形成人与人之间的传染，因其唾液中所含病毒量较少。一些貌似健康的犬或其他动物的唾液中也可带病毒，也能传播狂犬病。近年来，已有多起报告“健康”带毒动物，如猫、犬抓咬人后引起发病致死，而伤人动物仍然健康生存，应予以高度重视。

2. *传播途径* 狂犬、病猫以及病狼等动物的唾液中常含有较多的病毒量，动物发病前1～5日即具有传染性。野生动物大多系通过感染动物与动物之间撕咬或被肉食兽吞食而传播，人主要由被患病动物直接咬伤、抓伤，唾液中的病毒自皮肤破损处侵入体内。国内外已有多例报道替他人缝补衣服的妇女不慎将衣针刺破自己的皮肤而引起发病。黏膜也是病毒的重要入侵门户，如人的眼结膜被病兽唾液玷污、肛门黏膜被狗触舔等均可引起发病。少数可通过对病犬宰杀、剥皮、切割等过程而被感染。国外亦有因角膜移植将供体的狂犬病毒传给受体而引起发病的报道。经呼吸道传播也偶有报道，用荧光抗体法检查，吸入蝙蝠群居穴中的气溶胶而发病，在人体肺上皮细胞、肺气管细胞、肾细胞等中均可找到狂犬病毒抗原。

3. *人群易感性* 自然界中几乎所有的温血动物均敏感，人类更不例外。兽医、野生动物捕捉与饲养尤易遭受感染。发病以青少年居多，男性多于女性。本病可发生于任何季节，高峰期一般在春季至秋季，冬季病例相对较少。

人被狂犬咬伤后并不一定发病，在未使用狂犬病疫苗以前，被病犬咬伤后发病率为 15%～30%，被病狼咬伤为 50%～60%，若能及时作伤口处理和疫苗接种，其发病率可降至 0.15% 左右。

发病与否与下列因素有关。① 咬伤部位：头面、颈、手被咬伤后的发病机会较多且潜伏期也短，未作预防接种的头、面部受伤者且伤口又深者发病率可达 80%，伤口浅者发病率为 30%～40%。躯干及肢体浅表伤者的发病率为 15%左右。② 咬伤程度：创口大而深者，感染后发病机会多。③ 被同一狂犬先咬伤的人较后咬伤的人发病机会多。④ 衣着厚薄：厚者发病机会少。⑤ 咬伤后局部处理：按要求及时处理伤口者发病率低。⑥ 预防注射：及时、全程、足量注射狂犬病疫苗者发病率低。⑦ 被咬伤者免疫功能低下或免疫缺陷者发病机会多。

4. *流行特征* 除了南极洲外，世界上所有大陆均有狂犬病发生。本病主要流行于东南亚、亚洲及拉丁美洲地区。目前，狂犬病在全世界 100 多个国家和地区的 25 亿人群中流行，每年约有 55 000 人死于狂犬病，其中发展中国家占 90%。亚洲狂犬病流行十分严重，每年有近 31 000 人死于狂犬病。在这些发病国家，被疑患狂犬病动物咬伤的受害者中，15 岁以下儿童占 40%，人类狂犬病死亡病例绝大多数由犬引起。印度是狂犬病流行最为严重的国家，每年约有 600 多万人被狗咬伤，接受暴露后治疗的达 230 万人，死亡人数居世界第一位。中国狂犬病流行情况仅次于印度。中国狂犬病的发生以犬为主，也有猫、猪、牛、羊、骆驼、马、鹿及人类发生狂犬病死亡的病例。从地理位置上看，狂犬病几乎遍及全国各地，但严重疫区主要位于中国东部及南部人口稠密地区。这种地理分布的主要原因与犬的狂犬病免疫覆盖率低及目前疫苗使用中存在的问题有关。由于大力推广各种预防措施，包括捕杀野犬，对家犬进行预防接种等，狂犬病发病率在我国已有大幅度下降，但近年来又有上升趋势。

【发病机制和病理】

1. *发病机制* 狂犬病毒自皮肤和黏膜破损处入侵体内后对神经组织有着强大的亲和力，病毒主要通过神经逆行向心性、向中枢传播，一般不入血。发病机制可分为以下 3 个阶段。

(1) 神经外小量病毒繁殖：病毒自咬伤部位皮肤和黏膜侵入后，首先在面部伤口的横纹肌和细胞内少量繁殖，通过与神经肌肉接头的乙酰胆碱受体结合，侵入附近的末梢神经。从局部伤口至侵入周围神经不少于 72 小时。

(2) 从周围神经侵入中枢神经期：病毒沿周围神经轴索向心性扩散，速度约每日 5 cm。在到达脊根神经节后开始大量繁殖，然后侵入脊髓，再波及整个中枢神经系统。主要侵犯脑干和小脑等部位的神经元，但也可在扩散过程中终止于某部位，形成特殊的临床表现。

(3) 从中枢神经向各器官扩散期：即病毒自中枢神经向周围神经离心性扩散，侵入各组织与器官，尤以涎腺、舌部味蕾、嗅神经上皮等处病毒量较多。由于迷走神经核、吞咽神经及舌下神经核受损，可发生呼吸肌和吞咽肌痉挛，临床上患者表现为恐水、呼吸困难、吞咽困难等症状；交感神经受到刺激使唾液分泌和出汗增多；迷走神经节、交感神经节和心脏神经节受损可引起患者心血管功能紊乱，甚至突然死亡。

一般认为，病毒的局部存在并非是导致临床表现差异的唯一因素，体液免疫及细胞介导早期有保护作用，但当病毒进入神经细胞大量增殖后，则免疫介导的损害和发病也有一定的关系。免疫抑制小鼠接种狂犬病毒后死亡延迟，而当被动输入免疫血清和免疫细胞后则动物迅速死亡。在人类狂犬病，其淋巴细胞对狂犬病毒细胞增殖反应为阳性者多为狂躁型，死亡较快。对髓磷脂基础蛋白(MBP)有自身免疫反应者为狂躁型，病情进展迅速，脑组织中可见由抗体、补体及细胞毒性T细胞介导的免疫性损害。

2. *病理变化* 主要为急性弥漫性脑脊髓炎，脑膜通常正常。脑实质可有充血、水肿及微小出血。脊髓病变以下段较为明显，因为病毒沿受伤部位侵入神经，经脊根节、脊髓入脑，故咬伤部位相应的脊根节、脊髓段病变往往较为严重。延髓、海马、脑桥、小脑等处受损也较显著。

狂犬病病理改变的特异性病变为神经细胞中的嗜酸性包涵体，即内基小体(negri body)。直径为0.25～0.27 μm，呈圆形和卵圆形，经苏木精-伊红染色后呈现樱桃红色，具有诊断意义，多存在于肿胀或变性的神经细胞质中。一个神经细胞中可有一两个或数个大小不等的内基小体，现已证实为病毒的集落，电子显微镜检查可见小体内含有杆状病毒颗粒。目前的研究已经表明，内基小体主要存在于海马和大脑皮质的锥体细胞，以及小脑的浦肯野细胞，而在丘脑、脑桥、延髓和感觉神经节细胞分布很少，且在不同的感染动物、不同的脑组织部位其检出率均不同，与其他胞质内包涵体间亦不易区分。因此，现在很少以内基小体作为病理检测的示病特征用于狂犬病的诊断。唾液腺肿胀，质柔软，腺泡组织周围有单核细胞浸润。胃黏膜壁细胞、胰腺腺泡和上皮、肾小管上皮、肾上腺髓质细胞等可呈急性变性。

【临床表现】

狂犬病毒对人的感染均为急性，潜伏期长短不一，可短到4日，长至数年，有19年或更长的报道，大多数在3个月以内发病，超过半年者占4%～10%，超过1年以上者约1%。影响潜伏期长短与以下诸多因素有关，如年龄(儿童潜伏期较短)、伤口部位(头面部潜伏期较短)、伤口深浅(深者潜伏期短)、病毒毒力和数量、受伤后有无进行正规的伤口处理和接种狂犬病疫苗等。外伤、受寒、劳累或饮酒等可能为发病诱因。临床表现可分为狂躁型(脑炎型)及麻痹型(静型)两型，分为下列三期。

1. *前驱期* 两型的前驱期相似。在兴奋状态出现前，大多数患者有低热、嗜睡、食欲缺乏，少数患者有恶心、呕吐、头痛(多在枕部)、腰背部和全身不适等症状；对痛、声、光、风等刺激开始敏感，并有咽喉紧缩感。由于病毒繁殖刺激神经元，特别是感觉神经元，约有80%的患者疾病早期在已愈合的创口部位及神经通路上有麻木、发痒、刺痛或虫爬、蚁走等异常感觉，该症状可维持数小时至数日。本期持续1～2日，很少超过4日。

2. *兴奋期或痉挛期* 可分为两型，两型的表现不同。

(1) 躁狂型：我国最多见，患者逐渐进入高度兴奋状态，其突出表现为极度恐怖，有大难临头的预兆感，并对水声、光、风等刺激异常敏感，引起发作性咽肌痉挛、呼吸困难等。

恐水是本病的特殊症状，但并不是全都有。典型者饮水、见水、闻流水声，或提及饮水就可引起严重咽喉肌痉挛。因此，患者渴极而不敢饮水，即使饮也无法下咽，满口流涎，玷污床褥或向四周胡乱喷吐。由于声带痉挛，故吐字不清，声音嘶哑，甚至失音。怕风亦是本病特有的症状，微风、吹风、穿堂风等都可导致咽肌痉挛。其他如音响、光亮、触动等也可引起同样发作。由于咽肌痉挛患者常极度痛苦，不仅无法饮水进食，而且常伴有辅助呼吸肌痉挛，导致呼吸困难和缺氧，甚或全身进入疼痛性抽搐状态，每次发作后仍烦躁不安，并有大量出汗及脱水现象。

此外，由于自主神经功能亢进，患者常有大

量出汗、流涎、体温升高达38℃以上，心率加快，血压升高，瞳孔扩大。患者表情痛苦、焦急，但神志大多清楚，极少有侵人行为。随着兴奋状态的增长，部分患者可出现精神失常、谵妄、幻视幻听、冲撞、嚎叫等症状。病程进展较快，多在发作中死于呼吸衰竭和循环衰竭。本期维持1～3日。

（2）麻痹型：又称早瘫型。临床上无兴奋期，无恐水症状和吞咽困难，而是以高热、头痛、呕吐、咬伤处疼痛开始，继而出现肢体软弱、腹胀、共济失调、部分或全部肌肉瘫痪、尿潴留或大小便失禁等，呈横断性脊髓炎或上升性脊髓麻痹表现。早期用叩诊锤叩击胸肌可见局部隆起，数分钟后平复，有时仅在叩诊处出现肌肉水肿与毛发竖起。病程持续4～5日。此型在印度及泰国较为常见，约占总数的1/3，我国少见。

3. 昏迷期或麻痹期　此期两型间不易区别。痉挛停止，患者暂趋安静，有时又勉强饮水吞食，反应减弱或消失，转为弛缓性瘫痪，其中以肢体软瘫最为多见。眼肌、颜面部及咀嚼肌瘫痪，表现为斜视、眼球运动失调、下颌下坠、口不能闭合和面部缺少表情。此外，尚有失音、感觉减退、反射消失、瞳孔散大等。

在本期中患者的呼吸逐渐变为微弱或不规则，并可出现潮式呼吸、脉搏细速、血压下降、心音低钝、四肢厥冷，可因迅速呼吸衰竭和循环衰竭而死亡。临终前多进入昏迷状态。本期持续6～18小时。

狂躁期狂犬病的病变主要在脑干、颈神经或更高级部位中枢神经系统，麻痹型病变则局限于脊髓和延髓，因而造成临床症状的差异。狂犬病的整个过程，包括前驱期在内，狂躁型平均8日，麻痹型为13日。

由吸血蝙蝠啮咬所引起的绝大多数不出现兴奋期，也无咽肌痉挛和恐水现象，而以上行性瘫痪为主要临床表现。犬狂犬病的临床表现与人狂犬病相似，在前驱期时多表现为对主人异常驯服，在兴奋期表现为烦躁、犬吠无常、吞咽困难、声音嘶哑、垂尾滴涎，最终因进行性瘫痪、呼吸衰竭而亡。病程2～3日。

【实验室检查】

1. 血、尿常规及脑脊液　周围血白细胞计数自（12～30）$\times 10^9$/L不等。中性粒细胞百分比大多在80%以上，大单核细胞百分率亦可增加。尿常规检查可发现轻度蛋白尿，偶有透明管型。脑脊液的压力在正常范围或稍增，蛋白轻度增高，细胞数稍增多，但很少超过200$\times 10^6$/L，以淋巴细胞为主。

2. 病原学检测

（1）病毒分离：可取患者的唾液、脑脊液、皮肤或脑组织用动物接种或细胞培养法分离病毒。取脑或唾液腺等材料用缓冲盐水或含10%灭活豚鼠血清的生理盐水研磨成10%乳剂，脑内接种1～7日龄乳鼠，5～7日后如发现哺乳力减弱、痉挛或麻痹、死亡，即可初步确诊为狂犬病毒感染。同时取脑组织作压印片或切片，可用免疫荧光或免疫酶标技术等方法检测狂犬病毒抗原或核酸，或检测内基小体。近年来，也有实验室采用细胞传代方法来分离病毒，主要采用神经胶质瘤细胞或BHK-21细胞，将检测物接种48～96小时即可进行固定和直接荧光抗体染色，染色阳性者即可判定为样本感染阳性。

（2）内基小体检测：检查取动物或死者脑组织作切片或压片，用Seller染色或直接免疫荧光检查可发现神经细胞内有嗜酸性包涵体，即内基小体，检出阳性率为70%～80%。

（3）核酸测定：随着现代分子生物学技术的发展，反转录聚合酶链式反应（RT-PCR）也逐步用于动物疫病病原的检测工作中。RT-PCR技术用于检测狂犬病病原的原理是扩增病毒株特异而保守的N基因区。RT-PCR几乎可用于检测发病动物的所有病料，如唾液、脑组织、脑脊液、皮肤及细胞培养物等。

3. 免疫学检查

（1）血清中和抗体或荧光抗体测定：对未注射过狂犬病疫苗、狂犬病血清或免疫球蛋白者有诊断价值，但在病程的第8日前不易测出。接种过疫苗者中和抗体>1∶5 000有诊断价值。国内多采用酶联免疫吸附试验(ELISA)检测血清中特异性抗体,该抗体仅在疾病晚期出现。WHO推荐快速荧光灶抑制试验(rapid fluorescent focus inhibition test, RFFIT)检测血清中特异性抗体,这种方法特异性和敏感性高,但有测试周期长、需要仪器设备多等缺点,不适合流行病学调查。

(2) 抗原检测:应用荧光抗体检查脑组织涂片、角膜印片、冷冻皮肤切片中的病毒抗原,发病前即可获得阳性结果。方法简便,数小时内即可完成,且与小鼠脑内接种检查内基小体方法有较高的符合率,因此,实用价值较大。免疫荧光检测方法的可靠性可达90%以上。

另外,可采用快速酶联免疫吸附法(rapid rabies enzyme immuno diagnosis, RREID)测定脑组织中病毒抗原,只需肉眼观察或酶标仪测定结果即可,如阳性反应显示为橘黄色,阴性反应则无色。

【诊断和鉴别诊断】

1. 诊断　① 流行病学资料:病前有否被狂犬或可疑狂犬或猫、狼、狐等动物咬伤史。如动物在7~10日内不发病,则一般可排除动物有狂犬病。② 临床表现:出现典型症状如兴奋、狂躁、恐水、怕风、咽喉肌痉挛、大量流涎、瘫痪等即可做出临床诊断。对症状不明显者特别要注意有无"三怕"(怕水声、怕光、怕风)现象,必要时用扇风、倒水和亮灯做试验。狂躁症状不明显者应注意有无咽喉水肿和毛发竖立现象。③ 实验室检查:生前免疫学检测抗原、抗体,死后脑组织动物接种及神经元胞质中查找内基小体。

2. 鉴别诊断　某些病例由于动物咬伤史不明确,早期常被误诊为神经症。发病后症状不典型者有时易被误诊为精神病、破伤风、病毒性脑炎及脑型钩端螺旋体病。安静型肢体瘫痪病例可误诊为脊髓灰质炎或格林综合征等。

(1) 破伤风:有外伤史,潜伏期较短,多数在6~14日发病。常见的症状是紧咬牙关,哭笑面容,全身肌肉持续性痉挛,常伴有角弓反张;狂犬病患者的肌肉痉挛是间歇性的,主要发生在咽肌。破伤风患者无狂躁、流涎、恐水、畏风等表现,及时并积极治疗大多可康复。

(2) 病毒性脑膜脑炎:有早期意识障碍和脑膜刺激征。没有咬伤史,有精神抑郁、反应迟钝、嗜睡、昏迷及惊厥等,与狂犬病的精神高度兴奋、惊恐不安等症状不同,可与狂犬病前驱期的症状相区分。

(3) 脊髓灰质炎:无"三恐"症状,无痉挛性抽搐等兴奋症状。

(4) 狂犬病恐惧症或无狂犬病性癔症(假性狂犬病):在被动物咬伤后几小时或1~2日出现咽喉部紧缩感、恐惧感,但咽喉肌肉不发生痉挛,能饮水、不流涎、不怕风,经暗示说服或对症处理都可顺利恢复。

(5) 注射狂犬病疫苗引起的并发症:该症可有发热、关节酸痛、中枢神经系统的并发症、肢体麻木以及各种瘫痪,常发生在首剂疫苗注射后2周,在应用疫苗过程中逐渐加重。停止接种后用肾上腺皮质激素治疗能很快恢复。病程中动态观察以及对肾上腺皮质激素治疗是否有效,均有助于临床鉴别。死亡病例则必须依赖动物接种,以内氏小体及病毒抗原存在与否做出诊断。

【治疗】

狂犬病是所有传染病中最凶险的病毒性疾病,一旦发病,预后极差。迄今尚缺乏特效的治疗方法,临床曾应用多种新药如干扰素、阿糖腺苷、转移因子和大剂量人抗狂犬病球蛋白治疗,均告失败。故强调在咬伤后及时预防注射,发病后以对症综合治疗为主。

1. 严格隔离患者　防止唾液等污染。

2. 监护治疗　应由已经过免疫接种的医护人员执行。病室要阴暗、避光,周围不要有噪声、流水声。护理人员不要穿硬底鞋,不要摇动病床,取东西要轻拿轻放。不要给患者吃有刺激性的食物。对狂躁、痉挛患者可用镇静剂,如苯巴比妥或地西泮,使其保持安静。注意维持营养及水、电解质平衡,宜静脉滴注葡萄糖盐水、右旋糖酐、血浆及补充钾和纠正酸碱平衡失调。

3. 采取一切措施,维护患者心血管系统及呼吸系统功能　有心动过速、心律失常、血压升高者可用β受体阻滞剂。呼吸衰竭是狂犬病患者的主要死亡原因，必要时采用气管切开、人工呼吸器等措施维持呼吸，纠正呼吸衰竭。

狂犬病一旦发病，虽病死率极高，但通过监护与治疗，仍有存活的希望，故应积极抢救。

【预防】

狂犬病是迄今为止人类病死率最高的急性传染病，一旦发病，病死率高达100%。近年发病趋势升高。因此，必须大力加强预防工作，迅速控制狂犬病的蔓延和流行，要广泛开展防治狂犬病基本知识的宣传。

1. *加强犬类管理* 应加强对犬类动物的管理，按免疫程序注射狂犬病疫苗，是预防人狂犬病的最有效措施，也是欧美等发达国家有效控制狂犬病的成功经验。

首先，满3月龄的健康犬就要开始第一针狂犬病疫苗的注射，国产狂犬病疫苗半年注射一次，最迟不能超过一年，进口狂犬病疫苗的免疫程序是2年注射一次，最迟不能超过3年。注射狂犬病疫苗之前要认真对犬做好健康检查工作，对不健康的犬暂时不注射疫苗，要做好未免疫登记工作，之后要及时补免。WHO建议至少70%的接种率对人群有保护屏障作用。其次，对无主犬和野犬一经发现应立即控制，并采取严格检疫消毒等处理措施。最后，疫情处理，发现患病动物及时上报，由动物防疫主管部门依照《中华人民共和国动物防疫法》的规定，按照一类疫病处理。对疑似狂犬者应设法捕获并隔离观察10日，不死亡则为非狂犬，如出现症状甚至死亡者应取脑组织检查，并做好终末消毒，深埋或焚毁，切勿剥皮。

2. *局部伤口的处理* 受伤后局部伤口的处理极为重要，应立即(2小时以内)进行正确合理的处理，清除伤口中的病毒，这是预防狂犬病的有效手段。针刺伤口周围皮肤，伤口不宜用力挤压，可用拔火罐拔毒，切忌用嘴吮吸伤口，以防通过口腔黏膜被感染。用多量肥皂水或0.1%苯扎溴铵(新洁尔灭)持续反复冲洗，不得少于30分钟。待冲洗干净后再用5%碘酊反复烧灼伤口。伤口一般不宜包扎与缝合。根据需要给予破伤风抗毒素和适宜的抗菌药物。

对裸露的皮肤被轻咬或无出血的轻微抓伤或擦伤也要高度重视，虽然没有出血，但患部皮肤及皮下组织已经受伤，受伤的皮肤及内部组织抵抗力就会大大下降。曾被狂犬袭击，只是有牙印，没有出血，后来发病的病例不少，因此对狂犬轻度抓咬伤的患者，通常也要立即处理伤口并接种狂犬疫苗，认真做好清洗消毒免疫工作。

3. *狂犬病疫苗预防接种* 疫苗接种可用于暴露后预防，也可用于暴露前预防。凡被犬、猫、狼等动物咬、抓伤或舔后，或医务人员的皮肤破损处被狂犬病患者唾液玷污时，都应注射狂犬病疫苗。暴露后接种疫苗原则上越早越好，要求在处理好伤口后24小时内进行，超过48小时首剂量要加倍。

(1)狂犬病疫苗的种类与特点：随着组织培养技术的建立和发展，目前已能生产出高度纯化、抗原含量高、稳定性能好的疫苗，常用的主要有以下几个品种。

1)人二倍体细胞疫苗(HDCV)：系采用正常人胚体成纤维细胞WI38、MRC5，接种pitman moore病毒株，经超速离心浓缩、灭活、冻干后制成。每支1 ml，肌内注射。小鼠肌内注射后7～14日血内中和抗体水平可高达8万～39万U/ml，持续时间可达2年。人二倍体细胞(HDC)为正常核型细胞，无致癌性，HDCV不含任何神经毒因子和任何外源动物杂质。由于HDCV所具有的高免疫原性和良好的耐受性，目前在美国、加拿大、大多数欧洲国家和部分亚洲国家使用。HDCV的缺点在于HDC不易培养，疫苗价格比较贵，因而限制了在发展中国家的使用。

2)地鼠肾细胞疫苗(PHKCV)：用地鼠肾细胞组织培养狂犬病毒发展灭活疫苗首先由Kissling提出，并由Fenje进一步发展。将SAD株狂犬病毒固定并适应到地鼠肾细胞上生产灭活的疫苗。我国的PHKCV于1980获得国家卫生部批准的生产文号，在过去的十多年里，PHKCV在中国产量最多，也是世界上累计生产量最大的狂犬病疫苗，目前，我国各生产单位正逐步采用改进的浓缩精制 PHKCV。轻度咬伤者于 0、7、14 日各肌内注射 2 ml，重度咬伤者于 0、3、7、14、30 日各肌内注射 2 ml。该疫苗安全有效，不良反应少。

3) Vero 细胞疫苗：1984 年首先由法国 Merieun 研究所研制成功。我国从 1995 年开始进行色谱纯化的人用 Vero 细胞疫苗的研制。制备过程中使用的病毒株是适应到 Vero 细胞的狂犬病毒(CTN1)。该病毒无论用作暴露前人体免疫或暴露后处理，Vero 疫苗均获得很好的免疫效果且稳定性极好(中和抗体阳性率高达 96%以上)，其价格也较 HDCV 便宜。目前使用 Vero 细胞已累计生产 2 000 万剂狂犬病疫苗，证实安全性良好。我国有多家单位研制成功，并获生产文号，已逐步取代现行的 PHKCV 疫苗。

(2) 狂犬病疫苗使用方法

1) 暴露前预防：对动物管理人员、兽医、岩洞工作人员(潜在与患狂犬病蝙蝠接触)和野外工作者及可能接触狂犬病毒的医学科技人员等应作暴露前预防。可采用 0、7、28 日各肌内注射 1 个剂量疫苗(人二倍体细胞疫苗 1 ml 或地鼠肾疫苗 2 ml)；为节省费用或疫苗，也可采用 0、7、28 日各皮内注射 0.1 ml，其免疫效果与肌内注射相似。以后每两年皮内注射 0.1 ml 作为增强免疫。

2) 暴露后预防：① 首次暴露后狂犬病疫苗接种，原则上是越早越好。根据世界卫生组织建议，于 0、3、7、14 和 28 日完成各注射 1 个剂量(人二倍体细胞疫苗 1 ml 或地鼠肾疫苗 2 ml)的狂犬病疫苗方案，全程 6 针，最后 1 次为非强制性。成人必须注射于三角肌，切勿注射臀部(因其抗原性作用差)；小儿注射于大腿肌肉前外侧区。一旦不能排除伤人动物为可疑狂犬病，孕妇和哺乳期妇女也应按规定程序注射狂犬病疫苗。被严重咬伤者(咬伤部位在头、颈等处或伤口大而深)可于 0～6 日，每日注射疫苗 1 针，以后分别于 10、14、30、90 日各注射 1 针，全程 10 针。② 再次暴露后疫苗接种，全程接种符合效价标准的疫苗后 1 年内再次被动物致伤者，应于 0、3 日各接种一剂疫苗；在 1～3 年内再次被动物致伤，且已进行过上述处置者，应于 0、3、7 日各接种一剂疫苗；超过 3 年者应接种全程疫苗。此外，对暴露前后所用的疫苗效价无法证实者及免疫回忆应答无法确认者仍应进行全程免疫。

有下列情形之一的建议首剂狂犬病疫苗剂量加倍给予：① 注射疫苗前 1 个月内注射过免疫球蛋白或抗血清者。② 先天性或获得性免疫缺陷患者。③ 接受免疫抑制剂(包括抗疟疾药物)治疗的患者。④ 老年人及患慢性病者。⑤ 暴露后 48 小时或更长时间后才注射狂犬病疫苗的人员。

(3) 狂犬病疫苗免疫效果：从第 1 针注射疫苗后 10～14 日即出现抗体，1 个月后抗体水平达到高峰，产生抗体阳性率可达 90%以上。

(4) 注射疫苗后的不良反应及注意事项：由于狂犬病是致死性疾病，故暴露后治疗接种无任何禁忌证。个别人注射后可有局部疼痛、红斑、水肿、瘙痒、硬结。全身可有轻度寒战、发热、无力、头痛、眩晕、关节肌肉痛等。极少数人(1∶20 万)可发生过敏反应。

疫苗严禁注入血管内，绝对不能与狂犬病免疫球蛋白用同一注射器或在同一部位注射。禁用类固醇激素或其他免疫抑制剂，因可干扰疫苗应用后的抗体产生而使免疫失效。因此，若接受过该类药物治疗者应在免疫接种第 1 针 2～4 周后做中和抗体的检测。要忌酒、浓茶、辛辣及巧克力等食物，应避免剧烈活动、劳累、受寒等。

我国许多人狂犬病的发生是由于得不到狂犬病免疫球蛋白和本地应用的疫苗不够理想，因此有必要强调加强我国抗狂犬病免疫制剂的生产和新型疫苗的研制，发展更为纯化和高效的狂犬病免疫球蛋白和疫苗。我国在新一代的狂犬病疫苗研究工作上已加大投入，如加强狂犬病毒 T 细胞免疫多肽抗原组成的合成肽疫苗、抗独特型抗体疫苗和基因工程疫苗如重组活载体疫苗、亚单位疫苗和基因疫苗等研究。

4. 免疫球蛋白注射　按程序接种狂犬病疫

苗联合注射高效价免疫血清，可以明显降低发病率。免疫球蛋白注射为被动免疫法，常用的制品有抗狂犬病马血清与人抗狂犬病免疫球蛋白(human anti-rabies immunoglobulin，HRIG)两种，以人抗狂犬病免疫球蛋白为佳。应用于咬伤创面深而广或头颈、面、手等处咬伤者，且已证实咬人动物确是发病者，应尽早使用。

(1) 抗狂犬病马血清：每支10 ml(100 U/ml)，成人剂量为20 ml，儿童为40 U/kg体重，使用前应先做皮试，阴性者取1/2剂量作局部伤口处注射，另一半肌内注射。使用前应做好抢救过敏性休克的准备措施。

(2) 人抗狂犬病免疫球蛋白：为高效价狂犬病毒抗体，能特异地中和狂犬病毒，主要对被狂犬或其他疯动物咬伤、抓伤者起到被动免疫的作用，一次剂量为20 U/kg体重。

1) 用法：注射剂量按20 U/kg一次注射，如所需剂量较大者可在1～2日内分次注射，随后进行狂犬病疫苗注射。

2) 不良反应及注意事项：一般无不良反应，少数人在局部有红肿、疼痛感，大多可自行恢复，无需特殊处理。本品严禁用作静脉注射，用前无需做皮试。

免疫血清可干扰宿主的主动免疫，影响抗体的产生。因此，对咬伤严重并已注射5针狂犬病疫苗者应在完成最后一针接种后的10、20、29日需再次给予加强疫苗注射，以触发机体回忆反应产生大量抗体。

附：犬狂犬病

动物狂犬病的潜伏期可因动物种类和年龄而异，一般为10日至6个月，小犬可短到5～7日，平均20～60日，亦有超过1年者。在症状出现前1周，犬的唾液中就含有狂犬病毒并具有传染性。临床表现与人狂犬病基本相似，也有前驱期、兴奋期和麻痹期，但各期症状常重叠，不易截然分开。

1. 前驱期　表现多样，大致可分为两种行为类型：一类为沉静不活泼，不愿与人接触，不认主人；另一类表现为神经型，两眼直视，双耳竖起，对外界刺激表现高度惊慌，稍加刺激就会咬人。有时病犬表现出呼吸困难、膈肌痉挛和瞳孔大小不等或呆立凝视、食欲反常。此期持续2日左右。

2. 兴奋期　1～3日后进入兴奋期，病犬起卧奔逐，咬叫无常，多在野外遁荡，不能辨认主人，有攻击或咬人的凶恶欲望。此期为2～3日。

3. 麻痹期　因脑干神经核病变受损而逐渐出现下颌、咽喉部及尾部的肌肉麻痹现象，表现为下颌下垂、声音嘶哑、唾液外流，夹尾或垂尾，行走蹒跚。不久躯干及肢体麻痹，病卧不起，最终因呼吸中枢麻痹或衰竭死亡。此期大约2日，整个病程6～8日，少数可延至10日。

亦有少数病犬兴奋期不明显而短暂，即所谓“静型”，可迅速麻痹而死亡。

参考文献

[1] 钱慧. 狂犬病的诊断与综合防治[J]. 山东畜牧兽医，2016，37(01)：22－23.
[2] 孙雨，马世春，王晓英，等. 狂犬病病毒流行病学特征与实验室诊断技术的研究进展[J]. 中国畜牧兽医，2015，42(02)：487－492.
[3] 冯烨，许炜迪，李文婧，等. 狂犬病病毒分子流行病学研究进展[J]. 传染病信息，2015，28(01)：45－48.
[4] 王朝，周明，傅振芳，等. 狂犬病病毒逃逸宿主天然免疫反应的研究进展[J]. 生命科学，2017，29(03)：237－244.
[5] 唐丹丹，朱骏，曹向英，等. 狂犬病研究进展[J]. 畜牧兽医科技信息，2014，(11)：4－6.
[6] 涂忠忠，龚文杰，张岩，等. 狂犬病病毒颗粒的蛋白质组学分析[J]. 病毒学报，2015，31(03)：209－216.

(浙江大学附属第一医院　阮冰　张雪)

(二) 肾综合征出血热

肾综合征出血热(hemorrhagic fever with renal syndrome，HFRS)又称流行性出血热(epidemic hemorrhagic fever，EHF)，是由汉坦病毒属(*Hanta-viruses*，HV)病毒引起的自然疫源性疾病，主要传染源是啮齿类动物。本病的主

要病理变化是全身小血管和毛细血管广泛性损伤,临床上急性起病,以发热、低血压休克、充血出血和肾脏损害为主要表现,典型病程可有五期(发热期、低血压期、少尿期、多尿期、恢复期)经过。目前,采取以液体疗法为主的综合性治疗可明显降低病死率。本病广泛流行于亚欧等国,我国为高发区。

【病原学】

汉坦病毒属于布尼亚病毒科(*Bunyaviridae*)汉坦病毒属,为负性单链 RNA 病毒。1978 年首次由韩国学者李镐汪(Lee HW)等从汉坦河流域黑线姬鼠的肺组织中分离成功,命名为"汉坦病毒"(Hantaan virus, HTNV),此为汉坦病毒的原型株(76 118 株)。1981 年,我国学者也从黑线姬鼠体内分离到Ⅰ型出血热病毒(A9 株);同年,又首次从疫区褐家鼠体内分离出Ⅱ型出血热病毒(R22 株)。

1. *病毒形态与一般性状* 成熟的汉坦病毒在电子显微镜下一般为圆形或卵圆形,有时呈长形,直径 78~210 nm,平均为 122 nm,在蔗糖及氯化铯中的浮密度分别为 1.16~1.17 g/ml 和 1.20~1.21 g/ml。病毒颗粒由三部分构成,即核壳体、囊膜、膜表面的短丛状纤突,纤突中含有病毒糖蛋白 G1 和 G2(图 14-16、图 14-17)。

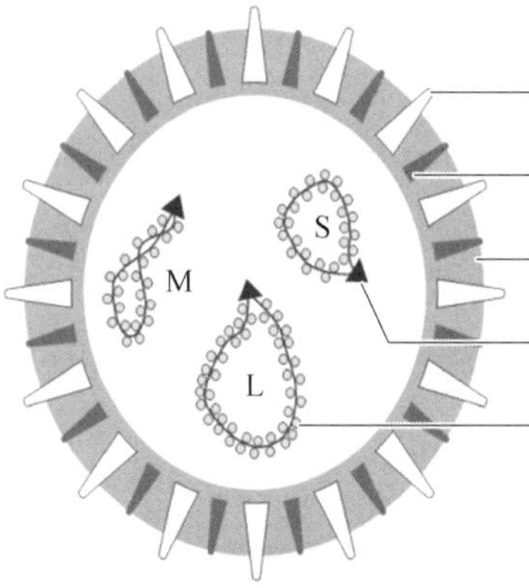

图 14-16 汉坦病毒形态及结构

汉坦病毒不耐热、不耐酸,易被氯仿、丙酮、乙醚、乙醇、酸(pH<3.0)、苯酚、甲醛等脂溶剂和消毒剂灭活,加热至 60℃ 10 分钟,100℃ 1 分钟,紫外线照射 10~15 分钟也可使其灭活。

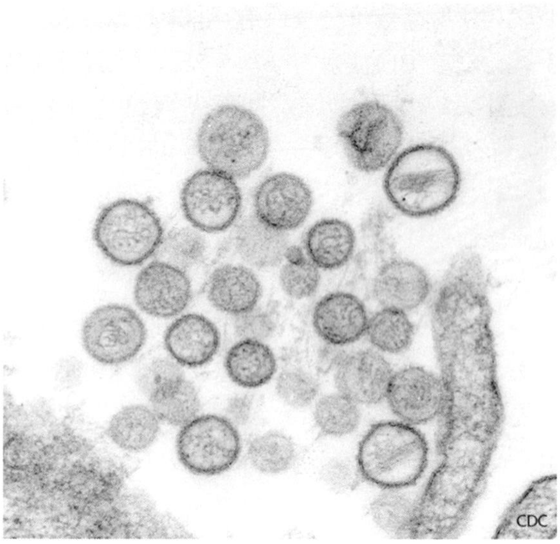

图 14-17 电子显微镜下汉坦病毒颗粒的形态表现

2. *敏感细胞* 有非洲绿猴肾传代细胞(vero E6、CV7)、人肺癌传代细胞(A549)、人胚肺二倍体细胞(2BS)、沙鼠肾原代细胞(MGKC)、金黄地鼠肾原代细胞(GHKC)等,其中 vero E6 细胞是分离本属病毒最常用的细胞。病毒感染后一般不产生细胞病变,但培养时加入 Hepes 液(降低 pH)可形成明显的细胞病变。我国学者用 MGKC、GHKC 培养的 HV 已制成灭活疫苗。

3. *敏感动物* 啮齿类动物对汉坦病毒易感,但自然感染中均为带毒感染,不发病,可成为传染源。乳小白鼠(2~4 日龄)经皮下、腹腔或脑内接种病毒可规律性发病和死亡;1 月龄左右的长爪沙鼠经腹腔接种后分离病毒的成功率较高;家兔、实验大白鼠、金黄地鼠和裸鼠也是常用的实验动物。恒河猴、黑猩猩、猕猴等感染病毒后可出现短暂性蛋白尿、病毒血症,少数还伴有血尿,但作为动物模型仍欠理想。

4. *病毒分型* 根据抗原结构的不同,汉坦病毒属至少可分为 30 个血清型/基因型,代表性的型别有Ⅰ型汉坦病毒(Hantaan virus, HTNV)、Ⅱ型汉城病毒(Seoul virus, SEOV)、Ⅲ型普马拉病毒(Puumala virus, PUUV)、Ⅳ型希望山病毒(Prospect Hill virus, PHV),还有多布拉伐-贝尔格莱德病毒(Dobrava-Belgrade virus,

DOBV)、泰国病毒(Thai virus，TV)、索托帕拉雅病毒(Thottapalayam virus，TPMV)及辛诺柏病毒(Sin Nombre virus，SNV)、纽约病毒(New York virus，NYV)、黑渠港病毒(Black Creek canal virus，BCCV)、长沼病毒(Bayou virus，BAYV)、安第斯病毒(Andes virus，ANV)和图拉病毒(Tula virus，TULV)等。

各型按照基因核苷酸的组成和排列差异又可分为若干亚型。凡差异大于25%者为不同型，差异在5%～25%之间者为不同亚型，小于5%为同一亚型。各型病毒之间的同源性(即亲缘关系)均有一定的差别，可用种系发生树表述(图14-18)。

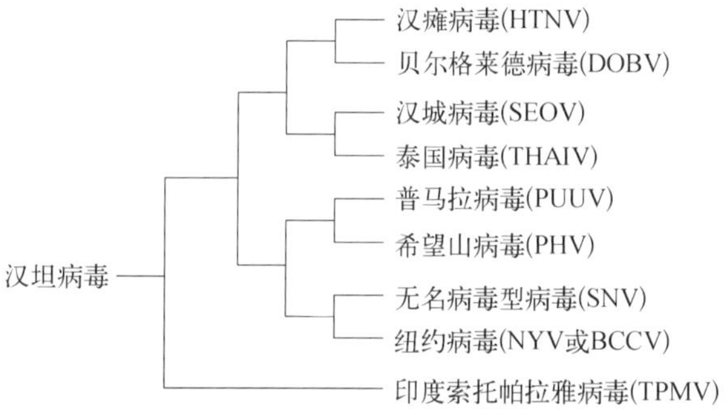

图14-18 汉坦病毒的种系发生树

上述型别中，SNV、NYV、BCCV等可引起汉坦病毒肺综合征，病死率达40%以上；HTNV和DOBV可致病情较重的肾综合征出血热，病死率为3%～5%，新疫区可高达10%以上；SEOV多致中、轻型肾综合征出血热，病死率低于1%；PUUV仅引起流行性肾病或肾病肾炎，病情较轻；而其余3型尚未见人间疫情的报告。

我国早已确定有HTNV(血清Ⅰ型)和SEOV(血清Ⅱ型)分布，HTNV的代表性毒株有A9、A16、Z10、陈株等，SEOV代表株主要有R22和L99等。新近在我国东北地区从鼠肺标本中分离出PUUV，并从大兴安岭林区健康人群中检测出抗PUUV抗体，初步证明我国也存在人间PUUV感染。

5. 病毒复制及基因表达产物的免疫原性

病毒复制从两方面开始，一是在病毒复制酶作用下，以病毒RNA(vRNA)为模板合成互补全长正链RNA(+RNA)，再合成负链RNA(-RNA)；二是在病毒转录酶催化下，从不同片段vRNA转录成mRNA，然后翻译成相应的病毒结构蛋白。病毒蛋白在粗面内质网中合成并输送至高尔基复合体加工后释出，在胞质内病毒核蛋白能识别并包裹-RNA和互补全长+RNA，形成核壳体，然后包以膜蛋白，形成完整的病毒颗粒，经芽生、胞吐方式释放到细胞表面。全过程包括病毒在宿主细胞的吸附、穿入、脱壳、复制、转录、包装、出芽和释放等步骤。

汉坦病毒是分节段的单股负链RNA病毒，基因组由大(large，L)、中(medium，M)、小(small，S)3个RNA片段组成，与其互补的cRNA分别编码依赖病毒RNA的RNA聚合酶、包膜糖蛋白(G1、G2)和核衣壳蛋白(NP)。所有汉坦病毒均有共同的末端序列“TAGTAGTAGAC”，该序列与布尼亚病毒科其他病毒的末端序列不同。

M片段以共翻译切割的方式编码126 kD左右的糖蛋白前体，翻译后迅速切割成G1、G2。包膜糖蛋白含有中和抗原、血凝抗原和型特异性抗原位点，前者能诱导宿主产生具有保护作用的中和抗体，而血凝抗原可引起低pH依赖性细胞融合，对病毒颗粒吸附于宿主细胞表面及随后病毒脱衣壳进入胞质起重要作用。

G2上的中和位点与血凝位点可独立存在，也可相邻或重叠。G1上有5个与天门冬酰胺连接的糖基化位点，G2上有2个，其中G1的3个和G2的1个糖基化位点非常保守。G1、G2能诱生血凝抑制抗体及中和抗体，对抑制病毒复制与传播起重要作用。同时，G1、G2也能诱导保护性细胞免疫，包括诱导特异性细胞毒性T细胞(CTL)活性。

S基因编码的NP含有属、型、株特异性抗原位点，具有较强的免疫原性和稳定的抗原决定簇。HFRS患者抗NP抗体出现最早，在病程第2～3日即能检出，有助于早期诊断。一般认为，NP中含补体结合抗原而不含中和抗原，它虽不能诱生中和抗体，但能诱导较强的保护性细胞免疫。

6. *病毒变异* 汉坦病毒受宿主免疫压力、地理环境、时间等因素的影响,容易发生变异,包括核苷酸的点突变、缺失和插入变异、基因片段的重排,由此产生的表型变异可导致病毒生物学特性的变化。

【流行病学】

1. *传染源* HFRS是多宿主性自然疫源性疾病,迄今世界上已查出170余种动物可成为HV宿主,我国已查明73种脊椎动物能携带HV或其抗体。尽管能感染HV的动物众多,但HV的主要宿主是啮齿类动物。HFRS Ⅰ型的主要传染源是黑线姬鼠,其次为大林姬鼠;Ⅱ型的主要传染源是褐家鼠,其次为黑家鼠、黄胸鼠、实验大白鼠等。

2. *传播途径* HFRS可通过多种途径传播。

(1) 动物源性传播:是人类感染汉坦病毒最主要的方式,其中包括呼吸道、消化道、伤口3种途径,尤以气溶胶感染最为重要。带病毒鼠经尿、粪排出的病毒,在体外仍保持其感染力,含病毒的排泄物随尘埃飞扬,成为气溶胶,可通过呼吸道感染;被啮齿动物咬伤、皮肤破口污染、食用染有病毒的食物也会感染。

(2) 垂直传播:孕妇感染HV后所产新生儿有发病的报道,从HFRS孕妇流产的死婴肝、肾、肺组织中分离出HV,人工或自然感染怀孕鼠的胎鼠及新生乳鼠脑、肺、肝中也曾检测到HV抗原,均提示垂直传播的可能。

(3) 虫媒传播(螨媒传播):我国学者发现螨类可携带汉坦病毒,通过螨媒叮咬传播也已得到实验证实,但其在人类自然感染中的作用尚有待深入研究。

3. *易感人群* 人群对汉坦病毒普遍易感,但大部分呈隐性感染,仅有小部分人发病,家鼠型隐性感染率较姬鼠型高。患病后可获得稳固而持久的免疫,极少有再次感染发病。

4. *流行特征*

(1) 流行情况:汉坦病毒在全球广泛分布,亚洲地区主要由HTNV、SEOV引起HFRS;欧洲主要由PUUV引起较轻的流行性肾病(nephropathia epidemica, NP)和DOBV引起较重的HFRS;美洲主要由SNV、NYV、BCCV等引起汉坦病毒肺综合征(hantavirus pulmonary syndrome, HPS)。我国除青海和新疆外,其余各省(自治区、直辖市)均曾有病例报道,每年报道的HFRS病例为16 000~100 000,占世界报道病例数的90%以上,是世界上受害最为严重的国家。

(2) 疫区类型:按HV型别及主要宿主动物划分,我国目前主要有姬鼠型(Ⅰ型)、家鼠型(Ⅱ型)和混合型3种疫区,但东北地区因已发现人间PUUV感染的证据,故不排除有Ⅲ型(PUUV型)存在的可能。

(3) 流行周期性:一方面取决于宿主动物的数量、带毒率和传播条件,另一方面取决于易感人群的免疫状况和接触机会。近年随着灭鼠工作和疫苗接种的开展,HFRS流行的周期性已不甚明显。

(4) 流行季节性:Ⅰ型多流行于冬季(11月至次年1月),Ⅱ型多流行于春季(3—6月),混合型疫区则冬春皆有。近年随着地理景观的改变,流行高峰已不十分明显,有些地区几乎一年四季均有发病。

(5) 人群分布特点:尽管各类人群普遍易感,但HFRS主要见于男性青壮年农民。男女之比为2∶1,16~60岁占90%,农民约占80%,此可能与传染源接触的多寡有关。

【发病机制和病理解剖】

1. *发病机制* 本病的发病机制非常复杂,迄今尚未完全阐明。目前认为,HV作为始动因素,不仅可以直接作用于靶细胞,造成细胞功能和结构损伤,还诱导众多宿主因素,包括遗传易感因素、细胞免疫及体液免疫应答和细胞因子网络等综合作用,在清除病毒的同时导致机体免疫病理损伤。HV的直接作用和免疫病理损伤造成全身小血管和毛细血管的广泛损害,引发多种细胞因子、血管活性物质和炎性介质的释放,从而造成多系统损伤和功能障碍。

(1) 病毒入侵与播散

1) 病毒的入侵:病毒与细胞膜表面受体结合是病毒感染的第一步。研究表明,整合素-β3是致病性HV感染的主要受体,HV通过包膜糖蛋白Gn/Gc与位于内皮细胞、血小板、巨噬细胞表面的整合素-β3结合感染细胞;除整合素-β3外,极化细胞表面的糖基磷脂酰肌醇锚定蛋白(DAF/CD55)是HV感染的协同受体,汉坦病毒感染肾小管上皮细胞、肾小球旁器细胞等极化细胞时需要协同受体DAF/CD55的共同作用;此外,细胞膜表面糖化补体1q片段受体/P32(gC1qR/p32)也参与了病毒黏附和感染过程,gC1qR/p32在内皮细胞、树突状细胞(DCs)、淋巴细胞、血小板上均有表达。

2) 病毒的播散:DCs对HV在人体内的播散起重要作用。HV可以感染不同种类的DCs,位于皮肤、黏膜表面的未成熟的DCs是最初被感染的细胞之一。感染了病毒的DCs可携带病毒经淋巴管运输到局部淋巴结,进而病毒继续感染淋巴结内的免疫细胞并向远处播散,感染血管内皮细胞及全身组织器官。有证据表明,病毒主要在血管内皮细胞、肾小管上皮细胞中复制。

(2) 病毒直接作用

1) 影响内皮细胞:HV通过内皮细胞表面的整合素-β3进入内皮细胞,引起血管内皮细胞结构和功能改变,减慢细胞周期,抑制细胞增殖,使内皮细胞出现移行障碍。进一步研究发现,致病性HV通过抑制β3-整合素-VEGFR2复合体功能,增强内皮细胞对血管内皮生长因子(vascular endothelial growth factor, VEGF)的敏感性,VEGF通过VEGFR2-Src-VE-cadherin信号途径引起肌动球蛋白细胞骨架张力纤维收缩,使细胞间黏附连接(adherence junctions, AJs)和紧密连接(tight junctions, TJs)松动,导致血管内皮细胞通透性增加。

2) 直接损伤细胞:有研究表明,体外培养的正常人骨髓细胞和血管内皮细胞在排除细胞免疫和体液免疫作用的情况下,感染汉坦病毒后出现细胞膜和细胞器损害。也有研究显示,PUUV核蛋白能与宿主细胞Fas介导的凋亡增强子Daxx结合引起细胞凋亡,证明HV有直接致病作用。

(3) 免疫损伤作用:HV激发人体强烈的免疫应答,既有清除病毒、保护机体的有利作用,又引起免疫病理反应,造成组织的损伤。

1) 固有免疫反应:有研究分析了HTNV感染的EVC-304细胞中5种Toll样受体(Toll-like receptor, TLR)的表达变化。结果发现,TLR4 mRNA的表达量和TLR4蛋白量成倍增多,细胞因子TNF-α、IL-6、IFN-β的分泌增加。TLR4主要表达在细胞表面,是炎症信号传递的门户蛋白。血管内皮细胞表面高表达TLR4。研究发现,在HV与血管内皮细胞相互作用的过程中,病毒结构成分激活了细胞膜上的TLRs,通过TLRs信号转导通路,导致细胞因子或趋化因子基因的转录、表达及分泌,引起抗病毒免疫应答,表明固有免疫参与了HV的致病过程。

对固有免疫细胞的研究发现,HFRS患者不同病期NK细胞活性不同。病程早期,NK细胞活性明显升高,产生大量IFN-γ参与炎症和免疫反应,至多尿期恢复正常,而危重患者NK活性高于轻、中症患者,提示在病程早期固有免疫就开始发挥作用,并与HFRS免疫病理损害有关。

DCs是固有免疫细胞成员之一,HV感染不成熟DCs对病毒向全身多个组织器官播散起了重要作用。除此之外,DCs还可能通过以下途径发挥致病作用:① 在二级淋巴组织,HV感染并诱导成熟DCs刺激T细胞活化,活化的T细胞经血流进入被感染的器官组织,其中$CD8^{+}$细胞毒性T细胞(CTL)可识别和杀伤感染有HV并上调表达ICAM-1、MHC-Ⅰ类分子的内皮细胞。② DCs所释放的促炎症因子TNF-α、IFN-α等可增强HV诱导的血管内皮细胞渗漏,破坏内皮细胞屏障,导致血浆外渗。

除DCs外,HV还可刺激其他免疫细胞和

组织细胞产生多种细胞因子，参与免疫应答，这些因子主要包括：诱导产生抗病毒作用的细胞因子和诱导及促进炎症反应的细胞因子/趋化因子。例如，HV 可促进干扰素刺激基因(IFN-stimulated gene，ISG)活化，诱导干扰素应答；还可诱导产生 TNF-α、IL-6、IL-8、干扰素诱导蛋白-10(IP-10)、RANTES 等促炎症因子及趋化因子参与致病过程。

2) 获得性免疫反应

细胞免疫：临床研究发现，急性期外周血 $CD8^+$ 细胞明显增多，$CD4^+/CD8^+$ 比值下降或倒置，抑制性 T 细胞(Ts)功能低下，细胞毒 T 细胞(CTL)明显升高，且重型患者比轻、中型患者升高更为显著。CTL 除产生 IFN-γ 外，还分泌穿孔素、颗粒酶诱导细胞凋亡或直接杀死受病毒感染的靶细胞。说明 CTL 在清除病毒的同时，也大量损害了感染病毒的靶细胞。Ts 功能低下，不能有效地抑制过高的 CTL，导致免疫紊乱；电子显微镜观察见有淋巴细胞攻击肾小管上皮细胞的现象，故认为 CTL 介导的组织损伤在 HFRS 发病机制中占有重要地位。

体液免疫：HV 可引起稳定而持久的体液免疫反应，包含几乎全部的 Ig 亚型。G1 和 G2 是诱导中和抗体的主要成分，通常在疾病早期即可检测到中和抗体。早期有效的中和抗体反应有助于限制病毒的播散和减少被病毒感染的内皮细胞数量。而抗 NP 抗体的保护作用机制可能与抗体依赖的细胞介导的细胞毒作用或补体介导的溶细胞作用有关。

变态反应：① Ⅰ型变态反应表现为本病早期血清中出现特异性 IgE 抗体，外周血嗜碱细胞特异性脱颗粒试验呈阳性反应，提示本病早期血管通透性增加与组胺等介质释放相关。② Ⅱ型变态反应表现为血清中出现抗心肌抗体、抗肾小管抗体；血小板表面有特异性免疫复合物附着；电子显微镜观察肾组织除颗粒状 IgG 沉积外，肾小管基底膜存在线状 IgG 沉积；提示临床上血小板减少和肾小管损害与Ⅱ型变态反应有关。③ Ⅲ型变态反应表现为本病早期血清补体下降，血循环中存在特异性免疫复合物；患者皮肤小血管壁、肾小球基底膜、肾小管和肾间质血管壁有特异性免疫复合物沉积，同时有补体裂解片段，提示小血管、肾脏等器官的损伤与补体激活后释放的活性物质及免疫复合物有关。

细胞因子与炎性介质：细胞因子在 HFRS 的发病机制中也占有一席之地。单核细胞与血管内皮细胞都是 HV 的易感细胞，受 HV 感染而激活后便会产生和释放众多的细胞因子、黏附分子并参与发病过程。研究发现，HFRS 急性期血清单核细胞趋化蛋白 1(MCP-1)、IL-8、细胞间黏附分子 1(ICAM-1)、E 选择素、L 选择素等趋化分子和黏附分子均显著增加，使得白细胞、单核细胞能够黏附于内皮表面，进而跨内皮移行，造成小血管的损伤；由 T 细胞、单核巨噬细胞、内皮细胞等释放的 INF-γ、TNF-α、IL-1β、IL-6、IL-18 等细胞因子又会进一步加重小血管的炎症反应。若机体不能分泌足量的 IL-10、转化生长因子 β1(TGF-β1)、糖皮质激素等抗炎因子，则产生失控性炎症反应综合征，导致毛细血管充血、渗漏、低血容量性休克和多器官损害。

病程中后期，随着 T 细胞的激活又相继出现凋亡诱导配体(TNFα、FasL、TRAIL 等)介导的淋巴细胞凋亡；高水平糖皮质激素、儿茶酚胺、组胺等也会刺激 IL-10 与 TGF-β1 的产生，使 Th1 向 Th2 偏移，全身炎症反应综合征(SIRS)也会向代偿性抗炎反应综合征(CARS)转移，一些延迟恢复的重症患者容易发生继发性感染，往往与此有关。

(3) 宿主易感性：有学者发现，HFRS 患者组织相容性白细胞抗原 DRB1 09 和组织相容性白细胞抗原 B46. DRB1 09 的水平显著提高，说明 HFRS 的发病与此基因型密切相关。另外还发现，HPA-3 基因型的分布和频率在不同临床类型的患者中差别显著，病情越重，HPA-3 基因片段的频率越高，提示 HPA-3 基因多态性是感染 HV 和发病的遗传危险因素。这些遗传基因究竟如何影响疾病的发生发展至今尚不清楚。

2. 病理生理

(1) 弥散性血管内凝血(DIC)与继发性纤溶：发热后期及低血压休克期和少尿期易发生DIC,发生率可达35%～70%。其发生的原因是HV或免疫反应损伤毛细血管或小血管的内皮细胞,血管基底膜胶原暴露,激活凝血因子Ⅻ,或因组织因子释放激活了凝血因子Ⅶ,分别通过内源性和外源性凝血途径引起微血栓形成。另外,血栓素A2(TXA2)合成增加和前列环素(PGI2)合成减少也是促发因素,TXA2能收缩小血管、促进血小板凝聚;PGI2能扩张小血管、抑制血小板聚集,TXA2/PGI2比值上升会增加血液凝固性。DIC的发生加重微循环障碍,导致多器官功能障碍。由于血管内凝血消耗了大量凝血因子,导致凝血因子不足和凝血功能障碍,因而引起广泛出血。此外,DIC引起的继发性纤溶亢进,使纤维蛋白原和纤维蛋白原降解产物增多。由于它们均具有强烈的抗凝作用,从而加重凝血障碍引起严重出血。

(2) 休克：病程第3～6日常出现中毒性、失血浆性、低血容量性休克,与β内啡肽及炎性细胞因子大量释放、毛细血管渗漏、DIC形成等因素有关。少尿期以后如有大出血、继发感染等并发症,亦可发生继发性休克。

(3) 出血与下述因素有关：① HV直接作用、Ⅰ型和Ⅲ型变态反应、CTL作用、炎性细胞因子、氧自由基和脂质过氧化反应等造成了小血管损伤。② 血小板减少和功能障碍。③ 凝血因子减少,一因微血栓形成而耗损,二因肝功能受损而合成减少。④ 游离肝素增多,与肥大细胞释放增加及肝肾受损使肝素灭活和排泄减少有关。⑤ 尿毒症：胍类、酚类等毒性物质潴留能抑制血小板第3因子释放。⑥ DIC及继发性纤溶：活化的凝血因子Ⅻ(Ⅻa)能激活纤溶系统,使纤维蛋白和纤维蛋白原降解,其降解产物(FDP)能抑制凝血酶活性,引起凝血异常。

(4) 神经内分泌紊乱：从发热期至多尿期,血浆皮质醇、β内啡肽(β-EP)、去甲肾上腺素(NE)、肾素、血管紧张素Ⅱ(ATⅡ)等均见增高,这是机体的应激反应,有其积极的一面,能减轻炎症反应;也有其不利的一面,能抑制免疫功能。另外,β-EP增加会促发休克,NE、ATⅡ增加会促发急性肾衰竭。

多数患者病程中出现低T3综合征、胰岛β细胞功能减退、糖耐量下降,均值得临床注意。

(5) 急性肾衰竭：促发因素如下。① 毛细血管渗漏,造成血容量不足和肾血流量减少。② 血浆中内皮素1(ET1)、TXA2、儿茶酚胺、ATⅡ等缩血管物质增加,而降钙素基因相关肽(CGRP)、P物质(SP)、心房利钠肽(ANP)、PGI2等舒血管物质减低或相对不足,使肾动脉阻力增加,肾皮质血流减少,肾小球滤过率(GFR)和有效肾血浆流量(ERPF)下降。③ 肾小管因缺血、ATP不足、Ca^{2+}内流,加上氧自由基和TNF-α、IL-1β等细胞因子级联所致的免疫病理性损伤而发生坏死或凋亡。④ 肾小管堵塞：因ATP耗竭使细胞骨架和β1整合素失去极性分布,削弱了肾小管上皮细胞对基底膜的黏附,容易发生脱落,在病毒膜蛋白和β3整合素的介导下,多个上皮细胞形成融合细胞;在酸性环境下,脱落的上皮细胞加上渗出的红细胞、白细胞易与尿蛋白融合成管型,从而堵塞肾小管。⑤ 肾小管液反流：可造成肾间质水肿,进一步压迫肾小管而导致尿液断流(图14-19)。

3. 病理解剖　本病的病理变化以小血管和肾脏最为明显,其次为心、肝、脑等脏器。

(1) 血管病变：全身小血管和毛细血管的广泛损害,内皮细胞肿胀、变性和坏死。管壁呈不规则收缩和扩张,甚至呈纤维素样坏死和崩解,管腔内可有微血栓形成。由于血管壁受损,其周围组织常有水肿和出血,以肾脏、脑垂体前叶、肾上腺皮质、右心房内膜下、胃黏膜等处明显,但严重渗出主要见于后腹膜、肺、纵隔等疏松组织。

(2) 肾脏病变：肉眼可见肾肿大,肾脂肪囊水肿、出血。切面见皮质苍白,髓质暗红,极度充血、出血和水肿,并可见灰白色的缺血坏死区。镜检可见肾小球充血、基底膜增厚,肾小球囊内有蛋白和红细胞;肾小管上皮变性、坏死,部分有

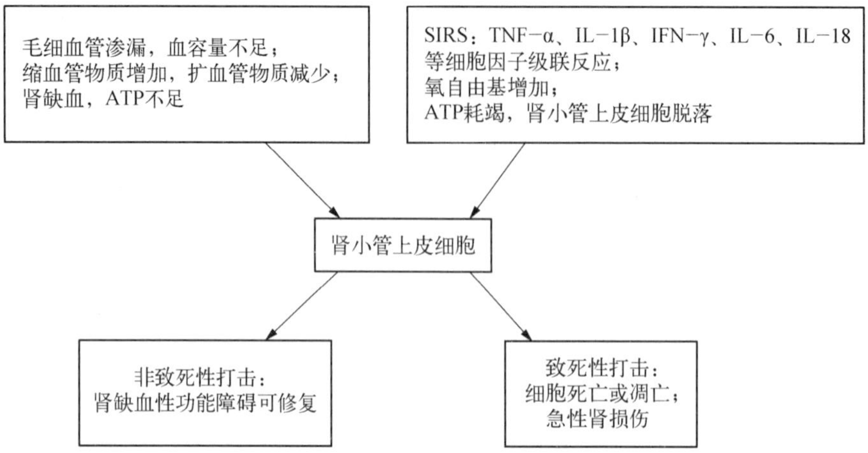

图 14－19　HFRS 急性肾衰竭发病机制示意图

断裂，管腔内有较多的红细胞及管型；肾间质高度充血、出血和水肿，使肾小管受压变窄或闭塞，在坏死区周围有单核细胞浸润。

(3) 心脏病变：右心房内膜下广泛出血，可深达肌层或心外膜下。镜检见心肌纤维呈不同程度的变性、坏死，部分可断裂。

(4) 肝脏病变：肝细胞肿胀、变性伴灶状或大片状坏死，高尔基体和线粒体明显肿胀。

(5) 脑及垂体病变：大脑皮层、海马回、基底节等部位可见灶状及片状变性或坏死，有炎症性细胞浸润，其中片状坏死可能为缺血所致。下丘脑变性显著，垂体肿大，前叶显著充血、出血和凝固性坏死，但垂体后叶无明显变化。

(6) 肺病变：肺间质水肿、出血，肺泡壁增厚，肺泡内充满水肿液，支气管与气管腔内可有大量血性泡沫状水肿液。

(7) 胰腺病变：有充血、出血，部分患者见胰腺腺泡上皮细胞变性、坏死。

(8) 组织化学及电子显微镜检查：小血管内皮细胞及肺、肝、肾、肾上腺、脑、胃、肠、胰等组织中，均能检出汉坦病毒抗原。受染细胞的胞质内见包涵体，乃由病毒核蛋白与病毒核酸所构成。

【临床表现】

HV 具有泛嗜性，可累及全身各器官、系统，临床表现可因病毒型别和宿主反应的不同而有差异。潜伏期一般为 7～14 日，可短至 4 日，或长至 2 个月。多数病例起病急骤，无明显前驱症状。但有 10%～20%的患者起病较缓，表现有食欲减退、恶心呕吐、腹痛、腹泻及上呼吸道卡他症状等。

典型病例有三大主症：发热、出血和肾脏损害，并依次出现五期经过。重症病例病期可相互重叠；轻症及早期获得合理治疗者，往往有越期现象，可不出现低血压期或少尿期，多尿期有时也不明显；少数轻症病例三大主症不全，热退后症状消退，常需经特异性血清学检测才能证实。

1. *发热期*　本期主要表现为发热、病毒血症、毛细血管中毒征、出血及肾脏损害。

(1) 发热：以高热多见，1/3 的患者可高达 40℃以上，其余在 38～40℃之间。大多数患者起病急骤，有畏寒，部分患者有寒战，有的体温缓慢上升，2～3 日后升至 40℃。一般热度越高，病情越重，发生低血压休克和少尿的机会也越多。热程多数为 3～7 日，平均 5 日，亦有长达 10 日以上者。热程越长，越容易发生病期重叠。热型多为稽留热和弛张热，少数为不规则热型，高热稽留不退者多见于危重患者。热退后病情加重是本病的一大特点，但轻症病例退热后病情可能减轻。

(2) 全身中毒症状：① 三痛，即头痛、腰痛、眼眶痛，并可同时有全身肌肉关节痛。② 消化系统症状，轻者仅食欲减退，重者有恶心、呕吐、呃逆，部分患者因腹痛、腹泻而误诊为急性肠炎和细菌性痢疾；少数因剧烈腹痛、腹肌紧张、腹部压痛、反跳痛而误诊为急腹症。③ 神经精神症状，少数患者有兴奋、谵妄、烦躁、嗜睡等症状，个别患者可出现抽搐、昏睡、黑矇及脑膜刺激征。

(3) 毛细血管中毒症状：① 充血，多数患者于第2～3日出现面、颈、上胸部潮红充血（“三红”），似酒醉貌。② 出血，上腭、腭垂可有网状或点状出血；球结膜可有点状或斑片状出血；腋下、前胸、肩背部皮肤可见点状、搔抓样或条索样出血点；束臂试验可呈阳性；重者有鼻出血、咯血、便血或血尿等。③ 渗出与水肿，以球结膜水肿最为明显，有时呈胶冻样突出于眼裂，并常伴眼睑及颜面部水肿，部分患者可出现腹水、胸腔积液和心包积液，渗出严重者发生低血压休克的可能性较大。

(4) 肾脏损害：病后第1～2日即可出现，主要表现为蛋白尿、血尿和少尿。重症患者尿中可排出膜状物，镜检可见融合细胞、透明管型、颗粒管型或蜡样管型。

(5) 肝脏损害：近年发现不少患者尤其是家鼠型出血热患者可有肝功能异常，主要表现是氨基转移酶升高，很少出现黄疸，2～3周以后氨基转移酶便趋近正常。

(6) 少数病例可出现呼吸道症状：如咽干、咽痛、咳嗽、胸闷及气急等。

2. *低血压休克期* 此期可与发热期重叠，也可在退热后发生，所谓“热退病进”即为此意。主要表现如下。① 血压下降：若收缩压≤100 mmHg (13.3 kPa)、脉压≤26 mmHg (3.5 kPa)者为低血压倾向；收缩压≤90 mmHg (12.0 kPa)、脉压≤20 mmHg(2.7 kPa)者为低血压；收缩压≤70 mmHg(9.3 kPa)、脉压≤20 mmHg(2.7 kPa)者为休克。② 心率增快：脉搏细速或摸不清，浅表静脉塌陷，呼吸浅快；可根据心率与收缩压计算心脏指数(心脏指数=心率/收缩压)，如果心脏指数>1，则血容量减少20%～30%。③ 面色与口唇苍白，肢端发绀、发凉，皮肤发花。④ 意识障碍：烦躁不安，辗转不宁，频繁恶心、呕吐，重者出现谵妄、嗜睡、昏迷。⑤ 少尿或无尿。⑥ 中心静脉压(CVP)<6 cmH_2O(0.588 kPa)。

休克持续时间轻者几小时，重者可达数日，持续时间越长，肾损害越严重。若持续超过24小时，且并发多个重要脏器功能障碍或衰竭时，可视为“难治性休克”，此类患者易并发急性肾小管坏死。

3. *少尿期* 常与低血压休克期重叠而无明显的分界，也有发热、低血压、少尿三期重叠或直接从发热期过渡到少尿期者。本期通常出现在发病第6～8日，可早自发病第3日或迟至第10日，一般持续2～5日，也可长至2周以上。主要表现如下。

(1) 尿量减少：24小时尿量少于1 000 ml者为少尿倾向，少于500 ml者为少尿，少于50 ml者为无尿。

(2) 酸碱平衡失调和水、电解质紊乱：常出现酸中毒、水潴留、低钠血症、高钾血症、高镁血症。低钠血症易引起脑水肿，酸中毒、高钾血症、高镁血症会抑制心脏，引起心律失常，是危险的征兆。

(3) 氮质血症：随着肾损害加重，血尿素氮(BUN)、肌酐(Cr)潴留愈加明显。

(4) 尿毒症：肾功能衰竭时一些毒性代谢产物如尿素氮、芳香胺、吲哚、胍类、酚类物质等在体内积聚，其中胍类物质能抑制线粒体呼吸，肌酸能抑制脑组织葡萄糖氧化利用，芳香胺、吲哚、酚类等能干扰红细胞膜上的Na^+-K^+-ATP酶活性。脑组织因能量代谢障碍而发生肾性脑病，表现头晕、头痛、嗜睡、烦躁、谵语、反应迟钝等症状，有时因脑水肿、脑出血而出现昏迷、抽搐。血液中的尿素可从胃肠道分泌，经细菌尿素酶作用产生氨，刺激消化道引起厌食、恶心、呕吐、顽固性呃逆等症状。根据24小时尿量、尿蛋白、尿素氮与肌酐水平，可将肾功能衰竭分为3度(表14-12)。

(5) 贫血和出血倾向：肾功能衰竭时促红细胞生成素分泌减少，导致贫血；又因二甲双胍等代谢产物积聚，影响了血小板的结构和功能，使血小板第3因子释放减少，易造成出血。

表 14-12 HFRS 肾功能衰竭分度

	轻 度	中 度	重 度
24 小时尿量	<1 000 ml	<500 ml	<50 ml
尿蛋白	2+	2+～3+	3+～4+
BUN(mmol/L)	<14.28	14.28～28.56	>28.56
Cr(μmol/L)	176.8～353.6	353.6～707.22	>707.22

(6) 高血容量综合征：此期因外渗液体大量回收，或因输液过多、过快，易出现心力衰竭、肺水肿和脑水肿，有时还会出现胸腔积液和腹水。

4. 多尿期 24 小时尿量超过 2 000 ml 者为进入多尿期，超过 3 000 ml 为多尿。有些患者在发热期后，不发生低血压或少尿期而直接进入多尿期，称为越期；亦有少数患者无多尿期。本期常出现在发病第 9～11 日，持续 1～2 周，个别达 1 个月以上。尿量多者可达 10 000 ml/d 以上，但一般为 3 000～6 000 ml/d。

多尿是肾小管浓缩功能减退的表现，在多尿初期，尽管尿量开始增加，但肾小球滤过率和肾小管浓缩功能均未充分恢复，尿毒症仍可持续或加重，出现所谓多尿型肾衰竭。另外，少尿期的一些并发症如继发感染、大出血、脱水、电解质紊乱、急性呼吸窘迫综合征(ARDS)等在此期亦可发生，有时可因此而发生二次肾衰竭。

5. 恢复期 多数患者在病后 3～4 周开始恢复，尿量逐渐减少并接近正常，每日尿量 2 000 ml 左右，食欲明显增加，甚至出现食欲亢进，自觉症状基本消失，体力也逐渐恢复，各种实验室检查指标基本正常。但少数重症病例恢复期可长达 3～6 个月甚至更长，并可有头晕、头痛、贫血、无力、轻度蛋白尿、低比重尿、高血压等后遗症，个别病例发展为慢性肾衰竭。临床分型按病情可分为轻、中、重、危重 4 型。

(1) 轻型：① 体温在 39℃以下，全身中毒症状轻。② 血压及脉压均在正常范围。③ 皮肤、黏膜有细小出血点，其他部位无明显出血现象。④ 肾脏损害轻，尿蛋白+～++，有少尿倾向，无少尿期，但有多尿期表现。

(2) 中型：① 体温在 39～40℃，全身中毒症状明显，眼结膜水肿显著。② 病程中曾发生低血压，收缩压<90 mmHg，或脉压<26 mmHg。③ 皮肤、黏膜或其他部位有出血现象。④ 肾脏损害明显，尿蛋白达+++以上，有明显的少尿期。

(3) 重型：① 体温≥40℃，全身中毒症状及渗出现象严重。② 病程中收缩压曾<70 mmHg，或脉压<20 mmHg，并呈休克过程者。③ 出血现象较重，如发生皮肤瘀斑及腔道出血等。④ 肾脏损害严重，尿蛋白达++++或出现膜状物，少尿不超过 5 日或无尿在 2 日以内，或有病期重叠。

以上各型须具备其中 2 项或 2 项以上才能诊断。

(4) 危重型：在重型基础上，出现下列任何 1 项严重症候群即可判断为危重型：① 难治性休克。② 出血现象严重，有重要脏器明显出血。③ 肾脏损害极为严重，少尿超过 5 日或无尿 2 日以上；血尿素氮>41.84 mmol/L(120 mg/dL)以上。④ 心力衰竭、肺水肿、急性呼吸窘迫综合征。⑤ 中枢神经系统并发症：如脑水肿、脑出血、脑疝形成。⑥ 严重继发感染。⑦ 低血压休克期或少尿期重叠出现，伴有多器官功能障碍综合征(multiple organ dysfunction syndrome, MODS)。

6. 临床特殊类型 HFRS 患者有时以某一方面的症状比较突出，而呈现所谓特殊类型，归纳起来有以下 10 种。

(1) 流感伤寒型：可因发热、全身疼痛伴上呼吸道症状而酷似流感，也可因持续发热伴消化道症状而类似伤寒。

(2) 败血症型：有些患者表现有高热、皮肤瘀点、低血压休克、类白血病反应等，极似败血症。

(3) 胃肠型：可表现呕吐、腹痛、腹泻、黏液血便。

(4) 急腹症型：有时类似肠梗阻，有时类似急性胆囊炎、胰腺炎或阑尾炎。

(5) 肝损型：有肝大、ALT 异常，甚至有巩膜皮肤黄染。

(6) 眼征肾病型：视物模糊、眼压升高、视神经盘水肿，有点片状出血、眼睑水肿、腹水，同时有蛋白尿及其他肾损伤表现。

(7) 腔道出血型：可表现为上消化道出血、咯血、子宫出血或肉眼血尿。

(8) 脑膜脑炎型或脑出血型：可有高热、剧烈头痛、频繁呕吐、意识障碍，颈抵抗、克氏征、巴宾斯基征阳性，脑脊液清亮、压力稍增高，细胞数及蛋白含量轻度增加，糖含量正常或减少，颇似病毒性脑膜脑炎。有时也可因脑出血而出现颅内高压、半身不遂及脑疝。

(9) 类白血病型：外周血白细胞计数可达 40×10^9/L 以上，出现核左移，呈类白血病反应。

(10) 肺炎型：有咳痰、咯血、呼吸困难，X 线检查两肺可见模糊阴影，常是肺水肿及肺出血所致。

【并发症】

1. 出血、呕血和便血　最为常见，可引起继发性休克；大量咯血能导致窒息；腹腔出血、鼻出血和阴道出血等亦较常见。

2. 中枢神经系统并发症　① 病程早期可出现病毒性脑炎和脑膜炎。② 休克期可发生脑缺氧。③ 少尿期可发生低钠性脑水肿、颅内出血、高血压脑病、高血容量综合征。④ 失控性炎症反应可导致多器官功能障碍综合征(MODS)。主要表现有头痛、呕吐、意识障碍、抽搐、呼吸节律改变、偏瘫等；脑脊液、头颅 CT 或 MRI 检查有助于诊断。

3. 急性呼吸窘迫综合征(ARDS)　常发生于休克期，故又称“休克肺”，但少尿期和移行期亦可发生。主要原因是血液中炎症性细胞因子和黏附分子增多，促使白细胞黏附并堵塞于肺毛细血管；此外，血浆外渗引起的肺间质水肿、肺部微血栓形成、肺泡表面活性物质生成减少等也是促发因素。早期表现呼吸急促，每分钟 30～40 次，但无明显发绀和肺部啰音；中晚期发绀，肺部可闻及支气管呼吸音和干、湿啰音，动脉血氧分压(PaO_2)降至 60 mmHg 以下，即使高浓度吸氧亦不见缓解，X 线胸片见双肺斑点或斑片状阴影，有时呈毛玻璃样，晚期呼吸窘迫，肺部阴影增多，PaO_2 进一步下降，可出现高碳酸血症和呼吸性酸中毒。

4. 肺水肿　因肺毛细血管受损、血浆外渗所致，亦可由高血容量综合征或心功能不全引起。临床表现有呼吸困难，咳粉红色泡沫样痰，发绀和满肺湿啰音。其与 ARDS 的区别见表 14－13。

表 14－13　肺水肿与 ARDS 的区别

	肺水肿	ARDS
呼吸困难	突然发生	缓慢发生
能否平卧	不能平卧，需端坐呼吸	能平卧
心前区奔马律	常能听到	无
肺部啰音	两肺底有粗大的湿啰音	肺部湿啰音出现迟，数量少，散在分布
吸氧效果	能减轻发绀	不能减轻发绀
治疗反应	强心、利尿剂能纠正心力衰竭	强心、利尿剂无效，呼气末正压呼吸、糖皮质激素等有一定效果

5. 继发感染　多见于少尿期和多尿早期，以肺部、泌尿系统感染及败血症多见，是免疫功能下降和导尿等操作所致，易引起继发性休克而使病情加重。

6. 自发性肾破裂　多发生于少尿期，由于肾髓质严重出血使肾包膜撕裂所致，常因恶心、呕吐、咳嗽等动作使胸、腹腔压力突然升高而诱发；突然坐起或翻身，使腰大肌急剧收缩、挤压肾脏亦会诱发。临床表现为突感腰部或腹部剧痛，腹部能触及包块，腰肌紧张，活动受限。严重出血者血压下降，冷汗淋漓。若血液渗入腹腔可出现腹膜刺激征，腹腔穿刺可抽出血液，B超检查肾周围及腹腔有液性包块。

7. 心肌损害　其可能原因有：① 汉坦病毒感染引起的中毒性心肌炎。② Ⅱ、Ⅲ型变态反应损伤了心脏毛细血管和心肌细胞。③ 微血栓形成引起心脏缺血。④ ET1、NE等缩血管物质增多，ANP、CGRP等舒血管物质相对或绝对减少，加重了心脏后负荷。⑤ 内源性类洋地黄物质(EDLS)分泌不足。⑥ 酸中毒、高钾血症、高镁血症。⑦ 巨噬细胞游走抑制因子(MIF)、TNFα、IL-1、IL-6、自由基等均对心肌有抑制作用。

临床上可有心动过缓、心律失常、心功能不全、异常心电图等表现。

8. 其他合并症　有时可出现尿毒症性心包炎、心包积液、溶血性贫血、高血糖等。

【实验室检查和其他检查】

1. 实验室检查

(1) 血常规：① 白细胞计数，病初多属正常，发病第3日后逐渐升高，可达$(10\sim30)\times10^9/L$，少数重症患者可达$(50\sim100)\times10^9/L$。② 白细胞分类，发病早期中性粒细胞增多，核左移，有中毒颗粒，重者可见幼稚细胞，呈类白血病反应。第4～5日后，淋巴细胞增多，并出现异型淋巴细胞(抗原刺激后发生母细胞化的淋巴细胞)，一般认为，异型淋巴细胞≥15%者多为重型。③ 血红蛋白和红细胞，早期因血浆外渗，血液浓缩，使得血红蛋白和红细胞计数升高，少尿期因血液稀释而使之降低。④ 血小板，从发病第2日起进行性降低，至低血压、少尿期降至低谷，可达$20\times10^9/L$以下。

(2) 尿检查：① 尿蛋白，病程第2日即可出现，第4～6日最明显，大量蛋白尿或出现膜状物者提示肾损害严重。② 显微镜检查可见红细胞、白细胞和管型，有时可见巨大的融合细胞，组织化学染色见其中有HV抗原，尤其是HV膜蛋白。

(3) 血液生化检查：① 血尿素氮(BUN)、肌酐(Cr)在低血压休克期开始升高，移行期末达到高峰，多尿期逐渐下降。② 血气分析：发热期以呼吸性碱中毒多见，与换气过度有关；休克期、少尿期以代谢性酸中毒为主。③ 电解质：血钠、氯、钙在病程各期多偏低，而磷、镁等增高，血钾在少尿期升高，多尿期降低。④ 肝功能：不少患者尤其是Ⅰ型患者可见ALT和AST升高，但属一过性，2～3周后便降至正常；个别患者可出现黄疸，是病情严重的征兆之一。

(4) 凝血功能检查：当出现DIC时可见凝血时间缩短，血小板减少，纤维蛋白原降低，凝血酶原时间延长，血浆鱼精蛋白副凝试验(3P试验)呈阳性反应。如出现继发性纤溶，则纤溶酶活性增加，凝血酶时间延长，优球蛋白溶解时间缩短，血浆中纤维蛋白降解产物、D-二聚体等增加。

(5) 免疫学检查：外周血$CD8^+$ T细胞增多；血浆中凋亡诱导配体TNF-α、sFasL、sTRAIL水平增高，外周血单个核细胞(PBMC)膜上也可见凋亡诱导配体表达；血清IgM、IgG、IgA、IgE升高，总补体及补体C3、C4下降，可检出特异性循环免疫复合物(CIC)。

(6) 病原学检查：① 病毒分离，将发热期患者血清、尿液等标本接种于VeroE6细胞或幼沙鼠腹腔，可分离出HV。② 抗原检查，采用免疫荧光或ELISA方法，以HV多克隆或单克隆抗体检测外周血中性粒细胞、单核细胞及尿沉渣细胞中的HV抗原。③ 特异性抗体检测，可用间接免疫荧光法(IFA)、酶联免疫吸附试验(ELISA)、血凝抑制试验(HI)、免疫胶体金试验等检测血清中特异性IgM或IgG抗体。IgM抗体≥1∶20为阳性，发病第2日即能检出；IgG≥1∶20为阳性，1周后滴度上升4倍或4倍以上有诊断价值。目前认为，核蛋白抗体的检测有利于早期诊断，而膜蛋白G2抗体的检测则有利于判断预后。④ 反转录聚合酶链反应技术(RT-PCR)，可从早期(病程10～15日前)患者血清(或血浆)、白细胞、血凝块研磨物中检出 HV RNA。

2. 其他检查

(1) 心电图检查:可出现窦性心动过缓、传导阻滞、心律失常、心肌损害等异常。此外,高钾血症时出现高尖 T 波,低钾血症时出现 U 波。

(2) 甲皱微循环检查:可见小动脉痉挛、毛细血管扩张和血浆外渗。血液流变学检查可有全血和血浆黏稠度增高等变化,这些检查有助于休克治疗和 DIC 的预防。

(3) 眼压和眼底检查:眼压增高常预示病情严重;脑水肿患者可见视神经盘水肿和静脉充血、扩张。

(4) 胸部 X 线检查:约 30%的患者有肺水肿、肺淤血,表现为肺门阴影增大,肺纹理增多、增粗、模糊,肺野透明度降低,呈云雾状或小片状;约 10%的患者出现胸腔积液和胸膜反应。

【诊断和鉴别诊断】

1. 诊断　依据流行病学史和临床特征,结合实验室检查可做出诊断。

(1) 流行病学资料:流行地区、流行季节,发病前 1 周至 2 个月曾在疫区居住或逗留过,有与鼠类接触或曾吃过鼠类污染的食物史。

(2) 临床特征:① 有三大主症和五期经过。② 热退病进。③ 有"三痛""三红",外渗明显。

(3) 实验室检查:① 外周血白细胞计数增高,有异型淋巴细胞,有时呈类白血病反应,血小板进行性减少。② 出现蛋白尿、血尿、管型尿,有时出现膜状物。③ 休克、少尿期 BUN、Cr 急剧上升。

(4) 血清学检查:血清特异性 IgM 抗体≥1∶20,早、晚期特异性 IgG 抗体呈 4 倍以上增长,或单份血清抗体滴度≥1∶320,结合临床症状可做出诊断。

(5) 病原学检查:① 用直接免疫荧光法、免疫酶染色法检测外周血单个核细胞或尿沉渣细胞中的病毒抗原。② 用双抗体夹心法 ELISA、反相被动血凝试验(RPHA)、固相放射免疫试验(SPRIA)等检测血清和尿液中的病毒抗原。③ 用反转录聚合酶链反应(RTPCR)检测血、尿标本中的病毒 RNA。

2. 鉴别诊断

(1) 发热期:① 轻型患者应与上呼吸道病毒感染、普通感冒等相鉴别。② 高热、三痛明显者应与流行性感冒、流行性脑脊髓膜炎、伤寒、败血症等相鉴别。③ 毛细血管中毒征明显者应与钩端螺旋体病、斑疹伤寒、登革热及登革出血热相鉴别。④ 腹痛、腹泻明显者应与急性胃肠炎、食物中毒等相鉴别;剧烈腹痛伴压痛、反跳痛者,应与急腹症相鉴别。⑤ 类白血病反应应与急性白血病、恶性组织细胞病等相鉴别。上述各病都有各自的特点,再结合血清学和病原学检查,不难区分。

(2) 休克期:应与中毒性细菌性痢疾、暴发型流行性脑脊髓膜炎、中毒性肺炎等相鉴别,此类疾病分别以消化道、中枢神经和呼吸系统症状为突出表现,大便、脑脊液、胸片检查均有助鉴别。

(3) 少尿期:应与其他原因所致的急性肾衰竭相区别;出血倾向严重者需与血小板减少性紫癜、过敏性紫癜相鉴别。抓住 HFRS 三大主症和五期表现,结合实验室检查便可区分。

【治疗】

HFRS 的治疗应遵循下述原则:①"三早一就":即早发现,早休息,早治疗,就地到有条件的医院医治,争取在休克期到来之前,采取有力措施避免血压的下降。② 把好"三关":即休克关、肾衰竭关、出血关。③ 把液体疗法贯穿于病程的始终:发热期要放宽补液,休克期要适当扩容,少尿期要限制补液,多尿期要维持液体平衡。④ 早期应用抗病毒药物,以阻断全身炎症反应综合征的进一步发展,中后期则要注意防治并发症。

1. 发热期的治疗

(1) 抗病毒治疗:病程早期(发病第 5 日以内)可给予利巴韦林(病毒唑)10～15 mg/(kg·d),分两次加入 10%葡萄糖注射液 250 ml 中,静脉滴注,疗程为 5～7 日;或应用 α 干扰素 300 MU 皮下注射,每日1次,连用3～7日。

(2) 减轻外渗：① 维生素C具有清除自由基、抗氧化作用,可用其注射液1 g/d,加入平衡盐液或葡萄糖生理盐水(GNS)中静脉滴注。② 卡巴克络(安络血)10 mg,每日3次口服。③ 外渗严重伴过高热者可短期(不超过2日)应用小剂量糖皮质激素,如地塞米松2～5 mg/d或氢化可的松50～100 mg/d加入输液中静脉滴注。

(3) 防治DIC：① 除补充平衡盐液或葡萄糖生理盐水外,还可给予低分子右旋糖酐500 ml/d,或川芎嗪注射液80 mg/d,加入输液中静脉滴注,以降低血液黏滞性。② β受体阻滞剂能抑制肾素释放,拮抗儿茶酚胺对心脏的兴奋作用,减轻炎症、减少氧耗,改善血液流变性;可应用艾司洛尔50～100 μg/(kg·min)作为起始速度,待心率下降20%以后维持此目标心率;也可给予普萘洛尔(心得安)10～20 mg每日3次口服,但如有心动过缓、2度以上房室传导阻滞、低血压、哮喘、糖尿病等症,则不宜应用。③ 高热、中毒症状严重、凝血时间缩短、有DIC倾向者,可应用低分子肝素2 500 U,每日1次,皮下注射,病程5日以后一般不用。

2. *低血压休克期的治疗*　此期因大量炎症介质释放,氧自由基产生增加,毛细血管通透性增高,血浆外渗,造成低血容量性休克,应进行扩容、纠酸、改善供氧、适量应用血管活性药、糖皮质激素和强心剂。

(1) 快速扩容：原则上先盐后糖,先快后慢,晶体为主,掌握尺度。先用平衡盐溶液250～500 ml快速静脉滴注,兼有补液和纠酸作用,随后用5%葡萄糖生理盐水,但不宜输入单纯葡萄糖溶液(GS),因葡萄糖在体内氧化后便成为低渗水溶液,不利扩容。输糖液时要监测血糖,使血糖控制在10.0 mmol/L以下,若超过此值,应适量应用胰岛素,一般每5 g葡萄糖加1 U胰岛素比较安全。在最初3小时内补液量不少于1 000 ml,若血压回升不满意,可用20%人体白蛋白100 ml,或10%低分子右旋糖酐250～500 ml快速滴注,血压升至正常后再减慢滴速,24小时内补液量最好控制在3 500 ml左右。补液是否适量可参考以下指标：① 收缩压达90～100 mmHg(12～13 kPa),脉压＞26 mmHg(3.4 kPa);② 心率在100次/分以下;③ 发绀消失,微循环改善;④ 红细胞与血红蛋白水平接近正常;⑤ 血乳酸水平≤2 mmol/L;⑥ 尿量≥0.5 ml(kg/h)。有条件单位可采用脉波指示剂持续监测心排血量以指导补液。

(2) 适量应用血管活性药：当液体冲击疗法不能达到上述指标时,可在补液的同时加用血管活性药物,首选去甲肾上腺素,按血压情况调整滴速,使收缩压稳定在100 mmHg(13.3 kPa)左右,平均动脉压≥65 mmHg,心率低于100/分,待血压稳定后逐渐撤除。对去甲肾上腺素反应欠佳者可加用低剂量血管加压素,以不超过0.03 U/min为宜。

(3) 强心剂的应用：老年、难治性休克伴心功能不全者可在升压药基础上加用多巴酚丁胺,最大剂量不宜超过20 μg/(kg·min)。

(4) 吸氧：可改善组织供氧。

(5) 糖皮质激素：可适量应用以抑制炎症因子的释放,提高小血管对儿茶酚胺的敏感性,通常用地塞米松10 mg或氢化可的松100 mg加入晶体溶液中静脉滴注。

3. *少尿期的治疗*　传统上有四字秘诀,即稳、促、导、透,当今应赋予其新的内涵。

(1) 稳定内环境：首先要区分是功能性还是器质性少尿(表14-14),前者是肾灌注不足所致,应继续补液,改善肾血流;后者是肾组织尤其是肾小管已发生器质性损伤,补液难以挽救,而且补液过多会发生高血容量综合征,故须严格控制输液,每天补液量以前一日出量+500 ml为宜;此外,要提供足够的热量,限制蛋白摄入,以供应葡萄糖为主,每日至少250 g,同时使用适量胰岛素促进葡萄糖利用;热量不足时可用10%中分子脂肪乳剂50～100 g/d静脉滴注。使每日热量维持在6.278 kJ(相当于1.5 kcal)为宜,以减少组织蛋白分解,一般不宜补钾。

表 14-14 功能性少尿与器质性少尿的区别

	功能性少尿	器质性少尿
尿比重	>1.018	<1.012
尿钠(mmol/L)	<15	>40
尿渗透浓度(Osm/L)	>550	<350
尿渗透浓度/血渗透浓度	>1.2	<1.2
尿 Cr/血 Cr	>20	<15
有效钠排泄分数(FENa)	<1%	>1%
滴注晶体液 500 ml 后	尿量达 40 ml/h	尿量不增

注：FENa=[(尿钠×血肌酐)/(血钠×尿肌酐)]×100%。

2012 年，国际提高肾脏病整体预后工作组(Kidney Disease：Improving Global Outcomes，KDIGO)制定了急性肾损伤临床实践指南，将急性肾损伤按严重程度分为三期(表 14-15)。

表 14-15 KDIGO 急性肾损伤分期标准

分期	血 肌 酐	尿 量
Ⅰ期	基线值的 1.5～1.9 倍或急性上升 ≥26.5 μmol/L	连续 6 小时以上少于 0.5 ml (kg/h)
Ⅱ期	基线值的 2.0～2.9 倍	连续 12 小时以上少于 0.5 ml (kg/h)
Ⅲ期	基线值的 3 倍以上 或急性上升≥354 μmol/L 或已经开始透析 或小于 18 岁且估算肾小球滤过率 < 35 ml (min/1.73 m^{-2})	连续 24 小时以上少于 0.3 ml (kg/h) 或无尿 12 小时以上

急性肾损伤Ⅰ期相当于功能性少尿，Ⅲ期为器质性少尿，Ⅱ期介于功能性与器质性之间，为功能性向器质性的过渡阶段，此期如处理得当，可避免进入第三期。

(2) 促进利尿：以往多主张应用强效利尿剂如呋塞米(速尿)、布美他尼(丁脲胺)之类以促进利尿，但实践证明利尿效果不佳，且大量应用可产生不良反应，故已逐渐弃用。

(3) 导泻：大黄 30 g 水煎后，冲芒硝 15 g 口服，每日 1 次；或 20%甘露醇 50 ml，每日 3 次口服。

(4) 血液透析滤过治疗：目前认为，Ⅲ期急性肾损伤多半要采取血液净化治疗，至于Ⅱ期急性肾损伤要视病情的发展情况而定，如有向好趋势，可继续保守治疗，如肾功能进一步恶化则立即启动净化治疗。结合以往经验，凡符合下列情况之一者，需进行透析治疗：① 少尿超过 4 日或无尿超过 24 小时；② BUN≥28.56 mmol/L 或每日上升≥9 mmol/L，血 Cr 每日上升≥100 μmol/L；③ 出现高血容量综合征或充血性心力衰竭及肺水肿；④ 血钾≥6.0 mmol/L 或每日增加≥1.0 mmol/L，心电图提示高钾血症；⑤ 出现肾性脑病，如神志淡漠、烦躁、嗜睡、意识障碍、呕吐，或出血倾向；⑥ 顽固性酸中毒，碱剩余(EB)<−15 mmol/L，或 HCO_3^-<15 mmol/L；或 HCO_3^- 每日下降≥2.0 mmol/L 者；⑦ 低血压伴无尿，补液难以进行时，可边透边补；⑧ 多尿早期 BVN、Cr 继续上升，呈现多尿型肾衰竭者，也可做透析治疗。

关于透析方法目前也积累了新的经验，大多主张采用低分子肝素或无肝素透析方法。与传统的间断性血液透析相比，持续性血液透析滤过虽然治疗时间长，但单位时间治疗剂量小、血流动力学干扰轻，比较安全。近年来研究发现，生物人工肾可加速循环中炎性因子的清除、模拟肾小管的代谢和内分泌功能，有利于稳定内环境；另外，血浆吸附能有效减少细胞间黏附分子，抑制白细胞的募集；因花费较大，条件允许时可以试用。

对于低血压休克合并急性肾衰竭的患者，为避免血液透析对血流动力学的干扰，不妨采取腹膜透析，利用腹膜的半透膜功能，清除体内氮质及其他废物。方法是在脐下作 3～4 cm 切口，然后插入透析管加以固定。透析液成分：每升含氯化钠 5.6 g、氯化钙 0.26 g、氯化镁 0.15 g、乳酸钠 5 g、葡萄糖 15 g，渗透压为 364 mmol/L。为预防感染可加入庆大霉素 4 万 U/L，为防纤维蛋白阻塞导管可加肝素 50 mg/L。高血容量综合征、肺水肿、脑水肿患者，每升透析液中可加入50%葡萄糖溶液40～45 ml以加快脱水。冬春季节透析液需加温至37.5～38℃，每次灌注1 000 ml，40分钟后放出，每天灌注7～8次。透析过程中，注意体温变化，谨防腹部感染。

透析过程中要特别注意调整水、电解质平衡，观察重要脏器功能的变化，待尿量达2 000 ml/d以上，血尿素氮下降、高血容量综合征、脑水肿好转后才可以停止透析。

4. 多尿期的治疗

(1) 多尿早期：是少尿向多尿过渡的阶段，也称移行期，此阶段原则上同少尿期肾衰竭的治疗。

(2) 多尿期：因外渗液逐渐回收，肾小管浓缩功能尚未恢复，故尿量明显增多，应防止液体负平衡。① 补液：以口服为主，若消化道功能不佳也可静脉补液；② 注意补钾和补钠，维持水、电解质平衡；③ 积极处理多尿型肾衰竭，这类患者虽进入多尿期，但肾小球滤过率和肾小管浓缩功能仍不理想，机体处于高分解状态，如尿素氮、肌酐下降不明显甚或继续上升，仍需进行透析治疗。

5. 恢复期注意事项

(1) 加强营养，适当活动，避免感冒。

(2) 注意观察有无高血压、贫血、肾浓缩功能不良、垂体功能低下、心率缓慢、泌尿系统感染等并发症，一旦发现，立即给予相应的治疗。

(3) 出院后继续休息1～2个月，并定期查血压、肾功能和垂体功能。

6. 并发症的治疗

(1) ARDS的治疗

1) 地塞米松40 mg +5%葡萄糖溶液10 ml静脉注射，每6小时1次，24小时后停用。

2) 呋塞米(速尿)100 mg+10%葡萄糖溶液20 ml缓慢静脉注射，每6小时1次，缺氧改善后停用。

3) 山莨菪碱(6 542)30 mg+10% 葡萄糖溶液20 ml缓慢静脉注射，每2小时1次，缺氧改善后停用。

4) 如有DIC存在，可用达肝素(Dalteparin) 2 500 U，或国产低分子肝素2 500 U，皮下注射，每12小时1次，连用2～3次。

5) 供氧，机械通气并实施呼气末正压呼吸，压力不宜大，潮气量以6 ml/kg为宜。

(2) 大出血的治疗：病程第5日以内的消化道出血多与应激性溃疡和DIC有关，可选用下述1～2种药物：① 去甲肾上腺素8 mg+温开水50～100 ml单次或分次服用。② 奥美拉唑20 mg+生理盐水20 ml静脉注射，每日2次。③ 云南白药0.2 g，每4小时1次，口服。④ 凝血酶2 000 U，每4小时1次，口服。

病程第5日以后的消化道大出血，除应激性溃疡外，尚可能与凝血因子消耗、血小板减少、血浆游离肝素增加、纤溶亢进、尿毒症导致的血小板功能减退等因素有关。在治疗上可选用下述1～2种药物，必要时进行透析治疗：① 氨甲苯酸(止血芳酸)500 mg，每日3次，口服；或氨甲环酸(止血环酸)0.25 g +10%葡萄糖溶液20 ml静脉注射，每日2次。② 鱼精蛋白50 mg缓慢静脉注射，每日1次。③ 巴曲酶(立止血)1 KU肌内注射，每日2次。④ 凝血酶原复合物2.5万U+注射用水25 ml静脉滴注，每分钟40～50滴，每日1次。⑤ 纤维蛋白原3 g+注射用水200 ml，充分溶解后静脉滴注，每分钟40滴，每日1次。⑥ 血小板4U缓慢静脉滴注，每日1次。

此外，如出现大咯血，可用垂体后叶注射液6～12 U，缓慢静脉滴注。

(3) 急性心力衰竭及肺水肿的治疗

1) 吸氧：可面罩给氧，也可低潮量加压给氧，后一种方式不仅能纠正缺氧，而且还能减轻肺水肿。

2) 吗啡：有镇静、降低呼吸频率、扩张容量血管、减少回心血量的作用。以本品3～5 mg，稀释后缓慢静脉注射，必要时15分钟后重复给药1次。有慢性阻塞性肺疾病、重度中枢神经系统疾病、低血压者慎用。如出现呼吸抑制，可予纳洛酮0.4～0.8 mg静脉注射。

3) 强心剂　毛花苷C首次0.4 mg，加5%

葡萄糖溶液 20 ml 稀释后缓慢静脉注射，4 小时后可追加 0.2～0.4 mg。对伴有快速心房颤动的心力衰竭者尤为适用。

4）利尿剂：呋塞米（速尿）40～80 mg，稀释后缓慢静脉注射。该药能扩张容量血管、减轻心脏前负荷，10～30 分钟后开始利尿。

5）血管活性药：心力衰竭伴低血压者：可选用多巴胺或多巴酚丁胺 20 mg 加入 5%葡萄糖溶液 250 ml，缓慢静脉滴注，以 2～4 μg/(kg·min) 的滴速为宜，同时要联合应用去甲肾上腺素。

6）心力衰竭伴少尿而无低血压者可选用下列药物之一：① 硝酸甘油 0.6 mg 或硝酸异山梨酯（消心痛）10 mg，舌下含化，10～15 分钟后可重复。② 酚妥拉明 10～20 mg，加入 5%葡萄糖溶液 250 ml，缓慢静脉滴注，给药速度不宜＞0.2 mg/min，有时可与多巴胺联用。③ 硝普钠：适用于伴有高血压的急性肺水肿，宜以小剂量开始，25～75 mg 加入 5%葡萄糖溶液 250 ml，避光缓慢静脉滴注。起始给药速率宜＜25 μg/min，急性肺水肿伴明显低血压者宜与多巴胺合用。

（4）高血容量综合征的治疗：可先予强心剂、利尿剂和血管扩张剂，无效时则行透析治疗。紧急情况下也可放血 200 ml，加抗凝剂保存，待心力衰竭纠正、小便增多后再回输给患者。

（5）继发性细菌感染的治疗：一般根据细菌药敏情况选用抗生素，若无培养结果，则根据血常规、感染部位、感染类型等选择用药。

1）革兰阳性菌感染：可选择下述 1～2 种抗菌药。① 头孢吡肟 2～4 g/d，分 2 次静脉滴注。② 利奈唑胺：600 mg＋5%葡萄糖注射液 250 ml 静脉滴注，持续 2 小时，每 8 小时 1 次或每日 2 次。③ 莫西沙星 400 mg，每日 1 次，口服或静脉滴注。

2）革兰阴性菌感染：可选择下列 1 种抗生素。① 头孢噻肟钠或头孢他啶、头孢曲松 4 g/d，分 2～4 次静脉滴注。② 头孢吡肟 4 g/d，分 2 次静脉滴注。③ 美罗培南 1～2 g/d，分 2 次静脉滴注。

3）不能确定细菌种类者：可选用注射用亚胺培南-西司他丁钠（泰能）、头孢吡肟，也可选用下述 1 种含有 β-内酰胺酶抑制剂的抗生素。① 他唑新（特治新，tazocin）：4.5 g（含哌拉西林 4 g 和他唑巴坦 0.5 g）每日 2～3 次，静脉滴注。② 替曼丁（特美丁，timentin）：3.2 g（含替卡西林 3 g 和克拉维酸 0.2 g）每日 2 次，静脉滴注。③ 舒普深（sulperazon）：每支 1 g（含头孢哌酮与舒巴坦各 0.5 g），每次 1～2 支，每日 2 次，静脉滴注。

疗效不佳者应考虑细菌耐药性，宜更换抗生素或联合用药。

4）真菌感染：可选用氟康唑或伊曲康唑 200 mg/次，每日 1～2 次，口服或静脉滴注。

（6）中枢神经系统并发症的治疗

1）抽搐：可用地西泮（安定）10～20 mg 缓慢静脉注射；或异戊巴比妥钠（阿米妥钠）0.2 g，加生理盐水 20 ml 稀释后缓慢静脉注射。

2）脑水肿或颅内高压：可用 10%甘油盐水（按 0.5～1.0 g/kg 计算）缓慢静脉注射，切忌大量或快速输入，以免发生溶血或肾损害，必要时做透析治疗，应用高渗透析液脱水。

（7）自发性肾破裂：须在维持血压的前提下尽快进行手术缝合。

【预后】

家鼠型 HFRS 病情较轻，姬鼠型 HFRS 病情较重；诊断及时并及早得到合理治疗者预后较好，诊断延误、补液不足或过量、滥用激素和血管活性药、急性肾衰竭而未及时透析、大出血而未及时止血等均可增加病死率。死亡的主要原因是：① 难治性休克；② 重度急性肾衰竭；③ 腔道大出血；④ ARDS；⑤ 急性心力衰竭和肺水肿；⑥ 继发感染、多器官功能衰竭等。近年来，由于治疗措施的加强，姬鼠型 HFRS 病死率已从 10%～15%降至 2%以下。绝大多数患者病后恢复顺利，3～6 个月可完全康复，少数重症病例恢复较慢，需半年或更久，极少数危重患者可有慢性肾损害、高血压、脑垂体功能低下、内分泌功能紊乱等后遗症。但绝大多数患者病后可获得终生免疫，很少有二次感染。

【预防】

1. 防鼠、灭鼠、防螨、灭螨　这是防止疾病传播的关键。

2. 加强疫情监测　摸清人间疫情、动物带毒情况、疫区类型及其演变规律，对疫情进行预测预报，为制订良好的防治对策提供科学依据。

3. 做好个人防护　与鼠类接触时要戴口罩，尽量不让皮肤直接接触鼠类及其排泄物。

4. 预防接种　我国已先后研制成功Ⅰ型(汉滩型)、Ⅱ型(汉城型)和双价(Ⅰ型＋Ⅱ型)疫苗，1995年起在全国10省(市)疫区进行了考核，6年的考核结果证明，这几种灭活疫苗都有很好的安全性和免疫原性，保护率均在90%以上。美国陆军传染病研究所已研制成功基因工程疫苗，我国也进行了DNA疫苗和亚单位疫苗的研制。

(1) 免疫对象：应优先考虑高发区16～60岁的易感人群；免疫程序以双价灭活疫苗为例，基础免疫接种2针(当日、28日)，1年后加强1针，接种部位为上臂三角肌，每次接种1 ml。

(2) 疫苗不良反应：主要为局部疼痛，少数有红肿、低热反应，绝大部分在2～3日内自行消退，无需特殊治疗；对个别出现严重全身不良反应者，需对症处理。

附：汉坦病毒肺综合征

1993年5月，美国西南部新墨西哥州、亚利桑那州、科罗拉多州和犹他州4州交界地区短期内暴发了一批以发热、肌病、头痛、咳嗽等为前驱症状，随后迅速出现急性成人呼吸窘迫综合征表现的病例。其病情凶险，病死率高达50%～70%。后来证实，其病原为汉坦病毒属的新的血清型病毒，故将其称为“汉坦病毒肺综合征”(hantavirus pulmonary syndrome, HPS)。病原体最初被称为四角病毒，后改名为“辛诺柏病毒”(sin nombre virus, SNV)。现已查明，除SNV外，纽约病毒(New York virus, NYV)、黑港渠病毒(black creek canal virus, BCCV)、牛扼湖病毒(bayou virus, BAYV)以及在南美洲发现的安第斯病毒(Andes virus, ANDV)、内格拉湖病毒(Laguna Negra virus, LNV)、马莫雷河病毒(Rio Mamore virus, RMV)等均可引起HPS样临床表现，统称为HPS相关病毒。

1993年以后，加拿大、巴西、巴拉圭、阿根廷、玻利维亚等国均相继有HPS发生，在德国、瑞典、比利时等欧洲国家亦有类似的病例报道。我国至今尚未见本病的病例报道。

本病传染源主要为鹿鼠，白足鼠等多种鼠类亦携带本病的病原体。

本病可通过多种途径传播，但主要是呼吸道途径，由吸入含有病毒的气溶胶而感染，在阿根廷和巴西已发现人—人传播的病例。

【发病机制和临床表现】

本病发病机制与HFRS类似，均以毛细血管损伤为主要病理变化，唯心肺损伤较为突出，其临床特征与HFRS的异同点如表14-16。

表14-16　HPS与HFRS主要临床表现的异同点

	HPS	HFRS
病期	有三期(前驱期、心肺期、恢复期)	有五期(发热期、休克期、少尿期、多尿期、恢复期)
面部充血	无	常见
皮肤黏膜出血点	少见	多见
眼球结膜水肿	无	早期多见
低血压休克	常见	见于重型、危重型病例
ARDS	见于心肺期	少见
干咳、气短	在心肺期常见	见于心力衰竭及肺水肿

（续表）

	HPS	HFRS
胃肠道、中枢神经系统、右心房出血	罕见	主要见于重危病例
蛋白尿	仅见于 BAYV、BCCV 感染	常见
肾功能衰竭及氮质血症	少见，较轻	常见，较重
血液浓缩	见于 50%以上的患者	仅见于重型患者
血小板减少	早期存在	急性期存在

【治疗】

1. 抗病毒治疗　美国目前正在对利巴韦林进行随机、对照试验，其疗效尚未肯定。

2. 改善通气和组织供氧　出现气短、呼吸窘迫时应给予吸氧，并实施呼气末正压（PEEP）机械通气，潮气量以 6 ml/kg 为宜，通气压力由小而大，从 0.39～0.59 kPa（4～5 cmH_2O）开始，按需要逐步调高。高浓度氧不宜久吸，以不超过 6 小时为宜，因长时间高浓度吸氧会加重肺损伤。近年来，国外采用高频喷射通气（HFJV）治疗 ARDS，在自主呼吸、呼吸道开放状态下进行有效的人工通气，使呼吸周期始终维持在较低正压，不致引起气压伤和血流动力学的明显改变。

对 HPS 伴有严重心肺功能衰竭者，有条件时也可试用体外膜氧合治疗，该技术在完成气体交换时不会造成肺损伤，能减轻心脏负担，但其对 ARDS 的疗效报道不一，还有待技术改进。

3. 糖皮质激素的应用　有抑制炎症反应、降低肺毛细血管通透性作用，通常用地塞米松 40～60 mg/d，一般不超过 24 小时。

4. 维持水、电解质平衡　发生低血压时，除用激素外，还要进行扩容；发生 ARDS 时，要限制补液，以免加重肺水肿，可测定中心静脉压或用脉波指示剂持续监测心排血量来评估血流动力学情况。

5. 并发症的治疗　同 HFRS。

【预防】

防鼠灭鼠，严防鼠类侵入室内。避免与鼠类及其排泄物接触。将食品和饮用水放入冰箱或密闭容器内，避免被鼠类污染。加强疫情监测，制订有效的防治计划。

（三）新疆克里米亚出血热

新疆出血热（xinjiang hemorrhagic fever，XHF）是由克里米亚刚果出血热病毒引起的自然疫源性疾病，蜱为本病的传播媒介，临床上有三期经过，即发热期、出血期、恢复期。在发热期中毒症状明显，有高热、头痛、全身肌肉痛和“三红”（面、颈、上胸部潮红）表现，持续 1 周左右进入第二期，可出现多部位出血，甚至发生低血压性休克，一般无少尿和多尿期，但以肝损害多见，少数暴发型病例可死于大出血、肝功能衰竭和心搏骤停；如度过出血期，则逐渐恢复。

本病始见于 1944 年，苏联克里米亚地区发现一种出血性传染病，经研究证明其为病毒所引起，遂命名为“克里米亚出血热”。

1956 年，Casals 等从扎伊尔一名发热儿童的血液中分离到刚果病毒，并证明其抗原性和生物学性状与克里米亚出血热病原体密切相关，故称为克里米亚刚果出血热（crimean-congo hemorrhagic fever，CCHF）病毒。

1965 年，我国新疆巴楚县发生了一起出血热暴发流行，发病 11 人，死亡 10 人，从而引起震动。从患者血液、尸检脏器和亚东璃眼蜱体内分离到病原体，定名为“新疆出血热（xinjiang hemorrhagic fever，XHF）病毒”，因其与 CCHF 病毒为同种病毒，故将 XHF 与 CCHF 合称为“新疆克里米亚出血热（crimean-xinjiang hemorrhagic fever，CXHF）”。

【病原学】 克里米亚刚果出血热病毒属于

布尼亚病毒科(*Bunyaviridae*)内罗病毒属(*Nairovirus*),为单股负链RNA病毒,有3个基因组(节段),核衣壳是相对分子质量(48～60)×10^3的多肽,核粒由相对分子质量(80～90)×10^3的糖蛋白组成。病毒呈圆球形,有包膜,直径为70～110 nm(细胞外)及70～95 nm(细胞内),包膜为双层脂质,与病毒糖蛋白结合,其表面有多个8～10 nm长的突起物。

最敏感的实验动物是1～4日龄的乳鼠,脑内接种较易感染,病毒最高滴度可达106.5 LD_{50}/0.01 ml。

在哺乳动物细胞(如BHK、Vero细胞)培养基中生长良好,并产生细胞病理性改变。

病毒最适pH为7.0～8.0。在pH为7.6磷酸盐缓冲液中,37℃情况下半衰期为1.5～2小时,45℃时为10～15分钟,56℃时不到1分钟。对脂溶剂敏感,紫外线照射下迅速灭活。

【流行病学】

1. *传染源* 可分为两类:一类为家畜,包括绵羊、山羊、牛、马、骆驼等;另一类为野生动物,包括野鼠、野兔和鸟类。动物感染后通常发生严重的病毒血症,大约维持1周时间,但罕有临床表现。

蜱既是病毒的储存宿主,又是本病的传播媒介。据报道,璃眼蜱、扇头蜱、钝眼蜱、牛蜱等25种蜱皆可携带病毒。

在荒漠牧场中,绵羊和山羊是璃眼蜱属的主要血源动物;在不放牧的荒漠地带硬蜱数量较少,而有羊群活动的地带硬蜱数量极大。

2. *传播途径*

(1) 经蜱传播:病毒可通过蜱的不同变态阶段(幼虫—稚虫—成虫)和不同季节在蜱体内长期生存,并可经卵传代。叮咬人使其感染。

(2) 接触传播:① 皮肤破损处接触感染动物的污染物,尤其是牛和绵羊的血液而感染,此多见于户外工作者,如林区工作人员。② 破损皮肤接触患者的血液或血性分泌物而感染,这种感染往往比蜱叮咬引起的感染病情更严重。③ 给患者采血的针头刺伤皮肤而感染。

(3) 空气传播:吸入患者或动物血性分泌物也可能感染。

3. *人群易感性* 患者多为成年人,不同年龄组的人群和男女均对本病易感,患者年龄最小2岁,最大75岁,以15～45岁最多,男女性别比例约4:1;半数以上患病者是牧民或其家属,发病11～15日后血清中出现抗体,至少保持3～5年阳性。

4. *地区分布* 除新疆外,我国四川、云南、青海、海南等省也相继证明有该病存在。全球主要分布于顿河下游及伏尔加盆地、乌兹别克斯坦、哈萨克斯坦、高加索、保加利亚、巴基斯坦、乌干达、扎伊尔。分离到病毒的地区有塞内加尔、尼日利亚及中非等地。人群中查出抗体而无发病的地区有土耳其、伊朗、印度、尼日利亚、埃及。

【发病机制和病理】

发病机制尚未完全阐明,可能与下述因素有关。

1. *病毒直接致病作用* 免疫组化和原位杂交实验显示,单核巨噬细胞、血管内皮细胞和肝实质细胞是病毒感染的主要靶细胞,肝细胞有变性、坏死,但单核细胞渗出与肝细胞坏死之间无平行关系,故认为其病变是病毒致细胞病变效应(CPE)所为。

2. *免疫病理反应* 重症患者血清IL-6、TNF-α、新蝶呤水平常显著增高,可能是单核巨噬细胞、内皮细胞等受病毒感染后所产生的炎症反应,并参与发病。

3. *毛细血管损伤和凝血障碍* 病毒侵犯血管内皮细胞,使其肿胀、变性,继而激活凝血系统而引起DIC。

病毒先在感染的原发部位或引流的淋巴结中繁殖,之后侵入血液形成病毒血症,向全身播散,累及各系统,出现相应的临床症状和体征。全身毛细血管和小血管扩张、充血,管壁胶原纤维肿胀破裂,导致出血、水肿和通透性增加,以胃黏膜出血最严重。

各实质脏器细胞有不同程度的变性和坏死,如肝小叶中心性坏死、灶性坏死和点状坏死;胰腺的小灶性坏死；脾髓质出血性坏死；肾上腺束状带细胞片状坏死等。病情严重者肾脏亦明显受累，可见纤维蛋白沉着于肾小球，肾小管变性，导致肾功能不全，血清尿素氮和肌酐升高。

该病毒有嗜肝性，由于肝细胞的变性坏死而导致凝血因子减少和抗凝物质增加。

在肺和脾脏切片中，见有纤维素性血栓，提示有DIC和纤溶症存在。

【临床表现】

本病有三期经过，即发热期、出血期、恢复期，潜伏期2～9日，平均为5～7日。

1. 发热期　绝大多数患者无前驱症状，突起发热伴畏寒或寒战，全身肌肉疼痛和头痛，尤其是颈背部肌肉痛，眼痛、关节痛也较常见；颜面、颈、上胸部潮红，眼结膜明显充血，极度乏力，食欲减退，恶心、呕吐，部分患者出现意识障碍，烦躁不安。

轻症患者发病1周左右体温下降，中毒症状缓解。重症患者发热期常延至1周以上，最长达20日，一般在9日左右。

2. 出血期　多数重症患者在病程第4日出现1～2日的无热期，随后再次发热，进入出血期，出现皮下瘀点、瘀斑、齿龈和口腔黏膜出血；严重者可有鼻出血、咯血、呕血、便血、尿血、子宫出血和注射部位的血肿，可导致血压下降和循环衰竭。如出现昏迷，常提示脑出血。暴发型病例多在此期死于大出血、肝衰竭或心搏骤停。

3. 恢复期　出血期过后，体温下降，出血停止，进入恢复期，完全康复需要2～4个月。

【并发症】

10%～25%的患者可累及中枢神经系统，出现颈项强直、烦躁、感觉错乱；约9%的患者出现昏迷，提示预后不良。

【实验室检查】

1. 血常规　发病早期血红蛋白和红细胞计数多属正常，中后期可因出血过多而减低；80%以上的患者白细胞计数偏低，外周血中性粒细胞核左移，可有早幼、中幼、晚幼粒细胞出现，并可见异型淋巴细胞；血小板减少是本病的特征，出血期降低最明显，以后随病情好转，白细胞和血小板皆逐渐回升，有时出现血小板反弹。

2. 尿液检查　重症患者可有血尿及蛋白尿。

3. 生化检查　急性期常见肝功能异常，ALT、总胆红素、结合胆红素均可升高，通常没有严重的肝功能障碍。肾功能、脑脊液多无明显变化。

4. 病毒分离　取急性期患者的全血立即接种于乳鼠体内；也可将尸体解剖材料如肝、脾、胃、肠、淋巴结等制成20%的悬液，经低速离心后取上清液接种乳鼠。待乳鼠发病、处于濒死状态时立即解剖，取其脑组织研磨后制成20%悬液，接种于地鼠肾细胞培养2～5日，然后用免疫荧光法检查病毒抗原，阳性结果便可确诊。

5. 血清学检查　发病1～5日，可用免疫荧光法或放射免疫法检测血液中的病毒抗原，发病5～7日后可用间接免疫荧光试验（IFA）、抗μ链捕获法酶联免疫吸附试验（ELISA）检测特异性IgM型抗体，10日后可检测IgG型抗体。

【诊断和鉴别诊断】

1. 诊断　根据流行病学资料、临床表现和实验室检查可做出诊断。

（1）流行病学资料：包括流行地区、流行季节经蜱叮咬史或患者血液接触史等。

（2）临床特征：突然起病和发热，特有的中毒症状和出血症状包括胃肠道症状，躯干、咽部、皮肤、齿龈、鼻出血，咯血，呕血，肝大。

（3）实验室检查：① 常规检查见红细胞、白细胞减少，明显核左移，可有异常淋巴细胞，血小板减少。可有血尿或蛋白尿，肝功能异常，总胆红素及1分钟胆红素升高，凝血酶原时间延长。② 特异性检查如特异性IgM抗体检测可作早期特异性诊断。也可作病毒分离。

2. 鉴别诊断

（1）上呼吸道感染：患者有发热、鼻塞、咽痛等症状，但发热期不如CXHF时间长，且无出血、肝大表现，通过血清学及病原学检查可以鉴别。

(2) 肾综合征出血热：有典型的“三红”“三痛”表现，临床五期经过，其中肾功能损害明显，血清学特异性检测可以鉴别。

(3) 败血症：有发热、皮疹、肝大，血培养阳性，常可找到感染灶。后两项指标可作为鉴别诊断的依据。

(4) 伤寒：有发热、白细胞减少、皮疹、相对缓脉等临床表现，嗜酸性粒细胞减少，血培养和肥达反应阳性，通过特异性血清学检测可以鉴别。

(5) 血小板减少性紫癜：皮肤、黏膜有出血点，这与CXHF患者的皮肤表现相类似，但根据流行病学资料及其他表现，骨髓涂片等不难鉴别。

(6) 急性病毒性肝炎：有发热、食欲缺乏、黄疸、肝大等表现，但出血症状极少。血清学检查可查出特异性病毒抗原和抗体，可与CXHF相鉴别。

(7) 溃疡病：可引起消化道出血，表现为呕血，但患者发热较少见，无肝脏肿大。

【治疗】

至今对本病尚无特效治疗药物，主要采取对症治疗和支持疗法，给予特殊护理，密切观察患者病情发展，包括血常规、血小板、血液生化指标等。

1. *一般支持治疗*　患者需严格卧床休息，减少搬动，给予高热量、高维生素的半流质或全流质饮食，高热伴呕吐或不能进食者给予静脉输液；成人每日输入量应控制在2 000～2 500 ml以内，老年人和伴有心肺疾病患者应更少些。

2. *对症治疗*　CXHF患者的出血表现可用一般常规的止血药。出血严重者应给予输血，少量多次，以达止血目的。确诊的患者应早期应用肾上腺皮质激素，以帮助降低体温，减轻全身中毒症状，改善机体的应激能力等。可用氢化可的松200～300 mg/d或地塞米松10～20 mg/d，加入10%～25%葡萄糖溶液100～200 ml，静脉滴注，每日1次，连续使用5日左右。

3. *抗病毒治疗*　利巴韦林(ribavirin)又名病毒唑，是一种广谱的抗病毒药，对布尼亚病毒科和沙粒病毒科的病毒性出血热有效。在体外试验中，对CCHF病毒有很高的活性，能增加乳鼠的存活数。本药的不良反应主要是可逆性贫血，常用剂量为10～20 mg/(kg·d)，当剂量>30 mg/(kg·d)，连续使用10日，易出现贫血；剂量>50 mg/d可出现严重贫血。

此外，用恢复期患者血清肌内注射或用精制的高价免疫丙种球蛋白对早期患者的治疗有很好的效果，但对已处于大量严重出血的患者则没有效果。另有报道干扰素对本病亦有一定疗效。

【预后】

患者一般在发病10～20日后逐渐恢复，但部分患者在病程第7～9日出现休克、无尿，甚至呼吸窘迫综合征，救治不及时常常在此期间发生死亡。

【预防】

至今尚无有效的疫苗可供临床应用。研制有效疫苗是当前迫切需要解决的课题。本病的预防控制措施主要在于减少媒介蜱的叮咬，对野生动物宿主应予以杀灭，对流行季节进入疫区的人员应加强个人和集体的防护措施，如“五紧服”(领口、袖口和裤口)，不随地坐、卧，防止皮肤损伤，避免被蜱叮咬，在疫源地可以适当使用杀蜱剂和(或)驱蜱剂。

严格控制医院内或实验人员的感染：送入医院的可疑患者要及时进行确诊，同时进行隔离治疗；医护人员要加强个人防护，戴乳胶手套、口罩，穿隔离工作服，对患者排出的血液、呕吐物或血尿、血便等应进行严格的消毒处理。

[南京医科大学第一附属医院(江苏省人民医院)　章莉莉　孙志坚]

十三、沙粒病毒科病毒感染

(一) 概述

沙粒病毒科(*Arenaviridae*)沙粒病毒是一科以啮齿动物为宿主、能够以多种方式感染并引起人类不同程度病死率疾病的单股负链RNA病毒。沙特病毒科只有沙特病毒属，已知有20多种病毒组成，包括拉沙病毒(lassa virus)、淋巴细胞脉络丛脑膜炎病毒(lymphocytic choriomeningitis virus)、胡宁病毒(junin virus, JUNV)、马秋波病毒(Machupo virus, MACV)、莫佩亚病毒(mopeia virus, MOPV)、塔卡里布病毒(Tacaribu virus)、塔米亚密病毒(Tamiami virus)、皮秦特病毒(Pichinde virus)、阿马帕里病毒(Amapari virus)、帕拉纳病毒(Parara virus)、拉提诺病毒(Latino virus)、瓜纳里托病毒(Guanarito virus, GTOV)，沙比亚病毒(Sabiá virus, SABV)和查帕雷病毒(Chapare virus)等20多种病毒。现已知其中7种对人类有致病性，即淋巴细胞脉络丛脑膜炎病毒、拉沙病毒、胡宁病毒、马秋波病毒、Clade B arena病毒、瓜那瑞陶病毒和沙比亚病毒。前者分别引起人类淋巴细胞脉络丛脑膜炎和拉沙热，后者能引起人类出血性疾病，根据原始发生地分别命名为阿根廷出血热、玻利维亚出血热(马秋波病毒、查帕雷病毒)、委内瑞拉出血热及巴西出血热。前两种亦被称为老世界(Old World)沙粒病毒，后五种被称为新世界(New World)沙粒病毒。本科中的其他病毒不引起人的疾病。

本科病毒外形呈球形，直径50～300 nm，脂质囊膜具纤突，宿主来源的核糖体富集于病毒内部，在电子显微镜下显示为多寡不一的沙粒样电子致密体，沙粒病毒因此得名。塔卡里伯病毒(Tacaribe virus)即新大陆沙粒病毒原型种，分离自一种果蝠(Art ibeus spp.)，是迄今唯一的非啮齿动物自然携带的沙粒病毒。恒河猴及豚鼠能够经实验途径感染，也有报道LCMV能够经野鼠感染美洲长尾猴并引起流行。目前，尚无证据表明沙粒病毒能自然感染犬、猫及其他家畜。

宿主动物间的群居、撕咬、性活动以及气溶胶等横向传播模式对维系沙粒病毒种的延续性具有重要意义。现有证据表明，啮齿类动物胚胎时期能够建立慢性感染，事实上，对各自的宿主动物造成慢性感染是沙粒病毒科各成员的普遍特征。

宿主动物—人之间的传播模式主要以气溶胶方式实现，黏膜或破损皮肤与受感染动物的粪便、尿液、唾液及其他分泌物所污染的环境接触也可造成人类感染。直接接触拉沙热患者的血液、尿、粪便或其他分泌物能引起拉沙热的人间相互感染，社区和卫生保健机构均易于出现这类接触。因此，患者家属和医护人员往往成为这一疾病的高危人群。感染人类致病性沙粒病毒的患者康复数周后仍可通过尿液及精液排毒，已有报道通过性行为传播拉沙病毒的病例，一些沙粒病毒科成员还可以垂直模式实现人间传播，淋巴细胞脉络丛脑膜炎则有通过器官移植感染的报道。由于能够以多种方式实现宿主动物—人，人—人之间的感染传播，加之致病性沙粒病毒普遍存在发病潜伏期及亚临床感染，使得沙粒病毒易于通过国际往来、境外旅游等方式引起国际流行；动物饲养及动物走私活动极有可能开辟这类病毒新的疫源。

近来，中国科学院武汉病毒研究所肖庚富研究团队在沙粒病毒和宿主天然免疫系统相互作用的分子机制方面取得新进展，首次提出了沙粒病毒聚合酶L蛋白具有多种生物功能的观点。该团队以莫佩亚病毒(MOPV)聚合酶L蛋白为研究对象，首次发现这种蛋白除了依赖病毒RNA的聚合酶功能外，还能激活天然免疫应答。研究还表明，这种激活作用依赖两种模式识别受体“RIG-I”及“MDA5”，并受其聚合酶活性影响。最终，该团队提出聚合酶L可能以宿主RNA为模板产生非特异性RNA，而这种RNA能被宿主模式识别受体识别为危险信号，最后导致病毒入侵。该研究首次报道了沙粒病毒聚合酶蛋白L对宿主天然免疫系统的影响，为揭示不同沙粒病毒感染激活天然免疫应答的机制提供了重要线索。

(二) 淋巴细胞脉络丛脑膜炎

淋巴细胞脉络丛脑膜炎(lymphocytic cell choriomeningitis, LCM)，常简称“淋巴脉络膜炎”，是由淋巴脉络膜炎病毒(lymphocytic choriomeningitis virus, LCMV)引起的急性传

染病。本病的临床表现多变,可从隐性感染到急性致死性脑膜脑脊髓炎。轻者表现为流感样症状,主要有发热、头痛、肌痛等,典型表现呈淋巴细胞性脑膜炎,严重者可出现脑膜脑炎。本病一般为自限性,预后良好。

【病原学】

淋巴脉络膜炎病毒(lymphocytic choriomeningitis virus, LCMV)是沙粒病毒属(*Arenavirus*)最早发现的一个种,由 Armstrong 和 Lillie 在 1933 年将一例疑诊圣路易斯脑炎死者的中枢神经组织浸出液接种至猕猴传代而分离得到。1935 年,Traub 发现小鼠携带此病毒;同年,Rivers 和 Seott 从两例无菌性脑膜炎患者中分离到。LCMV 作为原型沙粒病毒,有多种亚型,其中的 *Armstrong* 和 CL-13 两种亚型是目前研究得较多的两种病毒,有利于在实验室建立标准的急、慢性持续性病毒感染模型系统的研究。

病毒呈球形、卵圆形或多形性,直径为 40～200 nm(平均 90～110 nm)。外包膜为双层囊膜,外层囊膜上长有 10 个突起,内含不定数目的直径为 4～30 nm 的电子稠密的颗粒,即核糖体。沉降系数 325～500 S。浮力密度 1.17～1.18 g/cm^3(在蔗糖中)。病毒增殖主要从胞浆膜出芽,病毒能形成特征明显的包涵体,内有核糖体样的颗粒。

LCMV 的基因组由大小不同的两条单负链 RNA 组成,即 L RNA(7.2 kb)和 S RNA(3.5 kb)。L RNA 编码分子量为 200 kDa 的大蛋白,主要是 RNA 依赖性 RNA 聚合酶,还编码 Z 蛋白,可能与病毒复制有关。S RNA 编码结构蛋白中分子量为 63 kDa 的核衣壳蛋白(NP)和 75 kDa 的病毒表面糖蛋白前体(GPC),GPC 翻译后经过蛋白酶水解,形成由稳定信号肽(SSP Mr 6 kDa)、GP1(Mr 40～46 kDa)和 GP2(Mr 35 kDa)组成的三聚体,这种三聚体构成的钉状突存在于病毒表面。GP1 位于钉状突的顶部,是病毒黏附蛋白,可以介导病毒同宿主细胞表面的受体相互作用,从而进入细胞。GP2 是一种穿膜蛋白,将 GP1 锚定在病毒表面。在 LCMV 与宿主细胞接触后,GP1 通过宿主细胞受体结合,病毒被细胞以内吞体的形式摄入到细胞内。GPC 复合体在 pH 4.5～5.5 时较为敏感,次级内吞体内存在的酸性环境可激发 GP2 构象改变导致融合肽暴露,融合肽再介导病毒颗粒和宿主细胞膜融合。这样,病毒 RNA 就被释放到被感染细胞的细胞质中,作为转录和翻译的模板。

病毒抵抗力弱,室温存活时间 1～2 日,20℃ 放置 3 小时即失去感染能力,在 pH 为 5.5 以下或 pH 为 8.5 以上、56℃ 1 小时、56℃以上的脂溶性溶剂中,以及在紫外线或 γ 射线下均迅速被灭活。在 50%甘油、−70℃可长期存活。本病毒可在鸡胚或鼠胚成纤维细胞组织培养中生长。实验感染动物除鼠外,也可用豚鼠、狗与猴子。

该病毒血清学比较稳定,根据其致病性鉴定了几个株。在动物中经脑内接种系列传代后发生了变异,脑内接种时仍保留致病性,而腹腔内接种时致病性减弱。在细胞培养系列传代后,改变其产生缺陷性干扰颗粒的频率,其结果是致病性显著改变。

【流行病学】

1. 传染源　主要为小褐家鼠,田鼠、野生啮齿动物(豚鼠)、猴、狗等也可成为本病的传染源。在美国和德国的金黄仓鼠(mesocricetus auratus)及实验动物包括灵长类、狗和豚鼠等均可被感染而成为人类受感染的主要来源。从蚊、蚤、虱、螨等都曾分离到本病毒,但没有证据表明可因其叮咬人类而传染本病。病鼠的血液、鼻咽分泌物、尿、粪及精液等均曾分离到病毒,可污染尘土、物品、食物和水源等。雌鼠可将病毒由宫内感染给胎鼠,先天感染或出生后数小时感染的新生小鼠可发展为慢性、持续性感染的病毒携带者。尚未证明本病能在人与人之间传播,但母婴宫内感染及器官移植感染已有报道。

2. 传播途径　病毒可通过乳液、唾液、尿等方式传播。直接接触感染动物的尿或被尿污染的媒介物如饲养笼等,可成为最主要的传播方式。虽然病毒在体外较不稳定,但在某些条件下，它可以在空气中的尘埃或微滴中存活，因此可被易感的动物或人吸入。所以吸入或黏膜接触病毒是最常见的感染途径。另外，进食被污染的食物和被感染动物咬伤也是重要的传播途径。

3. 易感人群 人群普遍易感，感染后可有持久的免疫力。实验室工作人员易被实验动物咬伤而感染，既往有很多实验室感染的病例发生，应引起重视。

4. 流行特征 本病目前呈世界性分布，在北美、欧洲、非洲和亚洲都有病例报道，发病人数常与该地区小鼠检出率相关。中国的病例报道比较少见。一般为散发，实验室感染可造成本病暴发流行。以秋冬季节为主。各年龄组均可发病，但以 15～40 岁的人群发病率较高。性别、种族无大差别，实验室工作人员感染机会较大。

【发病机制和病理】

本病发病机理尚未完全阐明。病毒首先侵入呼吸道时，可在上皮细胞内大量繁殖，故患者可表现为上呼吸道感染或“流感样”症状。病毒入血后致病毒血症，可通过血-脑屏障而感染脑膜细胞。也可经消化道、眼结膜或皮肤破损处侵入人体。

动物实验揭示，LCMV 感染小鼠导致激素和细胞免疫水平降低，对同种异体移植肿瘤或皮肤等的排斥反应延迟。一些新生小鼠接种 LCMV 时，初时无任何异常反应，但在 10～12 个月后出现严重的淋巴细胞脉络丛脑膜炎，提示无疾病反应的乳鼠受染时免疫功能尚未成熟，亦无特异性细胞毒 T 细胞（CTL）活性，因而无组织损伤，10～12 个月后免疫功能成熟，CTL 活性提高，并攻击受染细胞，和成年鼠一样，在清除细胞内病毒的同时，导致细胞死亡和组织损伤。新生小鼠胸腺切除也有效，证明疾病是由免疫介导。

淋巴脉络膜炎病例的病理变化报道不多，在中枢神经系统组织中，病毒位于软脑膜、室管膜和脉络膜丛。主要有脑肿胀、蛛网膜增厚、淋巴细胞和单核细胞浸润，毛细血管出血、坏死，血管周围炎症性浸润，局灶性炎症性淋巴小结等。淋巴网状系统也有显著变化，淋巴结皮质有小的灰白色的病灶，其中淋巴细胞较少。脾的中央动脉附近也有类似改变，即也有淋巴结肿大和淋巴细胞增生。除了这些网状内皮系统和脑膜的病变外，还有小脑和大脑萎缩、视网膜病变等的报道。也有报道中枢神经系统并无病理改变，而病变仅见于肺、肝、肾与肾上腺等脏器。

【临床表现】

本病潜伏期长短不一，一般为 6～13 日，长者可达数周。本病临床表现不一，一些人感染 LCMV 后仅为无症状的隐性感染，典型的有流感样全身性疾患、脑膜脑炎以至脑膜脑炎重症。但各型之间没有截然的分界线，主要分为以下 3 种类型。

1. 流感样型 起病急，有发热，体温可达 39.5℃，伴有不适、头痛、背痛、全身肌肉酸痛、怕光，以及出现咽痛、咳嗽与其他上呼吸道感染症状。少数还可有皮疹、淋巴结肿大与压痛。病程较短，在 1～2 周内恢复。除非在较大的暴发中，大部分易被漏诊或误诊为急性上呼吸道感染、流行性感冒等。

2. 脑膜炎型 可出现于“流感样”期恢复后或直接以脑膜炎起病。有一般的脑膜炎症状，包括颈项强直、头痛、精神错乱和恶心。神志一般无改变。除幼儿外，惊厥少见。通常病情较轻，病程较短，但也可能病情较重，病程持续 2 周以上。

3. 脑膜脑炎或脑膜脑脊髓炎 此型罕见。患者表现为嗜睡、深部反射改变、感觉异常和麻痹等。病程通常较长，病死率较高。存活者可有神经系统后遗症，如头痛、瘫痪、失语、失聪和个性改变等。恢复期常有不同程度的关节痛，有时拖延很长时间。

LCMV 也可以引起急性脑积水，个别可有轻度脱发和单侧睾丸炎、腮腺炎等。也有因子宫内感染而引起胎儿脑积水，造成婴儿智力和视力严重障碍。

【实验室检查】

1. 血常规 外周血的白细胞与血小板可减

少,分类计数通常是正常的,偶尔可见异型淋巴细胞。红细胞沉降率正常。

2. 脑脊液检查　外观正常,压力正常或稍有上升。细胞数一般在 0.5×10^9/L 左右,以淋巴细胞为主(占 80%～95%)。蛋白质常达 1.0 g/L 左右。约 25%的病例葡萄糖可为正常或稍低,甚至可达 0.3 g/L 以下。氯化物正常。

3. 病毒分离　选用发热初期的全血或刚出现脑膜炎时的脑脊液作病毒分离。患者的尿液、口腔漱液也可分离出病毒,但阳性率低。可采用动物接种和组织培养两种方法。可选用无病毒感染的小白鼠脑内或腹腔接种,其后用免疫荧光抗体实验检查动物脑膜浸润病灶处荧光复合物,可确定病毒的存在。另外,可用鸡胚、鼠胚成纤维细胞、猴肾细胞(Vero)等进行组织培养和病毒分离,由于 LCMV 一般不引起细胞病变,故亦需用荧光抗体确认。

4. 血清学检查　本病可选用补体结合、中和或荧光抗体试验。通常在感染 1 周末补体结合抗体开始出现,滴度很快上升到 1∶64～1∶256。间接荧光抗体试验是目前最有效的方法,通常在起病 1 周内即可测出抗体,在 1 个月内滴度升到 1∶64～1∶256,至少在 1 年内都可测出。目前已发展采用酶联免疫法(ELISA)检测 LCMV 的 IgM 抗体,有利于早期诊断。补体结合抗体的测定和间接荧光试验通常采用双份血清,滴度呈 4 倍以上升高者才有诊断意义。中和实验仅用于流行病学调查。

5. 病毒核酸检测　采用 RT－PCR 方法,具有特异性强、敏感性高、稳定性好的特点,同时操作简便、迅速,其中 Real-time RT－PCR 还是一种高通量的核酸检测技术,非常适合应用于口岸一线检疫实验室开展 LCMV 疫情监测。

【诊断和鉴别诊断】

1. 诊断　需根据流行病学、临床表现、分离病毒或血清学检查等实验室检查综合做出诊断。凡生活在本病有过病例发生的地区,有鼠类接触史,特别是青壮年在晚秋、初冬出现发热、头痛、全身酸痛,伴有上呼吸道感染症状,继而发展为脑膜炎者应考虑本病的可能。脑脊液淋巴细胞增多可辅助诊断。确诊有赖于血清学检查或 RT－PCR 法检测病毒 RNA,必要时可做病毒分离检查,但阳性率低。

2. 鉴别诊断　淋巴脉络膜炎不易与其他病毒感染相区别。临床误诊较多。流感样患者需与其他病毒或细菌引起的上呼吸道感染鉴别。有脑膜炎或脑膜脑炎表现时应与腮腺炎病毒、肠道病毒及其他病毒引起的病毒性脑膜炎、脑膜脑炎鉴别。

【并发症】

曾有报道妊娠早期感染本病,与自发性流产有关。晚期妊娠时感染,可能也有严重的后果。有孕妇产前感染本病而婴儿产后 12 日死于本病的报道。

【治疗】

本病尚无特异性的治疗措施。

1. 一般治疗　应绝对卧床休息。注意营养维持及补充。密切观察患者意识、呼吸、血压、脉搏和瞳孔变化等。

2. 对症治疗　高热给予物理及药物降温,严重头痛、颅内压较高者可应用甘露醇等脱水剂处理。

3. 其他治疗　既往无特效抗病毒药物治疗的报道。有在合并严重疾病的接受肾移植的患者中成功应用利巴韦林的报道,但在大多数患者身上,没有确定证据支持常规应用。糖皮质激素可酌情用于一些特殊情况,如颅内高压明显,脑脊液细胞数明显增多甚至出现红细胞者,但不作常规使用。

【预后】

本病是自限性的疾病,预后良好。绝大部分患者能完全恢复。脑膜脑炎的患者恢复较慢,可迁延数周、数月之久,一般没有明显的后遗症。个别严重患者可有持续性头痛、眩晕、疲乏、记忆力障碍等后遗症。偶尔也有死亡者。

【预防】

本病在预防上应采取以下措施。

1. 控制传染源　应积极灭鼠,并消灭感染的动物。虽尚未发现本病从人到人的传播，但感染者的尿或呼出的飞沫中的病毒传播也是可能的，因此应注意防止这种暴露。

2. *切断传播途径*　加强管理措施和卫生教育，减少病毒感染和传播。保护食物、水源和居住环境不被鼠粪、尿污染，搞好清洁卫生。

3. *保护易感人群*　目前无预防疫苗。尽可能做好个人防护，避免暴露于感染的啮齿动物。

避免与鼠类分泌物和排泄物接触，实验室工作人员应注意规范，避免实验室暴发流行。

（三）拉沙热

拉沙热（lassa fever）是主要发生于西非的一种急性病毒性出血热，为人畜共患传染病。大约80%的感染者无症状，其余的20%则会发生多系统疾病。临床特征有明显的病毒血症、毛细血管漏出、休克、各器官和系统功能失调引起的咽炎、肺炎、肌炎、心肌炎、肝炎、脑病、肾病和出血现象。

虽然最初在20世纪50年代做过描述，但导致拉沙热疾病的病毒直至1969年才得到确认。拉沙热是1969年在尼日利亚拉沙的一名教会护士中首次发现的。几日后，照顾她的另外2名护士发病。此后，几乎每年都有新的病例发生。1969—1975年在尼日利亚的拉沙、乔斯、丰姆、松克瓦、奥尼特沙等地，1972年在利比里亚的佐尔佐尔和1970—1976年在塞拉利昂东部省都有该病发生，且有暴发流行。拉沙热据知在贝宁（2014年11月首次诊断出该病）、几内亚、加纳（2011年10月首次诊断出该病）、利比里亚、马里（2009年2月首次诊断出该病）、塞拉利昂，以及尼日利亚的部分地区流行，但很可能在非洲其他国家也存在。

【病原学】

拉沙热是由沙粒病毒属（*Arenaviridae*）中的拉沙病毒（lassa virus）引起的疾病，该病毒呈圆形、卵圆形或多形态，其直径为50～300 nm，有电子密度高的膜和棘突（或突起）。电子显微镜观察有2～12个包涵体样颗粒的核糖体，使毒粒具有沙粒样的外观。同其他沙粒病毒一样，基因组由大（L）、小（S）两个负性单链RNA组成，分别为L RNA和S RNA。L RNA（31 S）约7 200个碱基，编码RNA依赖的RNA聚合酶（RNA-dependent RNA，RdRP）和调节蛋白Z。研究显示，Z蛋白可通过直接作用于翻译起始因子eIF4E，阻止mRNA翻译网织红细胞溶解产物。此外，在感染时，Z蛋白通过作用于早幼粒细胞性白血病（promyelocytic leukemia，PML）蛋白而避免宿主细胞凋亡。S RNA（22 S）约3 400个碱基，编码主要结构蛋白：核衣壳蛋白（nuclocapsid protein，N）、糖蛋白（glycoprotein，G），进一步切割为糖蛋白1和糖蛋白2，参与构成病毒的包膜和刺突，为病毒特异性中和抗原。拉沙病毒具有沙粒病毒所有的特征。根据微孔滤膜测定，它有直径为70～150 nm的感染颗粒。此病毒易被β丙内酯灭活，但不失去补体结合或琼脂凝胶扩散和沉淀试验的抗原活性。

拉沙病毒分2个毒株：东非、南非地区毒株和西非毒株。补体结合试验表明，拉沙病毒与莫桑比克因子密切相关，与其他沙粒病毒完全不同，较接近的有淋巴细胞性脉络丛脑膜炎病毒，两者荧光抗体试验较补体结合试验更接近，中和抗体或空斑减数试验在沙粒病毒之间无交叉反应。

拉沙病毒可在绿猴肾传代细胞Vero细胞中生长繁殖，组织培养4～7日后可分离到。病毒有表面抗原和内部抗原2种，表面抗原能诱发机体产生中和抗体，内部抗原则产生补体结合抗体，它与其他沙粒病毒之间有交叉反应。拉沙病毒对理化因素的抵抗力较弱，对酸、热、紫外线敏感，可被脂溶剂和洗涤剂灭活。

【流行病学】

1. *传染源*　研究表明，非洲多乳鼠（Mastomys natalensis）是拉沙热病毒的主要传染源。这种鼠生活范围较广，可活动在西非的无草平原及森林地带，也可在居民生活环境中、住宅周围、建筑物内，甚至居室内活动。感染拉沙病毒的鼠不会发病，但它们可以长期携带病毒，并通过尿液、粪便、唾液、鼻咽部分泌物排泄病毒。另外，患者和隐性感染者的血液中可分离到病毒，在发病后18日或19日的喉部洗漱液中仍可有病毒存在，病毒血症可持续长达20多日，尿中排毒日可达32日，唾液及咽峡部分泌物也可分离到病毒，对实验室工作人员和医护人员有传染的风险，曾数次引起医院内感染的暴发流行。

2. 传播途径　人类通常通过接触受感染的鼠的排泄物感染拉沙病毒。拉沙病毒还可以通过直接接触拉沙热患者的血液、尿液、粪便或其他身体分泌物，在人与人之间传播。病毒进入人体的途径尚未定论，但眼结膜、上呼吸道黏膜、上消化道黏膜和磨破(割破或刺破)的皮肤都是病毒进入的通道。通过气溶胶传播也有可能，尚无流行病学证据支持人与人之间通过空气传播。密切接触重症患者、输患者血液、重复使用针头、注射器以及手术器械消毒不彻底、医护人员皮肤有损伤者易引起人与人间的传播。拉沙病毒的性传播已有报道。

3. 易感人群　人群普遍易感，年龄以青壮年为多，女性及直接接触患者的医护人员患病者多。在西非流行区，每年有5%～20%的易感者被感染而产生抗体，尤其在那些居住拥挤、脏乱的矿区发生率最高；医护人员是高危人群中的重要群体。尼日利亚一次拉沙热暴发疫情后调查显示，人群中拉沙病毒抗体水平在1.2%～27.3%之间，且病房护理员较高。在一家医院中检出6例抗体阳性病例，表明受到了新近感染，其中有5名为病房护理员，1名为护士。

4. 流行特征　拉沙热主要流行于几内亚、利比亚、塞拉利昂、尼日利亚等西非和中非国家，目前是西非地区的一种地方性传染病。在整个西非，每年大约有25万人感染拉沙病毒，可能有5 000人死亡。拉沙热多发生于1～5月的干燥季节。本病有2种类型的暴发。第一型与医院有关，乃是接触患者后发生的继发病例，常见于患其他疾病的患者、来访者或医院工作人员。继发病例多在暴露后10～20日成批发病。医院内暴发通常是突然的和短期的。第二型以地方性或地方流行性的形式发生。长期出现病例，通常一次发生1～4名。患者在家中或其他公共场所发病，在同一家庭中可有多例患者。暴露于同一传染源后可同时或相继发病，第三代病例少见，且除个别外都比第二代病例病情轻，也未发现有更进一步传播的证据。在社会性暴发中，似乎青年人的发病率较高，但血清学调查表明，补体结合抗体阳性率在青年、儿童和成人中几乎相同。而孕期的妇女感染后病死率是正常妇女的2倍。

【发病机制和病理】

病毒侵入人体后，首先在单核-巨噬细胞系统及内皮细胞内大量繁殖，造成免疫功能异常，导致高滴度、长时间的病毒血症，病毒血症可持续20日左右。病毒呈泛嗜性，随血流侵犯全身各个脏器，由于其α-DG受体广泛存在于各组织中，故拉沙病毒可直接作用并引起多器官功能损害，常见肝细胞坏死、肾小管坏死以及间质性肺炎。局部组织炎症较轻。

重症病例的发生主要为细胞免疫受到抑制。最近的一些数据显示，拉沙病毒体内和体外的复制与一种免疫抑制性表型有关。研究发现，拉沙病毒感染后幸存的短尾猴比死亡短尾猴的特异性T细胞应答发生更早、更强，能产生更多的细胞毒T细胞；病情严重的短尾猴细胞免疫应答受到严重抑制，死亡短尾猴仅检测到缓慢发生的低水平T细胞应答。这些提示特异性细胞免疫在抗拉沙病毒感染中有十分重要的作用。研究表明，接种病毒数日后即输给免疫淋巴细胞，可使动物对于脑内致死性感染产生出抵抗性，而输给高效价补结抗体的免疫血清却不能防止小鼠免于死亡结局。这说明保护作用并不是由于体液免疫，而是细胞免疫所致。

通过对患者及受感染的灵长类动物研究表明，拉沙热急性期可查出明显的血小板和内皮细胞功能损伤。这种血小板的异常已被证实，是循环血浆限制血小板功能造成的，它抑制血小板凝固、分泌物质及体内正常血栓的形成，因而造成重型拉沙热患者出现出血和血小板反应抑制现象。病毒持续高水平的复制最终可能导致全身炎症综合征，INF－γ和TNF－α升高常为死亡的先兆。

肉眼检查内脏有中等度到显著的充血、水肿，并有胸腔、腹腔和心包腔的积液。在颈、面、肩和背部的皮肤可见有瘀点性的出血。光学显微镜所见，在心、肺、肝、肠黏膜、脾和淋巴结都有明显的损害。心脏显示充血和轻度的间质性水肿。肺脏有间质性肺炎、水肿和充血，胸膜表面有散在出血点。肝脏是病毒的主要靶点，有脂肪变性，肝细胞呈嗜酸性坏死和普遍分布较大的坏死灶，几乎无炎症。肝门和肝窦呈不同程度的淋巴细胞浸润，电子显微镜研究表明，拉沙病毒毒粒多寡与肝细胞损害密切相关。脾脏呈现充血，但白髓萎缩，脾淋巴滤胞减少，脾静脉内膜有淋巴细胞浸润。肠黏膜下有明显的充血和瘀斑。肾脏可呈局灶性肾小球坏死。

【临床表现】

潜伏期一般为6～21日。80%的感染者处于亚临床症状，无明显临床症状或症状轻微(轻度发热、无力)，其余20%的感染者可最终发展为严重的多系统疾病，院内病死率为15%～25%。

疾病常渐进发展。初期症状有寒战、发热，常达40℃，多呈稽留型，伴全身不适、头痛、弥漫性肌肉和关节疼痛。第1周内还可有喉痛、吞咽困难、腹泻、呕吐、胸部或腹部疼痛等。腹泻可持续1周后自行停止，呕吐、腹痛可持续到第2周。胸痛似胸膜炎可持续1～2周。通常在第2周末还可有头晕、耳鸣或耳聋，但很少见。严重者在第6～8日出现全身衰竭。

患者呈急性病容，出现结膜充血、面色潮红等中毒症状，或有失水征、神志淡漠，通常病情远远超过体检所见。可有眼结膜感染、渗出性咽炎、淋巴结病、肺部啰音、腹部和肌肉触痛等，经常有斑丘疹和听力丧失。恢复期经常超过1个月，特点是全身衰弱。有些病例有持续性耳聋和脱发。有35%～50%的病例为重症，伴有持续性高热，39.5～40.5℃，中毒症状加重，舌苔变厚，面、颈及上胸部皮肤潮红、水肿，休克或大量出汗、呼吸加快、心率加速等，可有牙龈和鼻出血，约有1/3的病例出现眼结膜炎，伴结膜出血。有些患者可闻及胸膜摩擦音，或胸腔有血性渗出液等。在恢复早期，少数还可闻及心包摩擦音，有心包腔积液。心肌炎少见，但70%以上的患者出现心电图异常，说明亚临床的心肌损伤仍有发生。在病程第2周时，严重病例常因出现组织水肿、成人呼吸窘迫综合征(ARDS)、脑病、出血和休克等5种致命性体征而死亡。病死率占住院患者的30%～50%。患者若出现稽留型高热、剧烈咽痛、呕吐及黏膜出血等症状多提示预后不良。孕妇感染拉沙病毒后症状会特别严重，易发生流产和阴道出血，80%的孕妇会死亡。

【实验室检查】

1. *一般常规检查* 包括血、尿的常规检查，病初血常规中白细胞可减少，晚期可增高，血小板减少，凝血酶原时间和凝血时间延长。尿液检查可见少量蛋白、少量细胞和颗粒管型。

2. *血清学检查* 乳酸脱氢酶、谷草(或谷丙)转移酶、肌酸磷酸激酶和淀粉酶等均明显增高。

3. *病毒分离* 拉沙病毒易从患者的血清分离到，其次可从尿、喉的洗漱液、胸腔和腹腔及心包渗出液中分离到。也可接种于细胞培养。一般在发病后14日内采取血清做培养。拉沙病毒病原学检测需在生物安全4级(biosafety level 4，BSL－4)实验室中完成。这意味着，由于实验条件限制，常规的病毒分离、培养、检测等方法不能广泛应用。

4. *血清免疫学检测* 病程第5日可从血液中检出病毒抗原，第8日用ELISA法可检出特异性的IgM抗体，第16日可检出特异性的IgG抗体。常用的有补体结合试验、中和抗体试验和间接荧光抗体试验等。补体结合抗体迟至病期18日才阳转，不能用于早期诊断。间接荧光抗体在发病后7～10日可测到，较补体结合试验达到的滴度高，持续时间长。

ELISA法敏感性和特异性高，分别可高达88%和95%。可用于检测特异性IgM、IgG抗体，ELISA检测早期患者体内IgG抗体可帮助排除急性感染，有较好的早期诊断能力，但目前并无商品化检测试剂盒。

5. *病毒核酸检测* RT-PCR法检测病毒RNA可用于该病的早期诊断。PCR技术能合成适当的寡核苷酸引物和探针用以扩增拉沙热病毒特异性核蛋白和糖蛋白的基因片段，敏感度高、特异性强、简便快速，已被国内外大多数学者用于拉沙热的检测及研究。但PCR法容易造成交叉污染，而且易受毒株变异的影响。由于拉沙病毒具有很高的遗传变异性，这就要求在设计RT-PCR的时候应考虑检测所有的菌株。

【并发症】

对于妊娠12周的孕妇来说，拉沙热会造成胎儿和孕妇较高的病死率，分别比未感染者高85%和25%。其因有二：一是可清除拉沙病毒的免疫调节细胞在孕妇体内明显减少，二是胎盘成为拉沙病毒复制的培养基。另外，约1/3的患者会发生急性听觉神经损害，好发于恢复期且在抗体产生之前，推测免疫机制会对其产生抑制作用。研究表明，经血清学诊断有拉沙病毒暴露史的人群中，约15%存在不同程度的听觉损伤；在高发区，拉沙热已成为致聋的常见原因，或造成病毒相关性听力缺失，其原因不详。

【诊断和鉴别诊断】

1. *诊断* ① 流行病学资料和临床表现：在流行地区或去过流行区的患者，有不适、喉痛、渗出性咽炎，发热持续4～5日，并对抗疟药和抗生素的治疗无效，伴有肌痛、白细胞明显减少者，必须考虑到拉沙热。② 病毒分离和血清免疫学检测：确诊依据为特异性IgM的检测或RT-PCR的结果。血清学诊断需取双份血清，呈4倍以上增高才有意义。

2. *鉴别诊断* 本病必须与流感、伤寒、肝炎、疟疾、黄热病、斑疹伤寒、钩端螺旋体病及其他可能的传染病相鉴别。特别是重症患者，必须与伤寒相鉴别。伤寒起病稍缓，可伴有明显的消化道症状，亦可并发呼吸道症状，但一般不会有面、颈部潮红，眼结膜充血、出血，渗出性咽峡炎等表现，血培养及肥达实验可协助诊断，氟喹诺酮类药物有效。发热患者应考虑疟疾，血涂片寻找疟原虫可协助诊断，应用当地敏感的抗疟药可较快见效。

【治疗】

1. *抗病毒治疗* 核苷酸类似物利巴韦林被认为是治疗拉沙热的有效抗病毒药物。在病程的任何时期使用都有一定疗效，病程6日以内早期使用最佳，静脉用药比口服效果更好。病初1.0 g/d，共4日；以后0.5 g/d，共6日。对于谷草转氨酶(AST)＞150U/L的患者连续服药6日，病死率可由55%降至5%。最近有研究提示，具有广谱抗病毒作用的法匹拉韦与利巴韦林对抗拉沙病毒具有协同作用，提示两者联用有望降低感染者的病死率。

2. *支持疗法* 主要是补液充足，防止脱水，维持水、电解质和酸碱平衡。在重病例中，还要密切监测血压、肾功能和肺功能状态，防止补液过多而加重喉或肺水肿。尤其要注意的是急性期如果大量用阿司匹林退热，容易损害血小板功能，最好用对乙酰氨基酚(paracetamol)作解热药。

曾有报道，急性拉沙热患者可通过换全血来改善现况。目前使用免疫血浆治疗无效。

【预防】

1. *控制传染源* 一旦疑诊为拉沙热，患者应根据当地条件严格单独隔离，患者的排泄物、分泌物、血、患者接触过的所有物品以及血液检查用的试验器械、可疑污染场所，都要选择敏感消毒剂进行喷洒、喷雾或熏蒸消毒处理。流行区还要注意防鼠、灭鼠。

2. *切断传播途径* 开展卫生教育，讲究卫生，减少人和鼠的接触。

3. *保护易感人群* 护理人员必须戴帽、戴口罩、戴手套和穿胶鞋，离开病房时要迅速脱掉并消毒。对与患者有密切接触的高危人群如家属等，可以口服利巴韦林预防。

4. *接种疫苗* 由于拉沙病毒的高致病性，被列为潜在生物战剂，当前无获批的拉沙热疫苗。由于实验动物需求量大、实验条件要求严格(BSL-4实验室)等限制因素，拉沙热疫苗研发存在一定局限性。拉沙病毒的基因型多样，基因序列的系统进化分析将54株拉沙病毒分为4种血清型,菌株核苷酸水平变异高达27%,氨基酸水平变异高达15%,开展抵抗不同基因型拉沙病毒疫苗的研究具有重要意义,理想的候选疫苗应对不同血清型拉沙病毒具有交叉保护作用和良好的成本效益。研究表明,传统的灭活疫苗免疫保护效果不理想,拉沙病毒重组活载体疫苗(牛痘病毒载体、水疱性口炎病毒载体、黄热病毒YF17D载体、委内瑞拉马脑炎病毒复制子、病毒样颗粒)和DNA疫苗等新型疫苗处于临床预试验阶段或临床试验阶段。

(四)阿根廷出血热

阿根廷出血热(argentine hemorrhagic fever, AHF)是由沙粒病毒属的鸠宁病毒(Junin virus, JUNV)引起的一种自然疫源性疾病,临床上以发热、剧烈肌痛、出血、休克为特征。本病是阿根廷农业区发现的人类病毒性疾病,这些地区有很多种地方性的啮齿动物储存宿主。在自然情况下啮齿动物为亚临床感染,并长期从唾液和尿中排出病毒。

【病原学】

阿根廷出血热由鸠宁病毒(Junin virus),又名阿根廷出血热病毒(argentine haemorrhagic fever virus)引起。该病毒于1953年首次被描述,1958年Pardi等首次从阿根廷Buenos Aires省的鸠宁(Junin)地区医院患者血和尸体解剖组织中分离到了致病病毒,故称"鸠宁病毒"。鸠宁病毒属于沙粒病毒属,与该属的其他病毒均有相似的形态学、生物学和物理化学的特性。病毒呈球形、扁球形或多样型,平均直径110~130 nm,包膜由糖蛋白组成,基因组由大(L)、小(S)两条负性单链RNA组成,长度分别为7 kb和3.5 kb。S RNA段编码病毒糖蛋白前体(GPC)和核蛋白(NP)。GPC裂解产生两种糖蛋白,gp-1和gp-2,以及信号稳定肽(SSP)。L RNA片段编码病毒RNA依赖性RNA聚合酶(L聚合酶)和小(11 kDa)无名指蛋白Z,相当于许多其他负链RNA病毒中发现的基质蛋白。从人和野生啮齿动物中获得。媒介为蜱螨。

【流行病学】

1. *传染源* 本病属自然疫源性疾病,盛产玉米和谷物地区的许多啮齿动物如鼠类,包括仓鼠(Akodonazarae, A. obscurus, A. arenicala, calomys musculinus, C. laucha)、黑色稻鼠(Oryzomis nigripis)、小家鼠和豚鼠等均为本病的储存宿主,故又成为本病的重要传染源。感染后多呈慢性亚临床过程,病毒可长期从这些啮齿动物的尿、血、唾液中排出,排出的病毒可以污染水源和食物,或形成气溶胶飘浮空中。

2. *传播途径* 被感染的动物咬伤,接触了其分泌物或排泄物污染的物品,通过尘埃或飞沫吸入,或食用被污染的食品等都可引起本病的感染。还没有证实从人到人的传播。

3. *易感人群* 人类对本病普遍易感,收割谷物的农业工人感染最为多见。感染后可获一定的免疫力。

4. *流行现状和特征* 阿根廷出血热发生在主要种植玉米和其他谷物的阿根廷大草原的广阔地区,包括布宜诺斯艾利斯省的东北部、科尔多瓦省的东南部、圣非省的南部,在用手收获玉米的农民中流行,男性较多。从1953—1954年首次暴发以来,每年都有流行。1958—1974年,在布宜诺斯艾利斯省和科尔多瓦省报告的经过临床诊断的阿根廷出血热病例在1.6万以上。本病以当地农民为主,据估计,1971—1972年的发病率布宜诺斯艾利斯是8万和6.6万,科尔多瓦省是3.9万和1.6万,男女比例为4∶1。大多数病例发生在南半球的晚夏雨季,5月为发病高峰,20世纪70年代后本病的发病率有所下降。

【发病机制】

目前认为,病毒的直接损害作用是主要的。鸠宁病毒颗粒通过呼吸道吸入,在肺泡巨噬细胞中增殖,并随被感染的巨噬细胞迁移到淋巴结。经血液传播到肾、肾上腺、肺、血管内皮、中枢神经系统和淋巴器官。巨噬细胞是沙粒病毒感染的关键细胞靶点。在一项研究中发现,7例AHF致命病例的巨噬细胞显示了细胞病理效应,在细胞膜中发现了病毒颗粒,并通过免疫荧光检测到了病毒抗原。同时也观察到脾白色髓质和淋巴结的破坏。巨噬细胞嗜性可能是一种重要的免疫系统逃避机制,在某些 AHF 患者中致命的休克综合征起重要作用。在 AHF 中大部分出血,可能是由于血小板聚集抑制和血小板减少。在 AHF 期间,出血可能存在于不同的器官,也可能不存在于浆液腔中。一般来说,在任何器官中都存在广泛的坏死,从小的点状坏死到大的多灶坏死。肝脏和淋巴系统通常都有累及,且有不同程度的间质性肺炎、弥漫性肺泡损伤和出血。在 AHF 中通常很少发现典型的炎症反应。

【临床表现】

潜伏期 10～16 日。隐匿性发病,起病缓慢,体温逐渐升高,可达 39℃,伴剧烈头痛、头晕、腰痛、全身肌肉疼痛、厌食、恶心、呕吐、腹痛、腹泻或便秘等症状,部分患者有眼眶痛。常见皮肤和黏膜充血、出血、瘀点、瘀斑和腹股沟淋巴结肿大。发热持续 5～8 日,普通型患者于病程第 2 周开始恢复。重症患者在病程第 7 日左右出现低血压性休克、急性肾衰竭、腔道出血、烦躁不安、嗜睡或昏迷、癫痫样抽搐、反射减低等神经系统症状。重症患者预后较差。急性患者体内干扰素水平达 4 000～16 000 U/ml。有学者认为,患者发热、畏寒和肌肉酸痛等症状与干扰素水平升高有关。

恢复期可能持续数周或数月,但很少留有后遗症。孕妇相关 AHF 不常见,但在孕期最后 3 个月,超过一半的患者可致死,部分原因是对疾病的迟缓认识和未能及时有效的治疗。该病也可导致先天性畸形及胎儿、新生儿死亡。儿童临床症状往往较轻微,但亦有严重甚至致死病例报道。

【实验室检查】

1. *血常规和尿液检查* 通常有白细胞减少、血小板减少,红细胞沉降率正常,可有蛋白尿和管型。

2. *血清免疫学检查* 早期采用补体结合实验和免疫荧光抗体实验检测特异性抗体,由于均为 Ig 抗体,出现较晚,恢复期抗体滴度 4 倍升高有确诊意义。近年来,采用 ELISA 法检测病毒抗原和特异性的 IgM 抗体,有早期诊断价值。

3. *病毒核酸检查* 反转录聚合酶链反应(RT－PCR)敏感性高,可实现早期快速诊断。即使应用了免疫血浆亦可获阳性结果。

4. *病毒分离* 取患者血液(急性发热期)或淋巴组织(死亡病例)接种于绿猴肾细胞 Vero－E6、地鼠肾细胞和幼仓鼠肾细胞做病毒组织培养。

【诊断和鉴别诊断】

1. *诊断* 本病的诊断主要依据临床症状和体征,但只有 60%的急性患者能得以诊断,而约 2/3 的病例需由实验室诊断进一步证实。

2. *鉴别诊断* 本病需与夸革出血热和登革休克综合征、钩端螺旋体病、流行性脑脊髓膜炎、败血症等相鉴别。

【治疗】

1. *一般支持及对症治疗* 患者应予隔离,其血、排泄物予以消毒处理。加强营养供应,维持水、电解质平衡,针对出血、休克、神经系统症状,以及重叠感染,进行对症处理。

2. *免疫血浆疗法* 利用阿根廷出血热恢复期患者的血浆进行治疗,已取得肯定疗效。研究显示,在发病 8 日内应用免疫血浆疗法可使死亡率下降到 1%～2%。要求免疫血浆中鸠宁病毒的中和抗体不少于 3 000 U/kg。但在治疗中,有 8%～10%的患者应用血浆疗法后可并发晚期神经系统综合征(LNS),症状可能包括共济失调、眼球震颤、小脑震颤、发热,小脑、颅骨神经麻痹,步态异常。由于发病 8 日后免疫血浆缺乏疗效、输血传播疾病的风险、发展 LNS 的可能性,以及发现免疫血清捐赠者的实际困难,需要开发新的替代疗法。

3. *抗病毒治疗* 有个别报道患病早期应用利巴韦林有效。对豚鼠模型的研究表明,利巴韦林可以延缓死亡时间,并在皮下注射时延迟病毒复制,然而,不管感染途径如何,动物最终还是死于这种疾病。最近的研究表明,在很长一段时间内,高剂量的利巴韦林能够从统计学上提高被感染豚鼠的存活率。

【预防】

1. *控制传染源* 控制啮齿动物是预防本病的主要环节,特别是作为一种职业性疾病。杀灭鼠类或改变田野谷物的种植(消除啮齿类的栖息地)。

2. *切断传播途径* 避免与鼠的分泌物及排泄物直接和间接接触,做好个人防护,防止吸入有病毒的气溶胶。

3. *保护易感人群* 已研制出疫苗,为减毒活鸠宁病毒株 Candid#1。疫苗有效率为 95%。

(五) 玻利维亚出血热

玻利维亚出血热(Bolivia hemorrhagic fever, BHF)是由沙粒病毒属的马秋博病毒(Machupa virus)所引起的一种自然疫源性疾病。临床上有发热、肌痛、结膜炎、肾功能损害、多系统出血和低血压导致休克和死亡等表现,死亡率在 25%~35%。本病于 1959 年首次在 Beni 地区马秋博小河附近的农林乡村被发现,此后又陆续在尤提奥尔、约特尔和拉斯莫斯卡斯等地发现了本病病例。近年来,BHF 病例报告重新出现,这需要进一步研究和开发一种预防疾病暴发的疫苗。

2003 年 12 月至 2004 年 1 月,玻利维亚靠近科恰班巴省(Cochabamba)的农村地区查帕雷(Chapare)河附近,发生了一些出血热病例。仅从 1 例死亡者获得了 2 份血标本。经仔细研究,确定为新世界沙粒病毒,生物发生系 B 群(Clade B),为南美洲出血热病毒中一个新成员,Delgado 等称之为查帕雷病毒,并认为和马秋博病毒共同成为玻利维亚出血热的病原。

【病原学】

玻利维亚出血热病毒与阿根廷出血热的鸠宁病毒相似,同属沙粒病毒科,属 RNA 病毒。最初是由 Johnson 在 1963 年 5 月从 1 名死于该病的患者脾脏中分离到病毒,此外还从圣华金的野生动物硬皮仓鼠(Calomys callous)中分离到该病毒。

【流行病学】

1. *传染源* 本病的储存宿主是啮齿动物硬皮仓鼠,而未能从刺鼠(Proechimys guyannenis)、其他多种仓鼠、有袋类动物及普通的蝙蝠(Myotis nigricans、Molossus major 和 Eumops spp)中分离到病毒或抗病毒抗体。从硬皮仓鼠尿液中分离到该病毒,所以硬皮仓鼠既是储存宿主,又是本病的传染源。也从患者的喉头拭子中分离到病毒,因此也证实了人与人的传播方式。

2. *传播途径* 接触被鼠尿污染的食物、饮水和经过有损伤皮肤进入人体。在 BHF 病例中有报道称来访患者的家庭成员发展为 BHF,证实了院内传播。人与人传播的进一步证据发生在 1971 年,4 名医护人员在与患者密切接触后,继发感染了 BHF。

3. *易感人群* 人类对本病普遍易感。尤其是从事农业的人员,季节高峰在 7—8 月。

4. *流行状况* 本病是一种自然疫源性疾病,主要流行于玻利维亚的马莫雷伊特内兹和贝尼省。1959—1964 年,玻利维亚首次暴发了马秋博病毒的疫情。在 1976—1993 年没有 BHF 病例报告,可能是由于在人口密集的城市地区控制啮齿动物的措施或通过仅地区内部上报。在 20 世纪 90 年代中期报告了数量有限的病例包括死亡病例,其中包括家族性暴发导致 6 例患者感染。最近,从 2006 年开始,病例报告数目增多,每年都有报告病例,在 2008 年达到高峰。

【发病机制和病理】

病毒进入人体后吸附于宿主细胞表面,通过病毒蛋白与受体相互作用,包括糖蛋白的融合作用与宿主细胞的吞噬作用,而使病毒核衣壳进入细胞。病毒一旦进入细胞,即可引发病毒特异性 RNA 的合成。大量繁殖的病毒进入血液循环引起全身感染,由于病毒的直接致病与免疫病理作用,造成多器官的损害。休克的发生与发热、脱水、心功能不全、血管扩张及通透性增加等多重因素有关;出血则与纤维蛋白、凝血功能下降以及血小板、内皮细胞功能的减退有关。

本病常表现为多器官充血、水肿和出血,而以肝、脾、肾和淋巴组织等的病变最为明显。全身性的淋巴结肿大,胃肠黏膜、肺和脑膜病灶性出血。毛细血管广泛受损,内皮细胞变性、血管壁水肿、末梢血管出血。细胞受损程度常与病毒抗原的多寡有关。

【临床表现】

本病的潜伏期1～2周。缓慢起病,初有畏寒、发热、乏力、头痛、肌痛、眶后与前额痛、全身关节痛及干咳等。体温逐渐上升达39～41℃,持续至少5日。部分患者出现皮肤过敏,即使受光线照射也能使皮肤产生疼痛,可有恶心、呕吐和腹泻。颜面潮红,结膜与咽部充血。约1/3的患者在病程第4～5日发生出血、皮肤瘀斑、口腔黏膜点状出血、牙龈及鼻出血,胃、肠、泌尿道和子宫出血也很普遍。一般说来,失血后血容量不足是主要矛盾。发病后6～10日,约50%的患者发生低血压。其中一些患者可导致休克、肾功能衰竭。30%～50%的病例有中枢神经系统的并发症如舌震颤及手足震颤,甚至谵妄、痉挛、抽搐、昏迷等。而白细胞和血小板减少常在病程第5～9日为最明显,部分病例白细胞不降低,甚至升高。常有血液浓缩和蛋白尿现象。恢复期通常较长,可以持续8周,经常有体位性低血压,易疲乏和暂时性脱发,手指甲或脚趾甲有横沟。病死率为5%～30%。

【实验室检查】

1. *血常规及尿常规* 周围血中白细胞及血小板下降,部分患者可不降低,甚至升高;尿中可见蛋白、细胞和管型;凝血酶原时间和凝血时间延长。

2. *病毒分离* 取疑似病例的血、尿、胸腔积液、腹水、心包积液及咽部冲洗液接种于Vero细胞培养基,可以分离相关的病毒。

3. *血清免疫学检查* 应用免疫荧光等技术检测患者的相应抗体,有助于本病的诊断和流行病学的调查。血清特异性IgM抗体的测定有助于早期诊断。

4. *病毒核酸检查* 简便快速,可实现早期诊断。但在玻利维亚,只有大型医院和实验室才能使用设备。

【诊断】

本病的诊断主要依据流行病学资料、典型的临床表现和实验室资料。马秋博病毒可以从发热患者的血液或患该病死亡者的脾脏中分离。将标本接种于乳仓鼠或乳小鼠的脑内。血清学诊断可用补体结合试验(只有组的特异性而无型的特异性),Vero细胞空斑减数中和试验对马秋博病毒有型特异性,间接荧光抗体试验也只有组的特异性。血清学试验必须用双份血清,在疾病的急性期和恢复期采样,呈4倍以上增高才有诊断意义。

【治疗】

1. *一般处理* 患者应卧床休息,就地治疗,予以流质或半流质饮食。加强皮肤及口腔护理。

2. *支持和对症治疗* 及时补充水和电解质,加强支持治疗。对高热、出血、低血压性休克、肾功能不全等病理状态进行相应的救治。

3. *特效治疗*

(1) 抗病毒治疗:利巴韦林静脉滴注与口服可以肯定对本病有一定的疗效。一般在开始4日内,按60 mg/(kg·d)静脉滴注;随后6日按30 mg/(kg·d)予以口服。

(2) 免疫血浆疗法:早期应用恢复期免疫血浆,或与利巴韦林联合应用可提高疗效。一般用250～500 ml,于30～90分钟内输完。免疫血浆中抗体滴度越高,疗效越好。

【预防】

对本病的预防最有效的方法是开展灭鼠运动,控制传染源,降低发病率。同时应切断传播途径,严密隔离患者,避免接触被鼠类及患者体液、排泄物、分泌物污染的食品及其他用品。尚无疫苗。

(六) 委内瑞拉出血热

1989年9月,委内瑞拉P州的Guanarito区开始出现类似出血热的暴发流行,从患者血中及死者脾中分离出了病毒。确认为沙粒病毒的新成员,命名为"瓜纳里多病毒",称其引起的疾病为"委内瑞拉出血热(Venezuelan hemorrhagic fever, VHF)"。

【流行病学】

从1989年至1991年底,确诊为VHF者88

例，病死率为34%。其后不断有散发病例出现。患者以15岁以上男性最多。流行地区扩及B州。患者均发生于农村。男性、农业劳动者为高发人群。发病具有周期性，每4～5年有一个高峰期。每年11月至次年1月为高发季节。流行地区病毒感染率并不高，为0.1%～3%，但感染后发病率很高。

传染源为棉鼠(Sigmodon alstoni)。传播途径与其他沙粒病毒一样，由接触鼠尿污染的食物、水和空气而感染。未见人—人传播的报道。

另外，瓜纳里多病毒可能成为潜在的生物武器。美国得克萨斯州大学医学院2013年3月26日发表声明证实，一小瓶可导致出血热的致命病毒即具有传染性的瓜纳里多病毒，从加尔维斯顿国家生物安全实验室不翼而飞，引起各方重视，因为它有可能成为恐怖分子的武器。同时也引起美国国家实验室安全管理人员的重视。

【临床表现】

潜伏期6～14日，发热逐渐增高，伴严重的头痛、头晕、肌肉和关节痛、咽峡炎、结膜炎、眼眶后痛，偶有皮疹，亦有腹痛、腹泻、恶心、呕吐。和阿根廷出血热及玻利维亚出血热一样，亦有出血表现。面部可水肿，颈部淋巴结可肿大。常见脑疾患。病死率约为33.3%。死亡患者尸体解剖发现有弥漫性肺水肿、实质性充血、胸膜充血；肝脏黄污色、充血、灶状出血；心脏扩大，外膜有出血；脾大有出血；肾水肿，皮质髓质界限消失；胃、大小肠、膀胱和子宫均有出血等。存活者可有脱发、轻度听力下降，多不严重。全身无力则需2个月左右才能恢复。

【诊断】

白细胞和血小板亦减低。确诊需用ELISA法检测特异性IgM和IgG抗体。已用PCR法检测病毒RNA，诊断的敏感性和特异性均较高。病毒分离多用Vero细胞培养。

【治疗】

无特殊治疗方法，以支持对症治疗为主。重症患者虽然静脉输新鲜血浆、血小板成分、纤维蛋白原、维生素K等，并用抗生素及其他支持治疗，部分患者仍于住院后1～6日死亡。尚未研制出疫苗，防鼠、灭鼠仍为应采用的预防措施。

(七)巴西出血热

巴西出血热(Brazilian hemorrhagic fever)是一种由感染沙粒出血热病毒属(*Arenavirus*)中Sabia病毒的啮齿类动物所传播的病毒性疾病，罕见。1990年从巴西Sao Paulo地方1例死于出血热患者血中分离出一种新的病毒。经数家研究所几年的研究，确定为一种新的沙粒病毒，与几种南美洲出血热病毒(Junin, Machupo, Iguanarito)相近，同属于生物发生进化树的B群(elade B)，命名为萨比亚(Sabia)病毒，并被确定为巴西出血热的病原。

萨比亚病毒是一种单链RNA病毒，球形，为脂质外壳所包裹。萨比亚病毒为沙粒病毒属中的新世界病毒的一种。该病毒的自然分布情况和宿主有待进一步调查，推测可能为啮齿类动物。有2例实验室工作人员可能是通过吸入含有该病毒的气溶胶而感染。该病的流行季节目前不清楚。未感染过的人群可能普遍易感。

迄今为止，全世界已报告了4例人感染病例。两例是自然感染，都是在巴西地区，患者均死亡。而另外两例则与实验室环境中的职业暴露有关，一例在巴西，另一例在美国。

首例是在1990年于圣保罗州(巴西东南部)的一个致命的出血热病例中分离出病毒。患者是一名25岁的女性农业工程师，她在出现发热、肌痛、头痛、恶心、呕吐以及乏力等症状12日才就医。虽经治疗但住院3日内病情不断恶化，出现结膜瘀点、呕血、子宫出血、嗜睡加深、震颤、行走困难及全身性阵挛性抽搐，入院第4日死于感染。尸检显示多个器官坏死、出血。该疾病的致病因子被确认为沙粒病毒科的一种新病毒。这种病原体以患者居住的地区——萨比亚(Sabia)命名。

第二例患者是1992年一位39岁的男性实验室技术人员在巴西的一个参考实验室里研究萨比亚病毒的特性时，感染了这种病毒(很可能是通过气溶胶)。他出现长时间的流感样疾病，如发热(38～40℃)、寒战、全身不适，头痛、肌痛、咽痛、上腹痛，恶心、呕吐、腹泻，牙龈出血、结膜炎等症状。然而，该病程持续了15日恢复。可能是因为患者在出现第一个症状后不久就及时接受了治疗(基本上是液体控制)。

第三例病例与第二例类似。1994年由于一个偶然的实验室暴露造成萨比亚病毒感染，推测可能与气溶胶传播有关。在3级生物安全实验室，美国耶鲁大学的一名46岁的科学家在离心约240 ml的来自萨比亚病毒感染的组织培养物的上清液后，意识到所用的离心管被破坏，大量溶液(约100 ml)被泄漏到离心器的转子中。该患者出现一系列症状后，很快检出萨比亚病毒。结果未出前即使用了利巴韦林，用药48小时后体温恢复正常，症状缓解，血象好转。病后35日检测血中有了萨比亚病毒特异性抗体IgG和IgM抗体。由此推测，利巴韦林可能对萨比亚病毒感染有特异性治疗效果。

第四例病例报告于1999年，自然获得。一名32岁的男性咖啡机操作员，居住在圣保罗州的农村地区(Espirito Santo do Pinhal)，患有发热性疾病。住院7日后，患者死亡，并证实由萨比亚病毒感染引起。与第二种情况类似，关于第四例萨比亚病毒感染的文献资料很少。

目前，对于萨比亚病毒感染没有特定的治疗方法或免疫预防。临床和实验证据表明，利巴韦林可能对该病毒感染有特异性治疗效果。且有证据表明利巴韦林可以用来治疗由Junin病毒引起的阿根廷出血热。目前，须加强萨比亚病毒疫苗的研究工作，有效的疫苗能保护机体不感染该病毒。

参考文献

[1] 周渝阳，李秉首，李芝蓉，等. 淋巴细胞脉络丛脑膜炎病毒GP2单克隆抗体的制备和鉴定[J]. 免疫学杂志，2017，33(04)：343－348.

[2] 熊炜，林颖峥，魏晓锋，等. 淋巴细胞脉络丛脑膜炎病毒快速核酸检测方法[J]. 中国动物检疫，2015，32(04)：75－78.

[3] 闫飞虎，王化磊，冯娜，等. 拉沙热疫苗研究进展[J]. 传染病信息，2015，28(02)：122－124.

[4] 邵楠，曹玉玺，王环宇. 拉沙热研究进展[J]. 微生物与感染，2016，11(06)：329－337.

[5]《疾病监测》编辑部. 拉沙热的实况报道[J]. 疾病监测，2016，31(04)：333，345，352.

[6] Laposova K, Pastorekova S, Tomaskova J. Lymphocytic choriomeningitis virus: invisible but not innocent[J]. Acta virologica, 2013, 57(2): 160－170.

[7] Brosh-Nissimov T. Lassa fever: another threat from West Africa [J]. Disaster and military medicine, 2016, 2: 8.

[8] Raabe V, Koehler J. Laboratory Diagnosis of Lassa Fever[J]. Journal of clinical microbiology, 2017, 55(6): 1629－1637.

[9] Grant A, Seregin A, Huang C, Kolokoltsova O, Brasier A, Peters C, *et al*. Junin virus pathogenesis and virus replication[J]. Viruses, 2012, 4(10): 2317－2339.

[10] Patterson M, Grant A, Paessler S. Epidemiology and pathogenesis of Bolivian hemorrhagic fever[J]. Current Opinion in Virology, 2014, 5: 82－90.

[11] Markin VA, Pantiukhov VB, Markov VI, Bondarev VP. Bolivian hemorrhagic fever [J]. Zhurnal mikrobiologii, epidemiologii, i immunobiologii, 2013(3): 118－126.

[12] Ellwanger JH, Chies JA. Keeping track of hidden dangers — The short history of the Sabia virus[J]. Revista da Sociedade Brasileira de Medicina Tropical, 2017, 50(1): 3－8.

[13] V. Chevalier. Relevance of rift valley fever to public health in the European union [J]. Clin Microbiol Infect, 2013, 19: 705－708.

[14] Pilar Ramon-Pardo, Laurence Cibrelus, Sergio Yactayo, and the Chikungunya expert group. Chikungunya: case definitions for acute, atypical and chronic cases [J]. Weekly epidemiological record, 2015, 90: 409－420.

(浙江大学附属第一医院　阮冰　张雪)

十四、丝状病毒科病毒感染

丝状病毒科病毒感染主要讨论马尔堡和埃博拉病毒感染。

马尔堡和埃博拉病毒(Marburg and Ebola

virus)同属于丝状病毒科(*Filouiridae*),流行病学调查表明,这两种病毒感染主要发生于非洲。截至2017年6月,也有在菲律宾、美国、英国、意大利等国家发现散在病例,由于它们在电子显微镜下呈丝状而得名。病毒主要通过患者的血液和排泄物直接或间接传播。临床主要表现为急起发病、发热、肌肉疼痛、腹泻、呕吐、出血及肝肾功能损伤等,病死率较高,可达50%~90%。

【病原学】

马尔堡和埃博拉病毒均为RNA病毒,呈长丝状体,有时呈分支状、"U"形、"6"形或环形。病毒直径80~100 nm,长度差异很大,在300~14 000 nm。感染性毒粒的长度马尔堡病毒为790 nm,埃博拉病毒为970 nm。病毒体含有一个由直径20 nm中央空隙组成的核壳体,围绕以直径50 nm的壳体,每隔5 nm有一个横断沟槽。在核壳体内有一个直径10~15 nm的中轴管道。螺旋状核壳体包围来自宿主细胞膜的脂蛋白膜作为外膜。包膜上有大的突起,包绕着螺旋状的核衣壳,基因组为单负链RNA,长19 kb,富含腺苷酸和尿苷酸残基。基因组线性基因排列次序:3端非编码区、核蛋白(NP)、病毒结构蛋白(VP)35、VP40、糖蛋白(GP)、VP30、VP24、聚合酶(L)、5端非编码区口。

病毒体至少含有7种蛋白,有4种蛋白与病毒核酸蛋白复合物相关,即核蛋白、聚合酶及病毒结构蛋白VP30和VP35,单一的糖蛋白GP插入外膜;VP24是小型膜蛋白,VP40是与毒力内膜相关的基质蛋白。其中糖蛋白GP是一个完整的膜蛋白,由469个氨基酸残基的糖蛋白GP_1和175个氨基酸残基的GP_2组成,其中整个GP_1以及GP_2的N端位于膜外区。GP_1的黏蛋白样结构域可与宿主细胞表面的配体结合,介导病毒入侵宿主细胞的过程。当NP等病毒蛋白表达量升高到一定程度的时候,病毒RNA开始从转录模式切换到复制模式,其中VP30和NP蛋白的相互作用在病毒转录以及复制过程中起着关键作用。丝状病毒与副黏病毒和弹状病毒两科的成员,可能具有相似的基因性质和复制过程。转录和复制在受染宿主细胞内进行,受染细胞原浆含有由病毒核壳体部件的包涵体,随着感染的进程,包涵体发展成为成熟的结构部件,最后以发芽方式完成复制。

埃博拉病毒目前可分为5种亚型,分别是扎伊尔型、苏丹型、雷斯顿型、本迪布焦型及塔伊森林型,前四种亚型感染人类或其他灵长类动物后可导致其发病甚至死亡,其中扎伊尔型毒力最强,苏丹型次之,而雷斯顿型对人的毒力较低,人感染后多无症状,仅血清中抗体阳性,仅在猕猴中流行。通过对病毒GP基因的1 172个核苷酸序列分析比较,各型之间存在40%的差异。但同一亚型的病毒基因组相对稳定,基因序列差异在30%以内。马尔堡病毒与埃博拉病毒在基因组结构、病毒大小、结构蛋白以及糖膜蛋白均存在一定程度差异,所以在血清上它们之间不存在交叉反应,但埃博拉病毒的各亚型之间却存在着不同程度的交叉反应。

两种病毒可在实验条件下感染猴、豚鼠、地鼠和小鼠,使之产生与人类相似的病症并全部死亡。病毒尚可在猴肾细胞、人羊膜细胞、豚鼠纤维细胞、Vero细胞及HeLa细胞中生长繁殖。

病毒在室温下稳定,60℃ 1小时病毒滴度从106.3 $TCID_{50}$下降到101.7 $TCID_{50}$以下,γ射线、紫外线、1%福尔马林、次氯酸、酚类消毒剂及脂类溶剂均可灭活病毒。在病毒暴发期间,最常用的个人防护装备的消毒剂是将市售的漂白剂用水稀释成含0.1%活性氯的溶液。

【流行病学】

1. 传染源　丝状病毒的传染源主要是受病毒感染的灵长类动物或至今尚未认知的病毒宿主以及受感染的患者。感染的动物的血液及其他体液、呕吐物、排泄物(如尿、粪便)等均具有高度的传染性。急性期患者血液中病毒含量非常高,并可持续到患者死亡时。

2. 传播途径　丝状病毒传播途径主要是与猿类血液、脏器的直接接触和与患者的密切接触。其他传播途径还包括注射、性传播、空气传播等。

3. 易感人群　丝状病毒出血热在原发感染的高危人群主要是接触野生动物的狩猎者，屠宰、烹煮野生动物的人以及实验室人员。马尔堡或埃博拉病毒的二级感染主要是医护人员或患者家属在护理治疗患者时与患者接触密切，发病率较高。

4. 流行特征　除了1967年德国和南斯拉夫的暴发和少数实验室感染以外，丝状病毒出血热仅见于非洲。迄今丝状病毒出血热的暴发地域分布在非洲赤道两侧大约10%范围内的广大地区。关于丝状病毒广泛分布于飞行动物如蝙蝠的假说，可以解释为什么疾病暴发于相当分散的地域，但不能解释疾病的罕见性。

丝状病毒感染的流行类型可分为3种。在多数暴发流行中，首先由一个人或几个人在接触到目前尚不清楚的库存宿主环境以后，然后发生一系列的人—人的传播。另一种类型起初都是由接触了受感染的灵长类动物的几个人作为传播的起源点。还有一种类型见于刚果民主共和国的Durba/Watsa地区，其马尔堡出血热的发生特征是病毒经过多个相互关联的事件传播到一个社区，导致反复出现的原发感染。

最近，有实验结果显示，野生啮齿动物、蝙蝠和猕猴可能是病毒携带者，但至今尚未证实。广泛的生态学研究仍在进行中。2014—2016年在西非出现的疫情是1976年首次发现埃博拉病毒以来发生的最大且最复杂埃博拉疫情。本次疫情出现的病例和死亡数字超过了所有其他疫情的总和。疫情还在国家之间蔓延，首先在几内亚发生，随后通过陆路边界传到塞拉利昂和利比里亚。WHO数据显示，截至2016年3月，超过28 000名患者感染了埃博拉病毒，造成的死亡超过11 000例。

【发病机制和病理】

马尔堡病毒和埃博拉病毒感染的发病机制在人类和非人类灵长类动物很相似。病毒血症在急性期持续存在，而随着临床症状的改善和血清中出现病毒抗体而消失。有实验研究表明，被动给予实验动物相关的病毒抗体，并没有保护实验动物被感染，因此认为是体液免疫反应。另外有研究表明，马尔堡病毒和埃博拉病毒的糖蛋白中具有抑制机体产生免疫反应的序列，而埃博拉病毒感染的细胞也缺失了干扰素的诱导抗病毒反应。应用免疫组化、原位杂交及电子显微镜等研究方法发现，单核吞噬细胞系统特别是巨噬细胞是首先被病毒攻击的靶细胞，不同组织的间质或纤维细胞、内皮细胞均被感染，血管通透性增加。病毒几乎侵犯每个器官，但以肝、脾损害最为严重，感染后2日，病毒首先在肺中检出，4日后在肝脾等组织中检出，6日后全身组织均可检出。

马尔堡病毒和埃博拉病毒感染的主要病理变化表现在单核吞噬细胞系统遭受刺激，淋巴系统受抑制及血管的损伤导致血管闭塞，血栓形成和出血。淋巴组织、肝和脾的严重退变，导致细胞和其核的残骸大量堆积，肝脾均增大，呈黑色。脾切面不见滤泡，髓质软而呈粥糊样。肝质极易破碎，切开时多量血液流出，使其变为浅黄色。在显微镜下，脾呈现明显的充血和淤滞，在红色脾髓中单核吞噬细胞系统部分增生，红髓的坏死伴随淋巴组织的破坏，脾小体内的淋巴细胞大大减少。肝细胞普遍呈变性和坏死，亦常见透明样变。肝巨噬细胞(库普弗细胞)肿胀凸出，满载细胞残骸和红细胞，窦状隙内亦充满了碎屑。门静脉间隙内蓄积着单核细胞，但在肝坏死明显时亦可见肝细胞再生现象。淋巴组织中的单核细胞变形。坏死性损害不仅在肝和脾中见到，亦可在胰腺、生殖腺、肾上腺、垂体、甲状腺、肾脏和皮肤找到。

神经系统的病变主要表现于散布在脑全部的神经胶质的各种成分，未见有淋巴细胞反应，但在脑实质中多处可见出血。神经胶质的损害一种为增生性，另一种为变性。神经胶质的所有成分包括星形细胞、小神经胶质细胞和少突神经胶质细胞都受到影响。

【临床表现】

马尔堡病毒感染的潜伏期为5～9日。埃博拉病毒感染流行时潜伏期为5～14日，平均7

日。在此期间，病毒可能在淋巴结、脾以及各种器官固定组织中的巨噬细胞内复制。

两种病毒感染均突然起病，往往伴有严重的头痛和极度的乏力、不适感。肌肉酸痛非常常见。通常在发病第1日出现高热，体温可以升至38～39℃或更高，随后迅速表现为虚弱，大多数患者约在发病第3日出现严重水样腹泻、腹痛、抽筋、恶心、呕吐，并可持续1周。此阶段患者常表现面容憔悴、眼窝深陷、表情淡漠以及极度萎靡。另外，在病程的第5日左右，大多数患者出现全身麻疹样斑丘疹，从面部、躯干开始，向四肢散布；3～4日后皮肤出现鳞片脱屑皮疹，无痒感。许多患者在5～7日内出现严重出血表现，而且经常是多个部位出血，最多波及胃肠道、肝和齿龈，这在大部分死亡病例的回顾分析中更为常见，出血和口咽部病变常预示致死的预后。重症可出现持续高热、神经系统症状如嗜睡、脑膜刺激征等，有时也可导致精神错乱、谵妄、抽搐，甚至昏迷等，而中枢神经系统症状的轻重也常常反映个体受病毒感染的强弱。死亡通常发生在症状出现之后8～9日，在此之前除严重失血外，患者也常见休克。

本病的急性期一般在15日左右，能够挨过急性期的患者，多半可以存活下来，但其恢复较缓慢，常需要数周时间，伴不定时的头痛、胸痛、腹痛和乏力感，有时也伴有关节炎、结膜炎、听力丧失及睾丸炎等。

【实验室检查】

由于病毒感染力强，取血和检验时医务人员受到威胁，实验室检查也受到一定的限制。

1. *血常规、止凝血、生化检查* 在疾病早期，白细胞减少和红细胞沉降率降低是其特征。白细胞中可出现非典型的浆细胞样淋巴细胞以及中性粒细胞核呈异常形态。有些患者可出现严重的弥散性血管内凝血，但凝血酶原时间、凝血酶时间、部分凝血活酶时间以及纤维蛋白原水平并没有明显的改变。血清AST和ALT明显增高，尤以前者持续升高，有助于诊断。有些患者的血清淀粉酶也升高。

2. *病毒分离* 应用细胞培养分离病毒是实验室诊断的“金标准”。分离工作必须在拥有最完备设备和具有高度安全保证的实验室内进行。

3. *抗原及抗体检测* 血清学诊断多采用间接免疫荧光技术和单克隆抗体的ELISA法，既可以检测病毒抗原，也可以检测特异性IgM和IgG抗体。疾病早期检测病毒抗原较测定特异性抗体更为敏感和可靠，因为患者病情进展快，急性期死亡率高，大部分患者死前未能产生可检测出的抗体。而特异性抗体在感染后能在血清中持续存在数年。

4. *核酸检测* 在所有埃博拉病毒检测方法中，实时定量PCR技术检测病毒RNA凭借其灵敏度高、特异性好、耗时短等优点，成为检测埃博拉病毒的主要方法。实验数据显示，发病前72小时检测病毒RNA结果波动性大，存在假阴性，故最近的指南建议，前72小时检测病毒RNA阴性的患者，在症状出现72小时候再次检测病毒RNA。另外，在偏远地区无法进行病毒核酸检测时，世界卫生组织推荐使用快速抗原检测方法。快速抗原检测多采用抗原捕获技术，有实验数据显示，在以RT-PCR检测到病毒RNA作为金标准的情况下，快速实验技术的灵敏度达到了100%，特异性达到了92%。

【诊断和鉴别诊断】

1. *诊断依据* 临床上诊断马尔堡病毒和埃博拉病毒感染在早期是相当困难的。① 流行病学资料应注意患者是否于流行期间在流行地区工作或生活过，如流行地区有暴发流行，对来自流行地区的人群应高度警惕，更应注意是否与患者有接触史。② 临床表现为急性发病，伴有发热、头痛、肌肉关节酸痛、厌食、衰弱、恶心、呕吐、腹痛、腹泻、皮疹、咳嗽、胸痛以及皮肤黏膜、内脏出血等。③ 实验室检查，早期采集血液或尿液标本进行电子显微镜、免疫电子显微镜、PCR或ELISA检查，必要时可做病毒分离、培养。病原学及血清学检查是确诊的依据。

2. *鉴别诊断* 在患病初期，马尔堡病毒和埃博拉病毒感染的症状无特殊性，难以与其他疾病相鉴别，而流行病学史在本病的早期诊断上有着其特殊的重要意义。常见的容易混淆的主要有以下几种疾病。① 拉沙热：发病缓慢，早期咽喉痛，晚期脸肿是其特征，可作疑征鉴别。② 疟疾：血涂片找到疟原虫即可诊断，抗疟治疗有效。③ 伤寒：发病缓慢、肥达试验阳性、血培养可见伤寒杆菌，敏感抗生素治疗有效。④ 其他出血热：靠详细的流行病学调查及病原学检测才能区分。

【治疗】

目前尚无特效的治疗方法，主要是对症和支持治疗，包括注意水及电解质平衡、控制出血，肾功能衰竭时进行透析治疗等。目前正在评价各种包括血液制品、免疫疗法和药物疗法在内的可能治疗方法。

美国学者曾报道对8名埃博拉出血热患者应用恢复期患者的血浆进行治疗，仅1名患者死亡，余者均存活。但也有学者认为，恢复期患者血浆中几乎不含中和抗体，故认为这种治疗是无效的。然而从2012年开始，应用中和性单克隆抗体治疗埃博拉病毒的研究不断获得进展。在病毒暴露后5日给予多个单克隆抗体重新组合得到的混合单克隆抗体制剂ZMapp，能有效逆转病毒感染症状，所有的受试动物免于死亡。此外，还有靶向病毒GP蛋白阻碍病毒与宿主细胞膜融合的药物，靶向VP35、VP24的干扰病毒合成的药物等。

另有报道，一种S腺苷型半胱氨酸水解酶的核苷类似物抑制剂(nucleoside analogue inhibitors of S adenosylhomocysteine hydrolase)在动物实验中已证实能抑制埃博拉病毒感染，但毒性研究等许多问题尚未解决。

【预防】

目前，马尔堡病毒和埃博拉病毒的流行区域较局限，从这些地区引进动物时，要采取严格的检疫措施；当有流行发生时，对来自这些国家的人群也应检疫。

另外早期发现，首发病例对控制该病的流行具有十分重要的意义，因为目前已有的资料均表明，埃博拉出血热的传播主要是与首发病例密切接触后传给继发病例，再不断扩散。因此，一旦发现首发病例，应采取严格的隔离措施，以防止扩散流行。

对患者的分泌物、排泄物要严格消毒，可采用化学方法处理，具有传染性的医疗污物(如污染的针头、注射器等)可用焚烧或高压蒸汽灭菌处理，应坚持采取一人一针一管的消毒灭菌或使用一次性注射器。

美国学者利用针对埃博拉病毒的糖蛋白(GP)和核蛋白(NP)的编码病毒蛋白质粒免疫实验动物，观察到了保护作用。这种保护作用与抗体滴度和特异的T细胞反应有关，因此，提出了通过埃博拉病毒的基因疫苗产生特异性免疫，从而限制该病毒的流行。但也有学者通过动物实验证实，该病毒感染后很难诱导产生中和抗体，故疫苗的开发并不乐观。在西非开展的一次大型试验证明，一种实验性埃博拉疫苗对这种致命病毒具有很强的保护作用，该疫苗称为rVSV-ZEBOV，rVSV-ZEBOV-GP针对的是埃博拉病毒的GP蛋白。近期研究表明，该疫苗引起的血清中的中和抗体反应可以持续360日，同时评估了这种疫苗的安全性后，认为该疫苗较以往的一些疫苗安全。

参考文献

[1] 李兰娟. 埃博拉病毒病[M]. 杭州：浙江大学出版社，2015，21-28.

[2] WHO. Ebola virus disease fact sheet, June 2017.

[3] Edward C. Holmes, Gytis Dudas, *et al*. The evolution of Ebola virus: Insights from the 2013-2016 epidemics[J]. Nature, 2016, 358: 193-200.

[4] M. Jana Broadhurst, Tim J. G. Brooks, Nira R. Pollock. Diagnosis of Ebola Virus Disease: Past, Present, and Future[J]. Clinical Microbiology Reviews, 2016, 29(4): 773-793.

[5] PREVAIL II Writing Group, *et al*. A Randomized, Controlled Trial of ZMapp for Ebola Virus Infection[J]. N Engl J Med, 2016, 375(15): 1448-1456.

[6] Heppner DG Jr, Kemp TL, Martin BK, *et al*. Safety and immunogenicity of the rVSVG-ZEBOV-

GP Ebola virus vaccine candidate in healthy adults: a phase 1b randomized, multicentre, double-blind, placebo-controlled, dose-response study [J]. Lancet Infect Dis, 2017 Aug, 17(8): 854-866.

（浙江大学附属第一医院 陈智）

十五、反转录病毒科病毒感染

反转录病毒科病毒感染主要介绍人类嗜 T [淋巴]细胞病毒 1 型、2 型感染。

人类嗜 T[淋巴]细胞病毒-1(human T-cell lymphatropic virus type-1, HTLV-1)是 20 世纪 80 年代早期由 Gallo 首先发现的第一个人类反转录病毒，是引起成人 T 细胞白血病的病原体。随后又从毛细胞白血病患者中分离出另一种嗜 T 淋巴细胞病毒，即人类嗜 T[淋巴]细胞病毒-2(HTLV-2)。两者均属反转录病毒科的 RNA 肿瘤病毒亚科。HTLV-1 可通过输血、注射或性接触等途径传播，也可经胎盘、产道或哺乳等垂直传播。HTLV-2 型的传播同 I 型相似。

【病原学和流行病学】

两型 HTLV 病毒均属 RNA 肿瘤病毒亚科，颗粒呈球形，直径约 100 nm，中心为病毒的 RNA 和反转录酶，有包膜，其表面嵌有包膜蛋白 gp120，能与 CD4 结合而介导病毒的感染。包膜内为病毒的衣壳，含有 P18 和 P24 两种结构蛋白。病毒的基因组自 5′～3′端依次为 *gag*、*pol* 和 *env* 三个结构基因以及 *tax*、*rex* 两个调节基因，其两端均为长末端重复序列(LTR)。*gag* 等三个结构基因的功能与 HIV 的结构基因相似，*tax* 基因能够编码一种反式激活因子，一方面活化 LTR，促进病毒基因的转录；另一方面可活化宿主细胞 IL-2 及其受体的基因，发挥细胞促生长作用。*rex* 基因可表达两种对病毒结构基因有调节作用的蛋白。两型 HTLV 的基因组同源性达 50%。

HTLV-1 不仅引起成人 T 细胞白血病淋巴瘤(ATL)，还与炎症性疾病如 HTLV-1 相关性脊髓病/热带痉挛性瘫痪有关。两型 HTLV 均可利用其表面包膜糖蛋白与易感细胞的 CD4 分子结合，通过细胞与细胞的接触传播，并在宿主体内产生大量的感染细胞，传播到新的宿主。由此产生的高病毒负荷与 T 细胞白血病和炎症性疾病的发生发展密切相关。受感染细胞可发生转化而恶变，其机制尚不十分清楚。HTLV-1 和 HTLV-2 所导致的 T 细胞白血病是一种多阶段演变过程，在此过程中，病毒首先与 $CD4^+$ T 细胞结合并活化受感染细胞，细胞膜上表达 IL-2 受体，进而经病毒的反转录酶作用形成病毒 DNA，并整合于宿主细胞染色体形成前病毒。在病毒 *tax* 基因产物的作用下，$CD4^+$ T 细胞、IL-2 及其受体的基因异常表达，使受染细胞大量增殖。带有前病毒的宿主细胞可因病毒 DNA 整合部位的多样性，转化成不同的细胞克隆，并在细胞继续增殖过程中，某一克隆的细胞 DNA 发生突变而演变成白血病细胞，进而形成白血病细胞克隆。由 HTLV 感染 $CD4^+$ T 细胞到白血病细胞克隆的形成需要 3～6 周的时间。

HTLV-1 游离的病毒颗粒不会感染细胞，必须通过细胞与细胞的形式传播。HTLV-1 主要感染 $CD4^+$ 和 $CD8^+$ T 细胞。大约 95%的感染者前病毒负荷在 $CD4^+$ T 细胞，5% 在 $CD8^+$ T 细胞。除此之外，HTLV 在体外还可感染 B 细胞、成纤维细胞、神经胶质细胞、上皮细胞等多种细胞，但在体内主要感染 $CD4^+$ T 细胞、少量的树突状细胞、单核/巨噬细胞和上皮细胞。据报道，受感染的树突状细胞和巨噬细胞在 HTLV-1 的传播中扮演着重要的角色。

HTLV-2 是从一个细胞变异型毛细胞白血病患者 T 细胞系中发现的病毒。然而，HTLV-2 和白血病之间是否有关尚未明确。目前研究认为，HTLV-2 不会导致白血病。HTLV-2 的编码基因 *tax-2* 序列与 HTLV-1 的 *tax* 类似。HTLV-2 在体内几乎全部感染 $CD8^+$ T 细胞，而 HTLV-1 主要存在于 $CD4^+$ T 细胞。对 HTLV-1 和 HTLV-2 细胞特异性的确切机制仍有待进一步阐明。

HTLV-1和2型均可经输血、注射或性接触等传播，也可通过胎盘、产道或哺乳等途径垂直传播。传染源主要为HTLV感染者，传播途径主要有3种。① 母婴传播：主要经母乳传播，母乳中受HTLV感染的淋巴细胞进入婴幼儿体内引起感染。② 输血传播：输入被感染的全血或白细胞成分而被感染。③ 水平传播：HTLV可以通过性途径传给配偶。因为男性精液中含有HTLV，夫妻间的性接触传播主要是男性传染给女性。

HTLV-1感染世界各地均有分布，在加勒比海地区、南美东北部、日本西南部以及非洲的某些地区呈地方性流行。我国也在部分沿海地区发现少数病例。

【临床表现】

HTLV-1感染主要与成人T细胞白血病(ATL)有关，HTLV-2感染主要导致毛细胞白血病。

大多数HTLV-1感染者通常无症状，但HTLV-1血清抗体反应阳性，即HTLV-1携带者。婴幼儿期感染的HTLV-1携带者中5%可发生T细胞单克隆增殖，在40岁以后发生成人T细胞白血病。$CD4^{+}$ T细胞的恶性增生可呈急性或慢性，成人T细胞白血病的临床表现主要包括外周血中出现多型性的淋巴细胞白血病细胞、淋巴细胞数异常升高、淋巴结肿大、肝脾大以及机会感染等，也可见斑点、丘疹样小结和剥脱性皮炎等皮肤损伤。

强直性下肢轻瘫是HTLV-1感染相关的第二类综合征，系慢性进行性神经系统紊乱，表现为两侧下肢无力、麻木、背痛，也可出现膀胱刺激症状。

HTLV-2感染可引起毛细胞白血病，是一种慢性淋巴细胞增生性疾病，在外周血、骨髓和其他组织中出现形态不规则、胞质突起、纤细毛状的毛细胞，常伴有骨髓纤维化。主要临床特点为：由于骨髓毛细胞浸润和骨髓纤维化而引起全血细胞减少以及肝脾大，而淋巴结肿大不明显。因红细胞减少可出现虚弱、面色苍白、乏力等贫血的表现。因血小板减少而有出血倾向，表现为皮肤瘀斑、牙龈渗血、鼻出血等。因白细胞减少而易并发感染，常是毛细胞白血病患者的主要死因，多为化脓性感染，非化脓性感染的病原体主要有分枝杆菌、真菌、肺孢子菌、寄生虫以及病毒等。

【实验室检查】

1. *外周血常规*　成人T细胞白血病(ATL)患者有轻至中度贫血，白细胞计数常增高，血小板数轻度降低或正常，原始淋巴细胞比例明显升高。毛细胞白血病患者多表现为全血细胞减少，为红细胞正色素性贫血；血小板轻至中度减少，白细胞计数多降低，少数升高可大于$10\times10^{9}/L$，可见数量不等的毛细胞，在瑞特染色下表现为细胞大小不一，胞质淡灰蓝色，无颗粒，有不同数量的毛状突起，细胞核染色质均一性，核型不一致，有圆形、卵圆形、哑铃形、肾形等，核仁不常见。

2. *骨髓细胞学检查及骨髓活检*　成人T细胞白血病患者的骨髓中淋巴细胞数常在$(26\sim85)\times10^{9}/L$，细胞表面免疫标志物及生化符合成熟淋巴细胞的特点。毛细胞白血病患者由于网状纤维增生，骨髓穿刺常呈“干抽”现象，涂片可见三系细胞均减少，出现数量不等的毛细胞。骨髓活检可见纤维化与毛细胞成弥散状或片状浸润，毛细胞的核被胞质晕轮包绕而呈“油煎蛋”状。免疫学标记显示全B细胞标记，包括CD11c、CD19、CD20、CD22等阳性。

3. *病原学检查*　病毒分离采用PHA处理的患者淋巴细胞，加入含IL-2的营养液培养3～6周，电子显微镜观察病毒颗粒，并检测上清液反转录酶活性，最后用免疫血清或单克隆抗体鉴定。抗体检测可用ELISA法、间接IFA和胶乳凝集法，也可用免疫印迹法等检测抗原或抗体，PCR检测病毒DNA。

【诊断和鉴别诊断】

主要依据在流行地区，出现上述临床表现，结合外周血常规、骨髓细胞学检查以及病毒学检查做出诊断。

血液中 HTLV-1 抗体的存在即可诊断为该病毒感染；而血液中异常淋巴细胞数量的大量增生，同时证实这些淋巴细胞中有 HTLV-1 DNA，则可支持成人 T 细胞白血病的诊断。

1. 成人 T 细胞白血病的诊断标准 ① 白血病的临床表现，组织学及细胞化学证实为淋巴细胞系白血病伴有 T 细胞表面抗原；② 外周血必须有异常 T 细胞；③ HTLV Ⅰ 抗体阳性。

2. 毛细胞白血病的诊断条件 ① 全血细胞减少，肝脾大，有骨髓穿刺"干抽"现象；② 外周血及骨髓中有典型的毛细胞；③ 骨髓活检可见毛细胞浸润及骨髓纤维化；④ 典型的 B 细胞表面标记。

根据临床标准，T 细胞白血病分 4 个亚型：急性型、慢性型、淋巴瘤型和隐匿型。

3. 鉴别诊断 成人 T 细胞白血病需与非霍奇金淋巴瘤、T 细胞型慢性淋巴细胞白血病等相鉴别。毛细胞白血病需与脾脏淋巴瘤、恶性组织细胞病、慢性淋巴细胞白血病、单核样 B 细胞淋巴瘤等相鉴别。

【治疗】

齐多夫定(AZT)和其他反转录酶抑制剂能够有效地对抗细胞培养中的 HTLV-1。据报道，AZT 联合 α 干扰素持续治疗对白血病型(包括急、慢性和隐匿型)有效，但对淋巴瘤型效果差。成人 T 细胞白血病主要采取化疗，慢性型和隐匿型一般不需化疗，急性型和淋巴瘤型采用联合化疗，常用 COHP(环磷酰胺、多柔比星、长春新碱和泼尼松)方案。大部分患者可获完全缓解或部分缓解，但远期疗效差，易复发。毛细胞白血病有治疗指征并伴有严重骨髓抑制或感染者，用粒细胞集落刺激因子(GCSF)支持治疗，有治疗指征而无明显骨髓抑制者以嘌呤类似物为首选药物。治疗指征为：① 贫血，血红蛋白＜100 g/L；② 血小板减少＜100×10^9/L；③ 有症状的脾大；④ 中性粒细胞计数＜1×10^9/L，伴复发性机会感染；⑤ 组织中有毛细胞浸润。

此外，对于全血细胞严重减少、巨脾或脾破裂者可行脾切除。

【预防】

预防 HTLV 感染的措施包括：和预防 HIV 感染一样，加强卫生知识的宣传、避免与患者的体液尤其是血液或精液等接触；对供血者可做 HTLV 抗体检测，保证血源的安全性；HTLV 血清学阳性者不进行母乳喂养。在美国，1988 年起已开始对血库的血源作 HTLV-1 和 HTLV-2 的测定；强化对 HTLV 感染的监测，及时了解流行状况，采取应对措施；严格国境检疫，防止传入。

参考文献

[1] Ishak R1, Machado LFA1, Cayres-Vallinoto I1, Guimarães Ishak MO1, Vallinoto ACR、Infectious Agents As Markers of Human Migration toward the Amazon Region of Brazil[J]. Front Microbiol, 2017, 31; 8: 1663.

[2] Bangham CRM1, Matsuoka M. Human T-cell leukaemia virus type 1: parasitism and pathogenesis[J]. Philos Trans R Soc Lond B Biol Sci, 2017, 19; 372(1732).

[3] Wattel E, Cavrois M, Gessain A, Wain-Hobson S. Clonal expansion of infected cells: a way of life for HTLV-I[J]. J. Acquir, Immune Defic, Syndr, Hum, Retrovirol, 1996. 13(Suppl. 1), S92-S99.

[4] Gillet NA. The host genomic environment of the provirus determines the abundance of HTLV-1-infected T cell clones[J]. Blood, 2011, 117, 3113-3122.

[5] Melamed A, Laydon DJ, Al Khatib H, Rowan AG, Taylor GP, Bangham CR. HTLV-1 drives vigorous clonal expansion of infected CD8+ T cells in natural infection[J]. Retrovirology, 2015, 12, 91.

[6] Goon PK. Human T cell lymphotropic virus type I (HTLV-I)-specific CD4+ T cells: immunodominance hierarchy and preferential infection with HTLV-I[J]. J. Immunol, 2004, 172.

[7] Kalyanaraman VS, Sarngadharan MG, Robert-Guroff M, Miyoshi I, Golde D, Gallo RC. A new subtype of human T-cell leukemia virus (HTLV-II) associated with a T-cell variant of hairy cell

leukemia[J]. Science, 1982, 218, 571 - 573.

(北京大学第一医院　徐小元　　中国人民解放军总医院第五医学中心　李文刚)

十六、小 RNA 病毒科病毒感染

(一) 脊髓灰质炎

脊髓灰质炎是由脊髓灰质炎病毒引起的急性肠道传染病,一般多发生在5岁以下的小儿,尤其是婴幼儿,俗称"小儿麻痹症"。脊髓灰质炎病毒侵犯脊髓前角运动神经元,造成弛缓性肌肉麻痹,其病情轻重不一,轻者无瘫痪出现,严重者累及生命中枢而死亡;大部分病例可治愈,仅小部分留下瘫痪后遗症。自口服的脊髓灰质炎减毒活疫苗投入使用后,其发病率明显降低。

【病原学】

脊髓灰质炎病毒是属于小 RNA 病毒科的肠道病毒,病毒呈球形,直径 20～30 nm,核衣壳为立体对称 20 面体,有 60 个壳微粒,无包膜。根据抗原不同可分为Ⅰ型、Ⅱ型和Ⅲ型,各型间很少交叉免疫,其中Ⅰ型易引起瘫痪。脊髓灰质炎病毒对外界因素抵抗力较强,但加热至 56℃ 以上、甲醛、2%碘酊、升汞和各种氧化剂如过氧化氢、含氯石灰(漂白粉)、高锰酸钾等,均能使其灭活。

【流行病学】

人是脊髓灰质炎病毒的唯一自然宿主,隐性感染(占 99%以上)和轻症瘫痪型患者是本病的主要传染源,瘫痪型因症状明显而在传播上意义不大。本病以粪—口感染为主要传播方式,发病前 3～5 日至发病后 1 周患者鼻咽部分泌物及粪便内排出病毒,少数患者粪便带毒时间可长达 3～4 个月。密切生活接触、不良卫生习惯均可使之播散。人群具有普遍易感性,感染后获持久免疫力并具有型的特异性。6 月龄以下的婴儿有来自母体的抗体,故很少发病,以后发病率逐渐增高,至 5 岁以后又降低,到成人时多具有一定免疫力。

本病遍布全球,温带地区流行高峰在 5～10 月,热带地区终年可见。由于减毒活疫苗的应用,发病率已明显下降,但我国仍为流行地区。我国政府对此极为重视,已动员全国做好疫苗接种工作,进行免疫强化措施,消灭本病将指日可待。

【发病机制和病理解剖】

发病机制分为两个阶段:第一阶段病毒通过宿主口咽部进入体内,因其耐酸故可在胃液中生存,并在肠黏膜上皮细胞和局部淋巴组织中增殖,同时向外排出病毒。此时,如机体免疫反应强,机体可产生相应保护性抗体,病毒不进入血流,不出现症状或仅有轻微不适,为隐性感染;否则病毒经淋巴进入血液循环,形成第一次病毒血症,进而扩散至全身淋巴组织中增殖,出现发热等症状,如果病毒未侵犯神经系统,机体免疫系统又能清除病毒,则患者不出现神经系统症状,即为顿挫型;病毒大量增殖后可再次入血,形成第二次病毒血症,典型病例可进入发病机制的第二阶段,病毒突破血-脑屏障侵犯中枢神经系统,在脊髓前角细胞中增强,引起细胞坏死,故约有 1%的患者有典型临床表现,其中轻者有神经系统症状而无瘫痪,重者发生瘫痪。

病毒在神经系统中的复制导致了病理改变,复制的速度是决定其神经毒力的重要因素。病变主要在脊髓前角、脑髓质、脑桥和中脑,开始是运动神经元的尼氏体变性,接着是核变化、细胞周围多形核及单核细胞浸润,最后被噬神经细胞破坏而消失。但并不是所有受累神经元都坏死,其损伤是可逆性的,起病 3～4 周后,水肿、炎症消退,神经细胞功能可逐渐恢复。引起瘫痪的高危因素包括过度疲劳、剧烈运动、肌内注射、扁桃体摘除术和遗传因素等。

【临床表现】

本病潜伏期一般为 5～14 日,临床上可表现多种类型:隐性感染、顿挫型、无瘫痪型、瘫痪型。

1. 隐性感染　又称无症状型,可达 90%以上,患者无临床症状或有轻微不适。

2. 顿挫型　该型可表现为上呼吸道症状、

胃肠功能紊乱或是流感样症状，持续1～3日后可逐渐恢复正常，一般不伴神经系统症状和体征。

3. *无瘫痪型* 该型与顿挫型的主要区别为脑膜刺激征的出现，患者可表现为头痛、呕吐、颈背部强直，克氏征、布氏征阳性，脑脊液呈病毒性脑膜炎改变。

4. *瘫痪型* 该型主要分为以下几期。

(1) 前驱期：主要症状为发热、多汗、烦躁和全身感觉过敏；亦可见恶心、呕吐、便秘、弥漫性腹痛、腹泻、头痛、咽喉痛、鼻炎、咳嗽、咽渗出物等，持续1～4日。

(2) 瘫痪前期：前驱期症状消失后1～6日，体温再次上升，头痛、恶心、呕吐严重，皮肤发红，有短暂膀胱括约肌障碍，颈后肌群、躯干及肢体强直灼痛，常有便秘。体检可见：① 三脚架征，即患者坐起时需用两手后撑在床上状如三脚架，以支持体位；② 吻膝试验阳性，即患者坐起、弯颈时唇不能接触膝部；③ 头下垂征，即将手置患者肩下，抬起其躯干时，正常者头与躯干平行。如病情到此为止，3～5日后热退，即为无瘫痪型；如病情继续发展，则常在瘫痪前12～24小时出现腱反射改变，最初是浅反射，以后是深反射抑制。因此，早期发现腱反射改变有重要临床诊断价值。

(3) 瘫痪期：自瘫痪前期的第3～4日开始，大多在体温开始下降时出现瘫痪，并逐渐加重，当体温退至正常后，瘫痪停止发展，无感觉障碍。可分以下几型。

1) 脊髓型：此型最为常见。表现为不对称性弛缓性瘫痪，腱反射消失，肌张力减退，下肢及大肌群较上肢及小肌群更易受累，但也可仅出现单一肌群受累或四肢均有瘫痪，如累及颈背肌、膈肌、肋间肌时，则出现竖头及坐起困难、呼吸运动障碍、矛盾呼吸等表现。

2) 延髓型：又称球麻痹型，系脑神经的运动神经核和延髓的呼吸、循环中枢被侵犯所致。呼吸中枢受损时出现呼吸不规则，呼吸暂停；血管运动中枢受损时可有血压和脉率的变化，两者均为致命性病变。脑神经受损时则出现相应的神经麻痹症状和体征，以面神经及第Ⅹ对脑神经损伤多见。

3) 脑型：此型少见，表现为高热、烦躁不安、惊厥或嗜睡昏迷，有上运动神经元痉挛性瘫痪表现。

4) 混合型：同时存在以上几型的表现。

(4) 恢复期：瘫痪从肢体远端开始恢复，持续数周至数月，一般病例8个月内可完全恢复，严重者需6～18个月或更长时间。

(5) 后遗症期：严重者受累的肌肉出现萎缩，神经功能不能恢复，造成肢体畸形。部分瘫痪型病例在感染后数十年，发生进行性神经肌肉软弱、疼痛，受累肢体瘫痪加重，称为“脊髓灰质炎后肌肉萎缩综合征”，病因不明。

【并发症和后遗症】

外周型或中枢型呼吸麻痹可继发吸入性肺炎、肺不张、化脓性支气管炎、呼吸衰竭和严重出血；长期卧床可致压疮及氮、钙负平衡，表现为骨质疏松、尿路结石和肾功能衰竭等。病毒亦可侵犯心肌，导致心电图T波、S-T段和P-R间期改变。

【实验室检查和其他检查】

1. *血常规* 白细胞多数正常，在早期及继发感染时可增高，以中性粒细胞为主。急性期红细胞沉降率增快。

2. *脑脊液* 大多于瘫痪前出现异常。外观微浊，压力稍增，细胞数稍增($25\sim500/mm^3$)，早期以中性粒细胞为多，后期则以淋巴细胞为主，热退后迅速降至正常。葡萄糖可略增，氯化物大多正常，蛋白质稍增加，且持续较久。少数患者脑脊液可始终正常。

3. *病毒检测*

(1) 病毒分离：起病1周内，可从鼻咽部及粪便中分离出病毒，粪便检测阳性可持续2～3周。早期从血液或脑脊液中分离出病毒的意义更大。一般用组织培养分离方法，但此操作繁杂费时。

(2) 血清中和试验：型特异性免疫抗体效价

在第1周末即可达高峰,特异性IgM上升较IgG快。可用中和试验、补体结合试验及酶标等方法检测特异抗体,因其持续阳性时间较长,故以中和试验较常用。双份血清效价有4倍及4倍以上增长者可确诊。补体结合试验转阴较快,如其阴性而中和试验阳性,常提示既往感染;两者均为阳性,则提示近期感染。

(3) 型内鉴定方法:可用核酸杂交法、酶联免疫吸附试验。近年来,逐渐使用荧光定量反转录-聚合酶链反应。

(4) 序列测定分析方法:指提取病毒核酸后,进行RT-PCR反应,用于扩增包括编码基因在内的约1 100 bp大小的核苷酸片段,得到的PCR产物经琼脂糖凝胶电泳测定是否成功地扩增了这一目的条带。PCR扩增后得到的产物进行纯化、双向测序,然后用软件进行序列整理、拼接和对比,分析编码区碱基变异情况。

【诊断和鉴别诊断】

流行季节如有易感者接触患者后发生多汗、烦躁、感觉过敏、咽痛、颈背肢体疼痛、强直、腱反射消失等现象,应疑及本病。前驱期应与一般上呼吸道感染、流行性感冒、胃肠炎等相鉴别。瘫痪前期患者应与各种病毒性脑炎、化脓性脑膜炎、结核性脑膜炎及流行性乙型脑炎相鉴别。弛缓性瘫痪的出现有助于本病的诊断。

【治疗】

处理原则是减轻恐惧,减少骨骼畸形,预防及处理并发症,康复治疗。

1. *前驱期及瘫痪前期*

(1) 卧床休息:患者卧床持续至热退1周,以后避免体力活动至少2周。卧床时使用踏脚板使脚和小腿有一定正确角度,以利于功能恢复。

(2) 对症治疗:可使用退热镇痛剂、镇静剂缓解全身肌肉的痉挛不适和疼痛;每2～4小时湿热敷1次,每次15～30分钟;热水浴亦有良效,特别对年幼儿童,与镇痛药合用有协同作用;轻微被动运动可避免畸形发生。

2. *瘫痪期*

(1) 正确的姿势:患者卧床时身体应成一直线,膝部稍弯曲,髋部及脊柱可用板或沙袋使之挺直,踝关节成90°。疼痛消失后立即做主动和被动锻炼,以避免骨骼畸形。

(2) 适当的营养:应给予营养丰富的饮食和大量水分,如因环境温度过高或热敷引起出汗,则应补充钠盐。厌食时可用胃管以保证食物和水分摄入。

(3) 药物治疗:给予促进神经传导功能药物如地巴唑,剂量为1岁1 mg,2～3岁2 mg,4～7岁3 mg,8～12岁4 mg,12岁以上5 mg,每日或隔日1次口服;增进肌肉张力药物如加兰他敏,每日0.05～0.1 mg/kg,肌内注射,一般在急性期后使用。

(4) 延髓型瘫痪:① 保持呼吸道通畅,采用低头位(床脚抬高20～25°)以免唾液、食物、呕吐物等吸入,最初数日避免胃管喂养,采用静脉途径补充营养。② 每日测血压2次,如有高血压脑病,应及时处理。③ 声带麻痹、呼吸肌瘫痪者,需行气管切开术;通气受损者,则需机械辅助呼吸。

3. *恢复期及后遗症期* 体温退至正常,肌肉疼痛消失和瘫痪停止发展后应进行积极的功能恢复治疗,如按摩、针灸、主动和被动锻炼及其他理疗措施。

【预防】

必须普遍接种疫苗,常用的有以下几种。

1. *灭活疫苗(IPV)* 优点是安全,一般用于免疫功能缺陷者及其家庭成员,也可用于接受免疫抑制剂治疗者;缺点是价格较昂贵,免疫维持时间较短,且需重复注射,肠道不能产生局部免疫能力。亦有研究表明,单独注射IPV不能引起黏膜免疫反应。

2. *减毒活疫苗(OPV)* 优点是使用方便,95%以上的接种者可产生长期免疫,并可在肠道内产生特异性抗体sIgA,使接触者亦可获得免疫效果;但由于是活病毒,故如用于免疫功能缺陷者或免疫抑制剂治疗者可引起瘫痪。我国从1960年开始自制脊髓灰质炎减毒活疫苗,一种是三型单价糖丸;另一种是混合多价糖丸,为Ⅰ

型、Ⅱ型、Ⅲ型混合物。目前普遍采用混合多价糖丸，在−20℃可保存2年，4～8℃可保存5个月。一般首次免疫从2月龄开始，连服3次，间隔4～6周，4岁时再加强免疫1次。服糖丸后2小时内不能喝过热开水或饮料，也不能喂奶，以免影响效果。但在极少情况下会发生疫苗相关麻痹型脊髓灰质炎（vaccine-associated paralytic poliomyelitis，VAPP）和疫苗衍生脊髓灰质炎病毒（vaccine-derived poliovirus，VDPVs）病例。一旦发现患者，应自起病日起至少隔离40日，且患者衣物、用具应煮沸或日光下曝晒2小时消毒。密切接触者，应连续观察20日，未服过疫苗者可注射丙种球蛋白0.3～0.5 ml/kg。

3. IPV－OPV序贯免疫方案　目前临床试验证明，接种OPV后再接种IPV的儿童比只接种OPV的儿童对于3种脊髓灰质炎病毒血清型能更有效地提高体液免疫和黏膜免疫反应部分，故推荐先接种1～2剂IPV，再接种≥2剂OPV的序贯免疫程序。IPV－OPV序贯免疫方案可减少或预防VAPP，同时又能保持较高的体液免疫和肠道黏膜免疫力，能更好地阻断脊髓灰质炎病毒在自然界的循环。

参考文献

[1] 李兰娟，任红. 传染病学[M]. 北京：人民卫生出版社，2013：50－55.
[2] 张志将，雷正龙，谢铮，等. 全球消灭脊髓灰质炎行动25周年的回顾与展望：消灭最后的千分之一[J]. 中国全科医学，2014，17(27)：3167－3170.
[3] 唐海淑，崔惠，翟啸虎，等. 脊髓灰质炎病毒检测方法的研究进展[J]. 中国疫苗和免疫，2017，23(03)：337－341.
[4] Steven G. Preventing polio [J]. Lancet Neurology，2014，13(7)：653.

（浙江大学附属第一医院　杨益大）

（二）口蹄疫

口蹄疫是一种人畜共患病，是由口蹄疫病毒引起的一种急性偶蹄类动物高度传染性疾病。最易感的动物是牛，猪也易感，山羊、骆驼、象等均有发病的报道，人亦可感染。主要是人与动物接触而发病。临床表现为唇、牙龈、颊部、舌的边缘，以及手足颜面等处的黏膜、皮肤先出现红点，继生水疱，水疱破裂后成溃疡，结痂后痊愈，常伴有发热、头痛、四肢痛、眩晕、呕吐、腹泻等。一般预后较好。

【病原学】

口蹄疫病毒属于小RNA病毒科（*Picornaviridae*）口蹄疫病毒属（*Aphthovirus*），有O、A、C、Asia1和SAT1、SAT2、SAT3共7个血清型，血清型间无交叉免疫现象。病毒的中心为一条单链的正链RNA，由大约8 000个碱基组成，是感染和遗传的基础；周围包裹的蛋白质决定了病毒的抗原性、免疫性和血清学反应能力；病毒外壳为对称的20面体。口蹄疫病毒在病畜的水疱皮内和淋巴液中含量最高。在发热期间血液内含量最多，奶、尿、口涎、泪和粪便中都有。不过，此病毒较大的弱点是耐热性差，所以夏季很少暴发，而病兽的肉只要加热超过100℃也可将病毒全部杀死。

【流行病学】

口蹄疫在世界上分布很广，亚洲、非洲、南美洲有广泛发生，近5年来，全球除C型口蹄疫未见流行外，其他6个血清型都有流行。患病的主要是偶蹄动物。人群中仅有少数病例报道。我国自20世纪80年代初在浙江、广州、福建、长春等地报道过病例，主要流行的有O型、A型和Asia1型3个血清型。本病多见于春秋季节，散发病例全年可有。人类对本病易感性较低，接触动物（饲养、屠宰等）人员或饮生乳者可发病，但病后可获得持久性免疫力。

【发病机制和临床表现】

病毒入侵机体后，首先在入侵部位上皮细胞内增殖，出现浆液性渗出而形成原发性水疱。如机体抵抗力减弱，病毒进入血液发生病毒血症，引起发热和全身症状。病毒随血流到达全身各处，在内脏黏膜及皮肤上皮发生损害而引起继发性水疱，常见于手掌、手指、足底和足趾。随着水疱发展融合而后破裂时，体温多降到正常，多数病例逐渐好转，如果继发细菌感染，可致严重的并发症。

本病潜伏期为2～18日，大多为3～8日。临床表现轻重不一，多数患者症状轻微，但幼儿及年老体弱者症状较重，全身衰弱现象比较明显。多数发病突然，可出现体温上升、头痛及全身不适。1～2日后口腔黏膜极度充血、水肿和出疹。部分患者出现皮肤充血、水肿和出疹。典型皮疹为水疱，常见于口腔黏膜、口周、唇、舌、鼻翼、手指间与指端。口腔水疱破裂后，其周围黏膜发炎明显，口腔烧灼样疼痛，常伴有流涎、厌食、恶心或呕吐。齿龈、舌、唇均充血肿痛，皮肤上的水疱数日后可变成脓疱、溃疡，随之干燥、结痂、脱落。

【诊断和鉴别诊断】

本病诊断主要依据流行病学资料和临床特征。在1～2周内有接触病畜史或饮用未消毒牛奶史，兽医、饲养员等有发热、流涎、皮肤黏膜水疱者可疑为本病，应该进行实验室检查。血清学试验如中和病毒试验，将水疱浆液或水疱皮接种于牛犊、猪的肾细胞做组织培养，加入免疫血清后不出现阳性病变。也可用已知口蹄疫病毒做组织培养，加入患者恢复期血清不出现阳性病变，说明患者存在口蹄疫病毒抗体。也可做补体结合试验，以水疱液为抗原与标准免疫血清反应，不仅可用于诊断，还可用于病毒分型。病毒分离可取材接种于鸡胚或牛犊、猪、地鼠的肾细胞，37℃培养20小时后用标准病毒特异免疫血清鉴定病毒。将被检材料做动物接种时，在乳鼠腹腔或豚鼠掌皮下注射，如为本病，则动物于20～30小时后死亡，或4～5日后出现水疱。

诊断本病应注意与水痘、带状疱疹、单纯疱疹、手足口病及猪水疱病相鉴别。

【治疗和预防】

1. *治疗*　病初，即口腔出现水疱前，用血清或患过病的牲畜血液治疗。对病畜要加强饲养管理及护理工作，每天要用盐水、硼酸溶液等洗涤口腔及蹄部。要喂以软草料或麸皮粥等。口腔有溃疡时，用碘甘油合剂(1∶100)每日涂搽，共3～4日，用大酱或10%食盐水也可。口蹄部病变，可用消毒液洗净，涂龙胆紫溶液或碘甘油，并用绷带包裹，不可接触湿地。

2. *预防*　病畜疑似口蹄疫时，应立即报告兽医机关，病畜就地封锁，所用器具及污染地面用2%苛性钠消毒。确认后，立即进行严格封锁、隔离、消毒及防治等一系列工作。发病畜群扑杀后要无害化处理，工作人员外出要全面消毒；病畜吃剩的草料或饮用水要烧毁或深埋；畜舍及附近用2%苛性钠、二氯异氰脲酸钠(含有效氯≥20%)、1%～2%甲醛(福尔马林)喷洒消毒，以免播散。对疫区周围牛羊，选用与当地流行的口蹄疫病毒型相同的疫苗，进行紧急接种，用量、注射方法及注意事项须严格按疫苗说明书执行。

全病毒灭活疫苗免疫效力最优，是目前应用的主要疫苗，但存在干扰鉴别诊断等缺陷。随着免疫学理论和基因工程技术的进步，发展和应用标记疫苗、活载体疫苗、表位蛋白疫苗和病毒颗粒样疫苗等新型疫苗是未来防控的趋势。

参考文献

[1] 何继军，郭建宏，刘湘涛. 我国口蹄疫流行现状与控制策略[J]. 中国动物检疫，2015，32(06)：10－14.

[2] 刘在新. 全球口蹄疫防控技术及病原特性研究概观[J]. 中国农业科学，2015，48(17)：3547－3564.

[3] Park M E, Lee S Y, Kim R H, *et al*. Altered adjuvant of foot-and-mouth disease vaccine improves immune response and protection from virus challenge [J]. Trials in Vaccinology, 2016, 5(C): 97－104.

(浙江大学附属第一医院　郑临)

(三) 柯萨奇病毒和埃可病毒感染

柯萨奇病毒、埃可病毒及新型肠道病毒分布广泛。依病毒亚群和血清型的不同或对不同组织的嗜性不同(受体的差异)，可引起各种不同的疾病。

【病原学】

1. *柯萨奇病毒*　对乳鼠的敏感性很高，根据它们感染乳鼠产生的病灶，可以分为A、B两组。A组有23型病毒，B组有6型病毒。通过型特异性抗原，经中和试验、ELISA法等可以对各型进行鉴定。所有的B组及A组的第9型有共同的组特异性抗原，在B组内病毒之间有交叉反应，但是A组病毒没有共同的组特异性抗原。A组某些型别的型特异性抗原可在37℃引起人类O型红细胞凝集反应。

2. 埃可病毒　最早在脊髓灰质炎流行期间从人的粪便中分离，当时不知与人类何种病毒相关，故称为人类肠道致细胞病变孤儿病毒。共有31个血清型。各型的差异在于其衣壳上的特异性抗原，可以用中和试验加以区别。埃可病毒没有属特异抗原，但有异型交叉反应。在埃可病毒31个型中，有12个型具有凝集人类O型红细胞的能力。血凝素是毒粒的主要部分。

【流行病学】

柯萨奇病毒和埃可病毒感染遍及世界各地，多散发，我国江浙沪等多地曾出现暴发流行。多于夏秋季节发病。传染源为患者、隐性感染及带毒者。经口感染是主要传播途径，亦可通过饮水、食物及呼吸道传播和经胎盘由母体传给胎儿。

【发病机制和病理改变】

病毒由胃肠道或呼吸道进入人体后可在小肠及咽部上皮细胞及其附近的淋巴细胞中增殖，继而进入血流出现病毒血症。病毒随血流到达全身各脏器如脑膜、脑、心、肺、肝、肾、脾、骨骼肌等处，在各种细胞中复制，抑制宿主细胞的核酸和蛋白质合成而导致细胞坏死，同时引起机体免疫及炎症反应，使受侵组织发生病变和功能障碍。临床上可出现中枢神经系统、心脏、骨骼肌等受损征象。同组同型柯萨奇病毒可引起不同的疾病，而不同组、型柯萨奇病毒又可引起相同的疾病。感染后出现抗体，机体免疫力增加后病毒消失，恢复健康。

埃可病毒的致病机制及病理变化与柯萨奇病毒基本相同，但较易侵犯中枢神经系统，较少侵犯心脏，因此临床表现略有不同。

【临床表现】

柯萨奇病毒、埃可病毒和新型肠道病毒的流行病学特点和致病机制与脊髓灰质炎病毒相似，但各自攻击的靶器官不同。脊髓灰质炎病毒往往侵犯脊髓前角运动细胞，而柯萨奇病毒、埃可病毒和新型肠道病毒容易感染脑膜、肌肉和黏膜等部位。人体受感染后，约60%呈隐性感染。出现临床症状时，由于侵犯的器官组织不同而表现各异(表14-17)。

柯萨奇病毒、埃可病毒和新型肠道病毒引起的一些重要临床综合征概述如下。

表14-17　柯萨奇病毒、埃可病毒及新型肠道病毒引起的临床综合征及相关的病毒血清型

临床综合征	柯萨奇病毒		埃可病毒及新型肠道病毒(E)
	A组	B组	
无菌性脑膜炎	2,4,7,9,10	1,2,3,4,5	4,6,9,11,16,30;E70,E71
肌无力、麻痹	7,9	2,3,4,5	2,4,6,9,11,30;E71
皮疹、黏膜疹	4,5,6,9,10,16	2,3,4,5	2,4,5,6,9,11,16,18,25
心包膜炎、心肌炎	4,16	2,3,4,5	1,6,8,9,19
流行性肌痛、睾丸炎	9	1,2,3,4,5	1,6,9
呼吸道疾病	9,16,21,24	1,3,4,5	4,9,11,20,25
结膜炎	24	1,5	7;E70
全身性感染(婴儿)	—	1,2,3,4,5	3,6,9,11,14,17,19
疱疹性咽峡炎	2,6,8,10,16	—	—

注："—"表示经常引起某综合征的血清型。

1. *无菌性脑膜炎* 是肠道病毒感染中极为常见的综合病症。在夏季流行时，不易与轻型的流行性乙型脑炎相区别。其发病特点为短暂的发热，类似感冒，相继出现头痛、咽痛、恶心、呕吐和腹泻。进一步发展可出现颈项强直、嗜睡、脑脊液细胞数和蛋白质含量增加，病程1～2周。

2. *麻痹* 在上述无菌性脑膜炎的基础上，部分病例可进入麻痹期，临床表现出特有的脊神经支配的肌群或部分肌群麻痹。

3. *疱疹性咽峡炎* 是一种发生于儿童的急性传染病，主要由柯萨奇A组病毒引起，常流行于春末和夏初。患者出现突然发热、咽痛、吞咽困难、厌食等症状。在咽腭弓、咽部、扁桃体及软腭边缘出现散在性小疱疹，破溃后形成小溃疡。

4. *心肌炎和心包炎* 柯萨奇病毒、埃可病毒和新型肠道病毒可引起心肌炎和心包炎；在不同年龄段表现不同。在新生儿表现为皮肤青紫、呼吸困难；在儿童和成人表现为呼吸道感染症状及心动过速、心电图表现异常等，其预后不良。

5. *肌痛或肌无力* 患者常有发热、头痛和肌肉酸痛。恢复后疼痛消失，预后良好。而有的患者表现为肌无力。

6. *急性出血性结膜炎* 主要由肠道病毒70型引起，常发生于成年人，俗称“红眼病”。其潜伏期短，起病急，侵犯双眼，引起眼睑水肿、眼球压痛、结膜下严重出血。人群对此病毒普遍易感，发病率高，但预后良好。

7. *手足口病* 最常见的病原体为柯萨奇病毒A16型及肠道病毒71型，主要感染1～2岁婴幼儿，可引起发热和手、足、口腔等部位的皮疹、溃疡，严重者可引起心肌炎、肺水肿、无菌性脑膜脑炎等。

应当指出的是，肠道病毒血清型别繁多，不同型别病毒可以引起相同的病症，而同样型别的病毒在不同条件下也可引起不同的临床病症。因此，确定任何一型别引起某种病症的病原是困难的。另外，肠道病毒各型别对人体的侵害范围仍在研究之中，将来可能会发现更多的临床病症与肠道病毒感染有关。

【诊断和鉴别诊断】

流行病学接触史及发病季节对诊断有一定参考价值。临床表现出现上述临床综合征而无其他原因可以解释，应考虑柯萨奇病毒或埃可病毒感染的可能。

【实验室检查】

1. *病毒分离* 从患者体液（胸腔积液、心包液、脑脊液、血液、疱疹液等）或活检及尸检组织分离出病毒有诊断价值，但单从咽拭子或粪便中分离到病毒不能确诊。如从有上述临床症状群患者的咽拭子或粪便中重复分离到同一型病毒，且从周围患同样疾病者中也检出相同的病毒，且病毒分离率远高于正常人群，则有诊断的参考价值。

2. *血清学检查* 早期和恢复期血清中和抗体效价增高4倍以上，有诊断价值。

各临床综合征应与相应的疾病进行鉴别，主要根据病史、流行病学资料、临床表现及实验室检查，尤以后者价值更大。

【治疗】

此类病毒感染无特效疗法。干扰素和其他抗病毒药物可以试用，但疗效不确切。病程早期应用大剂量人丙种球蛋白，可能有一定效果。但主要的治疗措施为对症支持疗法。

【预防】

注意环境卫生和个人卫生；接触患者的婴幼儿可注射丙种球蛋白预防感染；也可广泛服用脊髓灰质炎减毒活疫苗，使其产生肠道干扰作用而控制其他肠道病毒感染的流行。特异性疫苗尚在研制之中。

参考文献

[1] 韩志娟，徐俊昌，孙荣兴. EV71与CA16所致手足口病的病原学特征分析[J]. 中国病原生物学杂志，2016，11(03)：268-271.

[2] 徐文国，陈聪，张建陶，等. 一起以急性胃肠炎为表现的埃可病毒9型感染暴发调查[J]. 实用预防医学，2017，24(08)：961-963.

[3] 王慎玉，朱凤才，汪华. 柯萨奇病毒A组16型研究

新进展[J]. 中华疾病控制杂志，2014，18(01)：68-73.

（浙江大学附属第一医院　杨益大）

十七、星状病毒科病毒感染

星状病毒科病毒感染主要介绍星状病毒感染。

星状病毒(astrovirus)广泛存在于自然界中，多种动物如鸟、鸡、鸭、火鸡、猫、狗、羊、猪、牛等均发现有星状病毒感染。人星状病毒(HastV)是由 Appleton 和 Higgins 于 1975 年通过电子显微镜检测儿童病毒性腹泻粪便标本时首次发现。星状病毒感染可见于各年龄组人群，但以 5 岁以下的儿童，尤其是 1 岁以内的婴幼儿多见。目前已被证实是引起婴幼儿、老年人及免疫低下者腹泻的重要病原体之一，也是迄今发现的唯一既可引起散发又可引起暴发流行急性胃肠炎的病原体。有学者认为，星状病毒是婴幼儿病毒性胃肠炎的第二位病因，仅次于轮状病毒。感染后临床表现与 A 组轮状病毒感染相似，主要为水样腹泻，可伴有呕吐、腹痛，但症状较轻，并发症少，预后良好。

【病原学】

人星状病毒感染是由星状病毒科(*Astroviridae*)中的人星状病毒属(*Human astrovirus*, HAstV)的病毒所引起。星状病毒科包括感染哺乳动物的哺乳类星状病毒(mamastroviruses)和感染禽类的禽星状病毒(avastroviruses)两个属，分别感染哺乳动物和禽类。根据其宿主的不同，各病毒属又分为不同的病毒种，如哺乳类星状病毒属的人星状病毒、牛星状病毒和猪星状病毒等，禽星状病毒属的鸭星状病毒和鸟肾炎病毒等。星状病毒是一种无包膜的单股正链 RNA 病毒，直径 27～34 nm，基因组全长为 6～8 kb，最近细胞培养获得的病毒颗粒直径长达 41 nm，包括 10 nm 的刺突。星状病毒因电子显微镜下可观察到约 10%的病毒颗粒表面有 5～6 个尖三角形的突出，呈星芒状排列而得名。

星状病毒基因和抗原的变异较频繁，根据其蛋白抗原的差异性，可将星状病毒划分为 8 个血清型(HAstV1～8)。Noel 等将星状病毒划分为 7 个基因型，并且证实这 7 个基因型与血清型 1～7 型基本一致。在不同地区，不同环境中各种不同血清型星状病毒的感染率有所不同，但以 HAstV1 型感染最为常见。

星状病毒衣壳蛋白的结构目前尚不十分清楚，因宿主和血清型的不同而不同。动物星状病毒衣壳蛋白由 2～5 个蛋白组成，而人类星状病毒血清型 1 和 2 有 3 个衣壳蛋白，血清型 3 型有 2 个衣壳蛋白，而血清型 5 型的 Marin County 株仅有 1 个衣壳蛋白。

星状病毒核酸基因组长度约 6.8 kb，除两端非编码序列外，主要有 3 个开放读码框架(open reading frames, ORF)。从 5′～3′端排列分别为 ORF1a、ORF1b 和 ORF2。ORF1a 3′端和 ORF1b 5′端有 71 个核苷酸的重叠区，ORF1b 5′端缺起始密码子 AUG。ORF1a 和 ORF1b 为非结构基因，分别编码病毒的螺旋酶和丝氨酸蛋白酶以及依赖 RNA 的 RNA 聚合酶(RNA dependent RNA polymerase, RDRP)，RDRP 是通过核糖体读框移位机制合成的一个融合蛋白。ORF2 为结构基因，编码病毒核衣壳蛋白前体。在病毒复制过程中，所感染的细胞内可检测出两种病毒特异性的 RNA，一个是 6.8 kb 的全长基因组 RNA，另一个是 2.8 kb 的亚基因组 RNA，两种 RNA 的 3′端均具有聚合腺苷酸尾，这个亚基因组的 RNA 包含了全部的 ORF2 序列，可能作为 mRNA 表达衣壳蛋白。ORF2 的编码产物至少包含 4 个区域：区域 1 在各血清型之间高度保守，区域 2 相对多变，区域 3 多有碱基缺失和插入，区域 4 相对保守。病毒的中和抗原决定簇位于区域 2。在核衣壳蛋白合成过程中，ORF2 首先转录，翻译形成约 VP90 大小的核衣壳蛋白前体，然后经胰蛋白酶的消化，不同血清型的星状病毒衣壳蛋白合成过程中加工修饰的切割部位不尽相同，1 型血清型切割后形成 3 个约 VP34、VP29 和 VP20 大小的核衣壳蛋白，而 8 型血清型 ORF 2 编码合成 VP90 后很快形成 VP70 蛋白，经胰蛋白酶处理后，先裂解为 VP41 和 VP28 蛋白，随后 VP41 蛋白进一步加工形成 VP38.5、VP35 和 VP34，而 VP28 则进一步加工为 VP27 和 VP25。星状病毒衣壳蛋白的合成过程尚未完全明确。在早期体外细胞培养的研究中证实，星状病毒的连续复制需要有胰酶的存在，但在单独的一个复制周期中又不需要胰蛋白酶的存在。若在培养液中加入牛血清而不加入胰蛋白酶，仅有唯一的 VP90 合成，之后 VP90 可被特异性抗血清沉淀，提示 VP90 可能是衣壳蛋白前体。胰蛋白酶可以将 VP90 裂解为 VP31、VP29 和 VP20 三个蛋白。此后的一些相关研究也有类似结果。需要指出的是，不同血清型的星状病毒，其衣壳蛋白合成过程中的加工、修饰和切割部位可能存在一定差别。用于星状病毒分离培养的细胞系主要有 CaCO2、HT29、LLcMk2、MA104、PLC/PRF/5、SKCO1、T84 和 Vero 细胞。

星状病毒对外界的抵抗力较强，已知星状病毒在室温下相对稳定，在环境表面能够存活数日，在粪便中存活数周；能耐酸，在 pH 为 3.0 时能保持病毒活性；耐热，加热 50℃ 1 小时或 60℃ 10 分钟，才能杀灭病毒；乙醇、氯仿不能灭活病毒。此外，星状病毒对紫外线照射以及含氯消毒剂均有较强的耐受性，但对 70%～90% 甲醇敏感。

【流行病学】

该病毒呈世界性分布，经粪—口传播，是引起婴幼儿、老年人及免疫功能低下者急性病毒性肠炎的重要病原之一，其致病性已日益受到重视，人类感染腺病毒主要症状是严重腹泻，伴随发热、恶心、呕吐。本病为自愈性疾病，大部分患者在出现症状 2～3 日时，会逐渐减轻，但也有极少数症状加重，造成脱水

1. *患者* 隐性感染者和病毒携带者是星状病毒性胃肠炎的主要传染源。已经证实粪—口传播是星状病毒性胃肠炎的主要传播方式，接触传播为星状病毒性胃肠炎的辅助传播方式，水体污染和食品污染偶可造成星状病毒性胃肠炎的暴发。研究表明，在星状病毒急性胃肠炎患者的整个患病期间，大便中均可排出病毒，尽管目前尚无资料证明无症状带病毒者粪便排病毒的持续时间，但无症状带病毒者并不少见，且是医院内、食堂、小儿看护中心、幼儿园等处易感人群星状病毒感染的主要传染源。

2. *传播途径* 星状病毒感染主要通过胃肠道传播。病毒可通过人，被污染食物、水在人群中传播，也可通过接触被污染的日常生活用品而感染。也有报道患者呕吐物中的病毒可通过气溶胶经呼吸道感染，但到目前为止，未找到病毒能在呼吸道黏膜中复制的证据。动物星状病毒是否也是人类感染星状病毒的来源尚未见报道。

3. *易感人群* 人群普遍易感，但以 5 岁以下的儿童为主，尤其是 1 岁以下的婴幼儿，70% 的星状病毒感染发生在 2 岁以下的婴幼儿。老年人、免疫抑制个体，包括艾滋病患者，或肿瘤患者接受化疗或免疫抑制剂治疗的患者，也是星状病毒感染的高危人群。根据血清流行病学调查，随着年龄的增长，血清中星状病毒抗体的阳性率增加，同时伴随着对星状病毒感染的感染率下降，推测星状病毒感染后人体可获得一定的免疫力。

4. *流行病学特点* 星状病毒感染呈全世界分布，如尼日尔的检出率为 1.5%，巴西的检出率为 4.8%，危地马拉的检出率为 7.3%，美国和英国均为 4%。我国 7 个地区 1998—2005 年急性腹泻住院患儿调查资料显示，平均检出率为 5.5%。在小儿急性感染性腹泻的病原学中，星状病毒的感染率仅次于 A 组轮状病毒感染，居第二位；与轮状病毒一样，其感染有明显季节性，一般在温热带地区的流行季节为冬季，在热带地区的流行季节为雨季，我国北京星状病毒感染主要集中在 10 月至次年 3 月。星状病毒感染多为散发，但也可呈暴发流行，食物和水污染是引起暴发流行的主要因素。在暴发流行期间，星状病毒的感染率可达 50%～62%。1991 年日本 4 所

中小学发生了由食物污染所致的星状病毒急性胃肠炎暴发流行,感染人数达 4 700 余人。星状病毒也是儿科病房医院内感染性腹泻的主要病原。对于院内感染而言,星状病毒的危险性似乎大于 A 组轮状病毒。

【发病机制和病理】

人类星状病毒感染的发病机制尚不十分清楚。腹泻与粪便排毒的相关性以及病毒颗粒在肠黏膜上皮细胞中的存在提示星状病毒可在人类肠黏膜上皮细胞中复制。人星状病毒经口摄入后,通过胃到达小肠,并在小肠黏膜细胞中繁殖,引起肠黏膜绒毛受损、变平、空泡形成。电子显微镜观察被感染的上皮细胞完整但微绒毛排列紊乱,其长度变短,有隐窝细胞萎缩;同时,可见肠上皮内淋巴细胞和中性粒细胞浸润。由于肠黏膜微绒毛的病变,影响小肠吸收功能而导致腹泻。

【临床表现】

潜伏期 1～3 日即出现腹泻症状,临床表现与 A 组轮状病毒急性胃肠炎相似,但症状较轻,表现为水样便伴呕吐、腹痛、发热等症状,偶有血便,大便次数一般每日 2～10 次,一般无明显失水表现。病程一般持续 1～4 日,个别患者的病程可达 2 周以上。Unicomb 等还观察到星状病毒感染可能与迁延性腹泻有关,一组腹泻的住院患儿,其中包括 153 例病程＞14 日的持续性腹泻患儿、625 例急性腹泻患儿,收集这些患儿粪便进行星状病毒检查,并收集无腹泻住院患儿的粪便作对照,结果发现,持续性腹泻患儿粪便中星状病毒感染的阳性率最高,达 15%,明显地高于急性腹泻的患儿(4%)和正常儿童粪便中的检出率(2%)。星状病毒的检出率随病程延长而显著增高。关于星状病毒感染在持续性腹泻中的意义尚不十分清楚,星状病毒感染是持续性腹泻的始动因素还是继发病因有待进一步研究。

星状病毒和其他病原体混合感染的现象比较普遍,包括其他病毒及细菌,最常见的是和轮状病毒的混合感染,其次是杯状病毒和腺病毒等。有研究表明,单纯星状病毒感染仅占所有星状病毒性胃肠炎患者的 1/2,其他均为两种以上的病毒同时感染所致。两种以上的病毒同时感染时,临床症状和病程与单纯星状病毒感染无明显差别。混合感染要比单纯星状病毒感染严重,而且也给疾病原发病原的确定带来了一定的困难。

星状病毒的感染后免疫尚未明确。星状病毒性胃肠炎主要发生于婴幼儿,也可见于老年人,提示星状病毒感染可获得跨越成年期的保护性免疫,进入老年期而逐渐消失。有研究指出,人类星状病毒感染获得的免疫在 7 个血清型之间没有交叉保护作用。

【实验室检查】

星状病毒的检测方法主要包括:电子显微镜法、免疫学方法、分子生物学方法和病毒分离培养法。

1. *检查粪便中病毒颗粒* 发病初期粪便排病毒量较多,尽可能早地收集粪便,通过电子显微镜检查病毒颗粒。在整个病程中粪便均可排病毒,少数患者排病毒可持续 10 日左右。应用免疫电子显微镜或固相免疫电子显微镜(solid phase immune electron microscopy, SPIEM)能提高检查病毒颗粒的敏感性。

2. *检查粪便中病毒抗原* 应用群特异性单克隆抗体或多克隆抗体,通过 ELISA 或放射免疫测定试验检测粪便中的抗原,其检测的敏感性高于免疫电子显微镜,免疫检查的特异性和敏感性分别为 91%和 96%。ELISA 较电镜法简便易行,具有较高的特异性和敏感性,并可用于分型研究,目前应用较广泛,可用于流行病学调查研究。血清中特异性抗体检测可收集急性期和病后 14 日左右的双份血清测定星状病毒 IgG 抗体,也可检测血清特异性 IgM 抗体对星状病毒感染进行诊断,血清学诊断的价值不如粪便中病毒抗原和核酸的检测。

3. *检测粪便中病毒核酸* 可通过核酸杂交和 RT－PCR 法检测粪便中星状病毒核酸。所有 8 个血清型的星状病毒核酸均可通过 RT－PCR 法检出,是目前星状病毒感染性疾病原学诊断方法中最敏感的方法。

4. *细胞培养星状病毒* 可取早期粪便滤液接种到易感的细胞株中进行星状病毒的分离培养。在细胞培养的基础上联合应用 ELISA 检测细胞内病毒抗原,或用 RT－PCR 法检测细胞内的病毒核酸,可提高细胞培养的阳性率。

【诊断和鉴别诊断】

星状病毒性胃肠炎不能根据其流行特征和临床表现做出诊断,其他病毒性胃肠炎如轮状病毒、腺病毒性胃肠炎也有类似特征,而且它在病毒性腹泻中的构成比不占主导地位。因此,很难根据临床表现对星状病毒感染做出诊断,也难以与其他病毒性胃肠炎,特别是 A 组轮状病毒、杯状病毒或肠腺病毒急性胃肠炎相鉴别。星状病毒性胃肠炎与细菌性、真菌性和原虫性腹泻鉴别比较容易,与其他病毒性胃肠炎的鉴别较难,需要病原特异性检查。星状病毒的诊断经历了从单纯靠电子显微镜观察到可以运用各种免疫学方法、分子生物学技术检测的过程。目前,诊断主要取决于对星状病毒特异性实验的检查,随着高敏感的免疫学技术和分子生物学技术的应用,提高了星状病毒感染的检出率。也促使人们对星状病毒急性胃肠炎进行重新的认识,重视星状病毒感染致病的重要性。

【治疗】

星状病毒急性胃肠炎多为自限性疾病,一般经数日后不治自愈,无需特殊处理。有失水征时,可通过口服补液或静脉补液纠正。合并轮状病毒等感染或症状较重者需采取补液、支持等综合治疗措施,以防发生脱水及其他严重并发症。重症患者需纠正酸中毒和电解质紊乱。对治疗轮状病毒腹泻有效的免疫疗法和生物制剂如双歧杆菌、乳酸杆菌等对星状病毒也有效。免疫功能低下或免疫功能缺陷者可酌情使用免疫球蛋白,同时要积极治疗引起免疫功能降低的原发病。

【预防】

目前,无疫苗预防星状病毒感染。加强饮食卫生,管理水源,切断星状病毒感染的主要传播途径是预防星状病毒感染的主要方法;做好医院的消毒隔离,以预防和减少星状病毒的医院内感染。

参考文献

[1] 李兰娟,任红. 传染病学[M]. 8版. 北京:人民卫生出版社,2013.

[2] 王永霞,段招军,李宇宁. 人星状病毒研究进展[J]. 病毒学报,2012,28(4).

[3] 吴立梦,金子辰,王文静. 人星状病毒检测研究进展[J]. 检验医学,2011,26(3).

[4] 何国芳. 星状病毒感染的研究现状[J]. 安徽医药,2004,8(4).

十八、杯状病毒科病毒感染

杯状病毒科病毒感染主要介绍杯状病毒感染。

杯状病毒科(*Caliciviridae*)是新近从小 RNA 病毒科中独立出来的病毒科,有4个属,兔类病毒属(*Lagovirus*)、囊泡状病毒属(*Vesivirus*)、诺瓦克样病毒属(*Norwalk-like virus*, N－LVs)和札幌样病毒属(*Sapporo like virus*, S－LVs),其中兔类病毒属和囊泡状病毒属主要感染动物,诺瓦克样病毒属和札幌样病毒属是引起人类成人和儿童非细菌性急性胃肠炎的主要病原体,此两个属的病毒合称人类杯状病毒(human caliciviruses, HuCVs)。

杯状病毒在全球多个地区广泛流行,由于其造成感染所需病毒量低、人感染后在较长时间内都进行排毒、感染后难以获得持久免疫力、多途径的传播方式等特点,感染呈现多发态势,造成了较大的医疗负担。

诺瓦克病毒于1968年被发现,当时在美国诺瓦克市一所小学发生了集体患急性胃肠炎的事件,人们从患者粪便中检测出了这种病毒,因此以地区命名。此后,在其他地区又陆续发现一些诺沃克样病毒与急性胃肠炎有关,并按其暴发地点命名,如蒙哥马利县病毒(Montgomery county virus)、沙萨姆帕登病毒(Southampton virus)、雪山病毒(Snow mountain virus)、夏威夷病毒(Hawaii virus)和汤托病毒(Taunton virus)等,统称为“诺沃克病毒组”。

诺瓦克和诺瓦克样病毒是引起人类流行性

非细菌性胃肠炎的主要病原，主要侵犯学龄儿童和成人，常引起家庭和社区急性胃肠炎暴发(acute gastroenteritis)。

【病原学】

HuCVs是由衣壳和核酸构成的单股正链RNA病毒，没有包膜，衣壳由90个二聚体构成，它是一种小圆结构样病毒，直径在26～35 nm，呈一个对称的二十面体，负染电子显微镜下观察为圆形、无包膜、形态微小，直径27～40 nm。

基于聚合酶和壳体区域的基因变异，将NLVs分为两个遗传组：其中的GⅠ组以诺瓦克样病毒为代表，包括诺瓦克病毒和沙萨姆帕登病毒；而GⅡ组以雪山病毒为代表，包括雪山病毒、多伦多病毒、墨西哥病毒、夏威夷病毒、布里斯托尔病毒、洛兹达雷病毒、camberwell病毒和melksham病毒。诺瓦克病毒不具有杯状病毒的典型形态，在电子显微镜下是有结构的小圆病毒，直径27 nm，呈二十面体对称，外壳是由180个同一种外壳蛋白组成的90个二聚体构成。基因组为7 642个核苷酸组成的正链RNA，有3个主要开放阅读框，其中ORF1中编码RNA聚合酶的区域相对保守，ORF1的序列与小RNA病毒的2C、3C和3D区序列相似，编码1 738个氨基酸的非结构蛋白前体。ORF2编码一个530氮基酸的衣壳蛋白，该蛋白可以在体外自行组装成空壳状病毒颗粒，其外形和大小与天然病毒相似，具有抗原性。ORF3可能编码一个功能未知的小蛋白。

诺瓦克病毒有4个血清型：诺瓦克型、夏威夷型、雪山型、陶顿(tauntonvires)型。诺瓦克病毒和诺瓦克样病毒有许多共同特征：① 分离自急性胃肠炎患者的粪便；② 是直径26～35 nm的小圆结构病毒，无包膜；③ 基因组为单股正链RNA；④ 不能在细胞或组织中培养；⑤ 在氯化铯密度梯度中的浮力密度为(1.36～1.41)g/cm^3；⑥ 电子显微镜下缺乏显著的形态学特征。诺瓦克样病毒在经过下列处理后，仍具有感染性：室温，在pH为2.7的环境中暴露3小时；4℃，20%乙醚处理18小时；或60℃孵育30分钟。在氯浓度3.75～6.25 mg/L、游离氯离子浓度0.5～1.0 mg/L的水溶液(相当于饮用水中的氯浓度)中，诺瓦克样病毒仍不被灭活；但可被氯浓度10 mg/L的水溶液灭活，乙醇和免洗洗手液没有灭活效果。

研究表明，诺瓦克病毒的免疫保护力可持续6～24个月，即使先前感染过诺瓦克病毒，但同一个体仍可重复感染同一毒株或不同毒株的诺瓦克病毒。部分人群即使暴露于大剂量诺瓦克病毒仍不会感染，这可能与先天宿主因素和后天获得性免疫有关。组织血型抗原(HBGAs)包括H型、ABO血型和Lewis抗原被认为是诺瓦克病毒的可能受体。1,2-岩藻糖转移酶基因突变导致组织血型抗原缺乏表达者(非分泌型)，可能不容易感染诺瓦克病毒。

诺瓦克病毒主要通过患者的粪便排出，也可通过呕吐物排出。患者在潜伏期即可排出病毒，排毒高峰在发病后2～5日，持续2～3周，最长排毒期有报道超过56日，在免疫抑制患者中更长。诺瓦克病毒感染剂量为18～2 800个病毒粒子。

札幌样病毒以札幌病毒为代表，是典型的杯状病毒，电子显微镜下可见杯状病毒的典型形态，可分为3个遗传组：即札幌82、伦敦92和帕克维尔病毒，每一遗传组又进一步划分为许多群，其基因组结构与诺瓦克相比稍有差异。札幌病毒的非结构蛋白和壳体蛋白由同一个ORF编码。

【流行病学】

诺瓦克样病毒感染全年均可发生，常在社区、学校、餐馆、医院、托儿所、养老院、军队、游船等集体单位引起感染性胃肠炎暴发，在儿童、老年人和患有基础性疾病的成人中可引起较重症状或导致并发症。主要经污染的水、食物等途径传播、接触传播，或由污染物形成的气溶胶等形式传播。

1. *传染源* 杯状病毒感染所致急性胃肠炎患者是本病的主要传染源。目前，人们认为人类是杯状病毒的唯一宿主。然而，最近日本和英国的研究提示，杯状病毒可能存在于猪和牛中。日本利用套式RTPCR检测出1 117头健康猪中有4头有杯状病毒。在一项前瞻性研究中集中检测了74群牛、63群猪、20群奶牛，亦检测到了杯状病毒。这些研究的发现对杯状病毒宿主范围提出了质疑。同时猪和牛的杯状病毒与杯状病毒基因非常接近，由此提出人兽传播的可能性。

2. 诺瓦克样病毒传播途径 主要包括人传人、经食物和经水传播3种。人传人可通过粪—口途径(包括摄入粪便或呕吐物产生的气溶胶)或间接接触被排泄物污染的环境而传播。食源性传播是通过食用被诺瓦克样病毒污染的食物进行传播，污染环节可出现在感染诺瓦克样病毒的餐饮从业人员在备餐和供餐中污染食物，也可出现食物在生产、运输和分发过程中被含有诺瓦克样病毒的人类排泄物或其他物质(如水等)所污染。牡蛎等贝类海产品和生食的蔬果类是引起暴发的常见食品。经水传播可由桶装水、市政供水、井水等其他饮用水源被污染所致。2010年12月15日，广东省卫生厅发布上个月全省突发公共卫生事件，广州从化发生了一起水污染引起的诺瓦克样病毒感染事件，发病429人，无死亡病例。通常，在同一起暴发中可能存在多种传播途径。例如，食物暴露引起的点源暴发常会导致在一个机构或社区内出现续发的人与人之间传播。

分析38次诺瓦克病毒性胃肠炎暴发，其中31次(82%)是由共同来源引起的。这31次暴发中有17次传播来源清楚，其中13次为水型(2次为城市供水系统、7次为半公共供水、2次为游船储存水、2次为游泳池水)，4次为食物型(主要是食用牡蛎或凉拌菜等)。另有一次大型急性胃肠炎暴发是由于食用被诺瓦克病毒污染的蛋糕引起。在被调查的38次诺瓦克病毒性胃肠炎暴发中，7次是由人传人(person-to-person)引起。诺瓦克病毒性胃肠炎的二代发病率为4%～32%，尤以10岁以下儿童最高。这38次暴发的平均持续时间为7日(最短为1日，最长为3个月)，发病人数为2～2 000例，由共同来源引起的暴发的发病率(23%～93%，平均为60%)较人传人暴发的发病率(31%～42%，平均为39%)高。

经消化道感染不能使小鼠、豚鼠、兔、小猫、小牛、黑猩猩、狒狒、猕猴、狨猴、枭猴等动物发病。但黑猩猩接种诺瓦克病毒后，可产生血清学应答。此外，被感染的黑猩猩粪便中可用放射免疫分析检测到33 kd可溶性诺瓦克抗原。

3. 易感人群 研究表明，人群对杯状病毒普遍易感，任何年龄的人群均可以感染诺瓦克样病毒，但札幌样病毒则主要感染5岁以下的儿童、婴儿和老年人。诺瓦克样病毒传染性强，极易引起暴发流行。而且诺瓦克病毒与其他病毒最显著的区别是它不仅可以导致反复感染，而且感染的次数增多，病毒毒性并不衰减。成人对诺瓦克病毒和诺瓦克样病毒自然或实验感染高度易感，如在一些暴发中，80%的成人发病；成人志愿者实验感染约50%发病。由于对不同毒株的免疫力持续时间较短，因此，如此高的易感性不等于这些成人既往未感染过诺瓦克病毒。志愿者研究表明，对诺瓦克病毒的免疫力有两种类型，即短期免疫和长期免疫。短期免疫与抗体水平有关，表现为型特异性，而长期免疫则是与基因决定的肠道病毒受体差异有关。例如，在暴露污染水源的家庭中，诺瓦克病毒性胃肠炎发病有聚集现象，可能与不同家庭的基因差异有关。但是，本病的免疫机制只有在建立不同型病毒中和抗体的测定方法后，才能完全阐明。

4. 流行病学特点 诺瓦克和诺瓦克样病毒呈世界性分布，世界各地均有关于诺瓦克和诺瓦克样病毒性胃肠炎的报告。到目前为止，只有与外界高度隔离的厄瓜多尔的一个印第安部落的成人血清标本中没有查到诺瓦克样病毒抗体。

杯状病毒感染存在明显的季节性，早期诺瓦克样病毒感染被描述为“冬季呕吐病”，该病毒引起的胃肠炎主要见于寒冷季节。

与轮状病毒抗体的年龄分布不同，美国对婴儿、儿童和成人的一次诺瓦克病毒抗体血清流行病学调查表明，该抗体阳性率在儿童时期随年龄增长而逐渐升高，到成年期急剧上升，50岁左右人群约 50%具有该病毒抗体,英国和日本也有类似报道,提示诺瓦克病毒不是婴幼儿重症腹泻的重要病因。但是,在发展中国家,感染诺瓦克和诺瓦克样病毒的年龄较发达国家早,如对孟加拉国的两个农村调查发现,2~49 月龄的婴幼儿诺瓦克病毒抗体的阳性率为 43%,4 岁组儿童升至 100%。收集我国长春、北京、河北卢龙、兰州、昆明等 13 个地区 1999—2005 年 5 岁以下腹泻患儿,检测轮状病毒为阴性的粪便标本 4 426 份,结果表明,杯状病毒检测阳性率为 19%(8.3%~38.6%)。

【发病机制和病理】

诺瓦克病毒的感染途径主要通过粪—口途径传播,它在酸性环境下很稳定,以至于能顺利通过胃而不被胃液灭活,病毒的复制主要在肠道上皮细胞的细胞质内,此时正链 RNA 担任信使 RNA 的作用,病毒衣壳突起的部分形成该病毒特异性的抗原。对志愿感染杯状病毒者进行空肠活检,可见组织病理学损伤,虽然黏膜本身是完整的,但是近端小肠绒毛变宽和变钝,可见单核细胞浸润和胞质内形成空泡,小肠、胃基底、贲门窦和直肠黏膜无组织学损伤。电子显微镜下见上皮细胞完整但微绒毛变短,未发现黏膜上皮细胞中有病毒。于恢复期活检时,上述病理改变恢复正常。有意义的是:口服诺瓦克病毒或夏威夷病毒但未发病的志愿者也有上述空肠组织病理学损伤。

志愿者实验表明,诺瓦克病毒性胃肠炎患者的脂肪、木糖和乳糖吸收暂时下降,小肠绒毛酶活性(海藻糖酶和碱性磷酸酶)下降,但空肠腺苷酸环化酶活性未升高。此外,在患者的血清、空肠吸出液及空肠活检中未检出干扰素,胃酸、胃蛋白酶及胃黏膜固有因子的分泌无改变。但患者的胃排空时间明显延长,推测诺瓦克病毒性胃肠炎患者的恶心、呕吐等症状与胃动力功能异常有关。

【临床表现】

1. *潜伏期* 志愿者研究表明,诺瓦克病毒性胃肠炎的潜伏期为 10~51 小时,平均为 24 小时。本病病程一般为 24~48 小时。调查 22 次诺瓦克病毒性胃肠炎暴发,病程最短为 4 小时,最长为 77 小时,绝大多数为 24~48 小时,症状持续时间平均为 2~3 日,但高龄人群和伴有基础性疾病患者恢复较慢,40%的 85 岁以上老年人在发病 4 日后仍有症状,免疫抑制患者平均病程为 7 日。用免疫电子显微镜对实验感染的志愿者检测发现,粪便排毒时间与起病一致,一般不超过发病后 72 小时。志愿者感染雪山病毒后,发病的潜伏期为 19~41 小时,平均为 72 小时。

2. *发病期* 杯状病毒感染者临床上以食欲减退、恶心、频繁的呕吐、胃蠕动减弱、排空延长、胃胀、腹胀、腹鸣、腹痛及腹泻为主。还可伴有头痛、寒战、肌痛、咽痛等症状,间有呼吸道症状和体征。症状一般持续 1~3 日,整个病程维持在 5 日内。患者发热比例不一致,一型不发热,腹泻次数频繁;另一型发热,腹泻次数少,甚至无腹泻症状。大便无黏液脓血,便检白细胞阴性。对 38 例诺瓦克病毒性胃肠炎暴发的调查表明,各症状的平均出现率如下:恶心 79%,呕吐 69%,腹绞痛 30%,头痛 22%,发热 37%,寒战 32%,肌肉痛 26%,咽痛 18%。未见血样便。患儿呕吐较腹泻常见,成人则腹泻较呕吐常见。自然感染的诺瓦克病毒性胃肠炎一般症状较轻,无须住院。

志愿者感染夏威夷病毒、蒙哥马利县病毒、雪山病毒后,其临床表现与诺瓦克病毒性胃肠炎难以区别。在志愿者实验感染及自然暴发中均可见诺瓦克病毒和雪山病毒的亚临床型感染。

与上述观点不同,有报道显示人类杯状病毒造成的严重胃肠炎(需药物治疗),不及时治疗亦有死亡的危险性。2002 年 5 月,在驻阿富汗的英国军人中暴发的诺瓦克病毒性急性胃肠炎中,29 名患者中有 3 名出现头痛、颈部强直、恐光症和脑梗死,其中 1 名患者还伴弥散性血管内凝血。

【实验室检查】

1. *电子显微镜、免疫电子显微镜检查* 早期研究中,电子显微镜是唯一的诊断手段。电子显微镜技术非常不敏感,要求每毫升不少于10个病毒颗粒。一般患者粪便中诺瓦克病毒滴度较低,且粪便中可能存在其他小圆球状病毒,因此,电子显微镜检查的诊断价值不大,必须用免疫电子显微镜加以证实。将患者的粪便悬液与其恢复期血清(1∶5)孵育1小时,35 000 g离心90分钟,沉淀物用蒸馏水重悬,并用磷钨酸负染,电子显微镜下观察。由于价格昂贵,技术条件要求高,不适合大型流行病调查。

2. *ELISA法* 用重组杯状病毒表达杯状病毒衣壳蛋白并在昆虫细胞中自动组装成病毒样颗粒(VLPs),其外形和大小与天然病毒相似,应用VLPs免疫不同的动物获得的多克隆免疫血清,可用于检测病毒抗原。用此方法检测VLPs同源病毒,其敏感性与RT-PCR相似。但由于此法只能检测其同源病毒株及与其非常相近的其他杯状病毒,限制了其在临床检测中的应用。ELISA主要适用于暴发疫情中大量样本的筛查,但不适合散发病例的检测。ELISA检测结果阴性的样本还需要通过Real-time RT-PCR进行第二次检验确认。鉴于ELISA试剂盒成本高、敏感性低,ELISA法仅可作为辅助检测手段。

3. *RT-PCR法* 随着分子生物学技术的发展,杯状病毒基因序列的测定,出现了用RT-PCR检测杯状病毒核酸的方法。目前,此方法检测杯状病毒最为敏感,应用也最为广泛,已成为诊断杯状病毒感染的主要检测方法。

4. *Real-time RT-PCR* 在诺瓦克病毒中ORF1/ORF2区是最保守的区域,在同一基因型的不同毒株间有相同的保守序列,根据这段保守区域可用于设计TaqMan为基础的Real-time RT-PCR的引物和探针。除可检测病例临床标本中的诺瓦克病毒RNA外,引物和探针经优化提高灵敏度后,还可用于环境样本(如食物和水)的检测。Real-time RT-PCR的敏感性高于传统RT-PCR,可检测诺瓦克病毒GⅠ群和GⅡ群。

【诊断和鉴别诊断】

诺瓦克病毒性胃肠炎与诺瓦克病毒组其他病毒引起的胃肠炎从临床上难以区别。但分析38例诺瓦克病毒性胃肠炎暴发的调查表明,可根据下列特点初步诊断由诺瓦克病毒组其他病毒引起的胃肠炎暴发:① 未检测到细菌或寄生虫病原;② 病例的呕吐发生率高达50%以上;③ 病程平均为12～60小时;④ 潜伏期为24～48小时。

【治疗】

诺瓦克病毒组引起的胃肠炎症状较轻,为自限性疾病,无并发症。一般口服补液和等渗电解质补充即足以治疗脱水。但如发生严重呕吐或腹泻,则需静脉补液。严重脱水患者需住院治疗,但此类患者发生诺瓦克病毒性胃肠炎较为少见。

志愿者实验观察表明,口服碱性水杨酸铋可明显减轻肠绞痛,且症状的持续时间亦可由20小时减少至16小时,但对排便次数及粪便含水量无明显作用。

【预防】

目前尚无诺瓦克病毒感染的特异性预防方法。预防控制诺瓦克病毒感染可采取以下的措施:① 加强控制传染源,对诺瓦克病毒感染的患者应及时进行治疗,严格消毒隔离,对密切接触者及可疑患者实行严密观察;重视食品、饮水卫生,保护水源不受病毒污染。② 加强个人防护,一定要养成良好的生活及饮食习惯,能够有效地避免诺瓦克病毒感染;不吃生冷变质食物;海鲜食品一定要符合卫生要求。③ 加强宣传力度,对公众开展健康教育,宣传预防知识,使公众养成良好的生活及饮食习惯,并能够避免因疾病流行而造成的恐慌。

本病的最终预防还是依赖于疫苗的研制。近年来,诺瓦克病毒的疫苗研制已取得重大进展,研究者们已提出多种以VLPs为基础的诺瓦克样病毒候选疫苗。目前第一个VLP疫苗已进入Ⅱ期临床试验,还有很多疫苗目前尚处于临床前期的研发阶段。疫苗的研发尽管有了一些进展,但仍然存在很多难题。例如,诺瓦克病毒进化快,不断产生新的毒株,针对一种病毒株的疫苗能否对所有的病毒株都起保护作用，还有待更进一步的研究。

参考文献

[1] 宋杰，董少忠. 人诺如病毒最新研究进展[J]. 病毒学报，2013，33(5)785-790.
[2] 乔英琴，许红梅. 诺如病毒研究进展[J]. 儿科药学杂志，2015，21(10)51-54.
[3] 张静，常昭瑞，孙军玲，等. 我国诺如病毒感染性腹泻流行现状及防制措施建议[J]. 疾病监测，2014(07).
[4] Kapikian AZ, Wyatt RG, Dolin R, *et al*. Visualization by immune electronmicroscopy of a 27-nm particle associated with acute infectious nonbacterial gastroenteritis[J]. J Virol, 1972, 10: 1075-1081.
[5] Lu J. Gastroenteritis Outbreaks Caused by Norovirus G Ⅱ [J]. 17, Guangdong Province, China, 2014-2015. Emerg Infect Dis, 2015, 21(7): 1240-1242.

（浙江大学附属第一医院　姚航平）

十九、新型布尼亚病毒感染

发热伴血小板减少综合征（severe fever with thrombocytopenia syndrome, SFTS）是近年新发的一种由发热伴血小板减少综合征布尼亚病毒（severe fever with thrombocytopenia syndrome bunyavirus, SFTSV）感染引起的急性感染性疾病，可通过蜱虫叮咬传播，临床表现包括发热，血小板和（或）白细胞减少，乏力，食欲缺乏、恶心、呕吐等胃肠道症状，少数并发多脏器功能衰竭。目前，临床上尚无特效疫苗和治疗手段，以综合对症支持治疗为主，大多数患者预后良好。

【病原学】

自2006年以来，我国河南、湖北、山东、安徽等地相继发现并报告了高度散发的发热伴血小板减少综合征病例，其中少数重症患者可因多脏器损害，救治无效而死亡。该病起初被定义为人粒细胞无形体病，但发现大部分病例体内不能检测到无形体特异性核酸或抗体。直至2010年，中国疾病预防控制中心从湖北、山东、河南、安徽、江苏、辽宁六省送检的标本中分离到20株同种病毒，并解析其中11株新病毒全基因组信息，结合电子显微镜形态学分析，确定为布尼亚病毒科白蛉病毒属的一种新型布尼亚病毒，暂将其命名为“发热伴血小板减少综合征布尼亚病毒”，亦称新型布尼亚病毒。

根据国际病毒分类委员会（ICTV）2019年的最新分类，SFTSV属于布尼亚病毒目白纤病毒科班阳病毒属淮阳山病毒种。

SFTSV呈球形或椭球形颗粒，直径80～100 nm，外有脂质双层包膜，表面有突起的糖蛋白（包括膜蛋白Gn和Gc），内含病毒基因组与核蛋白形成的核衣壳结构。基因组由3个单股负链RNA片段（L、M、S）组成。L片段全长6 368个核苷酸，包含一个开放读码框，编码由2 084个氨基酸组成的病毒RNA依赖的RNA聚合酶（RNA-dependent RNA polymerase, RDRP），能够促进病毒RNA复制和转录。M片段全长3 378个核苷酸，含有一个开放读码框，编码1 073个氨基酸的糖蛋白前体，翻译后经宿主细胞内蛋白酶的修饰形成Gn和Gc。Gn和Gc可经树突细胞特异性细胞间黏附分子3结合非整合因子（dendritic-cell-specific intercellular adhesion molecule 3-grabbing nonintegrin, DC-SIGN）受体介导的内吞作用和PH依赖的膜融合过程进入人体多种细胞（如巨噬细胞、树突状细胞）。S片段是一个双义RNA，全长1 744个核苷酸，以双向方式编码核蛋白（nucleoprotein, NP）和非结构蛋白（non-structural protein, NSs）。NP包裹基因组RNA并将其包装成核糖核蛋白复合物（ribonucleoprotein complexes, RNPs），保护RNA免受外源核酸酶或宿主细胞免疫系统的破坏。NP的抗原性很强，在患者血清中，NP特异性抗体是主要抗体。NP和NSs通过抑制β干扰素（interferon β, IFN-β）和核因子κB信号通路（nuclear factor-kappa B, NF-κB）的活化来抑制宿主细胞的抗病毒免疫反应作用。

SFTSV病毒基因组末端序列高度保守，可形成锅柄状结构。系统地理发育分析研究发现，SFTSV可被分为A～F 6个基因型，其中F型、A型、D型主要存在于中国大陆地区，B型主要存在于中国舟山群岛、日本和韩国。此外，研究发现，根据SFTSV RNA的L、M、S片段可区分出不同的重组型和亚型，表明其突出的多元突变能力和基因多变性。

非洲绿猴肾细胞系(Vero、Vero－E6)、成纤维细胞L929或犬巨噬细胞DH82等对其敏感。恒河猴、基因敲除小鼠等可成为理想的试验模型。

SFTSV的理化特性和灭活条件仍需进一步研究，SFTSV一般抵抗力弱，不耐酸，易被热、乙醚、去氧胆酸钠和常用消毒剂及紫外线照射等灭活。同类病毒在乙醚4℃ 24小时，65℃加热30分钟或煮沸(100℃)2分钟以上可完全灭活，75%乙醇5分钟可使病毒失去活力，含10%有效氯的氯消毒剂5分钟可以灭活病毒。初步实验证明，用β-丙内酯4℃ 24小时或甲醛4℃ 7日可完全灭活病毒。

【流行病学】

1. *传染源* 尚不清楚，患者可作为传染源。研究发现，患者的血液和血性分泌物具有传染性，有出血表现的患者可作为传染源造成感染。

2. *传播途径* 尚不十分明确，目前普遍认为SFTSV是一种虫媒病毒，蜱是主要传播媒介。已有报道接触患者血液及血性分泌物可导致传播。新近有报道，人与人直接接触可能会导致有症状或无症状感染。但目前尚无直接证据表明SFTSV能够空气传播或粪—口传播。

部分SFTS患者有明确蜱虫叮咬史。各省展开流行病学调查显示，家养动物(山羊、牛、狗、鸡等)检测到血清学阳性。除了家畜，许多野生动物，如鹿、刺猬，一些鼠类和鸟类也是蜱的常见宿主。SFTSV在多数动物体内可形成低水平的病毒血症，这些动物在传播SFTSV过程中可能起到储存宿主的作用。目前，暂无证据表明SFTSV可引起动物发病，也无直接证据显示动物能传播SFTSV给人类。

3. *易感人群* 人群普遍易感。研究表明，我国浙江、安徽等中东部七省中SFTSV人群血清学阳性率在0.2%～9.2%。在丘陵、山地、森林等地生活、生产的居民和劳动者及赴该类地区户外活动的旅游者感染风险较高。医院的医护人员、患者的亲属和陪护也是高危人群。

4. *流行特征* 目前中国共23个省份有SFTS病例报告。朝鲜、韩国、日本、美国等地报道逐渐增多。2011—2016年，99.5%的病例集中在河南、湖北、山东、安徽、浙江、辽宁、江苏七省，呈高度散发趋势。SFTS发病季节分布明显，98.0%的病例在每年4—10月发病，5—7月达到高峰。但不同地区季节分布有所差异，如浙江、湖北、安徽、河南发病高峰期早于辽宁、江苏、山东。SFTS发病例数逐年增多，男女性别无差异，年龄主要集中在40～80岁，职业主要为农民，大多数居住在林地和丘陵地区，平均病死率为6.4%。不同省份、国家病死率有所差异，某些地区报道病死率高达50%。

【发病机制和病理】

SFTS的发病机制尚未完全阐明。

SFTSV的主要靶细胞是肠系膜淋巴组织和脾组织中的网状细胞，人单核细胞对SFTSV敏感，病毒可随单核细胞经淋巴引流进入血液循环，引起原发性病毒血症。SFTSV可能通过抑制靶细胞生成抗病毒的干扰素而在体内持续复制，诱发机体产生大量炎性趋化因子，引发免疫炎症反应。同时由于该病毒感染靶细胞的泛嗜性，最终可造成严重广泛的组织损伤甚至多器官功能障碍。

目前研究显示，SFTS患者天然免疫受损，急性期及重症SFTS患者单核细胞计数和比例降低，降低的单核细胞数量和亚群与血清中SFTSV载量呈正相关，其产生TNF－α功能受损，但IL－10不受影响，而自然杀伤细胞(NK)比例上升。SFTSV还能抑制IFN－β及NF－κB启动子信号的激活，影响IFN－β，阻断TBK1/IKKε－IRF3信号通路等，从而阻断Ⅰ型IFN(包括α和β)的产生。SFTS患者适应性免疫功能也受损严重，尤其是死亡患者。研究表明，CD3$^+$ 和 CD4$^+$ T 细胞数量和功能在急性期和严重患者中均明显低于正常人。SFTSV 感染后可引起循环中 Treg 反应显著改变，并与疾病进展相关。其由于细胞免疫受抑制，部分严重病例易出现肺部真菌感染。

体液免疫在 SFTS 发病机制中的作用尚不明确。目前研究发现，严重患者体液免疫功能显著降低，尤其是无感染的急性阶段。也有学者认为，B 细胞在 SFTS 急性阶段和严重患者中升高。相比较其他急性传染病，SFTS 患者 IgM 和 IgG 的检出时间较晚，其原因有待研究。

宿主其他因素也可以影响疾病进展。如血小板源生长因子 B(PDGF－B)基因多态性与 SFTS 易感性相关。血清血管紧张素Ⅱ水平与 SFTSV 病毒载量及病情严重程度呈正相关。有研究发现，人类肝脏上皮细胞对 SFTSV 易感且病毒复制效率高。这些细胞在感染后发生凋亡，产生大量促炎性细胞因子，如 IL－6、IL－8、TNF－α 和趋化因子配体(CCL)－5、巨噬细胞炎症蛋白(MIP)－3α 和干扰素诱导蛋白(IP)－10 显著增加，这些均是肝脏病变的免疫病理基础，可使被病毒诱导的肝细胞凋亡加重。

在 SFTSV 感染的 C57/BL6 小鼠模型中发现，小鼠的脾、肝和肾等器官中均检测到了病毒 RNA 以及组织学病理的改变，早期病变主要在脾组织和骨髓，脾脏表现为脾红髓区淋巴细胞数量的显著减少。肝脏肝细胞气球样变性和散在性坏死，肾脏出现肾小球细胞增生、系膜增厚，鲍曼空间充血但未见炎性细胞浸润。在恒河猴感染模型中，病毒在脾、肝、肾、淋巴结和小肠组织中均被检出，这与临床中部分患者出现多脏器损伤、浅表淋巴结肿大和胃肠道症状相一致。

一项针对死亡患者的病理解剖发现，具特征性的严重坏死性淋巴结炎，淋巴细胞耗竭，大量组织细胞和免疫母细胞浸润，整个皮质区充满核碎片和嗜酸性影。在脾脏、骨髓和淋巴结中可以看到明显的嗜血现象。骨髓有核细胞数低下，但巨核细胞数量未见明显减少。肝脏中可观察到肝细胞脂肪变性，汇管区轻微炎症表现，包括巨噬细胞和淋巴细胞的浸润。肾皮质可见明显的出血现象。

【临床表现】

1. 临床分期　潜伏期一般为 5～14 日，病毒数量和感染途径等多种因素可影响潜伏期长短。从接触或暴露于感染 SFTSV 患者的血液或血性分泌物到发病的平均时间为 7～12 日。典型感染过程可分为 3 个不同时期：发热期、多器官功能衰竭期和恢复期。

(1) 发热期：一般在发病后 1～7 日，起病急，体温多在 38～39℃，持续不退，伴乏力，食欲减退、恶心、呕吐、腹泻等消化道症状，部分病例出现头痛、肌肉酸痛、肢体抖动等。极少数表现为神志淡漠。常有单侧颈部、腋窝、腹股沟浅表淋巴结肿大伴触痛，腹部可有压痛。实验室检查常见血小板减少和(或)白细胞减少，在这个阶段，可以检测到病毒核酸。

(2) 多器官功能衰竭期：一般在发病后 7～13 日，上述症状持续加重，表现为持续高热，体温可达 40℃，呈稽留热，极度乏力，食欲明显减退，全身不适，部分患者可出现下颌、四肢不自主运动，伴肌张力增高，少数病例病情危重，可出现皮肤和黏膜瘀点、瘀斑，腔道出血，烦躁不安，谵妄，甚至抽搐等神经系统症状。出现肝、心、肾、脑等器官功能受损的这一阶段，体格检查可见浅表淋巴结肿大及压痛更明显。谷丙转氨酶、谷草转氨酶、肌酸激酶、乳酸脱氢酶及血清病毒载量等逐渐达到高峰，然后逐渐下降。但危重症患者实验室指标持续在高水平，可因休克、呼吸衰竭、心力衰竭、弥散性血管内凝血(DIC)、多脏器功能衰竭而死亡。

(3) 恢复期：体温逐渐下降至正常，症状、体征逐渐改善或消失，肿大的浅表淋巴结缩小，压痛减轻。白细胞、血小板逐渐升高，谷丙转氨酶、谷草转氨酶、乳酸脱氢酶、肌酸激酶下降，SFTSV RNA 大多转为阴性。一般 2 周左右可恢复，有并发症者则病程延长。

以上三期可有重叠，部分轻型病例可不经过

多器官功能衰竭期。

2. 临床分型　根据 SFTS 病情轻重,可分为4型。

(1) 轻型:多见于儿童和青壮年,体温37.2～38.0℃,有轻度乏力、周身不适及消化道症状,白细胞计数降低,血小板计数为(80～130)×10^9/L(恢复期明显升高),谷丙转氨酶、谷草转氨酶、乳酸脱氢酶、肌酸激酶≤正常值上限(ULN),病情呈自限性,多在1周内恢复,易被忽视、漏诊及误诊。

(2) 普通型(典型):多见于中老年患者,体温38.0～39.0℃,全身不适及肌肉酸痛明显,可有明显纳差、恶心、呕吐、腹泻等消化道症状,无神经系统症状及腔道出血,血小板计数为(50～80)×10^9/L,谷丙转氨酶、谷草转氨酶、乳酸脱氢酶、肌酸激酶为 ULN 的2～5倍。病程10～14日,预后良好。

(3) 重型:多见于老年患者、有基础疾病或病后未及时就诊患者,体温39.0～40.0℃,极度乏力、食欲缺乏,表情淡漠,精神萎靡,皮肤瘀斑,可出现下颌、四肢等部位不自主运动伴肌张力增高及嗜睡、神志恍惚或昏睡等神经系统症状,血小板计数为(30～50)×10^9/L,谷丙转氨酶、谷草转氨酶、乳酸脱氢酶、肌酸激酶在 ULN 的5倍以上,可合并肺部感染,消化道、肺、子宫等腔道出血等并发症,病程常在2周以上,多数经积极治疗能恢复,少数进展为危重型。

(4) 危重型:在重型的基础上出现以下情况之一者。① 昏迷、谵妄或反复抽搐等明显神经系统症状;② 合并呼吸衰竭、心力衰竭、肾功能衰竭、弥散性血管内凝血等;③ 合并脑出血或消化道、肺、子宫等部位大出血;④ 继发严重感染;⑤ 病情进展迅速,血小板快速降低,<30×10^9/L,谷丙转氨酶、谷草转氨酶、乳酸脱氢酶、肌酸激酶快速升高,在 ULN 的10倍以上。该型预后凶险,病死率极高。

临床收治的 SFTS 患者以普通型和重型为多,约占85%,轻型约占5%,危重型约占10%。

【并发症】

由于 SFTSV 具有组织器官泛嗜性,故病程中可出现急性肝损伤、急性肾损伤、病毒性心肌炎、肺炎、胰腺炎等并发症。此外,还有较少见的病例报道,如并发脑炎、嗜血细胞综合征、横纹肌溶解症、消化道出血、肺出血、急性脑出血、急性自发性硬膜下出血(spontaneous acute subdural hemorrhage),腹腔出血、继发肺部真菌感染等。

【实验室检查】

1. 血常规　80%以上的患者外周血白细胞计数减少,多为(1.0～3.0)×10^9/L,中性粒细胞比例、淋巴细胞比例多正常;90%以上的患者血小板降低,多为(30～60)×10^9/L。恢复期白细胞和血小板逐渐恢复正常。

2. 尿常规　半数以上病例出现尿蛋白(+-+++),少数病例可出现尿潜血或血尿等。

3. 血生化检查　可出现不同程度谷丙转氨酶、谷草转氨酶、乳酸脱氢酶、肌酸激酶等升高,肌酸激酶同工酶、尿素氮升高也较常见。常伴有水、电解质紊乱,如低钠血症、低钾血症及低钙血症。其中严重低钠血症、低钙血症与疾病预后相关。

4. 病原学检查

(1) 病毒分离:可利用 SFTS 患者急性期血清标本,接种 Vero、Vero E6 等细胞或其他敏感细胞,通常采用 ELISA、免疫荧光或核酸检测等方法确定是否分离到病毒。

(2) 核酸检测:一般发病2周内 SFTS 患者血清可检测到病毒核酸。采用 RT-PCR、荧光实时定量 RT-PCR、病毒全基因测序等方法,选取新型布尼亚病毒 L、M、S 基因片段的高度保守区为靶区域,设计特异性引物及荧光探针,对血清或血浆样本中新型布尼亚病毒核酸进行定性和定量检测。

5. 血清学检查　SFTSV 抗体约在发病后7日出现,包括:① 血清特异性 IgM 抗体,第4周达到高峰,可作为 SFTSV 早期感染指标,但少数可持续1年以上。② 血清特异性 IgG 抗体,第6个月达高峰,感染后可持续4年以上。

SFTSV IgG 抗体阳转或恢复期滴度较急性期呈4倍以上增高者，可确认为新近感染。以上两种特异性抗体可采用 ELISA、荧光免疫、中和试验等方法检测。③ 血清特异性总抗体，可采用双抗原夹心 ELISA 法检测，总抗体阳性表明曾受到病毒感染。

【诊断和鉴别诊断】

根据流行病学史（流行季节在丘陵、山地、林区等地生活、工作、旅游史等或发病前2周内有被蜱叮咬史）、临床表现和实验室检测结果进行诊断。

具有上述流行病学史、发热等临床表现且外周血白细胞及血小板降低者可列为疑似病例。

疑似病例合并下列条件之一者诊断为确诊病例：① 病例标本 SFTSV 核酸检测呈阳性；② 病例标本检测到 SFTSV IgM 抗体阳性，或 IgG 抗体阳转或恢复期滴度较急性期呈4倍以上增高；③ 病例标本分离到 SFTSV。

本病需与人粒细胞无形体病、肾综合征出血热、登革热、埃博拉出血热、脓毒血症、血小板减少性紫癜、伤寒、恶性淋巴瘤等疾病相鉴别。

【治疗】

目前，治疗 SFTS 尚无特效方法，以综合及支持治疗为主。

1. *一般治疗* SFTS 患者应卧床休息，多饮水。宜进食流质或半流质，补充维生素。

2. *对症治疗* 补充热量，保持水、电解质平衡，及时纠正低钠血症和低钙血症。高热患者给予物理降温及非甾体类退热剂。若患者有出血倾向，可予输入新鲜冰冻血浆。如血小板计数＜30×10^9/L，予输注机采血小板。若患者有严重的中性粒细胞减少症（＜1.0×10^9/L），可给予粒细胞集落刺激因子。继发细菌或真菌感染的患者应给予适当的抗生素或抗真菌药物。注意保护心、肝、肺、脑等重要脏器功能。

3. *抗病毒治疗* 体外实验结果提示，心理学干预有助于患者康复。利巴韦林对该病毒有抑制作用，但也有学者认为，利巴韦林使用不能提高患者生存率。接受利巴韦林治疗的患者需注意贫血和高淀粉酶血症的发生。体内及体外实验均证实，T-705（Favipiravir）对 SFTSV 有抑制作用，2′-Fdc 亦有报道，有抗 SFTSV 作用，但它们的临床有效性及药物安全性尚需进一步验证。最新报道表明，钙离子通道阻滞剂（贝尼地平和硝苯地平）具有抗 SFTSV 疗效，从而降低该疾病死亡率。

4. *免疫调节治疗* 据文献报道，应用静脉注射人免疫球蛋白、糖皮质激素在治疗 SFTSV 感染患者上取得了一定的效果，具体疗效评价有待更严谨的临床试验佐证。

5. *其他* 目前已有报道血浆置换对重症 SFTS 患者有一定疗效。实验研究发现，输入恢复期抗血清可以保护小鼠不受 SFTSV 感染致死，也可以保护小鼠出现非致命性的临床症状，提示抗血清治疗对暴露后预防 SFTSV 感染可能有一定的应用价值。输入恢复期患者的血浆对重症 SFTS 的抢救效果有待于进一步研究。

【预后】

大多数患者（85%）预后良好，但有基础疾病或伴神经精神症状、出血倾向、低钠血症、低钙血症及老年患者预后较差。

【预防】

目前尚无有效的疫苗来预防 SFTS。预防措施主要是减少暴露于蜱的机会，加强个人防护。野外作业时，应穿着颜色明亮的防护服，并将衣袖或裤管口扎紧以防蜱叮咬人体。一旦发现有蜱附着体表，应用镊子夹取，不要用手直接摘除。可使用驱避剂或防蚊油喷涂皮肤。一般情况下无需对患者进行隔离，但有出血表现者尽早安排单间隔离。对患者的血液、排泄物、分泌物及被其污染的环境和物品，可采取高温、高压、含氯消毒剂等方式进行消毒处理。医务工作者应采取必要的防护措施，避免与患者血液直接接触。

参考文献

[1] 李德新. 发热伴血小板减少综合征布尼亚病毒概述

[J]. 中华实验和临床病毒学杂志,2011,25(2):81-84.
[2] 中华人民共和国卫生部. 发热伴血小板减少综合征防治指南(2010版)[J]. 中华临床感染病杂志,2011,4(4):193-194.
[3] Yu XJ, Liang MF, Zhang SY, *et al*. Fever with thrombocytopenia associated with a novel bunyavirus in China[J]. N Engl J Med, 2011, 364(16): 1523-1532.
[4] Sun Y, Guo Y, Lou Z. A versatile building block: the structures and functions of negative-sense single-stranded RNA virus nucleocapsid proteins[J]. Protein & Cell, 2012, 3(12): 893-902.
[5] Walter CT, Costa Bento DF, Guerrero Alonso A, *et al*. Amino acid changes within the Bunyamwera virus nucleocapsid protein differentially affect the mRNA transcription and RNA replication activities of assembled ribonucleoprotein templates[J]. The Journal of General Virology, 2011, 92(Pt 1): 80-84.
[6] Chen X, Ye H, Li S, *et al*. Severe fever with thrombocytopenia syndrome virus inhibits exogenous Type I IFN signaling pathway through its NSs invitro [J]. PloS one, 2017, 12(2): e0172744.
[7] Qu B, Qi X, Wu X, *et al*. Suppression of the interferon and NF-kappaB responses by severe fever with thrombocytopenia syndrome virus[J]. Journal of virology, 2012, 86(16): 8388-8401.
[8] Ning YJ, Feng K, Min YQ, *et al*. Disruption of type I interferon signaling by the nonstructural protein of severe fever with thrombocytopenia syndrome virus via the hijacking of STAT2 and STAT1 into inclusion bodies [J]. Journal of virology, 2015; 89(8): 4227-4236.
[9] Song P, Zheng N, Zhang L, *et al*. Downregulation of Interferon-beta and Inhibition of TLR3 Expression are associated with Fatal Outcome of Severe Fever with Thrombocytopenia Syndrome[J]. Sci Rep, 2017, 7(1): 6532.
[10] Hofmann H, Li X, Zhang X, *et al*. Severe fever with thrombocytopenia virus glycoproteins are targeted by neutralizing antibodies and can use DC-SIGN as a receptor for pH-dependent entry into human and animal cell lines[J]. Journal of virology, 2013, 87(8): 4384-4394.
[11] Yuan F, Zheng A. Entry of severe fever with thrombocytopenia syndrome virus. Virol Sin, 2016.
[12] Liu S, Chai C, Wang C, *et al*. Systematic review of severe fever with thrombocytopenia syndrome: virology, epidemiology, and clinical characteristics[J]. Rev Med Virol, 2014, 24(2): 90-102.
[13] Fu Y, Li S, Zhang Z, *et al*. Phylogeographic analysis of severe fever with thrombocytopenia syndrome virus from Zhoushan Islands, China: implication for transmission across the ocean[J]. Sci Rep, 2016, 6: 19563.
[14] Lv Q, Zhang H, Tian L, *et al*. Novel sub-lineages, recombinants and reassortants of severe fever with thrombocytopenia syndrome virus[J]. Ticks and tick-borne diseases, 2017.

(浙江大学舟山医院　李世波)

第三节　艾滋病

艾滋病即获得性免疫缺陷综合征(acquired immunodeficiency syndrome, AIDS),是由人类免疫缺陷病毒(human immunodeficiency virus, HIV)引起的一种慢性、进行性、致死性传染病。病毒特异性地侵犯 $CD4^+$ T细胞,造成细胞免疫受损,最终导致机体免疫系统崩溃。临床上表现为急性期、无症状期和艾滋病(AIDS)期,最后并发各种严重的机会性感染(opportunistic infection)和艾滋病相关肿瘤,病死率极高。

【病原学】

HIV是1983年法国和美国科学家共同发现的,曾分别命名为“淋巴结相关病毒”(lymphaden opathy associated virus, LAV)和“人类嗜T[淋巴]细胞病毒-3”(human T-cell lymphotropic virus type-3, HTLV-3),后来证明两者是同一病毒,于1986年由国际病毒分类委员会统一命名为“HIV”。

HIV是单链RNA病毒,属反转录病毒科慢病毒属。根据 HIV 基因差异，分为 HIV-1 型和 HIV-2 型，两者主要感染 $CD4^+$ T 细胞，均能引起 AIDS；HIV-1 型是引起 AIDS 的主要毒株。

1. HIV 的形态　圆形或椭圆形，直径为 90～140 nm，外层为类脂包膜，表面有突出于病毒包膜之外的外膜蛋白 gp120，另一端与贯穿病毒包膜的转运蛋白 gp41 相连接，gp120 在分子构型上有与 CD4 分子结合的部位。gp41 起协同 HIV 进入宿主细胞的作用。核呈圆柱状，位于中央，含有两条单股 RNA 链、反转录酶和结构蛋白等(图 14-20)。

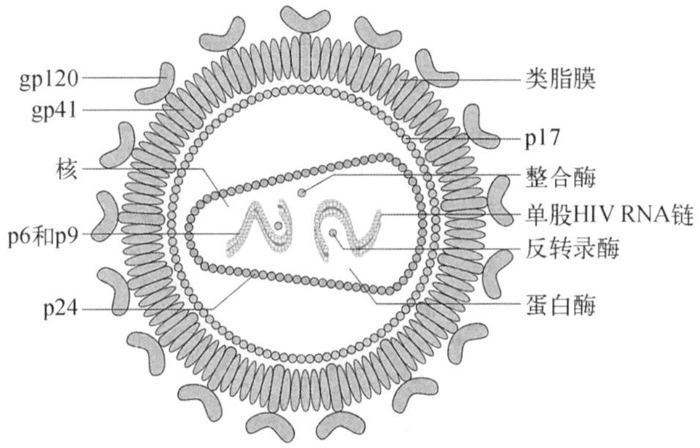

图 14-20　HIV 结构

2. HIV 的基因结构　病毒基因长约 9.7 kb，有 9 个基因片段。有 3 个结构基因：*gag* 编码核心蛋白 P24、P17、P9 等；*env* 编码包膜蛋白 gp120 及 gp41；*pol* 编码反转录酶、整合酶和蛋白酶。有 3 个调节基因：*tat* 能使 $CD4^+$ T 细胞内病毒复制加速；*rev* 能增加 *gag* 和 *env* 基因表达；*nef* 为负调节子，可以抑制所有 HIV 基因的表达。另 3 种基因与病毒的成熟和释放有关：*vif* 表达病毒传染因子，*vpu* 表达病毒蛋白 u，*vpr* 表达病毒蛋白 r(图 14-21)。

HIV-1 可进一步分为不同的亚型，包括 M 亚型组(为主要的亚型组)、O 亚型组和 N 亚型组，其中 M 组有 A、B、C、D、E、F、G、H、I、J、K 11 个亚型。我国已发现的有 A、B(欧美 B)、B′(泰国 B)、C、D、E、F 和 G 8 个亚型，还有不同流行重组型。目前，全球流行的主要是 HIV-1 型，一般所指的 AIDS 即为 HIV-1 型。

HIV-2 型主要见于西非。其生物学特性与 HIV-1 型相似，两型间氨基酸序列的同源性为 40%～60%。HIV-2 型基因组不存在 *vpu* 基因，而存在一个 *vpx* 基因(表达病毒蛋白 x)，功能尚未完全清楚。一般 HIV-2 型毒力较弱，传染性较低，从感染进展到 AIDS 所需的时间要长得多，引起的艾滋病临床进展较慢，症状较轻，我国有少数 HIV-2 型感染者。

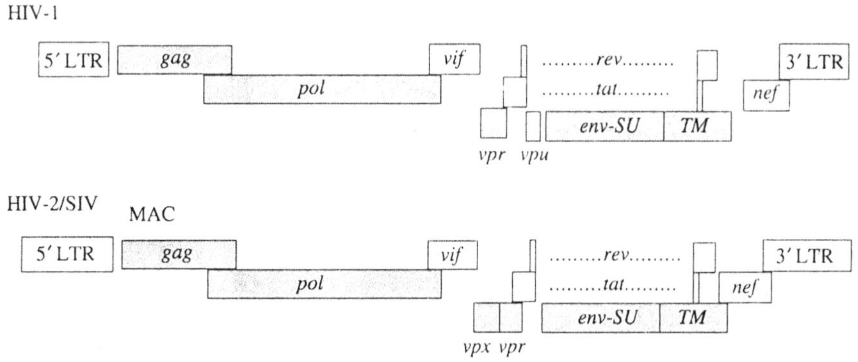

图 14-21　HIV 基因结构

3. HIV 的抵抗力　HIV 对外界抵抗力较弱，对热敏感，56℃ 30 分钟能灭活。25%以上的乙醇即能杀灭病毒，70%乙醇的效果最好；5%～8%甲醛及有机氯溶液等均能灭活病毒。但对 0.1%福尔马林、紫外线和 γ 线不敏感。

HIV 侵入人体数周至 6 个月后产生抗-HIV，此抗体不是中和抗体，而是表示已被 HIV 感染，抗-HIV 阳性的血清有传染性。

【流行病学】

自1981年报告首例AIDS以来，估计全球目前仍存活约3 300万HIV感染者。全国累计报告HIV感染者和AIDS患者73万余例；估计我国实际HIV感染者约有80万。目前，AIDS疫情已覆盖全国所有省、自治区、直辖市。我国的AIDS流行有四大特点：① AIDS疫情上升幅度进一步减缓，AIDS综合防治效果开始显现；② 性传播持续成为主要传播途径，同性传播上升速度明显；③ 全国AIDS疫情总体呈低流行态势，但部分地区仍疫情严重；④ 全国受AIDS影响的人群增多，流行模式多样化。

1. *传染源* 患者和无症状病毒携带者是本病的传染源。患者的传染性最强，无症状病毒携带者在流行病学上意义更大。病毒主要存在于血液、精液、羊水和阴道分泌物中。

2. *传播途径*

(1) 性接触传播：是本病主要的传播途径。欧美等发达国家以同性恋传染为主，约占AIDS的70%；非洲以异性恋传染为主。男女发病比例在欧美地区以男性多见，在非洲地区男女发病率相似。

(2) 血液传播：该途径含义较广，方式很多。注射途径传播主要指静脉药瘾者之间共用针头；消毒隔离措施不严，使用非一次性注射器；输注含HIV或HIV污染的血或血制品；不规范的单采血浆等。

(3) 母婴传播：感染本病的孕妇可以通过胎盘、产程及母乳喂养等传播给婴儿。

(4) 其他途径：如病毒携带者的器官移植，经破损的皮肤、刮脸刀片、口腔操作等，但感染率较低。医护人员意外地被HIV污染的针头或其他物品刺伤亦可感染。

由于HIV在离体的情况下抵抗力很弱，很快就会失去活性和感染力，故日常生活和工作接触是不会传播的，握手、拥抱以及共用办公用具、马桶圈、卧具、浴池等也不会传播。接吻、共同进餐、咳嗽或打喷嚏几乎不会传播。

蚊虫叮咬不会传播AIDS，蚊子不是HIV的适宜宿主，HIV在蚊子体内既不增殖，也不发育，且数小时或两三天内即消失。蚊子的食管和涎管不是同一条管腔，吸入的血液和吐出的唾液都是单向的，不会出现类似皮下注射的结果。

3. *高危人群* 有不安全的性行为，包括同性、异性；共用注射器吸毒和药瘾人群；HIV阳性母亲所生的婴儿。

【发病机制和病理】

1. *发病机制* HIV对$CD4^+$ T细胞(包括单核细胞、巨噬细胞和树突状细胞等)有特殊的亲嗜性。根据HIV亚株对不同类型细胞的亲嗜性，可分为嗜T细胞毒株(X4型)、嗜巨噬细胞毒株(R5型)和双嗜性毒株(X4R5型)。R5型病毒通常只利用CCR5受体，而X4型和X4R5型病毒常同时利用CXCR4、CCR5和CCR3等受体。

(1) HIV复制过程：HIV侵入人体后，在辅助受体(趋化因子受体)CCR5、CXCR4等的协同作用下，病毒表面gp120与$CD4^+$ T细胞的CD4分子特异受体结合，借助于gp41脱去衣壳后，病毒核心蛋白及RNA进入细胞质，病毒RNA链在反转录酶的作用下，反转录成单链DNA，然后以此DNA为模板在DNA多聚酶作用下复制DNA，部分存留在胞质内，部分与宿主细胞内DNA整合，成为潜伏状态的前病毒DNA(proviral DNA)。前病毒DNA可被某种因素所激活，复制、转录成病毒RNA和mRNA，翻译病毒蛋白，装配成新病毒，以芽生方式释出，再感染其他细胞。

(2) $CD4^+$ T细胞受损伤的方式

1) 直接损伤：HIV在细胞内大量复制，导致细胞溶解或破裂。

2) 间接损伤：又称融合性损伤，受感染的$CD4^+$ T细胞表面有gp120表达，可与邻近未受感染的$CD4^+$ T细胞结合，形成融合细胞，使细胞膜通透性改变，细胞发生溶解破坏。血液中游离的gp120亦可以与$CD4^+$ T细胞结合，使之成为靶细胞。

3) 骨髓干细胞受损：HIV可以感染破坏干

细胞，使 $CD4^+$ T 细胞产生减少。

(3) HIV 对其他细胞的影响：HIV 可导致单核-巨噬细胞、B 细胞、自然杀伤细胞受损和功能异常。

(4) 机体免疫系统崩溃：HIV 进入人体后，24～48 小时到达局部淋巴结，5 日左右在外周血中可以检测到病毒成分，继而产生病毒血症，导致急性感染，以 $CD4^+$ T 细胞短期内一过性迅速减少为特点。机体对 HIV 可产生较好的免疫反应，大多数感染者 $CD4^+$ T 细胞数可自行恢复至正常水平。由于机体的免疫系统不能完全清除病毒，形成慢性感染，包括无症状期和 AIDS 期，表现为 $CD4^+$ T 细胞数量持续缓慢减少；进入 AIDS 期后，$CD4^+$ T 细胞再次迅速减少，甚至降至 $200/mm^3$ 以下，最后 $CD4^+$ T 细胞耗竭，导致整个免疫系统崩溃。$CD4^+$ T 细胞的损伤除了数量上的减少，还表现为功能异常。

2. 病理　AIDS 的病理变化呈多样性和非特异性。可有机会性感染引起的病变、淋巴结病变、中枢神经系统病变和肿瘤等。

由于存在严重免疫缺陷，表现为多种机会性病原体反复重叠感染，组织中病原体繁殖多，炎症反应少。淋巴结和胸腺等免疫器官出现滤泡增殖、融合，淋巴结内淋巴细胞完全消失，胸腺可有萎缩、退行性或炎性病变，可有卡波西肉瘤(Kaposi's sarcoma，KS)和其他恶性肿瘤的发生。

【临床表现】

潜伏期一般为 2 周至 6 个月，HIV-1 侵入机体后 2～10 年可以发展为 AIDS，HIV-2 所需的时间更长。

1. AIDS 的分期　HIV 感染人体后分为 3 期。

(1) 1 期(急性期)：感染 HIV 后，大多数患者临床症状轻微，可出现发热、咽痛、头痛、厌食、全身不适及关节肌肉痛等症状。可伴有红斑样皮疹、腹泻、淋巴结肿大和血小板减少，$CD4^+/CD8^+$ 比例倒置。此时，血液中可检出 HIV RNA 及 P24 抗原。此期持续 1～3 周。HIV 感染初期，血清中虽有病毒和 P24 抗原存在，但 HIV 抗体尚未产生。此时，临床检测抗-HIV 常呈阴性，称为窗口期。根据目前检测手段的不同，窗口期也不同，一般核酸检测窗口期为 1 周，P24 抗原检测一般为 2 周，抗体检测一般为 3 周。

(2) 2 期(无症状期)：本期可从急性期进入此期，或无明显的急性期症状而直接进入此期。临床上没有任何症状。但血中能检出 HIV RNA 及 HIV 抗体即抗-HIV，外周血单个核细胞中可检出 HIV DNA。此期可持续 2～10 年或更长。

原来的持续性全身淋巴结肿大综合征(persistent generalized lymphadenopathy，PGL)期现归入无症状期。其特点为除腹股沟淋巴结以外，全身两处或两处以上淋巴结肿大，直径大于 1 cm，持续 3 个月以上，质地柔韧，无压痛，无粘连，可活动，活检为淋巴结反应性增生。

(3) 3 期(AIDS 期)：为感染 HIV 后的最终阶段。患者 $CD4^+$ T 细胞计数明显下降，多 $<200/mm^3$，HIV 血浆病毒载量明显升高。

本期主要表现如下。① 艾滋病相关综合征(AIDS related complex，ARC)：发热、乏力、全身不适、盗汗、厌食、体重下降(>10%)、慢性腹泻、全身淋巴结肿大，肝、脾大等；② 机会性感染：常见的是肺孢子菌、巨细胞病毒、结核分枝杆菌、EB 病毒、鸟分枝杆菌、弓形虫及隐球菌等感染；③ 神经系统症状：头晕、头痛、恶心、呕吐，也可表现为反复发作的癫痫、进行性痴呆及瘫痪等；④ 因免疫缺陷而继发肿瘤：最常见的为卡波西肉瘤、非霍奇金淋巴瘤(non-Hodgkin lymphoma)等。

2. AIDS 常见的机会性感染和临床表现　AIDS 的主要临床表现是由机会性感染所引起的。

(1) 呼吸系统：最常见的机会性感染是肺孢子菌肺炎(pneumocystis carinii pneumonia，PCP)，是由肺孢子菌引起的间质性浆细胞性炎症，肺泡内充满泡沫状液体及大量肺孢子菌，肺间质内有大量淋巴细胞和浆细胞浸润。临床表现为发热、咳嗽,咳少量白色泡沫样痰,呼吸困难,通气功能障碍,症状进行性加重。在痰、气管灌洗液或气管内膜活检中找到病原菌即可诊断。

肺结核也较常见。此外,军团菌、弓形虫、隐球菌、鸟分枝杆菌及巨细胞病毒等均常引起肺部感染。

(2) 消化系统:念珠菌、巨细胞病毒和疱疹病毒等侵犯口咽部及食管引起溃疡或炎症,表现为吞咽痛、吞咽困难及胸骨后烧灼感等,内镜检查可确诊。疱疹病毒、隐孢子虫、鸟分枝杆菌可侵犯胃肠道引起腹泻,为水泻或脂肪泻。巨细胞病毒感染引起溃疡性结肠炎可出现黏液便或脓血便,腹泻可达数月,每日几次至几十次。由于长期腹泻使体重明显减轻,消瘦。诊断主要依靠大便检查和肠镜检查。

(3) 神经系统:可造成隐球菌脑膜炎、巨细胞病毒性脑炎、脑弓形虫病、类圆线虫性脑炎。HIV 还可直接引起进行性亚急性脑炎、AIDS 痴呆综合征等。诊断主要依靠脑脊液检查、头颅 CT 和 MRI 检查等。AIDS 性脊髓病表现为进行性痉挛性截瘫、共济失调及尿失禁等。

(4) 泌尿系统:主要是肾损伤,机会性感染是引起肾损伤的主要原因之一。巨细胞病毒、EB 病毒可引起免疫复合物肾炎,为局灶性或弥漫性系膜增殖性肾小球肾炎、急性肾小管坏死、肾小管萎缩及局灶性间质性肾炎等。HIV 本身亦能引起 HIV 相关性肾病,可于 2～4 个月内迅速发展至尿毒症。静脉药瘾者所致的海洛因相关肾病发展相对缓慢。

(5) 血液系统:主要表现为粒细胞及血小板减少、贫血以及非霍奇金淋巴瘤等。

(6) 皮肤、黏膜口腔毛状白斑(oral hairy leucoplakia, OHL):表现为舌两侧缘有粗厚的白色突起,是 EB 病毒等病毒感染所致,抗真菌治疗无效。有时舌腹面形成白色纤维状毛苔,称为白毛舌,提示有真菌感染。其他常见的有假丝酵母菌等真菌感染,表现为局部黏膜潮红、剧烈触痛、舌苔白,用抗真菌药治疗可迅速好转,但反复发作。同性恋患者可发生肛周传染性软疣、肛周单纯疱疹病毒感染和疱疹性直肠炎。脂溢性皮炎样病变常发生在生殖器、头皮及面部等处。

(7) 心血管系统:以心肌炎最多见,由病毒、细菌、真菌及心肌的其他机会性病原体感染所致。细菌性心内膜炎可为 AIDS 机会性感染的一种表现,心包炎在 AIDS 患者中常由隐球菌引起。

(8) 卡波西肉瘤:来源于血管内皮细胞或淋巴管内皮细胞,因此可在各系统发生,造成肺、肝、肾和眼卡波西肉瘤等,多见于皮肤和面部。早期皮肤卡波西肉瘤通常是红色或紫红色斑疹或丘疹,数量多,压之不褪色,迅速扩大,周围常伴有棕黄色瘀斑,在疾病进展期常融合成斑块。卡波西肉瘤早期无疼痛,在疾病进展期可出现疼痛,晚期常伴发致命性机会性感染。

(9) 其他:AIDS 患者眼部可受累,常见的有巨细胞病毒性视网膜炎、弓形虫视网膜脉络膜炎等。AIDS 性肌病一般起病缓慢,表现为近端肌无力、肌酶异常等。

【实验室检查】

实验室检查主要包括 HIV 抗体、病毒载量、$CD4^+$ T 细胞、HIV 基因型耐药等检测。HIV 抗体检测是 HIV 感染诊断的金标准;病毒载量和 $CD4^+$ T 细胞检测可判断疾病进展、临床用药、疗效和预后;病毒载量测定也是 HIV 感染早期诊断的重要指标。基因型耐药检测可指导抗反转录病毒治疗(anti-retrovirus therapy, ART)方案的选择和更换。

1. *血常规* 可有不同程度的贫血,白细胞减少,多在 4×10^9/L 以下,分类中性粒细胞增加,少数表现为粒细胞减少。淋巴细胞明显减少,常低于 1 000/mm^3(1.0×10^9/L),血小板一般无变化,也可明显减少。

2. *HIV1/2 检测* 包括筛查试验(初筛和复检)和确证试验。HIV1/2 抗体筛查常用酶联免疫吸附试验,确证试验常用免疫印迹法。

3. *病毒载量测定* 病毒载量一般用血浆中每毫升 HIV RNA 的拷贝数(copies/ml)或每毫升国际单位(IU/ml)来表示。常用方法有反转录 PCR、核酸序列依赖性扩增技术和实时荧光定量 PCR。

4. 淋巴细胞亚群检查 $CD4^+$ T细胞计数下降[正常值 730～1 200/mm^3 或(0.73～1.2)×10^9/L]，$CD4^+$/$CD8^+$ T 细胞<1.0(正常值为 1.75～2.1)。

5. HIV 基因型耐药检测 耐药测定方法有基因型和表型，目前国内外多用基因型。高效联合抗反转录病毒治疗病毒载量下降不理想或治疗失败需要改变治疗方案时，最好进行耐药检测。对于抗病毒治疗失败者，耐药检测需在病毒载量>1 000 copies/ml 且未停用抗病毒药物时进行，如已停药须在停药 4 周内进行基因型耐药检测。

6. 其他 尿蛋白、血肌酐、尿素氮可升高。本病极易反复发生机会性感染和恶性肿瘤，应及时进行 X 线、B 超、CT 和 MRI 等检查。

【诊断和鉴别诊断】

HIV 感染各阶段表现不同，应根据具体情况进行诊断。

1. 急性期 有流行病学史和临床表现，通过 HIV 抗体或病毒检查确诊。

2. 无症状期 有流行病学史，HIV 抗体阳性；或仅 HIV 抗体阳性。

3. AIDS 期

(1) 有流行病学史，HIV 抗体阳性，加下述各项中任何一项：① 原因不明的 38℃以上持续不规则发热>1 个月；② 慢性腹泻>1 个月；③ 6 个月内体重下降 10%以上；④ 反复发作的口腔白念珠菌感染；⑤ 反复发作的单纯疱疹病毒感染或带状疱疹病毒感染；⑥ 肺孢子菌肺炎；⑦ 反复发生的细菌性肺炎；⑧ 活动性结核或非结核分枝杆菌病；⑨ 深部真菌感染；⑩ 中枢神经系统占位性病变。

(2) 有流行病学史，$CD4^+$ T 细胞数<200/mm^3，加下述各项中任何一项：① 中青年出现痴呆；② 活动性巨细胞病毒感染；③ 弓形虫病；④ 青霉感染；⑤ 反复发生的败血症；⑥ 卡波西肉瘤、淋巴瘤。

本病临床表现复杂多样，易与许多疾病相混淆。急性期应与传染性单核细胞增多症和结缔组织疾病等相鉴别。对于特发性 $CD4^+$ T 细胞减少症(即类艾滋病)的患者，目前已发现少数患者 $CD4^+$ T 细胞明显减少，且并发严重机会性感染，但通过各种检查没有发现 HIV 感染。鉴别主要依靠 HIV 抗体或病原学检查。继发性 $CD4^+$ T 细胞减少主要见于肿瘤和自身免疫性疾病经化疗或免疫抑制剂治疗后。淋巴结肿大应与血液系统疾病相鉴别，后者淋巴结活检为良性反应性滤泡增生，血清学检查提示多种病毒感染。

【治疗】

目前，AIDS 治疗最为关键的是联合抗反转录病毒治疗。其次，针对机会性感染和肿瘤采取相应治疗。

1. 抗病毒治疗

(1) 开始抗反转录病毒治疗指征：目前，联合抗反转录病毒治疗时机为发现 HIV 感染者或 AIDS 患者时，即开始治疗。

(2) 抗反转录病毒(antiretrovirus，ARV)药物：目前共有六大类 25 种药物通过美国 FDA 的认可并应用于临床，根据其作用环节的不同，分为核苷类反转录酶抑制剂(nucleoside reverse transcriptase inhibitor，NRTIs)、非核苷类反转录酶抑制剂(non-nucleoside reverse transcriptase inhibitor，NNRTIs)、蛋白酶抑制剂(protease inhibitor，PIs)、整合酶抑制剂、融合抑制剂(fusion inhibitors，FIs)及 CCR5 的拮抗剂。国内的抗反转录病毒药物有核苷类反转录酶抑制剂、非核苷类反转录酶抑制剂和蛋白酶抑制剂以及整合酶抑制剂 4 类，共 12 种。

1) 核苷类反转录酶抑制剂：① 替诺福韦(tenofovir，TDF)，成人每次 300 mg，每日 1 次。不良反应：恶心、呕吐、腹泻、腹胀等，偶见肾功能损害和骨密度下降。有肾功能损害风险的患者应定期监测肌酐清除率、血磷和肾功能。对有病理性骨折或骨硬化症风险的患者，应进行骨密度等的监测。② 齐多夫定(zidovudine，AZT)，成人每次300 mg,每日2次。不良反应:骨髓抑制、严重的贫血或中性粒细胞减少症;胃肠道不适,恶心、呕吐、腹泻等;肌酸激酶和丙氨酸氨基转移酶升高,乳酸酸中毒和(或)肝脂肪变性。③拉米夫定(lamivudine, 3TC),成人300 mg,每日1次。④阿巴卡韦(abacavir, ABC),成人每次300 mg,每日2次。⑤特鲁瓦达(Truvada, TDF+FTC),每日1次,每次1片。目前,国内也致力于复合制剂的开发和生产。

2) 非核苷类反转录酶抑制剂:①奈韦拉平(nevirapine, NVP),成人:每次200 mg,每日2次。在开始治疗的最初14日需先从治疗量的一半开始(每日1次),如无严重的不良反应才可以增加到足量(每日2次)。②依非韦伦(efavirenz, EFV),成人:每次600 mg,每日1次,睡前服用。

3) 蛋白酶抑制剂:洛匹那韦利托那韦片,商品名"克力芝"(kaletra, lopinavir/ritonavir, LPV/RTV),成人每次2粒,每日2次(克力芝每粒含量:洛匹那韦250 mg、利托那韦50 mg)。

4) 整合酶抑制剂:①拉替拉韦(RAL),成人每次400 mg,每日2次,患者耐受性良好。②多替拉韦(DTG):成人每次50 mg,每日1次,患者耐受性良好。

(3) 常用的联合抗反转录病毒治疗方案:曾称"鸡尾酒疗法"(Cocktail Therapy)、高效联合抗反转录病毒治疗(highly active anti-retrovirus therapy, HAART)。初治患者推荐方案为2种核苷类反转录酶抑制剂+1种非核苷类反转录酶抑制剂;或2种核苷类反转录酶抑制剂+1种蛋白酶抑制剂(或一个整合酶抑制剂)。基于我国可获得的抗病毒药物,国家免费抗病毒治疗对于成人及青少年初治患者抗病毒治疗方案如下(预防母婴传播除外)。

1) 一线推荐方案:TDF(AZT)+3TC+EFV(NVP)。

2) 二线推荐方案:(AZT)TDF+3TC+克力芝。

经济条件允许的患者可以自行购买整合酶抑制剂联合2个核苷类反转录酶抑制剂进行抗病毒治疗。

(4) 疗效的评估

1) 病毒学指标:治疗有效时血浆中病毒载量4周内应下降1个1 copies/ml以上,3～6个月应达到检测不出。

2) 免疫学指标:治疗有效时3个月后$CD4^+$ T细胞计数与治疗前相比增加30%,或治疗1年后$CD4^+$ T细胞计数增长100/mm^3。

3) 临床症状:治疗有效时临床症状能够缓解,机会性感染的发生率降低。

(5) 抗病毒治疗监测

1) 病毒监测:根据国家的免费抗病毒治疗指南,抗病毒治疗后每年免费检测一次,如果有能力最好在治疗前、治疗3个月、治疗半年各检测一次,以后每半年进行一次病毒载量的检测。

2) $CD4^+$ T细胞检测:对于不愿意接受抗病毒治疗的患者每3～6个月进行检测;对已接受抗病毒药物治疗的患者,在治疗的第一年内应每3个月检测一次;治疗一年以上且病情稳定者可每半年检测一次。

(6) 免疫重建炎性反应综合征(immune reconstitution inflammatory syndrome, IRIS):是指AIDS患者在经抗病毒治疗后,免疫功能恢复过程中出现的一组临床综合征,主要表现为发热、潜伏感染的出现或原有的机会性感染在抗病毒治疗后加重或恶化,如结核病、卡氏肺孢子菌肺炎、巨细胞病毒感染、水痘-带状疱疹病毒感染及新型隐球菌感染等。在合并HBV及HCV感染时免疫重建炎性反应综合征可表现为病毒性肝炎的活动或加重。免疫重建炎性反应综合征多出现在抗病毒治疗后3个月内,须与原发或新发的机会性感染相鉴别。

出现免疫重建炎性反应综合征后应继续进行抗病毒治疗。原有机会性感染恶化的免疫重建炎性反应综合征通常为自限性,不用特殊处理可自愈;而潜伏感染出现的免疫重建炎性反应综合征需要进行针对性的抗病原治疗;严重者可短期应用糖皮质激素或非类固醇抗炎药控制。

2. 机会性感染的病原治疗

(1) 肺孢子菌肺炎：复方磺胺甲基异噁唑(复方新诺明)每日3～4次，每次3片，口服，总量一天一般不超过12片，疗程2～3周。复方新诺明针剂剂量同上，每日3～4次，静脉滴注。克林霉素每日4次，每次600～900 mg，静脉注射；或每日4次，每次450 mg，口服。

(2) 巨细胞病毒感染：更昔洛韦每日2次，10～15 mg/kg，静脉滴注；2～3周后改为每日5 mg/kg，静脉滴注，也可口服1 g，每日3次。或膦甲酸钠每日180 mg/kg，分3次静脉滴注，2～3周后改为每日90 mg/kg，静脉滴注。可两者联用。

(3) 念珠菌：可口服氟康唑，首日200 mg，服1次，后改为50～100 mg，每日1次，疗程1～2周。局部口腔黏膜病变处可用制霉菌素局部涂抹。

(4) 弓形虫病：乙胺嘧啶首剂100 mg，此后50～75 mg，每日1次，加用磺胺嘧啶每日4次，每次1.0～1.5 g，疗程3周。重症患者和临床、影像学改善不满意者疗程可延长至6周以上。

(5) 结核分枝杆菌感染：包括肺结核及结核性脑膜炎、胸膜炎和腹膜炎等，可采用链霉素、利福平和异烟肼等联合治疗，疗程应适当延长。

(6) 鸟分枝杆菌感染：克拉霉素每日2次，每次500 mg，或阿奇霉素每日1次，每次600 mg，加用乙胺丁醇每日1次，15 mg/kg。重症患者可同时联合应用利福布汀或阿米卡星每日1次，10 mg/kg，肌内注射，疗程6个月。

(7) 隐球菌脑膜炎：可用两性霉素B联合氟胞嘧啶(5－FC)治疗。两性霉素B第1、2、3日剂量分别为1 mg、2 mg、5 mg，加入5%葡萄糖注射液500 ml中缓慢静脉滴注(不宜用生理盐水，需避光)，滴注时间不少于6小时。若无不良反应，第4日可增量至10 mg。以后每日增加5 mg，一般达30～40 mg/d(最高剂量50 mg/d)，疗程3个月以上，总剂量为2～4 g。两性霉素B与5－FC合用具有协同作用。5－FC每日3次，每次1.5～2.0 g，两者共同使用至少8～12周。

(8) 其他：包括对症治疗、支持治疗、免疫调节和中医中药治疗等。卡波西肉瘤可用长春新碱、阿霉素和博莱霉素等治疗，亦可用放疗等。

【预防】

1. 控制传染源　患者及HIV携带者血、排泄物和分泌物应进行消毒。AIDS进展期患者应注意隔离。

2. 切断传播途径

(1) 杜绝不洁注射：严禁吸毒，不共用针头、注射器，如被HIV感染者用过的针头或器械刺伤，应在2小时内服用AZT，时间4周。

(2) 加强血制品管理：血液抗-HIV阳性者应禁止献血、血浆、器官、组织和精液。

(3) 健康宣教：加强与HIV及AIDS有关的性知识、性行为的健康教育。

(4) 切断母婴传播：女性HIV感染者应尽量避免妊娠，防止母婴传播。HIV感染的母亲所生婴儿应人工喂养。

3. 保护易感人群　在进行手术及有创检查前应检测HIV抗体。加强对吸毒、卖淫、嫖娼等高危人群的HIV感染监测。接触患者的血液或体液时，应戴手套、穿隔离衣。

(北京大学第一医院　徐小元)

第十五章 朊毒体感染

第一节 概 述

朊粒病(prion diseases)或传染性海绵状脑病(transmissible spongiform encephalopathy, TSE)是朊粒蛋白(PrPsc)引起的以脑组织呈海绵状改变为病理特征的神经系统退行性疾病,这些疾病的共同特征是生物体产生认知和运动功能的严重衰退直至死亡。该病可侵犯人类和动物中枢神经系统,潜伏期长,病程短,病死率近100%。

目前已知的动物海绵状脑病有羊瘙痒病(scrapie)、传染性水貂脑病(transmissible mink encephalopathy, TME)、马骡和麋鹿的慢性消耗病(chronic wasting disease of elk and deer)、猫海绵状脑病(feline spongiform encephalopathy)、捕获的野生反刍动物海绵状脑病和牛海绵状脑病(bovine spongiform encephalopathy, BSE)6种。其中牛海绵状脑病就是通常所说的疯牛病。已知的人类海绵状脑病有4种,包括克-雅病(Creutzfeldt-Jakob disease, CJD),又称早老痴呆症;库鲁病(Kuru);裘斯综合征(Gerstmann Straussler Scheinker syndrome, GSS);致命性家族性失眠病(fatal familiar insomnia, FFI)。人类朊粒病的发病率非常低,为每年每百万人1~3例。根据传播途径的差异,朊粒病可以分为散发型(sporadic)、遗传型(genetic)和感染型(infectious)三大类。其中遗传型朊粒病是指由人或动物本身编码细胞型朊蛋白(cellular prion protein, PrP_C)的基因(PRNP)存在致病性突变引起的,发病率为10%~15%;传染型朊粒病是指由含朊粒的物品感染所致,发生率低于1%;散发型朊粒病是指病原不明确的朊粒病,发生率约85%。值得注意的是,任何一种朊粒病都具有潜在传染性。

牛海绵状脑病可实验性地感染狨(中南美洲所产的一种猴,属于灵长类)、鼠、牛、猪、绵羊和山羊。将牛海绵状脑病患牛的脑组织匀浆脑内接种和腹腔接种狨,46~47个月后出现神经症状,脑组织病理学检查可发现具有牛海绵状脑病的典型病理学变化,从而证明了牛海绵状脑病的宿主也包括灵长类。现已证明疯牛病、羊瘙痒病和人类克-雅病、库鲁病都可通过食物传播。其中疯牛病是由于健康牛食入含有致病性朊粒的人工蛋白质饲料所致,这种人工蛋白质饲料含有病牛、病羊的脑和脊髓等脏器成分。人类克-雅病是由于人进食了患疯牛病的牛肉及其制品以及牛脑、脊髓、扁桃体、胸腺、小肠和脾脏而传染发病。

1920年,CJD首次被描述,患者特征为失去记忆,智力也逐渐衰退,其传播方式可以是散发、家族性的或遗传性的。1921年,GSS也被发现,患者通常表现出协调失能和小脑失去功能。1936年,首例FFI病例报道产生,患者严重失眠,最终导致精力衰竭而死亡。这个疾病在一个家族的多个成员中发生，结果都是致命的。与CJD的传播方式不尽相同，GSS和FFI都是在某一个大家族中传播。1959年，一种长期存在于非洲巴布亚新几内亚的食人族——佛尔(*Fore*)人当中的库鲁病也公布于世，这种病因为首先在库鲁当地发现而得名。在当地人当中，如果有人死亡，葬礼就以食葬的方式进行，同族的人互相食用死者的骨肉，造成疾病的传播。现在，这种习俗已被杜绝，库鲁病已经消失。

1965年，水貂的传染性脑病被报道出来，估计是有人用死去的患羊瘙痒病的羊肉喂饲家养的水貂，使其感染上疾病，随后，患病水貂又逃离饲养场到野地，又把疾病传给野生的水貂。1980年，这种疾病也先后在骡、鹿和麋鹿中发现。但到此为止，除了库鲁病之外，其他所有的病例为数不多，直到疯牛病发现，动物患朊粒病的记录达到了最高峰，并因此而轰动全球。

第二节 朊粒感染性疾病

1982年，美国的Prusiner首次提出朊粒假说，他以叙利亚仓鼠为实验材料，发现羊瘙痒病的病原体是一种蛋白质，不含核酸，其最主要成分是一种蛋白酶抗性蛋白，命名为“朊粒”(prion或prion protein，PrP)。Prusiner因此项发现更新了病原体的概念，获得1997年的诺贝尔生理或医学奖。

【病原学】

目前人们已经认识到，引起传染性海绵状脑病的病原是朊粒(曾译为朊蛋白、朊毒体、PrP、prion蛋白等)，朊粒是相对分子质量很小的、有传染性的蛋白质颗粒，它不同于细菌、病毒、真菌和寄生虫等病原微生物，是由宿主染色体基因编码、构象异常的一类特殊病原体，具有独特的性质。提纯的朊粒具有典型的蛋白质紫外吸收光谱，A280/260比值为1.41，根据这一比值可见朊粒是一种缺乏核酸的蛋白质因子。电子显微镜下观察不到朊粒的结构，经负染后才见到聚集而成的棒状体，其大小为(10～250)mm×(100～200)nm。在生物学特性上，朊粒能造成慢性感染而不表现出免疫原性，使用免疫学技术不能检测出有特异性抗体存在，不诱发干扰素的产生，也不受干扰素作用。

朊粒蛋白基因编码的朊粒蛋白有两种构象：相对分子质量为$(33\sim35)\times10^3$的正常型(PrPc)和相对分子质量为$(27\sim30)\times10^3$的致病型(PrPsc)。它们的氨基酸序列完全相同，一级结构也完全相同，但二级结构差异巨大，不同之处为PrPc的α螺旋占42%，β折叠占3%，正常及感染动物都可以存在，对蛋白酶K敏感；而PrPsc，43%为β折叠，α螺旋为30%，只存在于感染动物，对蛋白酶K不敏感。PrPsc是由PrPc转变而成，PrPsc是致病性的。

正常型PrPc是正常细胞内的一种未知功能且高度保守的糖蛋白，无致病性，由20号染色体的短臂PrP表达，主要分布于神经元表面和淋巴细胞浆内，以单体或二聚体存在，生物学功能尚不清楚。其在健康人和动物体内分布广泛，主要集中在神经元内，具有免疫调节、信号转导、铜离子结合、突触传递及诱导或阻止细胞凋亡的作用；有超氧化物歧化酶(SOD)活性，对细胞抗氧化逆境有直接作用；在造血干细胞中也可以表达，具有促进哺乳动物的神经细胞生长发育和成熟过程中神经前体细胞增殖的作用等。

致病性传染因子即朊粒蛋白PrPsc，来自外来传染或PrP基因突变，存在于细胞内二级溶酶体内，易形成聚合体。其无法被正常的蛋白酶分解，积聚于神经元细胞形成淀粉样沉淀，可导致大脑皮质疏松。

哺乳动物的朊粒蛋白基因是高度保守的，编码已知的各种朊粒。目前，已测定仓鼠、小鼠、大鼠和人的朊粒蛋白基因同源性为90%，绵羊和牛则高达98%。朊粒蛋白基因位于人的20号染色体短臂和鼠2号染色体的同源区,人的朊粒蛋白基因突变常发生在第32位、第48位、第56位及第72位密码子处,多为重复片段的插入或点突变,突变的结果是使PrPc分子转变为PrPsc。最近的研究显示,正常情况下,人朊粒蛋白基因的129位密码子的多样性在人类对疯牛病朊粒的易感中起重要作用,不同的氨基酸结合方式导致潜伏期长短和抗病能力存在差异。

朊粒对各种理化作用具有很强抵抗力,传染性极强。对物理因素如紫外线照射、电离辐射、超声波以及80~100℃高温,均有相当的耐受能力。对化学试剂与生化试剂如甲醛、羟胺、核酸酶类等表现出强抗性,对蛋白酶K、尿素、苯酚、氯仿等不具抗性。

【流行病学】

1. *传染源* 感染PrPsc的动物和人或由于PrP基因变异产生PrPsc的动物和人均可成为传染源。

2. *传播途径*

(1) 消化道感染:人和动物均可通过进食含有朊粒的宿主组织及其加工物而感染,尤其是脑组织。例如,健康牛吃了含朊粒的病畜内脏加工物而感染BSE;人通过进食库鲁病患者的内脏和脑组织而感染库鲁病;人类新变异型CJD可能是因为食用患有BSE病牛的牛肉所致。

(2) 医源性感染:人体的各种组织含有朊粒的可能性不同,危险性也不同。部分CJD患者就是通过医源性途径而感染,如器官移植(角膜、硬脑脊膜)、应用垂体来源激素(生长激素、促性腺激素)、接触污染的手术器械。目前,全世界报道的医源性CJD病例已达400余例。

输血及血制品能否传播CJD亦引起了人们的极大关注,已有学者建立了经输血传播朊粒的动物模型。2004年,英国报道了2例可能经输血而感染的新变异型CJD病例。许多国家现已采取一系列措施来预防输血传播性朊粒病,如英国禁用本国的血浆来生产白蛋白、凝血因子、免疫球蛋白等制品;美国、加拿大、新西兰等国限制1980年1月至1996年12月在英国居住累计达半年以上者作为献血员,最近又把在法国、爱尔兰和葡萄牙累计居住达10年者也包括在内。

在一些动物的体液中如脑脊液、唾液、牛奶和尿液均可检测到朊粒,这些液体分泌物和排泄物有可能成为气溶胶的来源,从而通过空气传播。最近,有研究显示,羊瘙痒病可以通过气溶胶在小鼠模型间有效传播。目前,没有发现CJD通过气溶胶传播的病例。

此外,朊粒病既是遗传病,又是传染病,可由于PrP基因发生突变而发病,并可遗传给下一代。也有病例显示可能通过孕妇胎盘垂直传播。

3. *易感人群* 人对本病普遍易感。感染朊粒后,尚未发现保护性免疫产生。

4. *流行情况*

(1) 羊瘙痒病(Scrapie):是最早被发现和确认的一类朊粒病,绵羊、山羊等都可以感染此病,发病率可达0.12%。典型的羊瘙痒病病理特征包括中枢神经系统的海绵状空泡、朊粒聚集体的沉积和星状胶质细胞增生,临床表现为挠痒导致的皮肤损伤、唇动和抽搐性崩溃等,而非典型的羊瘙痒病临床表现为共济失调。除在扁桃体、脾脏、淋巴系统、肌肉等组织和器官可以检测到羊朊粒外,在病羊的排泄物和分泌物中也存在可以水平传播的朊粒。该病的年病死率为3%~5%,但是在一些羊群中年死亡率可以高达20%。除个体间水平传播外,也可能存在母婴间垂直传播途径。

(2) 克-雅病:全称为"克罗伊茨费尔德雅各布症",是一种罕见的、致命的神经系统疾病,世界各大洲均有报道。CJD的发病率约为百万分之一,85%~95%为散发性,潜伏期为10~15年,患者在发病后半年至2年内死去,患者最终发病的年龄往往在50~60岁。一旦发病,病情发展极快,患者的思维、视觉、语言和行动能力都急剧下降,肌肉抽搐、变硬并出现痉挛,平衡能力丧失。更为严重的是,现有医疗技术在患者生前无法确诊该病,只有在患者死后用显微镜观察其脑组织切片才能发现死因。1920年,德国神经病学家汉斯格哈德·克罗伊茨费尔特最早记录了此病的症状。1921年，德国的另一名神经病学家阿尔方斯·雅各布也发现了4个类似的病例。因此，此病被称为克罗伊茨费尔特雅各布症。

(3) 牛海绵状脑病：又称疯牛病(mad cow disease)，1985年发生于英国的世界上第一例牛传染性海绵状脑病(BSE)导致了极大的恐慌。专家们对此病例进行组织病理学检查，发现病牛脑组织呈海绵状变性，并于1986年11月将该病定名为BSE，首次在英国报刊上报道。10年来，这种病迅速蔓延，英国每年有成千上万头牛患这种神经错乱、痴呆、不久死亡的病。此外，这种病还波及世界其他国家，如法国、爱尔兰、加拿大、丹麦、葡萄牙、瑞士、阿曼和德国。据考察发现，这些国家有的是因为进口英国牛肉引起的。疯牛病起源于羊瘙痒病，是给牛喂了含有羊瘙痒病因子的反刍动物蛋白饲料所致。疯牛病的第二大传播途径是受孕母牛传染给后代。另外，英国专家还称，病牛粪便很可能是传染疯牛病的第三条途径。1986年11月至2002年11月，在英国共发现181 376例BSE。1992年报道的数目减少，接着每年都在持续减少，2002年在英国仅报道755例，其他21个国家报道891例。截至2005年，在英国共发现200万BSE。2003年5月，加拿大发现1例疯牛病，这是近10年来北美大陆发现的首例疯牛病。2003年12月，美国发现首例疯牛病。根据世界动物卫生组织(office international desépizooties, OIE)统计，截至2015年，全球共确诊患疯牛病的病牛187 469头，其中英国181 667头，占全球发病总数的96.91%。在此期间，受疯牛病病原潜在感染的牛大约超过100万头，这些潜在感染的牛大多数进入到人类的食物链。疯牛病已扩散到了欧洲、美洲和亚洲的几十个国家，包括加拿大、波兰、西班牙、丹麦、德国、日本、韩国、法国、爱尔兰、比利时、卢森堡、葡萄牙、荷兰、瑞士、意大利、阿曼都已报道有本病的发生。截至目前，中国尚未发现疯牛病。

除引起经典的牛传染性海绵状脑病的朊粒外，还存在能引起非典型性牛传染性海绵状脑病的H-型和L-型两种毒株。2004年，在法国和意大利发现了这两种不同的BSE病原株，它们与经典的牛传染性海绵状脑病的致病性朊粒蛋白(PrPsc)在蛋白酶抗性片段大小和糖基化模型方面的分子特征不同。非典型性牛传染性海绵状脑病往往是对倒地牛进行病理检测时才确诊。由L-型病毒引起的非典型性疯牛病的脑中，可以检测到淀粉样蛋白斑。非典型BSE能否垂直传播或通过肉骨粉(MBM)饲喂传播仍需进一步调查。近年来，多个国家先后报道了非典型BSE，瑞典、美国、巴西、挪威出现的本土病例均是非典型病例。最新研究暗示，典型BSE的起源可能是全球散发、流行率很低(流行率为每百万8岁以上牛中1～2例)的非典型BSE病例。

(4) 新变异型克-雅病(Nv CJD)：1994—1995年，英国先后发现23例42岁以下的人患一种新型传染性疾病，患者先是表现为焦躁不安，最终会因精神错乱而死亡。1996年3月，英国政府正式承认罹患该病的原因是食用了感染上疯牛病的牛肉，该病称为新变异型克-雅病，由此引起了全球对疯牛病的高度关注。1997年11月英国的研究报道称，存在着疯牛病通过牛的脊骨和骨髓中的神经组织传播的可能性。截至2015年12月，该病在全球共发生228例，其中英国发生177例，英国以外其他11个国家发生51例。该病的发病高峰期是2000年，共计发生28例。随后，新变异型克-雅病发病率下降，2012—2013年，每年只发生1例。引起新变异型克-雅病的主要原因是食用了含朊粒的牛肉，另有4例因输血而引发新变异型克-雅病。该病具有进展快、发病年轻化、病程长和病死率高等特征。相较于散发型克-雅病，新变异型克-雅病的患者死亡年龄中位数明显下降，但是临床症状出现后患者平均存活14个月，远高于散发型克-雅病的4个月。

CJD的传播方式主要为手术时使用受朊粒污染的器械，应用被污染的脑深部电极、角膜移植、使用过生长激素或垂体激素以及硬脑膜移植等。长期以来,人们认为CJD不会在异类之间传播,同样,也认为BSE与CJD之间没有任何内在联系。但近年流行病学和动物实验证实BSE和CJD有密切关系。CJD和BSE之间有联系的假说被提出不仅因为这两种病在时间和地点的联系,而且最近发现两者脑的病理损害相似。另外有研究表明,感染Nv CJD与BSE野生株的鼠脑的感染因子的分布呈现几乎相同的模型。研究中最近和最强有力的证据表明,BSE和Nv CJD的传播特点在实验室鼠几乎是相同的,更表明它们是相同的致病因子致病。人类Nv CJD的传播途径大多认为是通过食用了患有疯牛病的牛产品,尤其是牛脑和脊髓,从而通过消化道感染。由于对流通中来自牛的产品及制品难以了解其加工方式和加工过程中可能受到危险部位污染的程度,因此,对可能含有疯牛病朊粒的相关产品如明胶、血液及血产品等也不能肯定其安全性。致病性朊粒特点是耐受蛋白酶的消化和常规消毒作用,由于它不含核酸,用常规的PCR法还无法检测出来。朊粒存在变异和跨种族感染,具有大量的潜在感染来源,主要为牛、羊等反刍动物;未知的潜在宿主可能很广,传播的潜在危险性不明,很难预测和推断。朊粒可感染多个器官,且感染多途径,除消化道外,神经系统、血液均可感染。英国2000年3月报道,在英国出生的一名婴儿可能是世界上第1例通过母体感染朊粒的患者,生产这名婴儿的孕妇已是克-雅病患者。扫描显示,这名妇女大脑组织出现CJD的典型损坏表现。婴儿有相似表现这一消息证实,CJD可通过孕妇胎盘垂直传播。此外,遗传也可以引起CJD传播,家庭病例与基因变异相关联。患者病后无保护性抗体产生。我国1984—1994年共报道43例CJD,但其疫情尚不清楚。

(5) 库鲁病:是1957年在巴布亚新几内亚高原土著人中发现的一种因食用库鲁病患者的脑组织而在人与人之间传播的朊粒病。Gajdusek等在20世纪60年代首次将库鲁病死者脑组织滤液感染并传代于猩猩和多种猴类而获得成功;以后其他学者又成功建立了雪貂及小鼠等动物模型,证明此病和羊瘙痒病和克-雅病属同种病原因子,为prion及其疾病的研究奠定了坚实的科学基础。Gajdusek因此荣获1976年诺贝尔生理学或医学奖。该地区共有居民50 000人,1957年以来共发现2 700名库鲁病患者。其感染方式与当地土著民族有食用已故亲人内脏和脑组织以示对死者尊重的宗教习俗有关。感染途径主要是通过污染的手将病原接种到皮肤和黏膜。该国通过法律手段禁止食用人脑后,该病已基本消失。另外,在当地数以百计的临床感染库鲁病母亲母乳喂养婴儿没有垂直传播的证据。

(6) 裘斯综合征(GSS):是一个极为罕见的人类朊粒病,其发病率为每年1～10人/亿。已报告的病例大多为家族性,常染色体显性遗传,而且是完全的外显率。至今,在世界范围内已证明大约有20多个家族发病。

(7) 致命性家庭性失眠症(FFI):是1986年认识的人类朊粒病,本病与过去描述的丘脑性痴呆颇类似,发病年龄为35～61岁,平均病期为13(7～25)个月。FFI虽然少见,但在意大利、美国、法国、英国、澳大利亚及日本均有报告,可能是世界性分布。FFI也是常染色体显性遗传。

【发病机制和病理】

关于致病机制,美国科学家Prusiner教授提出了朊粒致病的"蛋白质构象致病假说":PrPsc是由PrPc转变而成,PrPsc是致病性的。基因突变导致PrPc中的α螺旋结构不稳定,至一定量时产生自发性转化,β片层增加,最终变为PrPSc型并致病。PrPsc无法被正常的蛋白酶分解,堆积在脑组织中尤其是神经细胞,引起神经细胞凋亡(apoptosis),继而星状细胞移除凋亡的神经细胞,形成脑组织空洞化。根据脑部受损的区域不同,发病的症状也不同,不同的构型感染人和动物的潜伏期长短存在差异。从死于新型克-雅病的患者脑组织中可以分离到PrPsc。

至于PrPc如何转化为PrPsc,完成构象转变，目前尚有争论，其转化模型主要有两种：①“种子”模型(核依赖多聚合模式)：由 PrPsc 低聚物充当“种子”，通过与 PrPsc 单体的结合稳定 PrPsc 构象，加速 PrPc 向 PrPsc 转化。② 重折叠模式(模板介导转化模式)，即 PrPsc 依靠催化 PrPc 或一个不稳定的中间体的重排来提高转换，以形成比 PrPc 更稳定的 PrPsc 构象。这两种模式在朊粒增殖过程中可能共同作用。Prusiner 等发现除 PrP 外，可能还有别的蛋白分子参与 PrPsc 的形成，此蛋白分子被命名为“蛋白质 X”，如核酸、硫酸黏多糖、葡萄糖聚合体、胆固醇等。将这种 X 蛋白称为“分子伴侣”。关于朊粒的增殖方式仍存在争议。Prusiner 等认为，朊粒的增殖呈指数增长。PrPsc 首先与 PrPc 结合形成一个 PrPsc - PrPc 复合物，随后变成两个分子的 PrPsc。在下一周期，两个分子 PrPsc 与 PrPc 结合，随后形成 4 个分子 PrPsc。这是一个周而复始的循环过程，如此循环下去，当 PrPsc 累积到一定浓度后就会损害神经元。

但致病型朊粒究竟是如何传染人和动物，又是如何引起神经细胞变性的，现在还不清楚，PrPc 可能有一定的抗氧化的功能。因此，PrPc 的缺乏可使得神经细胞 SOD 样活性下降，从而对超氧化物等所造成的氧化损伤的敏感性增加，也使神经细胞对高谷氨酸和高铜毒性的敏感性增加，导致神经细胞死亡变性。PrPsc 亦具有潜在的神经毒性，可引起神经细胞凋亡。另外，研究者观察到脊髓来源的可迁移的树突状细胞可主动获取致病型朊粒，而且在活体实验中这种细胞还可转运肠源性的致病型朊粒到淋巴组织。最近的脑血流灌注研究观察到，给动物注射纯化 PrPsc，可直接透过血-脑屏障进入脑内。

约 10%的 CJD 是遗传的，它的病因是第 20 号染色体上的某种基因发生变异，带有这种变异基因的儿童将来患 CJD 的可能性为 50%。散发性 CJD 与人体遗传基因 129 密码子、180 密码子发生变异有关。人的 PrP 基因变异能够引起慢性中枢神经系统退行性疾病并能传染给转基因鼠。饮食和生活环境等因素是否会促使发病现在还不得而知。另外，已经发现多个因注射脑垂体而感染该病的病例。

CJD 脑部病理改变为神经细胞变性、减少或消失，空泡样改变，空泡周围有大量淀粉样斑块；基底节区有很明显的海绵状改变；丘脑星状细胞内见大量朊粒沉积。

致命性家族性失眠症(fatal familial insomnia，FFI)病理改变包括视丘核、小脑皮质和下橄榄核的萎缩与胶质增生，大脑海绵状改变少见。奇怪的是，病变区域没有炎症反应和免疫学应答的形态学变化，即病变区域无淋巴细胞和炎性细胞浸润，表明朊粒病不激发宿主的体液和细胞免疫应答。患者一般在出现临床症状时就有海绵样变性，而当星形胶质细胞增生发生和一些主要神经细胞坏死时，病情迅速发展、加重，并导致死亡。

牛海绵状脑病有 3 个典型的非炎性病理变化：① 出现双边对称的神经空泡具有重要的诊断价值，这包括灰质神经纤维网出现微泡即海绵状变化，这是牛海绵状脑病的主要空泡病变。牛海绵状脑病很少见有其他类型的大空泡，而这类空泡是此病的特征性病变。② 星型细胞肥大常伴随于空泡的形成。③ 大脑淀粉样病变是此类疾病的一个不常见的病理学特征，牛海绵状脑病存在淀粉样病变，但不多见。分子病理学变化：除特征性组织病理变化外，牛脑组织提取液中还含有大量的异常纤维(SAF)，可用电镜负染技术观察到，这对牛海绵状脑病的确诊非常重要。SAF 容易纯化，可从正常的膜糖蛋白 PrP 中提取，PrP 存在于许多组织中，尤其是脑组织。在朊粒感染过程中，这种正常的蛋白经不正常的转录后修饰，从而具有形成原纤维的能力，这种修饰过的蛋白对蛋白水解酶具有部分抵抗力，聚积在脑组织中，常比正常蛋白的浓度高约 10 倍。

近年又发现，导致克-雅病的变种病理蛋白的表现与传统形式不同，传统形式的病理蛋白几乎只在神经系统内出现，而变种的病理蛋白却可在淋巴样组织(即淋巴、脾、扁桃体)甚至在阑尾内找到。目前，英国、法国和美国正在研究这些病理蛋白是否具有传染性，并在肝、肾、心脏内寻找这种蛋白。

【临床表现】

朊粒病是一类侵犯人类和动物中枢神经系统的人畜共患性疾病，该病可为散发性、遗传性或感染性。朊粒病的临床特点为：① 潜伏期长，可达数年或十数年至数十年；② 临床上主要表现为中枢神经系统的异常；③ 病情进展迅速，可很快导致死亡。

1. *克-雅病*(CJD)　本病潜伏期可长达10个月至20年，患者平均存活时间为6个月，患者年龄多为50～76岁，平均58岁，男女均可患病。本病有3种形式：散发病例，病因不明且世界各地均有散发，大约1/100万，占CJD病例的85%～90%。家庭病例与基因变异相关联，占CJD病例的10%～15%。另有部分为医源性。剩下的病例为新变异型克-雅病。

CJD典型临床表现为神情恍惚，进展迅速的痴呆，肌阵挛，皮质盲，小脑共济失调及锥体束和锥体外系反应，幻听、幻视，生活不能自理，多在发病后2周至半年内死于感染或中枢神经系统功能衰竭，也有少数病程长达2年，病死率在90%以上。

病程可分3个阶段：① 前驱期约数周，有易疲劳、注意力不集中、性格改变、头晕、失眠、偏执行为、思维糊涂、食欲和体重下降、抑郁、视觉或听觉异常、记忆困难等症状。② 进展期表现为进行性的神经系统病情恶化，以小脑、锥体系和锥体外系症状和体征为主；记忆障碍尤为突出，肢体僵直和震颤、感觉异常、共济失调、眼球震颤、语言障碍和失语等，甚至出现明显精神衰退、进行性肌萎缩、半瘫、运动性失语，发生惊厥与昏迷；此期2/3的患者出现肌阵挛。③ 终末期呈现尿失禁、无动性缄默或去皮质强直，往往因压疮或肺部感染而死亡。

柏华等收集在我国境内发病的中国人克-雅病病例41例并分析认为：中国CJD的发病和临床与其他国家比较有许多共性，但中国的病例病程较短，癫痫发作(59%)和去皮质状态(76%)比较常见，脑萎缩表现比较少见。

Nv CJD与疯牛病的流行有关，患者年龄较年轻，临床表现以行为改变、运动失调和周围感觉障碍常见，均存在海绵状变和淀粉样斑块，患者发病后平均存活时间约6个月。新变异型克-雅病与经典型克-雅病相比，具有一些特有的临床特征。首先，不自主运动较常见，约50%的患者有痛觉症状，精神症状也较普遍，如抑郁和焦虑等。其次，新变异型克-雅病发病年轻化，多在14～41岁，平均27.6岁，其潜伏期较长，可长达15年以上；大部分病例以精神异常为主要症状，包括焦虑、抑郁、孤僻、萎靡、记忆力减退及其他行为异常。在发病早期表现为肢体和面部感觉障碍及进行性小脑综合征，随着病情发展，出现记忆力减退、肌阵挛，后期出现痴呆症状。再次，经典型克-雅病脑电图改变为周期性三相复合波，每秒1次，新变异型克-雅病缺乏这种表现。最后，新变异型克-雅病平均病程为14个月，病死率在90%以上，而经典型克-雅病平均病程为4.5个月。此外，新变异型克-雅病患者脑部广泛分布淀粉样斑块，被海绵状改变包围着，而经典型克-雅病缺少斑块改变。

2. *库鲁病*(Kuru disease)　是一种亚急性、进行性小脑和脑干退行性病，潜伏期4～30年或更长，起病隐匿，发病后3～9个月死亡，通常较少累及大脑皮质。发病以成年女性为主，儿童发病无性别差异。表现为：共济失调，震颤，语言障碍，步态不稳，终末期呈现尿失禁。患者发病通常没有前期急性过程，病程分为3个阶段。① 能走动期：共济失调、行动颤抖，出现构语障碍，进一步发展为言语减退，眼球运动失调，但无眼球震颤，患者不能以单脚站立数秒钟。这一阶段的早期，大部分患者能继续从事活动和工作，后期行走需用拐杖。② 静坐期：无支撑患者不能行走，震颤粗大且程度加剧，并出现进行性共济失调和运动障碍，肢体僵硬伴广泛阵挛，情绪不稳定。此期感觉正常，无严重痴呆。③ 终末期：患者不能坐起，出现不断恶化的痴呆表现、颤抖和构音障碍，部分有特征性锥体外系姿态和运动缺失。最终出现大小便失禁、吞咽困难、对刺激无反应、压疮和肺炎。

3. 裘斯综合征(GSS) 主要的临床症状是进展性小脑脊髓退行性变并伴有痴呆，典型病例的临床表现是小脑症状，伴有痴呆表现，并有智力、记忆力、注意力和认知能力的损害。小脑功能失调表现为不协调和行走困难。其他临床表现包括共济失调、辨距不良、眼球震颤、痉挛和构语障碍。和CJD相比，GSS很少出现肌阵挛或完全缺失，临床表现的异质性是由于与疾病相关的不同PrP基因变异导致不同的表现型。患者存活时间相差较大，2个月至12年不等，发病年龄常小于50岁。

4. 致命性家族性失眠病(FFI) 多出现在中老年患者(35～61岁)，平均病程13个月(7～25个月)，呈亚急性经过，患者表现为进展性失眠、自主神经功能紊乱(多汗、体温高、心动过速和高血压)，运动失调包括共济失调、肌阵挛、痉挛、反射亢进和关节功能失调。监测患者的每天休息活动节律发现，失去正常24小时休息活动节律。脑不正常表现包括幻觉、谵妄、错乱、记忆力缺失、注意力下降，但完全痴呆很少见到，早期注意力、警觉性和记忆力损害和进展性梦幻或混乱状态是典型神经行为损害。很多患者有内分泌失调表现，包括促肾上腺皮质激素分泌下降，生长激素、催乳激素和褪黑激素失去正常24小时分泌节律。从发病到死亡通常1～2年。

5. 羊瘙痒病(scrapie of sheep and goat) 是最先被发现的传染性海绵状脑病，发生于绵羊和山羊。病羊以消瘦、步态不稳、脱毛、麻痹等为临床特征；并因病羊瘙痒常在围栏上摩擦身体而得此病名。病死率极高，病理改变为典型的海绵状脑病病理特征。

6. 牛海绵状脑病 潜伏期4～5年，病程一般为14～90日。发病初期以体重减轻，产奶量下降，体质差为主要症状；随后出现明显的运动失调、震颤等神经系统症状。因常出现感觉过敏，如恐惧、暴怒和神经质，故俗称为“疯牛病”。患牛海绵状脑病的牛脑组织提取物通过颅内接种，可传染给小鼠、牛、绵羊、猪和灵长类动物。

【实验室检查】

1. 血常规、生化等检查 无特异性改变。

2. 脑脊液 脑脊液常规和生化检查基本正常，无特殊意义。脑蛋白14-3-3的检出有较高的诊断价值，尤其脑电图检查未出现周期性同步放电的患者，可作为辅助诊断。它是一种神经元蛋白，能维持其他蛋白构型的稳定性，正常脑组织中含量丰富，而正常脑脊液中不存在。当感染朊粒后，大量脑组织被破坏，可使脑蛋白泄漏于脑脊液中，其含量与脑组织破坏成正比。该方法的灵敏度和特异性均在92%以上，诊断家族性克-雅病不如散发克-雅病敏感。此外，脑脊液中神经元烯醇酶、S100胶质蛋白和肌酸激酶也可升高。

3. 血清S100蛋白的检测 在脑组织中S100蛋白主要存在于胶质细胞内，它是酸性钙结合蛋白，克-雅病的患者血清S100蛋白随病情进展呈持续性增高。此种检查也可用于无症状的疯牛病的诊断。

4. 脑电图 脑电图改变被认为是临床诊断克-雅病的重要根据。疾病的不同时期，脑电图改变也不尽相同。本病初期仅为广泛存在的非特异性慢波，两侧半球可有差别，极期则呈现特异性的周期性同步放电。表现形式为间歇性或连续性中至高波幅的尖慢波或棘慢波同步放电。频率为每隔0.6～1.0秒发放1次。持续时间为数秒至十余秒不等，晚期患者周期性同步放电则消失。目前认为，周期性同步放电的出现与肌阵挛关系密切，伴有肌阵挛者79%出现周期性同步放电。该波在家族性CJD可不出现，而在GSS和FFI患者中不能见到。

5. 影像学检查 对晚期病例进行计算机断层扫描(CT)和磁共振(MRI)检查，可发现脑皮质的萎缩。严重者伴有脑室扩大，部分患者基底节T2加权像上呈高信号。急性发病或病程较短的克-雅病患者，头部CT扫描可完全正常。尽管诊断意义不大，但常规CT和MRI是必要的，因为可以排除中风、颅内血肿和出血、原发性和转移性脑肿瘤等,以及某些炎症性和代谢性疾病。

6. 病理学检查 较为重要,是确诊依据,但早期诊断困难。取可疑病例的脑组织,经 96% 甲醛固定液处理后制备病理组织切片,苏木素-伊红染色后,观察脑组织的特征性病理变化。注意是否有空泡、淀粉样斑块、胶质细胞增生、海绵状改变和神经元缺失。

7. PrPsc 检测

(1) 免疫组化:利用特异性抗体直接显示组织切片上脑、淋巴网状组织等处 PrPsc 的存在,具有较高的确诊价值。由于可以对 PrPsc 的沉积进行精确的解剖学定位,可为临床病理学诊断提供详实的客观依据。但由于朊粒在体内蓄积的速度非常缓慢,早期的免疫组化对 PrPsc 的检出率较低。早在临床症状出现前,PrP 就在淋巴器官内复制,新近的研究表明,应用免疫组化技术,可以在阑尾和扁桃体活检标本中检测到 PrPsc,能够生前诊断新变异型克-雅病。并且免疫组化可以检测甲醛固定、石蜡包埋的组织标本,应用面较广。1987 年,Kitamoto 等率先使用蚁酸对标本进行预处理,大大提高了免疫组化的灵敏度,使染色效果大为改善。

(2) 免疫印迹:该方法简便、快速,不受组织自溶的影响,能在病理学结果阴性或含糊的情况下检出 PrPsc,还能显示其电泳分离图谱,具有早期诊断价值。其关键技术在于印迹前对标本中 PrPsc 的提取浓缩。鉴于该方法的可靠性,自 2000 年 1 月起,联合国已将其作为诊断可疑疯牛病和羊瘙痒病的法定方法。

(3) 组织印迹技术:将灵敏的蛋白检测技术和解剖学组织保存技术结合起来,用于检测组织中微量的 PrPsc,其灵敏度较高,甚至可以超过一般的免疫印迹法,已被广泛地用于朊粒的研究。

(4) 酶联免疫吸附试验(ELISA):用单克隆抗体检测组织或体液中 PrPsc 是否存在,该方法具有灵敏、特异、简便、快速、可定量、自动化等特点,非常适合大批量标本的普查筛选工作。目前报道的用于检测 PrPsc 的 ELISA 方法有间接法和双抗体夹心法。

(5) 构象免疫分析技术(CDI):是目前最新的经过改良的 CDI 技术,由直接 CDI、ELISA、时间相关免疫分析(TRF)3 项技术结合发展而来。通过检测空间构象的不同来区别致病和非致病的朊粒。检测时,朊粒被两种抗体夹在中间,当第一个抗体俘获朊粒后,让第二个抗体(检测蛋白)能有效地标记出朊粒。这种方法可提高敏感度。

(6) PrPsc 蛋白错误折叠的循环扩增法(protein-misfolding cyclic amplification, PMCA):是近年建立的一种检测微量 PrPsc 的技术,在概念上类似 PCR 扩增。即在体外将组织匀浆或生物体液与过量的 PrPsc 孵育,如有 PrPsc 存在,则会以其为模板,诱导 PrPc 变构为 PrPsc 并形成不溶性凝聚物。凝聚物经超声作用后可产生多个小的结构单位,这些小单位可继续作为形成新 PrPsc 的模板,最终形成大量的 PrPsc。对组织和体液中用其他方法无法检测到的 PrPsc,可用这种循环扩增的方法检测。此外,从患者外周血白细胞提取 DNA 来对 PrP 进行分子遗传学分析,可诊断家族性朊粒病。

(7) 实时震动诱导转化法(real-Time quaking-induced conversion, RT-QuIC):较 PMCA 法有较大的改进。以仓鼠朊粒病模型的脑匀浆或脑脊液为"种子",利用合成的仓鼠型朊粒做底物,应用于不同类的克-雅病患者样本的检测,取得初步的成功。RT-QuIC 具有很高的灵敏度和特异性,是目前公认的最有希望的检测方法。

8. 基因分析 从外周血白细胞提取 DNA 进行分子遗传学分析,可协助诊断遗传性 Prion 病。对诊断家族性克-雅病、裘斯综合征、致命性家族性失眠病有帮助。

【诊断】

朊粒病的早期诊断十分困难。由于宿主无免疫应答,无法使用常规的血清学检查,而且该病原不能进行体外培养,该病至今尚无理想的生前诊断方法,绝大部分病例经死后病理检查才能确诊。

1. 流行病学资料 曾接受过脑深部电极、角膜移植，使用过生长激素或垂体激素以及进行过硬脑膜移植，或有朊粒病家族史者，流行病学资料对诊断有参考价值。

2. 临床表现 克-雅病的临床诊断在疾病早期比较困难，绝大多数患者在中年以上，既有神经症状如共济障碍、抽搐等，又有精神症状如记忆困难、智力减退等，病程进展迅速，通常在发病后数周或数月内发展为痴呆、无动性缄默或去皮质强直。新变异型克-雅病发病年龄较轻，以焦虑、抑郁、孤僻、萎靡和记忆力减退为主要症状。库鲁病发病以成年女性为主，儿童发病无性别差异，表现为共济失调、震颤、语言障碍、步态不稳，终末期出现尿失禁。GSS 主要表现为运动失调。FFI 表现为长时间的难治性失眠，后两种均有家族病史。总之，朊粒病是慢性中枢神经系统退行性疾病，具有相似的独特的临床表现。

3. 实验室检查 脑脊液中标志性神经元损害物质如 4-3-3 脑蛋白的检测、血清 S100 蛋白的检测浓度升高可提示临床可疑病例，特征性的脑电图改变有重要的辅助诊断意义，病理活检脑组织呈海绵状改变，或通过免疫组化技术或分子生物学技术证实患者脑组织中 PrPsc 的存在，则能确诊朊粒病。

附：2000 年英国制定的诊断标准

ⅠA：进展性神经精神症状；B：病程>6 个月；C：常规检查不提示其他诊断；D：没有潜在的医源性暴露的历史。

ⅡA：早期精神症状；B：顽固性痛觉症状；C：共济失调；D：肌阵挛、舞蹈病、肌张力障碍；E：痴呆。

ⅢA：脑电图没有散发性 CJD 的典型表现：周期性三相复合波，每秒 1 次；B：双侧丘脑后结节磁共振呈高信号成像。

确诊：ⅠA+神经病理（PrPsc 沉积，脑组织空泡变性）。

高度可疑：Ⅰ和Ⅱ中的 A、B、C、D，Ⅲ中的 A、B。

可疑：Ⅰ和Ⅱ中的 A、B、C、D，Ⅲ中的 A。

【鉴别诊断】

临床诊断 CJD 时，应与进行性核上麻痹、橄榄桥小脑萎缩、脑囊虫病、肌阵挛性癫痫等相鉴别。还应注意与其他神经系统疾病相鉴别，如阿尔茨海默病（Alzheimer disease）即老年性痴呆、多发性硬化等，其鉴别的关键在于脑组织是否存在海绵状改变和 PrPsc。

【治疗】

目前对克-雅病的发病机制还没有定论，也未找到有效的治疗方法，克-雅病目前仍是一种无法治愈的脑部疾病，90%的病例均在 1 年内死亡，往往在患者死亡后才得到最终确诊。抗病毒的药物阿糖胞苷、阿糖腺苷和干扰素等已被试用，但显效甚微。主要治疗措施为支持、对症治疗。

目前，人们采取很多方法试图阻止朊粒病的发展，总的来说有三大策略：① 朊粒病发病的主要分子机制为 PrPsc 的形成，因此，抑制 PrPsc 的形成及增殖为该病的理想治疗靶点。② 阻止朊粒从外周运输扩散至中枢神经系统，因为朊粒要致病必须通过淋巴系统或周围神经的运输到达中枢神经系统。③ 补救治疗，朊粒病作为一种神经退行性疾病，造成了中枢神经系统严重的损伤，而通过移植或再生手段有可能替换或修复损伤的组织。

最新抗疟药奎纳克林的临床试验显示，虽然没有证据证明其可以直接延长患者的生存时间，但是干预组生存时间较对照组长。动物实验发现，个别药物早期使用可推迟发病，如硫酸葡聚糖、皮质激素、两性霉素等。目前已发现蔗糖、海藻糖、刚果红、多烯复合物、分枝多胺等在体内、外均有抑制 PrPc 转化为 PrPsc 的活性，但大多难以透过血-脑屏障。以发现朊粒而获得诺贝尔奖的美国普鲁辛纳教授及其同事，在美国《全国科学院学报》上发表论文说，他们通过合理搭配使用氯丙嗪和阿的平两种药物，既能透过血-脑屏障，也能抑制 PrPc 转化为 PrPsc，还能消除已存在的 PrPsc，成功阻止了实验鼠细胞中朊粒结构的异常变化。阻止朊粒结构发生变化从某种意义上表明人类已经可以控制朊粒。因此，这一论文发表后，立即引起科学界的普遍关注。但不能修复已经受到严重破坏的神经细胞，也即只能控制病情发展，而不能治愈或使病情得到好转。

在体外，抗体介导的免疫治疗已取得成效。一方面，抗体通过结合到正常朊粒，减少其向异构体致病性朊粒的转变，进而抑制致病性朊粒的传播。但人体内朊粒在免疫系统中广泛表达，抗体如何通过血-脑屏障，其潜在的免疫缺陷及免疫耐受性都面临重大挑战。另一方面，滤泡树突状细胞是脾脏致病性朊粒聚集所必需的，而滤泡树突状细胞的成熟需要炎症介导因子的参与，因此，通过应用可溶性的淋巴毒素-β-免疫球蛋白融合蛋白阻断淋巴毒素-β受体通路抑制滤泡树突状细胞的成熟，进而可阻止羊瘙痒病的神经变性。主动免疫会引起许多严重的不良反应，如自身免疫性脑膜脑炎，因此，多数学者更倾向于使用被动免疫。然而小鼠研究表明，只有刚刚感染致病性朊粒就行被动免疫才能延长潜伏期，若已经经过较长潜伏期甚至朊粒已聚集引起临床症状之后再行被动免疫对小鼠的存活不起作用。另外，接触感染的血制品、手术器械或本身为朊粒基因突变的携带者，应预防性地使用被动免疫。

神经元凋亡是朊粒病的重要特征。神经细胞的凋亡可能是由于朊粒感染细胞所诱导，也可能是正常朊粒功能缺陷所致，具体原因尚不清楚。研究表明，致病性朊粒可以激活谷氨酸受体通道导致钙离子内流，细胞内钙离子水平急剧增高，激活钙依赖性磷脂酶、钙依赖性磷酸酶，诱导细胞凋亡。钙依赖磷酸酶抑制剂、谷氨酸受体拮抗剂美金刚等可以阻断致病性朊粒所诱导的神经毒性，延长细胞存活时间。氟吡汀可以通过增加神经细胞内抗凋亡蛋白 Bcl-2 的表达起保护作用。

【预防】

1. *管理传染源*　朊粒病患者和有朊粒病家族史者器官、组织和液体的供体不能用于移植或制造生物制品，不能成为献血者，应严格器官捐献的标准。对有遗传性朊粒病家族进行随访，给予遗传咨询和产前筛查。朊粒病患者不需要隔离。

2. *切断传播途径*　我国尚未发现牛海绵状脑病和新变异型人克-雅病患者。但是，牛海绵状脑病蔓延的速度快，流行范围较广，邻国日本、韩国等相继报道发现疯牛病例，因此不能掉以轻心。而应该积极地借鉴其他已有感染的国家的经验，提高警惕，积极预防，如欧美等国相继成立国家的朊粒病监控机构，严密监视朊粒病的发病流行情况。要严格把握药品、医疗器械、化妆品等的进口，禁止在牛羊的饲料中使用其他动物的蛋白质，避免食物链被感染，禁止食用污染的食物，严格检查牛羊等动物，以便能及时发现朊粒的感染，清除感染的牛、羊，疯牛病一经发现，必须将病牛及其所在牛群全部屠宰焚烧。

目前，已经明确感染因子在人类组织中主要集中在中枢神经系统，特别是大脑、脊髓及眼，这些组织是高度传染性组织；脑脊液和几个中枢神经系统以外的器官，这些组织为低传染性组织。心脏、骨骼肌、周围神经、脂肪组织、牙龈组织、小肠、肾上腺、甲状腺、前列腺、睾丸，及其在体内的分泌物或排泄物，这些组织被视为非传染性。但是随着近几年的发现，血液为可传染组织，因此要防止经献血或捐献器官而传播。例如，销毁危险的血制品，加强对供血者筛查，血浆制品分离工艺包括有效的朊粒去除过程等，并对可能受朊粒污染的医用器械消毒严格规范化等。严格器官捐献标准，朊粒病患者或任何退行性神经系统疾病患者、接受垂体来源激素患者、有 CJD 家族史的患者都不能捐献器官、组织或体液。尽量不用牲畜组织提取激素等药物，应改用化学合成的激素等。

3. *易感人群免疫力*　目前朊粒病的疫苗正在研究中，如朊粒病的重组蛋白亚单位疫苗、DNA 疫苗、合成肽疫苗、病毒样颗粒疫苗、树突状细胞疫苗、黏膜免疫疫苗等已取得一定进展，疫苗研制将成为近几年朊粒研究的热点之一。

4. *严格消毒朊粒患者的血液和体液*　目前

报道对朊粒有灭活作用的方法只有：较长时间的压力蒸汽灭菌，即高压蒸汽消毒 132℃ 5 小时。含有效氯 1.65×10^{-4} 次氯酸钠溶液处理 2 小时或氢氧化钠(1 mol/L NaOH)溶液浸泡 1 小时，也可用 NaOH 与加压蒸汽协同处理。

接触患者的分泌物、排泄物、血液、脑脊液或做穿刺治疗时应严格防护，工作时必须戴口罩、帽子、手套、护目镜，使用一次性手套。应该保持皮肤不破损，并严格遵守安全程序。应用一次性手术器械，不能一次性使用的手术器械应进行严格消毒，耐热器械消毒可采用 2×10^{-2} 次氯酸钠溶液 60 分钟，或 1 mol/L NaOH 溶液浸泡 1 小时，再高压 121℃ 30 分钟，然后清水冲洗，再常规消毒或灭菌。国外推荐的消毒方法：1 mol/L NaOH 溶液浸泡 1 小时，洗净干燥后 134～136℃预真空压力蒸汽灭菌 18 分钟。也可用 4% NaOH 30～60 分钟＋121℃高压 30 分钟，再清洗干燥后处置。不耐热的器械、一次性器材或纸质材料用后焚烧，非一次性器材用 2 mol/L NaOH 溶液浸泡 1 小时再洗净。

参考文献

[1] 张会侠，师润，李朝阳. 朊病毒疾病将如何发展? [J]. 科学通报，2017，62(01)：16-24.

[2] 邓敏，江新姣，孙小玲. 人类朊蛋白病研究进展[J]. 中华医院感染学杂志，2014，24(21)：5458-5460.

[3] 李炎鑫，马贵平，刘全国，等. 非典型牛海绵状脑病研究进展[J]. 中国动物检疫，2016，33(11)：56-61.

[4] Bongarzone S, Staderini M, Bolognesi ML. Multitarget ligands and theranostics: sharpening the medicinal chemistry sword against prion diseases[J]. Future medicinal chemistry, 2014, 6(9): 1017-1029.

[5] Bastian FO, Lynch J, Hagius S, Wu X, McCormick G, Luther DG, *et al*. Novel Spiroplasma Spp. Cultured From Brains and Lymph Nodes From Ruminants Affected With Transmissible Spongiform Encephalopathy [J]. Journal of neuropathology and experimental neurology, 2017.

[6] Qing LL, Zhao H, Liu LL. Progress on low susceptibility mechanisms of transmissible spongiform encephalopathies[J]. Dong wu xue yan jiu = Zoological research, 2014, 35(5): 436-445.

[7] Ma J, Wang F. Prion disease and the 'protein-only hypothesis' [J]. Essays in biochemistry, 2014, 56: 181-191.

[8] Belay ED, Schonberger LB. The public health impact of prion diseases [J]. Annu Rev Public Health, 2005, 26: 191-212.

[9] Knight R, Brazier M, Collins SJ, *et al*. Human prion diseases: Cause clinical and diagnostic aspects [J]. Contrib Microbiol, 2004, 11: 72-76.

[10] Knight RS, Will RG. Prion diseases[J]. J Neurol Neurosurg Psychiatry, 2004, 75(suppl 1): 136-142.

[11] Prion SA, Vorberg Ⅰ. Identification of possible animal origins of prion disease in human [J]. Lancet, 2004, 363(9426): 2013-2016.

[12] Ricketts MN. Public health and the BSE epidemic [J]. Curr Top Microbiol Immunol, 2004, 284: 99-102.

[13] White AR, Enever P, Tayebi, *et al*. Monoclonal antibodies inhibit prion replication and delay the development of prion disease[J]. Nature, 2003, 422: 80-83.

[14] Greenlee JJ, Greenlee MH. The transmissible spongiform encephalopathies of livestock [J]. ILAR journal, 2015, 56(1): 7-25.

[15] Leunda A, Van Vaerenbergh B, Baldo A, Roels S, Herman P. Laboratory activities involving transmissible spongiform encephalopathy causing agents: risk assessment and biosafety recommendations in Belgium[J]. Prion, 2013, 7(5): 420-433.

(浙江大学附属第一医院 阮冰 张雪)

第十六章　细 菌 感 染

第一节　细菌性病原体概述

细菌性病原体仍是引起人类感染性疾病的主要病原体，特别是由于抗菌药物的不合理应用，多重耐药菌引起的感染日趋严重，如耐甲氧西林金黄色葡萄球菌（MRSA）、耐万古霉素肠球菌（VRE）、耐青霉素肺炎链球菌、产超广谱β-内酰胺酶（ESBLs）和头孢菌素酶（AmpC 酶）革兰阴性杆菌、耐碳青霉烯肠杆菌科细菌（CRE）、铜绿假单胞菌（CRPA）和鲍曼不动杆菌（CRAB）等引起的感染，使临床抗感染面临前所未有的困难。

一、细菌的结构和称谓

细菌是一类具有细胞壁的单细胞微生物，形体微小，结构简单，有原始的核质（无核膜和核仁），不进行有丝分裂，除核蛋白体外无其他细胞器。

（一）细菌的结构

细菌可分为基本结构和特殊结构两部分。基本结构包括细胞壁、细胞膜、细胞质和核质等，是所有细菌共有的；特殊结构包括荚膜、鞭毛、菌毛和芽孢等，仅某些细菌具有。细胞壁能维持菌体固有外形，与细胞膜共同完成细胞内外的物质交换，其主要组分是肽聚糖（又称黏肽）。革兰阳性菌与革兰阴性菌细胞壁结构有显著不同，导致这两类细菌在染色性、抗原性、致病性及对药物的敏感性等方面有很大差异。革兰阳性菌细胞壁较厚（20～80 nm），其肽聚糖由聚糖骨架、四肽侧链和五肽交联桥组成，构成质地致密、坚韧的三维空间结构。磷壁酸是革兰阳性菌细胞壁的特有成分，根据结合部位的不同分为壁磷壁酸和膜磷壁酸，两者均伸到肽聚糖的表面，构成革兰阳性菌重要的表面抗原。革兰阴性菌细胞壁较薄，肽聚糖含量少，且缺五肽交联桥，只形成较松散的二维单层平面网状结构。另外，还有特殊的三层外膜结构，由内向外依次为脂蛋白、脂质双层、脂多糖。脂多糖为细菌的内毒素，是由类脂A、核心多糖和特异多糖三部分组成，与细菌的致病性有关，也是革兰阴性菌的菌体抗原，决定了细菌的抗原性。革兰阴性菌的细胞膜和外膜间还存在周浆间隙，许多抗菌药物的灭活酶（如β-内酰胺酶）都集中在此间隙内。细菌因某些因素（如受溶菌酶或青霉素作用）的影响，使细胞壁遭到破坏或肽聚糖合成受到抑制，成为细胞壁缺陷型细菌，称为细菌 L 型（L form）。革兰阳性菌和阴性菌均能形成 L 型，革兰染色为阴性，菌体呈圆形、杆状或丝状等多形态。某些 L 型细菌仍有致病性，可引起反复发作的慢性感染，如尿路感染、细菌性心内膜炎等，常规细菌培养往往阴性，但在高渗培养基中可以生长。故临床上遇到症状明显而标本常规细菌培养阴性时，需考虑 L 型细菌感染的可能。L 型细菌对作用于细胞壁的抗生素均耐药，对干扰细菌蛋白质合成的药物敏感。某些细菌在细胞壁外围绕着一层黏液性物质，称为荚膜。荚膜成分随菌种而异，具有较强的抗原特异性，据此可对细菌进行鉴定和分型。荚膜本身无毒性，但在宿主体内能保护细菌抵抗吞噬细胞的吞噬消化作用，是细菌致病力的重要因素，失去荚膜后细菌致病力随即减弱或消失。鞭毛是某些细菌表面附着的细长呈波状弯曲的丝状物，是细菌的运动器官。鞭毛具有抗原性（H 抗原），对细菌的鉴别、分型有一定意义。某些细菌的鞭毛与致病性有关，如霍乱弧菌、空肠弯曲菌可借助鞭毛的运动穿透小肠黏膜表面的黏液层，使菌体黏附于肠黏膜上皮细胞而导致病变。菌毛为大多数革兰阴性菌和少数革兰阳性菌菌体表面遍布的比鞭毛细短而直硬的丝状物，与细菌的运动无关，分普通菌毛和性菌毛（F 菌毛）。普通菌毛遍布于菌体的表面，短而直，是细菌的黏附器官，与细菌的致病性有关，细菌借此黏附于易感细胞，黏附是入侵人体感染致病的第一步；性菌毛比普通菌毛长而直，仅有 1～4 根，为中空管状，通常将有性菌毛的细菌称为雄性菌（F^+菌），无性菌毛的细菌称为雌性菌（F^-菌），性菌毛能将 F^+ 菌的某些遗传物质转移给 F^- 菌。芽孢是细菌在不良环境条件下的特殊存活形式，能保存细菌的全部生命活性。芽孢形成后菌体即成为空壳，在适宜条件下，芽孢又可发芽形成新的菌体。芽孢对各种理化因素都有很强的抵抗力，故对医疗器械、敷料等进行灭菌时要以杀灭芽孢为标准。

（二）细菌性感染病原体常用称谓解析

能引起宿主致病的细菌称作致病菌。在 20 世纪 40 年代，这个概念主要指传染病的病原菌，原则上是外来的，侵入人体后能引起特定的病理过程，如伤寒沙门菌引起伤寒，百日咳鲍特菌引起百日咳等，具有传染性和流行性。随着社会环境和卫生条件的改善，这些致病菌引起的感染性疾病已越来越少。目前，临床所见感染多由条件致病菌引起，这些细菌通常情况下并不致病，但在寄居部位改变、宿主的局部或全身免疫功能下降、菌群失调等特定条件下就可能致病，故称条件致病菌。条件致病菌可来自生活环境（土壤、水）中的腐生菌，但多数是定植于人类皮肤、黏膜的菌群。正常个体的体表和同外界相通的口腔、鼻咽部、肠道、泌尿生殖道等腔道都存在不同种类和数量的微生物，在人体免疫功能正常时，寄居在正常人体的微生物对人体无害，为人体的正常微生物群或统称为正常菌群。某些细菌如金黄色葡萄球菌、化脓性链球菌毒力较强，在一定的条件下对健康人群显示出较强的致病性，但感染的临床表现随感染部位而有所不同，有人称之为一般致病菌。根据病原菌与宿主细胞的关系，病原菌分为胞外菌和胞内菌两类。胞外菌是指可以在宿主细胞外的细胞间隙、血液、淋巴液、组织液等体液中生长繁殖的细菌，它们可以在没有活细胞的人工培养基中生长。人类的病原菌多数都是胞外菌，主要有葡萄球菌、链球菌、脑膜炎奈瑟菌、淋病奈瑟球菌、志贺菌、霍乱弧菌、白喉棒状杆菌、破伤风梭菌等，其致病机制主要是产生外毒素、内毒素等毒性物质从而引起感染部位的炎症反应和全身系统性损伤，大多是急性感染。胞内菌又分两类，即兼性胞内菌和专性胞内菌。兼性胞内菌在宿主体内，主要寄居在细胞内生长繁殖，在体外无活细胞的培养基中亦可生长。专性胞内菌则不论在体内体外，都必须在活细胞内生长繁殖。对人类重要的兼性胞内菌有结核分枝杆菌、伤寒沙门菌、布鲁氏菌、嗜肺军团菌等，它们主要寄居在人体单核吞噬细胞中。专性胞内菌有引起斑疹伤寒、恙虫病的立克次体，引起 Q 热的柯克斯体，引起沙眼、性病淋巴肉芽肿的衣原体等。它们主要寄居在人体的血管内皮细胞和上皮细胞内，有时亦可在单核吞噬细胞内发现。

二、细菌的生物学性状

所有病原菌都必须供给多种有机物质如蛋白质、氨基酸、维生素、糖类等才能合成菌体原生质。其代谢所需能量都是通过生物氧化而获得的，由于生物氧化的方式不同，细菌对氧气的需求不同,据此可将细菌分为4类:① 专性需氧菌,在无游离氧的环境下不能生长,如结核分枝杆菌、霍乱弧菌。② 微需氧菌,某些革兰阳性杆菌如空肠弯曲菌在低氧环境下生长最好,氧压增加会抑制其生长。③ 专性厌氧菌,只能在无氧的环境中进行发酵,如破伤风杆菌、脆弱拟杆菌。④ 兼性厌氧菌,不论在有氧或无氧环境中均能生长。

细菌在合成新陈代谢过程中可以生成一些医学上有重要意义的代谢产物,主要有:① 热原质,大多数为革兰阴性菌合成的菌体脂多糖,注入人体或动物体内能引起发热反应。② 毒素,包括内毒素和外毒素。内毒素为革兰阴性菌的脂多糖,毒性结构在类脂A的部位,不同细菌内毒素的毒性大致相同,只有在细菌死亡及菌体崩解时才游离出来。外毒素大多是革兰阳性菌产生的蛋白质,毒性强且具有高度的选择性。③ 侵袭性酶,有些细菌能产生具有侵袭性的酶,如血浆凝固酶、透明质酸等,能帮助细菌在体内扩散,并保护细菌不被体内的抗菌物质破坏,是细菌重要的致病物质。④ 抗生素,绝大多数由放线菌和真菌产生,能抑制或杀死其他微生物或肿瘤细胞。⑤ 细菌素,某些细菌产生的一类具有抗菌作用的蛋白质,作用范围狭窄,仅对与产生该种细菌素的菌株有近缘关系的细菌起作用。

三、细菌的分类

细菌分类是以特征相似性或以系统发育相关性为基础,对细菌进行分群归类。细菌的分类单位按界(Kingdom)、门(Division)、纲(Class)、目(Order)、科(Family)、属(Genus)、种(Species)7级层次排列。临床细菌鉴定中,科、属、种是常用的分类单位。种是生物分类的基本单位,生物学性状相同的细菌群体构成一个种;性状相近、关系密切的若干种组成一个菌属;相近的属归为一个科。种的下面还可以继续分为不同的类型,通常称为型。还有株、群等概念。型(Type)是按某种细微特征在种内进一步区分。常用抗原、噬菌体、生化反应、细菌素等作为分型的依据,分别称为抗原型、噬菌体型、生物型、细菌素型等。分型是为了利于流行病学分析研究。来源不同的纯培养物的细菌称株。株的概念和应用便于科学交流和研究,统一标准。株常以数字、地名或符号表示。如金黄色葡萄球菌ATCC25923。群(Group)不是固定水平的分类单位,可用在各个分类等级,按某种生物学特征,把相应的菌株归在一起,组成群。在型水平上的如沙门菌血清群,在种水平上的如链球菌分群,还有生物群、杂交群等。细菌的分类方法如下。① 传统分类法,以细菌的形态、生理特征为依据,是细菌分类中主要应用的方法。② 数值分类法,根据"等重要原则",选择50项以上的生理生化指标对不同细菌逐一进行比较,通过计算机处理,分析各菌之间相似度。③ 遗传学分类法,以细菌的核酸、蛋白质等在组成的同源程度分类,如核酸同源值测定、核蛋白体RNA碱基序列测定等。细菌的命名由一个属名和一个种名组成。英文属名在前,种名在后,如"*Staphylococcus aureus*",中文译名为"金黄色葡萄球菌",则种名在前,属名在后。与医学有关的细菌往往根据其革兰染色特点、菌体形态及对氧的耐受性而分类,如表16-1。

表16-1 常见细菌的分类

类	科	属	种(举例)
螺旋体	螺旋体科(Spirochaetaceae)	密螺旋体属(*Treponema*)	梅毒螺旋体
		疏螺旋体属(*Borrelia*)	伯氏疏螺旋体、回归热疏螺旋体
		钩端螺旋体属(*Leptospira*)	钩端螺旋体

（续表）

类	科	属	种(举例)
需氧或微需氧有动力螺菌或类弧形革兰阴性菌	弯曲菌科(Campylobacteraceae)	弓形菌属(*Arcobacter*)	嗜低温弓形菌
		弯曲菌属(*Campylobacter*)	胎儿弯曲菌、空肠弯曲菌、大肠弯曲菌
		螺杆菌属(*Helicobacter*)	幽门螺杆菌
革兰阴性需氧/微需氧杆菌和球菌	—	假单胞菌属(*Pseudomonas*)	铜绿假单胞菌、荧光假单胞菌
		不动杆菌属(*Acinetobacter*)	鲍曼不动杆菌
		产碱杆菌属(*Alcaligenes*)	粪产碱杆菌
		莫拉菌属(*Moraxella*)	腔隙莫拉菌
		军团菌属(*Legionella*)	嗜肺军团菌
		布鲁菌属(*Brucella*)	马耳他布鲁菌
		鲍特菌属(*Bordetella*)	百日咳鲍特菌
		伊丽莎白菌属(*Elizabethkingia*)	脑膜脓毒伊丽莎白菌
		金黄杆菌属(*Chryseobacterium*)	产吲哚金黄杆菌
		弗朗西斯菌属(*Francisella*)	土拉热弗朗西斯菌
		窄食单胞菌属(*Stenotrophomonas*)	嗜麦芽窄食单胞菌
		奈瑟菌属(*Neisseria*)	脑膜炎奈瑟菌、淋病奈瑟球菌
		伯克霍尔德菌属(*Burkholderia*)	洋葱伯克霍尔德菌
		丛毛单胞菌属(*Comamonas*)	土生丛毛单胞菌
革兰阴性兼性厌氧菌	肠杆菌科(Enterobacteriaceae)	埃希菌属(*Escherichia*)	大肠埃希菌
		爱德华菌属(*Edwardsiella*)	迟钝爱德华菌
		柠檬酸杆菌属(*Citrobacter*)	弗劳地柠檬酸杆菌
		沙门菌属(*Salmonella*)	伤寒沙门菌
		志贺菌属(*Shigella*)	痢疾志贺菌、福氏志贺菌、鲍氏志贺菌、宋内志贺菌
		克雷伯菌属(*Klebsiella*)	肺炎克雷伯菌、产酸克雷伯菌
		肠杆菌属(*Enterobacter*)	阴沟肠杆菌、产气肠杆菌
		欧文菌属(*Erwinia*)	草生欧文菌
		哈夫尼亚菌属(*Hafnia*)	蜂房哈夫尼亚菌
		沙雷菌属(*Serratia*)	黏质沙雷菌
		变形杆菌属(*Proteus*)	普通变形杆菌、奇异变形杆菌
		普鲁威登斯菌属(*Provindencia*)	产碱普鲁威登斯菌
		摩根菌属(*Morganella*)	摩根摩根菌
		克洛诺杆菌属(*Cronobacter*)	阪崎克洛诺杆菌

(续表)

类	科	属	种(举例)
革兰阴性兼性厌氧菌	肠杆菌科(Enterobacteriaceae)	耶尔森菌属(*Yersinia*)	鼠疫耶尔森菌
		邻单胞菌属(*Plesiomonas*)	类志贺邻单胞菌
	弧菌科(Vibrionaceae)	弧菌属(*Vibrio*)	霍乱弧菌、副溶血弧菌、创伤弧菌
	气单胞菌科(Aeromonadaceae)	气单胞菌属(*Aeromonas*)	嗜水气单胞菌
	巴斯德菌科(Pasteuirellaceae)	嗜血杆菌属(*Haemophilus*)	流感嗜血杆菌、副流感嗜血杆菌
		巴斯德菌属(*Pasteurella*)	多杀巴斯德菌、溶血巴斯德菌
		放线杆菌属(*Actinobacillus*)	李氏放线杆菌
		凝聚杆菌属(*Aggregatibacter*)	伴放线凝聚杆菌
	奈瑟菌科(Neisseriaceae)	色杆菌属(*Chrombacterium*)	紫色色杆菌
		金氏菌属(*Kingella*)	金氏金氏菌
		艾肯菌属(*Eikenella*)	侵蚀艾肯菌
	心杆菌科(Cardiobacteriaceae)	心杆菌属(*Cardiobocterinm*)	人心杆菌
革兰阳性球菌、需氧或兼性厌氧性球菌	微球菌科(Micrococcaceae)	微球菌属(*Micrococcus*)	藤黄微球菌
		罗氏菌属(*Rothia*)	黏滑罗氏菌
		库克菌属(*Kocuria*)	克氏库克菌
	葡萄球菌科(Staphylococcaceae)	葡萄球菌属(*Staphylococcus*)	金黄色葡萄球菌、表皮葡萄球菌
	链球菌科(Streptococcaceae)	链球菌属(*Streptococcus*)	化脓性链球菌(A组)、无乳链球菌(B组)、肺炎链球菌
		肠球菌属(*Enterococcus*)	粪肠球菌、屎肠球菌
		乏养菌属(*Abiotrophia*)	缺陷乏养菌
		明串珠菌属(*Leuconostoc*)	肠膜明串珠菌
		颗粒链球菌属(*Granulicatella*)	毗邻颗粒链球菌
规则形成芽孢的需氧阳性杆菌	芽孢杆菌科(Bacillaceae)	芽孢杆菌属(*Bacillus*)	炭疽芽孢杆菌、蜡样芽孢杆菌
规则、不形成芽孢的革兰阳性杆菌	—	李斯特菌属(*Listeria*)	产单核李斯特菌
		丹毒丝菌属(*Erysipelothrix*)	猪红斑丹毒丝菌
		乳杆菌属(*Lactobacillus*)	链状乳杆菌等
不规则、无芽孢的革兰阳性杆菌	棒杆菌科(Corynebacteriaceae)	棒杆菌属(*Corynebacterium*)	白喉棒杆菌、类白喉棒杆菌、溃疡棒杆菌、JK棒杆菌
	—	隐秘杆菌属(*Arcanobacterium*)	溶血隐秘杆菌
		红球菌属(*Rhodococcus*)	马红球菌
	诺卡菌科(Nocardiaceae)	诺卡菌属(*Nocardia*)	星形诺卡菌、巴西诺卡菌
	—	消化球菌属(*Peptococcus*)	黑色消化球菌

（续表）

类	科	属	种(举例)
革兰阳性厌氧性球菌	—	消化链球菌属(*Peptostreptococcus*)	厌氧消化链球菌
		芬戈尔德菌属(*Finegoldia*)	大芬戈尔德菌
		厌氧球菌属(*Anaerococcus*)	解乳糖厌氧球菌
		嗜胨菌属(*Peptoniphilus*)	不解糖嗜胨菌
		韦荣球菌属(*Veillonella*)	小费球菌
革兰阴性厌氧性球菌	—	氨基酸球菌属(*Acidaminococcus*)	肠氨基酸球菌
		梭菌菌属(*Clostridium*)	破伤风梭菌、产气荚膜梭菌、肉毒梭菌、艰难梭菌、败毒梭菌
规则形成芽孢的厌氧阳性杆菌	—	短棒菌苗属(*Propionibacterium*)	痤疮丙酸杆菌
革兰阳性无芽孢厌氧杆菌	—	乳杆菌属(*Lactobacillus*)	干酪乳杆菌
		真杆菌属(*Eubacterium*)	黏液真杆菌
		双歧杆菌(*Bifidobacterium*)	齿双歧杆菌
		放线菌属(*Actinomyces*)	衣氏放线菌、苏黎世放线菌
		拟杆菌属(*Bacteroide*)	脆弱拟杆菌
革兰阴性厌氧性杆菌	—	普雷沃菌(*Prevotella*)	产黑色普雷沃菌
		梭杆菌属(*Fusobacteria*)	具核梭杆菌

（浙江大学医学院附属邵逸夫医院　俞云松）

第二节　葡萄球菌感染

葡萄球菌感染(staphylococcus infection)是指由葡萄球菌属细菌引起的各种感染，如皮肤软组织感染、食物中毒、血流感染、心内膜炎、骨髓炎等。近年耐甲氧西林葡萄球菌(methicillin resistant staphycoccus aureus, MRSA)逐渐增多，成为细菌感染致死的主要原因。如何控制耐药葡萄球菌感染是目前临床治疗面临的重大挑战。

【病原学】

葡萄球菌是无动力、无芽孢革兰阳性球菌，属于芽孢杆菌纲乳杆菌目链球菌科葡萄球菌属，由柯赫(Koch R. 1878 年)、巴斯德(Pasteur L. 1880 年)和奥格斯顿(Ogston A. 1881)从脓液中发现，Rosenbach F J. (1884 年)通过纯培养进行详细研究。葡萄球菌直径 0.5～1.5 μm，呈单个、成对、四联或短链状排列，由于葡萄球菌在多个平面分裂，因此更多呈不规则排列似葡萄串状。葡萄球菌无鞭毛，除少数菌株外一般不形成荚膜。大部分葡萄球菌触酶阳性，触酶阴性的葡萄球菌也有报道。葡萄球菌易被常用的碱性染料着色，革兰染色为阳性。其衰老、死亡或被白细胞吞噬后，以及耐药的某些菌株可被染成革兰阴性。

葡萄球菌对营养要求不高，在普通培养基上生长良好，易在固体培养基上生长。在含有血液和葡萄糖的培养基中生长更佳，需氧或兼性厌氧，少数专性厌氧(解糖葡萄球菌和金黄色葡萄球菌厌氧亚种)。葡萄球菌可在 18～40℃生长，致病菌最适生长温度为37℃，pH 7.0～7.4，耐盐性强，能在10%～15%氯化钠培养基中生长。在肉汤培养基中37℃ 24小时后呈均匀浑浊生长，在琼脂平板上形成圆形凸起、边缘完整、表面光滑、湿润的菌落。不同种的菌标产生不同的色素，如金黄色、白色、柠檬色，色素为脂溶性。葡萄球菌在血琼脂平板上形成的菌落较大，有的菌株菌落周围形成明显的全透明溶血环(β溶血)，凡溶血性菌株大多具有致病性。多数葡萄球菌能分解葡萄糖、麦芽糖和蔗糖，产酸不产气。致病性菌株能分解甘露醇。

葡萄球菌属细菌DNA G+C含量低，目前已获得全基因序列的葡萄球菌包括金黄色葡萄球菌、假中间葡萄球菌、凝固酶阴性葡萄球菌(coagulase-negative staphylococcus, CoNS)如表皮葡萄球菌、溶血葡萄球菌、肉葡萄球菌等。葡萄球菌最常出现的是包含小的、多拷贝和(或)大的、共轭多耐药性质粒(Ⅰ到Ⅲ类)。

目前已发现葡萄球菌45种，分为金黄色葡萄球菌组(*S. aureus*)、表皮葡萄球菌组(*S. epidermidis*，新生霉素敏感)和腐生葡萄球菌组(*S. saparophytics*，新生霉素耐药)3种。除金黄色葡萄球菌产生血浆凝固酶外，其余多数菌种为凝固酶阴性，概称为凝固酶阴性葡萄球菌。金黄色葡萄球菌金黄色亚种是葡萄球菌属内对人类最主要的致病菌，其次是表皮葡萄球菌、溶血葡萄球菌、腐生葡萄球菌腐生亚种、里昂葡萄球菌、耳氏葡萄球菌、头葡萄球菌、山羊葡萄球菌、科氏葡萄球菌、人葡萄球菌、巴斯德葡萄球菌等。这些菌种通常是正常定殖菌的一部分。

【流行病学】

1. *金黄色葡萄球菌和其他凝固酶阳性葡萄球菌* 新生儿出生不久就可直接从医疗环境中获得葡萄球菌定殖，葡萄球菌定殖部位包括口腔、会阴部、破损的皮肤褶皱、腋窝及消化道。成年期主要定植于鼻前庭，约50%的人群长期或间断携带该菌。鼻腔携带的金黄色葡萄球菌有3种类型：持续携带者(占10%～35%，长期携带一种菌株)、间断携带者(占20%～75%，携带不同菌株)和非携带者(5%～50%)。金黄色葡萄球菌通过鼻前庭可以转移到皮肤和身体的其他部位。一些特殊人群更易携带葡萄球菌，如医生、护士、医院陪护人员、接受胰岛素注射的糖尿病患者、接受血液透析或持续腹膜透析的患者、皮肤病患者、静脉药瘾者、HIV/AIDS患者葡萄球菌携带率高于普通人群。

鼻腔携带者通过手将葡萄球菌带到皮肤，伤口是葡萄球菌的入侵途径；入院携带葡萄球菌的患者较未携带者更易在手术治疗或免疫抑制治疗中发生葡萄球菌感染，而且易通过分泌物或排泄物传播葡萄球菌；葡萄球菌尚可附着在衣服、被单等物品上，通过不同传播途径造成细菌播散，甚至造成感染。所以葡萄球菌感染既可以是自身感染，也可以是由医护、陪护人员传播的外源交叉感染。直接或间接的人际传播是耐甲氧西林金黄色葡萄球菌和甲氧西林敏感金黄色葡萄球菌(methicillin-sensitive staphylococcus aureus, MSSA)的主要传播途径；现在认为动物也是重要的感染源，MRSA感染主要是人源性的，家畜相关的MRSA和MSSA则是通过家畜引起人畜共患感染。

全国医院感染监测和国家医疗安全网数据显示，金黄色葡萄球菌是院内获得性肺炎和皮肤软组织感染(skin and soft tissue infection, SSTI)的主要病原菌，也是医院内血流感染的第二位主要病原体，仅次于凝固酶阴性葡萄球菌。MRSA感染的危险因素主要包括：老年人和免疫功能低下的住院患者；静脉导管、气管插管或尿管等侵入性医疗操作；入住ICU和护理院；有抗菌药物和(或)激素应用史；肠外营养、透析、手术后伤口感染；毒品注射等。社区获得性MRSA(community-acquired MRSA, CA-MRSA)危险因素包括：环境拥挤；军人、运动员、教养所及避难所人员；CA-MRSA携带或与之有密切接触者；与他人共用私人物品；年龄<2岁或>65岁；抗菌药物应用等。MRSA普遍存在于医院所有相关科室，其中ICU检出率最高。

2. *凝固酶阴性葡萄球菌* 表皮葡萄球菌是

人体最常见的体表定殖的葡萄球菌，尤其在腋窝、腹股沟、会阴、前鼻孔、足趾等潮湿部位。溶血葡萄球菌和人葡萄球菌易分离于腋窝及耻骨区高处的大汗腺内，头葡萄球菌在青春期人群额头和头皮的皮脂腺周围分布，耳氏葡萄球菌在部分健康人群外耳道定殖。腐生葡萄球菌腐生亚种可从女性直肠及泌尿系统处分离到。

松鼠葡萄球菌和木糖葡萄球菌是许多动物皮肤和黏膜的正常菌群，且能在食物中分离，木糖葡萄球菌是主要用于肉类发酵的发酵剂之一，松鼠葡萄球菌亚种主要在牛身上发现，松鼠葡萄球菌啮齿亚种主要在啮齿动物中发现。克氏葡萄球菌、马葡萄球菌马亚种和鸡葡萄球菌存在于一些哺乳动物和食物中。琥珀葡萄球菌琥珀亚种可从琥珀碎片中分离。许多菌种完整和(或)正确的自然宿主目前尚不清楚。

随着医学技术的发展，介入性操作的不断增加及抗菌药物的不合理使用，CoNS 逐渐成为医院感染重要的病原菌，且随着耐药菌的出现使其感染控制越来越难。表皮葡萄球菌是人工血管移植相关感染、假体和脑脊液分流术相关感染的主要病原菌。CoNS 是人工瓣膜心内膜炎病原体，很少引起自体瓣膜感染。CoNS 几乎可以感染任何手术植入材料和装置。早产儿和低体重儿 45%～75%的迟发血流感染由 CoNS 引起。CoNS 感染的危险因素包括留置医疗植入物如血管内导管、肿瘤化疗或艾滋病病毒感染引起的免疫抑制、皮肤黏膜损害、抗菌药物导致菌群失调等。

2005—2018 年，中国细菌耐药监测网(CHINET)13 年间的监测数据显示，MRSA 检出率从 2005 年的 69%逐年下降至 2018 年的 34.0%，耐甲氧西林 CoNS 检出率在 80%左右波动。2018 年，MRSA 对大多数抗菌药物的耐药率高于 MSSA(除外甲氧苄啶-磺胺甲噁唑)，MRSA 对甲氧苄啶-磺胺甲噁唑的敏感率为 79.6%。目前尚未发现万古霉素、利奈唑胺和替考拉宁耐药的 MRSA 菌株。耐甲氧西林 CoNS 对抗菌药物的耐药率高于甲氧西林敏感 CoNS，发现 2 株利奈唑胺耐药菌株，但对万古霉素敏感；耐甲氧西林 CoNS 对大多数抗菌药的耐药率低于 MRSA(除外甲氧苄啶-磺胺甲噁唑)；耐甲氧西林 CoNS 对利福平耐药率较低，为 13.8%，对其他均近 30%以上。1961 年，Jevone 在英国首次发现 MRSA，之后感染率不断上升，1985 年开始暴发流行，已成为医院感染重要的致病菌。1996 年，在日本首次发现了对万古霉素敏感性下降的 MRSA 菌株，即万古霉素中介的金黄色葡萄球菌(vancomycin intermediate staphylococcus aureus，VISA)，VISA 的出现预示着万古霉素治疗葡萄球菌感染的临床疗效下降。近年美国、中国香港、西班牙、英国出现了很多关于异质性耐万古霉素金黄色葡萄球菌(hetero vancomycin resistant staphylococcus aureus，hVRSA)以及耐万古霉素金黄色葡萄球菌(vancomycin resistant staphylococcus aureus，VRSA)的报道。MRSA 发病率具有较大的地域性差异，且耐甲氧西林程度在同一地区也有较大差异。2001 年，美国 Tsiodras 等首次发现利奈唑胺耐药的金黄色葡萄球菌临床分离株，巴西、意大利、西班牙、中国等多国也相继发现利奈唑胺耐药株。美国利奈唑胺经验与耐药准确测定监测项目(LEADER)与国际利奈唑胺效能及抗菌谱年度评价项目(ZAAPS)所获结果提示，2010—2014 年对利奈唑胺不敏感的凝固酶阴性葡萄球菌为 0.75%～1.48%，金黄色葡萄球菌为 0.03%～0.1%。

MRSA 分型对追踪传染源、研究型别与感染传播、耐药情况的关系均有重要作用。国外开展较早的噬菌体分型，用 4 组 23 种噬菌体将 MRSA 分为 4 群，但研究发现有 29.3%菌株不能分型，且重复性差，不宜用于流行病学调查。质粒图谱分型较为可靠，可分为 18 个型，能准确地分析菌株之间的相关性，将流行菌株与非流行菌株加以区别。免疫印迹分型法将 MRSA 分为 9 个型，以 B、C 型为最常见，各型含有特征性的分子带，该法比较稳定。染色体限制性内切酶分析可识别病原体 DNA 链上特异位点及核苷酸序列,能从基因水平显示病原体特征,MRSA还可用血清学、凝固酶、耐药谱等方法分型。现在Southern印迹法也应用于MRSA的分型。质粒图谱分析、染色体DNA PFGE分型、PCR法染色体盒(SCC)mec分型技术、染色体DNA随机引物多态性分析都有助于葡萄球菌感染的分子流行病学调查,鉴定流行菌株的特征,有助于控制医院感染及传播。

【耐药机制】

1. MRSA耐药机制　MRSA为携带*mecA*基因的金黄色葡萄球菌和(或)苯唑西林最低抑菌浓度(minimum inhibitory concentration,MIC)≥4 mg/L的金黄色葡萄球菌。大部分MRSA菌株携带*mecA*基因,但少数MRSA不携带*mecA*基因,存在其他耐药机制。MRSA具有广谱和不均一耐药性,MRSA除对甲氧西林耐药外,对其他所有与甲氧西林相同结构的β-内酰胺类和头孢类抗生素均耐药。MRSA还可以通过改变抗生素作用靶位、产生修饰酶、降低膜通透性、产生对氨苯甲酸(PABA)等不同机制,对氨基糖苷类、大环内酯类、四环素类、氟喹诺酮类、磺胺类、利福平均产生不同程度的耐药。MRSA菌落中存在敏感和耐药两个亚群,即一株MRSA中只有一小部分对甲氧西林高度耐药,使用抗生素后大量敏感菌被杀死,耐药株继而繁殖。耐药机制主要分为固有耐药和获得性耐药。

(1) 由DNA介导的固有性耐药:① 青霉素结合蛋白(penicillin-binding protein, PBP)-2a产生,细菌菌体表面存在自身合成的PBPs参与合成细菌细胞壁的转肽酶、羧肽酶和内肽酶,催化糖肽交叉链接反应,对细菌的生长繁殖起重要作用。β-内酰胺类抗菌药物与之结合后,PBPs失去活性而阻断细胞壁的合成,导致细菌死亡。MRSA主要耐药机制是由染色体介导产生特异性低亲和力的PBP-2a代替失活的PBPs发挥作用,促进细胞壁合成,维持细菌生长和存活,使现存的任何与青霉素相关的药物失去作用。② mec盒式染色体是MRSA的主要耐药因子,mec位于葡萄球菌SCC上,MRSA分为SCC mec(Ⅰ、Ⅱ、Ⅲ、Ⅳ、Ⅴ)5种基因型,SCC mec(Ⅰ、Ⅱ、Ⅲ)的MRSA基因片段带有多种耐抗生素基因,多见于HA-MRSA;SCC mec Ⅳ基因是目前CA-MRSA的主要型别,比其他型更易在MRSA菌株间传播。

(2) 质粒介导的获得性耐药:耐药基因*mecA*可通过质粒介导结合,使葡萄球菌属间的基因传递导致耐药。*mec*序列中含有插入序列IS431/IS257,该序列在转座子重组和基因同源重组中有接受连接位点作用,耐药基因及抗菌药物可通过转座子作用及质粒整合到插入序列外侧表达,使MRSA表现为多重耐药性。

(3) 其他:主动外排系统,金黄色葡萄球菌细胞膜上有多药泵出蛋白Qac、NorA、Smr,其作用底物较广泛,可对多种抗生素发生作用。MRSA耐药存在异质性,即同一菌株可随培养条件和使用的β-内酰胺类抗菌药物的不同而表现出不同耐药性。

2. VRSA耐药机制　VRSA对万古霉素耐药机制可能与以下原因有关:① 耐药质粒转移,携带有*VanA*基因的粪肠球菌可将耐药质粒转移到金黄色葡萄球菌体内,获得较高水平耐药。② 细胞壁增厚可能导致万古霉素与肽聚糖亲和力降低,导致耐药。③ 染色体突变,*agr*基因点突变引起的功能丧失易使附属基因调节子Ⅱ族发展为异源性耐万古霉素金黄色葡萄球菌。④ 肽聚糖脚链减少,肽聚糖单体五肽支链上的谷氨酸残基未被酰胺化导致肽聚糖链间交联减少,异常增多的肽聚糖单体结合万古霉素使药物分子不能接触活性靶位导致耐药。

3. 葡萄球菌对喹诺酮类耐药机制　由于抗生素选择压力,葡萄球菌在对甲氧西林耐药后不久就出现对喹诺酮类药物耐药。其耐药机制为染色体、拓扑异构酶Ⅳ、DNA旋转酶突变或诱导产生多药外排泵。拓扑异构酶Ⅳ的ParC亚单位突变是葡萄球菌对喹诺酮类药物耐药的重要机制。最近,还发现质粒介导的耐药。

4. 葡萄球菌对利奈唑胺耐药机制　利奈唑

胺是继万古霉素后治疗耐药革兰阳性菌所致感染的新型抗菌药物，上市后不久临床便出现耐药菌株，葡萄球菌对利奈唑胺的主要耐药机制如下。① 靶位突变：23S rRNA 突变是葡萄球菌临床株最常见的利奈唑胺耐药机制；核糖体蛋白 L3 和 L4 突变引起氨基酸种类及结构变化，进而影响利奈唑胺敏感性。② 甲基转移酶介导的耐药：多重耐药基因 *cfr* 编码甲基转移酶，使 23S rRNA 核苷酸 A2503 的 C－8 位增添一个甲基基团引起细菌耐药表型发生改变。③ ABC 外排泵：新型耐药基因 *optrA* 编码 ABC（ATP-binding cassette transporter）介导噁唑烷酮类耐药或最低抑菌浓度升高。

【发病机制】

葡萄球菌感染造成的病理损害主要是化脓性炎症，根据感染的部位不同所致疾病也有所不同，轻则皮肤损害、化脓和软组织脓肿形成，也可以造成组织器官局部炎症、坏死、粘连和脓肿等；局部病灶中的葡萄球菌进入血流造成血流感染，细菌随之播散到其他器官组织，引起原发病灶以外迁徙病灶或脓肿。

金黄色葡萄球菌致病性最强，可导致多种类型感染，包括血流感染、感染性心内膜炎、皮肤和软组织感染、骨髓炎、关节炎、假体感染、肺部感染、胃肠炎、脑膜炎、中毒休克综合征和尿路感染。金黄色葡萄球菌通过在宿主体内增殖、扩散和产生有害的胞外物质（酶和毒素）引起宿主疾病，其毒力因子如下。

1. *酶* 包括凝固酶、纤维蛋白溶酶、耐热核酸酶、透明质酸酶、溶酯酶、过氧化酶、β－内酰胺酶等，凝固酶和葡萄球菌的致病力关系密切。凝固酶阳性菌株进入机体后，使周围血液或血浆中的纤维蛋白等沉积于细菌表面，阻碍吞噬细胞的吞噬或胞内消化作用，还能保护细菌不受血清中杀菌物质的破坏。葡萄球菌繁殖引起的周围纤维蛋白沉积和凝固使感染易于局限化和形成血栓；透明质酸酶可使感染扩散；溶脂酶有利于细菌侵入皮肤和皮下组织；过氧化酶有保护细菌免受吞噬的作用；β－内酰胺酶灭活 β－内酰胺类抗生素多由质粒编码，介导葡萄球菌对 β－内酰胺类抗菌药物的耐药性。

2. *毒素* 包括细胞溶血素（α、β、γ、δ、ε）、杀白细胞素、肠毒素、表皮剥脱毒素、毒性休克综合征毒素－1 等。① 溶血素：葡萄球菌产生的溶血素中对人类有致病作用的主要是 α 溶血素，对白细胞、血小板、肝细胞、皮肤细胞等有损伤破坏作用，使细菌被吞噬后仍可在细胞内生长繁殖；α 溶血素能插入细胞膜疏水区，破坏膜的完整性，导致细胞溶解，还能使小血管收缩，导致局部缺血和坏死，并能引起平滑肌痉挛。② 杀白细胞素：攻击中性粒细胞和巨噬细胞，白细胞的死亡成分可以形成脓栓，加重组织损伤，并能抵抗宿主吞噬细胞，增强细菌侵袭力。③ 肠毒素：误食被肠毒素污染的食物后，作用于肠道内脂神经受体，传入中枢神经系统可刺激呕吐中枢，引起剧烈呕吐，并产生急性胃肠炎症状。④ 表皮溶解毒素（epidermolytic toxin）：也称表皮剥脱毒素（exfoliatin），在新生儿、幼儿和免疫功能低下的成人中，可引起烫伤样皮肤综合征（scalded skin syndrome，SSS），又称剥脱性皮炎。患者皮肤呈弥漫性红斑和水疱，继以表皮上层大片脱落，受损部位的炎症反应轻微。⑤ 毒性休克综合征毒素－1（toxic shock syndrome toxin 1，TSST－1）：可引起毒性休克综合征，是金黄色葡萄球菌分泌的一种外毒素，可引起机体发热、休克及脱屑性皮疹。能增加机体对内毒素的敏感性，引起毛细血管功能紊乱而导致休克。

3. *其他* 细菌的一些表面结构蛋白，如黏附素、荚膜、细胞肽聚糖和 SPA 等。① 荚膜抗原：金黄色葡萄球菌的某些菌株有明显的荚膜，使毒力增加。② 葡萄球菌 A 蛋白（staphylococcal protein A，SPA）：存在于 90％的金黄色葡萄球菌中，与人及多种哺乳动物血清中的 lgG 的 Fc 段结合，具有抗调理素和抗吞噬作用的功能。③ 多糖抗原：位于细胞壁，具有群特异性，借此可以分群，A 群多糖抗原化学组成为磷壁酸中的 N 乙酰葡胺核糖醇残基，B 群化学组成是磷壁酸中的 N 乙酰区糖胺甘油残基。

根据金黄色葡萄球菌感染的不同类型，其病理生理学也有很大差异。葡萄球菌超级抗原(TSST－1)是感染性心内膜炎、脓毒症以及中毒休克综合征的重要毒力因子；肺炎与细菌产生一种杀白细胞的外毒素(Panton-Valentine leukocidin，PVL)、蛋白A和α-溶血素有关；葡萄球菌感染也常见于流感病毒感染之后；假体感染常与金黄色葡萄球菌形成的生物膜有关。

凝固酶阴性葡萄球菌几乎不产生对人体有毒性的酶和毒素，因此致病性较弱，其致病性和生物被膜形成密切相关。表皮葡萄球菌被膜相关蛋白同源蛋白(Bhp)与其生物酶形成有关，细菌分泌的荚膜多糖抗原也与细菌的黏附及生物被膜形成有关。生物被膜形成后，可以抑制中性粒细胞和巨噬细胞的吞噬杀伤作用，减少促炎因子如IL1－β、IL－12和IFN－γ的分泌及抗炎因子的产生，从而有利于细菌抵抗宿主免疫防御、减弱机体免疫力与抗生素间的协调杀菌作用，还可以通过降低抗生素的渗透作用、吸附抗生素钝化酶、被膜下细菌代谢缓慢对抗生素不敏感等机制诱导细菌产生耐药性。

【临床表现】

许多葡萄球菌是皮肤黏膜的机会致病菌，需对临床分离葡萄球菌评估确定其是污染菌、定殖菌还是致病菌。金黄色葡萄球菌主要引起皮肤软组织感染(脓疱疮、毛囊炎、疖或痈、汗腺炎、伤口感染)、深部组织感染(脓肿、乳腺炎、蜂窝织炎、脓性肌炎、骨髓炎、关节炎、肺炎、心内膜炎、鼻窦炎等)、全身性感染，偶可引起中毒性休克综合征。CoNS主要是条件致病菌；在导管相关性感染中是最多见的病原菌，几乎可以感染任何手术植入材料和装置，在新生儿、心脏手术后及人体免疫力明显减退等情况下可发生组织器官感染，如血流感染、天然与人工瓣膜心内膜炎、静脉导管感染、脑脊液分流管感染、血液透析和腹膜透析导管相关腹膜炎、尿路感染、骨髓炎、植入关节、血管、瓣膜、起搏器、乳房等感染。腐生葡萄球菌亚种是年轻女性尿路感染的常见病原体。以下重点介绍一些组织器官的感染。

1. *皮肤软组织感染* 引起皮肤和软组织感染的细菌主要是金黄色葡萄球菌，少数情况下为表皮葡萄球菌。主要表现为毛囊炎、疖、痈、脓疱、脓疱疮、天疱疮、外耳炎、伤口感染、烫伤样皮肤综合征、睑腺炎、压疮感染、海绵窦血栓形成及肛周脓肿等。毛囊炎为表浅感染，表现为小的红斑结节，不侵入周围皮肤和深部组织。较广泛地侵袭毛囊或皮脂腺，并波及皮下组织的感染，可形成疖肿，常见于颈部、腋下、臀部及大腿等处。个别报道挤压面部疖子导致海绵窦血栓性静脉炎。痈多见于颈后及背上部，为红肿、疼痛、多窦道排脓的巨大硬结。痈可引起发热、白细胞增多、剧痛、出汗等。新生儿和儿童可患非化脓性皮肤感染。① 皮肤脓疱：主要为遍及全身的大疱者，称天疱疮。皮损为水疱，破后有脓液渗出及痂盖形成者，称脓疱疮。脓疱病可并发淋巴结炎、蜂窝织炎、脓毒血症。② 皮肤烫伤样综合征：为一种全身表皮剥脱性皮炎，发病时首先为局部皮肤感染，有轻微发热，继之出现弥漫性红斑和大水疱，最后大疱破裂，在皮肤上形成红色剥脱面，与烫伤类似。受累部位炎症反应轻微，可找到少量病原菌。儿童葡萄球菌性烫伤样皮肤综合征(SSSS)的病死率为1%～10%，偶见成年严重SSSS患者，病死率高达50%以上。乳腺炎表现为乳房红肿或脓肿形成。

2. *血流感染* 葡萄球菌是引起血流感染的常见病原菌，其中仍以金黄色葡萄球菌为多，近年表皮葡萄球菌在医院感染者中有上升趋势，甚至有时多于金黄色葡萄球菌。表皮葡萄球菌血流感染多发生于有严重基础疾病或有人工器官装置的患者和婴幼儿。病原菌入侵途径主要为皮肤，患者发生血流感染前常有皮肤感染灶，少数患者原发病灶可能为肺炎、骨髓炎或尿路感染等，也可能为医源性感染，细菌经深静脉置管直接进入血流。临床表现为急骤起病，寒战、高热、全身不适、头痛、心动过速、呼吸急促、恶心、呕吐、腹痛、腹泻等严重毒血症状，重者可出现中毒性脑病，5%～20%的患者可发生中毒性休克。皮疹形态多样，以瘀点、荨麻疹为多，偶可见猩红热样皮疹。部分患者关节症状明显，多见于大关节，有疼痛和行动受限，也有呈化脓性关节炎者。易发生迁徙性化脓病灶，常见为皮下软组织脓肿、肺炎、心内膜炎、骨髓炎、关节炎、肝脓肿、脑膜炎等。年龄大于65岁、患有慢性肺部疾病的患者预后更差。

3. 心内膜炎及心包炎　可发生于下列情况：① 葡萄球菌血流感染的并发症之一，正常或受损心瓣膜均可被累及。② 人工瓣膜植入术后2个月内，胸骨创口感染所致。③ 与导尿、拔牙、化脓病灶手术等所致的暂时性菌血症有关。④ 静脉补液或静脉注射毒品后。感染常侵犯主动脉瓣及二尖瓣，注射毒品者常累及三尖瓣。典型葡萄球菌心内膜炎呈急性过程，有高热、寒战、进行性贫血及毒血症征象。原心脏正常者早期可无杂音，病程中出现病理性杂音；原有杂音者病程中杂音可有明显变化。迁徙性病灶多见，可有肾、脑、肺的化脓性感染，而皮肤、黏膜瘀点及肾、脑栓塞现象较草绿色链球菌所致者少，早期即可有心功能不全。表皮葡萄球菌心内膜炎多发生于人工心瓣膜术后或有其他心脏病变的患者，多呈亚急性经过。葡萄球菌化脓性心包炎常是血流感染的迁徙病灶，有时也可以由附近软组织化脓病灶蔓延引发，后期继发缩窄性心包炎常需手术治疗。左心内膜炎病死率为20%～44%，比右心内膜炎病死率高5%。

4. 异物植入相关感染　凝固酶阴性葡萄球菌约占异物相关感染病原菌的50%，其中以表皮葡萄球菌为主。血管内导管、连续腹透管、体液分流系统、人工瓣膜、人工关节、心脏起搏电极、人工成型的乳房及植入的人工晶体等均可为凝固酶阴性葡萄球菌感染的诱因。临床可表现为局部或全身感染症状，多数为不明原因的发热，也可导致严重的败血症，去除异物至关重要。

5. 肺炎　金黄色葡萄球菌肺炎大多继发于病毒性肺炎(如麻疹、流感)之后，或由血行播散所致。患者多为婴幼儿。病情发展迅速，心肺功能短期内即可恶化，体征与病情不平行。成人病例早期肺部病变少，发热也可不高，但病程迁延难愈，可出现呼吸窘迫或继发肺脓肿。近几年，CA-MRSA引起的肺炎发展迅速，病情危重，病死率高，必须加以重视。脓胸最常见的致病菌仍为金黄色葡萄球菌，急性脓胸一般来自肺炎或肺脓肿，也可为胸外科手术并发症。

6. 中枢神经系统感染

(1) 脑膜炎：葡萄球菌脑膜炎主要由金黄色葡萄球菌引起，在各种化脓性脑膜炎中仅占1%～2%，多见于2岁以下儿童。常继发于败血症，也可由远处病灶通过血行播散导致，或由中耳炎或其他头、面部感染直接蔓延，以及颅骨外伤、神经外科手术或诊断性穿刺直接引起，临床表现与其他化脓性脑膜炎相似，但起病不如流脑急骤，病程发展较慢，除脑膜刺激征外，常可见到皮疹如荨麻疹、瘀点，偶有猩红热样皮疹和全身性小脓疱疹，出现后者有利于葡萄球菌脑膜炎的诊断。

(2) 脑脊液分流感染：表皮葡萄球菌是脑脊液分流感染最常见的致病菌。表皮葡萄球菌也是脑外伤脑室引流管减压和癌性脑膜炎接受化疗后发生感染的常见致病菌。

7. 肠炎　由金黄色葡萄球菌产生的肠毒素所致。金黄色葡萄球菌污染淀粉、奶及奶制品、肉、鱼、蛋等食品后，可在室温下大量繁殖而产生耐热肠毒素B或其他肠毒素，100℃ 30分钟只能杀灭金黄色葡萄球菌而不能破坏肠毒素，后者引起恶心、呕吐、中上腹痛、腹泻症状。呕吐剧烈，可呈胆汁性，腹泻呈水样便或稀便。体温大多正常或略有升高。大多数患者于数小时至1～2日内恢复。

8. 尿路感染　多由表皮葡萄球菌及腐生葡萄球菌引起。前者常见于留置导尿管患者，尤其是前列腺切除病例，一般无明显症状，常对多种抗菌药物耐药，治疗后菌尿症状常持续。腐生葡萄球菌尿路感染患者多为青年女性，常为膀胱炎表现，也可侵犯上尿路，对治疗反应良好，少有复发。

9. 骨及关节感染　金黄色葡萄球菌骨髓炎多见于男童，一般继发于外伤，也可为血源性感染,以小腿部多见。椎骨骨髓炎成人较多,局部疼痛可为唯一症状,或伴有低热。金黄色葡萄球菌关节炎可见于各年龄,关节局部红、肿、热、痛明显。人工关节感染发生率为 1%～2%,20%～40%的感染由凝固酶阴性葡萄球菌引起。

10. 中毒性休克综合征(toxic shock syndrome, TSS) 为多系统疾病,主要是由金黄色葡萄球菌产生的外毒素 TSST1 所致,葡萄球菌肠毒素 B 或 C 也可引起。临床主要表现为高热、弥漫性红斑皮疹,且于 1～2 周后在手掌和脚趾处脱皮、休克、呕吐、腹泻等,黏膜充血、肌肉疼痛、定向障碍或意识改变,而脑脊液检查无异常。多见于青年女性,病死率为 3%～6%,月经期感染者更高,常发生于感染性休克、成人呼吸窘迫综合征等脏器功能衰竭的患者。

【辅助检查】

1. *一般实验室检查* 血常规见一般白细胞及中性粒细胞增多;重症感染时白细胞可不升或下降,出现明显核左移及细胞内中毒颗粒。尿常规有助于尿路感染的诊断。大便常规有助于肠道感染的诊断。

2. *炎性因子检查* 包括降钙素原(PCT)、C反应蛋白(CRP)、白介素(IL)-6 等。葡萄球菌感染时,PCT、CRP、IL-6 会有不同程度的升高。还可以通过动态监测 PCT,判断抗菌药物疗效及指导抗菌药物使用时间。

3. *涂片和培养* 可取病变局部的分泌物、排泄物、脓液、痰、脑脊液等标本做涂片,革兰染色镜检和培养找细菌。血、骨髓细菌培养查病原菌是确诊的重要依据。采血时间最好是患者寒战发热前 1 小时同时采集 2～3 套血培养,疑为感染性心内膜炎者应在抗菌药使用前采血 3～4 次进行培养,每次间隔约 30 分钟;已用抗菌药物者在下一次用抗菌药物前采血。取血量应达到 10 ml,血培养瓶应在 2 小时内送至实验室。疑为异物相关感染者根据异物表面的培养,首先要去除异物,再行培养;或者剪取导管末端 5～7cm 进行培养,菌落数≥15 CFU/ml 有诊断意义。对于凝固酶阴性葡萄球菌的尿路感染,因为细菌生长缓慢,故菌落计数≥10^2 CFU/ml,即可认为明显菌尿。

对阳性培养结果的判读:无菌部位(如抽吸脓液、血或脑脊液)分离金黄色葡萄球菌应考虑有重要临床意义。从手术伤口或其他部位,如从溃疡中分离的金黄色葡萄球菌,可能代表感染或定植,临床医生应根据患者的症状、体征综合判断。CoNS 是医院血流感染的重要病原体,也是血培养最常见的污染菌,血培养 CoNS 阳性应了解患者是否同时存在血管内假体材料、CoNS 脓毒症危险因素、脓毒症临床特点等。如果分离株来自感染部位或体液的纯培养、感染过程中重复分离相同的菌株或菌株组合,则感染的可能性大。5 日内至少两次血培养阳性均为同一种 CoNS 或一次血培养+临床感染证据,可减少 CoNS 血流感染的误判。静脉导管尖端和血培养都是 CoNS 同一菌株支持导管相关性血流感染。腹膜透析液或脑室分流术患者的脑脊液中分离的 CoNS 通常提示感染。

4. *药物敏感试验* 由于各种葡萄球菌耐药情况的多样性,即使是 MRSA 也呈不均一耐药性,所以应在菌株鉴定后进行药物敏感试验,特别是检测甲氧西林耐药性。

做药物敏感试验(以下简称"药敏试验")的主要目的之一是要检出 MRSA,传统的方法由于异质性耐药和β-内酰胺酶高表达导致金黄色葡萄球菌对苯唑西林临界耐药,导致区分 MRSA 和 MSSA 的敏感度和特异性降低,故使用头孢西丁检测 MRSA(*mecA* 和 *mecC* 介导)。常用检测方法如下。① 纸片扩散法(KB 法):美国临床实验室标准化协会(CLSI)推荐使用头孢西丁(30 μg)纸片扩散法检测耐甲氧西林金黄色葡萄球菌和里昂葡萄球菌,直径≤21 mm 表示耐药,*mecA* 介导的 CoNS 直径≤24 mm 表示耐药。菌株一旦检测结果为苯唑西林耐药,则表示对其他β-内酰胺类抗生素(除抗 MRSA 的头孢菌素)都耐药。② 微量肉汤稀释法:苯唑西林或头孢西丁均可用于检测 *mecA* 介导的耐甲氧西林金黄色葡萄球菌和里昂葡萄球菌(头孢西丁

MIC≥8 μg/ml 为耐药，苯唑西林 MIC≥4 μg/ml 为耐药)，对于其他 CoNS，*mecA* 可通过较低的苯唑西林折点进行预测(MIC≥0.5 μg/ml 为耐药)。③ 乳胶凝集试验或免疫色谱分析：使用抗 PBP2a 单克隆抗体检测纯培养中的单个菌株，但不能检测 *mecC* 介导的耐药分离株。

对糖肽类敏感度检测，不建议使用纸片扩散法。微量肉汤稀释法、美国食品药品监督管理局(FDA)批准的自动化系统和万古霉素脑心浸液筛选平板均能可靠地检测 VRSA 菌株(MIC≥16 μg/ml)。常规药敏试验方法检测万古霉素中度耐药性葡萄球菌(VISA)表型检测结果不可靠并被低估。最近，开发了许多筛选检查如抗菌药物复合琼脂、梯度试验、红外光谱法用于检测 MRSA 中的 VISA 和异质性 VISA。

5. *核酸检测* 快速扩增的方法已应用到从取样拭子中直接检测 MRSA。这一方法可直接检测编码甲氧西林耐药的 *mecA* 基因和其他诊断相关的靶位(如 *mecC* 基因)。许多试剂盒已商品化。另一种单位点扩增法，应用寡核苷酸引物绑定葡萄球菌 SCCmec 末端和邻近金黄色葡萄球菌染色体 orfX 区域，可同时扩增毒力基因和耐药基因。然而，SCCmec 作为标记物替代直接检测 *mecA* 基因可能导致假阴性。总之，这些快速筛查 MRSA 的扩增方法，阴性预测值高，阳性预测值一般。所以，目前 MRSA 培养对于确认分子检测的结果、分型和药敏都是必不可少的。

6. *光谱技术鉴定菌株* 高通量检测葡萄球菌通过质谱仪(MALDI - TOF - MS)获得其多肽组成。商品化质谱仪能有效评估葡萄球菌分离鉴定的结果，97%的葡萄球菌可以被鉴定到种的水平。鉴定金黄色葡萄球菌和 CoNS，MALDI - TOF 方法比分子生物学方法速度更快，但需要不断扩增和补充 MALDI - TOF 数据库。另外，目前已开发 PCR 耦合电喷雾电离质谱分析(ESI - MS)、非破坏性技术如傅立叶变换红外光谱仪(FTIR)和拉曼光谱用于葡萄球菌快速鉴定。

7. *影像学检查* 葡萄球菌肺炎最常见的 X 线异常为支气管肺炎伴或不伴脓肿形成或胸腔积液。大叶性实变不多见，肺气囊强烈提示为葡萄球菌感染。栓塞性葡萄球菌性肺炎的特征是在不相邻的部位有多发性浸润，浸润易形成空洞，这些现象表示病因来源于血管内(如右侧心内膜炎或脓毒性血栓性静脉炎)。化脓性骨髓炎 X 线早期没有特征性表现，两周后干骺端松质骨内出现虫蚀样骨质破坏区，边缘模糊。

【治疗】

1. *葡萄球菌感染* 根据不同临床类型抗菌药物选择如下。

(1) 皮肤软组织感染：轻度化脓性疖、痈、脓肿，局部应用莫匹罗星、杆菌肽软膏或瑞他莫林软膏，中重度感染建议使用抗葡萄球菌的 β-内酰胺类药物，如氯唑西林、双氯西林或头孢氨苄等，疗程 10 日或据情况确定。MRSA 感染或对 β-内酰胺类药物过敏者，可选择使用万古霉素、克林霉素、甲氧苄啶-磺胺甲噁唑、多西环素，也可选择利奈唑胺。有研究使用米诺环素，但可能会引起皮肤和指甲色素沉着，9 岁以下不宜选用。特地唑胺也可用于急性皮肤软组织感染，且较利奈唑胺不良反应少、治疗时间短。

(2) 血流感染：可选择苯唑西林、萘夫西林或其他有抗葡萄球菌作用的半合成青霉素，如头孢菌素。最近一项研究表明，使用头孢唑啉治疗 MSSA 血流感染，与萘夫西林相比死亡率无差异，但肾损伤发生率更低。如果对青霉素过敏，可使用万古霉素。如果经验性使用万古霉素治疗疑似 MRSA 感染患者，血培养提示 MSSA 时，因 β-内酰胺类药物疗效优于万古霉素，需调整为 β-内酰胺类药物。

MRSA 血流感染的治疗原则为寻找感染源、移除感染异物、充分引流感染灶。对于已找到并已控制感染源的 MRSA 血流感染，从血培养阴性开始使用抗菌药物疗程共 14 日。对于存在外源性植入物，并发肺、肝、脾、肾或脑部等内脏器官脓肿形成的患者，治疗时间有很大差异。如果感染异物无法移除，则存在抗生素治疗失败风险。对于 MRSA 血流感染，可选择万古霉素，如果不能耐受万古霉素不良反应或万古霉素MIC较高,可选择使用达托霉素。替加环素虽然美国FDA尚未批准用于血流感染,但其治疗血流感染疗效仅次于皮肤软组织感染、腹腔感染及社区获得性肺炎。奎奴普丁、达福普丁可作为耐药革兰阳性菌血流感染治疗失败的挽救治疗,但因其可导致严重的关节痛及肌痛,故较少使用。新一代头孢菌素药物头孢洛林可作为万古霉素或达托霉素治疗失败的挽救治疗。利奈唑胺和特地唑胺不推荐用于MRSA血流感染。

(3)心内膜炎或血管内感染:如果有瓣膜脓肿、穿孔、充血性心力衰竭者,应及时考虑外科手术。对于金黄色葡萄球菌感染人工瓣膜心内膜炎者,强烈建议手术治疗。对大多数非复杂性天然瓣膜心内膜炎者,建议使用一种抗菌药物治疗直至血培养阴性后6周。MSSA引起者首选苯唑西林、萘夫西林或其他有抗葡萄球菌作用的半合成青霉素如头孢菌素,还可选择一代头孢菌素如头孢唑啉、万古霉素和达托霉素。人工瓣膜心内膜炎者,推荐使用萘夫西林或苯唑西林+利福平6～8周,治疗前两周还可加庆大霉素。

MRSA天然瓣膜心内膜炎者首选万古霉素,也可选择达托霉素,MRSA人工瓣膜心内膜炎者或MSSA人工瓣膜心内膜炎且对青霉素过敏者,推荐使用万古霉素+利福平6～8周,治疗前两周加庆大霉素。新药在治疗感染性心内膜炎疗效方面资料有限。

(4)肺炎:金黄色葡萄球菌所致肺炎可导致肺组织坏死、呼吸衰竭、脓胸等,死亡率较高。对于合并脓胸的肺炎患者,需进行置管充分引流或手术治疗。抗生素疗程需要有效的抗菌治疗7日,严重感染时疗程需延长至3周甚至更长。MSS感染可以使用抗葡萄球菌的青霉素类药物,如萘夫西林或苯唑西林,还可使用克林霉素或利奈唑胺。MRSA感染首选万古霉素,如不能使用,可选择利奈唑胺或特拉万星。使用利奈唑胺应注意并发血小板减少症或白细胞减少症,使用特拉万星应注意有无并发肾功能不全。替加环素和头孢洛林也批准用于社区获得性肺炎,不推荐使用达托霉素治疗。

(5)骨髓炎:有效的抗感染治疗6～8周可使大部分成年患者免于手术干预;对于急性血源性骨髓炎的儿童,需要4～6周的抗感染治疗联合外科引流;当患者同时合并糖尿病、外周动脉病变、溃疡伴骨暴露等,常需要手术干预。通常前两周需要静脉用药,之后根据情况可改为口服抗菌药物。骨髓炎抗菌药物选择需要考虑其对骨的渗透性及到达病灶部位的血药浓度。对于MSS骨髓炎患者,β-内酰胺类药物为一线药物。对于MRSA或对β-内酰胺类药物过敏的MSSA骨髓炎患者,推荐使用万古霉素或达托霉素,还可选择甲氧苄啶-磺胺甲噁唑片+口服利福平、利奈唑胺或克林霉素。对于椎骨骨髓炎,半数以上的患者需要手术干预,药物选择同其他部位骨髓炎,疗程可先使用4～6周静脉药物,之后3～6个月口服用药,直至患者症状缓解,红细胞沉降率、CRP正常。

(6)葡萄球菌中毒休克综合征:治疗方法为清除感染源,加有效的抗菌药物及静脉免疫球蛋白。如果和异物相关,应去除异物。抗菌药物可选择克林霉素或利奈唑胺以减少毒性反应。

(7)葡萄球菌烫伤样皮肤综合征:积极补液和局部皮肤处理至关重要。抗菌药物选择同其他侵袭性葡萄球菌感染,如无过敏,推荐使用耐青霉素酶的药物。儿童可使用新鲜冰冻血浆中和毒素。是否需使用静脉用免疫球蛋白还存在争议。

(8)脑膜炎及其他中枢神经系统感染:对于MSS,可选择注射用β-内酰胺类药物,如苯唑西林或萘夫西林。MRSA感染首选万古霉素,也有研究提示可使用利奈唑胺加或不加利福平。美国感染病学会(IDSA)对于MRSA感染治疗还推荐使用甲氧苄啶-磺胺甲噁唑。兔模型中提示头孢洛林有较好的中枢渗透性,可以用于MRSA脑膜炎,但证据有限。达托霉素中枢渗透性差,易导致治疗失败。

2. *外科治疗*　葡萄球菌感染容易形成脓肿,需外科配合处理。脓液的充分引流常是处理脓肿的先决条件。疖、甲沟炎、睑腺炎等表浅感染在自行穿破或切开排脓后即迅速痊愈，一般无须抗菌药物。皮下深部脓肿或骨髓炎有脓肿形成时则需切开引流，肺脓肿可采取体位引流，较大单房性肝脓肿常需考虑外科引流。人工心脏瓣膜或深静脉置管伴有葡萄球菌感染时，必须更换瓣膜或拔除置管，单用抗菌药物常不能控制感染。急性金黄色葡萄球菌心内膜炎的内科治疗疗效不佳，反复出现栓塞或发生急性心力衰竭者均为手术指征。血管移植术后吻合口动脉瘤和假性动脉瘤应手术切除、去除感染的移植血管。

【预防】

目前，尚无有效的疫苗用于葡萄球菌感染的预防。提高环境卫生和个人卫生水平可减少葡萄球菌储菌场所和携带者。

1. 隔离治疗MRS株感染者或带菌者　带菌者可局部应用新霉素、杆菌肽或莫匹罗星软膏。

2. 严格执行消毒隔离制度　进行有创操作或手术时，进行有效的消毒，并保证各种医疗用具、手术器械绝对无菌。及时处理感染灶，所有物品应严格消毒。

3. 注意个人卫生　医护人员、护工、与患者有接触的后勤人员在与患者接触前后需加强消毒制度，如手消毒、佩戴一次性物品等。

4. 用药合理　合理使用抗菌药物、糖皮质激素，尽量避免不必要的侵袭性操作。

5. 积极治疗或控制慢性疾病　如控制糖尿病、血液系统疾病、肝硬化等。

6. 各医院加强细菌耐药性监测　以防MRS株引起院内感染流行。积极监测VRS株。

参考文献

[1] 王辉，马筱玲，钱渊，等(译). 临床微生物学手册[M]. 11版. 北京：中华医学电子音像出版社，2017：428-453.

[2] Hu F, Guo Y Yang Y, Zheng Y, Wu S, Jiang X, Zhu D, Wang F; China Antimicrobial Surveillance Network (CHINET) Study Group. Resistance reported from China antimicrobial surveillance network (CHINET) in 2018[J]. Eur J Clin Microbiol Infect Dis, 2019 Sep 2. doi: 10.1007/s10096－019－03673－1.

[3] CHINET (2019). Institute of Antibiotics, Huashan Hospital, Fudan University. Available at: http://www.chinets.com/.

[4] Otto M. Staphylococcus epidermidis Pathogenesis. In: Fey P. (eds) Staphylococcus Epidermidis. Methods in Molecular Biology (Methods and Protocols), vol 1106[J]. Totowa, NJ: Humana Press, 2014: 17-27.

[5] Reddy PN, Srirama K, Dirisala VR. An Update on Clinical Burden, Diagnostic Tools, and Therapeutic Options of Staphylococcusaureus[J]. Infect Dis (Auckl), 2017 May 22; 10: 1179916117703999. eCollection 2017.

[6] David MZ, Daum RS. Treatment of Staphylococcus aureus Infections[J]. Curr Top Microbiol Immunol, 2017 Sep 13. doi: 10.1007/82_2017_42.

（四川大学华西医院　曲俊彦　吕晓菊）

第三节　链球菌感染

一、A组链球菌感染

A组溶血性链球菌(group A *streptococcus*, GAS)仍是儿童和成人常见感染致病菌之一，GAS属于链球菌属(*Streptococcus*)，又称化脓性链球菌(*streptococcus* pyogenes)，是人类细菌感染中最重要的病原菌之一。GAS可侵及人体的任何部位，但以上呼吸道感染最常见，其次是皮肤软组织感染。GAS可引起化脓性疾病及非化脓性并发症两类疾病。GAS也是变态反应性疾病风湿热和急性肾小球肾炎的间接原因。近年来，由GAS所引起的严重感染、侵袭性GAS感染发病率的增长及其所致严重后果，引起了人们对该类细菌感染更大的关注。

【病原学】

GAS是一组0.5～1.2 μm大小的非运动,无孢子形成的革兰阳性球菌,通常成对或呈链状生长,氧化酶和过氧化氢酶反应阴性,呈乙型溶血反应,故曾称其为乙型溶血性链球菌(β-hemolytic *streptococcus*)。该菌可抵抗宿主的防御系统,在上呼吸道聚集生长,具有较强的侵袭力和毒力,最常见的感染形式为呼吸道感染和皮肤感染。GAS的致病力主要来自菌体细胞壁成分和细菌产生的细胞外产物及毒素。

细胞壁成分包括荚膜多糖(C多糖抗原)、肽聚糖和脂壁酸(lipoteichoic acid, LTA)、R抗原和T抗原,以及各种表面蛋白,包括M蛋白、纤毛蛋白、纤连结合蛋白(如蛋白F)和细胞结合链激酶等。脂壁酸是细胞壁构成组分,通过其糖脂端的介导使细菌得以黏附于宿主上皮细胞上,而黏附是细菌入侵或感染的必要的第一步。

M蛋白是链球菌细胞壁中的表面蛋白,可结合宿主纤维蛋白原,阻止补体系统的调理作用,通过抑制吞噬作用而使菌体存活。含有大量M蛋白的菌株可以抵抗吞噬作用,在人体组织中迅速繁殖,并引发疾病。M蛋白还具有抗吞噬和抵抗细胞内杀菌作用。M蛋白有抗原性,能刺激机体产生型特异性抗体。根据M蛋白抗原的不同,GAS又可分为1,2,3,…,80多个血清型。C抗原可能在增加侵入能力方面起作用;而R抗原和T抗原为型特异抗原,被用作流行病学标记,在链球菌毒力中尚未发现起作用。

由GAS产生的各种细胞外产物及毒素导致宿主细胞损伤和炎症反应,包括溶血素、热原性外毒素及核酸酶等物质。链球菌溶血素(streptolysin)分为S和O两种,有溶解红细胞、杀伤白细胞和损害心脏等作用。溶血素O可能是风湿热的致病因子,抗原性强,85%～90%的患者感染后2～3周至病愈后数月,血清中均能检出抗O抗体(ASO),常用于近期感染的血清学诊断。溶血素S有抑制白细胞趋化和吞噬作用,注射该毒素的动物可出现脏器的实质性病变及血管内溶血,但目前没有发现有免疫原性。

GAS产生的外毒素主要是致热外毒素(streptococcal pyrogenic exotoxins, SPE),曾称为红疹毒素或猩红热毒素,有内毒素样致热作用,以及细胞或组织的损害作用,有A、B、C和F等不同的抗原型,每株细菌可产生一种以上的毒素。

GAS产生的核酸酶包括4种抗原性不同的核酸酶(A,B,C,D),有助于脓液液化。

此外,GAS产生的其他细胞外产物包括NADase(白细胞毒素)、透明质酸酶(消化宿主结缔组织,降解透明质酸,使病菌易于在组织中扩散,故又称扩散因子)、链激酶(溶解纤维蛋白和阻止血浆凝固)和链霉素A～D(脱氧核糖核酸酶活性)。在GAS和B、C、G组中部分菌株,因这些酶的作用,侵袭力和组织内扩散力均远比其他链球菌强。测定血清中抗玻璃酸酶、抗链激酶、抗去氧核糖酸酶或抗蛋白酶等抗体,亦有助于链球菌感染的诊断。

【流行病学】

1. *传染源* 主要是患者和带菌者,目前少见食源性、水源性或动物传播的报道。正常人皮肤、鼻咽部可带菌。带菌率可因地区、季节和是否有猩红热(包括咽峡炎)流行有关。

2. *传播途径* 呼吸道飞沫传播是最主要的传播途径,可引起咽峡炎、肺炎、猩红热等病的发生。直接接触可引起皮肤、黏膜及软组织感染,特别在有损伤时(外伤、手术创伤、产妇产道)。曾有进食污染食物引起咽峡炎暴发流行的报道。未经治疗的急性感染儿童可以通过呼吸道飞沫和鼻腔分泌物传播。由于本菌引起的咽炎潜伏期为2～5日,而儿童在经适当的抗生素治疗后的24小时内通常不会感染,据此可以判断患病儿童的返校时间以避免引起本菌扩散。

3. *人群易感性* 人群在任何年龄段均可感染本菌,但发病者多为儿童和老年人,以及其他原因引起的免疫功能低下者。本菌在儿童中感染的流行率较高,可能是由于多重暴露(在幼儿园或学校)和儿童免疫力较弱所导致。

本菌感染预后良好,感染后可获一定的免疫力,包括两种。① 抗菌免疫力:M蛋白诱导产生的特异性抗体能消除同型蛋白对白细胞吞噬功能的抵抗作用，故可保护同型A组菌的感染，但对不同型菌无保护作用。② 抗毒素免疫力：机体感染产毒株菌后，可产生特异性抗外毒素（红疹毒素）的抗体，并可长期存在。红疹毒素A、B、C无交叉免疫性，故有可能感染不同种毒素的链球菌而再次患猩红热。

【发病机制和病理】

链球菌通过飞沫直接和间接接触，或由皮肤、黏膜伤口侵入机体。感染的临床类型可从带菌状态、显性感染到全身性重症感染，这一定程度上与链球菌菌种有关，但宿主的反应性和免疫状态更为重要。GAS的健康带菌率高达5%～30%，咽部和鼻腔带菌者最多。带菌率随年龄不同而异，幼儿最低，4～12岁最高，成人约为5%。感染后的免疫力分为抗菌免疫力和抗毒素免疫力两种。抗菌免疫力具有型特异性，患过某型细菌感染后即获抗该型细菌的特异性抗菌免疫。抗毒素免疫力主要指体内产生的针对红疹毒素的抗毒素，因红疹毒素抗原性强，可获得终生免疫。关于抗毒素免疫可用Dick反应测知：皮内注射1个皮肤单位的红疹毒素，24小时后发红直径超过10 mm者为阳性，表示易感；而有抗毒素免疫力者则为阴性。

GAS感染后2～3周，可继发风湿热或肾小球肾炎，这并非病原菌对脏器的直接侵袭，而是变态反应性疾病。急性风湿热仅发生在咽扁桃体炎后，任何一种血清型的GAS都可引起，其发病机制可能是M蛋白的免疫复合物沉积于心脏瓣膜及关节滑液膜上，所造成的Ⅲ型变态反应性损伤。除咽扁桃体炎外，急性肾小球肾炎也可继发于皮肤感染，是特定血清型菌种（M抗原的12型、4型和29型）引起的变态反应或Schwartzman反应性肾损害。

GAS侵入机体后可引起感染性、中毒性及变态反应性3种病变，引起相应的病理改变。

1. *感染性病变* 细菌到达呼吸道黏膜、皮肤以及其他部位，其细胞壁上的脂磷壁酸使之易于附着机体的细胞上，其M蛋白有抵抗机体白细胞的吞噬作用，可以很快繁殖，产生的溶血素使宿主细胞分解、死亡；玻璃酸酶和链激酸可破坏宿主的细胞屏障而使细菌扩散。此时，机体出现炎症反应，形成感染部位化脓病变，如咽峡炎、扁桃体炎；皮肤软组织感染可形成脓疱、脓肿、蜂窝织炎、坏死性筋膜炎、肌炎等。细菌可经淋巴向周围扩散，引起鼻窦炎、中耳炎、乳突炎、淋巴结炎等，进而可引起菌血症、败血症，出现脑膜炎、腹膜炎以及其他部位迁徙性化脓性病灶。

2. *中毒性病变* 链球菌的SPE可引起全身毒血症表现，如发热、头晕、头痛等，并可使皮肤充血、水肿、上皮细胞增殖、白细胞浸润，以毛囊周围最明显，形成典型的猩红热皮疹。最后表皮死亡而脱落，形成脱屑。黏膜亦可因充血、点状出血形成“内疹”。毒素引起各脏器的病理变化，肝、脾、淋巴结等间质血管周围有单核细胞浸润，并有不同程度的充血及脂肪变性。心肌可有浑浊肿胀及变性，严重者可坏死。肾脏可出现间质性炎症表现。

近年来，有人认为SPE具有超抗原作用，可非特异性地刺激T细胞增殖，释放TNF、IL-1、IL-6、IFN等细胞因子，大大增强内毒素休克作用，同时降低机体吞噬细胞功能及B细胞产生抗体的能力，导致临床出现链球菌中毒性休克综合征（streptococcal toxic shock syndrome，STSS）。有实验证明，链球菌致热性外毒素A（SPE A）的毒性大于SPE B和SPE C，在STSS中起着更为重要的作用。有人报道M蛋白亦有超抗原的作用。

3. *变态反应性病变* GAS感染后2～4周，部分患者可出现非化脓性的风湿病或肾小球肾炎。风湿病继发于咽峡炎后，可引起心内膜炎、心包炎和心肌炎，其后造成心脏瓣膜损害；还可引起多发性关节炎。其原因尚未完全阐明，有报道提出M1、M3、M16、M18等血清型的M蛋白与人的心、脑、滑膜细胞的糖蛋白有交叉免疫反应，故认为自身免疫反应引起的可能性最大。此外，尚可发生风湿性红斑、皮下结节、舞蹈症等，但均较少见。肾小球肾炎则多继发于皮肤感染之后,以抗原抗体复合物引起的可能性最大。

【临床表现】

GAS感染所致疾病约有4类:① 皮肤、软组织、淋巴结和各部位的化脓性病灶;② 黏膜组织的炎症,如咽扁桃体炎、齿龈炎、胆囊炎、膀胱炎和产褥感染等;③ 猩红热、败血症、心内膜炎等全身性感染;④ 感染后变态反应性疾病,主要有风湿热和肾小球肾炎。而其中呼吸道、皮肤和软组织的感染最为常见。

原发感染病灶多为咽扁桃体炎,极少数是皮肤感染。细菌由此蔓延和侵入附近组织引起化脓性病变。原发和继发病灶中细菌均可侵入血流,造成败血症和远隔脏器感染。

1. *急性咽峡炎* 小儿咽峡炎80%~85%是病毒感染,其余细菌感染几乎全由GAS引起,按细胞质壁M蛋白抗原分为M1、M3、M5、M6、M18、M19等型,患咽峡炎后易继发风湿热和急性肾小球肾炎,所以咽峡炎是防治GAS感染中的重点对象。

GAS咽峡炎好发年龄在5~15岁,高峰期在5岁,2~3岁以下的病例较为罕见,成人期极少或限于与小儿经常接触的职业人群。年长儿较其他年龄组患者易发生风湿热和肾炎等非化脓性并发症。GAS咽峡炎全年均可发生,但春季和冬季更易发生。

GAS咽峡部感染可表现为无症状携带或急性炎症。感染GAS后,经过2~5日的潜伏期,典型的急性病例临床表现为:发病急,伴高热、烦躁、咽痛、咽部红肿,扁桃体肿大明显,陷窝内有脓性分泌物,颈前淋巴结肿大压痛,重者呈脓毒性咽喉痛(septic sore throat)。病程可迁延月余,易继发中耳炎、鼻窦炎等化脓性病灶。轻症病例可无发热,仅有轻咳、声哑、流涕等,易被误诊为病毒性咽峡炎。此外,还可能伴有头痛、腹痛和呕吐等。但通常不出现腹泻、咳嗽、结膜炎等。病原学对本病诊断非常重要:① 咽拭子培养仍然是目前临床诊断本病的"金标准",若严格正规操作,阳性率可高达90%~95%。但咽拭子培养仍然可能存在假阴性和假阳性。取样误差或咽拭子培养前使用过抗生素可导致假阴性,因此务必在抗菌药应用前做咽拭子培养。同时,也有可能由于将其他细菌误判为GAS而导致假阳性。然而,获阳性结果难以根据菌落数的多少区分是细菌携带者还是患者。阴性结果也不能排除GAS感染。② 咽拭子快速抗原测定(rapid antigen-detection tests, RADTs)可及时得到结果,阳性率达80%以上,且检测过程简便,故已在临床中普及开展。测定方法有乳胶凝集试验、酶抗体法和免疫色谱等。RADTs有着很高的特异性,可达95%以上。因此,当RADTs呈阳性时通常不需要再做咽拭子培养。但由于RADTs敏感性稍差,RADTs呈阴性时,建议再进行咽拭子培养以进一步排除GAS感染。而成人很少在GAS咽峡炎后发生风湿热或急性肾小球肾炎,如快速抗原测定阴性也可免做培养。③ 血清学诊断对急性期病例价值有限,但上述①②两种方法都难以区分带菌者与GAS咽峡炎时,结合血清学检测结果则可鉴别。④ 有些实验室已开展GAS特异性核酸检测用来确诊GAS感染,但临床并未普及。ASO在感染1周后出现,在3~5周增加到高峰,数个月后回复到初始值;抗链激酶(antistreptokinase, ASK)感染后10~14日才上升,且比ASO早回复到初始值。儿童ASO超过300 U/ml,ASK 2 560倍;成人ASO超过160 U/ml,ASK 1 280倍则有诊断意义,但最好初始期与恢复期双份血清对比,上升4倍则更有意义。

2. *猩红热* 主要由GAS释放的SPE所引起。其流行于温带,我国北方较南方发病率高。以4~12岁儿童多见。近几十年来,发病率逐渐下降,临床症状减轻,病死率显著降低。

直接与患者(咽炎或猩红热)或带菌者接触,通过飞沫传染为主要传播途径。病原菌附着于玩具、手巾、书本、衣服等物可生存一段时间,故间接接触亦有可能感染。潜伏期1~7日,一般为2~4日。

起病急骤,出现发热、咽痛、头痛,儿童常有呕吐。咽部红肿,扁桃体上有渗出物或脓栓,一般在发病 24～48 小时后出现皮疹，最早见于腋下、腹股沟和颈部，24 小时内迅速向躯干和四肢播散，48 小时达高峰。此时，体温也最高，然后体温逐渐下降，皮疹为弥漫性猩红色小点，点疹间一片红晕，压之褪色。而皮疹也可能作为本病的首发症状出现。面部充血潮红而无点疹，口周围反显苍白圈。肘窝、腹股沟皮肤褶皱处皮疹密集，夹杂有针头大小的出血点，形成帕氏(Pastia)线。通常 3～4 日热退后不久皮疹开始消退，伴有皮肤脱屑，常常脸部最先开始，次及躯干，自锁骨部扩展至腹股部，然后到四肢和手脚，指尖及趾端沿甲床的微细脱屑最晚出现。手、脚脱屑可呈手套、袜套状，病初舌面有灰白色苔，出疹后 3～4 日舌苔脱落，露出生牛肉样舌面和红色肿大的舌乳头，称为草莓舌(strawberry tongue)。

患病早期白细胞计数即增高，为(10～20)×10^9/L，中性粒细胞达 0.75～0.90。1～3 周后，常见嗜酸性粒细胞增多。

通常典型的猩红热并不难诊断，如有明确的患者接触史有助于本病的诊断。但口咽部表现不明显的轻症猩红热容易被误诊为病毒疹、川崎病(Kawasaki disease)或药疹。此外，临床上还需与有猩红热样皮疹的金黄色葡萄球菌感染相鉴别。

3. 丹毒 多见于婴幼儿和老年人，由 GAS 直接侵袭皮肤及皮下结缔组织引起，一生可多次罹患丹毒。

红肿皮肤内有大量病原菌，而甚少出现于粒细胞内，提示受 GAS 毒素影响，粒细胞缺乏吞噬作用。局部病理组织学变化为弥散性淋巴管炎，管腔内被病原菌、纤维素和粒细胞填塞。

病原菌可从破损皮肤，虫咬、疮、痘病损部位或手术创口侵入，而面部丹毒可继发于 GAS 引起的上呼吸道感染。以前面部为最常见的发生部位，然而，现在仅占不到 20%。潜伏期为数小时至 3～5 日。起病急，局部症状常与高热等中毒现象同时出现。局部红肿多见于面部、鼻耳附近，其次为四肢和躯干，发硬，有灼热感，边缘迅速向周围进展，高出正常皮肤，界限清楚。进展区皮肤红肿显著部位可见水疱或大疱。面颊部丹毒常越过鼻部扩散到对侧，形成蝶形分布，附近淋巴结肿大，伴压痛。体温多在 39℃以上，随皮疹消退下降，可伴烦躁、谵妄、惊厥、头痛。血白细胞计数可升至 20×10^9/L 左右。

通过有效的抗生素治疗，本病通常预后良好，大多数病变可在数天到数周内缓解。但对于婴儿、老年人，中毒症状突出，易并发败血症、肺炎和脑膜炎，重者可导致死亡。因此，早期诊断和治疗尤为重要。

4. 链球菌性肺炎 现已少见，一般继发于流行性感冒、水痘、麻疹、百日咳等传染病。起病时即恶寒、高热，伴咳嗽、胸痛、黏液脓性痰和发绀。X 线胸片呈散在性支气管肺炎阴影。很快出现胸腔积液征，伴发多量的稀薄的黏液脓性胸腔积液是链球菌性肺炎的一个特征，但很少形成脓胸和气胸。10%～15%的病例发生菌血症，炎症靠近心脏则易并发心包炎。治疗需用大剂量青霉素，配合胸腔积液穿刺引流。

5. 链球菌性败血症 尽管近年来 GAS 感染已趋向轻症化，感染部位常局限于呼吸道或皮肤，但在新生儿，营养不良婴幼儿、产妇、老年人，以及有慢性消耗性疾病，使用免疫抑制剂的成人，仍可能发生链球菌败血症。侵入血流的原发病灶仍以呼吸道、皮肤感染、中耳炎等为多，但有时不易发现。因发病突然，易延误诊断或错用抗生素，病死率很高，暴发型可在 24 小时内死亡。幸存者很快出现多处迁徙性化脓病灶。

6. 链球菌性中毒性休克综合征(STSS) 出现咽喉扁桃体炎症后不久突发高热、全身酸痛、休克。数小时或数日即继发肾功能衰竭、急性呼吸窘迫综合征、弥散性血管内凝血等多脏器功能衰竭，伴全身性猩红热样红斑、皮疹、脱屑；约 50%的病例有蜂窝织炎、坏死性筋膜炎。

【治疗】

轻症 GAS 感染可呈自限性经过，经 3～4 日症状可消失。但治疗目标不限于消除中毒症状和化脓病灶，为减少传染源和预防发生风湿热等变态反应性并发症还应根除组织内细菌，当前有关的诊治指南都强调合理使用抗生素。对于典型的猩红热患者,应立即开始抗生素治疗。而对于其他缺乏典型症状的GAS感染者,应等待咽拭子培养或RADTs明确GAS感染后再开始抗生素治疗。由于RADTs具有快速和极高的特异性,故当RADTs呈阳性时即可开始抗生素治疗。

青霉素是治疗GAS感染的首选药物,至今尚未发现青霉素耐药菌株。剂量为成人每日120万～140万U,小儿每日为5万～10万U/kg,分2次肌内注射或静脉滴注。轻症病例可每日肌内注射1次普鲁卡因青霉素。半合成青霉素如氨苄西林、苯唑西林,疗效远不如青霉素;可口服治疗的病例才选用氨苄西林、阿莫西林。尽管用药3～4日后,症状可明显改善,但疗程不宜短于10日,否则仍有带菌、排菌可能,甚至出现复发或并发症。

对青霉素过敏者才改用林可霉素、克林霉素、红霉素或增效磺胺甲噁唑治疗。GAS对氨基糖苷类天然耐药,对四环素、氯霉素有耐药性的菌株已达30%～50%,故不应选用这几种抗生素。据调查,在有些地区GAS对大环内酯类抗生素耐药率已高达10%～15%,所以使用这类药物最好有药物敏感试验依据。该菌群中的T12型易发生耐药,及时分离和鉴定该菌种,做抗菌药物敏感试验对指导临床治疗和控制猩红热流行至关重要。美国FDA认定阿奇霉素(azithromycin)、头孢羟氨苄(cefadroxil)、头孢克肟(cefixime)和头孢地尼(defdinir)4种药可口服治疗不适宜使用青霉素的急性咽峡炎患者,疗程可缩短:阿奇霉素为3日,后三种口服头孢药物为5日。

部分病例可发生再燃,即疗程治疗结束后不久又出现急性咽峡炎临床症状,且咽拭子培养和快速抗原测定阳性,其原因多数是患者依从性差,或抗生素选择不当,也就是说"再燃"实际上是由于治疗不充分。再次治疗可选择青霉素原方案,或更用阿莫西林克拉维酸、克林霉素,或联合应用青霉素和利福平。

二、B组链球菌感染

【病原学】

B组溶血性链球菌(group B streptococcus,GBS)为革兰阳性链球菌,是引发围生期产妇和新生儿感染的重要致病菌之一。GBS细胞壁有C物质和S物质,分别为族特异性和型特异性。按其型特异性,其血清型有Ⅰa、Ⅰb、Ⅱ、Ⅲ、Ⅳ、Ⅴ、Ⅵ、Ⅶ、Ⅷ和Ⅸ至少10个型。Ⅲ型菌毒力较强,可能与它具有唾液酸(sialic acid)有关。唾液酸对白细胞的吞噬作用和补体有抑制作用。本菌产生的溶血素与GAS的溶血素O和S不相同,无抗原性。同时,GBS不含S物质的菌株约占1%,称为不定型。GBS具有抗吞噬作用及增强细菌对机体的侵袭作用,这与其脂磷壁酸、荚膜多糖抗原及神经氨酸酶等有关。

【流行病学】

GBS原是牛乳腺炎的常见致病菌,20世纪70年代后发现它是围生期和产妇感染的重要致病菌。其传染源为患者和带菌者,30%的正常人直肠中可检出该菌,不同地区、不同种族的妊娠晚期妇女GBS带菌率为6.5%～36.0%,国内报道的妊娠妇女GBS带菌率为10.1%～32.4%。围生期经产道以及密切接触为主要传播途径,经呼吸道,或与带菌母亲、医护人员接触也可能感染婴幼儿。

【发病机制和病理】

GBS的荚膜多糖、溶血素、玻璃酸酶、SPE等都具有一定的致病力,其中最重要的是荚膜多糖,但尚未研究清楚在感染中它们所起的具体作用。此外,GBS还会诱导促炎因子的释放,如TNF-α等,从而促进炎症的发生。但其致病力较GAS菌弱,患者多为新生儿、产妇以及免疫功能低下的老年人和有基础性疾病者;而平素健康者感染后带菌者多、发病者少。引起的病理变化主要为化脓性炎症的表现。

【临床表现】

可分为新生儿感染和成年人感染两类。

1. 新生儿感染　早期发病指出生7日之

内,受产道细菌感染引起。多表现为肺部感染、菌血症、脑膜炎和败血症。羊膜早破、产程延长可增加感染的危险性,并使半数新生儿出生后立即表现呼吸窘迫,病死率可高达 50%～80%。大多数新生儿可在出生后 24 小时内出现症状,菌型与产道的菌型一致,以 Ia、Ib、Ⅱ、Ⅲ、Ⅴ型菌为主。超过 80% 的患儿可表现为脓毒症(sepsis),肺炎和脑膜炎也较为常见。无症状菌血症并不常见,但仍可发生。晚期发病者在出生 7 日至 3 个月期间发病,其中 45%～65%表现为菌血症,25%～35%可表现为脑膜炎。细菌来源于母亲产后并发症,以Ⅲ型菌为多。1/3 的患儿表现为脑膜炎,90%由Ⅱ型菌引起。还可发生心内膜炎、关节炎、骨髓炎、蜂窝织炎以及败血症等。晚期发病者通常较早期发病者病情轻,死亡率也较低。

2. 成年人感染　一般是围生期孕产妇感染。可发生绒毛羊膜炎、子宫内膜炎、泌尿系统感染等,亦可出现脑膜炎、心内膜炎以及严重的败血症等。

其他成年人感染多见于已有基础性疾病如糖尿病、肝硬化、恶性肿瘤等患者,应用免疫抑制剂治疗者以及老年人,但亦有免疫功能正常者。临床表现为肺炎、脑膜炎、心内膜炎、泌尿系统感染、皮肤软组织感染以及败血症等。Domingo 等报道 64 例成年人脑膜炎,死亡 22 例,病死率为 34.4%。还有前列腺脓肿、咽后壁脓肿的病例报道。Schlievert 等报道 4 例中毒性休克者,从获得的 GBS 培养液中提取出一种 SPE,但不与中毒性休克综合征毒素-1(toxic shock syndrome toxin-1, TSST1)及 SPE 的抗体起作用,其性质及作用需进一步研究。

【治疗】

青霉素 G 为首选药物,但由于 GBS 对青霉素的敏感性比 GAS 差,故用量应适当加大。治疗菌血症,小儿 15 万 U/(kg・d),成人 1 200 万～1 800 万 U/d,疗程通常 10 日。治疗脑膜炎,小儿 30 万～40 万 U/(kg・d),成人 2 400 万 U/d,分 4 次静脉滴注。疗程亦应延长以防复发。GBS 对红霉素、万古霉素、克林霉素以及头孢菌素类亦较敏感,对青霉素过敏或无效者可选用这几类药。

三、C、F、G、R 组链球菌感染

C、F 和 G 组溶血性链球菌可引起渗出性咽炎和轻症上呼吸道感染,恢复期血清 ASLO 增高。F、G 组的咽炎链球菌(*S. anginosus*)是人口腔常在菌群组分,而 C 组溶血性链球菌则多为家畜的致病菌,人可能进食污染食物,如生饮牛乳而受感染。皮肤感染、外伤后感染、产褥热、败血症、心内膜炎等也偶可分离到类马链球菌(*S. equisimilis*)。此外,C 组中的兽疫链球菌(*S. zooepidemicus*)菌体上有一种多肽称为内链球菌素(endostreptosin)与链球菌感染后肾小球肾炎密切相关。

R 组溶血性链球菌是猪瘟常见病原菌,偶可引起人的脑膜炎和败血症,患者多有猪接触史。我国发生过小范围流行。

四、草绿色链球菌感染

在血琼脂平板上呈 α 溶血的链球菌,除肺炎球菌外可统称为草绿色组(viridans group)。草绿色链球菌是口咽部和消化道的寄殖菌,致病性甚弱,却是亚急性细菌性心内膜炎中最常见的病原菌。对人类有致病作用的主要有以下几个菌种:与心内膜炎关系密切的菌种为唾液链球菌(*S. salivarius*)、血链球菌(*S. sanguis*)和变异链球菌(*S. mutans*)。此外,偶可引起各部位的化脓性感染,如脑膜炎、肝脓肿、肺脓肿、阑尾炎、骨关节和皮肤感染等,其中由米勒链球菌(*S. miller*)引起的占 60%左右。近年发现缓症链球菌(*S. mitis*)尚可引起猩红热样皮疹和中毒性休克综合征,国内外都有小规模流行报道。

感染性心内膜炎由此菌组引起的约占 30%,病前常有牙、口腔的感染史,寄殖于口腔的唾液链球菌有亲心内膜特性,从口腔损伤处进入血流,易黏附于心瓣膜上。吸入性肺炎病原体中常有寄殖口腔的菌丛,包括本组链球菌引起。因宿主情况较差和炎症过程进展迅速,临床症状较重,特别是有厌氧菌混合感染时可导致肺脓肿、脓胸,病死率高。

缓症链球菌引起的类猩红热样疾病曾在我国江苏省个别地区暴发流行,因临床多无咽峡炎,部分患者肝、肾功能损害,甚至并发 STSS 和昏迷,所以按新发传染病调查研究,最后根据 80%的患者从咽部,20%的患者血培养检出缓症链球菌而确诊。流行发生在冬春季节,中小学生和中青年男性为多,有明显的家庭集聚发病倾向。病原菌通过直接接触或飞沫传播。潜伏期短,起病急骤。临床表现为突发畏寒、寒战、发热,伴头痛身痛,或有咽痛、腹痛,偶有呕吐和腹泻、咳嗽、神志不清和休克。查体可见:咽微充血,仅 23%的病例扁桃体肿大;都有猩红热样皮疹,可有口周苍白和杨梅舌,极期可有出血点、帕氏线,恢复期则脱屑脱皮。血白细胞计数多在 10×10^9/L 以上,中性粒细胞增加。

草绿色链球菌对青霉素 G 敏感,是治疗该菌感染的首选药物。每日按病情 640 万～3 000 万不等,分 2～4 次静脉滴注,疗程 7～14 日;不宜使用青霉素时可考虑头孢类抗生素或万古霉素;心内膜炎等重症感染多与氨基糖苷类药物联合应用,疗程至少 4 周。

五、肺炎球菌感染

肺炎球菌(streptococcus pneumoniae)是社区获得性肺炎、中耳炎、鼻窦炎、脑膜炎的常见病原菌,自人类开发青霉素以来对肺炎球菌长期保持一定的药物敏感性,人类得益于该药而产生了似乎已征服肺炎球菌的错觉。近数十年来,青霉素敏感率大大降低,甚至证实有耐青霉素肺炎球菌(penicillin resistant streptococcus pneumoniae, PRSP)和多重耐药肺炎球菌(multiple drug resistance pneumococci, MDRP)的存在,由此引起的老年人和免疫力低下者的感染性疾病病死率很高。

【病原学】

1. 肺炎球菌　为肺炎的常见病原菌,为革兰染色阳性,菌体为似矛头状,成双或成短链状排列的双球菌,故又名"肺炎双球菌"。有毒株在机体内形成荚膜,能抵抗粒细胞吞噬作用,人工培养后荚膜消失。在血球脂平板上,菌落与 α 型溶血性链球菌相似,有草绿色溶血环。可通过胆汁溶菌试验、奥普托欣(optochin)抑菌试验等与其他 α 型链球菌区别。

肺炎球菌在自然界广泛存在,但多数不致病或致病力很弱,仅部分血清型与人类肺炎球菌感染有关,但小儿与成人有所不同。肺炎球菌菌体 C 多糖抗原为各型肺炎球菌所共有,具有种特异性。荚膜多糖抗原是型特异性物质,据此将本菌分为 90 个血清型,其中 20 多个型可引起疾病。以肺炎而言,成人以 1～8 型为多,幼儿和儿童常是 3 型、6 型、14 型、18 型、19 型,其中 3 型毒力最强。肺炎球菌抵抗力不强, 加热至 52℃ 10 分钟或阳光直射 1 小时即可杀死, 对一般消毒药如苯酚、高锰酸钾均较敏感, 对干燥环境抵抗力较强, 在干燥的痰中可存活 1～2 个月。

2. 肺炎球菌耐药机制　主要是细菌细胞壁上的青霉素结合蛋白(penicillin binding protein, PBP)与青霉素亲和力或结合力降低。青霉素敏感菌株的 PBP2b 与青霉素或其他 β-内酰胺类药物结合起来,抗生素才能发挥杀菌作用,反之不能结合则为耐药。肺炎球菌以一种以上的方式改变其 PBP,从而获得与青霉素不同程度的低亲和力,耐药程度不同。除完全耐药菌株外,临床发现低浓度青霉素不能抑制的肺炎球菌可被高浓度青霉素所抑制。因此,可以通过提高青霉素剂量,即增加感染部位的药物浓度来达到杀菌目的。

【发病机制】

肺炎球菌侵袭组织和致病性强是非常明显的,感染与发病有两点应予重视。

该菌基本上不产生毒素,却能有效逃避宿主吞噬细胞的消化和杀伤,在组织中迅速增长繁殖,并诱导宿主产生强烈炎症反应而致病。肺泡炎症渗出中浆液、纤维蛋白原溢出,还有红细胞(红色肝变期)和大量白细胞(灰色肝变期)渗出;

但不破坏肺组织结构，不形成脓肿，病变消散后肺组织恢复正常。脑膜炎多半继发于肺炎并发菌血症过程中，或由中耳、鼻窦、颅骨裂隙等处侵入脑膜，病原菌大量增殖伴随大量炎症渗出，其中纤维蛋白沉着颅底和脑顶部而继发积脓、脑水肿或脑疝等病变。

肺炎球菌有较强的侵袭力，是典型致病菌，但感染的发生和发展仍与宿主抗感染免疫功能低下密切相关。患者在发病前常有受寒、淋雨、疲劳等诱因。发病者多为儿童、老年人和有基础疾病的免疫抑制者。病情进展和并发症的发生尤其与患者抗感染免疫功能密切相关。肺炎球菌性肺炎发生在脾切除者则较易继发败血症或感染性心内膜炎，其机制是因为切除脾脏后单核巨噬细胞吞噬功能严重受损，以至难以清除由肺部经引流淋巴途径循入血流的肺炎球菌。肝硬化、慢性肾衰竭患者，特别在有腹水时，肺炎球菌性腹膜炎发生率和病死率都很高，这是因为腹水的存在给细菌的增殖创造有利环境，患者细胞免疫功能低下，吞噬细胞难以接触和杀灭肺炎球菌。脑膜炎的发生也有宿主免疫功能缺陷的相关性，先天性或后天性丙种球蛋白缺乏症、补体（如C1、C2、C3、C4）的缺乏或减少症等患者会发生致命的肺炎球菌脑膜炎。近年在HIV/AIDS和需长期应用免疫抑制剂的患者也观察到同样情况。

肺炎球菌是社区获得性感染常见病原菌，也是医院感染中的重要病原菌，当有基础疾病或因医源性因素导致抗感染免疫功能低下时，肺炎球菌性肺炎、败血症也可乘虚而入，特别当发生耐青霉素肺炎球菌医院感染则更为严重。

【临床表现】

肺炎球菌感染的临床表现取决于感染的部位、患者的免疫状态（免疫健全或免疫抑制）、疾病的严重程度以及是否接受过抗生素治疗等。肺炎球菌感染性疾病大致分为两类。① 下呼吸道感染：大叶性肺炎、急性支气管炎、慢性呼吸道感染急性发作。② 肺外感染：鼻窦炎、中耳炎、脑膜炎、菌血症、心内膜炎和腹膜炎。肺炎球菌感染可以是原发呼吸道感染，亦可继发于病毒感染；细菌常由呼吸道播散到其他部位，然后引起菌血症、心内膜炎、脑膜炎和腹膜炎等。肺炎球菌感染的发生和发展虽然现在已很少见典型的大叶性肺炎，但仍有30%左右的下呼吸道感染与肺炎球菌有关。因为痰培养结果不可靠，血平板上菌落与草绿色链球菌难以区别，所以常被漏检。

【治疗】

许多抗生素包括多种β-内酰胺类、大环内酯类和氟喹诺酮类等都可用于肺炎球菌的治疗，然而，目前对这些药物耐药的肺炎球菌均有报道，耐药率和耐药谱正逐步增加，且许多国家都已经发现有对3种或以上抗生素耐药的多重耐药肺炎球菌存在，这将给临床治疗带来更大的威胁。然而，各国测定肺炎球菌的耐药率差异很大。大剂量青霉素、阿莫西林克拉维酸、左氧氟沙星等对于轻、中度肺炎球菌感染仍有满意临床效果；青霉素过敏则选用头孢唑林、头孢呋辛等第一、二代头孢菌素或左氧氟沙星；明确为耐青霉素肺炎球菌感染的患者可使用万古霉素。替考拉宁是一种新的糖肽类抗生素，作用机制与万古霉素相似，而不良反应发生率为6%～13%，但耳、肾毒性少见。对耐青霉素肺炎球菌严重感染剂量为6～12 mg/kg，第1日间隔12小时1次，以后按6 mg/(kg・d)静脉滴注。治疗脑膜炎时宜联合应用青霉素和头孢噻肟200～300 mg/kg，分4～6次静脉注射；或青霉素联合头孢曲松，后者成人2～4 g/d，儿童20～80 mg/kg，分2次静脉滴注；对PRP脑膜炎宜应用万古霉素治疗。

【预防】

目前有两种疫苗，包括多糖疫苗和结合型肺炎球菌疫苗，各有优缺点。需重点预防本菌感染者推荐接种疫苗。

（南京大学医学院附属鼓楼医院　吴超）

六、猪链球菌感染

猪链球菌(*Streptococcus suis*, *S. suis*)是猪瘟中常见的病原体,如侵入人体可引起人的猪链球菌感染,也称为猪链球菌病。这是一种人畜共患的急性感染性疾病,可累及全身各系统,如引起脑膜炎、败血症、心内膜炎、关节炎和肺炎。细菌的毒力强弱不等,引起疾病的严重程度差异较大,轻度感染容易误诊为一般感染性疾病,重度猪链球菌感染才易引起临床及流行病学重视。在1960年首次发现人感染猪链球菌以来,该病发生率呈逐渐上升趋势。其原因可能系认识及诊断水平的提高,也可能确实由于气候和环境的变化引起猪链球菌毒力变化进而导致对人感染力增加。引起感染发病的常见的猪链球菌血清型为2型、3型、4型、5型、8型、9型和1/2型,我国及国外文献报道都证实引起人感染的猪链球菌主要为2型及9型,尤其是2型,目前认为其毒力最强,其感染病情重,多为感染性休克,病死率可高达50%;国外的散发病例几乎均死亡。主要流行于南亚国家,如泰国、越南及中国,1998年及2005年发生过两次猪链球菌2型感染的流行。

【病原学】

该菌为链球菌属的猪链球菌种,具有化脓性链球菌的生化特性和致病特征。

1. 生物学性状　为革兰阳性球菌,呈球形或卵圆形,直径为0.5～1 μm,呈单个、成对或数个排列的短链,也可排列成串珠状长链。在脓性分泌物中及初代培养菌呈链状排列;但经过反复传代后可发生革兰染色变异,为革兰阴性,形态也可变为短棒状或杆状,其致病性也变弱。一般无鞭毛,不运动(D群某些菌株除外),不形成芽孢。为兼性厌氧菌或需氧菌,营养要求较高。普通培养基上生长不良,在含血液、血清的培养基中生长良好。有的菌株在含血清的培养基内能形成菌膜。最适生长温度为35～37℃,最适生长的pH为7.4～7.6。在血琼脂平板上形成灰白色细小菌落,直径1～2 mm,透明或不透明,稍干燥,发亮,光滑,圆形,边缘整齐(图16-1)。致病性猪链球菌多属于溶血性链球菌(β群)。一般常用血琼脂培养观察溶血现象,在无氧培养中溶血更明显。能水解菊糖、七叶苷,并产β半乳糖苷酶。

2. 血清学分型　引起猪感染发病(猪瘟)并偶尔经伤口感染人的链球菌有:D群的猪链球菌Ⅱ型,F群的咽峡炎链球菌,偶尔有L、R、S、T、U、V群链球菌等。国外近20年报道较多,引起猪瘟并偶尔感染人,导致人重症感染的则是猪链球菌Ⅱ型,它能引起人和猪的脑膜炎、败血症和关节炎,还可引起人的知觉性耳聋和中毒性休克综合征等。也是人类动物源性脑膜炎的常见病因。

依据猪链球菌荚膜多糖抗原(cps)可将其分为35个血清型,即1～34型和1/2型,其中引起人和动物发病的血清型主要是1型(*S. suis* 1, SS1)、2型(*S. suis* 2, SS2)、7型(*S. suis* 7, SS7)和9型(*S. suis* 9, SS9)。近年来2型和9型感染发病率呈上升趋势。猪链球菌血清2型,即兰氏分类为血清A类,是引起猪和人同时感染的主要病原体,占32.1%,其次是3型、1/2型、8型和4型。在斯堪的纳维亚半岛,7型比2型更为常见。在澳大利亚,已检测1～28型和1/2血清型,同时尚可能存在其他抗原型。最近监测中发现,在魁北克和加拿大西部发现的最常见流行菌株是猪链球菌2型(且2型是澳大利亚南部最常见的致病类型),9型是新南威尔士州地区猪中常见的分离菌株。我国1988年江苏发生的感染中毒休克综合征患者,最后确定由2型感染引起,同时在病死的猪体内分离到的链球菌也鉴定为2型。2005年四川省在人发生流行的感染中毒休克综合征及猪瘟均由2型感染引起。

3. 毒力因子　近年来,由于研究手段的发展,对于猪链球菌的致病因素研究较多,其毒力因素也较复杂,其中主要为细菌的表面结构及产生的细胞外因子,见表16-2。

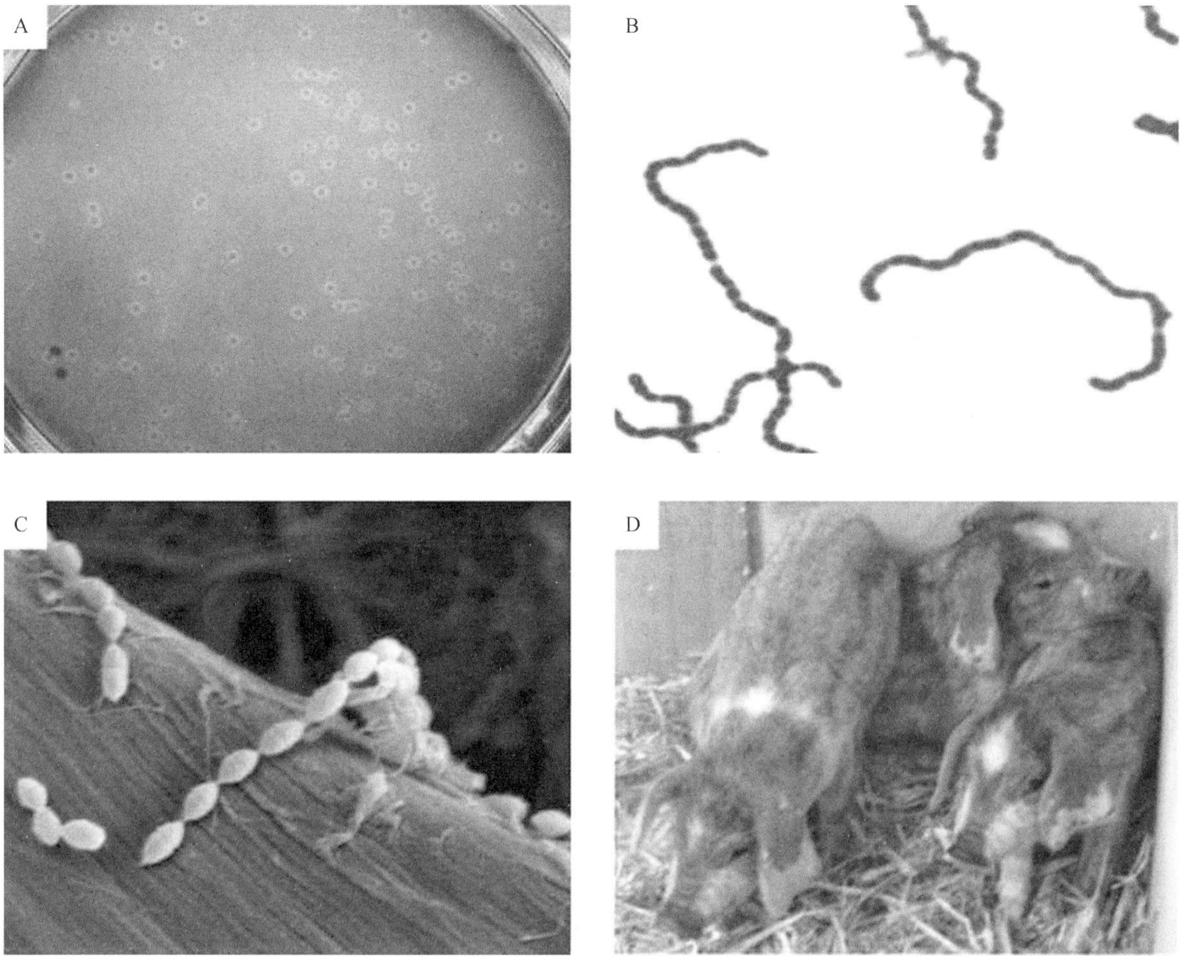

图 16-1 猪链球菌的特征及它的宿主小猪

A. 猪链球菌 2 型生长在血平板菌落；B. 液体培养基生长的猪链球菌 2 型的革兰染色；C. 猪链球菌 2 型的电镜图；D 猪链球菌感染的小病猪[引自：Virulence. 2014 May 15，5(4)：477-497]

表 16-2 猪链球菌 2 型感染相关细菌及宿主的某些毒力基因研究进展

基 因	功能注解	结构资料	SS2/宿主
	细菌毒力相关成分/表面或分泌成分		
cps	荚膜多糖(CPS)	已知	Strain S735(荷兰)
epf	Extra-cellular 蛋白因子(EF)	未知	猪分离物(荷兰)
fbp	纤维结合蛋白(FBP)	未知	猪分离物(荷兰)
mrp	溶菌酶释放蛋白(MRP)	未知	猪分离物(荷兰)
38 kDa	位于细菌表面或细胞壁 38 kDa 的一种蛋白	未知	An avirulent Strain 1933 (美国堪萨斯州)
sly	溶血素	X-ray 晶体结构 at 2.85 A	Strain P1/7 (荷兰)
SspA	一种表面相关枯草杆菌样丝氨酸蛋白酶(SspA)，SSU0757 酶/蛋白酶(22)	未知	SC-19 (中国) and P1/7 (加拿大)

(续表)

基　因	功能注解	结构资料	SS2/宿主
Ssads	腺苷合成酶	未知	05ZYH33 (中国)
SsnA	DNA 酶	未知	Strain 10 (荷兰)
endo D	Endo-β-N-乙酰葡萄糖胺糖苷酶	未知	Strain S735 (荷兰)
gtfA	蔗糖磷酸化酶	未知	Strain S735 (荷兰)
neuB	唾液酸合成酶	模型化结构	O5ZYH33 (中国)
luxS	核糖基高半胱氨酸酶	模型化结构	HA9801, 05ZYH33 (中国)
eno	将磷酸甘油脱水转化为磷酸烯醇丙酮酸盐的烯醇酶(Eno)	晶体结构(2.4A)	Strain 166 (法国) and 05ZYH33 (中国)
glnA	谷氨酰胺合成酶	未知	SC19[a](中国)
103	锌结合脂蛋白酶 103	未知	P1/7 (加拿大)
SSU05_1311	表面固定纤维连接蛋白	未知	SC-19 (中国)
HP0197	表面保护抗原	晶体结构	ZYS (中国)
htpS	组氨酸三和弦表面蛋白	未知	05ZYH33 (中国)
hp272 or *sat*	HP272 或 Sat 表面蛋白	未知	Strain P1/7 (荷兰); Strain 05ZYH33 (中国)
trag	Trag 抗原	未知	Strain HA9801 (中国)
ofs	OFS, 猪链球菌中一种新的血清不透明因子	未知	Strain 10 (荷兰)
rgg	Rgg 转录因子	未知	05ZYH33 (中国)
covR	孤儿(Orphan)反应调节因子(CovR)	未知	Strain 05ZYH33 (中国)
virA	VirA,毒力因子	未知	Strain ZY458 (中国)
Tig	触发因子	未知	SC21 (中国)
	宿主免疫/炎症因子		
alI	SS2 中与透明尿激酶(Hyl)作用的新型鼠核蛋白酶,血管生成素抑制剂1(AI1)	/	小鼠脑
/	前炎症细胞因子,肿瘤坏死因子(TNF-α)、IL-1、IL-6、趋化因子IL-8和单核细胞化学趋化蛋白-1(MCP-1)	/	人类脑微血管
tlr2	样受体Ⅱ(TLR)2	/	小鼠感染模型
il-8	IL-8	/	猪脑微血管内皮细胞
/	增加了的花生四烯酸,一种前炎性ω-6不饱和脂肪酸(PUFA)和降低二十碳六烯酸,一种抗炎症ω-3 PUFA之间的平衡	/	巨噬细胞

(1) 荚膜猪链球细胞：其膜表层含一种糖蛋白即荚膜脂多糖(capsular polysaccharides, CPS),具有黏附和侵袭作用,是细菌定植和侵入组织的基本物质,如果细菌的荚膜多糖缺失则致病性减弱或消失。目前这些细菌的毒力相关因子分为3个亚组：① 表面/分泌成分(surface/secreted elements);② 酶类/蛋白酶类(enzymes/proteases);③ 转录因子/调节系统(transcription factors/regulatory systems);④ 其他(转运子/分泌系统 transporters/secretion systems)。

(2) 溶血素(suilysin):这也是猪链球菌的一种重要致病因子,有细胞毒作用,它可引起内皮细胞、红细胞和血小板等有形成分破坏,导致内皮损伤、贫血和血小板减少。Fabisiak 等研究结果显示,在对 63 株(从感染组织分离得到 44 株,健康猪的咽部分离得到 19 株)从猪分离到的猪链球菌研究中发现,在 79%的菌株中检出溶血素的特异性基因序列。从病猪分离到的菌株和健康携带者猪分离的 S. *suis* 中,此基因序列检出率分别为 85%和 63%。由此看来,溶血素仅是猪链球菌感染致病机制的一个因子,并且菌株的毒力不能仅以溶血基因的存在给予解释。

(3) 凝血素和菌毛:两者致病机制尚不清楚,可能与 DIC 的发生有关。在猪链球菌感染的休克患者,即使经过及时的抗感染及抗休克治疗,患者也可在发病后数小时内发生 DIC。

(4) 其他毒力因子:Gottschalk 等推测一种无毒力的突变菌株缺失了一个相对分子质量 44×10^3 的蛋白,它可能为毒力因子。此外,Vecht 报道了两种蛋白,一个相对分子质量为 110 的胞外蛋白,称为 EF,另一个相对分子质量为 136×10^3 的细胞壁相关蛋白,称为 MRF。在致病性强的 S. *suis* 2 型,均具有这两种蛋白质;在低致病性的菌株中,两种蛋白中的一种发生缺失;在无致病性的菌株中,这两种蛋白均缺失,故推断它们也是毒力因子。

4. 免疫原性 猪链球菌感染后机体可获得一定免疫力,其中主要与一个相对分子质量 38×10^3 的一种蛋白质有关,除 S. *suis* 20 型、26 型、32 型和 33 型外,其他菌株均具有这种蛋白的表达,并且与此相应的重组蛋白与已经感染了 S. *suis* 2 型毒力株的试验猪血清可发生免疫反应,表明这种蛋白具有免疫原性,且可以作为检测大多数 S. *suis* 感染诊断的重要抗原。以重组的相对分子质量 38×10^3 蛋白免疫的猪含有针对这种蛋白反应的抗体,能完全保护 S. *suis* 2 型的感染,表明它是有发展为预防性疫苗前景的一种蛋白。通过蛋白免疫印迹法说明这种蛋白存在于细菌表面和细菌提取物中。目前,有 4 种保护性抗原分子被发现,也已经知道为毒力相关因子,如 MRP、EF、38 kDa、SLY;有 10 种蛋白抗原在中国得到证实。有关这种蛋白在致病机制中的功能,以及针对这种抗原的抗体对其他荚膜类型的致病性猪链球菌感染是否也具有保护性免疫力等问题,尚有待进一步研究,见表 16-3。

表 16-3 猪链球菌的保护性抗原和(或)候选疫苗分子

候选疫苗分子	特 征	动物模型	年 份
EF	Extra-cellular 因子	猪	2001
38 kDa	位于细胞表面或细胞壁的一种 38 kDa 蛋白	猪	2005
SLY	溶血素	小鼠	2009/2013
MRP	溶菌酶释放蛋白	猪,CD1 小鼠	2001, 2012
SAO	表面抗原蛋白	小鼠和小猪	2007
6PGD	位于细胞表面的 6-磷酸葡萄糖脱氢酶(6-PGD)	小猪	2009
Enolase(烯醇酶)	一种分解 2-磷酸-D-甘油为磷酸丙烯丙酮酸盐的中枢代谢表位酶	小鼠	2009
RfeA	RTX 家族 exo 蛋白 A(exoprotein A)	小鼠	2009
ESA	表皮膜抗原	小鼠	2009
IBP	免疫球蛋白 G(IgG)结合蛋白	小鼠	2009
PAPI-2b	菌毛亚单位	小鼠	2010

(续表)

候选疫苗分子	特　　征	动物模型	年　　份
SsPepO	通过免疫蛋白组学技术发现的一种分泌免疫蛋白	小鼠/猪	2011
HP0197	一种免疫原性蛋白	小鼠/猪	2009
HP0245	位于细胞表面的体内诱导蛋白	小鼠	2011
Lmb	一种表面蛋白	小鼠	2013
Sat(HP0272)	免疫原性表面蛋白 Sat	小鼠	2010

【流行病学】

猪链球菌病现被作为新兴传染病是因为发病率低,没有被引起重视。其实早在20世纪70—80年代在欧美国家已有报道。我国1998年江苏省高温季节期间曾有过暴发流行,因休克综合征病死10多人。2005年6—8月为四川省资阳市猪链球菌感染流行的时间,其中流行高峰为7月中旬至8月上旬。

1. *传染源*　主要是猪,其次是羊、马、鹿等。猪体的带菌率约为20%,在正常情况下不引起疾病。如细菌产生毒力变异可引起猪感染发病,即猪瘟,病死猪体内的病原菌再传染给人类才引起人发病。猪与人的关系最为密切,在农村,几乎每户人家都养猪,它对人的威胁最大。未发现人作为传染源引起人发病的情况,因为即使在一个家庭中,一人发病后其他参与护理的人也都未出现发病的情况。

2. *传播途径*

(1) 接触传播:密切接触传播为主要传播途径,散发病例中,饲养员及家庭主妇多见。暴发流行病例以猪瘟流行期宰杀病猪为多见。损伤的皮肤创口接触病死猪所带的致病性猪链球菌,包括接触猪的血液和体液。Adrends对全球猪链球菌引起人感染而发病的病例进行总结发现,几乎所有病例均有不同程度的皮肤损伤,包括小的擦伤,在屠宰、洗切加工处理病(死)猪肉过程中遭受感染。个别家庭主妇患病是因洗切受猪链球菌污染的猪肉同时又有皮肤损伤而受感染,在日本、泰国、美国、法国、比利时等国均有此类创面接触猪链球菌而发病的报道。在人类目前尚不清楚有无其他传播途径。

(2) 消化道传播:部分患者发病是因为吃了未煮熟的病猪肉或内脏引起发病。

(3) 呼吸道传播:猪与猪之间可以通过呼吸道传播。Madsen等证实猪吸入含猪链球菌的气溶胶可引起败血症。因此,许多头猪差不多同时暴发猪链球菌性猪瘟是可能的。无论是静脉注射或鼻内注射猪链球菌2型菌株,均可引起脑膜炎和败血症病变,在关节、血液和呼吸道黏膜表面均分离到*S. suis* 2型感染株,提示自然状态下感染猪链球菌可能是鼻内途径。其次,Cloutier等在猪群中进行的一项有关*S. suis* 5型的传播和感染动力学研究结果显示,大多数母猪在它们的阴道中携带猪链球菌5型菌株,但在它们的鼻腔中未分离到此菌。在分娩期间,这些母猪所产下的小猪仔发生带菌及感染征象。在出生后的第一个4周,在它们的鼻腔中有低数量的猪链球菌5型携带,但当发生猪瘟时细菌量明显增加,由此提示可能有垂直传播的现象。

3. *易感人群*　人群普遍易感,以农民尤其是屠夫、屠场工人发病率高。其他人群如家庭主妇、运输、清理病(死)猪的人也易感染猪链球菌引起发病。Strangmann等进行的交叉断面研究结果显示,132个屠宰厂工人咽部带菌率约5.3%,他们可表现为健康状态,但具有发病的潜在危险。

Arends 1988年曾对荷兰30例猪链球菌脑膜炎及非荷兰同期猪链球菌脑膜炎患者的分群和职业特征进行分析,结果见表16-4。我国四川省确诊的68例猪链球菌感染暴露方式见表16-5。

表 16-4 猪链球菌 2 型感染引起脑膜炎易感因素特征

特　征	荷兰(30)	非荷兰国家(30)
年龄	26～76	21～71
性别(男/女)	26/4	27/3
职业		
农民/养猪人员	10	8
屠宰场工人/屠夫	14	10
家庭主妇	3	2
肉类转运人员/肉类加工厂工人/肉类检测人员/烤肉人员	2	6
其他接触方式(包括偷猎者)	1	4
易感条件	脑挫伤/颅骨骨折/颅脑手术/肿瘤/酒精成瘾者	颅骨骨折/酒精成瘾者/脾切除术

表 16-5 四川省确诊的 68 例猪链球菌感染暴露方式

暴露方式	感染人数	比例(%)	临床类型(68)			
			普通型(2)	休克型(20)	脑膜炎型(40)	混合型(6)
宰杀病猪	25	36.8	1	9	13	2
洗切加工	8	11.8			7	1
食用	2	2.9			2	
宰杀+食用	19	27.9		5	12	2
洗切+食用	12	17.6	1	5	5	1
埋藏	1	1.5		1		
不详(无明确接触史)	1	1.5			1	
合计	68		2	20	40	6

【发病机制和病理解剖】

1. 发病机制

(1) 荚膜的抗吞噬作用：Segura 等的研究认为，荚膜脂多糖(capsular polysaccharide, CPS)导致吞噬细胞对猪链球菌吞噬作用下降。其分子基础是有荚膜的猪链球菌株缺少 PI3K/Akt/PKC alpha 信号途径，已知这种信号系统涉及吞噬过程。

(2) 细胞毒作用：猪链球菌黏附和侵袭上皮细胞后可导致细胞溶解，引起上皮细胞屏障的破坏，有利于病原体侵入血流和在全身播散。猪链球菌 2 型的纤维连接蛋白-/纤维蛋白原-结合蛋白(Fibronectin-/fibrinogen-binding protein, FBPS)在细菌黏附到宿主细胞的过程中起了重要作用。Vanier 等对猪链球菌脑膜炎的发病机制研究发现，无论是来自北美还是欧洲的猪链球菌 2 型菌株均有黏附、侵袭猪脑微血管上皮细胞(porcine brain microvascular endothelial cells, PBMEC)的特性，荚膜脂多糖参与细菌的黏附和侵袭。细菌对 PBMEC 的侵袭可能进一步破坏血-脑屏障(BBB)，从而加速猪链球菌脑膜炎的发展，导致脑水肿、颅内压增高、脑微循环障碍等病理过程。给予抗生素治疗后 7 小时，在猪脑微血管上皮细胞内尚发现有细菌存在。猪链球菌中与酰基鞘氨醇相关的 H 结合蛋白毒力因子在脑膜炎的发生中起重要作用。

溶血素(suilysin，也称猪溶素 SLY，是猪链球菌分泌的一种外毒素)阳性的菌株，具有明显的上皮细胞毒性作用，可引起肺上皮细胞和脑血管内皮细胞的损伤。无溶血素的突变菌株则缺乏该种细胞毒作用。

(3) 炎症因子风暴：猪链球菌感染过程中免疫细胞等释放的肿瘤坏死因子(TNF)、白介素(IL-1、IL-6、IL-8、IL-12)，IFN-γ以及人单核细胞THP1细胞产生的单核细胞化学趋向蛋白1(MCP1)参与剧烈的应激性炎症反应，导致全身性炎性反应和多脏器功能衰竭。这种机制是引起感染性休克及混合型重症猪链球菌感染的主要因素。α-甘露糖糖脂通过吞噬细胞介入到前炎症介质的产生，引起炎症反应。

2. 病理解剖

(1) 肉眼观察：不同病变部位改变各异。皮肤黏膜见出血点及出血斑，病变脏器可见脓性分泌物及出血斑点。

(2) 显微镜下观察：病变部位表现为化脓性改变的病理变化，组织检查发现中性多核细胞浸润。我国四川省2005年本病流行期间，病死者的病理解剖中发现：中枢神经系统是最常见的感染部位；其次是血源播散性迁徙性感染病灶，如骨关节炎、肺炎、心内膜炎等。脏器细胞变性及坏死；感染性休克死亡患者的心肌纤维发生变性坏死和溶解，右心房、心包和心肌出血；肾脏及肾上腺也有不同程度的出血。化脓性脑膜炎患者死后解剖发现除在大脑表面的脑膜有化脓性渗出病变外，在颅底也有明显的脓性渗出物，并形成膜状物，如图16-2～图16-5。

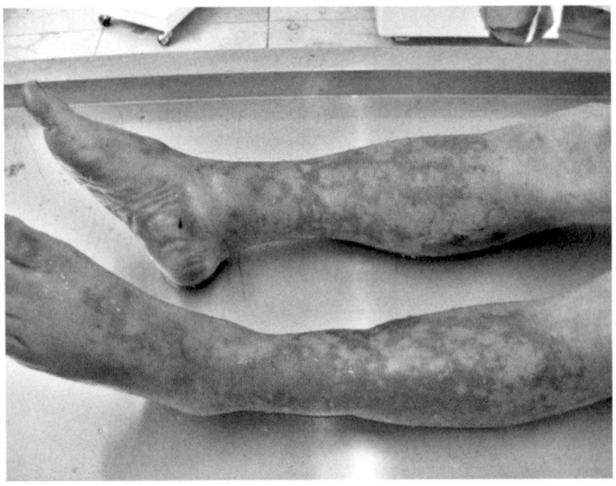

图16-2 *S. suis* 2型感染患者的皮肤损害

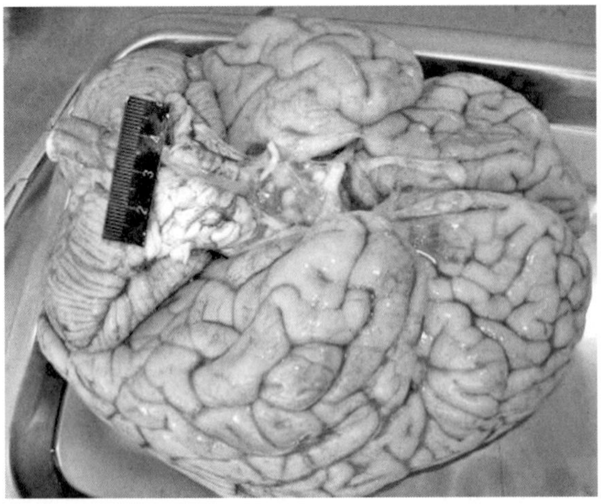

图16-3 *S. suis* 2型感染脑膜炎患者颅底脓性膜状

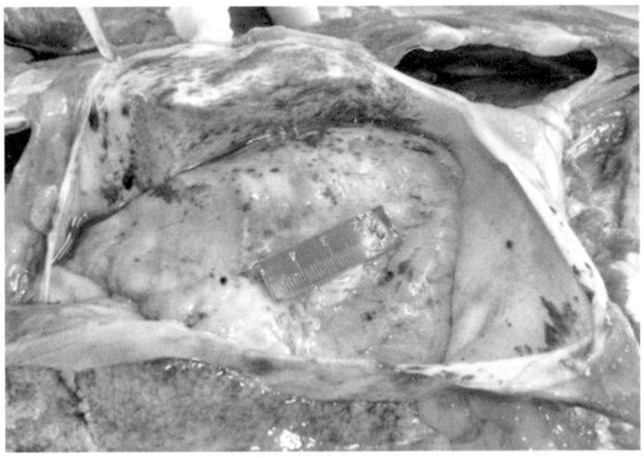

图16-4 *S. suis* 2型感染患者心肌及心内膜下出血

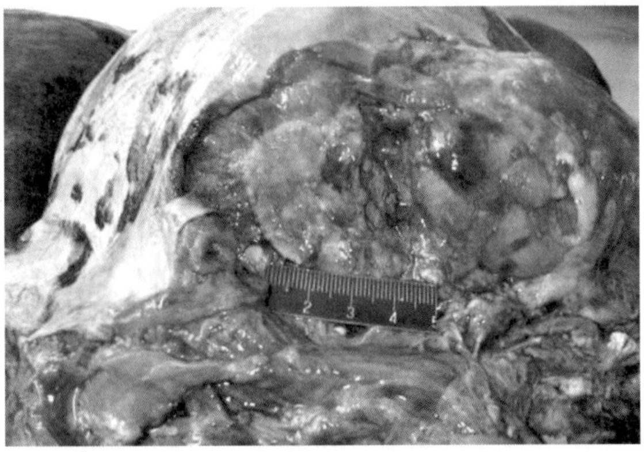

图16-5 *S. suis* 2型感染患者肾脏及肾上腺出血

【临床表现】

潜伏期较短，平均2～7日。多数患者在屠宰或处理病猪(死猪)后1～2日内，或进食不洁病(死)猪肉后2～3日即发病，超过7日者极少见。

1. 临床症状

(1) 感染毒血症状：发热是最常见的症状，所有的患者均有不同程度的发热，体温 37.5～41.2℃。体温＞39℃者占 76.5%，38～39℃占 16.2%。部分患者伴有畏寒，寒战少见。其次为头晕、头痛及全身疼痛。少数患者出现剧烈腰部胀痛，一般的消炎止痛药不能缓解，使用强镇痛药才能缓解，其原因尚不清楚，可能与肾周炎性浸润及肾包膜肿胀有关。

(2) 消化道症状：出现消化道症状患者以进食不洁或未煮熟的病(死)猪肉多见，表现为食欲下降、腹痛及腹泻，尚伴恶心呕吐。

(3) 皮疹：主要为皮肤瘀点及瘀斑，多见于休克型患者，多分布于四肢，以双下肢多见，瘀斑常发生融合成片，严重者出现皮肤坏死及大疱形成。其次可发生于面部及躯干。少数患者可发生口唇疱疹、皮肤斑丘疹。严重皮肤坏死多见于休克的患者。

(4) 感染中毒性休克：起病很急，常发生于屠宰病(死)猪的人，多在屠宰后 1 日内发病，一般 13～16 小时发生全身性炎性反应综合征的表现。急起畏寒或寒战、高热，数小时内出现呼吸困难、心慌、四肢发冷、面色青灰、口唇发绀、头晕或意识改变、皮肤湿冷、血压下降、脉搏增快、少尿等休克表现。

(5) 化脓性脑膜炎：一般于发热后 2～3 日出现头痛加重，并伴呕吐、意识障碍甚至昏迷。少数患者出现听力下降及走路不稳，口唇疱疹。脑膜刺激征阳性。在少数患者起病时头痛明显，而脑脊液检测白细胞正常，但培养可分离到猪链球菌。

(6) 听力障碍：表现为耳鸣及听力下降，严重时可发生耳聋。约 1/3 的脑膜炎患者可出现听力障碍，部分患者治疗后听力障碍可部分缓解或恢复正常，但少部分患者可留下失聪的后遗症。

(7) 感染性心内膜炎：患者于急性感染后治疗无明显好转，出现心慌、皮肤瘀点、小便中红细胞增多，血培养分离到猪链球菌，有心脏杂音及超声心动图发现心脏瓣膜赘生物形成。

(8) 其他表现：皮肤伤口有化脓性感染，部分患者可有关节肿胀疼痛，类似于关节炎的表现。少数患者可有化脓性咽炎、淋巴结炎。严重休克患者发生多脏器衰竭综合征。其他少见的并发感染有关节炎、肺炎或支气管肺炎。

2. 临床类型 国外将猪链球菌感染病例分为休克型脑膜炎和化脓性脑膜炎两种类型，我国依据四川省 2005 年 6—8 月猪链球菌感染暴发流行的大量病例分析总结，分为 4 种类型。

(1) 单纯败血症型：以发热伴全身不适、头痛、全身痛、厌食为主要表现，体温多在 38℃以上，高则可达 40℃，头晕乏力明显，血白细胞计数和中性多核白细胞增高，血培养分离到猪链球菌可明确诊断，但患者无休克和脑膜炎的表现。

(2) 休克型：符合链球菌中毒性休克综合征(streptococcal toxic shock syndrome，STSS)：参考美国疾病预防控制中心 1993 年制定的链球菌中毒性休克综合征诊断标准，并结合四川省及江苏省两次 *S. suis* 2 型感染性疾病的临床特点制订。临床表现为呼吸及心率增快，血压降低，全身灌注不足，并伴有 2 项以上的多脏器功能不全。血及体液中分离到猪链球菌或有与病(死)猪接触史等。

该型病情进展迅速，病死率高。在泰国所报道的 10 例患者均死亡；江苏省报道的猪链球菌感染病例 25 例，其中有 16 例患者发生休克型，13 人死亡，休克型病死率高达 81.25%。在四川省猪链球菌感染流行初期休克型病例，病死率也高达 83.33%以上(15/18)。经抢救成功者多留有不同程度的后遗症。

(3) 脑膜炎/脑膜脑炎型：迄今为止，全球报道该型为最常见临床类型，多为散发病例。患者常在发热后出现明显头痛，伴呕吐和意识障碍；脑膜刺激征阳性，白细胞计数和中性多核白细胞增高，脑脊液检查为化脓性脑膜炎的表现，脑脊液培养分离到猪链球菌。常伴有听力障碍(30%左右)，多数为听力减退，少数患者可失听。部分患者可有周围性面瘫的表现或由于第Ⅵ对脑神经损害而出现复视。脑膜炎患者常伴随口唇和面部疱疹。尸体解剖发现,在死亡患者颅顶及颅底脑膜均可见化脓性炎症,并在颅底脑膜有脓性膜状物形成。Arends 报道荷兰 30 例猪链球菌 2 型引起的化脓性脑膜炎,有 15 例不伴听力下降,占 50%,而同期非荷兰国家该脑膜炎患者有 18 例伴听力下降,占 60%,这两组病例均有 2 人死亡。四川省 2005 年报道的脑膜炎患者伴听力障碍者为 37.5%(15/40),单纯化脓性脑膜炎患者仅 1 例死亡。

(4) 混合型:同时具有脑膜炎型和休克型的表现。同时具有感染性休克及化脓性脑膜炎的病变。初期表现为休克型,经抢救治疗后休克病症得到控制,意识障碍加重,并出现脑膜刺激征,表现出化脓性脑膜炎的特征,脑脊液检查异常,并分离到猪链球菌。此型患者常常同时伴有其他脏器损害。

【实验室检查】

1. 常规检查

(1) 血常规:多数患者血白细胞计数及中性多核白细胞增高,但休克患者在初期白细胞可不增高,甚至降低。休克患者血小板下降明显,最低者可仅 7×10^9/L。出血倾向明显者可伴贫血。血生化示肝肾功能损害及 DIC 指标阳性。

(2) 尿常规:尿蛋白增加,红细胞增多。

(3) 血生化:肝功能异常如氨基转移酶、血清胆红素升高,白蛋白降低,血肌酐及尿素氮升高,肌酸激酶、乳酸脱氢酶及血乳酸升高等。

(4) 凝血功能检查:发生 DIC 时凝血酶原时间延长,纤维蛋白原下降,纤维蛋白降解产物升高,D-二聚体升高。

2. 脑脊液检查 脑膜炎患者的脑脊液检查示化脓性脑膜炎改变。脑脊液压力增高,外观浑浊呈乳白色,白细胞增高常常超过 1 000/mm^3,中性多核细胞增高,蛋白明显增高多超过 2 g/L,糖和氯化物明显下降。

3. 病原学检查

(1) 细菌涂片:创口分泌物及脑脊液涂片检查出革兰阳性球菌。

(2) 细菌培养:血培养、脑脊液培养、体液培养或组织培养分离到猪链球菌为确定诊断的依据。但应注意的是,许多实验室易误鉴定为其他链球菌如肺炎链球菌、草绿色链球菌、缓症链球菌等。因此,在疑为猪链球菌感染者,应进行猪链球菌特异性毒力基因检测。通过限制性内切酶 Pst Ⅱ片段进行 16s rRNA PCR 检测猪链球菌的基因序列。

(3) 细菌核酸检查:各种 PCR 检查到猪链球菌的特异性核酸片段。目前较常用的是荧光定量 PCR 扩张猪链球菌的基因片段。

(4) 毒素基因检查:主要检测猪链球菌 2 型的毒力基因,荚膜多糖基因(capsular polysaccharide, cps)、溶菌酶释放蛋白(muramidase-released protein, mrp)、溶血素(suilysin, thio-activated hemolysin, sly)、extra-celluar 蛋白因子(extra-cellular protein factor, EF)等毒力基因鉴定,有且快速诊断的价值。

(5) 组织学检测:通过免疫组织化学对病变组织进行猪链球菌的抗原检测,进行原位杂交检测猪链球菌的 16s rRNA 以鉴定感染的组织。

(6) 细菌的耐药性:只发现对四环素的耐药性,对其他抗菌药物均敏感。

4. 影像学检查

(1) 超声检查:上腹部 B 超可以发现肝、脾、肾脏大小,有无脓肿性病灶。心脏超声检查可以发现患者有无感染性内膜炎的征象。

(2) CT/MRI:肺部 CT 及骨关节 CT 可以了解有无肺部炎症及骨关节的转移性病灶。脑 CT 或 MRI 检查用于发现颅内占位病变。

【诊断和鉴别诊断】

在 2005 年四川猪链球菌感染流行之前,其病例以散发为主,国际国内均缺乏明确的诊断标准,都以病变部位分离到猪链球菌作为诊断依据。常见的感染部位为中枢神经系统,如脑脊液培养分离到猪链球菌,少见发热及休克患者的血液中分离到猪链球菌。也涉及临床类型的定义。2005 年,四川省猪链球菌感染流行,短期内发生较多的感染患者,原卫生部及临床专家依据猪链球菌感染的临床特征，制定了猪链球菌感染的诊断标准。

1. 诊断依据

（1）流行病学特点：在夏季高温季节，多在接触病（死）猪后2～3日发病。散发病例无明显规律性。

（2）临床表现

1）感染毒血症状：急性发病、发热伴明显头晕头痛、全身及关节肌肉疼痛、厌食、恶心、呕吐甚至腹痛、腹泻。

2）感染中毒性休克：呼吸急促、心悸、出冷汗、皮肤湿冷或花斑，血压下降，尿量减少。病情进展迅速，发生以下脏器损害：① 呼吸窘迫综合征；② 肾功能不全；③ 肝功能不全；④ 凝血功能障碍（DIC）、出血倾向如全身瘀斑瘀点；⑤ 皮肤软组织坏死或坏疽、肌炎、筋膜炎。

3）化脓性脑膜炎：头痛、呕吐、神志改变。脑膜刺激征阳性，脑脊液检查发现白细胞及中性多核白细胞增高、蛋白增高、糖和氯化物下降。

4）混合型：起病急，病情重，疾病进展迅速，休克及昏迷同时存在，同时具备感染性休克及化脓性脑膜炎的临床特征。

（3）实验室检查：末梢血白细胞计数及中性多核白细胞增高，血小板减少。小便常规示尿蛋白增加，红细胞增多。血生化示肝肾功能损害及DIC指标阳性。休克患者血气分析示氧分压及氧饱和度降低，血乳酸增高。

（4）病原学检查：脑脊液涂片革兰染色检出革兰阳性球菌；血培养、脑脊液培养分离到猪链球菌为确定诊断的依据。或者血液及体液行PCR检查分离到猪链球菌的特异性核酸片段。

利用限制性内切酶Pst Ⅱ片段进行16s rRNA PCR检测猪链球菌的基因，以及做菌体脂肪酸分析和随机引物基因扩增技术进行菌种的表现型和基因型分类。

在感染组织病理学检查基础上，还可通过免疫组织化学检测猪链球菌的抗原，进行原位杂交检测猪链球菌的16s rRNA等。

2. 诊断标准

（1）疑似诊断病例：具有流行病学史如接触病猪或接触肉类等食品；出现发热及感染毒血症状，发生休克或化脓性脑膜炎者。符合这3个条件做出疑似诊断。

（2）临床诊断病例：具有流行病学史如接触病猪或接触肉类等食品，特别是有受伤史者；出现发热，迅速发生感染性休克及（或）化脓性脑膜炎，可做出临床诊断。

（3）确定诊断病例：疑似病例或临床诊断病例，只要血液、体液或组织培养分离到猪链球菌，或核酸检查等病原菌阳性，可做出确定诊断。

3. 鉴别诊断　有明确流行病学史者，鉴别较容易，无明确流行病学史者鉴别较为困难，诊断主要依据病原学检查结果。

（1）感染性休克：与其他病原体引起感染性休克进行鉴别，如金黄色葡萄球菌引起的中毒性休克综合征、革兰阴性菌败血症及其他脓毒症引起的感染性休克。还需要与其他出血休克综合征进行鉴别，如流行性出血热、登革出血热、布尼病毒性出血热等。来自非洲等地者，尚需要与埃博拉出血热等进行鉴别。

（2）化脓性脑膜炎：与其他病原体引起的化脓性脑膜炎鉴别，如其他化脓性链球菌、肺炎链球菌、葡萄球菌性脑膜炎，以及结核性脑膜炎等。如果有听力障碍者，需要与中耳炎引起的化脓性脑膜炎进行鉴别。

（3）混合型：冬春季节发病者，需要与流行性脑脊髓膜炎进行鉴别。

（4）感染性心内膜炎：需要其他链球菌及葡萄球菌引起的感染性心内膜炎进行鉴别。

【治疗】

1. 一般治疗　主要为对症支持治疗，隔离、发热患者需要降温、加强护理、维持水盐平衡，补充足够能量，适当体位。昏迷患者可睡气垫床防止压疮，保持呼吸道通畅，清洁口腔等。

2. 抗感染治疗　猪链球菌对大多数的抗菌药物敏感，包括β-内酰胺类、氨基糖苷类、氟喹诺酮类、大环内酯类都敏感。我国分离到的多数菌株对四环素耐药，少数菌株对克林霉素、呋喃妥因耐药；法国的一项研究结果显示，*S. suis* 2型对多西环素、大环内酯类，以及克林霉素耐药，对链霉素及卡那霉素高水平耐药，耐药发生的原因可能与猪的食物添加剂中加入相应抗生素有关；对青霉素类、β-内酰胺类抗生素均敏感，对喹诺酮类敏感性也很好。猪链球菌感染发病后进展迅速，尽早到医院治疗是提高生存率的关键。

3. 各型的治疗措施

(1) 普通型：抗菌治疗给予青霉素类、头孢菌素类、大环内酯类、喹诺酮类等药物均有效，为迅速控制病情最好采取静脉输液，口服或肌内注射给药效果较差。治疗2～3日体温降至正常，但疗程不能少于1周，至少7～10日。左氧氟沙星0.2 g静脉滴注每日2次或0.5 g静脉滴注每日1次，环丙沙星0.2 g静脉滴注每日2次或0.4 g静脉滴注每日1次。青霉素类及头孢菌素类均可选择，常规剂量及用法即可。

(2) 休克型

1) 抗感染治疗：选择青霉素类或头孢菌素类药物，过敏者可选择大环内酯类或喹诺酮类药物加氨基糖苷类抗菌药物，给药方式为静脉滴注。积极抗感染治疗是成功的关键。

2) 抗休克治疗：是治疗成功的又一关键措施。入住ICU，密切监护生命体征，积极进行容量复苏是维护有效循环血容量和稳定肾功能的必要手段；先晶体液后胶体液，液体量以维持有尿为原则。低分子右旋糖酐使用可有助于扩容及减轻血黏度。如果发生心功能不全的表现，最好在监测中心静脉压的条件下进行适度扩容及请心内科医师协助治疗。

3) 糖皮质激素的应用：在有效抗感染治疗时，辅以糖皮质激素加强抗炎解毒及稳定溶酶体膜的功能，最好使用氢化可的松300～500 mg/d，2～3次静脉滴注。有呼吸功能障碍时，则使用甲泼尼龙，80～120 mg/d，分2～3次滴注。也可使用地塞米松10～20 mg/d，最大可用30 mg/d。注意保护胃黏膜，使用硫糖铝或氢氧化铝，用量大时可适当使用H2受体阻滞剂如雷尼替丁、法莫替丁抑制胃酸分泌。有消化道出血者，使用质子泵抑制剂。

4) 并发症的治疗：① DIC治疗，凝血功能障碍者，使用新鲜血浆以补充凝血因子和各种蛋白成分，血小板低于30×10^9/L时应积极输注血小板。关于肝素的使用存在争议，但根据患者休克后很快发生DIC的特点，多数专家认为应在休克早期，严密监视下适当使用肝素。② 血液净化治疗，包括血浆置换和持续性血液滤过治疗。尤其是肾功能障碍明显者，只要血压能稳定，应尽早给予血液滤过或血浆置换治疗，以去除毒素及维持肾功能，一般采用每日持续血液滤过15～18小时，如能维持5～8日则可度过多器官功能衰竭期。③ 呼吸衰竭治疗，保持呼吸道通畅，改善通气功能，早期使用人工辅助呼吸，如果无创呼吸机治疗无效，需要进行气管插管有创呼吸机治疗。④ 其他治疗，有心功能不全时，适当使用利尿及洋地黄类药物；患者烦躁严重时，适当使用镇静剂；血浆白蛋白低者，需要输注人血白蛋白以提高胶体渗透压。血乳酸高及pH降低时，需要使用碱性剂，首选5%碳酸氢钠静脉滴注，每日250～500 ml，维持pH在正常范围。

(3) 脑膜炎型：① 抗菌治疗最好首先选择第三代头孢菌素的头孢曲松，它渗透到脑脊液中的浓度高，2 g/d分2次静脉滴注。也可选择青霉素类抗生素，青霉素G的使用剂量8 000～12 000 U，氨苄西林应给予6～9 g/d，分3～4次静脉滴注。青霉素及头孢菌素过敏者，可选择红霉素、阿奇霉素、克拉霉素，万古霉素等。② 对症治疗给予20%甘露醇250 ml静脉注射，每日3～4次进行脱水治疗，如单用甘露醇效果差者，还可加呋塞米20 mg静脉注射，每日3～4次；减少脑脊液分泌：可给予乙酰唑胺0.25 g每日3次或0.25 g静脉滴注每12小时1次，β七叶皂苷20～40 mg/d静脉滴注等。③ 早期使用糖皮质激素的地塞米松，有助于减轻患者颅底视神经粘连、听力障碍等后遗症，一般为短期使用，不超过一周；如果已经有听力障碍者，使用地塞米松可望使听力恢复，但治疗的疗程要长，至少 4 周以上。恢复期存在听力障碍的后遗症是与其他化脓性脑膜炎的最大差别，可进行改善微循环治疗及物理治疗。

（4）混合型治疗：采取强有力的抗感染治疗，同时治疗感染性休克及化脓性脑膜炎。入住 IUC 病房，进行 24 小时监护，抗休克扩容治疗时注意防止颅内高压。有条件时同时检测中心静脉压及脑脊液压力。稳定血压同时适当脱水降低脑脊液压力。

4. *其他治疗* 对于听力障碍的患者，尽早给予改善听神经功能的药物，加强康复治疗。皮肤坏死严重的患者，保护创面，避免继发感染，加强换药，病情稳定后进行植皮治疗。化脓性关节炎患者，及时进行引流，后期进行物理治疗及功能恢复治疗。

【预后】

普通型预后好，经过抗感染治疗后大多数治愈。休克型治疗难度大，预后差，病死率可达到 25%以上。脑膜炎型多数预后较好，如未进行早期抗菌及抗感染治疗，可留下后遗症。如果病情太重，治疗过晚可留下失听、脑积水及瘫痪等后遗症。

【预防】

1. *消除感染源* 对病猪（死猪）应作焚烧后深埋处理，避免造成第二次污染的可能；避免接触病死猪，也是防止今后自然灾害后发生疫情最有效的措施。对病（死）猪的饲养环境应进行严格消毒处理。患者居住的地面、墙壁、门窗使用 5 000 mg/L 有效氯的漂白粉溶液进行喷洒消毒；对使用过的餐具、生活用品，以及患者的呕吐物、排泄物也可用此漂白粉溶液浸泡等方法消毒处理。

2. *切断传播途径* 最简单有效的预防措施是不宰杀和食用病（死）猪肉，处理病（死）猪时应进行严密的防护。

3. *保护易感人群* 接触病猪或死猪时，穿防护服，戴防护帽、手套及口罩，使用后的器具应进行焚烧。家庭主妇或养猪人员在平时接触生猪肉或猪时均应戴手套。切了生肉的菜刀及菜板要清洗，不能用于切熟食。

4. *医学观察* 在猪链球菌感染的流行区内，对于屠宰病猪（分割死猪）的人，与患者有密切接触者予以 7 日的医学观测，有发热者立即到医院诊断和治疗。由于国外许多报道均无宰杀病死猪史，而仅有猪肉加工、处理或与猪接触史即引起感染，因此国外在处理猪肉或猪肉加工过程中提倡戴手套以预防猪链球菌感染。

参考文献

[1] 陈志海. 人感染猪链球菌诊断与治疗[J]. 传染病信息，2006，19(2)：62－63.

[2] 邓江红，沈叙迹. 人-猪链球菌感染[J]. 中华医学杂志，2005，85(33)：2368－2371.

[3] 杨华富，朱凤才，史智杨，等. 人-猪链球菌感染性综合征的病原分离与鉴定[J]. 江苏预防医学，2001，12(4)：9－10.

[4] 刘伟，高中静，寇增强，等. 山东省首例人感染猪链球菌病例流行病学调查[J]. 中华流行病学杂志，2015，36(2)192.

[5] 冯萍，谭明珍，陈志海，等. 猪链球菌 2 型感染的临床特征和治疗效果分析[J]. 四川大学学报（医学版），2007，38(5)：874－878

[6] 拜廷阳，杨增岐，吴志明，等. 猪链球菌 9 型荧光定量 PCR 检测方法的建立及应用[J]. 西北农林科技大学学报（自然科学版），2008，36(1)：7－12.

[7] Wang J，Feng Y，Wang C，*et al*. Genome-wide analysis of a avirulent and reveal the strain induces pro-tective immunity against challenge with virulent Streptococcus suis Serotype 2[J]. BMC Microbiol，2017 Mar 14，17(1)：67.

[8] Shimamura M，Yamamura M，Nabeshima T，*et al*. Activation of invariant natural killer T cells stimulated with microbial α-mannosyl glycolipids [J]. Sci Rep，2017，7(1)：9703.

[9] Takeuchi D，Kerdsin A，Akeda Y，*et al*. Impact of a Food Safety Campaign on Streptococcus suis Infection in Humans in Thailand[J]. Am J Trop Med Hyg，2017 Jun，96(6)：1370－1377.

[10] Feng Y，Zhang H，Wu Z，*et al*，Streptococcus suis infection：an emerging/reemerging challenge of bacterial infectious diseases? [J]. Virulence，2014 May 15，5(4)：477－497.

（四川大学华西医院 冯萍）

第四节 肠球菌感染

肠球菌属(*Enterococcus*)是引起院内感染的常见原因,可引起泌尿道感染、心内膜炎、菌血症、脑膜炎、腹腔感染、盆腔感染、伤口感染、软组织感染、导管相关感染等。近年肠球菌对多种抗菌药物的耐药性已对临床治疗构成严重威胁,尤其是耐万古霉素肠球菌(vancomycin resistant enterococci, VRE)感染已引起高度重视。

【病原学】

肠球菌属的通用名"*Enterococcus*"一词最早由 Thiercelin 于 1899 年提出,描述为肠道来源(enteric)的革兰阳性球菌,曾与牛链球菌(*Streptococcus bovis*)及马链球菌(*Streptococcus equines*)同属于 D 组链球菌(group D streptococci)。1984 年,根据 DNA 杂交研究结果,结合肠球菌的微生物学特性、血清学特性及遗传学特性等说明它有别于链球菌,肠球菌属作为独立的菌属从链球菌属中分出来。

肠球菌属属于厚壁菌门(Phylum Firmicutes)的低 DNA 鸟嘌呤胞嘧啶分支。肠球菌为革兰阳性、过氧化氢酶阴性球菌,常单个、成双或形成短链。兼性厌氧,能够分解含 40%胆盐的七叶苷(esculin)、在 pH 为 9.6 的含 6.5%氯化钠培养基中 10~45℃可生长,最适温度 35~37℃。分解吡咯烷酮芳基酰胺酶(pyrrolidonyl arylamidase, PYR)和亮氨酸氨肽酶(leucine aminopeptidase, LAP),与其他触媒阴性细菌进行鉴别。

至 2017 年,肠球菌属中共有 51 个菌种。对人类致病者主要为粪肠球菌(*E. faecalis*)(74%~90%),1906 年被命名;少数为屎肠球菌(*E. faecium*)(5%~16%),1919 年被命名;其他还有鹑鸡肠球菌(*E. gallinarum*)、酪黄肠球菌(E. casseliflavus)、棉子糖肠球菌(*E. raffinosus*)、卡氏肠球菌(*E. casseliflavus*)、鸟肠球菌(*E. avium*)、坚韧肠球菌(*E. durans*)等。

由于肠球菌定殖在人体肠道,有时成为伤口复数菌感染病原之一,也是腹腔与盆腔感染脓液的分离菌。分离出的菌株为真正的病原菌,还是污染菌,判断时有困难。有时具有上述感染且肠球菌培养阳性的患者,虽未用特殊抗肠球菌药物而能康复,提示是污染。动物实验显示,注射肠球菌极少引起腹膜炎或皮下感染,但该菌与其他致病菌,尤其厌氧菌有共同致病作用,提示肠球菌是这些部位混合感染的协同病原菌。这些研究结果并不排斥其单独导致感染的能力,特别在免疫力低下的患者。肠球菌是第 2 位或第 3 位最常见的从医院感染中分离到的微生物。

肠球菌本身即对多种抗生素耐药,还能够获得新的耐药基因和(或)突变,由于其细胞壁坚厚,抗菌药物不易透入,表现为固有耐药(intrinsic resistance),此为染色体介导的低水平耐药,不传播。获得性耐药(acquired resistance)是由质粒及转座子介导的高水平耐药,可由耐药菌传播给敏感菌。人或动物在因其他原因使用抗生素后,其体内定殖的肠球菌就可能对这些药物产生耐药性,这是许多获得性耐药的源头。

肠球菌细胞内壁有青霉素结合蛋白(PBP),因而对很多β-内酰胺类化合物耐药。耐药程度最高的是氨曲南和头孢菌素类(除头孢吡普和头孢洛林对粪肠球菌有一定活性外,对大多数屎肠球菌无活性),其次是具有抗葡萄球菌活性的青霉素类(如甲氧西林)和羧基青霉素类(如替卡西林)。肠球菌对β-内酰胺类抗生素耐药的主要机制为产生一种低亲和力的青霉素结合蛋白(PBP5),干扰或阻碍其与原来的 PBP 结合。

肠球菌对氨基糖苷类的耐药性有两类:① 中度耐药性(MIC 62~500 μg/ml),系细胞壁渗透障碍所致,此种耐药菌对青霉素或糖肽类联合氨基糖苷类敏感。② 高度耐药性(庆大霉素 MIC≥500 μg/ml、链霉素 MIC≥2 000 μg/ml),

系细菌产生质粒介导的氨基糖苷类钝化酶 APH(2′)AAC(6′)所致，此种耐药使青霉素或糖肽类联合氨基糖苷类的协同作用消失。因此，测定氨基糖苷类的耐药程度，对于临床治疗有重要指导意义。

粪肠球菌对克林霉素低水平耐药；对复方磺胺甲噁唑体内耐药(肠球菌可使用外源性的叶酸，以克服复方磺胺甲噁唑的抗叶酸合成机制)。

肠球菌对糖肽类抗生素出现的耐药性可高可低。MIC≤4 μg/ml，万古霉素敏感。MIC≥32 μg/ml，万古霉素耐药。MIC 为 8～16 μg/ml 时认为对万古霉素中度敏感，但不推荐用万古霉素治疗中度敏感细菌感染。在检测肠球菌对万古霉素的耐药性时，可将肠球菌接种至含万古霉素 6 μg/ml 的脑心浸液琼脂上，然后于 35℃下孵育 24 小时。肠球菌对万古霉素的高水平耐药由不同的基因簇编码，称为万古霉素耐药基因簇(如 VanA、VanB、VanD 及 VanM 等基因簇)。肠球菌对万古霉素的耐药性主要有 3 类：① VanA 型，由含 7 个基因的转座子(transposon，Tn 1546)上的 VanA 基因编码，对万古霉素(MIC>64 μg/ml)、替考拉宁(MIC>32 μg/ml)均高度耐药，常见于屎肠球菌。② VanB 型，由转座子 Tn 1547 上的 VanB 基因编码，对万古霉素呈不同程度耐药，MIC 4～1 024 μg/ml，对替考拉宁敏感，常见于屎肠球菌，也见于粪肠球菌。③ VanC 型，由位于染色体上的 VanC 基因编码，对万古霉素呈低水平耐药，MIC 8～32 μg/ml，对替考拉宁敏感，本型见于个别肠球菌菌株。此外，VanD 型、VanE 型、VanG 型也有报道，但少见。偶有不同万古霉素耐药基因型共存于同一菌株的报道。万古霉素依赖性是一种值得注意但并不罕见的万古霉素耐药性的变异。万古霉素依赖性肠球菌(vancomycin dependent enterococci，VDE)由万古霉素耐药菌株(通常为携带 VanB 基因簇的肠球菌)演变而来。

当培养出对万古霉素具有低水平耐药性的鹑鸡肠球菌和酪黄肠球菌时，并不意味着要隔离患者。研究者们发现，这种固有耐药性并未位于可播散至其他细菌的质粒或转座子上。

【流行病学】

肠球菌存在于土壤、植物、食物、水和动物中(包括哺乳动物、鸟类、昆虫和爬行类)。肠球菌属于人类肠道正常菌群(normal gut flora)组成部分，唾液、上呼吸道、皮肤及阴道中均可检出。

肠球菌感染主要来自内源性感染，即自身菌丛中肠球菌引起的感染。但是也可以通过医护人员的手、污染的物品、污染的医疗环境表面传播；但一般仍是首先在易感人群的肠道、皮肤、腹股沟及其邻近部位定殖，然后再引起感染。

肠球菌属于机会性致病菌，感染的易感因素包括：有严重基础疾病(尤其肿瘤或器官移植患者)或正处于疾病严重阶段、肾功能不全、进行腹部或胸部手术，以至宿主处于免疫抑制状态；安置导尿管或静脉置管、接受其他侵入性诊疗措施；应用多种抗菌药物，尤其是头孢菌素类、抗厌氧菌药物及糖肽类；接受选择性肠道脱污染或保留灌肠等治疗；接触肠球菌感染患者、陪护人员有肠球菌定殖、长时间住院或住重症监护病房(ICU)、医院内不同楼层科室转科。因此，医院感染居多。

肠球菌感染没有种族与性别差异。不过肠球菌心内膜炎更多见于成年男性。研究表明，出生 1 周的新生儿约 50%有粪肠球菌定殖，新生儿期易发生肠球菌感染，大龄儿菌血症感染常具有某些易感因素。总体而言，成人感染者多于儿童。

世界范围内耐万古霉素肠球菌(VRE)感染构成了公共安全隐患。VRE 传播由使用抗菌药物导致的选择压力、定殖患者的比例、患者发生 VRE 定殖/感染的风险较高和对预防措施的依从性所决定。VRE 定殖于胃肠道，并且由粪便排出，可在皮肤上发现。VRE 的定殖通常发生在感染前，但并不是所有的 VRE 定殖患者都会发生感染。有 VRE 定殖或感染的人，都可作为二次传播的来源，可以通过直接接触(如医疗保健人员的手)和间接从环境表面两种方式传播。与 VRE 感染患者相比，VRE 定殖患者引起的环境污染更严重。

发生 VRE 定殖和感染的危险因素包括：既往抗菌药物治疗、患者特征、定殖压力、暴露于受污染的表面、居住在长期护理机构(long-term care facilities，LTCF)。其中患者特征包括住院超过 72 小时、严重的基础医学问题(需要透析的终末期肾病、癌症、移植受体者)、需要入住 ICU，以及使用侵入性设备。可通过使用直肠或直肠周围拭子培养或大便培养，来发现 VRE 定殖。

2018 年中国细菌耐药监测网数据显示，肠球菌属占所有分离菌的 7.06%，其中 VRE 在肠球菌属中占 0.73%。46 081 株尿道标本分离菌中，屎肠球菌占 10.6%，粪肠球菌占 7.58%；36 359 株血液标本分离菌中，屎肠球菌占 3.97%，粪肠球菌占 2.04%；15 867 株伤口脓液标本分离菌中，粪肠球菌占 3.08%，屎肠球菌占 2.48%；12 852 株其他无菌体液标本分离菌中，屎肠球菌占 10.82%，粪肠球菌占 6.47%，鸟肠球菌占 1.03%，鹑鸡肠球菌占 0.89%；3 157 株脑脊液标本分离菌中，屎肠球菌占 3.45%，粪肠球菌占 1.24%。

【发病机制】

肠球菌感染的致病机制尚不十分清楚。一些潜在的毒力因子在肠球菌的致病机制中起重要作用。由质粒介导产生的一种侵袭性蛋白质(黏附素)可促进肠球菌聚集。黏附实验显示，肠球菌可借此黏附至尿路上皮细胞，从而导致泌尿系统感染，黏附于心内膜可引起心内膜炎(endocarditis)。这些黏附素的表达亦受细菌生长环境的影响。另外，肠球菌可产生一种聚合物质(系一种蛋白表面物质，可聚集供体与受体菌，以利质粒转移)，在体外增强其对肾小管上皮细胞的黏附。几种毒力因子可能引起组织破坏，如由质粒介导的蛋白质溶血素(hemolysin)、细菌素(bacteriocin)。溶血素导致人体红细胞溶解，功能类似细菌素，可以抵抗其他革兰阳性球菌，也可增加感染严重程度，多种动物实验也印证了其毒力。

肠球菌原先共生体角色改变，使其获得新的特质，有能力克服宿主的防御机制，开拓新的繁殖地点。血清中生长的肠球菌与多形核白细胞反应较弱，而肉汤中生长的细菌反应较强。体外多形核白细胞对肠球菌的有效杀灭作用需血清补体蛋白参与，而抗肠球菌抗体又可增强该作用。相对于共生菌株，致病株存在获得性抗菌药物耐药性的特征。肠球菌能够转移耐药基因给其他细菌，如葡萄球菌。

肠球菌能形成生物膜的能力，使细菌能够定殖于置入物与生物材料表面，介导其黏附与侵入宿主，同时保护细菌不受抗菌药物杀伤。生物被膜的形成可能对心内膜炎、牙髓感染、尿道感染、导管植入等使用医疗器械相关的感染有重要影响。

【临床表现】

肠球菌可引起多种感染，包括泌尿道感染、菌血症、心内膜炎及脑膜炎。粪肠球菌引起的感染往往比屎肠球菌引起的感染毒力更强。粪肠球菌引起的菌血症比屎肠球菌引起的菌血症更有可能伴有心内膜炎。

1. *尿路感染(UTIs)*　是最常见的肠球菌感染，在所有 UTIs 中，约 10%与肠球菌有关，在医院获得性 UTIs 中，约 16%与肠球菌有关。绝大部分 UTIs 为院内感染，多发生于留置导尿管、其他尿路器械操作和尿路结构异常的患者，包括单纯性膀胱炎、肾盂肾炎，少数为前列腺炎和肾周脓肿，可伴有血流感染。在医院外单纯性尿路感染中肠球菌所致者相对少见。

2. *血流感染*　肠球菌菌血症常与多脏器转移性脓肿有关，并造成高病死率。在肠球菌感染中居第 3 位，可合并感染性心内膜炎。大多数由粪肠球菌外的其他菌种引起的肠球菌性菌血症病例不会出现心内膜炎。粪肠球菌性菌血症患者发生心内膜炎的相对风险更高。在出现肠球菌性菌血症的情况下，脓毒性休克很少见；但如果出现，应怀疑存在伴革兰阴性杆菌感染的多种微生物感染。感染常来源于尿路、腹腔、盆腔、伤口(尤其是烧伤、压疮、糖尿病足合并感染)、血管内导管及胆道等部位。

在某些肠球菌性菌血症患者中，床旁临床评分可能是预测心内膜炎的有效工具。NOVA 评分：血培养阳性次数(3/3，如果超过 3 次培养则应大多数为阳性)，5 分；未知来源的菌血症，4 分；以前的心脏瓣膜疾病，2 分；听诊闻及心脏杂音，1 分。临界分数(小于 4 分)提示发生肠球菌性心内膜炎的风险非常低。NOVA 评分可能有助于避免肠球菌性菌血症患者进行不必要的经食管超声心动图检查，但还需进一步确认。

3. 心内膜炎 肠球菌也是感染性心内膜炎的重要病原菌之一，主要为粪肠球菌，少数为屎肠球菌、鸟肠球菌、铅黄肠球菌、坚韧肠球菌、棉子糖肠球菌等。据估计，约 20%的自身瓣膜细菌性心内膜炎与 6%～7%的人工瓣膜细菌性心内膜炎由肠球菌引起。肠球菌既可引起有病变的瓣膜感染，也可引起正常瓣膜感染，常见左心瓣膜感染，其次双侧心瓣膜感染，也有侵犯主动脉瓣的报道。

4. 腹部与盆腔感染 较大肠埃希菌和脆弱拟杆菌引起者少。肠球菌属是肠道和泌尿生殖道正常定殖菌，腹腔或盆腔感染往往培养出多种细菌，肠球菌是否参与感染仍有争议。做出临床诊断前，需仔细分析从这些样本中分离细菌的意义。肠球菌可引起肾病综合征、肝硬化、尿毒症慢性间歇腹膜透析患者发生原发性肠球菌腹膜炎，腹腔手术或腹部创伤患者也可继发单纯肠球菌感染，肠球菌在子宫内膜炎、子宫切除、急性输卵管炎基础上可引起脓肿或菌血症。

5. 脑膜炎 肠球菌引起的脑膜炎较少见，主要见于经历神经外科手术的成年人、头部外伤和中枢神经系统解剖异常者。极少数情况下，肠球菌性脑膜炎可能是肠球菌性心内膜炎或免疫缺陷(例如，AIDS 或血液系统恶性肿瘤)患者的高水平菌血症的一种并发症。有报道认为，肠球菌引起的脑膜炎主要见于 1 岁以下的小儿，诱因为脑外科手术、头部肿瘤、严重的胃肠炎。肠球菌性脑膜炎还可见于新生儿脓毒症，且也已被描述与类圆线虫属(*Strongyloides*)的高度感染相关。

6. 其他 肠球菌可能会引起呼吸道感染、中耳炎、鼻窦炎、脓毒性关节炎和眼内炎，但临床罕见。偶有肠球菌引起骨髓炎的报道。肠球菌也很少单独引起蜂窝织炎。

【实验室检查和其他检查】

一旦从血液及无菌体液(尿液、腹水、盆腔积液、脑脊液)、组织中培养分离到肠球菌，诊断即可确立。从大便中分离到肠球菌不作为侵袭性感染(invasive infection)的依据。从腹腔、伤口、盆腔混合菌中分离出肠球菌的意义尚不明了。社区获得肠球菌菌血症常提示可能有心内膜炎，应进行心脏彩色超声检查。腹腔或盆腔感染可借助超声检查、CT 检查或穿刺抽液进行确定。脑膜炎患者应进行脑脊液检查，肠球菌脑膜炎脑脊液中白细胞数不高($<0.2\times10^6/L$)。

应测定肠球菌对 β-内酰胺类、氨基糖苷类、糖肽类的体外敏感性，多重耐药(multiple antibiotic resistant)菌株应测定对氟喹诺酮类(fluoroquinolones)、多西环素(doxycycline)、氯霉素(chloramphenicol)的敏感性。

测定氨苄西林对肠球菌的 MIC 值及肠球菌是否产生 β-内酰胺酶具有重要临床意义。尽管氨苄西林对肠球菌的 MIC 值>16 μg/ml 被判定为耐药，但大剂量氨苄西林(成人每日 20 g)对 MIC 值为 64 μg/ml 的菌株感染仍然有效。

【治疗】

肠球菌感染病情轻重悬殊颇大，脑膜炎、菌血症、心内膜炎等全身感染患者应选择杀菌方案(bactericidal regimens)治疗，疗程宜长，以求清除病原菌，避免复发。同时要提高患者免疫力，还要尽可能去除各种诱因。如果肠球菌感染与导管或假体有关，应该尽快去除。导管相关性肠球菌性脓毒血症(catheter associated sepsis)应尽快拔除导管；感染的脑室腹腔引流管(VP shunt)也应尽快拔除，并进行脑室外引流或脑室切开术(ventriculostomy)。

抗菌药物治疗疗效在一定程度取决于宿主状态和病情严重程度。例如，新生儿早期发生菌血症的病死率达 6%，后期发生坏死性肠炎(necrotizing enterocolitis)的病死率高达 15%。肠球菌脓毒症(enterococcal sepsis)占肠球菌感染死亡病例的7%～50%。又如,心内膜炎患者如果年龄超过70岁、有心功能不全,同时合并脑栓塞等其他基础疾病,则很难达到治疗目的。总的来说,肠球菌感染属于医院获得性耐药菌株感染者,疗效欠佳,预后较差。

1. *抗菌药物的选择* 肠球菌对多种抗菌药耐药,仅对青霉素、氨苄西林呈中度敏感,哌拉西林、美洛西林等亦对其具中等抗菌活性。因此,可选用上述药物,应用剂量宜大。氨苄西林、青霉素G是治疗敏感肠球菌感染的首选药物。氨苄西林单用可治疗平时健康状况良好的局灶性轻度肠球菌感染者。氨苄西林敏感株感染者不应选择万古霉素或替考拉宁治疗。

肠球菌对头孢菌素类、氨基糖苷类、磺胺类固有耐药,单用均无效。但在应用青霉素类、糖肽类针对细胞壁的药物后,氨基糖苷类可进入肠球菌体内,发挥协同抗菌作用。尤其在败血症、心内膜炎、脑膜炎、新生儿菌血症重症感染患者,单用青霉素类或糖肽类效果欠佳,主张与氨基糖苷类联合应用,但不包括氨基糖苷类高耐药株。

如果肠球菌产生β-内酰胺酶,可选择含β-内酰胺酶抑制剂的复合制剂治疗,如氨苄西林克拉维酸、氨苄西林舒巴坦、阿莫西林克拉维酸、阿莫西林舒巴坦、哌拉西林他唑巴坦。不宜使用青霉素、氨苄西林、哌拉西林、美洛西林等药物时,亚胺培南、美罗培南也可考虑。

近年来,耐万古霉素菌株(VRE)逐渐增多。如果是对青霉素类、糖肽类、氨基糖苷类都耐药的多重耐药菌株引起的难治性感染,则需选择利奈唑胺(linezolid, zyvox)、替加环素、达托霉素等治疗。

2. *特定部位感染的治疗* 泌尿道感染一般无须杀菌治疗,导尿管相关的菌尿常在拔除尿管后消退。当需要针对肠球菌泌尿道分离株进行治疗时,单药治疗即已足够。在存在侵袭性感染的情况下,如心内膜炎、脑膜炎及菌血症[在有心脏瓣膜病和(或)病情危重时],治疗方案需要具备杀菌活性。在这种情况下,通常需要具有破坏细胞壁作用的药物联合庆大霉素(或链霉素)或氨苄西林加头孢曲松(或头孢噻肟)的协同活性。当考虑联合氨基糖苷类抗生素治疗时,应检测是否对庆大霉素及链霉素具有高水平耐药。

(1) 心内膜炎:针对青霉素类敏感的肠球菌,可以选择青霉素类联合氨基糖苷类静脉滴注治疗。青霉素G 1 800万～3 000万U/24小时,分4～6次静脉滴注,联合氨基糖苷类(如庆大霉素1～1.5 mg/kg,每8小时1次静脉滴注)。针对VanB型耐药肠球菌,可选择氨苄西林12 g/24小时,分4次静脉滴注,联合氨基糖苷类治疗。心内膜炎的疗程宜长,以免复发。病程小于3个月者,疗程4周;病程超过3个月者,疗程6周。长期以来,治疗草绿色链球菌心内膜炎临床多选用链霉素联合疗法,但对本菌引起者除非庆大霉素耐药或链霉素显示有协同作用,一般不常规应用链霉素。

对青霉素类耐药、氨基糖苷类敏感株引起的心内膜炎,氨苄西林舒巴坦12 g/24小时,分4次静脉滴注,联合氨基糖苷类(如庆大霉素1～1.5 mg/kg,每8小时1次静脉滴注);其次选氨苄西林舒巴坦12 g/24小时,分4次静脉滴注。

对青霉素类耐药或患者对青霉素类过敏,或者是由屎肠球菌引起的感染应选择万古霉素联合氨基糖苷类治疗。万古霉素30 mg/(kg·d)均分2次静脉滴注,每日总量不超过2 g,否则应进行血药浓度监测。如果对两者都耐药,可选择替考拉宁(teicoplanin)联合氨基糖苷类。无论是天然瓣膜或人工瓣膜,如果心内膜炎由多重耐药、万古霉素耐药屎肠球菌引起,应选择利奈唑胺治疗8周,600 mg每12小时1次静脉滴注或口服,儿童用量每次10 mg/kg,每日3次;或奎奴普丁/达福普丁(synercid)7.5 mg/kg,每8小时1次静脉滴注,疗程至少8周。也可试用亚胺培南联合氨苄西林或头孢曲松联合氨苄西林。

在多重耐药或无法达到协同杀菌效果的情况下,单用抗菌药物治疗的成功率仅为50%,应考虑瓣膜置换术。

(2) 泌尿道感染:非复杂性泌尿道感染首选阿莫西林250～500 mg口服,每日3次,或氨苄西林 250～500 mg，口服，每日 4 次；儿科患者阿莫西林 25～50 mg/(kg・d)均分 3 次口服。青霉素类过敏或青霉素类高度耐药而β-内酰胺酶阴性菌感染者，选用呋喃妥因 50～100 mg，每日 4 次，或环丙沙星 250～500 mg，每日 2 次，或左氧氟沙星 400～500 mg，每日 1 次，或诺氟沙星 400 mg，每日 2 次，或依诺沙星 200～400 mg，每日 2 次，或加替沙星 200～400 mg，每日 1 次，口服。治疗应该包括移除导尿管(如果可能)，在某些病例中，仅采取此项干预措施就解决了导尿管相关的肠球菌泌尿道感染/定殖。

(3) 菌血症：需要抗菌药物治疗肠球菌性菌血症的情况包括：2 次或以上血培养阳性，或者单次血培养阳性且伴有脓毒症征象，或者单次血培养阳性加上另一通常无菌部位的肠球菌培养阳性。

在单次血培养阳性且无脓毒症临床证据的情况下，或者对有多种微生物感染并且正在接受针对毒力更强微生物的恰当治疗的患者，应推迟针对肠球菌性菌血症的抗菌药物治疗。在菌血症很有可能归因于血管内导管的情况下，仅移除导管可能就足以治愈感染。然而，对于大多数发热的患者，在发现肠球菌感染并且获取额外的培养标本后，应开始经验性抗菌药物治疗；治疗 5～7 日后如果症状已消退且未发现瓣膜异常，一般可停药。

在没有疑似心内膜炎且病情不危重的情况下，肠球菌性菌血症可采用单药治疗。在怀疑有心内膜炎或病情危重的情况下，需要进行联合治疗。耐药性肠球菌的最佳治疗方法尚不明确，可考虑利奈唑胺或达托霉素。

肠球菌性菌血症的抗菌治疗最佳持续时间尚不明确；对于单纯性感染，如果在 24 小时获得的重复血培养标本为阴性，则治疗 5～7 日可能就足够了。

(4) 腹腔盆腔感染：美国感染学会(IDSA)指南提出经验性治疗社区获得性腹腔内感染不推荐覆盖肠球菌，但如果医院获得腹腔感染分离到肠球菌，抗菌药物必须覆盖肠球菌。

(5) 儿科肠球菌菌血症、脑膜炎：选择氨苄西林联合氨基糖苷类治疗，如果氨苄西林耐药，应选择万古霉素联合氨基糖苷类治疗。新生儿和儿童患者青霉素 G 每日 10 万～25 万 U/kg，均分 6 次静脉滴注或肌内注射，可以联合氨基糖苷类(如庆大霉素 1 mg/kg，每 6 小时 1 次，静脉滴注或肌内注射)；或氨苄西林钠每日 100～200 mg/kg，均分 4～6 次静脉滴注，可以联合氨基糖苷类(如庆大霉素 1 mg/kg，每 6 小时 1 次，静脉滴注或肌内注射)。

青霉素类过敏或青霉素类高度耐药而β-内酰胺酶阴性菌感染者，选用万古霉素 30 mg/(kg・d)，均分 2 次静脉滴注，每日总量不超过 2 g，可以联合氨基糖苷类(如庆大霉素 1 mg/kg，每 8 小时 1 次，静脉滴注或肌内注射)。

万古霉素和青霉素类耐药者，选用利奈唑胺 600 mg，每 12 小时 1 次，静脉滴注或口服；儿童用量每次 10 mg/kg，每日 3 次；或奎奴普丁/达福普丁(synercid) 7.5 mg/kg，每 8 小时 1 次，静脉滴注。

脑膜炎疗程通常 2～3 周，如果有局部皮肤软组织损害，如先天性表皮发育不全(congenital cutis aplasia)，疗程应延至 3～4 周。

【预防】

与任何多药耐药微生物一样，VRE 感染的预防需要采取多层面的方法，包括一般的感染预防(如血管导管和导尿管的最佳管理)、准确与及时的诊断和治疗、谨慎使用抗菌药物及预防传播。旨在减少医疗保健机构 VRE 传播的方案的主要组成部分包括：用手卫生、对感染和定殖患者的接触防护措施(手套、手术衣和隔离或集中照顾)、对高风险患者的主动监测培养，以及清除环境和设备的污染。

应常规筛查临床分离菌中的 VRE，尤其应对 ICU 患者进行积极的 VRE 监测。隔离 VRE 定殖或感染的人员(包括穿隔离衣、戴手套、正规洗手)，VRE 定殖或感染患者使用的器物包括电器、体温计等都应该进行空间限定，不能随意拿出房间。对环境表面进行彻底消毒。研究表明，对入院时就进行 VRE 筛查并严格执行消毒隔离措施的 ICU 病房，VRE 分离率可降低 60%。消毒隔离措施应该持续至患者不再需要抗菌药物治疗,而且每周1次从不同部位,包括导尿管、结肠造瘘部位进行细菌培养,连续3次都阴性为止。

在非流行情况下,无须进行常规主动监测培养来确定VRE定殖患者。如果尽管执行并严格遵守常规控制措施(如用手卫生、接触防护措施),但机构中VRE的发病率或患病率却没有降低,则可对高风险患者进行主动监测培养。VRE的监测培养通常来自直肠拭子、直肠周围拭子或粪便样本,也应取得皮肤破损和引流伤口区域的培养样本。

万古霉素不能常规推荐为外科手术预防用药、治疗抗生素相关肠炎的首选药物、透析患者预防用药及低体重儿预防用药。

参考文献

[1] 王辉,马筱玲,钱渊,等(译). 临床微生物学手册[M]. 11版. 北京:中华电子音像出版社,2017:497-501.

[2] Schleifer KH, Kilpper-Balz R. Transfer of Streptococcus faecalis and Streptococcus faecium to the genus Enterococcus nom rev as Enterococcus faecalis comb nov and Enterococcus faecium comb[J]. Int J Syst Bacteriol, 1984, 34: 31.

[3] Knelson LP, Williams DA, Gergen MF, *et al*. A comparison of environmental contamination by patients infected or colonized with methicillin-resistant Staphylococcus aureus or vancomycin-resistant enterococci: a multicenter study[J]. Infect Control Hosp Epidemiol, 2014, 35: 872.

[4] Bouza E, Kestler M, Beca T, *et al*. The NOVA score: a proposal to reduce the need for transesophageal echocardiography in patients with enterococcal bacteremia[J]. Clin Infect Dis, 2015, 60: 528.

[5] Murray BE. The life and times of the enterococcus[J]. Clin Microbiol Bev, 1990, 3(1): 46-65.

(四川大学华西医院 钟册俊 吕晓菊)

第五节 奈瑟菌感染

一、脑膜炎奈瑟菌感染

免疫力正常成人感染脑膜炎奈瑟菌(*Neisseria meningitides*)后通常表现为无症状的鼻咽部定殖。罕见情况下可致侵袭性感染,主要临床表现为细菌性脑膜炎和败血症,亦可表现为隐匿性菌血症、肺炎、关节炎、结膜炎以及慢性脑膜炎球菌血症。当脑膜炎球菌群体免疫力较弱时,该病菌感染可经呼吸道传播,导致脑膜炎球菌脑膜炎的暴发流行,又称为流行性脑脊髓膜炎(epidemic cerebrospinal meningitis)(简称"流脑")。脑膜炎球菌脑膜炎好发于冬春季节,多见于儿童与青少年,其主要临床表现是突发高热、剧烈头痛、频繁呕吐、皮肤黏膜瘀点和脑膜刺激征,严重者可有败血症休克和脑实质损害,脑脊液呈化脓性改变。

【病原学】

脑膜炎奈瑟菌(又称脑膜炎球菌,meningococcus)于1887年首次被Anton Weichselbaum从患者脑脊液中分离鉴定。它属奈瑟菌属,仅存在于人体,是鼻咽部常见寄生菌,革兰染色阴性,菌体呈肾形或豆形,直径0.6~1.0 μm,凹面相对成双排列或4个相连,无鞭毛,不形成芽孢。新分离的脑膜炎球菌含有菌毛,这对其附着在人类鼻咽部柱状细胞上有重要作用。本菌仅存于人体,可从带菌者鼻咽部及患者皮肤瘀点、血液、脑脊液中检出。在脑脊液与瘀点涂片中,可见该菌多在中性粒细胞内,少数在细胞外。

脑膜炎球菌含有荚膜多糖、脂寡糖、外膜蛋白(OMPs)、菌毛等多种抗原成分(表16-6,图16-6)。按本菌表面荚膜多糖结构的不同,目前分为A、B、C、29E、H、I、K、L、M、W135、X、Y、Z(其中H、I和K群是由我国发现和建立)13个血清群,但仅仅只有6个血清群(A、B、C、X、Y和W135)致病性最大。脑膜炎球菌又可进一步分为 20 个血清型(根据 2/3 类 OMP 抗原性的不同),10 个血清亚型(根据 1 类 OMP 抗原性的不同)和 13 个免疫分型(根据脂寡糖抗原性的不同)。此外,针对脑膜炎球菌的遗传特征,我们采用多位点酶电泳、脉冲场凝胶电泳和 DNA 序列分析等不同技术来鉴定菌株间的关系,进行分子亚型分型。参照 7 对管家基因的多位点序列分型(MLST)进行基因分型。

脑膜炎球菌的毒力与荚膜多糖,外膜蛋白、脂寡糖(内毒素)和磷脂有关。细菌在人体内裂解后释放的内毒素具有很强的致病性,是致病的主要因素。

本菌属专性需氧菌,在普通培养基上不易生长(对蛋白胨、琼脂中所含的脂肪酸和微量金属非常敏感),但在含有血液、血清或渗出液培养基上生长良好,常用巧克力色血琼脂平板,在 37℃、5%～10% CO_2、pH 7.4～7.6 下最易生长。

本菌在外界抵抗力很弱,特别对干燥、寒、热、阳光等物理因素极为敏感,即使在室温条件下,环境中的脑膜炎球菌超过 3 小时即全部死亡;在 55℃的温度下,处理 5 分钟便可杀灭该菌。菌体在体外可产生自溶酶而溶解。因此,采集标本时要注意保温并立即送检,防止标本干燥和被日光照射。此外,该菌对化学因素和常用的消毒剂亦很敏感,1%苯酚、75%乙醇、0.1%苯扎溴铵等均可以迅速杀灭该菌。

表 16-6 脑膜炎球菌外膜结构的功能和分类

外膜结构	功能	分类	数量	命名
荚膜(capsule)	防止宿主介导、补体依赖的溶菌作用和吞噬作用	血清群	13	A、B、C、29E、H、I、K、L、M、W135、X、Y、Z
外膜蛋白(OMPs) (细胞外膜孔道蛋白) PorA(1 类 OMP) PorA(2/3 类 OMP)	产生小孔,允许小的亲水性溶质、阳离子或阴离子选择性通过	血清亚型 血清型	10 20	P1.1,P1.2,P1.3… 1,2a,2b,…21
不透光相关蛋白 Opa(5 类 OMP)	促进黏附于宿主细胞和粒细胞表面			
Opc(5 类 OMP)	促进黏附于宿主细胞表面			
修饰减少蛋白(Rmp) (4 类 OMP)	未知			
脂寡糖(LOS)	具有有利的免疫毒性活力	免疫分型	13	L1,L2,…L3
菌毛(pili)	促进黏附于上皮/内皮细胞和红细胞表面		2	Ⅰ,Ⅱ

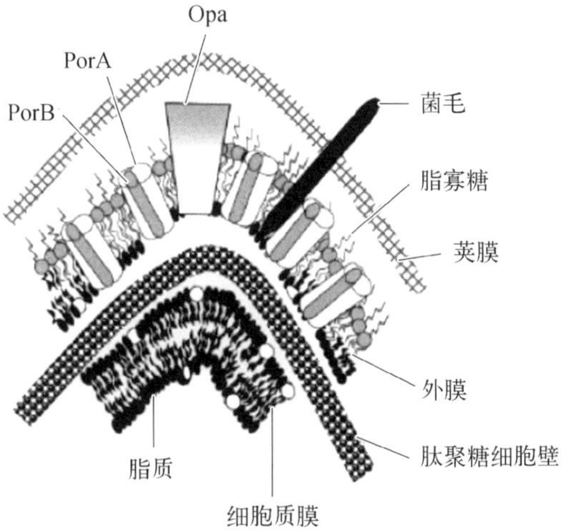

图 16-6 脑膜炎球菌的表面结构

【流行病学】

全球每年脑膜炎球菌脑膜炎发病人数约为 50 万,死亡 5 万,病死率和致残率较高,是大多数国家的重要公共卫生问题。脑膜炎球菌感染地域分布非常广,几乎遍及各大洲,在撒哈拉以南的"非洲脑膜炎地带"(从塞内加尔延续至埃塞俄比亚)发病率最高,剧烈流行时报告发病率曾高达 1 000/10 万,约占当地 1%的人口。90%的脑膜炎球菌感染是由血清群 A、B、C、Y、W135 群所致,其中欧洲和美国以 B 群和 C 群为主,亚洲和非洲以 A 群和 C 群为主。随着疫苗的广泛接种,不同国家和地区均存在流行菌群变迁现象。自中华人民共和国成立以来，1959年、1967年、1977年、1984年，我国曾发生4次较大的脑膜炎球菌脑膜炎流行，主要由A群菌引起，流行周期为8～10年，近年其他病例也较多见，如在辽宁、上海、四川、河北等地B群均有所增加，虽为散发，但病情重，死亡率较高。此外，C群菌株病例有上升趋势，2004年12月至2005年1月，我国安徽、江苏等省部分市、县脑膜炎球菌脑膜炎的局部散发流行即为C群所致，现有超过20个省份报告C群脑膜炎球菌脑膜炎病例，并逐渐成为流行优势菌群。现阶段，我国脑膜炎球菌病总体呈低流行状态，而脑膜炎球菌优势流行血清型则呈多元化变迁趋势。2015—2019年，全国报告流脑540例，年均发病率为0.78/1 000万。在296例脑膜炎球菌血清群阳性病例中，A、B、C、W、Y、其他及不可分群分别占4.73%、36.15%、22.97%、6.08%、1.69%、28.38%。

随着抗生素应用于临床和新开发的抗菌药物不断问世，脑膜炎致病菌的耐药状况也在不断地发生变化。自20世纪80年代以来，在欧美和非洲的一些国家均有脑膜炎球菌对青霉素敏感性下降(MIC≥0.25 mg/L)的报道。此外，脑膜炎球菌对氯霉素耐药也已有报道。上海的一项研究分析了该地区2005—2013年间分离到的脑膜炎球菌的特征，A群、B群以及C群分别占19%、32%和49%。药物敏感试验检测结果表明，95%的菌株对复方磺胺甲噁唑耐药，84%的菌株对环丙沙星耐药，3%的菌株对青霉素敏感度下降。

1. 传染源　本病的传染源是患者和带菌者，人是本病的唯一自然宿主。病原菌存在于带菌者或患者的鼻咽部。患者在潜伏期末和发病期均有传染性，但传染期一般不超过10日，由于感染后出现典型症状的患者少，而且易于发现和隔离治疗，治疗后细菌很快消失，故患者作为传染源远不如带菌者重要。带菌者因不易被发现，人群中带菌率一旦超过20%就有发生流行的可能。在流行期间，A群带菌率可达50%以上，我国引起流行也主要是A群，表明了带菌与脑膜炎球菌脑膜炎发病的平行关系；非流行期带菌以B群和C群为主。病后带菌者有10%～20%，其排菌时间可达数周至2年。带菌时间超过3个月以上者称慢性带菌者，所带多为耐药菌株，常存在于带菌者鼻咽部深层淋巴组织内。

2. 传播途径　病菌主要通过咳嗽、喷嚏和讲话时的飞沫从空气中经呼吸道传播。这些细菌以气溶胶的形式存在于空气中，带菌者和脑膜炎球菌脑膜炎患者咳嗽或打喷嚏时喷出的细微液滴中的细菌可达每毫升20 000～80 000个。在人群密集和相对不通风的空间内，则可形成较高浓度的脑膜炎球菌污染的空气，呼吸了包含有较高浓度的脑膜炎球菌污染的空气是造成健康人被感染的最主要途径。因此，控制空气传播亦是控制脑膜炎球菌脑膜炎流行的关键之一。少数感染者则是由于与脑膜炎球菌脑膜炎患者的直接接触而造成细菌传播，这也是脑膜炎球菌脑膜炎的传播方式之一。密切接触对2岁以下婴儿的发病有重要意义。

3. 易感人群　人群普遍易感，但以15岁以下少年儿童多见。在新生儿少见，2～3月龄以后的婴儿即有发病者，6月龄～2岁婴幼儿的发病率最高，以后又逐渐下降。6月龄以内儿童可从母体获得特异性抗体，故很少发病，在6～24月龄时抗体水平下降至最低点，以后又逐渐增高，至20岁左右达成人水平，人群的易感性与抗体水平密切相关。成人则从多次流行过程隐性感染获得免疫。人感染后对同种菌群能产生持久免疫力，各群间有一定交叉免疫，但不持久。人群受感染后60%～70%为无症状带菌者，30%仅有上呼吸道症状或皮肤瘀点，绝大多数不治而愈，而呈典型脑膜炎球菌脑膜炎表现的患者仅在1%左右。

4. 流行特征　本病流行有明显的地区性和季节性，但由于广泛接种疫苗，人群的免疫力和感染机会都不相同，而有发病率的差异。大城市发病分散，以2岁以下发病率最高；中小城市则以2～4岁或5～9岁为最高；偏僻山区农村因人群缺乏免疫力，一旦传染源介入常易引起局部的暴发流行，15 岁以上发病者可占总发病率的一半以上。男女发病率大致相等。一般流行呈周期性，每 3～5 年小流行，8～10 年大流行一次。这是由于相隔一定时间后人群免疫力下降，新的易感者逐渐累加之故。此外，引入新的有毒力的克隆型，由于多数人对其缺乏免疫力，亦可产生流行。发病多在冬春两季，每年 11 月至次年 5 月，而以 2～4 月为高峰。发病以 15 岁以下儿童居多。

【发病机制和病理解剖】

1. *发病机制* 病原菌自鼻咽部侵入人体后是否发病及病情的轻重与病菌的数量、毒力强弱、机体的防御机能有关。如人体免疫力强，则可迅速将病原菌杀灭；若免疫力较弱，细菌则在鼻咽部繁殖成为无症状带菌者，或仅有轻微上呼吸道症状。若机体免疫力低下，体内缺乏特异性杀菌抗体，或细菌毒力较强时，则细菌从鼻咽部黏膜进入血循环形成短暂菌血症，无明显临床症状或仅有皮肤瘀点，仅少数患者因细菌大量繁殖并进入中枢神经系统引起败血症，继而累及脑脊髓膜，形成化脓性脑脊髓膜炎。极少数发生关节、心内膜等迁徙性病灶。近年研究发现，从患者脑脊液中分离到的细菌与带菌者中分离到的细菌有基因序列上的差异，提示病原菌致病性存在区别。病原菌侵入后，在细菌本身或其毒素作用下炎性细胞浸润，并释放多种细胞因子(如 IL－1、IL－6、TNF－α 等)和趋化蛋白，促使神经细胞释放多种活性氨基酸，后者进一步刺激神经细胞产生一氧化氮(NO)、活性氧(ROS)和毒性氮氧化物($ONOO^-$)，最终导致神经细胞功能的损伤。该菌还可产一种酶，能切断局部 IgA 重链。此外，脑膜炎球菌的菌毛与鼻咽部无纤毛的柱状上皮细胞的微绒毛结合，使脑膜炎球菌可在宿主细胞表面寄生和繁殖，对致病均起了重要作用。先天性或获得性 IgM 缺乏或减少，补体 C_5～C_8 中的单个补体先天性缺乏均是引起临床发病，甚至是反复发作或致暴风型脑膜炎球菌脑膜炎的原因。当然，备解素的先天性缺乏亦是后者的原因之一。

内毒素是重要的致病因素。败血症是病菌侵入血管内皮细胞繁殖并释放内毒素引起毒血症状。内毒素刺激内皮细胞、吞噬细胞等产生大量细胞因子，引起局部出血、坏死、细胞浸润和栓塞，临床出现皮肤黏膜瘀点和瘀斑。细菌在血循环中大量繁殖与破坏过程释放出内毒素使全身小血管痉挛，导致微循环障碍，有效循环血容量减少，引起感染性休克和代谢性酸中毒。广泛血管内皮损伤，胶原暴露及内外凝血系统激活，凝血因子大量消耗，引发 DIC 和继发纤溶亢进，加重微循环障碍与出血，内脏器官广泛出血，引发多器官功能衰竭。暴风型败血症是一种特殊类型，过去称为“华-佛综合征”，曾认为是由于双侧肾上腺皮质出血和坏死引起急性肾上腺皮质功能衰竭所致。现已证明，肾上腺皮质功能多数并未衰竭，在发病机制中并不起主要作用，而由于脑膜炎球菌的内毒素引起微循环障碍和内毒素性休克，继而导致 DIC，则是其主要病理生理基础。

脑脊髓膜的炎症病变以软脑膜为主，早期显示充血、水肿、血管内皮细胞坏死出血，病情进展伴大量纤维蛋白、中性粒细胞及血浆外渗，脑脊液浑浊呈化脓性改变。严重者脑实质炎症渗出和脑细胞水肿，引发颅内压增高导致脑疝，患者昏迷加深，呼吸衰竭而迅速死亡。暴发型脑膜脑炎的发生和发展亦和内毒素有关。

肿瘤坏死因子(TNF)，白细胞介素 1、6、8、10(IL－1，6，8，10)参与病变过程，Ⅲ型变态反应也可能在细菌的致病中起一定作用，如在受损的血管壁内可以见到免疫球蛋白、补体及脑膜炎球菌抗原的沉积。

2. *病理解剖* 败血症期主要病变是血管内皮损害，血管壁炎症、坏死及血栓形成，同时血管周围有出血，皮下、黏膜及浆膜也可有局灶性出血。暴发型败血症的皮肤及内脏血管有内皮细胞坏死和脱落，血管腔内有血栓形成。皮肤、肺、心、胃肠道和肾上腺均有广泛出血。心肌炎和肺水肿亦颇为常见。脑膜炎期主要病变在软脑膜和蛛网膜，早期有充血、少量浆液性渗出及局灶性小出血点，后期则有大量纤维蛋白、中性粒细胞及细菌出现。病变累及大脑半球表面及颅底。颅底部由于脓性粘连压迫及化脓性改变的直接侵袭,可出现临床视神经、外展神经、动眼神经、面神经、听神经等脑神经损害的表现,甚至为永久性。脑组织表层由于毒素影响而有退行性变。此外,炎症可沿着血管侵入脑组织,引起充血、水肿、局灶性中性粒细胞浸润及出血。暴发型的脑膜脑炎型病变主要在脑实质,脑组织病变严重,有明显充血、出血、水肿、炎症坏死,颅内压明显升高,易产生昏迷及惊厥等脑炎症状,严重者发生枕骨大孔疝及天幕裂孔疝,即出现瞳孔改变、偏瘫、去大脑强直、呼吸衰竭等严重症状。少数慢性患者由于脑室孔阻塞和脑脊液循环障碍发生脑积水(图 16 - 7)。

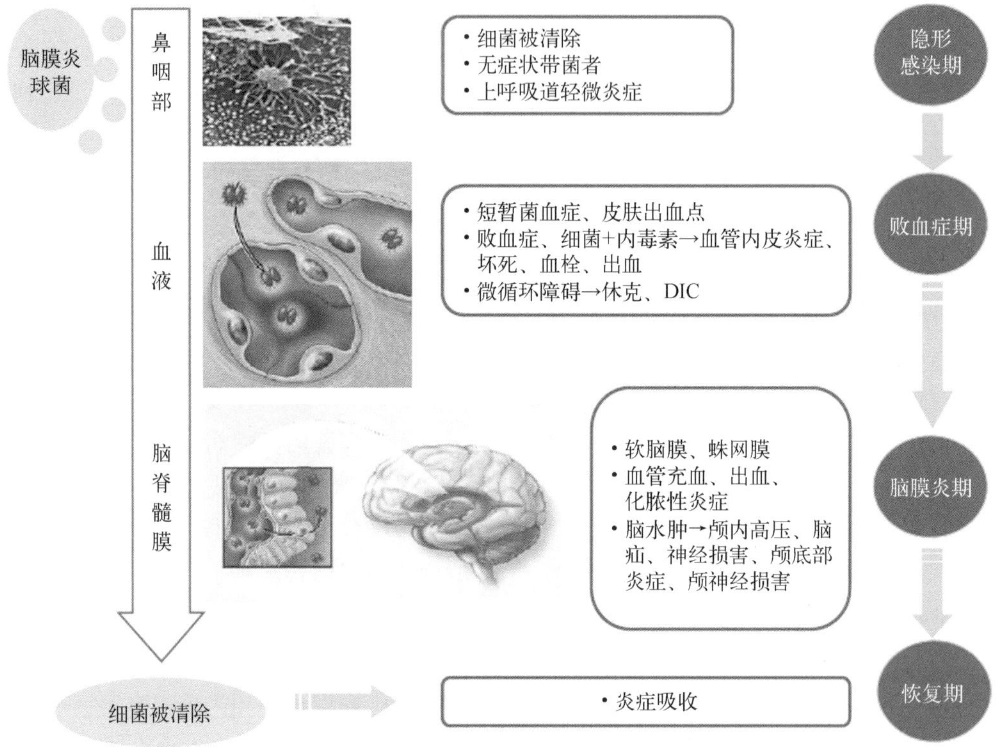

图 16 - 7　脑膜炎球菌脑膜炎的发病机制和病理解剖

【临床表现】

人体感染脑膜炎球菌后以无症状鼻咽部带菌状态最为常见。尽管上呼吸道存在病菌感染,脑膜炎球菌咽炎却很少报道;不过,在侵袭性疾病出现之前患者常有上呼吸症状。易感人群获得病菌后,经过 1～11 日潜伏期(通常小于 4 日,有报道定殖超过 11 周的),出现疾病临床表现。侵袭性疾病的典型特征包括出血性皮疹、败血症及脑膜炎。

1. *皮疹*　70%～90%的患者有皮肤黏膜瘀点(或瘀斑),压之不褪色,见于全身皮肤及黏膜,大小为 1～2 mm 到 1cm,最早多见于眼结膜与口腔黏膜,有早期诊断价值(图 16 - 8)。皮疹起初形态类似斑疹、斑丘疹或是荨麻疹,与一般病

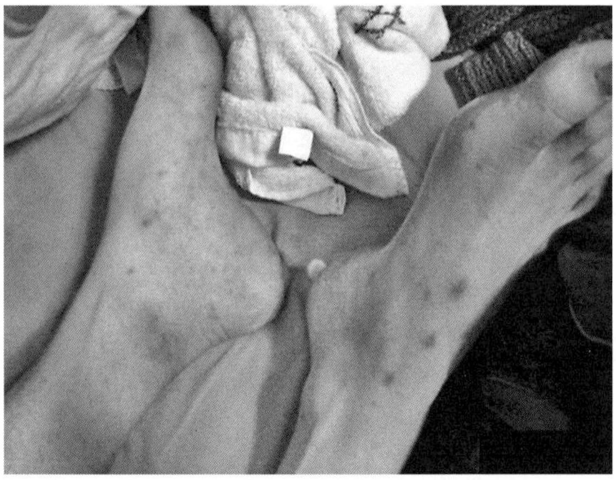

图 16 - 8　脑膜炎球菌感染所致瘀点瘀斑
(图片由胡志亮博士提供)

毒感染所致皮疹难以区分,经过数小时后转变为瘀点(或瘀斑);有 10%～15%的病例皮疹始终

为充血性皮疹。病情严重的瘀点、瘀斑可迅速扩展成大片状，中央因血栓形成而呈紫黑色坏死或大疱。约10%的患者唇周等处可见单纯疱疹，多发生在病后2日左右。

2. 败血症　早期症状无特异性，表现为发热、头痛、肌痛、呕吐及腹泻，类似流行性感冒。此时，可伴有类似病毒感染的充血性皮疹，并逐渐进展为瘀点(或瘀斑)。多数患者于1～2日内发展为脑膜炎。少数患者起病急骤，快速进展至休克，又称暴发型脑膜炎球菌脑膜炎(休克型)，以儿童多见，表现为寒战高热，严重者体温不升，24小时内迅速出现循环衰竭，面色苍白，四肢厥冷、唇及指端发绀，皮肤出现大理石样花斑，脉搏细速，血压下降或测不到，脉压缩小，呼吸急速，尿量减少或无尿。患者极度萎靡不振或烦躁不安、惊厥，可有轻重不等的意识障碍。瘀点迅速扩展融合成大片状瘀斑伴皮下坏死。脑膜刺激征不明显，脑脊液大多澄清，仅细胞数轻度增多。血及瘀点培养多为阳性，易并发DIC。

3. 脑膜炎　典型的脑膜炎球菌脑膜炎按其发展过程可分为前驱期(上呼吸道感染期)、败血症期、脑膜炎期及恢复期4个阶段，各阶段之间并无明确界限。在前驱期，患者可有低热、咽痛、咳嗽、鼻咽部黏膜充血及分泌物增多等上呼吸道感染症状，持续1～2日，但多数患者并无此期表现，除非鼻咽拭子培养发现病原菌，一般情况下很难确诊。如上所述，败血症期患者可有类似流行性感冒的非特异性症状，并出现皮肤黏膜瘀点(或瘀斑)，此期通常持续1～2日。在脑膜炎期，脑膜炎症状可以和败血症同时出现，多数于发病后24小时左右较明显。患者高热及毒血症持续，全身仍有瘀点、瘀斑，但中枢神经系统加重。因颅内压增高而患者剧烈头痛、频繁呕吐，血压可升高而脉搏减慢，常有皮肤过敏、怕光、狂躁及惊厥。脑膜的炎症表现为颈后疼痛、颈项强直、角弓反张、克氏征及布氏征阳性。1～2日后患者进入谵妄昏迷状态，可出现呼吸或循环衰竭，本期2～5日。需要注意的是，婴幼儿发作多不典型，除高热、厌食、烦躁及啼哭不安外，惊厥、腹泻及咳嗽较成人为多见，而脑膜刺激征可能缺如，常见前囟紧张或隆起，对诊断极有帮助，但有时因频繁呕吐、失水反可出现前囟下陷，而造成诊断上的困难。经过有效的治疗，患者进入恢复期，体温渐降至正常，症状逐渐好转，神志恢复，皮肤瘀点、瘀斑消失，神经系统检查正常，约10%的患者可出现口唇疱疹，1～3周内痊愈。

少数患者起病急，除高热、皮肤瘀点外，主要特征是脑实质损害和颅内高压表现，又称暴发型脑膜炎球菌脑膜炎(脑膜脑炎型)。此型多见于儿童，患者剧烈头痛，喷射状呕吐，惊厥频繁，意识障碍迅速昏迷。血压偏高，脉搏缓慢，脑膜刺激征和锥体束征阳性，两侧反射不等，眼底可见视神经盘水肿，严重者发生脑疝而致呼吸衰竭。天幕裂孔疝为颞叶的钩回或海马回疝入天幕裂口所致，能压迫间脑及动眼神经，致使同侧瞳孔扩大，光反应消失，眼球固定或外展，对侧肢体轻瘫，继而出现呼吸衰竭。枕骨大孔疝时小脑扁桃体疝入枕骨大孔内，压迫延髓。此时，患者昏迷加深，瞳孔明显缩小或散大，或忽大忽小，瞳孔边缘亦不整齐，双侧肢体肌张力增高或强直，上肢多内旋，下肢呈伸展性强直，呼吸不规则，或快、慢、深、浅不等，或呼吸暂停，或为抽泣样、点头样呼吸，或为潮式呼吸，常提示呼吸突然停止。呼吸衰竭出现前患者可有下列预兆：① 面色苍白、呕吐频繁、头痛剧烈、烦躁不安；② 突然发生昏迷、惊厥不止、肌张力持续升高；③ 瞳孔大小不等、明显缩小或扩大、边缘不整齐、对光反射迟钝或消失、眼球固定；④ 呼吸节律改变；⑤ 血压上升。

暴发型脑膜炎球菌脑膜炎(混合型)兼有休克型和脑膜脑炎型的临床表现，常先后或同时出现，是本病最严重的一型，病情更凶险，病死率极高。

4. 慢性脑膜炎球菌血症　不多见，成年患者较多。至少1周无脑膜刺激征表现，病程常迁延数月之久。患者常有间歇性畏冷、寒战、发热发作，每次历时12小时后即缓解，相隔1～4日后再次发作。无热期一般情况良好，在发热后常成批出现皮疹,以红色斑丘疹最为常见,瘀点、皮下出血、脓疱亦可见到,有时可出现结节性红斑样皮疹,中心可有出血。皮疹多见于四肢,发热下降后皮疹亦消退。关节疼痛较常见,发热时加重,可为游走性,常累及多数关节,但关节腔渗液少见,诊断主要依据发热期的血培养,常需多次检查才获阳性。瘀点涂片阳性率不高。病程中有时可发展为化脓性脑膜炎或心内膜炎而使病情急剧恶化。

【并发症和后遗症】

并发症包括继发感染,在败血症期播散至其他脏器而造成的化脓性病变,脑膜炎本身对脑及其周围组织造成的损害,以及变态反应性疾病。

继发感染以肺炎最为常见,发生率达5%~15%,多见于老年人和婴幼儿;其他有结膜炎、中耳炎、会厌炎、化脓性关节炎(常为单关节炎)、尿道炎、心内膜炎、心肌炎、子宫附件炎、睾丸炎、附睾炎、涎腺炎。

在病程后期可出现血管炎、关节炎及心包炎等变态反应性疾病。关节炎分为早期与后期。早期(2~3日)变态反应性关节炎常见,为多关节性,关节有急性炎症,但关节腔渗液较少或缺如。后期(4~10日)常表现为亚急性单关节炎,且有关节腔渗液,伴再起发热,渗液为浆液性。后遗症可由任何并发症引起,其中常见者为耳聋(小儿发展为聋哑)、失明、动眼神经麻痹、瘫痪、智力或性情改变、精神异常和脑积水。

后遗症发生率可达11%~19%,是因脑及周围组织粘连引起的损害。例如,动眼神经麻痹、视神经炎、听神经及面神经损害、肢体运动障碍、失语、大脑功能不全、癫痫、脑脓肿、耳聋、失明、脑积水、精神障碍、瘫痪等。在慢性患者,尤其是婴幼儿,因脑室间孔或蛛网膜下腔粘连以及脑膜间的桥静脉发生栓塞性静脉炎,可分别出现脑积水或硬脑膜下积液。但由于早期用抗生素治疗,并发症及后遗症均已极少见。

【实验室检查】

1. *血常规* 白细胞计数明显增加,一般在20×10^9/L左右,高者达40×10^9/L或以上,中性粒细胞显著升高,占80%~90%。

2. *脑脊液检查* 合并脑膜炎时脑脊液呈化脓性脑膜炎改变,脑脊液压力增高,外观呈浑浊或脓样,白细胞达1.0×10^9/L以上,以多核细胞为主,蛋白含量增高,糖和氯化物减少。但在病程早期或暴发型或休克型脑膜炎球菌脑膜炎病例的脑脊液中除压力升高外,其他改变可不典型。若临床有脑膜炎症状及体征而早期脑脊液检查正常,应于12~24小时后复验。脑膜炎球菌脑膜炎经抗菌药物治疗后,脑脊液可呈不典型的改变。脑脊液标本尚需要进一步做病原学检查,以鉴别其他细菌性脑膜炎。

3. *病原学检查*

(1) 涂片:用针尖刺破皮肤瘀点,取少许组织液及血液,或用脑脊液离心沉淀液直接涂片,革兰染色后查找病原体(革兰染色阴性双球菌)。此法简单易行,是早期确定诊断的重要方法之一,阳性率可达60%~80%。

(2) 细菌培养:是确定本病诊断的重要方法,但标本须及时送检,以免菌体自溶影响检查结果。皮肤出血点、血、骨髓、脑脊液培养阳性即可确诊,鼻、咽拭子培养阳性仅供诊断参考。血培养阳性率50%~75%。需在应用抗菌药物前采血做细菌培养,并宜多次采血送检。皮肤出血点抽吸培养和组织培养灵敏度分别为44%和36%。脑脊液应于无菌试管内离心,去沉渣直接接种于巧克力琼脂上,同时注入葡萄糖肉汤中,在5%~10%二氧化碳环境中培养。脑膜炎球菌的生化反应特征为分解葡萄糖和麦芽糖,产酸不产气,不分解蔗糖和乳糖,氧化酶试验阳性。若生化反应支持脑膜炎球菌,则需进一步做菌种分型鉴定。

(3) 分型鉴定:血清学分型方法常采用乳胶凝集试验、免疫层析法等检测群特异性荚膜多糖抗原。可直接用乳胶凝集试验检测脑脊液中可溶性脑膜炎球菌多糖抗原,不过检测敏感度变异度较高(32%~96%)。对于培养后的标本,乳胶凝集试验可有效分辨A、B、C、W和Y群脑膜炎球菌。已有可用于快速诊断A、C、W、Y和X群脑膜炎球菌感染的免疫层析试纸条。由于荚膜多糖抗原特异性抗体的可及性问题，以及部分菌株躲避免疫攻击出现荚膜多糖抗原变异造成分型困难，越来越多的实验室采用分子生物学方法来进行脑膜炎球菌的分型。菌株经过限制性内切酶 NheI 酶切后，可通过脉冲场凝胶电泳分析进行分型。

通过 PCR 方法扩增脑膜炎球菌的保守基因片段(ctrA，porA，crgA，16S rDNA，sodC and cnl)可用于诊断脑膜炎球菌感染，且不受病菌活性的影响，尤其适用于已启动抗生素治疗的病例。由于 PCR 存在假阳性问题，需要严格按标准操作规范进行 PCR。不同国家地区运用 PCR 诊断脑膜炎球菌病的病例比例存在差别，欧盟约20%左右，在英国和爱尔兰地区则达到 50%，而美国疾病预防控制中心最近才将 PCR 作为确诊脑膜炎球菌病的方法。除诊断病例外，以 PCR 为基础的方法广泛应用于菌种的分子分型；多位点序列分型(multilocus sequence typing，MLST)通过 PCR 扩增脑膜炎球菌 7 个管家基因片段(abcZ，adk，aroE，fumC，gdh，pdhC，pgm)，测定其序列，分析菌株的变异，从而进行分型，是当前脑膜炎球菌菌种分型鉴定以及流行病学监察的金标准。其他可用于分型鉴定的基因包括编码脑膜炎球菌 1 型外膜蛋白 PorA 以及疫苗成分因子 H 结合蛋白的基因。亦可采用全基因组测序(whole genome sequencing，WGS)的方法进行分型鉴定。

【诊断和鉴别诊断】

1. 诊断　凡在流行季节，当地有本病发生及流行，或有与患者接触史，出现典型脑膜炎球菌感染相关临床表现，如突起高热、头痛、呕吐，伴神智改变，体检皮肤黏膜有瘀点、瘀斑，有脑膜刺激征，血常规白细胞和中性粒细胞显著升高，脑脊液呈化脓性改变者，即可做出临床诊断。确诊有赖于病原学的检查。

2. 鉴别诊断

(1) 其他细菌引起的化脓性脑膜炎：应与肺炎球菌、葡萄球菌、流感杆菌、铜绿假单胞菌所致的化脓性脑膜炎鉴别。常继发于其他感染、颅脑外伤、手术及介入性诊疗操作，如皮肤疖肿、败血症、中耳炎、颅内手术、腰椎穿刺、造影等。本病无季节性，多为散发，皮肤瘀点极少见，确诊有赖于细菌学检查。

(2) 结核性脑膜炎：起病缓慢，病程长，有低热、盗汗、消瘦等结核杆菌中毒症状，神经系统表现出现晚，无皮肤出血点。多有结核病史或密切接触史，无季节性。脑脊液浑浊呈毛玻璃状。白细胞多在 50×10^6/L 以下，淋巴细胞为主，脑脊液涂片抗酸染色可检出结核杆菌。

(3) 隐球菌性脑膜炎：起病缓，病程长，可有高热、剧烈头痛及脑膜刺激征。但无季节性，无皮肤出血点，脑脊液压力升高而没有浑浊，白细胞在 50×10^6/L 以下，脑脊液墨汁染色可找到隐球菌。

(4) 中毒型细菌性痢疾：多见于儿童，夏秋季多见。起病急，高热、惊厥、抽搐、昏迷、休克、呼吸循环衰竭。无皮肤瘀点，脑脊液正常，粪便常规检查及细菌培养有助鉴别。

(5) 虚性脑膜炎：败血症、伤寒、大叶性肺炎等急性感染患者有严重毒血症时，可出现脑膜刺激征，但脑脊液除压力稍增高外，余均正常。

(6) 蛛网膜下腔出血：成人多见，起病突然，以剧烈头痛为主，重者继以昏迷。体温常不升高。脑膜刺激征明显，但皮肤黏膜无瘀点、瘀斑，无明显中毒症状。脑脊液为血性。脑血管造影可发现动脉瘤、血管畸形等改变。

【治疗】

脑膜炎球菌感染的最常见死因是休克(败血症)，少数情况为颅内高压(脑膜炎)所致死亡。因此，除启动有效的抗感染治疗外，积极处理休克以及控制颅内高压是救治成功的关键。延迟发现脑膜炎球菌感染或是相关的生理学紊乱，以及不恰当的急诊处理措施，均与不良预后相关。患者需就地住院按呼吸道传染病隔离治疗，流质饮食，补充足够液体与电解质，密切监护，加强护理，预防并发症发生。

1. 病原学治疗　对于怀疑脑膜炎球菌感染

的病例,国外发达国家推荐首选第三代头孢菌素,该类药物亦透过血-脑屏障,对败血症和脑膜炎的抗感染治疗均适宜。头孢噻肟剂量,成人2 g,儿童50 mg/kg,每6小时静脉滴注1次;头孢曲松,成人每日4 g,儿童每日80 mg/kg,分1~2次静脉滴注。尽管脑膜炎球菌对青霉素耐药罕见,但国外已有青霉素耐药脑膜炎球菌菌株报道。罕见情况下,其他病菌如肺炎链球菌、金黄色葡萄球菌,以及一些革兰阴性杆菌亦可引起类似脑膜炎球菌感染的出血性皮疹,青霉素并不是治疗这些病菌的有效药物。研究发现,脑脊液中分离到的肺炎链球菌对青霉素耐药率较高。现阶段,无论是青霉素还是第三代头孢菌素,均非贵重药品,不是住院花费的主要构成部分,青霉素治疗并不明显节约住院成本。综合考虑,对于病原学尚未明确的疑似脑膜炎球菌感染病例,选择第三代头孢菌素具有更多优势。

对于病原学明确的脑膜炎球菌感染病例,推荐青霉素治疗。虽然青霉素不易透过血-脑屏障,但用较大剂量时,在脑脊液中能达到有效治疗浓度,获得满意疗效,青霉素的脑脊液浓度一般为血浓度的10%~30%。对于脑膜炎病例,青霉素剂量为成人20万U/(kg·d),儿童20万~40万U/(kg·d),不采用鞘内注射,分次加入葡萄糖液中静脉滴注,疗程7日。足量给药3~4小时内,脑脊液中所有脑膜炎球菌被杀死,血浆中内毒素浓度2小时内下降50%,主要细胞因子和化学因子浓度同时下降。用药后不会引起大剂量脑膜炎球菌内毒素的释放,导致炎症反应增强(赫克斯海默反应)。

对于无法耐受青霉素以及第三代头孢菌素的患者,可选择美罗培南治疗,但该药物价格昂贵,花费较高。氯霉素对脑膜炎球菌抗菌活性高,耐药性小,且易透过血-脑屏障,脑脊液中浓度高于血液中药物浓度30%~50%,因此对青霉素过敏者可改用氯霉素。成人剂量2~3 g/d,儿童50~75 mg/(kg·d),分次加入葡萄糖液内静脉滴注,症状好转后口服。因其对骨髓造血功能有抑制作用,一般不首选。磺胺药最早用于治疗脑膜炎球菌感染,多选用磺胺嘧啶(SD)或复方磺胺甲噁唑(SMZ-TMP),其能通过血-脑屏障渗入脑脊液,较为稳定,不易变质,疗效亦较理想。SD剂量为成人每次1 g,每日4 g,儿童按每日100~150 mg服用;复方磺胺甲噁唑每片含磺胺甲噁唑(SMZ) 0.4 g、甲氧苄啶(TMP) 0.08 g,成人每次2片,每日2次。儿童剂量为每次SMZ 20~30 mg/kg及TMP 4~6 mg/kg,每日2次。此药不良反应相对较多,肝、肾功能损害及对磺胺过敏者不宜使用。我国自20世纪60年代已报道耐药菌株出现,部分地区耐药率超过90%,提示临床选用药物时应加以注意。

2. 休克的处理　参照感染性休克的处理。

(1) 扩充血容量:有效血容量不足是感染性休克的主要矛盾,应迅速扩容,改善血循环,以恢复器官和组织灌注,防止多器官功能衰竭。液体复苏首选晶体液,如平衡盐溶液和生理盐水,可同时输注白蛋白。

(2) 纠正酸中毒:按血气分析或二氧化碳结合力测定结果使用碱性药物。

(3) 血管活性药的应用:凡面色苍灰,皮肤呈花斑及眼底动脉痉挛者,应选用血管扩张药物,首选不良反应较少的山莨菪碱(654-2),因其有抗交感胺,可直接舒张血管;此外,尚有稳定神经细胞膜、解除支气管痉挛、减少支气管分泌等作用,而极少引起中枢兴奋。山莨菪碱每次剂量0.3~0.5 mg/kg,重症患儿可增至1~2 mg/kg,静脉注射,每10~20分钟1次。如无山莨菪碱,也可用东莨菪碱代替(每次剂量0.3~0.6 mg),经数次注射后,如面色红润、微循环改善、尿量增多、血压回升,即可延长给药时间,减少剂量并逐渐停用。

对于在扩充血容量和纠正酸中毒后,如休克仍未纠正,可应用血管活性药。首选去甲肾上腺素,可联合血管升压素或肾上腺素。多巴胺亦导致心动过速,作为次选仅适用于快速性心律失常风险较低,绝对或相对脉缓的患者。经过适当的液体补充以及升压药治疗仍存在组织低灌注的患者可使用正性肌力药物,如多巴酚丁胺。

(4) 肾上腺皮质激素：具有稳定溶酶体、减轻毒血症状、增强心肌收缩力及抗血小板凝集作用。糖皮质激素是否可以改善休克患者的预后尚存在争议，目前，缺少足够说服力的证据支持该类药物可使休克患者获益。因此，当前国际指南倾向于仅在液体复苏和血管活性药物无法维持血流动力学稳定的情况下，小剂量使用糖皮质激素(氢化可的松，200 mg/d，静脉滴注)。当血管活性药物已不需要，此时激素可逐渐减量停用。

(5) 抗 DIC 治疗：若休克经综合治疗后不见好转，出血点即使未见增加，也应考虑有 DIC 存在，应做有关凝血及纤溶的检查，并开始肝素治疗。若皮肤瘀点增多、扩大融合成片并伴有血小板、纤维蛋白进行性减少，不论有无休克，均应及时使用肝素，每次 0.5～1 mg/kg，每 4～6 小时 1 次，加入葡萄糖液中静脉注射或静脉滴注，一般应用不超过 24 小时。在高凝状态纠正后应给予新鲜血、血浆并加用抗纤溶药物。目前采用低分子肝素。

3. 脑膜炎(脑炎)的处理

(1) 控制颅内高压：及时脱水可以减轻脑水肿，降低颅内压、防止脑疝及呼吸衰竭。用 20%甘露醇，0.5～1 g/(kg·次)，快速(30 分钟内)静脉滴注，每 4～6 小时或每 8 小时 1 次，宜至呼吸、血压恢复正常，瞳孔等大及其他颅内高压症状好转为止。脱水时应适当补充液体、钾盐等，以保持轻度脱水状态为宜。甘露醇可与呋塞米 40～100 mg 合用，亦可与 50%葡萄糖液交替使用，每次 40～60 ml。

(2) 肾上腺皮质激素：现有的循证医学证据表明，糖皮质激素治疗可以减少细菌性脑膜炎患者的听力损害和神经系统后遗症发生率，但并不明显降低死亡率。不过，特定致病菌亚组分析并未发现糖皮质激素可以明显改善脑膜炎球菌脑膜炎患者的预后。在循证医学证据不足的情况下，可根据患者的特定病情、综合评定、选择性应用糖皮质激素。参考剂量：地塞米松 10～20 mg/d，儿童 0.2～0.5 mg/(kg·d)。

(3) 对症治疗

1) 惊厥、抽搐：尽快控制高热，必要时用亚冬眠疗法；镇静止痉用地西泮，成人 10～20 mg/次，儿童 0.2～0.3 mg/(kg·次)肌内注射，或用 10%水合氯醛，成人 10～20 ml/次，儿童 0.6～0.8 ml/(kg·次)，稀释后鼻饲或灌肠。

2) 呼吸衰竭：须加强脱水治疗，给予吸氧、吸痰、头部降温以防治脑水肿、防止脑疝及呼吸衰竭的发生。如已发生，可给予洛贝林(山梗菜碱)、尼可刹米(可拉明)、二甲弗林(回苏灵)、哌甲酯(利他林)等呼吸中枢兴奋剂，大剂量山莨菪碱(每次 2～3 mg/kg)静脉注射可改善微循环，减轻脑水肿，激素也有降低颅内压的作用，疗程不宜超过 3 日。高热和频繁惊厥者可用亚冬眠疗法。氯丙嗪和异丙嗪各 1～2 mg/kg，肌内注射或静脉注射。安静后放冰袋于枕后、颈部、腋下及腹股沟，使体温迅速下降至 36℃左右。第一次注射后，于第 4～6 小时再肌内注射 1 次，共 3～4 次。呼吸停止时，应立即作气管插管或气管切开，进行间歇正压呼吸。

【预后】

本病如能早期诊断，及时合理治疗，预后良好。自使用磺胺药、青霉素等抗菌药物以来，病死率降至 5%～15%，甚至低于 5%。以下因素与预后有关：① 暴发型患者的病程凶险，预后较差；② 年龄 2 岁以下及高龄者预后差；③ 在流行高峰时发病者预后差，流行末期较佳；④ 有反复惊厥、持续昏迷者预后差；⑤ 治疗较晚或治疗不彻底者预后不良，并且易有并发症及后遗症发生。

【预防】

1. 早期发现患者　就地隔离治疗。

2. 流行期间做好卫生宣教　应尽量避免大型集会或集体活动，不让儿童与患者接触，外出戴口罩并尽量避免到人多的活动场所。

3. 保护易感人群

(1) 药物预防：对于密切接触者，特别是易感、体弱及带菌者可药物预防，药物最好根据该地区的流行菌株及药敏情况选择。脑膜炎球菌脑膜炎暴发流行时密切接触者国外主张予以利福平或米诺环素进行预防,利福平每日 600 mg,连服 5 日,1～12 岁儿童每日剂量为 10 mg/kg。研究发现,利福平预防治疗的失败率为 10%～20%。由于利福平需要多次服用,部分患者依从性难以保证,此时,可选择头孢曲松单次注射,其有效率约 97%,特别是对孕妇较为适用。国内过去常采用磺胺嘧啶,成人 2 g/d,分 2 次与等量碳酸氢钠同服,连服 3 日,小儿每日为 100 mg/kg。已有研究发现磺胺类药物耐药率高,选择此类药物需要谨慎;或用米诺环素 100 mg,每日 2 次,连用 3 日。但利福平不能用于孕妇,米诺环素则孕妇及儿童均不宜用。在脑膜炎球菌脑膜炎流行时,凡具有:① 发热伴头痛;② 精神萎靡;③ 急性喉炎;④ 皮肤、口腔黏膜出血等 4 项中 2 项者,可给予足量全程的磺胺类药物治疗,能有效地降低发病率和防止流行。

(2) 疫苗注射:目前,脑膜炎球菌疫苗主要分为多糖疫苗、蛋白-多糖结合疫苗以及荚膜下成分疫苗。多糖抗原为 T 细胞非依赖性抗原,除了 A 群多糖抗原,在小于 2 岁的儿童中较难诱导有效的体液免疫。目前,国内临床中应用的有 A 群,A+C 群(二价),以及 $A+C+Y+W_{135}$ 群四价多糖疫苗,其中 A 群,A+C 群多糖疫苗为一类疫苗,$A+C+Y+W_{135}$ 群四价多糖疫苗为二类疫苗。A 群多糖疫苗适宜于 6 月龄以上人群,而其他 2 种疫苗接种人群的年龄需要≥2 岁。将多糖抗原与蛋白载体结合之后,可变为 T 细胞依赖性抗原,制作蛋白-多糖结合疫苗,可用于 6 月龄以上人群。由于 B 群荚膜多糖抗原类似自身抗原,免疫原性较差,因此目前无 B 群多糖疫苗。疫苗设计多针对荚膜下成分,如 PorA、fHbp 以及奈瑟菌黏附素 A,国外已有相关疫苗应用于临床。

下列情况不适宜接种脑膜炎球菌脑膜炎疫苗:中枢神经系统感染者;有高热惊厥病史者;有严重心脏、肝脏、肾脏疾病,尤其是脏器功能不全者;有精神系统疾病和精神病者;有过敏史者(包括药物和食物过敏);如发热或正处于疾病的急性期,也不宜接种脑膜炎球菌脑膜炎疫苗,可以等康复后再补种。

参考文献

[1] 李军宏,吴丹,温宁,等. 2015—2019 年中国流行性脑脊髓膜炎血清群分布特征[J]. 中国疫苗和免疫,2020,26(3): 241-244.

[2] Rhodes A, Evans LE, Alhazzani W, *et al*. Surviving Sepsis Campaign: International Guidelines for Management of Sepsis and Septic Shock: 2016 [J]. Intensive care medicine, 2017, 43(3): 304-377.

[3] Vazquez JA, Taha MK, Findlow J, *et al*. Global Meningococcal Initiative: guidelines for diagnosis and confirmation of invasive meningococcal disease [J]. Epidemiology and infection, 2016, 144(14): 3052-3057.

[4] van de Beek D, Cabellos C, Dzupova O, *et al*. ESCMID guideline: diagnosis and treatment of acute bacterial meningitis [J]. Clinical microbiology and infection: the official publication of the European Society of Clinical Microbiology and Infectious Diseases, 2016, 22 Suppl 3: S37-62.

[5] Feavers I, Pollard AJ, Sadarangani M. Handbook of Meningococcal Disease Management [M]. Springer, 2016.

[6] Borrow R, Lee JS, Vazquez JA, *et al*. Meningococcal disease in the Asia-Pacific region: Findings and recommendations from the Global Meningococcal Initiative [J]. Vaccine, 2016, 34 (48): 5855-5862.

[7] Zhou H, Shan X, Sun X, *et al*. Clonal characteristics of invasive Neisseria meningitidis following initiation of an A + C vaccination program in China, 2005-2012 [J]. The Journal of infection, 2015, 70(1): 37-43.

[8] Li J, Li Y, Shao Z, *et al*. Prevalence of meningococcal meningitis in China from 2005 to 2010 [J]. Vaccine, 2015, 33(8): 1092-1097.

[9] Chen M, Guo Q, Wang Y, *et al*. Shifts in the Antibiotic Susceptibility, Serogroups, and Clonal Complexes of Neisseria meningitidis in Shanghai, China: A Time Trend Analysis of the Pre-Quinolone and Quinolone Eras [J]. PLoS medicine, 2015, 12(6): e1001838; discussion e1001838.

[10] Fauci AS, Kasper DL. Harrison's infectious diseases[M]. McGraw-Hill, 2013: 488 - 498.

（南京市第二医院 杨永峰）

二、淋病奈瑟球菌感染

淋病(gonorrhea)是一种常见的细菌性性传播疾病，是由淋病奈瑟球菌(*Neisseria gonornhoeae*)引起的泌尿生殖系统的化脓性感染，但它也包括由淋病奈瑟球菌引起的眼炎、咽炎、直肠炎、盆腔炎和播散性感染。淋病是目前我国流行的主要性病之一，具有高度传染性，是需报告监测的乙类传染病。

【病原学】

淋病的病原菌是淋病奈瑟球菌，简称"淋球菌"，是一种革兰阴性双球菌，只感染人类，侵犯人柱状上皮和移形上皮细胞，呈肾形或豆形，常成对排列，大小约 0.5 μm×0.7 μm。急性炎症期淋病奈瑟球菌多存在于白细胞胞质内。淋病奈瑟球菌无鞭毛，无荚膜，不形成芽孢。淋病奈瑟球菌对外界理化因素抵抗力较弱，不耐干燥和高温，在完全干燥的环境中仅可存活 1～2 小时，在衣裤和被褥中可存活 18～24 小时，在脓液或湿润的物体上可存活数日。一般消毒剂易将其杀灭，1∶4 000 硝酸银溶液 2～7 分钟、1%苯酚溶液 1～3 分钟可将其杀死。淋病奈瑟球菌为需氧菌，但初分离时适合在 35～36℃、含 5%～10% CO_2 环境中生长。生长的最适 pH 为 7.4。对培养基的要求较高，用普通培养基不易培养成功，需在含有动物蛋白的培养基中才能生长发育良好。淋病奈瑟球菌能分解葡萄糖，产酸不产气，不分解麦芽糖和蔗糖，不产生靛基质及硫化氢。淋病奈瑟球菌在生长过程中能产生氧化酶和过氧化氢酶。

淋病奈瑟球菌的结构与其他革兰阴性细菌相似，细胞被膜由内层胞质膜、中层肽聚糖以及外膜构成。外膜包含脂寡糖、磷脂及多种蛋白质。孔蛋白(以前被称为蛋白质Ⅰ)约占外膜蛋白质组分的 60%，其允许溶质通过，也是淋球菌分类系统的基础，孔蛋白 1A 和孔蛋白 1B 是两种主要的抗原类别。孔蛋白 A 型菌株往往能抵抗血清的杀菌作用，并且更易导致菌血症。

【流行病学】

淋病是性病中发病率较高的一种，在全世界范围内流行。美国目前每年的新发病例数约是 330 000 例。龚向东等对 2000—2014 年中国 31 个省、自治区和直辖市报告的淋病病例资料进行流行病学分析，结果淋病报告发病率由 2000 年 22.92/10 万下降至 2014 年 7.25/10 万，年均下降 7.89%。不同地区发病率差异较大，高发地区主要为长江三角洲(浙江、上海、江苏)、南方地区(广东、广西、海南)，其次为西北地区(新疆、宁夏、内蒙古)。男性高于女性，男女性别比有扩大趋势，由 2000 年 1.96∶1 扩大至 2014 年 4.52∶1。高发年龄段为 20～44 岁，男女两性发病率最高年龄组均为 25～29 岁；除 15～19 岁年龄组男性年均增长 4.18%外，其余各年龄组均呈下降趋势。在 20 种职业中，报告病例以农民最多(占 26.00%)，各职业的淋病报告病例数均呈下降趋势。

淋病的传染源是患者和感染者，传播方式主要是性交。男性每次接触的感染风险估计为 20%～50%，女性为 60%～90%。性交次数增多，感染机会增加。不但有症状的淋病患者可通过性接触而感染对方，无症状的感染者也可以传染他人。泌尿生殖器的淋球菌感染与妊娠女性的绒毛膜羊膜炎、胎膜早破、早产和自然流产相关。在 30%～40%的病例中可能会发生淋球菌母婴传播，导致新生儿结膜炎、咽炎、关节炎、低体重儿和淋球菌血症。直接或间接接触患者的分泌物也可被感染，接触分泌物污染的衣裤、床上用品、毛巾、浴盆、马桶等物品也可以受染。

任何人对淋球菌感染都没有先天免疫力和获得性免疫力。在我国，卖淫嫖娼者淋病的发生率最高，有不安全性行为，多性伴或性伴有感染史，有与淋病患者密切接触史，有性虐待史的儿童，母亲有淋病史的新生儿，以及吸毒者都是发生淋病的危险人群。有史以来，淋球菌感染报告率男性高于女性,差异主要归因于女性中无症状疾病发生率较高,以及男男性行为者(MSM)中感染的发生率较高。

美国CDC于1986年发起淋球菌菌株监测计划,我国从1987年起开展了淋病奈瑟球菌对抗菌药物的耐药性监测。目前,证实淋病奈瑟球菌在全球范围内对多种类型的抗生素的耐药均增加,包括青霉素类、四环素类、大环内酯类和喹诺酮类药物,并证实有交叉耐药。已经不推荐这些药物用于淋病的治疗。日本、中国香港、欧洲等地已有口服头孢克肟治疗泌尿生殖道淋病失败的报道,国外亦有淋球菌对头孢曲松体外耐药的个别报道。近年对头孢菌素的最低抑菌浓度增加,敏感性下降,促使人们推荐使用联合疗法治疗淋病。淋球菌耐药性由染色体介导耐药性和质粒介导耐药性等引起。染色体介导的耐药有两种类型:一是药物作用靶位点基因单步突变;二是涉及数个药物作用靶位点基因的突变,不同位点的联合突变决定耐药的程度和方式。质粒介导耐药主要包括:PPNG质粒介导的产青霉素酶的淋球菌;TRNG质粒介导的耐四环素淋球菌;PPNG/TRNG质粒介导的对青霉素和四环素都耐药的淋球菌;QRNG染色体介导的对喹诺酮类耐药的淋球菌。Mtr外排系统及FarAB外排系统近年来在淋球菌的耐药性研究中成为热点。

【发病机制】

淋病奈瑟球菌感染包括4个阶段:附着于黏膜细胞表面,局部穿入或侵入,局部增殖和局部炎症反应或播散。感染之初,淋病奈瑟球菌在Ⅳ型菌毛的介导下附着于柱状上皮细胞表面,这种菌毛是由多种亚单位组成的丝状外膜附属物,其中最重要的亚单位是组成菌毛纤维的菌毛蛋白(即菌毛素E)。其他与淋球菌附着有关的外膜结构包括Pilc蛋白以及Opa蛋白(以前被称为"蛋白Ⅱ")。局部侵入最初涉及多种与各种宿主受体相互作用的黏附素。附着于黏膜细胞后,淋球菌通过寄生导向性胞吞作用进入细胞。淋球菌可在吞噬泡内和柱状上皮细胞内进行细胞内复制。淋球菌已演化出躲避宿主防御机制的复杂策略,引起播散。黏膜表面及上皮下组织是淋球菌的初始感染部位。然而淋球菌可经淋巴管或在少数情况下经血流蔓延播散全身。

无症状的黏膜感染是感染播散的易感因素。淋病奈瑟球菌的蛋白Ⅲ可阻滞IgM抗体的杀菌作用,使淋病奈瑟球菌具有稳定的血清抵抗力。引起血行播散的淋病奈瑟球菌菌株有其特殊性,这些菌株含有一种特殊的外膜孔蛋白异构体(PorB1a),既对血清抵抗性有促进作用,还对低浓度磷酸盐条件下发生的宿主细胞侵袭有促进作用。这些菌株的生长需要精氨酸、次黄嘌呤和尿嘧啶,通常对青霉素敏感,但通过质粒机制产生青霉素酶的菌株也可能引起播散性淋病。播散性淋病特别是那些复发性播散性淋病奈瑟球菌感染者,可能有某种补体成分的先天缺陷,补体C5、C6、C7、C8常有缺陷或异常,这些成分的正常功能对于人的免疫系统保护人免受淋球菌感染起着重要作用。此外,激素因素和循环免疫复合物的形成可能对发生播散性淋病奈瑟球菌感染也有作用,但尚待深入研究。

【临床表现】

淋病奈瑟球菌感染几乎可以发生于任何年龄,主要为年轻性活跃者。和其他致病微生物所引起的疾病一样,淋病奈瑟球菌也具有一个侵入、增殖、致病反应和转归的过程。人体从感染淋病奈瑟球菌到出现临床症状的时间称为潜伏期。每位患者的潜伏期不尽相同,这一时间的长短与感染淋病奈瑟球菌的数量、细菌的毒力、被感染者的免疫状况及其他影响因素有关。但一般来说,临床症状应在感染72小时之后发生,性生活过度、酗酒、艾滋病、接受免疫抑制剂治疗、移植等因素可缩短潜伏期,而抗生素的广泛应用又可延长潜伏期,故淋病的潜伏期一般为2～10日,平均3～5日,但也可能在感染后2周才出现感染的初始表现。根据淋病奈瑟球菌侵犯的部位和范围在临床上可将淋病分为以下几类。

1. *无并发症淋病* 当泌尿生殖器、肛门、咽部和眼部出现淋球菌感染,但不伴菌血症或病原体不扩散至其他器官时称为无并发症淋病。

男性淋菌性尿道炎为男性最常见的表现，一般发生在性接触后3～5日。患者常有尿急、尿频、排尿困难、尿道刺痒或不适感。患者尿道口潮红、水肿；尿道分泌物开始为黏液性、量较少，数日后出现大量脓性或黏液脓性分泌物。严重者可出现包皮龟头炎，可并发包皮嵌顿；腹股沟淋巴结红肿疼痛。偶见尿道瘘管和窦道。少数患者有后尿道炎，尿频明显，会阴部坠胀，夜间阴茎疼痛勃起。有明显症状和体征的患者即使未经治疗，一般在10～14日后病情减轻，1个月后症状基本消失，但未痊愈，继续向后尿道或上生殖道扩散，甚至出现并发症。约10%的感染者无症状。

约70%的女性感染者无明显症状，常因病情隐匿而难以确定潜伏期。如有生殖器症状常在暴露发生10日内出现。① 宫颈炎：为女性最常见的初发部位，阴道分泌物增多呈脓性，宫颈充血、红肿和触痛，宫颈口有黏液脓性分泌物，外阴阴道瘙痒和烧灼感。一些女性可能会月经间期出血或月经过多。② 尿道炎：尿急、尿频、尿痛或血尿。尿道口充血，有触痛及少量脓性分泌物，或挤压尿道后有脓性分泌物。在曾接受过子宫切除术的女性，尿道是生殖淋球菌感染的主要部位。③ 前庭大腺炎：通常为单侧，阴唇水肿伴分泌物，压痛，可伴发热。④ 肛周炎：肛周潮红、轻度水肿，表面有脓性渗出物，伴瘙痒。

2. 有并发症淋病

(1) 男性有并发症淋病

1) 附睾炎：常为单侧，附睾肿大，疼痛明显，同侧腹股沟和下腹部有反射性抽痛。检查可见一侧阴囊肿大，阴囊皮肤红肿热痛，尿道口可见脓性分泌物。

2) 精囊炎：急性期有发热、尿频、尿急、尿痛、终末血尿、血精、下腹疼痛。直肠检查可触及肿大的精囊伴触痛。

3) 前列腺炎：急性期有畏寒、发热、尿频、尿痛、尿急或排尿困难，终末血尿或尿道脓性分泌物，会阴部或耻骨上区坠胀不适感，直肠胀满、排便感。直肠检查示前列腺肿大，有触痛。重者可并发急性尿潴留、前列腺脓肿等。

4) 系带旁腺（Tyson腺）或尿道旁腺炎和脓肿：少见（<1%），系带的一侧或两侧疼痛性肿胀，脓液通过腺管排出。

5) 尿道球腺炎和脓肿：少见，会阴部跳痛、排便痛、急性尿潴留，直肠指检触及疼痛的肿块。

6) 尿道周围蜂窝织炎和脓肿：罕见，脓肿侧疼痛、肿胀，破裂发生瘘管，体检可扪及有触痛的波动性肿块。常见于舟状窝和球部。

7) 尿道狭窄：少见，因尿道周围蜂窝织炎、脓肿或瘘管形成而致尿道狭窄，出现尿路梗阻和尿频、尿潴留等。

(2) 女性有并发症淋病：淋球菌性子宫颈炎上行感染可导致淋菌性盆腔炎，包括子宫内膜炎、输卵管炎、输卵管卵巢囊肿、盆腔腹膜炎、盆腔脓肿，以及肝周炎等。淋菌性盆腔炎可导致不孕症、异位妊娠、慢性盆腔痛等不良后果。

1) 盆腔炎：临床表现无特异性，可有全身症状，如畏寒、发热（>38℃），食欲缺乏，恶心、呕吐等。出现下腹痛、不规则阴道出血、性交痛、异常阴道分泌物。腹部和盆腔检查可有下腹部压痛、宫颈举痛、附件压痛或触及包块，宫颈口有脓性分泌物。

2) 肝周炎：是围绕肝脏的Glisson囊的炎症，可能与盆腔炎症性疾病相关，以女性为主。表现为局限于右上腹的胸膜炎性锐痛，伴恶心、呕吐和发热。沿右前肋缘可能会听到摩擦音，肝功能检查结果通常正常或仅轻度升高。

3. 其他部位淋病

(1) 眼结膜炎：常为急性化脓性结膜炎，于感染后2～21日出现症状。新生儿淋菌性眼结膜炎常为双侧。成人和青少年可单侧或双侧，可能源自肛门生殖器病灶的自身传染。眼结膜充血、水肿，有较多脓性分泌物；巩膜有片状充血性红斑；角膜浑浊，呈雾状，重者可发生角膜溃疡或穿孔。

(2) 咽炎：由口腔性暴露而获得，与阴道口交相比，阴茎口交更容易引起这一感染。90%以上的感染者无明显症状，少数患者有咽干、咽部灼热或疼痛感。检查可见咽部黏膜充血、咽后壁有黏液性或脓性分泌物和(或)颈部淋巴结肿大。罕见情况可有小的口腔溃疡和黏膜红斑。尽管咽部的淋球菌浓度低于直肠和生殖器部位的浓度，但是咽部被认为是淋球菌抗生素耐药性基因出现水平转移的常见部位。

(3) 直肠炎：主要见于有肛交行为者，女性可由阴道分泌物污染引起。通常无明显症状，轻者可有肛门瘙痒和烧灼感，肛口有黏液性或黏液脓性分泌物，或少量直肠出血。重者有明显的直肠炎症状，包括直肠疼痛、里急后重、脓血便。检查可见肛管和直肠黏膜充血、水肿、糜烂。

4. 播散性淋病　出现于0.5%～3%的感染者中，约2/3的患者为女性，淋球菌会从最初感染部位发生细菌血性播散。宿主因素和微生物因素可能是造成播散的原因之一。最常见感染淋球菌菌型为AHU-营养型。

(1) 成人播散性淋病：有两种临床表现——腱鞘炎、皮炎及多关节痛三联征，或化脓性关节炎，是一个疾病谱两端的表现。淋球菌败血症病情重，可发生淋球菌性心内膜炎、脑膜炎、肺炎、肝炎及骨髓炎等。

腱鞘炎、皮炎及多关节痛综合征在疾病的急性阶段可有发热、寒战、全身不适。60%～90%的患者可存在皮肤受累，皮疹是继发于细菌栓塞和皮肤微脓肿，好发四肢远端靠近关节的背侧面。患者出现针尖大小的瘀点、丘疹、脓疱、水疱或大疱，严重者伴出血性或坏死性皮疹。直径2～5 mm的出血性水疱或脓疱是特征性皮损。关节受累如果不进行治疗通常可进展，但皮损经常是一过性的，即使不进行治疗也仅持续3～4日，愈合无瘢痕。罕见可发生荨麻疹样、多形红斑样、结节性红斑样或血管炎性皮损。

不伴皮肤损伤的化脓性关节炎综合征通常在未经治疗的腱鞘炎、皮炎及多关节痛综合征后发生，其典型表现是化脓性关节炎，后者可出现一个或几个关节疼痛、发红、肿胀和活动受限。膝、腕和踝关节最常受累。

(2) 新生儿播散性淋病：可发生淋菌性败血症、关节炎、脑膜炎等。

5. 儿童淋病　男童多发生尿道炎和包皮龟头炎，有尿痛和尿道分泌物。检查可见包皮红肿、龟头和尿道口潮红，有尿道脓性分泌物。女童表现为外阴阴道炎最常见，尿痛、尿频、尿急，阴道有脓性分泌物。检查可见外阴、阴道、尿道口红肿，阴道及尿道口有脓性分泌物。在性虐待儿童中直肠肛门和咽部感染常常无症状。

6. 新生儿淋病　新生儿可在分娩期间感染淋球菌。在有宫颈淋球菌感染的女性中，围生期传播率为30%～40%。一般急性发病，多见于产后2～5日，在新生儿中眼睛为最常见的淋球菌感染部位，通常表现为大量渗出物及眼睑肿胀的化脓性结膜炎，若不采取治疗措施，会导致溃疡、瘢痕和视力障碍。最严重的表现是淋球菌眼炎、败血症、关节炎和脑膜炎，其次表现为鼻炎、阴道炎、尿道炎等。常规使用抗生素预防性治疗和为母亲筛查性传播疾病降低了淋球菌性新生儿眼炎的发病率。由于胎儿监护使用头皮电极导致淋球菌性头皮脓肿，按播散性淋病治疗。

【实验室检查】

核酸扩增试验(nucleic acid amplification testing, NAAT)是微生物学诊断淋病奈瑟球菌感染的首选检测方法，但若要了解是否抗生素耐药，细菌培养仍是重要的诊断工具。其他诊断性检测包括镜检、抗原检测、探针杂交等。

正确采集标本对淋病的实验室检查是至关重要的。首先采样的部位要正确。淋病奈瑟球菌主要侵犯柱状上皮细胞，取材时应将棉拭伸到柱状上皮区，旋转360° 2～3次，保留5～10秒后取出，以让棉拭吸附更多的检材。因而，对男性应将拭子插入尿道口2～3 cm处，对女性应从宫颈管内1～1.5 cm处取材。取材前用盐水或生理盐水湿润扩阴器，应避免使用防腐剂和润滑油，因为这些物质对淋球菌的生长有抑制作用，如果宫颈口外面的分泌物较多，先用无菌棉拭清除过多的分泌物。对怀疑是淋菌性直肠炎的患者应从肛门内2.5 cm直肠隐窝处取材，若拭子粘有粪团应重新采集。对疑似淋菌性咽炎的患者,应从扁桃体或扁桃体隐窝中取材,避免唾液污染。对疑似淋球菌性眼结膜炎的患者,用男性采样拭子在眼结膜处蘸取分泌物或轻扫眼结膜。幼女和(或)处女膜未破的感染者标本:用男性采样拭子采集尿道和阴道分泌物,避免使用扩阴器。取材的拭子应对病原体的生活力没有影响。取尿道分泌物在取材前2小时内不应排尿。播散性评估包括受累部位、血液、脑脊液和关节液的培养和NAAT检查。

1. *显微镜检查法* 涂片检查取材时应先用灭菌等渗盐水清洗尿道口,然后用手指由后向前挤出脓液,用棉拭或接种环蘸取脓液后轻轻涂布于载玻片上。将取好的涂片干燥,加热固定。加热时不要使涂片太烫,以防细菌干缩。标本涂片后如不能立即染色检查,应先固定,然后将涂片放在干燥处。在急性患者的尿道脓性分泌物革兰染色涂片中,常可见到大量红色的脓细胞。有些脓细胞中吞噬有淋病奈瑟球菌。淋病奈瑟球菌为革兰阴性,呈卵圆形或圆形,常成对排列。两菌邻近面扁平或稍凹。两菌大小可有差异。多数脓细胞中并不含淋病奈瑟球菌,但也有不少脓细胞胞质内含1至数对,甚至20～50对淋病奈瑟球菌。

涂片检查方法简便、价格低廉。它对有症状的男性患者,敏感性和特异性都在95%以上。然而在无症状的男性患者中涂片的敏感性下降,由于危险因素怀疑淋病时,涂片阴性也不能完全排除,需进一步做NAAT。但涂片检查对女性宫颈标本,敏感性仅40%～60%,特异性则随观察者的经验而定,因女性宫颈分泌物中可能存在其他非致病性革兰阴性双球菌。因此,不推荐用涂片法检查女性患者,也不推荐用涂片法检查诊断直肠和咽部的淋病奈瑟球菌感染和判愈。

2. *淋病奈瑟球菌培养* 适用于各种临床标本的淋球菌检查。对从治疗失败病例分离的菌株要做药敏试验。细菌培养的敏感性为72%～95%,而无症状性感染培养的敏感性下降到65%～85%。推荐使用Thayer-Martin琼脂培养基,此培养基可阻止其他内源性菌群的过度生长。培养的最适温度为35～36℃,超过38.5℃或低于30℃便生长不良。淋病奈瑟球菌为需氧菌,但最初从人体分离时,为促进其生长发育和抑制需氧的杂菌,需用5%二氧化碳和大于70%湿度的培养箱,培养24～48小时观察细菌的生长。淋病奈瑟球菌菌落形态:圆形、突起、湿润、光滑、半透明或灰白色菌落。菌落边缘呈花瓣状,直径为0.5～1.0 mm,易乳化,有黏性。如继续培养,菌落体积增大,表面变得粗糙,边缘出现皱缩。若从菌落取材作涂片,可见到菌体的大小及染色的深度有差异,排列也不一致。约有25%的菌为典型的双球菌,其他75%为单球菌、四联形或八叠形。淋病奈瑟球菌对寒冷和干燥抵抗力很弱。因此,为了保证培养有足够的成功率,取材后应立即接种、培养,并注意在运送过程中保温。观察菌落形态最好在36小时左右。小于24小时菌落太小,难以辨认;大于48小时菌落特征会有较大改变,可能误判。

3. *核酸扩增试验(NAAT)* 是使用多种技术来扩增淋病奈瑟球菌的DNA或RNA序列,如聚合酶链反应(polymerase chain reaction, PCR)、转录介导扩增(transcription-mediated amplification, TMA)或链置换扩增(stand displacement amplification, SDA)技术。NAAT可采用患者非侵入性自我采集的阴道拭子或尿液标本。美国FDA批准NAAT可用于检测多种标本,包括宫颈拭子、阴道拭子、尿道拭子和尿液标本。男性晨尿最好,取样前不要清洗生殖器区域,应取20～30 ml的首段尿。男性采用尿液和尿道分泌物样本行NAAT的敏感性和特异性相近。女性采用尿液样本进行NAAT检测的敏感性略低于阴道分泌物样本。而FDA未批准NAAT用于检测直肠、咽部与结膜等生殖器外部位的标本,因为NAAT与直肠、咽部与结膜相关微生物有潜在的交叉反应,如果要用NAAT检测,实验室要设立性能参数。通常NAAT检测生殖道和非生殖道淋球菌的敏感性优于培养。如果怀疑或确定治疗失败,要同时行细菌培养和药敏试验。一次镜检和培养阴性不能排除淋病,男性需2次,且每次取材间隔时间至少一周,分泌物镜检和培养均阴性才能排除淋病。

4. 加强共感染的评估　任何针对淋病奈瑟球菌的检测也应同时检测沙眼衣原体、梅毒和艾滋病。

【诊断和鉴别诊断】

1. 诊断

(1) 接触史:有非婚性接触史或配偶感染史或接触患者分泌物史。

(2) 临床表现:男性有尿道炎症状,女性有尿道不适及阴道分泌物增多症状。其他部位的淋病、淋病合并症,以及播散性淋病奈瑟球菌感染时应根据不同表现确定其临床分类。

(3) 实验室检查:男性急性尿道炎涂片革兰染色,查出细胞内有典型革兰阴性双球菌时,有初步诊断意义。其余男性患者及全部女性患者均应做淋病奈瑟球菌培养或NAAT,鉴定为阳性即可确诊。

2. 鉴别诊断

(1) 需与男性淋病相鉴别的疾病

1) 非特异性尿道炎:开始常有明显诱因,如机械性刺激、创伤、器械损伤等。实验室检查多为葡萄球菌、大肠埃希菌和变形杆菌等,淋病奈瑟球菌检查阴性。

2) 非淋菌性尿道炎:有性接触史,潜伏期1~3周。症状较轻微或无明显症状,有少量黏液性或黏液脓性分泌物。病原体主要为沙眼衣原体或解脲脲原体,少数可查到滴虫和疱疹病毒。淋病奈瑟球菌检查阴性。

3) 尿道内疱疹:局部烧灼感明显,可有间断性发作。一般在尿道口仅有少量稀薄的分泌物,常在龟头、冠状沟、包皮等处有疱疹损害。若发现尿道外部有水疱,则有助于鉴别。有条件的单位可进行生殖器疱疹病毒检测,结果有助于确诊。

(2) 需与女性淋病相鉴别的疾病

1) 非特异性阴道炎:具有多种诱因,如损伤、异物、腐蚀性药物等,常见的细菌为葡萄球菌、链球菌、大肠埃希菌、变形杆菌等。临床表现为阴道灼热,坠胀感,分泌物增多,呈脓性或浆液性。淋病奈瑟球菌检查阴性。

2) 沙眼衣原体感染:有性接触史,症状不明显或无症状。宫颈充血水肿,易出血,有黏液性或黏液脓性分泌物。检查病原体为沙眼衣原体。

3) 念珠菌性阴道病:有外阴、阴道瘙痒伴灼痛。白带增多,黏稠,呈白色豆渣样或凝乳样。阴道黏膜充血水肿,有白膜黏附,白膜脱落可见轻度糜烂面。阴道分泌物镜检可查到假菌丝和孢子。

4) 滴虫性阴道炎:阴道有瘙痒,白带增多。分泌物呈灰黄色、乳白色,泡沫状。阴道及宫颈黏膜红肿,充血并有出血点,常呈草莓状突起,严重时分泌物带血性。分泌物中可查到滴虫。

5) 细菌性阴道病:白带增多,呈灰白色,均匀一致,pH增高,有鱼腥味。涂片可见乳酸杆菌减少,革兰阴性短杆菌增多。盐水湿片中可查到线索细胞。

3. 其他部位淋病　淋菌性眼结膜炎需与其他细菌性和病毒性眼结膜炎相鉴别。淋菌性咽炎需与慢性咽炎、扁桃体炎相鉴别。淋菌性直肠炎需与沙眼衣原体性直肠炎、细菌性痢疾、阿米巴痢疾、直肠息肉、痔疮等相鉴别。

4. 播散性淋病　淋菌性关节炎需与急性细菌性关节炎、急性风湿性关节炎、类风湿关节炎、性病性反应性关节炎相鉴别。淋菌性败血症需与各种菌血症、流行性脑膜炎、乙型脑炎、急性细菌性心内膜炎、急性心肌炎、急性肝炎等相鉴别。

【治疗】

1. 治疗原则　淋病应早期诊断、早期治疗,及时、足量、规则使用抗菌药物;注意耐药菌株感染,采用有效药物治疗,防止淋病继续传播;注意是否同时有沙眼衣原体、梅毒和艾滋病的感染。不同的病情采用不同的方法治疗;配偶及性伴应同时治疗,在治愈前(一般是治疗后7日,临床症状消失)禁止性行为。

理论认为,与其他病原体同时感染可以加速

耐药株的出现，一般淋病奈瑟球菌常合并衣原体的感染，联合使用作用于不同分子靶点的药物可提高治疗效果，降低耐药率。在头孢菌素类药物中，流行病学调查显示头孢曲松的淋球菌耐药率最低，但对头孢曲松的敏感性降低的菌株在不断增加和缺乏新的有效抗生素。2010 年开始，美国 CDC 推荐采用二联疗法而非单药治疗淋球菌感染。淋病方案采取联合治疗（即使同时没有合并衣原体的感染），如头孢类抗生素联合阿奇霉素或多西环素。首选头孢类抗生素加阿奇霉素，因为阿奇霉素单剂口服治疗依从性好，临床试验也证实阿奇霉素 1 g 治疗单纯性泌尿生殖系统淋病有效，而四环素的耐药率比阿奇霉素高，尤其对头孢克肟 MICs 升高的菌株（MIC≥0.5 μg/ml 表明敏感性下降），头孢类抗生素联合阿奇霉素可以提高淋菌性咽炎的治疗效果。

阿奇霉素 2 g 口服对单纯性淋病感染治愈率为 99.2%，但能致淋球菌对大环内酯类抗生素耐药，应限制其使用。阿奇霉素 1 g 口服治疗单纯性淋病比口服 2 g 更容易产生耐药性，均不推荐单药治疗。

2. *治疗方案*

（1）无并发症淋病：淋菌性尿道炎、宫颈炎、直肠炎。

1）推荐方案：头孢曲松 250 mg 单次肌内注射（如果衣原体感染不能排除），加阿奇霉素 1 g 顿服，两类药物要同一天同时使用。或大观霉素 2 g（宫颈炎 4 g），单次肌内注射。

2）替代方案：头孢噻肟 1 g，单次肌内注射加阿奇霉素 1 g 单剂口服。其他头孢菌素类，如头孢唑肟、头孢西丁、头孢克肟如证明其疗效较好，也可替代选用。临床上需注意耐药菌株感染，密切观察疗效并及时调整治疗方案，防止治疗失败。

（2）有并发症淋病

1）淋菌性附睾炎、前列腺炎、精囊炎

推荐方案：头孢曲松 250 mg，肌内注射，每日 1 次，共 10 日；或大观霉素 2 g，每日 1 次，连续 10 日。

替代方案：头孢噻肟 1 g，肌内注射，每日 1 次，共 10 日。如果衣原体感染不能排除，加上抗沙眼衣原体感染药物。

2）淋菌性盆腔炎

门诊治疗方案：头孢曲松 250 mg，肌内注射，每日 1 次，共 10 日；加多西环素 100 mg，口服，每日 2 次，共 14 日；加甲硝唑 400 mg，口服，每日 2 次，共 14 日。

住院治疗推荐方案 A：头孢替坦 2 g，静脉注射，每 12 小时 1 次；或头孢西丁 2 g，静脉注射，每 6 小时 1 次，加多西环素 100 mg，静脉给药或口服，每 12 小时 1 次。注意：如果患者能够耐受，多西环素尽可能口服。在患者情况允许的条件下，头孢替坦或头孢西丁的治疗不应短于 1 周。对治疗 72 小时内临床症状改善者，在治疗 1 周时酌情考虑停止肠道外治疗，并继之以口服多西环素 100 mg 治疗，每日 2 次，加甲硝唑 500 mg 口服，每日 2 次，总疗程 14 日。

住院治疗推荐方案 B：克林霉素 900 mg，静脉注射，每 8 小时 1 次，加庆大霉素负荷量（2 mg/kg），静脉注射或肌内注射，随后给予维持量（1.5 mg/kg），每 8 小时 1 次，也可每日 1 次给药。注意：患者临床症状改善后 24 小时可停止肠道外治疗，继以口服治疗，即多西环素 100 mg 口服，每日 2 次；或克林霉素 450 mg 口服，每日 4 次，连续 14 日为 1 个疗程。

（3）淋菌性咽炎：头孢曲松 250 mg 单次肌内注射加阿奇霉素 1 g 顿服；或头孢噻肟 1 g 单次肌内注射加阿奇霉素 1 g 顿服。大观霉素难以渗透进 Waldeyer's 扁桃体环，细菌感染可引起腺管内出现细菌性“栓塞”，对淋菌性咽炎治愈率低。咽喉部淋病奈瑟球菌不易被彻底清除。治疗后 14 日要复诊。

（4）淋菌性眼结膜炎：头孢曲松 1 g 单次肌内注射加阿奇霉素 1 g 顿服；或大观霉素 2 g，每日 1 次，连续 3 日。同时用生理盐水冲洗眼部，每小时 1 次。

（5）成人播散性淋病：推荐住院治疗。需检查有无心内膜炎或脑膜炎。

1) 关节炎-皮炎综合征

推荐方案：头孢曲松 1 g，肌内或静脉注射，每日 1 次，加阿奇霉素 1 g 单次口服。

替代方案：大观霉素 2 g，肌内注射，每日 2 次，头孢克肟 1 g 静脉注射，每 8 小时 1 次，或头孢噻肟 1 g 静脉注射，每 8 小时 1 次，加阿奇霉素 1 g 单次口服。

对于无化脓性关节炎的患者，治疗持续 10 日或以上。有化脓性关节炎的患者通常要持续 7～14 日的头孢曲松治疗，确切的治疗持续时间取决于患者的总体健康状况，以及对治疗的反应速度。有共存疾病或治疗反应速度较慢的患者适合采取较长的治疗时间。化脓性关节炎患者需进行关节引流，可通过反复穿刺抽吸或通过关节镜来完成，除髋关节外，不宜施行开放性引流，禁止关节腔内注射抗生素。

2) 淋菌性脑膜炎、心内膜炎

推荐方案：头孢曲松 1～2 g 静脉注射，每隔 12～24 小时 1 次，加阿奇霉素 1 g 单次口服。

替代方案：大观霉素 2 g，肌内注射，每日 2 次，加阿奇霉素 1 g 单次口服。淋菌性脑膜炎疗程应持续 14 日，心内膜炎疗程至少 4 周，且应住院治疗，请相关专科医师会诊。

(6) 新生儿淋病

1) 新生儿眼炎的预防：出生时双眼即外涂 0.5%红霉素软膏，硝酸银和 1%四环素眼膏也可以，杆菌肽无效，庆大霉素药膏会引起严重的眼部反应。

2) 淋菌性眼结膜炎：结膜分泌物淋病奈瑟球菌涂片有细胞内 G-双球菌或白细胞增多，未经治疗母亲的无症状婴儿也有可能感染淋病奈瑟球菌，应接受全身性治疗，予头孢曲松 25～50 mg/kg(最大不超过 125 mg)，单次静脉或肌内注射。早产伴高胆红素血症以及接受静脉含钙液体(如胃肠外营养)的婴儿，首选单剂头孢噻肟 100 mg/kg，静脉或肌内给药。新生儿不宜使用大观霉素。用生理盐水冲洗眼部，每小时 1 次。不能单独使用抗生素眼药水和眼药膏局部外用，而应予以住院全身系统治疗，评估有无衣原体感染和播散性淋球菌的感染(败血症、关节炎和脑膜炎)。其母亲和性伴要筛查和治疗。

3) 新生儿播散性淋病及淋球菌性头皮脓肿：头孢曲松 25～50 mg/kg，静脉或肌内注射，每日 1 次，连续 7～10 日；如有脑膜炎疗程为 14 日。头孢曲松慎用于高胆红素血症患儿，特别是早产伴高胆红素血症以及接受静脉含钙液体(如胃肠外营养)的婴儿，可改用头孢噻肟 25 mg/kg，静脉或肌内注射，每隔 12 小时 1 次，连续 7～10 日；如有脑膜炎，则疗程为 14 日。

如果母亲有未经治疗的淋病，新生儿要进行全面体检并预防性治疗。

(7) 儿童淋病：应禁用喹诺酮类药物，年龄<8 岁者禁用四环素类药物。

1) 无并发症淋病(包括淋菌性外阴阴道炎、尿道炎、宫颈炎、咽炎、直肠炎)：体重>45 kg 的儿童，以成人推荐方案进行治疗。体重≤45 kg 的儿童，用头孢曲松 25～50 mg/kg(最大不超过成人剂量)，1 次肌内注射，或大观霉素 40 mg/kg(最大量 2 g)，1 次肌内注射。如果衣原体感染不能排除，加抗沙眼衣原体感染药物。

2) 播散型淋病(菌血症或关节炎)：体重>45 kg 的儿童，头孢曲松 1 g 肌内注射或静脉滴注，每日 1 次，共 7～10 日；体重≤45 kg 的儿童，头孢曲松 50 mg/kg(最大不超过 1 g)，肌内注射或静脉滴注，每日 1 次，共 7～10 日。脑膜炎或心内膜炎患儿，头孢曲松 25 mg/kg，肌内注射或静脉注射，每日 2 次，共 14 日(脑膜炎)，或 28 日(心内膜炎)。

(8) 合并 HIV 感染的处理：以男性同性性行为者为主，常发生淋菌性直肠炎。同时感染淋球菌和 HIV 者的治疗与 HIV 阴性者相同。HIV 患者治疗时要注意其可能合并念珠菌及其他病原体感染，并进行针对性治疗，如其免疫功能已受抑制，要联合抗病毒治疗。

(9) 妊娠期淋病：头孢曲松 250 mg 单次肌内注射，或者大观霉素 4 g 单次肌内注射。如果衣原体感染不能排除，加上抗沙眼衣原体感染药物。孕妇禁用喹诺酮类及四环素类药物。妊娠前3个月内应避免使用甲硝唑。

(10) 药物过敏者：<2.5%，对青霉素过敏的患者对第一代头孢菌素有交叉过敏，对第三代头孢菌素过敏更少。有IgE介导的青霉素过敏和头孢菌素过敏史的患者禁用头孢菌素类抗生素，改用大观霉素2 g(宫颈炎4 g)单次肌内注射，加阿奇霉素1 g顿服。次选吉米沙星320 mg单剂口服，加阿奇霉素2 g顿服，或者庆大霉素240 mg单次肌内注射，加阿奇霉素2 g顿服。防止阿奇霉素出现耐药，不推荐阿奇霉素单药疗法治疗淋病。但是如果治疗1小时内出现呕吐反应，要更改药物重新治疗。如果对阿奇霉素过敏则改多西环素0.1 g，每日2次。

(11) 治愈标准：淋病治疗后两周内无再感染史。① 症状和体征消失；② 治疗结束后第4日和第8日男性前列腺按摩、女性宫颈和尿道取材涂片和培养淋球菌均阴性。

(12) 治疗失败：是指患者和其性伴虽然予规范的头孢菌素治疗，排除再感染，但患者仍持续有淋病奈瑟球菌的感染，培养为耐头孢菌素类的菌株。① 治疗后无性行为，但治疗后3～5日患者的临床症状未消退。② 治疗后无性行为，淋球菌培养阳性(≥3日)NAAT阳性(≥7日)。③ 治疗后无论是否有性行为，淋病奈瑟球菌培养阳性且对头孢菌素的敏感性下降。大多数可能的治疗失败是再感染而不是真正的治疗失败。然而当再感染被排除，则要考虑治疗失败，再次治疗前要取标本做淋病奈瑟球菌培养、药敏试验和NAAT检查。药敏试验用纸片扩散法、琼脂稀释法。因为再次感染比真正的耐药更有可能，所以再次予头孢曲松250 mg单次肌内注射，加阿奇霉素1 g顿服治疗。如果淋病奈瑟球菌培养阳性，药敏试验对头孢菌素的MICs值升高，选择吉米沙星320 mg单剂口服加阿奇霉素2 g单剂口服，或庆大霉素240 mg单次肌内注射加阿奇霉素2 g单剂口服。如果之前是予头孢克肟400 mg单剂口服加阿奇霉素1 g单剂口服，则予头孢曲松250 mg单次肌内注射加阿奇霉素1 g顿服治疗。治疗后7～14日要随访，再次予分泌物培养、药敏试验和NAAT检查。在症状发作期间或确诊前2个月内与患者有过性接触的所有性伴，都应做淋球菌和沙眼衣原体感染的检查和治疗。

【随访】

无并发症淋病患者经推荐方案规范治疗后，如果没有再接触新性伴或未治疗的性伴，临床症状和体征全部消失而达到临床痊愈的患者，不必常规做病原体检查进行判愈。有下列情况时应做淋球菌培养：症状或体征持续存在，咽部淋球菌感染，接触未经治疗的性伴，并发盆腔炎症性疾病或播散性淋球菌感染，妊娠期感染，儿童患者和替代方案治疗者。淋球菌培养检查宜在治疗结束后至少7日进行，如果应用核酸扩增试验宜在治疗结束后2周进行(以避免检测到非成活微生物，而非持续性感染)。发现治疗失败或耐药菌株引起的感染应进行报告。经推荐方案治疗后再发病者，通常是由再感染引起，提示要加强对患者的教育和性伴的诊治。持续性尿道炎、宫颈炎或直肠炎也可由沙眼衣原体及其他微生物引起，应进行针对性检查治疗。部分淋球菌尿道炎经规范治疗后，仍有尿道不适者，查不到淋球菌和其他微生物，可能是尿道感染受损后未完全修复之故。

淋球菌附睾炎经治疗后，若3日内症状无明显改善，则应重新评价诊断与治疗。按推荐方案治疗后，若睾丸肿胀与触痛仍持续，则应做全面检查，以排除其他疾病。淋菌性盆腔炎患者应在开始治疗3日内进行随访(有发热症状患者在24小时内随访)。患者应在3日内出现明显的临床好转(退热、腹痛减轻、子宫、附件和宫颈举痛减轻)，3日内无好转的患者需入院治疗，进行其他诊断检查或外科会诊。淋菌性脑膜炎、心内膜炎如出现并发症，应请相关专科会诊。

【性伴的处理】

对患者最近(60日内)接触的性伴都应做淋球菌、沙眼衣原体感染、梅毒和艾滋病的检查和治疗。如果患者最近一次性接触是在症状发作前或诊断前2个月，则其最近一个性伴应予治疗。应教育患者在完全治愈前避免性接触。不能前来检查的患者性伴可予流行病学治疗。

感染淋球菌的新生儿的母亲及其性伴应根据有关要求做出诊断，并按成人淋病治疗的推荐方案来治疗。男性同性性行为接触人群容易存在未确诊的其他性病或 HIV 感染，应进行检查和治疗。

参考文献

[1] 王千秋，刘全忠，徐金华. 性传播疾病临床诊疗与防治指南[M]. 上海：上海科学技术出版社，2014. 6.

[2] Ram S, Cullinane M, Blom AM, *et al*. Binding of C4b-binding protein to porin: a molecular mechanism of serum resistance of Neisseria gonorrhoeae[J]. J Exp Med, 2001, 193: 281.

[3] Deguchi T, Yasuda M, Ito S. Management of pharyngeal gonorrhea is crucial to prevent the emergence and spread of antibiotic-resistant Neisseria gonorrhoeae [J]. Antimicrob Agents Chemother, 2012(56): 4039.

[4] Ohnishi M, Saika T, Hoshina S, *et al*. Ceftriaxone-resistant Neisseria gonorrhoeae, Japan [J]. Emerg Infect Dis, 2011, 17: 148.

[5] Bolan GA, Sparling PF, Wasserheit JN. The emerging threat of untreatable gonococcal infection [J]. N Engl J Med, 2012, 366: 485

[6] Centers for Disease Control and Prevention. Recommendations for the laboratory-based detection of Chlamydia trachomatis and Neisseria gonorrhoeae — 2014[J]. MMWR Recomm Rep, 2014, 63: 1.

[7] British Association for sexual Health and H2V. BASHH Clinical Effectiveness Group Guidelines. http://www.bashh.org/guidelines (Accessed on June 13, 2012)

[8] Centers for Disease Control and Prevention (CDC). Update to CDC's Sexually transmitted diseases treatment guidelines, 2010: oral cephalosporins no longer a recommended treatment for gonococcal infections[J]. MMWR Morb Mortal Wkly Rep, 2012, 61: 590.

[9] European Centre for Disease Prevention and Control. Gonococcal antimicrobial susceptibility surveillance in Europe, 2013 [J]. Stockholm: ECDC, 2015.

[10] Workowski KA, Bolan GA, Centers for Disease Control and Prevention. Sexually transmitted diseases treatment guidelines, 2015[J]. MMWR Recomm Rep, 2015, 64: 1.

[浙江树人大学树兰国际医学院附属树兰(杭州)医院　瞿镔]

三、卡他莫拉菌感染

在奈瑟菌科细菌中除淋病奈瑟球菌和脑膜炎奈瑟菌外，莫拉菌属和其他一些奈瑟菌也有临床意义。莫拉菌属中常见病原菌为卡他莫拉菌(*Moraxella catarrhalis*，MC)，原称“卡他布拉汉球菌”(*Branhamella catarrhalis*)，1979 年将本菌划归于莫拉菌属，称为卡他莫拉菌。MC 主要寄居在人的鼻咽部，很少从健康成年人的口咽部分离到该菌，但在儿童和老年人群中有一定的携带率。该菌早期被认为是对人体无致病性的上呼吸道正常寄居菌，直到 20 世纪 80 年代初才明确其有致病性。MC 不仅可引起健康儿童和老年人的上呼吸道感染，而且还是引起成人下呼吸道感染的重要病原菌，在患有慢性阻塞性肺疾病的成人中尤是如此。在免疫缺陷患者中，MC 还可导致包括肺炎、感染性心内膜炎以及脑膜炎在内的严重感染。MC 是儿童上颌窦炎、中耳炎、肺炎以及成人慢性下呼吸道感染、院外社区获得性感染的第 3 位常见致病菌，仅次于流感嗜血菌和肺炎链球菌。因此，卡他莫拉菌及其所致感染日益受到人们的关注。

【病原学和流行病学】

卡他莫拉菌为革兰阴性球菌，在血平皿上呈非溶血圆形不透明菌落，易与人上呼吸道正常定殖的奈瑟菌混淆。其通常呈肾形双球菌状，偶可呈四联状，无鞭毛，无芽孢，一般无荚膜。营养要求不高，普通培养基上即可生长，需氧，最适生长温度为 35℃。菌落直径 1～3 mm，光滑型，灰白色，不透明，整个菌落易从培养基上刮下。较长时间培养后，菌落可呈粗糙颗粒状，黏附在培养基表面。产氧化酶和 DNA 酶。对糖类均不发酵。抵抗力较强，在干痰中可存活 27 日，65℃时可存活 30 分钟。

卡他莫拉菌只能从人体分离出来，被认为是人体上呼吸道的共生菌，在 1 岁以下的婴幼儿中有 2/3 携带该菌，这些携带该菌的婴幼儿中患中耳炎的概率达 50%；而 MC 在健康成人中的携带率只有 3%～5%，60 岁以上老年人的上呼吸道的本菌带菌率高达 26.5%；原有慢性呼吸道疾病者较高，慢性扁桃体炎儿童带菌率也较高。在患慢性阻塞性肺部疾病的成人中，其携带率可能高达 32%。据研究，卡他莫拉菌黏附于呼吸道上皮细胞的能力，在老年人和患慢性呼吸道感染者中，比一般成人高数倍以上。此外，卡他莫拉菌在人群中的携带率还与季节有关，秋冬季节明显高于春夏季节。这种季节差异在病毒感染中极为常见，在肺炎链球菌及流感嗜血杆菌中则少见报道。在部分成年喉炎患者和 66.1%的长期咳嗽患儿的鼻咽分泌物中可分离到卡他莫拉菌纯培养。在慢性下呼吸道感染中，本菌常与肺炎球菌、流感杆菌和铜绿假单胞菌等构成复数菌感染。

除呼吸道外，泌尿生殖道和皮肤也可有该菌定殖。定殖的卡他莫拉菌只在机体免疫力降低时才引起感染，所以是典型条件致病菌。感染的发生又常与医护操作有关，如气管切开、气管插管、病理活检、穿刺、透析等。该菌作为一种医院内感染病原菌日益引人关注。

【发病机制】

定殖于上呼吸道黏膜的卡他莫拉菌只在宿主抵抗力降低时才引起感染，轻者仅有黏膜局部炎症，在炎症部位的中性粒细胞内可找到卡他莫拉菌；在儿童常同时导致相邻组织的感染，如扁桃体炎和中耳炎等。在慢性阻塞性肺疾病患者或免疫低下甚至缺陷者则常发生下呼吸道感染。因卡他莫拉菌 90%以上菌株产生 β-内酰胺酶，故而在免疫缺陷者的机会感染中卡他莫拉菌与其他病原菌构成严重复数菌感染时，卡他莫拉菌可通过释放 β-内酰胺酶降低 β-内酰胺类抗生素的抗菌活性而干扰对其他病原菌的抗感染治疗，甚至导致治疗失败。

与溶血性链球菌、金黄色葡萄球菌相比，卡他莫拉菌毒力较低，无强毒外毒素；卡他莫拉菌的定殖是该菌致病的基础。一方面，下呼吸道细菌的定殖主要取决于宿主因素和微生物的毒力，下呼吸道防御功能异常的患者易发生细菌在下呼吸道的慢性定殖。另一方面，许多定殖在下呼吸道的细菌可以产生一些因子，这些因子具有改变下呼吸道防御机制的能力，对气道上皮细胞的生存力、纤毛功能或细胞表面成分有影响，因此可影响黏液纤毛的清除功能。该菌表面的纤毛在黏附和定殖黏膜上皮细胞过程中起重要作用；菌体外膜蛋白（outer membrane protein，OMP）含有脂寡糖（lipo oligosaccharide，LOS），其化学结构类似非肠道革兰阴性杆菌的脂多糖，与卡他莫拉菌的毒力有关。黏附定殖毒力相互之间协同作用，在宿主免疫低下时足以构成感染和组织病变。

【临床表现和诊断】

卡他莫拉菌既是社区获得性肺炎的常见病原菌，也是医院获得性肺炎的常见病原菌。在老年人特别是有慢性阻塞性肺疾病者，可以是初发感染，也可以是慢性气道感染急性发作；可以是单一卡他莫拉菌感染，也可与流感嗜血杆菌、肺炎链球菌等构成混合感染。

感染出现的症状轻重不一，轻者只因黏膜的炎症刺激而频繁咳嗽，少量咳痰；重者有发热、呼吸困难等症状。临床上典型的呼吸道卡他莫拉菌感染可以是支气管炎，表现为咳嗽、咳脓痰。此外，该菌感染也可引起肺炎，X 线胸片上出现肺部炎性浸润，可与支气管炎鉴别。此类肺炎与其他细菌所致肺炎相比，临床症状相对较轻，高热、胸痛等全身中毒症状较少见，极少出现脓胸及菌血症。

卡他莫拉菌在小儿中耳炎、上颌窦炎中出现被认为是常见病原菌之一；亦可引起儿童的格鲁布喉炎、败血症，以及化脓性脑膜炎。

在恶性肿瘤、血液病和脑血管病等所致免疫缺损宿主，本菌偶可引起肺炎、败血症、心内膜炎和脑膜炎等严重感染。

卡他莫拉菌下呼吸道感染的临床诊断依据有：① 脓性痰；② 痰涂片革兰染色见中性粒细胞或巨噬细胞内有革兰阴性肾形双球菌；③ 痰菌定量培养，本菌达 10^7/ml 以上；④ 有效抗菌药物治疗后症状改善和痰菌减少。问题是口腔和上呼吸道常在菌群中就有本菌，如能采集气管或支气管分泌物做痰涂片检查则更有意义。

确诊依靠细菌培养，从鼓膜穿刺液、鼻窦吸取液、脑脊液以及血液中分离到该菌，可做出相应的卡他莫拉菌中耳炎、鼻窦炎、脑膜炎以及败血症诊断。卡他莫拉菌心内膜炎的诊断需有菌血培养阳性及超声心动图发现心内膜赘生物形成方可做出。但从上呼吸道分泌物或痰培养阳性结果判断其临床意义存在一定困难。

近年正研究血清诊断技术，细菌的外膜蛋白具抗原性，用 ELISA 法可测得患者血液中相应的 IgG 抗体。聚合酶链反应(PCR)技术也已被应用于卡他莫拉菌的检测，但由于该方法灵敏度极高，而卡他莫拉菌在人群中有较高的带菌率，若标本取自有该菌寄殖的部位，仅凭 PCR 定性检测结果则不能作为感染诊断依据，必须结合临床表现方可确诊。

【治疗】

过去，卡他莫拉菌对所有 β-内酰胺类抗生素均敏感，故氨苄西林和青霉素为治疗该类感染的常用药物。目前，卡他莫拉菌通常对青霉素耐药，此与该菌产生 BRO β-内酰胺酶有关，该酶对青霉素、氨苄西林及阿莫西林的抗菌活性影响最大。β-内酰胺酶抑制剂克拉维酸、舒巴坦及三唑巴坦等可抑制该酶活性。2005—2014 年中国细菌耐药监测网数据显示，该菌产 β-内酰胺酶的检出率为 93.3%，对第二、三代头孢菌素、阿莫西林-克拉维酸、左氧氟沙星和甲氧苄啶-磺胺甲噁唑均高度敏感(敏感率 80%～100%)，耐药率变化较小，但对阿奇霉素的耐药率较高且呈上升趋势，由 2006 年的 41.2%增至 2013 年的 57.8%。2020 年，中国细菌耐药监测网数据显示，该菌的检出率居第 14 位，为 1.17%，治疗这些菌株引起的感染必须使用耐 β-内酰胺酶的药物，主要有第二、三代头孢菌素类抗生素和氟喹诺酮类药物，以及 β-内酰胺酶抑制剂克拉维酸(clavulanic acid)和舒巴坦(sulbactam)与阿莫西林或头孢哌酮的复方制剂。多数社区获得性卡他莫拉菌感染可应用敏感的口服抗菌药物成功治愈，如阿莫西林克拉维酸、复方磺胺甲唑、左氧氟沙星、头孢克肟、头孢泊肟酯、头孢呋辛酯，以及大环内酯类抗生素如罗红霉素、阿奇霉素、克拉霉素对本菌亦有较强的杀菌活性，且均可口服，值得应用。此外，卡他莫拉菌产酶耐药株与其他致病菌(肺炎链球菌、流感嗜血杆菌)感染共存时，耐药株不仅可保护自身不被杀灭，其产生的 β-内酰胺酶还可使其他药物敏感细菌得以生存，进而间接发挥致病作用。因此，卡他莫拉菌无论是混合培养阳性，还是纯培养阳性均有临床意义。

病情较重则宜注射用药，可使用替卡西林、哌拉西林，以及第二、三代头孢菌素，并可与氨基糖苷类药物联合。本菌常与肺炎链球菌和流感杆菌构成复数菌感染，甚至有铜绿假单胞菌参与。治疗时应根据培养结果全面考虑后选用适当的抗菌药物联合治疗。

已知耐药卡他莫拉菌可产生 3 种由染色体介导的 β-内酰胺酶：BRO1、BRO2、BRO3。不同的 β-内酰胺类抗生素被这些酶水解的程度并不一致。儿科常用的头孢克洛虽属第二代头孢类，但很易被 BRO 所灭活，应予注意。口服头孢类的头孢克肟(cefixime)对产酶菌的活性甚强。本菌对万古霉素、克林霉素也耐药。

参考文献

[1] 徐晓刚，李光辉. 卡他莫拉菌感染研究进展[J]. 中国抗感染化疗杂志，2003，3，(2)：121-124.

[2] 孙燕，孔菁. 2005—2014 年 CHINET 流感嗜血杆菌和卡他莫拉菌耐药性监测[J]。中华感染与化疗杂志，2016，16(2)：153-159.

[3] 胡付品，郭燕，朱德妹，等. 2020 年 CHINET 中国细菌耐药监测[J]. 中国感染与化疗杂志，2021，21(4)：377-387.

[4] Morrissey I，Maher K，Williams L，*et al*. Non-susceptibility trends among Haemophilus influenzae

and Moraxella catarrhalis from community-acquired respirtory tract infections in the UK and Ireland, 1999 - 2007 [J]. J Antimicrob Chemother, 2008, 62(2): 97 - 103.

[5] De Vries SP, Bootsma HJ, Hays JP, *et al*. Molecular aspects of Moraxlla catarhalis pathogenesis [J]. Microbiol Mol Biol Rev, 2009, 73(3): 389 - 406.

[6] Verduin CM, Hol C, Fleer A, *et al*. Moraxella catarrhalis: from emerging to established pathogen [J]. Clin Microbiol Rev, 2002, 15: 125 - 144.

[南京医科大学第一附属医院(江苏省人民医院) 王茜 周东辉]

第六节 需氧革兰阳性杆菌感染

一、白喉杆菌感染

白喉(diphtheria)是由白喉棒状杆菌(简称"白喉杆菌")所致的急性呼吸道传染病,病变主要由白喉杆菌外毒素引起。临床特征为咽、喉、鼻等处假膜形成和全身中毒症状。世界各地均有发生,温带多见。全年均可发病,以秋冬季节多见。患者和带菌者是唯一的传染源。传播途径主要是通过呼吸道飞沫传播,其次通过食物传播以及物品、玩具等间接传播,还可经破损的皮肤、黏膜而感染。2～10 岁儿童发病率最高。自 1978 年我国开始实施计划免疫白喉类毒素接种以来,白喉发病率和病死率大幅度下降,流行范围缩小。尽管建议在 11～12 岁时接种含有破伤风类毒素、减毒白喉类毒素和无细胞百日咳(tetanus toxoid, reduced diphtheria toxoid, and acellular pertussis, Tdap)的疫苗单剂加强免疫,且每 10 年接种一剂次破伤风-白喉类毒素(tetanus-diphtheria toxoid, Td)增强接种,但因大多成人未接受推荐的增强免疫,因此发现青少年和成人对破伤风和白喉的免疫力在持续减弱。白喉的发病无明显季节性,成人白喉发病较前稍有增多。

【病原学和发病机制】

白喉棒状杆菌为需氧菌,革兰染色阳性。据血清学反应可分为 57 个型,由噬菌体又分为 18 个型。临床上病情轻重与细菌分型无明确关系,主要取决于机体免疫力等因素,但分型具有流行病学意义。白喉杆菌能产生强烈的外毒素,为主要致病物质。白喉杆菌对热、化学药品抵抗力弱,对干燥、寒冷抵抗力较强,在各种物品、食物、衣服上可存活数日,加热至 58℃ 10 分钟、阳光直射数小时即可灭活。白喉杆菌侵袭力弱,侵入上呼吸道黏膜后,仅在局部表层组织内繁殖,通常不侵入深部组织和血流。

【临床表现】

潜伏期 1～7 日,多为 2～4 日。主要为呼吸道白喉,其他部位白喉很少见。根据假膜部位可分为咽白喉、喉白喉、鼻白喉和支气管白喉等临床类型。

1. 呼吸道白喉

(1) 咽白喉:占白喉患者的 80%。按病情轻重可分为以下各型。

1) 普通型:典型患者缓慢起病,咽痛,中度发热,伴有全身不适、乏力、食欲缺乏、恶心、呕吐等中毒症状。婴幼儿出现烦躁、哭闹和流泪等。查体咽部充血、扁桃体可肿大,24 小时后局部可出现点片状假膜,逐渐增大和增厚,但不超过腭弓。假膜呈灰白色,边缘清楚,有混合感染时呈黄色,有出血时呈黑色,与黏膜下组织紧密粘连,难以拭去,勉强剥离可致出血。颌下淋巴结可肿大、压痛。如治疗不及时,本型可演变成重型或极重型。

2) 轻型:咽痛、发热及全身症状轻微,假膜呈点状或小片状,有时无假膜形成,但细菌培养阳性。流行时以此型多见,注意勿漏诊。

3）重型：也称中毒型，全身中毒症状重，有高热、面色苍白、恶心、呕吐等，严重者出现血压下降。假膜范围广且厚，延及腭弓、上腭、悬雍垂、咽后壁及鼻咽部，有口臭、颈部淋巴结肿大。该型可有心肌炎症状、周围神经麻痹及肾脏毒性损害等。

4）极重型：中毒症状严重，出现高热、面色苍白、烦躁不安、呼吸急促，心界扩大、心律失常、有奔马律等。假膜范围更广，有特殊腐败口臭味。扁桃体和咽部肿胀明显，影响呼吸和吞咽。颈部淋巴结肿大，周围组织高度水肿，呈现所谓“牛颈”。预后极其凶险。

(2) 喉白喉：约占白喉患者的20%，其中约1/4为原发性喉白喉，其余为咽白喉继发而成。中毒症状轻。特征性表现为犬吠样咳嗽、声音嘶哑甚至失声，吸气性呼吸困难，严重者吸气时出现喉梗阻所致“三凹现象”(锁骨上窝、肋间和剑突下软组织均下陷)。表现为明显发绀、恐惧、冷汗等，若假膜延伸至气管、支气管或假膜脱落，可因窒息死亡。

(3) 鼻白喉：多继发于咽白喉，原发少见。原发中毒症状轻，局部症状可有鼻塞、流涕，鼻孔周围皮肤因受侵而发红、糜烂或结痂，鼻前庭处可见假膜。

(4) 支气管白喉：多由咽喉部黏膜受累后扩散继发。儿童气道相对狭窄，更易出现。

2. 皮肤白喉　多见于热带，眼结膜、耳、口腔、外阴、新生儿脐带等处，慢性皮肤破溃或浅表溃疡，伴有局部假膜形成，但全身症状轻。

【并发症】

多由白喉杆菌外毒素引起。中毒性心肌炎最常见，为本病死亡的主要原因。周围神经麻痹多发生于病程第3～4周，以软腭麻痹常见，次为眼肌、颜面肌、四肢肌麻痹。其他可并发其他化脓性感染、中毒性肾病和中毒性脑病等。

【诊断】

1. 血常规　白细胞计数增加，多为$(10\sim20)\times10^9/L$，中性粒细胞增加；重症者白细胞达$30\times10^9/L$以上，有中毒颗粒。尿常规检查有蛋白尿，中毒症状重者有红细胞、白细胞和管型。

2. 细菌学检查　涂片染色镜检可查获白喉杆菌，取材部位以假膜与正常黏膜交界处为宜。但需与非致病的类白喉棒状杆菌相鉴别，须行细菌培养和毒力试验。白喉杆菌在普通培养基上都能生长。在亚碲酸钾培养基上生长，使碲盐还原，菌落呈黑色，可以鉴别白喉和类白喉棒状杆菌。荧光抗体法为用荧光标记的特异性抗体染色后，在荧光显微镜下检查细菌，特异性强，阳性率高，可作早期诊断。

3. 白喉毒素检测　可用快速酶联免疫法(EIA)进行检测，也可用PCR扩增方法检测。但PCR阳性结果需结合细菌培养阳性结果综合判断；而PCR阴性结果可帮助排除诊断。

【治疗】

1. 抗毒素　为治疗白喉的特效药，因其只能中和血液循环中的游离外毒素，不能中和已与细胞结合的外毒素，故应早期使用。剂量根据中毒症状轻重、假膜范围的大小及部位、治疗早晚而定，与年龄、体重无关。病情持续时间<48小时的咽/喉白喉，给予2万～4万U抗毒素；鼻咽部白喉，给予4万～6万U抗毒素；病情持续3日以上或有“牛颈”征的重型、极重型患者，给予8万～12万U抗毒素。喉白喉注意抗毒素治疗后有假膜脱落堵塞气道而窒息的危险。抗毒素一般采用肌内注射，只有经过肌内注射未发生反应者方可作静脉注射。肌内注射后24小时达血峰浓度，而静脉注射仅需30分钟。静脉注射抗毒素血清量，成人不超过40 ml，小儿不超过0.8 ml/kg。注射前必须做皮肤过敏试验，过敏者需采用脱敏疗法注射。应用抗毒素2～3周后可出现血清病，表现为发热、皮疹、关节痛、血管神经性水肿等，可用脱敏药物或糖皮质激素治疗。

2. 抗菌药物　红霉素为首选药物，疗程14日。青霉素、阿奇霉素、喹诺酮类、四环素类、利福平、万古霉素、利奈唑胺等多种药物体外试验均敏感。

3. 其他　患者必须卧床休息3周以上，重症需4～6周。合并心肌炎者，过早活动极易猝死，需严格卧床6周以上。保证营养，给予大量B族维生素等。中毒症状重或并发心肌炎者可应用糖皮质激素。喉白喉有堵塞者，应行气管切开取假膜。

患者完成14日治疗疗程后需复查病原菌培养。隔日采取咽拭子培养，连续两次阴性方可解除隔离。

【预防】

1. 接触者应医学观察7日　带菌者可用青霉素或红霉素治疗7～10日，无效者考虑扁桃体切除。患者鼻咽分泌物及所用物品应进行消毒，常用煮沸或含氯消毒剂浸泡30分钟。

2. 保护易感人群　是预防的最重要环节。我国实施的儿童计划免疫程序为：应用百白破混合制剂，出生后3月龄、4月龄、5月龄各接种1次，每次剂量为0.5 ml，注射部位以上臂三角肌附着处皮下注射为宜。1.5～2岁时，加强注射1次。7岁时再用吸附精制白喉破伤风类毒素普遍加强免疫1次。近年有些地区对小学毕业年级学生，用吸附精制白喉类毒素再加强免疫1次。成人通常不接种。接种类毒素是控制白喉的根本措施。

二、其他棒状杆菌感染

棒状杆菌属(*Corynebacterium*)与分枝杆菌属和诺卡菌属一样，是放线菌中细胞壁含短链分枝菌酸的菌属。其革兰染色阳性，菌体一端或两端膨大呈棒状。菌体染色不均匀，出现节段浓染或有异染颗粒。排列不规则，呈栅栏状。无荚膜、无鞭毛，不产生芽孢。需氧或兼性厌氧，营养要求特殊。胞壁多糖主要是阿拉伯糖和半乳糖。与分枝杆菌属、奴卡菌属和放线菌属相似，有交叉反应。分类学上认为本属与放线菌属关系尤为密切。

此属细菌种类较多，可分为3类：① 人类及动物寄入或病原性棒状杆菌。② 植物病原性棒状杆菌。③ 非病原性棒状杆菌。广泛分布于动、植物上。可定殖于人皮肤、上呼吸道和泌尿生殖道黏膜。大多为条件致病菌。能引起人类致病且具传染性的主要为白喉棒状杆菌，偶尔也可由其他棒状杆菌产毒菌株引起，如溃疡棒状杆菌、溶血性棒状杆菌、假结核棒状杆菌等。① 溃疡性棒状杆菌(*C. ulcerans*)可从类似白喉的溃疡性咽喉病灶中分离出。② 痤疮棒状杆菌(*C. acnes*)可引起痤疮或粉刺。③ 阴道棒状杆菌(*C. vaginale*)，可引起非特异性阴道炎或尿道炎。④ 假白喉棒状杆菌(*C. pseudodiphtheriticum*)常存在于正常人鼻咽腔、咽喉部。⑤ 结膜干燥棒状杆菌(*C. xerosis*)，常寄居于眼结膜。⑥ 分解尿素棒状杆菌(*C. urelyticum*)引起泌尿道感染，此菌能产生大量尿素酶使尿液变碱性导致结石形成。⑦ 另有一种短小棒状杆菌(*C. pavum*)具有佐剂作用，可作为免疫增强剂。

引起人类感染的有以下几种棒状杆菌。

1. 假白喉棒状杆菌　可寄居于正常人的鼻咽部。可以引起心内膜炎，虽较少见，但在棒状杆菌性心内膜炎中仅次于最多见的JK组棒状杆菌。还可引起气管炎、支气管炎、支气管肺炎、肺脓肿、尿路感染、化脓性淋巴结炎、关节炎和脊柱炎等，多发生于已有慢性阻塞性肺疾病、糖尿病、恶性肿瘤、艾滋病等免疫低下者。

2. 假结核棒状杆菌(*C. pseudotuberculosis*)　可产生皮肤坏死毒素，对许多动物致病。人可经接触动物或喝生牛羊奶而受染。假结核棒状杆菌对青霉素、红霉素、氯霉素都敏感，但治疗必须切除肿大的淋巴结，同时应用抗生素，否则常易复发。

3. 溃疡性棒状杆菌(*C. ulcerans*)　生物遗传特性和白喉棒状杆菌相近，有些菌株可产生白喉毒素，可能感染了携带产毒基因的β噬菌体。本菌可感染牛、马等动物。人可经接触或饮用牛奶受感染，引起咽峡炎，形成假膜，毒素亦可影响神经和心脏。临床有皮肤溃疡性损害，偶有肺炎。治疗可用红霉素，中毒症状重者可用白喉抗毒素。

4. JK组棒状杆菌(*C. jeikeium*)　本菌为棒状杆菌性心内膜炎最多见的病原菌，较多侵犯人工瓣膜。患者多为免疫功能低下者,但亦有健康人患菌血症、败血症、肺炎、骨髓炎、腹膜炎、肝脓肿、皮肤感染等的报道。本菌为医院内免疫功能受损者感染的重要病原菌,对多种抗生素耐药,仅对万古霉素敏感。

5. *分解尿素棒状杆菌* 本菌尿素酶阳性,可将尿素分解产生氨,使尿呈碱性,使磷酸铵镁沉积于有病变的膀胱壁上引起慢性碱性壳膜性膀胱炎,并形成溃疡。泌尿系统感染者、免疫功能受损者、65岁以上老年人等为高危人群。此外,本菌还可引起菌血症、心内膜炎、肺炎、腹膜炎和骨髓炎等。仅对万古霉素敏感。

6. *纹状体棒状杆菌*(*C. striatum*) 为鼻前庭和皮肤的正常菌群。可引起牛乳腺炎,已从牛奶中分离出本菌。可引起败血症、心内膜炎、肺炎、腹膜炎、结膜炎、皮肤感染、泌尿系统感染、子宫感染等。对氨苄西林、四环素、红霉素等耐药,可使用万古霉素、环丙沙星治疗。

7. *其他* 还有结膜干燥棒状杆菌(*C. xerosis*)、细小棒状杆菌(*C. minutissimum*)、水性棒状杆菌(*C. aquaticm*)、牛棒状杆菌(*C. bovis*)、马棒状杆菌(*C. equi*)、溶血性阿卡诺菌(*Arcanobacterium haemolytium*,以前称溶血性棒状杆菌)、化脓性放线菌(*Actinomyces pyogenes*,以前称化脓性棒状杆菌)等均可引起人不同部位、不同系统的感染。

三、李斯特菌感染

李斯特菌在环境中无处不在,在绝大多数食品中都能找到李斯特菌,如肉类、蛋类、禽类、海产品、乳制品、蔬菜等都已被证实易被李斯特菌污染。李斯特菌严重感染可引起血液和脑组织的感染。人类李斯特菌感染对象主要是新生儿、孕妇、免疫功能低下者及老年人群。该菌在4℃的环境下仍可生长繁殖,是冷藏食品威胁人类健康的主要病原菌之一。许多国家都已采取措施来控制食品中李斯特菌的污染,并制定了相应的标准。

【病原学】

李斯特菌属(*Listeria*)现在有7种,分别是单核细胞增生性李斯特菌(*L. monocytogenes*,LM)(亦称"产单核细胞李斯特菌")、伊氏李斯特菌(*L. ivanovii*)(亦称"绵羊李斯特菌")、英诺克李斯特菌(*L. innocua*)(亦称"无害李斯特菌")、韦氏李斯特菌(*L. welshimei*)、塞氏李斯特菌(*L. seeligeri*)、格氏李斯特菌(*L. grayi*)和莫氏李斯特菌(*L. murrayi*)。单核细胞增生性李斯特菌(LM)是引起动物和人类疾病的主要致病菌,伊氏李斯特菌对动物也有致病性。LM是李斯特菌属中致病力最强的细菌,胞内寄生,能在巨噬细胞和上皮细胞、内皮细胞和肝细胞内增殖。

李斯特菌常以单个细菌或短链的形式存在,是一种需氧和兼性厌氧、能活动、不产芽孢的革兰阳性短杆菌。李斯特菌的革兰染色结果可能类似肺炎球菌(双球菌)、肠球菌或类白喉杆菌(棒状杆菌)。因此,当血液或脑脊液培养呈阳性而被初步鉴定为类白喉杆菌时,应该考虑到李斯特菌的可能性。李斯特菌在油镜或相差显微镜下呈特征性的翻滚运动。但在37℃培养时无鞭毛,动力消失。最适在含有CO_2的微需氧环境中生长,最适温度为30~37℃,能在普通冰箱冷藏室生长,是一种典型的耐冷性细菌,同时还具有耐盐性。在普通琼脂平板上生长呈现细小、直径0.2~0.4 mm、半透明、边缘整齐、微带珠光的露水样菌落,在斜射光下菌落呈典型的蓝绿色光泽。在血平板上培养,菌落呈灰白色、圆润,呈β溶血,溶血环直径3 mm。在改良李斯特选择性平板(MMA)琼脂上用白炽灯45°斜光检查,可见蓝绿色光。在科玛嘉(CHROMagar)李斯特菌选择培养基上培养,菌落呈蓝色并带有白色光环(晕轮)。在半固体和SIM动力培养基上25℃培养,在培养基表面出现倒伞形生长。在EB和葡萄糖肉汤中呈浑浊生长,液面形成菌膜,牛奶中生长迅速。偶尔会使用"冷增"法和选择性培养基从混合培养(如粪便)中分离李斯特菌。单核细胞增生性李斯特菌能产生触酶,氧化酶阴性,能发酵多种糖类,产酸不产气。

LM分型方法有常规方法(表型方法)和分

子生物学方法(基因方法),前者包括血清学分型。根据细菌菌体抗原和鞭毛抗原不同,LM 分为 16 个血清型,分别是 1/2a 型、1/2b 型、1/2c 型、3a 型、3b 型、3c 型、4a 型、4ab 型、4b 型、4c 型、4d 型、4e 型、5 型、6a 型、6b 型、7 型。抗原结构与毒力无关,引起人类疾病的主要为血清型 4b 型、1/2a 型、1/2b 型,占所有病例的 90%。

【流行病学】

李斯特菌广泛分布于自然界,如土壤、污水、屠宰场、青饲料、食品生产加工器具、多种食品,动物和人体也可带有此菌。李斯特菌在外环境适应能力强,对不利因素如低温、高渗、抗菌物质有抵抗作用,还能在物体表面形成生物膜。有报道 4%～8%的水产品、5%～10%的奶及其产品、30%以上的肉制品及 15%以上的家禽均可被该菌污染,即食食品和冷藏冷冻食品易受污染。正常人粪便中李斯特菌携带率为 0.6%～16%,有 70%的人可短期带菌。

动物是本病的重要储存宿主,人可能是主要传染源。

大多数成人李斯特菌感染源于经口摄入病菌,随后后者穿透肠道黏膜,引起全身性感染。受污染食品作为传播媒介已日显重要。世界卫生组织已将李斯特菌列入食品四大病原菌之列。粪便污染食品经口传播是本菌的主要传播途径。通过胎盘和产道感染新生儿是本菌的主要特点。人的眼睛或皮肤和病畜直接接触也可能引起局部病变。妊娠期该病菌可经胎盘和产道造成胎儿和新生儿感染。

李斯特菌感染后大多为暂时带菌。显性感染在 5 岁以下儿童主要表现为脑膜炎及败血症,各年龄组和成人都可感染本病。

本菌为散发感染,发病率有逐年增长趋势,近几年有暴发流行,病死率近 30%,多发生在夏季。

【发病机制】

李斯特菌属细胞内寄生菌,T 细胞在清除本菌中起重要作用。体液免疫对李斯特菌感染无保护作用,故细胞免疫功能低下和使用免疫抑制剂的患者均较易感染本病。

该菌不产生内毒素,而产生一种溶血性质的外毒素,在致病中起一定作用。李斯特菌溶解素(LLO)为 *hly* 基因编码的蛋白,是一种孔形成毒素,是主要的毒力因子,可破坏吞噬作用,使细菌进入胞液并在其中繁殖致病。

【临床表现】

潜伏期 3～70 日。早期多表现为腹泻、发热、剧烈头痛、恶心、呕吐,进而发展为败血症、脑膜炎,孕妇可出现流产。人感染后约 60%出现中枢神经系统症状,大多为脑膜炎,少数可出现以脑干多发脓肿为典型表现的脑炎。

1. *李斯特菌性胃肠炎* 如果正常宿主摄入大量李斯特菌,也是其出现自限性发热性胃肠炎的病因之一。多为夏季发病,平均潜伏期为 24 小时,临床表现为腹泻、发热、恶心、呕吐等症状。

2. *侵袭性李斯特菌病* 免疫抑制患者、妊娠女性及年龄较小和较大的个体(包括新生儿和老年人)出现脑膜炎、脑膜脑炎或菌血症。潜伏期中位值为 11 日。

3. *妊娠感染* 可发生于妊娠的任何时期,更多发生于后 3 个月,有畏寒、发热、背痛,不进行血培养时,往往疑为尿路感染,症状可自限,可不影响胎儿,但也可致早产或死胎。

4. *新生儿脓毒性肉芽肿病* 经胎盘感染,出生后发病。患儿有多内脏播散性脓肿或肉芽肿,包括肝、脾、肺、肾及脑等组织,常伴有结膜炎、咽炎、皮肤红丘疹,多发于躯干及肢端。患儿可出现呼吸和循环衰竭,病死率高达 33%～100%,及早治疗可提高存活率。

5. *脓毒症* 成人和新生儿均可发生脓毒症,部分患者出现感染性休克。成人患者多伴有免疫缺陷,新生儿出生后 3 日出现症状。临床表现与其他革兰阴性菌败血症相似。

6. *脑膜炎、脑炎* 新生儿出生 3 日后发病,成人患者大多数继发于恶性肿瘤、器官移植、肝硬化及免疫球蛋白低下等基础上,呈亚急性过程,中度发热,很少昏迷,共济失调较为多见。菱脑炎[累及脑干和(或)小脑的脑炎]为罕见临床类型,发病者均为成人,发病率虽很低,但临床表现很严重,可出现脑神经损伤、非对称性偏瘫、共济失调,并可发生呼吸衰竭,病死率高达50%以上。

7. *局部感染化脓性结膜炎及皮肤感染* 可为婴儿脓毒性肉芽肿病的一部分。实验人员、兽医可直接接触感染;淋巴结感染多见于颈部,可与结核性淋巴结感染混合存在。

此外,李斯特菌尚可引起肝炎、肝脓肿、心内膜炎、关节炎、骨髓炎、脑脓肿及胆囊炎等。

【实验室检查】

1. *血常规* 血白细胞数常升高。李斯特菌脑膜炎脑脊液中有核细胞数和多核细胞数比例显著低于其他细菌感染脑膜炎。

2. *检测方法* LM的检测方法有传统分离培养及鉴定方法、显色培养基快速鉴定技术、数值分类鉴定和新型计数技术、免疫检测技术、分子检测技术等,检测的方法向着简便快捷、更灵敏、更准确的方向发展。分子检测与传统方法相比,大大减少了工作量,缩短了检测时间,具有快速、灵敏、特异的优点。具体方法有核酸杂交方法、常规PCR方法、TaqMan探针Real-time PCR技术。TaqMan探针Real-time PCR法最低可检测57个拷贝数的特异性DNA,经18小时增菌,可检测低至4.5cfu/ml的李斯特菌。对未知样品的检测仅需20小时,纯培养细菌最快1小时即可获得结果。其他分子方法还有多重PCR、反转录PCR、基因芯片技术等。

本病诊断依靠患者血、脑脊液或其他感染体液的细菌培养。

【治疗及预防】

许多抗菌药物对李斯特菌有抗菌活性,其中氨苄西林、青霉素是治疗李斯特菌感染的最佳首选药物。李斯菌对红霉素、利福平、头孢噻吩等敏感。青霉素和氨苄西林联合氨基糖苷类抗生素对李斯特菌有协同作用,对青霉素过敏可换用复方新诺明。脑膜炎可选用美罗培南。生存率取决于感染程度及早期诊断治疗。

开展食品卫生监测,及时了解和掌握食品中的李斯特菌污染状况,在冷加工肉食品过程中,适量的乳酸盐和葡萄糖酸内酯能有效地抑制产单核细胞李斯特菌生长。餐饮业和家庭在食品加工、储存过程中避免污染,食用熟食而不食生食,严格遵守食品卫生法,防止病从口入。

四、炭疽杆菌感染

炭疽(anthrax)是由炭疽杆菌(*Bacillus anthracis*)引起的人兽共患性急性传染病。在亚洲、非洲、南美洲及东欧、南欧以及我国等发展中国家,野生动物和家畜感染炭疽并导致人感染炭疽的病例每年有数千例。2001年,国际恐怖分子利用邮件向美国播散炭疽芽孢造成22例感染,11例患吸入性炭疽(inhaled anthrax),其中5例因吸入性炭疽死亡。炭疽杆菌在自然环境中以芽孢的形式存在于土壤和水中,可感染食草动物如马、牛、羊等。人类感染炭疽主要是由于皮肤接触感染动物或感染动物制品如皮、毛、骨、肉等制品,经破损的皮肤而患皮肤炭疽;或食用含炭疽芽孢的动物肉而患胃肠型炭疽;或吸入含有炭疽芽孢的尘埃而患肺炭疽(又称吸入型炭疽)。

【病原学】

革兰染色阳性的粗大杆菌,长4~10 μm,宽1~2 μm,两端平切,排列如竹节,无鞭毛,不能运动。本菌在人和动物体内,以及在含血清和碳酸氢钠的培养基中能形成荚膜,是毒力的标志。在活体或未经解剖的尸体内,不能形成芽孢,但一旦暴露于空气中则形成芽孢;芽孢呈椭圆形,位于菌体中央,其宽度大于菌体的宽度。有很强的抵抗力,可在自然环境下存活数十年之久,是炭疽感染机体的主要感染来源。

本菌在普通培养基中易繁殖。在琼脂平板培养24小时,长成直径2~4 mm的灰白色粗糙菌落;放大观察菌落,呈卷发状。明胶穿刺培养中,呈倒立的试管刷状生长。在每毫升培养基中含有0.5U青霉素时,细菌的原生质体互相串成串珠状。在涂菌培养琼脂平板中部滴加ω型的炭疽杆菌噬菌体时产生噬菌体裂解空斑。在5%、10%的绵羊血液琼脂平板上,菌落周围无明显的溶血环，但培养较久后可出现轻度溶血。在普通肉汤中培养18～24小时，可见菌液清亮，不形成菌膜，管底有絮状沉淀。

【发病机制】

炭疽的致病力主要是由炭疽杆菌繁殖体产生的荚膜和外毒素所致。炭疽的荚膜和外毒素是由分别称为质粒PXO1和质粒PXO2编码的两个毒性质粒PXO产生，故携有这两个毒性质粒的炭疽杆菌才有致病性。去除其中一个毒性质粒，其致病性明显下降，可用于减毒活疫苗预防接种，不含毒性质粒的细菌则无致病性。外毒素主要由PXO1编码产生的3种蛋白质组成，即保护性抗原（PA）、致死因子（LF）和水肿因子（EF）。这3种蛋白质单独给实验鼠注射，均无致病性，只有将PA与LF或EF联合使用才会出现这两种毒素的致病效果，故炭疽杆菌产生的两种外毒素即致死毒素是由PA和LF结合形成的复合物，水肿毒素是由PA和EF结合形成的复合物组成。目前，研究发现细胞表面的炭疽毒素受体（ATR）是Ⅰ型膜蛋白，由肿瘤内皮标记物8（TEM8）基因编码产生的变异剪接体。ATR与TEM8在细胞外区和跨膜区同源，均可作为受体具有与毒素结合的功能。其分布与炭疽常见的侵入门户相一致。炭疽杆菌和毒素采取以巨噬细胞为主要侵入靶细胞抵御宿主的抗感染作用。炭疽芽孢在感染局部被巨噬细胞吞噬后，在巨噬细胞内的适当环境中炭疽芽孢发育转变成繁殖体并大量繁殖产生毒素和荚膜，在毒素的作用下，抑制巨噬细胞的MAPKK信号途径致使巨噬细胞溶解死亡。同时，释放出的细菌被树突状细胞接纳、处理并将细菌抗原信息提呈给T细胞，诱导T细胞的活化和机体的免疫应答。此外，炭疽杆菌产生的荚膜也是其致病性的主要因素之一。炭疽的荚膜由毒性质粒PXO2的*capBCAD*基因编码产生，受*acpA*、*acpB*基因的调节和*acpD*基因产物的修饰产生由γ羧基连接的D谷氨酸同聚物，称为聚合γD谷氨酸（γDPGA）。因其为高分子结构物质不易被降解，并且具有抑制吞噬细胞的吞噬作用，是引起感染扩散的重要原因，也是导致细菌免疫逃逸的机制之一。

炭疽感染是由炭疽杆菌的芽孢直接经破损的皮肤进入皮下或经吸入肺部或经食入进入黏膜，被局部存在的巨噬细胞吞噬，在适当的环境下芽孢开始发育（germination）形成繁殖体（vegetative bacteria），在细菌大量繁殖的过程中产生外毒素，引起感染部位的组织细胞坏死和水肿。吸入性炭疽的病理过程与皮肤炭疽略有不同。炭疽芽孢经呼吸道进入肺泡后，被肺部的巨噬细胞吞噬，部分炭疽芽孢死亡，但存活的芽孢被巨噬细胞带到纵隔和肺门淋巴结，在此处炭疽芽孢发育成繁殖体，产生大量毒素，导致巨噬细胞溶解死亡。同时，在局部淋巴结炭疽杆菌的大量繁殖和细菌所产生的荚膜和毒素对宿主免疫应答的抑制作用，致使炭疽杆菌突破宿主的免疫系统进入血液循环引起严重败血症，甚至感染性休克。此外，由于毒素的作用，特别是致死毒素（LT）可引起感染部位和或全身性的组织细胞坏死、水肿、血管损伤、血浆外渗及出血和血栓形成，引发DIC的发生，是导致休克死亡的主要原因。目前，还不清楚芽孢发育并形成繁殖体的详细过程。

【临床表现】

炭疽杆菌感染因其途径不同，表现为3种主要临床类型，即皮肤炭疽、吸入性炭疽（肺炭疽）和消化道炭疽。

1. *皮肤炭疽* 以皮肤损伤处接触炭疽芽孢而患皮肤炭疽最常见，占炭疽感染病例的95%。若不治疗约20%的患者死亡，用抗菌药物治疗，病死率小于1%。90%以上的皮肤炭疽受累部位为暴露部位如面颊、颈部、肩、手等。潜伏期一般5～7日，感染处出现红斑，肿胀，继而出现无痛性水疱或出血性水疱，周围组织水肿。病后第3～4日中心区有出血和坏死，水肿区扩大，随后坏死区破裂成溃疡，并结成稍呈凹陷的暗红色或黑色焦痂，直径1～6 cm不等，水肿区可达5～20 cm。因毒素释放，同时伴有发热，局部淋巴结肿大、压痛，头痛。以后水肿消退，干痂脱落，留下肉芽创面,经1～2周后愈合。

2. *吸入性炭疽*　又称肺炭疽(pulmonary anthrax),常常是由于吸入了炭疽芽孢所致,也可因皮肤炭疽继发而患病,占炭疽感染病例的5%。发病急,病程短。临床表现分两期,初期表现为高热、寒战、干咳、头痛、全身不适、呕吐等症状,体征和实验室检查无特异性,此期持续数小时至数日,部分患者可有短暂的症状减轻。一旦进展为第二期则出现突然高热、咳血性痰、呼吸困难、发绀、血性胸腔积液以及严重全身中毒症状,进展快。胸片以纵隔增宽、胸腔积液为特征,此征象与社区获得性肺炎及流感样疾病比较,其诊断吸入性炭疽的特异性和敏感性均较高,有鉴别诊断价值。吸入性炭疽易并发败血症、感染性休克或脑膜炎,死亡迅速,即便用抗菌药物治疗病死率也很高。

3. *消化道炭疽*　是由于进食带菌动物的肉或未煮熟的受染动物及其产品而感染,占炭疽病例的1%。其临床表现因炭疽感染的部位而表现有所不同。肠道感染炭疽,则以腹部表现为主,主要症状有恶心、呕吐、食欲缺乏、高热、腹痛、血便等,进展迅速,常出现急腹症、败血症等。部分患者可因出血性肠系膜淋巴结炎而表现大量血性腹水。随着病情进一步发展出现严重毒血症、休克而死亡。早期表现无特异性,诊断困难,病死率很高。注意与肠道感染如细菌性痢疾、沙门菌感染、耶尔森菌胃肠炎相鉴别。炭疽杆菌可感染消化道从口咽部至升结肠的广泛区域。此外,炭疽芽孢可在食管黏膜定居引起食管炭疽,但少见,其临床表现高热、颈部水肿、局部淋巴结肿大、吞咽困难、咽痛、呼吸困难,检查可见食管溃疡,口腔后壁、硬腭和扁桃体及食管有假膜覆盖。注意要与严重的链球菌咽炎相鉴别。大多数食管炭疽者死于严重的毒血症或休克。

4. *脑膜炎型炭疽*　任何类型炭疽都可并发脑膜炎,一旦发生脑膜炎,尽管用强有力的抗菌药物治疗也难以逆转死亡的结局。炭疽脑膜炎的临床表现同其他化脓性脑膜炎,但脑脊液为血性,可检出大量有荚膜的革兰阳性粗大杆菌。

5. *炭疽脓毒血症*　多继发于吸入型炭疽和胃肠型炭疽,由皮肤型炭疽引起者较少。可出现严重的全身中毒症状,高热、寒战、感染性休克、DIC,可迅速出现呼吸、循环衰竭。

2009—2010年,苏格兰曾报道海洛因滥用人群中119例炭疽的暴发。其中47例确诊病例中,93%皮肤软组织受累,55%胃肠道受累,33%中枢神经系统受累,5%呼吸道受累。

【诊断】

1. *流行病学史*　仔细询问病畜接触史对临床诊断非常重要,如患者的职业和近期有否接触病畜或畜产品。

2. *临床表现*　皮肤炭疽的特征性黑色焦痂有重要诊断价值。肺炭疽、肠炭疽难以诊断,如有胸片纵隔增宽、血性胸腔积液、出血性肺炎或剧烈腹痛、腹泻、血水样便、血性腹水者,均应考虑本病。

3. *实验室检查*　外周血白细胞及中性粒细胞升高;细菌涂片检出革兰阳性粗大杆菌,培养出炭疽杆菌为确诊依据。例如,PCR方法、组织免疫组化法或ELISA酶联免疫法检测抗体,3种非培养实验室检测方法中2项结果阳性,亦可诊断。

【治疗】

治疗关键是尽早应用抗菌药物。炭疽杆菌对多种抗生素敏感,如青霉素、氯霉素、红霉素、链霉素、四环素以及氟喹诺酮。但对头孢类和磺胺类药物不敏感。青霉素和阿莫西林可能耐药,西方国家已有较多对青霉素耐药菌株的报道;目前还未见有炭疽杆菌对氟喹诺酮耐药的报道,故欧洲国家推荐环丙沙星和多西环素作为一线治疗炭疽感染的药物。对于无全身症状的皮肤炭疽,用青霉素(160～320)万U/d,分2～3次肌内注射或口服,疗程7～10日。若感染部位在颈部或伴有严重水肿者、吸入性炭疽、胃肠型炭疽、脑膜炎及败血症者,建议用环丙沙星[成人400 mg,每8小时1次;儿童30 mg/(kg·d),分3次给药]、克林霉素[成人900 mg,每8小时1次;儿童40 mg/(kg·d),分3次给药]、美罗培南[成人2 g,每8小时1次;儿童120 mg/(kg·d),

分 3 次给药] 或利奈唑胺[成人 600 mg,每 12 小时 1 次;12 岁以下幼儿 30 mg/(kg · d),分 3 次给药;12 岁以上儿童 30 mg/(kg · d),分 2 次给药]。静脉用药 3～6 周后改为口服抗生素治疗,总疗程为 60 日(8 周)。欧美国家目前批准多西环素或环丙沙星作为治疗生物恐怖引起的炭疽感染的一线治疗药物,并推荐三联使用:环丙沙星＋利福平＋克林霉素/万古霉素。体外实验研究发现,上述抗菌药物长期应用后均能产生耐药,尤其是对一种喹诺酮类药物耐药的菌株可对其他喹诺酮类药物产生交叉耐药,需要在治疗过程中密切监测。

抗毒素治疗:美国 FDA 分别在 2012 和 2016 年批准在炭疽疾病早期可使用单克隆抗体瑞西巴库 Raxibacumab 或炭疽抗毒素 Obiltoxaximab 治疗。

炭疽免疫球蛋白尚在动物实验和早期的临床观察研究中,疗效尚不明确。糖皮质激素对急性期炎症反应的控制亦尚缺乏足够的循证医学证据。

【预防】

对于有可能接触炭疽杆菌芽孢的人员,应当给予抗菌药物预防,尤其是经呼吸道接触炭疽芽孢者,为防止患吸入性炭疽,应尽快口服环丙沙星,因为暴露致死量的芽孢后第 1 日就开始服抗菌药物可明显减少死亡。欧美国家制定的指南推荐口服环丙沙星或多西环素作为第一线预防用药,对妊娠期或哺乳期妇女、年龄不满 18 岁儿童或不能耐受者可用阿莫西林或其他有效的抗菌药物预防,剂量同治疗方案,疗程 60 日。

动物实验研究显示,针对 PA 或 LT 的抗体能中和毒素,明显减轻毒血症;保护性抗原抗体与抗生素联用可使存活率达到 90%～100%。

疫苗是目前最有效的预防方法。20 世纪末即有动物炭疽疫苗。目前,英国和美国批准使用的是 PA 保护性抗原。有 30%的男性和 60%的女性接种后局部疼痛红肿持续 1 周,严重不良反应的比例小于 1%。亚单位疫苗及第三代炭疽疫苗正在研究中。

五、其他革兰阳性杆菌感染

革兰阳性杆菌(包括需氧和厌氧两大类)包括:① 芽孢杆菌(芽孢杆菌属、梭菌属);② 形态规则的无芽孢菌(李斯特菌属、丹毒丝菌属);③ 形态不规则的无芽孢菌(棒状杆菌属、放线菌属、动弯杆菌属);④ 分枝杆菌(分枝杆菌属);⑤ 放线菌(诺卡菌属、链霉菌属、红球菌属)。本节仅讨论常见的需氧革兰阳性杆菌感染。

(一) 红斑丹毒丝菌感染

由红斑丹毒丝菌所致的疾病在动物称“丹毒”。以猪多发,叫“猪丹毒”;其次是禽类,称“禽丹毒”;羊丹毒又称“药浴跛”。人感染则称“类丹毒”,以与链球菌所致的丹毒相区别。人的感染主要是职业性的,典型的是用手操作可食或不可食动物[感染的动物尸体、提取的产品(油脂,肥料)]、骨、壳时被刺伤而感染,非皮肤感染罕见,通常伴有关节炎和心内膜炎。

【病原学和流行病学】 丹毒丝菌属(*Erysipelothrix rosenbach*)为直或微弯的细杆菌,(0.2～0.4)μm×(0.8～2.5)μm,有形成长丝的倾向,常有 60 μm 以上的长丝,革兰阳性,不运动、无芽孢、无荚膜、不抗酸,兼性厌氧,接触酶阴性。最适生长温度为 30～37℃,发酵作用弱。在三糖铁琼脂培养基中高层及斜面均产酸,大部分菌株形成硫化氢,在醋酸铅中硫化氢为阴性,在半固体琼脂表面下数毫米处发育最佳,常呈带状。在血平板上可形成两种菌落,光滑型菌落细小、圆形、突起有光泽;粗造型菌落大,表面呈颗粒状,在血平板上可形成小的草绿色溶血环。有 22 个血清型。

本菌是无芽孢菌中对外界环境抵抗力最强的一种。对盐腌、火熏、干燥、腐败和日光等环境影响的抵抗力较强。对一般消毒药品的耐受性不高。在腌肉中可生存 5～6 个月,在深埋尸体中生存 7～10 个月,在腐败猪粪中生存 5 个月,在土壤中可长久存活,甚至繁殖。本菌广泛分布于自然界,市售畜产品和水产品都可能带有该菌。经调查检出率:屠宰猪扁桃体达 50%,内脏达40%;有的海鱼高达80%,新捕的淡水鱼也有10%;肉店污染率高达80%。人们在生产和生活中随时都可能接触到该菌,经损伤的皮肤和消化道感染,也可经吸血昆虫传播。

猪丹毒流行于世界各地,类丹毒散发于五大洲。我国为猪丹毒流行较严重的国家之一,也是类丹毒的散发地区。

【临床表现】

在外伤1周内出现局部隆起的紫红色的不形成水疱而发硬的斑丘疹,伴有瘙痒和灼热感。局部肿胀界限明显,通常是感染部位的手的使用受影响。皮损的边缘可慢慢向外扩展,导致不适和不能活动时间长达3周。但本病是自限性的,典型的是无区域淋巴结受累,极少发展为全身性皮肤疾病,菌血症罕见,但可引起脓毒性关节炎或感染性心内膜炎,甚至在无已知瓣膜性心脏病的人也可发生。临床分3类。

1. *急性类丹毒* 以败血症和全身症状为特征,表现发热、畏寒、头痛、恶心、呕吐,感染部位红肿、剧痛,淋巴结肿胀,面颊出现红斑,呼吸困难,高热不退,休克乃至死亡。

2. *亚急性类丹毒* 以局限性皮肤变化为特征,感染局部肿胀发硬、暗红奇痒、灼热疼痛,肿胀向周围扩大,波及全手,但不化脓和坏死,无发热、头痛。

3. *慢性类丹毒* 以关节炎和心内膜炎为特征。厌食、消瘦、贫血,心率加快,有心脏杂音,关节肿大,行动不便。

【诊断】

仅依靠临床表现难以诊断,确诊有赖于细菌学检查。活检厚皮片培养分离红斑丹毒丝菌优于病损扩展边缘处的针刺吸取物培养。从磨损鲜红的丘疹所获取的渗出物做培养也具有诊断价值。为诊断丹毒丝菌性关节炎或心内膜炎需从血液或滑膜液分离细菌。编码为16S rRNA的红斑丹毒丝菌DNA序列的PCR扩增试验有助于快速诊断。

【治疗和预防】

苄星青霉素G 120万U肌内注射(每侧臀部各60万U 1次注射),或红霉素0.5 g口服,每日4次,连服7日可治愈类丹毒。心内膜炎的治疗需青霉素G2.5万~3万U/kg静脉注射,每4小时1次;或头孢唑林15~20 mg/kg静脉注射,每6小时1次,共4周。治疗关节炎宜用同样的药物和剂量(在退热或积液消退后至少再继续给药1周)。此外,还需对感染的关节进行反复的针刺抽吸引流。屠宰畜禽和加工水产品应做好自身防护,严防损伤皮肤。

(二)蜡样芽孢杆菌感染

蜡样芽孢杆菌是一种需氧、有芽孢、革兰阳性的大杆菌,芽孢能耐高温。引起蜡样芽孢杆菌食物中毒的食品主要为含淀粉较多的谷类食物,常见者为酒酿、隔夜剩饭、面包等。本菌能产生耐热和不耐热两种毒素而致病。主要作用于胃肠道,引起胃肠功能紊乱。本菌主要使食草动物发病,病程急剧,病死率高;人的易感性仅次于食草动物,病菌经由破损的皮肤、消化道或呼吸道侵入体内,病死率高;可用抗生素和磺胺类药物治疗。

【病原学和流行病学】

为革兰染色阳性杆菌,两端平截,呈链状,有鞭毛,产生芽孢,需氧或兼性厌氧。大多数有动力,无荚膜,多数溶血,通常过氧化氢酶阳性。有蜡样光泽。卵黄琼脂培养基上形成乳光反应。

蜡样芽孢杆菌分布广泛,特别是在谷物制品中。主要通过泥土、灰尘、昆虫、不干净的餐具和食品从业人员传播。夏秋季节多发,中毒食品主要为剩米饭、米粉、甜酒酿、剩菜、甜点心及乳、肉类食品。中毒多因食品在食用前保存温度较高(20℃以上)和放置时间较长。蜡样芽孢杆菌可产生2种肠毒素:致吐肠毒素和致腹泻肠毒素,前者耐热。

【临床表现和诊断】

本病潜伏期多为1~2小时,食用被蜡样芽孢杆菌污染的食品后,一般在8~16小时内出现中毒症状,可分为呕吐型和腹泻型,或两者兼有。主要临床表现为突然起病,有恶心、呕吐、腹痛、腹泻等。呕吐型症状以恶心、呕吐为主,并有头晕、四肢无力等;腹泻型以腹痛、腹泻为主。中毒症状 8～36 小时可消失，一般不会导致死亡。病程自限，一般 1～2 日。

蜡样芽孢杆菌引起的食物中毒和其他细菌毒素引起的具有共同的特点：多发生在夏秋季节，有进食被污染的食物史，潜伏期短，同食者于同一潜伏期内集体发病，病情轻重与进食量有关，病情多呈自限性。

在免疫功能低下者中，蜡样芽孢杆菌可引起其他感染。局部感染多发生于创伤(如车祸)、烧伤、手术之后，引起皮肤和软组织感染，有引起坏死性筋膜炎的报道。本菌亦可引起角膜炎、眼内炎及全眼球炎等眼部感染；菌血症、败血症等全身性感染则多见于静脉药物依赖、血液透析、长期输液、器官移植等患者。心瓣膜异常者感染可发生心内膜炎。中枢神经系统感染则可见于有脑脊液漏者及新生儿，表现为脑膜炎和脑脓肿。肺部感染可表现为肺炎、肺脓肿和胸膜炎。骨髓炎亦多与外伤有关。全身性感染虽较少见，但均可危及生命。预后与基础病、免疫状态及治疗早晚、用药是否有效等相关。

诊断可依据临床表现，同食者集体发病，从可疑食物及患者的吐泻物中培养出同型的蜡样芽孢杆菌可确诊。

【治疗和预防】

停止食用可疑污染的食品，多饮水。一般不需要使用抗生素治疗。腹泻较重者可到医院就诊，治疗可用青霉素、万古霉素和克林霉素等抗生素。可根据细菌的药敏试验结果调整抗生素。剂量和疗程应根据患者的临床类型和病情轻重决定。同时给予支持治疗，提高患者免疫功能等辅助治疗，如新鲜血浆输注、使用胸腺素等。

蜡样芽孢杆菌在 7℃以下不繁殖，剩饭、剩菜应低温保存。该菌污染的食品一般无腐败变质的异味，不易被发觉。因此，剩饭、剩菜在食用前一定要再加热。注意食品的贮藏和个人卫生，防止尘土、昆虫及其他不洁物污染食品。

参考文献

[1] Wong TP，Groman N. Production of diphtheria toxin by selected isolates of Corynebacterium ulcerans and Corynebacterium pseudotuberculosis [J]. Infect Immun，1984，43：1114.

[2] Kadirova R，Kartoglu HU，Strebel PM. Clinical characteristics and management of 676 hospitalized diphtheria cases，Kyrgyz Republic，1995[J]. J Infect Dis，2000，181 Suppl 1：S110.

[3] Morgan BC. Cardiac Complications Of Diphtheria [J]. Pediatrics，1963，32：549.

[4] Gruner E，Opravil M，Altwegg M，von Graevenitz A. Nontoxigenic Corynebacterium diphtheriae isolated from intravenous drug users[J]. Clin Infect Dis，1994，18：94.

[5] MacGregor RR. Corynebacterium diphtheriae. In：Principles and Practice of Infectious Diseases，6th ed[M]. Mandell GL，Bennett JE，Dolin R (Eds)，Churchill Livingstone，Philadelphia 2005. 2457.

[6] Engler KH，Efstratiou A. Rapid enzyme immunoassay for determination of toxigenicity among clinical isolates of corynebacteria[J]. J Clin Microbiol，2000，38：1385.

[7] Farizo KM，Strebel PM，Chen RT，*et al*. Fatal respiratory disease due to Corynebacterium diphtheriae：case report and review of guidelines for management，investigation，and control[J]. Clin Infect Dis，1993，16：59.

[8] Angelo KM，Jackson KA，Wong KK，*et al*. Assessment of the Incubation Period for Invasive Listeriosis[J]. Clin Infect Dis，2016，63：1487.

[9] Ooi ST，Lorber B. Gastroenteritis due to Listeria monocytogenes [J]. Clin Infect Dis，2005，40：1327.

[10] Mylonakis E，Paliou M，Hohmann EL，*et al*. Listeriosis during pregnancy：a case series and review of 222 cases[J]. Medicine (Baltimore)，2002，81：260.

[11] Mylonakis E，Hohmann EL，Calderwood SB. Central nervous system infection with Listeria monocytogenes. 33 years' experience at a general hospital and review of 776 episodes from the literature [J]. Medicine (Baltimore)，1998，77：313.

[12] Armstrong RW，Fung PC. Brainstem encephalitis (rhombencephalitis) due to Listeria monocytogenes：case report and review[J]. Clin Infect Dis，1993，16：689.

[13] Thønnings S，Knudsen JD，Schønheyder HC，*et*

al. Antibiotic treatment and mortality in patients with Listeria monocytogenes meningitis or bacteraemia[J]. Clin Microbiol Infect, 2016, 22: 725.

[14] Quinn CP, Turnbull PCB. Anthrax. In: Topley and Wilson's Microbiology and Microbial Infection, 9th ed[M]. Hausler WJ, Sussman M (Eds), Edward Arnold, London 1998. 799.

[15] Brachman PS. Inhalation anthrax[J]. Ann N Y Acad Sci, 1980, 353: 83.

[16] Holty JE, Bravata DM, Liu H, *et al*. Systematic review: a century of inhalational anthrax cases from 1900 to 2005[J]. Ann Intern Med, 2006, 144: 270.

[17] Lanska DJ. Anthrax meningoencephalitis[J]. Neurology, 2002, 59: 327.

[18] Health Protection Scotland. An outbreak of anthrax among drug users in Scotland, December 2009 to December 2010[J]. A report on behalf of the National Anthrax Outbreak Control Team. Accessed on January 16, 2012.

[19] Centers for Disease Control and Prevention (CDC). Update: Investigation of anthrax associated with intentional exposure and interim public health guidelines, October 2001[J]. MMWR Morb Mortal Wkly Rep, 2001, 50: 889.

[20] Artenstein AW, Opal SM. Novel approaches to the treatment of systemic anthrax[J]. Clin Infect Dis, 2012, 54: 1148.

[21] Raxibacumab prescribing information[J]. Accessed on January 03, 2013.

[22] ANTHIM (obiltoxaximab) injection, for intravenous use — Highlights of prescribing information[J]. Accessed on April 04, 2016.

(北京大学第一医院　王艳　王勤环)

第七节　肠杆菌科细菌感染

肠杆菌科(Enterobacterianceae)是一大族异质性革兰阴性杆菌,其自然栖息地在人和动物的肠道,是临床实验室经常培养到的一组革兰阴性杆菌。它与葡萄球菌属、链球菌属同为常见的致病菌。肠杆菌科的分类命名较复杂,而且随着核酸杂交技术及测序技术的出现而随之变动。目前,已确定了27个属和110个种,主要包括埃希菌属(*Escherichia*)、志贺菌属(*Shigella*)、沙门菌属(*Salmonella*)、肠杆菌属(*Enterobacter*)、克雷伯菌属(*Klebsiella*)、沙雷菌属(*Serratia*)、变形杆菌属(*Proteus*)及其他菌属。

肠杆菌科细菌大多数情况下仅作为正常菌群寄居在结肠内,也是临床各器官系统,如泌尿系统感染、肺炎、脑膜炎、深部脓肿及败血症等病原菌,引起医院内感染的肠杆菌科细菌大多对常用抗生素药物易产生不同程度的耐药性,尤其是产超广谱β-内酰胺酶(ESBLs)的菌株常可增加临床治疗的难度。

肠道黏膜屏障的完整性和正常的体液免疫(如补体成分、吞噬细胞的数量与功能)是防止肠杆菌科细菌肠外感染的最基本防御功能。因而,在有免疫功能低下的儿童、老年人、免疫抑制者及静脉内插管或长期留置导尿的患者中,均有罹患肠外感染的可能性。发生在正常人群中的感染则主要与细菌的定殖易位变化相关,如进入胆道系统或泌尿道。

肠杆菌科菌属的致病因子主要有黏附(或定殖)因子和内毒素,一些肠杆菌科细菌可同时产生肠毒素、溶血素等。在实验动物中,注入内毒素可引起发热、白细胞数降低、血小板减少、弥散性血管内凝血(DIC);另外,内毒素可激活补体活性,还可引起炎症介质(如IL-1、IL-6、TNF)和血管活性物质的释放,以及对心血管的直接毒性作用,可导致全身性炎症反应综合征和感染性休克的发生。

肠道感染则主要见于由具有产肠毒素或细胞毒素的细菌如产肠毒素大肠埃希菌、肠聚集性大肠埃希菌感染,或由直接对肠黏膜有黏附性及侵袭性的大肠埃希菌、大肠埃希菌O157所引起。

一、埃希菌属感染

大多数大肠埃希菌(*Escherichia coli*)为人类肠道内的正常寄殖菌群,是从便培养中最常分离出的细菌之一,然而,当大肠埃希菌易位定殖生长后可引起相应部位的感染。大肠埃希菌所致的感染是临床上最常见的革兰阴性杆菌感染,几乎可累及全身任何部位与器官。除了肠道感染外,主要有尿路感染、胆道感染、腹膜炎、新生儿脑膜炎、伤口感染和败血症等。

【病原学】

1885 年,德国医生 Esherich 首次从婴儿粪便中分离到本菌,故得名"大肠埃希菌",又称"大肠杆菌"。其在公共卫生领域是国际上公认的卫生监测指示菌;在现代遗传工程科学中是最完善的载体受体系统,也是简单的模式实验系统。

1. 基本性状　大肠埃希菌为两端粗钝的短杆菌,长 1～3 μm,宽 0.4～0.7 μm,无芽孢。因环境条件不同,个别菌体近似球状,有时出现长丝状。单独存在或成双,但不形成长链状排列。大多有鞭毛,运动活泼,有普通菌毛与性菌毛。

由于此菌合成代谢能力强,在有氧条件下,普通琼脂平板上,大肠埃希菌生长迅速,菌落直径为 2～3 mm,最适生长温度为 37℃,在 42～44℃条件下仍能生长,生长温度范围为 15～46℃。在含无机盐、铵盐、葡萄糖的普通培养基上生长良好。该菌对热的抵抗力较其他肠道杆菌强,55℃经 60 分钟或 60℃加热 15 分钟仍有部分细菌存活。在普通营养琼脂上生长表现 3 种菌落形态。① 光滑型:菌落边缘整齐,表面有光泽、湿润、光滑、呈灰色,在生理盐水中容易分散。② 粗糙型:菌落扁平、干涩、边缘不整齐,易在生理盐水中自凝。③ 黏液型:常为含有荚膜的菌株。在沙门-志贺氏琼脂(SS)、中国蓝及伊红亚甲蓝平板上分别呈红色、蓝色及紫黑色。借此可与沙门菌及志贺菌相鉴别。大部分菌株发酵乳糖,产酸产气,并发酵葡萄糖、麦芽糖、甘露醇、木胶糖、阿拉伯胶等。[靛基质(吲哚,I)、甲基红(MR,M)、乙二酰(V)、枸橼酸盐利用(C),(IMVIC)]试验为"+,+,-,-",即为典型大肠埃希菌。

大肠埃希菌属在水中可存活数周至数月,在温度较低的粪便中存活更久。对磺胺类、链霉素、氯霉素等敏感,但易产生耐药;耐药性也可由带有 R 因子的质粒转移而获得。

2. 抗原组成和血清型　大肠埃希菌的不同菌株间 DNA 相关性为 80%,而与同科的志贺菌(除鲍氏志贺菌外)的 DNA 相关性可达 80%～87%。大肠埃希菌的抗原组成比较复杂,主要由菌体(O)抗原、鞭毛(H)抗原、荚膜(K)抗原组成。表现血清型的方式一般按 O∶H∶K 次序。

(1) 菌体 O 抗原:是耐热的多糖复合物,分为 186 型,组成细胞壁的耐热成分。细菌凝集反应是测定 O 抗原的经典方法,它简单易行,但这种方法是人工的,也容易出错,因此,O 抗原的检测分型可以用一些分子手段替代。O 抗原缺失导致大肠埃希菌的毒力下降,说明 O 抗原在宿主与病原体作用中是非常重要的。大肠埃希菌 O 抗原有 3 个区:① 脂质 A 附于细胞膜上。② 寡核糖,前两区组成核心糖脂(CGL)。③ 由糖重复排列组成的特异性抗原。O1、O2、O4、O7、O18、O25、O45、O75、O81 等型在正常结肠中占优势,有些血清型却与细菌特殊毒力有关,是不同类型感染的致病菌。肠杆菌科所包括的各属细菌均有特异 O 抗原,大肠埃希菌的 O 抗原可与沙门菌属、普鲁非登菌属或克雷伯菌属呈交叉反应。多数志贺菌属的抗原与某些大肠埃希菌的 O 抗原相关,甚至完全相同。

(2) H 抗原:由鞭毛蛋白(flagellin)组成,是大肠埃希菌表面抗原的总称,至今已发现 60 型。H 抗原是通过细菌鞭毛的抗原特异性进行血清学确定的,目前还可以通过 PCR 方法区分 H 抗原的分型。H 抗原的化学本质为蛋白质,不耐热,经水浴加热 60℃以上将被逐渐破坏;100℃煮沸 1 小时后,其免疫原性通常破坏;但要完全破坏 H 抗原,须进行煮沸 2.5 小时的处理。酸类和乙醇能灭活 H 抗原,H 抗原的特异性取决于多态链上氨基酸的排列和空间构型。H抗原在致病性方面的作用尚未明确,已知尿路感染时细菌的扩散与鞭毛有关。

(3) K抗原:包括多糖K抗原和蛋白质K抗原,从结构上看,由于K抗原存在于O抗原的外面,所以凡是有K抗原的大肠埃希菌能抑制O抗原与相应抗血清相凝集。按其物理特性,可分为L、A、B三类,L类和B类是不耐热抗原,具有L类和B类的菌株不具有荚膜,A类抗原是耐热抗原,具有A类抗原的菌株则具有荚膜。

(4) 血清型O抗原:是分型的基础,表明血清型以O∶H∶K为序。大肠埃希菌的某些血清型可以引起腹泻,按其产生特异性毒力因子的能力以及引起腹泻的类型等可将其分为5个群体:肠致病性大肠埃希菌(Enteropathogenic *E. coli*, EPEC)、肠产毒性大肠埃希菌(Enterotoxigenic *E. coli*, ETEC)、肠侵袭性大肠埃希菌(Enteroinvasive *E. coli*, EIEC)、肠出血性大肠埃希菌(Enterohemorrhagic *E. coli*, EHEC)、肠集聚性黏附大肠埃希菌(Enteroaggregative *E. coli*, EAggEC)。肠出血性大肠埃希菌在美国和日本曾引起暴发流行而备受关注。肠产毒性大肠埃希菌和肠致病性大肠埃希菌感染,被认为是低收入国家、卫生条件差的地区,引起细菌性胃肠炎最常见的原因。在发达国家,由大肠埃希菌引起的腹泻,病原多为肠产毒性大肠埃希菌,在旅行者病例中发现,或者是散发病例。而在这些发达国家,肠出血性大肠埃希菌被认为是最重要的导致肠道疾病的大肠埃希菌,因为其发病率和病死率都更严重。

3. 耐药机制　大肠埃希菌对抗菌药物的耐药率逐年升高。大肠埃希菌主要通过4种方式对抗菌药物产生抗药性:① 产生灭活酶或钝化酶,使抗菌药物失活或结构改变。② 抗菌药物作用靶位改变或数目改变,使之不与抗菌药物结合。③ 改变细胞壁的通透性,使之不能进入菌体内。④ 通过主动外排作用,将药物排出菌体之外。另外,分泌细胞外多糖蛋白复合物将自身包绕而形成细菌生物膜,也是导致耐药的原因之一。这些耐药机制不是相互孤立存在的,而是两个或更多种不同的机制相互作用决定大肠埃希菌对抗菌药物的耐药程度,而且不同地区的大肠埃希菌呈现不同的耐药特点和方式。

产生超广谱β-内酰胺酶(ESBLs)是大肠埃希菌最主要的耐药机制之一,ESBLs大部分由质粒介导,常见的为TEM型及SHV型衍生的β-内酰胺酶,还包括PER型酶及CTX型酶等。但是在大肠埃希菌中,尚未发现与青霉素结合蛋白(PBPs)有关的耐药性。

大肠埃希菌 *gryA* 基因序列中残基67~106区域常发生突变,使喹诺酮不能抑制DNA拓扑异构酶活性,不能阻止DNA复制、修复,染色体分离、转录及其他功能,无法发挥杀菌作用。*gryA* 的突变后,由于酶结构的改变引起空间上的障碍,阻止喹诺酮进入其作用区;而且,由于物理、化学变化干扰喹诺酮酶DNA相互作用,每一种 *gryA* 突变都可造成对喹诺酮类中所有药物交叉耐药。

【发病机制和病理】

机体抵抗力下降,如老年人、婴幼儿抵抗力弱,以及大肠埃希菌易位等都有可能导致大肠埃希菌感染的发生。又如,长期口服抗菌药物破坏肠道正常菌群、胃肠道手术过程中的肠道细菌污染腹腔等是发生大肠埃希菌感染的临床常见诱因。较为明确的大肠埃希菌致病性和相关毒力因子主要如下。

1. 黏附作用　正常情况下,大肠埃希菌可被机体体液的自动和(或)被动的物理冲洗作用而排除,从而使其不能在特定部位"锚定",不能大量异常增生而致病。然而,大肠埃希菌可通过定居因子抗原(CFA)即菌毛(如ETEC的CFA Ⅰ、CFA Ⅱ)与特定的细胞表面受体结合,而使细菌黏附于相应的细胞表面,在十二指肠、空肠和回肠上段大量繁殖。ETEC的菌毛具有抗甘露醇糖血凝特性,由质粒所控制,是黏附能力的决定因素。EPEC黏附于肠细胞绒毛上,导致刷状缘破坏、绒毛萎缩、上皮细胞排列紊乱和功能受损。EAEC唯一特征是具有与Hep2细胞(人喉上皮细胞癌细胞系)黏附的能力,故也称 Hep2 细胞黏附性大肠埃希菌。

2. *毒力因子* 大肠埃希菌具有多种毒力因子,在机体特定部位增殖引起相应的黏膜、组织器官损伤,在临床上呈现出不同的感染特征。

(1) 外毒素:大肠埃希菌一些特定的血清型菌株可以产生多种毒素,其中最为重要的是 ETEC 所产生的耐热肠毒素(ST)及不耐热肠毒素(LT),而且感染也有一定的宿主特异性。LT 和 ST 均受质粒所控制,已知 LT 在肠黏膜上至少有两种受体,即神经节苷脂 GM1 和糖蛋白(GP)受体。ETEC 的 LT 作用于肠黏膜的受体上而破坏胃肠道消化功能,产生等渗性分泌亢进。ST 产生作用迅速,作用消失也快;能激活鸟苷酸环化酶,使细胞内 cGMP 水平提高,胞质内蛋白激酶被活化,引起氯离子分泌亢进,导致分泌性腹泻。EIEC 能够侵入肠黏膜上皮细胞并产生痢疾样临床表现。EPEC 及 EHEC 能够产生致病作用的 VT 毒素,EHEC 更为突出。VT 能造成一定胃肠壁组织的损伤,引起胃肠上皮细胞向胃肠内分泌液体,其毒素可被志贺毒素的抗体所中和。EHEC O157: H7 感染所致出血性肠炎、溶血尿毒综合征和脑症状都与 VT 毒素相关。

(2) 内毒素:大肠埃希菌和其他革兰阴性杆菌一样,崩解后可以释放出内毒素,其生物特性主要与脂多糖 A 有关。内毒素还可引起家兔严重腹泻;实验证实,动物注射内毒素后能引起发热,但多次注射后致热作用逐渐减弱。内毒素促进中性粒细胞黏附于血管壁,故开始表现为白细胞减少,随即由于内毒素刺激骨髓而使总的白细胞增多。内毒素可使血小板减少和形成弥散性血管内凝血,损伤血管内皮细胞膜,促使组胺、5-羟色胺和激肽的释放。内毒素能促进抗体形成,为特异性 B 细胞的激活剂,通过经典和旁路途径激活补体,刺激大单核吞噬细胞释放前凝血质、热原、前列腺素和细胞群体刺激因子等。内毒素也影响糖类、脂质和蛋白质代谢,释放促肾上腺皮质激素和生长激素,直接抑制心肌功能。

3. *其他* 一些大肠埃希菌菌株能够产生溶血素,溶血素可能是一种辅助毒力因子。另外,从动物全身性感染病例所分离的一些大肠埃希菌菌株,带有产生大肠埃希菌素 V(ColV)的质粒,与这些菌株引起败血症有关。大肠埃希菌的酸性多糖 K 抗原及 O 抗原(光滑型)能抵抗机体吞噬细胞的吞噬,K 抗原还具有一定的宿主感染的特异性。

【临床表现】

大肠埃希菌可引起全身各部位感染,分述如下。

1. *尿路感染* 急性尿路感染可表现为膀胱炎或肾盂肾炎。有尿频、尿急、尿痛、尿浑浊、血尿,或高热、腰痛等症状。

正常尿道具有抗感染防御能力,但若存在下列因素时抗感染能力下降:解剖和功能异常及机体免疫功能受损。① 尿路梗阻:如结石、先天性尿路解剖学异常、肿瘤、前列腺增生、囊肿、输尿管及尿道狭窄等使排尿不畅,造成尿液潴留。② 泌尿系统畸形或功能异常:引起膀胱输尿管反流。③ 糖尿病所致神经源性膀胱炎。④ 泌尿道器械操作:如留置导尿管或其他引流装置,经尿道诊疗操作等。⑤ 机体免疫功能损害:包括长期使用糖皮质激素、细胞毒药物、放射治疗、免疫抑制剂,以及患糖尿病、恶性肿瘤、器官移植、肝硬化、肾功能不全及结缔组织病等。

2. *大肠埃希菌腹泻* 多由前述可引起腹泻的 5 个群体的大肠埃希菌所致。食源性传播是最常见的传播途径;其他途径包括人际传播、水传播、与动物接触传播以及实验室传播。

(1) EPEC 肠炎:潜伏期短,多在 8～19 小时,病程为 1～2 日。表现为水样泻或黏液性腹泻,量多,无里急后重。无发热,腹痛不明显,全身中毒症状不明显,常伴有脱水与酸中毒。大便镜检无白细胞。

(2) ETEC 肠炎:潜伏期平均为 44 小时,一般病程为 4～7 日,粪便阴转时间为 3.6 日。病情可从轻微腹泻直至严重的霍乱样脱水、酸中毒,甚至死亡。主要表现为分泌性水样泻

(95%～100%)、腹部痉挛(91%～93%)、恶心(40%～70%)、呕吐(68%)、寒战(31%～48%)、头痛(35%～47%)和肌痛乏力(35%～45%),发热较少(为16%),血样便更为罕见(为0.3%)。失水常较霍乱轻。成年人感染LT及ST菌株者,较感染ST菌株者腹泻更为严重,但腹泻期较短,为1～2日。

(3) EIEC肠炎:可产生细菌性痢疾样临床表现,有高热、血压下降、毒血症等症状。因EIEC主要侵袭结肠,侵入肠黏膜并在其中生长繁殖引起炎性反应,所以有结肠黏膜溃疡的病理变化,出现典型的痢疾样黏液血便。EIEC能侵袭成人和儿童的结肠黏膜,婴幼儿很少或不感染EIEC。

(4) EHEC肠炎:突出的临床症状特点是有大量血性便,腹痛,但发热不明显。常呈地方性散发或呈食物性暴发,儿童和成年人均可发生。由EHEC导致的暴发性和散发性感染已遍布全世界。

(5) EAggEC肠炎:有报道病因不明的腹泻患儿中,EAggEC检出率为30.4%,明显高于健康组(7.6%)。表现为婴儿持续性腹泻、脱水,偶有血便。

3. 胆囊、腹腔感染　大肠埃希菌是急、慢性胆囊炎的常见病原菌。大肠埃希菌可上行感染引起胆管炎及多发性肝脓肿,少数尚可发生脓毒血症及血栓性静脉炎。

腹腔感染多为继发性,如阑尾炎、胃与十二指肠溃疡、肠憩室炎症所致穿孔,或由腹腔手术,肿瘤侵蚀破坏肠道等均可引起腹腔内脓肿,以及肛瘘合并肛周脓肿等。脓肿大多为混合性感染,常合并有厌氧菌如厌氧链球菌、梭状芽孢杆菌、拟杆菌等感染,故脓液多有臭味。原发性腹膜炎大多是慢性肝病失代偿期的并发症。

4. 下呼吸道感染　急性社区获得性肺炎中由大肠埃希菌引起者罕见,慢性支气管炎、慢性阻塞性肺疾病病原菌中大肠埃希菌和肺炎克雷伯菌则是常见的革兰阴性杆菌。医院获得性肺炎中大肠埃希菌也是常见病原菌之一,所致症状与其他革兰阴性杆菌引起的急性肺炎相似,表现为发热、咳嗽、咳脓痰、呼吸困难、发绀。可伴胃肠道症状如恶心、呕吐、腹痛、腹泻,严重病例有意识障碍和末梢循环衰竭。

5. 菌血症、败血症、心内膜炎等全身性感染

重症患者起病多急骤、高热伴全身毒血症状,发病12～16小时后可发生低血压,伴少尿、反应迟钝等,大部分患者不继续加重,约有25%的患者发生严重的感染性休克,5%～10%的患者继发迁徙性脓肿,包括关节炎、骨髓炎、软组织或腹腔内脓肿、脑脓肿等。

6. 新生儿感染　有研究发现,大肠埃希菌存在于女性的阴道内,新生儿感染大肠埃希菌与分娩的时间长度有关,以败血症和新生儿脑膜炎最为凶险。临床症状与其他细菌性脑膜炎相似,由于新生儿前后囟门未闭合,颈部肌肉不发达,故出现颅内压增高及颈项强直的体征较晚或表现不明显。主要表现为患儿吸吮无力、吮乳减少、拒食、精神萎靡、呕吐、烦躁、尖叫、嗜睡、两眼发直和阵发性屏气及发绀。体温不稳定,早产儿体温不升高,足月儿可有发热。前囟门稍紧张,亦可出现惊厥。严重者发生颅缝增宽,前囟门突出,面色晦暗,神志不清,呼吸不规则,发绀加重。有败血症者可出现黄疸、腹胀、出血点和肝脾大、休克等症状。

大肠埃希菌也是儿童期急、慢性中耳炎的重要病原菌之一,要特别注意并发耳源性脑膜炎,除原有的耳疾临床表现外,还有持续性头痛、高热和颈强直、呕吐等,患病初期头痛仅局限于患侧。

【诊断】

大肠埃希菌感染的确诊有赖于两个方面:一是感染部位的临床诊断,一是病原学诊断。

病原学诊断手段包括:① 细菌培养,培养标本取自尿、血、脑脊液、痰,以及分泌物和脓液等。可直接接种于血培养基或鉴别培养基进行培养,这是临床常用的基本方法,如获阳性培养,还可做抗生素敏感试验以指导临床用药选择。但培养费时,常需2～3日或以上,不适合大肠埃希菌

O157∶H7 所致肠炎。② 血清学试验,如用特异性单克隆抗体以 ELISA 法检测大肠埃希菌 O157∶H7,EHEC O157 是唯一一种在临床实验室中能够很容易鉴别出的致病性菌株。③ 分子生物学技术,如 PCR 或环介导等温扩增技术(loop- mediated isothermal amplificated, LAMP)鉴定 EHEC 大肠埃希菌。

【治疗】

在综合治疗基础上着重正确使用抗菌药物,虽然可供选择的药物很多,但由于耐药菌株的增加,对待重症感染必须根据药物敏感试验结果合理应用抗菌药物。

1. *大肠埃希菌性肠炎* 治疗主要包括补充水和电解质、杀灭致病菌和控制腹泻等。

(1) EPEC 肠炎:补充水和电解质,纠正失水、电解质紊乱与酸中毒是治疗最重要的措施。对腹泻失水不严重的可以口服补液,其配方为 1 000 ml 液体加葡萄糖 20 g、氯化钠 3.5 g、碳酸氢钠 2.5 g 和氯化钾 1.5 g。世界卫生组织倡导的口服补液疗效确切,有效率可达 97%,婴幼儿腹泻伴有脱水者一般于 12 小时内可得到纠正。腹泻严重、失水明显者可静脉滴注 5∶4∶1 溶液。

儿童腹泻溶液配方为在 1 000 ml 液体中,含氯化钠 2.65 g、碳酸氢钠 3.75 g、氯化钾 1.0 g 和葡萄糖 10 g,可用于 20 kg 以下体重的儿童。也可用静脉滴注 5∶4∶1 溶液,其配方为在 1 000 ml 液体中,含氯化钠 5 g、碳酸氢钠 4 g、氯化钾 1.0 g,根据失水程度确定补输溶液的量及速度。一般婴幼儿补液按 10 ml/kg 体重,其中 40%的液体量可于 30 分钟左右输入,其余的用 3~4 小时输入。脱水越重,输入溶液的速度应越快。补液量不足或时间拖延过久易继发急性肾衰竭等并发症,但输液过快又易发生肺水肿和心力衰竭,应密切注意脉搏、血压、颈静脉充盈情况、肺部有无湿性啰音,以及尿量等。

本病为自限性疾病,轻者可不用抗菌药物治疗,对严重的 EPEC 感染,需要用抗菌药物。首选口服新霉素、庆大霉素,另可选氧氟沙星或第三代头孢菌素等。儿童应避免使用喹诺酮类、四环素及磺胺类药物等,此类药物对胎儿发育有一定影响,故也不宜用于妊娠妇女,特别是妊娠早期。

(2) EHEC 肠炎:曾有人认为,使用抗菌药物可导致细菌释放毒素诱发溶血性尿毒症,后来发表的论文并未充分证实这种论点。早期应用达到早期灭菌目的,可减轻症状和减少并发症。常选用诺氟沙星、左氧氟沙星、磷霉素、卡那霉素等;因 EHEC 也可产生 ESBLs,故一般不主张使用头孢类药物;必要时应根据细菌的药物敏感性适当使用抗菌药物。另外,要注意应用止血药治疗胃肠黏膜出血,从而防止过多失血。

(3) 其他大肠埃希菌性肠炎:治疗原则及方法与 EPEC 肠炎基本一致。轻者可不用抗菌药物治疗,较重者原则上使用口服抗菌药物,一般疗程为 3 日,可缩短排菌时间和缓解症状。应注意补充水、电解质和生理所需能量,以纠正脱水、低血糖虚脱和酸中毒。合理应用抗分泌药物可以改善分泌性腹泻。一般病程呈自限性经过,如 3 日以上治疗症状不缓解,要与其他腹泻疾病相鉴别。

2. *尿路感染* 虽然选用适当的抗菌药物是治疗尿路感染的重要手段,但应强调多饮水、勤排尿等一般措施。对于单纯性下尿路感染者,若不应用抗菌药物,也有半数可获痊愈。

抗菌药物绝大多数在尿中浓度很高。不少品种在肾组织中的浓度也较高,因此对急性单纯性尿路感染的疗效甚为满意。常用药物有诺氟沙星与氧氟沙星等喹诺酮类;其次有复方磺胺甲噁唑、呋喃妥因、头孢氨苄等。呋喃妥因对大肠埃希菌及其他常见致病菌大多具有良好抑菌作用,在肾组织中浓度较高,且价廉,因此是治疗急、慢性尿路感染,或进行长期预防性治疗较好的品种,但应注意其不良反应。临床上常遇到耐药菌株引起的大肠埃希菌尿路感染,此时应反复做中段尿培养,并测定药物敏感性,选用美西林、氨苄西林、阿莫西林、哌拉西林等。美西林为窄谱青霉素,仅对大肠埃希菌等革兰阴性杆菌具有强大抗菌作用,其作用机制与其他青霉素和头孢菌素不同,故可联合用药。头孢菌素对大肠埃希菌也具良好的抗菌活性,尤其以第三代头孢菌素作用为强。广谱青霉素和头孢菌素主要用于上尿路感染、医院内感染、伴发热等病情较重或耐药菌株所致的感染,临床上常选用加酶抑制剂的广谱青霉素或头孢菌素。氨基糖苷类与多黏菌素虽对大肠埃希菌的杀菌作用强大,临床疗效好,但因其有肾毒性等不良反应,故应限制选用。

尿路感染是常见病,但临床类型和诊断处理也很复杂,不是单靠抗菌药物都能顺利解决的,参考本书第四篇“各器官系统微生物感染”中相应章节。

3. 败血症　应及时应用杀菌作用强的抗菌药物以尽早控制感染。一般采用半合成青霉素、头孢菌素或其他β-内酰胺类抗生素与氨基糖苷类联合用药。前者包括氨苄西林、哌拉西林、美西林等。第一代头孢菌素以头孢唑啉对大肠埃希菌的作用强;第二代中以头孢呋辛为强;第三代及其他类的药物包括头孢噻肟、头孢曲松、头孢他啶、亚胺培南及氨曲南等,β-内酰胺类酶抑制剂与半合成青霉素组成的合剂也可选用,如阿莫西林克拉维酸、氨苄西林舒巴坦等。

4. 脑膜炎　选用药物除应重视细菌对药物的敏感性外,还应参考药物透过血-脑屏障的难易程度,氨苄西林、头孢呋辛、头孢他啶、头孢噻肟、头孢曲松、氨曲南、哌拉西林等均较易透过血-脑屏障,炎症时达到有效浓度,且抗菌作用较强。氨基糖苷类中除阿米卡星能透过,其余在脑脊液中的浓度很低,必要时采用鞘内或脑室内注射,或放置脑脊液储存器,以利于注射药物。环丙沙星、氧氟沙星也较易透过血-脑屏障,炎症时达到有效浓度,静脉注射上述喹诺酮类药物,对青霉素、头孢菌素或氨基糖苷类耐药的菌株感染具有良好的疗效,必要时可选用。

5. 其他部位如肺部、心内膜、肝胆、腹腔的感染　可参照败血症的用药治疗。大肠埃希菌心内膜炎的病死率很高,内科治疗无效应考虑外科手术治疗。

二、克雷伯菌属感染

克雷伯菌属(*Klebsiella*)存在于正常人的肠道和呼吸道,亦存在于水、土壤和谷物中。在免疫力低下以及接受手术和侵袭性医源性操作的人群易罹患本属细菌感染,感染部位最常见的是肺部、泌尿道和血流感染。

【病原学】

克雷伯菌属目前是除大肠埃希菌外最重要的条件致病菌,与沙雷菌属、肠杆菌属生化反应很相似,某些氨基酸脱羧酶试验有助于鉴别。克雷伯菌属可分为5个种,即肺炎克雷伯菌(*K. pneumoniae*)、产酸克雷伯菌(*K. oxytoca*)、解鸟氨酸克雷伯菌(*K. ornithinolytica*)、植生克雷伯菌(*K. planticola*)和土生克雷伯菌(*K. terrigena*)。在临床分离到的克雷伯菌属中,肺炎克雷伯菌占80%以上,是本属中最为重要和常见的病原菌。

本菌为长1～2 μm、宽0.5～0.8 μm的粗短杆菌,可产生荚膜,无芽孢,无动力,常见端对端的成对发育。荚膜为不含氯的多糖物质,较厚,革兰染色即可观察到,但以印度墨汁染色法较易观察。本菌最适生长温度为37℃,可在12～43℃范围生长,55℃ 30分钟可被灭活。在鉴别培养基上因发酵乳糖而现有色菌落;在固体培养基上则可因产生大量荚膜物质而呈灰白色黏胨样菌落,菌落易互相融合,以接种环挑之易拉成丝;而在肉汤中培养数日后液体明显黏稠。

克雷伯菌具有菌体抗原O和荚膜抗原K,按荚膜抗原K的成分,肺炎克雷伯菌可分为80个型,肺炎亚种大多属于荚膜3型及12型;臭鼻亚种有4、5、6、15等型,以4型最常见;鼻硬结亚种则多为3型。

克雷伯菌毒力较强,极少量的肺炎克雷伯菌(100个细菌)注射于小鼠腹腔即可引起小鼠死亡。本菌适应性强,能很快适应宿主环境而生存。对各种抗生素易产生耐药性,是超广谱β-内酰胺酶产生率最高的细菌之一,常同时对多种抗生素耐药。此种耐药性可以为染色体介导，亦可通过耐药质粒的传播在医院某些病房内造成感染局部流行。克雷伯菌还可产生碳青霉烯酶，使得产碳青霉烯酶的细菌对碳青霉烯类抗生素耐药，威胁到碳青霉烯类抗生素在临床上的应用。

【流行病学】

肺炎克雷伯菌是重要的医院内感染性疾病的病原菌。肺炎克雷伯菌在临床标本分离的革兰阴性杆菌菌种中占第二位，仅次于大肠埃希菌，且近年来分离率逐年上升；痰标本中最多，尿次之，血流感染中也常见。正常人口咽部肺炎克雷伯菌的带菌率为 1%～6%，结肠带菌率为5%～38%，皮肤上很少携有克雷伯菌。患者中报告的粪便带菌率为 77%，咽部带菌率为 19%，手部带菌率为 42%。较高的定殖率主要与抗生素的使用有关。细菌定殖率的增加具有重要临床意义。一项报告指出，粪便带菌者的克雷伯菌院内感染率是非带菌者的 4 倍；另一项研究报道，使用过抗生素的 300 份粪便标本中有 43%有肺炎克雷伯菌生长。住院患者带菌率明显升高。带菌者和患者是最重要的传染源。

当带菌者抗感染抵抗力下降时，肺炎克雷伯菌可以侵入组织或血流发生局部或全身感染，称为内源性感染。此外，在医院，细菌可以通过患者间、工作人员和患者间的接触、人工呼吸器等医疗用具而传播。长期住院、手术、留置导尿管以及原发疾病等，引起患者全身或局部防御免疫功能减退是重要诱因。医护人员带菌的手也是造成细菌传播的重要途径。

肺炎克雷伯菌感染占医院内感染的 10%，常见者如尿路感染、呼吸道和伤口感染等。败血症病例中肝、肾、脑等均可出现多发性化脓病灶以及胸腔、心包腔积脓等。病变在结肠者尚可引起假膜性肠炎，偶可致穿孔和弥漫性腹膜炎。多重耐药的肺炎克雷伯菌已成为世界范围内院内感染的最主要的致病菌之一，约占重症监护病房中革兰阴性杆菌感染的 15%。20 世纪末，耐 β-内酰胺酶的肺炎克雷伯菌广泛传播，此后，对碳青霉烯类抗生素及对多黏菌素耐药的菌株开始传播。有报道称，产碳青霉烯酶的肺炎克雷伯菌感染所致的死亡率为26%～44%，而一旦为血流感染，死亡率可达到 70%。耐药肺炎克雷伯菌的流行已成为重要的公众卫生难题。

【发病机制和病理】

克雷伯菌所致的肺炎可分为原发性肺炎和继发性肺炎，两者的界限有时颇难分清。一般认为，在原有急、慢性肺部感染性疾病的基础上，在一定致病条件下发生本菌的感染为继发性。

克雷伯菌的毒力可能与其荚膜有关，荚膜可以抑制巨噬细胞的趋化、吞噬作用，但确切的发病机制尚未完全阐明。本属细菌感染的病理特点是细菌生长繁殖快，在各脏器可形成单发或多发脓肿，渗出液中含大量带有荚膜的革兰阴性杆菌。

肺炎克雷伯菌引起的原发性大叶性肺炎以老年患者、酒精中毒以及糖尿病、恶性肿瘤、血液病等严重原发疾病的患者为多。病理变化与肺炎球菌所致者不同，肺泡壁常坏死、液化、形成单个或多个脓腔。肺泡内含有大量血性黏稠痰。脓腔表面多有纤维蛋白渗出物覆盖，早期即发生胸膜粘连。脓胸的发生率约为 25%，远较肺炎球菌肺炎高。病灶消散常不完全，引起纤维增生、残余性化脓性病灶或支气管扩张。

【临床表现】

1. 呼吸道感染　肺炎克雷伯菌是呼吸道感染最常见的致病菌之一，尤其在医院获得性肺炎中。医源性传播常导致细菌在患者咽部定殖，然后引发支气管炎或肺炎；长期住院、应用抗菌药物等是促使患者咽部肺炎克雷伯菌下行而引起支气管及肺部感染的主要危险因素。在痰标本所得革兰阴性杆菌中占第三位，仅次于鲍曼不动杆菌和铜绿假单胞菌，国外报道有的占首位。

肺炎克雷伯菌引起的急性肺炎与肺炎链球菌肺炎相似，起病急，常有寒战、高热、胸痛、痰液黏稠而不宜咳出，痰呈砖红色或深棕色（25%～50%），也可为血丝痰和铁锈色痰。部分患者有明显咯血。体检可发现患者呈急性面容、呼吸困难、发绀，少数患者可出现黄疸、休克。2/3的患者体温在39～40℃间，口唇疱疹不常见，肺部有实变体征，有湿性啰音。X线表现多变，可有大叶实变、小叶浸润和脓肿等表现。大叶实变多位于上叶，由于炎症渗出液多而黏稠，故叶间隙常呈弧形下坠。炎症浸润也比其他肺炎浓密，边界锐利，16%～50%的患者有肺脓肿形成。少数呈支气管肺炎或两侧肺外周浸润，有时也可呈两侧肺门旁浸润。本病早期即常有全身衰竭，预后较差，病死率约50%，发生广泛肺坏疽者则预后更差。

肺炎克雷伯菌肺炎可表现为慢性病程，也可由急性迁延成慢性，呈肺脓肿、支气管扩张与肺纤维化的临床表现。

2. 血流感染　国外报道肺炎克雷伯菌在血流感染中占革兰阴性杆菌败血症中的第二位，仅次于大肠埃希菌。绝大多数患者均有原发疾病和(或)使用过广谱抗菌药物、免疫抑制剂或抗代谢药物等。最常见的诱因是手术，入侵途径有呼吸道、尿路、肠道、腹腔、静脉注射及新生儿脐带等；病情凶险，除发热、畏寒外，有时可伴休克、黄疸。发热多呈弛张热，也可呈双峰热型。迁徙性病灶可见于肝、肾、肺、骨骼、髂窝、脑膜及脑实质等，病死率为30%～50%。

3. 化脓性脑膜炎　肺炎克雷伯菌引起化脓性脑膜炎者日见增多，在革兰阴性菌脑膜炎中居第二位。一项来自中国台湾的研究显示，在革兰阴性菌脑膜炎病例中，克雷伯菌是最常见的病原菌。多见于脑外伤或脑手术后，老年人多见，新生儿也可发生，预后甚差。在糖尿病患者、酒精性肝病患者中常见。起病隐匿，常有发热、头痛、颈项强直等脑膜炎症状和体征，可出现颅内高压症状。脑脊液中白细胞及中性粒细胞增多，蛋白定量增高，糖和氯化物定量下降，涂片可发现含荚膜的革兰阴性杆菌，培养阳性可确立诊断。老年患者常合并有败血症存在，病死率高。

4. 尿路感染　据报道，尿路感染中的肺炎克雷伯菌所致感染，较大肠埃希菌、变形杆菌、假单胞菌属要少。绝大多数患者有原发疾病如膀胱癌、前列腺增生、膀胱无力、尿道狭窄等，也可发生在恶性肿瘤或其他严重全身疾病的患者，导尿、留置导尿管或尿路器械检查等是常见诱因。经采用适当抗菌药物治疗后近期疗效较好。临床表现与其他病原所致尿路感染相同。

5. 其他　如手术后伤口感染或其他创面感染、皮肤软组织感染、腹腔感染、心内膜炎、骨髓炎、关节炎等，均可由克雷伯菌引起。临床表现与其他细菌所致的疾病类似，较易形成脓肿。

【诊断】

典型的肺炎克雷伯菌肺炎常发生于中老年男性、长期饮酒的慢性肺病患者，有较典型的临床表现和X线征象，结合痰培养结果，不难诊断。但在有严重原发疾病基础上的发病者，临床表现多不典型，诊断较为困难。凡在原有疾病过程中出现高热、白细胞和中性粒细胞增多，X线胸片上出现新的浸润病灶，而青霉素治疗无效者应考虑本病。连续2次或2次以上痰培养阳性，或胸腔积液、血培养阳性可以确诊。

多数败血症患者的白细胞计数明显增多，中性粒细胞增高；但血液病患者或用抗代谢药物者白细胞数可不增加，或反而减少。其他如尿路感染及脑膜炎患者的尿液及脑脊液均有相应变化。确诊应根据细菌培养结果。

【治疗】

积极有效的抗生素治疗是克雷伯菌感染治疗的关键。本属细菌耐药现象严重，不同菌株之间对药物的敏感性差异甚大，故治疗药物的选用应以药敏结果为准。在未获药敏结果前根据病情可选用的药物有：第二、三、四代头孢菌素；哌拉西林钠、氨苄西林等广谱青霉素类；其他β-内酰胺类，如单环类的氨曲南，碳青霉烯类的亚胺培南/西司他丁钠、美罗培南、帕尼培南、倍他米隆；β-内酰胺类抗生素与β-内酰胺酶抑制剂合剂，如氨苄西林/舒巴坦、阿莫西林/克拉维酸、哌拉西林/三唑巴坦、替卡西林/克拉维酸、头孢哌酮/舒巴坦等；庆大霉素、阿米卡星、异帕米星等氨基糖苷类；环丙沙星、氧氟沙星、左氧氟沙星等氟喹诺酮类药物。

肺炎克雷伯菌多数对氨苄(羧苄)西林耐药,宜用头孢菌素类合并氨基糖苷类治疗。一般肺炎的疗程需3～4周或更长,而败血症与化脓性脑膜炎的疗程可能需6周以上。克雷伯菌脑膜炎常伴有脑室炎,可选用庆大霉素等药物行脑室内给药,一次给药后24小时内大部分时间脑脊液药物浓度能达到治疗量的抗菌浓度4～6 mg/L。

最新研究进展表明,碳青霉烯类抗生素应用于碳青霉烯耐药的肺炎克雷伯菌感染治疗需要满足以下条件:① MIC≤8 mg/L;② 大剂量给药(如美罗培南2 g,每8小时1次);③ 延长静脉滴注时间至2～3小时。而我国的耐药菌株的MIC大部分大于8 mg/L,所以治疗时需谨慎选择,重点考虑感染部位和MIC值。

目前多数研究表明,对于血流感染或危重的耐药菌株感染患者,联合治疗优于单药治疗,选择药物时还需要注意抗菌药物活性(体外药敏结果)、药物的药动学/药效学(PK/PD)参数,要根据感染部位选择不同药物。

此外,保持气道通畅、氧疗,维持水、电解质平衡,补充足够的能量等支持疗法也是治疗的重要组成部分。

【预后】

在抗生素应用之前,肺炎克雷伯菌肺炎的病死率达51%～97%,在抗生素治疗下其病死率仍达20%～50%。若并发广泛性肺坏疽,则病死率达100%。克雷伯菌败血症的病死率在30%～50%,并发休克或多器官功能衰竭的死亡率更高。克雷伯菌所致的化脓性脑膜炎预后亦欠佳。

【预防】

提高机体免疫力,特别对接受手术和侵袭性医源性操作患者更要注意保护。医疗器械、呼吸机、各类插管等都应严格消毒,操作规范,防止医源性或机会感染。耐药肺炎克雷伯菌容易在同种或不同种属的革兰阴性杆菌之间传播,一旦发现产ESBLs菌株后,应及时采取有效措施,包括隔离感染者,防止耐药菌株在医院内尤其在重症监护病房中传播。

三、肠杆菌属感染

【病原学】

肠杆菌属(*Enterobacter*)的自然栖息地是水及土壤,在人的呼吸道及粪便中也可发现肠杆菌。阴沟肠杆菌(*E. cloacae*)和产气肠杆菌(*E. aerogenes*)是临床上最重要的致病菌。肠杆菌的菌落呈黏液型。阴沟肠杆菌和产气肠杆菌可根据脱羧酶的活性区别。产气肠杆菌对赖氨酸可以脱羧,但对精氨酸不能脱羧;相反,阴沟肠杆菌可对精氨酸脱羧,不能对赖氨酸脱羧。阪崎肠杆菌(*E. sakazakii*)被发现近40年,它是由黄色阴沟肠杆菌更名而来,近年来其感染也逐渐引起人们重视,尤其在新生儿感染中。

【临床表现和诊断】

主要系医院内感染,其中65%～75%是由阴沟肠杆菌和产气肠杆菌引起。耐药率高是肠杆菌属的突出特点,临床表现类似于肠杆菌科中的其他革兰阴性杆菌感染,以肠外感染为特征。近年来,很多新生儿感染的病例报道中,发现阪崎肠杆菌在新生儿的呼吸道和粪便中被培养出来,在感染阪崎肠杆菌的新生儿中,72%为脑膜炎,其次为败血症、结肠炎等。新生儿感染阪崎肠杆菌,病死率高,需引起重视。

可诱发肠杆菌属感染的危险因素主要有:重症监护治疗病房的住院患者原有基础疾病如糖尿病、中性粒细胞减少、创伤或癌性疾病,有创操作术与血管内导管插入及近期使用抗菌药物治疗史等。由阴沟肠杆菌及产气肠杆菌引起的医院内感染逐渐增多,以肺炎、泌尿系统感染(与留置导尿管相关)、血管内导管相关的感染、外科切口或部位感染及腹腔感染(外科术后或经腹腔内引流导管等)常见;医院获得性鼻窦炎、神经系统手术相关的脑膜炎、骨髓炎及眼科术后眼内炎也有发生。这些部位的感染均可引发败血症。新生儿脑膜炎常可伴发脑脓肿。

诊断根据临床表现,但与其他细菌感染并无明显区别。反复从痰或尿、体液、脓液、血液等临床标本中培养分离出肠杆菌属可确立本病的病原诊断。

【治疗】

肠杆菌属因产生染色体介导的头孢菌素酶，而对青霉素、氨苄西林、氨苄西林/克拉维酸，以及第一、二、三代头孢菌素天然耐药，其对氨曲南也耐药。许多肠杆菌也对四环素、氯霉素及链霉素耐药，然而，它们对第四代头孢菌素(头孢吡肟)及碳青霉烯类抗生素敏感，也有报道称其对头霉素类敏感。阴沟肠杆菌体外药敏试验显示对第三代头孢菌素敏感，但因第三代头孢菌素对染色体介导的头孢菌素酶有诱导作用，而在治疗过程中诱发耐药而致治疗失败。因此治疗肠杆菌属感染时，首选对染色体介导的AmpC酶诱导性较弱的美罗培南进行治疗，或者用第四代头孢菌素进行治疗，或者用第四代头孢菌素联合氨基糖苷类抗生素、阿米卡星或耐替米星进行治疗。近年来，随着耐药菌株的流行还发现有产碳青霉烯酶的肠杆菌出现。目前，阴沟肠杆菌已经成为肠杆菌科携带产碳青霉烯酶比率第二的细菌，并有研究发现，有的菌株同时表达两种碳青霉烯酶，这也使肠杆菌感染的治疗越来越困难了。对于多耐药、泛耐药的肠杆菌，治疗原则也是联合治疗，选择药物时还需要注意抗菌药物活性(体外药敏结果)、药物的PK/PD，要根据感染部位选择不同药物。

(吉林大学第一医院　汪杨　张凯宇　牛俊奇)

四、沙雷菌属感染

沙雷菌属(*Serratia*)是肠杆菌科的革兰阴性杆菌。在20世纪早期，黏质沙雷菌(*Serratia marcescens*)被认为是不致病的微生物，用于医学实验和生物武器。然而，自20世纪70年代中期以来，沙雷菌属被认为可以导致人类临床疾病。主要致病菌为黏质沙雷菌，偶为液化沙雷菌(*Serratia liquefaciens*)等。此外，沙雷菌属可能参与形成多药耐药性的机制，从而使治疗复杂化。

【病原学】

沙雷菌属至少有15种，其中8种可以引起人类感染，黏质沙雷菌是主要的致病菌。Bartolomeo Bizio是一位药剂师，1819年在意大利帕多瓦的一个特别潮热的夏天，他发现在玉米粥里出现了红色变色物质。然后他分离培养了这种微生物，并且在1823年将其命名为“黏质沙雷菌”。这种微生物在文献中还有许多其他的名字。沙雷菌是兼性厌氧革兰阴性杆菌，在实验室普通培养基中生长良好。许多菌株如深红沙雷菌产生红色颜料。然而，黏质沙雷菌所产生的深红颜料主要与环境中的菌株有关。因为这一点，黏质沙雷菌经常在医疗和军事中被用作示踪剂。医院获得性的菌株不产生红色颜料。黏质沙雷菌的这些克隆通常是奶白色和浅灰色的，并在标准的孵育温度35～37℃下生长良好。

【流行病学】

沙雷菌引起的人类感染主要是由外在的环境物质所致。由于黏质沙雷菌和其他种属的沙雷菌主要与环境有关，所以它们尤其会引起医院内感染和医院相关感染的暴发。沙雷菌属的人类感染是世界范围的感染。加拿大的一项研究显示，沙雷菌感染的发生率大概是每年10.8/10万，医院内感染是以0.4/1 000的增长率增长。许多种属的微生物包括黏质沙雷菌，存在于各种生态环境中，如水、土壤、植物、动物、昆虫。虽然环境中的沙雷菌属有时与动物和昆虫有关，但这些微生物并不会通过动物叮咬、刮擦传播。沙雷菌属感染通常与直接接触环境物质有关。

1. 医院内感染　沙雷菌属的医院内感染主要与直接暴露有关，也可能发生在健康护理中心。美国报道，自1950年以来，已经有超过200例由沙雷菌感染的医院获得性感染暴发。报道的病例中包括各种环境资源(如自来水、消毒剂、肥皂)和药物(血液制品、静脉输液)以及卫生工作者携带的传染源。这些暴发流行严重影响了儿童、成年人、免疫缺陷者、ICU患者，单个医院以及多个州之间多个医疗机构。多个州的沙雷菌血流感染的暴发流行，已经引起了全美的特别关注。2005年有一次沙雷菌种血流感染暴发，这次暴发是由静脉输注硫酸镁混合溶液的输液袋被污染所致。在这次感染暴发中，3个月内有

5个州的18名患者被波及。所有患者的菌株脉冲场凝胶电泳(PFGE)分型均一致,对那些没有开封的硫酸镁输液袋中培养出的菌株同样做PFGE分型,结果相同。另外一次沙雷菌血流感染的暴发流行发生在2007—2008年间9个州的162名患者中,是由一家制药厂生产的预充式肝素溶液所致。美国食品药品监督局最终得出结论是不当的管理标准可能是产品污染的原因。沙雷菌感染暴发的患者危险因素与其他医院获得性感染是一致的,并与高危的健康护理暴露和宿主免疫损害相关。另外,侵袭性操作是院内获得性沙雷菌感染的重要的危险因素。然而,调查数据显示,沙雷菌并不是导管相关性感染的主要病原体。疾病预防控制中心调查数据显示,在引起血流感染的病原体中,沙雷菌占第11位(2.5%);在导管相关性泌尿道感染中,沙雷菌占1%,在呼吸机相关性肺炎中,沙雷菌占第7位(4.6%)。

2. 散发感染　独立于暴发流行以外的散发感染也是不断发生的。来自欧洲重症监护病房(ICU)的调查显示,沙雷菌感染在血流感染中占2%,占肺炎病原体的2.8%。在北美和拉丁美洲中的调查显示,沙雷菌感染的比例同样很低:在血流感染中比率是1.6%,肺炎比例是2%~4%。一项日本的调查显示,6.8%的泌尿道感染是由沙雷菌感染引起。沙雷菌感染在社区感染中所占的角色不太好被描述。在加拿大一项研究中显示,65%的沙雷菌株与社区感染相关,而这项研究也不能区分卫生护理相关的社区感染和真正的社区感染。

【发病机制】

黏质沙雷菌和其他沙雷菌不产生显著的毒力因子,被认为是条件致病菌。沙雷菌是能动的,可以通过菌毛黏附于细胞上。黏质沙雷菌产生一些不同的溶血素,对不同的细胞类型有毒性。

【临床表现】

沙雷菌可以在多种临床标本中分离到。然而,除了眼睛的感染之外,沙雷菌对于任何一个临床综合征来说都不是主要的病原体。

沙雷菌是一个与泌尿道感染、肺炎和血流感染相关的病原体,由沙雷菌引起的心内膜炎也有报道。皮肤软组织感染包括各种外伤、手术部位感染,甚至坏死性筋膜炎、脊髓炎和化脓性关节炎。沙雷菌所致的中枢神经系统感染通常与以前进行过的一些操作,如腹腔分流术和其他手术,腰椎穿刺或脊髓的鞘内注射相关。在新生儿中也有脑膜脑炎的报道。

沙雷菌在眼睛的感染中要比其他病原体所占比例大。一项研究表明,沙雷菌仅次于铜绿假单胞菌,排在第二位,包括结膜炎、角膜结膜炎、角膜炎和角膜溃疡。沙雷菌引起的眼内炎少见,但是引起的长期后果很严重。在一项10例沙雷菌感染的眼内炎的研究中,60%的患者出现了全盲。在新生儿、外伤后眼内感染和接触隐形眼镜等眼睛感染的案例中,沙雷菌感染也有被报道。

【诊断】

诊断沙雷菌感染还是其他细菌感染,不能仅仅通过症状和体征来区别。诊断需要相关临床标本的微生物培养(如血液、痰、尿液或穿刺的体液)。如果怀疑有眼内炎,应做玻璃体培养;如果是血行播散导致的,应做血培养。由于沙雷菌存活于一般的生活环境中,故当这些微生物从临床标本中分离出来时,也要结合患者的临床表现,从而区分是污染菌或是定殖菌。

自动化细菌鉴定系统和矩阵辅助激光解析飞行时间技术(MALDI-TOF)能可靠地鉴定一般的沙雷菌属,包括黏质沙雷菌、液化沙雷菌、深红沙雷菌。黏质沙雷菌产生DNase酶、脂肪酶和白明胶酶。其他种属可能不太容易被鉴定出来,因为许多商业体系中不包括这些微生物。在一些临床案例中,16S rRNA基因测序有必要被用来做鉴定,但是对于治疗来说,种属的鉴定没有必要。

【治疗】

沙雷菌通常对以下几种抗菌药物敏感:氟喹诺酮类、氨基糖苷类、复方磺胺甲噁唑、哌拉西林-他唑巴坦、替卡西林-克拉维酸、三代和四代头孢菌素、氨曲南和碳青霉烯。抗菌药物的选择依赖感染的部位和药物的组织穿透能力、药敏试验结果和治疗过程中药物耐药情况。与其他细菌感染一样,感染源的控制至关重要,包括植入性导管和假体的去除、脓肿的引流、感染组织和骨的清创。

对于不复杂的、药物组织渗透性很好的部位感染,如泌尿道感染、小的皮肤软组织感染、肺炎,如果菌株是敏感的,氟喹诺酮类、复方磺胺甲噁唑、哌拉西林-他唑巴坦、三代和四代头孢菌素和碳青霉烯类药物都可以选择。氨基糖苷类通常用于单纯的下尿道感染的单药治疗。然而,对于更严重的、隐匿的、药物渗透性不好的部位或是微生物高浓度聚集的部位,需要长期治疗。抗菌药物的选择需要考虑产 AmpC-β-内酰胺酶对三代头孢菌素耐药问题的出现,而在最初的药敏试验中并未表现出来。中枢神经系统的感染、隐匿部位的感染(如心内膜炎或骨髓炎),当感染部位不能被充分清创或是假体不能被取出时,因为会出现产 AmpC 酶耐药可能,即使药敏试验显示是敏感的,也不推荐使用三代头孢菌素(如头孢曲松和头孢他啶)。对于中枢神经系统感染,一般推荐使用碳青霉烯及头孢吡肟。如果使用头孢吡肟,建议使用大剂量(2 g,每 8 小时 1 次),或者延长输液时间,以确保药物足够渗透到感染部位。对于怀疑有沙雷菌感染的眼内炎,建议咨询眼科医师。有时有必要进行玻璃体内应用抗菌药物,代表药物是头孢拉定或氨基糖苷类。如果表现很严重或玻璃体培养阳性,需要进行玻璃体切除。不太严重的眼睛的局部感染,像角膜炎,可以选择喹诺酮类或氨基糖苷类。

多重耐药菌的感染,不管感染部位在哪,无论是高水平 AmpC β-内酰胺酶或产超广谱 β-内酰胺酶(ESBL),抗菌药物的选择都是有限的。对于高水平 AmpC β-内酰胺酶表达的菌株,β-内酰胺类可靠的药物是碳青霉烯类抗生素(亚胺培南、美罗培南、多利培南、厄他培南)。对于产 ESBL 的沙雷菌感染,碳青霉烯类药物仍是可选择的药物。

治疗过程中要监测患者的临床反应。对于应用头孢菌素治疗或反复培养均为阳性的患者,要反复进行药敏试验,并根据药敏试验调整治疗方案。沙雷菌感染治疗的疗程要根据感染的部位和患者的临床表现决定。没有证据证明,沙雷菌感染的治疗疗程要长于其他细菌感染。特殊的感染综合征(如复杂的膀胱炎或院内获得性肺炎)要根据症状分别进行判断。

五、变形杆菌属感染

变形杆菌(*Proteus bacilli*)属于条件致病菌,可引起泌尿系统感染、食物中毒、菌血症及伤口感染等,在发达国家以泌尿系统感染多见,在发展中国家则以食物中毒多见。食物中毒系因摄入大量活菌污染的食物所致,临床上主要表现为胃肠型和过敏型,以前者多见。

【病原学】

变形杆菌属于肠杆菌科,1885 年由 Hauser 第一次分离并描述该菌的基本特性,即该菌培养时可在培养基的表面爬行蔓延。以后新的类似细菌不断被分离出来,现形成了 3 个菌属,即变形杆菌属(*Proteus*)、普罗菲登斯菌属(*Providencia*)及摩根菌属(*Morganella*)。变形杆菌广泛分布于自然界、人和动物肠道内,为条件致病菌。变形杆菌属有以下几个种:普通变形杆菌(*Proteus vulgaris*)、奇异变形杆菌(*Proteus mirabilis*)、产黏液变形杆菌(*Proteus myxofacies*)、潘氏变形杆菌(*Proteus perreri*)和豪氏变形杆菌(*Proteus hauseri*),另外还有 3 种未命名的染色体种类(*Proteus genomospecies* 4,5,6)。变性杆菌是革兰阴性无芽孢杆菌,大小为(0.5～0.6)μm×(1～3)μm,两端圆,有明显的多形性,在一定条件下可变成球杆状或长而弯曲的丝状。无荚膜,具有周身鞭毛,运动活泼。该菌为需氧或兼性厌氧,最适生长温度为 34～37℃,在 10～45℃之间均可发育生长。在固定培养基上常呈扩散生长,形成以菌接种部位为中心的厚薄交替、同心圆形的层层波状菌苔,称为迁徙样生长。若在培养基上加入 0.1%苯甲酸、0.4%硼酸、0.2 mmol/L 对硝基苯甘油,或提高琼脂浓度到 5%～6%,则迁徙样生长消失而形成单个菌落。在 SS 平板上的菌落呈圆形、扁薄、半透明,培养物有特殊臭味。在血琼脂平板上有溶血现象。能迅速分解尿素是本属的一个重要鉴别特征,发酵葡萄糖，产酸产气，个别菌株发酵乳糖，奇异变形杆菌可产生吲哚。

变形杆菌含有菌体(O)及鞭毛(H)两种抗原成分，根据O抗原可分群，O抗原和H抗原组合可分血清型。普通变形杆菌和奇异变形杆菌的抗原组成相似，可分为100多个血清型。55℃水浴1小时可杀死该菌。有些菌株如OX19、OX2、OXk含有的菌体O抗原与某些立克次体的部分抗原相同，故可代替立克次体的抗原与斑疹伤寒、恙虫病等患者的血清抗体发生凝集反应(即外斐反应)，以辅助诊断立克次体病。

【流行病学】

变形杆菌广泛存在于自然界如水、土壤和肥料中，在腐败食物和垃圾中亦可检出该菌，采用四硫磺酸增菌培养能增加培养的阳性率。同时，该菌是人和动物肠道内寄居的正常菌群的组成部分。动物带菌率在0.9%～62.7%不等，其中以犬的带菌率最高。

变形杆菌感染者多有解剖和生理缺陷，多发生于老年人、精神病患者、截瘫患者和重症监护病房患者，通常这些人都存在免疫功能不全。感染由普通变形杆菌、潘氏变形杆菌和奇异变形杆菌引起，以后者最常见，原因是人类肠道中奇异变形杆菌的携带率最高。肠道中的变形杆菌可引发自身感染，亦可造成院内患者间传播和感染。变形杆菌为粪便正常菌群的一部分。该菌抵抗力强，在土壤及污水中可存活很长时间。偶尔可引起婴儿的流行性腹泻或新生儿败血症。奇异变形杆菌常是医院外尿路感染的常见病原菌。

变形杆菌对外界环境适应力强，营养要求低，生长繁殖较迅速，在鱼、蟹类及肉类污染较高，在蔬菜中亦能大量繁殖。食品污染率高低与食品新鲜程度、运输和保存时的卫生状况有密切关系。据调查，在炎热夏季，被污染的食物放置数小时即可有足量细菌，引起人类食物中毒。此外，苍蝇、蟑螂、餐具及手亦可作为传播媒介。

【发病机制】

变形杆菌广泛分布于自然界、人和动物肠道中。研究显示，变形杆菌致病性与其结构及生化特性密切相关，影响因素包括菌毛、鞭毛、酶类(包括尿素酶、蛋白酶和氨基酸脱氨酶等)和毒素(包括溶血素和内毒素)。变形杆菌感染的第一步即关键的一步是与细胞黏附，菌毛在其中起着关键作用。鞭毛是细菌活动的动力，即为变形杆菌感染的扩散提供动力，特别在变形杆菌的泌尿系的逆行感染中起着重要作用。尿素酶可使细菌周围的pH升高而致尿结石形成，碱性环境有利于变形杆菌生长，同时尿素酶对细胞有一定的毒性。变形杆菌可产生IgA蛋白酶，降解IgA，削弱黏膜免疫。溶血素具有细胞毒效应，内毒素可引发炎症反应。奇异变形杆菌可引起败血症、新生儿脑炎、肺气肿及骨髓炎。潘氏变形杆菌可在急性淋巴细胞白血病、中性粒细胞减少的患者中引起败血症及大腿脓肿。在糖尿病患者中也可引起败血症，潘氏变形杆菌可从感染患者的尿、腹腔、感染伤口及痰中分离出来。变形杆菌所致败血症患者往往有原发疾病，所致尿路感染常发生于阻塞性尿路疾病的基础上。变形杆菌还可引起皮肤、耳、乳突小房等处的局部感染，常与其他细菌混合引起感染。

【临床表现】

变形杆菌在环境中广泛存在，并组成人类胃肠道正常菌群的一部分，对人类一般不致病，但在一定条件下可成为条件致病菌，引起食物中毒、尿路感染、肺炎、心内膜炎、乳突炎、脑膜炎、创伤及烧伤感染等，亦能引起夏季婴儿腹泻及新生儿败血症。

1. *泌尿系统感染* 变形杆菌是泌尿系统感染的重要病原菌，感染可分为血源感染和逆行感染，血源感染即在系统感染的基础上形成泌尿系统感染。逆行感染是指变形杆菌通过尿道开口进入泌尿系统，经过尿道、膀胱和输尿管，最后到达肾脏所致的泌尿系统感染。逆行感染多由奇异变形杆菌引起，尤其是医院获得性感染，如患者做过泌尿道的创伤性检查或导尿。除糖尿病患者外，感染大多发生在有慢性尿路阻塞疾病的基础上，治疗困难，严重感染者可致死亡。变形杆菌感染肾脏时可引起肾组织严重损伤，如急性肾盂肾炎。潘氏变形杆菌的尿素酶也被认为是肾结石形成的主要原因。

2. *细菌性食物中毒* 引起食物中毒的变形杆菌主要是普通变形杆菌和奇异变形杆菌。奇异变形杆菌和潘氏变形杆菌多数是从腹泻患者的大便中分离出来的，推测这两种变形杆菌在一些腹泻性疾病中发挥重要作用。变形杆菌不耐热，可产生具有抗原性的肠毒素。系大量活菌侵入肠道引起的感染性食物中毒。变形杆菌性食物中毒可呈胃肠炎或过敏反应的表现，两者可同时发生于同一患者。

(1) 胃肠型：潜伏期3～20小时，起病急，在临床上主要表现为恶心、呕吐、发热、头痛、乏力、脐周阵发性剧烈腹痛、腹泻水样便，常伴有黏液、恶臭。每日数次至十余次，可在胃肠道反应后出现发热伴畏寒，持续数小时后下降。严重者可发生脱水和休克。

(2) 过敏型：潜伏期为0.5～2小时，主要表现为面部和上身皮肤潮红、头痛、醉酒貌、荨麻疹等。本病多自限，一般于1～2日内即自行恢复，预后良好。

(3) 混合型：上述两型症状同时存在。

3. *败血症* 75%的入侵门户为泌尿道。可继发于泌尿道感染，也可发生于膀胱镜检查，经尿道的前列腺手术、其他泌尿科手术及导尿以后。败血症亦可由胆道、中耳、乳突、皮肤和肠道等原发感染病灶引起。症状有高热、寒战、感染性休克等，亦可发生迁徙性脓肿。

4. *腹膜炎* 为继发性腹膜炎的病原菌之一。常继发于内脏穿孔或肠系膜动脉栓塞后。

5. *皮肤感染* 烧伤、静脉曲张性溃疡、压疮等均可有变形杆菌及其他革兰阴性杆菌或葡萄球菌的混合感染。

6. *中耳炎和乳突炎* 变形杆菌属可引起中耳炎和乳突炎，造成中耳和乳突小房的广泛破坏。可间歇或持续性地排出带恶臭的脓性分泌物，并出现传导性耳聋。

7. *眼部感染* 变形杆菌可引起角膜溃疡，常继发于眼部创伤，偶可造成全眼球炎和眼球破坏而引起失明，主要由潘氏变形杆菌引起多见。

【实验室检查和诊断】

常规化验检查无特异性改变，变形杆菌检验方法是采取尿液、脓液、呕吐物、粪便、血液、脑脊液和剩余食物，将待检标本接种血平板或肠道鉴别培养基。有迁徙生长的菌落较易识别，以生化反应加以鉴别，可疑者可挑取不发酵乳糖的菌落进行生化反应，尿素酶在变形杆菌中应呈阳性反应。分离出变形杆菌后尚需进一步鉴定为吲哚阴性菌（奇异变形杆菌），或是吲哚阳性菌（普通变形杆菌），并做药物敏感试验以指导临床用药。普通变形杆菌对OX19，奇异变形杆菌对OXk的凝集效价应在4倍以上增高时才能肯定诊断。

【治疗】

1. *一般治疗* 变形杆菌感染一般存在潜在的基础疾病，如慢性肺部疾病、糖尿病、酒精中毒和肾脏病等，积极处理这些原发病，有利于改善患者机体状况，增加抵抗力。

2. *抗菌治疗* 由于许多菌株如普通变形杆菌、奇异变形杆菌等具有天然耐药性，因此，在经验治疗的基础上一定要参考体外药物敏感试验结果。普通变形杆菌通常对青霉素G、第一、二代头孢菌素耐药，但它们对头胞噻肟敏感。奇异变形杆菌及普通变形杆菌对氯霉素敏感。潘氏变形杆菌对青霉素比普通变形杆菌耐药，一般对头孢西丁、头孢噻肟、头孢曲松、头孢他啶、头孢唑肟、氨曲南、氨基糖苷类抗生素、环丙沙星、亚胺培南敏感，而对头孢唑林、头孢丙烯、头孢呋辛、头孢孟多、头孢地尼、头孢哌酮、氯碳头孢、氨苄西林及酰脲类青霉素耐药。在体外细菌学及药物敏感试验结果出来前，普通变形杆菌引起的尿道感染用氨苄西林及磺胺类药物治疗有效，但用硝基呋喃类无效。合并尿路结石的泌尿系统感染治疗比较困难。由变形杆菌引起的严重感染可用氨基糖苷类抗生素或头孢菌素如头孢噻肟治疗。对革兰阴性杆菌性肺炎，尤其是院内获得性，目前主张选用针对革兰阴性杆菌的第三代头孢菌素，或与氨基糖苷类抗生素合用。对产超广谱β-内酰胺酶(ESBLs)的菌株，可选用含有

β-内酰胺酶抑制剂的药物，如哌拉西林/三唑巴坦（哌拉西林/他唑巴坦）、头孢哌酮/舒巴坦，严重感染可选用亚胺培南。

3. *对症治疗* 变形杆菌引起食物中毒多为自限性，不经治疗，1～2 日内能自行恢复。呕吐和腹泻严重者可给予补液对症治疗。过敏型患者以抗组胺治疗为主，可选用氯苯那敏 4 mg，每日 3 次。严重者可用氢化可的松或地塞米松静脉滴注。

【预防】

因为变形杆菌泌尿系统感染常发生在某些基础疾病之上，因此，积极治疗原发病对防止再次感染十分重要。同时，由于留置导尿管亦是该感染的促发因素，因此，应尽量减少留置导尿管。

搞好饮食卫生是预防变形杆菌食物中毒的关键，包括严格做好炊具、食具及食物的清洁卫生，禁食变质食物，食物应充分加热和凉拌菜须严格卫生操作等。

目前，尚无有效的疫苗预防变形杆菌感染。

六、枸橼酸杆菌属感染

【病原学】

枸橼酸杆菌属（*Citrobacter*）在自然界分布很广，是人类肠道正常寄居菌。为革兰阴性兼性厌氧菌。本菌属有 3 个种：费劳地枸橼酸杆菌（*C. freumdii*）、异型枸橼酸杆菌（*C. diversus*）和丙二酸盐阴性枸橼酸杆菌（*C. amalonaticus*），还有法摩枸橼酸杆菌、杨格枸橼酸杆菌、布拉克枸橼酸杆菌、乌克曼杆菌、丝得雷杆菌、枸橼酸杆菌等。枸橼酸杆菌可利用枸橼酸盐分解乳糖，抗原结构与沙门菌类似。在营养琼脂平板上形成光滑、凸起、直径 2～4 mm 的菌落，不产生色素，有时可形成黏液型或粗糙型菌落。

【发病机制和临床表现】

在枸橼酸杆菌属引起的感染中以费劳地枸橼酸杆菌属引起的感染最多，而且有逐年增加的趋势。枸橼酸杆菌属通常与严重的医院内感染有关，引起人的原发和继发感染。当机体抵抗力降低时本菌可引起呼吸道感染、创面感染、腹泻、尿路感染、脑膜炎、中耳炎、胆囊炎、骨髓炎及败血症。从腹泻患者分离的菌株为费劳地枸橼酸杆菌。菌株中发现有不耐热肠毒素（LT）、耐热肠毒素（ST）和志贺毒素（SLT2）等毒素物质。

【诊断】

根据临床表现和细菌培养进行诊断，是粪便污染水源的卫生学检查指标菌之一。

【治疗】

根据药敏试验结果选用敏感的抗菌药。大多数菌株对氨基糖苷类抗生素敏感。对氨苄西林、四环素及头孢菌素的敏感性随菌株不同而异。在枸橼酸杆菌属引起的感染中以费劳地枸橼酸杆菌属引起的感染最多，而且有逐年增加的趋势。费劳地枸橼酸杆菌通常对羧苄西林敏感，而对头孢噻吩不敏感。异型枸橼酸杆菌属对氨苄西林和羧苄西林耐药，而对头孢噻吩敏感。

七、摩根菌属感染

【病原学】

摩根菌属（*Morganella*）只有一个种，称为摩氏摩根菌（*M. morganii*）。近年又新增加了 1 种摩氏摩根菌西伯尼亚生物型（*M. morganiisiboniibiogroup*）。摩氏摩根菌为革兰阴性杆菌，摩根菌属形态和染色特征与变形杆菌相似，但本属的某些菌株在 30℃以上不形成鞭毛。能在普通营养琼脂和肠道菌选择培养基上生长。生化反应不活泼，除发酵葡萄糖、甘露醇产酸外，一般不分解其他糖、醇类。本菌属以 O 抗原和 H 抗原为基础可分别分为 42 个血清型和 75 个血清型。

【发病机制和临床表现】

摩氏摩根菌是人类肠道的正常菌群，是一种条件致病菌。在泌尿道感染、皮肤软组织感染和外科术后感染中，摩氏摩根菌是很重要的机会性致病菌。临床上主要可引起免疫力低下者或住院患者的感染。该菌可从患者的血液、痰液、尿液、脓性分泌物中检出，可引起中枢神经系统疾病（脑脊髓膜炎、脑脓肿）、新生儿败血症、新生儿脑膜炎、输卵管卵巢脓肿。在糖尿病患者可引起术后足部感染，在 AIDS 患者可引起化脓性肌炎及脑膜炎，在老年人可引起非典型关节积脓。另外，摩氏摩根菌还可引起心内膜炎。

【诊断】

可根据临床表现和细菌培养进行诊断，通过药物敏感试验指导临床用药。

【治疗】

摩氏摩根菌对许多抗生素如头孢菌素、氨曲南、亚胺培南、环丙沙星、妥布霉素及庆大霉素敏感，而通常对新的头孢菌素如头孢丙烯、头孢呋辛、氯碳头孢、头孢地尼、头孢他美、头孢唑林、头孢他啶、头孢克肟、头孢吡肟及氨苄西林耐药，对替卡西林克拉维酸中间耐药。摩氏摩根菌也能产生β-内酰胺酶，对抗生素耐药。它分为野生型和突变型，野生型对氨基青霉素及氨基青霉素加克拉维酸耐药，对头孢菌素及头孢西丁也耐药；突变型对哌拉西林耐药，同时对头孢西丁及氨曲南的敏感性也下降。因此，在治疗前应进行药物敏感试验，选择敏感抗生素进行治疗。

（吉林大学第一医院　杜娜　张凯宇　牛俊奇）

第八节　葡萄糖非发酵菌感染

非发酵菌(nonfermenters)指一群不发酵葡萄糖，或仅以氧化形式利用葡萄糖的革兰阴性无芽孢需氧菌，其多为条件致病菌，由于对多种抗菌药物天然耐药或获得性耐药，所致的感染临床治疗困难。近年来，由该类菌引起的感染逐渐增多。非发酵菌包括假单胞菌属、产碱杆菌属、无色杆菌属、不动杆菌属、莫拉菌属、金氏杆菌属、黄杆菌属、艾肯菌属、土壤杆菌属、黄单胞菌属、丛毛单胞菌属等。下面就临床常见的非发酵菌感染进行介绍。

一、铜绿假单胞菌感染

假单胞菌属(*Pseudomonas*)为需氧、有鞭毛、无荚膜、无芽孢的革兰阴性杆菌，喜潮湿环境，是相对的非侵袭性细菌，但当机体免疫功能低下时，可引起严重的甚至是致死的感染。本属细菌中对人和动物有致病性的有30余种，不同种细菌的致病性有差异，其感染的类型也不完全相同。假单胞菌属可根据其rRNA同源性，分为5个型(表16-7)。

表16-7　临床分离到的主要假单胞菌分类

同源群rRNA Ⅰ
荧光假单胞菌DNA同源群
铜绿假单胞菌(*P. aeruginosa*)
荧光假单胞菌(*P. fluorescens*)
恶臭假单胞菌(*P. putida*)
绿针假单胞菌(*P. chlororaphis*)
施氏假单胞菌DNA同源群
施氏假单胞菌(*P. stutzeri*)
曼多辛假单胞菌(*P. mendocina*)
产碱假单胞菌DNA同源群
产碱假单胞菌(*P. alcaligenes*)
假产碱假单胞菌(*P. pseudoalcaligenes*)
同源群rRNA Ⅱ
萨拉那塞假单胞菌DNA同源群
假鼻疽伯克霍尔德菌(*Burkholderia pseudomallei*)
鼻疽伯克霍尔德菌(*Burkholderia mallei*)
洋葱伯克霍尔德菌(*Burkholderia cepacia*)
唐菖蒲伯克霍尔德菌(*Burkholderia gladioli*)
皮氏伯克霍尔德菌(*Burkholderia pickettii*)
同源群rRNA Ⅲ
食醋假单胞菌DNA同源群
食醋丛毛单胞菌(*Comamonas acidovorans*)
睾酮丛毛单胞菌(*Comamonas testosteroni*)
同源群rRNA Ⅳ
短小假单胞菌DNA同源群
短小假单胞菌(*P. diminuta*)
泡囊假单胞菌(*P. vesicularis*)

（续表）

同源群 rRNA Ⅴ
嗜麦芽单胞菌-黄单胞菌 DNA 群
嗜麦芽窄食单胞菌（*Stenotrophomonas maltophilia*）
未确定群有关的种
假单胞菌种 CDC 群 1
腐败假单胞菌现已命名为“腐败希瓦纳拉菌”（*Shewanalla putrefaciens*）

铜绿假单胞菌（*P. aeruginosa*）是假单胞菌属的代表菌种，属于条件致病菌，广泛分布于自然界的水、土壤和植物中。在患有基础疾病，应用激素或免疫抑制剂，进行肿瘤化疗或放射治疗等因素影响下导致患者免疫功能低下，或在手术及某些侵袭性诊治，如气管切开、保留导尿管等情况下更易导致本菌感染，故该菌为医院感染的重要病原菌之一，尤其是重症监护病房肺部感染的重要病原菌。在假单胞菌属的感染中，铜绿假单胞菌的感染占 70%，近年该菌耐药情况日趋严重，治疗上很棘手。

【病原学】

1. 生物学性状　铜绿假单胞菌为菌体细长的革兰阴性菌，大小为（1.5～3.0）μm×（0.5～0.8）μm，长短不一，一端有 1～3 根鞭毛，运动活泼。菌体周围有菌毛，无芽孢、无荚膜，形态不一，成对排列或短链状，为专性需氧菌，部分菌株兼性厌氧。对外界环境抵抗力较强，在潮湿处能长期生存，对紫外线不敏感，湿热环境 55℃ 1 小时才能被杀灭。

从自然界中分离的大多数铜绿假单胞菌产生色素，而从临床标本中分离的细菌则极少产生色素。色素包括：① 绿脓色素，为蓝绿色，可溶于水和氯仿，无荧光性。② 绿色荧光素，只溶于水。③ 红褐色的绿脓菌红素。在琼脂平板上能产生蓝绿色绿脓素，感染伤口时形成绿色脓液。最适宜生长温度为 37℃，致病性的铜绿假单胞菌在 42℃ 仍能生长，据此可与荧光假单胞菌等进行鉴别。本菌生长对营养要求不高，在普通培养基上培养过夜，可形成圆形、大小不一、边缘不整齐、扁平、隆起、光滑、湿润的菌落。在血平板培养基上产生透明溶血环。在麦康凯培养基上能够生长。氧化酶试验阳性，能氧化分解葡萄糖、木糖，产酸不产气。本菌能利用枸橼酸盐，不产生硫化氢，能液化明胶，分解尿素，还原硝酸盐并产生氮气。

2. 抗原与血清分型　铜绿假单胞菌有 O 抗原、H 抗原和 S 抗原。O 抗原有两种成分，一种为原始内毒素蛋白（OPE），是一种高分子蛋白，毒性低而免疫原性强的物质，相应的抗体具有保护作用，但特异性不强；另一种为脂多糖（LPS），特异性强，根据其结构可将铜绿假单胞菌分为 20 个血清型。在我国，从临床标本中分离到铜绿假单胞菌主要为 6 型、4 型、11 型、2 型、3 型和 1 型，其中又以第 6 型分布最广。

3. 耐药性　铜绿假单胞菌的外膜脂多糖与脂质双层之间，微孔蛋白形成的孔道比一般细菌的孔道小，多种抗菌药物难以通过，使其对多种抗菌药物不敏感，原发天然耐药很多，且对相继开发的强效铜绿假单胞菌抗生素也产生获得性耐药，各地临床标本分离的多重耐药菌日益增多。耐药机制复杂性多样，主要包括：① 细菌产生各种灭活酶，如β-内酰胺酶、氨基糖苷钝化酶等；② 细菌改变了抗菌药物作用的靶位，如青霉素结合蛋白（PBPs）、DNA 旋转酶等结构发生改变，从而逃避抗菌药物的抗菌作用；③ 主动泵出系统把药物排出菌体之外；④ 外膜通透性降低；⑤ 铜绿假单胞菌菌落外表常有生物膜形成，隔断菌体与药物接触。这些耐药机制可以单独作用或协同作用。

【流行病学】

铜绿假单胞菌广泛存在于自然界的土壤、淡水、海水、污水、动植物、各种蛋白质食品中。正常人皮肤尤其潮湿部位，如腋下、会阴部及耳道内，呼吸道和肠道均可能有该菌存在。人、畜肠道为铜绿假单胞菌繁殖场所。应用抗菌药物后敏感菌种减少，粪便铜绿假单胞菌带菌率反而增高。粪便污染环境成为本菌在医院内传播的重要来源。肠道带菌患者也最易发生自源性感染：① 例如，患者的手术切口、压疮等浅表伤口常因自身污染而发生铜绿假单胞菌感染。② 肠腔内铜绿假单胞菌透过肠壁屏障可造成菌血症、肺炎、腹腔脓肿等严重感染。

铜绿假单胞菌感染是常见的医院感染病种。铜绿假单胞菌在医院环境中分布广泛，可通过不同的途径将细菌传播给患者。据调查：从医院内许多器皿、溶液(防腐溶液)、导尿器械、盐水、青霉素G溶液、普鲁卡因溶液、实验室用水、湿化器械、空气冷却系统、镊子、注射器、体温表、人工呼吸机等处均曾检出铜绿假单胞菌。医院清洁工使用的拖把、抹布、水槽、地板等污染严重。医护人员的手部常带有铜绿假单胞菌，也是传播该菌的重要因素。临床分离到的铜绿假单胞菌标本中19.5%分布在重症监护病房，是医院内该菌感染流行的主要科室。从临床标本中分离的铜绿假单胞菌，以住院患者痰标本中检出率最高，其次是分泌物、脓液和尿液。在烧伤感染的标本中，铜绿假单胞菌平均检出率为30%，为各种细菌分离率之首。

医院中铜绿假单胞菌感染高发的另一重要原因是众多患者存在易感因素：① 皮肤黏膜等局部组织损伤为细菌入侵开放的门户，如烧伤患者、创伤；各种创伤性操作，如气管切开、机械通气、雾化吸入。② 早产儿、先天畸形儿童、营养不良者、老年人属于高度易感人群；慢性或恶性基础疾病使机体抵抗力降低，如各种恶性肿瘤、慢性阻塞性肺疾病(COPD)、慢性肝肾疾病特别是功能失代偿患者。③ 应用广谱抗菌药物、肾上腺皮质激素、免疫抑制剂和抗肿瘤化疗等治疗，严重降低抗感染免疫功能。

【发病机制】

完整的皮肤是天然屏障，即使有铜绿假单胞菌的存在和产生活力较高的毒素亦不能引起病变，正常健康人血清中含有调理素及补体，可协助中性粒细胞和单核巨噬细胞吞噬及杀灭铜绿假单胞菌。如果宿主正常抗感染防御机制受到损伤或功能抑制，加上各种有创操作，则在医院环境中非常容易发生铜绿假单胞菌感染。患者可从肠道带菌状态发展为自源性感染，也可受环境或其他患者和医护人员传染，发生医院获得性铜绿假单胞菌感染。烧伤焦痂下、婴幼儿脐带、皮肤、黏膜和老年人的泌尿道，是铜绿假单胞菌败血症常见的原发灶或入侵门户。

铜绿假单胞菌有多种毒力因子。① 外毒素：外毒素A由A和B两片段组成，A片段为酶活性部分，单独存在时不呈毒性，必须与载体B一起才能发挥毒性作用。外毒素A阻止真核细胞蛋白质合成，在铜绿假单胞菌感染中介导组织损伤；另外，外毒素S是铜绿假单胞菌所产生的一种不同于外毒素A的ADP核糖转移酶，它不参与组织损伤，但可感染吞噬杀菌作用，可促使铜绿假单胞菌的侵袭扩散，并可有肝功能损伤而出现黄疸。② 绿脓素：具有氧化还原作用，催化过氧化氢和超氧化物产生有毒氧基团，加重组织损伤。③ 多糖荚膜：与呼吸道感染密切相关，多糖层可以促使细菌泊在细胞表面，尤其是慢性呼吸道疾病患者的细胞表面。④ 黏附素：主要成分为菌毛，菌毛可以使细菌黏附于上皮细胞表面，促进细菌的入侵。⑤ 弹性蛋白酶：有丝氨酸蛋白酶和锌金属蛋白酶两种，均可以降解弹性蛋白，引起肺实质损伤和出血。

【临床表现】

感染重点对象为老年人、肿瘤及烧伤患者。局部感染可发生在皮肤软组织破损、创伤、烧伤部位，也可见于中耳、角膜、尿道等部位。铜绿假单胞菌的脏器感染以呼吸道为主，占62.7%；各种伤口感染次之，占19.6%；严重时发生菌血症、心内膜炎、败血症等全身性感染，以及迁徙性脓肿等。

1. 呼吸道感染　原发性少见，铜绿假单胞菌肺炎常继发于宿主免疫功能受损后，尤其易发于原有肺部慢性病变基础上，如慢性支气管炎、支气管扩张、气管切开、应用人工呼吸机后。患者年龄偏高(基本为60岁以上患者)，以秋冬季节发病居多，且伴有多种基础疾病。慢性肺部感染则多见于囊性纤维化患者，常有慢性咳嗽、咳痰，营养障碍及进行性肺功能减退。X线表现为两侧散在支气管肺炎伴结节状渗出阴影，极少发生脓胸。继发于败血症者病情凶险，肺部可见有小的肌性动脉或静脉坏死所致的损伤，其类型与坏疽性红斑相似，病死率极高。

2. 铜绿假单胞菌败血症　多继发于大面积烧伤、白血病、淋巴瘤、恶性肿瘤及各种严重慢性疾病，以及气管切开、静脉导管、心瓣膜置换术等有创操作后。本菌引起的败血症约占革兰阴性菌败血症的第三或第四位，病死率则居首位。其临床过程与其他革兰阴性菌败血症相似，除早产儿及幼儿可不发热外，患者多有弛张热或稽留热，常伴休克、成人呼吸窘迫综合征（ARDS）或弥散性血管内凝血（DIC）等临床危象。皮肤出现坏疽性深脓疱为其特征性表现，周围环以红斑，皮疹出现后48～72小时，中心呈灰黑色坏疽或有溃疡，小血管内有菌栓，将渗液涂片革兰染色或培养易找到细菌。皮疹可发生于躯体任何部位，但多发于会阴、臀部或腋下，偶见于口腔黏膜；疾病晚期可出现肢端迁徙性脓肿。

3. 尿路感染　铜绿假单胞菌是医院泌尿道感染的常见菌，占医院感染尿路分离菌的第二位，留置导尿管是截瘫患者获得感染的诱因。尿路梗阻、慢性尿路感染长期应用抗菌药物治疗易致铜绿假单胞菌感染。约40%的铜绿假单胞菌败血症的原发病为尿路感染。

4. 中枢神经系统感染　铜绿假单胞菌脑膜炎或脑脓肿常继发于颅脑外伤、头和颈部肿瘤手术后，或耳、乳突、鼻窦感染扩散蔓延，腰椎穿刺术或脑室引流后。粒细胞缺乏、严重烧伤常为铜绿假单胞菌败血症过程中迁徙至脑部的危险因素。临床表现与其他细菌性中枢感染相似，但预后较差，病死率在60%以上。

5. 耳、乳突及鼻窦旁感染　游泳后外耳道环境的pH因水进入而呈偏碱性，有利于铜绿假单胞菌生长，造成外耳道炎。糖尿病伴血管病变者，偶可发生铜绿假单胞菌所致慢性无痛恶性外耳道炎，如果不及时治疗，后果严重。本菌所致的中耳炎及乳突炎常继发于恶性外耳道炎或急性中耳炎，有糖尿病或其他疾病时，铜绿假单胞菌可通过血管鞘而引起颅内感染。

6. 皮肤软组织感染　败血症患者可继发红斑坏疽性皮疹、皮下结节、深部脓肿、蜂窝织炎等皮损。烧伤创面、压疮、外伤创口及静脉曲张溃疡面上，常可培养出铜绿假单胞菌。

7. 消化道感染　铜绿假单胞菌可在消化道任何部位产生病变，常见于婴幼儿以及肿瘤化疗、放疗致中性粒细胞低下的免疫缺损者，可引起婴幼儿腹泻及成人盲肠炎或直肠脓肿。消化道铜绿假单胞菌感染亦是败血症的重要入侵门户之一。

8. 心内膜炎　常发生于原有心脏病基础上，心脏手术、瓣膜置换术后，细菌常接种于伤口缝线上或赘生物上；也可发生在烧伤或有药瘾患者的正常心脏瓣膜上。炎症可发生在各个瓣膜，但以三尖瓣为多见。如果抗菌药物未能及时应用，有赘生物生长及左心瓣膜病变，药物治愈率低，则预后较差。此时，最好的治疗是及早进行手术切除赘生物和异物。

9. 眼部感染　本菌是角膜溃疡或角膜炎的常见病原菌之一，常继发于眼外伤或农村稻谷脱粒时角膜擦伤后；铜绿假单胞菌污染了隐形眼镜及镜片液是本菌感染角膜的另一种重要方式。眼部感染发展迅速，48小时内可波及全眼，应予紧急处理，否则易造成失明。

10. 骨关节感染　主要由于败血症的血行迁徙或来源于邻近组织感染病灶，如老年人复杂性尿路感染及泌尿生殖系统手术或器械操作可致多发性椎体骨髓炎。临床过程无甚特殊，较少疼痛感，预后不良。近年来报道，嗜毒品者注射海洛因常致颈椎骨髓炎。

【实验室检查】

重点在病原学检查即细菌培养，按临床病症部位不同分别采取不同的标本，如血液、脑脊液、胸腔积液、腹水、脓液、分泌物，以及尿、粪便、痰液、十二指肠引流液等。

1. 涂片检查　绿色脓液、分泌物可直接涂片，脑脊液、胸腔积液、腹水可直接或离心后取其沉淀物涂片染色，显微镜下检查可发现革兰阴性杆菌。

2. 分离培养和鉴定　血液、脑脊液等无菌标本可直接或增菌后分离培养。尿液、痰液等杂菌污染较多,应使用选择性培养基。

选择培养基上生长并有绿脓色素即可确定,如无色素或在鉴别培养基上不发酵乳糖和葡萄糖的革兰阴性菌,应进一步做色素鉴定和其他鉴别实验。

(1) 色素鉴定: 可将细菌接种于 KingA、B 斜面培养基,37℃下 24 小时或置室温观察 5 日,进行色素鉴定。① 绿脓色素: 斜面呈深绿色,液体培养基液面接触空气处的绿色明显,若色素不明显或混杂其他色素,可加氯仿斜面,置室温观察 1～24 小时,如仍不明显,可在氯仿液中滴加稀盐酸,绿脓色素在酸液呈红色。② 绿脓荧光色素: 铜绿假单胞菌、荧光假单胞菌、恶臭假单胞菌,在 KingB 培养基上呈现黄绿荧光。③ 脓红色素: 在 KingA 培养基上呈紫红色,若置 37℃下 24 小时红色不明显,再置室温 3～5 日观察。绿脓色素在酸液中呈红色。④ 脓黑色素: 铜绿假单胞菌在含蛋白胨培养基中常有黑褐色素产生。

(2) 其他鉴定: 主要依据生化反应特征,铜绿假单胞菌与其他假单胞菌的主要鉴别是葡萄糖氧化分解、氧化酶、精氨酸双水解、乙酰胺酶、葡萄糖酸氧化、硝酸盐还原产氨试验等均为阳性。铜绿假单胞菌败血症患者尿液中出现铜绿色蛋白尿。

【治疗】

治疗原则: ① 合理使用抗菌药物: 细菌培养和药物敏感试验是指导临床用药的重要依据。如前述,铜绿假单胞菌的耐药机制异常复杂,耐药种类众多,不同医院甚至同一医院不同病区、不同时期的耐药情况也有差别。因此,不能盲目遵照经验治疗方案。② 尽量避免有创操作,在医护操作过程中消除铜绿假单胞菌扩散的一些因素,如施行清创、切开脓肿等时严格执行无菌操作。

临床常用的较强的抗铜绿假单胞菌的药物有头孢哌酮、头孢他啶等第三代头孢菌素,每次 1～2 g,每日 2～3 次给药,一般每日用药不超过 6 g;亚胺培南西司他丁剂量每次 0.5～1 g,每日 3～4 次,给药间隔 6～8 小时;美罗培南每次 0.25～0.5 g,每日 3～4 次;还可应用氟喹诺酮类抗菌药物。较重感染宜在药敏试验基础上进行选择并联合用药,可联合应用以下抗菌药物的其中两种。① 碳青霉烯类: 亚胺培南西司他丁、美罗培南;② 酰脲类青霉素: 哌拉西林、哌拉西林他唑巴坦、呋布西林;③ 氟喹诺酮类: 环丙沙星、氧氟沙星等;④ 第三代头孢菌素及其复合制剂: 头孢哌酮舒巴坦、头孢他啶;⑤ 氨基糖苷类: 妥布霉素、阿米卡星、奈替米星。经验上使用头孢他啶、阿米卡星和左氧氟沙星被视为较佳组合。

急性重症铜绿假单胞菌感染(败血症、肺炎、腹膜炎、脑膜炎等)药物联合治疗参考方案: ① 碳青霉烯类单用或与氨基糖苷类、氟喹诺酮类联合;② 头孢哌酮舒巴坦加氨基糖苷类;③ 头孢他啶联合阿米卡星,或联合培氟沙星(两药均可进入脑脊液,用于治疗脑膜炎);④ 酰脲类青霉素,如哌拉西林他唑巴坦等加氨基糖苷类。

由铜绿假单胞菌引起的呼吸道感染在未获得细菌药敏结果以前,最好选含酶抑制剂的复合抗菌药物,如头孢哌酮舒巴坦与氧氟沙星、阿米卡星联合治疗;对产酶菌应首选头孢哌酮舒巴坦,或亚胺培南西司他丁治疗;对非产酶菌可选用第三代头孢菌素头孢哌酮或头孢他啶并辅以庆大霉素、妥布霉素或阿米卡星等一般氨基糖苷类抗菌药物治疗。有研究表明,虽然大环内酯类抗菌药物对铜绿假单胞菌的抗菌活性差,但对生物被膜有较强的穿透力,且有抑制铜绿假单胞菌合成生物被膜的作用。为较好地清除呼吸道黏膜上的菌落和达到临床根治目的,可选择这类药物与第三代头孢菌素(如头孢他啶)等联合使用。

铜绿假单胞菌引起的尿道感染相当常见。其治疗应根据病情、部位、诱因和有无合并症等综合考虑。有时不必使用抗菌药物,去除诱因即可。单纯尿路感染可选用氟喹诺酮类药物,但对较重的上尿路感染,特别是有中性粒细胞减少者，宜选用碳青酶烯类、氨基糖苷类、哌拉西林、头孢哌酮、头孢他啶或氨曲南等治疗。

铜绿假单胞菌性败血症或心内膜炎诊断一旦确立，即刻应用上述抗菌药物联合疗法。联合氨基糖苷类药物治疗全身性感染患者时宜在血药浓度监测下调整剂量，既保证足够疗效，又能减少药物肾损害。疗程要足够，不少于 2 周，在热退和白细胞恢复正常后，仍需治疗 5～7 日。心内膜炎治疗需要更长疗程，以求清除心瓣膜上的细菌，有时还需手术更换心脏瓣膜。中枢神经系统感染的病死率高，可采用较大量的能透过血-脑屏障的头孢他啶，并用奈替米星或阿米卡星或左氧氟沙星治疗，必要时鞘内注射阿米卡星。

对于免疫功能低下的重症感染患者，在合理抗菌药物治疗基础上再联合应用一些生物制剂如免疫球蛋白(含特异性铜绿假单胞菌抗体)、粒细胞克隆刺激因子、铜绿假单胞菌疫苗等，可提高临床疗效。

【预防】

铜绿假单胞菌的存在、机体抵抗力低下和特定医院环境这三者构成铜绿假单胞菌医院感染流行的必要环节，因此要从这三方面着手进行预防，并注意减少侵袭性操作。

铜绿假单胞菌广泛存在于环境中，潮湿是铜绿假单胞菌滋生的重要条件。医院中一些潮湿环境或拖把、抹布之类易被该菌污染，构成铜绿假单胞菌医院感染的主要感染源。为此，医院各处设施都应力争保持清洁和干燥，更不要人为制造潮湿环境。除了必须严格消毒器械、敷料，认真执行无菌操作，隔离患者外，还要对勤杂卫生人员进行严格的卫生训练。

铜绿假单胞菌疫苗对感染的预防有一定的效果，目前已有的铜绿假单胞菌疫苗有两类：一为全菌苗，有单价和多价两种，烧伤患者对菌苗的免疫反应低，故应与多价高效抗血清合并使用。单价与多价菌苗效价孰优，目前看法不一致。另一类免疫后可保护同菌株的攻击，如内毒素菌苗、OPE 菌苗、内脂多糖菌苗等。

二、不动杆菌属感染

不动杆菌属(*Acinetobacter*)细菌为条件病原菌，目前也是医院感染的常见病原菌之一，感染多见于老年人和婴幼儿，病原菌可来自患者自身(内源性感染)，亦可以是感染患者或带菌者。近年来，不断有不动杆菌尤其多重耐药的不动杆菌引起医院感染暴发流行的报道。1998 年，我国台湾某医院从患者分泌物中分离出对目前常规检测的药物全耐药的不动杆菌，称“泛耐药菌”。

【病原学】

不动杆菌属是一类不发酵糖类、氧化酶阴性、不能运动的革兰阴性杆菌。本菌属的分类经过多次变迁，1986 年以前认为只有一个种，即醋酸钙不动杆菌(*A. calcoaceticus*)。以后又分成两个亚种，即硝酸盐阴性不动杆菌(*A. anitratum*)和洛菲不动杆菌(*A. lwoffii*)，后者旧称“多形模仿菌”。两个亚种的主要区别是，前者可氧化分解葡萄糖、木糖、乳糖等，而后者不分解任何糖类。近年来，通过 DNA 杂交技术，将不动杆菌属分为多个基因型，其中 7 个已命名：醋酸钙不动杆菌、鲍曼不动杆菌(*A. baumanii*)、洛菲不动杆菌、溶血不动杆菌(*A. haemolyticus*)、琼氏不动杆菌(*A. junii*)、约翰逊不动杆菌(*A. johnonii*)及耐放射性不动杆菌(*A. radioresistens*)。

1. 生物学性状　本属细菌为革兰阴性菌，大小为 2.0 μm×1.2 μm，但形态多为球杆状，可单个存在，但常成对排列，有时形成链状，在固体培养基内以双球菌为主，液体培养基内多呈短杆状，偶呈丝状，革兰染色时常不易脱色，易被误认为是革兰阳性菌。本菌为专性需氧菌，对营养无特殊要求，在普通培养基上生长良好。最适宜温度为 37℃，24 小时后，菌落呈圆形突起，表面光滑，边缘整齐，灰白色，不透明，有黏液，无动力，有荚膜。溶血性不动杆菌在血琼脂平板上可呈β溶血，一般不产生色素，少数菌株产生黄褐色色素。本菌氧化酶阴性，吲哚、硫化氢、甲基红、

VP反应均阴性，不产生苯丙氨酸脱氢酶、赖氨酸脱羧酶、鸟氨酸脱羧酶和精氨酸双水解酶，均不能还原硝酸盐，大多数菌株能利用枸橼酸盐。

2. 抗原和血清分型　不动杆菌的抗原结构复杂，按照血清学分型，醋酸钙不动杆菌分为30个血清型，鲍曼不动杆菌分为34个血清型，约翰逊不动杆菌分为26个血清型，洛菲不动杆菌分为10个血清型，临床一般不采用血清分型。

【流行病学】

不动杆菌广泛存在于自然界中，主要在水和土壤中，在牛奶、奶制品、家禽及冷冻食品中亦可检出本菌；也能从健康人体皮肤、唾液、咽部、眼、耳、呼吸道、泌尿生殖道等部位分离到。分离出不动杆菌的临床各类标本中，以呼吸道标本居多，一般为50%～60%；中段尿、血、分泌物等次之。该菌抵抗力强，在环境中存活时间长，实验观察：干燥滤纸上可以存活6日，在干燥手指上存活36～72小时。

不动杆菌现已成为医院感染的重要病原菌，在医院感染中占第六位；在引起ICU患者感染的革兰阴性菌中占第二位，仅次于铜绿假单胞菌。常见于实施大手术、有严重基础病的患者，如恶性肿瘤、烧伤、免疫功能低下者，尤其新生儿和老年人。各种侵入性装置可引起不动杆菌感染。重症监护病房、肾脏科病房、烧伤科病房、新生儿科病房等易成为高危病区。患者和医护人员之间的经手接触传播是医院不动杆菌感染流行的重要途径。此外，亦可通过接触医院内医疗器械、人工呼吸机(氧气湿化瓶、面罩、气管插管、通气导管等)、血管导管、腹膜透析、保留导管等途径传播本菌。在使用呼吸机患者中的肺炎发生率为3%～5%。本菌易形成气溶胶，可以通过空气及室内空调机传播。

【发病机制】

不动杆菌属条件致病菌；硝酸盐阴性不动杆菌及洛菲不动杆菌致病力稍强，其致病的主要物质有溶血素、荚膜、菌毛及黏质。本属其他不动杆菌致病力相对较弱，一般情况下不引起感染。易感者为老年人、早产儿和新生儿；患者常有严重的原发基础疾病，如慢性肺部疾病、恶性肿瘤、大手术或手术后未能顺利恢复、干细胞移植或脏器移植等；其次，存在一种以上的医源性因素，如手术创伤、气管切开或插管、使用人工呼吸机、行血管导管和腹膜透析等。先发感染使用广谱抗菌药物治疗后又继发不动杆菌感染的情况相当多见，敏感病原菌被抑制或消除，继之而来的是耐药的不动杆菌，不动杆菌感染是典型的抗菌药物治疗中出现的二重感染。

【临床表现】

呼吸道感染最多见，其次为泌尿生殖系统感染、创口及皮肤软组织感染，病程迁延难愈；败血症、脑膜炎和心内膜炎等全身性感染为重症感染，可导致死亡。

1. 呼吸道感染　各种临床标本中，不动杆菌从痰中检出率最高。在不动杆菌引起的下呼吸道感染中，45%～56.3%为在慢性阻塞性肺疾病基础上感染引起的继发感染。目前，不动杆菌肺炎已成为机械通气最常见的并发症，所以ICU是本症医院感染高发病区。感染的类型有气管炎、支气管炎、大叶性肺炎、脓胸等。医院内肺炎常为多叶性病变，并可出现空洞、胸膜炎、气管胸膜瘘等病变。不动杆菌肺炎患者有发热、咳嗽、胸闷、气急和发绀等表现；胸部可有中、细湿啰音；胸部X线检查常表现为支气管肺炎，亦可为大叶性片状浸润阴影；可并发败血症及脑膜炎等，其病死率很高，可达40%。

2. 不动杆菌引起的败血症　主要为鲍曼不动杆菌。不动杆菌可以单独致病，也常与其他病原菌共存导致混合性败血症。下呼吸道感染及与导管相关的病灶为菌血症最重要的原发灶，常与呼吸道感染、心内膜炎、脑膜炎、腹腔感染或其他部位感染合并发生。大多数患者起病急剧，寒战、发热、皮肤出现瘀点，以及谵妄、抽搐、昏迷等，可伴有感染性休克，病死率达30%以上。外周血白细胞计数多在$(10～30)\times10^9/L$，中性粒细胞0.80～0.90。本病的病死率颇高，其重要的原因是与该菌耐药有关。

3. 脑膜炎　多发于婴幼儿和老年人等免疫

功能低下者及颅脑手术后的患者，部分经呼吸道血行扩散至中枢神经系统。诱因除颅脑外科手术外，还有颅咽管等穿刺抽吸、腰椎穿刺等。该菌属引起的化脓性脑膜炎以洛菲不动杆菌所致为多，患者可有高热、嗜睡和头痛，脑膜刺激征较轻。婴幼儿则有凝视、尖叫、惊厥、眼球震颤、前囟饱满紧张、骨缝增宽和四肢张力增高，也可有皮肤瘀点、瘀斑；可并发脑室炎、脑积水和脑脓肿等。脑脊液外观浑浊，细胞总数及中性粒细胞数增高，蛋白质含量增高，糖量和氯化物降低。脑脊液、皮疹刮取物及血培养均可发现不动杆菌。继发于不动杆菌败血症的医院内脑膜炎，几乎均由鲍曼不动杆菌引起，预后较差，病死率为20%～37%。

4. *不动杆菌属感染心内膜炎* 在临床上少见，主要累及主动脉瓣和二尖瓣，以往多有先天性心脏病、风湿性心脏病等疾病，可因心脏手术、拔牙、外伤、静脉药瘾等操作，以及慢性中耳炎和引产感染等诱发。患者可以出现脾大和皮疹等体征。神经系统征象可能是首发症状。该菌易侵犯主动脉瓣，患者有发热、寒战及神志改变和肢体瘫痪、继发心脏改变、血培养阳性。故年轻患者出现瘫痪或蛛网膜下腔出血、细菌性脑膜炎、脑脓肿，同时伴有心脏器质性杂音时，应疑为感染性心内膜炎，通过细菌培养确诊。

5. *腹腔感染* 腹腔手术野感染和胃肠穿孔感染如经多种抗菌药物治疗仍迁延不愈者，有可能继发不动杆菌属脓肿。本菌可致化脓性腹膜炎，以硝酸盐阴性亚种所致者为主，其中在连续性非卧床腹膜透析患者中发生率较高，多发生在腹膜透析后3个月，发病诱因直接与糖尿病未控制或透析操作不当有关。患者表现为腹痛，1/3为腹部触痛。发热者少见，患者腹膜透析液浑浊，一般无腹腔内脓肿形成，预后大多良好，一般不必中断腹膜透析和拔除导管。

6. *泌尿生殖道感染* 该菌检出率较高，该细菌引起的尿道感染常发生在有泌尿生殖系统原发病的基础上，如前列腺增生、尿路结石、尿路狭窄；诱因多为留置导尿管、膀胱造瘘等。临床表现为尿道炎、肾盂肾炎、阴道炎等，大多以该菌属单独感染为主，部分可混合其他细菌感染。

7. *伤口及皮肤感染* 创口感染占该菌感染总数的17.5%，发生率依次为外伤性感染、手术后感染、烧伤后创面感染。值得注意的是，该菌在烧伤面的检出率有增多趋势，在轻度烧伤创面检出率最高，持续时间最长，成为轻度烧伤的主要感染菌；在重度烧伤创面，入院前三日检出率为10%，呈持续增多，第1、2周内创面检出率分别上升为23.71%和31.25%，比金黄色葡萄球菌、铜绿假单胞菌的检出率还高，创口感染者可合并败血症或菌血症、心内膜炎。

8. *其他感染* 该菌属细菌也可引起化脓性关节炎、骨髓炎、蜂窝织炎、肝脓肿、胆囊炎及胆道感染、胰腺脓肿、眼炎（角膜炎、结膜炎）和中耳炎等。

【实验室检查】

对呼吸道、泌尿道及化脓感染的患者采集痰、尿或分泌物直接接种血琼脂和麦康凯琼脂培养基，对疑菌血症和脑膜炎的患者采集血液、脑脊液培养。一般认为，培养阳性连续2次以上，诊断价值更高。不动杆菌的形态可因使用培养基不同而异，如用18～24小时培养的琼脂平板作涂片，则常为1.0 μm×0.7 μm的双球菌；而用肉汤培养物涂片则呈典型的2.0 μm×1.2 μm的杆菌。本菌与莫拉菌和奈瑟菌在形态上很相似，但也有一定区别。一般奈瑟菌为肾形，相对排列；莫拉菌则为短杆菌，成双排列，两端相连。从脑膜炎、败血症患者采集的标本或从妇女阴道分泌物采集的标本中发现的不动杆菌，常被误认为脑膜炎奈瑟菌或淋病奈瑟球菌，但不动杆菌氧化酶阴性，而奈瑟菌属则为阳性，故可区分。此外，尚需注意尿、痰或咽部培养阳性并不一定是真正的病原菌。

【治疗】

1. *治疗原则* ① 立即去除促发感染的诱因或感染源，如尽可能拔去久置的导管，必要时重新放置；杜绝滥用糖皮质激素；严格管理机械通气的应用指征、消毒、规范操作；② 同时及时处理引起免疫功能低下的各种因素：如及时纠正高血糖、尿毒症;积极治疗原发病,尽可能提高机体抗感染免疫力;③ 选用有效的抗菌药物以控制感染。应强调使用抗菌药物前,根据不同的感染部位,采用相应的标本做细菌培养及药物敏感性测定,以便选用恰当的抗菌药物。

一般而言,目前抗菌药物治疗方案对多数患者还是有效的,难治病例多半存在:① 有难治性基础疾病,难以改善的免疫功能低下;② 感染部位特殊,难以清除细菌和病灶;或是全身性感染发生各种并发症。

2. *合理应用抗菌药物* 本菌对一般抗菌药物普遍耐药,如对青霉素G、氨苄西林、苯唑西林、氯霉素、红霉素、头孢唑林等;近年来,该菌对过去敏感的抗菌药物亦成进展性耐药,包括庆大霉素、米诺环素、多黏菌素,甚至对阿米卡星也部分耐药。因此,如获阳性培养结果即应进行详细药敏测定,根据结果选用有效抗菌药物。

该菌对氨基糖苷类药物较敏感,其中阿米卡星的抗菌活性优于庆大霉素。应用阿米卡星0.4 g,肌内注射,每日1次,一般可获得疗效。但需注意:① ICU常有不动杆菌感染流行,多以氨基糖苷类药物作为第一线药物,以至近年来耐药性明显增加;② 单用氨基糖苷类药物难以对付肺炎、败血症等重症感染。

3. *重症感染* 常需联合头孢类抗菌药物。第一、二代头孢菌素对该菌的抗菌活性远不如第三代头孢菌素。第三代头孢菌素中以头孢哌酮舒巴坦、头孢他啶抗菌作用较好,头孢曲松、头孢唑肟次之。头孢哌酮舒巴坦每次1~2 g静脉滴注,每6~8小时1次。文献显示,随着舒巴坦浓度的增加,对不动杆菌抗菌活性增加,>9 g/l后疗效趋于稳定。

碳青霉烯类中亚胺培南西司他丁对本菌有良好作用,其耐药率较低,仅为0.9%~4%。可单独应用或与氨基糖苷类、氟喹诺酮类联合应用。亚胺培南西司他丁剂量每次0.5~1 g,静脉滴注,每日3~4次,给药间隔6~8小时。

对于多重耐药的流行菌株进行药敏调查发现,对环丙沙星治疗反应较好。曾有人提出,本病以环丙沙星、氧氟沙星单独或与氨基糖苷类联合应用,也可取得效果。但近年来耐环丙沙星和氧氟沙星菌株也迅速增加,所以不能以文献结论代替临床药敏结果。环丙沙星每次0.4~0.6 g,静脉滴注,每日2次;左氧氟沙星0.4~0.6 g,静脉滴注,每日1次。

脑膜炎患者一般使用第三代头孢类抗菌药物;由于氨基糖苷类不易透过血-脑屏障,故需进行鞘内注射,可选用妥布霉素、阿米卡星或庆大霉素,每日或隔日注射1次,每次鞘内缓慢注射剂量:成人均为5~10 mg,儿童为成人的1/2量;有脑室炎者,尚需做侧脑室注射。

三、嗜麦芽窄食单胞菌感染

嗜麦芽窄食单胞菌(*Stenotrophomonas maltophilia*)是一种在环境中广泛存在的革兰阴性需氧菌。嗜麦芽窄食单胞菌感染常见于老年、体弱和长期应用多种抗菌药物的患者。当患者具有某些慢性疾病、免疫力下降,更易发生该菌感染;是医院感染的重要条件病原菌。近年来,该菌分离率逐渐增高,尤以痰液标本的分离率比例最高。该菌不但对临床常用的抗菌药物有耐药性,还对广谱强效的碳青霉烯类药物具有天然耐药性,这是该菌一个十分突出的特点。

【病原学】

嗜麦芽窄食单胞菌的分类经过两次反复,1960年,Huge和Ryschenkow发现该菌时称嗜麦芽假单胞菌(*Pseudomonas maltophilia*),1983年被归入黄单胞菌属,改称嗜麦芽黄单胞菌(*Xanthomonas malto-philia*, Xm),1993年将其归到窄食单胞菌属,改称现名。

嗜麦芽窄食单胞菌是细长略呈弯曲,有动力的革兰阴性菌。嗜麦芽窄食单胞菌在血平板上的菌落较小,为0.5~1 mm,淡黄色。在平板上可见草绿色色素,氧化酶阴性。鞭毛染色见菌体一端有丛鞭毛,多在3根以上,有动力,无芽孢,无荚膜。

【流行病学】

该菌广泛分布于自然界,主要在河水、污水

中检出。可存在于正常人口、咽部,痰、粪便中,作为条件致病菌常存在于患者的皮肤、胃肠道、呼吸道、伤口等处。痰、血液、脓汁等临床送检标本中,嗜麦芽窄食单胞菌感染常混合其他1～2种病原菌,其中以金黄色葡萄球菌、铜绿假单胞菌和肠杆菌科的细菌多见。从伤口处分离出单一的嗜麦芽窄食单胞菌很少见。嗜麦芽窄食单胞菌肺炎患者的痰、咽拭子等标本中有半数以上的其他细菌。同样在嗜麦芽窄食单胞菌菌血症患者也是如此,血液标本中约1/3尚可分离出其他细菌。其在假单胞菌中的检出率仅次于铜绿假单胞菌,近年来呈上升趋势。

【发病机制】

嗜麦芽窄食单胞菌感染的易感因素:高龄、严重基础疾病,尤其是脑血管疾病、重症慢性阻塞性肺疾病、急腹症3种病占全部基础病的80%,其他尚有心脏病、晚期癌症、血液病、严重烧伤、外科手术后、糖尿病、尿毒症、重型肝炎、肝硬化等。60岁以上的老年患者占全部患者的30%。重症监护病房内有嗜麦芽窄食单胞菌定殖的患者,64%会发生嗜麦芽窄食单胞菌感染。中心静脉插管等创伤性操作、长期应用广谱抗菌药物是最重要的两个危险因素。在这些危险因素的基础上,发生嗜麦芽窄食单胞菌感染后,互为影响,更致恶化。急性单纯感染常演变成慢性或难治性、重症感染,容易发生多种合并症,如休克、DIC、多脏器功能衰竭等。

【临床表现】

97%的嗜麦芽窄食单胞菌感染为医院感染,主要分布在大型综合性医院、肿瘤专科医院和老年医院,嗜麦芽窄食单胞菌感染以呼吸道及尿路感染最多。重症嗜麦芽窄食单胞菌感染中不乏混合感染,具明显终末期机会感染性质,病死率高。

1. *肺部感染* 嗜麦芽窄食单胞菌的感染中以肺部感染最多,占第一位;80%为下呼吸道感染;85%伴有慢性基础疾病,尤以慢性阻塞性肺疾病合并呼吸衰竭常见。临床表现和X线征象与一般革兰阴性菌肺炎相似,但易被基础疾病症状掩盖,不易早期诊断。发热较常见,大多为中、高热,热型不规则;轻度咳嗽,痰多呈黄白色黏稠状,难咳出。双肺听诊呼吸音增粗,可闻及湿啰音;末梢血白细胞计数正常或升高,并有核左移现象,中性粒细胞多在80%以上;X线胸片双侧或单侧肺常呈斑点状,或片状阴影,肺纹理可增粗、紊乱;少数出现小到中等量的胸腔积液。手术后肺部感染未能短期控制的老年患者继发此细菌感染时,混合感染者居多;易发生菌血症、感染性休克、心律失常、呼吸衰竭等合并症,是引起死亡的主要原因。

2. *尿路感染* 嗜麦芽窄食单胞菌感染中尿路感染也很常见,其中老年患者约占1/3。症状不典型,多为原发病所掩盖,1/3的病例无尿路刺激症状;2/3的病例为复杂性尿路感染,多为前列腺疾病,其次为尿路结石、膀胱肿瘤术后、留置导尿管、多囊肾、尿路结构异常(狭窄、囊肿)等。尿检呈白细胞尿、蛋白尿,甚至血尿;血白细胞计数可升高或正常,中性粒细胞多在0.80以上;少部分混合其他细菌感染,以大肠埃希菌为多。老年人尿路感染易并发败血症,病情较为严重,特别是首发症状为寒战、高热,以及伴有糖尿病、尿路梗阻者,病死率高达70%。

3. *胆道感染* 占该菌感染的百分率<5%。多继发于胆石症,结石梗阻诱发急性胆囊炎;半数患者既往无胆绞痛发作。多有发热、胆绞痛、右上腹压痛等表现;老年人反应迟钝,症状不典型;B超或X线造影,证实胆囊结石或胆囊未显影;少数混合有大肠埃希菌、粪链球菌、臭鼻克雷伯菌、铜绿假单胞菌、枸橼酸杆菌感染。

4. *腹腔感染* 约占该菌感染构成比的5%。多见于失代偿性肝硬化患者和慢性肾衰竭腹膜透析病例,前者表现为细菌性腹膜炎,门静脉高压脾切除术后感染,后者为腹膜透析继发腹腔内感染,该菌是引起感染的重要病原菌。临床上有发热,但腹痛不明显,常因腹部压痛和腹水常规检查及细菌培养才做出诊断;因漏出液稀释作用,腹水白细胞计数可低于300×10^6/L。

5. *烧伤创面感染* 感染发生率仅次于下呼

吸道感染及尿道感染，其发生率有逐年增高倾向。60%以上是烧伤后期医院内感染，1/3发生于烧、烫伤总面积>50%或三度烧伤面积>30%的脓毒症高危患者；发热多在39℃以上，60%以上的病例创面混合其他细菌，以大肠埃希菌、金黄色葡萄球菌为主。

6. 败血症　占该菌感染比例不足10%，60%以上的患者有严重基础疾病，如皮肤烧伤、血液病、糖尿病、系统性红斑狼疮、肝硬化等；发病时为不明原因发热，常伴有肺炎，白细胞计数及中性粒细胞计数增高。

7. 手术切口感染　多见于腹部外科手术后，如结肠或直肠术后，肝癌术后，胆囊或胰腺术后引流管切口感染；其次为前列腺疾病术后。此外，也见于上颌骨骨髓炎、外伤性骨折、妇科肿瘤、肺癌等术后切口感染。少数混合金黄色葡萄球菌、表皮葡萄球菌、铜绿假单胞菌等的感染。

8. 其他感染　可有胸膜感染、脑膜感染、前列腺感染、皮肤感染等。

【实验室检查】

嗜麦芽窄食单胞菌感染的确诊依赖于细菌学检查。除了观察嗜麦芽窄食单胞菌的培养菌落的形态以外，其对克氏双糖铁反应与其他非发酵菌相同，但氧化酶阴性，动力阳性，亚胺培南天然耐药(无任何抑菌环)以及生化鉴定赖氨酸阳性而其他为阴性，即可明确为嗜麦芽窄食单胞菌。

【治疗】

根据药敏试验结果才能选用抗菌药物，这是嗜麦芽窄食单胞菌感染合理选用药物治疗的原则。嗜麦芽窄食单胞菌的菌体外膜低渗透性使抗菌药物难以进入细菌细胞内，故对多种抗生素天然耐药。它还可产生青霉素酶、头孢菌素酶和金属β-内酰胺酶，破坏β-内酰胺环，甚至于水解强效超广谱抗菌药物亚胺培南，因而对青霉素类，第一、二、三代头孢菌素耐药。据调查，头孢唑林、头孢曲松、头孢噻肟和头孢哌酮的耐药率分别达91.8%、86.0%、70.6%和60.2%，且对亚胺培南100%耐药。该菌还有水解氨基糖苷类抗生素的天然修饰酶，对庆大霉素的耐药率为81.6%，对妥布霉素的耐药率为75.4%。因此，治疗嗜麦芽窄食单胞菌引起的感染时抗菌药物的选择难度很大，感染往往很难控制。

复方磺胺甲噁唑、头孢哌酮舒巴坦以及替卡西林克拉维酸的敏感率一般在60%～100%，是目前用于治疗嗜麦芽窄食单胞菌感染的首选药物，复方磺胺甲噁唑容易引起过敏和肾损害，老年人和肾功能不良患者常不能耐受。氟喹诺酮类药物是近年临床应用较多的品种，环丙沙星对嗜麦芽窄食单胞菌有较好的抗菌活性，抑菌率为60%，但耐药菌和中度敏感菌有逐年递增的趋势，曲伐沙星(trovafloxacin)、氧氟沙星、左旋氧氟沙星较敏感，可替代环丙沙星。头孢哌酮舒巴坦每次1～2 g静脉滴注，每8～12小时1次；替卡西林克拉维酸3.2 g静脉滴注，每8～12小时1次；环丙沙星每次0.1～0.2 g静脉滴注，每日2次。需注意：β-内酰胺酶抑制剂克拉维酸、舒巴坦及他唑巴坦对产金属β-内酰胺酶的嗜麦芽窄食单胞菌无效；但有研究表明，替卡西林克拉维酸与复方磺胺甲噁唑的联合用药具有良好的协同作用。

【预防】

提高抗感染免疫力和降低易感因素，在用抗菌药物治疗的同时，应加强营养支持和免疫调节治疗；同时尽可能减少患者的易感因素和有创诊治操作，以提高患者抗感染免疫力，从而控制感染和减少嗜麦芽窄食单胞菌感染复发机会。

嗜麦芽窄食单胞菌感染复发率很高，10%～45%的患者在感染症状消失后不久又复发感染。其原因不外是：① 抗菌药物治疗并未达到清除病原菌的目标，仅是临床缓解。② 在患者、医护人员和医院环境仍存在嗜麦芽窄食单胞菌，容易发生再感染，特别是仍住在医院内接受导管治疗或有创操作的患者。③ 患者基础疾病没有或不能得到更好的缓解，可削弱宿主抵抗力的医源性治疗还需继续进行，抗感染免疫抵抗力没有提升和有效恢复，嗜麦芽窄食单胞菌仍能伺机繁殖，再度引起感染。

四、其他非发酵菌感染

(一) 产碱杆菌属感染

产碱杆菌属(*Alcaligenes*)是有动力,专性需氧、不分解糖类的革兰阴性球菌,有时成双或成链状,周身有鞭毛,有动力,无芽孢,多数菌株无荚膜。该菌属包括4个菌种,其中粪产碱杆菌(*A. faecalis*)为人和动物肠道中的正常菌群。对营养要求不高,能在普通培养基上生长;在血琼脂平板上生成灰色、扁平、边缘非薄的较大菌落;在麦康凯琼脂上形成无色透明菌落。多数菌株能在SS琼脂平板上生长。

该菌在牛乳培养基中生长产碱,在含蛋白胨肉汤培养基中产氨,使pH上升至8.6以上,可作该菌鉴别参考。本属细菌核酸中的G+C含量为56%~70%。氧化酶与触酶反应阳性,硝酸盐还原、枸橼酸盐利用试验阳性。

产碱杆菌在自然界中分布较广泛,水、土壤中均存在,也存在于人体皮肤黏膜,偶尔从尿、血液、脑脊液和脓汁临床标本中,或从呼吸机、喷雾器和肾透析装置中分离到粪产碱杆菌,也可从创伤、感染、脓肿、血液、脑脊液中检出;可引起心内膜炎、败血症、创伤感染和脑膜炎。对磺胺类抗菌药物敏感。

(二) 黄杆菌属感染

黄杆菌属(*Flavobacterium*)是一群无动力,无芽孢,氧化酶阳性的革兰阴性杆菌,可发酵葡萄糖、果糖、麦芽糖,不发酵木糖和蔗糖。以产黄色素为主要特征。分为7个种和1个生物群(即黄杆菌Ⅱb群)。7个种为:脑膜脓毒性黄杆菌、芳香黄杆菌、短黄杆菌、水生黄杆菌、金矿黄杆菌、嗜糖黄杆菌、嗜醇黄杆菌。其中与人类疾病有关的有3种:脑膜脓毒性黄杆菌、短黄杆菌、芳香黄杆菌,临床上引起感染尤以脑膜脓毒性黄杆菌最为常见。脑膜脓毒性黄杆菌和黄杆菌Ⅱb群为条件病原菌,前者有6个血清型,引起人类感染的主要的是C型,其次是B、D、F等型。

黄杆菌属菌为杆状或球杆菌,大小为(1.3~3.0)μm×(0.5~0.9)μm,通常为细长、两端稍粗的革兰阴性菌,在不利条件下可呈球杆状或丝状,无动力,无芽孢,无荚膜,为需氧菌,对营养要求不高,可在普通琼脂培养基或麦康凯琼脂上生长,在血平板上37℃生长,24~48小时后,形成直径1.0~1.5 mm的圆形、稍凸、光滑、透明或半透明、边缘整齐、不溶血的黄色乳酪样菌落。色素为脂溶性,从淡黄色至橙黄色直至咖啡色,在5%的血琼脂平板上,单个菌落不溶血,成片菌落底部产生草绿色变区,但SS琼脂平板不生长。

黄杆菌属广泛存在于自然界及医院内的水龙头、阴沟、制冰机、冰水、增湿器、呼吸机、浴盆、药瓶及多种导管中。对氯己定(洗必泰)等消毒剂有抵抗力,在42℃时可被杀死,一般引起散发性感染,但也可引起医院内感染的流行。

脑膜败血性黄杆菌主要引起新生儿及早产儿脑膜炎。常见症状为发热,以轻、中度不规则发热多见,部分为弛张热。婴儿有精神萎靡、少动、少哭、拒食、呕吐及腹胀等中毒症状,常产生神经系统损害如脑积水,病死率高。成人可引起败血症、肺炎、心内膜炎、伤口感染等。肺炎患者有咳嗽、咯血、气促、进行性呼吸困难,常在短期内出现呼吸衰竭,肺泡内有炎性渗出物,透明膜形成,水肿伴淋巴细胞、组织细胞及中性粒细胞浸润;少数患者出现少量血性胸腔积液或积气。Ⅱb群感染常继发于颅内手术或使用污染导管后,所致的脑膜炎病情较轻。

外周血检查见白细胞计数及中性粒细胞计数增高,部分患者正常或偏低。血、分泌物或脑脊液等培养可分离出细菌。诊断主要依据病原菌培养,并结合临床表现。如果见氧化酶阳性,产生黄色素的菌落,且革兰染色为阴性的无动力菌,即应怀疑为黄杆菌属。

多数黄杆菌产生β-内酰胺酶,故对青霉素,第一、二、三代头孢菌素耐药,对四环素、多黏菌素也耐药。约有40%的黄杆菌对亚胺培南等碳青霉烯类抗菌药物耐药,多数菌株对红霉素、万古霉素、利福平、复方磺胺甲噁唑和氟喹诺酮类敏感,对病情较重的病例可采取联合用药。Ⅱb群仅对利福平敏感,万古霉素曾成功地应用于治疗婴幼儿脑膜炎,Ⅱb群黄杆菌是万古霉素对之唯一有效的革兰阴性菌。

(安徽医科大学第一附属医院　李家斌)

第九节 鲍特菌属感染

百日咳(pertussis,whooping cough)是由百日咳杆菌所致的严重急性呼吸道传染病,临床表现为特征性阵发性痉挛性咳嗽、咳嗽终止时鸡鸣样吼声。儿童多发,近年成人发病增加。接种"百日咳-白喉-破伤风"混合制剂为主要预防措施。

【病原学】

百日咳杆菌为鲍特菌属、革兰阴性小杆菌,菌落光滑者细菌有毒力和荚膜,菌落粗糙者细菌无毒力和荚膜。人类为其唯一宿主。百日咳杆菌寄生在上呼吸道、气管、支气管和肺部上皮细胞纤毛丛间。

百日咳杆菌在生长繁殖过程中可产生内、外毒素和许多具有抗原性的生物活性物质,是细菌致病的主要因素。① 百日咳毒素:为细菌主要毒力因子,是"A-B核糖基转移酶"模式的细菌毒素。A部分由S1毒性亚基构成,具有促淋巴细胞增多、激活胰岛素细胞、簇集CHO细胞(中国仓鼠卵巢细胞)生长和组胺致敏等作用;B部分由S2-5组成,参与S1亚基的跨膜运输和与真核细胞表面受体结合。② 丝状血凝素:与细菌黏附和定居在呼吸道上皮细胞有关,可刺激机体产生特异性保护性抗体。是无细胞百日咳疫苗的主要组分之一。③ 黏着素:细菌外膜蛋白成分,有助于细菌黏附在宿主气管上皮细胞。具有较强的免疫原性,是无细胞百日咳疫苗的主要组分之一。④ 凝集原:是百日咳杆菌的致病因子之一,有助于细菌对宿主支气管细胞的黏附作用。⑤ 其他:包括脂多糖、腺苷酸环化酶毒素、气管细胞毒素、皮肤坏死毒素等,在百日咳的致病机制中也发挥重要作用。

百日咳杆菌对外界理化因素的抵抗力较差,对紫外线和常用消毒剂均敏感。

【流行病学】

发达国家虽然保持较高的百白破疫苗覆盖率,但发病率在保持多年低水平后呈现上升趋势,甚至小范围暴发,国际上称之为"百日咳再现"(pertussis resurgence)。我国也有类似趋势。2019年,美国报告发病率为4.79/10万,澳大利亚为47.7/10万,我国为2.15/10万。2020年,我国共报告4 475例,发病率为0.32/10万。

我国2011—2017年发病率呈上升趋势。全国共报告百日咳32 452例,其中山东、新疆、广东、陕西和重庆的百日咳报告病例数占60.39%,男女病例数性别比为1.14∶1,1岁内病例数占64.33%。

北京儿童医院回顾分析2014—2019年鼻咽拭子培养证实为百日咳感染的1 494例患儿发现,百日咳检出率从2014年的122例增加到2019年的279例,夏季和秋季分别占38.2%和26.8%,1岁内患儿占77.2%,6月龄内患儿占56%。

1. 传染源　家庭内成人患者、隐性感染者和带菌者均为传染源。最新资料提示,成人百日咳患者因其症状不典型而未受重视,成为重要传染源。

2. 传播途径　呼吸道飞沫传播。

3. 人群易感性　人群普遍易感。6月龄以下婴幼儿为主要感染对象,1岁以内婴幼儿发病率约占总发病率的50%。

【临床表现】

潜伏期多为7~14日。

1. 典型百日咳临床表现　可分为三期。

(1) 卡他期:出现发热、咳嗽、喷嚏、流涕等上呼吸道病毒感染表现,常持续1~2周。上述症状消失后，咳嗽加重，夜间尤甚。此期的传染性最强。

(2) 痉咳期：体温常正常，以阵发性痉挛性咳嗽为特征性表现。发作时有连续10～20次短促、强烈的咳嗽，接着是伴有鸡鸣样吸气声的深吸气，咳嗽和吸气交替进行，直至排出大量黏稠痰液和呕吐胃容物。鸡鸣样吸气是空气通过狭窄的声带时形成的。痉咳以夜间为甚，活动、进食、受凉、情绪波动等均可诱发。发作时因面部充血而脸红耳赤，因胸腔压力增高而见头颈静脉怒张，因腹腔压力增高而大小便失禁，因毛细血管压力增高而有充血(球结膜)、出血(结膜下、鼻甚至颅内)表现。听诊时肺部可仅有少量干啰音。此期持续2～6周或更长。

(3) 恢复期：痉咳减少并逐渐停止，患者逐渐恢复。一般此期持续2～3周，但也可因合并其他病原体感染或出现并发症使病程延长。

新生儿和婴儿可无典型痉咳，但会因呼吸道堵塞而出现呼吸暂停和窒息，成人较少出现痉咳。

2. 非典型表现　见于未接受过疫苗接种的儿童、青少年和成人。无卡他期或持续时间短，痉咳期持续3周或更长时间。常表现为持续2～4个月的咳嗽，没有阵发性鸡鸣样吸气声和咳嗽后呕吐，可有咽炎、体重减轻、肌痛、头痛、发热等不适症状。

3. 并发症　最常见的并发症为支气管肺炎(多为继发细菌感染，也可为百日咳杆菌所致，或误吸呕吐物所致)。最严重的并发症为百日咳脑炎(常见于痉咳后期，婴幼儿多见，因脑组织缺氧、颅内出血所致)。其他并发症包括肺不张、支气管扩张、气胸、膈疝或腹壁疝、腹股沟疝、中耳炎、营养不良、鼻出血等。成人还可见肋骨骨折、背痛、小便失禁(尤多见于＞50岁女性)、咳嗽后晕厥和听力受损。6月龄以下的婴儿并发症发生率和死亡率最高。

【实验室检查】

1. 血常规　可表现为淋巴细胞为主(＞60%)的白细胞增高($20～40×10^9$/L)。合并细菌感染时，中性粒细胞比例可增高。

2. 细菌培养　取鼻咽拭子或咳碟法作细菌培养，需要培养7～12日才可获得结果。在疾病早期阳性率高，敏感性仅为15%，特异性100%。细菌培养阳性是确诊依据。

3. 血清学检查　可用酶联免疫法检测血中的百日咳毒素IgG和IgA抗体。尚无标准化试剂，恢复期和急性期血清抗体滴度≥4倍，有诊断意义。

4. 百日咳杆菌核酸检测　用PCR方法检测鼻咽分泌物中的细菌核酸片段，特异性97%、敏感性94%。目前尚未用于临床。

【诊断】

我国现行诊断标准(1995年第1版，2007年第2版)与美国CDC(2014年发布)和WHO(2003年发布)的有所不同。结合我国实际情况，本书介绍全球百日咳计划(GPI)的建议。

1. 临床诊断病例　① 0～3月龄：无热或低热，进行性加重的阵发性咳嗽。② 4月龄～9岁：无热、低热、阵发性咳嗽≥7日，非脓性鼻炎；③ ≥10岁：阵发性咳嗽≥2周，非脓性鼻炎，无热。再加上吸气性鸡鸣样吼声、咳嗽后呕吐、发绀、呼吸暂停、抽搐或密切接触长期无热咳嗽患者(多为家庭成员)中的1项即可诊断。

2. 实验室确诊病例　符合临床诊断标准且符合实验室确诊标准之一[分离到百日咳杆菌，或用PCR方法检测到细菌基因组片段，或双份血清抗体滴度≥4倍升高，或单次ELISA检测血清抗体滴度出现明显升高(＞80 U/ml)]即可确诊。其中单次ELISA检测血清抗体滴度不推荐0～3月龄儿童使用。

3. 鉴别诊断　临床表现为呼吸道感染的疾病较多，常见病原体包括：副百日咳杆菌、支气管败血症鲍特菌、腺病毒、呼吸道合胞病毒、支原体和衣原体等。鉴别依据是病原学检查结果。

【治疗】

1. 一般治疗　患者需呼吸道隔离，保持室内空气新鲜、温暖、安静，避免一切可诱发痉咳的因素。保持呼吸道通畅,防止窒息。必要时可给予镇静剂。

2. *抗生素治疗* 80%～90%未经抗生素治疗的患者,鼻咽中的百日咳杆菌可在病后3～4周内被清除。只有呼吸道黏膜中达到治疗浓度,抗生素才有效。

首选红霉素,儿童30～50 mg/(kg·d)、成人2 g/d,分3～4次给药,疗程14日。也可选用克拉霉素[儿童15 mg/(kg·d)、成人1 g/d,分2次给药,疗程7日]、阿奇霉素[儿童10 mg/(kg·d),疗程5日;成人第1日500 mg,第2～5日250 mg]、罗红霉素。有文献提示,1月龄以内的婴儿宜选择阿奇霉素。卡他期用药的患者可在5日内清除细菌。进入痉咳期应用的患者,抗生素无法缩短病程,但可降低发生传播的危险。

可选择的其他抗生素还有复方磺胺甲噁唑[儿童TMP-8 mg/(kg·d)-SMX-40 mg/(kg·d)、成人TMP 320 mg/d-SMX-1 600 mg/d,分2次给药,疗程14日]、氨苄西林等。复方磺胺甲噁唑不可用于小于2月龄的婴儿。

【预防】

1. *早诊断、早隔离、早治疗* 是控制传染源的重要措施。患者的隔离期为痉咳发生后30日或病后40日或应用抗生素5日后。

2. *密切接触者* 美国CDC对密切接触者的定义是:和有症状患者发生3 ft(英尺)内面对面的接触,直接接触有症状患者的呼吸道、口腔或鼻咽分泌物,与有症状患者共处密闭环境1小时以上。密切接触者中有80%将成为患者。多数意见认为,密切接触者应当使用抗生素预防。抗生素的剂量和用法与治疗患者相同。我国规定的密切接触者检疫期为21日。

3. *疫苗* 我国采用的是注射白喉类毒素、破伤风类毒素和百日咳全细胞的混合制剂(DTP),出生后3、4个月各肌内注射一次,1.5～2岁注射第三次,剂量均为1.5 ml。有效率为85%。免疫期3～5年,用白、破或百、白二联制剂加强。DTP价廉但不良反应较无细胞疫苗多。常见不良反应包括:注射局部红(37%)、肿(40%)、痛(50%)、过敏、高热,甚至脑病(发生率约为1/1 750剂)等。

鉴于DTP不良反应多,发达国家已经应用无细胞疫苗(diphtheria toxoid, tetanus toxoid and acellual pertussis, DTaP)。无细胞百日咳疫苗主要是经纯化、去除一些无用且引起不良反应的毒性成分(如脂多糖、腺苷酸环化酶毒素等),仅保留主要有效成分(如百日咳毒素、丝状血凝素、百日咳黏着素、凝集原2、凝集原3)。不同厂家生产的疫苗成分略有不同,均含有百日咳毒素。国内在1 420例婴儿中应用武汉生物制品研究所生产的DTaP:接种后第1、2、3针的局部反应发生率分别为0.77%、1.90%、3.66%,而接种后第1、2、3针的全身反应发生率分别为0.28%、0.49%、0.77%。

美国免疫实践咨询委员会(ACIP)推荐在婴幼儿出生后2、4和6个月时分别接种3倍剂量的DTaP,随后在15～18个月给予第一次加强剂量,在4～6岁时给予第二次加强。婴儿用DTaP对青少年和成人的反应原性较大,青少年和成人需应用含较低白喉和百日咳抗原剂量的疫苗TdaP(tetanus toxoid, reduced diphtheria toxoid and acellular pertussis),如赛诺菲巴斯德生产的Adacel(含有百日咳毒素、丝状血凝素、百日咳黏着素、2和3型菌毛,适用于11～64岁人群)和葛兰素史克生产的Boostrix(含有百日咳毒素、丝状血凝素、百日咳黏着素,适用于10～18岁青少年)。每10年给予一次加强剂量。推荐妊娠期妇女在妊娠27～36周期间接种1倍剂量Tdap。对于疫苗接种不足的接触者,需遵循适应于不同年龄段的追加免疫接种计划。

参考文献

[1] 中华预防医学会,中华预防医学会疫苗与免疫分会.中国百日咳行动计划专家共识[J].中国公共卫生,2021,37(6):905-914.

[2] 宁桂军,高源,吴丹,等.中国2011—2017年百日咳流行病学特征分析[J].中国疫苗和免疫,2018,24

(3): 264－267,273.

[3] Dandan Liu, Qianqian Du, Lin Yuan, *et al*. Retrospective analysis of bacterial culture-confirmed pertussis cases in Beijing Children's hospital from 2014 to 2019 reveals prevention and control of the grim situation in mainland China [J]. Expert Rev Vaccines, 2021, 20(5): 577－583.

(北京大学第一医院 赵鸿)

第十节 布鲁菌病

布鲁菌病(brucellosis,又称布氏菌病)是由布鲁氏菌引起的人兽共患传染病。布鲁氏菌可成为潜在的生物武器。本病曾先后命名为“波浪热(undulant fever)”“地中海弛张热”“马耳他热(Malta fever)”。主要临床表现为长期发热、多汗、关节疼痛和肝脾大等。病情轻重不同,易复发和易变成慢性。多流行于牧区。对于发展中国家而言,是重要的公共卫生问题,可导致重要的经济损失。

1814年,Burnet首先描述本病,称为“地中海弛张热”。1887年,Bruce从患者脾脏中分离出此病的病原菌,后人为纪念他,将本菌命名为“布鲁氏菌(Brucella)”。1897年,Wright等建立常用诊断本病的血清凝集反应。

【病原学】

布鲁氏菌是一种无荚膜、无孢子、无鞭毛、细胞内寄生、兼性需氧的革兰阴性短小球杆菌,宽0.5～0.7 μm,长0.6～1.5 μm。1985年,世界卫生组织布鲁菌病专家委员根据布鲁氏菌不同的宿主和生化反应,将其分为6个种19个生物型:羊种(*B. melitensis*,生物型1～3)、猪种(*B. suis*,生物型1～5)、牛种(*B. abortus*,生物型1～7.9)、犬种(*B. canis*)、绵羊附睾种(*B. ovis*)和沙林鼠种(*B. neotomae*),后3种均为单一生物型。羊种、猪种、牛种和犬种对人都能致病。羊种对人的毒力和致病力最强,流行最广。其次顺序为猪种、牛种,犬种致病力最弱。近些年来,国外还相继分离出鲸种(*B. ceti*)、鳍种(*B. pinnipedialis*)、田鼠种(*B. microti*)、狒狒种(*B. papionis*)和*B. inopinata*(分离自人类乳腺填充物伤口)。

布鲁氏菌的基因组平均长度约3.39 Mb,由2个环形的染色体组成。布鲁氏菌可产生A、M和G三种抗原,G为共同抗原,故各菌种间存在交叉免疫,可制备单一菌种疫苗进行预防。本菌内毒素是致病的主要因素。此菌可在体内受免疫因素或抗菌药的影响,使细菌胞壁受损而形成L型菌,可在人体内长期生存,一旦体内环境发生改变后,又可转为原型菌,使致病性增强而引起复发。

布鲁氏菌对外界抵抗力较强,较耐低温,在冷冻肉类制品中可存活数周,在乳制品中可存活数月,在病畜分泌物、排泄物和死畜的脏器及皮毛中可生存3～4个月。对热敏感,巴氏消毒法可灭活。对电离辐射敏感,日光照射10～30分钟可以灭活。对常用消毒剂敏感,3%漂白粉液和3%甲酚皂溶液(来苏尔)液数分钟即可灭活。

【流行病学】

本病呈世界性流行。我国疫情主要流行于内蒙古、新疆、青海、甘肃、黑龙江、吉林和西藏等牧区,在20世纪80年代末至90年代初期曾得到较好控制,发病率一度低至0.02/10万左右。20世纪90年代中后期开始,本病疫情有所回升,部分省区出现暴发和流行,非牧区省份也出现疫情。近年来,人间疫情发病率达2.73～4.18/10万。以羊种菌感染为主,其次为牛种菌和猪种菌感染,犬种菌感染少见。

1. *传染源* 患病的家畜是本病的主要传染源,主要为羊(绵羊和山羊),其次为牛(黄牛、水牛和乳牛),猪、犬较少见。羊种菌亦可感染猪、牛等其他动物,增加羊种菌的传染源。家畜患病的常见表现为流产或早产。猫、马、鹿、骆驼和鼠类等亦可作为传染源，但不是主要的。患者有传染性，但人际传播不常见。

2. 传播途径　在受染或病死动物的饲养、挤奶、接生、屠宰、肉类加工、皮毛加工等所有环节，动物血液、乳汁、尿液、胎盘、羊水、产道分泌物、皮毛等各个部位的细菌，可经皮肤黏膜直接接触传播给人体。人体也可因呼吸道吸入染菌的灰尘或气溶胶而传染，进食或饮用未煮熟的肉和内脏、生乳、乳制品由消化道传染。苍蝇、蟑螂等虽可机械带菌，但传播本病的意义不大。

3. 人群易感性　人群普遍易感，但接触病畜机会较多者，如兽医、畜牧者及屠宰和皮毛加工工人等较易患病。防护不当时，布鲁氏菌相关研究实验室工作人员也有患病风险。患病后有免疫力，少数可感染后再次发病。

本病全年均可发病，但以春末夏初产羔季节为发病高峰季节。牧区及农村较城市发病率高。

【发病机制和病理】

布鲁氏菌经皮肤黏膜等各种途径进入人体，循淋巴管进入局部淋巴结，被吞噬细胞吞噬后，部分被消灭，部分可在细胞内生长繁殖，至一定程度后使细胞破裂，经淋巴系统进入血液循环，造成败血症，释放大量内毒素，引起发热、多汗、关节痛等各种中毒症状。细菌又可被血中的各种吞噬细胞吞噬后生长繁殖，并可随血流到身体各组织器官，主要在单核巨噬细胞系统如肝、脾、骨髓和淋巴系统，形成新的感染病灶。由于细菌反复从感染灶中释放至血流中，引起新的败血症，因此可形成“波浪热”表现及复发。

感染病灶中的细菌反复致敏T细胞，可以产生免疫反应，引起各种变态反应，并可产生各种细胞因子，如趋化因子、巨噬细胞移动抑制因子、巨噬细胞活化因子等，使单核巨噬细胞聚集，以至浸润在感染灶中和细菌周围而形成炎性肉芽肿，以及纤维化等慢性病变。

一般认为，急性期的发病以菌血症和毒血症为主，治疗应以抗感染为主；而慢性期的发病有变态反应并伴有感染，治疗应使用疫苗脱敏疗法，合并使用抗感染药物。

布鲁氏菌为细胞内生长的细菌，一般的抗菌药进入细胞内浓度较低，不易很快和彻底将其清除。布鲁氏菌可通过Ⅳ型分泌系统、含Toll/IL-1受体(TIR)结构域蛋白、脂多糖和外膜蛋白等毒力相关因子逃避人体免疫系统的识别和清除，在巨噬细胞和树突状细胞中长期生存。因此，本病易于复发及慢性化。

本病的病理改变主要为炎症、坏死、肉芽肿病变，全身各个组织器官均可受累。肝、脾、淋巴结和骨髓均可发生炎症、肉芽肿；骨关节受累可表现为关节炎、骨髓炎；生殖系统受累可表现为睾丸炎、附睾炎、子宫内膜炎；神经系统受累可表现为神经炎、神经根炎、脑膜炎；循环系统受累可表现为心内膜炎、心肌炎和肺炎等。慢性期患者可出现纤维硬化性病变，引起功能障碍。

【临床表现】

本病临床表现复杂，轻重不一，可累及单个或多个组织器官，轻者可无症状，重者可致死。分为急性期和慢性期。潜伏期一般为1～4周，也可长达数月至1年以上。儿童感染者病情相对轻，发生并发症相对少，对治疗反应相对好。妊娠妇女感染后可导致死胎、流产、早产。

1. 急性期　起病多缓慢。多有发热，典型热型呈波浪热，热程2～3周，热退后间歇数日至2周，再次发热，热型如前，反复数次后可自行缓解。目前，此典型热型已较少见，占5%～20%，多为不规则热和弛张热。伴有明显多汗，可湿透衣被，并有肌痛、乏力、不适、疲乏感、食欲减退等。骨关节系统最常受累，尤其以骶髂关节和下肢大关节常见，表现为关节红肿疼痛，可呈游走性。严重并发症脊椎炎较多出现在老年患者和病程较长者中，其中以腰椎最常受累，可并发椎旁、硬膜外和腰大肌脓肿。其次易受累的是泌尿生殖系统，表现为睾丸炎和(或)附睾炎，其余还可表现为前列腺炎、膀胱炎、间质性肾炎、肾小球肾炎以及肾脓肿、输卵管脓肿等。呼吸系统受累可表现为支气管炎、间质性肺炎、大叶性肺炎、肺结节、胸腔积液或肺脓肿等。消化系统受累可表现为肝炎、肝脾大、肝脾脓肿、胆囊炎等。神经系统受累可表现为脑膜炎、脑炎、脊髓炎、神经根炎和(或)神经炎。循环系统受累可表现为心内膜炎、心肌炎、心包炎等,其中心内膜炎是致死的主要原因。眼部受累最常见表现为葡萄膜炎。少数患者可发生皮疹。5%～15%的患者可在治疗后复发,通常在治疗结束后6个月内出现,但也可长至12个月内复发。复发多与抗菌药疗程不足、依从性欠佳、局部病灶形成、治疗不正确或不彻底有关,而与细菌耐药无关。

2. 慢性期　病程超过6个月者进入慢性期。慢性期可表现慢性活动型和慢性稳定型。慢性活动型是在慢性期有发热等急性期症状表现;慢性稳定型表现病情稳定,无急性期症状。慢性期主要表现如下。

(1) 类似神经官能症:有低热、头痛、多汗、疲乏、失眠、烦躁、肌肉和关节疼痛等。

(2) 器质性损伤:可侵犯各组织器官,呈慢性炎症、纤维化和畸形。尤以骨骼肌肉和神经系统较为明显,表现为顽固和固定的关节和肌肉疼痛,尤以大关节和脊椎明显,可表现为关节强直和畸形。亦可表现慢性神经痛。

(3) 其他:可表现为体力明显减退、营养不良、贫血、肝脾大等。

近年来,本病有病情减轻的趋势,表现为发热低、热期短、中毒症状轻、症状不典型。这与流行地区广泛进行预防接种和早期应用抗菌药物治疗有关。

【实验室检查】

1. 血常规　外周血白细胞计数正常或偏低,淋巴细胞相对增多,有时可见异型淋巴细胞,可有血小板减少甚至全血细胞减少;红细胞沉降率在急性期增快,慢性期正常或略快,其快慢常提示病变活动的程度。

2. 免疫学检查　① 平板凝集试验(PAT)或虎红平板凝集试验(RBPT),此两项为初筛试验。② 试管凝集试验(serum agglutination testing, SAT):滴度为1∶100++及以上或病程一年以上滴度1∶50++及以上;或半年内有布鲁氏菌疫苗接种史,滴度达1∶100++及以上者。③ 补体结合试验(CFT):滴度1∶10++及以上。④ 布鲁菌病抗-人免疫球蛋白试验(Coomb's):滴度1∶400++及以上。⑤ 皮肤试验:一般在发病后20日出现阳性,持续数年至数十年。阴性有助于排除布鲁氏菌感染,阳性只能说明感染过本菌,不能作为现症诊断。一般用作流行病学调查。目前,我国大多数省份都采用了SAT和RBPT法。

以上血清学试验因与其他细菌有交叉免疫反应可有假阳性,如患过霍乱或注射过霍乱疫苗,土拉弗朗西斯菌、小肠结肠炎耶尔森菌、大肠埃希氏菌O116和O157、沙门菌、嗜麦芽窄食单胞菌感染等,在免疫功能低下时可呈假阴性。凝集试验可出现“前带”现象,导致假阴性。因此,须结合流行病学史、临床表现及其他检查综合分析,才能正确解读试验结果。

3. 病原菌培养　血及骨髓培养阳性是本病确诊的主要根据,在慢性期患者中骨髓培养更敏感。急性期培养阳性率高,慢性期培养阳性率低。患者的尿、脑脊液、关节液、淋巴组织和病灶部位的分泌物做病原菌培养,亦可阳性。与常见的革兰阴性杆菌(如肠杆菌科)或革兰阳性球菌(如葡萄球菌)比较,本菌生长相对缓慢。经典的双相培养基培养需要观察20日才能判断为阴性,不能过早判定结果。即便是全自动血培养仪培养,其阳性结果报警时间也相对较长,一般需要3～5日。为提高血培养的检出率,有研究者建议可采用溶解离心技术。治疗后复发与否与细菌耐药一般无关,因此不常规进行药敏试验。

4. PCR　检测标本中布鲁氏菌特异性核酸作为诊断。敏感性和特异性均很高。

5. 脑脊液检查　神经系统受累者可出现脑脊液压力增高,白细胞轻度增多,$(10\sim200)\times10^6/L$,以单个核细胞为主,蛋白质水平升高,葡萄糖下降,腺苷脱氨酶(adenosine deaminase, ADA)升高。

6. 影像学检查　X线、超声检查、计算机断层扫描(computerized tomography, CT)或磁共振成像(magnetic resonance imaging, MRI)有

助于对受累部位进行评估。

【诊断和鉴别诊断】

1. 诊断　应结合流行病学史、临床表现和实验室检查进行诊断。

(1) 流行病学史：对诊断十分重要。凡来自牧区或流行地区，有与家畜如羊、牛、猪尤其是流产病畜密切接触史，如接生、屠宰、接触皮毛、进食未煮熟的肉和内脏、生饮羊奶或牛奶等。有与布鲁氏菌培养物密切接触等实验室暴露史。

(2) 临床表现：急性期有发热、多汗、关节痛、神经痛、睾丸炎和附睾炎、肝脾和淋巴结肿大等。慢性期可有类似神经官能症和骨关节系统病变。

按照2012年我国《布鲁菌病诊疗指南(试行)》(以下简称《指南》)，具备流行病学史和临床表现者为疑似病例。疑似病例出现免疫学检查第1项(初筛试验)阳性者为临床诊断病例。疑似或临床诊断病例出现免疫学检查第2、3、4项中的一项及以上阳性和(或)分离到布鲁氏菌者为确诊病例。有流行病学史，符合确诊病例免疫学和病原学检查标准，但无临床表现者为隐性感染病例。

2. 鉴别诊断　急性期须与伤寒、副伤寒、风湿热、结核病、败血症等鉴别；慢性期须与神经官能症、骨关节病等鉴别。

【治疗】

1. 治疗原则

(1) 应早期诊断、早期治疗，防止转为慢性期。

(2) 布鲁氏菌为细胞内生长，应选用能透过细胞膜、细胞内药物浓度高的抗菌药，如利福平、四环素类抗生素、喹诺酮类药物等。

(3) 抗菌治疗应采用联合治疗，须足够剂量和较长及多疗程治疗，防止复发。

(4) 急性期应以抗感染为主综合治疗，慢性期给予菌苗脱敏治疗、抗感染等综合治疗。

2. 急性期治疗

(1) 抗菌治疗：应采用联合治疗，我国《指南》推荐的一线方案包括：① 多西环素(每次100 mg，每日2次，疗程6周)＋利福平(每次600～900 mg，每日1次，疗程6周)；② 多西环素(每次100 mg，每日2次，疗程6周)＋链霉素(15 mg/kg，每日1次，肌内注射，疗程2～3周)。不能使用一线药物或效果不佳的病例可酌情选用以下二线方案，包括：① 多西环素(每次100 mg，每日2次，疗程6周)＋复方磺胺甲噁唑(每片含SMZ 400 mg＋TMP 80 mg，每次2片，每日2次，疗程6周)；② 多西环素(每次100 mg，每日2次，疗程6周)＋妥布霉素(1～1.5 mg/kg，每8小时1次，肌内注射，疗程1～2周)；③ 利福平(每次600～900 mg，每日1次，疗程6周)＋左氧氟沙星(每次200 mg，每日2次，疗程6周)；④ 利福平(每次600～900 mg，每日1次，疗程6周)＋环丙沙星(750 mg/次，每日2次，疗程6周)。对于合并脑膜炎、心内膜炎、脊椎炎等患者，可在上述方案基础上联合应用第三代头孢菌素，并将疗程延长到至少12周。难治性病例可在一线方案基础上联合应用氟喹诺酮类或第三代头孢菌素。上述方案的疗程可酌情延长。隐性感染病例是否需要治疗目前尚无循证医学证据，我国《指南》建议给予治疗。

(2) 其他治疗：注意休息，补充营养，进食高热量、易消化饮食，补充各种维生素，维持水及电解质平衡。高热者可用物理方法降温，必要时用小量解热镇痛剂；烦躁患者可用镇静剂；中毒症状较重或有睾丸炎患者，可短期应用小剂量糖皮质激素。神经系统受累并发有虹膜炎、脊髓病、多发性神经病和(或)颅神经麻痹时也可试用糖皮质激素。合并脑膜炎病例可给予脱水等对症治疗。合并心内膜炎、血管炎、脊椎炎、其他器官或组织脓肿病例，必要时给予外科治疗。

3. 慢性期治疗

(1) 抗菌治疗：对慢性活动型、有局部病灶、血培养阳性者，均应抗菌治疗，方案同急性期抗菌治疗，但一般治疗2～3个疗程。

(2) 脱敏治疗：因布鲁氏菌长期在体内生长，慢性期患者可因细菌抗原引起变态反应，造成各组织及脏器的损伤，既往曾用该菌的抗原多次注射而脱敏，取得一定疗效。但我国《指南》并未推荐，美国CDC也不推荐本疗法。

(3) 其他：中医辨证施治，亦可用针灸、理疗等，可以减轻症状，改善和恢复病变引起的功能障碍。

【预防】

应采取以“检疫、免疫和管理病畜”为主的综合性预防措施。

1. *管理传染源* 首先应对牧场、屠宰场和乳制品厂定期进行家畜的检疫，对病畜应及时隔离治疗和宰杀。对家畜应进行预防接种，一般在产羔季节前2～4个月前接种。

2. *切断传播途径* 防止病原体自病畜传播至人体。防止病畜的排泄物污染水源；严禁买卖病畜及其肉和内脏；禁止饮用生奶，生奶应经巴氏消毒法消毒后饮用或制成各种奶制品；皮毛应经消毒后才能加工及出售；病死畜应深埋；污染的地面和物品应采用漂白粉液消毒。

3. *保护易感人群* 对接触家畜的人群应普及宣传本病的防护知识。从事畜牧业、屠宰场、肉类、乳类、皮毛加工厂和兽医站工作人员在工作时，须注意个人防护，应穿工作服，戴帽子、口罩及手套。至今尚未有国际认可的用于人的布鲁菌病疫苗，许多国家对人群实施布鲁菌病免疫存在异议。目前，我国使用的104 M疫苗为弱毒活疫苗，可能导致一定比例的接种对象出现不同程度的不良反应或出现急性布鲁菌病症状，可能干扰常规血清学检测结果等。尽管如此，104 M疫苗对保护高危人群仍然具有重要意义。

参考文献

[1] 杨铭，汪定成，邵海连，等. 全自动血培养仪中布鲁氏菌阳性报警时间及与其他病原菌的比较[J]. 中国感染控制杂志，2013，12(6)：451－453.

[2] 中华人民共和国国家卫生和计划生育委员会(原中华人民共和国卫生部). 布鲁菌病诊疗指南(试行)[Z]. 2012.

[3] 景志刚，严家瑞，范伟兴. 布鲁菌病疫苗研究进展[J]. 中国人兽共患病学报，2016，32(2)：188－199.

[4]《中华传染病杂志》编辑委员会. 布鲁菌病诊疗专家共识[J]. 中华传染病杂志，2017，35(12)：705－710.

[5] 孙华丽，蒋荣猛，韩冰，等. 人布鲁菌病慢性化免疫学机制的研究进展[J]. 中华传染病杂志，2017，35(7)：439－442.

[6] Whatmore AM, Davison N, Cloeckaert A, *et al*. Brucella papionis sp. nov., isolated from baboons (Papio spp.)[J]. Int J Syst Evol Microbiol, 2014, 64(Pt 12): 4120－4128.

[7] Pappas G. The changing Brucella ecology: novel reservoirs, new threats[J]. Int J Antimicrob Agents, 2010, 36 Suppl 1: S8－S11.

[8] Herrick JA, Lederman RJ, Sullivan B, *et al*. Brucella arteritis: clinical manifestations, treatment, and prognosis[J]. Lancet Infect Dis, 2014, 14(6): 520－526.

[9] Ariza J, Bosilkovski M, Cascio A, *et al*. Perspectives for the treatment of brucellosis in the 21st century: the Ioannina recommendations[J]. PLoS Med, 2007, 4(12): e317.

[10] Ariza J, Corredoira J, Pallares R, *et al*. Characteristics of and risk factors for relapse of brucellosis in humans[J]. Clin Infect Dis, 1995, 20(5): 1241－1249.

[11] Guven T, Ugurlu K, Ergonul O, *et al*. Neurobrucellosis: clinical and diagnostic features[J]. Clin Infect Dis, 2013, 56(10): 1407－1412.

(北京大学第一医院 徐京杭 斯崇文)

第十一节 沙门菌属感染

沙门菌属(*Salmonella*)是肠杆菌科中的一个属，为一大群寄生于人和动物肠道内，生化反应和抗原结构相似的革兰阴性杆菌。目前，至少已有2 000种以上血清型，可分为3类：① 对人类致病，如伤寒和副伤寒沙门菌；② 对动物和人均致病，如猪霍乱沙门菌和鼠伤寒沙门菌等；③ 仅对动物致病。

一、伤寒

伤寒(typhoid fever)是由伤寒沙门菌经消

化道传播引起的急性传染病。以持续菌血症，单核-吞噬细胞系统增生，肠道淋巴组织肿胀，坏死和溃疡形成基本病理特征。临床表现包括持续高热、表情淡漠、腹部不适、肝脾大和周围血象白细胞低下，部分患者有玫瑰疹和相对缓脉。肠出血和肠穿孔为其主要及严重并发症。

【病原学】

伤寒沙门菌(*Salmonella typhi*)又称伤寒杆菌，属沙门菌属D组，在自然条件下不感染动物，只感染人类。革兰染色阴性，呈短杆状，长1.0～3.5 μm，宽0.5～0.8 μm，周围有鞭毛，能活动，不产生芽孢，无荚膜。在普通培养基上能生长，在含有胆汁的培养基中生长更好。伤寒杆菌在自然界中的生活力较强，在水中可存活2～3周，在粪便中能维持1～2个月，在牛奶中不仅能生存，且可繁殖。耐低温，在冰冻环境中可存活数月，但对光、热、干燥及消毒剂的抵抗能力较弱，日光直射数小时即死，加热至60℃后30分钟或煮沸后立即死亡，消毒饮水余氯达0.2～0.4 mg/L可迅速致死。

伤寒杆菌具有菌体(O)、鞭毛(H)和表面(Vi)3种抗原，均能产生相应的抗体，但这些并非保护性抗体。由于O和H抗原性较强，故常用于血清凝集试验(肥达反应)以辅助临床诊断，亦可用以制备伤寒菌苗供预防接种。Vi抗原见于新分离(特别是从患者血液分离)的菌株，能干扰血清中的杀菌效能和吞噬功能，是重要的毒力因子，但其抗原性不强，所产生的Vi抗体的凝集效价一般较低且为时甚短。当病原菌从人体中清除后，Vi抗体滴度迅速下降，故Vi抗体的检出虽对本病的诊断无多大帮助，但有助于发现带菌者。此外，含有Vi抗原的伤寒杆菌可被特异的噬菌体裂解，利用Vi Ⅱ型噬菌体可将伤寒杆菌分为约100个噬菌体型，有助于该病的流行病学调查。伤寒杆菌在菌体裂解时可释放强烈的内毒素，对本病的发生和发展起着重要的作用。

【流行病学】

1. *传染源* 为患者及带菌者。患者从潜伏期开始即可从粪便排菌，病程的第2～4周时传染性最大，此后逐渐减少。恢复期后仍排菌，持续时间不超过3个月者称为暂时性带菌者。有2%～5%的患者病后排菌超过3个月，称为慢性带菌者，偶有慢性排菌超过1年以上甚至终生长期带菌者。慢性带菌者是本病不断传播或流行的主要传染源。原有慢性肝胆疾病(如胆囊炎、胆石症等)的伤寒患者易成为慢性带菌者。

2. *传播途径* 经消化道传播。伤寒杆菌随患者或带菌者的粪、尿排出后，通过污染的水或食物、日常生活接触、苍蝇和蟑螂等传播。其中，水源污染是本病传播的重要途径，亦是暴发流行的主要原因。食物污染也可引起本病的流行，而散发病例一般以日常生活接触传播为多。

3. *人群易感性* 人对伤寒普遍易感。病后可获得持久性免疫，再次患病者极少。

4. *流行特征* 世界各地均有本病发生，以热带、亚热带地区多见，可散发、地方性流行或暴发流行。在发展中国家主要因为水源污染而暴发流行，发达国家则以国际旅游感染为主。本病终年可见，但以夏秋季节最多，发病以儿童和青壮年居多，小于5岁的儿童发病率最高。据估计，全球每年有约2 200万的伤寒病例，导致超过20万的患者死亡。我国伤寒的发病率逐年下降并趋于稳定，近年来维持在0.6/10万左右，总体呈现低流行状态(图16-9)，病例主要集中在云南、广西、贵州、湖南和广东等高发省份。需要引起注意的是，局部地区流行的伤寒耐药菌株有所增加，耐药谱也在逐渐扩大。

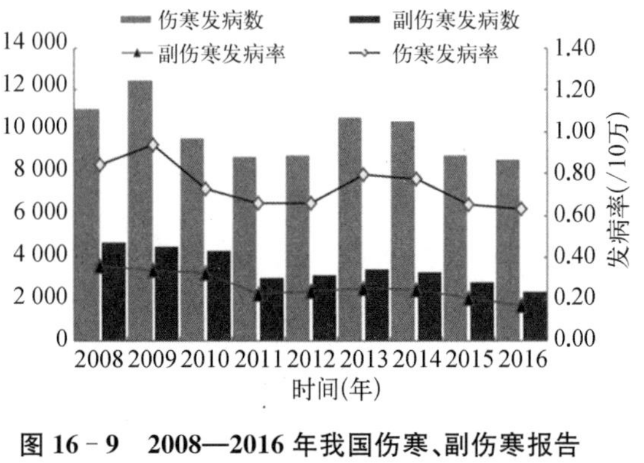

图16-9 2008—2016年我国伤寒、副伤寒报告发病数和发病率

【发病机制】

伤寒杆菌进入消化道后，多被胃酸杀灭。若入侵病菌数量较多，或胃酸缺乏时，致病菌可进入小肠，侵入肠黏膜。此时，部分病原菌即被吞噬细胞吞噬，并在其胞质内繁殖，部分再经淋巴管进入回肠集合淋巴结、孤立淋巴滤泡及肠系膜淋巴结，不断生长繁殖，并经胸导管进入血流而引起短暂的菌血症，即原发菌血症期。此阶段患者并无症状，相当于临床上的潜伏期。

伤寒杆菌随血流进入肝、脾、胆囊、肾和骨髓及回肠末端的孤立淋巴结，并继续在吞噬细胞内大量增殖，再次进入血流，引起第二次严重菌血症，并释放内毒素，开始出现临床症状，表现为发热、全身不适、玫瑰疹和肝脾大等症状和体征。此时，相当于病程的第1～2周，血培养常为阳性，骨髓培养阳性率更高，且持续时间长。

到病程第2～3周，伤寒杆菌继续随血流播散至全身各脏器与皮肤等处，并经胆管进入肠道随粪便排出，经肾脏随尿液排出。此时，粪便、尿液培养可获阳性。部分经胆管进入肠道的伤寒杆菌穿过小肠黏膜再度侵入肠壁淋巴组织，引起肠壁淋巴组织中淋巴细胞和巨噬细胞释放大量炎症介质，从而致局部肠壁组织坏死、脱落形成溃疡。若波及病变部位血管可引起出血，若侵及肌层与浆膜层则可引起肠穿孔。此外，伤寒杆菌也可在其他组织引起化脓性炎症如骨髓炎、肾脓肿、胆囊炎、脑膜炎、心包炎等。

病程第4周开始，人体产生的免疫力逐渐增强，在血流及脏器中的伤寒杆菌逐渐消失，肠壁溃疡逐渐愈合，疾病最终获得痊愈。少数病例可能由于免疫功能不足等原因，潜伏在体内的伤寒杆菌可再度繁殖，并浸入血流引起复发。

【病理解剖】

伤寒的主要病理特点是全身单核-巨噬细胞系统的增生反应，以回肠末端的集合淋巴结和孤立淋巴结最为显著。病程第1周，肠道淋巴组织增生肿胀，呈纽扣样突起，尤以回肠末段的集合淋巴结和孤立淋巴结最为显著，少数病例的结肠起始段亦有同样变化，肠系膜淋巴结也显著增生与肿大。其他部位的淋巴结、脾脏、骨髓、肝窦星形细胞亦增生。病程第2周，肠道淋巴组织的病变加剧，使局部发生营养障碍而出现坏死，形成黄色结痂。病程第3周，结痂脱落形成溃疡，若波及病变部位血管可引起出血，若侵入肌层与浆膜层可引起肠穿孔。因回肠末段的淋巴结较大且多，病变最严重，故穿孔多见于此部位。溃疡常呈椭圆形或圆形，沿肠纵轴排列，周围肠黏膜充血。病程第4～5周，溃疡愈合，不留瘢痕，也不引起肠道狭窄。肠道病变不一定与临床症状的严重程度成正比，伴有严重毒血症者，尤其是婴儿，其肠道病变可能不明显；反之，毒血症状轻微或缺如的患者却可突然发生肠出血与肠穿孔。

显微镜下检查，上述病变的显著特征是炎症细胞的浸润，以单核-巨噬细胞为主而少见中性粒细胞。此种吞噬细胞可大量聚集在小肠溃疡的底部及周围，具有强大的吞噬能力，胞质内含被吞噬的淋巴细胞、红细胞、伤寒杆菌及坏死组织碎屑，是本病的相对特征性病变，故又称“伤寒细胞”。若伤寒细胞聚集成团，则称为伤寒肉芽肿或伤寒小结。其他脏器中，脾和肝的病变最为显著。脾肿大，有充血、吞噬细胞增生及伤寒肉芽肿形成。肝的最常见病变是肝细胞局灶性坏死伴有单核细胞浸润。胆囊可呈轻度炎症，急性炎症少见。心肌及肾脏标本肿胀，外观浑浊，是毒血症的一种表现。极少发生心内膜炎和心包炎。偶见血栓性静脉炎，多发生于左股静脉。膀胱炎和肾盂肾炎并不常见，睾丸炎罕见。骨膜炎和骨髓炎（胫骨多见）及脊椎炎偶可发生。神经系统无特殊病变，伤寒杆菌脑膜炎仅偶见。呼吸系统以支气管炎为常见，亦可累及肺部。斑丘疹即玫瑰疹的镜下检查显示毛细血管扩张和单核细胞浸润，有时可见伤寒杆菌。

【临床表现】

潜伏期多为10～14日（一般7～23日），其长短与感染菌量有关，食物型暴发流行可短至48小时，而水源型暴发流行可长达30日。

1. 典型伤寒　自然病程约4周，根据其临床表现分为4期。

(1) 初期：病程第1周。起病多缓慢，病情逐渐加重。发热首先出现，体温呈梯形上升，于5～7日内达39～40℃，伴有畏寒，但无寒战和出汗。常伴全身不适、乏力、食欲减退、咽痛和干咳等症状。

(2) 极期：病程第2～3周，常有伤寒的各种中毒性表现。① 高热：发热持续在40℃左右，多数呈稽留热型，少数呈弛张热型或不规则热型，持续10～14日。② 神经系统症状：由伤寒内毒素引起，与疾病的严重程度成正比。患者精神恍惚，表情淡漠、呆滞、反应迟钝、听力减退，重者可有谵妄、昏迷或出现脑膜刺激征（虚性脑膜炎）。多随体温下降而逐渐恢复。③ 相对缓脉：相对缓脉或有时出现重脉是本病的临床特征之一。约半数患者有相对缓脉，但并发中毒性心肌炎时则不明显。相对缓脉即体温每升高1℃，脉搏每分钟加快却少于15～20次，系副交感神经兴奋所致；重脉即当触诊桡动脉时，每一脉搏感觉有两次搏动，系末梢血管受内毒素影响扩张所引起。④ 肝脾大：病程第6日开始，多数出现脾大，质软。约半数患者亦可肝大，质软，有触痛。中毒性肝炎多见，表现为氨基转移酶升高，重者出现黄疸。⑤ 消化系统症状：食欲缺乏更为明显，舌尖与舌缘的舌质红，苔厚腻（伤寒舌），腹部不适，腹胀，多有便秘，亦可腹泻。由于肠道病变多在回肠末段和回盲部，故右下腹可有轻度压痛。⑥ 皮疹：病程7～13日，部分患者皮肤出现散在淡红色斑丘疹，直径为2～4 mm，压之褪色，称为玫瑰疹。主要分布于胸、腹部，偶见于背部及四肢，数量不多，2～4日内消失。水晶形汗疹（或称白痱）也不少见，多发生于出汗较多者。

(3) 缓解期：病程第3～4周，体温出现波动并开始下降，症状好转。但本期内有发生肠出血或肠穿孔的危险，需特别警惕。

(4) 恢复期：病程第4周末开始，体温恢复正常，食欲好转。一般在1个月左右完全恢复健康。少数患者可转为带菌者。

2. 临床类型　以普通型和轻型常见。

(1) 普通型：具有上述典型临床表现者。

(2) 轻型：发热38℃左右，全身毒血症状轻，病程短，2周左右痊愈。多见于曾接受伤寒菌苗注射，或发病初期应用有效抗菌药物治疗者。

(3) 迁延型：起病与普通相似，但发热持续不退，可达45～60日，多见于合并慢性血吸虫病者。

(4) 逍遥型：毒血症状较轻，患者可照常工作。部分患者因突发肠出血或肠穿孔而就医。

(5) 暴发型：起病急，毒血症状严重，有畏寒、高热、腹痛、腹泻、中毒性脑病、心肌炎、肝炎、肠麻痹、休克等表现。常有显著皮疹，也可并发DIC。

3. 小儿伤寒　年龄越小，症状越不典型。常急性起病，有持续发热、食欲缺乏、腹痛、便秘、表情淡漠、嗜睡、烦躁、舌苔厚、腹胀及肝脾大等表现，而相对缓脉和玫瑰疹少见，白细胞和中性粒细胞计数常无明显减少。病程较短，有时仅2～3周即自然痊愈。由于肠道病变轻，故肠出血、肠穿孔等并发症也较少，但并发支气管炎或肺炎较为常见。

4. 老年伤寒　体温多不高，症状多不典型，虚弱现象明显，易并发支气管肺炎和心功能不全，常有持续的肠功能紊乱和记忆力减退，病程迁延，恢复缓慢，病死率较高。

5. 复发与再燃　少数患者热退后1～3周，再次出现发热，临床表现与初次发作相似，血培养又转为阳性，故称之为复发。复发的症状较轻，病程较短，与胆囊或单核吞噬细胞系统中潜伏的病菌大量繁殖，再度侵入血循环有关。疗程不足、机体抵抗力低下时易见，偶可复发2～3次。

再燃是指病程中体温逐渐下降而未至正常时又再度升高，此时血培养也常阳性，机制与复发相似。

【并发症】

1. 肠出血　常见，多见于病程第2～3周。少量出血可无症状或仅有轻度头痛、脉搏增快；大量出血时热度骤降，脉搏细速，并有头晕、面色苍白、烦躁、出冷汗及血压下降等休克表现。有腹泻者并发肠出血机会较多。饮食中含固体及纤维渣滓较多，过量饮食，排便时用力过度以及治疗性灌肠等均易诱发肠出血。

2. 肠穿孔 为最严重的并发症，多见于病程第2～3周。常发生于回肠末段，但亦可见于结肠或其他肠段。表现为突发右下腹剧痛，伴恶心、呕吐、出冷汗，脉搏细速、呼吸急促、意识模糊、体温与血压下降(休克期)等；体温再度上升并出现腹膜炎征象，表现为腹胀，持续性腹痛，腹壁紧张，广泛压痛及反跳痛。X线检查膈下有游离气体。血白细胞数较原先增加伴核左移(腹膜炎期)。肠穿孔的诱因大致与肠出血相同，有的病例同时并发。

3. 中毒性心肌炎 由严重的毒血症引起，多见于病程第2～3周。表现为心率加快，心律不齐，第一心音减弱，期前收缩，舒张期奔马律，血压偏低。心电图显示PR间期延长，T波改变，ST段偏移等。症状、体征及心电图改变随着病情好转而恢复正常。

4. 中毒性肝炎 常见于病程1～3周，主要特征为肝大，可伴有压痛，丙氨酸氨基转移酶增高，少数患者出现黄疸。临床不易与病毒性肝炎相区别。多随病情好转而恢复，个别患者可因肝功能衰竭而危及生命。

5. 支气管炎及肺炎 小儿以支气管肺炎最多见，成人以肺炎多见。发病初期(病程第1周)大多由伤寒杆菌引起，极期或后期(病程第2～3周)多因继发其他细菌或病毒感染。

6. 溶血性尿毒综合征 国外报道的发病数量有增加的趋势，国内亦有零星报道。一般见于病程第1～3周，约半数发生于第1周。主要表现为溶血性贫血和肾功能衰竭，并有纤维蛋白降解产物增加，血小板减少及红细胞破碎现象。可能为伤寒杆菌内毒素诱使肾小球微血管内凝血所致。

除上述并发症外，伤寒杆菌所致的急性胆囊炎、膀胱炎、血栓性静脉炎、DIC等也可见。

【实验室检查】

1. 常规检查 血白细胞计数大多为$(3\sim5)\times10^9/L$，中性粒细胞减少，可伴核左移，嗜酸性粒细胞减少乃至消失，后者随病情的好转逐渐回升。高热时可有轻度蛋白尿。合并消化道出血者粪便隐血试验阳性。

2. 细菌学检查 是确诊的依据，应尽量争取早做。

(1) 血培养：病程第7～10日阳性率可达90%，第3周降为30%～40%，第4周时常阴性。为提高阳性率，应在抗菌药物应用之前采血，成人采血量不少于5 ml，已用抗菌药物者可取血凝块培养。

(2) 骨髓培养：较血培养阳性率高，病程第7～10日阳性率可达95%，持续时间也长，尤其适合于已用抗菌药物治疗而血培养阴性者。

(3) 粪便培养：从潜伏期起即可获阳性，第3～4周可高达80%，病后6周阳性率迅速下降，3%的患者排菌可超过1年(因粪便间歇性排菌，故应留取多份标本)。

(4) 尿培养：病程后期阳性率可达25%，采集时应避免粪便污染。

(5) 玫瑰疹的刮取物或活检标本培养：也可获阳性结果。

3. 免疫学检查

(1) 肥达反应：即伤寒血清凝集试验(Widal reaction)，对伤寒、副伤寒有辅助诊断价值。将伤寒杆菌菌体(O)抗原、鞭毛(H)抗原、副伤寒甲、乙、丙鞭毛抗原共5种标准抗原，分别与稀释的待测血清反应，测定患者血清中各种抗体的凝集效价。一般从第2周开始阳性率逐渐增高，至第4周可达90%，病愈后阳性反应可持续数月之久。抗体效价O抗体≥1∶80，H抗体≥1∶160，或双份血清抗体有4倍增高有诊断价值。由于O抗原为数种沙门菌共有的菌体抗原，出现早，消失快，半年左右转阴；而H、A、B、C抗原为伤寒、副伤寒甲、乙、丙的特异性抗原，出现迟，可持续数年阳性，故诊断伤寒与副伤寒，必须同时有菌体(O)抗体和相应的鞭毛抗体增高才有意义。仅有菌体(O)抗体效价增高，而鞭毛(H)抗体效价不高，多见于发病早期；仅有鞭毛(H)抗体效价增高,而菌体(O)抗体效价不高,多见于非特异性回忆反应。肥达反应方法简便快速,但值得注意的是,该方法存在假阳性和假阴性问题,国外报道其敏感性44%~77%,特异性50%~92%。有部分患者抗体很迟才升高,甚至整个病程中抗体效价均很低或阴性,可能与过早应用抗生素、机体的免疫状态及病情的轻重有关。另有些非伤寒发热性疾病如各种急性感染、肿瘤、风湿性疾病、慢性溃疡性结肠炎等,均可出现假阳性结果。

(2) 其他免疫学检查:① 酶联免疫吸附试验(ELISA):既可检测伤寒的各种抗原,敏感性一般在80%以上,又能检测IgM和IgG型抗体,敏感度可高达90%以上。本方法简便、快速、敏感、特异,是公认较好的一种诊断方法。② 被动血凝试验(PHA):用伤寒杆菌菌体抗原致敏红细胞,使之与被检血清反应,根据红细胞凝集状况判断有无伤寒特异性抗体存在,国内外报道阳性率90%~98.35%,假阳性率5%左右。因主要检测的是特异IgM抗体,故可用于早期诊断。③ 对流免疫电泳(CIE):本方法可用于血清中可溶性伤寒抗原或抗体的检测,操作简便,便于基层推广,特异性较高;但敏感性较低,不同作者报道为24%~92%,主要受采集血清时间的影响,发病初期最易测出,故可用于伤寒的早期诊断。④ 协同凝集试验(COA):利用金黄色葡萄球菌的葡萄球菌A蛋白(SPA)可与抗体IgG的Fc段结合的原理,先用伤寒抗体致敏带有SPA的金黄色葡萄球菌,然后与抗原发生反应,本试验的阳性率在81%~92.5%,特异性为94%~98%。⑤ 免疫荧光试验(IFT):国外有报道用伤寒杆菌菌体Vi悬液作抗原进行间接免疫荧光抗体检测,140例血培养阳性的伤寒患者134例(95.7%)阳性;394例对照者仅4例(1%)假阳性。伤寒疫苗预防接种和其他沙门菌感染是否会影响本试验特异性,尚需进一步研究。

4. 核酸检测方法　目前主要为PCR或分子杂交,检测伤寒基因组特异性靶序列,具有方法特异性高、敏感性好及快速、简便等优点,有助于早期快速诊断,但目前尚未在临床上推广使用。

【诊断和鉴别诊断】

伤寒可依据流行病学资料、临床经过及实验室检查结果做出临床诊断,但确诊则以检测出伤寒杆菌为依据。

1. 诊断

(1) 流行病学资料:夏秋季节,有不洁饮食史,或与伤寒患者有接触史,既往未患过伤寒,近年亦未接种疫苗者,提示有感染本病可能。

(2) 临床表现:在伤寒流行季节和流行地区有持续性高热(40~41℃),为时1~2周以上,并出现特殊中毒面容,相对缓脉,玫瑰疹,肝脾大,白细胞计数低下,嗜酸性粒细胞减少或消失,骨髓象中有伤寒细胞,临床诊断为伤寒。

(3) 确诊标准:临床诊断病例如有以下项目之一者即可确诊。① 从血、骨髓、尿、粪便或玫瑰疹刮取物中,任一种标本分离到伤寒杆菌。② 血清特异性抗体阳性,肥达反应O抗体凝集效价≥1∶80,H抗体凝集效价≥1∶160,如恢复期效价增高4倍以上者则更有意义。

2. 鉴别诊断

(1) 伤寒早期(第1周以内):特征性表现尚未显露,应与病毒感染、疟疾、钩端螺旋体病、急性病毒性肝炎等病相鉴别。① 病毒感染:许多病毒感染可引起持续发热,白细胞计数不升高。但重度症状多不明显,常无缓脉、脾大或玫瑰疹,热程多在2周以内。② 疟疾:常伴有寒战、大汗和体温周期性升高的特点,血涂片找到疟原虫可确诊。③ 钩端螺旋体病:流感伤寒型的流行季节和临床表现和伤寒相似。但此病有疫水接触史,起病较伤寒急,伴眼结膜充血,明显肌痛,腓肠肌压痛显著,浅表淋巴结肿大等为其特点。血白细胞计数升高,血培养和显微镜凝集溶解试验可诊断。

(2) 伤寒的极期(第2周以后):多数病例无典型伤寒表现,需与败血症、粟粒性肺结核、布鲁菌病、斑疹伤寒等疾病相鉴别。① 革兰阴性杆菌败血症:高热,可伴有寒战和出汗,中毒症状重，可发生休克。可能找到胆道、肠道、尿路感染的原发病灶。血培养阳性可确诊。② 急性粟粒性肺结核：多有结核病史或密切接触史。不规则发热，盗汗及呼吸道症状突出，无缓脉。痰涂片及培养见结核杆菌，胸片见粟粒状阴影。③ 布鲁菌病：患者有与牛、羊、猪接触史，热型不规则，大汗，消化道症状和中毒症状较轻，布鲁氏菌凝集试验和血培养可确诊。④ 斑疹伤寒：流行性和地方性斑疹伤寒起病较伤寒急，头痛更明显，多有烦躁，皮疹数多，可呈出血性。外斐反应 OX_{19} 阳性。

【治疗】

1. 一般治疗与对症治疗

(1) 隔离和休息：患者入院后，即按消化道传染病隔离，临床症状消失后每隔 5～7 日送检粪便培养，连续两次阴性可解除隔离。发热期间患者必须卧床休息，热退后 2～3 日可在床上稍坐，热退后 2 周可轻度活动。

(2) 营养和饮食：给予高热量、高营养、易消化的食物，包括足量碳水化合物、蛋白质及各种维生素，以补充发热期的消耗，促进恢复。发热期间宜用流质或细软无渣饮食，少量多餐，腹胀、腹泻时忌食豆、奶制品。热退后，食欲增加，可逐渐进食稀饭、软饭，忌食坚硬多渣食物，以免发生肠穿孔和肠出血。热退后 2 周可逐步恢复正常饮食。

(3) 对症治疗：高热者给物理降温。有严重毒血症者，可在足量有效抗菌药物治疗下使用肾上腺糖皮质激素。常用氢化可的松 50～100 mg 或地塞米松 3～5 mg，每日 1 次静脉缓慢滴注，或口服泼尼松 5 mg，每日 4 次，疗程不超过 3 日。对兼有毒血症状和明显鼓肠和腹胀的患者，肾上腺糖皮质激素的使用宜慎重，以免发生肠出血和肠穿孔。

2. 病原治疗

(1) 氟喹诺酮类药物：对伤寒杆菌(包括耐氯霉素菌株)有较强的抗菌作用，体内分布广，组织渗透性强，体液及细胞内药物浓度高，可达有效抑菌和杀菌浓度，有利于彻底消灭患者吞噬细胞和胆囊内的伤寒杆菌，减少复发和降低病后带菌率，从而达到治愈的目的；同时，该类药物还可降低肠出血、肠穿孔等严重并发症的发生率，是治疗伤寒的首选药物。氟喹诺酮类药物与其他抗生素无交叉耐药性，也是多重耐药伤寒菌株的首选治疗药物。但因其有可能影响骨骼发育，孕妇、儿童和哺乳期妇女慎用。目前，常用的有氧氟沙星 300 mg，每日 2 次口服；或 200 mg，每 8～12 小时静脉滴注 1 次，疗程 14 日；环丙沙星 500 mg，每日 2 次，或每 8 小时 1 次口服，或每日 400～600 mg 分次静脉滴注，疗程 14 日。

(2) 广谱头孢菌素：第三代头孢菌素在体内分布广，胆道内药物浓度高，不良反应少，对伤寒杆菌有较强的抗菌作用，有效率达 80% 以上。常用有头孢曲松，成人 1～2 g，每 12 小时静脉滴注 1 次，儿童 100 mg/(kg·d)，疗程 14 日；头孢噻肟，成人 1～2 g，每 8～12 小时静脉滴注 1 次，儿童每日 100～150 mg/(kg·d)，疗程 14 日。由于近 10 年来其临床上的广泛应用，耐药率也逐渐增加。此外，对于临床采用氟喹诺酮类药物与头孢菌素联合治疗，研究显示，患者退热时间延长，并出现再燃现象。第三代头孢菌素价格昂贵，不宜作为治疗伤寒的首选药物，多用于氟喹诺酮的禁用者(如孕妇、儿童和哺乳期妇女等)和耐氟喹诺酮类菌株的患者。

(3) 阿奇霉素：在伤寒多重耐药以及氟喹诺酮类耐药发生率较高的地区，无并发症的伤寒可选择阿奇霉素作为经验性治疗方案。阿奇霉素的组织渗透性较好，在巨噬细胞和中性粒细胞内的浓度是血浆药物浓度的 10～100 倍。常用剂量成人 1.0 g/d，口服，疗程 5 日。

(4) 氯霉素：通常应用 25 mg/(kg·d)，分 2～4 次口服或静脉滴注，体温正常后剂量减半，疗程 2 周。治疗中应注意经常复查血常规，白细胞计数低于 2.5×10^9/L 时停药。其费用低廉，但对胆道内细菌清除不彻底，对慢性带菌者治疗无效，其高达 20% 的复发率及骨髓抑制等不良反应限制了应用。此外，新生儿、孕妇和肝功能明显损害者忌用。故临床基本不采用。

(5) 氨苄西林(或阿莫西林)：该药毒性反应小，价格便宜，孕妇、婴幼儿、白细胞计数过低及肝肾功能损害者仍可选用。但治疗效果不太理想，故疗程宜长，以减少复发和慢性排菌。此外，一旦出现药疹，应立即停药。成人氨苄西林2～6 g/d，儿童100～150 mg/(kg·d)，分3～4次口服或静脉滴注。阿莫西林成人2～4 g/d，分3～4次口服，疗程14日。作为酶抑制剂复合药物阿莫西林/克拉维酸、哌拉西林/他唑巴坦对伤寒沙门菌敏感性高，因其疗效显著，目前常用于耐药伤寒的临床治疗。

(6) 复方磺胺甲噁唑：口服吸收完全，价格低廉，但耐药现象比较严重，且胃肠道反应和皮肤过敏反应较为明显。常用剂量为成人2片，每日2次口服，儿童每日SMZ 40～50 mg/kg，TMP 10 mg/kg，分2次口服，疗程14日。

(7) 其他抗生素：对多种一线、二线抗生素耐药的病例，可选择碳青霉烯类(如美罗培南、亚胺培南、西司他丁、厄他培南以及比阿培南等)，或是替加环素进行治疗。

3. 带菌者的治疗　首选抗菌药物治疗，对于有胆结石等疾病的患者，若抗菌药物治疗无效，可考虑原发病的手术处理。

(1) 氨苄西林(或阿莫西林)：成人氨苄西林4～6 g/d或阿莫西林6 g/d加丙磺舒2 g/d，分3～4次口服，疗程6周。

(2) 氧氟沙星或环丙沙星：氧氟沙星300 mg，每日2次口服，环丙沙星500～750 mg，每日2次口服，疗程6周。

4. 并发症的治疗

(1) 肠出血：禁食，或进少量流质；绝对卧床休息，严密观察血压、脉搏、神志和便血情况；静脉滴注葡萄糖生理盐水，注意电解质平衡，并加用维生素K、卡巴克洛、抗血纤溶芳酸等止血药；根据出血情况，酌量输血；经积极治疗仍出血不止者，应考虑手术治疗。

(2) 肠穿孔：应禁食、胃肠减压，防治水、电解质紊乱，同时加强有效抗生素的联合应用。除局限者，肠穿孔并发腹膜炎者应及早手术治疗。

(3) 中毒性心肌炎：严格卧床休息，在足量抗生素基础上加用肾上腺糖皮质激素、ATP等营养心肌药物。如出现心力衰竭，应积极处理，可使用洋地黄和呋塞米，并维持至临床症状好转。但患者对洋地黄耐受性差，故用药时宜谨慎。

(4) 中毒性肝炎：除护肝治疗外，病情严重者可加用肾上腺糖皮质激素。

(5) 溶血性尿毒综合征：控制伤寒杆菌的原发感染，可用氨苄西林或阿莫西林；输血、补液；使用肾上腺糖皮质激素如地塞米松、泼尼松龙等，使用后可迅速缓解病情，尤其是儿童患者；抗凝疗法，可用小剂量肝素每日0.05～0.1 mg/kg，分次静脉注射或静脉滴注；必要时行腹膜或血液透析，以及时清除氮质血症，促进肾功能恢复。

(6) DIC：给予抗凝治疗，酌情输血，并应积极控制原发感染。

【预后】

根据国家卫健委公布的疫情报告数据，伤寒的病死率已降至0.1%以下。老年人、婴幼儿预后较差，明显贫血、营养不良、胃酸缺乏者预后也差。并发肠穿孔、肠出血、心肌炎、严重毒血症等病死率高。曾接受预防接种者病情较轻，预后较好。

【预防】

广泛开展卫生宣教，改善饮食、饮水卫生和加强粪便管理，防蝇、灭蝇，消灭苍蝇孳生地，做好疫情监测。

1. 管理传染源

(1) 对患者给予肠道传染病隔离，正规治疗直至临床症状完全消失后2周，或每隔5日做粪便培养1次，连续2次阴性方可解除隔离。

(2) 对从事饮食业者定期进行带菌检查，以便发现慢性带菌者。查出带菌者要及时调离岗位并予以彻底治疗。

(3) 对密切接触者进行医学观察3周。

2. 切断传播途径　是本病预防措施的重点。应加强饮食、饮水卫生，保护水源，做好粪便、污水、垃圾的管理和处理，养成良好的卫生与饮食习惯，如注意饭前便后洗手，不饮生水、不吃不洁食物等。

3. 保护易感人群

(1) 预防接种：流行区居民以及流行区旅行者、清洁工人、实验室工作人员及其他医务工作者、带菌者家属等可进行预防接种。① 伤寒、副伤寒甲、乙的三联混合灭活菌体疫苗：成人每周1次，连续3次，分别以0.5 ml、1.0 ml、1.0 ml菌苗皮下注射；1～6岁儿童分别为0.2 ml、0.3 ml、0.3 ml；7～14岁儿童分别为0.3 ml、0.5 ml、0.5 ml，每次间隔7～10日。接种后2～3周可产生免疫力，以后每年加强1次，连续3年。有严重心脏病、肾脏病、高血压、活动性结核、发热者及孕妇均属禁忌。虽然该菌苗有效，但局部和全身不良反应发生率高，现已不被推荐。② 伤寒杆菌肠Ty21a活菌苗：为伤寒杆菌Ty21a变异株制成的减毒口服活菌苗，对伤寒的保护率达50%～96%。分别在第1、3、5、7日口服各1粒，适用于成人及6岁以上儿童。流行地区每3～5年加强1次。菌苗耐受性好，安全、稳定，且免疫效果较持久，有效免疫期3年以上。但该菌苗为减毒活菌苗，接受免疫抑制治疗的患者或正在服用抗菌药物的患者不宜服用。③ 伤寒Vi多糖疫苗(单价，不包括副伤寒甲、乙)：为伤寒杆菌Ty2株经甲醛处理后，提纯其多糖抗原制备而成。成人单剂0.5 ml(含多糖菌苗30 μg)，前臂外侧肌内注射，每年1次。对伤寒的保护率为70%左右，接种反应轻微，安全度高，免疫效果好，并具有接种次数少的特点。多糖疫苗存在一定局限性，比如在小于5岁的儿童中应答较差，疫苗的保护作用维持时间相对较短，加强注射难以产生回忆性免疫应答。④ 伤寒结合疫苗：相比上述疫苗具有较多优势，其应答率较高，可应用于年龄相对较小的高风险儿童，并可获得更持久的免疫应答。目前正在研究的伤寒结合疫苗采用重组铜绿假单胞菌外毒素作为载体携带伤寒Vi多糖抗原。在越南的一项研究中，2～5岁的儿童接种伤寒结合疫苗4年后其保护率仍接近90%，提示该类疫苗具有更广阔的应用前景。

(2) 预防治疗：对明确接触者，特别在局部流行地区可采取应急性预防服药，可用磺胺甲噁唑2片，每日2次，服用3～5日，也可用诺氟沙星200 mg，每日3次，服用3日。

二、副伤寒

副伤寒(paratyphoid fever)包括副伤寒甲、副伤寒乙和副伤寒丙，其病原分别属沙门菌A、B、C组，生化特性类似伤寒杆菌，而鞭毛抗原的成分不同。各种副伤寒杆菌在自然条件下只对人有致病作用。

流行病学特点与伤寒相同。传染源为患者和带菌者，经消化道传播，常呈地方性流行，也可散发，但发病率较伤寒低，近年来维持在0.2/10万左右。儿童副伤寒相对较多，其中以副伤寒乙、丙占多数。成人以副伤寒甲较多。副伤寒的病理变化与伤寒相似。肠道病变较少而表浅，故肠出血或肠穿孔的机会较少。但胃肠炎型者肠道炎症病变却较明显而广泛，常侵及大肠。败血症型副伤寒常有骨、关节、脑膜、心包、软组织等处化脓性迁延性病灶。

临床表现常难以与伤寒鉴别，但总体较伤寒为轻，病程较短。潜伏期一般为1～10日。多急性起病，常有腹痛、腹泻和呕吐等胃肠炎症状，2～3日后症状减轻，但出现发热，多为弛张热型。病程副伤寒甲约3周，副伤寒乙约2周。明显的发热可持续数日，但热型不如伤寒典型，头痛、全身不适常见，玫瑰疹少见，肠黏膜病变较轻，肠道并发症少。副伤寒丙潜伏期短，热型多不规则，临床除伤寒型外，主要表现为急性胃肠炎型和败血症型，病程1～3周不等。并发症多见而顽固，以肺部感染、骨及关节局限性脓肿、化脓性脑膜炎、心内膜炎、肾盂肾炎、皮下脓肿、肝脓肿者常见。肠出血及肠穿孔者少见。据报道，副伤寒丙对氯霉素、三代头孢、氟喹诺酮类耐药率较低，对氨苄西林、复方磺胺耐药率高。

确诊有赖于血、骨髓、粪便、脓液等标本的细菌培养,血清凝集试验也有参考价值,但副伤寒丙的凝集效价较低,少数患者甚至始终阴性。

副伤寒的预后较好,病死率低于伤寒,恢复后慢性带菌者较少见。治疗和预防与伤寒相同。

三、非伤寒沙门菌属感染

非伤寒沙门菌属感染是指伤寒、副伤寒以外的其他沙门菌感染,其发病率和死亡率现逐年递增。2 000 多种血清型沙门菌对人类有致病性,除伤寒沙门菌、副伤寒沙门菌外,主要致病菌有鼠伤寒沙门菌、肠炎沙门菌、德比沙门菌、猪霍乱沙门菌、都柏林沙门菌以及斯坦利沙门菌等,以鼠伤寒沙门菌以及肠炎沙门菌最为常见。非伤寒沙门菌主要引起腹泻,少数情况下可导致侵袭性感染,多见于幼婴儿、老年人或是有免疫缺陷的人群。

【流行病学】

1. *传染源* 主要传染源为感染的家禽,如鸡、鸭、猪、牛、羊等;其次是感染的鼠类及其他野生动物,其感染率为1%~4%或更多;人类带菌者亦可作为传染源,较常见于职业上与沙门菌接触的人,如食品加工者或屠宰工人。

2. *传播途径* 沙门菌通过被污染的食物传染,特别多见于蛋、家禽、冷藏肉、未灭菌乳制品、海产品等食品。水源污染可引起暴发。苍蝇和蟑螂可作为沙门菌的机械携带者,引起传播。蛋是引起肠炎沙门菌感染的主要原因。

3. *人群易患性* 人群普遍易感,但与免疫力的强弱相关。婴幼儿、老年人及免疫缺陷者(如血红蛋白病、HIV 患者等)对沙门菌易感。病后的免疫力不强,可反复感染,甚至可感染同一血清型细菌而发病。

4. *流行病学特征* 本病的流行病学特征为:① 突然发病;② 潜伏期短;③ 发病者仅限于进食污染食物者;④ 食物常是同一传染源所污染;⑤ 集体用餐单位常呈暴发流行;⑥ 热带地区雨季和温带地区气候较暖的时期发病率最高。非伤寒沙门菌感染呈世界性分布。估计全球每年有 9 300 万例非伤寒沙门菌肠炎,导致约 15 万人因腹泻死亡;非沙门菌侵袭性感染病例约为 340 万例,导致约 68 万人死亡。

【临床表现】

1. *胃肠炎型* 非沙门菌属感染常引起胃肠炎,与其他细菌和病毒所致的胃肠炎难以区别。此型较常见的病原菌为鼠伤寒沙门菌以及肠炎沙门菌,是最常见的临床类型,约占 70%,也称为沙门菌食物中毒。患者在进食污染食物或水后 6~48 小时,出现恶心、呕吐和腹泻症状,常伴有腹部绞痛和发热(38~39℃)。腹泻主要表现为稀便,无血便,量中。但大量水样便,血便,或痢疾症状并不能排除沙门菌属感染。在新生儿、老年人及免疫缺陷者(如 HIV 感染患者)易引起脱水和病变播散,需要住院治疗和抗生素治疗。沙门菌感染极少引起假阑尾炎或类炎性肠病。

非沙门菌属感染引起的胃肠炎往往是自限性的。腹泻症状在 3~7 日内可自行缓解,发热一般不超过 72 小时。沙门菌感染后 4~5 周,粪培养可持续阳性,持续阳性>1 年的慢性携带者罕见(<1%)。慢性携带者往往不推荐抗生素治疗,一些研究显示,抗生素治疗反而延长患者带菌时间。

2. *败血症型* <5%的非沙门菌属感染致胃肠炎患者血培养阳性,其中 5%~10%的患者出现局部感染。败血症最多见,尤其在婴幼儿、老年人和免疫抑制患者(如移植患者、HIV 感染患者)中。沙门菌易引起动脉炎,如果患者血培养(至少 3 次)结果阳性率>50%,要高度考虑并发血管内感染。既往瓣膜性心脏病患者极易引起心内膜炎,而动脉粥样硬化和主动脉瘤患者常伴有动脉炎。老年患者患胃肠炎后,出现迁延性发热伴背部、腹部或胸部疼痛,要怀疑动脉感染。心内膜炎和动脉炎罕见(1%),但常伴有并发症,如心内膜炎常并发心脏瓣膜穿孔或房室隔脓肿,动脉炎常并发真菌性动脉瘤,破裂性动脉瘤或脊椎骨髓炎。

猪霍乱沙门菌和都柏林沙门菌常常有迁徙

性发热和血培养阳性,无胃肠炎病史,侵袭性强,常出现迁徙性感染。

局部感染常常表现为腹腔内感染,中枢神经系统感染,肺部感染,泌尿生殖道感染,骨、关节和软组织感染。

【实验室检查】

1. *血常规* 胃肠炎型者白细胞计数大多正常。有局灶性化脓性病变时明显升高,可达$(20\sim30)\times10^9/L$。

2. *粪便检查* 部分患者粪便中有黏液和血,镜下白细胞增多,尤以婴幼儿多见。

3. *病原学检查* 胃肠炎时易从呕吐物和粪便中分离到病原菌,并与可疑食物中的病原菌相一致。胃肠道外感染时,从血、骨髓、脓液和其他体液如胸腔积液、脑脊液、关节积液等中测得病原菌。反复培养可提高阳性率。

【治疗】

1. *对症治疗* 胃肠炎型以维持水、电解质平衡为主,辅以必要的对症处理。轻、中度脱水可予口服葡萄糖或电解质溶液,严重脱水者静脉补液,对年老、年幼或虚弱者应给予支持疗法。中毒症状严重并有循环衰竭应注意维持有效血容量,必要时可使用肾上腺皮质类激素。对呕吐、腹痛明显者,可给予口服颠茄酊,必要时亦可应用山莨菪碱。

2. *病原治疗* 无并发症的胃肠炎型患者不必应用抗菌药物,严重的胃肠炎或发育不良的婴儿及免疫缺陷者应加用相应抗菌药物。

败血症型非沙门菌属感染,必须用抗菌药物治疗。目前,国内分离到的非伤寒沙门菌对氨苄西林、氯霉素、复方磺胺甲噁唑等耐药率较高,不同菌种耐药率的差异较大。对于侵袭性感染,氟喹诺酮类药物为首选。氟喹诺酮类药物抗菌谱广,对革兰阴性杆菌活性高,且不易产生耐药,但因其影响骨骼发育,孕妇、儿童、哺乳期妇女慎用。局部感染者一般可用氧氟沙星 300 mg,每日 2 次,口服;或 200 mg,每 8～12 小时 1 次,静脉滴注,疗程 14 日。或环丙沙星 500 mg,每日 2 次,口服,或每 8 小时 1 次,静脉滴注,疗程 14 日。败血症患者可先给予静脉氧氟沙星治疗 1～2 周,然后口服氟喹诺酮治疗 4 周。第三代头孢菌素对非伤寒沙门菌感染亦有较好疗效。

患者如并发血管内感染或心内膜炎,应予以β-内酰胺类抗生素治疗 6 周。有骨髓炎、脑膜炎等局灶性感染时应较长期静脉内给药,同时做手术引流。

新生儿(＜3 月龄)、老年人(＞50 岁)、移植患者,以及淋巴细胞增生症、HIV 感染、假关节手术、严重关节疾病、镰状红细胞病等患者,由于容易出现迁徙性感染,需预防性使用抗菌药物治疗。一般口服或静脉给予抗菌药物治疗 2～3 日,或免疫正常患者治疗至体温正常。严重免疫缺陷患者,根据临床表现,治疗时间延长至 7～14 日。

【预后】

本病的预后取决于临床类型、患者的一般情况及感染细菌的种类。胃肠炎型预后良好。死亡病例多发生于婴儿、老年人或有严重慢性病者。严重全身感染者病死率较高。沙门菌脑膜炎的病死率可高达 80%以上。

【预防】

1. *控制传染源* 妥善处理患者和动物的排泄物,保护水源,禁止使用病畜病禽。

2. *切断传播途径* 注意饮食、饮水卫生和食物加工管理,不饮生水。肉、禽、乳、蛋类的处理、加工、贮存均应严防污染,食用时应煮熟煮透。生熟分开,腹泻患者不应接触熟食。

参考文献

[1] 孙军玲,张静,马会来,等. 2012 年全国和高发省份伤寒、副伤寒流行特征分析[J]. 中华流行病学杂志,2013,34(12):1183-1188.

[2] 刘凤凤,赵善露,陈琦,等. 2015 年全国伤寒、副伤寒流行病学特征和空间聚类分析[J]. 中华流行病学杂志,2017,38(6):754-758.

[3] Steele AD, Hay Burgess DC, Diaz Z, *et al*. Challenges and Opportunities for Typhoid Fever Control: A Call for Coordinated Action [J]. Clinical infectious diseases: an official publication of the Infectious Diseases Society of America, 2016, 62 Suppl 1: S4-8.

[4] Zhang J, Wang F, Jin H, *et al*. Laboratory monitoring of bacterial gastroenteric pathogens Salmonella and Shigella in Shanghai, China 2006—2012 [J]. Epidemiology and infection, 2015, 143 (3): 478-485.
[5] Liang Z, Ke B, Deng X, *et al*. Serotypes, seasonal trends, and antibiotic resistance of non-typhoidal Salmonella from human patients in Guangdong Province, China, 2009—2012 [J]. BMC infectious diseases, 2015, 15: 53.
[6] Crump JA, Sjolund-Karlsson M, Gordon MA, *et al*. Epidemiology, Clinical Presentation, Laboratory Diagnosis, Antimicrobial Resistance, and Antimicrobial Management of Invasive Salmonella Infections [J]. Clinical microbiology reviews, 2015, 28(4): 901-937.
[7] Ao TT, Feasey NA, Gordon MA, *et al*. Global burden of invasive nontyphoidal Salmonella disease, 2010 (1) [J]. Emerging infectious diseases, 2015, 21(6).

(南京市第二医院　杨永峰)

第十二节 志贺菌属感染

细菌性痢疾(bacillary dysentery)又称志贺菌病(shigellosis),是志贺菌(*Shigella*),又称痢疾杆菌(bacillus dysentery)引起的常见肠道传染病。其病理特点是浅表性溃疡性结肠炎。临床特征是全身感染中毒症状(如发热等)及肠道的痢疾三联征(黏液或脓血便、痉挛性腹痛及里急后重),严重者可有感染性休克和(或)中毒性脑病,治疗不当可转变成慢性。

【病原学】

志贺菌又称痢疾杆菌,属肠杆菌科、志贺菌属。

1. 抗原结构及血清学分型　志贺菌属有菌体抗原(O抗原),无鞭毛抗原(H抗原),个别菌型及新分离菌株有K抗原。O抗原是其分型基础,分为型特异性抗原和群特异性抗原,前者用于区别菌型,为同型菌株的特异性共同抗原;后者用于区别亚型,可有多种。K抗原在血清学分型上无意义,但可阻止O抗原与相应抗血清的凝集反应,A群和C群所有菌型及B群的2a、6型痢疾杆菌表面包绕有K抗原。国际微生物学会把志贺菌分为4群48型,A、B、C、D 4群即痢疾志贺菌(*S. dysenteriae*)、福氏志贺菌(*S. flexneri*)、鲍氏(*S. boydii*)志贺菌和宋内(*S. sonn*)志贺菌。

(1) A群:有10个血清型,其中8型尚可分3个亚型,是唯一不能发酵甘露醇的一群志贺菌。该群1型即志贺菌,2型即史密斯菌。其余为副志贺痢疾杆菌,十分罕见。

(2) B群:有13个血清型(包括变型和亚型),各型间有交叉反应。

(3) C群:有18个血清型。

(4) D群:抗原单一,只有一个血清型,是唯一具有鸟氨酸脱羧酶的一群志贺菌。宋内志贺菌有Ⅰ相和Ⅱ相两个交叉变异相。Ⅰ相呈S型菌落,对小鼠有致病力,多自急性期感染患者标本中分离到。Ⅱ相为R型菌落,对小鼠不致病,常从慢性患者或带菌者检出。Ⅰ相抗原受控于一个相对分子质量为 140×10^6 的大质粒,若质粒丢失,Ⅰ相抗原不能合成,细菌则从有毒的Ⅰ相转变为无毒的Ⅱ相。

我国菌型分布调查显示福氏菌型多见,其中又以2a为多,1b、3a次之;其次为宋内菌型。西欧及日本以宋内菌型最常见,美国中部、中非、印度和孟加拉等地细菌性痢疾流行的病原仍以痢疾志贺菌为主。

2. 生物学特征

(1) 形态与染色:为革兰染色阴性短小杆菌,长2～3 μm,宽0.5～0.7 μm,无荚膜,有菌毛,无芽孢,有鞭毛,有动力。

(2) 培养特性:为需氧或兼性厌氧菌,在普通培养基上生长良好,最适于生长的环境为37℃(10～40℃之间均可生长)、pH 6.4～7.8。

营养要求不高，在选择性或鉴别性培养基如SS琼脂平板或中国蓝平板发育良好，接种后在37℃孵育18～24小时，形成圆形、微凸、光滑、湿润、无色、半透明的菌落，直径约2 mm，边缘整齐。宋内菌落一般较大，透明度较差，往往呈现扁平粗糙菌落。液体培养基中呈均匀浑浊生长，无菌膜形成。

(3) 生化反应：各型志贺菌均能分解葡萄糖，产酸不产气。除宋内志贺菌迟缓发酵乳糖外，其余菌均不发酵乳糖，吲哚反应不定，甲基红试验阳性，伏-波试验(VP试验)阴性，不能利用柠檬酸盐，不分解尿素，不产生硫化氢，不液化明胶，赖氨酸脱羧酶阴性。

(4) 抵抗力：志贺菌存在于患者和带菌者的粪便中，抵抗力比其他肠道杆菌弱，在粪便中存活11日，在潮湿的土壤中能存活34日，在冰块中存活26日，在蔬菜、水果及生活用品上存活1～2周。对日光照射、煮沸等抵抗力差，日光下30分钟、56～60℃ 10分钟、煮沸1～2分钟即被消灭。对化学药品敏感，在苯酚0.5%溶液中存活3～6小时，1%浓度中存活15～30分钟，0.1%氯化汞(升汞)液中迅速死亡。对其他各种常用消毒剂如苯扎溴铵(新洁尔灭)、过氧乙酸、石灰乳等均很敏感。

3. *菌属变异* 志贺菌属细菌容易发生变异，如菌落变异、生物特性变异、抗原变异、耐药性变异、毒力变异及其他变异。菌落及生物特性发生变异后产生变种，如宋内菌由迟缓分解乳糖变成迅速分解或不分解乳糖的变异株，产生产气和厌氧的变异志贺杆菌。志贺菌属抗原变异也较常见，其中以福氏菌群最明显而普遍，表现为型抗原消失或群抗原变异，如福氏2a型菌株消失型抗原成为Y变种，3型或5型消失型抗原成为X变种。志贺菌属的耐药性随着抗菌药物的广泛应用而日益严重，从20世纪70年代开始，抗生素耐药的志贺菌流行呈上升趋势，对磺胺药发生耐药的最多，对土霉素、四环素、氨苄西林等的耐药率高达40%～70%。对诺氟沙星、依诺沙星、环丙沙星等氟喹诺酮类药物较为敏感，是当前治疗细菌性痢疾的主要药物，但亦已发现有耐药菌株产生。

【流行病学】

细菌性痢疾多见于温带和亚热带地区，特别是在发展中国家发病率高，与水源、粪便管理及卫生条件等因素有关。

1. *传染源* 细菌性痢疾患者及带菌者是主要传染源。急性患者的脓血便中菌量最多，每克粪便可有10^5～10^8个菌，传染性极强。恢复期患者带菌可达2～3周，有的长达数月。慢性细菌性痢疾患者排菌时间长，可长期储存病原菌。健康带菌者主要是与细菌性痢疾患者的接触者，流行病学意义最大。

2. *传播途径* 细菌性痢疾经粪—口途径传播。可通过食物、水、生活接触或经苍蝇污染食物等方式，经口传染给易感者。志贺菌属可在苍蝇体表和肠道内存活数小时至4日，故苍蝇作为传播媒介污染食品有重要意义。细菌性痢疾散发或小流行的重要环节是经过手。粪便无害化处理不彻底，污染水源和蔬菜等食物，可引起暴发流行。

3. *易感性人群* 普遍易感。志愿者试验表明，100～150个志贺菌即可引起25%左右健康成人典型临床症状的感染。儿童更易感，且病情严重。着凉、过劳、暴饮暴食均有利于细菌性痢疾的发病。

4. *季节性* 全年皆可发生，但夏秋季节为发病高峰。夏秋季节气温高，雨量大，人们喜食冷饮、饮水量大，胃酸被稀释，使局部防御力下降；苍蝇密度增高；细菌在外界易于繁殖；下雨易造成水源污染等因素均增加了传染的机会，使发病率骤增。

【发病机制和病理】

1. *发病机制* 志贺杆菌经口进入胃肠道，胃酸及肠黏膜的分泌型抗体IgA可杀死细菌，起到某种程度防御作用。但痢疾杆菌对酸的抵抗力相对较强，较其他肠道致病菌易通过胃酸屏障，甚至少至100个细菌进入肠道就可引起感染。其致病作用主要依靠侵袭力和毒素。

(1) 侵袭力：志贺菌的菌毛能黏附于回肠末端和结肠黏膜的上皮细胞表面，继而在侵袭蛋白作用下穿入上皮细胞内，一般在黏膜固有层繁殖形成感染灶。此外，凡具有K抗原的痢疾杆菌，一般致病力较强。

(2) 内毒素：各型痢疾杆菌都具有强烈的内毒素。内毒素作用于肠壁，使其通透性增高，促进内毒素吸收，引起发热，神志障碍，甚至中毒性休克等；能破坏黏膜，形成炎症、溃疡，出现典型的脓血黏液便；作用于肠壁自主神经系统，至肠功能紊乱、肠蠕动失调和氢挛，尤其直肠括约肌痉挛最为明显，出现腹痛、里急后重(频繁便意)等症状。

(3) 外毒素：志贺杆菌A群Ⅰ型及部分2型菌株还可产生外毒素，称志贺氏毒素。为蛋白质，不耐热，75～80℃ 1小时被破坏。该毒素具有3种生物活性。① 神经毒性，对神经组织有亲和性，引起小血管内皮细胞的损伤及神经症状。② 细胞毒性，可抑制感染细胞蛋白质合成，导致细胞死亡，形成溃疡。③ 肠毒性，可激活肠上皮细胞中腺苷酸环化酶，使水和电解质过度分泌而出现吸收障碍，产生病初的水样泻。

一般而言，细菌性痢疾是自限性疾病，存留在肠黏膜组织内的痢疾杆菌，由于机体免疫功能及抗菌药物的作用而被消灭。吸收到血液循环的毒素经体内酯酶作用及吞噬细胞的吞噬作用而被清除，组织损伤被修复，疾病得到治愈，但少数患者存在痢疾的复发及重复感染。

中毒型细菌性痢疾主要见于健康儿童，发病机制尚不十分清楚，可能与机体产生强烈的过敏反应有关。特点是患者全身中毒症状严重，而肠道炎症反应轻微，甚至在肠道病变出现之前，即可有感染性休克或神志改变。志贺菌内毒素由肠壁吸收入血，引起儿茶酚胺等血管活性物质的分泌增加，微循环痉挛和缺血性缺氧，使无氧代谢增加、酸性代谢产物及组胺释放增加，从而导致急性微循环障碍和DIC，可发生休克、心功能不全、呼吸衰竭、成人呼吸窘迫综合征等不同的危象。由于脑血管痉挛，使血-脑屏障和血管通透性增加，脑组织水肿，颅内压增高，血氧弥散受阻，脑干的血液循环受到干扰，严重者可形成脑疝，出现昏迷、抽搐及呼吸衰竭，脑疝是中毒型细菌性痢疾死亡的主要原因。

2. 病理改变　主要病变部位在结肠，最初炎症可局限于乙状结肠和直肠，3～4日后进展至邻近结肠，严重病例可波及整个结肠至回肠末端。在急性期，肠黏膜的基本病理变化是弥漫性纤维蛋白渗出性炎症及溃疡形成。黏膜弥漫性充血、水肿，肠腔含有黏液血性渗出液，黏膜坏死形成多个不规则浅表溃疡，由于肠黏膜受损的部位浅表，故极少引起大血管损伤而大出血，也极少引起肠壁深层损伤而肠穿孔。显微镜检查，早期呈卡他炎症，分泌大量黏液，继而中性粒细胞和吞噬细胞浸润，上皮细胞坏死，以绒毛顶端最为显著。重者肠黏膜大片剥落，形成溃疡，上面附有灰白色纤维假膜，由坏死的上皮细胞、纤维蛋白、中性粒细胞及志贺菌等组成。慢性期，肠黏膜水肿充血较轻，但有增厚，肠溃疡不断形成和修复，可见溃疡、瘢痕及息肉，少数病例因肠壁纤维瘢痕组织收缩而致肠腔狭窄。中毒型细菌性痢疾肠道病变轻微，仅有充血水肿，结肠偶有溃疡，但大脑、脑干病变明显，有水肿、炎性细胞浸润、神经细胞变性或有点状出血。

【临床表现】

潜伏期1～7日，多数为1～2日，偶可短至数小时。在临床上D群志贺菌往往引起轻型细菌性痢疾，A群多引起重症感染，B群介于两者之间。B群可引起慢性细菌性痢疾。

1. 急性细菌性痢疾

(1) 普通型(典型)：起病急骤，畏寒发热，体温可达39℃以上，伴头痛、食欲缺乏，数小时后出现腹痛、腹泻、里急后重等肠道症状。排便初为稀便，后渐转为黏液脓血便。可因里急后重导致脱肛或直肠脱出。小儿常因肛门括约肌麻痹而大便失禁，肛周糜烂。排便次数一日10～20次或更多。肠鸣音亢进，左下腹压痛。自然病程为1～2周，多数病例可以自行恢复，少数迁延转为慢性。

(2) 轻型(非典型):全身中毒症状轻,大便次数少于 10 次,无肉眼可见的脓血便。此型经过 3~7 日,往往不治而愈,但也可转成慢性。

(3) 中毒型(或暴发型):儿童多见,成人偶有发生。起病急骤,突发高热,以高热惊厥,神志障碍(轻者嗜睡,重者昏迷)为最初症状,临床主要表现为严重毒血症、休克或中毒性脑病,而痢疾症状多缺如。本型按其临床表现,分为以下 3 型。

1) 休克型(周围循环衰竭型):以感染性休克为主要表现。早期由血管痉挛引起,患者面色苍白,四肢厥冷,心音微弱,脉细速,尿量减少,神志尚清楚。稍晚口唇、指甲发绀,皮肤花纹明显,血压下降甚至测不出,并可出现心肾功能不全及意识障碍等症状。

2) 脑型(呼吸衰竭型):是中毒型细菌性痢疾最严重的一种类型。由于脑部微循环障碍引起脑血管痉挛、脑缺氧、脑水肿、颅内压增高。早期烦躁或嗜睡,频繁呕吐,常呈喷射状。伴肌张力增高或抽搐,呼吸加快,血压正常或增高。进一步发展,惊厥频繁,血压显著升高,或有昏迷、瞳孔大小不等、对光反应迟钝或消失、呼吸深浅不均、节律不整,最终死于中枢性呼吸衰竭。

3) 混合型:是预后最凶险的一型。兼有脑型和休克型的综合表现,惊厥亦最为严重。未能及时抢救者可迅速出现呼吸衰竭及循环衰竭,病死率高。

2. 慢性细菌性痢疾 病程超过 2 个月即为慢性,有 10%~20%的急性痢疾转为慢性痢疾。细菌性痢疾慢性化的原因大约有两方面:一是急性期诊治不及时、不正规、不彻底,或虽有正规治疗,但因菌株耐药疗效差而转为慢性;二是因患者机体本身营养不良,患有慢性疾病、肠道寄生虫病等使机体抵抗力下降。慢性细菌性痢疾可分为以下 3 种类型。

(1) 急性发作型:急性期症状消失之后,间隔 2 个月以上,往往由于饮食不当、着凉、过劳等因素使机体抵抗力降低而诱发。发作后,症状如同又一次急性细菌性痢疾,故称急性发作。在急性期及急性发作时,分离出的痢疾志贺菌与引起上次发病的细菌是同型的,若是不同型,则属于又一次新的感染。

(2) 慢性迁延型:急性细菌性痢疾病程持续或反复发作,长期出现不同程度的腹痛、腹泻、黏液脓血便,或腹泻与便秘交替。左下腹部有压痛,可扪及增粗的乙状结肠。长期腹泻可导致营养不良、贫血、维生素缺乏等。大便间歇带菌。

(3) 慢性隐匿型:1 年内有急性细菌性痢疾史,临床上无明显症状,但乙状结肠镜检查肠黏膜有炎症甚至溃疡等病变,或大便培养痢疾杆菌阳性。

以上慢性细菌性痢疾 3 型中,以迁延型最多见,急性发作型次之,隐匿型少见。

【并发症和后遗症】

1. 志贺菌败血症 发病率为 0.4%~7.5%,多发生于婴幼儿,营养不良及免疫功能低下者更易发生。20 世纪 60 年代报道志贺菌是发生败血症的常见病原菌,目前国内、外均认为福氏菌为主要病原菌。临床表现主要为持续高热或体温不升,腹痛、腹泻、恶心及呕吐,持续黏液水样或血性便,脱水严重,少数患者无腹泻,可有嗜睡、昏迷及惊厥,皮疹,肝脾大。白细胞计数明显增高,核左移,严重者有溶血性贫血、感染性休克、溶血性尿毒综合征、肾功能衰竭及 DIC,甚至死亡。确诊有赖于血培养有志贺菌属生长。

2. 溶血尿毒症综合征 多见于婴幼儿,为痢疾杆菌内毒素引起凝血功能障碍的一系列表现。临床表现常有溶血性贫血、血小板减少、氮质血症,或有高钾血症、少尿无尿,偶有中枢神经系统症状,如癫痫样发作、昏迷等。

3. 关节炎 急性期或恢复期偶并发于大关节的渗出性关节炎,多见于膝、踝、肘、腕关节等关节部位,表现为肿胀、疼痛,痊愈后无后遗症,为变态反应所致。

4. 赖特尔综合征(Reiter syndrome) 表现为眼炎、尿道炎和关节炎,其中眼炎及尿道炎于数天至数周内消失，关节炎症状可长达数月至数年。HLAB27阳性者发生率高。

5. 其他　儿童患者易发生肠套叠；小儿脑型中毒型细菌性痢疾可有耳聋、失语、急性心肌炎及肢体瘫痪等后遗症；重症患者可发生DIC；女性及孕妇易合并尿路感染，严重细菌性痢疾可使孕妇流产或早产；慢性细菌性痢疾可并发营养不良、贫血、维生素缺乏症及神经官能症等。

【实验室检查】

1. 常规检查　急性期血白细胞计数轻至中度增高，多在(10～20)×10^9/L，以中性粒细胞为主，慢性细菌性痢疾可有贫血表现。粪便外观多为黏液脓血便，粪质少或无，镜检有大量白细胞(>15个/HP)、脓细胞及少量红细胞，如有巨噬细胞更有助于诊断。

2. 病原学检查　粪便培养出志贺菌是确定诊断的依据。为提高细菌培养阳性率，应在用抗菌药物前采样，注意标本必须新鲜，取粪便脓血或黏液部分，肛拭子取样或从乙状结肠镜取得的溃疡拭子做床边培养效果更好。特异性核酸检测具有灵敏度高、特异性强、快速简便等优点，适用于细菌培养阴性的患者，但须具备检测条件，故目前尚未广泛应用。免疫学检查与细菌培养比较具有早期快速诊断的优点，近年来发展的新技术有荧光抗体染色法、玻片固相抗体吸附免疫荧光技术、对流免疫电泳法、荧光菌球法、增菌乳胶凝集法等，但由于粪便中抗原成分复杂，易出现假阳性反应，故尚未广泛应用。

3. 结肠镜和影像学检查　一般只限于慢性细菌性痢疾，特别是需要与其他炎症性疾病或肿瘤相鉴别时应用。肠镜下可见结肠黏膜充血、水肿及浅表溃疡，黏膜可呈颗粒状或有息肉增生；刮取黏液性分泌物送检可提高细菌培养阳性率。必要时可取活检做病理检查。钡剂灌肠X线检查可见肠黏膜纹理紊乱、肠壁蠕动增加、肠壁强直增厚、袋形消失、肠腔狭窄等改变。

【诊断和鉴别诊断】

1. 诊断　① 有接触史：在一周内与患者有接触史，或处于苍蝇密度很高的地区，均有助诊断；② 临床表现：发热及痢疾三联征(脓血便、腹痛及里急后重)；③ 粪便有黏液、黏液带血，或肉眼看不见黏液，但显微镜下有较多白细胞，白细胞≥15个/高倍视野并有少量红细胞者，可做临床诊断；④ 粪培养阳性，即可确定诊断；⑤ 如全身中毒症状较重，而局部肠道症状较轻甚或缺如，但粪检有黏液，有较多白细胞，应考虑中毒型痢疾的可能。如快速出现循环衰竭和(或)脑病表现者，则可诊断。慢性细菌性痢疾诊断需仔细询问病史，2～6个月内有细菌性痢疾病史并排除重复感染的可能。

2. 鉴别诊断

(1) 急性细菌性痢疾的鉴别诊断

1) 细菌性胃肠型食物中毒：因进食被细菌及毒素污染的食物而引起。起病突然，潜伏期短，时间集中。同食者在短时间内先后发病，有腹痛、腹泻，可有呕吐，大便多为黄水便，脓血便及里急后重少见。病程短，1～4日自愈。从患者呕吐物、粪便及可疑食物中分离到同一种病菌或毒素可确诊。

2) 阿米巴痢疾：起病一般缓慢，少有毒血症症状，里急后重感较轻，大便次数亦较少，腹痛多在右侧，典型者粪便呈果酱样，有腐臭，镜检仅见少许白细胞，红细胞凝集成团，常有夏科-雷登氏结晶体，可找到阿米巴滋养体，乙状结肠镜检查，见黏膜大多正常，有散在溃疡，本病易并发肝脓肿。

3) 侵袭性大肠埃希菌肠炎：临床表现与急性细菌性痢疾类似，确诊依赖于细菌培养和鉴定。

4) 轮状病毒肠炎：是小儿秋季腹泻的主要病因之一。大便特点是水样便或黄绿色稀便，有恶臭，不含血液及黏液，常伴上呼吸道症状。电子显微镜或免疫电子显微镜技术可检出粪便中轮状病毒颗粒。

5) 空肠弯曲菌肠炎：空肠弯曲菌存在于各种动物的肠道，传染源主要是动物。在发达国家发病率超过细菌性痢疾，而在我国是仅次于细菌性痢疾的肠道传染病。发病季节、年龄、临床表现均与细菌性痢疾类似，难以鉴别，部分患者有与感染的家禽、家畜接触史。粪便厌氧培养有空肠弯曲菌生长，或双份血清有特异性抗体效价增长 4 倍或 4 倍以上，即可确诊。

6）急性出血坏死性小肠炎：是与 C 型产气荚膜芽孢杆菌感染有关的一种急性肠炎，病变主要在小肠，以肠壁出血坏死为特征，又称肠坏死。其主要临床表现为腹痛、便血、发热、呕吐和腹胀。严重者可有休克、肠麻痹等中毒症状和肠穿孔等并发症。大便镜检以红细胞为主，白细胞较少，确诊依赖于细菌培养和鉴定。

（2）中毒型细菌性痢疾的鉴别诊断

1）流行型乙型脑炎：两者在发病季节、年龄及突然高热、惊厥、昏迷等方面很相似。但中毒型细菌性痢疾病势更凶险，病程早期甚至在发热后几小时即可出现休克和(或)呼吸衰竭，用盐水灌肠后镜检灌肠液，可见大量脓细胞和红细胞。而乙型脑炎病情发展相对略缓，常在热后数日出现昏迷或呼吸衰竭，可有脑膜刺激症状，脑脊液检查有阳性发现。

2）感染中毒性休克：金黄色葡萄球菌或革兰阴性杆菌败血症可引起中毒性休克，应与休克型中毒型细菌性痢疾相鉴别。败血症常有原发病灶，如疖、痈，或有胆囊、尿路感染等，血培养阳性。

（3）慢性细菌性痢疾的鉴别诊断

1）慢性血吸虫病：在血吸虫病流行区，慢性细菌性痢疾应与慢性血吸虫病相鉴别。症状相似，但慢性血吸虫病常伴肝脾大，嗜酸性粒细胞增多，结肠镜黏膜活检可检出虫卵，粪便孵化阳性。但应注意两者可同时存在。

2）直肠或结肠癌：直肠或结肠癌患者合并有肠道感染时，可出现腹痛、腹泻、脓血便，与慢性细菌性痢疾相似，并且抗菌治疗有时可缓解症状。故慢性腹泻患者应进行肛指检查或乙状结肠镜检查，高位者可行钡剂灌肠 X 线检查或纤维结肠镜检查，以免漏诊。

3）溃疡性结肠炎：是主要累及直肠和结肠的肠道炎症疾病，慢性型与细菌性痢疾临床表现相似。溃疡性结肠炎肠镜检查可见肠黏膜充血、水肿及溃疡形成，松脆易出血，与慢性细菌性痢疾肠黏膜肥厚者不同，且粪便细菌培养阴性，抗菌治疗无效。

【治疗】

1. 急性细菌性痢疾的治疗

（1）一般治疗：患者应消化道隔离至临床症状消失，粪便培养 2 次阴性。饮食以少渣易消化的流质及半流质为宜。保证足够水分、电解质及维持酸碱平衡，脱水轻且不呕吐者可用口服补液，重者静脉补液。高热用退热药及物理降温。腹痛剧烈者用解痉药，如阿托品及颠茄。急性期不宜使用降低肠道动力的药来止泻，如复方地芬诺酯等，可导致腹胀和感染中毒症状加重。

（2）病原治疗：抗菌药物治疗可加速临床恢复过程，并可避免或降低慢性化和恢复期带菌率。一般病例使用易被肠道吸收的口服药物，以利消灭固有层中痢疾志贺菌；病急或吐泻明显时加用肌内注射或静脉滴注药物，一般疗程不少于 5 日。宜参考当地流行菌株药物敏感情况选择抗生素(表 16－8)。

表 16－8 细菌性痢疾的抗菌治疗

药　物	口　服	静脉滴注	疗　程(日)
诺氟沙星	0.2 g，每日 3 次	无	5～7
左氧氟沙星	0.3 g，每日 2 次	0.2 g，每日 2 次	5～7
增效磺胺甲噁唑片	2 片，每日 2 次，儿童酌减	无	5～7
阿米卡星	0.2～0.4 g，每日 2 次	成人 15 mg/kg，儿童 10 mg/kg，分 2 次给予	

(续表)

药　物	口　服	静脉滴注	疗　程(日)
阿奇霉素	首剂500 mg,次日起250 mg,每日1次	无	4
庆大霉素	8万U,每日3次	成人160～240 mg/d,儿童6～10 mg/kg,每日2次	
妥布霉素	8万U,每日2～3次		
氨苄西林		成人4～6 g/d,儿童50～100 mg/d,分4次给药	
第三代头孢菌素			

2. *中毒型细菌性痢疾的治疗*　本型病势凶险,强调早期诊断、及时治疗,采用综合抢救措施。

(1) 病原治疗：抗生素药物选择同急性细菌性痢疾,但应静脉滴注,必要时,联合使用两种有效的抗菌药物。

(2) 重症监护：由于病情变化迅速,故应密切观察病情变化,如意识状态、血压、脉搏、呼吸及瞳孔变化等。作好护理工作,减少并发症。

(3) 高热惊厥的处理：高热易引起惊厥而加重脑缺氧及水肿,应积极用退热药及物理降温,如体温不降并伴躁动不安及反复惊厥者,可予亚冬眠疗法,氯丙嗪和异丙嗪各1～2 mg/kg,肌内注射,尽快使体温保持在37℃左右;反复惊厥者予地西泮(安定)、水合氯醛或苯巴比妥钠。

(4) 循环衰竭的处理：处理基本原则同感染性休克,重点注意以下两点。

1) 扩容纠酸：迅速静脉补液,扩充血容量。一般首先用2∶1溶液(2份生理盐水,1份1/6 mol乳酸钠),小儿每次15～20 ml/kg,成人每次300～500 ml,快速静脉滴注或静脉注射。然后根据失水量、生理需要量和继续丢失量计算出总量,扣除首批补液量,将当天应补给量的1/2在8～12小时内输完,余下1/2量在后12小时内输完。一般第1日用1/2～2/3等渗液体,第2日以后用1/3～1/4等渗液体。7岁以下小儿每天总量80～100 ml/kg,7岁以上按60 ml/kg,13岁以上及成人为2 500～3 000 ml。首批液体也可用5%低分子右旋糖酐(相对分子质量为2万～4万),起到扩容及增加微循环灌注作用,并可改善微循环,防止DIC发生。儿童剂量为每次20 ml/kg,成人为500 ml,直接静脉注射或快速静脉滴注。同时给予5%碳酸氢钠5 ml/kg或11.22%乳酸钠3 ml/kg,可提高CO_2结合力10%容积,先快速静脉滴注或静脉注射,以后根据化验结果继续纠正酸中毒。待患者排尿后,低钾者需补钾。

2) 血管活性药物的应用　当出现面色苍白、四肢厥冷、发绀、皮肤青紫、脉压小于20 mmHg或血压下降时,或出现惊厥、呼吸不整、肌张力增强、血压升高时,可使用山莨菪碱稀释或不稀释静脉注射,小儿每次1～2 mg/kg,每10～15分钟1次;成人每次50～60 mg,每5～10分钟1次,待四肢温暖,脉搏有力,面色好转,血压回升及呼吸改善时,减量逐渐停止。对扩容纠酸及使用山莨菪碱后未见好转的患者,可选用多巴胺、酚妥拉明、间羟胺或异丙肾上腺素等药物。出现心力衰竭、肺水肿时,加用毒毛花苷K或毛花苷C。

(5) 脑水肿的处理：脑水肿、脑疝引起呼吸衰竭是导致死亡的主要原因。主要抢救措施有及时吸氧、吸痰,保持呼吸道通畅;立即给予脱水药,如20%甘露醇或25%山梨醇每次1 g/kg,每6～8小时静脉注射1次;及早应用山莨菪碱、亚冬眠疗法、呼吸兴奋剂等,以降低氧耗,改善呼吸;必要时气管插管、气管切开、机械通气以保证足够有效的氧交换。同时严格控制输液量和速度,减少或停止含钠液输入。

(6) 肾上腺皮质激素的应用：限于高热及感染中毒症状较重者，应早期、短疗程使用，量不必过大。

3. 慢性细菌性痢疾的治疗　应采用抗感染、提高机体免疫力、调理肠功能紊乱及积极治疗并发症的综合措施。进食易消化、无刺激而富于营养的食物，忌生冷、油腻；对于食欲差、消化不良者，注意补充维生素B、维生素C、助消化药物等。针对肠功能紊乱可用镇静、解痉药物。如有肠寄生虫病(蛔虫、钩虫)、贫血、维生素缺乏症等，予以相应处理。适当参与轻度体育活动，避免过劳。

(1) 病原治疗：首先应重视病原菌分离、鉴定及细菌药物敏感试验，以指导合理选择有效抗菌药物。慢性细菌性痢疾的病原治疗应联合应用两种不同类型的抗菌药物，剂量足、疗程长，重复2～3个疗程。药物的选择同急性细菌性痢疾。

(2) 局部病变的治疗：肠黏膜病变经久不愈者可采用中西药灌肠，如0.25%～0.5%普鲁卡因100 ml溶液中选择性加入庆大霉素8万U、阿米卡星0.25～0.5 g、环丙沙星0.2 g，或与5%大蒜素液、0.3%小檗碱合用，每晚1次，7～10日为1个疗程，如有效，可重复使用，一般需要若干个疗程。不同疗程可用不同抗菌药。对伴有顽固的肠易激综合征或溃疡性结肠炎时，灌肠液内加用小量糖皮质激素(如地塞米松1 mg)可提高疗效。

(3) 调节肠道菌群：慢性腹泻尤其是应用抗菌药物后，易出现肠道菌群失调，可应用益生菌制剂如乳酸杆菌或双歧杆菌制剂等加以纠正。

(4) 菌苗疗法：可采用自家菌苗或多价痢疾杆菌菌苗，隔日皮下注射，自0.25 ml渐增至2.5 ml，7～10次为1个疗程。同时给予有效抗生素及肾上腺皮质激素保留灌肠，可起协同作用。

(5) 中医辨证论治：可根据不同情况采取健脾渗湿，温中散寒，调理脾胃，温补脾肾疗法，选用附子理中汤、补中益气汤、四味汤、四神丸、养脏汤等治疗。

【预后】

大多数急性细菌性痢疾在发病1周左右症状缓解，约2周自愈。及时适当治疗可加速临床恢复和避免成为带菌者。儿童细菌性痢疾及老年人等体弱患者和肠壁病变较重者，病程可迁延不愈，个别病例可死于急性期并发症。急性细菌性痢疾恢复期带菌率高(12.39%)，但经过治疗或机体抵抗力提高后可以阴转，仅少数成为慢性携带者。慢性细菌性痢疾治疗效果不满意，复发率很高。中毒型细菌性痢疾病死率近年来已降低到1%左右。

影响预后的因素如下。① 菌型：志贺菌Ⅰ型引起的症状较为严重，福氏菌易致慢性，耐药菌株则影响疗效。② 临床类型：中毒型细菌性痢疾病死率高，尤其是呼吸衰竭型预后差，慢性细菌性痢疾不易根治，易反复发作。③ 年龄及免疫力：婴幼儿、老年患者、营养不良患者及免疫力低下者并发症多，预后差。④ 治疗情况：及时合理治疗者预后好。

【预防】

目前尚缺乏很有效的预防方法，应采取以切断传播途径为主的综合性预防措施。

1. 管理传染源　应及时隔离患者。彻底抗菌治疗至粪便培养连续2次阴性，尤其是从事餐饮业、托幼机构和自来水业的工作人员，必须粪便培养连续3次阴性后，才能解除隔离，恢复工作。对上述人员每年应定期进行粪便培养，对发现的带菌者，必须调离工作岗位并彻底治疗。

2. 切断传播途径　是目前最有效的预防措施。主要是加强个人卫生和饮食卫生。养成饭前便后洗手、不饮生水、饮用清洁水等习惯。加强环境卫生，消灭苍蝇及蟑螂。在农村地区应加强粪便无害化处理。

3. 保护易感人群　目前尚无理想的预防疫苗。对密切接触者，可考虑预防用药。

(北京大学第一医院　陆海英)

第十三节 耶尔森菌感染

一、鼠疫耶尔森菌感染

感染人类的耶尔森菌目前主要有3种，即鼠疫耶尔森菌(*Y. pestis*)、假结核耶尔森菌(*Y. pseudotuberculosis*)和小肠结肠型耶尔森菌(*Y. enterocolitica*)，其他还有费氏耶尔森菌(*Y. frederiksenii*)、中间型耶尔森菌(*Y. intermedia*)、克氏耶尔森菌(*Y. kristensenii*)、类小肠结肠炎耶尔森菌(*Y. enterocolitica*)、阿氏耶尔森菌(*Y. aldovae*)和莫拉莱耶尔森菌(*Y. mollaretii*)等共11个菌种。鼠疫(plague)是由鼠疫耶尔森菌引起的一种烈性传染病，是以野生鼠类为传染源传播的自然疫源性疾病，主要通过带菌的鼠蚤传播。临床主要表现是急性毒血症、出血倾向及脏器损害，经皮肤侵入引起腺鼠疫，经呼吸道感染引起肺鼠疫，均可引起败血症。本病传播快、病情严重、病死率高，属国际检疫传染病，在我国“传染病防治法”中列为甲类传染病之首。鼠疫在历史上曾给人类造成巨大灾难，国际上曾有3次大流行，死亡2亿人，曾引起1/3的欧洲人口死亡。至今仍未完全消灭。我国人间鼠疫基本控制，但仍有散发。动物鼠疫亦明显减少，但鼠疫疫源地分布广、面积大仍广泛存在。2000—2009年，全球16个国家共计报告了21 725例鼠疫病例，其中1 612例死亡(病死率7.4%)。2010—2015年，WHO共计接到3 248例鼠疫病例的报告，其中584人死亡。2017年秋季，马达加斯加发生的肺鼠疫爆发因多起发生在重要中心城市而引起广泛关注。可见鼠疫直接严重威胁着人民健康及生物安全，因而鼠疫的防治目前仍十分重要。

【病原学】

鼠疫耶尔森杆菌(以下简称“鼠疫杆菌”)由瑞士细菌学家耶尔森(1863—1943年)发现，1893年在中国香港分离培养成功而命名。其为革兰阴性的卵圆形杆菌，属肠杆菌科，菌体两端浓染，无鞭毛、无芽孢、不活动。在需氧、厌氧的普通培养基均可生长。本菌有多种抗原、酶和毒素与其致病性有关，目前证实有A～K、N、O、Q、R、S、T、V、W19种抗原，其中以荚膜成分、水溶性不耐热多糖蛋白(fraction 1，F1抗原)特异性最强，F1抗原是抑制吞噬细胞吞噬作用的主要成分，检测感染机体的F1抗体可用于诊断；V抗原和W抗原可促使细菌产生荚膜，抵抗细胞吞噬，增强细菌在细胞内的繁殖能力。产生3种毒素：脂多糖内毒素可使实验家兔发热；鼠毒素(murin toxin)为一种可溶性的类外毒素，对小鼠有极强的毒性；鼠疫杀菌素1(pesticin 1)具有凝固酶和纤维蛋白溶解作用。本菌在外界抵抗力强，耐寒冷，能耐受日光直射1～4小时，在自然条件下可长期生存；对湿热和化学消毒剂敏感。

【流行病学】

许多野生啮齿类动物(主要是黄鼠和旱獭)为其储存宿主及传染源。经鼠蚤在鼠间传播(鼠间鼠疫)；当蔓延至家鼠时，造成家鼠大片死亡，染菌蚤离开死鼠可侵袭人类。仅肺鼠疫患者可成为传染源，进行人间传播。

本病以鼠蚤为传播媒介进行传播，主要传播方式为鼠蚤人；少数亦可通过接触病鼠、病兽或被鼠疫杆菌污染的物品，经破损的皮肤、黏膜侵入人体引起腺鼠疫；腺鼠疫患者可在发生鼠疫败血症的基础上发展为肺鼠疫，细菌可经空气、飞沫使周围人群受感染，引起鼠疫大流行。

人对鼠疫杆菌普遍易感，各年龄组均可感染发病，感染后获持久免疫力，疫苗接种可降低其易感性。鼠疫流行有一定的地方性；流行季节即蚤类繁殖活动多的季节，温带多在夏秋季节，亦与人活动如狩猎、露营、郊游等有关。肺鼠疫在10月后流行。

【发病机制】

鼠蚤叮咬病鼠后，鼠疫杆菌进入鼠蚤消化

道，在鼠蚤胃内进行繁殖，大量细菌堆积甚至引起堵塞。当鼠蚤再叮咬另一宿主包括人类时，由于反胃而将胃内的鼠疫杆菌经皮肤注入宿主皮下，侵入皮肤处可出现丘疹、脓疱，并可进入血流，引起原发性鼠疫杆菌败血症，经淋巴管到淋巴结引起急性坏死性淋巴结炎(腺鼠疫)，淋巴结肿胀、充血、出血、凝固性坏死，周围组织水肿、出血，淋巴结内有大量病菌和毒素；病菌可进入血液循环引起继发性败血症，可播散至全身包括肝、脾、骨髓、脑膜等处，在各处继续繁殖后不断释放至血流，引起严重败血症，并可进一步在肺(继发性肺鼠疫)、淋巴结(继发性淋巴结炎)等处形成继发性病变。鼠疫杆菌亦可经呼吸道侵入肺部，引起原发性肺鼠疫，并可侵入血流引起继发性败血症。

毒素作用于机体，引起鼠疫基本病变，即血管、淋巴管内皮细胞损害、出血、坏死和血栓形成，皮肤、黏膜出现瘀点、瘀斑，死亡后皮肤常呈黑色而有“黑死病”之称。各器官均可有充血、出血、坏死，肺病变呈支气管性或大叶性肺炎，支气管、气管黏膜充血，管腔内有泡沫状血性浆液渗出，含大量病菌；各浆膜腔常有血性渗出液。全身炎症反应释放大量炎性细胞因子，进一步加重出血、渗出等症状。

【临床表现】

潜伏期：腺鼠疫平均 3～5 日(1～8 日)，原发性肺鼠疫数小时至 3 日，接受预防接种者可延长至 9～12 日。

1. *全身毒血症症状* 鼠疫起病急剧，发热，体温迅速上升至 39～40℃，伴畏寒、寒战、全身剧痛、头痛、头晕、恶心、呕吐，并可迅速出现意识障碍，烦躁不安、反应迟钝甚至意识不清。颜面、结膜、皮肤、黏膜充血、出血、瘀斑，甚至腔道出血，肝脾大，脉搏、呼吸增快，血压下降，严重者可于数小时至几日内死亡。

2. *临床类型*

(1) 腺鼠疫(bobunic plague)：最多见，主要表现为急性淋巴结炎，以腹股沟淋巴结病变最多见，其次为腋窝淋巴结。淋巴结迅速出现肿胀，一般 2～3 cm，大者可达 5～7 cm，局部红、肿、热，剧痛以致采取强迫体位。严重者伴全身毒血症，可于 3～5 日内死于严重毒血症，病死率 5%～15%。如继发肺鼠疫或鼠疫脓毒血症，病死率可高达 50%～90%。

(2) 肺鼠疫(pneumonic plague)：原发性肺鼠疫起病急剧，严重毒血症症状，伴剧烈胸痛、咳嗽、咳泡沫样血痰、咯血及呼吸困难，可于 2～3 日内因出血、休克或心肺衰竭死亡。继发性肺鼠疫由腺鼠疫或其他临床类型鼠疫经血行播散引起，病情更为严重。

(3) 脓毒血症型鼠疫(septicemic plague)：原发性脓毒血症型鼠疫病情最凶险，称“暴发型鼠疫”。急剧发病，严重毒血症症状，迅速昏迷，全身广泛出血，易并发 DIC，多于数小时或 1～2 日内死于呼吸循环衰竭。10%～20%的腺鼠疫病情进展可出现继发性脓毒血症型鼠疫，相对病情稍缓和，但亦可继发肺鼠疫及脑膜型鼠疫。

(4) 其他类型：脑膜型鼠疫(meningeal plague)可与上述 3 种临床类型同时存在。临床表现类似其他细菌导致的化脓性脑膜炎，脑脊液检测显示糖明显下降，蛋白显著升高，白细胞升高，且以多核细胞为主。其他还有皮肤型鼠疫(skin plague)、肠型鼠疫(enteric plague)、眼结膜型鼠疫(conjunctive plague)及咽型鼠疫(pharyngea plague)等，有相应临床表现，但极少见。

【实验室检查】

1. *血液检查* 外周血白细胞及中性粒细胞明显升高，可见中毒颗粒，嗜酸性粒细胞减少甚至消失，儿童偶见粒细胞性类白血病反应；纤维蛋白降解产物(FDP)常增加，提示并发 DIC。

2. *病原学检查* 可用淋巴结穿刺液、血、脑脊液、痰等涂片吉姆萨染色或魏森染色检查细菌。细菌培养出鼠疫杆菌为确诊依据。

3. *血清学检查* 有助于诊断，常用检测血清 F1 抗体，急性期 F1 抗体滴度≥1∶16 或恢复期滴度 4 倍增高者有诊断意义，尤其对细菌培养阴性者；目前国内外公认的、我国广泛应用的是

ELISA或间接血凝试验,亦可用放射免疫沉淀试验(RIP)及免疫荧光法,最新的免疫胶体金技术仍在研发阶段,为辅助诊断方法,须结合病原学、流行病学确定。

4. *分子生物学检测* 采用DNA探针杂交或PCR法检测细菌核酸,ELISA血清学检测,均可协助诊断。

【诊断】

属于甲类传染病,应提高临床警惕,不得延误诊断;同时配合疾控机构收集证据,以严谨态度对待诊断。

1. *流行病学资料* 起病前10日内,曾到过鼠疫流行区,或与鼠疫动物或患者有接触史。

2. *临床表现* 起病急,伴严重全身中毒症状、出血倾向,并有淋巴结炎、肺部病变或发生败血症等表现。

3. *实验室检查* 取动物的脾、肝等器官或患者的淋巴结、脓、痰、血等分离病原菌,并进一步用生化反应、噬菌体裂解试验或血清学试验以确诊。亦可用动物接种分离病原菌或检测血清鼠疫杆菌F1抗体进行诊断。

【治疗】

属于甲类传染病,于4小时内(农村8小时内)上报防疫部门。严密隔离患者,做好其分泌排泄物及用具衣被的彻底消毒,严格执行灭鼠、防鼠、灭蚤规定。

患者卧床休息,保护心肺功能,注意水、电解质及热量的补充。

1. *早期抗菌治疗* 可使病死率明显下降。氨基糖苷类抗生素作为首选药物治疗鼠疫,四环素和多西环素可作为备选药物。首选链霉素,每日剂量:儿童30 mg/kg,成人2～4 g,分2次肌内注射,热退后减量,疗程10～14日,需注意耳毒性和肾毒性。严重患者可联合应用四环素或氯霉素。脑膜鼠疫应首选氯霉素,首次剂量25 mg/kg,以后每日60 mg/kg,分4次静脉滴注,疗程同上。庆大霉素及多西环素亦有较好的疗效。左氧氟沙星、环丙沙星以及莫西沙星在动物实验中均显示良好的疗效,氨基糖苷类及四环素类抗生素均不能耐受者,可以试用。磺胺类药物起效慢,不能作为一线用药选择。青霉素、头孢类以及大环内酯类不推荐使用。耐药鼠疫杆菌的报道不多,目前尚无多药耐药暴发的报道。

2. *局部治疗* 注意腺鼠疫淋巴结切忌挤压,以防导致发生败血症;可湿敷,局部外敷0.1%依沙吖啶(雷弗奴尔)。

3. *暴露后处理* 如未加防护与未经48小时以上有效抗生素治疗的确诊或疑诊肺鼠疫患者接触,需做暴露后预防治疗。多西环素100 mg,每日2次,疗程7日;或者左氧氟沙星500 mg,每日1次,疗程10日。孕妇或儿童可选择磺胺类治疗5～7日。

【预防】

1. *个人防护* 疫区医护人员及鼠疫实验室工作人员均应严格个人防护。

2. *注射菌苗* 目前有甲醛死菌苗和减毒活菌苗,可减少鼠疫发病率和减轻疾病的严重性,但因免疫力短暂,仅适用于近期内去疫区工作、旅游及可能接触啮齿类动物的人群;目前两种疫苗的有效性、不良反应及安全性均有不足,EV76株新菌苗及重组亚单位菌苗正在研制。

3. *加强检疫* 加强鼠疫疫情监测及国境口岸的检疫。

二、其他耶尔森菌感染

目前,感染人类的耶尔森菌除鼠疫耶尔森菌引起鼠疫外,还有假结核耶尔森菌和小肠结肠型耶尔森菌,感染后临床表现复杂,主要引起肠炎(yersinia enteritis)、肠系膜淋巴结炎等,且可引起败血症;亦是引起慢性无菌性关节炎的常见原因。

此病虽不像鼠疫传染性强及病情严重,但小肠结肠型耶尔森菌也是人类重要的肠道致病菌,是欧洲某些国家腹泻的重要病因,高于细菌性痢疾;还可引起呼吸道、心血管系统、骨骼、结缔组织和脓毒血症等全身感染,脓毒血症的病死率达30%以上,世界各大洲均有发现,据报道在斯堪的纳维亚、加拿大、美国等一些欧美国家均有发生。我国1981年发现此病，以散发为主。20世纪80年代，我国兰州及沈阳有2次暴发流行，临床表现为腹泻，分别由O：3及O：9血清型引起。

【病原学】

假结核耶尔森菌和小肠结肠型耶尔森菌均为革兰阴性杆菌，在血碟及SS培养基上均能生长，但生长缓慢。假结核耶尔森杆菌有6个血清型（Ⅰ～Ⅵ）及4个亚型；小肠结肠型耶尔森杆菌有5个生物型及50多个血清型，多数患者的菌株为O：3、O：8、O：9血清型，从欧洲分离的为O：3、O：9型，加拿大、美国分离的为O：3、O：8型，属于2、3、4生物型；我国发现58个血清型，有毒力的是O：3、O：9、O：5、O：O：7、O：15、O：40、O：3、O：9属于生物型3型。此两菌和鼠疫耶尔森杆菌一样均有耐热肠毒素、V抗原及W抗原，耐热肠毒素引起腹泻。

【流行病学】

小肠结肠型耶尔森杆菌引起的腹泻，北欧较多；患者、带菌者和带菌的家畜（如猪、牛、羊、马、狗、猫、兔等）为传染源，宿主广泛，我国研究证实猪是重要宿主；主要传播途径是通过进食污染的食物、水，因此菌易在低温中生长，可因进食冰箱内污染的食物而感染，故有“冰箱病”之称。亦可通过直接接触感染；还可通过血源传播，即输入带菌者的血引起传播。人群普遍易感，儿童感染发病多于成人。

假结核耶尔森杆菌感染率稍低于小肠结肠型耶尔森杆菌，亦分布世界多数地区，除南极洲外均有发生，主要见于澳大利亚、新西兰、北欧及远东地区，芬兰、日本是此菌感染的两个大国，芬兰曾报道过6次暴发流行。主要保存宿主及传染源是啮齿动物、兔、鹿及禽类；可能通过接触动物或进食污染的食物感染，多在冬季发病，儿童发病率高，男性高于女性。

【发病机制】

病原菌多经口进入消化道，主要在回肠末端引起黏膜溃疡，并引起集合淋巴结的坏死性病变及肠系膜淋巴结肿大，亦可引起阑尾轻度炎症，细菌可进入血流引起菌血症及在脑膜、肝、肺等器官形成化脓性病变；细菌产生的耐热肠毒素是其重要致病因素。假结核耶尔森菌还具有侵袭力及明显的嗜淋巴性，T细胞介导的细胞免疫在抗感染中起重要作用；细菌经口进入消化道，移行至回肠，通过肠上皮固有层M细胞转入Peyer结节（或称Peyer斑、派尔集合、淋巴结）进行繁殖，发生病理损害。部分患者细菌播散入血引起菌血症及脓毒血症，并可转移到肝、脾等引起全身损害。少数病例尤其在HLAB27阳性的患者，可发生多发性反应性关节炎，原因可能是HLAB27抗原与耶尔森菌抗原的分子结构有相似之处。

【临床表现】

小肠结肠型耶尔森杆菌感染的潜伏期4～7日。临床表现复杂，可有多种表现。

1. *小肠结肠炎*　最多见，多发生在5岁以下儿童。主要表现为发热、腹痛、腹泻，可有呕吐及右下腹痛，重症者可发生肠出血或肠穿孔，病程1～3周。

2. *末端回肠炎和(或)肠系膜淋巴结炎*　多发生在青少年。主要表现为发热、右下腹痛，易与阑尾炎混淆。

3. *脓毒血症*　多发生于老年人、糖尿病等慢性疾病及免疫功能低下者。持续高热、全身毒血症症状及肝脾大，可有肝脾脓肿、脑膜炎、骨髓炎等。

4. *多发性反应性关节炎*　多见于HLAB27阳性者，主要发生在斯堪的纳维亚，耶尔森菌感染的成人10%～30%可发生此关节炎，多发生在起病后数日至1个月后；可累及肘、指、趾、骶髂关节等，少数可发生强直性脊柱炎，多引起多个关节炎，易误诊为风湿热或类风湿关节炎；亦有发生赖特综合征（Reiter Syndrome，关节炎、尿道炎及眼结膜炎）的报道。多数症状持续1个月，1年可完全恢复，少数可持续更长时间。

5. *结节性红斑*　见于30%斯堪的纳维亚耶尔森菌感染的患者，女性高于男性。多发生在发热、腹痛后2～20小时，红斑发生在大腿、躯干部，亦可有猩红热样皮疹。多在1个月消失。

6. 其他咽炎、肺脓肿、脓胸等　假结核耶尔森杆菌感染少见，最多见的是肠系膜淋巴结炎，表现为急性阑尾炎样综合征，发热、右下腹痛，手术发现阑尾常正常，肠系膜淋巴结肿大，可有末端回肠炎。大多预后良好呈自限性，发生脓毒血症者病情多严重，病死率可高达75%。可并发结节性红斑及多发性关节炎。

【实验室检查】

1. 常规检查　白细胞升高，红细胞沉降率快；腹泻者粪便镜检可有白细胞。骶髂关节炎及强直性脊柱炎患者HLAB27多阳性。

2. 细菌培养　可从血液、脑脊液、淋巴结分离出病原菌。虽为确诊依据，但细菌生长缓慢，阳性率不高。

3. 血清学检查　检测耶尔森菌特异性抗体有辅助诊断价值，出现较早，可持续2～6个月。但假结核耶尔森菌和小肠结肠型耶尔森菌之间，其与布鲁杆菌、大肠埃希菌、沙门菌等有交叉反应，故检测血清应做吸附试验，特异性较差。

【治疗】

此菌感染一般有自限性，抗菌药物疗效未确定，但病情严重者如有肠道外感染、菌血症、败血症时必须应用抗生素。对氯霉素、四环素、氨基糖苷类，第二代、第三代头孢菌素均较敏感，对青霉素、氨苄西林、第一代头孢菌素等多耐药。一般推荐庆大霉素或氯霉素静脉注射，亦可应用复方磺胺甲噁唑、多西环素或环丙沙星。败血症时可选用氨基糖苷类联合第三代头孢菌素静脉注射。

【预防】

1. 管理传染源　改进猪的饲养与屠杀，减少猪肉、牛奶等的污染。应询问献血员近期有否发热、腹痛史，如有禁止献血。

2. 注意卫生　注意肉类、肉制品等的卫生，避免与污染的、未熟的肉、肉制品及奶制品接触及食用。

参考文献

[1] Warren R, Lockman H, Barnewall R, *et al*. Cynomolgus macaque model for pneumonic plague[J]. Microb Pathog, 2011, 50: 12.

[2] Ratsitorahina M, Chanteau S, Rahalison L, *et al*. Epidemiological and diagnostic aspects of the outbreak of pneumonic plague in Madagascar[J]. Lancet, 2000, 355: 111.

[3] Vandamm JP, Rajanna C, Sharp NJ, *et al*. Rapid detection and simultaneous antibiotic susceptibility analysis of Yersinia pestis directly from clinical specimens by use of reporter phage[J]. J Clin Microbiol, 2014, 52: 2998.

[4] Layton RC, Mega W, McDonald JD, *et at*. Levofloxacin cures experimental pneumonic plague in African green monkeys[J]. PLoS Negl Trop Dis, 2011, 5: e959.

[5] Cabanel N, Bouchier C, Rajerison M, Carniel E. Plasmid-mediated doxycycline resistance in a Yersinia pestis strain isolated from a rat[J]. Int J Antimicrob Agents, 2018, 51: 249.

[6] Galimand M, Carniel E, Courvalin P. Resistance of Yersinia pestis to antimicrobial agents[J]. Antimicrob Agents Chemother, 2006, 50: 3233.

（北京大学第一医院　王艳　王勤环）

第十四节　弧菌科细菌感染

一、霍乱弧菌感染

霍乱(cholera)是由霍乱弧菌的古典生物型(classical biotype)、埃尔托生物型(Eltor biotype)及O139血清型分别引起的全球性、危害严重的烈性急性肠道传染病。典型临床表现为腹泻、呕吐以及由此引起的体液丢失、脱水、肌肉痉挛、周围循环衰竭、酸中毒、电解质紊乱、低钾综合征等，如不及时抢救，病死率较高。

本病起病急、传播快，主要通过污染的水源

和食物传播，日常生活密切接触和苍蝇也可传播，患者及带菌者是唯一传染源。本病流行范围广，可呈流行、暴发、大流行，不仅严重地危害人民健康，也可影响生活、生产、旅游、外贸、交通运输，被世界卫生组织规定为必须实施国际卫生检疫的传染病之一。我国把霍乱列为甲类传染病。

霍乱最初源自印度恒河三角洲，现在在许多国家呈地方流行。自 1817 年以来，人类历史上共发生过 7 次霍乱世界大流行，均为 O1 型霍乱弧菌引起，其中前六次大流行夺去数百万人生命，第七次大流行于 1961 年始于南亚，1971 年波及非洲，1991 年扩大到美洲。1992 年，O139 血清型霍乱在孟加拉国发现，引发数次疫情，但病例主要局限在亚洲。

尽管在过去的 5 年中，每年向 WHO 报告的霍乱病例只有 12.9 万～58.99 万，估计每年有 130 万～400 万例病例，其中 2.1 万～14.3 万病例死亡。全球霍乱控制专题小组日前承诺，到 2030 年霍乱死亡人数减少 90%，20 个国家消灭霍乱。

【病原学】

霍乱弧菌为革兰阴性菌，呈弧形或逗点状，运动活泼，在暗视野悬滴镜检时见有穿梭状运动，患者粪便直接涂片染色可见细菌呈鱼群状排列。霍乱弧菌属兼性厌氧菌，在普通琼脂培养基上生长良好，在碱性蛋白胨培养基上生长迅速。

霍乱弧菌有耐热的菌体（O）抗原和不耐热的鞭毛（H）抗原。其鞭毛抗原相同，根据菌体抗原不同，分为 3 类。① O1 群霍乱弧菌：包括古典生物型和埃尔托型，可根据其菌体抗原因子 A、B、C 的数量不同而命名为小川型、稻叶型和彦岛型，是霍乱的主要致病菌。② 不典型 O1 群霍乱弧菌：可被多价 O1 群血清凝集，但不产生肠毒素，无致病性。③ 非 O1 群霍乱弧菌：不被多价 O1 群血清凝集，又称为不凝集弧菌，其血清型 O2～O138，一般不致病。

O139 血清型霍乱弧菌属于非 O1 群霍乱弧菌，是 1992 年孟加拉国霍乱流行时新发现的血清型，它不被 O1 群和 O2～O138 血清型霍乱弧菌诊断血清所凝集，但含有与 O1 群霍乱弧菌相同的毒素基因，比 O1 群的产毒能力更强，而且有夹膜，在环境中播散与增殖的能力很强，因而可引起更为严重的临床症状。

霍乱弧菌可产生肠毒素、神经氨酸酶、血凝素，菌体裂解后可释放内毒素。其中霍乱肠毒素是产生霍乱症状的主要原因，不耐热，56℃ 30 分钟即被破坏。霍乱弧菌不耐热、不耐干燥、不耐酸及一般消毒剂。在外环境中存活时间有限，埃尔托型比古典型抵抗力强。

【发病机制】

霍乱弧菌被食入人体后是否发病取决于机体胃酸分泌程度和霍乱弧菌的数量及致病力。霍乱弧菌进入胃内，大部分可被胃酸杀死，若胃酸缺乏、细菌量超过 10^8 均可发病。霍乱弧菌通过胃进入小肠后，在 TcpA（毒素协同调节菌毛 A）和 HAS（霍乱弧菌血凝素）作用下，黏附于小肠上段黏膜上皮细胞的刷状缘上，在小肠碱性肠液中迅速繁殖，产生大量霍乱肠毒素（也称霍乱原，choleragen）。霍乱肠毒素由 1 个 A 亚单位和 5 个 B 亚单位组成。B 亚单位能与肠黏膜细胞表面的受体神经节苷脂（GM1）结合，使毒素分子固定在细胞膜上。A 亚单位则可进入细胞，激活腺苷酸环化酶（CA），促使 ATP 不断转变为 cAMP，细胞内 cAMP 浓度明显增加，刺激隐窝细胞分泌水、氯化物及碳酸氢盐，同时抑制小肠绒毛细胞对钠和氯的正常吸收，大量水、电解质在肠腔内积聚，引起严重水泻。霍乱肠毒素还可促使肠黏膜杯状细胞分泌大量黏液，使粪便中含有大量黏液；同时，由于严重失水，胆汁分泌减少，致使粪便呈“米泔水”样。

剧烈泻、吐引起严重、快速的脱水和电解质的丧失，导致电解质紊乱。严重失水致使循环血量下降，肾血流量减少，尿量减少，加重酸中毒。霍乱患者粪便中的钠、氯与血浆含量相当，碳酸氢盐和钾为血浆浓度的 2～5 倍，如果大量补液时未及时补充钾，容易出现低钾综合征。

【临床表现】

本病潜伏期 1～3 日，短者 3～6 小时，长者达 7 日。总病程 3～7 日，少数达 10 日。古典生物型和O139血清型引起的霍乱症状较重，埃尔托生物型症状较轻，无症状者更多。

1. 典型患者临床经过分为3期

(1) 泻吐期：此期持续数小时至一两日。表现为“四无”特点：泻而无腹痛、吐而无恶心、无里急后重、无发热。

患者起病急，腹泻次数多、排泄量大，每日排便次数可达10余次，甚至无法计数，粪便量超过1 000 ml；粪便性状，初为黄色稀便，后为无色透明水样便，无粪臭，继而为典型的白色米泔水样便，少数患者为橘红色洗肉水样便。呕吐发生在腹泻之后，为喷射状、连续性，多无恶心，初为胃内容物，后为无色透明水样，甚至米泔水样。

(2) 脱水虚脱期：此期持续数小时至两三日，不及时抢救，可于数小时内死亡。持续大量的泻吐导致水和电解质的丢失，患者表现为不同程度的脱水，循环衰竭、尿毒症酸中毒表现。由于大量钠盐丧失，严重的低钠血症引起腓肠肌、腹直肌痉挛，出现痉挛部位的疼痛和肌肉强直状态，这是本病的特征性表现。患者还可因为严重的低钾血症出现肌张力减退、膝反射减弱或消失、腹胀以及心电图异常，表现为T波平坦或倒置，QT间期延长。

(3) 反应期及恢复期：呕吐、腹泻停止，脱水纠正后，上述症状多数消失，少数患者由于输液后循环改善，残存的肠内毒素被吸收出现发热反应，体温一般38～39℃，持续1～3日自行消退。

2. 临床类型　根据脱水程度霍乱可分为轻、中、重3型(表16-9)。

表16-9　脱水程度分级

	轻	中	重
神志	正常	呆痴、烦躁	极度烦躁、软弱、昏迷
声音嘶哑	无	轻	失声
皮肤弹性	稍干、弹性略差	干燥、缺乏弹性	消失
发绀	无	存在	明显
眼眶凹陷	稍陷	明显下陷	深凹，眼不能闭
肌肉痉挛	无	痉挛	明显痉挛
听力减退	无	有	失听
指纹	不皱	皱瘪	干瘪
脉搏	正常	细速	弱、速、摸不到
血压	正常	90～70 mmHg	<70 mmHg、测不到
尿量/24小时	下降	<500 ml	<200 ml
血浆比重	1.025～1.030	1.031～1.040	1.041以上

此外，还有罕见的暴发型霍乱，或称中毒型霍乱、干性霍乱，其特点是起病急骤，未见明显的泻吐即已死于循环衰竭。

【实验室检查】

1. 临床常规检查

(1) 血液检查：失水明显者可致血液浓缩，白细胞增高达(15～40)×10^9/L，中性粒细胞亦可增多，红细胞数可增多达6×10^9/L。

(2) 尿液检查：尿蛋白(+)。镜检可有红细胞、白细胞和管型。

(3) 粪便检查：稀水样，无脓血，可有点片状黏液。镜检无红细胞、白细胞，或仅有少量白细胞。

(4) 血生化检查：血清钾、钠、氯化物及CO_2结合力降低，BUN增加。

2. 病原学检查

(1) 玻片悬滴细菌动力及制动试验：将急性期患者粪便滴于玻片上，悬滴中弧菌呈流星或穿梭活动，加入 O1 血清抗体运动停止，表明是 O1 群霍乱弧菌；加入 O139 血清抗体运动停止，表明是 O139 群霍乱弧菌。若不能被上述两种血清抗体制动，则表明是非 O1 群、非 O139 血清型霍乱弧菌，而是其他弧菌。

(2) 涂片染色查细菌：霍乱弧菌可呈革兰阴性且有如渔网状排列的独特表现。

(3) 细菌培养：是最主要的确诊手段，将粪便标本接种到蛋白胨水中，孵育 6～8 小时，取培养液表面部分，接种于庆大霉素琼脂或 TCBS 琼脂。有菌落生长后，将可疑菌落直接与诊断血清做玻片凝集试验，阳性则可确诊。

(4) 免疫荧光菌球试验：粪便标本接种到含有荧光抗体的蛋白胨水中，培养后在荧光显微镜下可见到荧光菌球团。可作为疑似诊断。

(5) 血清学检查：取急性期及恢复期双份血清，抗体滴度 4 倍增高才有诊断意义。

(6) PCR 核酸检查：可检出霍乱弧菌编码肠毒素的基因序列。具有快速、敏感而特异之优点。

【诊断】

霍乱的诊断标准（WS289－2008）见表 16－10。

表 16－10 霍乱的诊断标准

1. 诊断依据
 1.1 流行病学
  1.1.1 生活在霍乱流行区，或 5 日内到过霍乱流行区，或发病前 5 日内有饮用生水或进食海(水)产品或其他不洁食物和饮料等饮食史。
  1.1.2 与霍乱患者或带菌者有密切接触史或共同暴露史。
 1.2 临床表现
  1.2.1 轻型病例
  无腹痛腹泻，可伴有呕吐，常无发热和里急后重表现。少数病例可出现低热(多见于儿童)、腹部隐痛或饱胀感，个别病例有阵发性绞痛。
  1.2.2 中、重型病例
  腹泻次数频繁或剧烈，粪便性状为水样便，伴有呕吐，迅速出现脱水或严重脱水，循环衰竭及肌肉痉挛(特别是腓肠肌)等休克表现。

（续表）

  1.2.3 中毒型病例
  为一较罕见类型(干性霍乱)，在霍乱流行期出现无泻吐或泻吐较轻，无脱水或仅轻度脱水，但有严重中毒性循环衰竭。
 1.3 实验室检测
  1.3.1 粪便、呕吐物或肛拭子细菌培养分离到 O1 群和(或)O139 群霍乱弧菌。
  1.3.2 在腹泻病患者日常生活用品或家居环境中检出 O1 群和(或)O139 群霍乱弧菌。
  1.3.3 粪便、呕吐物或肛拭子标本霍乱毒素基因 PCR 检测阳性。
  1.3.4 粪便、呕吐物或肛拭子标本霍乱弧菌快速辅助检测试验阳性。
2. 诊断原则
 依据患者的流行病学、临床表现及实验室检测结果进行综合判断。
3. 诊断
 3.1 带菌者
 无霍乱临床表现，但符合 1.3.1 者。
 3.2 疑似病例
 符合下列情况之一者即可诊断：
  3.2.1 具备 1.1.2 加 1.2.1 者。
  3.2.2 具备 1.2.1 加 1.3.3 者。
  3.2.3 具备 1.2.1 加 1.3.4 者。
  3.2.4 具备 1.2.3 加 1.3.3 者。
  3.2.5 具备 1.2.3 加 1.3.4 者。
  3.2.6 具备 1.2.2 者。
 3.3 临床诊断病例
 符合下列情况之一者即可诊断：
  3.3.1 具备 1.2 中的任一项并同时具备 1.3.2 者。
  3.3.2 在一起确认的霍乱暴发疫情中，暴露人群中具备 1.2 中的任一项者。
 3.4 确诊病例
  3.4.1 凡具备 1.2 中的任一项并同时具备 1.3.1 者。
  3.4.2 在疫源检索中，粪便培养检出 O1 群和(或)O139 群霍乱弧菌前后各 5 日内有腹泻症状者。

WHO 标准病例定义：出现下列情况之一时，应怀疑是霍乱病例：① 在没有霍乱的地区，一名 5 岁以上患者出现严重脱水或死于急性水样腹泻；② 在有霍乱流行的地区，一名 5 岁以上患者出现急性水样腹泻，不论有无呕吐现象。如果从任何腹泻患者的样本中分离出 O1 或 O139 霍乱弧菌，则可确认为霍乱病例。

【治疗】

霍乱患者应按甲类法定传染病规定进行疫情报告。患者应住院消化道隔离至停服抗菌药物后，连续2日粪便培养未检出霍乱弧菌，或经治疗症状消失后，如无大便培养条件，自发病起7日后方可解除隔离。对于慢性带菌者，大便培养连续7日阴性，每周培养胆汁1次，连续2次阴性者可解除隔离。总体治疗原则为液体疗法为主，辅以抗菌治疗及对症支持治疗。

1. *补液疗法* 是霍乱的最重要的治疗措施，分为静脉补液和口服补液。轻度脱水患者以口服补液为主，80%的患者通过口服补液盐得以成功救治；中、重度脱水患者，应立即进行静脉补液，并结合病情尽快开始口服补液。

霍乱肠毒素能抑制肠道黏膜对钠和氯的吸收，但对钾、碳酸氢盐仍可吸收，对葡萄糖和钠的配对吸收亦无影响，而且葡萄糖的吸收能促进水和钠的吸收。因此，对轻度脱水的患者可予以口服补液，而且临床实践证明口服补液治疗霍乱确实行之有效。口服液体中电解质及葡萄糖浓度与血浆比较，大致是等渗的，WHO推荐的口服补液配方为：每升水含葡萄糖20 g、氯化钠3.5 g、枸橼酸钠2.9 g和氯化钾1.5 g。2002年，WHO认可使用钠浓度75 mmol/L的低渗口服补液溶液(ORS)代替既往WHO推荐的含90 mmol/L钠浓度的口服补液溶液(ORS)，补液效果相同，且更有利于减少粪便丢失。也有人认为，ORS中以多糖代替葡萄糖可以降低肠道渗透压，同时更有利于钠的主动重吸收。耐分解多糖(resistant starch)由于在小肠中仅部分水解，近30%进入结肠，在那里被肠道细菌分解为短链脂肪酸，而促进钠和水的重吸收。随机对照试验显示，耐分解多糖ORS减少粪量的作用优于WHO ORS和低渗葡萄糖ORS。补液量成人最初4～6小时每小时服750 ml，体重不足25 kg的儿童每小时250 ml，以后根据泻吐量再行调整，一般按排出1份大便给予1.5份液体计算，也可采取能喝多少就给多少的办法，以口渴消失为度。

重度脱水患者以及呕吐频繁无法口服补液的患者，应立即采取静脉补液。液体可选用与患者丧失电解质浓度相似的5∶4∶1溶液(每升溶液中含氯化钠5 g、碳酸氢钠4 g、氯化钾1 g、50%葡萄糖20 ml)，或用半张的3∶2∶1溶液(即5%葡萄糖3份、生理盐水2份、1.4%碳酸氢钠液1份或1/6 mol/L乳酸钠液1份)。补液量与速度根据患者失水程度而定，24小时总入量按轻、中、重度分别给予3 000～4 000 ml、4 000～8 000 ml、8 000～12 000 ml。总量一半在1～2小时内以较快速度滴入(两条静脉通道)，剩余一半在3～4小时内滴完。快速输液过程中应防止心功能不全和肺水肿的发生。

2. *病原治疗* 抗菌治疗有助于缩短病程，减少腹泻量，缩短排菌时间。目前，常用药物为多西环素300 mg顿服，或100 mg，每日2次，连续3日；四环素，成人每6小时1次，每次500 mg，儿童40～60 mg(kg·d)，分4次口服，疗程为3～5日；复方磺胺甲噁唑，成人每次1 g，儿童每次25 mg/kg，每日2次，连续3日；环丙沙星，成人每次200 mg，每日2次，连续3日。

3. *补锌治疗* 补充锌可缩短腹泻持续时间并减少连续腹泻发作次数。WHO推荐6月龄以下儿童，每天补锌10 mg，持续2周；6月龄～12岁儿童，每天补锌20 mg，持续2周。

【预防】

目前尚无理想预防方法，宜从控制传染源、切断传播途径、加强健康教育、改善卫生设施和污水处理等综合措施入手防止疫情扩散。改善基本用水安全、环境卫生和个人卫生条件是预防霍乱的关键措施。此外，WHO已批准3种口服霍乱疫苗：Dukoral®、Shanchol™、Euvichol®。3种疫苗均需使用2剂，2剂之间间隔10～15日。服用Dukoral®时成人需配合服用150 ml清洁水，2年的保护率大约65%；Shanchol™和Euvichol®实质是由两个不同厂家生产的同类疫苗，使用时不需缓冲液，5年的保护率达65%。我国批准上市使用的疫苗为可唯适(OraVacs)，由灭活O1群EL Tor型菌株加CTB亚单位构成，适用于2岁以上人群，口服3剂，3个月保护率为72.67%。

二、其他致病性弧菌感染

自然界弧菌种类众多，除霍乱弧菌外尚有其他弧菌也与人类感染有关。其中副溶血弧菌、河弧菌、拟态弧菌、弗尼斯弧菌、霍利斯弧菌等主要引起急性胃肠炎；创伤弧菌可引起重症创伤性感染和败血症；梅氏弧菌、海鱼弧菌、溶藻弧菌均可引起创伤及耳部感染，并可引起败血症。感染这类细菌多与生食或进食未煮熟的海产品有关。

对仅有腹泻者的治疗措施主要以对症、支持治疗为主；有其他症状特别是病情较重者，如发生败血症时则应尽早使用抗生素，可选用第三代头孢菌素或氟喹诺酮类药物；创伤感染有时需行外科手术治疗。

1. 副溶血弧菌感染 副溶血弧菌主要存在于浅海水及鱼类、贝类等海产品，以及含盐量高的盐渍食品如咸菜、腌肉、咸蛋等。病原菌耐寒冷，人进食污染副溶血弧菌而未煮透的食物后即可感染，在细菌产生的溶血素、肠毒素和侵袭性致病因子等作用下，可引起肠道急性炎症，是目前引起沿海地区食物中毒和腹泻的主要病原体。

发病以夏秋季节多见，青壮年易感。潜伏期短，临床特点为上腹或脐周阵发性绞痛，压痛明显。粪便为稀水样或糊状，约1/4的患者呈血水便，以后可出现黏液便或脓血便。泻吐后常伴畏寒、发热。同食者常同时发病。粪便镜检可见大量白细胞和脓细胞，常有红细胞，部分可见巨噬细胞。大便培养早期有副溶血弧菌生长。本病有自限性，病程短，预后好，但病后免疫力不强，可反复感染发病。轻症者无须治疗，重症者或有并发症者选用有效抗菌药物，可缩短病程和排菌时间。

2. 河弧菌与弗尼斯弧菌 河弧菌广泛存在于河流或出海口水中，被污染的食品、鱼类为传播媒介，青少年易感染，生化特性和临床症状与霍乱及副溶血弧菌近似。该菌对低温抵抗力强，且可在盐腌食品中繁殖，但在高温高压下难以存活。可分为两个生物型，生物Ⅱ型又称为弗尼斯弧菌。

3. 拟态弧菌 在海水、淡水及海产品中分布较广，其产生的毒素致病能力较强。该菌引起的腹泻多为散发，也可引起流行和食物中毒。病原菌多从腹泻患者粪便中检出，也可从耳疾或外伤性病灶中找到。发病者多有生食牡蛎和虾蟹史。

4. 霍利斯弧菌 分布于自然界，尤以近海的海水、海底沉积物、海产品及盐渍食品中为多，是夏秋季节沿海地区比较常见的食物中毒和急性腹泻的病原菌之一。该菌产毒性强，有两种较强的致病毒素，一种为耐热直接溶血素（TDH），该毒素有肠毒性及细胞毒性作用；另一种为耐热相关溶血素（TRH），其作用与TDH相似。这两种致病因子具有较强的细胞毒作用，且菌体还能产生黏附素和黏附素酶。人类主要经食入未煮熟的海产品如各种贝类及鱼类等而引感染。感染后潜伏期短，主要表现为腹泻、腹痛，个别伴有发热。粪便大多为水样便，无里急后重，无黏液。

5. 创伤弧菌 自然生存在少污染的温暖的海水中，且经常寄生在贝壳类海洋生物中。携带在海产品中的创伤弧菌在室温下可以大量繁殖，但可经冰冻或煮沸而杀灭。

创伤弧菌毒力较强，可经消化道或肢体破损创口接触带菌海水而感染，患者易发展成脓毒症，脓毒症者绝大多数发病于慢性肝病患者生吃了贝壳类海鲜之后。其他易感人群包括血色病、获得性免疫缺陷综合征、恶性肿瘤、免疫抑制和胃酸缺乏状态、慢性肾功能不全、糖尿病等。

临床上多表现为急性发热、寒战、休克和特征性下肢血性大疱样皮损、皮肤及肌肉坏死等，部分患者可伴有腹泻、恶心、呕吐、腹痛。实验室检查可见中性粒细胞升高，血红蛋白和血小板降低；血肌酐、尿素氮升高；血清肌酸激酶（CK）明显升高。血液、渗出液、脑脊液、组织中可找到或培养出创伤弧菌。

脓毒症者病情进展极为迅速，多数病例于48小时内死于多脏器功能衰竭（MOF），病死率超过50%；进展为感染性休克的患者，病死率可达70%以上，应引起临床医师警惕。诊断一旦成立，应尽早足量、联合使用抗生素，并加强对症支持治疗及外科治疗。

6. 梅氏弧菌、海鱼弧菌、溶藻弧菌　此类弧菌感染均与接触海水有关，或在处理贝类时手被划破，或原有的肢体破损伤口被海水污染，以致破损局部可出现红肿、疼痛；或在海水中游泳污染耳道，引起外耳炎或中耳炎；较少引起胃肠炎。

[南京医科大学第一附属医院(江苏省人民医院)　徐钰雯　翁亚丽]

第十五节　弯曲菌感染

弯曲菌感染(campylobacter infection)是指由弯曲菌属细菌所致的感染性疾病。主要引起腹泻、肠道外器官的局部感染和菌血症。弯曲菌属(*Campylobacter*)是20世纪70年代发现并确定的人兽共患病原菌，该菌呈世界性分布，是全球范围内最主要的感染性腹泻病原菌之一。目前，弯曲菌有18种，9个亚种。其中空肠弯曲菌(*C. jejuni*)、结肠弯曲菌(*C. coli*)和胎儿弯曲菌(*C. fetus*)是引起人类感染最重要的3个菌种。空肠弯曲菌和结肠弯曲菌主要引起急性肠炎；胎儿弯曲菌多为机会感染，主要引起败血症等肠道外感染。其他菌种如海鸥弯曲菌(*C. lari*)、上突弯曲菌(*C. upsaliensis*)、猪肠弯曲菌(*C. hyointestinalis*)、唾液弯曲菌(*C. sputorum*)、简明弯曲菌(*C. concisus*)、直线弯曲菌(*C. rectus*)、曲线弯曲菌(*C. curvus*)和昭和弯曲菌(*C. showae*)也可感染人(后四种引起人牙周病)，并日益受到重视。

【病原学】

弯曲菌是一类属革兰阴性，外形纤细，菌体弯曲呈逗点状、弧形、"S"形、螺旋形或海鸥展翅形的细菌(图16－10)，菌长0.5～8 μm，宽为0.2～0.5 μm。在陈旧培养物中，呈现球形或球菌状。扫描电镜下可见菌体的一端或两端有无鞘的单根鞭毛，长为菌体的2～3倍(图16－11)。通常空肠和结肠弯曲菌菌体两端均有鞭毛，且鞭毛较细，紧密盘绕；胎儿弯曲菌胎儿亚种的鞭毛则为波浪状的一端单鞭毛。弯曲菌的运动很活泼，具有特征性的投镖样或螺旋状突进运动。

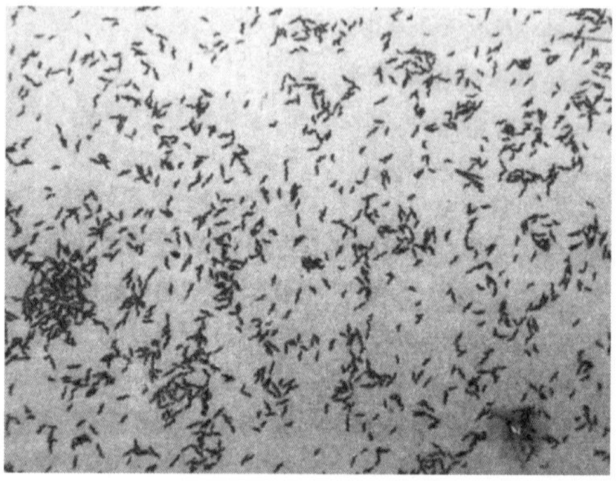

图16－10　显微镜下空肠弯曲菌(甲紫单染)

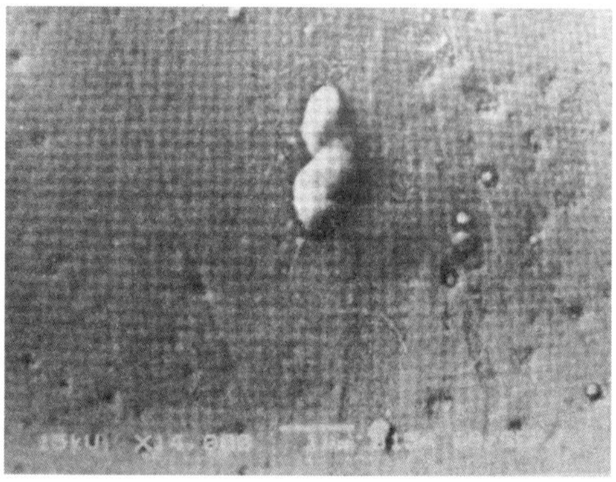

图16－11　扫描电镜下弯曲菌形态

弯曲菌为微需氧菌，在含5%氧气、10%二氧化碳和85%氮气的环境中生长良好。在厌氧条件下不能生长。生长的温度因菌种而异，介于25～42℃之间。空肠弯曲菌空肠亚种和结肠弯曲菌42℃为最适宜生长温度，空肠弯曲菌多依尔亚种最适温度为37℃，胎儿弯曲菌在25℃与37℃均可生长。

弯曲菌属在普通营养琼脂上难以生长，所用培养基的共同特点是在血琼脂中加入多种抗生素，如万古霉素、多黏菌素 B 和甲氧苄啶等。常选用的培养基有 Butzler、Skirrow、Karmali、CampyBAP 及 mCCDA 培养基。菌落在同一培养基上可出现两种，一种为灰白、湿润、扁平、边缘不整蔓延生长的菌落，另一种为半透明、圆形、凸起、有光泽的细小菌落。

弯曲菌属的抵抗力较弱。易为直射阳光及弱消毒剂所杀灭。不耐干燥，在干燥环境中仅存活 3 小时。加热 56℃ 5 分钟即被杀死。空肠弯曲菌低温(4℃)可生存 3～4 周，而在室温则很快死亡。结肠弯曲菌 4℃难存活。

弯曲菌抗原结构复杂，主要含有 O 抗原(耐热)、H 抗原(不耐热)和 K 抗原。根据抗原不同，1985 年国际专题会议建议弯曲菌的血清学分型采用 Penner 和 Lior 方法。前者是用被动血凝试验测定耐热抗原，可用于鉴别禽、猪、人的空肠弯曲菌和结肠弯曲菌，该方法已鉴定出 90 余个血清型；后者则用玻片凝集法测活菌的不耐热抗原，已鉴定出 160 个血清型。目前，这两个血清分型系统是国际上应用最广泛的血清分型方法。血清学分布有地区差异，应用血清学分型可对弯曲菌肠炎传染源和传播途径进行追踪研究，区分流行菌株与非流行菌株。

【流行病学】

弯曲菌广泛分布于动物界，常寄生于动物和人的生殖器、肠道和口腔中，尤以家禽、家畜、鸟类为甚。据调查，鸡的带菌率高达 89.3%，鸭为 79.2%，狗为 75.8%，猪为 61.5%，牛为 43%，猫为 53%。

1. 传染源　患者、带菌者和带菌动物为本病的传染源。人和动物均可感染而致病。

2. 传播途径　人或动物通过食入污染的食物、水、牛奶等而感染，也可通过直接接触受染动物而感染。很多种野生和家养动物，尤其是鸟类，可携带空肠弯曲菌和结肠弯曲菌。结肠弯曲杆菌与猪尤为相关。曾有报道发生在幼托机构的弯曲菌流行，其原因与鸡有密切接触。此外，儿童接触猫、狗等宠物而感染也不乏报道。污染食物中以肉类和牛奶等动物食品最为常见，据调查，鸡肉、猪肉、牛羊的带菌率分别为 60%、80%、20%。在发达国家，大部分感染都与食用鸡肉、鸡的加工处理和喂养有关，在欧洲、美国、澳大利亚，50%～70%的感染者为食用鸡肉所致。食用未煮熟的肉类和未消毒的牛奶可引起弯曲菌肠炎的暴发流行，但在发展中国家少见。

3. 易感人群　人群普遍易感，在发达国家，高发年龄为<1 岁婴幼儿和 15～44 岁青壮年，男性比女性易感。在发展中国家，发病高峰年龄为<2 岁儿童，成年人随着年龄增长发病数减少。弯曲菌感染后可获短暂免疫力，无终生免疫，可再次感染。

4. 流行特征　弯曲菌感染在自然界非常广泛，是人类腹泻的最主要病因之一。在欧美发达国家，弯曲菌是引起腹泻的最常见病原。如 20 世纪 80—90 年代，有资料显示美国等发达国家弯曲菌感染引起的腹泻较沙门菌、志贺菌或 O157：H7 多 2～7 倍以上，至 20 世纪 90 年代后期，虽然美国弯曲菌感染已有所下降，但仍是感染性腹泻第一位病原菌。2002 年，美国疾病预防控制中心针对感染性腹泻病原进行调查，虽然沙门菌感染超过了弯曲菌，跃居第一位[16.1/(10 万人·年)]，但弯曲菌感染仍然很常见，位于感染性腹泻病原的第二位[13.4/(10 万人·年)]。2012 年在美国达到了自 2000 年以来的最高水平。在发展中国家，弯曲菌感染并不少见，是引起幼儿腹泻的常见病原菌。在成人感染性腹泻病原中，也占第三位或第四位。我国空肠弯曲菌肠炎仅次于细菌性痢疾、大肠埃希菌感染引起的腹泻。

在大部分地区，90%～95%的弯曲菌肠炎是由空肠弯曲菌引起。在美国，99%的弯曲菌肠炎为空肠弯曲菌所致。弯曲菌肠炎全年散发，关于发病高峰季节，国内外不同地区报道不一，美国有报告春季和秋季为其高峰季节。我国有报告春夏季节为其流行期，而在我国台湾地区则冬季发病率最高。

【发病机制】

空肠弯曲菌感染的发病机制尚不清楚。一般认为细菌经口摄入后，通过胃酸屏障到小肠增殖，通过细菌本身的侵袭力(包括鞭毛、高分子量质粒，如与血便显著相关质粒 pVir)、表面黏附素(包括表面暴露脂蛋白 JIpA 和 CadF，其通过与纤连蛋白结合而介导黏附)、趋化因子和细菌表面蛋白质(如 PEB1、CadF)侵犯肠黏膜(空肠、回肠，也可蔓延到结肠)，引起肠黏膜损伤。导致患者腹痛、腹泻、排黏液便或血便。

细菌还可能产生细胞毒素，增强细菌的侵袭力，试验发现其可使 Hela 细胞和中国田鼠卵巢细胞致死。但在体内无法证实肠毒素的产生。此外，某些菌株能分泌类似于霍乱弧菌的肠毒素，引起大鼠肠腔内液体分泌增加，并可被霍乱抗毒素所阻断。因此，细菌分泌肠毒素也可能与腹泻有关。细菌破裂后释放大量内毒素可引起患者发热和全身中毒症状。另外，所有空肠弯曲菌都有一种编码细胞致死性膨胀毒素(可能影响细胞周期动力学)的基因；然而，并非所有的分离株都产生这种毒素，这种毒素在疾病中的作用尚未知晓。部分学者推测，这种毒素可能通过诱导巨噬细胞死亡而在抑制固有免疫中发挥作用。

【临床表现】

1. 空肠弯曲菌肠炎　潜伏期 1～7 日，平均 3 日。起病急，病情轻重不等。近 50%的感染者可无症状。有症状的弯曲菌肠炎患者中，90%以上表现为发热，体温 37～40℃，多数患者伴有全身感染中毒症状。局部症状以腹痛、腹泻为主，腹痛多位于脐周或上腹部，呈阵发性绞痛，部分患者腹痛在右下腹，类似急性阑尾炎，右下腹常有压痛，但常无反跳痛和肌紧张。病程高峰时腹泻次数一日可达 8～10 次。大便为稀便、黏液便，也可表现为水样便和血便。约 1/4 的患者伴有里急后重。少部分患者有恶心、呕吐。病程为 1 周，也有长达数周者，少数患者可转为慢性腹泻。

2. 胎儿弯曲菌感染　多为机会感染，主要引起败血症等肠道外感染。妊娠期感染可引起死胎或流产。

【并发症】

1. 急性并发症　弯曲菌肠炎急性期可合并肠道外并发症，如腹膜炎、心肌炎、心包炎、阑尾炎、脑膜炎、溶血尿毒综合征、脓毒性假性动脉瘤及皮疹(如荨麻疹、结节性红斑、血管炎和蜂窝织炎)。

2. 迟发并发症

(1) 反应性关节炎：发生率为 2.6%。与腹泻严重程度无关。HLA-B27 表型患者更常见。临床表现与沙门菌、志贺杆菌以及其他细菌感染后发生的关节炎类似。关节疼痛和肿胀通常出现在腹泻发作后 1～2 周。踝关节、膝关节、腕关节及手小关节最常受累，可伴有功能障碍。关节炎持续时间为 1 周至数月。预后通常良好；多数患者能自行恢复或通过非甾体抗炎药治疗后在 6 个月内恢复。

(2) 吉兰-巴雷综合征(Guillain-Barré syndrome，GBS)：发生于多种病原感染之后，血清学证明空肠弯曲菌感染是其中最突出的原因。据报道，GBS 患者中 30%～40%在 2 周前感染过空肠弯曲菌。空肠弯曲菌感染患者 GBS 发生率为普通人的 100 倍。一项资料显示，实验室诊断的空肠弯曲菌感染发生 GBS 的比例约为 30.1/100 000。在美国，1 000 例弯曲菌肠炎患者中约有 1 例发生 GBS。空肠弯曲菌血清型 PennerO19 和 O41 更易诱发 GBS。

GBS 发病机制尚不清楚，普遍认为该菌表面的 LPS 和神经组织的髓磷脂蛋白有相同或相似的抗原性。空肠弯曲菌感染后产生大量血清抗体，通过交叉免疫反应引起神经轴索或脱髓鞘病变而导致 GBS。空肠弯曲菌感染引起的 GBS 多表现为急性运动性轴索神经病(acute motor axonal neuropathy，AMAN)，其他亚型的 GBS 也可见，但发生率相对较低。通常情况下空肠弯曲菌感染诱发的 GBS 病情重，预后更差，恢复更慢，残留神经功能障碍可能性更大。

【实验室检查】

1. 粪便常规　大便为稀便或黏液便，少数有水样或血便。75%的患者便中可检测到红细胞、白细胞。

2. 病原检查

(1) 直接镜检：将粪便标本直接涂片，进行革兰染色。根据细菌形态特征，初步判断。还可将粪便标本直接置暗视野显微镜观察，可见到菌体投镖样或螺旋状运动，但需足够量的细菌。

(2) 细菌培养：将粪便等标本直接或增菌后接种于改良的 CampyBAP 平板，置微氧环境、42℃培养 24 小时观察菌落。近 10 年来，一次性微孔滤膜的出现恢复了过滤技术，提高了弯曲菌的检出率。

(3) 分子生物学检测：PCR 技术已应用于弯曲菌的检测。已有报道扩增弯曲菌 16S rRNA 基因片段检测粪便、污染的牛奶及水资源。PCR 方法敏感性和特异性可分别达 91%和 97%，克服了细菌培养费时，检出率低的缺点。

【治疗】

弯曲菌通常为轻度、自限性感染。治疗重点集中在适当补液及纠正电解质紊乱。大多数病例不需要使用抗生素治疗。抗生素治疗仅用于血便、高热、肠道外感染、有恶化或复发症状、症状持续 1 周以上或有病情加重风险的患者，以及老年、妊娠或免疫功能受损者。

病原治疗首选大环内酯类抗生素，也可选氟喹诺酮类、磷霉素、氨基糖苷类抗生素。但对氟喹诺酮类耐药高达 50%，我国耐药率已接近 100%。

【预防】

注意食品管理和饮水卫生，防止家禽、家畜的粪便污染。做好牛奶消毒，防止进食未加工熟的肉类食品，患者排泄物应严格消毒。

参考文献

[1] Friedman CR, Neimann J, Wegener HC, Tauxe RV. Epidemiology of Campylobacter jejuni infections in the United States and other industrialized nations [M]. In: Campylobacter, 2nd Ed, Nachamkin I, Blaser MJ (Eds), ASM Press, Washington, DC, 2000. 121.

[2] Centers for Disease Control and Prevention (CDC). Incidence and trends of infection with pathogens transmitted commonly through food — foodborne diseases active surveillance network, 10 U.S. sites, 1996 - 2012[J]. MMWR Morb Mortal Wkly Rep, 2013, 62: 283.

[3] Gardner TJ, Fitzgerald C, Xavier C, *et al*. Outbreak of campylobacteriosis associated with consumption of raw peas [J]. Clin Infect Dis, 2011, 53: 26.

[4] Hickey TE, Majam G, Guerry P. Intracellular survival of Campylobacter jejuni in human monocytic cells and induction of apoptotic death by cytholethal distending toxin [J]. Infect Immun, 2005, 73: 5194.

[5] Shenker BJ, Besack D, McKay T, *et al*. Induction of cell cycle arrest in lymphocytes by Actinobacillus actinomycetemcomitans cytolethal distending toxin requires three subunits for maximum activity[J]. J Immunol, 2005, 174: 2228.

[6] McCarthy N, Giesecke J. Incidence of Guillain-Barré syndrome following infection with Campylobacter jejuni[J]. Am J Epidemiol, 2001, 153: 610.

[7] Tam CC, Rodrigues LC, Petersen I, *et al*. Incidence of Guillain-Barré syndrome among patients with Campylobacter infection: a general practice research database study[J]. J Infect Dis, 2006, 194: 95.

[8] Kalra V, Chaudhry R, Dua T, *et al*. Association of Campylobacter jejuni infection with childhood Guillain-Barré syndrome: a case-control study[J]. J Child Neurol, 2009, 24: 664.

[9] Fitzgerald C. Campylobacter[J]. Clin Lab Med, 2015 Jun, 35(2): 289 - 298.

(北京大学第一医院　侯凤琴)

第十六节　嗜血杆菌感染

嗜血杆菌属(*Haemophilus*)引起的疾病近年来有增加的趋势。例如，流感嗜血杆菌既往多感染儿童，但近年来成年患者增多；埃及嗜血杆菌多年来认为仅可引起化脓性结膜炎，1984 年巴西出现病死率极高的巴西紫癜热,已确认由本菌引起。因此,有必要加强对本属细菌引起疾病的认识与防治。

嗜血杆菌均为革兰阴性小杆菌,长1～1.5 μm,宽0.3～0.6 μm。人工培养时需有X因子和V因子,可由新鲜血液提供,故有嗜血之称。本菌多呈球杆菌,亦可呈双球菌、链球菌样排列,有时可呈丝状等多形性表现。与人类疾病有关者有:① 流感嗜血杆菌(*H. influenzae*, *Hi*);② 副流感嗜血杆菌(*H. parainfluenzae*);③ 埃及嗜血杆菌(*H. aegyptius*)。④ 杜克雷嗜血杆菌(*H. ducreyi*);⑤ 嗜泡沫嗜血杆菌(*H. aphrophilus*);⑥ 副嗜泡沫嗜血杆菌(*H. paraaphrophilus*);⑦ 溶血性嗜血杆菌(*H. haemolyticus*);⑧ 副溶血嗜血杆菌(*H. parahaemolyticus*)。不同的菌种可以引起不同的疾病,分别介绍于下。

一、流感与副流感嗜血杆菌感染

【病原学】

根据不同的生化反应(吲哚、尿素酶、鸟氨酸脱羧酶的活性不同),流感嗜血杆菌可分为Ⅰ、Ⅱ、Ⅲ、Ⅳ、Ⅴ、Ⅵ、Ⅶ、Ⅷ8个生物型。致病者多为Ⅰ型、Ⅱ型、Ⅲ型和Ⅳ型。根据荚膜多糖抗原性不同,可将有荚膜菌分为a、b、c、d、e、f 6个血清型及无荚膜非分型(nontypable Hi, NTHi)。b型致病力最强,其次为e型和f型。根据细菌外膜蛋白(OMP)又可分为不同的亚型。Hib荚膜主要由聚核糖磷酸醇(polyribosylribitol phosphate, PRP)组成,而其他5型的荚膜的己糖取代戊糖,荚膜对机体粒细胞的吞噬作用和细胞内的杀灭作用有抵抗力,故有荚膜者致病力大于无荚膜者。副流感嗜血杆菌的致病力较弱。细菌体的菌毛(pili)有助于细菌黏附到机体黏膜细胞上。流感嗜血杆菌产生的IgA1蛋白酶可灭活人的IgA蛋白,使细菌易于黏附组织细胞上。b型菌还可产生一种命名为"haemocin"的细菌毒素。这些都是本属细菌的致病因子。

【流行病学】

1. *传染源患者和带菌者*　本菌可寄居于正常人的鼻咽部,有咽培养42%、鼻培养21%阳性率的调查报道,多为无荚膜(非分型)和副流感嗜血杆菌。b型菌的带菌率成年人为1%左右,儿童为2%～6%,在托儿所曾有高达60%的报道。泌尿生殖道亦可带菌,但较上呼吸道少。

2. *传播途径*　呼吸道为主要传播途径。本菌亦可经直接接触引起皮肤和软组织的化脓性感染。

3. *易感人群*　婴幼儿为最易感人群,患者多为5岁以下儿童。出生2个月以内者可能受到母体的保护,受染者很少,但2月龄以后至2岁期间感染率最高。侵袭性流感嗜血杆菌感染在婴幼儿以b型为主,而在成人则以非分型流感嗜血杆菌感染为主。日本和美国分别调查了近10年侵袭性流感嗜血杆菌感染情况。在日本,小于5岁和5～9岁的儿童的年发生率分别为4.3～6.8/10万和0～12.4/10万,而美国侵袭性流感嗜血杆菌感染,在2008—2017年间的年发生率平均每年增加11.1%。

近年来,由于有创介入性检查及治疗措施的增多,放射、化学及免疫抑制剂等治疗的广泛应用,增加了本菌感染的概率,特别是已有基础疾病如糖尿病、肝硬化、恶性肿瘤、慢性阻塞性肺疾病等病的患者,更易并发本菌的感染。据Farley等报道,亚特兰大的年发病率为5.6/10万,其中76%为儿童,24%为成年人,合并有HIV感染者发病率上升到41/10万。故流感嗜血杆菌已被认为是免疫力低下成年人的重要致病菌之一,已多次在老年公寓和托老所发生过流行。

【发病机制和病理】

流感嗜血杆菌的菌毛使细菌容易附着在鼻咽部的黏膜细胞上;所产生的IgA1蛋白酶可灭活机体具有局部保护性的IgA球蛋白;荚膜多糖PRP可抵抗宿主白细胞的吞噬作用,细菌可侵犯呼吸道黏膜引起化脓性炎症。具有强侵袭力的荚膜菌(特别是b型菌)可突破宿主的防卫组织而进入血流,引起菌血症、败血症,临床表现可有脑膜炎、肺炎、心包炎、心内膜炎、骨髓炎、化脓性关节炎等原发性感染。非分型菌及副流感嗜血杆菌则多在其他疾病如百日咳、麻疹、支气管肺炎、流行性感冒等的基础上引起继发感染，还可在免疫功能低下的成年人中引起慢性呼吸道感染。

本菌的致病力除上述的几种因子外，尚有内毒素的作用。内毒素可直接引起实验动物死亡。

本菌感染引起的病理变化与其他化脓菌引起者相似，呈现化脓性炎症改变。

本菌感染后患者可产生有保护力的荚膜和外膜蛋白特异性抗体。

【临床表现】

1. *肺炎* 由于鼻咽部易于带菌，故肺炎为本菌最多见的临床表现。儿童和成人均可发病。患者可出现高热、咳嗽、咳痰、胸痛等症状。可呈支气管肺炎、节段肺炎、多叶肺炎和大叶性肺炎等。半数患者可合并胸腔积液，偶有成脓胸者。病原菌 80%为有荚膜的 b 型菌引起。如原已患慢性气管炎、支气管扩张及梗阻性呼吸系统疾病者，无荚膜的流感嗜血杆菌亦可引起肺炎的发生。副流感嗜血杆菌和毒力不强的无荚膜菌则可引起慢性气管炎和慢性支气管炎。

2. *脑膜炎* 婴幼儿的化脓性脑膜炎 60%以上由本菌引起，从 20 世纪 50 年代至 80 年代，5 岁以下儿童发病率上升了 6 倍。过去成年人发病率低，为 1%～3%，但近年来发病率亦在上升，有报道已达 20%。成年人多有原发病灶，如鼻窦炎、肺炎、会厌炎等，特别易发生于头部创伤或有脑脊液漏者，致病菌一半为 b 型，一半为非分型(NTHi)。临床表现、脑脊液检查均与其他化脓性脑膜炎相似。病死率成人为 10%～20%。儿童脑膜炎患者经治疗可明显降低死亡率，但部分患儿可有后遗症。

3. *急性会厌炎*(acute epiglottitis) 患者多为 2～7 岁的儿童，也可见于青、中年。起病急，发热、咽痛，咽部急剧水肿引起呼吸困难。由于咽部肿胀发展迅速，往往病后 10 余小时即需进行插管治疗，否则可因上呼吸道堵塞而死亡，曾有由甲院转往乙院途中即因气道堵塞而死亡的病例。对于这种患者，最好就地治疗，做好气管插管的准备，以免延误甚至失去抢救机会。成年患者中以 20～30 岁的男性居多。

4. *泌尿生殖道感染* 本菌可引起男性前列腺炎和尿道炎。女性可引起前庭大腺炎、阴道炎、子宫颈炎、子宫内膜炎、输卵管炎及脓肿，还可引起产褥热及新生儿菌血症等。各种妇科器械性检查以及人工流产等可为本菌感染的诱因。细菌多为非分型血清型，生物型有Ⅰ型、Ⅱ型、Ⅲ型和Ⅳ型，前三型亦多见于呼吸道感染，Ⅳ型则较独特地见于泌尿生殖道感染，故有人将非分型的生物Ⅳ型菌称为泌尿生殖道型菌。

5. *菌血症、败血症* 新生儿菌血症可来源于母亲的产道感染，细菌以生物Ⅳ型为多。成年人菌血症则多来源于肺炎、严重的蜂窝织炎。静脉药瘾者则可由污染的注射器传染，细菌以侵袭力较强的 b 型菌为多见。菌血症可发展成心内膜炎，半数患者的心脏瓣膜已不正常。寄生于口咽部的副流感嗜血杆菌致病力虽不强，但可随咽部感染或拔牙、洗牙等治疗损伤处进入血流而引起心内膜炎，多为亚急性临床表现，心脏瓣膜上可形成较大的赘生物。尚可发展成败血症，引起化脓性关节炎、骨髓炎、脑膜炎等。患者以儿童为多，免疫功能低下的成年人亦可发生。

6. *其他* 流感嗜血杆菌还可引起其他化脓性感染。① 阑尾炎：有人对 376 例手术切下阑尾标本进行细菌培养，本菌占 4%。② 胆道感染：可引起慢性胆囊炎和胆石症。③ 蜂窝织炎：多见于儿童。此外，还可表现为鼻窦炎、附睾炎、乳突炎、化脓性关节炎等。

【实验室检查】

1. *血常规* 轻症者末梢血白细胞可在正常范围，重症者则可增高达 10×10^9/L 以上，中性粒细胞可占 80%以上。

2. *脑脊液检查* 与其他化脓菌引起者相似，蛋白增多，糖和氯化物减少，白细胞增多达 $1\,000\times10^6$/L 以上，多核细胞占多数。

3. *病原学检查*

(1) 涂片直接检查：肺炎患者的痰、脑膜炎患者的脑脊液、化脓性感染病灶处脓性分泌物，均可做涂片染色检查,如发现革兰阴性短杆菌有助于诊断。

(2)细菌培养:血、脑脊液和尿培养出细菌可作确诊依据。咽培养和痰培养则不能排除为带菌所致,须结合临床及其他检查综合考虑。既往采用的巧克力培养基尚不够敏感,我国邓光贵等报道用改良的GCYSB培养基,对本菌的检出率比巧克力培养基高,分别为43.1%和12.9%。可用玻片凝集试验和荚膜膨胀试验确定细菌的型别。

(3)用PCR法检查:细菌特异性核酸片段也可进行分型。

4. *免疫学检查* 用ELISA检测特异性IgM抗体,用反向血凝试验检测细菌抗原,比细菌培养更快获得结果。

5. *其他检查* 依据患者感染部位可选择进行X线、CT等检查以协助诊断。

【诊断】

应综合以下几方面的检查结果进行诊断。

1. *临床表现* 流感嗜血杆菌可引起全身多部位的感染。局部感染可有中耳炎、鼻窦炎、乳突炎、会厌炎和皮肤软组织感染等。全身感染可有肺炎、脑膜炎、心内膜炎、骨髓炎、化脓性骨关节炎、泌尿生殖道感染等。慢性呼吸道感染则应考虑到副流感嗜血杆菌感染的可能。

2. *流行病学资料* 正常人鼻咽部带菌率较高(20%~40%),但血清中具有保护水平抗体者则很少患病,患者以5岁以下儿童最为多见,特别是2月龄至2岁的婴幼儿感染率最高。成年人中以老年人和免疫功能受到损伤者(糖尿病、肝硬化、恶性肿瘤患者,以及接受放射、化学、免疫抑制剂治疗和HIV感染者)为本菌感染的易感者。

3. *实验室检查* 最重要者为病原学检查。尽快进行血、尿、脓、痰及脑脊液等标本的细菌培养,同时做脓、痰、脑脊液的涂片细菌检查,用ELISA法检查血清中的特异性IgM抗体,用反向血凝检查细菌的抗原。

【治疗】

1. *一般及对症治疗* 根据患者的不同疾病给予相应的对症处理。例如,肺炎患者的祛痰镇咳,脑膜炎患者的脱水降颅内压及防治脑水肿等。

2. *病原学治疗* 既往主要应用氨苄西林和青霉素,近年来耐药菌株明显增多而改用敏感性尚高的氯霉素、氟喹诺酮类药、第三代头孢菌素、红霉素和罗红霉素、阿奇霉素等。剂量和疗程依据病情轻重而定,轻症者可口服用药,重症者则应静脉给药。对脑膜炎患者则应选用能透过血-脑屏障、在脑脊液中能达到有效治疗浓度的药物,如氯霉素、头孢噻肟、头孢曲松等。由于细菌的耐药情况不断变化,故应依据当地的药敏情况选用药物,待患者的细菌药敏结果出来后予以调整。

【预后】

由于本菌多感染婴幼儿和免疫功能低下的成年人,故严重感染者均有一定的病死率,如肺炎和脑膜炎的病死率在10%~30%。预后的好坏和患者原来的健康状况有关。

【预防】

在传染源的管理方面,应彻底治愈患者,使其病原菌确切阴转,但对广大鼻咽部带菌者则难以管理。切断呼吸道传播途径亦缺少效果肯定的办法,故本病的预防主要措施为实施主动免疫的疫苗接种。最初用单纯b型菌的荚膜聚核糖磷酸醇(PRP)做疫苗,免疫效果不理想。后试用了多种结合疫苗,即PRP与白喉类毒素,或破伤风类毒素,或百日咳、脑膜炎奈瑟菌B群的外膜蛋白、乙肝疫苗等组成结合疫苗,明显地提高了免疫效果,保护率提高到80%~90%。Granoff等给新生儿先注射白喉和破伤风疫苗后,再接种PRP与破伤风的结合疫苗,获得的抗体比单用结合疫苗者高2~3倍。Englund等给妊娠第三期孕妇接种PRP与白喉类毒素结合疫苗,分娩时血中抗体为171 μg/ml,对照组为1.2 μg/ml,脐带血中分别为29.3 μg/ml和0.29 μg/ml。这种免疫方法既有利于孕产妇,也可保护新生儿。

二、巴西紫癜热

巴西紫癜热(brazilian purpuric fever, BPF)

为1984年首先发现于巴西圣保罗州的儿童急性暴发型感染性疾病。临床表现有高热、腹痛、呕吐、紫癜性皮疹、休克等，可很快死亡。90%以上的患者病前半个月左右患过化脓性结膜炎。1985年由泛美专家组和美国CDC组成专题研究组，进行了病原学、流行病学、临床表现及实验室检查资料等分析研究，认为其为一种新的疾病，命名为“巴西紫癜热”。1986年确认从典型患者血、脑脊液、紫癜处分离培养得到的流感嗜血杆菌埃及生物型(haemophilus influenzae biogroup aegyptius，HIBA)为其病原菌。

【病原学】

Koch(1883)和Weeks(1886)先后从化脓性结膜炎患者眼分泌物中培养出此菌，故被称为Koch-Weeks杆菌。1950年，Pittman等将此菌命名为“埃及嗜血杆菌”(Haemophilus aegyptius)。1976年，Killa等发现埃及嗜血杆菌的表型和流感嗜血杆菌Ⅲ型极为相似，故改名为“流感嗜血杆菌埃及生物型”(HIBA)。巴西紫癜热研究组将从典型患者血、脑脊液和皮肤紫癜处培养获得的HIBA称为BPF株，与从结膜炎患者眼分泌物中培养出的HIBA进行多方面的比较，发现BPF株有以下几方面的特点：① BPF株都含有相对分子质量为24×10^6的质粒；② 用EcoRI酶切，用大肠埃希菌rRNA为探针进行分子杂交分型中，70%以上表现为第3型或第4型；③ 用21种内切酶多形性分析均为Et2型；④ SDS PAGE电泳分型，均为3031型；⑤ 都有相对分子质量为25×10^3的菌毛蛋白；⑥ 都有相对分子质量为38×10^3的细胞外蛋白(在培养上清液中)。此外，Quinn等用单层人微血管内皮细胞株(HMEC1)培养时，BPF株可使微血管网破裂，细胞死亡呈漂浮团块，证明有细胞毒作用，非BPF的HIBA则无此作用。Rubin等用BPF株菌进行了动物试验，给新生幼鼠腹腔注射该菌后，引起了菌血症和脑膜炎，伴有血红蛋白和血小板的减少，说明BPF株菌有致病毒力。目前对本菌的毒力因子以及致病机制尚不了解，须做更多的研究。

1986年，澳大利亚出现类似巴西紫癜热的患者，病原菌亦为HIBA，但与BPF不完全相同，不具有相对分子质量为24×10^6的质粒，SDS PAGE电泳亦不表现为3031型，但幼鼠腹腔注射后亦引起了菌血症。1987年，巴西的Pradopolis州发生巴西紫癜热流行时，从典型患者培养获得的HIBA，亦不具有相对分子质量为24×10^6的质粒和3031型特点，而幼鼠试验也引起了菌血症。现在认为，巴西紫癜热可由以上3株不完全相同的HIBA引起，将BPF株称为第一克隆，澳大利亚发生的为第二克隆，Pradopollis州分离而得的为第三克隆。1998年，Virata等报道了1例发生于美国的可疑BPF患者，血培养获得HIBA，初步检查亦无相对分子质量为24×10^6的质粒，其他特性尚无报道。

【流行病学】

1. *传染源* 化脓性结膜炎患者为主要传染源，眼的分泌物中有大量的细菌。巴西紫癜热患者作为传染源的作用未见明确的报道。

2. *传播途径* 直接或间接接触含菌物可引起结膜炎。侵袭力和毒力强的菌株可由结膜炎处进入血流引起BPF。少数无结膜炎病史的巴西紫癜热患者，其病原菌入侵途径尚不确切了解，因咽培养有阳性者，不能排除由呼吸道传播的可能。

3. *易感人群* 多为10岁以下儿童，30～36月龄的婴儿易感性最高。

4. *流行情况* HIBA引起的化脓性结膜炎，全世界各地均可流行。巴西紫癜热自从1984年首先发生于圣保罗州，其后向周围地区扩散，至少已有4个州有病例发生。1986年，澳大利亚的西部和中部地区出现过流行。1998年，美国的康涅狄格州某地出现1例可疑BPF病例，在患化脓性结膜炎后24日出现发热和嗜睡，血培养出HIBA。患儿(17月龄)死于肝、骨髓和淋巴结等组织坏死和颅内出血。由于并发EB病毒感染及肠杆菌和粪肠球菌菌血症，故未能肯定为典型的BPF。在他患病前先有4岁的堂兄和5岁的胞兄患过结膜炎，3岁的胞兄出现过发热和呕吐，这些情况与BPF的流行有相似之处，作者Virata等提出，BPF在美国亦有流行的可能。在巴西，本病多发生于温暖季节和农业小镇，可能与卫生条件及经济水平有关。

【发病机制和病理】

HIBA可在眼部增殖，引起眼结膜充血、水肿、炎性渗出，形成脓性分泌物。侵袭力不强的HIBA只可引起化脓性结膜炎，侵袭力强者如已知的3个克隆菌株，则可进入血流引起菌血症，导致BPF的发生。

细菌致病的毒力因子虽未完全阐明，但已知至少有以下3个因素。① 内毒素：患儿血中内毒素平均值为675 pg/ml，健康儿童为25 pg/ml。② 细菌的细胞毒作用：如Quinn等的实验结果，细菌被人微血管内皮细胞（HMEC1）吞噬后，可在细胞的囊泡中生长繁殖导致细胞死亡，血管网破裂。③ 3个克隆的HIBA均可使实验幼鼠发生菌血症。这些毒力因子的具体致病机制尚需进行更多的研究。

病理变化：尸解发现皮肤、黏膜有广泛的瘀斑和紫癜，各组织小血管中可见有微血栓形成，有出血及坏死灶；脑有水肿但无炎症；肺有充血、水肿及出血；肾上腺有出血；脾和淋巴结内的淋巴细胞显著减少；有些肢体远端及耳、鼻等处有缺血性坏死，但未见血管炎。

【临床表现】

90%以上的患儿病前15日左右（1～60日）患过化脓性结膜炎。结膜炎已痊愈后突然发热，常可达39℃以上。同时出现腹痛、呕吐，亦有腹泻者。发热12～48小时后皮肤和黏膜出现瘀斑和紫癜，迅速扩展到四肢、躯干和面部等处。随着血压下降、尿少、肾功能减退，手指、足趾、耳郭边缘和鼻尖等处可出现缺血性坏死。可以发生DIC和酸中毒。患儿可表现烦躁不安、意识不清、昏迷，多在1～2日死亡。病死率为70%左右。在1986年确认病原菌之后，在流行时发现有些患儿血培养获得HIBA，未出现紫癜者预后较好，可能与细菌毒力不强或抗菌治疗及时有关。

【实验室检查】

1. 血常规　外周血白细胞可增多达15×10^9/L左右，杆状和分叶粒细胞增多，血小板可减少。

2. 病原学检查　应尽早尽快取材做细菌培养。如从血、脑脊液和紫癜处培养出HIBA，即可诊断为巴西紫癜热。如从眼分泌物、鼻咽部培养得到HIBA，则须做细菌鉴定试验，以确定是否为BPF株。

已知BPF株菌表面都有相对分子质量为25×10^3的菌毛蛋白抗原，用此抗原免疫动物所获得的特异性抗体，与培养出的HIBA进行免疫试验，即可区别是否为BPF株菌。已建立的检测方法有：① 酶免疫试验(EIA)，用特异性单克隆IgM和IgG2b抗体检测BPF株特有的相对分子质量为25×10^3。② 玻片凝集试验(slide agglutination test)，用菌毛抗原的多克隆抗体进行检测，敏感性和特异性均较满意。由于实验简便、快速且费用低，巴西已用于BPF是否流行的预报手段。③ 乳胶凝集试验（latex immunoagglutination test，LIA），包被乳胶颗粒为菌毛蛋白的多克隆抗体，敏感性较单抗高。④ 斑点免疫检测法，可直接检测结膜炎患者眼分泌物中是否有相对分子质量为25×10^3菌毛的BPF菌，可更快地得出鉴定结果。

3. 其他检查　肝肾功能可受损，氨基转移酶、尿素氮等可升高，凝血酶原时间可延长达36秒（16～90秒）。血氧含量可减低，可有DIC和代谢性酸中毒的发生。虽无脑膜炎的病理变化，但脑脊液检查白细胞可轻度增多，平均为26×10^6/L，多核占多数，糖和氯化物多在正常范围。

【诊断和鉴别诊断】

1. 诊断　目前已明确的流行地区有巴西和澳大利亚，美国亦有可疑病例报道。多发生于温暖季节，当地有化脓性结膜炎流行。患者均为10岁以下的儿童。临床特点为急起的高热、腹痛、呕吐，1～2日后出现皮肤黏膜紫癜，病前半个月左右患过化脓性结膜炎。血白细胞可增高，血小板可减少。血培养获得 BPF 株的 HIBA 为确诊依据。

2. 鉴别诊断 本病最初易被误诊为暴发型流行性脑脊髓膜炎，但脑脊液无明显的炎症变化。最主要的鉴别诊断依据为细菌培养，可与各种细菌感染引起的菌血症、败血症相鉴别。

【治疗】

目前 BPF 株 HIBA 菌对氨苄西林、氯霉素、庆大霉素、利福平、氟喹诺酮、头孢菌素类抗生素均敏感。对 BPF 患者应尽早尽快经静脉输入足量的有效抗生素，如能在紫癜出现之前治疗则可明显控制病情发展。已有大量紫癜出现，伴有休克者则应尽量补充血容量，纠正酸中毒及电解质失衡，输以新鲜血，在大量有效抗生素应用的基础上可采用肾上腺皮质激素治疗，以对抗内毒素的致病作用。

【预后】

最初发现的 10 例典型 BPF 患儿全部死亡。其后巴西紫癜热研究小组在扩大调查研究中，发现亦有部分较轻者生存，病死率为 70%。如能在出现紫癜和休克之前应用有效抗生素及对症治疗，则可能降低病死率。

【预防】

治愈结膜炎仍不能防止 BPF 的发生，故有人建议用氨苄西林或氯霉素滴眼外，尚应全身用药数日，以防 BPF 的发生。流行地区应进行疫情监测，了解 BPF 株菌在当地的消长情况，预测 BPF 流行的可能，采取适当的预防措施。

三、其他嗜血杆菌感染

嗜血杆菌属中其他几种细菌如嗜泡沫嗜血杆菌（*H. aphrophilus*）、副嗜泡沫嗜血杆菌（*H. paraaphrophilus*）、溶血嗜血杆菌（*H. haemolyticus*）、副溶血嗜血杆菌（*H. parahaemolyticus*）等，对人亦有一定的致病性，但均较弱，引起疾病的报道不多。这几种细菌多寄生于人口腔中，可能与牙齿的牙菌斑形成有关。在免疫功能低下的人群中，这些细菌亦可引起较严重的机会感染，如肺炎、菌血症、脑膜炎、脑脓肿、心内膜炎等疾病。Coll-Vinent 等报道（1995 年），17 例由副嗜泡沫嗜血杆菌引起的心内膜炎患者，多为心脏瓣膜已有损伤且免疫功能亦不正常者，但作者报道的 1 例既无心脏瓣膜异常，亦无免疫功能损伤，培养所得的副嗜泡沫嗜血杆菌为对 β-内酰胺类抗生素耐药的菌株。White 等（2000 年）报道 1 例 7 岁女孩，颈淋巴结化脓，脓液培养出嗜泡沫嗜血杆菌，经治疗后痊愈；但 13 日后颌下淋巴结又化脓，仍为原细菌，经 2 周的抽脓及抗生素治疗后痊愈；但 6 个月时再次复发，尚未发现此患儿及此菌株有何特别因素存在能足以解释复发原因。

参考文献

[1] 王爱华. 流感嗜血杆菌感染与耐药[J]. 中华实用儿科临床杂志，2016；31(4)：256-258.

[2] Soeters HM，Oliver SE，Plumb ID，*et al*. Epidemiology of Invasive Haemophilus influenzae Serotype a Disease-United States，2008—2017. Clin Infect Dis，2021，73(2)：e371-e379.

[3] Zarei AE，Almehdar HA，Redwan EM. Hib Vaccines：Past，Present，and Future Perspectives[J]. J Immunol Res，2016，2016：7203587.

[4] Brenner DJ，Mayer LW，Carlone GM，Harrison LH，Bibb WF，Brandileone MC，Sottnek FO，Irino K，Reeves MW，Swenson JM，*et al*. Biochemical，genetic，and epidemiologic characterization of Haemophilus influenzae biogroupaegyptius（Haemophilus aegyptius）strains associated with Brazilian purpuric fever[J]. J Clin Microbiol，1988，26(8)：1524-1534.

（北京大学第一医院 曾争 傅希贤）

第十七节 军团菌属感染

军团菌属于军团菌科（Legionellaceae）军团菌属（*Legionella*），本属至今共发现超过 50 个种，70 多个血清型，其中至少 21 种与人类疾病有关，许多过去认为不致病的种现在认为可能与人类疾病有关。由军团菌科细菌引起的一系列感染总称为“军团菌病”(legionellosis)，是一种急性细菌性传染病，主要累及肺，亦可导致多系统性损害，临床特征为肺炎伴全身毒血症状。

一、嗜肺军团菌感染

军团菌病中最先被人们发现和研究、最具有代表性的是嗜肺军团菌(*L. pneumophilia*)感染所引起的肺炎，占军团菌病的 91.5%。嗜肺军团菌共有 16 个血清型。欧美国家军团菌肺炎以 LP-1 型为主，占 70%～92%，也是引起军团菌病最常见的血清型，其他如 2 型和 4 型也可引起肺炎，而 6 型常引起庞蒂亚克热(Pontiac fever)。我国北方地区以 LP-12 型最为常见，LP-1 并非多见；北京地区以 LP-12、LP-14、LP-8 分离率较高。

【病原学】

军团菌为需氧革兰阴性菌，是一种人类单核细胞和巨噬细胞内寄生菌。宽 0.3～0.9 μm，长 2～20 μm，无荚膜，不产酸，吉姆萨染色菌体呈红色，背景为绿色；Dieleres 镀银染色菌体为深棕色。其细胞壁具有独特的脂肪酸谱和泛醌结构。氧化酶试验阴性或弱阳性，硝酸盐还原试验阴性，尿素酶阴性，可液化明胶。军团菌不形成内孢子或小囊，可借助 1～2 根或以上直的或弯曲的极端鞭毛或侧鞭毛运动。

不同军团菌其菌株间毒力明显不同。嗜肺军团菌血清Ⅰ型具有高度的毒性。军团菌的内毒素一般不含脂类 A 结合的羟基脂肪酸，但有与细菌被膜结合的支链脂肪酸，外毒素是一种溶血素，具有裂解红细胞的作用。基因组 DNA 相对分子数为 2.5×10^9，不同菌种间基因的差别与它们致病能力相关。

军团菌的生存条件要求非常苛刻，靠氨基酸而不是糖类作为能量的来源，生长时需要 L-半胱氨酸盐和铁盐，因此在普通培养基及血平板上不能生长。对氨基酸的需求苛刻：蛋氨酸和半胱氨酸最为重要；精氨酸、亮氨酸、苯丙氨酸、缬氨酸及酪氨酸为必需氨基酸。生长环境需含有 2.5%～5%的二氧化碳，而厌氧环境下又不能生长。军团菌在 6～63℃均可生存，最适宜的温度为 35～36℃，在 pH 为 6.5～7.5 范围内可以生长，最适 pH 为 6.9±0.05。该菌生长缓慢，在液体培养基中对数生长期为 8～40 小时，在固体培养基中则需要培养 2～5 日。目前，国内外公认的用于分离军团菌较好的培养基是活性炭酵母浸膏(BCYE)琼脂培养基(含有药用炭、酵母浸液、L-半胱氨酸、焦磷酸铁、N-2-乙酰-2-氨基乙烷磺酸)，以及在 BCYE 中加入 0.1%α 酮戊二酸的 BCYE α 琼脂培养基。在培养基中加入多黏菌素 B 和万古霉素可抑制其他细菌的生长，有利于嗜肺军团菌的生长。但是，由于临床标本不合格等因素，细菌培养阳性率不高，即使在合格的培养条件下，临床上诊断为军团菌病患者的细菌培养阳性率仍不足 50%。

在不同的培养基上，嗜肺军团菌菌落的表现有所不同。在 MH-IH 琼脂上培养 5～7 日时，菌落的直径可达 3～4 mm，凸而圆，边缘完整，灰色，有光泽，菌落外观呈雕花玻璃样，周围琼脂呈特殊的灰褐色。在 F-G 琼脂上培养 4～5 日时，可见单个菌落呈针尖大小的白色小点，继续培养后菌落可长得更大些，在斜射光线下，菌落有雕花玻璃样纹理。在 BCYE 琼脂上，单个菌落出现在培养后 3～5 日，初期菌落呈雕花玻璃样纹理，继续培养时很快消失。在这种黑色的培养基上，不可能见到琼脂的褐色色泽。单个菌落的直径一般为 1～2 mm，湿润，有光泽，用接种针触之柔软，如软膏状。嗜肺军团菌可产生一种特殊的淡酸臭味。

【流行病学】

1976 年 7 月在美国费城举行的第 58 届退伍军人集会中，在 4 400 多名参加者中，短时间内有 240 人突然发生一种不明原因的临床表现相同的疾病，主要症状有发热、寒战、咳嗽、咳痰、胸痛、呼吸困难等，90%的患者 X 线胸片显示肺炎，虽经过努力抢救，但最终仍然有 34 人死亡，病死率15%。当时报纸上用了“费城杀手”“军团热”“军团病”等词来形容这种神秘疾病。6个月后，McDade等从4例死亡患者肺组织中分离出一种新的革兰阴性杆菌，最终命名为“嗜肺军团菌”，而由该菌引起的疾病称为“军团菌病”。此后，世界各地纷纷出现军团菌感染性疾病的报道。我国在1982年由南京军区南京总医院的康晓明等首次报道了1例经美国CDC鉴定的Ⅰ型嗜肺军团菌感染导致的肺炎病例。

2000—2011年，美国军团菌感染病例数量增加了3.5倍。2000—2002年，仅欧洲就报道军团菌病189次，10 322人感染。我国也有军团菌病小规模疫情的发生，2000年，北京市新兵训练营地发生博杰曼军团菌病，该部队新兵感染率为33.0%(67/203)，患病率为8.87%(18/203)。2003年8月，因热水淋浴系统的淋浴喷头污染导致庞蒂亚克热型军团菌病在某工厂员工中发生，患病率为14.86%(81/545)。家庭、宾馆、饭店、医院和工厂等单位空调和喷淋设施日益普及，可因空调系统或给水系统污染、建筑施工扬尘等引起暴发流行。流行病学调查发现，军团菌病近年呈散发趋势，规模性群体患病已明显减少，其中旅行相关军团菌病占美国军团菌报道病例的19%～24%。

近年来，城市成人社区获得性肺炎(CAP)病原体感染谱发生了明显的变化，肺炎链球菌的感染率有所下降，而非典型病原体如肺炎支原体、肺炎衣原体及嗜肺军团菌的感染率在不断上升，占3%～40%，其中嗜肺军团菌占2%～15%。日本报道CAP门诊患者军团菌所占比例为1%～13%，成为CAP的重要病原体。美国报道军团菌肺炎在CAP中占比2%～9%。2002年，上海调查各种人群军团菌抗体的阳性率为7.59%，而肺炎及肺部其他感染患者中的阳性率为18.85%。2003年，湖南长沙调查发现，CAP患者中嗜肺军团菌的感染率住院患者为5.4%，门诊患者为1.4%。2008—2010年，广西地区调查发现，CAP中城市患者嗜肺军团菌感染率为7.96%，农村患者为3.05%。2016年，广州地区调查发热伴呼吸道症状患者嗜肺军团菌血清抗体阳性率3.5%，深圳市综合医院调查肺炎患者嗜肺军团菌感染率为32.1%(26/81)，青岛地区CAP中嗜肺军团菌感染率为1.6%。近年来，我国已开展多个大型前瞻性CAP病原谱调查，军团菌感染占5.1%。欧洲报道嗜肺军团菌作为CAP的致病原在门诊患者占1.9%，住院患者中占4.9%，而住ICU患者占7.9%。在亚洲，军团菌占CAP病原的6.6%。总体上说，军团菌占CAP的2%～6%，但在入住ICU的CAP患者中却占12%～23%，为第二位，仅次于肺炎链球菌，是重症肺炎的重要病原菌。非典型病原体和细菌的混合感染也日益受到关注。CAP病原谱显示，嗜肺军团菌合并细菌感染率为1%。

1. *传染源* 军团菌在自然界广泛分布，是水源中的微生物，在潮湿土壤、河泥、溪流、湖泊、河水、海水、温泉水中均能检出该菌的存在。人工淡水系统由于水温高于自然环境中的水源，更利于军团菌生存，是嗜肺军团菌最主要的来源。多数宾馆、医院军团菌病的暴发流行，以及居民区散发病例的发生均与周围各种人工淡水系统中存在军团菌有关。军团菌能耐受自来水中的低浓度氯，并与原虫、藻类长期保持共生关系，还能在铜绿假单胞菌、肺炎克雷伯菌等细菌形成的生物被膜中长期生存。当人工水源流动不畅或不经常使用时，军团菌就可以在人工管道中定居，并在此生长繁殖，通常把污染有本菌的水源作为传染源。自由生活的阿米巴原虫是军团菌最主要的天然宿主，军团菌在棘阿米巴属、哈氏阿米巴属及纳氏原虫等多种原虫细胞内的寄生增强了其在环境中的存活、传播能力和致病性，并可以帮助其不被灭菌措施杀灭。阿米巴原虫在空调冷却塔和生活饮用供水系统中更易生存。因此，空调冷却塔和生活饮用供水系统中寄生于阿米巴原虫体内的军团菌是本病暴发流行的重要传染源。此外，军团菌还可以在空调冷却塔、生活饮用水系统及医疗设备表面形成生物被膜，从而抵御多种化学消毒措施，生物被膜中的军团菌可以成为医院内获得性军团菌感染的重要传染源。

2. *传播途径* 在军团菌的感染中尚未发现人传播给人的直接传播证据，仅2016年Correia等报道了一例可疑人传播人的军团菌感染。军团菌的主要传播途径是经呼吸道感染，气溶胶是军团菌传播、传染的重要载体。往往因为吸入被嗜肺军团菌污染的尘粒、水蒸气雾滴，如空调冷却塔蒸汽、淋浴蒸汽、呼吸机湿化器等而发病。医院感染调查报道证实，用污染了军团菌的水做呼吸道直接抽吸或支气管检查可导致发病，外科伤口接触了含本菌的水也可感染本病。若感染本菌时人抵抗力降低或细菌毒力增强，就可能导致军团菌病的发生和流行。多数国家散发的军团菌肺炎有不同的季节性，但大多数在夏秋季节发病。但也有作者在对照分析研究中发现军团菌肺炎没有季节性。

3. *易感人群* 患者以成年人为多，男女发病比例为(2～3)∶1，既往健康的嗜酒中年男性是军团菌肺炎的主要感染人群。70%以上的患者发病年龄大于65岁，50%以上的患者发病年龄大于50岁。社区正常儿童几乎不患本病，儿童发病常常由院内感染造成。

一般来说，免疫力正常的健康人群对该菌不易感染，军团菌病患者一般以免疫力低下人群易感染，如癌症患者、新生儿、长期吸烟者、吸毒者、老年人、嗜酒者，以及有肺部基础疾病如慢性阻塞性肺疾病、糖尿病、肾病、血液病、HIV感染者等患者。器官移植后，接受糖皮质激素、免疫抑制剂治疗者本病发病率明显升高，尤其对肝移植受者，军团菌是其肺部感染的主要致病菌。

此外，患者也有职业倾向：长期从事宾馆、医院、大型建筑工地工作者或长期旅行者多见。沈阳市做过调查，认为建筑工人和理发员所占比例最多，如果其免疫力低下，则患病的危险性就会大增。

约34%的患者没有任何易感因素，在医院内获得性军团菌肺炎患者中，无基础疾病患者的比例>6%。至于人感染军团菌是否可获得永久的免疫力目前尚不完全清楚。

【发病机制和病理】

嗜肺军团菌感染是通过吸入含有嗜肺军团菌的尘埃、气溶胶(直径<5 μm)，到达终末细支气管与肺泡，通过鞭毛附着在黏膜上皮细胞上，继而引起炎症反应而发病。嗜肺军团菌进入肺内后被单核巨噬细胞所吞噬，并在吞噬细胞内通过膜接合而形成的空泡内繁殖，含有军团菌的空泡与细胞器核糖体结合并随之运动而在细胞内散布。但人体是否发病，还取决于进入肺泡的军团菌数量、菌株的毒力和机体的免疫力。正常情况下少数军团菌进入肺部，容易被黏膜的纤毛系统清除。当进入肺泡的军团菌数量较多、毒力较强或存在易感因素时，细菌不能被完全清除。肺泡巨噬细胞可抑制军团菌在单核细胞中的增殖，但嗜肺军团菌可影响吞噬细胞的氧化代谢过程。因此，肺泡巨噬细胞即使在抗体和补体的作用下，也不能有效地杀灭军团菌，仅能吞噬或与它结合，故而军团菌能够在细胞内生存和繁殖，细胞破裂时被释放出来，又可侵入邻近的细胞。

嗜肺军团菌在吞噬细胞内呈双相型繁殖，其外形分为含鞭毛和无鞭毛两种形态。鞭毛是嗜肺军团菌重要的侵袭和致病因素，形成鞭毛的嗜肺军团菌无法继续复制繁殖，但其侵袭力和抗压力远高于可复制繁殖的无鞭毛型。此外，军团菌的运动能力也是决定其侵袭性的重要因素。军团菌的细胞内繁殖、双相型外形，以及运动能力受群体效应(quorum sensing)基因的调节。

嗜肺军团菌分泌内毒素和外毒素两种毒素。通过对该菌的化学分析发现，"内毒素性"的活性因子是一些磷脂酶。这些磷脂酶一方面促进军团菌进入吞噬细胞，并在吞噬细胞内形成繁殖所需的空泡，另一方面通过抑制溶酶体融合增加军团菌的侵袭性。军团菌产生的外毒素是一种小分子多肽，具有裂解红细胞的作用及水解作用，其中对α抗糜蛋白酶的灭活作用可能引起一系列α抗糜蛋白酶缺乏导致的肺内综合征。机体对军团菌的清除主要通过细胞免疫应答。

嗜肺军团菌肺炎主要的病理特点是：病理改变一般局限于肺部，表现为广泛多叶分布的炎症，约半数可累及双肺，即使有神经系统症状，但脑部组织病理也正常。肺含气量减少，肿胀，常伴有纤维蛋白性和黏液血性渗出，剖面可见以两肺下叶为中心的融合性支气管肺炎征象，罕见脓胸。显微镜下可见严重的支气管炎和肺泡炎。肺泡内可见大量的中性粒细胞、巨噬细胞浸润和纤维蛋白渗出，形成急性化脓性、纤维蛋白性肺炎，其中混杂着炎症坏死物。也可见间质性炎性细胞浸润及微小溃疡，细支气管内出血等。如用镀银染色可见肺泡腔内被染成黑褐色的长 2～4 μm 的短杆菌，偶可在细胞间隔、血管周围的淋巴管、肺门和支气管旁淋巴结内发现细菌。细菌分布于细胞内外，但主要位于巨噬细胞和中性粒细胞内，并可见被吞噬的很多细菌在细胞内增殖的现象。偶尔可见炎症在胸膜、心包或肺泡内。由于炎症以中性粒细胞存在为特征，所以胸腔外脓肿罕见，但是在免疫力低下者，可引起肺外多器官播散性小脓肿。

【临床表现】

军团菌病的临床类型有 3 种：轻者仅为流感样症状，称庞蒂亚克热；重者则表现为以肺部感染为主的全身多脏器损害，称军团菌肺炎或军团菌病；还有一种为肺外感染。

1. *庞蒂亚克热*　属于轻型军团菌病，是一种自限性流感样疾病，潜伏期 24～48 小时，表现为流感样症状，前驱症状有全身不适、肌肉疼痛、头痛，此后可迅速畏寒、发热、干咳、胸痛、咽喉痛，还可有腹泻、恶心、眩晕、畏光等症状。有的患者 X 线胸片检查可发现胸腔积液，但没有肺部炎症。实验室检查仅有外周血白细胞增高，无肝肾等脏器损害。细菌培养未分离出细菌，而嗜肺军团菌血清学检查呈阳性。该病病程较短，一般为 3～5 日，可以自愈，预后良好。Luttichau 等的调查表明，儿童患者潜伏期(43 小时)较成人(70 小时)短，病程(87 小时)比成人(61 小时)长，耳痛、皮疹在儿童患者中常见，而发热、头晕、咳嗽、乏力、关节痛、腹痛在成人患者中常见。

2. *军团菌肺炎*　即军团菌病以肺炎的形式发病，进展迅速，严重者可因呼吸衰竭而死亡，未经治疗的军团菌病死亡率高达 10%～50%。肺炎型的潜伏期一般为 2～10 日，主要表现为肺部感染，可呈单纯性肺炎或肺炎合并肺外多系统损害表现。可出现下列症状。

(1) 急性感染症状：起病急骤，与一般革兰阴性细菌感染相似，可出现发热、全身乏力、头痛、肌肉疼痛、食欲缺乏、轻咳、虚弱等前驱症状。1～2 日后体温急剧上升达 39℃以上，半数以上患者可达 40℃以上，呈稽留热；伴有畏寒或寒战。

(2) 呼吸道症状：发病初期多有干咳，病程后期半数患者可有稀痰或脓痰，但是大量脓性痰者不多见，1/3 的患者咳血丝痰或有少量咯血。可伴有胸痛和呼吸困难，常因疼痛剧烈而误诊为“肺梗死”。呼吸困难如果不及时控制，可出现呼吸衰竭，甚至急性呼吸窘迫综合征(ARDS)而导致死亡。本病病程早期即可发生肺外多系统受累的表现。

(3) 消化道症状：部分患者可并发结肠炎(类似溃疡性结肠炎表现)、胰腺炎、消化道脓肿、肝受累和脾破裂。常见症状有恶心、呕吐、腹痛(10%～30%)和腹泻(约占患者数的 1/3)，腹泻表现为水样便，无里急后重。重症病例表现为胃肠道出血，胃内窥镜检查可提示有胃黏膜溃疡。

(4) 中枢神经系统症状：半数患者可出现中枢神经系统受累表现，包括脑炎(类似单纯疱疹脑炎)、脑脓肿或小脑共济失调，表现为不同程度的意识障碍、谵语、步履艰难、定向障碍、反应迟钝、动作笨拙、抑郁、幻觉等，少数患者可出现癫痫和局部神经症状。但无脑膜刺激征及脑脊液改变。

(5) 心血管表现：临床上少见，可表现为心动过缓、心包炎、动脉受累、心脏瓣膜病等。患者可出现感染性心内膜炎及心力衰竭。引起血栓栓塞较少见。可有心肌酶谱如磷酸肌酸激酶(CPK)、乳酸脱氢酶(LDH)、谷草转氨酶(AST)、羟丁酸脱氢酶(HBDH)升高。

(6) 泌尿系统症状：少数患者可出现蛋白尿、血尿。严重者可出现肾功能衰竭、肾脓肿。

(7) 其他：少数患者可出现血小板减少和 DIC、感染性休克等。近年来，发现军团菌病、横纹肌溶解及肾衰竭三联征的并存关系，加重了本病的严重性。

(8) 体征：可表现为急性热病容、有时有相对缓脉、肺部有干湿啰音等，出现较早，而肺实变体征出现较迟。可闻及胸膜摩擦音，随后可有胸腔积液体征。部分患者可出现并发症，如心内膜炎、肺脓肿、肺空洞、急性肾衰竭、DIC、休克等。

胸部X线检查90%的患者显示有肺炎，但无特异性。早期为斑片状阴影，约50%为单侧阴影，多不呈叶、段分布，后期转为浓密实变阴影，邻近及对侧肺叶受累，以中下肺野为主。30%的患者有胸膜渗出液。免疫功能低下的严重患者可出现空洞、粟粒样阴影和脓胸，但肺门较少受累。经合理治疗后(约10日)肺部炎症开始吸收好转，但较其他肺炎缓慢。通常1～2个月阴影才能完全消散，少数患者可延迟数月。Tan等对确诊为军团菌病的43例患者的胸片结果分析表明，在充分治疗的基础上，临床症状好转1周之内，约有1/2以上患者的胸片显示渗出仍呈加重状态，并有新的胸腔积液出现。临床症状好转而胸片仍进一步恶化是本病的特点之一。

3. 肺外感染　嗜肺军团菌感染绝大多数引起肺炎，但也有肺外感染，发生率很低，临床报道很少。嗜肺军团菌的肺外感染途径有两种：① 由肺炎引起，肺外感染通常在肺炎痊愈后仍持续数周，有报道由嗜肺军团菌引起的有直肠周围脓肿、髋关节感染、心内膜炎、血液透析创口感染。在免疫功能低下者常使病情加重成为致死性肺炎。② 由被污染的水引起的，没有肺炎而单纯肺外感染的病例常常是清创时，由于清洗液被军团菌污染所致。细菌可从病灶入血散布到各个器官，重症患者大约有20%可引起菌血症。

【实验室检查和其他检查】

1. 常规检查　外周血白细胞升高，中性粒细胞升高，10%～20%的患者白细胞计数>20×10^9/L，白细胞减少者预后差。C反应蛋白阳性，红细胞沉降率增快。尿常规检查可有蛋白尿、血尿。

2. 生化检查　由于军团菌毒素可以引起抗利尿激素分泌失调，所以常见(50%～70%)低钠血症(<130 mmol/L)，偶见血钙、磷降低。脑脊液检查多数患者正常，偶有白细胞和蛋白质增高者。此外，可有肝功能异常(AST、ALT、LDH升高)、氮质血症和凝血酶原时间延长等。

3. 细菌学检查

(1) 细菌培养：分离到军团菌菌株无疑是确诊军团菌病的最可靠依据(金标准)。以往大量事实证据证明，军团菌不是人类呼吸道正常菌群的一部分，但最近也有个别报道认为，军团菌可能定殖于人类呼吸道。

主要采取患者痰、气管抽吸物、常规支气管镜标本、胸腔积液、血、肺活检组织等培养，但经过抗生素治疗后的培养物往往会产生阴性结果。经气管内取分泌物标本可提高敏感性，但如果以支气管肺泡灌洗液为标本培养细菌，常因灌洗时使用利多卡因麻醉、生理盐水灌洗等影响而降低细菌阳性率。需要注意的是，痰标本必须立即送检，否则培养阳性率将大大下降。此外，痰培养的另一局限性是25%～75%的患者无痰。

培养应采用特殊培养基，如BCYE或BCYEα琼脂培养基、GVPC及MWY筛选培养基，培养所需时间较长。军团菌生长缓慢，多数需在35℃，2.5%～5% CO_2的潮湿环境中存活。一般在培养至少2日后才可见到针尖样菌落，5日后方可见到正常大小的菌落。如果将患者的痰标本用低pH处理后进行培养，可以提高阳性率。一般认为，军团菌培养的敏感性为50%～80%，特异性为100%。但临床军团菌培养阳性率普遍偏低，可能一方面与其他更为简便的检测方法广泛应用有关，另一方面先期抗感染药物可能造成假阴性，此外，也与使用不标准的改良培养基、标本送检不及时有关，值得引起注意。

(2) 直接荧光抗体染色法(DFA)：标本用荧光素标记的特异性抗体直接染色，可以快速检测军团菌。常使用单克隆荧光试剂，对嗜肺军团菌特异性较好，可直接从标本中检测出嗜肺军团菌，2～4小时可获得结果，具有简便、快速的特点。缺点是敏感性较低，一般为33%～60%；在存在铜绿假单胞菌、脆性细菌、仙人掌孢子杆菌、野兔热弗朗西斯菌、流感嗜血杆菌、百日咳博氏菌等感染时会有交叉反应而出现假阳性。同时试剂昂贵，对实验人员技术要求也较高。

4. 抗原和抗体测定

(1) 血清特异性抗体：军团菌感染后，血清中可以检测到两种特异性抗体：IgM 和 IgG。特异性 IgM 的检出可以较早地反映军团菌的感染，一般在临床症状发生后 1 周左右就可测到 IgM 抗体。IgG 抗体产生较晚，在发病后 2 周开始上升，1 个月左右达到高峰。

大量的临床和流行病学验证，血清学诊断方法简便快速，适用于军团菌病的快速诊断。检测方法包括间接免疫荧光法（IFA）、微量凝集试验（MAA）、酶联免疫吸附试验（ELISA）和血试管凝集试验（TAT）。其中，IFA 为最常用的方法，即利用已制备好的抗原片去测试血清中军团菌抗体，但试剂昂贵。急性期和恢复期抗体效价呈 4 倍以上的升高，如效价≥1∶128，或者单份血清效价≥1∶256 即可做出军团菌的诊断。实验敏感性为 60%～80%，特异性为 95%～98%。常规的 MAA 其准确性和稳定性均好，且易于掌握，价廉，适合在广大医疗卫生单位推广应用。ELISA 检测患者血清中的 IgG 总抗体，可用于回顾性诊断和作为军团菌感染的流行病学回顾性调查。Diederen 等证实，ELISA 法检测血清抗体的阳性率和特异性较 IFA 法高。

血清抗体检测尚存在如下问题：① 因为 IgG 抗体通常要 2 周左右开始升高，1 个月左右达到高峰，只有 25%～40%的患者病后 1 周抗体开始升高，早期诊断意义不大。② 抗体一旦产生，持续时间较长，因此往往单份血清抗体效价难以确定患者是现症感染还是既往感染，应采用双份血清。③ 另外，在 0～25%的健康人中，可能有嗜肺军团菌Ⅰ型抗体水平增高，给诊断带来困难。④ 军团菌的另一种临床表现类型是非肺炎型（庞蒂亚克热），同样可以出现抗体滴度的升高。

(2) 尿抗原检测：常用的方法有 ELISA、放射免疫法（RIA）、免疫层析法（ICT）、直接免疫荧光法（DFA）等。应用 ELISA 法及 RIA 检测尿中军团菌Ⅰ型抗原，特异性高达 100%，敏感性 70～90%。由于其检测方法简单、高度的敏感性和特异性，已经成为最重要的诊断指标。

文献报道，发病后 2～3 日 80%的患者尿中就可检测出军团菌Ⅰ型抗原（最快尿液中数小时即可排出抗原），特异性 100%，阳性持续时间可至起病后 10 个月之久，甚至在疾病痊愈后仍可在尿液中检测到阳性结果。发病前使用抗生素亦不影响测定结果。但阴性结果并不能完全排除军团菌（如其他血清型和其他军团菌）感染（可以漏诊 40%），如果临床和流行病学高度怀疑军团菌感染时，不应中断特异性的抗菌药物治疗。总之，尿抗原检测的优点是标本收集容易、简便、快速，敏感性（70%～95%）和特异性（95%～100%）高；缺点为只能检测嗜肺军团菌Ⅰ型抗原，且抗原可持续较长时间，难以区分是急性感染，还是既往感染。需要注意的是，有文献报道，应用抗胸腺细胞治疗和尿类风湿因子阳性的患者可以出现假阳性结果。目前，国内外社区获得性肺炎诊治指南中，均已将尿军团菌抗原检测作为病原学诊断标准之一。

(3) 合格下呼吸道标本军团菌抗原检测：虽然具有快速、简便、可进行属种鉴定、可区分亚型等优点，但敏感性、特异性较差。

5. 分子生物学方法　近年来，应用分子生物学和流行病学相结合的方法进行追溯军团菌传染源、分型和快速诊断，是军团菌病防治研究取得重大进展的标志。利用分子生物学的方法检测军团菌是近年来新发展起来的一种快速诊断病原体的重要手段，主要包括以下几种。

(1) DNA 探针技术：常用的有质粒 DNA 图谱和染色体 DNA 酶切图谱，分子杂交技术。利用放射性同位素或其他特异性物质标记的 DNA 寡核苷酸探针与军团菌属特异性核糖体 RNA 做杂交试验，数小时内即可出结果，一般用于临床呼吸道分泌物标本的检测。

(2) 聚合酶链反应（PCR）：采用 PCR 对合格下呼吸道标本、胸腔积液、支气管黏膜活检标本或肺活检标本军团菌属进行核酸检测，目前尚不能作为军团菌肺炎的病原确诊依据。一般用于军团菌检查的初筛试验，如采用属特异引物(如属水平鉴定的5S rRNA引物PCR)，可测出所有军团菌，而采用种特异引物(如嗜肺军团菌种水平鉴定的mip引物PCR)，则仅测出嗜肺军团菌。采用多重PCR技术，通过一次PCR反应，不仅能检测嗜肺军团菌，而且能够检测非嗜肺军团菌，并可将军团菌部分分类鉴定到血清型水平，在军团菌的早期诊断方面具有一定价值。检测尿和血标本的敏感性为75%～82%，特异性为90%～100%；检测气管分泌物的敏感性为83%～100%，特异性为90%～100%。但该法忌污染，到目前为止，尚不能完全解决假阳性与假阴性的问题，所以在临床上尚未普遍应用。但PCR方法的高度敏感性和特异性，使其在疾病的早期诊断、控制疾病的暴发流行、环境监测、流行病学调查和科学研究等方面有着极大的应用价值。近年的荟萃分析发现，PCR检测呼吸道标本尤其痰和咽拭子中的军团菌和尿抗原检测比较，具有更高的敏感性和特异性，是军团菌肺炎病原诊断的可靠依据。作为临床诊断方法，与其他检查结果如血清学相结合进行判断，可极大提高诊断效力。

(3) 全基因组高通量测序技术(whole-genome sequencing)：近年来，高通量测序技术在微生物检测中开展应用，通过直接从自然状态下得到微生物组学的相关基因进行分类鉴定，将环境中全部微生物的遗传信息看作一个整体，摆脱了针对已知的单个或多个病原体进行意向性培养和分离的步骤，简化了检测流程，提高了病原检测的敏感度，缩短了检测时间，可对所有微生物进行分析，检出“未知”病原体及多种混合感染病原体，提供病原鉴定、分型、耐药基因和毒力因子分析，还可进行溯源分析，具有传统检测方法不可比拟的优势。目前，该技术已被用于军团菌感染暴发流行时的疫水和传染源检测，以及军团菌的分型。因目前缺乏统一完善的检测流程和质量控制标准，尚不能全面应用于临床。

6. 流式细胞仪计量术和免疫传感器技术 流式细胞计量术(flow cytometry)是一种可以对细胞及亚细胞进行快速检测的新型分析技术及分选技术，可快速敏感地检测微生物。免疫传感器技术是利用双重功能将抗原或抗体和换能器组合而成的装置。由于蛋白质分子(抗原或抗体)携带大量电荷、发色基团等，当抗原抗体分子结合时，会发生电学、光学、化学的变化，通过适当传感器可检测这些参数，从而构成各种不同的传感器。该法对嗜肺军团菌抗原最小的检出量为10^3CFU/ml，无须标记，省时省力，有较好的应用前景。

有关军团菌诊断的非侵入性试验诊断的特异性、敏感性及所需时间的比较结果见表16-11。

表16-11 军团菌诊断的非侵入性试验诊断特异性、敏感性及所需时间比较

试验方法	敏感性(%)	特异性(%)	所需时间
痰培养	10～80	100	3～7日
血清学	40～70	95～99	1～6个月
痰DFA染色	33～70	95～99	2～4小时
尿抗原检测EIA	>90	99～100	2～3小时
尿抗原检测ICT	>90	99～100	15分钟
PCR(血清、尿、呼吸道标本)	33～70	98～100	2～4小时

【诊断和鉴别诊断】

军团菌病的病死率很高，达到10%以上(10%～15%)，造成这一现象的原因主要是该病不能及时被确诊而延误了治疗。特别指出的是，某些严重的非医源性肺炎病例均由军团菌引起，且症状严重并具有较高的病死率。因此，对于不明原因的非医源性肺炎重症病例，宜首先考虑军团菌感染的可能性。

1. 诊断 由于军团菌病的临床表现复杂，且没有特异性，因此当下列现象出现时，应考虑该病的诊断：① 供水系统被该菌污染后发生的肺炎流行，或者空调房间内发生的集体肺炎。② 伴有明显的神经、精神症状的肺炎。③ 严重的肺炎，伴有外周血白细胞明显升高，伴有低钠血症。④ 胸部X线检查，出现以中下肺野为主的多段、多叶实变阴影，有时伴有少量胸腔积液。⑤ 用β-内酰胺类或氨基糖苷类抗生素治疗无效的肺炎。⑥ 呼吸道分泌物中有大量的中性粒细胞，但革兰染色极少发现细菌。

中华医学会呼吸病学分会1992年制定了军团菌肺炎诊断标准(试行)：① 临床表现有发热、寒战、咳嗽、胸痛等呼吸道症状。② X线胸片具有炎症性阴影。③ 呼吸道分泌物、痰、血或胸腔积液在BCYE或其他特殊培养基上培养有该细菌生长。④ 呼吸道分泌物直接涂片荧光抗体检查阳性。⑤ 血间接免疫荧光法检查前后两次抗体效价呈4倍或以上增高(≥1∶128)。血试管凝集试验检测前后两次抗体效价呈4倍或以上增高(≥1∶160)。血微量凝集试验检测前后两次抗体效价呈4倍或以上增高(≥1∶64)。凡具有①② 2项，同时具有③④⑤ 3项中任何一项者，可诊断嗜肺军团菌肺炎。对于间接免疫荧光法或试管凝集试验效价仅一次升高(前者≥1∶256，后者≥1∶320)，同时临床和X线有肺部炎症表现的病例可考虑为可疑军团菌肺炎。

中华医学会呼吸病学分会2016年社区获得性肺炎诊断和治疗指南中，提出军团菌属感染风险的危险因素如下。① 可疑环境接触史：接触被污染的空调或空调冷却塔，被污染的饮用水，温泉洗浴，园艺工作，管道修理，军团菌病源地旅游史等。② 军团菌肺炎易感染人群：吸烟、酗酒，慢性心肺疾病，肾功能或肝功能衰竭、糖尿病以及恶性肿瘤，使用糖皮质激素、肿瘤坏死因子抑制剂，高龄、免疫功能下降。指南推荐对以下人群常规筛查军团菌：群居性发病、初始经验性治疗无效、重症肺炎、合并胸腔积液、双肺多叶病灶、免疫缺陷发病期前两周内外出旅行史。

对军团菌病诊断具有确定意义的检测结果是：① 合格下呼吸道标本、胸腔积液、支气管黏膜活检标本或肺活检标本分离培养到军团菌。② 嗜肺军团菌Ⅰ型尿抗原检测(ICT法)阳性。③ 急性期和恢复期双份血清嗜肺军团菌Ⅰ型特异性抗体(IFA法或ELISA法)滴度呈4倍或4倍以上变化。

对军团菌病诊断有意义的检测结果是：① 单份血清嗜肺军团菌Ⅰ型特异性抗体滴度达到阳性标准。② 除嗜肺军团菌Ⅰ型之外的其他嗜肺军团菌血清型或其他军团菌属双份血清特异性抗体滴度4倍或4倍以上增高。③ 合格下呼吸道标本、胸腔积液、支气管黏膜活检标本或肺活检标本嗜肺军团菌抗原检测阳性(DFA法)。④ 合格下呼吸道标本、胸腔积液、支气管黏膜活检标本或肺活检标本军团菌属核酸检测阳性。有关军团菌肺炎实验室诊断程序见图16-12。

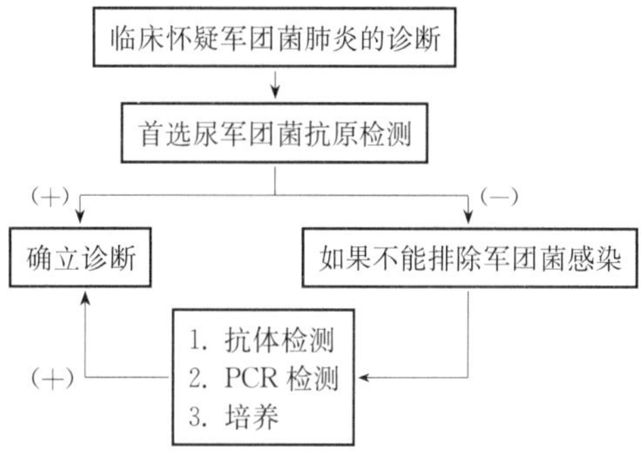

图16-12 军团菌肺炎实验室诊断程序

2. *鉴别诊断* 众多病例对照研究结果显示，军团菌肺炎与其他CAP的临床症状、X线胸片和实验室检查并无明显差异。因此，对于散发的嗜肺军团菌肺炎应与各种细菌性肺炎如肺炎链球菌肺炎、金黄色葡萄球菌肺炎、肺炎克雷伯菌肺炎、铜绿假单胞菌肺炎，以及真菌性肺炎、支原体肺炎、衣原体肺炎、病毒性肺炎、Q热等相鉴别。

【治疗】

1. *临床有效的药物* 由于嗜肺军团菌肺炎是细菌性肺炎，因此抗感染治疗是最基本的治疗。以往公认治疗军团菌病的首选治疗药物为红霉素。从20世纪90年代初起，军团菌病的抗菌药物治疗已经从红霉素转向新大环内酯类和氟喹诺酮类药物，因为后者比红霉素有更高的细胞内渗透能力，可以提高进入吞噬细胞的能力和细胞内的药物浓度，而且细菌最低抑菌浓度(MIC)更低。由于随机对照临床试验无法证实抗菌药物治疗军团菌病有效性之间的差异，故到目前为止,大多数军团菌病治疗的推荐方案都是基于临床经验、体外试验和动物模型的证据确定的。值得注意的是,试验的结论并不能直接应用于人类疾病的治疗,而且试验结果的一些小的差别也不一定有临床意义,尚需要更多的循证医学证据来证实其临床价值。

过去30年来有关体外药敏试验结果对临床治疗的误导时有报道。这是因为培养基的不同、细菌接种量的大小、宿主细胞类型的不同和菌株变异等,从而导致许多军团菌敏感性实验之间的矛盾结果。动物模型由于可以观察更多的参数,如生存率、细菌清除率、肺部炎症和纤维化的程度等,可能优于体外药敏试验结果。在动物模型中,细菌清除率是最有效的指标,以此作为判断标准,则新氟喹诺酮类要强于红霉素,而大环内酯类中阿奇霉素要强于克拉霉素和红霉素。

目前认为,军团菌是在被吞噬细胞吞噬后,在吞噬细胞内增殖的(嗜肺军团菌进入细胞后,在初级吞噬体内定居,随后,含嗜肺军团菌吞噬体被线粒体、光面内质网和粗面内质网包围,嗜肺军团菌以二分裂复制,产生大量的吞噬体,充满宿主细胞,最终嗜肺军团菌感染导致宿主细胞死亡)。因此,仅通过在人工培养基上的药敏试验结果比较抗菌强度,进行药物选择是不全面的,还必须结合药物进入细胞的能力进行综合评价。目前临床有效的药物包括新大环内酯类、利福平和第三、四代氟喹诺酮类,其次为四环素、磺胺复方制剂、氯霉素类。

2. *病原治疗方案* 国内外有关社区获得性肺炎的诊断与治疗指南都推荐严重患者的初始经验性治疗应包括对军团菌有效的药物,如应用一种β-内酰胺类联合一种大环内酯类,或单用一种新氟喹诺酮类。此外,对于免疫健全和免疫抑制的患者应有区别。

(1) 单一用药:中华医学会呼吸分会2016年制定的社区获得性肺炎诊断和治疗指南推荐免疫功能正常的轻、中度军团菌肺炎患者采用大环内酯类、氟喹诺酮类或多西环素单药治疗。对于在门诊治疗的患者,已证实口服大环内酯类是有效的,包括红霉素、克拉霉素、阿奇霉素、罗红霉素、交沙霉素、麦迪霉素、地红霉素。非大环内酯类药物如环丙沙星、四环素、复方磺胺甲噁唑等也有相同效果。利福平对军团菌有效,但单药治疗容易产生耐药性。新氟喹诺酮类比老一代药物有更好的细胞内抗菌活性。Yu等应用左氧氟沙星治疗轻、中度军团菌肺炎和重症肺炎,有效率达90%以上,病死率为零;左氧氟沙星500 mg/d×(7~14)d和750 mg/d×5 d治疗同样有效。近年来的几项临床前瞻性对照研究表明,氟喹诺酮类(主要是左氧氟沙星)的临床疗效优于大环内酯类(主要是克拉霉素和红霉素),主要表现在退热快、住院时间短、治愈率更高和并发症少,特别是对于重症军团菌肺炎,左氧氟沙星更具优势。表16-12是对住院患者推荐应用的药物和剂量,建议在严重病例和免疫抑制患者首剂应加倍。动物实验证实,其中最有效的药物是阿奇霉素和新氟喹诺酮类,可以增加细菌清除率和减少复发;另一个优势是可以减少与其他药物的相互作用,尤其是免疫抑制剂。

表16-12 军团菌病住院患者的推荐治疗

抗菌药物	剂量[a]
大环内酯类	阿奇霉素[b]500 mg,每24小时1次,克拉霉素500 mg,每12小时1次
四环素类	多西环素100 mg,每12~24小时1次,米诺环素100 mg,每12~24小时1次
氟喹诺酮类	左氧氟沙星[b]500 mg,每24小时1次,莫西沙星[b]400 mg,每24小时1次,环丙沙星[c]400~750 mg,每12小时1次

注:a.可以静脉或口服给药;b.推荐用于严重病例,尤其是免疫抑制的患者;c.在气管插管的患者,剂量可以增加至400 mg,每8小时1次。

除上表所述药物外,其他对军团菌有效的药物及用法如下。红霉素:0.5~1.0 g,静脉或口服,每6小时1次;因治疗不良反应较重,目前已较少应用;罗红霉素:0.15~0.3 g,口服,每12小时1次。

(2) 联合用药:中华医学会呼吸分会2016

年制定的社区获得性肺炎诊断和治疗指南推荐重症病例、单药治疗失败病例，以及免疫功能低下患者采用联合治疗，推荐方案氟喹诺酮类＋利福平，或氟喹诺酮类＋大环内酯类。近年的几项研究显示，联合治疗组和单药治疗组治愈率无差别，但对于重症患者尤其是伴休克患者可降低病死率。因此，重症患者应该采用联合治疗，尤其对单一抗生素标准治疗没有反应的重症患者联合用药物是合理的。但联合治疗组药物的不良反应更多见，氟喹诺酮类药物联合大环内酯类药物治疗时，应警惕发生心脏电生理异常的潜在风险。

体外实验证实，利福平对氟喹诺酮类增效作用很小，但与大环内酯类如红霉素联合有协同效果，由于有潜在的毒性作用，使其应用较少。对于重症军团菌病患者，利福平可能导致黄疸和可逆的高胆红素血症，所以其疗程一般应少于5日。当更具活性的药物如阿奇霉素和左氧氟沙星应用于临床后利福平已经很少应用了。体外实验结果支持联合应用大环内酯类和氟喹诺酮类，但尚缺乏临床依据。日本临床推荐：以往为红霉素联合利福平，重症者建议联合应用氟喹诺酮和利福平。近年来提出将第三代氟喹诺酮类作为首选药。而欧美多联合应用第三代氟喹诺酮和红霉素。也可以应用大环内酯类联合利福平。氟喹诺酮类临床应用较多的是左氧氟沙星，500～750 mg，每日1次；最高剂量可以用至500 mg，每日2次，临床疗效确切。近年来，第四代氟喹诺酮类莫西沙星治疗军团菌病也获得了良好疗效，用法为400 mg，每日1次。重症患者可以用至400 mg，每日2次。目前已经有氟喹诺酮类联合阿奇霉素来治疗重症军团菌病的临床报道，最常用的是莫西沙星联合阿奇霉素。

(3) 疗程：军团菌病治疗前应对患者进行临床评价：① 患者的免疫状态；② 临床病情的严重程度；③ 是否存在化脓和肺外并发症；④ 初始治疗是否及时；⑤ 所选择药物的药效和药代动力学参数；⑥ 对初始治疗的反应。根据临床评价来指导治疗疗程。

对于门诊治疗的免疫健全的轻、中度病例，可静脉或口服给药，或先静脉后口服的序贯治疗，如果对治疗反应好，10日的疗程就很充分了。对于病情更轻的患者，3～5日的阿奇霉素治疗都是有效的。然而，对于需要住院的有显著基础疾病的患者，特别是侵袭性感染、多系统疾病或免疫缺陷疾患者，则需要静脉应用氟喹诺酮类或大环内酯类，如果治疗反应好，亦可采用先静脉后口服的序贯治疗，总疗程3周以上(如果应用阿奇霉素则需7～10日)以避免复发。如并发空洞及化脓性病变，疗程要延长至4周以上。如果单药治疗效果欠佳，可联合应用大环内酯类和氟喹诺酮类，疗程应达3周以上。中华医学会呼吸分会2006年制定的社区获得性肺炎诊断和治疗指南中提出，军团菌属感染的疗程建议为10～21日。

3. *其他治疗* 军团菌血清抗体滴度检查有时可在慢性阻塞性肺疾病急性加重期(AECOPD)患者呈阳性，但AECOPD患者军团菌培养结果阳性率几乎为零，故军团菌是否为AECOPD的病因还缺乏证据。DIC在严重的军团菌病中少见，除非已发生了内毒素性休克。有个案报告表明清除内毒素治疗，如血液滤过或血浆置换可能有效。激素在军团菌病中不常规使用，但对于合并ARDS、有肺间质损伤的患者可能有效。γ干扰素在动物模型已被证实可以增加吞噬细胞的杀菌作用，但临床还需要进一步研究。

【预后和预防】

军团菌肺炎的病死率受临床表现的严重性、免疫状态、感染源(是社区获得性还是医院获得性)、初始治疗等多方面的影响。提示预后差的指征有：入院时急性生理和慢性健康估测Ⅱ评分(APACHE Ⅱ评分)＞15、需要气管内插管、高龄、合并肾脏疾病、恶性肿瘤，以及免疫抑制、合并其他细菌(如肺炎链球菌)感染、治疗延误等。另外，若临床发生横纹肌溶解、肾脏继发受累则预后很差。

由于嗜肺军团菌的传染源与人们的日常生活关系密切，主要是被军团菌污染的空调系统、冷却水系统和自来水系统。因此，应充分注意上述水质的卫生，尽量避免饮用未煮沸的自来水，注意房间的通风。最好做到对自来水定期的军团菌的培养。发现已被军团菌污染的设备应严格消毒。含氯的化学消毒剂可有效杀灭军团菌及其生存载体阿米巴原虫，因此，饮用水还可采用增加氯浓度的方法消毒。此外，臭氧、紫外线也可用于杀灭军团菌及阿米巴原虫。对于高危人群可口服抗军团菌药物进行预防。

预防和控制：目前国际上尚无有效的军团菌疫苗可以预防本病的发生。军团菌病气溶胶传播的特性使得切断传播途径的预防措施难以实现，唯一可行的干预方案只能是对可能被军团菌污染了的水源水进行消毒管理。消毒方法有化学消毒法、物理除菌法及生物灭菌法等。一般提倡符合环保要求且灭菌效能持久的生物灭菌法。另外，各地疾病预防控制中心工作人员应大力加强监测力度，除对健康人群进行血清流行病学调查工作，了解军团菌隐性感染情况外，还需对现症患者、疑似患者(特别是夏末秋初季节发生的肺炎患者、流感患者)、中央空调冷却水等其他水体进行病原体分离鉴定，做到早诊断、早治疗，降低病死率。

二、其他军团菌感染

【病原学】

目前已知可引起人类感染的非嗜肺军团菌有17种，它们是米克戴德军团菌(*L. micdadei*)、博杰曼军团菌(*L. bozemannii*)、杜莫夫军团菌(*L. dumoffi*)、长滩军团菌(*L. longbeachae*)、约旦河军团菌(*L. jordanis*)、高尔曼军团菌(*L. gormanii*)、菲利军团菌(*L. feeleii*)、海克莱军团菌(*L. hackeliae*)、麦克切尼军团菌(*L. maceachernii*)、沃兹沃斯军团菌(*L. wadsworthii*)、伯明翰军团菌(*L. birminghamensis*)、辛辛那提军团菌(*L. cincinatiensis*)、阿克里金军团菌(*L. oakridgensis*)、犀鹊军团菌(*L. anisa*)、圣海伦斯军团菌(*L. sainthelensi*)、土孙军团菌(*L. tucsonensis*)、兰辛军团菌(*L. lansingensis*)。

非嗜肺军团菌与嗜肺军团菌一样，具有许多共同的特点，如不能在普通培养基上生长，而能在BCYE培养基上生长；生长时需要半胱氨酸，不发酵糖类等，只是某些菌株在某些表型特征方面存在一定的差异。菌株的鉴定方法有多种，通过气液相色谱法分析细胞壁脂肪酸组成和辅酶Q的含量是最常用的方法，而最可靠的方法是细菌DNA的同源性分析，尤其适用某些少见菌株的鉴定。对于常见菌株的鉴定，采用直接荧光抗体染色法即可完成。

【流行病学】

与嗜肺军团菌相似，非嗜肺军团菌广泛分布于有水的环境和土壤中，也能在供水设备中寄生(米克戴德军团菌、博杰曼军团菌、杜莫夫军团菌和菲利军团菌等)。在非嗜肺军团菌引起的感染中，由米克戴德军团菌、博杰曼军团菌、杜莫夫军团菌和长滩军团菌引起的感染分别占60%、15%、10%和5%，其余10%左右的感染由其他非嗜肺军团菌引起。

非嗜肺军团菌引起的感染多发生在免疫功能低下者，如应用糖皮质激素、接受器官移植和恶性肿瘤患者。米克戴德军团菌比嗜肺军团菌更容易引起免疫功能低下者肺炎。在社区流行性肺炎中，由非嗜肺军团菌引起的少见。非嗜肺军团菌除引起肺炎外，还可引起非肺炎军团菌病，类似于嗜肺军团菌引起的庞蒂亚克热，已报道的菌种有菲利军团菌、米克戴德军团菌和犀鹊军团菌等。

其传播方式尚不明确，由于有些患者可同时发生嗜肺军团菌和非嗜肺军团菌的感染，提示非嗜肺军团菌具有同嗜肺军团菌类似的传播形式。

【临床表现】

大多数非嗜肺军团菌感染的表现为肺炎，其临床表现和X线表现与嗜肺军团菌肺炎相似。90%以上的患者有发热、半数患者体温高于39℃。常有咳嗽、呼吸困难。胸痛较常见，可类似于肺梗死引起的胸痛。60%的患者有精神状态改变，轻者表现为嗜睡，重者可昏迷。免疫功能低下者发生非嗜肺军团菌肺炎时，临床表现可不典型。患者可仅有发热而无其他症状，或者无发热而在胸部X线检查时发现肺部炎症。

非嗜肺军团菌引起的肺外感染较少见。已报告的肺外感染有杜莫夫军团菌引起的人工瓣膜心内膜炎、胸部术后伤口感染和米克戴德军团菌引起的皮肤感染。

非嗜肺军团菌引起的非肺炎型感染与嗜肺军团菌引起的庞蒂亚克热极为相似。在接触了受该菌污染的气溶胶后很短时间（36～48小时）就可发病，临床表现为流感样症状，出现发热、寒战、头疼、肌痛和疲乏等，接触者的发病率可高达80%。无肺炎的临床症状和体征，胸部X线检查正常。病程为自限性，2～7日可自愈。

【实验室检查】

1. *一般检查* 大多数患者外周血白细胞升高，中性粒细胞升高。肝功能异常者常见，30%左右的米克戴德军团菌肺炎患者可有低钠血症。

胸部影像学检查有类似于嗜肺军团菌肺部表现，典型者表现为节段性或大叶性肺炎，与其他细菌性肺炎无明显区别。在免疫功能低下者，胸部可出现较大的结节影，伴有空洞形成。在治疗过程中，虽然临床症状有所改善，但空洞常不断扩大。多伴有少量胸腔积液，少数患者可有脓胸。

2. *病原学检查*

（1）直接荧光抗体染色法：可检测标本中的非嗜肺军团菌，但敏感性和特异性尚无确切资料。

（2）病原菌培养：从患者气道分泌物、痰或胸腔积液、血液、气管抽吸物及活组织材料中培养出非嗜肺军团菌有很高的诊断价值。由于细菌培养需要特殊的营养，分离技术要求高，所以该菌的分离比较困难，且耗时较长。BCYE培养基也可用于非嗜肺军团菌的培养，但由于培养基中加入的抗生素对非嗜肺军团菌的生长有影响，阳性率常有下降。米克戴德军团菌等常因为缺乏β-内酰胺酶而不能在含有头孢菌素的培养基上生长。培养基加入染料有助于对不同菌株的鉴定，如米克戴德军团菌和麦克切尼军团菌的菌落在含有溴麝香草酚蓝的培养基上呈蓝色，而其他菌种的菌落则呈黄绿色或苹果绿色。细菌被染色后，易于被检出来。

（3）血清特异性抗体检测：对诊断非嗜肺军团菌感染的特异性不肯定，有报道血清特异性抗体阳性率低于50%。

（4）DNA探针杂交和PCR法检测：标本中非嗜肺军团菌DNA片段，假阳性明显低于直接荧光抗体染色法，但仍然无法区分菌种。用PCR技术检测非嗜肺军团菌的方法已有报道。

【治疗和预防】

非嗜肺军团菌感染的治疗和预防同嗜肺军团菌感染，但积累的经验不足。

参考文献

[1] 中华医学会呼吸病学分会.中国成人社区获得性肺炎诊断和治疗指南(2016版)[J]，中华结核和呼吸杂志，2016(4)：253-297.

[2] Herwaldt LA, Marra AR. Legionella: a reemerging pathogen[J]. Curr Opin Infect Dis, 2018. 31(4): 325-333.

[3] Boamah DK, Zhou G, Ensminger AW, O'Connor TJ. From Many Hosts, One Accidental Pathogen: The Diverse Protozoan Hosts ofLegionella[J]. Front Cell Infect Microbiol, 2017, 7: 477.

[4] Personnic N, Striednig B, Hilbi H. Legionella quorum sensing and its role in pathogen-host interactions[J]. Curr Opin Microbiol, 2017, 41: 29-35.

[5] Misch EA. Legionella: virulence factors and host response[J]. Curr Opin Infect Dis, 2016, 29(3): 280-286.

[6] Falkinham JO, Hilborn ED, Arduino MJ, Pruden A, Edwards MA. Epidemiology and Ecology of Opportunistic Premise Plumbing Pathogens: Legionella pneumophila, Mycobacterium avium, and Pseudomonas aeruginosa[J]. Environ Health Perspect, 2015. 123(8): 749-758.

[7] Burdet C, Lepeule R, Duval X, *et al*. Quinolones versus macrolides in the treatment of legionellosis: a systematic review and meta-analysis[J]. J Antimicrob Chemother, 2014. 69(9): 2354-2360.

[南京大学医学院附属金陵医院(中国人民解放军东部战区总医院) 李培 肖永营 施毅]

第十八节 分枝杆菌感染

分枝杆菌属放线菌目、分枝杆菌科、分枝杆菌属。分枝杆菌属包括多种分枝杆菌,至2017年12月已被鉴定的有194种。分枝杆菌属主要包括两大类:结核分枝杆菌复合群(mycobacterium tuberculosis complex, MTBC)、非结核分枝杆菌(*Non-tuberculosis mycobacteria*, NTM)和麻风分枝杆菌(*M. leprae*),既往曾称之为除结核杆菌外的分枝杆菌(mycobacteria other than tuberculosis, MOTT)。根据系统发生学理论,结核分枝杆菌复合群分为8种主要谱系(L1~L8):包括引起人类致病的人型结核分枝杆菌(L1~L4,L7)、非洲分枝杆菌(L5和L6)、Canettii分枝杆菌,以及引起动物致病的隶属于L8的牛分枝杆菌、山羊分枝杆菌、田鼠分枝杆菌、Pinnipedii分枝杆菌、Orygis分枝杆菌和Mungi分枝杆菌。Canettii分枝杆菌来源于非洲之角,非洲分枝杆菌(L5和L6)在西非国家多见,结核分枝杆菌的L7和L1分别在埃塞俄比亚和印度洋周边常见,而其L2~L4分布广泛,主要在东亚、东印度以及美洲和欧洲。非结核分枝杆菌乃是指除MTBC和麻风分枝杆菌以外的分枝杆菌,其中包括在营养丰富、温度适宜条件下培养7日内即可旺盛生长的快生长分枝杆菌,常见的有脓肿分枝杆菌(*M. abscessus*)、龟分枝杆菌(*M. chelonae*)和偶发分枝杆菌(*M. fortuitum*)等,以及培养2~3周才生长的慢生长分枝杆菌,较常见的有鸟胞内分枝杆菌复合群(*M. avium intracellulare complex*, MAC)和堪萨斯分枝杆菌(*M. kansasii*)等。

一、肺结核

【病原学】

1882年,Robert Koch发现结核分枝杆菌(简称“结核杆菌”)是结核病的病原菌,人型结核分枝杆菌是人类主要的致病菌。牛分枝杆菌仅占2%~5%。

1. 形态及特性　结核杆菌细长、微弯、(0.3~0.6)μm×(1~4)μm,无荚膜、无鞭毛、无芽孢,不能活动,有分支生长的倾向,不易被染色,革兰染色呈弱阳性,品红染料着色后,对酸性乙醇的脱色有很强的抵抗,镜下检查呈红色杆菌,故被命名为“抗酸杆菌”,是结核分枝杆菌的特征,也是非结核分枝杆菌的特征。但奴卡氏菌、红球菌属、短棒杆菌属也有不同程度的抗酸染色的特性。抗酸染色的化学基础是分枝杆菌细胞壁中含70~90个碳原子的分支菌酸(mycolic acid)。但是结核杆菌的抗酸染色性也可发生变异,当处于不良环境中,如闭合性干酪病灶、寒性脓肿内结核杆菌可失去其抗酸染色特性而不易被检测到。又如培养基中缺少甘油、有机物质,或加入某些糖苷以及过期的培养基,结核杆菌可完全或部分丢失其抗酸染色特性。L型结核杆菌则属细胞壁缺陷型,也丧失其抗酸染色特性。此外,结核杆菌的形态也可变异,早年就有人发现在淋巴结结核病变中结核杆菌可呈球状、颗粒状。1907年,Much采用Much-Weis染色法发现淋巴结结核及寒性脓肿中有革兰染色(+)颗粒,即所谓“莫赫颗粒”。关于结核杆菌多形态性的原因,有作者认为是细菌发育的不同阶段,也有认为是细菌为了适应周围不良环境而发生的相应变化。

2. 培养和生长　结核杆菌是兼性需氧菌,在固体培养基上生长缓慢,约需4周才能形成1 mm左右的菌落,菌落致密、较干燥,常呈淡黄色或黄色,表面粗糙有皱纹,边缘不整齐,培养时如供氧充分,可促进其生长,在液体培养基上生长较快,尤其培养早期,在Dubos吐温白蛋白液体培养基中可分散均匀生长。结核杆菌的增殖周期又称代期(generation time),为16~24小时,通气状况良好的条件下,大部分野生大肠埃希菌代期15~30分钟。Hiriyanna等研究发现,结核分枝杆菌标准株（H37Rv）、耻垢分枝杆菌和大肠埃希菌（*E. coli B*）DNA 的复制时间分别为 24±2 小时、180±20 分钟和 82+±4 分钟。结核分枝杆菌的 RNA 复制的速度要比大肠埃希菌低约 10 倍。结核杆菌的 rRNA 操纵子数仅为大肠埃希菌的 1/7，核糖体数仅为大肠埃希菌的 1/10，从而决定结核杆菌的生长是缓慢的。因此，多年来在结核杆菌快速培养的研究方面难以取得实质性进展。在低氧、营养缺乏、酸、氧化氮等不良条件培养下，结核杆菌可改变其代谢状态，细菌复制减缓乃至停止，RNA、DNA、蛋白质合成降低、停止，从增殖菌演变为非增殖菌（non-replication）-持留菌（persister），可长期潜伏于体内伺机复苏。Iona 等采用定量、反向 PCR 技术检测低氧分压条件下（Wayne 培养模型）、非增殖菌不同阶段 51 个基因的表达：第 9 日时休眠调节子相关活化基因如 *αcrystallin* mRNA 水平高于增殖菌的 1 000 倍。第 16 日时对数生长期的 *esat6*、*fbpB* 等早期生长基因下调，还观察到休眠菌对再次的氧暴露和新鲜培养基的应答十分敏感，在 1 小时内如复苏因子等许多基因活化，被认为持留菌不是突变而是野生株的表型变化。

3. 致病性　结核杆菌是能侵袭机体任何组织、器官引起进行性疾病的致病菌。既往对临床分离株的毒力测定惯常采用家兔、豚鼠的动物试验，通过注射结核杆菌悬液观察其存活期借以评定其致病力，或更为精确地直接计算动物的肺、肝、脾及淋巴结内的菌落形成单位（colony-forming units，CFU）计数，还可在显微镜下直接计算受累器官的组织匀浆中的细菌数。事实上，结核杆菌的毒力也不是十分稳定的，多次传代培养可导致毒力降低乃至无毒，卡介苗和无毒结核杆菌株 $H_{37}Ra$ 就分别是牛结核分枝杆菌和有毒结核杆菌株 $H_{37}Rv$ 经过多次培养而获得的减毒株和无毒株，而毒力有所下降的细菌株通过动物接种可恢复其毒力。研究还表明，世界各地结核杆菌野生株的毒力也不一致。结核杆菌的致病力与某些菌体成分有关，如索状因子、双分支菌酸海藻糖脂、硫酯、脂阿拉伯甘露糖、磷脂以及 25 kDa 蛋白。从分子生物学水平看，了解结核杆菌的毒力尚知之甚少，研究较多的只有 3 个毒力因子：① 编码过氧化氢酶-过氧化物酶的基因借以对抗宿主的巨噬细胞的活性氧；② 编码巨噬细胞集落因子的 *MCE* 基因；③ 编码 sigma 因子的 *Sig A* 基因（*aka rpoV* 基因）。近年来有报道显示，脂阿拉伯甘露糖（LAM）有助于结核杆菌抵抗巨噬细胞的杀灭作用，并阻断 γ 干扰素（IFN－γ）诱导的人巨噬细胞系基因转录，从而结核杆菌得以在巨噬细胞内存活；*LAM*、*katG* 基因对结核杆菌能在巨噬细胞内持续生存起了重要作用。结核分枝杆菌的脂质被观察到嵌入宿主的细胞膜从而降低膜的流动性和提高膜的通透性。目前，在结核杆菌的生化和基因组分析中发现了许多潜在的独立因子靶点。

4. 耐药性产生机制　结核杆菌在复制过程中极少数菌株可自发地染色体突变，而使其对抗结核杆菌药物产生耐药，即自然突变株，这种自发突变的耐药株产生概率各为异烟肼（isoniazid，INH）：3.6×10^{-6}、利福平（rifampicin，RFP）：3.5×10^{-8}、链霉素（streptomycin，SM）：3.8×10^{-6}、乙胺丁醇（ethambutol，EMB）：0.5×10^{-4}，在治疗过程中如单一用药，病变内绝大多数敏感菌群被杀死，而少数自然耐药株得以继续生长、繁殖而成为优势菌群，使抗结核药物难以奏效而成为耐药结核病，这就是当前普遍接受的选择性突变学说。其他关于耐药性产生机制的学说还有适应性学说及外排泵学说等。随着分子生物学技术的迅速发展，人们已从分子水平对结核杆菌的耐药机制进行了研究，业已确定，结核杆菌对抗结核药物的耐药性主要是染色体突变所引起。较多研究结果表明，47%～58%的耐 INH 的结核杆菌株其编码过氧化氢酶-过氧化物酶的 *katG* 基因有点突变或部分或完全基因缺失，21%～28%耐 INH 菌株其编码烯酰基载体蛋白还原酶的 *inhA* 基因突变，还有 10%耐药菌株编码烷基氢过氧化物还原酶 C 的 *ahpc* 基因突变，此外，还有学者报道：调节 *katG* 和 *ahpc* 基因的

oxyR 基因的变异也与之有关。关于利福平耐药方面，在20世纪80年代已发现结核杆菌对利福平的耐药性与细菌RNA聚合酶的β亚基的编码基因*rpoB*的突变有关。1998年，Ramaswamy综合了1993—1998年间文献报道，发现96%(315/329株)利福平临床耐药株在*rpoB* 81个碱基的核心区域——利福平耐药决定区有点突变，或短的插入、缺失突变，531位氨基酸突变是全球最常见的突变类型。黄海荣等曾对我国242株结核杆菌临床分离株进行DNA序列分析发现，90%利福平耐药株有*rpo B*突变，以531Ser及526His最为常见。链霉素的耐药性与编码16s rRNA(rrs)和核糖体蛋白S12(*rpsL*)基因的突变有关。而乙胺丁醇耐药株则与*embA*和*embB*基因突变有关。氟喹诺酮类耐药性的产生与*gyrA*与*gyrB*突变有关。至于吡嗪酰胺耐药性的生化机制尚不完全清楚，吡嗪酰胺在细胞内酸性环境中经吡嗪酰胺酶作用转变为吡嗪酸后才有杀菌活性，而72%吡嗪酰胺耐药株其编码吡嗪酰胺酶的*pncA*基因发生突变，而另28%的耐药株的耐药机制尚待进一步研究。曾检测了耐多药结核杆菌株142株(其中含pro-XDR和XDR-TB株各41株和45株)：吡嗪酰胺表型耐药株占57.7%，含*pncA*启动子区的基因型耐药检测的敏感性和特异性各为85.4%和91.7%。

【流行病学】

结核病长期威胁人类健康，至今仍是传染性疾病的最大杀手。我国是全球30个结核病高负担国家之一，仅次于印度位居全球第2位。

1. 结核病流行的总情况　据WHO 2020年全球结核病报告：2019年全球估计新发病例1 000万，15岁及以上的男性占56%，32%为女性，小于15岁以下的儿童占12%，8.2%的新发病例系HIV阳性。约46.5万为耐多药结核病。

2. 2010年第五次全国结核病流行病学调查结果

(1) 2010年，15岁及以上人群活动性肺结核的患病率为459/10万，涂阳肺结核患病率为66/10万。

(2) 肺结核患病率为男性高于女性，且随着年龄增长逐步增高，75～79岁组达到高峰。

(3) 西部地区活动性和涂阳肺结核患病率高于东部地区和中部地区。

(4) 耐多药率为6.8%(19/280)。

(5) 公众结核病防治知识知晓率仅为57.0%(720 912/1 264 905)。调查结果提示，结核病疫情虽有所下降，但是结核病特别是耐药结核病负担仍很严重。

3. 传染源与传播途径

(1) 痰结核杆菌培养阳性患者：尤其是未经治疗的痰涂片检查抗酸染色阳性的肺结核患者是最重要的传染源。

(2) 经呼吸道传播：是最主要的传播途径，当患者咳嗽、咳痰、打喷嚏、大声说话时，可产生大量的含结核杆菌的微滴，1～5 μm大小的微滴可较长时间悬浮于空气中，在空气不流通的室内可达4～5小时之久，患者的密切接触者则可能吸入而感染。

进食患结核病的奶牛所产的牛奶或奶制品，结核杆菌可寄居于宿主肠壁或扁桃体内形成原发感染而分别导致肠系膜淋巴结肿大、颈淋巴结肿大。由于巴斯德消毒法的推广以及对牛结核控制、预防的加强，此种传播方式已较少见，但在贫穷落后的牧区，有直接饮用生牛奶习惯者仍可发现，如在非洲的一些牧区近年仍有牛型分枝杆菌所致的颈淋巴结结核的报告。

通过皮肤损伤或切口直接接种的传播途径极少见，仅发生于直接接触结核杆菌等特殊工种的工作人员，故此种皮肤感染被称为“解剖者疣”(prosector’s warts)。此外，通过胎盘而发生的胎内感染偶有报告。

【发病机制和病理】

1. 发病机制

(1) 结核杆菌感染：当结核杆菌经呼吸道被吸入抵达近胸膜的远端呼吸性细支气管或肺泡内，能否引起感染取决于吸入结核杆菌的数量(据估计：在人类吸入5～200个结核杆菌可引起感染)、结核杆菌的毒力和宿主肺泡巨噬细胞(alveolar macrophage, AM)固有的杀菌能力等。结核杆菌如能幸免于AM的防御作用,则可在入侵局部及AM内缓慢繁殖(每25～32小时繁殖一次)。2～12周后结核杆菌繁殖至10^3～10^4时,则可诱导机体产生相应的细胞免疫反应。结核菌素(OT)或结核菌素纯蛋白衍生物(purified protein derivative of tuberculin, PPD)皮肤试验阳转,提示机体已感染了结核杆菌。在机体细胞介导免疫反应(cell-mediated immunity, CMI)形成前,结核杆菌可通过淋巴管、肺门、纵隔淋巴结乃至通过血行形成早期菌血症而传播至身体各处。最易受累的是氧分压较高的脑、长骨骨骺、肾、脊柱椎体、淋巴结和肺上叶,感染局部可愈合形成静止的纤维钙化灶(称之为Simon灶),成为以后再活动的根源。宿主受结核杆菌感染后近期内发病乃至以后发病者占5%～10%,发病者中近半数在感染后半年至两年内发病。未发病者则为潜伏结核感染者(latent tuberculosis infection, LTBI),乃是指机体存在着适应性免疫应答[PPD皮试(+)和(或)γ干扰素释放试验(Interferon gamma release assays, IGRAs)(+)]而无活动性结核病的临床症状、体征和影像学表现。当机体抵抗力低下时可发病。LTBI中90%可保持终生不发病。

(2)原发综合征的发生及发展:被吸入的结核杆菌在肺内沉积,结核杆菌繁殖,在局部形成病变(原发灶)的同时,结核杆菌被未活化的AM吞噬、在AM内繁殖,并经淋巴管运送至相应的肺门及纵隔淋巴结形成病变。形成包括:原发灶、淋巴管炎、淋巴结病变组成的原发综合征。被感染的AM可释放趋化因子如补体$C_5\alpha$,使更多的AM及循环单核细胞趋化至患处,AM内结核杆菌继续繁殖呈对数生长、AM死亡破裂释放出更多的结核杆菌和细胞碎片,招致更多的单核细胞感染。感染结核杆菌3周后,宿主的细胞介导免疫反应及迟发超敏反应(DTH)开始启动、宿主PPD皮肤试验阳转。致敏T细胞的细胞因子活化巨噬细胞使其杀伤细胞内结核杆菌的能力增强,结核杆菌停止对数生长,继之,结核结节、肉芽肿形成。

在机体DTH的影响下,肺内及淋巴结病变进一步进展,干酪样坏死、空洞及淋巴结支气管瘘形成,引起支气管播散,在空洞附近及同侧或对侧肺,形成支气管播散灶——卫星灶(satellite lesions)。也可直接经淋巴-血行播散至全身致血行播散性结核病,甚至发生威胁生命的粟粒性结核病或结核性脑膜炎以及多发性浆液膜炎。原发综合征好发生于婴幼儿和青少年,故也称之为儿童结核病。少数民族及边远地区居民以及免疫功能低下的成年人也可发生。

(3)继发性肺结核(secondary pulmonary tuberculosis)的发生与发展:可发生在初次感染结核杆菌后的任何时期。在感染早期,机体尚未建立相应的细胞免疫应答而发生早期菌血症所播散形成的潜在病灶,在机体抵抗力低下时的再活动(reactivation)——内源性“复燃”(endogenous reactivation)。结核杆菌也可再次侵入引起新的感染而导致发病——外源性再感染(exogenous reinfection)。继发性肺结核的两种发病学说争议多年。随着分子生物学技术的发展,尤其DNA指纹技术的发展,直接为外源性再染提供了证据。因此,外源性再染的可能性是不容忽视的,尤其在结核病高负担国家和地区。有作者对2000—2010年复发肺结核患者分离的菌株分子基因分型的研究进行了荟萃分析(Meta-analysis),发现在结核病高负担国家,外源性再感染更为常见,HIV感染者增加新感染的风险。沈鑫等报告了上海2000—2012年治疗成功的13 417例结核病患者中有710例复发,复发率7.55/100人/年。对其中具有初次治疗与复发时配对的临床株进行了基因型分析,发现不同基因型者占41.8%,表明近半数的复发起因于外源性再感染。还有学者利用全基因测序证实外源性再感染在耐多药结核病传播中的重要性。

继发性肺结核由于机体已产生了一定的免

疫抵抗力,故病变常较局限且发展较缓慢,较少发生全身播散,但局部渗出性病变易于形成干酪样坏死乃至空洞。

原发性肺结核与继发性肺结核的不同历程与表现,与1890年所观察的Koch现象是一致的。Koch现象乃是指健康豚鼠注射结核杆菌2～3周后,注射局部出现炎症,逐渐溃疡形成、淋巴结肿大、全身播散死亡。而于感染前6～12周,豚鼠先予以注射弱毒或少量结核杆菌,然后接种有毒结核杆菌,2～3日后局部则出现剧烈的炎症反应,溃疡形成,以后逐渐愈合而不发生淋巴结肿大、全身播散及死亡。提示初次感染结核杆菌时宿主既无保护性防御机制又无迟发超敏反应,因而局部反应缓慢发生,最终淋巴结肿大,全身播散。而后者则由于机体已建立CMI和DTH,因而局部反应迅速而剧烈,而无淋巴结肿大及全身播散。至于CMI和DTH的关系是相互统一的、还是相互对抗的,还是一个事物的两个方面,至今尚未完全阐明。总之,结核杆菌感染发病及发展是一个复杂的过程。

(4) 宿主的免疫应答:机体的抗结核免疫反应主要是通过T细胞介导的巨噬细胞的细胞免疫反应。细胞免疫功能低下者为结核病的高危人群,而体液免疫功能低下者如多发性骨髓瘤患者,并不是结核病的易感者,表明T细胞在结核病免疫中起着中心作用,其中$CD4^+$ T细胞在结核病防御方面起着主导作用。实验证明,去除了$CD4^+$ T细胞的小鼠难以抵抗和控制牛型分枝杆菌的感染,而将另一已致敏小鼠的$CD4^+$ T细胞注入后又可重获保护性免疫力。临床资料也证明,结核性胸膜炎患者的胸液中$CD4^+$ T细胞选择性增多,$CD4^+$ T细胞的产物白介素-2、γ干扰素明显上升。HIV(+)的结核病患者随着$CD4^+$ T细胞数的降低而增加结核病的严重性,肺外结核、分枝杆菌菌血症的发生频率随之增加,充分证明$CD4^+$ T细胞在结核免疫反应中的重要性。当然,T细胞介导的免疫反应是由多种细胞参与完成的,免疫细胞间通过细胞因子介导、完成信息的相互传递而发挥作用。巨噬细胞作为抗原提呈细胞(APC)和效应细胞而起着重要作用,被AM吞噬的结核杆菌,经溶酶体酶等加工处理后产生抗原肽片段,再与机体自身的MHC Ⅱ类因子结合形成复合物,至AM细胞表面,提呈给$CD4^+$ T细胞的抗原识别受体,使之致敏、增殖,当抗原再次进入,致敏$CD4^+$ T细胞活化,产生各种细胞因子如IL-2、IL-4、IL-6、IL-8、IL-10、IFN-γ等,从而导致单核巨噬细胞向患处趋化、聚集、发挥其抗微生物活性。至于$CD8^+$ T细胞则可能通过发挥其细胞毒作用与$CD4^+$ T细胞协同介导细胞免疫保护作用。Orme等发现,$CD8^+$ T细胞敲除小鼠肺内结核杆菌繁殖增加,提示其确有一定的免疫保护作用。近年来研究发现,中性粒细胞和树突状细胞也参与构成第一道防线产生分泌cathelicidin等各种抗菌肽、促炎症因子、趋化因子、白细胞介素等,以募集吞噬细胞、T细胞、B细胞,还对肉芽肿形成,启动适应性免疫具有重要作用。还有一些研究表明,除了Th细胞外,B细胞也能调控T细胞的分化和细胞介导免疫的发展,活化B细胞可产生许多细胞因子,如效应B细胞1(B1细胞)可分泌与Th1应答相关的IFN-γ和IL-2,B2细胞可产生Th2细胞为特征的IL-4、IL-6、IL-10等。Lopze等还报道,抗16 kD和38 kD两个IgA单克隆抗体有治疗小鼠活动性结核病的保护作用。

(5) 结核病的高危人群:如前所述,感染结核杆菌后其发病、发展受多方面因素的影响,因此,无论从临床或预防高度,均应对结核病高发人群予以特别关注。结核病的高危人群有:排菌患者的密切接触者;PPD皮肤反应近期阳转者;HIV感染/AIDS患者;儿童、青少年结核杆菌素反应强阳性者;糖尿病、矽肺、白血病、肾功能不全者、营养不良等各种基础性疾病患者以及老年人;胃切除术后、空回肠吻合术后,甲状腺功能低下者;贫穷、无家可归、流动人口;既往患结核病未经彻底治疗者;因治疗疾病而长期使用糖皮质激素及(或)其他免疫抑制剂者,如TNF-α拮抗剂使用者。Wolfe等曾报告1995—1999年美国 TNFα 拮抗剂英夫利昔单抗(infliximab)尚未采用前,16 173 例类风湿关节炎患者结核病的发病率为 6.2/10 万,与美国一般人群相近,但 2000—2002 年应用英夫利昔单抗的 6 460 例患者的结核病发病率高达 52.5/10 万。

2. 病理 结核病有 3 种基本病变。

(1) 渗出性病变:其表现为组织充血、水肿,中性粒细胞、淋巴细胞、单核细胞浸润、纤维蛋白渗出,还可有少量上皮样细胞、多核巨细胞,抗酸染色可发现结核杆菌,常发生于结核杆菌量多,机体 DTH 反应较强的情况,渗出性病变的转归可完全吸收或向增殖性病变转化,还可继续恶化,向干酪化坏死发展。

(2) 增殖性病变:典型表现为结核结节(tubercle),其中央是巨噬细胞衍生而来的多核巨细胞(朗格汉斯细胞),是多个细胞核呈环形或马蹄形排列于细胞一端或两端的巨大细胞,周围则由巨噬细胞转化来的上皮样细胞包围呈层状排列,其最外围则有散在分布的淋巴细胞和浆细胞,单个结核结节可互相融合。结核性肉芽肿(tuberculous granuloma)是一种弥漫性增殖性病变,由朗格汉斯巨细胞、类上皮细胞、淋巴细胞及少量中性粒细胞组成,其中央可有干酪样坏死。抗酸染色可含有少量结核杆菌,是结核病的典型病理改变,常发生于机体 CMI 占主导地位,病变较局限的状况。

(3) 干酪样坏死:是渗出性病变进一步发展恶化的阶段,常呈黄色或黄白色乳酪样的固体或半固体状的坏死组织,细胞常浑浊、肿胀,继而细胞质脂肪变性,细胞溶解直至完全坏死,坏死组织周围可有肉芽组织增生乃至纤维包裹成纤维干酪灶,干酪样坏死组织液化经支气管排出而形成空洞及支气管播散灶。空洞内壁常含有 10^8～10^9 个代谢旺盛的结核杆菌。

由于机体的免疫及超敏反应状态、入侵菌量、毒力及感染途径的不同,以及对治疗的反应不同,上述 3 种病理改变可各占优势,以某种病理改变为主,也可互相转化,交错存在。消散吸收时,结核病变纤维化而形成纤维瘢痕或纤维干酪灶。也可钙化和骨化,病变稳定。但钙化的病灶不一定意味着是生物学治愈,有报告其中静止的结核杆菌可能重新活动。

【临床表现】

1. 肺结核的临床表现 复杂多样,轻重缓急不一,部分患者十分隐蔽,15%～20%的患者可无症状或症状轻微而易被忽视,这取决于宿主免疫状况、入侵的细菌、传播途径、病理变化、被侵及器官及其范围,是否伴有各种基础性疾病。儿童既往卡介苗(BCG)接种情况也会对疾病的表现与进展有影响。

(1) 全身症状:发热一般较早出现,常为午后低热,常在 38.5℃以下,多不伴有明显的畏寒。此外,部分患者出现乏力及盗汗,部分女性患者出现月经失调或闭经等。有 10%～20%的结核病患者出现包括结核风湿性关节炎、疱疹性结膜角膜炎和结节性红斑的结核超敏感症候群。

(2) 呼吸道症状:咳嗽是肺结核常见症状,早期以干咳为主;当并发支气管结核时则可有刺激性干咳,咳嗽通常持续 2 周以上;随着肺部病变的发展、支气管炎症、组织坏死、空洞形成而开始咳白色黏痰或黄色脓性痰乃至血痰、咯血;当肺部病变接近胸膜时则可有钝性或锐性胸痛,病变广泛或并发渗出性胸膜炎时,可出现呼吸困难。但值得注意的是,2010 年全国第五次结核病流行病学调查结果显示,在 1 301 例活动性肺结核患者中,有肺结核症状者仅占 56.9%,此结果一方面提示患者病情较轻,另一方面也预示着将会降低因症就诊、早期发现肺结核的检出率。

(3) 体征:可无阳性体征,如长期慢性消耗可呈现营养不良、贫血;胸部体征因肺部病变大小、程度、有无并发症而差异很大,也可在患处闻及水泡音,当伴有支气管结核、管腔狭窄时可闻及局限性哮鸣音,肺实变时可闻及支气管呼吸音或支气管肺泡呼吸音。值得注意的是,结核超敏症候群,即患者有疱疹性角膜炎、结膜炎、结节性红斑、结核超敏性关节肿痛和(或)伴有 PPD 皮肤反应阳性或强阳性的既往史或现病史,常提示机体内可能有活动性结核病存在。

(4) 胸部影像学表现

1) 原发性肺结核：多见于儿童，青年约占20%，成人占8%～10%。常于一侧中下肺野近胸膜缘显示小片状浸润原发灶并伴有同侧肺门、纵隔淋巴结肿大呈哑铃状，也可双侧肺门淋巴结肿大，有时肺部原发病灶可吸收仅残留肺门、纵隔淋巴结肿大。增强CT扫描可均匀强化或呈典型的边缘强化的特点。肺内原发灶偶有中心性坏死空洞形成，肺门纵隔淋巴结明显肿大时，可压迫气管、总支气管、叶段支气管而引起管腔狭窄，进而发生肺不张、有时还可并发胸膜炎、心包炎、脑膜炎等。

2) 继发性肺结核：肺部病变好发于一侧或双侧肺尖，或上叶后段或下叶尖段，病变可呈条索状、斑点状、斑片状、片絮状阴影乃至空洞、支气管播散灶等多形态混合性病变，还可伴有钙化、邻近胸膜增厚粘连、肺部体积缩小等改变。

由于机体适应性免疫已建立，结核杆菌的侵袭破坏作用，机体的免疫保护修复以及超敏反应增强等因素并存，病理改变常复杂多样，而呈现多种影像学表现。病变多局限于一侧或两侧，如肺尖、锁骨下区、上叶后段、下叶背段，呈斑片、结节、空洞伴支气管播散灶或条索样多形态病变，此外，还可呈现孤立性球形病变——结核球，边缘常光滑、无分叶或浅分叶，病灶内可有大小不等的溶解区或钙化，附近常伴有卫星灶及邻近胸膜增厚。重症患者可呈现大叶性干酪性肺炎或慢性纤维空洞或一侧损毁肺，继发性肺结核的胸部CT表现常以多叶、多段、多形态共存为其特征，还可显示胸膜下具有分枝的小叶中心性结节——"树芽征"。有学者描述，结核性树芽征可呈成簇状或节段性分布的枝少芽多表现。值得注意的是，部分结核球与周围型肺癌相似，尤其无病灶周围炎、卫星灶等表现，而难与周围型肺癌鉴别。总之，继发性肺结核影像学表现可有如下特点：① 多发生在肺上叶尖后段、肺下叶背段、后基底段。② 病变可局限也可多肺段侵犯。③ X线影像可呈多形态表现(即同时呈现渗出、增殖、纤维和干酪性病变)，也可伴有钙化。④ 易合并单一空洞乃至多枚空洞。⑤ 可伴有支气管播散灶。⑥ 可伴胸腔积液、胸膜增厚与粘连。⑦ 呈球形病灶时(结核球)直径多在3 cm以内，周围可有卫星病灶，内侧端可有引流支气管征。⑧ 病变吸收慢(一个月以内变化较小)。

3) 血行播散性肺结核：以儿童、青少年多见，常继发于原发性肺结核，但早年Reed等报道31%的成人粟粒性肺结核患者肺内或淋巴结内有钙化灶，提示淋巴结及肺内潜在病灶也可重新活动而引起血行播散。急性血行播散性肺结核常表现为：双肺上中下野有分布、大小、密度基本一致的，"三均匀"的1～3 mm的粟粒样的结节阴影，可同时伴有肺门、纵隔淋巴结肿大。粟粒样小结节境界欠清晰，提示有炎性渗出，病变继续发展时可融合成片絮状，常以上中肺野为主。结核杆菌少量多次、间歇性侵入血流而播散者则形成亚急性或慢性血行播散性肺结核，病变分布则欠均匀，常以上中肺野为主。结核杆菌进入肺动脉系统可致双侧血性播散型肺结核，而结核杆菌进入肺静脉系统则经左心可到达全身而导致多脏器结核病。值得警惕的是，"隐蔽性粟粒性结核病"(cryptic miliary tuberculosis)即是指老年人、艾滋病患者、免疫功能低下者当发生血行播散性结核病时，患者可无呼吸系统症状，仅有疲乏、体重下降或高热或低热，胸片可正常而呈现肝脾大、淋巴结肿大、白细胞减少或全血减少或类白血病反应，常易被误诊漏诊乃至死后才被确诊。此外，与肺结核密切相关的支气管结核在临床上并不少见，但易被忽视，胸片常无直接表现，或仅呈现间接表现如局限性肺气肿，肺段、肺叶、全肺不张。气管、支气管平面断层、胸部CT扫描可发现支气管管腔狭窄。

在影像学诊断方面，胸部CT扫描对如下情况有补充性诊断价值：发现胸内隐匿部位病变，包括气管、支气管内的病变；较早期发现肺内粟粒阴影；有助于发现难以诊断和鉴别的肿块阴影、空洞、孤立结节和浸润阴影的诸多特征；了解肺门、纵隔淋巴结肿大情况，鉴别纵隔淋巴结结核与肿瘤；少量胸腔积液、包裹性积液、叶间积液、心包积液和其他胸膜病变的检出；囊肿与实体肿块的鉴别。

2. 肺结核临床分类法及各型的表现(包括胸部X线改变) 由于感染的结核杆菌数量及毒力的不同、机体免疫功能和超敏反应不同、肺结核的发生与发病过程不同，肺结核可有多种多样的病理改变从而表现为错综复杂的临床症状及病理生理学变化。为了便于观察和研究其发生、发展及转归的规律，适应诊断、治疗、预后判断及流行病学调查等方面的需要，按结核病的病理变化、临床及X线表现、痰菌情况等进行临床分类是十分必要的，各国有其不同的分类法及发展史。

我国在中华人民共和国成立后一直长期沿用苏联1948年制定的“十大分类法”，因为过于复杂不便于推广使用，乃于1978年全国结核病防治会议上制定我国肺结核“五大分类法”，共包括原发性肺结核、血行播散性肺结核、浸润性肺结核、慢性纤维空洞性肺结核及结核性胸膜炎五型。随着结核病控制概念的转变，为了适应结核病控制和临床需要，注意与国际接轨，1998年中华医学会结核病学会在全国结核病分类法研讨会上修改、制定了国家标准结核病分类法草案，共包括原发性肺结核、血行播散性肺结核、继发性肺结核、结核性胸膜炎及其他肺外结核五型。2018年5月，我国开始颁布实行新的结核病分类法，结核病分为以下几种。① 结核分枝杆菌潜伏感染者：机体内感染了结核分枝杆菌，但没有发生临床结核病，没有临床细菌学或影像学方面活动结核的证据。② 活动性结核病：具有结核病相关的临床症状和体征，结核分枝杆菌病原学、病理学、影像学等检查有活动性结核的证据。活动性结核按照病变部位、病原学检查结果、耐药状况、治疗史分类。③ 非活动性肺结核病：无活动性结核相关临床症状和体征，细菌学检查阴性，影像学检查符合以下一项或多项表现，并排除其他原因所致的肺部影像改变可诊断为非活动性肺结核。

在活动性结核病中，按照病变的部位分为肺结核和肺外结核。肺结核指结核病变发生在肺、气管、支气管和胸膜等部位。分为以下5种类型。① 原发性肺结核：包括原发综合征和胸内淋巴结结核(儿童尚包括干酪性肺炎和气管、支气管结核)；② 血行播散性肺结核：包括急性、亚急性和慢性血行播散性肺结核；③ 继发性肺结核：包括浸润性肺结核、结核球、干酪性肺炎、慢性纤维空洞性肺结核和毁损肺等；④ 气管、支气管结核：包括气管、支气管黏膜及黏膜下层的结核病；⑤ 结核性胸膜炎：包括干性、渗出性胸膜炎和结核性脓胸。肺外结核：指结核病变发生在肺以外的器官和部位，如淋巴结(不包括胸内淋巴结)、骨、关节、泌尿生殖系统、消化道系统、中枢神经系统等部位。肺外结核按照病变器官及部位命名。

(1) 原发性肺结核：指初次感染结核杆菌而发病者。原发病灶多在上叶下部或下叶上部近胸膜下，随着结核杆菌着床繁殖，局部常以渗出病变为主，随后沿淋巴管侵入相应的肺门和(或)纵隔淋巴结，形成原发综合征。多数患者可自愈，残留原发灶及淋巴结的钙化。但原发灶偶可形成空洞，即“原发性空洞”，有时原发病灶已吸收，仅表现为肺门纵隔淋巴结肿大，还可导致肺不张、淋巴结支气管瘘、支气管播散，也可通过淋巴血行播散引起结核性脑膜炎、胸膜炎、腹膜炎，肝、脾、肾结核等全身结核病。

(2) 血行播散性肺结核：由于机体免疫功能降低、敏感性增高，肺内原发灶及肺门纵隔淋巴结结核内的结核杆菌通过淋巴—血液，引起血行播散型肺结核乃至全身血行播散性结核，患者常有发热、寒战、全身不适、食欲缺乏等菌血症和毒血症表现及呼吸系统症状。胸部X线表现与原发性肺结核相似。

(3) 继发性肺结核：指发生于原发结核病后的任何时期的肺结核，故又称初染后结核病，因90%发生于成年人，故又称“成人型肺结核”。主要因肺内潜在病灶的重新活动而来，但少数患者也可有再次感染而发病的可能。其临床特点如下：① 常隐匿起病，多以食欲缺乏、疲乏、无力、体重下降、低热等为首发症状,也可急性发病,患者可发热乃至高热、盗汗,有时还有咳嗽、咳痰、咯血、胸痛、呼吸困难等呼吸系统症状。肺部以干酪渗出性病变、空洞病变为主时,或并发支气管结核时,咳嗽、咳痰尤为明显。② 肺部病变好发于上叶尖后段、下叶尖段,常呈多形态混合病变,即肺内可同时有增殖、纤维病变、干酪渗出病变乃至空洞,还常伴有钙化灶及局限性胸膜增厚等改变。③ 结核性空洞根据其干酪坏死组织层、肉芽组织层及纤维组织层的构成不同,可表现为蜂窝样空洞、薄壁空洞、干酪厚壁空洞乃至纤维空洞、纤维厚壁空洞,空洞的邻近和同侧和(或)对侧下肺野常有支气管播散灶。④ 病变吸收较缓,短期内无改变。继发性肺结核的X线表现多样,可仅表现肺尖部陈旧性斑点、条索状阴影伴病灶周围炎或结核球,也可呈现节段性乃至大叶性干酪性肺炎及多发性空洞。最为严重顽固的是慢性纤维空洞性肺结核,病变广泛,以破坏性、不可逆性病变为主,常有咯血、自发性气胸、肺源性心脏病等并发症。痰菌多阳性,且常为耐药菌株乃至耐多药结核杆菌株,是结核病和耐药结核病的主要传染源。

(4) 气管、支气管结核(tracheobronehial tuberculosis, TBTB):是指发生在气管、支气管的黏膜、黏膜下层、平滑肌、软骨及外膜的结核病。在各系统、各脏器的肺外结核中,与肺结核密切相关的是气管、支气管结核。多发生于气管、支气管黏膜及黏膜下各层组织,故早年称之为"支气管内膜结核"。1949年,Auerbach分析了1 000例结核病患者尸检资料,发现有42%的患者生前曾患支气管结核,鉴于溃疡多发于气管、支气管后壁,且好发于肺内病变广泛及空洞性病变者,故作者认为支气管结核的发生与肺内病变直接播散有关。我国尚缺乏气管、支气管结核全国性大规模流行病学调查资料。结核病科及呼吸科医务人员在临床实践中发现,近几年来气管、支气管结核发现率有明显增多趋势。有学者观察了156例儿童支气管结核患者,发现90%的患者由于肺门纵隔淋巴结肿大和(或)支气管内肉芽肿形成而伴发节段性肺不张。国外有学者报道,活动性肺结核患者10%~40%合并气管、支气管结核,其中涂菌阳性患者占60%~70%,涂菌阴性患者占25%~30%,另外5%~10%的患者肺内未发现结核病灶而单纯侵犯气管、支气管。气管、支气管结核患者多发于青、中年女性,男女比例为1∶2~1∶3。此外,支气管结核还可通过淋巴—血行感染。支气管结核患者常有胸闷、胸痛、剧烈的刺激性咳嗽或血痰等临床症状。支气管镜下常可发现受累的支气管黏膜充血、水肿、结节性或溃疡性病变,或为白色胶冻样的肉芽肿,及由此导致的支气管管腔狭窄,有时还可有管外压迫、淋巴结支气管瘘,晚期则呈管腔瘢痕性狭窄乃至闭塞,导致肺不张乃至全叶肺不张,成为不可逆性改变。因此,早期诊断、早期治疗十分重要。由于支气管引流不畅、肺部反复继发感染也是常见的。支气管结核包括淋巴结支气管瘘导致的播散,病变多位于中下肺野或下叶,易被误诊为肺部炎性病变。

(5) 结核性胸膜炎:常发生于原发感染后阶段,原发感染后机体对结核杆菌发生变态反应,结核杆菌可经原发灶或淋巴结经淋巴—血行播散至肺及胸膜,也可作为全身播散性结核病的一个组成部分,较常见的是近胸膜下病灶直接蔓延。以儿童、青少年为主,但成年人甚至老年人也可发生。患者常有发热、与呼吸相关的锐性胸痛、刺激性干咳,甚至呼吸困难等症状。胸片常有大、中、小量不等的胸腔积液表现,有时可伴有肺内陈旧性或活动性病变。但也可表现为包裹性积液、叶间积液、肺底积液等。纵隔胸膜炎较少见,也不易被发现。

3. 特殊人群的肺结核

(1) 糖尿病合并肺结核:糖尿病患者是结核病的危险人群,糖尿病患者中肺结核患病率比一般人群高3~6倍。越来越多的流行病学资料表明,糖尿病已成为全球的保健问题,无论在发达国家或发展中国家,糖尿病患者数均在增长。我国2007—2008年14个省市的流行病学调查结果显示,糖尿病和糖尿病前期患病率分别为

9.7%和15.5%。同时我国又是结核病高发国家，两病并发问题更值得重视。当糖尿病合并肺结核时尤其糖尿病控制不良者，起病常较急、较重、呈亚急性临床经过，初诊时常被误诊为急性肺炎或肺脓肿。不少学者报道，两病并发时，肺部病变以浸润、渗出、干酪样坏死性病变为主，易于融合，空洞发生率较高，下肺野或下肺叶病变发生率较高，有报道可达20%～30%。因此，在诊断过程中需注意两病并发时可能出现的不典型表现，且治疗后吸收好转较慢，又易于复发，尤其未同时加强糖尿病控制的患者。2001年，墨西哥Perez-Guzman等对192例糖尿病合并肺结核与130例单纯肺结核患者进行了回顾性对比分析，结果显示，并发糖尿病组上叶病变发生率低(17%∶56%)、下叶病变发生率高(19%∶7%)，空洞发生率高(82%∶59%)，且下叶多见(29%∶3%)。2012年，Li等报道2011年在中国6个医疗机构8 886例肺结核患者中，筛查合并糖尿病情况，1 090例(12.4%)明确了糖尿病的存在，575例(7.8%)诊断空腹血糖受损。2013年，Jali等通过双向筛查结核病和糖尿病，在307例肺结核患者中，新发现49例糖尿病患者，在4 118例糖尿病患者中，111例(2.69%)发现肺结核。

(2) 矽肺结核：矽肺是尘肺中最常见最具有危害性的职业病。矽肺患者是结核病的易感人群，两病并发率很高，矽肺合并结核尚无全国性的流行病学调查资料。2012年，周武旺等在广西调查2008—2010年矽肺患者中合并肺结核的情况，发现2 462例矽肺患者中，诊断肺结核为905例，肺结核的检出率为36.76%。由于矽肺有其独特的不同期的基础性的胸部X线表现，如2～5 mm小结节、>10 mm的大结节、融合性大结节、大块状影及线状网状蜂窝状阴影，并发肺结核尤其Ⅲ期矽肺时，两病互相重叠、混杂，难以辨别，缺乏特征性改变。患者的慢性结核中毒症状、在长期观察中的矽肺患者肺部出现新病变或恶化进展均提示合并肺结核的可能，应多次做痰结核杆菌检查以明确诊断。但由于病灶周围纤维增生、支气管扭曲，痰结核杆菌检出率较低。

(3) HIV(+)/AIDS与结核病：HIV(+)/AIDS在全球流行，有些地区直线上升，根据报道，HIV(+)者全球已有3 600万。HIV(+)/AIDS是结核病易感者，HIV与结核分枝杆菌双重感染也在急剧增长。WHO 2020年的全球结核病报告指出：2019年，全球TB(结核病)/HIV存活患者为82万，死亡20.8万。HIV/MTB(结核分枝杆菌)双重感染者年结核病发病率5.5%～7.9%，而单纯结核感染者终生发病率为5%～10%。HIV(+)/AIDS并发结核病时有如下特点：① 播散性结核、肺外结核多见。有报道在163例HIV(+)/AIDS并发结核病中，1/3为肺结核，1/3为肺外结核，1/3为肺结核合并肺外结核，血行播散性结核占28%。② AIDS合并肺结核时，中下肺野病变多见，常伴胸腔积液、纵隔淋巴结肿大而空洞较少见。③ 结核杆菌素皮肤试验阳性率低。④ 抗结核治疗效果较差，且药物不良反应发生较多。⑤ 预后差，死于结核病者近1/3。明显高于单纯结核病。

(4) 类固醇性结核病(steroid-induced tuberculosis)：是指使用类固醇激素后引发结核病发病或活动恶化。在类固醇激素中，应用最多的是糖皮质激素，常用于治疗结缔组织病、过敏性疾病、血液病、原因不明的疾病及预防器官移植后的免疫排斥等。由于应用日益广泛，由此引起结核病也逐渐多见。糖皮质激素作为免疫抑制剂，可抑制机体免疫功能，引起代谢紊乱，促进蛋白质分解，导致负氮平衡，抑制成纤维细胞和组织修复。因此，活动性结核病乃至陈旧性结核病，糖皮质激素是慎用的。早在1956年及1975年分别有学者报告：小鼠实验性结核病经异烟肼与利福平联合治疗9个月或12个月，细菌学已阴转(培养法)，但投用可的松(20 mg/kg)，2个月后，复发率高达60%，足以说明糖皮质激素的免疫抑制作用。类固醇性结核病常因有原发病而易被忽视误诊，发病较隐蔽但发展迅速。肺部病变以浸润性病变为多，易形成空洞，有时可引起粟粒性结核病、结核性脑膜炎等急重症。因此，需长期、大量使用糖皮质激素时，应警惕类固醇性结核病发生的可能。同样，在治疗结核性脑膜炎、心包炎，为防止炎症粘连产生严重并发症和后遗症，常需使用糖皮质激素时，必须选用含敏感的抗结核药物的方案，疗程也需延长。

【并发症】

轻度肺结核多不伴有肺组织的破坏、邻近胸膜广泛粘连增厚及健肺的代偿性肺气肿等改变，故常无任何并发症。但重症肺结核肺组织破坏较重，且常伴纤维组织增生、大片胸膜增厚，而发生下列并发症。

1. *结核性支气管扩张* 可由于：① 肺门、纵隔淋巴结肿大压迫支气管，造成管腔狭窄或阻塞/支气管结核致管腔狭窄或阻塞，导致远端反复感染，管壁破坏。② 肺部慢性纤维性空洞导致组织破坏，纤维组织牵拉或邻近增厚胸膜的压迫导致支气管扭曲、变形、引流不畅而反复感染，均可引起支气管扩张。结核性支气管扩张的临床特点：双上肺多见，多发生于肺部、胸膜病变严重部位，且常呈柱状支气管扩张，有时常伴有支气管聚拢、移位等改变。

2. *肺不张* 多发生于支气管淋巴结结核、气管-支气管结核、大咯血的患者，血块、痰液阻塞也可引起肺不张。因累及的部位不同而发生肺段、肺叶、全肺的不张。肺不张形成后，若未获得及时处理，去除病因使肺复张，肺不张将成为不可逆病变，由此导致的继发支气管扩张成为反复感染及咯血的根源。

3. *自发性气胸* 系肺结核的严重并发症。主要由于肺结核好转过程中纤维组织增生及牵拉，细支气管扭曲、活瓣性阻塞而形成肺大泡，气肿性大泡或胸膜下气肿大泡，在咳嗽、体力活动时可破裂而引起自发性气胸，若不及时诊断及处理，尤其是张力性气胸，会引起患者呼吸困难，严重者可威胁生命。

4. *咯血* 是肺科常见的急症之一。各种支气管肺部疾病及某些全身性疾病均可造成咯血，但以肺结核咯血最为常见。当肺内结核病变活动恶化时，在肺组织破坏的同时，肺血管也受到侵蚀而发生咯血。有时肺内病变虽稳定但并发支气管扩张、支气管结核、淋巴结支气管瘘、肺内或淋巴结钙化灶脱落也会引起咯血，甚至大咯血，轻则导致吸入性肺炎、支气管播散，重则可发生失血性休克或窒息。

5. *慢性肺源性心脏病* 由于肺、胸廓或肺血管疾病造成肺循环阻力增加，肺动脉高压及右心负荷增加，最终导致心功能不全。重症肺结核不仅有广泛的肺组织破坏、肺不张、支气管扩张、胸膜增厚，还常伴有健侧肺代偿性肺气肿，常由于咯血、肺部继发感染等诱因，使代偿期肺、心功能发展为失代偿期，导致心功能不全、呼吸功能不全。

6. *呼吸功能衰竭* 重症肺结核常伴有广泛肺组织破坏、胸膜增厚，造成限制性肺功能低下，有时还会合并慢性支气管炎、肺气肿等气道阻塞性疾病。因此，在多种诱因影响下可导致Ⅰ型或Ⅱ型呼吸衰竭及电解质紊乱。需要注意的是，部分早期急性血行播散性肺结核可能导致Ⅰ型呼吸衰竭。

【实验室检查】

1. *血常规* 肺结核患者尤其在早期、轻症患者，血常规无明显变化。慢性肺结核患者、老年患者则因长期消耗、营养障碍，可有贫血。血行播散性肺结核患者血白细胞计数常偏低，有时还伴血小板减少。合并呼吸功能不全者红细胞、血红蛋白可代偿性增多。当合并继发感染时，白细胞计数增高，伴核左移。偶有少数重症患者可有类白血病样反应。活动性结核病时常有红细胞沉降率增快。研究发现，活动性结核病患者周围血 M/L(单核细胞/淋巴细胞)比值可预测活动性结核病的危险性，活动性结核病患者、潜伏结核感染者和健康者各为 0.5、0.25 和 0.18。进一步发现，单核细胞表面 CD64 表达上调可作为附加的活动性结核病的分子标志。

2. *痰结核杆菌检查* 痰结核杆菌培养阳性对肺结核有确诊意义，但其阳性率较低，仅30%～50%。当然，痰涂片抗酸杆菌阳性还需考虑有非结核分枝杆菌的可能性。

(1) 痰涂片法：早年 Blair 等曾分析了 270 例肺结核患者的痰标本检查结果，1 次痰涂片检出率 47%，3 次则增至 58%。1 次痰培养阳性率 74%，3 次则增至 90%。故一般主张≥3 次痰菌检查有利于提高检出率，传统的染色方法为萋尼抗酸染色法。一般来说，涂片(+)需每毫升痰 5 000～10 000 条结核杆菌。而荧光染色法可提高检出率和工作效率，但有时因脱色不充分，假阳性率较高。故国际防痨联盟(IUAT)细菌免疫学委员会规定，萋尼氏抗酸染色法全片检到 2～3 条抗酸杆菌则为阳性，而荧光染色法则需检到 9～10 条才可报告阳性。痰菌检出率与肺部病变的严重程度相关。Kim 等通过对 977 例经培养证实的肺结核患者痰菌检出率的分析发现，轻度肺结核患者涂片阳性率 20%～40%，中度者 60%～70%，而重度有空洞者则为 90%～95%。此外，注意痰的质量，收集患者深部的痰液，涂片时取样也很重要，收集 24 小时痰液进行集菌法可提高检出率。近年来，引入 LED 显微镜(二极管发光荧光显微镜)可提高涂片镜检的阳性率，无须暗室操作，同时能大大缩短读片时间。

(2) 痰结核杆菌培养：培养法检出率约比涂片法高 2 倍。培养物可保留，供进一步菌种鉴定、药物敏感性测定及研究用。但传统的改良罗氏培养基法(L-J)需 4～6 周之久，难以满足临床急需。20 世纪 80 年代初 Bactec-460 系统问世，其原理乃是在 Middlebrook7H12 液体培养基中含有 ^{14}C 标记的棕榈酸及各种抗菌物质，以 $^{14}CO_2$ 的释放量作为分枝杆菌的生长指数(growth index, GI)，涂片(+)标本生长时间 8 日，涂片(-)标本则需 14 日，明显短于改良罗氏培养基所需时间(分别为 18 日及 26 日)。Bactec 系统还可进行菌种鉴定及药物敏感性测定，但是对培养基中放射性同位素需采取一系列防范措施。为此，近年来对含有各种非放射性同位素指示剂的液体培养基研究较多，其中有分枝杆菌生长指示管(mycobacteria growth indicator tube, MGIT)目前，Bactec-960MGIT 系统已广泛应用于临床。

总之，结核杆菌培养阳性是肺结核确定诊断的依据，但提高检出率、缩短时间仍是努力的方向。

3. 血清学诊断　已有百年历史，但至今无实质性进展，仅作为辅助性诊断方法，包括血清、体液中结核杆菌抗原、抗体或抗原抗体复合物的检测。曾先后研究过多种包被抗原，从粗制抗原(结核杆菌培养滤液)、纯化抗原、单克隆抗体的相应抗原到结核杆菌重组蛋白质抗原，但仍存在着特异性不够强、敏感性不高的难题。近年来，研究较多的抗原有 38 kDa、脂阿拉伯甘露糖、A60 抗原等。为提高其诊断价值，目前不少学者主张采用鸡尾酒抗原(cocktail antigen)，即联合采用数种特异性抗原，以期提高其敏感性和特异性。由于血清学检测的敏感性和特异性很难达到理想统一，血清学检测试剂存在诸多的假阳性和假阴性结果，因此，WHO 于 2011 年宣布不再推荐商品化血清学诊断，但是仍主张进一步研究。近年来，在特异性抗原筛选与鉴定、多种特异性抗原联合，以及 IgG、IgA、IgM 抗体的联合检测和检测技术的改进等方面均取得了一定的进展。

4. 聚合酶链反应技术　随着分子生物学技术的迅猛发展，结核病诊断及研究方法也取得显著的进步，其中 PCR 技术研究最多，即以体外扩增技术检测标本中结核杆菌特异性的 DNA 片段，理论上说，数小时内 DNA 片段的拷贝数就可扩增至 10^5～10^6 倍以上，应是快速敏感、特异的检测方法，但经临床广泛的研究，仍存在假阴性和假阳性问题，引起临床上对 PCR 应用价值的困惑。为此，不少学者作了多方面的探索，包括引物设计、扩增仪的选择等，以期提高其诊断价值。PCR 技术在与核酸探针结合、扩增结核杆菌特异性 rRNA、定量 PCR 等方面均显示有较良好的发展前途。

5. 利福平耐药实时荧光定量核酸扩增技术(Xpert MTB/RI)　检测试剂盒为美国 Cepheid 公司开发的，适用于 GeneXpert 仪器，可以在 2

小时内直接从患者新鲜痰液或冻存痰液中检测是否还有结核分枝杆菌及对利福平的耐药性。Boehme等2010年报道，在秘鲁、阿塞拜疆、南非和印度的肺结核患者中对Xpert进行了评估，561例涂阳肺结核患者中Xpert阳性551例(98.2%)，172例涂阴肺结核患者中Xpert阳性124例(72.5%)。609例非结核病患者中，604例(99.2%)为阴性结果。和表型利福平耐药比较，Xpert在205例耐药菌株中，200例检测为耐药，在514例敏感菌株中，504例为敏感，总体的符合率为97.9%。该技术较为突出的优势是能在收到检测标本后2小时内报告检测结果。Firnhaber等在美国、巴西和南非三国的992例结核病患者中对Xpert进行了新一轮的评估，638例(64%)美国结核病患者中，单次Xpert的敏感性、特异性、阴性预测值和阳性预测值分别为85.2%、99.2%、97.6%和94.9%，与其他两国的结果无明显差别，提示该技术在结核病高患病率和低患病率国家的检出率无显著差别。

2013年，WHO出台了有关Xpert MTB/RIF的诊断成人和儿童结核病的专家共识：① 疑似耐多药结核(MDR-TB)或HIV相关结核患者的最初诊断应采用Xpert MTB/RIF试验，而不是传统的显微镜检查、培养和药敏试验(强烈推荐)。② 在耐多结核和(或)HIV低发地区，Xpert MTB/RIF试验可作为镜检的后续试验，特别是涂片阴性的标本(非强制性建议，承认主要是资源的影响)。然而，Xpert MTB/RIF试验并没有替代传统的显微镜检查、培养和药敏试验的需要，这些传统试验仍被用于监测治疗进展和检测利福平以外的药物耐药。同时指出，Xpert MTB/RIF不推荐用于血液、尿液和粪便等标本的检测。

德国Hain生物科学公司也有类似的系列产品，可鉴别结核分枝杆菌复合群及其对异烟肼、利福平的耐药情况，可鉴别16种分枝杆菌。

6. γ干扰素释放试验(Interferon Gmma Release Assays, IGRAs)　是一种用于结核分枝杆菌感染的体外免疫检测的新方法。

机体在感染结核分枝杆菌后，体内存在特异的效应T细胞，被结核分枝杆菌抗原致敏的T细胞在体外再次受到结核分枝杆菌特异抗原的刺激时，会分泌并释放γ干扰素(interferon-gamma, IFN-γ)，这就是IGRA所依据的基本原理。其所选用的结核分枝杆菌特异抗原是来自差别1区(regions of difference, RD1)的两个早期分泌蛋白：早期分泌抗原靶-6(early secreted antigenic target 6-kDa protein, ESAT-6)与培养滤过蛋白10(culture filtrate protein 10, CFP-10)，因其仅存在于结核分枝杆菌复合群，在所有的卡介苗和绝大多数非结核分枝杆菌中缺乏，因此可保证其较高的特异性。目前，已经有两个商业化的IGRA的试剂盒分别通过美国和欧洲食品药品监督管理局的批准得以在临床上用于诊断结核潜伏感染(latent tuberculous infection, LTBI)和辅助诊断活动性结核病(active tuberculosis, ATB)。一种是酶联免疫斑点实验(enzyme-linked immunospot assay, ELISPOT)，其商品化的试剂盒为T-SPOT·TB(T-SPOT)试剂盒。试验首先需要分离外周血单个核细胞，然后与RD1区抗原共同孵育，使用酶联免疫斑点的方法检查分泌干扰素的特异效应T细胞的数量。另一种是全血干扰素释放试验，其商品化试剂盒为QuantiFERON-TB GOLD(QFT-G)和QuantiFERON-TB GOLD In Tube(QFT-GIT)，其主要优势为不用分离外周血单个核细胞，直接将肝素化的全血与RD1区抗原共同孵育，使用ELISA的方法检测弥散至血浆中IFN-γ的水平来达到诊断的目的，操作简便，技术相对简单。

IGRAs存在的主要问题：IGRAs虽然可以排除卡介苗的影响和较少受到非结核分枝杆菌感染的影响，但是难以鉴别潜伏感染结核与活动性结核病，还需结合临床、影像学表现及动态变化等进行综合性诊断。作为免疫学诊断技术，婴幼儿、老年以及其他免疫功能低下者也会影响其敏感性。

中华医学会结核分会曾组织专家讨论提出

以下建议：① IGRAs可用于诊断MTB感染但不能区分活动性结核病和LTBI，也不能预测LTBI发展为活动性结核病的风险。② IGRAs对疑似结核病患者具有辅助诊断价值，IGRAs阴性结果对排除MTB感染有一定帮助。③ IGRAs用于筛查LTBI时，不受卡介苗接种的影响，较少受到非结核分枝杆菌感染的影响，但不适用于流行病学筛查，不推荐以IGRAs替代PPD皮试用于健康人群、公共卫生干预中的筛查手段。④ IGRAs在HIV感染人群中，筛查LTBI的敏感度优于PPD。近来有学者首次评估了增加刺激$CD4^+$和$CD8^+$ T细胞的新抗原TB2-QFT-Plus对结核病接触者的诊断价值，发现$CD8^+$应答与结核杆菌暴露量增加相关，提示可能与近期感染相关。Hoff等报道采用C-Tb新的皮试抗原（ESAT-6/CFP-10融合抗原）与QFT-GIT联合可显著提高结核感染诊断的敏感性。

【诊断和鉴别诊断】

1. 诊断　肺结核的诊断主要依据病史与临床表现、胸部影像学表现、痰结核杆菌检查，一般诊断并不十分困难，但对临床及X线表现不典型及涂片(－)、培养(－)者，则需辅以分子生物学、结核菌素皮肤试验、血清学诊断、免疫学指标（如γ干扰素释放试验，IGRAs）、纤维支气管镜检查，必要时还需进行活体组织检查。诊断仍难确立时，必要时在无禁忌证条件下可进行诊断性治疗。

(1) 病史及临床表现：肺结核患者常缺乏特征性症状，且15%～20%乃至更多的患者可无症状或症状轻微而被忽视，有下述情况时应考虑有肺结核可能性，宜进行进一步检查。

1) 咳嗽、咳痰超过2周，亦可伴有咯血、胸痛等症状，一般抗感染治疗无效者。

2) 原因不明的长期低热，伴盗汗、乏力、消瘦、体重减轻，女性患者可月经失调。

3) 曾有结核病接触史。发病前或发病期间有结节性红斑、关节肿痛、疱疹性角膜结膜炎等症状；PPD皮试阳性或强阳性。

4) 曾有肺外结核病史如胸膜炎、颈淋巴结肿大、肛瘘等。

5) 结核病易感人群。

(2) 胸部影像学诊断：胸部X线检查及胸部CT扫描较易发现肺内异常阴影，但缺乏特异性，还需密切结合临床及实验室诊断，注意与其他肺部疾病鉴别。尤需注意HIV＋/AIDS、糖尿病、老年患者可呈不典型改变，如下叶或下肺野（即中叶舌段）肺结核等，对表现为团块影以及肺门纵隔淋巴结肿大者，胸部CT扫描尤其增强CT更有助于诊断和鉴别诊断。

(3) 痰结核杆菌检查：对肺结核诊断有确诊意义，但检出率较低，涂片(＋)者还需注意排除非结核分枝杆菌感染。为提高检出率，可收集患者深部的痰液，或连续3～6次检查，或留取24小时痰液，采用集菌法查痰。无痰者可用3%～5% NaCl雾化以诱导痰，支气管肺泡灌洗液、儿童的胃液也适用。上述标本均可进一步采用分子生物学技术检查，以协助诊断。

(4) 纤维支气管镜检查：是呼吸系统疾病诊疗工作的重要检查手段，对肺结核、支气管结核的诊断也是不可缺少的。纤维支气管镜检查的用途如下。

1) 它有助于气管-支气管结核、淋巴结瘘型支气管结核、支气管淋巴结结核的明确诊断，对肺不张病因的确定也具有重要意义。

2) 有助于肺结核、支气管结核与中心型肺癌、支气管腺瘤的鉴别。

3) 协助判断咯血的原因及出血部位，对确定排菌来源也有一定的帮助。

4) 通过纤维支气管镜还可进行支气管分泌物、刷检、活检及支气管肺泡灌洗液的细菌学、细胞学、免疫学、生化学及分子生物学检查。值得注意的是，痰结核杆菌阳性者不应行支气管肺泡灌洗，以免引起支气管播散。

5) 通过纤维支气管镜可对支气管结核、淋巴结支气管瘘进行局部治疗，咯血或术后引起的肺不张可吸取血块、痰块，使肺复张，对于气管或支气管的狭窄可行球囊扩增及其他扩增技术。

6) 支气管镜检查后连续查痰可提高10%结核杆菌检出率或细胞学的检出率。

(5) 结核杆菌素皮肤试验(PPD试验)/IGRAs:常作为结核感染率的指标,也常用于卡介菌接种后免疫效果的考核,对儿童结核病的诊断有一定的辅助意义,对成人结核病则诊断意义不大,尤其我国是结核病高发国家,而且又是普种卡介菌的国家。皮内注射PPD 5TU后48～72小时注射部位出现红晕或硬结,硬结≥5 mm者为阳性,在美国及非结核分枝杆菌感染较多的地区,硬结≥10 mm为阳性,硬结≥20 mm或有水疱或坏死者为+++或++++,属强阳性,提示机体对结核杆菌抗原处于超敏状态,但难以借此判断发病、活动或恶化。PPD皮试强阳性同时伴有低热、消瘦、关节痛、红细胞沉降率增快等表现者则对诊断有一定的提示意义,应进一步检查。不少学者主张PPD皮试(−)或可疑阳性者可在1～2周后重复PPD皮试,如感染过结核杆菌者,由于助强效应(boosting effect)可呈阳性,有报道10%～36%的老年人第二次注射后可呈阳性反应。还有报道老年人PPD皮试后局部反应延缓出现(96～120小时)。

(6) 活体组织检查:包括浅表淋巴结、经胸壁或经支气管镜的肺活检、胸膜活检及开胸肺活检,可为诊断不明的病例提供可靠的组织学证据。除了结核病组织学特点外,组织切片中的抗酸杆菌检查也十分重要。一般来说,每毫升组织含10^5～10^6个细菌才能在光学显微镜下检到。常用的有萋尼抗酸染色法或金胺"O"-酚及碱性蕊香红(rhodamine)染色法,后者较敏感,但特异性不及其他方法。还可采用Kinyoun改良法、Gomori环六亚甲基四胺银染色法(methanamine silver stain)或过碘酸-Schiff染色法,以及采用抗分枝杆菌的多克隆抗体或单克隆抗体进行组织化学染色法。冰冻组织、石蜡组织也可采用核酸探针进行原位杂交。

(7) 诊断性治疗:对高度怀疑肺结核但又未获病原学和(或)组织病理学确切依据者,必要时可行抗结核药物诊断性治疗,根据患者对治疗的反应而协助诊断。但需要警惕利福平、氟喹诺酮类、氨基糖苷类等广谱抗生素作用。诊断性治疗期间应注意事项如下。

1) 紧密观察病情的动态变化,包括体温、症状、体征及胸片的变化。

2) 从理论上说,诊断性治疗时应避免选用含链霉素、卡那霉素(kanamycin, KM)、阿米卡星(amikacin, AK)、氟喹诺酮类(fluoroquinolones)等具有抗菌作用的药物,以免获得一时的疗效而将隐匿性深部感染误认为结核病。但实践中难以避免,应根据具体情况予以分析。

3) 为防止耐药性产生,应联合用药。

4) 应注意观察药物的毒副反应,包括药物热、肝损害等。

总之,肺结核的诊断是综合性诊断,一般不难,但应坚持病原学诊断及病理学诊断,要注意其隐蔽性、多样性以及特殊人群的不典型表现,注意与其他疾病鉴别。

2. 鉴别诊断　肺结核的临床症状及胸部X线表现复杂多样,缺乏特异性,易与其他肺部疾病混淆。因此,必须全面调查包括现病史、既往史、结核病接触史,做胸部X线检查及痰结核杆菌及其他实验室检查,然后综合分析、排除各种可能的支气管肺部疾病,并做出诊断。紧密随访观察,验证诊断的正确性也是必不可少的,痰抗酸杆菌阳性还需注意非结核分枝杆菌感染的可能性,必要时需行菌种鉴定。现根据肺结核常见X线表现分别讨论需进行鉴别的主要疾病。

(1) 肺门、纵隔淋巴结肿大:是原发型肺结核最常见的表现,有时肺内原发灶已吸收,仅表现肺门、纵隔淋巴结肿大,需与恶性淋巴瘤、结节病、中心性肺癌、肿瘤转移性淋巴结肿大鉴别。肺门、纵隔淋巴结结核常以儿童、青少年多见,成人甚至老年人偶见,但结核病接触史、发热、盗汗、疲乏、消瘦等慢性结核中毒症状,PPD强阳性或阳性是其特点,多组淋巴结受侵、周围常有浸润影且易于融合、液化或部分钙化,尤其增强CT显示环形增强有助于结核病诊断。有时,还需经纤维支气管镜、纵隔镜活检，以及浅表淋巴结活检，才能明确诊断。

(2) 双肺弥漫性点状结节阴影：是血行播散性肺结核常有的表现，患者常呈急重症经过，有高热、呼吸困难，有时还有脑膜刺激征、肝脾大，胸、腹腔、心包积液等，且常 PPD(－)，痰结核杆菌(－)。因此，需与各种感染性疾病，弥漫型细支气管肺泡癌、转移性肺癌、尘肺、特发性肺间质纤维化以及结缔组织病的肺部表现鉴别。肺部病变呈“三均匀”，即点状结节影的大小、密度、分布均匀，或以上中肺野为主，且结节周围境界模糊，有融合趋势，粟粒结节同时出现在脏层胸膜则有利于结核病的诊断。血液的结核杆菌培养、PCR 乃至肝脏、骨髓、浅表淋巴结活检有时可有阳性结果。

(3) 肺部空洞性病变：当肺部结核性渗出性病变进一步干酪样坏死、液化时，常可形成空洞。因此，需与肺脓肿、癌性空洞、坏死性肉芽肿、非结核分枝杆菌性肺病、支气管肺囊肿合并感染等鉴别。痰结核杆菌检查常阳性是诊断的依据，因为结核性空洞常意味着有病变活动的开放性肺结核。但当空洞引流支气管因炎性病变而不够通畅时，痰菌可暂时阴性。空洞的部位、空洞周围播散灶及支气管播散灶的存在有助于鉴别。

(4) 肺部球形病变：结核球可由肺部干酪渗出性病变逐渐吸收好转、局限化、出现纤维包膜而逐渐形成，也可由干酪厚壁空洞阻塞愈合而成。因含有大量干酪样病灶，又有纤维包膜，胸片上常呈现境界清晰、密度较高的球形阴影，其内可有钙化、小溶解区，周围可有卫星灶及胸膜粘连，常借此与周围型肺癌、炎性假瘤、错构瘤、慢性肺脓肿等鉴别，增强 CT 扫描呈无强化或不均匀强化或环形强化等，有助于与周围型肺癌相鉴别。

(5) 肺部炎性渗出性病变：活动性肺结核时，肺部病变常以炎性渗出性病变为主，此时应与各种感染性疾病鉴别。非特异性感染通常经抗感染治疗 2 周可明显吸收消散。其中，支原体肺炎、嗜肺军团菌肺炎尤需注意。患者也可低热、疲乏、咯血，肺部病变也可发生于结核病好发部位，有时可有空洞形成，病程也较迁延，可 1～2 个月或更长，病变才见消散。血军团菌抗体检测及其动态变化对诊断有意义。

此外，肺真菌病是最常见的深部真菌病，由于糖皮质激素等免疫抑制剂的使用以及 HIV＋/AIDS 致机体免疫受损等因素，肺真菌病患病率明显上升。其中，侵袭性曲霉菌病以及隐球菌病以其发热、咳嗽、咯血、胸痛等临床症状及其可能呈现的多种形态学表现如以分布于周围肺野的孤立或多发性局灶性浸润病变和(或)结节性病变和(或)弥漫分布的粟粒样病变，甚至伴发肺门淋巴结肿大改变，均需与肺结核进行鉴别。

【治疗】

肺结核的化学治疗(简称“化疗”)不仅是治疗和控制疾病的有力手段，而且也是结核病防治规划的重要组成部分。成功的化学治疗与管理将会带来疫情的改善，包括感染率、病死率及患病率的下降。化学治疗的目标是治疗疾病，达到杀菌灭菌的目的，中断传播，防止复发、防止耐药性产生。

鉴于结核杆菌是一种“顽强”的致病菌，它的富含脂质的细胞壁为其天然屏障，除了其致病性外，还具有“潜伏性”(latency)、“持留性”(persistence)和“变异性”(mutation)，人体感染结核杆菌后大多数不发病，但其可处于低代谢或不代谢的非增殖状态(non-replication)，长期处于持留状态伺机再活动(reactivation)，成为继发性结核病“内源性复燃”的库源。而活动性结核病在众多的潜伏性结核感染者中仅占冰山一角，在治疗过程中可因单一用药、不合理治疗方案、不规则用药、不按规定疗程等多种因素演变为耐药、耐多药和广泛耐药结核病。又鉴于结核病复杂的病理改变，组织破坏与修复交错的病程及药物渗入不同组织病理变化的差异，因而常需作用于不同靶位的药物的联合、规律应用，需适量服药、较长疗程治疗，以期提高其治愈率，降低失败率，减少复发，降低耐药产生概率。积 70 余年的基础与临床研究的进步,结核病化学治疗已取得长足的进步;尤其是20世纪70年代,高效、具有早期杀菌和灭菌活性的利福平的问世和吡嗪酰胺在酸性环境下对缓慢生长的胞内菌的灭菌活性的确定,结核病的治疗已从既往18～24个月的长程治疗发展到含异烟肼、利福平、吡嗪酰胺、乙胺丁醇的短期治疗,包括前2个月含3～4种药的强化期和4～7个月含2～3种药物的持续期。

1. *抗结核药物的发展* 目前抗结核药物已有多种,各具有早期杀菌活性和(或)灭菌活性,和(或)防止联用药物耐药性产生的作用,既往曾分为基本抗结核药物(一线药物)和次要抗结核药物(二线药物)。2008年,WHO针对耐多药结核病治疗的需要,将已有药物分为五组。根据我国目前实际情况的分组为,第一组:一线口服类药物,含异烟肼(isoniazid, INH, H)、利福平(rifampicin, RFP, R)、吡嗪酰胺(pyrazinamide PZA, Z)、乙胺丁醇(ethambutol, EMB, E)、利福喷汀(rifapentine, Rft)和利福布汀(rifabutin, Rfb)。第二组:注射类药物,含链霉素(streptomycin, Sm)、卡那霉素(kanamycin, Km)、阿米卡星(amikacin, Am)、卷曲霉素(capreomycin, Cm)。第三组:氟喹诺酮类药物,含左氧氟沙星(levofloxacin, Lfx)、莫西沙星(moxifloxacin, Mfx)、加替沙星(gatifloxacin, Gfx)。第四组:二线口服类药物,含乙硫异烟胺(ethionamide, Eto)、丙硫异烟胺(protionamide, Pto)、环丝氨酸(cycloserine, Cs)、特立齐酮(teriziclone, Trd)、对氨基水杨酸(paraamino-salicylic acid, PAS)、对氨基水杨酸异烟肼(pasiniazid, Pa)。第五组:为其他类,含贝达喹啉(bedaquiline Bdq)、德拉马尼(delamanid, Dlm)、利奈唑胺(linezolid, Lzd)、氯法齐明(clofazimine, Cfz)、阿莫西林克拉维酸钾(amoxilin potassium clavulanate, Amx-Clv)、亚胺培南-西司他丁(imipenem cilastatin, Ipm-Cln)、美罗培南(meropenem, Mpm)、氨硫脲(thioacetazone, Thz)、克拉霉素(clarithromycin, Clr)。2016年,WHO对耐药结核病治疗药重新分为A、B、C、D组,其中A、B、C组为核心药物,D组为非核心药物。A组为氟喹诺酮类,共含Lfx、Mfx、Gfx;B组为二线注射药物,共含Am、Cm、Km和Sm;C组为其他二线核心药物,共含Eto/Pto、Cs、Lzd和Cfz;D组则分为D1(Z,E和高剂量H),D2含Bdq、Dlm;D3为PAS、Ipm、Mpm、Amx-Clv和氨硫脲。

2018年,WHO将治疗耐药结核病药物进行了分组调整,分为A、B和C组。分别包括A组:Lfx、Mfx、Bdq和Lzd;B组:Cfz、Cs和Trd;C组:EMB、Dlm、PZA、Ipm-Cln、Mpm、Am、Sm、Eto、Pto和PAS。

2. *制定结核病化疗方案依据和常用化疗方案* 结核病化疗方案由抗结核药物组成,抗结核药物的主要作用是制订化疗方案的重要依据。抗结核药物的主要作用如下。① 杀菌作用:迅速地杀死病灶中大量繁殖的结核分枝杆菌,使患者由传染性转为非传染性,减轻组织破坏,缩短治疗时间,临床上表现为痰菌迅速阴转。目前,抗菌作用最强的药物是异烟肼。② 灭菌作用:彻底杀灭结核病变中代谢缓慢或处于半休眠甚至是完全休眠状态的结核分枝杆菌是化学治疗的最终目的,临床上表现为完成规定疗程治疗后无复发或复发率很低。灭菌活性强的药物如利福平、吡嗪酰胺。③ 防止获得性耐药产生:是指在联合用药的治疗方案中,可以防止结核分枝杆菌对配伍用药产生耐药性。防止获得性耐药结核分枝杆菌的出现是保证治疗成功的重要措施,异烟肼、利福平等药物均具有此作用。

3. *结核病的化疗原则* 在1963年及1978年,全国结核病学术会议总结了国内外化学治疗的经验,并制定了化疗的原则:即早期、联合、规律、全程、适量,至今此五大原则仍是适用的。

(1) 早期:早期结核病变常以渗出病变为主,肺泡内炎性细胞浸润、充血,局部血供良好,有利于药物渗入而达到有效的组织浓度,从而发挥杀菌活性,且早期活动病变内结核杆菌以A菌群为主易被杀灭,可明显缩短传染期。

(2) 联合：如前所述，联合用药对结核杆菌可起到互补、全方位的杀灭作用以提高治愈率，减少耐药性产生，减少复发。

(3) 规律：为了维持有效的血药浓度，规律用药是十分必要的。而且不同抗结核药物对结核杆菌的延缓生长期作用长短不一，长则5～10日，短则2～3日，有些药物则无此作用。因此，必须规律用药才能奏效。

(4) 全程：结核病短程化疗的疗程不是以人的主观意志为转移的，而需有具有多种有效的抗结核药物为物质基础，并有大量的有对照的、有随访的临床试验的验证，包括细菌学、药效学、药代动力学的依据。因此，要确保全程治疗，防止治疗失败或复发。

(5) 适量：为了发挥药物的最大作用，达到有效的血药浓度，而不产生或尽量少产生不良反应，药物必须适量使用，还要考虑患者的年龄、体重，肝、肾功能以及其他多种因素。此外，还要认识到药物间可能发生的相互作用。

4. 制订化疗方案的依据和常用化疗方案

(1) 要依据病情，尤其是痰结核杆菌检查结果：痰菌阳性者治疗方案中，尤其强化期应包括对细胞内、外菌均有杀菌活性的全价杀菌药INH、RFP和灭菌活性的PZA、RFP，为防止耐药性的产生，还可联合加用EMB和(或)SM，在INH原发耐药率>4%的地区尤应如此。

(2) 要依据初治病例抑或复治病例而制订方案：初治者即既往未曾接受过任何治疗或用药不足一个月者，宜采用一线药物，复治病例即初治失败或治疗后复发者，则应依据既往用药史，考虑耐药性存在的可能而定。可选用一线药物和(或)二线药物。

(3) 制订方案时，在力求保证化疗疗效的同时，还需考虑患者的安全性、耐受性和可接受性，尤其具有肝、肾、血液系统及药物过敏等基础疾病者更应注意。

5. 当前常用化疗方案

(1) 利福平敏感肺结核

1) 异烟肼敏感：2HRZE/4HR，强化期使用HRZE方案治疗2个月，继续期使用HR方案治疗4个月。对于异烟肼耐药性未知的肺结核，治疗方式参照利福平敏感肺结核。

注：① 第2个月末痰菌仍阳性，要开展药物敏感性检测，耐药者按药敏检测结果进行方案调整，敏感者则延长1个月的强化期，继续期治疗方案不变，第3个月末增加一次查痰。② 第5个月末或疗程结束时痰菌阳性为治疗失败。③ 儿童要严格按照体重用药，无判断能力者(5岁以下)慎用乙胺丁醇。

2) 异烟肼耐药：6－9RZE－Lfx，使用RZE－Lfx方案治疗6～9个月。

注：① 已知或怀疑左氧氟沙星耐药的患者，方案为6－9HRZE，不建议加用二线注射剂，异烟肼在没有禁忌证的情况下建议使用高剂量(16～20 mg/kg)。② 孕妇禁用，哺乳期妇女停止哺乳后方可使用。③ 排除Q－T间期延长的患者。

(2) 利福平耐药肺结核

1) 长程治疗原则：是至少由4种有效抗结核药物组成18～20个月的治疗方案。① 方案尽可能从A组和B组药物中选取，如果不能组成有效方案，则添加C组药物。② 综合考虑患者的既往用药史和药敏试验结果。利福平、异烟肼、氟喹诺酮类以及二线注射剂药敏结果相对可靠，乙胺丁醇、链霉素和其他二线药物敏感性试验的可靠性相对不高，要结合患者的既往用药史、治疗效果等情况制定方案。③ 口服药物优先于注射剂。④ 考虑群体耐药性水平、药物耐受性以及潜在的药物间相互作用。⑤ 主动监测和合理处理药品不良反应，减少治疗中断的危险性。

治疗方案如下。① 氟喹诺酮类敏感：推荐治疗方案为6Lfx(Mfx)－Bdq(Lzd)－Cfz－Cs/14Lfx(Mfx)－Cfz－Cs。② 氟喹诺酮类和二线注射剂均敏感：在不能获得Bdq、Lzd药物的情况下，推荐治疗方案为6Lfx－(Mfx)－Cfz－Cs－Am (Cm)±Z(E, Pto) / 14～18Lfx (Mfx)－Cfz－Cs±Z(E,Pto)。③ 氟喹诺酮类耐药：推荐治疗方案为6 Bdq－Lzd－Cfz－Cs/14 Lzd－

Cfz - CS;④ 氟喹诺酮类低水平耐药：推荐治疗方案为 6 Bdq - Mfx（高剂量）Cfz - Cs/14 Mfx（高剂量）- Cfz - Cs。

若不具备氟喹诺酮类快速药敏检测能力，采用固体或液体培养需要等待 2 个月左右时间，可以先按 2Lfx(Mfx)- Bdq - Lzd - Cfz - Cs 方案进行治疗。获取药敏结果后，若氟喹诺酮类敏感，调整为 4Lfx(Mfx)- Bdq(Lzd)- Cfz Cs/14Lfx(Mfx)- Cfz - Cs 方案；若氟喹诺酮类耐药，则调整为 4 Bdq - Lzd - Cfz - Cs/14 Lzd - Cfz - Cs 方案。

2) 短程治疗方案：是固定组合的标准化方案，适合短程化疗方案治疗的患者优先推荐使用。推荐治疗方案：4 - 6 Am - Mfx - Pto - Cfz - Z - H（高剂量）- E/5 Mfx - Cfz - Z - E。治疗分强化期和继续期，如果治疗 4 个月末痰培养阳性，强化期可延长到 6 个月；如果治疗 6 个月末痰培养阳性，判定为失败，转入个体治疗方案进行治疗。

该方案排除条件有：① 对短程方案中任何一种药物耐药或可疑无效（异烟肼耐药除外）。② 使用过短程方案中一种或多种二线药物超过 1 个月（除非已经证实对这些二线药物敏感）。③ 对短程方案中的任何药物不能耐受或存在药物毒性风险（如药物间的相互作用）。④ 妊娠。⑤ 血行播散性结核病、脑膜或中枢神经系统结核病或合并 HIV 的肺外结核病。

结核性胸膜炎的治疗原则与肺结核相同，应积极采取早期、合理的化学治疗，应包括 INH、RFP、PZA、EMB 或 SM，疗程为 9～12 个月（PZA、SM 各 2 个月）。每周胸腔抽液 2～3 次，有利于中毒症状的改善，缓解压迫症状，减少胸膜增厚粘连，从而防止不同程度的肺功能受损。对于有大量胸腔积液或胸腔积液增长迅速、有高热的患者可考虑并用糖皮质激素。

鉴于结核病治疗方案均为联合数种药物的长程治疗，在治疗过程中需注意监测肝肾功能，动态观察血、尿常规，治疗前需了解各类药物的禁忌证及注意事项，详见表 16 - 13。

表 16 - 13 抗结核药物常用剂量、用法及主要毒副反应(成人)

药 名	每日剂量(g/d)、次数		间歇疗法(3次/周)		主要毒副反应
	<50 kg	≥50 kg	<50 kg	≥50 kg	
异烟肼	0.3	0.3	0.5	0.6	肝毒性、末梢神经炎
利福平	0.45	0.6	0.6	0.6	肝毒性、胃肠反应、过敏反应
利福喷汀	—	—	0.45～0.6（每周1～2次）		肝毒性、胃肠反应、过敏反应
吡嗪酰胺	1.5	1.5	2.0	2.0	肝毒性、胃肠反应、痛风样关节炎、血尿酸增高
链霉素	0.75	0.75	0.75	0.75	听力障碍、前庭功能障碍、肾功能障碍、过敏反应
乙胺丁醇	0.75	0.75～1.0	1.0	1.0	视力障碍、视野缩小
丙硫异烟胺	0.6	0.6	—	—	肝毒性、胃肠反应
对氨基水杨酸	8.0	8.0～10.0（静脉用）	—	—	肝毒性、胃肠反应、过敏反应
阿米卡星	0.4	0.4～0.6（肌内注射或静脉滴注）	0.4	0.4～0.6（肌内注射或静脉滴注）	同链霉素
卷曲霉素	0.75	0.75（肌内注射或静脉滴注）	0.75	0.75（肌内注射或静脉滴注）	电解质紊乱，余同链霉素

（续表）

药 名	每日剂量(g/d)、次数		间歇疗法(3次/周)		主要毒副反应
	<50 kg	≥50 kg	<50 kg	≥50 kg	
左氧氟沙星	0.5～0.6	—	—	—	失眠、白细胞减少、关节痛、肌腱炎、QT间期延长(偶见)
莫西沙星	0.4	0.4	—	—	同左氧氟沙星
环丝氨酸	0.25 2次	0.25 2～3次	—	—	嗜睡、眩晕、精神失常等
利奈唑胺	0.3～0.6 2次	0.6 2次	—	—	骨髓抑制、末梢神经炎、视神经炎

注：阿米卡星成人常规用量0.4～0.6 g/d，在强化期需每日静脉滴注或肌内注射，或5～6日/周使用。一般来说，有听力障碍或肾功能障碍者注射药物禁用，老年及高龄患者慎用或禁用。当肾功能不全，临床又需用时，需延长用药间隔时间或调整剂量。含利奈唑胺方案治疗治疗耐多药/广泛耐药结核病(MDR/XDR－TB)时，因常需较长时间治疗，又需注意可能发生的不良反应，各家选用的剂量差异较大(0.3～1.2 g/d)，尚待进一步研究。

为了加强MDR/XDR－TB以及缩短初、复治结核病的疗程，全球已进行了多项新药和新方案的研究，其中贝达喹啉(bedaquiline)已被FDA批准。我国拟进行Ⅲ期药物临床试验，德拉马尼(delamanid)已被欧盟委员会批准上市。两者已被WHO归类为D组药物。关于新方案研究共包括含贝达喹啉或德拉马尼或氟喹诺酮类或利奈唑胺方案和高剂量异烟肼或利福平或利福喷汀等研究。

【预后】

一般来说，肺结核是可治愈的疾病，尤其在当前已有多种抗结核药物和高效、低复发率的短程化疗方案，结核病的预后较好，但是由于不合理治疗、患者顺应性差或因受慢性肝病、肾病等基础性疾病的干扰以及不良反应等多种因素，则易导致治疗失败、复发、反复恶化而发展为耐药/耐多药/乃至广泛耐药结核病，甚至病变广泛。肺组织受到广泛破坏的重症结核病患者常伴有不同程度的心肺功能不全，预后不佳，而且还是慢性传染源。此外，急性血行播散性肺结核合并结核性脑膜炎、脑结核、肝脾结核未能早期发现及时治疗者，尤其合并HIV(＋)/AIDS均会影响其预后。

【预防】

1. 建立、加强全国防治系统 实施国家结核病防治工作规划(nationaltuberculosis programme，NTP)。现代控制结核病的技术策略是以控制传染源为重点，充分发挥化疗作用，坚持化疗为主的方针，防治结合，发挥各级防治机构的作用。

2. 早期发现和彻底治疗患者本身就是预防

推行直接面视下的短程化疗策略，保证合理的化疗方案，保证患者按时、全程服药。

3. 卡介苗接种(bacillus of calmette guerin vaccine，BCG) 是一种无毒的牛型分枝杆菌活菌疫苗。BCG接种后使未感染机体产生一次轻微的无临床发病危险的原发感染，从而产生特异性免疫力。已证明儿童接种BCG的结核病病死率(3.9%)显著低于非接种组(32.6%)，对预防儿童结核性脑膜炎、血行播散性结核病有明显保护力。但未证明对肺结核有保护作用。由于BCG是活菌苗，因此，HIV(＋)/AIDS的患者及其他免疫缺陷者接种后有引起BCG全身播散性感染的危险。近年来新疫苗的研究受到重视，BCG重组DNA疫苗、结核亚单位疫苗以及裸DNA疫苗(Naked DNA疫苗)等均在大力研究中。

4. 潜伏结核感染 WHO提出2035年“终止全球结核病流行”的目标，即发病率降至<10/10万人口，以及2050年“消除结核病”目标，即发病率降至<1/100万人口。有学者采用数学模型计算提出：除了需要新诊断技术、新药、新方案、新疫苗、新管理模式(控制感染、阻断传播)及缓和与结核病发病相关危险因素的影响

外,增加潜伏结核感染者预防性化学治疗也是必需的。

当前推荐的方案有6H、9H、$3HL_1$、3-4HR和3-4R,关于$3HL_1$研究较多,即3个月每周1次>日剂量的异烟肼和利福喷汀,也有主张采用常规日剂量的每周2次的方案($3H_2L_2$)

二、肺外结核

结核病是一种全身性疾病,以肺部最常见,但也可侵犯各系统、各脏器。一般肺外结核(extrapulmonary tuberculosis)占15%左右,随着人类免疫缺陷病毒(HIV)感染及艾滋病(AIDS)的流行,肺外结核、播散性结核病发生频率随之升高。1987年,肺外结核已被接受为是AIDS指向性诊断(AIDS-defining diagnosis)的疾病。有学者回顾性分析了纽约某医院1983—1988年间共诊治的464例并发HIV感染的结核病患者,肺外结核占43%(199例),经血、骨髓、肝活检证实的播散性结核病占38%(76例)。Jones等报道洛杉矶一组病例中肺外结核占39%(30/97),Malawi报道肺外结核占57%,赞比亚则占60%。因此,肺外结核不容忽视。

肺外结核多由肺内原发灶经淋巴或血行播散灶的"复燃"而发病,也可是全身播散结核病的一个组成部分。少数则可能是由于结核病的直接蔓延引起。在肺外结核病中,淋巴结结核、结核性胸膜炎、骨关节结核、泌尿生殖系统结核较为多见,结核性脑膜炎、脑结核、结核性心包炎等则属临床重症。1977—1983年,欧洲1 470例肺外结核患者中,淋巴结结核占30.3%,泌尿生殖系统结核占37.6%,腹部结核占5.1%。而同期印度次大陆1914例肺外结核患者中,淋巴结结核占55.6%,骨关节结核占24.7%。现将常见的肺外结核病分述如下。

(一)结核性心包炎

结核性心包炎多继发于心包外结核病,据报道,75.9%的心包炎患者有心包外的活动性结核病。国外统计报道,急性心包炎中4%~7%为结核性,而我国结核性心包炎则占心包疾病的21.3%~35.8%,占急性心包炎的62.3%,16%~63%的缩窄性心包炎病因是结核性的。

【发病机制】

结核性心包炎的感染途径:① 由肺门、纵隔淋巴结结核导致的淋巴逆流感染。② 血行感染作为全身血行播散性结核病及多发性浆液膜炎的一部分。③ 由肺门纵隔淋巴结结核、结核性胸膜炎的直接蔓延所致。

【临床表现和诊断、鉴别诊断】

根据临床和病理特点,结核性心包炎可分为渗出性心包炎和缩窄性心包炎两大类。

1. *渗出性心包炎* 起病缓急不等,一般以亚急性或慢性起病多见,患者常有低、中度发热或高热,疲乏、盗汗、消瘦等中毒症状,并有锐性或钝性心前区疼痛、不适或胸部紧压痛,可向左肩、颈根部和上肢放射,体位变动、深呼吸、吞咽、咳嗽、左侧卧位时疼痛可加剧,而坐位、前倾坐位可有所缓解。心包积液较多或增长迅速时可出现心脏压塞症状——心前区闷胀、呼吸困难、心悸、烦躁、上腹胀痛等,以及邻近器官的压迫症状——呼吸困难、声音嘶哑、吞咽困难等。体检:早期可在心底部,胸骨左缘闻及心包摩擦音,前倾坐位尤为明显,随着心包积液的增多,则可有心尖搏动减弱,心音低而遥远,心界扩大,积液多时可有颈静脉怒张、肝大、肝颈静脉回流征及手动脉收缩压降低、脉压缩小、脉搏细弱乃至奇脉等。胸部X线检查可有心脏搏动减弱,心影扩大,呈烧瓶状,仰卧位为球形,心缘两侧弧度消失。B超或胸部CT可发现心包积液。积液多为淋巴细胞占优势的渗出液,结核菌培养可阳性(23%~54%)。心包积液的IFN-γ水平增高,抗结核抗体(+)、PCR(+)均有助于诊断,PPD皮试强阳性,伴有心包外其他脏器活动性结核病,均有利于本病的诊断。

2. *缩窄性心包炎* 起病多隐匿,也有少数患者发生在急性渗出性心包炎数月内。常无明显结核中毒症状,而以劳累后气短、水肿、腹胀、上腹部堵闷为主诉,胸部X线检查心影大小可正常或轻度增大,心缘变直僵硬。B超或CT可发现心包增厚，有时可见心包钙化、腔静脉增宽等异常征象。

3. 鉴别诊断 结核性心包炎常需注意与风湿性心包炎、化脓性心包炎、非特异性心包炎、恶性心包积液等鉴别。缩窄性心包炎则需与肝硬化、心功能不全以及心肌病鉴别。有报道心包积液的 Xpert MTB/RIF、腺苷脱氨霉（ADA）和 γ 干扰素释放试验（IGRAs）联合检测可提高结核性心包炎的诊断准确性。

【治疗】

结核性心包炎的治疗原则与活动性肺结核相同。早期、高效的联合化学治疗尤为重要，还需辅以肾上腺皮质激素以及心包穿刺排液，以期改善症状，减少渗出，减轻纤维增生演变成慢性心包炎乃至缩窄性心包炎。已形成缩窄性心包炎者在积极充分抗结核治疗后宜行外科治疗。

（二）结核性脑膜炎

参见本书第三十章“中枢神经系统感染”。

（三）体表淋巴结结核

体表淋巴结结核包括体表和深部淋巴结结核，为肺外结核的多发部位。据统计，体表淋巴结结核居肺外结核的首位，儿童和青少年较多，以颈部淋巴结结核（68%～90%）、腋下淋巴结结核（10%～15%）最为多见，其次为胸内、腹腔内深部淋巴结结核。

1. 浅表淋巴结结核的临床表现及诊断 按病程发展可分为 4 型。① 结节型：起病缓慢，也可偶被发现，常于颈部一侧或两侧触及数目不等的、无痛的、散在的、局部皮肤无红肿的小结节。② 浸润性：有明显的淋巴结周围炎，可融合成块，与周围组织和皮肤有粘连，并有自觉痛和压痛。B 超或 CT 扫描病变中心部可有低密度的干酪坏死灶。③ 脓肿型：多由淋巴结干酪坏死灶液化发展演变而来，有时还合并继发感染，局部红热肿痛明显。④ 溃疡形成或溃疡瘘管型：脓肿可自破，或切开引流，创口经久不愈，最后形成鼠咬样瘢痕。局部 B 超常呈现多发互相融合并低回声病变，增强 CT 可显示均匀等密度强化，或薄环状周边强化，或不均质强化。PPD 皮试强阳性，如伴发淋巴结外的活动性结核病，以及淋巴结病变数多、融合成团多、多种病理改变同时并存的影像学“三多”体征，均有利于本病的诊断。必要时需行活检证实。

淋巴结结核常需与慢性炎症、恶性淋巴瘤、慢性淋巴细胞白血病、结节病、肿瘤转移性淋巴结肿大等鉴别。在疗效不佳时，需注意进行菌株鉴定以排除非结核分枝杆菌性淋巴结炎。

2. 抗结核药物治疗的原则 与其他部位活动性结核病相同。曾有学者进行了颈淋巴结结核 3 种化疗方案治疗的前瞻性研究。一般认为，含 HR 为主的 9 个月方案是可行的。也有研究证明 6 个月方案也是可取的。但是，已进入浸润、脓肿及溃疡或溃疡瘘管型的颈淋巴结结核疗程需延长至 12～18 个月。有时还需在积极全身化疗的同时借助外科局部治疗——切开引流、病灶清扫等。

（四）腹腔结核共包括肠结核、结核性腹膜炎和肠系膜淋巴结结核

1. 肠结核 是消化道常见病之一，在无化学治疗时代，死于肺结核的尸检病例中，有 51%～90%并发肠结核。其感染途径可为肠源性、血源性以及直接蔓延。病理分型可分为溃疡型、增殖型及混合型 3 种。一般起病较隐匿，早期症状不明显，易被忽视。常有较轻的结核中毒症状及消化道症状，如腹胀、腹泻与便秘交替及慢性腹痛、腹部包块等。不少患者因肠梗阻才发现肠结核。常需与克罗恩病、溃疡性结肠炎和结肠癌等鉴别。经结肠镜的活体组织的组织病理学及分子生物学检查有助于提高诊断水平。胃肠钡餐造影、钡灌肠以及结肠双重造影可发现肠管痉挛、蠕动亢进、肠管轮廓皱襞排列紊乱或消失，乃至溃疡形成、肠管狭窄或肠管梗阻。纤维结肠镜或电子结肠镜检查以及活检可明确诊断。

2. 结核性腹膜炎 结核杆菌侵及腹膜的途径主要是直接蔓延或淋巴、血行播散，其病理分型可分为渗出型（腹水型）、粘连型、干酪溃疡型及混合型 4 种。腹部 B 超、腹水检查、腹腔镜检查及选择性活检有助于诊断。诊断时常需与其他病因所致的腹水、腹部包块进行鉴别。

3. *肠系膜淋巴结结核* 很少单独发病，多继发于血行播散或由肠结核、盆腔结核、结核性腹膜炎的直接蔓延，故多与肠结核、结核性腹膜炎同时存在，因饮用未消毒牛奶而引起的则作为原发感染，可单独侵及肠及相关的肠系膜淋巴结，但现在已很少见。

腹腔结核的诊断除了肠道、腹水等相关检查外，还需辅以有关结核病的其他检查，如与其他脏器的结核病的鉴别、PPD皮试、抗结核抗体及PCR等。

腹腔结核的化疗原则与活动性肺结核相同。疗程宜延长至9～12个月或以上。还需注意因腹痛、腹泻等腹部症状而影响药物的吸收。对肠梗阻、肠穿孔、肠出血等须及时诊断及处理。营养支持治疗也是必需的。

参考文献

[1] 王宇. 全国第五次结核病流行病学抽样调查资料汇编[M]. 北京：军事医学科学出版社，2011.

[2] 陈效友. 结核病诊断新进展[M]. 北京：北京科学技术出版社，2017，17－49.

[3] 中华医学会结核病学分会，《中华结核和呼吸杂志》编辑委员会. 气管支气管结核诊断和治疗指南（试行）[J]. 中华结核和呼吸杂志，2012；35(8)：581－587.

[4] 中华医学会结核病学分会. γ干扰素释放试验在中国应用的建议[J]. 中华结核和呼吸杂志，2014，37(10)：744－747.

[5] Gu Y, Yu X, Jiang G, *et al*. Pyrazinamide resistance among multi-drug-resistant tuberculosis clinical isolates in a national referral center of China and its correlations with pnc A and Pan D gene multation[J]. Diagn Microbiol Infect Dis, 2016, 84: 207－221.

[6] Dannenberg AMjr. Immune mechanisms in the pathogenesis of pulmonary tuberculosis[J]. Rev Infect Dis(suppl 2), 1989, 11: 369－378.

[7] World Health Organization. Global Tuberculosis Report. WHO/HTM/TB/2019. 13 Geneva, Switherland: World Health Organization 2019.

[8] Schirolic C, Franzetti F, Recurrent tuberculosis: relapse or reinfection? [J]. Infez Med, 2013, 21(4): 251－260.

[9] Shen X, Yang C, Wu J, *et al*. Recurrent tuberculosis in an urban area in China: Relapse or exogenous reinfection[J]. Tuberculosis (Edinb), 2017, 103: 97－104.

[10] Yang WY, Liu JM, Wang JP, *et al*. Prevalence of diabetes among men and women in China[J]. N. Engl J Med, 2010, 362(12): 1090－1101.

[11] La Manna MP, Orlando V, Dieli F, *et al*. Quantitative and qualitative profiles of circulating monocytes may help identifying tuberculous infection and disease stages[J]. PLoS One, 2017, 12(2): e0171358.

[12] Azghay M, Bouchaud O, Mechaï F, Nicaise P, Fain O, Stirnemann J. Utility of QuantiFERON-TB Gold In-Tube assay in adult, pulmonary and extrapulmonary, active tuberculosis diagnosis[J]. Int J Infect Dis, 2016 Jan 15. [Epub ahead of print].

[13] Chen J, Zhang R, Wang J, Liu L, Zheng Y, Shen Y, Qi T, Lu H. Interferon-gamma release assays for the diagnosis of active tuberculosis in HIV-infected patients: a systematic review and meta-analysis[J]. PLoS One, 2011; 6(11): e26827.

[14] Lavender TW, Barrett A, Magee J, Ong EL. Interferon-γ release assays in the diagnosis of active tuberculosis disease in a low-incident setting: a 5-year review of data[J]. Clin Microbiol Infect, 2013, 19(11): 1078－1081.

[15] Hoff ST, Peter JG, Theron G, *et al*. Sensitivity of C－Tb: A novel RD-1-specific skin test for diagnosis of tuberculosis infection[J]. Eur Respir J, 2016, 47(3): 919－928.

[16] Barcellini L, Borroni E Brown J, *et al*. First evaluation of QuantiFERON-TB Gold Plus performance in contact screening[J]. Eur Respir J, 2016, 48(5): 1411－1419.

[17] Firnhaber C, Kendall MA, Wu X, Mazurek GH, Benator DA; Tuberculosis Trials Consortium, Arduino R, Fernandez M, Guy E, Johnson P, Metchock B, Sattler F, Telzak E, Wang YF, Weiner M, Swindells S, Sanne IM, Havlir DV, Grinsztejn B, Alland D; ACTG A5295 and TBTC Study 34 teams. Evaluation of Xpert MTB/RIF to identify pulmonary tuberculosis in tuberculosis suspects from low and higherprevalence settings compared to acid fast smear and culture[J]. Clin

Infect Dis, 2016 Feb 2. pii: ciw035. [Epub ahead of print].
[18] WHO Guidelines Approved by the Guidelines Review Committee. Automated Real-Time Nucleic Acid Amplification Technology for Rapid and Simultaneous Detection of Tuberculosis and Rifampicin Resistance: Xpert MTB/RIF Assay for the Diagnosis of Pulmonary and Extrapulmonary TB in Adults and Children: Policy Update. Geneva: World Health Organization, 2013. 1 - 128.
[19] WHO, Commercial Serodiagnostic Tests for Diagnosis of Tuberculosis: Policy Statement. Geneva, Switzerland: WHO.
[20] Diacon AH, Donald PR, Pym A, Grobusch M, Patientia RF, Mahanyele R, Bantubani N, Narasimooloo R, De Marez T, van Heeswijk R, Lounis N, Meyvisch P, Andries K, McNeeley DF. Randomized pilot trial of eight weeks of bedaquiline (TMC207) treatment formultidrug-resistant tuberculosis: long-term outcome, tolerability, and effect on emergence of drug resistance [J]. Antimicrob Agents Chemother, 2012, 56 (6): 3271 - 3276.
[21] Gler MT, Skripconoka V, Sanchez-Garavito E, Xiao H, Cabrera-Rivero JL, Vargas-Vasquez DE, Gao M, Awad M, Park SK, Shim TS, Suh GY, Danilovits M, Ogata H, Kurve A, Chang J, Suzuki K, Tupasi T, Koh WJ, Seaworth B, Geiter LJ, Wells CD. Delamanid for multidrug-resistant pulmonary tuberculosis[J]. N Engl J Med, 2012, 366(23): 2151 - 2160.
[22] Liu Y, Bao P, Wang D, Li Y, Tang L, Zhou Y, Zhao W. Clinical outcomes of linezolid treatment for extensively drug-resistant tuberculosis in Beijing China: a hospital-based retrospective study [J]. Jpn J Infect Dis, 2015, 68(3): 244 - 247.
[23] Tang S, Yao L, Hao X, Liu Y, Zeng L, Liu G, Li M, Li F, Wu M, Zhu Y, Sun H, Gu J, Wang X, Zhang Z. Clofazimine for the treatment of multidrug-resistant tuberculosis: prospective, multicenter, randomized controlled study in China [J]. Clin Infect Dis, 2015, 60(9): 1361 - 1367.
[24] Tang S, Yao L, Hao X, Zhang X, Liu G, Liu X, Wu M, Zen L, Sun H, Liu Y, Gu J, Lin F, Wang X, Zhang Z. Efficacy, safety and tolerability of linezolid for the treatment of XDR-TB: a study in China[J]. Eur Respir J, 2015, 45(1): 161 - 170.
[25] Van Deun A, Salim MA, Das AP, Bastian I, Portaels F. Results of a standardized regimen for multidrug-resistant tuberculosis in Bangladesh[J]. Int J Tuberc Lung Dis, 2004, 8(5): 560 - 567.
[26] Recent controversies about MDR and XDR-TB: Global implementation of WHO shorter MDR-TB regimen and bedaquiline for all with MDR-TB? Respirology 2017 doi: 10,1111/resp. 13143.
[27] Wu YB, Ye ZJ, Qin SM, *et al*. Combined detections of interleukin 27, interferon-γ and adenosine deaminase in pleural effusion for diagnosis of tuberculous plenrisy[J]. Clin Med J, 2013, 126(17): 3215 - 3221.
[28] Gui X, Xiao H. Diagnosis of tuberculosis pleurisy with adenosine deaminase (ADA): a systematic review and meta-analys[J]. Int J Clin Exp Med, 2014, 7(10): 3126 - 3135.
[29] Sehgal IS, Dhooria S, Aggarwal AN, *et al*. Diagnostic performance of Xpert MTB/RIF in tuberculous pleural effusion: systematic review and Meta-analysis[J]. J Clin Microbiol, 2016, 54(4): 1133 - 1136.
[30] Aggarwal AN, Agarwal R, Gupta D, *et al*. Interferon gamma release assays for diagnosis of pleural tuberculosis: a systematic review and Meta-analysis[J]. J Clin Microbiol, 2015, 53(8): 2451 - 2459.

(首都医科大学附属北京胸科医院 陈效友 马玙)

三、非结核分枝杆菌病

非结核分枝杆菌(*Non-tuberculous mycobacteria*, NTM)是指除结核分枝杆菌复合群和麻风分枝杆菌以外的分枝杆菌的总称。NTM广泛存在于水、土壤、灰尘等自然环境中，对于人类和动物都是重要的条件致病菌，目前已经鉴别出194种和13个亚种，对人体具有致病性的有40余种。NTM感染是指感染了NTM，但未发病。NTM病是指感染了NTM，并引起相关组织、脏器的病变。近年来，NTM病的发病率、患病率在一些国家和地区呈上升趋势，在某些发达国家和地区，结核病的疫情呈下降趋势而NTM病呈上升趋势。我国NTM的分离率也呈逐年上升的势态。NTM菌种的分布具有明显的地域差异,NTM的感染率呈南方高于北方,沿海高于内陆,气候温和地区高于寒冷地区的流行特点,易侵犯慢性肺部疾病患者和免疫低下患者。由于NTM病与结核病相比有相似的临床症状,故鉴别诊断困难,极易误诊。

【病原学】

伯杰系统细菌学手册根据NTM的生长速度将其分为快速生长型和缓慢生长型。Runyon分类法根据该类菌群在试管内的生长温度、生长速度、菌落形态及色素产生与光反应的关系等,将其分为4组。Ⅰ组:为光产色菌,在固体培养基上菌落不见光时为淡黄色,光照后变为黄色或橙色。以堪萨斯分枝杆菌(*Mycobacterium kansaii*)、海分枝杆菌(*Mycobacterium marinum*)、猿分枝杆菌(*Mycobacterium simiae*)为主。Ⅱ组:为暗产色菌,在无光时菌落为黄色或红色。以瘰疬分枝杆菌(*Mycobacterium scrofulaceum*)、戈登分枝杆菌(*Mycobacterium gordonae*)和苏尔加分枝杆菌(*Mycobacterium szulgai*)为主。Ⅲ组:为不产色菌,无论光照与否,菌落均不产生色素,也可呈灰白色或淡黄色。有鸟-胞内分枝杆菌复合菌组(*Mycobacterium avium-intracellulare complex*, MAC)、嗜血分枝杆菌(*Mycobacterium haemophilum*)、溃疡分枝杆菌(*Mycobacterium ulcerans*)、蟾蜍分枝杆菌(*Mycobacterium xenopia*)、马尔摩分枝杆菌(*Mycobacterium malmoense*)、土分枝杆菌(*Mycobacterium terra*)和胃分枝杆菌(*Mycobacterium gastri*)等。Ⅳ组:为快速生长分枝杆菌,3～5日内有肉眼可见的菌落,多数在一周内即生长旺盛。主要有偶发分枝杆菌(*Mycobacterium fortuitum*)、龟分枝杆菌(*Mycobacterium chelonae*)、耻垢分枝杆菌(*Mycobacterium smegmatis*)等。使用传统生化和鉴别培养基进行菌种鉴定的方法耗时且不能完全将许多NTM鉴定出来。随着分子生物学的发展,人们发现NTM的16S rRNA高度保守,如有1%以上的差异即定义为新的NTM菌种。可引起肺部疾病的缓慢生长NTM和部分快速生长NTM种类见表16-14。NTM的种类还在进一步增加。

表16-14　可引起肺部疾病的缓慢生长NTM和快速生长NTM

缓慢生长NTM	快速生长NTM
鸟分枝杆菌(*Mycobacterium avium*)	脓肿分枝杆菌(*Mycobacterium abcessus*)
胞内分枝杆菌(*Mycobacterium intracellular*)	偶发分枝杆菌(*Mycobacterium fortuitum*)
戈登分枝杆菌(*Mycobacterium gordonae*)	龟分枝杆菌(*Mycobacterium chelonae*)
堪萨斯分枝杆菌(*Mycobacterium kansaii*)	耻垢分枝杆菌(*Mycobacterium smegmatis*)
布分枝杆菌(*Mycobacterium branderi*)	河床分枝杆菌(*Mycobacterium alvei*)
隐藏分枝杆菌(*Mycobacterium celatum*)	雾分枝杆菌(*Mycobacterium brumae*)
插入分枝杆菌(*Mycobacterium interjectum*)	汇合分枝杆菌(*Mycobacterium confluentis*)
中间分枝杆菌(*Mycobacterium intermedium*)	戈地分枝杆菌(*Mycobacterium goodii*)
玛尔撒分枝杆菌(Mycobacterium malmoense)	黏液分枝杆菌(*Mycobacterium mucogenicun*)
缓黄分枝杆菌(*Mycobacterium lentiflavum*)	外来分枝杆菌(*Mycobacterium peregrinum*)
瘰疬分枝杆菌(*Mycobacterium scrofulaceum*)	脓毒性分枝杆菌(*Mycobacterium septicum*)
猿分枝杆菌(*Mycobacterium simiae*)	耐热分枝杆菌(*Mycobacterium thermoresistible*)
苏尔加分枝杆菌(*Mycobacterium szulgai*)	波尼克分枝杆菌(*Mycobacterium boenickei*)
三重分枝杆菌(*Mycobacterium triplex*)	布分枝杆菌(*Mycobacterium bollettii*)
蟾蜍分枝杆菌(*Mycobacterium xenopi*)	象分枝杆菌(*Mycobacterium elephantis*)
亚洲分枝杆菌(*Mycobacterium asiaticum*)	荷尔斯泰因分枝杆菌(*Mycobacterium holsaticum*)
阿罗普分枝杆菌(*Mycobacterium arupense*)	玛格丽特分枝杆菌(*Mycobacterium mageritense*)
南美拉分枝杆菌(*Mycobacterium chimaera*)	马赛分枝杆菌(*Mycobacterium massiliense*)

（续表）

缓慢生长 NTM	快速生长 NTM
佛罗伦萨分枝杆菌（*Mycobacterium florentinum*）	福西亚分枝杆菌（*Mycobacterium phocaicum*）
黑克肖分枝杆菌（*Mycobacterium heckeshornense*）	
库比卡分枝杆菌（*Mycobacterium kubicae*）	
沼泽分枝杆菌（*Mycobacterium palustre*）	
萨斯喀彻温分枝杆菌（*Mycobacterium saskatchewanse*）	
施氏分枝杆菌（*Mycobacterium shimodei*）	

【流行病学】

NTM广泛存在于天然水、生活用水、土壤中，在世界范围内各种环境中分离得到了多种 NTM。

1. 水环境　湖泊、池塘、河流和小溪等天然水中代表性的菌种有鸟分枝杆菌、胞内分枝杆菌、海分枝杆菌和溃疡分枝杆菌。

2. 土壤　土壤中常见的 NTM 有鸟分枝杆菌、胞内分枝杆菌、堪萨斯分枝杆菌、偶然分枝杆菌和马尔摩分枝杆菌。

3. 生物膜　可能是 NTM 的重要源头，以鸟分枝杆菌、胞内分枝杆菌、偶然分枝杆菌、龟分枝杆菌和堪萨斯分枝杆菌较常见。

4. 原生动物　鸟分枝杆菌、胞内分枝杆菌、瘰疬分枝杆菌等均可在原生动物体内存活或生长。NTM 与原生动物的相互作用有利于 NTM 的传播，同时增强了 NTM 对抗菌药物的抵抗力。

NTM感染主要是由于人类常暴露于 NTM 环境中，NTM 为条件致病菌，其传播途径一般认为有 3 种，即雾化吸入、吞咽吸入、伤口介入。

NTM 病的流行病学研究较困难，大多数国家不强制报告 NTM 病，难以掌握某个国家或地区的确切资料和数据。鉴别 NTM 感染引起的疾病也较为困难，不同研究中的 NTM 感染率和患病率不尽相同。从现有资料分析，NTM 的发病率和患病率在一些国家和地区呈增长趋势，甚至超过结核病的发病率和患病率。加拿大安大略省 NTM 患病率从 1997 年的 9.1/10 万增至 2003 年的 14/10 万，远远超过该地区的结核病患病率。美国 11 个州的国立医院 1998—2005 年住院 NTM 病患者中，NTM 肺病患者随年龄的增长而显著增加。我国台湾地区 NTM 的发病率从 2000 年的 2.7/10 万增长到 2008 年的 10.2/10 万，NTM 病占所有分枝杆菌病的比例从 2000 年的 32.3%上升至 2008 年的 49.8%。对我国浙江省收集到的 1 410 份初诊为“肺结核”的菌株进行分析，结果发现 11.8%为非结核分枝杆菌和多耐药结核菌感染。在致病的 NTM 中 MAC 居首位（占 30%），其次是脓肿分枝杆菌（占 17.5%）和偶发分枝杆菌（占 13.0%）。东亚地区以 MAC 肺病最常见（占 67%），其次为快速生长分枝杆菌病（占 16%）。NTM 病患病率增加的原因不明，可能与实验室技术与方法的改进、对 NTM 病的认识提高、免疫抑制人群增多及环境暴露的增加有联。目前，我国仍没有大样本量的 NTM 病流行病学调查资料，但我国历次结核病流行病学调查资料显示，NTM 分离率从 1990 年的 4.9%上升至 2000 年的 11.1%，2010 年为 22.9%，这基本反映出我国 NTM 病呈明显上升趋势。

【发病机制】

NTM 可通过呼吸道、胃肠道和皮肤等途径侵入人体，致病过程与结核分枝杆菌相似。进入人体的 NTM 大部分被中性粒细胞杀灭，其余的 NTM 被巨噬细胞吞噬并继续在巨噬细胞中生长繁殖，部分 NTM 在溶酶体酶作用下被溶解，其抗原产物及其菌体成分被运输到局部淋巴结，并通过多种途径激活各种效应细胞，释放多种细胞因子，产生 $CD4^+$ T 细胞等介导的免疫反应和迟发型变态反应。$CD4^+$ T 细胞分泌 γ 干扰素和 IL－12 等，激活中性粒细胞和巨噬细胞杀灭 NTM。HIV 感染者 $CD4^+$ T 细胞降至 50 个/μl 以下时可发展为播散性 NTM。无 HIV 感染者发生播散性 NTM 可能与 γ 干扰素和 IL-12 合成及反应通路中的某些基因突变有关。肿瘤坏死因子 TNF-a 可激活其他细胞因子如 IL-8、IL-1β,吸引炎症细胞聚集到病变局部,通过上调细胞黏附分子的表达,增加同型和异型细胞间的黏附作用,促进巨噬细胞活化,增强巨噬细胞的吞噬作用,参与肉芽肿形成,从而在 NTM 感染中起保护作用。但是,TNF-a 还可能导致组织坏死和空洞形成。TFN-拮抗剂英夫利昔和可溶性受体依那西普可能使 NTM 感染发展为活动性 NTM 病。NTM 肺病常发生于结构性肺部疾病的基础上,如慢性阻塞性肺疾病、矽肺、支气管扩张症、肺结核、囊性纤维化和肺泡蛋白沉着症等,囊性纤维化基因型及 α-抗胰蛋白酶表型异常均可对 NTM 病易感,但具体机制不明。

【临床表现】

NTM 病具有与结核病临床表现相似的全身中毒症状和局部损害表现,主要侵犯肺,在无菌种鉴定结果的情况下,可能被误诊为结核病。由于 NTM 病因感染菌种和受累组织不同,其临床表现各异。

1. NTM 肺病　最为常见,近年来引起肺部病变的 NTM 菌种发生了一定变化,主要有 MAC、脓肿分枝杆菌和偶发分枝杆菌,次要菌种有堪萨斯分枝杆菌、龟分枝杆菌、戈登分枝杆菌、蟾蜍分枝杆菌、猿猴分枝杆菌等。女性患病率明显高于男性,老年人居多,尤其是绝经期妇女最为常见。已有基础疾病,机体免疫功能低下,如 HIV 感染者、肺移植患者、使用免疫抑制剂患者和老年人,以及有慢性阻塞性肺疾病、尘肺、支气管扩张症、肺囊性纤维化和肺结核等肺部慢性基础性疾病者,均为 NTM 病的易感人群。脊柱侧弯、漏斗胸、强直性脊柱炎、二尖瓣脱垂和食管失弛缓症(导致误吸)患者也易合并 NTM 肺病。近年来,无易感因素的老年妇女患结节性支气管扩张型 MAC 肺病有增多趋势。

患者临床表现差别大,有部分患者可无明显症状,由体检发现;有部分患者进展到肺空洞,病情严重;多数患者发病缓慢,常表现为慢性肺部疾病的恶化,也可有急性发病,可伴有咳嗽、咳痰、咯血、胸痛、气急、盗汗、低热、乏力、消瘦等症状。一般 NTM 肺病患者的肺通气功能减退较肺结核更为明显。

X 线胸片显示,炎性病灶及单发或多发的薄壁空洞、球形病变和胸膜渗出相对少见。病变多累及上叶尖段和前段。高分辨率 CT 可清楚显示 NTM 肺病的肺部病灶,可有结节影、斑片及小斑片样实质影、空洞影(尤其是薄壁空洞)、支气管扩张、树芽征、磨玻璃样影、纤维条索影、胸膜肥厚粘连等表现,通常以多种形态病变混杂存在。肺中叶(舌段)、下叶病变和无胸腔积液是 NTM 肺病有意义的独立预测因素。

2. NTM 淋巴结病　多见于儿童,是儿童中最常见的 NTM 病。近年来,NTM 淋巴结病呈增多趋势。近 50 年来,引起 NTM 淋巴结病的菌种发生了很大的变化。20 世纪 70 年代以瘰疬分枝杆菌最常见,近年来主要菌种为 MAC、嗜血分枝杆菌,次要菌种为瘰疬分枝杆菌、堪萨斯分枝杆菌。儿童淋巴结病以 1～5 岁最多见,10 岁以上儿童少见,男多于女。累及部位以上颈部和下颌下淋巴结最常见,耳部、腹股沟和腋下淋巴结也可受累,单侧多见,双侧少见。大多数患者无全身症状和体征,仅有局部淋巴结受累表现,无或有轻度淋巴结压痛,可迅速软化、破溃形成慢性窦道。分枝杆菌抗原皮肤试验对儿童淋巴结病的诊断具有重要诊断价值,多数 NTM 淋巴结病患儿的 PPD 试验结果呈弱阳性,而 NTM 抗原试验为强阳性。颈部增强 CT 表现为非对称性肿大的淋巴结中央密度减低,边缘强化,周围组织炎症反应较轻。

3. NTM 皮肤病　NTM 可引起皮肤及皮下组织病变。引起皮肤病变的主要菌种有偶然分枝杆菌、脓肿分枝杆菌、龟分枝杆菌、海分枝杆菌,次要菌种有嗜血分枝杆菌、堪萨斯分枝杆菌、MAC、土分枝杆菌等。局部脓肿多由偶然分枝杆菌、脓肿分枝杆菌、龟分枝杆菌引起,多发生于针刺伤口、开放性伤口或骨折处,往往迁延不愈。溃疡分枝杆菌可引起皮肤感染(Buruli 溃疡),海分枝杆菌可引起游泳池肉芽肿和类孢子丝菌病，堪萨斯分枝杆菌和嗜血分枝杆菌可引起皮肤播散性和多中心结节病灶。

4. *播散性 NTM（disseminated NTM，DNTM）病* 主要见于免疫功能受损患者，是一种新发传染病，最多见于 HIV 感染者，也可见于肾脏或心脏移植、长期应用皮质激素和白血病等免疫功能低下的患者，也可累及免疫功能正常的患者。引起播散性病变的主要菌种有 MAC、堪萨斯分枝杆菌、脓肿分枝杆菌、嗜血分枝杆菌、瘰疬分枝杆菌和戈登分枝杆菌，次要菌种有偶然分枝杆菌、蟾蜍分枝杆菌等。DNTM 病可表现为播散性骨病、胃肠道感染、肝病、心内膜炎、心包炎及脑膜炎等。最常见临床表现为不明原因持续性或间歇性发热、进行性体重下降、夜间盗汗等。胃肠道症状表现为轻度腹痛或持续性腹痛、不易缓解的腹泻和消化不良等。不少患者可有腹部压痛及肝脾大等体征，部分患者可有皮下多发性结节或脓肿。实验室检查示全血细胞减少，$CD4^{+}$ T 细胞降低，血清磷酸酶和乳酸脱氢酶升高，可有肝功能异常，血液、体液、粪便，骨髓、淋巴结穿刺活检和上消化道内窥镜抽吸液涂片或培养抗酸染色阳性。

5. *其他 NTM 病* NTM 还可引起滑膜、滑囊、腱鞘、关节、手深部、腰椎感染和骨髓炎，感染菌种以海分枝杆菌和 MAC 多见。土分枝杆菌引起滑膜炎和骨髓炎；偶然分枝杆菌、龟分枝杆菌引起牙周感染；MAC 可引起泌尿生殖系统感染；偶然分枝杆菌引起眼部感染；林达分枝杆菌（M. linda）引起胃肠道疾病。

【实验室检查】

1. *抗酸染色和细菌培养* 涂片镜检是一种快速检测分枝杆菌的方法，常用的方法包括萋-尼抗酸染色和金胺荧光染色，成本低但不能将 NTM 与结核分枝杆菌区分，特异度差。核酸扩增（NNA）实验是直接从临床样本中快速检测分枝杆菌的理想方法，敏感度高于涂片镜检，但无法将 NTM 鉴定到种水平。

痰标本培养是实验室鉴定 NTM 的金标准，常用的培养基包括固体培养基和液体培养基。固体培养基包括以鸡卵为固化及营养成分的培养基（如罗氏培养基），或以琼脂为基础的培养基（如 7H10 和 7H11）。在固体培养基上可观察分枝杆菌的克隆形态、生长速度，依据产色来鉴别菌种，对感染的微生物进行定量。实验室常用是荧光底物培养基及荧光感应器检测系统（BACTEC960 和 MGIT 系统）。液体培养的敏感度高于固体培养，且培养时间短，但易于被其他微生物污染。因此，所有的分枝杆菌都应进行固体和液体培养，两种方法同时使用能够使检测 NTM 的敏感度增加 15%。

2. *免疫学鉴定* 免疫胶体金技术是用胶体金作为示踪标志物应用于抗原抗体的一种新型的免疫标记技术。MPB64 抗原胶体金法是利用 MPB64 蛋白（结核分枝杆菌在生长繁殖中分泌的一种特异的蛋白质）在 NTM 中极少存在的特点设计的，由此进行菌种的初步鉴定。分枝杆菌培养物悬浊液或培养液均可直接作标本，加入胶体金检测孔中 15 分钟后即可观察结果。若检测区未出现紫红色条带时为阴性结果，表明培养物中无 MPB64 蛋白，可判定此分枝杆菌菌种为 NTM。此方法操作简便，不需要特殊的仪器就能在短时间获得结果，但该方法仅能用于 NTM 的初步鉴定，无法对 NTM 菌种进行进一步鉴定。

3. *分子生物学技术*

（1）分子线性探针（LPA）：将分枝杆菌特异的基因序列用探针标记，来识别与之互补的特异基因序列，通过酶联免疫显色，从而将 NTM 与结核分枝杆菌区分开来，以德国 HAIN Life Science 公司的分子线性探针法为代表。该方法具有操作简便、快速、准确的特点，但成本较高。

（2）荧光定量 PCR：通过将双重 PCR 和 Taqman 探针技术结合，针对分枝杆菌的特异性序列设计探针和引物，将探针用不同的荧光基团标记，从而实现对分枝杆菌的核酸进行定性检测。当反应体系中有目的基因存在，随着反应的进行不断释放荧光，通过检测荧光信号强度的变化实现菌种的鉴别。PCR荧光探针较传统培养法鉴定结核分枝杆菌复合群和NTM的准确性较高，检测报告周期短且结果准确，可以满足临床确诊需求。

(3) 基因测序：是NTM菌种鉴定的金标准，并且可用于不常见的菌种或将菌种鉴定到亚种水平。其中，16S rRNA基因测序快速准确，被认为是鉴定分枝杆菌的金标准。16S rRNA含有1 500个核苷酸序列，具有高度保守区和相对可变区，对保守区进行扩增测序能将细菌鉴别到种、属。可变区是分枝杆菌属或种所特有，对可变区进行分析可将生物菌种鉴定到亚种水平。16S rRNA基因对新的菌种或亲缘关系近的菌种无法区别，需要选择多态性更高的靶基因如RNA聚合酶的β亚基、热休克蛋白65、16S-23S rRNA基因间隔区(ITS)等，联合应用来发现新的菌种或亚种。

(4)基因芯片：检测技术的基础是将核苷酸靶序列与结合在玻璃片、硅片、塑料片或膜上的探针杂交，再通过荧光检验系统或酶显色系统显示结果，从而迅速得出所要的信息，其结果具有高通量、多样品、大规模、平行性等特点。DAN芯片检测技术可以简便、快速、准确地将大多数分枝杆菌鉴定到种水平。

【诊断和鉴别诊断】

根据非结核分枝杆菌病诊断与治疗专家共识，NTM病的诊断应通过临床表现、影像学表现、细菌学及病理诊断与治疗指南，推荐对NTM病采用以下诊断标准。

1. NTM感染　同时具备以下两项条件者可诊断NTM感染：① NTM皮肤试验阳性。② 缺乏组织、器官受到NTM侵犯的依据。

2. 疑似NTM病　① 痰抗酸杆菌检查阳性而临床表现与肺结核不相符者。② 痰液显微镜检查发现菌体异常的分枝杆菌。③ 标本中分枝杆菌培养阳性，但其菌落形态和生长情况与结核分枝杆菌复合群有异。④ 接受正规抗结核治疗无效而反复排菌的患者，且肺部病灶以支气管扩张、多发性小结节、薄壁空洞为主。⑤ 经支气管卫生净化处理后痰分枝杆菌不能转阴者。⑥ 有免疫缺陷但已排除肺结核的肺病患者。⑦ 医源性或非医源性软组织损伤或外科手术后伤口长期不愈而找不到原因者。具备以上条件之一，即可考虑为疑似NTM病。

3. NTM肺病　由于NTM肺病的临床症状与肺结核病极其相似，因此，多数NTM患者均被误诊为肺结核病而收入结核病院。但该病也有自己的临床特点：① 病程长；② 临床症状轻；③ 症状与X线表现不相称，症状常较轻，而X线表现病灶广泛；④ 临床抗结核药物的疗效多数不理想；⑤ 原始耐药的比例很高，尤其是异烟肼及对氨基水杨酸等；⑥ 细菌学复发率高。

具有呼吸系统症状和(或)全身症状，经胸部影像学检查发现空洞性阴影、多灶性支气管扩张以及多发性小结节病变等，已排除其他疾病，在确保标本无外源性污染的前提下，符合以下条件之一的可诊断为NTM肺病：① 痰NTM培养2次均为同一致病菌。② 支气管灌洗液NTM培养1次阳性，阳性度2+以上。③ 经支气管镜或其他途径肺活检，发现分枝杆菌病组织病理学特征性改变(肉芽肿性炎症或抗酸染色阳性)，并且1次或1次以上的痰标本和支气管冲洗液标本中NTM培养阳性。美国胸科学会(ATS)指南和我国专家共识均强调具备肺部症状和影像特点且为排除性诊断，并强调组织、气管肺泡灌洗液标本NTM阳性培养结果的意义应基于组织病理学检查发现特征性病变(肉芽肿性炎症或抗酸染色阳性)，没有组织病理学特征无法诊断。强调必须做到NTM菌种鉴定才可诊断。

4. 肺外NTM病、播散性NTM病　ATS指南强调宿主因素(免疫缺陷)、临床症状的非特异性，不强调NTM血液培养阳性结果才能确诊。ATS指南明确指出，播散性NTM病绝大多数发生在HIV感染者中，其中90%以上为MAC且90%以上是鸟分枝杆菌。患者无明确局部症状和体征，仅有发热、消瘦、盗汗、腹部不适等非特异表现。90%以上的患者血培养呈阳性，但10%血培养阴性的患者同样可以经骨髓、肝脏、淋巴结活检、培养得到诊断。

【治疗】

1. *NTM病的治疗原则*

(1) 由于NTM的耐药模式可因菌种不同而有所差异,所以治疗前的药物敏感试验仍是十分重要的。

(2) 尽管药敏试验结果与临床效果相关性目前尚难以确定,但制订NTM病化疗方案时仍应尽可能根据药敏结果和用药史,选择3种或3种以上药联合治疗,强化治疗期大于6个月,在细菌培养转阴后继续巩固治疗至少6个月,总疗程不小于12个月。

(3) 不同的NTM病,用药的种类和疗程可有所不同。

(4) 不建议对疑似NTM肺病进行试验性治疗。

(5) NTM肺病外科手术治疗可谨慎采用。

2. *治疗药物*

(1) 新型大环内酯类药物:具有口服生物利用度好,肺组织浓度分布高,低毒,不良反应少,半衰期长,细胞内浓度高等优点,对NTM尤其是MAC、偶然分枝杆菌、龟分枝杆菌、脓肿分枝杆菌等均具有较强的抗菌作用,它们与利福布汀合用是治疗MAC感染的最有效药物。

1) 克拉霉素(clarithromycin, CTM):该药抗MAC的MIC为0.25～4 μg/ml,MIC 90为4 μg/ml,抗MAC作用是红霉素的8～32倍。抗偶然分枝杆菌和龟分枝杆菌的MIC分别为2 μg/ml、0.125 μg/ml,较红霉素的抗菌活性亦强得多;其抗堪萨斯分枝杆菌及蟾蜍分枝杆菌的MIC值分别为0.5～1.0 μg/ml、0.5 μg/ml。

2) 阿奇霉素(azithromycin, ATM):该药抗MAC的MIC为8～32 μg/ml,以10 μg/ml的浓度可杀死22%巨噬细胞内的MAC。其抗偶然分枝杆菌、龟分枝杆菌和脓肿分枝杆菌的MIC值分别为(1～8) μg/ml、1 μg/ml和2 μg/ml,抗菌活性较红霉素强,但低于克拉霉素。

3) 泰利霉素(telithromycin):为酮环内酯类抗生素,属第三代中最早上市的品种,其与细菌核糖体的结合力较克拉霉素和阿奇霉素强6～10倍,并克服了药物泵出的耐药机制。该药口服吸收良好,生物利用度达57%,血浆半衰期约10小时。泰利霉素对龟分枝杆菌和脓肿分枝杆菌的抗菌活性较强,对堪萨斯分枝杆菌、偶然分枝杆菌等的抗菌作用较弱。该药对克拉霉素耐药的结核分枝杆菌、牛分枝杆菌、非洲分枝杆菌和猿等分枝杆菌仍有一定的抗菌活性。

(2) 利福霉素类药物:利福平是治疗NTM病的常用药物,利福布汀在新型利福霉素类药物中最具代表性,对NTM中的MAC、堪萨斯分枝杆菌、偶发分枝杆菌、龟分枝杆菌和脓肿分枝杆菌等均有一定抗菌作用,其最大优点是对肝脏细胞色素P450-3A系统的诱导作用较弱。新利福霉素类衍生物具有以下特点:① 血浆半衰期长;② 对耐利福平的结核分枝杆菌仍具有一定的抗菌作用;③ 对NTM也有良好的抗菌活性;④ 对繁殖期和半休眠期结核分枝杆菌均有抗菌作用。

1) 利福布汀(rifabutin, RFB):为一种半合成的利福霉素S螺旋哌啶衍生物,其亲脂性、透过细胞壁和干扰DNA生物合成的能力优于利福平。RFB的优点还在于其口服易吸收,血峰浓度(C_{max})达0.245～0.458 μg/ml,血浆半衰期明显长于利福平,前者16～25小时,后者2～4小时。RFB对NTM中的堪萨斯分枝杆菌、鸟分枝杆菌复合群、偶然分枝杆菌、龟分枝杆菌、脓肿分枝杆菌等均具有较强的抗菌作用。RFB的最大优点是对肝脏细胞色素P450-3A系统的诱导作用最弱,当HIV相关性结核病同时需要抗反转录病毒治疗时,使用RFB较利福平具有很大的优越性。

2) 替加环素(tigecycline):是一种新型广谱的静脉注射用抗生素,是甘氨酰四环素类中的首种药物,能克服由细菌外排及核糖体保护所导致的四环素耐药性,对常见致病菌或多重耐药菌保持良好的抗菌活性,是首个被批准用于快速生长分枝杆菌病的甘氨酰四环素类药物。

3) 利福喷汀(rifapentine, RFT, RPE,

DL473)：是目前研究最为活跃的长效利福霉素，其血浆半衰期达14～18小时，口服600 mg、900 mg 和 1 200 mg 后 C_{max} 值分别为 12.2 μg/ml、14.6 μg/ml 和 18.6 μg/ml，AUC 值分别为 296 μg/(ml・h)、410 μg/(ml・h)和 477 μg/(ml・h)。其对 MAC、堪萨斯分枝杆菌等的抗菌活性较利福平强。

(3) 乙胺丁醇：是治疗 NTM 病最常用的基本药物。乙胺丁醇可抑制分枝杆菌 RNA 的合成，破坏分枝杆菌细胞壁，从而对 MTB 和部分 NTM(如 MAC、堪萨斯分枝杆菌、瘰疬分枝杆菌和海分枝杆菌等)均有抗菌活性。乙胺丁醇与其他抗分枝杆菌药物间无交叉耐药性，与链霉素、利福平、氟喹诺酮类药物等联合应用具有协同作用。

(4) 氨基糖苷类药物

1) 阿米卡星(amikacin，AMK)：抗 MAC 的 MIC 为 2.4～6.2 μg/ml，多数 MAC 菌株对血清中 AMK 所达到的浓度敏感，以 5～15 μg/ml 的浓度可快速杀死 MAC。该药对巨噬细胞内的 MAC 没有或仅有较弱杀灭作用，如用脂质体胶囊包被可提高其在细胞内的浓度，其杀菌及抑菌作用也明显增强，可杀灭 92% MAC 菌株。该药对其他 NTM 亦有一定的抗菌作用。

2) 巴龙霉素(paromomycin)：是从链霉菌(streptomyces rimosus)的培养液中获得的一种氨基糖苷类药物。研究表明，其具有抗结核分枝杆菌和 NTM 作用。

3) 妥布霉类(tobramycin)：对 NTM 具有一定的抗菌作用，其抗龟分枝杆菌强于 AMK。

(5) 氟喹诺酮类药物：新型氟喹诺酮类药物中的氧氟沙星、环丙沙星、左氧氟沙星、加替沙星和莫西沙星等对 NTM 均有一定的抗菌作用，其中以莫西沙星和加替沙星的抗菌活性最强，莫西沙星和加替沙星对 MAC、偶发分枝杆菌的作用最为显著。一种新开发的氟喹诺酮类药物(DC-159a)对大多数 NTM 均显示出良好的抗菌作用。

1) 氧氟沙星(ofloxacin，OFLX)：对Ⅰ组如堪萨斯分枝杆菌、Ⅱ组如瘰疬分枝杆菌、Ⅳ组如偶然分枝杆菌等亦具有一定的抗菌作用，国外学者应用该药治疗偶然分枝杆菌和堪萨斯分枝杆菌感染取得了较好疗效。

2) 环丙沙星(ciprofloxacin，CPFX)：对堪萨斯分枝杆菌、蟾蜍分枝杆菌及偶然分枝杆菌具有较强的抗菌活性，在此类药物中 CPFX 对 MAC 具有较强的抗菌作用。

3) 左氧氟沙星(levofloxacin，LVFX)：该药对Ⅰ组如堪萨斯分枝杆菌、Ⅱ组如瘰疬分枝杆菌、Ⅳ组如偶然分枝杆菌等具有抗菌作用。

4) 莫西沙星(moxifloxacin，MXFX)：对 NTM 尤其是对堪萨斯分枝杆菌具有良好的抗菌作用，MIC 值为 0.06 μg/ml；该药也具有良好的灭菌作用，并且能提高利福喷汀每周1次的疗效。

5) 加替沙星(gatifloxacin，GAFX)：具有抑制分枝杆菌的 DNA 旋转酶和拓扑异构酶Ⅳ，从而抑制细胞 DNA 复制、转录和修复过程，由于其 C8 位为甲氧基，故增强了对分枝杆菌和厌氧菌的抗菌活性。

(6) 头孢西丁(CXT)：对偶发分枝杆菌、脓肿分枝杆菌等快速生长分枝杆菌具有较强的抗菌作用，若以 MIC 值≤16 mg/L 作为耐药分界点，则 99% 的脓肿分枝杆菌对头孢西丁敏感。用含头孢西丁方案治疗高度耐药的快速生长型 NTM 肺病已取得良好的临床疗效。

(7) 乙胺丁醇(EMB)：可抑制分枝杆菌 RNA 的合成，破坏分枝杆菌细胞壁，从而对结核分枝杆菌和部分 NTM 具有抑菌作用。EMB 对 MAC、堪萨斯分枝杆菌、瘰疬分枝杆菌、海分枝杆菌等均有一定的抗菌活性。乙胺丁醇与其他抗分枝杆菌药物之间无交叉耐药。乙胺丁醇与链霉素、RFP、CPFX 等合用具有协同作用。

(8) 多西环素(又称强力霉素，doxycycline，DCC)和米诺环素(minocycline，MOC)：为新型四环素类药物，强力霉素和米诺环素对偶然分枝杆菌、龟分枝杆菌、脓肿分枝杆菌、海分枝杆菌均有一定的抗菌作用。

(9) 磺胺甲噁唑(sulfamethoxazole, SMZ)和复方磺胺甲噁唑(SMZco):对偶然分枝杆菌、龟分枝杆菌、脓肿分枝杆菌、海分枝杆菌有一定的抑菌作用。

(10) 亚胺培南(imipenem, IPM)西司他丁:为碳青霉烯类抗生素,其抗菌谱超广,对偶然分枝杆菌、龟分枝杆菌、脓肿分枝杆菌等具有较强的抗菌活性。

3. 几种常见 NTM 病的治疗

(1) MAC 病:居 NTM 病的病原菌首位。大环内酯类药物是治疗 MAC 病疗效确切的唯一抗菌药物,因此,MAC 病的基础药物必须包括克拉霉素或阿奇霉素。对于肺部有结节性病灶或支气管扩张及不能耐受每日治疗的患者,推荐采用每日治疗方案:克拉霉素 1 000 mg(或阿奇霉素 500~600 mg)、利福平 450 mg 和乙胺丁醇 750 mg。对有纤维空洞的 MAC 肺病或有严重的结节性病灶及支气管扩张症患者,推荐采用每日治疗方案:克拉霉素 500~1 000 mg(体重<50 kg 者为 500 mg)或阿奇霉素 250~300 mg、利福平 450~600 mg(体重<50 kg 者为 450 mg)和乙胺丁醇 750 mg。药物剂量可根据结核病治疗经验和患者体重进行相应调整。在治疗开始 2~3 个月可考虑加用阿米卡星或链霉素。

对于大环内酯类药物耐药的 MAC 病患者,推荐方案为:阿米卡星或链霉素、异烟肼、利福布汀,或利福平和乙胺丁醇。

对播散性 MAC 病患者的推荐方案为:克拉霉素和乙胺丁醇 15 mg(kg·d),应关注大环内酯类药物与利福布汀的相互作用,大环内酯类可引起利福布汀血浆浓度增高,而利福布汀可降低大环内酯类药物的血浆浓度,在治疗过程中若患者出现明显的关节痛、葡萄膜炎、中性粒细胞减少和肝功能损害等不良反应,则应减量或停用利福布汀。还应注意的是,利福布汀是肝脏细胞色素 P450 同工酶的弱诱导剂,与抗 HIV 的蛋白酶抑制剂及非核苷类反转录酶抑制剂之间可存在相互作用,在联合应用时应适当减量。对于获得性免疫缺陷综合征(艾滋病)合并播散性 MAC 病患者,应持续抗分枝杆菌治疗直至其免疫功能恢复后 1 年,甚至终生服药。

对于局限于单侧肺部病灶,经过内科治疗效果不佳,对大环内酯类药物耐药,以及出现咯血等并发症时,推荐采用外科手术治疗,术后痰分枝杆菌培养结果阴转 1 年后可以停药。

过敏样肺病即"热浴盆肺",是 MAC 肺病的特殊表现,阻止过敏样肺病的关键是避免接触过敏源。对病情严重或伴有呼吸衰竭的患者,可及时给予皮质类固醇治疗,经过 3~6 个月的短程抗菌药物治疗有效,患者症状可迅速消失,预后良好。

(2) 堪萨斯分枝杆菌病:该菌是引起 NTM 肺病的第二位主要病原菌,对吡嗪酰胺天然耐药,对利福平、乙胺丁醇、丙硫异烟胺、环丝氨酸、卷曲霉素和新型大环内酯类药物敏感,该菌对链霉素低度耐药。推荐每日治疗方案:利福平 10 mg/kg(最大剂量 600 mg)、异烟肼 5 mg/kg(最大剂量 300 mg)、乙胺丁醇 15 mg/kg,疗程至痰培养结果转阴 12 个月。

(3) 嗜血分枝杆菌病:嗜血分枝杆菌是引起 NTM 淋巴结炎的主要菌种,仅次于 MAC。推荐的治疗方案:采用克拉霉素、利福平或利福布汀及环丙沙星,疗程 12 个月。对于免疫功能低下的嗜血分枝杆菌淋巴结病患者,推荐采用外科手术治疗。

(4) 溃疡分枝杆菌病:溃疡分枝杆菌可引起皮肤软组织及骨坏死性病变,组织学称之为"Buruli 溃疡"。推荐的治疗方案:采用克拉霉素和利福平治疗 8 周,对于疗效不佳者可行外科手术清创治疗及皮肤移植。

(5) 快速生长分枝杆菌(RGM)病:偶然分枝杆菌、龟分枝杆菌、脓肿分枝杆菌均为 RGM。RGM 菌株对第一线抗结核药物不敏感。RGM 肺病 80% 由脓肿分枝杆菌引起,少部分由偶然分枝杆菌导致。脓肿分枝杆菌肺病的推荐治疗方案:使用 1 种大环内酯类药物联合氨基糖苷类、头霉素类等 1 种或多种静脉用药物,如阿米卡星、头孢西丁或亚胺培南。对于肺部病变局限且可耐受手术的患者，可同时采用外科手术治疗，以提高治愈率。由脓肿分枝杆菌引起的皮肤、软组织和骨病的推荐治疗方案：采用克拉霉素 1 000 mg/d 或阿奇霉素 250 mg/d，联合阿米卡星 10～15 mg/d 或头孢西丁 12 g/d(分次给)或亚胺培南 500 mg(分次给)，重症病例的疗程至少 4 个月，骨病患者的疗程至少 6 个月。对于病灶广泛、脓肿形成及药物疗效不佳者，可采用外科清创术或异物清除处理。

【预后】

NTM 病的预后因各型菌群不同而异。堪萨斯分枝杆菌肺病多数发生于肺部健康者，且多数对抗结核药物敏感，故临床疗效好，预后佳。而 MAC、瘰疬分枝杆菌、龟分枝杆菌、偶然分枝杆菌、脓肿分枝杆菌等肺病多数发生于机体抵抗力下降且已有慢性疾病的患者，对药物又不敏感，故治疗效果不佳，预后多不理想。NTM 皮肤感染经积极药物治疗并通过外科手术病灶切除，疗效多较好，预后亦不错。AIDS 合并播散性 NTM 病临床疗效很差，预后极差。

【预防】 密切关注城市饮用水中 NTM 的污染问题，严格饮用水的消毒，预防 NTM 从环境传播到人。在做好预防工作的同时，注意加强 NTM 的检测工作。各省级结核病专科医院应具备检测 NTM 的条件，做好 NTM 菌种的鉴定工作，使 NTM 能及时检出，并开展各种 NTM 致病菌种的药敏试验，提高对 NTM 病的诊治水平。预防 NTM 引发的院内感染关键是抓好医院用水和医疗器械的消毒工作。消毒液的配制必须严格按要求进行，规范操作。对于艾滋病患者可以考虑预防性使用抗生素，以减少发生播散性 MAC 病的概率。所有 $CD4^+$ T 细胞＜50 个/μl 的患者均需进行预防性治疗，尤其是对有机会感染病史的患者，推荐预防用药方案为：阿奇霉素 1 200 mg，每周 1 次，次选药物为克拉霉素(1 000 mg/d)，若患者不能耐受大环内酯类药物时可选用利福布汀。

参考文献

[1] 中华医学会结核病学分会. 非结核分枝杆菌病与治疗专家共识[J]. 中华结核和呼吸杂志，2012，35(8).

[2] 中华医学会结核病学会，非结核分枝杆菌病实验室诊断专家共识编写组. 非结核分枝杆菌病实验室诊断专家共识[J]. 中华结核和呼吸杂志，2016，39(6).

[3] Griffith DE, Aksamit T, Brown-Elliott BA, *et al*. An official ATS/IDSA statement: diagnosis, treatment, and prevention of nontuberculous mycobacterial diseases[J]. Am J Respir Crit Care Med, 2007, 175(4): 367-416.

[4] Wang G, Yu X, Liang Q, *et al*. Evaluation of a simple in-house test to presumptively differentiate Mycobacterium tuberculosis complex from non-tuberculous mycobacteria by detection of p-nitrobenzoic acid metabolites[J]. PLoS One, 2013, 8(11): e80877.

[5] Young Ae Kang, Won-Jung Koh, Antibiotic treatment for nontuberculous mycobacterial lung disease[J]. Expert Review of Respiratory Medicine, 2016, 10: 5, 557-568.

[6] Xu K, Bi S, Ji Z, *et al*. Distinguishing nontuberculous mycobacteria from multidrug-resistant Mycobacterium tuberculosis, China[J]. Emerg Infect Dis, 2014; 20: 1060-1062.

(浙江大学附属第一医院　徐凯进)

四、麻风

麻风(leprosy)是由麻风分枝杆菌(*Mycobacterium leprae*)引起的一种慢性传染病，主要侵犯人的皮肤和周围神经。麻，是指神经受损导致感觉麻木和疼痛，病情进展可致严重畸残；风，代表了传染性病因(虫入肌中曰风——沈之问)，可有皮肤红斑、肿胀，累及毛囊和汗腺则有局部干燥、脱眉等表现。

麻风作为公共卫生问题在很多国家已经被消灭，但是作为研究临床感染与基础免疫关系的科学模型很有意义。隔离现症患者的措施已经被认定对控制麻风病的作用不大，1982 年以来推行的多药联合疗法(MDT)有效降低了麻风病的流行发病,而麻风病独有的服药满疗程即判定为"治愈"的疗效标准及 MDT 疗程日益趋短的现象却值得我们认真思考,有助于更好地理解分枝杆菌感染与宿主免疫的关系。在麻风谱系分型及麻风反应过程中,细菌数量变化与免疫应答效果呈现"量效关系";体外试验与临床研究均表明,完整存活的麻风菌与菌体破坏或灭活的麻风菌能够导致不同的免疫反应。抗菌治疗后麻风分枝杆菌活力下降导致的针对死菌或破坏的菌体成分的细胞免疫活化可能是诱发麻风反应的新假设;免疫学领域的一些区域现象或许也有助于我们重新理解麻风分枝杆菌的感染过程。例如,肝脏是一个免疫耐受/赦免器官(T 细胞的坟墓),但对于肝脏内检出的大量麻风菌应该赋予新的意义。

【病原学】

1873 年,挪威学者汉森(Gerhard Armauer Hansen)发现麻风分枝杆菌并确认为麻风病原体。麻风分枝杆菌寄生在巨噬细胞内,并且只能在活体内繁殖,体外人工培养基和细胞培养都未获成功。对麻风分枝杆菌的研究通常依赖动物接种,常用小鼠足垫接种模型开展麻风分枝杆菌药物敏感试验;九带犰狳动物接种后,麻风病变可以遍及动物周身,包括中枢神经系统并伴有明显的麻风分枝杆菌血症,可制备获得大量细菌。至今报道能感染麻风分枝杆菌的灵长类动物有黑长尾猴、恒河猴、非洲绿猴、黑猩猩、短尾猴及树鼩等。

麻风分枝杆菌生长缓慢,在鼠足垫内平均倍增时间(世代时间)是 13 日,远远低于一般细菌数十分钟的世代时间。麻风分枝杆菌的基因组为环状,序列全长 3.3 Mbp,具有 1 700 个功能基因,仅占基因组序列的 50%,其余区域分别为假基因(26%)和非编码序列(24%);与之对应的结核分枝杆菌则可以在专用培养基中独立生长,世代时间 5～20 小时,基因组全长 4.4 Mbp,具有 4 000 个功能基因,占基因组序列的 91%,非编码区域仅 9%。经过巨噬细胞内的长期寄生和选择过程,麻风分枝杆菌放弃了独立复制所需要的大部分代谢和调控相关基因,必须依赖于宿主的代谢产物生存,这可以部分解释其世代时间长、不能人工体外培养以及隐匿致病的特性。但是,麻风分枝杆菌仍然保留了细胞壁分枝菌酸、肽聚糖层等结构,相应基因组和结核分枝杆菌具有高度同源性,以致实验室抗酸染色检查和结核分枝杆菌不能区分,甚至用于结核预防的卡介苗接种对于麻风也有类似甚至更好的预防效果。

麻风皮肤组织切刮液涂片经齐-尼(Ziehl-Neelsen)法抗酸染色后,在光学显微镜下观察,麻风分枝杆菌呈红色。完整的麻风分枝杆菌染色均匀,一般呈短小直棒状,或稍有弯曲;除上述完整均匀染色菌外,尚可见到断裂状、短杆状、中珠状、双球状和颗粒状等变形菌。通常认为染色均匀完整菌是活菌;染色不均匀、菌体周边不光滑,或菌体呈断裂状或颗粒状的杆菌为死菌。麻风分枝杆菌在 4℃保存 7～10 日,活力无大变化;在 21℃保存 3 日,活力略下降;在 45℃时活力迅速丧失。在 60℃时 0.5～1 小时或煮沸 15 分钟,活力完全丧失。夏季阳光直射 2 小时,活力完全丧失。一般认为,麻风分枝杆菌的抵抗力比结核分枝杆菌弱,可参照结核杆菌的消毒方法进行消毒,如煮沸、高压蒸汽、苯酚、甲酚、漂白粉、福尔马林熏蒸、紫外线及日光照射等。

麻风分枝杆菌的细胞壁成分复杂,其中阿拉伯甘露聚糖(lipoarabinomannan, LAM)具有免疫调节功能,在细胞内存活方面发挥重要作用。麻风分枝杆菌的荚膜可能是脂类物质:其一是结核菌蜡酯(PDIM),在化学结构上与结核菌及其他分枝杆菌的 PDIM 略有不同;第二种是酚糖脂-1(PGL-1),PGL-1 的末端糖残基是麻风分枝杆菌所特有,具有抗原性,可以诱发产生特异性抗体。据认为,麻风分枝杆菌的脂质荚膜在感染期间,有防止宿主巨噬细胞产生的溶附体酶和反应性氧代谢物对其伤害的功能,能阻止含菌吞噬泡和溶酶体的融合过程,有利于细菌在巨噬细胞内寄生存活。

【流行病学】

1. 传染源　至今公认的传染源是未经治疗过的麻风患者,其中多菌型(MB)患者皮肤及黏膜处含有大量的麻风分枝杆菌,是最重要的传染源。未治疗过的多菌型患者鼻和口腔可排出大量的麻风杆菌,表明上呼吸道排菌对麻风的传播有重要意义。在野生红松鼠、九带犰狳等动物体内也可检出麻风分枝杆菌伴相应组织损伤,麻风也被认为是人畜共患病,有动物储存宿主。

2. 传播途径　目前认为,多菌型患者的鼻黏膜是麻风分枝杆菌排出的主要途径。传统认为,麻风需长期、密切生活接触才能被传染,但易感者偶尔短期接触亦可发病。最新研究认为,带菌者咳嗽或打喷嚏时的含菌飞沫或气溶胶通过健康人的上呼吸道黏膜进入人体,再通过血行播散,是麻风分枝杆菌传播的主要途径。肝脏库普弗细胞内可能存在增殖复制,然后随着单核-巨噬细胞的移行分化过程扩散到皮肤巨噬细胞(组织细胞)和神经鞘膜巨噬细胞(雪旺细胞),造成相应病理变化。

3. 易感人群　麻风可发生于所有年龄,但儿童感染后发病的概率相对较大;年龄较大人群的发病比青少年低,夫妇间麻风发病率(2%～5%)也比较低,表明成人对麻风分枝杆菌的免疫力较强,即使感染后也不易发病。所有能够降低人体免疫力的因素(如营养不良等)都可以增加机体对麻风的易感性。在发展中国家儿童发病率较高,营养不良可能是影响因素之一。在易感人群中麻风发生的型别似乎决定于或部分决定于人类白细胞抗原(HLA)连锁基因。

麻风在临床上存在着两个迥然不同的极型(T端和L端),在两个"极型"之间存在着广阔的中间类型。这种临床类型的差异主要取决于人体免疫状态不同。机体对麻风分枝杆菌的免疫反应,不仅决定麻风是否发病,也决定麻风的发病类型、过程和预后。HIV感染和艾滋病患者存在严重的细胞免疫功能的破坏,因此,理论上HIV感染可以明显增加患者对麻风的易感性;很多文献报道,HIV感染的麻风患者经过抗病毒治疗后,诱发麻风反应增多。

社会因素对麻风的传播和流行有很大影响。挪威曾经是麻风流行的国家之一。在有效抗麻风治疗方法出现之前,该国的麻风已经达到基本消灭,主要是由于经济的发展带动了整个人群的健康水平和卫生状况改善,尤其体现了宿主免疫状态变化对于控制麻风感染的关键作用。

4. 流行特征　2019年,全球共报告新发病例202 162例,发病率2.66/10万;登记患病177 115例,患病率2.34/10万。2019年报告发病超过10 000例的国家有印度(114 451例)、巴西(27 863例)、印度尼西亚(17 439例)。2019年,我国新报告发病464例,发病率0.03/10万,印度新报告发病率8.38/10万,美国新报告发病率0.05/10万。

20世纪80年代及以前,以沿海的广东、江苏、山东、浙江、福建等省为多。1981年,我国政府制订的在20世纪末实现基本消灭麻风的目标,其标准是以县(市)为单位,患病率≤1/10万,近5年平均年发现率≤0.5/10万。据此,我国已有超过90%的县(市)达到基本消灭麻风的标准,新发麻风病例主要分布在云南、贵州、四川、西藏、湖南5个省份和自治区。

【临床表现】

1. 麻风的潜伏期　一般为2～5年,短者3个月,长者可达20年。

2. 麻风的分类和特点　1962年,Ridley-Jopling提出了用于麻风研究工作的五级分类法:患者对麻风分枝杆菌的反应能力像"光谱"一样,在光谱的一端为结核样型麻风,表明机体对麻风分枝杆菌的抵抗力强;在"光谱"的另一端为瘤型麻风,表明机体对麻风分枝杆菌的抵抗力很弱;这两者构成五级谱系分型的两极,处在这两极型中间的称为界线类麻风(中间线,对称轴)。据此,Ridley-Jopling将麻风分为结核样型(TT)、界线类偏结核样型(BT)、中间界线类(BB)、界线类偏瘤型(BL)和瘤型(LL)。随着病情的发展，患者可按照免疫力强弱向临床各型发展，免疫力较强患者向结核样型一端发展，免疫力较弱者向瘤型一端发展，典型症状逐渐明显（图 16－13）。

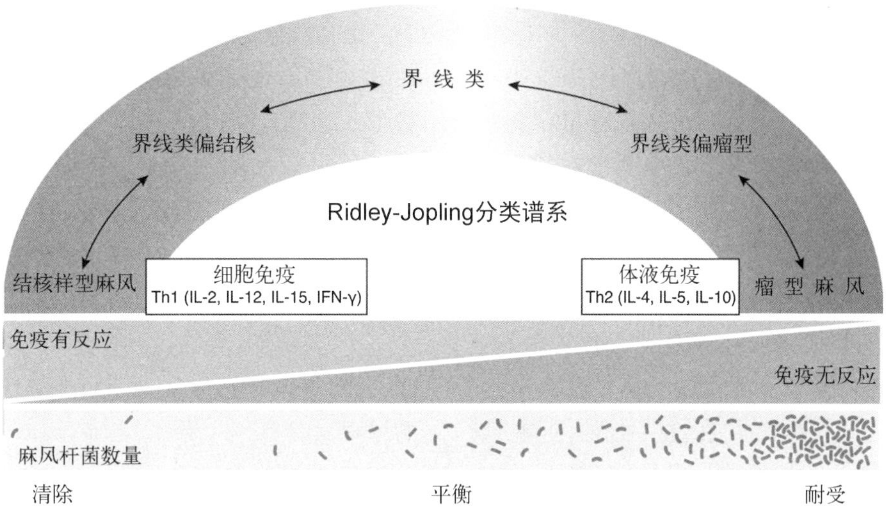

图 16－13 麻风的 Ridley-Jopling 分类谱系

（1）结核样型麻风（tuberculoid leprosy，TT）：是 Ridley-Jopling 分类谱系中免疫应答最强的一个极端，因为局部皮损明显或神经炎疼痛表现容易被发现。该分型的初始命名原因是临床更像皮肤结核感染，但是结核没有神经损害；现在我们知道，即便是结核感染在临床上也是表现多样不均一的。通常 TT 皮损少而局限，一般只有 1～2 块浅色斑、红斑、丘疹或斑块；面积较大，可呈环状或地图状，边缘清楚，分布不对称，皮损表面干燥、毳毛脱落、局部麻木，皮损内或其附近有时可触及粗大的皮神经。皮损外可有 1～2 条周围神经粗大、质硬，常为尺神经、腓总神经、耳大神经等；神经功能障碍出现早且重，可见严重的肌肉萎缩、运动功能障碍及畸残等。除局部有皮损外，一般眉毛、头发不脱落。不侵及黏膜、淋巴结、睾丸、眼及内脏。皮肤涂片查抗酸杆菌为阴性。麻风菌素试验晚期反应为阳性，细胞免疫试验结果正常或接近正常。

（2）界线类偏结核样型麻风（borderline tuberculoid leprosy，BT）：皮损比 TT 多，大小不等，为浅色斑、红斑或斑块，部分边缘清楚，分布不对称；大的皮损周围常有卫星灶；有的皮损呈环状，内外缘清楚，中央可见圆形或椭圆形空白免疫区。一般皮损浅感觉障碍明显。周围神经干损害多发但不对称，神经粗大不如 TT 明显，质地不如 TT 硬，畸形出现早且重。除非局部有皮损，一般头发、眉毛不脱落。黏膜、淋巴结、睾丸、内脏较少受累。皮肤涂片查抗酸杆菌一般为－～＋＋。麻风菌素试验晚期反应多为弱阳性。预后较好，治愈速度不如 TT 快，少数 BT 可以自愈。未经治疗者可发生降级反应向 LL 端转变，演变为 BB 或 BL；经过治疗者可发生升级反应而向 TT 端转变。

（3）中间界线类麻风（borderline leprosy，BB）：皮损数量和大小界于两极型中间，具有多形性和多色性，大小不一，分布广泛但不对称；皮损边缘部分清楚，或内缘清楚、外缘模糊，有的斑块或浸润的中央有空白免疫区。有些病例同时具有两极型特点，如面部皮损似 LL，而躯干、四肢皮损似 TT，或同一皮损具有两极型的不同表现。神经损害多发但不对称，神经粗大和功能障碍程度比 LL 重、比 TT 轻，呈中度粗大、质较软、较均匀。黏膜、淋巴结、睾丸及内脏可发生病变但较 LL 少。皮肤涂片查抗酸杆菌为阳性

(＋＋＋～＋＋＋＋)；麻风菌素晚期反应为阴性，细胞免疫功能试验结果介于两极型之间。BB预后介于两极型之间，病情很不稳定，容易发生麻风反应：未经治疗者易降级反应为BL，经过治疗者易升级反应为BT。

(4) 界线类偏瘤型麻风(borderline lepromatous leprosy，BL)：皮损多、分布广泛性但不完全对称，可为斑疹、斑块、浸润、结节等，呈淡红、深红或棕褐色，皮损边缘模糊不清；皮损表面不如瘤型麻风光亮多汁，有的皮损呈环形，内线较清楚，外缘模糊；皮损中央可见免疫区。皮损浅感觉障碍出现迟而轻。周围神经损害多发，均匀粗大，质软，分布不如LL完全对称。畸残出现迟且不完全对称。眉毛脱落不对称，晚期BL头发可脱落。鼻黏膜、眼、淋巴结、睾丸及内脏病变出现较早，可形成鞍鼻。皮肤涂片查抗酸染色＋＋＋＋～＋＋＋＋＋，麻风菌素试验晚期反应阴性。细胞免疫功能试验结果显示有缺陷。未经治疗者多出现接近LL的症状和体征，经过治疗者可升级反应演变为BB。

(5) 瘤型麻风(lepromatous leprosy，LL)：Ridley-Jopling分类谱系的另一个极端，细胞免疫应答最弱，通常无症状隐匿进展，直到有肢体功能障碍或伴发麻风反应才就诊。早期LL皮损多而小，呈不明显的淡红斑或浅色斑，边缘模糊、表面光亮，无明显感觉障碍，容易误作皮炎过敏而忽略就诊；中、晚期皮损可见结节、斑块和弥漫性浸润等，分布广泛对称。晚期可出现明显感觉障碍，狮面、鼻唇肥厚、耳垂肥大等，各期皮损均无"免疫区"。神经损害早期不明显，中、晚期可出现广泛对称的神经干粗大，发病多年后皮肤、肌肉的失神经萎缩可伴局部感染，肢端骨萎缩吸收有严重畸残。眉、睫毛可全部对称性脱落，腋毛、阴毛可稀疏或完全脱落。黏膜、淋巴结、睾丸及内脏受累出现略晚，可产生鼻中隔穿孔、鞍鼻，淋巴结明显肿大，睾丸萎缩、阳痿、男性乳房女性化，眼可出现结膜炎、角膜炎、虹膜睫状体炎，重者失明；肝、脾、肾也常受累，肝穿刺组织查菌阳性。皮肤涂片查抗酸杆菌阳性(＋＋＋＋～＋＋＋＋＋＋＋)，麻风菌素试验晚期反应阴性，细胞免疫功能试验有明显缺陷。早发现、早治疗预后较好，否则可致难以恢复的畸残和毁容。

3. *WHO用于联合化疗的分类法*　前述Ridley-Jopling五级谱系分类法用于麻风研究和教学。为适合流行地区现场治疗应用，WHO还将麻风分类为多菌型和少菌型。

(1) 皮肤涂片查菌分类法：为了联合化疗的目的，任何患者只要皮肤涂片查菌阳性，均分类为多菌型；皮肤涂片查菌阴性为少菌型。

1) 多菌型：包括五级分类法中的BB、BL、LL患者以及皮肤涂片查菌阳性的任何其他类型的患者。

2) 少菌型：仅包括五级分类中皮肤涂片查菌阴性的TT、BT和未定类患者。

(2) 皮损或神经损伤计数分类法：在无条件进行皮肤涂片查菌的地区，可根据皮损和神经干受累的数目来确定治疗方案。

1) 多菌型：皮损≥6块或神经干损伤≥2条者分类为多菌型。

2) 少菌型：皮损≤5块或神经损害≤1条者分类为少菌型。

在分类有疑问时，亦可均按多菌型方案治疗。

4. *麻风反应*　指在麻风的慢性过程中，由于免疫状态的改变而突然发生的病情活跃或加剧，如原有皮损急剧红肿、扩展，骤然出现许多新皮损，或兼有剧烈的周围神经肿痛、虹膜睫状体炎、淋巴结炎、睾丸炎或发热等症状。一个有趣并且可能提示免疫学本质的临床现象就是，麻风反应多见于有效的抗麻风分枝杆菌治疗之后：在多药联合化疗(MDT)期间发生Ⅰ型反应的风险最高，其次见于停用MDT之后的头6个月内。综合文献数据，最多可有70%～80%的反应在MDT期间或完成之后发生，仅有不到30%的麻风反应在MDT之前发生。受此启发，MDT导致的细菌活性变化是否可以作为诱发麻风分枝杆菌细胞免疫应答的关键因素有待进一步探讨。

麻风反应可分为Ⅰ型反应、Ⅱ型反应和混合型反应，若不及时适当处理，往往导致患者出现畸残。

（1）Ⅰ型反应：是细胞介导的迟发型超敏反应。常见于免疫状态不稳定的界线类（BT、BB和BL）患者。随着反应的发生，患者的免疫力可发生变化，临床谱系分类上可表现为向结核样型（TT）端或瘤型（LL）端的演变。如果反应伴特异性细胞免疫力增强，反应后病情向TT端演变，称为逆向反应（RR）或升级反应；如果反应伴特异性细胞免疫力降低，其病情往往向LL端演变，称为降级反应。

Ⅰ型反应见于BT、BB和BL患者，病程为数月至1年左右，甚至更长。临床表现为原有皮损部分或全部变红、充血水肿、高出皮面、局部发热，有时有触痛，外观类似丹毒。斑疹可变成斑块，反应剧烈时可高度充血、肿胀，以致发生坏死与破溃。分类越是靠近BB，皮损的数目就越多，病情就更严重；反应消退后，皮损部位干燥脱屑、变平。Ⅰ型反应时常见一条或多条神经干迅速肿胀，明显疼痛和触痛，神经炎可与皮损同存，也可单独存在，患者感觉异常和疼痛，亦可迅速发生运动功能障碍。神经剧痛时，患者十分痛苦，如未及时处理，可导致垂足、垂腕、面瘫、眼睑闭合不全。

逆向（升级）反应多于开始化疗后3个月至1年内发生，通常约半数的BT和BL患者于化疗开始后2周至6个月之间发生，约半数BL患者在化疗开始后2～12个月发生。逆向（升级）反应导致皮损向TT端演变、抗酸杆菌减少或转阴性，提示机体的免疫力增强，但组织创伤更严重，不及时治疗往往导致严重畸残。

降级反应与逆向（升级）反应过程相反，往往发生于未经化疗或化疗不规则的患者。降级反应患者皮损边缘境界日益模糊，皮损数目增多、范围扩大，可出现新皮损，其境界往往模糊不清。反应后抗酸杆菌增多，常为活菌，提示机体免疫力下降，临床表现向LL端演变。

（2）Ⅱ型反应：又称麻风结节性红斑（ENL），是血管炎型或免疫复合物型变态反应。体内麻风分枝杆菌抗原与相应的抗体结合成免疫复合物，这种免疫复合物激活补体，产生趋化因子，吸引白细胞吞噬免疫复合物，然后释放溶酶体的各种酶引起血管炎及周围组织坏死。Ⅱ型反应常见于经抗麻风药物治疗数月或数年的LL、BL患者，且在有麻风分枝杆菌的任何器官和组织均可引起急性炎症。主要临床特点是在四肢、面部和躯干等部位外观正常的皮肤上突然出现直径为2～5 mm的疼痛性丘疹或红色结节，呈半球状隆起于皮肤，境界不清，开始鲜红有光泽和触痛，以后呈暗红色，数日后消退留有色素沉着。ENL亦可至真皮深部和皮下，并可破溃、流出浓脓。皮损涂片查菌一般为阳性，且多为活力较低的颗粒状菌。此型反应神经炎损伤通常较轻。当然，ENL损害仅为Ⅱ型反应的主要表现之一，其他如神经炎、虹膜睫状体炎、睾丸炎等也是Ⅱ型反应的重要表现。

【实验室检查】

1. *皮肤涂片查抗酸染色*　组织切刮液涂片，常规取材部位包括眶上、耳垂、下颌及皮损部位2～3处。经齐-尼（Ziehl-Neelsen）法抗酸染色后计数分类（Ridley对数法）细菌密度，每个级别（＋号）呈10倍之差，并计算细菌密度指数（BI）和形态指数（MI）。通常认为染色完整、均一的是活菌，染色不均匀包括颗粒状、不连续的是死菌。需要说明的是，抗酸染色只是查见抗酸的分枝杆菌，阳性结果也可能是结核或其他非结核分枝杆菌等。

2. *皮肤组织病理检查*　可有重要的提示意义。组织切片查见泡沫细胞、抗酸染色阳性有诊断意义；查见真皮内神经小分枝破坏、上皮样细胞肉芽肿结构等有提示意义。

3. *麻风菌素试验*　与结核菌素试验类似，为典型的迟发型超敏反应，对麻风的分类以及判断病情演变和预后有重要参考价值，但无助于麻风的诊断。粗制麻风菌素是用含菌多的患者的麻风瘤制成，除含有麻风分枝杆菌外，尚有一定量的组织残渣。

结果判断如下。① 早期反应：在注射后48小时观察并判断结果。阳性反应是在注射局部产生浸润性红斑，根据红斑浸润的大小进行判断，标准类似结核菌素试验。② 晚期反应：在注射1周后于局部产生浸润小结，3～4周时达高峰，测量局部浸润性结节的直径，根据结节的大小及有无破溃进行判断。麻风菌素晚期反应的强度与机体对麻风分枝杆菌抵抗力的强度成正比。LL患者麻风菌素晚期反应一般均为阴性，TT患者一般均为阳性。BT患者为弱阳性，BB、BL和LL患者为阴性。麻风菌素晚期反应阴性者，表示对麻风分枝杆菌无抵抗力，如果被麻风分枝杆菌感染，则发病的可能性较大，且发病后大多为多菌型。麻风菌素晚期反应阳性者，麻风菌感染后一般不发病，即使发病，往往为少菌型麻风。因为麻风分枝杆菌和结核、卡介苗等在基因序列上的高度同源性，非特异性的麻风菌素试验在一般健康人大多呈阳性，本试验结果只在感染过程中表现出强度变化，有助于麻风的分类和预后，无助于麻风的诊断。因为麻风菌素来源和特异性问题，现已很少开展。

4. 其他血清学实验　免疫诊断一直是麻风研究的热点，但因多菌型麻风细胞免疫力缺陷，体液免疫力与正常人接近，而少菌型麻风恰好与之相反，造成免疫检测困难。而且前述麻风分枝杆菌抗原大多与结核分枝杆菌、非结核分枝杆菌有交叉反应，也限制了免疫诊断的发展。酚糖脂(phenolicglycolipid I，PGL)是麻风分枝杆菌特异性抗原，与结核分枝杆菌、堪萨斯分枝杆菌、鸟-胞内分枝杆菌复合群感染没有交叉反应。目前，基于ELISA或胶乳凝集方法检测PGL－I的多种试剂盒已经商业化，我国吴勤学等做了一系列重要工作，明显提高了诊断的敏感性和特异性。麻风分枝杆菌IgM抗体水平与细菌数量呈线性相关，在75%～100%的多菌型患者中为阳性、在15%～40%的少菌型患者中为阳性，对少菌型患者漏诊率较高。其他如麻风分枝杆菌CFP－10抗体、ESAT－6抗体等同样存在少菌型患者检测阳性率限制，还有和结核分枝杆菌的同源假阳性区分等难题。

5. 基于麻风分枝杆菌基因组特异性序列的分子诊断技术　如PCR扩增后测序比对等病原学诊断有一定价值，可以弥补抗酸染色检查灵敏度和特异性的不足，对于细菌耐药检测也有一定的参考价值。

【诊断和鉴别诊断】

对麻风的诊断必须慎重，有足够的证据方可确诊。麻风在发生神经不可逆性损害之前的早期发现、早期治疗是中断传染和预防畸残发生的关键。因此，麻风除必须准确诊断外，还应做到早发现、早治疗。

1. 诊断要点

(1) 皮损伴明确的感觉丧失：麻风的感觉丧失主要是浅感觉障碍，包括温度觉、痛觉和浅触觉。通常的规律是温度觉最早丧失，其次是痛觉，最后是浅触觉。但是瘤型或偏瘤型麻风患者以及有些TT或BT早期患者皮损可暂无麻木。

(2) 周围神经粗大伴相应的功能障碍：麻风患者有单侧的尺神经干或腓总神经干或其他周围神经干粗大，可呈节段性粗大，质地较硬是麻风病的特征之一，但是应排除其他疾病如原发性周围神经淀粉样变性、肥大性间质性多发性神经病、周围神经肿瘤(神经鞘瘤、多发性神经纤维瘤)等。

(3) 皮肤查菌和血清学检测等病原学检查：非常重要，缺少病原学依据很难诊断麻风。

(4) 皮肤组织病理检查：通常可以提示诊断线索，是确立诊断的重要参考依据，结合病原学检查更有意义。

2. 鉴别诊断　在麻风流行区往往发生麻风的过度诊断，而在低流行或非流行区常发生麻风的漏诊。漏诊者大多为皮肤科、神经科、矫形外科以及风湿科就诊患者，常见的问题是没有考虑到麻风是周围神经病变的原因之一。因此，在麻风诊断中与一些皮肤病和神经系统疾病进行鉴别尤为重要。

(1) 麻风与某些皮肤病的鉴别：与麻风皮疹

相似的皮肤病甚多，两者的主要区别点是多数皮肤病有痒感，无麻木和闭汗；一般皮肤病周围神经不粗大、通常皮损涂片查抗酸杆菌为阴性；必要时做皮损的组织病理学检查，可以进一步鉴别。

(2) 麻风与某些神经科疾病的鉴别：一些神经系统疾病的体征如感觉丧失、运动神经功能障碍、肌萎缩、畸形和足底溃疡等可与麻风相似。这些情况通常不伴有皮损，鉴别诊断必须根据神经病理学检查。

【治疗】

1. 联合化疗(multidrug therapy，MDT) WHO 于 1981 年底推荐对麻风采用联合化疗，采用两种或两种以上作用机制不同的有效杀菌或抑菌性化学药物治疗。在目前的麻风联合化疗方案中，必须包括强效杀菌性药物利福平。WHO 所推荐的联合化疗方案是最低有效方案，但不反对应用作用更强或疗程更长的方案。以下是 1998 年更新的推荐方案。

(1) 多菌型方案：利福平 600 mg 每月 1 次(监服)、氯苯酚嗪 300 mg 每月 1 次(监服)＋氯苯酚嗪 50 mg/d(自服)、氨苯砜 100 mg/d(自服)，疗程 12 个月。

(2) 少菌型方案：利福平 600 mg 每月 1 次(监服)＋氨苯砜 100 mg/d(自服)，疗程 6 个月。

对于多菌型麻风，联合化疗方案能迅速控制传染和防止耐药的发生。瘤型麻风患者在开始联合化疗后，结节和斑块于治疗 6～12 个月基本消退，但红斑及浸润需 1～2 年才能完全消退，然而 BI 的下降会更慢一些。WHO 临床试验表明，多菌型麻风 MDT 后，BI 每年平均下降 0.62；对于常见的 BL 患者(BI＝4)，依此速率可能需要持续 MDT 6 年或更久。事实上，1998 年以前，多菌型患者 MDT 疗程规定为 24 个月，完成疗程即判定为治愈；停止联合化疗后，BI 还会继续下降直至阴转，复发率为 0%～20%。1998 年，WHO 修订推荐多菌型麻风 MDT 疗程缩减为 1 年(完成疗程即判定为治愈)，总体疗效和复发率与原先 2 年疗程并无差别。为了进一步简化对麻风病的化疗，2002 年，WHO 又提出对所有患者均给予多菌型方案治疗半年，称为“统一联合化疗”。印度和中国贵州的多中心临床试验，经过 8 年随访证明多菌型麻风经 WHO 多菌型方案治疗半年有效，近期疗效与远期复发率与 1 年或 2 年疗程无显著差别。

对于少菌型麻风，WHO 推荐的少菌型麻风联合化疗方案，在治疗 6 个月停止治疗时，仍有 30%～70%的患者有活动性皮损。停止治疗后，活动性皮损仍会继续消退。

我国卫生主管部门规定，完成联合化疗的患者应监测至活动性症状完全消失，且初诊时皮肤涂片查菌阳性者复查阴转、初始查菌阴性者在活动性症状完全消失后皮肤查菌仍为阴性者，可判“临床治愈”。WHO 规定麻风患者完成 MDT 疗程即为“治愈”，推荐疗程从 24 个月(1998 年以前)到 12 个月(1998 年以后)再到 6 个月(2002 年)，推荐疗程越来越短以致麻风作为慢性病的年患病率低于发病率，这一技术性规定背后的免疫学机制值得深思。

2. 氨苯砜相关的严重药物过敏反应 通常在服药第 5 周时发生，又称“5 周皮炎”(又称 DDS 综合征、DRESS、DIHS)，临床表现为发热、皮疹、淋巴结肿大、肝大，氨基转移酶和白细胞、嗜酸性粒细胞计数升高，外周血可查到异形淋巴细胞，与传染性单核细胞增多症表现极为相似。

对氨苯砜治疗有严重毒性作用时应立即停止氨苯砜治疗。多菌型麻风用多菌型方案中的利福平和氯法齐明两种药物治疗即可，无需加用其他药物；如少菌型患者对方案中的氨苯砜治疗有严重不良反应，可以氯法齐明代替，其剂量同多菌型方案，疗期为 6 个月。我国张福仁等首创 HLA-B*1301 等位基因筛查减少了 DDS 综合征风险。

【预防】

目前的麻风防治策略是早发现、早治疗，从而达到控制传染源，逐步减少麻风的传染和发病，最终完全消灭麻风的目标。

1. 及早发现患者 用联合化疗普遍治疗患者，不强制隔离患者。在最早明确麻风病原体的国家挪威,在尚无有效的抗感染治疗药物的年代里,于1920年实现了基本消灭麻风的目标。分析表明,传统隔离措施对于控制麻风流行没有帮助。

2. 卡介苗(BCG)接种 对预防麻风感染有明显效果。在已经开展的一些随机对照试验中,BCG预防接种能降低麻风发病的风险,部分研究显示,其预防效果甚至超过结核,评估其保护作用可高至40%~80%。

3. 化学预防 迅速有效。成人给予利福平600 mg剂量单次口服,研究显示,其保护效果为35%~40%。鉴于麻风的患病率较低,对健康人群普遍进行化学预防是不经济的;然而对一些特殊人群,如麻风患者特别是多菌型麻风患者的家庭接触者,尤其是儿童接触者予以化学预防,对降低家庭内发病很有意义。预防服药的作用是杀灭麻风患者确诊治疗前传给其接触者体内可能存在的少量活麻风菌,该单剂预防给药措施和MDT的疗程缩短趋势与WHO基于MDT疗程的判定治愈标准可能具有类似的潜在机制。

参考文献

[1] WHO. Global leprosy update, 2020. Geneva: World Health Organization, 2020. https://www.who. int/data/gho/data/themes/topics/leprosy-hansens-disease.

[2] Avanzi C, Del-Pozo J, Benjak A, Stevenson K, Simpson VR, *et al*. Red squirrels in the British Isles are infected with leprosy bacilli[J]. Science, 2016, 354(6313): 744-747.

[3] Frade MA, Foss NT. Evidences of aerial route of Mycobacterium leprae infection and doubts about transmission and natural protection in leprosy[J]. Clin Infect Dis, 2016, 63(11): 1421-1422.

[4] Sharma R, Singh P, Loughry WJ, Lockhart JM, Inman WB, *et al*. Zoonotic Leprosy in the Southeastern United States[J]. Emerg Infect Dis, 2015, 21(12): 2127-2134.

[5] Degang Y, Nakamura K, Akama T, Ishido Y, Luo Y, Ishii N and Suzuki K. Leprosy as a model of immunity[J]. Future Microbiol, 2014, 9: 43-54.

[6] Smith WC, Aerts A. Role of contact tracing and prevention strategies in the interruption of leprosy transmission[J]. Lepr Rev, 2014, 85(1): 2-17.

[7] Polycarpou A, Walker SL, Lockwood DN. New findings in the pathogenesis of leprosy and implications for the management of leprosy[J]. Curr Opin Infect Dis, 2013, 26(5): 413-419.

[8] Rodrigues LC, Lockwood DN. Leprosy now: epidemiology, progress, challenges, and research gaps[J]. Lancet Infect Dis, 2011, 11(6): 464-470.

[9] Meima A, Irgens LM, van Oortmarssen GJ, Richardus JH, Habbema JD. Disappearance of leprosy from Norway: an exploration of critical factors using an epidemiological modelling approach[J]. Int J Epidemiol, 2002, 31(5): 991-1000.

[10] Ridley DS, Jopling WH. Classification of leprosy according to immunity. A five-group system[J]. Int J Lepr Other Mycobact Dis, 1966, 34(3): 255-273.

(上海市皮肤病医院 杨德刚)

第十九节 厌氧菌感染

一、组织器官厌氧菌感染

厌氧菌(*Ananerobic bacteria*)通常认为是一类只能在低氧分压或无氧的条件下生长,而不能在18%氧气和(或)10%二氧化碳浓度下的固体培养基表面生长的细菌。按其对氧的耐受程度,可分为3类。① 专性厌氧菌:其氧化过程不需要氧,氧的存在反不利于其生长繁殖,且可促使其迅速死亡,如破伤风杆菌、肉毒杆菌等。② 微需氧菌:可在低氧压条件下生长,如空肠弯曲菌、幽门螺杆菌等。③ 兼性厌氧菌:在有氧或无氧条件下都可生长,如葡萄球菌、大肠埃希菌等。

厌氧菌感染(ananerobic infection)中由破伤风梭菌、肉毒梭菌、艰难梭菌作为特异性病原体可引起特殊病症,大部分无芽孢厌氧菌可引起人体任何组织器官的化脓性炎症。厌氧菌广泛存在于口腔、鼻、咽、下消化道、前尿道和阴道等的腔道黏膜上,为人体正常菌群组成部分或为条件致病菌,当人体抗感染防御功能减退,尤其是局部黏膜、皮肤屏障受损后,该部位厌氧菌可入侵局部组织而引起感染。可以说厌氧菌感染常是内源性感染,好发于靠近黏膜腔的部位。需氧菌的存在消耗了氧,为厌氧菌的侵入和增殖创造条件,所以厌氧菌感染中需氧菌与厌氧菌构成的混合感染相当多;纯厌氧菌感染多是数种厌氧菌的复数菌感染。

由无芽孢厌氧菌引起的感染常被临床忽略,因此必须提高厌氧菌培养技术以避免漏诊,为合理选择抗菌药物提高抗感染治疗水平而努力。

【病原学和发病机制】

厌氧菌是人体黏膜腔道的常见菌群的主要组分,基本上为腐物寄生菌。如每克粪便有 $10^{10\sim11}$ 个细菌,其中 99.9%为厌氧菌,且种类繁多。但是从人体感染病灶分离到的厌氧菌只限部分菌种(表 16-15)。

表 16-15 厌氧菌感染的主要菌种和常在部位

菌 种	口 腔	性 器	大 肠	皮 肤
革兰阴性杆菌				
1. 拟杆菌属(*Bacteroides*)				
脆弱拟杆菌(*B. fragilis*)		+	2+	
产黑色素拟杆菌(*B. meraninogenicus*)	2+	+		
其他拟杆菌(other *bacteroides*)		2+	2+	
2. 梭杆菌属(*Fusobacterium*)	3+		2+	
革兰阴性球菌				
费氏球菌(*Veillonella*)	2+			
革兰阳性产芽孢杆菌				
艰难梭菌(*Clostridium difficile*)		+	2+	
产气荚膜杆菌(*Clostridium perfriagens*)		+	2+	
其他梭菌(other *Clostridium*)		+	+	
革兰阳性无芽孢杆菌				
1. 真杆菌属(*Eubacterium*)			2+	
2. 痤疮丙酸杆菌(*Propioni-bacterium acnes*)		+		
3. 伊氏放线菌(*Actinomyces israelii*)	2+	+		2+
革兰阳性球菌				
1. 消化链球菌(*Actinomycet israelii*)	+	2+	2+	+
2. 消化球菌(*Peptococcus*)	+	2+	2+	
3. 厌氧链球菌(*Anaerobic strains of streptococcus*)	2+	2+	2+	

随着科学技术的发展,厌氧菌分离培养和鉴定技术有很大进步,诊断水平也得到了提高,发现一些新菌种[如纤维拟杆菌(*Bacteroides gracilis*)、*Fusobacterium ulcersans*、琥珀酸厌氧螺菌(*Anaerobiospirillum succiniproducens*)],并制定新的分类,既往的口腔拟杆菌和产色素拟杆菌等细菌则分别进入新的菌属——卟啉单胞菌属(*Porphyromonas*)和普雷沃菌属(*Prevotella*)。

妨碍厌氧菌繁殖的主要因素是组织内的氧化还原电势(Eh),正常 Eh 为 120~180 mV,当降低到 7.4～1.0 mV 以下时即有利于组织内厌氧菌的繁殖。局部血供不足，组织坏死或需氧菌同时存在可使氧化还原电势降低。因此，凡有影响血供的血管疾病（如动脉硬化）、药物（肾上腺素、奎宁等）注射后产生局部组织坏死、恶性肿瘤（局部阻塞引起缺血缺氧、组织坏死、黏膜中断等）、冷冻、休克、水肿、手术和外伤（特别是在腹部、盆腔、口腔）以及有异物或需氧菌的同时存在等，均有利于厌氧菌感染的发生。

需氧菌感染使局部 Eh 降低，促使并存的厌氧菌繁殖继而导致感染。此即所谓厌氧菌感染发病机制中的双相感染（biphasic infection）原理：第一相为初期的需氧菌感染，其后第二相才是厌氧菌感染。有时，需氧菌和厌氧菌感染之间有协同作用，如 Meleney 协同性坏疽（synergistic gangrene），其病原菌为金黄色葡萄球菌和一种微需氧链球菌，单独给动物接种这两种细菌中任何一种都不会引起坏疽，金黄色葡萄球菌繁殖过程中产生大量玻璃酸酶为微需氧链球菌入侵制造条件，两菌协同才造成炎症性坏疽。金黄色葡萄球菌产生一些因子和造成的低 Eh（－150～－250 mV）环境可增强厌氧菌的侵袭力。

某些厌氧菌借其产生的酶、毒素或代谢产物而使其毒力增强。但侵袭组织细胞的第一步是黏附于细胞，具有荚膜、菌毛、纤毛的细菌都有黏附于细胞的能力。脆弱拟杆菌的荚膜多糖体可抑制中性粒细胞的吞噬和杀菌作用，并可破坏组织引起脓肿，但其脂多糖内毒素的致病性远较需氧革兰阴性杆菌为弱，因为缺少脂质 A 的 ZKeto 复合体。某些梭菌属和拟杆菌属等能产生气体，使组织张力增加、血供减少而有利于感染的发生。厌氧链球菌和拟杆菌属常可产生肝素酶，使肝素降解而起促凝作用，有利于脓毒性血栓的形成。产黑色素拟杆菌能产生胶原酶，起破坏结缔组织的作用。

厌氧菌感染常为自源性或内源性感染，即由宿主自身体内寄生菌群造成的感染。一些来自环境的外源性厌氧菌，如破伤风杆菌、肉毒杆菌、产气荚膜杆菌所引起的特异感染性疾病可以说是例外。宿主腔道黏膜破坏或屏障功能减退是多数厌氧菌感染发生的基础，外伤、手术、病理穿孔、放疗损伤等几乎都可继发厌氧菌感染。此外，可使宿主整体的免疫功能低下的基础疾病和医源性因素也可促发厌氧菌感染，如糖尿病、严重肝病、尿毒症、压疮溃疡或肢体坏疽，长期接受肾上腺皮质激素、化疗和放射治疗，使用广谱抗菌药物，以及器官移植等。所以，厌氧菌感染的另一属性是发生在免疫虚损宿主（immunocompromised host）的机会感染。

【临床表现】

厌氧菌几乎可引起任何部位组织和脏器的感染，口腔、腹腔、盆腔和胸腔感染者尤多。厌氧菌多来自近处常在菌群。临床表现特征为分泌物具腐臭、组织坏死或坏疽，病变组织或渗出物中有气体，易并发化脓性血栓性静脉炎等。虽然很多部位都可能有厌氧菌感染，甚至于发生败血症和心内膜炎，但厌氧菌很少引起尿路、骨及关节感染。厌氧菌感染临床症状视感染部位而异。临床诊治过程中最需注意的是要及时发现厌氧菌感染的存在，特别是当需氧菌与厌氧菌混合感染时。因此，了解厌氧菌感染的临床特点（表 16－16）至关重要。

表 16－16　提示组织器官厌氧菌感染的线索

1. 原本就是厌氧菌为主要病原菌的感染
   (1) 中枢神经系统：脑脓肿
   (2) 耳、鼻、口腔：慢性中耳炎、慢性鼻窦炎、齿和口腔感染
   (3) 呼吸系统：吸入性肺炎、肺脓肿、脓胸
   (4) 腹部：腹膜炎、腹腔脓肿、肝脓肿、肠管手术后感染、直肠肛周脓肿
   (5) 妇产科：流产感染和脓肿、内外生殖器脓肿和手术野感染
2. 靠近有大量厌氧菌寄生的黏膜的化脓性病灶
3. 继发于深部外伤如人或犬的咬伤后的感染
4. 皮肤发灰，组织迅速肿胀坏死、产气；感染伴有血栓性静脉炎；伴有黄疸的败血症
5. 感染部位分泌物、穿刺液、脓液有恶臭
6. 体检或影像学检查提示感染病灶中有气体
7. 一般细菌培养是阴性而标本涂片镜检有细菌，革兰染色镜检有厌氧菌形态特征
8. 血液标本经一般有氧培养为阴性结果，而临床高度怀疑是败血症、细菌性心内膜炎

（续表）

9. 第一、二代头孢菌素以及青霉素、氨基糖苷类和氟喹诺酮类治疗无改善，可能是脆弱拟杆菌感染
10. 分泌物涂片染色镜检发现有细菌而常规细菌培养阴性者，或在液体、半固体培养基深部生长的细菌
11. 其他
(1) 硫黄样颗粒：脓性分泌物中排出硫黄样颗粒可能为兼性厌氧的放线菌感染（兼性厌氧的金黄色葡萄球菌所致皮肤葡萄状菌病病变处分泌物亦可排出非放线菌样硫黄颗粒）
(2) 色素：黑褐色或黑色色素可能为产黑色素普鲁沃菌，粉红色色素可能为龋齿放线菌，黄褐色色素可能为奈氏放线菌
(3) 荧光：分泌物在紫外线下发出红色荧光常为产黑色素普鲁沃菌、不解糖单胞菌，黄绿色荧光可能为梭杆菌，绿色荧光可能为艰难梭菌
(4) 特异性综合征：进食腐败变质食品或发酵食品后起病可能为肉毒杆菌感染；食用变质的猪肉后起病可能为C型产气荚膜杆菌感染导致出血性坏死性肠炎；腹泻患者的粪便内见白色或黄白色膜状物或内镜下肠壁覆盖有厚的融合成片的伪膜提示可能为艰难梭菌感染导致的伪膜性肠炎

1. 肺部感染　大多为吸入性。口腔中含有大量厌氧菌(10^8/ml)，如消化链球菌、梭杆菌属、消化球菌、拟杆菌属等，在神志不清，缺氧、吸烟、醉酒、食管病变、异物梗阻等情况下，易吸入口腔内容物而引起发病。由腹腔、盆腔等远处病灶经血行播散而来的甚少。感染多为混合性，细菌种类达2～9种不等，其中包括需氧菌和兼性厌氧菌。

临床表现如同一般肺炎，但延误治疗则很快形成肺脓肿、坏死性肺炎。肺炎一般为急性起病，常因缺乏臭痰、组织坏死等特征表现而被忽视。肺脓肿起病较慢，大多有误吸或明显牙源性感染史，脓性臭痰约见于1/4的病例，伴有贫血、体重减轻、低热等。肺脓肿平均在发生误吸后12日形成，脓腔直径多在2 cm以上。坏死性肺炎常伴肺部多发性坏死和小空洞形成，先见于一个肺叶或肺段，迅速扩散而导致肺组织广泛破坏和大量腐败组织的脱落，形成"肺坏疽"。肺实质病变蔓延至胸腔造成脓胸。

2. 腹腔感染　阑尾炎、腹部外伤、憩室炎、肠道恶性肿瘤、胃肠道手术后等极易发生厌氧菌感染。患者常先表现为局限性腹膜炎，幸存者则逐渐形成脓肿。70%～80%的患者从腹腔内感染灶可分离到厌氧菌，但多属混合性，平均有需氧菌2种、厌氧菌3种。需氧菌主要为大肠埃希菌、肺炎克雷伯菌、变形杆菌和铜绿假单胞菌；而厌氧菌绝大多数为脆弱拟杆菌，其次有消化链球菌和消化球菌、产气荚膜杆菌。延误治疗可发生败血症和感染性休克。

3. 女性生殖道及盆腔感染　常见感染诱因或伴随因素为妊娠、产褥期、羊膜早破、分娩时间过长、产后出血、流产、恶性病变、放疗、手术等。培养阳性率较高的厌氧菌为脆弱拟杆菌和二路拟杆菌(*B. bivius*，现定名为"*Prevotellabivia*"，中文名为"二路普雷沃菌")，其次是产气荚膜杆菌和梭杆菌属。常见的感染有外阴阴道化脓性感染、子宫内膜炎和子宫积液、急性输卵管炎和盆腔腹膜炎、输卵管及卵巢脓肿、化脓性盆腔血栓性静脉炎等。阴道正常厌氧菌群紊乱是阴道炎诱因，患者阴道分泌物呈黏冻状、有臭味，pH>4.5，镜检有较多细胞，加入10%氢氧化钾则有鱼腥臭味。

4. 败血症和心内膜炎　败血症的病原中，厌氧菌占11%～12%，其中多数为脆弱拟杆菌，其次为消化链球菌。入侵途径以胃肠及女性生殖道为主，次之为压疮溃疡或坏疽。前者临床表现同需氧菌败血症，但黄疸发生率高，易并发迁徙性化脓性病灶和脓毒性血栓性静脉炎；后者引起的败血症的病情较轻，无严重的毒血症表现。

5. 中枢神经系统感染　脑脓肿的厌氧菌培养阳性率可高达85%，以脆弱拟杆菌为多，也有梭杆菌属和消化链球菌等。多继发于慢性中耳炎、乳突炎、鼻窦炎等的直接蔓延，血源性播散和脑外科手术后感染较少。厌氧菌脑膜炎少见，仅占细菌性脑膜炎的1%。

6. 皮肤和软组织感染　常见于手术和外伤后的缺血病变部位，其特点为有腐败性分泌物、产气和广泛的组织坏死，常为混合感染。

牙源性感染几乎都有厌氧菌参与。口腔厌氧菌感染可波及扁桃体，引起扁桃体周围脓肿或急性扁桃体炎。炎症如再循颈部软组织蔓延，可引起化脓性血栓性颈静脉炎、纵隔化脓性炎症。

从被动物咬伤或被人咬伤的感染性创口中，约半数可培养到厌氧菌，多半是能产生β-内酰胺酶的口腔厌氧菌。如创口邻近骨和关节，则有可能发生化脓性关节炎和骨髓炎。

【实验室检查】

实验室检查主要为涂片检查和培养。由于厌氧菌标本的采集、运输、培养条件要求较高且药敏试验操作复杂，故上述工作一般不作为临床常规开展项目。根据美国临床和实验室标准化协会的意见，对于败血症、脑脓肿、感染性心内膜炎、骨髓炎及关节感染等重症感染需长期治疗，经验性抗感染治疗失败以及其他诸如在抗菌药物治疗后需要观察敏感性变化的厌氧菌菌株才进行药敏试验。此外，鉴于厌氧菌为人体正常菌群，因此，培养标本应直接从病灶部位采集，并应注意勿被污染。口咽或齿龈拭子、胃与小肠内容物、粪便、咳出的痰、排出的尿液、阴道拭子等标本一般不做厌氧培养。在开放性腔道或脓肿处采样应避开黏膜组织，采取穿刺法抽取较为可靠。尿液标本应经皮耻骨上穿刺膀胱取得。先清洁和消毒阴道和宫颈，以无菌塑料套管伸入宫颈管吸出宫腔内分泌物，方可取得未污染的女性生殖道厌氧菌感染标本。此外，也可于手术时取标本送培养。

血液或分泌物采集后应尽量不接触空气，在床旁立即接种于带有培养基的厌氧瓶中。如无专用厌氧瓶则可用带有异丁烯橡胶塞子和含有氧化还原指示剂的无氧试管送验。如系棉签采集的标本，应直接放入含有还原剂的简易培养基或硫乙醇钠培养基中。

如培养阳性则常规进行菌种鉴定，包括耐氧试验、菌落形态、菌落涂片镜检、生化反应等。荧光抗体技术能迅速识别各种厌氧菌。例如，以荧光标记脆弱拟杆菌的特异性抗体检测鉴定脆弱拟杆菌的阳性率为100%。

近年来，很多先进技术已进入临床实用阶段，如专供厌氧菌培养的检测系统和鉴定系统、气相色谱分析、基因探针、16S rRNA基因测序法、基质辅助激光解吸电离飞行时间质谱等。

【治疗】

治疗的首要环节是创建一个不利于厌氧菌繁殖的环境，即提高感染组织的氧化还原电势。

1. 外科治疗　厌氧菌感染常呈封闭性感染病灶，手术切开引流、去除坏死组织和异物、解除梗阻至关重要。在有血栓性静脉炎时应注意去除形成的血栓，或做静脉结扎。对于简单的厌氧菌感染，单纯扩创即足以获得痊愈。

2. 高压氧治疗　由于厌氧菌缺乏氧化酶不能利用氧进行物质代谢和能量代谢，以及高压氧条件下厌氧菌的巯基被氧化为二巯基使其所有酶失活继而代谢发生障碍，细菌死亡，可将气性坏疽、破伤风的患者置于高压氧疗环境中使人体血氧浓度及组织内氧张力升高，厌氧菌生长从而得到抑制。

3. 抗菌治疗　临床怀疑厌氧菌感染而又没有病原学依据时以经验用药为主，选用对多数厌氧菌敏感的抗菌药物。值得注意的是，氨基糖苷类、磺胺类药物对厌氧菌无效；厌氧菌感染中最为常见的脆弱拟杆菌可产生β-内酰胺酶从而对青霉素类、头孢菌素类抗菌药物耐药。由于厌氧菌常与需氧菌或兼性厌氧菌同时存在，因此常需联合用药，以期杀灭所有致病的厌氧菌、兼性厌氧菌以及需氧菌。抗厌氧菌药物的选用应尽可能依据细菌培养鉴定和药敏试验的结果。限于培养条件，暂时病原不明时，可根据感染部位推测可能性最大的病原菌，选择抗菌作用强、毒性低、可渗入炎症部位的药物。

(1) 甲硝唑：对各种厌氧菌，特别对脆弱拟杆菌、产气荚膜杆菌的作用最强；消化球菌和消化链球菌、产黑素拟杆菌等呈中度敏感；对放线菌作用较弱。口服后迅速被完全吸收，血药浓度几乎与静脉注射相等；在各组织中能达到有效浓度，并能透过血-脑屏障，可渗入腹腔、脓肿灶和骨骼。常用于腹腔脓肿、败血症和中枢神经系统感染，考虑有混合感染时需合用氨基糖苷类、头孢菌素类等。

结肠手术在围术期使用甲硝唑可明显减少

手术后厌氧菌感染。

因对口腔厌氧菌有杀菌作用且口服方便，特别是对于那些不能使用青霉素或大环内酯类药物的患者，甲硝唑是当前治疗各种口腔厌氧菌感染的常用药品。

常见不良反应是消化道症状和肝损害，对于有基础肝病的患者可诱发肝功能衰竭；少见却严重的不良反应有心肌损害、白细胞减少等。所以，甲硝唑的使用需要严格控制适应证，在需氧菌与厌氧菌混合感染的状态下，也并不是必须联合使用甲硝唑，可选择对两者都有抗菌作用的药物；也可考虑单用抗需氧菌的药物，因为当需氧菌消灭时厌氧菌也就失去了生存条件。

其他硝基咪唑类抗菌药物如第二代的替硝唑，第三代的奥硝唑、左奥硝唑、右奥硝唑以及第四代的塞克硝唑等均具有较强的抗厌氧菌活性。

（2）青霉素：本药对消化链球菌和产气荚膜杆菌高度敏感，氨苄西林和哌拉西林作用相似。流产后脓毒血症和气性坏疽常采用较大剂量的青霉素（2 000 万 U/日）静脉滴注。皮肤软组织和口腔头颈部厌氧菌感染亦可选用。对脆弱拟杆菌几乎无抗菌作用，对普雷沃菌属各菌种的杀菌作用高低不一。其他抗铜绿假单胞菌类青霉素如羧苄西林、替卡西林等对厌氧菌的作用类似于青霉素。

（3）林可霉素和克林霉素：对除厌氧芽孢杆菌和梭杆菌属以外的各种厌氧菌有较强的杀菌活性。但近年来脆弱拟杆菌、消化链球菌、梭菌属都有耐药菌株出现。林可霉素的抗菌活性较克林霉素弱。两者均可用于治疗呼吸系统和腹腔厌氧菌感染或与革兰阳性球菌的混合感染。上述药物对艰难梭菌无效，甚至可以引发抗菌药物相关性肠炎，严重时表现为伪膜性肠炎，其机制与本药广泛清除肠腔有益寄生厌氧菌有关。

（4）氯霉素：对大多数厌氧菌有良好抗菌作用，但部分拟杆菌菌株对本品耐药。本品透过血-脑屏障较多，对中枢神经系统的厌氧菌感染如脑脓肿具有良好应用价值。本品有抑制骨髓造血系统功能的不良反应。

（5）其他：氧头孢烯类的拉氧头孢、氟氧头孢，头孢霉素类的头孢西丁、头孢米诺、头孢美唑、头孢替坦，第三代头孢菌素如头孢噻肟、头孢哌酮、头孢唑肟，碳青霉烯类的亚胺培南、美罗培南、厄他培南，以及β-内酰胺抗生素与β-内酰胺酶抑制剂复合制剂如替卡西林克拉维酸、阿莫西林克拉维酸、氨苄西林舒巴坦等药物抗菌谱较广、杀菌活性较强，可应用于包括脆弱拟杆菌等厌氧菌与需氧菌混合感染的治疗。万古霉素、替考拉宁对厌氧球菌、艰难梭菌、产气荚膜杆菌有良好的作用，但对拟杆菌和其他无芽孢厌氧杆菌无效。利福平、大环内酯类、四环素类和氟喹诺酮类抗菌药物等对厌氧菌亦有一定疗效。此外，甘氨酰环素类的替加环素对脆弱拟杆菌、产气荚膜杆菌、消化链球菌等亦具有抗菌活性。

参考文献

[1] Peeters B, Magerman K, Waumans L, *et al*. Laboratory survey and literature review of anaerobic bacteriology: foundations of a clinically orientated and evidence-based workup for anaerobic cultures[J]. Diagn Microbiol Infect Dis, 2016, 86(1): 15 - 22.

[2] Valour F, Sénéchal A, Dupieux C, *et al*. Actinomycosis: etiology, clinical features, diagnosis, treatment, and management[J]. Infect Drug Resist, 2014, 7: 183 - 197.

[3] Boyanova L, Kolarov R, Mateva L, *et al*. Actinomycosis: a frequently forgotten disease[J]. Future Microbiol, 2015, 10(4): 613 - 628.

[4] Könönen E, Wade WG. Actinomyces and related organisms in human infections[J]. Clin Microbiol Rev, 2015, 28(2): 419 - 442.

[5] Tang DM, Urrunaga NH, von Rosenvinge EC. Pseudomembranous colitis: Not always Clostridium difficile[J]. Cleve Clin J Med, 2016, 83(5): 361 - 366.

[6] McConnie R, Kastl A. Clostridium Difficile, Colitis, and Colonoscopy: Pediątric Perspective[J]. Curr Gastroenterol Rep, 2017, 19(8): 34.

[7] Schuetz AN. Antimicrobial resistance and susceptibility testing of anaerobic bacteria[J]. Clin Infect Dis, 2014, 59(5): 698 - 705.

[8] Walter G, Vernier M, Pinelli PO, *et al*. Bone and

joint infections due to anaerobic bacteria: an analysis of 61 cases and review of the literature[J]. Eur J Clin Microbiol Infect Dis, 2014, 33(8): 1355-1364.

[9] Brook I. Spectrum and treatment of anaerobic infections[J]. J Infect Chemother, 2016, 22(1): 1-13.

[10] Brook I. Antimicrobials therapy of anaerobic infections[J]. J Chemother, 2016, 28(3): 143-150.

[南京医科大学第一附属医院(江苏省人民医院) 周东辉 贾辅忠]

二、艰难梭菌感染

艰难梭菌(*Clostridium difficile*, CD)是抗菌药物相关性腹泻的主要致病菌。随着抗菌药物应用的越来越多,艰难梭菌相关性腹泻(clostridium difficile associated diarrhea, CDAD)或艰难梭菌相关性结肠炎(clostridium difficile associated colitis, CDAC)也日益常见。近年来,在美国、加拿大、法国、荷兰、波兰、比利时、奥地利等众多国家,CDAD的发病率和严重程度都显著增加,部分国家出现了暴发流行。艰难梭菌感染(clostridium difficile infection, CDI)是高龄住院患者病死的重要原因之一。暴发流行分离出的菌株为高毒力菌株(NAP1/BI/027),部分菌株存在高水平氟喹诺酮类耐药。CDI临床表现多样,轻者为无症状携带或自限性结肠炎性腹泻,重者可出现假膜性结肠炎(pseudomembranous colitis, PMC)。PMC可并发中毒性巨结肠及结肠穿孔,危及生命,因此必须早期诊断、早期治疗。

【病原学】

艰难梭菌为专性厌氧菌,革兰染色阳性。在外环境中可以分离到大小为(1.3~1.6)μm×(3.1~6.4)μm,卵圆形芽孢。在环丝氨酸-头孢西丁-果糖琼脂(cycloserine-cefoxitin-fructose agar, CCFA)培养基上可以生长。厌氧环境下,孵育24~48小时,可以见到黄色扁平、有脐凹、表面毛玻璃状、边缘不整齐的菌落。菌落直径2~4 mm。艰难梭菌可产生毒素A、毒素B和二元毒素(binary toxin)而导致腹泻。

【发病机制和病理】

关于艰难梭菌的来源有两种说法:一种说法认为艰难梭菌是内源性的,是肠道中正常菌群,数量不多;另一种说法认为艰难梭菌是一种肠道病原菌,是外源性的。在全身或局部应用抗菌药物后,肠道菌群失调,黏膜屏障受损。在这种情况下,无论是内源性还是外源性艰难梭菌,都会大量生长,产生了外毒素而导致不同临床表现:无症状定殖、轻重不等的腹泻。

参与致病的主要毒力因子是毒素A和B,分别由基因*tcd A*和*tcd B*编码。这两个基因与两个调节基因(*tcd C*和*tcd D*)以及一个孔蛋白基因(*tcd E*)共同构成染色体致病位点。*tcd A*和*tcd B*基因的表达可以被*tcd C*基因下调,因此,*tcd C*基因的多态性或部分缺陷会导致毒素A和B的生成增多。除此以外,部分艰难梭菌还可产生二元毒素(binary toxin),它们由单独于染色体致病位点之外的两个基因(*cdt A*和*cdt B*)编码。

可以通过脉冲电场凝胶电泳(pulsed field gel electrophoresis, PFGE)、限制性酶切和PCR法对菌株进行分型,还可以进行毒素型分型(toxinotype)。目前在多个国家导致CDAD暴发的菌株用PFGE法分析属于NAP1型(North American pulse field type 1),用限制性酶切法分析属BI型,PCR法属027型(ribotype 027),毒素型Ⅲ型。因此,目前将此菌株称为NAP1/BI/027。此菌株可以产生二元毒素,并且存在*tcd C*基因变异,从而导致毒素A和B合成增加,使病情加重。2005年以来,在荷兰分离出了ribotype 078型菌株,其所致疾病也比较严重。

【流行病学】

抗菌药物广泛应用以来,抗菌药物相关性腹泻日益增多。自1978年艰难梭菌被证实为其最常见的病原以来,艰难梭菌相关腹泻在世界各地被证实。近十余年来,在美国、加拿大、法国、荷兰、波兰、比利时、奥地利等众多国家,CDAD的发病率和严重程度都显著增加,部分国家出现了暴发流行，并分离出高毒力菌株（NAP1/BI/027）。美国研究显示，2011 年全年发病 453 000 例，病死 29 000 例，较过去明显增加。我国尚无大样本流行病学数据。

传染源为携带病原菌者，传播途径主要为粪-口途径。国外研究显示，近期抗菌药物应用史、高龄、住院或近期门诊就诊史、严重基础病、应用质子泵抑制剂等抑酸药物的患者为 CDI 高危者。CDI 为院内感染的重要组成部分之一，尤其在医护人员手卫生不达标的医疗机构内。

【临床表现】

艰难梭菌感染临床表现多样，可以为无症状定殖（约占 20%）、不同程度的腹泻，可以为典型的假膜性结肠炎或伴有中毒性巨结肠的暴发性结肠炎。病情的轻重程度与宿主和病原菌两方面因素相关。

理论上，所有抗菌药物都可能导致 CDAD，临床上较为常见者为氟喹诺酮类、克林霉素、广谱青霉素类和头孢菌素。部分患者在抗菌药物应用后次日即可出现不同程度的腹泻，多数在抗菌药物应用后 1 周内发生，个别报告在停用抗生素 2 个月后才发病。轻者腹泻每日 2～3 次，水样便，可有黏液和潜血阳性，无全身症状，查体可有下腹部压痛。重者腹泻次数增多，可有腹痛、发热、乏力、恶心、食欲下降，不同程度脱水和电解质紊乱，外周血白细胞升高，结肠镜检可见弥漫性或斑片状黏膜充血、炎症。

出现假膜性结肠炎时，病情进一步加重，出现痉挛性腹痛，下腹部弥漫性压痛，直肠指诊可触及多发的小片状凸起（由于小片假膜覆盖于黏膜表面）。半数患者粪便检查有白细胞。外周血白细胞升高，可高达 30×10^9/L。生化检查可出现电解质紊乱，个别有低蛋白血症。结肠镜检可见特征性假膜，呈黄白色，斑片样覆盖于肠黏膜上，直径 2～5 mm。

病情更重者，出现暴发性结肠炎。炎症重，可累及肌层。局部肌层受累可出现结肠穿孔，出现腹膜炎。大范围肌层受累可使结肠失去张力，结肠扩张，出现中毒性巨结肠，可迅速出现肠穿孔、腹膜炎、菌血症、休克致死。腹泻可很轻微或缺如（因肠道内容物储积在扩张的结肠腔内），但全身症状通常很重，自觉腹胀腹痛明显，出现发热。查体可有腹部局限性压痛或全腹痛、腹肌紧张、肠鸣音减弱。腹部 X 线平片检查可见结肠大量积气或肠穿孔后的膈下游离气体。

即便及时接受了甲硝唑或万古霉素的治疗，仍有 10%～25% 的 CDI 患者出现复发。复发时病情可轻可重。复发的高危因素包括高龄、合并严重基础病、治疗 CDI 期间持续应用治疗原发病的抗菌药物等。

【诊断】

诊断依据包括临床表现和实验室检查两方面。

1. 临床表现 患者常为住院患者有抗菌药物应用史，出现了不同程度的肠道症状：腹泻、腹痛、腹胀，大便可为稀便、水样便或黏液便，可以伴有或不伴有全身症状。查体可见局限或弥漫性压痛、腹肌紧张、肠鸣音减弱。

2. 实验室检查

(1) 大便镜检：可有白细胞，少数有红细胞。

(2) 血常规：外周血白细胞升高，严重者可有类白血病样反应。

(3) 腹部 X 线平片：结肠扩张、大量积气，结肠袋消失，肠穿孔者可见膈下游离气体。

(4) 腹部 B 超和 CT 检查：能发现腹腔积液，肠壁水肿、增厚，厚度 3～32 mm 不等，平均 15 mm。

(5) 结肠镜检查：轻者可见弥漫性或斑片状黏膜充血、炎症。假膜性肠炎者可见到肠黏膜表面覆盖着多发的浅黄色斑片，突出表面，直径 2～5 mm。假膜边缘通常很清晰，但也有边缘不清的。

(6) 粪便谷氨酸脱氢酶(glutamate dehydrogenase, GDH)抗原检测：可采用酶免疫法（enzyme immunoassay, EIA），阳性结果提示艰难梭菌存在，但无法鉴别是否为产毒素菌株。因此，需进一步进行毒素相关的检测才能判定是否有临床意义。

(7) 粪便毒素检测：检测方法包括EIA、细胞法、乳胶凝集法等。考虑到毒素在室温下会降解，应及时送检，否则应将标本置于4℃冷藏。另外，还可用聚合酶链反应(PCR)检测毒素基因。

(8) 粪便艰难梭菌培养：用CCFA培养基，厌氧环境孵育24～48小时，可见特征性菌落。假膜性肠炎患者大便培养阳性率约95%。除细菌培养外，还应该做毒素检测，以排除无毒株。

【鉴别诊断】

主要与导致腹泻的其他原因鉴别。一些病原菌(如沙门菌)的感染可导致类似结肠炎，其鉴别要点为粪便培养。非感染性因素也可导致类似腹泻，如炎症性肠病(inflammatory bowel disease，IBD)。值得注意的是，本病与IBD可同时存在，临床工作中应注意鉴别。

【治疗】

治疗和其他感染性腹泻类似，包括病原治疗和对症支持治疗。

病原治疗指停用原来抗菌药物，加用抗厌氧菌药物，补充肠道益生菌和益生元制剂。对症支持治疗方面包括补液、纠正电解质紊乱和酸中毒等，与其他腹泻治疗类似，但应注意禁用解痉药、止泻药。必要时进行外科手术。

1. *停用原来抗菌药物* 立即停用抗菌药物后，病情轻者腹泻很快好转；病情重者除了停用抗菌药物，还应该加用抗厌氧菌的抗菌药物。首选口服万古霉素(125 mg，每日4次，持续10～14日)或甲硝唑(500 mg，每日3次，或250 mg，每日4次，持续10～14日)。考虑到肠梗阻或严重呕吐者口服万古霉素后不能及时到达结肠，可加用静脉给药(甲硝唑500 mg，每6～8小时1次，持续10～14日)。重症患者口服万古霉素治疗24～48小时无效者，可将万古霉素加量到500 mg/次，每日4次。严重肠梗阻者，也可以将生理盐水稀释的万古霉素通过灌肠给药。在过去，考虑到甲硝唑更经济且可避免耐万古霉素肠球菌(vancomycin-resistant enterococci，VRE)的产生，与万古霉素疗效类似，故很多医生将甲硝唑作为首选药物。但是目前流行的高毒力菌株对甲硝唑反应欠佳、复发率高，因此对于高毒力菌株引起的病情偏重的患者还是建议首选万古霉素。不能耐受万古霉素者，可口服非达霉素(200 mg，每日2次，持续10日)。

如因基础疾病不能停用抗菌药物，可以选用相对风险较低的大环内酯类、四环素类、氨基糖苷类或磺胺类抗菌药物治疗基础疾病，并且延长万古霉素或甲硝唑的疗程至抗菌治疗结束后1周。

第一次复发者，可根据病情严重程度再次应用甲硝唑或万古霉素进行治疗，也可应用非达霉素。第二次复发者，可应用万古霉素(剂量递减疗法和脉冲疗法)，并且可联用益生菌；或非达霉素。如仍然复发，可采用非达霉素、万古霉素序贯利福昔明，或者粪便菌群移植。

除了上述抗菌药物以外，还有一些临床实验发现杆菌肽(bacitracin)、替考拉宁(teicoplanin)、硝唑尼特(nitazoxanide)，利福平(rifampin)和夫西地酸(fusidic acid)也有抗菌作用。

2. *肠道菌群重建* 理论上非常合理，通过将健康个体的粪便菌群移植给CDI患者或补充益生菌和(或)益生元可恢复其粪便菌群多样性，改善黏膜免疫功能。一项纳入了21个病例系列研究和2个小样本随机对照研究的系统综述显示，粪便菌群移植(fecal microbiota transplantation，FMT)可有效治疗复发性CDI，其症状缓解率为85%，优于万古霉素；经上消化道实施FMT与经下消化道实施FMT的疗效无显著差别。但是目前尚缺乏评估FMT疗效和安全性的大样本、多中心随机对照临床研究结果，也不清楚其中哪种或哪几种细菌起到关键性作用，并且可能出现继发性细菌感染等不良反应，操作(除通过结肠镜进行移植外)不易使细菌分布到全结肠。以上多种因素限制了其广泛应用。

补充益生菌和益生元可促进肠道菌群重建。但除了某些特定菌种，如鲍氏酵母菌(500 mg，每日2次)，能有效预防复发外，没有明确证据证实益生菌能有效治疗CDAD。联合应用益生菌和益生元可能有助于减少疾病复发。

3. 外科治疗 暴发性结肠炎患者出现中毒性巨结肠的进展，或者肠梗阻内科治疗无好转，或者肠穿孔、肠出血时，需要外科治疗。经典术式为结肠次全切联合回肠造口术。近来有研究显示，回肠袢造口联合结肠灌洗可能是一种可代替全腹部结肠切除术的方法。如何确定最佳手术时机，存在一定困难。过去认为，内科治疗 48 小时效果不好、出现肠穿孔或多脏器功能衰竭时，应该手术治疗。但是目前的高毒力菌株感染者病情进展很快，在 48 小时之内就可能死亡，同时部分患者因肠梗阻、剧烈呕吐或腹痛等不能接受肠道内给药，因此上述标准难以实施，手术时机不好确定。一般而言，65 岁以上且外周血白细胞$\geq 20\times 10^9$/L、血乳酸 2.2～4.9 mmol/L、严重肠梗阻、出现腹膜炎体征或中毒性巨结肠时应及时进行外科干预。

4. 免疫调节剂 部分 CDAD 患者出现多次复发，检测发现其体内循环的抗毒素 A 滴度低于无多次复发的患者。因此，免疫功能受损是可能的机制之一，故免疫调节剂的治疗可能是解决问题的关键。主动免疫即接种疫苗。有实验发现，包含变性的艰难梭菌毒素的疫苗（即类毒素疫苗）可以刺激机体产生高水平的抗毒素。给 3 例慢性复发 CDAD 患者应用此疫苗后，3 例患者均未再出现症状。被动免疫即使用免疫球蛋白。一些小规模的实验发现，静脉用免疫球蛋白能改善重症 CDAD 患者的预后，尚需扩大规模实验证实。

5. 其他 单克隆抗体 Bezlotoxumab 已经于 2016 年在美国获批准用于复发高危者的二级预防。抗菌药物联合 Bezlotoxumab 在降低复发率方面优于单用抗菌药物。还可使用毒素吸附剂如考来烯胺和降脂树脂Ⅱ号作为辅助疗法。

【预防】

1. 合理应用抗菌药物其他 是最基本的预防措施。另外，应该切断传播途径，避免医院内传播。对本病患者实施消化道隔离，尽量住单人病房。病室和患者的用具、器械进行日常消毒和终末消毒，医护人员正确洗手等。

2. 针对性预防措施

（1）补充益生菌。2017 年发表的一项荟萃分析发现，补充益生菌可有效预防 CDAD。在高危人群中该证据等级为中等，而低危人群中证据等级为弱—中等。该荟萃分析同时认为，益生菌的安全性总体良好。动物实验发现，一种新的“益生菌”，即用一株经过基因修饰不产毒素的艰难梭菌能有效预防 CDAD，但是尚无人体实验的数据。

（2）对于老年患者和免疫功能低下患者：机体抵抗力在预防 CDAD 方面起重要作用。曾有报道，体内存在高水平的抗毒素 A 时，可以防止艰难梭菌从无症状定殖发展为腹泻。因此，如果给予被动免疫（即抗毒素免疫球蛋白）或主动免疫（即艰难梭菌疫苗），可能会预防 CDAD。但是目前尚缺乏前瞻性研究的证据。

（3）对于一些容易发生 CDAD 的高危患者：可以在基础疾病需要使用抗菌药物时，口服甲硝唑或万古霉素预防艰难梭菌感染（但是还没有经过前瞻性实验证实）。用药疗程覆盖使用基础抗菌药物的整个期间以及停药后 7 日。这些患者包括老年患者、体内已经有艰难梭菌定殖的患者、就诊医疗场所正在流行 CDAD 的患者、近期发生过 CDAD 的患者等。

三、破伤风

破伤风（tetanus）是由破伤风梭菌（*Clostridium tetani*）引起的一种急性感染性疾病。破伤风梭菌产生破伤风毒素（tetanus toxin），主要侵袭神经系统中的运动神经元，导致牙关紧闭（lockjaw）、苦笑面容（risus sardonicus）、角弓反张（opisthotonus）、肌肉强直、全身肌肉阵发性痉挛等临床表现。发达国家的破伤风发病率很低，但是发展中国家包括我国在内仍有发病。病例主要集中于卫生保健条件相对差的农民、城市中的外来人口、土法接生的新生儿。新生儿破伤风如不能及时诊治，病死率较高。

【病原学】

破伤风梭菌广泛存在于自然界中，存在于家

畜(如牛、马、羊等)的肠道和粪便中,普遍存在于土壤中,部分人群粪便中也有此菌。是专性厌氧菌,新鲜培养物中的细菌为革兰阳性杆菌,陈旧培养物或组织标本中,染色不定,有时呈革兰阴性。长2.5～5.0 μm,宽0.5～1.1 μm。

分为繁殖期和芽孢期。繁殖期时,菌体有丰富的周鞭毛,能缓慢运动。成熟期时,失去鞭毛,菌体顶端有一个芽孢。芽孢比菌体大,形似鼓槌状。繁殖期产生两种外毒素:破伤风毒素(tetanus toxin,也叫破伤风痉挛毒素,tetanospasmin)和破伤风溶解素(tetanolysin)。破伤风毒素由细菌的质粒编码,所有产毒素的菌株都有此质粒,是破伤风梭菌的致病因子。破伤风溶解素在破伤风发病中的作用未明。

芽孢在外环境中极为稳定,存在于土壤中数年仍有传染性,能抵御乙醇、酚类、甲醛的作用,经乙醇作用的芽孢仍能致病,但在1%升汞和2%过氧化氢中可分别于2～3小时和24小时内被杀灭。理想的培养条件是37℃,厌氧。

破伤风毒素是一种金属蛋白酶,毒性极强,对小鼠的致死量为10^{-7} mg。此毒素经过甲醛处理后,保留抗原性而失去毒性,成为类毒素,可用于主动免疫,使体内产生能中和毒素的抗毒素,从而起到免疫保护作用。

【流行病学】

破伤风呈全球分布,但由于普遍接种破伤风类毒素,目前发达国家的发病率已经很低,2014年欧盟报告的破伤风病例发病率为0.01/10万,年龄≥65岁的病例占65%。老年人发病相对增多,这可能与免疫力降低有关。发展中国家发病率相对较高,在各种类型中以新生儿破伤风居多。2015年,WHO估计约有34 000例新生儿死于新生儿破伤风。发展中国家新生儿破伤风主要与助产时断脐带后残端不消毒有关。

表面不大而较深的伤口容易发生破伤风,因为伤口的厌氧环境提供给破伤风梭菌生长繁殖释放毒素的环境,如钉子刺伤、针刺伤、刀刺伤、动物咬伤等。石头砸伤、玻璃划伤、枪伤、未消毒的肌内注射和皮下注射(多见于静脉药瘾者)等也可能发生破伤风。伤口的异物也容易引起破伤风。伤口处理不当,如用香灰、泥土、唾液等涂抹伤口,也容易引起破伤风。牙龈炎、拔牙、手术后感染也可导致破伤风。伤口局部坏死组织多、伴有需氧菌及厌氧菌混合感染等情况下也易造成局部厌氧环境。

耳源性破伤风在一些经济欠发达地区仍有较多报道,可源于化脓性中耳炎、外耳道炎、耳外伤、耳内异物等。

近年来,因静脉药瘾者患破伤风数量增加,这与其使用不洁针具、注射时不进行消毒、海洛因中可能有杂质包含破伤风梭菌等有关。

部分破伤风来源不明。男性发病多于女性。患病后免疫力不够持久,可再次患病。

【发病机制和病理】

伤口内的破伤风梭菌芽孢在厌氧环境下,进入繁殖期,繁殖过程中产生外毒素。毒素通过血液循环、淋巴循环或直接经过神经肌肉接头处进入中枢神经系统。

150 000的破伤风痉挛毒素随菌体自溶而释放,它不耐热,56℃ 30分钟即被破坏,在胃肠道中可被胃蛋白酶分解,故口服毒素不致病。破伤风痉挛毒素由100 000的重链和50 000的轻链组成,重链可能起到与神经细胞表面受体结合及运送蛋白质的作用,而轻链阻断神经下行的抑制性冲动,使肌肉兴奋性增高而出现痉挛。

毒素进入中枢神经系统,与脊髓前角细胞及脑干细胞有高度亲和力,阻断其释放甘氨酸和γ-羟丁酸(GABA)等抑制性神经递质,从而导致兴奋性增高,反射反应增强,骨骼肌僵直,受到各种感官刺激时容易痉挛。

自主神经受损时,主要表现为肾上腺分泌儿茶酚胺不受抑制,从而出现交感神经兴奋,临床上出现心率加快、血压升高、出汗、发热等。

毒素的结合不可逆。病情的恢复有赖于神经轴索的新生。

病理变化较少,缺乏特异性。脑及脊髓充血或出血,偶有脑水肿。大脑半球可见广泛散在性血管周围髓鞘脱失和神经胶质增多。运动神经细胞水肿，核周染色质溶解。

【临床表现】

潜伏期一般为1～2周，短者1日，偶有长达数月。新生儿破伤风的潜伏期一般为5～7日，偶可长达1个月。

伤口远离中枢神经系统者潜伏期相对长，反之相对短。潜伏期越短，患者的病情越重，预后越差。出现不适到全身痉挛的时间越短，病情越重，预后越差。多个伤口继发的破伤风，预后也差。部分吸毒者病情更重，原因不明，可能与其营养状态差、免疫力低下有关。另外，毒品依赖者戒断时气管分泌物较多，这增加了气管切开、呼吸功能受损的机会。病情越重并发症越多：吸入性肺炎、各种继发性感染、肺不张、心力衰竭、血栓栓塞现象（如肺栓塞）、消化道出血、脊椎压缩性骨折等。

1. *按照受累部位及人群* 分为4种临床类型。

（1）全身型破伤风（generalized tetanus）：最常见。早期可有全身不适、头痛、颈痛、胸痛、肩痛、腹痛、肢痛、咀嚼不便等，继而出现肌肉强直和肌肉痉挛。始发表现多为张口困难、牙关紧闭及苦笑面容（口轮匝肌张力增加），也可有腹肌紧张、面肌痉挛、口角歪斜、饮水呛咳等。不典型表现还包括发作性出汗、阵发性腰痛、阵发性腹痛等。病情进展，出现全身性痉挛，尤其在各种感官刺激下容易出现，表现类似去大脑强直，呈角弓反张、上肢屈曲、下肢挺直。咽喉肌痉挛可致吞咽困难、饮水呛咳，呼吸肌痉挛可导致呼吸困难、窒息，肛门和膀胱括约肌痉挛可导致顽固性便秘和尿潴留。除重症患者外，患者意识清楚，可以感觉到肌肉痉挛时的疼痛。常见死因是呼吸肌严重痉挛导致窒息，部分患者死于自主神经功能障碍（autonomic dysfunction）。

应用抗毒素治疗后，神经轴索内的毒素逐步被清除，多数患者2周后病情改善。但是疾病恢复所需时间较长，可达数月。如果不进行主动免疫，破伤风可反复发作，因为细菌产生的少量毒素不足以刺激机体产生足够的中和抗体。

（2）局灶型破伤风（local tetanus）：表现为伤口周围一些肌群的持续痉挛，多呈慢性经过，可突然消失。这是毒素作用于局部肌肉的结果。当足够毒素进入中枢神经系统时，就会转化成全身型破伤风。

（3）脑型破伤风（cephalic tetanus）：脑型破伤风为局限型破伤风的特殊型。主要是颅神经支配的肌肉受累，表现为牙关紧闭、面肌痉挛、咽肌痉挛，偶尔有眼外肌肉的痉挛。轻型的患者多见，预后良好。个别重症者预后不良。

（4）新生儿破伤风（neonatal tetanus）：是常见的类型。我国常以潜伏期定名，俗称“四日风”“五日风”“七日风”。主要原因是胎儿娩出后脐带断端消毒不够，或者不良风俗（如用泥土、香灰、积尘外敷等）导致破伤风梭菌从脐带处进入新生儿体内繁殖致病。临床上，早期表现为新生儿全身软弱、不能吮奶，后期表现为肌张力增高和痉挛。预后差，病死率在90%以上，常死于窒息和菌血症。幸存者往往发育迟缓。

2. *按照病情严重程度* 可以分为轻、中、重3型

（1）轻型：潜伏期10日以上，症状于4～7日内逐渐发展，每日肌肉痉挛发作不超过3次。牙关紧闭及颈肌强直均较轻，无吞咽困难。

（2）中型：潜伏期7～10日，症状于3～6日内较快地发展到高峰，有明显的牙关紧闭、吞咽困难和频繁（每日3次以上）全身肌肉强直性痉挛。

（3）重型：潜伏期短于7日，症状于3日内即发展到高峰，有呼吸困难，也可以有窒息、交感神经亢奋表现。肌肉痉挛频繁，每数分钟一次或呈持续状态，且于发病后24～48小时即可发生。

【诊断和鉴别诊断】

根据外伤或不卫生的接生史结合典型临床表现即可诊断；1/3的病例伤口分泌物可以分离出破伤风梭菌。对于耳源性破伤风，由于伤口部位隐蔽，容易漏诊，需强调详细询问病史和耳部检查。

需与有痉挛症状的疾病鉴别：① 中枢神经

系统感染,全身痉挛时,要与中枢神经系统感染鉴别,脑脊液检查可以辅助。值得注意的是,慢性化脓性中耳炎患者出现颈强直、肌肉痉挛等表现时,要注意区分是化脓性中枢神经系统感染还是破伤风所致。② 士的宁(马钱子碱)中毒的全身痉挛与破伤风类似,但在痉挛间歇期肌肉可以完全松弛,不同于破伤风的僵直,这一点有助于鉴别。另外用药史可有助于鉴别。③ 狂犬病也有张口困难,但一般没有全身肌肉痉挛,且有被可疑动物咬伤史。但要注意,动物咬伤者也可以并发破伤风。

其他需要鉴别的情况:① 导致张口困难(牙关紧闭)的各种局部感染如扁桃体周围脓肿、咽后壁脓肿、牙和牙周疾病、腮腺炎等。② 以急性腹痛为早期表现的破伤风要注意与急腹症鉴别;以胸部发作性疼痛为表现者要与冠心病鉴别。③ 静脉药瘾者合并破伤风感染时要与戒断症状鉴别,后者应用阿片类药物可以缓解。④ 药物过量导致的中枢神经系统病变,比如过量口服吲哚美辛可出现张口困难、颈项强直、肌肉紧张,根据用药史可以鉴别。

【治疗】

破伤风预后很差。平均病死率为20%～30%。轻、中型患者病死率6%,重型患者可高达60%～70%。早期合理综合治疗可降低病死率。

1. *清创*　尽早进行病灶的清创或扩创,特别注意清除异物,并采用3%过氧化氢溶液或1∶4 000高锰酸钾溶液冲洗。伤口不宜缝合或包扎。

2. *一般治疗和对症处理*　保持病房环境安静,避免亮光,诊疗操作动作轻柔,减少各种刺激。尽量通过肠道进行营养支持,不能进行者通过静脉给予热量和营养支持。及早行气管切开或插管,保持气道通畅,及时进行气道管理。自主神经功能紊乱时,可应用肾上腺素能α和β受体阻滞剂。镇静可应用苯二氮䓬类(如地西泮)、异丙嗪、氯丙嗪等镇静药物及肌松剂,静脉吸毒者可以联用哌替啶。

3. *抗毒素治疗*　抗毒素能中和未被结合的痉挛毒素及继续产生的痉挛毒素,应尽早使用。它可缩短病程及减轻病情。可用马血清破伤风抗毒素(tetanus antitoxin, TAT)和人破伤风免疫球蛋白(human tetanus immunoglobulin, HTIG)。TAT防治破伤风已近百年,在我国也有半个多世纪,但马血清蛋白有很强过敏原性,过敏发生率5%～30%,可致过敏性休克,使用前应做皮试。目前,已逐渐被疗效及安全性更好的HTIG取而代之。HTIG用量3 000～6 000 IU,部分肌内注射,部分在伤口周围浸润注射,新生儿可于脐周肌内注射。在常规治疗的基础上加用鞘内注射给药的益处尚不明确。对新生儿破伤风,静脉应用高纯度免疫球蛋白曾被证明有效。

4. *注射破伤风类毒素*(tetanus toxoid, TT)　由于破伤风梭菌感染后并不能获得特异性的免疫力,因此一旦确诊,需要接受破伤风类毒素的主动免疫,促进体内抗毒素的产生。破伤风类毒素应和HTIG或TAT分开部位注射。

5. *其他*　可使用抗菌药物,但需要强调抗菌治疗不能取代充分的伤口清创。可选用的抗菌药物包括甲硝唑(500 mg,静脉应用,每6～8小时1次)或青霉素类(青霉素G 200万～400万U,静脉应用,每4～6小时1次)。但是要考虑到伤口内可能还有其他细菌导致的感染,因此可以同时应用其他抗菌药物,包括头孢菌素类(头孢曲松1～2 g,静脉应用,每日1次)或四环素类(多西环素100 mg,每12小时1次)等。

重型患者出现高热或心肌炎可以应用肾上腺糖皮质激素。破伤风存活者常有严重精神状态异常,可能需要精神疗法(pshychotherapy)。

【预防】

1. *破伤风疫苗*　即破伤风类毒素,有良好的预防效果,属我国婴幼儿计划免疫内容。每次共3针,分别在3、4和6月龄时接种,此后在1.5岁和7岁左右分别加强注射1次。美国建议成年人每10年加强注射1次。接受骨髓及干细胞移植患者,在移植后应重新接种。

2. *加强孕产妇管理* 尤其是流动人口孕产妇管理，可以降低新生儿破伤风发病率。普及新法接生，给孕晚期妇女注射破伤风类毒素，可以使其新生儿避免破伤风。宣传推广科学方法接生，结扎断脐时严密消毒，是预防新生儿破伤风的重要措施。

3. *暴露后预防* 受伤后24小时内应及时一次性注射HTIG(250 IU)或TAT(常规剂量1 500～3 000 IU)，同时注射破伤风类毒素。注射破伤风类毒素可有轻度反应，如局部肌肉发紧、水肿、低热，偶致过敏性休克或迟发变态反应。TAT的有效期仅为数日，因此，如果数日内有新的伤口就应该重复注射。HTIG的有效期可常达数周，一般情况下数周内再次受伤不需要重复注射，但是如果伤口污染较重或伤口较多，250 IU的HTIG可能无法有效预防，这种情况下可能需要再次注射。

四、肉毒梭菌感染

肉毒梭菌(*Clostridium botulinum*)感染人体后，释放肉毒毒素，引起神经元麻痹，称为肉毒中毒(botulism)。关于肉毒中毒的记载最早在19世纪20年代，Kerner医师记录了数百例德国人因进食腊肠而中毒死亡的案例，称之为“腊肠中毒”。1895年比利时细菌学家Emile van Ermengem分离出肉毒梭菌，明确了肉毒中毒的病原。此后，世界各地陆续报道本病。我国首例肉毒中毒确诊病例在1958年由吴朝仁教授等报道。病情重者，诊治不及时，可有较高病死率。

【病原学】

肉毒梭菌是革兰阳性专性厌氧的梭状芽孢杆菌。芽孢位于菌体的次级端。根据产生毒素的抗原性不同，可以将肉毒梭菌分为A、B、C、D、E、F、G、H 8个毒素型。一些少见的梭菌，如酪酸梭菌(*C. butyricum*)、巴氏梭菌(*C. baratii*)也能产生毒素E和F而引起肉毒中毒。部分肉毒梭菌在食物中繁殖时并不会显著改变食物的外观、气味或味道，因此难以被进食者察觉。

引起人类疾病的最主要的型别为A、B、E型，F、G、H型偶见；而C、D型主要引起动物肉毒中毒。我国报道大多为A型。E、F型所致病例恢复速度比A、B型快；其原因可能为：与A、B型病例恢复依赖于神经轴突生芽及神经肌肉接头再生不同，F型可能通过原来的神经末梢和神经肌肉接头。

肉毒梭菌芽孢在厌氧、低盐、低糖、低酸度(pH>4.6)的环境中易于生长，理想的繁殖温度为25～37℃。但是除了一些密封食物外，这种环境在一般食物中并不多见。

肉毒毒素是已知最强的微生物毒素之一，为潜在的生物恐怖物质。其结构为150 kDa的多肽，不同型别结构类似，由一条50 kDa轻链和一条100 kDa重链组成，中间由二硫键连接。经食物摄入的肉毒毒素或肠道、伤口内肉毒梭菌产生的肉毒毒素，经吸收入血后，与突触前神经末梢的特异性受体结合，进入胆碱能神经末梢，主要阻断神经递质乙酰胆碱释放，从而麻痹由胆碱能神经支配的肌肉(包括横纹肌和平滑肌)和骨骼肌，并可阻断泪腺、唾液腺和汗腺的胆碱能神经肌肉支配。一般认为，毒素分子量大，难以通过血-脑屏障，中枢神经系统不受累。然而现在越来越多的证据显示，它可能通过全身播散或轴索逆行或前向运输到达中枢神经系统。目前还发现，除了乙酰胆碱的释放受抑制外，肉毒毒素还可抑制多巴胺、血清素、生长抑素、去甲肾上腺素和γ-氨基丁酸等神经递质的释放。

肉毒毒素耐酸(故可在胃酸中保持活性，通过胃肠道吸收)，不耐碱，不耐热，85℃ 5分钟灭活。芽孢则需要120℃ 5分钟才能灭活。

【流行病学】

肉毒梭菌及其芽孢广泛分布于外环境的土壤和水中，容易污染食物。因此，肉毒中毒呈世界分布。我国已有19个省(区)报告了肉毒中毒病例，3个省报告了可疑病例，已查明21个省(区)外环境中肉毒梭菌的分布情况。不同自然环境肉毒梭菌检出率差别很大。长江和珠江流域外环境中肉毒梭菌检出率很低，而新疆某地区土壤食品样品的肉毒梭菌检出率高达41.84%。

我国病例主要分布在新疆,其次为青藏高原、黄土高原和华北平原。

食物源性肉毒中毒的来源主要为罐头食品(尤其是家庭自制的罐头食品)、发酵豆制品(自制臭豆腐、豆瓣酱、豆豉、豆腐渣、豌豆酱等)和发酵面制品(米松糊糊、甜面酱等),其他食品导致肉毒中毒的也可见报道,如自制西瓜水、自制啤酒、过期鱼罐头、鹿肉干、腌肉、火腿肠、香肠、臭鱼和板鸭等。肉毒中毒的食物种类与不同民族饮食、社会生活方式和地理环境密不可分。肉毒中毒危险程度取决于自然环境污染程度、食物易被污染的特性和该地区居民对该食物的食用频率,如青藏高原肉毒中毒96.11%是肉类引起的,患病者主要是喜肉食的藏民。黄土高原肉毒中毒66.70%是自制臭豆腐引起的,患者主要是喜食臭豆腐的汉族人。

【临床表现】

肉毒中毒临床表现的特点为对称性颅神经麻痹,继之出现对称性、下行性随意肌软瘫,重者累及膈肌,呼吸肌麻痹,出现呼吸衰竭而死亡。一般不发热,神志清楚。病初可有非特异性的消化道和呼吸道表现,如口干、恶心、呕吐、腹痛、腹泻、咽痛等,可有疲乏、头痛、头晕。继而出现视力模糊、复视、上睑下垂、吞咽困难、构音障碍、不能伸舌,面神经受累可出现面具脸。对称性肌肉软瘫从颈部到肩部,上肢近端到远端,下肢近端到远端。颈软、不能抬头、四肢无力。重者出现呼吸困难、呼吸衰竭而死亡。自主神经功能障碍表现为无汗症、口干、体位性低血压、麻痹性肠梗阻、严重便秘、尿潴留等。疾病进展速度不一,可以为数小时,也可以数日。根据毒素来源和受累人群的不同,可分为以下几种类型。

1. *食物源性肉毒中毒*(foodborne botulism) 为进食了含有肉毒毒素的食物所致。潜伏期在数小时至数日,一般为3～4日,最长可达10日。潜伏期越短,病情越重。前驱症状包括恶心、呕吐、口干、腹痛、腹泻、咽痛等。尤其是B型和E型毒素所致中毒者,恶心呕吐的消化道表现可能早于神经症状。但是这些症状在伤口型肉毒中毒病例中未见报道,也没有在经胃肠或静脉给予灵长类动物肉毒毒素的实验中发现。其具体原因不详,也许和毒素的直接作用、肉毒梭菌的其他产物或食物中的其他污染物有关。

2. *伤口型肉毒中毒*(wound botulism) 为环境中的肉毒梭菌芽孢污染了伤口,在厌氧情况下(比如脓肿、穿刺伤)繁殖生长产生的毒素吸收入血所致。但是也有一些病例发生在无典型厌氧环境时,比如皮肤擦伤、开放性骨折、腹腔镜术后等。潜伏期比食物源性肉毒中毒长,约为10日。在20世纪90年代以前,此型病例罕见。此后,由于注射吸毒人群增多,病例也增多。这些吸毒者所用的几乎都是"黑阿片树胶海洛因(black tar heroin)",与静脉吸毒者不同,他们将毒品注射到组织中。在美国,多数患者居住在西部,40～50岁,有长期使用黑阿片树胶海洛因历史,潜伏期不易明确(因为患病前可能每日均使用毒品,而且每日可能不止一次)。临床表现方面,除了缺乏胃肠道症状外,与食物源性肉毒中毒相同。脓肿通常很小,有时类似轻微的蜂窝织炎。

3. *婴儿型肉毒中毒*(infant botulism) 1岁以下,特别6月龄以内婴儿,因其肠道的特殊环境及缺乏能拮抗肉毒梭菌的正常菌群,食入被肉毒梭菌芽孢污染的食品后,芽孢发芽、繁殖,产生毒素吸收入血所致。症状与食物中毒类似。进食蜂蜜是婴儿肉毒中毒的主要危险因素。1976年,美国首次报道了婴儿肉毒中毒。目前全球报道3 000多例,但可能存在诊断不足、被低估的情况。在美国此型较多见,占每年肉毒中毒新发病例的60%左右。患儿年龄多在2周～1岁,中位数年龄为10周,文献报道最小的患儿为产后54小时。便秘常常为患儿的首发症状之一。其他症状包括不能吮吸、吞咽困难、流口水增多,哭声弱、自主运动减少、肌张力低和运动功能发育不良。

4. *成人肠道毒血症肉毒中毒*(adult intestinal colonization/adult intestinal toxemia botulism) 也称成人肠道传染性肉毒中毒(adult enteric

infectious botulism）或成人原因未明的传染性肉毒中毒（adult infectious botulism of unknown source），为肉毒梭菌定殖于肠道，释放毒素吸收所致。正常人体的肠道环境并不适合芽孢生长，多数情况下，摄入的芽孢只是经过肠道后原样排出，并不繁殖产生毒素，对人体无害。因此，只有在肠道存在解剖或功能异常时，或者应用抗菌药物期间（抗菌药物可能破坏肠道菌群，利于肉毒梭菌繁殖），容易发生本型肉毒中毒。临床表现与婴儿型肉毒中毒类似。

5. *吸入性肉毒中毒*（inhalational botulism） 吸入含有肉毒毒素的气溶胶后，可以发生类似于食物源性肉毒中毒的症状。

6. *医源性肉毒中毒*（iatrogenic botulism） 注射肉毒毒素进行医学美容或其他治疗时也可能发生肉毒中毒，称为医源性肉毒中毒。主要发生于剂量过大时。

【实验室检查】

总体而言，实验室检查的敏感性不高，国外报道在33%～44%，但从出现症状到留取标本的时间越短，敏感性越高。因此，怀疑肉毒中毒者应尽快留取标本送检。怀疑食物源性肉毒中毒者，应留取血清、呕吐物或胃管引流物、粪便、剩余食物。怀疑伤口型肉毒中毒者，应留取血清和厌氧处理的伤口清除物（注意：应保存在厌氧瓶中）。怀疑婴儿型肉毒中毒者，应留取粪便。对于血清标本，要检测其是否含有肉毒毒素。对于呕吐物或胃管引流物、粪便和剩余食物，除了检测毒素外，还可以进行细菌学检查。这些标本可先80℃加热10分钟，杀死标本中所有细菌繁殖体，再进行厌氧培养、分离本菌。

具体的毒素检查方法包括小鼠致死及中和试验和聚合酶链式反应（PCR）方法。经典的小鼠致死及中和试验仍是最敏感、最可信的肉毒检测方法，该方法可定量检测微量毒素。也可用PCR方法检测编码毒素的基因片段，此方法快捷、可靠。我国1997年报道了首例用PCR和生物学两种方法确诊1例E型肉毒中毒。

从试验研究的角度，可以行肌电图检查，呈现出神经肌肉接头冲动传递障碍的特点。临床症状好转后，肌电图亦恢复正常。

【诊断和鉴别诊断】

对于疾病暴发时出现的肉毒中毒病例，结合流行病学史和典型的临床表现，诊断不难。对于散发病例，有时不易诊断，需要与以下疾病鉴别。①重症肌无力（myasthenia gravis）：起病隐袭，眼外肌无力明显，眼内肌不受影响，无瞳孔及对光反射改变，并且有晨轻暮重现象。依酚氯铵试验（Tensilon test）强阳性，自身抗体阳性。②吉兰-巴雷综合征（Guillain-Barré syndrome）：前期常有腹泻或呼吸道感染史，尤其注意有无空肠弯曲菌感染。临床表现为上行性、对称性弛缓性瘫痪，视神经损害以面神经最常见，脑脊液蛋白含量升高，动眼神经损害少见。③脑血管意外：根据受累部位不同，瘫痪可为非对称性或对称性，影像学检查多有阳性发现。④周期性瘫痪和低钾血症导致软瘫：病前常有过饱、饮酒、腹泻或过度劳累史，可反复发作，极少累及视神经，发作时血钾及心电图有变化。⑤镁中毒：也可出现迟缓性瘫痪、腱反射消失，检测血镁浓度升高可鉴别。

【治疗】

1. *对症支持治疗* 是本病的主要治疗方法。据美国的数据，20世纪初期肉毒中毒的病死率在60%～70%，目前已经降低到3%～5%。这很大程度上归功于重症监护技术的进步，尤其是机械通气技术。对于肉毒中毒患者，一旦疑诊，即应收入重症监护病房，密切监测其呼吸情况，必要时及时予以机械通气。部分患者因为咽部肌肉麻痹出现呼吸道梗阻需要气管插管，而并不是因为呼吸肌麻痹。

2. *抗毒素* 是唯一的特效治疗，可阻断麻痹的进一步发生。由于抗毒素对已经结合的毒素无效，因此强调早用，最好在出现症状24小时之内使用。使用前应做皮试，过敏者行脱敏法注射。2013年，美国已经批准七价抗毒素（A～G型）应用于临床。我国目前常用多价抗毒素（A、B、E型）血清，成人剂量为5万～10万U，一半肌内注射,一半静脉滴注。必要时,4~6 小时后重复。在美国,从 2003 年 10 月起,已经将人肉毒免疫球蛋白(human botulism immune globulin)用于患病婴儿,避免了抗毒素血清易过敏等缺点。

3. *抗菌药物* 青霉素可杀灭肠道和伤口内的肉毒梭菌,减少毒素产生。青霉素过敏者可用甲硝唑。

4. *其他* 对于食物源性肉毒中毒,在病程早期可通过洗胃和(或)灌肠促进毒素从胃肠道排出,减少其吸收。考虑到肉毒毒素在碱性溶液和氧化剂中容易被破坏及减弱毒性,应尽早用 5%碳酸氢钠溶液或 1∶4 000 高锰酸钾溶液洗胃。洗胃后,可用 50%硫酸镁导泻,促进毒素排出。对于伤口型肉毒中毒病例,在伤口处理时应该尽可能清除脓肿及周围组织,将清除物进行厌氧培养。

【预防】

主要应重视食品卫生,尤其是罐头食品、发酵豆制品、发酵面制品等。对于已经进食了已证明有肉毒梭菌或肉毒毒素污染的食品,或者同食者已经发病者,本人尚未发病的,应立即注射多价抗毒素 1 000~2 000 U。目前尚无疫苗。

参考文献

[1] 吴朝仁,连志浩,陈文俊,等. 肉毒中毒——查布查尔病调查报告[J]. 中华医学杂志,1958,44(10):932-938.

[2] 张捷,徐文瑞,赵曼,等. 婴儿肉毒中毒三例并文献复习[J]. 中华儿科杂志,2016,54(3):214-217.

[3] Lessa FC, Mu Y, Bamberg WM, *et al*. Burden of Clostridium difficile infection in the United States [J]. N Engl J Med, 2015, 372(9): 825-834.

[4] Rokas KE, Johnson JW, Beardsley JR, *et al*. The addition of intravenous metronidazole to oral vancomycin is associated with improved mortality in critically ill patients with Clostridium difficile Infection[J]. Clin Infect Dis, 2015, 61(6): 934-941.

[5] Bagdasarian N, Rao K, Malani PN. Diagnosis and treatment of Clostridium difficile in adults: a systematic review[J]. JAMA, 2015, 313(4): 398-408.

[6] Drekonja D, Reich J, Gezahegn S, *et al*. Fecal microbiota transplantation for Clostridium difficile infection: A Systematic Review[J]. Ann Intern Med, 2015, 162(9): 630-638.

[7] van Nood E, Vrieze A, Nieuwdorp M, *et al*. Duodenal infusion of donor feces for recurrent Clostridium difficile[J]. N Engl J Med, 2013, 368(5): 407-415.

[8] Cornely OA, Miller MA, Louie TJ, *et al*. Treatment of first recurrence of Clostridium difficile infection: fidaxomicin versus vancomycin [J]. Clin Infect Dis, 2012, 55 Suppl 2: S154-S161.

[9] Cohen SH, Gerding DN, Johnson S, *et al*. Clinical practice guidelines for Clostridium difficile infection in adults: 2010 update by the society for healthcare epidemiology of America (SHEA) and the infectious diseases society of America (IDSA)[J]. Infect Control Hosp Epidemiol, 2010, 31(5): 431-455.

[10] Louie TJ, Miller MA, Mullane KM, *et al*. Fidaxomicin versus vancomycin for Clostridium difficile infection[J]. N Engl J Med, 2011, 364(5): 422-431.

[11] Mills JP, Rao K, Young VB. Probiotics for prevention of Clostridium difficile infection[J]. Curr Opin Gastroenterol, 2018, 34(1): 3-10.

[12] Goldenberg JZ, Yap C, Lytvyn L, *et al*. Probiotics for the prevention of clostridium difficile—associated diarrhea in adults and children [J]. Cochrane Database Syst Rev, 2017, (12): CD006095.

[13] Afshar M, Raju M, Ansell D, *et al*. Narrative review: tetanus-a health threat after natural disasters in developing countries[J]. Ann Intern Med, 2011, 154(5): 329-335.

[14] Thwaites CL, Beeching NJ, Newton CR. Maternal and neonatal tetanus[J]. Lancet, 2015, 385(9965): 362-370.

[15] Barash JR, Arnon SS. A novel strain of Clostridium botulinum that produces type B and type H botulinum toxins[J]. J Infect Dis, 2014, 209(2): 183-191.

[16] Dover N, Barash JR, Hill KK, *et al*. Molecular characterization of a novel botulinum neurotoxin type H gene[J]. J Infect Dis, 2014, 209(2): 192-202.

[17] Arnon SS, Schechter R, Maslanka SE, *et al*. Human botulism immune globulin for the treatment of infant botulism[J]. N Engl J Med, 2006, 354(5): 462-471.
[18] Nystrom SC, Wells EV, Pokharna HS, *et al*. Botulism toxemia following laparoscopic appendectomy[J]. Clin Infect Dis, 2012, 54(4): e32-e34.
[19] Koepke R, Sobel J, Arnon SS. Global occurrence of infant botulism, 1976—2006[J]. Pediatrics, 2008, 122(1): e73-e82.
[20] Infant Botulism Treatment and Prevention Program. http://www.infantbotulism.org.

(北京大学第一医院 徐京杭 于岩岩)

第二十节 奴卡菌和放线菌感染

奴卡菌属(*Nocardia*)和放线菌属(*Actinomyces*)在分类学上的位置曾是微生物专家的争议之一。包括基因分析结果在内,现已有足够证据把它们归入细菌,且两者同属于放线菌目。两者大多是腐生菌,能够降解植物体,从中获得生长所需的碳源、氮源。它广泛存在于土壤、腐烂的植物、动物排泄物、空气及江河湖泊等自然环境中,只有极少数引起人类和动物的疾病,并且绝大多数患者是免疫虚损宿主,两者均为机会感染病原体;放线菌偶尔于龋齿洞内、扁桃体隐窝内找到,而在宿主抵抗力低下时引起内源性机会感染。这两种细菌的感染临床上有一定的相似性,如皮肤感染时均表现为慢性肉芽肿性改变伴破溃、流脓及局部压痛,有颗粒样物排出。

这两种疾病临床少见,易被误诊,所以需要提高临床警惕性,注意鉴别诊断和早期治疗以利患者恢复健康。

一、奴卡菌病

奴卡菌病(nocardiosis)是土壤中广泛存在的需氧奴卡菌属中的星形奴卡菌(*N. asteroides*)、巴西奴卡菌(*N. brasiliensis*)、豚鼠奴卡菌(*N. caviae*)等引起的急性或慢性化脓性或肉芽肿性人畜共患病。临床标本分离到的奴卡菌中多为星形奴卡菌,鼻疽奴卡菌、巴西奴卡菌、豚鼠奴卡菌等比较少。奴卡菌病既往甚为罕见,近年在免疫功能低下疾病如急性白血病、淋巴瘤、脏器移植,以及使用免疫抑制剂较多的情况下,发生情况有所增加;但是约1/3的患者免疫功能是正常的。

【病原学和发病机制】

奴卡菌属于细菌界,放线菌门,放线菌纲,放线菌亚纲,放线菌目,棒状杆菌亚目,奴卡菌科,奴卡菌属。奴卡菌属为专性需氧、革兰阳性、弱抗酸性的丝状菌,菌丝细长有分支。革兰染色后出现特征性的分枝状或串珠状可作为奴卡菌鉴定的重要依据。奴卡菌培养时初代生长缓慢,需2~7日或更长时间才能形成肉眼可见的表面似粉末状、黄色或橘红色的菌落,故应延长培养时间,一般应至少培养两周。此外,奴卡菌的营养菌丝与培养基结合紧密导致该菌菌落难以被挑起和移动。

奴卡菌在自然界中广泛分布,在沙滩、游泳池、房间土壤及花园土壤中亦有发现,但它们不是人体正常菌群,不呈内源性感染。奴卡菌病在世界范围内散发,以热带地区相对为多,可能与干燥、多风的条件下更利于机体吸入气溶胶相关。奴卡菌感染主要是经呼吸道吸入,引起肺部初发感染灶,在免疫功能低下时发生坏死性肺炎和肺脓肿,以及血行播散性奴卡菌病。星形奴卡菌自病房空气和尘埃中均可分离到,提示呼吸道感染的重要性和人与人之间传播的可能性。奴卡菌还可通过破损的皮肤侵入,如车祸伤所致开放性骨折、开放性胸外科手术等,导致软组织和骨骼的慢性化脓性炎症。

细胞免疫是宿主抗奴卡菌感染的主要机制。一切伴有细胞免疫缺损或功能低下的基础疾病,如白血病、淋巴瘤、红斑狼疮、艾滋病、结核病、慢性阻塞性肺疾病、低蛋白血症、癌症、慢性肝病或肾病失代偿期、器官移植、饮酒等,都有可能导致奴卡菌的机会性感染。长期或频繁使用糖皮质激素、免疫抑制剂或广谱抗生素是主要医源性诱发因素。

病理上,奴卡菌病多表现为化脓性损害,结节病灶内多形核粒细胞浸润,亦有浆细胞和淋巴细胞集聚;结节发展过程中形成干酪样坏死、空洞、纤维化;但干酪样坏死和多核巨细胞(朗格汉斯巨细胞)罕见,以此可与结核病相鉴别。脑内病变可形成薄壁包囊。病理切片 HE 染色奴卡菌不着色,表现为阴性结果;革兰染色常呈杆菌样菌体,易误认为是结核菌;PAS 染色着色不良;银染色阳性。

【临床表现】

奴卡菌感染有两大特点:可播散到几乎所有器官,尤其是中枢神经系统;即使给予适当的治疗仍易复发或进展。宿主感染奴卡菌后的临床表现有很大不同。约 75%的奴卡菌病有肺病变,余为四肢、腹壁、眼、脑、纵隔等肺外损害。

1. 肺奴卡菌病　呼吸道吸入是奴卡菌感染最常见的感染途径,因此,肺奴卡菌病临床最常见。肺奴卡菌病无特异临床表现,亚急性起病,低热、盗汗、乏力、食欲下降、体重减轻,咳嗽、咳痰,初起为干咳,后咳黏液脓性痰,可咳血痰,胸痛、呼吸困难;以后转为慢性,临床过程及表现类似于结核病。临床上需与肺结核、肺脓肿、肺癌相鉴别。肺奴卡菌病 X 线胸片上亦无特异性,早期可有小叶肺炎、大叶肺炎样阴影;散在浸润病灶呈粟粒状阴影,类似粟粒性肺结核;慢性病例形成肺脓肿、肺空洞等类型,典型慢性表现为多发性脓肿,或多发性小空洞。

肺部病变可扩展到胸膜、胸壁,直至穿透胸壁;可发生胸腔积液、脓胸和胸膜肥厚。约 1/3 的病例可发生脑部迁徙性病变。

2. 脑奴卡菌病　奴卡菌侵犯脑实质形成单发或多发性脑脓肿。多由肺部病变血行播散到全身,脑损害为其主要迁徙性病灶,但有少数病变无原发病灶可循。病原菌偶尔侵犯脑膜、脑室、脊髓和颅骨。

临床可有发热、头痛、呕吐、视力障碍、意识模糊、颈强直、视神经盘水肿、脑膜刺激征、脑占位性病变体征等。

3. 足菌肿(mycetoma)　是一组发生在皮肤、皮下软组织和附近骨骼的一种局部的慢性坏死性感染性疾病,多种真菌和放线菌、奴卡菌为其病原菌。巴西奴卡菌原发性皮肤损害常发展成典型足菌肿。本病多发于热带、潮湿和多雨的地区和季节。初发病损多在一侧足部出现丘疹、结节、硬块(假性肿瘤)、脓肿;脓肿破溃穿破皮肤形成窦道、瘘管。感染向周围扩展,病变可深及骨骼,使骨质破坏,形成多个脓肿、窦道及瘘管。足菌肿亦可发生在大腿、手、躯干、颜面等部位。

皮肤外伤接触奴卡菌泥土引起的原发性皮肤奴卡菌病亦可为脓疱、窦道、疣状结节等类结核病变,或可表现为皮肤淋巴综合征而类似孢子丝菌病,或发生泛发性脓疱疹、皮肤溃疡、坏疽性皮炎和痛性皮下结节等。

【诊断和鉴别诊断】

奴卡菌生长缓慢且奴卡菌病罕见,临床表现与其他疾病多无特异性差异,使其感染诊断困难,特别在艾滋病等高度免疫功能低下患者,可同时有数种病原体造成机会感染,临床表现互相重叠,难以分辨清楚。凡在免疫虚损宿主有皮肤、肺、脑迁延性或慢性炎症而病原体不明时,均应考虑本病可能。

取痰、脓液、脑脊液或病灶内渗出物直接涂片检查,可以见到革兰阳性或部分抗酸染色阳性的纤细分枝状菌丝,查到此种丝状菌则病原诊断初步成立,如培养成功则进一步鉴定菌种以确诊,但奴卡菌生长缓慢,生化反应鉴定菌种亦较费时。组织病理检查亦具有确诊价值。自广泛开展纤维支气管镜检查后,肺部奴卡菌病确诊率显著提高,因经支气管镜吸取痰液的镜检阳性率较高,且肺活检对孤立的局限病灶的病理诊断很有价值。

皮肤奴卡菌病需与皮肤结核、孢子丝菌病、

放线菌性足菌肿、着色芽生菌病等鉴别。血清学及分子生物学诊断技术正开发试验中。

【治疗】

奴卡菌病的治疗需联合抗菌药物及引流手术。磺胺类药物是首选抗感染药物，可选用磺胺嘧啶、磺胺甲基异噁唑或复方磺胺甲噁唑（磺胺甲噁唑-甲氧苄啶，SMZ－TMP）等，对肺和脑奴卡菌病均有效。其中，除了免疫功能正常宿主的皮肤感染可以单药治疗外，对于重症感染患者需使用以磺胺类药物为基础的2种或3种抗菌药物联合方案；对于磺胺类药物过敏或不耐受以及既往治疗失败的患者需换用其他药物。药敏试验及动物模型已经证实部分第三代头孢菌素（如头孢曲松、头孢噻肟）、碳青霉烯类（如亚胺培南、美罗培南）、氟喹诺酮类（如莫西沙星）、氨基糖苷类（如阿米卡星）、四环素类及其衍生物（如米诺环素、替加环素）、噁唑烷酮类（如利奈唑胺）对奴卡菌具有抗菌活性。此外，给药途径方面宜先静脉给药完成诱导治疗期，随后序贯为口服抗菌药物维持治疗。

奴卡菌病的抗感染疗程尚不完全确定，但考虑到奴卡菌感染容易复发故推荐长程治疗。具体而言，对于单纯皮肤感染，免疫功能正常患者的疗程通常为3～6个月，免疫功能低下患者则为6～12个月；重症肺部感染需要治疗6～12个月甚至更长；所有免疫功能低下患者（排除那些单纯皮肤感染者）和中枢神经系统受累患者疗程至少一年。

二、放线菌病

放线菌病（actinomycosis）是由放线菌引起人畜共患的一种渐进性、化脓性、肉芽肿性的亚急性至慢性感染性疾病。放线菌主要侵犯头颈部、腹部和肺部，病变易向周围组织侵蚀蔓延形成窦道，脓性分泌物中可排出硫黄样放线菌组成的颗粒。因青霉素的广泛应用，此症比既往减少，后期严重病例更少。

【病原学和发病机制】

放线菌属于原核生物界、厚壁菌门、放线菌纲、放线菌目、放线菌科、放线菌属。放线菌属为革兰阳性兼性厌氧菌，抗酸染色阴性，菌丝细长无节、菌丝易断裂成链状或链杆状。DNA GC值百分比低者为57%～63%，高者可达到75%。在患者的病灶组织和脓汁中可找到黄色硫黄样小颗粒，这是放线菌在组织中聚集形成的1～2 mm大小的菌落，将其压片置显微镜下可见颗粒成菊花状，由棒状长丝放射状排列组成，中心由分枝菌丝交织成团。

放线菌广泛存在于自然生态环境中，同时也是人体常驻菌群的成员，常寄生在人体口腔、扁桃体窝、肠道、女性的生殖道和眼结膜囊等处，在宿主免疫功能低下状态下可以引起内源性感染，也可因下颌骨外伤、拔牙、气管插管、宫腔节育器置入或宫腔相关诊疗操作等引起外源性感染。长期应用免疫抑制剂是重要的医源性危险因素。

对人致病的主要为衣氏（以色列）放线菌（*A. israelii*），感染病灶以面颌部居多，若放线菌进入肺部或胃肠则发生胸部放线菌病或肠放线菌病。此外，寄生于口腔的内氏放线菌（*A. naeslundii*）、黏性放线菌（*A. viscosus*）和融牙质（龋齿）放线菌（*A. odontolyticus*）等偶亦引起本病。

病理上，放线菌病的特征是化脓性炎症、瘘孔形成和瘢痕化；急性炎症和慢性炎症同时存在，此起彼伏，迁延不愈；有时以慢性肉芽肿为主要表现，有时呈化脓性炎症；早期病灶多中性粒细胞浸润，后期病灶多上皮样细胞和巨噬细胞，类似结核样肉芽肿。在炎症病灶和脓液内可见"硫黄颗粒"。"硫黄颗粒"对本病诊断具有特征性，但没有这些颗粒并不能完全排除该菌感染。

【临床表现】

好发和初发部位在头颈部，其次为胸部和腹部，偶尔累及中枢神经系统、肝、肾、骨关节、皮肤、生殖器等部位，炎症直接波及或由血行播散所致。

1. *头颈部放线菌病* 龋齿、齿槽脓漏等处为侵入门户。拔牙或口腔外科术后并发放线菌病已属少见。下颚、上颚、颊部或颈部皮肤先出现局部斑状硬结，炎症波及表层后才有红肿，初为赤红，迅速转为紫红，炎症硬块表面皮肤凹凸不平。继而硬结软化，形成瘘管，流出脓液；脓和瘘管内见针头大细小坚硬的“硫黄”颗粒。一般无明显疼痛，有时呈急性化脓性感染，侵及咀嚼肌，则有疼痛和张口困难。炎症后局部形成萎缩性瘢痕，再从周围组织发生肿胀、破溃和瘢痕。下颌骨等常受附近炎症侵蚀，轻则表层骨质增厚，重则骨质破坏，引起骨髓炎。

2. *胸部放线菌病* 为来自口腔和扁桃体窝的放线菌的直接蔓延，即放线菌随咽部分泌物误吸进入支气管，临床表现多为低热、咳嗽、脓痰、消瘦等，半数患者痰中可见硫黄颗粒。有时呈慢性炎症(如慢性肺炎、慢性胸膜炎)，与肺结核、肺癌和肺真菌病难以鉴别；亦可呈进行性急性经过，出现坏死性肺炎和肺脓肿。累及胸膜时出现明显的胸痛和胸腔积液；炎症常波及邻近的胸壁、纵隔、食管、心包和脊柱。

3. *腹部放线菌病* 本症的感染途径有多种：① 含放线菌的口咽部分泌物咽入消化道；② 继发于胸部放线菌病，或血行播散，或直接蔓延；③ 内源性感染，即在肠道黏膜或女性生殖道黏膜受损情况下，如外伤、手术等，肠道或女性生殖道内寄生的放线菌引起的。

腹部放线菌以回盲部放线菌病最多，过去大部分病例继发于阑尾手术切除后，自常规使用抗菌药物治疗以来，病例数显著减少。发病多隐匿、症状多不典型，易与炎症或肿瘤相混淆。在无阑尾手术史患者，常被误诊为慢性阑尾炎、肠结核、克罗恩病或癌症。临床表现为发热、回盲部疼痛，不久即触及硬性包块，继而炎症波及皮肤或邻近脏器，因浸润至腹壁所以包块活动度小。如炎症波及腹壁而与腹腔内放线菌脓肿相连，则可自腹壁窦道排出硫黄颗粒。此外，还可出现腹泻、便血等消化道症状。

肝放线菌病约占腹部放线菌病的15%，来源于肠放线菌病，病原菌经门静脉进入肝脏；也可是全身性播散性放线菌病中的受累脏器之一。

4. *其他部位* 使用宫内避孕器件的妇女发生盆腔放线菌病时常误诊为慢性盆腔炎、恶性肿瘤或结核等疾病。偶见胃、胆囊和肾脏的放线菌病。脑部放线菌病罕见，常是肺放线菌播散的继发病灶。放线菌病也可发生在肾、膀胱、骨和关节等处。

【诊断】

该病以局部扩散、化脓或肉芽肿性炎症、多发脓肿和窦道瘘管为特征。放线菌病的诊断有赖于特异性的临床表现，确诊需行活检组织病理学检查(慢性窦道形成、纤维化及皮下肉芽组织伴菊花样菌团结构)或脓汁涂片找到革兰阳性有分枝的丝状菌等微生物学检查。放线菌需厌氧培养，而且发育生长迟缓，同时因其他共栖细菌迅速生长而抑制放线菌生长，故该菌培养比较困难。此外，放线菌对抗菌药物敏感，留取培养标本前使用抗菌药物可明显降低培养的阳性概率。该病诊断时尚需注意共栖细菌的存在。放线菌兼性厌氧、致病能力差，共栖细菌消耗氧气、破坏局部组织更利于放线菌增殖。

对尚未形成瘘管和排出脓液的病例，诊断比较困难，“寒性脓肿”“恶性包块”为其主要体征，常在手术处理后“意外”发现本病。

【治疗】

放线菌病的治疗常采用药物、手术及支持疗法等综合措施。药物疗法中大剂量青霉素为首选药物，一般每日500万～1 000万U，静脉滴注，疗程2～4周，为巩固疗效、避免复发需续用青霉素类口服药物2～3个月以上，治愈率可达80%以上，肺放线菌病发生放线菌血行播散者的治愈率只有40%。

链霉素、利福平治疗亦有效，故有不少误诊为肺结核选用此类药物治疗后痊愈病例。

因青霉素过敏、青霉素治疗无效等不能使用青霉素时可改用克林霉素、大环酯类或四环素类抗菌药物。有报道亚胺培南静脉滴注治愈了青霉素治疗失败的播散性多脏器放线菌病。

慢性肉芽肿、瘘管、脓肿、瘢痕病灶等治疗十分困难，除需更长疗程、更积极的抗感染等内科综合治疗外，尚需外科切除或切开引流。

放线菌生长于厌氧或微需氧环境，常伴发其他细菌如消化链球菌、拟杆菌等的感染，临床上常呈复数菌感染或混合感染，所以放线菌病的抗感染治疗需同时兼顾其他病原体。

参考文献

[1] McHugh KE, Sturgis CD, Procop GW, *et al*. The cytopathology of Actinomyces, Nocardia, and their mimickers[J]. Diagn Cytopathol, 2017, [Epub ahead of print].

[2] Kandi V. Human Nocardia Infections: A Review of Pulmonary Nocardiosis[J]. Cureus, 2015, 7(8): e304.

[3] Anagnostou T, Arvanitis M, Kourkoumpetis TK, *et al*. Nocardiosis of the central nervous system: experience from a general hospital and review of 84 cases from the literature [J]. Medicine (Baltimore), 2014, 93(1): 19-32.

[4] van de Sande WW. Global burden of human mycetoma: a systematic review and meta-analysis [J]. PLoS Negl Trop Dis, 2013, 7(11): e2550.

[5] Valour F, Sénéchal A, Dupieux C, *et al*. Actinomycosis: etiology, clinical features, diagnosis, treatment, and management [J]. Infect Drug Resist, 2014, 7: 183-197.

[6] Welsh O, Vera-Cabrera L, Salinas-Carmona MC. Current treatment for nocardia infections [J]. Expert Opin Pharmacother, 2013, 14(17): 2387-2398.

[7] Boyanova L, Kolarov R, Mateva L, *et al*. Actinomycosis: a frequently forgotten disease[J]. Future Microbiol, 2015, 10(4): 613-628.

[8] Könönen E, Wade WG. Actinomyces and related organisms in human infections[J]. Clin Microbiol Rev, 2015, 28(2): 419-442.

[9] Higashi Y, Nakamura S, Ashizawa N, *et al*. Pulmonary Actinomycosis Mimicking Pulmonary Aspergilloma and a Brief Review of the Literature [J]. Intern Med, 2017, 56(4): 449-453.

[10] Moghimi M, Salentijn E, Debets-Ossenkop Y, *et al*. Treatment of cervicofacial actinomycosis: a report of 19 cases and review of literature[J]. Med Oral Patol Oral Cir Bucal, 2013, 18(4): e627-632.

[南京医科大学第一附属医院(江苏省人民医院) 金柯]

第二十一节 败血症

败血症(septicemia)又称为血流感染(blood stream infection)，是指病原菌入血后大量繁殖，产生毒素引起的严重临床综合征，临床常表现为畏寒、寒战、发热，伴呼吸急促、心率加快、休克、器官功能衰竭等血流动力学改变。既往常与菌血症(bacteriemia)通用。病原菌通常指细菌，也可为真菌、分枝杆菌等，病程中常有炎症介质的释放与激活，引起寒战、高热、心动过速、呼吸急促、皮疹、神志改变、肝脾大等一系列临床表现。重者可致休克、DIC和多器官功能衰竭。菌血症是指细菌在血流中短暂出现的现象，一般无明显毒血症状，在国外文献中，常与败血症通用。

近年来，对败血症的研究越来越重视机体对微生物及其毒素所产生的全身反应。既往将严重的败血症称为脓毒症(sepsis)，即宿主对微生物感染的全身反应称为“sepsis”。而现在针对sepsis的定义中更加强调了宿主对感染做出反应的结果，因此，目前sepsis则定义为由于宿主对感染的反应失调而导致危及生命的器官功能障碍。与之相关的另一重要概念为全身炎症反应综合征(systemic inflammatory response syndrome, SIRS)。后者是指人体对各种损害因素所引起的全身性炎症反应，在临床上符合以下两条或两条以上者：① 体温>38℃或<36℃。② 心率>90次/分。③ 呼吸>20次/分或二氧化碳分压<4.3 kPa(32 mmHg)。④ 白细胞计数>12×10^9/L或未成熟细胞>10%等。由微生物感染所引起的SIRS就是sepsis，故SIRS包含sepsis，当然也包括其他因素和急性胰腺炎、严重的创伤、灼伤、缺氧等。

【病原学】

引起败血症的致病菌如下。① 革兰阳性球菌：主要为葡萄球菌、肠球菌和链球菌。金黄色葡萄球菌是医院内败血症最常见的病原菌之一，也是医院外感染败血症中较常见的细菌；高度耐药的表皮葡萄球菌也不少见，尤其多见于医院感染败血症；草绿色链球菌多继发于亚急性感染性心内膜炎患者；肺炎链球菌可引起免疫缺陷者、老年人和婴幼儿败血症；B组链球菌常可引起新生儿败血症。从20世纪80年代开始，肠球菌所致败血症比例逐年增加，该菌对抗生素敏感性差，要引起重视。② 革兰阴性细菌：常见的细菌为大肠埃希菌、肺炎克雷伯菌、假单胞菌属、阴沟肠杆菌及不动杆菌属等。近年来，肺炎克雷伯菌、产气杆菌、假单胞菌属、不动杆菌属及产碱杆菌有增多趋势，而大肠埃希菌已相对地减少。③ 厌氧菌：占败血症病原的5%～7%，以脆弱拟杆菌、梭状芽孢杆菌属细菌及消化链状菌多见。④ 真菌：以白念珠菌多见，其他常见的有曲霉菌、隐球菌等。⑤ 其他：一些致病力较弱的条件致病菌如单核细胞增多性李斯特菌、凝团肠杆菌、腐生葡萄球菌所致败血症也均有报道。免疫缺陷者如艾滋病患者、长期留置静脉导管的恶性肿瘤患者偶可发生分枝杆菌败血症。

【发病机制和病理解剖】

病原菌从不同途径侵入血液循环后是否引起败血症取决于人体的免疫防御功能和细菌的毒力与数量。

1. 发病机制

(1) 人体因素：机体免疫防御功能缺陷是败血症的最重要诱因。健康者在病原菌入侵后，一般仅表现为短暂的菌血症，细菌可被人体的免疫防御系统迅速消灭，并不引起明显症状；但各种免疫防御功能缺陷者(包括局部和全身屏障功能的丧失)，都易诱发败血症。① 各种原因引起的中性粒细胞缺乏或减少是诱发败血症的重要原因。当中性粒细胞降至0.5×10^9/L以下时，败血症的发病率明显增高，多见于急性白血病、骨髓移植后、恶性肿瘤患者接受化疗后，以及再生障碍性贫血等患者。② 糖皮质激素等免疫抑制剂和广谱抗生素、放射治疗、细胞毒类药物的应用，以及各种大手术的开展等也是败血症的重要诱因。③ 各种有创或侵入性操作引起机体皮肤黏膜屏障功能受损，增加细菌进入机体引起感染的机会，如气管插管、气管切开、人工呼吸器、静脉导管、动脉内导管、导尿管留置等；各种插管检查，如内镜检查、插管造影或内引流管的安置等都可破坏局部屏障防御功能，上述均增加病原菌的入侵机会；而烧伤、外伤等也可引起皮肤黏膜屏障功能受损，增加感染机会。④ 严重的原发疾病，如慢性器官功能衰竭、肝硬化、结缔组织病、糖尿病、尿毒症、慢性肺部疾病等也是败血症的诱因。当患者同时存在两种或两种以上诱因时，发生败血症的危险性将明显增加。在上述各种诱因中，静脉导管留置引起的葡萄球菌败血症，在医院内感染败血症中占重要地位，静脉导管留置72小时以上者局部可发生静脉炎，由此可诱发败血症；静脉导管留置和辅助呼吸器的应用亦是不动杆菌属、沙雷菌属等革兰阴性菌败血症的常见诱因之一；留置导尿管则常是大肠埃希菌、铜绿假单胞菌败血症的诱因。长期糖皮质激素和广谱抗菌药物的应用是诱发真菌败血症的重要因素。

(2) 细菌因素：金黄色葡萄球菌可产生多种酶和外毒素，其中起主要致病作用的有血浆凝固酶、α溶血毒素、杀白细胞素、肠毒素(A～E型，以A型多见)、剥脱毒素、红疹毒素等，可导致严重的败血症；近年来分离到的肠毒素F，与中毒性休克综合征(TSS)的发生有关。革兰阴性杆菌所产生的内毒素能损伤心肌和血管内皮，激活补体系统、激肽系统、凝血与纤溶系统，以及交感肾上腺髓质系统、ACTH/内啡肽系统等，并可激活各种血细胞和内皮细胞。产生多种细胞因子(如TNF-α、IL-1、IL-6、IL-8等各种细胞因子，其中TNF-α在败血症病理生理改变中起关键性作用)、炎症介质、心血管调节肽等，导致微循环障碍、感染性休克等。铜绿假单胞菌能产生多种致病物质，如蛋白酶、杀白细胞素、磷脂酶 C 及外毒素 A 等，后者是一种很强的蛋白质合成抑制物，可引起组织坏死；外毒素 A 和弹性蛋白酶同时存在时，其毒力最大。肺炎球菌致病主要依赖其荚膜，后者有抗吞噬作用；尚可产生溶血毒素和神经氨酸酶。肺炎克雷伯菌等亦具有荚膜，有拮抗吞噬和体液中杀菌物质的作用。

2. 病理变化 病原菌的毒素可引起组织和脏器细胞变性，发生水肿、坏死和脂肪变性。毛细血管损伤造成皮肤和黏膜瘀点和皮疹。病原菌引起的迁徙性脓肿多见于肺、肝、肾、骨、皮下组织等处，可并发心内膜炎、脑膜炎、骨髓炎等。单核吞噬细胞增生活跃，肝脾均可增大。

【临床表现】

败血症无特异的临床表现。除外伤性、手术后、挤压疮疖等发生者外，大多无明确的潜伏期。

1. 败血症的主要临床表现

(1) 毒血症：起病大多急骤，常有寒战与高热，发热多为弛张型或间歇型，少数可呈稽留热或不规则热、双峰热。伴全身不适、头痛、肌肉和关节酸痛、软弱无力，不思饮食，脉率与呼吸均加速。少数患者可有恶心、呕吐、腹痛、腹泻等胃肠道症状。重者可出现中毒性脑病、中毒性心肌炎、肝炎、肠麻痹、感染性休克、DIC 等。

(2) 皮疹：以瘀点为多见，多分布于躯干、四肢、眼结膜、口腔黏膜等处，为数常不多。亦可有荨麻疹、猩红热样皮疹、脓疱疹等，以球菌感染多见。坏死性皮疹可见于铜绿假单胞菌败血症。

(3) 关节症状多：见于革兰阳性球菌和产碱杆菌败血症，表现为大关节红肿、疼痛、活动受限。少数有关节腔积液、积脓。

(4) 肝脾大：一般仅轻度肿大，当发生中毒性肝炎或肝脓肿时可显著肝大，伴明显压痛，并可出现黄疸。

(5) 迁徙性损害：由细菌栓子播散至身体其他部位而引起。多见于化脓性细菌(尤其是金黄色葡萄球菌、肺炎克雷伯菌等)、厌氧菌等所致的败血症。常见者有皮下脓肿、肺脓肿、关节炎、骨髓炎、心包炎、眼炎、脑脓肿等。在金黄色葡萄球菌、肠球菌、溶血性链球菌、产碱杆菌等败血症病例可并发急性或亚急性感染性心内膜炎，伴有心脏瓣膜功能受损引起心脏扩大、心力衰竭和血管栓塞症状。因急性心内膜炎可侵犯正常瓣膜，初起可无病理性杂音。

2. 不同致病菌败血症的临床特点

(1) 金黄色葡萄球菌败血症：多见于男性，病前一般情况大多良好。原发炎性病灶以皮肤疖痈等为多见，从口腔黏膜和呼吸道入侵者多数为免疫功能低下的院内感染。临床表现较典型，急起发病，寒战高热，半数以上患者体温在 39～41℃间，双峰热少见。皮疹常为多形性，见于 1/6～1/4 的病例，以瘀点为多，脓疱疹虽较少见，但其出现有助于诊断。关节症状较明显，见于约 20%的患者，大多累及大关节，有红肿痛，但化脓性关节炎少见。迁徙性损害是金黄色葡萄球菌败血症的特点，约半数患者病程中出现迁徙性损害，常见多发性肺部浸润(约 20%)，甚至可形成脓肿；其次为肝脓肿、化脓性脑膜炎、骨髓炎、皮下脓肿等。金黄色葡萄球菌败血症并发心内膜炎者可高达 8%，由于可侵犯正常心瓣膜，故病理性杂音不及亚急性心内膜炎者多；如发热不退，有进行性贫血，反复出现皮肤瘀点，有内脏血管栓塞，血培养持续阳性等应考虑为心内膜炎，须进一步做心脏超声波检查以明确诊断，必要时进一步完善食管超声或定期复查明确。感染性休克较少见。耐甲氧西林金黄色葡萄球菌(MRSA)与其他金黄色葡萄球菌具有相似的毒力和致病力，易在医院内，尤其是有免疫缺陷者、大手术后患者和老年人中发生，其发生率激增，病死率亦较高。

(2) 表皮葡萄球菌败血症：早年认为凝固酶阴性的表皮葡萄球菌无致病性或为腐生寄生菌。20 世纪 60 年代以后发现，表皮葡萄球菌败血症占败血症总数的 10%～15%，尤以医院内感染者为多。常见于体内异物留置后，如人工瓣膜、人工关节、各种导管及起搏器等。表皮葡萄球菌耐药情况严重，也有耐甲氧西林的菌株(MRSE)。在接受广谱抗菌药物时，肠道和呼吸道中 MRSE

菌株数明显增多,易引起全身感染。

(3) 革兰阴性杆菌败血症:病前患者一般情况多较差,多数伴有影响机体免疫防御功能的原发病,故院内感染者较多。致病菌多从泌尿生殖道、肠道或胆道等入侵。肺炎克雷伯菌和铜绿假单胞菌常由呼吸道入侵,但近年来肺炎克雷伯菌以消化道入侵,尤其是继发于肝脓肿的较为多见。铜绿假单胞菌败血症亦易发生于烧伤后或创伤感染患者,其创面脓性分泌物多呈绿色为其特征;此外,铜绿假单胞菌败血症继发于恶性肿瘤、淋巴瘤、白血病者尤为多见。临床上革兰阴性杆菌败血症以双峰热、相对缓脉等较多见,部分患者体温可不升;迁徙性病灶较少见;约40%发生感染性休克,其中低蛋白血症者更易发生。严重者可出现多脏器功能衰竭、DIC等,铜绿假单胞菌败血症较一般革兰阴性杆菌败血症凶险,可有中心坏死性皮疹。

(4) 肠球菌败血症:近年来发病率明显升高,占院内感染败血症的10%左右。泌尿生殖道是常见的入侵途径。易并发心内膜炎,对各种抗菌药物,包括头孢菌素类耐药。还易发生于消化道肿瘤和腹腔感染患者。

(5) 厌氧菌败血症:厌氧菌占败血症致病菌的7%~20%。动脉硬化、肝硬化、糖尿病、恶性肿瘤、尿毒症、压疮溃疡和新生儿等易发生厌氧菌败血症。入侵途径以胃肠道及女性生殖道为主,其次为压疮溃疡和坏疽。主要致病菌为脆弱拟杆菌,由胃肠道入侵者,血培养常反复多次阳性,且为多数菌感染;由女性生殖道入侵者,血培养多次阳性者少见,但常为混合感染。厌氧菌败血症的临床表现常与需氧或兼性厌氧菌败血症大致相似,但也有某些特点,如:① 高胆红素血症,血清总胆红素高出正常数的10倍以上;黄疸发生率10%~40%,甚至更高。② 并发血栓性静脉炎和迁徙性脓肿或感染为本菌败血症的另一特点。此外,厌氧菌败血症易并发肺炎,婴幼儿患者发生率尤高。

(6) 真菌败血症:近年来发病率明显增高,以院内感染较为多见,多发生在免疫功能低下、长期接受糖皮质激素、广谱抗菌药物、肿瘤化疗,以及静脉插管输液(特别是高营养治疗)、透析治疗等患者。以白念珠菌最为多见,多数伴细菌感染。大多发生在严重原发疾病的后期。病程进展缓慢,临床毒血症症状可被原发病及伴发的细菌感染掩盖,部分病例仅在尸检时发现。真菌败血症多数为播散型,病变累及心内膜、肝、脾、肺等。如免疫缺陷者感染,在应用足量抗菌药物后感染仍未能控制时应考虑本病的可能,除做细菌培养外,应同时做真菌培养和G/GM试验(1,3-β-D葡聚糖抗原检测,简称"G试验",半乳甘露聚糖抗原检测,简称"GM试验")及血清学检查。对于ICU获得性非粒细胞缺乏重症脓毒症患者,予以预防性使用米卡芬净抗真菌治疗虽然能降低侵袭性真菌感染的感染率(3%对比12%,$P=0.008$),但并不改善28日的死亡率。近年来,社区获得性真菌性败血症也逐渐增多,部分患者无典型免疫功能缺陷,常见的有包曲霉菌、隐球菌等。

3. 特殊类型的败血症

(1) 新生儿败血症:多由母亲产道感染,吸入感染羊水,经脐带或皮肤等感染而入侵。主要病原菌为大肠埃希菌、B组溶血性链球菌、金黄色葡萄球菌等。主要临床表现为食欲减退、呕吐、腹胀、精神萎靡、呼吸困难、黄疸、惊厥等,仅部分患儿有发热。由于新生儿血-脑屏障功能尚不健全,因此25%~30%的患儿可并发中枢神经系统感染。

(2) 老年人败血症:致病菌以革兰阴性杆菌为多见,肺部感染后发生败血症者较青年人多。由压疮入侵者不少,致病菌多数为金黄色葡萄球菌、大肠埃希菌、铜绿假单胞菌、厌氧菌等。易并发心内膜炎。

(3) 烧伤后败血症:是大面积深度烧伤后的常见并发症。为单一细菌或多数细菌的混合感染,偶亦可由真菌所致。一般早期多为单一细菌,晚期多为混合感染。多发生于烧伤后2周内,最早发生于烧伤第2日,创面肉芽形成后发生的机会较少。常见致病菌为金黄色葡萄球菌、铜绿假单胞菌、变形杆菌属和大肠埃希菌。临床表现较一般败血症为重，可有过高热（达42℃以上），也可呈低温（36℃以下），多为弛张热。在发生败血症后，原有烧伤后心动过速更显著，可出现中毒性心肌炎、中毒性肝炎、休克等。麻痹性鼓肠亦为常见症状，可伴神志改变，创面可短时变坏，色泽乌暗，坏死组织及分泌物增多，易出血。

（4）医院内感染败血症：近年来发病数明显增多，可占败血症总数的30%～60%，绝大多数有严重基础疾病，如血液病、肿瘤、慢性肝病、肝硬化、糖尿病、结缔组织病等。部分为医源性感染，如继发于免疫抑制药物的应用、气管切开、导尿、静脉输液、透析疗法等诊治措施。常见致病菌为大肠埃希菌、肺炎克雷伯菌等肠杆菌科细菌，以及金黄色葡萄球菌、表皮葡萄球菌、铜绿假单胞菌等。由于患者基础健康状况差、免疫缺陷，感染常更严重；又因医院内感染致病菌耐药情况多严重，治疗效果常差。

输液引起的败血症常与液体污染及留置导管有关。一般输液污染以肺炎克雷伯菌和聚团肠杆菌多见，高营养液中真菌易于生长，全血污染则多为耐药的大肠埃希菌或铜绿假单胞菌，病情十分严重。输血小板污染机会亦多。与留置导管有关的败血症多通过下列途径即导管插入处的蜂窝织炎、感染性血栓性静脉炎、导管内细菌寄殖而发生。

【实验室检查】

1. *血常规检查*　白细胞计数增多，一般在$(10\sim30)\times10^9$/L，中性粒细胞百分比增高，可出现明显核左移及细胞内中毒性颗粒，嗜酸性粒细胞减少或消失。机体反应性较差者及少数革兰阴性杆菌败血症患者的白细胞计数可正常或偏低，但中性粒细胞数仍增多。

2. *病原学检查*　以血培养最为重要，应在抗菌药物应用前及寒战、高热时进行，并宜多次反复送检，每次采血量新生儿和婴儿为5 ml，年长儿和成人为10 ml。有条件者宜同时做厌氧菌和真菌培养，同时不同部位采集血培养能提高培养阳性率。已应用抗菌药物的病例，宜于培养基中加入硫酸镁、β-内酰胺酶、对氨苯甲酸等以破坏某些抗菌药物，或用血块培养法以提高阳性率。骨髓培养的阳性率较血培养者高。以脓液、脑脊液、胸腹积液、瘀点挤液等涂片检查和培养，亦有检出病原菌的机会。分离到病原菌后做药敏试验，以测定最低抑菌浓度（MIC），供选用抗菌药物做参考。必要时测量最低杀菌浓度（MBC），血清杀菌试验也有重要参考意义。一般培养基上无细菌生长，疑有L型细菌败血病时，应做高渗盐水培养。真菌生长缓慢，培养阳性率亦较低。乳胶凝集试验测定抗原或相应抗体（用于隐球菌病），以及病理组织检查等均有助于诊断。厌氧菌分离培养至少也需1周，不能及时为临床治疗提供细菌学依据。结核等满生长病原菌传统培养时间长，不利于临床早期诊断，可联合PCR、结核T细胞淋巴斑点试验（TSPOT. TB）等均有重要诊断价值。近已开展气相色谱法、离子色谱法等快速诊断技术。色谱法也能在1小时内对临床标本做出有无厌氧菌的诊断，便于指导用药；免疫荧光法快速、敏感，且能特异地鉴定厌氧菌；其他尚有免疫酶标组化法快速鉴定产气荚膜梭菌等，对早期诊断有良好效果。

3. *其他检查*　鲎溶解物试验（LLT）可检测血清等标本中革兰阴性杆菌的内毒素，但不能鉴别为何种病原菌，对诊断革兰阴性菌败血症有一定帮助。病程中如出现心、肝、肾等脏器损害，或休克、DIC等时，应做相应检查。化脓性关节炎及骨髓炎在发病2周后X线检查才有所发现。

【诊断和鉴别诊断】

1. *诊断依据*　急性发热患者，白细胞及中性粒细胞数量明显升高，而无局限于某一系统的急性感染时，都应考虑有败血症的可能。病史询问和详细体检对协助诊断和推测病原有一定意义。而新近有皮肤感染、外伤，特别有挤压疮疖史者；或有尿路、胆道、呼吸道等感染病灶；或各种局灶感染虽经有效抗菌药物治疗，而体温仍未控制者,均应高度怀疑有败血症的可能。如在病程中出现皮疹、肝脾大、迁徙性脓肿等,则败血症的临床诊断可基本成立。详细体检常可发现原发病灶或入侵途径,并从病灶部位和性质推知病原菌的种类。获得阳性血培养后应做进一步检查,常可因此发现原发病灶而便于进行根治。血培养(和骨髓培养)阳性为败血症确诊的依据。

2. 鉴别诊断

(1) 变应性亚败血症(成人 Still 病):属变态反应性疾病,以发热、皮疹、关节痛、咽痛、淋巴结和肝脾大为主要临床表现,白细胞计数增加,中性粒细胞百分比增多。临床上极易与败血症相混淆,不同之点为:① 发热虽高(可>40℃),病程虽长(数周或数月),但无明显毒血症症状,且可有缓解期。② 皮疹短暂,反复出现,皮疹常为充血性,热出疹出,而热退多疹退。③ 血常规中白细胞计数和中性粒细胞数量升高或降低(小于 $4.0\times10^9/L$)。④ 发热时红细胞沉降率增快、黏蛋白和 α2 球蛋白数量升高,以后可见 γ 球蛋白升高,C 反应蛋白阳性,但血培养阴性。⑤ 各种抗菌药物治疗均无效,但用适量肾上腺皮质激素及吲哚美辛可使体温下降,临床症状缓解。必要时可通过 PET/CT 等检查进一步排除局部隐匿性脓肿和血液系统疾病的可能。

(2) 伤寒:发热、肝脾大、白细胞计数降低、多器官功能衰竭等,与某些革兰阴性杆菌败血症混淆。但伤寒起病缓慢,多无寒战,有相对缓脉,中性粒细胞常减少。确诊有赖于致病原菌的分离及肥达反应等。

【预后】

败血症的病死率仍相当高,平均为 30%~40%。不同病菌所致败血症的病死率各不相同。肺炎链球菌、溶血性链球菌所致败血症的病死率低,肠球菌败血症的病死率为 15%~35%,革兰阴性杆菌败血症者在 40%左右。医院内感染败血症病死率高于院外感染者,因病原菌常高度耐药,原发病亦严重。真菌败血症和铜绿假单胞菌败血症的病死率可达 60%和 80%以上。

【治疗】

1. 抗菌药物的应用　败血症一经诊断,在未获得病原学结果之前即应根据情况给予抗菌药物经验治疗,以后再根据病原菌种类和药敏试验结果调整给药方案。败血症的抗菌治疗应尽可能快速启动。曾有文献报道,入住 ICU 共有的 926 例脓毒症患者,入住 ICU 前获得充分的经验性抗菌治疗,其死亡率为 31.3%,而入院后 6 小时以内、6~12 小时以内、12~24 小时以内和 24 小时以后接受治疗的死亡率分别为 53.2%、57.1%、50%和 50.8%($P<0.001$)。同时疗程宜较长,一般 3 周以上,或在体温下降至正常,临床症状消失后继续用药 7~10 日;但对于部分继发于感染性心内膜炎、隐匿性脓肿、骨关节脓肿等患者,其疗程更长。

(1) 病原菌不能确定者:须选用兼顾革兰阴性杆菌和革兰阳性球菌抗菌药物的联合,一般选用抗假单胞菌青霉素(如哌拉西林、替卡西林)或第三代头孢菌素联合氨基糖苷类抗生素。如果是免疫功能低下者的院内感染,应多考虑金黄色葡萄球菌或表皮葡萄球菌及假单胞菌,可给予去甲万古霉素联合头孢他啶。

(2) 葡萄球菌败血症:目前,葡萄球菌对抗生素的耐药现象严重,除对青霉素高度耐药外(95%以上),对头孢噻吩、头孢唑林的耐药性也有增加趋势,耐药率 30%~40%,约半数菌株对苯唑西林耐药,不同地区尚出现了比例不等的呈多重耐药的 MRSA 败血症。但葡萄球菌通常对万古霉素敏感,鉴于上述情况,目前对葡萄球菌败血症的治疗应首选苯唑西林或氯唑西林,也可选用头孢噻吩或头孢唑林,联合应用利福平,待获得药敏结果后则可根据药敏结果调整用药。对 MRSA 及 MRSE 败血症则可选用万古霉素(或去甲万古霉素)、磷霉素或利福平的联合应用。替代万古霉素选用药物有替考拉宁、达托霉素等。

(3) 链球菌败血症:A、B 组溶血性链球菌通常对青霉素敏感,B 组链球菌的敏感性略差,因此,治疗 A 组链球菌败血症时可单用青霉素或第一代头孢菌素、红霉素与林可霉素等，而后者治疗宜加用氨基糖苷类抗生素。耐青霉素肺炎链球菌其治疗同溶血性链球菌败血症。肠球菌常对多种抗生素耐药，治疗时需联合用药，首选青霉素或氨苄西林与氨基糖苷类的联合，也可选择万古霉素（或去甲万古霉素）联合氨基糖苷类。若肾功能不全可考虑达托霉素，其他对肠球菌感染有效的药物尚有亚胺培南（imipenem）或亚胺培南和西司他丁（cilastatin）的复合制剂泰能（tienam）。

（4）革兰阴性菌败血症：大肠埃希菌、肺炎克雷伯菌等肠杆菌科细菌对氯霉素、氨苄西林等普遍耐药，对哌拉西林的敏感率高于庆大霉素。临床上可选哌拉西林、第二或第三代头孢菌素与庆大霉素或阿米卡星联合应用。对于重症脓毒症休克的患者，尤其超广谱β-内酰胺酶阳性可能性加大者可经验性选用碳青霉烯类抗生素。铜绿假单胞菌等假单胞菌及不动杆菌属多数为院内感染，对哌拉西林及羧苄西林耐药者日渐增多，可根据药敏试验选用头孢他啶或头孢哌酮，联合应用庆大霉素或阿米卡星。

（5）厌氧菌败血症：首先要清除病灶或行脓肿引流以改变厌氧环境。抗菌药物可选用甲硝唑、氯霉素、克林霉素、头孢西丁、亚胺培南或泰能。由于多为需氧菌或兼性厌氧菌的混合感染，因此，需同时对需氧菌进行有效的抗菌治疗。

（6）真菌性败血症：可选用两性霉素B、氟康唑、伊曲康唑、伏立康唑等，仍以两性霉素B抗菌作用最强，但因其毒性大，常限制其使用。两性霉素B脂质体临床疗效与两性霉素B相似，其肾脏毒副作用相对较小，但对于颅内真菌感染效果欠佳。若考虑曲霉菌性败血症，首选伏立康唑治疗，病情稳定后可考虑口服伏立康唑片序贯治疗，部分患者予以泊沙康唑口服治疗有效。对于念珠菌血症而言，目前仍推荐首选氟康唑，但对于非白念珠菌感染，其对氟康唑敏感性下降，可选用棘白菌素类的米卡芬净或卡泊芬净等治疗。而对于隐球菌败血症，目前仍建议两性霉素B联合氟胞嘧啶诱导治疗，随后单用氟康唑强化和序贯治疗，不建议两性霉素B联合氟康唑治疗；因为目前发现两性霉素B联合氟胞嘧啶能改善隐球菌脑膜脑炎患者14日和70日生存率，而两性霉素B联合氟康唑则不改善14日和70日生存率。

（7）其他单核细胞增多症：李斯特菌对青霉素高度敏感，常选用青霉素或氨苄西林。JK组棒状杆菌对万古霉素高度敏感，是最佳选择，其次是红霉素、庆大霉素等。鼠伤寒沙门菌易耐药，宜根据药敏结果选择用药，一般对第二、第三代头孢菌素及氟喹诺酮类药物高度敏感。

2. *治疗局部感染病灶及原发病化脓性病灶* 无论为原发性或迁徙性，均应尽早给予切开引流。化脓性心包炎、脓胸、关节炎及肝脓肿等可穿刺引流。胆道或泌尿道感染合并有梗阻者应给予手术引流或手术解除梗阻治疗。如果患者的免疫抑制状态是由于药物或疾病所致，则须停用或减量免疫抑制药或有效治疗这些基础疾病（如白血病等）。如考虑败血症由静脉留置导管而致，则应及早去除或更换，将除去的导管剪一段（约1 cm）进行培养以明确病原菌。如败血症由人工关节等留置假体所致，抗生素的疗程需6周，且常需除去此装置。

3. *其他治疗* 包括适量营养、补充维生素以及维持水与电解质平衡，并按需输血、血浆和蛋白质。近20年来还寻找新的治疗方法，如抗内毒素抗体的应用、抗TNF-α单克隆抗体的应用、输注粒细胞和GSF等，但这些新治疗方法的疗效仍需做进一步评价。静脉注射人血清免疫球蛋白可提高体液免疫对抗细菌感染。

【预防】

对新生儿室、烧伤病房及因白血病接受化疗者或骨髓移植者宜采取防护性隔离，防止耐药金黄色葡萄球菌及铜绿假单胞菌等医院内感染的发生。慢性金黄色葡萄球菌带菌的医护人员应暂调离病房并给予治疗，有明显或隐匿的感染灶者须及时治疗。对留置体内的导管应定期更换，如有感染须及时去除，同时给予针对性抗菌药物治疗。疖、痈等皮肤感染切忌挤压。合理使用糖皮质激素和抗生素,使用期间严密观察口腔、消化道、呼吸道、尿道等处有无真菌感染,如有发生,须及时处理。对糖尿病、慢性肝病、白血病等易导致感染的慢性疾病宜积极治疗,尽量预防感染。对中性粒细胞减少者和其他免疫缺陷者预防性口服抗菌药物(包括抗真菌药物),可明显降低感染的发病率。医务人员须严格执行消毒隔离制度及操作规程,勤洗手,尽量应用一次性使用的医疗用品,是减少医院内感染败血症的重要措施。

参考文献

[1] Shankar-Hari M, Phillips GS, Levy ML, *et al*. Developing a New Definition and Assessing New Clinical Criteria for Septic Shock: For the Third International Consensus Definitions for Sepsis and Septic Shock (Sepsis-3)[J]. JAMA, 2016, 315(8): 775-787.

[2] Patterson TF, Thompson GR, 3rd, Denning DW, *et al*. Practice Guidelines for the Diagnosis and Management of Aspergillosis: 2016 Update by the Infectious Diseases Society of America[J]. Clin Infect Dis, 2016, 63(4): e1-e60.

[3] Singer M, Deutschman CS, Seymour CW, *et al*. The Third International Consensus Definitions for Sepsis and Septic Shock (Sepsis-3)[J]. Jama-Journal of the American Medical Association, 2016, 315(8): 801-810.

[4] Kaukonen KM, Bailey M, Pilcher D, Cooper DJ, Bellomo R. Systemic Inflammatory Response Syndrome Criteria in Defining Severe Sepsis[J]. New England Journal of Medicine, 2015, 372(17): 1629-1638.

[5] Garnacho-Montero J, Gutierrez-Pizarraya A, Escoresca-Ortega A, Fernandez-Delgado E, Lopez-Sanchez JM. Adequate antibiotic therapy prior to ICU admission in patients with severe sepsis and septic shock reduces hospital mortality[J]. Critical care (London, England), 2015, 19: 302.

[6] Druszczynska M, Kowalewicz-Kulbat M, Fol M, Wlodarczyk M, Rudnicka W. Latent M. tuberculosis infection — pathogenesis, diagnosis, treatment and prevention strategies[J]. Polish journal of microbiology, 2012, 61(1): 3-10.

[7] Day JN, Chau TTH, Wolbers M, *et al*. Combination antifungal therapy for cryptococcal meningitis[J]. N Engl J Med, 2013, 368(14): 1291-1302.

[8] Patterson TF, Thompson GR, 3rd, Denning DW, *et al*. Practice Guidelines for the Diagnosis and Management of Aspergillosis: 2016 Update by the Infectious Diseases Society of America[J]. Clin Infect Dis, 2016, 63(4): e1-e60.

(浙江大学第一附属医院　盛吉芳)

INFECTIOUS DISEASES

第2版

下 册

感染病学

VOLUME 2

主 审

贾辅忠

主 编

李兰娟 黄祖瑚

副主编

于岩岩 李 军 高海女

编 委 （按姓氏笔画排序）

马伟杭 王宇明 牛俊奇 孔连宝 卢洪洲 吕晓菊 朱 宏 朱万孚
朱传龙 刘庆淮 刘克洲 许 阳 许 迪 李若瑜 李家斌 吴 超
何礼贤 张文宏 张永祥 张学光 陈 智 陈永平 陈盛霞 季旻珺
金 柯 周苏明 郑树森 段义农 俞云松 施 毅 施光峰 顾 民
贾雪梅 徐小元 翁亚丽 唐 红 黄建荣 盛吉芳 程 雷 谢 青

学术秘书

陈 平 李 爽

江苏凤凰科学技术出版社 · 南京

图书在版编目(CIP)数据

感染病学：上下册 / 李兰娟，黄祖瑚主编. —2版
. —南京：江苏凤凰科学技术出版社，2021.12
ISBN 978 - 7 - 5713 - 0375 - 4

Ⅰ.①感… Ⅱ.①李… ②黄… Ⅲ.①感染—疾病学
Ⅳ.①R4

中国版本图书馆CIP数据核字(2021)第048000号

感染病学

主　　编	李兰娟　黄祖瑚
责任编辑	钱新艳
责任校对	仲　敏
责任监制	刘文洋
出版发行	江苏凤凰科学技术出版社
出版社地址	南京市湖南路1号A楼，邮编：210009
排　　版	南京展望文化发展有限公司
印　　刷	江苏凤凰数码印务有限公司
开　　本	889mm×1194mm　1/16
印　　张	111.5
插　　页	16
字　　数	3 000 000
版　　次	2021年12月第2版
印　　次	2021年12月第1次印刷
标准书号	ISBN 978 - 7 - 5713 - 0375 - 4
定　　价	780.00元(精)(上下册)

致读者

社会主义的根本任务是发展生产力，而社会生产力的发展必须依靠科学技术。当今世界已进入新科技革命的时代，科学技术的进步已成为经济发展、社会进步和国家富强的决定因素，也是实现我国社会主义现代化的关键。

科技出版工作肩负着促进科技进步、推动科学技术转化为生产力的历史使命。为了更好地贯彻党中央提出的“把经济建设转到依靠科技进步和提高劳动者素质的轨道上来”的战略决策，进一步落实中共江苏省委、江苏省人民政府作出的“科教兴省”的决定，江苏科学技术出版社于1988年倡议筹建江苏省科技著作出版基金。在江苏省人民政府、江苏省委宣传部、江苏省科学技术厅（原江苏省科学技术委员会）、江苏省新闻出版局负责同志和有关单位的大力支持下，经江苏省人民政府批准，由江苏省科学技术厅、凤凰出版传媒集团（原江苏省出版总社）和江苏科学技术出版社共同筹集，于1990年正式建立了“江苏省金陵科技著作出版基金”，用于资助自然科学范围内符合条件的优秀科技著作的出版。

我们希望江苏省金陵科技著作出版基金的持续运作，能为优秀科技著作在江苏省及时出版创造条件，并通过出版工作这一平台，落实“科教兴省”战略，充分发挥科学技术作为第一生产力的作用，为建设更高水平的全面小康社会、为江苏的“两个率先”宏伟目标早日实现，促进科技出版事业的发展，促进经济社会的进步与繁荣做出贡献。建立出版基金是社会主义出版工作在改革发展中新的发展机制和新的模式，期待得到各方面的热情扶持，更希望通过多种途径不断扩大。我们也将在实践中不断总结经验，使基金工作逐步完善，让更多优秀科技著作的出版能得到基金的支持和帮助。

这批获得江苏省金陵科技著作出版基金资助的科技著作，还得到了参加项目评审工作的专家、学者的大力支持。对他们的辛勤工作，在此一并表示衷心感谢！

江苏省金陵科技著作出版基金管理委员会

内容提要

本书是一部系统、全面阐述感染病学的大型临床专著。与第 1 版相比，本书反映了截至 2021 年 9 月，国际和国内感染病学领域的最新基础和临床研究进展，体现了我国一批临床感染病专家的创新成果和宝贵经验，揭示了当今全球视角下感染性疾病的重点领域和发展趋势。

本书共分为五篇三十九章。第一篇精辟阐述感染病学的基本理论和知识，第二篇全面介绍各类感染性疾病的诊断和治疗方法，第三篇至第五篇详尽论述各类病原体感染、各器官系统感染和特定人群感染的诊治新理念、新技术和新方法。本书理论与实践相结合，紧扣临床应用主题，可供各级临床医师、护师、感染病预防控制专业医师，以及感染病学及相关专业研究生学习和使用。

本书囊括了国际上感染病诊疗的最新指南，汲取了我国著名临床专家的宝贵经验，荟萃了全球感染病学理论与临床结合的重大成果，是一本系统、全面阐述感染病学的大型学术专著。

主编简介

李兰娟

中国工程院院士，浙江大学教授、主任医师、博士生导师，传染病诊治国家重点实验室主任，国家感染性疾病临床医学研究中心主任，国家内科学（传染病）重点学科学术带头人。长期从事传染病临床、科研和教学工作，主要研究方向为肝衰竭与人工肝、感染微生态，以及新发、突发传染病。

自 1986 年开始进行人工肝治疗肝衰竭研究，创建了独特有效的“李氏人工肝支持系统”，挽救了数十万名患者的生命；提出感染微生态学说，从微生态角度来审视感染的发生、发展和结局，影响国际微生态前沿科学发展，率先全面揭示肝病肠道微生态宏基因组变化规律，创立微生态干预防治重症肝病新策略；面对历次来势汹汹的新发、突发传染病威胁不惧安危，承担严重急性呼吸综合征、手足口病、地震灾后防疫、甲型 H1N1 流感等传染病的诊治研究任务，尤其在防控人感染 H7N9 禽流感救治研究中取得众多成果。面对新型冠状病毒肺炎疫情，更是深入临床一线救治重症患者。

担任中国医师协会感染科医师分会会长、中华预防医学会微生态学分会主任委员、全国人工肝培训基地主任、国际血液净化学会理事、《中华临床感染病杂志》《感染微生物与疾病（英文）》（*Infectious Microbes & Diseases*）《中国微生态学杂志》主编等。主编出版了我国首部《人工肝脏》《感染微生态学》等专著和教育部规划教材《传染病学》，在“*Nature*”“*Lancet*”“*NEJM*”等国际顶级期刊上发表 SCI 论文 300 余篇。荣获“国家科技进步奖”特等奖 1 项、“国家科技进步奖”一等奖和二等奖各 2 项，还获得“浙江省科技大奖”“光华工程科技奖”“全国创新争先奖章”“全国优秀科技工作者”“全国杰出专业技术人才”“全国优秀共产党员”“全国三八红旗手”和“全国抗击新冠肺炎疫情先进个人”等荣誉称号。

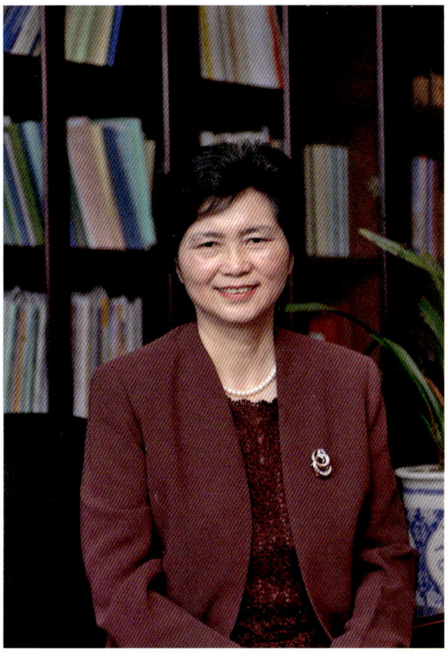

主编简介

黄祖瑚

南京医科大学教授、主任医师、博士生导师。1982 年毕业于南京医学院（现南京医科大学）医疗系，留校任教，师从陈钟英教授、唐季和教授、贾辅忠教授、孙南雄教授等，从事传染病（感染病）临床、教学和科研工作。1988 年获南京医科大学内科学（传染病）硕士学位。1989 年及 1991 年两度在澳大利亚 Fairfield 医院研修免疫生化和分子生物学技术，1997 年在美国马萨诸塞大学医学院合作开展乙型肝炎病毒 DNA 疫苗相关研究。

1998 年任南京医科大学第一附属医院（江苏省人民医院）感染病科主任，2000 年任副院长。1999 年任南京医科大学内科学教授，2000 年任主任医师，2002 年起任内科学博士生导师，先后指导 16 名博士研究生完成学业。重点围绕乙型和丙型病毒性肝炎的诊断和治疗方法、慢性乙型病毒性肝炎的发病机制及免疫调节治疗，开展临床及应用基础研究，承担并完成国家自然科学基金项目和原国家卫生部科研基金项目，先后在国内外学术期刊发表论文、综述及述评 100 余篇。

主编和参与编著的书籍主要有：共同主编《内科查房手册》（江苏科学技术出版社，1999 年、2005 年）《临床药物手册》（上海科学技术出版社，2006 年、2015 年），副主编《感染病学》（江苏科学技术出版社，2010 年），参编全国高等学校医学研究生规划教材《传染病学》（人民卫生出版社，2008 年），主译《旅行医学》（人民卫生出版社，2019 年）。曾任中华医学会感染病学分会常委、肝病学分会常委、中国医师协会感染科医师分会副会长、江苏省医学会感染病学分会主任委员、名誉主任委员。曾担任《中华传染病杂志》《中华肝脏病杂志》《临床肝胆病杂志》等学术期刊编委。

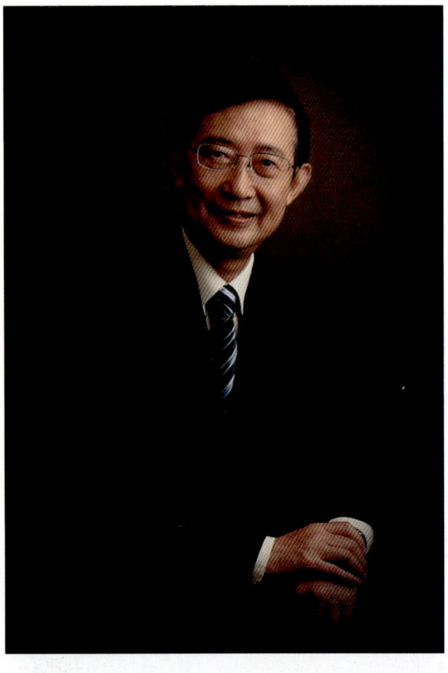

本书编写人员

编写者单位及名单（按姓氏笔画排序）

浙江大学附属第一医院

刁宏燕　马伟杭　王银银　卢翔云　朱海红　刘小丽　刘克洲　阮　冰　杜维波　李兰娟　杨　芊　杨益大　吴　炜　吴　健　吴仲文　吴南屏　张　雪　陈　智　陈佳宁　陈建忠　范　骏　郑　临　郑树森　项春生　倪　勤　姚航平　徐丽中　徐凯进　黄建荣　盛吉芳　章旭君　梁伟峰　谢中阳　裘云庆　潘丽芳

南京医科大学第一附属医院（江苏省人民医院）

王　茜　孔连宝　毛慧娟　尹　林　卢凯华　邢光前　任海滨　朱　宏　朱传龙　刘　源　刘庆淮　许　阳　许　迪　孙　黎　孙志坚　李　军　李　响　李　爽　杨　芬　何戎华　张永祥　陆美萍　陈　念　陈　浩　周东辉　周苏明　金　柯　胡　军　胡毓华　顾　民　贾辅忠　钱　进　徐钰雯　殷明德　翁亚丽　陶　超　黄祖瑚　章莉莉　葛益飞　董　莉　蒋龙凤　程　雷　褚　明　蔡　洁　谭若芸

北京大学第一医院

于岩岩　王　艳　王明悦　王爱平　王勤环　刘　伟　李若瑜　余　进　陆海英　赵　鸿　侯凤琴　徐小元　徐京杭　黄　晨　斯崇文　董晓琴　傅希贤　曾　争

浙江树人大学树兰国际医学院附属树兰（杭州）医院

刘纪民　汤灵玲　陈　平　高海女　黄志良　曹国洪　瞿　镔

北京大学

朱万孚　李　敏

北京协和医院

窦红涛

北京大学人民医院

李厚敏

北京儿童医院

刘　钢

首都医科大学附属北京胸科医院

马　玙　陈效友

中国人民解放军总医院第五医学中心

李文刚

《中华医学杂志英文版》编辑部

照日格图

吉林大学第一医院

牛俊奇　杜　娜　汪　杨　张凯宇　周　豪

复旦大学附属华山医院

张文宏　施光峰　潘孝彰

复旦大学附属中山医院

何礼贤　姜红妮

上海市公共卫生临床中心

卢洪洲　沈银忠

上海交通大学医学院附属瑞金医院

谢　青

上海市皮肤病医院

杨德刚

南京医科大学

孙　艳　陈锡慰　季旻珺　周　丹

南京大学医学院附属金陵医院（中国人民解放军东部战区总医院）

孙文逵　李　培　肖永营　赵蓓蕾　施　毅

南京大学医学院附属鼓楼医院

吴　超　陈雨欣

东南大学附属中大医院

施瑞华

中国人民解放军东部战区总医院秦淮医疗区

刘云霞

南京市第二医院

杨永峰

南京市妇幼保健院

贾雪梅

江苏省疾病预防控制中心

汪　华　祖荣强

苏州大学

朱一蓓　张学光

江苏大学

陈盛霞

南通大学

段义农

浙江大学医学院附属邵逸夫医院

俞云松

浙江大学舟山医院

李世波

温州医科大学附属第一医院

陈永平

温州医科大学附属台州医院

朱坚胜

绍兴文理学院附属医院

晏春根

安徽医科大学第一附属医院

李家斌

广州医科大学附属第一医院、广州呼吸健康研究院

陈荣昌

陆军军医大学西南医院、西南大学附属公卫医院

王宇明　晏泽辉

四川大学华西医院

王晓辉　王丽春　冯　萍　吕晓菊　曲俊彦　刘　凯
钟册俊　唐　红

四川省医学科学院·四川省人民医院

江　南

美国马萨诸塞大学医学院

卢　山

序言(第 2 版)

进入 21 世纪以来,感染性疾病在全球范围内给人类健康造成了严重威胁。2019 年末,突如其来的新型冠状病毒肺炎疫情更是百年来全球发生的最严重的传染病大流行,是中华人民共和国成立以来传播速度最快、感染范围最广、防控难度最大的重大突发公共卫生事件。在以习近平同志为核心的党中央坚强领导下,全国人民众志成城,顽强拼搏,取得了抗击新型冠状病毒肺炎疫情斗争的重大战略成果。在这场斗争中,广大公共卫生和感染病医务人员闻令而动,不畏艰险,奋战在疫情防控救治第一线,为“新时代最可爱的人”增添了光彩。

当前,新型冠状病毒肺炎疫情正在全球蔓延,我国常态化疫情防控任务仍然艰巨,广大公共卫生和感染病医务人员要保持高度警惕,及时总结抗击新型冠状病毒肺炎疫情中行之有效的防控救治经验,努力在今后的工作中进一步提高传染病防控救治水平。正当此时,我得知李兰娟院士领衔编写的新一版《感染病学》即将付梓,十分欣慰,浏览全书,发现其具有以下几个特点。

一是新颖。原有各章节内容都根据近十年来感染病学各领域的新理论、新疗法、新经验进行了更新,反映了国际国内的最新进展。例如,书中新增了有关中东呼吸综合征、埃博拉出血热和新型冠状病毒肺炎的章节,在抗病毒治疗、细菌耐药机制及耐药菌感染的治疗、难治性真菌感染的治疗及新型免疫学治疗等章节都包含了国际国内最新指南和共识的内容,以及国际研究前沿的信息。

二是全面。例如,本书新增了“感染微生态的平衡与失衡”“人工肝治疗”和“旅行者感染”等章节,既关注了感染病及与之相关的诸多热点,也使本书在感染病学领域的覆盖更加全面和深入。

三是实用。本书面向广大感染病临床工作者,贴近临床、方便实用。纵观本书内容,在各种疾病或系统感染的诊断和治疗方面,都能够提供既具指导性,又具可操作性的实用方案。

总之,这部荟集了全国许多知名医疗机构和医学院校众多专家智慧的感染病学专著,成书不易,可喜可贺!作为一名病毒学工作者,我与感染病临床工作者常有合作,十分关注感染病学临床领域的进展,我乐意向广大感染病专业的医师和相关方面的读者推荐本书,希望我国广大感染病学工作者敢于担当、勇于创新、勤于实践、善于总结,在国际感染病学领域发出更多的中国声音,在学习、创新、引领的道路上不断前进!

中国工程院院士 侯云德

序言(第1版)

传染病与非传染的感染性疾病都是微生物等生物性病原体引起的人类疾病，两者的基础理论、临床诊疗和预防有很多共同的区别于其他疾病的特点，所以可以统一在感染性疾病之中。与感染性疾病对应的是非感染性疾病。

传染病的一大特点是可以在人群中传播、流行。古代曾因传染病的流行威胁到人类的生存，所以现代医学的发展正是以研究传染病为起点的。其后传染病学和流行病学协同发展，并与广泛开展防治传染病的社会实践相结合，使我们不仅已经控制了许多传染病的流行，还建立健全了控制传染病流行的较完整的防治体系。但这并不意味着可以高枕无忧了，我们还面临着新发传染病不断出现和经典传染病再度流行的挑战，而且这类挑战在可预见的将来会此起彼伏，难以终止。然而，在抗击严重急性呼吸综合征(SARS)和人感染高致病性禽流感取得阶段性成效，又对甲型H1N1流感从治疗到预防全方位展开决战的今天，我们可以满怀信心地说，只要我们不放松警惕，加强研究，积极应对，我们就能有效防控各种传染病的传播和流行。

非传染的感染性疾病虽不会像传染病那样在人群中传染和流行，但患者人数却更加面广量大。临床各科经常要诊治原发的或继发的感染，非感染性疾病患者的预后也常与感染直接或间接相关。

自青霉素问世并有效治疗肺炎以来，人们总是期待着不断开发的抗生素能清除众多病原菌，提高治愈率；但是，随着抗生素的广泛应用，病原菌耐药变异快速增多，细菌耐药成为当今抗感染治疗中最为严峻的问题。此外，我国人均寿命显著提高，老龄人口快速增加；很多慢性疾病和肿瘤性疾病的生存期显著延长；一些治疗措施在控制病理进展的同时会削弱机体的抗感染免疫功能，众多因素诱发非致病性微生物造成的机会感染相当常见。总之，无论是社区获得性感染，还是医院获得性感染都趋向复杂化，临床各科都面临难治性感染的挑战。就世界范围而言，感染性疾病的发病率和病死率均长期居高不降。

综上所述，感染性疾病谱正在经历种种变迁，新发传染病不断涌现，一些以往已控制流行的传染病再度猖獗；一些感染性疾病的常见病原体和临床过程正在发生明显变化。这样的变迁启示我们：感染性疾病的防治将是一项长期而艰巨的任务。它不仅是对传染病专科医师，也是对临床各科医师的严峻挑战。这就要求我们在很多方面不断加深甚至重新认识感染性疾病。

本书的前身——江苏科学技术出版社出版的《临床感染病学》，是在国内对“传染病”与“感染病”之间从称谓到内涵以及两者关系有所争议的情况下，首次以“临床感染病学”作为书名于1998年出版，着实难能可贵。经过12年的临床印证和实践积淀，由贾辅忠、李兰娟教授联袂主编的《感染病学》以全新面貌问世了，可谓“十年磨一剑”，充分体现了本书作者对发展我国感染病学的执着追求。本人翻阅了这本大型的临床专著，深感其理论、技术和具体方法均有一定的超前性，为临床医师更新感染病学知识、提高临床诊治水平提供了丰富的参考资料；其编写方式亦符合临床需要，理论联系实际，实用性很强，故我很乐意向广大读者推荐。

此外，感染病学牵涉面广，与其他医学学科存在着千丝万缕的联系，临床各科的感染性疾病的具体问题也纷繁复杂，仅此一本专著，实难尽善尽美。希望广大读者在参阅本书的同时，也要放宽眼界，博取各家之长、共同探索、勤于实践，齐心协力地为提升我国临床感染病学水平而努力。

中国工程院 院士
中华医学会 会长
钟南山

前言(第2版)

本书最早的前身是江苏科学技术出版社出版的《临床感染病学》，是在国内对“传染病”与“感染病”之间从称谓到内涵以及两者关系有所争议的情况下，首次以“临床感染病学”作为书名于1998年出版的图书。经过12年的临床印证和实践积淀，由贾辅忠教授和我联袂主编的《感染病学》在2010年以全新面貌问世，对以临床诊疗为中心的编写模式进行了探索，突破了一般教科书和传统教材的框架，围绕常见的临床诊疗问题，重点描述各类病原体感染、各器官系统感染和特定人群感染的诊治新理念、新技术和新方法，为临床医师更新感染病学知识、提高临床诊治水平提供了丰富的参考资料，获得了广泛好评。

《感染病学》第2版的修订工作从2018年5月开始，我和黄祖瑚教授作为主编，邀请了浙江大学医学院、北京大学医学部、南京医科大学等三十余所全国知名医学院校及医院的百余名专家共同修订本书，总结和汲取了上一版的编写经验和成果，对一些不足之处进行了修改、补充和完善。

本书首先以足够的篇幅介绍了感染病学的两大基础理论，即流行病学和发病机制，更新了许多与临床密切联系的新理论和新知识。基础部分新增一个章节，详细介绍了医学微生态学的基本理论、研究方法、临床进展和转化应用，探讨了人体正常微生物群与人类健康和疾病的联系，呈现了当前医学与微生态学有机结合、融会贯通、快速发展的最新知识。此外，在感染性疾病诊断和治疗篇，新增了“影像学诊断”和“人工肝治疗”的章节；在病毒感染篇新增了“新型冠状病毒肺炎”一章；在特定人群的感染篇中还增加了“旅行者感染”一章。

本书各种感染性疾病的编排采用病原学分类与按器官系统分类相结合的方式。依病原学分类编排有利于读者全面理解各种病原微生物的致病性，所引起的各种感染及其临床特点，以及合理选择针对病原学的目标治疗等。按器官系统分类叙述与传统临床思维方式接近，如能明确感染部位，在多数情况下也就解决了临床诊断和治疗问题。实践证明，这种以病原学分类为主线，以传统的器官系统分类为框架，两种编排兼顾展开叙述，更有利于读者全面认识感染性疾病。可是，仅着眼于病原体和感染部位还不够，感染的临床表现还与宿主状态或宿主反应性相关，所以还就老年人感染、婴幼儿感染、手术期感染、母婴感染，以及各种免疫虚损宿主的感染和医院获得性感染等各个方面，进一步说明感染性疾病的临床复杂性和诊治要点。

本书编者都是来自全国各大医学院校临床和科研一线的专家，具有丰富的感染病学教学和临床经验，并多次参与感染病学领域相关著作的编写工作。全书内容翔实、新颖，突出感染病学领域的新进展、新观点、新成就，注重近年来感染病疾病谱的变化。内容编排充分体现了现代医学模式的转变，体现了系统整合和整体优化的原则，体现了生命科学信息化、网络化的特点。编写中注意做到深入浅出、图文并茂，兼具启发性、适用性、科学性和创新性。通过阅读本书，可以更好地洞悉当前感染病学科的发展动向，指导临床医学实践，对临床感染病学领域有更加深刻、系统的了解，是贴近广大临床医师、科研工作者和医学院校学生、研究生需求的实用参考用书。

由于编者人数较多，成书时间较紧，各章节写作风格不尽一致，编写中也难免有疏漏之处，诚望广大读者不吝提出批评和建议，以使本书更臻完善。

中国工程院院士 李兰娟

前言(第1版)

本书的前身——《临床感染病学》自1998年由江苏科学技术出版社出版发行至今已12年了,这期间人类继续面临着感染性疾病的种种挑战。2002年11月,我国南方出现前所未有的严重急性呼吸综合征(SARS),转眼间形成向全球扩散倾向,然而扑灭其流行的快速反应也迅速展开。到2003年7月,世界卫生组织宣告SARS流行终止时,约8 000余人受到感染,病死者有774例之多。1997年,我国香港发现高致病性禽流感病毒感染病例,在那次流行中6例患者不幸死亡;2004年后,东南亚一些国家及日本陆续有病例报告,约130名患者有70例死亡;当前,仍担心它会引起新的流行而采取了严格监控措施。近年我国HIV感染和发病人数持续增多,正处于局部流行向广泛流行发展的快速增长期。2009年3月,在墨西哥和美国等地相继暴发了甲型H1N1流感,同年5月1日,我国也开始出现疫情。甲型H1N1流感经过半年多的扩散,波及100多个国家,数十万人发病,病死人数达8 000余例。值得关注的是,我国耐药菌感染问题相当严重,与之相关,抗菌药物使用量和不良反应发生率也居高位。此外,全球交通发达、气候变暖、老龄化社会、地震海啸以及生物恐怖等自然和社会问题正在全面影响各类感染性疾病的发生及其流行状态,促使世界各国共商防治策略,联合采取措施。

面对这些挑战,医学界再度认识到感染病学的重要性;从事感染病临床工作的专业人员更要扩大眼界,全方位地了解感染性疾病的进展,把在职继续教育的目标提高到能全面适应学科变化的新水平。在此背景下,编者欣然接受江苏科学技术出版社对《临床感染病学》全新改版的要求,并得到本专业专家、教授和年轻精英的大力支持,经大家共同商讨和认真撰稿,并借助于电脑写稿、网上互审和电子排版等现代手段,使本书以全新的面貌与读者见面。本书较原先的《临床感染病学》在内容和编写模式方面都有了很大的充实和提高。

本书对感染病学的两大基础理论——流行病学和发病机制给予足够的篇幅,介绍了与临床密切联系的新理论和新知识。

互联网时代流行病学资料的收集分析是迅速掌握疫情和制定控制策略和措施的主要手段。在交通日益发达、全球经济一体化的过程中,传染病已不再是局限于某个局部地区的问题,海外旅游者感染和人兽共患感染的重要性正受到广泛重视。流行病学进展带来了传染病预防的新理念——国际合作加强监测和协同努力控制疫情。例如,在监测病原体基因突变的同时就关注突变株的致病性和引起传染病流行的可能性;组织专业快速反应部队在地区性传染病发生初期即有效控制其扩散和传播;疫苗研制、生产和使用更贴近实际需要。

关于感染发生机制,病原体、宿主与环境三者之间相互关系的基本原理没有改变,但对三者的认识都有新进展。新的病原微生物的出现常是基因变异的结果,或者与人兽共患病病原体相关;另外,病原体的致病性如附着、侵入亦已在分子水平得到阐明。在感染性疾病特别是医院感染,除外源性病原微生物外,相当一部分病原菌可来自体内的黏膜腔,即通过细菌易位而发生内源性感染,其发生机制与口腔黏膜、气道黏膜、消化道黏膜的屏障作用降低有关。一般来说,慢性感染比急性感染难治,由于病原体难被清除而造成感染源长期存在,以致感染流行得不到理想控制。因此,持续性感染、病原体潜伏体内、感染慢性化、感染的再燃和复发等机制和对策等已成为当前感染发病机制研究中的热点之一。感染后宿主的局部和全身炎症反应、免疫反应和变态反应与临床表现、病情轻重、治疗和预后都密切相关;病原微生物侵入宿主不一定即时出现相应临床表现,有些感染可作为起动因子或“扳机”(trigger)导致一些表面看来毫不相干的内科疾病甚至恶性肿瘤的发生。在人类生存竞争中,人与微生态的相互关系是医学研究中的永恒主题;并且,人类与动物共患的疾病过去是、现在是、将来仍然是相互影响、密不可分的临床和公共卫生问题。总之,人类生活在生态环境中,与各种已知和未知感染(传染)性疾病的斗争,将伴随人类的历史而延续下去。仅此就充分说明了感染病学在维护人类健康方面的重要地位。

感染性疾病治疗的关键是病原学治疗。临床面对众多细菌感染病例,抗菌药物合理应用最复杂也最为重要。本书在简明扼要介绍各类各品种抗菌药物的同时,更是重点阐述了合理应用概念中所包括的全部内涵,如基于PK/PD(药物代谢动力学/药物效应动力学)和抗菌活性特点等理论决定抗菌药物的使用方案、耐药菌产生机制及防止耐药菌产生和扩散的策略和方法,以及抗菌药物的不良反应监测和安全使用等。十余年来,基于循证医学的概念和方法,已有不少感染性疾病由国家机构或权威性学术团体制定了治疗指南,对医院感染的控制也有各种规范,本书在相应章节内作了扼要介绍,对其重点、精华和贡献进行了复述,同时也对存在的问题和今后的方向作了探讨。临床治疗除针对病原体治疗外,不能忽视机体反应性、病理生理异常,以及维护和提高宿主抗感染免疫力。为此,本书介绍了生物反应调整治疗新概念,对单克隆抗体的应用、治疗性疫苗和基因治疗的研究也作了介绍。凡此种种治疗方法的进步,增强了我们治疗各种难治性感染的信心,使我们鼓起不断进取的勇气。

纵观当代国内外在感染病学方面的研究成果和学科的发展,面对感染性疾病谱的变迁、流行态势和难治性感染增多等现实,我们深感任重道远;编著本书虽竭尽心力犹恐不及,公诸同道乞望指正。

南京医科大学第一附属医院 教授 贾辅忠
浙江大学附属第一医院 教授
中国工程院 院士 李兰娟

目　录

上　册

第一篇　感染病学基础

第二篇　感染性疾病的诊断和治疗

第三篇 各类病原体感染

下 册

第四篇 各器官系统微生物感染

第五篇 特定人群的感染

第十七章 真菌感染

第一节 概 述

真菌(fungus)在自然界广为分布,目前所知约有十万余种,其中能引起人类疾病的真菌约有数百种,常见的有 50～100 种可引起人类感染性、中毒性及超敏反应性疾病。由致病性真菌和机会致病性真菌引起感染并表现临床症状,称为真菌病(mycoses)。

从感染部位来看,真菌感染分为皮肤(包括毛发、指甲)真菌病和深部真菌病两大类。因后者能穿透黏膜、侵袭脏器,曾被称为深部真菌感染或系统性真菌感染(SFI)。随着医学对真菌感染特点的深入认识,对其侵袭组织器官以及播散到其他部位的侵袭力有了深刻了解,故临床上又把此类深部真菌感染称为侵袭性真菌病(invasive fungal disease, IFD),是指真菌侵入人体组织、血液,并在其中生长繁殖导致组织损害、器官功能障碍和炎症反应的病理改变及病理生理过程。近年,由于抗菌药物、抗肿瘤药物、免疫抑制剂等的广泛使用,艾滋病、糖尿病、器官移植等免疫力低下患者增多,IFD 尤其是侵袭性肺真菌病(invasive pulmonary mycosis, IPFI)患者持续增多。

IFD 病情进展迅猛,其临床表现无特异性,真菌培养等传统诊断方法耗时长、敏感性和特异性不高,组织病理活检常因患者病情危重无法进行,因此 IFD 是临床诊治的重大挑战。同时,随着越来越多的专家参与以及相关研究的深入,多学科专家先后制定侵袭性真菌感染的诊治指南或原则,通过指南解读、更新和推广,加强了医务工作者对 IFD 的认识,规范了诊疗过程,为降低 IFD 的患病率和死亡率起到了重要作用。

一、生物学性状

真菌有细胞壁和典型细胞核结构,属于能进行有性繁殖或无性繁殖的一类真核细胞型微生物。按形态和结构分为单细胞真菌和多细胞真菌。大部分真菌为多细胞,少数真菌是单细胞,其细胞质内有内质网、线粒体和高尔基体;细胞核有核膜和核仁,并有 DNA 与组蛋白结成的线染色体。单细胞真菌包括酵母型真菌和类酵母型真菌;前者以芽生方式繁殖,不产生菌丝;类酵母型真菌的延长的芽孢不与母细胞脱落而形成假菌丝。多细胞真菌形态稍复杂,主要由菌丝和孢子组成;菌丝形态是真菌分类的重要标志之一,按菌丝功能可分为营养菌丝体、气生菌丝体、生殖菌丝体 3 种;孢子是由生殖菌丝体产生的一种繁殖体。

了解真菌结构有助于阐明其致病机制,并为真菌病临床诊断、治疗和预防提供信息或依据。部分真菌在细胞壁外有一层黏液,其化学成分和功能与细胞壁截然不同。例如,新生隐球菌的荚膜在电子显微镜下可见到 3～4 nm 的微细纤维,呈放射状伸出细胞壁,含甘露醇、木糖醇、尿苷酸等酸性多糖化学成分,此荚膜与新生隐球菌的致病性密切相关。真菌成分与细菌不同,多糖占80%~90%,有少量蛋白质、脂质和无机盐类。细胞壁由几丁质(chitin)微细纤维骨架和其缝隙中的基质组成,几丁质是N-乙酰-D-氨基葡萄糖的直链聚合体。丝状真菌的几丁质含量较多,这有利于菌丝的生长。基质由多种多糖组成,大多与蛋白质构成复合物;其中以甘露聚糖蛋白复合物最多。细胞壁内层含有麦角固醇的细胞膜是两性霉素、丙烯胺类和咪唑类抗真菌药物的作用场所。

真菌培养对营养的要求不高,而对湿度和氧的要求则较高,常用沙保培养基,但生长速度仍缓慢,一般需要1~4周才能形成菌落。菌落有3种类型。① 酵母型菌落:是单细胞真菌的菌落形式。较细菌菌落大而厚,外观润湿和致密,多为乳白色,少数是粉色。显微镜下可见芽生孢子,而无菌丝。新生隐球菌的菌落就是此型。② 类酵母型菌落:是单细胞真菌的菌落形式。外观与酵母型菌落相似,显微镜下可见藕节状细胞链的假菌丝,由菌落向下生长。白念珠菌等少数菌种的芽管延长且不与母细胞脱离而形成假菌丝,假菌丝可伸入培养基。③ 丝状型菌落:多细胞真菌都形成丝状菌落,由菌丝体和孢子组成。菌落呈绒毛状、毡状、棉絮状,因菌丝深入生长,故菌落与培养基紧密相连,不易被挑起。镜检见菌丝体,部分菌丝有孢子生长。菌落形态、颜色、结构是真菌菌种鉴定的参考。有些真菌可因环境条件的改变,发生两种形态互变,成为双向型真菌,在宿主体内或37℃培养时呈酵母型,在25℃培养时则呈菌丝型,如球孢子菌、组织胞浆菌、芽生菌、孢子丝菌和马尔尼菲篮状菌。真菌菌丝和孢子均不耐高温,60~70℃加热1小时可被杀死,而对干燥、阳光、紫外线和多种化学药物都有抵抗力,但对25 g/L碘酊和10%甲醛溶液较敏感。

二、致病性和抗真菌免疫

致病性真菌有球孢子菌、皮炎芽生菌、组织胞浆菌及马尔尼菲篮状菌,可引起原发性感染。继发性感染更为多见,由机会致病性真菌引起。由于各种诱因使机体免疫功能显著下降,多发生深部真菌感染。某些真菌可产生各种真菌毒素,在致病中发挥作用;真菌的黏附能力、对免疫系统功能的抑制及胞壁中的细胞酶均参与致病过程。

曲霉的致病力受多种因素影响。其耐热性、细胞壁中葡聚糖、半乳甘露聚糖和DHN-黑色素的免疫原性都对其毒力产生影响。次级代谢产物胶霉毒素、磷脂酶D等都直接参与曲霉的致病过程。念珠菌的致病因素主要包括形态转换、黏附、分泌水解酶、生物被膜、群体感应等多种因素;其菌丝相最具侵袭力,酵母相细胞则利于传播。

蛋白酶在真菌的生存和生长过程中具有重要作用,同时也被认为是病原性真菌的重要毒力因子之一。病原性真菌蛋白酶可能参与真菌对宿主的黏附、定殖和播散,以及逃避宿主的免疫应答过程。部分蛋白酶还被认为是变应原,可诱发哮喘和过敏性疾病。曲霉可分泌多种蛋白酶,包括丝氨酸蛋白酶、天冬氨酸蛋白酶、金属蛋白酶参与致病过程;念珠菌分泌的天冬氨酸蛋白酶家族介导黏附、定殖、营养和播散,相关蛋白酶还可通过激活和刺激白细胞介素及其他细胞因子表达而介导宿主的炎症免疫应答;丝氨酸蛋白酶可能在隐球菌通过血-脑屏障中发挥作用;对组织胞浆菌蛋白酶分泌研究,发现蛋白酶活性在酵母形态下高于菌丝形态,部分蛋白酶在组织胞浆菌感染时可能影响宿主的免疫功能。真菌蛋白酶目前作为毒力因子被广泛研究,目前对其参与机制认识不足,在其特异性作用底物方面,是研究方向之一。未来可能通过检测真菌蛋白酶或其相应抗体,开发新的诊断生物标记物,并可能以蛋白酶为抗真菌感染潜在药物靶点,开发新的治疗药物。

抗真菌免疫也包括固有免疫和适应性免疫两方面,前者在预防真菌感染上起重要作用。真菌感染发生率高的原因主要有两个:一是皮肤屏障受到破坏，二是吞噬细胞减少或功能低下。适应性免疫应答与真菌病的免疫平衡恢复相关；此外，异常免疫反应也可导致免疫性病理损害。

IFD的发生形式取决于真菌致病性和人体免疫力的相互作用。越来越多免疫正常的真菌病患者被检查和发现。在免疫应答过强患者中，常见一些感染和接触相关的超敏反应。在免疫应答正常患者中，常见慢性感染和感染机化相关疾病如曲霉肿、慢性肺曲霉病和一些局部感染。有些特殊真菌感染常因密切接触和大量吸入，如肺隐球菌病，在免疫正常患者中也较为常见。在免疫功能障碍时，多发生急性和亚急性侵袭性真菌病。同时，真菌都有逃避宿主抗感染防御机制的形态或生化物质，进入消化道的念珠菌虽可定殖黏膜但暂不致病，吸入的某些真菌可以孢子状态保持寄生状态。但是，当宿主抗感染免疫特别是吞噬功能和细胞免疫受损时，潜伏的真菌感染会被激活，以致侵袭组织和发病。

结合致病机制和临床表现，真菌病可分为5种类型。① 病原性真菌感染：感染部位可分为浅部和深部两类，前者如各种皮肤癣菌，有较强传染性。② 机会性真菌感染：其病原体来自外界非致病性腐生性真菌，或寄居在人体的常在菌群中的真菌。这是当前医院内真菌感染的主要来源，包括常见的白念珠菌(*S. albicans*)、新生隐球菌(*C. neoformans*)、曲霉(*Aspergillus*)及毛霉(*Mucor*)。③ 真菌性超敏反应：曲霉、青霉、镰刀霉和着色菌等一些真菌表面有致敏原，由于吸入或食入菌丝或孢子诱发超敏反应，引起哮喘、过敏性鼻炎、皮疹等疾病。④ 真菌性中毒：有些产毒素的真菌在粮食或饲料上生长，人、畜食用后可致急、慢性中毒症状。如长江流域的镰刀霉引起赤霉病麦，人食之发生心、肝、肾、脑等部位的损害。此外，意外进食有毒蘑菇可引起急性肝、肾功能衰竭，是急诊科可遇到的危重病症。⑤ 真菌毒素与肿瘤：如黄曲霉素(afatoxin)可致癌，其中黄曲霉素B1的致癌作用最强，可诱发肝癌。

三、常见真菌病的特征

在原发病或医源性因素引起细胞免疫功能低下的高危人群中，特别是白血病、艾滋病、骨髓干细胞移植、器官移植等患者中，各种真菌感染的发病率在逐年增加。GITMO研究是在干细胞移植患者群体中进行的一项前瞻性研究，发现在移植后确诊和临床诊断IFD逐渐增多，移植后40日为5.1%、100日为6.7%，12个月为8.8%。从真菌病病原谱分析看，2015年一项来自亚洲和太平洋地区的前瞻性研究显示，在血液系统疾病继发IFD的412位患者，其中确诊33.5%，临床诊断38.3%，疑诊28.2%；曲霉感染占65.9%，念珠菌感染占26.7%。综合2008—2013年11篇尸检研究显示，在血液系统疾病和干细胞移植患者中，常见致病病原体为曲霉、念珠菌和毛霉。我国2011年肺真菌病回顾性调查显示，肺曲霉病占37.9%，肺念珠菌病占34.25%，肺隐球菌病占15.6%，肺孢子菌病占4.8%，肺毛霉病占2.1%。

侵袭性曲霉病(invasive aspergillosis, IA)未经治疗死亡率为100%，经过有效的药物治疗，病死率仍在40%以上。除了与中性粒细胞减少相关基础疾病外，糖尿病、长期使用糖皮质激素、慢性阻塞性肺疾病、严重的肝脏疾病和反复使用广谱抗菌药物都是罹患IA感染的高危因素。高水平的骨髓铁能够增加霉菌的生长和毒力，加重黏膜损伤并抑制细胞防御功能，是IA发生的独立危险因素。近年研究还发现，天然免疫和获得性免疫相关的基因突变，如IL-10、细胞因子和相关受体(IL-1，TNF2R)及Toll样受体(TLRs)和TNF-α等基因多态性与曲霉感染相关。

侵袭性念珠菌病(invasive candidiasis, IC)预后差、病死率高，念珠菌血症病死率高达39.2%，其中重症监护病房达47.1%。感染主要危险因素包括念珠菌定殖、接受广谱抗菌药物治疗、使用中央静脉导管、全胃肠外营养、胃肠道或心脏外科手术、住院时间延长、入住ICU、早产、中性粒细胞减少、全身应用糖皮质激素、HIV感染和糖尿病。引起人类感染的主要为白念珠菌、光滑念珠菌、热带念珠菌、近平滑念珠菌及克柔念珠菌等10余种。近年来,临床分离白念珠菌比率呈下降趋势。ARTEMIS全球念珠菌属耐药监测研究结果显示,在1997年至2007年的10.5年间,白念珠菌在念珠菌属中所占比率从70.9%降至62.9%~65.0%,而近平滑念珠菌、热带念珠菌和光滑念珠菌等非白念珠菌呈上升趋势。

隐球菌病是一种常见的机会感染性疾病,引起人类感染的主要是新生隐球菌和格特隐球菌。隐球菌可感染人体任何组织和脏器,常见感染部位是中枢神经系统、肺部和皮肤。在免疫抑制患者中,隐球菌感染发病率为5%~10%,在HIV患者中,感染率高达30%。免疫功能正常人群,感染率约十万分之一。其感染严重程度与机体免疫状态密切相关。在肺隐球菌病中,国内的临床研究显示,常见于无免疫抑制患者(54%~70%),显著高于国外数据(17%~35%)。

综上所述,目前IFD以曲霉病和念珠菌病为主。曲霉感染的比率在近年呈上升趋势,IA病死率很高。临床分离白念珠菌比率呈下降趋势,而近平滑念珠菌、热带念珠菌和光滑念珠菌等非白念珠菌比率呈上升趋势。隐球菌感染的比率也在上升,尤其在免疫功能正常人群,其感染严重程度与机体免疫状态密切相关。

四、组织器官的真菌感染

深部真菌感染(deep fungal infection)指真菌侵入内脏、血液、黏膜或表皮角质层以下深部皮肤结构引起的感染,包括局限性的单一器官感染(如肺念珠菌病、上颌窦曲霉病等)和2个及以上器官(组织)受侵犯的系统性真菌感染(如播散性念珠菌病、真菌血行感染等)。与深部真菌感染相对应的概念是浅部真菌感染,指真菌仅侵犯表皮的角质层、毛发和甲板。

(一) 肺真菌病

肺真菌病(pulmonary mycosis 或 fungal disease of the lung)是由真菌引起的肺部疾病,主要指肺和支气管的真菌性炎症或相关病变,广义地讲可以包括胸膜甚至纵隔。虽然常与肺部真菌感染混用,但由于存在隐匿性感染,故感染不同于发病,作为疾病状态,肺真菌病较肺部真菌感染定义更严格。真菌性肺炎(或支气管炎)指真菌感染而引起的以肺部(或支气管)炎症为主的疾病,是肺部真菌病的一种类型,不完全等同于肺真菌病。侵袭性肺真菌病(invasion pulmonary mycosis)指真菌直接侵犯(非寄生、过敏或毒素中毒)肺或支气管引起的急、慢性组织病理损害所导致的疾病。定殖(colonization)是指微生物在宿主体内一处或多处部位复制而没有感染证据。定殖可以是感染的先导者,也可以不是。定殖是病原体携带的一种形式,也可以是病原体传播的潜在来源。寄生(parasitism)是指一种微生物寄生在另一种生物体内,并从宿主获得营养。寄生仅对寄生物有利,而对宿主有害,如发生于原有肺空洞病变(如肺结核空洞)内的曲霉球。携带者(carrier)指隐藏病原微生物而无疾病证据,甚至没有宿主免疫反应证据的个体。病原体携带可以是潜伏期或恢复期的一种状态,而携带者可以断续或持续地将微生物散布到环境中,导致传播,从而成为感(传)染源。

肺真菌病的病原菌分为致病性真菌与条件致病性真菌。致病性真菌或称传染性真菌,属原发性病原菌,常导致原发性外源性真菌感染,可侵袭免疫功能正常宿主,免疫功能缺陷的患者易致全身播散;病原性真菌主要有组织胞浆菌、球孢子菌、副球孢子菌、皮炎芽生菌、足癣菌和孢子丝菌等。条件致病性真菌或称机会性真菌,如念珠菌属、曲霉属、隐球菌属、毛霉属和青霉属、根霉属、犁头霉属、镰刀霉及肺孢子菌等。这些真菌多为腐生菌或植物致病菌,对人体的病原性弱,在宿主存在真菌感染的易患因素时,会导致深部真菌感染,但临床上也可见到无明确宿主因素的病例。主要致病性下呼吸道真菌分类见表17-1。

表 17-1 主要致病性下呼吸道真菌种类

菌 类	菌 属	代表菌种
酵母菌	念珠菌(假丝酵母菌)	白念珠菌、光滑念珠菌、克柔念珠菌、热带念珠菌、近平滑念珠菌、葡萄牙念珠菌、季也蒙念珠菌
酵母菌	非念珠菌	隐球菌属：新生隐球菌 毛孢子菌属：白吉利毛孢子菌、头型毛孢子菌 酵母属：酿酒酵母菌
霉菌	曲霉	烟曲霉、黄曲霉、土曲霉、构巢曲霉、白曲霉、黑曲霉
	非曲霉	接合菌：毛霉、根霉、根毛霉、犁头霉、小克银汉霉 暗色孢霉属：外瓶霉、德氏霉、链格孢霉、离蠕孢霉、凸脐孢霉 青霉属：橘青霉、产黄青霉、扩展青霉、斜卧青霉、软毛青霉 马尔尼菲篮状菌(属双向型真菌) 镰刀霉属：串珠镰刀霉、增生镰刀霉 赛多孢霉属：尖端赛多孢霉、多有赛多孢霉 链格孢霉属：交链孢霉 拟青霉菌属：拟青霉
双相型真菌	球孢子菌	粗球孢子菌、厌酷球孢子菌
	副球孢子菌	副球孢子菌
	组织胞浆菌	组织胞浆菌
	孢子丝菌	申克孢子丝菌
	芽生菌	皮炎芽生菌
	地霉菌	白色地霉菌
肺孢子菌属		耶氏肺孢子菌

注：接合菌，指接合菌亚门中能够致病的真菌，其中临床最常见的是接合菌纲毛霉目中的毛霉属、根霉属和犁头霉属等。双向型真菌即因温度、营养等外界环境改变既可呈酵母型(在人、活动物组织内)又可呈霉菌型(在自然界环境)的真菌，常见的有组织胞浆菌及球孢子菌等。

肺部真菌感染常继发于严重的原发病，症状、体征常无特征性，可有以下临床表现。

1. 流感样症状 表现为发热、畏寒、头痛、流涕、关节痛、肌痛等。

2. 隐匿性感染 无明显的症状和体征，可自愈。

3. 肺部表现 ① 肺炎或支气管炎：最常见，与一般细菌性肺炎难以鉴别。可有发热、咳嗽、咳白色黏稠痰或黄脓痰等症状，肺部可闻及湿性啰音，可伴有少至中量胸腔积液。② 肺结核样表现：组织胞浆菌病、皮炎芽生菌病和奴卡菌病的临床表现有时酷似肺结核，可有干咳、咯血、胸痛等呼吸道症状及午后低热、盗汗等“结核中毒症状”。③ 肺脓肿和脓胸：常急性起病，可有寒战、高热(多呈弛张热)、咳嗽、咳黏液脓痰，有时痰中臭味明显，咯血多为痰中带血。④ 肿瘤样表现：如肺隐球菌瘤、组织胞浆菌瘤、球孢子菌瘤等，酷似周围型肺癌。皮炎芽生菌病、曲霉感染等可破坏肋骨与椎骨，似转移癌之骨质破坏。⑤ 肺栓塞和肺梗死：如嗜血管性的毛霉，易侵犯血管，肺部感染时常导致肺栓塞甚至肺梗死，似肺血栓栓塞症。⑥ 其他：可引起弥漫性肺间质性病变，或类似结节病表现。

4. 侵袭性肺真菌病的影像学表现 大致可分为以下几种类型。① 肺炎型：显示中下肺野小片或大片状阴影，可累及多个肺段或肺叶，多见于白念珠菌和曲霉感染。② 肿块型：炎性肿块，呈孤立病灶，类似肿瘤，多见于隐球菌、组织胞浆菌等。③ 曲霉球型：由曲霉丝和纤维黏液混合而成，寄生在肺空洞内或囊状扩张的支气管内，呈圆形或椭圆形，曲霉球与囊腔之间形成半月形或新月形的透亮区，为慢性曲霉感染的典型影像学表现。④ 胸膜炎型：指病灶靠近胸膜或经血行播散侵犯胸膜所致，有胸腔积液和(或)胸膜增厚等表现，主要为白念珠菌，其次为热带念珠菌感染。⑤ 粟粒型：X射线或CT显示粟粒样改变，多以中下肺为主，大小不等，多见于组织胞浆菌、隐球菌和念珠菌等感染。

从上述影像学表现可以看出，侵袭性肺曲霉感染(IPFI)的改变并没有特异性。但侵袭性肺曲霉感染有其特点，其发病的病理基础是曲霉侵犯肺小血管，形成出血性肺梗死，出现典型的影像学改变。其机制是，当肺小血管梗死后局部形成肺结节或实变病灶，常位于肺外周近胸膜处，呈单发或多发病灶，病灶周围出血时，在影像学上表现为晕轮征；10～15日后肺结节病灶或肺实变区开始液化、坏死，影像学上则出现新月征或空洞。既往研究认为，晕轮征、新月征为侵袭性肺曲霉病的特征性表现，但相关征象发生率受两方面因素影响：一是肺曲霉病类型；二是疾病的发展阶段。晕轮征发生在侵袭性肺曲霉病早期，而新月征和空洞出现在疾病的后期。

在非免疫缺陷患者影像学研究中显示，肺曲霉、肺隐球菌及肺毛霉均可以表现为结节肿块、实变及磨玻璃样影，病变类型单独存在或混合出现，结节肿块为肺曲霉病、肺隐球菌病及肺毛霉病最常见的CT表现。肺曲霉病的树芽征发生率(40.9%)高于肺隐球菌病(10.2%)与肺毛霉病(20.0%)。肺曲霉病(43.2%)结节肿块病灶内空洞发生率高于肺隐球菌病(15.4%)。结节肿块型肺曲霉病中空气新月征发生率为10例，占22.7%，肺隐球菌病及肺毛霉病无相关征象。肺毛霉病的反晕轮征发生率为60.0%，明显高于肺曲霉病及肺隐球菌病。

临床诊断首先考虑宿主方面的危险因素：① 有慢性基础疾病，或外伤、手术后长期住ICU，长期使用机械通气，体内留置导管，全胃肠外营养和长期使用广谱抗生素治疗等。② 30日内曾接受或正在接受免疫抑制剂治疗，包括持续应用类固醇激素3周以上。③ 外周血中性粒细胞减少，中性粒细胞计数＜0.5×10^9/L，且持续＞10日以上。其次分析出现的临床特征：① 侵袭性肺曲霉感染的胸部影像学特征为早期出现胸膜下结节实变影，数日后病灶周围可出现晕轮征，10～15日后肺实变区出现空腔阴影或新月征。② 肺孢子菌肺炎的影像学特征为两肺出现磨玻璃样肺间质病变征象，伴有低氧血症。③ 肺部感染的症状和体征为持续发热96小时，经积极的抗菌治疗无效。影像学出现新的肺部浸润影。

最后，力争取得微生物学检查阳性结果，积极送检微生物学检查：① 合格痰液经直接镜检发现菌丝，真菌培养两次阳性。② 支气管肺泡灌洗液(BALF)经直接镜检发现菌丝，真菌培养阳性。③ 合格痰液或BALF直接镜检或培养新生隐球菌阳性。④ BALF或痰液中发现肺孢子菌包囊、滋养体或囊内小体。⑤ 血液标本做曲霉半乳甘露聚糖抗原检测(GM试验)连续两次阳性。BALF中GM检测阳性。⑥ 血液标本做真菌细胞壁成分1,3-β-D葡聚糖抗原检测(G试验)连续两次阳性。⑦ 血液、胸腔积液标本隐球菌抗原阳性。

(二) 消化系统真菌病

引起消化系统真菌感染的最常见病原菌是念珠菌、曲霉，少见的为荚膜组织胞浆菌、巴西副球孢子菌、隐球菌等。消化系统真菌感染通常是由正常菌群失调、肝脏移植、手术损伤等造成的。胃肠钡餐造影及内镜的使用使创面暴露易受真菌感染；呼吸道也是系统性真菌入侵的门户；HIV感染的患者机体免疫力下降，口腔及咽喉部位正常定殖的白念珠菌可变为条件致病菌进入胃肠道；药瘾者常通过污染的注射器进入。消化系统真菌感染在临床上难以诊断，甚至经常致死。对于丝状真菌尤其是对于接合菌和双相菌，进行组织切片检验和适当的染色具有决定性意义；GM试验和G试验是侵袭性真菌病的生物标志物(但对隐球菌、毛霉无诊断价值)。目前，真菌的血液培养和组织病理学检测依旧是诊断的金标准。

食管、胃、小肠和大肠以及肝移植真菌感染

中,念珠菌属感染占绝大多数,其重要性不限于消化道本身,可以是全身性感染的早期表现或局部证据。导致该感染的基础疾病有糖尿病、结缔组织疾病、白血病、烫伤、癌症,以及肝、肾功能衰竭。而艾滋病、麻疹、伤寒等感染也可在病程中继发消化道黏膜念珠菌感染。念珠菌属感染的医源性因素常很容易找到,如:① 静脉留置导管;② 使用3周以上的糖皮质激素,或3个月内使用过细胞免疫抑制药如环磷酰胺等;③ 造血干细胞移植;④ 长期禁食和静脉营养。

常见非侵袭性消化道念珠菌病:① 鹅口疮、黑毛舌、口腔黏膜白斑和口角炎等。② 肠道菌群失调所致念珠菌性肠炎。侵袭性消化道念珠菌病:① 食管念珠菌感染,常有胸骨后疼痛、咽下痛和咽下障碍。内镜检查见食管黏膜散在性糜烂,上覆假膜状渗出物,取局部涂抹擦拭物镜检可确诊。② 胃念珠菌病,常与溃疡病或胃癌合并存在,局部黏膜水肿,可见多个溃疡,覆有假膜,组织活检有助于鉴别诊断。③ 念珠菌性肝脓肿,可见于粒细胞减少患者,可合并或不合并消化道念珠菌感染。主要症状是右季肋部不适和疼痛,实验检查见红细胞沉降率快、C反应蛋白(CRP)升高、碱性磷酸酶(ALP)和谷氨酰转肽酶(GGT)值高和影像学显示肝内占位(Bull's eye sign)。除念珠菌外,曲霉和毛霉感染也可引起消化道黏膜溃疡和出血性损伤。除局部组织活检外,侵袭性消化道念珠菌病常伴真菌血症,如遇此类患者也应多做几次血液真菌培养,其次,G试验和GM试验的检测也是诊断的微生物学检查依据之一。

念珠菌属生物膜的形成是其持续感染的众多因素之一,两性霉素B和棘白菌素类药物仍然是对抗有生物膜形成的念珠菌属的积极有效的药物,两性霉素B是治疗慢性播散型念珠菌病的基础药物;伏立康唑对难治性患者效果良好,可以作为治疗念珠菌病的二线药物。

(三)中枢神经系统真菌感染

中枢神经系统真菌感染发生率逐渐升高,HIV感染、长期激素和免疫抑制剂应用、糖尿病、环境因素以及人口老龄化等是真菌感染的高危因素。颅内感染最常见的真菌有念珠菌、曲霉、毛霉、隐球菌、酵母菌及组织胞浆菌等。颅内感染可分为弥漫性感染和局灶性感染,前者主要表现为脑膜炎,多见于新型隐球菌、白念珠菌、粗球孢子菌和荚膜组织胞浆菌;后者主要呈肉芽肿、脓肿样改变,常见致病菌为曲霉属、念珠菌属、接合菌亚纲和一些暗色菌属。在神经外科领域,丝状真菌尤其是曲霉引起的脑脓肿和肉芽肿更为常见,也多需要外科干预。颅内真菌感染可分为弥漫性感染和局灶性感染,临床表现多为脑膜炎、脑膜脑炎引起的发热和颅内高压症状,以及由颅内占位性病变所致的局灶性神经缺损症状。中枢神经系统真菌感染诊断较为困难,需将病史、流行病学、基础疾病、临床表现、影像学表现和各项实验室检查结果等综合分析,脑组织或脑脊液标本中找到真菌仍然是诊断的金标准,但只有1/3～1/2的患者脑脊液培养阳性。治疗原则是有效控制致病危险因素、有效使用抗真菌药物和对真菌脓肿、肉芽肿等进行积极手术干预。中枢神经系统真菌感染病情严重、诊断困难、治疗棘手,死亡率高,预后差。患者预后不仅与诊断及时与否、治疗是否有效有关,还与免疫状态息息相关。因此,早期诊断、积极干预治疗,改善患者免疫状态可明显改善患者预后。

(四)真菌血症和真菌性心内膜炎

真菌血症血培养阳性率不高,因为循环系统内的真菌量远低于细菌血症时的菌量,且生长缓慢易被忽视。念珠菌是真菌血症主要病原菌,血培养阳性中白念珠菌占1/3,其他念珠菌属占1/3,其余为马尔尼菲篮状菌、曲霉属、新生隐球菌、荚膜组织胞浆菌、粗球孢子菌等。血培养有真菌,应联系临床真菌血症产生背景,考虑诊断和采取相应措施。在静脉留置导管等血管内置物存在情况下,应首先考虑内置物黏附真菌,而侵入门户很可能就在皮肤穿刺部位。如果宿主粒细胞数正常,并保持一般的抗感染免疫力,则拔除或取出内置物即可自愈,没有必要使用抗真菌药物;如内置物不宜取出则使用抗真菌药物进行正规治疗。深部真菌病特别是IFD继发的真菌血症多发生在有基础疾病和免疫力低下的患者，所以除根据培养到的真菌菌种选择敏感药物正规治疗以清除原发灶内的真菌外，必须同时按个体情况提高宿主抗感染抵抗力。

真菌性心内膜炎是一种发病率低但病死率很高的疾病。随着医疗水平的快速发展、心脏手术的开展、深静脉置管的应用，以及广谱抗生素的使用越来越广泛，该病的发病率有上升趋势。病原体中念珠菌属占50%～80%，余为曲霉、荚膜组织胞浆菌、芽生菌及球孢子菌，其他菌种甚少。与一般细菌性心内膜炎相比，临床表现缺乏特异性。其临床特点是赘生物大、松脆，易脱落；动脉栓塞发病率高达45%～60%。关于治疗，目前尚无统一标准。尽管有不少单纯药物治疗治愈的报道，但都认为手术联合药物是最佳治疗。首选手术方式为瓣膜置换，赘生物切除加瓣膜成形术作为一种候选手术方式应用较少。

(五) IFD的诊断和治疗

一旦怀疑肺部真菌感染，早诊断和早治疗是降低肺部真菌感染性疾病病死率的关键。临床实际工作中，并非所有患者均能得到组织病理学诊断依据，而临床病情的发展又需要及时诊断和治疗，故合格的呼吸道分泌物标本的微生物学检查，就成为临床诊断IPFI的重要依据之一。但临床最常用的痰液真菌培养阳性并不能区分真菌污染、定殖和感染，所以不能作为确诊的依据。即使作为临床诊断的依据，也应该多次培养阳性并进行定量培养才有参考价值，其目的是尽可能排除真菌污染和定殖。免疫功能正常的患者，甚至经纤维支气管镜下保护性毛刷取得的标本真菌培养阳性也可能是污染或定殖的结果，尤其是发现念珠菌，更不能作为侵袭性感染的依据。但合格痰液或支气管肺泡灌洗液直接镜检或培养新生隐球菌阳性，或发现肺孢子菌包囊、滋养体、囊内小体是有临床意义的，因为在气道内很少有隐球菌和肺孢子菌的定殖。

确诊侵袭性肺真菌感染主要依靠肺组织活检，病理学检查有真菌侵袭和相应炎症反应与肺部损害的证据(如HE染色、PAS染色、银染等)，以及无菌腔液(如血液、胸腔积液、肺穿刺抽吸液等)真菌培养阳性。因此，当临床上怀疑IFD时，应尽可能多次抽取血液及其他正常无菌腔液和组织标本进行培养；在患者病情允许下及早行经皮肺穿刺活组织检查，或经内镜、剖胸手术取得肺活检标本以明确诊断。

目前实验室检验技术中，真菌血清学检查及分子生物学检测方法发展迅速，并具有微创、快速等优势。但是由于各种因素造成的假阳性、假阴性，其应用价值受到了一定的限制。

1. *1,3-β-D葡聚糖抗原检测(G试验)* 1,3-β-D葡聚糖广泛存在于真菌细胞壁上，细菌、病毒、其他病原菌及人体细胞无此成分，故作为真菌抗原有较高的特异性。荟萃分析显示，G试验在诊断血液病、重症非血液疾病患者、移植受者真菌感染的灵敏度和特异度分别为76.8%和85.3%。

值得关注的是，G试验在血液透析、免疫球蛋白、白蛋白治疗以及其他包含葡聚糖的药物治疗时可见假阳性结果，在革兰阳性的微生物细胞壁组分有交叉反应。因此，G试验结果应结合临床进行综合判断。另外，葡聚糖存在于大多数真菌细胞壁上，有部分真菌隐球菌属和接合菌属的感染无法通过G试验检测诊断。

2. *半乳甘露聚糖抗原检测(GM试验)* 主要用于侵袭性曲霉病的诊断。GM是曲霉特异性抗原，存在于曲霉细胞壁上，在菌丝生长时被释放到周围组织中，GM水平与菌量呈正比，可以反映感染程度，连续检测GM可用于监测疗效，在造血干细胞移植患者中的诊断灵敏度高。2016年，美国感染病学会(IDSA)指南推荐在血清和BALF进行GM试验。我国的临床研究显示，在非粒细胞缺乏侵袭性肺曲霉病患者中，BALF-GM均值为2.62，在cut-off值取0.7时，特异性为73%，敏感性为89%，诊断效力最佳。因此，对于非粒细胞缺乏的患者，诊断侵袭性肺曲霉病时，检查BALF中GM的价值要高于血清GM。

值得关注GM试验的假阳性和假阴性。假阳性常见于：① 新生儿和儿童；② 血液透析；③ 自身免疫性肝炎等。

而在以下情况可出现假阴性：① 释放于血循环中的曲霉GM并不持续存在而是会很快清除，或在慢性肺曲霉病（chronic pulmonary aspergillosis，CPA）患者产生的抗体与GM结合形成复合物而不能检测出；② 以前使用过抗真菌药物；③ 病情不严重；④ 非粒细胞缺乏的患者；⑤ 使用肠内营养。

3．隐球菌乳胶凝集试验　以乳胶颗粒为载体，标记新生隐球菌抗体，制成致敏乳胶悬液，用于检测患者脑脊液或血清标本中的新生隐球菌荚膜多糖抗原，可产生肉眼可见的凝集反应，是一种简便、快速、特异的实验诊断方法。也可检测BALF中隐球菌荚膜多糖抗原。目前，在新生隐球菌感染诊断中得到广泛应用，其敏感性和特异性达83%和100%。

该试验在以下情况可出现假阳性：如类风湿因子阳性，标本中含有琼脂凝固剂、羟乙基淀粉，HIV感染者的非特异性凝集等。而感染早期或菌株荚膜太少所致荚膜抗原浓度太低、血清含有免疫复合物干扰以及荚膜抗原浓度过高导致前带现象等则可出现假阴性。

4．特异抗体检测　检测真菌抗体的方法越来越多地应用于临床，但是仍存在局限性，主要原因在于此方法检测免疫低下患者的真菌抗体，灵敏度和特异度均不高，且常见假阴性。曲霉特异性IgG是机体应对曲霉感染的特异性反应，因此，对血清中特异性曲霉抗体检测有助于慢性肺曲霉病的诊断。研究应用荧光免疫酶法对慢性肺曲霉病确诊患者的血清中曲霉特异性IgG进行检测，当选取50 mg/L作为阈值，敏感性和特异性可达77%和78%。曲霉特异性IgE在诊断变应性支气管肺曲霉病（ABPA）方面是最敏感的试验，目前认为，0.35 kUA/L可作为阳性结果的截断值。研究比较了总IgE和特异性IgE水平在随访ABPA患者中的作用，发现总IgE对监测ABPA治疗反应有重要作用，而烟曲霉特异性IgE在常规筛查和诊断ABPA上有明显作用。

5．快速检测方法　如采用胶体金法快速检测血清中的隐球菌抗原，血清抗念珠菌烯醇化酶特异性抗体检测、曲霉细胞外糖蛋白检测等，均显示了良好的临床应用前景。

6．聚合酶链反应（PCR）　是一种特异扩增DNA的体外酶促反应，有多种技术方法，目前倾向于应用实时定量PCR技术，因其闭管操作可减少扩增后手工处理、扩增产物污染的可能，还能用于定量检测，有助于预后分析、临床疗效评估等。一项荟萃分析总结了2000—2008年PCR检测血液标本（全血、血清、血浆）曲霉DNA的16项临床研究结果，提示PCR方法有较好的灵敏度和特异度，认为可将单次PCR检测用作高危患者侵袭性真菌感染的筛查，阴性者可用作排除诊断，而连续2次PCR检测的阳性预测值高，可用于临床诊断。

由于PCR技术缺乏标准规范性，欧洲癌症研究和治疗组织/侵袭性真菌感染协作组与美国过敏和感染病研究所真菌病研究组（EORTC/MSG）也不能提供临床使用的标准检测系统。目前EORTC/MSG没有采纳PCR作为IA诊断的常规方法。IDSA曲霉病诊断处理实践指南建议临床根据患者个体情况谨慎使用PCR法检测辅助诊断，并结合其他诊断试验的结果及临床情况解读化验结果。

7．DNA序列分析（DNA sequencing）　基因测序法能够对真菌病原学进行鉴定，这种以基因序列为鉴定基础的分子生物学方法相对客观、可重复性好。目前，一代测序技术价格较贵且通量低，而二代测序读取片段太短，且在测序文库的构建和数据分析方面难度大。三代测序技术仍在不断研究和完善中。

目前IFD诊断中，确诊、临床诊断、拟诊3个诊断级别和相应的诊断标准广为大家熟悉和使用。相关诊断级别和诊断标准是在2002年，由EORTC/MSG发表的《癌症和造血干细胞移植患者机会性真菌感染定义的国际共识》提出，并在2007年进行了修正。目前认识到,这样的定义只适用于癌症、造血干细胞移植、实体器官移植所致的免疫抑制、慢性肉芽肿病、严重联合免疫缺陷病等先天性重症免疫缺陷病患者,而不适用于ICU真菌感染的患者,也不适用于肺孢子菌感染的患者。EORTC/MSG的分级诊断的主要目的是为临床和流行病学研究及药物临床研究而制订,不完全适用于IFD的临床诊治。相关分级诊断及其标准更适用于IA。在修订版试图使相关标准适用于所有IFD,但是IDSA相关指南中,仅有曲霉感染指南中确认3级诊断标准,在念珠菌和隐球菌指南中未提到分级诊断。另外,各种IFD的宿主因素和临床特征存在差异,非免疫抑制患者亦常见某些真菌病(如隐球菌病)。相关感染并不存在宿主因素。

因此,相关分级诊断和诊断标准更多地作为一种研究规范,在药物临床试验设计和临床病例研究中使用和参考;而对于日常临床诊疗无须拘泥于相关标准,应要求临床诊疗过程中尽量获取微生物学和病理组织学的证据。

我国先后发布了多个指南和共识,例如,《中华内科杂志》编委会组织专家制定的《血液病/恶性肿瘤患者侵袭性真菌感染的诊断标准和治疗指导原则》和《肺部侵袭性真菌感染的诊断标准和治疗指导原则》,中华医学会呼吸病学分会发布的《肺真菌病诊断和治疗专家共识》,中华医学会重症医学分会制定的《重症加强治疗病房侵袭性真菌感染治疗指南》等,这些文件基本沿用了EORTC/MSG指南的3级诊断原则。目前的观点认为,侵袭性肺曲霉病和继发性肺念珠菌病可以采用IFD的3级诊断。

IFD的抗真菌治疗策略可分为4个阶段:① 对未发生IFD的高危患者进行预防性治疗。② 对可能发生IFD(疑诊)的患者进行经验性治疗。③ 对很可能已发生IFD(临床诊断)的患者进行先发治疗(或称按临床诊断治疗,即很可能发生IFD,但尚缺乏明确的阳性辅助检查结果前进行的治疗)。④ 对确诊患者进行目标治疗。对于IFD应及早给予抗真菌药物治疗,以便大大地降低病死率。治疗常需静脉给药,急性侵袭性真菌感染疗程一般在6～12周以上,而CPA的疗程至少需要半年时间。严重感染者应采用有协同作用的抗真菌药物联合治疗,如两性霉素B联合氟胞嘧啶,伏立康唑联合卡泊芬净等。IFD演变迅速,病死率高,需要采取综合性防治措施,而不是一味地依赖抗真菌药物治疗。因此,IFI的治疗原则包括:以预防为主;积极处理原发病,尽可能去除危险因素;加强支持治疗;包括全身治疗和局部治疗的综合治疗;以及及时地应用抗真菌治疗,合理选用抗真菌药物。

五、真菌的耐药机制

目前,深部真菌对抗真菌药物产生的耐药性已严重影响了临床抗真菌的药物治疗效果。所以,了解深部真菌的耐药性并研究其耐药机制,提供新抗真菌药物的作用靶点,有助于新抗真菌药物的研发,同时也为临床合理选用有效的抗真菌药物进行抗真菌治疗,迅速控制真菌感染,并减少真菌耐药性的产生提供参考依据,有着重要的临床意义。

(一) 确定病原性真菌耐药性的方法

通过抗真菌药敏试验确定耐药真菌菌株,常用检验方法包括琼脂稀释法、纸片扩散法、E-test法、液基稀释法等。目前用于确定耐药菌株的方法是美国临床和实验室标准协会(Clinical Laboratory Standard Institute, CLSI)颁布的用于酵母的M27-A3和用于丝状真菌的M38-A2方案,以及由隶属于欧洲临床微生物学与感染性疾病学会的欧洲抗菌药物敏感试验委员会(European Committee on Antimicrobial Susceptibility Testing, EUCAST)颁布的抗真菌药敏试验方案。这些方案在培养基种类和酸碱度、孵育温度和时间、接种菌量、终点判读标准和质量控制等方面都作了统一规定,使得按照这些方案进行的试验及其结果在不同时间甚至不同实验室之间具有可重复性和可比性,客观性强。

(二) 念珠菌耐药机制

由于氟康唑广泛应用的选择压力,导致非白

念珠菌感染逐年增加。中国人民解放军东部战区总医院 2010—2012 年间非白念珠菌对氟康唑、伏立康唑及伊曲康唑的耐药率逐年上升，其中光滑念珠菌尤为突出，其耐药率分别高达 74%、21.7% 及 26.7%。由于我国仍较少使用棘白菌素类药物治疗念珠菌病，而多个研究都提示各种念珠菌均对棘白菌素敏感，因此，如何控制与治疗耐药念珠菌成为迫在眉睫的问题。

白念珠菌对唑类药物的耐药机制有如下几点。① 外排机制：真菌外排泵的外排机制导致细胞内药物积累减少，从而降低了细胞内药物浓度，使真菌对唑类药物产生耐药；② 药物作用靶酶的改变：唑类药物的靶酶为 *ERG11* 基因编码的羊毛甾醇 14α 去甲基化酶，*ERG11* 基因突变导致羊毛甾醇 14α 去甲基化酶氨基酸序列变异，使羊毛甾醇 14α 去甲基化酶与氟康唑和伊曲康唑的亲和力下降，致使真菌获得了耐药性；③ 生物膜相关耐药基因及其调控：白念珠菌生物膜耐药机制复杂，目前，相关耐药基因也陆续被发现。念珠菌对唑类药物的耐药问题已经成为临床的棘手问题，而念珠菌对唑类药物的耐药机制复杂，耐药基因较多，临床分离的耐药菌株往往具有多种耐药基因，耐药基因的调控在念珠菌耐药机制中发挥主要作用。

（三）曲霉耐药机制

唑类药物是 IA 的主要治疗药物。在 2009 年报道确定的烟曲霉耐药性参数中，伊曲康唑的 MIC 折点为＞2 μg/ml，伏立康唑为＞2 μg/ml，泊沙康唑为＞0.5 μg/ml。然而，国内大多临床实验室尚未常规开展丝状真菌等抗真菌药物敏感性检测。

近年来，许多国家分离的烟曲霉开始出现对唑类药物的多重耐药和泛耐药，部分医疗机构唑类耐药烟曲霉的检出率高达 10%，给临床治疗带来很大困难，由耐药菌株导致的 IA 患者死亡率可达 88%～100%，对患者生命构成重大威胁。

曲霉对唑类药物耐药的机制有靶蛋白点突变或过度表达、外排泵表达升高和应激适应介导耐药 3 种机制，其中 *CYP51* 基因是唑类耐药的一个热点，因 *CYP51* 基因发生突变，引起蛋白结构变化，从而导致耐药性的产生。

（四）隐球菌属耐药机制

两性霉素 B 是隐球菌性脑膜炎的首选抗真菌药物，氟康唑、伊曲康唑和伏立康唑在体外对新生隐球菌的抑菌效果较好，但近年来也出现了耐药现象，所以建议治疗前进行体外药物敏感性试验进行判断，而且要考虑在脑脊液中的药物浓度。国内某医院检测了 179 株分离自住院艾滋病患者的新生隐球菌，其对两性霉素 B、氟胞嘧啶及氟康唑的敏感性依次为 96.05%、94.74% 和 97.37%。对我国新生隐球菌的耐药情况，尤其耐氟康唑、氟胞嘧啶的情况应该引起高度注意。

新生隐球菌的耐药机制主要包括以下 4 种：① 生物膜的形成。② 相关耐药基因的表达，研究相继报道了许多关于新生隐球菌的耐药基因，如药物靶酶编码基因 11（enzyme gene，*EGR11*）、抗真菌药耐药基因 1（antifungal resistance 1，*AFR1*）、磷酸肌醇激酶同源基因（homology to phosphoinositide-dependent kinase，*PKH*）、分子伴侣 *Kar2*，这些基因多是对三唑类药物的耐药基因，而两性霉素 B 的耐药基因报道很少。③ 多倍体的形成，新生隐球菌可通过多个染色体的复制来适应高浓度的氟康唑。④ 异质耐药性，新生隐球菌中对氟康唑的异质耐药性广泛存在，是新生隐球菌为适应药物压力而生存表现出的一种固有适应机制。

具体药物的选择和使用参考感染性疾病的治疗篇中抗深部真菌感染性疾病原治疗。

参考文献

[1] 刘又宁，佘丹阳，孙铁英，等. 中国 1998 年至 2007 年临床确诊的肺真菌病患者的多中心回顾性调查[J]. 中华结核和呼吸杂志，2011，34(2)：86－90.

[2] 中国医学会“念珠菌病诊治策略高峰论坛”专家组. 念珠菌病诊断与治疗：专家共识[J]. 中国感染与化疗杂志，2011，11(2)：81－95.

[3]《中国真菌学杂志》编辑委员会. 隐球菌感染诊治专家共识[J]. 中国真菌学杂志，2010，5(2)：65－

68,86.

[4] 肺真菌病诊断和治疗专家共识[J]. 中华结核和呼吸杂志，2007，(11)：821 - 834. 2007，(11)：821 - 834.

[5] Girmenia C, Raiola AM, Piciocchi A, *et al*. Incidence and outcome of invasive fungal diseases after allogeneic stem cell transplantation: a prospective study of the Gruppo Italiano Trapianto Midollo Osseo (GITMO) [J]. Biol Blood Marrow Transplant, 2014, 20(6): 872 - 880.

[6] Hsu LY, Lee DG, Yeh SP, *et al*. Epidemiology of invasive fungal diseases among patients with haematological disorders in the Asia-Pacific: a prospective observational study [J]. Clin Microbiol Infect, 2015, 21(6): 594. e7 - 11.

[7] Bochud PY, Chien JW, Marr KA, *et al*. Toll-like receptor 4 polymorphisms and aspergillosis in stem-cell transplantation [J]. N Engl J Med, 2008, 359(17): 1766 - 1777.

[8] Pfaller MA, Diekema DJ, Gibbs DL, *et al*. Results from the ARTEMIS DISK Global Antifungal Surveillance Study, 1997 to 2007: a 10. 5-year analysis of susceptibilities of Candida Species to fluconazole and voriconazole as determined by CLSI standardized disk diffusion [J]. J Clin Microbiol, 2010, 48(4): 1366 - 1377.

[9] Zhou W, Li H, Zhang Y, *et al*. Diagnostic Value of Galactomannan Antigen Test in Serum and Bronchoalveolar Lavage Fluid Samples from Patients with Nonneutropenic Invasive Pulmonary Aspergillosis [J]. J Clin Microbiol, 2017, 55(7): 2153 - 2161.

[10] Fujiuchi S, Fujita Y, Suzuki H, *et al*. Evaluation of a Quantitative Serological Assay for Diagnosing Chronic Pulmonary Aspergillosis [J]. J Clin Microbiol, 2016, 54(6): 1496 - 1499.

[南京大学医学院附属金陵医院(中国人民解放军东部战区总医院)　孙文逵　施毅]

第二节 念珠菌病

念珠菌病是由白念珠菌及其他念珠菌引起的原发或继发感染。念珠菌可以引起浅部念珠菌病，也可以侵犯深部脏器，感染类型多样，如口咽念珠菌病、食管念珠菌病、肠胃道念珠菌病、泌尿系念珠菌病、生殖泌尿系念珠菌病、念珠菌血症、播散性念珠菌病、肝及脾念珠菌病等。临床表现为急性、亚急性和慢性炎症。深部念珠菌感染是最为常见的深部真菌病，常发生于免疫受损人群，严重威胁患者健康，是真菌病防治重点之一。

【病原学】

念珠菌病的病原菌包括白念珠菌(*Candida albicans*)、热带念珠菌(*C. tropicalis*)、近平滑念珠菌(*C. parapsilosis*)、光滑念珠菌(*C. glabrata*)、克柔念珠菌(*C. krusei*)、乳酒念珠菌(*C. kefyr*)、皱落念珠菌(*C. rugosa*)和季也蒙念珠菌(*C. guilliermondii*)等。其中最为常见的致病性念珠菌是白念珠菌，其他念珠菌也统称为“非白念珠菌”。近年来，白念珠菌感染有下降趋势，而非白念珠菌的分离率日益增多，包括部分氟康唑不敏感菌种。其中，对多种主要抗真菌药耐药的耳念珠菌(*C. auris*)，由其引发侵袭性感染病死率较高，近期备受关注。

【流行病学】

念珠菌广泛存在于自然界中，土壤、植物、某些水果、奶制品等均可分离出念珠菌。正常人皮肤、口腔、肠道、肛门、阴道中都可分离出本菌。人体内的念珠菌可以是正常菌群，带菌但不发病。大部分念珠菌感染是内源性感染，但是也存在人与人之间或从环境到人的传播可能。例如，新生儿鹅口疮与母亲阴道念珠菌病相关，男性念珠菌性龟头炎可能来源于其伴侣的阴道念珠菌病，以及某些院内感染来自于环境污染。

20 世纪 80 年代以前，深部念珠菌感染以白念珠菌为多。20 世纪 90 年代以后，新型抗真菌药物的应用、静脉插管以及其他因素，导致念珠菌的菌种变迁，白念珠菌减少，而以光滑念珠菌、近平滑念珠菌和克柔念珠菌为代表的非白念珠菌感染相应增多。

深部念珠菌病主要发生在血液系统恶性病、粒细胞减少、应用静脉导管、外科手术、器官移植患者,以及低体重出生儿、ICU 患者、吸毒成瘾者、艾滋病患者等。此外,广谱抗细菌抗生素和糖皮质激素的大量使用也使深部念珠菌病的发生概率增加。

【临床表现】

念珠菌感染根据感染部位不同可以分为浅部感染和深部感染两类。浅部感染包括皮肤念珠菌病、甲念珠菌病、口腔念珠菌病、阴道念珠菌病、慢性皮肤黏膜念珠菌病等。深部感染包括深在脏器感染、念珠菌血症和血行播散性念珠病及其他类型。

1. 浅部念珠菌病

(1) 皮肤念珠菌病

1) 念珠菌性擦烂:好发于皮肤褶皱部位,如腋窝、颈前、乳房下、腹股沟、臀沟、胸部及指趾间,多见于 3、4 指趾间。典型损害为边界清楚的湿润性鲜红斑,易糜烂,在红斑周围往往发生卫星状水疱及薄壁脓疱,常有衣领状鳞屑或浸渍。发生于指趾间者,指趾蹼及其附近皮肤常浸渍发白,剥去此角质层,露出鲜红光滑湿润面。

2) 念珠菌性尿布皮炎:主要发生于婴儿,尤其见于出生 20 日以内者。通常先于肛门周围发生红斑,皮损逐渐扩大,波及整个尿布区,皮损形态类似念珠菌性擦烂。

3) 丘疹性皮肤念珠菌病:好发于婴幼儿颈、肩、背等部位,皮损以播散、孤立、界限清晰、鳞屑性、淡红色、扁平小丘疹为特征,夏季多见。偶发于成人,肥胖多汗者易感。

4) 念珠菌性甲沟炎:多发生于浸水工作者和糖尿病患者,女性多于男性,70%发生在手指。典型损害为甲沟潮红水肿,边界不清楚,触之柔软,呈海绵状,自觉痒痛或压痛,较少化脓,甲小皮可消失。

5) 念珠菌性包皮龟头炎:阴茎包皮及龟头出现弥散性潮红,包皮内侧、龟头冠状沟处有针头粟粒大的丘疱疹或小脓疱,可发展为糜烂,表面附着较多白色乳酪样斑片,可有瘙痒。如波及阴囊,可呈鳞屑性红斑;如波及尿道可引起前尿道炎。

(2) 甲念珠菌病:往往并发念珠菌性甲沟炎,病变多发生于手指甲。甲板变坚硬、增厚,呈淡褐色,有纵横沟纹或凹凸不平。如远端甲沟受累,常发生甲分离,甲板可变白色。慢性黏膜皮肤念珠菌病患者的甲沟可发生高度红肿,多个甲板浑浊,肥厚变形,手指肿胀呈鼓槌状。

(3) 慢性黏膜皮肤念珠菌病(chronic mucocutaneous candidiasis, CMCC):是一种罕见的、有先天性免疫或内分泌异常,出现持续性或复发性白念珠菌感染,可侵犯黏膜、皮肤、甲。患者多从幼年发病,病程数年到数十年。本病典型表现为慢性口腔、皮肤和外生殖器念珠菌感染。一般最先累及口腔黏膜,随后扩展至头皮、躯干和手足皮肤,皮损可局限或广泛,也可波及深部组织发生肉芽肿。皮肤的病变呈红斑,疣状增殖,表面结痂,形成结节,也可高出皮面似皮角。甲板受累后呈灰白色,明显增厚、变形及甲缘缺失。甲沟充血、水肿及指尖常呈杵状。CMCC 根据遗传学和临床表现可分为 3 种类型:第一种为孤立性 CMCC,患者仅有 CMCC 表现,相关单基因缺陷为 *STAT1*、*CARD9*、*IL-7F*、*IL-17RA/C* 和 *ACT1*;第二种为综合征性 CMCC,CMCC 表现为综合征的一部分,如高 IgE 综合征和自身免疫性多内分泌腺病-念珠菌病-外胚层营养障碍综合征(APECED 综合征);第三种为 CMCC 伴有原发性免疫缺陷病,患者除易发念珠菌感染外还存在分枝杆菌等多种易感病原体。

(4) 口腔念珠菌病:又称鹅口疮,多发生于老年人、儿童、长期患慢性消耗性疾病及免疫功能低下者。发病急,发展快,若不及时处理,可扩散蔓延,引起食管和气管病变。本病可发生于口腔的任何部位,以口腔侧壁、硬腭及咽部多见。早期为白色斑点,随后逐渐扩大成白色斑片。向四周扩散蔓延,状如凝乳块,紧紧附着在黏膜上,将白膜撕脱后,可见充血性或出血性创面。自觉症状不明显或有咽部不适、干燥感、灼感或轻度疼痛感。在免疫缺陷的患者，如艾滋病患者和中性粒细胞减少者中，病情可以很严重，可扩展到舌和食管。

(5) 念珠菌性外阴阴道病：主要表现为白带增多和外阴瘙痒。典型的白带为白色凝乳状或豆渣样，量多，少数为水样或脓性白带。阴道黏膜红肿，其上附有白色假膜或凝块，剥离后其下为红斑或糜烂的基底。外阴瘙痒明显，其损害类似于擦烂性损害。

2. 深部念珠菌病

(1) 消化道念珠菌病：主要表现为念珠菌性食管炎及胃肠炎。有鹅口疮的患者如有吞咽困难或疼痛，尤其胸骨下有烧灼痛时，应考虑到病变已波及食管。食管钡剂检查，可发现食管上端及下端运动不协调。常见于艾滋病患者或癌症经化疗治疗后的患者。念珠菌性肠炎比较多见，儿童较成人发病率高，尤其是严重衰弱的婴儿易患本病。肠道念珠菌病的突出症状是腹泻，大便次数每日最多10～20次，最少2～3次。大便为水样或豆腐渣样，泡沫较多，黄色或绿色，偶有血便。同时伴有腹胀，腹痛一般不明显，可有呕吐及低热，抗细菌抗生素治疗无效。偶尔念珠菌可侵犯肌层而引起肠穿孔、肠出血。粪便真菌检查及培养念珠菌阳性，抗真菌治疗效果好。

(2) 泌尿道念珠菌病：念珠菌侵犯膀胱或肾脏，常发生肾盂肾炎或膀胱炎，多为尿道插管引起，很少波及肾脏。而肾脏感染多为继发性，通过血行播散引起，肾皮质和髓质可发生脓肿，严重时可影响肾功能。患者可有尿急、尿频、蛋白尿、血尿，也可有腰痛、腹痛、发热、寒战等。肾盂和输尿管真菌球可在影像学上表现出来。下尿路念珠菌感染常无症状，只有念珠菌尿症。真菌检查可有菌丝和芽孢，培养有念珠菌生长。白念珠菌常见，但光滑念珠菌现在日益增多。念珠菌腹膜炎是腹膜透析的一个少见并发症。也可由外科手术后引起，多与细菌感染并发。

(3) 呼吸道念珠菌感染：念珠菌肺炎十分罕见，如果出现，一般有两种类型：第一类来源于肺内支气管内接种局部扩散到支气管和肺，十分罕见；第二类作为血行播散累及肺，表现为肺部弥漫分布小结节，与充血性心力衰竭及肺孢子菌肺炎难以区分。其他类型的肺部念珠菌感染更为罕见。影像学没有特异性，诊断需要依靠活体组织病理学检查。由于念珠菌在呼吸道定殖十分常见，诊断念珠菌肺部感染仅有影像学改变和痰或支气管灌洗液发现念珠菌是错误的。念珠菌可引起喉炎、支气管炎、会厌炎、脓胸等。

(4) 念珠菌性心内膜炎：常见于瓣膜病、药瘾、心脏手术或心导管检查及长期静脉保留导管的患者。临床上表现类似亚急性细菌性心内膜炎，有发热、贫血、心脏杂音、脾大、充血性心力衰竭。最常见于二尖瓣及主动脉瓣，瓣膜赘生物较细菌性心内膜炎为大，可引起脾、肾及髂动脉的栓塞。心肌炎是心内膜炎的一个并发症，可伴有脓肿形成，也可见于血行播散引起，诊断困难，预后不良。化脓性心包炎可继发于化脓性心肌炎，也可由血行播散所致，有胸痛、心包积脓和心包摩擦音，诊断比较困难，预后也不好。

(5) 中枢神经系统念珠菌病：可引起脑膜炎。新生儿、艾滋病患者以及少数天然免疫缺陷者容易出现。大部分患者为血行播散所致，也可发生于脑室分流、腰椎穿刺、脑部手术后，或者与外伤相关。临床症状包括广泛微脓肿，症状可不典型，如果出现脑膜炎，则有脑膜刺激征，但视盘水肿及颅内压增高现象不明显，脑脊液细胞计数淋巴细胞数量升高，蛋白含量升高，糖降低。脑脊液涂片检查阳性率40%。白念珠菌最常见，占90%以上，热带念珠菌感染也有报告。脑水肿是常见的并发症，不治疗死亡率很高。

(6) 关节炎和骨髓炎：两者都是念珠菌血行播散的结果，但也可因关节腔积液后，局部注射皮质类固醇引起。多在大的关节，有疼痛和关节腔积液。骨髓炎由念珠菌引起的比较少见，除血行播散外，也可由外科手术间接引起。腰椎受累较多，有腰痛，诊断较困难。

(7) 腹膜、肝、脾、胆囊念珠菌病：念珠菌性腹膜炎与腹膜透析、胃肠道手术或穿孔、腹部外伤或器官移植有关，感染一般比较局限。消化系统中肝、脾、胆囊也可出现念珠菌感染。肝脾念珠菌病有时发生在严重粒细胞缺乏患者粒细胞恢复期，与免疫重建炎症综合征相关。

（8）内眼炎：多见于念珠菌的血行播散，偶见于眼外伤后感染。眼部疼痛、视力模糊，视网膜和脉络膜有黄白色边界不清的损害，偶见玻璃体脓肿，见于单侧或双侧，预后不良，常可致盲。

3. 菌血症及播散性念珠菌病

（1）念珠菌菌血症：一次性或多次性血培养念珠菌阳性，但无实质性器官受累证据。可有发热、寒战、低血压等。常与静脉长期插管有关，特别是长期应用静脉高营养者。

（2）急性播散性念珠菌病是一种急性、常危及生命的念珠菌感染。广谱抗细菌抗生素治疗无效，皮损可有结节，脑膜炎、内眼炎、心肌炎、心内膜炎、骨髓炎、骨关节炎等。常发生于中性白细胞减少的患者。

（3）慢性播散性念珠菌病，也称肝脾念珠菌病，表现为持续性发热，抗细菌抗生素治疗无效，体重下降、腹痛、肝脾大，肝功能可以轻度异常或无异常。CT 扫描可见肝脾中多发的小的射线通透性明显的损害。肝穿刺活检，特殊染色可以确诊。

【实验室检查】

1. 真菌直接显微镜检　可以进行直接镜检的标本包括无菌体液、痰、尿、粪便及分泌物或脓液等。念珠菌在显微镜下表现为卵圆形芽孢、假菌丝或菌丝。真菌镜检阳性有诊断意义，尤其对于无菌体液标本，确定菌种还需要结合培养结果；镜检阴性不能完全排除念珠菌感染诊断。非无菌部位直接镜检表现还可以帮助判断真菌培养结果的临床意义。

2. 真菌培养　血培养是用于念珠菌血症诊断的金标准。念珠菌血症血培养阳性率约50%。非血液样本可以接种于沙氏培养基，无菌样本培养阳性有确诊意义，非无菌部位培养阳性需要结合真菌镜检和临床表现综合判断。念珠菌菌种鉴定可以采用显色琼脂培养基培养、糖同化试验、基质辅助激光解析电离飞行时间质谱（MALDI - TOF MS）检测以及 DNA 测序等方法。

3. 组织病理学检查　组织标本中发现真菌成分可以作为确诊证据。真菌成分在 HE 染色时不易观察，一般需要借助 PAS 染色或银染色。仅通过常规病理方法难以确认是否为念珠菌，明确菌种需要进一步进行免疫组织化学染色或原位杂交检测。活检组织在做病理检查同时最好进行组织真菌培养，培养结果对于病原学诊断更有意义。

4. 血清学方法　血清学方法诊断侵袭性念珠菌感染一般早于血培养出现阳性。用于念珠菌感染的血清学方法包括真菌细胞壁成分 G 试验和念珠菌抗原/抗体检测。G 试验应用更广泛。

【诊断】

根据患者高危因素、临床表现和微生物学检查结果可以将患者分为确诊、临床诊断和拟诊病例。组织学证据和无菌部位培养阳性可以确诊，临床诊断患者一般具备高危因素、临床表现以及包括血清学检查阳性在内的实验室证据。无实验室检查证据，仅具有高危因素和临床表现为拟诊病例。

【治疗】

深部或侵袭性念珠菌病患者首先需要尽量去除各种诱发因素，同时可以应用系统性抗真菌药物治疗。治疗念珠菌病常用系统性抗真菌药物包括：棘白菌素类、氟康唑、两性霉素 B 及脂质体和伏立康唑。严重感染时，棘白菌素类药物可以与唑类药物或两性霉素 B 联合应用。美国感染病协会（IDSA）推出的念珠菌病治疗指南是指导治疗的良好依据。

1. 多烯类　作用机制为与真菌细胞膜表面麦角固醇结合，通过破坏细胞膜发挥抗真菌作用。两性霉素 B 为广谱抗真菌药物，对大部分念珠菌有较强的抑制作用，但是目前也发现对两性霉素 B 不敏感或耐药的念珠菌，如葡萄牙念珠菌和耳道念珠菌。两性霉素 B 传统剂型的毒性较大,重要表现为发热、低钾血症、肾毒性。两性霉素B脂质剂型包括两性霉素B脂质体复合物(ABLC)、两性霉素B脂质体(AmBisome)和两性霉素B胶状分散剂(ABCD),它们的肾毒性显著降低,疗效与传统剂型相当。两性霉素B传统剂型在治疗系统性念珠菌病时一般剂量为成人0.5～1 mg/kg,加入5%葡萄糖液中静脉滴注。首次剂量为试验剂量1 mg,每日缓慢增加剂量,直到达到治疗剂量。两性霉素B脂质剂型的每日用量可以达到3～4 mg/kg。对重症念珠菌感染有良好的效果。

2. 三唑类　作用机制是抑制真菌细胞膜上特有的脂质成分麦角固醇的合成,它能阻断羊毛固醇转化成麦角固醇过程中的一个关键酶——羊毛固醇14a-脱甲基酶,使麦角固醇合成受阻,从而抑制真菌细胞的生长。氟康唑、伊曲康唑、伏立康唑、泊沙康唑和艾沙康唑均有抗念珠菌活性。

氟康唑既可口服又可静脉给药,它可经胃肠道迅速而完全地吸收并于服药后1～2小时达血浆药物浓度峰值。氟康唑能均匀地分布于机体的各个组织内且能通过血-脑屏障等。氟康唑治疗口腔和食管念珠菌病的推荐剂量为第一日100～200 mg,此后每日50～100 mg维持2～3周;较为严重的感染则每日推荐剂量400 mg。国外指南对侵袭性念珠菌感染的推荐剂量更高,首日可采用800 mg,然后以每日400 mg维持。氟康唑对白念珠菌疗效较好,但也有耐药菌株发现。对克柔念珠菌和光滑念珠菌耐药或不敏感。如有剂量依赖性耐药者,加大剂量有效。

伊曲康唑适用于黏膜念珠菌感染。口服制剂有胶囊和口服液,口服液吸收更好。胶囊的吸收受到胃酸的影响,空腹和抑酸药物会降低其吸收,所以胶囊需要与食物同服或饭后立刻服药。国外指南中伊曲康唑推荐剂量较大,为200 mg,每日3次,用药3日,随后为200 mg,每日1～2次。

伏立康唑可以治疗黏膜和侵袭性念珠菌病,有口服和静脉制剂。在国外指南中口服片剂一般作为克柔念珠菌或光滑念珠菌感染的降阶梯治疗药物。口服药物的吸收良好,不受胃酸影响,生物利用度也较高。成人推荐剂量为首日400 mg(6 mg/kg),每日2次,随后以200～300 mg(3～4 mg/kg),每日2次维持。伏立康唑静脉制剂含有环糊精,肾功能不全患者需要降低剂量;片剂在肾功能不全患者不需要调整剂量。患者肝功能不全需要减少用药。人群中药物代谢酶的多态性会导致血药浓度的较大差异。用药时注意药物相互作用,在伏立康唑应用较大剂量时,不良反应发生率较高,如肝毒性、视力改变、光敏感以及中枢神经系统反应。

泊沙康唑体外抗念珠菌活性与伏立康唑相近,可以用于治疗口咽念珠菌病。有片剂、口服液和静脉制剂3种剂型。推荐剂量为第一日300 mg,每日2次,随后300 mg,每日1次。

3. 棘白菌素类　能抑制真菌细胞壁葡聚糖合成,对念珠菌有良好的抗菌活性,适用于侵袭性念珠菌病和食管念珠菌病的治疗。棘白菌素类包括卡泊芬净、米卡芬净和阿尼芬净。对包括克柔念珠菌和光滑念珠菌在内的大部分念珠菌体外最低抑菌浓度(MIC)很低,对近平滑念珠菌的MIC值较高。棘白菌素类药物的不良反应很少,除了脑、眼和尿液中,在其他组织中浓度较高。肾功能不全者不需要调整剂量,只有卡泊芬净在中、重度肝功能不全时需要减量。卡泊芬净的用法为首剂负荷量70 mg,每日1次,然后50 mg,每日1次。阿尼芬净首剂200 mg,每日1次,然后100 mg,每日1次。米卡芬净100 mg,每日1次。

4. 其他系统药物　氟胞嘧啶(5-FC):进入菌体内后在真菌脱氨酶的作用下,脱去氨基,变成5-氟尿嘧啶,与真菌细胞的核糖核酸结合,释放出尿嘧啶而形成异常的核糖核酸,从而扰乱真菌细胞的蛋白质合成,进而抑制甚至杀死真菌。对除克柔念珠菌以外的念珠菌有抗菌活性,单药使用易耐药,一般与两性霉素B合用治疗严重念珠菌感染。该药在胃肠道中容易吸收,静脉注射可使血中浓度升高。可透过血-脑屏障,在组织中包括在中枢神经组织中达到较高浓度,口服后 90%以上由肾脏排出，所以对泌尿系统及中枢神经系统念珠菌病疗效较好。剂量一般为 100～150 mg/kg/d，每日分 4 次口服。

5. 其他治疗　外用药物种类繁多，包括唑类、吗啉类、环吡酮类等。由于大部分念珠菌病患者存在免疫缺陷或免疫受损，因而免疫治疗是重要的辅助手段，可以采用粒细胞-巨噬细胞集落刺激因子和 IFN-γ 细胞因子，或者过继免疫活化的抗念珠菌 T 细胞和树突样细胞，以及抗念珠菌抗体的应用。疫苗的研发也在进行中。

【预防】

勿滥用广谱抗生素。对于高危患者，应仔细观察皮肤黏膜有无念珠菌感染，定期检查粪、尿、痰等，针对多点定殖进行干预。对必须长期应用抗生素及糖皮质激素的患者，可间歇给予抗真菌药物如制霉菌素等，以预防念珠菌性口腔炎及肠炎。发现鹅口疮应及时治疗。同时，可通过对高危患者定期进行 G 试验监测以发现早期感染，及时开展治疗。

参考文献

[1] 王端礼，李若瑜. 医学真菌学检验指南[M]. 北京：人民卫生出版社，2005.

[2] John E. Bennett, Raphael Dolin, Martin J. Blaser. Principles and practice of infectious diseases[M]. Eighth edition. 2015. Elsevier Saunders.

[3] Pappas PG, Kauffman CA, Andes DR, *et al*. Clinical Practice Guideline for the Management of Candidiasis: 2016 Updated by the Infectious Diseases Society of America[J]. Clin Infect Dis, 2016, 62(4): e1-50.

（北京大学第一医院　王明悦）

第三节　隐球菌病

隐球菌病是由隐球菌引发的局部或系统性感染性疾病。隐球菌病的主要感染途径为呼吸道，人体吸入空气中的孢子，引起肺部感染，可为一过性，继而播散至全身，中枢神经系统易受累及；也可引起严重的肺部病变。隐球菌容易感染免疫受损人群，已知本病好发于艾滋病、糖尿病、淋巴瘤、晚期肿瘤、系统性红斑狼疮、器官移植等患者。也有免疫正常人群感染的病例。

【病原学】

隐球菌是一种有荚膜的酵母菌。隐球菌属(*Cryptococcus spp.*)约有 78 个种，引起隐球菌病的主要致病菌为新生隐球菌(*Cryptococcus neoformans*)和格特隐球菌(*C. gatii*)。既往认为新生隐球菌(*C. neoformans*)包括两个变种，即新生变种(*C. neoformans* var. *neoformans*)和格鲁比(*grubii*)变种(*C. neoformans* var. *grubii*)，两者对应的有性期为新型小丝担类酵母(*Filobasidiella neoformans*)，属于担子菌。格特隐球菌(*C. gatii*)对应的有性期为杆孢线黑粉菌(*Filobasidiella bacillispora*)。

隐球菌根据抗原性不同按血清学分类一般可分为 A、B、C、D 及 AD 型五型。新生隐球菌新生变种为血清型 D 型，格鲁比变种为血清型 A 型，格特隐球菌为血清型 B、C 型。

最新分子系统发生学提示新生隐球菌和格特隐球菌均为复合群，新生隐球菌复合群包括两个种：*C. neoformans* 和 *C. deneoformans*。格特隐球菌复合群包括 5 个种：*C. gattii*、*C. bacillisporus*、*C. deuterogattii*、*C. tetragattii* 和 *C. decagattii*。

其他少见的致病隐球菌包括罗伦隐球菌、*C. albidus*、*C. curcatus* 等，在患者体内偶尔可以分离到，其致病性不清。

【流行病学】

新生隐球菌为世界性分布，格特隐球菌分布于热带和亚热带地区。新生隐球菌常存在于鸽粪等鸟类的排泄物中，能在桉树等多种植物上生长。格特隐球菌血清型 B 型只能从桉树中分离到,C型则来源于一种杏树。

正常人体某些非无菌部位偶尔可以分离到隐球菌,但一般认为隐球菌不是人体正常菌群。某些慢性肺部疾病患者可以出现支气管内定殖。对于分离到隐球菌的患者,医生应进一步评价危险因素和完善相关检查。环境暴露普遍存在,大部分人在10岁前存在无症状感染,产生隐球菌抗体,并持续到成年。人体感染的隐球菌来自于环境,一般不会出现人与人之间的传播。

隐球菌病的发生与免疫抑制相关,最常见的原因是艾滋病,还包括长期糖皮质激素的应用、器官移植、恶性肿瘤或肉芽肿病等。隐匿性CD4细胞缺乏和应用生物制剂也会导致隐球菌病发生。尽管如此,仍然存在约20%的隐球菌病患者无明显免疫抑制状态,提示遗传易感性的可能,并通过近期免疫球蛋白基因和甘露聚糖结合蛋白基因多态性的研究得到初步证实。另外,有研究发现,抗IFN-γ自身抗体和抗GM-CSF自身抗体的存在与隐球菌病的发生有关。

在艾滋病流行期前,全球主要的致病隐球菌是血清A型(格鲁比变种),格特隐球菌血清B型发生在热带和亚热带地区,C型发生在同样地区但更罕见。但是在温哥华岛和美国太平洋西北地区隐球菌病暴发流行后,流行菌种发生改变。欧洲和美国的主要菌种为血清D型,艾滋病患者更易感染血清A型。小部分艾滋病患者感染格特隐球菌。此外,格特隐球菌感染出现地区变化不大。

【临床表现】

1. 中枢神经系统(CNS)隐球菌病　临床最常见,约占隐球菌感染的80%。起病常隐匿,表现为慢性或亚急性过程,起病前可有上呼吸道感染史。少数患者急性起病,多数为免疫抑制或缺陷患者,常导致死亡。有12.5%的患者有颅外感染,艾滋病患者高达50%。根据CNS隐球菌感染的症状、体征和头颅CT改变,临床上可分为:① 脑膜炎型,感染主要侵犯脑膜,表现为脑膜刺激征,此型最常见。② 脑膜脑炎型,除脑膜受累外,尚有脑实质受累,因其受累部位的不同而有相应部位的症状和体征,艾滋病患者最为常见。③ 肉芽肿型,较少见,可因颅内肿块压迫造成相应的神经系统症状和体征。

97%的患者出现头痛,通常是最早或唯一的症状。90%的患者有发热,热型不规则。其他症状有恶心、呕吐,与头痛同时出现或在头痛出现1～2周后发生,可为喷射性或非喷射性。中后期约25%的患者可出现视物模糊、畏光、复视、视力下降,甚至完全失明。眼底检查可见明显视盘水肿、视网膜渗出、出血。10%的患者在后期可出现听力下降、偏瘫、共济失调、腱反射亢进或减弱,以及局灶性神经系统的定位体征等。后期还可出现性格、行为异常等。患者可出现颈项强直,神经系统病理征可阳性,一般在病程晚期出现。其影像学表现也多种多样,头颅CT主要有以下几种改变:颅内弥散性脑水肿;颅内脑实质高密度、略高密度或低密度片状影;颅内多发片状低密度区,可有互相融合的趋势,有脑室、脑池受压等占位表现;脑积水;弥散性脑萎缩;脑室内隐球菌病;假性囊肿;亦有近半数患者头颅CT无异常发现。而头颅MRI可提高对隐球菌脑膜炎病灶的早期发现。

2. 肺隐球菌病　由于肺常是隐球菌的侵入门户,故肺部症状可能为隐球菌病的最早表现。正常人吸入隐球菌菌体后,70%的人可出现症状,包括咳嗽、咳痰、胸痛、体重减轻和发热。胸片可表现为孤立或几个结节影,可有分叶及毛刺,下肺多见;或为多发小结节状阴影,双肺分布粟粒状阴影;或炎症浸润病变,表现为片状渗出阴影;也可表现为空洞、纤维化、钙化、肺门与纵隔淋巴结肿大及胸腔积液形成。肺部隐球菌病可治愈而不留瘢痕;或被纤维组织包围,形成肺隐球菌球;亦可血行播散引起CNS或全身各系统感染。

免疫受损的患者肺隐球菌病的病程短,往往很快出现播散性感染。胸部X线检查可发现间质性炎症及结节性损害,有时能见到胸膜渗出和空洞形成。艾滋病患者并发肺隐球菌病与其他免疫受损患者相比有不同的临床表现,几乎所有的患者都有临床症状，包括发热、咳嗽、呼吸困难、体重减轻和头痛，偶尔出现胸膜痛和咯血。胸部X线片表现为局限性或弥漫性间质性浸润和肺门淋巴结肿大。大多数患者发生播散性感染，60%～70%可同时侵犯脑膜。

3. 皮肤隐球菌病 可分为原发感染和继发感染，原发感染少见，多数为继发感染。播散性隐球菌病患者中10%～15%可发生皮肤黏膜损害，皮损常局限于头部，但也可累及躯干或四肢。皮损呈非特异性和多形性，包括丘疹、结节、斑块、水疱、紫癜、溃疡、瘘管、疣状或乳头瘤样增殖，或似蜂窝织炎、树胶肿、雅司、Kaposi水痘样疹、Kaposi肉瘤、坏疽性脓皮病及红皮病等表现。艾滋病患者发生皮肤隐球菌病比较常见，多发生传染性软疣样皮损，以面部多见，较大，不能挤出软疣小体，易中央坏死形成溃疡。黏膜损害仅为皮损的1/3，可从邻近感染灶扩散而致或单独存在，好发于鼻咽部和口腔黏膜。

4. 骨隐球菌病 播散性隐球菌病患者骨髓炎的发生率为5%～10%，大多数患者出现单一的局限性损害，全身骨骼皆可受累，病变多发生在骨的突出部，以颅骨、脊椎骨为多见，关节损害少见。患者常主诉受累处局部疼痛及软组织压痛，有时有瘘管，排出脓液。X线检查可显示明显的溶骨性损害。

5. 其他表现 隐球菌性脑膜炎患者中有40%可发生眼损害；艾滋病患者的隐球菌感染中，常见前列腺的无症状感染，而且在播散性隐球菌病成功抗真菌治疗后，患者的尿液和前列腺液隐球菌培养仍阳性，提示隐球菌感染的复发前列腺可能是一个重要的储菌库。其他少见的感染部位包括肾上腺、心脏、肝和脾。少数发生隐球菌败血症。

6. 特殊宿主的隐球菌病 隐球菌病是艾滋病患者最重要的也是致命的真菌并发症，在艾滋病人群中，发病率可达6%～30%。艾滋病患者患隐球菌病的临床表现与其他免疫受损的患者相似，然而，感染部位常含有更多的菌体，80%以上的患者在做出诊断时已有脑膜炎或脑膜脑炎，且病变常更广泛。艾滋病患者并发的隐球菌病很少能治愈，常见持续感染和复发，10%～25%的患者死于治疗期间，30%～60%的患者在12个月内死亡。

【实验室检查】

1. 墨汁染色 用于脑脊液检查。新生隐球菌呈圆形或椭圆形的双层厚壁孢子，外有一层宽阔荚膜，边缘清楚完整，菌体内可见单个出芽。有时可见新生隐球菌在其母细胞和子细胞之间有一细的管状颈。将脑脊液离心后取沉淀再进行检测可以提高检测的敏感性。

2. 组织病理 表现为化脓性肉芽肿性炎症，可见圆形或类圆形隐球菌孢子，有时有发芽，PAS染色或银染色可以更清晰观察到菌体。艾滋病患者组织中细胞成分较少，可见大量隐球菌孢子，HE染色也可观察到。

3. 真菌培养检查 SDA培养基上25℃培养2～5日，可见到典型的酵母样菌落，有时黄色或带粉色。显微镜下可见到酵母细胞和芽生孢子，无菌丝或假菌丝形成。如果患者应用抗真菌药物，致病性隐球菌可能生长较正常缓慢，应培养3～4周。

4. 生理生化测定 采用糖同化试验(API)可快速鉴定隐球菌。其原理为隐球菌可以利用多种糖作为碳源生长，其可利用糖种类和其他酵母菌存在的区别采用商品化的试剂盒来进行鉴定。

5. 血清学试验 检测脑脊液、血液及其他体液标本中新生隐球菌荚膜多糖(capsular polysaccharide)抗原，可简便快速有效诊断隐球菌感染。最常用的方法为乳胶凝集试验(latex agglutination)和胶体金免疫沉淀法。此外，还可以检测隐球菌的血清型：A、D型为新生隐球菌，B、C型为格特隐球菌。

【诊断】

对于临床上出现中枢神经系统感染症状、体征、脑脊液压力明显增高及糖含量明显下降的患者，应高度警惕隐球菌脑膜炎的可能，尤其对具有免疫功能低下者、有养鸽或有鸽粪接触史者，更应高度怀疑。实验室检查具有重要的诊断价值,包括涂片镜检(常用墨汁染色)、培养、隐球菌特异性抗原检测和组织病理学检查发现隐球菌,其中任何一项阳性均可确诊。

【治疗】

隐球菌病的治疗包括抗真菌药物治疗、对症治疗、免疫制剂治疗、手术治疗及原发病的治疗等。目前,美国感染病学会(IDSA)推出的隐球菌病治疗指南为规范治疗提供了蓝本。推荐药物包括两性霉素B、氟胞嘧啶、氟康唑,其他还可选用的药物有伊曲康唑和伏立康唑。

1. 两性霉素B 为CNS和播散性隐球菌病的首选药物之一。对于CNS隐球菌病的抗真菌治疗,目前提倡分诱导治疗、巩固期治疗和维持治疗3个阶段。诱导治疗一般为2周,也可延长至4周,两性霉素B 0.7～1.0 mg/(kg·d)联合氟胞嘧啶100 mg/(kg·d),也可选用两性霉素B脂质体5 mg/(kg·d)联合氟胞嘧啶 100 mg/(kg·d)。巩固期治疗继之用氟康唑400 mg/d治疗8周。维持治疗口服氟康唑200～400 mg/d。标准治疗方案是两性霉素B 0.3～0.5 mg/(kg·d)合并氟胞嘧啶 100～150 mg/(kg·d)治疗。重危患者两性霉素B可以一开始就给50 mg,但开始均应有一个1 mg的试验治疗。免疫受损患者联合治疗至少用6周。如果治疗开始后患者病情出现恶化,或用药3周后临床仍无改善,应将两性霉素B的剂量增加至0.6～1.0 mg/(kg·d);如果单独用两性霉素B,用药量应大于联合用药,0.8～1.0 mg/(kg·d),至少用药10周。对重症病例(脑脊液隐球菌计数每立方毫米>280个)可用两性霉素B鞘内注射,开始以0.05～0.1 mg两性霉素B与地塞米松2～5 mg及适量脑脊液混匀后缓慢注入,以后逐渐增加剂量至每次1 mg为高限(通常为0.5 mg),隔日或每周2次,总量以20 mg为宜。对两性霉素B无效者,或因毒副作用必须停药者,或因肾功能受损禁用者,均应考虑采用两性霉素B脂质体3～5 mg/(kg·d)进行治疗。停止治疗应该以临床检查、真菌学和抗原检查结果为依据,在治疗的最初6周应该每周做1次腰椎穿刺检查。血、脑脊液培养和抗原检测应该在治疗停止后的第1、2、3和6个月分别进行,此后每年复查1次。

2. 氟胞嘧啶(5-FC) 因单用5-FC可很快产生耐药性,因此多与两性霉素B或氟康唑联合应用。有报道氟康唑400 mg/d和5-FC 150 mg/(kg·d)联合用药有效。常用剂量为100～150 mg/(kg·d),分3～4次口服,亦可用1%的5-FC注射液静脉输入。

3. 氟康唑 是维持隐球菌性脑膜炎预防复发最有效的药物。水溶性,能较好地通过血-脑屏障进入脑脊液。一般首次静脉滴注400 mg,以后可用200～400 mg/d静脉滴注,直至脑脊液转阴后改为150～200 mg/d口服维持3～4个月。初期阶段与两性霉素B联合应用能更快使脑脊液转阴,并减少两性霉素B的用量和毒副作用。

4. 伊曲康唑 脂溶性,不易通过血-脑屏障进入脑脊液,但在脑组织中有较高的浓度。由于它在脑脊液中的浓度很低,在实际治疗中效果次于氟康唑。在CNS隐球菌病的治疗中,主张与两性霉素B合用或作为脑脊液转阴后的维持治疗,口服剂量为200～400 mg/d。

5. 伏立康唑 其抗真菌活性较氟康唑强10～500倍,抗菌谱对隐球菌有杀菌活性。口服剂量,2～12岁负荷剂量(开始24小时)6 mg/kg,每日2次,维持剂量(24小时后)4 mg/kg,每日2次。成人体重>40 kg,负荷剂量400 mg,每日2次,维持剂量200 mg,每日2次,体重<40 kg,负荷剂量200 mg,每日2次,维持剂量100 mg,每日2次。静脉注射,2～12岁,负荷剂量6 mg/kg,每日2次,维持剂量4 mg/kg,每日2次。成人负荷剂量6 mg/kg,每日2次,维持剂量4 mg/kg,每日2次。老年人、儿童、女性、肾功能减退者不需调整剂量。

对局限性的皮肤隐球菌病、肺隐球菌病、骨隐球菌病及脑部隐球菌肉芽肿等可采用手术切除,术后根据情况使用两性霉素B、5-FC、氟康唑、伊曲康唑或特比萘芬等治疗。对肺隐球菌病患者还可使用0.125%的两性霉素B超声雾化吸入治疗。

对于隐球菌导致颅内感染还需要进行对症治疗,包括降低颅内压,纠正电解质紊乱,以及支持疗法和免疫增强治疗。

【预防】

对于高危人群应避免接触鸽子等禽类,警惕隐球菌感染发生的可能,出现症状及时进行血清或脑脊液真菌学检查。

无ART治疗时代一般对艾滋病患者CD4T细胞低于每微升100个时进行氟康唑预防治疗,但开展抗反转录病毒(ART)治疗后,考虑到耐药问题,预防治疗不再提倡。有对高危人群进行主动免疫研究,但是疫苗仅进行了动物实验,目前尚无人类可用疫苗,另外,免疫抑制宿主的接种风险也需要考虑。高危患者重复注射抗隐球菌单克隆抗体有一定的保护作用。

参考文献

[1] 王端礼,李若瑜.医学真菌学检验指南[M].北京:人民卫生出版社,2005.

[2] John E. Bennett, Raphael Dolin, Martin J. Blaser. Principles and practice of infectious diseases[M]. Eighth edition. 2015. Elsevier Saunders.

[3] Perfect JR, Dismukes WE, Dromer F, *et al*. Clinical practice guidelines for the management of cryptococcal disease: 2010 Updated by the infectious diseases society of america[J]. Clin Infect Dis, 2010, 50(3): 291-322.

(北京大学第一医院　余进)

第四节　曲霉病

曲霉病(aspergillosis)是由曲霉属真菌引起的一系列感染性或非感染性疾病。曲霉引起的感染性疾病包括浅表感染和深部感染,几乎任何脏器均可发生曲霉感染,肺是发生深部曲霉感染的最常见部位,侵袭性感染也可播散到中枢神经系统、皮肤、眼、耳等脏器。

曲霉是条件致病性真菌,全身或局部免疫缺陷人群易发生曲霉感染,少数健康人也可致病。其导致的感染性疾病通常以感染部位加"曲霉感染"来命名,如"肺曲霉感染"。现在常将"侵袭性曲霉感染"称为"侵袭性曲霉病",两者意义相同,可以互称。因为"侵袭性"含有曲霉在组织中生长、繁殖,导致组织破坏和炎症反应,并有向其他脏器播散的倾向之意,侵袭性感染是一种严重疾病,常危及生命。但不宜将"曲霉感染"和"曲霉病"混为一谈,后者既包含曲霉感染,又包含一些非感染性疾病。近年来,临床上对侵袭性曲霉病日益重视,实际上深部曲霉感染并不一定都是侵袭性的,也可有局部组织的非侵袭性感染,但侵袭性和非侵袭性感染如何界定、临床上怎样区分十分困难,目前尚无一致意见。曲霉导致的非感染性疾病主要有曲霉抗原引起的变态反应性疾病。本节重点讨论侵袭性曲霉感染。

【病原学】

曲霉是一种腐生菌,常在土壤、腐败的蔬菜中发现,曲霉在自然界的碳氮循环中起到了重要的作用,大多为非致病菌,约有200多种对人类致病,其中烟曲霉为最常见的致病菌。按培养的形态分类,曲霉与毛霉、青霉等真菌同属于霉菌,又称丝状真菌。生物学分类上,大多数的曲霉只发现无性阶段,归入真菌门的从梗孢科——曲霉属。少数菌种有有性阶段,归入真菌门的散囊菌科,较重要的属有散囊菌属、裸壳孢属和新萨托菌属。

对人类致病的曲霉最常见的是烟曲霉(*Aspergillus fumigatus*),其次是黄曲霉(*A. flavus*)、土曲霉(*A. terreus*)、黑曲霉(*A. niger*)和构巢曲霉(*A. nidulans*)等。已报道的对人类致病的曲霉还有白曲霉(*A. candidus*)、肉色曲霉(*A. carneus*)、棒曲霉(*A. clavatus*)、灰绿曲霉(*A. glaucus*)、局限曲霉(*A. restrictus*)、焦曲霉(*A. ustus*)、变色曲霉(*A. versicolor*)、杂色曲霉(*A. versicolor*)、米曲霉(*A. oryzae*)、聚多曲霉(*A. sydowii*)、黄柄曲霉(*A. flavipes*)、多育曲霉(*A. proliferans*)和亮白曲霉等。烟曲霉、黄曲霉常导致侵袭性肺部感染及全身感染,黑曲霉、构巢曲霉主要引起肺曲霉球。深部曲霉感染中,常为一种曲霉单一感染,也可以是两种以上曲霉,或合并有细菌、病毒等其他病原体的混合感染。

曲霉属的菌落生长较快,呈绒状或棉絮状,颜色多样且较稳定,是分类的主要特征之一。烟曲霉呈暗烟绿色,黄曲霉可由黄色变为黄绿色、暗绿色,黑曲霉呈暗褐色至黑色,土曲霉为黄褐色或棕色,构巢曲霉呈清澈绿色。曲霉的营养菌丝体由具有横膈的分支菌丝构成,一部分为埋伏型,另一部分为气生型。烟曲霉较耐热,在55℃的环境中可以生长,70℃仍能存活。

【流行病学】

曲霉在自然界广泛分布于包括地球南北极和热带在内的各个地区,室内外空气中均可有曲霉孢子。发霉的谷物与饲料、腐败的植物、暂停使用的中央空调系统和污染的水体中可大量存在曲霉孢子。南极企鹅尸体解剖研究时发现,40%合并有熏烟色曲霉感染。

1. *发病率* 近年来,随着对曲霉感染性疾病认识的提高,全球多个国家真菌病流行病学调查数据相继发表。2017年发表在《真菌》杂志上一项全球多个国家的流行病学数据调查显示,全球约10亿人有皮肤、指甲或严重深部真菌感染性疾病。每年因感染真菌死亡的人群大于1 600万,同结核感染死亡人数类似。目前,感染曲霉的死亡人数已超过疟疾。在2015年5月国际感染学会发表的一项为期10年的全球真菌病调查报告(该项报告覆盖了全球95%的人群调查)中显示,侵袭性曲霉患者群目前超过30万,不仅发生在粒细胞缺乏、血液系统恶性肿瘤、器官移植、获得性免疫缺陷等人群,也发生在慢性阻塞性肺疾病和糖尿病等非粒细胞缺乏人群。慢性阻塞性肺疾病和糖尿病等非粒细胞缺乏人群数量庞大,因此合并曲霉感染的患者数量超过粒细胞缺乏人群中曲霉感染例数。慢性肺曲霉病发病率较其他类型肺曲霉病更高,其中根据基础状况调查显示,既往有肺结核、慢性阻塞性肺疾病等肺部基础疾病状况下发生慢性肺曲霉病者超过300万人。近年来,慢性阻塞性肺疾病等非严重免疫缺陷人群中侵袭性曲霉病的发病也开始受到重视,该类人群基数大,诊断困难,真实的发病情况可能被低估。另外,全球目前有480万哮喘患者患有过敏性支气管肺曲霉病(ABPA)(2015年曲霉流行病学调查见表17-2)。

表17-2 2015年全球曲霉流行病学调查表(David W Denning, et al, Thorax, 2015)

真菌类型	基础疾病	全球病例(人)	主要诊断方法
变应性支气管肺曲霉病(ABPA)	哮喘 囊性纤维化	4 800 000 6 675	曲霉特异IgE 总IgE,
严重哮喘合并真菌过敏	哮喘	>6 500 000	曲霉IgE,皮肤过敏试验
慢性肺曲霉病	既往肺结核,慢性阻塞性肺疾病,肺间质纤维化 既往肺结构改变,ABPA,风湿性疾病	1 200 000(结核后) 1 800 000(疾病后)	胸部CT,曲霉抗体,培养,
侵袭性曲霉病	血液肿瘤,器官移植,慢性阻塞性肺疾病,获得性免疫缺陷	>300 000	CT,GM抗原,PCR,镜检,培养

2. 感染途径 曲霉的分生孢子头可释放大量的分生孢子。这些分生孢子悬浮于室内和室外空气中，人体几乎不可避免地经常吸入曲霉孢子，经呼吸道吸入是曲霉感染的主要途径，大于 5 μm 的曲霉孢子难以进入呼吸道，但是 2～3 μm 大小的曲霉孢子吸入后可经气道直达肺泡导致肺部感染，较大的孢子可在鼻咽部、鼻窦定殖或引起感染。破损的皮肤、手术创伤，尤其是烧伤患者的创面暴露于空气中或接触曲霉污染的衣服、被褥等也可导致感染。其他感染途径较少见，包括经眼、胃肠道、泌尿生殖道和中心静脉导管感染等。另一少见感染途径是气道呛入曲霉孢子污染的污水，可在数日内发病，严重者导致侵袭性曲霉病。单个脏器的严重侵袭性曲霉感染时，曲霉可侵入血液循环而播散至全身多个脏器。

【发病机制和病理】

总体来说，曲霉病的发生、发展与曲霉暴露的剂量、感染途径、机体的免疫状态和特异体质有关。呼吸道吸入曲霉孢子后，免疫正常宿主通常无不良后果，而原有肺部空洞性病变者可形成曲霉球，有慢性肺部疾病或轻度免疫抑制患者可引起亚急性侵袭性肺曲霉病（既往称作"慢性坏死性肺曲霉病"），严重免疫抑制者常导致急性侵袭性曲霉病，特异质患者可诱发哮喘或导致 ABPA。曲霉发生是机体免疫状态与曲霉相互作用的结果，侵袭性曲霉病常见于免疫功能不全人群，这中间尤以患有中性粒细胞减少症（特别是超过 3 周者）、中性粒细胞功能障碍、血液系统恶性肿瘤、艾滋病患者风险较大。此外，正在进行糖皮质激素治疗、细胞毒药物治疗和器官移植、骨髓移植患者也属于高危人群。器官移植患者若伴有巨细胞病毒感染、发生移植物抗宿主病、配型不合、移植的器官功能差或再次移植者发生侵袭性曲霉病的机会明显增加。近年来，发现慢性阻塞性肺疾病等中危人群中发生侵袭性曲霉感染的病例数明显增加（曲霉发病机制见图 17－1）。

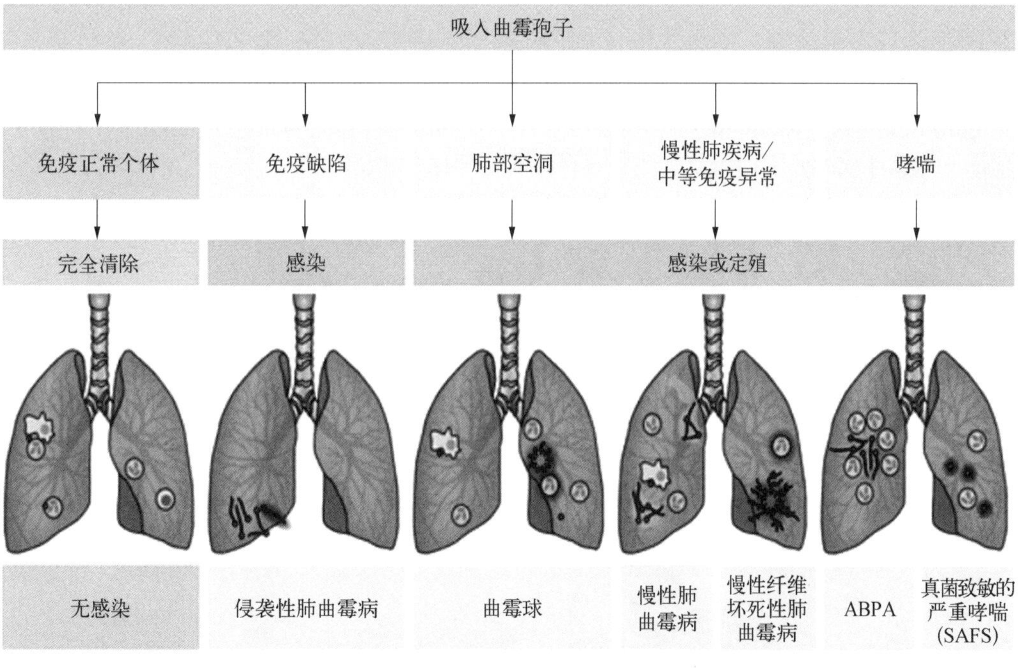

图 17－1 曲霉发病机制（Van de Veerdonk F L et al, Nature reviews microbiology, 2017）

1. 机体对曲霉感染的防御

（1）固有免疫应答：目前研究认为，根据地区不同，每立方米空气中存在 0.2～15 个曲霉孢子，但是以农业为主的地区空气中含量更高，可到 105 个。尽管暴露于有真菌孢子的空气当中，但曲霉孢子对多数人并不致病，曲霉致病是宿主免疫状态与曲霉孢子毒力之间失衡的结果。最常见的感染来源于呼吸道吸入曲霉孢子。对于免疫正常个体,气道黏液纤毛可及时清除孢子,气道黏膜分泌杀菌物质(如溶菌酶、sIgA 等)。sIgA 与曲霉表面联结后可阻止曲霉在气道上皮细胞表面的黏附,因而有利于黏液纤毛系统清除曲霉。物理、化学损伤能降低气道黏液纤毛清除功能,各种气道疾病也常伴有不同程度的黏液纤毛清除功能障碍,如慢性阻塞性肺疾病、支气管扩张和囊性肺纤维化(CF)等。CF 患者气道腔内氯化物的分泌降低、水分减少,使气道黏液纤毛清除功能减退。这类患者气道内烟曲霉定殖的发生率也较高。未能清除的孢子达到肺泡后也可被肺泡巨噬细胞吞噬,而那些不能被肺泡巨噬细胞吞噬的孢子可被中性粒细胞清除。因此,中性粒细胞减少是侵袭性曲霉感染的重要危险因素之一。糖皮质激素抑制单核巨噬细胞功能,抑制中性粒细胞游走至肺泡杀灭曲霉孢子;器官移植患者接受激素和环孢素 A 治疗,抑制 γ 干扰素的产生,而 γ 干扰素对巨噬细胞的活化起重要作用;HIV 感染者 $CD4^+$ T 细胞计数降低影响中性粒细胞的抗真菌活性。固有免疫主要为免疫识别细胞发挥作用,目前有多种类型的免疫识别受体包括 Toll 样受体(TLRs)、C 形凝结素受体(CLRs)、NOD 样受体(NLRs)以及一些溶解性受体如 PTX。我国有学者研究发现,在慢性阻塞性肺疾病人群中 *PTX3* 基因 rs1860480 位点 AA 基因型的患者,*PTX3* 表达水平相对不足,导致气道清除曲霉孢子能力减弱,这部分慢性阻塞性肺疾病人群罹患侵袭性肺曲霉病的比例明显升高。以上受体可识别真菌细胞壁上不同的结构,β-1,3-葡聚糖可被 Dectin-1 受体识别,Dectin-2 受体可识别细胞壁上的 α-甘露聚糖、烟曲霉细胞壁上的半乳甘露聚糖(GM)。免疫提呈细胞如树突状细胞、肺泡巨噬细胞等,起到了固有免疫与适应性免疫之间的纽带作用,因此,机体存在固有免疫缺陷时易发生侵袭性曲霉病。

(2) 适应性免疫应答:真菌菌丝态容易被巨噬细胞和树突状细胞等抗原提呈细胞识别,识别菌丝后的细胞活化,活化的抗原提呈细胞产生细胞因子,细胞因子可作用于 T 细胞,如 CD4 T 细胞,激发 $CD4^+$ T 细胞活化为 Th1、Th2、Th17 或 Th9 细胞等对真菌产生适应性免疫反应,进行特异性免疫防御、免疫清除、过敏,同时也可产生免疫耐受等一系列免疫反应,在清除侵入人体的曲霉同时,避免产生过敏反应。特异性免疫反应见图 17-2。

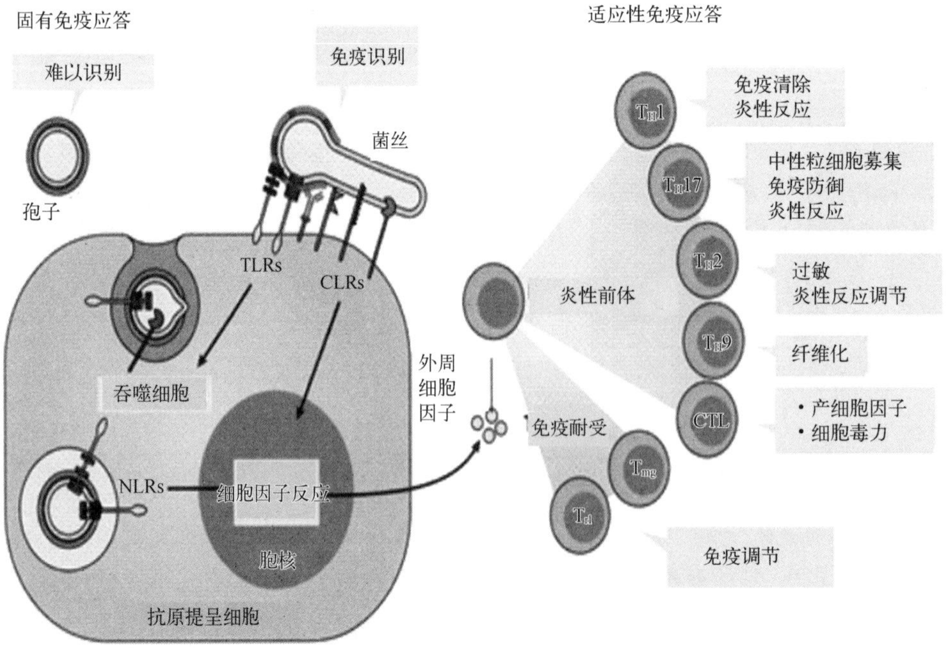

图 17-2　特异性免疫反应(Van de Veerdonk F L et al, Nature reviews microbiology, 2017)

2. 曲霉毒力和致病方式 研究发现,曲霉毒力和致病方式包括以下几方面。

(1) 曲霉环境适应能力强:烟曲霉可以在地球上多个地方、不同季节分离得到,可以在 12～65℃的腐败植物及泥土中生存较长时间,环境 pH 在 3.7～7.6 之间也可以生存。烟曲霉在不同环境中均可进行有效代谢。

(2) 烟曲霉孢子在空气中较其他真菌更容易播散:烟曲霉孢子表面含有疏水表层及色素,较其他真菌有更强的可分散性,有利于其传播。

(3) 烟曲霉细胞:多为圆形及类圆形,直径在 2.0～3.0 um 之间,该直径比较有利于其进入下气道,孢子表面的色素及疏水表层可有免疫逃逸作用,人体免疫难以识别。

(4) 烟曲霉孢子:能适应人体环境,人体 37℃环境是曲霉较好的生长温度,如孢子未被人体免疫清除,隐藏在其疏水表层下的孢子进入人体后 4～6 小时就可长为菌丝。

(5) 烟曲霉菌丝态:细胞壁一些物质可诱导血管梗死,也可侵入血管,在血管壁和血管腔内快速生长使血管阻塞导致组织缺血性坏死。

(6) 曲霉细胞之间:可通过细胞外基质缠绕成团块状物阻塞支气管或其他空腔脏器,影响器官功能并导致继发感染。

(7) 曲霉蛋白分解酶:如烟曲霉,能产生蛋白质分解酶,造成组织破坏,动物实验中,曲霉可产生胶霉毒素,该毒素有免疫抑制作用及细胞毒性。

(8) 曲霉细胞壁:一些物质如半乳糖氨基半乳聚糖可产生免疫逃逸,也有一些结构可引起机体发生变态反应,导致如 ABPA、支气管哮喘、外源性过敏性肺泡炎等。有些菌种的产毒菌株可产生多种毒素,动物实验表明,毒素的急性中毒可引起组织严重坏死,慢性中毒可诱发恶性肿瘤。

3. 曲霉各种病理类型 曲霉致病是曲霉自身毒力因素与机体自身免疫相互斗争的过程,在大多数免疫正常的个体,曲霉可被机体免疫清除而不致病。目前研究认为,曲霉病根据机体免疫状况与临床表现分为 3 种类型,即侵袭性曲霉病、慢性曲霉病和变应性曲霉病,各类型之间也有一定的交叉。不同免疫状态与疾病状态见图 17-3。

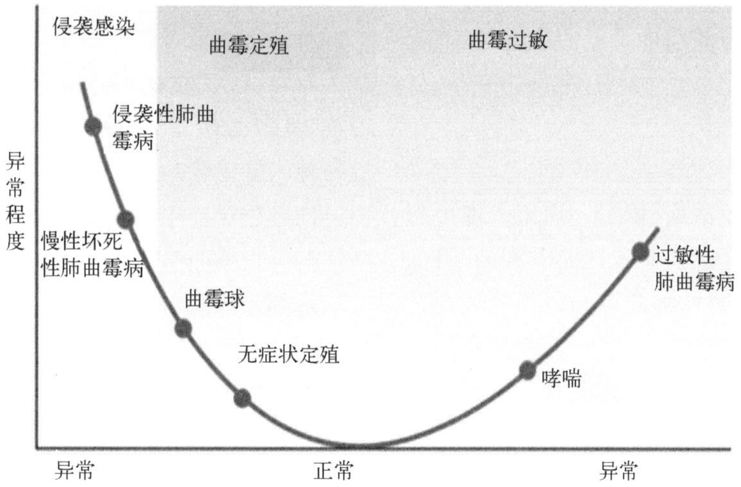

图 17-3 不同免疫状态曲霉类型(Dagenais T R T et al, Clinical microbiology reviews, 2009)

(1) 侵袭性曲霉病:主要见于一些严重免疫功能不全人群,病理表现主要以曲霉菌丝在组织中生长,菌丝常来源于定殖于黏膜表层的曲霉。尸体解剖示侵袭性病变依次见于肺、气管、肺门淋巴结、胸膜、心肌、心包、脑、皮肤、肾脏、肝脏、胆囊、胃肠、食管、胰腺等脏器和组织。病变部位可有明显充血肿胀,表面可见灰白色与暗红色相间的大小不等、形态不一的结节状改变,可融合成片，切面可见梗死或脓性坏死。光学显微镜下基本病理改变主要有急性渗出性炎症、出血、梗死与凝固性坏死、脓肿、坏死性溃疡、肉芽肿和慢性炎症等，在病变组织和血管中可见曲霉菌丝。

(2) 慢性肺曲霉病：一般见于轻中度免疫缺陷患者。根据2015年欧洲慢性肺曲霉病指南分为5种类型，包括亚急性侵袭性肺曲霉病(慢性坏死性肺曲霉病)、慢性空洞性肺曲霉病、慢性纤维化性肺曲霉病、单纯肺曲霉球和曲霉结节。以上类型中，亚急性侵袭性肺曲霉病应当按照侵袭性曲霉病来进行诊治。也有曲霉定殖表现，如曲霉球，各类慢性肺曲霉病中也有交叉。曲霉球的球体由缠绕成团的菌丝、纤维素、黏液、组织碎片和炎症细胞组成，呈暗紫色或棕色，球体外周部分为大量孢子。空洞壁为反应性肉芽组织增生，伴有大量的淋巴细胞、浆细胞及中性粒细胞和嗜酸性粒细胞浸润，洞壁一般无菌丝发现。

(3) 变应性支气管肺曲霉病(ABPA)：常见于既往患有哮喘或囊性纤维化人群。该类疾病病理表现可以在支气管和细支气管见支气管中心性肉芽肿和黏液嵌塞，还可有肉芽肿性炎症伴有组织细胞及淋巴细胞浸润、渗出性细支气管炎等病理改变。气道分泌物中常见曲霉丝，但该类疾病曲霉不侵袭组织。

【临床表现】

1. 肺曲霉病

(1) 侵袭性肺曲霉病(IPA)：临床表现可与普通肺炎类似，包括发热、咳嗽、咳痰、胸痛、咯血等。目前常认为，侵袭性肺曲霉病分为气道侵袭与血管侵袭两类。气道侵袭性肺曲霉病约占侵袭性肺曲霉病的15%～30%，多来源于定殖于气道的曲霉侵袭，影像学上可有普通支气管炎的表现，如支气管中心性结节、树芽征，也可有类细菌性肺炎的支气管肺炎的表现，如沿气道分布的实变影。肺血管侵袭性主要是真菌菌丝侵袭肺小动脉或中动脉造成血管栓塞，CT上可表现为较大结节周围有磨玻璃样影，称晕轮征，也可表现为近胸膜侧的实变影，类似肺栓塞的出血性梗死。粒细胞缺乏等人群中可表现为空洞合并一些结节或团块影，后期结节或团块周围坏死组织收缩后影像学上可表现为空气新月征。晕轮征、实变、空气新月征等在粒细胞缺乏患者中相对多见，但目前发现一些非粒细胞缺乏人群，如慢性阻塞性肺疾病患者合并侵袭性肺曲霉病临床与影像学特异性改变比例不高。

(2) 慢性肺曲霉病(CPA)：常发生在轻、中度免疫功能不全人群中。患者常有肺部基础病变(如慢性阻塞性肺疾病，支气管扩张，囊性纤维化)或既往肺结核留下空洞等，该类疾病目前分为5种类型，各类型之间有一定交叉，其中慢性空洞性肺曲霉病为最常见的类型。慢性空洞性肺曲霉病如不经治疗可进展为慢性纤维化型肺曲霉病。曲霉结节及单发曲霉球为慢性肺曲霉病相对少见类型。亚急性侵袭性肺曲霉病(既往称为"慢性坏死性肺曲霉病"，CCPA)目前也被划为慢性肺曲霉病之中，病程通常1～3个月以上，常在中度免疫功能不全患者中发生。慢性肺曲霉病常见临床表现为咳嗽、咯血、呼吸困难，患者往往有一些慢性消耗性疾病临床症状，如潮热盗汗、体重减轻。咯血可发生在多种临床类型的肺曲霉病中，严重者可发生致命性大咯血。我国有学者回顾了69名慢性肺曲霉病患者临床资料显示，临床症状最常见为咳嗽、咳痰及痰中带血，少见的临床症状有胸痛，其中也有5.8%的人群无临床症状。咯血在曲霉球人群中较多。在慢性空洞性及亚急性坏死性肺曲霉患者群中较多见发热症状，可能与该类型疾病有更强的系统性炎症反应有关。慢性肺曲霉病疾病类型见图17-4。

(3) 变应性肺曲霉病(ABPA)：是一种肺部对曲霉的过敏性反应，常发生在哮喘和囊性纤维化患者当中，主要病变部位表现为嗜酸性粒细胞浸润，气道黏液栓(内含曲霉及嗜酸性粒细胞)形成及支气管壁的破坏，导致段或亚段支气管扩张，并常见于双上肺。最常见的临床表现是难以控制的哮喘，也可表现为气紧、咯血、持续性咳嗽、咳痰，痰一般为黑褐色，但也有一些无临床表现的报道。胸部CT表现常见于双肺上叶的中心性支气管扩张，扩张的支气管内常见黏液痰栓

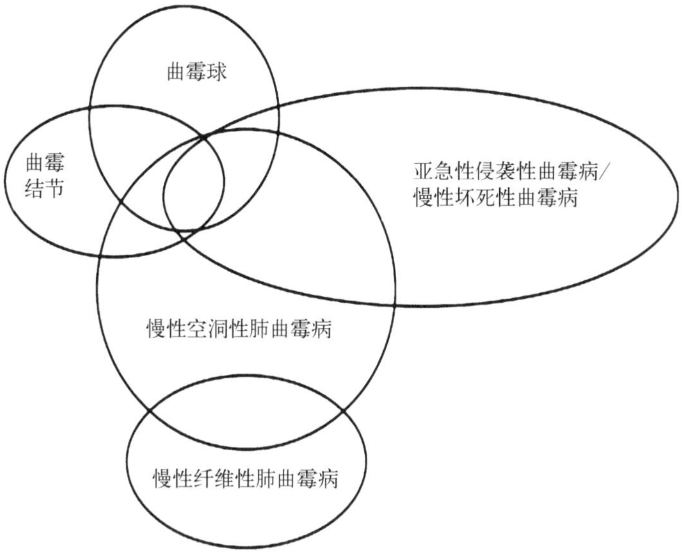

图 17-4 慢性肺曲霉病疾病类型(Denning DW et al, European Respiratory Journal, 2016)

的堵塞,影像学上常表现为倒"Y"型或倒"V"型的指套征,也可在黏液痰栓中见钙化灶。当拟诊ABPA时,最好选择高分辨率CT(HRCT)检查。ABPA如不及时治疗,可进展为慢性纤维化性肺曲霉病。

2. 肺外曲霉感染 肺外脏器和组织的曲霉感染可为原发感染,也可因侵袭性曲霉病血行播散或邻近脏器感染直接蔓延而造成继发感染。除肺脏外,鼻窦、中枢神经系统、骨骼、皮肤、心脏、眼等部位也较常发生曲霉感染。事实上,侵袭性曲霉病发生时,其可血行播散到任何器官和组织,常多个脏器同时受累。

(1) 鼻窦曲霉感染:目前可分为3种类型,即① 急性侵袭性曲霉性鼻窦炎;② 慢性侵袭性鼻窦曲霉病;③ 肉芽肿性鼻窦曲霉感染。

1) 急性侵袭性曲霉性鼻窦炎:是最常见的真菌性鼻窦炎,感染主要来源于既往定殖于鼻部的真菌或吸入的真菌孢子。此类感染多发生在一些免疫抑制如粒细胞缺乏患者中,也可发生在控制不佳的糖尿病及一些长期应用皮质类固醇激素患者中,在严重免疫缺陷患者人群中,鼻窦曲霉感染可快速进展(数小时或数日)。早期临床表现包括发热、鼻塞、面部疼痛、鼻出血、头痛等;晚期临床症状包括面部麻木、致盲、中枢神经系统症状甚至致死。如不治疗,该病的死亡率在50%~80%之间。

2) 慢性侵袭性鼻窦曲霉病:是一种少见的临床类型,一般认为鼻窦侵袭性曲霉病病程持续数周或数月为慢性肺曲霉病,可见于免疫功能不全者,也可见于免疫功能正常的人。疾病早期因曲霉菌丝侵入鼻黏膜可有一些鼻窦炎的临床表现。组织穿刺细胞学检测较急性侵袭性曲霉鼻窦炎炎性细胞浸润少。临床表现包括眼眶周围水肿、眼球突出、失明、颅神经麻痹、软组织肿胀。

3) 肉芽肿性鼻窦曲霉感染:目前被逐渐认识,在苏丹、印度、巴基斯坦等国家有报道,主要发生在免疫相对正常者。临床表现主要包括眼球突出、鼻旁或眼眶周的炎症,肉芽肿镜检可见巨细胞及菌丝,烟曲霉为该类型感染的常见真菌。

(2) 骨曲霉感染:是一种临床少见的感染类型,文献报道的310例骨曲霉感染常见于有基础疾病的患者中,包括慢性肉芽肿性疾病(19%)、血液系统恶性肿瘤(11%)、移植(11%)、糖尿病(6%)、肺部疾病(4%)、使用类固醇激素治疗(4%)、获得性免疫缺陷(4%)等人群。常见感染部位为脊柱(49%),其次为颅骨、鼻窦、下颌骨

(18%)、肋骨(9%)、长骨(9%)、胸骨(5%)、胸壁(4%)。最常见的曲霉为烟曲霉(55%),其次为黄曲霉(12%)。62%的患者采用了药物联合手术治疗,其中最常用的药物为两性霉素B。

(3) 眼曲霉感染:临床少见,常发生在免疫功能不全者,免疫正常人群中也有一些病例报告。眼曲霉感染常来源于宿主免疫受损情况下的鼻窦感染的局部蔓延。眼曲霉感染也可以眼部感染为首发,也可合并神经系统感染,可分为侵袭性和非侵袭性两个类型。眼曲霉病可分为感染型、赘生物型、非感染肉芽肿型3种类型。眼曲霉感染通常病情隐匿,仔细的眼部检查及眼部神经检查对早期的诊断尤其重要。CT及MRI检查可为眼部曲霉感染的诊断提供极大的帮助,目前眼部曲霉感染中较常用的药物为两性霉素B。

(4) 皮肤和皮肤软组织曲霉感染:是一种少见的局灶性侵袭性曲霉感染疾病,破损的皮肤常为感染的门户,如局部皮损、手术伤口、植入的导管等,感染源通常是定殖于以上部位的曲霉。皮肤软组织曲霉病的治疗通常为手术治疗联合抗真菌药物治疗。一线治疗方案推荐两性霉素B联合氟胞嘧啶。尽管目前药物治疗取得了较好的效果,但药物治疗联合手术治疗依然是首选方案。

(5) 心脏和血管曲霉感染:少见,一旦发生往往提示曲霉播散且致死性较高,目前报道病例常与静脉药物滥用及开胸手术相关。曲霉可导致心内膜炎、心肌炎、心包炎、纵隔炎、脓毒性血栓性静脉炎和主动脉移植物感染等。临床表现通常较隐匿,病死率较高,生前不易被诊断,往往通过尸检才能明确诊断。

(6) 消化系统曲霉感染:胃肠道直接接种导致的曲霉感染罕见,主要因血行播散所致。尸检发现,约半数的全身播散性感染患者有胃肠道感染,食管最常受累,可有肠道溃疡并易致出血或穿孔。1/3的患者播散到肝脏和(或)脾脏,可引起腹痛、黄疸和肝区触痛,但多数患者可无症状。CT扫描可见肝内有多发性小透光区。

【实验室检查】

1. 病原学检查

(1) 直接涂片检查:相比培养而言,直接涂片镜检曲霉对疾病诊断能够取得较好的效果。首先,直接镜检可在标本送入实验室以后2~4小时内获得结果,有利于早期获得微生物学证据。直接涂片检查对接合菌的早期识别更具有优势,因在标本冷却过程中接合菌常受到损坏。其次,通过直接涂片镜检也可发现其他的一些真菌如隐球菌、念珠菌等。通过离心后的标本及一些特殊染色(如银染色、墨汁染色)等可提高真菌的检出率。对于丝状真菌(如曲霉)痰涂片,直接镜检中可通过增加送检痰量及反复多次查痰标本增加检出率。直接镜检还有利于鉴别标本中的真菌是来源于标本还是污染。直接镜检出黄曲霉侵袭的可能性更大,检出黑曲霉侵袭的可能性较小。直接镜检的缺点是人力成本高,阳性率较低。

(2) 微生物培养及分离:用于培养的标本有痰液、气管抽吸物,经纤维支气管镜刷检、支气管灌洗液或支气管肺泡灌洗液、脓液、胸腔积液以及病变组织等。曲霉培养阳性率根据标本类型而异。痰标本培养简单易行,在临床广泛使用,但阳性率较低,故推荐连续多次痰标本送镜检和培养。在血液系统恶性肿瘤的高危人群中,侵袭性曲霉感染可有50%的患者肺泡灌洗液曲霉培养阳性。标本培养阳性对侵袭性肺曲霉病诊断的阳性预测值根据患者免疫状况而定。来源于正常无菌部位(如脑脊液、胸腔积液、腹水、心包积液、深部组织穿刺抽吸液)的标本培养阳性,结合临床表现可以确诊曲霉感染。痰液、鼻腔分泌物、气道抽吸物或支气管肺泡灌洗液、尿液等非无菌标本培养阳性,可能为感染,也可能是曲霉定殖或污染,需要结合患者免疫状态和临床表现综合分析。

2. 组织病理学检查　真菌侵入组织在免疫正常及免疫抑制的宿主中可有不同的反应。组织病理学检查对侵袭性曲霉病的诊断与分型有重要意义,是深部真菌感染诊断的“金标准”。取材活检包括经纤维支气管镜肺活检、经皮肺穿刺活检或开胸肺活检。但由于需要采用侵入性手段来获取标本，病情严重者其临床应用受到一定限制。常规的HE染色可较好地显示曲霉菌丝、菌丝分隔和分生孢子头，但容易漏诊。最好做PAS染色或嗜银染色，可以更清楚地显示真菌细胞。但组织病理学检查不能区分曲霉种。组织切片中的曲霉菌丝、孢子，HE染色呈蓝灰略带红色，PAS染色呈红色，银染色呈黑色或棕色。病变中有时可见曲霉分生孢子头。曲霉菌丝长短不一，但直径较均一，为3～5 μm，有明显分隔，分支约成45°角，排列成放射状和珊瑚状。菌丝横切面很像孢子，但孢子多密集成群，直径略小于菌丝。曲霉菌丝主要应与念珠菌、毛霉菌丝鉴别。念珠菌菌丝较细，主要为假菌丝，且分支不规则；毛霉菌丝较粗，直径是曲霉的2～3倍，且不均一、不分隔，成直角分支。组织中真菌检出率受病理医师经验的影响较大。组织病理学对疾病诊断的敏感性在20%～80%之间，敏感性差异大与病理医师采用的染色方法和临床经验有关。新鲜的标本更有利于检出真菌，研究认为，联合PCR检测可提高真菌的病理检出率。

3. *曲霉素皮肤实验* 是一种对烟曲霉抗原通过皮肤的快速免疫检测方法，是ABPA诊断的一项重要指标。

4. *血清学实验* 抗体检测有利于非免疫缺陷患者曲霉病的诊断。曲霉特异性IgG对ABPA及CPA诊断敏感性(90.6%～93.8%)及特异性(99.5%～100%)均高，各国指南都推荐作为诊断CPA和ABPA的微生物学指标。也有研究认为，曲霉特异性IgG对IPA诊断也有一定的价值。曲霉特异性IgG于发生IPA后约10.8日开始产生，但IgG对病程短于10日的IPA的诊断价值尚需进一步研究。曲霉IgE抗体检测对ABPA的诊断有重要作用，总IgE(>1 000 IU/ml)和曲霉特异性IgE升高已成为ABPA诊断标准之一，并被指南推荐，有望今后在国内临床推广使用。曲霉特异性IgM检测对于侵袭性曲霉感染诊断的价值有待进一步研究，目前尚未被指南推荐。

5. *曲霉抗原和菌体成分检测* 用于诊断侵袭性肺曲霉病。

(1) 半乳甘露聚糖(galactomannan，GM)抗原试验：GM是曲霉细胞壁上的多糖类物质，由甘露聚糖和呋喃半乳糖侧链组成，呋喃半乳糖具有抗原性，可采用双夹心酶联免疫吸附(double direct sandwich ELISA)方法检测。商品化的试剂盒(BioRad Platelia Aspergillus)已于2003年5月获得美国食品与药品管理局(FDA)批准，目前已经在国内临床广泛使用。当曲霉在组织中侵袭生长时GM可释放进入血液循环，而其他真菌、细菌感染和曲霉定殖时血清GM不升高。侵袭性曲霉病患者血清GM阳性的出现时间常早于临床表现，具有早期诊断价值。抗真菌治疗后血清GM升高者预后不良，连续的血清GM检测能够监测病情，但GM检测不能区分曲霉菌种。外周血和肺泡灌洗液等标本可用于检测，其诊断的敏感性总体较培养更高，但和患者免疫状态以及是否接受了抗曲霉治疗等因素密切相关。在取阈值为0.5时血清检测的敏感性在17%～100%之间，没有经过抗真菌治疗、粒细胞缺乏和血液系统恶性肿瘤患者敏感性最高。我国制定的侵袭性肺部真菌感染的诊治原则规定，血清GM两次阳性有临床诊断意义，动态观察变化更有价值。目前发现，血清GM试验在一些非免疫缺陷的侵袭性曲霉病中阳性率较低，因为非粒细胞缺乏患者发生血管侵袭少见，另外，血液中的中性粒细胞等免疫细胞可及时清除GM抗原。文献报道，非粒细胞缺乏患者血清GM试验阳性率低，而肺泡灌洗液GM检测敏感性及特异性较血清GM检验高。故2017年欧洲曲霉病指南修订中强烈推荐肺泡灌洗液GM检测(循证医学等级AⅡ级，而血清的循证医学等级为BⅡ级)用于侵袭性肺曲霉病诊断的微生物学指标。

(2) 1,3-β-D-葡聚糖(BDG)检测：BDG是真菌细胞壁的一种糖类物质，存在于多种真菌细胞壁中(如曲霉、白念珠菌、肺孢子菌，但隐球菌细胞壁少见)。当侵袭性真菌感染时,BDG可从真菌细胞壁释放进入血液或其他体液当中,而浅表真菌感染或真菌定殖时,BDG极少能释放进入血液中。因此,血浆BDG检测是筛选侵袭性真菌感染的有效方法,且有效的抗真菌治疗能降低血浆BDG水平,连续检测有助于判断病情变化和治疗反应。BDG能特异性激活自体变形细胞溶解产物提取的G因子,因此一般用G试验方法检测BDG。BDG检测过程中须对所需器皿严格进行灭菌、去致热源处理,操作中坚持无菌原则,因为取标本或操作过程中的污染是导致假阳性的主要原因,溶血、血液透析和使用香菇多糖的患者也可出现假阳性结果。G试验对真菌诊断的阴性预测值较高,可用于排除真菌感染。但BDG因存在于多种真菌细胞壁中,对曲霉特异性较低,G试验阳性情况下需要进一步完善其他相关检测来明确诊断。

(3) 分子生物学检测(PCR):对于侵袭性真菌病的诊断有比较重要的作用,但该检测方法目前因为缺乏统一的检测标准等因素,尚未在临床广泛应用。PCR检测用于念珠菌及侵袭性曲霉病诊断价值已有一些荟萃分析的证据。目前指南认为,PCR检测不能作为单独的检测手段,联合其他如GM检测等会提高曲霉病的诊断率,仅建议在临床高度拟诊曲霉感染时谨慎使用PCR方法来协助诊断。

(4) 细胞外糖蛋白检测:目前也有一些体外检测装置如LFD(lateral flow device)出现,该装置主要原理是曲霉在生长过程中可分泌出一种糖蛋白抗原,利用单克隆抗体JF5结合这种抗原,达到诊断目的,可在10分钟以内出结果,对于早期快速检测有一定优势。该装置可检测血、肺泡灌洗液等标本。荟萃分析结果显示,LFD检测的敏感性及特异度与GM试验相当。与GM检测类似的是血清检测的敏感性及特异性(68%～87%)较肺泡灌洗液(86%～93%)低。该检测方法为定性检测,有一定的主观偏差。

(5) 高通量二代测序(NGS):利用高通量测序(二代测序)方法检测临床标本(痰、肺泡灌洗液、血液、胸腔积液或脑脊液)中的病原体具有快速、敏感性高等特点,2013年获得美国FDA认证,近年来应用于感染性疾病的诊断,尤其适合于传统检测方法难以检出的病原体、罕见病原体,以及抗感染治疗无效时的检测,具有极大的优势。近期已经有相关临床研究逐步开展,验证该方法的临床价值。此法在早期快速诊断肺曲霉病中的地位如何尚有待于临床大样本的验证。

【诊断和鉴别诊断】

1. *侵袭性肺曲霉病* 目前,国际上有多套侵袭性真菌病诊断标准;美国和欧洲分别在2000年及2002年提出了侵袭性真菌病诊断标准,欧美在2008年和2016年分别修订了该标准。以上标准主要针对粒细胞缺乏和血液肿瘤患者。随着临床数据的增多,一些非粒细胞缺乏患者中也有侵袭性肺曲霉病的发生,而这类人群发生侵袭性肺曲霉病有其自身的特点。于是,在欧美指南的基础上,在2007年前时Bulpa针对慢性阻塞性肺疾病患者制定了《慢性阻塞性肺疾病合并侵袭性肺曲霉病指南》。2012年,Vandewoude等在2008年欧洲IPA诊断标准的基础上根据ICU重症患者的特殊性制定了重症患者合并IPA的诊断标准。

2017年,欧洲真菌学专家组修订了《侵袭性肺曲霉病指南》,对既往发表的诊断标准进行了扩展及补充,下文主要介绍2017年欧洲专家组推出的关于侵袭性曲霉病的诊断标准。侵袭性曲霉病的诊断需要联合临床特征、影像学表现、微生物学证据三方面进行综合诊断。临床特征主要为具有一定曲霉感染危险因素的人群,临床表现为不明原因的发热和下呼吸道感染的症状,经充分的广谱抗菌药物治疗无好转。影像学检查推荐胸部CT(多元CT、薄层CT、CT血管造影等)检测。影像学表现根据患者基础状况不同而不同,也随是血管侵袭性肺曲霉病还是气道侵袭性肺曲霉病有不同表现。血管侵袭性肺曲霉病可表现为肺部大结节(>1 cm),结节周围可有磨玻璃样的晕轮(晕轮征),近胸膜处有楔形实变影、肺泡实变影。在器官移植患者,CT还可表现为反晕轮征、空洞、空气新月征、磨玻璃样改变等。气道侵袭性肺曲霉病主要表现为气管或支气管壁增厚、小叶中心性结节、树芽征、沿气道分布的不均匀实变影或支气管肺炎的表现。微生物学证据的获得可直接决定侵袭性肺曲霉病诊断级别。微生物学证据包括直接培养及镜检、抗原抗体检测、PCR 检测等。无菌性标本(组织或细胞)通过培养或直接镜检发现曲霉菌丝可以达到确诊。有以上宿主因素及肺部影像学表现,在非无菌性标本中发现曲霉微生物学证据为临床诊断肺曲霉病,非无菌性标本阳性包括高质量的呼吸道分泌物培养曲霉阳性,肺泡灌洗液 GM 阳性,血清 GM 阳性,以上检测联合 PCR 阳性等。仅有临床特征及影像学表现,但缺乏微生物学证据,考虑为拟诊。

2. 慢性肺曲霉病　是肺曲霉病中病例数最多的一种类型,2015 年,欧洲临床微生物感染专家组制定了《慢性肺曲霉病诊治指南》,提出了诊断标准,明确阐述了慢性肺曲霉病的分型、诊断标准,也明确指出了诊断方法的证据级别。

慢性肺曲霉病的诊断要具备以下特点:① 持续胸部影像学上异常表现(最好是胸部 CT 上异常),影像学上的异常表现为一个或多个空洞,伴随或不伴随曲霉球或结节表现。② 曲霉感染的直接证据或免疫学反应,曲霉感染相关证据为活检标本直接镜检或培养发现曲霉,曲霉感染免疫学证据主要为曲霉特异性 IgG 抗体检测(曲霉特异性抗体阳性率超过 90%)。③ 病程至少持续 3 个月。

根据以上 3 类证据将慢性肺曲霉病分为以下 5 种临床类型,各类型之间也有交叉。各类型诊断标准见表 17-3。

表 17-3　各类型慢性肺曲霉病诊断标准

单纯性肺曲霉球	单一肺空洞内含曲霉球,曲霉感染血清学或微生物学证据阳性,在非免疫缺陷患者中临床表现不明显或无临床表现。从发现之日起观察 3 个月,影像学表现无进展
慢性空洞性肺曲霉病	一个或多个肺部空洞(薄壁或厚壁空洞均可),可能包含一个或多个曲霉球,或管腔内不规则物质。曲霉感染血清学或微生物学证据阳性。有肺部或系统性的症状。或发现至少 3 个月后有明显影像学上的变化(新发空洞、空洞周围浸润影或纤维化)
慢性纤维化性肺曲霉病	肺部至少 2 个肺叶有严重纤维化性损伤,合并 CCPA 时会导致肺功能受到损伤。仅一个肺叶严重纤维化并合并空洞时可诊断为慢性空洞性肺曲霉病。通常一叶的病变中纤维化性病变影像学表现为实变影。但大空洞周围可见严重纤维化病变
曲霉结节	一个或多个结节合并或不合并空洞,该类型在慢性肺曲霉病中是少见类型,该类型可模仿结核球、肺部肿瘤、孢子菌病或另外一些需要组织学诊断的疾病。该类型组织浸润目前未见,但常发生坏死性病变
亚急性侵袭性肺曲霉病	侵袭性曲霉病,通常发生在轻度免疫功能不全患者,病程 1～3 个月。有多种影像学表现,包括空洞、结节、进展的实变影如脓肿样病变。病理活检提示肺组织菌丝浸润,微生物学证据提示曲霉侵袭(最重要的是血或灌洗液 GM 实验)

3. 变应性支气管肺曲霉病(allergic bronchopulmonary aspergillosis, ABPA)　是一种机体对曲霉出现超敏反应的疾病,常在哮喘及囊性纤维化患者中发生,常以难以控制的喘息、气紧、咳嗽为主要临床表现。除了曲霉,其他真菌(如白念珠菌等)也可引起与 ABPA 极为类似的临床和影像学表现,统称为"变应性支气管肺真菌病(ABPM)",可通过真菌抗原皮试、血清特异性抗体检测等方法来鉴别是何种真菌导致的支气管肺变态反应性疾病。ABPA 的诊断标准如下。

ABPA 诊断既往有 Greenberger 和 Patternson 界定的标准:① 支气管哮喘;② 目前存在或以前曾有肺部浸润;③ 中心型支气管扩张;④ 外周血嗜酸性粒细胞增多(≥1 000/μl);⑤ 烟曲霉变应原速发性皮肤试验阳性;⑥ 烟曲霉变应原沉淀抗体阳性;⑦ 血清抗曲霉特异性 IgG 抗体增高;⑧ 血清总 IgE 浓度增高(>1 000 U/ml)。

上述⑥⑦⑧条指标阳性则可定为ABPA的血清学诊断。

随着ABPA临床经验累积以及影像学等检测手段的发展,2013年,国际人和动物真菌学会(ISHAM)联合专家组重新定义了ABPA的诊断标准,且我国ABPA专家共识引用了该标准(表17-4)。

表17-4 2013年ISHAM联合专家组ABPA诊断标准

基础状况
支气管哮喘;肺囊性纤维化、慢性阻塞性肺疾病等
必要条件(二者可同时发生)
曲霉皮肤检测阳性曲霉特异性IgE升高
血清总IgE升高(>1 000 U/ML)
次要条件(至少包含两项)
血清曲霉特异性IgG抗体阳性
影像学表现怀疑ABPA的可能
未使用类固醇激素治疗人群中总的嗜酸性粒细胞数>500/ul

该诊断标准综合了临床基础状况以及曲霉血清学抗体检测或在未使用激素情况下血嗜酸性粒细胞过敏反应,影像学变化中考虑了除肺部浸润及中心型支气管扩张之外还有黏液阻塞等其他影像学表现。但新版诊断标准较既往标准对ABPA诊断的诊断效力是否更高尚无相关报道验证。

4. 肺外曲霉病　感染位于体表如皮肤的感染比较容易诊断,但内脏的曲霉感染则诊断困难,因此应重视临床症状、体征,有怀疑时应尽早进行相关脏器的检查。确诊需要在病变组织内发现曲霉(组织病理学检查或培养)。

【治疗】

1. 侵袭性肺曲霉病　治疗方案根据患者诊断级别有不同分层,对于高危人群,根据高危因素的不同可进行预防性抗真菌治疗,对于拟诊的患者可以进行经验性治疗,而对于达到临床诊断的患者进行抢先治疗,确诊者进行目标治疗。粒细胞缺乏、血液系统恶性肿瘤患者怀疑曲霉定殖时可进行预防性抗真菌治疗,但对于非粒细胞缺乏患者,目前认为预防性抗真菌治疗尚不能让患者获益。预防性抗真菌治疗药物推荐泊沙康唑,其次为伏立康唑。临床诊断或确诊侵袭性肺曲霉患者群的药物治疗首选方案为伏立康唑,次选方案有两性霉素B脂质体、两性霉素B。不推荐棘白菌素类药物作为一线治疗方案,仅推荐在唑类或多烯类抗真菌药物使用受限的情况下使用。2017年,欧洲联合专家组肺曲霉病指南推荐伏立康唑或艾莎康唑作为一线治疗方案,次选方案为两性霉素B脂质体或两性霉素B。对于病情危重或初始治疗失败的患者,可以进行抗曲霉药物联合治疗,具体药物选择可以应用三唑类联合棘白菌素类或多烯类,但尚缺乏充分的临床证据。推荐在使用抗真菌药物治疗期间需要进行药物浓度监测,特别是伏立康唑。有可能发生致命性大咯血的患者应考虑外科手术治疗,但存在争议。辅助治疗如输注白细胞、集落刺激因子(GCSF、MCSF、GMCSF)、干扰素等,可提高机体免疫力,但不推荐作为常规治疗(图17-5)。

2. 慢性肺曲霉病　治疗目前尚无统一定义,既往的治疗方案未根据患者临床分型来选择治疗方法。2015年欧洲慢性肺曲霉病指南认为,慢性肺曲霉病治疗方案需要根据其临床分型来选择不同的治疗方案。有症状的单发曲霉球推荐手术切除,有症状的CPA或CPA病情进展推荐口服三唑类药物。口服新型三唑类抗真菌药物可以用于预防或治疗CPA合并有生命威胁的大咯血患者,有助于稳定慢性空洞性肺曲霉病患者的临床症状和影像学改变。慢性肺曲霉病对抗真菌治疗反应时间长,多数患者在治疗数月时才有反应,故推荐口服唑类药物6个月以上,在治疗期间患者病情加重需要考虑治疗失败,应及时更改治疗方案。慢性纤维化性肺曲霉病推荐伊曲康唑长疗程口服。亚急性侵袭性肺曲霉病的治疗方法同急性侵袭性肺曲霉病。慢性肺曲霉病口服抗真菌药物治疗失败可考虑静脉使用抗真菌药物治疗。目前有研究报道,慢性肺曲霉病可采用雾化吸入及口服激素治疗,但因激素本身为肺曲霉病进展的危险因素,在选择激素治疗时需要慎重考虑。有学者推荐γ干扰素作为CPA治疗,但目前还缺少有力的临床证据。对

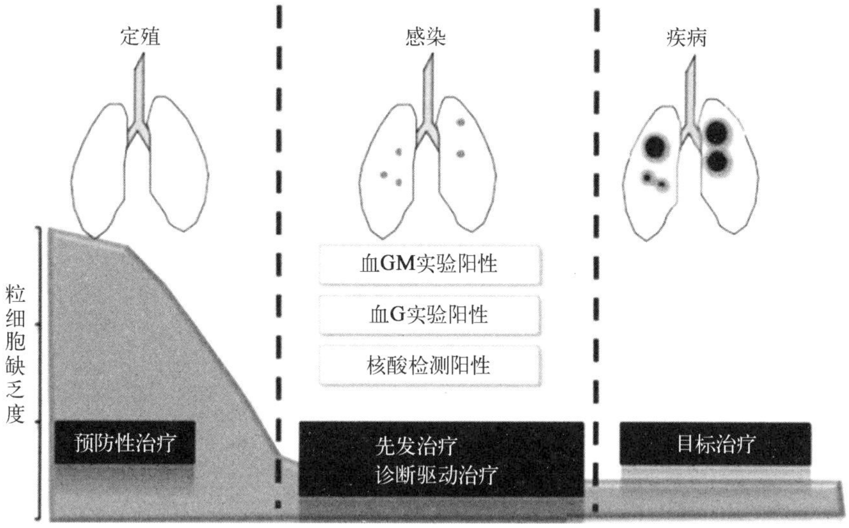

图 17-5 侵袭性真菌病处理策略(Rogers T R et al, British Journal of Haematology, 2011)

于有中至大量咯血症状的慢性肺曲霉病患者,推荐血管介入治疗。

3. 变应性支气管肺曲霉病(ABPA) 临床最主要的治疗方法是使用激素与伊曲康唑等新型三唑类药物。对于 ABPA 反复急性加重的患者应给予长疗程激素治疗,但长疗程会增加感染的机会。目前也有应用 IgE 抗体治疗的报道,认为 IgE 抗体治疗可能是未来 ABPA 治疗的一个方向,但其安全性及有效性尚需要进一步研究。对于 ABPA 治疗,目前国际上主要采用 2013 年 ABPA 诊疗指南,具体治疗方法如表 17-5。

表 17-5 2013 ISHAM 联合专家组 ABPA 具体治疗方案

口服糖皮质激素
方案一
泼尼松 0.5 mg/kg/d,连续口服 2 周,后同等量隔日口服 6~8 周,后每 2 周减量 5~10 mg,直到终止
方案二
泼尼松 0.75 mg/kg/d,连续口服 6 周,后改为 0.5 mg/kg/d,连续口服 6 周,后每隔 6 周减量 5 mg,至少持续 6~12 个月
吸入糖皮质激素
单独使用吸入糖皮质激素治疗不作为 ABPA 治疗的一线方案,可在口服泼尼松<10 mg/d 的情况且不能控制的喘息症状下联合糖皮质激素雾化吸入
口服伊曲康唑
200 mg,每日 2 次,持续治疗至少 16 周
推荐口服糖皮质激素的人群
有影像学上合并气道黏液痰栓的人群;难以控制其肺功能下降的哮喘及 ABPA 人群;有黏液痰栓形成且局部气道塌陷人群口服糖皮质激素后评估至少 3 周,如未恢复,推荐使用气管镜治疗
推荐口服唑类抗真菌药物人群
近期有 ABPA 急性加重(使用糖皮质激素治疗后无法控制的急性加重);糖皮质激素依赖性 ABPA
随访
随访周期为 8 周,主要针对生活、治疗、胸部影像学、血清总 IGE 水平

4. 鼻窦曲霉感染 不同类型鼻窦曲霉感染推荐不同的治疗方式,侵袭性曲霉性鼻窦炎特别是中性粒细胞减少和 HIV 感染者病死率高。预后通常取决于中性粒细胞的恢复程度以及是否

能对病变组织进行有效的清创。侵袭性鼻窦曲霉感染推荐清除手术联合系统性抗真菌治疗，抗真菌药物优选伏立康唑或两性霉素B。鼻窦曲霉球可仅采用手术治疗，鼻窦窦口扩大造瘘手术有利于防止鼻窦曲霉球复发。

5. *脑和脑膜曲霉病* 中枢神经系统的曲霉感染通常发生在粒细胞缺乏患者中，前期可能有侵袭性肺曲霉病或侵袭性鼻窦炎。该病预后差，病死率极高，因为诊断困难，常因尸检才发现，而且许多抗真菌药物很难通过血-脑屏障，故疗效差。推荐伏立康唑作为脑或脑膜曲霉病的一线治疗方案，两性霉素B及两性霉素B脂质体可作为伏立康唑治疗不能耐受的次选方案。

6. *眼曲霉感染* 患者前期多见有侵袭性鼻窦炎或播散性曲霉感染，可表现为泪囊炎、眼眶周围蜂窝织炎、眼内炎、玻璃体炎等。眼内炎通常表现为眼部疼痛、视力损伤等，治疗通常需要眼内注射两性霉素B，口服或静脉应用抗真菌药物优选伏立康唑或两性霉素B脂质体。

7. *骨曲霉感染* 较少见，一般发生在严重免疫功能不全患者。也有外伤后骨感染的报道。骨曲霉感染优先推荐外科清创手术联合系统性抗真菌治疗。无其他脏器播散的单纯骨曲霉感染预后相对较好。外科治疗对骨曲霉感染作用明显，外科手术联合药物治疗的有效率为84%，而单用药物治疗的有效率仅为69%。两性霉素B在骨骼和关节液中的浓度低，两性霉素B脂质体剂型对骨骼的渗透性并不比两性霉素B好，其优势是肾脏毒性低，可以用于骨髓炎等需要长期用药者。氟胞嘧啶对骨骼的渗透性好。伊曲康唑的骨组织浓度比血药浓度高2～3倍，曾在治疗1例椎体曲霉感染的患者时发现，其静脉给药两性霉素B 1个月(总量1 450 mg)无效，而使用伊曲康唑和伏立康唑治疗有效。

曲霉性骨髓炎的抗真菌药物治疗中，两性霉素B仍然是一线药物，考虑到氟胞嘧啶对骨组织的良好渗透性，从理论上看，两性霉素B应与氟胞嘧啶联用。伊曲康唑多用于两性霉素B治疗后的维持治疗。高压氧疗、γ干扰素治疗可能有益。

8. *皮肤曲霉病* 因皮肤曲霉感染可形成血源播散性曲霉感染，故推荐早期评估后可启动伏立康唑作为一线抗真菌治疗方案，对于有大面积皮损及软组织感染的曲霉病，推荐手术治疗的同时联合药物抗真菌治疗。治疗术后或创伤的伤口曲霉感染除了使用抗真菌药物外还需要积极地进行外科干预，坏死性筋膜炎患者的外科处理甚至需要截肢术或广泛的清创术。不彻底的清创可导致感染向深部侵袭到皮下组织、肌肉，有时可至内脏。

曲霉性外耳炎在彻底的清洗和清创的基础上可局部使用硼酸粉、克霉唑粉或滴剂、制霉菌素软膏，或局部使用氟胞嘧啶。难治的病例可行全身抗真菌治疗。侵袭性的曲霉外耳炎罕见，需要早期积极清创、切除感染灶以及全身抗真菌治疗。

与长期置入中心静脉导管相关的皮肤感染，有报道见于中性粒细胞减少症、HIV感染患者，也可由侵袭性肺曲霉病播散所致。一旦怀疑曲霉感染，应尽早去除静脉导管，诊断明确者应清创和给予全身抗真菌药物治疗。同时，使用集落刺激因子等药物促进机体中性粒细胞恢复也是重要的治疗措施。

9. *心脏和血管曲霉感染* 推荐早期手术干预联合系统性抗真菌治疗以防止血栓形成，伏立康唑或两性霉素B均可作为起始治疗方案，心脏瓣膜感染可行感染的瓣膜置换手术，同时考虑长疗程抗真菌治疗。

【预防】

1. *侵袭性曲霉病一般预防性治疗* 目前认为，真菌感染性疾病主要分布在中低等收入国家，对侵袭性曲霉病早期预防比较重要的是识别有曲霉感染危险因素的人群。2011年，Pagano L等根据侵袭性真菌病发生率及死亡率进行统计，对容易发生侵袭性真菌病患者进行危险因素分层，将其分为高危组、中危组、低危组。高危组包括血液系统恶性肿瘤，中危组主要为肝移植一类实体器官移植，低危组包括慢性阻塞性肺疾病等。该分层有一定参考价值，但该危险因素分层中未纳入粒细胞缺乏及应用激素人群。识别霉菌感染高危人群对早期诊断及治疗较为重要。侵袭性真菌病危险因素分层见图 17-6。

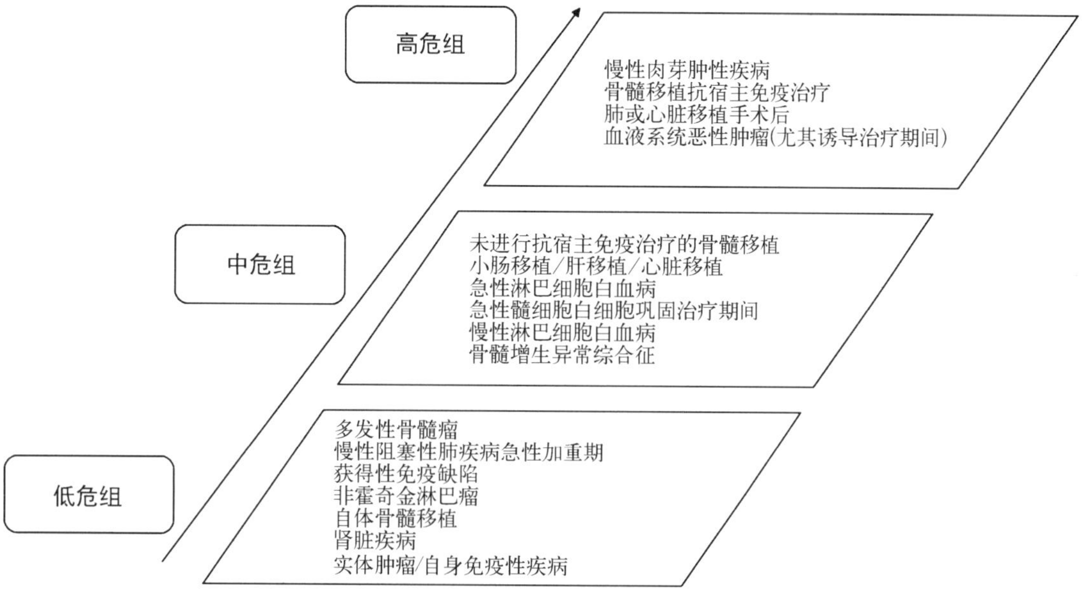

图 17-6 侵袭性真菌病危险因素分层(Pagano L et al, Journal of Antimicrobial Chemotherapy, 2011)

治疗原发病应尽早拔除可拔除的留置导管，减少静脉营养素的应用时间，早日转化为肠内营养素治疗。对于具有免疫功能抑制的患者，需要促进免疫功能的恢复。

减少或避免接触曲霉孢子，在清理积尘较多的日常用品如鞋、家具、衣物等物品时，宜用湿布擦拭，以防止曲霉孢子飞扬，污染空气。废弃建筑物拆除现场的空气中可有大量曲霉孢子，易感者应注意避免进入。在接触曲霉污染的环境、实验室、尘埃飞扬的场所工作时，应戴防护口罩。换季后重新启动中央空调系统之前应对管路进行清洗消毒。手术器械必须严格消毒，以防污染。避免接触霉变的稻谷、稻草或腐败的花卉植物，若必须接触应戴口罩。脱粒时稻谷飞入眼内，切记不能擦眼，应及时用生理盐水冲洗，以免角膜损伤，对眼和皮肤等外伤应及时处理。对有明显曲霉生长的物品和场所，可用甲醛溶液或过氧乙酸溶液喷洒。忌食霉变的花生、果品等食物。

对于重症病房，应严格执行消毒隔离制度、无菌技术操作规程、探视制度，增强预防感染的概念。对病房、仪器、管路等进行定期严格的消毒，尽可能减少灰尘，避免污水存留，并加强病房的通风，开展医院感染监控。

2. *靶向预防性抗真菌治疗* 2016 年，美国肺真菌病诊断及治疗指南推荐以下几类患者可进行预防性抗真菌治疗：粒细胞缺乏、骨髓移植、肺移植、其他实体器官移植。粒细胞缺乏优选泊沙康唑作为预防性抗真菌治疗方案，其次选择伏立康唑、米卡芬净、卡泊芬净。伊曲康唑也可作为预防性抗真菌治疗方案，但存在口服吸收差及患者耐受等问题，不作为首选方案。唑类药物作为预防性抗真菌药物需要考虑其与其他药物的相互作为，如唑类药物增加长春新碱的药物浓度。骨髓移植人群也优选泊沙康唑作为一线抗真菌治疗方案。肺移植患者可在移植后考虑唑类药物(伏立康唑，伊曲康唑)口服或两性霉素 B 雾化预防性抗真菌治疗 3～

4个月。其他实体器官移植人群是否进行预防性抗真菌治疗,需要联合当地的真菌病流行病学进行个体化的考虑。

参考文献

[1] Bongomin F, Gago S, Oladele R O, *et al*. Global and Multi-National Prevalence of Fungal Diseases-Estimate Precision [J]. Journal of fungi (Basel, Switzerland), 2017, 3 (4). DOI: 10. 3390/jof3040057.

[2] Denning D W. The ambitious '95 - 95 by 2025' roadmap for the diagnosis and management of fungal diseases [J]. Thorax, 2015, 70(7): 613 - 614. DOI: 10. 1136/thoraxjnl - 2015 - 207305.

[3] He Q, Li H, Rui Y, *et al*. Pentraxin 3 gene polymorphisms and pulmonary aspergillosis in COPD patients [J]. Clinical infectious diseases: an official publication of the Infectious Diseases Society of America, 2017, DOI: 10. 1093/cid/cix749.

[4] Denning D W, Cadranel J, Beigelman-Aubry C, *et al*. Chronic pulmonary aspergillosis: Rationale and clinical guidelines for diagnosis and management [J]. The European respiratory journal, 2016, 47(1): 45 - 68. DOI: 10. 1183/13993003. 00583 - 2015.

[5] Hou X, Zhang H, Kou L, *et al*. Clinical features and diagnosis of chronic pulmonary aspergillosis in Chinese patients [J]. Medicine, 2017, 96(42): e8315. DOI: 10. 1097/MD. 0000000000008315.

[6] Gabrielli E, Fothergill A W, Brescini L, *et al*. Osteomyelitis caused by Aspergillus species: A review of 310 reported cases [J]. Clinical microbiology and infection: the official publication of the European Society of Clinical Microbiology and Infectious Diseases, 2014, 20(6): 559 - 565. DOI: 10. 1111/1469 - 0691. 12389.

[7] Schelenz S, Barnes R A, Barton R C, *et al*. British Society for Medical Mycology best practice recommendations for the diagnosis of serious fungal diseases [J]. The Lancet Infectious Diseases, 2015, 15(4): 461 - 474. DOI: 10. 1016/S1473 - 3099(15)70006 - X.

[8] Yao Y, Zhou H, Shen Y, *et al*. Evaluation of a commercial quantitative Aspergillus fumigatus-specific IgM assay for the diagnosis of invasive pulmonary aspergillosis [J]. Medicine, 2017, 96(51): e9436. DOI: 10. 1097/MD. 0000000000009436.

[9] Zhou W, Li H, Zhang Y, *et al*. Diagnostic Value of Galactomannan Antigen Test in Serum and Bronchoalveolar Lavage Fluid Samples from Patients with Nonneutropenic Invasive Pulmonary Aspergillosis [J]. Journal of clinical microbiology, 2017, 55(7): 2153 - 2161. DOI: 10. 1128/JCM. 00345 - 17.

[10] Ullmann A J, Aguado J M, Arikan-Akdagli S, *et al*. Diagnosis and management of Aspergillus diseases: Executive summary of the 2017 ESCMID - ECMM - ERS guideline [J]. Clinical microbiology and infection: the official publication of the European Society of Clinical Microbiology and Infectious Diseases, 2018, DOI: 10. 1016/j. cmi. 2018. 01. 002.

[11] Patterson T F, Thompson G R, Denning D W, *et al*. Practice Guidelines for the Diagnosis and Management of Aspergillosis: 2016 Update by the Infectious Diseases Society of America [J]. Clinical infectious diseases: an official publication of the Infectious Diseases Society of America, 2016, 63 (4): e1 - e60. DOI: 10. 1093/cid/ciw326.

[12] Jat K R, Walia D K, Khairwa A. Anti-IgE therapy for allergic bronchopulmonary aspergillosis in people with cystic fibrosis [J]. The Cochrane database of systematic reviews, 2018, 3: CD010288. DOI: 10. 1002/14651858. CD010288. pub4.

[13] Bongomin F, Gago S, Oladele R O, *et al*. Global and Multi-National Prevalence of Fungal Diseases-Estimate Precision [J]. Journal of fungi (Basel, Switzerland), 2017, 3 (4). DOI: 10. 3390/jof3040057.

[14] Van de Veerdonk F L, Gresnigt M S, Romani L, *et al*. Aspergillus fumigatus morphology and dynamic host interactions [J]. Nature reviews. Microbiology, 2017, 15(11): 661 - 674. DOI: 10. 1038/nrmicro. 2017. 90.

[15] Dagenais T R T, Keller N P. Pathogenesis of Aspergillus fumigatus in Invasive Aspergillosis [J]. Clinical microbiology reviews, 2009, 22(3): 447 - 465. DOI: 10. 1128/CMR. 00055 - 08

[16] Rogers T R, Slavin M A, Donnelly J P. Antifungal prophylaxis during treatment for haematological malignancies: Are we there yet? [J]. British journal of haematology, 2011, 153

(6): 681 - 697. DOI: 10.1111/j.1365 - 2141.2011.08650.x.

[17] Pagano L, Akova M, Dimopoulos G, *et al*. Risk assessment and prognostic factors for mould-related diseases in immunocompromised patients [J]. The Journal of antimicrobial chemotherapy, 2011, 66 Suppl 1: i5 - 14. DOI: 10.1093/jac/dkq437.

[南京大学医学院附属金陵医院(中国人民解放军东部战区总医院) 赵蓓蕾 施毅]

第五节 毛霉病

毛霉病(mucormycosis)是由毛霉目(*Mucorales*)真菌感染所致的侵袭性真菌病,可引起易感人群鼻、脑、肺、胃肠道、皮肤或全身播散感染。本病发病率呈上升趋势,病死率高,危害极大。

【病原学】

病原为毛霉目真菌,属藻菌纲结合菌亚纲。毛霉目真菌主要包括根霉属、毛霉属、根毛霉属、横梗霉属(旧称"犁头霉属")、小克银汉霉属、鳞质霉属和瓶霉属等,广泛分布于土壤、粮食、蔬菜、腐败有机物及环境空气中。毛霉病患者中最常分离出的是根霉属、根毛霉属及毛霉属。毛霉目真菌在组织病理学上区分困难,必须靠真菌培养的形态学和生理学特征鉴别。毛霉目是多细胞真菌,在沙保培养基和普通细菌培养基37℃时能迅速生长,形成菌丝菌落,1～7日可铺满培养基。在人体组织及培养基中均生成分支的菌丝,较宽阔,呈带状(直径6～25 μm),无分隔或很少分隔,无嗜酸鞘,形态及大小不规则,分支角成45°～90°,直角分支为毛霉目真菌的特征。根霉属及横梗霉属有形态各不相同的假根及囊托,毛霉属则无。

【流行病学】

1876年,Furbringer首次报道肺毛霉病;1885年,Arnold首次报道经病理证实的毛霉病;1955年,Harris首次报道生前诊断的病例;1958年,Dillon首次报道外科手术治愈的病例;1972年,Mediff及Kobayaski报道应用两性霉素B内科治愈的病例。此后,世界各地陆续有散在报道和综述。1994年Tedder等及1999年Lee等综合文献,分别报道了255例及86例肺毛霉病。2005年,Roden等综述了1885年以来929例毛霉病的流行病学。在法国的一项研究中,毛霉病报告发病率每年为1.2/100万,在西班牙和加利福尼亚的两项研究中,毛霉病报告发病率每年为(0.4～1.7)/100万。随着器官移植、骨髓移植的广泛开展及抗肿瘤化疗、广谱抗菌药物、糖皮质激素的普遍应用,毛霉病发病率逐渐升高,已成为曲霉病和念珠菌病之外位列第三的侵袭性真菌病。近年来,我国毛霉病的报道例数也逐渐增多。

【发病机制】

毛霉目真菌相对毒力低,主要侵袭各类免疫受损和免疫抑制患者,在健康人中很少致病。对于恶性血液病、粒细胞减少症、免疫抑制、干细胞或器官移植、糖尿病、严重创伤、早产儿和营养不良者是最常见的易感疾病。毛霉目真菌除侵犯肺部外,还可累及鼻、鼻窦、眼眶、脑、皮肤、消化道及肾脏,并可经血行播散至全身引起播散性毛霉病。毛霉目真菌侵入人体的途径有呼吸道、消化道、皮肤及新生儿的脐部,大多数患者通过吸入空气中的毛霉孢子而感染,其次是食入或外伤所致。毛霉目真菌孢子被吸入后首先沉积于鼻甲,再侵入鼻窦,引起鼻窦及眼眶感染,进而可侵袭颅脑引起脑膜炎及额叶脓肿。孢子吸入肺泡导致肺毛霉病。经创伤的皮肤进入导致皮肤毛霉病。孢子进入易感者呼吸道后,与细胞基底膜的层粘连蛋白和Ⅳ型胶原结合,出芽形成菌丝,侵入血管壁、血管腔、淋巴管及神经,造成血栓和栓塞,导致组织缺血、出血性梗死和坏死性炎症。

梗死所致组织缺氧及酸中毒更有利于真菌生长。Frater 等从活检组织中发现,90%的病例有周围神经受侵,这可解释毛霉目真菌为何易引起鼻脑型感染。感染部位缺乏肉芽肿反应和炎症反应是毛霉病的又一特征。据 Prabhu 等报道,约50%的病例有一定程度的中性粒细胞性炎症,25%可见炎症与肉芽肿混合存在,5%以肉芽肿为主,20%几乎无炎症反应。

健康人能有效清除孢子而不致病。吸入孢子后,支气管肺泡巨噬细胞能迅速汇集至感染部位,在吞噬溶酶体的作用下杀灭真菌。中性粒细胞是宿主另一重要免疫细胞。在补体系统激活产生的趋化因子作用下,中性粒细胞聚集于肺并被活化,其产生的氧化代谢产物单态氧、过氧化氢、次氯酸等具有强大的杀灭菌丝作用。以上具有吞噬作用的细胞还可产生防御素、阳离子蛋白等物质抑制真菌生长。兔及小鼠实验也表明,健康动物接种根霉菌后不发病,分离的支气管肺泡巨噬细胞在体外能吞噬孢子,阻止其出芽。

血液恶性肿瘤是毛霉病最危险的基础疾病。首先是白血病、淋巴瘤,其次是多发性骨髓瘤、骨髓增生异常综合征、再生障碍性贫血及铁粒幼红细胞性贫血,对毛霉目真菌易感。实体肿瘤患者很少发生毛霉病,这与血液肿瘤患者中性粒细胞缺乏及功能障碍有关。血液肿瘤并发毛霉病者40%～100%存在中性粒细胞缺乏。骨髓移植、实体器官移植、移植物抗宿主综合征、免疫抑制药物治疗[糖皮质激素、抗肿瘤化疗和(或)抗排异治疗等]也是宿主的易感因素。有器官移植后巨细胞病毒感染合并毛霉病的报道。铁元素是许多微生物的生长因子,包括毛霉目真菌。在感染根霉菌的动物模型中,铁剂和去铁胺(一种铁螯合物)可促使根霉菌生长并增强其毒性。血液透析患者用去铁胺结合过高的血铁或血铝时,极易发生毛霉目真菌感染。有报道血液透析合并毛霉病者75%在用去铁胺。其他铁负荷过高的疾病状态如骨髓增生异常综合征、珠蛋白生成障碍性贫血、铁粒幼红细胞性贫血和同种异基因骨髓移植等,也是危险因素。

糖尿病特别是酮症酸中毒者易并发毛霉病。酸血症患者的血清在体外可促使根霉菌生长。当 pH 降至 7.4 以下时,血清结合铁的功能显著降低,转铁蛋白受抑制而不能与铁结合,真菌因而可利用铁快速进行增殖。高血糖是真菌复制的有利条件,酸中毒是更重要的危险因素。糖尿病患者中性粒细胞和巨噬细胞功能损害更增加了对毛霉病的易感性。

由此可见,中性粒细胞缺乏、吞噬细胞功能受损和酸中毒是感染毛霉病的 3 个重要易感因素。

【临床表现】

毛霉病的临床表现多种多样。不同临床类型与基础疾病相关。糖尿病患者最常发生鼻脑型毛霉病;中性粒细胞缺乏者(白血病或骨髓移植后)易患肺型,其次为鼻脑型;蛋白质缺乏及营养不良者易患胃肠型;严重免疫受损者(急性白血病)可发生全身播散型。西班牙的一项调查研究显示,毛霉菌病发病最常见的部位为鼻脑型(39%)、肺型(24%)、皮肤型(19%)。

1. 鼻脑毛霉病　病原菌主要从口鼻侵入鼻窦或上腭,再从筛窦或蝶窦进入眶后区及脑部,也可通过眶上裂和筛板侵入脑组织。临床表现为发热、面部疼痛、头痛、鼻塞、嗜睡和精神异常。鼻、上腭检查可见鼻甲或硬腭有黑色坏死性焦痂(常被误认为干燥血块),这是毛霉病的特征性表现。上腭坏死可引起面部蜂窝织炎。眼部表现为刺激征及眼球微凸,眶周及球结膜充血水肿。真菌侵入眶顶并累及脑神经及血管时,可出现眼肌麻痹、失明、瞳孔固定或散大等症。

海绵窦血栓和颈内动脉血栓是常见的晚期并发症,通常由真菌经眼动脉播散所致,可引起致死性脑梗死。三叉神经和面神经受侵犯可导致同侧面瘫和感觉异常。真菌也可经脑脊液或咽鼓管到达中耳,引起严重中耳炎。鼻窦及头颅 CT、MRI 检查有助于观察骨质破坏及软组织感染程度。脑脊液通常无特异性改变,涂片和真菌培养多为阴性。

2. 肺毛霉病　主要通过吸入孢子受感染,多发生于具有严重基础疾病和诱发因素者。

Tedder 等统计了 255 例肺毛霉病的基础疾病和诱因，具体见表 17-6。

表 17-6 255 例肺毛霉病的基础疾病和诱因

基础疾病	例数	比例(%)
血液系统疾病	95	37.3
恶性肿瘤	90	35.3
再生障碍性贫血	5	2.0
糖尿病	82	32.2
肾功能衰竭	44	17.3
器官移植	20	7.8
近期手术	16	6.3
实体瘤	13	5.1

肺毛霉病的症状及体征缺乏特异性。主要症状为发热、咳嗽、咯血、胸痛、胸闷等。血液疾病并发肺毛霉病常与其他感染并存。文仲光等及 Lee 等分别报道 260 例和 86 例肺毛霉病的临床表现，具体见表 17-7。

表 17-7 肺毛霉病的临床表现

临床表现	文仲光等报道 260 例	Lee 等报道 86 例
	例(%)	例(%)
咳嗽	133(51.2)	53(61)
发热>38℃	146(56.2)	55(63)
胸痛	68(26.2)	32(37)
乏力	56(21.5)	16(18)
呼吸困难	51(19.6)	25(29)
咯血	44(16.9)	23(26)
湿啰音	88(33.8)	21(24)
心动过速	26(10.0)	20(23)
哮鸣音	23(8.8)	13(15)
呼吸音减低	—	15(17)
胸膜摩擦音	—	3(3)
未见异常体征	—	8(9)

国内另一组 51 例肺毛霉病的分析显示，有糖尿病史者 18 例，长期应用免疫抑制剂者 7 例，患肾脏疾病者 5 例，其他包括合并血液肿瘤、结缔组织病、甲状腺功能减退等。51 例中发热 32 例、咳嗽 40 例、咯血 21 例、呼吸困难 14 例及胸痛 9 例。51 例中死亡 18 例。胸部 CT 表现为渗出、实变、空洞、结节样病变、孤立或多发肿块、晕轮征、新月征、注射造影剂后边缘增强及胸腔积液等。确诊有赖于组织病理结果。支气管镜及 CT 引导下经皮肺活检对诊断有帮助。

3. *皮肤毛霉病* 占毛霉病的 10%～16%，常见于自然灾害、事故致皮肤损伤患者。一组 32 例皮肤毛霉病的分析显示，有 19 例发生于不同程度皮肤破损后，包括外伤、手术、注射、烧伤、虫咬伤等，7 例有糖尿病、再生障碍性贫血等基础疾病。皮损主要初发于暴露部位，初发皮疹多为丘疹、斑块、结节、糜烂，可缓慢进展或短期出现红肿、溃疡、脓性分泌物或黑痂。32 例中有 12 例误诊为银屑病、湿疹、肉芽肿、皮肤结核、体癣、深部真菌病、结节病、着色真菌病和痈等。全部患者均经真菌学检查确诊，最常见的是不规则毛霉、根毛霉。皮肤毛霉病的典型表现是皮肤出现坏死焦痂伴周围红斑硬结。

皮肤型毛霉病是毛霉感染中最良性的类型，死亡率相对较低。但患者治疗不当也可短期内快速进展出现组织坏死损毁。

4. *胃肠毛霉病* 十分少见，多发生于早产儿、营养不良儿童、糖尿病和胃肠道疾病伴严重营养不良者，由食物中毛霉目真菌进入体内所致。主要发生在胃，其次是回肠及结肠部位。典型病变为胃肠壁侵蚀、缺血性坏死和溃疡，可导致穿孔。患者可有发热、恶心、呕吐、腹痛、腹胀、消化道出血等症状。临床诊断很困难，胃镜和肠镜可提供线索。组织病理学检查有助于确诊。

5. *播散型毛霉病* 感染累及两个或更多不相邻的器官，真菌自感染部位侵入血流引起播散型毛霉病，肺及中枢神经系统为最常波及的器官。播散型毛霉病多发生于粒细胞缺乏的血液恶性肿瘤患者，占并发毛霉病病例的 23%～62%。大部分患者还伴有细菌、病毒或其他真菌感染，如没有适当的治疗，病死率近 100%。

【实验室检查和辅助检查】

1. *病原学检查*

(1) 涂片直接镜检(或结合荧光白染色)：直

接镜检可以快速地对毛霉病做出疑似诊断。镜下特征表现为宽度不一、无隔或少隔、多为直角分支、不规则的丝带状菌丝体。临床需要注意的是,由于毛霉为实验室或皮肤黏膜表面常见污染菌,因此,直接刮取鳞屑获得的镜检结果不能作为组织浸润的可靠证据。应用特异性结合真菌细胞壁几丁质及纤维素的荧光增白剂有助于提高真菌直接镜检的阳性率。

(2) 真菌培养:培养是菌种鉴定的关键,虽然敏感性可能不如非培养技术,但可对分离出来的菌株进行菌种鉴定和体外药敏试验。毛霉在大多数培养基中均可迅速生长,培养温度通常为37℃,对皮肤软组织部位的真菌培养,培养温度可降至27～35℃。

2. 血清学检测　对于毛霉特异性抗原的检测,目前还没有标准化的方法。GM试验是用于诊断真菌感染的常用血清学检测方法,曲霉菌感染时GM试验阳性,而毛霉菌感染时GM试验阴性。因此,GM试验阳性在排除毛霉病时有一定价值。有小样本研究成功应用酶联免疫斑点技术(ELISpot)检测侵袭性毛霉病患者的特异性T细胞产生的白细胞介素-10和γ干扰素。此种检测方法仅在感染过程中有效,是机体对毛霉感染是否产生免疫应答的指标。

3. 分子检测　针对新鲜组织标本进行毛霉核糖体DNA(rDNA)小亚基半巢式PCR检测。有研究显示,呼吸系统活检标本或CT引导下经皮穿刺肺组织活检标本的PCR结果敏感性优于组织病理检查和真菌培养。

4. 组织病理学检查　侵袭性毛霉病的组织病理学特点包括明显的梗死、血管浸润和外周神经浸润等。炎症反应主要以中性粒细胞浸润或化脓性肉芽肿为主。肺毛霉病的组织病理学特点包括血管受累(100%)、出血性梗死(90%)、凝固性坏死(85%)和肺泡内出血(85%)。组织中菌丝无隔或少隔,分支角度45°～90°不等。苏木精-伊红(HE)染色可以较好地区别毛霉和曲霉或其他相似菌种的菌丝,对指导治疗有很大帮助。

5. 影像学检查　肺毛霉病的影像学表现不典型,可表现为渗出、实变、孤立或多发肿块影、结节样改变、空洞、晕轮征、新月征等,有时难与曲霉病相鉴别。晕轮征是提示下呼吸道真菌感染的重要影像学标准,但无法判断侵袭性真菌感染的病原菌种类。毛霉病患者影像学检查更容易出现反晕轮征。在一项189例侵袭性肺真菌感染的影像学研究中,19%的毛霉病患者出现反晕轮征。

【诊断】

毛霉病早期诊断困难。欧洲临床微生物和感染病学会(ESCMID)及欧洲医学真菌联合会(ECMM)正式联合发布了《2013毛霉病临床诊疗指南》,为毛霉病的诊疗提供了较可靠依据。粒细胞减少症、血液病、糖尿病酮症酸中毒、免疫抑制、血液透析患者、用去铁胺治疗者出现肺部感染征象时,除考虑一般细菌、真菌外,应警惕肺毛霉病。胸部CT见肺浸润、实变或团块影,伴单发或多发空洞,特别是有晕轮征、反晕轮征有助于提示诊断。纤维支气管镜是诊断肺毛霉病最常用的方法,可有效取得活检标本并观察支气管黏膜改变。也可行经胸壁肺活检或针吸细胞学检查。涂片直接镜检可快速地对毛霉病做出疑似诊断,真菌培养是菌种鉴定确定诊断的关键,也可结合血清学、分子检测及组织病理学检查明确诊断。鼻毛霉病根据鼻、上腭检查可见鼻甲或硬腭有典型的黑色坏死性焦痂,结合病理及真菌学检查结果可做出诊断。皮肤毛霉病常发生于皮肤局部破损后,皮疹多为红斑、丘疹、结节,如发展至溃疡、坏死等,应警惕皮肤毛霉病,组织病理学检查为真皮炎性肉芽肿改变,结合真菌学检查结果可做出诊断。胃肠型毛霉病根据胃肠壁侵蚀、缺血性坏死和溃疡等典型病变,结合病理及真菌学检查结果可做出诊断。

【治疗】

毛霉病病情进展快,死亡率高达24%～49%。临床上及早发现、及时合理治疗是治疗成功、挽救生命的关键。治疗主要包括积极处理基础疾病、抗真菌药物治疗及手术治疗等。

1. 处理基础疾病　与其他机会菌感染相

似，首先应积极处理基础疾病和免疫抑制状态，这是治疗能否成功的基础。对糖尿病特别是合并酮症酸中毒者，要积极控制高血糖和酸中毒，使之正常或接近正常。对粒细胞缺乏者，恢复粒细胞的数量和功能至关重要，可选择应用粒单细胞集落刺激因子（GMCSF）、粒细胞集落刺激因子（GCSF）和（或）输注粒细胞作为基础治疗。应用免疫抑制剂者，如糖皮质激素，要尽快减量或停用。

2. *抗真菌药物治疗* 药物是治疗毛霉病的主要手段。目前，治疗毛霉病的抗真菌药物有多烯类、唑类、棘白霉素类等。

（1）多烯类抗真菌药：是目前公认的治疗毛霉病的首选药物。多烯类抗真菌药通过与真菌细胞膜中的麦角固醇结合，干扰真菌细胞的代谢、造成细胞膜出现微孔，细胞膜的通透性增加，使得水分进入真菌细胞内导致真菌细胞死亡。其代表药物有两性霉素 B、两性霉素 B 脂质体以及两性霉素 B 脂质复合物。体外药敏试验表明，两性霉素 B 对于毛霉属大部分真菌均有较高的抗菌活性。两性霉素 B 治疗剂量为 0.75～1.5 mg/(kg·d)，根据个体差异及对药物的耐受情况，选择适宜的治疗剂量，总治疗剂量为 2～5 g。由于该药物有肾毒性及临床可致剧烈胃肠反应、静脉炎和低钾血症等不良反应，部分患者不能耐受而终止治疗。两性霉素 B 脂质体及两性霉素 B 脂质复合物因肾毒性低、不良反应较两性霉素 B 轻，已在临床广泛用于治疗毛霉病。两性霉素 B 脂质体治疗剂量为 3～10 mg/(kg·d)，为获得更好疗效，建议剂量至少为 5 mg/(kg·d)，疗程 6 周。

（2）唑类抗真菌药：体外研究及动物实验均表明，唑类抗真菌药对部分毛霉目真菌有抑制作用，常作为两性霉素 B 或两性霉素 B 脂质体治疗病情控制后的维持治疗或与两性霉素 B 联合治疗，也可用于两性霉素 B 不能耐受患者的补救性治疗。泊沙康唑（posaconazole，POS）是一种抗菌谱广的新型唑类抗真菌药，体外试验及临床研究均表明，泊沙康唑能有效治疗毛霉属真菌感染所致的毛霉病，作为治疗毛霉病的一线治疗药物，有效率为 50%～60%。泊沙康唑用于治疗两性霉素 B 不能耐受的侵袭性真菌病，特别是毛霉病患者的补救性治疗，有很好的疗效。泊沙康唑与两性霉素 B 联合治疗毛霉病是比较理想的治疗方案。泊沙康唑推荐的剂量为 200 mg，每日 4 次，或 400 mg，每日 2 次，口服。艾沙康唑是一种新的唑类抗真菌药物，也可作为两性霉素 B 不能耐受或疗效不好患者的补救治疗手段，但对毛霉菌的抑制作用不及泊沙康唑。

（3）棘白霉素类抗真菌药：卡泊芬净的体外抗毛霉菌活性不高，有报道与两性霉素 B 联合有一定协同作用。

3. *手术治疗* 外科手术清创或直接切除病灶是治疗毛霉病最有效的治疗手段之一。手术可以清除坏死组织，直接减少局部感染的菌量。毛霉有亲血管性，易引起血管栓塞而致血管坏死，手术可以直接切除坏死组织，使得抗真菌药物更容易进入靶组织部位，提高疗效。毛霉病一旦确诊后，在抗真菌的前提下应早期进行扩大范围的清创或病灶切除，直至病灶不再向外和向深部扩展为止，使得局部病情得到有效控制。在大样本回顾性研究中，肺毛霉病手术清创可使病死率从 62%降至 11%。手术方式包括肺叶切除术、单侧肺切除术或楔形切除术。手术治疗对非播散感染的患者更有效。最近的研究亦显示，手术与药物的联合治疗有较高的存活率。在多变量分析中，显示手术治疗与生存率存在直接相关性。鼻脑眶型的清创手术对存活率的影响亦十分显著。

4. *其他治疗* 铁络合剂：铁离子是毛霉的重要生长因子，在高铁离子的环境中，毛霉迅速繁殖。应用铁络合剂可以有效降低机体铁负荷，从而减少毛霉繁殖，有利于控制毛霉病进展。有关铁络合剂作为毛霉病的辅助治疗疗效需进一步验证。

【预防】

目前尚缺乏有效的预防毛霉病的方法。对粒细胞缺乏的血液病患者，住高效空气滤过的层流病房可减少毛霉感染的危险性。避免使用去铁胺也有助于预防毛霉病。在两项针对急性髓细胞性白血病长期粒细胞缺乏和移植物抗宿主病患者的抗真菌药物预防治疗研究中，预防性应用泊沙康唑 200 mg，每日 3 次，可降低侵袭性真菌感染的发病率。

参考文献

[1] 张思平，毛霉病的治疗进展[J]. 国际皮肤性病学杂志，2017，43(1)：21－24.

[2] 刘涵，廖勇，杨蓉娅，等. 2013 欧洲毛霉病临床诊疗指南解读[J]. 实用皮肤病学杂志，2014，7(3)：201－203.

[3] 武薇，李钊，邵长周，等. 肺毛霉病临床诊断学特征分析并文献复习[J]. 中华诊断学电子杂志，2016，4(4)：272－276.

[4] 杨翼萌，方保民，许小毛，等. 肺毛霉病 5 例及国内 46 例临床分析[J]. 中华结核和呼吸杂志，2013，36(8)：572－576.

[5] Cornely OA, Arikan-Akdagli S, Dannaoui E, *et al*. ESCMID and ECMM joint clinical guidelines for the diagnosis and management of mucormycosis 2013 [J]. Clin Microbiol Infect, 2014, 20 (S3): 5－26.

[6] Petrikkos G, Skiada A, Lortholary O, *et al*. Epidemiology and clinical manifestations of mucormycosis[J]. Clin Infect Dis, 2012, 54 (S1): S23－S34.

（温州医科大学附属台州医院　朱坚胜）

第六节　肺孢子菌病

肺孢子菌肺炎（PCP）是由耶氏肺孢子菌（*Pneumocystis jeroveci*）引起的呼吸系统真菌感染性疾病，其病理和临床特点是间质性肺炎，多见于免疫功能低下或免疫缺陷者。PCP 是艾滋病患者最常见的呼吸系统机会性感染，在抗反转录病毒治疗（ART）之前，有 60%～80%的艾滋病患者合并有 PCP。本病也是恶性肿瘤和器官移植等免疫缺陷患者常见的感染。临床特征为发热、干咳、进行性呼吸急促和发绀。

【病原学】

最初认为卡氏肺孢子虫是引起人类卡氏肺孢子虫肺炎的病原体，2002 年，通过对核 rRNA 基因操纵子区域中的内部转录间隔区的分析，发现耶氏肺孢子菌才是真正的病原菌，前者仅引起豚鼠致病。过去一直将它看作是一种原虫，研究发现，其 DNA 序列与真菌非常接近，目前已将其列入真菌，更名为“耶氏肺孢子菌”，肺孢子菌同时具有原虫的一些生物学特性。人们仍习惯将耶氏肺孢子菌肺炎简称为“PCP”。

肺孢子菌的生活史尚未完全明了。据推测，其生活史是在同一宿主肺泡内完成的，生活史大致经历滋养体、囊前期和包囊期 3 个阶段。小滋养体从包囊逸出，为单核虫体，外围有薄的细胞膜。小滋养体逐渐增大，形成大滋养体，大滋养体增大到一定体积后通过二分裂、出芽或接合生殖进行繁殖。以后细胞膜逐渐增厚，形成囊壁，进入囊前期。随后核进行分裂，进而形成囊内小体或称子孢子。此时，囊壁继续增厚形成包囊。包囊是肺孢子菌感染的诊断依据，在光学显微镜下，包囊表现为球形、杯状、半圆形物体，直径 4～8 μm。电子显微镜观察提示包囊内含有 8 个以上子孢子，包囊形态变化与包囊内是否含有子孢子有关。一般认为，大滋养体期是主要的致病阶段，严重感染者肺内常有大量滋养体，而包囊较少。在肺泡内肺孢子菌附着于Ⅰ型肺泡上皮细胞表面，以低分子量物质为营养。近年来，人们已经能在体外培养肺孢子菌，这为深入研究提供了基础，但是目前尚不能使用常规培养基进行体外培养。

【流行病学】

肺孢子菌在自然界广泛存在，也存在于人和一些哺乳动物如鼠、兔、犬、猫、猪和马等的肺组织内。耶氏肺孢子菌感染最初通常在儿童早期，2/3 的健康儿童在 2～4 岁时就有耶氏肺孢子菌抗体产生。世界范围内 95%的人被认为在儿童时期感染过肺孢子菌。PCP 是潜伏感染的再次活动或因暴露于 PCP 患者或带菌者而通过可能的人与人之间传播而再次感染。PCP 的传染源是肺孢子菌带菌者和 PCP 患者，成人呼吸道的带菌状态可持续多年。受感染的动物是否具有传染源的作用尚未确定，原因是寄生于人和动物体内的肺孢子菌可能存在种或株的差异。一般认为，本病是通过空气飞沫传播的。PCP 呈世界性分布，在撒哈拉以南非洲地区，PCP 的发生率较低。

在 HIV 感染者中，90%的 PCP 病例发生在 $CD4^+$ T 细胞计数＜200/μl 的艾滋病患者中，发生的危险因素有 $CD4^+$ T 细胞比例低于 15%、有 PCP 病史、鹅口疮、复发性细菌性肺炎、消瘦以及血浆高 HIV RNA 载量等。10%～15%的 PCP 发生在 $CD4^+$ T 细胞计数＞200/μl 的患者中。在使用抗反转录病毒治疗（ART）及对 PCP 预防性用药后，PCP 的发生率明显下降。

【发病机制和病理】

肺孢子菌大多引起隐性感染，不出现临床症状，当机体抵抗力下降时，肺孢子菌大量繁殖而导致 PCP。一般认为，机体通过吸入空气中肺孢子菌包囊而感染，滋养体寄生于肺泡上皮细胞和肺泡间隔内，纤维连接素在这个过程中起着重要作用，促进菌体附着于肺泡表面。随着肺泡中肺孢子菌的大量繁殖，肺泡毛细血管通透性增加，Ⅰ型肺泡上皮细胞脱落，肺泡内充满肺孢子菌和泡沫样渗出物，表面活性物质减少，肺顺应性下降，肺弥散功能下降，导致肺通气和换气功能障碍，机体出现进行性呼吸困难，最终发生呼吸衰竭。为清除肺泡内渗出物，Ⅱ型肺泡上皮细胞代偿性肥大，最后导致肺间质纤维化。本病的主要病理变化为肺内弥漫性、间质性和肺泡性水肿，肺泡内充满泡沫状水肿液及大量肺孢子菌。肺泡壁变性坏死，肺间质内大量淋巴细胞和浆细胞浸润。

病理生理变化有低氧血症、肺泡动脉血氧分压差（$PAaO_2$）增加、呼吸性碱中毒；弥散力减损，提示肺泡毛细血管阻滞；肺顺应性改变，肺活量降低。以上变化可能与肺表面活性物质系统的异常改变有关。

【临床表现】

肺孢子菌在免疫功能正常的个体引起无症状或轻度感染，在免疫缺陷人群中引起 PCP。PCP 起病隐袭，常持续数周至数月。患者主要表现为发热、干咳、进行性呼吸困难、乏力、盗汗、消瘦。部分患者可有发绀、胸痛，偶有咳痰，但很少咯血。部分成年患者肺部有弥漫性干性啰音。自觉症状较重而体征较少是本病的重要特征，也是临床上发现本病的重要线索。儿童患者可有鼻翼扇动，吸气时肋间隙凹陷。少数患者有肺外表现或全身弥散性感染，但这类临床表现发生率很低。实验室检查主要表现为低氧血症，多数患者动脉血氧分压降低，往往在 60 mmHg(8 kPa)以下。$PAaO_2$ 增大，肺总量和肺活量均减少。根据 $PAaO_2$ 可对 PCP 患者病情的严重程度进行分类：轻度（＜35 mmHg，或＜4.66 kPa）、中度（35～45 mmHg，或 4.66～5.99 kPa）和重度（＞45 mmHg，或＞5.99 kPa）。PCP 患者典型的胸部 X 线片表现为双肺弥漫性点状或磨玻璃样模糊影。高分辨率 CT 典型改变是肺部磨玻璃样阴影。

发生在 HIV 感染者和非 HIV 感染者的 PCP 的临床特点存在明显不同：HIV 感染者 PCP 出现呼吸衰竭的时间相对较慢，呼吸道病原体负荷相对较高，预后相对非 HIV 感染者要好，病死率为 10%～20%；而非 HIV 感染者 PCP 的病死率高达 30%～60%。

【实验室检查】

1. 病原学检查

（1）病原体检测方法：从呼吸道或肺组织标本中检出包囊是确诊本病的依据，各种病原体检测方法的敏感率见表 17-8。

表 17-8 各种检测肺孢子菌方法的敏感率及评价

技术	敏感率(%)	评价
自然排痰	10～30	几乎不用
诱导排痰	10～97	许多医院采用。敏感率>80%，特异率99%
非纤维支气管镜灌洗	可变	少数医院应用。比纤维支气管镜操作简单
纤维支气管镜		
洗涤	30～70	几乎不用
刷洗	30～70	几乎不用
灌洗	95～99	根据病情选用
活检	70～90	几乎不用于诊断 PCP
开胸活检	99	几乎不用

1) 痰液检查：具有简便、低廉的优势，是可疑 PCP 患者的首选检查手段。盐水雾化诱导排痰可大大提高检出率，敏感率可以达到 75%～95%。

2) 支气管肺泡灌洗术：此技术大大提高了肺孢子菌的检出率，支气管肺泡灌洗液(BAL)中肺孢子菌检出的阳性率达 30%～70%。正确支气管肺泡灌洗术(将纤维支气管镜伸入到支气管末端，缓慢注射 10～20 ml 生理盐水，最终收集 30～40 ml 标本)几乎不会漏诊 PCP，敏感率达到 95%～99%。但对于应用喷他脒气雾剂的患者，敏感率下降。支气管肺泡灌洗技术安全，且患者耐受性好，并发症少。

3) 其他：通常不将经纤维支气管镜肺组织活检术作为诊断 PCP 的常规方法，而是用来明确是否合并有其他病原体感染，如巨细胞病毒(CMV)、结核分枝杆菌(TB)和其他真菌等。纤维支气管镜肺组织活检术的诊断价值受到取材的限制，PCP 感染越严重，取材越大，则诊断价值就越大。本技术是一个创伤性检查，而且价格昂贵、耗时，因此临床上并没有得到普遍应用。开胸活检能够得到较大的肺组织，确诊率也能大大提高。但是，支气管肺泡灌洗术和经纤维支气管镜活检术几乎可以明确所有病原体感染的诊断，因而临床上几乎不采用开胸活检的方法来诊断 PCP。对于艾滋病合并肺部广泛的卡波西肉瘤的患者，开胸活检有一定的价值。如果支气管肺泡灌洗不能明确诊断，而病变又非常局限，偶尔也可采用经皮肺穿刺吸引法获得肺组织来进行诊断。但是通常情况下 PCP 很少引起局限性病变。

(2) 病原体染色方法：甲苯胺蓝染色、六胺银染色只能检出包囊，吉姆萨染色、DiffQuick 染色、免疫荧光技术可以同时检出包囊和子孢子。

1) 六胺银染色(GMS)：是检查包囊的最好方法。包囊多呈塌陷形空壳或乒乓球样外观，直径为 2～5 μm，囊内容物不着色，囊壁呈深褐色点状或括弧状。该方法的缺点是操作复杂且费时。同时做吉姆萨染色，可以提高特异率。

2) 吉姆萨染色：包囊呈圆形或椭圆形外观，直径为 1.5～4 μm，囊壁不着色，胞质呈淡蓝色，核为蓝紫色，包内有 4～8 个深红色子孢子，形态多样，胞质为淡蓝色，核为深紫色。该方法操作简便，但敏感率较低。

3) 其他染色：甲苯胺蓝染色和 DiffQuick 染色只能缩短染色时间，并不能提高敏感率。免疫荧光技术快速方便，现也逐渐被采用。其敏感率高，但存在假阳性。

2. PCR 技术 一项荟萃分析认为，PCR 诊断 HIV 感染者 PCP 的敏感性为 99%，特异性为 91%。用于扩增肺孢子菌的 PCR 引物有很多，扩增系列主要集中在两个区域：编码线粒体 rRNA (mt LSU rRNA)的片段、编码核 rRNA 基因操纵子区域的内部转录间隔区(ITS)。扩增方法分为单一 PCR 和巢式 PCR。由于菌体内线粒体 rRNA 基因的拷贝数较多而核 rRNA 基因操纵子拷贝数只有 1 个，因此，通常用 PCR 扩增 mt LSU rRNA 片段来诊断 PCP。巢式 PCR 扩增 ITS 区域的结果与 PCP 的感染状态有关。可用于 PCR 检测的标本有肺组织活检标本、支气管肺泡灌洗液(BAL)、痰液、口腔含漱液等。口咽部标本的 PCR 检测在常规诊断、预防性用药的监测和 PCP 流行病学调查中有重要意义。PCR 检测阳性的患者应该结合临床情况进行判断，如临床特点符合 PCP 可以确定诊断，如无临床表现则认为是亚临床感染状态或病原携带者。定量 PCR 可对这些感染状态进行区分。PCR技术也可用于检测肺孢子菌对磺胺类药物是否存在耐药。

3. 影像学检查

(1) 胸部X线检查：PCP患者胸部X线片可表现为双肺弥漫性实质和(或)间质浸润，由肺门向外扩展，有明显的融合趋势，病变主要分布在肺门周围，而肺尖和肺底很少累及。这种改变可能是因为病原体沿支气管离心性扩散所致。典型的胸部X线表现为双肺弥漫性点状或磨玻璃样模糊影。X线改变可归纳为4种类型：① 肺间质浸润；② 轻度弥漫性肺渗出性病变；③ 中度融合性肺实变；④ 重度弥漫性肺实变。但是，PCP也可表现为肺叶渗出、结节性病变、囊性改变、气胸等相对少见的病变，胸部影像学也可完全正常。

(2) 高分辨率CT：有助于发现胸部X线片正常或不典型者的肺部病变。其典型改变是肺部磨玻璃样阴影。

(3) 核医学检查：PCP患者的肺组织对核素标记的单克隆抗体摄取增加。常用的标志物有67Ga、111In和99Tc。如果扫描阴性，诊断PCP的可能性较小。

4. 其他　以下检查方法都是非特异性的，但可用于评价PCP患者病情的严重程度及进展情况。

(1) 动脉血气分析：患者可有血氧饱和度降低、呼吸性碱中毒。

(2) 血清酶谱：LDH升高。

(3) 肺泡-动脉血氧分压差($P_{A-a}O_2$)：升高。

(4) 肺功能测定(PFTs)：不能确诊PCP，但肺功能正常者可排除PCP的可能。

(5) G试验：有助于PCP的辅助诊断，但其诊断参考值尚待确定，用于检测的标本包括血液或BAL。但研究认为，G试验对于预后评估和疗效观察的价值不大。

【诊断和鉴别诊断】

1. 诊断依据　对免疫缺陷患者，出现不明原因的发热、干咳、进行性呼吸困难、肺部影像学检查符合间质性肺炎时，应考虑本病。艾滋病患者如果$CD4^+$ T细胞计数<200/μl，则应警惕并发PCP的可能性。

确诊有赖于病原体的检出。在痰液或支气管肺泡灌洗液或肺活检组织中检出肺孢子菌是PCP诊断的金标准。雾化诱导排痰是首选的实验取材方法。对于涂片检查阴性者可以行纤维支气管镜检查。PCR的特异性和敏感性都高于病原学检查，但存在假阳性。影像学检查缺乏特异性，只能作为参考。血气分析、血清酶谱、肺泡动脉血氧分压差、肺功能检查、镓扫描等辅助检查，可以作为判断疾病严重程度及进展的手段，其中血氧饱和度测定简便易行，辅助诊断意义较大。对于难以明确诊断的病例，可进行试验性治疗。临床高度怀疑PCP的患者应尽快给予磺胺类药物进行治疗，而不应等待病原学检测结果才启动治疗。

2. 鉴别诊断　PCP患者的临床表现和影像学表现均缺乏特异性，因此应注意与其他肺部炎症尤其是非典型肺炎如支原体肺炎、衣原体肺炎、病毒性肺炎、肺结核，以及其他真菌性肺炎等相鉴别。临床鉴别有赖于病原体的分离鉴定。

【治疗】

1. 对症及支持治疗　患者应卧床休息，吸氧、改善通气功能，注意水和电解质平衡；如患者进行性呼吸困难，可用呼吸机辅助呼吸；有缺氧症状严重者需在ICU监护和治疗；对合并其他病原体感染者应给予相应治疗。

2. 病原学治疗

(1) 复方磺胺甲噁唑(SMZ-TMP)：为PCP的首选药物，主要通过抑制叶酸合成阻止病原体生长。剂量为每日TMP 15～20 mg/kg、SMZ 75～100 mg/kg，分3次口服或静脉注射，肾功能异常患者剂量需调整，疗程通常为3周。已证实对磺胺药物相关的耐药，但对临床治疗结果的影响不确定，平时应用SMZ-TMP预防PCP的患者，一旦发病，正规剂量SMZ-TMP治疗通常仍有效。SMZ-TMP在艾滋病患者中不良反应率较高，发生率为20%～85%。其中，可出现皮疹(30%～55%)包括Stevens-Johnson综合征、发热(30%～40%)、白细胞减少(30%～

40%)、氮质血症(1%~5%)、肝损害(20%)、高钾血症。出现上述症状者,可停药,同时给予对症治疗。在不良反应消除后,可重新使用,也可更换方案,再次用药时耐受性可能较好,应逐渐增加剂量,再次用药时减少剂量和给药次数,70%以上的患者可获得良好的依从性。治疗过程中,建议每周查2~3次血常规、电解质、肝肾功能,以监测药物的不良反应。轻度到中度感染患者,可使用SMZ-TMP进行门诊治疗。

(2) 喷他脒静脉注射:喷他脒是病情危重患者对SMZ-TMP不能耐受或SMZ-TMP治疗5~7日后,疗效不明显患者的第二选择方案。剂量为每日4 mg/kg,静脉滴注60~90分钟以上。本品与SMZ-TMP联合用药不仅不能增加疗效,反而增加不良反应。若使用7~10日症状有明显改善,可考虑予口服方案,如阿托伐醌等治疗,疗程3周。不良反应有氮质血症、胰腺炎、低血糖(或高血糖)、粒细胞缺乏、发热、电解质紊乱、心律失常等。喷他脒气雾剂不宜用来治疗PCP,疗效不佳,且容易复发。

(3) 氨苯砜和TMP:治疗轻度、中度患者,该方案的有效性与SMZ-TMP相似,不良反应更少,但因片剂数量多而服药不方便。氨苯砜100 mg口服,每日1次,TMP 15 mg/kg,分3次口服,疗程3周。氨苯砜有皮疹、发热、高铁血红蛋白症、溶血症等不良反应。

(4) 伯氨喹和克林霉素:该方案治疗轻度至中度患者有效,较严重患者克林霉素还可以静脉内给药,但伯氨喹只有口服片剂。体重小于60 kg的患者,克林霉素静脉注射,每6小时1次,治疗10日后,口服300~450 mg,每6小时1次,疗程共3周。伯氨喹(基质)剂量为每日30 mg。伯氨喹(尤其G6PD缺乏患者)和克林霉素会引起高铁血红蛋白血症、溶血症、皮疹、发热、腹泻等不良反应。

(5) 阿托伐醌混悬液:治疗轻度至中度患者,有效性较SMZ-TMP差,但不良反应较少。剂量为每日30~40 mg/kg,分2次与脂肪类食物同时口服,可提高生物利用度14倍。不良反应有头痛、恶心、腹泻、皮疹、氨基转移酶升高等。

(6) 三甲曲沙和亚叶酸(甲酰四氢叶酸):该方案有效性较SMZ-TMP差,但对SMZ-TMP不能耐受者和需选择静脉给药者适用,在三甲曲沙治疗后必须持续3日给予亚叶酸。三甲曲沙剂量每日45 mg/m^2,疗程3周;亚叶酸20 mg/m^2,每6小时1次,疗程24日。不良反应有骨髓抑制、发热、皮疹、药物肝损害等。

(7) 卡泊芬净:主要通过抑制许多丝状真菌和酵母菌细胞壁的一种基本成分——β-D-葡聚糖的合成,影响孢子菌囊壁形成,从而杀灭孢子菌。哺乳类动物的细胞中不存在β-D-葡聚糖。当静脉用药后,其半衰期长达10~12小时,故可每日1次用药。首次剂量70 mg,维持量每日50 mg,1周后根据PC镜检和PCR结果,开始考虑减至隔日50 mg,根据病情严重程度,疗程21~42日。老年人及肾功能减退者剂量不需调整,中度肝功能损害者首剂70 mg,维持量则应减半。该药所致不良反应少,较常见者有寒战、发热、静脉炎、恶心、呕吐等胃肠道症状及肝功能异常,血细胞减少等;对于高龄多器官功能衰竭患者,尤其合并真菌感染者,是一种安全有效的方法。但常不单用本药治疗PCP,而多与SMZ-TMP联合。

3. *糖皮质激素*　治疗重度PCP患者PaO_2<70 mmHg或PaO_2>35 mmHg,应在给予特异性抗PCP治疗后的72小时内使用糖皮质激素以减轻大量肺孢子菌被破坏引起的炎症反应。一般给予泼尼松进行治疗,第1~5日每次40 mg口服,每日2次;第6~10日每次40 mg口服,每日1次;第11~21日每次20 mg口服,每日1次。疗程一般为3周。

4. *抗HIV治疗*　尽管抗HIV与抗PCP治疗药物之间可能存在不良反应叠加作用,但研究认为,尽早抗病毒治疗对于改善患者预后更有利。目前推荐在抗PCP治疗后2周内尽早启动抗病毒治疗。

【预防】

PCP的预防包括两方面:避免暴露和预防

感染。其中预防感染又分为一级预防(预防初次感染)和二级预防(预防再次感染)。

1. 避免暴露　因为肺孢子菌可以在空气中存在,一些专家建议 HIV 感染者在住院期间不要与 PCP 患者同处一室,但支持此建议的资料尚不充分。

2. 预防感染

(1) 一级预防:HIV 感染的成人和青少年,包括孕妇及接受 ART 治疗者,如果 $CD4^+$ T 细胞计数<200/μl 或过去有过口咽部念珠菌感染史,均应接受抗 PCP 的预防性化疗。

(2) 二级预防:PCP 患者需终生接受预防性化疗(即维持疗法),经 ART 后免疫功能重建者除外。成年或未成年患者,经 ART 治疗 $CD4^+$ T 细胞计数达到>200/μl 持续 3 个月以上时应停止二级预防。

3. 预防药物　种类与治疗药物相同,但剂量有所不同。

(1) 首选 SMZ－TMP:1 片,每日 1 次。

(2) 次选氨苯砜:100 mg,每日 1 次;或两种药物联用:氨苯砜 200 mg,每周 1 次;乙胺嘧啶 75 mg,每周 1 次;或 3 种药物联用:氨苯砜 50 mg,每日 1 次;乙胺嘧啶 50 mg,每周 1 次;叶酸 25 mg,每周 1 次。

(3) 其他:喷他脒气雾剂 300 mg,每月 1 次,或者阿托伐醌 1 500 mg,每日 1 次。

参考文献

[1] 潘孝彰,沈银忠. 艾滋病合并肺孢子菌肺炎的临床表现和诊断[J]. 诊断学理论与实践,2007,6(3):177－179.

[2] 江雪艳,张仁芳,郑毓芳,等. 卡泊芬净联合复方磺胺甲噁唑治疗艾滋病合并肺孢子菌肺炎[J]. 中国真菌学杂志,2010,5(3):141－143.

[3] 沈银忠,卢洪洲. 艾滋病合并侵袭性真菌感染的诊治[J]. 微生物与感染,2015,10(5):275－281.

[4] Tasaka S. Pneumocystis pneumonia in human immunodeficiency virus-infected adults and adolescents: current concepts and future directions [J]. Clin Med Insights Circ Respir Pulm Med, 2015, 9(Suppl 1): 19－28.

[5] Karageorgopoulos DE, Qu JM, Korbila IP, *et al*. Accuracy of β-D-glucan for the diagnosis of Pneumocystis jirovecii pneumonia: a meta-analysis [J]. Clin Microbiol Infect, 2013, 19(1): 39－49.

[6] Song Y, Ren Y, Wang X, *et al*. Recent Advances in the diagnosis of Pneumocystis pneumonia[J]. Med Mycol J, 2016, 57(4): E111－E116.

(上海市公共卫生临床中心　卢洪洲　沈银忠　复旦大学附属华山医院　潘孝彰)

第七节　其他深部真菌病

一、孢子丝菌病

孢子丝菌病(sporothricosis)是由孢子丝菌所引起的皮肤、皮下组织及其附近淋巴系统的慢性感染。发病常与皮肤轻微外伤后接触被病原菌污染的物质有关,因此,皮损多局限于暴露部位,常形成结节、化脓、溃烂及结痂,可沿淋巴管向其引流近端出现串珠状排列损害,极少数患者可发生系统播散。

【病原学】

孢子丝菌属(*Sporothrix*)属于子囊菌门(Ascomycota)、粪壳菌纲(Sordariomycetes)、长喙壳科(Ophiosto-mataceae)长喙壳属(*Ophiostomatales*)。近年来,经过形态学、生理学尤其是基于钙调蛋白(calmodulin, CAL)基因序列的种系发生研究,孢子丝菌其实是由一组不同种系构成的复合体,即申克孢子丝菌复合体(*S. schenckii* complex),菌种包括申克孢子丝菌(*S. schenckii*)、球形孢子丝菌(*S. globosa*)、巴西孢子丝菌(*S. brasiliensis*)、墨西哥孢子丝菌(*S. mexicana*)、卢艾里孢子丝菌(*S. Luriei*)及白孢子丝菌(*S. pallida*)。孢子丝菌广泛存在于自然界中，是土壤、木材及植物的腐生菌，广布于全世界，以热带和亚热带地区为主。我国东北地区报道孢子丝菌病病例数最多，在吉林省自然环境中(如腐烂芦苇、玉米秸、腐木、土壤中)分离出了该菌。

其中申克孢子丝菌的分布和感染最广，在欧洲、美洲、非洲、亚洲均可见，但变异程度也最大，主要为植物传播，少数为动物传播，在我国少见。球形孢子丝菌分布广泛，主要流行在亚洲、欧洲、美洲，全部为植物传播，是我国孢子丝菌病的主要病原菌。巴西孢子丝菌局限于巴西，全部为动物传播，猫是其主要的宿主，引起猫科动物感染，人类感染多数从猫传播所致，有获得性细胞免疫受损患者感染倾向播散。墨西哥孢子丝菌主要分布于墨西哥。卢艾里孢子丝菌是一种非常罕见的病原菌，在南非和印度各有1例卢艾里孢子丝菌引起的致死病例报道，但仅从非洲的1例患者中分离出病原菌。白孢子丝菌暂未被发现人畜感染。

【流行病学】

皮肤外伤后接触到被孢子丝菌污染物是孢子丝菌病传播的主要途径。由于饲养宠物增多，动物源性感染亦不断增加，最大的流行发生于巴西里约热内卢，经动物(猫)传播引起。罕见病例因蚊虫叮咬、人与人密切接触造成感染。吸入分生孢子可导致肺部感染，甚至可播散引起骨骼、眼损害。在免疫低下及免疫缺陷者中易引起皮肤播散型或系统型损害。接触污染物的农民、工人、园丁、矿工等为易感人群。本病可为散发，也可呈职业性或地方性小范围流行。

【临床表现】

可分为皮肤型和皮肤外型。皮肤型又分为固定型、淋巴管型和皮肤播散型。皮肤外型主要是病原菌经由血循环播散侵犯体内各系统，或是在空气中经呼吸道吸入体内所致。

1. *皮肤型孢子丝菌病*

(1) 固定型：皮损多固定于初发部位，并不侵犯附近淋巴结，无自觉症状。皮损好发于面、颈、四肢、手背等暴露部位，一般于外伤后1～4周发病或更长。皮损表现多样，可表现为红色或暗红色丘疹、结节，逐渐增大，可伴溃疡、脓肿及结痂。还可表现为鳞屑性斑片、疣状斑块、痤疮样、肉芽肿及囊肿等改变。如果外伤接种较深，可以侵犯腱鞘，引起腱鞘滑膜炎；也可侵犯尺神经、正中神经，引起神经炎。我国此型最多见。

(2) 淋巴管型：原发损害多在四肢，如前臂、手、小腿和踝部，常为单侧。初发皮损为圆形，坚韧的皮下结节，不粘着皮肤；结节逐渐隆起，皮面呈淡红色乃至紫红色，中心发生坏死，形成溃疡，表面有稀薄脓液，上覆厚痂。不久即沿淋巴管向其引流近端发展，陆续出现逐渐增大增多性结节，呈串珠状排列，结节可形成囊肿、脓疡等。日久淋巴管变硬，结节可延续直至腋下或腹股沟处，淋巴结病变则停止进展。

(3) 皮肤播散型：此型罕见。多继发于淋巴管型，或自身接种通过血液循环播散而引起皮肤散在性多发损害，表现为炎性结节、斑块、脓肿、溃疡、囊肿等，分布广泛，可全身散在或局部密集。可伴有发热、疲乏等症状。主要发生于免疫功能低下或免疫缺陷的患者。

2. *皮肤外型孢子丝菌病* 罕见。肺部感染表现为慢性空洞型，初为急性肺炎或支气管炎及发热、咳嗽、乏力等。当病变转为慢性肺炎和结节性肺炎后，出现薄壁空洞、纤维化及胸腔积液。如表现为淋巴结病变型，则肺门淋巴结、气管支气管淋巴结等均可被波及，有时可发生支气管堵塞或自愈。经胸部X线检查时可以鉴别。可波及骨膜、滑膜引起残毁性关节炎，可致关节肿胀及运动受限，常有关节腔积液。可波及眼睑、泪囊和结膜，多属原发感染，也可见内眼炎。孢子丝菌性脑膜炎与结核性脑膜炎类似。播散型可经血源播散，波及皮肤、骨骼或肌肉，偶可波及内脏器官。播散时可有高热、厌食、体重减轻及关节僵直等。

【实验室检查】

1. *病原学检查*

(1) 直接镜检：可采取溃疡的渗出液、脓液及痂皮、组织块、脓疡或囊肿的穿刺液等，10%氢氧化钾溶液制片镜检常阴性，而采用真菌荧光染色法制片可提高镜检的阳性率，可见孢子、芽生孢子。

（2）真菌培养：孢子丝菌属于双相真菌，在沙氏琼脂培养基（SDA）上室温培养呈菌丝相。在脑心浸汁琼脂培养基（BHI）上37℃培养呈酵母相。依靠形态学、生理学特点及分子生物学技术进行菌种鉴定。

2. *组织病理* 皮损特征性改变是混合性炎性细胞肉芽肿改变，可见典型的“三区病变”，中央为“化脓区”，由中性粒细胞及少量嗜酸性粒细胞构成；其外为“结核样区”，由组织细胞、上皮样细胞及少量的多核巨细胞构成；最外层为“梅毒样区”，由淋巴细胞及浆细胞构成。过碘酸-希夫染色（PAS）、Gomori乌洛托品银染色（GMS）有时可见到真菌孢子和（或）“星状体”，在巨噬细胞或中性粒细胞内外有圆形或卵圆形孢子及芽生孢子，直径4～9 μm；长圆形雪茄烟样或梭形小体，宽2～4 μm，长4～10 μm。

【诊断】

依据流行病学史、临床表现、真菌镜检、真菌培养、组织病理可确定诊断，但真菌培养是诊断孢子丝菌病的金标准。鉴别诊断需与细菌性皮肤病如皮肤结核、皮肤非结核分枝杆菌感染、脓皮病；寄生虫性皮肤病如皮肤利什曼病；其他真菌性皮肤病如着色芽生菌病、暗色丝孢霉病、皮肤癣菌性肉芽肿、芽生菌病、球孢子菌病、足菌肿；非感染性皮肤病如鳞状细胞癌、基底细胞癌、鲍温病、上皮样肉瘤、结节病等相鉴别。

【治疗】

1. *系统治疗* 绝大多数患者经过单一抗真菌药物如伊曲康唑或特比萘芬治疗就可获得痊愈。如果单一抗真菌药物治疗效果不佳者可考虑联合治疗，如碘化钾可与伊曲康唑或特比萘芬联合治疗，伊曲康唑也可联合特比萘芬治疗。

（1）伊曲康唑：口服200～400 mg/d，儿童剂量为5 mg/(kg·d)，疗程3～6个月或更长。

（2）特比萘芬：口服，每日250～500 mg。儿童剂量为5 mg/(kg·d)，或2岁以上儿童，体重＜20 kg，口服，每日62.5 mg；体重在20～40 kg，口服，每日125 mg；体重＞40 kg，剂量同成人。疗程3～6个月或更长。

（3）碘化钾（KI）：10%碘化钾溶液，口服，每日10 ml，每日3次，饭后服，2～3周后可渐增至60～90 ml。儿童剂量为20～50 mg/(kg·d)。碘化钾饱和溶液，口服开始10滴，每日3次，以后每日增加5滴，直至每次40滴。一般服药1～2周见效，2～3个月可治愈。碘化钾较为常见的不良反应是“碘伤风”，表现为眼睑肿胀、喷嚏、流泪、咽炎、喉炎、恶心、腹泻，甚或腮腺肿大等。碘剂过敏者及结核病患者禁用。目前，国内由于碘化钾溶液需要现配现用，且不良反应较大，限制了临床应用。

（4）两性霉素B：肺及播散型孢子丝菌病推荐两性霉素B脂质体3～5 mg/(kg·d)；孢子丝菌性脑膜炎5 mg/(kg·d)，总量1～2 g，疗程4～6周。症状明显改善后，口服伊曲康唑每日400 mg维持治疗。可与氟胞嘧啶合用，后者口服50～150 mg/(kg·d)。

（5）氟康唑：只应用于皮肤型孢子丝菌病对其他药物无法耐受者，每日400～800 mg。

2. *局部治疗*

（1）物理疗法：对于孕妇或严重肝肾功能损害的患者，可给予温热疗法。微波透热，温度42～43℃，时间45～60分钟，每周2次或隔日1次。局部热敷，每日1次，持续6～8小时或更长时间，亦可间断热敷，每次2～3小时。国外有光动力疗法联合伊曲康唑治疗孢子丝菌病的报道。

（2）外用药物：可外用聚维酮碘溶液每日2次，具有抗真菌、抗细菌作用。

（3）外科治疗：对皮肤固定型孢子丝菌病患者，如果系统治疗无效，皮损局限，周围纤维组织包裹明显，可局部皮损外科手术切除，但手术前后应用系统抗真菌药物治疗，单纯手术切除往往复发。

【预防】

孢子丝菌来源于自然环境，可通过土壤及植物传播，可引起人兽共患（猫、狗、马、骡、鼠），也可引起人或动物大面积的传播感染。要警惕非本土孢子丝菌菌种如巴西孢子丝菌、墨西哥孢子丝菌传入我国的可能。

在我国孢子丝菌病的高发地区宣传普及孢子丝菌病的相关知识。

高危人群应当戴手套工作,注意避免外伤及与带菌材料直接接触。皮肤一旦受到外伤,应及时清洗、消毒,并涂布碘酊等药物。

对于患病的动物应给予治疗、隔离或将其杀死、焚烧或深埋。

如患者外伤后不久有结节性损害出现,应及早进行真菌学检查予以确诊和治疗。患者换下的敷料应烧毁,与家人应适当隔离。

真菌实验室应当遵照制度,严格管理,经常消毒灭菌。

二、球孢子菌病

球孢子菌病(coccidioidomycosis)又称山谷热、圣华金山谷热、球孢子菌性肉芽肿,是由球孢子菌感染引起的疾病,是一种主要流行于美国西南部,以及中美洲和南美洲部分地区的地方性真菌病。在正常人群中引起轻度而短暂的肺部感染,但也可进一步导致肺部进行性感染或全身播散性感染。

【病原学】

球孢子菌属(*Coccidioides*)属于子囊菌门(Ascomycota)、真子囊菌纲(Euascomycetes)、散囊菌目(Onygenales)、团囊菌科(Onygenaceae)。系统发生树研究显示有2个菌种,即粗球孢子菌(*C. immitis*)和*C. posadasii*。两个菌种在自然界的生长环境相似,粗球孢子菌地域分布较局限,一般限于美国加利福尼亚的圣华金河地区。*C. posadasii*分布广泛,主要分布在美国亚利桑那州、德克萨斯州、墨西哥州等,及中美洲、南美洲等国家。在美国西南部和墨西哥州沙漠地区,两个菌种也可共同存在。球孢子菌已经从土壤和蔬菜中分离出来。常存在于啮齿动物洞穴内,深达20 cm。当土壤被翻开20 cm或更多时易发生流行,见于筑路、铺设电缆、沙尘暴和地震等情况。1994年在美国流行区地震后曾发生过球孢子菌病大的暴发流行,在军队暴发常与在流行地区训练有关。近年由于国际交流的增多,在我国已经有输入性球孢子菌病病例的报道。

球孢子菌属于双相真菌,在自然界腐生阶段(菌丝相)以分支分隔菌丝、厚壁关节孢子形式存在,关节孢子传染性很强,可通过风或泥土传播,可被吸入肺部或外伤接种到皮肤。侵入机体后进入其寄生阶段(酵母相),形成厚壁球形体,内含几十至数百个内孢子,球形体破裂,被释放出来的内孢子可进一步形成球形体,并无限循环。

【流行病学】

球孢子菌病是地方性真菌病,在高度流行地区,大多数居民受到感染,球孢子菌素皮试显示90%以上的人口曾经有过球孢子菌感染。新移民在6个月内很容易被感染。大多数病例是由呼吸道吸入含有球孢子菌的灰尘而受染,或因外伤后接触本菌污染而发病。实验室工作人员亦有因吸入而受染的报道。在拉丁美洲人和美洲土著人,播散性疾病倾向的发生率要高几倍,而在非裔美国人、菲律宾人和越南人更高。在妇女,妊娠可能诱发系统性损害。婴儿、老年人、B型或AB型血型者和免疫抑制患者发生严重性疾病的危险性增加。

【临床表现】

1. *原发性肺球孢子菌病* 初次吸入球孢子菌关节孢子致肺部感染,约60%的人无症状,其他人则经过1~4周的潜伏期才逐渐出现临床症状,大多数患者表现为轻或中度的"流感样"症状,包括发热、胸疼、咳嗽、不适、寒战、盗汗、关节痛和厌食等,可自行恢复。在初发症状1~2日内,近50%的患者在躯干和四肢部位出现轻度泛发性红斑或斑丘疹,1周内自行消退。在症状开始近3周时,30%的患者可出现结节红斑和多形红斑,多见于女性,经过数周可逐渐消退。胸片检查约50%显示为节段性肺炎改变,约30%可见肺部轻度浸润,20%可见肺门淋巴结肿大或胸膜渗液。此外,也可发现肺部存在厚壁或薄壁的空洞、纵隔淋巴结肿大、单发或多发的结节。

在1～3周内，多数患者的胸片检查异常可逐步恢复。

2. 慢性肺球孢子菌病 多数患者无症状，但也有25%的患者出现咯血。如果患者开始出现发热、胸痛和呼吸困难的症状，提示残留的肺部空洞已扩大并破裂进入胸膜腔内，形成支气管和胸膜瘘或脓胸。在免疫抑制的患者合并球孢子菌病时的症状往往持续时间较长，表现为急性进行性肺炎，症状有发热、咳嗽、胸痛和衰弱等，病程可持续数月之久，可以是致命的，但一般不引起播散性感染。慢性进行性肺炎常发生在非衰弱性或非免疫抑制性的患者中，类似于结核病的表现。患者的肺尖部有纤维结节性损害，伴有小的空洞。

3. 播散性球孢子菌病 是一种进行性且常是致死性的疾病，发生播散的病例不到1%，但是播散的发生率明显受以上列举的因素影响。大多在初次感染后的12个月内发生，然而对一些免疫抑制个体，由于是静止期感染的再次活化，播散性感染的发生可能更迟。可以是暴发性过程，如果不经治疗可在短短数周内死亡；也可以是持续数月至数年之久的无痛性慢性过程。可播散至一个或多个部位，最常感染皮肤、软组织、骨、关节和脑脊膜等处。

皮肤和皮下组织的损害可单发或多发，持续时间较长，表现形式多样，如疣状丘疹、红色斑块、结节等，也可有皮疹下的骨和关节损害。播散性球孢子菌病约40%发生骨髓炎，好发部位包括脊柱、肋骨、颅骨及长骨末端，患者经常无症状，也可出现持续性钝痛。放射线检查可发现溶解性或硬化性骨损害，CT扫描可发现无症状性骨损害。骨髓炎也可扩展进入邻近的关节引起关节炎，或进入附近的软组织形成皮下脓肿，形成窦道。关节感染最常发生于踝和膝部。在播散性感染患者中有30%～50%发生球孢子菌性脑膜炎，常进一步引起脑积水，不经治疗可致死亡。播散性感染还可累及淋巴结、肝、脾、肾上腺、脉络膜视网膜、腹膜、前列腺和附睾等器官。

在免疫抑制个体中，常发生广泛而快速的播散，大多数患者的胸片检查显示泛发性的粟粒样损害，如不经治疗，患者病情可迅速恶化而死亡。

【实验室检查】

1. 病原学检查

(1) 直接镜检：痰液、关节液或脑脊液等可疑标本制片，可见圆形、厚壁、大小不一的球形体(直径10～80 μm)，内有大小不一的内孢子(直径2～6 μm)，不出芽。内孢子可以充满小球形体或内孢子排列在小球形体内壁，中央为一空泡。球形体破裂，内孢子外释，每个内孢子可延长为关节菌丝，关节菌丝断裂为关节孢子，后者发展为小球形体。在肺空洞患者，痰液标本可见菌丝及小球形体。

(2) 真菌培养：球孢子菌属于双相真菌，在沙氏琼脂培养基(SDA)上35℃培养呈菌丝相。在球囊培养基上，37～40℃和10%～20% CO_2条件下培养呈酵母相。两个菌种形态学一致，只能通过基因分析和在高盐浓度存在时有不同的生长率来区别。球孢子菌的菌丝相菌落在揭开平皿培养基的盖子后常释放大量的分生孢子进入空气，因此，培养采用螺旋盖的试管或密封平皿培养。培养物操作需要在具有生物安全三级隔离间中的二级生物安全柜里进行，但对于临床标本的处理可以在生物安全二级实验室进行。

(3) 分子诊断：AccuProbe试验(特异性鉴定探针)可以证实球孢子菌，但不能区分粗球孢子菌和*C. posadasii*。

2. 组织病理 球孢子菌病可为慢性肉芽肿或化脓性肉芽肿改变。在早期的脓疡内及晚期的巨细胞或组织内均可找到大小差异很大的球形体，从5 μm到80 μm。极少数情况可见到菌丝成分。

3. 球孢子菌素皮肤试验 皮试阳性表示现在或过去有过感染，90%～95%的患者在症状开始前四周内皮试阳性。皮试由阳性转为阴性表示病情恶化，在免疫受损患者皮试阴性不能排除诊断。目前已经被血清学试验代替。

4. 免疫学试验

(1) 抗原检测：可进行球孢子菌病的尿抗原

试验,在免疫抑制患者的敏感性为71%。血清G试验对球孢子菌病的评价有限,敏感性仅44%。

(2)抗体检测:主要的抗原为球孢子菌素,可辅助诊断球孢子菌病。诊断急性期感染最有用的试验是检测抗球孢子菌的IgM抗体。在感染的最初4周内,多数患者可检测到这些抗体,但在2~6个月内IgM抗体可消失,甚至当患者发展成为播散性感染时IgM也可消失。在球孢子菌病的后期,检测IgG抗体最有帮助,这些抗体直到感染4~12周后才会出现,在播散性感染,IgG抗体在患者体内存在时间长,直到患者死亡或病情恢复。IgM的滴度无临床意义,但IgG的滴度可随病情加剧而升高,也可随病情好转而降低。IgM抗体的检测可采用乳胶颗粒凝集试验(LPA)、试管沉淀素试验(TP)或免疫扩散试验(ID)。IgG抗体的检测可采用补体结合试验(CF)和ID,ID和CF是球孢子菌病血清学诊断的最可靠的方法。CF滴度升高(大于1∶16)与肺部感染出现播散相一致,在播散性感染患者中,50%以上CF滴度高于1∶16。脑脊液ID阳性是诊断脑膜炎的一个指征。

【诊断】

确诊球孢子菌病除依赖直接镜检、真菌培养或组织病理外,抗原和抗体检测非常重要。原发性肺球孢子菌病与芽生菌病和组织胞浆菌病相类似;慢性脑脊膜球孢子菌病与隐球菌病相似;球孢子菌骨损害周围的软组织中形成大的寒性脓疡可误诊为结核病;肺部感染遗留的空洞与许多感染性或非感染性的肺部疾病相似,包括隐球菌病、结核病和细菌性肺脓肿;艾滋病患者中出现弥漫性肺部浸润可与耶氏肺孢子菌病相混淆。

【治疗】

首选氟康唑,每日400~800 mg,或伊曲康唑,每日400~600 mg治疗。其次选用两性霉素B 0.5~1.5 mg/(kg·d),或两性霉素B脂质体2~5 mg/(kg·d)。必要时用泊沙康唑、伏立康唑和卡泊芬净。部分患者需要辅助外科疗法。疗程可能需要持续12个月或更长,在HIV患者,需要终生用药。

1. 肺球孢子菌病　对于持续肺部感染,应口服三唑类药物3~6个月,定期随诊,确保彻底治愈。对于弥漫性肺炎患者,需要排除肺外感染,通常使用两性霉素B(尤其是有呼吸困难的患者),持续使用几周后,换为口服三唑类药物,至少治疗1年。对于免疫抑制的患者,应持续使用三唑类药物作为预防用药。对于慢性进展性肺部感染,口服三唑类药物1年,如果治疗无效,加大剂量或更换药物,也可使用两性霉素B。对于肺部大的空洞常需要手术切除,手术指征包括空洞接近胸膜表面或存在严重的持续性咯血或合并细菌感染。应在外科手术前约2周开始抗真菌药物治疗。

2. 播散性球孢子菌病　推荐使用大剂量三唑类药物,如果疗效不佳可更换为两性霉素B(总量2.5~3.0 g),疗程至少1年。对感染组织进行外科清创术也是重要的治疗手段。

3. 球孢子菌性脑膜炎　口服氟康唑,每日400~1 000 mg,或伊曲康唑,每日400~600 mg治疗,如果有效,则需要长期使用。两性霉素B鞘内注射可单独使用或与三唑类药物系统治疗联合,每周注射2~3次,初始剂量0.025 mg,逐渐增至0.25~1.0 mg,患者情况改善后,逐渐减少注射次数,隔日每次给予1.0~1.5 mg,可应用6个月。

【预防】

避免进入流行地区,可给予反复多次肌肉注射球孢子菌疫苗。

由于国际人口流动,要警惕我国输入性球孢子菌病。

球孢子菌为甲类真菌,传染性极强,培养物操作需要在具有生物安全三级隔离间中的二级生物安全柜里进行。实验室工作人员应特别注意预防感染。

三、副球孢子菌病

副球孢子菌病(paracoccidioidomycosis)又称南美芽生菌病(South American blastomycosis)、副球孢子菌性肉芽肿,是由副球孢子菌引起的疾病,是一种主要流行于南美和中美洲的地方性真菌病。正常人吸入副球孢子菌后引起良性的短暂的肺部感染，以后病原菌再次激活导致肺部和其他器官的慢性感染，尤其是皮肤和黏膜。

【病原学】

副球孢子菌属（*Paracoccidioides*）属于子囊菌门（Ascomycota）、散囊菌纲（Eurotiomycetes）、散囊菌目（Onygenales）、爪甲团囊菌科（Ajellomycetaceae）。有2个菌种，即巴西副球孢子菌（*P. brasiliensis*）和 *P. lutzii* 。巴西副球孢子菌产生在湿润气候地区，主要在亚热带雨林，多发生于中美洲和南美洲，尤其以巴西常见。*P. lutzii* 产生在巴西中部亚马逊和北部。在酸性土壤中菌种可长期存活，从犰狳中可分离到该菌。该菌可寄居在牙周组织内，有些病例在拔牙后发病。

【流行病学】

从墨西哥到阿根廷之间的几乎所有国家都有副球孢子菌病报道。80%的病例发生在巴西，其中圣保罗的发病率最高，其后依次为委内瑞拉、哥伦比亚、厄瓜多尔、阿根廷。在地方流行区，人类常在20岁以前感染副球孢子菌，而副球孢子菌病的出现常在30～50岁。主要发生于从事农业生产和在农村居住的人群，90%以上的患者为男性，较女性多15倍。研究显示，17β-雌二醇能抑制副球孢子菌的菌丝相转变为侵犯组织的酵母相。已经报道了艾滋病合并有此病，通常发病急且病情重。

【临床表现】

主要有两种临床类型：急性型或亚急性型以及单病灶或多病灶的慢性型。急性型主要发生在年轻人，男女均可发病，主要侵犯网状内皮系统，感染比较严重，预后不良。慢性型最常累及成年男性，引起肺部感染和（或）皮肤黏膜的病变。

1. 慢性肺副球孢子菌病　多数病例发病隐匿，最常见的症状有咳痰、发热、盗汗、不适、咯血和消瘦。胸片常见多发性双侧间质性浸润，如不治疗将进一步发展为纤维化和空洞形成，50%的患者可见肺门淋巴结增大。

2. 皮肤黏膜副球孢子菌病　慢性播散性感染的最明显症状是溃疡性皮肤黏膜损害。口腔和鼻部最常受累，疼痛性的溃疡进展到齿龈、舌、唇或腭部，并持续进展数周或数月以上，影响进食，可发生腭或鼻中隔穿孔；喉部损害可导致瘢痕形成和溃疡，进而导致声音嘶哑和喘鸣。皮损常见于面部，尤以口周和鼻周为多，但严重感染的患者可有播散性的散在损害。小丘疹和结节增大数周和数月后形成边缘高起的斑块，渐呈疣状损害或溃疡，边缘隆起。原发性皮肤黏膜感染很少见，但当病原菌直接接种于皮肤黏膜表面时也可以发生，如巴西农村用小树枝剔牙或咀嚼树叶的生活习惯则可能引起原发性感染。

附近淋巴结可迅速受累，此为副球孢子菌病特征之一。最早累及颈部和颌下淋巴结，也可累及纵隔、腋下和腹股沟淋巴结。呈皮下结节，硬，轻度触疼，缓慢发展形成皮下脓肿，并致破溃形成窦道。

3. 播散性副球孢子菌病　常见于免疫受损患者，合并HIV感染的死亡率相当高（30%～45%）。血源性和淋巴源性播散可导致感染的广泛播散，表现有肠道结节和溃疡性损害、肝脾损害、肾上腺损害、骨髓炎、关节炎、灶性脑损害和脑膜炎等。

【实验室检查】

1. 病原学检查

（1）直接镜检：可疑标本制片，可见厚壁、圆形或卵圆形孢子，单芽或多芽，多芽的厚壁孢子呈机轮状，芽颈较细，具特征性。如见单个细胞或成串细胞，则不能与其他病原真菌区别。

（2）真菌培养：副球孢子菌属于双相真菌，在沙氏琼脂培养基（SDA）上25℃培养呈菌丝相；在脑心浸汁琼脂培养基（BHI）上37℃培养呈酵母相。巴西副球孢子菌比 *P. lutzii* 生长缓慢，无孢子形成，而 *P. lutzii* 分生孢子为细长形。对于临床标本的处理可以在生物安全二级实验室进行；培养物操作需要在具有生物安全三级隔离间中的二级生物安全柜里进行。

(3) 分子诊断：目前没有商品化的DNA探针，皮炎芽生菌的AccuProbe试验（特异性鉴定探针）与巴西副球孢子菌有交叉反应。

2. *组织病理* 皮损以化脓性肉芽肿改变为主，假上皮瘤样增生，脓肿形成或溃疡。常有肉芽肿性炎性浸润，由淋巴细胞、上皮样细胞和郎格罕巨细胞组成。在脓液的巨细胞内外可见无芽、单芽，甚至多芽的孢子，后者的横切面如驾驶盘，直径可达60 μm，无芽或单芽孢子的直径仅5～20 μm。

3. *副球孢子菌素皮肤试验* 皮试阳性提示过去或现在有本病的感染。但局限性轻症和重症患者可阴性。

4. *免疫学试验*

(1) 抗原检测：一种43-kDa糖蛋白和一种87-kDa热休克蛋白已作为血清抗原检测有用的靶点。但到目前为止，还没有抗原试验可作为常规诊断使用。

(2) 抗体检测：最主要的诊断抗原是一种43-kDa糖蛋白。ID有高特异性，在急性或慢性肺部感染者或播散性患者阳性率65%～100%，阳性结果就可诊断。CF比ID特异性差，且与组织胞浆菌病产生交叉反应。然而，CF滴度≥1∶8即可考虑副球孢子菌病；CF低滴度通常与局部感染有关，而高滴度发现在多病灶患者；CF滴度下降常预示治疗成功，CF高滴度或波动提示预后不良。

【诊断】

确诊除依赖直接镜检、真菌培养或组织病理外，抗原和抗体检测非常重要。慢性肺副球孢子菌病易与结核病和组织胞浆菌病相混淆。皮肤黏膜副球孢子菌病需与皮肤利什曼病、雅司、皮肤结核和肿瘤、其他深部真菌病等鉴别。播散性副球孢子菌病应与黑热病、结核、肿瘤及淋巴瘤等相鉴别。

【治疗】

副球孢子菌对抗真菌药物非常敏感，所以多种药物均可用于治疗副球孢子菌病。一线治疗药物包括伊曲康唑、磺胺类药物和两性霉素B，二线治疗药物包括氟康唑、伏立康唑及特比萘芬。葡聚糖是一种免疫增强剂，可以提高抗真菌药物的治疗效果。对单一切除肺损害、皮肤或黏膜损害的患者，一定要配合系统抗真菌药物治疗。

1. *伊曲康唑* 为治疗轻、中度急性型和慢性型副球孢子菌病的首选，每日100～200 mg，疗程3～12个月，平均6个月。

2. *磺胺类药物* 磺胺嘧啶每日0.5～1 g，儿童剂量60～100 mg/(kg·d)，分次口服，疗程2～3年。目前多用复方新诺明每日2 g，6个月后减为每日1 g，1年后改为长效磺胺药每日500 mg。磺胺类药物疗效高，需要疗程长，否则复发率高，疗效与伊曲康唑相当。对于累及中枢神经系统的副球孢子菌病，磺胺嘧啶的效果与两性霉素B相当。

3. *两性霉素B* 只用于严重的和难治性的副球孢子菌病。静脉滴注两性霉素B 1.0 mg/(kg·d)，疗程4～8周，总量1～2 g。为预防复发，在完成两性霉素B治疗后，继续口服伊曲康唑、氟康唑或磺胺类药物维持治疗。

4. *氟康唑* 能很好地透过血-脑屏障，故对中枢神经系统的副球孢子菌病可能有效，每日200～400 mg，疗程至少6个月。

5. *伏立康唑* 疗效与伊曲康唑相当，疗程6～12个月。伏立康唑有良好的中枢渗透性，可以用于中枢神经系统真菌感染。负荷剂量6 mg/kg，每12小时1次；之后4 mg/kg，每12小时1次。

6. *特比萘芬* 体外试验显示对巴西副球孢子菌有很强的抗菌活性，与伊曲康唑相当。有个案成功的治疗报道，每次250 mg，每日2次，疗程至少6个月，可以作为一种替代药。

【预防】

在流行区域避免接触土壤。

由于国际人口流动，要警惕我国输入性副球孢子菌病。

副球孢子菌为甲类真菌，传染性极强，培养物操作需要在具有生物安全三级隔离间中的二级生物安全柜里进行。实验室工作人员应特别注意预防感染。

四、组织胞浆菌病

组织胞浆菌病（histoplasmosis）是由组织胞浆菌感染引起的疾病，尽管组织胞浆菌病遍及全球，但仍是一种主要流行于北美，特别是沿密西西比河流域的美国中部的地方性真菌病。正常人吸入组织胞浆菌后引起轻微一过性的肺部感染，但在易感个体可引起肺部慢性感染，或更广泛的感染。

【病原学】

组织胞浆菌属（*Histoplasma*）属于子囊菌门（Ascomycota）、子囊菌亚门（Pezizomycotina）、散囊菌纲（Eurotiomycetes）、散囊菌目（Onygenales）、爪甲团囊菌科（Ajellomycetaceae）。仅有 1 个菌种即荚膜组织胞浆菌（*H. capsulatum*），但有 3 个变种，即荚膜变种（*H. capsulatum* var. *capsulatum*）是世界范围内最常见的病原菌，在北美中部、中美和南美更为多见，其他流行区有非洲、澳大利亚和东亚部分地区，在我国南方地区有散在发病。杜波变种（*H. capsulatum* var. *duboisii*）是非洲组织胞浆菌病的病原菌，主要集中于非洲撒哈拉和喀拉哈利两大沙漠之间的约 20 个非洲国家中，可与荚膜变种共存。马皮疽变种（*H. capsulatum* var. *farciminosum*）是北非和中东马和骡组织胞浆菌病的病原菌。

【流行病学】

组织胞浆菌病经常在热带和温带的河谷地区被发现，如在密西西比河和俄亥俄河流域被发现，在南美、中非和东南亚的大河谷也有发现。该病在波多黎各和尼加拉瓜流行严重。组织胞浆菌为土壤中的腐物寄生菌，常存在于蝙蝠和鸟类粪便中。人如果进入蝙蝠或鸟栖居的洞穴中，可能发生组织胞浆菌病。在其流行地区，90%的人口是亚临床感染，组织胞浆菌素皮试阳性。如在建筑爆破时翻动组织胞浆菌污染的土壤，大量的孢子散布于空气中，可导致许多人感染。美国报道多次组织胞浆菌病暴发流行在蝙蝠栖息的地方。不同变种可在世界范围的艾滋病患者作为输入性真菌病见到。易感人群包括艾滋病、恶性血液病、免疫抑制个体（包括使用糖皮质激素和肿瘤坏死因子拮抗剂者）、移植受体和婴儿。

【临床表现】

1. 急性肺组织胞浆菌病　许多正常人在吸入少量的荚膜组织胞浆菌孢子后不引起任何症状，但如吸入大量孢子后经 1～3 周潜伏期，可导致急性有症状或严重的感染。多数有症状者表现为流感样症状，1～3 周内自愈。约 10%的患者表现为无菌性关节炎或关节痛，伴有多形红斑或结节红斑。多数患者胸片正常，但有时可显示小的散在结节状浸润，肺门淋巴结常明显肿大，胸腔可见渗出液。浸润灶数月后可痊愈，但两肺野留有散在钙化灶，局限性浸润愈合后可形成残余的圆形结节，常被称为组织胞浆菌球，此球可随损害周围的纤维状物质的沉积而增大。组织胞浆菌再感染者可产生与以往相似的病症，但较前次轻微，潜伏期短（少于 1 周），病期也较短。胸片表现不同，可见多数小的间质性粟粒状结节。

2. 慢性肺组织胞浆菌病　通常发生在伴有慢性梗阻性肺疾病的中年男性，呈慢性进行性疾病。最初表现为一过性、节段性肺炎，有时不治而愈。但常发展为纤维化和大量肺组织的破坏性空洞，若不治疗，可因进行性肺衰竭导致死亡。伴有肺炎的患者常见的症状包括有痰的咳嗽、发热、寒战、消瘦、不适、盗汗、胸痛。胸片表现为肺上叶肺尖部间质性浸润。伴有慢性纤维化和空洞的患者，最主要的症状为咳嗽和多痰，30%的患者有咯血。胸片显示进行性的空洞和纤维化，肺右上叶比左上叶更多见。25%的患者可有双肺的损害，有时感染可扩散至下肺叶。胸膜渗出不常见，但 50%的患者邻近病损部位可见胸膜肥厚。

3. 播散性组织胞浆菌病　是一种进行性、致死性的疾病，多见于免疫抑制患者和幼儿。其临床表现变化较大，急性疾病如不治疗，数周内可导致死亡,也可表现为一种无痛性、慢性、侵犯多个部位的病变。婴儿和免疫抑制患者常表现为高热、寒战、衰竭、不适、食欲缺乏和消瘦,肝脾大,肝功能异常,贫血。胸片正常或呈弥散性、间质性浸润。在免疫系统正常的患者中常表现为进行性、慢性的过程。胸片常正常。可见肝脾大、肾上腺破坏,60%以上的慢性感染患者有黏膜溃疡,常累及口腔及喉部,损害也可发生在唇、鼻、龟头及其他部位。多数患者初起为无痛性的单一损害,可见明显的有特征性的边缘隆起。皮肤损害不常见。10%~25%的慢性播散性组织胞浆菌病患者可伴发慢性脑膜炎。还可表现为心内膜炎(常见大的赘生物)及胃肠道黏膜溃疡,在婴儿和儿童偶发骨关节的感染。

4. 非洲型组织胞浆菌病　为杜波组织胞浆菌所致。缓慢发病,主要感染部位是皮肤和骨。局限型即只有一个损害,局限于皮肤或皮下组织,表现为丘疹、结节、湿疹样或银屑病样皮损,或为单独骨损害。病程慢性,时好时坏,无播散性损害,最后常自愈。播散型可累及皮肤、淋巴结、骨、肠和腹部器官,经历一个急性进行性以至死亡的病程,特别是肝脾同时受累时。皮损多发,一面消退,一面增殖,中心凹陷、糜烂,形成边缘卷起的溃疡。小的损害不溃烂,遗下色素沉着或淡色斑。皮下组织损害可自然发生或在骨病灶上发展,呈皮下脓肿或肉芽肿。舌和口腔黏膜亦可累及。30%的患者发生骨髓炎,脊柱、肋骨、颅骨、胸骨和长骨为感染的最常见部位。感染还可波及邻近的关节引起关节炎或进入邻近的软组织,引起皮下脓肿,形成窦道。

【实验室检查】

1. 病原学检查

(1) 直接镜检:对外周血液、痰液、气管冲洗液、脊髓液、胸骨骨髓、淋巴结穿刺液或溃疡渗出液涂片,用吉姆萨、过碘酸-希夫染色(PAS)或Gomori乌洛托品银染色(GMS),可见小的、卵圆形细胞(2~3 μm),常群聚于大的巨噬细胞内,即可怀疑荚膜变种感染。如发现大的厚壁细胞(10~13 μm),且患者居住过或到过非洲大陆,就应怀疑杜波变种的感染。罕见芽生孢子,菌丝和芽生孢子形态常见于肺内空腔、心内膜受累、主动脉瓣或皮肤损害。

(2) 真菌培养:组织胞浆菌属于双相真菌,在沙氏琼脂培养基(SDA)上25℃培养呈菌丝相,无法区分荚膜变种和杜波变种。在脑心浸汁琼脂培养基(BHI)上37℃培养呈酵母相,可以鉴别两个变种。对于临床标本的处理可以在生物安全二级实验室进行。培养物操作需要在具有生物安全三级隔离间中的二级生物安全柜里进行。

(3) 分子诊断:AccuProbe试验(特异性鉴定探针)能确定荚膜组织胞浆菌,菌丝相培养不超过4周,酵母相培养不超过1周。目前,该试验已经取代了既往的外抗原试验。

2. 组织病理　组织胞浆菌可侵犯各个器官,开始为中央部分增生,吞噬细胞内有或多或少的真菌,其后组织坏死,周围呈肉芽肿样改变,最后则愈合而纤维化。在胞质丰富的组织细胞中可找到许多孢子,HE染色示圆形和卵圆形小体,外围一层有如荚膜的透亮晕,此晕与菌体一起约2~4 μm大小;PAS染色或GMS染色则不能发现荚膜,外围包绕一层红染的细胞壁,卵圆形,芽生,此为荚膜变种。如果在成群的巨细胞中含有很多卵圆形,双轮廓的厚壁孢子,直径7~15 μm,芽生细胞,单核,从窄基底发芽,酵母样细胞可形成4~5个一串,为杜波变种。

3. 组织胞浆菌素皮肤试验　皮试不推荐做诊断试验。因为阳性结果不能区分现在或过去感染,阴性结果也不能排除正在活跃的感染。而且它可诱导抗体的形成,使以后的血清学试验很难有诊断意义。

4. 免疫学试验

(1) 抗原检测:是最有效的诊断方法,可作为急性肺组织胞浆菌病早期诊断和预后评价指标。播散性组织胞浆菌病患者检测尿、血清、脑脊液或肺泡灌洗液的组织胞浆菌多糖抗原(histoplasma polysaccharide antigen, HPA)的敏感性达到95%。血液和尿液应同时进行检测，一般抗原水平尿液高于血液，经过抗真菌药物治疗后血和尿中抗原水平降低，而复发时升高，可作为疗效监测指标。血清 G 试验对于组织胞浆菌病检测敏感性为 87%，特异性为 65%，如果是阳性结果，必须用组织胞浆菌特异性试验进行证实。

(2) 抗体检测：可以快速诊断组织胞浆菌病的严重型，但对慢性肺组织胞浆菌病、播散性组织胞浆菌病最有用。免疫扩散试验(ID)、补体结合试验(CF)和乳胶凝集试验(LA)以组织胞浆菌素作为抗原，内含荚膜组织胞浆菌特异性的 H 抗原、M 抗原和 C 抗原。H 抗原是一种 β-葡糖苷酶，相对应的抗体形成在急性组织胞浆菌病期间；M 抗原是一种过氧化氢酶，相对应的抗体出现在组织胞浆菌病的全程。

ID 是一种定性的检测方法，检测组织胞浆菌病存在的荚膜组织胞浆菌的 H 和 M 糖蛋白抗原的沉淀素。可以检测血清和脑脊液，在感染的急性阶段如果血清反应阴性，在 3～4 周后应进行复检。ID 的敏感性比 CF 差，但特异性比 CF 高。ID 可作为筛查试验或可作为 CF 的辅助试验。

CF 是一种定量的检测方法，包括两个抗原即组织胞浆菌素和一种被硫柳汞杀死的荚膜组织胞浆菌酵母相细胞完整的悬浮物，后者与组织胞浆菌素比较更敏感(80%∶20%)，特异性稍差(90%∶99%)。可以检测血清、腹水或脑脊液，在感染的急性阶段如血清反应阴性，在 3～4 周后应进行复检。CF 比 ID 更敏感，仅 1%的 CF 阴性患者 ID 呈阳性反应。但 CF 特异性不强，在芽生菌病、球孢子菌病患者可出现交叉反应。如在连续标本中 CF 滴度大于 1∶32 提示感染存在。

LA 是一种半定量的检测方法，使用组织胞浆菌素作为抗原来检测 IgM 抗体。LA 对诊断急性组织胞浆菌病非常有用，在暴露后 2～3 周内可阳性，LA 滴度 1∶16 预示感染；LA 滴度＞1∶32 强烈提示急性或新近感染。有假阳性，通过 ID 证实，4～6 周进行复检。

【诊断】

确诊除依赖直接镜检、真菌培养或组织病理外，抗原和抗体检测非常重要。急性肺组织胞浆菌病与许多其他疾病的临床症状很相似。慢性肺组织胞浆菌病的胸片与结核、球孢子菌病相似。慢性播散性组织胞浆菌病的黏膜皮肤损害与许多其他的感染性和非感染性疾病的临床表现易混淆，如结核、梅毒、副球孢子菌病及扁平苔藓等。

【治疗】

首选两性霉素 B 和伊曲康唑治疗。氟康唑具中等疗效，应作为对伊曲康唑不耐受患者的备选用药。伏立康唑和泊沙康唑有个例成功治疗的报道。对组织胞浆菌所致的纵隔炎和心包炎，早期外科疗法能缓解心包填塞或支气管刺激。当病情控制后，可考虑手术治疗大的肺部空洞或肉芽肿性损害。手术前后应给予抗真菌药物治疗，术前至少应用 6 周。

1. 急性肺组织胞浆菌病　常自发缓解，若症状持续超过 1 个月则需要治疗。对于轻、中度患者，口服伊曲康唑 200 mg，每日 3 次，连服 3 日，之后 200 mg，每日 2 次，连服 6～12 周。对于中、重度患者，静脉滴注两性霉素 B 脂质体 3～5 mg/(kg・d)或两性霉素 B 0.7～1 mg/(kg・d)应用 1～2 周，之后伊曲康唑治疗 12 周，用法同上。

2. 慢性肺组织胞浆菌病　对持续性空洞形成的大多数患者，口服伊曲康唑治疗，疗程至少 1 年或更长，用法同上。

3. 急性播散性组织胞浆菌病　疗法类似中、重度急性肺组织胞浆菌病，疗程 1 年。儿童静脉滴注两性霉素 B 1 mg/(kg・d)治疗 4～6 周或 2～4 周，之后口服伊曲康唑 5～10 mg/(kg・d)，总疗程 3 个月。

4. 慢性播散性组织胞浆菌病　口服伊曲康唑治疗，疗程 1 年，用法同上。

5. 中枢神经系统组织胞浆菌病　静脉滴注两性霉素 B 脂质体 5 mg/(kg・d)，应用 4～6 周，之后口服伊曲康唑，疗程至少 1 年，用法同上。

6. 纵隔淋巴结炎　可以不处理。如果有症状如吞咽困难,口服伊曲康唑 200 mg,每日 2 次,连服 12 周。使用糖皮质激素(每日 60 mg,逐渐递减)可以缩小肿大的淋巴结。纵隔肉芽肿改变治疗同淋巴结炎,但不需要使用糖皮质激素。纵隔纤维变性需要外科支架干预,而不需要抗真菌药物治疗。

7. 心脏组织胞浆菌病　心包炎采用非甾体抗炎药物或糖皮质激素治疗,如果使用后者,口服伊曲康唑至糖皮质激素治疗结束,用法同上。心内膜炎/血管内炎需要外科切除瓣膜联合静脉滴注两性霉素 B 脂质体 5 mg/(kg·d)6 周。在某些没有外科处理的患者,口服伊曲康唑 200 mg,每日 1～2 次,可能需要终生服药。

【预防】

初到流行区的人,应避免机体免疫力降低,避免接触一些疫源如一些洞穴中的蝙蝠,应防止吸入带菌的灰尘,避免外伤。

组织胞浆菌为甲类真菌,传染性极强,培养物操作需要在具有生物安全三级隔离间中的二级生物安全柜里进行。实验室工作人员应特别注意预防感染。

五、芽生菌病

芽生菌病(blastomycosis)又称北美芽生菌病(North American blastomycosis)、吉尔克斯病(Gilchrist 病)和芽生菌性皮炎,是由芽生菌感染引起的疾病,是一种主要流行于北美大陆尤其以密西西比河沿岸和俄亥俄河以及安大略湖地区为主的地方性真菌病。正常人吸入芽生菌可引起肺部感染,常扩散到皮肤、骨等。

【病原学】

芽生菌属(*Blastomyces*)属于子囊菌门(Ascomycota)、子囊菌亚门(Pezizomycotina)、散囊菌纲(Eurotiomycetes)、散囊菌目(Onygenales)、爪甲团囊菌科(Ajellomycetaceae)。进化研究显示有 2 个菌种,即皮炎芽生菌(*B. dermatitidis*)和 *B. gilchristi*。皮炎芽生菌流行于美国东部、加拿大东部、南美洲和非洲。*B. gilchristi* 流行于威斯康星州西北、安大略湖和明尼苏达州。芽生菌常存在于土壤和动物栖居地中,最适于在含有机废物的潮湿土壤或烂木中生长,但很少能成功地分离出该菌。

【流行病学】

芽生菌病流行于美国东南部、俄亥俄和密西西比河流域,在拉丁美洲、非洲、中东和印度也有病例报道。在水道沿岸的森林区域也有散发流行。男性多发(9∶1),30～59 岁高发,多侵犯常与土壤接触的户外工作者或郊游者,发病后常进展到慢性期。大雨之后户外活动是急性肺部感染的危险因素。水獭的巢穴是该菌的常见传染源,有报道提示,该病的暴发与外出接近一个水獭的巢穴有关。该病的危险因素包括基础疾病,22%的患者有糖尿病。

【临床表现】

临床类型是一个疾病谱,从亚临床感染到急性或慢性肺炎。

1. 肺芽生菌病　50%以上的患者在吸入空气中芽生菌孢子后无症状,往往在感染波及其他器官后肺部病灶才被发现。其余患者可表现为急性症状性肺部感染和慢性进行性肺部感染。急性肺芽生菌病的临床表现类似流感,胸片检查无特异性,包括肺节段性或肺叶实变,常见于肺下叶。大多数患者在症状持续 2～12 周后痊愈,但有些患者在数月后又出现其他部位感染。其他的患者则不能痊愈而转为慢性肺部感染或播散感染。慢性肺芽生菌病的临床表现与肺结核相似,胸片体征比急性期明显,包括实变、纤维结节性浸润、团块状损害、弥漫性浸润、胸膜增厚及胸腔积液。有可能自然恢复。

2. 皮肤芽生菌病　70%以上由播散性芽生菌病引起,好发于面部、上肢、颈部和头皮,呈无痛性,边界不规则隆起的疣状损害或溃疡。也可由接种引起,呈下疳样的顽固性溃疡。或皮肤损伤后 1～5 周,在接种部位出现轻度触痛、红色或紫色结节,近端淋巴结可肿大。有时皮损来源于其下面骨骼病灶的播散。

3. 骨关节芽生菌病 约30%的播散性芽生菌病患者发生骨髓炎，好发于椎骨、颅骨、肋骨和长骨。长骨感染始于骨骺或关节下部位，放射线显示界限清楚的骨质溶解。骨损害往往在相邻软组织形成脓肿，播散到相邻关节。芽生菌性关节炎可有肘、膝、踝关节肿胀、疼痛、运动受限。

4. 泌尿生殖系统芽生菌病 15%～35%的播散性芽生菌病可表现为此病。男性患者可有前列腺、附睾和睾丸受累。肾皮质脓肿及子宫内膜芽生菌病极少见。

5. 中枢神经系统芽生菌病 往往经血行播散到脑，多表现为脑膜炎、脑脓肿、颅和脊髓硬膜外损害，也可见脑芽生菌瘤。脑膜炎往往发生在疾病的晚期；脑脓肿或肉芽肿一般多发，脊索肉芽肿或脓肿一般单发。CT检查显示均等密度或轻度高密度损害，在其周围有水肿。

6. 其他播散性芽生菌病 芽生菌性淋巴腺炎、肾上腺病变、眼内感染，包括脉络膜炎和内眼炎。3.5%发生在16岁以下，表现与成人有差异，无男性优势，无前列腺炎和附睾炎。

【实验室检查】

1. 病原学检查

(1) 直接镜检：对脓液、痰、支气管肺泡灌洗液、尿等可疑标本制片，可见厚壁、圆形、单芽生孢子，芽颈较粗，即宽基底芽生，很少多芽。

(2) 真菌培养：芽生菌属于双相真菌，在沙氏琼脂培养基(SDA)上25℃培养呈菌丝相；在脑心浸汁琼脂培养基(BHI)上，37℃培养呈酵母相。容易与巴西副球孢子菌混淆，但后者比皮炎芽生菌生长缓慢，无孢子形成。临床标本的处理可以在生物安全二级实验室进行。培养物操作需要在具有生物安全三级隔离间中的二级生物安全柜里进行。

(3) 分子鉴定：AccuProbe试验(特异性鉴定探针)可以快速鉴定皮炎芽生菌。

2. 组织病理 皮肤芽生菌病的病理特征常表现为中性粒细胞性脓肿，伴有明显的表皮假性上皮瘤样增生；真皮内常有巨细胞浸润。在早期的脓疡内及晚期的巨细胞或组织内均可找到厚壁芽生孢子，过碘酸-希夫染色(PAS)或Gomori乌洛托品银染色(GMS)良好，酵母细胞大而圆，壁厚而明显，有如双壁或双折光性，胞质从细胞壁凝缩而呈一空隙。厚壁芽生细胞附着在宽的基底，偶尔在组织中可见巨大的酵母细胞(>40 μm)或菌丝。肺部受累表现为多种改变，可与有结节形成的结核病相似；化脓性脓肿可以发生在肺部和骨。

3. 芽生菌素皮肤试验 皮内试验可与球孢子菌素、组织胞浆菌素出现交叉反应，故最好三者同时进行，以利于对照。

4. 免疫学试验

(1) 抗原检测：用尿标本进行芽生菌抗原试验，对于播散性芽生菌病患者敏感性为89%，对肺部感染为100%。与其他地方性真菌病有交叉抗原反应，尤其是副球孢子菌病和组织胞浆菌病。对于播散性芽生菌病患者尿的敏感性高于血清，特异性仅79%。血清G试验对芽生菌病无用。

(2) 抗体检测：皮炎芽生菌有两个纯化的表面抗原均来自于酵母相培养物，A抗原是135-kDa糖基化蛋白，WI-1抗原是120-kDa无糖基化蛋白。最有用的血清学试验是免疫扩散试验(ID)，检测皮炎芽生菌的A抗原，其特异性较高，阳性反应能特异地诊断芽生菌病，然而ID阴性不能排除诊断。由于这个方法的敏感性在局限性感染者为30%，在播散性感染者为90%，故建议3～4周后复检。尽管补体结合试验(CF)敏感性和特异性较低(9%～43%)，但也应该评估。由于假阳性及假阴性发生率较高，故对其诊断价值有限。

【诊断】

确诊除依赖直接镜检、真菌培养或组织病理外，抗原和抗体检测非常重要。皮肤芽生菌病应与卤化物皮疹、芽生菌病样脓皮病、寻常型天疱疮、疣状皮肤结核、梅毒、腹股沟肉芽肿、药疹和毛癣菌性肉芽肿鉴别，需与肺球孢子菌病、肺副球孢子菌病相鉴别，流行区域不重叠。

【治疗】

所有确诊患者必须给予治疗以防止肺外播散。首选药物伊曲康唑或两性霉素B(AmB)。氟康唑疗效较差，仅作为二线用药。伏立康唑和泊沙康唑显示出抗皮炎芽生菌活性，有个案成功治疗的报道。对于三唑类药物治疗无效、重症感染、免疫抑制患者、妊娠患者和中枢神经系统感染者可以给予AmB进行治疗。外科手术则较少有用，除非应用于大的脓疡引流或脓胸引流、修补支气管胸膜瘘及骨髓炎坏死组织的清除。

1. *伊曲康唑* 是治疗轻、中度肺部和播散型芽生菌病的首选药物，口服200 mg，每日3次，连用3日，之后200 mg，每日1～2次，疗程至少6～12个月。

2. *两性霉素B* 是治疗严重肺部、播散型芽生菌病以及免疫抑制患者的首选药物，静脉滴注两性霉素B脂质体3～5 mg/(kg·d)或两性霉素B 0.7～1 mg/(kg·d)1～2周，或直到症状明显改善。总剂量达到1.5 g是必要的。之后给予伊曲康唑治疗，用法同上，疗程6～12个月。在免疫抑制患者，至少需要12个月的治疗或直到免疫抑制状态消除。

对于中枢神经系统芽生菌病首选静脉滴注两性霉素B脂质体5 mg/(kg·d)持续4～6周，之后给予伏立康唑(负荷剂量6 mg/kg，每12小时1次；之后4 mg/kg，每12小时1次)；或氟康唑(每日800 mg)；或伊曲康唑，每日400～600 mg治疗，疗程至少12个月，直到脑脊液检查无异常。

【预防】

在流行区域避免接触可疑的环境。

芽生菌为甲类真菌，传染性极强，培养物操作需要在具有生物安全三级隔离间中的二级生物安全柜里进行。实验室工作人员应特别注意预防感染。

参考文献

[1] 黄梦雅，周汛. 孢子丝菌相关复合种需加强生物安全检控[J]. 中国真菌学杂志，2017，12(6)：371－374.

[2] 李福秋，李若瑜，王爱平，等. 孢子丝菌病诊疗指南[J]. 中华皮肤科杂志，2016，49(7)：456－459.

[3] 贺羽，黄梦雅，胡青碧，等. 中国南北方地区临床孢子丝菌菌种鉴定[J]. 中国真菌学杂志，2015，10(5)：279－282.

[4] 徐世正，徐文严. 安德鲁斯临床皮肤病学(原书第11版)[M]. 北京：科学出版社，2015.

[5] 梁官钊，符美华，吕桂霞，等. *posadasii*球孢子菌国内首例报告[J]. 中国真菌学杂志，2017，12(5)：288－290.

[6] de Hoog G. S，Guarro J，Gené J，Figueras M. J. Atlas of Clinical Fungi：The ultimate benchtool for diagnostics (4th edition)[M]. 2014.

[7] Bennett JE，Dolin R and Blaser MJ. Mandell，Douglas，and Bennett's Principles and Practice of Infectious Diseases (Eighth Edition)[M]. Canada：Elsevier Inc. 2015.

(北京大学第一医院　王爱平)

六、马尔尼菲篮状菌病

马尔尼菲青霉病(penicilliosis marneffei)现称为马尔尼菲篮状菌病(talaromycosis)，是由马尔尼菲青霉菌(*Penicillium marneffei*)(现称为马尔尼菲篮状菌，*Talaromyces marneffei*)引起的一种系统性真菌病。过去认为本病是一种少见病，但随着艾滋病疫情的蔓延，本病已经成为流行区艾滋病患者最为常见的机会性真菌感染之一。

【病原学和流行病学】

以前认为本病原体属于青霉属，现在分类为篮状菌属。马尔尼菲篮状菌是条件致病性真菌，属于丝状真菌，是对温度敏感的双相型真菌，即在组织中或37℃培养时呈酵母型，在室温(25℃)培养时呈菌丝型并产生葡萄酒样红色色素。马尔尼菲篮状菌是1956年从越南中部的中华竹鼠肝脏中分离出来的，本菌可能为中华竹鼠的寄生菌。

人体自然感染性疾病于1973年首次报道，此后马尔尼菲篮状菌病的报道不断增多。本病主要流行于东南亚地区，特别是泰国的北部和我国的南方地区。早期报道的病例大多无明显基础疾病，部分病例有淋巴瘤、结核病、系统性红斑狼疮、结肠癌、鼻咽癌、肾移植等病史。本病常继发于艾滋病患者，绝大多数病例见于 $CD4^+$ T 细胞计数低的患者，患者 $CD4^+$ T 细胞计数通常＜50/μl。HIV 感染合并马尔尼菲篮状菌病由 Piehl MR 等于 1988 年在美国首次报道，此后，马尔尼菲篮状菌病作为艾滋病患者机会性真菌感染的报道逐年增多，这些病例几乎全部是发生于在东南亚和我国南部地区居住或在这些地区旅游过的人群中。随着 HIV 感染者的增多，本病的发病率呈上升趋势。在东南亚，马尔尼菲篮状菌病已经成为艾滋病患者第二位常见的机会性真菌感染（仅次于隐球菌病），也是艾滋病患者第三位常见的机会感染（仅次于结核病和隐球菌病）。泰国北部地区 14%的艾滋病患者合并有播散性马尔尼菲篮状菌病。目前报道的病例主要来自泰国、柬埔寨、印度北部、缅甸、越南、印度尼西亚以及我国南方地区。我国已报道的病例主要来自广东、广西、上海、香港、台湾等地。由于流动人口的增多，在非流行区也有病例出现。

【发病机制】

人体感染马尔尼菲篮状菌的确切途径尚不清楚，目前认为人体主要通过吸入而感染，与啮齿类动物接触而感染的可能性不大。尚无证据表明存在人与人之间的直接传播。在泰国，本病的发生具有季节性，即在雨季多见，人体感染马尔尼菲篮状菌可能与土壤的接触有关。人体感染马尔尼菲篮状菌后，在人体巨噬细胞内增殖并播散，尤其是在网状内皮系统中播散。本病是一种多发性脓肿、慢性肉芽肿或坏死性炎症反应性真菌病，可呈局限性或进行性播散发病。

【临床表现】

免疫功能正常者本病少见，绝大多数患者存在基础疾病或免疫功能受损。临床表现包括发热、皮疹、体重减轻、皮下组织和深部软组织脓肿，肝、脾大及淋巴结肿大等。常累及多个脏器和组织，多见于皮肤、骨髓、肺、肝等。皮疹常见于面部、耳、上肢末端和躯干，偶可见于外生殖道。皮损呈多形性，多表现为丘疹，典型皮损呈传染性软疣样丘疹，中央呈脐凹状。75%以上的患者具有皮肤损害。95%的患者出现发热与体重减轻。20%的患者仅表现为长期发热。60%～80%的患者出现全身淋巴结肿大和肝大。多数患者伴有口腔假丝酵母菌感染。患者肝脏受累时常表现为发热、腹痛、肝大以及血清碱性磷酸酶明显升高。1/3 的患者可出现肺部感染，症状类似于肺炎、肺结核、肺脓肿等，可有发热、咳嗽、胸痛，伴咯血与呼吸困难。肺部 X 线可见双肺网状结节状影、局灶性炎症浸润、空洞性病变或胸腔积液等。马尔尼菲篮状菌也可引起肠系膜淋巴结炎，但中枢神经系统感染尚未见报道。在艾滋病患者中，马尔尼菲篮状菌常引起播散性感染，主要表现为发热、贫血、体重减轻及皮肤损害等，也可引起肝、脾大和淋巴结肿大，常伴有呼吸系统症状。

【诊断】

由于马尔尼菲篮状菌病缺乏特异性的临床表现，极易误诊，因此，临床医师应保持高度的警惕性。对于居住在流行区或有流行区旅游史的艾滋病患者，均应考虑马尔尼菲篮状菌感染的可能。需要注意的是，近年来来自非传统流行区的病例呈增多趋势，患者也不一定表现有典型皮疹。从血或其他标本中分离培养出马尔尼菲篮状菌或用组织病理学检查证实马尔尼菲篮状菌的存在是确诊的依据。该菌是对温度敏感的双相真菌，在培养基上，马尔尼菲篮状菌的菌落呈柔毛丛状，生长迅速并向培养基中分泌葡萄酒样红色色素，这是鉴别该菌的重要特征。骨髓和淋巴结培养的阳性率最高（100%），其次是皮肤组织（90%）和血液（76%）。病理组织活检除可见化脓性与肉芽肿性病变外，还可见巨噬细胞内有大量的马尔尼菲篮状菌，即染色后可见大小均匀的小圆酵母细胞，形态不规则，典型者为腊肠状或桑葚状细胞。临床上一旦怀疑此病，应尽早进行真菌培养和病理组织活检。应注意与结核病、隐球菌病及组织胞浆菌病等进行鉴别。

【治疗】

马尔尼菲篮状菌病病情发展快,未经治疗,病死率高。即使进行有效的抗真菌治疗,艾滋病合并马尔尼菲篮状菌病病死率仍高达20%。

体外药敏试验结果表明,马尔尼菲篮状菌对伊曲康唑、伏立康唑、酮康唑、咪康唑、特比奈芬和氟胞嘧啶敏感,对两性霉素B中度敏感,对氟康唑耐药。目前推荐治疗马尔尼菲篮状菌病的方案为:先静脉滴注两性霉素B 2周,剂量为每日0.7～1 mg/kg,再口服伊曲康唑10周,剂量为每日400 mg。轻型病例也可选择伊曲康唑或伏立康唑口服。一项研究比较了两性霉素B和伊曲康唑作为诱导期(治疗的前两周)治疗HIV相关马尔尼菲篮状菌病的有效性和安全性,结果显示,两性霉素B治疗组2周和24周的病死率均低于伊曲康唑组,且临床症状缓解和真菌清除速度均快于伊曲康唑,但不良反应发生率也相对较高。棘白菌素类抗真菌药对本病有一定的治疗作用,但缺乏大规模的临床研究资料。

对于初始治疗失败的患者,目前尚无有效的替代治疗方法,一般而言,仍应给予初次治疗失败的患者两性霉素B和伊曲康唑进行治疗。对于妊娠妇女而言,治疗方法类似,但妊娠的头3个月不宜使用唑类药物。

对于艾滋病合并马尔尼菲篮状菌病的患者而言,在抗真菌治疗的同时,应进行高效抗反转录病毒治疗。完成治疗后应口服伊曲康唑(200 mg/d)以预防复发。艾滋病患者经过有效的抗病毒治疗,如果其$CD4^{+}$ T细胞计数>100/μl且持续6个月以上,则可中止维持治疗。

参考文献

[1] 沈银忠,卢洪洲.艾滋病合并侵袭性真菌感染的诊治[J].微生物与感染,2015,10(5):275-281.

[2] Le T, Kinh NV, Cuc NTK, *et al*. A trial of itraconazole or amphotericin B for HIV-associated Talaromycosis[J]. N Engl J Med, 2017, 376(24): 2329-2340.

[3] Chen J, Zhang R, Shen Y, *et al*. Clinical characteristics and prognosis of penicilliosis among human immunodeficiency virus-infected patients in Eastern China[J]. Am J Trop Med Hyg, 2017, 96(6): 1350-1354.

[4] Mohsin J, Khalili SA, van den Ende AHGG, *et al*. Imported talaromycosis in Oman in advanced HIV: a diagnostic challenge outside the endemic areas[J]. Mycopathologia, 2017, 182(7-8): 739-745.

(上海市公共卫生临床中心 卢洪洲 沈银忠 复旦大学附属华山医院 潘孝彰)

七、假性阿利什霉病

由假性阿利什霉感染导致的疾病称为假性阿利什霉病。早期,假性阿利什霉引起皮肤软组织感染多见,与外伤相关。近年来,发生于免疫抑制人群的系统性感染日益增加。

【病原学】

致病真菌为波氏假性阿利什霉,既往认为波氏假性阿利什霉是尖端赛多孢霉的有性期,所以波氏假阿利什霉病也称为尖端赛多孢霉病。目前分类学研究发现,波氏假性阿利什霉和尖端赛多孢霉为不同种,波氏假性阿利什霉存在复合群。致病相关的波氏假性阿利什霉有:尖端赛多孢霉(*Scedosporium apiospermum*)、波氏假性阿利什霉复合群(*Pseudallescheria boydii* complex)、橙黄色赛多孢霉(*S. aurantiacum*)、*S. minutisporum* 和德氏赛多孢霉(*S. dehoogii*)。致病菌种形态差异不大,需要借助DNA测序方法区分。

【流行病学】

假性阿利什霉可从各种自然材料中分离得到,如土壤、污水和腐物等。世界性分布,在温、热带地区均可分离出。假性阿利什霉主要通过吸入和创伤接种两种途径感染人类。我国以波氏假性阿利什霉复合体和尖端赛多孢霉最多见,澳大利亚以橙黄色赛多孢霉多见。德氏赛多孢霉和 *S. minutisporum* 临床罕见。假性阿利什霉引起的感染临床上可以分为三大类:① 创伤后引起的局部感染;② 无症状或有症状的腔道的定殖；③ 系统性侵袭性疾病，该类型大多发生于免疫受损患者，但也可发生于免疫功能正常者，溺水与中枢神经系统感染密切相关。文献显示，我国既往假性阿利什霉感染大多发生于没有基础疾病的患者，由创伤后引起，尤其与接触污水相关。但是随着医疗干预措施不断增多，免疫缺陷人群感染的比例不断增加，免疫受损人群的假性阿利什霉感染也不容忽视。

【临床表现】

1. 外伤后的局限性疾病　足菌肿发生在暴露部位，足部多见。局部肿物、窦道可以排出白色颗粒。关节炎与外伤相关，尤其是接触污水后。发展缓慢，局部软组织破坏，出现化脓性感染。眼部感染与眼部外伤与手术或异物进入有关。眼部疼痛、视力下降、流泪、畏光，检查可见结膜充血、角膜溃疡和前房积脓。

2. 有或无症状的腔室定殖　鼻窦炎多见于血液系统恶性病、粒细胞缺乏的患者。多为上颌窦受累，可以扩散到中枢神经系统，表现为面部肿胀、鼻黏膜苍白、出血、上颚穿孔等。囊性纤维化患者可出现假性阿利什霉肺部定殖。囊性纤维化是一种慢性进行性加重的致死性遗传性疾病，累及肺部等多个脏器。患者气道内常有真菌定殖，假性阿利什霉是常见定殖菌，一般患者无症状。如果进行肺移植，定殖的假性阿利什霉可能发生侵袭性感染。

3. 系统性感染　假性阿利什霉肺炎常见症状为呼吸功能受损和咯血，其他症状包括咳嗽、咳脓性痰、体重减轻、疲劳、呼吸困难等。患者一般存在肺部基础疾病，如肺结核、结节病、肺移植、慢性支气管炎等，并且经常伴糖皮质激素治疗史。中枢神经系统感染表现为脑膜炎或脑膜脑炎症状，也可伴发脑梗死。无基础疾病者可出现脑脓肿。溺水者易出现中枢神经系统感染，潜伏期 1～4 周。播散性感染发生于严重免疫抑制患者中，中枢神经系统是常见的受累部位。出现血行播散时可多器官受累。

【实验室检查】

1. 直接镜检　显微镜下可见分支、分隔的透明菌丝。腔道定殖标本有时可见棕色孢子。

2. 真菌培养检查　播散性感染可以血培养阳性。假性阿利什霉在 SDA 或 PDA 培养基上室温培养生长迅速，呈全灰白色棉花状。日久变为烟灰色，背面为灰黑色，橙黄色假性阿利什霉的背面呈现特征性橙黄色，可产生黄色可溶性色素。显微镜下表现的种间差距很小，透明菌丝，可以有分隔、分支。分生孢子单个着生于分生孢子梗顶端，有时可以产生数个孢子。假性阿利什霉不同种的形态表现相似，一般进一步确定种需要借助分子生物学方法。

3. 组织病理　组织中可见分支、分隔的菌丝，有时菌丝顶端或侧缘可见分生孢子，一般需要借助 PAS 染色或六胺银染色。一些菌丝壁厚，呈肿胀细胞（直径达 20 μm）状，有扭曲形态特点。该菌可侵犯血管，生长在血管壁时，有时产生包裹球形细胞层，多见于脑脓肿。

【诊断】

临床症状结合组织病理学检查及真菌培养结果可以确诊。无菌体液中培养出假性阿利什霉为确诊病例。呼吸道标本、引流液、鼻窦标本培养阳性需要结合临床表现、涂片检查以及病理学检查结果综合判断。组织病理中假性阿利什霉表现与曲霉类似，有时难以区分，因此组织培养十分重要。

【治疗】

伏立康唑、伊曲康唑、泊沙康唑对尖端假性阿利什霉均有一定的抗菌活性。其中伏立康唑对其最敏感，是治疗首选，泊沙康唑其次，伊曲康唑变化较大。两性霉素 B 对假性阿利什霉效果不佳，但对关节感染，局部注射两性霉素 B 有治愈病例的报告。对局限性感染，如小范围足菌肿、鼻窦炎、关节炎、骨髓炎和真菌球等可采用坏死组织的清除术、切除术或脓液引流术，同时联合抗真菌药物治疗。

【预防】

避免外伤。对于接触污水的开放性伤口应警惕假性阿利什霉感染可能，需要对局部分泌物进行真菌检查。溺水者出现中枢神经系统感染概率大,一般为溺水1～4周后,出现症状应及时进行脑脊液真菌检查。

八、镰刀菌病

由镰刀菌引起的感染称为镰刀菌病。镰刀菌为条件致病真菌,可通过外伤接种引起角膜或皮肤软组织感染。免疫受损患者可出现播散性镰刀菌病。

【病原学】

镰刀菌属(*Fusarium*)为常见植物致病真菌,致病菌种均来源于自然环境,通过外伤或吸入感染人体。致病性镰刀菌属可以归类为6个复合体,分别为茄病镰刀菌复合体(*F. solani* species complex, FSSC)(包括茄病镰刀菌)、尖孢镰刀菌复合体(*F. oxysporum* species complex, FOSC)(包括尖孢镰刀菌)、藤仓镰刀菌复合体(*F. fujikuroi* species complex, GFSC)(包括轮状镰刀菌,层生镰刀菌)、厚垣孢镰刀菌复合体(*F. chlamydosporum* species complex, FCSC)、单隔镰刀菌复合体(*F. dimerum* species complex, FDSC)和肉色镰刀菌-木贼镰刀菌复合体(*F. incarnatum*-*F. equiseti* species complex, FIESC)。其中,茄病镰刀菌最为常见,其次为轮状镰刀菌、尖孢镰刀菌、层生镰刀菌等。

【流行病学】

镰刀菌的生态适应性强,广泛分布于自然界土壤中、植物的地上及地下部分或植物碎片,甚至可存在于沙漠及北极地区。它们有的在动植物体上营寄生生活,有的在动植物残骸上营腐生生活。镰刀菌与人类关系十分密切,主要在农业领域,有些种能引起小麦、水稻、蔬菜等的病害而致严重减产;有些种可产生植物激素,如赤霉素等,可刺激农作物生长,增加产量。少数情况下,有些种在一定环境下可产生真菌毒素或致病性而威胁人和动物的健康。我国为农业大国,从事农业人口居多,农业性眼外伤多见,为镰刀菌的角膜种植性感染提供了机会。

【临床表现】

镰刀菌可引起眼内炎、角膜炎、溃疡、甲真菌病、皮肤感染、足菌肿、鼻窦炎、关节炎、心内膜炎、脑脓肿、腹膜炎、肺部感染和真菌血症等。常见镰刀菌感染包括皮肤、眼部、足菌肿以及播散性感染。

1. 眼部镰刀菌病　眼部感染中角膜镰刀菌病最常见,多见于农村收获季节,男性多见。常因收获时眼角膜被谷物擦伤或碰伤,镰刀菌侵入角膜而发生感染。起病缓慢,外用抗生素无效。眼部疼痛、畏光、红肿、视力模糊。检查可见角膜有浅部溃疡,溃疡边缘不整齐,溃疡基底部呈白色,有黏液、脓性分泌物。溃疡周围可有卫星状损害,严重者可有前房积脓。如治疗不及时,可引起角膜穿孔,导致失明。镰刀菌性内眼炎常由真菌播散引起,有眼部肿胀、疼痛、视力受损等表现。

2. 皮肤镰刀菌病　皮肤镰刀菌感染分为原发型和继发型。原发型皮肤镰刀菌病与外伤有关,表现为皮肤结节,斑块或肿物,可伴有坏死、结痂。有时表现为足菌肿样,病变多在外露部位。有假性肿瘤、窦道瘘管和排出颗粒,镰刀菌引起足菌肿的颗粒为白色。顽固皮肤感染患者有存在天然免疫缺陷的报告。继发型皮肤镰刀菌感染一般为播散型感染出现皮肤累及。约有70%的播散性镰刀菌感染者发生皮肤损害,有3种形态的皮肤或皮下组织的损害,包括疼痛性红斑或丘疹并进一步发展为黑色坏死性溃疡,类似于坏死性臁疮样损害;在坏死性臁疮样损害外有一个薄的红斑性边缘似靶的损害;还有多发性疼痛性红色皮下结节。

3. 播散性镰刀菌病　最常见于中性粒细胞减少症患者和骨髓或干细胞移植接受者,在烧伤患者、其他衰弱或免疫受损个体中也有报道。这些感染中的许多病例是由于吸入所致,但有些病例起源于皮损或甲感染。其临床表现为发热、肌肉痛等全身感染征象,皮疹常见,表现为坏死性结节,可以累及多个脏器,引起相应症状。血培养可培养出镰刀菌,阳性率较高。患者病情危重,死亡率高。

【实验室检查】

1. 直接镜检　氢氧化钾制片直接镜检可见

透明、分隔的菌丝，可有分支，但是分支少而不规则。镰刀菌显微镜下与曲霉属以及其他透明丝孢霉的菌丝类似，仅依靠镜检不能确定菌种。

2. 常规血培养　可培养出镰刀菌。活检组织可以接种在 SDA 培养基上，28℃生长迅速，37℃生长缓慢。菌落为白色绒毛或棉絮样或粉状，表面可为粉红色、橙红色、黄色、紫色等颜色，培养基背面可着同样颜色。显微镜下见到特征性镰刀状大分生孢子，可确定镰刀菌属。菌种鉴定需要借助 MALDI - TOF MS 或 DNA 测序。

3. 组织病理　组织中的镰刀菌表现为透明菌丝，HE 染色效果不佳，但 PAS 或 GMS 染色清晰可见，菌丝较细，有分隔及分支，分支有时不规则，需要与曲霉相鉴别。镰刀菌可侵犯血管，引起血管栓塞，局部出血或坏死，有明显的炎症细胞浸润，可见中性粒细胞、淋巴细胞、组织细胞。

4. 血清学检查　镰刀菌细胞壁含有 β-1，3-葡聚糖，侵袭性感染时能够释放入血，G 试验检测可阳性。另外，镰刀菌细胞壁抗原与曲霉半乳甘露聚糖抗原有一定的交叉，有时也会引起 GM 试验假阳性。目前，尚无商品化镰刀菌特异性检测的血清学方法。

【诊断】

临床表现结合相关部位组织病理以及真菌培养结果可以确诊。血液中或皮肤组织中培养出镰刀菌是最常见的确诊方式。组织病理中镰刀菌表现为透明菌丝，难以与其他丝状真菌如曲霉、假性阿利什霉区别。对可疑病例，真菌培养对于明确病原真菌十分重要。

【治疗】

镰刀菌对多种抗真菌药物不敏感，可选药物为两性霉素 B 和伏立康唑。对于严重病例，推荐伏立康唑与两性霉素 B 联合应用。泊沙康唑作为二线用药，治疗难治性镰刀菌感染也有效。体外研究显示，阿尼芬净与两性霉素 B 联合应用对镰刀菌有增效作用。应该积极改善患者免疫状态，对于粒细胞缺乏患者可联合应用集落刺激因子等药物。对于皮肤镰刀菌病，有时要配合外科清创术。镰刀菌性角膜炎需要外用抗真菌药物治疗。常用 0.1%～0.5%两性霉素 B 水溶液和 5%那他霉素溶液。此外，浅表清创可有助于药物穿透进入角膜基质。感染播散到前房，需要应用系统治疗。内眼炎患者需要药物和外科两方面的治疗，玻璃体内滴注两性霉素 B 有效。

【预防】

避免外伤。移植患者在移植前检查有无甲真菌病，并积极治疗。

参考文献

[1] 黄琨，郑岳臣. 假阿利什霉病的诊断与治疗研究进展[J]. 中国真菌学杂志，2007;2(6)：374 - 378.
[2] 王端礼，李若瑜. 医学真菌学检验指南[M]. 北京：人民卫生出版社，2005.
[3] 扈江伟，舒向荣，任婧，等. 异基因造血干细胞移植后茄病镰刀菌感染一例并文献复习[J]. 中华结核和呼吸杂志，2010，33(10)：730 - 733.
[4] 史俊艳，徐英春. 镰刀菌感染的流行病学及其诊治进展[J]. 中国真菌学杂志，2009，4(2)：124 - 128.
[5] John E. Bennett, Raphael Dolin, Martin J. Blaser. Principles and practice of infectious diseases[M]. Eighth edition. 2015. Elsevier Saunders.

（北京协和医院　窦红涛）

九、毛孢子菌病

毛孢子菌病（trichosporonosis）是人体感染毛孢子菌属（*Trichosporon*）所致的一种疾病，临床表现多样，分为过敏症、浅表性感染、侵袭性感染。近年来发现阿萨希毛孢子菌（*Trichosporon asahii*）是免疫受损患者皮肤、呼吸道和胃肠道的主要条件致病菌，也可见于新生儿的感染。播散性感染和系统性念珠菌病有着同样的传播途径，死亡率高。它可以被常规培养出来，但应与其他酵母菌相鉴别；对多数常规抗真菌药物不太敏感，对新型三唑类药物如伏立康唑反应较好，棘白菌素类药物无效。

【病原学】

毛孢子菌属是担子菌纲的酵母样真菌，在自然界广泛分布，多见于热带及温带地区，常由土壤、水域、腐物、动物粪便以及某些食品中分离得到。它可以是人体口腔、胃肠道的常驻菌群，也可短暂定殖在呼吸道、皮肤或生殖道。

该菌属最早由 Beigel 在 1865 年发现可导致毛干的感染而称为白吉利菌(*T. beigelii*)。分子生物学技术的进展提供了形态学以外的鉴定方法，也在种系发生上为分类提供了相关依据。该菌属的构成一直在发生变化，最新的分类方法认为，该菌属中存在 50 多个不同的种，其中 16 个种可以导致人体疾病，最常见的包括阿萨希毛孢子菌(*T. asahii*)、黏膜毛孢子菌(*T. mucoides*)、星形毛孢子菌(*T. asteroides*)、皮肤毛孢子菌(*T. cutaneum*)、皮瘤毛孢子菌(*T. inkin*)和 *T. oviodes*。该菌属目前可在免疫抑制患者中导致播散性机会性感染，也可在免疫正常患者中导致浅表感染。

【流行病学】

浅表毛孢子菌感染常见于热带、亚热带地区，多发生在儿童或年轻人，女性更为常见。浅表感染的传播途径不太清楚，危险因素包括亲密接触、不良卫生习惯、长发或局部潮湿等。有报道通过性接触传播的病例。

侵袭性感染的易感因素各不相同，最常发生于恶性肿瘤合并白细胞减少人群患者(血液肿瘤或实体肿瘤)，在这个人群中，侵袭性毛孢子菌病是发病率仅次于念珠菌的第二种最常见酵母菌感染。患者预后不佳，尽管应用抗真菌治疗，死亡率仍在 80%左右。其他易感因素包括 HIV 感染，以及器官移植术后、心脏瓣膜手术后、终末肾病透析、系统糖皮质激素治疗、导管等植入性医疗设备的应用等，还有一个特殊易感人群是低体重新生儿、HIV 早产新生儿。

【临床表现】

毛孢子菌属的感染可以分为浅表感染和侵袭性感染，两者均可伴发超敏反应性肺炎。

1. *浅表感染*　亦称白毛结节病；多发生于头发，此外，胡须、腋毛、阴毛等处也可发生。临床表现为毛干上附着的白色或灰白色针尖至小米粒大的结节，中等硬度，易于从毛干上刮下，镜检为真菌菌丝和孢子。目前认为，棒状杆菌可以增加毛孢子菌对毛发的感染机会，在白毛结节病中两者的生长起协同作用。

2. *侵袭性感染*　多发生于原有基础疾病，如恶性肿瘤尤其是血液病、各种原因导致的白细胞减少症、艾滋病患者等。有时患者虽无免疫缺陷，但可手术后发病，如心脏瓣膜置换术、静脉导管、内镜手术等，与该菌属可黏附于植入物，形成生物膜相关。可伴有持续发热，侵犯最多的部位是血液系统和肾，其次是肺、胃肠道、皮肤、肝、脾等，导致相关器官的功能损害。皮损表现多样，好发于头面部、躯干部、前臂等，常对称分布，可表现为红斑、紫癜性丘疹、水疱、结节，中心发生坏死、溃疡、结痂。皮损真菌培养 90%为阳性。在中性粒细胞减少患者的播散性感染中，常可从皮疹和血液中分离到毛孢子菌。

【组织病理学和实验室检查】

真菌培养菌落为酵母样，表面有不同的皱褶；镜检以及真菌组织中生长可见有分隔的菌丝、假菌丝、芽生孢子、关节孢子等；真菌特殊染色如黏蛋白卡红染色、碘酸乌洛托品银染色均可提高组织中真菌成分的鉴别。

毛孢子菌生长中可产生尿素酶，尿素酶试验阳性。

在毛孢子菌侵袭性感染中，G 试验阳性率约为 50%，GM 试验常可呈阳性。

有商品化的鉴定试剂盒可以将毛孢子菌鉴定到属或种，如碳源同化试验；目前也有不少通过真菌基因测序来鉴定菌种的分子生物学方法。

【诊断】

1. *浅表感染的诊断*　依赖于临床表现，并通过显微镜镜检及真菌培养证实为真菌感染，还可进行菌种鉴定。

2. *侵袭性感染的诊断*　依据有：在基础疾病、手术等诱因下发生局限或系统感染症状，皮损镜检或组织病理发现分隔菌丝、关节孢子、假菌丝、芽生孢子，结合组织培养或血培养可鉴定菌种。

【治疗】

毛孢子菌对最新三唑类药物敏感，伏立康唑

是目前治疗侵袭性感染的一线药物，二线用药包括伊曲康唑、氟康唑等；两性霉素 B 仅用于三唑类药物治疗反应不佳的病例，且多与唑类药物或棘白菌素类药物联用，棘白菌素类药物单独应用无效。

浅表感染的治疗非常简单，去除毛结节即可，对于不想去除病发的患者，可口服联合外用抗真菌药物治疗。

参考文献

[1] Duarte-Oliveira C, Rodrigues F, Gonçalves SM, *et al*. The Cell Biology of the*Trichosporon*-Host Interaction[J]. Front Cell Infect Microbiol, 2017, 7: 118.

[2] Jannic A, Lafaurie M, Denis B, *et al*. *Trichosporon inkin* causing invasive infection with multiple skin abscesses in a renal transplant patient successfully treated with voriconazole[J]. JAAD Case Rep, 2018 Jan, 4(1): 27 - 29.

[3] Kushima H, Tokimatsu I, Ishii H, *et al*. Antifungal susceptibility and drug-resistant mechanism of Trichosporon[J]. Med Mycol J, 2015, 56(4): J123 - 8.

（北京大学人民医院 李厚敏）

十、暗色丝孢霉病

暗色丝孢霉病（phaeohyphomycosis）是指由一大组暗色真菌所致的感染，包括浅表组织、皮肤、皮下组织和深部器官的感染。该名称由 Ajello 在 1974 年创立，当时的概念是指暗色丝状真菌在组织中可形成菌丝样的结构，以与暗色真菌所致的另一种着色芽生菌病相区别，后者在组织中形成厚壁分隔的硬壳小体。1983 年，McGinnis 又进一步扩大了这一概念，将浅部感染如毛结节菌病、掌黑癣、甲真菌病、角膜真菌病等均包括进来，凡在组织中形成暗色的酵母样细胞、假菌丝或菌丝样结构三者中任何一种形式，均可诊断此病。近年来，随着免疫受损或免疫缺陷宿主的不断增多，暗色丝孢霉病发病率有逐渐上升趋势。该病临床表现多种多样，皮肤和皮下感染较多见，如发生播散性感染和中枢神经系统感染危害最大，常可危及患者生命。

【病原学】

暗色丝孢霉病的致病菌种类繁多，包含了一大组在自然界广泛分布的暗色真菌，截至 1995 年，其致病菌已达到 57 个属 101 个种。这些菌主要为土壤和植物腐生菌，已从土壤、朽木、腐败植物等处分离出多种致病性暗色真菌。推测感染的发生与外伤有关。对免疫低下患者致病性更强，动物试验的结果已证实了这一点。常见的致病菌主要有外瓶霉（*Exophiala* spp.）、德氏霉（*Drechslera* spp.）、链格孢（*Alternaria* spp.）、离蠕孢（*Bipolaris* spp.）和凸脐孢（*Exserohilum* spp.）等（表 17 - 9）。2000 年以来，我国暗色丝孢霉病病例仍在增加，研究团队证实，免疫缺陷的患者可由于 CARD9 缺陷导致遗传易感而发生严重的播散性感染，甚至危及生命。在临床上对这类患者应早期发现，积极治疗。

表 17 - 9 暗色丝孢霉病的主要临床类型及其常见的致病菌

皮肤和角膜暗色丝孢霉病		
	皮肤真菌病	链格孢 *Alternaria* spp.
		柱顶孢 *Scytalidium* spp.
		亨德逊霉 *Hendersonula* spp.
	真菌性角膜炎	链格孢 *Alternaria* spp.
		弯孢 *Curvularia* spp.
		离蠕孢 *Bipolaris* spp.
		瓶霉 *Phialophora* spp.
		甄氏外瓶霉 *Exophiala jeanselmei*
		长喙凸脐孢 *Exserohilum rostrata*
		枝孢霉 *Cladosporium* spp.
		德氏霉 *Drechslera* spp.
	甲真菌病	柱顶孢 *Scytalidium* spp.
		亨德逊霉 *Hendersonula* spp.
		交链互隔孢 *A. alternata*
		弯孢 *Curvularia* spp.
		毛壳菌 *Chaetomium* spp.
皮下组织暗色丝孢霉病		
		链格孢 *Alternaria* spp.
		班氏木丝霉 *Xylohypha bantiana*
		外瓶霉 *Exophiala* spp.
		德氏霉 *Drechslera* spp.
		瓶霉 *Phialophora* spp.
		茎点霉 *Phoma* spp.
		柱顶孢 *Scytalidium* spp.

(续表)

系统性暗色丝孢霉病
班氏木丝霉 *Xylohypha bantiana*
(毛样枝孢霉 *Cladosporium trichoides*)
皮炎外瓶霉 *Exophiala dermatitidis*
裴氏着色霉 *Fonsecaea pedrosoi*
弯孢 *Curvularia* spp.
德氏霉 *Drechslera* spp.
奔马赭霉 *Dactylaria galopava*
离蠕孢 *Bipolaris* spp.
球毛壳 *Chaetomium globosum*
喙枝孢 *Rhinocladiella* spp.

【流行病学】

暗色丝孢霉病为全球性分布,热带、亚热带和温带地区均有报道。皮下组织感染以囊肿性损害最为多见,主要好发于成年人,以老年人居多,无明显种族和性别差异。在免疫力受损的人群中发病率较高,患者中大多经常接触土壤,受外伤的机会较多。脑暗色丝孢霉病在欧洲、亚洲、非洲、大洋洲及北美和南美洲均有报道。在已报告的病例中,50%以上是由班氏枝孢瓶霉所致。患者年龄多在20～40岁之间,男女之比为3∶1,无明显种族差异。未发现患者有明确的伴随疾病或易感职业。我国自1988年以来已成功地从山东、河南、广东等地的自然环境中分离出皮炎外瓶霉、棘状外瓶霉、甄氏外瓶霉及葡萄孢维朗那霉等致病菌。推测病原菌可能通过吸入进入肺部导致感染。

我国暗色丝孢霉的致病菌与其他地区有明显差异。首例患者由白义杰等报告于1964年,系中枢神经系统感染并致患者死亡,致病菌为皮炎外瓶霉,当时诊断为着色霉菌病,以后又有1例类似病例发生。迄今为止,我国发现的14例暗色丝孢霉病中,有8例为侵袭性感染,致病菌以外瓶霉为主,系统性损害较重,往往引起血行播散危及生命。

【临床表现】

按照致病菌侵犯部位不同,本病可分为眼部、皮肤和皮下组织及系统性感染几种主要的临床类型。

1. 暗色真菌性角膜炎(phaeohyphomycotic keratitis) 本病发病前多有角膜外伤史,主要致病菌有甄氏外瓶霉和枝孢霉等。早期表现主要有角膜刺激症状,继而出现角膜溃疡,甚至出现角膜穿孔导致失明。1985年,于淞等曾报告一例23岁女性患者。

2. 皮肤和皮下组织暗色丝孢霉病(cutaneous and subcutaneous phaeohyphomycosis) 是最为常见的一型。可由多种暗色真菌引起,主要致病菌为外瓶霉和瓶霉。临床主要表现为孤立的皮下脓肿或化脓性肉芽肿,位于四肢暴露部位者居多,提示可能与外伤有关。据国外对78例已发表的资料统计表明,85%的损害发生在四肢,以膝部、手指、手部、腕部和肘部常见。其余发生在四肢其他部位以及臀部、面部、颈部和头皮。仅有3例为多发性损害,一例为皮肤多发性损害;一例为皮肤伴淋巴结损害;另一例为颈部、喉部及软腭损害。86%的患者年龄在30岁以上,60%为男性。患者对皮损往往不太重视,多在损害出现数月或数年后方来就诊,因此,多数患者难以回忆起外伤史。有10%～30%的患者记得在感染部位有异物刺伤的经过,多为植物性,也有针刺发生。

3. 系统性暗色丝孢霉病(systemic phaeohyphomycosis) 损害可发生在全身各个器官而出现相应的症状。多由外伤接种所致或由原发感染灶播散而来。其基本损害为化脓性肉芽肿性炎症,可致组织坏死。好发部位有鼻腔、咽部、鼻旁窦、肺部、骨骼及中枢神经系统,严重时可发生真菌败血症导致患者死亡。

4. 暗色真菌性鼻窦炎(phaeohyphomycotic sinusitis) 病程慢性、持久,无明显自觉症状,可局限在鼻腔或逐渐向周围组织扩展。许多患者有较长过敏性鼻炎、鼻息肉、细菌性鼻窦炎或间歇性鼻窦疼痛的病史。患者往往由于鼻塞或面部疼痛而就诊。此时往往已有较大团块充满一个或数个窦腔。一般不伴有发热等全身症状。筛窦受累最常见,在筛窦和眼眶之间的纸状板可出现侧弯,严重时可表现为眼球突出及鼻梁增宽。有时蝶窦的下壁向下弯曲伸入鼻腔。上颌窦也常受累，蝶窦一般只在疾病的晚期才受累。疾病晚期不仅发生黏膜的肥厚，而且损害充满整个鼻窦空腔。手术中可见鼻窦腔中充满暗色黏稠状物，称之为“橡胶水泥”。窦壁往往变薄但保持完整。

5. 中枢神经系统暗色丝孢霉病（phaeohyphomycosis of the central nervous system） 该型较为常见，感染主要由鼻旁窦损害蔓延而来或经血行播散发生，也有个别经皮肤或肺播散产生。常见致病菌为班氏木丝霉（*Xylohypha bantiana*）或称毛样枝孢霉（*Cladosporium trichoides*）。我国仅有皮炎外瓶霉所致病例的报告。日本报道有裴氏着色霉所致的病例。该病临床症状与细菌性脑脓肿相似，Dixon 等详细总结了 30 例由班氏木丝霉感染的情况，头痛为最常见的症状（21/30），往往持续数周或数月之久，体温升高不明显，可有低热，个别患者也可有高热。最常见的体征是神经系统局灶定位体征，如轻度偏瘫、颅神经损害、癫痫，以及颅内压增高伴随的视盘水肿。由嗜睡到惊厥，最终可发展为昏迷。

【实验室检查】

1. 直接镜检 在损害的分泌物或抽吸的脓液及活检标本中发现暗色规则或串珠状菌丝、发芽或不发芽的酵母细胞而非厚壁分隔细胞，对诊断该病有帮助。有些病例往往因菌丝壁颜色非常暗而被忽略。

2. 培养检查 取分泌物、脓液，最好是活组织进行培养可以帮助确定诊断。将标本接种于沙保弱氏琼脂（Sabouraud's agar）斜面上在 25～30℃条件下培养 4 周，大多数致病菌在 1～2 周内均可形成可见菌落，菌落呈绒毛样或酵母样，灰色、暗绿色、暗棕色或黑色。如怀疑班替木丝霉感染不要用脑心培养基，在马铃薯琼脂或玉米琼脂培养基上生长良好，产孢丰富。根据其产孢结构特点可对其进行鉴定。

3. 其他实验室检查 暗色真菌性鼻窦炎有时可伴嗜酸性粒细胞轻度增加，但一般分类计数不超过 20%。中枢神经系统暗色丝孢霉病患者可有白细胞轻度升高。腰椎穿刺对于诊断的意义不大，因培养一般为阴性，在脑脓肿存在时一般不做。脑脊液中糖含量下降低于 50 mg/dL 时，提示存在播散性脑膜感染。

实用的免疫学检查不多，只有外抗原试验（Exoantigen test）可用于某些暗色真菌的鉴定。该试验可将几种形态相近的外瓶霉互相区别，也有用于枝孢霉鉴定的报道。

电子计算机断层扫描技术（CT）和磁共振成像技术（MRI）对发现鼻部及脑部的病变有帮助。脑部病变 CT 检查为低密度损害伴对比增强的边缘，这一表现与细菌性脑脓肿难以区别。因此，这些检查应结合真菌学及病理检查的结果。

【诊断】

根据各器官受累的典型临床表现并结合真菌学等实验室检查：脓液及组织中发现暗色真菌菌丝或酵母样细胞；培养有致病性暗色真菌生长；组织病理学证实组织中的真菌成分并显示出化脓性肉芽肿性炎症等，应高度怀疑本病。由于致病菌种类较多，临床变化多种多样，应与着色芽生菌病、其他原因所致的角膜溃疡（细菌、病毒性等）、慢性鼻窦炎及颅内占位性病变相鉴别。可借助实验室检查，主要以真菌学检查为依据。分泌物涂片及培养阳性结果有助鉴别。必要时取组织做病理学检查。还可借助 CT、MRI 等技术进行鉴别。

【治疗】

大多数暗色真菌对抗真菌药物不敏感，疗效往往欠理想，需要长期、大量服药。对于某些局限性皮肤损害和鼻窦、脑损害，可考虑在用药基础上进行手术治疗。

1. 手术治疗 对于脑暗色丝孢霉病及鼻窦损害是首选治疗措施。一般在服用化学药物治疗 1～2 个月后进行手术切除。有时对于诊断不清的脑损害，术后可明确诊断，但应注意术中防止播散，剥离时尽量保持包膜完整。另外，对于某些孤立的皮下囊肿，也可考虑手术切除，一般不易复发。

2. 内用药物 两性霉素 B 联合 5-FC 对大多数暗色真菌感染疗效较好；班氏枝孢瓶霉除对

5-FC敏感外，对其他药物反应差，可与两性霉素B合用。最近，伊曲康唑、伏立康唑、泊沙康唑等也开始应用于本病的治疗；口服伊曲康唑已经成为治疗的首选，伏立康唑推荐用于中枢神经系统感染的患者，因为其更容易透过血-脑屏障，在脑脊液中药物浓度较高。这些药物应联合应用以减少耐药性，减轻不良反应，长期应用4～6个月以上方可收到较好疗效。有文献推荐唑类药物、棘白菌素类以及氟胞嘧啶三者联合使用可以达到较高的临床效果，尤其适用于中枢神经系统感染的患者。特比萘芬也可试用，或与其他抗真菌药物合并应用。

3. *局部治疗*　5%那他霉素、0.15%～0.3%两性霉素B水溶液，咪康唑溶液(10 mg/ml)局部外用，在最初48～72小时，每小时用药1次，以后改为每日4次维持，至少坚持4周，维持治疗6个月，对早期角膜损害有效。也可采用结膜下注射咪康唑5 mg/d或氟康唑1～2 mg/d连续5日。全身治疗对角膜感染疗效不肯定。

4. *物理治疗*　根据致病菌不耐高温的特点行局部加热疗法，以抑制其生长繁殖。可以使用电热、红外线等，也可用热水直接浸泡，温度以50～60℃为宜，以患者的耐受程度为准。可逐渐升温以延长保温时间。日本报道1例患者使用伊曲康唑效果不好后，改用局部温热疗法，持续4个月后，皮疹愈合但留有瘢痕。

5. *免疫治疗*　有文献报道，推荐难治性感染的患者可以使用免疫调节剂，如干扰素、白介素、集落刺激因子等，它们可以增强机体抗真菌的免疫力，在临床上可以作为有效的辅助治疗方法。如INF-γ可以用于免疫抑制或受损的患者。

参考文献

[1] 刘泽虎，夏修蛟，钟燕，等. Microsphaeropsis arundinis引起暗色丝孢霉病1例[J]. 中华皮肤科杂志,2013,46(8): 554-556.

[2] Cai Q, Lv GX, Jiang YQ, *et al*. The first case of phaeohyphomycosis caused by *Rhinocladiella basitona* in an immunocompetent child in China[J]. Mycopathologia, 2013, 176(1-2): 101-105.

[3] Wang X, Zhang R, Wu W, *et al*. Impaired Specific Antifungal Immunity in CARD9-Deficient Patients with Phaeohyphomycosis[J]. J Invest Dermatol, 2018, 138(3): 607-617.

[4] Fukai T, Hiruma M, Ogawa Y, *et al*. A case of phaeohyphomycosis caused by *Exophiala oligosperma* successfully treated with local hyperthermia[J]. Med Mycol J, 2013, 54(3): 297-301.

[5] Chowdhary A, Meis JF, Guarro J, *et al*. ESCMID and ECMM joint clinical guidelines for the diagnosis and management of systemic phaeohyphomycosis: diseases caused by black fungi [J]. Clin Microbiol Infect, 2014, 20Suppl 3: 47-75.

[6] Li DM, de Hoog GS. Cerebral phaeohyphomycosis — a cure at what lengths? [J]. Lancet Infect Dis, 2009, 9(6): 376-383.

(北京大学第一医院　黄晨　李若瑜)

第十八章 支原体感染

支原体(mycoplasma)是迄今发现能独立生活、自行繁殖而不需要寄生于其他生物细胞的最小微生物。它在自然界分布很广，许多动物、植物和昆虫都能储存和携带。目前常见有6种支原体与人类疾病相关，即肺炎支原体、人型支原体、生殖道支原体、隐匿支原体、发酵支原体和解脲支原体，临床可分别引起呼吸道和泌尿生殖系统感染。另外，支原体感染尚可能与一些风湿性疾病的发生有关。在艾滋病患者中，支原体的检出率明显高于健康人群，还可能导致艾滋病患者多器官功能衰竭的发生。

支原体是原核细胞生物中最小的，大小一般在0.2～0.3 μm，很少超过1.0 μm。支原体具有高度的多形性，其基本形态有球形、双球形及丝状3种，尚有其他不规则形态。支原体细胞大小悬殊，有些种属的支原体在液体培养基中呈滑行运动(肺炎支原体、鸡毒支原体、鼠肺支原体)，电子显微镜下可见肺炎支原体、生殖支原体、鼠肺支原体、鸡毒支原体、穿透支原体、梨支原体等致病性支原体顶端有尖端结构。与其他原核生物不同，支原体缺少细胞壁，代之以3层结构的单位膜，此特点使其具有与此相关的生物学特性，如多形性、可塑性、可滤过性、易溶解性及对青霉素等干扰细胞壁形成抗菌药物的天然抵抗性。除缺少细胞壁外，支原体还具有基因组小、结构简单、生物合成及代谢能力有限、在固体培养基上形成特殊的油煎蛋状菌落，对四环素及大环内酯类等干扰蛋白质合成的抗菌药物敏感等特性。

支原体细胞膜上的抗原结构由蛋白质和糖脂组成。各种支原体均有其特有的抗原结构，交叉较少，因此在鉴定支原体时有重要意义。补体结合试验取决于抗原的糖脂部分，ELISA试验取决于抗原的蛋白质部分。支原体的血清抗体可用作生长抑制试验(GIT)和代谢抑制试验(MIT)，特异性与敏感性均较高。

支原体不耐热，55℃时5～15分钟即死亡。不耐干燥。对重金属盐类、苯酚(石炭酸)、煤酚皂溶液(来苏儿)等化学消毒剂敏感。尤其对表面活性物质、脂溶剂极为敏感，冷冻干燥可长期保存。

第一节 支原体肺炎

支原体肺炎(mycoplasma pneumonia，MP)是由肺炎支原体引起的肺炎，主要经飞沫感染。一年中任何时间都可发生，但多发生于夏末秋初，发病率以5～15岁的青少年最高。其特点为起病缓慢，病情多较轻微，发热、咳嗽、乏力、肺部体征多不明显。有时见有呼吸道以外的并发症，如心血管症状、神经症状和皮疹。一般预后良好。支原体肺炎的病理变化以间质性肺炎为主。血清冷凝集试验阳性。

【病原学和发病机制】

肺炎支原体形态呈短细丝状，2～5 μm长，在近细胞丝状体尖端有一球状的特殊结构，典型的肺炎支原体形态类似酒瓶状。肺炎支原体主要特性：① 基因组小，整个基因组长约816 394 bp，约含有687个基因；② 以二分裂的方式进行复制；③ 在有氧和无氧环境中均能生长，生长速度慢，一般为7～10日，反复传代后生长快，生长需要胆固醇和葡萄糖；④ 生长最适pH为7.5～7.8；⑤ 能发酵葡萄糖产酸，不分解精氨酸；⑥ 液体培养物在相差显微镜下为球形或双球形及长丝状，以滑行方式进行运动；⑦ 平皿上菌落呈"桑葚"状，反复传代后呈油煎"荷包蛋"状菌落。

肺炎支原体缺乏细胞壁，代之以3层结构的细胞膜，其成分中2/3为蛋白质，1/3为脂类。肺炎支原体抗原物质主要来源于此膜，包括糖脂抗原和蛋白质抗原。糖脂抗原是肺炎支原体的主要抗原成分，这种糖脂又存在于许多细菌和支原体及宿主细胞膜内，而导致补体结合试验的假阳性反应，也是引起机体产生多种自身抗体，导致自身免疫损伤的主要物质。肺炎支原体的蛋白质抗原在其感染和致病过程中起重要作用，是肺炎支原体的主要特异性免疫原，刺激人体产生的免疫球蛋白反应较强且持久，是目前血清学诊断采用的主要抗原。位于肺炎支原体外膜尖端特殊结构的膜表面蛋白又称黏附因子，能介导肺炎支原体黏附在红细胞和呼吸道上皮细胞之上，这种黏附是肺炎支原体繁殖和致病的先决条件。肺炎支原体感染仓鼠、家兔和人血清均与P1蛋白发生特异性反应，所以应用Pl蛋白诊断肺炎支原体感染是敏感而特异的。

肺炎支原体入侵呼吸道后，首先其顶端的尖端结构(即黏附因子)与宿主细胞上受体结合而黏附于呼吸道黏膜上皮细胞，利用菌体所产生的过氧化氢酶核酸酶与菌膜上的毒性成分引起细胞膜损伤，致上皮细胞病变及纤毛运动减弱，进而引起呼吸道症状。肺炎支原体亦能产生一种新型潜在毒性因子HapE，其蛋白酶活性与肺炎支原体患者发生溶血有关。同时肺炎支原体具有对B细胞、T细胞的非特异性丝裂原活性，并能抑制非相关抗原细胞介导的免疫反应。研究还表明，肺炎支原体抗原与人体心、脑、肺、肝、肾和平滑肌等组织存在部分共同抗原，感染后可产生相应组织的自身抗体，并可形成免疫复合物，因而可引起肺内和肺外多种病变。本病的主要病理变化是急性毛细支气管炎及间质性肺炎，通常以肺门周围及下叶单侧较多见，少数病例可出现大叶性肺炎、双侧肺炎或胸膜炎。

【流行病学】

本病呈世界分布，四季均可发生，但以冬春季多见。患者和肺炎支原体携带者为主要传染源。病原体由感染者呼吸道分泌物排出，由飞沫或气溶胶传播。通常病初1～3日传染性最强，2～5周后传染性可消失。人群普遍易感，以5～15岁发病者常见，3岁以下儿童感染以肺炎表现为主，成人感染一般症状轻或无。病后免疫力不持久，因此可反复感染。

【临床表现】

潜伏期2～3周。临床表现轻重不一，可无症状或表现为咽炎、气管炎、支气管炎甚至肺炎。起病缓慢，病初有发热、咽痛、咳嗽、头痛及乏力等上呼吸道感染症状，2～3日后症状逐渐加重，出现阵发性剧烈干咳，类似百日咳而无鸡鸣样吸气声，阵咳常伴有呕吐，夜间较重。咳嗽持续时间常很长，在发热及全身症状消退后仍可持续较长时间，甚至达3～4周。痰量不多，可带少量黏液或血液。体温由低热至39℃左右不等，半数患者可持续8日以上。一般情况大多良好，很少出现呼吸急促及发绀，肺部体征常不明显，部分患者可有哮鸣音或湿啰音，偶有胸膜摩擦音，少数患者出现胸痛，部分患者甚至可完全无肺部体征。本病病程长短不一，一般在2周之内，长者可达4～6周。个别病例可在几周后复发。部分患者可出现肺外病变。

【实验室检查】

1. 临床检查　白细胞总数正常或减少，偶有升高，中性粒细胞及嗜酸性粒细胞可轻度升高，红细胞沉降率可增快。X线检查肺部改变可有：① 肺门阴影增浓；② 支气管肺炎改变；③ 间质性肺炎改变；④ 均一的实变影像。典型者肺部可见点片状或云雾状阴影，肺门部致密，向外逐渐变浅，呈扇形分布。病变多数位于一侧，以下叶为多见，少数可呈多叶病变。可有少量胸腔积液。小儿可出现肺门淋巴结肿大。

2. 血清学检查

(1) 肺炎支原体特异性抗体的检测

1) 冷凝集试验：如效价 1∶32 以上则高度提示肺炎支原体感染可能，病程中效价 4 倍以上升高者更有诊断意义。此试验一般在病后第 1 周末开始阳性，3～4 周达高峰，持续时间 2～4 个月。传染性单核细胞增多症、巨细胞病毒感染及其他一些病毒性疾病时也可出现滴度升高，需注意鉴别。

2) 补体结合试验：单份血清效价高于 1∶32 为阳性，如双份血清效价 4 倍以上升高，提示有近期感染。但与其他支原体和军团菌感染常有交叉反应。

3) 间接免疫荧光法：检测肺炎支原体特异性 IgM，效价大于等于 1∶16 或双份血清效价 4 倍以上升高有诊断意义，此方法较灵敏。

4) 酶联免疫吸附试验(ELISA)：检测肺炎支原体 IgM 抗体，于病后 1 周即可检出，10～30 日达高峰，12～26 周消失。

5) 间接血凝试验：检测肺炎支原体 IgM 抗体，其灵敏性和特异性可达 90%左右。

6) 颗粒凝集试验：检测支原体特异性抗体，滴度大于 1∶80 为阳性，双份血清恢复期抗体滴度上升 4 倍或 MP－IgM 抗体滴度持续高于 1∶160 可确诊为肺炎支原体急性感染。

7) 支原体检测试剂盒：日本学者报道，一种新的针对肺炎支原体核糖体蛋白 L7/L12(RP－L7/L12)，进行检测对肺炎支原体的诊断有较高的敏感性和特异性。

(2) 肺炎支原体抗原的检测：可采用特异性单克隆抗体间接免疫荧光法、免疫印迹法及酶免疫法，直接检测肺炎支原体抗原，优点是快速和简便，但需制备高度特异的单克隆抗体。

3. 支原体核酸的检测　利用 PCR 技术检测患者的鼻咽洗液、痰液、气管及支气管分泌物中的肺炎支原体核酸，常用的方法有传统 PCR、实时定量 PCR、多重 PCR；也可用 cDNA 探针、依赖核酸序列的扩增技术（nucleic acid sequence-based amplifcation，NASBA）、RNA 恒温扩增实时荧光检测技术（simultaneous amplifcation and testing，SAT）检测肺炎支原体 RNA。

4. 肺炎支原体培养　采集鼻咽洗液、痰液及气管、支气管分泌物培养，10 日左右可获支原体，培养阳性须做红细胞溶解试验或特异性抗体抑制生长试验作验证。

【诊断】

本病多见于儿童及青少年，如有接触史或家庭及集体内出现呼吸道感染伴肺炎流行时，应考虑本病的可能。如患者出现发热伴阵发性刺激性咳嗽，肺部体征不明显，而 X 线所见病变显著，应考虑为支原体肺炎。结合有关肺炎支原体血清学抗原抗体 IgM 检测，可基本确诊；有条件者可做核酸检测或病原体培养分离。

【治疗】

一般认为，支原体肺炎是自限性疾病，不需使用抗生素大多可自愈。但使用抗生素后可减轻病情，缩短病程，减少并发症的发生。由于支原体无细胞壁，故对作用于细胞壁的抗生素如青霉素类、头孢菌素类等不敏感，而对影响细菌蛋白质合成的抗生素如大环内酯类、四环素类、氨基糖苷类药物及抑制 DNA 旋转酶、阻断 DNA 复制的氟喹诺酮类抗菌药物有效。

1. 抗菌药物的应用　目前仍以大环内酯类为首选，一般使用红霉素，成人 0.5 g，每日 4 次；儿童每日按 30～50 mg/kg，分 3～4 次。有作者推荐使用阿奇霉素 0.25 g，每日 1 次，首日剂量加倍，认为具有疗效好、不良反应少、用药方便等优点。注意四环素在孕妇及 8 岁以下儿童不宜使用。氟喹诺酮类慎用于 18 岁以下及有神经精神疾病患者。

2. 免疫调节治疗　MP 肺炎的免疫发病机制目前仍未明确，涉及固有免疫、细胞免疫、体液免疫等多个方面。MP 肺炎患者表现出多样的临床严重程度，可能与宿主的免疫反应相关。对于疗效不佳的难治性肺炎支原体肺炎，建议：① 泼尼松龙 1 mg/(kg·d)口服治疗，连用 3～7 日，随后减量；② 甲泼尼龙 10 mg/(kg·d)静脉滴注 2～3 日，并在 1 周内减停或给予丙种球蛋白 1 g/(kg·d)1～2 次；③ 泼尼松龙 30 mg/(kg·d)静脉滴注，连用 3 日；④ 甲基泼尼松龙 2 mg/(kg·d)对大多数难治性肺炎支原体肺炎患儿，能迅速改善临床症状及影像学表现，减少后遗症。

3. *对于大环内酯耐药肺炎支原体的治疗* 因其形态、结构、代谢等方面的改变尤其是耐药基因的出现，给抗肺炎支原体肺炎感染治疗带来了难度。最近研究如下：① 近些年来，针对红霉素及其衍生物结构改造中获得了第三代对耐药菌有效的大环内酯类抗生素，如泰利霉素、噻霉素；② 大环内酯类联合利福平用药共同作用于蛋白质合成的不同阶段，因而利福平对肺炎支原体也有抑菌作用；③ 目前，尚未发现对氟喹诺酮类耐药的肺炎支原体，故左氧氟沙星、环丙沙星、加替沙星、妥舒沙星均可用于大环内酯类耐药肺炎支原体的抗菌治疗。

4. *中药治疗* 近年来，耐药菌逐渐增加，中药具有不良反应小等优点，因而在 MP 治疗方面渐显优势，桔梗皂苷 D 是芩柏清肺丸(芩柏)的重要成分，已被批准为首批有效抗 MP 的中药。

【预防】

目前尚无特殊预防措施。主要可从以下三方面入手。① 隔离患者：对预防急性期飞沫传播有一定作用，隔离时间 2 周左右。② 预防性用药：对易感人群如体弱及有肺、心疾病，哮喘或免疫功能低下者，预防性服用抗生素可减少临床发病，如口服多西环素或阿奇霉素预防。③ 疫苗预防：由于支原体肺炎病程长，带菌时间长，流行传播时间长，尤其在人群密集地区流行时影响更大，可考虑试用疫苗进行预防。但目前支原体疫苗的预防效果尚不确切，须待进一步研究。

第二节 肺炎支原体感染的肺外表现

肺炎支原体感染除引起呼吸道炎症外，尚能引起许多其他系统疾病。一般多发生在呼吸道感染的基础上，也有不伴有呼吸道症状而单独发病者。在临床表现为非呼吸系统疾病而其病因最后确定为肺炎支原体感染者并不少见。由于此类情况不能作为一般意义上的并发症看待，在此单列一节。

发病机制尚未完全清楚，由于在病变组织中很少分离到病原体，因而认为并非由病原体直接侵犯引起，考虑可能为自身免疫反应或为肺炎支原体抗原与宿主组织有共同抗原成分引起的交叉反应。广义地说：它并非由肺炎支原体感染直接引起的，而是由于肺炎支原体感染后“激发”“扳机”(trigger)的结果。

1. *神经系统* 在住院的支原体肺炎患者中此并发症较为多见。儿童发病率较高，多数近期有呼吸道感染性疾病史，少数患儿可以中枢神经系统受累为首发表现。多在呼吸道症状出现后 2 周开始，常持续数月。常有呕吐、头痛、惊厥等，表现范围从轻度脑膜刺激征到严重的神经病变，随病变程度及部位不同可有不同表现，如脑膜脑炎、无菌性脑膜炎、脊髓炎、神经根炎、脑神经麻痹、周围神经炎、吉兰-巴雷综合征、小脑共济失调及精神障碍等。20%～30%有神经系统后遗症。有报道从少数患者脑脊液中曾分离出肺炎支原体，但未从脑组织中分离出病原体，因而病原体直接侵犯神经组织的证据并不充分。有些患者血清中可检测出抗脑抗体，可能是肺炎支原体与宿主神经组织有共同抗原成分而引起的交叉反应所致。

2. *血液系统* 肺炎支原体感染时可发生溶血性贫血。溶血性贫血多发生于年龄稍大的儿童或青年，且常同时伴有皮疹及心肌炎或神经系统并发症。此溶血为支原体肺炎患者血中出现冷凝集素升高所致。高滴度的冷凝集素能引起严重的免疫性溶血性贫血，患者四肢受凉时容易诱导溶血发生，患者血红蛋白可迅速降低，网织红细胞明显升高，并可出现黄疸。此外，尚可引起发作性血红蛋白尿、雷诺现象及凝血功能障碍，严重者可引起弥散性血管内凝血或血栓形成。有些患儿可出现白细胞减少或呈类白血病样反应、血小板减少等。

3. *心血管系统* 心脏受累是支原体肺炎最常见的肺外病变，可表现为心包炎、心肌炎、完全性房室传导阻滞、充血性心力衰竭和心源性脑缺血综合征等。有文献报道，肺炎支原体并发的心脏疾病多由血清学检查阳性而诊断的。患者可出现面色苍白、气短、发绀、心悸、胸痛，心电图、心肌酶学异常等表现，多数心脏症状为一过性或症状轻微，个别患儿以心血管损害为突出表现，有些患儿可无任何心血管系统损害症状而仅心电图显示异常。

4. *皮肤改变* 较常见，如红斑、斑丘疹、荨麻疹、出血性皮疹、过敏性紫癜、结节性红斑等，其中以斑丘疹、疱疹为最常见，多见于躯干及四肢，散在或密集，有或无痒感。皮疹持续严重者并发溃疡性口腔炎及结膜炎，大多见于发热期，一般持续 1～2 周消退，有的可表现为一过性皮疹。

5. *肌肉及关节* 青少年及成人感染支原体后会出现一过性、游走性关节疼痛和非特异性肌痛，大、中、小关节均可受累，呈单个关节或多个关节疼痛，肌肉疼痛常不剧烈，可随病程而逐渐自行消失。有关节腔积液者少见。有时可出现皮下硬结或类风湿因子阳性，个别病例自滑液中分离出肺炎支原体。

6. *消化系统* 肺炎支原体感染时可引起氨基转移酶升高，肝、脾轻度大。表现为食欲缺乏、恶心、呕吐、腹痛、腹泻等，多发生在疾病早期，大多随着疾病的好转而恢复。

7. *泌尿系统* 肺炎支原体相关性肾炎主要以急性肾炎综合征为主，如血尿、水肿、高血压、少尿、肾功能不全等，也有表现为肾炎性肾病综合征。肾脏病理损害的程度与临床表现相关。尚有在肾小球中测出含有肺炎支原体抗原的免疫复合物，在肾间质中测出肺炎支原体抗原的报道。

8. *胸膜病变* 以往认为肺炎支原体引起胸膜炎罕见，借助 X 线检查至少有 20% 的肺炎患儿胸腔有少量积液，胸腔积液用 PCR 检测肺炎支原体 DNA 常呈阳性，一般无胸膜增厚，吸收较慢，病程较长，约需 4 周或更长。

9. *其他* 最近有文献报道，妇科门诊的患者生殖道以及配偶尿道中曾分离出肺炎支原体，部分病例血清检测肺炎支原体抗体升高，对其致病意义尚未能做出结论。肺炎支原体感染时常合并其他呼吸道病原体感染，如病毒、细菌、衣原体等，最常见的是副流感病毒，但不影响病程。合并感染发病率各地不同。

第三节 其他支原体感染

一、解脲支原体感染

解脲支原体（*Ureaplasma Urealyticum*）首先从非淋病奈瑟球菌性尿道炎患者中分离出，因其生长需要尿素，而且可分解尿素而命名。解脲支原体寄居于人泌尿生殖道，偶尔可自呼吸道分离出来。主要通过性行为传播，引起人类非淋菌性尿道炎及前列腺炎、附睾炎、阴道炎、盆腔炎等，可通过胎盘感染胎儿，引起早产、流产和新生儿呼吸道感染。解脲支原体还可吸附于精子表面，阻碍精子与卵子的结合，其与精子有共同抗原成分，可造成精子的免疫损伤。

【病原学和发病机制】

解脲支原体属于柔膜体纲中支原体目，支原体科，脲原体属的一个种。在含 95% 氮气和 5% 二氧化碳环境中生长良好，生长速度快，一般为

16～48小时，生长最适pH为5.5～6.5。液体培养物在相差显微镜下以球形为主，单个或成双排列，不呈长丝状或长链状，能通过微孔滤膜；革兰染色阴性，但不易着色，吉姆萨染色呈紫蓝色。固体培养基上菌落很小，直径一般为15～50 μm，呈颗粒状。营养条件好时呈“荷包蛋”状，营养差时周边变窄。培养生长除胆固醇外，尚需尿素，有尿素酶能水解尿素产生氨，不分解葡萄糖和精氨酸。

解脲支原体无细胞壁，细胞膜由3层薄膜构成，其中外层和内层具有浓电子密度，中层为薄电子密度。内外两层由蛋白质组成，中层系脂类，主要为磷脂。胆固醇位于磷脂之间，对保持细胞膜的完整性具有一定的作用。对重金属盐类、苯酚(石炭酸)、煤酚皂溶液(来苏儿)和一些表面活性剂比细菌敏感，对热抵抗力较差，不耐干燥，低温或冷冻干燥可长期保存。环境中渗透压的突然改变可使菌体破裂。

解脲支原体有14个血清型，其中2型和5型有共同抗原成分，各种血清型之间的致病性有所差异，血清4型引起疾病的频率最高。解脲支原体的致病机制尚不完全清楚，现已发现解脲支原体具有多种活性酶，如脲酶、蛋白酶和磷脂酶等，其中脲酶与毒力有关。脲酶主要位于胞质中，是裂解尿素类物质碳氢键的酶类，在胞质中脲酶分解尿素产生氨。它能引起细胞间质坏死和许多纤毛损伤；能使磷酸镁盐和磷酸钙盐形成结晶，而且可提高尿道上皮对尿素酶诱导结晶的黏附，使结晶增大、聚集而形成尿路结石。蛋白酶是人体黏膜的一种主要抗感染免疫球蛋白。蛋白酶能破坏泌尿生殖道黏膜表面，使存在的特异性抗体能黏附于泌尿生殖道黏膜的表面。磷脂酶吸附于宿主细胞表面，从宿主细胞膜吸取脂质与胆固醇，引起细胞膜损伤；定居在泌尿生殖道上皮细胞，产生毒性代谢产物，对宿主细胞有急性毒性作用。磷脂酶A、磷脂酶C促使细胞膜中游离的花生四烯酸释放，而花生四烯酸是前列腺素的必需前体物质，能够启动分娩而引起早产。解脲支原体可通过吸附在精子表面而影响精子的正常功能和代谢，使精子运动能力降低、数目减少和畸形精子增多，从而引起不育症。

【临床表现】

近年研究发现，解脲支原体感染与一些新生儿疾病及成人泌尿生殖道系统疾病有关，现已将泌尿生殖道感染症列为性传播疾病。

1. *泌尿系统感染* 解脲支原体可直接引起感染或相关疾病(如发生膀胱、肾等部位结石和不孕不育)。

(1) 非淋菌性尿道炎：解脲支原体主要引起非淋菌性尿道炎，表现为尿频、尿痛、尿道分泌物、尿道口红肿等症状。最典型的临床症状为尿道内瘙痒，伴有尿急和排尿不畅或排尿不净感。尿痛轻微，偶见尿中有白色黏液丝随尿排出，少数患者有稀薄的脓性分泌物。女性患者白带较多，会阴部有异臭味。

(2) 慢性前列腺炎：由于感染尿道上皮细胞治疗不彻底，可蔓延至前列腺，引起急性或慢性前列腺炎。

(3) 附睾炎：表现为睾丸肿痛、阴囊肿胀等。

(4) 不孕不育症：解脲支原体感染影响精子各项指标，降低了精液整体质量。对精子活力影响最大，其次是精子数量、成活率、顶体完整率及血清抗精子抗体。解脲支原体感染引起血清IL-6升高，但并不能引起精浆IL-6升高。解脲支原体感染能降低精浆中锌(Zn)和硒(Se)的含量，从而也影响精液质量。解脲支原体对于睾丸、输精管、前列腺的形态组织结构尚未有明显的影响。

2. *生殖道感染* ① 宫颈疾病：解脲支原体感染在宫颈炎中占有很大比例。据报道，在慢性宫颈炎中，解脲支原体的总检出率为57.36%(43.81%～50.92%)，约占总数的一半，并且宫颈糜烂患者宫颈解脲支原体感染率升高，随患病程度增加，感染率有不同程度的增高，认为解脲支原体与宫颈糜烂发生有明显关系，其机理可能是解脲支原体产生磷脂酶A、磷脂酶C促进了细胞膜中游离花生四烯酸的释放，导致前列腺素的产生，引起血管扩张，通透性增加，造成组织水肿及腺体分泌增加，导致宫颈糜烂。② 盆腔炎性疾病：当女性生殖道的抵抗力下降时，潜伏于生殖道黏膜皱襞中的解脲支原体大量繁殖，可引起盆腔脓肿、盆腔结缔组织炎症。

3. 妊娠期感染　在妇女妊娠期间，部分孕妇阴道内的解脲支原体可上行达子宫内膜引起子宫内膜炎，并可侵犯羊膜，有时可引起绒毛膜羊膜炎，造成流产、死胎、围生期疾病及死亡，可导致妊娠期缩短、胎儿生长迟缓、胎膜早破及低体重胎儿等。

4. 新生儿疾病　主要表现在呼吸道感染和肺支气管发育不良，该病的发生率随出生体重的降低而增加。解脲支原体也是新生儿脑膜炎的病原体之一，新生儿可伴发严重的脑室出血、脑积水、颅内感染，其中枢神经系统感染的特点呈慢性，可持续存在数十日至数月。

5. 其他　免疫功能低下及低丙种球蛋白症患者对解脲支原体特别敏感，可引起关节炎、肺炎、尿路感染、脊髓炎、鼻窦炎等疾病。

【实验室检查】

1. 血清学检查法　在常规实验室检查中用处不大，主要因为有些无症状者也有低滴度的抗体，可能与人群中存在支原体有关。实验室诊断最好的方法是分离培养与鉴定，以及对标本中抗原及核酸成分的检测。

2. 支原体分离　为确诊的重要方法，可采集患者精液、前列腺液、分泌物、尿沉渣、羊水、胎盘或血液等标本进行检测。在平皿上菌落很小，多数呈颗粒状，有时呈“油煎蛋”状。需做尿素酶试验、代谢抑制试验和生长抑制试验进一步鉴定。

3. 快速诊断试验　在不必做病原体分离的情况下，为了确定人体是否感染，可用敏感的血清学方法检查标本中有无相应的抗原。常用的方法有反向间接血凝试验、免疫荧光法、酶联免疫吸附试验。这些方法快速、敏感、准确，适宜在基层使用。

4. 核酸的检测　可以使用基因探针技术和聚合酶链反应（PCR）检测法，以及限制性片段长度多态性分析等技术手段。

【治疗】

四环素类、喹诺酮类及大环内酯类抗菌药物为治疗解脲支原体感染症的首选药物。但由于广谱抗菌药物的滥用，反复感染及慢性迁延等因素，耐药菌株不断增加，给临床治疗带来困难。

1. 四环素类抗生素　是临床上最常用的抗生素之一，该类药物是非烷“四环母核”结构的广谱抗生素。它包括四环素、金霉素、土霉素、多西环素、地美环素（去甲金霉素）、美他环素（甲烯土霉素）、米诺环素等，以前四种更为常见和常用。它们的作用机制是干扰或抑制蛋白质合成，迅速抑制细菌的生长繁殖，导致其死亡，属于“快效抑菌剂”，在较高浓度时也具有杀菌作用。以盐酸四环素、多西环素为首选药物。在精液中多西环素浓度较高。该类药物价格便宜，口服吸收完全，半衰期长。

2. 氟喹诺酮类抗菌药物　该类药物的特点是血半衰期长，有抗菌药物后效作用，能进入细胞内或进入前列腺组织，其作用机制是作用于DNA螺旋酶，从而杀死病原体。常用药物包括环丙沙星、左氧氟沙星、诺氟沙星、洛美沙星、司帕沙星、莫西沙星等。

3. 大环内酯类抗生素　本类药特点为具有大环内酯环的共同核心，以红霉素为代表，包括螺旋霉素、麦迪霉素、交沙霉素以及阿奇霉素、克拉霉素等。它们的作用机制是与支原体核蛋白体结合，抑制病原体蛋白质合成，导致其死亡。这类药物的特点是抗菌谱广、能耐碱、生物利用度高、试管内高度敏感、血及组织浓度高、能渗透细胞内、用量小、半衰期长等。

4. 耐药情况　因抗生素的不规范用药以及支原体的反复感染而导致耐药，单一西药治疗效果不佳时，可采用中西医结合治疗，雷公藤可用于治疗。

【预防】

加强性道德和卫生的宣传教育，提倡洁身自爱，取缔卖淫嫖娼，优选安全套，对高危人群及其性伴进行筛查与治疗。为了彻底清除传染源，不仅要对患者给予足够的治疗，而且其性伴需同时进行治疗。应及时掌握耐药的变迁，研究其耐药机制，进行药物敏感试验，合理选择药物治疗。

二、发酵支原体感染

发酵支原体(*M. fementens*)属于原核生物界、柔膜体纲、支原体目、发酵支原体科、支原体属的一个种。过去认为发酵支原体是非致病菌，近年发现发酵支原体个别株能引起人类致死性疾病后，才致力于对发酵支原体的研究。由于开展研究时间短，对于发酵支原体的很多方面了解得还不够全面。

【病原学】

发酵支原体具有支原体属的共同特征，缺乏细胞壁，有可塑性，形态上呈多形性，菌株在厌氧培养中生长较好，可通过滤膜。发酵支原体生长速度中等，液体培养中呈球形或短丝状体。在含葡萄糖的普通支原体琼脂培养基上可形成煎蛋样菌落。红细胞吸附试验阴性。

发病机制尚不完全清楚。在人类上皮组织表面的多糖复合物的两个糖末端，是发酵支原体黏附于人体上皮细胞的受体。发酵支原体对这些受体有高度的选择性，但亲和性很低，这可以解释为什么发酵支原体只能感染很少的人群。发酵支原体还可参与病毒在细胞中的复制及细胞毒作用，可诱导细胞因子的产生。发酵支原体的膜表面的膜脂蛋白抗原物质 M161Ag 可激活单核/巨噬细胞系统的细胞，从而释放多种促炎性细胞因子，如 IL－1β、TNF－α、IL－6、IL－10、IL－12、NO；还可通过旁路途径激活补体系统，致宿主细胞产生炎症反应和天然免疫。此外，M161Ag 还促使未成熟的树突细胞成熟，通过树突细胞的抗原提呈作用介导宿主细胞的特异性免疫应答，影响感染的发生。发酵支原体也有致肿瘤倾向。有关发酵支原体的其他发病机制，有待进一步研究。

【流行病学】

发酵支原体经常存在于唾液和口腔、咽部黏膜表面。唾液在发酵支原体的个体间传播中起到一定作用。可引起肺炎、急性呼吸窘迫综合征甚至死亡。关节中发酵支原体的出现常伴随原因不明的关节炎症状，但发酵支原体是疾病的激发者(trigger)还是疾病的伴随者仍有待研究。可在尿道炎和宫颈炎患者中检测到发酵支原体，在艾滋病患者中较多分离出该病原体。

【临床表现】

由于发酵支原体发现时间较晚，临床资料较少，有限的临床资料仅报道了该病原体感染引起的严重病例，是否尚有轻型感染未被发现，有待继续研究了解。

临床多表现为急性感染过程，有发热、淋巴结肿大、腹泻、肺炎，伴发心、肝、肾上腺功能衰竭，合并机会性病原菌引起的全身感染症状。病理上见肝、脾、淋巴结、肺、肾上腺及脑均呈急性缺血性坏死，炎症反应不明显，免疫反应也极差。在这些坏死组织中均能检测到发酵支原体株，说明该病原体可引起全身感染、多器官功能衰竭。临床特点为快速发生和发展的急性呼吸窘迫综合征，伴有或不伴有系统性疾病。

【诊断】

发酵支原体感染的诊断可以通过分离培养、血清学抗体检测、抗原检测等几方面进行。这些方法与其他支原体的检测基本相同。

【治疗】

发酵支原体能引起严重的全身感染、呼吸系统感染及促使感染进展加重，所以发酵支原体的治疗相当重要。其对蛋白合成的抗生素敏感，对干扰细胞壁合成的抗生素耐药。药物敏感试验提示：对氟喹诺酮类药物敏感，对四环素及多西环素敏感性稍差，所有菌株对红霉素均耐药，对庆大霉素、链霉素也耐药。治疗全身性感染，除抗生素外尚需免疫再建方面的治疗。

三、其他

与人体疾病相关的支原体还有人型支原体(*M. hominis*)和生殖道支原体(*M. genitalium*)。人型支原体和生殖道支原体可引起盆腔炎、阴道炎、宫颈炎、子宫内膜炎、尿道炎及阴茎包皮病变，并可引起胎儿宫内感染。生殖道支原体是一种在20世纪80年代后才发现的致病性微生物。它可能是引起非淋菌性尿道炎和女性宫颈炎的重要病原体，并与非淋菌性尿道炎的复发有关。生殖支原体与发酵支原体、穿通支原体和梨支原体被认为是艾滋病的相关支原体。研究认为，支原体是HIV感染的协同因子和艾滋病病程进展的促进因素。

【病原学】

人型支原体也是致病性支原体之一。在有氧及无氧环境中均能生长，生长除胆固醇外，尚需要精氨酸。生长最适pH为7.0。液体培养基中2～3日、固体培养基中4～5日即可生长，液体培养物在相差显微镜下呈球形、双球形及丝状体；固体培养基菌落大，呈“荷包蛋”状，中心区较小，周边区宽大呈网状。在一般血平板上能生长成针尖大小无溶血环的菌落，半固体培养基中呈茎星状。对红霉素敏感性差，对林可霉素敏感。目前至少有7个血清型。

人型支原体寄居于生殖道，寄居于性成熟女性子宫颈或阴道中，有21%～53%的携带者；男性尿道携带率低。由性接触而传播，可引起盆腔炎、输卵管炎，也可导致肾盂肾炎。

生殖道支原体在有氧条件下生长良好，琼脂培养基上形成典型油煎蛋样菌落。生殖道支原体培养则需1～2个月，甚至更长，生殖道支原体只有1个血清型。

【发病机制】

人型支原体、生殖道支原体主要侵犯人体泌尿生殖道。它们能吸附输卵管细胞膜，引起炎症，使输卵管纤毛脱落、管腔堵塞，干扰妊娠和早期胚胎发育。

【临床表现】

1. 非淋菌性尿道炎　有尿频、尿急、尿痛、尿道烧灼感、排尿困难和尿道口出现少量分泌物。尿道口红肿，沿尿道可有压痛。虽能从尿路检测到人型支原体，但许多研究发现，它并非淋菌性尿道炎的病原体，而细菌感染是这些疾病的真正病因。

2. 盆腔炎　多数患者有急性或亚急性输卵管炎。可表现为恶寒、发热、下腹部肌紧张、压痛明显、附件区触痛，外周血白细胞数增加。有急性盆腔结缔组织炎时，盆腔有肿块，触痛明显。人型支原体感染与盆腔炎有关，而生殖道衣原体能否引起盆腔炎尚不明确。

3. 阴道炎与宫颈炎　表现为阴道分泌物增多，外阴瘙痒，阴道与宫颈黏膜充血。可由人型支原体感染引起，而生殖道衣原体与阴道炎或宫颈炎无关。

4. 孕妇支原体病（人型支原体感染）　可导致孕妇的子宫内膜炎、反复自然流产或死胎、绒毛膜羊膜炎、产褥热等。

5. 其他人型支原体　可引起急性肾盂肾炎，或慢性肾盂肾炎急性发作；部分低球蛋白血症患者的尿道炎、膀胱炎和关节炎症状与人型支原体感染有关。

【治疗】

四环素类药物对各种支原体均有效，可作为首选药物。一般剂量0.5 g，每6小时1次，连用7日。当四环素治疗无效时可换用红霉素0.5 g，每日4次，连用7日，或其他新型大环内酯类（阿奇霉素、克拉霉素）、喹诺酮类药物及链阳霉素等。治疗过程中强调要连续不间断、规则、定量用药，避免抗药性、耐药性的产生。

参考文献

[1] 曹玉璞，叶元康. 支原体与支原体病[G/M]. 北京：人民卫生出版社，2000.

[2] 黄宇烽. 非淋菌性尿道炎实验诊断研究进展[J]. 中华男科学杂志，2004，10(01)：37.

[3] 周蕾. 支原体感染和衣原体感染//宋诗铎. 临床感染病学[M]. 天津：天津科学技术出版社，2004：602－612.

[4] 王良玉，辛德莉. 肺炎支原体感染实验室诊断的研究进展[J]. 传染病信息，2017，30(1)：51－55.

[5] 肖珊，吴献青. 解脲支原体感染的研究进展[J]. 中国医药指南，2012，10(20)：75－78.

[6] Meng Y, Yang Y, Lu W, *et al*. The inhibition of Platycodin D on Mycoplasma pneumoniae proliferation and its effect on promoting cell growth after anti-

Mycoplasma pneumoniae treatment [J]. Frontiers in Cellular & Infection Microbiology, 2015, 4: 192.

[7] Kasimtseva SA, Stepanian IE, Lovacheva OV, *et al*. Detection and treatment of Chlamydia and Mycoplasma infections in patients with bronchoobstructive diseases [J]. Robl Tuberk Bolezn Legk, 2006,(2): 28-31.

[8] Lee KY, Lee HS, Hong JH, *et al*. Role of prednisolone treatment in severe Mycoplasma pneumoniae pneumonia in children [J]. Pediatr Pulmonol, 2006, 41(3): 263-268.

（四川大学华西医院　王丽春）

第十九章　衣原体感染

衣原体感染指由各种衣原体引起的一组感染性疾病，可广泛感染畜禽、野生动物和人类，引起流产、支气管肺炎、胃肠炎、脑脊髓炎、结膜炎和关节炎等多种疾病。衣原体感染不仅危害畜牧业的发展，造成巨大经济损失，而且严重威胁人类健康，因此越来越受到重视。

衣原体(chlamidia)在微生物学上归属于细菌门、立克次体纲、衣原体目、衣原体属。是唯一的具有两阶段繁殖周期的严格细胞内寄生的原核生物，能通过滤器，本身无能量系统，能量必须由宿主细胞提供，因此必须在细胞内寄生，不能在人工培养基上培养。其特点是：① 与细菌相同，同时含有两种核酸(RNA 及 DNA)；② 生活史后期有二分裂现象；③ 有类似革兰阴性菌的由脂多糖组成的细胞壁；④ 含有核糖体及多种代谢活性的酶类；⑤ 对多种抗生素及磺胺类药物敏感；⑥ 有的菌株已发现有噬菌体。

衣原体有两种大小不同的颗粒，较小的称为原体(EB)，直径为 200～400 nm，呈球形或卵圆形，具有感染性的形态。较大的称为网状体(RB)或始体，直径为 800～1 000 nm，是电子密度低的大颗粒，呈球形或不规则形态，具有繁殖性的形态。在衣原体的发育周期中，还有一种过渡形态，称为中间体(IB)，以上形态用普通染料染色，在光学显微镜下可以观察到。

衣原体有其独特的生活周期，其发育分为代谢不活跃的细胞外期和增殖性细胞内期两个阶段。衣原体含有共同的属抗原，依其抗原性质、形态和所含糖原的不同分为：① 沙眼衣原体，含较丰富的糖原，碘染色阳性，包涵体大，常充满胞质，对磺胺类药物敏感，是人类的病原体，尚未发现有自然动物宿主。② 鹦鹉热衣原体，不含糖原，碘染色阴性，包涵体形状不规则，散在胞质中，不压迫细胞核，对磺胺类药物有抵抗，主要感染禽类和低等哺乳动物，偶对人类感染而致病。③ 肺炎衣原体，是近年报道的一种近似鹦鹉热衣原体的新株，命名为 TWAR 因子，它与上述两种衣原体 DNA 序列的同源性不足 10%。④ 兽类衣原体，对人类无致病性。

衣原体侵入人体后，首先在上皮细胞内生长繁殖，继之被单核细胞摄入并进一步增殖。此种细胞内寄生的特定方式，常能使衣原体逃避宿主免疫系统的攻击。其致病作用可通过抑制宿主细胞代谢，溶解寄生的细胞，并进一步引起溶酶体膜破裂，释放溶酶及各种代谢产物，激发机体的免疫反应而造成损伤。宿主感染衣原体后可发生上述反应过程，亦可将衣原体破坏清除，但获得的特异性免疫力较弱，且持续时间较短，因此易发生反复感染，如清除过程不完全，可形成持续感染。此外，衣原体感染还存在大量无症状的隐性感染病例。

衣原体对热敏感，温度在 56～60℃时 5～10 分钟即可使其灭活，常用消毒剂如 0.1%甲醛、0.5%苯酚、1∶2 000 升汞溶液及 70%乙醇等均能在数分钟内杀灭衣原体。衣原体耐低温干燥，冰冻干燥能保存 30 年以上。

衣原体的补体结合抗原有耐热和不耐热两种，前者煮沸及高压不能灭活，为衣原体属所共有，以此抗原吸附过的抗血清，只对不耐热抗原起种特异性反应。因此，交叉补体结合反应可鉴别衣原体属中的不同病原体。

第一节 肺炎衣原体感染

肺炎衣原体感染是由肺炎衣原体(*Chlamydia pneumonia*)引起的呼吸道感染,主要引起肺炎,也可引起咽炎、支气管炎、心内膜炎、脑膜炎及结节性红斑等。

【病原学】

肺炎衣原体是肺炎的常见病原体,并已在世界各地成人中流行。肺炎衣原体与沙眼衣原体及鹦鹉热衣原体DNA同源性不足10%。外膜蛋白具有属特异性,到目前为止,肺炎衣原体只发现一个血清型,它的培养分离较其他衣原体困难。

【流行病学】

肺炎衣原体感染分布于世界各地,人群普遍易感。本病的传染源为患者和无症状携带者,经呼吸道飞沫传播。以隐性感染为主,显性感染常表现为肺炎。人群血清学调查显示,8岁以下儿童肺炎衣原体抗体阳性者少见,以后随年龄增长,至30岁达高峰,成人血清中,抗体的阳性率为25%~45%,感染后抗体滴度迅速下降,但以后可能再次升高,提示本病可以反复感染。男性稍多于女性。

【临床表现】

本病的潜伏期为10~65日。以隐性感染为主,显性表现常以肺炎为主,也可引起咽炎和支气管炎。肺炎患者中咽炎(常伴喉炎)常为首发症状。起病时有发热,体温37.5~39.1℃,持续1~7日。咽痛,数日后出现咳嗽,偶有肋痛,查体肺部可有湿啰音,部分患者可出现哮喘,但此时体温多已正常。多数患者症状较轻,但病情恢复较慢,症状可持续数周至数月。有基础疾病者,病情常较重。机体感染衣原体,可出现Ⅳ型变态反应,故患者皮肤试验常阳性,但并不能明确是哪种衣原体感染。

肺炎衣原体感染尚可引起心内膜炎、肝炎、脑膜炎及结节性红斑等。此外,肺炎衣原体感染与冠心病、心肌梗死的发生相关,故临床上冠心病患者应注意有无此病原体感染的可能。

肺炎衣原体也可引起老年人及慢性病患者的肺炎,这种肺炎常较重。有时合并胸腔积液,且可引起死亡。

【诊断】

由于本病在临床及X线检查上均无特异性表现,无法与其他肺炎相区别,故应注意与流感杆菌肺炎、军团菌肺炎、支原体肺炎及病毒性肺炎相鉴别。特别是当β-内酰胺类抗生素治疗无效时应考虑本病,进行相关的病原学或血清学检查。

【实验室检查】

1. 常规检查　外周血白细胞计数多正常,红细胞沉降率常增快。肺部X线检查常为单个浸润灶,多位于1个肺叶(中叶或下叶),少数患者也可为多发性及双侧性。可伴有胸腔积液。病变多于第一次X线查出后12~30日才消失。

2. 病原和血清学检查　是确诊本病的可靠方法。

(1) 直接涂片:用咽拭子或自患者下呼吸道采集标本,用特异性单克隆抗体染色,检查其特异性包涵体及原体。

(2) 组织培养法:可用细胞培养法培养肺炎衣原体24小时,再用肺炎衣原体特异性单克隆抗体染色,检查其特异性包涵体。

(3) 血清学检查:目前仍是临床上常用的诊断方法。

1) 直接免疫荧光法:使用肺炎衣原体直接免疫荧光单克隆抗体试剂,可以直接检查临床涂片标本中的肺炎衣原体。

2) 免疫荧光试验:微量免疫荧光试验被广泛用于衣原体的血清学诊断和沙眼衣原体的定型,微量免疫荧光试验检测特异性IgM及IgG,当IgM>1∶16或IgG>1∶512,或双份血清抗体滴度呈4倍以上升高时均可诊断为急性感染。IgM抗体>1∶32为高度可疑。病程中抗体滴度4倍以上升高者可确诊。如仅IgG抗体>1∶32,病程中无4倍升高者,常为既往感染。

3）补体结合试验：该试验是一种特异性强、敏感度高的经典血清学方法,被广泛用于衣原体感染的诊断和衣原体抗原研究上。补体结合试验可用于诊断,但不能区分是哪种衣原体感染。

4）琼脂免疫扩散试验：琼脂免疫扩散试验是将蛋白质抗原和相应的抗体分别加到琼脂板上相对应的孔中,两者互相扩散,在比例适宜处形成沉淀线,如果抗原和抗体无关,则不会产生沉淀线。

5）其他：除上述4种最常用的血清学检测方法外,还有酶免疫测定(EIA)、酶联免疫吸附试验(ELISA)等,也可用于肺炎衣原体诊断。

3. PCR检测 该法检测肺炎衣原体的DNA,具有敏感性高、简便、快速等特点,且可分辨不同型衣原体感染,其特异性和敏感性均高于其他方法。有报道,PCR-ELA法是一种快速简便的酶免疫测定法,可提高PCR法对肺炎衣原体DNA的扩增检测效率,理论上是一种较为理想的诊断方法。此外,环介导等温扩增(LAMP)检测方法具有特异性强、灵敏度高、简便快速、可视化判读结果、成本低等优势,为基层或现场进行肺炎衣原体的快速确诊提供了可靠的技术支撑。

【治疗】

肺炎衣原体对四环素类、大环内酯类及喹诺酮类药物均极敏感,对磺胺类、β-内酰胺类和氨基糖苷类药物耐药。传统认为四环素、红霉素及多西环素是一线药物,一般疗程为7～14日。近年来发现阿奇霉素和克拉霉素对本病有良好的疗效,且较红霉素耐受性更好,故被列为新的一线药物,也可用作四环素和红霉素的替代药物。

部分病例停药后可复发,尤其用红霉素治疗者,再用四环素或多西环素仍然有效。

第二节 沙眼衣原体感染

沙眼衣原体(*Chlamydia trachomatics*)感染常可引起沙眼及成人包涵体结膜炎。沙眼是世界范围流行的眼病,是致盲的重要病因。另外,沙眼衣原体引起的泌尿生殖系统感染目前已成为世界许多国家性传播疾病的重要病因。据2008年一项美国的研究,在15～39岁的人群中,沙眼衣原体感染的患病率达到14.69%,表明沙眼衣原体感染成为严重的社会问题。育龄妇女的生殖系统感染可造成异位妊娠、流产、早产、死胎及低体重儿,并可引起围生期感染及母婴传播,导致新生儿结膜炎和肺炎等。此外,沙眼衣原体还可引起性病淋巴肉芽肿、肛周炎及直肠炎等。

【病原学和发病机制】

沙眼衣原体有3个生物变种：① 沙眼包涵体生物变种；② 性病淋巴肉芽肿性生物变种；③ 鼠生物变种。前两种对人类致病。18个血清型中,A、B、Ba和C型4个血清型为眼型衣原体,主要引起沙眼及包涵体性结膜炎。D～K型8个血清型为眼泌尿生殖道型衣原体,主要引起非淋菌性尿道炎及宫颈炎,这是目前国外发病率最高的性传播疾病。还可引起成人眼及新生儿眼和呼吸道感染。

沙眼衣原体在多数情况下感染表层细胞,以眼、鼻咽部、子宫颈、尿道及直肠黏膜最常受累,沙眼衣原体侵入柱状上皮细胞形成包涵体,除沙眼衣原体本身引起病变外,机体免疫反应亦参与发病。炎症初期以中性粒细胞浸润为主,继而淋巴细胞逐渐增多,并形成淋巴滤泡,局部发生粘连、坏死及瘢痕。

【临床表现】

沙眼衣原体感染临床上可分为4型。

1. 沙眼　潜伏期3～10日。沙眼初次感染多见于儿童，急性期有流泪、眼睑出现脓性分泌物、结膜充血及滤泡形成。疾病转为慢性可持续活动数年，轻者无症状或出现眼部瘙痒及结膜异物感，常可见典型的眼睑结合膜滤泡形成，多数可自愈。重者反复感染或并发细菌感染可形成角膜血管纹及瘢痕而导致眼睑内翻、倒睫、角膜溃疡甚至失明。

成人包涵体结膜炎多由接触感染性的生殖道分泌物引起，表现为急性滤泡性结膜炎，可伴耳前淋巴结肿大和中耳炎。不治疗或治疗不当，感染可持续数周至数月，多数可自行缓解且不留瘢痕。仅少数患者可引起角膜浑浊、瘢痕及血管纹。

2. 性病淋巴肉芽肿　全身症状可表现为轻度发热及白细胞升高，少数患者可出现反应性关节炎或脑膜炎。主要病变在淋巴组织，可侵犯外生殖器、腹股沟淋巴结、直肠及肛门。早期表现为原发性生殖器丘疹或溃疡，通常无症状而被忽视，数日后局部病变愈合，不留瘢痕。随之男性腹股沟浅表淋巴结疼痛肿大，与周围组织粘连形成炎性包块，逐渐液化、破溃，形成多发性瘘管。女性淋巴结病变多在直肠周围，常伴直肠炎，还可并发会阴肛门直肠组织狭窄。

3. 泌尿生殖系统感染　男性泌尿生殖道感染有尿道炎症状而找不到淋病奈瑟球菌的，其中至少有40%～50%是由沙眼衣原体引起。潜伏期6～14日，症状为尿频、尿急、排尿困难、尿道分泌物增加等，尿痛不明显，可自行缓解，但多数患者转为慢性病程，反复发作。亚临床感染占20%～50%。青年人的急性附睾炎约有2/3是衣原体所致，可以造成不育症。女性衣原体尿道炎中75%无症状。宫颈炎常可出现阴道脓性分泌物增加、性交后出血、宫颈肥大、糜烂及滤泡样改变等，少数患者发展为子宫内膜炎和(或)输卵管炎而导致不孕或异位妊娠，孕妇可能出现流产、早产、死胎或死产等。

4. 围生期感染　新生儿在通过感染衣原体的母亲产道时，可感染引起结膜炎和肺炎。

(1) 新生儿包涵体结膜炎：孕妇感染后约1/3的新生儿受感染形成新生儿包涵体结膜炎。患儿出现眼睑及结膜肿胀，从轻症结膜炎到眼皮肿胀的化脓性结膜炎不等，常为单侧性。化脓性结膜炎多出现在出生后5～14日，若不治疗，疾病将持续数周，然后自行消退，一般不留后遗症。

(2) 新生儿肺炎：孕妇感染后，10%～20%的新生儿将会被感染导致新生儿肺炎。一般多发生在出生后2个月内，表现为咳嗽、气促、两肺啰音，重者出现呼吸困难及发绀。血常规可见嗜酸性粒细胞增多。X线检查双肺有间质性浸润改变。

【实验室检查】

1. 病原学检查

(1) 细胞学检查：可用直接涂片染色法，取眼结膜、宫颈拭子或刮片做涂片，下呼吸道感染患者宜经纤维支气管镜刷取分泌物或灌洗液，用吉姆萨染色或碘染色，检测上皮细胞内的沙眼衣原体包涵体。方法简便，但检出率低于30%。

(2) 细胞培养：用细胞培养法，再用单克隆荧光抗体染色检测其特异性包涵体。该方法的敏感性为70%，特异性达100%，但对实验设备技术条件要求高。

2. 血清学检查

(1) 检测特异性抗原：抗原检测是目前临床最常用的沙眼衣原体免疫学检测方法，主要针对其脂多糖或主要外膜蛋白的抗体检测抗原。包括：① 直接荧光抗体测定，敏感度80%～85%、特异度95%左右，已广泛应用于临床。② 酶免疫试验法：相对于传统培养方法敏感度62%～96%、特异度86%～99%，该方法的优点在于方法简便、操作自动化，适于短时间内大批量标本的检测；但其缺点在于与金黄色葡萄球菌、淋病奈瑟球菌、链球菌、肺炎克雷伯菌及其他革兰阴性菌产生交叉反应，导致特异性降低。

(2) 检测特异性抗体：由于全部衣原体具有共同的属抗原，补体结合试验不能区分衣原体的种、型，故少用。

3. 衣原体核酸的检测

(1) 原位杂交法检测：用DNA探针检测活检标本中的衣原体DNA，具有很高的敏感性和特异性，可鉴定衣原体的种、型，目前主要用于流行病学调查。

(2) PCR检测：是利用核酸体外扩增技术，通过体外扩增质粒和靶基因DNA检测标本，其敏感度、特异度分别为92%～96%和98%～99%，该法简便、快速，且具有良好的敏感性及特异性，可广泛用于眼结膜、宫颈拭子及尿液的快速检查诊断。

(3) 连接酶链反应(ligase chain reaction，LCR)：利用连接酶特异性连接与目的DNA片段互补的2条相邻寡核苷酸片段(即引物)，并不断循环扩增。如果靶序列中有点突变，引物不能有效连接，则检测为阴性。LCR在检测点突变方面具有不可替代的优势，但连接酶价格昂贵，难以在临床普及应用，仅适用于科研，且国内应用较少。

【诊断】

沙眼衣原体感染引起的结膜炎、肺炎及泌尿生殖系统感染的临床表现缺乏特异性，故需经病原学或血清学检查方可确诊。新生儿衣原体肺炎多发生在出生后4～11周，如合并包涵体结膜炎则高度提示为沙眼衣原体感染，应及时进行病原学检查，并排除其他细菌、病毒或支原体感染。

沙眼衣原体泌尿生殖系统感染是重要的性传播疾病之一，有性乱史者应考虑本病，需做相应的病原学及血清学检查，并与淋病奈瑟球菌性尿道炎鉴别，偶尔两者可并存发病。

性病淋巴肉芽肿需与单纯疱疹病毒、梅毒、软下疳及其他下肢、下腹部、臀部、外生殖器、肛门区炎症所致的腹股沟淋巴结肿大相鉴别，诊断和鉴别诊断有赖于流行病学史、临床表现及实验室病原学检测。

【治疗】

许多抗菌药物如四环素族、大环内酯类对衣原体均有良好的抑制作用。此外，利福平、磺胺类、氟喹诺酮类及青霉素类等抗菌药物亦有效。因四环素和氟喹诺酮类对于淋病也有效，尤其适合高度怀疑两者混合感染患者。

对沙眼衣原体引起的沙眼和包涵体结膜炎，可局部用利福平、红霉素、四环素、磺胺滴眼液或软膏，每日1～2次，但局部用药不能抑制鼻咽部的衣原体，也不能阻止发展为呼吸道感染，建议同时使用红霉素做全身性治疗。

泌尿生殖系统感染可采用以下治疗方式。① 四环素类：如多西环素100 mg，每日2次，连服7日；② 红霉素类：主要有阿奇霉素1 g，单次顿服，或红霉素500 mg，每日4次，连服7日；③ 喹诺酮类：主要有氧氟沙星300 mg，每日2次，连服7日；④ 左氧氟沙星500 mg，每日1次，连服7日；⑤ 莫西沙星400 mg，每日1次，连服7日。亦可使用阿莫西林0.5 g，每日3次，疗程10日。感染衣原体的妇女在人工流产前，需用四环素或红霉素治疗，似乎能有效地预防子宫内膜炎及输卵管炎的逆行性感染。新生儿沙眼衣原体感染可用红霉素50 mg/(kg·d)，分4次口服，疗程10～14日。

近年来，应用阿奇霉素单剂量0.25 g/d口服治疗沙眼衣原体所致的盆腔炎取得良好疗效。氧氟沙星0.2 g，每日2次，疗程7日也已被推荐用于无并发症的沙眼衣原体感染。对本病的合并症，如眼睑内翻倒睫、尿道狭窄、女性不育等，多需采用外科手术或其他综合治疗措施。

【预防】

改善卫生条件和普及卫生知识对沙眼的预防非常重要，注意个人卫生，不共用毛巾及面盆等洗浴用具。家庭成员集体同时治疗，可减少相互再感染的机会。孕妇沙眼衣原体感染的筛查和彻底治疗可以大大减少新生儿感染机会。泌尿生殖系统感染及性病淋巴肉芽肿的预防同性病预防。对高危人群可预防服药，红霉素0.5 g，每日4次，或阿莫西林0.5 g，每日3次，连服7日。

第三节 鹦鹉热

人类的鹦鹉热(psittacosis)又称饲鸟病,是一种由鹦鹉热衣原体的某些株系引起的传染病,主要通过接触患病动物(尤其是鸟类)而感染发病。据报道,人群的亚临床感染较为普遍,发病者大多表现为一种非典型肺炎。

【病原学和发病机制】

鹦鹉热衣原体(*Chlamidia psittaci*)为圆形或椭圆形致密小体,核质周围原浆区狭窄。包涵体不含糖原,碘染色阴性。有4个生物变种,即鹦鹉热衣原体,结膜炎衣原体,羊、牛流产衣原体及猫肺炎衣原体。它们均主要感染动物,在鸟类、家禽、家畜中传播,其中仅鹦鹉热衣原体偶可感染人类,引起鹦鹉热。目前已知至少有8个血清型。它在许多细胞培养系统中都能良好地生长发育,常用Hela细胞、猴肾细胞及Mccoy细胞(小鼠成纤维细胞)分离培养,也可用鸡胚卵黄囊或小白鼠接种培养。

鹦鹉热衣原体由呼吸道侵入机体后很快进入血液,主要侵入单核巨噬细胞系统并在其内增生。并可侵犯肺部,肺内病变始于肺门,并向周围扩散,引起小叶性和间质性肺炎,肺泡内有单核、淋巴细胞浸润,肺泡渗出液中可检出包涵体或原生小体。严重者可有肺组织坏死,偶有胸膜反应。肺外器官肝、脾、肾、脑膜,心肌和消化道等可受侵犯,除肝脏可出现局部坏死外,其他脏器受累较轻。

【流行病学】

本病广泛分布于世界各地,主要传染源为患病的或携带病原的供玩赏的鹦鹉、家禽及野禽等。主要存在于感染鸟类的血液、组织、粪便及分泌物中。

人类可经呼吸道吸入含有鸟鼻腔分泌物的飞沫或含有病鸟排泄物的尘埃而受染。被鸟类伤害传染少见,人与人之间传播极罕见。

人类对鹦鹉热衣原体普遍易感,鹦鹉、鸽子饲养者,家禽加工厂工人及实验室工作人员等易感本病。感染后免疫力不持久,易复发或再感染。

【临床表现】

本病的临床表现差异较大,从亚临床感染到急性致死性感染都可存在。潜伏期短至3日或长达45日,一般为6～15日,常有以下两种病型:多数为最常见的肺炎或非典型肺炎型,少数为毒血症、败血症全身反应型,后者肺炎病变及症状不突出。

本病一般起病急骤,突然寒战,高热。也有发病缓慢者,开始3～4日表现全身不适,疲乏无力、低热、食欲缺乏等,逐渐出现持续高热及病情加重。发病第1周,体温38～39℃,第2周39～40.5℃,稽留热、畏寒,伴有中度或剧烈的持续性头痛。咽痛及全身肌痛也较常见。发病3～5日后出现呼吸道症状,干咳,伴有少量黏液痰,只有当肺部病变范围很大时,才会出现明显的气急、发绀、胸痛和咳脓痰等。也见有在整个患病期间无咳嗽者。胸痛具有明显的胸膜炎特点,约有50%的患者可出现胸腔积液,但多为微量。听诊有少许湿性啰音,但无肺部实质性病变。X线检查在肺下叶发现支气管肺炎病变,甚至在完全缺乏任何呼吸道症状时,X线检查也常有肺炎病变。

发病第1周末,多数患者出现肝大,脾也受到侵害,有时出现血痰,皮肤上的玫瑰疹和小红点与伤寒的斑疹相似。有的在急性期有狂躁、不安、失眠、谵妄、便秘、持续高热,类似伤寒症状。有些还出现腹痛、恶心、呕吐、腹泻等消化道症状。个别病例因肝脏损害较重而出现黄疸。严重者出现急性肾衰竭、尿少,迅速进入昏迷。由于颈肌与背肌痉挛和发硬,出现类似脑膜刺激征,心脏受损(心肌炎、心内膜炎)是本病的特征,发热时相对缓脉。

轻症患者发热 3～8 日后体温逐渐降至正常。重症病例发热可持续 20～25 日，甚至 82 日。体温降至正常后，患者疲乏无力，恢复缓慢，有的可迁延数周或数月。即使病情较重，大多仍可逐渐痊愈。极少数严重患者因毒血症状严重，肺部病变广泛及继发性感染，可伴发中毒性心肌炎、肺栓塞、休克等而死亡。以上症状中，肺炎表现及脾大对诊断本病最重要。

患者康复 3～5 个月后又可复发，复发率约 21%，这多是由于未用四环素治疗，或治疗过晚、剂量不足，或疗程过短所致。康复患者不一定产生持久的免疫力，1～2 年后可再感染。有的患者在初次感染后，痰液及血中带菌长达 10 年之久。

此外，鹦鹉热衣原体还可引起角膜结膜炎、孕妇流产综合征等。

【诊断】

患者有持续高热、缓脉、严重头痛及非特异性肺炎表现，而白细胞计数正常，且有与鸟类密切接触史时，即应初步怀疑为鹦鹉热。确诊有赖于实验诊断。

【实验室检查】

1. *一般检查*　急性期外周血白细胞计数正常或轻度升高，可出现核左移，红细胞沉降率增快，约半数患者肝功能轻度异常。

2. *胸部 X 线检查*　可表现为片状、云絮状、结节状或粟粒状阴影，由肺门部向外呈楔形或扇形扩大，也可见肺实变表现。肺部 X 线检查表现明显，但体征较少也是本病的特征之一。胸部 X 线检查异常有时可持续长达半年。

3. *病原学检查*　是确诊的重要方法。急性期取血、痰或咽拭子涂片后染色检测包涵体，有条件的可做组织培养或小鼠腹腔、颅内或皮下接种进行病原体分离。但因阳性率不高，不作为常规诊断方法。

4. *血清学检查*　目前仍是确诊的重要依据，血清补体结合试验检测抗体滴度≥1∶256 或抗体效价病程中有 4 倍以上增长以及微量免疫荧光法检测效价≥1∶16 即可判为阳性。此外，间接血凝试验(IHA)技术、ELISA 试验也广泛用于临床诊断。

5. *分子生物学检测*　是以基因检测为基础，通过对病原体特定基因的分析对该病原体进行定性乃至定量分析的一种检测体系。核酸原位杂交、聚合酶链式反应检测、限制性片段长度多态性聚合酶链反应分析，均可应用于鹦鹉热衣原体诊断。

【治疗】

衣原体为细胞内寄生菌，而且一些抗生素对衣原体只有抑制作用，无杀菌作用，抗生素的应用难以消除带菌状态。

本病治疗首选四环素，0.5 g，每日 4 次，疗程 10～21 日。多数患者在用药 24 小时之内病情可得到改善。体温正常后仍要继续服用 7 日。也可用间歇疗法，连服 7 日，停药 5～7 日，重复 2～3 个疗程。此外，还可使用红霉素、氯霉素治疗，重症患者效果不佳。

病情严重者可同时使用糖皮质激素。注意配合输液、给氧等对症疗法，多喝水，卧床休息等。

【预防】

许多野生动物(鸟类、啮齿类等)及家养动物(玩赏鸟、鸽、鸭、鹅、火鸡及宠物等)往往存在着衣原体感染，鸟类是鹦鹉热的重要传染源，人群接触感染的机会较多，根据本病的特点，采取切实可行的综合防治措施，可以将本病的发生和危害降至最低限度。

控制禽衣原体病及其他有关动物衣原体病的发生，杜绝传染来源。

加强进口动物的海关检疫，严禁偷运病鸟及带菌鸟入境。

开展卫生宣传，普及防病知识，搞好个人防护，尤其是因职业关系经常与禽类接触者应注意防止职业感染。

出现疫情时，要尽早查明疫源，处死及销毁病鸟。禁止销售感染了衣原体的鹦鹉及其他玩赏鸟。

在鸟类销售和运输过程中注意预防本病。

衣原体对常规消毒药剂敏感，按消毒对象可选用不同的消毒药物。

患者应住院隔离治疗，并注意对其他有病鸟接触史人员的医学观察。

孕妇应避免与病鸟接触，以免感染而引起流产综合征。

参考文献

[1] 刘全忠. 衣原体与衣原体疾病[M]. 天津：天津科学技术出版社，2004.

[2] 施玲玲，陆金春，皇甫月明. 沙眼衣原体感染治疗的研究进展[J]. 中华男科学杂志，2005，11(4)：296-298.

[3] 田庚善. 支原体感染和衣原体感染[M]//田庚善，贾辅忠，主编. 临床感染病学. 南京：江苏科学技术出版社，1998：308-312.

[4] 王建忠，唐泰山，姚火春，等. 鹦鹉热衣原体病原学检测技术分析[J]. 中国家禽，2014，36(17)：56-57.

[5] 胡文娟，郭东星，辛德莉. 肺炎衣原体实验室诊断技术研究进展[J]. 传染病信息，2016，29(3)：180-184.

[6] 王辰，薛凤霞，韩姹. 女性生殖道沙眼衣原体感染的诊治[J]. 中国实用妇科与产科杂志，2014，30(09)：666-669.

[7] 陈曦，刘朝晖. 生殖道沙眼衣原体感染的流行病学现状[J]. 中国性科学，2016，25(01)：95-97.

[8] Chiang WC, Teoh OH, Chong CY, *et al*. Epidemiology, clinical characteristics and antimicrobial resistance patterns of community-acquired pneumonia in 1702 hospitalized children in Singapore [J]. Respirology, 2007, 12(2): 254-261.

[9] Gizinger OA, Dolgushin II. Low-intensity laser effects on local immunity of female reproductive system affected with chlamidia infection [J]. Vopr Kurortol Fizioter Lech Fiz Kult, 2006, (5): 20-23.

(四川大学华西医院　王丽春)

第二十章　立克次体感染

第一节　概　　论

立克次体感染或立克次体病(rickettsiosis)是各种立克次体(*Rickettsia*)引起的一组急性传染病。分类学上立克次体介于病毒和细菌之间,生物学性状接近细菌。分子生物学的进展给立克次体的分类学提供了新的依据。当今立克次体可分为两个亚群:α 亚群包括立克次体、埃里希体(*Ehrlichia*)、埃菲比体(*Afibia*)、考德里体(*Cowdria*)和巴通体(*Bartonella*);γ 亚群包括柯克斯体(*Coxiella*)、沃巴哈体(*Wolbachia*)。与人类感染有关的立克次体只占其中一小部分,然而不断有新发现的立克次体加入,如 1994 年美国德州大学 Chen 等首次报道人粒细胞无形体病(HGA)。

绝大部分立克次体病由动物传播到人,所以是典型人兽共患疾病。立克次体在自然界中主要在宿主(哺乳动物——兽)和媒介(节肢动物——虱、蚤、蜱)之间以循环形式存在。人是偶然宿主,立克次体不能在人体内繁殖。流行性斑疹伤寒是个例外,人是其宿主,体虱是媒介,形成了人—虱—人的循环。但即使是流行性斑疹伤寒也还是一种动物性传染病,因有报道表明飞鼠是流行性斑疹伤寒病原体的宿主。在这类动物性传染病中,鼠蚤也可以传播立克次体,如斑疹伤寒立克次体(*Rickettsia typhi*),这正在成为一个日益增长的临床和公共卫生问题。埃里希体是一种在种系发生上与立克次体相关的微生物,较柯克斯体和衣原体而言,在动物性传染病和媒介方面,它与立克次体感染具有相似的特征。人埃里希体感染是一种蜱传动物性传染病,与落基山斑点热相似,但可以通过实验室检查异常和皮疹而得出诊断。

【病原学】　立克次体是一种严格细胞内寄生的微生物。体积小,多形性,属于球杆状。球形直径 0.3 μm,杆状宽为 0.3 μm、长为 1～2 μm。以二分裂方式繁殖,包括 DNA 和 RNA,并且都有合成和产生能量的酶系统。另外,斑疹伤寒和斑点热群立克次体(spotted fever group rickettsiae, SFGR)尚含有内毒素。

除伯纳特柯克斯体(*C. burnetii*)是一个例外,它是一种生命力很强的微生物,可以抵抗热和阳光,可通过空气传播,其他立克次体只能在储存宿主(包括媒介)体外存活很短的时间。根据抗原相似性和细胞内生长的特点,可以将立克次体属大致分为两类:斑点热群和斑疹伤寒群(表 20-1)。

表 20-1　人类主要立克次体疾病鉴别表

病　名	病 原 体	地区分布	传播媒介	宿　主	皮疹分布	焦痂
斑点热群						
落基山斑点热	立氏立克次体 (*R. rickettsii*)	西半球	蜱	野鼠、狗	四肢到躯干	(—)

(续表)

病　名	病原体	地区分布	传播媒介	宿　主	皮疹分布	焦痂
纽扣热	康纳立克次体(*R. conorii*)	非洲,地中海沿岸,印度	蜱	野鼠,狗	躯干,四肢,面部	(+)
昆士兰蜱传斑点热	澳大利亚立克次体(*R. australis*)	澳大利亚	蜱	野鼠,袋鼠	躯干,四肢,面部	(+)
北亚蜱传斑点热	西伯利亚立克次体(*R. sibirical*)	西伯利亚,蒙古	蜱	野鼠	躯干,四肢,面部	(+)
立克次体痘	小蛛立克次体(*R. akari*)	美国,俄罗斯,韩国,非洲等	螨	鼠	疱疹,躯干,四肢,面部	(+)
斑疹伤寒群						
流行性斑疹伤寒	普氏立克次体(*R. prowazekii*)	南美洲高原地区,非洲,亚洲,美国	体虱	人,飞鼠	躯干到四肢	(-)
复发性斑疹伤寒	普氏立克次体	遍布世界的移民地	无	人初次发病后几年再发	躯干到四肢(或者没有)	(-)
地方性斑疹伤寒	斑疹伤寒立克次体(*R. typhi*)	世界各地	蚤	小啮齿动物	躯干到四肢	(-)
恙虫病	东方立克次体(Orientia tsutsugamushi)	南太平洋,亚洲,澳大利亚	螨	野鼠	躯干到四肢	(+)
埃里希体病						
人单核细胞埃里希体病	查菲埃里希体(*Ehrlichia chaffeensis*)	美国,欧洲	蜱	人,鹿,狗	无	(-)
人粒细胞埃里希体病	嗜吞噬细胞埃里希体(*Ehrlichia phagocytophila*)	美国,欧洲	蜱	人,鹿,狗,白足鼠	无	(-)
其他						
Q热	伯纳特柯克斯体(*C. burnetii*)	世界各地	蜱	牛,羊,猫,(吸入病原体)	无	(-)

分离立克次体必须在有资质的实验室,即在实验技术足以控制立克次体的实验室进行。如打算分离立克次体,采集治疗前的血液是至关重要的。获得抗凝血清后,24~48小时内应储存在4℃冰箱内,在-70℃内可以保存更长的时间。

【流行病学】

落基山斑点热(RMSF)、鼠型斑疹伤寒、恙虫病(也叫丛林斑疹伤寒)和立克次体痘的病原体与它们的媒介以经典的共生方式存在。立氏立克次体、东方立克次体和小蛛立克次体是经卵传播至媒介。普氏立克次体在1~3周内可致媒介生物(人体虱)死亡。各种立克次体的宿主不同,包括小哺乳动物和家畜(表20-1),虽可引起动物传染病,却有不少仅是储存宿主。

人类感染立克次体的途径除Q热主要通过呼吸道传播外,绝大部分是通过吸血节肢动物(虱、蚤、蜱、螨)的叮咬。由此可见,立克次体病的流行地区与传播媒介的存在密切相关。环境卫生条件的改善虽然能控制很多立克次体病的流行,但由于节肢动物在自然界的广泛存在,因此,在人类接触自然的过程中难免会有立克次体病的发生,即使在发达国家也难以消灭立克次体病。例如在美国,落基山斑点热和Q热、鼠型斑疹伤寒十分流行,立克次体痘(rickettsial pox)和流行性斑疹伤寒也有发生。另外,复发性斑疹伤寒(Brill-Zinsser病)主要发生在二战时期居住在东欧的移民中。

人类对立克次体普遍易感,大部分人受感染后不出现症状,或呈轻症感染临床经过。感染后可获得相当稳定的免疫力,在种群内存在交叉免疫。

【发病机制和病理特征】

立克次体侵入机体后先在局部淋巴组织和血管内皮细胞中增殖,进入血流形成立克次体血症,以至播散到全身血管内皮细胞造成新的感染灶;周围血管和脏器血管的炎症性损害,如细胞肿胀、坏死、毛细血管通透性增加,导致血浆外渗、出血、血管损伤、血流淤滞和血栓形成;继而可发生血容量减少,凝血功能障碍,DIC,心、肾等重要脏器损害。

除了Q热以外,斑点热群和斑疹伤寒群引起的立克次体病的病理特征是血管炎,这是由于病原微生物在小动脉、静脉和毛细血管内皮增殖所致。在动物试验中可以见到立克次体毒素的作用,但毒素和人类疾病的关系无法确定。在落基山斑点热患者的组织病理标本中,在细胞质和细胞核中可以见到立克次体。革兰染色效果差,吉姆萨染色效果好。免疫荧光和免疫组织化学技术可以帮助确定立克次体,通过皮肤组织标本可以对落基山斑点热的患者进行早期诊断。

【临床表现和诊断】

立克次体病多发生于夏季和春季,突然发热,伴头痛和皮疹应考虑立克次体感染。需要询问流行病学史,如蜱接触史、露营,或者职业暴露等。

立克次体疾病的诊断大部分靠血清学诊断。血清学诊断在1915年首次应用于波兰,当时Weil和Felix发现斑疹伤寒患者的血清可以与变形杆菌发生凝集反应。外-斐(Weil-Felix)反应的简便易行使其得到广泛应用并沿用至今。其他一些特殊检查如补体结合试验、间接血凝试验、直接和间接免疫荧光试验等,也相继发展起来。但是除了补体结合试验及直接免疫荧光试验,其他诊断方法仅限于一些有资质的实验室可以进行。

血清学证据一般在疾病的第2周出现,因此,治疗一般依据临床表现。对于落基山斑点热的患者,可以利用直接免疫荧光试验对皮肤损伤处进行检查,可查到立克次体,从而在皮疹出现时(3~5日)即可做出早期诊断。PCR技术可以用来诊断普氏立克次体和立氏立克次体急性感染。

第二节 斑疹伤寒群感染

在我国,斑疹伤寒群感染共发生3次上万人的大流行。第一次发生在20世纪50年代,疫情主要分布在贵州、四川和云南等省。第二次流行发生在20世纪60年代,疫区主要分布在黑龙江、吉林和辽宁三省,以流行性斑疹伤寒为主。第三次发生在20世纪80年代,流行区域主要是河南、新疆、辽宁、山东、贵州以及北京市,多为地方性斑疹伤寒。此后发病率开始下降,到1996年降至最低点,1997年发病率又开始回升,2000年,全国总发病率为0.490 6/10万。2000年后又开始下降。2003年,全国发病率降至0.304 2/10万。2001年,斑疹伤寒病死率为0.18%。斑疹伤寒在我国分布较广,几乎全国31个省区均有病例报道。同发达国家一样,我国目前斑疹伤寒已得到有效的控制。

一、流行性斑疹伤寒

流行性斑疹伤寒是立克次体斑疹伤寒群中最典型的疾病。原发病和复发病(Brill-Zinsser disease, BZD)均是由于普氏立克次体引起的。流行性斑疹伤寒也被称为鼠型斑疹伤寒、典型性斑疹伤寒或斑疹伤寒。在历史上伴随着战争和饥荒，本病发生过数次大小流行。

【病原学】

病原体是普氏立克次体(*R. prowazekii*)，是严格细胞内生长的微生物，与地方性斑疹伤寒的病原体斑疹伤寒立克次体关系密切。呈球杆状，形态易变，大小约 0.3 μm×1 μm。以二分裂的方式繁殖，在组织切片上常可以看到双杆菌形式。吉姆萨染色可见性好，可在细胞质内看到病原体。

【流行病学】

流行性斑疹伤寒通过体虱实现人与人之间的传播。这个循环被认为从复发的斑疹伤寒或最近传入的初发斑疹伤寒起始，体虱叮咬感染立克次体的人，病原体感染体虱的消化道，这样体虱在1周内其粪便内便含有大量的病原体，家庭、集体生活的密切接触或衣物的密切接触是体虱传播所必需的因素。当体虱吸血的时候，就向外排便，刺激宿主搔抓叮咬处的皮肤，虱粪就污染了叮咬处的伤口，人也可以通过黏膜接触污染的虱粪而被感染。

普氏立克次体和体虱不能寄生共处；体虱感染立克次体 1～3 周内死亡(因为食管梗阻)，故不能将病原体传给其后代。

人类在冬日、战争和自然灾害期间，体虱繁殖很普遍，因为这些时期不能及时换洗衣物，居住拥挤，并且不经常洗澡。在非洲的丘陵地带的农村和美洲中部和南部，自然情况适合体虱繁殖，结果导致流行性斑疹伤寒的发病率高。

【发病机制和病理特点】

体虱在局部叮咬处增殖，病原体播散至血中。普氏立克次体和大多数立克次体一样，通过感染毛细血管、小动脉和静脉的内皮细胞而产生血管炎。这一过程导致纤维蛋白和血小板沉积，堵塞血管。血管周围淋巴细胞、浆细胞、组织细胞和多形核白细胞浸润，伴有或不伴有症状明显的血管坏死。脉管炎最常见于皮肤、心脏、中枢神经系统、骨骼肌和肾脏。如果局部血栓形成是广泛的，可以发生皮肤和(或)四肢末端坏疽。

【临床表现】

流行性斑疹伤寒潜伏期大约1周，之后突然起病，头痛剧烈，寒战，伴发热和肌肉疼痛，皮肤没有焦痂。体温迅速升高(39～40℃)且为持续性，患者很快处于衰竭状态。皮疹于病程15日前后出现于腋下和躯干的上半部，呈离心性扩散。起初，皮疹是非融合的粉色斑疹，压之褪色。几日之内，皮疹变成斑丘疹，颜色加深，形成瘀斑，而后汇合，遍布全身，但不包括面部、手掌和足底。此外，尚可有干性咳嗽，放射影像学提示肺部有间质性肺炎。患者还可出现耳聋及耳鸣。

未经治疗的流行性斑疹伤寒2周后发热消退；精神可迅速恢复正常，但体力需要一个较长的恢复期，通常在2～3个月内恢复。总的来说，病死率在各地是不同的，有报道在条件差的地方病死率达到40%，60岁以上的人病死率高，儿童病情轻微，特异性治疗可以促进病情恢复。发生于已被接种斑疹伤寒疫苗者的流行性斑疹伤寒，病情轻微，与地方性斑疹伤寒十分相似。

【诊断】

在流行季节，不经常洗澡和换衣服，居住条件拥挤，有体虱存在，出现上述临床症状，应该考虑流行性斑疹伤寒的诊断。皮疹可以帮助与落基山斑点热进行鉴别，后者皮疹呈向心性扩散，首先出现在腕部和踝部。

外-斐反应最早在发病的第5日达到诊断意义的效价≥1∶160，第2～3周效价多数可达到≥1∶320～1∶640，持续数周至数月。但该方法可有假阳性，效价测定结果也与地方性斑疹伤寒相同，还需要利用血清学方法对两者进行鉴别诊断。近年提倡微量法间接荧光抗体试验检测IgM抗体，病程在1周内的阳性率即可达80%左右；也可用DOT-ELISA检测特异性抗体。PCR检测是一个可供选择的方法，或者进行立克次体培养。

一些非立克次体感染，有时临床与流行性斑疹伤寒相似，且可能引起外-斐反应的假阳性，需要进行细致的鉴别诊断。这些疾病包括脑膜炎奈瑟菌败血症、麻疹、伤寒、细菌性脑膜炎、二期梅毒、钩端螺旋体病、传染性单核细胞增多症和风疹。

【治疗和预防】

在严重并发症出现之前给予治疗，可以消除致死病例。发病48小时之内就开始抗生素治疗的患者，偶有出现复发。一旦出现复发，患者需要第二个疗程的治疗。

氯霉素和四环素对流行性斑疹伤寒均有效。推荐用法：① 四环素每日25 mg/kg，分4次口服给药。② 氯霉素每日50 mg/kg，分4次口服给药。如果患者病情严重不能口服药物，可以静脉给予氯霉素或四环素，剂量同前。如果出现肾功能受损，则应使用氯霉素或多西环素(doxycycline)，后者剂量：100 mg，每日2次。疗程一般为7～10日，治疗应持续至热退后2～3日，以防复发。近年来，发现氟喹诺酮类药物也有较好疗效，用此药物治疗后复发少，可用环丙沙星每日1.0 g，分2次口服或静脉滴注，疗程7～10日。但孕妇及哺乳期妇女忌用，小儿慎用。

有报道流行性斑疹伤寒仅单次给药多西环素100 mg，也可以达到治疗的目的。对地方性斑疹伤寒和美国本土获得性斑疹伤寒，推荐常规多次剂量给药，原因是单次给药易复发。

消灭人的体虱和它们寄生增殖的环境是预防本病的主要措施。也可以使用疫苗，但首先要消灭感染人群的体虱。可以使用对体虱有效的杀虫剂灭虱。二氯二苯三氯乙烷(DDT)或六六六可以灭虱。如果体虱对这些杀虫剂不敏感，则可换用马拉硫磷或胺甲萘。中药百部外用也可灭虱。

现有的斑疹伤寒疫苗是利用甲醛灭活的普氏立克次体在鸡胚中制成的。当有流行趋势时或进入流行区时才需要接种该疫苗，其重点为部队、勘测人员、防疫医务人员或实验人员、旅游者。对于本土获得性流行性斑疹伤寒，没有特殊预防办法。

二、复发性斑疹伤寒

复发性斑疹伤寒(relapsing typhus)又称Brill-Zinsser病(Brill-Zinsser disease，BZD，布津病)，是既往普氏立克次体感染的复发过程。第一次感染或发病后立克次体未能被清除，经数年甚至数十年，最高达40年之久，又再次发作并出现斑疹伤寒临床症状。目前，发病机制不清楚，但是推测复发与免疫系统的衰退或精神压力有关。其他立克次体病如恙虫病、落基山斑点热亦有类似复发情况。

本病与流行性斑疹伤寒相似，但病情常较轻微，更像地方性斑疹伤寒。血清学诊断外-斐氏反应常为阴性，但对变形杆菌OX19凝集试验有低滴度反应。鉴别诊断：原发性流行性斑疹伤寒和地方性斑疹伤寒产生IgM抗体，复发性斑疹伤寒产生高滴度的IgG抗体。

治疗同原发性斑疹伤寒。除预防原发性斑疹伤寒的发生外，本病没有更好的预防办法。

三、地方性斑疹伤寒

地方性斑疹伤寒(endemic typhus)又称鼠型或鼠传斑疹伤寒(murine typhus)和蚤传斑疹伤寒(flea-borne typhus)。其病原体首先由Mooser分离和鉴定，故称“莫氏立克次体”，后又定名为“斑疹伤寒立克次体”(*Rickettsia typhic*)，通过鼠蚤传播，临床表现与流行性斑疹伤寒相似，但症状轻，病程短，病死率低。

【病原学】

地方性斑疹伤寒的病原体是斑疹伤寒立克次体(*R. typhi*)，一种严格细胞内寄生的微生物，感染哺乳动物宿主的血管内皮细胞和鼠蚤宿主的中肠上皮细胞。

一种新的立克次体*R. felis*，被认为与斑疹伤寒立克次体有共同的抗原决定簇和核苷酸序列。两者在主要蛋白上有共同的抗原表位。有文献将*R. felis*引起的疾病归类于斑点热群，命名为“蚤传斑点热”。所以，*R. felis*不是斑疹伤寒的病原体。

这些病原体均在宿主细胞内生活，在宿主细胞溶解前，*R. typhi*积聚到一定的数量，然后扩散引起立克次体血症。

【流行病学】

地方性斑疹伤寒在世界范围内都有发生，主要在热带和亚热带沿海地区，在这一地区有重要的宿主鼠类和媒介鼠蚤。鼠蚤被斑疹伤寒立克次体感染后主要在肠上皮细胞增殖，鼠蚤一旦被感染则终生具有立克次体传染性，并以病原体感染的鼠蚤→脊椎动物(鼠)→未感染的鼠蚤的水平方式传播。

受染鼠蚤叮咬人体时并不能将病原体注入人体内，但叮咬处被鼠蚤的粪便污染即可传播该病。近年来的研究发现还有其他传播途径：斑疹伤寒立克次体也可感染鼠蚤的生殖器官，结果导致可经卵传播，概率很低；斑疹伤寒立克次体也可感染鼠蚤的肠组织，是鼠蚤叮咬传播的原因，但不常见。

【发病机制和病理】

尽管地方性斑疹伤寒的病死率为1%～4%，但该病准确的组织病理学改变却少有报道。全身内皮细胞感染与流行性斑疹伤寒和落基山斑点热相似。淋巴组织细胞浸润性血管炎可以累及任何脏器，在死亡病例上还可见到间质性肺炎、间质性肾炎、间质性心肌炎、脑膜炎和肝门管区炎。

立克次体自皮肤、黏膜侵入人体后，首先在局部淋巴组织或小血管及毛细血管内皮细胞中生长繁殖，致细胞破裂和病原体逸出，产生初发立克次体血症。继而病原体侵袭全身更多的脏器，在小血管及毛细血管内皮细胞建立新感染灶，并大量增殖、死亡、释放毒素引起毒血症症状。病程第2周出现免疫变态反应使血管病变加重。由于血管损伤导致血容量减少，白蛋白减少，电解质紊乱。重度感染者常伴随多灶性炎症，血管和实质损伤可导致局限性症状、体征，而实验室改变与感染和损伤的部位有关。低血容量状态若不能被机体正常的内环境自稳机制纠正，可导致组织灌注损伤和肾前性氮质血症。由于多灶性肝血窦和门静脉内皮细胞感染(旁路肝细胞损伤机制)，可出现轻至中度肝损伤。由于过度血管损伤和血容量丢失而导致组织血流灌注不足，结果可导致肾功能衰竭、呼吸衰竭、中枢神经系统异常，或多脏器衰竭。

【临床表现】

通常只有一小部分患者能够回忆起鼠蚤叮咬史或鼠蚤暴露史，本病潜伏期为1～2周。症状和体征与流行性斑疹伤寒相似，而病情轻，经常出现的早期临床表现多为非特异的，如发热、剧烈头痛和眶后痛、肌肉酸痛和恶心。常有寒战，最高体温39～40℃，持续1～2周。皮疹发生率为60%～80%，多见于发病的第3～5日，充血性斑丘疹始于胸、腹部，很少波及四肢。但缺乏皮疹和瘀斑并不能排除地方性斑疹伤寒，一旦出现皮疹，78%的患者表现为斑疹或斑丘疹，<10%的患者表现为瘀斑，好发于躯干，四肢较少见。儿童地方性斑疹伤寒通常症状很轻。一旦诊断明确和治疗开始，大部分患者3日内可以退热。年龄越大，治疗开始时间越晚，病情越严重。

【实验室检查】

疾病早期(7日内)，部分患者可见轻度白细胞下降，合并血小板下降，随后可见白细胞升高。重症病例白细胞升高和血小板下降显著，凝血酶原时间偶有延长，但是发生DIC少见。常见血清AST水平轻到中度增加，与肝细胞受损有关，血清ALT、碱性磷酸酶和乳酸脱氢酶与之相应升高。立克次体感染所致血管损伤常导致低蛋白血症、电解质紊乱，尤其是低钠血症和低钙血症。肾损害可有血尿素氮和肌酐水平升高，或血尿素氮/肌酐比率升高。即使出现中枢神经系统异常，脑脊液也可能是正常的，或仅淋巴细胞增多、蛋白浓度增加，与病毒性或钩端螺旋体脑膜脑炎时的改变相似。

主要诊断依据是血清学检测，包括间接免疫荧光抗体试验、乳胶凝集试验，或固相免疫分析等。利用敏感性和特异性均可做间接免疫荧光抗体试验，约50%的患者在1周内，几乎全部的患者在起病后15日内均可达到诊断滴度。其不足之处是急性期不易检出抗体，只能在病程进入恢复期做回顾性诊断；且血清学检测无法区别流行性斑疹伤寒、地方性斑疹伤寒和 *R. felis* 斑疹伤寒。

【治疗和预防】

治疗首选四环素或多西环素。目前推荐四环素 25～50 mg/(kg·d)，分 4 次口服；多西环素 100 mg，每日 2 次口服。在严重病例，静脉给予多西环素或氯霉素是有效的，氯霉素 50～75 mg/(kg·d)，分 4 次给药。抗生素治疗必须持续到热退后 2～3 日。一般病例开始治疗平均 3 日后退热。近年报道氟喹诺酮类药物对本病有较好的疗效，用此药物治疗后复发少，可用环丙沙星 1.0 g/d，分 2 次口服或静脉滴注，疗程 7～10 日。孕妇及哺乳期妇女忌用，小儿慎用。

本病预防主要是直接控制鼠蚤和其潜在的宿主。所有怀疑为地方性斑疹伤寒的病例必须上报地方公共卫生部门。尽管病情一般较轻，但如误诊或得不到充分治疗仍可出现致死病例。感染后自然恢复者可以获得长期的免疫力。

第三节 斑点热群感染

斑点热是一大类由蜱或螨传播，由立克次体引起的动物性传染病。它们包括落基山斑点热(RMSF)、纽扣热、非洲蜱咬热、北亚蜱传斑点热、昆士兰蜱传斑点热、日本斑点热，以及立克次体痘。最具有毒性的落基山斑点热除非得到早期而适当的治疗，否则致死率可达 20%。最近几年，此类立克次体在世界范围内被发现，广泛分布，尤其在欧洲南部、非洲、澳大利亚，在我国和日本也有潜在的流行的可能，被社会和医界广泛重视。斑点热立克次体病在我国广泛分布于北纬 40°～50°、东经 80°～152°北方地区，而在南方则主要分布在北纬 17°～28°、东经 95°～120°地区。

一、落基山斑点热

【病原学和流行病学】

斑点热群(SFG)立克次体是严格在宿主细胞内生长的微生物，一般在细胞质内，很少位于细胞核内。普通培养基不能生长，需要生长在活的宿主细胞中。落基山斑点热病原体为立氏立克次体(*R. rickettsii*)属斑点热群，蜱是其传播媒介，大小约 0.3 μm×1 μm。有最小的基因组，在 1.1 MB 和 1.6 MB 之间。细胞壁由肽聚糖和脂多糖组成，革兰染色阴性，吉姆萨染色效果好。

蜱既是媒介，也是主要的储存宿主。立氏立克次体在蜱中是经卵传播，由此得以在自然界中延续。也可在脊椎动物中水平传播。事实上，大多数哺乳动物的立克次体血症持续时间很短，滴度低，只能感染一小部分蜱。在蜱的 3 个发育阶段中(蚴、若虫和成虫)，只有成虫叮咬人，也就是说只有成虫叮咬才构成人类感染。蜱将病原体传染至人，需要较长的叮咬时间，可能持续 1～2 周。叮咬是无痛的，经常不被人注意。蜱叮咬超过 6～10 小时，立氏立克次体从蜱唾液腺中被注入人体内。在未叮咬的蜱内，需要更长的时间来使立克次体毒力活化。除叮咬传染外，人在将蜱从人或家畜身上移开的时候，可能通过接触其淋巴液而获得感染，尤其是将蜱用手指捻碎的时候。

本病的流行季节与蜱的活动季节相平行。尽管湿度、气候变化和人类活动可改变病原体增殖，且杀虫剂的使用被推测与人类立克次体病流行的起伏有关。

不同种类的蜱与本病的流行之间的关系不十分清楚。在不同种类的蜱中，所携带的立克次体是不同的。许多致病性不明的立克次体已经被分离出来，这些立克次体之间通过干扰机制竞争生态环境，且抑制立氏立克次体感染蜱。尽管在野生动物中很少发现立氏立克次体，但血清学证实了这些动物存在其抗体，并且在某些地区狗的血清抗体和人类疾病的流行相关。

【发病机制】

立氏立克次体进入皮肤后通过淋巴管和小血管播散至体循环和肺循环。在那里通过外膜蛋白和立克次体其他可能的表面蛋白,以及磷脂酶(phospholipase)等作用,吸附并诱发靶细胞(血管内皮细胞)的吞噬作用,通过吞噬作用介导进入细胞,由此引起多发感染。

立克次体迅速脱离吞噬体进入细胞质内,并且通过细胞连接释放至细胞外或临近的细胞。极少侵犯细胞核。立克次体在细胞内以二分裂方式繁殖。体内研究表明,立克次体损伤宿主细胞可能是自由基介导的损伤细胞膜,通过立克次体磷脂酶A2活化,蛋白酶活化:① 活化的磷脂酶A2引起内皮细胞表达血小板活化因子(PAF),而PAF可刺激细胞间黏附因子1受体及整合族黏附分子CD11/CD18受体表达增加,导致中性粒细胞与内皮细胞黏附,造成组织损伤。② 活化的磷脂酶A2亦可加剧已形成的中性粒细胞介导的组织损伤。③ 近期在调节靶细胞信号传导研究中发现,很多活化蛋白酶可进一步激活胞质中的转录因子,从而影响多种炎症介质、细胞因子的信号传导途径。

内皮细胞损伤的主要病理生理改变是血管通透性增加,从而导致水肿、低血容量、低血压和低蛋白血症。低血容量导致抗利尿激素释放,从而引起低钠血症。在肺微循环内立克次体的数量多,使血管通透性增加,导致非心源性肺水肿。即使严重的血管损伤也极少导致临床明显的出血。

血管损伤和宿主淋巴组织细胞反应与立克次体分布有关,包括肺间质、心肌间质、中枢神经系统血管周围神经胶质结节、胰腺、肝脏、骨骼肌和肾脏。

T细胞(尤其是$CD8^+$细胞)是免疫清除立克次体的最有效的免疫细胞,免疫反应释放的细胞因子如IFN-γ和TNF-α可以作用于感染的内皮细胞,并杀死细胞内的立克次体。

【临床表现】

本病潜伏期为2～14日,平均7日。潜伏期长短与感染病原体数量有关。病初常有发热、肌痛、头痛(表20-2)。病程中90%的患者体温超过39℃,其中63%的患者前三日体温即升至这一水平。头痛和肌痛的发生率各报道不同,可能与儿童所占构成比有关。胃肠道反应包括恶心、呕吐、腹痛、腹泻,小部分患者有腹部触痛,提示有胃肠炎,甚至存在急腹症。

表20-2 落基山斑点热、纽扣热和非洲蜱咬热临床表现出现率(%)

临床表现	落基山斑点热(RMSF)	纽扣热(BF)	非洲蜱咬热(ATBF)
发热	99～100	100	100
头痛	79～91	56	
皮疹	88～90	97	30
黑斑	<1	72	100
多发焦痂	0	0	60
肌痛	72～83	36	60
恶心和(或)呕吐	56～60		
腹痛	34～52		
瘀斑	45～49	10	
结膜炎	30	9	
淋巴结病	27		90
木僵	21～26	10	
腹泻	19～20		
水肿	18～20		

（续表）

临床表现	落基山斑点热(RMSF)	纽扣热(BF)	非洲蜱咬热(ATBF)
共济失调	5～18		
假性脑膜炎	18	11	
脾大	14～16	6	
肝大	12～15	13	
黄疸	8～9	2	
肺炎	12～17		
咳嗽	33	10	
呼吸困难		21	
昏迷	9～10		
癫痫发作	8		
休克和(或)低血压	7～17		
听力下降	7		
心律失常	7～16		
心肌炎	5～26	11	
死亡	4～8	2.5	
谷草转氨酶升高	36～62	39	
血小板减少	32～52	35	
贫血	5～24		
低钠血症	19～56	25	
氮质血症	12～14	6	

皮疹是主要的诊断体征，部分患者发病第 1 日就出疹，49%的患者起病第 3 日出疹，发热后第 3～5 日出疹者占患者数的 84%～91%。典型皮疹开始于腕部和踝部周围，也可开始于躯干。即使认真检查也很难发现有焦痂。累及手掌和足底的皮疹被认为是特征性改变，有 36%～82%的发疹者在疾病的后期出现。4%的患者出现皮肤坏死或坏疽，这是损伤微循环的典型表现。坏疽常出现在指(趾)或肢体末端，偶尔需要截肢治疗。

神经系统症状很突出：头痛很剧烈；常有局部神经障碍、暂时性耳聋和畏光；可发生虚性脑膜炎、脑膜炎或脑膜脑炎。1/3 的患者脑脊液中白细胞升高，以淋巴细胞或多形核白细胞为主。1/3 的患者脑脊液中蛋白质浓度增加，还有 8% 的患者的脑脊液中糖含量降低。脑电图显示皮质弥漫性损害，通常累及神经系统的病例预后差。

暴发型落基山斑点热进展迅速，死亡前出现短暂皮疹，病理损伤复杂多样，包括血栓明显增多和缺乏特征性的淋巴组织细胞。在死亡病例，患者常出现肝大、黄疸、木僵和肾功能不全。

【实验室检查】

末梢血白细胞数正常，未成熟的骨髓细胞数量常增加。5%～30%的患者出现贫血。血小板减少，而凝血时间延长、纤维蛋白原及其他凝血因子的减少导致凝血障碍并不常见，而低钠血症可见于半数以上的患者。血清乳酸脱氢酶、肌酸激酶和其他酶浓度增加，与弥漫性组织损伤有关，包括多灶性横纹肌坏死。

将患者 2～4 ml 血液注入豚鼠腹腔，分离并鉴定立氏立克次体，虽然阳性结果是诊断铁证，但病原体毒力强，有实验室感染的可能，非临床单位不能贸然实施。可在皮疹患者中，早期采取皮肤组织标本，用免疫组化的方法检测立氏立克次体,不失为早期诊断的可靠方法。

因为血清抗体在恢复期才被检测到,血清学检查只能回顾性诊断,且暴发型病例来不及产生血清抗体。利用变形杆菌 OX19 和 OX2 的外-斐反应缺乏特异性和敏感性。特异性抗体检测方法中,间接免疫荧光和乳胶凝集试验的诊断滴度是 1∶64。PCR 扩增血液中的立氏立克次体敏感性较差,尤其在疾病早期和重症病例。实时荧光定量 PCR 等改进方法可提高诊断的灵敏度。另外,PCR 也被成功地应用于扩增皮肤组织和焦痂中的立克次体 DNA。通过引物扩增 17 KD 蛋白质柠檬酸合成酶的基因和立克次体外膜蛋白 A 基因,可以区分不同种类的立克次体。

【治疗和预防】

典型的落基山斑点热如果没有及时给予适当的治疗,患者可在起病 7～15 日内死亡。暴发型落基山斑点热的死亡发生在起病 5 日内。预后主要与开始治疗的时间有关。死亡的患者自起病至出现皮疹、确定诊断、给予有效抗生素治疗的时间间隔更长。存活的患者获得永久免疫。长期的后遗症是神经损伤或截肢。

在体内和体外试验中,立氏立克次体不但对氯霉素和四环素敏感,对利福平也敏感。自从使用氯霉素和四环素,包括多西环素,病死率大幅度下降,但目前该病死亡率仍有 3%。口服四环素 25～50 mg/(kg · d),分 4 次给药;氯霉素 50～75 mg/(kg · d),分 4 次给药;多西环素,100 mg/12 h。一般 7 日为 1 个疗程。多西环素等四环素类药物优于氯霉素,因使用后者的病死率更高。但氯霉素对孕妇是首选,因为四环素对胎儿的牙齿和骨骼有影响。严重病例,恶心、呕吐的患者需要静脉给药。重症患者需要积极支持治疗。由于血管通透性增加,液体可以外渗进入肺泡,对患者进行血流动力学监测是必要的。糖皮质激素可用于暴发型患者。

尽管没有合适的疫苗,但已经发现了具有免疫原性的表面蛋白,并且主要表面蛋白的基因已经被克隆和测序。目前,最好的保护办法仍限于避免接触蜱,使用驱虫剂,穿防护服,但蜱盛行的季节都是在很热的天气,穿厚实防护服很不切实际。经常查看身体体表,包括头皮、耻骨和腋窝,在传染立克次体前用镊子将蜱取走。注意避免将它的口器留在皮肤内,蜱咬部位一定要清洗。

二、北亚蜱传斑点热

北亚蜱传斑点热(North Asian tick-borne rickensiosis)简称"北亚热",由感染西伯利亚立克次体引起,又称西伯利亚蜱传斑点热(Siberian tick typhus)。临床以蜱叮咬局部的原发病灶、淋巴结肿胀和早期玫瑰丘疹为特征。

【病原学和流行病学】

西伯利亚立克次体(*R. sibirical*)在鸡胚卵黄囊内发育良好,鸡胚大部分在接种后 4～5 日死亡。雄性豚鼠接种亦可引起阴囊肿胀、发热、肝大等反应。

媒介蜱类能经卵传递本立克次体,故蜱既是传播媒介,亦是储存宿主,为重要传染源。此外,一些野鼠也可受染,它们同时又是蚴蜱和若蜱的吸血宿主,所以野鼠与蜱类共同构成本病自然疫源地的传染源。带毒蜱在叮咬吸血过程中,西伯利亚立克次体随蜱涎液注入人体;带毒蜱被捻碎及蜱粪中的立克次体也可通过破损的皮肤或黏膜而导致感染。

【发病机制和病理改变】

叮咬局部可发生烧灼样中心点坏死焦痂,周围有红晕及明显的炎性浸润,并伴局部淋巴结炎。立克次体从局部原发病灶侵入血流,进而导致全身的立克次体血症。主要病理损害在小动脉、小静脉和毛细血管内膜,并且血管炎附近的淋巴结炎性反应比较突出。

【临床表现和诊断】

潜伏期 3～6 日。起病急骤,发热、头痛、肌痛。被蜱叮咬处呈有红晕的浸润块,其上覆有焦痂,局部淋巴结肿大较显著。病程 2～4 日,全身出现多形态的玫瑰色斑丘疹,数日后随体温下降而消失,短时间内留有色素沉着。可有结膜充血、肝和脾大，肝功能轻度改变。据病情可分为亚临床、轻症及重症，重症病例并发肺炎、心肌炎、肾炎或脑膜脑炎。无后遗症且不复发。

西伯利亚立克次体的抗原结构分为群抗原和本种特异抗原两部分，故可用其抗原作补体结合或凝集试验与其他立克次体鉴别。大多数医院仍用外-斐反应，发病1周后OX19和OXK呈阳性反应(1∶600)，发病第10日补体结合抗体滴度才达阳性标准[1∶(80～160)]。早期特异性诊断需将患者血液给雄性豚鼠接种，做病原分离。

【治疗和预防】

四环素、多西环素、氯霉素治疗有特效，服药2～3日后，体温迅速降至正常。必须进入自然疫源地的伐木、狩猎、勘探等工作者应采取防蜱措施，对蜱类和啮齿类采取防治和杀灭措施，对人员亦可接种疫苗。

三、立克次体痘

立克次体痘是一种非致死性、动物源性传染病，由小蛛立克次体(*R. akari*)感染而来。1946年首次报道，目前在美国、南非、韩国和俄罗斯部分地区都有病例报道。

【病原学和流行病学】

小蛛立克次体是小的、球杆状的细胞内微生物。吉姆萨染色效果好。它是斑点热群立克次体的一种，这些病原体之间有交叉反应。

立克次体痘是一种动物源性疾病。病原体寄生的小家鼠(*mus musculus*)是储存宿主和传染源，通过螨的叮咬再传播给人。主要媒介是血红刺脂螨(*Liponyssoides saguineus*)，螨是非常小的、无色的节肢动物，叮咬人是无痛的，所以叮咬常被忽略。

【病理学和发病机制】

被感染的螨叮咬后，小蛛立克次体就会在皮肤局部增生，出现丘疹，随后溃疡，最后形成焦痂。出现立克次体血症的临床症状时，病原体向各组织播散。立克次体痘皮疹损害表明表皮被单核细胞浸润。同其他立克次体疾病一样，血管也经常受累，表现为红细胞外渗和纤维蛋白血栓形成。

【临床表现和诊断】

立克次体痘的潜伏期多数是9～14日(范围7～21日)。起病发热前3～7日，在大多数病例中叮咬原发病灶处有无痛性的坚硬红丘疹，数日后形成疱疹，继而干枯最后形成焦痂，或称黑痂(tache noire, black spot)，直径为0.5～3 cm，持续3～4周脱痂，留下瘢痕。局部淋巴结肿大，无触痛或微痛。

突然起病，初期有寒战、高热及头痛。其他症状包括肌肉疼痛，尤其是背部疼痛，畏光。由于是消耗性发热，许多患者寒战、大汗、体重下降。

起病后2～3日(数小时至9日)，开始出现全身分布的数十至数百个不等的水疱样皮疹。皮疹起初是红色的斑丘疹，直径2～10 mm。随后出现小水疱，最后结痂而愈。

临床经过平稳，几乎没有并发症和死亡病例。即使未经过治疗也可经2～3周症状体征自行消退，但可遗留头痛及乏力、倦怠等症状，一般持续1～2周。

疾病早期可见轻度白细胞下降。外-斐反应阴性。补体结合试验可用于诊断，但间接免疫荧光抗体试验更加敏感。因为斑点热群与其他病原体有交叉反应，所以可以利用立氏立克次体进行早期血清筛查。同其他立克次体疾病一样，抗生素治疗可以掩盖和延迟抗体反应。如早期血清学检查为阴性，应收集起病后6～8周的恢复期血清再做检查。当出现焦痂时，应用立氏立克次体球蛋白耦联异硫氢酸荧光素为材料的直接免疫荧光抗体试验，可以做出迅速诊断。近期研究发现，利用PCR检测焦痂拭子和皮肤活检标本中的立克次体DNA可用于该病诊断。

本病需与任何可出现焦痂的立克次体疾病进行鉴别诊断，包括恙虫病、纽扣热、北亚蜱传斑点热和昆士兰蜱传斑点热等。

【治疗和预防】

抗立克次体治疗48小时后症状即可得到缓

解。多西环素每日 200 mg,顿服,疗程 7 日。四环素每日 15 mg/kg,分 4 次给药,疗程 3～5 日。极少复发。有效地控制鼠类和它们体表的寄生虫可以预防人类患这种疾病。

第四节 其他立克次体斑点热

一、恙虫病

恙虫病是东方立克次体(*Orientia tsutsugamushi*)引起的人急性发热性疾病,是通过恙螨的蚴叮咬人而传播疾病。自然条件下疾病仅发生在远东地区,但在美国也有病例报道。1948 年,我国广东省报道了第一例恙虫病病例。1986 年以前,我国恙虫病主要分布在海南、广东、福建、浙江、广西、云南、四川、湖南、西藏及台湾等省区。这些地区被认为是我国南方恙虫病自然疫源地。近年来,恙虫病疫区迅速扩展至山东、江苏、山西、黑龙江、吉林、辽宁以及天津等省市。恙虫病疫区在我国北方的界限已从北纬 30°扩展到北纬 40°。

【病原学和流行病学】

东方立克次体为专性细胞内生长,在感染细胞的细胞质内,没有膜结构。组织吉姆萨染色可见病原体。由于其血清型数量多,甚至把它划在立克次体之外。但是,有 3 种主要的血清型(Karp、Gilliam、Kato)同其他型株有明显的抗原交叉反应,有利于利用间接免疫荧光试验进行诊断。

恙虫病是一种动物源性疾病,鼠类为其主要传染源,媒介是恙螨。这些螨也是主要的储存宿主,因为幼螨叮咬带毒鼠类后受感染,发育为成虫并将病原体经卵传至下一代。无论对人还是啮齿类动物,螨蚴只叮咬一次,故只能经下一代幼虫叮咬人时才使人感染。因患者再被螨蚴叮咬的机会极少,故患者作为传染源的意义很小。

恙螨喜集居于温暖潮湿的草地和丛林,此处亦是鼠类出没的地方,如人在此自然疫源地工作、坐卧时可能被螨蚴叮咬而受染。

【发病机制】

一旦被感染的螨蚴所叮咬,犹如被接种了东方立克次体。病原体先在叮咬部位的局部增殖。感染后的首发现象是局部丘疹,而后出现溃疡,溃疡形成黑痂,即焦痂。随之发生局部淋巴结病,焦痂和局部淋巴结病结合流行地区暴露史具临床诊断意义。病后第 4～5 日出现全身的淋巴结病。于症状出现之前病原体即已进入血流引起立克次体血症,立克次体在血管内皮细胞和单核巨噬细胞内增殖,释放炎症因子,引起全身毒血症状和血管、脏器的炎症。

【临床表现】

临床症状发生于感染的螨蚴叮咬后的 6～18 日(常为 10～12 日)。突然起病,以发热、剧烈头痛和肌痛为特征。不足半数病例在叮咬部位发生焦痂,焦痂附近常有局部淋巴结肿大和触痛。体温在疾病初期可迅速升高至 40～40.5℃。疾病的早期,脉搏相对缓慢。在这一时期其他的症状和体征包括眼部疼痛、结膜充血、干性咳嗽,以及表情淡漠。起病后第 3～4 日,皮疹出现于躯干部,而后扩散到四肢;开始为斑疹,也可为丘疹,皮疹有时易消失;常出现全身性淋巴结病和脾大。疾病进入第 2 周,有一小部分患者可出现震颤、谵妄、神经质、言语不清、耳聋和项强;严重病例可出现多脏器功能障碍综合征和出血。国外报道,34%的患者会出现多器官功能障碍综合征,整体死亡率为 9%。

症状严重性的差异依赖于宿主的易感性和(或)感染株的毒力。合并人免疫缺陷病毒感染(平均 $CD4^+$ T 细胞数每立方毫米 70 个)并不影响恙虫病的临床严重性。不同血清型的东方立克次体引起的临床表现不同。同源株的免疫保护性(指感染后机体获得的免疫力)很好,但是异源株的免疫保护性则差。

【实验室检查】

早期可有白细胞升高,70%的患者后期出现淋巴细胞升高，出现蛋白尿常见，氨基转移酶持续异常少见。有报道在25名恙虫病患者中，半数以上病例出现脑脊液白细胞计数平均为每立方毫米16个(每立方毫米0～110个)，一半为淋巴细胞，在7例患者中，蛋白质含量超过0.5 g/L (50 mg/dL)，在所有25例患者中，脑脊液的巢式PCR反应为阳性。

外-斐反应并不十分灵敏。在疾病的第2周，50%的患者可出现针对变形杆菌OXK的抗体(变形杆菌OX2和OX19试验阴性)。这个试验有一定的特异性诊断意义，但与钩端螺旋体有交叉反应。阳性结果判定标准：滴度≥1∶320，或滴度从1∶50开始有4倍升高。间接免疫荧光试验的敏感性和特异性方面和外-斐反应相近。当这些试验同时被确定时，它们的诊断意义明显提高。一种修饰后的荧光抗体试验——免疫过氧化物酶试验被报道与荧光试验相比，简单易行，并且仍可得到相同的结果。如果在病程早期抗病原治疗，可能会延迟血清抗体阳性反应的出现。利用焦痂组织或拭子进行PCR用于诊断急性东方立克次体感染的灵敏度是最高的，但对血液样本，PCR的灵敏度较差。

【治疗和预防】

米诺环素、多西环素疗效优于四环素，氯霉素疗效亦佳。多西环素100 mg，每日2次口服，疗程7日。氯霉素用量为50～75 mg/(kg・d)，分4次给药。不能使用这类药物时亦可试用环丙沙星或利福平。治疗后2～3日内即退热，因病原体尚在单核巨噬细胞内，过早停药易再燃，故退热后应减量维持治疗10日左右。合并DIC时可用加贝酯(guanoxate，胍酸酯)静脉滴注治疗，200 mg溶于250～500 ml的5%葡萄糖溶液内，2小时左右滴完。

在流行地区旅游的人员必须穿防护服和使用杀虫剂，以避免被螨叮咬。人类尚未开发出有效的疫苗，其主要原因是由于病原体的血清型不同源。利用多西环素进行化学预防已被证明有效，结果是令人鼓舞的，但在这一领域还有更多的工作需要继续研究。

二、埃里希体病和无形体病

在1987年之前，埃里希体、无形体和新立克次体等无形体科病原体感染一直被认为是一种动物疾病(表20-3)。这种疾病的特点是发热，在循环系统的单核细胞中可见成群的吉姆萨染色的病原体。无形体科病原体感染一般以蜱为媒介，均有嗜巨噬细胞或粒细胞的特性，感染后在这些细胞的胞质中生长，形成一种膜结合的空泡形态。

表20-3　各种无形体科病原体的宿主、靶细胞和传播途径

病　原　体	哺乳动物宿主	主要靶细胞	媒介和传播途径
查菲埃里希体(*Ehrlichia chaffeensis*)	人、鹿、狗、土狼、南美泽鹿	巨噬细胞	蜱
犬埃里希体(*Ehrlichia canis*)	狗、人	巨噬细胞	蜱
尤因埃里希体(*Ehrlichia ewingii*)	狗、人、鹿	粒细胞	蜱
鼠埃里希体(*Ehrlichia muris*)	人、黑线姬鼠、野鼠	未知	蜱
反刍埃里希体(*Ehrlichia ruminantium*)	牛、野生反刍动物	内皮细胞	蜱
嗜吞噬细胞无形体(*Anaplasma phagocytophila*)	人、白足鼠类、林鼠、堤岸田鼠、木鼠、黄颈小鼠、马、狗、羊、牛、鹿	粒细胞	蜱
扁平无形体(*Ehrlichia platys*)	狗	血小板，巨噬细胞	未知

(续表)

病原体	哺乳动物宿主	主要靶细胞	媒介和传播途径
边缘无形体(*Anaplasma marginale*)	牛、野生反刍动物	红细胞	蜱
米库尔新埃里希体(*Neoehrlichia mikurensis*)	野生啮齿动物、狗、人	内皮细胞,中性粒细胞	蜱
腺热新立克次体(*Neorickettsia sennetsu*)	人	巨噬细胞	可能通过食用生鱼
里氏新立克次体(*Neorickettsia risticii*)	马	巨噬细胞,肠上皮细胞	未知
蠕虫新立克次体(*Neorickettsia helminthoeca*)	狗	巨噬细胞	食用有吸虫寄生的鲑鱼

1935年,Donatien和Lestoquard在阿尔及利亚首次描述了犬埃里希体病。这种疾病是由蜱将类似立克次体的病原体(在立克次体目中,除上述立克次体科成员外,还有一类重要的属于无形体科的新发传染病病原体,即埃里希体)传播至狗而产生的。在1937年,埃里希体属被命名以纪念德国生物学家保罗·埃里希。从此,埃里希体属被确定为不同于其他种属(立克次体、柯克斯体和衣原体)的专性细胞内寄生的微生物。后来,种系发生学研究证实,早先发现的两种病原体——边缘无形体(1910年被描述)和反刍动物埃立克体(*Cowdria ruminantium*)(1910年被描述)也是埃里希体属的成员。

第一例人类埃里希体感染的病例在1986年被报道,由查非埃里希体引起。经临床病例报道和血清学调查证实,查非埃里希体引起的人类动物源性疾病在美国、欧洲、俄罗斯、日本、西班牙、泰国和我国云南省广泛分布。

我国对埃里希体病的研究始于20世纪90年代。1993年在云南发现了菲埃里希体抗体阳性犬及人群。在东北大兴安岭地区采用16S rRNA基因特异性引物进行巢式PCR,对蜱咬后发热患者血标本进行检测,结果发现该地区存在人埃里希体感染人群。

【病原学】

无形体科成员是微小的(0.5 μm)、革兰阴性微生物。在宿主细胞的空泡内有成群的包涵物,被称为"桑葚",来源于拉丁单词"mulberry"。无形体科成员不仅可从它们的表型特征,还可从它们与宿主的关系上相区别,也可根据基因的相似性和不同性来鉴别。

埃里希体与立克次体、柯克斯体、衣原体的不同及其在分类学的关系,已经被分子遗传和代谢研究所阐明。通过16S rRNA的研究表明,埃里希体和立克次体有共同的祖先,而柯克斯体和衣原体在种系发生上与埃里希体无关。埃里希体和衣原体在表面上很相似,都存在于细胞质的空泡中。与衣原体不同的是,埃里希体可以通过谷氨酰胺合成酶的新陈代谢作用合成三磷酸腺苷(ATP),此代谢特点与立克次体属的成员一致。

无形体科按基因不同分5个属。① 埃里希体属:查非埃里希体与犬埃里希体、尤因埃里希体有许多共同的抗原成分和基因序列;在日本田鼠和蜱中分离到了病原体鼠埃里希体;反刍动物可见病原体反刍埃里希体。② 无形体属:包括嗜吞噬细胞无形体、扁平无形体和边缘无形体。③ 新立克次体:包括腺热新立克次体、里氏新立克次体、蠕虫新立克次体,以及在一种日本比目鱼中新发现的病原体。④ 新埃里希体属(*Neoehrilichia*),包括米库尔新埃里希体和*N. lotoris*两种病原体,其中只有前者可引起人类疾病。⑤ 沃尔巴克体属,共生于昆虫、蠕虫等无脊椎动物体内,其中部分可能导致人丝虫病。

查非埃里希体的细胞壁的超微结构与立克次体不同,缺乏脂多糖和脂低聚糖,肽聚糖占领了细胞壁的空间。在查非埃里希体主要的蛋白质抗原中，相对分子质量 58 KDa 的应激反应蛋白和其他相对分子质量 44 KDa、55 KDa、66 KDa 的蛋白质在抗原性和基因同源性方面，与其他埃里希体一致。犬埃里希体、尤因埃里希体的相对分子质量 120 KDa 的表面蛋白与查非埃里希体的相对分子质量 22～30 KDa 蛋白质有共同的抗原性。这些蛋白是查非埃里希体基因群的特征。

嗜吞噬细胞无形体呈球状多型性，革兰染色阴性，主要寄生在粒细胞的胞质空泡内，以膜包裹的包涵体形式繁殖。吉萨姆法染色，嗜吞噬细胞无形体包涵体在胞质内染成紫色，呈桑葚状。

嗜吞噬细胞无形体为专性细胞内寄生菌，缺乏经典糖代谢途径，依赖宿主酶系统进行代谢及生长繁殖，主要侵染人中性粒细胞。嗜吞噬细胞无形体的体外分离培养使用人粒细胞白血病细胞系(HL60)，主要存在于 HL60 细胞内与膜结构相连的空泡内，生长繁殖迅速。其感染的空泡内无查非埃立克体感染所形成的纤维样结构。嗜吞噬细胞无形体早期的形态多为圆形、密度较大的网状体，后期菌体变小而密度增大。嗜吞噬细胞无形体的外膜比查非埃立克体外膜有更多的皱褶。

【流行病学】

犬埃里希体的兽医学研究已阐明了其传播模式，以及它在自然界维持存在的机制。犬埃里希体的储存宿主是有尖牙的脊椎动物，包括胡狼、土狼、狐狸和狗。传播媒介是蜱类：即通过蚴蜱和若蜱叮咬感染的犬类而获得犬埃里希体。病原体从蚴到若虫，从若虫到成蜱逐步传播，但是蜱不能经卵传播犬埃里希体。同叮咬感染动物后获得埃里希体一样，在蜱的中肠内发现了犬埃里希体。犬埃里希体可以存在于蜱的唾液腺中，证实了蜱叮咬可以传播病原体。此外，在蜱的卵中没有发现犬埃里希体，进一步证实了经卵传播不是犬埃里希体在自然界存在的机制。同样，蜱也可以在叮咬感染的狗时获得尤因埃里希体，在从若虫到成虫的阶段，均有传染性，然后通过叮咬再传播至另一只易感染的狗。

查非埃里希体的储存宿主主要是鹿，可能还有狗，在这些动物中可发现自然感染，并且在试验接种后可保持永久的传染性。在日本的田鼠中发现鼠埃里希体，提示在世界其他地方还可能存在啮齿类动物宿主。

已报道有人粒细胞无形体病的国家有美国、斯洛文尼亚、法国、英国、德国、澳大利亚、意大利及韩国等，但仅美国和斯洛文尼亚分离到病原体。根据国外研究，该病与莱姆病的地区分布相似，故我国莱姆病流行区亦应关注此病。近年来，美国每年报道的病例为 600～800 名。2006 年，我国在安徽省发现人粒细胞无形体病病例，其他部分省份也有疑似病例发生。该病临床症状与某些病毒性疾病相似，容易发生误诊，严重者可导致死亡。

【发病机制和病理】

人单核细胞埃里希体病是由蜱叮咬而接种进入皮肤，通过淋巴管和血管播散，埃里希体侵入造血或淋巴网状内皮系统的靶细胞中。查非埃里希体的“桑葚体”主要在巨噬细胞和单核细胞中可见，淋巴细胞中少见，多形核白细胞中罕见。“桑葚体”还可见于外周血、骨髓、肝血窦、淋巴结、脾索、窦状隙，以及动脉周围淋巴组织、脑脊液巨噬细胞。

人单核细胞埃里希体病最好的研究组织标本是骨髓，可见肉芽肿、骨髓增生和巨核细胞增多症。末梢血常见白细胞下降、血小板下降和贫血。其他组织可见：局部肝细胞坏死，肝组织肉芽肿包括环状肉芽肿，胆汁淤积；脾和淋巴结坏死；肝、脾、淋巴结和骨髓弥漫性单核巨噬细胞增生；不同器官的血管周围淋巴组织浸润，包括肾、心、肝、脑膜、大脑和间质单核细胞肺炎。但埃里希体病一般不会导致血管内皮损伤及血栓形成。

嗜吞噬细胞无形体主要存在于感染者外周血和组织里的中性粒细胞中。嗜吞噬细胞无形体感染中性粒细胞后，可影响宿主细胞基因转录、细胞凋亡，细胞因子产生紊乱、吞噬功能缺陷，进而造成免疫病理损伤。组织病理学常可发现机会性感染，尤其是严重的真菌和病毒感染。人和动物模型的病理学改变包括骨髓增生活跃，也可出现骨髓增生明显活跃或极度活跃,单核巨噬细胞系统噬红现象,肝细胞凋亡,门管周围淋巴组织细胞浸润,肾局灶性坏死,轻度间质性肺炎以及肺出血。

(一) 人单核细胞埃里希体病

【临床表现】

人单核细胞埃里希体病(HME)患者临床表现(表 20-4)从轻到严重不等,约 40%的患者需要住院治疗。在严重免疫缺陷患者,查菲埃里希体可作为机会病原菌引起致命的感染。潜伏期平均 7 日。起病即有发热、寒战、头痛、肌痛和不适。病程后期,患者常有恶心、厌食、体重减轻。体格检查无显著改变。半数以下的患者有皮疹,为斑丘疹或瘀斑,儿童皮疹少见。病情严重的成年患者表现为咳嗽、腹泻、淋巴结病,而儿童患者可以发展为手、脚水肿。严重并发症包括呼吸功能不全(18%需要机械辅助通气)、肾功能不全、中枢神经系统异常、胃肠道出血,甚至死亡。脑脊液淋巴细胞升高,蛋白质含量增多。几乎半数的患者胸部 X 线检查显示炎症浸润。

表 20-4 人单核细胞埃里希体病和人粒细胞无形体病临床表现

临床表现	人单核细胞埃里希体病患者异常表现(%)	人粒细胞无形体病患者异常表现(%)
发热	97	94~100
头痛	81	61~35
寒战	67	39~98
肌痛	68	78~98
不适	84	98
恶心	48	39
厌食	66	37
呕吐	37	34
腹泻	25	22
腹痛	22	—
皮疹	36	2~11
咳嗽	26	29
呼吸困难	23	—
淋巴结病	25	—
精神失常	20	17
白细胞下降	60	50~59
血小板下降	68	59~92
谷草转氨酶升高	86	69~91
谷丙转氨酶升高	80	61
尿素氮升高	38	—
肌酐升高	29	70

据一组病例报道,平均住院天数为 1 周,大约 3%的患者死亡,许多患者经多西环素和四环素治疗后迅速恢复。另外,大多数患者没有接受抗埃里希体治疗,恢复期延长,没有出现并发症,最终彻底康复。

常规实验室检查:白细胞减少到$(1.3\sim4.0)\times10^9/L$。中性粒细胞和(或)淋巴细胞下降,导致白细胞下降。常伴随血小板减少,血小板数量常在$(50\sim140)\times10^9/L$,偶至$20\times10^9/L$。血清氨基转移酶水平升高。

【诊断】

根据流行病学和临床表现进行诊断,可以经验性抗埃里希体治疗。患者表现为发热,白细胞下降,血小板减少,血清氨基转移酶水平升高,在流行季节 5—7 月到过流行地区,有蜱暴露史,这些线索应高度考虑人单核细胞埃里希体病。没有完全的临床标准区分人单核细胞埃里希体病和落基山斑点热(表 20-5),人单核细胞埃里希体病患者很少有皮疹,但白细胞下降常见。尽管第一例患者是在循环系统白细胞中见到“桑葚体”,但“桑葚体”只在 7%的人单核细胞埃里希体病患者中见到。

表 20-5 埃里希体病和落基山斑点热的鉴别诊断

相同之处	不同之处
蜱接触史 潜伏期平均 1 周 发病高峰在晚秋和夏季 急性发病伴有头痛、发热、肌痛、不适;咳嗽、呼吸困难和呕吐少见 严重病例可能有凝血病、氮质血症和脑病	落基山斑点热:90%的患者出现皮疹,半数患者出现瘀斑 埃里希体病:人单核细胞埃里希体病的患者半数以下出现皮疹,人粒细胞无形体病患者罕见皮疹,是斑丘疹,焦痂罕见

（续表）

相同之处	不同之处
白细胞数量升高，血小板常降低，谷草转氨酶升高 需要通过急性期和恢复期血清进行诊断 治疗：四环素治疗有效	人单核细胞埃里希体病患者白细胞减少，淋巴细胞减少，中性粒细胞减少；人粒细胞无形体病患者中性粒细胞计数减少。落基山斑点热患者少见 人单核细胞埃里希体病患者的单核细胞和巨噬细胞中的包涵体少见，人粒细胞无形体病患者中性粒细胞中包涵体偶见，落基山斑点热患者无包涵体 血管炎是落基山斑点热的标志，在埃里希体病中没有

对于感染性疾病来说，诊断的金标准是培养出病原体，但这种方法费时费力、不敏感。特异性方法培养需要超过1个月的时间，然后才可观察到埃里希体。

主要的诊断方法是血清学，如间接免疫荧光抗体试验。阳性结果判定标准为：患者的血清滴度必须显示4倍以上升高或降低，最小滴度为1∶80。

利用PCR技术检测外周血埃里希体的DNA，是最敏感的实验室诊断技术。

（二）人粒细胞无形体病（HGA）

【临床表现】

患者平均年龄为43～60岁，男、女比例为2∶1。潜伏期为1～2周，HGA可以表现为轻到重度感染，大多数患者有发热、头痛、肌痛和不适。恶心、呕吐、腹泻、咳嗽、关节痛、项强、1/2的患者出现意识不清。经多西环素治疗的患者7日内即可恢复，如果患者没有治疗，则平均病程为9日。重症患者临床表现包括呼吸功能不全、感染性休克综合征、横纹肌溶解和机会病原菌感染。也会留下神经系统后遗症，包括臂丛神经疾病和脱髓鞘多神经根病。

实验室检查可见白细胞下降，血小板减少，轻度贫血，在疾病初期的7日内出现血清氨基转移酶升高。中性粒细胞核左移，相对淋巴细胞增多。病程至14日时白细胞、红细胞、血小板恢复正常，但是核左移持续时间长。

与HME不同，20%～80%的HGA患者外周血中性粒细胞可以见到“桑葚体”。外周血PCR反应86%呈阳性。根据目前的标准，抗体滴度至少1∶80有意义，抗体4倍升高更加确定诊断。

【治疗和预防】

四环素每日25 mg/kg，分4次给药；或多西环素100 mg，每日2次，治疗有效。药物敏感性试验证实多西环素和利福霉素有效，氯霉素无效。

目前，预防人埃里希体病必须避免暴露于蜱，一旦发生暴露，应常规立即检查身体是否有蜱附着，将蜱从身体上移开。

三、Q热

1935年8月，澳大利亚昆士兰的一位医疗健康官员在调查布里斯班肉联厂800雇员中，发现有20人出现不明原因的发热，他将这种疾病命名为Q(query)热，推测这是一种新兴发热性疾病。至今已清楚：Q热是伯纳特柯克斯体引起的一种世界范围的急性（偶尔为慢性）动物源性传染病。

我国在1950年发现首例Q热患者，并获得血清学证实。此后，从急、慢性Q热患者，家畜以及不同蜱种体内分离出多株病原体。通过流行病学调查表明，我国Q热分布广泛，从北方的内蒙古、黑龙江到南方的海南岛，从福建、安徽等东部地区到西部的新疆、西藏地区，几乎遍及全国。

【病原学和流行病学】

伯纳特柯克斯体（*Coxiella burnetii*）是Q热的病原体，呈革兰染色阴性的多形性球杆状，长0.3～0.7 μm。与其他立克次体不同的是，它通过旁路机制（by pass mechanism）进入细胞。在宿主细胞内，它在吞噬溶酶体中存活——伯纳特柯克斯体新陈代谢需要低pH环境。可见到大小不同的变化形式存在，还可以见到孢子形式。孢子形式的存在解释了伯纳特柯克斯体可以抵抗苛刻环境而生存的原因。它在15～20℃的羊毛中可存活7～10个月，在冷藏的鲜肉中可存活超过1个月以上，在室温下的牛奶中可存活超过40个月。尽管2%甲醛可破坏病原体，但在甲醛中保存4～5个月的感染组织仍可分离到病原体。还可在石蜡包埋的组织中分离出。1%煤酚皂溶液(来苏儿)或5%过氧化氢可杀死伯纳特柯克斯体。

伯纳特柯克斯体在蜱或节肢动物各发育阶段循环传播，其结果是病原体得以长期持续寄存。再通过叮咬和含病原体的粪便污染皮肤而感染家畜和其他动物，但感染后通常并无症状，尽管可以导致流产或死胎。分娩时重度感染的胎盘可污染环境，直到分娩后2周，空气样本仍呈阳性，并且不同形式的病原体可以在土壤中存活超过150日。

最常见的储存宿主是牛、山羊和绵羊。这些家养的有蹄动物一旦被感染，可以从尿、粪便、乳汁甚至是分娩过程中传播病原体。一只感染的羊胎盘，每克组织含109个病原体。其他动物，包括马、狗、猪、牛、水牛、有袋类动物、鹿、猫和兔子，以及鸽子、鼠类、鸭、鹅、火鸡也可被伯纳特柯克斯体感染。

人通过吸入含有病原体的气溶胶而感染，Q热很少通过血液传播。没有因护理感染患者而被传染的报道，也没有在家庭成员之间传播的流行病学资料，也就是说Q热不存在人—人的传播途径。

【临床表现和治疗】

人通过吸入被伯纳特柯克斯体污染的气溶胶而感染。病原体在肺部增殖，随后侵入血流。这导致全身系统症状的发生，临床表现依赖于吸入的微生物的剂量和所感染株的特征。

经过约20日的潜伏期后发病，表现为剧烈头痛、发热、寒战、疲乏和肌痛。其他症状和体征根据受累脏器不同而变化。

人类是目前唯一已知的感染伯纳特柯克斯体后发展为疾病的动物。患者可能有以下一种或几种临床综合征：① 自限性发热疾病(2～14日)；② 肺炎；③ 心内膜炎；④ 肝炎；⑤ 骨髓炎；⑥ 免疫缺陷宿主的Q热；⑦ 神经系统表现——脑炎、无菌性脑膜炎、意识不清、痴呆和锥体外系疾病。下面分述其临床表现和治疗。

1. 自限性发热　在许多地区人群中，11%～12%的人有伯纳特柯克斯体的抗体，且大部分无法追溯出肺炎或其他严重疾病的病史。这也表明一些感染可以是完全无症状的。感染发生的年龄和感染的剂量决定Q热是否为无症状、轻微发热还是临床显性疾病。

2. Q热肺炎　患者可能有病猫、羊胎盘暴露史。Q热的肺炎表现有3种形式：非典型性肺炎、迅速进展型肺炎，或者是发热患者偶然发现的肺炎。最后一种形式是Q热肺炎的最普通的表现形式。

(1) 临床表现及检查：“非典型性肺炎”这一名称常用来描述干咳无痰、血和痰培养阴性的肺炎，相对于传统的肺炎而命名。放射影像学证实的Q热肺炎患者中，只有28%有咳嗽。这种疾病可以缓慢或迅速发生。所有患者都有发热。剧烈头痛只在75%的患者中出现，但这是本病诊断的一个有用的线索。其他症状包括疲乏、寒战、大汗、肌痛、恶心、呕吐、胸膜炎性胸痛和腹泻等。最常见的体征是吸气时肺部有捻发音。迅速进展型肺炎常有肺实变体征。约5%的患者脾大。发热伴剧烈头痛提示中枢神经系统受累，需要进行腰椎穿刺术。脑脊液常规正常，却仍然可以从脑脊液中分离出伯纳特柯克斯体。Q热迅速进展型肺炎与军团菌肺炎、兔热病肺炎相似，因此，所有导致迅速进展型肺炎的疾病都应纳入鉴别诊断之中。

白细胞总数正常，1/3的患者白细胞升高。血清氨基转移酶水平轻度升高，到正常值的2～3倍。血清胆红素水平正常，但是可以表现出黄疸。

Q热肺炎的放射影像学图像是不同的，常见非节段和节段性胸膜增厚，透光性消失。肺部有多处圆形不透光区，高度提示Q热。胸膜渗出可见于35%的病例，范围可大可小。此外，肺不张、肺纹理增强、肺门淋巴结肿大等均可能见到。炎症消失需10～70日，平均30日。Q热肺炎很少致死，常是合并症导致死亡。

Q热肺炎还可表现为炎性假瘤——肺部巨大包块，病理镜检包含巨噬细胞、巨细胞、浆细胞和淋巴细胞的混合物。支气管上皮细胞局部缺失、再生和增生，结果导致支气管周围或细支气管周围组织实变。间质浸润中淋巴细胞多于单核细胞。

（2）诊断：主要依靠血清学诊断依据。随着Q热肺炎过氧化物歧化酶基因引物的发展，可以利用PCR技术从临床标本中扩增出伯纳特柯克斯体的DNA。微凝集反应、补体结合试验、微免疫荧光试验和ELISA均可用于血清学诊断。补体结合试验是最常用的试验方法。急性期和恢复期抗体滴度4倍升高可以诊断Q热。伯纳特柯克斯体和其他微生物抗体无交叉反应。一些学者提倡利用间接免疫荧光试验检测IgM抗体，这样只需一份血样即可诊断急性Q热。

（3）治疗：可以选择四环素。氯霉素过去也用于治疗Q热。喹诺酮类药物（环丙沙星）和利福平最有效。氯霉素、多西环素和甲氧苄啶磺胺甲噁唑部分有效，而四环素、庆大霉素、链霉素、红霉素、磺胺甲噁唑、青霉素G和多黏菌素B无效。红霉素是治疗非典型性肺炎的常用药。加用利福平300 mg，每日2次口服，可以达到治疗的目的。有心瓣膜病的急性Q热患者发生心内膜炎的风险高达39%。近期研究显示，使用多西环素和羟化氯喹长期治疗可在这些患者中预防心内膜炎的出现。治疗疗程需达到1年并密切随访。

3. 心内膜炎　是慢性Q热的主要临床表现。另外，还会导致异常血管受累，包括左心室动脉瘤以及血管分支的任何部分都可被感染。高水平的心磷脂IgG抗体与心内膜炎的发生相关。为早期诊断心内膜炎，Q热发病3个月和6个月时需要血清学监测。危险因素包括年龄超过50岁、男性、抗磷脂抗体阳性。可疑患者应及时进行经胸壁超声心动图检查。

Q热患者中，典型的杵状指和高丙球蛋白血症也常见。一半以上的患者可以见到脾大和肝大。20%的患者可见紫癜疹。红细胞沉降率增快，还可见贫血和镜下血尿。1/3的患者并发动脉血栓。

镜下可见慢性Q热患者的赘生物与其他化脓性细菌性心内膜炎的赘生物亚急性和慢性炎症浸润，有大的泡沫样巨噬细胞，电子显微镜下则可见特征性微生物。

诊断以血清学诊断为主。补体结合试验滴度1∶200或更高，可以诊断慢性Q热。急性Q热诊断滴度不需要达到这个水平。

Q热心内膜炎的抗生素治疗疗程和种类尚没有达成一致。一般用多西环素联合环丙沙星或利福平治疗2年。此外，还有用多西环素联合培氟沙星或氧氟沙星治疗获得成功的报道。

4. Q热肝炎　在法国，肝炎是伯纳特柯克斯体感染最常见的临床表现。在美国，61.9%的Q热表现为肝炎。同样，肝炎常发生于羊饲养繁殖的地区。Q热肝炎有3种表现形式：① 类似病毒性肝炎的表现。② 不明原因的发热伴有肝组织肉芽肿。③ 急性Q热肺炎患者偶然的发现。

不明原因发热的Q热患者，肝组织可见典型的“油炸圈饼”样肉芽肿。这种肉芽肿中央为脂空泡，周围环绕着稠密的纤维蛋白环，也可见于霍奇金病和传染性单核细胞增多症。从Q热肝炎患者的肝组织可分离出伯纳特柯克斯体，给予抗生素治疗2周可以好转，但这些患者应该随访抗体滴度。

5. 神经系统临床表现　剧烈头痛是常见的症状，这意味着患者的中枢神经系统受感染，尽管没有充分的证据表明Q热患者大脑严重受累。0.2%～1.3%的Q热患者并发无菌性脑膜炎和（或）脑炎。Q热脑膜脑炎患者可能伴有癫痫发作和昏迷。

急性Q热患者还可并发小脑行为障碍症

状、脑神经麻痹、锥体外系疾病。

6. 免疫缺陷宿主的Q热　免疫缺陷宿主患Q热的报道不常见，但是，这或许反映了在这部分人群中不经常考虑这种疾病的存在。事实上，研究表明，HIV阳性的个体患Q热的数量是普通人群的13倍，并且他们的症状较正常人群出现的频率高。资料显示，Q热患者中伴有癌症、慢性粒细胞白血病、艾滋病、肾移植、激素治疗、血液透析、分娩后状态和长期酗酒者也不少见。

7. Q热其他临床表现　脊柱的脊髓炎是不常见的伯纳特柯克斯体感染的临床表现。Q热也可发生在婴儿，导致肺炎，热性癫痫发作，无明显发热、不适和脑膜刺激征。血液系统表现包括骨髓坏死(指骨髓中造血细胞发生原位死亡和基质的大面积坏死)、组织细胞吞噬现象、溶血性贫血，偶见淋巴瘤。其他血液系统表现包括暂时性再生障碍性贫血、反应性血小板增多症(但血小板减少则罕见)、脾破裂。视神经炎和结节性红斑很少见于伯纳特柯克斯体感染。也有人认为川崎病是Q热的变种形式，但这一概念还没有得到公认。

【预防】

目前，利用感染的鸡卵黄囊制备而来的一种灭活疫苗已经给实验室接触伯纳特柯克斯体的人员接种。一旦安全有效的疫苗出现，高危人群必须首先接种疫苗。

Q热由于没有人与人的直接传播，所以不必将住院的Q热患者隔离。另外，饮用巴氏消毒的牛奶，可消除经牛这一途径传播的Q热。消除牛、绵羊和山羊的体表寄生虫对控制Q热也有帮助。

参考文献

[1] Stuen S, Granquist EG, Silaghi C. Anaplasma phagocytophilum — a widespread multi-host pathogen with highly adaptive strategies[J]. Front Cell Infect Microbiol, 2013, 3: 31.

[2] Lutwick LI. Brill-Zinsser disease[J]. Lancet, 2001, 357: 1198-1200.

[3] Varghese GM, Trowbridge P, Janardhanan J, *et al*. Clinical profile and improving mortality trend of scrub typhus in South India[J]. Int J Infect Dis, 2014, 23: 39-43.

[4] Denison AM, Amin BD, Nicholson WL, *et al*. Detection of Rickettsia rickettsii, Rickettsia parkeri, and Rickettsia akari in skin biopsy specimens using a multiplex real-time polymerase chain reaction assay[J]. Clin Infect Dis, 2014, 59: 635-642.

[5] Million M, Walter G, Thuny F, *et al*. Evolution from acute Q fever to endocarditis is associated with underlying valvulopathy and age and can be prevented by prolonged antibiotic treatment[J]. Clin Infect Dis, 2013, 57: 836-844.

[6] Ismail N, Bloch KC, McBride JW. Human ehrlichiosis and anaplasmosis[J]. Clin Lab Med, 2010, 30: 261-292.

[7] Bechah Y, Socolovschi C, Raoult D. Identification of rickettsial infections by using cutaneous swab specimens and PCR[J]. Emerg Infect Dis, 2011, 17: 83-86.

[8] Million M, Walter G, Bardin N, *et al*. Immunoglobulin G anticardiolipin antibodies and progression to Q fever endocarditis[J]. Clin Infect Dis, 2013, 57: 57-64.

[9] Drexler NA, Dahlgren FS, Heitman KN, *et al*. National Surveillance of Spotted Fever Group Rickettsioses in the United States, 2008—2012[J]. Am J Trop Med Hyg, 2016, 94: 26-34.

[10] Million M, Raoult D. Recent advances in the study of Q fever epidemiology, diagnosis and management[J]. J Infect, 2015, 71 Suppl 1: S2-9.

[11] Svraka S, Rolain JM, Bechah Y, *et al*. Rickettsia prowazekii and real-time polymerase chain reaction[J]. Emerg Infect Dis, 2006, 12: 428-432.

[12] Regan JJ, Traeger MS, Humpherys D, *et al*. Risk factors for fatal outcome from rocky mountain spotted Fever in a highly endemic area-Arizona, 2002—2011[J]. Clin Infect Dis, 2015, 60: 1659-1666.

[13] Sexton DJ, Kaye KS. Rocky mountain spotted fever[J]. Med Clin North Am, 2002, 86: 351-360.

(吉林大学第一医院　周豪　牛俊奇)

第二十一章 巴尔通体病

巴尔通体病(bartonellosis)是由巴尔通体(*Bartonella*)引起的一类呈世界性分布的人兽共患传染病。巴尔通体多为球状或杆状,革兰染色阴性,生化反应不活泼,营养需求苛刻。随着研究的深入,目前已发现至少包括33个种。

大多数哺乳动物如啮齿类、猫科、犬科等以及人类都是巴尔通体的宿主,传播媒介主要有蚤、蜱、白蛉、虱等吸血节肢动物。

大多数巴尔通体感染只在动物间传播流行,但汉赛巴尔通体、五日热巴尔通体、杆菌样巴尔通体、伊丽莎白巴尔通体等种可使人类致病,可引起几乎所有器官或系统包括心脏、肝脏、脾脏、骨骼、骨髓、淋巴、肌肉、软组织及中枢神经系统等的病变或并发症。临床上一些不明原因的发热,最终确认实际上系由巴尔通体感染所致。20世纪90年代以后,越来越多的疾病被证实为以某种巴尔通体为病原体,如猫抓病、战壕热、卡里翁氏病(Carrion's disease)、杆菌性血管瘤等。

第一节 猫抓病

猫抓病(cat scratch disease)是主要由汉赛巴尔通体(*Bartonella henselae*)引起的急性传染病,多数患者有被猫抓、咬伤的病史。临床表现多见皮肤损害和局部淋巴结病变,并常有低热、周身疼痛不适等全身症状。部分患者可出现Parinaud眼腺体综合征、溶血性贫血、脑炎、心内膜炎、肺炎、急性肾小球肾炎和骨髓炎等。在免疫功能缺陷的患者,汉赛巴尔通体感染可引起长期发热、菌血症。免疫功能严重受损的艾滋病患者常见杆菌性血管瘤或紫癜,器官移植受体发生严重猫抓病者亦有报道。

【病原学】

本病主要病原体汉赛巴尔通体革兰染色阴性但不易着色,大小在1 μm×0.5 μm左右,呈细小微弯曲杆菌状,缺少糖酵解酶,生化反应不活泼,氧化酶、触酶、七叶苷、马尿酸盐水解、硝酸盐还原等反应均呈阴性。汉赛巴尔通体在普通培养基上不易生长,采用以昆虫细胞培养基添加胎牛血清、蔗糖、谷氨酰胺液体培养法更适合其生长。近年来的研究表明,其他种类巴尔通体如克氏巴尔通体(*B. clarridgeiae*)和五日热巴尔通体(*B. quintana*)等也可能导致本病。

【病理改变】

本病的特征性病理改变是受累淋巴结的皮质区和副皮质区坏死性、肉芽肿性病变。初期为局限性网状细胞增生,继而有巨噬细胞、中性粒细胞浸润形成形态不规则的星形小脓肿,其周围是增生的组织细胞和淋巴细胞。小脓肿可融合形成较大脓肿,也可穿破或形成瘘管。随着病情进展,组织细胞转化为类上皮细胞,在脓肿周围呈栅栏状排列,外周为淋巴细胞、浆细胞、免疫母细胞和成纤维细胞包绕,形成肉芽肿。

【流行病学】

1. 传染源　猫为本病主要传染源,其他可能的传染源还包括狗、山羊、松鼠等。猫感染汉赛巴尔通体后可致菌血症并通常持续数周至数月,带菌状态长于1年乃至终生者亦有报道。幼猫和流浪猫可能更易形成菌血症,温暖潮湿地区猫的带菌率高于高纬度寒冷地区。尚无猫抓病人际传播的证据。

2. *传播途径* 90%以上的患者与猫或狗有接触史,大部分病例有被猫抓、咬伤的病史。实验研究证实,跳蚤可在猫间传播本病,但是否可直接传播给人尚不明确。

3. *易感人群* 多发生于学龄前儿童及青少年,特别是养有宠物猫或曾经被猫抓、咬伤者,本病的发病率可能较高。

【临床表现】

在免疫功能正常的患者,病情往往轻微并呈自限性。

1. *皮肤损害* 常在猫抓、咬伤后局部出现一个或多个红斑性丘疹,少数丘疹转为水疱或脓疱,偶可穿破形成小溃疡。皮损多见于手、前臂、足、小腿、颜面等部位,经1～4周后结痂痊愈或留下短暂色素沉着。

2. *局部淋巴结肿大* 发病后1～4周,大部分患者可出现感染部位引流区淋巴结肿大,而后原发皮肤损害消失。肿大的淋巴结有压痛,局部皮温稍高、发红,部分患者淋巴结化脓,偶可溃破形成瘘管或窦道。肿大淋巴结通常在数周至数月内自行消退,亦有报道持续肿大达24个月。

3. *全身症状* 大多轻微,包括发热、疲乏、咽痛、头痛、脾大;厌食、呕吐、腹痛等胃肠道症状伴体重减轻等。

4. *并发症及少见临床表现* 包括脑病、肝肉芽肿、骨髓炎、心内膜炎、关节炎等。持续高热伴肝、脾大及腹痛提示播散性汉赛巴尔通体病的可能。

Parinaud眼腺体综合征表现为非化脓性单侧结膜炎、结膜肉芽肿和耳前淋巴结肿大,通常预后良好;杆菌性血管瘤/紫癜在免疫功能正常的患者极其罕见,多见于艾滋病患者,特点为在皮肤上出现单个至数百个丘疹或瘤样损害,形似卡波济肉瘤,有时可见皮下脓肿;病变也可累及心脏、肝脏、胃肠道、咽部和脑等内脏器官并引发相应的症状。

【实验室检查】

1. *血液检查* 红细胞沉降率加快,外周血白细胞总数及中性粒细胞增多。部分病例嗜酸性粒细胞比例升高。

2. *血清免疫学检查* 可采用间接免疫荧光和酶联免疫吸附两种方法检测血清中的特异性IgG,灵敏度较高。其他种属的巴尔通体、某些衣原体以及引起Q热的伯纳特柯克斯体(*Coxiella burnatti*)可出现交叉反应。

3. *病原体分离* 以往实验室分离培养巴尔通体平均耗时较长,近年来研究发现,采用基于昆虫细胞培养基液体培养法具有操作方便简单、培养速度快的优点。

4. *组织病理学检查* 淋巴结、肝、脾活检发现典型的星形小脓肿病理改变对诊断有提示作用;涂片采用Warthin-Starry饱和银染色可发现病原体。

5. *PCR和显微技术* 采用PCR技术检测活检标本和脓液中的汉赛巴尔通体特异性DNA片段可用于诊断;透射电子显微镜和共聚焦显微镜用于实验研究者亦有报道,但诊断实用价值尚不明确。

【诊断】

猫抓、咬伤后2～3周出现局部淋巴结肿大,特别是伴有原发皮损需考虑本病的可能。确诊有赖于病原体分离培养或特异性IgG抗体检测。淋巴结病理活检特征性病理或Warthin-Starry饱和银染色发现细小微弯曲杆菌状病原体均有助于诊断。

【治疗】

本病多为自限性,治疗以对症为主。淋巴结化脓时可穿刺排脓以减轻症状,但不宜切开引流。淋巴结肿大1年以上未见缩小者可行手术摘除。

体外药敏试验表明,汉赛巴尔通体对如SMZ-TMP、多西环素、阿奇霉素、利福平、氨基糖苷类、氟喹诺酮类等多种抗菌药物敏感，但一般只用于重症感染以及合并免疫缺陷患者（如艾滋病患者）。发生视神经炎者可采用多西环素 200 mg/d 联合利福平 600 mg/d 治疗 4～6 周；心内膜炎患者可采用庆大霉素 3 mg/kg/d（疗程两周）并联合多西环素 200 mg/d 治疗 6 周；杆菌性血管瘤或紫癜轻症患者可选用红霉素 2 g/d 或多西环素 200 mg/d 治疗 3 个月，重症患者可采用多西环素 200 mg/d 联合利福平 600 mg/d 治疗治疗 3 个月。

【预防】

养有宠物猫者勤灭跳蚤、减少宠物猫的户外活动可能有助于减少猫被感染的概率。与猫、犬接触时避免被抓伤或咬伤，不慎被抓、咬伤后立即用清水、肥皂水清洗伤处并密切观察附近淋巴结以及患者是否出现其他相关症状。

第二节 战壕热

战壕热（trench fever）又称五日热（5 day fever）、华伦热（Volhynia fever）、胫骨热（shinbone fever，shank fever），是一种经体虱传播的急性传染病，在战争及虱子易于滋生的环境下可发生流行。典型病例表现为周期性发热、头痛，剧烈的骨、关节痛和严重肌肉疼痛。第一次世界大战期间，该病常见于交战各方的军队中，“战壕热”由此而得名。随着和平环境下经济卫生条件的改善，虱传疾病逐步减少，战壕热病例已很少见。但近年来，战壕热报道又逐渐增多，且部分病例发生严重的感染性心内膜炎。街头无家可归者、酗酒者、HIV 感染者等为该病的高危人群，病例多见于美国、墨西哥、突尼斯、厄立特里亚、波兰和俄罗斯等地，也有报道在我国云南某些地区不明原因发热患者血清中发现五日热巴尔通体抗体阳性。

【病原学和流行病学】

五日热巴尔通体（*B. quintana*）高倍镜呈小而弯曲的短杆状，长度为 1.0～1.6 μm，宽度为 0.2～0.5 μm，可通过滤菌器。菌体能灵活移动，但无鞭毛。革兰染色阴性，吉姆萨染色呈红色。五日热巴尔通体的宿主范围有限，仅体虱、人类和某些猴类可以受感染，人是本病的主要传染源，体虱为传播媒介。人群对本病普遍易感，患病后可产生免疫力，但仍可复发或再次感染。冬春季节易于滋生体虱，故发病多集中在此期间。

【临床表现】

人体感染后，病情轻重有很大差别。部分患者几乎无症状，但血液中可长期携带病原体。典型病例潜伏期为 2～4 周，起病急骤，表现为畏寒、发热，体温迅速上升至 39～40℃。虽然热程大多持续 4～5 日，并因此而被称为“五日热”，但也可短至 2～3 日，长至 2～3 周。发热往往呈回归热型，表现为患者自行退热，间隔 3～8 日后又再度发热，甚至反复发作多次。发热时伴有剧烈头痛、肌肉疼痛，尤以腰部、下肢肌肉及腓肠肌疼痛为甚。压迫眼球或眼球转动时眼部疼痛，亦可出现胫骨剧痛，脾大。部分患者可出现充血性斑丘疹，多分布于胸腹部皮肤或四肢。病死者不多，但有复发倾向。

【诊断和鉴别诊断】

诊断须根据流行病学资料及典型临床表现，同时与伤寒、流行性斑疹伤寒、回归热、流感、疟疾、脑膜炎奈瑟菌败血症等鉴别。确诊须做病原体培养分离。巴尔通体的分离培养技术简单，但需时很长。分离用标本主要取自于外周血、淋巴液或淋巴组织、皮肤及其他相关的器官组织。早期收集患者标本是成功分离病原体的关键。

PCR 检测快速敏感，但应注意假阳性的问题。血清学试验操作简单，有助于测定患者体内 IgG 或 IgM 水平的变化，了解患者当前或既往感染巴尔通体的情况；但鉴于巴尔通体的抗原抗体反应特异性尚不够理想，存在种间的交叉反应,故在解释试验结果时应予注意。

【治疗和预防】

多西环素是治疗本病的首选药物,发生感染性心内膜炎者疗程需延长并加用庆大霉素或利福平。预防战壕热应采用综合措施,以注意个人卫生、灭虱为主。

参考文献

[1] 栗冬梅.一群古老又新鲜的致病菌:巴尔通体[J].中国媒介学与生物控制杂志,2016,27(1):84-88.

[2] 金嘉琳,张文宏,张永信.猫抓病//陈灏珠,林果为,王吉耀.实用内科学[M].北京:人民卫生出版社,2013:478-480.

[3] 王跃兵,杨发莲,彭海燕,等.云南省不明原因发热患者巴尔通体感染调查[J].中国热带医学,2014,14(12):1446-1448.

[4] Angelakis E, Raoult D. Pathogenicity and treatment of Bartonella infections [J]. Int J Antimicrob Agents, 2014, 44(1): 16-25.

[5] Okaro U, Addisu A, Casanas B, *et al*. Bartonella Species, an Emerging Cause of Blood-Culture-Negative Endocarditis [J] Clin Microbiol Rev, 2017,30(3): 709-746.

[6] Diana Tasher, Alona Raucher-Sternfeld, Akiva Tamir, *et al*. Bartonella quintana, an Unrecognized Cause of Infective Endocarditis in Children in Ethiopia [J]. Emerg Infect Dis, 2017, 23(8): 1246-1252.

[7] Ricardo Gutiérrez, Yaarit Nachum-Biala, Shimon Harrus. Relationship between the Presence of Bartonella Species and Bacterial Loads in Cats and Cat Fleas (Ctenocephalides felis) under Natural Conditions [J]. Appl Environ Microbiol, 2015, 81(16): 5613-5621.

(四川大学华西医院　刘凯)

第二十二章 螺旋体感染

螺旋体(spirochetes)是一类细长、柔软、弯曲呈螺旋状、运动活泼的原核细胞微生物。螺旋体具有与细菌相似的细胞壁,内含脂多糖和胞壁酸,革兰染色阴性;无定型核,以二分裂方式繁殖;由外膜、菌体和轴丝组成,体态柔软,借助胞壁与胞膜之间弹性轴丝屈曲和收缩可活泼运动;易被胆汁或胆盐溶解。

螺旋体广泛分布于自然界和动物体内,种类繁多。根据螺旋的数目、大小、形态和螺旋间的距离等分为5个属:包柔氏螺旋体属(*Borrelia*,又名疏螺旋体属)、密螺旋体属(*Treponema*)、钩端螺旋体属(*Leptospira*)、脊螺旋体属(*Cristispira*)和螺旋体属(*Spirochaeta*)。其中已证实对人具有致病性的有3个属。

1. *疏螺旋体属* 有3～10个稀疏而不规则的螺旋,其中对人致病的有回归热螺旋体(*B. Ricurrentis*)及伯氏疏螺旋体(*B. burgdorferi*)等,前者引起回归热(relapsing fever),后者可致莱姆病(Lyme disease)。

2. *密螺旋体属* 有8～14个较细密而规则的螺旋,其中梅毒螺旋体(*T. pallidum*,又称苍白密螺旋体)是性传播疾病梅毒的病原体;雅司螺旋体(*T. pertenue*)和品他螺旋体(*T. carateum*)可引起雅司病(yaws)和品他病(pinta)。

3. *钩端螺旋体属* 螺旋数目较多,螺旋比密螺旋体更细密而规则,菌体一端或两端弯曲呈钩状,本属中有一部分能引起人和动物的钩端螺旋体病(leptospirosis)。

作为最古老的传染病之一,螺旋体感染在当今世界经济一体化趋势、人口流动日益频繁、全球变暖、动物自然栖息地破坏、自然灾害等时代和环境背景下,仍然对人类健康有重大威胁。梅毒和钩端螺旋体病是国家法定乙类传染病。近年来,梅毒发病率有升高趋势,并且少见的回归热、莱姆病亦报道逐渐增多。

螺旋体感染所致临床症状与病原体直接作用以及病原体和宿主间免疫反应均有关,尤其是慢性感染和后遗症的发生。分离、培养螺旋体的方法诊断存在阳性率低、耗时长的固有缺陷,而血清学抗体检测也存在需提高早期诊断敏感性、特异性以及在感染不同病程尤其是后期抗体效价较低等技术瓶颈。有效应用核酸探针、PCR等现代分子生物学技术平台提高诊断特别是早期诊断水平,深入研究螺旋体感染的免疫病理机制,从循证医学角度规范治疗,并且做好流行病学监测与预防等,均是今后应对螺旋体感染的主要问题。

第一节 梅　毒

梅毒是梅毒螺旋体所引起的一种全世界流行的临床表现复杂多变的性传播疾病,几乎可侵犯全身各器官,也可通过胎盘引起流产、早产、死胎及胎传梅毒,或者长期潜伏,并可增加人免疫缺陷病毒感染的风险。

目前各国流行情况差别很大，其中2005年和2008年的估计显示，全球梅毒发病数均为1 060万例。20世纪80年代以来，随着对外交流及旅游事业的迅速发展，我国梅毒的发病率也逐渐增加。根据中国疾病预防控制中心数据显示，2017年，中国内地31个省、自治区、直辖市梅毒总发病数为475 860例，年发病率为34.49/10万，其中隐性梅毒占比最大，达到76.78%。梅毒疫情仍然严峻，应继续加强梅毒筛查，早期发现感染者，并适时调整防控策略和目标人群，进一步控制梅毒的危害。

【病原学】

病原菌为苍白螺旋体(*T. pallidum*，TP)，1905年由Schaudinn与Hoffmann发现，是小而纤细的螺旋状微生物，长为5～20 μm，平均长为6～10 μm，宽<0.2 μm，有6～12个螺旋，因其透明不染色，所以称为苍白螺旋体。其基本结构为一原生质的圆柱体，被两层膜所围绕。一束平行的纤维附着于内层膜，并以螺旋状方式环绕原生质的圆柱体，还有轴纤维从螺旋体的一端伸到另一端，穿过两层膜并环绕于原生质圆柱体的外面。轴纤维维持螺旋体的弹性，并且有屈曲与收缩的功能。梅毒螺旋体的特征有：① 螺旋整齐，固定不变；② 折光力强，较其他螺旋体亮；③ 行动缓慢而有规律；围绕其长轴旋转中前后伸缩移动，伸缩其圈间之距离而移动，全身弯曲如蛇行。

梅毒螺旋体在体外不易生存，煮沸、干燥、肥皂以及一般的消毒剂如升汞、苯酚(石炭酸)、乙醇等很容易将其杀死。在41～42℃时于1～2小时内也可死亡，在低温(−78℃)下可保存数年，仍能保持其形态、活力及毒性。

梅毒螺旋体缺乏三羧酸循环、电子传递体系，以及核苷酸、氨基酸、脂质生物合成途径，但其基因组可编码多种转运蛋白，说明生存绝对依赖宿主。梅毒螺旋体体外培养不能长期繁殖。梅毒螺旋体缺乏脂多糖与外膜蛋白，但可表达多种脂蛋白，这些脂蛋白同梅毒螺旋体的组织黏附及播散有关，同时可诱导机体发生免疫应答。

【流行病学】

1. 传染源　梅毒患者。

2. 传播途径

(1) 性接触：为主要传播途径。未经治疗患者在感染后1年内最具传染性，皮肤与黏膜损害表面有大量的梅毒螺旋体，在性交过程中很容易通过皮肤和黏膜的损伤处(甚至是很轻微的)传给对方。根据报道，在人类，其半数感染量(ID_{50})约为50条螺旋体。随着病期的延长，传染性越来越小，到传染后2年，通过性接触一般已无传染性。

(2) 母婴传播：患梅毒的孕妇可以通过胎盘感染胎儿。研究证明，在妊娠7周时，梅毒螺旋体即可通过胎盘而使胎儿发生感染。未经治疗的患梅毒妇女，虽然通过性接触已无传染性(病期>2年)，但妊娠时仍可传染给胎儿，病期越长，传染性越小。患早期梅毒的孕妇发生流产、死胎、胎儿先天性梅毒或新生儿死亡的发生率高；患晚期梅毒的孕妇发生胎儿先天性梅毒、死胎或流产者较低。

(3) 其他途径：少数可能通过性接触以外的途径受传染，直接接触如接吻、哺乳等，间接接触患者日常用品，如衣服、毛巾、剃刀、餐具及烟嘴等。医务人员在接触患者或含有梅毒螺旋体标本时不小心也可受染。此外，如输血(早期梅毒患者作为供血者)偶尔也可发生传染。通过输血而受染患者不发生一期梅毒损害，而直接发生二期梅毒损害。

在大多数感染性疾病中，随着细胞及(或)体液免疫应答的增强，临床症状消退，而梅毒则不同。细胞免疫应答在梅毒免疫病理中的作用还不清楚。在体液免疫应答方面，螺旋体侵入人体后可产生很多抗体。临床症状的发展与抗体的产生相平行。早期梅毒中所产生的抗螺旋体抗体与抗心磷脂抗体无保护性免疫力；但在一部分未经治疗的晚期潜伏梅毒患者对感染具有免疫力，推测感染后缓慢出现的保护性免疫力(体液或细胞免疫或两者)是由于特异性抗原浓度低且免疫原性弱的缘故。临床上也观察到二期梅毒损害广泛者一般不发生晚期活动性梅毒；只有二期梅毒症状轻者及有梅毒螺旋体慢性病灶者才发生三期梅毒症状。同时也观察到同一位患者可以发生二期或三期梅毒，但既发生二期又发生三期梅毒者则少见。

3. 易感人群 人类普遍易感。

【临床表现】

1. 临床分期 梅毒可根据传染途径的不同而分为后天梅毒与先天(胎传)梅毒，又可根据病情的发展而分为早期梅毒与晚期梅毒(表22-1)。但病期可重叠或缺如。如15%的患者在出现二期梅毒时，硬下疳仍存在；而60%潜伏梅毒患者不记得曾发生过二期梅毒；25%的患者否认曾发生一期梅毒。

表22-1 梅毒的临床分型

获得性梅毒(后天梅毒)	早期梅毒：病期在2年以内	一期梅毒 二期梅毒 早期潜伏梅毒
	晚期梅毒：病期2年以上	三期梅毒：皮肤黏膜、骨梅毒 心血管梅毒 神经系统梅毒 晚期潜伏梅毒
胎传性梅毒(先天梅毒)	早期先天梅毒：2岁以内	
	晚期先天梅毒：2岁以上	皮肤黏膜、骨梅毒 心血管梅毒 神经系统梅毒 潜伏梅毒

2. 自然病程 梅毒螺旋体侵入人体后，一方面在皮肤黏膜下繁殖，另一方面很快沿着淋巴管到达附近的淋巴结，经过2～4周的潜伏期，在侵入部位发生炎症反应，称为硬下疳。经3～6周后即使不经治疗，硬下疳也会自行消失。在硬下疳存在的这段时期，临床上称为一期梅毒。出现硬下疳时，梅毒螺旋体由硬下疳附近的淋巴结再进入血液扩散到全身，使几乎所有的组织和器官受侵。通过6～8周的潜伏期，可出现低热、浅淋巴结肿大、皮肤黏膜损害、骨膜炎、虹膜睫状体炎及脑膜炎等症状，此时称为二期梅毒。二期梅毒损害表面梅毒螺旋体很多，因此感染性也很强。二期梅毒的症状可不经治疗在3～12周后自行消失，又进入潜伏状态，称为潜伏梅毒(或隐性梅毒)。此时，虽然临床上没有症状，但梅毒螺旋体仍然隐藏在组织或淋巴系统内，当机体抵抗力降低时，又出现症状，称为二期复发梅毒，可以反复出现几次。约25%的患者可有复发，其中2/3发生于6个月内，90%发生于1年内，95%发生于2年内。

30%～40%的患者发生晚期活动性梅毒，包括皮肤黏膜梅毒、骨梅毒、内脏梅毒、心血管梅毒及神经系统梅毒等。后两种梅毒对患者的健康影响较大，甚至导致死亡。一部分患者可不出现晚期梅毒的症状，只是梅毒血清反应持续阳性，称为晚期潜伏梅毒；也可以有一部分患者(约1/3)血清反应滴度逐渐下降，最后转为阴性而自行痊愈。

一般免疫力正常的人，三期梅毒极少见，但部分原因是患者患其他感染性疾病时应用了抗生素，体内梅毒螺旋体已被消灭。

以上的病程经过是从未经过治疗患者的自然过程，但由于患者身体的强弱、抵抗力的大小以及治疗的影响，每位患者的病程都不相同。

3. 一期梅毒的临床表现 潜伏期2～4周。主要症状硬下疳出现于梅毒螺旋体侵入处，大多发生于生殖系统部分，少数发生于唇、咽等处。男性多发生在阴茎的包皮、冠状沟、系带或龟头上，同性恋男性常见于肛门或直肠；女性多在大小阴唇或子宫颈上。

硬下疳开始时为一丘疹，但很快溃破。典型的硬下疳直径为1～2 cm，圆形，境界清楚，疮面稍高出皮面，呈肉红色的糜烂面，上有少量渗出物，内含大量梅毒螺旋体。触诊浸润明显，有软骨样硬度，无疼痛与压痛（无继发感染时），损害数目通常仅一个，不经治疗可在3～8周内自行消失，不留痕迹或留有轻度萎缩性瘢痕。

硬下疳出现后数日到1周，腹股沟或患部近卫淋巴结肿大，可为单侧或双侧，无痛，相互孤立而不粘连，质中，不化脓破溃，其表面皮肤无红、肿、热。穿刺液中含有梅毒螺旋体。

在硬下疳的初期，大部分患者的梅毒血清反应呈阴性，以后阳性率逐渐升高，到硬下疳出现后6～8周，基本全部患者血清反应变成阳性。

4. 二期梅毒的临床表现　梅毒螺旋体由局部经淋巴结进入血液，在人体内大量播散后而出现全身表现，一般发生在感染后9～12周，或硬下疳消退后3～4周。

早期症状有流感样综合征，有发热、全身不适、头痛、肌肉痛和关节痛等。全身散在淋巴结肿大，无压痛，可活动，较硬。

(1) 二期皮肤黏膜损害：大部分患者可有此损害。其特征是广泛且对称，自觉症状轻微，破坏性小，传染性强，有下列几种。

1) 皮疹：皮损形态多样，可有斑疹（玫瑰疹）、斑丘疹、丘疹、丘疹鳞屑性梅毒疹、毛囊疹、雅司样疹、脓疱疹、蛎壳状疹、溃疡疹等。这些损害可以单独出现或合并出现。

斑疹是二期梅毒最早发生的皮肤损害，发生于硬下疳出现后的5～8周。皮损分布于躯干、肩及四肢屈侧。斑疹呈圆形或卵圆形，直径0.5～1 cm，玫瑰色。一般在数日内消退，但少数可持续存在并发展为丘疹。

斑丘疹是二期梅毒最常见的病损，常发生于感染后2～4个月。皮疹分布于全身，包括面、躯干、四肢屈侧，但下肢比上肢少。掌跖部的斑丘疹具有特征性。

丘疹也是二期梅毒最常见并具有特征性的皮疹，数目比斑疹少，呈铜红色，丘疹顶端可呈扁平或尖顶状，大小不一，表面光滑或有鳞屑。广泛分布于躯干、上下肢、掌跖及面部。可孤立或群集，形成球状或弓形损害。环状损害多发生于面部，也可见于阴囊、女阴及手部。丘疹还可发生于发际，而称为额发缘梅毒疹（corona veneris）。亦可有多种与其他皮肤病皮疹相似的丘疹。除毛囊疹有瘙痒外，其他二期梅毒疹一般无瘙痒。

脓疱疹不常见，斑丘疹或丘疹坏死后形成脓疱疹，最常见于面及头皮。但在抵抗力低的患者如艾滋病及营养不良的患者中，脓疱疹可分布于全身。

2) 扁平湿疣：好发于肛门周围、外生殖器等皮肤互相摩擦和潮湿的部位。由扁平湿丘疹融合而形成，稍高出皮面，界限清楚，表面糜烂，如菜花，覆有灰白色薄膜，内含有大量梅毒螺旋体。

3) 梅毒性脱发：发生较晚，常在6个月后，有很多小而分散的斑片状脱发，呈虫蚀状，主要发生于颞部、顶部及后头部。有时可发生弥漫性脱发，睫毛、外1/3眉毛及体毛也可脱落。梅毒性脱发为非永久性脱发，可再生。

4) 梅毒性白斑：当斑疹或丘疹消退后，可留有很多小片浅色斑，可持续存在数月。多见于女性患者，特别是肤色较深者。常分布于颈及背部，因此，称为“颈部梅毒性白斑”（collar of venus）。

5) 黏膜损害：多发生于口腔、舌、咽、喉或生殖器黏膜。损害表现为一处或多处境界清楚的红斑、糜烂，表面可有灰白色渗出物，边缘有一暗红色晕，无疼痛。皮损处含大量的梅毒螺旋体，具有高度传染性。

(2) 二期骨损害：可发生骨膜炎、关节炎、骨炎、骨髓炎、滑囊炎及腱鞘炎，骨膜炎最常见。多发生于四肢的长骨和大关节，表现为骨膜增厚、压痛及夜间加重。患者通常无发热、白细胞增多等全身症状。X线检查主要示赘生性改变，而关节炎则无明显损害可见。

(3) 二期眼梅毒：包括虹膜炎、虹膜睫状体炎、脉络膜炎、视神经炎和视网膜炎等。其中虹膜炎最常见，均可引起视力损害。

(4) 二期神经梅毒

1) 无症状性神经梅毒：无临床症状，但脑脊液有异常变化。脑脊液白细胞数增多、蛋白量增加、性病研究实验室玻片试验(VDRL)阳性,并可从脑脊液中检出梅毒螺旋体。

2) 其他表现:脑膜炎、脑血管梅毒及脑膜血管梅毒等。头痛为其主要症状,急性脑膜炎的表现为第Ⅲ、Ⅵ、Ⅷ对脑神经受累,视神经盘水肿,少数患者有同侧偏盲及偏瘫。

(5) 二期复发梅毒:因抗梅毒治疗剂量不足或免疫力降低,二期损害消退后可重新出现,时间是在感染后1～2年内。可有皮肤黏膜、眼、骨及内脏损害复发,最常见者为皮肤黏膜损害复发,其损害与二期梅毒疹大体相似,但皮疹数目较少,分布较局限,群集现象较二期时更为明显,破坏性较大,好发于肛周、脐窝、腋窝、阴部及掌跖部。

还可有血清复发,可先于其他系统复发之前出现或单独出现。

5. 三期梅毒(晚期梅毒)的临床表现 约40%未经治疗的梅毒患者可发生活动性晚期梅毒,包括皮肤黏膜梅毒、骨梅毒、心血管梅毒和神经梅毒等。

(1) 三期皮肤黏膜梅毒:主要表现为头面部及四肢伸侧的结节性梅毒疹,大关节附近的近关节结节,皮肤、口腔、舌咽的树胶肿,上腭及鼻中隔黏膜树胶肿可导致上腭及鼻中隔穿孔和马鞍鼻。

1) 结节性梅毒疹:多数为皮下小结节,直径约0.5 cm,呈古铜色,分布局限,不对称,常见于前额、臀、面部、肩部及肩胛间、四肢等处,排列呈环形、蛇形或肾形,有的可自行消失,遗留萎缩斑,或发生浅溃疡,愈后遗留浅瘢痕,边缘又发新的小结节。自觉症状轻微。

2) 树胶肿:开始时为皮下硬结,逐渐增大,形成浸润性斑块,数周后直径可达4～5 cm以上。中心逐渐出现溃疡,可有血性脓液排出,溃疡进行性扩大,可呈肾形或马蹄形的穿凿性溃疡。常发生于外伤及化学刺激以后,多见于四肢伸侧、前额、头部、胸骨部、下肢及臀部等处。损害数目不多,不治疗经半年或更久可以自愈,愈后留萎缩性瘢痕。

上腭及鼻中隔黏膜树胶肿可侵犯骨质,形成上腭、鼻中隔穿孔及马鞍鼻,引起吞咽困难及发音障碍。少数可发生喉树胶肿而引起呼吸困难、声音嘶哑。

3) 近关节皮下结节:发生于髋、肘、膝及骶关节等大关节附近。呈对称性,坚硬,其上皮肤无炎症,压迫时稍有痛感,无其他自觉症状。直径1～2 cm,发展缓慢,不破溃,治疗后可逐渐消退。

(2) 骨梅毒:以骨膜炎为常见,常侵犯长骨,与二期梅毒相似,但损害较少,疼痛较轻,病程较慢。其次是骨树胶肿性骨炎,常见于扁骨如颅骨,可形成死骨及皮肤溃疡。

(3) 眼梅毒:类似二期梅毒眼损害。

(4) 晚期心血管梅毒:见于约10%未经抗梅毒治疗的患者,多发生在感染后10～30年,表现为单纯性主动脉炎、主动脉瓣关闭不全、主动脉瘤、冠状动脉狭窄或阻塞,以及心肌树胶肿等。

1) 梅毒性单纯主动脉炎:常发生于升主动脉,可有胸骨后不适感或疼痛,与心绞痛相似。可有阵发性呼吸困难。听诊在主动脉区可闻及收缩期杂音及(或)主动脉第二音增强。X线片可示主动脉扩张。

2) 梅毒性主动脉瓣关闭不全:常与梅毒性主动脉瘤并发。心脏向左下方扩大,主动脉瓣区有收缩期及舒张期杂音,收缩压升高,舒张压降低,致使脉压增大。X线检查示左心室扩大、主动脉扩大及主动脉弓搏动增加。严重时可发生充血性心力衰竭,导致死亡。

3) 梅毒性主动脉瘤:多发生于升主动脉及主动脉弓部,一些主动脉瘤可压迫附近组织出现症状,如咳嗽、吞咽困难、气喘、声音嘶哑(左喉返神经受压)、Horner综合征(交感神经干)及胸部搏动等。严重者血管瘤破裂,患者可出现死亡。

4) 梅毒性冠状动脉狭窄或栓塞:大部分本病患者伴梅毒性主动脉瓣闭锁不全。患处先类似心绞痛症状,但对亚硝酸盐治疗反应不佳,冠状动脉血管造影有助于确定诊断。

5）心肌树胶肿：大小不一，单发或多发，常发生于左心室及室间隔。

（5）其他晚期内脏梅毒：梅毒还可侵犯多个其他系统如呼吸、消化及泌尿等系统，但总体发生率不高。

（6）晚期神经梅毒：见表 22－2。

表 22－2　神经梅毒的分类

无症状梅毒
急性
慢性
脑膜梅毒
急性脑膜梅毒
脑膜血管梅毒
脑血管梅毒
脊髓型
脑实质梅毒
麻痹性痴呆
脊髓结核
脊髓痨麻痹性痴呆(混合)
视神经萎缩
树胶肿性神经梅毒
脑型
脊髓型
脑型合并脊髓型

1）无症状神经梅毒：无明显的神经系统症状和体征，脑脊液检查有异常变化。

2）脑膜神经梅毒：表现为发热、头痛、恶心、呕吐、颈项强直、视盘水肿等。

3）脑膜血管梅毒：为闭塞性脑血管综合征的表现，如偏瘫、截瘫、失语、癫痫样发作等。

4）脑实质梅毒：可出现精神症状，表现为麻痹性痴呆，可出现注意力不集中、情绪变化、妄想，以及智力减退、判断力与记忆力、人格改变等；可出现神经系统症状，表现为震颤、言语与书写障碍、共济失调、肌无力、癫痫发作、四肢瘫痪及大小便失禁等。若梅毒螺旋体引起脊髓损伤，即为脊髓痨。可发生闪电样痛，感觉异常，触觉、痛觉及温度觉障碍；深感觉减退及消失；位置觉和振动觉障碍等。

6. 隐性梅毒(潜伏梅毒)　梅毒未经治疗或用药剂量不足，无临床症状，梅毒血清反应阳性，没有其他可以引起梅毒血清反应阳性的疾病存在，脑脊液正常，称为隐性梅毒。隐性梅毒如不加治疗，一部分患者可发生晚期梅毒。

（1）早期隐性梅毒：病程＜2 年。

1）在过去 2 年内有明确的高危性行为史，而 2 年前无高危性行为史。

2）在过去 2 年内，有符合一期或二期梅毒的临床表现，但未得到诊断和治疗者。

3）在过去 2 年内，性伴有明确的梅毒感染史。

（2）晚期隐性梅毒：病程＞2 年。无法判断病程者作为晚期隐性梅毒处理。

7. 先天梅毒(胎传梅毒)　是胎儿在母体内通过血源途径感染所致。先天梅毒不发生硬下疳，常有较严重的内脏损害，对胎儿的健康影响很大，病死率高(表 22－3)。

表 22－3　母婴传播梅毒

未经治疗梅毒的母婴传播风险
妊娠开始至孕 7 个月的感染：
传播概率几乎 100％(通常死胎或严重先天性梅毒)
妊娠前至少 2 年的感染：传播风险降低至 50％
妊娠第 7、第 8、第 9 个月的感染：传播风险降低
分娩前 3～6 周的感染：无胎盘传播风险；有围生期传播风险
感染后结局
自发性流产(妊娠后 6 个月)：(10％)
死胎：(10％)
新生儿死亡：(20％)
先天性梅毒：(20％)
正常儿童：(40％)

（1）早期先天梅毒：一般＜2 岁发病，类似获得性二期梅毒，发育不良，皮损常为红斑、丘疹、扁平湿疣、水疱、大疱；可出现梅毒性鼻炎及喉炎，骨髓炎、骨软骨炎及骨膜炎，另可有全身淋巴结肿大、肝脾大、贫血等。

1）淋巴结肿大：20％～50％的患儿淋巴结肿大，其特点是不融合、可活动、硬、无触痛。滑车上淋巴结肿大，对先天梅毒具有特征性。

2）黏膜损害：梅毒性鼻炎是常见的早期症状，鼻分泌物最初呈水样，渐变黏稠，呈脓性及血性。分泌物中含有大量梅毒螺旋体。喉炎可造成声音嘶哑。

3）皮肤损害：常泛发并对称，皮疹多形。好发于面（口及鼻周围）、尿布区及掌跖部。可表现为水疱大疱型皮损（梅毒性天疱疮）、斑丘疹及丘疹鳞屑性损害。先天梅毒新生儿皮肤可干皱如老年人皮肤。另可出现片状脱发，而睫毛及眉毛也可脱落，具有一定特征性。

4）骨损害：长骨可有骨软骨炎，可表现为四肢肿胀疼痛、压痛，活动受限，称之为"梅毒性假性麻痹"。X线检查示骨骺增大、变宽，有不规则的骨骺线，骨干骺端的远端暂时性钙化带增厚而呈不规则的"锯齿状"。也可发生骨膜炎。

5）脏器损害：患儿可出现神经梅毒，常见表现为脑膜血管神经梅毒，还可发生视神经萎缩、偏瘫或完全性麻痹及脑膜炎。部分患者出现肝、脾大，少数可出现梅毒性肾炎。

6）眼梅毒：可发生脉络膜视网膜炎，在颗粒状眼底的边缘产生"盐与花椒"状色素斑。也是晚期先天梅毒的特征性表现。

（2）晚期先天梅毒：一般＞2岁发病，最常发生于7～15岁时，但30岁以后发生者少见。类似于获得性三期梅毒。出现标记性损害（Hutchinson齿、前额圆凸、马鞍鼻、佩刀胫、锁胸关节骨质肥厚、口腔周围皮肤放射状皲裂等）或炎症性损害（间质性角膜炎、神经性耳聋、鼻或腭树胶肿、克勒顿关节、胫骨骨膜炎等）。

1）齿损害：Hutchinson齿，门齿游离缘呈半月形缺损，下端比近齿龈端窄，齿厚度增加，齿间隙增宽。还可出现"桑葚"齿，下第一臼齿（或6岁臼齿）较小，齿尖集中于咬合面中部，如桑葚状。

2）间质性角膜炎：常由一侧进展为双侧，初为角膜周围炎，表现为角膜充血、眼痛、畏光、流泪，继而可出现角膜浑浊、视力减退甚至引起失明。

3）耳聋：第Ⅷ对脑神经受侵，导致神经性耳聋，表现为耳迷路炎、恶心、眩晕、耳鸣及进行性失聪。

4）Hutchinson三征：Hutchinson齿、间质性角膜炎及神经性耳聋，称为Hutchinson三征，具有特征性。

5）硬化性骨损害：为骨炎症反应后所遗留的特征性变化，如前额圆凸、佩刀胫、锁胸关节骨质肥厚等。

6）神经梅毒：1/3～1/2的患者可出现无症状晚期神经梅毒，以脑神经损伤为主，少数出现麻痹性痴呆、智力发育迟缓等。

7）心血管损害：罕见，偶见主动脉瘤、主动脉瓣闭锁不全及心肌梗死。

（3）先天性隐性梅毒：先天梅毒未经治疗，无临床症状，梅毒血清学试验阳性，脑脊液检查正常，年龄＜2岁者为早期隐性先天性梅毒，＞2岁者为晚期隐性先天性梅毒。

【实验室检查】

1. *梅毒螺旋体检查*

（1）暗视野显微镜检查：用暗视野显微镜检查梅毒螺旋体，取材可为皮损、体液或近卫淋巴结的穿刺液。

（2）免疫荧光染色或直接荧光抗体试验：标本取材后荧光染色检测梅毒螺旋体。

（3）银染色：组织或皮损取材后进行银染色可显示梅毒螺旋体。

（4）聚合酶链反应（PCR）及反转录聚合酶链反应（RT-PCR）：用特异引物扩增梅毒螺旋体DNA或RNA进行检测。

2. *梅毒血清试验* 根据不同抗原分两类，包括非螺旋体抗原血清试验及螺旋体抗原血清试验。

（1）非梅毒螺旋体抗原血清试验：现介绍目前应用较多的3种试验。

1）性病研究实验室玻片试验（venereal disease research laboratory test，VDRL test）：用心磷脂加卵磷脂及胆固醇为抗原进行定量及定性试验。可用于血清和脑脊液检测。

2）血清不需加热的反应素玻片试验

(unheated serum reagin test，USR test)：USR抗原是VDRL抗原的改良。敏感性与特异性与VDRL试验相似。

3) 快速血浆反应素环状卡片试验(rapid plasma reagin circle test，RPR test)：RPR方法是VDRL方法的进一步改良，更方便肉眼观察实验结果。

4) 甲苯胺红不需加热血清试验(TRUST)：该试验的特异性和敏感性与VDRL试验类似。

(2) 梅毒螺旋体抗原血清试验

1) 荧光螺旋体抗体吸收试验(fluorescent treponemal antibody absorption test，FTA-ABS test)：该试验是目前最常用的螺旋体抗原血清试验，检测抗梅毒螺旋体IgG抗体，敏感性及特异性均高，尤其针对一期梅毒。

2) 梅毒螺旋体血凝试验(treponema pallidum hemagglutination，TPHA)：近年应用较为广泛，采用被动血凝法检测抗梅毒螺旋体抗体。敏感性及特异性均高，操作比FTA-ABS试验简单。

3) 酶免疫测定(engyme immunoassay，EIA)：采用梅毒螺旋体抗原检测梅毒螺旋体IgG抗体，其优点是敏感性及特异性均高。

(3) 梅毒血清试验的应用指征

1) 非梅毒螺旋体抗原试验：可作为常规试验，用于大量人群的筛查。也可做定量试验，用于观察治疗效果，判断是否出现复发或再感染。脑脊液行VDRL试验有助于神经梅毒诊断。

2) 梅毒螺旋体抗原血清试验FTA-ABS试验及TPHA试验的敏感性及特异性均高，可用作确证试验。

(4) 梅毒血清假阳性反应：梅毒血清阳性结果但无梅毒者称为梅毒血清反应假阳性。梅毒血清假阳性反应的分类：① 技术性假阳性反应，由于标本保存、转送或实验室操作过程所致。② 生物学假阳性反应，患者生理状况变化或其他疾病状态导致血清学反应阳性结果(表22-4)。

(5) 前带现象(prozone phenomenon)：非螺旋体抗原试验中，由于抗心磷脂抗体量过多，抑制了阳性反应的出现，出现弱阳性或阴性的结果，但将血清稀释后再重新试验则出现阳性结果，称为“前带现象”。

(6) 治疗后梅毒血清反应的变化：正规治疗后螺旋体抗原血清试验结果仍持续阳性，无变化，而非螺旋体抗原血清试验结果在治疗后滴度出现下降，一期、二期梅毒常在治疗后3个月滴度下降4倍，6个月下降8倍。一般一期梅毒1年内转阴，二期梅毒常2年内转阴，而晚期梅毒常在治疗后5年转阴，但仍有部分患者治疗后长期持续阳性。

(7) 耐血清性(血清固定，seroresistance)：梅毒患者经过正规抗梅毒治疗，非螺旋体抗原血清试验在一定时间内不转为阴性、也不升高4倍的现象称血清固定。

表22-4 梅毒血清试验的局限性

非梅毒螺旋体抗原血清学试验的局限性
早期原发性梅毒结果阴性
有效治疗后通常转阴(约15%的早期患者在正确治疗后一年内滴度下降不足4倍，被认为是治疗失败)
假阴性结果
前带现象
暂时阴性：HIV感染患者中获得性梅毒患者；其再次检查可阳性
组织损伤所致生物学假阳性结果
妊娠
自身免疫性疾病(如红斑狼疮)
药物滥用
淋巴瘤
感染性疾病(如疟疾)
疫苗
肝硬化
抗磷脂综合征
特发性、家族性
假阳性：地方性轮状线虫病、疏螺旋体病
梅毒螺旋体抗原血清学试验的局限性
早期梅毒结果阴性
持续阳性，不能用于监测治疗效果
生物学假阳性：自身免疫性疾病、HIV感染、高丙种球蛋白血症
假阳性：地方性轮状线虫病、疏螺旋体病

3. 脑脊液检查 梅毒螺旋体侵犯中枢神经系统后，可通过检查脑脊液来帮助诊断。检测指标包括以下几种。

（1）细胞计数：正常白细胞数应＜$3\times10^6/\mu l$，如白细胞数≥$10\times10^6/\mu l$，提示中枢神经系统存在炎症反应。

（2）蛋白质测定：脑脊液中总蛋白量正常为10～40 mg/100 ml，神经梅毒蛋白含量升高，可高至100～200 mg/100 ml。

（3）非螺旋体抗原试验：多采用VDRL试验，虽敏感性不高，但特异性高，阳性结果具有诊断价值。

【诊断】

梅毒皮疹多形、症状复杂，除却病史及临床表现外，需要结合实验室检查结果综合判断以明确诊断。

1. 一期梅毒 ① 采用暗视野显微镜或镀银染色显微镜检查法，取硬下疳损害渗出液或淋巴结穿刺液，可查到梅毒螺旋体，但检出率较低。② 非梅毒螺旋体血清学试验阳性。如感染不足2～3周，该试验可为阴性，应于感染4周后复查。③ 梅毒螺旋体血清学试验阳性，极早期可阴性。

2. 二期梅毒 ① 采用暗视野显微镜或镀银染色显微镜检查法，取二期皮损尤其扁平湿疣、湿丘疹，可查到梅毒螺旋体。口腔黏膜斑因不易与口腔中的其他螺旋体相鉴别，故不采用此法检查。② 非梅毒螺旋体血清学试验阳性。③ 梅毒螺旋体血清学试验阳性。

3. 神经梅毒 ① 非梅毒螺旋体血清学试验阳性，极少数晚期患者可阴性。② 梅毒螺旋体血清学试验阳性。③ 脑脊液检查：白细胞计数≥$5\times10^6/L$，蛋白量＞500 mg/L，且无引起异常的其他原因。脑脊液荧光螺旋体抗体吸收试验（FTA－ABS）和（或）性病研究实验室（VDRL）试验阳性。在没有条件做FTA－ABS和VDRL的情况下，可以用梅毒螺旋体明胶凝集试验（TPPA）和快速血浆反应素环状卡片试验（RPR）/甲苯胺红不加热血清学试验（TRusT）替代。

4. 先天性梅毒 ① 显微镜检查：采用暗视野显微镜或镀银染色显微镜检查法，取早期胎传梅毒患儿的皮肤黏膜损害或胎盘标本，可查见梅毒螺旋体。② 非梅毒螺旋体血清学试验阳性，其抗体滴度≥母亲2个稀释度（4倍），或随访3个月滴度呈上升趋势有确诊意义。③ 梅毒螺旋体血清学试验阳性，其IgM抗体检测阳性有确诊意义，阴性不能排除胎传梅毒。

【治疗】

1. 梅毒治疗原则 ① 诊断明确。② 早期、足量、规范治疗。③ 定期规律随访。④ 性伴同查同治。

2. 梅毒治疗方案

（1）早期梅毒（包括一期、二期及病期＜2年的隐性梅毒）推荐方案

1）常规方案：普鲁卡因青霉素G，80万U/d，肌内注射，连续15日；或苄星青霉素240万U，分为双侧臀部肌内注射，每周1次，共2次。

2）替代方案：头孢曲松0.5～1 g，每日1次，肌内注射或静脉给药，连续10日。

3）对青霉素过敏用以下药物：多西环素100 mg，每日2次，连服15日；或盐酸四环素500 mg，每日4次，连服15日（肝、肾功能不全者禁用）。

（2）晚期梅毒（三期皮肤、黏膜、骨骼梅毒，晚期潜伏梅毒或不能确定病期的潜伏梅毒）及二期复发梅毒推荐方案

1）常规方案：普鲁卡因青霉素G，80万U/d，肌内注射，连续20日为1个疗程，也可考虑给第2个疗程，疗程间停药2周；或苄星青霉素240万U，分为双侧臀部肌内注射，每周1次，共3次。

2）对青霉素过敏用以下药物：多西环素100 mg，每日2次，连服30日；或盐酸四环素500 mg，每日4次，连服30日（肝、肾功能不全者禁用）。

（3）心血管梅毒推荐方案

1）常规方案：如有心力衰竭，首先治疗心力衰竭，待心功能可代偿时，注射青霉素，需从小剂

量开始以避免发生吉海反应，造成病情加剧或死亡。水剂青霉素G，第1日10万U，1次肌内注射；第2日10万U，每日2次肌内注射；第3日20万U，每日2次肌内注射；自第4日起按下列方案治疗：普鲁卡因青霉素G，80万U/d，肌内注射，连续20日为1个疗程，共2个疗程（或更多），疗程间停药2周；或苄星青霉素240万U，分为双侧臀部肌内注射，每周1次，共3次。

2）对青霉素过敏者用以下药物：多西环素100 mg，每日2次，连服30日；或盐酸四环素500 mg，每日4次，连服30日（肝、肾功能不全者禁用）。

（4）神经梅毒、眼梅毒推荐方案

1）常规方案：水剂青霉素G，1 800万～2 400万U静脉滴注（300万～400万U，每4小时1次），连续10～14日。必要时，继以苄星青霉素G，240万U，每周1次肌内注射，共3次。或普鲁卡因青霉素G，240万U/d，1次肌内注射，同时口服丙磺舒，每次0.5 g，每日4次，共10～14日。必要时，继以苄星青霉素G，240万U，每周1次肌内注射，共3次。

2）替代方案：头孢曲松2 g，每日1次静脉给药，连续10～14日。

3）对青霉素过敏者用以下药物：多西环素100 mg，每日2次，连服30日；或盐酸四环素500 mg，每日4次，连服30日（肝、肾功能不全者禁用）。

（5）早期胎传梅毒（＜2岁）推荐方案

1）脑脊液异常者：水剂青霉素G，10万～15万U/(kg·d)，出生后7日以内的新生儿，以每次5万U/kg，静脉滴注每12小时1次，以后每8小时1次，直至总疗程10～14日。或普鲁卡因青霉素G，5万U/(kg·d)，肌内注射，每日1次，10～14日。

2）脑脊液正常者：苄星青霉素G，5万U/kg，1次分两侧臀部肌内注射。

3）无条件检查脑脊液者：可按脑脊液异常者治疗。

4）对青霉素过敏者：尚无使用其他治疗方案有效的证据，可试用红霉素治疗。

（6）晚期胎传梅毒（＞2岁）推荐方案

1）水剂青霉素G，15万U/kg/d，分次静脉滴注，连续10～14日；或普鲁卡因青霉素G，每日5万U/kg，肌内注射，连续10日为1个疗程（对较大儿童的青霉素用量，不应超过成人同期患者的治疗量）。

2）脑脊液正常者：苄星青霉素G，5万U/kg，1次分两侧臀肌注射。

3）替代方案：对青霉素过敏者，既往用过头孢类抗生素而无过敏者在严密观察下可选择。头孢曲松250 mg，每日1次，肌内注射，连续10～14日。8岁以下的儿童禁用四环素。

（7）妊娠期梅素推荐方案

1）在妊娠期新确诊患梅毒的孕妇：应按相应梅毒分期治疗。治疗原则与非妊娠患者相同，但禁用四环素、多西环素，治疗后每个月做1次定量非梅毒螺旋体血清学试验，观察有无复发及再感染。推荐对妊娠期梅毒患者在妊娠早期3个月和妊娠末期3个月各进行1个疗程的抗梅毒治疗。

2）对青霉素和头孢类药物过敏者：由于妊娠期和哺乳期不能应用四环素类药物，可用大环内酯类药物替代，红霉素500 mg，每日4次，早期梅毒连服15日；晚期梅毒和不明病期梅毒连服30日。红霉素治疗梅毒的疗效差，在治疗后应加强临床和血清学随访。在停止哺乳后，要用多西环素复治。

（8）梅毒患者合并HIV感染的处理

1）所有HIV感染者应做梅毒血清学筛查；所有梅毒患者应做HIV抗体筛查。

2）常规的梅毒血清学检查无法确定诊断时，可取皮损活检，做免疫荧光染色或银染色寻找梅毒螺旋体。

3）凡合并HIV感染者，应考虑行腰椎穿刺术检查脑脊液以排除神经梅毒。

4）梅毒患者合并HIV感染是否要加大剂量或延长疗程仍不明确，对一期、二期及隐性梅毒建议检查脑脊液以排除神经梅毒，若不能实现，则建议用神经梅毒治疗方案来进行治疗。

5）对患者进行密切监测及定期随访。

3. 随访与复治

（1）早期梅毒：经治疗后应随访2～3年。第1年内每3个月复查1次，包括临床与非螺旋体抗原试验滴度，以后每6个月复查1次。期间如有血清复发（血清反应由阴转阳或滴度升高4倍或RPR或USR阴转后又超过1∶8者），或临床复发，应加倍剂量复治，并且考虑行腰椎穿刺术检查脑脊液排除神经梅毒。

（2）晚期梅毒与晚期潜伏梅毒：如出现血清固定，需随访至3年。

（3）妊娠期早期梅毒：治疗后每个月检查1次梅毒血清反应至分娩，若3个月内血清反应滴度下降不足2个滴度，或出现上升2个滴度，应予以复治。分娩后按一般梅毒随访2～3年。

（4）神经梅毒：治疗后3个月复查临床、血清学及脑脊液，之后每6个月复查直至脑脊液正常，以后每年复查1次，至少3年。

（5）经充分治疗梅毒孕妇所娩婴儿出生时：如血清反应阳性，应每个月复查1次，连续8个月。如血清反应阴转，且无先天梅毒临床表现，则可停止随访。出生时如血清反应阴性，于出生后1个月、2个月、3个月及6个月复查，若仍为阴性，且无先天梅毒临床表现，可排除先天梅毒。

如在随访期间血清反应滴度持续上升，或出现先天梅毒临床表现，应予以治疗。未经充分治疗梅毒孕妇所娩婴儿，或无条件对婴儿进行临床及血清学随访者，应考虑对婴儿予以治疗。

4. 性伴的处理

（1）3个月内有梅毒性伴者应予检查、确诊及治疗。

（2）早期梅毒治疗期应禁止性生活。

参考文献

[1] 田婷婷，侯雅宣，李雨晴，等．中国梅毒发病率的时空分布特征分析[J]．上海交通大学学报（医学版），2021，41(5)：648－652.

[2] 中国疾病预防控制中心性病控制中心，中华医学会皮肤性病学分会性病学组，梅毒、淋病和生殖道沙眼衣原体感染诊疗指南（2020）[J]．中华皮肤科杂志，2020，53(3)：168－179.

[3] 赵辨．中国临床皮肤病学[M]．2版．2017，南京：江苏凤凰科学技术出版社，2017.

[4] 王千秋．中外梅毒诊疗指南介绍[J]．皮肤病与性病，2016，38(3)：165－169.

[5] Pastuszczak M, Wojas-Pelc A. Current standards for diagnosis and treatment of syphilis: selection of some practical issues, based on the European (IUSTI) and U. S. (CDC) guidelines[J]. Postepy Dermatol Alergol, 2013 Aug, 30(4): 203－210.

[6] Tsimis ME, Sheffield JS. Update on syphilis and pregnancy[J]. Birth Defects Res, 2017 Mar 15, 109(5): 347－352.

[7] Drago F, Ciccarese G, Javor S, *et al*. Syphilis screening, treatment and follow-up: strengths and weaknesses of the international guidelines[J]. J Eur Acad Dermatol Venereol, 2016 Oct, 30(10): e77－e78.

[8] Jean L. Bolognia, Joseph L. Jorizzo, Julie V. Schaffer. *et al*. Dermatology[J]. 3rd Edition. Elsevier Limited.

[南京医科大学第一附属医院（江苏省人民医院） 许阳]

第二节 钩端螺旋体病

钩端螺旋体病（leptospirosis，简称"钩体病"）是由各种不同型别的致病性钩端螺旋体（简称"钩体"）所引起的一种急性全身感染性疾病，是人兽共患性疾病。鼠类和猪是两大主要传染源。人通过接触感染动物的排泄物而受染。病理特征是全身毛细血管中毒性改变。临床特点为起病急骤，早期有高热、全身酸痛、乏力、球结膜充血、腓肠肌压痛、表浅淋巴结肿大等毒血症症状；中期可伴肺弥漫性出血、心肌炎、黄疸、全身出血倾向、肾炎、脑膜炎、呼吸功能衰竭、心力衰竭等器官功能损害;晚期多数病例恢复,少数病例可出现后发热、眼葡萄膜炎以及脑动脉闭塞性炎等后发症表现,多与感染后的变态反应有关。

【病原学】

钩体属密螺旋体属,血清型很多,主要分为两种,即问号钩体(leptospirainterrogans)和双曲钩体(leptospira biflexa)。双曲钩体为腐生性钩体,一般不致病;而问号钩体则具致病性。1986年9月至今,国际上已检出25个血清群及273个血清型,国内也已发现了19个血清群及75个血清型。随着研究进展,还会有更多的血清群与型的发现。常见者有黄疸出血群(*L. icterohaemorrhagica*)、流感伤寒群(*L. grippotyphosa*)、犬群(*L. canicola*)、秋季群(*L. autumnalis*)、澳洲群(*L. australis*)、七日热群(*L. hebdomadis*)、波摩那群(*L. pomona*)和巴达维亚群(*L. batauiae*)。近年对致病钩体进行多位点序列分型技术(multilocus sequence typing MLST)基因分型,发现其基因型有明显的地域性特征。目前公认有18个基因种。通常,血清学定义的血清群与基因种相对应,也可见同群菌株出现于不同基因种。现证明钩体菌株有基因异质性。不同基因种可表达同一血清型特异抗原。新近资料提示,蛋白组学可对致病钩体的生理、毒力进行精准分析。

我国以黄疸出血群最常见。其中以赖型钩体为主,毒力极强。现已知其基因全序列:基因组约4 691 kb。氨基酸序列同源性分析表明,44%的开读框具有生物功能。问号钩体与苍白螺旋体和伯道疏螺旋体不同,含有氨基酸代谢和核酸合成系统。

致病和非致病性钩体形态上无区别,有12～18个螺旋,两端或一端有钩,长6～20 μm,直径0.1～0.2 μm。在液体培养基中沿长轴呈旋转运动。通过暗视野或相差显微镜下可观察到钩体,在光学显微镜下不能见到。电子显微镜下钩体结构从外向内分别由外膜、内鞭毛(endoflagella)(原称"轴丝")、柱形原生质体(cytoplasmic cylinder)组成。螺旋状原生质体与内鞭毛相互缠绕,像两股不同粗细的线搓成的绳。钩体可在含兔血清的有氧液体培养基或半固体培养基中生长。常用豚鼠或仓鼠作为动物模型分离钩体。

钩体的培养特性:需氧,含兔血清的柯氏(Korthof)培养基,pH 7.0～7.5之间最适宜生长,温度28～30℃。本菌生长缓慢,一般需1周左右,如采用动物接种,可明显提高分离钩体的阳性率。钩体对外界理化因素的抵抗力比细菌弱,在无杂菌污染的中性自来水中,可存活40日;对热、酸、干燥和一般消毒剂敏感。在人的胃液中30分钟内可死亡。在胆汁中迅速被破坏,以致完全溶解。在碱性水中(pH 7.2～7.4)能生存1～2个月,在碱性尿中可生存24小时,但在酸性尿中则迅速死亡。50～56℃半小时或60℃ 10分钟均能致死,但对低温有较强的抵抗力,经反复冷冻后仍能存活。钩端螺旋体对干燥非常敏感,在干燥环境下,数分钟即可死亡。常用消毒剂如:1/20 000来苏溶液,1/1 000苯酚、1/100漂白粉液均能在10～30分钟内杀死钩端螺旋体。病原体可在水和湿土中存活1～3个月。

【流行病学】

1. 传染源　钩体病是重要和常见的人畜共患性传染病,广泛存在世界各地。WHO和GBD(全球疾病负担 Global Burden of Disease)资料:估计每年有100万人患钩体病,死亡率达到6万,其中30～40岁成年人患钩体病的死亡率在10%～50%。

目前发现,鼠类、兽类、禽类和家畜等均是致病钩体的储存宿主和传染源。其中野生动物中的鼠类(黑线姬鼠是稻田型钩体病的重要传染源)和狼等,家畜中的猪(洪水型钩体病流行的主要传染源)、狗、牛、羊、马、猫等是重要的人钩体病的传染源。但不同血清型的钩体易于和某些动物相适应,从而易于在该动物的排泄物中被检出,如黄疸出血群和鼠;波摩拿群与猪和牛等。另外,蛇、鱼等卵生动物可携带钩体。同时发现,蛙不仅能携带钩体，而且能从尿中长期大量排出病原体，成为传染源。另外，钩体病患者及恢复期患者可从尿中排出病原体，最近证实患钩端螺旋体病后一年余的康复者，尿中亦能分离出钩端螺旋体。因此，在传染源的意义上，应该重视人类也是钩端螺旋体宿主这一问题。

我国南方主要以鼠为传染源，接触鼠尿污染的稻田及土壤而得病，故患病者以农民多见。临床上以肺出血型为主，称为“稻田型”。北方则主要以猪为传染源，多在洪水季节，由猪粪、尿污染水源而传播，称为“洪水型”。临床上以流感伤寒型为主，易引起眼及神经系统并发症。

2. 传播途径

(1) 疫水接触：病原体通过正常或破损的皮肤、黏膜侵入人体，这是传染本病的主要途径。与疫水接触时间越长，次数越多，发病的机会也越多。

(2) 接触传染：人们在饲养家畜过程中，直接或间接接触到病畜或带致病钩体牲畜的排泄物及其污染的饲料受染，或(和)在宰杀或处理病畜过程中，接触带致病钩体的血和脏器也可感染。

(3) 其他传播途径：近年流行病学研究表明，森林中频繁的人类活动被认为是一个重要的危险因素。人类感染也可以发生在其他潮湿的栖息地，如死水和森林溪流。此外，啮齿动物是东南亚许多地区传统捕猎和贸易的对象，在这些活动中，啮齿动物和人类之间的密切接触，以及在食用啮齿动物前的准备工作，都可以成为感染途径。幸运的是，尽管在人类居住的地方有大量的啮齿动物和鼩鼱，但在东南亚，小型哺乳动物的人类污染可能很低。虽曾有被鼠咬伤后发病的报告，但人与宿主动物直接接触并不是传染本病的主要方式。人饮用了致病钩体污染的水，可经消化道黏膜感染；致病钩体可通过胎盘感染胎儿致流产亦有报道。

3. 易感人群　人对致病钩体普通易感，但感染一种血清型后，常对同型钩体有较持久免疫力，有时亦可见到同群各型之间有交叉免疫力。在流行区，当地居民中60%左右可查到特异性抗体。因此，青少年、外来人员、初次接触疫水者更易感染，且可发展为重型病例。除农民外，下水道工人、饲养员、矿工、渔民、山地旅游者等接触疫水亦具易感性。

4. 流行特征　本病广泛流行于世界各地，一年四季均有病例发生，但以夏秋季节多见(6—10月)，冬季几乎无病例出现。我国大部分地区流行高峰在7—9月，主要与稻田收割季节相关，故钩体病黄疸出血型有“打谷黄”之称。

【发病机制】

致病钩体致病取决于其侵袭力和毒素。新近研究发现，致病钩体没有典型的外毒素，其脂多糖毒素毒力也远远弱于大肠埃希菌。因此，强侵袭力被认为是钩体致病的主要因素。胶原酶是一种常见的侵袭酶，近年发现致病钩体存在胶原酶编码基因(collagenase-encoding gene colA)，能产生胶原酶，该酶具有与侵袭力相关的酶活性，是致病钩体感染宿主的重要毒力因子，在钩体致病侵袭力中起重要作用。

钩体侵入人体后，在血中繁殖，引起钩体血症，并产生感染中毒症状。因此，本病的第一阶段是钩体血症过程。在第二阶段，钩体广泛侵入各个脏器并引起病变，钩体的数量在肝、肾、肺、脾等器官最多，引起器官的主要病变为毛细血管中毒性损害。钩体可借机械性运动穿过组织，病变则主要由钩体毒素引起，而病变程度与钩体的毒力、数量以及人体的免疫相关。

近年研究发现，钩体本身的部分组分和机体的细胞因子是肺弥漫性出血发病的重要机制。致病钩体有一种新的溶血素基因，所表达的溶血素被认为是一种细胞膜穿孔素。其参与钩体病肺弥漫性出血病理全过程。

我国对赖型钩体引起肺弥漫性出血机制进行过较详细研究，发现在肺出血启动后，肺微血管内皮出现细胞膜孔通道开放，内皮细胞连接开放。弥漫性出血时，可见红细胞经肺微血管内皮膜孔通道和内皮连接大量持续溢出，如“火山口喷浆”，从肺微血管不断渗入肺泡，使整个肺“淹没于血泊中”，患者窒息死亡。由于肺泡有去纤维化作用，肺弥漫性出血患者口鼻涌出的血液经久不凝。出血的多少和钩体的毒力和数量有关。

另外，致病钩体糖脂蛋白和外膜蛋白能激活NF-kB信号通路，使TNF-α、IL-1、IL-2、IL-8等细胞因子和血管活性物质大量释放，启动炎性因子“瀑布效应”，造成肺、肝、肾、脑等重要器官明显损害，这是钩体患者死亡的重要原因。

发病后机体在2～10日内出现特异性抗体。IgM首先出现，症状出现后第2日即可检出，第5个月时检出率为100%；IgG发病后第7日出现，峰值在病后2～3个月；IgA病后5日出现，15日后阳性率为100%。

目前发现，非常少的有抗体活性的免疫球蛋白就有足够的保护作用。保护性抗体滴度可持续5～20年。足见此种B细胞介导的体液免疫在钩体病中起主要保护作用。随着特异性抗体的升高，血液循环中钩体开始减少并消失，脏器组织的形态损害亦可完全恢复，不留任何痕迹。

疾病恢复期，部分患者可出现后发热、眼和神经系统并发症，可能与超敏反应相关。

【临床表现】

潜伏期为2～28日，一般10日左右。本病的临床过程可分为3个阶段。

1. 早期(钩体血症期)　此期为各型钩体病所共有。如病程终止于此期，且无明显器官损害，临床上称为流感伤寒型。此期或此型的典型症状可表现为“三症状，三体征”。“三症状”即寒热、酸痛、一身炬。起病多数急骤，伴畏寒及寒战，高热，热型多为稽留热，部分为弛张热，体温39～40℃，热程7～10日，脉搏亦相应增快；头痛及全身肌肉酸痛，尤以双下肢肌肉疼痛明显，部分患者甚至不能站立和行走；乏力常十分显著。“三体征”即眼红、腿痛、淋巴大。球结膜充血，特点：网状、无畏光、无流泪、无分泌物，偶有结膜出血；腿部肌肉压痛，尤以腓肠肌为甚；淋巴结肿大。淋巴结肿大在病程2～3日即出现，以腹股沟最为常见，一般为“蚕豆”大小，也可见“鸽蛋”大小，质软或韧，触痛，无红肿，亦不化脓。

此外，本期部分患者可见充血性皮疹，呈多型性，主要分布于躯干、四肢，为一过性，亦可持续数日。皮肤可见出血点。女性患者可有阴道出血。部分患者可出现咽痛、咽部充血或出血点、扁桃体肿大、咳嗽、恶心、呕吐、腹泻、肝脾轻度肿大等症状和体征。

2. 中期　此期为器官损害期，根据其不同的临床表现，可分为以下几种临床类型。

(1) 肺出血型：常在早期的3～4日，患者出现肺出血的临床表现。根据病情严重程度可分为一般肺出血型和肺弥漫性出血型。一般肺出血型预后良好；如病情本身严重，或治疗不当或病后未休息或病后情绪极度紧张或发生“赫氏反应”，均可发生肺弥漫性出血。其过程分三期。

1) 先兆期：患者少量咯血或痰中带血丝，面色苍白(少数潮红)、心悸、呼吸急促、烦躁与心率增快，逐渐加重。双肺听诊呼吸音粗，有散在或逐渐增多的干、湿啰音。X线胸片示肺纹理增多、散在点片状阴影或小片融合。

2) 极期：患者在先兆期未得到有效治疗，则很快进入极期。患者咳血痰或咯血，面色极度苍白或青灰，唇发绀，心悸明显，烦躁迅速加重，呼吸更为急促，心率显著加快，可达180次/分或以上。第一心音减弱或呈奔马律。双肺布满粗大湿啰音，犹如“稀饭开锅”。X线胸片可见双肺广泛点片状阴影或大片融合。

3) 垂危期：患者极期无有效治疗，则在短期(1～3小时)，最短可在入院后20分钟进入垂危期。患者面色极度青灰或发绀，极度烦躁、极度呼吸困难、极度恐慌而表现出濒死状。心率可达200次/分或以上。继之口鼻涌出大量鲜红色、泡沫状血液，经久不凝。最终因窒息死亡。

(2) 黄疸出血型：近年此型发生率仅次于肺出血型。患者于发热后4～8日出现黄疸，并逐渐加深，至10日左右达高峰。肝脏中度肿大，压痛。在黄疸出现的同时，常有出血现象，表现为鼻出血、皮肤及黏膜瘀点、瘀斑、咯血、血尿、阴道流血、呕血和黑便等。肾脏损害亦是本型的重要表现。轻者表现为少到中度蛋白尿、显微镜血尿、管型等。重者发生急性肾衰竭，表现为少尿或无尿，代谢性酸中毒等。常持续 4～8 日。本型病死率为 10%～20%，主要死于急性肾衰竭。自从血液净化治疗用于急性肾衰竭，死亡率已明显下降。黄疸出血型患者可出现不同程度心脏损伤，严重者可出现充血性心力衰竭、心源性休克等；另可伴发急性溶血、胰腺炎，并可发生急性呼吸窘迫综合征（ARDS）、多器官功能衰竭（MOF）等致死性表现。

（3）肾衰竭型：此型单独发生者罕见。患者发热数日后出现急性肾衰竭，但无黄疸，亦少见全身出血现象。

（4）脑膜脑炎型：本型表现为非化脓性脑膜炎或脑炎症状。有头痛、脑膜刺激征、意识障碍和瘫痪等。脑脊液检查示蛋白质和淋巴细胞轻度增加，培养易于分离钩体。钩体病在急性期单独表现为脑膜脑炎型者不多见，发生抽搐亦少见（19%）。

3. *后发症期* 多数患者逐渐恢复无后发表现，有后发症者仅限于部分病例。后发症一般于体温下降后 3～7 日内出现，表现为后发热、眼后发症、反应性脑膜炎和胫前热。后发热于热退后再次出现，体温在 38℃左右，持续 1～3 日，部分患者伴有嗜酸性粒细胞增多和其他后发症。眼部后发症可表现为虹膜睫状炎或脉络膜炎，有时两者同时存在。反应性脑膜炎表现为轻度无菌性脑膜炎，有头痛、脑膜刺激征和脑脊液轻度异常，数日内自行恢复。胫前热则表现为双侧胫前结节性红斑样皮疹，可迁延 1～2 周。以上各种后发症对糖皮质激素治疗反应良好。

后期并发症如闭塞性脑动脉炎在我国波摩那群钩体病流行地区较为常见。多数在亚临床感染后发生。间歇期 1～5 个月，患者多为儿童及青年人。起病以急性多见，但亦可见渐进型和反复发作型。意识一般清楚，主要表现为瘫痪，可出现单侧或双侧瘫痪，常伴脑神经损害，以面神经损害多见。少数患者有癫痫大发作或局限性发作、智力减退、颅内高压症和脑膜刺激征。脑脊液检查多数正常，少数患者有轻度异常。脑血管造影异常，以大脑中动脉最为常见，其次为床突上段和大脑前动脉起始段，表现为狭窄及完全闭塞灶，呈结节性分布，粗细不匀，长者可达 5～6 cm。多数患者有大量细血管组成的异常血管网，钩体血清试验多数为阳性。

【实验室检查】

白细胞计数一般在正常范围内或轻到中度升高，中性粒细胞可正常或升高。血小板和红细胞则有所下降。胆红素、氨基转移酶和碱性磷酸酶在黄疸病例中有所升高。尿常规有蛋白尿，沉渣有红细胞和管型。尿素氮和肌酐在肾功能衰竭时增高。特异性的确定诊断检查包括病原学和血清学两类。

1. *病原学检查* 在病程早期，亦即发病后 1 周内，可采血（未用抗菌药物）接种于含兔血清的柯氏培养基，多次培养可提高阳性率。亦可做脑脊液培养。病程 1 周后可做尿培养，亦常获阳性结果。培养应在 28～30℃进行，每 5～7 日检查 1 次。培养阳性者应进一步定群定型。亦可做动物接种，采急性期患者血液接种于幼龄豚鼠或仓鼠腹腔，4～6 日或出现症状时取心血做培养。目前实时 RT-PCR（real-time PCR，RT-PCR）技术、重组多聚酶放大技术（recombinase polymerase amplification assay，RPA）等亦用于钩体病的极早期诊断，特异性与敏感性均很高。当然，也可采用二代测序。

2. *血清学检查* 通常采用显微镜凝集试验，是最常用的方法。效价 1∶400 或以上，或病程中双份血清效价呈 4 倍或以上递增可判为阳性。近年来，有采用玻片肉眼凝集反应、间接红细胞凝集或溶解试验、补体结合试验、间接荧光抗体试验、酶联免疫吸附试验、凝胶扩散酶联免疫吸附试验、单克隆抗体等技术诊断钩体病，据报道阳性率及特异性亦很高。

【诊断和鉴别诊断】

本病常有典型的流行病学史，包括流行地区、流行季节以及在发病前 10 日左右有疫水或病畜接触史，结合典型的钩体血症症状和体征以及器官损害期的临床表现和实验室病原学或血清学检查,临床诊断和(或)确诊钩体病并不困难。

钩体血症期或流感伤寒型应与流感、伤寒、疟疾、血流感染、汉坦病毒相关出血热等相鉴别。肺弥漫性出血型应与肺结核或支气管扩张咯血,以及细菌性肺炎和肺曲菌感染等相鉴别。黄疸出血型则应与病毒性肝炎、肾病综合征出血热,以及溶血性疾病和出血性疾病、外科梗阻性黄疸等相鉴别。

【治疗】

1. *治疗原则* 对各型钩体病均应强调"三早一就",即早期发现、早期诊断、早期治疗和就地治疗(包括重症患者特别是肺弥漫性出血患者更应该就地治疗,以免带来更高的死亡率)。

2. *一般治疗* 卧床休息,进易消化食物,保持液体和电解质平衡。体温过高者可物理降温,避免用退热药,以免发生血压下降。白蛋白明显减少者,给予补充20%的人体白蛋白50～100 ml/d(白蛋白通常是抗菌药物载体,病灶部位游离抗菌药物浓度低,不利于病菌清除。低蛋白血症可影响抗菌药物治疗效果)。

3. *抗菌药物治疗* 致病钩体对多种抗菌药物如青霉素类(氨苄西林)、四环素类、氨基糖苷类、大环内酯类、三代头孢菌素等敏感。近年研究的新药喹恶啉(苯并吡嗪)[quinoxaline-2(3H)-one xime Schiff base derivative]及衍生物有明显的抗致病钩体作用。青霉素G为首选药物,成人每日剂量为80万～160万U,分2～4次肌内注射,疗程7日。首次剂量以不超过40万U为宜,避免发生"赫氏反应",诱发肺弥漫性出血,增加死亡率。预防"赫氏反应",可在首剂青霉素G前或其他抗菌药物使用前,先给予氢化可的松300 mg,静脉滴注,可基本杜绝"赫氏反应"发生,提高患者安全性。如患者对青霉素G过敏,则可采用氨基糖苷类、多西环素等。剂量为常用剂量,疗程同前。如患者已有肾功能减退,则不宜选用氨基糖苷类药物。黄疸出血型患者如有明显肝脏功能异常,不选用肝脏代谢或胆系代谢抗菌药物,以免加重肝脏损伤。"赫氏反应"一般在抗菌药物注射后0.5～4小时发生(通常2小时左右),表现为突发明显寒战、高热、脉速、呼吸急促,可出现低血压、休克,严重者可诱发肺弥漫性出血,致患者死亡。"赫氏反应"发生率各家报道不一,在23%～83%。一旦出现,即静脉滴注氢化可的松600～800 mg,患者绝对卧床,其余处理同肺弥漫性出血型。

4. *肺弥漫性出血型治疗* 先兆期和极期如能积极治疗,可挽救患者生命。通常采用"三条半措施",即抗菌药物、镇静剂、大剂量皮质激素和强心。患者应保持绝对卧床、安静。给氧、适当应用镇静剂,地西泮10 mg+10%葡萄糖溶液10～20 ml静脉缓慢注射;必要时可重复。也可用异丙嗪、氯丙嗪各25～50 mg肌内注射,效果不佳者可用10%水合氯醛20～30 ml灌肠,或哌替啶50～100 mg肌内注射,以后每6～8小时根据需要重复使用。氢化可的松首剂可用300 mg静脉注射,以后用500 mg于200 ml液体中静脉滴注,再以后用500 mg于500 ml液体中静脉滴注,维持24小时,直到病情好转。第1日氢化可的松剂量可用至1 800～2 200 mg。如治疗有效,病情在12小时左右开始缓解,24小时内显著好转。但糖皮质激素需持续使用3～5日。第2～5日剂量为1 200～1 500 mg。24小时治疗有效的患者仍需绝对卧床休息,不能激动与活动,否则会再次诱发肺弥漫性出血,造成死亡。条件许可者可加用静脉丙种球蛋白10～20 g/d,持续3日,阻断炎性因子"瀑布效应",减少多器官损伤。此外,应用质子泵抑制剂(PPI)预防皮质激素消化道不良反应。

5. *黄疸出血型的治疗* 给予相应的保肝药治疗。重症肝损害可输入新鲜血浆或20%的人体白蛋白。如有急性肾衰竭,可做血液透析等治疗。

6. *后发症的治疗* 后发热、胫前热、反应性脑膜炎等一般仅需对症处理。对眼后发症则应扩瞳、局部或全身应用糖皮质激素及烟酸、B族维生素等治疗。

对闭塞性脑动脉炎，可采用大剂量青霉素G加用糖皮质激素治疗，亦可应用血管扩张剂。疗程按治疗反应而定。80%以上的病例可痊愈或有所恢复。

【预防】

灭鼠是消灭传染源的重要措施。应教育当地居民和外来者，不宜随意在疫水中游泳、捕鱼或嬉戏，不要接触病畜及其排泄物。必须接触疫水或病畜者应进行个人防护。水源保护和污水处理亦很重要。钩体疫苗的预防接种是有力的防御措施。近10年钩体基因工程疫苗的研究取得了良好进展，如重组外膜蛋白疫苗、内鞭毛核酸疫苗对豚鼠模型有良好的致病钩体交叉免疫保护作用，但用于临床尚需时日。故目前对于重点流行疫区，仍进行菌苗预防接种，一般为三价或五价灭活菌苗。菌苗于流行前1个月开始注射，前后2次，间隔15日。接种后可产生同型抗体，保护力持续约1年。偶然接触疫水者可采用多西环素口服预防，每次100～200 mg，每周2次，保护率达90%以上。对易感人群已接触疫水且已有人发病者，可给预防性青霉素G注射，80万～160万U/d，连续2日，预防发病效果良好。

参考文献

[1] 刘英，李世军，姚光海，等. 贵州省2例钩端螺旋体病死亡患者流行病学调查[J]. 中华预防医学杂志，2017，51(3)：243-247.

[2] 肖园，吴海燕，孙艳争，等. 犬钩端螺旋体病3例报道[J]. 中国人兽共患病学报，2017，33(5)：469-471.

[3] Edson G. Nascimento Filhoa, Monica L. Vieiraa, Aline F. Teixeiraa, *et al*. Proteomics as a tool to understand Leptospira physiology and virulence: Recent advances, challenges and clinical implications[J]. Journal of Proteomics, Received in revised form 14 February 2018.

[4] Chandravadivelu Gopi Vedula Girija Sistry, Magharla Dasath Dhanaraju. Mrowave-assisted synthesis, structural activity relationship and biological activity of some new quinoxaline Schiff basederivatives as highly potent spirochete bactericidal agents [J]. Beni-Suef University Journal of Basic and Applied Sciences, 2017, 6: 39-47.

[5] Sabine Dittrich, Sayaphet Rattanavong, Sue J Lee. *et al*. Orientia, rickettsia, and leptospira pathogens as causes of CNS. infection in Laos prospective[J]. Lancet Glob Health, 2015 Feb, 3 (2): 104-112.

[6] Kokouvi Kassegne, Weilin Hu, David M, *et al*. Infection of Collagenase as a Critical Virulence Factor for Invasiveness and Transmission of Pathogenic Leptospira Species[J]. The Journal of Infectious Diseases, 2014, 209: 1105-1115.

（四川省医学科学院·四川省人民医院 江南）

第三节 莱姆病

莱姆病(Lyme disease)是一种由伯氏疏螺旋体(*Borrelia burgdorferi*)感染引起的蜱媒螺旋体病，在全世界范围内均有流行。本病可引起多器官系统受累，尤其是皮肤、全身关节、心脏和中枢神经系统。本病早期以移行性红斑(erythema migrans, EM)为特征性临床表现，经过数周至数月后出现心脏和神经系统病变如心肌炎、房室传导阻滞、脑膜炎、周围神经炎等，部分患者可见关节病变。晚期病变主要包括慢性关节炎、关节破坏、慢性神经系统损害以及皮肤损害。莱姆病还可通过母婴垂直传播而导致婴儿先天性感染，孕期患病可引起胎儿早产、早熟、失明和畸形等。

【病原学】

伯氏疏螺旋体为本病病原体，属于螺旋体科疏螺旋体属，已证实对人体有致病力的至少包括狭义伯氏疏螺旋体(*B. burgdorferi sensu stricto*)、伽氏疏螺旋体(*B. garinii*)、阿弗西尼疏螺旋体(*B. afzelii*)、巴伐利亚疏螺旋体(*B. bavariensis*)和比赛特疏螺旋体(*B. bissetti*) 5个亚种。伯氏疏螺旋体革兰染色阴性,Wright-stany及吉姆萨染色显色良好。暗视野或相差显微镜可直接查见。伯氏疏螺旋体长11~38 μm,有鞭毛7~12根,微量需氧,34~37℃条件下,在BSK培养基中可缓慢生长。伯氏疏螺旋体对热、干燥环境和常用化学消毒剂均敏感,在低温、潮湿环境中生存力较强。

伯氏疏螺旋体标准株B31基因组DNA由1条约910 kb大小的线性染色体和21个质粒组成,编码鞭毛蛋白、外膜蛋白(Outer surface protein, Osp)等重要结构。其中,鞭毛蛋白具有较强的免疫原性和属特异性,可用于莱姆病的早期诊断筛查;外膜蛋白与伯氏疏螺旋体在宿主体内的存活、繁殖以及致病性方面均密切相关,如OspA具有黏附作用,利于伯氏疏螺旋体在蜱中肠定殖;而OspC可促进伯氏疏螺旋体从蜱中肠入侵到唾液腺并传播给新宿主。

【流行病学】

莱姆病得名源于1977年在美国康涅狄格州Lyme镇发现的儿童群发幼年性类风湿关节炎,曾经被称为莱姆关节炎(Lyme arthritis),现已明确此为莱姆病的晚期表现。本病分布具有明显的地域性特征,可能与莱姆病的传播媒介蜱的地理分布范围有关。美国疾病预防控制中心1982年开始对全美莱姆病进行监测,迄今除阿拉斯加、亚利桑那等少数几个州以外,其余各州均有报道。除北美地区以外,莱姆病在欧洲分布也广泛,尤其是德国、奥地利、斯洛文尼亚和瑞典等国。此外,南美洲、亚洲、非洲及澳大利亚均有本病报道。我国于1986年在黑龙江省海林市林区首次发现莱姆病,此后进行的血清学和病原学研究证实,莱姆病在我国分布范围遍及30多个省、自治区,东北林区、内蒙古林区和西北林区是主要流行地区。

1. *传染源* 本病的传染源包括患病或被感染的野生动物和家畜。多种野生动物(鹿、鼠、野兔、狐狸等)和家畜(牛、马、羊、犬等)及鸟类可作为本病传播媒介蜱的寄生宿主和螺旋体的储存宿主,蜱需要从这些动物身上吸取血液以完成其发育周期。白尾鹿和鼠类可能是最重要的传染源。在美国,白足鼠携蜱率和螺旋体感染率均高,是主要的鼠类传染源;我国则以黑线姬鼠、大林姬鼠、褐家鼠等为主。在感染初期,莱姆病患者体内虽然可分离出病原体,但作为传染源的意义可能不大。

2. *传播途径* 蜱为本病的主要传播媒介,此外,鹿蝇、马蝇等吸血节肢动物也可作为传播媒介。肩突硬蜱(ixodes scapularis)和太平洋硬蜱(ixodes pacificus)是北美地区的主要虫媒,欧洲则以蓖子硬蜱(ixodes ricinus)为主要虫媒。亚洲包括我国北方林区以全沟硬蜱(ixodes persulcatus)为主,南方地区可能以粒形硬蜱(ixodes granulatus)为主。另外,达敏硬蜱(ioxdos dammini)、美洲钝缘硬蜱(amblymma americanum)、草原血蜱(haemaphysalis verticalis)和血红扇头蜱(rhipicephalus sanguineus)等均可能传播本病。螺旋体在受感染蜱的中肠发育,蜱叮咬宿主时,可通过带螺旋体的肠内容物反流,唾液或粪便而传播病原体。蜱的个体发育经历卵、幼虫、稚蜱、成虫四个阶段,稚蜱叮咬可能最具病原传播意义。不同地区莱姆病发病季节略有不同,发病季节与当地作为传播媒介蜱的数量及活动高峰相一致。

3. *易感人群* 人群普遍易感,各年龄组均可发病,儿童、青壮年发病率可能较高。不同性别、种族人群间发病率无明显差异。野外特别是林区野外工作者患本病的危险性较高,其他活动如狩猎、户外旅游、野营等可增加发病风险。

【发病机制】

感染伯氏疏螺旋体的蜱在叮咬宿主时,螺旋体随其唾液侵入皮肤并向表皮移行,在叮咬局部形成移行性红斑。螺旋体可经淋巴管进入局部淋巴结而通过淋巴播散,或者血行播散到其他脏器而引起多处病变。在莱姆病病程的不同时期,从患者的皮肤、骨、滑膜、心肌、肝脏、脾脏等组织标本以及血液和脑脊液中均曾分离出伯氏疏螺旋体,患者的血清和脑脊液可检出抗螺旋体抗体;结合疾病各期抗生素治疗均有效果这些特点,提示病原体在本病全程可侵犯并寄生于各受累组织,并持续导致各种症状。

近来研究认为,除病原体外,免疫反应在莱姆病发病中也发挥着重要作用。螺旋体抗原、抗体和补体形成的免疫复合物沉积在患者的关节内,中性粒细胞吞噬免疫复合物并释放多种酶,从而引起关节炎,造成对关节软骨及骨的破坏。IL-1具有非特异性免疫防御作用,参与机体的免疫调节。螺旋体脂多糖(LPS)是促进IL-1释放的强力刺激物,莱姆病患者的发热、移行性红斑及关节炎都与IL-1的释放有关。

【临床表现】

莱姆病潜伏期为3～32日,70%～80%的患者出现皮肤损害移行性红斑(EM)。在美国,莱姆病患者出现EM前后常伴有发热、头痛、疲乏不适等类流感样症状,而欧洲患者则较少见。通常将早期EM表现及伴随症状称为第一期,持续1周左右,病理机制为螺旋体侵入人体后引发毒血症状,机体启动免疫防御使感染被局限化(localized infection)。起病2～4周后,患者出现神经系统、心血管系统相关症状,同时常见骨、关节和肌肉受累表现,近半数患者出现继发性红斑,此为第二期,系螺旋体播散侵入多器官系统并引发相应症状(disseminated infection)。数月至数年后,患者全身性症状可能减轻甚至消失,而突出表现为慢性关节病变、神经系统和皮肤损害,疾病进入第三期(persistent infection)。可能由于不同地区间存在显著的伯氏疏螺旋体亚种分布差异,在美国第三期莱姆病多见关节病变,而在欧洲和亚洲则主要表现为慢性神经系统症状和皮肤损害。

1. *皮肤损害移行性红斑* 是莱姆病的特征性皮肤表现,见于70%以上的患者。EM通常在蜱叮咬后3～32日出现。初起为充血性斑疹或丘疹,由中心逐渐向四周扩大呈环形、靶形或三角形,具鲜红边缘而中心色淡,扁平或略隆起,表面光滑,有轻度灼热和瘙痒感。皮疹中心有时呈深色红斑、硬结、水疱或坏死。多数患者皮损随病程增大,直径8～52 cm。经数周后皮损可自行消退,偶有斑痕和色素沉着。

约半数患者在EM出现后几日,螺旋体经血行播散可引发继发皮肤损害。继发皮损外观和初发者相似,直径较小,呈多发性,多见于躯体、大腿、腹股沟及腋窝等部位,而手、足及黏膜罕有受累。

慢性萎缩性肢端皮炎(acrodermatitis chronica atrophicans, ACA)常见于欧洲患者,一般发生于起病数年之后,起初为红色或淡黄色皮疹,进而出现硬化和萎缩,与局限性硬皮病类似。本病其他皮肤表现还包括颧部皮疹、弥漫性红斑、荨麻疹等。

2. *神经系统症状* 在出现皮疹同时或消退后1～6周出现神经系统症状,其表现多样,如脑膜炎、脑神经炎(尤以第Ⅶ对脑神经损害多见)、运动及感觉神经根炎、神经丛炎、多发单神经炎、小脑共济失调、舞蹈征、良性颅内压增高以及精神症状等。以上表现可单独或联合出现。Bannwarth综合征在欧洲常见,典型脑脊液变化为淋巴细胞增多,伴有神经炎性疼痛。莱姆病神经系统症状可持续数月,多可恢复。近来研究表明,伯氏疏螺旋体尚可导致中枢神经系统慢性感染,表现为慢性进展性脑膜炎、横贯性脊髓炎、瘫痪以及痴呆等器质性精神障碍。

3. *心脏表现* 患者起病后数周内出现心脏损害,其中房室传导阻滞最为常见。部分患者还有心房颤动、心包炎、心功能不全等。心脏损害通常较轻,瓣膜常无明显损伤。病程仅数周,多数患者可以痊愈。

4. *骨及关节表现疾病* 早期出现的典型骨、关节症状表现为关节、肌腱、滑囊或肌肉的游走性疼痛,持续数小时至数日消失。大约60%的美国患者在发病几周至2年出现关节病变,欧洲及亚洲较为少见。关节病变多从单关节或少数几个关节开始,其后可累及多个关节。膝关节最常受累,其他有肩、肘、腕、髋、颞下颌关节及四肢小关节。症状主要为关节疼痛、肿胀。初发症状多持续1周左右,再经过1～10周间歇期后复发。少数病例发展为对称性多关节炎,症状持续几周至数年。10%的患者因关节炎反复发作可转为慢性关节炎,单侧或双侧膝关节肿胀、疼痛,行走困难;有时慢性损害可引起软骨和骨破坏乃至关节致残。

莱姆病的其他临床表现还有虹膜炎、结膜炎、间质性角膜炎、弥漫性脉络膜炎、全眼炎、缺血性视神经病等眼部病变,深部肌炎、睾丸疼痛、脾大、肝炎样症状等。伯氏疏螺旋体尚可通过母婴传播引起先天性感染。有报道莱姆病患者分娩的婴儿出现并指畸形、中枢性失明、早产、死胎等现象。

【诊断】

流行病学资料和典型的临床症状如EM对确立诊断尤为重要。虽然从患者血液及其他标本中可分离伯氏疏螺旋体,但检测阳性率低,故不作为常规诊断试验。目前,常采用ELISA或免疫荧光试验测定患者血清中伯氏疏螺旋体特异性抗体,ELISA更为敏感。特异性IgM抗体效价通常在起病后3～6周达到高峰;特异性IgG抗体水平升高较慢,峰值出现在神经和关节病变期,并可长期持续。近年来,PCR技术应用于本病诊断者有较多报道。

莱姆病的诊断标准主要基于包括EM在内的典型临床症状、流行病学史,特别是蜱叮咬史和实验室诊断。实验室诊断通常采用两步法:首先采用ELISA或间接免疫荧光试验(IFA)做初筛,阳性者进一步采取免疫印迹法(Western-blot)做确诊试验。

【治疗和预防】

EM治疗首选药物是多西环素口服,剂量为每次100 mg,每日2次,疗程10日;或阿莫西林每次500 mg,每日3次,疗程14日;亦可采用头孢呋辛酯每次500 mg,每日2次,疗程14日。对于无法耐受四环素或β-内酰胺类抗生素者可采用阿奇霉素500 mg,每日1次,疗程7～10日。

有神经系统症状和心脏损害者除多西环素、阿莫西林等以外,还可采用头孢曲松,每日2 g,静脉给药,疗程14日。对于莱姆病关节炎以及初次治疗后病情迁延或复发可延长使用上述抗生素的疗程至4周。

本病的预防主要在于个人防护、避免被蜱叮咬,尤其在进入流行区时。发现被蜱叮咬后可预防性使用抗生素并加强观察。

第四节 回归热

回归热(relapsing fever)是由回归热螺旋体经虫媒传播引起的急性传染病,临床特点为周期性高热伴全身疼痛、肝脾大,重症可有黄疸和出血倾向。根据传播媒介不同,可分为虱传回归热(louse-borne relapsing fever, LBRF)和蜱传回归热(tick-borne relapsing fever, TBRF)两种类型。

【病原学】

虱传回归热螺旋体仅1种,即回归热螺旋体(*B. ricurrentis*);蜱传回归热螺旋体根据媒介昆虫钝缘蜱(ornighodors)的种类命名,目前已发现20余种,如*B. turicata*、杜通疏螺旋体(*B. duttoni*)、扁虱疏螺旋体(*B. parkeri*)、波斯疏螺旋体(*B. persica*)和拉氏疏螺旋体(*B. latyschevi*)等;两型回归热螺旋体形态近似,长3～25 μm,宽0.2～0.5 μm,有3～10个粗大而不规则的螺旋,两端尖锐,运动活泼,暗视野中可见弯曲、旋转的螺旋活动。革兰染色阴性,瑞氏或吉姆萨染色呈紫红色或红色。培养较为困难,普通培养基上不生长,在富含血清或兔组织碎片的肉汤培养基中置于微氧环境下培养才能增殖。接种于幼小白鼠腹腔或鸡胚绒毛尿囊膜容易繁殖。回归热螺旋体以横断分裂进行繁殖,对寒冷环境抵抗力强,不耐高温和干燥,并对常用化学消毒剂敏感。回归热螺旋体壁不含脂多糖,但其外膜蛋白具有内毒素样活性，外膜所含类属抗原和种特异抗原极易变异。

【流行病学】

1. 传染源　虱传回归热的唯一传染源是患者；蜱传回归热的主要传染源是鼠类等啮齿类动物，患者亦可为传染源。

2. 传播途径　虱传回归热的传播以体虱为主要传播媒介。虱吸血后，螺旋体进入虱体内大量繁殖，但不进入唾液腺和胃肠道，故虱叮咬及虱粪均无传染性。当虱体被压碎后，虱体内的螺旋体经皮肤创面，或经被污染的手接触眼、口、鼻部黏膜侵入人体。蜱传回归热的传播媒介为不同种类的软蜱，为自然疫源性疾病。蜱体腔内、粪便和唾液均含有螺旋体并可终生携带螺旋体。在蜱叮咬人体或吸血时，螺旋体即可经破损皮肤侵入人体。

3. 易感人群　各年龄性别人群对回归热普遍易感，两型回归热之间无交叉免疫力，病后免疫力不持久。

4. 流行特征　虱传回归热曾广泛分布于世界各地，流行季节多为冬春季节，可因战争、灾荒引起大流行，目前主要见于非洲东北部；蜱传回归热为自然疫源性疾病，多流行于热带及亚热带地区，包括非洲大部分地区、中亚、地中海地区、南美、美国西部等。近年来，由于在疫区旅行感染的蜱传回归热病例时有报道。

【发病机制和病理变化】

回归热的发作和间歇与螺旋体的增殖、抗原变异及机体的免疫反应有关。回归热螺旋体自皮肤、黏膜侵入人体后，在血液和内脏大量繁殖并产生包括具有内毒素活性物质在内的多种代谢产物，引起发热和中毒症状。同时，机体对螺旋体的免疫反应特别是体液免疫激活，产生特异性 IgM 和 IgG 抗体，如溶解素、凝集素、制动素等发挥各自效应，单核巨噬细胞系统将螺旋体大量吞噬、溶解，患者体温随即迅速复常，疾病进入临床间歇期。残存的螺旋体在机体免疫反应的压力下，通过体表抗原结构变异而获得对初发抗体的抵抗力，并进入肝、脾、脑、骨髓等器官组织中隐匿、繁殖，当这些螺旋体变异株繁殖到一定数量后可再度侵入血液循环引起第二次发热和相关毒血症状。如此反复多次，直至机体产生足够广泛的特异性抗体而杀灭全部螺旋体，复发得以终结，疾病痊愈。

螺旋体产生的毒素及代谢产物可破坏红细胞引起溶血及贫血；同时，由于补体激活、凝血因子活化等因素可使毛细血管内皮细胞、血小板受损而引起全身出血倾向，诱发 DIC 和低血压。

病理变化可见于脾、肝、肾、脑和骨髓等各重要器官。脾脏病理改变尤为突出，表现为明显肿大，有散在性梗死、坏死及小脓肿；镜检可见巨噬细胞、白细胞和浆细胞浸润，髓质内单核巨噬细胞增生。肝、心、肾、肺、脑可见充血、出血及灶性坏死。上述脏器和血液、骨髓可查见疏螺旋体。

【临床表现】

虱传回归热与蜱传回归热临床表现近似，后者症状相对较轻。

1. 虱传回归热　潜伏期为 1～14 日，平均 7～8 日，起病多急骤，突发高热伴畏寒、寒战、头痛和全身肌肉、关节酸痛。体温在 1～2 日内可达 40℃以上，多呈稽留热，少数为弛张热或间歇热。面部及球结膜充血，四肢及躯干可见出血性皮疹。半数以上病例有肝脾大，重者可出现黄疸。部分患者有恶心、呕吐、腹痛、腹泻等症状，也可有眼痛、畏光、咳嗽、鼻衄等。重症患者可出现精神、神经症状，如神志不清、谵妄、抽搐和脑膜刺激征。也有循环系统受累而出现心律不齐、心力衰竭者。高热持续 6～7 日后，体温骤降，伴以大汗，症状缓解，肝脾大及黄疸随之消失或减退，进入间歇期。此期患者自觉周身疲乏无力，精神、食欲差。经 7～9 日后，再次出现高热，前述症状重现，此即所谓“回归”。回归热发作多数症状可减轻，热程变短，经过数日后热退进入下一个间歇期。此后，回归热发作的发热期渐短，而间歇期渐长，最后趋于自愈。约半数患者复发 1 次，3 次以上复发者少见，也有无复发者。

2. 蜱传回归热　潜伏期 4～9 日，发病前常见局部皮炎和淋巴结肿大。临床表现与虱传型相似,但症状较轻,热型不规则,而复发次数较虱传型多,平均为2～4次,也有报道复发达14次者。

【并发症】

病程中易并发支气管肺炎。孕妇可致早产或流产。少数病例可发生DIC,偶见脾破裂及大出血。此外,尚有中耳炎、结膜炎、虹膜睫状体炎、多发性关节炎、脑膜脑炎和心内膜炎等。蜱传回归热尤其是复发病例眼部及中枢神经系统并发症状较为突出,如虹膜炎、虹膜睫状体炎和脉络膜炎等并可留有视力障碍,脑神经受损者可有失语、偏瘫等后遗症。

【诊断】

1. *流行病学*　发病季节、地区、当地回归热流行情况以及有无体虱寄生等有助于诊断。蜱传回归热多有野外作业史或蜱叮咬史。

2. *临床表现*　典型的临床症状如周期性高热伴全身疼痛、肝脾大及出血倾向等,尤其是热型及症状呈"回归"表现,结合流行病学资料可做出初步诊断。确诊仍有赖于病原学或血清学检查。

【鉴别诊断】

本病急性期未出现回归热型前,其临床表现与流行性斑疹伤寒、伤寒、流感、钩端螺旋体病、流行性出血热、登革热、败血症等有类似之处,虱传回归热与流行性斑疹伤寒还可同时流行,必须注意鉴别。当发热及症状呈回归型且多次复发时则可基本确立诊断,血液和体液标本中或接种动物后检出回归热螺旋体为确诊依据。

【实验室检查】

多数虱传回归热患者白细胞总数升高,中性粒细胞比例增加。蜱传型患者白细胞多在正常范围内。多次发作后可有贫血表现。重症患者可有血小板减少及凝血酶原时间延长。血清丙氨酸氨基转移酶常升高,有黄疸者血清胆红素水平可升高。尿中常见少量蛋白、红细胞、白细胞及管型。脑脊液压力稍高,微量蛋白及淋巴细胞可轻、中度增加。

发热期取血或骨髓涂片染色镜检或暗视野镜检可发现螺旋体。厚血片或离心浓缩后检查可提高螺旋体检出率。必要时取患者血液行小白鼠腹腔接种,经24～48小时后采血检查可检出螺旋体。由于回归热螺旋体种株间变异程度高,采用补体结合实验等方法检测血清特异性抗体阳性率低,诊断价值有限。同血清免疫学技术相比,PCR技术的应用和发展可显著提高诊断的敏感性,而进一步的DNA测序可将螺旋体鉴定到种。

【治疗】

1. *一般治疗及对症治疗*　高热时注意卧床休息,予以高热量流质饮食,维持水、电解质平衡。高热骤退时需警惕发生休克及循环衰竭。毒血症状严重者可酌情短程应用肾上腺皮质激素。发生中枢神经系统症状、有出血倾向时可予以镇静剂、止血药等及时对症处理。

2. *抗生素治疗*　首选多西环素,儿童及妊娠期妇女可采用红霉素或青霉素;蜱传回归热推荐疗程7～10日,如多西环素每日200 mg,分2次口服,或红霉素每日2 g,分4次口服;虱传回归热可单剂应用抗生素治疗。在应用抗生素治疗过程中尤其是初始治疗时,须警惕雅-赫反应(Jarisch-Herxheimer Reaction)的发生并及时处理。

【预防】

由于目前尚无有效的人工免疫措施,预防主要在于切断传播途径和加强传染源的管理。使用各种有效手段灭虱、蜱、鼠;患者热退后需继续观察2周;复发者在最后一次发热后15日才能解除隔离。进入疫区时要注意个人防护,防止被虱、蜱叮咬;必要时口服多西环素预防发病。

第五节　雅　司

雅司(yaws)是由雅司螺旋体(*Treponema pertenue*)感染引起的慢性接触性传染病,主要侵害皮肤和骨组织。雅司病皮肤损害和病程均与梅毒相似,但本病为地方性流行病而非性传播疾病,不会经由母婴垂直传播,也不累及心脏、中枢神经系统等重要器官组织。

【病原学】

雅司螺旋体与梅毒苍白螺旋体(*Treponema pallidum*)和品他螺旋体(*Treponema carateum*)同属于密螺旋体科,长 10～13 μm,直径约为 0.2 μm,螺旋紧密,运动活泼,不能体外培养。雅司螺旋体与梅毒螺旋体和品他螺旋体从形态和运动上无法鉴别,但三者所致疾病临床表现和病理改变均有差异。

【流行病学】

本病传染源为患者,主要通过与受感染者的直接皮肤接触传播。雅司主要流行于非洲、东南亚、环太平洋等温暖潮湿的热带地区。患者多为儿童和青少年,其中 75%年龄为 15 岁以下,6～10 岁年龄组儿童发病率最高。拥挤的居住环境、基础卫生设施缺乏、个人卫生欠佳等因素可加剧本病的传播。自 20 世纪 50 年代世界卫生组织发起“消灭雅司病”行动以来,其发病率曾大幅下降;但在 20 世纪 70 年代以来,雅司病有复苏的迹象,目前在非洲撒哈拉以南和太平洋区域如巴布亚新几内亚地区可能仍有流行。

【发病机制和病理改变】

雅司螺旋体经破损皮肤侵入血液后,可引起骨骼、淋巴结和远处皮肤损害。引起的病理变化进程与梅毒类似,但相对较轻。早期表现为表皮棘层水肿、肥厚和乳头状增殖;大量中性粒细胞浸润,表皮内微脓肿形成;真皮内浆细胞浸润,血管内皮细胞增殖;弥漫性骨膜炎和长骨骨质疏松。晚期则有真皮内上皮细胞及单核细胞浸润,动脉内膜炎肉芽肿形成,以及皮肤和骨组织的树胶样肿病变。

【临床表现】

本病病程可分为三期。

1. *一期为母雅司期* 感染后经 2～3 周潜伏期,在原发感染部位出现单个扁平或隆起的丘疹,逐渐增大发展成结节,表面覆有厚薄不一的深褐色痂,去除痂皮后可见淡红色肉芽,内含大量雅司螺旋体,称为母雅司(mother yaws)。母雅司好发于面部和四肢外侧等暴露部位,尤其以下肢多见,其周围可产生形态相似但较小的新发皮损。病程数月,初发皮肤损害可全部消失,愈后所留萎缩性瘢痕,有一定诊断价值。此期部分患者特别是儿童尚可发生骨膜炎。

2. *二期为雅司疹期* 大部分发生于母雅司出现 1～3 个月后,常有畏寒、发热、全身酸痛等前驱症状。皮疹分为两型:一型为黄豆到玉米大小结节,高出皮面,呈略圆形或不规则形,表面粗糙不平,覆以干燥的灰色薄痂,疏散而对称地常分布于除头皮以外的全身皮肤,尤其是躯干和四肢;另一型也是结节,但数目少而大,从十余个至数十个,上覆黄色或深褐色厚痂,去痂后表面呈淡红色肉芽面,如杨梅状,主要分布于头皮及四肢外侧,亦有群集倾向。二期雅司疹经过数周至数月后可消失,不留痕迹或留有色素沉着。此期可有局部淋巴结肿大但不化脓。大部分患者病程终止于此期,也有不愈而进入第三期者。

3. *三期为溃疡结节性雅司期* 常发生于感染后 5～10 年,主要损害为杨梅样大小或更大的结节,数个至数十个排列成片,或成环形、多环形及匐行性;有的融合成斑块,溃破后形成溃疡,具有不规则凿缘,分布于四肢屈侧,覆以少许浆液和厚痂,愈后留有萎缩性瘢痕。其下胫骨等长骨常受累,发生骨膜炎,骨质疏松,乃至形成裂隙。偶有上腭穿孔及鼻骨破坏。三期雅司病程更长,可迁延数年。其皮损类似于梅毒的树胶样肿,但预后较好,痊愈后可造成畸形和面容毁损。

【诊断和鉴别诊断】

雅司流行地区,发病前与患者有密切接触史,且有典型的临床表现者,可初步诊断。一期和二期可直接取皮损处分泌物采用暗视野显微镜检查雅司螺旋体。血清 VDRL 和 USR 试验阳性有助于诊断。

【治疗和预防】

长效青霉素曾长期作为治疗雅司的首选抗

生素，剂量：成人肌内注射苄星青霉素 120 万 U，10 岁以下儿童减半。近来研究发现，阿奇霉素单剂治疗(30 mg/kg)对雅司有着良好治疗效果，且口服方便易于大规模推广使用，因此被 WHO 推荐为首选治疗用药。预防措施主要包括避免和患者接触，改善居住环境卫生和个人卫生状况等。

参考文献

[1] 崔宇晖，郭美华，宝福凯，等. 伯氏疏螺旋体外膜蛋白 OspA 研究进展[J]. 中国热带医学，2015，15(2)：246-250.

[2] Caimano MJ，Drecktrah D，Kung F，*et al.* Interaction of the Lyme disease spirochete with its tick vector [J]. Cell Microbiol，2016，18(7)：919-27.

[3] Sanchez E，Vannier E，Wormser GP，*et al.* Diagnosis，Treatment，and Prevention of Lyme Disease，Human Granulocytic Anaplasmosis，and Babesiosis：A Review [J]. JAMA，2016，315(16)：1767-1777.

[4] Cutler SJ. Relapsing Fever Borreliae：A Global Review [J]. Clin Lab Med，2015，35(4)：847-865.

[5] Choi E，Pyzocha NJ，Maurer DM. Tick-Borne Illnesses [J]. Curr Sports Med Rep，2016，15(2)：98-104.

[6] Cutler SJ，Rudenko N，Golovchenko M，*et al.* Diagnosing Borreliosis [J]. Vector Borne Zoonotic Dis，2017，17(1)：2-11.

[7] Marks M，Mitjà O，Solomon AW，*et al.* Yaws [J]. Br Med Bull，2015，113：91-100.

(四川大学华西医院 刘凯)

第二十三章　寄 生 虫 病

第一节　概　　述

寄生虫可以在人或其他宿主体内生存、繁殖和致病，因此，人体寄生虫病归属于感染性疾病。有些寄生虫病具有较强的人群传播性，曾经在我国构成流行危害，今后仍具有一定的威胁，如疟疾、血吸虫病、包虫病、丝虫病、黑热病、阿米巴痢疾等，这些寄生虫病隶属于《传染病防治法》规定实施管理的疾病。其他寄生虫病则是非法定规定的传染病。

一、我国寄生虫病的历史和现状、寄生虫种类及其生活史

（一）我国寄生虫病的历史和现状

20 世纪 50 年代前后，我国寄生虫病广为流行，严重危害人民健康。据记载，至 20 世纪 50 年代初期，我国疟疾年发病人数逾 3 000 万，血吸虫病患者人数 1 190 万，淋巴丝虫病 3 099 万，黑热病 53 万。这些数字尚不足以说明寄生虫病的危害性，因为无法确切估计死于寄生虫病的人数和由寄生虫病导致的经济损失。仅以日本血吸虫病为例，当时江苏地区流传一首民谣："女不受孕男'怀胎'，手臂瘦得像芦柴，走一步来歇两次，一张木凳两人抬。"这首民谣真实地形容了日本血吸虫病患者丧失劳动和生活能力后的痛苦状态。又如，广东省一个 200 人的村庄，其中绝大部分村民先后死于血吸虫病，剩余几户人家也迁移他乡，造成人死屋塌、十室九空、田园荒芜的惨状。这种状况不是个别的，而是当时各疫区相当普遍的现象。1950 年，江苏省高邮县新民乡因洪涝成灾，发生血吸虫急性感染严重事件，全乡 5 257 人患急性感染的有 4 019 人，死亡 1 335 人，死绝 45 户，这一事件震惊全国。不单单是血吸虫病，其他寄生虫病同样严重吞噬着人们的生命，损害着人们的健康。

在中华人民共和国成立以后，我国大力开展寄生虫病的防治工作。在《1956 年到 1967 年全国农业发展纲要》中，将黑热病、疟疾、丝虫病、血吸虫病、钩虫病作为我国首要防治的五大寄生虫病。经过全国人民几十年的共同努力，防治工作取得了显著成效。黑热病早在 1958 年即得到全面有效的控制。丝虫病于 1994 年达到基本消灭标准，2006 年，在全国范围内实现了阻断丝虫病传播的目标。联合国可持续发展目标将血吸虫病作为需重点防控的疾病之一，世界卫生大会于 2012 年通过了"2025 年全球消除血吸虫病公共卫生问题"的决议。党中央、国务院高度重视血吸虫病防治工作，公布施行《血吸虫病防治条例》，制定中长期规划纲要，实施综合防治策略，防治工作取得显著成绩。上海、浙江、福建、广东、广西五省（自治区、直辖市）于 1995 年前达到传播阻断标准，全国分别于 2008 年和 2015 年达到疫情控制标准和传播控制标准。为响应联合国千年发展目标，我国在 2010 年实施了"中国消

除疟疾行动计划”,疟疾发病人数显著减少,2020年实现了消除疟疾的目标。我国寄生虫病防治所取得的成就在发展中国家是没有先例的,令世人瞩目。现阶段,我国正积极地参与全球卫生治理,为他国寄生虫病提供宝贵的防治经验。但是,我们仍需清醒地认识到,我国寄生虫病的防治还面临着一些挑战。“十三五”卫生与健康规划中明确提到做好重点寄生虫病防控工作,包括坚持以传染源控制为主的血吸虫病综合防治策略,加强登革热、疟疾等蚊媒传染病控制,全国实现消除疟疾目标。实施包虫病综合防治策略,基本控制包虫病流行。

我国血吸虫病流行区的保虫宿主如牛、羊等家畜存栏数量多,传染源控制难度大;中间宿主钉螺分布范围广,滋生环境复杂;基层血吸虫病防治机构和动物防疫机构基础设施条件较差,现有的防治技术尚不能满足工作需要;部分达标地区疫情尚不稳定,个别地区甚至出现疫情回升;洪涝、地震等自然灾害时有发生,血吸虫病传播风险难以完全消除;目前的防治成果还比较脆弱,今后一段时期的防治任务仍然十分艰巨繁重。鉴于此,国家卫生健康委联合财政部、国土资源部、水利部、农业部、国家林业局印发了《“十三五”全国血吸虫病防治规划》,坚持以传染源控制为主的综合防治策略,加强监测预警,及早发现、处置疫情,加强区域性防治,建立健全联防联控机制。因地制宜、分类指导,对未达到传播阻断地区、达到传播阻断及消除地区、监测地区实施不同的防治策略。

自2010年我国启动消除疟疾工作以来,成效显著。2016年全国共报告疟疾病例3 373例,其中中国籍病例3 189例,外籍病例184例。中国籍病例中,本地感染病例3例、境外输入病例3 184例、输血感染病例1例、感染来源不明病例1例,其中死亡15例;本地感染病例数量较2010年的4 262例大幅度减少,但是境外输入病例数量居高不下,并且全国31个省、自治区、直辖市均有输入病例报告;消除疟疾的重点地区已从24个传统疟疾流行省份扩大为全国31个省份,重点人群已从本地人群转变为以境外旅游务工返乡为主的人群。为此,原国家卫生计生委、科技部、商务部、质检总局、国家旅游局等五部门办公厅联合印发了《全国消除疟疾工作方案(2016—2020年)》,建立完善联防联控工作机制,加快控制和消除疟疾的进程。2020年11月,我国正式向WHO申请“国家消除疟疾认证”。2021年6月30日,WHO宣布中国通过“消除疟疾认证”。

棘球蚴病(俗称“包虫病”)是在我国西部农牧区广泛流行的人兽共患寄生虫病,给患者及其家庭带来了极大的痛苦和沉重的经济负担,给畜牧业生产带来了巨大损失,是导致我国西部农牧区群众因病致贫、因病返贫的主要原因之一。在2010年和2016年,原国家卫生计生委等12个部门联合印发了《防治包虫病行动计划(2010—2015年)》和《全国包虫病等重点寄生虫病防治规划(2016—2020年)》,到2020年,70%以上的流行县人群包虫病患病率控制在1%以下,家犬感染率控制在5%以下。目前,我国依然面临防治工作基础薄弱、传染源管理难度大、防治技术有待加强等挑战。

近年来,随着生活条件不断改善,食品种类及数量不断增加,饮食习惯也发生改变,部分人群喜爱生食或半生食。因此,食源性寄生虫病(如华支睾吸虫病等)的患病率不断上升,一些少见或罕见病例明显增多。如2011年底至2012年初在云南省宾川县出现的“怪病”,经各级卫生部门共同努力,该病的病原体最终被确定为一种罕见寄生虫——大片形吸虫,疑因食用凉拌蔬菜如水芹菜等所致。多数食源性寄生虫病的临床表现多缺乏典型性或特异性,易与其他内科疾病相混淆;受到感染程度、检测采样时间等因素的影响,传统的病原学检查阳性率低,漏检率高;对于多种食源性原虫病,如隐孢子虫病、弓形虫病,目前尚无特效药物。

随着国际交往的日渐频繁,输入性寄生虫病不断在我国被发现。不但是输入性疟疾已占我国疟疾病例的绝大部分,而且有些输入性寄生虫病病例也是我国所未曾有过的。例如，截至2017年8月，我国已报告3例非洲锥虫病；在劳务输出的员工中，也发现不少输入性曼氏血吸虫病和埃及血吸虫病的病例。这些输入性寄生虫病在疾病诊断过程中易发生误诊，延误治疗时机。对于输入性疾病的防控已成为我国公共卫生领域所面临的新挑战。

寄生虫病的控制与消除并非一朝一夕所能完成，寄生虫病的防治工作具有长期性、艰巨性和复杂性的特点，必须依靠科学决策，坚持实事求是，动员全体人民共同参与，才有可能实现从控制到消除寄生虫病的最终目标。

(二) 寄生虫种类

人体寄生虫有不同的分类方法，经典分类法是依据寄生虫的形态，将寄生虫分为原虫、蠕虫和节肢动物。生物学上分属于原生动物门、扁形动物门、线形动物门、棘头动物门、环节动物门和节肢动物门。根据寄生虫的寄生属性，将寄生虫分为专性寄生虫(obligatory parasite)、兼性寄生虫(facultative parasite)、机会性寄生虫(opportunistic parasite)和偶然寄生虫(accidental parasite)。专性寄生虫是指寄生虫生活史的各时期或某个阶段必须营寄生生活；兼性寄生虫指有些寄生虫既能营寄生生活，也能在外界营自生生活；机会性寄生虫是指该类寄生虫在宿主免疫功能正常时呈隐性感染状态，一旦宿主免疫功能受累，虫体可大量增殖、致病力增强，诱发明显的临床症状或体征；偶然寄生虫是指由于偶然机会进入非适宜宿主人体内短暂寄生的寄生虫。根据寄生虫的寄生部位，将寄生虫分为体内寄生虫(endoparasite)和体外寄生虫(ectoparasite)，前者包括多种蠕虫或原虫，后者主要指一些节肢动物，如虱、蚤、蜱等。也有学者将寄生于人表皮的疥螨、蠕形螨称为体表寄生虫。根据蠕虫的生活史是否需要中间宿主，可将蠕虫分为土源性蠕虫和生物源性蠕虫。近年来也有提到食源性寄生虫病的概念，它是指一组通过摄入生的或半生的含有寄生虫感染期的动物肉类，如猪、牛、鱼、虾、蟹等而感染的寄生虫病，如旋毛虫病、华支睾吸虫病等。

(三) 寄生虫生活史

寄生虫完成一代生长、发育、繁殖的完整过程称为生活史(life cycle)。寄生虫的种类繁多，生活史多样，根据寄生虫生活史中需要宿主的类别，可分为两种类型。

1. *简单型(直接型)* 完成生活史仅需一种宿主，如阴道毛滴虫、溶组织内阿米巴、蛔虫、鞭虫等。

2. *复杂型(间接型)* 完成生活史需两种或两种以上宿主，如杜氏利什曼原虫、疟原虫、血吸虫、丝虫等。

流行病学上，将具有简单型生活史的蠕虫称为土源性蠕虫，将具有复杂型生活史的蠕虫称为生物源性蠕虫。

有些寄生虫的生活史中仅进行无性生殖，如阴道毛滴虫、溶组织内阿米巴等；有些虫种仅进行有性生殖，如蛔虫、蛲虫等。有些寄生虫生活史中无性生殖与有性生殖交替进行，称为世代交替(alternation of generation)，如疟原虫、刚地弓形虫等。寄生虫的幼虫或无性生殖阶段寄生的宿主，称为中间宿主(intermediate host)。若有两个中间宿主，则按寄生先后次序分别称为第一、第二中间宿主，如淡水螺和石蟹分别是肺吸虫的第一和第二中间宿主。寄生虫的成虫或有性生殖阶段寄生的宿主，称终宿主(final host或definitive host)，如人是姜片虫和丝虫的终宿主。有些寄生虫病是人兽共患(人兽互通)的，在流行病学上这类动物可成为人体寄生虫病的重要传染源，称为保虫宿主或储存宿主(reservoir host)，如牛或猪为日本血吸虫的保虫宿主，犬为杜氏利什曼原虫的保虫宿主。某些寄生虫的幼虫侵入非适宜宿主后，长期维持幼虫状态，不能发育为成虫，当该幼虫有机会进入适宜宿主体内，才可继续发育为成虫，这种非适宜宿主称为转续宿主(paratenic host)，如野猪是卫氏并殖吸虫的转续宿主。一些寄生蠕虫的幼虫侵入非适宜宿主人体后，不能继续发育为成虫，而在体内长期移行，造成局部或全身的病变，称为幼虫移行症(larva migrans)。例如,以皮肤损害为主的,称为皮肤幼虫移行症;以内脏器官损害为主的,则称为内脏幼虫移行症。

二、寄生虫病的流行病学与预防控制

寄生虫病能否在一个地区流行,取决于当地是否具备该寄生虫病传播的传染源、传播途径和易感人群3个基本环节,其流行程度还受到生物因素、自然因素和社会因素的影响。

(一) 传染源

人体寄生虫病的传染源是指感染了寄生虫的人(患者、带虫者)和动物(保虫宿主)。寄生虫的生活史中对人体具有感染性的阶段称为感染期,如钩虫的丝状蚴和疟原虫的子孢子等。

土源性寄生虫的传染源大多为人类;食源性寄生虫和虫媒寄生虫的传染源除人类外,还存在大量的动物宿主。

(二) 传播途径

传播途径指寄生虫从传染源传播至易感宿主的过程。通常人体寄生虫的感染途径和方式有以下几种。

1. *经口感染* 食源性或土源性寄生虫的感染期经口进入人体,这是最常见的方式。

2. *经皮肤感染* 处于感染期的寄生虫通过皮肤侵入人体,如血吸虫的尾蚴、钩虫的丝状蚴循此途径主动感染人体。某些寄生虫经虫媒叮咬皮肤时进入人体。

3. *接触感染* 寄生虫的感染期经人与人的直接接触相互传染,如阴道毛滴虫可经性交传播。

4. *经胎盘感染* 寄生虫经孕妇胎盘血液循环进入胎儿,如先天性刚地弓形虫病。

此外,还有自身感染,如猪带绦虫的节片随着人胃肠道的逆蠕动,自肠道进入胃内,在胃液及肠液作用下,释出虫卵,发育为幼虫,人体获得再次感染。除经皮肤感染以外,有些虫种可经黏膜感染人体,如钩虫。一些血液或组织寄生的虫种,如疟疾、杜氏利什曼原虫、锥虫等,还存在经输血、骨髓或器官移植感染的可能性。值得注意的是,有些寄生虫可经多种方式感染人体,如弓形虫、疟原虫等。

土源性寄生虫的传播途径简单,大多通过污染有寄生虫感染期的土壤、水源、食物、玩具和动物等传播。食源性寄生虫的传播途径稍微复杂,大多通过生食或半生食被寄生虫污染的动物肉类而传播。虫媒性寄生虫的传染途径主要经节肢动物传播。

(三) 易感人群

易感者是指对寄生虫缺乏免疫力的人。寄生虫病流行区的儿童和非流行区的人群相对较为易感。

(四) 寄生虫病的流行特点

寄生虫病的流行与分布常有明显的地方性,一般由当地的气候条件、地理分布、中间宿主的种类、居民的生活习惯和生产方式等因素而决定。寄生虫病的流行也有明显的季节性,如疟疾和黑热病的感染季节与其传播媒介按蚊和白蛉出现的季节相一致。此外,有些人体寄生虫可以在脊椎动物和人之间自然传播,称为人兽共患寄生虫病(parasitic zoonosis)。在原始森林或荒漠地区,有些人兽共患寄生虫在人类到达之前就一直在脊椎动物之间传播,当人偶然进入该地区时,则可通过脊椎动物传播给人,这些人兽共患寄生虫病具有明显的自然疫源性,它们所分布的地区称为自然疫源地。

(五) 寄生虫病的预防控制

寄生虫病的诊断是制定预防原则的前提。流行病学史和临床资料可提供寄生虫病的线索,实验诊断是确诊寄生虫病的主要依据。寄生虫病的实验诊断方法主要包括病原学方法、免疫学方法、分子生物学方法及其他检测方法。其中,病原学诊断最为可靠。对不易确认病原体的,可采用免疫学诊断方法作为辅助诊断。分子生物学技术具有较高的特异性和敏感性,为寄生虫病的诊断提供了新的手段。更多的适于现场应用的技术还在不断被研发。

寄生虫病的防治原则必须根据寄生虫病流行的3个基本环节确定。因寄生虫的生活史和种类而异,寄生虫病的流行也各有特点,所以必须首先了解各种寄生虫的生活史及寄生虫病的流行规律,然后在此基础上制订具有针对性的综合防治措施。

1. *控制传染源* 通过临床诊断、防疫部门的疫情报道以及阶段性的寄生虫病普查,可以发现寄生虫病患者或带虫者。根据需要,也应检查保虫宿主。及时治疗患者和带虫者,以阻断寄生虫病的蔓延。对保虫宿主,可根据种类分别采取治疗与杀灭等措施。同时还要加强流动人口及口岸的疫情监测,以杜绝新的寄生虫病的传入或流行。

2. *切断传播途径* 加强粪便与水源管理,加强环境卫生建设和饮食卫生监督,消灭或控制媒介节肢动物。

3. *保护易感者* 加强宣传教育,注意饮食卫生,改良生活习惯,改进生产方式和生产条件,提高自我保护意识。必要时可预防服药和在皮肤涂抹驱避剂。

三、寄生虫感染的免疫病理与发病机制

(一) 寄生虫感染获得性免疫的种类

寄生虫感染的免疫可分为先天性免疫(固有免疫)和获得性免疫(特异性免疫)。

1. *先天性免疫力* 是人类在长期种族进化过程中建立起来的自然防御能力,具有相当稳定的种族遗传特性。这种免疫力不针对特异的寄生虫种,抵抗力强弱因虫种而异,包括人的皮肤、黏膜和胎盘屏障作用,吞噬细胞的吞噬作用以及体液作用等。如禽类血吸虫尾蚴可感染人体,但不能在人体内长期生存,人对禽类血吸虫存在先天性免疫。

2. *获得性免疫* 寄生虫侵入宿主后,刺激宿主的免疫系统,出现免疫应答,这种免疫对同种寄生虫可发挥清除或杀伤效应,对再感染有一定的抵抗力,称为获得性免疫。从寄生虫感染的获得性免疫的结果来看,又可分为下列两类。

(1) 消除性免疫(sterilizing immunity):宿主能清除体内寄生虫,并对再感染产生完全的抵抗力。如热带利什曼原虫引起的东方疖,宿主获得免疫力后,体内原虫完全被消除,临床症状消失,且对再感染维持长期的抵抗力。

(2) 非消除性免疫(non sterilizing immunity):这是寄生虫感染中最常见的类型。大多数寄生虫感染可使宿主产生获得性免疫力,这种免疫力并不能完全清除体内的寄生虫,但可维持虫数在一个低水平,且对再感染具有一定的抵抗力,称为非消除性免疫。例如,血吸虫感染可使宿主产生获得性免疫力,这种免疫力不能杀灭体内已有的成虫,但对再感染具有一定的抵抗力,称为伴随免疫(concomitant immunity)。又如,人体感染疟原虫后产生的免疫力未能完全清除体内的疟原虫,维持低原虫血症,但宿主对同种同株原虫的再感染具有一定的抵抗力,称为带虫免疫(premunition)。伴随免疫与带虫免疫均属非消除性免疫,一旦用药物完全驱除体内的寄生虫后,宿主已获得的免疫力便随之逐步消失。

(二) 寄生虫感染免疫的应答

1. *寄生虫抗原* 具有多源性和复杂性的特点。有虫体抗原(somatic antigen)和代谢抗原(metabolic antigen),抗原性质上也有蛋白、多肽、糖蛋白、糖脂或多糖抗原等。活虫体的排泄分泌物或脱落物中的大分子颗粒,排至宿主血液或其他体液内,即形成循环抗原(circulating antigen, CAg)。寄生虫抗原的复杂性在于:寄生虫的不同发育阶段既有共同抗原,又具有各阶段的特异性抗原,即所谓期特异性抗原。共同抗原还存在于不同科、属、种或株的寄生虫之间,可引起免疫诊断上的交叉反应。

2. *免疫应答* 免疫应答过程包括寄生虫抗原处理与提呈、T 细胞的激活和淋巴因子的产生以及免疫效应。

(1) 抗原处理与提呈:寄生虫抗原先经抗原提呈细胞(antigen presenting cell, APC)处理,与 MHC 分子结合,形成 MHC-抗原肽复合物,然后有效地提呈给淋巴细胞,引起免疫应答。APC 主要包括树突状细胞(DC)、巨噬细胞(Mφ)和 B 细胞等。有些非蛋白类抗原,如多糖、

糖脂和核酸等不能被抗原提呈细胞提呈,可与B细胞表面上的膜Ig直接发生交联,引起无须T细胞辅助的B细胞活化而直接产生体液免疫反应。

(2) 免疫细胞的增殖与分化:此阶段主要包括淋巴细胞识别抗原后的活化、增殖与分化。初始T细胞的活化需要双信号刺激:第一信号为T细胞特异性识别APC表面的MHC-抗原肽复合物,第二信号为T细胞上相应配体作用于APC表面的共同刺激分子,双信号确保T细胞应答的精确发生。例如,T细胞表面CD28分子和APC表面相应配体B7-1(CD80)和B7-2(CD86)结合,CD28向胞内传递信号可促进T细胞应答,包括促进IL-2的产生、诱导初始T细胞分化成效应性T细胞和记忆性T细胞等。激活的APC和T细胞产生多种细胞因子,如IL-12、IL-2,可通过自分泌和旁分泌作用进一步参与T/B细胞的增殖和分化,促进效应性T细胞或浆细胞的形成;部分T、B细胞分化为记忆性细胞。多数原虫感染,如弓形虫感染,DC产生的IL-12能够促进$CD4^+$ T细胞向Th1细胞分化,启动宿主的防御机制;但是有些蠕虫感染不能经典地激活DC,或者不能诱导DC成熟,以致T细胞的活化能力及随后产生的细胞免疫效应明显减弱。

(3) 免疫效应

1) 体液免疫:这是抗体介导的免疫效应。抗体可单独作用于寄生虫;也可结合相应寄生虫抗原后,通过经典途径激活补体系统,使寄生虫溶解。抗体还可结合寄生虫表面抗原,抗体Fc部分与效应细胞(如巨噬细胞、嗜酸性粒细胞等)上的Fc受体结合,由效应细胞吞噬或杀死寄生虫。

2) 细胞免疫:这是淋巴细胞、巨噬细胞或其他炎症细胞介导的免疫效应。当致敏T细胞再次接触相应抗原后,释放多种淋巴因子,激活巨噬细胞,杀伤虫体。

3) 协同作用:感染寄生虫的宿主所产生的抗体依赖、细胞介导的细胞毒性(antibody dependent cell-mediated cytotoxicity, ADCC)免疫效应,常需要特异性抗体,如IgG或IgE结合至虫体,再由效应细胞发挥杀虫作用。对组织、血管或淋巴系统寄生的蠕虫,ADCC可能是重要的杀虫机制。

3. 寄生虫感染与Th1和Th2应答　寄生虫感染免疫学的一个重要特征是Th1/Th2应答的极化,即寄生虫感染可诱导产生优势的Th1/Th2类细胞因子而出现高度极化的$CD4^+$ T细胞应答。$CD4^+$ T细胞分化成Th1或Th2细胞取决于免疫应答早期存在的刺激因素,关键在于抗原性质和细胞因子类型。许多胞内感染的寄生原虫可使得活化的$CD4^+$ T细胞(Th0)分化成Th1效应细胞,源于被原虫感染的巨噬细胞或干扰素刺激巨噬细胞活化所产生的IL-12能够结合$CD4^+$T细胞(Th0)表面的IL-12受体,激活信号转导和转录活化因子4(STAT4),刺激下游转录因子T-bet的表达,促进Th1细胞的分化。Th1细胞主要分泌IL-2、IFN-γ、TNF-α等细胞因子以辅助细胞免疫。在IL-12和STAT4缺陷的小鼠,因不能产生IFN-γ,而易于感染胞内原虫。Th2极化在蠕虫感染中非常普遍,蠕虫常可引发强烈的Th2反应,且伴有高水平的IgE、嗜酸性粒细胞增多和肥大细胞增生等。Th0细胞分化成Th2细胞主要依赖于IL-4。IL-4可通过活化STAT6,刺激GATA-3的表达,促进Th2细胞的分化。Th2细胞产生IL-4、IL-5、IL-13等细胞因子,促使B细胞成熟、转化成浆细胞,产生IgG、IgM、IgA和IgE等抗体,从而调节体液免疫应答。

抗原提呈细胞在$CD4^+$ T细胞向Th1或Th2细胞分化过程中发挥重要作用。疟原虫、弓形虫、利什曼原虫、锥虫等感染可以激活DC,产生IL-12,同时诱导DC表面共刺激分子的表达上调,上调的CD40分子与T细胞表面的CD40L结合后,引起IL-12p70的合成明显增多,进而诱导Th1型细胞免疫。蠕虫感染时,宿主体内出现Th1向Th2极化的偏移,如血吸虫感染早期引起Th1应答,伴随虫卵的出现,虫卵抗原的持续刺激使得宿主呈现出优势的 Th2 应答。Th1 向 Th2 型应答的偏移常是导致感染慢性化的重要原因之一。

初始 T 细胞在接受来自 APC 抗原刺激后，在局部细胞因子的作用下，还可以分化成其他 T 细胞亚群。例如，在 IL－6 和 TGF－β 作用下，Th0 细胞可分化成 Th17 细胞，分泌 IL－17、IL－22 和 IL－21 等细胞因子，介导炎性反应。在 TGF－β 作用下，Th0 细胞可分化成 $CD4^{+}$ $CD25^{+}$ 调节性 T 细胞，分泌 TGF－β 和 IL－10，以发挥负调节作用。

(三) 免疫病理

寄生虫性的超敏反应(allergy)是指感染寄生虫后的机体再次接触相应抗原后，出现的导致机体组织损伤和病理改变的异常反应。寄生虫感染的超敏反应可分为Ⅰ型、Ⅱ型、Ⅲ型和Ⅳ型，分别称为速发型、细胞毒型、免疫复合物型和迟发型。

1. *速发型* 寄生虫的变应原刺激机体产生 IgE，后者结合于肥大细胞和嗜碱性粒细胞的表面，当相同变应原再次进入机体与附着在这些细胞表面的 IgE 结合，立即导致这些细胞发生脱颗粒现象，释放出组胺、5－羟色胺等介质，使机体迅速出现局部或全身性过敏反应。例如，血吸虫引起的尾蚴性皮炎及棘球蚴囊液引起的过敏性休克等属于此型。

2. *细胞毒型* 先由抗体 IgG 或 IgM 与附着在细胞膜上的抗原结合后，激活补体、巨噬细胞等，造成细胞的损伤。其作用方式有补体依赖性细胞毒作用、抗体依赖性细胞介导的细胞毒作用(ADCC)、促进巨噬细胞的吞噬作用等。黑热病和疟疾患者的贫血属于该型超敏反应。

3. *免疫复合物型* 由中等大小可溶性的抗原抗体复合物沉积在一些脏器的血管壁内(如肾小球毛细血管基底膜)，激活补体，产生白细胞趋化因子，吸引中性粒细胞等释放蛋白溶解酶类，损伤局部组织，如疟疾和血吸虫病性肾炎就是由此型超敏反应所引起。

4. *迟发型或细胞免疫型* 宿主体内致敏 T 细胞再次与相同抗原相遇时，出现增殖分化，释放多种淋巴因子，吸引、集聚并形成以单核细胞浸润为主的炎症反应，引起组织损伤。血吸虫卵肉芽肿属于此型。

感染的寄生虫不同，其导致的免疫病理也不同。在同一种寄生虫病程中，亦可出现多种免疫病理表现，如日本血吸虫感染，虫体的不同阶段可引起速发型、免疫复合物型和迟发型超敏反应，尤以虫卵肉芽肿形成(属于迟发型超敏反应)为血吸虫病的主要病变。

(四) 抗寄生虫感染疫苗策略

抗寄生虫感染疫苗策略属于免疫预防(immunoprophylaxis)范畴，即应用人工接种的方法，使机体产生或获得特异性免疫力，达到预防疾病的目的。应用疫苗接种预防寄生虫病是控制寄生虫病的目标之一。

寄生虫的疫苗研究一般以寄生虫生活史中的感染期阶段、致病阶段以及传播阶段为目标。迄今报道已进行研究的寄生虫病疫苗有如下类别：灭活疫苗或死疫苗、减毒活疫苗、组分疫苗(包括提取物及代谢产物)、合成及重组抗原疫苗、抗独特型疫苗和核酸疫苗等。

迄今针对利什曼病、疟疾和血吸虫病的疫苗研究进展较大。目前已有 7 种利什曼病候选疫苗进入临床阶段，其中重组蛋白疫苗 LEISH－F1、LEISH－F2 和 LEISH－F3 是最有潜力完成人体临床试验且被批准上市的候选疫苗；2015 年由葛兰素史克公司研制的针对恶性疟原虫子孢子表面环子孢子蛋白(CSP)的疟疾疫苗 Mosquirix(RTS, S)被欧洲药监局批准为全球第一个可在人体应用的疟疾疫苗。但是Ⅲ期临床试验结果表明，该疫苗的保护效果有限，根据患者的年龄，RTS, S 疫苗初始的预防率为 31.3%～55.8%，且保护效力随时间而下降。由美国 Sanaria 生物制药公司开发的 PfSPZ－CVac 疟疾疫苗人体临床实验证明，该疫苗可对参与者提供持续的免疫保护。在血吸虫病疫苗方面，WHO/TDR 认定的 6 种曼氏血吸虫疫苗候选分子谷胱甘肽 S 转移酶(GST)、副肌球蛋白(paramyosin, Sm97)、照射减毒抗原 5(Irv5)、磷酸丙糖异构酶(TPI)、完整膜蛋白(sm23)和脂肪酸结合蛋白(sm14)可作为候选疫苗抗原,但均未应用到现场。

尽管寄生虫疫苗的实验室研究已取得长足的进步,但对于现场大规模使用还存在很大难度,究其原因可能是多方面的,如:① 寄生虫与宿主的寄生关系是长期进化过程形成的,寄生虫对于宿主有很强的适应性;② 对寄生虫的免疫逃避以及宿主杀虫机制还缺乏深入理解;③ 寻找特定保护性抗原困难等。因此,要研究出具有实用价值的人体寄生虫疫苗,任重而道远。

第二节 原虫病

一、总述

【病原学】

原虫是单细胞真核动物,具备独立完成主要生命活动所需的基本功能。原虫种类繁多,与医学有关的约 40 余种。

原虫外形为球形、椭圆形或不规则形,虫体直径在 2～200 μm。多数原虫生活史分为滋养体和包囊两个阶段,部分原虫还有裂殖体、配子体、卵囊等阶段。滋养体由表膜、胞质及胞核组成。表膜也称胞膜,可保持虫体的自身稳定性,是原虫与宿主或外环境直接接触的界面,因此可与宿主相互作用。表膜的蛋白质分子中,存在多种抗原、酶类及受体等。有些原虫的滋养体胞质可分为外质和内质。细胞器又分为膜质细胞器(如线粒体、高尔基复合体、内质网及溶酶体等)、营养细胞器(如胞口、胞咽及胞肛等)和运动细胞器(如伪足、鞭毛及纤毛等),后者是原虫分类的重要标志。胞核由核膜、核质、核仁和核染色质组成。滋养体为原虫的致病阶段,包囊或卵囊可形成较坚韧的保护性囊壁,一般为原虫病的传播阶段。原虫的形态特征是其病原学诊断的重要依据。

根据原虫超微结构和运动细胞器的形态特征进行生物学分类,可将医学原虫归属于顶复门、肉足鞭毛门和纤毛门。为与临床相结合,也有根据原虫在人体的寄生部位进行分类的,如分为腔道内寄生原虫、组织内寄生原虫和血液内寄生原虫。

顶复门原虫无运动细胞器,超微结构显示它们的滋养体均含有包括极环、棒状体、微粒体、类锥体和膜下微管组成的复合体,一般位于虫体前端。属于这一门的原虫有疟原虫、刚地弓形虫、隐孢子虫、肉孢子虫等。属于肉足鞭毛门的叶足纲原虫以伪足作为运动细胞器,如溶组织内阿米巴、多种消化道内阿米巴(哈门内阿米巴、结肠内阿米巴、微小内蜒阿米巴、布氏嗜碘阿米巴与齿龈内阿米巴)和致病性自由生活阿米巴(耐格里属阿米巴和棘阿米巴属阿米巴)。动鞭纲原虫以鞭毛作为运动细胞器,重要虫种包括利什曼原虫、锥虫、蓝氏贾第鞭毛虫(以下称"贾第虫")和阴道毛滴虫。纤毛门的动基裂纲原虫以纤毛作为运动细胞器,可使人体致病的是结肠小袋纤毛虫。

根据原虫的寄生部位,原虫病可以大致分类如下。

1. 腔道寄生原虫病

(1) 肠道寄生原虫病:如贾第虫病、肉孢子虫病、等孢球虫病、圆孢子虫病、隐孢子虫病、肠阿米巴病、肠毛滴虫病、结肠小袋纤毛虫病及人芽囊原虫病等。

(2) 泌尿道、生殖道、呼吸道寄生原虫病:如阴道毛滴虫病、蠊缨滴虫病等。

2. 血液、淋巴寄生原虫病　如疟疾、非洲锥虫病、巴贝虫病等。

3. 组织原虫病　如原发性阿米巴性脑膜炎、弓形虫病、美洲锥虫病、肉孢子虫病、黑热病、皮肤利什曼病和黏膜皮肤利什曼病等。

应该指出,从临床诊断角度出发,必须了解上述原虫并非自始至终寄生在人体的同一部位,可同时或先后在多处寄生,如溶组织内阿米巴的原发病变在肠壁,继发部位在肝、肺和脑等脏器。

【流行病学】

原虫病种类较多,且不断有新的原虫病报道。例如,据世界卫生组织报道,自1995年以来新出现的寄生虫病多为原虫病,它们的病原体分别是微小隐孢子虫、比氏肠胞隐孢子虫、卡耶塔环孢子虫、海伦脑炎微孢子虫及巴贝西虫新种等。

原虫病的传染源主要是患者和带虫者,在人兽共患原虫病中还包括作为保虫宿主的感染动物。例如,黑热病原虫的保虫宿主是犬,隐孢子虫病主要是牛,贾第虫病是水獭,肉孢子虫病是猪和牛,锥虫病则是家养动物和多种野生动物等。

原虫病的传播途径与虫体在人体的寄生部位有密切关系。腔道寄生原虫病大多通过排泄物污染外界环境,如消化道寄生原虫经粪便污染饮水或食物而传播,该类原虫病有贾第虫病、孢球虫病、圆孢子虫病、隐孢子虫病、肠阿米巴病、肠毛滴虫病、结肠小袋纤毛虫病及人芽囊原虫病等。泌尿生殖道寄生原虫病可通过分泌物的直接接触感染或污染物的间接接触而传播,如阴道毛滴虫病亦归属于性传播疾病。血液、淋巴寄生原虫病往往以吸血节肢动物为媒介,如按蚊、舌蝇和蜱类,分别传播疟疾、非洲锥虫病及巴贝虫病等。而组织原虫病有的经饮水或食物传播,如原发性阿米巴性脑膜炎、弓形虫病、肉孢子虫病;有的以吸血昆虫为媒介,如白蛉、锥蝽分别传播黑热病、皮肤利什曼病及黏膜皮肤利什曼病和美洲锥虫病;有的经空气传播,如蠊缨滴虫病。

各种原虫病的流行受到多种自然及社会因素的影响,如疟疾、黑热病等虫媒原虫病受自然因素影响尤为明显,这是由于作为传病媒介的昆虫受到其所在的地理位置、气候、温度、雨量等因素制约所致。肠道原虫病与其他肠道传染病相似,与蝇的传播密切相关,其发病高峰往往与当地蝇密度高峰相一致。此外,经济水平、卫生条件、居民的生活习惯等社会因素也影响原虫病的流行。近年来,我国饲养宠物者的增加可使某些人兽共患性原虫病发病率增高,如弓形虫病等。

【发病机制】

原虫对宿主的致病机制主要有以下三方面。

1. 机械性损害　如大量的贾第虫滋养体覆盖在宿主的肠黏膜时,影响小肠的吸收功能;弓形虫的包囊寄生在脑、眼等重要脏器时,压迫局部组织造成损伤;隐孢子虫各期寄生在宿主肠上皮细胞的刷状缘,造成肠上皮细胞的一系列病变;黑热病原虫的无鞭毛体寄生在单核巨噬细胞内,造成此类细胞的大量破坏;红内期的疟原虫摄取血红蛋白并不断增殖造成红细胞破裂等。

2. 化学性损害　溶组织内阿米巴的滋养体通过蛋白溶解酶使宿主靶细胞,即肠黏膜上皮细胞、肝细胞等溶解坏死。原虫的虫体或分泌排泄物均为抗原性物质,引起的宿主超敏反应也可归于此类范畴。

3. 机会性致病　宿主的免疫状态及其对原虫多种抗原的免疫应答,在发病机制中占有相当重要的地位。免疫功能正常的宿主感染某些原虫后并不表现临床症状,暂时处于隐性感染状态,但当机体的抵抗力下降或免疫功能不全时(如长期接受免疫抑制剂治疗或晚期肿瘤患者、艾滋病患者),这些原虫的繁殖力和致病力显著增强,此时患者出现明显的临床表现,甚至危及生命。这类原虫被称为机会性致病原虫(opportunistic protozoa),如弓形虫、隐孢子虫、蓝氏贾第鞭毛虫等。

原虫的致病过程不仅与各种致病因子有关,还与原虫的数量有关。即不少原虫在宿主体内数量达到一定的阈值,方能表现为明显的损伤,或出现临床症状。

【诊断】

原虫病的临床诊断主要依据病原学检查结果。各种原虫病取材不同,如采集血液可查疟原虫、非洲锥虫等;粪便可查溶组织内阿米巴、结肠小袋纤毛虫、贾第虫、隐孢子虫等;阴道分泌物可查阴道毛滴虫;骨髓液可查利什曼原虫、疟原虫等;脑脊液可查弓形虫、耐格里属阿米巴等。偶尔需做活组织检查(皮肤利什曼原虫)、角膜刮片(棘阿米巴)等检查。多次采集标本,可提高检出的阳性率。

部分原虫寄生在宿主的实质组织或深部器官,常规的原虫检查方法难以取材或检测阳性率不高,因此原虫病的免疫血清学检测技术作为辅助诊断的价值得到体现。例如,肠外阿米巴病、弓形虫病等的诊断,疟疾的血清流行病学调查及献血员的筛选,内脏利什曼病的早期诊断等。分子生物学中的分子杂交、聚合酶链反应及其他分子生物学技术亦应用于疟疾、弓形虫病与非洲锥虫病等原虫病的诊断,严格意义上,病原体的核酸检测也归属于病原学检查范畴。

【治疗和预防】

原虫病治疗原则首先是杀虫,同时考虑对症治疗。原虫病的预防必须采取综合性措施,如治疗与管理传染源、消灭媒介昆虫,改善卫生条件及提高个人卫生水平等。

(南京医科大学　季旻珺　陈锡慰)

二、疟疾

疟疾(malaria)是疟原虫感染所致的地方性传染病,临床特点为周期性的寒战、高热、出汗、脾大和贫血。恶性疟发热不规则,易引起凶险发作,病死率较高;间日疟和三日疟常有复发。本病主要流行于热带和亚热带,在多数地区发病以夏秋季节为多。

【病原学】

人体疟原虫分为间日疟原虫(*Plasmodium vivax*)、恶性疟原虫(*P. falciparum*)、三日疟原虫(*P. malariae*)、卵形疟原虫(*P. ovale*)及诺氏疟原虫(*Plasmodium Knowlesi*)。诺氏疟原虫被认为是继上述4种疟原虫之后新发现的第5种人体疟原虫,目前发现的人感染病例多在马来西亚。5种疟原虫的生活史基本相同,其完整生活史需要在人体内和蚊体内两个阶段的发育才能完成。

1. 疟原虫在人体内进行的无性增殖　又分为红细胞外期和红细胞内期两个阶段,分别在肝细胞内和红细胞内相继进行。

(1) 红细胞外期:① 传染性的雌性按蚊叮咬人时,子孢子随按蚊的唾液进入人体血液。子孢子不能直接侵犯红细胞,需首先随血流侵入肝细胞,在肝细胞内进行裂体增殖发育过程,即经滋养体、裂殖体,最终发育成裂殖子;② 裂殖子增殖历时的过程不等,恶性疟原虫经5～6日,间日疟8日,卵形疟9日,三日疟11～12日,关于诺氏疟原虫的增殖时长目前尚无确切报道。裂殖体成熟后,从受染肝细胞内释放出裂殖子,除大部分被巨噬细胞吞噬之外,其余均可侵入红细胞。

间日疟与卵形疟原虫的子孢子呈多态性。在进入肝细胞后,其发育繁殖的速度各自快慢不等,发育快者称为速发型子孢子,慢者为迟发型子孢子。而且,一部分子孢子进入肝细胞后,可暂不发育,经不同时间的休眠期后才被激活,然后继续发育为成熟裂殖体。子孢子发育繁殖的这种不同步的特点,可以解释间日疟与卵形疟的复发现象。诺氏疟原虫尚无肝细胞内休眠体发现,因此不存在复发现象。

(2) 红细胞内期:侵入红细胞的疟原虫裂殖子,经过环状体(又称早期滋养体)、晚期滋养体、裂殖体各阶段的发育,形成大量的新一代裂殖子,使红细胞崩解,引起临床发作。所释出的新一代裂殖子,继而又侵犯其他红细胞,重复上述的红细胞内期无性增殖过程,使临床症状呈现周期性发作。经过在人体内3～6代的增殖后,部分疟原虫发育为配子体,具有传染性。

2. 疟原虫在蚊体内进行的有性增殖阶段　当患者及无症状带疟原虫者被雌性按蚊叮咬吸血时,配子体随之进入蚊的胃壁发育成为配子。雌雄配子结合,成为合子;然后依序发育成动合子、囊合子、孢子囊。孢子囊成熟后,释出大量子孢子,进入按蚊涎腺,待其叮人吸血时,子孢子即被输入被叮咬者的体内,开始下一轮的感染。

【流行病学】

间日疟、恶性疟、三日疟及卵形疟的患者及

无症状带疟原虫者为本病传染源。发作次数越多，血中存在的配子体数量越多，传染性就越强。经过数年之后，机体的免疫功能将体内的疟原虫逐渐清除，传染性随之消失。间日疟的传染期为1～3年，三日疟为3～10年，恶性疟在1年以内。传播途径以按蚊叮咬为主，少数可经输血传播，偶有患病孕妇经胎盘感染胎儿。诺氏疟原虫在自然界丛林环境中，通过按蚊在猴群中相互传播感染，构成猴—蚊—猴的自然疫源地。人类的感染大多是因进入自然疫源地进行砍伐、种植等森林作业或旅游野营而感染，主要感染途径是猴—蚊—人。实验室证实，诺氏疟原虫感染存在人传人的可能，自然环境中尚待更多的资料佐证。

非流行区居民对疟疾普遍易感。疟疾高发区居民以2岁以内发病率最高；此后，由于感染后获得免疫人群的数量增长，发病率开始逐渐降低。疟疾的流行以夏秋季节为多，流行的地理范围视疟原虫种类而定。在非洲，尤以恶性疟疾为多。诺氏疟主要在马来西亚、泰国、缅甸等东南亚国家传播流行。在我国，既往间日疟最多，从2016年后已消除本土疟疾。

【发病机制和病理解剖】

疟原虫侵入血液循环后，机体产生大量多种细胞因子，可杀伤疟原虫，同时也产生很多生物效应，导致一系列临床症状出现；疟原虫寄生在红细胞，并大量破坏红细胞，抑制骨髓生成红细胞，使患者迅速出现贫血。

贫血的轻重与疟原虫种类有关。间日疟和卵型疟常侵犯年幼的红细胞，受染红细胞一般不超过2%，故贫血较轻；三日疟原虫侵犯衰老红细胞，受染红细胞一般不超过1%，故贫血较不明显。恶性疟原虫繁殖迅速，且能侵犯不同龄的红细胞，在短期内可使10%的红细胞受染破坏，故贫血出现较早而显著。诺氏疟原虫在红细胞内的裂体增殖周期为24小时，在短时间内可生成大量的裂殖子，且裂殖子对寄生红细胞的要求不严格，不同发育阶段的红细胞都可受到侵袭，与感染恶性疟原虫相似。为了清除受染的大量红细胞，单核吞噬细胞系统细胞增生活跃，故患者肝脾大；此外，红细胞破坏释出疟色素，积聚组织间隙及吞噬细胞内，使血管发生急性充血，亦是导致肝脾大的机制。

在脑、肝、肾与骨髓等组织，由于含虫红细胞互相凝集及吞噬细胞的增生肥大，引起毛细血管阻塞及细胞缺氧，可引起严重的内脏损害以及DIC，导致凶险发作。

【临床表现】

潜伏期依疟原虫株的类别而不同，有的潜伏期可长达数月或数年。一般而言，间日疟和卵形疟为14日，三日疟为30日，恶性疟为12日左右，诺氏疟潜伏期无确切报道。若系输血后感染，潜伏期常为7～10日。

1. 普通疟疾

(1) 典型发作：可分为三期。初发者可有低热、乏力、头痛、纳差等前驱症状。首次发作时，发热多不规则，逐渐转为有规律的周期性发作。

1) 发冷期：骤起畏寒、剧烈寒战、口唇发绀、皮肤苍白或带青紫，脉搏快而饱满，可有头痛、肌痛、乏力、恶心、呕吐、上腹部不适等。此期持续10～15分钟。反复发作数次后，发冷期可逐渐延长，持续30～45分钟。

2) 发热期：寒战停止，继而高热，常可达39～41℃。患者颜面潮红、头痛、口渴。严重者可谵妄、抽搐及昏迷。发热期一般持续2～6小时。

3) 出汗期：高热后突然大汗，体温尽退，患者感觉明显好转，但困倦思睡。此期历时2～3小时。

整个典型发作历时6～10小时，而间歇期一般无症状。在未予治疗干预的情况下，由于机体逐渐产生免疫力，发作10多次后可自行缓解。间日疟和卵形疟的发作周期为隔日1次，但间日疟初发病例的前2～3次发作周期常不典型，呈每日1次；其后可呈典型的隔日发作。恶性疟一般间隔24～48小时发作1次，在前后两次发作的间歇期，患者体温可不恢复正常。三日疟隔两天发作1次，且较规律。但上述发作规律有时会丧失。诺氏疟原虫在红内期的繁殖周期为24小时,据此推测其发作周期约为隔日1次。疟疾的发作多始于中午前后至晚9时以前,偶见于深夜。

(2) 不典型发作:临床表现有发冷、发热、出汗等症状,但热型和发作周期不规律。

(3) 恶性疟表现:发作时可有畏寒,不过多无寒战;热型常不规则,有时一次可长达20~36小时或更长;头痛、恶心呕吐则较多见,有时还有腹痛及腹泻。患者贫血及脾大出现早而明显。恶性疟发作较不规律,但多数在6个月内完全自愈,很少超过1年。不过,无免疫力患者初发5~10日后,易演变为凶险发作。

2. *重型疟疾* 多见于疟疾暴发流行期,尤其是新进入疟疾高发区者。重型疟疾虽可由间日疟原虫引起,但多数由恶性疟原虫所致。重型疟疾包括脑型疟,或出现以下一项或多项临床表现或实验室指标。

(1) 脑型疟:最多见,常在一般寒热发作2~5日后出现,少数患者起病亦可类似脑炎,儿童尤多见,表现为剧烈头痛、呕吐、烦躁、谵妄,甚至昏迷、惊厥、抽搐。体格检查可见颈部强直、深反射消失或亢进,巴宾斯基征可阳性。贫血明显,或伴有黄疸。血白细胞计数可升高。脑脊液检查仅压力稍升高,少数病例细胞数与蛋白量稍增多,以淋巴细胞为主。尿中可出现蛋白质、红细胞、白细胞及管型。患者多死于呼吸、循环衰竭。

(2) 出现以下一项或多项临床表现或实验室指标:昏迷、重度贫血(血红蛋白<5 g/dL,红细胞压积<15%)、急性肾衰竭(血清肌酐>265 umol/L)、肺水肿或急性呼吸窘迫综合征、低血糖症(血糖<2.2 mmol/L或<40 mg/dL)、循环衰竭或休克(成人收缩压<70 mmHg,儿童收缩压<50 mmHg)、代谢性酸中毒(血浆碳酸氢盐<15 mmol/L)等。

3. *疟疾的复发与再燃* 疟疾多次发作后,宿主免疫力增强逐渐将疟原虫大部分清除,残余的原虫转入隐匿期,发作自行停止。初次发作患者经治愈或自行痊愈后一段时间,血中再度出现疟原虫并出现症状,则称复发(relapse),多见于间日疟和卵形疟。复发是迟发型子孢子经休眠后发育为裂殖子而造成。间日疟的复发多数出现在1年内,一般不超过2年。经多次复发后,随着宿主免疫力的不断增强,复发的发作间隔期逐渐延长,最终将疟原虫完全清除而痊愈。

残存的疟原虫可能通过抗原变异,逃逸宿主的免疫防御,重新大量繁殖而症状再次发作,称再燃(recrudescence)。患者多数在半年内痊愈,很少超过1年。恶性疟易出现再燃,常出现于初次发作后8周内,一般不超过4次。未经彻底治疗的间日疟、三日疟或卵形疟亦可出现再燃。

4. *输血疟疾* 在医院内接受输血而感染疟原虫在流行区并非少见,因为血检法筛选带虫者的效果不够理想。输血性疟疾的临床表现与蚊传疟疾相似,但一般发作不超过10次即自行停止。恶性疟的潜伏期较短,三日疟较长,一般7~10日。潜伏期的长短与输入的疟原虫数量有关。

5. *孕妇及儿童疟疾* 妊娠常使母体免疫力下降,妊娠后期原有隐性感染者可转为疟疾发作,且一般发作较重,贫血显著,不易自愈。妊娠期疟疾发作可致流产、早产、死胎。胎盘屏障受损或分娩过程中母血玷污胎儿均可发生先天性疟疾,婴儿出生后不久即可有疟疾发作。年龄越小儿童症状越不典型,另外可出现发育迟缓、营养不良、贫血、巨脾等表现。

【实验室检查】

1. *血常规检查* 白细胞计数及中性粒细胞在急性发作时可增加,发作过后则正常;多次发作后,则白细胞计数减少而单核细胞增多。有不同程度的血红蛋白下降。

2. *病原学检查*

(1) 血或骨髓查疟原虫:血涂厚、薄片各1张,染色后详细镜检查疟原虫,如发现便可确诊;阴性时可做骨髓涂片。由于薄血膜涂片中诺氏疟原虫环状体的形态特点和恶性疟原虫相似,而大滋养体和裂殖体的形态接近三日疟原虫，因此，诺氏疟原虫往往被误看为三日疟原虫、恶性疟原虫或间日疟原虫。实验室诊断中，通过形态学观察很难将诺氏疟原虫和三日疟原虫或间日疟原虫多核亚种进行区分，主要依靠以 PCR 检测技术为主的核酸诊断方法。

(2) 免疫学方法：检测疟原虫抗原或其特异性抗体。应用快速诊断试纸条检测方便、敏感性高。在基层有望替代镜检查疟原虫，测特异性抗体仅用于流行病学调查。

(3) 分子生物学技术：利用 PCR 技术直接检测疟原虫 DNA，特异性、敏感性优于镜检，还可以用于抗药性相关基因检测，但检测成本高。

(4) 宏基因测定：对诊断也有帮助。

【诊断】

1. 诊断原则　根据流行病学史，疟疾传播季节在疟疾流行区有夜间停留史或近 2 周内输血史；临床表现及实验室检查结果等予以诊断。

2. 诊断标准　① 无症状感染者：无临床表现，但病原学检查阳性。② 临床诊断病例：有流行病学史，同时出现疟疾临床表现。③ 确诊病例：临床诊断病例，同时病原学检查阳性。④ 重症病例：确诊病例，同时出现重型疟疾临床表现。

非典型的疟疾病例，临床表现错综复杂，易与其他发热性疾病混淆，应注意鉴别诊断。某些患者的临床表现酷似疟疾，但反复检查血涂片均系阴性，经慎重地排除其他疾病后，可试用抗疟治疗 3 日，有效者可拟诊为疟疾。

临床诊断应与以发热为主要症状的其他疾病，如急性上呼吸道感染、登革热、乙型脑炎、流行性脑脊髓膜炎、中毒性细菌性痢疾、败血症、急性肾盂肾炎、伤寒、钩端螺旋体病、恙虫病、巴贝虫病、黑热病、急性血吸虫病及旋毛虫病等相鉴别。

【并发症】

黑尿热，又称溶血尿毒综合征（hemolytic urinemic syndrome），确切机制尚不完全明了，但先天缺乏 6-磷酸葡萄糖脱氢酶(G6PD)的患者易于发病，使用奎宁和伯氨喹等常是本症的诱因，引起急性血管内溶血。患者起病急，有寒战、高热、腰痛、呕吐、腹痛，尿量骤减，尿呈酱油色或黑红色，可查见尿蛋白、管型，隐血试验强阳性。患者出现溶血性贫血、黄疸及肝功能异常，严重者可致肾小管坏死。

【治疗】

1. 对症支持治疗　发作时应卧床休息，寒战时应注意保暖。高热时可给予物理降温，必要时可给少量解热、镇痛药。饮食应以流质或半流质为主，不能进食时，可给予静脉滴注。慢性疟疾者应注意加强营养治疗。

2. 抗疟治疗原则　① 应尽早使用抗疟药物控制疟疾发作，以防止病情转化为重型疟疾。② 治疗应彻底，以免复发或转成慢性。③ 在已发现耐氯喹虫株的地区，对重症及恶性疟患者，尽量避免采用氯喹治疗。对有溶血病史或红细胞缺乏 G6PD 的患者，忌用伯氨喹治疗。

3. 合理应用抗疟药物　根据作用机制的不同，抗疟药物可分为控制临床发作、控制复发及中断传播等，临床应根据不同情况加以选择组合应用。

(1) 控制临床发作的药物：该类药物主要作用于红细胞内的滋养体和裂殖体。

1) 氯喹：该药能溶解裂体增生中各期红细胞内的原虫。不良反应较少，偶有头痛、头晕、食欲减退。成人总剂量为磷酸氯喹 2.5 g(基质 1.5 g)，分 3 日服用。方法为首剂 1.0 g，第 2、第 3 日各 0.75 g，每日 1 次。

2) 甲氟喹(mefloquine)：对各种疟原虫红内期无性体均有杀灭作用。主要用于解决治疗恶性疟中氯喹出现抗药性问题，对治疗抗药株疗效达 90%～100%。该药作用时间较长。每片含基质 250 mg，成人顿服 1～1.5 g，可控制症状。不良反应较轻，主要为头痛、恶心、呕吐，偶可出现定向力差、幻觉，个别出现精神紊乱。精神病患者慎用。

3) 青蒿素及其衍化物：青蒿素为从青蒿中提取的一种含有氧基团的倍半萜内酯，主要针对血中的滋养体疟原虫。对间日疟和恶性疟能迅速改善症状。但恶性疟原虫对青蒿素易产生耐药性，推荐应用复方青蒿素体，每片 100 mg，用法为首剂 1 g，第 2、第 3 日各 0.5 g。目前较常用的青蒿素的衍化物是青蒿琥酯，口服首剂 100 mg，第 2 日起，每日 2 次，每次 50 mg，共服 7 日。静脉注射首次 60 mg，之后第 4、第 24、第 48 小时各 1 次(危重者加倍)，7 日为 1 个疗程。

4) 奎宁：可杀灭裂体增殖中的疟原虫。目前主要用于耐氯喹的疟原虫感染。常用硫酸奎宁(每片 0.3 g)，每日服 0.9 g，分 3 次服，疗程为 3～5 日。不良反应有头晕、耳鸣、听力减退、恶心、呕吐等。有心肌损害者慎用。孕妇及患视神经炎、有溶血现象或奎宁过敏者忌用。

(2) 控制复发、中止传播的药物：伯氨喹能杀灭配子体与红外期的迟发型子孢子，主要用于防止疟疾的传播与复发，常用剂量为每日 3 次口服，每次 13.2 mg(7.5 mg 基质)，连服 8 日。该药不良反应较多，有恶心、呕吐等。个别病例有心肌损害，在红细胞 G6PD 缺乏的患者可产生急性血管内溶血并因而引起急性肾衰竭，甚至导致死亡。在用药过程中，应密切观察。

4. 现症疟疾的治疗

(1) 间日疟及卵形疟：可先给 1 个标准疗程的氯喹，即成人总剂量为 2.5 g(基质 1.5 g)，分 3 日服，用法如上。由于间日疟和卵形疟均可有迟发型子孢子，故应随即给服伯氨喹，每日 3 次，每次 0.75 g(基质 7.5 g)，连服 8 日。

(2) 恶性疟：治疗同间日疟，但可不加服伯氨喹。如给服 1 个标准疗程的氯喹后，发现有耐药性出现，则应采用对耐药疟原虫治疗有效的治疗方案。

(3) 耐药恶性疟：目前无十分满意的方案，以下几种方案可供选择。① 联合治疗：磺胺嘧啶 1 g ＋乙胺嘧啶 50 mg，6 小时以后再服磺胺嘧啶 500 mg＋乙胺嘧啶 25 mg。此法疗效欠佳。② 甲氟喹剂量为单剂 15 mg/kg。近年来，已有报道甲氟喹出现耐药性。③ 目前认为，青蒿素及其衍生物是治疗耐药疟原虫较好的药物。但近年来青蒿素及其衍生物敏感性下降，延长疗程可取得较好疗效。

(4) 脑型疟疾：应迅速消灭红细胞内的疟原虫。可选青蒿琥酯静脉注射或蒿甲醚油剂深部肌内注射。首剂每支 80 mg，成人肌内注射首日 320 mg，第 2 日后 160 mg，疗程 7 日。

(5) 诺氏疟：对于轻症诺氏疟原虫感染患者，氯喹/伯氨喹、奎宁和蒿甲醚-本芴醇均有效，其中蒿甲醚-本芴醇效果最好，清除血液疟原虫时间最短；对于高原虫血症，合并黄疸、呼吸窘迫、肾功能损害等并发症的重症患者，静脉滴注青蒿素类药物的效果优于奎宁。

除抗疟治疗外需应用综合性急救措施，必要时尽早应用血浆置换等血液净化治疗。患者应绝对卧床休息，保持全身和口腔清洁。注意水和电解质平衡。脑水肿的治疗：如患者处于昏迷状态，多有脑水肿的存在，可用脱水剂，如呋塞米(速尿)、甘露醇等。低分子右旋糖酐可改善微循环，增加血容量，降低血黏度。抽搐的治疗：可用镇静剂，肌内注射或静脉注射地西泮，必要时也可应用亚冬眠疗法。

肾上腺糖皮质激素的临床应用尚有争议，对抑制炎症、改善脑水肿、减轻中毒症状有较好作用。如应用，每天可用地塞米松 10～20 mg 静脉滴注。

5. 黑尿热的处理　患者应卧床休息，静脉滴入地塞米松，以控制溶血；同时给利尿剂，并静脉输注碳酸氢钠以碱化尿液，防止肾小管被阻塞。有肾功能衰竭者则需给予透析治疗。若血中仍有疟原虫，则可用哌喹或青蒿素及其衍生物治疗。

【预后】

非重型疟疾或无严重并发症者，只要及时治疗，预后一般良好。幼儿和老年患者预后较差。外周血的疟原虫密度越高，预后越差，病死率越高。

【预防】

控制传染源早期发现患者及带虫者，健全疫情报道，对患者及带虫者进行彻底治疗，每位疟疾患者应在第2年春季给予抗复发治疗(即休止期治疗),一般采用乙胺嘧啶与伯氨喹联合疗法。

切断传播途径主要是灭蚊,可用物理、化学、生物等各种方法消灭蚊虫。

个人防护可应用驱蚊剂或药物、蚊帐等,避免蚊虫叮咬。疟疾疫苗尚在临床研究中。在疟疾严重流行地区,根据不同情况,可对高危人群进行预防服药,但一般使用不超过3个月,可在以下两种方案中任选一种:哌喹,每次服600 mg,每个月服1次,睡前服;氯喹,每次服300 mg,每7~10日服1次。

参考文献

[1] WS259—2015.中华人民共和国卫生行业标准.疟疾的诊断[S].

[2] WS/T485—2016.中华人民共和国卫生行业标准.抗疟药使用规范[S].

[3] 高世同.人感染诺氏疟原虫的流行病学、临床特点及其诊治进展[J].中华传染病杂志,2014,32(7):443-445.

[4] William T, Rahman HA, Jelip J, *et al*. Increasing incidence of Plasmodium knowlesi malaria following control of P. vivax Malaria in Sabah, Malaysia[J]. PLoS Negl Trop Dis, 2013, 7(1): e2026.

[5] Barber BE, Wiliam T, Grigg MJ, *et al*. A prospective comparative study of knowlesi, falciparum, and vivax malaria in Sabah, Malaysia: high proportion with severe disease from Plasmodium knowlesi and Plasmodium vivax but no mortality with early referral and artesunate therapy[J]. Clin Infect Dis, 2013, 56(3): 383-397.

(浙江大学附属第一医院 黄建荣 王银银)

三、溶组织内阿米巴病

阿米巴病(amoebiasis)是由溶组织内阿米巴(*Entamoeba histolytica*, Schaudinn, 1903年)寄生于人体结肠、肝、肺、脑等部位引起的疾病。1875年,俄国学者Foder Losch在世界上首次报道了本病。此后,发现本病主要流行于热带和亚热带地区,目前被列为世界上10种最常见的寄生虫病之一。在我国主要见于南方,夏季也可见于北方。由于我国卫生状况的不断改善,近年来本病的流行和急性病例已明显减少。

虽然人类对阿米巴病很早就认识,但是关于阿米巴病的病原体溶组织内阿米巴是否包含两种,在形态学上难以区分,而致病力显著不同的种群复合体,即存在着侵袭型和非侵袭型(或称为致病型和非致病型或弱致病型)两个不同的种,这个争论一直持续到20世纪末。早在1929年,Brumpt就提出溶组织内阿米巴包含形态和生活史完全相似的两个独立的种。其中一种具有致病性,可引起人类侵袭性阿米巴病,主要分布在热带地区。另一种则无致病性,具有相当高的流行优势,多见于温带地区,导致无症状感染的虫种称迪斯帕内阿米巴(*Entamoeba dispar*)。这个学说在以后的几十年内并未受到重视,直到20世纪70年代以来,人们从生化、免疫以及遗传方面进行了深入探索,终于获得细胞与分子生物学确凿证据。根据研究提供的信息和数据,Diamond和Clark(1993年)确认这两个种的存在。因此,世界卫生组织专家会议(1997年)正式将非致病性虫株命名为"迪斯帕内阿米巴"(Entamoeba dispar Brumpt, 1925年),而将致病性虫株仍沿用旧称为"溶组织内阿米巴",并重新规定了阿米巴病的定义:"凡体内有溶组织内阿米巴寄生,无论其有无临床表现,都称为阿米巴病。"通常将没有任何临床表现而只在其粪便内查到本虫包囊的感染者,称为带虫者;而将具有肠内外临床表现的感染者,统称为侵袭性阿米巴病(invasive amoebiasis)患者。

【病原学】

溶组织内阿米巴生活史包括滋养体(trophozoite)和包囊(cyst)两个时期。滋养体直径为10~60 μm,形态多变。其细胞质分为外质和内质,外质透明,内质呈颗粒状,含有球形细胞核,有时可见吞食的红细胞。滋养体由外质伸出伪足,内质随即流进,使虫体做定向运动。经铁苏木素染色后,可见到典型的泡状核,核膜内缘有大小一致、排列整齐、均匀分布的核周染色质粒。核仁细小,位于核的中心或稍偏位。包囊呈圆球形,大小为 10～16 μm,有 1～4 个核,核的结构同滋养体。单核和双核为未成熟包囊,其内有棒状拟染色体和糖原泡。四核包囊为成熟包囊,拟染色体和糖原泡消失。

生活史的基本过程是:包囊→滋养体→包囊。4 核包囊是感染期,通过被粪便污染的食物、饮水进入人的消化道,不受胃液影响,顺利到达小肠下段,在胰蛋白酶的消化作用下,囊壁变薄,虫体开始活动而脱囊变成一个含有 4 个核的滋养体。随即虫体经过 3 次胞质分裂和 1 次核分裂,增殖为 8 个滋养体。滋养体在回盲部和升结肠摄食细菌,以二分裂方式增殖。当虫体随着肠内容物下移进入横结肠后,由于肠内容物脱水和环境变化等因素的刺激,逐渐停止活动,缩小成圆形,进入包囊前期(precyst),最后分泌囊壁,经 2 次有丝分裂,形成四核包囊随粪便排出,或以未成熟包囊随粪便排出体外,继续发育为成熟包囊。成熟包囊可通过上述方式重新感染人体。滋养体可侵入肠黏膜,吞噬红细胞,破坏肠壁组织,形成溃疡。滋养体可随脱落的坏死组织再次回到肠腔,随粪便排出体外很快死亡。肠壁中的滋养体亦可随血流进入其他器官组织,引起肠外阿米巴病。在组织中的滋养体不能形成包囊。

【流行病学】

本病呈世界性分布,尤以热带和亚热带地区流行最为严重。估计全球有 5 000 万人感染溶组织内阿米巴,每年死于阿米巴病者达 4 万～11 万人,死亡率仅次于疟疾和血吸虫病。高度流行区的人群感染率在 50%以上,包括埃及、北非、利比里亚、厄瓜多尔、墨西哥、海地、巴拿马。中度流行区为 20%左右,包括苏联、前南斯拉夫、中东和非洲的某些国家(如南非)、中美洲及南美洲的许多国家(如古巴)、东南亚的一些国家(如印度)等。北美、西欧感染率较低,感染率仅为 1%左右。我国亦是阿米巴病的高发区,在 20 世纪 80 年代之前各地时有发生。据 1988—1992 年调查,全国平均感染率为 0.949%,估计全国感染人数为 1 069 万。主要分布在西北、西南和华北地区,其中,西藏、云南、新疆、贵州、甘肃等五省区感染率超过 2%,西藏感染率最高,达 8.124%。2001—2004 年第二次全国寄生虫病调查结果显示,部分省市溶组织内阿米巴感染率明显下降,如上海地区感染率为 0.02%,新疆感染率为 0.34%。近年来,阿米巴感染率在男性同性恋中感染率很高,欧美、日本为 20%～30%。第三次全国寄生虫病调查(2014—2015 年)显示,溶组织内阿米巴/迪斯帕内阿米巴、结肠内阿米巴的加权感染率分别为 0.06%、0.13%,且以西藏自治区最高,分别为 0.5%、3.59%。

阿米巴病的传染源为粪便中持续带包囊者。无症状带囊者是最重要的传染源。因为大多数无临床征象,人们缺乏警惕性;带囊者的排囊数量很大,24 小时排囊量可达 17 000 个至 2 000 多万个;包囊对外界环境因素的抵抗力较强。在外界潮湿环境中可存活并保持感染性数日至 1 个月;在 0℃,一般可存活 1 个月,最长者可达 14 个月;在室温条件下(20～25℃),可存活数周。自来水中的含氯量不足以杀灭包囊。各种食用调料如酱油、酒、醋、盐在短时间内(15 分钟至 2 小时)亦不能杀死包囊。但包囊对高温、干燥抵抗力不强。滋养体的抵抗力很弱,在外界环境中存活的时间很短,即使被吞食了,在胃中亦会被胃酸杀灭,故它不会造成新的感染。只排出滋养体的急性肠阿米巴病患者,并不传播阿米巴病。但同时排出滋养体和包囊的慢性肠阿米巴病患者则是传染源。犬、猫、猪、猴、猩猩等均可自然感染或实验感染,但作为保虫宿主意义不大。

阿米巴病的主要传播方式是包囊经粪—口途径而传播。食用含有成熟包囊的粪便污染的食品、饮水或使用污染的餐具而感染。食源性暴发流行则是由于不卫生的用餐习惯或食用由包囊携带者制备的食品而引起。蝇或蟑螂也可携带包囊造成传播。另外,同性恋人群可通过口肛性行为使粪便中的包囊直接侵入口中,因此,阿米巴病在欧美、日本等地区和国家被列为性传播疾病。

有报告显示，在我国的一些男性同性恋者血清抗溶组织内，阿米巴抗体的阳性率较高，值得引起重视。

易患阿米巴病的高危人群包括旅游者、流动人群、弱智低能人群、同性恋者，而严重感染者往往发生在新生儿、孕妇、哺乳期妇女、免疫力低下的患者，营养不良、患恶性肿瘤患者及长期应用皮质激素的患者。易感人群为 14 岁以下的儿童和 40 岁以上的成人。肠阿米巴病发病率无性别差异，而阿米巴肝脓肿则男性高于女性[(3～9)：1]，这可能与饮食、生活习惯和职业有关。

【发病机制和病理】

1. *毒力* 溶组织内阿米巴滋养体具有侵入宿主组织或器官、适应宿主的免疫反应和表达致病因子的能力。滋养体表达的致病因子可破坏细胞外间质，溶解宿主组织和抵抗补体的溶解作用。其中破坏细胞外间质和溶解宿主组织是虫体侵入的重要方式。这些致病因子的转录水平是调控其致病潜能的重要机制。

2. *致病因子* 溶组织内阿米巴表达的致病因子中研究较多的主要有 3 种：① 半乳糖/乙酰氨基半乳糖凝集素（Gal/GalNAc lectin）介导吸附于宿主细胞。260 kDa 凝集素介导滋养体吸附于宿主结肠上皮、中性粒细胞和红细胞等表面。凝集素在吸附后还具有重要的溶细胞作用。此外，这种凝集素还参与细胞信号转导，也与抗补体作用有关。② 阿米巴穿孔素（amoeba pores）在宿主细胞上形成孔状破坏。阿米巴穿孔素是一组包含在滋养体胞质颗粒中的小分子蛋白家族。滋养体在与靶细胞接触时或侵入组织时可注入穿孔素，使靶细胞形成离子通道，导致宿主细胞的损害、红细胞和细菌溶解。③ 半胱氨酸蛋白酶（cysteine proteinases）溶解宿主组织。半胱氨酸蛋白酶是虫体最丰富的蛋白酶，属于木瓜蛋白酶家族，具有多个同分子异构体，可使靶细胞溶解或降解补体 C3 为 C3a，从而抵抗补体介导的抗炎反应，并可降解血清和分泌型 IgA。

新近报道溶组织内阿米巴滋养体胶原结合蛋白（collagen binding protein，CBP）能使虫体附着于细胞外基质，与纤维粘连蛋白及胶原结合后触发信号转导过程，导致细胞骨架重排，并引起代谢方面的变化，如形成及释放致密颗粒。这提示滋养体与胶原结合并降解胶原的作用对其侵入组织有重要作用。溶组织内阿米巴滋养体表面被脂磷酸聚糖（LPGs）和脂磷酸多肽聚糖（LPPGs）分子包被，它们是虫体对抗补体作用的物理屏障，同时保护虫体不被自身分泌的阿米巴穿孔素攻击，也可保证虫体在肠道其他微生物分泌的毒性成分中生存。溶组织内阿米巴的侵袭过程：滋养体首先通过半乳糖/乙酰氨基半乳糖可抑制凝集素吸附在肠黏膜上，接着分泌穿孔素和蛋白酶以破坏肠黏膜上皮屏障和穿破细胞，杀伤宿主肠上皮细胞和免疫细胞，引起溃疡，继而可导致肠外感染。除了上述毒力因子外，金属蛋白酶和由胶原酶、明胶酶组成的电子密度颗粒（EDG）也与滋养体对宿主组织的侵袭和毒力有关。

3. *宿主免疫反应* 免疫抑制、蛋白质缺乏、长期应用激素、肿瘤患者等均可引起宿主全身或肠道抵抗力下降，有利于溶组织内阿米巴的侵入，病后也不易治愈。有报道阿米巴病的发病与宿主免疫有关，巨噬细胞在抗阿米巴感染中起重要作用，中性粒细胞也起一定作用。

宿主对阿米巴侵入的反应主要是细胞和体液免疫。一般认为，治愈后的阿米巴结肠炎或肝脓肿患者对溶组织内阿米巴侵袭具有免疫力。研究表明，抗阿米巴抗体能经过经典和旁路途径激活补体。但溶组织内阿米巴滋养体对补体介导的溶解作用具有抵抗力；抗 170 kDa 抗体和滋养体膜上的 Gal/GalNAc 植物血凝素结合，可抑制滋养体对靶细胞的黏附作用；粪抗体中 IgA 可抑制滋养体对肠黏膜的黏附作用。研究亦表明，宿主细胞免疫的抗阿米巴作用比体液免疫更重要。从已愈阿米巴肝脓肿患者血中分离出的淋巴细胞，在体外被溶组织内阿米巴全溶抗原激活后，发生母细胞化，并释放出淋巴因子，可激活单核巨噬细胞，后者可杀死无菌培养的滋养体。

这些淋巴因子中含有丰富的γ干扰素。这些因子在体外尚能抑制阿米巴蛋白酶及DNA的合成代谢。在体外活化的中性粒细胞和嗜酸性粒细胞也具抗阿米巴活性。在正常人血清中，阿米巴虽可激活经典和旁路补体途径，但当其再次暴露于人类血清中则会产生对抗性。半乳糖凝集素分子与补体$C5_b-C9$的抑制剂具有分子同源性和抗原交叉反应，提示凝集素具有补体抑制功能，与C8和C9结合，有效防止$C5_b-C9$膜侵袭复合体的聚集和继发的细胞溶解。总之，在感染初期保护性免疫是细胞介导的免疫反应，而体液免疫起辅助作用。

4. 病理　肠阿米巴病多发于盲肠或阑尾，也易累及乙状结肠和升结肠，偶可累及回肠。肠阿米巴病急性期，滋养体侵入黏膜下层，形成口小底大的烧瓶样溃疡，溃疡间的黏膜正常或稍有充血水肿，这与细菌引起的弥漫性炎症病灶不同。除重症外，原发病灶仅局限于黏膜层。镜下可见组织坏死伴少量的炎症细胞，以淋巴细胞和浆细胞浸润为主。由于滋养体可溶解中性粒细胞，故中性粒细胞极少见。急性病例滋养体可突破黏膜肌层，引起液化坏死灶，形成的溃疡可深及肌层，并可与邻近的溃疡融合，引起大片黏膜脱落。阿米巴肿(amoeboma)亦称阿米巴肉芽肿(amoebic granuloma)，是结肠黏膜对阿米巴刺激的增生反应，主要是组织肉芽肿伴慢性炎症和纤维化。仅1%～5%的患者伴有阿米巴肿，临床需与肿瘤进行鉴别诊断。

肠外阿米巴病最常发生在肝，其次在肺和脑，偶可见于腹腔、心包、生殖器官等部位。肠外阿米巴病往往呈无菌性、液化性坏死，周围以淋巴细胞浸润为主，极少伴有中性粒细胞，滋养体多在脓肿的边缘，以肝脓肿最常见。早期病变以滋养体侵入肝内小血管引起栓塞开始，继而出现急性炎症反应(早期称为“阿米巴肝炎”)，以后病灶扩大，中央液化，形成小脓肿。脓肿不断扩大，邻近脓肿融合成单个大脓肿。由于原发病灶多位于盲肠和升结肠，该处血流大多进入肝脏右叶，又由于右叶体积较大，约占肝脏的4/5，接纳的血流较多，所以约80%的肝脓肿位于肝右叶，常发生于膈下或接近肝脏表面的较低部位。其他组织亦可出现脓肿，如肺、脑、腹腔、心包、生殖器官脓肿等，病理特征亦以无菌性、液化性坏死为主。

【临床表现】

根据国际疾病分类标准，可将阿米巴病分为肠阿米巴病和肠外阿米巴病。

1. 肠阿米巴病　包括无症状带囊者、阿米巴痢疾、非痢疾性阿米巴结肠炎(amoebic nondysenteric colitis)、阿米巴肿和阿米巴性阑尾炎。阿米巴痢疾和非痢疾性阿米巴结肠炎又可分为急性、暴发性和慢性。本病潜伏期4日至数月不等，一般为7～14日。起病突然或隐匿，呈暴发性或迁延性。

(1) 无症状带囊者：患者无症状或偶有腹部不适、胀气、便秘等表现。粪检时常可查到包囊。可持续多年无症状。

(2) 急性肠阿米巴病：起病一般较缓，以腹痛腹泻开始。腹泻次数为一日数次至数十次，大便量中等。典型的阿米巴痢疾粪便呈果酱色，带有血和黏液，有腐败腥臭味，含有大量的滋养体。80%的患者有局限性腹痛，不适、胃肠胀气、里急后重、厌食、恶心、呕吐等。非痢疾性结肠炎仅表现单纯性腹泻，无下痢症状。

(3) 暴发性肠阿米巴病：即暴发型阿米巴痢疾。急性型患者可突然发展为暴发型。患者有大量的黏液血便、高热、低血压、广泛性腹痛、强烈而持续的里急后重、恶心、呕吐和腹水。可迅速出现脱水和电解质紊乱，严重者昏迷。此型患者极易发生肠出血和肠穿孔。病情不断进展，患者可因毒血症或全身衰竭于1～2周内死亡。暴发型肠阿米巴病占急性肠阿米巴病入院病例的5%～10%，常发生于营养不良的儿童。

(4) 慢性或迁延型肠阿米巴病：表现为间歇性腹泻、腹痛、胃肠胀气和体重下降，可持续1年以上，甚至5年之久。占本病住院患者的10%～20%。

(5) 阿米巴肿：表现为慢性不完全性肠梗阻

或肠狭窄症状，腹痛呈不规则性，伴有腹胀。腹部可触及固定性包块，有压痛。一般为单发性，可位于结肠的任何部位，但主要位于盲肠，其次为横结肠和直肠。X线肠道钡餐检查可发现充盈缺损，因酷似肿瘤而误诊者每每发生，需提高临床警惕性。

（6）阿米巴阑尾炎：起病隐匿，病程较长。当右下腹疼痛就诊时则往往已形成脓肿。症状与体征常不相适应，阑尾有穿孔但又缺乏典型病史和症状，可扪及穿孔所致的包块但又无典型的肌紧张及压痛，有明显的包块但无明显的腹痛。由于本病常和阿米巴痢疾同时存在，故往往将本病之症状、体征都归于阿米巴痢疾，或诊断为"慢性阑尾炎""慢性肠炎"等。

（7）并发症：最严重的并发症是肠穿孔。急性穿孔见于暴发型，形成弥漫性腹膜炎；慢性穿孔则见于慢性型患者，穿孔后多形成局部脓肿。此外，还有肠出血、肠狭窄和直肠脱垂。

2. *肠外阿米巴病* 包括阿米巴肝脓肿、肺脓肿、脑脓肿，皮肤阿米巴病（amoebic skin ulceration）以及阿米巴性心包炎、阴道炎、尿道炎、龟头炎等，其中以阿米巴肝脓肿最为常见，可占肠阿米巴病的10%左右；肺脓肿次之，占肠阿米巴病的0.2%～7.5%；其他类型的肠外阿米巴病则比较少见。

（1）阿米巴肝脓肿：好发于青壮年，男性高于女性。急性阿米巴肝脓肿主要表现是肝脏肿大，肝区疼痛，可放射到右肩。有发热、寒战、盗汗、厌食和体重下降。小部分患者可出现黄疸。慢性病例可迁延数月至一两年不等，可有进行性消瘦、贫血、营养不良性水肿、腹水。15%～40%的患者可继发细菌感染，此时患者出现寒战、高热、全身症状加重、肝区疼痛加剧、白细胞数升高，肝脓液变为黄绿色。

（2）阿米巴肺脓肿：多数由于肝脓肿穿破膈肌所致，少数系血行播散引起。主要有寒战、发热、胸痛、咳嗽或肺实变等表现，痰呈巧克力酱样。

（3）阿米巴脑脓肿：为阿米巴肝脓肿和肺脓肿的继发症。患者除有原发病表现外，有头痛、呕吐、惊厥、狂躁、幻觉及脑瘤样压迫症状，但脑膜刺激征少见，多数有局部定位体征。

（4）皮肤阿米巴病：表现为皮肤坏死及肉芽肿性溃疡形成。常由直肠病灶播散到会阴部皮肤引起，可蔓延到阴茎、阴道甚至子宫。亦可发生在胸腹部瘘管周围，或阿米巴肝脓肿、阑尾炎手术治疗后腹部切口引流口周围皮肤。

【诊断】

根据临床表现、实验室检查结果，结合流行病学资料，综合分析后可做出诊断。病原检查是确诊的依据。

1. *肠阿米巴病* 根据典型的临床表现可以初步诊断。由于本病症状轻重不一，仅根据临床表现有时难以做出准确诊断，应及时进行粪便检查和其他检查。

（1）诊断要点：WHO建议，① 从新鲜粪便标本中查到吞噬有红细胞的滋养体或从肠壁活检组织中查到滋养体是本病确诊的最可靠依据。② 从粪便标本中仅查到1～4核包囊应报道为溶组织内阿米巴感染和（或）迪斯帕内阿米巴感染。此时，即使患者有症状，亦不能据此得出肠阿米巴病的诊断，应根据流行病学史、血清抗体检测、粪抗原检测或PCR检测证实感染虫株确属溶组织内阿米巴后，诊断才能成立。对于无症状的患者，亦应结合上述检查，明确感染虫株的属性。③ 有症状患者的血清中若能查到高滴度的阿米巴抗体，亦是本病诊断的有力证据。

（2）病原学和免疫学检查

1）粪便涂片：是诊断肠内阿米巴病最有效的手段。急性阿米巴痢疾典型的粪便呈暗红色果酱样，腥臭味。取新鲜脓血便做生理盐水涂片，显微镜下检查滋养体。粪便要新鲜，及时送检，并注意保温，以便观察到活动的滋养体。慢性患者或带囊者常用碘液染色涂片法，取成形粪便检查包囊。粪检阴性时应多次重复检查或采用包囊浓集法检查，以免漏检。

2）体外培养法：此法检查阿米巴比涂片法敏感，用Robinson培养基对亚急性或慢性病例检出率比较高。

3）核酸诊断：是高效、敏感、特异的方法。可用脓液、穿刺液、粪便培养物、活检的肠组织、皮肤溃疡分泌物、脓血粪便甚至成形粪便抽提虫体DNA，以特异性引物进行PCR，对扩增产物电泳分析，可以区别溶组织内阿米巴和其他阿米巴原虫。

4）活组织检查：用乙状结肠镜或纤维肠镜可直接观察乙状结肠或降结肠、横结肠、升结肠、盲肠等处肠黏膜状况、溃疡形态，并可自溃疡处刮取材料进行病原学检查，有助于发现滋养体。对粪检阴性、临床不能确诊患者很有诊断价值。

5）免疫学检查：① 血清抗体检测，用酶联免疫吸附试验（ELISA）、间接血凝试验（IHA）、间接荧光抗体试验（IFA）等，可从肠阿米巴病患者血清中检测到不同滴度的抗体。尤其是阿米巴肿患者，其血清学试验往往呈阳性。② 粪抗原检测，分别采用抗溶组织内阿米巴和抗迪斯帕内阿米巴单克隆抗体，以ELISA方法可准确地从粪便中检出溶组织内阿米巴或迪斯内阿米巴抗原。

2. *肠外阿米巴病*　根据受累的器官组织的临床表现，结合实验室和影像学检查可以明确诊断。

（1）诊断要点：在临床上阿米巴肝脓肿最常见，凡患者有发热、右上腹痛、肝大及超声波检查肝区有液性平段或X线检查见右侧膈肌抬高者，再加下述任何一项，即可确诊为阿米巴肝脓肿：① 肝脓液中发现溶组织内阿米巴滋养体；② 诊断性穿刺抽出巧克力色脓液；③ 血清特异性抗体阳性；④ 在脓液中查到溶组织内阿米巴抗原或DNA片段；⑤ 经抗阿米巴治疗痊愈或有显著效果。阿米巴肺脓肿、脑脓肿、心包脓肿等肠外阿米巴病的诊断则根据相应的临床症状、体征、实验室检查及辅助检查进行确定。

（2）影像学检查：影像诊断技术的普及大大提高了临床诊断水平，X线、CT、磁共振、B超检查能够指示脓肿的大小、数目和位置，对阿米巴肝脓肿、肺脓肿、脑脓肿的诊断有重要参考价值。B超或CT指引下穿刺脓肿，对选择穿刺部位、进针方向和估计穿刺深度及评价治疗效果都很有价值。

（3）病原学检查：对脓肿穿刺液、引流液可行涂片检查，找滋养体。但应注意虫体多在脓肿壁上，脓液中滋养体阳性率不高。在肝脓肿穿刺排脓的末端脓液中找到滋养体的机会较大。从脑脊液中也很难找到滋养体。用PCR法可从脓液中扩增到溶组织内阿米巴特异性基因片段，其敏感性和特异性可达100%。

（4）免疫学检查：① 抗体检测，对阿米巴肝病诊断很有价值，以ELISA法敏感性、特异性最高。需要注意的是，抗体滴度和疾病的严重程度不一定成平行关系，暴发型阿米巴肝脓肿患者的抗体检测可呈阴性反应。患者治愈后抗体阳性可持续数月至数年，最长报道达20年。因此，仅凭抗体的检测不能区分活动性阿米巴感染和恢复期病例，要结合临床症状和体征进行分析。② 抗原检测：可从脓液标本或分泌物中用免疫学方法查到溶组织内阿米巴抗原。理论上，抗原检测敏感、特异、快速，可用于疗效评价和预后判断，但临床应用尚难推广。

【鉴别诊断】

1. *肠阿米巴病*　应与细菌性痢疾、溃疡性结肠炎、克罗恩病、肠结核、结肠肿瘤、血吸虫病或其他肠道原虫病等相鉴别。

（1）细菌性痢疾：起病急，高热，毒血症明显，全身状况不良。腹泻次数多，里急后重明显。粪便检查可见大量白细胞，溶组织内阿米巴滋养体阴性，痢疾杆菌阳性。抗生素治疗有效。

（2）溃疡性结肠炎：一般情况较差，有慢性痢疾样症状，与慢性阿米巴痢疾难以区别。乙状结肠镜检查可见肠黏膜广泛充血、水肿、出血、糜烂和众多的散发溃疡，几乎见不到正常黏膜，多次病原学检查阴性，血清阿米巴抗体阴性，抗菌及抗阿米巴治疗均无效。

（3）克罗恩病：患者有持续性腹痛、腹泻，一般糊状或水样，多无脓血或黏液，累及直肠者也可能有脓血和里急后重。内窥镜可见黏膜充血、水肿、溃疡、肠腔狭窄，病变呈跳跃性分布。多次检查阿米巴滋养体阴性、血清抗阿米巴抗体阴性；阿米巴病治疗无效等有助于鉴别。

(4) 结肠癌：慢性阿米巴痢疾合并肠狭窄、肉芽肿或有阿米巴肿时，应与结肠癌鉴别。直肠指诊、乙状结肠镜或纤维结肠镜检查、活组织检查、血清抗体检测及诊断性治疗有助于鉴别。

(5) 急性坏死性出血性肠炎：本病颇似暴发型阿米巴痢疾，有急性腹泻、腹痛、发热、血水样恶臭的大便，伴有发热。本病好发于儿童，有呕吐和明显的腹膜刺激征，里急后重少见，病原学检查阴性。

(6) 日本血吸虫病：患者多来自血吸虫病流行区，有疫水接触史，间歇性腹泻、肝脾大、血嗜酸性粒细胞升高。根据粪便或肠黏膜活检找到虫卵，血清日本血吸虫特异性抗原阳性或抗血吸虫抗体阳性可确诊。

2. *阿米巴肝脓肿* 应与细菌性肝脓肿、肝癌、肝包虫病等相鉴别。

(1) 细菌性肝脓肿：起病较急骤，毒血症更明显，肝脓肿穿刺排脓量小，多呈黄白色脓液，细菌培养阳性，抗生素治疗有效，阿米巴抗体阴性。但阿米巴肝脓肿若不及时治疗，至少有 20%的病例会继发细菌感染，应加以鉴别。

(2) 原发性肝癌：发热出现较晚，肝大，质硬而表面不平，全身情况呈进行性恶化；但少数炎症型肝癌常有高热、肝脏迅速肿大、压痛明显。若肝癌发生液化，颇与脓肿相似，极易与阿米巴肝脓肿相混淆。B 超、CT 检查、甲胎蛋白阳性、血清阿米巴抗体阴性等有助于鉴别。

(3) 肝包虫病：由细粒棘球绦虫幼虫寄生引起，患者可出现缓慢发展的肝脏占位性病变，一般情况尚好。腹部 CT 检查、磁共振检查显示肝脏占位性病变。根据流行病学史、血清抗阿米巴抗体阴性、阿米巴病治疗无效等可作鉴别。

此外，本病也应与少见的肝囊肿、结核性肝脓肿等疾病加以鉴别。

【治疗】

1. *一般治疗* 肠阿米巴病患者急性期在抗阿米巴治疗的同时应适当采用支持疗法，如输血或输血浆，注意补充维生素及铁剂。暴发型患者应及时补液，纠正电解质、酸碱平衡紊乱，并注意抗休克治疗。

2. *病原治疗* 过去治疗阿米巴病的药物首选甲硝唑(metronidazole)，它对肝脏和肠壁组织中的阿米巴有特效，但对肠腔中的阿米巴无根治作用。适用于各种类型的阿米巴病。不良反应主要有头晕、食欲减低、恶心、呕吐、轻度腹泻、白细胞中度降低等，停药后即可恢复。甲硝唑可通过胎盘，在动物试验中已见到致畸和致癌现象，故妊娠期及哺乳期妇女慎用或禁用。目前，临床上普遍应用甲硝唑的衍生物替硝唑(tinidazole)，与甲硝唑相比，其吸收更快、代谢更稳定、半衰期较长，疗效高、疗程短、不良反应也较轻。奥硝唑(ornidazole)为第三代尼立达唑类衍生物。塞克硝唑(secnidazole)为更新一代尼立达唑类衍生物，药效比甲硝唑、替硝唑更好，不良反应较轻。患者在用甲硝唑类药物治疗期间需要禁忌酒精类饮料，以免引起双硫仑反应。

此外，依米丁(emetine)、喹啉类衍生物(如双碘喹啉、喹碘方、碘氯喹等)及胂剂衍生物(如卡巴胂、硫亚砷酸盐等)等可用于治疗，但不良反应较大。

(1) 无症状带囊者：一般说来，无症状带囊者若为迪斯帕内阿米巴感染者则无须治疗。由于溶组织内阿米巴与迪斯帕内阿米巴鉴别技术尚未广泛应用，而且 10%的带囊者为溶组织内阿米巴感染，为防止发展为侵袭性阿米巴病和减少本病传染源，所以无症状带囊者仍建议治疗。

治疗应选择肠壁不吸收、不良反应少的药物。如单用喹碘方(iodoquinofonum)，或与巴龙霉素(paromomycin)联合应用。二氯尼特糠酸酯(diloxanide furoate, Furamide)也是抗肠腔阿米巴的特效药，成人每次 500 mg，每日 3 次，10 日为 1 个疗程。

(2) 急性肠阿米巴病：包括普通型阿米巴痢疾和非痢疾性阿米巴结肠炎，选用替硝唑，口服剂量 2.0 g，每日 1 次，疗程 1～2 周。或甲硝唑，剂量每次400 mg,每日3次,1个疗程5～10日。对阿米巴痢疾,甲硝唑应加用二氯尼特糠酸酯或双碘羟基喹啉,以防止复发。去氢依米丁因可发生严重不良反应,现极少使用。

(3) 暴发型阿米巴病:病原治疗与普通型阿米巴痢疾治疗方案相同,口服替硝唑。但患者不能口服药物时,应采用静脉滴注替硝唑,剂量每日1.6 g,1次或分2次给予,疗程按病情确定。或0.5%甲硝唑注射液100 ml静脉滴注,每日2次,连用2～3日后再改为口服。由于此型患者常伴有细菌感染,应同时加用其他抗生素,如庆大霉素等。

(4) 阿米巴肝脓肿:选用替硝唑,每日1.6 g,1次或分2次静脉滴注,疗程按病情确定,病情好转后改为口服。或用0.5%甲硝唑注射液100 ml静脉滴注,每日2次,连用3～5日。然后改为甲硝唑口服,每次0.4～0.8 g,每日3次,连用10日。疗程结束后,宜口服双碘羟基喹啉0.6 g,每日3次,连用10日;或二氯尼特糠酸酯500 mg,每日3次,连用10日,以杀灭肠腔中的阿米巴原虫。

(5) 其他肠外阿米巴病的病原治疗:可参照阿米巴肝脓肿的治疗方案进行。

3. *手术治疗* 阿米巴肝脓肿体积较大者应药物治疗配以外科穿刺排脓或手术引流,可改善中毒症状,减轻脓腔内压力,减少发生穿破的危险。尤其在药物作用不明显的情况下,可以在抗阿米巴治疗2～4日,进行经皮穿刺引流或进行持续性闭合引流。肝脓肿穿破引起脓胸、腹膜炎、心包炎等严重并发症时,应进行手术引流。阿米巴心包炎如积脓多而黏稠、心包压塞而致循环衰竭者,应尽早行心包切开引流。

【预后】

肠阿米巴病包括阿米巴肿的预后一般良好。暴发型阿米巴病的患者合并肠出血、肠穿孔、弥漫性腹膜炎而未能及时诊治者,则预后不良。急性和慢性阿米巴肝脓肿如不发生穿破性并发症和严重继发感染,预后一般良好。肝脓肿一旦发生穿破,预后很差,死亡率可达11.7%～17.6%,尤以穿破后形成弥漫性腹膜炎及心包炎的预后最差;暴发型阿米巴肝脓肿患者的预后较差。

【预防】

预防阿米巴感染的重组或自然疫苗仍在实验研究中。预防仍主要依赖公共卫生和个人卫生措施。

1. *加强公共卫生监管* 阿米巴病在热带和亚热带有比较高的发病率,仍然是一个世界范围内的公共卫生问题,要采取综合措施防止感染包囊。如及早发现和治疗溶组织内阿米巴带囊者、阿米巴患者,特别是从事食品行业的带囊者应及时治疗,控制传播。加强粪便和水源管理,搞好环境卫生。粪便、污水等要进行无害化处理。治理环境卫生,防止苍蝇、蟑螂滋生。保护水源,确保河水、井水、自来水不受污染。另外,也应该注意阿米巴病在同性恋者中的流行这一新的公共卫生问题。

2. *注意饮食卫生和个人卫生* 生吃的蔬菜、瓜果要先洗净,不吃不洁的食物,不饮生水。养成饭前便后洗手的卫生习惯。

四、自生生活阿米巴病

自生生活阿米巴(Free-living amoeba,亦称"自由生活阿米巴"),广泛存在于自然界中的水体、泥土等地理环境中,在外界营自养生活,亦可以侵入宿主营寄生生活,可造成宿主严重病变甚至死亡。引起的疾病包括由福氏耐格里属阿米巴(*Naegleria fowleri*)引起的原发性阿米巴脑膜脑炎;棘阿米巴(*Acanthamoeba spp*)和狒狒巴拉姆希阿米巴(*Balamuthia mandrillaris*)为主要病原的肉芽肿性阿米巴脑炎、棘阿米巴性角膜炎和阿米巴性皮肤损害。这些阿米巴感染的发生、发展并不依赖人与人之间的传播。

(一) 原发性阿米巴脑膜脑炎

原发性阿米巴脑膜脑炎(primary amebic meningoencephalitis, PAM)是由自生生活阿米巴、福氏耐格里阿米巴(*Naegleria fowleri*)感染引起的罕见疾病。早在1965年,Fowler和Carter首次发现澳大利亚4名儿童发生的脑膜脑炎是由该虫引起。Butt(1966 年)报道了美国的首例病例,并将此病正式命名为“原发性阿米巴脑膜脑炎”。据不完全统计,全世界已报道 PAM 病例 230 多例,我国亦报道 8 例。

【病原学】

耐格里属已发现 7 个虫种,目前证实仅有福氏耐格里阿米巴能感染人体中枢神经系统。耐格里属阿米巴滋养体呈长形,最大直径为 10～35 μm,虫体一端有圆形或钝性的伪足,运动活泼而无定向。染色后见细胞核为泡状,核仁大而居中。核膜与核仁之间有明显的晕圈。胞质呈颗粒状,内含数个空泡、食物泡和收缩泡。在不适环境或水中,滋养体可变成梨形的鞭毛型。鞭毛型的一端有 2～9 根鞭毛。鞭毛型运动活泼、不摄食、不分裂,亦不直接形成包囊。此型是暂时的,往往在 24 小时后又转变为阿米巴型。这是该属特有的现象,可作为鉴别特征。包囊为圆形,直径 7～10 μm,囊壁光滑,有 1～2 个孔。核与滋养体的核相似。

耐格里属阿米巴生活史简单,在自然界中普遍存在于水体、淤泥、尘土和腐败植物中。滋养体以细菌为食,进行二分裂繁殖,并可形成包囊。阿米巴有双态性,鞭毛型和阿米巴型可相互转变。耐格里属阿米巴的嗜热虫株可在热带气候或 40～45℃的温度下生长繁殖。

【流行病学】

耐格里阿米巴属世界性分布,从土壤、空气尘埃、淡水游泳池、温泉、热电厂的排放水及正常人的鼻腔等中均可分离到。由于福氏耐格里阿米巴的嗜热性,所以大部分 PAM 病例发生在夏季。患者多为儿童和年轻人。患者常为散发,但在美国曾报道 16 个 PAM 病例源发于弗吉尼亚同一个湖泊内,欧洲也有在同一个游泳池中游泳过的人群中有 19 个发生 PAM 的报道。近十多年来在美国报道病例 30 多例。全球已报道 PAM 病例 230 多例,澳大利亚、捷克共和国和美国报告的病例约占总病例的 75%。目前 PAM 尚缺乏有效的诊治手段,死亡率达 95%以上。

【发病机制】

致病性自生生活阿米巴具有突破人体防御功能,在人体内繁殖并致病的能力。当人在污染的水中(如游泳、潜水),福氏耐格里阿米巴鞭毛型或滋养型可进入人体鼻腔,嗅神经的支持细胞以吞噬方式摄入病原体,滋养体沿着无髓鞘的嗅神经,穿过筛板,到达蛛网膜下腔后大量增殖、扩散,并侵入脑组织,形成出血性坏死和脓肿等 PAM 组织病理学特征。在血管间隙、嗅神经的无髓鞘轴突神经丛和鼻黏膜处可发现滋养体,但无包囊。大脑灰质是病原体侵袭的偏好部位。滋养体周围有大量炎症细胞浸润,以中性粒细胞为主,少量嗜酸性粒细胞、单核细胞或淋巴细胞。甚至有小脓肿形成。宿主组织中仅见滋养体而无包囊。由于儿童、青少年的筛状板上的孔多于成人,故患者以青少年、儿童为多。

【临床表现】

PAM 是一种突发性的急性中枢神经系统疾病,起病急、病程短、预后差、病死率高。潜伏期为 1～7 日。早期有上呼吸道症状,会出现味觉和嗅觉异常。突然出现高热、持续性头痛,以单侧或双侧颞部明显,伴有恶心、呕吐等。1～2 日后出现脑水肿征象,迅速转入瘫痪、谵妄、昏迷,患者常在 1 周内死亡。死亡的原因通常是由于大脑的严重水肿,导致心跳、呼吸停止。

CT 检查脑部显示有弥漫性密度增高区域,累及灰质,脑部及脑脚间处的脑池间隙闭塞,环中脑的淋巴间隙和大脑半球上部的亚蛛网膜空间的亚显微结构均消失。患者脑脊液内每立方毫米含有 26～118 个阿米巴,而且中性粒细胞每立方毫米高达 330～9 000 个以上。由于病程短,宿主免疫系统尚无足够的时间产生有效的抗体来拮抗阿米巴,故 PAM 患者血中检测不到特异性抗体。

【诊断和鉴别诊断】

PAM 罕见,临床诊断较为困难。由于起病非常急、发展快、迅速恶化,可见严重的头痛,伴恶心、呕吐、高热,基本 3 日即转入谵妄、瘫痪、昏迷。常在明确诊断前患者已经死亡。耐格里属阿米巴性脑膜脑炎在发病前1周内有接触池水史，尤其在不流动温暖的水池或温泉中游泳、嬉水。也可以通过直接接触土壤、水或由风传播的包囊而感染。所以要提高警惕性，对相关患者在询问病史时要问有无接触池水史，排除了病毒性或细菌性疾病时，都应该怀疑福氏耐格里阿米巴感染的可能，以便及时诊断和救治。

病原检查有助于明确诊断。PAM患者脑脊液检查呈血性，中性粒细胞增加，无细菌。湿涂片可见活动的滋养体。脑脊液沉淀或尸检脑组织涂布在有大肠埃希菌的琼脂平板上进行培养，3～7日后可见滋养体或包囊。

PAM的临床表现与急性化脓性细菌性脑膜炎无明显差异，尤其在早期难以区分。根据病史和实验室检查，如排除了化脓性脑膜炎，则应检查患者的鼻黏膜刮拭物，特别是新鲜脑脊液或脑组织活检样品，用涂片或培养法，镜检是否有耐格里阿米巴的滋养体。

【治疗】

PAM是一种急性、暴发性和致命性的脑膜脑炎，在目前报道的所有PAM病例中，经医院抢救后的幸存者不足10例，故早期诊断、及时治疗十分重要。治疗药物为两性霉素B和硝酸咪康唑(miconazole nitrate)等。两性霉素B静脉滴注，0.75 mg/kg，每日2次，连续3日。以后改为1 mg/kg，连续6日。同时静脉滴注磺胺异唑(每次1 g，每日4次，共3日)，口服利福平巩固疗效。也有实验报告阿奇霉素在体内外均有抗虫作用。

【预防】

加强水源管理，对游泳池等水体使用氯气进行全面消毒。避免在不流动的水体或可能有水污染的或消毒不彻底的场所游泳。特别在夏季和在温热的淡水中游泳时，尽量注意做到不要潜入水中，以免造成可能的福氏耐格里阿米巴感染。启用长期未用的自来水时，应首先放去水管里的积水。

(二) 棘阿米巴病

棘阿米巴病(acanthamebiasis)是指由自生生活阿米巴棘阿米巴属(*Acanthamoeba*)的一些虫种感染人体引起的肉芽肿性阿米巴脑炎(granulomatous amoebic encephalitis, GAE)、阿米巴性角膜炎(amoebic keratitis, AK)及阿米巴性皮肤损害。20世纪90年代初，发现巴拉姆希属(*Balamuthia*)中狒狒巴拉姆希阿米巴也能导致人体GAE，与棘阿米巴相似，在此一并叙述。

【病原学】

棘阿米巴属有17个种，能导致人体感染的有9个种。卡氏棘阿米巴(*A. castellanii*)侵犯脑、眼和骨；柯氏棘阿米巴(*A. culbertsoni*)、多噬棘阿米巴(*A. polyphaga*)、条脊棘阿米巴(*A. rhysodes*)均侵犯脑和眼；哈氏棘阿米巴(*A. astronysis*)侵犯皮肤和脑；*A. healyi* 和 *A. mauritaniensis* 侵犯脑；哈氏棘阿米巴(*A. hatchetti*)和 *A. griffini* 侵犯眼。

1. *形态* 棘阿米巴属滋养体为多变的长椭圆形，直径15～45 μm。体表有细小的棘刺状伪足，做无定向缓慢运动。胞核呈泡状，胞质含小颗粒及食物泡。无鞭毛。包囊圆球形，9～27 μm。不同种的包囊大小形态各异，有两层囊壁，外层皱缩，内层光滑而呈球形、多面体或星形。胞质内布满细小颗粒，单核，位于中央。

狒狒巴拉姆希阿米巴具有滋养体和包囊期。滋养体12～60 μm，有指状伪足，含一大泡状核，核仁居中。光学显微镜下包囊的大小和棘阿米巴相似，成熟的包囊常呈圆形，直径6～30 μm，可见到不规则外壁和圆形的内壁。电子显微镜下其囊壁具有3层超微结构，外囊皱褶松弛，中囊为无定形的原纤维层，内囊纤薄。

2. *生活史* 棘阿米巴有滋养体和包囊期。滋养体无鞭毛型，以细菌为食，进行二分裂繁殖。棘阿米巴的滋养体生长的最适温度约为25℃，亦有个别一些虫株可在较高的温度(＜35℃)下生存。滋养体在遭遇脱水或其他不利的情况时可以形成包囊；包囊对寒冷、干燥、自来水和各种抗微生物药剂都具有很强的耐受性，加之虫体轻，可飘浮在空气中、尘土上。相反，成熟的包囊在生长培养基中或当外界条件适宜时，即形成滋养体。棘阿米巴还可以存在于牙科治疗台、血液透析装置、暖气、通风和空调系统中，也可以存在于人类的鼻腔、咽喉或人和动物的脑、皮肤、肺组织中。棘阿米巴可以侵入眼或通过鼻腔进入下呼吸道，经溃疡或破溃的皮肤侵入人体。

狒狒巴拉姆希阿米巴除包囊结构和不能在含细菌的琼脂培养基上生长而必须在哺乳动物细胞内培养外，其余特点与棘阿米巴相似。狒狒巴拉姆希阿米巴往往可以通过鼻腔进入下呼吸道、溃疡或破溃的皮肤侵入人体，再经血循环侵入中枢神经系统引起肉芽肿性阿米巴脑炎或其他弥散性疾病或皮肤疾病，在病变的组织中可以检测到滋养体和包囊。

【流行病学】

棘阿米巴属的虫种在自然界有着广泛的分布，并已从冷却塔、空调滤器、河流、湖泊、池塘、水管道，甚至正常人鼻道及口中分离得到。肉芽肿性阿米巴脑炎（GAE）可全年发生，无明显的季节性。GAE 的感染与游泳并无关系，而是多发生于免疫缺陷、免疫抑制或（和）体质虚弱的人群，如艾滋病、失代偿肝脏病、糖尿病和皮肤溃疡，尤其是接受过糖皮质激素治疗的免疫受损患者，死亡者多为艾滋病患者。因此，棘阿米巴属于机会性致病原虫。迄今报道全球肉芽肿性阿米巴脑炎病例 200 多例，我国 GAE 报道至少 7 例。

阿米巴性角膜炎自 1973 年首例报道以来，全世界已报道 3 000 多例。我国 1992 年报道首例患者。该病与配戴角膜接触镜（俗称“隐形眼镜”）不当有关，特别是与镜片非严格灭菌、用自制的不洁冲洗液有关。西方发达国家中 71%～85%的患者与配戴角膜接触镜有关。我国北京市眼科研究所的统计结果显示，约 28.2%的患者与配戴角膜接触镜有关。而印度南部发现的 81 例该病中，只有 2 例（2.5%）有配戴角膜接触镜史，而 60%的患者有角膜外伤史。最近的统计显示，每百万角膜接触镜使用者中有 17～70 人患棘阿米巴性角膜炎，而全世界有 1.2 亿角膜接触镜使用者，按这样的估算，患者会更多。

狒狒巴拉姆希阿米巴存在于外界环境里，1986 年首先在美国圣地亚哥野生动物园的一头狒狒的脑内发现。之后有人体感染的病例报告。人的感染方式可以通过皮肤伤口或吸入含有原虫的尘埃而感染。迄今，感染狒狒巴拉姆希阿米巴而患阿米巴性脑炎的患者有 100 多例。

棘阿米巴和狒狒巴拉姆希阿米巴可以作为机会致病性原虫引起人类的疾病，构成对人类健康的新威胁，需要加以关注。

【发病机制】

当人与污染有病原体的水或空气接触，阿米巴滋养体或包囊可通过破损的皮肤黏膜、角膜、眼结膜、呼吸道或泌尿生殖道侵入人体，也可经血流进入中枢神经系统，引起皮肤损害、角膜炎或肉芽肿性脑炎。棘阿米巴可通过其溶酶体释放的水解酶和溶血酯酶导致组织坏死，破坏髓鞘的磷脂而致病。GAE 以脑内肉芽肿病变、坏死病灶和胶质细胞增生为病理特征。脑膜病变较轻，脑实质病变位于深部。在艾滋病患者和一些免疫功能受损者的中枢神经系统中，慢性炎症反应较轻，没有多核巨细胞。在病灶中血管内或血管周围可发现滋养体和包囊同时存在。肉芽肿病变还可见于肝、肺、肾、肾上腺、胰腺、前列腺等器官。

棘阿米巴可以在人体角膜上皮有轻微损伤或擦伤的情况下，通过污染的水源或有污染的角膜接触镜镜片与角膜接触。如为包囊则在角膜表面先脱囊变为滋养体。棘阿米巴滋养体可表达一种甘露糖结合受体，它能特异性地与角膜上皮细胞表达的甘露糖糖蛋白结合。受损的角膜上皮此蛋白表达上调，从而加强其黏附作用。滋养体黏附于角膜上皮表面后，通过吞噬作用直接吞噬角膜细胞成分；也可自发胞泌作用，分泌多种蛋白溶解酶如丝氨酸蛋白酶，使角膜上皮细胞变薄，并且发生坏死；以及通过膜激活胞泌作用，激活酶释放过程，造成上皮细胞的损伤。最后造成上皮屏障破坏，原虫即可侵入角膜基质。病理变化主要是中度或轻微的角膜基质慢性炎症，多形核粒细胞、嗜酸性粒细胞、淋巴细胞和巨噬细胞浸润。

狒狒巴拉姆希阿米巴滋养体存在于土壤中或水中，其进入人体的方式与棘阿米巴相似，即可经破损的皮肤侵入，包囊在空气中传播而被吸入感染。经皮肤感染阿米巴数周内可以出现阿米巴脑炎的症状。亦可在肾脏、肾上腺、胰腺、甲状腺和肺中检测到滋养体，但一般在脑脊液中检测不到。关于这类阿米巴的毒力因子的研究甚少，仅是在组织培养细胞中发现虫体可致细胞膜的损害，细胞出现肿胀、破裂。

【临床表现】

1. *肉芽肿性阿米巴脑炎* 是一种慢性的人体中枢神经系统疾病，可由棘阿米巴或狒狒巴拉姆希阿米巴引起。潜伏期较长，可能长达数周至数月。病程相对较长，可达1～2个月。临床以占位性病变为主。起病缓慢，早期发生头痛、精神异常。继而大多有颈部僵直、恶心、呕吐、昏睡；有些出现偏瘫、脑运动失调与昏迷等。患者常因继发感染支气管肺炎而死亡。

GAE是一种较罕见的人体机会性原虫感染，由于诊断困难，患者因中枢神经系统严重感染，得不到及时有效治疗而死亡。

2. *阿米巴性角膜炎* 潜伏期不易确定，可能数周至数月不等。大多数病程缓慢，可经数月之久。患者眼部有异物感，视力模糊、流泪，畏光和结膜充血。最常见的症状是剧烈眼痛，疼痛与炎症的程度不成比例。初期角膜表面粗糙，光泽差，角膜上皮呈树枝状浸润；当病变侵入角膜基质层，呈现典型的环状浸润；病变进一步发展可形成弥漫性、化脓性角膜溃疡，最终导致角膜穿孔。有时可继发细菌感染。可伴发弥漫性或结节性巩膜炎，严重时引起虹膜睫状体炎，并发青光眼、失明。

阿米巴性角膜炎是一种顽固的进行性角膜疾病，未及时诊治会导致角膜穿孔、失明，甚至眼球丧失。

3. *阿米巴性皮肤损害* 棘阿米巴或狒狒巴拉姆希阿米巴可以引起皮肤感染，皮损主要表现为节结状和慢性溃疡，可检出病原体，有时与中枢神经系统损害并存。皮肤损害主要在艾滋病患者中多见，75%的患者有此并发症。

【诊断和鉴别诊断】

1. *肉芽肿性阿米巴脑炎* 对GAE的诊断困难，多数病例为尸检诊断。潜伏期较长，病程缓慢，虫体从皮肤侵入数月甚至1年以后才出现中枢神经系统症状，发作几周或数月死亡。尽管在患者的脑脊液内未能分离到病原体，但脑脊液特征是含有大量淋巴细胞和多型核白细胞聚集。如在脑病变处查到阿米巴滋养体和包囊即可确诊，尤其是早期的活检对于及时诊治特别重要。影像学检查结果无特异性。CT扫描和MRI可显示大脑皮层与皮层下灰质有多处密度增加的区域，在一些病例中可观察到有增强与非增强的缺损。近年来，有人应用PCR技术检测病变组织中阿米巴DNA或用DNA探针进行诊断。

在GAE鉴别性诊断中应注意与溶组织阿米巴性脑脓肿相区别，后者病变组织的切片中仅能见到吞噬红细胞的圆形滋养体，而找不到阿米巴包囊。

2. *阿米巴性角膜炎* 患者常有角膜外伤或接触污水或配戴角膜接触镜史。结合临床症状特别是角膜出现树枝状浸润，应高度警惕；可疑者应做角膜刮片或活组织检查，发现棘阿米巴滋养体或包囊即可确诊。也可进行培养检查，不但能提高检出率，还可进一步用同工酶电泳做虫株鉴定和药敏试验。扫描共聚焦显微镜可直接检查患者角膜，镜检可见高度反光的圆形或椭圆形的虫体，该检查对角膜无损伤。用PCR技术检测分泌物、泪液、角膜标本中棘阿米巴DNA，具有很高的敏感性和实用性。

本病应与细菌性、真菌性角膜炎及单纯疱疹性角膜炎等鉴别。尤其注意棘阿米巴角膜炎初期貌似盘状角膜炎，其相应的角膜上皮保持完整，且两者皆可出现相似的树枝状浸润和角膜知觉减退，常与单纯疱疹性角膜炎相混淆。但是在单纯疱疹性角膜炎中，常可见角膜后壁沉着物，而棘阿米巴角膜炎中则不易见到。

【治疗】

1. *肉芽肿性阿米巴脑炎* 治疗GAE目前尚缺少有效的药物和方法。一些药物如磺胺嘧啶(sulfadiazine)、喷他脒(pentamidine IV)、磺酸丙氧苯脒(propamidine)和酮康唑(ketoconazole)等在体外试验有效,而在体内的效果有待进一步证实。

2. *阿米巴性角膜炎* 首选的治疗药物主要有0.02%氯已定(洗必泰)、0.02%聚已甲基双胍(polyhexylmethyl biguanide, PHMB)、0.1%磺酸丙氧苯脒(propamidine isethionate)。其中氯已定和PHMB效果最好。

上述药物可单独使用或联合应用。为预防和治疗双重感染,有必要与抗生素(新霉素、多黏菌素B等)和抗真菌药(克霉唑、咪康唑等)联合应用。目前,我国主要采用氯已定、新霉素及甲硝唑三联治疗,常规疗程应在6个月以上。

对于阿米巴性皮肤损害,可以在选择上述全身药物治疗的同时保持皮肤清洁,加用氯已定葡萄糖酸盐(chlorhexidine gluconate)或酮康唑乳膏(ketoconazole cream),临床效果会比较好。

对于严重的眼部疼痛,可应用非甾体抗炎药,在感染未控制之前禁用糖皮质激素。对药物治疗无效或疗效甚微的严重病例,采用穿透性或板层角膜移植,可对清除病灶起到关键的作用,并能防止患者角膜穿孔。值得注意的是,棘阿米巴的包囊对抗细菌、真菌和病毒的药物均有极强的抗性,因而在一些角膜移植病例中有病情复发的报道。

【预防】

1. *免疫功能不全患者、HIV感染者及婴幼儿等易感人群* 应加强自身防护。提高生活环境的质量,定期检查水箱、空气滤过器、水管装置系统等,防止棘阿米巴感染。皮肤、眼、泌尿生殖道棘阿米巴感染应及时治疗,以防并发GAE。

2. *角膜接触镜配戴者* 应严格遵循厂方或眼科专家建议的护理程序对镜片消毒,不要用自来水自制镜片冲洗液,在每次进行镜片处理和戴镜前都应当洗净双手。戴镜过夜更容易滋生阿米巴或其他微生物,故夜晚应取出镜片。此外,镜片盒也是较易被忽视的污染源,可用70℃的热水冲洗,并置于干燥处保存。镜片用硫柳汞、氯已定、3%的过氧化氢浸泡4小时,可杀死棘阿米巴的包囊和滋养体。眼部外伤应及时治疗,切勿用河水、井水或自来水冲洗眼睛,防止可能污染有病原体的水溅入眼内,发生眼角膜感染。

五、蓝氏贾第鞭毛虫病

贾第鞭毛虫病(giardiasis)简称"贾第虫病",是由蓝氏贾第鞭毛虫(Giardia lamblia,简称"贾第虫")引起的一种以腹泻为主要症状的肠道原虫病。该病呈全球性分布,曾在旅游者中流行,故也归入"旅游者腹泻(travelers' diarrhea)"。2004年,WHO将其归类为一种被忽视的疾病(neglected diseases)。由于艾滋病患者常合并感染本虫,因此,贾第虫亦作为机会感染的病原体已引起医学界重视。

【病原学】

1. *形态* 滋养体在光学显微镜下外形呈纵切的半个倒置梨形。体积为(9~21)μm×(5~15)μm×(2~4)μm。前端钝圆,后端尖细,腹面扁平,背部隆起。腹面前部向内凹陷形成大的吸盘。吸盘背侧有一对卵圆形的泡状细胞核。虫体有前侧、后侧、腹和尾鞭毛各1对。有轴柱1对,纵贯虫体中线,将虫体分为均等的两半。在轴柱中部有1对半月形的中体。包囊呈椭圆形,囊壁较厚,大小为(8~14)μm×(7~10)μm,内含2个或4个细胞核,4核者为成熟包囊,具感染性。胞质内可见中体和鞭毛的早期结构。

2. *生活史* 本虫生活史中有滋养体和包囊两个时期。滋养体为营养繁殖阶段,包囊为传播阶段。成熟的4核包囊通过污染的食物或饮水被人或某些动物食入,在十二指肠处脱囊变为滋养体。滋养体主要寄生于宿主的十二指肠或小肠上段。若感染严重,整个小肠,甚至结肠也有虫体寄生。滋养体借助于吸盘吸附于小肠绒毛表面,以纵二分裂方式进行繁殖。当滋养体随肠内容物到达回肠或结肠时,则分泌囊壁形成包囊并随粪便排出体外。包囊在水中或凉爽环境中可存活数日甚至1个月之久。

【流行病学】

贾第虫感染呈世界性分布，据WHO估计，全球每年约有50万新发感染病例。在经济落后、卫生状况差、缺乏清洁饮用水的地区发病率可达10%～20%，个别地区儿童感染率可高达50%～70%。贾第虫病已被列为全世界危害人类健康的10种主要寄生虫病之一。本病不仅流行于热带和温带，在寒带地区也有报道，一度曾在东南亚和非洲的一些地区严重流行。贾第虫的流行不同于其他肠道寄生虫，它不仅多见于经济落后、卫生状况不良的国家和地区，而且在工业发达国家如美国、英国、加拿大和澳大利亚等国也出现流行，在美国曾将之称为“头号肠道寄生虫”。贾第虫感染在我国呈全国性分布，第一次全国人体重要寄生虫病现状调查(1988—1992年)总感染率为2.52%，其中新疆感染率最高，为9.26%；西藏为8.22%；河南为7.18%。第二次寄生虫病调查(2001—2004年)，上海、河南和新疆人体贾第虫的感染率分别为0.240%、2.546%和3.941%。第三次寄生虫病调查(2014—2015年)显示，贾第虫的加权感染率为0.60%，分省结果以西藏最高，为1.00%；分生态区结果以海南中部山地生态区最高，加权感染率为1.56%。此外，一些地区报道感染率仍较高，如山东省人口平均感染率为4.84%，其中儿童和老年人(>80岁)的感染率为7.81%。河南省在校大学生的感染率为2.74%。安徽省辉南县学生的平均感染率为6.08%。牧民和儿童感染率高于其他人群。

1. *传染源* 凡在粪便中排出包囊的患者、带虫者或动物均为本虫的传染源。感染者一昼夜可排出9亿个包囊。贾第虫的动物宿主包括牛、羊、猪、兔、猫、狗、河狸等。

2. *传播途径* 贾第虫主要是通过粪—口途径传播的。饮水被污染是造成本病流行和暴发流行的重要因素，是一种水源性疾病(water-borne disease)。水源污染主要来自人和动物的粪便以及污水。年久失修的自来水管与污水管道沟通可造成污染。水源传播也曾在旅游者中发生。生食或半生食包囊污染的蔬菜、水产品等食品也是引起传播的常见方式。人—人接触传播为另一种重要传播方式，主要见于小学、托儿所和家庭成员之间的传播。近年来，贾第虫病在同性恋者感染的报道不断增多。同性恋者的肛交方式常导致包囊的间接粪—口传播。因此，贾第虫病在欧美等国家也是一种性传播疾病，这种传播方式已越来越引起人们重视。

3. *易感人群* 任何年龄的人群对贾第虫均易感，尤其儿童、年老体弱者、免疫功能缺陷者、旅游者、同性恋者、胃酸缺乏及胃切除患者对本虫更易感。贾第虫感染常见于艾滋病病程的快速发展阶段。导致艾滋病患者死亡的原因是因严重腹泻引起的体液丧失和电解质紊乱。

【发病机制】

贾第虫滋养体通过吸盘吸附于小肠黏膜上，造成机械性刺激和阻隔作用，并且分泌代谢产物对肠绒毛引起化学损伤，破坏肠绒毛的吸收功能，使得维生素B_{12}吸收减少。当维生素K吸收不良时可导致出血。虫体大量寄生时，可与宿主竞争营养物质。贾第虫感染的临床表现多样，小肠黏膜病理学改变轻重不一。其发病机制尚不清楚，可能与虫株致病力、宿主的营养状况及免疫力等因素有关。研究表明，来源不同的虫株具有截然不同的致病力。血内丙种球蛋白缺乏者不仅易感，而且可导致慢性腹泻和吸收不良。有学者认为，IgA缺乏是导致贾第虫感染的重要原因。此外，二糖酶缺乏是导致宿主腹泻的原因之一。在贾第虫病患者以及感染本虫的动物模型体内，二糖酶均有不同程度缺乏。

滋养体一般不侵入小肠黏膜上皮组织，而是吸附在肠绒毛表面。当肠黏膜表面有大量滋养体寄生时，虫体不仅覆盖肠黏膜减少其吸收面积，而且可以侵入肠黏膜，破坏肠绒毛，病理变化为部分肠绒毛萎缩。黏膜固有层出现急性和慢性炎症细胞浸润，绒毛变粗变短。上皮细胞脱落，黏膜下淋巴结增生。这些变化是可逆性的，治疗后可恢复。

【临床表现】

人体感染贾第虫后临床表现多样，有些仅为带虫者，有些出现临床症状，甚至表现为严重的吸收不良综合征。潜伏期一般为1～2周，最长者可达45日。

1. 急性感染 初起症状有恶心、厌食、上腹及全身不适，伴低热或寒战。此后，出现突发性恶臭水泻，伴腹胀。偶有呃逆和上中腹部痉挛性疼痛。粪内偶见黏液，极少带血。发病数日后，急性症状可自行消退，而转为无症状带囊者。有的可再次出现短期的急性症状；儿童患者的病程可持续数月，表现为吸收不良、脂肪泻、衰弱和体重减轻等。

2. 慢性感染 急性期患者未及时治疗可转为慢性期。典型表现为周期性短时间排出带有黄色泡沫的恶臭软便或稀便，伴有腹胀、腹痛、恶心、厌食、嗳气、反酸、便秘和体重减轻。少数患者病程可持续数年。慢性感染的患儿可出现营养不良和生长发育障碍。

当滋养体侵入胆道、胆囊时，可出现胆道炎和胆囊炎症状。

此外，部分患者可并发急性或慢性阑尾炎、胃炎、右髂窝脓肿、肝炎、肝脓肿等病症。少数患者可出现荨麻疹、关节炎和视网膜炎等。

【诊断】

根据流行病学资料和临床特征可以初步诊断，但确诊依靠病原学检查。

1. 病原学检查

(1) 粪便检查：包括直接涂片法和浓集法两大类。通常在水样稀便中查找滋养体，在成形粪便中检查包囊。在急性期取水样稀便用生理盐水涂片可查到活动的滋养体。送检标本要新鲜，并注意保温。包囊的检查常采用碘液(2%)直接涂片法。为了提高检出率，可采用硫酸锌浮聚法或醛醚沉淀法等。由于包囊排出具有间歇性，故检查宜隔日粪检1次，并连续检查3次以上，可大大提高检出率。

(2) 小肠液检查：对粪便检查多次阴性而临床上又不能完全排除的可疑病例，可取十二指肠或上段空肠引流液检查，以提高检出率。

(3) 肠内试验法(entero-test)：亦称肠检胶囊法(entero-test capsule)，具体方法是让患者禁食后吞下一个装有尼龙线的特制胶囊。将连在胶囊上尼龙线的游离端固定在受试者口外侧皮肤上。吞下的胶囊在体内溶解后，尼龙线便自行松开、伸展，经3～4小时后将尼龙线缓缓拉出，用带胶皮手套的手指将尼龙线上的黏液(可能含滋养体)捋在玻片上，镜检滋养体。

(4) 分子生物学方法：目前分子生物学技术已成为贾第虫检测、鉴定和基因型分析的重要方法，极大地提高了贾第虫检测的敏感性和特异性。常用方法主要包括聚合酶链反应(PCR)、基因芯片技术、DNA探针技术、环介导等温扩增(LAMP)等。

2. 免疫学检查 应用酶联免疫吸附试验、间接荧光抗体试验及对流免疫电泳等方法可检测患者血清抗体、粪便中的抗原，具有较高的敏感性和特异性，可作为辅助诊断方法。

【鉴别诊断】

本病急性期症状酷似急性病毒性肠炎、细菌性痢疾，或由细菌及其他原因引起的食物中毒、急性肠阿米巴病、毒性大肠埃希菌引起的腹泻，应加以鉴别。贾第虫病的主要特征为潜伏期较长，粪便为水样具恶臭味，明显腹胀，粪内无血、黏液和细胞渗出物等。

【治疗】

贾第虫病治疗的药物主要有甲硝唑、替硝唑、阿苯达唑、呋喃唑酮(痢特灵)、巴龙霉素等。

1. 甲硝唑 口服剂量：成人每次250 mg，每日3次，连服5日；儿童15 mg/(kg·d)，分3次服，连服5日。治愈率达90%以上。不良反应主要为恶心、呕吐、上腹痛、食欲下降及口腔金属味，可有头痛、眩晕、皮肤瘙痒、皮疹、便秘及全身不适。此外，还可有中性粒细胞减少、双硫仑样反应及黑尿。这些不良反应均为可逆性，停药后自行恢复。

2. 替硝唑 是治疗贾第虫病的首选药物。口服剂量：成人2 g，儿童50 mg/kg，均为1次顿服。治愈率在95%以上。不良反应与甲硝唑相似,但较轻微。

3. 阿苯达唑　近年来用于贾第虫病的治疗也有很好的疗效。剂量20 mg/(kg·d),分3次服用,疗程3日;或每日400 mg,1次顿服,疗程5日。疗效均在90%以上。

4. 巴龙霉素　多用于治疗有临床症状的贾第虫患者,尤其是妊娠早期的孕妇。口服1.5～2.5 g/d,分4次服,5～10日为1个疗程。

除药物治疗外,对急性期腹泻严重和全身反应明显的患者,要给予有效的对症治疗。如采用口服或静脉补液,防止水、电解质紊乱。

【预防】

1. 控制传染源　慢性患者和无症状带囊者粪便内含有大量包囊,是重要的传染源。因此,及时治疗患者和无症状带囊者,对预防传播相当重要。

2. 切断传播途径　水源污染是造成贾第虫病流行尤其是暴发性流行的重要原因。因此,在农村,应加强对人、畜的粪便管理,防止水源污染。在城市,消毒自来水的氯气并不能杀死贾第虫包囊,因此要用特殊的过滤方法定期检测水中是否有污染,发现有污染应立即采取有效措施。

3. 搞好饮食卫生　对厨师、食品销售和供应人员应定期做检查,以排除贾第虫感染的可能。凡本虫感染者不能从事餐饮业与食品加工业,以防传播本病。

4. 保护易感人群　贾第虫是一种机会致病原虫,应注意防止艾滋病患者和其他免疫功能缺陷者的感染。

六、内脏利什曼病

利什曼病(leishmaniasis)是由利什曼原虫(*Leishmania*)寄生在人、犬及野生动物中的一种人畜共患病。该病能引起皮肤或内脏器官的严重损害甚至坏死。利什曼原虫隶属于鞭毛亚门、动鞭纲,种类较多。杜氏利什曼原虫(*Leishmania donavani*)、婴儿利什曼原虫(*L. infantum*)和恰氏利什曼原虫(*L. chagasi*)可寄生于人体的内脏,引起内脏利什曼病(visceral leishmaniasis, VL);热带利什曼原虫(*L. tropica*)、硕大利什曼原虫(*L. major*)、墨西哥利什曼原虫(*L. mexicana*)和埃塞俄比亚利什曼原虫(*L. aethiopica*)寄生于人体皮肤的巨噬细胞内,引起皮肤利什曼病(cutaneous leishmaniasis, CL);巴西利什曼原虫(*L. braziliensis*)寄生于人体黏膜的巨噬细胞内,引起黏膜皮肤利什曼病(mucocutaneous leishmaniasis)。在我国主要存在内脏利什曼病,又称黑热病(Kala-azar),病原体是杜氏利什曼原虫。

【病原学】

杜氏利什曼原虫是一个复合种团(*Leishmania donavani complex*, Lainson & Shaw, 1987年),包括杜氏利什曼原虫、婴儿利什曼原虫和恰氏利什曼原虫。它们的形态、生活史无明显差异,但致病性及流行特点有所不同。Rioux(1986年)通过同工酶谱分析结果表明,杜氏利什曼原虫清楚地存在两种种团:一种来自印度VL病原体,属于杜氏利什曼原虫种团;另一种来自地中海地区动物源性VL病原体,是典型的婴儿利什曼原虫。目前已公认两者分别为两个独立的虫种。恰氏利什曼原虫是南美洲流行的内脏利什曼病的病原体,Cox(2003年)的分类将其等同于婴儿利什曼原虫。

杜氏利什曼原虫有两个发育阶段,即无鞭毛体和前鞭毛体。无鞭毛体(amastigote)寄生于人或哺乳动物的单核巨噬细胞内,虫体卵圆形或圆形,大小为(2.9～5.7)μm×(1.8～4.0)μm。瑞氏染色后,胞质呈淡蓝色,胞核1个,细小杆状的动基体呈紫红色,点状的基体与丝状的根丝体相连。前鞭毛体(promastigote)寄生于白蛉的消化道,成熟的虫体呈梭形,前宽后窄,虫体长14.3～20.0 μm,宽1.5～1.8 μm,染色后可见胞质淡蓝色,核红色,前端有动基体和基体,由基体发出一鞭毛,游离于体外。

杜氏利什曼原虫的发育过程需要白蛉和人(或其他哺乳动物)两个宿主。当雌性白蛉叮咬黑热病患者或感染动物时,含无鞭毛体的巨噬细胞被吸入白蛉胃内，巨噬细胞被消化，无鞭毛体散出，经 24 小时，虫体长出鞭毛，3～4 日后发育成熟为梭形的前鞭毛体，以二分裂法快速繁殖，1 周后，具有感染力的前鞭毛体大量聚集在口腔和喙。感染有前鞭毛体的雌性白蛉叮刺人体或易感哺乳动物吸血时，前鞭毛体可随白蛉分泌的唾液进入宿主体内。一部分前鞭毛体可被多核白细胞吞噬消灭，一部分被巨噬细胞吞噬。前鞭毛体进入巨噬细胞后，失去鞭毛，逐渐转变为无鞭毛体，并能抵抗溶酶体的消化作用生存下来，以二分裂法进行繁殖，最终导致巨噬细胞破裂。散出的无鞭毛体又可被其他巨噬细胞吞噬，重复上述增殖过程。虫数的大量增加可大量破坏巨噬细胞，并刺激巨噬细胞增生。

【流行病学】

利什曼病广泛分布于亚洲、欧洲、非洲、拉丁美洲的 88 个国家和地区，估计患者数超过 1 200 万，每年约有 40 万新发病例。内脏利什曼病流行于亚洲的印度、中国、孟加拉国和尼泊尔，以及东非、北非、欧洲的地中海沿岸地区和国家，中亚细亚，中、南美洲的部分国家也有此病流行。20 世纪 90 年代以来，亚洲、非洲一些国家和地区黑热病的流行正处于上升的局势，引起大量人群死亡。我国黑热病曾流行于 17 个省(市、自治区)的 665 个县(市)，均位于长江以北，当时全国约有 53 万患者。经过 20 世纪 50 年代的大规模防治，1958 年我国宣布基本消灭了黑热病。近年来，在新疆、内蒙古、甘肃、四川、陕西、山西等 6 个省(区)仍有 62 个县(市)出现当地黑热病感染，另有 50 个县有输入性病例报告，其中以川北、陇南和新疆的患者最多。新疆和内蒙古都证实有黑热病自然疫源地存在。少数地区(如山丘疫区的陇南、川北等地)的疫情有明显回升。目前，我国每年新发患者数在 250～500 例。近年，对我国山丘疫区和平原疫区利什曼原虫分离株的分子核型、基因组 DNA 基因型分析的研究表明，我国利什曼原虫虫种复杂。新疆克拉玛依亦有皮肤利什曼病的报道。

1. *传染源* 我国黑热病的传染源在平原疫区为该病患者及带虫者；在山丘疫区以犬为主要传染源；自然疫源地疫区的传染源可能是野生动物。

2. *传播途径* 主要通过白蛉叮刺传播，偶可经口腔黏膜、破损皮肤、胎盘或输血传播。我国传播媒介有 4 种。① 中华白蛉(*Phlebotomus chinensis*)：为我国黑热病主要媒介，分布广泛，除新疆、甘肃西南和内蒙古的额济纳旗外均有存在。② 长管白蛉(*P. longiductus*)：仅见于新疆。③ 吴氏白蛉(*P. wui*)：为西北荒漠内常见的蛉种，野生、野栖。④ 亚历山大白蛉(*P. alexandria*)：分布于甘肃和新疆吐鲁番的荒漠。

3. *易感人群* 人群普遍易感，随着年龄的增长易感性降低，病后可获得持久性免疫力。

【发病机制】

杜氏利什曼原虫前鞭毛体通过受体介导的细胞内吞作用而被巨噬细胞吞噬。虫体进入细胞后，表膜上存在的抗原糖蛋白可抵抗溶酶体所分泌的各种酶的作用；体表分泌的超氧物歧化酶、过氧化物酶等，可中和或清除巨噬细胞内的氧化代谢物(H_2O_2 和 O^{2-})的作用，从而在吞噬溶酶体小泡内生长繁殖。虫体在巨噬细胞内不断繁殖使其破裂，散出的无鞭毛体又被其他巨噬细胞吞噬，重复上述增殖过程，使巨噬细胞反复地大量破坏和高度增生。感染的巨噬细胞还可通过表达细胞因子参与抑制巨噬细胞凋亡。

巨噬细胞增生主要见于脾、肝、淋巴结、骨髓等器官，细胞增生是肝脾大、淋巴结肿大的基本原因。脾大最为常见，后期由于纤维组织增生而变硬。同时浆细胞也大量增生。

血液中红细胞、白细胞、血小板显著减少，是由于脾大引起脾功能亢进所致。贫血还与免疫性溶血、出血等因素有关。血小板减少，可致鼻和齿龈等部位出血。患者的体液免疫和细胞免疫功能低下，出现免疫缺陷，加上白细胞减少，使抵抗力降低，易并发其他感染如肺炎等而死亡。

患者血浆内白蛋白明显减少，球蛋白增加，导致白蛋白与球蛋白的比例倒置，IgG 滴度升高。球蛋白增加是由于浆细胞大量增生引起。白蛋白减少可能与肝脏受损、合成减少，以及肾脏受损白蛋白由尿排出有关。

【临床表现】

1. 主要表现　内脏利什曼病即黑热病，起病缓慢，潜伏期大多为3～8个月，但也有短至10余日者。主要症状为长期不规则发热、贫血、鼻出血、牙龈出血、食欲缺乏和消化不良、蛋白尿、血尿等。体温一日内有2～3次升降，双峰热型在早期患者中较为常见。可伴有恶寒、头痛、盗汗等。儿童患者往往有啼哭、不安，甚至抽搐等。脾大是最主要体征，脾大占98.9%，一般均在左肋缘下10 cm内，也有超过脐部，甚至接近耻骨上方。早期脾大但较软，晚期较坚硬，表面光滑边缘整齐，无触痛。肝大占53.3%，出现较脾大稍晚，多在1～3个月后在右肋缘或剑突下触及。有的患者仅以肺部感染为主，而无肝脾大。有些病例出现心律失常，可能是由于利什曼原虫血症所致的心脏传导障碍，经五价锑治疗后心律失常完全或基本恢复正常。晚期患者面部两颊可出现色素沉着。由于全血细胞减少，免疫受损，易并发各种感染性疾病，如肺炎和坏疽性口炎(俗称“走马疳”)等，常可导致患儿死亡；急性粒细胞缺乏症是黑热病的另一严重并发症，如不及时治疗，易并发其他疾病而死亡。

2. 特殊临床类型

1) 皮肤型黑热病：患者的皮肤损害有时出现在黑热病病程中，与内脏感染同时存在；多数病例发生在内脏病变消失多年之后，称黑热病后皮肤利什曼疹(post kala-azar leishmanoid)；少数患者无内脏感染的表现，且无黑热病患病史。皮肤损伤多数为结节型，结节呈大小不等的肉芽肿，或呈丘疹状，常见于面部及颈部。在结节组织内可查到无鞭毛体。有些患者可形成类似麻风结节型的特征，因此，皮肤型黑热病易与瘤型麻风混淆。此型黑热病在我国大多分布在平原疫区，也见于国外的印度、苏丹。

2) 淋巴结型黑热病：主要表现为全身多处淋巴结肿大，一般如花生米和蚕豆大小，较表浅，无压痛，无红肿。肿大的淋巴结以腹股沟和股部最多见，其次是颈部、腋下和上滑车，再次是耳后、锁骨上和腋窝处。淋巴结活检可在类上皮细胞内查见许多无鞭毛体。大多病例无黑热病病史。此型黑热病在北京、新疆先后有过报道，在内蒙古额济纳旗荒漠黑热病疫区内较常见。患者的一般情况大多良好，少数可有低热和乏力，肝、脾很少触及，嗜酸性粒细胞常增多。本病多数患者可以自愈。

3. 并发症　黑热病患者病程中易发生并发症，是引起死亡的主要原因。常见并发症有：① 肺炎，可并发支气管肺炎或大叶性肺炎，以儿童患者多见。② 急性粒细胞缺乏症，患者血液中多形核白细胞明显减少，病情变化急骤，应及时治疗。③ 走马疳，以口腔黏膜及附近组织的坏死为特点，由于现在多数患者均能获得早期治疗，走马疳已罕见。④ 并发多种感染，如病毒、细菌、螺旋体等。

4. 利什曼原虫与HIV合并感染　近年来利什曼原虫与HIV合并感染的报道越来越常见。绝大多数合并感染出现在严重的艾滋病患者中($CD4^+$ T细胞$<200\times10^6$/L)。在感染后发病较快。治疗效果较HIV阴性的病例差。由于机体免疫系统的全面崩溃和利什曼原虫在体内的广泛寄生，故预后很差。对HIV感染的患者来说，利什曼原虫可作为一种机会性致病寄生虫。

【诊断和鉴别诊断】

1. 临床诊断　根据临床特征及疫区接触史进行初步诊断。典型的临床表现如长期不规则发热，抗生素和退热药使用无效，脾大，无压痛，有鼻出血或牙龈出血等症状，实验室检查免疫球蛋白升高、不同程度的贫血及全血细胞减少等。询问病史应注意患者的接触史，有无长期居住或短期停留在黑热病疫区的病史。如在白蛉出现季节曾在疫区停留过，即有受到感染的可能性。

2. 实验室诊断　从患者的组织或血液中查到利什曼原虫是确诊黑热病最可靠的依据。一般从患者的骨髓或淋巴结内抽取少许组织涂片或培养后检查。对活检阴性的可疑患者可将穿刺物进一步做人工培养或动物接种检查。

免疫学方法可以辅助本病的诊断，循环抗原的检测还具有疗效考核的价值。随着分子生物学技术的发展，应用PCR和DNA探针技术检测黑热病原虫具有敏感性高、特异性强的特点，还可鉴定虫种。利什曼原虫的重组抗原也可用于诊断和疗效考核。

3. 鉴别诊断

（1）播散型组织胞浆菌病（progressive disseminated histoplasmosis，PDH）：由于播散型组织胞浆菌病少见，临床上以脾大为主要体征，有发热、贫血、白细胞减少、体重减轻等表现。显微镜下病原体形态与内脏利什曼原虫极相似，因此很容易误诊。但是，组织胞浆菌寄生于巨噬细胞内（也可见于细胞外），较杜氏利什曼原虫无鞭毛体稍大，细胞周围有一圈未被染色的亮圈，提示为该菌的胞壁。菌体内有一弯月形染红色的原浆块，无动基体类似结构，可根据这些特点加以鉴别。

（2）马尔尼菲青霉病（penicilliosis marneffei，PMAR）：马尔尼菲青霉常侵犯单核吞噬细胞系统，累及多个组织器官，临床表现亦与内脏利什曼病相似，表现为发热、肝脾大、淋巴结肿大、贫血、白细胞增多、咳嗽、咯血、皮肤和骨关节损害以及多发性脓肿等。病原体也容易被误认为利什曼原虫而误诊。形态与荚膜组织胞浆菌相似，但与荚膜组织胞浆菌芽孢繁殖不同。马尔尼菲青霉菌为分裂繁殖，分裂前为腊肠状，菌体中部有横膈，菌体常堆积呈桑葚状。确诊依靠病原学检测。骨髓、淋巴结或皮肤穿刺涂片或活检可发现酵母型病原体。培养可分离到双相真菌。两性霉素B是治疗马尔尼菲青霉病的首选药物，对合并HIV感染者亦有较好疗效。鉴别有困难时，为避免延误治疗，可试用两性霉素B治疗，该药对VL、PDH和本病均有效。

（3）其他疾病：黑热病还应注意与慢性白血病、恶性组织细胞病、班替综合征、传染性单核细胞增多症、慢性疟疾和伤寒等疾病进行鉴别诊断。

【治疗】

治疗黑热病的特效药为葡萄糖酸锑钠（sodium antimony gluconate）。国产制剂为葡萄糖酸锑钠（stibii hexonas）。总剂量成人120～150 mg/kg，儿童200～240 mg/kg，分6次给药，每日1次，静脉或肌内注射，6日为1个疗程。少数抗锑患者以及皮肤型黑热病患者，可用戊脘脒（pentamidine）治疗，总剂量60 mg/kg，每日1次，每次剂量4 mg/kg，肌内注射，15日为1个疗程。经葡萄糖酸锑钠3个疗程以上治疗仍未痊愈的患者，临床上称为抗锑性病例，可采用两性霉素B、喷他脒（pentamidine）、灭特复星（miltefosine）进行治疗。

【预后】

黑热病病死率虽高，但经特效药物治疗后，痊愈率较高，治愈后可获得终身免疫，一般不会再次感染。

【预防】

虽然我国已基本消灭了黑热病，但传染源还没有完全消除，传播媒介尚不能完全控制，近年来又有新病例出现，说明仍有流行的可能。因此，需要加强疫情监测，研究针对现有问题的新对策，达到彻底消灭黑热病的目的。在山丘地区禁止养犬是控制、消灭犬源型黑热病最有效的措施。对于野外工作者应加强个人防护，防止白蛉叮咬。

（南通大学　段义农）

七、弓形虫病

弓形虫又称刚地弓形虫（*Toxoplasma gondii*），属真球虫目、弓形虫科。该虫最早见于刚地梳趾鼠的肝、脾巨噬细胞内，虫体呈弓形，根据其形态和宿主命名为刚地弓形虫。该虫是一种重要的机会致病原虫，寄生在人和多种动物的有核细胞内，尤其在宿主免疫功能低下时，可造成严重后果。1922年，捷克眼科医师Janku报告了首例弓形虫病的人体病例。1955年，于恩庶在国内首次从猫和家兔中分离出了弓形虫。1964年，谢天华报告了我国首例先天性弓形虫病的人体病例。

【病原学】

目前，多数学者认为全世界的刚地弓形虫只有一个种、一个血清类型，但从不同地区、不同宿主体内分离的虫体在致病性、遗传特性等方面存在差异，即存在不同的虫株。

弓形虫的生活史在人等中间宿主体内有滋养体、包囊阶段，在终宿主猫的肠道上皮细胞内还可见裂殖体、配子体和卵囊等发育阶段。弓形虫对人体的致病阶段是滋养体和包囊。滋养体可分为速殖子和缓殖子，两者形态大致相同，呈弓形或香蕉形，一端较尖，一端钝圆；体积为(3～7)μm×4 μm；吉姆萨染色后虫体胞质呈淡蓝色，核1个，紫红色，位于虫体中央。速殖子一般分布在宿主的有核细胞内或游离于体液中，数个至10多个速殖子寄生在1个宿主细胞内的虫体集合体称为假包囊，见于急性期感染。包囊为圆形或椭圆形，直径5～100 μm，具有一层富有弹性的囊壁。囊内个体称为缓殖子，数目为几个至数百个。包囊多见于感染慢性期宿主的脑、骨骼肌、视网膜和其他组织中。

弓形虫的生活史包括有性生殖和无性生殖两个阶段，有性生殖只限于在终宿主猫科动物小肠上皮细胞内进行，称肠内期发育；无性生殖阶段可在中间宿主的肠外其他组织、细胞内进行，称肠外期发育。猫既是弓形虫的终宿主，也是其中间宿主；人、其他哺乳动物、鸟类及鱼类等均可作为该虫的中间宿主。弓形虫的卵囊、包囊以及假包囊被中间宿主吞食后，在肠内逸出子孢子、缓殖子和速殖子，随即侵入肠壁，经血或淋巴进入单核吞噬细胞内，扩散至全身各器官组织。虫体在细胞内不断增殖，形成含有数个或更多速殖子的虫体集合体，即假包囊。在免疫功能正常的宿主可进入感染慢性期，部分速殖子侵入细胞后，特别是在脑、眼、骨骼肌内的虫体发育速度减慢，形成包囊。包囊在宿主体内可存活数月、数年甚至终生。猫或猫科动物食入弓形虫的假包囊、包囊或卵囊后，虫体主要侵入回肠肠绒毛尖端的上皮细胞，经裂体增殖，成熟后释出裂殖子，侵入新的肠上皮细胞。猫感染后3～15日，经数代裂体增殖产生的部分裂殖子侵入上皮细胞发育为雌、雄配子体，继续发育为雌、雄配子，两者受精形成合子，再经孢子增殖产生卵囊，内含子孢子。卵囊突破肠上皮细胞进入肠腔，随猫的粪便排出体外。

【流行病学】

弓形虫病呈世界性分布，属人兽共患寄生虫病。人群感染普遍，多数属隐性感染。据估计，全世界约有1/3的人受弓形虫感染，我国在不同地区采用不同方法测得的血清抗体阳性率为0.3%～47.3%。丛伟等(2016年)利用ELISA法对我国部分地区人体弓形虫病的感染情况进行了血清流行病学调查，结果显示：未成年人的弓形虫阳性率为15.13%；孕妇的弓形虫阳性率为15.2%；精神病患者的弓形虫阳性率为17.30%，显著高于非精神疾病患者的12.36%($P=0.001$)；癌症患者的弓形虫IgG抗体阳性率为35.56%，显著高于非癌症人群的17.44%($P<0.05$)。郭燕丽等(2015年)调查了常州市特殊人群弓形虫感染状况，共调查检测400人，弓形虫血清抗体阳性率为15.0%，其中孕妇、艾滋病患者、肿瘤患者及畜禽产品养殖加工人员的阳性率分别为11.0%、11.0%、24.0%和14.0%。血清阳性率随年龄增长呈上升趋势，尤以50岁以上年龄组最高(21.6%)。

1. *传染源*　猫和猫科动物以及提供肉、蛋、乳等食品的带虫动物是重要的传染源。

2. *传播途径*　获得性弓形虫病的传播途径是因食入含有活虫的肉类、乳制品和蛋类食品，或食入被卵囊污染的食物及饮水而感染，因此，经口感染是主要途径；肉类加工人员和实验人员可经伤口感染；经输血或器官移植也可感染；蝇、蟑螂等昆虫可通过机械性携带卵囊传播弓形虫。先天性弓形虫病的感染方式是经胎盘感染。

3. *易感人群*　人类对弓形虫普遍易感，尤其是胎儿、婴幼儿和免疫功能受累者。职业、经常接触猫科动物、饮食及卫生习惯等均与感染率的高低有关。

造成弓形虫病广泛流行的原因有：① 感染阶段多，虫体的多个生活史阶段均具有感染性。② 易感宿主种类可达140多种。③ 该虫在终宿主之间、中间宿主之间、中间宿主与终宿主之间均可相互传播。④ 包囊在中间宿主组织内可长期生存。⑤ 卵囊排放量大，被感染的猫每日可排出约1 000万个卵囊，且能持续排囊10～20日。⑥ 包囊和卵囊均具有较强的抵抗力。卵囊对低温的抵抗力很强，粪便中的卵囊在自然界常温常湿条件下可存活1～1.5年，在－5℃存活120日，在－20℃存活60日，在－80℃存活20日。猪肉中的包囊在冰冻状态下可存活35日。

【发病机制】

弓形虫可寄生在除红细胞外的几乎所有有核细胞中，在其内增殖，造成细胞破坏并引起组织炎症反应。无论经口或经血行感染，弓形虫通过血液、淋巴管、淋巴结至肝，而后由肝扩散至肺及其他部位。因此，弓形虫可侵犯多种器官及组织，如肝、淋巴结、肺、心、脑等。弓形虫亦可分泌某些具有毒性作用或引起免疫病理损伤的致病因子，如将人工感染弓形虫的小白鼠腹水中的弓形虫溶解物静脉注射家兔，可使其在6～24小时内死亡。

该虫的致病作用除与虫体毒力有关外，宿主的免疫状态亦起着重要作用。速殖子是弓形虫的主要致病阶段，缓殖子是慢性感染的主要形式。包囊因缓殖子的增殖而体积增大，压迫器官使其功能受到影响。缓殖子的死亡可激起强烈的迟发型超敏反应，如在脑部，患病区域逐渐由胶质细胞所代替，当这种病灶数量很多时，人体就会出现慢性脑炎症状。包囊周围可形成肉芽肿及纤维钙化灶，多见于脑和眼的视网膜等部位。当宿主免疫功能正常时，感染的弓形虫通常不产生明显的临床症状，称为隐性感染。但是当宿主免疫功能受累时，包囊内的缓殖子可逸出，转变为速殖子，引发全身播散性感染。如速殖子大量破坏视网膜细胞，可引起视网膜炎或失明。艾滋病患者可死于弓形虫脑炎。

【临床表现】

弓形虫病临床上可分为两型。

1. *先天性弓形虫病* 只发生于初孕妇女经胎盘传播。妇女怀孕期间感染弓形虫者，可造成流产、早产、畸胎和死胎，尤以怀孕早期感染者为著。受染胎儿或婴儿多表现为隐性感染，有的出生后数月甚至数年才出现症状。先天性弓形虫病以脑积水、大脑钙化灶、视网膜脉络膜炎和神经精神症状为特征，可伴有全身性症状，如发热、皮疹、呕吐、腹泻、黄疸、贫血以及肝脾大、心肌炎等体征。先天性弓形虫病以中枢神经系统受损和眼部症状最为突出，其中脑积水、脑钙化、小头畸形和视网膜脉络膜炎被称为先天性弓形虫病四联症。

2. *获得性弓形虫病* 最常见的临床表现有淋巴结肿大，质较硬，触之有橡皮感，也可长期低热、疲倦、肌肉不适等。部分患者可有一时性脾大，偶有咽喉肿痛、头痛、皮肤斑疹或丘疹。获得性弓形虫病可因虫体侵犯的部位及脏器不同而出现各种症状，如脑炎、心肌炎、肝炎等。弓形虫眼病主要以视网膜脉络膜炎为常见，多为单侧性，成人表现为视力突然下降，婴儿可见用手抓眼，对外界反应迟钝，也可出现斜视等症状，以及发生虹膜睫状体炎、葡萄膜炎等。对中枢神经系统的损伤主要表现为脑炎、脑膜炎、脑膜脑炎、癫痫、精神异常等。其中，精神异常可表现为抑郁症或精神分裂症等。

在免疫功能受累宿主，如长期使用免疫抑制剂者及艾滋病患者，可引起慢性弓形虫病的复发。复发的弓形虫病常伴有局部病变，多见于中枢神经系统。这类患者如是初次感染，常引发多器官病变，导致死亡。

【实验室检查】

弓形虫病的病原学诊断困难，可采集急性期患者的体液，如血液、脑脊液、骨髓、羊水、胸腹水等，离心后用沉淀物做涂片，吉姆萨染色镜检。也可做活组织穿刺，涂片或接种动物，以提高检出率。

鉴于病原学检出率较低，血清学检测方法目前是弓形虫病的主要诊断手段。常用的方法有染色试验(dye test)、间接血凝试验、间接荧光抗体试验和酶联免疫吸附试验等。一般认为，间接荧光试验、间接血凝试验和染色试验滴度在1∶64以下，表示以往曾受过感染。有意义的滴度是这三项试验均高于1∶256，表示近期感染；如高于1∶4 096，则表示急性感染。尤其在连续出现滴度上升趋势时，临床应予以高度重视。也可采用乳胶凝集试验和单克隆抗体酶联免疫吸附试验来检测弓形虫的循环抗原(CAg)，循环抗原的检测可以指示弓形虫的现症感染。

在我国，孕妇弓形虫IgM、IgG抗体检查已被列为产前检查TORCH五项检查的一项，一般在孕12～14周产检时进行。TORCH是一组致畸病原体首字母的集合，其中T(*Toxoplasma gondii*)代表弓形虫，O(other agents)代表其他病原微生物，如梅毒螺旋体、带状疱疹病毒、细小病毒B19、柯萨奇病毒等，R(Rubella Virus)代表风疹病毒，C(Cytomegalovirus, CMV)代表巨细胞病毒，H(Herpes Simplex Virus, HSV)代表单纯疱疹Ⅰ/Ⅱ型。这组病原体感染有着共同的特征，即可造成垂直传播，引起胎儿的畸形。

PCR、DNA探针等分子生物学技术应用于弓形虫感染的检测，具有敏感、特异和早期诊断的价值。如Nowakowsk等(2006年)建立的巢式PCR方法的敏感性达每毫升25虫体。Petersen等(2006年)采用弓形虫529 bp序列为靶基因建立的RT-PCR技术，成功地从HIV阳性患者的支气管肺泡灌洗液样品中检测到弓形虫。

此外，也可将分子生物学和免疫学技术结合用于弓形虫病的检测。如李健等(2006年)将生物素标记的PCR产物与地高辛标记的特异性探针杂交建立PCR-ELISA方法，通过酶免疫显色反应测OD值，其检测阈值为20 fg弓形虫DNA，灵敏度是常规PCR法的10倍。

【治疗】

目前尚无特效药物。国外(日本)以法西达(fansidar)为首选药，每片含乙胺嘧啶25 mg、磺胺多辛500 mg。用量以乙胺嘧啶计算，先以每日1～2 mg/kg，分2次，连服3日，然后以每日0.5～1 mg/kg，分2次，连服4周。该药有抑制骨髓的不良反应，可合用叶酸，每日剂量3～5 mg。该药对速殖子有效，但对包囊无效。此外，由于阿奇霉素对速殖子有效且对包囊也有一定的作用，在治疗弓形虫脑病时，常使用阿奇霉素。免疫功能低下者，治疗方案同上，但疗程时间应延长1倍，可加服干扰素。孕妇感染的首选药物是螺旋霉素，还可使用阿奇霉素，但禁用乙胺嘧啶。新生儿感染弓形虫可使用阿奇霉素或螺旋霉素、磺胺嘧啶。

【预防】

弓形虫病重在预防，应加强肉类食品的检疫制度，加强对家畜家禽和可疑动物的检测与监测。妇女应注意避免接触病猫，特别是已婚未孕者。定期检查怀孕妇女是防止先天性弓形虫病的有效措施。教育群众不食生或半生的肉品，把住“病从口入”关是预防这一疾病的关键措施。应普及科学知识，加强对猫等宠物的饲养管理。

(南京医科大学　季旻珺　陈锡慰)

八、隐孢子虫病

隐孢子虫(*Cryptosporidium*)在分类上属于顶复门(Apicomplexa)、类锥体纲(Conoidasida)、真球虫目(Eucoccidiorida)、隐孢子虫科(Cryptosporidiidae)、隐孢子虫属(*Cryptosporidium*)。隐孢子虫寄生宿主广泛，可寄生于哺乳类、禽类、爬行类和两栖类等240多种动物的肠道内，属于机会性致病原虫。隐孢子虫种类繁多，已鉴定出30个有效种和40多种基因型，其中寄生人体的主要虫种是微小隐孢子虫(*C. parvum*)中的人基因型，亦可称人隐孢子虫(*C. hominis*)。隐孢子虫感染人后会导致以腹泻为主要临床表现的隐孢子虫病(cryptosporidiosis)，可暴发造成严重突发公共卫生事件。人的隐孢子虫病在1976

年首先由Nime和Meisel报道。我国在1987年由韩范等首次报道2例患者。

【病原学】

隐孢子虫可在同一宿主体内完成生活史，无须转换宿主。生活史过程包括无性生殖和有性生殖阶段，均在同一宿主的肠上皮细胞的刷状缘内进行。当宿主吞食成熟卵囊后，子孢子在肠道消化液的作用下从卵囊内逸出，侵入肠上皮细胞的刷状缘层形成纳虫空泡。在此空泡内进行裂体增殖，先发育为滋养体，滋养体经3次核分裂，发育为Ⅰ型裂殖体(type Ⅰ meront)。成熟的Ⅰ型裂殖体含有6个或8个Ⅰ型裂殖子。裂殖子释出后又侵入其他肠上皮细胞，重复上述裂体增殖，再次形成Ⅰ型裂殖体及裂殖子，或者经2次核分裂发育为Ⅱ型裂殖体(type Ⅱ meront)。成熟的Ⅱ型裂殖体内含4个裂殖子。这种裂殖子释出后，可侵入肠上皮细胞发育成雌配子体或雄配子体，进入有性生殖阶段。雌、雄配子体分别产生雌、雄配子，再结合形成合子，合子发育为卵囊，进入孢子增殖阶段。

卵囊呈圆形或椭圆形，直径4～6 μm。成熟卵囊含4个裸露的子孢子和一团由颗粒和空泡组成的残留体。子孢子呈月牙形，含1个核。经抗酸染色的卵囊呈玫瑰红色，囊内子孢子排列不整齐，残留体呈黑棕色颗粒状。卵囊可分为薄壁卵囊和厚壁卵囊两种，前者约占卵囊总数的20%，仅有一层单位膜，子孢子逸出后，直接侵入宿主肠上皮细胞，继续无性生殖，引起宿主自身体内重复感染。厚壁卵囊约占80%，在宿主细胞内孢子化。孢子化的卵囊随宿主粪便排出体外，是该虫的感染期。上述整个生活史需5～11日完成。

【流行病学】

全世界迄今已有90多个国家报道人体隐孢子虫病，遍布六大洲。估计每年因腹泻就诊患者数为1 500万，伴有隐孢子虫感染者可能为每年30万。据许隆祺等(2000年)统计，我国自南京首先发现(1987年)隐孢子虫病患者以来至1998年初，全国共检查44 789人，发现隐孢子虫感染者938人，这些感染者分布在19个省(区、市)。其中，14个省(区、市)对20 977例腹泻儿童进行了调查，发现隐孢子虫感染者共449例，各地感染率为0.917%～9.700%，平均感染率为2.140%。江苏、云南、山东检查了成人腹泻者，感染率为0.318%～15.217%。浙江的陆绍红等(2000年)用改良抗酸染色法和免疫荧光染色法检查当地医院收集的腹泻儿童粪便548份，发现57例阳性患者，隐孢子虫感染率为10.4%。其中，1岁以下婴儿感染率为5.7%，1～10岁儿童感染率为17.5%。湖南儿童腹泻患者隐孢子虫感染率为4.90%(102人)，1月龄、5岁和10岁年龄组的阳性率分别为4.05%、7.14%和7.14%；成人腹泻患者隐孢子虫感染率为3.84%(52人)。湖南、广东、江苏、云南4个省对正常人群进行了调查，共调查12 592人。平均感染率为1.620%，其中儿童感染率为2.010%，成人感染率为0.877%。

1. 传染源 隐孢子虫病的传染源是不断排出微小隐孢子虫卵囊的人和患病动物。隐孢子虫病患者的粪便和呕吐物中可含有大量卵囊，甚至在患者腹泻停止后数日至数周内仍有卵囊排出。Roberts等(1989年)报道21例免疫功能正常且无腹泻的胃肠道病患者的十二指肠引流液中发现隐孢子虫卵囊，但只有46.7%的病例粪便中能查见卵囊，表明无腹泻症状的带虫者是存在的。

交叉感染试验证实，牛、羊、猫、犬和兔等动物的隐孢子虫卵囊可感染人，是畜牧地区和农村的重要传染源。但从火鸡和鸟类分离出的隐孢子虫卵囊未能成功感染哺乳动物，因此，认为鸟类隐孢子虫对哺乳类动物无威胁。

隐孢子虫卵囊的活力与抵抗力：在20℃置6个月时，很多卵囊对乳鼠仍具有感染性。有些卵囊在25℃和30℃维持感染性至3个月。较高的温度使卵囊迅速丧失活力，将卵囊在20多分钟内从9℃加温至55℃，可使其丧失对乳鼠的感染能力。卵囊置于59.7℃ 5分钟，仅具有很低的感染性，而置于71.7℃仅5秒钟即全部死亡。

快速和逐渐降温至−70℃,甚至存在各种结晶保护剂时,也可立即杀死卵囊。在较高温度时,卵囊存活较长,有些卵囊可在−20℃存活8小时,但不超过24小时。有些卵囊在−10℃保存1周仍对小鼠具有感染性,而在−5℃则可维持活力至2个月。干燥2小时后仅3%的卵囊存活,而干燥4小时可杀死全部卵囊。

2. 传播机制和途径

(1) 传播机制:卵囊必须随食物、水,或通过与感染者、动物或污染表面的密切接触,经口摄入才能引起感染。

土壤和地表水的污染最终可导致食物、饮水和娱乐用水污染。来自世界各地的大量报道证明污染水是隐孢子虫病的高危因素。将家畜粪便内的卵囊加入土块,然后进行周期性浇灌,卵囊可在土壤内移动数周,甚至超过70日。多数卵囊见于上层2 cm土壤内,卵囊数随土壤深度增加而增多。在30 cm深处土壤内发现一些卵囊,但在70 cm处则未见卵囊。

研究者推测卵囊可由遍布各地的鸟类播散。随后证明,卵囊通过加拿大鹅(*Branta canadensis*)与北京鸭(*Anas platyrhynchos*)的消化道排至粪便内约需1周,且能够感染小鼠。从隐孢子虫病一位患儿家庭中的蟑螂(*Periplaneta americana*)的消化道内发现有微小隐孢子虫卵囊,提示蟑螂可传播该虫。实验条件下接触含有微小隐孢子虫卵囊牛粪的家蝇和病牛畜舍捕获的野外垃圾蝇类,在它们的粪便内和体表均找到卵囊。尽管多数卵囊在金龟子的消化作用下被破坏,但有些随粪便排出的卵囊形态仍然是正常的。在金龟子的体表也发现了卵囊,表明它们可以传播环境中的卵囊。

(2) 传播途径:隐孢子虫的卵囊经粪—口传至易感者。可能的传播途径有:① 人至人,通过直接或间接接触,可能包括性活动。② 动物至动物。③ 动物至人。④ 通过饮水或娱乐用水的水源性传播。⑤ 食物源性传播。⑥ 可能经空气传播。

3. 微小隐孢子虫的分子流行病学　微小隐孢子虫的分离株呈现不同的抗原性、毒力、感染性和药物敏感性。分子技术的重要优点是它们不仅能够正确和敏感地检测隐孢子虫,而且能够提供隐孢子虫分离株的遗传变异信息。最近证明微小隐孢子虫不是一个均一的虫种,而是由数个不同的基因型或隐藏的虫种组成。

(1) 人和家畜的隐孢子虫:遗传学和生物学的研究表明,感染人体的微小隐孢子虫至少有2个基因型:人基因型仅见于人体;而牛基因型不仅感染人,还见于牛、绵羊、山羊等动物。

同工酶分析已证实,人和动物的微小隐孢子虫分离株的基因不同。来自人的动物源性传播分离株显示动物带类型。随机扩增多态性DNA(RAPD)分析证明这些分离株之间的不同。由于通常从环境和粪便标本收集的卵囊数量较少,且这些标本含有污染物,因此,多数基因研究采用虫特异性的PCR引物来克服这一问题。根据RFLP和序列分析已获得这一属内基因变异情况,从而获得有价值信息。18S rDNA基因和更具变异性的内部转译rDNA间隔(ITS1和ITS2)、乙酰辅酶A合成酶基因、*COWP*基因、二氢叶酸还原酶胸苷酸合成酶(*dhfr*)基因、70 kDa热休克蛋白(HSP70)、thrombospodin相关黏附蛋白(TRAPC1和TRAPC2)和未鉴定的基因组片段的序列分析与(或)PCR-RELP分析,均已证明人和牛基因型的基因不同。

最近,用多位点技术分析源自欧洲、北美、南美和澳大利亚的28个隐孢子虫分离株。多苏氨酸和*CPWP*基因、*TRAPC1*基因和核糖核苷酸还原酶基因(RNR)的PCR-RFLP分析和rDNA-ITS1区的基因型特异PCR分析,将全部上述分离株归为两组:一组包括人和动物分离株,而另一组仅包括人源分离株。*Poly*(*T*)和*COWP*基因的PCR-RFLP、18S rRNA的RNA和PCR分析也已用于艾滋病患者的微小隐孢子虫分离株。5例患者显示人基因型,2例为牛基因型。在这两项研究中,未检出重组基因型的混合感染。另一项研究报道β微管蛋白的序列和PCR-RFLP分析,显示在人基因型内的多态性和人与牛基因型之间存在重组。有些研究也分析了相同区域,并未发现重组。

对211份粪便镜检隐孢子虫卵囊阳性标本采用PCR-RFLP分析18S rRNA、*COWP*与*TRAPC1*基因片段,发现38%的人基因型和62%牛基因型。基因型的分布在具有外出旅游史的患者与来自英国不同地区的患者之间明显不同。牛基因型引起的暴发流行与污染或直接接触动物有关。这些研究对证实引起暴发流行的污染源很有价值。尽管人与牛基因型之间存在实质性遗传不同,但未见这些基因型内突变。人基因型仅在18S rRNA、*TRAPC2*和*poly*(*T*)基因可见微小差异。隐孢子虫资料库的初步分析已经表明,多数微卫星序列富含AT,且具有复杂性。

94个微小隐孢子虫的人和动物分离株的微卫星分析将人基因型分为2个亚型,牛基因型分为4个亚型。有些亚基因型显示广泛地域分布,而其他则局限于特定地区。另一项研究叙述了9个微卫星位点,并鉴定基因型内的2个亚基因型以及牛基因型内的2个亚型。采用HSP70位点的序列分析也鉴定出人和牛基因型内的一些亚基因型。

(2) 其他类似微小隐孢子虫基因型/隐藏的虫种:已鉴定了其他一些遗传学不同的基因型/隐藏的虫种。最近采用18S rRNA、ITS、dhfr、乙酰辅酶A和HSP70位点的序列分析显示源自澳大利亚、英国、西班牙和美国的小鼠(*Mus musculus*)的微小隐孢子虫具遗传学特征的分离株携带不同的基因型,称为“鼠”基因型。有趣的是,有些小鼠可被牛基因型感染,表明它们可能作为人和其他动物感染的保虫宿主。鼠基因型卵囊可感染大足鼠翼蝙蝠,从而扩展了该型的宿主范围。猪也可被遗传性不同的宿主相应性(host adapted)隐孢子虫感染。袋鼠动物中隐孢子虫的流行情况知之甚少。已报道南方棕色袋狸以及产自南澳大利亚的100只幼年红袋鼠(*Macropus rufus*)和一只塔斯马尼亚袋鼠(*Thylogale billardierii*)感染隐孢子虫。分析袋鼠分离株的18S rDNA、ITS、dhfr和HSP70位点的基因序列,已完全证明它们基因的一致性,且不同于所有微小隐孢子虫的其他基因型。美国和澳大利亚的类似于微小隐孢子虫犬(*Canis familiaris*)分离株在18S rDNA与HSP70位点的基因分析也已证明不同的基因。最近根据18S rRNA、HSP70和COWP的基因分析,鉴定了猴的基因型。正如所料,该基因型与人基因型密切相关。随着对更多其他动物的隐孢子虫分离株的基因分析,将有可能发现新的基因型。

(3) 其他隐孢子虫虫种与基因型:对免疫功能受损患者的隐孢子虫分离株进行基因分型的研究较少。10例HIV感染者分离株的18S rDNA位点研究显示:1例为牛基因型,5例为人基因型,3例感染猫隐孢子虫(*C. felis*)以及1例为新鉴定的犬基因型。在有些病例获得了12个月以上的多份标本,且在这些病例,相同基因型存在于整个感染期间。自瑞士、肯尼亚和美国的HIV感染者获得隐孢子虫分离株,经18S rDNA、HSP70和乙酰辅酶A合成酶基因的分析,多数患者(64%)感染人和牛的微小隐孢子虫基因型,但是有几例为猫隐孢子虫(27%)及火鸡隐孢子虫(*C. meleagridis*)(9%)感染。这些结果表明,免疫受损者对多种隐孢子虫与基因型易感,且宿主因素可能在控制这些不同虫种的易感性方面起作用。2例健康无症状的印度尼西亚儿童持续5日和6日排出类似鼠隐孢子虫(*C. muris*)的卵囊。PCR产物鉴定卵囊是隐孢子虫而非微小隐孢子虫。最近在儒艮(一种海洋哺乳动物)发现微小隐孢子虫的人基因型,证明这种寄生虫是广泛流行和传播的(陈锡慰,2005年)。

4. 易感人群 人群对隐孢子虫普遍易感。隐孢子虫感染率与低龄、免疫力低下等因素有关。许礼发(2005年)调查发现,安徽省幼儿隐孢子虫感染率为3.15%,而成年人感染率仅为0.87%,可见婴幼儿是隐孢子虫病的高发人群。可能原因一方面是儿童免疫系统尚未发育完全,抵抗力不如成年人;另一方面儿童缺乏良好的卫生习惯。此外,免疫功能低下人群,特别是艾滋病患者尤易感染。据调查,艾滋病患者的隐孢子虫感染率可高达48%。

【发病机制】

隐孢子虫主要寄生在宿主肠上皮细胞的刷状缘层的纳虫空泡内。空肠近端是胃肠道感染隐孢子虫虫数最多的部位,严重者可扩散至整个消化道。肺、扁桃体、胰腺和胆囊等器官也可波及。

1. *致病过程* 隐孢子虫寄生的肠黏膜表面可出现凹陷,或呈火山口状。肠绒毛萎缩、变短变粗,或融合、移位和脱落。上皮细胞出现老化和脱落加快。但轻度感染者,病变不明显。隐孢子虫的寄生破坏了肠绒毛的结构,影响肠上皮细胞的正常功能,引起小肠吸收障碍和消化不良,产生腹泻。此外,体内重复感染、肠黏膜表面积缩小、多种黏膜酶减少等因素均可能参与或影响致病过程。经呼吸道感染隐孢子虫的患者,虫体可广泛分布于气管、支气管的上皮微绒毛,造成黏膜绒毛脱落、功能受损或丧失,黏膜上皮增生及单核细胞浸润,黏膜增厚;小支气管中积聚黏液、脱落的上皮细胞、淋巴细胞、巨噬细胞及大量虫体。

Topouchian等(2001年)发现,隐孢子虫感染时,存在于宿主黏膜的前列腺素(PG)浓度上升,并通过激活肠神经系统而致NaCl吸收障碍。Capet等(1999年)也认为,隐孢子虫感染会造成乳鼠的电解质及氨基酸吸收下降,刷状缘水解酶活性下降,葡萄糖运输能力下降。

Topouchian等(2003年)发现,从十二指肠到回肠,微小隐孢子虫(*C. parvum*)引起亮氨酸(Leu)及谷氨酸(Glu)等主要氨基酸吸收不良,且产生蛋白能量营养障碍;即使自发清除隐孢子虫后,补偿功能仍然没有恢复。微小隐孢子虫尚可引起体外培养细胞间的连接破坏,以致细胞死亡。虫体子孢子与肠上皮细胞表面特异性结合并进入宿主细胞后,激活第二信号途径,通过肌动蛋白重排改变细胞功能,同时激活核酸酶因子NF-κB及c-src系统,造成邻近细胞凋亡;凋亡与Fas受体/FasL配体系统密切相关(Chen等,2002年)。

2. *宿主免疫状态* 隐孢子虫病的发病程度也取决于宿主免疫状况,在免疫正常宿主,隐孢子虫感染一般呈自限性并产生稳固的免疫力。免疫缺陷的宿主,如患有艾滋病、先天性低丙种蛋白血症、调理素缺乏和补体缺陷,以及化疗或辐射引起的免疫抑制可导致严重感染和病程慢性化,甚至导致患者死亡。

近年的研究证实,体液免疫和细胞免疫在抗隐孢子虫感染中均起一定作用,特别是T细胞。$CD4^+$ T细胞的多寡对粪便卵囊携带危险程度、疾病严重程度,以及各种并发症的发生有很大影响,还直接影响预后,特别是对于艾滋病患者。Paul等(2002年)报道HIV血清反应阳性患者的$CD4^+$细胞数每立方毫米在180个以上时,4周内可以自发清除隐孢子虫。若$CD4^+$ T细胞数较低时,87%发展成持久性疾病,甚至死亡。小鼠经隐孢子虫感染后,$CD4^+$ T细胞数每立方毫米>53个组可以存活1 119日,而$CD4^+$ T数每立方毫米<53个组仅存活204日。T细胞分泌IFN-γ、IL-2等多种细胞因子。Smith等(2000年)发现敲除IFN-γ基因的小鼠更容易感染微小隐孢子虫。IL-2参与调节IFN-γ,可能也与微小隐孢子虫的易感性相关。

【临床表现】

隐孢子虫病临床症状的严重程度取决于患者的免疫功能和营养状况。

免疫功能正常者感染隐孢子虫后,主要表现为急性水样腹泻,一般无脓血,日排便2~20余次。严重感染患儿可出现喷射性水样泻,排便量多。腹痛、腹泻、恶心、呕吐、食欲减退或厌食、口渴、发热(37.5~38.58℃),头痛也较常见。病程长短不一,短者1~2日,长者数年,20日至2个月者占多数。由急性转为慢性而反复发作者并不少见。营养不良儿童患隐孢子虫病后,腹泻病程常较长。即使是无症状感染儿童,虫体仍可对其生长产生不利影响。

免疫功能受损者感染隐孢子虫后,虫体可侵

及大部分胃肠道黏膜。通常症状多、病情重，持续性霍乱样水泻最为常见，每日数次至数十次。常见的每日水泻粪便量为3～6 L，有时多达17 L。也有同时并发肠外脏器感染者，如侵入呼吸道，引起慢性咳嗽、呼吸困难、支气管炎和肺炎。侵入胆管和胆囊上皮，则可引起急性和坏死性胆囊炎。

【实验室检查】

1. *病原诊断* 隐孢子虫病的病原诊断主要依靠从患者粪便、呕吐物或痰液中查找卵囊。检查卵囊的方法很多，对急性患者，由于其腹泻粪便中含较多卵囊，直接涂片即可。如检查与患者或家畜接触过的人群、复查治疗后的患者时，采用浓集法可提高检出率。最好的浓集方法是蔗糖漂浮法和福尔马林醋酸乙酯沉淀法。卵囊在高倍镜下透明无色、壁光滑，内有一小暗点和发出淡绿色的子孢子。用相差显微镜观察较清晰，判断困难时需染色鉴别。常用的染色法如下。

(1) 金胺酚染色法：新鲜粪便或经甲醛(福尔马林)保存的粪便均可采用该法。染色后的卵囊在荧光学显微镜低倍观察时为一圆形小亮点，高倍时发出乳白色或略带绿色的荧光。多数卵囊周围深染，中央色淡，似厚环状，或深色结构偏位，有些卵囊全部深染。卵囊多时似繁星，即使不加用其他染色也可判断。但有些标本可出现非特异性的荧光颗粒，应注意鉴别。本法简便、敏感，适用于批量过筛检查。

(2) 改良抗酸染色法：经该法染色后，卵囊呈玫瑰红色，背景为蓝绿色，对比性很强。卵囊圆或椭圆形，发亮。因观察角度不同，囊内子孢子排列似不规则，呈多态状，残余体为暗黑色或棕色颗粒状。经该法染色的标本存在许多非特异的红色颗粒，大小不等，染色均匀一致，不发亮，内部无结构，观察时应注意区别，但婴儿的粪便中这种非特异性颗粒较少或没有。

(3) 沙黄美蓝(亚甲蓝)染色法：经该法染色的卵囊为橘红色，其形态与改良抗酸染色基本相似，但非特异的红色颗粒特别多，卵囊少时难发现。

(4) 金胺酚改良抗酸复染法：经金胺酚染色法染色后的标本存在许多非特异颗粒，貌似卵囊，使初学者难以区分。复染法处理最大的优点是使这些非特异颗粒染成蓝黑色，便于与隐孢子虫卵囊鉴别。染色所用的金胺酚和高锰酸钾溶液配制后不宜超过1个月，否则影响染色效果(韩范等，1990)。

上述4种染色标本均可长期保存。

2. *免疫学诊断* 宗海红等(1998年)成功制备出4株能稳定分泌抗隐孢子虫表膜单克隆抗体(McAb)的杂交瘤细胞株。经鉴定其中2株为IgM，2株为IgG，轻链均为κ链，与多种肠道病原体及肺孢子菌无交叉反应。除Z2B6株在间接免疫荧光试验中识别卵囊壁外，其余均识别隐孢子虫子孢子(CSP)。尹继刚等(2000年)采用抗微小隐孢子虫的单克隆抗体2C3进行双抗夹心ELISA，通过对42份人粪便样进行抗酸染色和ELISA双盲试验，发现后者的敏感性高于前者，未见与球虫和结肠小袋纤毛虫发生交叉反应。张国恩等(2011年)利用重组隐孢子虫P23蛋白建立了间接ELISA检测方法，可用于阳性血清中特异性抗体的检测。

3. *分子生物学诊断* 自1991年Laxer首次运用PCR技术检测粪便样品中隐孢子虫以来，PCR方法已被广泛运用于样本中隐孢子虫的检测，可确定隐孢子虫虫种、基因分型及定量检测。常选作为分子标记的主要有小亚基核糖体rRNA(SSU rRNA)、热休克蛋白(HSP70)、卵囊壁蛋白(COWP)、肌动蛋白(actin)等编码基因。陈雅棠等(1998年)利用非放射性标记探针技术检测经PCR扩增后的人粪便中微小隐孢子虫DNA。用裂解法从粪便标本直接制备微小隐孢子虫模板DNA，用一对人工合成的寡核苷酸作PCR引物，扩增长度为452 bp的微小隐孢子虫目的DNA片段，再与生物素标记的寡核苷酸探针杂交。结果阳性杂交信号只见于微小隐孢子虫DNA扩增产物，而约氏疟原虫、杜氏利什曼原虫、贾第虫、白念珠菌、大肠埃希菌和人白细胞DNA未见杂交信号。检测微小隐孢子虫

DNA的敏感性为0.1 pg,相当于每克粪便中含有5个卵囊。郭步平等(1999年)采用PCR扩增微小隐孢子虫的一段核苷酸片段,扩增产物452 bp DNA用半抗原地高辛标记制备成探针,可检测2 pg水平的隐孢子虫DNA。用该探针与隐孢子虫DNA和溶组织内阿米巴、贾第虫、大肠埃希菌及痢疾杆菌等相关生物的DNA和隐孢子虫宿主的DNA进行斑点杂交试验,只与隐孢子虫DNA杂交。以上结果显示,该探针具有高度的特异性和敏感性。黄达娜等(2016年)设计的荧光定量PCR引物灵敏性高,对隐孢子虫DNA的检测最低OD阈值仅为200 fg。

每种诊断方法都有其各自优劣点。陈甫等(2006年)比较改良抗酸染色法、免疫荧光单克隆抗体检测法和PCR检测法检测鼠粪中微小隐孢子虫卵囊的效果,认为改良抗酸染色法简单、快速,费用低,试验条件要求不高,适合对大量样品的检测和流行病学调查,免疫荧光单克隆抗体法和PCR法更适合用于隐孢子虫的鉴定。

【治疗】

目前对于隐孢子虫病的治疗尚无有效的根治药物。在免疫功能正常人群中,隐孢子虫病通常表现为自限性疾病,一般仅需对症和支持治疗。以下药物可能具有改善临床症状或缩短病程的作用:硝唑尼特、巴龙霉素、螺旋霉素、阿奇霉素、红霉素、奎宁、克林霉素、复方磺胺甲基异唑、呋喃唑酮和二氯尼特等。其中硝唑尼特能够影响隐孢子虫的代谢过程,在健康人群中有较好的疗效,并能显著降低营养不良儿童的死亡率。我国一些学者曾采用大蒜素胶囊治疗隐孢子虫病患者69例,其中4例未随访,4例无效,共治愈61例(93.8%),虽缺少对照组,但可见该药具有一定的治疗作用。对于免疫功能不全人群,改善自身免疫功能是关键。药物组合可能会有一定功效,如采用包含硝唑尼特或巴龙霉素的抗反转录病毒治疗方案。采用中药治疗艾滋病合并隐孢子虫病可能有一定的效果,田明涛等(2013年)采用加味真武胶囊治疗艾滋病合并隐孢子虫腹泻20例,好转率为70%;艾尼瓦尔·吾拉木等(2013年)采用半夏泻心汤治疗艾滋病合并隐孢子虫腹泻患者有效率达94.8%。也有学者试用一些免疫制剂,如含隐孢子虫抗体的母牛初乳、单克隆抗体、小牛转移因子、白介素2、胸腺调节素等对免疫缺陷者进行治疗,可改善症状,或在动物实验具有一定减轻感染的作用。但该类免疫制剂造价高,且成分多为氨基酸或多肽,口服易降解,因此,其临床使用价值有待于深入研究。

【预防】

隐孢子虫病重在预防。加强人畜粪便管理,防止卵囊污染饮用水和食物,对于切断隐孢子虫病的传播至关重要。由于现有的城市供水处理系统尚不能完全滤除及杀死隐孢子虫卵囊,因此,饮用开水有利于预防该虫感染。此外,在进行水上运动时,应注意不要误饮运动用水。

(南京医科大学　周丹　陈锡慰)

九、其他孢子虫病

(一) 肉孢子虫病

肉孢子虫病(sarcocystosis)是由肉孢子虫(*Sarcocystis*)寄生于人体所致的疾病。肉孢子虫属于顶复门(Apicomplexa)、类锥体纲(Conoidasida)、真球虫目(Eucoccidiorida)、肉孢子虫科(Sarcocystidae)、肉孢子虫属(*Sarcocystis*)。目前报道的肉孢子虫约200多种,广泛寄生在爬行类、鸟类、鱼类及哺乳类包括人类等宿主。肉孢子虫病是一种世界性分布的人兽共患寄生虫病,主要对畜牧业造成危害,人体病例报告较少。以人作为终宿主的肉孢子虫有人肉孢子虫(*S. hominis* 或 *S. bovihominis*)和猪-人肉孢子虫(*S. suihominis*),中间宿主分别是牛和猪。这两种肉孢子虫均寄生于人小肠,故又统称为“人肠肉孢子虫”。肠肉孢子虫寄生人体可致严重的疾病,称为肠肉孢子虫病(intestinal sarcosporidiosis)。Agholi等(2016年)从一名免疫缺陷患者腹泻样本中发现克氏肉孢子虫(*S. cruzi*)卵囊,提示人也可作为克氏肉孢子虫的终宿主。尚有几种以人为中间宿主，寄生于人体骨骼肌和心肌组织的肉孢子虫，统称为人肌肉肉孢子虫（human muscular sarcocystis），过去称为林氏肉孢子虫（*Sarcocystis lindemanni*）。

【病原学】

肉孢子虫生活史需要两个宿主，终宿主体内进行配子生殖和孢子生殖，中间宿主体内进行裂体生殖。

终宿主一般为人及肉食动物，因食入中间宿主肌肉或神经组织中的成熟包囊而感染。包囊在胃和小肠被消化，释出缓殖子，后者侵入小肠黏膜，无须经过裂体增殖，直接发育为雌配子或雄配子母细胞，进而分别发育为大配子和小配子。两者受精形成合子，进一步发育为卵囊。整个配子生殖过程和受精作用可在 24 小时内完成。卵囊在终宿主小肠固有层中进行孢子生殖。孢子化卵囊一般无色、壁薄，含有 2 个椭圆形的孢子囊，每个孢子囊含有 4 个子孢子。人肉孢子虫的孢子囊为（14.5～15.4）μm×（10.0～12.3）μm，猪-人肉孢子虫的孢子囊为（12.3～14.7）μm×（9.8～10.3）μm。卵囊壁薄且脆弱，常易在肠内自行破裂，单个游离孢子囊释放入肠腔，随粪便排出。在粪中偶尔可见到孢子尚未形成的和孢子已经形成的卵囊。终宿主吞食包囊后，孢子囊或卵囊首次出现在粪便中的时间一般为 7～14 日。

中间宿主一般是草食动物或被捕食动物，它们吞食了随终宿主粪便排出的孢子囊或卵囊被感染。孢子囊在小肠中，经胰酶、胆汁和胆盐的作用，囊壁破裂释放出 4 个子孢子，子孢子穿过肠壁进入血流，在许多器官的毛细血管或小动脉的内皮细胞中进行 1～3 代内多殖（endopolygeny，多元内出芽生殖）。末代内多殖形成的内殖子（endozoite，也可称为裂殖子）侵入肌肉组织、中枢神经系统细胞或心脏浦肯野纤维开始形成包囊。包囊形态为圆柱形或梭形，大小差别很大，大者长径（高）可达 5 mm，横径（直径）可达 1 mm，小者在显微镜下才能看见，但多数长径为 2～3 mm。新鲜的包囊呈白色或灰白色。两种肉孢子虫包囊形态基本相同，内有许多间隔把囊内缓殖子分隔成簇，主要区别为包囊外壁突起及囊内缓殖子的大小。人肉孢子虫包囊为长圆管形，囊壁厚度 6 μm，其上有浓密粗壮直立的指状突起，突起长度为 9.8～14.2 μm。猪-人肉孢子虫包囊为长形，两端尖削，囊壁厚度为 4～9 μm，有 7.5～13 μm 的毛发状突起，斜向排列。包囊内含有两型虫体：母细胞（metrocyte）圆形至卵圆形，常位于包囊的外周部分；缓殖子（bradyzoite）香蕉形，位于包囊较深的部位，其超微结构与其他球虫的子孢子和裂殖子相似。在未成熟的包囊中，母细胞反复进行内二殖（endodyogeny）产生缓殖子。只有缓殖子对终宿主才具有感染性，仅含有母细胞而无缓殖子的包囊对终宿主无感染力。一般感染后 75 日左右的包囊才有感染性。肉孢子虫包囊伴随宿主终生，感染后 3 个月，很多包囊开始退化变性。

【流行病学】

人肉孢子虫为世界性分布。中间宿主是黄牛、牦牛、水牛，终宿主为人、猕猴、黄狒狒和黑猩猩。人体的人肉孢子虫病在欧洲较其他地区常见。世界各地黄牛的人肉孢子虫自然感染率在 4.0%～92.4%之间。我国云南耿马县和广西三江县黄牛的自然感染率分别为 92.4%和 27.8%。人因吞食了含有本虫包囊的不熟或生的黄牛肉、牦牛肉和水牛肉被感染。云南耿马县的人体自然感染率为 23.4%，广西三江县为 11.3%，西藏为 21.8%。

猪-人肉孢子虫分布在欧洲以及印度、日本、中国（云南省）。中间宿主是猪，终宿主有人、猕猴、食蟹猴、黑猩猩和黄狒狒。人因吞食含有本种包囊的生猪肉或不熟猪肉而感染。云南不少地区的居民和少数民族有食用生的或不熟猪肉的习惯，因此，感染人体猪-人肉孢子虫病较普遍，如大理的人体猪-人肉孢子虫病自然感染率在 9.1%～62.5%之间，平均为 29.7%。

人体肌肉肉孢子虫病大多数是偶然发现的，引起该病的肉孢子虫种类及生活史尚不清楚。Beaver 等（1979 年）对 40 例患者资料分析认为，已报道的肉孢子虫包囊至少有7个结构不同的类型。加上此后报道的10例,共50例人体肌肉肉孢子虫中,发现包囊在骨骼肌者有36例,在心肌中有14例。病例分布在世界各地,但分布不均,以东南亚居多,中国报道5例。Wong等(1992年)在马来西亚检查100个人的舌肌,在21例人舌肌中查到肉孢子虫包囊,自然感染率高达21%。血清学调查表明,肉孢子虫实际感染率比报道的更高,从疑似弓形虫病患者中得到的341份血清中,22.5%~44.4%显示有抗肉孢子虫抗体。

报道的人体肌肉肉孢子虫病例稀少,可能与以下因素有一定关系:① 人体肌肉组织不是临床常规受检部位,或一般不进行仔细病理切片检查;送检目的不是查肉孢子虫包囊;送检只能检查小部分组织样本,检出率低。② 检查者不熟悉肉孢子虫包囊的形态结构。③ 根据肉孢子虫生活史,中间宿主的发病是吞食孢子囊或卵囊后在宿主血管内皮细胞进行无性生殖的时期,此时患者未必能诊断为肉孢子虫病。④ 人体肌肉组织的包囊期一般无症状,患者并无肌肉病患主诉;包囊存在于肌肉组织较长时间,可长达数年,患者很难将后来肌肉内的包囊期与很早以前血管内皮细胞期的发病联系起来。

【发病机制】

肉孢子虫对中间宿主的致病作用与感染虫种和感染孢子囊数量有关。一般经犬或灵长类传播的虫种比经其他终宿主传播的虫种致病力强。肉孢子虫在动物体内主要寄生于肌肉,常见寄生部位是食管壁、舌、胸腹部和四肢肌肉,有时也见于心肌,偶见于脑。

在严重感染的急性期,裂殖体在血管内皮细胞中增殖,释放出大量裂殖子分布到全身,可引起牛、羊的流产、消瘦、瘫痪与死亡。肉孢子虫包囊可破坏它所侵犯的肌细胞,当长大时可造成邻近细胞压迫性萎缩。囊壁破裂可释放出一种强的毒素,称肉孢子毒素(sarcocystin),作用于肌纤维,可使之变性、坏死,导致肌纤维发生炎症,对家兔、小鼠有强的毒害作用。另外,可诱导心脏及其传导系统发生病损,大量时可致死。

肉孢子虫对终宿主致病作用较小。猪-人肉孢子虫对人体的致病力比人肉孢子虫强。人自然感染肉孢子虫包囊后可出现腹痛、腹胀、腹泻、恶心、呕吐等消化道症状,可能是肠壁感染后出现炎症所致。人肌肉肉孢子虫寄生人体后,周围组织缺乏明显炎症反应。

【临床表现】

人在人肠肉孢子虫增殖期,症状表现轻重不一,甚至无症状,这与肉孢子虫感染的数量以及个体间体质差异有关。人肉孢子虫病和猪-人肉孢子虫病的临床症状相似,主要表现为腹痛、腹胀、腹泻、恶心、呕吐和厌食等胃肠道反应,部分患者伴有头晕、乏力等全身性反应,多数患者有嗜酸性粒细胞升高,一般于数日或数周后缓解。感染1周后粪便中开始排出孢子囊和卵囊,1个月后可自行停止排出。每日排出的孢子囊数量波动较大。

连自强等(1990年)报道,2日共进食约含有2.88×10^3个人肉孢子虫包囊的生牛肉后,第3日腹部隐痛,大便稀,带黏液,伴有厌食、头晕、乏力、嗜酸性粒细胞增高。第8日粪中排出卵囊或孢子囊。李文泰等(1986年)对55例自然感染的猪-人肉孢子虫病患者进行了临床观察,40例(72.7%)表现有胃肠道症状,包括腹痛、腹泻、腹胀、便秘、胃痛、厌食和恶心等,15例(27.3%)无临床症状。

人肌肉肉孢子虫包囊寄生于人体后,一般无明显症状。在Beaver等(1979年)收集的40例人肌肉肉孢子虫病中,仅5例患者表现局部皮下肿胀,7例肌肉疼痛或无力,2例诊断为动脉炎,2例嗜酸性粒细胞增多。

【实验室检查】

人肠肉孢子虫病用粪便漂浮法镜检肉孢子虫孢子囊或卵囊是可靠的诊断方法。直接涂片法检出率很低,而改良加滕氏厚涂片法可明显提高检出率。在自然感染的人粪中孢子囊或卵囊的数量一般较少,容易漏检,应多次送检。各种肉孢子虫的孢子囊形态和大小相似,很难鉴别。

但人肉孢子虫的孢子囊略大于猪-人肉孢子虫的孢子囊，结合生食牛肉或猪肉的习惯，可以鉴定人肠肉孢子虫虫种。近年来应用 PCR 技术可检测肉孢子虫的 DNA，如通过扩增 18S rDNA 及构建系统进化树，有助于虫种鉴别。此外，通常每种肉孢子虫都具有独特的超微结构特征，亦可作为虫种鉴别的依据。

人肌肉肉孢子虫病可用新鲜肌肉压片检查、组织切片镜检包囊以及胃蛋白酶消化法查缓殖子。也可通过患者食剩的牛肉、猪肉进行肌肉组织检查，有助于人肌肉肉孢子虫病的诊断。

【治疗】

目前，对人肠肉孢子虫病的治疗尚无特效药物。李文泰等（1986 年）试用磺胺嘧啶（每次 1 g，每日 3 次，连服 5 日；8～14 岁儿童减半，7 岁以下为 1/4 量）、复方磺胺异噁唑（每次 1 g，每日 3 次，连服 5 日；儿童减半）和吡喹酮（总剂量 100 mg/kg，分 5 日服用，每日 3 次）治疗人体猪-人肉孢子虫病 55 例，孢子囊阴转率分别为 75.0%、81.0%和 78.0%。连自强等（1990 年）试用口服乙酰螺旋霉素（每次 0.2 g，每日 4 次，连服 15 日）治疗人肠肉孢子虫病有效。人肌肉肉孢子虫病治疗方法报道较少，有研究发现阿苯达唑可缓解症状。

【预防】

预防本病的措施主要是加强卫生宣传教育，注意饮食卫生。改变食生的或不熟的猪肉、牛肉的习惯。研究表明，猪肉中肉孢子虫包囊里的缓殖子于 60℃、70℃和 100℃分别加热 20、15 和 5 分钟，或于 −4℃和 −20℃分别冻存 48 小时和 24 小时就会丧失感染力。严格肉类食品检疫制度；加强猪、牛饲养管理。

（二）囊等孢球虫病

囊等孢球虫病（cystoisosporiasis）过去亦称为等孢球虫病（isosporosis），是由囊等孢球虫（*Cystoisospora*）引起的以腹泻为主的肠道原虫病。囊等孢球虫属（*Cystoisospora*）为顶复门（Apicomplexa）、类锥体纲（Conoidasida）、球虫亚纲（Coccidiasina）、真球虫目（Eucoccidiorida）、肉孢子虫科（Sarcocystidae）的原虫。囊等孢球虫可寄生于人、狗、猫及浣熊等多种哺乳动物。已报道寄生在人体见于贝氏囊等孢球虫（*Cystoisospora belli*），过去称为贝氏等孢球虫（*Isospora belli*，Wenyon，1923 年）。

【病原学】

贝氏囊等孢球虫的卵囊呈长椭圆形，一端略尖，大小为（20～33）μm×（10～19）μm，壁薄，光滑，无色。未成熟卵囊内含有 1 个大而圆的细胞或只有一团原生质。成熟卵囊内含有 2 个椭圆形孢子囊，每个孢子囊内含有 4 个新月形的子孢子和一个残留体，无囊塞。

贝氏囊等孢球虫的生活史为直接型，生活史阶段不需要中间宿主。在人体的发育包括裂体增殖、配子生殖和孢子增殖。成熟卵囊被人食入后，经胃、小肠机械性和酶的作用，在小肠上段脱囊，子孢子侵入小肠上皮细胞发育为圆形的滋养体，经裂体增殖发育为裂殖体。成熟裂殖体胀破上皮细胞，裂殖子散出，再侵入新的上皮细胞进行裂体增殖。经几代裂体增殖后，部分裂殖子侵入附近上皮细胞，发育为配子母细胞，继续发育为雌配子、雄配子。雄配子游近雌配子进行受精形成合子，最后发育为卵囊。上皮细胞破裂，卵囊落入肠腔，随粪便排出体外。刚随人体粪便排出的卵囊通常含有单个孢子体，是未成熟卵囊。在适宜的温度和湿度条件下，卵囊进行孢子生殖，经 5 日左右发育为含 2 个椭圆形孢子囊的成熟卵囊。每个孢子囊含有 4 个半月形的子孢子和 1 个残留体。具有子孢子的成熟卵囊是感染期。人粪便中有时也可排出孢子部分形成的卵囊（无感染力）和成熟卵囊。

【流行病学】

囊等孢球虫病为世界性分布，在中南美洲、非洲和东南亚多见。人感染贝氏囊等孢球虫的报道日趋增多，随着艾滋病的发病增加，贝氏囊等孢球虫病在艾滋病患者和男性同性恋中的发病率也在上升。在艾滋病患者中，美国的发病率为 15%，韩国为 7.5%。我国自 1949 年至今报道 40 例，分布在全国 12 个省、市、区。

人是贝氏囊等孢球虫的唯一宿主,无储存宿主。患者是主要的传染源,在患者粪便中含有大量卵囊,恢复期粪便中排卵囊可持续达120日。健康带虫者和恢复期带虫者也都是重要传染源。人因摄入成熟卵囊污染的水或食物而感染,亦有同性恋通过口肛接触而传播的报道。卵囊对外界的抵抗力很强,在阴暗潮湿的环境里可存活数月。人对本虫普遍易感,免疫功能低下或缺陷者如艾滋病患者、器官移植者等更容易感染。

【发病机制和病理变化】

贝氏囊等孢球虫在小肠上皮细胞内寄生和增殖,使肠绒毛的结构和功能受到损害,影响正常的消化吸收而导致腹泻。此外,多种黏膜酶的减少、肠黏膜的有效表面积缩小等也可能是致病因素。

感染者发病与否及病情的轻重与机体免疫状态有关:免疫功能正常者一般无明显症状或呈自限性腹泻,排虫量较少,排虫期较短;而免疫功能有缺陷者,原虫持续繁殖,呈重度感染,往往表现为腹痛,持续性腹泻,排虫量大而持久,甚至使患者死亡。慢性感染患者粪便中可持续排出卵囊达数年之久,临床症状易反复发作。

贝氏囊等孢球虫主要寄生于小肠近端上皮细胞内,严重者可扩散至整个消化道,甚至淋巴结、脾和肝等器官。在艾滋病患者的结肠甚至肠系膜淋巴结和支气管淋巴结中也可发现该虫。病理组织学特征为肠绒毛萎缩,肠隐窝肥大,固有层淋巴细胞、浆细胞和嗜酸性粒细胞浸润等非特异性病变。肠上皮细胞中可见到发育各期的虫体,甚至出现在固有层或黏膜下层。感染轻者肠黏膜变化不明显。

【临床表现】

人体感染后一般多无症状或引起暂时性、自限性腹泻。但也可出现慢性腹泻、腹痛、厌食等症状。婴儿及艾滋病患者等严重免疫功能低下者可出现严重临床表现,起病急,持续性腹泻、腹痛、呕吐,腹泻呈水样或黏液样,伴有头痛、发热、脱水和体重减轻,甚至引起死亡。

本病的病程长短不一,短者数日,长者数月甚至数年。此外,由急性转为慢性而反复发作者并不少见。少数艾滋病患者肠道感染后长期慢性腹泻,还可并发球虫性肺部感染。

【诊断】

本病的确诊依靠从患者的粪便中查到卵囊。可采用生理盐水直接涂片或硫酸锌浓集法检查。由于卵囊小,囊壁透明,很容易漏检。由聚乙烯醇保存的粪便,即使采用浓集沉淀法也很难检测到卵囊,此时卵囊壁很难看到。

当粪便中未查到病原体时,做十二指肠黏膜活组织检查,在肠黏膜细胞内见到发育各期虫体即可确诊。尽管卵囊可被金胺碱性红染色,但应通过直接涂片检查或抗酸染色(或改良抗酸染色)检查加以确认。未经染色的卵囊可自发荧光,在紫外光照射下呈现紫色。抗酸染色后卵囊呈现红色。PCR检测敏感性和特异性均较高。本病尚缺乏有效的血清学检查方法。

本病应与引起腹泻的其他机会性致病原虫区别,如蓝氏贾第鞭毛虫、隐孢子虫、圆孢子虫等。

【治疗】

治疗药物可用呋喃唑酮(痢特灵)、复方磺胺甲噁唑(SMZ-TMP)、乙胺嘧啶、磺胺嘧啶等。呋喃唑酮成人口服100 mg,每日4次,10日为1个疗程;儿童按6 mg/(kg·d),分4次服,10日为1个疗程。复方磺胺甲噁唑(SMZ-TMP)成人口服TMP 160 mg和SMZ 800 mg,每日4次,连服10日,然后改为每日2次,连服3周。乙胺嘧啶成人每日75 mg,加服磺胺嘧啶4 g,分4次口服,连服3周,然后剂量减半服4周,疗效显著。

【预防】

预防措施主要是搞好个人卫生和环境卫生,防止通过被卵囊污染的饮水、食物而感染。

(三)微孢子虫病

微孢子虫病(microsporidiosis)是由微孢子虫(*Microsporidium*)引起的疾病的总称。微孢子虫隶属于微孢子虫门(*Microspora*)、微孢子虫纲(*Microsporidea*),是专性细胞内寄生原虫。

经与大肠埃希菌 SSU - rRNA 的比较分析，推测微孢子虫有(2.7～2.9)×10^9 年的历史。微孢子虫于 1875 年首先在家蚕中被发现。人类感染最早报道于 1927 年，1959 年报道了另一例患者。1985 年，Modigliani 首次报道艾滋病并发肠道微孢子虫病。随着艾滋病的广泛流行，有关该病的报道逐渐增多。目前已报道的微孢子虫有 150 多属 1 200 多种，广泛寄生于无脊椎动物和脊椎动物，甚至也可寄生于原生动物（如纤毛虫）。微孢子虫可侵染 400 种以上的昆虫，因此，可利用微孢子虫有效持续地控制害虫的种群密度，被认为是一种具有广阔前景的生物防制资源。目前，寄生人体的微孢子虫已发现 15 种，归类于 7 个属：肠微孢子虫属(*Enterocytozoon*)、脑炎微孢子虫属(*Encepholitozoon*)、微粒子虫属(*Nosema*)、多孢微孢子虫属(*Pleistophora*)、条纹微孢子虫属(*Vittaforma*)、粗糙多孢微孢子虫属(*Trachipleistophora*)、腕虫属(*Brachiola*)。此外，还有一些没有明确分类的微孢子虫，暂时归入一个综合的 *Microsporadium* 属中。

常见感染人体的微孢子虫有 4 种：比氏肠微孢子虫(*Enterocytozoon bieneusi*)、肠脑炎微孢子虫[*Encepholitozoon intestilis*，过去称为肠有隔微孢子虫(*Sepatata intestinalis*)]，以及兔脑炎微孢子虫(*E. cuniculi*)、海伦脑炎微孢子虫(*E. hellem*)。

【病原学】

微孢子虫是真核细胞，它们有膜包被的核，有胞质内的膜系统，有基于有丝分裂纺锤体的染色体分离，但它们又非一般的真核生物，它们有 70S 核糖体，高尔基体膜呈简单的泡状，缺乏过氧化酶体、80S 核糖体以及 9+2 微管结构（如鞭毛和纤毛等结构）。过去认为微孢子虫没有线粒体，但现有研究发现，微孢子虫存在线粒体分子痕迹，提示微孢子虫线粒体是在进化过程中丢失的。

微孢子虫最独特的发育期是孢子(spore)，它是微孢子虫的感染期。孢子圆球形、卵圆形或细长，为(0.8～1.0)μm×(1.2～1.6)μm，具有双层孢子壁。孢子内含有卷曲的极管(polar tuble)或称极丝(polar filament)，以及具有传染性的孢子浆(sporoplasm)。其他细胞器还有极囊、极基体、核及后空泡。鉴定微孢子虫的主要结构特征是孢子内含有卷曲的极丝。其分类依据包括孢子形状、大小，核的排列，繁殖类型和分裂方式等，也有学者尝试将核周期作为微孢子虫的分类特征。

微孢子虫的生活史因种而异，但都包括裂体增殖和孢子增殖两个时期，缺乏有性生殖期，一般 3～5 日为一个周期。外界环境中的成熟孢子随食物或饮水被宿主吞入，或经空气吸入。孢子进入宿主体内后，其孢子的极管外翻，借助宿主转铁蛋白受体 1(TfR - 1)介导的内吞作用侵染邻近的宿主细胞，将其有感染性的孢子浆注入宿主细胞而使其感染。孢子浆注入细胞后的发育增殖可有 3 种情况：① 虫体与宿主细胞质直接接触后就开始发育增殖，如微粒子虫属、腕虫属和肠微孢子虫属。② 虫体被宿主细胞的膜包裹起来，在其中进行发育，如条纹微孢子虫属和脑炎微孢子虫属。③ 虫体自身形成虫源性囊样纳孢子泡，并开始发育，如多孢微孢子虫属和粗糙多孢微孢子虫属。进入宿主细胞的孢子浆发育为增殖期的分裂体(meront)，通过二分裂或多分裂进行繁殖，并扩散到其他细胞内。分裂体发育为具有厚的表被的孢子体(sporont)后进行孢子生殖，通过二分裂或多分裂形成孢子母细胞(sporoblast)。孢子母细胞变圆，分泌一层具有抵抗力的厚孢子壁，发育为成熟孢子，聚集在宿主细胞内。受感染的细胞破裂，释放出感染性孢子，通过粪便、尿或呼吸道分泌物排放到外界环境。

【流行病学】

微孢子虫病是一种人兽共患性感染性疾病，广泛分布于非洲、欧洲、美洲等地。男性患者明显多于女性。人类微孢子虫感染与宿主的免疫功能严重受到抑制有密切关系，但免疫功能正常的人群也可被感染。国外报道，艾滋病患者的慢性腹泻有 15%～34%是由微孢子虫引起的，而其中多数病例是由比氏肠细胞微孢子虫引起的。瑞典某医院约 1/3 的同性恋者血清抗微孢子虫抗体呈阳性。此外,不少患疟疾、丝虫病、结核病的人血清中也存在抗微孢子虫抗体。国内,自 1999 年张瑞琳首次报道在 1 例成年女性慢性腹泻患者粪便中检到该病原体之后,微孢子虫病例报道陆续出现。Wang 等(2013 年)用 PCR 方法检测了上海 HIV 感染者和非 HIV 感染者的微孢子虫病感染情况,683 例 HIV 阳性者比氏肠上皮微孢子虫的感染率为 5.7%,对照组 683 例 HIV 阴性者的感染率为 4.2%。

微孢子虫的宿主特异性不强,有研究报道,从猪、兔、猫等动物体内分离到与人类感染的微孢子虫属于同一亚型,推测感染的动物可能也是微孢子虫的重要传染源。微孢子虫的传播途径可能多种多样,或不同种类的微孢子虫其传播方式不同。例如,粪、尿、鼻分泌物经口传播;经鼻被吸入;污染水被饮用;性传播以及通过胎盘传给子代等。目前,尚不能绝对排除蚊虫吸血时将微孢子虫传入人体的可能。微孢子虫孢子对外界环境具有很强的抵抗力,因而能在自然界广泛存在。在一般环境条件下,微孢子虫能存活并保持感染力数日至数周。在 4℃水中,能存活 1 年以上。

【发病机制】

虫体在宿主细胞内生长、增殖,逐渐向周围细胞扩散或经血液循环播散,可侵犯消化、泌尿、神经、呼吸系统和角膜、结膜、肌肉等组织,引起的典型特异性病变为局灶性肉芽肿、脉管炎及脉管周围炎。肠道微孢子虫感染的病变好发于空肠,肠黏膜活检仅见轻度非特异性病变,绒毛轻度低平、变钝,受感染细胞多位于绒毛顶端。肠道微孢子虫病出现严重腹泻和吸收不良的机制可能是脂肪的运转在肠上皮细胞外某处发生了紊乱。眼部微孢子虫病可分为上皮型和角膜基质型 2 种类型。上皮型患者角膜呈现多灶性或弥漫性点状上皮病变,睑间区有前基质浸润,而下面的基质及血管未被累及。角膜基质型患者的角膜上皮细胞为不规则水肿,角膜病变中心基质坏死,周围的基质中有炎性细胞浸润并有数条血管伸入。

【临床表现】

人类微孢子虫病起病缓慢,潜伏期 4～7 个月。临床症状因虫种、感染部位及宿主免疫状态不同而异。

1. *肠微孢子虫病* 主要症状为慢性腹泻和消瘦。大便水样,每日 3～10 次,无黏液或脓血。患者常有恶心、食欲缺乏、腹痛和低热。腹泻在免疫缺陷病毒感染者中呈持续性,而在健康人群则为自限性。腹泻的严重程度与粪便中微孢子虫的孢子数量无相关性。病原体主要为比氏肠微孢子虫,感染一般局限于小肠上皮细胞,也可蔓延到胆管、胆囊、胰腺,引起胆管炎、胆囊炎及胰腺炎。肠脑炎微孢子虫除可感染肠上皮细胞,也可感染巨噬细胞,还可通过血源播散到门静脉系统及体循环。

2. *眼微孢子虫病* 以大量微小的角膜溃疡为特征。2 种类型患者的自觉症状基本相似,均有视物模糊、畏光、流泪、异物摩擦感及眼球发干等症状,常累及双眼。上皮型患者多发生于 HIV 阳性的艾滋病患者或同性恋者身上,临床表现为难以治愈的角膜结膜炎。患者常有弥漫性斑点状角膜上皮病变,也可出现角膜溃疡。主要由兔脑炎微孢子虫、海伦脑炎微孢子虫引起。人粗糙多孢微孢子虫(*Trachipleistophora hominis*)也可引起角膜结膜炎。角膜基质型患者多为无 HIV 感染的免疫功能正常的患者。部分患者有眼外伤史或眼局部长期用皮质激素史。临床表现为视力减退,严重者失明。轻者角膜基质可完整无缺,重者可出现坏死性角膜炎、持续性角膜溃疡及穿孔。可由非洲微孢子虫(*Microsporidium africanum*)、眼微粒子虫(*Nosema ocularum*)、阿氏腕虫(*Brachiola algerae*,过去称 *Nosema algerae*)、锡兰微孢子虫(*Microsporidium ceylonensis*)、角膜条纹微孢子虫(*Vittaforma corneae*)等引起。

3. *播散型微孢子虫病* 3 种脑炎微孢子虫均可使严重免疫抑制的 HIV 感染者发生播散性

感染，其 CD4$^+$ T 细胞常低于 0.1×10^9/L，导致角膜结膜炎、气管炎、肺炎、鼻窦炎、肾炎、尿道炎、前列腺炎、肝炎、腹膜炎、肠炎和胆管炎等。但 3 种脑炎微孢子虫病各有其特点：① 海伦脑炎微孢子虫主要侵犯角膜、结膜、尿道、鼻窦和气管。② 肠脑炎微孢子虫主要寄生在肠道和胆道，并可以弥散到肾、眼、鼻窦，有时还可至呼吸道。③ 角膜脑炎微孢子虫可引起包括几乎所有器官的播散性感染，临床表现为无症状或严重感染。

此外，毒害粗糙多孢微孢子虫（*Trachipleistophora anthropophthera*）、康纳腕虫［*Brachiola connori*，过去称康纳微孢子（*Nosema connori*）］、角膜条纹微孢子虫等均可引起播散性感染。中枢神经系统受感染的患者可出现头痛、嗜睡、神志不清、呕吐、躯体强直及四肢出现痉挛性抽搐等表现。

4. *微孢子虫肌炎*　免疫缺陷患者感染后出现进行性全身肌肉乏力与挛缩，体重减轻，低热及全身淋巴结肿大。引起肌炎的病原体有多孢微孢子虫属、人粗糙多孢微孢子虫、小泡腕虫（*Brachiola vesicularum*）。

【诊断和鉴别诊断】

微孢子虫病患者多无特异性症状和体征，但大多数患者可能有艾滋病或 HIV 抗体阳性，或者有同性恋史或其他原因的免疫功能受损情况，特别是当 CD4$^+$ T 细胞低于 0.1×10^9/L 时，要考虑微孢子虫感染的可能。查到微孢子虫的孢子是确诊的依据。

1. *病原学检查*　微孢子虫孢子的检查通常先用光学显微镜观察，然后借助电子显微镜技术进行鉴定和确诊。根据孢子体积、核的排列、极丝的圈数、繁殖类型和分裂方式等鉴定微孢子虫的种、属。虫体免疫荧光染色、抗原检测、分子生物检测目前主要应用于实验研究。检测肠道致病微孢子虫的孢子，取粪便标本，应保持新鲜或加入 10%的甲醛；对播散性病例，可采集尿液、痰、鼻腔分泌物、脑脊液或结膜涂片、角膜刮片等作为受检物。

（1）涂片染色检查

1）吉氏染色：采用本法染色时孢子的胞质被染成灰蓝色，核染成深粉红色，近核处可见一空白区。在有杂菌污染时，孢子则不易识别。此法用于体液标本检查识别率比粪便标本高。

2）改良三色法（modified trichrome stain，MTS）：孢子被染成粉红色，背景为绿色或蓝色。该方法优于吉氏染色法，提高了孢子与背景间的分辨率。

3）Uvitex2B 染色法：Uvitex2B 为一种化学荧光剂，可与微孢子虫孢子壁的几丁质层结合，而使染上荧光的孢子在黑色的背景下显蓝白色荧光。但这种染色无特异性，粪便中的杂质亦可显荧光。这种方法用于非粪便的标本时，检出率较高。许多实验室倾向于使用改良三色法与 Uvitex2B 染色法来检测临床标本。

4）革兰染色法：主要用于播散性微孢子虫病的检查。采集的标本可以是尿液、支气管肺泡灌洗液、痰和其他体液及其脱落细胞。因这些标本中杂质含量极低，分辨率及检测效果均较好。

（2）电子显微镜检查：是目前诊断微孢子虫感染的金标准。在透射电子显微镜下可以辨别某些孢子虫的形态，但兔脑炎微孢子虫和海伦脑炎微孢子虫在超微结构上非常相似，电子显微镜下难以区分。由于该方法操作过程复杂、耗时、费用较高，不宜作为常规检查方法。

（3）细胞培养：本方法可用于微孢子虫感染的诊断、虫种的鉴定及特异性抗体的制备。几种脑炎微孢子虫、人粗糙多孢微孢子虫、阿氏腕虫和角膜条纹微孢子虫已培养成功。比氏肠微孢子虫目前只能进行短期的培养传代。

（4）分子生物学检查：分子生物学方法敏感、特异，可用于微孢子虫病的诊断和虫种鉴定。将 PCR 技术同 RFLP 或 RAPD（random amplified polymorphic DNA）技术结合来分析 rRNA 基因，对微孢子虫进行鉴定及分类，比传统基于形态学特征、生化特性等进行分类的方法要更可靠、更精确，而且还可以提供遗传进化方面的信息。

（5）免疫学检查：已有多种免疫学方法用于

检测微孢子虫。李艳红等(2006 年)采用间接免疫荧光方法(IFA)检测体外培养细胞系中的家蚕微孢子虫,可观测到细胞玻片中极丝弹出的过程。姜义仁等(2013 年)采用间接竞争 ELISA 法对柞蚕微孢子虫进行检测。

2. 鉴别诊断 注意与其他致病性寄生虫如隐孢子虫、圆孢子虫、孢球虫、弓形虫、卡氏肺孢子菌等引起的疾病相鉴别。微孢子虫角膜基质炎应注意与单纯疱疹病毒感染引起的角膜基质炎相区别。

【治疗】

目前对微孢子虫病尚无特效药物。阿苯达唑用于治疗脑炎微孢子虫和角膜条纹微孢子虫感染,主要作用于发育阶段的虫体,降低或消除虫体的传播,但此药不能破坏成熟的孢子,停药后易复发。阿苯达唑每次 400 mg,每日 2 次,服用 3～4 周,对肠微孢子虫引起的腹泻能显著减轻症状。烟曲霉素对治疗结膜炎、角膜炎效果较好,但胃肠道等不良反应较明显。烟曲霉素的衍生物 TNP470 在体外可部分或完全抑制脑炎微孢子虫和角膜条纹微孢子虫的复制和孢子形成,且该药物毒性作用较小。对角膜基质炎应考虑进行全层穿透性角膜移植,而不是板层角膜移植,这是治疗该病的唯一有效手段。甲硝唑或阿苯达唑可缓解感染微孢子虫的艾滋病患者的腹泻症状,停药后易复发。

【预防】

微孢子虫病尚无具体的预防措施。外界环境(放射线、温度、水中氯离子及氯化物的含量等)对微孢子虫的存活和传播有较大的影响。应加强免疫缺陷患者的个人防护,注意环境卫生和个人卫生。

(南京医科大学 周丹 南通大学 段义农)

十、阴道滴虫病

阴道滴虫病是由阴道毛滴虫(*Trichomonas vaginalis*)寄生于人体阴道及泌尿道等器官引起的感染性疾病,主要表现为滴虫性阴道炎(trichomonas vaginitis)、尿道炎及前列腺炎。本病全球性分布,人类感染较普遍,主要通过性接触传播。

【病原学】

1. 形态 阴道毛滴虫只有滋养体而无包囊。滋养体呈梨形或椭圆形,大小为(10～30)μm×(5～15)μm。在阴道分泌物或培养基中的活动虫体,镜下观察呈水滴状,无色透明,胞质均匀,虫体柔软多变,借前鞭毛摆动前进,以波动膜波动做螺旋式运动。死亡或变性的虫体体形变圆,细胞质呈折光较强的颗粒。

虫体经染色后,可见 1 个椭圆形泡状核位于虫体前 1/3 处,核前端有 5 颗排列呈环状的毛基体,由此发出 4 根前鞭毛和 1 根后鞭毛。波动膜和基染色杆或称肋(chromatic basal rod, costa)亦从毛基体发出,位于前鞭毛背面略后方。后鞭毛和体侧的波动膜外缘相连,末端游离于波动膜之外。波动膜较短,不超过虫体一半,其基部为基染色杆。在核的附近有副基纤维。轴柱 1 根,纵贯虫体,从后部伸出体外。胞质内有许多深染的颗粒,为该虫特有的氢化酶体(hydrogenosome),沿轴柱和基染色杆分布。

2. 生活史 阴道毛滴虫生活史简单。虫体主要寄生在女性阴道,以阴道后穹隆多见,也可在尿道内发现;男性感染者一般寄生于前列腺及尿道,也可在睾丸、附睾或包皮下寄生。滋养体主要以渗透方式吸取营养,以二分裂法或多分裂法增殖。分裂时 1 个虫体最多可形成 16 个子体。虫体对 pH 变化很敏感,在适宜的 pH 中,虫体分裂繁殖速度快。在阴道内,毛滴虫生长最适宜的 pH 为 5.2～6.6,大多数阴道毛滴虫阳性者阴道内 pH 正是在此范围内。滋养体是感染期,在外界环境中有较强的生存能力,可通过直接或间接接触的方式传播。

【流行病学】

阴道毛滴虫呈世界性分布,妇女感染率一般在青春期后逐渐升高,以 20～40 岁年龄组感染率最高,更年期后逐渐下降。据报道,全球每年有 1.7 亿人感染。美国每年至少有 200 万～300

万感染者，10%的健康妇女中可查到阴道毛滴虫，而在性病门诊的女性患者中，其感染率为50%。我国在20世纪50年代人群感染率为20%～38.4%。经过积极防治，到20世纪70年代，感染率明显下降。但后来感染率有所回升，20世纪90年代末育龄妇女感染率可达11.21%，不孕症妇女感染率达25.71%，而在性乱者或患有其他性病者中感染率可高达30%～70%。刘贵珍(2013年)对妇科门诊4 456例阴道炎患者的阴道分泌物检查，阴道毛滴虫感染率为8.5%，感染率仅次于细菌和真菌。近年来，认为阴道毛滴虫是HIV感染和诱发宫颈癌的危险因素之一。

本病传染源为滴虫性阴道炎患者、带虫者及男性感染者。尤其男性感染者不容忽视，可致其配偶重复感染。传播方式有两种：① 直接接触，主要通过性交传播，男女双方均可感染，性乱者感染率高。许多学者认为，性交是阴道毛滴虫病的主要传病方式，WHO在20世纪70年代已把滴虫性阴道炎列为性传播的疾病之一。② 间接接触：主要通过公共浴池、浴具、脚盆、脚布、坐式便器(如马桶)、公用游泳裤等传播。

滋养体在外界环境中生命力较强。在半干燥环境能存活12～20小时，−10℃至少存活7小时，在46℃浴水中能存活20～60分钟；在潮湿的毛巾、内裤上可存活23小时；在普通肥皂水中能存活45～150分钟；在坐式便器上能存活30～45分钟。因此，在集体生活及家庭中，卫生习惯不良，极易相互传染。

【发病机制】

阴道毛滴虫的致病力与虫株的毒力和宿主的生理状态等因素密切相关。

1. *虫株的毒力* 阴道毛滴虫毒力的强弱、致病力的大小是其分泌毒素的能力、黏附作用、吞噬作用及机械刺激等因素综合作用的结果。

体外试验表明，阴道毛滴虫具有接触依赖性细胞病变效应(contact-dependent cytopathic effect)。虫体对靶细胞的杀伤作用主要是直接接触方式。阴道毛滴虫至少可通过4种表面蛋白(AP65、AP51、AP23和AP33)黏附于泌尿生殖道上皮细胞。免疫荧光和免疫电子显微镜等方法观察到阴道毛滴虫还可与靶细胞的纤粘连蛋白、层粘连蛋白相连。接触后滴虫的信号系统(包括G蛋白等)启动。滴虫β-辅肌动蛋白开始增加翻译表达并重新分布，使细胞骨架改变，滴虫形状从梨形变为阿米巴样。虫体对上皮细胞的损伤为接触依赖细胞毒(contact-dependent-cytotoxity)作用。滴虫与上皮细胞黏附后，分泌成孔蛋白(pore-forming protein)造成靶细胞膜内外渗透压失衡，导致细胞死亡。阴道毛滴虫还通过分泌酸性水解酶、膜收缩蛋白酶、半胱氨酸蛋白酶和苹果酸脱氢酶等破坏靶细胞。释放的水解酶如半胱氨酸蛋白酶(cysteine proteinase, CP)类，包括CP39、CP65、CP12等，导致寄生部位上皮损伤。实验室观察到阴道毛滴虫的溶酶体酶可排放到质膜外，使局部细胞受损，有些上皮细胞边缘呈腐蚀现象，在黏膜上皮上可见出血点、坏死病灶。尚有实验表明，虫体鞭毛可分泌细胞离散因子(cell-detaching factor)，促使体外培养的细胞离散。这种现象与临床观察到的阴道黏膜病变、上皮细胞脱落相仿。

阴道毛滴虫还具有吞噬乳酸杆菌、阴道上皮细胞、白细胞和红细胞的作用。强毒株吞噬靶细胞的吞噬作用要比弱毒株迅速得多。同时虫体摄取大量黏多糖，影响阴道自净作用，继而引起炎症反应。另外，阴道毛滴虫的鞭毛、伸出的伪足以及虫体本身均对宿主上皮细胞起到机械刺激作用，也是致病的因素之一。

2. *宿主的生理状态* 妇女卵巢功能减退可使阴道黏膜变薄而脆，有利于滴虫的侵入或加重病变程度。妊娠、月经前后阴道生理的变化，特别是月经后，阴道内pH接近中性，又富含血清，有利于虫体的繁殖。所以妊娠和月经后妇女滴虫的感染率和发病率均升高。有实验表明，滴虫性阴道炎的临床症状与阴道内的雌激素浓度有关。雌激素浓度越高，症状越轻，反之亦然。

3. *阴道内细菌的影响* 正常情况下，健康妇女阴道的内环境因乳酸杆菌的作用而保持酸性(pH 为 3.8～4.4),可抑制虫体及细菌生长繁殖,这称为阴道的“自净作用”。而滴虫寄生时,消耗糖原,妨碍了乳酸杆菌的酵解作用,降低了乳酸浓度,从而使阴道 pH 变为中性或碱性,滴虫得以大量繁殖,有利于继发性细菌感染,加重炎症反应。

滴虫性阴道炎典型病理改变为阴道黏膜充血、水肿,上皮细胞变性脱落,白细胞浸润等。表皮下层为淋巴细胞及浆细胞浸润。在细胞浸润部位有时可见明显的坏死区,病灶内可见虫体。

【临床表现】

大多数女性感染者无临床表现或症状轻微。有症状的滴虫性阴道炎患者主要表现为白带增多、外阴瘙痒或烧灼感。白带可呈白色、赤色、灰黄色或脓状。以泡沫状白带为典型。赤带常因阴道黏膜出血所致;脓性白带说明伴有化脓性感染。阴道检查可见阴道分泌物增多,阴道黏膜及子宫颈充血水肿,严重者有出血或草莓状突起。

阴道毛滴虫还可寄生于泌尿系统,引起尿道炎、膀胱炎,出现尿频、尿急、尿痛、间歇性血尿等。男性感染者一般无症状,有时可出现尿道炎和前列腺炎症状。据报道,新生儿通过产道时可获得呼吸道及眼结膜感染。有学者认为本虫可吞噬精子,或因感染分泌物增多影响精子活力,引起不孕症。

【诊断】

对疑为阴道毛滴虫感染时,应进行病原学检查。从阴道分泌物、尿液及前列腺分泌物查到阴道毛滴虫即可确诊。

1. 阴道分泌物检查

(1) 悬滴法:是常规的检查方法。将经妇科检查取得的阴道后穹隆分泌物涂成悬滴薄片镜检。冬季送检应注意标本保温。此法简便易行,检出率较高,多用于门诊或普查。

(2) 涂片染色法:将分泌物涂成薄片,用瑞氏或姬氏液染色、镜检。此法同时可观察阴道微生物相和清洁度,但较悬滴法复杂。

(3) 培养法:把阴道分泌物加入培养基内,置于 37℃ 培养箱内 48 小时后,镜检。培养法是滴虫诊断的金标准,较上述两法的检出率高,可作为疑难病例的确诊及疗效考核依据。常用的培养基有肝浸汤培养基、蛋黄浸液培养基、RPMI1640 培养基等。

2. 尿道拭取物、尿液、前列腺分泌物检查 将尿道拭取物置于培养基内培养或用悬滴法镜检;收集 2～3 ml 尿液置于消毒器皿内,离心沉淀,取沉淀物镜检或培养。用前列腺按摩法获取 1～2 ml 前列腺分泌物于消毒器皿中,进行镜检或培养。

3. 分子生物学技术 应用 PCR 技术、DNA 探针技术等检测阴道分泌物中阴道毛滴虫的 DNA,敏感性和特异性均很高。PCR 方法检测阴道毛滴虫更方便、省时,特别对于无症状的感染者更实用。

4. 免疫学检查 酶联免疫吸附试验(ELISA)、胶乳凝集试验(LAT)、间接血凝试验(IHA)和间接免疫荧光试验(IFA)等,可检测分泌物中的抗原或血清抗体,敏感性和特异性与培养法相似。

由于检测血清抗体不能区分现症患者和既往感染者,因此,免疫学方法只能用于辅助诊断和流行病学调查。

【鉴别诊断】

阴道炎是妇女的常见病、多发病。其病原体有真菌、细菌、支原体及阴道毛滴虫等,常有多种病原生物混合感染。阴道毛滴虫感染常与支原体等感染同时存在。因此,鉴别诊断除了依靠临床表现外,还需借助于实验室检查。

1. 真菌性阴道炎 现统一称为外阴阴道念珠菌病(vulvovaginal candidiasis),病原体是以白念珠菌为主的酵母菌。真菌性阴道炎是临床最常见的阴道疾病,主要表现为外阴瘙痒、灼痛,白带增多,阴道分泌物常呈豆渣样或凝乳状,阴道壁黏膜上有白色假膜,脱落后可有红斑呈糜烂面,阴道壁充血水肿。镜下可见到真菌菌丝和孢子。据报道,70%的女性一生中至少患过一次真菌性阴道炎。原因是阴道内部温暖潮湿,适合于真菌生长。有真菌感染的阴道 pH

为4.0～5.0，所以滴虫和真菌极少同时存在。

2. *细菌性阴道病*（bacterial vaginosis，BV） 通常是加德纳杆菌和厌氧菌的混合感染。患者主要表现为白带增多，水样，有腥臭，可伴有轻度外阴瘙痒或烧灼感。阴道分泌物呈灰白色，稀薄，黏度很低，分泌物容易从阴道壁拭去。阴道黏膜无充血的炎症表现。确诊依据为细菌学检查阳性，镜检可见线索细胞。

【治疗】

1. *局部治疗* 常用药物有甲硝唑、乙酰胂胺（滴维净）、卡巴胂等。治疗前宜用1%乳酸、0.5%醋酸或1∶5 000高锰酸钾溶液冲洗阴道。然后将甲硝唑泡腾片或乙酰胂胺1片塞入阴道后穹隆。每日1次，7～10日为1个疗程。局部用药可控制局部症状，但不能根治，应与口服药物同时进行。中药有苦参、蛇床子等，疗效好，不良反应少。

2. *口服药物* 甲硝唑是治疗滴虫性阴道炎和泌尿系统感染的常用药物。口服剂量每次200～250 mg，每日3次，一般7～10日为1个疗程。也可采用大剂量（2.0～2.4 g）顿服，疗效较高，但部分患者出现胃肠道反应及头痛、口苦等不良反应。甲硝唑有致畸作用，故妊娠3个月内的孕妇禁用。

近年来，临床上优先选用替硝唑（tinidazole）单剂量（2.0 g）顿服治疗滴虫性阴道炎，该药与甲硝唑相比，具有疗效高，不良反应少的特点。替硝唑为5-硝基咪唑，半衰期是甲硝唑的2倍，其作用机制与甲硝唑相似。奥硝唑（ornidazole）是三代硝基咪唑，半衰期更长。口服奥硝唑治疗滴虫性阴道炎效果与甲硝唑相似，且不良反应较少。塞克硝唑（seenidazole）是继替硝唑、奥硝唑后研制的一种高效、短程、依从性更好的治疗阴道滴虫病的药物。

【预防】

1. *定期普查，积极治疗患者和带虫者，以减少和控制传染源* 夫妻或性伴应同时进行治疗，防止反复交叉感染。对性工作者应加强治疗，防止阴道滴虫病等性病传播。

2. *改善公共卫生设施* 提倡淋浴和蹲厕，对坐式马桶应注意消毒处理。禁止滴虫感染者进入游泳池。医疗单位要使用一次性的阴道扩张器、冲洗用具等，防止交叉感染。家庭中避免共用脚盆、脚布等，以防传染。

3. *加强卫生宣传* 注意个人卫生和经期卫生。加强法治宣传，打击卖淫嫖娼活动。

（南通大学 段义农）

十一、锥虫病

锥虫病（trypanosomiasis）是感染锥虫（trypanosome）引起的原虫病，可分为非洲锥虫病与美洲锥虫病2种，其症状和体征各不相同。

（一）非洲锥虫病

非洲锥虫病（African trypanosomiasis）或称非洲昏睡病，是由布氏冈比亚锥虫和布氏罗得西亚锥虫引起，流行于非洲热带地区，其临床症状早期表现为发热、头痛、关节痛、肢体痛及淋巴结肿大等，晚期表现为嗜睡、昏睡以及其他中枢神经系统损害。

【病原学】

致病较严重的布氏锥虫（*Trypanosoma brucei*）通常指布氏冈比亚锥虫（*T. b. gambiense*）和布氏罗得西亚锥虫（*T. b. rhodesiense*）。罗得西亚锥虫多引起急性感染，病程3～9个月；而冈比亚锥虫常导致非洲昏睡病的慢性形式，病程数月至数年。

冈比亚锥虫和罗得西亚锥虫在人及其他哺乳动物体内寄生的阶段为锥鞭毛体（trypomastigote）。锥鞭毛体具有多形性。在血液中，锥鞭毛体可分为细长型、中间型和粗短型；在组织中则为粗短型。经吉氏或瑞氏染色后，细长型锥鞭毛体长20～40 μm、宽1.5～3.5 μm，有一游离鞭毛可长达6 μm；粗短型则长15～25 μm，宽3.5 μm，游离鞭毛短于1 μm或鞭毛不游离。当血中虫数多时，锥鞭毛体多以细长型为主；血中虫数下降时，则多见粗短型。雌性或雄性布氏锥虫的传播媒介为舌蝇属（*Glossina*）的某些种，仅粗短型对舌蝇具有感染性。舌蝇叮咬已受染的脊椎动物宿主时，锥鞭毛体进入舌蝇食管，经前胃到达中肠，随之细长型虫体死亡，粗短型锥鞭毛体从肠道移行到唾液腺，经历前循环期、中循环期以及上鞭毛体的增殖、发育阶段，最后在唾液腺发育为外形粗短、无游离鞭毛、对哺乳动物具有感染性的循环后期锥鞭毛体(metacyclic trypomastigote)。舌蝇的发育过程需3～4周。当受染的舌蝇叮吸人或其他哺乳动物的血时，循环后期锥鞭毛体随涎液进入皮下组织，转变为细长型锥鞭毛体，繁殖后入血。可分裂的细长型锥鞭毛体先转变为中间型，随之成为不分裂的粗短型锥鞭毛体。在病程的早期，锥鞭毛体存在于血液、淋巴液内，晚期可侵入脑脊液。

【流行病学】

1. *传染源*　人是布氏冈比亚锥虫的主要宿主，牛、猪、山羊、绵羊、犬等动物可能是保虫宿主；布氏罗得西亚锥虫病的传染源为人(猎人、渔民和采集工人等)，非洲羚羊、牛、狮、鬣狗等动物为其保虫宿主。

2. *传播途径*　非洲锥虫病通过吸血舌蝇传播。冈比亚锥虫主要在人与人之间通过须舌蝇(*Glossina palpalis*)传播，这类舌蝇在非洲西部与中部沿河流或沿森林的稠密植物带滋生。罗得西亚锥虫主要在动物间通过刺舌蝇(*G. morsitans*)传播，这类舌蝇在东非及东南非热带草原和湖岸的矮林及草丛地带滋生，人进入这些地区可获感染。

3. *易感人群*　人群普遍易感。冈比亚锥虫病主要见于须舌蝇分布地区乡村居民，在西部及中部非洲大面积地区呈灶性分布；而罗得西亚锥虫病则多见于猎人、牧民、渔民、养蜂人及旅游者，分布较冈比亚锥虫局限得多，仅分布于非洲东部和东南部。

【发病机制】

非洲锥虫寄生于血液、淋巴液、淋巴结、脾和脑脊液，不侵入或寄生于细胞内，寄生于不同器官的结缔组织间隙及脾与淋巴结的单核-巨噬细胞系统的组织间隙。在脑内淋巴管及细胞间隙寄生较多。

致病机制尚不完全清楚，目前证据提示，发病机制与非洲锥虫的抗原变异及宿主的免疫反应有关。由于非洲锥虫表面抗原在其基因调控下不断发生变异，且这些抗原不断地被释放入血，刺激宿主免疫系统，产生大量的免疫球蛋白。抗原与抗体形成可溶性免疫复合物，沉着于全身各组织内，产生炎症反应。一些锥虫抗原亦可吸附到某些宿主细胞表面，结合特异性抗体，激活补体，导致宿主细胞的溶解。受累组织中以淋巴结、心肌、肝脏、脑、脑膜为重，镜下可见单核细胞、淋巴细胞、浆细胞、巨噬细胞等浸润。淋巴结在发病早期即肿大、充血，慢性患者脾亦肿大。心脏扩大，心肌肥厚，有心肌炎、心内膜炎、心包炎和心包积液，镜下可见间质水肿、纤维组织增生以及心肌、心内膜、心包等的细胞浸润。肝脏有出血和充血，肝细胞变性坏死。中枢神经系统可发生弥漫性软脑膜炎，血管周围出现单核细胞和Mott桑葚状细胞的浸润，脑皮质充血和水肿，神经元变性，胶质细胞增生。也有报道指出，感染布氏锥虫后，脑游离酪氨酸水平明显降低引起的蛋白质与神经介质合成障碍可能与患者的神经系统症状有关。

【临床表现】

两种非洲锥虫病的临床经过不同。冈比亚锥虫病呈慢性过程，病程为数月至数年；罗得西亚锥虫病则呈急性过程，病程仅为3～9个月，有的患者在中枢神经系统未受侵犯之前即已死亡。依病程的发展，非洲锥虫病可分为3个阶段。

1. *初发反应期(或称锥虫下疳期)*　锥虫下疳出现在舌蝇叮咬后数日，常见于布氏罗得西亚锥虫的感染，在叮咬部位出现。初为结节，以后肿胀，形成硬结，有痛感，约3周后消退。

2. *血淋巴期(亦称第1期锥虫病)*　在感染后5～12日，因体内锥虫迅速繁殖，出现锥虫血症并可侵入身体相应器官。临床上以发热、淋巴结病、皮疹为主要表现，其症状一般在外来人群较本地人群更明显。血中的锥虫数目随虫体抗原变异有交替上升下降现象，此时，患者出现不规则型或间歇型发热，热度高低与无热期的长短与感染严重程度有关。除发热外，患者有剧烈头痛、关节痛、肢体痛、乏力、皮疹、全身淋巴结肿大等症状，其中以颈后部、颌下、腹股沟及股淋巴结肿大最为显著。颈部枕后三角区淋巴结肿大(Winterbottom 征)是冈比亚锥虫病的特征。患者还可出现深部感觉过敏(Kerandel 征)、心动过速或过缓、脾大、眼及胃肠道症状。罗得西亚锥虫感染可引起体重迅速减轻和心脏受累，表现为心肌炎、心外膜炎或心包积液等，一般感染几个月内可出现死亡。

3. *脑膜脑炎期(亦称第 2 期锥虫病)* 冈比亚锥虫常侵入中枢神经系统，人进入睡眠病阶段。常在发病数月或数年后才出现，举止异常，临床表现为性格改变、无欲状态、淡漠、言语迟钝、举止缓慢伴共济失调。常见舌、手、躯干震颤，继之出现肌强直、痉挛或抽搐；之后出现嗜睡，即使正在进食或站立时也可入睡；最终导致意识丧失和昏迷。患者可因抵抗力低下而继发严重的感染，如痢疾、肺炎，或因抽搐、癫痫持续状态、心力衰竭而死亡。

【实验室检查】

凡有流行病学史、硬性下疳、不规则发热、顽固性头痛、乏力、嗜睡、贫血、颈后淋巴结肿大等症状者，均应高度警惕锥虫病的可能，及时进行病原学检查以确诊。

1. *病原学检查* 取锥虫下疳及淋巴结的穿刺物、血液、骨髓，或在晚期取脑脊液，以显微镜检查锥鞭毛体。制作湿片有时可发现活动的锥虫，或制片固定经吉姆萨或 Field 染色后进行检查。

2. *动物接种检查* 通过接种大鼠和小鼠是分离寄生虫的敏感方法，但其使用仅限于罗得西亚锥虫。迄今该方法不是常规的诊断方法。

3. *血清学检查* 主要适用于布氏冈比亚锥虫感染，包括卡片凝集试验(CATT)、间接荧光抗体试验(IFA)、酶联免疫吸附试验(ELISA)等方法以检查血清中特异性抗体。因罗得西亚锥虫患者血中的锥虫密度较高，所以抗体检测不是那么必需，或用 IFA 来检查。

4. *分子生物学方法* 用于疾病诊断和亚种鉴定时可采用 PCR 等方法。用布氏锥虫表达位点相关基因(ESAG)的特异性引物扩增患者血基因组 DNA 来确定是否感染布氏锥虫；用布氏锥虫冈比亚种特异性糖蛋白(TgsGP)和 18S rRNA(M18S-Ⅱ-Tb)基因以及布氏锥虫罗得西亚种特异性血清抗性相关(SRA)基因的特异性引物扩增患者血样基因组 DNA 来确定其感染的亚种。亦可用核酸分子杂交等方法。

5. *其他检查*

(1) 血液检查：白细胞总数正常，淋巴细胞相对增多，贫血，红细胞沉降率加快，血清球蛋白升高，IgM 升高为甚，发病半个月后可达正常值 8～16 倍。

(2) 脑脊液检查：蛋白增多，以 IgM 增多为主。若患者的脑脊液中查不到锥虫，且白细胞数≤5 mm^3，此时被认为是病程的第 1 期；若脑脊液中可见锥虫，且白细胞数＞5 mm^3，则病程进入第 2 期。

【治疗】

应及早进行病原治疗，用药需取决于感染的虫种及感染阶段。

1. *喷他脒* 可治疗第 1 期冈比亚锥虫病，每日剂量为 4 mg/kg，肌内注射或静脉注射(生理盐水稀释，滴注 2 小时)，7 日为 1 个疗程。不良反应有低血压、低血糖、呕吐、腹痛等。注射后需卧床休息。治疗第 2 期冈比亚锥虫病，一线治疗方案为依氟鸟氨酸与硝呋替莫联用，硝呋替莫每日总剂量为 15 mg/kg，一日 3 次口服，连服 10 日；依氟鸟氨酸每日总剂量为 400 mg/kg，分 2 次静脉滴注，每次药品溶于 250 ml 的注射用水中，每次滴注 2 小时，连用 7 日。二线方案为依氟鸟氨酸单独应用，每次剂量为 100 mg/kg，稀释于 100 ml 注射用水中，每次静脉滴注 2 小时，每 6 小时 1 次(每日总剂量为 400 mg/kg)，连用 14 日。依氟鸟氨酸的不良反应主要有发热、瘙痒、高血压、恶心、呕吐、腹泻、腹痛、头痛、髓系细胞受抑制(贫血、白细胞和血小板减少等)，罕见癫痫发作。针对锥虫病的复发可采用三线方案，美拉胂醇每日静脉滴注2.2 mg/kg的剂量，连用10日。

2. 苏拉明　对第1期罗得西亚锥虫病有良好疗效。它不能通过血-脑屏障，用药数小时后即可将血中锥虫杀死。首次测试剂量为4～5 mg/kg，静脉滴注；如无过敏反应，第3日起每次静脉滴注20 mg/kg，最大剂量不超过1 g。每周1次，5次为1个疗程(即第3、10、17、24和31日)。不良反应常见，但较轻微，有发热、肾毒性、周围神经病变、粒细胞缺乏症和血小板减少症等。替代方案可采用喷他脒治疗。美拉胂醇易通过血-脑屏障，可用于治疗第2期罗得西亚锥虫病。每日静脉滴注2.2 mg/kg，连用10日。美拉胂醇的不良反应大，有反应性脑炎、中毒性肝炎、严重腹泻、肾炎及剥脱性皮炎等。其中以反应性脑炎最为严重，表现为突发头痛、发热、语言障碍、抽搐、昏迷，甚至死亡，此系短期内大量锥虫死亡所致。可合用肾上腺皮质激素(如氢化波尼松)以减轻不良反应。

脑脊液无异常者经治疗后预后良好；中枢神经系统受累者死亡率高，可达70%左右。

【预防】

非洲锥虫病的预防应采取综合措施，主要包括治疗患者与病畜，清除灌木林，控制舌蝇的滋生与栖息，应用杀虫剂杀灭舌蝇以降低舌蝇密度等方法。到流行区的旅行者应注意个人防护，防止舌蝇叮咬。

(二) 美洲锥虫病

美洲锥虫病(American trypanosomiasis)又名恰加斯(Chagas)病，是由寄生原虫克氏锥虫(*Trypanosoma cruzi*)引起的人兽共患性疾病，主要流行于中美洲和南美洲的农村地区。急性期有发热、颜面水肿、淋巴结炎等，慢性期有心肌炎、巨食管、巨结肠等临床表现。

【病原学】

克氏锥虫的生活史经历锥鞭毛体(trypomastigote)、无鞭毛体(amastigote)及上鞭毛体(epimastigote)3个发育阶段，寄生于传播媒介锥蝽以及人与多种哺乳动物的体内。当锥蝽刺吸人或其他哺乳动物的血时，末梢中的锥鞭毛体进入锥蝽的消化道内，在中肠转变为上鞭毛体，并进行二分裂增殖，随后在后肠上鞭毛体转变为有感染性的循环后期锥鞭毛体。当受染的锥蝽吸血时，锥鞭毛体随锥蝽的粪便排出，通过破损的皮肤、黏膜或结膜侵入人体。锥鞭毛体经血侵入单核吞噬细胞系统及组织细胞，如肌细胞等，转变为无鞭毛体，进行二分裂增殖后形成假囊或假包囊(其内含数百个无鞭毛体)，约5日后一部分无鞭毛体经上鞭毛体转变为锥鞭毛体，锥鞭毛体破假囊而出，侵入新的细胞或进入血液循环。克氏锥虫在血中的锥鞭毛体与非洲布氏锥虫不同，它们在血液中并不增殖，增殖只发生在锥鞭毛体进入组织细胞或被锥蝽食入后。此外，人还可通过输血、母乳、胎盘或食入被传染性锥蝽粪便污染的食物而感染克氏锥虫。

【流行病学】

美洲锥虫病分布于中南美洲，从美国南部至最南端的阿根廷。慢性美洲锥虫病成为许多拉丁美洲国家的主要健康问题。

1. 传染源　克氏锥虫可在人、多种野生及家养哺乳动物中寄生，因此，存在克氏锥虫血症的人和多种哺乳动物(如狐、松鼠、犬、猫、家鼠等)均可成为本病的传染源。

2. 传播途径　锥蝽粪便直接污染人体的皮肤黏膜而造成传播是主要的途径，其次人体也可通过输血或经胎盘及实验室意外接种等途径获得感染。随着人口迁移的增加，输血传播的机会在增加。

3. 易感人群　人群普遍易感。

【发病机制】

克氏锥虫寄生于所有的有核细胞。急性期病理改变可见锥虫侵入的皮肤黏膜局部发生炎症反应及所属淋巴结反应增生。锥虫侵入心肌细胞及其他细胞，心肌出现弥漫性炎性病变，受累肌纤维可呈坏死样变，脑膜及血管周围亦有炎症细胞浸润。对于克氏锥虫病慢性期相关的发病机制，目前有两种理论：一种理论认为，克氏锥虫持续存在导致慢性炎症；另一种理论认为，克氏锥虫感染所发生的病变具有自身免疫性质。慢性期以心脏及消化系统为主要受损脏器。心脏受损可表现心室扩大、室壁变薄、心壁血栓等，镜下可见心肌变性、心肌细胞萎缩、心肌断裂，间质水肿、纤维化，巨噬细胞、淋巴细胞及浆细胞浸润等，心脏传导系统常发生纤维化和慢性炎性损伤。食管与结肠肌层有灶状炎性损害，该处副交感神经丛的神经节被破坏，肠壁的外周神经元减少，使食管和结肠失去正常的蠕动功能，导致巨食管和巨结肠。

【临床表现】

潜伏期为1～3周。无鞭毛体是主要的致病阶段，致病过程分为急性期和慢性期。

1. 急性期　在锥虫侵入部位可出现红斑性结节，称为恰加斯肿(Chagoma)。如锥虫侵入部位在眼结膜，则出现一侧性眼眶周围水肿、结膜炎及耳前淋巴结炎，即为Romana征。此为急性恰加斯病的典型特征。急性期的主要临床表现为发热、厌食、广泛淋巴结肿大、轻度肝脾大，少数患者可有心肌炎、脑膜炎等表现。绝大多数急性病例在4～5周后症状消退而进入无症状的慢性期。

2. 慢性期　常出现在感染10～20年后，主要的临床表现包括心肌病、消化系统的巨食管与巨结肠等。心脏病变是慢性期最常见的后遗症和死亡原因，表现为慢性心肌炎、心脏扩大、心律失常、传导阻滞及心力衰竭等，患者可发生急性或慢性心力衰竭及阿斯综合征，或因心内血栓脱落引起肺或脑栓塞而猝死。罹患巨食管症和巨结肠症的患者可表现为体重减轻，进食或排便严重困难。

急性期与慢性期有心脏病变者，可并发心力衰竭、心律失常；慢性期有巨食管症者，易并发吸入性肺炎；有巨结肠症者，可发生肠梗阻及肠穿孔。

【实验室检查】

凡有流行病学史、发热、淋巴结肿大及心脏病变者，应及时进行病原学检查以明确诊断。急性美洲锥虫病须尽早处理，如临床和流行病学支持疾病的诊断，不应等待病原学分离的结果而延误治疗。对有流行病学史，同时有心肌病、吞咽困难、严重便秘患者，可检测特异性抗体以辅助诊断。

1. 病原学检查　在急性期，血中锥鞭毛体数量多，可在末梢血中查到锥鞭毛体。在隐匿期或慢性期，血中锥虫少，则采用动物接种或培养法。

(1) 显微镜检查：① 新鲜抗凝血或血液沉积后的棕黄色层与血浆界面查找活动虫体。② 经吉姆萨染色的薄血膜涂片查虫体。

(2) 病原分离：① 将受检者的血液接种小鼠。② 专门培养基即NNN、LIT培养。③ 接种诊断法，即用人工饲养的未受感染的锥蝽饲食受检者血液，10～30日后检查锥蝽肠内容物内有无上鞭毛体或锥鞭毛体。

2. 血清学检查　抗体检测是可供选择的诊断慢性美洲锥虫病方法，利用IFA、ELISA等方法可从患者血中查到针对锥虫特异性抗原的抗体。

3. 其他检查　近年来，DNA探针和聚合酶链反应(PCR)应用于恰加斯病的诊断研究，检测敏感度高，但用于常规诊断尚嫌方法较烦琐。

【治疗】

急性期用药常有一定效果。硝呋替莫(nifurtimox)是目前唯一试用的抗克氏锥虫药。硝呋替莫口服，成人8～10 mg/(kg·d)，儿童10～20 mg/(kg·d)，分4次口服，疗程30～120日。目前还没有任何疗法被证明对慢性期患者有效，只能对症处理。急性期婴幼儿患者及慢性期患者预后不良。

【预防】

流行区主要的预防措施包括杀灭住所及周围环境的锥蝽，改善居住条件，消灭锥蝽滋生环境。在流行区，对于献血者应排除克氏锥虫感染，以防经血液传播的发生。

（南京医科大学　季旻珺）

第三节 蠕虫病

一、总述

蠕虫病(helminthiasis)是由蠕虫(helminth)感染引起的一类疾病的总称。蠕虫是多细胞无脊椎动物，富含肌肉，以肌肉伸缩而做蠕形运动。自然界中蠕虫种类繁多，分布很广，对人类感染较为普遍。与人体疾病最为密切的蠕虫包括吸虫、线虫和绦虫等。有些蠕虫的虫种仅感染人体，而大部分蠕虫可同时感染人和多种哺乳动物，引起严重的人兽共患蠕虫病，可造成患者致病、感染动物死亡等巨大经济损失。在我国，较重要的蠕虫病已达50余种，其中常见的蠕虫病有血吸虫病、肝吸虫病、姜片虫病、肺吸虫病、钩虫病、蛔虫病、鞭虫病、蛲虫病、丝虫病、旋毛虫病、猪带绦虫病、囊尾蚴病、牛带绦虫病、包虫病、裂头蚴病等。

【病原学】

蠕虫生活史一般有成虫、虫卵、幼虫等阶段。大部分蠕虫的成虫寄生于人体，但也有例外，如细粒棘球绦虫和多房棘球绦虫成虫不在人体寄生。有些种类无虫卵，雌虫卵胎生，直接产出幼虫，如丝虫和旋毛虫等。蠕虫的幼虫阶段随种类不同而不同。吸虫的幼虫包括毛蚴、胞蚴、雷蚴、尾蚴、囊蚴等；线虫幼虫有杆状蚴(或腊肠蚴)、丝状蚴之别，或分为3～5期幼虫；不同种类绦虫，其幼虫不同，如囊尾蚴、棘球蚴、裂头蚴等。

蠕虫成虫的大小和形状随虫种不同而各异。吸虫除血吸虫外，均雌雄同体、背腹扁平、呈叶片状或长舌状，有口、腹2个吸盘，借吸盘的交互吸附在其寄生部位移动；大小从不到1 mm到几十毫米，消化系统不完整，无肛门。线虫为雌雄异体，圆柱状或线状，雌虫通常大于雄虫，雌虫的尾端钝圆，雄虫尾端卷曲或膨大；不同种类大小、长度相差较大，从不到1 cm到100 cm以上，消化系统完整。绦虫均雌雄同体，背腹扁平，呈带状，有固着器官4个吸盘或2个吸槽；大小相差较大，小的仅数毫米，大的可达10 m长，无消化系统，营养靠体表吸收。

不同种类的蠕虫其寄生部位、生活史类型、宿主类别各不相同。蠕虫可寄生于人体肠道、血管、淋巴管、肝胆管、肺脏、肝脏、皮下、肌肉、眼、脑等器官组织中。常见的吸虫生活史复杂，均需要1个或2个中间宿主，均为生物源性蠕虫。生活史中多数线虫不需要中间宿主，在外界土壤中发育，为土源性线虫；有些线虫可有1个中间宿主，为生物源性线虫。绦虫生活史通常需要1个中间宿主，亦有2个宿主，或无中间宿主。

【流行病学】

蠕虫病的流行常具有地方性和季节性的特点，主要受传染源、传播途径和易感人群3个环节，以及自然因素、生物因素和社会因素等的影响。土源性蠕虫病呈世界性分布，以受自然因素的影响为主，在气候温暖潮湿的热带、亚热带地区分布广，如钩虫病、蛔虫病、鞭虫病等。生物源性蠕虫病的分布更具地方性和季节性，主要受生物因素的影响，如日本血吸虫需要钉螺作为其中间宿主，血吸虫病的流行与钉螺的分布相一致。

【发病机制】

蠕虫在人体的寄生部位和寄生习性不同，人体对其防御能力亦各不相同，因此，蠕虫病的发病机制较多。主要有以下几种。① 机械性损伤：蠕虫的成虫或幼虫在宿主体内寄生、移行引起的损害。如血吸虫尾蚴等幼虫侵入皮肤可产生皮肤损害；蛔虫、钩虫等幼虫在体内移行通过肺部时，产生肺微血管的损伤；蛔虫数量多时阻塞管腔引起肠梗阻；包虫寄生在肝、肺等器官组织内，虫体长大而产生压迫症状等。② 炎症与超敏反应：蠕虫的分泌物与排泄物以及虫体死亡后的分解产物等是宿主的致敏原，可产生局部炎症与超敏反应，严重者可致过敏性休克，甚至死亡。例如，丝虫的子宫排泄物可引起急性淋巴管炎；肝包虫破裂入腹腔或胸腔，囊液可引起过敏性休克；蠕虫成虫、幼虫或虫卵在组织内沉积均能引起嗜酸性肉芽肿反应。③ 夺取宿主营养：蠕虫寄生于人体，其生长与繁殖需从人体摄取营养物质，常导致宿主营养不良或发育障碍。如童年期重度血吸虫感染或重度华支睾吸虫感染可导致生长发育障碍。

【临床表现】

蠕虫病的临床症状因感染的轻重程度和受累脏器的不同而各异。大多数蠕虫感染为慢性感染，症状较轻微，通常为带虫状态而不被人们重视，极易误诊。当感染虫数少或寄生于腔道时，常不表现明显症状，如姜片虫病、带绦虫病和蛔虫病等。当感染虫数多时，尤其是寄生于组织或重要脏器的蠕虫，可出现明显而严重的症状。例如，肝包虫病患者，当受外力或手术时棘球蚴破裂，可引起严重的过敏性休克，抢救不及时可导致死亡。当旋毛虫病患者体内大量幼虫形成囊包时，出现急性期症状，可因心力衰竭、败血症、呼吸道并发症等而死亡。

【诊断和实验室检查】

蠕虫病的诊断包括临床诊断和实验室检查，以实验室发现病原体为确诊的依据。患者的籍贯、职业、旅居史、饮食、卫生习惯等流行病学史可为临床诊断提供重要参考资料。鉴别诊断除依据患者的临床症状和体征外，还需进行生化、病理、影像等手段以资佐证。实验室检查包括病原学检查、免疫学诊断和分子生物学方法。病原学诊断为确诊方法，可依据其寄生部位的不同，选择不同的诊断方法。肠道寄生的蠕虫或经肠道排出成虫或虫卵的蠕虫，可直接检查粪便中的病原体；寄生于其他组织脏器中的蠕虫，可取血液、痰液、尿液和各种穿刺液以及活组织标本等，以检查相应病原体。用病原学方法无法或未能检查到病原体时，还可采用免疫学和分子生物学诊断方法来辅助诊断。

【治疗和预防】

蠕虫病治疗可采用药物驱虫、外科治疗以及对症治疗等手段。因几类广谱驱虫药的问世，使蠕虫病感染率大幅度下降，对控制蠕虫病的流行有重要意义。例如，吡喹酮是治疗吸虫病和绦虫病的特效药，而苯丙咪唑类药是治疗线虫病的特效药。虽然化学治疗是防治蠕虫病的有效措施，但为防止耐药性发生，需采用“联合用药、综合驱虫”的措施。有些蠕虫病，如血吸虫性巨脾症、脑囊虫病、肝包虫病等，需要采取外科手术和药物驱虫来联合治疗。有些蠕虫的侵袭会导致人体的各种病变，如贫血、侏儒症及其他并发症等，还需要采取相应的对症治疗措施。

采用控制传染源、切断传播途径、保护易感人群等措施来预防蠕虫病的发生。从控制传染源的目的出发，对蠕虫病患者必须采取群体性的驱虫治疗；还要对人兽共患蠕虫病的保虫宿主采取病原治疗或灭杀等措施。对于传播途径较简单的土源性蠕虫，着重采取防止经口和经皮肤感染，以及防止人畜粪便污染水源和瓜果蔬菜等措施；而对于生物源性蠕虫，除上述措施外，还必须采取针对消灭中间宿主如螺类、蚊虫等的措施。另外，采取健康教育的方法来提高人群的卫生知识水平和防病能力，同时结合防止感染的措施来保护易感人群，也是预防蠕虫病的重要措施。

二、血吸虫病

血吸虫病(schistosomiasis)是我国乃至世界范围内危害最严重的寄生虫病之一，是人兽共患寄生虫病。寄生在人体的血吸虫主要有 6 种，即日本血吸虫(*Schistosoma japonicum*)、埃及血吸虫(*S. haematobium*)、曼氏血吸虫(*S. mansoni*)、间插血吸虫(*S. intercalatum*)、湄公血吸虫(*S. mekongi*)和马来血吸虫(*S. malayensis*)。其中以日本血吸虫、埃及血吸虫和曼氏血吸虫引起的血吸虫病流行范围广，危害大。我国流行的只有日本血吸虫。湖北江陵的西汉男尸和湖南长沙的马王堆西汉女尸中血吸虫卵的发现，证明血吸虫病至少在我国存在 2

100多年。日本血吸虫病在我国流行历史悠久，危害严重，我国是4个日本血吸虫病流行国（中国、菲律宾、印度尼西亚、日本）中最严重的国家，也是全球受血吸虫病危害的4个国家之一（埃及、苏丹、中国、巴西）。

【病原学】

成虫线状，雌雄异体。雌虫圆柱形，前细后粗，长12～28 mm，宽0.1～0.3 mm，因肠管内充满消化或半消化的血液，故虫体常呈黑褐色。卵巢长椭圆形，位于虫体中部肠支汇合处之前。雄虫圆筒状，乳白色，短粗，长10～22 mm，宽0.50～0.55 mm。睾丸一般为7个，椭圆形，呈串珠状排列于腹吸盘的虫体背侧。雄虫自腹吸盘后虫体两侧略向腹面卷曲形成抱雌沟，雌虫常居留于抱雌沟内，呈雌雄合抱状态。虫卵淡黄色，椭圆形，平均大小约为89 μm×67 μm，卵壳薄，无卵盖，一侧有一小棘，虫卵表面常附着许多宿主组织残留物和肠内容物。成熟虫卵内含1个毛蚴。毛蚴灰白色，梨形，大小约为99 μm×35 μm，周身被有纤毛。尾蚴属叉尾型，大小为280～360 μm，由体部和尾部组成，尾部分尾干和尾叉。

日本血吸虫生活史包括成虫、虫卵、毛蚴、母胞蚴、子胞蚴、尾蚴和童虫共7个阶段。成虫寄生于人和哺乳动物门静脉-肠系膜静脉系统，主要在肠系膜下静脉。雌雄交配后，雌虫在肠系膜下层静脉末梢内产卵。少部分(23%)虫卵随血流进入肝并沉积在肝组织，极少数虫卵可随血流进入肺和脑等其他组织，最后死亡和钙化。大部分(76%)虫卵直接沉积在肠壁小血管。由于成熟虫卵内毛蚴分泌溶细胞性物质，经微孔渗出，破坏血管壁及肠黏膜组织，局部发生炎症、坏死，形成脓肿，加上肠蠕动、腹内压力和血管内压力的增加，部分虫卵连同坏死组织脱落进入肠腔，随粪便排出宿主体外。虫卵随粪便进入水中，在水中孵化出毛蚴并侵入钉螺体内，经母胞蚴、子胞蚴的无性繁殖，最后分裂发育为成千上万条尾蚴。当人或哺乳动物接触含有尾蚴的疫水时，尾蚴在数秒至数分钟内侵入宿主，脱去尾部成为童虫。童虫在皮下组织停留短时间后，侵入末梢血管或淋巴管内，随血液经右心到肺，再由左心入体循环，至肠系膜动脉，穿过毛细血管进入肠系膜静脉，在肝门静脉发育至一定程度，雌雄虫体合抱，再逆血流移行至肠系膜下静脉及痔上静脉发育成熟、交配、产卵。自尾蚴侵入宿主至成虫成熟并开始产卵约需24日，产出的虫卵在组织内发育成熟需11日左右，成虫平均寿命约4.5年，最长可活40年。

【流行病学】

日本血吸虫病流行于亚洲的中国、日本、菲律宾和印度尼西亚。我国血吸虫病曾流行于长江流域及其以南的湖北、湖南、江西、安徽、江苏、云南、四川、浙江、广东、广西、上海、福建12个省（自治区、直辖市），共409个县、市，而我国台湾至今没有发现人体感染日本血吸虫病的病例。经过60多年的大力防治，上海、浙江、福建、广东、广西5个省（自治区、直辖市）已于1995年前达到传播阻断标准（连续5年未发现当地感染的血吸虫病患者和病畜、查不到感染性钉螺，已建立以行政村为单位，能反映当地病情、螺情变化的档案资料，并有监测巩固方案和措施），全国已分别于2008年和2015年达到疫情控制标准（人畜感染率低于5%，不出现急性血吸虫病暴发，以行政村为单位，2周内发生急性血吸虫病病例少于10例，同一感染地点1周内连续发生急性血吸虫病病例少于5例，已建立以行政村为单位，能反映当地病情、螺情变化的档案资料）和传播控制标准（人畜感染率低于1%，不出现当地感染的急性血吸虫病患者，连续2年以上查不到感染性钉螺，已建立以行政村为单位，能反映当地病情、螺情变化的档案资料）。有些县、市已达到血吸虫消除标准（达到传播阻断标准后，连续5年未发现当地感染的血吸虫病患者和病畜）。未达到传播阻断标准的县（市、区）主要分布在水位难以控制的湖北、湖南、江西、安徽等省的江湖洲滩地区及环境复杂的四川、云南等省的部分山区。当地新发急性感染已少见，常为国内异地感染的输入性病例。

日本血吸虫病的传染源是患者、带虫者和保虫宿主。保虫宿主分布广泛，种类繁多，主要有家畜如牛、羊、狗、猫、猪等以及各种野生动物，共40多种。血吸虫病的传播流行必须同时存在3个重要环节，即含有血吸虫卵的粪便污染水源、水体中存在钉螺和人群接触疫水，三者缺一不可。人们生产、生活和家畜饲养的不良习惯，如用新鲜粪便施肥、随地大便、厕所建在河沟边、在河沟水塘中清洗粪具、船民渔民粪便直接排入水中等，均可使血吸虫卵污染水源。

钉螺是日本血吸虫的唯一中间宿主。其为软体动物，属水陆两栖淡水螺类，雌雄异体，长约1 cm，呈螺钉状，有6～8个螺层。壳口卵圆形，在其外缘背侧有一条粗的隆起称为唇嵴。螺壳表面有纵肋者称肋壳钉螺，螺壳光滑者为光壳钉螺。钉螺生活在土质肥沃、杂草丛生、水流缓慢的洲滩、湖汊、河畔、水田、沟渠边和山涧、小溪、河道及草滩等处。钉螺在自然界生存需要的基本条件为：适宜的温度、水分、土壤、植物、食物和光照等。根据我国血吸虫病流行区特点，钉螺滋生地类型分为平原水网型（水网型）、江湖洲滩型（湖沼型）和山区丘陵型（山丘型）3种。江湖洲滩型是当前我国血吸虫病流行的主要地区，这类地区有螺面积约占我国钉螺总面积的82.1%。

不论何种年龄、性别、种族，人类对日本血吸虫均易感。特别是非流行区居民，初次进入流行区往往会发生急性感染。流行区的感染高峰年龄在11～20岁。人们在生产、生活中接触含血吸虫尾蚴的疫水而感染，如在湖、河水中捕鱼、捞虾、割草、嬉戏、游泳等，也可因种田、防汛救灾等接触疫水。农民、渔民和船民的感染率和感染度均较高。洪涝灾害与血吸虫病的流行关系密切，洪涝年份血吸虫病发病率升高，洪涝常发区血吸虫病疫情反复发生。

【发病机制】

血吸虫尾蚴、童虫、成虫和虫卵均有致病作用，其中以虫卵致病作用最为严重。

1. *尾蚴所致损害* 尾蚴侵入人皮肤后可致尾蚴性皮炎，局部出现丘疹、红斑和瘙痒，丘疹可大至黄豆，在接触疫水后数小时出现，短期内可自行消失。尾蚴性皮炎是一种速发型和迟发型超敏反应的表现。

2. *童虫所致损害* 尾蚴进入人体转变为童虫，童虫在体内移行可致血管炎，表现为毛细血管充血、栓塞、破裂、局部细胞浸润，点状出血和炎症。特别在肺部，童虫穿过微细血管，可致出血。童虫代谢产物可致超敏反应。

3. *成虫所致损害* 一般无明显致病作用，少数可致轻微的机械性损害，如成虫寄生在门静脉系统，可致静脉内膜炎和静脉周围炎。成虫代谢产物、分泌物、排泄物、蜕皮（更新脱落的表膜）等，可形成免疫复合物，沉积在肾毛细血管基底膜，对肾脏造成损害。肾损害是一种免疫复合物型超敏反应。

4. *虫卵所致损害* 虫卵是血吸虫病的主要致病因子。虫卵未成熟时，宿主组织反应不明显。当虫卵发育成熟，卵内活毛蚴不断释放可溶性虫卵抗原（soluble egg antigen, SEA），透过卵壳，致敏T细胞。当相同抗原再次刺激时，致敏T细胞产生各种淋巴因子，吸引嗜酸性粒细胞、巨噬细胞、中性粒细胞等至虫卵周围，形成肉芽肿。肉芽肿的形成机制是T细胞介导的迟发型超敏反应。肉芽肿的急性期易液化出现嗜酸性脓肿，虫卵周围出现放射状排列的嗜伊红抗原抗体复合物沉着，称"何博礼现象"（Hoeppli phenomen）。随着虫卵内毛蚴死亡，SEA作用逐渐消失，虫卵破裂或钙化，类上皮细胞、成纤维细胞增多，纤维组织增生，虫卵肉芽肿最后纤维化，形成瘢痕组织。重度感染患者的门静脉周围出现广泛纤维化，肝切面上可见围绕在门静脉周围长而白色的纤维束从不同角度插入肝内，称"干线型纤维化"（pipestem fibrosis），是晚期血吸虫病特征性病变。由于窦前静脉的广泛阻塞，门静脉循环障碍，血流受阻，可致门静脉高压。

【临床表现】

根据患者的感染程度、病程情况、虫卵沉着部位等，临床可分为急性、慢性、晚期血吸虫病以及异位血吸虫病。

1. *急性血吸虫病* 常见于初次重度感染者和慢性患者再次大量感染者，多见于儿童及青壮年。患者均有明显的疫水接触史，一般发生在夏季或夏秋之交，接触疫水数小时皮肤表面出现粟粒状至黄豆大小的丘疹，奇痒，无痛，数小时至2～3日内消失。潜伏期为14～75日，多数为35～56日。表现为畏寒、发热、咳嗽、多汗，肝大(以左叶为主)，常伴有肝区压痛，轻度脾大、腹胀、腹痛、腹泻、黏液血便、嗜酸性粒细胞增多等。少数患者可出现蛋白尿、腹水，还可见恶心、呕吐、食欲减退。常有面色苍白、头晕、乏力、消瘦、肌肉关节酸痛以及荨麻疹等。粪检血吸虫卵或毛蚴孵化阳性。

患者均有发热。热型以间歇型与弛张型最常见。典型表现为午后体温上升，傍晚高热可达40℃，午夜后体温降至正常或38℃以内，常伴有畏寒、多汗、头晕、头痛，热退后自我感觉良好。不规则低热型次之，约占1/4，一般体温很少超过38℃，全身症状轻微，常自行退热。稽留热最少见，占5%，均为重型，体温持续在40℃以上，波动幅度小，可伴有神志迟钝、昏睡、谵妄等症状。部分轻型或重型患者即使未经特效治疗也可自行退热，常转入慢性期。重型患者一般不能自行退热，如不予治疗，可迅速出现消瘦、贫血、营养不良性水肿、腹水而死亡。

2. *慢性血吸虫病* 常见于急性期症状消失而未经病原治疗者，或反复轻度感染而获得免疫力的患者。多无明显临床症状，部分患者表现为慢性腹泻，症状间歇出现，黏液脓血便常于劳累后出现。患者一般情况尚好，能从事体力劳动。肝大较为常见，表面平滑，质稍硬或充实感，无压痛，多伴有轻度脾大。血常规检查见嗜酸性粒细胞增多及轻度贫血；反复检查粪便虫卵或毛蚴孵化可阳性；直肠黏膜活检90%以上可找到虫卵，多为陈旧性虫卵。

3. *晚期血吸虫病* 见于反复大量感染者，又未经及时治疗，或治疗不彻底，经5～15年的病理发展过程，成为肝脏损害较重的晚期血吸虫病。常有不规则的腹痛、腹泻，上腹部胀满不适，低热、消瘦等症。性功能减退，男性表现为性欲减退、阳痿，女性表现为闭经或不育。肝大、质坚、表面不平，无压痛；脾大明显，达脐平线下，个别下缘可达耻骨联合，质坚，内缘常有切凹；腹壁、食管、胃底静脉明显曲张。病程后期常并发呕血、腹水，甚至出现黄疸，少数肝功能损害严重者可并发上消化道出血和肝性脑病。患儿可有生长发育障碍。临床可分为巨脾型、腹水型、结肠增殖型和侏儒型，各种类型可单独出现或同时出现，或先后出现于同一患者。

(1) 巨脾型：脾大超过脐平线或横径超过腹中线，质地坚硬，可伴有脾功能亢进、门静脉高压或上消化道出血。

(2) 腹水型：常在呕血、感染、过度劳累或损害肝脏药物治疗后诱发。腹水可反复消长，病程自数年至10年以上。高度腹水患者可出现食后饱胀、呼吸困难、脐疝、股疝、下肢水肿、胸腔积液及腹壁静脉曲张等。此型易出现黄疸。腹水是晚期血吸虫病患者门静脉高压与肝功能代偿失衡的表现。

(3) 结肠增殖型：又称结肠肉芽肿型或结肠增厚型，结肠病变突出。表现为腹痛、腹泻、便秘或便秘与腹泻交替出现。严重时出现不完全性肠梗阻或引起肠壁溃疡，形成息肉，可诱发结肠癌。

(4) 侏儒型：儿童时期反复血吸虫感染，致垂体和性腺等内分泌腺出现不同程度的萎缩，影响分泌功能。表现为身材矮小、面容苍老、无第二性征，性器官发育不良，骨骼成熟延迟，但智力接近正常。

4. *异位血吸虫病* 异位损害常见于脑和肺。由于晚期患者肝纤维化，侧支循环形成，门静脉系统吻合支扩大，肠系膜静脉内的虫卵可进入脑、脊髓、肺或其他组织。脑血吸虫病表现类似脑膜脑炎，患者有头痛、嗜睡、意识障碍、昏迷、偏瘫、痉挛、视力模糊、癫痫等。肺血吸虫病主要表现为咳嗽、黏液样痰等。罕见的异位损害还可见于皮肤、甲状腺、心包、肾、输尿管、膀胱、睾丸鞘膜、阴囊、输尿管、前列腺、子宫、阴道、乳房等。

【实验室检查】

1. 病原学检查

(1) 粪便查虫卵：① 直接涂片法操作简便，但检出率低，慢性或晚期患者检出率更低。常用于诊断急性感染者。取黏液血便，可提高检出率。② 自然沉淀法操作麻烦，但检出率较高。③ 加藤厚涂片法可作虫卵计数，用于测定人群的感染度和考核防治效果。但每克粪便虫卵数少于20个时，检出率很低。④ 尼龙袋集卵法操作比自然沉淀法简单，检出率相近或稍高。

(2) 毛蚴孵化法：常用三角烧瓶孵化法。用自然沉淀法、尼龙袋集卵法收集的沉渣做孵化，检出率高，但操作较烦琐。

(3) 直肠黏膜活组织检查：用于粪便中查找虫卵有困难的、慢性尤其是晚期血吸虫病患者。采用直肠镜钳取组织，置于两块载玻片间压薄，镜检。此检查有一定局限性和危险性，无疗效考核价值，不宜大规模应用。只有查到活卵，方可作为治疗依据。但对未经治疗过的患者，只要检出虫卵就可确诊。用四氮唑盐茚三酮染色法或吖啶橙荧光染色法可鉴别虫卵的死活。

2. 免疫学检测

(1) 皮内试验(intradermal test, IDT)：简便、快速，通常用于现场筛选可疑病例。阳性率达90%左右，与其他吸虫有交叉反应，可出现假阳性或假阴性，患者治愈多年仍呈阳性反应，无疗效考核价值。该法现已较少使用。

(2) 环卵沉淀试验(circumoval precipitin test, COPT)：原理是血吸虫卵内毛蚴分泌的抗原性物质与血吸虫病患者血清内的特异性抗体结合后，在虫卵周围形成沉淀物，即为阳性反应。此法操作简便，有较高的敏感性和特异性。粪检虫卵阳性者，此法阳性率平均为97.3%，假阳性率为3.1%。与并殖吸虫病、华支睾吸虫病和丝虫病有交叉反应。在基本消灭血吸虫病地区，此法已作为综合查病方法之一。此法可作为防治效果考核和监测方法。对于临床诊断，此法操作复杂，已被其他方法取代。

(3) 间接红细胞凝集试验(indirect haemagglutination, IHA)：操作简便，用血量少，判读结果快，我国曾广泛应用。粪检阳性符合率达92.3%～100%，假阳性率为2%左右。与肺吸虫、华支睾吸虫、旋毛虫感染者可出现交叉反应。近年来研制的日本血吸虫抗体检测试剂盒(IHA法)，是全国应用最广泛的血吸虫抗体筛查试剂盒，其稳定性和重现性优良且交叉反应率低，在早期诊断日本血吸虫病方面具有一定的潜在价值。

(4) 酶联免疫吸附试验(enzyme-linked immunosorbent assay, ELISA)：敏感性高，特异性强，并可反映抗体水平，阳性符合率为97.6%，假阳性率为2.6%。可用作检测患者、考核疗效、流行病学调查和监测疫情。

(5) 其他免疫诊断方法：有多种使用方便的免疫诊断成套试剂盒用于血吸虫病的诊断，都有较高的敏感性和特异性，用于检测血吸虫血清抗体或循环抗原。如胶体染料试纸条法(dipstick dye immunoassy, DDIA)、单克隆抗体斑点酶联免疫吸附试验(dot－ELISA)、循环抗体酶标法(PVC－ELISA)、斑点免疫金银染色法(dot－IGSS)、血吸虫虫卵组分抗原检测短程抗体法、抗独特型抗体NP30检测短程抗体法等。

免疫学检测具有敏感性高、特异性好、实用性强等优点，是血吸虫病重要的辅助诊断方法。检测尿液或唾液中的血吸虫抗原或抗体，是一种非创伤性方法，值得进一步研究推广。临床检测应根据不同的目的选择不同的检测方法，或2种及2种以上的方法联合应用，以提高诊断的准确性。

3. 分子生物学检测 分子生物学技术为日本血吸虫病的诊断提供了新方法。如常规PCR技术、巢式PCR技术、实时荧光定量PCR技术，环介导等温扩增技术(LAMP)，基因芯片技术以及噬菌体展示肽库技术等均能进一步提高血吸虫病诊断的敏感性和特异性。用生物信息学技术寻找特异性和敏感性更高的靶序列，以及研究开发针对粪便、唾液、尿液等无创取材的分子生物学检测方法在血吸虫病诊断中的应用是现今研究方向之一。

4. 影像学检查　超声检查可显示患者肝增厚以及门静脉系统纤维化的回声发生区域，亦可见慢性血吸虫病患者肝脏纤维网状图像和长方形、线形纤维结构等特征性表现。CT扫描，晚期患者可显示肝包膜增厚、钙化；肝实质内有数量不等的线条状高密度影，弧线状、网络状或环状，肝右叶多见；肝脏有不同程度的肝叶比例失调，其肝右叶缩小，尾状叶、肝左叶增大，且肝尾状/右叶比值增大；重度肝纤维化可显示龟背样图像。

【诊断和鉴别诊断】

1. 诊断　根据患者的流行病学史、临床表现和实验室检查结果综合判定。

(1) 急性血吸虫病诊断指标有：① 发病前2周至3个月有疫水接触史；② 发热，肝大，外周血嗜酸性粒细胞增加，伴有肝区压痛，脾大、咳嗽、腹胀及腹泻；③ 粪检查获虫卵或毛蚴；④ 血清免疫诊断阳性。符合指标①和②，为疑似急性血吸虫病患者；符合指标①②和③，为确诊急性血吸虫病患者；符合指标①②和④，为临床诊断急性血吸虫病患者。

(2) 慢性血吸虫病诊断指标有：① 有疫水接触史；② 无症征，或肝左叶肿大，间有腹痛、腹泻或脓血；③ 粪便查获虫卵或毛蚴，或直肠黏膜活组织检查出虫卵，有治疗史者为近期变性虫卵或活虫卵；④ 免疫学检测阳性；或有治疗史治后3年检测阳性，循环抗原检测阳性。符合指标①和②，为疑似慢性血吸虫病患者；符合指标①②和③，为确诊慢性血吸虫病患者；符合指标①②和④，为临床诊断慢性血吸虫病患者。

(3) 晚期血吸虫病诊断指标有：① 长期反复疫水接触史，可有治疗史；② 有门静脉高压、侏儒症或结肠肉芽肿等；③ 粪便检查发现虫卵或毛蚴，直检肠黏膜活组织检查出虫卵；④ 血清学检查阳性。符合指标①和②，为疑似晚期血吸虫病患者；符合指标①②和③，为确诊晚期血吸虫病患者；符合指标①②和④，为临床诊断晚期血吸虫病患者。

2. 鉴别诊断

(1) 急性血吸虫病：临床表现轻重不一，症状亦较复杂，早期粪便可找不到虫卵或毛蚴，临床表现颇似其他发热性疾病，如疟疾、伤寒、败血症、肝脓肿、结核病、钩端螺旋体病等。应根据本病与这些发热性疾病的特点，进行临床分析、病原学检查、免疫学检查和分子生物学检查，加以鉴别。

(2) 慢性血吸虫病：应与慢性细菌性痢疾、阿米巴痢疾、溃疡性结肠炎、肠结核、直肠癌、病毒性肝炎等病鉴别。

(3) 晚期血吸虫病：要与其他原因导致的肝硬化，如肝炎后肝硬化、原发性胆汁性肝硬化、充血性肝硬化、酒精性肝硬化等相鉴别，亦应与肝癌、结核性腹膜炎等区别。侏儒症应与垂体性侏儒症区别。

另外，血吸虫肠病临床表现缺乏特异性，与炎症性肠病(IBD)等其他肠道疾病表现相似，结肠镜检查易误诊。对来自血吸虫病疫区并合并消化道症状但长期治疗效果不佳者，需考虑肠道血吸虫病的可能。内镜检查时，对可疑病灶要多处深部取材活检虫卵。

【治疗】

1. 病原治疗

(1) 吡喹酮(praziquantel)：为首选药。急性血吸虫病患者成人总剂量为120 mg/kg(儿童140 mg/kg)，4～6日分服，每日量分2～3次服用。慢性血吸虫病患者成人总剂量为60 mg/kg(儿童体重<30 kg者总剂量为70 mg/kg)，1～2日分服，每日量分2～3次服用。晚期血吸虫病一般情况较好者，可按慢性血吸虫病治疗；对年老体弱者、肝功能较差者，剂量可酌减或疗程适当延长。目前，普治采用40 mg/kg，1次口服，体弱者可分2次口服，均采用饭后服药。急性血吸虫病患者治疗后6～12个月粪检阴转率为90%，慢性与晚期患者粪检阴转率为91%～100%。

(2) 蒿甲醚(artemether)：对不同发育阶段

的血吸虫均有一定作用,特别是对虫龄5～20日的血吸虫童虫杀灭作用更好,常用于血吸虫病的预防。接触疫水者首剂口服蒿甲醚6 mg/kg。持续接触疫水期间,每15日服1次相同剂量的蒿甲醚直至结束,并在末次服药后7～15日再服1次。

(3)青蒿琥酯(artesunate):对不同发育阶段的血吸虫亦有一定作用,特别是对虫龄6～10日的童虫更敏感,也用于血吸虫病的预防。于接触疫水7日后经口顿服青蒿琥酯6 mg/kg,以后每隔15日服药1次,直至感染季节结束,并在末次服药后7日再服1次。

2. 对症治疗　各期血吸虫病除进行病原治疗外,尚需采用对症治疗。例如,急性期患者可酌情合理应用肾上腺皮质激素治疗,用于高热者物理降温;晚期腹水型患者应限制钠盐摄入,给予高蛋白、高热量饮食。晚期巨脾型患者可进行脾切除。有上消化道出血并发症的患者可采用补充血容量、纠正循环衰竭,用三腔二囊管压迫或去甲肾上腺素冰水洗胃等止血治疗。侏儒症患者在病原治疗后生长发育未好转时可用激素治疗,可每周2次于皮下或肌内注射人生长激素30～100 U/kg。

3. 其他治疗　血吸虫肝纤维化患者经病原治疗成功后不能使肝纤维化完全逆转,有报道细胞因子调节剂、中药方剂、维生素E等是肝纤维化可行的治疗手段。血吸虫病肝纤维化晚期并脾功能亢进者行脾栓塞和双镜法联合治疗能够明显改善肝纤维化情况,减少并发症发生,提高患者生活质量。

【预防】

日本血吸虫病预防措施如下。

1. 查治患者与病畜、消灭传染源　耕牛是病畜中最重要的传染源。查出患者、病牛后要及时治疗。在疾病难以控制的湖沼地区和山区,采用吡喹酮开展群体化治疗已作为血吸虫病防治策略的一个重要组成部分。该药疗效高、毒性低、疗程短、不良反应轻,安全有效,使用方便,是理想的抗血吸虫病药物。

2. 消灭钉螺、切断传播途径　灭螺是切断血吸虫病传播的关键。平原水网区及部分丘陵地区主要是结合生产与兴修水利来灭螺,局部配合应用灭螺药。湖沼地区主要是控制水位,改变钉螺的滋生环境。目前,世界卫生组织推荐使用的化学灭螺药为氯硝柳胺。

3. 管好粪便、保护水源　管好人、畜粪便,杀灭虫卵,防止虫卵入水,是控制血吸虫病的重要环节。不用新鲜粪便施肥,厕所不要建在河沟旁,不随地大便,防止虫卵污染水源。建无害化粪池,粪尿混合储存,使用沼气池等杀灭虫卵。

4. 安全用水、杀灭尾蚴　在疫区安装自来水或用井水,家庭用水可采用加温方法杀灭尾蚴。此外,漂白粉(含氯石灰)、碘酊及氯硝柳胺也有杀灭尾蚴的作用。

5. 做好个人防护、避免感染　加强健康教育,引导人们改变不良习惯和生产、生活方式,对预防血吸虫感染具有十分重要的作用。避免接触疫水,必须下水时,可穿桐油布袜、长筒胶靴、经氯硝柳胺浸渍过的防护衣或涂擦邻苯二甲酸二丁酯油膏或乳剂。

目前,我国防治血吸虫病的策略是:坚持以传染源控制为主的综合防治策略,加强监测预警,及早发现、处置疫情,加强区域性防治,建立健全联防联控机制。因地制宜、分类指导,对未达到传播阻断地区、达到传播阻断及消除地区、监测地区实施不同的防治策略。①未达到传播阻断地区:加强传染源控制和有螺环境综合治理。实施人畜同步查治、粪便无害化处理、有螺地带禁牧、淘汰耕牛、以机代牛、家畜圈养、兴林抑螺、安全饮水、健康教育等措施。及时开展血吸虫病传播风险评估,加强监测预警。结合国土资源、水利、农业、林业等工程改造钉螺滋生环境。在重点有螺环境实施药物灭螺。②达到传播阻断及消除地区:在有钉螺分布地区,做好有螺地带禁牧,加强血吸虫病监测和重点有螺环境综合治理;主动监测与被动监测相结合,及时发现、处置本地和输入疫情;定期开展血吸虫病传播风险评估,强化监测预警;实施综合治理,不断压缩钉螺面积,巩固防治成果。在无钉螺分布地区,加强血吸虫病输入疫情监测;在历史有螺区、可疑有螺环境开展监测,及时发现、处置残存或输入性钉螺;采取环境改造、生态防控等综合措施,改变适宜钉螺滋生的环境;对来自流行区的人群、家畜进行监测,及时发现、处置输入性传染源。③ 监测地区:在三峡库区和南水北调、引江济淮、引江济汉沿线等潜在传播风险地区,重点开展输入性钉螺和传染源监测,并实施预防性生态防控试点。

洪涝灾害发生后应重视防控血吸虫病,采取多种措施综合防治。加强健康教育,减少疫水暴露机会;全面监控螺情疫情,持续做好灭螺工作,螺情监测、灭螺措施应持续到灾后3～4年;及时干预,保护重点人群,通过早期预防性治疗措施、强化干预措施等保护血吸虫病易感高危人群。灾区应尽快恢复供水设施、做好水源和供水终端的消杀、饮水与食品卫生的监督;重灾区应及时建临时厕所、监督维护厕所卫生、无害化处理粪便等。

三、华支睾吸虫病

华支睾吸虫病(clonorchiasis sinensis)是由华支睾吸虫(*Clonorchis sinensis*)寄生所致的疾病,因其成虫寄生于肝脏的胆管内,通常又称肝吸虫病。1975年,在湖北江陵出土的西汉古尸内检出华支睾吸虫卵,又在当地的战国时期楚墓古尸内找到该虫卵,证明此病在我国流行至少有2 300多年的历史。

【病原学】

华支睾吸虫成虫雌雄同体,形似葵花子仁状,前端较尖细,后端钝圆,背腹扁平,半透明。虫体长10～25 mm,宽3～5 mm。具有雌雄两套生殖器官,睾丸1对,分支状,前后排列于虫体后1/3处;卵巢边缘分叶,位于睾丸之前;受精囊呈椭圆形在睾丸与卵巢之间;子宫由卵膜处开始,盘绕而上到达腹吸盘处。虫卵在低倍镜下似芝麻粒状,黄褐色,平均大小为29 μm×17 μm,前端有卵盖,卵盖的两侧有肩峰样突起,卵后端钝圆,有1个结节样小突起(称小疣)。卵壳较厚,内含1个成熟毛蚴。

成虫寄生于人或哺乳动物的肝胆管内,肝左叶更常见,感染重时可在胆囊和胆总管内寄生,偶可寄生于胰腺。虫卵随宿主胆汁入消化道,随粪便排出体外。当虫卵入水被第一中间宿主淡水螺吞食后,经毛蚴、胞蚴、雷蚴发育成尾蚴;尾蚴从螺体内逸出,遇到第二中间宿主淡水鱼、虾,则钻入其体内发育成囊蚴。当终宿主误食含活囊蚴的鱼、虾时,囊蚴经消化液的作用在十二指肠内脱囊,脱囊后的幼虫发育为童虫,经胆总管移行至肝胆管发育为成虫。成虫寿命一般为10～15年,最长可至26年以上。

【流行病学】

华支睾吸虫病主要分布在亚洲,如中国、日本、朝鲜、韩国、越南北部等,俄罗斯的部分地区也有报道。我国大陆除青海、宁夏、内蒙古、西藏等尚未报道外,其他省、市、区均报道有不同程度的流行。据2001—2004年全国人体重要寄生虫病现状调查报告(第二次)显示,全国华支睾吸虫感染率为0.58%,推断感染华支睾吸虫人数约为1 249万。据2015年全国人体重要寄生虫病现状调查报告显示,全国加权感染率为0.47%,推算全国感染人数约为598万(其中农村152万,城镇446万),其中高感染率的省(自治区、直辖市)集中在我国的华南部和东北部,如广西、黑龙江、吉林、广东等。

本病为人畜共患寄生虫病,也是重要的食源性寄生虫病之一。除患者和带虫者外,还有大量的保虫宿主,尤其是家畜中的猫、犬及猪感染率较高。在人体感染率较高的地区,传染源以人为主;而在动物感染率较高的地区,保虫宿主对人群的感染具有潜在性威胁。本病的流行与传染源的多少,河流、池塘的分布,粪便污染水源的程度,第一中间宿主的种类及数量,第二中间宿主淡水鱼、虾的养殖以及当地的气温、居民饮食习惯等因素均有密切关系。

在我国,作为本虫第一中间宿主的淡水螺至少有3科8种,主要为豆螺。常见的有纹沼螺、长角涵螺和赤豆螺等。这些小型螺分布在河塘、沟渠内，适应环境的能力很强。目前我国已证实的第二中间宿主已超过12科39属38种，其中主要是鲤科鱼类，如白鲩(草鱼)、黑鲩(青鱼)、鳊鱼、大头鱼、鲤鱼等具有经济价值的养殖鱼。但某些地区小型野生鱼类，如麦穗鱼等感染率亦相当高。在福建、辽宁等地发现淡水虾也有本虫囊蚴寄生，如细足米虾、巨掌沼虾等。

本病在我国某个地区流行的关键在于当地居民有食生的或未煮熟鱼、虾的习惯。人群感染与年龄的关系可分为两种类型：一种类型是以成年人感染为主，如珠江三角洲一带，香港、台湾地区，江西省于都及东北朝鲜族居住地区，人们有喜食“鱼生”“鱼生粥”的习惯，故感染的机会随年龄的增长而增多。另一种类型是以儿童及青少年为主，如对山东、江苏、安徽、河南、北京等地调查，这些地区多数由于他们常到河沟或池塘捕捉小鱼，以烧、烤、焙、燎等方式处理，未熟即食；或者捕捉鱼时用口叼鱼及不洗手即取食而造成感染。年龄较大者则感染率较低。苏、鲁、豫、皖交界的部分地区居民喜欢将小鱼外拖上面粉用油炸后而食。另外，切过生鱼的刀和砧板未经清洗又切熟食，或盛过生鱼的器皿盛熟食，也可造成人体感染。粪便处理不当也是造成本病流行的一个重要原因。南方有些地区将厕所建在坑塘上或河岸边，用人粪作为鱼饲料，虫卵入水的机会很多，鱼和螺在同一水域，易造成中间宿主的感染。

【发病机制】

病变主要发生在肝内二级以上分支的胆管内，由于虫体机械性刺激和阻塞作用，以及代谢产物和分泌物的刺激，胆管上皮脱落、增生，管壁变厚，管腔变窄，加之大量虫体寄生，造成胆管阻塞、胆汁淤滞和胆管扩张，引起阻塞性黄疸；其周围纤维组织增生，严重时可使附近的肝实质萎缩，甚至肝硬化。胆汁引流不畅，易于继发细菌感染，发生胆道炎症。虫卵、死亡虫体及脱落胆管组织碎片可在胆道内构成结石的核心，发生胆石症。还有资料表明，华支睾吸虫感染与原发性胆管癌有一定关系。

1. *胆管炎、胆囊炎、胆石症* 成虫的机械运动可造成胆管上皮的机械性损伤，大量虫体能引起胆管的机械性梗阻，活虫的代谢产物或死虫的崩解产物均可造成化学性损伤或(和)引起过敏反应，造成局部炎症反应；伴随虫体一起带入胆管的细菌，在胆管阻塞和胆管上皮损伤的基础上，在胆汁引流不畅时极易繁殖，而致化脓性胆管炎，有时还会引起继发性细菌性肝脓肿。胆管上皮细胞在华支睾吸虫感染后发生杯状化生，致糖蛋白的分泌增多，糖蛋白附着于虫卵表面作为结石的核心，起支架和黏附剂的作用，促进胆红素钙的沉积，最后导致色素类结石(多发性结石)的出现。虫卵、死亡的虫体以及因炎症脱落的胆管上皮细胞是形成结石的中心，虫体寄生还可造成胆汁成分改变，胆汁黏稠，易有结晶析出，构成了胆石生成的良好条件。

2. *肝硬化* 华支睾吸虫感染者是否引起肝硬化与其感染量、感染程度和感染时间的长短有关。少量1次感染之后，约3/4的患者的肝脏无明显改变，而重度感染者肝脏的改变比较明显。感染初期肝脏内小胆管扩张，胆管周围嗜酸性粒细胞浸润，纤维组织增生；纤维逐渐向肝小叶内延伸，假小叶形成，造成肝硬化。研究表明，肝细胞的变化是因胆管内虫体机械性阻塞造成胆汁瘀滞、纤维组织增生、压迫的结果。肝吸虫抗原刺激致肝星状细胞活化，使得肝星状细胞分泌大量细胞外基质，这是肝纤维化发生发展的中心环节。

3. *肝癌* 肝癌发生为多病因共同作用，虫体是重要的致癌协同因子。虫体长期寄生于肝内的中小胆管，虫体的机械性刺激引起物理性损伤，或虫体的代谢产物及死亡虫体的分解产物引起的化学性损伤可导致胆管上皮细胞的脱落、再生、增生及腺瘤样增生，以后间变而成癌。成虫阻塞部位的胆管及其上端扩大，胆管周围纤维化，有淋巴细胞浸润，胆管上皮细胞黏液性变，形成胆管上皮细胞癌、黏液性癌。宿主感染华支睾吸虫后，内源性NO和亚硝基化合物的产生增加,脯氨酸和硫代脯氨酸亚硝基化。NO衍生物引起DNA损伤,导致细胞突变。胆管周围炎性细胞产生NO,从而致该区域亚硝基化合物形成,胆管上皮细胞发生恶性转化。

4. *儿童生长发育障碍* 华支睾吸虫感染造成宿主的营养或代谢紊乱是患儿生长发育障碍的主要原因。华支睾吸虫可造成肝脏功能不全,使消化功能紊乱及营养吸收不良,也可由于毒素引发碳水化合物、脂肪和蛋白质代谢紊乱。严重营养不良和代谢紊乱可导致机体各器官的功能障碍,垂体的功能也会因此受到损害,而引起生长发育障碍。

5. *胰腺炎、糖尿病* 虫体感染后,虫卵、虫体、胆石以及胆管炎症的分泌物可致壶腹部出口阻塞,或刺激Oddi括约肌,使其痉挛,从而胆汁排泄不畅,胆道内压增加,胆汁反流入胰腺管,激活胰酶致胰腺炎。胰腺炎长期不愈,影响胰岛功能,引发糖尿病。

【临床表现】

本病感染后一般无急性发作过程,逐渐出现症状、体征。临床表现与感染的轻重、病程长短及有无并发症等因素有关。

1. *按感染程度分类* ① 轻度感染:无症状和体征,仅在粪检时发现虫卵。② 中度感染:多次重复感染后,患者常有中上腹或右上腹隐痛、腹泻、食欲减退等消化不良症状,肝大,尤以左叶明显,质地中等,可有轻微压痛,肝功能检查大多正常,血常规嗜酸性粒细胞数正常或轻度增多。③ 重度感染:大量虫体阻塞胆总管可引起胆绞痛发作,也可引起黄疸。重度感染儿童常有显著营养不良,如全身水肿与腹水。患儿肝脏显著增大,质坚硬,尤以左叶为明显;而且严重影响生长发育,引起侏儒症;成人严重感染者可有门静脉性肝硬化,出现门静脉高压。

2. *按病期分类* ① 急性期:患者均有近期明确生食或半生食鱼虾史,潜伏期1个月左右,偶见集体发病,多系初次大量感染者,无免疫力重度感染常出现寒战、高热、腹泻、食欲缺乏、乏力、腹胀等症状,肝大、轻度黄疸,部分患者脾大,肝功能异常,嗜酸性粒细胞显著增多,数周后进入慢性期。② 慢性期:表现为乏力、消化不良、头晕、眩晕、消瘦、水肿、贫血等,患儿有生长发育障碍。肝大以左叶为主,质多偏硬,有压痛。重复感染的严重患者可有门静脉性肝硬化,出现门静脉高压症。

3. *一般按主要临床表现将本病分为以下临床类型* ① 肝炎型:表现为上腹部胀满,食欲不佳,肝大,肝区痛。② 胃肠炎型:表现为食欲缺乏,腹部不适,腹胀、腹痛和间歇性腹泻,大便每日3~4次,无脓血。③ 胆囊、胆管炎型:有阵发性肝胆区腹痛,常并发胆囊炎或胆石症。④ 肝硬化型:表现类似门静脉性肝硬化,有肝脾大、腹水、脾功能亢进,最后由于恶病质、肝衰竭、上消化道出血或继发感染而死亡。⑤ 侏儒型:发生于严重感染的儿童病例,表现为发育障碍,身高、体重与年龄极不相称。⑥ 隐匿型:此型最为多见,轻度感染者一般并无症状,仅在常规体检、流行病学调查或因其他疾病就诊时而发现。⑦ 混合型:在患病期间同时伴有上述两种及两种以上类型。

【实验室检查】

1. *病原学检查* 检获虫卵是确诊的依据。华支睾吸虫卵与猫后睾吸虫卵、异形吸虫卵及横川后殖吸虫卵十分相似,华支睾吸虫卵与灵芝孢子形态亦相近,均应注意鉴别,以免误诊。如检出成虫,可按成虫形态特征予以鉴别。

(1) 粪便检查:因虫卵小容易漏检,其检出率常与所用的检查方法和检查次数有关。直接涂片法易漏检,以加藤厚涂片法、乙醚沉淀法检出率为最高,其次为水洗沉淀法。

(2) 十二指肠引流胆汁检查:取胆汁引流液做直接涂片法检查,检出率高,但患者痛苦大,故不常用。胆汁引流液中有时见成虫,根据形态特征而确诊。

2. *免疫学诊断* 常用于普查筛选和临床辅助诊断。① 皮内试验(IDT):常用成虫冷浸抗原,阳性率可达97.9%,与日本血吸虫无交叉反应。② 间接血凝试验(IHA):诊断肝吸虫病效果较好,稀释度为1∶40时,阳性率为92.2%。③ 酶联免疫吸附试验(ELISA):敏感性、特异性均较高,在普查中与粪检阳性符合率为93.5%。④ 胶体金免疫层析试验:简便快速,检测华支睾吸虫病患者血清的敏感性为85.7%,特异性为92.1%。

3. 分子生物学检测 可用荧光定量PCR检测患者粪便标本中的虫体DNA。

4. 影像学检查 B超检查,肝内可见光电回声增强,或出现散在的小光团及片状回声;胆管可见囊状或圆柱状扩张,胆管分支数量增多,管壁回声增强;胆囊大小正常,囊壁稍增厚、欠光滑。严重感染时,肝内纹理粗乱,见珊瑚状密集高回声斑片或团块状回声;胆总管有时可见长宽分别为10~20 mm、2~3 mm的"双线征""细条征"的成虫大小相似的声像;胆囊暗区消失,胆囊壁明显增厚、模糊不清,囊内有点状、棒状、条索状回声等。CT检查见胆管扩张呈细长树枝状或较细的细枝状;如末梢小胆管完全阻塞则呈囊状扩张;若末梢小胆管不全阻塞则呈小囊状扩张,有时见囊的一端与胆管相连,呈"蝌蚪状"或"逗点状"。亦可用MRI(磁共振)动态增强结合磁共振胰胆管成像(MRCP)技术、逆行胆管造影等技术进行影像学辅助诊断。有报道,彩色超声检查可以早期发现肝吸虫病,MRI可以更明确地诊断肝吸虫病,运用MRI图像结合多普勒超声图像诊断肝吸虫病的准确率达到100%。

【诊断和鉴别诊断】

1. 诊断 华支睾吸虫病的症状与其他多种疾病相似,且虫卵较小不易检获。患者出现肝胆系统症状和体征时,首先应询问病史,考虑当地是否是华支睾吸虫流行区,或患者是否来此流行区或去过流行区,有无生食或半生食淡水鱼虾等。随后根据患者的临床表现确定患者的疾病分期(急性期、慢性期或晚期)和可能的感染程度(轻度、中度或重度),选择合适的病原学检查和辅助检查方法,综合判定是否是华支睾吸虫病患者,并与其他相似疾病进行鉴别诊断。在粪便或胆汁中检获华支睾吸虫虫卵或成虫即可确诊。有报道,40~69岁男性是肝吸虫病的易感人群,对于临床上不明原因的嗜酸性粒细胞升高和(或)肝功能异常者应高度警惕肝吸虫卵感染,可多次送检粪便,从而提高肝吸虫卵的镜检率,降低漏诊率。

2. 鉴别诊断 华支睾吸虫病应与其他肝胆系统疾病相鉴别,如急、慢性病毒性肝炎,消化不良等,以及日本血吸虫病、片形吸虫病、姜片虫病、后睾吸虫病等寄生虫病。

【治疗】

本病的治疗包括病原治疗和对症治疗。

1. 病原治疗

(1) 吡喹酮:为目前治疗华支睾吸虫病首选药物。具有疗效高,疗程短,在体内吸收、代谢、排泄快等特点。最适剂量与感染轻重相关。对华支睾吸虫轻度感染者总剂量为75 mg/kg,2日疗法,6次分服;中度感染者总剂量为100 mg/kg,2日疗法,6次分服;重度感染者为150 mg/kg,2日疗法,6次分服。疗效可达95%以上。

(2) 阿苯达唑(albendazole):为广谱抗蠕虫药。总剂量一般按10 mg/kg,每日1次服用或分2次,疗程7日。

(3) 吡喹酮合并阿苯达唑方案:用吡喹酮90 mg/kg合并阿苯达唑45 mg/kg,每日3次分服。与单剂吡喹酮180 mg/kg和阿苯达唑90 mg/kg比较,分别治疗患者74例、66例和62例,治疗后1个月粪检虫卵阴转率依次为87.8%、98%和61.3%。吡喹酮合并阿苯达唑组的疗效稍逊于吡喹酮180 mg/kg组,但对轻、中度感染者效果好。对合并钩虫、蛔虫、鞭虫感染有较好的疗效。

(4) 三苯双脒(tribendimidine):是我国具有独立自主知识产权的广谱抗肠道蠕虫新药,对华支睾吸虫具有明显的杀灭作用,与吡喹酮治疗效果相似,但不良反应少。

2. 对症治疗 并发细菌感染时驱虫治疗和抗菌治疗同时进行,有明显急性胆管炎、胆囊炎者,应卧床休息,给予低脂半流质饮食和多种维生素等。重度感染者症状较重时,先加强对症治疗,待一般情况好转后再进行驱虫治疗。

【预防】

本病的预防关键应抓住经口感染这个环节，做好卫生宣传教育工作，提高群众对本病传播的认识，自觉不食生的或不熟的鱼、虾；使群众了解本病的传播途径及危害性，注意饮食卫生，分开使用生、熟食的刀具和盛器等用品。

合理处理粪便，禁用粪便养鱼，并结合渔业生产或兴修水利杀灭淡水螺。

开展流行病学调查，对流行区居民定期普查，积极治疗患者和带虫者，并注意对猫、犬等保虫宿主的管理。

四、姜片虫病

姜片虫病(fasciolopsiasis)是由布氏姜片吸虫(*Fasciolopsis buski*，简称“姜片虫”)寄生于人体小肠内所致的疾病。我国在1 600多年前对本虫就已有记载。1960年在广州检查的两具于1513年埋葬的明代干尸粪便中发现了姜片虫卵，证明大约在500多年前，我国就有本病病例。

【病原学】

姜片虫成虫是寄生于人体最大的吸虫。雌雄同体，虫体肥厚，背腹扁平，长圆形，前窄后宽，长20～75 mm，宽8～20 mm，厚0.5～3 mm。口吸盘在亚顶位，直径约0.5 mm；腹吸盘靠近口吸盘，漏斗状，肌肉发达，直径2～3 mm，较口吸盘大4～5倍，肉眼可见。口吸盘中央为口孔，其后为短小的咽和食管；在腹吸盘前分为左右两肠支，沿虫体两侧向后波浪状弯曲延伸至虫体后端，末端为盲管。睾丸2个，呈珊瑚状高度分支，前后排列于虫体后半部；卵巢分支呈佛手状，位于虫体中部睾丸之前；子宫盘曲在卵巢与腹吸盘之间；卵黄腺发达，分布于虫体两侧。虫卵椭圆形，大小为(130～140)μm×(30～85)μm，为人体常见寄生虫卵中最大者，淡黄色，卵壳薄，前端有一不明显的卵盖，卵内含卵细胞1个，卵黄细胞20～40个。

姜片虫的终宿主是人，猪是保虫宿主，中间宿主为扁卷螺，水生植物是传播媒介。成虫寄生于终宿主的小肠上段，虫卵随粪便排出，落入水中发育成毛蚴，毛蚴遇到中间宿主扁卷螺即侵入螺体，经胞蚴、母雷蚴、子雷蚴发育繁殖为尾蚴。尾蚴逸出螺体，附着在水生植物及其他物体的表面发育成囊蚴。人或猪因生食带有囊蚴的水生植物而被感染。饮用姜片虫囊蚴污染的生水也有可能被感染。囊蚴进入小肠后经消化液及胆汁的作用，囊壁被破坏，后尾蚴脱囊而出，借助吸盘吸附在肠黏膜上寄生，经1～3个月发育为成虫。成虫在人体中可生存1年左右，最长可达4年半，在猪体内生存一般不超过2年。

【流行病学】

本病主要流行于亚洲东部和东南亚国家，包括越南、泰国、印度尼西亚、马来西亚、孟加拉国、印度、菲律宾、日本和中国等。在我国曾发现有人或猪姜片虫病流行的有浙江、福建、广东、广西、云南、贵州、四川、湖南、江西、安徽、江苏、上海、山东、河南、河北、陕西、甘肃、辽宁和台湾等省(市、区)。由于防治工作的大力开展，以及经济的快速发展、农业生产布局的调整、养猪饲料的改变等，各地人、猪姜片虫病的流行情况发生明显变化，感染率和感染度明显下降，有些流行区的姜片虫病已消灭或基本消灭，一些地区则出现新的流行特点。

患者和受感染的猪为本病的主要传染源。粪便污染水源，用新鲜人粪及猪粪为肥料施于菱塘、荸荠田等，虫卵得以进入水中。猪舍和厕所与种植水生植物的池塘连在一起可致人、猪粪大量进入池塘。猪生食水生植物引起猪的感染，而病猪的粪便亦易污染水体。

姜片虫的中间宿主是扁卷螺，在我国主要的扁卷螺有尖口圆扁螺、大脐圆扁螺、半球多脉扁螺及凸旋螺4种。扁卷螺喜栖息于枝叶茂密的水生植物的叶下面，从螺体逸出的尾蚴在水生植物上形成囊蚴，因此，水生植物成为人体感染的主要植物媒介。流行区的水生植物包括水红菱、大菱、荸荠、茭白、水浮莲、蕹菜及日本水仙等。人生食含有姜片虫囊蚴的水红菱、荸荠等经口感染是本病的主要感染方式。流行区人群常有边采菱边啃去外皮而生食的习惯。有人曾从1个大菱皮上检获688个囊蚴。用生的青饲料喂猪是猪感染率高的主要原因。囊蚴可脱离附着物而浮于水面，故饮用生水也是不可忽视的感染方式之一。姜片虫囊蚴在5℃潮湿环境下可存活1年，但对高温及干燥的抵抗力很弱，在日光下曝晒1日或沸水中1分钟即死。有研究表明，姜片虫尾蚴可使实验动物经口感染。

【发病机制】

成虫寄生于十二指肠及空肠上段，感染严重时可在胃部和结肠寄生。由于虫体硕大，吸盘发达，吸附力强，被吸附的肠黏膜可发生炎症，见点状出血、水肿，甚至形成溃疡或脓肿。病变部位可见中性粒细胞、淋巴细胞和嗜酸性粒细胞浸润，肠黏膜分泌增加。虫数多时可遮盖肠壁，妨碍消化和吸收，虫体的代谢产物被吸收后可引起超敏反应，血中嗜酸性粒细胞明显增多。重症患者肠壁严重受损，可致肠功能紊乱，继而发生营养不良。严重感染时，虫体阻塞肠道引起肠梗阻。偶见小肠狭窄、肠穿孔继发腹膜炎等的报道。

【临床表现】

轻度感染者可无明显症状，虫数较多时引起消化道功能紊乱而出现全身乏力、腹痛和腹泻，并表现为消化不良，排便量多，稀薄而臭，或腹泻与便秘交替出现，甚至发生肠梗阻。重度感染的患者，可有精神萎靡、消瘦、贫血、营养不良性水肿、腹痛等症状。儿童可出现智力减退和发育障碍，甚至出现侏儒症。亦可因抵抗力减低而继发感染，甚至死亡。

【实验室检查】

1. *病原学诊断* 粪便检查检获虫卵是确诊姜片虫感染的依据。因姜片虫卵大，容易识别，用直接涂片法查虫卵，3张涂片可查见91.3%的感染者。对涂片检查阴性者，再用虫卵浓集法检查可提高检出率。用改良加藤厚涂片法既可做定性检查，又可进行虫卵计数，以了解感染度。偶尔有随粪便排出或呕吐出成虫，或胃镜检查观察到成虫时，根据虫体形态特征而诊断。

2. *免疫学诊断* 曾报道用纯化成虫或排泄分泌抗原做IDT或ELISA，阳性符合率可达91.7%～100%。

【诊断和鉴别诊断】

1. *诊断* 在姜片虫病流行区，如果患者有生食水生植物史且出现上消化道症状，如间歇性腹痛、腹泻，营养不良，水肿，腹水，外周血嗜酸性粒细胞增高，应怀疑本病的可能。若粪检查获虫卵，或发现成虫，即可确诊为姜片虫病。

2. *鉴别诊断* 姜片虫病应与其他寄生虫病以及肠道疾病相鉴别。姜片虫卵与棘隙吸虫卵和片形吸虫卵相似，注意鉴别。亦易误诊为消化道溃疡或胃癌等。

【治疗】

1. *重症患者* 于驱虫治疗前先改善营养状况、纠正贫血，防止继发感染。

2. 常用治疗药物有吡喹酮、硫氯酚、槟榔、阿苯达唑等。

(1) 吡喹酮：为首选药物。总剂量10～15 mg/kg，顿服或分上、下午2次服用，虫体阴转率可达95%～100%。

(2) 硫氯酚(别丁)：成人用量3 g，儿童50 mg/kg，顿服或2次分服，虫卵阴转率分别达到72%和91%。

(3) 槟榔：成人每日50 g，儿童每岁2～3 g(每日总量不超过30 g)，切薄片，加入广木香9 g，加300 ml水煎至100 ml，空腹一次性服下，1次治愈率达50%以上，3次治愈率达98%以上。

(4) 阿苯达唑：成人剂量400 mg，每日2次，连续5日为1个疗程，4周虫卵阴转率72%以上。此药适用于多种肠道线虫和吸虫混合感染者的驱虫治疗。

【预防】

开展卫生宣传教育，不生食未经刷洗及沸水烫过的菱角等水生植物，不饮生水，不用生青饲料喂猪；加强粪便管理，家猪圈养，不使人、猪粪便污染水塘；普查普治，发现患者及时治疗。当水利工程造成生态环境改变时，应加强环境改变地区姜片虫病的监测。

(江苏大学 陈盛霞)

五、肺吸虫病

肺吸虫病是一类分布广泛，严重危害人类健康的食源性寄生虫病。该病以肺部病变为主，涉及全身多种组织器官，且临床表现复杂多变。肺吸虫属于扁形动物门吸虫纲，种类繁多，现已报道的有50余种，我国报道有28种，目前已知能寄生在人体并致病的约有9种，其中以卫氏并殖吸虫(*Paragonimus westermani*)和斯氏狸殖吸虫(*Pagumogonimus skrjabini*)较为多见。下面主要介绍我国主要的肺吸虫病，即卫氏并殖吸虫病。

【病原学】

卫氏并殖吸虫的生活史中包括成虫、虫卵和幼虫阶段。成虫主要寄生于人的肺部，引起肺部并殖吸虫病。成虫为雌雄同体，虫体肥厚，黄豆大小，长7.5～12 mm，宽4～6 mm，厚3.5～5 mm，活时棕红色、半透明，伸缩运动极强，体形多变，死后灰白色，背面隆起，腹平坦，椭圆形或略呈梭形。虫卵金黄色，卵圆形，大小为(80～118)μm×(48～60)μm，卵盖宽大，卵壳较厚，卵内含1个卵细胞及10余个卵黄细胞。幼虫各阶段中囊蚴为感染期，囊蚴圆球形或椭圆形，直径约为400 μm，具内外两层囊壁，外层囊壁薄而易破，内层囊壁较厚。童虫为致病阶段之一，形如成虫而较小，生殖器官隐约可辨但未发育成熟。

该虫的成虫多寄生在人或多种肉食动物体内，幼虫期需在川卷螺体内发育增殖以及在淡水蟹、蝲蛄等的水生节肢动物体内发育。其生活史过程为：成虫产出的虫卵随宿主的痰或粪便排出，需入水才可进一步发育为毛蚴；毛蚴在水中侵入其第一中间宿主川卷螺，经胞蚴和二代雷蚴发育为尾蚴；尾蚴从螺体内分批逸出，侵入其第二宿主如华溪蟹、石蟹、沼虾和蝲蛄等体内，常在足肌、螯肢、胸肌、鳃、肝脏等部位形成囊蚴。人或动物食入含有活囊蚴的溪蟹、蝲蛄等后，囊蚴经消化液的作用后尾蚴逸出，此时即称为童虫，后者穿过肠壁进入腹腔，约2周后沿肝脏向上，穿过膈肌到达胸腔，侵入肺脏，移行至细支气管附近，破坏肺组织形成虫囊，虫体在囊内逐步发育为成虫。从囊蚴感染至成虫发育成熟产卵需2～3个月。虫体在宿主体内的移行是其发育过程中必不可少的。

童虫和成虫贯穿组织的能力均较强。成虫可从虫囊穿出，在肺组织间游走。童虫则可沿疏松组织游走于各组织间，如：① 可从腹腔侵入腹膜、肝、脾、肾及生殖系统；② 可通过腹股沟内环沿精索而到阴囊；③ 可穿过腹壁的肌肉到达腹壁表层、胸壁、四肢；④ 可沿颈部到达颊部、眼部等处皮下组织；⑤ 进入胸腔的虫体可经纵隔入心包、沿纵隔经颈内动脉周围组织通过颈动脉管外孔而入颅，侵入脑组织。

虫体在宿主体内破坏组织，以坏死组织、血液为其营养来源，虫体在宿主体内寄生，一般可存活5～6年，有记载卫氏并殖吸虫在人体可存活20年或更久。肺部1个虫囊内一般有1个虫体同时寄居，偶尔有1个或3～5个虫体同居一囊中，成虫经异体受精，卵由生殖孔产出。一条卫氏并殖吸虫每天排出9 590～18 850个卵。虫囊若与支气管相通则虫卵可随痰排出体外，也可随痰咽入消化道，随粪便排出体外。偶尔虫卵可进入血管内，随血流至心、大脑、小脑、肝、脾、肾等脏器，栓塞小血管；虫卵也可循淋巴管播散，沉着于肺门淋巴结。

【流行病学】

并殖吸虫主要分布在亚洲、南美洲和非洲。其中，亚洲报道的种类最多，主要分布在朝鲜、日本、印度、泰国、菲律宾、马来西亚、印度尼西亚和中国等国家。我国是受危害较严重的国家之一，流行区主要分布在东北、西南、华东、华南等地区的25个省、市、自治区，江浙沪地区呈增长趋势。多数虫种分布在南方地区，这些地区山川纵横，溪涧贯穿，溪床底质沙石交混，富有杂草和枯枝败叶，这种生态环境有利于并殖吸虫中间宿主的生存，为该病的流行提供了基础。

并殖吸虫病的流行必须具备传染源、传播途径和易感者3个环节。

1. *传染源* 凡能排出并殖吸虫虫卵的病兽、病畜或患者(开放性患者)皆为并殖吸虫的传染源。常见动物包括野猫、野猪、家猫、家犬等。虫体在感染卫氏并殖吸虫的人体内可发育成熟并产卵,卵随痰或粪便排出体外。人如感染兽的肺吸虫(如斯氏狸殖吸虫、四川并殖吸虫、会同并殖吸虫等),虫体在人体内一般不能发育成熟,人体虽可感染发病,但不能成为传染源。

卫氏并殖吸虫的第一中间宿主为螺类,其种类繁多,第二中间宿主多为溪水蟹或蝲蛄等。当地的一些野生动物可作为终末宿主,故该虫也可在野生动物中传播。卫氏并殖吸虫保虫宿主的种类繁多,分别属于猫科、犬科、灵猫科、融鼠科等动物。因此,自然疫源地的患病动物是较为重要的传染源。

2. *传播途径* 多因生食或食用未煮熟的溪蟹、蝲蛄等。进食含有童虫的猪、野猪、兔、鸟肉等也可被感染,生饮含有囊蚴的溪水也有被感染的可能。

3. *易感者* 人群普遍易感,儿童感染率高。易感者主要是喜食生或半生的含有囊蚴的溪水蟹类或蝲蛄者。日本曾报道生食野猪肉发生100多例人体感染。我国也有报道在疫区因生食禽类或蛙类而感染者,上海市6个县区进行调查发现,34%~87%的并殖吸虫血清学阳性者有生食或半生食虾蟹、蝲蛄史。这些地区对人类来说是自然疫源地,而当地人群是否患病,则完全取决于他们的接触机会。宜昌市历史上属斯氏肺吸虫的高流行区,防治前(1977—1988年)平均患病率为94%,防治后(1995—2001年)平均患病率为41%。重庆疫区的移民不同村庄感染率亦不同,为0%~87%。非疫区居民的感染率逐渐增加,由于生活习惯相同,一个家庭内多个成员可同时发病。

近几年,随着交通、旅游、饮食等行业的快速发展,城市水产品、畜产品等异地贸易频繁,市民的野营野餐、饮食上的追求生猛活鲜等,导致并殖吸虫病流行出现了新的流行特点。近年来,城市发病率增加至63.3%。

【发病机制和病理】

并殖吸虫童虫及成虫游走或定居均造成机械性损伤,虫体代谢产物等抗原物质可引起机体的免疫病理反应。

主要病程可分为三期。① 脓肿期:虫体移行穿破组织,引起线形坏死,伴有单核细胞、嗜酸性粒细胞和中性粒细胞浸润形成脓肿。② 囊肿期:脓肿周围有肉芽组织形成纤维状囊壁,囊内含有棕褐色黏稠液体,有时可找到虫体。常为多房性囊肿,相互间有隧道或空穴相通。③ 纤维瘢痕期:囊内虫体游走或死亡后,囊内容物排出或被吸收后,周围肉芽组织和纤维组织不断向中心发展,使整个囊肿完全由纤维组织代替,形成瘢痕。

病理特征为痰标本中可见到少量的上皮细胞,嗜酸性粒细胞可以不高;胸腔积液中可见到较多淋巴细胞、间质细胞、嗜酸性粒细胞;皮肤和胸膜活检标本中均可见到组织细胞和嗜酸性粒细胞浸润。开胸手术取肺组织可见典型的病理改变,不规则坏死腔穴和窦道形成。典型病理改变为:① 中心为凝固性坏死物,有较多的嗜酸性粒细胞及其他细胞碎屑;② 可见夏科雷登(CharcotLeyden)结晶,HE染色呈粉红色、菱形,散在分布;③ 部分病例中可见虫体和(或)虫卵;④ 周围有肉芽组织包绕,伴有多核巨细胞和少量炎细胞浸润;病变陈旧者周围纤维组织增生形成包膜;⑤ 外周部偶见广泛大量嗜酸性粒细胞;⑥ 病变周围肺泡大部分塌陷、萎缩,肺泡壁充血。

1. *童虫引起的病变* 并殖吸虫囊蚴被宿主吞食后进入小肠上部,在胆汁及消化液的作用下脱囊,后尾蚴随即穿过肠壁而进入腹腔,在腹腔中移行,并发育为童虫。此时,可引起肠壁浆膜及腹膜的纤维素性炎症,产生广泛的炎症和黏液,并伴浑浊性或血性积液,内含大量嗜酸性粒细胞。多数童虫又穿过膈肌,游走于胸腔,引起渗出性胸膜炎或胸腔积液。虫体进入肺部可形成窦道和囊肿。

2. *成虫引起的病变* 卫氏并殖吸虫常固定

于肺部,也可沿各疏松结缔组织间游走窜扰,致病范围扩大,波及脏器。虫体也可沿颈内动脉上升,经破裂孔进入颅内,侵犯脑组织,产生典型的相互沟通的囊肿,其周围因纤维包膜的形成和神经胶质细胞的增生而成为结节状肿块。虫体多侵及基底节、内囊和视丘,也可进入侧脑室,使患者半身不遂、偏瘫甚至死亡。

3. 虫卵引起的病变　卫氏并殖吸虫虫卵在人体内不能发育,不分泌可溶性抗原,因此,引起的组织反应较轻微,虫卵结节无明显坏死。

【临床表现】

肺吸虫病是以肺部病变为主的全身性疾病,其潜伏期不固定,与感染囊蚴数量以及机体反应性有关,一般为3日～12个月,多数为1～3个月,最短者仅2日,最长者可达10余年。

由于并殖吸虫童虫和成虫都具有游走性,可侵入人体各系统器官,临床表现也随虫体侵犯的范围和对组织损伤的程度而变化。临床表现复杂多样,易误诊为肺结核、结核性胸膜炎、支气管扩张、肺炎、肺癌、结核性脑膜炎、脑肿瘤、结核性腹膜炎、白血病、肾炎及肝炎等。

1. 临床类型

(1) 亚临床型:人体感染并殖吸虫后,可无明显临床表现,多在疫区人群普查时被发现。有食生蟹史,嗜酸性粒细胞增多而无明显的临床症状和体征,皮内试验或其他免疫学检查阳性而确诊。

(2) 急性并殖吸虫病:全身症状可轻可重。轻者仅表现为食欲缺乏、乏力、消瘦、低热、盗汗等非特异症状。重者发病急,毒血症状明显,高热或伴有胸痛、咳嗽、气急、肝大、腹痛、腹泻等症状。血常规检查,白细胞数增多,可高达$(20～30)\times10^9/L$;嗜酸性粒细胞明显增多,一般为20%～40%,高者可达87%或更多。

(3) 胸肺型并殖吸虫病:以咳嗽、胸痛、咳烂桃样血痰为主要症状。血痰常为卫氏并殖吸虫病的临床特征之一。先为干咳,痰少而稠,如有继发性感染,痰量增多且呈脓性,约90%的患者有反复咯血,又称“地方性咯血”,血量不等。血痰中可查见并殖吸虫卵。血痰黏稠呈棕红色(或呈果酱样),其颜色深浅与虫卵数、血液分解程度有关。肺部坏死组织随痰咳出,呈烂桃样血痰。

当成虫游走于胸腔时,可侵犯胸膜导致渗出性胸膜炎,引起胸腔积液、脓胸及胸膜增厚粘连。张云德报道6例并殖吸虫病继发胸膜腔巨大包裹囊肿,最小者15 cm×25 cm,最大者25 cm×40 cm,壁厚2～3 mm,手术证实囊壁分层,有弹性并钙化,内容物为巧克力色渣样物。临床症状以胸痛、气急常见,痰中查不到虫卵。有些病例可合并哮喘。同时还可以导致心包炎症,引起心包积液。

(4) 皮肤肌肉型并殖吸虫病:由未成熟幼虫及其毒素或代谢产物所致的皮下组织过敏性炎症、肉芽肿、脓肿和坏死形成。以游走性皮下结节(或包块)及肌肉结节为主要表现,其特点为:单发或多发的圆形、椭圆形、条索样或形态不规则的形状,局部无压痛,无红肿。卫氏并殖吸虫病患者中,9%～19.6%的病例出现皮下结节,游走性较少,结节内可见成虫或虫卵、嗜酸性粒细胞和夏科雷登结晶。斯氏肺吸虫病患者中30%～60%有游走性皮下结节史。皮下结节多具游走特征,一处结节消失后,隔些时日又在附近或其他部位出现新的结节。皮下结节呈单个散发或多个成串,包块一般为1 cm×2 cm或5 cm×6 cm,大者可达8 cm×12 cm,结节表面皮肤正常,初始质软,后期稍硬,有痒感或略有刺痛。皮下结节的好发部位为腹壁,其次为胸壁、腰背部、腹股沟、大腿内侧。还可见于眼眶、阴囊、颈、肩及腋下等处。

(5) 腹型并殖吸虫病:以腹痛、腹泻、肝大为主要表现。虫体穿过肠壁进入腹腔,可损伤肠黏膜发生出血、溃疡,出现腹痛、腹泻、棕褐色黏稠脓血便及里急后重等症状,腹痛部位不固定,以右侧和下腹部较为明显,呈阵痛或隐痛。腹腔肿块一般不明显。虫体在腹腔游走可引起广泛炎症、粘连。临床上可见到腹膜炎型,出现腹水。有时伴恶心、呕吐等。

(6) 神经系统型:是最常见且危害最严重的

肺外型肺吸虫病。为脑型和脊髓型两种，以脑型多见，占 20%～40%。

1）脑型：多见于儿童和青壮年，常为感染严重者，在脑中寄居的虫体破坏脑组织形成囊肿。虫体还可游走窜行，造成多处损伤，形成多发性囊肿，其临床表现视其侵犯脑组织的部位及病理改变程度而定。常见的症状有阵发性剧烈头痛、头晕、呕吐、人格改变，认知功能减退，或表现为颅内占位性病变、脑膜炎症、惊厥、意识障碍、癫痫、视神经受损等症状。脑脊液可正常，或有细胞和蛋白增多。

2）脊髓型：较少见，约占神经系统型患者的 2%，病变大多在第 10 胸椎上下，可能与虫体穿越肝脏，遇到膈肌受阻后，转向附近椎间孔而侵入椎管有关；也可从腹腔直接侵入腰大肌及深层背肌，经椎间孔而进入硬膜外，形成囊肿。主要表现为脊髓受压，下肢感觉、运动障碍，甚至有截瘫、小便潴留等症状。

（7）其他：如卵巢肺吸虫病，睾丸炎、淋巴结肿大、心包积液等皆可发生，但均少见。

2. 影像学表现

（1）肺部 X 线征象 肺吸虫病引起的肺部病变以中、下肺野和内侧带较多，尤以右下肺野更为常见。早期可有明显的胸膜反应和胸腔积液，其后可见粘连增厚。因病变发展阶段不同，而有 4 种肺部 X 线征象。

1）早期浸润性阴影：为边界模糊的云絮状阴影，1～2 cm，其病理基础为成虫在肺内游走所引起的早期出血或炎性浸润，可为孤立或融合，有时浸润阴影的中心有不规则的小透亮区，或可见到小液面，为早期肺吸虫病所形成脓肿的表现。

2）多房性囊样阴影：为本病 X 线最具特征性的征象。在片状或结节状阴影中可见多数蜂窝状小透亮区，单房或多房，实质或空泡性和大小不等的阴影，这是肺吸虫在肺内移行时形成隧道所致。新产生的阴影常相对较大，囊壁较薄，边缘模糊；老的病变则相对较小，且壁厚而边缘较清晰。有的病变周围可见长短不等的放射状条索影，这种阴影在肺型肺吸虫病最常见，此病变持续存在较长时间。

3）边缘锐利的结节性阴影：也是 X 线的特征性影像，为虫毒引起的纤维增殖性病变。表现为均匀、边缘光滑锐利的类圆形阴影，亦有带小空泡的囊样阴影。结节大小不一，数量不定，带有小空泡的结节为肺吸虫慢性脓肿与支气管沟通所造成。若结节经长时间治疗而痊愈，其密度逐渐增高，并可钙化。

4）硬结钙化阴影：为愈合病灶的阴影。胸片可见大小不等的致密斑点状或条索状阴影及密度增高的钙化灶，钙化结构呈均质性或外周密度较高。

5）其他非特异性表现：有肺纹理增多、肺门影增大、心包粘连等。由于虫体不断移行，肺部的病变常可在纤维瘢痕形成的同时，又有新脓肿或囊肿出现，所以在同一胸部 X 线片上可以同时存在各种病变。

（2）CT 检查：胸部 CT 对病变检出率高，最为常用，取决于肺吸虫感染的阶段，它在移行阶段主要表现为炎症、出血等，后期可形成囊肿、结节，病灶吸收后可形成钙化。常见有非典型局限性病灶，其他均无阳性发现。表现为单发或多发片状、云絮状影，大小不一，境界不清楚，以两肺中下边缘肺野多见，与一般肺炎性感染相似（图 23-1A）。囊状阴影表现为大片浸润影内囊状，蜂窝状透亮区 0.2～3.2 cm，囊状阴影周围常见多发条索影（图 23-1B）。附壁结节空洞表现为单发和多发性空洞影，大小 0.3～3.2 cm，边界较清晰，所有空洞内可见附壁的结节影（图 23-1C）；胸腔积液表现为沿胸腔侧后壁分布新月状水样密度影（图 23-1D）。大多数与一般肺部感染表现相似。头颅 CT 可表现为等密度或低密度损伤伴周围水肿。

根据 CT 所见，肺吸虫病的胸部 CT 表现可分为 5 类，分别是浸润性、支气管周围炎样、囊状阴影、胸腔积液改变和空洞灶。根据出现时间的先后，浸润性和支气管周围炎样属感染早期的表现，囊状阴影为亚早期和“脓肿”期，附壁结节空

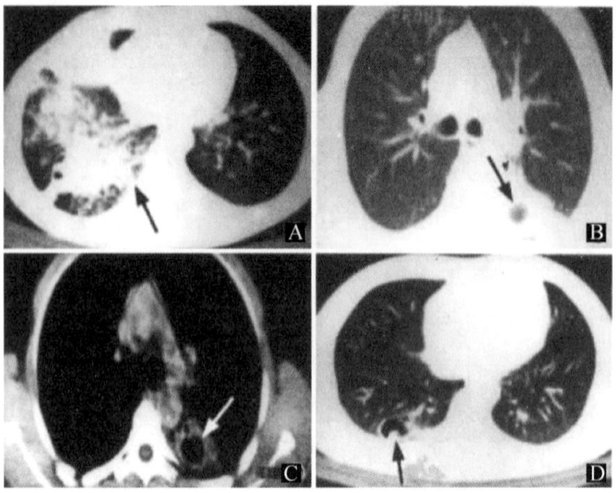

图 23-1 肺吸虫病肺部 CT 表现

洞则为消退期的改变,胸腔积液可单独存在或伴随肺部病变出现。

肺吸虫病肺部的 CT 改变,除附壁结节空洞有一定的诊断提示意义外,浸润性病灶和支气管周围炎样改变以及单发或伴发的胸膜炎与其他原因的炎性病变并无鉴别依据,必须结合临床方可做出诊断。

(3) 脑型肺吸虫病的 MRI:最典型表现为隧道征,肺吸虫在组织内移行时对组织造成损伤、出血以及虫体死亡后即形成隧道样表现。MRI 检查还可以表现为聚集的环形阴影,增强后呈葡萄样或肥皂泡样。肺吸虫囊肿发生在大脑皮、白质交界区,表现为椭圆囊状长 T1、长 T2 信号,边界清楚,囊肿壁为光滑的短 T1、长 T2 信号环,囊周有水肿信号区。若囊液以脓血混合物为主,则 MR 信号偏于出血信号,囊壁的出血信号较为特征,是由机械损伤和出血性炎症的特性决定的,出血量的多少依损伤血管的多少而异,同时出血有向囊内外扩散的可能,故囊周脑实质和囊液都在 T1W1 上信号增高。囊状和片状病变为脑型肺吸虫病的常见表现形式。姚立新等(2004 年)扫描 3 例脑型肺吸虫病病例的 14 个病灶,10 个病灶位于大脑,4 个位于脑干和小脑部位。MRI 表现为囊状和片絮状长 T1、长 T2 信号。囊状病变囊壁呈短 T1、长 T2 出血信号,1 例显示特征性的“隧道征”。该作者认为,脑型肺吸虫病多发生于儿童,MR 表现相对较为典型,出血信号及“隧道征”具有特征性,MRI 诊断该病具有重要价值。

(4) 肝肺吸虫病超声检查:常规超声检查多表现为肝实质内不均质低回声病灶,超声造影多表现为门静脉期及延迟期低增强的乏血供病变,同时伴病灶内部不同程度的坏死。

【实验室检查】

血常规检查可见白细胞异常升高和嗜酸性粒细胞升高,血 IgE 升高,偶见肝功能异常。

1. *病原学检查* 可通过痰或粪便寻找虫卵确诊肺吸虫病,但阳性率仅 11.7%。肺外型肺吸虫不依靠此项检查。

(1) 痰液检查:留取早晨第一口痰或留 24 小时痰,做直接涂片检查或加入等量的 10% NaOH 消化痰液,摇匀后置于温箱内,经 4～6 小时,待黏液溶化后,经离心沉淀,取沉渣做涂片镜检。铁锈色痰中易发现虫卵,还可见到嗜酸性粒细胞和夏科雷登结晶。

(2) 粪便检查:部分患者尤其是儿童,常将痰咽下,使虫卵混入粪便,可用直接涂片法和沉淀法检查虫卵。

(3) 脑脊液、胸腔积液等检查:脑型、脊髓型患者的脑脊液中可发现虫卵和较多的嗜酸性粒细胞,乳酸脱氢酶、腺苷脱氨酶、IL-5 等升高,葡萄糖降低。

(4) 皮下结节活组织检查:对皮下包块尤其是游走性包块或结节做手术切除,活组织切片检查可发现童虫及嗜酸性肉芽肿。

2. *免疫学检查*

(1) 抗原检测:肺吸虫可在机体内产生多种抗原。有的诱导产生保护性抗体,有的引起过敏反应,还有一部分与其他寄生虫抗原存在交叉反应。抗原出现时间较早,直接检测特异性抗原成分可进一步证实肺吸虫感染。虫体死亡后,抗原会逐渐减少至消失,因此,检测抗原有助于评估疗效。

(2) 抗体检测:肺吸虫抗原皮内试验具有较好的敏感性和特异性。宋明华等报道的阳性率达 99.2%。但疾病治愈后皮试仍可能呈阳性,且可维持数月至数年，甚至终生，因此，皮内试验不能判断疗效。此外，由于抗原交叉反应的存在，皮内试验可致误诊。

1）后尾蚴膜反应：将血清加入提前提取的尾蚴中，在37℃温箱中培养24小时，若幼虫结构被破坏，或出现沉淀即为阳性反应。该试验具有较好的特异性及敏感性，且检验方法简便、易于操作、结果易于判定。但后尾蚴的提取及保存有一定的限制，因此，该试验在临床上的应用也受到了限制。

2）酶联免疫吸附试验：我国于20世纪80年代初开始应用ELISA诊断肺吸虫病，通常采用成虫可溶性抗原作为诊断抗原，其阳性率可达100%。已证实肺吸虫病患者血清中IgG增高，用特异性抗原检测IgG具有临床意义，而IgG4交叉反应发生率更低，更具有价值。传统的ELISA检测需要特殊仪器，检测方法要求高，而Dot-ELISA是在ELISA的基础上发展的一种更简易、敏感、快速、抗原用量更少的方法，是目前常用的技术之一。以幼虫排泄分泌物抗原为诊断抗原，Dot-ELISA敏感性可达100%，且特异性高，与血吸虫及正常人血清无交叉反应发生。

3）分子生物学检测：随着分子生物学进展，基因重组技术运用广，重组抗原可替代虫体抗原进行检测，且其敏感性及特异性均较高。时红波等制作了肺吸虫模拟抗原，其6个阳性克隆中P5、P6、P8、P13、P16的阳性和阴性预测值及诊断效率可达100%，P7的阳性和阴性预测值及诊断效率分别为100%、78.9%、86.7%。侯敏等用重组抗原行ELISA检测肺吸虫病，敏感性达91.07%，且与其他寄生虫病及正常人血清无交叉反应发生，特异性高。重组抗原不需要依赖于虫体提取，生产量不受限制，该技术有待于进一步研究。

4）斑点免疫渗滤实验(DIGFA)：亦称金标渗滤法，是利用事先制备的免疫试剂盒检测抗体，具有较好的敏感性和特异性。DIGFA与ELISA对肺吸虫的诊断阳性符合率及阴性符合率均为100%。相对于ELISA，DIGFA设备要求简单、易于操作且检验快速，更适用于临床检测。此外，DIGFA检测肺吸虫特异性IgG4能评估疗效。

5）蛋白质免疫印迹法：是把蛋白质电泳分离的组分从凝胶转移到固相支持体上，以特异性抗体作为探针，通过抗原抗体反应显示出靶蛋白，从而检测出目的蛋白质。Fischer等用蛋白质免疫印迹法检测克氏肺吸虫患者血清中IgG4，该方法对克氏肺吸虫病诊断具有较好的敏感性及特异性，并可用于疗效评估，但由于实验难度较大，对用于临床推广有待进一步研究。

3. 卫氏并殖吸虫的分子鉴定

（1）PCR：是体外酶促合成特异DNA片段的一种方法，它不仅可用于基因分离、核酸序列分析等基础研究，还可用于疾病的诊断或任何有DNA、RNA的地方。卫氏并殖吸虫的基因扩增研究中，常选用线粒体基因和核糖体基因为PCR扩增的研究对象。线粒体细胞色素C氧化酶亚基Ⅰ(cy-tochrome C oxidase subunit 1，co1)和烟酰胺脱氢酶亚基Ⅰ(dehydrogenase subunit1, NADH, ND1)基因属于线粒体基因组，进化速率较快，适用于种遗传差异的研究；核糖体DNA内转录间隔区2(second internal transcribed spacers，ITS 2)基因属于核基因组，相对保守，适用于并殖吸虫种间差异的研究。

（2）实时荧光定量PCR：除了常规PCR外，实时荧光定量PCR技术已广泛应用于各种基因成分的检测。该技术于1996年由美国Applied Biosystems公司推出。所谓实时荧光定量，是指在PCR反应体系中加入荧光基团，利用荧光信号积累实时监测整个PCR进程，最后通过标准曲线对未知模板进行定量分析的方法，比常规PCR检测灵敏度高出1 000倍。

（3）PCR-RELP技术：也是研究寄生虫基因的常用方法。PCR-RELP的基本原理是用PCR扩增目的DNA，扩增产物再用特异性内切酶消化切割成不同大小片段，直接在凝胶电泳上分辨。不同等位基因的限制性酶切位点分布不同，产生不同长度的DNA片段条带。此项技术大大提高了目的DNA的含量和相对特异性，而且方法简便，分型时间短。这种方法与RFLP相比，不同的是以扩增替代了酶切，避免了RFLP烦琐的DNA酶切、转移、杂交等步骤。

(4) PCR - RAPD：是Williams等于1990年建立的通常以8～10 bp的随机寡核苷酸片段作为引物，对基因组DNA随机扩增，从而得到多态性图谱作为遗传标记的方法。与RFLP相比，RAPD的优点是对DNA质量要求不高，需要量极少，操作简单易行，不需要接触放射性一套引物，可用于不同生物的基因组分析，检测整个基因组，两条引物配对使用，能产生新的带型，RAPD标记一般为重复序列，若不是重复系列，也可将其转化为RFLP标记，进一步检测RAPD分析的结果。PCR - RAPD具有快速、敏感、重复性好、可比性强的特点，特别适用于生物种群间遗传变异和种群分子标志的研究。

(5) 环介导等温扩增技术：是2000年由日本荣研化学株式会社开发的一种新颖的恒温核酸扩增方法，能在等温(60～65℃)条件下，短时间(通常是1小时内)进行核酸扩增，是一种简便、快速、精确、低价的基因扩增方法。与常规方法相比，不需要模板的热变性、温度循环、电泳及紫外线观察等过程。该技术不依赖任何专门的仪器设备进行现场高通量快速检测，检测成本远低于荧光定量PCR。

【诊断和鉴别诊断】

1. *诊断* 注意在流行地区居住或进入过流行地区的人群，有无生食或半生食溪蟹、蝲蛄或饮用溪流生水史。凡有腹泻、腹痛、胸痛、咳嗽、咳铁锈色痰伴胸腔积液，有游走性皮下结节或包块，原因不明的癫痫、嗜酸性粒细胞增多，均应考虑本病。

在痰、粪便及各种体液标本中找到虫卵或在皮下结节中找到虫体，痰液检查可见大量的嗜酸性粒细胞和夏科-雷登结晶，是确诊本病的依据。皮内实验阳性、血清学及免疫学检查有辅助诊断价值。

2. *鉴别诊断* 蒋朝东等报道肺吸虫病误诊率高达55.48%，原因主要与临床医生对肺吸虫病的认识不足或警惕性不高、肺吸虫病患者难以查到虫卵有关。

需要与以下疾病鉴别：肺肿瘤、肺炎、肺结核、结核性胸腹膜炎、慢性肝炎、肝脓肿、脑和脊髓肿瘤、嗜酸性粒细胞增多症等。

【治疗】

1. *病原治疗*

(1) 吡喹酮：为治疗肺吸虫病的首选药物，疗效高，且不良反应轻。常用剂量和疗程为：每次25 mg/kg，每日3次，每次间隔4小时，连服2日为1个疗程，总剂量为150 mg/kg。根据临床症状及实验室检查结果可增加疗程，有效率可达100%。偶有过敏性皮疹、精神失常等不良反应，需警惕心律失常，消化道、神经肌肉系统不良反应。

(2) 硫酸二氯酚：治疗肺吸虫病疗效满意，有效率达90%～100%。但对以神经系统症状为主的肺吸虫病治愈率较低。其不良反应有腹泻、腹痛、恶心、呕吐、头痛、头晕等。个别出现治疗反应(吉海反应)、中毒性肝炎等。因此，对肝、肾、心脏疾病者及妊娠期妇女应禁用。成人3 g/d、儿童50 mg/d，分3次口服，连续服用10～15日，或隔日服用，20～30日为1个疗程。脑脊髓型需2～3个疗程。

(3) 三氯苯达唑：疗效与吡喹酮相似，耐受性较吡喹酮好。治疗剂量为每次10 mg/kg，共口服2次，治愈率可达100%。服药后可能出现头痛、头晕、腹痛等不良反应，但较轻。由于毒性低，剂量小，便于临床推广。

(4) 手术治疗：大量心包、胸腔积液及皮下包块时，在药物治疗的基础上行手术治疗。可以减少心包缩窄等严重并发症的发生，同时又能进一步完善活组织检查明确诊断。

2. *对症治疗* 伴癫痫者用苯妥英钠治疗；有瘫痪者可应用针灸疗法；有颅内高压者可用脱水剂；咳嗽、胸痛者应用镇咳及镇痛剂；脑型肺吸虫病在病原治疗后还出现神经系统压迫症状，可行颅内囊肿、肉芽肿、钙化灶切除术及颞肌下减压术，术后继续服药 2 个疗程。

【预防】

控制传染源彻底治疗患者和病禽、病畜，对粪检阳性的家畜应及时实施捕杀。

切断传播途径，避免粪便内虫卵随雨水冲入溪流，不要在溪水中洗刷粪桶、痰盂，防止虫卵污染水源，从源头减少肺吸虫病的发生。

保护易感人群在流行区广泛开展对本病危害的防治知识宣传，并进行普查，发现患者及时治疗。加强禽、畜以及粪便和水源的管理，教育当地群众特别是儿童不要食生的或不熟的溪蟹和蝲蛄，也不要食不熟的肉类食物，不喝生水，不随地吐痰。

（中国人民解放军东部战区总医院秦淮医疗区 刘云霞）

六、钩虫病

钩虫病（ancylostomiasis，hookworm disease）是由钩口科的线虫感染引起的疾病。钩虫的种类较多，寄生于人体的钩虫主要有两种：十二指肠钩口线虫（*Ancylostoma duodenale*，简称“十二指肠钩虫”）和美洲板口线虫（*Necator americanus*，简称“美洲钩虫”）。另外，锡兰钩口线虫（*A. Ceylanicum*，简称“锡兰钩虫”）和犬钩口线虫（*A. Caninum*，简称“犬钩虫”）一般寄生于猫或犬的体内，偶尔可寄生于人体内。寄生于动物体内的钩虫还有巴西钩口线虫（*A. Braziliense*，简称“巴西钩虫”）、管型钩口线虫（*A. Tubaeforme*，“管型钩虫”）、狭头弯口线虫（*Uncinaria stenocephala*，简称“狭口钩虫”）等，这些动物钩虫的感染期幼虫侵入人体后，不能发育为成虫，在皮肤中生存，引起皮肤幼虫移行症。十二指肠钩虫和美洲钩虫成虫寄生于小肠，引起贫血，钩虫病是我国重点防治的五大寄生虫病之一。

【病原学】

钩虫因成虫的头端向背面仰曲，形成钩状的体态而得名。虫体细长，线状，长 1 cm 左右。十二指肠钩虫大小为：雌虫（10～13）mm×0.6 mm，雄虫（8～11）mm×（0.4～0.5）mm，前端与尾端均向背面仰曲，略呈“C”形。美洲钩虫略小，雌虫（9～11）mm×0.4 mm，雄虫（7～9）mm×0.3 mm，前端向背面仰曲，尾端向腹面弯曲，略呈“S”形。体前端顶部有一发达的口囊，上缘为腹面，下缘为背面。十二指肠钩虫的口囊呈卵圆形，腹侧缘有 2 对钩齿，外齿较内齿略大。美洲钩虫的口囊呈椭圆形，腹侧前缘有 1 对半月形的板齿。钩虫的咽管较长，后端略膨大，管壁肌肉发达，有利于吸取血液。雄虫末端膨大，由角皮延伸形成膜质交合伞，交合伞由 2 个侧叶和 1 个背叶组成，其内有肌肉性的指状辐肋，依据其部位分别称为背辐肋、侧辐肋和腹辐肋，雄虫有 1 对细长可伸缩的交合刺。十二指肠钩虫雄虫背辐肋由远端分为 2 支，每支又分为三小支；交合刺两刺长鬃状，末端分开。美洲钩虫雄虫背辐肋由基部分为 2 支，每支又分为两小支；交合刺一刺末端形成倒钩，与另一刺末端相并包于膜内。雌虫末端呈圆锥形，十二指肠钩虫雌虫有尾刺，美洲钩虫雌虫无尾刺。虫卵椭圆形，无色透明，大小为（56～76）μm×（36～40）μm，卵壳极薄，随粪便排出时，卵内含有 4～8 个细胞，卵壳与细胞之间有明显的空隙。当患者便秘或粪便放置过久，卵内细胞分裂为多个，成为“桑葚”期甚至幼虫期。十二指肠钩虫卵和美洲钩虫卵很相似，不易区别。

两种钩虫的生活史基本相同。成虫寄生于人体小肠上段，借助于口囊内的钩齿或板齿咬附于肠黏膜上，以血液、组织液、肠黏膜和脱落的上皮细胞为食。雌、雄虫交配后，虫卵随粪便排出体外，在温暖、潮湿、隐蔽、含氧充足的疏松土壤中，孵出第一期杆状蚴，蜕皮 1 次发育为第二期杆状蚴，再蜕 1 次皮发育为丝状蚴，即感染期幼虫。丝状蚴主要生存于 1～2cm 深的表层土壤中，常呈聚集性活动。此期幼虫还可借助覆盖体表水膜的表面张力，沿植物茎或草枝向上爬行，最高可达 22cm。当与人体皮肤接触并受到体温刺激后，虫体活动力增强，依靠机械性穿刺和酶的作用,经毛囊、汗腺口或皮肤破损处30分钟至1小时主动侵入人体。虫体进入皮肤后,在皮下组织移行并侵入小静脉或淋巴管,随血流经右心至肺,穿过毛细血管进入肺泡,借小支气管、支气管上皮细胞的纤毛摆动而向上移行至咽喉部,随吞咽动作经食管、胃到达小肠,逐渐发育为成虫。成虫寿命通常为1～5年,但也有报道十二指肠钩虫可活7年,美洲钩虫可活15年之久。

自丝状蚴钻入皮肤至成虫交配产卵,一般需要5～7周。但国内外学者研究发现,人体经皮肤感染十二指肠钩虫后,部分幼虫在进入小肠前,可滞留于某些组织中很长时间(253日)。此时,虫体发育缓慢或暂停发育,在受到某些因素的刺激后,才陆续到达小肠发育成熟,这种现象称为钩蚴的迁延移行现象。

【流行病学】

钩虫病基本呈全球性分布,十二指肠钩虫属于温带型,美洲钩虫属于亚热带型及热带型。十二指肠钩虫主要分布于北美、南欧、北非、中东、中国、印度、日本及东南亚等地区和国家,美洲钩虫主要分布于美国南部、中美洲和南美洲、中非和南非、亚洲的中国、印度及东南亚等地区和国家。在我国,钩虫病的分布亦较为广泛,淮河及黄河一线以南的广大地区流行极为严重,东北、华北、西北地区钩虫感染率较低。在流行区常以一种钩虫感染为主,但也常有混合感染的现象。从流行趋势来看,一般南方高于北方,自南向北感染率逐渐下降。南方以十二指肠钩虫为主,北方则以美洲钩虫为主,而长江中下游地区是两种钩虫的混合流行区。据2015年我国公布的全国人体重要寄生虫现状调查结果表明,全国标化感染率为1.90%,加权感染率为2.62%,推算全国钩虫感染人数为1 697万,感染者年龄大多在50岁以上。与2005年相比,标化感染率下降了68.75%,其中高感染率的省(自治区、直辖市)集中在我国的中部和南部,如海南、广东、四川、重庆等。

钩虫病患者和带虫者是钩虫病的传染源。钩虫病的传播流行与自然环境、种植的作物,人群的生产、生活方式及条件等因素密切相关。钩虫卵及钩蚴在外界土壤中的发育需要适宜的温度和湿度、氧气充足、有机质丰富及隐蔽等条件。十二指肠钩蚴发育的适宜温度为22～26℃,美洲钩蚴为31～34.5℃,因此,流行季节各地不同。例如,广东省气候温暖、雨量充沛,几乎全年均有感染机会;而山东省8月为高峰期,浙江省则以6—8月为流行高峰。在夏秋季节种植旱地作物,用未经无害化处理的粪便施肥,耕种时又有较多的机会与丝状蚴污染的土壤接触,因而易造成钩虫感染。如在雨后初晴或久晴初雨后,人们赤手赤足下地耕种红薯、玉米、烟叶、甘蔗、棉、咖啡、蔬菜等作物时,易受到钩虫感染。过去认为钩虫卵在深水中不易孵出幼虫,但近年发现,钩虫卵不仅能在水中发育至感染期幼虫,而且污染秧田相当严重,故种植水稻也可传播钩虫病。矿井中温度高,湿度大,卫生条件差,也有利于钩虫的传播流行。制砖工因手脚接触泥土,被钩虫感染的机会也多。另外,居民居住的庭院及其周围的环境若被粪便污染,易使人感染,特别是儿童受感染的机会多。

钩虫的丝状蚴主要通过皮肤感染人体,当人生食含十二指肠钩虫丝状蚴的蔬菜时,丝状蚴自口腔或食管黏膜侵入血管,循上述移行途径到达小肠;少数丝状蚴自口腔入胃,未被胃酸杀死,可直接到达肠腔发育成熟。我国已有多例出生仅10～12日的新生儿患钩虫病的报道,这可能是由于母体内的钩蚴经胎盘侵入胎儿体内所致。婴儿钩虫病主要是因为使用被钩蚴污染的尿布,或曾经因穿“土裤子”等方式而感染。另有报道,某些动物如兔、牛、羊、猪、狮、虎、犬等可作为十二指肠钩虫的转续宿主,人生食或食入未煮熟的这些动物的肉类,也可导致钩虫感染。

【发病机制】

两种钩虫的幼虫和成虫均在人体引起病变。

1. *幼虫的致病作用* 钩虫的感染期幼虫(丝状蚴)侵入皮肤数分钟至1小时后,局部充血、水肿以及中性粒细胞和嗜酸性粒细胞浸润,引起钩蚴性皮炎。当钩虫幼虫随血流进入肺部后，穿过肺毛细血管进入肺泡，可引起肺间质和肺泡点状出血和炎症，或引起咽喉炎、支气管炎和支气管肺炎。

2. 成虫的致病作用　钩虫成虫以口囊的钩齿或板齿咬附肠黏膜上吸取血液和吞食肠壁上皮细胞，肠壁上出现散在的出血点或小溃疡，有时形成大块出血性瘀斑，病变可达黏膜下层甚至肌层。由于钩虫吸入的血液很快经过虫体肠道自肛门排出、头腺分泌抗凝素使叮咬的肠黏膜部位伤口不断渗血、虫体经常更换吸附部位以及原来叮咬的黏膜伤口继续出血等因素，可造成肠黏膜广泛的破损和出血，使患者长期慢性失血，导致贫血。患者体内血红蛋白合成速度比红细胞新生速度慢，红细胞体积变小、着色变浅，故呈低色素小细胞型贫血。严重贫血时，患者的心、肝、肾等脏器可因缺氧而发生脂肪变。因铁质缺乏以及神经、精神系统功能紊乱常导致异嗜症。当长期慢性失血和营养吸收障碍时，可致低蛋白血症，导致局部或全身营养不良性水肿。钩虫可出现异位寄生，有在胰腺、腹壁、阑尾等处发现钩虫卵肉芽肿或钩虫卵的报道。

【临床表现】

人体感染钩虫后是否出现临床症状除与侵入皮肤的钩蚴数量及成虫在小肠寄生的数量有关外，还与人体的健康状况、营养条件及免疫力有密切关系。

1. 幼虫引起的症状

(1) 钩蚴性皮炎：俗称“粪毒”或“着土痒”等。当人赤手赤足接触土壤时，感染期幼虫侵入人体皮肤，局部皮肤即有针刺、烧灼感及奇痒，继而出现充血性斑点或丘疹，1～2 日内可表现为红肿及水疱，搔破后常继发感染而形成脓疱，最后结痂、蜕皮而愈。皮炎多见于足趾、手指间皮肤薄嫩处，也可见于手背、足背等处。病程一般为 2～3 周，有继发感染时可达 1～2 个月。

(2) 肺部炎症：钩虫幼虫在肺部穿过肺毛细血管进入肺泡时，引起出血及炎症细胞浸润。患者可出现咳嗽、咳痰，常伴有畏寒、发热等全身症状。感染较重时可导致肺出血，表现为痰中带血、咯血或持续性干咳和哮喘，血中嗜酸性粒细胞增多。呼吸道症状一般数日至十余日即可自愈，个别可持续 3 个月左右。

2. 成虫引起的症状

(1) 消化道症状：成虫以口囊内的钩齿或板齿咬附在肠黏膜上，可造成肠黏膜的损伤，引起消化道出血。患者初期主要表现为上腹部不适和隐痛，继而出现恶心、呕吐、腹泻等消化道症状，并有食欲明显增加而消瘦等表现。钩虫病所致的消化道出血常被误诊为消化道溃疡、痢疾、胃癌等疾病出血，应引起高度重视。有些患者表现为异嗜症，喜食生米、生豆、茶叶，甚至瓦片、泥土、煤渣、破布等异常现象。

(2) 贫血：是钩虫对人体的主要危害。患者长期慢性失血，铁和蛋白质不断损耗，从而导致贫血。患者表现为皮肤蜡黄、黏膜苍白、眩晕、乏力，严重时有心慌、气促，甚至出现贫血性心脏病的表现，最后完全丧失劳动能力。

(3) 婴儿钩虫病：最突出的临床表现为急性便血性腹泻，发病最早为出生后 10 日。常以柏油样黑便、腹泻、食欲减退症状为主。贫血较严重，严重影响患儿的生长发育，并发症多，预后差，病死率高达 3.6%～6.0%，个别地区高达 12%。

(4) 妊娠合并钩虫病：孕妇感染钩虫后除自身出现相应症状和体征外，钩虫还可经胎盘传给胎儿，引起流产、早产或死胎，以及宫内胎儿发育迟缓、母乳分泌减少，甚至母婴死亡风险增加。

(5) 异位损害：偶有钩虫寄生于胃、肝胆系统、腹腔以及肌肉等部位引起相应损害的报道。

两种钩虫的致病作用相似，但十二指肠钩虫的幼虫引起皮炎者较多，成虫导致的贫血亦较严重，同时还是引起婴儿钩虫病的主要虫种。因此，十二指肠钩虫较美洲钩虫对人体的危害大。

【实验室检查】

1. 病原学诊断　粪便中检出钩虫卵或培养出钩蚴，或从痰液中检出幼虫是确诊的依据。

(1) 粪便直接涂片法：操作简单，但轻度感染者常易漏检，连续 3 张涂片的检出率仅为

18.3%～43.0%。

(2) 饱和盐水浮聚法：最适用于检查钩虫卵，是检查钩虫卵最常用的方法。钩虫卵的比重小于饱和盐水，易浮于液体表面而检出。其检出率较直接涂片法高 5～6 倍。

(3) 钩蚴培养法：检出率接近饱和盐水浮聚法，同时亦可鉴别虫种。其缺点是需时长，粪便标本经培养 5～6 日后才能孵出幼虫，另外，温度低时需要温箱等设备。

(4) 改良加藤厚涂片法：是用于计数各种蠕虫卵的最常采用的方法，因钩虫卵无色透明且卵壳较薄，必须掌握好适宜的透明时间，避免因透明过度而难以确认。通过计数粪便中的虫卵数来推算体内寄生成虫的数量，对于了解患者的感染程度、流行病学调查和疗效考核均有实用意义。通常用每克粪便虫卵数(EPG)来衡量钩虫的感染度，EPG＜2 000 个为轻度感染，2 000～11 000 个为中度感染，＞11 000 个为重度感染。

(5) 痰液涂片查钩蚴：流行区患者出现咳嗽、哮喘或痰中带血时，应在痰液中找钩蚴，以避免误诊为其他呼吸道疾病。

(6) 内镜检查：有时在做胃镜、胶囊内镜或肠镜检查时能查到钩虫成虫，可根据虫体的形态特征做出诊断。胶囊内镜对诊断小肠钩虫病是一种最直接、最有效的检查手段，但因检查费用高，对于怀疑有重度钩虫感染的患者，如出现如下指征：① 有长期或反复田间劳作史；② 反复黑便、中重度贫血，但一般情况良好，无其他伴随疾患；③ 胃肠镜检查和其他检查未发现异常，可考虑进行胶囊内镜检查。有报道从肠镜检出直肠钩虫感染 1 例。

2. *免疫学诊断* 用于钩虫产卵前尤其是钩虫幼虫在人体迁延移行的病例，可结合病史进行早期辅助诊断。常用的方法有皮内试验(IDT)、酶联免疫吸附试验(ELISA)、间接荧光抗体试验(IFA)等。

【诊断和鉴别诊断】

1. *诊断* 根据患者来自钩虫流行区并有土壤接触史，出现典型的钩蚴性皮炎、消化功能紊乱、营养不良、上腹隐痛或闷胀、贫血，或异嗜症、外周血嗜酸性粒细胞增加等，结合病原学检查检获钩虫成虫或虫卵，即可诊断为钩虫病。

2. *鉴别诊断* 钩虫病应与其他原因引起的皮炎、贫血、消化系统疾病、消化道出血等鉴别。

【治疗】

1. *病原治疗* 常用的药物有阿苯达唑、甲苯达唑、噻嘧啶等。伊维菌素和三苯双脒对钩虫病也有较好的疗效。

(1) 阿苯达唑(albendazole)：常用剂量为 400 mg，单剂顿服，儿童用量参照各产品说明。阿苯达唑具有同时杀死钩虫幼虫和虫卵的特点，可用于钩虫病的防治。

(2) 甲苯达唑(mebendazole)：常用剂量为 200 mg，每日 2 次，连服 3 日，治愈率达 76%～95%。

(3) 噻嘧啶：常用剂量为 400～500 mg，儿童按 10 mg/kg 剂量。每日 1 次，连服 3 日。

两种药物同时使用可提高疗效。现有两种复方制剂：① 复方甲苯达唑对各种肠道线虫病有显著的驱虫作用，每片含甲苯咪唑 100 mg、盐酸左旋咪唑 25 mg。每次 1 片，每日 2 次。连服 3 日，对十二指肠钩虫和美洲钩虫的阴转率分别达 98.9%和 81.0%。② 复方阿苯达唑每片含阿苯达唑 67 mg，双羟萘酸噻嘧啶 250 mg。成人及 7 岁以上患儿，轻度感染，2 片顿服；重度感染，3 片顿服。2～6 岁患者 1.5 片顿服。

(4) 左旋咪唑：对钩蚴性皮炎的患者，采用左旋咪唑涂肤剂(左旋咪唑 750 mg 加入 70%二甲亚砜水溶液)，轻者每日涂擦 2～3 次，重者可连续涂擦 2～3 日。

2. *对症治疗* 严重贫血时需服用铁剂矫正贫血。常用药有硫酸亚铁每次 0.6～0.9 g，或枸橼酸铁铵每次 10 ml，每日 3 次。如患者对口服铁剂不能耐受，可注射山梨醇铁或右旋糖酐铁，儿童用量酌减。当患者伴有营养不良或低蛋白血症时，其饮食应富含铁质并补充蛋白质和维生素。钩蚴性皮炎亦可采用皮肤透热疗法，用热水浸泡，或用纱布热敷，可有止痒和局部消炎作用。

【预防】

预防钩虫病应采用综合性防治措施。

1. *普查普治* 治疗患者和带虫者是预防钩虫病的重要环节。在流行区，应定期进行普查普治，群体化疗，普治的时间一般在冬春季节。

2. *加强粪便管理* 提倡采用封闭式沼气池、五格三池式粪池或堆肥等方法处理后的粪便施肥。在易感季节耕种作物时，尽量不用未经无害化处理的新鲜人粪施肥。不随地大便。

3. *加强个人防护，改革施肥与耕种方法* 尽可能不赤手赤足下地耕作，必要时，可用防护剂(1.5%左旋咪唑硼酸乙醇或15%噻嘧啶软膏)涂抹手足皮肤。讲究饮食卫生，不食生的或未煮熟的蔬菜。

七、蛔虫病

蛔虫病(ascariasis)是由似蚓蛔线虫(*Ascaris lumbricoides*，简称“蛔虫”)寄生于人体小肠引起的疾病，是人体最常见的寄生虫病之一。

【病原学】

蛔虫成虫是常见寄生人体肠道线虫中体形最大者。虫体长圆柱形，形似蚯蚓，头尾两端略细，体表有纤细的横纹和两条明显的侧线。口孔位于虫体顶端，周围有3个呈“品”字形排列的唇瓣，唇瓣内缘具细齿，外缘有感觉乳突。雌虫长20～35 cm，有的可长达49 cm，尾端钝圆，肛门位于末端，生殖器官为双管型，阴门位于虫体腹面中部之前。雄虫较雌虫小，长15～31 cm，尾端向腹面弯曲，生殖器官为单管型，有交合刺1对，泄殖腔前后有许多乳突。

虫卵有受精卵和未受精卵之分。受精卵为宽椭圆形，大小为(45～75)μm×(35～50)μm，卵壳较厚，卵内含有1个大而圆的未分裂的卵细胞，卵细胞与卵壳之间有新月形的空隙，卵壳的外面有一层凹凸不平的蛋白质膜，被胆汁染成棕黄色。未受精卵呈长椭圆形，大小为(88～94)μm×(39～44)μm，卵壳较薄，卵内充满大小不等的屈光颗粒。无论受精卵还是未受精卵，其蛋白质膜均易脱落，称脱蛋白质膜蛔虫卵，此时卵壳无色透明，外表光滑，应与其他虫卵相鉴别。

成虫寄生于小肠，以肠内半消化的食物为营养。雌、雄虫交配后雌虫产卵，卵随粪便排出体外，未受精卵不再发育。受精卵在温暖、潮湿、氧气充足的外界环境(如土壤)中，约经2周，卵内的细胞即可发育为第一期幼虫；再经1周，卵内幼虫经第一次蜕皮发育为感染期卵。感染期卵随被污染的食物或瓜果蔬菜，经口被吞食后进入小肠；卵内幼虫分泌的孵化液(含蛋白酶、壳质酶及酯酶等)作用于卵壳，借助幼虫的机械活动，幼虫孵出并钻入肠壁，进入静脉并循门静脉系统到肝脏，经右心到肺；有时幼虫亦可侵入肠壁淋巴管经胸导管入肺。幼虫穿过肺泡毛细血管进入肺泡，经2次蜕皮后，沿支气管、气管移行至咽，被宿主吞咽入食管，经胃到小肠，第四次蜕皮后继续发育为成虫。从感染期卵进入人体到雌虫成熟产卵需60～75日。成虫寿命约1年。每条雌虫日产卵量约24万个。在人体内寄生的成虫一般为数条至数十条，有1例报道多达1 978条。

【流行病学】

蛔虫感染极为普遍，呈世界性分布，尤以温暖、潮湿、卫生条件差的地区人群感染为重。据估计，全世界224个国家中153个国家有蛔虫流行，感染率最高可达95%。我国属全国性分布，农村高于城市，儿童高于成人。据2015年我国公布的全国人体重要寄生虫现状调查结果表明，全国标化感染率为1.06%，加权感染率为1.36%，推算全国蛔虫感染人数为882万。与2005年相比，标化感染率下降了91.56%，本次调查显示，与其他线虫相比，蛔虫感染率下降的幅度最大。其中高感染率的地区集中在我国的中部和西部的贵州、四川、云南等省。

蛔虫感染普遍的原因主要有：① 生活史简单，不需要中间宿主，幼虫和成虫都生活在人体内，只有虫卵阶段在土壤中发育和传播。② 生殖能力强，产卵量多。③ 虫卵对外界因素的抵抗力强，在隐蔽的土壤中或蔬菜上，蛔虫卵可存活数月至1年，食用醋、酱油或腌菜、泡菜的盐水不能杀死虫卵,10%的硫酸、盐酸、硝酸或磷酸等不会影响卵内幼虫的发育,但氯仿、乙醚、乙醇或苯等有机溶剂能杀死卵内细胞或幼虫。④ 人们不良的生产和生活行为,如粪便管理不当,使用未经无害化处理的粪便施肥,儿童随地大便,犬、猪、鸡、蝇、蟑螂等机械携带等均可造成虫卵的广泛播散;饭前不洗手,生食不洁的瓜果、蔬菜或食物,喝生水等习惯可增加虫卵感染的机会。

【发病机制】

蛔虫的致病主要表现为幼虫在体内移行造成的组织损伤以及成虫引起的并发症。

1. *幼虫* 在肺部移行过程中,虫体的粗细已超过肺毛细血管,而且虫体还穿过肺泡,这些均造成组织损伤,局部有点状出血,引起嗜酸性粒细胞及其他炎症细胞的浸润。幼虫发育过程中的蜕皮液及代谢产物会引起宿主局部和全身的超敏反应。感染重时可导致蛔蚴性肺炎。

2. *成虫* 在小肠内以半消化的食物为营养,不但掠夺营养,而且由于损伤肠黏膜,可导致消化和吸收障碍。感染重的儿童可有营养不良,甚至发育障碍。蛔虫在肠中损伤肠黏膜导致肠黏膜的炎性病变,而引起一系列消化道症状。蛔虫成虫的代谢产物及其分泌物可使宿主产生IgE介导的超敏反应。

蛔虫具钻孔及扭曲成团的习性,在某些因素的刺激下,如体温升高、胃肠道病变、食用辛辣食物及不适当的驱虫治疗,常使虫体活动性增强,导致严重的并发症。

【临床表现】

人体感染蛔虫后临床症状的有无及轻重,取决于感染虫数的多少和人体的免疫功能状态。感染轻时,因没有明显的临床症状,常被人们所忽视;感染重时,可出现不同的临床症状。

1. *幼虫移行期症状* 主要为肺部症状伴全身反应,大多数患者在感染后7～8日出现症状。幼虫在肺部移行过程中表现有咳嗽、咳黏液痰或血痰、哮喘,甚至呼吸困难,可伴有体温升高、荨麻疹和神经性水肿。肺部听诊有哮鸣音、干啰音或捻发音。X线检查可见双肺内有散在粟粒样阴影,也可显示絮状或片状的阴影。血常规可见嗜酸性粒细胞增多,血中IgE、IgM水平升高。

2. *成虫引起的症状* 患者可有食欲减退,多食或厌食、偏食,甚至异嗜症。儿童大多数有反复发作性脐周隐痛。婴幼儿感染可表现为消化不良,有时吐虫、便虫。感染严重时,婴幼儿及儿童可引起营养不良、发育缓慢、智力迟钝、磨牙,甚至有瘙痒、惊厥等表现。另外,可见顽固性荨麻疹、血管神经性水肿、低热、嗜酸性粒细胞增多等过敏反应。

3. *并发症* 蛔虫病的并发症表现极为复杂。最常见的是钻入胆道引起胆道蛔虫症,可突然发作,表现为剑突下偏右钻顶样、阵发性绞痛,进一步可导致化脓性胆管炎、出血、脓肿、坏死;还可钻入胰腺、肝脏及阑尾等处导致相应部位的并发症,也可因肠道病变引起肠穿孔。当大量蛔虫缠绕成团堵塞肠管或蛔虫寄生部位肠段的蠕动障碍,可致肠梗阻、肠扭转、肠套叠等。

【实验室检查】

1. *病原学检查*

(1) 粪便直接涂片法:蛔虫雌虫产卵量大,一般用此法检查即可。涂3张涂片,1片的检出率为80%,2片为92.6%,3片可达95%。

(2) 饱和盐水浮聚法:用此法有利于同时检出其他线虫卵,但未受精卵比重较大,饱和盐水中不易浮起,难以检出。

(3) 水洗沉淀法:此法所用粪便量大,对蛔虫卵的检出率较高,但操作较烦琐且费时。

(4) 加藤厚涂片法:又称定量透明法,既可定性又可定量,操作简单方便,对蛔虫卵的检出率高于上述方法。

(5) 虫体鉴定:蛔虫成虫或童虫均可随粪便排出,也可被吐出或从其他部位钻出或取出,可根据其形态特征鉴定。疑有蛔蚴性肺炎的患者,可检查痰中的蛔虫幼虫。

2. *免疫学诊断* 因检查虫卵的方法简单易行,免疫诊断应用较少,主要用于早期感染的诊断、流行病学调查或防治效果考核等。

3. 影像学检查 腹部B超检查胆道蛔虫症和蛔虫性阑尾炎患者时，可见虫体形状的特定影像学表现，据此可辅助诊断。近年来，随着超声仪器分辨率的提高，超声诊断该病的报道逐渐增多，尤其是高频超声能清晰地显示胃肠道壁及胃肠腔内的回声，当胃肠腔流体内见到“等号状”长条带回声，观察见蠕动，即可确诊为蛔虫。胃肠蛔虫具有典型的声像图特征，实时超声方便、直观，诊断准确率高，可作为诊断胃肠道蛔虫首选检测手段。

【诊断和鉴别诊断】

1. 诊断 根据蛔虫病典型的表现，如阵发性脐周腹痛，可反复发作、自行缓解，常突发且痛无定处等，结合病原学诊断和影像学检查等明确诊断。

2. 鉴别诊断 蛔虫幼虫移行期症状应与其他肺部感染及哮喘等鉴别；成虫引起的症状应与胃炎、消化不良等消化道疾病相鉴别；出现并发症时也应与相应的疾病相鉴别，如胆道蛔虫症应与胆管结石、胆囊炎、胰腺炎、胆管炎、胃或十二指肠穿孔等急腹症鉴别。

【治疗】

1. 病原治疗 驱除肠道内蛔虫是治愈患者、防止并发症的发生和控制传染源的重要措施。除下述常用的驱虫化学药物外，中药使君子和苦楝皮也有驱蛔效果。

(1) 阿苯达唑：成人剂量 400 mg，顿服，儿童减半，疗效达 90%以上。

(2) 甲苯达唑：成人剂量为每次 200 mg，每日 1～2 次，共 1～2 日，虫卵阴转率为 90%以上；或 500 mg 顿服，虫卵阴转率为 95%以上。儿童剂量减半。

(3) 左旋咪唑：成人 75 mg，儿童 1.5 mg/kg，睡前顿服，或每日 2 次，连服 2～3 日。

(4) 噻嘧啶：成人剂量为每日 1 000 mg，连服 1～2 日。儿童剂量为(10～30 mg)/kg，顿服。虫卵阴转率达 90%以上。

(5) 枸橼酸哌嗪：成人每日 3～3.5 g，分 1～2 次，空腹或睡前顿服。儿童每日（100～150 mg)/kg(总量不超过 3.0 g)。虫卵阴转率平均为 70%～80%。

(6) 伊维菌素：0.1 mg/kg 顿服，驱虫效果甚佳，并有杀死体内幼虫的作用。

2. 并发症治疗

(1) 胆道蛔虫症：主要采用外科疗法。应先采取解痉止痛，预防和控制胆道感染，在此基础上给予驱虫治疗，可控制病情。如发生严重的胆道感染、腹膜炎、休克或胆道出血时，需考虑手术治疗。

(2) 蛔虫性肠梗阻：如属不完全性肠梗阻可用内科疗法，包括禁食、静脉补液、胃肠减压和解痉止痛等。梗阻症状缓解后给予驱虫治疗。有完全性肠梗阻和腹膜刺激症状应进行手术治疗。

【预防】

应采用综合性的防治措施来防治蛔虫病。加强卫生宣传教育，注意个人卫生和饮食卫生，如饭前便后洗手、不随地大便、不食生的或未洗干净的蔬菜等，防止感染。改善环境卫生，粪便进行无害化处理，减少传播机会。治疗患者和带虫者，如流行区集体药物治疗等，控制传染源。

八、鞭虫病

鞭虫病（trichuriasis）是由毛首鞭形线虫（*Trichuris trichiura*，简称“鞭虫”）寄生于人体盲肠和结肠引起的疾病。

【病原学】

成虫外形似马鞭，前细后粗，细部约占体长的 3/5，粗部约占体长的 2/5。细部主要由口和咽管组成，其口腔极小，具 2 个半月形的唇瓣，两唇瓣间有一尖刀状口矛，活动时可自口腔伸出；咽管细长，前段为肌性，后段为腺性，咽管外有单行串珠状排列的杆细胞组成的杆状体包绕；粗部有肠道和生殖系统等，肛门开口于虫体末端。雌虫长 3.5～5.0 cm，尾端钝圆，阴门开口于虫体腹面中部之后。雄虫长 3.0～4.5 cm，尾端向腹面卷曲，末端有交合刺 1 根，可自鞘内伸出。

虫卵纺锤形或腰鼓状，黄褐色，大小为(50～54)μm×(22～23)μm。卵壳较厚，在卵壳两端各有一透明的塞状突起，称盖塞(或透明栓)。从人体粪便排出的虫卵内含物为1个未分裂的卵细胞。有查到长70～83 μm的大虫卵的报道。

成虫主要寄生于盲肠内，感染重时也可见于结肠、直肠，甚至回肠下段。虫卵随粪便排出体外，在适宜的土壤中，经3～5周发育为感染期虫卵。感染期虫卵随污染的食物、蔬菜或水经口食入，在小肠中卵内幼虫自卵壳一端的盖塞逸出，从肠腺隐窝侵入肠黏膜，约经10日的发育，再移行至盲肠发育为成虫。虫体以其细部侵入肠黏膜、黏膜下层甚至肌层，摄取血液和组织液为营养。从感染期虫卵进入人体至成虫发育成熟产卵，需1～3个月。成虫寿命3～5年。

【流行病学】

鞭虫病的分布和流行因素与蛔虫病相似，鞭虫的感染常与蛔虫的感染同时存在，为世界性分布，以热带和亚热带地区更为多见。一般农村高于城市，儿童高于成人，但感染率低于蛔虫。由于鞭虫卵对干燥、高温、低温的抵抗力不如蛔虫卵强，故鞭虫在我国干寒地区的感染率低于蛔虫，且南方人群明显高于北方干旱地区。根据2015年我国公布的全国人体重要寄生虫现状调查结果表明，全国标化感染率为0.71%，加权感染率为1.02%，推算全国鞭虫感染人数为660万。与2005年相比，标化感染率下降了84.67%，其中高感染率的地区集中在我国的中部和西部，如四川、云南、海南等。

【发病机制】

鞭虫以其细长的前端插入肠壁，造成严重的机械性损伤，可导致肠黏膜组织充血、水肿或出血等慢性炎症反应，也可引起肠壁组织增厚及形成肉芽肿等病变。鞭虫以血液或组织液为食，感染重时可致慢性失血。

【临床表现】

轻、中度感染者一般无明显症状，偶见低热、恶心、呕吐、右下腹疼痛、腹胀、便秘等。重度感染者，可出现以下症状。

1. 胃肠道症状　常见于儿童严重感染者。当大量成虫寄生时，患儿可有头晕、食欲缺乏、恶心、呕吐、下腹部阵痛和压痛、慢性腹泻、血便或黏液血便。如侵犯直肠，可出现黏膜水肿、出血甚至直肠脱垂。

2. 贫血及全身症状　中、重度感染者由于寄生虫数较多，引起慢性失血，可致缺铁性贫血，出现头痛、失眠、面色苍白、面部和四肢水肿、心脏扩大、充血性心力衰竭、营养不良、消瘦和发育迟缓等。少数患者还可出现发热、荨麻疹、嗜酸性粒细胞中度升高等症状。

3. 其他症状　大量扭结成团的鞭虫可引起盲肠梗阻，致结肠穿孔、腹膜炎、腹腔脓肿等。此外，鞭虫的感染可加重或诱发其他疾病，如阿米巴痢疾、细菌性痢疾和阑尾炎等。

【实验室检查】

1. 粪便检查　粪便中查获鞭虫卵即可确诊：① 粪便直接涂片法最为简便，因鞭虫产卵量小，对轻度感染者易漏检。② 水洗沉淀法和饱和盐水浮聚等浓集法，可提高检出率。③ 改良加藤厚涂片法可同时测定其感染度。由于鞭虫卵较小，使用本法易漏检，应反复检查以提高检出率。

2. 肠镜检查　尚可通过乙状结肠镜或直肠镜查获成虫，并观察到损伤的肠黏膜。

【诊断和鉴别诊断】

1. 诊断　患者来自鞭虫病流行区，且有慢性腹泻、腹痛、贫血、慢性阑尾炎、直肠脱垂等症状和体征，可怀疑该病，依据粪便查获虫卵或肠镜查获成虫即可诊断。

2. 鉴别诊断　鞭虫病临床常被忽视而误诊，应与钩虫病、阿米巴病、结肠癌及溃疡病等相鉴别。

【治疗】

根据患者的临床表现进行纠正贫血、手术止血、阑尾切除、抗菌治疗等对症治疗。肠镜检查时发现成虫，用活检钳轻轻夹住虫体，缓慢将虫体的头部从肠黏膜内拉出，也是治疗鞭虫感染的可行方法。可采用以下药物驱虫治疗。

1. 甲苯达唑　剂量为200 mg，每日2次，连服3日，虫卵阴转率83%～90%。必要时可1

周后重复治疗以提高治愈率，对重度感染者可增加疗程。

2. 阿苯达唑 剂量为 400 mg，每日 2 次，连服 3 日。3～12 岁儿童剂量减半。

3. 奥克太尔 剂量为 15～20 mg/kg，顿服，或 10 mg/kg，每日 2 次，连服 2～3 日，虫卵阴转率在 90%左右。

另外，因口服药物治疗重度肠道鞭虫病疗效不显著，患者行内镜检查下联合喷洒左旋咪唑混悬液治疗，发现该组患者症状改善情况、临床治疗效果及鞭虫清除程度均明显高于口服药物治疗对照组。表明该种结合疗法能明显促进患者体征恢复，利于患者病症的康复。

【预防】

鞭虫病的防治原则与蛔虫病基本相同。要积极治疗患者和带虫者。开展健康教育，重点教育少年儿童讲究卫生，养成饭前洗手的习惯，不食未洗干净的瓜果蔬菜。加强粪便管理，粪便进行无害化处理，防止虫卵污染土壤和水源。

九、蛲虫病

蛲虫病（enterobiasis）是由蠕形住肠线虫（*Enterobius vermicularis*，又称“蛲虫”）寄生于人体回盲部引起的疾病。

【病原学】

成虫细小，乳白色。角皮具横纹，体前端的角皮膨大形成头翼。口孔周围有 3 个唇瓣，咽管末端膨大呈球状，称咽管球。雌虫较大，长 8～13 mm，宽 0.3～0.5 mm；略呈长纺锤形，前后两端较细，中部膨大，尾部直而尖细如针，尖细部占体长的 1/3；生殖器官为双管型，阴门位于虫体前 1/3 处腹侧正中线上；肛门位于体后 1/3 处腹侧正中线上。雄虫明显小于雌虫，长 2～5 mm，宽 0.1～0.2 mm，呈圆柱形，尾端较钝且向腹面卷曲；生殖器官为单管型，泄殖腔开口于虫体尾端，有交合刺 1 根。虫卵无色透明，大小为(50～60)μm×(20～30)μm，外形为不对称椭圆形（又称柿核形），一侧较平，一侧稍凸。卵壳较厚，光学显微镜下见两层，刚产出的卵内含一蝌蚪期幼虫，与空气接触数小时后发育为卷曲的幼虫。

成虫寄生于人体盲肠、阑尾、结肠、回肠下段；重度感染时也可寄生于小肠下段，甚至胃及食管等部位。虫体游离于肠腔，或借助头翼、唇瓣和咽管球的收缩作用附着在肠黏膜上，以肠腔内容物、组织液或血液为食。雌、雄虫交配后，雄虫多很快死亡而排出，成熟雌虫子宫内充满虫卵，常脱离宿主肠壁，在肠腔内向下段移行至盲肠。在肠内的温度和低氧压的环境中，雌虫一般不排卵或排少量卵。当宿主熟睡后，肛门括约肌较松弛，部分雌虫可从肛门爬出，因受温度及湿度的改变和空气的刺激，在肛门周围产卵。雌虫排卵后大多干枯死亡，少数可再返回肠腔，部分可移行进入阴道、子宫、输卵管、尿道或腹腔、盆腔等处，导致异位寄生。在适宜的温度（34～36℃）和相对湿度（90%～100%）及氧气充足的条件下，约 6 小时，肛门周围的虫卵内幼虫蜕 1 次皮发育为感染期虫卵。感染期虫卵通过污染的手指或食物经口或随灰尘进入人体。在十二指肠内虫卵孵化，幼虫沿小肠下移，途中蜕皮 2 次，至结肠再蜕 2 次皮发育为成虫。从感染期虫卵进入人体至雌虫成熟产卵需 2～6 周，一般为 4 周。雌虫寿命 2～4 周，一般不超过 2 个月，最长可达 101 日。

【流行病学】

蛲虫的感染呈世界性分布，我国的感染亦较普遍，一般城市高于农村，儿童高于成人，儿童机构（如托儿所、幼儿园）及家庭易于蛲虫病的传播流行。据 2015 年公布的全国人体重要寄生虫现状调查结果表明，加权感染率为 0.33%，推算全国蛲虫感染人数为 214 万，年龄在 25 岁以下人群的加权感染率为 7.84%。高感染率的地区有海南、江西、广东等。

蛲虫感染的人是唯一的传染源。蛲虫的生活史简单，发育方式特殊，不需要离开人体就能完成发育；而且蛲虫卵的抵抗力较强，在潮湿的皮肤及指甲缝隙中可存活 10 日左右，在湿度较高的室内可存活 3 周，1∶1 000 的氧化汞（升汞)、5%的安替福明等不能杀死蛲虫卵。蛲虫的感染方式多样,极易反复感染,主要的感染方式有:① 肛门手口直接感染,这是儿童自体外反复感染的主要途径,因肛周瘙痒,儿童常用手指在肛门、会阴部抓痒而污染感染期虫卵,再经口食入而感染。② 接触感染和吸入感染,虫卵可污染衣裤、被褥、玩具、家具或地面,也可飞扬在尘土中,因此患者可接触污染物上的虫卵或吸入尘土中的虫卵,而引起传播流行。③ 逆行感染:蛲虫卵可在肛门附近孵化,幼虫经肛门进入肠内发育为成虫。

【发病机制】

蛲虫在肠道寄生时,其头部刺入肠黏膜引起微小的溃疡和轻微的炎症反应,虫体的运动及代谢产物的刺激都可引起胃肠功能紊乱,影响营养吸收。因蛲虫在肠道的寄生期短,其肠黏膜的病变较轻微。雌虫在肛门周围产卵,虫体的运动和子宫分泌物刺激局部皮肤,可致会阴部瘙痒,局部发炎。蛲虫产卵刺激会阴部皮肤或爬入尿道口,或是引起泌尿系统激惹征,均可致继发性遗尿。蛲虫能侵入阑尾、回肠、结肠或直肠壁,形成肉芽肿。产过卵的雌虫有可能钻入阴道,引起异位寄生,进而侵入子宫内膜、输卵管、卵巢,甚至进入盆腔,形成肉芽肿,引起炎症反应。蛲虫肉芽肿为中心微黄的灰白色小结节,以成虫残体或虫卵为中心,周围可见嗜酸性粒细胞、巨噬细胞等浸润,外包胶原纤维被膜。

【临床表现】

蛲虫病的主要症状是雌虫在肛门周围产卵刺激而引起的肛门及会阴部皮肤瘙痒。患者常表现为烦躁不安、易怒、失眠、食欲减退、消瘦、夜间磨牙及夜惊等症状。患儿以手搔抓时,常抓破皮肤引起继发感染。长期反复感染不愈,影响儿童的身心健康。

蛲虫偶尔引起异位损害。例如,刺激尿道引起尿频、尿急甚至遗尿等;侵入阑尾可引起腹痛、恶心、呕吐及阑尾炎;侵入阴道引起阴道炎、子宫内膜炎和输卵管炎等;当患者用手指掏耳、挖鼻或揉眼时,偶可引起外耳道、鼻、眼蛲虫病。

【实验室检查】

因蛲虫雌虫夜间在肛门周围产卵,采用常规粪便检查方法蛲虫卵的检出率很低,因此通常采用肛门拭子法查虫卵,常用方法有透明胶纸法和棉签拭子法,其中以透明胶纸法操作简便且检出效果最好。检查时间最好在清晨排便和洗澡前。

在粪便内检获成虫,根据其形态特征而确诊;或在患儿熟睡后2～3小时查获肛周产卵的成虫亦可诊断;有时阴道分泌物或尿液中可查到虫卵。必要时应连续多次检查以提高检出率。

【诊断和鉴别诊断】

1. *诊断*　根据流行病学资料,如幼儿园以及小学的儿童蛲虫病感染率高,5～14岁年龄组感染率更高等,对诊断本病有重要参考价值。儿童出现肛门及其周围瘙痒或不明原因的阴道炎并伴有肛周瘙痒时,应首先怀疑蛲虫病,结合病原学方法检查蛲虫虫卵或成虫,从而确诊或排除本病。蛲虫异位寄生引起的损害多较复杂,临床医师应引起重视,以便做出正确的诊断。对久治不愈的泌尿生殖道感染及盆腔炎等,应考虑是本病的可能。不明原因的特别是新近出现的遗尿患者,尤其是儿童和女性患者,应考虑蛲虫病,及早诊断治疗。

2. *鉴别诊断*　蛲虫病引起的肛周瘙痒应与肛门瘙痒症、肛周湿疹等皮肤病相鉴别。蛲虫异位寄生引起的泌尿生殖道系统感染需要与细菌性感染相鉴别。

【治疗】

1. *病原治疗*　常用的治疗药物有甲苯达唑、阿苯达唑和噻嘧啶等,或用蛲虫膏、2%氧化氨基汞软膏涂于肛门周围,有止痒和杀虫作用。

(1) 甲苯达唑:剂量为100～200 mg,顿服,治愈率达90%～100%;或100 mg,连服2～3日,治愈率达95%～100%。

(2) 阿苯达唑:成人剂量为400 mg,顿服;2岁以上儿童200 mg,顿服,治愈率达90%以上。2周后再服1次,可提高治愈率。

(3) 噻嘧啶:剂量为5～10 mg/kg,顿服,2周后再服1次,治愈率达94%。

2. 对症治疗　对有肛门瘙痒的患儿，于便后或睡前用温水洗肛门，再用氧化氨基汞软膏或氧化锌软膏涂于肛周的皮肤上，也可将蛲虫软膏通过细管挤入肛门少许，以达到止痒及减少自身感染的目的。对于异位损害者，除驱虫治疗外，还需进行相应的对症处理。

【预防】

必须采取综合性防治措施，才能防止蛲虫病的自身反复感染和人群相互感染。首先要开展健康教育，加强卫生宣传，使托儿机构和家庭了解蛲虫病的传播方式和防治措施。

讲究环境卫生、家庭卫生和个人卫生，切断传播途径。教育儿童养成饭前便后洗手、不吸吮手指或玩具、勤剪指甲、勤洗手的良好卫生习惯；夜间睡眠时不穿开裆裤，定期清洗被褥和玩具，或用0.05%碘液处理玩具和其他用具1小时，可杀死蛲虫卵。注意室内环境卫生，要洒水清扫，用湿抹布去除灰尘，以免虫卵飞扬而导致感染。

有计划地进行普查普治，以控制和消灭传染源。在集体儿童机构或家庭内蛲虫感染率超过50%时，应进行集体普治，7～10日后再治1次，既能治疗患儿，又能控制蛲虫病的传播。

十、丝虫病

丝虫病（filariasis）是一类由吸血昆虫传播的组织内寄生虫病，是全世界重点防治的六大热带病之一。丝虫病在我国已流行了2 700多年。成虫寄生于终宿主的淋巴系统、皮下组织或体腔。在人体内寄生的丝虫主要有8种，即班氏吴策线虫（*Wuchereria bancrofti*，简称“班氏丝虫”）、马来布鲁线虫（*Brugia malayi*，简称“马来丝虫”）、帝汶布鲁线虫（*B. timori*，简称“帝汶丝虫”）、罗阿罗阿线虫（*Loa loa*，简称“罗阿丝虫”）、旋盘尾线虫（*Onchocerca volvulus*，简称“盘尾丝虫”）、链尾棘唇线虫（*Dipetalonema streptocerca*，简称“链尾丝虫”）、常现棘唇线虫（*D. perstans*，简称“常现丝虫”）和奥氏曼森线虫（*Mansonella ozzardi*，简称“奥氏丝虫”）。

由班氏丝虫和马来丝虫所引起的淋巴丝虫病（lymphatic filariasis）和由盘尾丝虫所致的“河盲症”（river blindness）是严重危害人类健康的丝虫病，是世界性重点防治的寄生虫病之一。我国仅有班氏丝虫和马来丝虫两种，我国曾有回国人员感染罗阿丝虫和常现丝虫的病例报道，均是在国外感染所致。2012—2015年，北京市医疗机构共报告5例临床诊断为罗阿丝虫感染的病例。

【病原学】

班氏丝虫和马来丝虫成虫的形态相似。虫体呈细丝状，乳白色，体表光滑。头端略膨大，呈球形或椭圆形，口在头顶中央，周围有两圈乳突。雄虫尾部向腹面弯曲半圈至3圈，生殖器官为单管型，睾丸始于虫体前部，泄殖腔周围有数对乳突，从中伸出长短交合刺各1根。雌虫大于雄虫，生殖器官为双管型，阴门靠近头端的腹面，卵巢位于虫体后部，子宫粗大，几乎充满虫体。子宫近卵巢端含大量虫卵，其前方虫卵逐渐发育为壳薄透明、内含卷曲胚蚴的虫卵；最后近阴门处，幼虫伸直，卵壳随之伸展为鞘膜包被于幼虫体表，此幼虫称微丝蚴（microfilaria）。丝虫属于卵胎生，成虫直接产微丝蚴。

微丝蚴细长，直径近似红细胞大小，在新鲜血片上，虫体做蛇样运动。经吉姆萨或瑞氏染色后，可见虫体头端钝圆，尾端尖细，外被鞘膜，体内有很多圆形或椭圆形的体核，头端无核区称为头间隙，体前1/5处的无核区为神经环，其后有排泄孔，排泄孔后有1个排泄细胞，近尾端腹侧有肛孔，尾端有无尾核，因种而异。班氏微丝蚴大小为（244～296）μm×（5.3～7.0）μm；体态柔和，弯曲较大；头间隙较短（长∶宽＝1∶1或1∶2）；体核圆形，大小一致，分布均匀，清晰可数；尾部无尾核。马来微丝蚴大小为（177～230）μm×（5.0～6.0）μm；体态僵直，大弯上有小弯；头间隙较长（长∶宽＝2∶1）；体核椭圆形，大小不等，分布不均，互相重叠，不易分清；尾部有2个尾核，前后排列，尾核处角皮略膨大。

两种丝虫的生活史基本相同，都需经2个阶

段发育,即幼虫在蚊体内的发育和成虫在人体内的发育。① 在蚊体内的发育：当蚊叮吸含有微丝蚴的人血后,微丝蚴随血液进入蚊胃,经 1～7 小时,脱去鞘膜,穿过胃壁,经血腔侵入胸肌。胸肌内的幼虫活动减弱,缩短变粗,3～4 日发育为形似腊肠的腊肠期幼虫。其后,虫体内部组织分化,蜕皮 2 次后发育为体形细长的感染期幼虫。感染期幼虫活动力增强,离开胸肌,进入血腔,其中大部分丝状蚴到达蚊下唇,当蚊再次叮人吸血时,幼虫自蚊下唇逸出,经吸血伤口或正常皮肤侵入人体。② 在人体内的发育：感染期幼虫侵入人体后的移行途径至今还不很清楚。一般认为,幼虫可迅速进入皮下附近的淋巴管,再移行至大的淋巴结及淋巴管,在此经 2 次蜕皮后发育为成虫。成虫常相互缠绕在一起,以淋巴液为食。雌、雄虫交配后,雌虫产出微丝蚴。微丝蚴可停留在淋巴系统中,但多数随淋巴液进入血液循环。人体感染班氏丝虫后 3 个月可在淋巴组织中查到成虫。成虫寿命一般为 12～17 年,最长可达 40 年。动物体内的微丝蚴寿命为 9 个月以上,也有估计可长达 2～3 年。

成虫寄生于人体淋巴系统,但两种丝虫的寄生部位有所不同,马来丝虫主要寄生于上、下肢浅表淋巴系统,以下肢多见。班氏丝虫除寄生于浅表淋巴系统外,多寄生于深部淋巴系统,主要见于下肢、阴囊、精索、腹股沟、腹腔、盆腔、肾盂等处。两种丝虫尤其是班氏丝虫,还可出现异位寄生,如眼前房、乳房、肺、心包、脾脏等处。

微丝蚴的夜现周期性是丝虫生活史的一个特点。丝虫的微丝蚴白天滞留在肺部毛细血管,夜晚则出现在外周血液中,这种微丝蚴在外周血液中夜多昼少的现象称为微丝蚴的夜现周期性。两种微丝蚴在外周血液中出现夜现高峰的时间略有不同,班氏微丝蚴为晚上 10 时至次日晨 2 时,马来微丝蚴为晚上 8 时至次日晨 4 时。

人是班氏丝虫唯一终宿主。马来丝虫除寄生于人体外,在国外还发现亚周期型马来丝虫能自然感染猴类和猫类等多种脊椎动物,并能在其体内发育成熟。我国用周期型马来丝虫感染长爪沙鼠已获得成功,从而建立起长爪沙鼠马来丝虫动物模型。

【流行病学】

班氏丝虫分布于热带、亚热带及温带的大部分地区,以亚洲和非洲较严重;马来丝虫仅局限于亚洲,主要流行于东南亚。丝虫病是我国重点控制的五大寄生虫病之一,曾流行于山东、河南、安徽、江苏、上海、浙江、江西、福建、广东、广西、湖南、湖北、贵州、四川、海南和台湾 16 个省、自治区、直辖市,共 864 个县、市。山东、海南和台湾仅有班氏丝虫病流行,其余流行区则两种丝虫病均有。中华人民共和国成立初期受丝虫病威胁的人口达 3.3 亿,丝虫患者有 3 099.4 万。经过 30 多年大规模防治,到 1994 年全国已达到基本消灭丝虫病标准(以行政村为单位,人群微丝蚴率降至 1%以下);至 2001 年,已有广西、贵州、上海、四川、重庆、湖南、江苏、湖北、广东、浙江 10 个省、自治区、直辖市通过省级消灭丝虫病评审,近 800 个县、市达到消灭丝虫病标准,取得了举世瞩目的重大成就。

丝虫病的传染源为血中带有微丝蚴的患者和带虫者。晚期患者外周血中常不易查到微丝蚴,作为传染源的意义不大;而无症状的带虫者在丝虫病的传播中往往是主要传染源。

我国丝虫病的传播媒介有 10 余种,班氏丝虫病主要为淡色库蚊和致倦库蚊,其次为中华按蚊;马来丝虫主要为中华按蚊和嗜人按蚊;在东南沿海地区,东乡伊蚊、微小按蚊是 2 种丝虫的传播媒介之一。

流行区男女老幼均可感染,感染率的高低与人群受蚊媒叮咬的机会密切相关,21～30 岁的青壮年血中微丝蚴感染率为最高。影响丝虫病流行的自然因素主要为温度、湿度、雨量以及地理环境等。这些因素既影响蚊媒的滋生、繁殖和吸血活动,又影响蚊体内丝虫幼虫的发育。我国 5—10 月气温高、雨量充沛、湿度较大,有利于蚊媒的繁殖和丝虫在其体内的发育,是丝虫病传播、感染的主要季节。

【发病机制】

丝虫的成虫、丝状蚴和微丝蚴均是人体的致病因子，其中成虫为主要致病因子。感染期幼虫进入人体后，幼虫的蜕皮液和蜕下的外皮、成虫的代谢产物、子宫分泌物、微丝蚴及成虫死亡崩解释放的产物等均可刺激机体产生局部或全身反应。可先后出现淋巴管内膜肿胀、内皮细胞增生、管壁及周围组织炎性细胞浸润，从而使淋巴管壁增厚，淋巴管扩张和瓣膜功能受损，表现为以淋巴系统为主的急性炎症，如急性淋巴管炎、淋巴结炎。当炎症波及皮肤浅表微细淋巴管时，局部皮肤出现弥漫性红肿，表面光亮，有压痛及烧灼感，即为丹毒样皮炎。由于班氏丝虫成虫可寄生于阴囊内淋巴管中，而引起局部淋巴管炎症，表现为精索炎、附睾炎和睾丸炎。随着急性期炎症反应的反复发作，以及以死亡成虫和微丝蚴为中心形成的肉芽肿，最终导致局部淋巴管栓塞。阻塞部位远端的淋巴管内压力升高而发生淋巴管曲张或破裂，淋巴液流入周围的组织导致淋巴液肿或淋巴积液。流入周围组织的淋巴液可刺激纤维组织增生，使局部皮肤增厚、弹性消失、变粗变硬而形似象皮。象皮肿的产生使局部血液循环发生障碍，皮肤的汗腺及毛囊功能消失，抵抗力降低，易并发细菌感染，出现急性炎症或慢性溃疡。这些病变反过来又加重淋巴管阻塞与纤维组织增生，促使象皮肿进一步恶化。如胸导管以下、腰干以上淋巴管阻塞，从小肠吸收来的乳糜液回流受阻，而经侧支流入肾淋巴管，致使肾乳头黏膜薄弱处破裂，乳糜液即可流入肾盂，混于尿液排出，即表现为乳糜尿。当精索、睾丸的淋巴管阻塞时，可使淋巴液流入鞘膜腔内，而表现为睾丸鞘膜积液。

【临床表现】

人体感染丝虫后是否出现临床症状和体征，取决于机体对丝虫抗原性刺激的反应、侵入的虫种和数量、重复感染的次数、虫体的寄生部位以及有无继发感染等。有些轻度感染者仅在血中查到微丝蚴，不出现症状，成为带虫者。有些患者则出现不同临床表现，分为4种类型。

1. 微丝蚴血症　感染期幼虫侵入人体后，一般经过8～16个月的潜伏期后，外周血中可出现微丝蚴，而且数量逐渐增多，达到一定密度后微丝蚴的数量可保持相对恒定。此时的症状并不明显，有时可出现淋巴系统炎症和偶尔发热的症状，2～3日后症状可自行消退，此种现象可持续数年或终生。

2. 急性期过敏性炎症反应

(1) 急性淋巴管炎、淋巴结炎及丹毒样皮炎：先有畏寒和局部淋巴结不适等症状，淋巴管炎常先于淋巴结炎，以下肢多见，发作时可见皮肤表面有一条离心性发展的红线，称为逆行性淋巴管炎，俗称“流火”。淋巴结炎时局部淋巴结肿大、压痛。当炎症波及皮肤浅表毛细淋巴管时，局部皮肤出现一片弥漫性红肿，有压痛和灼烧感，状似丹毒，故称丹毒样皮炎。此时，可出现不同程度的发热、头痛等全身症状，严重者体温可达39℃以上，剧烈头痛，病程一般在3～5日或1周。

(2) 精索炎、附睾炎和睾丸炎：为班氏丝虫病急性期的主要临床症状，常与淋巴管炎、淋巴结炎同时发生，但起病突然，伴有寒战和高热。表现为单侧或双侧腹股沟或阴囊持续性疼痛、阵发性加重，并有放射性疼痛。可触及精索增粗、附睾和睾丸肿大，精索、附睾、睾丸表面出现肿块，病程一般持续3～5日。炎症消退后，肿块变硬、变小为绿豆或黄豆大小的坚韧结节。结节数量1个至数个不等，精索可呈现串珠样，并可随炎症反复发作使结节逐渐增大。

3. 慢性期淋巴阻塞性病变

(1) 象皮肿：为慢性期丝虫病的重要临床体征。马来丝虫病象皮肿仅限于肢体，而且下肢象皮肿一般不过膝部；班氏丝虫病象皮肿常见部位依次为肢体、外生殖器、股部和乳房等，而且下肢象皮肿常波及全腿，形成巨形象皮肿。肢体象皮肿一般都有反复的淋巴管炎、淋巴结炎发作和持续性淋巴液肿病史，继而出现皮肤增厚；随着病情发展，四肢肿胀加重、变形，皮肤显得粗厚无弹性并失去正常功能；病情继续发展，踝部出现坚硬、重叠,无法展平的深沟和皱褶;严重者皮肤上出现棘刺和疣状样增生;最后,外观严重畸形,皮肤呈皮革状,关节不能活动。当象皮肿处的皮肤破损时,常表现长期不愈的溃疡和瘢痕,并会加重病变程度。

班氏丝虫象皮肿也可累及外生殖器,一般以男性多见。阴囊象皮肿轻者为阴囊皮肤增厚变粗,严重者则表现为皮肤粗糙、有疣状物、溃疡和阴茎内陷。阴茎象皮肿可表现为阴茎呈屈曲畸形,或异常增粗增长。女性阴唇象皮肿和乳房象皮肿一般较少见,但严重者也可表现为异常增大而影响生活和工作。严重外生殖器象皮肿患者,有时会出现精神症状。

(2) 乳糜尿:为班氏丝虫病的临床表现之一,其特点为不定期间歇发作,部分患者可自行停止。乳糜尿发作一般都有诱因,如大量摄入脂肪或过度劳累。乳糜尿发作前可出现尿浑浊,腰部、盆腔、腹股沟等部位酸痛的先兆症状,一段时间后,可出现乳白色的乳糜尿。如果肾淋巴管伴有肾毛细血管破裂,则可出现血性乳糜尿。乳糜尿中含有大量蛋白质和脂肪等,在体外放置后易凝结成果冻状,有时在乳糜尿的沉淀物中可查见微丝蚴。

(3) 鞘膜积液:是班氏丝虫病常见的慢性体征。主要是阻塞发生在精索、睾丸淋巴管、淋巴结处,淋巴液渗入鞘膜腔内形成积液,导致阴囊肿大。患者主诉患部有坠胀沉重感,阴囊肿大,阴茎陷入阴囊内。一般积液量在 300 ml 以内,最多达 700 ml,多数积液为黄色透明淋巴液,少数呈乳糜状、血性或棕色。少数患者在积液内可查见微丝蚴。

4. *潜隐性丝虫病(亚临床型)* 患者的外周血中查不到微丝蚴,但可在肺和淋巴结的活检中查到。常表现为热带肺嗜酸性粒细胞增多症。临床表现为夜间阵发性哮喘或咳嗽,伴疲乏和低热,血中嗜酸性粒细胞过度增多,IgE 水平显著升高。胸部 X 线透视可见中下肺弥漫性粟粒样阴影。其发病机制是宿主对微丝蚴抗原所表现的Ⅰ型超敏反应,发病率约占丝虫患者的 1% 以下。

另外,临床上还可见女性乳房丝虫结节、眼丝虫病、丝虫性心包炎、乳糜胸腔积液、乳糜血痰,以及脾、胸、背、颈等部位的丝虫性肉芽肿。有时可在患者的骨髓、前列腺液或宫颈、阴道涂片中查到微丝蚴。

【实验室检查】

1. *病原学诊断* 从受检者血液、乳糜尿、抽出积液或活检物中检出微丝蚴是确诊丝虫病的依据。

(1) 血微丝蚴检查:外周血查微丝蚴是病原学检查的主要方法。因微丝蚴的夜现周期性,采血时间以晚上 9 时至次日晨 2 时为宜。可用方法如下。① 厚血膜法:可鉴别虫种,检出率较高,是检查微丝蚴最常用的方法。② 新鲜血滴法:可观察微丝蚴的活动情况,但因血量少,阳性检出率低,一般可用于教学和流行区卫生宣传。③ 离心浓集法:阳性检出率较高,但需取静脉血,操作较复杂,适用于门诊,不适用于流行病学普查。④ 薄膜过滤浓集法:薄膜有 5 μm 微孔和 3 μm 核孔两种,分别称为微孔薄膜和核孔薄膜。此法检出率较厚血膜法高,尤其适用于低密度微丝蚴阳性者,可用于流行病学调查及考核防治效果。⑤ 乙胺嗪白天诱出法:白天给患者口服(2～6)mg/kg 乙胺嗪(海群生),服药后 30 分钟抽血检查。此法可用于夜间取血不方便的门诊患者,但对低感染度患者易漏诊。

(2) 体液和尿液微丝蚴检查:微丝蚴可见于乳糜尿和各种体液中,故可取患者的乳糜尿、睾丸鞘膜积液、淋巴液、乳糜胸腔积液、乳糜腹水、心包积液,甚至骨髓抽出液等,经离心沉淀后染色镜检。

(3) 成虫检查法:以下病例适合检查成虫。① 有淋巴结肿大的患者,可用注射器从可疑的淋巴结中取虫体或切除结节,用肉眼或解剖镜检查以做出诊断。② 病理切片检查:将活检的可疑结节按常规方法制成病理切片镜检。丝虫性结节的病理表现为:以成虫为中心,周围有大量炎症细胞、巨噬细胞、浆细胞和嗜酸性粒细胞浸润而形成的肉芽肿。

2. 免疫学诊断 对轻度感染者或有阻塞性病变的患者,往往不易从其血液或体液中检查到微丝蚴,可采用免疫学方法做辅助诊断。丝虫病在我国已基本消灭,现已进入防治后期的监测工作,免疫诊断监测技术是判断丝虫病是否消灭的重要手段。

(1) 检测抗体:检测到受检者体内有抗体存在即表明现有或曾经有丝虫感染。可采用的方法如下。① 间接荧光抗体试验(IFA):用马来丝虫或牛腹腔丝虫冰冻切片作为抗原片来检测抗体。本法敏感性和特异性均较高且抗原用量少,但需要荧光显微镜。② 酶联免疫吸附试验(ELISA):用马来丝虫成虫或微丝蚴的可溶性抗原来检测患者血清中的抗体,此法敏感性高,特异性亦较好,其阳性与微丝蚴血症阳性的符合率达 95%左右。单克隆抗体 ELISA 法检测丝虫特异 IgG4 可用于实验室诊断、疗效考核以及评价防治效果。③ 免疫酶染色试验(IEST):用丝虫成虫冰冻切片作为抗原片来检测,无须荧光显微镜和酶标仪。

(2) 检测抗原:用特异性单克隆抗体进行 ELISA 双抗体法和斑点 ELISA 法检测患者的循环抗原,不仅可诊断活动性感染,而且可估计感染程度、考核疗效以及评价防治措施。分子生物学技术已用于丝虫病的诊断,PCR - ELISA 法具有很高的敏感性,能检测到 50 μl 血含有 1 条微丝蚴的水平。此外,免疫色谱技术(ICT)检测班氏丝虫抗原,可取代检测抗体的方法,用于丝虫病的辅助诊断和流行病学监测。

【诊断和鉴别诊断】

1. 诊断 根据我国《丝虫病诊断标准》(2006),结合流行病学资料、临床症状和体征以及实验室检查的结果,对疑似患者做出诊断。

(1) 微丝蚴血症:患者同时具备传播季节流行区居住史和血液检查微丝蚴阳性。

(2) 急性丝虫病:诊断依据如下。① 传播季节流行区居住史;② 有非细菌感染性淋巴结炎/淋巴管炎和(或)精索炎、睾丸炎、附睾炎等临床表现,并排除其他病因;③ 快速免疫色谱试验(ICT)检测班氏丝虫抗原阳性或 ELISA 检测丝虫特异 IgG4 抗体阳性;④ 血液检查微丝蚴阳性或微丝蚴阳性史。临床诊断病例应同时具备①和②,或兼有③;确诊病例为临床诊断病例加④。

(3) 慢性丝虫病:诊断依据如下。① 长期流行区居住史;② 有符合丝虫病发病特点和规律的淋巴水肿/象皮肿、鞘膜积液或乳糜尿等临床表现,并排除其他病因;或有非细菌感染性淋巴结炎/淋巴管炎和(或)精索炎、睾丸炎、附睾炎等临床表现,并排除其他病因;③ 快速免疫色谱试验(ICT)检测班氏丝虫抗原阳性或 ELISA 检测丝虫特异 IgG4 抗体阳性;④ 病原学检查阳性(含血检微丝蚴或淋巴液、鞘膜积液、乳糜尿内微丝蚴检查和活体组织检查)或病原学检查阳性史。临床诊断病例应同时具备①和②,或兼有③。确诊病例为临床诊断病例加④。

2. 鉴别诊断 丝虫病急性淋巴结炎/淋巴管炎和(或)精索炎、睾丸炎、附睾炎应与细菌性淋巴结炎/淋巴管炎和(或)结核性精索炎、睾丸炎、附睾炎鉴别。丝虫病淋巴水肿/象皮肿应与细菌感染性、先天性、家族性及淋巴结摘除术等引起的相似症状相鉴别。丝虫病乳糜尿应与妊娠、肿瘤、结核、胸导管受压或损伤及尿液酸碱度改变等引起的相似症状相鉴别。丝虫病鞘膜积液应与阴囊血肿、斜疝或肿瘤相鉴别。

【治疗】

1. 病原治疗

(1) 乙胺嗪(diethylcarbamazine citrate, DEC):商品名"海群生"(hetrazan),为治疗淋巴丝虫病的首选药物。乙胺嗪治疗丝虫病目前推荐的剂量为:第 1、2 日 50 mg,每日 3 次;第 3 日 100 mg,每日 3 次;第 4～21 日 2 mg/kg,每日 3 次;总疗程 21 日。尚有人推荐大剂量短程疗法,即乙胺嗪成人剂量为每日 1.5 g,晚上 1 次顿服,但此法仅适用于血微丝蚴阴性者。

(2) 伊维菌素(ivermectin):剂量为(100～400)μg/kg,单次口服,微丝蚴血症减少率可达 90%以上,持续效果超过 1 年。可每年治疗 1

次，连续4～6年。

(3) 阿苯达唑：成人剂量400 mg，顿服，每年治疗1次，连续治疗4～6年。

2. 对症治疗　单纯病原治疗难以解除患者病痛。

(1) 急性淋巴管炎、淋巴结炎、精索炎、附睾炎：单纯由丝虫感染引起者病程自限，口服解热镇痛剂或泼尼松(强的松)可使症状缓解，有继发细菌感染时应用抗菌药物。

(2) 乳糜尿：发作时应卧床休息，少食脂肪含量高的食物，多饮水。全身用药疗效不满意时，可用1%～2%硝酸银和12.5%碘化钠溶液做肾盂加压灌注，有一定即时效果。进行肾蒂淋巴管结扎或淋巴管静脉吻合术，使乳糜尿得以消除或缓解。

(3) 阴囊象皮肿：用外科手术治疗有一定效果。

(4) 肢体淋巴液肿和象皮肿：可采用烘绑疗法。主要包括远红外线或微波加热烘疗患肢，每次1小时，治疗后弹力绷带包扎或弹力袜包扎加压，晚间休息时松开。连续20次为1个疗程，1～2个疗程即有明显疗效。晚期象皮肿病适用显微外科手术治疗，行淋巴结或淋巴管静脉吻合术。

3. 慢性丝虫病患者的关怀照料　我国丝虫病消灭工作经过多年的巩固和监测，已阻断了丝虫病的感染和传播。但消除丝虫病只代表消除了丝虫病的传染源，目前许多以前的流行区仍然有一些慢性丝虫病患者。应把慢性丝虫病患者的关怀照料工作纳入基本公共卫生考核标准，配备社区责任医师，为慢性丝虫病患者建立健康档案，定期上门为其服务，采取多种形式普及慢性丝虫病患者自我照料和家庭护理知识，科学指导患者进行自我照料，提高慢性丝虫病患者的好转率，减轻其临床症状，减少其痛苦，帮助其恢复生活自理能力，提高其生活质量。

【预防】

普查普治和防蚊灭蚊是防治丝虫病的两项重要措施。目前，我国已达到基本消灭丝虫病标准，应将防治重点放到监测管理上来。

普查时应以1岁以上的全体居民为对象，血检率要求达到95%以上，这样可早期发现、及时治疗，从而减少和消灭传染源。对大规模防治，常食用含乙胺嗪的药盐(按每人每日平均服用乙胺嗪50 mg计，制成浓度为0.3%的药盐)6个月，可使中、低度流行区居民的微丝蚴阳性率降至1%以下。在查治的同时，应大力开展爱国卫生运动，针对主要传病蚊媒的生态习性，采取综合防治措施进行防蚊灭蚊。

我国基本消灭丝虫病后的监测工作包括：① 病原学监测，以村内>5岁的常住居民为血检对象，采用厚血膜双片法检查受检者外周血中的微丝蚴，发现微丝蚴血症或新感染病例均需进行流行病学调查、治疗和观察。② 蚊媒监测，以阳性患者户为中心，捕集房内蚊媒，解剖观察蚊体内丝虫幼虫感染情况。③ 血清学监测，用免疫学方法对1个村的全体居民进行检查。④ 流动人口监测，对外来丝虫病流行区的人进行血检。⑤ 慢性丝虫病患者的调查、社区管理和照料，调查掌握慢性丝虫病患者的变化，完善个人资料，开展健康教育，定期入户访视治疗。

(江苏大学　陈盛霞)

十一、线虫病

(一) 粪类圆线虫病

粪类圆线虫病(strongyloidiasis)是由粪类圆线虫(*Strongyloides stercoralis*)寄生于人体小肠引起的疾病。粪类圆线虫为兼性寄生虫，生活史包括土壤中的自生世代和人体内的寄生世代。本病发病过程长，临床症状多样，轻者可无症状，重者可引起死亡。

【病原学】

成虫：自生世代的雄虫长约0.7 mm，宽0.04～0.05 mm，尾端向腹面卷曲，雌虫长约1.0 mm，宽0.05～0.075 mm，尾端较尖细。寄生世代的雌虫长约2.2 mm，宽0.03～0.07 mm，虫体半透明，角皮具细横纹，尾端略呈锥形，咽管为体长的1/3～2/5，阴门位于体后1/3处，多产卵于肠黏膜内。过去多认为人体内无寄生性雄虫，但近年有在人体粪便常规检查时发现该虫雄虫的报道。

幼虫：杆状蚴长0.2～0.25 mm，宽约0.016 mm，头端钝圆，尾部尖细，咽管双球型，生殖原基大而显著，位于虫体1/2处稍后。杆状蚴可在体外或体内发育为丝状蚴。丝状蚴细长，0.6～0.7 mm，咽管柱状，尾端略分叉。

虫卵：与钩虫卵相似，卵壳薄而透明，自生世代的虫卵大小约70 μm×40 μm，寄生世代的虫卵比自生世代的略小，(50～58)μm×(30～34)μm，内含幼虫。

虫卵在温暖潮湿的土壤中，数小时即发育并孵化为杆状蚴，于1～2日内经4次蜕皮，发育为自生生活的成虫。环境适宜时，自生世代可多次进行，称间接发育。环境不利时，杆状蚴亦蜕皮2次发育为丝状蚴，经皮肤或黏膜侵入人体，开始寄生生活，为直接发育途径。丝状蚴侵入人体24小时内，进入血液循环，经右心至肺，少数虫体在肺和支气管即可发育成熟，大部分仍须经咽至消化道，在小肠发育为成虫，以十二指肠和空肠为多。

雌虫多钻入肠黏膜内产卵，数小时后即可孵出杆状蚴。杆状蚴在肠黏膜内可直接侵入血流继续发育，导致直接体内自身感染；或在肠腔内发育为丝状蚴，丝状蚴自黏膜或肛周皮肤侵入血液循环，引起间接体内自身感染或体外自身感染。杆状蚴也可自肠黏膜逸出，随粪便排出体外，可在外界进行自生世代的发育，也可在外界发育为感染性丝状蚴，经皮肤侵入人体营寄生生活。自丝状蚴感染人体至杆状蚴排出，至少需17日。

【流行病学】

粪类圆线虫病呈世界性分布，主要在热带和亚热带地区。本病的分布与钩虫病相近，但感染率要低。我国分布在26个省、市、自治区，呈散在分布。近年来，北京、浙江、广西、广东、江西、福建等地区都有散发病例报道。

本病的传染源为患者以及犬、猫等。主要是由于接触了被污染的土壤，或丝状蚴经皮肤感染，可能存在通过乳汁的垂直传播。多见于肿瘤化疗或激素治疗等免疫功能受损患者，自体感染可使本病迁延不愈。

【发病机制】

丝状蚴侵入皮肤后，造成小的出血点和丘疹。移行入肺可致毛细血管破裂、肺出血，肺部有浸润性病变。幼虫侵入肠黏膜下层或浆膜下层，虫体的分泌物可溶解组织：① 轻度感染以卡他性肠炎为主，黏膜充血，有小出血点或小溃疡。② 中度感染主要表现为水肿性肠炎，肠壁增厚、水肿，黏膜皱襞减少。③ 重度感染表现为溃疡性肠炎，黏膜纤维化、水肿，肠壁增厚、变硬，部分甚至强直，黏膜萎缩合并多处溃疡，肠壁各层亦见虫体。

虫体可侵入其他器官，如心内膜、膈肌、腹膜、胰腺、淋巴结、泌尿生殖道、甲状腺和脑部等，引起弥漫性粪类圆线虫病，并可在相应器官形成肉芽肿。

【临床表现】

感染期幼虫侵入皮肤和移行至肺部所引起症状与钩虫病相似。虫体侵入皮肤时，入侵处皮肤出现刺痛感，约30分钟后局部可出现小出血点、丘疹，患处剧痒，此后出现紫斑、移行性线形或带状荨麻疹。虫体的寄生和其代谢产物也可引起变态反应，如过敏性肺炎、过敏性关节炎。肺部症状有发热、咳嗽、多痰，甚至哮喘、呼吸困难、咯血等。患者常有烧灼样腹痛、烂便、下痢或便秘。重者常伴有恶心、呕吐，黏液性血便、腹胀，甚至发生脱水、衰竭。全身症状有发热、倦怠、贫血，外周血嗜酸性粒细胞增多。

感染者免疫力极度下降时，能出现重度自身感染，可引起败血症。在播散性严重感染者，幼虫可进入脑、肝、肺、肾等，出现相应症状，往往因严重衰竭而死亡。糖尿病患者若感染粪类圆线虫，临床表现复杂，易误诊，其病情危急，应引起重视。

【实验室检查】

病原学诊断主要是从粪便或痰液中查见幼

虫,但幼虫的排出有间歇性,一般要连续检查3次,甚至需要反复多次检查。重症患者的痰液、胃液和十二指肠液;播散型患者的脑脊液、尿液、支气管灌洗液中可查见杆状蚴或丝状蚴,甚至成虫。在腹泻患者的粪便中,有时可查到虫卵。直接涂片法、沉淀法和线虫幼虫分离法检出率分别为62%、74%和98%。还可采用钩蚴培养法检查幼虫。

皮内试验、免疫荧光法和酶联免疫吸附试验等仅作为临床辅助诊断。

【治疗】

免疫功能低下者应首先调节免疫功能。

病原治疗可采用:① 甲苯达唑200 mg,分2次服,连服3日。② 阿苯达唑400 mg,顿服,连服3日。③ 噻苯达唑效果最好,剂量为每日50 mg/kg,分2次服,连服2日,间隔2周后再服1个疗程。

重症患者需补充液体,纠正水、电解质的紊乱。

【预防】

防治措施与钩虫病基本相同。注意环境卫生,不用新鲜人粪施肥;注意个人卫生,避免皮肤接触可能受污染的土壤;及时治疗慢性持续感染者,预防自身重度感染。

(二) 广州管圆线虫病

广州管圆线虫病(angiostrongyliasis)是由广州管圆线虫(*Angiostrongylus cantonensis*)的幼虫寄生于人体中枢神经系统引起的、以嗜酸性粒细胞增多性脑膜脑炎为主的疾病。

【病原学】

成虫:线状,体表光滑,具微细环状横纹。头端钝圆,头顶中央有一小圆口,缺口囊。雄虫体长多11~26 mm,宽0.21~0.53 mm,交合伞对称,肾形。雌虫长17~45 mm,宽0.30~0.66 mm,子宫双管型,白色,与充满血液呈红色的肠管缠绕,形成红(或黑褐)白相间的特点。阴门开口于虫体尾端,尾端呈斜锥形。

幼虫:第三期幼虫是感染期幼虫,大小为(0.46~0.53)mm×(0.022~0.027)mm,无色透明,体内器官清晰可见。体表具两层外鞘,头端稍圆,尾末端骤然尖细,食管约为体长的2/5。

虫卵:椭圆形,无色透明,虫卵外形变异较大,(33~64)μm×(54~97)μm,取自鼠肺动脉血的虫卵多为多细胞期或内含幼虫。

成虫寄生于多种鼠类的肺动脉内。雌虫在血液中产卵,虫卵随血流进入肺毛细血管,第一期幼虫孵出后,穿破肺毛细血管进入肺泡,沿呼吸道上行至咽,转入消化道,随宿主粪便排出体外。当此幼虫被吞入或主动侵入中间宿主软体动物(螺类或蛞蝓)体内后,在其组织内先后发育为第二、三期幼虫,第三期幼虫即感染性幼虫。鼠类因吞食含有第三期幼虫的中间宿主、转续宿主及被幼虫污染的食物而感染。第三期幼虫穿过肠壁,随血流到肝、心、中枢神经系统,在脑组织中发育为第四期幼虫,进入蛛网膜下腔发育为第五期幼虫(即童虫)。童虫经静脉回到肺动脉内发育为成虫。

人因生食或半生食含第三期感染性幼虫的中间宿主和转续宿主而感染,生食被污染的蔬菜、瓜果或饮生水也可感染。由于人是本虫的非正常宿主,故在人体内虫体停留在第四期幼虫或成虫早期(性未成熟)阶段。

【流行病学】

广州管圆线虫病主要分布于东南亚地区、太平洋岛屿,多散在发病,偶有暴发流行。我国主要在台湾、香港、广东、福建、海南、浙江、湖南、天津、辽宁、黑龙江等地,呈散在分布。2000年,相继在浙江温州和辽宁有暴发流行的报道。以往这种病主要分布在南方,近年"南病北移"现象很明显。

该病是人畜共患的寄生虫病,多因食入含有广州管圆线虫第三期感染性幼虫的生或半生的螺肉而感染。鼠是广州管圆线虫病的主要传染源。在我国,广州管圆线虫的主要终宿主是褐家鼠、黑家鼠和黄毛鼠等。中间宿主为软体动物,包括褐云玛瑙螺、福寿螺、皱疤坚螺、短梨巴蜗牛、中国圆田螺、东风螺等。蛙、鱼、虾、蟹、猪、蛇等可作为广州管圆线虫的转续宿主。人体常见的感染途径和方式有：① 生食或半生食含感染性幼虫的中间宿主和转续宿主。② 生食被感染性幼虫污染的蔬菜、瓜果。③ 饮生水。

【发病机制】

进入人体等非适宜宿主的广州管圆线虫幼虫主要侵犯中枢神经系统，多集中于脑组织，主要表现为幼虫在脑组织移行时产生的损害，以脑脊液嗜酸性粒细胞显著升高为特征。可见蛛网膜充血、水肿、增厚，蛛网膜小动脉内幼虫形成的虫栓。虫体周围有淋巴细胞、巨噬细胞、浆细胞及嗜酸性粒细胞的浸润，形成嗜酸性肉芽肿或脓肿，有时可见夏科-雷登结晶。肺部偶可受累，虫体及其代谢产物能使肺部血管阻塞，破坏组织，形成异物肉芽肿。

【临床表现】

本病的潜伏期为 1～27 日，平均 10 日。其幼虫在人体内移行，侵犯中枢神经系统引起嗜酸性粒细胞增多性脑膜炎、脑膜脑炎、脑（脊膜）脊髓炎、脑（脊）膜神经根炎。最明显的症状为急性剧烈头痛，其次为恶心呕吐，低或中度发热，颈项强直。头痛初为间歇性，以后发作渐频或发作期延长，甚至不能受到任何震动，走路、坐下、翻身时头痛都会加剧。重者可导致瘫痪、死亡。该病常见的后遗症为瘫痪和失明。

【实验室检查】

患者血液中白细胞总数明显增多，其中嗜酸性粒细胞超过 10%。脑脊液细胞计数可见白细胞增多，以嗜酸性粒细胞增多为主，脑脊液压力亦增高。从脑脊液、眼、肺或其他部位查出幼虫或发育期的成虫即可确诊，但检出率很低。

用 ELISA 检测患者血清中特异性抗体是较有价值的免疫学临床辅助诊断方法。

【治疗】

1. *对症及支持疗法* 头痛患者服用止痛剂，可明显缓解症状。必要时可反复腰椎穿刺以降低颅内压。

2. *病原学治疗* 采用阿苯达唑及时治疗，效果好、预后佳。剂量：每日 10 mg/kg，分 2 次服，连服 3 周。后期虫体进入脑部，可采用联合用药，如阿苯达唑联合糖皮质激素等。

【预防】

加强宣传教育，使群众了解广州管圆线虫病的危害和感染途径，提高防病意识。对广州管圆线虫的中间宿主和转续宿主必须熟食，洗干净附着在蔬菜上的小型软体动物，不饮生水，加工螺类、鱼、虾及蟹类时注意防护和防止污染厨具。积极灭鼠，消灭传染源。

（三）结膜吸吮线虫病

结膜吸吮线虫病（thelaziosis）是由结膜吸吮线虫（*Thelazia callipaeda*）寄生在人的眼部引起的疾病。此虫主要寄生在犬、猫等动物的眼内，人仅是偶然被该虫感染，引起眼部疾病。

【病原学】

成虫细长，淡红色，离开人体后呈乳白色、半透明。头端具圆形角质口囊，无唇，外周有两圈乳突。除头尾两端部光滑外，其余体表均具有微细横纹，边缘锐利呈锯齿形。雄虫长 4.5～15.0 mm，宽 0.25～0.75 mm，尾端向腹面弯曲，肛门位于近末端腹面，周围有数目不等的乳突，交合刺 2 根，长短不一，形状各异。雌虫长 6.2～20.0 mm，宽 0.30～0.85 mm，肛门距尾端很近，阴门位于虫体前端食管肠联合处前方，生殖系统呈双管型，子宫内充满虫卵。虫卵椭圆形，透明、壳薄，大小为（54～60）μm×（34～37）μm，产出前卵壳已演变成包被幼虫的鞘膜。

成虫寄生在犬、猫等动物的眼结膜囊及泪管内，偶可寄生在人的眼部。雌虫产出具有鞘膜的幼虫，当中间宿主蝇类舔吸宿主眼部时，幼虫可随眼分泌物进入蝇的消化道，穿过中肠侵入血腔，经 2 次蜕皮发育为感染期幼虫（亦称丝状蚴），最后聚集于蝇的头部。这种含感染期幼虫的蝇再舔吸其他宿主眼部时，感染期幼虫自蝇喙逸出，进入终宿主眼结膜囊内，发育为成虫。感染期幼虫在适宜温度下（24～30℃）需 50 日左右发育为成虫。成虫寿命可达 2 年以上。

【流行病学】

本虫主要分布在亚洲，包括印度、日本、泰国、韩国、缅甸、菲律宾等国，散在发病。在我国，到目前为止,已报道300余例,分布于25个省、市、自治区。以山东、江苏、安徽、湖北、河南、河北、云南报道的病例较多。

本病传染源主要是病犬,其次为猫、兔等动物。该病的流行高峰在6—9月,感染者多见于农村婴幼儿,可能与饲养犬、猫密切相关。在我国,结膜吸吮线虫的中间宿主是冈田氏绕眼果蝇,雌、雄两性冈田氏绕眼果蝇均以生物性传播方式进行本病的传播。

【发病机制】

成虫在人体多寄生于结膜囊内,主要在上、下睑穹隆内,亦可寄生于泪腺、结膜下及皮脂腺管内。因虫体头端口囊吸附作用,虫体体表锐利的横纹摩擦以及排泄分泌物刺激,产生机械性损伤,导致炎症反应或形成肉芽肿。

【临床表现】

轻者无明显症状,但有眼部异物感、畏光、流泪、发痒、分泌物增多等临床表现。有时眼痛,但视力一般无障碍。重者可有结膜充血、溃疡、角膜浑浊及眼睑外翻等。一般仅单眼受感染,少数病例可发生双眼感染。

【实验室检查】

自眼部患处取出虫体,镜检确定虫种即可确诊。

【治疗】

治疗可用1%丁卡因、2%可卡因溶液滴眼,使结膜表面麻醉,虫体受刺激后可从眼角内爬出,用眼科镊取出。而后用硼酸水冲洗结膜囊,并点滴抗菌眼药水。角膜发炎时,可用青霉素软膏或磺胺软膏涂抹角膜囊。虫体较多者,常需多次治疗,并注意随访。

【预防】

积极治疗患者。要注意个人卫生,尤其是儿童的眼部卫生,尽量不与犬、猫等接触。做好环境卫生,防蝇灭蝇。

(四) 美丽筒线虫病

美丽筒线虫病(gongylonemiasis)是由美丽筒线虫(*Gongylonema pulchrum*)偶尔寄生于人体口腔、食管黏膜和黏膜下层引起的疾病。

【病原学】

成虫细长如线状,乳白色,略透明,体表有明显横纹,体前端表皮有明显纵行排列、大小不等、形状各异、数目不同的花缘状表皮突,背、腹面各有4行。近前端两侧各有1个颈乳突,其后有1对呈波浪状的侧翼,一直伸展到最后的表皮突终止处。口位于头顶正中,左右两侧各有1个分成3叶的侧唇。寄生人体的虫体较反刍动物体内者小。雄虫长21.0～30.68 mm,宽0.16～0.23 mm,尾部有膜状尾翼,左右不对称,左侧较长,到达末端后略向右弯曲。尾部肛门前后有成对的带蒂乳突,交合刺1对,大小形状各异,左侧细长,右侧甚短。雌虫长32.0～68.8 mm,宽0.20～0.37 mm,尾端不对称,钝锥状,略向腹面弯曲。阴门位于肛门前方不远处。成熟雌虫子宫内充满含幼虫的虫卵。虫卵椭圆形,两端较钝,表面光滑,(50～70)μm×(25～42)μm,壳厚而透明,内含幼虫。

美丽筒线虫的终宿主有反刍动物水牛、黄牛、山羊、绵羊、马、驴、骡、骆驼,以及猪、犬、鼠等,人偶可成为终宿主;中间宿主为多种昆虫,主要有金龟子等多种甲虫和蜚蠊等。

成虫寄生于终宿主的食管、咽及口腔的黏膜和黏膜下层,雌虫产出的含蚴卵可由黏膜破损处进入消化道,随粪便排出。虫卵被中间宿主昆虫吞食后,卵内幼虫在消化道内孵出并穿过肠壁进入昆虫的血腔,经两次蜕皮发育为囊状体,即感染期幼虫。终宿主吞食含囊状体的昆虫,幼虫破囊而出,侵入胃或十二指肠黏膜,向上移行至食管、咽或口腔等黏膜内寄生,再蜕皮1次,成为童虫,最终发育为成虫。

从感染囊状体到发育为成虫需50～56日。成虫在人体内寄生时间通常为1年半左右,长者可达5年以上。

【流行病学】

动物美丽筒线虫病的分布属世界性,偶可见人体感染该虫,我国山东、山西等19个省、自治区、直辖市至今已报道百余例。

传染源可能是牛、羊、猪等家畜,鼠亦可为传染源。人体感染是偶然的，可能与卫生条件和饮食、饮水习惯有关，如生食或半生食含感染期幼虫的甲虫、蜚蠊等或饮用污水造成感染。

【发病机制】

本虫在人体主要寄生于口腔各部位、咽喉或食管黏膜下层。虫体可自由活动和移动，造成机械性损伤和刺激。黏膜上可出现小白疱和白色的线形弯曲隆起，口腔局部肿胀或疼痛，黏膜出现水疱、血疱等。

【临床表现和诊断】

可引起口腔内虫样蠕动感、麻木感，甚至影响说话，咽喉部寄生可造成声音嘶哑，个别患者有咳嗽、胸闷、痰中带血等症状。也可引起水疱、血疱或嗜酸性粒细胞增多。食管寄生时可吐血。亦有在鼻唇沟皮下、颌下腺导管内和阴道等处寄生的报道。人体寄生虫数可为1条至数十条不等。

从患者的唾液或粪便中一般找不到虫卵，故查卵无诊断意义。以针挑破有虫体寄生移行处的黏膜，取出虫体，镜检确诊。

【治疗】

挑破寄生部位黏膜取出虫体，也可在成虫寄生部位涂以普鲁卡因溶液，使虫体易从黏膜内移出。

【预防】

加强卫生宣传教育，不食甲虫等昆虫，注意饮食、饮水卫生，防止感染。

十二、旋毛虫病

旋毛虫病（trichinelliasis）是由旋毛形线虫（*Trichinella spiralis*，简称“旋毛虫”）寄生人体所引起的疾病，在食源性寄生虫病中最为重要。成虫寄生在人和多种哺乳动物小肠上段，幼虫寄生于同一宿主的骨骼肌。

【病原学】

成虫细小线状，乳白色，雄虫长1.4～1.6 mm，宽0.04 mm，雌虫长3～4 mm，宽0.06 mm，消化道为一简单管道。咽管结构特殊，约占虫体的1/3。前段自口至神经环为毛细管状，中段膨大为球部，后端为长毛细管状，与肠管相连。咽管后段的背侧面为杆状体，由数十个呈串珠状排列的杆细胞组成，分泌物具消化功能和抗原性。两性成虫的生殖器官均为单管型。雄性尾端有2枚耳突状交配叶，无交合刺。雌虫尾端钝圆，阴门位于虫体前1/5处，卵巢位于虫体的后部，子宫在卵巢之前，其内充满虫卵，近阴门处已发育为幼虫。幼虫囊包寄生于骨骼肌中，囊内含成熟幼虫，具感染性，幼虫长约1 mm，卷曲于梭形囊包中。囊包纵轴与肌纤维纵轴平行，大小为(0.25～0.50)mm×(0.21～0.42)mm，通常内含1～2条幼虫，也可有多条。

成虫寄生在人、猪、鼠、猫、犬及多种野生动物的小肠上段，幼虫寄生于同一宿主的骨骼肌内。但完成生活史必须转换宿主。宿主食入含有活幼虫囊包的肉类后，在消化液的作用下，数小时内幼虫囊包内的幼虫逸出，并立即侵入十二指肠及空肠上段的黏膜内，在肠绒毛基部和腺隐窝的上皮细胞内经24小时发育后，返回肠腔，经48小时发育为成虫。雌、雄虫交配后，雄虫很快死亡，雌虫深入肠黏膜，甚至到肠系膜淋巴结寄生。交配后5～7日，幼虫开始自阴门产出，持续排虫达4周左右。新生蚴很小，约124 μm×6 μm。产出的幼虫经淋巴管或小静脉随血液循环到达全身各处，但只有进入骨骼肌的幼虫才能继续发育。感染后1个月内幼虫周围形成囊包，约6个月囊包自两端开始钙化，囊内幼虫随之死亡，但也有存活数年的记载。

【流行病学】

旋毛虫病呈世界性分布，人体旋毛虫病见于55个国家，全球有1 100万人感染，流行最严重的国家和地区为巴尔干地区、俄罗斯、波罗的海地区、中国、阿根廷，现已将其列入再现寄生虫病。我国人体病例报道见于除海南省以外的各省、市、自治区，目前西南、中原及东北地区为我国旋毛虫病的主要流行区。旋毛虫病在我国曾多次发生局部流行和暴发流行，且有增长趋势。据2005年全国人体重要寄生虫病现状调查报告数据，共检查10个流行省（自治区、直辖市）93 239份血清，旋毛虫血清阳性率为3.38%，西部地区的旋毛虫感染率比东部地区高，为69.44%。2004—2009年我国报道的15次人体旋毛虫病均发生在我国西南地区，其中云南、四川、广西和西藏的发病人数占全国病例的85%以上，死亡病例全部集中在此。

旋毛虫病是一种在多种哺乳动物中流行的人兽共患性寄生虫病。猪是我国人体旋毛虫病的主要传染源。此外，与人关系较密切的保虫宿主还有犬、猫、鼠等动物。人体感染主要与食生的或半熟的肉类有关。而猪的感染主要是吃入含有活幼虫囊包的肉屑、鼠类或污染的饲料。鼠因偷吃含幼虫囊包的食物而感染。猪和鼠之间相互传播是人群旋毛虫病流行的重要原因。幼虫对低温抵抗力很强。猪肉中囊包内的幼虫在−15℃下冷冻近20日才死亡，在−12℃条件下可存活达57日。熏肉、腌肉和腊肉中的幼虫并不能全被杀死，但加温70℃时则很快死亡。患者中90%以上为食生肉者。

【发病机制】

旋毛虫的主要致病阶段为幼虫，与食入囊包数、囊包内幼虫的活力、侵犯部位和宿主的免疫力有关。虫体对人的危害按感染过程可分三期。

1. *侵入期(肠型期)*　约1周，指幼虫自囊包内逸出并发育为成虫的阶段。脱囊幼虫和成虫侵入小肠黏膜，尤其成虫以肠绒毛为食，可引起肠道广泛炎症，局部充血、水肿、出血及浅表溃疡。

2. *幼虫移行期(肌型期)*　2～3周，指新生幼虫随淋巴、血液循环移行至全身各器官及侵入骨骼肌细胞内发育的阶段。由于幼虫移行时的机械性损害及其分泌物的毒性作用，所经之处出现炎症反应，如急性动脉炎、全身性血管炎，并可引起水肿和发热等。感染后2～3周，幼虫大量侵入骨骼肌，产生肌纤维变性、坏死、崩解，间质有轻度水肿并出现淋巴细胞、单核细胞及嗜酸性粒细胞的浸润。

3. *囊包形成期(恢复期)*　4～16周，随着虫龄增长，虫体卷曲，幼虫周围有纺锤形的囊包形成。囊包外纤维组织增生，内层较厚，由肌细胞转化来的营养细胞和周围的胶原囊组成。急性症状消退，但肌痛仍可持续数月之久。

【临床表现】

人体感染旋毛虫病后，临床表现复杂多样。轻者可无症状，重者可在发病后3～7周死亡，以青壮年为主，男性多于女性。

1. *肠型期*　一般在感染早期出现胃肠道症状，患者表现为胃肠道不适、恶心、呕吐、腹泻及腹痛等，腹泻和腹痛是本期最常见的症状，粪便中常含有黏液但无脓血。腹痛以上腹部或脐部为常见，可同时伴有乏力、畏寒及低热等全身症状。可持续1周左右。

2. *肌型期*　幼虫经淋巴和血液循环移行至全身肌肉，可出现全身中毒及超敏反应，典型表现为持续性高热、眼睑和(或)面部水肿、过敏性皮疹、全身性肌肉酸痛。患者体温常在38～40℃之间，约1/3的病例为弛张热，持续2～4日才逐渐下降。血中嗜酸性粒细胞增多。

水肿呈对称性，最早发生于眼睑部，以后逐渐扩散至面部和四肢，重症病例可出现腹肌肿胀和腹水。因面部水肿明显，常称此期患者为“大头病”。水肿一般持续2～4周。部分患者可出现眼结膜和指、趾甲下出血，是旋毛虫性血管炎所致。

全身肌肉疼痛为突出的症状，以腓肠肌、肱二头肌为常见，其次为三角肌、眼肌、膈肌及胸腹部肌肉，亦可波及呼吸肌、咀嚼肌、吞咽肌等。呼吸道症状有阵发性刺激性咳嗽，多伴有声音嘶哑和咽痒，夜间较重，干咳或有白色泡沫痰，偶带血丝。肺部可听到湿性啰音，X线检查可见肺纹理增粗，肺门阴影增大或见肺实质浸润，病灶变化较快，经2～3周可被吸收或出现新的病灶。重症者可累及心肌和中枢神经，出现心包积液、心力衰竭，若引起非化脓性脑膜脑炎和颅内高压，患者可出现昏迷、抽搐等症状，可能在几日内死亡。

3. *恢复期*　随着病程的变化，形成了囊包，急性症状消退，全身症状逐渐消失，患者显著消瘦，局部肌肉酸痛乏力，可持续数月之久。X线可见囊包钙化。

【实验室检查】

1. 实验室常规检查 急性期白细胞总数增多，大多数患者嗜酸性粒细胞计数升高，且升高水平与肌痛的严重程度相关。血清中肌细胞特异性酶，如肌酸磷酸激酶、磷酸果糖醛缩酶、乳酸脱氢酶等活性明显增高。

2. 病原学诊断 若患者发病已 10 日以上，可自其腓肠肌或肱二头肌取材，压片镜检找肌肉内的幼虫囊包即可确诊。但该法取材局限，检出率仅 50%左右。人工消化法可提高检出率。将患者食剩的肉做压片法、人工消化法或动物接种，若检出囊包，有助于诊断。

3. 免疫学诊断 目前已有多种免疫检查方法，阳性检出率较高，常用于轻度感染及早期诊断。

(1) 皮内试验(IDT)：感染后 2 周即可出现阳性反应，阳性率可达 90%以上，感染 3 周以上可达 96.3%，但与其他蠕虫病有一定的交叉反应，健康人假阳性率为 4.1%～7.4%。感染后数年仍可呈阳性反应。盐水可溶性抗原效果较好，主要用于协助诊断及流行病学调查。

(2) 酶联免疫吸附试验(ELISA)：广泛应用于人和猪的旋毛虫感染检测。敏感性比间接荧光抗体试验好。对旋毛虫病诊断的阳性率可达 90%以上，且特异性强，重现性强。为目前较常用方法。

(3) 环蚴沉淀试验：是旋毛虫病早期诊断的一种方法，阳性率可达 97.6%，与常见的线虫病无交叉反应。但活幼虫的供应和保存有一定困难，使用受到限制。

(4) 间接血凝试验(IHA)：有较高的敏感性和特异性，阳性率可达 96%。但与部分血吸虫病患者血清有较高的交叉反应率。用酸性可溶性抗原致敏的羊红细胞做试验有早期诊断价值。

(5) 间接荧光抗体试验(IFA)：敏感性和特异性高于环蚴沉淀试验，患者阳性率可达 97%，特异性可达 99.9%，对早期和轻度感染有一定的诊断价值。本法抗原较易解决，为目前较好的试验方法。

【治疗】

1. 病原治疗 首选阿苯达唑治疗，其杀灭肠内脱囊幼虫、移行期幼虫及成虫的作用优于成囊期幼虫，因此，应早期诊断和及时治疗，并对可疑患者预防性治疗。剂量：每日(20～25)mg/kg，分 2～3 次口服，5～7 日为 1 个疗程；根据病情需要间隔 15 日后可再给 1 个疗程。亦可选用甲苯达唑，对各期旋毛虫幼虫的疗效可达 95%，对成虫作用较弱。成人剂量为 100 mg，每日 3 次口服，疗程 5～7 日。

2. 对症治疗 对较重患者应予卧床休息，预防心力衰竭，并给予易消化的食物，加强营养保肝，可用阿司匹林、泻剂等对症治疗，注意纠正水、电解质紊乱。一般在服驱虫药的同时静脉滴注可的松，成人(100～200)mg/kg，并口服泼尼松 10 mg，每日 3 次，可减轻免疫反应对机体的损伤，缓解发热、肌痛及神经系统症状。

【预防】

广泛开展卫生宣传教育，实施人群干预措施，使群众了解旋毛虫病的危害，普及旋毛虫病预防知识，改变饮食习惯，不食生的或不熟的猪肉及其他肉类。

严格执行食品卫生法规，加强肉制品卫生检查，严禁未经检疫的肉类上市出售，建立健全病死畜肉无害化处理制度，这是预防工作的重要环节。

改善养猪方法与条件，提倡圈养及饲料加热处理，以防猪的感染。

大力开展环境卫生运动，捕鼠灭鼠，减少传染来源。

十三、猪带绦虫病与囊尾蚴病

猪带绦虫病(*taenia solium* taeniasis)是猪带绦虫(*Taenia solium*)的成虫寄生于人体小肠所引起的疾病。猪带绦虫又称链状带绦虫、猪肉绦虫或有钩绦虫。其幼虫称猪囊尾蚴(cysticercus cellulosae)，可寄生于人体各组织器官，引起囊尾蚴病(cysticercosis cellulosae)，简称“囊虫病”。

【病原学】

成虫雌雄同体,背腹扁平,带状,前端较细,向后渐扁阔,乳白色,略透明,长2～4 m,由700～1 000节片组成,节片薄而透明。头节略呈球形,直径0.6～1 mm,有4个大而深的吸盘,顶端具有顶突,其上有大小相间排列的两圈小钩,有22～36个,内圈的小钩较大,长140～160 μm,外圈的稍小,长120～150 μm。颈部纤细,长5～10 mm,直径仅为头节之半。幼节短而宽,生殖器官尚未发育成熟。成节略呈方形,具有成熟的雌雄性生殖器官各1套。有睾丸150～200个,分布于节片的两侧。卵巢位于节片后1/3的中央,分3叶,左右侧叶较大,在子宫与阴道之间另有一中央小叶。子宫为一细长的盲管,纵行于节片中央。卵黄腺位于节片后部中央。孕节长大于宽,位于虫体末端,除充满虫卵的子宫外,其他生殖器官均已萎缩退化。子宫有主干与侧支,侧支可再分支,从分支的基部计数,每侧7～13支,每个孕节内有3万～5万个虫卵。

虫卵近圆形,子宫内的虫卵较大,50～60 μm。卵壳从外向内依次为卵黄层、胚膜层、六钩蚴膜层。卵黄层薄而透明,易破碎,从孕节散出后多已脱落。一般粪检时查到的虫卵为近圆球形,直径31～43 μm,胚膜较厚,棕黄色,具放射状条纹,内含1个有3对小钩的六钩蚴。猪带绦虫虫卵与牛带绦虫虫卵镜下难以区别,统称为带绦虫虫卵。

猪囊尾蚴亦称猪囊虫,大小约5 mm×10 mm,为椭圆形白色半透明的囊泡,其内充满囊液。囊壁分2层,外为皮层,内为间质层,间质层有一处向囊内增厚,形成1颗米粒大小的白点,为凹入囊内的头节,其构造与成虫头节相同。

人是猪带绦虫最主要的终宿主,曾有猪囊尾蚴感染长臂猿与大狒狒获得成功的报道。猪是其中间宿主,人也可以为中间宿主。成虫寄生于人的小肠上段,以头节上的吸盘和小钩附着肠壁。虫体末端的孕节脱落,或孕节挤压破裂后散出的虫卵随粪便排出。孕节或虫卵被猪食入,1～3日后胚膜破裂,六钩蚴逸出,钻入肠壁进入血管或淋巴管,随血液或淋巴被带至周身各处,约经10周发育为成熟的囊尾蚴。其在猪体的寄生部位以股内侧肌最为多见,其次为深腰肌、肩胛肌、膈肌和心肌等。含囊尾蚴的猪肉俗称“米猪肉”“豆猪肉”。猪囊尾蚴在猪体内可存活数年。人因食入含有活囊尾蚴的猪肉而感染。囊尾蚴到达小肠,受胆汁刺激而翻出头节,附着在肠壁上,经2～3个月发育为成虫,孕节或虫卵可随粪便排出体外。成虫在人体可活10～20年,有的可达25年。

人若误食虫卵,六钩蚴也可随血液循环在人体组织中移行而发育为囊尾蚴。

【流行病学】

猪带绦虫病在全世界分布很广,以发展中国家多见,中非、南非、拉丁美洲及南亚地区为高发区。在我国分布亦较普遍,散发病例见于全国各地,在东北、西北、华北、华东、西南等地区以及中原一带曾有地方性流行。全国带绦虫(猪带绦虫和牛带绦虫)感染率为0.28%,推断带绦虫全国感染人数约为55万,其中高感染率的地区集中在我国西部和中部,感染较重的前五个省(区)为西藏、新疆、四川、青海和陕西。

囊尾蚴病亦呈世界性分布,多见于中美、南美、东欧、东南亚与南非等地区和国家。在我国凡有猪带绦虫病的地区均可见囊尾蚴病散发病例,其中以东北、华北、内蒙古较常见,是我国北方主要的人兽共患性寄生虫病之一。据2015年全国人体重要寄生虫病现状调查结果显示,全国带绦虫加权感染率为0.06%,较2005年的第二次调查(0.28%)下降了78.57%,推算全国感染人数约37万。本次调查中,西藏仍为带绦虫加权感染率最高的省级行政区(9.83%)。

人感染猪带绦虫病多是由于食入生的或未煮熟含囊尾蚴的猪肉而引起,患者以青壮年为主,农村高于城市。猪带绦虫病的流行与当地居民有生食或半生食猪肉习惯或不良的生活习惯密切相关,如少数民族的“生皮”“剁生”均用生猪肉制作。西南地区的“生片火锅”，云南的“过桥米线”等均可能因温度低，不足以杀死囊尾蚴而使人感染。生熟砧板不分，造成交叉污染，也可致人感染。

近年有资料显示，城市的带绦虫病患者半数以上是通过食烤肉串而感染。养猪方法不当是造成猪感染囊尾蚴的主要原因。有些地区猪采用放养，加之人随地排便；有的地区厕所与猪圈相连(“连茅圈”)，均增加了猪吃人粪的机会，造成猪的感染。另外，肉品检疫不严格造成病猪肉流入市场，增加了人群感染猪带绦虫的机会。

人感染囊尾蚴是因误食猪带绦虫卵所致，误食虫卵方式有 3 种。① 自体内重复感染：即猪带绦虫感染者由于胃肠道逆蠕动，如反胃、恶心呕吐时，将孕节反流入胃中引起感染。② 自体外重复感染：即猪带绦虫感染者误食自己排出的虫卵而引起再感染，即肛门—手—口方式。③ 异体(外来)感染：即误食他人排出的虫卵引起。可见，囊尾蚴病的传染源是猪带绦虫病患者和带虫者。据报道，囊尾蚴病患者同时伴成虫寄生的只有 21.6%，提示许多囊尾蚴病患者以外源性感染为主。用新鲜人粪施肥或饭前便后不洗手是造成囊尾蚴病传播或流行的主要原因。

【发病机制】

1. *猪带绦虫* 成虫寄生于人体小肠，因吸盘、小钩刺激肠黏膜引起炎症反应，或因头节固着肠壁而致局部损伤，虫体分泌物及代谢产物可刺激人体出现胃肠道反应。

2. *囊尾蚴* 寄生于人体组织内，如皮下肌肉、脑、眼、心、舌、肝、肺等部位。寄生囊尾蚴的大小、数目、形态因寄生部位而有差异。小至粟粒或豌豆，大可至乒乓球。患者体内可只有 1 个囊尾蚴寄生，也可多达数千个寄生。由于虫体的机械性刺激及毒素作用造成局部组织炎症和超敏反应，可分 3 个阶段：① 刺激组织产生细胞浸润，以中性粒细胞、嗜酸性粒细胞、淋巴细胞、浆细胞及巨细胞为主；② 纤维化，可见纤维细胞、上皮细胞、多核巨细胞、淋巴细胞；③ 钙化，虫体死亡，逐渐钙化。囊尾蚴的寿命可达数年至数十年不等。囊尾蚴死后其崩解产物可诱发脑、眼等组织产生急性或慢性炎症反应，甚至比活囊尾蚴的刺激更为剧烈。

(1) 皮下及肌肉囊尾蚴病：多分布于躯干、头部和四肢，数量从几个至上千个。病理切片可见囊尾蚴体壁呈裙边样凹凸不平，囊腔内、外都有表皮层，其下为染成蓝紫色的钙化小体，头部可见吸盘、小钩。虫体周围有明显的组织反应，形成包囊，陈旧者可变为 1 层纤维组织的膜，与外周组织分界明显。肌肉内的囊尾蚴多呈卵圆形，长轴与肌纤维走向一致，大量寄生时，肌组织被挤压、变形、萎缩。

(2) 脑囊尾蚴病：根据寄生部位分为皮层、脑室、脑底和弥漫性 4 种类型。在大脑皮层时可产生占位性病变。若囊尾蚴寄生于脑室，可附着于脑室壁或悬浮于脑脊液中，引起局部室管膜炎；同时，由于脉络丛受到囊尾蚴毒素的影响，脑脊液分泌增加。若囊尾蚴的飘动阻塞了脑脊液循环，可进一步升高颅内压，导致脑积水。长期颅内压过高可导致视神经萎缩。囊尾蚴位于小脑延髓池桥小脑角等部位时，除有局限性体征外，常伴有继发性蛛网膜炎。由于弥漫性脑囊尾蚴病患者的脑囊尾蚴数量大，可产生广泛的脑组织破坏与炎症病变。

(3) 眼囊尾蚴病：囊尾蚴可寄生在眼的任何部位，但绝大多数寄生在玻璃体及视网膜下。多为单眼发病，一般是 1 个囊尾蚴寄生，也有双眼发病或单眼内 2 个囊尾蚴寄生的报道。

【临床表现】

猪带绦虫的成虫和囊尾蚴都可寄生人体，囊尾蚴对人体的危害远大于成虫。成虫引起猪带绦虫病，猪囊尾蚴引起囊尾蚴病。

1. *猪带绦虫病* 成虫寄生人体常为 1 条，在重度流行区，也可多条寄生。成虫寄生时常无明显症状，粪便中发现节片是多数患者求医的原因。部分患者临床上可出现腹部不适、腹泻、消化不良、腹胀、消瘦等消化道症状和头痛、头晕、失眠等神经系统症状。偶有少数因头节穿破肠壁而致腹膜炎、肠梗阻的病例报道。

2. *囊尾蚴病*　根据囊尾蚴寄生部位常可分为3型。

(1) 皮下肌肉囊尾蚴病：本型最常见。可见皮下直径0.5～1.5 cm的结节，圆形或椭圆形，硬如软骨，可移动，无压痛，常出现在头部及躯干部。数量不等，自数个至数百个，或更多。常分批出现，并可自行消失。寄生于肌肉时，可引起局部肌肉酸痛、发胀，轻者也可无症状。

(2) 脑囊尾蚴病：危害最严重。其症状复杂多样，主要取决于囊尾蚴寄生的数目、部位导致的机械性损害和炎症、毒性反应，可终生无任何症状，也可极为严重或突然死亡。本型以癫痫、颅内压增高、精神障碍为临床三大症状，癫痫发作最为常见。患者可有头痛、呕吐、记忆力减退、视力障碍、精神错乱、语言障碍、偏瘫和痴呆等表现。亦可有脑脊液改变，其特点为白细胞显著增多，尤以淋巴细胞为多。头颅CT、MRI检查有助于脑囊尾蚴病患者的诊断和鉴别诊断。

(3) 眼囊尾蚴病：猪囊尾蚴可寄生于眼的任何部位，以玻璃体及视网膜下为多见，通常累及单眼。轻者可出现视力障碍，重者造成失明。眼囊尾蚴可存活1～2年，一般尚能忍受。一旦囊尾蚴死亡，则产生强烈刺激，引起视网膜炎、脉络膜炎或细菌性眼内炎，甚至造成视网膜剥离、失明等严重后果。

【实验室检查】

1. *猪带绦虫病*　询问有无生食或半生食猪肉的习惯及粪便中有无节片排出，对发现猪带绦虫病患者有一定意义。

(1) 孕节检查：用直接观察法、压片法或注射法观察子宫分支数即可确诊。但需注意防止虫卵污染手。所用器具要严格消毒。由于猪带绦虫孕节蠕动能力较弱，可连续数日多次粪检以提高检出率。

(2) 虫卵检查：各种粪检方法均可使用，饱和盐水浮聚法效果较好，虫卵形态与牛带绦虫卵无法区别。只能诊断为带绦虫卵，不能确定虫种。

(3) 虫体检查：对可疑患者进行试验性驱虫。如在排出粪便中检获头节、成节或孕节，可根据其形态确定虫种。

2. *囊尾蚴病*　根据囊尾蚴寄生部位不同，可采用下列不同的方法。

(1) 皮下或肌肉囊尾蚴病：手术摘除囊尾蚴结节进行活组织检查可确诊。

(2) 眼囊尾蚴病：眼底镜检查较易发现。

(3) 脑和深部组织囊尾蚴病：临床常用免疫学诊断，对于深部组织中的囊尾蚴病，尤其对无法获得病原学依据的脑囊尾蚴病具有重要检测价值。以下方法可供选择。① 皮内试验(IDT)：阳性率为89.6%～100%，假阳性率可达22%，方法简单，可用于流行病学调查。② 酶联免疫吸附试验(ELISA)：阳性率达98.4%，快速ELISA、斑点ELISA与常规ELISA有一致的敏感性和特异性，前者可节省检测时间，后者简便易行。③ 间接血凝试验(IHA)：与ELISA相比，阳性率基本一致，而ELISA敏感性较高，本法简便、快速，适合基层及现场使用。④ 用单克隆抗体抑制性ELISA、单克隆抗体胶乳凝集试验、斑点免疫金银法等检测囊尾蚴病患者血清和脑脊液中的循环抗原，交叉反应少，可确定有无活动性感染与考核疗效。影像学检查如X线、B超、CT等可辅助诊断，磁共振可进一步提高诊断率。

【治疗】

1. *猪带绦虫病的治疗*　20世纪60年代，我国首创的槟榔、南瓜子合剂疗法仍是目前常用的方法，其疗效高，不良反应少。槟榔和南瓜子对带绦虫均有麻痹作用，但其作用部位不同。槟榔主要作用于头节与未成熟节片，即绦虫的前段。南瓜子则作用于绦虫的中段与后段。治疗方法：晨起，先空腹服南瓜子仁粉100～150 g，2小时后服槟榔(80～100 g)煎剂约200 ml，儿童剂量酌减，再过30分钟服50%硫酸镁60～90 ml。带绦虫在肠内变软，扭曲成团，完整地随粪便排出。疗效达95%左右，不需住院，可在门诊治疗为其优点。多数患者5～6小时内排出完整的虫体，若只排出部分虫体，可用温水坐浴让虫体缓慢排出，切勿用力拉扯，以免虫体头节留在消化道内。服药后应留取24小时粪便仔细淘洗，检查有无头节。如未发现头节者要随访，3～4个月内粪便中未发现虫卵或孕节方可视为治愈。吡喹酮、甲苯达唑、阿苯达唑等都有较好的驱虫效果。但服药后虫体破碎，无法找到节片，易造成内源性感染。

2. 囊尾蚴病的治疗

(1) 病原治疗：阿苯哒唑能有效治疗脑囊尾蚴病，为目前治疗囊虫病的首选药物。吡喹酮对单纯皮肌型疗效显著，因皮肌型病例有潜在脑囊尾蚴病可能，故现多用阿苯哒唑。吡喹酮总剂量180 mg/kg，3日分服，每日2～3次；或每日20 mg/kg，分3次服用，9日为1个疗程。阿苯达唑每日20 mg/kg，分2～3次服用，10日为1个疗程。多数患者需用药2～3个疗程，每个疗程间隔时间为2～3个月。脑囊尾蚴病治疗期间可出现急性颅内压增高及超敏反应，因此应住院治疗，以免发生意外。此外，甲氧哒唑30 mg/kg单剂能全部杀死腰大肌、舌肌、心肌和脑组织内的囊尾蚴，且未见明显的不良反应，很可能成为今后较理想的治疗囊虫病的药物。

(2) 对症治疗：皮下、肌肉囊尾蚴病患者的囊尾蚴位于浅表部位且数量不多的可以手术摘除，眼囊虫以手术取虫为主，数量少、重要部位的脑囊虫如脑室囊虫应予手术摘除。不能手术摘除的囊虫仍以药物治疗为主。癫痫患者应同时服用抗癫痫药物如口服苯妥英钠。颅内高压应采用激素与甘露醇等药物。脑室内囊尾蚴引起急性脑脊液循环障碍有时需急诊手术。脑积水患者可做脑室内分流术。颅内高压进行颅外引流术等。

【预防】

防治猪带绦虫病和囊尾蚴病应采取“驱、检、管、治”的综合性防治措施。“驱”即驱除人体内寄生的带绦虫，消灭传染源；“检”就是认真贯彻肉品卫生检疫制度，确保肉食品安全；“管”就是管理好环境卫生，猪应圈养，使猪吃不到带绦虫病患者的粪便，切断人、猪间互相传播的途径；“治”就是用药物治疗患者和病猪。

1. 加强卫生宣传，不食生肉或半生肉　切生肉、熟肉或蔬菜的刀和砧板要分开。注意个人卫生和饮食卫生，饭前便后要洗手。如有节片排出，应尽早驱虫，防止自体感染囊尾蚴病。

2. 改善养猪方法，改善并管理好厕所　厕所与猪圈应分开，建圈养猪，对粪便进行无害化处理。

3. 加强肉食检疫和严格处理肉类检疫，严禁出售“米猪肉”　猪囊尾蚴加热到60～70℃就会完全杀死，处理时必须使肉块深部达到有效温度。有条件地区，可将猪肉在－12～－13℃中冷冻12小时，其中囊尾蚴即可全部杀死。

十四、牛带绦虫病

牛带绦虫病（*taenia saginata* taeniasis）是由牛带绦虫（*Taenia saginata*，亦称肥胖带绦虫、牛肉绦虫或无钩绦虫）成虫寄生于人体小肠引起的疾病。

【病原学】

成虫形态与猪带绦虫相似。乳白色，长带状，前段较细，向后逐渐扁阔。长4～8 m，有报道最长可达25 m。头节略呈方形，直径1.2～2.0 mm；无顶突及小钩，有4个环形的吸盘，直径0.7～0.8 mm。节片数在1 000～2 000之间，肥厚，不透明。成熟节片有雌雄生殖系统各1套，睾丸300～400个，卵巢分2叶，左右各1叶。妊娠节片的子宫侧支数为15～30支，分支排列较整齐，内含大量虫卵。

虫卵与猪带绦虫卵形态相似，不易鉴别，统称带绦虫卵。呈球形或近似球形，直径31～43 μm，卵壳很薄，极易脱落，自孕节散出后多已失去，多为无卵壳的卵，即不完整卵。卵壳内侧为胚膜，很厚，棕黄色，其上有放射状条纹。胚膜内为球形的六钩蚴，有3对折光很强的小钩。

牛囊尾蚴略大于猪囊尾蚴，卵圆形，大小为(7～10)mm×(4～6)mm，乳白色，半透明，囊内充满液体。囊壁分两层，外为皮层，内为间质层。

间质层增厚处向内凹入即头节,头节与成虫头节相似。

人是牛带绦虫的唯一终宿主。成虫寄生人体小肠中,以吸盘吸附于小肠黏膜上,虫体末端孕节脱落,随粪便排出体外。脱落的孕节较肥厚,具有明显的活动能力,故也可主动从肛门逸出。孕节和破裂后散出的虫卵污染草地和水源,如被牛食入,卵内六钩蚴在小肠内孵出,钻入肠壁,随血液循环到牛体各部,多在股、肩、心肌等处,经60～70日发育为牛囊尾蚴。除牛之外,美洲驼、骆驼、狍、羊、长颈鹿、羚羊等也可被牛囊尾蚴寄生。人食了生的或半生的含囊尾蚴的牛肉而感染,囊尾蚴经8～10周发育为成虫。成虫寿命可达20年甚至更长。人一般不能成为牛带绦虫的中间宿主。

【流行病学】

牛带绦虫为世界性散在分布,以牧区或以牛肉为主要肉食的民族地区为主。在我国新疆、内蒙古、西藏、云南、四川、广西、贵州、甘肃和台湾的一些地区有地方性流行。本病主要与牛的感染及人的饮食习惯有关。牧区多无厕所,虫卵易污染牧草和水源。我国广西、贵州的少数民族地区,居民多居住木楼,住房下面即饲养畜禽,大小便直接排至楼下牛圈中,牛易吃到含孕节或虫卵的粪便而受感染。某些地区居民有食生牛肉的习惯,如藏民喜食生牛肉和风干牛肉,广西苗族爱食酸牛肉,而造成感染和流行。对不食生牛肉的居民,多因肉块过大,烹调温度不够或用切过生牛肉的刀和砧板再切熟食,皆可使人食到未杀死的牛囊尾蚴而患牛带绦虫病。

【发病机制】

牛带绦虫寄生于小肠,通过夺取营养、机械性损伤及引起过敏反应致病。成虫通过体表吸取宿主肠中大量的营养物质,可造成宿主内源性维生素缺乏及贫血等。机械损害一般并不十分明显,成虫吸附引起肠黏膜轻度炎症反应;虫体寄生数目较多,盘结成团可造成部分肠梗阻;脱落的孕节受到回盲瓣阻挡时活动加强,导致回盲部剧痛。虫体的代谢产物及死亡分解产物可导致荨麻疹、瘙痒和哮喘等过敏反应。牛带绦虫偶可异位寄生,阑尾多见。

【临床表现】

寄生人体的成虫多为1条,严重感染者可达7～8条或更多。患者一般无明显症状,有时出现恶心、呕吐、腹部不适、腹胀、腹泻、头晕等。由于孕节常主动逸出肛门,能引起患者肛门及会阴部的瘙痒感、头晕、失眠,甚至有类似梅尼埃病,偶可有癫痫样发作与晕厥。婴幼儿感染后症状更明显,并可致发育迟缓和贫血。个别患者可出现严重症状,甚至死亡。偶有肠梗阻或阑尾炎的报道。人对牛囊尾蚴有自然免疫力,虽有牛囊尾蚴寄生人体的报道,但认为牛带绦虫不致人体囊尾蚴病。

【实验室检查】

1. *孕节检查* 询问排节片史是一种简便而可靠的诊断方法,此法甚至比检查虫卵的阳性率还要高。患者常因粪便中发现孕节或孕节主动从肛门逸出,散落在衣、被上而就医。根据送检孕节子宫分支即可确诊。可将孕节夹在两张载玻片中间,对着光线,肉眼观察子宫分支数目。如标本已干硬,可先用生理盐水或水浸软后再观察。若节片不够透明,可用甘油等浸泡透明后观察。

2. *虫卵检查* 各种粪检方法均可使用。用肛门拭子法或透明胶纸法在肛门周围检查虫卵比从粪便中检查虫卵阳性率高得多。检获虫卵只能诊断为带绦虫,不能确定虫种。

3. *虫体检查* 对可疑患者进行试验性驱虫。如在排出粪便中检获头节、成节或孕节,可根据其形态确定虫种。

【治疗】

驱虫治疗不仅可使患者恢复健康,而且可达到消灭传染源的目的。治疗牛带绦虫病的药物同猪带绦虫病。

【预防】

防治原则与猪带绦虫病基本相同。

1. *加强粪便管理* 提倡使用厕所,人畜分开居住,改变便溺入牲畜圈内的习惯,防止牛等牲畜吞食虫卵。

2. *健全并严格执行肉类检疫制度* 检疫时应取多个部位的牛肉进行检查。

3. *加强健康教育* 让群众了解牛带绦虫病的有关知识，改变生活、生产、饮食习惯。不食生的或未熟的牛肉，防止病从口入。牛肉要煮透，加热至70℃囊尾蚴即可被杀死，生、熟食要有专用的刀和砧板。

十五、包虫病

包虫病(hydatid disease, hydatidosis)，又称棘球蚴病(echinococcosis)，是由人体感染棘球绦虫的幼虫(棘球蚴)引起的疾病。我国棘球绦虫有细粒棘球绦虫(*Echinococcus granulosus*，又称包生绦虫)和多房棘球绦虫(*Echinococcus multilocularis*)两种。细粒棘球绦虫的幼虫寄生人体引起囊型棘球蚴病(亦称囊型包虫病)，多房棘球绦虫的幼虫寄生于人体引起泡型棘球蚴病(亦称泡型包虫病)，都是严重的人兽共患性寄生虫病。

【病原学】

1. *细粒棘球绦虫* 成虫体长2～7 mm，由头节、颈部及链体组成。头节之后为颈部，链体由幼节、成节和孕节各1节组成，偶可多1节。头节梨形，有顶突和4个吸盘，上面有大小2圈放射状排列的小钩，计28～48个。顶突顶端的顶突腺可分泌强抗原性物质。成节有雌、雄性生殖器官各1套，生殖孔位于节片一侧中部偏后。孕节较长，子宫呈囊袋状，具不规则侧突，内含200～800个虫卵。虫卵与带绦虫卵相似，不易区别。

棘球蚴呈圆形囊状体，大小可因寄生的时间、部位和宿主而不同，直径可由不足1 cm至数十厘米。囊壁分两层：外层为角皮层，乳白色，无细胞结构，厚约1 mm，较脆弱，具有保护作用；内层为胚层，又称生发层，厚约20 μm，有许多单层细胞。囊内充满着无色透明或微带黄色的液体。由胚层向内长出许多原头蚴和生发囊，生发囊仅有1层胚层，直径约1 mm，内含多个原头蚴。生发囊进一步发育形成子囊，子囊结构与母囊相同。子囊内又可长出原头蚴、生发囊和孙囊。有的棘球蚴内无原头蚴、生发囊等，称不育囊。原头蚴、生发囊和子囊可从囊壁上脱落，悬浮在囊液中，称棘球蚴砂。有时棘球蚴通过囊壁向外衍生，称外生现象。

细粒棘球绦虫成虫寄生于犬科动物如犬、狼或豺等的小肠中，利用小钩和吸盘固着于肠黏膜上。脱落的孕节和虫卵随粪便排出体外，污染牧草、水源及周围环境，被中间宿主牛、羊、骆驼等动物食后，在消化液的作用下，卵内六钩蚴在小肠内孵出，钻入肠壁小血管，随血流到达身体各部。大多数六钩蚴在经过肝脏时即被截留下来，少数可到达肺，极少数通过肺到达脑、脾、心脏、骨髓等处。约经5个月发育为棘球蚴。囊内原头蚴可达数千条至数万条之多。当含有棘球蚴的内脏被终宿主吞食，原头蚴约经8周发育为成虫。犬、狼小肠中寄生的成虫多为数百条至数千条，甚至数万条。成虫寿命5～6个月。人误食虫卵后在人体内亦可发育为棘球蚴，在人体内可存活40年，甚至更久。

2. *多房棘球绦虫* 形态和生活史与细粒棘球绦虫相似，但成虫较细粒棘球绦虫小。虫体长1.2～3.7 mm，有4～5个节片。头节上有顶突、小钩、吸盘，但均较细粒棘球绦虫小，成节生殖孔位于节片中部偏前，孕节子宫无侧囊。虫卵与细粒棘球绦虫卵光学显微镜下难以区别。其幼虫称为泡状棘球蚴(又称泡球蚴)，是由许多小囊泡组成的，囊泡圆形或椭圆形，直径为0.1～5 mm，囊泡内充满胶状物和许多原头蚴，有的仅含胶状物而无原头蚴。囊壁也由角质层和生发层组成，生发层向囊外组织浸润生长形成新囊泡。

多房棘球绦虫成虫寄生于狐、犬、狼、獾和猫的小肠，孕节和虫卵随粪便排出体外。中间宿主主要为啮齿类动物，如田鼠、麝鼠、仓鼠、大沙鼠、小家鼠和褐家鼠等，还有牦牛、绵羊和人等。鼠类因食入终宿主的粪便而感染。地甲虫由于喜食狐粪而在其消化道和体表均携带有虫卵，鼠因捕食地甲虫而感染。当体内带有泡球蚴的鼠或其他动物内脏被狐、犬或狼等吞食后，原头蚴在其消化道内经45日发育为成虫。

人因误食虫卵而感染，但人是多房棘球绦虫的非适宜中间宿主。因此，人泡球蚴的囊泡壁薄而不完整，内含胶状物而常无原头蚴。

【流行病学】

1. *囊型包虫病* 呈世界性分布。在我国23个省、市、自治区均有报道。以新疆、甘肃、青海、内蒙古、宁夏、西藏、四川西部等畜牧业发达的地区流行最为严重，其次是陕西、河北、山西，另外在东北三省、河南、山东、安徽、湖北、贵州和云南等省有散发病例。根据2012—2016年在全国范围内开展的棘球蚴病调查结果，推算流行区人群患病率为0.28%，患病人数为16.6万例。在364个流行县(市)中，属青藏高原的有158个，人群棘球蚴病检出率为1.28%，高于非青藏高原地区的0.13%。西藏自治区人群棘球蚴病检出率和推算患病率均最高，分别为1.71%和1.66%，其中囊型占了87.67%。

本病流行与畜牧业有密切关系。在牧区、病犬粪便中的虫卵污染草原及水源，使牛、羊、骆驼、猪等家畜受感染。牧民因将病畜脏器喂犬，促成犬的感染。犬的皮毛上可沾染虫卵，当人与犬接触时，虫卵经手及食物、饮水进入人体。在牧区，由于牧犬和羊群在一起，虫卵可沾染羊的皮毛，人因屠宰、挤奶、剪毛以及在皮毛购销和加工过程中，或者儿童喜抱犬玩耍等，误食虫卵而感染。除消化道传染外，虫卵亦可经呼吸道吸入肺内，我国北方气候干燥，植被覆盖率低，尘土大，虫卵随扬沙飞散而造成感染。

2. *泡型包虫病* 主要分布于北半球高寒地带，从加拿大北部、美国阿拉斯加州，直至日本北海道、俄罗斯西伯利亚，流行地区遍及欧、亚和北美洲。在我国主要分布于新疆、宁夏、青海、甘肃、四川、西藏、黑龙江、北京、陕西和内蒙古等省、市、自治区。

多房棘球绦虫的终宿主、中间宿主广泛，通过啮齿类在野生食肉动物之间传播，患者大多是与野生食肉动物接触密切的群体，如猎人、皮毛加工行业的人员等。近年来的调查已证实，我国甘肃、青海和四川的部分地区不但有野生动物感染的存在，同时也有家犬、绵羊等家养动物感染发生，这就增加了人体感染的途径和风险。流行区居民生产、生活活动的特殊性，如猎狐、剥取狐皮或直接加工，或将生狐皮出售，在加工、运输、购买生狐皮时可造成人直接接触感染。虫卵有很强的抵抗力，在冻土、冰雪中仍具有感染性。土壤被污染还可造成蔬菜、水果甚至雪水的污染。因此，在草原上饮用生水、生食蔬菜水果都可感染。

【发病机制】

1. *囊型包虫病* 棘球蚴可寄生在人体各个部位，肝内最多(69.9%)，其次为肺(19.3%)，还可寄生在腹腔、脑、脾、盆腔、肾、胸腔、骨、肌肉以及皮下等部位。棘球蚴一般单个寄生，多个寄生亦不少见，约占患者的20%以上。细粒棘球绦虫卵感染人体后30分钟至2小时就可见六钩蚴穿透肠黏膜固有层的小静脉或乳糜管。3小时后即可在肝或肺发现六钩蚴。感染3周后棘球蚴的直径可达250 μm，其周围浸润的单核细胞、嗜酸性粒细胞、巨噬细胞和成纤维细胞开始纤维化并逐渐增厚形成外囊。棘球蚴在人体内的生长速度差异很大，直径一般每年增长1～5 mm。棘球蚴在人体内的生活时间很长，可持续数十年。棘球蚴主要是压迫、破坏所寄生的器官、组织以及毒素作用。

2. *泡型包虫病* 宿主食入虫卵后在肝脏形成原发病灶，以肝右叶多见，也可同时侵犯肝左、右叶。按临床病理可分为巨块型、结节型和混合型。病灶中结缔组织增生非常明显，使囊泡包埋在石样坚硬的纤维基质中。其生发层可形成根状的细胞突起，由此向周围组织浸润生长，形成慢性肉芽肿样炎症，可沿血管或淋巴组织向周围器官扩散。脱落的生发层细胞可通过血液或淋巴远距离扩散转移，最常见的是脑和肺，也可累及骨和其他器官。病灶中常见散在或密集的钙化点，但这种钙化并不影响寄生虫的生长、扩散。由于多房棘球蚴的过度生长，晚期的病灶中心由于营养供应困难而坏死液化，形成熔岩状液化区称为假囊。

【临床表现】

1. *囊型包虫病* 临床表现取决于棘球蚴大小、数量及寄生时间、部位等。肝包虫病占总病例数的60%左右，患者有肝区疼痛、坠胀不适、上腹饱胀、食欲减退等症状。棘球蚴多位于肝右叶，右上腹或上腹部可触及无痛性包块，与肝脏相连，表面光滑，质地坚韧，有时可扪及波动感，少数患者叩诊时有震颤感。肝包虫向下生长可压迫门静脉与胆总管，引起阻塞性黄疸、门静脉高压，甚至腹水。肝顶部包虫可向上生长使膈肌抬高，局部突起。肝包虫病主要的并发症包括感染、破裂和过敏性休克。肺包虫病约占总病例数的15%。多见于右肺，下叶居多。有胸痛、咳嗽、血痰、气急，甚至呼吸困难等症状。病变部位叩诊呈浊音，呼吸音减弱。肺包虫囊壁破裂时，会突然咳出大量清水样囊液及粉皮样碎片，可有呼吸困难，甚至休克或大量咯血。若棘球蚴侵犯脑部，则有头痛、呕吐及癫痫等症状。此外，棘球蚴还偶可寄生于骨、脾、肾、心、肌肉、子宫、卵巢、膀胱等器官组织，导致相应病变。棘球蚴内容物溢出可致过敏反应，甚至严重者出现过敏性休克，导致死亡。

2. *泡型包虫病* 主要侵犯肝脏。早期可无任何症状。约1/3的患者是在出现阻塞性黄疸时发现，1/3的患者有肝区疼痛而就诊，另1/3的患者多在体检时发现。部分患者有肝区隐痛、肝功能损害、脾大。中期患者肝大显著，触诊肝脏结节坚硬如石块，表面结节不平，无明显囊性感，临床上常误诊为肝癌。晚期病灶侵及胆道、门静脉时产生阻塞性黄疸和门静脉高压症状。脑部转移时有一系列颅内压增高的症状、体征。

【实验室检查】

棘球蚴寄生在组织内，病原学诊断困难。手术摘除棘球蚴，或从痰、胸腔积液、腹水或尿液中偶然检获原头蚴可得到确诊。影像学检查如X线、超声波、CT、MRI等对包虫病诊断很重要。一般说来，肝囊型包虫病或泡型包虫病以超声检查和CT为主，肺囊型包虫病则以胸部X线检查为主。

目前常用免疫学方法诊断棘球蚴病：① 卡松尼(Casoni)皮内试验的阳性率为78.6%～100%，敏感性高，但特异性较差，易出现假阳性(18%～67%)或假阴性，已逐渐少用。② 间接血凝试验(IHA)的阳性率为71%～100%，适用于临床诊断和流行病学调查。③ 酶联免疫吸附试验(ELISA)的阳性率为80%～96%，敏感且特异性较高。亲和素生物素酶复合物免疫吸附实验(ABC-ELISA)敏感性及特异性比常规ELISA高4～6倍，斑点ELISA因操作简便、观察容易，适于基层使用。

其他如间接荧光抗体试验、胶乳凝集试验、放射免疫测定、免疫电泳试验等均有一定使用价值。为求更高的特异性，对检测循环抗原和循环免疫复合物进行了众多研究：用双单克隆抗体夹心ELISA、双抗体夹心ABC-ELISA、反向间接血凝试验等方法进行检测，对早期诊断、考核疗效、判断预后及流行病学调查有重要意义。免疫学诊断可同时采用2～3项血清学实验以提高诊断准确率。

【治疗】

1. *手术治疗* 仍是囊型包虫病首选的治疗方法。常用的方法是内囊摘除术。先充分暴露棘球蚴囊肿，抽出部分囊液，注入2%的甲醛溶液，等待9～10分钟以杀死原头蚴，然后彻底清除内囊，尽量缩小囊腔，采用内翻缝合。如果是表浅部的囊肿，采用全囊切除术。累及脾、肾等，必要时可连同受累器官一起切除。单纯内囊切除难以治愈的肝、肺囊肿，可行肝叶或肺叶切除术。手术中要严禁囊液外溢入体腔或污染创口，以防过敏反应和种植扩散的发生。近十多年，冲破了包虫囊肿忌做穿刺的禁区，提出PAIR疗法，即穿刺—抽液—注药—再穿刺。具体方法是在超声波引导下穿刺、抽吸、灌液(95%乙醇或25% NaCl)，15分钟后再抽吸，并在术前配合药物治疗。效果堪称满意，特别适用于不宜手术病例。

肝泡球蚴病早期可做手术根治，患者预后好。中期能否手术切除，视病变大小及是否已侵犯肝门或下腔静脉等邻近重要器官而定；若能切除,患者预后尚好。晚期患者病情危笃,预后差,已无法手术根治,药物治疗可缓解症状,延长患者存活期。

2. *药物治疗* 由于手术后复发率较高,药物治疗的研究也较多。药物治疗适用于手术后复发且不能再手术者,或配合手术前、后治疗。

(1) 甲苯达唑:每日 40~50 mg/kg,分 3 次口服,1 个月为 1 个疗程,间隔 15 日,继续下一个疗程,持续 6 个月或更长时间,但肠道吸收差。

(2) 阿苯达唑:剂量为每日 10~15 mg/kg,顿服,1 个月为 1 个疗程,间隔 15 日,继续下一个疗程。治疗囊型包虫病至少要服 3 个月,治疗泡型包虫病还需延长。阿苯达唑的肠道吸收优于甲苯哒唑,但为了增强药效,最好多食脂肪餐,以增加肠道吸收率。同时服西咪替丁,可强化效果。

(3) 吡喹酮:剂量为成人每日 25 mg/kg、儿童每日 30 mg/kg,分 3 次口服,疗程 5~10 日,可行 1~3 个疗程。

【预防】

1. *加强卫生宣传教育* 在流行区采取多种形式的全民卫生宣传教育,普及有关包虫病的科普知识,使流行区群众更好地了解包虫病的危害,养成人人讲卫生、个个爱清洁的良好卫生习惯,做到饭前洗手,特别是与犬、牛、羊及皮毛等接触后更应洗手。不摸狗的皮毛,不玩犬,不食生菜,不饮生水等。

2. *捕杀野犬,加强家犬驱虫管理* 我国大部分流行区犬科食肉动物数量庞大,对无主犬和野犬应组织人力进行全面捕杀,这对包虫病的控制具有不可估量的作用。对一些家犬、牧羊犬和警犬等有用犬应定期检查和驱虫。

3. *严格执行肉食品卫生检测制度和动物检疫制度* 我国大部分流行区牛羊屠宰部门对有包虫病的脏器未进行或很少进行无害化处理,随意倾倒致使野犬、牧羊犬和家犬任意吞食,造成恶性循环。应吸取包虫病防治成绩显著国家的经验,如澳大利亚、新西兰、冰岛等,有专人负责检疫,有专业队伍负责处理,采用挖坑深埋,或焚烧或进一步加工处理成饲料等,确保犬类食不到含包虫病的内脏。

(南京医科大学 孙艳 江苏大学 陈盛霞)

第四节 节肢动物病

一、概述

医学节肢动物(medical arthropod)是指与医学有关,可通过骚扰、刺蛰、寄生、毒害、吸血、传病等方式危害人类健康的节肢动物。与医学有关的节肢动物主要分属 6 个纲,即蛛形纲(Arachnida)、昆虫纲(Insecta)、甲壳纲(Crustacea)、唇足纲(Chilopoda)、倍足纲(Dipfopoda)和舌形纲(Pentastomida)。

节肢动物对人体的危害可分为直接危害和间接危害两大类。

直接危害是指节肢动物自身对人体直接造成的损害,它包括以下几种。① 骚扰和吸血:多种节肢动物如蚊、白蛉、臭虫、蜱、螨等均可叮刺吸血,骚扰人类的正常生活。② 螯刺和毒害:有毒腺、毒毛或体液有毒的一些节肢动物,螯刺时将毒液注入人体引起损害。轻者可造成短暂、局部刺激,严重者可引起全身症状,甚至死亡。例如,蜈蚣、蝎子等刺咬之后,对人体局部及全身造成的毒害作用。③ 过敏反应:节肢动物身体的某些物质(如涎液、分泌物、排泄物和脱落的表皮)都是异源性蛋白,可引起人体的过敏反应。例如,尘螨引起过敏性鼻炎、过敏性哮喘等。④ 寄生:直接寄生在人体体表或体内组织器官而造成损害,如蝇蛆病、疥疮、蠕形螨病和潜蚤病等。不同的节肢动物对人的直接危害可能是上述一种或数种危害同时存在。

间接危害是指某些节肢动物作为传播病原

体的媒介传播疾病，这是节肢动物对人体危害的主要方面。据统计，传染病中有 2/3 的疾病是由节肢动物传播的。传播的病原体包括病毒、立克次体、细菌、螺旋体、原虫、蠕虫等。根据病原体与节肢动物的关系，将节肢动物传播疾病的方式分为两类。① 机械性传播：节肢动物在传播病原体时只是起到运输、携带作用，病原体的形态、数量不发生变化，如蝇传播痢疾、伤寒、霍乱等。② 生物性传播：某些节肢动物是病原体的自然宿主，病原体必须在这些节肢动物体内经过发育和(或)繁殖之后才能传给人体。例如，某些原虫和蠕虫在节肢动物体内的发育是其生活史中必需的环节，节肢动物只有在病原体发育至感染期或繁殖至一定数量之后，才能造成疾病的传播。

由节肢动物传播的疾病在本书有关章节中已经介绍，本节仅介绍节肢动物直接感染人体引起的一些疾病。

二、蝇蛆病

蝇蛆病(myasis)是由双翅目昆虫幼虫(主要是蝇类)寄生于人和动物的组织和器官所致的人兽共患性寄生虫病。

【病原学】

蝇蛆分 3 个龄期，呈圆柱形，前端尖，后端钝圆，无眼亦无足，大多为乳白色。蝇蛆分头、胸、腹三部分，胸部 3 节，腹部 10 节。头尖小，腹面有 1 对黑色的口钩。2、3 龄蝇蛆第一胸节两侧有 1 对前气门。腹部第八节后侧有 1 对后气门，为呼吸孔道。后气门由气门环、气门裂和气门钮(钮孔)组成。1 龄幼虫只有 1 个气门裂(有时外观像 2 裂)，2 龄幼虫有 2 个，3 龄幼虫有 3 个。蝇蛆活跃，但活动范围一般不离开幼虫滋生地，且有较强的负趋光性。

根据蝇蛆和宿主的寄生关系，人体感染的蝇蛆病分为 3 类。

1. 专性蝇蛆病　这类蝇蛆完全营寄生生活，幼虫需在特定的宿主和寄生部位才能完成生活史。例如，寄生在某种哺乳动物消化道的胃蝇科、寄生在鼻咽腔的狂蝇科和寄生在皮内与皮下组织的皮蝇科，以及丽蝇科某些种蝇幼虫引起的蝇蛆病。这类蝇蛆在人体内寄生一般为 1 龄幼虫时期。另有某些蝇类的幼虫对宿主及寄生部位无选择性，但必须在宿主的活组织内营专性寄生生活才能发育为成熟的 3 龄幼虫。例如，丽蝇科的白氏金蝇和美洲锥蝇常在人体的伤口或溃疡处孵出并发育成熟。

2. 兼性蝇蛆病　这类蝇的幼虫通常是在腐败的有机物中，如尸体、烂叶、粪便、垃圾及污水中寄生，偶尔有的蝇幼虫可经宿主的伤口或腔道的开口进入人体内，寄生于坏死组织并发育成熟，有时甚至可在正常组织中寄生，如蝇科、丽蝇科和麻蝇科的某些蝇种。

3. 偶然蝇蛆病　这类昆虫幼虫一般在腐败的有机物或食物中滋生，其虫卵或幼虫偶然随污染的食物或饮水进入宿主体内；有的幼虫直接从宿主的腔道开口或皮肤伤口侵入，可生活一段时间，甚至在一定条件下可发育为成熟幼虫，如蝇科、厕蝇科、丽蝇科、麻蝇科、食蚜蝇科、鼓蝇科、酪蝇科、果蝇科、花蝇科、蚤蝇科、虻科、窗虻科和蠓科等的一些昆虫幼虫。

【临床类型】

临床上根据蝇蛆寄生部位的不同，将蝇蛆病分为以下类型。

1. 眼蝇蛆病　引起眼蝇蛆病的蝇类已报道有 12 种，还有皮蝇属(*Hypoderma sp.*)、家蝇属(*Musca sp.*)的未定种。我国已报道眼蝇蛆病以羊狂蝇(*Oestrus ovis*)最多见，有 560 余例；其次为宽额鼻狂蝇(*Rhinoestrus latifrons*)，有 170 余例；紫鼻狂蝇(*R. purpureus*)有 20 余例。我国内蒙古、新疆、青海、甘肃四省(自治区)的病例数占 90%以上，均以牧区为主。

人的感染通常发生在户外活动时，羊狂蝇在夏秋季节(6—9 月)炎热晴朗的白天最活跃，雌蝇在飞行过程中，直接飞撞入人眼，将 1 龄幼虫产在角膜和结膜囊内，通常一次产幼虫 10～40 条，多达 70 条，常为单眼感染。此外，也可见于雌蝇在飞行时产幼虫直接落入人眼内，或者落于水中,患者接触而受染。宽额鼻狂蝇和紫鼻狂蝇均为2龄幼虫寄生于人眼部,偶尔在鼻咽部,发病季节多在7—8月。牛皮蝇和纹皮蝇的1龄幼虫多寄生于眼球。人眼感染也可能由卵孵出的1龄幼虫经皮下移行至眼球内。感染其他蝇类幼虫,常因患者眼部不卫生或有分泌物,诱蝇产卵或幼虫侵入眼内所致。

寄生眼内蝇蛆以其口钩、尾钩及虫体腹面的棘刺固着于眼组织,引起强烈的机械性刺激。表现为眼睑水肿、难以睁眼、异物刺激感、摩擦感、刺痒、疼痛、流泪、畏光、结膜充血等角膜炎、结膜炎症状,少数可导致慢性泪囊炎。例如,蝇蛆穿通巩膜入眼球内至前房或至视网膜,可致视网膜剥离,视力减退;侵入玻璃体可使眼球萎缩而致失明;侵入深部组织,可损毁眼球或侵蚀眼窝眶骨,甚至损伤脑膜而致昏迷。鼻狂蝇蛆的致病力大于羊狂蝇,易进入眼球导致失明。纹皮蝇蛆的侵袭力更强,可钻入眼睑、眼肌、眼球内、视网膜等部位导致眼内炎。

2. *皮肤蝇蛆病* 国内以纹皮蝇和牛皮蝇1龄幼虫所致的病例最多见,还有少数报告为污蝇和黑蝇属的肠胃蝇与黑角胃蝇。当雌蝇产卵于人的毛发或衣服上,孵出的幼虫钻入皮内,在皮下移动,停留几日后再继续移行,最后向表皮移动并开一小孔,幼虫可从小孔中逸出或被人用手挤出。此外,草原牧区的牛羊感染率很高,通过人与家畜皮毛的接触,附着于牛羊皮毛上的蝇卵或幼虫转移至人体引起皮肤蝇蛆病。

患者主要表现为间歇性地出现游走性皮下肿块(幼虫结节),有时出现匍行疹。患者自觉皮肤虫爬感和皮下游走性疼痛、钻痛、酸痛、痒感等症状。幼虫的代谢产物和毒素,尤其是各种酶类和异种蛋白还可引起患者轻度发热、疲劳、头晕、头痛、荨麻疹、神经痛等超敏反应症状。极个别患者伴随全身性超敏反应,表现为骨髓和外周血嗜酸性粒细胞增多。人感染通常为1～2条,偶尔可见5～10条。侵犯部位以头、胸部最多。个别病例幼虫可移行到深部组织器官,如胸腔、腹腔、眼、脑等。由皮蝇所致人体病例在我国已报道250余例。由于人不是其幼虫的正常宿主,故一般幼虫多为1龄幼虫,偶有发育到2龄或3龄。我国报道由黑角胃蝇、赤尾胃蝇和肠胃蝇致人体皮肤蝇蛆病10余例。分布于美洲的人肤蝇和分布于非洲的嗜人瘤蝇,其幼虫对人的侵害与皮蝇相似,在皮肤的钻入部位形成疖样肿块,但不移行。

3. *胃肠道蝇蛆病* 通常因人误食被蝇卵或幼虫污染的食物或饮水,或蝇在肛门附近产卵或幼虫进入肠内所致。患者可有消化道功能紊乱,食欲缺乏,恶心、呕吐、腹痛、腹胀、腹泻,有时伴有发冷发热、便血等,易被误诊为胃肠炎。胃蝇科幼虫致病性较严重,可出现头晕、耳鸣、心悸、贫血等症状,我国已报道40余例。其蝇种有家蝇、厩腐蝇、夏厕蝇、瘤胫厕蝇以及麻蝇科、丽蝇科和胃蝇科的一些蝇种。

4. *耳、鼻、咽和口腔蝇蛆病* 人的感染主要是因患病器官有臭味分泌物,可诱蝇类产卵或产幼虫而致病。少数也可因被蝇卵或幼虫污染的水源进入耳、鼻等器官而感染。我国报道20余例。致病蝇种有家蝇、厩腐蝇、大头金蝇、丝光绿蝇、铜绿蝇、叉丽蝇、黑尾黑麻蝇、急钩亚麻蝇、羊狂蝇、黑须污蝇和蛆症金蝇等。

本类型蝇蛆病多见于化脓性中耳炎、慢性鼻窦炎、萎缩性鼻窦炎和臭鼻症等患者。耳道或鼻咽腔有异物感,疼痛,有时头晕、头痛或伴有发冷发热。蝇蛆寄生在耳道内可产生臭味分泌物及脓血,甚至致鼓膜穿孔。患者有耳鸣、听力障碍、眩晕等症状。蝇蛆寄生鼻咽部,可致流脓性鼻涕、打喷嚏、咽痛,如不及时治疗,蝇蛆可能进一步破坏组织及骨质,引起颅内合并症,出现脑膜炎,甚至引起死亡。国内亦有报道鼻腔蝇蛆可沿呼吸道移行至肺,出现肺炎症状。

5. *泌尿生殖道蝇蛆病* 人感染常因赤身裸体,由尿道或阴道排泄物的臭味诱蝇产卵,孵出的幼虫进入泌尿生殖道而致病。亦见于蝇卵或幼虫附着在便器或衣裤上,通过接触侵入人体尿道或阴道。我国报道10余例。致病蝇种有家蝇、夏厕蝇、元厕蝇、大头金蝇、丝光绿蝇、铜绿蝇和棕尾别麻蝇等。毛蠓类可能由于雌蠓产卵于尿道口或幼虫随污染水侵入尿道。蝇蛆寄生于尿道或膀胱，可导致尿道炎、膀胱炎，常表现尿道口痒、疼痛，尿痛、尿频，甚至尿血等症状；寄生于阴道，可致阴道炎，有时蝇蛆可能侵入子宫而致病。

6. *创伤蝇蛆病* 由于创伤出血、伤口化脓所发出的气味诱蝇产卵或幼虫而致病。我国报道20余例。蝇幼虫寄生在伤口或溃疡处，可加重恶化，使伤口变形，有时在患处的组织形成隧道，如细菌继发感染可引起脓疮，甚至皮肤溃烂。蝇蛆种类以蛆症金蝇较多，其他有家蝇、黑须污蝇、陈氏污蝇、丝光绿蝇、红头丽蝇和肥须亚麻蝇等。

7. *吸血蝇蛆* 如分布于非洲的黄尘蝇，幼虫在夜间侵袭人吸血。

【诊断】

检获蝇的幼虫是确诊蝇蛆病的依据。蝇蛆寄生部位、致病症状、排出途径及病史可辅助诊断。虫种鉴别主要以幼虫后气门的形态结构特征为依据。注意送检昆虫幼虫标本时，须排除器皿污染虫卵或幼虫的可能性。务必保持容器干净，检获的蝇幼虫应立即用清水洗净，保存于70%乙醇中，及时送专家鉴定。

【防治】

预防蝇蛆病的根本措施是做好环境卫生，清除蝇滋生地。注意个人卫生防护。患者浅表器官、腔道或组织中的蝇蛆可用生理盐水浸湿的棉棍或小镊子取出。局部涂以抗生素药膏，以防感染。深部器官如眼球蝇蛆病应施行眼内手术。胃肠蝇蛆病可口服阿苯达唑驱虫，持续服药至蝇蛆完全排除，必要时加服抗生素治疗。

三、虱病

虱病(pediculosis)是由头虱、体虱和耻阴虱寄生人体所致的感染性疾病总称。根据虱的种类及其寄生部位的不同，虱病可分为头虱病[pediculosis capitis，或称头皮虱病(scalp pediculosis)]、体虱病[pediculosis humanus，又称衣虱病(pediculosis corporis)]、阴虱病(pediculosis pubis)。耻阴虱又因发生在阴毛区以外的部位，而称为阴阜外阴虱病(extrapubic phthiriasis)，包括睫虱病(pediculosis palpebrarum或pediculosis ciliaris)和头阴虱病(phthiriasis capitis)。

【病原学】

1. *形态和生活史* 头虱与体虱两者形态相似，区别甚微，文献合称“人虱”。人虱成虫背腹扁平，体狭长，灰白色至深棕色。雌虱体长2.5～4.2 mm，雄虱略小。虫体分头、胸、腹三部分。头部呈菱形，有触角1对、复眼1对。口器为刺吸式，不用时藏于头内口针囊中，吸血时伸出。胸部3节融合，足3对，末端有爪，爪与胫节指状突形成强有力的抓握器，可紧握宿主毛发或衣服纤维。腹部可见8节，3～8节有侧背片和6对气门。雌虱后端呈“W”形，雄虱后端钝圆，内藏有外生殖器。耻阴虱体型短宽似蟹状，灰白色，雌虱长1.5～2 mm，雄虱稍小。

虱为不完全变态，生活史分卵、若虫、成虫三期。雌、雄成虫交配，1～2日后产卵，体虱、头虱一生产卵50～300个，耻阴虱一生产卵50个。前两者卵发育为成虫需23～30日，后者则需34～41日，寿命约为1个月。

2. *习性和致病性* 人头虱寄生在人头上长有毛发的部分，多在后颈及耳后发际，产卵于发根。人体虱主要生活在贴身衣裤的衣缝、皱褶处，衣领和裤腰等处也较多，卵多产于衣服皱褶的纤维上。有时在人体毛上亦可发现体虱卵，表明其偶尔会在人体表活动。耻阴虱寄生于体毛较粗而稀疏之处，主要在阴部及肛周等处，偶尔也可寄生在体表任何有毛之处，如腋毛、眼睫毛等。

虱若虫和雌、雄成虫都仅嗜吸人血，不耐饥饿。头虱每日吸血约4次，体虱则4～5次，每次需3～10分钟。耻阴虱吸血时间较人虱长，可在一处吸食数日。虱有边吸血、边排粪的习性。虱对温度和湿度都极其敏感，怕热怕湿又怕冷。当宿主患病或剧烈运动后体温升高、汗湿衣着，或病死后尸体变冷，虱即爬离原来的宿主。以上习性对于虱散布及传播疾病有重要意义。

虱的唾液含有抗凝剂、酶、细胞聚集因子及其他生物活性蛋白等成分，这些异体蛋白可引起超敏反应。虱吸血后，叮刺部位可产生丘疹、瘀斑、剧痒，由于搔抓可继发感染。3 种虱分别引起头虱病、体虱病和阴虱病。寄生于睫毛上的耻阴虱多见于婴幼儿，引起眼睑奇痒、睑缘充血等。体虱还可传播流行性斑疹伤寒、战壕热和虱媒回归热，病原体分别为普氏立克次体、五日立克次体和回归热螺旋体。以往认为上述 3 种病原体均不侵入虱卵，无法经卵传递下代。但是目前研究表明，战壕热病原体亦可在虱卵中存在。

【流行病学】

虱病呈世界性分布，在经济落后、卫生状况差的地区感染率较高。我国各地均有感染发生。人是虱病的传染源。头虱和体虱主要通过人与人之间的直接或间接接触播散，耻阴虱主要通过性接触传播，故阴虱病也属于性病。睫虱病和头阴虱病是由于抓痒时指甲污染虫体，再抓头皮或揉眼或儿童与双亲密切接触感染。

【诊断和鉴别诊断】

1. 临床诊断　患者头皮痒，头皮、颈部或脸部出现脓疱病时，应考虑头虱病的可能。头虱病易被继发感染掩盖，应仔细检查虱和卵。体虱病可根据患者身上抓痕、表皮脱落和色素沉着等体征做初步诊断。脓疱病是继发感染最显著的表现。阴虱病在形成继发感染前，根据局部瘙痒可做出早期诊断。蓝斑为诊断依据之一。

2. 实验诊断　查到虱的成虫、若虫或虱卵可以确诊。直接检查头发、衣缝、阴毛或睫毛可分别发现头虱、体虱和阴虱。也可用蓖梳子将头虱梳下，将疑有阴虱的睫毛拔下，查找病原体以确定诊断。在贴近头皮、皮肤和睫毛的毛发干或衣缝线头上查卵，查到活卵亦可确诊。

3. 鉴别诊断　头虱病应注意与发癣、脂溢性皮炎、急性湿疹、牛皮癣和接触性皮炎相鉴别。体虱病应与疥疮、湿疹、扁平苔藓、疱疹样皮炎及各种原因引起的瘙痒症相区别。阴虱病应与脓疱病、传染性湿疹、脂溢性皮炎、接触性皮炎、眼睑炎等相区别。

【防治】

1. 注意个人卫生　勤换洗衣服、被褥床单，勤洗发等，以防生虱。洁身自好，预防耻阴虱感染。

2. 灭虱　衣物可蒸煮、干热、熨烫等，不耐高温的衣物可在－20℃冷冻一夜灭虱，也可用敌敌畏乳剂、倍硫磷粉剂等喷洒、浸泡，或用环氧乙烷熏蒸。对人头虱和耻阴虱可剃去毛发，用二氯苯醚菊酯、百部酊等涂擦毛发灭虱。

3. 其他　近期研究提示，虱体内重要的内共生菌 *candidatus Riesia pediculicola* 可为虱提供自身无法合成的营养素，如维生素 B_5，可望用于虱防治。

四、潜蚤病

潜蚤病(tungiasis)是由某些蚤类寄生于人体及动物皮下引起的疾病。引起潜蚤病的种类主要集中于潜蚤科(Tungidae)的潜蚤属(*Tunga*)、蠕形蚤科(Vermipsyllidae)的蠕形蚤属(*Vermipsylla*)及蚤科(Pulicidae)的角头蚤属(*Echidnophaga*)。其中，潜蚤属中的穿皮潜蚤(*Tunga penetrans*)常可寄生于人类引起人类的潜蚤病，其他种类只寄生在其他哺乳动物和鼠类身上。角头蚤属的某些种类偶尔也可感染人体。

【病原学】

1. 形态和生活史　潜蚤属成蚤比普通跳蚤小，体长小于 1 mm。但妊娠的雌蚤，体长可达 5～8 mm。潜蚤头部近似三角形，有明显的棱角。有眼或无眼。触角和触角窝位于头部两侧，口器发达，下颚须由 4 节组成，上有大锯齿。胸部 3 节，3 个胸节的总长度小于第一腹节的长度。体上无栉。雌蚤 2～4 腹节上的气孔退化，5～7 腹节上的气孔甚大；雄蚤各腹节气孔正常。雄蚤的抱器狭长；雌蚤受精囊锥形，末端有一密生窝孔的环。

潜蚤生活史为全变态，其发育需要经过卵、幼虫、蛹和成虫 4 个阶段。蚤卵大而圆，孵出的幼虫在干燥的沙土中发育，以有机物或动物皮屑为食。穿皮潜蚤从卵发育至成虫的时间约需3周甚至更长。潜蚤在未寻觅到宿主之前，十分活跃而善跳，可跳达10 cm的高度。雄蚤不侵入宿主皮下，在宿主体外与雌蚤交配，然后死亡。交配后的雌蚤则钻入宿主皮下，利用伸向真皮的吸盘吸血。妊娠雌蚤由于贮有大量虫卵，腹部前段极度伸展，身体膨大如豌豆。雌蚤将卵排出宿主体外，产卵数为150～200个，虫体死后留于宿主皮下。雌蚤从寄生于宿主皮肤到皮下死亡，时间为2～4周。

2. 致病性　雌蚤常侵入人体薄嫩皮肤，如足底、脚趾及手指间等处。潜蚤侵入后使病灶局部变黑，常引起皮肤继发性感染，形成溃疡甚至出现足趾坏死，甚至并发败血症。患处最初为小的红斑丘疹，中间有一黑点，随着虫卵的成熟，丘疹变白形成黄豆大小的肿块，瘙痒，伴有剧烈疼痛。病变可为单个或多个，严重寄生可形成蜂窝样的空斑结节。继发感染可形成疼痛性溃疡、淋巴管炎或淋巴结炎，也可发生气性坏疽或继发感染破伤风等。该病儿童发病率高于成年人，推测可能与成年人足部皮肤角质化增厚有关。

【流行病学】

全世界已发现10种潜蚤，其中7种分布在热带、亚热带地区及埃塞俄比亚，我国有盲潜蚤(*T. caecigena*)和俊潜蚤(*T. callida*)2种，前者见于上海、浙江、福建、四川等地，而后者主要分布于云南。这两种潜蚤均寄生于多种鼠类，目前尚未见感染人的报道。引起人体潜蚤病的蚤主要是穿皮潜蚤。穿皮潜蚤多分布在美洲、西印度群岛、非洲等热带和亚热带地区，以及亚洲的印度、巴基斯坦等地。我国仅有1例人体感染的报道，因皮肤病理切片标本不完整，未能定种。

【诊断】

根据流行病学资料，典型的症状和体征对本病可做出初步诊断。病原学检查可用消毒针或刀片挑开患处皮肤，检查到虫体，即可确诊。

【防治】

潜蚤病预防的关键是灭蚤，清除蚤的滋生地。在潜蚤病的流行区，应避免赤脚行走，儿童切勿在地上爬玩，如有条件，可在身体裸露处，特别是足趾部分涂搽驱避剂邻苯二甲酸二甲酯以防穿皮潜蚤侵入。

潜蚤感染早期患处用碘酊不断涂搽，有一定杀虫效果。潜蚤侵入部位用消毒针将皮肤挑开，或用锋利的刀片切开结节，清除虫体(虫体残留易造成感染)，伤口用消毒药物涂搽治疗。据报道，一些抗寄生虫药物如伊维菌素、塞苯达唑、阿苯达唑等，对潜蚤病的治疗也具有一定效果。继发感染应给予抗生素治疗。

五、疥疮

人疥疮(scabies)是由人疥螨(*Sarcoptes scabiei var. hominis*)引起的接触传染性皮肤病，现已被列入性传播疾病。

【病原学】

1. 形态和生活史　疥螨微小，虫体略呈圆形或椭圆形，背面隆起，体色乳白色或浅黄色，半透明。雌螨长0.3～0.5 mm，宽0.25～0.4 mm；雄螨长0.2～0.3 mm，宽0.15～0.2 mm。颚体短小，位于躯体前端。螯肢1对，呈钳状，尖端有小齿。须肢分3节。无眼、无气门。躯体呈囊状，背面有横行的波状纹及成列的鳞片状皮棘。躯体背部前端有盾板，雌螨的盾板呈长方形，宽大于长；雄螨则长大于宽。足4对，短而粗，呈圆锥形；两对在前，有带柄的吸垫；另两对在后。雌螨后两对足末端均有1根长刚毛；雄螨则第3对足末端有1根长刚毛，第4对足末端为柄状吸垫。雌螨产卵孔呈横裂缝状，位于躯体腹面后两对足之前的中央，躯体的末端有一纵裂的阴道。雄螨的外生殖器位于第4对足基之间略后处。肛门位于体末，为一小圆孔。

疥螨生活史包括卵、幼虫、前若虫、后若虫及成虫5个时期。虫体寄生在宿主表皮角质层内，啮食角质组织和淋巴液，并以其螯肢和爪挖掘一条与体表平行的线性、弧形或不规则的迂曲隧道。隧道大多完整，少数有缺损，最长可达10～15 mm，隧道内可见大量不同发育期的虫卵和幼虫。雌性后若虫与雄性成虫交配后不久雄虫死亡,而雌性后若虫非常活跃,此时处于最易感染新宿主的时期。交配受精后的雌性后若虫在20～30分钟内钻入皮肤,2～3日蜕皮为成虫,在隧道内产卵。每日产卵2～4个,一生可产40～50个。虫卵呈长椭圆形,淡黄色,壳薄,大小为180 μm×80 μm。卵期一般为3～4日,孵出的幼虫大小为(0.12～0.16)mm×(0.1～0.15)mm,足有3对,前两对足具柄状吸垫,后一对足有一长刚毛。生殖器官未发育。幼虫很活跃,经3～4日蜕皮为若虫。若虫形似成虫,但体型比成虫小。有4对足,但生殖器官尚未发育成熟。从卵孵出幼虫至发育为成螨,一般需要8～22日,平均15日。雌螨的寿命为5～6周。

2. *致病性疥疮的致病机制* 一是雌螨挖掘隧道的机械性损害,二是疥螨的排泄物和分泌物及死亡虫体的裂解产物所引起的超敏反应。近年来免疫学研究提示,相较于机械性损伤,超敏反应是引起疥疮症状更重要的因素。疥螨的分泌物或排泄物可激活宿主免疫系统T细胞和B细胞,影响角质化细胞、成纤维细胞、树突状细胞、血管内皮细胞和外周血单核细胞分泌细胞因子的功能。患者免疫力低下时,疥螨导致的症状会呈现不典型性。疥螨导致的典型皮损为丘疹、水疱及隧道,多为对称性分布;皮肤被挠破后,可继发细菌性感染,导致脓疱、毛囊炎和疖肿等。局部剧烈的瘙痒是疥疮最显著的症状,尤以夜间为甚,这与疥螨喜好在夜间活动有关,影响睡眠和健康。疥螨多寄生于手指间、手腕屈面、肘窝、脐周、生殖器、腹股沟、下肢、踝及脚趾间等皮肤嫩薄皱褶部位,女性乳房下方也可寄生,在婴儿常波及全身。疥疮结节多见于病程较长的男性患者,结节呈红棕色,质硬,呈半球形,绿豆至花生米大小,发病部位以外生殖器较为常见。疥疮并发症常见,大致分为两类:一类为超敏反应性并发症,如湿疹、淋巴管炎和淋巴结炎、荨麻疹、急性肾小球肾炎、肾病综合征等;另一类为继发性感染和中毒性并发症,如细菌、病毒感染和外用药中毒等。

【流行病学】

疥螨传染性强,呈世界性分布,约有3亿人感染,易在家庭及集体生活的人群中传播流行。在儿童和青少年集体中感染率较高;在其他年龄组,亦可感染。其传播方式主要是通过接触传播。一种是通过人体的直接接触传播,如性接触、握手、同睡一床等。因疥螨离开宿主后还可生存3～10日,因此,可通过被服、手套、鞋袜等中介物质间接传播,公共浴室的更衣间与休息区床位亦是重要的传播场所。流行情况与个人卫生状况有密切关系。疥疮秋冬季节感染率较高,与气候寒冷,人群洗澡、换衣、被褥晾晒少有关。此外,疥疮流行似有一定周期性,大约30年为1个周期,每次流行持续15年,两次流行期间有15年间隙。

除人疥螨外,马、骆驼、牛、羊、猪、狗、兔和猫等哺乳动物也可有疥螨寄生,这些疥螨在交叉感染时寄生时间短,症状也较轻。其中,狗、兔及猫的疥螨传播给人的病例已有过报道,但一旦阻断继续传播后,便很快痊愈。

【诊断】

根据流行病学病史、临床表现,不难做出诊断。最可靠的方法是用消毒针头挑破隧道顶端表皮,取出疥螨镜检;或以医用矿物油滴于患处,再用刀片水平轻刮,刮至矿物油滴内出现细小血点,将刮出物置于载玻片上,在镜下找到疥螨或其虫卵即可确诊。应用立体显微镜直接观察皮损处疥螨隧道,可快速、清晰地看到隧道内疥螨轮廓,一般在1分钟内即可确诊,阳性率为92.5%～97.65%。对于不典型疥疮,利用PCR技术快速检测疥螨效果好,阳性率甚高。

【鉴别诊断】

疥疮应注意与湿疹、皮肤瘙痒症、荨麻疹、寻常痒疹、脓疱疮、体虱病等相鉴别,主要根据病原学检查结果进行鉴定。

【防治】

加强卫生宣传教育,注意个人卫生,勤洗澡、常换衣,避免与患者接触,不穿患者的衣物。患者用过的被服、手套等应用煮沸或其他消毒方法处理。加强对旅馆、浴室等公共场所的卫生管理。同时加强对动物疥疮的防治,做好牲畜的管理和畜舍的清理、消毒工作。

治疗药物有5%～10%硫黄软膏、10%苯甲酸苄酯、10%优力肤霜、3%肤安软膏及甲硝唑霜等,用药前应先用温水洗净患处,待干后再涂搽药物。口服药有伊维菌素。伊维菌素方便、安全、高效,特别适用于那些治疗效果不佳、病情严重的疥疮患者。治疗1周左右,如无新的皮损出现,即视为治愈。部分男性患者药物治疗后,外生殖器疥疮结节不见消退,可采用冷冻治疗。经药物治疗后病原体检查阴性,但瘙痒和湿疹等症状仍会持续数周,这与疥螨引起的超敏反应有关,并非抗疥药物治疗无效。

六、蠕形螨病

蠕形螨(demodicid mites)俗称“毛囊虫”,为小型永久性寄生螨,寄生于人和哺乳动物的毛囊和皮脂腺,可引起皮炎、睑缘炎等。目前已知140余种和亚种,寄生于人体的蠕形螨有毛囊蠕形螨(*Demodex folliculorum*)和皮脂蠕形螨(*D. brevis*),可致蠕形螨病(demodicidosis)。

【病原学】

1. *形态和生活史* 毛囊蠕形螨和皮脂蠕形螨的形态相似。成螨虫体狭长,呈蠕虫状,乳白色,半透明。成虫长0.1～0.4 mm,雌虫略大于雄虫。虫体分为颚体、足体和末体三部分。颚体宽短,呈梯形,口器刺吸式;足有4对,粗短,套筒状。雄性生殖孔位于足体背面的第2对足基之间,雌性生殖孔在腹面第4对足基之间。末体细长,其表皮具有明显环状横纹;毛囊蠕形螨的末体较狭长,占躯体的2/3～3/4,末端钝圆;皮脂蠕形螨的末体粗短,占躯体长度的1/2,末端呈锥状。有的在虫体后端。具肛道,肛道的有无及其形状在分类学上有一定意义。毛囊蠕形螨雌性有一指状肛道,雄性缺如;皮脂蠕形螨的雌、雄虫均无肛道。

蠕形螨的生活史包括卵、幼虫、前若虫、若虫和成虫等5个时期。完成一代生活史约需15日,雌虫寿命为4个月左右,雄虫在交配后即死去。蠕形螨寄生在人体各个部位,主要为额、鼻、鼻唇沟、头皮、颏部、外耳道及颈部、肩背、胸部、乳头、阴部和肛门等处。毛囊蠕形螨常多个在毛囊口群居,皮脂蠕形螨常单个寄生在皮脂腺内,也可寄生于毛囊中。蠕形螨主要刺吸宿主上皮细胞、脂肪细胞、腺细胞和皮脂腺分泌物,也可利用角蛋白为养料。

2. *致病性* 蠕形螨可引起毛囊扩张,毛囊上皮变性;虫多时还可导致角化过度或角化不全及真皮层毛细血管增生、扩张,在皮脂腺内的虫体则可致皮脂腺分泌受阻。此外,螨的代谢产物可引起超敏反应,虫体进出活动携带病原体可致炎症反应,引起毛囊炎、皮脂腺炎症,表现为鼻尖和鼻翼两侧皮肤弥漫性潮红,出现充血、丘疹、红斑、脓疮、结痂及脱屑等,并可成批发生,经久不愈;严重时甚至可发生痤疮、疖肿。蠕形螨还可引起睑缘炎、脱发症、外耳道瘙痒等;痤疮、酒渣鼻、脂溢性皮炎等皮肤病患者毛囊蠕形螨感染率明显高于正常人员,说明毛囊蠕形螨感染与面部常见皮肤病密切相关。研究发现,部分蠕形螨中度甚至重度感染者并未表现为蠕形螨病,因此,有观点认为蠕形螨属于条件致病性寄生虫。蠕形螨是否致病除了与寄生的数量有关,还与寄生时间长短、是否合并其他病原体感染以及宿主抵抗力强弱等诸多因素有关。

【流行病学】

人体蠕形螨呈世界性分布,蠕形螨感染与个人卫生习惯及皮肤类型相关,且发病具有明显的居室聚集性。人群感染率因地区不同或调查采样的方法不同而有很大差异,国外报道为27%～100%;我国报道为0.8%～97.86%,多数在20%～70%之间。男性感染率高于女性。几乎各年龄组人群均可感染,尤以40～60岁年龄组感染率最高。感染虫种以毛囊蠕形螨多见,皮脂蠕形螨次之,部分患者可2种同时感染。人体蠕形螨通过直接或间接接触而传播。

【诊断】

从毛囊或皮脂腺分泌物中检出蠕形螨即

可确诊。检查蠕形螨的方法主要有透明胶纸粘贴法、挤刮涂片法和挤黏结合法。如为睑缘炎及脱发症患者，可拔取睫毛、头发根部做镜检。

【防治】

加强卫生宣教，注意个人卫生，避免与患者密切接触，不与患者共用面盆、毛巾及衣物等生活用品，以防感染。

目前尚无理想的治疗药物。外用治疗药物主要有硫黄软膏、苯甲酸苄脂乳剂、甲硝唑霜和二氯苯醚菊酯霜等，涂搽局部，症状很快减轻，但不易根治；若兼用内服药，如甲硝唑、伊维菌素及维生素 B_6 等，则疗效更为理想。伴有痤疮、酒渣鼻的患者需综合处理，在杀螨的同时进行抗菌、消炎治疗。用药可减轻症状，但一般无法根治，其主要原因是无法全身涂药，而蠕形螨可在毛囊间迁徙。

附：医学节肢动物的防制

医学节肢动物的防制是预防和控制各种虫媒传染病的重要手段，要做好这一工作，不仅要掌握其生态学特点，选择适当的防制方法，更需要结合本地实际，采取正确的防制方针或策略。实践证明，单靠一种防制方法不能有效地解决问题，综合防制是今后的发展趋势。

一、综合防制

综合防制即从媒介与生态环境和社会条件的整体观点出发，标本兼治，以治本为主，遵循安全(包括对环境无害)、有效、经济和简便的原则，因地、因时制宜地对防制的对象采用各种合理手段和有效方法，组成一套系统的防制措施，把病媒节肢动物的种群数量降低到不足以传播疾病的地步。

二、防制方法

1. 环境防制　主要通过改造、处理病媒节肢动物的滋生、栖息环境，造成不利于它们的生存条件，同时保护其天敌的生存环境，这是防制医学节肢动物的根本措施。它包括环境改造(如基础卫生设施的改造和修建等)、环境处理(如翻盆、倒罐、清除节肢动物滋生地、粪便的无害化处理等)、改善人群居住条件等方面。

2. 化学防制　主要是使用化学合成的杀虫剂、驱避剂及引诱剂来毒杀或趋避节肢动物。虽然化学防制存在着抗药性及环境污染等问题，但是它具有见效快、使用方便，以及适于大规模应用等优点，所以仍然是目前对病媒综合防制中的主要手段。有机合成的杀虫剂可分为有机氯杀虫剂、有机磷杀虫剂、氨基甲酸酯类杀虫剂、拟除虫菊酯类杀虫剂和昆虫生长调节剂等。在对节肢动物的防制过程中，需根据其滋生环境、栖息习性和抗药性情况选择适当的杀虫剂种类及剂型。其中拟除虫菊酯类杀虫剂凭借广谱，高效，击倒快，许多品种残效短(即对光不稳定)，低哺乳动物毒性，生物降解快等诸多优势，使用量不断增加，已逐渐成为全国范围内使用最多的一类杀虫剂。目前，拟除虫菊酯类杀虫剂也是疟疾媒介防制措施中室内滞留喷洒和药浸蚊帐的首选杀虫剂。昆虫生长调节剂通过抑制昆虫生理发育，如抑制蜕皮、阻碍新表皮形成等，继而导致害虫死亡。其作用机理不同于以往作用于神经系统的传统杀虫剂，毒性低，污染少，俨然成为新型杀虫剂开发的重点领域。

3. 生物防制　利用生物或生物的代谢产物以防制害虫，其特点是特异性强，对非目标生物影响小，因此对人、畜安全，不污染环境。防制的生物可分为两类，即捕食性生物和致病性生物。捕食性生物如养鱼以捕食蚊幼虫；致病性生物的种类较多，包括病毒、细菌、真菌及寄生虫等。目前，对苏云金杆菌、球形芽孢菌及索科线虫的研究的进展较快，它们都能使蚊幼虫致病而死亡。

4. 物理防制　利用机械、热、光、声、电等以捕杀、隔离或驱赶害虫，使它们不能伤害人体或传播疾病。物理防制的优点在于使用方便，对环境无污染。例如，装纱窗、纱门以防蚊蝇进入室内，食物加盖纱罩防蝇和蟑螂接触，挂蚊帐防蚊叮刺，用蝇拍打杀苍蝇，高温灭虱，光诱器诱捕害虫等均属物理防制。

5. 遗传防制　使用各种方法处理害虫，使其遗传物质发生改变或移换，以降低其繁殖势能，从而达到控制一个种群的目的。可释放大量人工绝育(放射性照射、化学剂处理等)的雄虫，其数量远超过自然种群的雄虫，以期能与自然种群的雌虫交配，产生未受精卵，使自然种群逐渐减少。目前还在研究和小规模现场试验，推广应用尚待努力。

6. 法规防制　指国家制定法规或公布条例，防制害虫随进口物资、交通工具等途径从国外进入国境，对一些重要害虫进行监管或采取强制性措施消灭某些害虫的工作。它包括检疫、卫生监督和强制防制三方面。

参考文献

[1] 蔡晧东. 福氏纳格里阿米巴与原发性阿米巴脑膜脑炎[J]. 中华实验和临床感染病杂志(电子版)，2007，1(4)：258-261.

[2] 陈灏珠. 实用内科学[M]. 14 版. 北京：人民卫生出版社，2013：686-693.

[3] 段义农，王中全，方强，等. 现代寄生虫病学[M]. 2 版. 北京：人民军医出版社，2015：92-167.

[4] 吴观陵. 人体寄生虫学[M]. 4 版. 北京：人民卫生出版社，2013：133-146.

[5] 孙新. 锥虫. //吴观陵. 人体寄生虫学[M]. 4 版. 北京：人民卫生出版社，2013，80-92.

[6] 孙懿，黄韦华，牛紫光，等. 1 例输入性非洲锥虫病的病原学鉴定[J]. 中国寄生虫学与寄生虫病杂志，2016，34(4)，350-354.

[7] 崔君兆. 弓形虫病研究简史及我国弓形虫流行病学调查[J]. 中华流行病学杂志，2002，23(s1)：83-85.

[8] 丛伟. 人体弓形虫病流行病学调查及家猫感染后转录组和蛋白质组研究[D]. 吉林农业大学博士学位论文，2016.

[9] 郭燕丽，邹永根，许大成，等. 江苏省常州市特殊人群弓形虫感染调查及影响因素分析[J]. 中国血吸虫病防治杂志，2016.

[10] 李艳红，谢俪，潘国庆，等. 家蚕微孢子虫抗体免疫荧光检测方法的建立及应用[J]. 西南大学学报(自然科学版). 2006，28(6)：990-993.

[11] 姜义仁，王伯阳，孙影，等. 间接竞争 ELISA 法对柞蚕微孢子虫的检测[J]. 应用昆虫学报. 2013，50(5)：1364-1370.

[12] 贾辅忠，李兰娟. 感染病学[M]. 南京：江苏科学技术出版社，2010：696-703，707-716.

[13] 许隆祺，陈颖丹，孙凤华，等. 全国人体重要寄生虫病现状调查报告[J]. 中国寄生虫学与寄生虫病杂志，2005，23(S1)：332-340.

[14] 胡雪军，董罡，鱼敏. 洪涝灾害对血吸虫病流行的影响[J]. 中华灾害救援医学，2015，3(12)：701-704.

[15] 张洪，孔鹏，李长富，等. 慢性血吸虫肝病及并发症的 CT 表现[J]. 昆明医科大学学报，2016，37(12)：62-66.

[16] 冯卓. 脾栓塞联合双镜法治疗晚期血吸虫病肝纤维化并脾功能亢进患者的临床疗效分析[J]. 中国疗养医学，2017，26(1)：58-60.

[17] 孙成松，章乐生，朱海，等. 日本血吸虫抗体检测试剂盒(IHA 法)早期诊断效果的初步评估[J]. 热带病与寄生虫学，2016，14(3)：125-127.

[18] 孙莉军，叶青，赵友云，等. 血吸虫核酸诊断方法研究进展[J]. 国际检验医学杂志，2016，37(1)：74-76.

[19] 蒯筱漪，周春立，庞智，等. 血吸虫肠病误诊为炎症性肠病 61 例分析[J]. 中国实用内科杂志，2016，36(8)：686-687.

[20] 李莉，黎健樟，向之明，等. MRI 动态增强结合 MRCP 技术在肝吸虫性胆管癌中的诊断价值[J]. 中国临床医学影像杂志，2015，26(1)：27-30.

[21] 周茂荣，苏宁，马利军，等. 超声与 MRI 在诊断肝吸虫病中的价值研究[J]. 世界最新医学信息文摘，2016，16(76)：141.

[22] 李莎，胡兵，张秀明. 肝吸虫病对相关生化指标的影响及早期诊断指标的探讨分析[J]. 国际检验医学杂志，2016，37(10)：1332-1334.

[23] 李保安，刘海菊，范久波. 肠镜检出直肠钩虫感染 1 例[J]. 中国寄生虫学与寄生虫病杂志，2015，33(1)：78.

[24] 甘涛，朱林林，杨丽. 胶囊内镜诊断小肠重度钩虫感染的临床价值[J]. 中国实验诊断学，2015，19(8)：1357-1359.

[25] 赵金红，湛孝东，李朝品. 胃镜下发现美洲钩虫感染 1 例[J]. 中国寄生虫学与寄生虫病杂志，2015，33(4)：318.

[26] 何战英，王小梅，李锡太，等. 北京市 5 例输入性罗阿丝虫病流行病学特征分析[J]. 热带病与寄生虫学，2016，14(2)：74-76.

[27] 程淮成，唐勇. 浅谈淮阴区防治丝虫病的历程与照料该病患者的效果[J]. 当代医药论丛，2015，13(15)：207-208.

[28] 梁淑英. 实时超声对消化道蛔虫的诊断价值[J]. 临床超声医学杂志，2016，18(8)：572-573.

[29] 于欢，严倩，胡彦菁，等. 内镜结合下药物喷洒法治疗重度肠道鞭虫病的临床效果观察[J]. 中国地方

病防治杂志,2014,29(4): 320.
[30] 聂泽先.遗尿难治愈,蛲虫在搞怪[J].中国社区医师(医学专业),2012,14(25): 154.
[31] 张兆松,王勇.医学寄生虫学[M].2版.北京: 高等教育出版社,2014.
[32] 蔺西萌,王中全.我国曼氏裂头蚴病临床特征概述[J].中国病原生物学杂志,2011,6(6): 467-471.
[33] 张思,包根书.1994—2010年我国人狂蝇蛆病134例分析与体会[J].中国病原生物学杂志,2011,6(10): 789-790.
[34] 杨立群,郭焱,孙菊,等.阴虱病77例临床分析[J].中国皮肤性病学杂志,2017,31(1): 48-49.
[35] 高正兰,兰运彤,甘华,等.疥疮相关性肾小球肾炎临床特点及病因分析[J].重庆医学,2017,46(10): 1330-1332.
[36] 曾智勇,杨光友,梁海英.疥螨与疥螨病研究进展[J].2004,40(11): 36-38.
[37] 姚爱霞,田晔,王子文,等.面部蠕形螨病治疗研究进展[J].中国病原生物学杂志,2015,10(1): 78-82.
[38] 刘慧明,李朝品,许礼发.人体蠕形螨病的研究[J].医学动物防制,2007,23(3): 167-169.
[39] Einarsson E, Ma'ayeh S, Svärd SG. An up-date on Giardia and giardiasis[J]. Curr Opin Microbiol, 2016, 34: 47-52.
[40] Escobedo AA, Almirall P, Alfonso M, *et al*. Sexual transmission of giardiasis: a neglected route of spread? [J]. Acta Trop, 2014, 132: 106-111.
[41] Feng Zhou., Mufei Li., Xiangwei Li, *et al*. Seroprevalence of Entamoeba histolytica Infection among Chinese Men Who Have Sex with Men[J]. PLOS Neglected Tropical Diseases, 2013, 7(5): e2232.
[42] Lorenzo-Morales J, Martín-Navarro CM, López-Arencibia A. *et al*. Acanthamoeba keratitis: an emerging disease gathering importance worldwide [J]. Trends Parasitol, 2013, 29(4): 181-187.
[43] Su MY, Lee MS, Shyu LY, *et al*. A fatal case of Naegleria fowleri meningoencephalitis in Taiwan [J]. The Korean journal of parasitology, 2013, 51: 203-206.
[44] Tian LG, Chen JX, Wang TP, *et al*. Co-infection of HIV and intestinal parasites in rural area of China[J]. Parasit Vectors, 2012, 5: 36.
[45] Büscher P, Cecchi G, Jamonneau V, *et al*. Human African trypanosomiasis[J]. Lancet, 2017 Jun 30. pii: S0140-6736(17)31510-6. doi: 10.1016/S0140-6736(17)31510-6.
[46] Steverding D. The development of drugs for treatment of sleeping sickness: a historical review [J]. Parasit Vectors, 2010 Mar 10, 3(1): 15. doi: 10.1186/1756-3305-3-15.
[47] BH Kean. Clinical toxoplasmosis — 50 years[M]. Transactions of the Royal Society of Tropical Medicine, 1972.
[48] Henriquez S. A, Brett R, Alexander J, *et al*. Neuropsychiatric Disease and Toxoplasma gondii Infection[J]. Neuroimmunomodulation, 2009, 16: 122-133.
[49] Jayne Huskinson-Mark, Fausto G. Araujo, Jack S. Remington Evaluation of the Effect of Drugs on the Cyst Form of Toxoplasma gondii [J]. The Journal of Infectious Diseases, 1991, 164(1): 170-177.
[50] C Farthing, M Rendel, B Currie, *et al*. Azithromycin for cerebral toxoplasmosis[J]. The Lancet, 1992.
[51] Sponseller JK, Griffiths JK, Tzipori S. The evolution of respiratory Cryptosporidiosis: evidence for transmission by inhalation[J]. Clin. Microbiol, 2014, 27(3): 575-586.
[52] Verma SK, Lindsay DS, Grigg ME, *et al*. Isolation, Culture and Cryopreservation of Sarcocystis species [J]. Curr Protoc Microbiol, 2017, DOI: 10.1002/cpmc.32.
[53] Agholi M, Shahabadi SN, Motazedian MH, *et al*. Prevalence of Enteric Protozoan Oocysts with Special Reference to Sarcocystis cruzi among Fecal Samples of Diarrheic Immunodeficient Patients in Iran[J]. Korean J Parasitol, 2016, 54(3): 339-344.
[54] Centers For Disease Control: https://www.cdc.gov/parasites/cystoisospora/index.html.
[55] Han B, Polonais V, Sugi T, *et al*. The role of microsporidian polar tube protein 4 (PTP4) in host cell infection[J]. PLoS Pathog, 2017, 13(4): e1006341.
[56] Wang M, Wu L, Weng R, *et al*. Therapeutic potential of helminths in autoimmune diseases: helminth-derived immune-regulators and immune balance[J]. Parasitol Res, 2017, 116(8): 2065-2074.
[57] Sofronic-Milosavljevic L, Ilic N, Pinelli E, *et al*. Secretory products of Trichinella spiralis muscle

larvae and immunomodulation: implication for autoimmune diseases, allergies, and malignancies [J]. J Immunol Res, 2015.
[58] Mendes T, Minori K, Ueta M, *et al*. Strongyloidiasis Current Status with Emphasis in Diagnosis and Drug Research [J]. J Parasitol Res, 2017.
[59] Nutman TB. Human infection with Strongyloides stercoralis and other related Strongyloides species [J]. Parasitology, 2017, 144(3): 263-273.
[60] Barratt J, Chan D, Sandaradura I, *et al*. Angiostrongylus cantonensis: a review of its distribution, molecular biology and clinical significance as a human pathogen [J]. Parasitology, 2016, 143(9): 1087-1118.
[61] Martins YC, Tanowitz HB, Kazacos KR. Central nervous system manifestations of Angiostrongylus cantonensis infection[J]. Acta Trop, 2015, 141(Pt A): 46-53.
[62] Shen J, Gasser RB, Chu D, *et al*. Human thelaziosis — a neglected parasitic disease of the eye[J]. J Parasitol, 2006, 92(4): 872-875.
[63] Roberts LS, Janovy J. Foundations of Parasitology [M]. eighth edition. Mcgraw Hill, 2008.
[64] Zeibig EA. Clinical parasitology: a practical approach [M]. Second Edition. Elsevier, 2013.
[65] Aung AK, Spelman DW. Taenia solium Taeniasis and Cysticercosis in Southeast Asia[J]. Am J Trop Med Hyg, 2016, 94(5): 947-954.
[66] Lightowlers MW, Donadeu M. Designing a Minimal Intervention Strategy to Control Taenia solium [J]. Trends Parasitol, 2017, 33(6): 426-434.
[67] Gonzales I, Rivera JT, Garcia HH. Pathogenesis of Taenia solium taeniasis and cysticercosis [J]. Parasite Immunol, 2016, 38(3): 136-146.
[68] Okello AL, Thomas LF. Human taeniasis: current insights into prevention and management strategies in endemic countries [J]. Risk Manage Healthy Policy, 2017, 10: 107-116.
[69] Ito A, Budke CM. The echinococcoses in Asia: The present situation[J]. Acta Trop, 2017, 176: 11-21.
[70] Conraths FJ, Probst C, Possenti A, *et al*. Potential risk factors associated with human alveolar echinococcosis: Systematic review and meta-analysis[J]. PLoS Negl Trop Dis, 2017, 11(7): e0005801.
[71] Deplazes P, Rinaldi L, Alvarez Rojas CA, *et al*. Global distribution of alveolar and cystic echinococcosis [J]. Adv Parasitol, 2017, 95: 315-493.
[72] Mihmanli M, Idiz UO, Kaya C, *et al*. Current status of diagnosis and treatment of hepatic echinococcosis[J]. World J Hepatol, 2016, 8(28): 1169-1181.
[73] Hong Q, Feng J, Liu H, *et al*. Prevalence of Spirometra mansoni in dogs, cats, and frogs and its medical relevance in Guangzhou, China[J]. Int J Infect Dis, 2016, 53: 41-45.
[74] Kirkness EF, Haas BJ, Sun W, *et al*. Genome sequences of the human body louse and its primary endosymbiont provide insights into the permanent parasitic lifestyle[J]. Proc Natl Acad Sci U S A, 2010, 107(27): 12168-12173.

（南京医科大学　周丹　　南通大学　段义农）

第四篇

各器官系统微生物感染

第二十四章　皮肤、软组织和淋巴组织感染

第一节　皮肤、软组织化脓性感染

人体在正常健康状态下，多种微生物聚集于皮肤并和宿主长期和平共存。病理状态时，化脓性致病菌可侵犯表皮、真皮和皮下组织，形成皮肤和软组织化脓性感染。在免疫缺陷患者中，除了最常见的细菌感染外，真菌、病毒、分枝杆菌以及原生动物均可以导致皮肤及软组织感染。皮肤及软组织感染可表现为系统性疾病，并经常被其他症状所掩盖，故其临床诊治一直比较困难。需要通过临床症状及病原学结果综合诊断，并选择合适的综合治疗方案。本节将从流行病学、病因和病理生理学、临床表现及治疗四方面展开阐述。

【流行病学】

皮肤和软组织感染是门、急诊患者就诊的主要原因之一，发病率逐年上升。研究显示，美国的皮肤和软组织感染的发生率是泌尿系统感染的 2 倍、肺部感染的 10 倍。皮肤和软组织感染的发生率从 1997 年的 0.43%增加至 2015 年的 1.1%，其中以 65 岁以下患者的浅表感染为主。我国尚无类似流行病学调查研究。

【病因和病理生理学】

非复杂性皮肤及软组织感染多由金黄色葡萄球菌和链球菌引起。金黄色葡萄球菌也是丹毒的主要病原菌。很多表面感染由 A 组溶血性链球菌引起。皮肤脓肿由多种皮肤定居细菌引起，然而，近年来金黄色葡萄球菌的感染率正在升高。蜂窝织炎常由金黄色葡萄球菌和溶血性链球菌引起。因慢性静脉栓塞和(或)隐静脉切除术后出现的反复蜂窝织炎主要由 A/C/G 组链球菌引起。同时链球菌引起的复发性蜂窝织炎亦可见于淋巴性水肿患者。葡萄球菌和链球菌属也是有吸毒史患者皮肤及软组织感染的主要病原菌。

近年来，革兰阴性菌和厌氧菌在会阴、肛周软组织及手术部位感染中越来越常见。研究显示，在 ICU 出现的继发性腹膜炎中大肠埃希菌和假单胞菌最常见。在使用细胞毒性药物或免疫抑制剂的患者中，铜绿假单胞杆菌、嗜麦芽寡养单胞菌等机会感染菌及真菌等均可引起坏疽性蜂窝织炎。多重耐药的鲍曼不动杆菌多见于医院获得性感染、枪伤等。接种 B 型流感疫苗后的幼儿可出现因流感嗜血杆菌引起的口腔蜂窝织炎。

在特殊的皮肤及软组织感染中，金黄色葡萄球菌、溶血性链球菌是坏死性筋膜炎的最常见病原体。破伤风和气性坏疽虽也可称为皮肤感染，但分别由来自外界的特异性厌氧梭菌引起。

皮肤、软组织发生感染后的发展过程，大致有 3 种情况：① 局限化、吸收或形成脓肿。② 迁延不愈转为慢性感染，局部可形成慢性溃疡、瘘管、窦道或硬结肿块，由瘢痕纤维组织所包围，不易愈合，且可反复急性发作。③ 扩散到周

围组织,或进入淋巴系统和血液循环,引起全身性感染或其他脏器组织的转移性病灶。感染波及肌肉和腱鞘非常少见,限于个别严重感染。

【临床表现】

1. 化脓性皮炎和软组织炎

(1) 毛囊炎(folliculitis)和疖(furuncle):是一种毛囊及周边组织的轻度炎症。一般表现为与毛孔一致的局限性小脓疱,伴轻度红晕。皮肤损害包括小的红斑,中央有小脓疱的丘疹,有痒感,脓疱常顶出皮肤表面。由金黄色葡萄球菌引起者炎症明显,常发展为疖,所以毛囊炎为疖的前驱病变。疖一般指单个毛囊及周围组织的急性化脓性炎症,可扩展至皮下软组织。常发生于毛囊与皮脂腺丰富的部位,局部皮肤擦伤、不清洁、皮脂过多、经常受到摩擦和刺激等均是发生疖肿的诱因。最初表现为局部红、肿、痛的小结节,后逐步肿大呈锥形隆起。数日以后,因中央组织坏死而软化,出现黄白色脓栓,红、肿、痛范围继续扩大。之后,脓栓自行破溃、脱落,炎症逐步缓解并自愈。

多个疖同时或反复发生称为疖病,常见于营养不良、糖尿病、使用免疫抑制剂等免疫功能低下的患者。

疖一般无明显的全身症状。但若发生在血液丰富的部位,全身抵抗力减弱时,可引起不适、畏寒、发热、头痛和厌食等全身感染症状。面部,特别是所谓“危险三角区”的上唇周围和鼻部疖,如被挤压或挑刺,感染容易沿内眦静脉和眼静脉扩散至颅内的海绵状静脉窦,引起化脓性海绵状静脉窦炎,出现眼部及其周围组织的进行性红肿和硬结,伴有头痛、寒战、高热、昏迷等,病死率很高。

(2) 痈(carbuncle):是由多个相邻的毛囊及其周围皮脂腺、汗腺等同时发生急性化脓性感染所致,亦可由多个疖融合而成。中医称之为疽。多见于成人,糖尿病患者因白细胞功能不良,游动迟缓且杀菌力差,是痈的高危人群。常发生于皮肤厚韧的部位,如头颈部、肩背部等。颈部痈称为对口疮,背部痈称为搭背。病原菌常为金黄色葡萄球菌。感染常开始于单个毛囊底部,沿着阻力较小的皮下组织蔓延,沿着深筋膜扩展至外周,传入多个毛囊群从而形成多个脓头。痈的急性炎症范围大而深,可累及深层皮下结缔组织,多伴有较重的全身炎症反应。

早期痈表现为一片稍隆起的紫红色浸润区,质地坚韧,界限不清,在中央部的表面有多个脓栓,轻压痛,可伴有全身炎症反应(如畏寒、发热、白细胞增多等)。若不治疗,则出现局部炎症反应加重,包括浸润区扩大、淋巴结肿大等,进而伴随全身炎症反应。进一步加重可出现痈破溃,脓性液体及坏死组织排出,破溃口呈蜂窝状。随着中央部继续坏死、溶解,呈现“火山口”样,内有大量坏死组织和脓液。痈不仅局部病变比疖重,而且易并发全身性化脓性感染。唇痈容易引起颅内的海绵状静脉窦炎,危险性更大。

(3) 化脓性汗孔周围炎(periporitis suppurativa)和化脓性汗腺炎(hidradenitis suppurativa):化脓性汗孔周围炎是一种因金黄色葡萄球菌侵犯大汗腺引起的慢性化脓性皮肤病,多见于青年女性,与毛囊口角化、闭锁相关。一般有皮肤刺激病史,并继发金黄色葡萄球菌感染。常发生在大汗腺部位(如腋窝),也可侵犯腹股沟和肛周。临床表现为有明显压痛的炎性结节,可形成深部脓肿,破溃后有脓液排出并形成瘘管。同时周围组织表现为慢性炎症并有色素沉着。炎症反应反复发生,可形成瘢痕组织或聚合性痤疮。

化脓性汗腺炎指发生于存在顶泌汗腺部位的化脓性炎症。初期表现为红、肿、痛的皮下结节,后期出现波动、破溃、化脓,也可形成瘘管和潜行性溃疡。1～2周后坏死性脓肿自溃排脓而愈,有时形成慢性溃疡。

(4) 甲沟炎(paronychia)和瘭疽(felon):指甲根部与皮肤连接紧密,皮肤沿指甲两侧形成甲沟。甲沟及其周围组织的感染称为甲沟炎。多因微小刺伤、挫伤等引起。一般多发生于一侧甲沟皮下,出现红肿、疼痛。进一步疼痛加剧,红肿内有波动感,出现白色脓点。但趾和指前端因皮肤厚，难以破溃出脓。炎症可蔓延至甲根或扩展到另一侧甲沟，并向深层蔓延而形成指头炎。感染加重时常有疼痛加剧和发热等全身症状。指端皮下组织构成闭锁腔，炎症易在其中扩散和压迫其中血管，以致引起缺血性坏死，称之为瘭疽(felon，panaritium)。主要表现为趾或指尖端、甲床周围红肿、疼痛等。

(5) 蜂窝织炎(dermatocellulitis)：为皮下、筋膜下、肌间隙或深部蜂窝组织的一种急性弥漫性化脓性感染。病变一般不易局限，扩散迅速，与周围组织无明显界限。可由皮肤或软组织损伤后感染引起，亦可由局部化脓性感染灶直接扩散经淋巴、血流传播而发生。由葡萄球菌引起的炎症较易局限为脓肿，由链球菌引起的可导致广泛组织坏死甚至脓毒症。

临床表现因病原菌的种类、毒性和发病的部位、深浅而不同。表浅的急性蜂窝织炎表现为局部明显红、肿、痛，并向四周迅速扩大，病变区与正常皮肤界限不明显，病变中央部位常因缺血发生坏死。如果病变部位组织松弛，如面部、腹壁等处，则疼痛较轻。深部组织的急性蜂窝织炎局部红肿多不明显，常只有局部水肿和深部压痛，但病情严重，全身症状剧烈，多表现为高热、寒战、头痛、乏力、白细胞计数增加等。喉部、颌下和颈部的急性蜂窝织炎，可发生喉头水肿和压迫气管，引起呼吸困难，甚至窒息；有时还会蔓延到纵隔。由厌氧性链球菌、拟杆菌和多种肠道杆菌所引起的蜂窝织炎，局部可检出捻发音，又称捻发音性蜂窝织炎，可发生于被肠道或泌尿道内容物所污染的会阴部、腹部伤口，蜂窝组织和筋膜有坏死，且伴有进行性皮肤坏死，脓液恶臭，全身症状严重。

(6) 脓肿(abscess)：因急性感染导致组织或器官内病变组织坏死、液化，形成局限性脓液聚积并有完整的脓壁，称为脓肿。主要致病菌为金黄色葡萄球菌。常继发于各种化脓性感染(如急性蜂窝织炎、急性淋巴结炎、疖等)，也可发生在局部损伤的血肿或异物存留处，还可从远处感染灶经血流转移而形成脓肿。

浅表脓肿表现为红、肿、痛、热的典型症状，局部隆起与正常组织分界清楚，压之剧痛，有波动感。深部脓肿局部症状多不明显，一般无波动感，但有局部疼痛和压痛，并在疼痛区的某一部位有局限性可凹陷性水肿，伴有患处运动障碍。在压痛或水肿明显处，粗针穿刺出脓液，即可确诊。

小而浅表的脓肿多不伴有全身反应；大的或深部脓肿由于局部炎症反应和毒素吸收，常有较明显的全身症状(如发热、头痛、食欲缺乏和白细胞计数增加等)。

结核分枝杆菌引起的脓肿称为寒性脓肿，常继发于骨关节结核、脊柱结核。病程长，发展慢，局部无红、肿、痛、热等急性炎症表现。

位于腘窝、腹股沟区的脓肿应与此处的动脉瘤相鉴别。动脉瘤所形成的肿块有搏动，听诊有杂音，阻断近侧动脉，搏动和杂音即消失。此外，新生儿的脑脊膜膨出，可根据其位于背腰部中线，加压时能缩小，穿刺可抽得脑脊液，以及X线摄片发现有脊柱裂等特点，与脓肿相鉴别。

2. 其他皮肤软组织化脓性感染

(1) 新生儿皮下坏疽(subcutaneous gangrene of newborn)：是新生儿期特有的急性皮下组织的化脓性感染，是一种急性蜂窝织炎。主要由金黄色葡萄球菌引起，多发生在出生后1周，好发于新生儿容易受压的部位(背部或腰骶部)，偶发枕部、肩、腿和会阴部。新生儿的皮肤薄嫩，局部皮肤易受压和潮湿，不易保持清洁，故细菌容易从皮肤受损处侵入；另外，新生儿免疫球蛋白缺少和中性粒细胞活动能力低，免疫防御功能较差。因此，新生儿较易感染，且感染后病情发展快，如不及时进行积极治疗，可以并发败血症、支气管炎和肺脓肿等，病死率较高。

局部病变主要包含以下特征：① 起病急，局部皮肤温度升高，呈红色，稍有肿胀、质硬，界限不清，指压部位变白。② 病变扩展迅速，数小时或1日内可扩散至大部分或全背部，皮肤变软，中心区的颜色转为暗红，皮下组织坏死液化，但脓液不多，皮肤与皮下组织分离，触诊有漂浮感，很少出现波动感。③ 因皮肤和皮下的血管内血栓形成,皮肤出现坏死,部分患儿局部皮肤出现多个水疱,并逐渐融合,内容物转为血性液体,中央部皮肤变黑,出现逐渐增大的坏死区。

同时伴有明显的全身症状,表现为高热、哭闹、拒乳,或有呕吐、腹泻,体温多在38~39℃,高者可达40℃。出现败血症时表现为高热、嗜睡、发绀、呼吸困难、腹胀、皮肤黄疸、有出血性斑点等。病情严重者体温不升,出现中毒性休克、呼吸和肾功能衰竭,甚至死亡。

诊断上要注意与尿布疹和硬皮病相鉴别。尿布疹的皮肤红而不肿,硬皮病的皮肤肿而不红,两者都无感染的全身症状。

(2) 急性乳腺炎(acute mastitis):是多发生在产褥期或哺乳期的乳腺急性化脓性病症,致病菌主要为金黄色葡萄球菌。主要原因是乳腺管阻塞、乳汁淤积或因婴儿吸乳时损伤乳头所致。临床主要表现为乳房的局部红、肿、热、痛,可伴有寒战、高热、淋巴结肿大、白细胞增多等全身症状。初期呈蜂窝织炎样表现,4~5日后可形成脓肿。脓肿可以是单房或多房性,表浅脓肿可促及波动感,深部脓肿需穿刺确诊。破溃出脓后,脓液引流通畅,可肿消痛减而愈。治疗不当可能穿破胸大肌筋膜前疏松结缔组织,形成乳房后脓肿;或乳汁自创口处溢出而形成乳漏;严重者可发生脓毒血症。

(3) 肛门周围脓肿(periproctal abscess):指肛周软组织及间隙的急性化脓性感染,以20~40岁的青年男性多见。主要病原菌包括大肠埃希菌、金黄色葡萄球菌、链球菌和铜绿假单胞菌等,多为多种细菌的混合感染。按脓肿部位分为皮下脓肿、黏膜下脓肿、括约肌内脓肿、坐骨直肠窝脓肿、骨盆直肠窝脓肿等。具有起病急、疼痛剧烈、脓肿破溃或切开后常形成肛瘘的特点,偶伴排尿障碍和排便障碍。伴有寒战、发热、头痛、周身不适、脉速等全身症状。白细胞及中性粒细胞计数升高。浅在脓肿可见局部红肿,深在脓肿可在肛门指诊下触及疼痛明显的硬结。脓肿较易破溃排脓,但常形成化脓性瘘管(suppurative fistula)。脓肿是急性表现,肛瘘是慢性病程。

【治疗】

1. *局部处理* 要根据皮损情况和病变特点采取相宜的措施。毛囊炎一般在5日内可自愈,无须全身用药,盐水敷料和局部的抗菌或抗真菌药物如克霉唑通常能有效地控制感染。大多数疖可用物理疗法(透热、红外线或超短波)或外敷鱼石脂软膏、红膏药或金黄膏药促使病灶局限和排脓。已有脓头时,可在其顶部点涂苯酚。感染局限化脓后应及早切开引流。对未成熟的疖不应挤压,以免引起感染扩散。对疖痈已破溃者,使用拔毒生肌散撒于创口,每日1次。蜂窝织炎局部处理包括固定和抬高受限的肢体,以减少肿胀,并用冷盐水清洗感染处的脓性分泌物,以减轻疼痛。厌氧菌引起的或经抗感染治疗不能控制的蜂窝织炎应及早切开引流,清除坏死组织,并用3%过氧化氢溶液冲洗和湿敷伤口。

2. *选择合理的抗感染治疗方案* 根据脓液性状可比较准确地推测病原菌,作为选择抗菌药物的根据。黄色黏稠脓液提示金黄色葡萄球菌感染;稀薄微黄色脓液可能为链球菌感染;浓绿色有臭味的脓液为铜绿假单胞菌感染;污黄色粪臭味脓液则提示有大肠埃希菌、拟杆菌感染;而肺炎杆菌、肠杆菌、沙雷菌感染的脓液为灰白色,几乎没有什么臭味。同时,采取创面渗出物或脓液进行培养鉴定及药敏实验,根据药敏结果及时调整抗感染治疗。

在培养鉴定及药敏试验结果出来之前,可根据治疗指南先行治疗。毛囊炎局部使用2%莫匹罗星软膏、2%夫西地酸软膏、2.5%碘酊或鱼石脂软膏。脓包疮患者以局部治疗为主,使用的药物和毛囊炎相似。当出现皮损泛发、伴发热等全身症状时,可口服氯唑西林0.5 g每日1次、阿莫西林0.5 g每日1次、头孢苄胺0.5 g每日1次、头孢呋辛酯0.25~0.5 g每日2次等。疖、痈患者脓肿较大(>5 cm)伴全身症状者,一般选择口服氯唑西林0.5 g每日1次、苯唑西林0.5~1.0 g每日1次,也可头孢唑林1.0 g静脉注射，每8小时1次。化脓性大汗腺炎可选择口服第一、二代头孢菌素（头孢氨苄、头孢拉定、头孢呋辛酯、头孢克洛等）。急性蜂窝织炎患者，可给予青霉素、苯唑西林或第一代头孢菌素，轻者口服、重者静脉滴注。

除细菌对药物的敏感性外，选择抗菌药物时尚需考虑药物渗入皮肤软组织的浓度。渗入较多的药物有氟喹诺酮类、米诺环素和多西环素（强力霉素）、克林霉素、阿米卡星、克拉霉素（clarithromycin）、罗红霉素（roxithromycin）等；其次是部分β-内酰胺类药物，如氯唑西林、苯唑西林、氨苄西林、头孢唑酮、头孢噻啶等；而青霉素、第一代头孢菌素等则甚少渗入皮肤软组织，故不宜选用。

几乎所有社区相关性耐甲氧西林金黄色葡萄球菌（MRSA）都对复方磺胺甲噁唑敏感，可作为皮肤软组织感染的常用药物；氟喹诺酮类、米诺环素和多西环素类较易产生耐药性，且有效性资料不多，故很少单独使用。复方磺胺甲噁唑或克林霉素加米诺环素或多西环素联合用于一般病例的初始治疗是合宜的；利奈唑胺（linezolid、Zyvox）是另一种可供选择的药物，成人每日600 mg，分2次服用，儿童30 mg/kg，分2～3次服用。替加环素（tigecycline）是一种甘氨酰环素米诺环素衍生物，已获FDA批准用于治疗MRSA引起的皮肤软组织感染，首剂100 mg，以后每12小时50 mg。万古霉素仍然是侵袭性MRSA感染住院患者的一线药物。

第二节 筋膜炎、气性坏疽、肌炎

一、急性坏死性筋膜炎

急性坏死性筋膜炎（acute necrotizing fasciitis）是指由多种细菌（乙型溶血性链球菌、葡萄球菌、大肠埃希菌、类肠球菌，尚可有厌氧菌）混合感染导致的一种少见的严重软组织感染。长期使用皮质类固醇和免疫抑制剂者好发本病。其主要特点为皮肤、软组织和浅层筋膜组织的迅速、广泛性坏死而不侵犯肌肉组织，多伴有较严重的全身中毒症状。病死率高达38%～76%，且有较高的致残率。

【临床表现】

该病起病急，早期局部体征常较隐匿而不易引起患者注意，24小时内可波及整个肢体。主要表现为片状红肿、疼痛，红肿呈紫红色片状，边界不清，疼痛。此时皮下组织已经坏死，因淋巴通路已被迅速破坏，故少有淋巴管炎和淋巴结炎。个别病例起病缓慢，早期处于潜伏状态。受累皮肤发红或发白、水肿，触痛明显，病灶边界不清，呈弥漫性蜂窝织炎状。

疾病早期，局部感染症状尚轻，患者即有畏寒、高热、厌食、脱水、意识障碍、低血压、贫血、黄疸等严重的全身性中毒症状。若未及时救治，可出现弥散性血管内凝血和中毒性休克等。局部体征与全身症状的轻重不相称是本病的主要特征。

伤口脓液涂片和培养等细菌学检查对诊断和选择抗菌药物具有重要意义。

【治疗】

治疗原则：早期诊断，尽早清创，应用大剂量有效抗生素和全身支持治疗。

1. 清创引流　治疗的关键是早期行根治性扩创术。一旦确诊，立即切开引流、扩创，将潜行皮缘充分切开，彻底清除坏死组织，包括坏死的皮下脂肪或浅筋膜。皮肤通常可以保留，但必须引流通畅。伤口敞开换药，用3%过氧化氢冲洗后，再用5%甲硝唑溶液纱条疏松填塞伤口，20分钟后伤口换用生肌止痛膏纱条。术后应勤换药，将坏死脱落组织随时去除，并反复做脓液细菌培养以早期发现继发性细菌感染，及时更换药物。疮面大、肉芽新鲜者可采用点状植皮法以加速伤口愈合。

2. *抗感染治疗* 首选氯唑西林 2 g 静脉注射,每 6 小时 1 次,联用甲硝唑 0.5 g 静脉注射,每 8 小时 1 次或哌拉西林/他唑巴坦 4.5 g 静脉注射,每 6～8 小时 1 次,或头孢哌酮舒巴坦 2～3 g 静脉注射,每 8～12 小时 1 次,根据病情加用氨基糖苷类。重症患者可使用碳青霉烯类。

3. *支持治疗* 密切注意各生命体征的变化,积极纠正水、电解质紊乱。贫血和低蛋白血症者可输注新鲜血、白蛋白或血浆;可采用鼻饲或静脉高营养、要素饮食等保证足够的热量摄入。

4. *高压氧治疗* 对于厌氧菌感染可考虑行高压氧治疗。

二、气性坏疽

气性坏疽(gas gangrene)亦称梭状芽孢杆菌性肌肉坏死,是一种梭状芽孢杆菌引起的特异性感染,多见于严重创伤有较深伤口,或伴有血管损伤所致局部组织血液供应不良时。致病菌以产气荚膜杆菌为主,其次是水肿杆菌和败毒杆菌。

【发病机制】

产气荚膜杆菌是革兰阳性厌氧杆菌,普遍存在于泥土、粪便和肠道中,一般不易致病。但在有局部血供障碍、组织肌肉广泛损伤、异物存在以及因耗氧微生物作用组织氧化还原电位下降时,细菌繁殖并分泌多种毒素和酶。所产生的外毒素(主要是 α 毒素)可引起溶血、尿少、肾组织坏死、血压下降、脉搏加速和循环衰竭等。此外,还可产生溶血素、胶原酶、玻璃酸酶和脱氧核糖核酸酶等,使组织液化,并使病变迅速扩散、恶化。细菌在伤口内的肌层中繁殖,引起组织的糖类和蛋白质分解,糖类分解产生大量气体,使组织膨胀,蛋白质分解和明胶的液化,产生硫化氢,使伤口发生恶臭。

【临床表现】

潜伏期一般为 1～4 日,多在伤后 3 日左右发病,亦可短至 6～8 小时。病情发展迅速,早期可表现为患肢沉重,伤口剧痛及胀裂感,止痛药难以缓解。伤口见棕色、稀薄、浆液样恶臭液体。患部肿胀明显,皮肤由于水肿而绷紧、发亮、苍白,很快变成紫色,并出现大小不等的水疱。皮肤改变范围较肌肉病变小。伤口内肌肉由于坏死而变色,失去弹性,对刺激无反应,不出血。肿胀的肌肉从伤口突出,可见含有大量病原体而白细胞很少的脓性排出物,在排出物中可以看到气泡,且有一种特殊恶臭气味。查体时伤口周围有捻发音。全身症状明显,出现大汗、苍白、脉搏加快、血压下降、休克和肾功能衰竭。患者神志清楚,但可能表现为冷漠或焦虑。常有高热,但降温迅速。常伴有进行性贫血,病情进展迅速。晚期有严重的感染性休克症状,出现外周循环衰竭、全身多器官功能障碍甚至死亡。

【诊断】

患者多有外伤病史,诊断主要有 3 个依据:① 伤口周围皮肤捻发音;② 影像学检查提示伤部肌群中间存在气体;③ 伤口分泌物涂片或培养结果显示荚膜杆菌。

【治疗】

治疗的关键是早期诊断和紧急手术。

1. *手术治疗* 应在全身麻醉下紧急手术,在病变区沿伤部的长轴作多处长形切口,深达正常组织,彻底清除坏死组织,敞开伤口。用大量 3%过氧化氢或 1∶5 000 高锰酸钾溶液冲洗湿敷。如整个肢体受累,保留伤肢将危及生命或肢体已坏死时,应考虑高位截肢。严格消毒一切物品和隔离患者,防止交叉感染。

2. *抗感染治疗* 首选治疗方案为青霉素 2 400 万 U/d,分次静脉注射,每 6～8 小时 1 次,联用克林霉素 900 mg 静脉注射,每 8 小时 1 次,青霉素过敏者,可改用红霉素 1.5～1.8 g/d,静脉滴注;备选治疗方案为头孢曲松 2 g 静脉注射,每 12 小时 1 次,联用大环内酯类。

3. *高压氧治疗* 高压氧是治疗厌氧菌感染的有效手段。高压氧治疗每日 2～3 次,每 2 小时 1 次,持续 3 日。首次高压氧治疗后切除明显坏死的组织,不做扩大清创,后依据病情反复清创。此方法可保留更多组织并避免截肢,达到损伤控制目的。

4. 支持疗法 维持患者水、电解质及酸碱度平衡，保证患者营养状况。密切注意病情变化，及时予以对症处理。

三、化脓性肌炎和肌坏死

化脓性肌炎（pyomyositis）是一种大横纹肌深部的急性化脓性炎症，可由邻近的骨或软组织感染扩展所致或经菌血症血源性播散引起。本病常可发生于儿童和成人，特别是营养不良或免疫缺陷患者。最常见发病部位是股四头肌、臀肌、肩部和上肢肌肉。约 40%的病例可有多发性脓肿。

早期表现为痉挛性疼痛，之后为水肿及不断加重的不适和低热。可见肌肉发硬，以后水肿和触痛加重，明显波动，伴白细胞增多。在早期用穿刺抽液可能阴性，以后则可抽出浓稠的黄色脓液。脓液培养常见金黄色葡萄球菌生长，偶见化脓性链球菌或大肠埃希菌。

治疗用耐青霉素酶青霉素。在非化脓期，单用抗生素对化脓性肌炎有效，如已有脓液，则必须切开引流。手术时所见的受累范围往往比术前的临床估计大得多。

厌氧菌性肌炎和肌坏死（myonecrosis）由厌氧性链球菌或数种厌氧菌的混合感染引起，称为厌氧性链球菌性肌坏死、协同性厌氧菌性肌坏死，或非梭状芽孢杆菌肌炎。诱因和发病机制与气性坏疽相同，潜伏期较长，通常为 3～4 日，病情较轻。受伤部位肿胀，但疼痛并非初发症状，可逐渐出现，伤口溢出浆液性脓液，炎症组织中可有气体，但不广泛。毒血症出现较晚，大多在临终前出现。治疗方法是广泛扩创，并静脉滴注大剂量青霉素 G 或头孢菌素类。如脓液培养出脆弱拟杆菌，则可联合应用氨基糖苷类抗生素和甲硝唑。

第三节 淋巴结炎和淋巴管炎

一、急性、慢性淋巴结炎

淋巴结炎是由淋巴结所属引流区域的急、慢性炎症累及淋巴结所引起的非特异性炎症。由于感染微生物的不同，其特征可能是化脓性的、非化脓性的，引起坏死或干酪样炎症。

【临床表现】

1. 急性淋巴结炎（acute lymphadenitis） 多由淋巴管炎继发。组织学反应为淋巴窦表面细胞的肿胀充血和白细胞浸润。根据病原菌、人体抵抗力和治疗情况，病变轻重不一。

急性化脓性淋巴结炎多见于儿童，最常见致病菌为金黄色葡萄球菌。最常见部位依次为颚下、颈前和颈后、腹股沟及腋部淋巴结。儿童颈淋巴结肿大往往很难确定感染的来源。病变局部皮肤有肿胀，常发红和水肿。肿大淋巴结直径至少 3 cm，坚硬，伴明显波动感、压痛和局部温热。

浅表淋巴结肿大并不总表示有急性淋巴结炎，如腹股沟和颈部淋巴结肿大，常表示过去患过下肢和咽部或牙齿的感染；而某些特定部位如耳前、耳后、锁骨上、胸部等有淋巴结肿大，则应仔细检查其他病因（如恶性肿瘤）。

2. 慢性淋巴结炎（chronic lymphadenitis） 多继发于头、面、颈部的感染，常见部位为颌下、颏下、颈深上淋巴结。

临床表现为局部 2～3 个肿大淋巴结，质韧，压痛明显、周界清楚、活动无粘连。有反复的淋巴结肿大和缩小病史。急性发作时可波及周围软组织，此时，淋巴结触诊不活动，疼痛加剧，可进一步发展为腺源性蜂窝织炎。活性期伴有白细胞增多或红细胞沉降率加快。脓瘘或窦道内分泌物检查或培养可见病原菌或结核分枝杆菌。常需与恶性病变相鉴别，必要时应切除肿大的淋巴结做病理检查。淋巴系统造影 X 线检查或核素检查亦有助于淋巴结肿大的鉴别诊断。

【治疗】

急性淋巴结炎的治疗主要是针对原发病灶的及时处理,应用抗生素,注意休息,局部形成脓肿时应切开引流。慢性淋巴结炎通常无须特殊治疗。

1. *局部治疗* ① 外敷消炎散以消炎止痛。② 结核性淋巴结炎如有穿破成瘘,可在切除窦道刮除病变组织的基础上,用链霉素敷贴。③ 封闭疗法:脓肿尚未形成时可用青霉素、普鲁卡因溶液做淋巴结周围封闭。

2. *应用抗生素* 急性淋巴结炎应首先控制炎症,避免扩散,选用有效足量的抗生素如青霉素、链霉素或其他广谱抗生素,亦可根据标本的药敏试验选择用药。局限的化脓性淋巴结炎早期抗生素治疗效果良好。如由咽部和牙周炎症引起的颈部淋巴结炎,多为链球菌感染,可用青霉素 G 30 万～60 万 U 肌内注射,每 12 小时 1 次,至少应用 10 日;病情严重者可肌内注射或静脉注射更大剂量。青霉素过敏者使用大环内酯类或氟喹诺酮类抗生素。化脓性淋巴结炎继发皮肤感染者其病原菌可能为葡萄球菌,宜选用耐青霉素酶的苯唑西林(oxacillin)。对更为严重的病例,宜注射哌拉西林或头孢孟多治疗。结核性淋巴结炎可选用异烟肼 100 mg,每日 3 次,长期使用 18～24 个月,必要时联合其他抗结核药物。

3. *手术治疗* 化脓性淋巴结炎已伴有口底间隙脓肿或蜂窝织炎时,应做切开引流术,以排除脓液及坏死组织。对抗结核药物治疗效果不佳的单个或活动增殖性淋巴结结核,可采用手术切除并做病理检查。

二、急性淋巴管炎

急性淋巴管炎(acute lymphangitis)多数是通过局部创口或溃疡感染所致,细菌经组织淋巴间隙进入淋巴管,引起淋巴管及周围的急性炎症。主要致病菌是 A 组链球菌。分为网状淋巴管炎和管状淋巴管炎,前者即丹毒,后者多见于四肢且常并发有足癣。

【临床表现】

管状淋巴管炎又分为浅、深两种。浅层淋巴管炎可在伤口近侧出现一条或多条数毫米至数厘米宽的红线,质硬、压痛明显,由感染初发部扩展至局部淋巴结,引起淋巴结的肿大和压痛,常见患肢末梢水肿。深层淋巴管炎则无红线,但患肢肿胀、压痛明显。

实验室检查显示白细胞计数升高;常可由原发灶分泌物的涂片和培养明确病原菌,有时血培养亦可发现病原菌。

【治疗】

治疗主要是针对原发病灶的处理。急性淋巴管炎最初应使用青霉素治疗。轻症患者应用普鲁卡因青霉素 80 万 U,每日 2 次;急症患者应使用水剂青霉素肌内注射,80 万～200 万 U,每 4～6 小时 1 次。如果是葡萄球菌感染,则应使用耐酶青霉素。对于孢子丝虫病的最初治疗,碘化钾饱和溶液是有效的。局部治疗包括:① 局部热敷,抬高患肢,促进静脉和淋巴回流;② 为防止淋巴水肿,患肢给予压力包扎阻止淋巴滞留;③ 局部感染形成淋巴结脓肿时,应及时切开引流。

三、丹毒

丹毒(erysipelas)是皮肤和黏膜管状淋巴管的急性炎症。致病菌是乙型溶血性链球菌,好发于下肢和面部。因病原菌从皮肤、黏膜的细小伤口入侵所致,常可找到病原菌侵入的基础病灶,如小腿皮炎、足癣,面部丹毒则来自鼻腔黏膜损害。病情蔓延较快,很少有组织坏死或化脓,可伴全身性反应,容易复发。

【临床表现】

起病急,常伴有全身症状,包括畏寒、发热、头痛等。局部症状为片状红疹,色鲜红,中间较淡,边缘清楚,略隆起。压之褪色,压力去除后红色迅速恢复。在红肿向四周蔓延时,中央的红色消退、脱屑,颜色转为棕黄色。红肿区可发生水疱、脓疱或坏疽。局部烧灼样痛明显。附近淋巴结常肿大、足癣或血丝虫病可引发下肢复发性丹毒;多次复发导致淋巴管受阻时可导致淋巴水肿,日久可形成腿部象皮肿。

【治疗】

该病需卧床休息并抬高患肢，对发热等全身症状对症治疗，并注意防止支气管肺炎、心力衰竭和其他并发症。对诱发病灶要同时给予相应处理。

首选青霉素480万～800万U/d静脉滴注，过敏者用红霉素1～1.5 g/d静脉滴注，或选用环丙沙星每次0.2 g，每日2次静脉滴注，或口服左氧氟沙星(可乐必妥)每次0.2 g，每日2次，也可选用头孢唑林每日6 g静脉滴注。一般10～14日为1个疗程，在皮损消退后，应维持一段时间。也可内服磺胺类药物。治疗复发性丹毒比治疗急性丹毒用药疗程要长些，尽量避免复发，以免淋巴水肿不断发展。如有足癣需同时治疗。皮损表面可外用各种抗菌药物。加压治疗可减轻淋巴水肿，有助于预防复发。可辅以物理疗法，如窄波紫外线照射等。

[南京医科大学第一附属医院(江苏省人民医院) 孔连宝]

第二十五章 眼部感染

第一节 发病机制

眼部感染仍然是眼科学的重要课题之一。除了已知的病毒、衣原体、细菌、真菌和寄生虫以外，近年来还发现了许多新的眼部感染病原体。并且，与其他部位的感染一样，眼部感染的发生与发展也是病原体和宿主相互作用的过程。因此，当考虑眼部感染的对策时应重视与感染症状变化相关的三大要素：① 病原体的变化。② 宿主整体的变化。③ 地球环境的变化。

一、病原体的变化

病原微生物处于不断变异之中，过去和现在即使是同样的病原体，还应考虑可能有遗传基因的差异性。细菌性感染的菌种也随抗菌药物的广泛应用而有所变迁。金黄色葡萄球菌、肺炎链球菌和A组链球菌曾是外眼部感染的主要病原菌。目前，表皮葡萄球菌感染占革兰阳性球菌感染的大半数。葡萄球菌感染中出现耐甲氧西林的金黄色葡萄球菌（MRSA）和表皮葡萄球菌（MREA）感染。肺炎链球菌和A组链球菌眼部感染已少见，而草绿色链球菌和粪链球菌等弱毒性病原菌感染率升高。革兰阴性杆菌占细菌性眼部感染的20%～40%，其中铜绿假单胞菌以及其他葡萄糖非发酵革兰阴性杆菌占过半数；其次有大肠埃希菌、变形杆菌和克雷伯菌等。淋菌性结膜炎可见于新生儿，乳幼儿泪囊炎常可检出流感杆菌。

近年来，结膜和角膜的病毒感染增多，有时发生社会大流行，主要是腺病毒、肠病毒和疱疹病毒引起。沙眼衣原体结膜炎在发展中国家是导致失明的首要原因，新生儿经产道而受感染，成人的眼与眼之间的传播远较过去减少。在发达国家，衣原体主要引起眼部以外的泌尿生殖系统等部位的感染。

病原体可从外界环境侵入眼部，但不少细菌性眼病感染是由定殖在结膜囊或泪囊中的常在菌引起的。还有一些条件性致病微生物，在正常情况下并不发病，而当机体抵抗力下降时，这些微生物就能引起眼部感染。此外，机体其他部位的病原菌也可循血行而达眼部，或者眼部感染是全身感染的一部分，如眼部结核、梅毒性眼病及真菌性视网膜炎等。

各种病原体引起不同部位的感染（表25－1）有各个倾向性，有助于临床诊断和选择治疗药物。

表25－1 眼部感染的病原体

病原体		主要眼部感染
革兰阳性菌	葡萄球菌	睑缘炎、睑腺炎、眼睑脓肿、全眼球炎、眼眶蜂窝织炎
	肺炎链球菌	急性卡他性结膜炎、慢性泪囊炎、角膜溃疡
	A组链球菌	卡他性假膜炎性结膜炎
	棒状杆菌	假膜性结膜炎

（续表）

病原体		主要眼部感染
革兰阴性菌	铜绿假单胞菌	角膜溃疡、全眼球炎
	变形杆菌	角膜溃疡、泪囊炎、全眼球炎
	克雷伯菌	泪囊炎、角膜溃疡
	大肠埃希菌	结膜炎、泪囊炎
	陷窝莫拉菌	眼角部眼睑炎
	淋病奈瑟球菌	淋菌性结膜炎
分枝杆菌	结核分枝杆菌	虹膜炎、视网膜炎、角膜炎
病毒	疱疹病毒	角膜疱疹、眼睑结膜炎
	腺病毒	流行性角结膜炎、咽头结膜炎
	肠病毒	急性出血性结膜炎
衣原体	沙眼衣原体	沙眼、角膜炎
螺旋体	梅毒密螺旋体	虹膜炎、视网膜血管炎
真菌	念珠菌、曲霉	角膜炎、眼内炎
原虫	棘阿米巴	角膜炎
	刚地弓形虫	脉络膜炎

二、眼部抗感染的防御机制

外眼部即结膜和角膜经常接触外界的微生物，但有抵御微生物感染的能力，这是因为局部泪液屏障。泪液膜分3层，最外层是脂质，可防止泪液的蒸发，阻止微生物的入侵，也有直接杀菌作用；中层是水质，含有非特异性和特异性免疫作用物质，如溶菌酶、调理素、分泌型 IgA 和 IgG、IgM 型抗体；内层是黏蛋白，由杯状细胞(goblet cell)分泌，深藏于角膜上皮纤毛周围，使泪膜牢牢地固定在角膜上，且对角膜表面有净化作用，接近角膜上皮的细菌被黏蛋白包绕后而被排出。

结膜囊和泪囊中均有常在菌丛，主要由表皮葡萄球菌、甲型和乙型溶血性链球菌、棒状杆菌、流感嗜血杆菌等组成。常在菌丛的存在可抵御其他病原菌的入侵，但在全身抗感染抵抗力降低或局部外伤、眼科手术后，这些细菌也可造成眼部的机会感染。细菌性眼内炎常是眼部手术后的一种严重并发症。

细菌、真菌可由其他部位通过血行而波及眼组织，造成迁徙性眼内炎。老年、糖尿病或有其他基础疾病的患者，以及接受高能静脉营养、人工晶体植入等医疗措施者，较容易发生内源性眼内炎。

结核分枝杆菌引起的脉络膜炎现已少见，它可出现在无活动性肺结核病患者中。另外，有些虹膜炎和视网膜炎则是变态反应的局部表现。

第二节 临床疾病

炎症反应的临床表现是：充血（血管扩张）、水肿（液体渗出）、分泌物（细胞浸润和坏死）。眼组织的炎症反应，尽管病原体不同，常显示相同的病理机制，临床症状常有视力模糊、怕光、疼痛等。

一、眼表炎症

（一）结膜炎

结膜炎(conjunctivitis)的症状有异物感、烧灼感、痒、畏光、流泪。重要的体征包括结膜充血、结膜分泌物、视乳头增生、滤泡形成、膜和假膜、肉芽肿等。根据感染病原体的类型可分为细菌性、病毒性、衣原体性、真菌性以及寄生虫性等。

1. 细菌性结膜炎　比病毒性结膜炎发病率低。常有一过性视物不清或眼睑粘连，结膜充血而水肿较轻，耳前淋巴结一般不大，单眼较多。根据发病快慢可分为慢性（数天至数周）、急性或亚急性（几小时至几天）、超急性（24小时内），按病情的严重程度可以分为轻度、中度和重度（表25-2）。急性细菌性结膜炎通常有自限性，病程在2周左右，局部给予敏感抗生素治疗后，在几日内可痊愈。慢性结膜炎可由急性结膜炎治疗不当演变而来，也可由毒力不强的细菌感染后一开始就呈现，通常治疗较棘手。超急性结膜炎如淋病奈瑟球菌性结膜炎病情凶险，易发生角膜穿孔，必须配合青霉素或大观霉素肌内注射。不同病原体感染所致的结膜分泌物性状也有所不同(表25-3)，通过结膜分泌物做细菌涂片革兰染色可迅速对感染的病原体种类做出诊断。

表25-2　各型细菌性结膜炎的常见病原体

发病速度	病　情	常见病原菌
慢性(数日至数周)	轻至中度	金黄色葡萄球菌、Morax-Axenfeld双杆菌、变形杆菌、大肠埃希菌、假单胞菌属、不动杆菌
急性或亚急性(几小时至几日)	中至重度	流感嗜血杆菌、肺炎链球菌、Koch-Weeks杆菌、金黄色葡萄球菌
超急性(24小时内)	重度	奈瑟淋球菌、奈瑟脑膜炎球菌

表25-3　细菌性结膜炎的分泌物和结膜病变

细　菌	结膜所见	分泌物性状	涂片找细菌
金黄色葡萄球菌	慢性、亚急性、卡他性	稀薄或黏稠脓性	少数球菌
肺炎链球菌	慢性、卡他性	黏液脓性或浆液性	上皮细胞内多双球菌
白喉杆菌	假膜形成、难以剥离	黄灰白色，浆液性	特殊染色不易找到
流感杆菌	亚急性、卡他性充血	稀薄水样	多数杆菌
陷窝莫拉菌	慢性(眼角睑结膜炎)	眼角脓性黏于睫毛	多数杆菌
淋病奈瑟球菌	脓漏眼	血性浆液性，黏液脓性	上皮细胞内多球菌

2. *病毒性结膜炎*　最常见。常由腺病毒(主要是8型，7、11、19型亦可)引起，传染性强，潜伏期1周左右，成人表现为急性滤泡性结膜炎，2岁以下可呈假膜性结膜炎。常伴有耳前和颌下淋巴结肿大和压痛。眼分泌物多，水样，无脓。半数以上患者在起病3～7日后发生点状表层角膜炎，称流行性角结膜炎(epidemic kerato conjunctivitis, EKC)。有异物感、畏光和视力下降。肠病毒70型引起的EKC常有球结膜下出血，故称急性出血性结膜炎(acute hemorrhagic conjunctivitis, AHC)。此症潜伏期短，只有1日，病初期即有角膜多发上皮脱落，偶尔累及神经系统，在病后2～4周发生下肢麻痹。

3. *衣原体性结膜炎*　新生儿经产道感染沙眼衣原体是较为常见的。分娩后预防性1%硝酸银点眼并不能阻断感染。在产后5～10日，患儿双眼结膜充血，眼睑水肿，有大量稀薄脓性分泌物。以睑结膜涂擦标本做吉姆萨染色可见典型的胞质内包涵体，故又称包涵体性结膜炎(inclusion conjunctivitis)。因新生儿的细胞免疫不健全，一般不发展为滤泡性结膜炎。为避免转变为鼻咽部带毒者，主张口服红霉素40 mg/(kg·d)治疗10～14日，如患儿不能耐受，则用红霉素或氯霉素眼药点眼。成人眼部感染沙眼衣原体发生滤泡性结膜炎(follicular conjunctivitis)和沙眼(ocular trachoma)两种眼病。前者呈急性经过，常伴有该病原体引起的尿道炎或宫颈炎，滤泡病变多在下睑结膜，可有耳前淋巴结肿大。成人急性滤泡性结膜炎宜口服红霉素或四环素治疗3周，以求彻底清除病原体，这样既可避免发展为慢性滤泡性结膜炎和沙眼，更重要的是阻断眼-生殖器衣原体感染(ocular-genital cjlamydia infection)循环。沙眼呈慢性经过，乳头、滤泡病变多在上睑结膜，可继发瘢痕，引起角膜浑浊，视力下降，甚至失明。沙眼衣原体寄生在结膜、角膜上皮细胞内，所产生的可溶性抗原激发局部免疫反应，周围形成滤泡病变。因此，单用点眼治疗常难奏效，有人提出选用四环素、复方磺胺甲噁唑、红霉素或利福平口服治疗，疗程为3～6周。

(二) 角膜炎

感染性角膜炎(keratitis)的病原体主要为细菌、真菌、病毒。近年来，关于棘阿米巴性角膜炎的报道也在不断增加，其他还有衣原体、结核杆菌和梅毒螺旋体等。角膜炎的病理变化过程主要分为浸润期、溃疡形成期、溃疡消退期和愈合期4个阶段。角膜炎的常见症状有眼痛、畏光、流泪、眼睑痉挛等，典型体征为睫状充血、角膜浸润及角膜溃疡形成。

1. 细菌性角膜炎　一般起病急骤，有角膜创伤或佩戴接触镜史，淋球菌感染多为经产道分娩的新生儿。细菌性角膜炎多有明显的眼痛，角膜缘部位的睫状充血明显，进一步发展为角膜溃疡，继而发生角膜穿孔，如溃疡愈合则后遗角膜瘢痕——翳。引起角膜炎最常见的4组细菌是细球菌科（葡萄球菌、细球菌等）、链球菌科、假单胞菌科和肠杆菌科（克雷伯菌属、肠杆菌属、变性杆菌属等），目前，表皮葡萄球菌所占比例已升至首位。革兰阳性菌感染常发生于已经受损的角膜，表现为圆形或椭圆形局灶性脓肿病灶，伴有边界明显灰白基质浸润，可导致严重的基质脓肿和角膜穿孔。革兰阴性菌角膜感染多表现为快速发展的角膜液化性坏死，其中继发于角膜异物取出术或佩戴接触镜后感染的铜绿假单胞菌性角膜炎，角膜呈现迅速进展的浸润及黏液性坏死，分泌物略呈黄绿色，前房积脓严重。一旦发生细菌性角膜炎，应及时应用抗生素眼药治疗，目前多选择广谱抗生素眼药。

2. 病毒性角膜炎　角膜单纯疱疹病毒感染是角膜溃疡中最常见的疾病，常为单眼感染，处理不当可致失明。目前，临床上单纯疱疹病毒性角膜炎分为上皮型角膜炎、神经营养性角膜病变、基质型角膜炎和内皮型角膜炎4种类型。上皮型角膜炎是病毒复制活跃的类型，角膜敏感性减退，耳前淋巴结肿大，形成树枝状角膜溃疡，若进一步进展，则发展为地图状角膜溃疡。神经营养性角膜病变多发生在单纯疱疹病毒性角膜炎的恢复期或静止期，溃疡一般呈圆形或椭圆形，多位于睑裂区，边缘光滑，浸润轻微。几乎所有的基质型角膜炎患者同时或以前患过病毒性角膜上皮炎，根据临床表现的不同可分为免疫性和坏死性两种亚型。内皮型角膜炎（角膜内皮炎）可分为盘状、弥漫性和现状3种类型，角膜内皮炎引起的角膜内皮水肿与角膜基质浸润区分较为困难。抗病毒治疗可缩短病程和减少视力障碍后遗症。阿昔洛韦或更昔洛韦眼液点眼，开始时，每2小时1次，2～3日，以后每日4次。皮质激素可引起病毒弥散，使炎症浸润扩大，溃疡型应属禁忌，仅在角膜实质炎症时慎重应用。注意复发倾向。老年人易发生潜伏的水痘-带状疱疹病毒活动，三叉神经第一支部位的带状疱疹中约7.5%侵及眼部，引起结膜角膜疱疹、虹膜炎和葡萄膜炎等。

3. 真菌性角膜炎　多继发于植物性角膜外伤的基础上，不恰当地使用皮质激素、抗生素等药物以及全身基础性疾病等均与真菌性角膜炎的发病相关。真菌性角膜炎起病较缓慢，呈亚急性经过，刺激症状较轻，伴视力障碍。角膜浸润灶呈白色或乳白色，致密，表面欠光泽，呈牙膏样或苔垢样外观，溃疡周围有胶原溶解形成的浅沟或抗原抗体反应形成的免疫环。丝状真菌性角膜溃疡周围呈羽毛状或有卫星状分布的小病灶；酵母真菌性角膜溃疡多表现为境界清楚的圆形病灶。目前，临床上还难以检出真菌和鉴定菌种。病变较为顽固，一旦进入前房，可形成真菌性虹膜炎和瞳孔膜闭，可继发青光眼，甚至并发真菌性眼内炎。局部可用那他霉素（natamycin）、两性霉素，或联合应用两性霉素B和氟胞嘧啶静脉滴注，或口服酮康唑或氟康唑。必要时可考虑做治疗性角膜移植手术。

4. 寄生虫性角膜炎　旋盘尾丝虫和利什曼原虫曾是贫穷国家角膜炎的病原体，自接触镜进入市场后，棘阿米巴（acanthamoeba castellani）角膜感染增多。其特征是：剧烈眼痛，树枝状溃疡或圆形白色溃疡周边有白色环围绕，抗生素治疗无效。从病变部位涂抹标本中检出胞囊即可确诊。新霉素、普罗帕脒（propamidine）滴眼，并口服酮康唑有一定疗效。

二、眼内炎

眼内炎（endophthalmitis）是极其严重的眼部感染，由于外伤、手术或角膜溃疡，病原体从外部侵入眼内,引起玻璃体、葡萄膜视网膜等组织的炎症,但亦可为全身性细菌、真菌或病毒感染的局部表现,称为转移性眼内炎(metastatic endophthalmitis),在临床各科均可见到。不能要求非眼科医师诊断和治疗眼内炎,但是及时怀疑眼内炎和向眼科咨询是应该的,以免发生失明的严重后果。

(一)细菌感染

细菌性眼内炎常是眼科疾病(白内障、青光眼、角膜移植、视网膜脱离等)手术后的并发症。葡萄球菌、肠杆菌和铜绿假单胞菌以及其他眼表寄生菌均可引起,在外伤性眼内炎,尚有厌氧菌混合感染。细菌性眼内炎起病急剧,进展迅速,常在手术或外伤后1~2日出现患侧眼痛、畏光、流泪、视力严重下降或仅有光感。眼部检查可见眼睑和球结膜水肿,混合性充血,角膜不同程度的水肿浑浊,前房水浑浊,可有积脓,玻璃体浑浊呈黄色反光。感染波及全眼球甚至眼眶组织时则称为全眼球炎(panophthalmiteis)。

身体各部位化脓性病灶均可为转移性眼内炎的发源地,特别在并发败血症时,除常见的金黄色葡萄球菌、肺炎链球菌、脑膜炎奈瑟菌外,在免疫缺陷宿主和采用高能静脉营养治疗的患者,也可发生弱毒菌引起的转移性眼内炎。亚急性细菌性心内膜炎的病原菌毒力一般较弱,因此,眼内炎的症状亦较轻,视网膜出血是最常见的临床征象,出血斑中可见圆形白斑,称为罗特(Roth)斑。少见的大肠埃希菌性眼内炎可发生在海洛因成瘾者和输注污染血液后。粟粒型肺结核患者眼底可见边界不清楚稍隆起的脉络膜黄色小结节。

(二)真菌感染

近30多年来,真菌性眼内炎(mycotic endophthalmitis)有增多趋势。白念珠菌是常见的病原体,偶见曲霉或隐球菌感染。眼部手术、外伤等引起的外源性感染远比来自血液循环的内源性感染少见。接受静脉高能营养患者要特别警惕念珠菌性眼内炎的发生。

真菌性眼内炎起病缓慢,潜伏期稍长,早期症状较轻,可有轻度疼痛和视力下降。感染后数周,病程进展才出现眼内化脓性改变,前房积脓,瞳孔周围及玻璃体有灰白色黏性纤维素样渗出,随后玻璃体严重浑浊,最后波及视网膜,眼底检查见视网膜上黄白色渗出病灶,引起视力下降或丧失。早期诊断和口服咪康唑或氟康唑治疗才能改善预后。

(三)病毒感染

Ⅰ型单纯疱疹病毒引起非肉芽肿性虹膜炎,可单独或继发于角膜炎。新生儿Ⅱ型单纯疱疹病毒感染表现在眼后部,视网膜上有大斑状黄白色渗出灶,伴血管周围炎和玻璃体浸润。带状疱疹病毒角膜炎常并发虹睫炎,亦可侵犯脉络膜,导致出血性视网膜病变。疱疹病毒感染包括单纯疱疹病毒感染和带状疱疹病毒感染,可引起急性视网膜坏死综合征(acute retinal necrosis syndrome),其特征是重度全葡萄膜炎伴视网膜动脉炎,周边大量渗出,视网膜坏死,玻璃体高度浑浊,后期出现裂孔及视网膜脱离。

先天性巨细胞病毒感染时,眼内炎相当多,如虹膜睫状体炎、脉络膜视网膜炎和视神经炎等。艾滋病、脏器移植和恶性血液病患者并发的全身性巨细胞病毒感染常伴典型的眼底征象:视网膜水肿、散在视网膜出血、黄白色视网膜渗出,静脉变细和血管鞘。

麻疹发疹后6~12日,可发生黄斑部视网膜病变,急剧的视力下降,眼底见视网膜水肿,血管变细和星状黄斑病变。

(四)螺旋体感染

先天性梅毒可引起严重的虹膜睫状体炎和脉络膜炎,眼底周边呈椒盐状,也可见到类似视网膜色素变性征象。虹膜睫状体炎也是后天性梅毒常见眼病,可伴发弥漫性脉络膜炎和视网膜血管炎。

(五)寄生虫感染

弓形虫是视网膜炎常见病原之一,多数是先天性感染。眼底病灶带黄白色色调,边缘不清楚,可有玻璃体浑浊、虹睫炎、玻璃体后脱离、视网膜脱离等。

弓蛔虫眼内炎是弓蛔虫(toxicaria canis)蚴虫移住眼内引起的,小儿误食被狗或猫粪便中的虫卵污染的食物而感染。临床上呈慢性弥漫性眼内炎,眼底可见白色半球状的蚴虫肉芽肿病变。

猪囊虫蚴虫偶可寄生在玻璃体腔或脉络膜下腔内。

三、眼周感染

感染部位是邻近眼球的组织,主要指眼睑、泪器、眼眶组织的感染。

(一)睑缘炎

睑缘炎(blepharitis)是睑缘表面、睫毛毛囊及其腺体组织的亚急性或慢性炎症。分为鳞屑性睑缘炎、溃疡性睑缘炎和眦部睑缘炎3种。

鳞屑性睑缘炎与局部存在的卵圆皮屑芽孢菌分解皮质产生的刺激物质有关,或是继发于睑板腺功能异常的慢性炎症。多累及双眼,睑缘充血红肿,睑缘皮肤表面及睫毛根部可见灰白色上皮鳞屑,睑缘表面有点状皮脂溢出,形成黄色蜡样分泌物,干后结痂。

溃疡性睑缘炎多由金黄色葡萄球菌感染引起,也可由表皮葡萄球菌或凝固酶阴性的葡萄球菌感染所致。除了睑缘瘙痒、发红和渗出物,还有小脓疱、睫毛脱落和小溃疡形成。

眦部睑缘炎多由莫阿双杆菌感染引起,金黄色葡萄球菌感染也可引起,或与维生素 B_2 缺乏有关。外眦部睑缘和皮肤充血肿胀,并有糜烂浸渍,严重者内眦部也受累。

(二)睑腺炎

睑腺炎(hordeolum)又称麦粒肿,多为金黄色葡萄球菌感染所致。可分为内睑腺炎和外睑腺炎,前者为睑板结缔组织内的 Meibomian 腺感染,又称睑板腺炎(Meibomianitis),临床表现为弥漫性眼睑水肿、压痛,继之在睑部皮肤或睑结膜表面出现脓点。外睑腺炎是睫毛的脂腺(Zeis 腺)或汗腺(Moll 腺)的急性化脓性感染,局部睑缘红肿、疼痛、硬结,4～7日后自溃排脓,偶尔继发眼眶蜂窝织炎或脑膜炎。

(三)泪囊炎

泪道阻塞可继发泪囊炎(dacryocystitis),多见于有沙眼的中年妇女。慢性者常主诉流泪,或可见泪囊部皮肤轻度肿胀,指压局部则自泪点溢出黏液脓性分泌物;急性发作时,可见泪囊部红、肿、热痛,数日后自溃排脓。

(四)眼眶蜂窝织炎

眼眶结缔组织的急性化脓性感染称眼眶蜂窝织炎(orbital cellulites),可由眼外伤或手术引起,但更多见于邻近组织炎症的扩散,如儿童的筛窦炎、牙周感染等,偶见血源性转移。病原菌多半是金黄色葡萄球菌,年幼儿可见链球菌或流感杆菌,外伤引起的常有大肠埃希菌、铜绿假单胞菌、厌氧菌混合感染。在细胞免疫缺陷患者,偶见非结核性杆菌性眼眶蜂窝织炎。

患者有发热、头痛、呕吐、眼眶痛、眼睑暗红色、球结膜水肿、眼球突出等症状。视力正常而有眼球外展或上、下运动障碍和眼痛,这是早期征象。如无有效抗菌治疗,可继发眼眶脓肿、骨膜下脓肿,以及海绵窦血栓性静脉炎等颅内感染。应做X线摄片、CT和超声波检查,以确定原发感染灶、有无异物或气体,以及感染是否波及眼周骨骼等组织。病原菌分离至关重要,但相当困难,因缺少外部分泌物;可做结膜囊培养、血培养和鼻窦穿刺培养等。

眼眶真菌感染多发生于有鼻窦炎、鼻中隔偏曲或鼻息肉的患者。正常宿主的曲霉眼眶感染为慢性肉芽肿炎症,感染数月或数年后才出现视力下降、眼痛、视神经盘水肿和视网膜动脉栓塞等征象。毛霉眼眶蜂窝织炎则呈急性进展性,可发生缺血性组织坏死和坏疽,起病时常被误诊为细菌性眼眶蜂窝织炎,除局部症状外,可有不同程度的意识障碍,还有第Ⅻ对脑神经麻痹等为其特征。病原诊断比较困难。尚无可靠的皮试或血清学检查,真菌培养阳性率不高,常需取病损皮肤、鼻黏膜、腭部组织做组织学检查。

第三节 病原治疗

一、点眼疗法

抗菌药物点眼一般用来治疗外眼部感染，应选用敏感抗菌药，且药物渗入眼组织较多，滞留时间较长，对眼组织无刺激性为宜。点眼药物的剂型分水溶液、混悬剂和软膏，以水溶液最常用；软膏作用时间长，生物利用度高，但涂眼后影响视力，可有刺激性，适合晚间使用。各种抗生素药物点眼剂在至适浓度(表 25-4)下发挥药效，同时亦不至于刺激眼组织。对细菌感染一般联合使用两种药物，常用一种 β-内酰胺类加一种氨基糖苷类药物。近年来，庆大霉素和卡那霉素的耐药菌株增多，可换用阿米卡星、小诺米星或西索米星。氨基糖苷类药物的优点是抗菌谱广，一次多量使用(如 15 分钟内点眼数次)达到较高浓度后仍有抑菌作用，故早晚各用 1 次亦有治疗作用。自开发氟喹诺酮类药物以来，氨基糖苷类已不是首选药物。1987 年起氧氟沙星(ofloxacin)眼液和眼膏应用于临床，对多种眼部感染病原体，包括耐甲氧西林葡萄球菌、沙眼衣原体、铜绿假单胞菌和丙酸痤疮杆菌均有良好活性，且渗入眼组织较多，滞留时间长，每日 4 次即可，临床应用评价较高。其后又相继开发了左氧氟沙星、莫西沙星等。为避免产生耐药菌株，重蹈磺胺类药覆辙，氟喹诺酮类眼药亦忌乱用，使用时间不宜超过 2 周。β-内酰胺类药物很多，但作点眼剂的甚少，临床评价较好的是磺苄西林和头孢甲肟(cefmenoxime)。乳儿及幼儿腺病毒角结膜炎易继发化脓性链球菌感染，易并发角膜穿孔，自应用磺苄西林点眼疗法以来，此类并发症已根绝。1987 年开始用头孢甲肟，对革兰阳性菌、革兰阴性菌和厌氧菌均有杀菌活性，且几乎无耐药菌株产生，对各种内外眼部感染，包括铜绿假单胞菌感染均有效，亦无不良反应。

角膜真菌病局部用药中那他霉素的疗效较为确定，因常有其他部位的真菌感染，故需内服咪康唑或氟康唑治疗。

表 25-4 抗菌药点眼至适浓度

药品	点眼液(mg/ml)	眼膏(mg/g)
磺苄西林	10	
头孢甲肟	5	
庆大霉素	3～10	3
卡那霉素	5	5
阿米卡星	5	
小诺米星	3	
妥布霉素	3	
氧氟沙星	3	
诺氟沙星	3	
氯霉素	5	20
四环素	10	10
红霉素	5	5
克林霉素	5	10
那他霉素	50	50
两性霉素 B	1～5	5

二、结膜下注射

此种给药方法可提高抗生素药物在眼组织内的浓度，超过全身给药和外用点眼，适用于眼内感染和细菌性角膜溃疡。一般是应用 1 种水溶性抗生素，要有至适的浓度和 pH，每次注射 0.2 ml。其中各药的剂量分别规定为：氨苄西林 50 mg，甲氧西林 50 mg，磺苄西林 100 mg，头孢噻肟 50 mg，庆大霉素 10 mg，妥布霉素 20 mg，红霉素 10 mg，林可霉素 75 mg，万古霉素 15 mg，两性霉素 1～3 mg。

三、前房内注射

治疗全眼球炎等重症眼内炎时可在前房内注射适量抗菌药物，如结膜下注射后渗入前房内的氟喹诺酮类药物，治疗眼内炎的效果较好。但是，在一般情况下目前已不做前房内注射，以免引起药物性眼损伤。

四、玻璃体内注射

眼内炎早期可做抗生素玻璃体腔内注射。先抽出或切割吸出 0.5～1 ml 玻璃体，再注入适量抗生素。

五、全身用药

有不少眼部感染是全身性或其他脏器感染的眼部表现，譬如梅毒、结核、内脏真菌病、弓形虫病和败血症等；有时即使是局部感染，如淋病奈瑟球菌性结膜炎、眼部铜绿假单胞菌感染等，亦不应只做局部治疗，而应配合全身治疗，包括口服、肌内注射或静脉滴注抗生素。

参考文献

[1] Majumder PD, Ghosh A, Biswas J. Infectious uveitis: An enigma [J]. Middle East AfrJ Ophthalmol, 2017, 24(1): 2-10.
[2] Satpathy G, Behera HS, Ahmed NH. Chlamydial eye infections: Current perspectives[J]. Indian J Ophthalmol, 2017, 65(2): 97-102.
[3] Schoenberger SD, Kim SJ, Thorne JE, *et al*. Diagnosis and Treatment of Acute Retinal Necrosis: A Report by the American Academy of Ophthalmology [J]. Ophthalmology, 2017, 124(3): 382-392.
[4] Albert DM, Raven ML. Ocular Tuberculosis[J]. Microbiol Spectr, 2016, 4(6).
[5] Maycock NJ, Jayaswal R. Update on Acanthamoeba Keratitis: Diagnosis, Treatment, and Outcomes[J]. Cornea, 2016, 35(5): 713-720.
[6] Schwartz SG, Flynn HW Jr, Das T, *et al*. Ocular Infection: Endophthalmitis[J]. Dev Ophthalmol, 2016, 55: 176-188.
[7] Jhanji V, Chan TC, Li EY, *et al*. Adenoviral keratoconjunctivitis[J]. Surv Ophthalmol, 2015, 60(5): 435-443.

[南京医科大学第一附属医院(江苏省人民医院) 刘庆淮]

第二十六章　耳鼻咽喉感染和颈深部感染

第一节　抗感染局部机制和黏膜变态反应

黏膜免疫系统是抵抗致病微生物的第一道防线。从前鼻孔到喉的上呼吸道黏膜是首先受空气传染侵袭的组织。因此，耳鼻咽喉器官病理生理状态不仅与呼吸道疾病相关，还与全身免疫反应性有着非常重要而密切的关系。过去受解剖学观念的限制，病理和疾病都按器官系统进行研究和表述，而忽视了相互联系和影响。作为人体的重要“门户”，上呼吸道正常菌群、免疫防御机制和免疫反应性直接或间接地与人体其他部位的疾病有一定相关性。除正常菌群另有专论外，本章有必要就下列专题做一简单介绍。

一、局部抗感染机制

在黏膜免疫机制中，除了机械防御和酶防御外，体液免疫防御起重要作用。最重要的是分泌性 IgA(sIgA)的下降，是各种复发性炎症如中耳炎、鼻窦炎或其他呼吸道炎症的发病原因。在呼吸道黏膜中还可发现产生 IgE 的浆细胞。在黏膜表面，其他免疫球蛋白(IgG、IgM)也可能存在，但在正常情况下只有极少量扩散到表面。继病毒感染之后在分泌物中还可检测到干扰素。溶菌酶补体免疫球蛋白系统是参与溶菌作用的局部防御机制。黏膜免疫的另一部分是细胞免疫。在呼吸道分泌物中有巨噬细胞和淋巴细胞，它们显示细胞免疫的特性。在分泌物中还有粒细胞，某些补体因子(C3a、C5a、C5、C6、C7)参与粒细胞的吞噬作用。

1. *鼻黏膜免疫排除功能*　鼻腔分泌物内的抗菌物质非常有效，纵然鼻前庭污染严重，除非用特殊方法，一般很难在正常鼻腔的后部获得阳性细菌培养。此外，免疫活性物质还存在于组织内、上皮中及黏膜下层。任何颗粒性或细菌性污染物即使穿过这些防线，亦还会遇到吞噬细胞。鼻腔有高效的过滤功能，可清除吸入空气中的颗粒、有害气体和微生物。微生物形成积聚或包于水滴内者易滞留于鼻腔，绝大多数空气传播的微生物被黏液层中的抗体迅速破坏，单个细菌或附着于干燥飞沫核上的微生物则易穿过鼻腔进入气道下部，甚至远达肺部，在该处弥散沉淀。黏液纤毛清除功能(mucociliary clearance)是上下呼吸道主要的自我清洁机制。完好的黏液纤毛清除功能对鼻窦引流极为重要。鼻窦内的黏液总是流向窦口，引流入鼻腔。黏液纤毛运输速度正常时，通常没有机会发生感染。然而，一些因素可损害纤毛摆动的效能，如水样分泌过多、分泌异常黏稠、流动缓慢或黏膜干燥、有害气体、局部用药、急性感染、Kartagener 综合征等。局部或整个黏液纤毛功能障碍使得细菌或病毒在气道长时间停留，于是呼吸道成为滋长感染的理想环境。由于气道各节段紧密相连，炎症很少局限于单个节段。如鼻腔黏膜发炎时，鼻窦几乎总是被累及，临床上表现为鼻-鼻窦炎。如感染下行，深部呼吸道也可受累，如鼻窦支气管综合征(sinobronchial syndrome)。

2. *扁桃体的免疫功能* 咽淋巴环包括腭扁桃体(简称“扁桃体”)、咽扁桃体(腺样体)、舌扁桃体、咽后壁淋巴样组织和咽鼓管扁桃体。扁桃体有屏障和防御细菌及其他外来因子侵入的作用。扁桃体处于呼吸道和消化道入口处，该处微生物含量很高。外来抗原侵袭时，扁桃体首先捕捉抗原，局部产生抗体，并有弥散的淋巴细胞作为信使，动员全身的防御机制。其功能机制列举如下。① 免疫监视：扁桃体和腺样体与吸入气流和食物内的各种细菌接触，含有细菌的分泌液则连续而缓慢地流过淋巴样组织，从而刺激人体制造抗体，以抵御来自鼻腔和口腔的微生物。② 捕捉抗原：扁桃体不仅是接触抗原的重要场所，而且具有捕捉抗原的能力。扁桃体在免疫过程中起区域淋巴结和非区域淋巴结的双重作用，实行对各种抗原的最初捕获。捕捉抗原后信使淋巴细胞经胸导管进入血液，到达各淋巴器官传播免疫反应。③ 产生抗体：一系列实验证明，扁桃体能产生各种抗体，包括 IgG、IgA、IgM、IgD 和 IgE。扁桃体中的 IgA 大多是分泌型的，是产生 IgA 的重要器官。④ 局限感染：咽淋巴样组织起上呼吸道“滤器”的作用，且可帮助局限经口、鼻进入机体的感染。

3. *中耳黏膜的局部免疫机制* 中耳黏膜不仅同样有黏液纤毛系统，而且其固有层含有大量淋巴细胞和浆细胞，黏膜下层有产生 IgG 和 IgA 的浆细胞，黏膜上皮表面也有形成 sIgA 的分泌片。还存在溶菌酶、乳铁蛋白和补体，继黏膜的病毒感染后还可检测到干扰素。黏膜下层有吞噬细胞，在毛细血管壁周围也发现了脱落的肥大细胞。

二、变态反应与感染

机体对抗原的特应性(atopy)能影响呼吸道对感染的反应，反过来，感染又能影响机体的变应性致敏(allergic sensitization)。当机体同时遭受变应原(过敏原)与病毒两者侵袭时能发生相互作用。上呼吸道变态反应炎症现象促使患者易频发和加重上呼吸道病毒或细菌性感染。

1. *变应性鼻炎与上呼吸道感染* 变应性鼻炎(allergic rhinitis)使患者易频发和加重上呼吸道感染，因前者导致黏附分子如细胞间黏附分子1(ICAM-1)在上皮细胞表达上调，ICAM-1 是鼻病毒主要受体，从而可增加组织对鼻病毒的易感性。反之，上呼吸道病毒感染同样可使变应性鼻炎起病或发病，因在感冒期间肥大细胞聚集在鼻黏膜内，加重伴随的变态反应现象。

2. *变应性哮喘与感染* 呼吸道感染与哮喘有重要关系，前者可引发喘鸣和加重哮喘症状。流行病学研究发现，加重哮喘症状的感染微生物常是呼吸道病毒。呼吸道合胞病毒(RSV)是婴儿期哮鸣最常见的原因，而鼻病毒为大龄儿童和成人哮鸣以及加重哮喘症状的主要触发者，其他呼吸道病毒如副流感病毒、流感病毒、腺病毒和冠状病毒也与加重哮鸣和哮喘症状有关。现有证据有力支持病毒感染是导致哮喘患者症状急性加重的主要原因。病毒可引起上皮损伤，从而增加变应原与免疫细胞的接触。反之，临床上患哮喘的特应性儿童比非特应性哮喘儿童罹患更多次普通感冒。据了解，白介素13(IL-13)是变应性气道炎症的关键性细胞因子，它减少纤毛摆动频率，减慢黏液纤毛清除，从而有利于病毒对黏膜的侵袭。

3. *变应性鼻炎与鼻窦炎* 这两种疾病的症状在某种程度上重叠，鼻塞和鼻漏是两病的主症。此外，变应性鼻炎还有打喷嚏、鼻痒和(或)眼痒，鼻窦炎有头痛、面部压迫感、后鼻漏和(或)嗅觉障碍等症状。鼻部症状是诊断的先决条件，变态反应助长急性或慢性鼻窦炎发病。急性和慢性鼻窦炎患者对吸入变应原过敏的比例很高，占接受修正鼻窦手术患者的84%。一些病理生理学机制有助于解释变应性鼻炎与鼻窦炎的关系。首先，鼻黏膜变应性炎症引起黏膜水肿，导致黏液在窦口鼻道复合体(ostiomeatal complex)引流受阻，分泌物在窦腔内潴留是鼻窦炎发病基础。其次，吸入变应原除在鼻黏膜上沉积外，还可以直接到达鼻窦黏膜，在窦腔内引起变应性炎症，导致黏膜肿胀和黏液潴留。变应性鼻炎患者变应原激发试验在半数被检患者中引起窦腔模糊，慢性鼻窦炎的上颌窦灌洗液内容物与变应性鼻炎患者鼻腔灌洗液类似。文献报道，致敏患者用柏树花粉做鼻腔单侧激发试验后，CT扫描显示对侧鼻窦黏膜增厚，支持致敏患者吸入变应原后通过全身途径引起鼻窦炎。

［南京医科大学第一附属医院（江苏省人民医院） 殷明德］

第二节 咽炎、扁桃体炎

急性咽炎(acute pharyngitis)是指各种致病微生物引起的咽黏膜和黏膜下组织的急性炎症综合征，常为急性上呼吸道感染的一部分，也可以是一种咽部的局限性炎症。当炎症局限于腭扁桃体时则称为急性扁桃体炎(acute tonsillitis)。两者在季节更替、气候变化时容易发病，尤多发于儿童与青年，可反复发作或形成病灶。

急性咽炎、扁桃体炎反复发作，或存在上呼吸道慢性炎症、各种理化因素的长期刺激、机体抵抗力低下等因素，则上述炎症可表现为慢性过程。

【病原学和发病机制】

咽炎、扁桃体炎可以是病毒或细菌感染，通常以病毒感染发病，继发条件致病菌感染。过敏体质以及存在上呼吸道解剖结构异常的个体，继发细菌感染的概率大大增加。绝大多数轻症咽炎、扁桃体炎由鼻病毒、冠状病毒引起；柯萨奇病毒、腺病毒、单纯疱疹病毒、流感病毒等所致者临床症状较重。主要致病细菌为A组乙型溶血性链球菌(GAS)，尤其是儿童患者，该菌的致病率可高达50%，冬季易患病。C组和G组溶血性链球菌与食物传播的咽炎、扁桃体炎关系密切，前者还是急性咽炎区域性传播的常见病原。其他致病菌包括卡他莫拉菌、白喉棒状杆菌、淋病奈瑟球菌、肺炎支原体、肺炎衣原体、厌氧菌、螺旋体等。

正常人咽部和扁桃体隐窝内存在多种病原体，机体防御功能正常时并不发病，但在受凉、过度疲劳、过热，以及在机体内环境改变、反应性降低等影响下，原来具有保护作用的咽淋巴环常可变为病原体的入侵门户，扁桃体和腺样体作为处理感染物质和其他抗原的免疫器官反而成为感染灶。首发病毒感染和继发细菌感染可能是发病的始发机制，而环境因素、宿主因素、抗生素的使用、生态环境和饮食等可能起协同作用。

咽炎、扁桃体炎的病理机制尚未完全阐明，不同病原微生物的致病过程也不尽相同。在鼻病毒感染的志愿者发现有缓激肽和赖氨酰缓激肽存在，两者均为已知的炎性介质，可刺激咽部神经末梢产生痛觉。动物实验中，用缓激肽行鼻内激发，也可产生咽痛症状。一些病毒如腺病毒、呼吸道合胞病毒(RSV)、柯萨奇病毒等，可直接侵犯咽部黏膜，导致炎性反应。化脓性链球菌合成一系列细胞外因子，包括红疹毒素、溶血素、链激酶、脱氧核糖核酸酶、蛋白酶和玻璃酸酶，这些因子已知或可能有重要致病作用。

病毒感染的病理变化表现为扁桃体和咽黏膜充血、水肿。单纯疱疹病毒和柯萨奇病毒感染可在口、咽部形成水疱和黏膜溃疡，前者还可导致严重的齿龈炎。腺病毒和EB病毒(EBV)感染可产生炎性渗出，引起咽淋巴样组织增生。链球菌性咽、扁桃体炎常引起强烈的咽黏膜反应，可致咽腔各壁和扁桃体渗出及黏膜下出血，重者可化脓。扁桃体隐窝上皮炎症和缺损产生慢性隐窝炎和隐窝阻塞，导致隐窝碎屑淤滞和抗原性物质存留，最终引起慢性感染。

【临床表现】

1. *急性咽炎* 症状轻重取决于患者年龄、机体抵抗力及致病微生物的毒力。一般起病较急，初觉咽部干燥、灼热、痒、咳嗽，继之出现咽痛，空咽时加剧，疼痛可放射至耳部。重症患者可有寒战、高热、头痛、全身不适、食欲缺乏、恶心呕吐等全身症状。患者咽黏膜呈急性弥漫性充血、肿胀，咽后壁淋巴滤泡及咽侧索隆起充血。感染较重时，悬雍垂及软腭也水肿，咽后壁淋巴滤泡中央可出现黄白色点状渗出物。下颌角淋巴结肿大、压痛。

2. *急性扁桃体炎* 与急性咽炎相似，发热、咽喉痛、吞咽困难和颈淋巴结肿痛为主要症状。检查可见炎症局限于扁桃体，表现为扁桃体充血、肿大，其表面或隐窝口有渗出物。如果 1 年内急性扁桃体炎反复发作 4 次以上；或连续 2～3 年，每年发作 3 次以上，则称为复发性急性扁桃体炎。

3. *慢性咽炎、扁桃体炎* 表现为慢性咽喉痛、口臭、扁桃体碎屑过多(扁桃体结石)、咽部黏膜或扁桃体周围充血和颈淋巴结肿大持久而压痛。

急性炎症向邻近组织扩展，可发生扁桃体周围炎和周围脓肿，也可引起急性中耳炎、急性淋巴结炎、咽旁脓肿、鼻窦炎和下呼吸道感染。全身并发症有风湿热、急性关节炎、心肌炎及急性肾炎等。慢性咽炎、扁桃体炎的主要危害是该感染病灶与急性肾炎、风湿性关节炎、风湿热、心脏病、长期低热等关系密切。

【诊断和鉴别诊断】

根据病史、临床表现不难做出诊断。一些表现如咽部或扁桃体渗出物、淋巴结压痛、皮疹等有助于鉴别诊断。出现皮疹提示有化脓性链球菌、溶血性棒状杆菌、艾滋病病毒(HIV)和 EBV 感染的可能。

病毒性咽炎的病原学诊断对治疗无指导意义，不必常规进行；而正确区分细菌种类，有利于进行合理抗菌治疗。取咽拭子标本做常规抗原检测(乳胶凝集试验)或细菌培养是最有价值的病原学诊断方法。前者简单易行，并迅速得到结果，可用于抗原检测的常见致病微生物包括各种乙型溶血性链球菌、腺病毒、副流感病毒等。因 A 组链球菌可致风湿热，应作为常规重点检测。

急性咽炎、扁桃体炎需与如下疾病鉴别：传染性单核细胞增多症、白喉、猩红热、膜性溃疡性咽峡炎、粒细胞缺乏症、天疱疮等。需与慢性扁桃体炎鉴别的主要疾病有扁桃体角化症、扁桃体肿瘤和扁桃体症状性肥大。

【治疗】

1. *一般治疗* 适当休息，多饮水和进食易消化食物。局部应用含片含化，复方硼砂溶液等漱口，采用 1%～3%碘甘油涂抹咽后壁肿胀的淋巴滤泡，可起到局部消炎作用，有利于减轻咽部不适感和咽部疼痛。中成药如六神丸、牛黄解毒丸等有助于减轻症状。

2. *抗感染治疗* 对细菌感染者，首选治疗为青霉素 G 160 万 U，肌内注射或静脉注射，每 6 小时 1 次，或青霉素 V 钾 0.25 g，口服，每日 4 次。对青霉素过敏者可用头孢呋辛酯 0.25 mg，口服，每日 3 次。疗程均为 10 日。儿童患者首选青霉素 G 5 万 U/kg，肌内注射，每 6 小时 1 次，或青霉素 V 钾 12 mg/kg，口服，每 6～8 小时 1 次。也可用阿莫西林 10～15 mg/kg 或阿莫西林/克拉维酸(15～25/2.14～4.28)mg/kg，口服，每 6～8 小时 1 次；或头孢羟氨苄 15～25 mg/kg，口服，每 12 小时 1 次。疗程均为 10～14 日。备选治疗为头孢克洛 10～15 mg/kg，口服，每 8 小时 1 次；头孢丙烯 15 mg/kg，口服，每 12 小时 1 次；头孢呋辛酯 10～15 mg/kg，口服，每 12 小时 1 次；头孢地尼 8 mg/kg，口服，每 12 小时 1 次；头孢泊肟酯 5 mg/kg，口服，每 12 小时 1 次；或克林霉素 7.5 mg/kg，口服，每日 1 次。青霉素或头孢菌素过敏者，可采用阿奇霉素 20 mg/kg，口服，每日 1 次，疗程 3 日，或 12 mg/kg，口服，每日 1 次，疗程 5 日；或克拉霉素 7.5 mg/kg，口服，每 12 小时 1 次，疗程 10～14 日。对于证实为 GAS 扁桃体炎复发者，首选头孢地尼 8 mg/kg 或头孢泊肟酯 5 mg/kg，口服，每 12 小时 1 次，疗程 10～14 日。

3. *手术治疗* 扁桃体切除术适用于保守治疗无效的频发性化脓性扁桃体炎，造成呼吸、吞咽障碍的阻塞性扁桃体肥大，或病灶性扁桃体炎患者。

【预防】

病毒感染大多通过飞沫、手口的接触以及公用器具、餐具等传播，主要预防措施是勤洗手和防止口腔分泌物播散(使用口罩、手帕等)。病毒疫苗的开发对降低呼吸道感染的发病率具有重要意义，尤其是儿童。麻疹、流感、副流感、腺病毒疫苗已经成功在临床应用，另有一些疫苗如RSV疫苗尚在研制中。金刚烷胺和金刚乙胺能有效地防止A型流感。

链球菌性咽炎、扁桃体炎多为近距离接触传播，但目前尚无相应疫苗问世。对曾经因A组链球菌感染导致风湿热者，建议肌内注射长效青霉素进行预防，具体用法为：成人120万U肌内注射，每月1次。白喉杆菌、流感嗜血杆菌等感染可进行主动免疫。

第三节 喉炎、会厌炎

喉部为上呼吸道的重要组成部分，自上而下可划分为声门上区、声门区和声门下区三部分，其中声门区为最狭窄部位。急性喉炎(acute laryngitis)是指累及声门区(声带)和声门下区黏膜的急性炎症，占耳鼻咽喉疾病的1%～2%；除少数患儿病情较重外，预后一般良好。喉部急性炎症累及或局限于声门上区者称为急性声门上喉炎或急性会厌炎(acute epiglottitis)，该病病情凶险，处理不当可因急性窒息而危及生命。

【病原学和发病机制】

急性喉炎通常为急性上呼吸道感染的一部分，引起急性喉炎的常见呼吸道病毒有流感病毒、鼻病毒、腺病毒、副流感病毒、柯萨奇病毒、冠状病毒等，其中副流感病毒仅引起儿童和青少年喉炎，也是婴幼儿喉炎和哮吼最常见的病原体。细菌感染多见于急性喉气管支气管炎(acute laryngotracheobronchitis)或哮吼患者，常继发于病毒感染，主要致病菌有流感嗜血杆菌、肺炎链球菌、金黄色葡萄球菌和溶血性链球菌。急性会厌炎绝大多数由乙型流感嗜血杆菌引起，其他病原菌有A组乙型溶血性链球菌、葡萄球菌、肺炎链球菌、克雷伯菌属、副流感嗜血杆菌、假单胞菌属等，而病毒感染与急性会厌炎的关系尚不明确。

病原菌直接侵犯喉部黏膜及其所释放的炎性因子是急性喉炎及会厌炎发生的基本机制。起病时喉部黏膜充血，有多形核白细胞浸润，组织内渗出液积聚形成水肿。炎症继续发展或继发细菌感染，渗出液可为脓性或形成假膜。若有上皮损伤和脱落，可形成溃疡。由于声门下区外侧有环状软骨支撑，因此，炎症引起的黏膜肿胀仅向气道内发展，引起气道狭窄。儿童声门下组织较松弛，黏膜水肿反应较成人更为强烈，可因此导致呼吸困难、特征性的哮吼样咳嗽和喉喘鸣，甚至窒息致死。

会厌炎乃会厌及其周围组织的急性蜂窝织炎，主要表现为会厌高度充血、肿胀，其厚度有时可达正常组织的6～7倍；邻近结构如杓会厌皱襞、室带也可充血肿胀，但不如会厌明显。高度肿胀的会厌常快速阻塞气道，引起吸气性呼吸困难。主要组织病理学特点为弥漫性多形核淋巴细胞浸润和炎性水肿。炎症如未及时控制，有时可形成会厌脓肿。

【临床表现】

1. 急性喉炎　声音嘶哑为主要症状，一般持续2～5日。轻者音质改变，音调变低、变粗；重者发声嘶哑，甚至失声。其他常见症状有喉痛、咳嗽、咳痰。婴幼儿气道狭小，易出现呼吸困难和“空空样”或“犬吠样”咳嗽，有时可闻及喉鸣音。哮吼昼轻夜重，卧床时更明显，故婴幼儿喉炎夜间就诊者颇多。患者常伴鼻部及咽部炎症表现，而全身症状不突出。继发细菌感染者可突发高热和呼吸困难，其症状与急性会厌炎极为相似。

喉部检查可见声带、杓会厌皱襞充血肿胀，病变可累及室带、会厌，黏膜表面有时可见黏液性分泌物和浅表溃疡。如为链球菌感染或白喉，咽喉腔各壁可有稠厚分泌物或假膜。

2. *急性会厌炎*　本病多累及大龄儿童和成人，一般2～6小时出现各种症状，病史很少有超过6～12小时者。可有寒战、高热、全身酸痛不适和食欲减退等，小儿可迅速衰竭。咽喉疼痛和吞咽困难：多数患者有咽喉疼痛，吞咽时加剧；吞咽困难可很快发生，轻者自觉咽喉部有异物感，重者饮水咳呛，张口流涎。呼吸困难：以吸气性呼吸困难为主，气道严重阻塞者伴高音调吸气性喉鸣；说话可含糊不清，但无急性喉炎特征性的“犬吠样”咳嗽和声嘶。在小儿和成人暴发型者，病情进展极快，可迅速引起窒息。发热、呼吸困难和易激惹为本病三大主要症状。患者呈急性病容，呼吸道阻塞的患儿常颈部前伸，张口流涎，焦虑、惊恐。

检查可见咽黏膜基本正常；而会厌充血肿胀，甚至水肿如球状，如已形成脓肿，则见局部膨隆，其上有黄色脓点、脓头或溢脓小瘘口；声带常难以窥见。

【诊断和鉴别诊断】

急性喉炎根据病史，结合间接喉镜检查发现声带充血、肿胀，诊断即明确。对于主诉咽痛、吞咽困难，而口咽部检查无明显炎症表现，发声不嘶哑者，应高度怀疑急性会厌炎，常规的喉部检查是确诊本病的最佳方法。为呼吸困难者做喉镜检查宜十分慎重，必要时应在手术室进行，并做好抢救准备。

会厌明显肿胀者，颈部侧位X线摄片可见声门上区有肿大的软组织阴影——拇指征。注意颈部侧位片检查过程中有可能发生严重意外，不宜常规进行。外周血和会厌分泌物培养有助于查找病原菌，尤其在患儿，流感嗜血杆菌菌血症发生率几乎为100%。

本组疾病应重点与其他可引起声音嘶哑及急性上呼吸道梗阻的疾病鉴别，如急性喉气管支气管炎或哮吼、白喉、变应性喉水肿、呼吸道异物和乳头状瘤、咽后间隙脓肿、扁桃体周围脓肿、细菌性气管炎、喉囊肿及血管瘤、声门下喉狭窄、毒性上皮坏死溶解症、舌扁桃体炎等。对有喉部炎症表现而无明确感染征象的患者，应考虑胃食管反流的可能。

儿童急性会厌炎与急性喉炎或喉气管炎有时难以区分。会厌炎好发于3岁以上儿童，起病急骤，一般无“犬吠样”咳嗽和声音嘶哑。喉炎及哮吼常继发于上呼吸道感染，起病相对缓慢，好发年龄为3月龄至3岁，病程较长(1周)。此外，哮吼患者常取仰卧位，无会厌炎患儿特征性的吞咽困难和流涎表现，颈部侧位片显示气道阻塞部位位于声门下区——尖塔征。

【治疗】

依据病情严重程度及患者的年龄综合选择治疗方案。

1. *急性喉炎*　以病毒感染为主(占90%)，不必常规使用抗菌药物。轻症患者无需特殊治疗，适当注意声带休息，辅以气道湿化，必要时少量应用糖皮质激素和解热镇痛药等对症处理，一般能很快痊愈。合并细菌感染时，可经验性地针对流感嗜血杆菌、肺炎链球菌、溶血性链球菌等进行治疗，优先选择头孢菌素或喹诺酮类(18岁以下禁用)抗菌药物。

小儿急性喉炎症状较重者或炎症波及气管、支气管者，治疗的重点是解除呼吸道阻塞，及早应用足量、广谱抗菌药物以控制继发性细菌感染。有气道阻塞症状时，给予糖皮质激素治疗，如泼尼松、甲泼尼龙1～2 mg/kg或地塞米松0.2～0.4 mg/kg，口服或静脉注射，每日1次。对重度喉阻塞或经药物治疗后症状未能缓解，甚至病情加重者，应尽早施行气管切开术或气管内插管。患者极易出现水、电解质紊乱和循环功能衰竭，应予高度重视。此外，应常规给予氧气吸入，尽量避免患儿哭闹，以免加重呼吸困难。必要的气道湿化有助于分泌物排出。

2. *急性会厌炎*　患者宜住院观察，治疗原则为保持呼吸道通畅和控制感染。

(1) 保持呼吸道通畅：原则上，重症患儿一旦确诊应立刻行气管内插管或气管切开术,单纯的药物治疗和等待观察将会延误病情。气管插管一般可在抗菌药物治疗 24～48 小时后拔除。对于尚无气道阻塞表现的成年患者,主张先予保守治疗和严密观察,观察过程中一旦出现呼吸困难,则立刻建立人工气道。咽部分泌物较多且吞咽困难者、年老体弱咳嗽功能较差者以及发生严重并发症者,应尽早行气管切开术。

(2) 抗感染治疗:诊断明确后即刻给予抗感染治疗,首选抗菌药物为头孢曲松 1 g,静脉注射,每日 1 次,或头孢噻肟 1～2 g,静脉注射,每 6～8 小时 1 次,疗程 5～7 日。儿童患者剂量为头孢曲松 50 mg/kg,静脉注射,每日 1 次,或头孢噻肟 50 mg/kg,静脉注射,每 8 小时 1 次。备选治疗可采用氨苄西林/舒巴坦(25～50/12.5～25)mg/kg,静脉注射,每 6 小时 1 次;阿莫西林/舒巴坦(30/15)mg/kg,静脉注射,每 6～8 小时 1 次;或阿莫西林/克拉维酸(30/6)mg/kg,静脉注射,每 6～8 小时 1 次。疗程均为 5～7 日。如有细菌培养结果,则根据药敏试验选用有效药物。

(3) 应用糖皮质激素:既可治疗和预防会厌水肿,同时又有非特异性抗炎、抗过敏和抗休克等作用。一般成人用量为:地塞米松 10～20 mg 或甲泼尼龙 80～120 mg,静脉注射,每日 1 次。儿童激素用量同急性喉炎。事实证明,激素和抗生素联合应用在绝大部分患者可获得良好的效果,但对于已有呼吸道阻塞症状者以及在少数病情发展较快的患者,单纯的药物治疗和观察有较大风险,应尽早行气管切开术。

【预防】

大力开发各种抗病毒疫苗、防治上呼吸道感染是降低急性喉炎发病率的重要环节。急性会厌炎的发病常难以预测,据报道,采用乙型流感嗜血杆菌疫苗接种可有效减少儿童急性会厌炎的发生。

[南京医科大学第一附属医院(江苏省人民医院) 陆美萍 邢光前 程雷]

第四节 化脓性中耳炎

化脓性中耳炎是细菌感染引起的中耳黏膜甚至骨膜或深达骨质的急、慢性化脓性炎症。急性化脓性中耳炎(acute suppurative otitis media)多见于儿童,病变主要位于鼓室,临床上以耳痛、耳漏、鼓膜充血、穿孔为特点。慢性化脓性中耳炎(chronic suppurative otitis media)病变不仅位于鼓室,还常侵犯鼓窦、乳突和咽鼓管,处理不当可引起严重的颅内、外并发症而危及生命。

【病原学和发病机制】

1. 急性化脓性中耳炎　常见的病原菌为肺炎链球菌、流感嗜血杆菌、卡他莫拉菌、A 组链球菌、金黄色葡萄球菌、革兰阴性杆菌等,其中前两者儿童居多。但 6 周龄以下婴儿革兰阴性杆菌感染约占 20%,这些杆菌包括大肠埃希菌、肺炎克雷伯菌和铜绿假单胞菌。产生 β-内酰胺酶的中耳耐药病原菌包括流感嗜血杆菌、卡他莫拉菌、金黄色葡萄球菌和很多厌氧菌,此类细菌对青霉素和氨苄西林产生耐药性,在治疗复发性和顽固性中耳炎时需考虑使用其他抗菌药物。近来肺炎链球菌对青霉素的耐药性日益增长。

咽鼓管功能不良是中耳炎发病机制中最重要的环节。临床上,除少数病例细菌经由外伤性鼓膜穿孔侵入中耳外,大多数中耳炎起源于鼻咽感染。疾病初期,咽鼓管咽口黏膜充血水肿,随后黏膜下层的淋巴组织增生使管腔进一步狭窄,中耳通气功能损害导致渗出液在中耳积聚,结果中耳极易遭受来自鼻咽部细菌的感染。呼吸道病毒感染在急性中耳炎发病机制中可能起协同作用,而机体的抵抗力和细菌的毒力决定化脓性中耳炎的发生和转归。

按疾病发展过程,可分为 4 个阶段。① 炎症期：初期中耳乳突黏膜及骨膜充血、水肿，鼓膜充血；继之中耳腔出现浆液纤维性渗出，使鼓膜外膨。② 化脓期：鼓膜破裂，流出浆液血性分泌物，继之为黏液脓性。中耳和乳突小气房黏膜明显充血增厚，阻塞鼓窦口，致乳突引流障碍。③ 并发症期：主要为急性乳突炎，因乳突腔引流障碍所致。此时，乳突内充满高度水肿的肉芽样黏膜组织和黏脓性分泌物，气房骨壁吸收、融合，炎症沿导血管和骨缝侵及乳突外骨膜。如予正确处理，上述过程可逆转，反之，炎症向静脉窦、脑膜及内耳延伸，导致各种并发症。④ 恢复期：感染被控制，炎症逐渐消退，鼓膜穿孔愈合或成为永久性穿孔；黏膜水肿缓慢消退，少量无菌性积液在乳突内持续存在可达数年之久，而无临床症状。

2. *慢性化脓性中耳炎* 病程迁延达 8 周以上的中耳炎为慢性化脓性中耳炎。最常见的病原菌是革兰阴性杆菌和厌氧菌，其中以铜绿假单胞菌最多见。其他常见的细菌有金黄色葡萄球菌、棒状杆菌属和肺炎克雷伯菌，另外还有奇异变形杆菌、普通变形杆菌、表皮葡萄球菌、溶血性链球菌、大肠埃希菌等。病程较长者常出现两种以上细菌的混合感染。胆脂瘤可继发于慢性化脓性中耳炎，而慢性化脓性中耳炎也常继发于胆脂瘤的细菌感染，以厌氧菌较多见，包括拟杆菌属、消化球菌属、消化链球菌属和痤疮丙酸杆菌。

导致中耳炎症迁延不愈的因素包括：① 鼻和咽喉部慢性感染或咽鼓管解剖变异引起的长期咽鼓管功能不良。② 持续性鼓膜穿孔。③ 中耳鳞状上皮化生或存在其他不可逆性病变。④ 瘢痕、增厚的黏膜、息肉、肉芽组织或鼓室硬化灶的存在，使中耳或乳突腔长期引流障碍。⑤ 乳突死骨或持续性骨髓炎。⑥ 体质因素，如过敏体质和机体防御功能低下等。

由于反复感染所致的组织破坏、愈合和瘢痕形成等，使该病的病理过程存在较大的个体差异。具体表现如下。① 鼓膜穿孔：可为中央型、边缘型或位于松弛部，大小不一。鳞状上皮通过穿孔边缘向中耳腔生长，如长入上鼓室，可形成内陷袋，继发胆脂瘤。② 中耳黏膜：静止期可完全正常、增厚或覆盖有移行、化生的鳞状上皮；活动期可充血增厚（如存在过敏因素，则黏膜苍白水肿），产生黏液或黏脓性分泌物。鼓室内可存在胆固醇肉芽肿、硬化灶、炎性肉芽组织、息肉和胆脂瘤等多种病理改变。黏膜下有圆形细胞、巨细胞等浸润，杯状细胞及腺体分泌活跃。③ 听小骨：完整或不同程度破坏，取决于病变程度。④ 乳突：乳突气化不良或完全呈硬化型，鼓窦小于常人。病情较重者，中耳乳突骨质可继发性出现骨炎和（或）骨髓炎，导致死骨形成和耳内持续流出恶臭的脓性分泌物。

【临床表现】

1. *急性化脓性中耳炎* 临床症状包括以下几种。① 全身症状：轻重不一，可有畏寒、发热、食欲缺乏；小儿常有呕吐、腹泻等消化道症状。鼓膜穿孔后体温迅速下降，全身症状明显减轻。② 耳痛：耳道深部跳痛或刺痛，可向同侧头部或牙齿放射，吞咽及咳嗽时加重，鼓膜穿孔后疼痛顿减。③ 耳漏：鼓膜穿破后耳内有分泌物流出，初为血性，继之为黏脓或脓性。④ 听力减退：不同程度听力下降。⑤ 其他：可有耳闷、耳鸣，偶伴眩晕。

检查可见鼓膜充血、肿胀，可向外膨出。鼓膜穿孔一般为中央型，较小，有时可见鼓膜表面有闪烁搏动的光点，或见脓液从此处搏动性流出（灯塔征）。鼓窦及乳突区可有压痛。纯音测听患耳呈传导性听力损失，合并内耳损害者听力损失为混合性。

2. *慢性化脓性中耳炎* 突出的临床特征为永久性鼓膜穿孔、持续或间歇性耳漏及听力障碍，如持续性流脓则为活动期，否则为静止期。临床常见的鼓膜干性穿孔也列入静止期。部分病例可伴有病灶内鳞状上皮组织增生，合并形成中耳胆脂瘤。

检查可见鼓膜穿孔多位于紧张部，大小不等，可分为中央性和边缘性两种。鼓室内有黏脓或脓性分泌物，黏膜充血、肿胀或增厚，有肉芽、息肉。纯音测听示传导性或混合性听力损失，程度轻重不一。颞骨CT扫描如炎症局限于鼓室黏膜,乳突多为气化型;如有骨疡、肉芽生长等病变,乳突多为板障型或硬化型,气房模糊,内有软组织影。

3. 耳源性并发症　化脓性中耳炎引起的颅内外并发症称为耳源性并发症,严重时危及生命。① 颅外并发症:包括颞骨内和颞骨外并发症,前者有迷路炎、岩锥炎、周围性面瘫;后者如耳后骨膜下脓肿及瘘管、耳源性颈部脓肿(二腹肌下脓肿、颈深部脓肿等)。② 颅内并发症:包括乙状窦血栓性静脉炎、硬脑膜外脓肿、硬脑膜下脓肿、耳源性脑膜炎、耳源性脑脓肿、耳源性脑积水等。由于解剖位置特殊,耳源性并发症常危及生命,属于危重急症。

【诊断和鉴别诊断】

根据典型病史、症状和检查,化脓性中耳炎不难诊断。急性化脓性中耳炎可并发急性乳突炎,主要发生于气化型乳突,儿童较多见。慢性化脓性中耳炎不同类型病变的预后及处理原则不同,应重点结合影像学和(或)耳镜检查结果,对病变类型做出具体诊断。中耳腔分泌物培养对进一步明确致病菌及选择抗菌药物有一定帮助,尤其适合于疑为特殊感染及药物控制效果不佳者。

中耳炎诊治中的一个重要环节是必须时刻警惕是否存在并发症或预估各种并发症的发生风险。临床上如遇下列任一情况,应引起高度重视:① 急性感染持续2周以上。② 2周内症状反复。③ 慢性感染突然恶化,尤其是耳道流恶臭分泌物。④ 治疗过程中分泌物仍带恶臭。⑤ 耳道流脓突然停止。⑥ 乙型流感嗜血杆菌或厌氧菌所致的中耳炎。患者如有恶心、呕吐、剧烈头痛、寒战、高热(尤其呈弛张热型)等表现,则发生颅内并发症的可能性较大。

急性化脓性中耳炎应与急性外耳道炎和疖肿鉴别。后两者耳郭有牵拉痛,外耳道肿胀变窄,一般无黏脓性分泌物,鼓膜正常或因耳道狭窄而不可见。慢性化脓性中耳炎应与慢性肉芽肿性鼓膜炎、隐匿性乳突炎、中耳癌、结核性中耳炎等鉴别。少数中耳炎迁延不愈可能与存在鼻、鼻咽部病变有关,应注意检查排除,尤其要防止鼻咽癌的漏诊。

【治疗】

1. 急性化脓性中耳炎　治疗原则为控制感染、通畅引流和去除病因。

(1) 一般治疗:注意休息,调节饮食,疏通大便。全身症状重者加强支持疗法。积极治疗鼻、咽部疾病。

(2) 抗感染治疗:成人急性化脓性中耳炎首选阿莫西林0.5～1.0 g,口服,每日3次,疗程7～10日。也可采用阿莫西林/克拉维酸、头孢呋辛酯、头孢地尼、阿奇霉素、克拉霉素等抗菌药物。鼓膜穿孔后参照脓液细菌学培养结果调整用药。如并发急性乳突炎,轻症治疗同中耳炎,重症患者首选头孢噻肟1～2 g,静脉注射,每6～8小时1次,或头孢曲松1 g,静脉注射,每日1次。控制感染务求彻底,以防发生耳源性并发症或转为慢性。

对于儿童急性化脓性中耳炎,① 近1个月未用抗菌药物者:首选大剂量阿莫西林25～30 mg/kg,口服,每6～8小时1次。也可选择头孢羟氨苄15～25 mg/kg,口服,每12小时1次;头孢呋辛酯10～15 mg/kg,口服,每12小时1次;头孢克洛10～15 mg/kg,口服,每8小时1次;或头孢丙烯15 mg/kg,口服,每12小时1次。疗程均为7～10日。抗菌药物治疗>10日不愈者为持续性中耳炎,需根据细菌学检查及药敏结果调整用药。② 近1个月曾用抗菌药物者:首选大剂量阿莫西林25～30 mg/kg,口服,每6～8小时1次,或7∶1阿莫西林/克拉维酸(15～25/2.14～4.28)mg/kg,口服,每6～8小时1次;或头孢地尼8 mg/kg,口服,每12小时1次。疗程通常为7～10日,对鼓膜穿孔者或2岁以下婴幼儿需适当延长疗程。③ 对β-内酰胺酶类抗菌药物过敏者,选用克拉霉素7.5 mg/kg,口服,每12小时1次,疗程10日;或阿奇霉素10 mg/kg,口服,每日1次,疗程5日。注意儿童肺炎链球菌感染者对大环内酯类药物的体外耐药性高达90%。喹诺酮类药物对耐药肺炎链球菌有效，但18岁以下儿童禁用。

(3) 局部治疗：① 鼓膜穿孔前用2%酚甘油滴耳，可消炎止痛。对全身症状较重，虽经治疗未见明显好转者、局部引流不畅者，以及有发生并发症可疑者，应即时行鼓膜切开术或单纯乳突开放术，通畅引流，利于炎症的迅速消退。② 鼓膜穿孔后先用3%过氧化氢溶液或硼酸水清洗外耳道脓液，棉签拭干。然后应用抗菌药滴耳液如0.3%氧氟沙星、0.5%左氧氟沙星等，成人每次6～10滴，滴耳后进行约10分钟耳浴，每日2～3次。可根据症状适当增减滴耳次数。对儿童滴数酌减。感染控制后鼓膜穿孔多能自行愈合或日后行手术修补。③ 局部减充血剂如1%麻黄碱滴鼻液、0.05%羟甲唑啉鼻喷雾剂，有利于咽鼓管通畅和功能恢复。注意连续使用不超过7日，儿童用药浓度减半。

2. 慢性化脓性中耳炎　治疗原则为去除病因，控制感染，清除病灶，通畅引流，恢复听力。

(1) 抗感染治疗：① 引流通畅者以局部用药为主。抗菌药滴耳液如0.3%氧氟沙星、0.5%左氧氟沙星等，用于鼓室黏膜充血、肿胀，分泌物较多时。还可使用硼酸酒精、硼酸甘油、氯霉素甘油等滴耳液，适用于脓液少、鼓室潮湿的情况。禁用氨基糖苷类等耳毒性抗菌药物。② 急性发作者宜全身性应用抗菌药物(参考急性化脓性中耳炎)。有条件者，用药前先取脓液做细菌培养及药敏试验，以指导用药。

(2) 手术治疗：炎症控制后，少数患者鼓膜穿孔可自行愈合，而绝大部分需择期行鼓室成形术，以求永久性干耳、减少复发和恢复听力。中耳有肉芽或息肉，或鼓室黏膜明显肥厚、经正规药物治疗无效，CT提示乳突内有软组织影，病变已侵及骨质时，应做乳突开放＋鼓室成形术。

3. 耳源性并发症　治疗原则为手术清除中耳乳突病灶，通畅引流，应用足量广谱抗菌药物。颅内高压者首先以降颅内压、抢救生命为主。对于硬脑膜下脓肿，首选联合应用甲硝唑0.5 g，静脉注射，每8小时1次；青霉素G 240万U，静脉注射，每4小时1次和头孢他啶2 g，静脉注射，每8小时1次。脑脓肿首选联合应用甲硝唑0.5 g，静脉注射，每8小时1次；头孢曲松2 g，静脉注射，每12小时1次，或头孢噻肟2 g，静脉注射，每6小时1次。如疑铜绿假单胞菌感染，则联合头孢他啶或头孢吡肟2 g，静脉注射，每8小时1次。儿童患者按体重计算用药剂量：甲硝唑7.5 mg/kg，头孢曲松50 mg/kg，头孢噻肟50～100 mg/kg。如怀疑金黄色葡萄球菌感染，在获得药敏结果之前需加用万古霉素15 mg/kg，静脉注射，每6小时1次。

【预防】

锻炼身体，提高身体素质，积极预防和治疗上呼吸道各种急、慢性感染。广泛开展各种传染病的预防接种工作。宣传正确的哺乳姿势。陈旧性鼓膜穿孔和鼓膜置管者禁止游泳，洗澡时谨防耳内进水。彻底治疗急性中耳炎，降低慢性中耳炎及各种并发症的发病率。

[南京医科大学第一附属医院(江苏省人民医院)　邢光前　陆美萍　程雷]

第五节　鼻窦炎

鼻窦炎是指鼻窦黏膜的炎性疾病。绝大多数鼻窦感染是鼻源性的，即感染从鼻腔扩展到鼻窦。最常见的鼻窦、鼻腔炎症是普通感冒。急性鼻窦炎(acute rhinosinusitis)很少局限于单个鼻窦，感染还可下行波及下呼吸道。症状超过12周为慢性鼻窦炎(chronic rhinosinusitis)，临床上可分为不伴鼻息肉(chronic rhinosinusitis without nasal polyps，CRSsNP)和伴有鼻息肉(chronic rhinosinusitis with nasal polyps，CRSwNP)两大类。

【病原学和发病机制】

1. 急性鼻窦炎　冬春季节多发，常先有上呼吸道病毒感染，最常见的致病病毒为鼻病毒(约占50%)和冠状病毒，其他病毒有流感病毒、副流感病毒、腺病毒和RSV等。接着可发生细菌感染，即急性细菌性鼻窦炎(acute bacterial rhinosinusitis)，最常见的致病菌为肺炎链球菌、流感嗜血杆菌、卡他莫拉菌和金黄色葡萄球菌，以及其他种类的链球菌和厌氧菌等。混合性感染多于单一细菌感染。鼻窦继发性细菌感染的局部因素有黏液纤毛清除功能损害，如受到干冷空气、烟草烟雾等刺激。其他因素有上呼吸道感染致窦口阻塞、鼻中隔偏曲、气压伤、在污染的水中游泳、鼻腔异物、鼻腔填塞、鼻气管插管或鼻胃插管、鼻腔肿瘤、纤毛不动综合征(Kartagener综合征)。上牙根尖感染、鼻部或面中部外伤也可导致鼻窦继发性细菌感染。全身性因素有营养不良、长期皮质类固醇治疗、未控制的糖尿病、血液病、化疗、代谢障碍、多器官功能障碍、各类衰竭等。

急性鼻窦炎与急性鼻炎类似，初起为卡他期，黏膜短暂贫血，继则血管扩张，上皮肿胀，黏膜水肿，固有层内有多形核白细胞及淋巴细胞浸润，纤毛运动缓慢，分泌物初为浆液性或黏液性；尔后即转入化脓期，黏膜水肿及血管扩张加重，炎性细胞浸润更显著，黏膜有小的出血点，纤毛上皮坏死、脱落，与白细胞和细菌混杂，分泌物变为脓性。如病变发展严重，少数病例可发生骨髓炎及眶内和颅内并发症。

2. 慢性鼻窦炎　病理生理学机制复杂，可能与以下3个因素有关：感染、变态反应、鼻腔鼻窦解剖变异，而且这些致病因素常交织在一起。对细菌感染在慢性鼻窦炎发病中的作用尚有争议。一方面，金黄色葡萄球菌、肺炎链球菌、流感嗜血杆菌、卡他莫拉菌等被认为是主要病原菌；另一方面，有研究显示，慢性鼻窦炎患者与正常对照者鼻腔、鼻咽部细菌培养结果无明显差异。近来对于细菌超抗原(bacterial superantigen)和细菌生物膜(bacterial biofilm)在慢性鼻窦炎特别是难治性鼻窦炎中的作用受到重视。最常见的细菌超抗原是金黄色葡萄球菌肠毒素(*Staphylococcal* enterotoxins)，可激活淋巴细胞释放促炎性细胞因子，可能与慢性鼻窦炎的发生发展有关。细菌生物膜是体内慢性持续性感染的重要原因，会对宿主自身防御系统和抗菌药物治疗产生抵抗性，使得疾病难治化、迁延化。另外受到关注的还有真菌在鼻窦炎中的作用，由于真菌感染不仅仅是一个单纯的感染性炎症，还可能引起或同时伴有变应性炎症，发病机制更复杂。除了上述这些因素，免疫缺陷、纤毛功能异常、骨炎的存在等因素在慢性鼻窦炎的发病机制中可能也发挥一定作用。

CRSsNP患者黏膜内中性粒细胞、淋巴细胞、浆细胞浸润，上皮纤毛脱落，柱状上皮化生为鳞状上皮；血管增生，黏膜水肿、增厚，日久渐成息肉样变。若分泌腺管因水肿压迫而阻塞，可发生囊性变。骨膜也可增厚，骨质被吸收而致窦壁骨质疏松。随着疾病慢性化，出现杯状细胞、腺体细胞增生、基底膜增厚以及基质胶原沉积，导致组织重塑。根据黏膜病理学改变可分为腺体型(固有层腺体显著增生)、纤维型(固有层纤维组织增生)、水肿型(固有层显著水肿)和混合型。

CRSwNP的病理特征为鼻息肉组织血管内皮间隙增宽，血浆蛋白大量漏出，导致组织高度水肿。表面为假复层柱状纤毛上皮覆盖，上皮基底膜广泛增厚并扩展到黏膜下层，形成不规则的透明膜层，上皮下为水肿的疏松结缔组织，组织间隙扩大并腺体增生，其间炎性细胞浸润。CRSwNP是一类高度异质性的疾病，根据其免疫表型可分为两种类型：鼻息肉组织以Th2免疫反应和显著嗜酸性粒细胞浸润为特征，这一类型患者嗅觉障碍多见，且常伴有哮喘；另一类型鼻息肉以Th1/Th17免疫反应和非嗜酸性粒细胞浸润为特征。

【临床表现】

1. 急性鼻窦炎　症状与急性鼻炎相似，但较重。临床表现为发热、头痛、全身不适、鼻塞、流涕、鼻窦区发胀和疼痛、面部感觉异常、嗅觉障碍等。鼻分泌物为脓性或黏脓性，量较多，有时有臭味。头痛或面部压迫感多为白天重、夜间轻，通常单侧性。前组鼻窦炎前额部痛多见，后组鼻窦炎枕部痛多见。

前鼻镜或鼻内镜检查可见鼻黏膜急性充血、肿胀，中鼻甲上方和嗅裂的脓液通常来自后组鼻窦（蝶窦和后筛窦），而中鼻道的脓液来自前组鼻窦（上颌窦、额窦和前筛窦）。受累鼻窦窦壁处局部压痛明显。

2. 慢性鼻窦炎　成年患者主要症状为鼻塞、黏性或黏脓性鼻涕，次要症状有头面部胀痛、嗅觉减退或丧失。儿童患者主要症状除了鼻塞和流涕，咳嗽和头痛较多见，另有嗅觉障碍、听力下降和行为异常等伴随症状。慢性鼻窦炎的头痛不如急性鼻窦炎严重，一般表现为钝痛、闷痛，多因细菌毒素被吸收所致，也可由于窦口阻塞，窦腔内空气被吸收后形成负压，产生真空性头痛。全身症状较常见的有精神不振、易倦、头晕、记忆力减退、注意力不集中、易烦躁、易激惹等。

检查可见鼻黏膜慢性充血、肿胀或肥厚，中鼻甲肥大或息肉样变，中鼻道变窄、黏膜水肿或有息肉。前组鼻窦炎时中鼻道有脓，后组鼻窦炎时脓液自嗅裂流下，积留于鼻腔后段或流入鼻咽部。若为牙源性上颌窦炎，则同侧上颌双尖牙或第一、二磨牙可能查出病变。

3. 鼻源性并发症　急、慢性鼻窦感染引起的鼻源性并发症包括眶内并发症和颅内并发症，可发生于任何年龄，但儿童较多见。眶内并发症的临床类型主要有眶周蜂窝织炎、眶壁骨膜下脓肿、眶内蜂窝织炎、眶内脓肿和球后视神经炎。颅内并发症可分为硬脑膜外脓肿、硬脑膜下脓肿、化脓性脑膜炎、脑脓肿和海绵窦血栓性静脉炎。这类感染可威胁生命，需及时明确诊断，以制止病情发展。近年来由于抗菌药物的广泛使用，急、慢性鼻窦炎引起的严重并发症已不常见，但仍需引起足够重视。

【诊断和鉴别诊断】

诊断可根据病史、临床表现、影像学检查等结果。急性鼻窦炎主要依靠典型症状、体征以及病程特点做出诊断，要注意区分病毒性和细菌性。当鼻腔分泌物转变为带有颜色的脓涕，且局部疼痛加重伴发热（>38℃），提示急性细菌性鼻窦炎。取中鼻道分泌物行微生物培养，有助于明确病原菌。

慢性鼻窦炎的症状持续超过 12 周，必须具备两种或两种以上症状，其中主要症状必居其一，并结合前鼻镜或鼻内镜检查、影像学检查结果进行综合评判。鼻内镜检查可发现深在的息肉，有助于 CRSwNP 的诊断。鼻窦 CT 扫描显示窦口鼻道复合体和鼻窦黏膜炎性病变。但对儿童鼻窦炎诊断时应严格掌握 CT 扫描指征，如无特殊情况，不建议常规进行鼻部 CT 检查。

在急、慢性鼻窦感染的基础上，如出现面部肿胀、病窦部位红肿、视力改变、眼外肌运动异常、上睑下垂、眶周炎症或水肿、颅内或中枢神经症状，应考虑鼻源性并发症可能，根据症状、体征和辅助检查尽早明确诊断。由于患者不知道牙病可为鼻窦炎的病因，故牙源性上颌窦炎常被延误诊断，其特点是脓性鼻涕有恶臭，多为厌氧菌感染所致。

鼻窦炎频发或长期发病，或培养到异常致病菌，应怀疑先天性或获得性免疫缺陷（如选择性 IgA 缺乏、HIV 感染等），并进行有关免疫缺陷的各种检查。鼻息肉需与鼻腔鼻窦恶性肿瘤、内翻性乳头状瘤、鼻咽纤维血管瘤等疾病相鉴别。值得一提的是，儿童患有鼻息肉和（或）鼻腔、鼻窦内容培养到假单胞菌属，应进行脓液氯化物定量试验，以诊断有无囊性纤维化（cystic fibrosis）。

【治疗】

1. 急性鼻窦炎

（1）一般治疗：应注意休息，补充水分，清淡饮食。头痛剧烈或高热时，可口服解热镇痛药。鼻塞严重者，可短期（<7 日）应用局部减充血剂，如 1%麻黄碱滴鼻液、0.05%羟甲唑啉鼻喷雾剂，以利鼻腔通气引流，儿童用药浓度减半。生理盐水或高渗盐水（3%以下）鼻腔冲洗，清除鼻腔、鼻窦分泌物，也有利于减轻鼻黏膜肿胀。

（2）抗感染治疗：急性鼻窦炎如为病毒感

染,多在10日内好转,无常规使用抗菌药物指征。针对急性细菌性鼻窦炎,轻症患者酌情使用抗菌药物;症状重者首选阿莫西林0.5~1 g或头孢呋辛酯0.25 g,口服,每日3次,疗程7~10日。备选治疗包括阿莫西林/克拉维酸625 mg,头孢呋辛酯、头孢克洛或头孢丙烯0.5 g,口服,每日3次。儿童患者近期未用过抗菌药物,则首选大剂量阿莫西林25~30 mg/kg或7∶1阿莫西林/克拉维酸(15~25/2.14~4.28)mg/kg,口服,每6~8小时1次。也可选择头孢克洛10~15 mg/kg,口服,每8小时1次,或头孢丙烯15 mg/kg,口服,每12小时1次。对β-内酰胺酶类抗菌药物过敏者,选用克拉霉素7.5 mg/kg,口服,每12小时1次,疗程10日,或阿奇霉素10 mg/kg,口服,每日1次,疗程5日。对于近期曾用过抗菌药物者,首选阿莫西林/克拉维酸(15~25/2.14~4.28)mg/kg,口服,每6~8小时1次;头孢地尼8 mg/kg或头孢泊肟酯5 mg/kg,口服,每12小时1次。疗程通常为10日。备选治疗包括:① 甲氧西林敏感金黄色葡萄球菌(MSSA)感染者,采用苯唑西林37 mg/kg,静脉注射,每6小时1次。② 耐甲氧西林金黄色葡萄球菌(MRSA)感染者,则选择万古霉素15 mg/kg或去甲万古霉素12 mg/kg,静脉注射,每8小时1次;或替考拉宁10 mg/kg,静脉注射,每12小时1次,连续3次,随后每日1次,用药7~10日。有研究显示,抗菌药物与鼻喷糖皮质激素联合应用可提高疗效,缩短病程。

2. 慢性鼻窦炎

(1) 药物治疗

1) 糖皮质激素:首选鼻用糖皮质激素,具有显著的抗炎、抗水肿作用,疗程12周以上。全身糖皮质激素主要用于CRSwNP,推荐甲泼尼龙0.5~1 mg/kg,晨起顿服,短期减量,疗程10~14日。需注意全身使用激素的禁忌证。

2) 抗菌药物:慢性鼻窦炎稳定期不推荐抗菌药物治疗,急性发作时可参考急性鼻窦炎治疗方案。十四元环大环内酯类药物具有抗炎和免疫调节作用,在超抗原相关的金黄色葡萄球菌感染时,可采用克拉霉素、罗红霉素或红霉素小剂量(常规剂量的1/2)长期口服治疗,疗程一般为12周。需注意对肝肾功能及肠道菌群的影响。

3) 其他药物:包括黏液溶解促排剂、减充血剂、中药等辅助治疗。

(2) 鼻腔冲洗:其作用在于清除鼻腔鼻窦黏液,增强纤毛活动,破坏和清除各种抗原、生物膜及炎性介质,并直接保护鼻窦黏膜,可改善慢性鼻窦炎患者的症状和生活质量。研究表明,鼻腔盐水冲洗作为单一疗法或辅助疗法对成人和儿童慢性鼻窦炎均有效,也是鼻内镜术后常用的治疗方法,安全性和耐受性良好。临床推荐应用生理盐水或高渗盐水(3%以下)行鼻腔冲洗。

(3) 手术治疗:慢性鼻窦炎的手术适应证如下。① 影响窦口鼻道复合体或各鼻窦引流的明显解剖学异常;② 影响窦口鼻道复合体或各鼻窦引流的鼻息肉;③ 经过规范化药物治疗后症状改善不满意;④ 出现颅内、眼眶等并发症。目前,手术多在鼻内镜下完成,常用的术式包括上颌窦开放术、部分筛窦开放术和全组筛窦开放术、额窦开放术、蝶窦开放术、全组鼻窦开放术。围手术期预防应用抗菌药物参照《国家抗微生物治疗指南》(第2版)推荐的原则,对于术前已存在感染者,抗菌药物的疗程则按照治疗性应用而定。

3. 鼻源性并发症　总体治疗原则为合理应用抗菌药物控制感染,通畅引流。在病情允许的情况下,处理并发症的同时尽可能彻底清除鼻窦病变。关于抗菌药物的使用,可参照眼部感染和颅内感染的相关处理。

【预防】

锻炼身体,增强体质,预防感冒,注意室内通风。积极治疗急性鼻炎,防止发展为急性鼻窦炎;彻底治疗急性鼻窦炎,防止发展为慢性鼻窦炎。流感流行期间及时注射流感疫苗,或预防性用药。避免用力擤鼻,擤鼻时应分侧进行，不要同时捏紧两侧鼻翼擤鼻，以防并发鼻窦炎和中耳炎。积极防治牙病，可减少牙源性上颌窦炎的发病。避免经鼻气管插管或留置胃管时间过长（>7日），防止医院内鼻窦感染的发生。

［南京医科大学第一附属医院（江苏省人民医院） 程雷 陆美萍］

第六节 颈深部感染

颈深部感染（deep neck infection）是指由身体深部的感染源，如牙、咽、扁桃体、涎腺、食管、呼吸道等处的感染，扩展到颈深筋膜浅层以下的组织，导致脓肿形成或较广泛蜂窝织炎的总称。本病是耳鼻咽喉科常见急症和潜在致死性疾病之一。

一、概述

抗菌药物应用于临床之前，约70%的颈深部感染源自扁桃体炎和咽炎。随着抗菌药物的广泛应用，继发于牙源性及涎腺感染者明显增多，其中前者已跃居目前成人颈深部感染最主要的病因。其他原因包括：上呼吸道感染、外伤、异物、手术创伤、喉脓囊肿、鳃裂瘘或囊肿和甲状食管囊肿感染、甲状腺炎以及中耳乳突炎的并发症等。非医疗用途的颈部注射也是引起颈深部感染的常见原因之一。约22%的患者原因不明。在儿童，急性扁桃体炎累及扁桃体周围间隙仍然是颈深部感染最常见的原因，其次为牙源性感染。

【病原学】

通常是多种微生物的混合感染，口腔菌群居多。常见的需氧菌有链球菌、葡萄球菌、类白喉杆菌、奈瑟菌属、肺炎克雷伯菌，其中化脓性链球菌是最常培养到的细菌，流感嗜血杆菌、铜绿假单胞菌等革兰阴性杆菌少见。大多数牙源性颈深部感染患者的脓液中可检测到厌氧菌，其中以拟杆菌属、消化链球菌属和梭菌属最常见，这些厌氧菌约占寄生于牙龈沟细菌总数的90%。近年来，产β-内酰胺酶的需氧菌及厌氧菌在颈深部感染患者中的检出率呈上升趋势。

【解剖学】

感染引起的临床表现、炎症在颈部的扩散以及本病的治疗原则均以颈部筋膜及其所形成的颈深部间隙的解剖为基础。

颈筋膜由纤维结缔组织构成，包绕颈部各器官、肌肉、神经和血管，并将颈部分成许多潜在的蜂窝组织间隙，即筋膜间隙。根据与舌骨的关系，颈筋膜间隙可分为3组。① 舌骨上间隙：扁桃体周围间隙、咽旁间隙、下颌下间隙等。② 舌骨下间隙：气管前间隙（内脏前间隙）。③ 占据颈部全长的间隙：咽后间隙、椎前间隙、颈动脉鞘间隙。上述各间隙之间相互交通，因此，颈筋膜间隙的存在一方面有限制病变扩散的作用，同时又有促使感染蔓延的危险。颈筋膜上方较多地附着于颅骨，故筋膜间隙感染时，病变不仅限于颈部，还可累及头面部，如颊间隙、腮腺间隙、咬肌间隙等。

【临床表现】

感染累及不同颈部间隙，其临床表现有所差异。局部症状主要有颈部或咽部疼痛、吞咽困难、张口受限、呼吸困难等。由于各间隙位于肌肉深层，局部引流不畅，多伴有菌血症或脓毒血症。

查体见患者呈急性面容，表情痛苦；咽、喉和（或）颈部软组织充血、肿胀，脓肿形成后局部可有波动感和颈部活动受限；病变累及翼内肌，可出现张口困难；颈交感链受累，可有Horner综合征，表现为患侧上睑下垂、瞳孔缩小和面部无汗。部分患者可存在口腔或牙齿病灶以及扁桃体炎表现，仔细检查甚至可能发现咽部异物。因经常注射毒品导致感染者，四肢和腹股沟部可有注射痕迹。

本病易导致各种严重并发症如颈动脉破裂、颈内静脉和海绵窦血栓形成、Horner综合征、第

Ⅸ～Ⅻ对脑神经受损、下颌骨及脊柱骨髓炎、纵隔炎、肺水肿、心包炎、脓毒败血症，以及脓肿自发破裂后出现误吸等。颈动脉破裂出血为本病最凶险的并发症，在此之前，外耳道往往先有预兆性流血，应立刻进行外科干预，否则后果严重。源自口、咽部厌氧菌感染的颈内静脉血栓又称 Lemierre 综合征，其主要临床特点为：沿胸锁乳突肌发生颈部强直和颈上段肿胀，可在肺、胸膜形成转移性脓肿并随之出现肺梗死，很快出现化脓性关节炎，可有黄疸、蛋白尿和逐渐增多的血尿，大多数患者可从血液或转移性化脓灶中培养出坏死梭杆菌，一般 1～2 周后死亡。下行性坏死性纵隔炎(descending necrotizing mediastinitis)可发生于所有颈深部感染患者，也是一种潜在致死性并发症，病死率高达 42.8%，该病主要表现为严重呼吸困难和全身中毒症状。

【诊断】

根据病史、典型临床表现和详细的口腔、咽喉和颈部检查，一般不难诊断。影像学检查在本病诊断和鉴别诊断中具有不可替代的地位。颈部正、侧位片有助于发现异物、气管变形、皮下气肿、颈及下咽部后壁的软组织肿胀或组织内积液。胸部 X 线摄片可提示是否存在肺水肿、气胸、纵隔气肿、纵隔增宽以及肺门淋巴结肿大等病理改变。疑为牙源性感染者，还应摄牙片检查。如根据临床表现和 X 线摄片检查高度怀疑为颈深部感染，有必要进行颈部和(或)胸部的 CT 扫描或 MRI 检查，两者均有助于区分蜂窝织炎和脓肿，明确受累间隙及病变范围。此外，颈部超声检查在鉴别脓肿和软组织肿胀、治疗后随访、脓肿穿刺和切开引流的定位等方面有临床应用价值。

对确认存在颈深部感染的患者，应尽可能获取相关的细菌学资料，可通过穿刺抽脓及血液的细菌培养获得阳性结果。

【治疗】

治疗原则包括保持气道通畅、积极控制感染和局部引流，同时给予全身支持疗法和对症治疗。对反复发作本病者，应积极查明原因，如糖尿病、颈部先天性瘘管或囊肿、免疫缺陷等，并予相应治疗。

1. *保持气道通畅* 确保呼吸道畅通是本病治疗中应首先考虑的问题。大剂量抗菌药物应用，配合气道湿化、吸氧，多数患者病情可得以控制。少数患者病情危重或进展迅速，危及呼吸，则需建立人工气道(气管内插管或气管切开)，为后续治疗争取宝贵时间。

2. *抗感染治疗* 提倡早期、足量、静脉应用抗菌药物。药物抗菌谱应与颈深部感染的常见致病菌吻合，同时兼顾需氧菌和厌氧菌、革兰阳性菌和革兰阴性菌。经验表明，针对链球菌、厌氧菌和产β-内酰胺酶致病菌选择药物通常是有效的；氨苄西林舒巴坦或头孢西丁适合于绝大部分颈深部感染者；青霉素过敏者，克林霉素是理想的选择，如果疗效不佳，可加用环丙沙星或氨基糖苷类。除非可明确感染来自涎腺，否则一般不单独使用青霉素。

3. *推荐治疗方案* 首选阿莫西林/克拉维酸(1 g/0.2 g)1.2 g，静脉注射，每 6～8 小时 1 次，或哌拉西林/他唑巴坦(1 g/0.125 g)3.375 g，静脉注射，每 6 小时 1 次，或替卡西林/克拉维酸(1.5 g/0.1 g)1.6～3.2 g，静脉注射，每 6～8 小时 1 次。头孢西丁或拉氧头孢 1～2 g，静脉注射，每 6～8 小时 1 次作为备选治疗。青霉素过敏者使用克林霉素 600 mg，静脉注射，每 6～8 小时 1 次。儿童患者按体重计算用药剂量。

4. *局部引流* 有下列情况之一，应考虑行外科引流：① 局部有脓肿形成；② 抗菌药物治疗 48 小时后病情未见好转；③ 已出现或即将发生并发症。

5. *其他治疗* 酌情使用糖皮质激素、对症处理、并发症处理、病因治疗等。

【预防】

积极防治上呼吸道感染，尤其是咽部及扁桃体急性炎症。注意口腔卫生，积极防治牙病。对咽喉及颈部外伤、异物、先天性鳃裂瘘或囊肿、甲状舌管囊肿等也应及时处理。对已经发生颈深部感染者，应予以大剂量敏感抗菌药物治疗，脓肿形成后及时正确引流，以防感染进一步扩散和发生并发症。

二、常见颈深部感染

（一）扁桃体周围间隙感染

扁桃体周围间隙感染是最常见的颈深部感染，多继发于急性扁桃体炎，尤其是慢性扁桃体炎反复急性发作者。感染向扁桃体隐窝深部发展，穿透扁桃体被膜，进入扁桃体周围间隙。本病多见于青壮年，常见病原菌有溶血性链球菌、葡萄球菌和厌氧菌。

主要临床表现为发热，咽喉疼痛，吞咽困难，张口受限和言语含糊不清等。疼痛剧烈，常向同侧耳部或牙齿放射，因不敢吞咽而致唾液外溢。患者头偏向患侧，颈项呈假性强直；口微张，流涎，严重者张口困难，不能进食。查体见患者呈急性面容，患侧扁桃体周围组织肿胀，腭舌弓和软腭红肿突出，悬雍垂水肿、偏向对侧，腭舌弓上方隆起，扁桃体被遮盖或突出并被推向内侧。同侧下颌角淋巴结肿大。

炎症扩散至咽旁间隙，可发生咽旁脓肿；向下蔓延可发生喉炎和喉水肿，迅速出现呼吸困难。少数病例可发生颈内静脉血栓、化脓性颈淋巴结炎、败血症或脓毒血症。罕见并发症有颈部坏死性筋膜炎、下行性坏死性纵隔炎和 Lemierre 综合征。

根据典型临床表现和咽部检查，本病不难诊断。如咽痛 4～5 日后局部明显隆起，或疼痛加剧，或出现张口受限，则可能已形成脓肿，穿刺抽脓和(或)影像学检查可明确诊断。

脓肿形成之前，处理原则同急性扁桃体炎。脓肿形成后宜尽早引流，方法有穿刺抽脓、切开排脓和脓肿期扁桃体切除术。脓肿消退后，一般主张择期将扁桃体切除，以防复发。

（二）咽旁间隙感染

咽旁间隙是颈部各主要筋膜间隙相互连接的枢纽。来自腮腺、咬肌、扁桃体周围或颌下间隙的感染均可延及咽旁间隙，并由此蔓延到咽后间隙甚至胸腔。咽旁间隙感染多数源自咽、扁桃体炎症的扩散，牙源性感染、鼻及咽喉部引流淋巴结感染、中耳炎、医源性感染及外伤也是本病发生的重要原因。病原菌以溶血性链球菌多见，其次为金黄色葡萄球菌、肺炎链球菌等。

咽旁间隙上达颅底，下止于舌骨，其中有茎突将其分为两个部分：茎突前间隙或肌间隙，以及茎突后间隙或神经血管间隙。前者内邻扁桃体窝，外侧以翼内肌为界，其中无重要解剖结构；后者内部有颈动脉鞘、颈交感链和第Ⅸ、第Ⅹ、第Ⅺ、第Ⅻ对脑神经穿过。感染累及不同部位，其临床表现有所差异。

主要症状为咽痛和颈部疼痛，吞咽、张口及颈部活动时加剧，茎突前间隙感染者常有张口困难。全身症状有高热、畏寒、食欲缺乏、头痛、乏力，严重时呈衰竭状态。查体可见患者表情痛苦，颈部僵直，活动受限。患侧颈部和颌下区肿胀、压痛，触之坚硬或有波动感。茎突前间隙受累时，咽侧壁明显内移，疾病早期就可出现张口困难甚至牙关紧闭。感染累及茎突后间隙，咽部肿胀见于腭咽弓处，极少有张口困难，但疾病后期可有严重的神经血管并发症，如 Lemierre 综合征、颈动脉破裂以及后组脑神经或颈交感链受累表现（喉痉挛或麻痹，Horner 综合征）。如感染同时累及前、后间隙，则上述表现并存。

感染向周围扩展，首先可累及咽后间隙；向下蔓延可致喉水肿和气道阻塞；沿大血管向下扩展可发生纵隔炎。最严重的并发症为颈动脉鞘感染，可致颈内动脉糜烂，向咽部穿破而发生致命性大出血；如颈静脉受累，可发生血栓性静脉炎或脓毒血症。

根据上述典型的局部和全身症状及检查所见，诊断不难。病程达 3～6 日时可于颈部或咽部最肿胀处穿刺抽脓，以明确诊断。咽部 CT 扫描可发现咽旁间隙的脓肿。

治疗的关键在于保持呼吸道通畅，静脉应用足量敏感抗菌药物，以及脓肿形成后及时切开引流，少数情况下需行预防性气管切开。

（三）咽后间隙感染

咽后间隙为中层颈深筋膜的脏层与颈筋膜深层之间潜在的间隙。该间隙位于下咽与食管之后，椎前筋膜之前，双侧颈动脉鞘之间，上承颅底,向下延伸至纵隔达第六胸椎水平。咽后间隙感染绝大多数源自咽后隙淋巴结的化脓性炎症,鼻腔、鼻窦、鼻咽部、咽淋巴环以及有时中耳的感染也可引流到此处。由于咽后间隙淋巴结在4～5岁后逐渐退化,因此本病多见于婴幼儿和儿童。此外,咽后壁异物刺入或医源性损伤、咽旁间隙脓肿破入咽后间隙、急性咽炎等也是导致本病的常见原因,而因全身脓毒血症引起的咽后间隙转移性脓肿极少见。少数情况下,咽后间隙淋巴结结核或颈椎结核可在此处形成慢性感染,表现为寒性脓肿。

急性型感染者除少数急速发病外,大多起病隐袭,前驱期仅有轻微上呼吸道感染症状,继之出现畏寒、高热、咳嗽、进行性吞咽困难和吞咽疼痛。小儿拒食,吸奶困难或咳呛,说话含糊不清,有时有典型的鸭叫样哭声,常有呼吸困难。慢性型者,可有咽喉部阻塞感或吞咽不畅,而咽痛不明显,可伴结核病的全身表现。

患者咽后壁一侧隆起,黏膜充血,脓肿较大时可将同侧腭咽弓及软腭向前推移。由外伤或异物引起的咽后脓肿多位于喉咽部,须用喉镜检查方可发现。患者头常偏向患侧,以减轻疼痛。患侧颈淋巴结肿大,压痛。若为寒性脓肿,表现为咽后壁中央隆起,表面黏膜色泽较淡。颈部侧位片或CT扫描可见咽后壁软组织明显肿胀,有时可见液平和软组织内积气;颈椎有结核病变者,影像学检查可发现骨质破坏征象。

咽后间隙感染可向邻近扩展。向两侧和后方可分别达咽旁间隙和椎前间隙;向喉部发展可致喉水肿和喉阻塞;脓肿破裂后脓液流入下呼吸道,可引起窒息或肺部感染;向下扩展感染可波及前或后纵隔,引起严重呼吸困难、胸痛和持续高热。

对可疑病例进行详细的咽喉部检查,结合颈部侧位片或CT扫描,可明确诊断。CT检查有利于脓肿与蜂窝织炎的鉴别。

本病治疗原则同咽旁间隙感染,但必须强调以下几点:① 对呼吸困难者,经口气管插管有导致脓肿破裂和窒息致死之危险,气管切开是最佳选择。② 经口行脓肿引流时,患者务必取仰卧头低位,肩部垫高,以防分泌物流入气管引起窒息。③ 对于结核性脓肿,除全身抗结核外,可辅助经口穿刺抽脓和向脓腔内注射抗结核药物(如链霉素溶液)治疗,切忌在咽部切开排脓。并发颈椎结核者宜由骨科医师协助处理。

(四) 下颌下间隙感染

下颌下间隙感染是指双侧颌下、舌下和颏下等多个间隙的广泛蜂窝织炎,伴组织坏死、溶解和出血,又称脓性颌下炎、路德维希咽峡炎(Ludwig's angina)。早期由于对本病认识不足,加之抗菌药物未普遍使用,本病病死率高达50%,目前则已下降到5%以下。

本病70%以上由牙、口腔及颌骨的感染引起,尤其多见于拔牙后。通常情况下,第二磨牙及其之前的感染灶首先侵及舌下间隙,而第二磨牙后的感染直接蔓延到颌下间隙。随着抗菌药物应用的普及,由颌下腺和颌下淋巴结感染引起者逐渐增多。

发病早期,口底或颌下区红肿、疼痛,患者感觉舌活动不灵,流涎。继而炎症很快扩散到舌根、咽喉和颈部软组织,致颈前区皮肤红肿,压痛明显,触之坚硬如木板,可有皮下气肿和捻发音。舌底组织肿胀,舌体被抬起,致说话含糊不清和吞咽困难。舌根水肿可压迫会厌或并发喉水肿,患者易出现呼吸困难。全身情况较差,有畏寒、高热、衰竭等表现。

炎症可蔓延至咽旁间隙,甚至进入颈动脉鞘,向下可达纵隔,导致纵隔炎。本病易发生严重的全身并发症,如窒息、败血症、中毒性休克、心肌炎等。

出现上述脓毒性高热等全身症状及口底和颈部疼痛、吞咽困难及言语不清等症状,检查发现颌下及颏下区弥漫性红肿、局部明显压痛,扪之坚硬,犹如木板,诊断不难。

本病治疗上有其特殊性,除早期静脉应用足量敏感抗菌药物控制感染、适量的糖皮质激素减轻中毒症状,以及加强全身支持疗法外,还应重点考虑以下几点:① 本病多源自牙源性感染,抗厌氧菌治疗十分必要。② 只要口底颌下区肿胀明显，或经抗菌药物治疗后病情未能控制，即使尚未形成脓肿，也应考虑行广泛的切开引流，以减轻组织张力、缓解水肿状况和促进细菌毒素的排泄。③ 密切观察患者呼吸情况，随时做好建立人工气道准备。有报道高达75%的患者最终需行气管插管或气管切开。

[南京医科大学第一附属医院（江苏省人民医院） 程雷 邢光前 陆美萍]

第二十七章 呼吸系统感染

呼吸系统感染以声带为界分为上、下呼吸道感染，前者参见耳鼻咽喉感染，本章讨论后者。下呼吸道感染是一组急性病症（发病时间≤21日），通常以咳嗽为主症，同时伴随至少一种其他下呼吸道感染症状（咳痰、呼吸困难、喘鸣或胸部不适/疼痛）且无另外不同解释（如鼻窦炎或哮喘），它常与肺部感染混用。这仅是粗略的定位区分，仍应当强调疾病诊断。2014 年 WHO 世界人口死亡顺位显示，下呼吸道感染占第 3 位，低收入国家高居首位。目前面临挑战主要是：① 人口结构变化和社会经济发展不平衡。老年人和免疫抑制宿主（特别是由于 HIV/AIDS 流行）增加、不发达低收入国家以及一些局部战争、社会动乱地区大量营养不良儿童，印证了下呼吸道感染死亡人口集中于 75 岁以上老年人和 5 岁以下儿童的事实。② 新现和再现的病原体以及耐药菌的增加。自 2003 年以来，SARS－CoV、高致病性或新变异流感病毒、2019 新型冠状病毒等使我们付出了沉重的生命代价，承受了巨大的经济损失。经过多年努力，我国已建立起应对突发公共卫生事件的应急体系，卓有成效。但是如何在技术及管理上探索更科学、更有实效的手段或办法仍然需要努力。③ 经济压力。这不仅是低收入国家的问题，同样是存在于中、高收入国家分配结构上和管理上的问题。患者、保险公司和相关方面要求在低医疗费用水平提供优质医疗服务，而有限资源对医疗护理质量不可避免带来损害。例如，研究证明 ICU 内医护人员的数量成为影响患者预后的重要危险因素。④ 病原学诊断困难和滞后。迄今抗微生物治疗仍在很大程度上依赖经验治疗，造成广谱抗生素过多应用和耐药持续增加。

第一节 病毒感染

病毒感染是最常见的上、下呼吸道感染。传染性很强的新型冠状病毒、流感病毒和辛努柏病毒（Sin Nombre virus，SNV）及其相关的汉坦病毒感染另有章节叙述，本节主要叙述普通感冒和病毒性肺炎。

一、普通感冒

普通感冒（common cold）简称“感冒”，亦称鼻卡他，俗称“伤风”，是急性上呼吸道病毒感染中最常见病种，多呈自限性。但发生率高，影响人群面广、量大，且可引起多种并发症。按定位，感冒属于上呼吸道感染，但为避免重复和叙述方便，置于本节讨论。

【病原体】

感冒的病原体为病毒，常见者有鼻病毒、非 SARS 冠状病毒、流感和副流感病毒，少见者包括呼吸道合胞病毒、腺病毒、肠道病毒等。肺炎支原体和肺炎衣原体有时也可引起感冒样症状（表 27－1）。

鼻病毒在 1956 年从感冒患者中分离到，是感冒最常见病原体，属微小 RNA 病毒群的一个属，为无包膜的单股 RNA 病毒，直径为 15～30 nm，耐乙醚，而不耐酸(在 pH 为 3 的溶液中易被灭活)，在干燥环境中能存活 3 日。根据血清中和试验已有 120 个以上的血清株，以双倍体细胞培养置于 33℃温度下生长最佳，在－70℃时能长期生存，在 4℃也能生存数周，而 56℃ 时 30 分钟即能灭活。30%～50%感冒患者由鼻病毒的某一血清型引起。

表 27－1 感冒的常见病原体

病毒	占比	临床特点
鼻病毒	30%～60%	典型感冒；轻、中度鼻部和全身症状；发热少见
肠病毒(21 型，24 型)	5%～10%	无症状或轻度鼻炎
冠状病毒	10%～30%	通常为轻度感冒
流感病毒	5%～40%	较严重，包括下呼吸道和全身症状
呼吸道合胞病毒	5%～20%	主要引起婴幼儿细支气管炎；在老年人和健康成年人偶致感冒
副流感病毒	3%～10%	多与咽炎有关，偶可引起感冒，在成年人症状通常轻微
人偏肺病毒	2.5%～7%	症状类似呼吸道合胞病毒感染
腺病毒	5%～10%	多见婴幼儿，上呼吸道及黏膜炎症
肺炎支原体	1%～3%	症状严重程度不一，从无症状至肺炎；常引起持久咳嗽
肺炎衣原体	5%～25%	同肺炎支原体

【流行病学和疾病负担】

普通感冒大多为散发性，但在人口密集的学校或兵营可呈暴发流行。随年龄增长，患病次数有所减少，学龄前儿童每年患病 4～8 次，学龄儿童 2～6 次，而成人 2～5 次。在美国，每年因感冒误工 1.5 亿个工作日，损失产值 250 亿美元，医疗花费 100 亿美元。英国每年因咳嗽和感冒花费医药费达 5 亿英镑。

一般认为，感冒发病以冬季多见，为流感病毒或呼吸道合胞病毒感染，而鼻病毒在寒冷季节并不常见。鼻病毒感染主要是感冒患者的鼻咽部分泌物污染后造成的接触性传播(手—眼、手—鼻)，也存在经飞沫传播途径，后一途径在普通感冒远不及流感重要。感染后病毒复制在 48 小时达到高峰浓度，传播期则持续达 3 周。个体易感性与营养健康状况、上呼吸道异常(如扁桃腺肿大)和吸烟等因素有关。寒冷本身并不会引起感冒。寒冷季节感冒多见的部分原因与病毒类型有关，也可能与寒冷导致室内家庭成员或人群聚集增加和拥挤有关。感染症状受宿主生理状况的影响，过劳、抑郁、鼻咽过敏性疾病和月经期等均可加重症状。

【发病机制和病理】

以鼻病毒为例，鼻腔或眼部是其进入机体的门户，鼻咽部是最初感染部位。腺样体淋巴上皮区域的 M 细胞含有鼻病毒细胞间黏附分子 I (ICAM－1)受体，病毒首先在此处黏附，并借鼻腔的黏液纤毛活动到达后鼻咽部。此时，病毒迅速复制，并向前扩散到鼻道。感染主要在少数鼻黏膜上皮细胞，偶尔也涉及非纤毛细胞。可见细胞脱落，但上皮细胞衬完整。鼻黏膜和分泌物中多核白细胞增加，可能缘于被感染细胞释放 IL－8 的介导。尚不清楚病毒复制水平或被感染细胞数量与症状严重程度的关系，但鼻病毒感染的细胞损伤不是感冒症状的直接原因。研究提示，鼻黏膜的激肽水平与鼻病毒感冒症状包括黏膜血管通透性增加、鼻炎和咽痛相关。与过敏性鼻炎不同，组胺可能不起主要作用。

【临床表现】

潜伏期 1～3 日不等，随病毒而异，肠道病毒最短，腺病毒和呼吸道合胞病毒较长。起病突然，大多先有鼻和喉部灼热感，随后出现鼻塞、打喷嚏、流涕、全身不适和肌肉酸痛。症状在 48 小时达高峰(病毒脱壳)，普通感冒通常不发热或仅有低热，尤其是鼻病毒或非 SARS 冠状病毒所致者。可有眼结膜充血、流泪、畏光、眼睑肿胀、咽喉黏膜水肿。咽喉炎和气管炎出现与否因人和病毒而异。鼻腔分泌物初始为大量水样清涕，以后变为黏液性或脓性。黏脓性分泌物不一定表示继发细菌感染。咳嗽通常不剧烈,持续时间可长达2周。脓性痰或严重的下呼吸道症状提示鼻病毒以外的病毒、合并或继发细菌性感染。儿童感冒时其症状多较成人为重,常有下呼吸道症状和消化道症状(呕吐、腹泻等)。感冒多属自限性的,如无并发症,病程4～10日。

普通感冒的并发症有化脓性咽炎、鼻窦炎、中耳炎、支气管炎、原有慢性呼吸道疾病(慢性支气管炎、哮喘)急性加重和阻塞性睡眠呼吸紊乱恶化。在儿童偶有病毒性或细菌性肺炎等严重并发症。

【诊断和鉴别诊断】

根据临床症状特点,上呼吸道症状明显而全身症状相对较轻,并排除过敏性鼻炎等非感染性上呼吸道炎,即可做出诊断。由于病毒培养和免疫血清学诊断需要一定设备,费时耗材,而且除流感病毒和呼吸道合胞病毒可以应用有效抗病毒药物外,对于大多数病毒感染,特异性病原学诊断并无实际意义。

普通感冒应与下列疾病进行鉴别。

1. *流行性感冒* 见本书第十四章第二节“正黏病毒科病毒感染”内容。

2. *鼻腔疾病* ① 过敏性鼻炎:有过敏史,呈季节性(枯草热)或常年打喷嚏,鼻溢,鼻充血伴瘙痒感。症状特征和鼻分泌物内嗜酸性粒细胞增加有助于本病诊断。② 血管舒缩性鼻炎:无过敏史,以鼻黏膜间歇性血管充盈、打喷嚏和流清涕为特点,干燥空气能使症状加重。根据病史以及无脓涕和痂皮等可与病毒性或细菌性感染相鉴别。③ 萎缩性鼻炎:鼻腔异常通畅,黏膜固有层变薄且血管减少,嗅觉减退并有痂皮形成及臭味,容易鉴别。④ 鼻中隔偏曲、鼻息肉:鼻镜检查即可明确诊断。

3. *某些急性传染病* 如麻疹、脑炎、流行性脑脊髓膜炎、脊髓灰质炎、伤寒、斑疹伤寒,以及HIV感染前驱期的上呼吸道炎症,症状类似感冒,可借助病史、动态观察和相关实验室检查进行鉴别。

【治疗】

1. *常用对症治疗药物*

(1) 溴化异丙托品喷雾剂:与安慰剂对照试验证明,对缓解流涕、打喷嚏有效,特别是病程早期第1日开始使用。主要不良反应为15%～20%的患者黏液涕中带血丝。

(2) 伪麻黄碱:作用于呼吸道黏膜α肾上腺素能受体,缓解鼻黏膜充血,对心脏和其他外周血管α受体作用甚微。减轻鼻塞,可改善睡眠。但不宜长期应用,3～5日为限。

(3) 第一代抗组胺药:可减少打喷嚏和鼻溢,老年人有前列腺增生者慎用,如氯苯那敏(扑尔敏)。非镇静作用的抗组胺药缺少抗胆碱能作用,效果不肯定。

(4) 解热镇痛药:可用于发热或肌肉酸痛、头痛患者。以对乙酰氨基酚(扑热息痛)最常用。应避免与抗HIV药物齐夫多定同时使用。阿司匹林反复应用会增加病毒排出量,而改善症状作用轻微,不予推荐。

(5) 镇咳剂:为保护咳嗽反射一般不主张应用,但剧咳影响休息时可酌情应用,以右美沙芬应用较多。

市售各种抗感冒药大多含上述(2)～(5)类药物,不同品种所含成分或剂量有差别,应视何种症状为主,选择相应品种。

2. *抗病毒药物治疗* 利巴韦林(病毒唑)对流感和副流感病毒、呼吸道合胞病毒有一定抑制作用。对鼻病毒和其他呼吸道病毒目前尚无有效的抗病毒药物。

3. *抗生素的应用* 一般不需要。一项安慰剂对照的研究显示,在鼻、喉冲洗物培养有肺炎链球菌、流感嗜血杆菌或莫拉卡他菌生长的亚组(占20%),抗生素治疗显示症状积分改善。因此,在有细菌定殖、呼吸道分泌物中性粒细胞增加(脓痰),出现鼻窦炎、中耳炎等并发症,有慢性阻塞性肺疾病等基础疾病和感冒病程超2周的患者可适当应用抗生素。

【预防】

避免与感冒患者接触,特别是手的接触。有

实验研究报道,应用杀病毒纸巾和保持个人良好卫生习惯能减少鼻病毒感冒的传播。维生素C常被提倡用作预防感冒,而严格设计的对照试验并未获得支持证据。干扰素α-2b在暴露后应用有预防作用,但有引起鼻塞等不良反应而停止研究。

二、病毒性肺炎

病毒是成人社区获得性肺炎(community acquired pneumonia, CAP)的第3位病原体。据欧洲1996—2016年21项研究的荟萃分析,经PCR检测诊断的病毒在CAP病原体中的占比从22%至2001年后上升为29%,流感病毒和呼吸道合胞病毒占17%,副流感病毒14%,腺病毒13%,鼻病毒12%,人偏肺病毒10%,人冠状病毒7%;大约1/4的患者检测到1种或多种病毒;细菌和病毒混合感染占10%。病毒是在婴幼儿和低龄儿童CAP的最常见病原体。在发展中国家,病毒性肺炎的发病率较高,是低龄儿童死亡的主要疾病之一。在成人,免疫抑制宿主巨细胞病毒(cytomegalovirus, CMV)是病毒性肺炎的常见病原体,特别是造血干细胞移植和实体器官移植受者重要的威胁。呼吸道病毒感染包括无症状的亚临床感染,上、下呼吸道感染和肺炎,以肺炎最为严重。本节主要叙述呼吸道合胞病毒(respiratory syneytial virus, RSV)、腺病毒(adenoviruses)、人冠状病毒(human corona virus, HCoV)、人偏肺病毒(human metapneumovirus, HMPV)和巨细胞病毒所致肺炎。

【病原学和流行病学】

病毒性呼吸道感染通常表现为自限性的轻、中度上呼吸道感染,如果病毒进入下呼吸道和肺泡,则引起肺炎。呼吸道病毒感染常见于冬季和早春,但有些病毒如疱疹病毒发病并无季节性差异。可能存在某些地理分布上的差别。近年来,对CAP患者细菌和病毒混合感染引起关注。但由于方法学上的缺陷,呼吸道病毒的检出率和病毒性呼吸道感染的频度及其构成变化较大,病毒在混合感染中的比例和作用缺少深入研究,而且许多研究并未包括所有病毒,呼吸道病毒感染确切的流行病学知之不多,各种资料难以评价。感染源主要来自患者,多数经呼吸道传播。易感人群主要是婴幼儿和低龄儿童,老年人、患有基础疾病和免疫抑制患者亦易遭遇呼吸道病毒感染。

【诊断和治疗】

病毒性肺炎的诊断主要依靠病毒感染的基本特征、临床表现、实验室检查及X线改变,并排除由其他病原体引起的肺炎。由于各型肺炎间缺乏明显的特异性,因此,最后确诊往往需要借助病原学方面的检查。检测标本可采用鼻咽吸引物、鼻腔洗液、鼻咽拭子、气管吸引物、导痰、支气管肺泡灌洗液(BALF)、经支气管活检(TBB)、经支气管肺活检(TBLB)等。检测方法包括病毒分离、血清学检查、病毒及病毒抗原的检测。呼吸道分泌物中细胞核内的包涵体可提示病毒感染,但并非一定来自肺部,需在发病早期进一步收集下呼吸道分泌物或肺活检标本做培养分离病毒,亦可用免疫荧光和酶联免疫吸附试验测定呼吸道分泌物中的病毒抗原,阳性率可达85%～90%。血清学检查常用的方法是检测血液中特异性IgG抗体,如补体结合试验、血凝抑制试验、中和试验,但仅能作为回顾性诊断,并无早期诊断价值。

1. *呼吸道合胞病毒性肺炎* RSV系1956年于患上呼吸道感染的猩猩体内分离到,次年从2名患下呼吸道感染婴儿的鼻咽分泌物分离到与其抗原完全一致的病毒,从而确定该病毒对人的致病性。根据它在组织培养中细胞融合的特征而得名。RSV通过直接或间接接触患儿呼吸道分泌物以及飞沫而传播,传染性高,常以暴发形式起病。婴幼儿为最易感人群,是2～6月龄婴儿下呼吸道感染的重要病原体,也是1岁以内幼儿住院的主要原因,几乎所有3岁以下儿童均感染过该病毒,同一患儿在不同时期常有不同毒株感染。<60岁的免疫健全成年人再次感染RSV较少,病情较轻。但是老年人再感染可导致致命性肺炎。临床疾病谱包括细支气管炎、气管支气管炎、肺炎,也可引起上呼吸道感染。

RSV感染的潜伏期为3～5日。常以发热和上呼吸道感染症状起病。部分患者迅速进展至细支气管炎和肺炎,出现喘息和呼吸困难、发绀、心率加快。听诊闻及弥漫性细湿啰音或哮鸣音。胸部X线表现相对较轻,与临床症状不相称,主要呈现两肺斑片状间质性改变,很少大片浸润。细支气管炎症性阻塞气道可导致肺泡内气体陷闭,出现局部肺泡过度充气;完全阻塞则见肺不张。

病原学诊断目前正在发展快速RSV抗原检测技术,特别适用于婴幼儿。鼻咽吸引物病毒培养亦有很高敏感性(94.3%)和特异性(96.9%)。在成人和老年人因为病毒脱壳时间短,量较低,故RT-PCR更为有效。

治疗重在积极支持,如氧疗、保持气道通畅和补充足够液体,呼吸衰竭患儿应用机械通气。利巴韦林是被批准用于治疗RSV的抗病毒药物,有静脉、口服和雾化剂3种剂型,但其疗效尚有争议。有喘息症状者可以使用支气管扩张剂和谨慎地使用糖皮质激素。RSV人单克隆抗体(palivizumab,即synagis)可以减轻病情,并有预防作用。

2. 腺病毒肺炎　腺病毒系1953年从人的腺样组织分离而得,故名。根据抗原性和其他生物学特性,感染人类的腺病毒分为A～F共6种(亚属)。按中和抗体,目前确定51个血清型,其中9个血清型被确定具有呼吸道致病性。腺病毒C(1、2、5、6血清型)呈地方性流行,占人类全部腺病毒感染的60%(6型仅为4%)和儿童腺病毒感染的80%(绝大多数为1型、2型),而仅15%为有症状性下呼吸道感染。原发感染后,病毒C可以从粪便中排出持续数月,甚至长达7年。长期无症状性感染可能主要在扁桃体和腺样体,而最近研究提示,人黏膜T细胞可以携带病毒C,成为一种潜伏感染形式。

腺病毒感染好发于秋冬和早春季节,主要经飞沫或粪-口传播。在儿童临床病谱包括上、下呼吸道感染,肺炎,结膜炎,出血性膀胱炎和胃肠炎等,成人感染腺病毒常表现为急性上呼吸道感染和结膜炎,偶可见肺炎以及免疫受损者的系统性感染。

腺病毒肺炎临床上常缓慢起病,有发热、咳嗽、少量脓痰及痰中带血,常伴鼻卡他、咽炎、结膜炎,以及恶心、呕吐等消化道症状。病情一般较轻,偶有严重坏死性支气管炎和肺泡炎,呈现全身中毒症状,以及呼吸困难和显著发绀等呼吸衰竭征象,可并发中毒性脑病、心肌炎和(或)心力衰竭。腺病毒肺炎尚可继发金黄色葡萄球菌、大肠埃希菌、肺炎链球菌、肺炎克雷伯菌、铜绿假单胞菌感染,病情更趋严重。腺病毒肺炎后期出现下述几点提示有继发细菌感染:① 于发病10日左右病情仍不见好转,或一度减轻复又恶化。② 痰变为黄色或淘米水色。③ 迁徙性化脓灶。④ 脓胸。⑤ X线检查出现新的病灶。⑥ 血细胞计数及中性粒细胞比例升高,或伴核左移。⑦ 中性粒细胞碱性磷酸酶积分升高。

从痰、下呼吸道分泌物或肺组织中分离到腺病毒可确诊。ELASA和免疫荧光法检测腺病毒抗原可用于快速诊断。抗体检测可见急性感染后1周的抗体滴度升高,补体结合抗体于1年后下降并消失,而中和抗体可持续10年左右。

腺病毒肺炎目前尚无肯定的有效治疗。利巴韦林早期使用,文献报道效果不一,体外试验利巴韦林仅对C组腺病毒敏感,而对A组、B组、D组、E组和F组腺病毒均耐药。西多福韦(cidofovir)体外对各种DNA病毒包括腺病毒有活性,但临床应用效果不一,且有严重肾毒性,使用受到限制。

3. 非SARS人冠状病毒性肺炎　非SARS人冠状病毒很少引起肺炎,但在婴幼儿、免疫低下、有基础疾病者以及"脆弱"的老年人可以引起下呼吸道感染。2002年和2003年报道HCoVOC43和HCoV229E暴发流行,期间仅少数高危老年人发生肺炎。2004年和2005年荷兰及中国香港分别报道冠状病毒新的毒株HCoVNL63和HCoVHKU1引起人的肺炎。

4. 副流感病毒性肺炎　副流感病毒属于副黏病毒,大小150～300 nm,至少能编码6种结构蛋白和2种非结构蛋白，特别重要的是它有2种糖蛋白HN(血凝素神经氨酸酶)和F(融合蛋白，fusion)，可产生中和抗体。副流感病毒是副黏病毒家族中唯一表达神经氨酸酶活性者。有4种血清型，1型、2型、3型遍布全球，而4型则主要在美国传播。各型副流感病毒的流行病学特点有明显不同，3型全年散发，但冬春季节呈年度暴发流行；1型、2型为秋冬季节流行；1型和3型特别是3型毒力最强，且持续存在。1型主要感染2～3岁儿童；而2型感染者60%为5岁以下儿童，高峰在1～2岁；3型主要感染婴幼儿，40%为1岁以内幼儿，特别是低于6月龄者。与RSV一样，副流感病毒可引起儿童再感染，亦可侵袭成人(特别是老年人)，大多表现为轻度下呼吸道感染症状，部分呈现喘息型支气管炎或喉炎等严重症状，也可引起儿童肺炎。在儿童CAP中，副流感病毒可高达10%。成人合并有慢性阻塞性肺疾病和慢性心力衰竭等基础疾病者预后甚差，在血液恶性肿瘤患者可造成致死性感染。病毒与细菌混合性感染颇为常见，有报道达20%。该病毒感染时脱壳少且时间短，病原学检测推荐选用RT-PCR。治疗可使用利巴韦林雾化吸入或静脉滴注，早期较为有效，目前尚无耐药现象发现。

5. 人偏肺病毒性肺炎　人偏肺病毒系2001年在荷兰患儿中发现，但血清学研究表明，此前在人群中存在至少已有50年。该病毒主要分为A型和B型两型，全球均有分布。严重的人偏肺病毒感染大多发生在<2岁儿童，高峰是3～4月龄，较RSV略迟。人偏肺病毒性肺炎见于早产儿和存在危险因素的其他年龄人群，但以低龄儿童最常见。在临床上，人偏肺病毒性肺炎与RSV和流感病毒性肺炎难以区别，但其程度较轻，在有基础疾病如慢性阻塞性肺疾病、哮喘、慢性心力衰竭患者更常见。单抗免疫荧光法检测该病毒感染敏感性和特异性分别为73.7%和97%，与RT-PCR相仿。目前无特异性抗病毒治疗药物，但体外利巴韦林和多克隆静脉用免疫球蛋白对RSV与人偏肺病毒具有同等抗病毒活性。

6. 巨细胞病毒性肺炎　CMV在人群中的自然感染率较高，首都儿科研究所用ELISA测定北京地区30岁以上正常人群CMV IgG抗体阳性率为90%，发达国家约50%的成人有巨细胞病毒抗体。近年来，随着骨髓和器官移植的开展以及AIDS/HIV患者的不断增加，CMV肺炎患病率逐渐增加，已经成为先天性获得性免疫缺陷儿童和继发性免疫缺陷患者最常见的病原体之一。

CMV可通过多种途径传播。母婴传播是小儿传播的主要途径，另有部分水平传播，前者包括宫内先天性感染和感染CMV母亲分娩时或哺乳过程中造成的婴儿围生期感染。后者主要指通过密切接触和医院内感染，无症状的感染者可在日护中心传染其他儿童及血清学CMV抗体阴性的父母。年轻人感染率再次升高，可能通过密切接触或性传播途径感染，自唾液、宫颈、精液、尿液以及白细胞中均可分离到CMV。经输血和器官移植供体传播也可致潜伏期感染。

CMV肺炎病理表现主要是弥漫性间质性肺炎或灶性坏死、出血和增生，从而产生低氧血症。肺组织感染的细胞主要是肺泡细胞，而受感染的肺泡上皮细胞明显增大，这种巨细胞较其他细胞增大3～4倍，细胞核内有嗜酸性包涵体，染色体被推向周围，形成鹰眼状，具有特征性。

CMV肺炎易累及3岁以下婴幼儿，尤其1岁以内者，中毒症状不重，病程较一般肺炎长，呼吸道症状以咳嗽、气促为主，喘憋不突出；常伴肝大，但有肝功能损害者较少；有不同程度贫血。免疫功能正常的成人极少引起CMV肺炎，即使发生也多呈自限性。成人CMV肺炎通常先有呼吸道症状，如阵发性干咳，继而出现全身症状，如发热、关节痛、腹胀、直立性低血压等。严重时出现缓慢或进行性呼吸困难和发绀，可有严重低氧血症。肺部可闻及干、湿性啰音。在器官移植患者，CMV肺炎主要发生于器官移植后1～4个月，CMV血清抗体阴性受体接受CMV血清抗体阳性供体时，发生CMV肺炎危险性增加。输入带有CMV的新鲜血液而被感染者的临床表现极似传染性单核细胞增多症，但其嗜异凝集试验为阴性。

自下呼吸道标本包括肺组织活检、支气管肺泡灌洗液等测定 CMV 包涵体、病毒分离培养、CMV 抗原、DNA 以及 mRNA 检测可协助明确肺部病毒存在与否和病毒量。CMV 肺炎诊断最佳依据为活检组织内显示 CMV 包涵体。CMV mRNA 在活动性感染前 2～3 周即阳性，活动性感染时，mRNA 表达明显增多，其敏感性和特异性均高，检测耗时少，在早期预测、防治和早期诊断 CMV 肺炎方面有很好的应用前景。CMV 血症的定量检测和快速培养有助于发现活动性 CMV 感染，但缺少定位意义，结合下呼吸道标本以及临床表现，可以提示 CMV 肺炎诊断。CMV 血清抗体 IgM 于感染后 2 周左右出现，6～8 周达高峰，持续 12～18 周，可作为一项判断 CMV 活动指标。若 IgG 抗体阳性仅表明患者曾感染过 CMV，若呈 4 倍以上升高，则诊断价值较高。在免疫功能低下者，抗体产生常受抑制，特异性 CMV IgM 抗体在严重 CMV 感染中可始终不出现，故血清血检查阴性不能完全排除 CMV 感染。

及时给予抗病毒药物治疗可以有效改善患者临床症状。更昔洛韦(ganciclovirus，丙氧鸟苷)是鸟嘌呤核苷衍生物，为 CMV DNA 聚合酶的选择性抑制剂，可抑制病毒复制，减轻 CMV 感染症状。对于器官移植宿主，联合应用免疫球蛋白，可提高治疗 CMV 肺炎成功率，降低病死率。剂量和用法：实体器官移植患者采用更昔洛韦 5～7.5 mg/kg，静脉滴注，每日 1 次，连续 10～20 日。骨髓移植患者 7.5～10 mg/(kg・d)，共 20 日；维持治疗 5 mg/(kg・d)，连续 2～4 周；免疫球蛋白 500 mg/kg，隔日静脉滴注，10～20 次。HIV/AIDS 患者则使用更昔洛韦静脉滴注 5 mg/kg，每日 2 次，共 2～3 周。粒细胞减少和血小板减少是其主要不良反应。膦甲酸钠(foscarnet)作用机制和更昔洛韦相仿，推荐剂量为首剂 90～120 mg/kg，随后给予 60 mg/kg，每 8 小时 1 次，14～21 日为 1 个疗程。有肾毒性、低钙血症、低镁血症、高磷血症、贫血、抽搐等不良反应。

参考文献

[1] 林果为，王吉耀，葛均波. 实用内科学[M]. 15 版. 北京：人民卫生出版社. 2017，300-303，320-324，354-355.

[2] Alimi Y, Lim WS, Lansbury I, *et al*. System review of respiratory virus pathogens identifiedin adults with community-acquired pneumonia in Europe[J]. J Clin Virol, 2017, 95: 26-35.

[3] Tamaki K, Kinjo T, Aoyama, *et al*. Fatal pneumonia and viremia duo to human parainfluenza virus type 1 in a patint with adult T-cell leukemia-lymphoma treated with mogamulizumad[J]. J infect Chemother, 2015, 21(11): 820-823.

[4] Ruuskanen O, Lahti E, Jennings LC, *et al*. Viral pneumonia[J]. Lancet, 2011, 377: 1264-1275.

[5] Yu X, Lu R, Wang Z, *et al*. Etiology and clinical characterization of respiratory virus infections in adult patients attending an emergency department in Beijing[J]. PLoS One, 2012, 7: e32174.

[6] Zhan YQ, Yang ZF, Chen RC, *et al*. Respiratory virus is a real pathogen in immunocompetent community-acquired pneumonia: comparing to influenza like illness and volunteer controls[J]. BMC Pulm Med, 2014, 14: 144.

[7] Olli Ruuskanen O, Järvinen A. What is the Real Role of Respiratory Viruses in SevereCommunity-Acquired Pneumonia? [J]. Clin Infect Dis, 2014, 59(1): 71-73.

[8] Smith SM, Fahey T, Smucny J, *et al*. Antibiotics for acute bronchitis [J]. Cochrane Database of Systematic Reviews, 2014, Issue 3. Art. No.: CD000245. DOI: 10. 1002/14651858. CD000245. pub3.

第二节 急性气道感染

气道直接开放于环境中，易遭受环境致病因子包括微生物的侵袭。急性气道感染常见疾病是急性气管支气管炎。近30余年来，对累及小气道(管径<2 mm)的炎症性病变即细支气管炎(伴或不伴闭塞)一类疾病的认识显著增加，感染可以是其中部分原因，本节亦予叙述。

一、急性气管支气管炎

急性气管支气管炎是指无慢性呼吸系统疾病者的气管支气管树急性炎症性疾病。

【病原学和流行病学】

急性气管支气管炎的病原体主要是病毒、细菌和非典型病原体。运用现代诊断技术对初级保健机构就诊的下呼吸道感染患者病原学的研究显示，细菌(主要是肺炎链球菌)占26%，非典型病原体(主要是肺炎支原体)占24%，病毒(以流感病毒最重要)占19%；其他研究则表明病毒所占比例明显为高，非典型病原体比例较低。早年认为百日咳为儿童疾病，但20世纪80年代以来，美国等国家的年长儿童和年轻人中本病增加。旧金山市的一项研究表明，咳嗽≥2周的153例成人中有12%证明为百日咳杆菌感染。呼吸道感染的常见病原菌如肺炎链球菌、流感嗜血杆菌、金黄色葡萄球菌和卡他莫拉菌亦常怀疑为本病的致病菌，但除非在新生儿、人工气道或免疫抑制患者，至今没有“细菌性支气管炎”的确切证据。半数以上的患者检测不出病原体。非感染性因素如烟尘和过敏原也是急性气管支气管炎的重要原因，确切比例不清楚。

社区中具有急性下呼吸道症状的人群颇多，但就医者仅占10%。在西欧，近十余年来初级保健机构中急性气管支气管炎的发病率从50/1 000(人·年)下降至22/1 000(人·年)，可能原因是下呼吸道感染就医减少，以及医生对咳嗽患者诊断为哮喘或慢性阻塞性肺疾病较过去增多的缘故。

【发病机制和病理】

病理改变主要为气管支气管黏膜充血、水肿、分泌物增加。黏膜下层水肿，有淋巴细胞和中性粒细胞浸润。病变一般仅限于气管、主支气管和肺叶支气管黏膜，严重者可蔓延至细支气管和肺泡，引起微血管坏死和出血。损害严重者黏液纤毛功能降低，纤毛上皮细胞损伤、脱落。炎症消退后，黏膜的结构和功能多能恢复正常。

近年来，有人注意到急性支气管炎与气道高反应性之间的关系。在复发性急性支气管炎的患者中轻度支气管哮喘发作较正常人群多。反之，急性支气管炎患者既往亦多伴有支气管哮喘或过敏史，提示支气管痉挛可能是急性支气管炎者咳嗽迁延不愈的原因之一。

【临床表现】

起病往往先有上呼吸道感染的症状，如鼻塞、流涕、咽痛、声音嘶哑等。在成人，流感病毒、腺病毒和肺炎支原体感染可有发热，伴乏力、头痛、全身酸痛等全身毒血症症状，而鼻病毒、冠状病毒等引起的急性支气管炎常无这些表现。炎症累及支气管黏膜时，则出现咳嗽、咳痰。咳嗽是急性支气管炎的主要表现，开始为刺激性干咳，3～4日后鼻咽部症状减轻，咳嗽转为持续并成为突出症状，受凉、吸入冷空气、早起晚睡或体力活动时咳嗽加剧。咳嗽可为阵发性或持续性，剧咳时可伴恶心、呕吐及胸、腹肌疼痛。咳嗽可持续2～3周，吸烟者则更长。半数患者有咳痰，痰为黏液性，随病程发展可转为脓性痰，偶可痰中带血。气管受累时，深呼吸及咳嗽时可有胸骨后疼痛。伴发支气管痉挛时，可有喘鸣、气急和程度不等的胸部紧缩感。有慢性阻塞性肺疾病及其他损害肺功能的基础疾病者可有发绀和呼吸困难。胸部体检发现两肺呼吸音粗，黏液分泌物潴留于较大支气管时可闻及粗的干啰音，咳嗽后啰音消失。支气管痉挛时，可闻及哮鸣音。无并发症者不累及肺实质。胸部影像学检查无异常或仅有肺纹理加深。

【诊断和鉴别诊断】

急性气管支气管炎的诊断并不困难，通常根据症状、体征、X线无肺浸润表现即可做出临床诊断。相关实验室检查则可做出病原学诊断。凡有发热和急性呼吸道症状就诊者，美国主张做X线检查，如果没有肺部浸润性病变，即为急性气管支气管炎，不推荐使用抗生素。欧洲则认为,因呼吸道症状社区就诊者中仅1/10是肺炎,普遍接受X线检查不符合费用/效益比。仅当患者出现一项下述症状和体征,才应考虑可疑肺炎诊断:新发局灶性胸部体征、呼吸困难、呼吸急促、脉搏>100次/分或发热时间>4日。对于可疑肺炎患者,应测C反应蛋白(CRP)。如当前CRP浓度<20 mg/L且症状持续时间>24小时,患肺炎的可能性极低;但如CRP浓度>100 mg/L,即有可能是肺炎。如果CRP检查后,仍无法确诊,则应考虑进行胸部X线检查,以证实或否定诊断。两种不同主张和做法与各自的医疗体制有关,对我们都有借鉴意义。下呼吸道分泌物检测流感病毒、肺炎支原体和百日咳杆菌等,由于费用较高,对轻、中度患者作为常规检查并无必要。对重症、继发细菌感染者则应积极做细菌学检查和药物敏感试验,供选用抗菌药物时参考。

许多严重的下呼吸道疾病如肺结核、肺脓肿、支原体肺炎、肺癌和多种急性感染性疾病如麻疹、百日咳、急性扁桃体炎等在发病时均可引起咳嗽、咳痰,类似急性气管支气管炎。注意仔细询问病史,如是否暴露于毒性物质、有无吸烟史,是否有其他系统症状、疫苗接种史等,结合流行病学资料,根据每种疾病的特点详加检查,以资鉴别。

流行性感冒的症状与急性支气管炎颇为相似,但前者常呈规模不一的流行性暴发,起病急骤,全身症状明显,有高热、头痛和全身肌肉酸痛,依据病毒的分离和补体结合试验可确诊。

少数儿童有急性支气管炎反复发作,应注意排除低丙种球蛋白血症等先天性免疫缺陷病。

【治疗】

一般患者无须住院治疗。有慢性心、肺基础疾病者,流感病毒引起的支气管炎导致严重呼吸衰竭时,需住院接受呼吸支持和氧疗。

对症治疗主要是止咳祛痰,剧烈干咳患者可适当应用镇咳剂。伴支气管痉挛时可用氨茶碱或β2受体激动剂。以全身不适及发热为主要症状者应卧床休息,注意保暖,多饮水,服用退热剂。

对于未明确病原者,抗生素不宜作为常规使用。盲目应用抗生素会导致耐药菌的产生、二重感染等一些严重后果。在老年人、患有心肺基础疾病者可以应用大环内酯类、β-内酰胺类口服抗菌药物。肺炎支原体、衣原体和百日咳杆菌对红霉素和多西环素甚为敏感。

【预防】

冬季注意保暖,避免上呼吸道感染,戒烟。做好环保工作,治理空气污染。改善劳动卫生条件,生产车间要防止有害气体、酸雾和粉尘的外逸。

二、细支气管炎

细支气管是管壁不含软骨、内径通常≤2 mm的小气道。损害细支气管的各种炎症性疾病总称细支气管炎,是最常见的细支气管疾病,命名和分类混乱。细支气管炎相当常见,但由于细支气管管径的总横断面积远大于大气道,很少引起气道阻力增加,症状较少,过去对它研究不够。近年来,随着高分辨率CT(HRCT)的广泛应用和对环境因素所致肺损害的关注,本病被重视。细支气管疾病临床上大体分为2类,即气道疾病类(急性和慢性细支气管炎、呼吸性细支气管炎即吸烟者细支气管炎、滤泡性细支气管炎、弥漫性泛细支气管炎、闭塞性细支气管炎等),以及肺间质病类(呼吸性细支气管炎-间质性肺疾病、闭塞性细支气管炎机化性肺炎等)。这里介绍其中肯定感染所致的急性细支气管炎和部分与感染有关的闭塞性细支气管炎。

(一)急性细支气管炎

急性细支气管炎(acute bronchilitis)曾称毛细支气管炎,现已少用。是一种以病毒为主的感染性(后)细支气管炎,多发生于2岁以内的婴幼儿,偶见于年长儿童和成人。临床上以呼吸窘迫、喘鸣、呼气阻塞和缺氧为特征。本病曾有“急性卡他性支气管炎”“间质性支气管炎”“喘息性支气管肺炎”和“阻塞性支气管炎”等名称,1940年被确定为一个独立疾病,20世纪50年代儿科学曾将其命名为“弥漫性细支气管炎”(diffuse bronchiolitis)。

【病原学】

RSV是细支气管炎最常见的病原,其次为副流感病毒1型和3型。此外,腺病毒、鼻病毒、肠道病毒、流感病毒和肺炎支原体等亦占一定比例。在不同地区,这些病原体分布存在一定差异。儿童细支气管炎约55%由呼吸道合胞病毒引起,美国1994年报道<5岁的儿童细支气管炎中,该病毒感染占50%~75%;我国报道为57.9%~88.2%,住院患儿中则更高。副流感病毒引起的感染约占11%,病情多较凶险,病死率高。少见病原体有冠状病毒、风疹病毒、腮腺炎病毒、带状疱疹病毒、流感病毒、鼻病毒和微小病毒。

【流行病学】

以散发病例为多,有时可暴发流行,我国南方数省有过流行。发病有一定的季节性,且随地理区域而明显不同。我国北方冬季和早春为高发期,尤以1—4月为多;南方则均在夏秋季节流行,以6—9月为多。流行时间可持续1~3个月。春、秋季以副流感病毒引起的细支气管炎为多。细支气管炎的好发人群主要为2岁以内的婴幼儿,2~10月龄的婴儿高发,1岁以后发病开始减少。在住院患儿中,细支气管炎约占4%。男性较多,尤其为住院治疗的重症病例,男女之比为1.5∶1。成人病毒性细支气管炎很少见。该病常在上呼吸道感染流行后发病,部分病例有呼吸道感染患者接触史,但亦有接触史不明者。细支气管炎主要是由带病毒的飞沫或气溶胶经空气传播,可在医院内获得感染或小范围流行。

【发病机制和病理】

免疫组织学研究表明,呼吸道合胞病毒性肺炎由病毒直接损害引起,而细支气管炎则为Ⅰ型变态反应的结果。血清中IgG1和IgG3在保护小儿下呼吸道飞沫传播感染亦起重要作用。患者初次感染呼吸道合胞病毒后,CD4和CD8淋巴细胞亚群参与和终止病毒的复制过程,以CD8起主要作用。IL-4能诱发IgE的生成,与细支气管炎的发生有密切关系。患细支气管炎时,体内产生IL-2和IFN-γ的细胞克隆受抑制,而释放IL-4的细胞克隆优先激活,使IL-4分泌增加,IL-4能特异性地诱导B细胞合成IgE,且通过抑制IFN-γ产生而促进IgE生成。IL-4和其他淋巴因子激活中性粒细胞和巨噬细胞脱粒,从而引发变态反应。血清和支气管分泌液中特异性IgG和IgE上升,并出现气道反应性增高。

病变主要在细支气管,支气管和肺泡也可累及。受累的上皮细胞纤毛脱落、坏死,继之细胞增生形成无纤毛的扁平或柱状上皮细胞。管壁水肿、黏液分泌,加之管壁内充满脱落的上皮细胞、白细胞、巨噬细胞碎屑及纤维蛋白形成的渗出物,造成细支气管腔部分阻塞,其远端有显著的肺气肿。细支气管周围有大量细胞浸润,其中绝大多数为单核细胞。黏膜下层和动脉外膜水肿。除细支气管病变外,其周围的肺泡壁有水肿,肺泡腔内亦有炎性渗出物。病变以肺下叶和肺底部为多见。

小支气管和细支气管虽表现为一般炎症,但其所引起的病理生理改变非常显著。炎症和水肿易使婴幼儿病灶部位的细支气管腔引流不畅。坏死物质和纤维蛋白形成的栓子可使细支气管部分或完全阻塞。部分阻塞的管腔远端区域出现过度充气,完全阻塞则导致肺不张。这些病变致气流阻力增加、潮气量下降、通气量降低、肺内的气体分布也显著改变、通气/血流分布异常,引起低氧血症。最后因二氧化碳潴留,发生高碳酸血症。气道阻塞、气道阻力显著增加(较正常平均增加2.7倍)、肺顺应性降低(为正常的1/3)、潮气量降低、呼吸频率增快从而引起一系列临床症状。病变可累及肺泡壁和肺泡腔,导致实质性炎症。

【临床表现】

起病急骤,1~3日内迅速出现呼吸增快和咳喘,伴有激惹、呕吐、食欲减退等表现。上呼吸道卡他症状和咳嗽常为细支气管炎发作的先兆。先兆期常有1~7日的轻度发热。下呼吸道累及后,则出现重度咳嗽和高热。咳嗽是细支气管炎的突出症状,先为阵发性干咳,以后伴有咳痰,多为白色黏稠痰液。同时出现轻重不等的喘憋。与普通肺炎相比,喘憋症状较严重,出现亦早。发作时呼吸浅而快,伴有呼气性喘鸣,呼吸频率达每分钟60~80次或更快。由于过度换气及液体摄入不足,部分患者出现脱水和酸中毒。缺氧严重时可出现神志模糊、惊厥、昏迷等脑病征象,严重低氧血症时出现青紫。部分患儿可有呕吐、腹泻,但一般不严重。肺部体检叩诊呈过清音,听诊呼吸音减低,满布哮鸣音或哨笛音,喘憋减轻时可闻及细湿啰音。多数患者有明显的"三凹征"、鼻翼扇动、烦躁不安和发绀。心力衰竭者已很少见。随病程进展,有时尽管体温已降至正常,心动过速却成为突出的症状。听诊的变化很大,喘息伴或不伴爆裂音。呼吸困难加重,而相应的肺部听诊体征阳性发现减少,提示阻塞加重和呼吸衰竭即将发生。

胸部影像学表现不典型,可见肺透亮度增加,肋间隙增宽,肋膈角减小,横膈平坦。两侧肺门阴影增大,肺纹理增多、增粗,支气管周围有自肺门起始的密度不均匀、不规则线状阴影。一般肺实质无浸润阴影,若肺泡受累明显者,则有小点状或散在片状阴影。偶可见小片肺不张,与普通的肺炎浸润很难鉴别。呼吸道合胞病毒感染时,支气管血管影突出。细支气管炎与肺炎也可同时存在,个别尚可见胸膜反应。血气分析见低氧血症,严重病例伴高碳酸血症。

【诊断和鉴别诊断】

依据临床表现特征、患儿年龄及流行病学资料等诊断。在呼吸道分泌物特别是鼻洗液中分离到病毒则有确诊价值。绝大多数病毒引起的细支气管炎,3~7日内可通过组织培养分离出病毒。快速病原诊断技术也可在数小时内从呼吸道分泌物中检测出病毒抗原,尤其是呼吸道合胞病毒。血清学检查对诊断帮助不大,因检测恢复期血清至少需2~4周,对临床治疗无帮助;且婴幼儿体内有从母体内获得的抗体,对诊断有影响。

许多疾病可引起与细支气管炎相似的呼吸困难和喘息表现,不易鉴别,特别是婴幼儿首次发病时。

需鉴别的常见疾病有急性喉气管支气管炎(哮吼),该病主要表现吸气性呼吸困难和特征性哮吼声。另需与支气管哮喘、喘息性支气管炎和肺炎相鉴别。支气管哮喘婴幼儿期虽不多见,但第1次发作时可能表现类似于细支气管炎。支气管哮喘可有家族过敏史,支气管扩张剂治疗后哮喘可迅速缓解,而细支气管炎疗效不明显,借此得以鉴别。当然,支气管哮喘与细支气管炎也可同时存在。喘息性支气管炎与轻症细支气管炎有时不易区别,鉴别要点为前者无明显的肺气肿存在,咳喘不严重,亦无中毒症状,且可反复发作。肺炎中应注意区别的主要是腺病毒肺炎。该病也有明显的中毒症状,但热程长,喘憋出现晚,肺炎体征较明显,X线胸片上可见大片融合灶。此外,喘憋者尚需与胃液反流、气道异物阻塞、咽后壁脓肿等鉴别。部分特异性体质婴幼儿喘息的发生由多种病毒感染所致。非呼吸道合胞病毒流行期出现细支气管炎者,多发生于特应质的儿童,相反,呼吸道合胞病毒流行期出现细支气管炎的患儿,多不是特应质者。

【治疗】

1. *氧疗* 对细支气管炎很重要,婴幼儿缺氧主要是由于肺通气/灌注异常,故吸入低浓度的氧有效。以面罩吸氧并带有湿化装置者为好。注意保持呼吸道通畅,保持室内适当湿度、温度;患儿因呼吸急促使不显性失水增加,应少量多次饮水。不能进食或重症者应静脉补液。脱水的纠正有利于喘憋症状的好转。

2. *病因治疗* 目前尚无明确有效药物治疗RSV。利巴韦林针剂、片剂及雾化制剂曾被用于控制RSV,但目前的研究却没有能够证明利巴韦林治疗RSV肺炎有明确的临床获益,所以现在利巴韦林已经不作为RSV的常规治疗。

3. *应用支气管舒张剂治疗* 仍有争议。大多数患儿的气道阻塞主要原因是病毒感染引起的炎症,而支气管平滑肌收缩对气道阻塞不起主要作用。多数研究证明,β肾上腺素能药物对肺功能的改善无益。但少数婴儿雾化或胃肠外给予支气管舒张药，症状会有所改善。

4. *糖皮质激素* 对细支气管炎无益。但近年来有研究认为，细支气管炎后持续喘息的患儿雾化吸入表面作用激素显示有益。

【预后】

本病常可自限。多数儿童急性期持续3～7日，1～2周逐渐恢复，但部分病例可能持续数周，此时应注意有无其他并发症的可能。多数患儿能完全恢复正常。部分则发展为支气管扩张症、纤维闭塞性细支气管炎和单侧或局限性肺气肿。细支气管炎对肺发育的远期影响尚未阐明。住院患儿有复发喘息及长期肺功能异常的可能，轻度者无此危险性。小气道功能异常可持续数年，但临床无任何表现。有人认为，肺功能异常与特异性体质及气道高反应性有关。

（二）闭塞性细支气管炎

细支气管炎是指细支气管损伤后的上皮炎症反应，随后的修复导致气道壁、气腔或两者兼有的肉芽组织过度增生。取决于病期，修复过程可以引起小气道的狭窄或扭曲（缩窄性细支气管炎）或完全闭塞（闭塞性细支气管炎）。病变小气道毗邻的肺泡几乎总是受累的，但大部分肺间质并无病变。1835年，Reynaud认识到本病的存在；直至1901年，Lange报道2例快速进展的呼吸衰竭死亡病例，才对其临床病理特征进行了描述，并首次应用"闭塞性细支气管炎"（bronchiolitis obliterans）的名称。曾有其他不少命名，如"纤维性闭塞性细支气管炎"（bronchiolitis fibrosa obliterans）、"闭塞性细支气管炎和间质性肺炎"（bronchiolitis and interstitial pneumonia）、"闭塞性细支气管伴机化性肺炎"（bronchiolitis obliterans with organizing pneumonia，BOOP）、"滤泡性细支气管炎"（follicular bronchiolitis）等，它们可能代表不同的临床疾病，但常被混用。在1985年描述BOOP以前，还曾有特发性闭塞性细支气管炎一称，这些病例实际上多数就是BOOP。闭塞性细支气管炎是指组织学特征表现为细支气管腔息肉样闭塞，无远端肺组织的累及（即缩窄性细支气管炎）；而BOOP则是呼吸性细支气管、肺泡管和肺泡腔即远端肺实质的腔内充满息肉组织，肺泡壁显示轻、中度慢性炎症浸润，以及Ⅱ型细胞增生和充满泡沫巨细胞。

【病因】

闭塞性细支气管炎的病因不完全清楚，其相关因素或状态包括毒雾吸入、金属粉尘暴露、感染、造血干细胞移植、肺和心肺联合移植、类风湿关节炎、使用青霉胺、系统性红斑狼疮、皮肌炎或多肌炎、过敏性肺炎等。

关于感染性因素被提及的有很多，包括单纯疱疹病毒、HIV、CMV、风疹病毒、副流感病毒（Ⅲ型）、腺病毒、肺炎支原体、克雷伯菌、嗜血流感杆菌、嗜肺军团菌、黏质沙雷菌、百日咳鲍特菌、B组乙型溶血性链球菌、新生隐球菌、星形诺卡菌、肺孢子菌等。关系最密切的可能是病毒、肺炎支原体。

【临床表现】

通常是在急性呼吸道疾病或毒气吸入后2～8周后隐匿性起病，主要表现为干咳和气急。体征不明显，偶尔可闻及呼气相弥漫性哮鸣音。在BOOP约有1/3的患者表现流感样症状，发热、咽痛和不适，在2/3的患者可闻及Velcro啰音。

闭塞性细支气管炎的影像学征象是多变的，可以显示粟粒性、弥漫小结节性或网织状改变，偶尔胸片可以正常。部分病例可见狭窄后过度充气，呈单侧性或双侧性。

肺功能检测显示限制或混合性通气损害。

【诊断】

由于小气道解剖定位的特殊性，闭塞性细支气管炎诊断十分困难，很难与大气道疾病相区别。某些肺部基础疾病特别是肺部感染作为先发病时，闭塞性细支气管炎作为感染后疾病（或状态），两者界限及其鉴别均缺少研究。目前，对于本病的诊断完全依赖于病理。采用纤维支气管镜经支气管肺活检标本太小，不足以诊断，故以开胸活检（经胸腔镜或剖胸）最为重要。

【治疗】

1. *糖皮质激素* 早期识别和诊断，及时应用糖皮质激素是最主要疗法。如果病期太晚，进入纤维化期,激素治疗常无效。激素的疗效亦与病因有关,感染后或特发性者以及BOOP激素治疗反应甚佳,而毒气吸入和胶原血管病所致者激素反应欠佳。通常应用泼尼松40～60 mg/d,疗程至少3个月,通常主张6个月,以后缓慢减量,使复发减少至最低限度,某些病例可能需要低剂量激素维持数月甚至数年。

2. *抗微生物治疗* 缺少研究。在造血干细胞移植,预防移植物抗宿主反应和巨细胞病毒感染可以减少闭塞性细支气管炎的发生。

3. *其他* 在造血干细胞移植闭塞性细支气管炎加用免疫抑制剂可能有益,虽然效果有限,而在肺或心肺移植受者应用高剂量激素、硫唑嘌呤、抗胸腺球蛋白(ATG)或OKT3单抗单用或联合使用可以有效,但疗效不一。

参考文献

[1] Grippi MA, Ed-in-Chief. Fishman's Pulmonary Diseases and Disorders 5-th ed[M]. New York: McGraw-Hill Education. 2015. 1992 - 2011.

[2] Smith SM, Fahey T, Smucny J, *et al*. Antibiotics for acute bronchitis[J]. Cochrane Database Syst Rev, 2017, 6: CD000245.

[3] Kinkade S, Long NA. Acute Bronchitis[J]. Am Fam Physician, 2016, 94(7): 560 - 565.

[4] Ravaglia C, Poletti V. Recent advances in the management of acute bronchiolitis[J]. F1000Prime Rep, 2014, 6: 103 (doi: 10.12703/P6 - 103).

[5] Li YN, Liu L, Qiao HM, *et al*. Post-infectious bronchiolitis obliterans in children: a review of 42 cases[J]. BMC Pediatrics, 2014, 14(1): 1 - 6.

[6] Haye D Jr. A review of bronchiolitis obliterans syndrome and therapeutic strategies[J]. J Cardiothorac, 2011, 6: 92 - 99.

[7] EplerGR. Bronchiolitis obliteransorganizing pneumonia, 25 years: a variety ofcauses, but what are thetreatment options? [J]. Expert Rev Respir Med, 2011, 5(3): 353 - 361.

(复旦大学附属中山医院 何礼贤)

第三节 慢性气道疾病与感染性急性加重

慢性气道疾病主要包括慢性阻塞性肺疾病(chronic obstructive pulmonary disease, COPD)、支气管哮喘和支气管扩张。西方国家白种人中还常见有肺囊性纤维化,而有色人种中很少见。不同慢性气道疾病病因各异,但是大多仍然不甚清楚。临床病程呈慢性经过,常伴急性加重(acute exacerbation),感染是重要原因之一。

一、下呼吸道微生物群与微生物组

按传统显微镜和培养技术对于微生物群(microbiota)研究的界定,显微镜下可见微生物在皮肤黏膜细胞表面或滞留聚集的黏膜分泌物中生长,称为黏附;而重复培养呈现持续生长,但未引起宿主反应的微生物现象称为定殖。黏附是定殖的基础,但单纯的微生物黏附不一定导致定殖。健康人上呼吸道有大量微生物存在,以细菌最多,包括21个属200多种。这些细菌维持相对的稳定,构成上呼吸道正常菌群或微生物群。在鼻咽部存在葡萄球菌、类白喉杆菌等,咽喉和扁桃体表面有甲型链球菌、卡他球菌等。还存在潜在性致病微生物如肺炎链球菌、流感嗜血杆菌和乙型链球菌等。正常菌群对宿主呼吸道防御机制具有一定意义,可以阻止或抑制病原菌的定殖与入侵。上呼吸道细菌可以进入下呼吸(气)道,但通常会被其完备的防御机制所清除,所以下呼吸道被认为是无菌的。只有当一种或多种防御机制发生障碍时,才发生下呼吸道细菌定殖(lower airway bacterial colonization, LABC)。LABC有两种可能的途径:其一,病毒感染、理化因素以及代谢紊乱等导致气道急性损伤时,使得气道表面发生改变,一些细菌可以黏附于细胞表面、未成熟细胞或黏膜下层;其二,当黏液纤毛清除功能异常时,黏液瘀滞在气管支气管树中，微生物通过与黏液和黏蛋白的结合而在支气管树发生定殖。侵入下呼吸道病原体的清除取决于机体的物理机制（黏液纤毛运输）、吞噬杀菌能力和细菌增殖三方面，任何一方面发生改变都将影响机体对细菌的清除率。LABC 在临床上可分为急性定殖和慢性定殖。急性气道定殖是指下呼吸道损伤后发生的定殖，外源性因素去除后可逆转，最常见于气管插管机械通气患者，主要定殖菌为铜绿假单胞菌、金黄色葡萄球菌、肠道 G^- 杆菌。慢性气道定殖是指继发于遗传性、先天性或获得性气道防御机制缺陷，导致下呼吸道菌落的生长和长期存在。COPD 等慢性气道疾病患者的支气管纤毛上皮细胞功能受到损害，严重者纤毛上皮细胞脱落，杯状细胞增生，黏液腺过度分泌黏液，细菌易于在下呼吸道定殖，流感嗜血杆菌是最常见的定殖菌，在慢性阻塞性肺疾病急性加重（acute exacerbation of chronic obstructive pulmonary disease，AECOPD）患者吞噬细胞内可以发现流感嗜血杆菌。在终末期 COPD 患者，可发现流感嗜血杆菌弥漫分布于支气管上皮细胞及支气管黏膜下区、细支气管、肺间质、肺泡上皮区域。支气管扩张症、肺囊性纤维化患者铜绿假单胞菌、肺炎链球菌、流感嗜血杆菌和金黄色葡萄球菌为常见定殖菌。慢性气道定殖菌一旦繁殖复制增加便可引起临床症状急性加重。

新技术（主要是纤维支气管镜采样和高通量测序）正在发展与应用。自 2010 年伦敦帝国大学 Hilty 的开创性研究以来，大量研究表明，下呼吸道并非无菌，且已经从下呼吸道标本积累了 5 000 个以上微生物基因序列，其中超过 70%被识别出相应的微生物物种。这些在特定环境和特定时间微生物群所包含的基因序列的总和称为微生物组（microbiome），它较微生物群更广，因为还可以包含一部分与宿主基因同源的基因序列。健康人下呼吸道的微生物组有五大门：厚壁菌门（Firmicutes phylum）、拟杆菌门（Bacteroides phylum）、变形菌门（Proteobacteria phylum）、放线菌门（Actinomycetes phylum）和梭杆菌门（Fusobacteria phylum），以前二者最多（分布占 53.1%和 15.7%）。与健康人下呼吸道菌群多样而平衡不同，哮喘患者下呼吸道细菌生态紊乱，变形菌门过度生长，厚壁菌门中链球菌比例增加，总体上致病菌种类增加，而有益健康的菌群多样性和数量都相对减少；哮喘患者呼吸道中变形菌纲丰度增加[如：流感嗜血杆菌（*Haemophilus*）、莫拉菌属（*Moraxella*）和奈瑟菌属（*Neisseria*）等]，而拟杆菌门丰度减少。COPD 患者除整个变形菌门过度生长外，厚壁菌门在葡萄球菌和链球菌比例增加，而且患者肺内菌群出现区域不均匀性；支气管扩张症也有明显的呼吸道微生物种群改变，如变形菌门、流感嗜血杆菌和假单胞菌属的丰度相对升高。美国著名肺部感染病学家 Niederman 认为，下呼吸道菌群是肺部感染领域最具革命性进展之一。但是下呼吸道微生物群研究滞后，肠道等部位菌群研究尚处于起步阶段，需要从技术和分析方法、微生物学、免疫学、病理生理学和临床等多方面、多角度进行探索；而从微生物组学本身来看，仅依靠 DNA 层面的分析，不能很好地研究微生物组的功能情况，需要利用多组学分析的方法（包括基因组学、元转录组学、宏蛋白质组学和代谢组学），为微生物表型组提供更丰富的信息。

二、慢性阻塞性肺疾病急性加重

（一）概述

COPD 是气道和肺脏对有毒颗粒或气体的慢性炎性反应增强、以持续性气流受限为特征的疾病。虽然气流受限进行性发展，但它是可预防、可治疗的。我国 20 岁及以上成人 COPD 患病率为 8.6%，40 岁以上人群患病率高达 13.7%，估算我国患者人数近 1 亿。根据全球疾病负担调查，COPD 是我国 2016 年第五大死因。WHO 最新预测 COPD 的患病率在未来 40 年将继续上升，至 2060 年，死于 COPD 及其相关疾病患者人数超过每年 540 万。肺功能检查对确定气流受限有重要意义。在吸入支气管舒张剂后，$FEV_1/FVC<70\%$表明存在持续气流受限。

通常，患者的咳嗽、咳痰症状早于气流受限许多年，但非所有具有咳嗽、咳痰症状者都发展为COPD，如果肺功能测定没有气流受限，则属慢性支气管炎；相反，少部分COPD患者可仅有持续气流受限改变，而无慢性咳嗽、咳痰症状。COPD呈慢性病程，从数年到数十年不等，临床分为稳定期和急性加重期。在COPD漫长病程中加强管理和病情评估非常重要。通过评估可以明确疾病严重程度、疾病对健康状况的影响，以及某些事件的发生风险(急性加重、住院治疗和死亡)，同时指导治疗。应分别对疾病的以下方面进行评估：症状、气流受限的程度(肺功能检查)、急性加重风险、合并症。约25%的稳定期COPD患者存在下呼吸道细菌定殖，超过50%的急性加重期患者存在下呼吸道细菌定殖。一般来说，流感嗜血杆菌是稳定期和急性加重期最常分离到的细菌，比较而言，急性加重期分离率更高。但是，Sethi等在COPD患者采用分子分型方法研究发现，新的无荚膜即不可分型流感嗜血杆菌(nontypeable H. influenzae，NTHi.)菌株与AECOPD危险因素增加显著相关，而单纯培养所分离到的可分型流感嗜血杆菌与急性加重并无相关。其可能的解释是宿主对新菌株没有免疫力。病毒感染也是AECOPD的常见原因，最常检出的病毒为鼻病毒、流感病毒、呼吸道合胞病毒、副流感病毒和腺病毒等。病毒感染可能促进继发的细菌感染，并可能增加那些已经定殖于下呼吸道的细菌的数量。此外，虽然病毒感染可能是自限性的，但其所继发的细菌感染会延长患者COPD加重的持续时间。实验室和动物模型的研究显示细菌和病毒的互相作用在COPD病程中的意义，如鼻病毒感染可撕裂气道上皮，引起NTHi跨上皮屏障移行增加；上调上皮细胞表面黏附分子表达和细菌黏附增加；另外也削弱NTHi的清除。其他呼吸道病毒感染亦见类似作用。据研究，在慢性阻塞性肺疾病急性加重时，病毒-细菌协同感染在12%～25%之间。多数研究集中在初始病毒感染后的细菌感染，然而慢性细菌感染也影响宿主对病毒感染的应答，如感染流感嗜血杆菌的上皮细胞增加其后病毒感染的细胞因子释放和细胞与病毒的结合力。临床上，不同严重程度的COPD患者细菌定殖的情况不同，轻度气流阻塞患者分离的病原菌多为肺炎链球菌和其他阳性球菌，随着气流阻塞严重程度的增加，铜绿假单胞菌和流感嗜血杆菌及其他革兰阴性杆菌定殖并发感染的概率增加。细菌定殖引起的炎症反应最强的是铜绿假单胞菌，其次是流感嗜血杆菌，卡他莫拉菌和副流感嗜血杆菌仅引起轻度的炎症反应。气道炎症反应的严重程度还与定殖菌的含量有关，定殖菌数量越多，细胞炎症因子释放越多。LABC负荷量增加或种类改变可加重气道炎症，加速FEV_1下降。

(二) 急性加重

AECOPD是指患者以呼吸道症状加重为特征的临床事件，其症状变化程度超过日常变异范围并导致药物治疗方案改变。它是疾病病程的重要组成部分，因为急性加重可降低患者的生命质量，使症状加重、肺功能恶化，数周才能恢复，加快患者肺功能下降速率，特别是与住院患者的病死率增加相关，加重社会经济负担。大约70%的AECOPD患者是感染所致，其中细菌、病毒和非典型细菌的比例分别为40%～60%、约30%和5%～10%。环境、理化因素改变，稳定期治疗不规范等均可导致急性加重。

AECOPD主要表现有气促加重，常伴有喘息、胸闷、咳嗽加剧、痰量增加、痰液颜色和(或)黏度改变及发热等，也可出现全身不适、失眠、嗜睡、疲乏、抑郁和意识不清等症状。当患者出现运动耐力下降、发热和(或)胸部影像学检查异常时也可能为慢性阻塞性肺疾病急性加重的征兆。气促加重、咳嗽痰量增多及出现脓性痰常提示有细菌感染。肺炎、充血性心力衰竭、心律失常、气胸、胸腔积液和肺血栓栓塞症等的症状酷似慢性阻塞性肺疾病急性发作，需要仔细加以鉴别。

需要对AECOPD严重程度做出评估，包括病史中气流受限和其他肺功能参数、症状加重或出现新症状的时间、既往急性加重次数(总数/住院次数)、并发症、治疗用药和既往机械通气使用情况。应当根据病情严重程度进行分级和安排治疗场所。根据临床表现推荐以下临床分级。Ⅰ级无呼吸衰竭：呼吸频率20～30次/分；未应用辅助呼吸肌群；无精神意识状态改变；低氧血症可以通过鼻导管吸氧或文丘里(Venturi)面罩28%～35%浓度吸氧而改善；无 $PaCO_2$ 升高。Ⅱ级急性呼吸衰竭但无生命危险：呼吸频率>30次/分；辅助呼吸肌群参与呼吸；无精神意识状态改变；低氧血症可以通过文丘里面罩25%～30%吸氧浓度而改善；高碳酸血症即 $PaCO_2$ 较基础值升高或升高至50～60 mmHg。Ⅲ级急性呼吸衰竭并有生命危险：呼吸频率>30次/分；辅助呼吸肌参与呼吸；精神意识状态急剧改变；低氧血症不能通过文丘里面罩吸氧或>40%吸氧浓度才能改善；高碳酸血症即 $PaCO_2$ 较基础值升高或>60 mmHg或存在酸中毒(pH≤7.25)。Ⅰ级可以门诊(院外)治疗，注意随访；Ⅱ级入住普通病房；Ⅲ级入住ICU。

(三) 抗菌治疗

AECOPD的治疗应是综合性的，包括氧疗和改善通气、支气管炎扩张剂、激素、维持液体和电解质酸碱平衡，而抗感染治疗占有十分重要的地位。

20世纪80年代，Anthonisen等将COPD急性加重分为3型。Ⅰ型：呼吸困难加重、痰量增加及咳黄脓痰。Ⅱ型：包括上述症状中的任意2种症状。Ⅲ型：包括上述症状中的任意1种，另加下列症状、体征中任何一项。① 近5日内有上呼吸道感染；② 发热(可能代表上呼吸道病毒感染)；③ 咳嗽加重；④ 哮鸣音增加；⑤ 呼吸频率或心率增加超过基础值20%。Ⅰ型和Ⅱ型给予抗生素治疗有益处，而Ⅲ型给予抗生素治疗对COPD急性加重没有治疗作用。这一研究仍被作为AECOPD应用抗生素指征的经典，但是仅适用于以院外治疗为主的患者。目前，所有AECOPD抗菌治疗指征为符合下述3条中的任何1条：① COPD恶化，同时有下列3个主要症状——呼吸困难加重、痰量增加和脓痰增加；② COPD恶化，同时有2个主要症状，其中之一为脓痰增加；③ COPD严重恶化，需机械通气治疗(包括无创和有创)。

AECOPD经验性抗生素治疗药物选择要求覆盖常见的病原体。抗生素选择主要应参考以下因素，即：① 急性加重是由细菌所致的可能性；② 基础疾病的严重程度(根据 FEV_1 和每年急性加重发作的次数判定)；③ 是否存在合并症(尤其是心脏病)；④ 是否存在急性加重复发的危险因素；⑤ 细菌的抗生素耐药情况等。近期的抗生素使用(在先前的3个月内)，以及近期的住院治疗和口服糖皮质激素的使用(在过去的2周内，泼尼松>10 mg/d)等是携带抗生素耐药菌尤其是铜绿假单胞菌的高危人群。综合各因素进行分层(组)选择不同的抗生素。

A组：轻到中度的肺功能损害(FEV_1>50%预测值)，无合并症，且急性加重发作次数<3次/年。推荐阿莫西林-克拉维酸治疗，在肺炎链球菌对青霉素耐药较高地区建议使用高剂量(875/125 mg)制剂。

B组：中、重度的肺功能障碍(50%>FEV_1>35%预测值)和(或)存在显著的并存病(如心脏病、糖尿病、肝肾功能不全)，和(或)频繁的急性加重发作(>3次/年)。口服高剂量阿莫西林-克拉维酸，或无抗铜绿假单胞菌活性的第三代头孢菌素，如头孢曲松和头孢噻肟等。由于喹诺酮类药物(左旋氧氟沙星、莫西沙星)，对除铜绿假单胞杆菌以外的革兰染色阴性菌具有抗菌活性，也应被视为此类患者的一线治疗。

C组：中度或严重急性加重，且存在铜绿假单胞菌感染危险因素的COPD患者。选择抗假单胞菌活性β-内酰胺类(包括含酶抑制剂复方制剂)环丙沙星或高剂量左氧氟沙星(750 mg每日1次，或500 mg每日2次)。在治疗最初3～5日，还可加用氨基糖苷类药物，如妥布霉素、阿米卡星等。

尽管病毒感染是AECOPD的重要诱因，但目前不推荐经验性抗病毒治疗，因为除流感病毒外，对鼻病毒等呼吸道病毒缺少有效治疗药物。当疑有流感病毒感染进行经验性抗病毒治疗时，需注意发病时间，早期使用。2011 年欧洲呼吸学会颁布的《成人下呼吸道感染的诊治指南》特别指出：现在对于怀疑流感感染的 AECOPD 患者不推荐进行经验性抗病毒治疗。抗病毒治疗仅适用于出现流感症状(发热、肌肉酸痛、全身乏力和呼吸道感染)时间＜2 日，并且正处于流感暴发时期的高危患者。

需要指出，重症特别是长期口服激素的 COPD 患者肺曲霉感染危险性高。凡 AECOPD 抗生素治疗反应不佳时都应当进行胸部 CT 扫描和曲霉感染相关检查。

(四) 急性加重的预防

推荐 COPD 患者接种流感疫苗，可以降低流感的严重程度。肺炎链球菌疫苗适用于≥65 岁以及＜65 岁而 FEV_1＜40%预计值的 COPD。重度 COPD 患者一旦发生普通感冒可以早期应用抗生素预防继发性细菌感染。另外，尽可能修正可逆性宿主因素以避免定殖的发生。

三、支气管炎哮喘急性加重

(一) 概述

支气管炎哮喘简称“哮喘”，是由多种细胞(嗜酸性粒细胞、肥大细胞瘤、T 细胞、中性粒细胞、平滑肌细胞、气道上皮细胞等)及细胞因子参与的气道炎症性疾病。同时伴有可变的气流受限和气道高反应性。随着病程延长可导致一系列气道结构改变即气道重塑。全球目前至少有 3 亿患者，中国约有 3 000 万，而且患病率均呈增长趋势。按临床表现，哮喘分为急性发作(加重)期(acute exacerbation)、慢性持续期(chronic persistent)和临床缓解期(clinical remission)。急性发作期是指突然发生喘息、咳嗽、气促和胸闷，或原有症状急剧加重；慢性持续期是指近 3 个月内不同频度和(或)不同程度地出现过喘息、咳嗽、气促和胸闷等症状；临床缓解期则指经过治疗或未经治疗症状体征消失，肺功能恢复到急性发作前水平，并维持 3 个月以上。哮喘病情按 3 个水平分级，即控制水平分级、病情严重程度分级和急性发作严重度分级。

(二) 急性加重

哮喘急性加重(或称急性发作)的常见诱因有接触变应原、各种理化刺激和上呼吸道感染等，部分患者无诱因可寻。哮喘急性发作多见于治疗依从性差、控制不佳的患者，但也可以见于控制良好者。影响急性发作患者预后的高危因素包括：曾经有过濒临死亡而采用气管插管机械通气急救史；过去 1 年中因哮喘而住院或急诊；正在使用或最近刚刚停用口服激素；目前未使用吸入激素；过分依赖短效 β_2 受体激动剂(SABA)，特别是每月使用沙丁胺醇(或等效药物)超过 1 支；有心理疾病或社会心理问题包括使用镇静剂；有对哮喘治疗计划不依从史；有食物过敏史。治疗措施主要是吸入支气管扩张剂特别是 SABA、全身应用激素和氧疗等。

微生物学研究揭示，至少 80%的哮喘急性加重发作是由呼吸道病毒感染所引起。包括人类鼻病毒、呼吸道合胞病毒、季节性流感病毒、人偏肺病毒、冠状病毒和博卡病毒(Bocavirus)等在内的病毒，都可能引发成人和儿童患者的急性加重发作。鼻病毒是迄今为止最常引起哮喘急性加重发作的呼吸道病毒，由该病毒所致的哮喘急性加重发作占各年龄段所有哮喘急性加重发作的 60%。鼻窦炎也是引起哮喘急性加重发作的一个重要的触发因素。在细菌培养阳性的鼻窦炎患者中，肺炎链球菌和流感嗜血杆菌占比达 76%。此外，在经历急性加重发作的哮喘患者中，有大约 75%的人咽拭子细菌培养呈卡他莫拉菌阳性。在成人和儿童患者中，非典型病原体中的肺炎支原体和肺炎衣原体也是常见且与疾病急性加重发作相关的呼吸道病原体。

(三) 抗菌治疗

临床上哮喘急性加重的抗生素治疗首先应符合以下临床标准，即：发热、白细胞计数升高、C 反应蛋白水平增加，并有脓痰。其次，在抗生素治疗开始前，应先行痰细菌培养。首选抗生素是克拉霉素和阿奇霉素等大环内酯类药物。当前，国内基层医院在哮喘过度应用抗生素方面问题突出。据一组报道，轻、中、重度和危重度哮喘急性发作患者抗生素使用率分别为28%、73%、92%和100%；β-内酰胺类使用率30%～100%，喹诺酮类25%～76%，大环内酯类6%～12%；使用抗生素患者中送检C反应蛋白、降钙素原（PCT）和痰培养的比例分别仅有55%、16%和45%。

关于哮喘患者长期应用大环内酯类治疗，Cochrane综述研究认为，目前还没有足够的、有据可查的证据支持或反对其应用。然而，某些亚组的哮喘患者似乎可以从长期的大环内酯类抗生素治疗中获益，尤其是以气道内中性粒细胞性炎症为主，且对基于指南的常规治疗反应不佳的哮喘患者，更是如此。但还需要进行更大样本、长期随机对照试验（RCT）加以证实。

（四）急性加重的预防

流行病学研究证实，成年稳定型哮喘患者具有更高的肺炎链球菌感染概率，而且成人和儿童哮喘患者都是侵袭性肺炎链球菌感染的易感者。免疫学研究发现，哮喘患者对肺炎链球菌似乎存在着某种先天性和（或）获得性的免疫异常，这使流行病学研究的发现有了一定的生物学上的合理性。目前，强烈支持为哮喘患者接种肺炎球菌的疫苗。

四、支气管扩张急性加重

（一）概述

支气管扩张症（bronchiectasis, BE）是中、小支气管遭遇反复损伤和（或）阻塞导致固定性扩张与结构变形的一种慢性炎症状态。临床表现从慢性咳嗽、咳痰、反复感染到咯血、气急和呼吸衰竭轻重不等。

本病于1819年由Laënnec最早描述，1901年报道其外科治疗，1922年应用碘油造影诊断获得成功。抗生素化疗时代感染的有效治疗使BE患病率一度降低，但是BE并非少见，随着增龄患病率上升。国外资料均显示女性较男性多见，中国的调查却不同，是诊断标准差异还是真正不同有待进一步研究。

BE的病原微生物以细菌最常见，据1966—2014年30篇英文文献的荟萃分析，细菌培养平均阳性率为63%；痰培养的主要细菌分布：流感嗜血杆菌29%，铜绿假单胞菌28%，肺炎链球菌11%，金黄色葡萄球菌12%，卡他莫拉菌8%；而支气管肺泡灌洗液或联合痰培养，则显示流感嗜血杆菌增加（37%），铜绿假单胞菌和金黄色葡萄球菌减少（分别为8%和5%）。近年来，特别关注BE患者的非结核分枝杆菌（NTM）和曲霉感染，因为治疗迥异。病理和影像学上BE可分为柱状、囊状和曲张状（囊柱状）3型。诊断BE优选HRCT，主要征象是：支气管壁扩张，表现为支气管/伴行动脉直径比例增大（印戒征），以及柱状、囊状或囊柱状扩张支气管的轮廓、远端支气管锥尾（tapering）征消失和肋胸膜下1 cm内周围气道的显示；支气管壁增厚，特征是管壁厚度是毗连肺动脉的0.5倍。凡可疑BE患者均应接受HRCT检查确定诊断，进一步通过临床和实验室检查确定病因或相关疾病，以及感染的病原体，从而选择相应治疗。

BE的治疗目标是治疗基础疾病以防止病情进展、维护和改善肺功能、减少急性加重、减轻日常症状以改善生活质量，患病儿童能够达到正常生长和发育。标准治疗策略包括疫苗（认为有效，但在BE没有资料）、气道清洁技术与肺康复、短期抗生素治疗、长期黏液活性药物和支气管扩张剂、支气管动脉栓塞或外科手术治疗大咯血等。

（二）急性加重

BE急性加重是指患者呼吸道症状加重伴或不伴全身症状持续超过24小时，是增加死亡危险最重要因素。BE急性加重的最新诊断标准规定为以下9项中至少具备4项：咳痰改变（黏稠度、颜色、痰量或咯血）；气急加重（胸闷和气促）；咳嗽增加；发热（>38℃）；喘息增加；运动耐力下降、不适、疲劳或嗜睡；FEV_1或FVC较先前测定值下降10%；X线胸片显示肺部新变化；胸部呼吸音改变。住院标准为：气急伴呼吸频率>25次/分和呼吸功增加，低血压，呼吸衰竭，SaO_2<92%，体温≥38℃，口服抗生素或其他口服药物无效。

（三）抗菌治疗

BE急性加重抗菌治疗前均应留取痰标本做

细菌培养和药敏试验。初始经验性抗菌治疗应参考有无铜绿假单胞菌高危因素来选择抗生素。这些因素包括：近期住院，频繁(每年4次以上)或近期(3个月内)使用抗生素，重度气流阻塞(FEV_1<30%)，口服糖皮质激素，至少符合其中2项或既往痰培养有过铜绿假单胞菌。

无铜绿假单胞菌感染危险因素者选择对流感嗜血杆菌有活性的药物；凡有铜绿假单胞菌感染危险因素者则应选择抗假单胞菌β-内酰胺类(包括联合酶抑制剂的复方制剂)或喹诺酮类，单药或联合。目标治疗针对流感嗜血杆菌、卡他莫拉菌、MSSA和肺炎链球菌推荐高剂量阿莫西林(1.0 g，每日3次)、阿莫西林-克拉维酸，MSSA也可选择新型青霉素类；如果有1种以上病原体，应当选择1种能够覆盖二者的抗生素；如果由于耐药致单药治疗不可行，需要联合用药。培养到铜绿假单胞菌的患者如果环丙沙星敏感，单药口服可用作一线治疗；倘若口服无效，可考虑静脉应用抗假单胞菌抗生素单药治疗；如果有耐药(≥1种，包括环丙沙星)或临床医生考虑患者以后将需要许多后续疗程，为减少耐药，需要联合用药。MRSA可口服两药(利福平+TMP/多西环素)，或单药静脉治疗(万古霉素、替考拉宁、利奈唑胺)。静脉应用氨基糖苷类需要较高剂量(如阿米卡星15～20 mg/kg)，仅用于联合治疗且具备微生物学和药学监测条件时。

抗生素一般仅推荐急性加重期短期使用，疗程14日。但在BE患者一旦出现铜绿假单胞菌感染，首次抗菌治疗如未能清除，则导致长期定殖，几乎终生无法清除。因此，主张"首次灭菌治疗"：第一步口服环丙沙星750 mg，每日2次×2周。如果无效，继续第二步治疗，3种方案择其一：① 抗假单胞菌抗生素静脉治疗2周；② 继续环丙沙星750 mg，每日2次×4周，联合多黏菌素吸入200万U，每日2次×3个月；③ 多黏菌素吸入200万U，每日2次×3个月。此外，对于每年加重≥3次，或加重次数虽然不多但引起较重并发症的患者，可以考虑长期口服抗菌药物治疗，如果有铜绿假单胞菌定殖也可以长期吸入抗生素治疗。使用药物均需参考药敏结果进行选择，但常是依据前一次的培养和药敏结果行经验治疗，尽管耐药，某些患者临床仍然有效，故仅在临床无效时才更换药物。

(四) 急性加重的预防

关于BE大环内酯类长期口服问题广受关注。据符合纳入标准9项研究的荟萃分析显示，主要终点加重次数显著减少(成人 RR=0.59，95% CI 0.40～0.86，P=0.006；儿童 RR=0.86，95% CI 0.75～0.99，P=0.04)，次要终点加重相关住院次数显著减少(成人 RR=0.42，95% CI 0.29～0.61，P=0.001；儿童 RR=0.50，95% CI 0.35～0.71，P=0.001)。成人肺功能 FEV_1 和FVC显著改善，6分钟步行试验(6 MWT)无差异，生活质量改善。儿童肺功能无改善。不良反应成人与儿童总体无差异，但成人腹泻和腹部不适偏高。结论认为，成人和儿童BE应用大环内酯类维持治疗是有效和安全的。需要进一步确定更适合的患者人群和耐药。

参考文献

[1] 慢性阻塞性肺疾病急性加重诊治专家组. 慢性阻塞性肺疾病急性加重(AECOPD)诊治中国专家共识(2017年更新版)[J]. 国际呼吸杂志，2017，37(14)：1041-1057.

[2] 中华医学会呼吸病学分会慢性阻塞性肺疾病学组，中国医师协会呼吸医师分会慢性阻塞性肺疾病工作委员会. 慢性阻塞性肺疾病诊治指南(2021年修订版)[J]. 中华结核和呼吸杂志，2021，44(3)：170-205.

[3] 中华医学会呼吸病学分会哮喘学组. 支气管哮喘防治指南(2016年版)[J]. 中华结核和呼吸杂志，2016，39(9)：1-24.

[4] 刘文艺，刘学坤，袁丽，等. 某院在支气管哮喘患者治疗中抗菌药物的使用现状与分析[J]. 中国医院药学杂志，2016，36(2)：135-138.

[5] 周玉民，王辰，姚婉贞，等. 我国七省市城区40岁及以上居民支气管扩张症的患病情况及危险因素调查[J]. 中华内科杂志，2013，52(5)：379-382.

[6] Siegel SJ, Weiser JN. Mechanisms of Bacterial Colonization of the Respiratory Tract[J]. Annu Rev Microbiol, 2015, 69: 425-444.

[7] Leung JM, Tiew PY, Mac Aogáin M, *et al*. The role of acute and chronic respiratory colonization

and infections in the pathogenesis of COPD[J]. Respirology, 2017, 22: 634 - 650.
[8] Rogers CB, van der Gast CJ, Serisier DJ, *et al.* Predominant pathogen competition and core microbiota divergence in chronic airway infection [J]. The ISME Journal, 2015, 9: 217 - 225.
[9] Woodhead M, Blasi F, Ewig S, *et al.* Guidelines for the management of adult lower respiratory tract infections[J]. Clin Microbiol Infect, 2011, 17 (Suppl. 6): 1 - 24.
[10] Sethi S, Evans N, Grant BJ, *et al.* New strains of bacteria and exacerbations of chronic obstructive pulmonary disease[J]. N Engl J Med, 2002, 347 (7): 465 - 471.
[11] Murphy TF, Brauer AL, Sethi S, *et al.* Haemophilus haemolyticus: a human respiratory tract commensal to be distinguished from Haemophilus influenzae[J]. J Infect Dis, 2007, 195(1): 81 - 89.
[12] Finney LJ, Ritchie A, Pollard E, *et al.* Lower airway colonization and inflammatory response in COPD: a focus on Haemophilus influenza[J]. Internat J COPD, 2014, 9: 1119 - 1132.
[13] Benjamin J. Marsland BJ, Gollwitzer ES. Host-microorganism interactions in lung diseases[J]. Nature Rev Immunol, 2014, 14: 827 - 835.
[14] Wedzicha JA, Miravitlles M, Hurst JR, *et al.* Management of COPD exacerbations: a European Respiratory Society/American Thoracic Society guideline[J]. Eur Respir J, 2017, 49 (3): pii: 1600791.
[15] Liapikou A, Torres A. Pharmacotherapy for lower respiratory tract infections[J]. Expert Opinion on Pharmacotherapy, 2014, 15 (16): 2307 - 2318.
[16] Criner GJ, Bourbeau J, Diekemper RL, *et al.* Prevention of acute exacerbations of COPD: American College of Chest Physicians and Canadian Thoracic Society Guideline[J]. Chest, 2015, 147: 894 - 942.
[17] Quint JK, Millett ER, Joshi M, *et al.* Changes in the incidence, prevalence and mortality of bronchiectasis in the UK from 2004 to 2013: a population-based cohort study[J]. Eur Respir J, 2016, 47(1): 186 - 193.
[18] Weycker D, Hansen GL, Seifer FD. Prevalence and incidence of noncystic fibrosis bronchiectasis among US adults in 2013[J]. Chronic Respir Dis, 2017, 14(4): 377 - 384.
[19] Goeminne PC, De Soyza A. Bronchiectasis: how to be an orphan with many parents? [J]. Eur Respir J, 2016, 47(1): 10 - 13.
[20] Miao XY, Ji XB, Lu HW, *et al.* Distribution of Major Pathogens from Sputum andBronchoalveolar Lavage Fluid in Patients with NoncysticFibrosis Bronchiectasis: A Systematic Review[J]. Chin Med J, 2015, 128(20): 2792 - 2797.
[21] Pasteur MC, Bilton D, Hill AT. on behalf of the British Thoracic SocietyBronchiectasis (non-CF) Guideline Group. British Thoracic Society guideline for non-CF bronchiectasis[J]. Thorax, 2010, 65 (Suppl. 1): S1 - S58.
[22] Al-Jahdali M, Alshimemeri A, Mobeireek A, *et al.* The Saudi Thoracic Society guidelines for diagnosis and management of noncystic fibrosis bronchiectasis [J]. Ann Thorac Med, 2017, 12: 135 - 161.

（复旦大学附属中山医院　姜红妮）

第四节 社区获得性肺炎

社区获得性肺炎（community-acquired pneumonia，CAP）是指在社区环境中由于微生物入侵而引起的肺部炎症，包括在社区感染而处于潜伏期，因其他原因住院后始发病者；同时排除在医院内感染而于出院后发病者。事实上，后两者很少见，而且判定困难，大多数文献已经不提。所谓社区环境当指居家环境为主，至于群体生活环境如学校、兵营乃至监狱中的肺炎是否属于CAP没有明确规定；而养老院、慢性病长期护理机构居住者，以及虽然居家但近期住过医院或频繁去医院接受过治疗护理（如透析、换药）者的肺炎，被称为“医疗护理相关性肺炎”（health-care associated pneumonia，HCAP），曾划归医院感染，但现在倾向于不作为独立类型，而按CAP处理。

【流行病学】

CAP的发病率缺少可靠资料，因为它不是规定登记和报告的疾病，没有国家或地区的统计数据。许多流行病学的调查存在偏倚，多数仅是住院CAP的资料，很少有门诊CAP的资料，而门诊CAP占全部CAP的39%～85%。此外，肺炎诊断金标准是肺组织标本分离到病原微生物，并在组织学上呈现与之相一致的组织病理学改变，临床和流行病学显然无法实现金标准诊断。在临床上大多按症状、体征和影像学征象做出诊断，细菌性肺炎经抗菌治疗有效通常作为回顾性确认诊断的标准；流行病学如果完全采纳临床标准则会低估CAP的发病率。由于诊断缺少金标准，流行病学研究采用标准不同，结果很难比较和汇总。表27－2是20世纪国际上有代表性的几项经X线确认的成人CAP发病率的调查，可见差异甚大，但发病率随年龄增长而上升的规律是一致的。一些研究显示，男性发病率稍高于女性，季节分布一般以冬季和秋季较高。

表27－2　成人CAP的发病率

研究者	研究时间	研究地点	患者来源	年龄(岁)	发病率%
Oseasohn等，1978年	1971—1973年	印第安、亚利桑那、新墨西哥	门诊和住院	15～49	4.0
				50～59	9.0
				＞60	53.0
Austria，1980年	1974—1976年	旧金山卫生组织	疫苗对照	＞45	15.5
Woodhead等，1993年	1984—1985年	英国诺丁汉	家庭医生诊断	15～79	5.0
Jokinen等，1993年	1981—1982年	芬兰	家庭医生和联系医院	15～59	6.0
				60～69	15.0
				70～79	21.0
				≥80	42.0
				总计＞14	9.05
Almirall等，1993年	1990—1991年	西班牙Catalonia	家庭医生和联系医院	＞14	2.6
Almirall等，2000年	1993—1995年	西班牙Catalonia	家庭医生和联系医院	＞14	1.6

住院CAP的病死率从3%至24%不等，住ICU的CAP病死率介于22%和54%之间。全部CAP(包括门诊)的病死率为1%～5.5%。据美国人口调查推算，CAP死亡率约1/100 000，居心血管病、肿瘤、脑血管病和COPD之后，是第5位的高死亡率疾病。有关病原体相关病死率的研究表明，成人肺炎链球菌肺炎归因病死率为5%～29%，根据血培养诊断的肺炎链球菌肺炎病死率可高达77%。入住ICU的流感嗜血杆菌肺炎占该类肺炎的6%～12%，其病死率为30%。不同病原体感染预后不同，铜绿假单胞菌、克雷伯菌属、大肠埃希菌、金黄色葡萄球菌感染的死亡概率明显为高，分别为61.1%、35.7%、35.3%和31.8%。军团菌肺炎病死率为18%～27%。

CAP发病和预后相关危险因素很多，见表27－3。此外，尚有胃酸抑制剂治疗、吞咽障碍、生活在护理院等因素。近年来，还注意到精神疾病和苯二氮类及血管紧张素转化酶抑制剂类药物应用可能与肺炎存在关联。

表27－3　CAP发病和死亡相关因素

与发病直接相关的因素	与病死率显著相关的因素
年龄	男性
酒精中毒	胸膜性胸痛
支气管哮喘	呼吸频率≥20次/分
免疫抑制剂治疗	收缩压＜100 mmHg
心脏病	低体温(＜37℃)
近1个月内上呼吸道感染	白细胞减少(＜1.0×10^9/L)
先前肺炎史(X线确认)	多肺叶浸润
慢性支气管炎或COPD临床发作	菌血症
体重超重	糖尿病
职业性尘埃暴露	肿瘤
单身状态	神经系统疾病
遭遇解雇	
类固醇和支气管扩张剂治疗	
吸烟	

【病原学】

1. CAP病原谱与变迁　细菌、真菌、衣原体、支原体、病毒、立克次体等病原微生物，以及寄生虫均可引起CAP。由于大部分病原体的检测存在困难，CAP患者病原体检出的阳性率常低于50%。另外，由于地理位置的差异、研究人群的构成比不同、采用的微生物诊断技术及方法不同等原因，各家报道CAP病原体分布或构成比不尽一致。近年来，CAP病原谱变迁的总体情况和趋势是：① 细菌是CAP的主要病原体，仍以肺炎链球菌最多见(占2/3左右)，但趋于减少，其中耐药肺炎链球菌(PRSP)增加；其次是流感嗜血杆菌和卡他莫拉菌，尤其多见于合并COPD等基础疾病者；金黄色葡萄球菌居细菌性病原体中的第3、4位，在社区获得性MRSA暴发流行时则排序前移；酒精中毒、免疫抑制和结构性肺病(囊性肺纤维化、支气管扩张症)等患者革兰阴性杆菌增加，在结构性肺病患者，铜绿假单胞菌是相当常见的病原体。② 非典型病原体所占比例在增加，其中肺炎支原体和肺炎衣原体分别占1/3和1/5左右，嗜肺军团菌在欧美国家占2%～15%。与过去认识不同的是，这些非典型病原体有1/3～1/2与作为CAP主要病原体的肺炎链球菌合并存在，并加重肺炎链球菌肺炎的临床病情，尤其多见于肺炎衣原体。美国很强调关于肺炎支原体在CAP病原学中的地位和重要性，欧洲则不然。因受检测技术、人群、季节、流行周期等许多因素影响，在支原体培养或更特异性诊断技术没有解决之前，争议仍将继续。2014年，新英格兰医学杂志刊载美国作者Musher等的CAP评述也认为，肺炎支原体检测阳性率变化很大，取决于检测方法，作者将其归入CAP不常见(uncommon)病原体。③ 一般认为，在CAP中病毒感染占2%～20%。有随机对照试验显示，在107例CAP实时PCR检测到26种病毒，诊断率为43%，而常规技术仅检测到16种，诊断率为21%。另一些研究表明，在成人CAP应用PCR技术联合或不联合其他技术，近1/3的病例检测到病毒。因为健康者鼻咽拭子标本PCR检测呼吸道病毒阳性率亦达到20%～30%，因此，CAP患者中病毒作为责任病原体是否在增加尚待澄清。此外，新病原体不断出现，如SARS CoV和新型或变异流感病毒正成为重要威胁，特别令人关注。④ 除流行区地方性真菌外，CAP中机会性真菌很少见，但隐球菌除可以有暴发流行外，也每见散发病例。

2. CAP病原体构成的影响因素　地域因素对CAP病原体构成的影响最具代表性的例证是类鼻疽伯克霍尔德菌之于东南亚和荚膜组织胞浆菌之于美洲中东部密西西比河流域。除地方性真菌如荚膜组织胞浆菌外，机会性真菌作为CAP病原体一般很少见，但隐球菌可以在免疫健全宿主发生地方性暴发流行和散发性病例。

季节因素也影响CAP病原体的构成。在北半球，1—3月是肺炎链球菌、金黄色葡萄球菌、莫拉卡他菌和甲型流感病毒呼吸道感染和肺炎的好发季节；乙型流感自1月起，高峰在3月，延续至4月；4—6月可出现立克次体感染(Q热)，7—8月是肠道病毒，8—10月是军团菌和副流感3型病毒；而11月至翌年2月则是流感嗜血杆菌、呼吸道合胞病毒以及副流感病毒1型和2型的好发季节。肺炎支原体每3～6年出现流行，持续2～3个冬季；肺炎衣原体感染亦有散发和流行交替出现的特点，流行期持续2～3年，而散发期则持续3～4年，没有季节性；军团菌肺炎虽然好发在夏季，但散发病例一年四季均有所见。

宿主状态及其相关状况是影响CAP病原体的重要因素，是经验性治疗估计可能的病原体时必须参考的基本要点之一(表27-4)。

表27-4　影响CAP病原体的宿主因素

因素或状态	常见病原体
酒精中毒	肺炎链球菌(包括耐药株)、厌氧菌、革兰阴性杆菌、结核菌
近期抗菌药物治疗	耐药肺炎链球菌、铜绿假单胞菌

（续表）

因素或状态	常见病原体
COPD/吸烟	肺炎链球菌、流感嗜血杆菌、莫拉卡他菌
口腔卫生不良	厌氧菌
居住在护理院	肺炎链球菌、流感嗜血杆菌、厌氧菌、革兰阴性杆菌、金黄色葡萄球菌、结核菌
流感	金黄色葡萄球菌、肺炎链球菌、流感嗜血杆菌
结构性肺病	铜绿假单胞菌、洋葱伯克霍尔德菌、金黄色葡萄球菌
接触鸟或动物	鹦鹉热衣原体、考克斯体、新生隐球菌
流感流行	肺炎链球菌、流感嗜血杆菌、金黄色葡萄球菌
吸入	厌氧菌
结构性肺病	铜绿假单胞菌、洋葱伯克霍尔德菌
毒瘾	金黄色葡萄球菌、厌氧菌

除上述影响因素外，通常情况下，疾病严重程度也可以对CAP病原体分布产生影响，如表27－5所示。

表27－5　不同严重程度CAP主要病原体的分布频率(%)

病原体	门诊CAP	住院CAP	入住ICU的CAP
肺炎链球菌	0～36	3～76	10～46
流感嗜血杆菌	0～14	0.9～19	0～12
卡他莫拉菌	0	0～2	0
金黄色葡萄球菌	0	0～23	0～23
革兰阴性杆菌	0～1	0～28	0～34
铜绿假单胞菌	0	1.5～18	5～10
肺炎支原体	1～37	0～24	0～7
嗜肺军团菌	0～13	0.5～15	0～30
肺炎衣原体	0～16	0～21	0～10
考克斯体	0～5	0～11	0～2
病毒	0～33	0.6～22	1.5～20

3. CAP常见病原体的抗菌药物耐药现状　肺炎链球菌对青霉素耐药已在全球大多数国家出现，虽然地理分布的差别很大。目前，青霉素不敏感肺炎链球菌(penicillin non-sensitivity pneumoccous，PNSP)流行率超过40%的国家有美国、法国、西班牙、匈牙利、日本、韩国等。我国收集实验室菌株的药敏测试PNSP流行率偏高，而基于临床成人CAP的病原谱流调表明PNSP在20%～30%。无论如何，与20世纪90年代比较，我国肺炎链球菌耐药率在增加，在儿童耐药问题显得更加突出。PRSP的易感人群包括：① 65岁以上的老年人。② 接触日间托管中心的儿童。③ 过去3个月有使用β-内酰胺类药物史。④ 有酗酒史。⑤ 有多种合并症者。一般来说，肺炎链球菌耐药是相对的，适当增加药物剂量仍可望有效。PRSP对预后的影响研究结果不尽一致，曾经认为仅有高耐(MIC≥4 μg/ml)菌株可能影响预后，治疗需要抗菌活性更强的药物如第Ⅳ代喹诺酮类、万古霉素。

肺炎链球菌体外药敏试验显示，大环内酯类耐药在增加，欧洲部分国家和东亚国家(中国、日本、韩国)尤其严重。由于缺少高质量研究证据，肺炎链球菌大环内酯类耐药的临床意义尚不确定。

流感嗜血杆菌对氨苄西林耐药在部分欧美国家较高，达30%左右。我国缺少系统资料，初步估计不如西方国家严重。部分资料显示，我国流感嗜血杆菌对环丙沙星耐药率偏高，是否存在β-内酰胺阴性氨苄西林耐药(BLNAR)值得研究。

卡他莫拉菌对青霉素耐药率普遍很高，但对Ⅱ、Ⅲ代头孢菌素和含酶抑制剂的复方青霉素制剂仍然十分敏感，不构成临床上的治疗困难。

【病理】

随病变定位和范围以及病原体不同而异。

1. 大叶性肺炎　病变局限一叶，以胸膜或叶间裂为界。炎症过程分4期，即充血期、红色肝变期、灰色肝变期和消散期。这4期有时并不完全按时序出现，可以在同一病肺有2～3期同时存在。典型的大叶性肺炎见于肺炎链球菌，而肺炎克雷伯菌、流感嗜血杆菌、金黄色葡萄球菌、军团菌和其他链球菌肺炎也多呈大叶性改变。

2. 支气管肺炎　表现一个或多个肺叶小片

实变。因为渗出物(分泌物)重力作用,病变通常在肺底部或后部。病变界限不清楚,呈现较干的颗粒状,灰红色或黄色。有时病变影响整个肺小叶,而间隔的另一侧肺组织完全正常。组织学上见中性粒细胞渗出液充满支气管、细支气管和毗邻肺泡。常见病原体为葡萄球菌、链球菌、流感嗜血杆菌、铜绿假单胞菌和大肠埃希菌。

3. 间质性肺炎　病变呈斑片状或弥漫性,单侧或双侧。肉眼观肺实质呈现红色充血,无明显实变。胸膜光滑,很少出现胸膜炎或胸腔渗液。镜下炎症过程累及肺间质包括肺泡壁和支气管血管周围结缔组织。肺间隔见单核细胞(淋巴细胞、浆细胞、组织细胞)浸润。没有明显的肺泡渗出,但不少病例在肺泡腔内见有蛋白样物质。常见病原体包括肺炎支原体、病毒(呼吸道病毒、带状疱疹病毒)、衣原体属、考克斯体以及肺孢子菌等。

4. 混合性病变　病毒性肺炎并发细菌二重感染时间质和肺泡的病变同时存在,导致纤维脓性气腔炎症反应,有单核细胞间质性炎症和细支气管上皮坏死。

5. 粟粒性病变　除血行播散性肺结核外,粟粒性病变亦可见于疱疹病毒、难治性组织胞浆菌、球孢子菌等所致肺炎。其组织学表现从干酪性肉芽肿到灶性坏死、纤维素渗出、急性坏死性出血灶各不相同,但共同特点是细胞反应甚少。

【临床表现】

1. 起病　CAP 大多呈急性起病,可以因病原体、宿主免疫状态和合并症、年龄等不同而有差异。偶尔见到所谓“逍遥型肺炎”(walking pneumonia),患者没有察觉起病时间,亦无症状,仅在胸部 X 线检查时发现。

2. 胸部症状　咳嗽是最常见症状,见于 80%～90%的患者;64%左右的患者伴有咳痰;呼吸困难占 66%～75%。此 3 种症状频率在成年人和老年人各年龄段的分布上无甚差别。但是胸痛的发生率随年龄增长而减少(从 60%左右降至 30%左右);而呼吸增快的发生率随增龄呈现增加(从 36%增至 65%);咯血在 CAP 并不少见(10%～20%)。免疫低下宿主肺炎的临床表现受免疫损害类型及其程度等因素影响,变化甚大。以中性粒细胞减少为主者肺部炎症反应受抑,呼吸道症状很少或缺如,而 HIV/AIDS 患者并发 CAP 的症状与免疫健全患者可以没有明显不同,器官移植和肿瘤放化疗等严重免疫低下并发 CAP 则可能呈“激进型”或“暴发型”临床经过,呼吸困难、低氧血症进行性加重,迅速陷于呼吸衰竭。

3. 肺外或全身症状　大多数患者有发热和寒战,但随年龄增长而减少(从 88%降至 53%)。高热见于 30%～37%的患者,随增龄而略减。乏力很常见(90%左右)。其他常见症状(>60%)为出汗、头痛、肌肉酸痛、厌食,老年组发生率低于青壮年组。相对少见症状(<50%)有咽痛、不能进食、恶心、呕吐、腹泻等,不同年龄段差别不大。有研究认为,老年人肺炎临床表现常不典型,呼吸道症状少,而精神萎靡、神志改变、活动能力下降和心血管方面改变较多。

4. 体征　患者常呈热性病容,重者有呼吸急促、发绀。胸部检查可有患侧呼吸运动减弱、触觉语颤增强、叩诊浊音、听诊闻及支气管呼吸音或支气管肺泡呼吸音,可有湿啰音。如果病变累及胸膜可闻及胸膜摩擦音,出现胸腔积液则有相应体征。胸部体征随病变范围、实变程度、累及胸膜与否等情况而异。心率通常加快,如并发中毒性心肌病变则可出现心音低钝、奔马律、心律失常和周围循环衰竭。老年人心动过速可以比较常见。相对缓脉见于军团菌病、Q 热和鹦鹉热支原体肺炎,有诊断参考价值。

【实验室检查和辅助检查】

1. 一般实验室检查

(1) 血细胞计数:中、重度细菌性肺炎常见周围血白细胞升高,伴菌血症者,白细胞总数大多超过 $10\times10^9/L$;部分患者白细胞减少。有报道,肺炎患者白细胞>$20\times10^9/L$ 其病死率约 20%;老年 CAP 白细胞>$20\times10^9/L$ 者的病死率是白细胞正常者的 12 倍。白细胞减少、酗酒和肺炎链球菌感染“三联征”是年轻 CAP 患者不良预后的重要征兆。一般来说,非典型病原体支原体和衣原体所致肺炎白细胞很少升高,军团菌肺炎白细胞计数超过 10×10^9/L 的比率亦低于肺炎链球菌肺炎(分别为60%和85%)。但各家报道并不完全一致。

(2) C反应蛋白(C-reactive protein, CRP):在肺炎患者大多超过100 mg/L,而急性支气管炎和慢性阻塞性肺疾病急性加重(AECOPD)患者虽亦升高,但数值较低。老年CAP患者与HCAP患者CRP均见升高,水平相仿。肺炎链球菌肺炎伴与不伴菌血症CRP升高没有差别。病毒性肺炎CRP通常较低。抗菌药物治疗后CRP迅速下降,如果持续高水平或继续升高高度提示抗菌治疗失败或出现感染性并发症(静脉炎、二重感染、肺炎旁渗液等)。

(3) 降钙素原(procalcitonin, PCT):对入住ICU的CAP患者研究发现,细菌性感染血浆PCT升高是病毒型感染的2倍,是正常人的5倍,以PCT>0.1 μg/L为界,PCT诊断细菌性感染的敏感性、特异性分别在64.4%和79.6%。严重脓毒血症合并ARDS时血浆PCT大多高于>5 μg/L,而非感染性因素所致ARDS血清PCT大多低于<3 μg/L($P<0.01$)。连续监测PCT水平可以作为评估CAP严重程度和预测预后的指标。有意义的是,CAP患者监测PCT水平可以指导临床抗菌治疗,减少不必要的抗菌药物疗程延长。

(4) 血气:脉氧仪测定血氧饱和度被不少CAP指南列为常规,包括门诊CAP初诊患者。在入院ICU患者则需行动脉血气分析以了解动脉血氧分压(PaO_2)和酸碱状态。氧合状态是肺炎严重程度的基本评价参数,也是估计预后的重要参考。

(5) 血生化:血清电解质、肝肾功能是住院包括ICU患者的基本检测项目。低钠血症在CAP颇常见,低钠血症和低磷血症是军团菌肺炎诊断的重要参考。尿素氮是CAP严重程度的评价参数之一,肝肾功能是选择抗菌药物的基本考虑因素。

2. *病原学检查* 在理论上对CAP进行病原学检查是确诊和指导抗菌治疗所必需的,但临床实践中按目前技术水平难以完全实现这一目标。因此,在CAP病原学检查不必都列为常规,其选择取决于对检测结果是否显著改变标准经验性治疗和疾病预估。在不同病例和结合临床特征,选择恰当的检测方法符合临床需要和费用-效益原则。大多主张:① 门诊治疗患者经验性治疗失败率低,预后较佳,一般不做病原学检查,节约、省时,而不影响治疗结果。IDSA指南曾经建议门诊CAP患者到实验室留取痰标本涂片干燥后保存,一旦经验性抗菌治疗无效时再做染色镜检。因其可操作性差,未被接受。当标准经验性治疗无效、临床或影像学怀疑特殊感染时则应当选择相应检测。② 入住ICU重症患者参考表27-6选择痰液和血液培养或其他检测。

表27-6 根据病情选择诊断试验指征

指　征	血培养	痰培养	军团菌尿抗原	肺炎链球尿抗原	其　他
入住ICU	√	√	√	√	√[a]
门诊抗菌治疗无效		√	√	√	
空洞性浸润病灶	√	√			√[b]
白细胞减少	√			√	
酗酒	√	√	√	√	
慢性重症肝病	√			√	
重症阻塞性/结构性肺病		√			
无脾(解剖性或功能性)	√			√	
近期旅行(近2周内)			√		√[c]
尿军团菌抗原阳性		√[d]	不再适用		

（续表）

指 征	血培养	痰培养	军团菌尿抗原	肺炎链球尿抗原	其 他
肺炎链球菌尿抗原阳性	√	√		不再适用	
胸腔渗液	√	√	√	√	√[e]

注：a. 若气管插管可采用支气管内吸引物，或尽可能采用经支气管镜或非支气管镜的支气管肺洗；b. 真菌或结核菌培养；c. 参考地方流行性感染性疾病；d. 选择性培养基；e. 穿刺胸腔渗液培养。

【影像学检查】

1. *胸部 X 线检查* 肺炎的 X 线上常见有 3 种基本改变：① 肺实变是肺泡腔内被密度近似的炎性渗出物或其他物质充填，取代肺泡气体，因而呈现均匀的不透光阴影，边缘模糊。呈肺段或肺叶分布。可伴有胸腔渗液，空洞和淋巴结肿大少见。但结核、厌氧菌、金黄色葡萄球菌和革兰阴性杆菌肺炎则常有空洞形成；而肺门或纵隔淋巴结增大，偶可见于结核、某些真菌、病毒和非典型病原体感染。当水肿液、出血、非感染性炎症、肿瘤浸润、肺泡蛋白沉着症的脂蛋白物质或液体吸入时亦呈现类似的肺泡实变。因此，这一征象虽然是肺炎最常见的 X 线改变，但需要注意鉴别诊断。② 间质性病变炎症位于肺间质（肺泡壁、支气管血管周围结缔组织），在 X 线上显示网状、微结节、网状微结节状和肺泡隔增宽。主要见于病毒性肺炎。③ 混合性病变兼具上述两种影像特点，支气管肺炎是其典型例子，见于吸入性肺炎、病毒和细菌混合感染等。

肺炎按其在 X 线上的形态可分为以下 4 种类型，与肺炎的病理类型基本一致，只是表述语言上有些差异。① 大叶性肺炎：病变始于初级气腔（初级肺小叶），小的周围性亚段或亚亚段不透光阴影，如未得到控制，病变扩展至整个肺段，经孔氏孔和终末气道扩散至整个肺叶，呈现均匀一致的不透光阴影。抗生素时代此种典型的大叶性肺炎已经相当少见。② 支气管肺炎：病变始于气管或细支气管，迅速播散至细支气管周围的肺泡。早期在 X 线上可能仅有弥漫性或双侧肺纹理增粗和支气管壁增厚。随着病程进展，病变出现在次级小叶，呈现多区域的斑片状阴影。进而病变可以融合，累及一个或多个肺叶，与大叶性肺叶不易区别。支气管肺炎由于炎性脱屑导致阻塞，肺不张比较常见。严重病例可发展为双侧弥漫性实变。病变坏死导致肺气囊、空洞和脓肿形成也是支气管肺炎的常见继发改变。③ 结节性肺炎：从单个圆形阴影到多发性广泛分布的小结节，大小从＜1 cm 到≥10 cm（肿块），幅度变化很大。病灶边缘大多比较模糊。病理基础各异，包括灶性气腔实变、脓毒性栓塞和肉芽肿病变。分布可以是区域性，亦可以是弥漫性。多发性腺泡大小或较大结节性阴影可见于支气管肺炎早期。此种类型肺炎的病原体有金黄色葡萄球菌、肺炎链球菌、军团菌、诺卡菌、结核杆菌。血行播散性分枝杆菌病和真菌病（组织胞浆菌、粗球孢子菌）可呈现＜5 mm 的弥漫性粟粒状改变，亦可归入此型肺炎。④ 弥漫性肺炎：通常由于间质性肺炎引起，亦可以是支气管肺炎、小结节性肺炎分布在一侧或双侧大部分肺野所形成。见于病毒和许多病原体的感染，肺孢子菌肺炎可作为此型肺炎的代表。

2. *胸部 CT 扫描* 尽管多数情况下普通 X 线胸片（正、侧位）足以满足肺炎的诊断与病情评估，从节约医疗费用来说也不应使用 CT 扫描，但是毋庸置疑，CT 特别是高分辨率 HRCT 敏感性更高，在显示气腔病变、腺泡水平的细小结节、磨玻璃样阴影、支气管充气征以及病灶分布等方面远较普通 X 线胸片为优，而在肺间质病变的发现和病变特征的揭示上更是普通 X 线胸片所不能达到的。此外，CT 对于了解肺炎并发症（肺炎旁胸腔渗液等）、发现隐蔽部位肺炎（心脏后、纵隔）等非常有帮助。在选择性肺炎病例，胸部 CT 检查是必要的，这包括：普通胸片上病灶显示不清、怀疑隐蔽部位病变、结节性肺炎、弥漫性肺炎、病灶需要鉴别诊断、重症肺炎而需要更进一步评估、免疫抑制宿主肺炎及抗菌治疗反应不佳等。

3. *超声检查* 肺炎患者超声检查的目的在于探测肺炎旁胸腔积液和贴近胸膜病灶的引导经皮穿刺肺活检。与CT相比,超声检查可以显示胸腔积液是否分隔,以指导胸腔穿刺更具优势;缺点是不能显示叶间积液、纵隔胸膜积液和被肩胛遮盖的包裹性积液。超声引导经皮肺活检较CT定位方便,且可实时监测,不足之处是显像分辨率不高。

【诊断和鉴别诊断】

1. *CAP的临床诊断* 依据:① 新出现或进展性肺部浸润性病变;② 发热≥38℃;③ 新出现的咳嗽、咳痰,或原有呼吸道疾病症状加重,并出现脓性痰;伴或不伴胸痛;④ 肺实变体征和(或)湿啰音;⑤ 白细胞$>10\times10^9$/L或$<4\times10^9$/L,伴或不伴核左移。以上①+②~⑤项中任何一项,并排除肺结核、肺部肿瘤、非感染性肺间质病、肺水肿、肺不张、肺栓塞、肺嗜酸性粒细胞浸润症、肺血管炎、隐源性机化性肺炎等,CAP的临床诊断确立。

CAP诊断需要依据临床症状、体征、实验室和影像学检查所见综合分析判断。一方面,由于CAP的病原学诊断困难,实验室检测敏感性和特异性低,病原学不是诊断的主要依据,需要排除的"类肺炎"疾病亦非短时间内能够确立。另一方面,CAP的病原体仍以细菌最常见,抗菌药物治疗有效在多数情况下成为CAP回顾性诊断的最重要依据。因而CAP诊断是一个动态的、逐步实现的过程。

2. *CAP病情严重程度评价和住院决策* 依据临床和必要的实验室资料对CAP病情严重程度进行评估,对治疗场所(门诊、住院或入住ICU)和治疗方案(药物及给药方法)的选择具有指导意义。

(1) 肺炎严重性指标(pneumonia severity index, PSI):由美国"肺炎结局研究小组"(pneumonia outcomes research team)提出,取其首字母,也称PORT评分法。有20项指标,依其对预后的影响程度设计相应分值。前瞻性研究表明,PSI不同积分等级与预后明显相关,对选择治疗场所具有较高的指导价值。缺点是参数太多,涉及的实验室指标在就诊初期不可能短时间获得,实用性受到限制。适合于临床研究。

(2) CURB 65评分:由英国胸科学会提出,共5项指标[意识障碍(Confusion)、血尿素氮(BUN)>176 μmol/L(>20 mg/dL)、呼吸频率(Respiratory rate)≥30次/分、血压(BP)<12/8 kPa(<90/60 mmHg)、年龄(age)>65],每项1分。0~5分6档不同分值,其30日病死率分别为0.7%、2.1%、9.2%、14.5%、40%和57%。总分0~1分的患者门诊治疗,2分患者留院观察或短期住院,3分患者住院治疗,4分或5分患者需入住ICU。CURB 65评分法简单适用,对评估预后很有帮助。

(3) 重症CAP和入住ICU标准:2007年,美国感染病学会/美国胸科学会(IDSA/ATS)制定的重症肺炎的诊断标准可供参考。重症CAP主要标准:① 需要有创性机械通气。② 感染性休克,须使用血管升压类药物。次要标准:① 呼吸频率≥30次/分。② $PaO_2/FiO_2\leqslant250$。③ 多肺叶浸润。④ 意识模糊/定向障碍。⑤ 血尿素(尿素氮)≥7 mmol/L。⑥ 白细胞计数$<4\times10^9$/L。⑦ 血小板$<10\times10^9$/L。⑧ 体温<36℃。⑨ 低血压需要液体复苏。凡符合1项主要标准或3项次要标准可诊断为重症CAP,需要入住ICU。但经评估9项次要标准的价值并不一致,修正标准删除白细胞和血小板计数及体温3项。中国社区获得性肺炎诊断和治疗指南(2016年版)采用此修正标准。

3. *鉴别诊断* 一些特殊病原体(如结核分枝杆菌、真菌)和非感染性肺炎临床上都可以表现为肺部浸润和呼吸道症状,甚至也有发热、周围血白细胞计数升高,需要认真进行鉴别。基本措施是采集各种有用标本特别是组织标本进行微生物学和病理学检查。

【治疗】

1. 治疗原则

(1) 及时经验性抗菌治疗：临床诊断 CAP 患者在完成基本检查以及病情评估后应尽快(<4 小时)给予经验性抗菌治疗。药物选择的依据应是：CAP 病原谱的流行病学分布和当地细菌耐药监测资料、临床病情评价、抗菌药物理论与实践知识(抗菌谱、抗菌活性、药动学、药效学、剂量和用法、不良反应、药物经济学)和指南推荐等。在获得可靠的病原学诊断后应及时将经验性治疗转为目标治疗。应当注意，抗菌治疗尚需考虑我国各地社会经济发展水平等多种因素。

(2) 重视病情评估和病原(因)学检查：由于经验性治疗缺乏高度专一性和特异性，初始经验性治疗应在 48～72 小时后进行病情评价。早发性治疗反应首先表现为体温下降，呼吸道症状亦可有所改善，白细胞的恢复和 X 线胸片病灶吸收一般较迟。凡出现早发性治疗反应，并且获得有意义的病原学检测结果，及时改为针对性的相对窄谱的抗生素，即目标治疗。非重症患者经验性治疗应在 48～72 小时后病情无改善，亦无恶化，实验室检查未见有意义病原学结果时进行，只要经验性治疗方案合理，在进行其他检查措施的同时，可维持原有治疗至 5～7 日，部分患者会显示迟发性治疗反应。重症患者经验性治疗在 48～72 小时后，倘若病情无改善，又无病原学结果，在进行其他检查措施的同时，允许再试改一次经验性抗生素治疗。如果经过上述处理，仍未出现足够的治疗反应，则应再次进行全面评估，寻找可能的原因，包括：① 治疗不足，治疗方案未覆盖重要病原体(如金黄色葡萄球菌、假单胞菌)或细菌耐药；② 少见病原体(结核杆菌、真菌、肺孢子菌、肺吸虫等)；③ 出现并发症；④ 非感染性疾病。一般来说，倘若经过一次更换方案仍然无效则应进一步拓展思路寻找原因和更深入的诊断检查，如 CT、侵袭性采样、血清学检查、肺活检等。

(3) 减少不必要的住院和延长住院治疗：对于轻、中度和无附加危险因素的 CAP 患者，提倡门诊治疗，某些需要住院者应在临床病情改善后将静脉抗生素治疗转为口服治疗，并早期出院。凡病情适合入住普通病房治疗者均提倡给予转换治疗(switch therapy)，其指征为：① 咳嗽气急改善；② 体温正常；③ 白细胞下降；④ 胃肠能耐受口服治疗。选择转换药物可采用与静脉用药同一品种或抗菌谱相同(近)的其他品种。

(4) 根据病情和治疗反应缩短抗菌治疗疗程：过去提倡视病原体决定疗程，肺炎链球菌和其他细菌肺炎一般疗程 7～10 日，肺炎支原体和肺炎衣原体肺炎 10～14 日；免疫健全宿主军团菌病 10～14 日，免疫抑制宿主则应适当延长疗程。目前推荐，免疫功能正常的患者在初始治疗取得较好临床效果的情况下，抗生素疗程可以缩短为 5～7 日。疗程尚需参考基础疾病、细菌耐药性及临床病情严重程度等情况，既要防止疗程不足，更要防止疗程过长。

2. 治疗方案推荐 经验性抗菌治疗：虽然全球各种 CAP 诊治指南推荐经验性抗菌治疗大同小异，但由于学术观点、用药习惯、药物市场、经济发展水平不同等原因，仍有不少差异。近来关于 CAP 抗微生物治疗的主张和建议(表 27－7)强调了流感及其并发细菌性感染的用药，也推荐新药头孢罗膦在住院 CAP 患者初始经验性治疗中的应用，药物选择合理、有度，值得借鉴。

表 27－7 CAP 的经验性抗微生物治疗[a]

门诊
提示典型细菌性肺炎：阿莫西林-克拉维酸；若怀疑军团菌则联合阿奇霉素。 替代药物：左氧氟沙星或莫西沙星或奈诺沙星[b] 提示流感病毒性肺炎：奥司他韦，密切监测有无继发细菌感染 提示流感病毒以外呼吸道病毒所致肺炎：对症治疗 提示支原体/衣原体肺炎：阿奇霉素或多西环素
住院
初始经验性治疗：β-内酰胺类(头孢曲松，头孢噻肟，头孢罗膦)＋阿奇霉素 替代药物：左氧氟沙星或莫西沙星

（续表）

住院
若有流感可能：奥司他韦[c]
若流感并继发细菌感染：奥司他韦联合头孢曲松/头孢他啶+万古霉素或利奈唑胺
若金黄色葡萄球菌可能：万古霉素或利奈唑胺加入治疗方案
若铜绿假单胞菌可能：抗假单胞菌β-内酰胺类(哌拉西林-他唑巴坦，头孢哌酮-舒巴坦，头孢吡肟，头孢他啶，亚胺培南-西司他汀)[d]+阿奇霉素

注：a. 根据 Musher DM，Thorner AR.. New Engl Med J，2014；371：1619－1928 文章修改；b. 喹诺酮类药物特别应当保留仅用于存在合并症或近期使用过其他类型抗菌药物的患者；c. 重症患者可申请使用扎那米韦静脉制剂；d. 环丙沙星、氨基糖苷类亦可用于铜绿假单胞菌感染的联合治疗。

【并发症及其处理】

1. *肺炎旁胸腔积液*（parapneumonia effusion） CAP 的肺炎旁渗液发生率约 40%，其病死率远高于单纯性肺炎，而双侧者高于单侧者。有报道双侧中大量积液病死率为 26%，单侧病死率为 14.7%。肺炎旁渗液的发生分为 3 个阶段，即渗出期、纤维脓性期和机化期。初始经验性抗生素治疗药物选择和剂量并不影响渗液的出现，而影响肺炎旁渗液预后的因素包括：脓胸、细菌涂片和培养阳性、胸腔积液葡萄糖＜2.2 mmol/L(40 mg/dL)、胸腔积液 pH＜7.0、胸腔积液 LDH＞血清 LDH 正常值上限、胸腔积液包裹化。

目前推荐肺炎旁渗液的处理：① 游离积液且宽度(经侧卧位 X 线摄片评估)＞10 mm，诊断性胸腔穿刺是必要的。② 如果一侧胸部影像怀疑肺实质有病变则应做胸部 CT 扫描。当胸腔积液量达到可穿刺程度，应及时胸腔穿刺采样，以了解胸腔积液的性质和对预后的影响。③ 对于 pH＜7.20 和(或)LDH≥1 000 U 的肺炎旁渗液需要侵袭性治疗(反复胸腔穿刺、胸腔插管、插管联合胸腔内溶纤治疗、胸腔镜灼断粘连、胸腔镜下胸膜剥离、剖胸胸膜剥离)。一般来说，可以从微侵袭性技术如胸腔穿刺开始，视治疗反应，再决定是否需要采取进一步的侵袭性措施。如果胸腔穿刺抽液后积液不再增长或胸腔积液复又增长，但无影响预后危险因素，可再行治疗性胸腔穿刺，而不需要附加治疗措施。倘若再次渗液增长，同时存在影响预后的危险因素，则应插管引流。如有局限性包裹倾向则溶纤治疗和胸腔镜治疗的选择取决于胸腔镜的操作经验和技术熟练程度。④ 假如胸腔插管引流 1～2 次及溶纤治疗无效，则应行胸膜剥离。

2. *呼吸衰竭* CAP 特别是伴有某些慢性肺部基础疾病者常会出现低氧血症，缘于肺泡为炎症渗出物占据肺泡腔导致通气/血流比例失调甚至分流。60%～85%的重症 CAP 患者的呼吸衰竭需要机械通气，其低氧血症纠正颇为困难。约 5%的重症肺炎可发展为急性呼吸窘迫综合征(ARDS)，病死率达 70%，但是重症肺炎并发 ARDS 的诊断界限并不明确，两者在判断标准上存在较多重叠，而目前 ARDS 尚无实用而特异的实验室诊断指标，故 ARDS 诱发因素(如休克、高浓度氧疗等)的有无具有非常重要的参考价值。CAP 并发呼吸衰竭的治疗视不同病情及严重程度而定，机械通气和氧疗是主要措施，顽固性低氧血症可以试用体外膜氧合(ECMO)。

3. *脓毒症和脓毒性休克*：在液体复苏基础上应用血管活性药物是最基本的措施。关于糖皮质激素的应用一直存在争议，研究发现，脓毒症患者存在相对性肾上腺皮质功能不全。对脓毒休克和肾上腺皮质功能不足的患者应用低剂量激素氢化可的松 300 mg/d，疗程 7 日，可减少 ICU 入住率和住院病死率。有报道在重症肺炎前瞻性、随机双盲、安慰剂对照的研究中，试验组应用氢化可的松 200 mg 推注后以 10 mg/h 维持，疗程 7 日，与安慰剂对照组比较，第 8 日时两组氧合指数、住院病死率显著降低，总住院时间和迟发性脓毒性休克的发生亦减少。该研究的缺点是存活率异常的高，似乎难以置信，故仍需要进一步研究。日本指南主张在脓毒休克、呼吸衰竭和病毒性肺炎时可以应用激素，欧美则仅限于休克时才使用。此外，粒细胞刺激集落因子(G－CSF)、人重组活性蛋白 C 等治疗均缺少足够证据。

【预防】

在流感暴发流行时应用神经氨酸酶抑制剂(奥司他韦、扎那米韦)可明显减轻症状,缩短病程,但能否减少肺炎并发症有待证明。多价肺炎链球菌疫苗可使85%以上的健康老年人减少肺炎链球菌肺炎的发生,但对于有基础疾病者保护率较低。流感嗜血杆菌疫苗亦有较好保护效果。戒烟是CAP以及侵袭性肺链球菌疾病、军团菌病非常有意义的预防措施。

参考文献

[1] 中国成人社区获得性肺炎诊断和治疗指南(2016年版)[J]. 中华医学会呼吸病学分会中华结核和呼吸杂志,2016,39(4):253-279.

[2] Lili T, Bijie H, Lixian H, *et al*. Etiology and antimicrobial resistance of community-acquired pneumonia in adult patients in China[J], Chin Med J, 2012, 125: 2967-2972.

[3] Murray CJ, Lopez AD. Measuring the Global Burden of Disease[J]. N Engl J Med, 2013, 369: 448-457.

[4] Spiro SG, Silvestri GA, Agustin A. Clinical Respiratory Med [M]. 4th ed. Phil: Elsevier Saunders. 2012.

[5] Esperatti EM, Martin AT. Community-Acquired Pneumonia. In: Sethi S. (ed). Pulmonary Infection [J]. New York: Informa Healthcare, 2010.

[6] Almirall J. Comunoty-acquired infections. Epidemiology: incidence, risk factors for infection, and prognostic factors. In: Torres. A, Ewig Mandell L, *et al*. (ed). Respiratory Infections[M]. London: Hodder Arnold, 2006, 311-320.

[7] Marrie TJ. (ed). Community-acquired pneumonia [M]. New York: Kluwer Academic/Plemum, 2001, 101-129.

[8] Khan WA, Woodhead M. Major advances in managing community-acquired pneumonia [J]. F1000 Prime Reports, 2013, 5: 43 (doi: 10.12703/P5-43).

[9] Salih W, Schembri S, Chalmers JD. Simplification of the IDSA/ATS criteria for severe CAP using meta-analysis and observational data [J]. Eur Respir J, 2014, 43: 842-851.

[10] Musher DM, Thorner AR. Community-acquired pneumonia[J]. New Engl Med J, 2014, 371: 1619-1928.

[11] Wunderink RG, Waterer GW. Community-Acquired Pneumonia [J]. N Engl J Med, 2014, 370: 543-551.

第五节 医院获得性肺炎和呼吸机相关肺炎

医院获得性肺炎(hospital acquired pneumonia, HAP)亦称医院内肺炎(nosocomial pneumonia, NP),是指患者不处于感染潜伏期,而于入院48小时后在医院内发生的肺炎;呼吸机相关肺炎(ventilator-associated pneumonia, VAP)是指患者接受人工气道(气管插管、切开)和机械通气治疗48小时后发生的肺炎。美国胸科协会/美国感染病学会制定的《2016年成人医院获得性肺炎和呼吸机相关肺炎处理临床实践指南》(以下称“IDSA/ATS 2016年HAP/VAP指南”)强调HAP和VAP属于两个完全不同的群体,改变了长期以来将VAP作为HAP一种类型的传统观点。在某些特殊情况下,如HAP患者因病情加重而需要气管插管,虽然不包括在VAP定义内,但其处理与VAP相似。将患者住院接受无创通气治疗期间出现的肺炎归于HAP,而不是VAP。2011年,美国疾病预防控制中心(CDC)召集专家讨论并成立VAP监测定义工作组,认为原有定义和标准给监测和预防带来困难,影像学缺乏特异性,决定就定义和诊断标准开展调查研究。2013年,CDC正式发布报告,采用呼吸机相关状态(ventilator-associated condition, VAC)、感染性呼吸机相关并发症(infection-ventilator-associated comlications, iVACs)、疑诊VAP(possible VAP)和拟诊VAP(probable VAP)命名不同层次的临床情况,规定相应标准,总冠名

“呼吸机相关事件”(ventilator-associated events, VAE)。影像学不再用作依据。新定义和相应标准旨在采用客观、可量化的指标,以提高结果的可靠性、可重复性、可比性和监测效率。其中iVACs、possible VAP 和 probable VAP 等概念是否用于临床引起困惑,现在临床学家均已明确,它们仅用于医疗安全监测,不适用于临床诊疗。

【流行病学】

1. *发病率、病死率和疾病负担* 由于定义不同、诊断无法实现金标准(组织病理学+组织标本微生物学检测),加之研究对象和研究方法上不统一或缺少可比性,HAP/VAP 的确切发病率不清楚。在同一组患病人群采用不同诊断标准,VAP 发病率从 4%～42%、病死率从 50%～80%不等,差异巨大。在呼吸机广泛应用前年代,HAP 主要见于外科手术后患者。一些资料显示,在高危住院患者 HAP 发病率大体是:胸腹部手术 3.2%～17.5%,免疫受损患者 19.5%～20%,老年人 0.7%～1.7%。一些调查表明,在普通病房 HAP 的发病率明显要低,在 0.18%～1.8%之间。

在美国,HAP/VAP 是第二位最常见医院感染。尽管在病因和预防方面取得进展,但HAP/VAP 仍然是临床上最常见的感染性并发症,占所有医院感染的 22%;VAP 全因病死率 20%～50%不等,归因病死率则有争议,来自最新随机预防研究的荟萃分析为 13%。VAP 导致大量医疗资源消耗,使机械通气延长 7.6～11.5 日,住院时间延长 11.5～13.1 日,每例患者医疗费用增加约 40 000 美元。

发展中国家 HAP/VAP 发病率显著较高。Medline 对 1996 年 1 月至 2007 年 12 月发展中国家所有观察性和干预性研究的系统复习表明,VAP 发病率以每 1 000 个机械通气日计为 10‰～41.7‰,革兰阴性杆菌占 41%～90%,革兰阳性球菌占 6%～58%,粗病死率占 16%～91%。

HAP/VAP 在我国是第一位的医院感染。据 1999 年上海市 18 家三级甲等医院回顾性队列研究显示,医院获得性下呼吸道感染(主要是HAP 和 VAP)发病率为 2.1%,在医院感染构成比中占 33.1%,每例患者平均增加医疗费用 1.8 万元,平均延长住院时间 31 日。就全国来看,据 5 篇研究的荟萃分析,VAP 发病率(以每 1 000 个机械通气日计)为 24.8‰,另据大陆 12 省市 46 所医院 VAP 发病率前瞻性监测,VAP 发病率为 8.88‰(不同 ICU 差异较大,4.5‰～32.7‰),远高于美国(0.8‰～2.2)‰。

2. *流行环节*

(1) 感染来源与途径

1) 第一类为内源性感染:历史上将其分为原发性、继发性和血源性,至今仍有合理性。① 原发性内源性感染:是由潜在性病原微生物(potent pathogen microbial, PPMs)所致,这些微生物常存在于有肺损伤或人工气道机械通气患者的口咽部和胃肠道。它主要发生在机械通气最初 4 日内。引起原发性内源性肺炎的微生物因人而异。在原来健康患者(如创伤、中毒等原因使用呼吸机)常由肺炎链球菌、金黄色葡萄球菌、流感嗜血杆菌、卡他莫拉菌、大肠埃希菌等所致,而存在基础疾病患者(糖尿病、COPD 等),在其喉部、直肠常有肺炎克雷伯菌存在,容易引起下呼吸道感染。② 继发性内源性感染:在入院前患者并不携带这类细菌,但住院期间它们继发性定殖于口咽部或胃肠道,并在此快速过度生长,主要为革兰阴性 PPMs 和金黄色葡萄球菌。入住 ICU 1 周内,患者唾液或胃内容物 PPMs 细菌浓度高达 10^8 CFU/ml。经过医务人员手,将患者或携带者的病原菌传播给新患者。尽管微生物是外源性的,但微生物在感染之前常在口咽部、胃肠道定殖和增殖,随后被误吸入下呼吸道。而未经口咽、胃肠道继发定殖的假单胞菌属细菌所致肺炎仍称为外源性感染。③ 血源途径:定殖于肺支气管的微生物极少来源于血液,偶尔因金黄色葡萄球菌败血症导致多发性肺炎和肺脓肿(脓毒性肺栓塞)。

2) 第二类为外源性感染:① 接触传播是最常见的一种传播方式。有直接接触传播或间接接触传播2种，前者是由患者之间或患者与工作人员之间身体接触所致；后者大多因医疗器械、监测设备被污染而未严格消毒或患者之间共用器械所致。所传播的病原体以假单胞菌属、窄食单胞菌属及军团菌属的细菌为主。纤维支气管镜在ICU患者中的诊断、治疗应用已很普遍，它可能是医院肺炎的独立危险因素，属间接接触性传播。② 空气传播，空气中的尘粒可带有病原菌，并可移动而导致病原菌的传播，如结核杆菌、曲霉。病毒经飞沫传播亦归于这一类。一种病原体可通过一种或多种方式传播。了解感染的途径有助于追溯感染源及制订控制措施。

(2) 易感人群和危险因素：免疫防御机制受损和存在体质性或外在性(主要是医源性)危险因素者是HAP/VAP的易感人群。目前公认的最显著危险因素是气管插管机械通气，它可使发生医院肺炎的危险因素增加3～21倍。表27-8罗列HAP/VAP的主要危险因素供参考。

表27-8 HAP/VAP的危险因素

宿主相关因素	医疗和环境相关因素
1. 年龄≥70岁	1. 交叉感染(呼吸器械、手)
2. 慢性肺部疾病	2. 病室空气或供水系统污染
3. 免疫功能低下	3. 入住ICU
4. 营养不良	4. 长期住院
5. 意识障碍	5. 先期抗生素治疗
6. 先期感染	6. 外科手术(头、胸、上腹部)
7. 休克	7. 止酸剂及H2受体拮抗剂
8. 神经肌肉疾病	8. 气管插管及再插管
	9. 鼻胃管
	10. 颅内压监测
	11. 平卧位
	12. 频繁更换呼吸机管道

【病原学和发病机制】

HAP/VAP病原体以细菌最常见，占90%。在免疫抑制特别是造血干细胞移植和实体器官移植受体，真菌、病毒、结核分枝杆菌等是重要病原体。COPD住院患者包括接受机械通气者并发医院内侵袭肺曲霉感染屡有报道，激素和广谱抗生素治疗是重要危险因素。一般来说，机械通气患者呼吸道分泌物分离到念珠菌不需要治疗，除非有念珠菌感染的组织学依据。但是近年来注意到，念珠菌定殖影响患者预后，是医院病死率增加的独立危险因素。也有研究发现，念珠菌定殖导致铜绿假单胞菌VAP发生率升高，抗真菌治疗是否有效目前尚无强有力的循证医学证据。呼吸道病毒致HAP/VAP偶尔见于儿科病房；2002年，我国SARS流行初期因缺少防护知识曾引起严重的人与人之间传播，医护人员中出现医院获得性SARS-CoV肺炎和死亡。美国报道HAP/VAP病原谱的构成比的变迁是金黄色葡萄球菌明显上升。革兰阴性杆菌仍然是HAP/VAP的主要病原菌，多数报道铜绿假单胞菌居首位，约20%。我国20世纪90年代HAP论文荟萃分析显示，铜绿假单胞菌占20.6%，克雷伯菌属10.1%，大肠埃希菌5.9%，肠杆菌属4.6%，不动杆菌4.6%，嗜麦芽窄食单胞菌1.7%，流感嗜血杆菌0.8%，金黄色葡萄球菌5.9%，肠球菌1.4%，肺炎链球菌1.0%。但是近年来，我国部分城市大医院ICU内感染包括肺炎分离菌中的鲍曼不动杆菌增加，甚至跃居首位。

HAP/VAP的发生与其他肺炎一样，病原体到达支气管远端或肺组织，突破宿主防御机制后繁殖并引起侵入性损害。呼吸系统的防御机制包括上呼吸道的空气滤过、加温、湿化及咳嗽反射；呼吸道上皮纤毛的运动；肺巨噬细胞的吞噬调理作用；体液及细胞免疫功能。医院肺炎的感染方式主要为吸入，其次为血液传播、潜在感染的激活(如结核、巨细胞病毒感染等)。借助于分子生物学分型技术发现，从肺炎患者下呼吸道分泌物中分离到的菌株与发病前就定殖于患者口咽部或胃的菌株具有同源性，表明肺炎病原体来源于口咽部菌群的误吸。有研究提示，口咽部有革兰阴性杆菌定殖者有23%发生医院肺炎，无定殖者仅3.3%。

正常人口咽部菌群常包括不少可引起肺炎的致病菌如肺炎链球菌、流感嗜血杆菌、金黄色葡萄球菌及厌氧菌,但肠杆菌科细菌和假单胞菌等非发酵革兰阴性杆菌分离率少于5%。住院后患者口咽部菌群常发生变化,最突出的变化是革兰阴性杆菌定殖比例明显升高。这种定殖随住院时间延长而增加。口咽部革兰阴性杆菌定殖增加的相关因素还有先期抗生素应用、胃液反流、大手术、严重的基础疾病及内环境的紊乱如糖尿病、酒精中毒、低血压、缺氧、酸中毒、氮质血症等。革兰阴性杆菌在住院患者口咽部定殖并作为医院内肺炎的主要致病菌来源,形成的机制尚不十分清楚,但应激是一个重要的原因。通常认为,口咽部上皮细胞表面能与革兰阴性杆菌结合的受体为纤维联结素所覆盖,使受体免于暴露而不易与细菌结合。应激时唾液中蛋白水解酶分泌增加,受体表面纤维联结素被清除,受体暴露增多,促进了上皮细胞与细菌的结合。从而使革兰阴性杆菌在口咽部黏附,定殖概率增加。实验已证实,颊黏膜上皮细胞短暂暴露于胰蛋白酶,可使铜绿假单胞菌黏附性增加10倍。

正常胃液呈强酸性,应用某些药物或"胃外分泌衰竭"(如应激)时,胃液pH升至4以上,在这种情况下,胃内细菌特别是革兰阴性杆菌过度生长,经食管、咽部可移行至下呼吸道致肺部感染。另外,受污染器械设备表面及被污染呼吸管道内冷凝水中的病原体,均可直接吸入或借气溶胶颗粒吸入下呼吸道,引起医院肺炎。

机械通气患者最可能的吸入途径是沿气管导管外呼吸道分泌物的吸入,即使用带低压或高压气囊的气管导管,口咽部分泌物的吸入或漏入仍是很常见的。文献报道用高压气囊气管导管患者中有56%、低压气管导管患者中有20%有微吸入。这主要是气管插管破坏了口咽部与气管间的屏障,损害了对口腔分泌物的有效清除功能,气管局部损伤及干燥使气管黏膜纤毛清除功能降低,加剧了微吸入。昏迷、全身麻醉、鼻饲管、支气管镜检查、食管疾病等亦促使微吸入的发生。吸入的口咽部病原体可以来自胃或鼻窦等处。半卧位可减少胃内容物的吸入,但对口咽部分泌物吸入无影响。近来研究发现,气管插管患者声门下导管球囊上穹隆区积液是细菌增殖的场所,细菌浓度可达10^8 CFU/ml。X线检查证实,50%以上的患者存在积液,这种污染积液无疑增加微吸入。目前已证实,气管导管表面有由一种不定型的糖蛋白组成的生物膜存在,经培养及电子显微镜观察发现,73%的生物膜内含有细菌,浓度达10^5 CFU/ml。生物膜使抗生素不易渗入,中和或破坏抗生素,从而保护细菌生长。这些微生物由于移位或吸痰操作导入方式进入下呼吸道,引起肺炎。

通过以上途径或血液,致病微生物进入下呼吸道及肺组织。机体借助于抗体、补体的调理作用,肺泡巨噬细胞和中性粒细胞吞噬消灭病原体。然而机体在疾病状态下(如休克、外伤等),患者肺内常有过多的炎症介质如TNF、IL-6、IL-8等引起炎症性肺损伤,致病微生物可隐藏于局部坏死组织内,逃避正常的清除机制。

总之,病原微生物在上呼吸道黏附定殖,继而吸入下呼吸道,机体的免疫防御机制不足以抵抗时便引起肺炎。因此,医院肺炎的发生是病原体与机体相互作用的结果(图27-1)。

【病理】

肺炎的病理形态学改变是各种各样的,取决于病原体、感染发生至组织学检查的时间、宿主的基础免疫状态以及抗生素治疗等。自1988年Johanson等从猩猩VAP模型的组织病理学研究发表以来,对动物模型和人的HAP或VAP已有不少研究,从各个不同角度进行了描述和界定。

1. VAP的病理学分级

(1) 细支气管炎:细支气管腔内多形核白细胞大量聚集和增殖,伴脓性黏液栓和支气管壁的改变。

(2) 灶性支气管肺炎:终末细支气管和肺泡周围中性粒细胞散在性浸润。

(3) 融合性支气管肺炎:上述改变扩展至若干毗邻的肺小叶。

(4) 肺脓肿:支气管肺炎融合并伴随组织坏死,正常肺结构破坏。

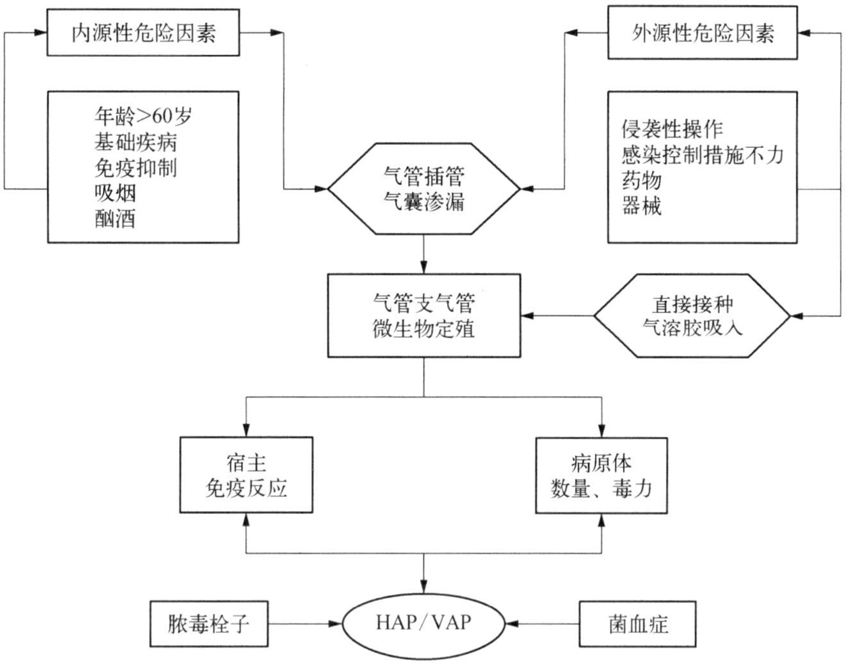

图 27-1 HAP/VAP 的发病机制

2. VAP 病理严重性分度

(1) 轻度：终末细支气管及某些周围肺泡散在中性粒细胞浸润。

(2) 中度：毗邻小叶间病变大片融合，细支气管内出现脓性黏液栓。

(3) 重度：炎症广泛融合，偶见组织坏死。

3. VAP 病理学分期

(1) 早期(0～2 日)：毛细血管充血伴多形核白细胞数量增加，肺泡腔可见纤维素渗出。

(2) 中期(3～4 日)：肺泡腔内出现纤维素、少量红细胞和若干多形核白细胞。

(3) 后期(5～7 日)：大多数肺泡内充满多形核白细胞、巨噬细胞、吞噬细胞脱屑。

(4) 消散期(>7 日)：由于单核巨噬细胞的吞噬，炎性渗出消散。

VAP 病理学的研究有助于对本病的理解和认识。但由于方法学上的限制和影响因素众多，病理和临床相关性很难确定，如对 VAP 患者去世后研究表明，VAP 病理上炎症程度与细菌负荷之间并不平行；VAP 的早期病变临床上很难发现和诊断。

【临床表现】

HAP/VAP 的症状体征并无特异性，而且由于严重基础疾病、免疫状态低下及治疗措施(药物、机械通气等)干扰等，临床表现常不典型，概括起来有下列特点。

1. 症状不定　激素、免疫抑制剂等药物使医院肺炎的症状被干扰或掩盖；尚有患者严重的基础疾病削弱机体反应性，故 HAP 起病较隐匿，发热和呼吸道症状常不典型。VAP 可以仅表现为发绀加重、气道阻力上升、肺顺应性下降、需氧量增加等。但也有部分患者突发起病，呈暴发性进程，迅速陷入呼吸衰竭，或使原已处于呼吸衰竭状态的患者的病程迅速演进而难以逆转。

2. 影像学表现多样　HAP/VAP 一般表现为支气管肺炎，但常变化多端。在严重脱水、粒细胞缺乏患者并发 HAP 如肺孢子菌肺炎，可以在 X 线上无异常表现。而在机械通气患者可以仅显示肺不张，或者因为肺过度充气使浸润和实变阴影变得难以辨认。也有的因为合并存在的药物性肺损伤、肺水肿、肺栓塞等而使肺炎无法鉴别。

3. 并发症多　极易并发肺损伤和急性呼吸窘迫综合征，以及左心衰竭、肺栓塞等。接受机械通气的患者一旦发生肺炎容易并发间质性肺气肿、气胸。

【诊断和鉴别诊断】

1. 主要诊断技术和应用

(1) 影像学

1) X线胸片：X线诊断HAP/VAP肺泡浸润敏感性为87%～100%，支气管充气征58%～83%，新的或进展性浸润58%～78%。但其特异性不清楚。没有任何一种特异性影像学异常能够提高HAP/VAP诊断的准确性。HAP/VAP的X线误诊对临床的影响(过诊和过治)仅是理论上和临床印象中的，缺少评估。据认为，在肺栓塞伴梗死、反复吸入或可能尚有纤维增殖性ARDS误诊VAP，应用抗生素治疗可引起高耐药菌定殖或增加其后感染的危险。目前，胸部X线仍是作为诊断VAP的基本检查手段。

2) 胸部CT：较普通胸片诊断敏感性增加。缺点是不能进行床边检查，危重患者应用受到限制。一项对腹部手术后非气管插管患者的研究表明，手提式床边摄片与CT比较，对肺底部浸润的诊断敏感率仅为33%。不同正压通气模式对肺部浸润程度和气腔病变数量可以产生影响。

3) 肺超声检查：超声波不能穿透气体，充满气体的肺脏长期以来成为超声检查的盲区。实际上肺脏是一个水、气交融的器官，任何肺脏的病变都伴随着水、气比例的变化，而超声对液体的探测敏感性很高。因此，受损肺脏的肺泡和间质充气、含水量的改变使得肺脏超声检查成为可能。肺脏超声检查具有简便易行、可重复性强、易于床边开展、无放射线污染等，为X线和CT检查所不及，床旁肺脏超声对于机械通气患者VAP诊断和心肺状态的实时评估显得特别有价值，是传统影像学的重要补充。肺超声检查诊断肺实变、肺不张、肺水肿、ARDS、胸腔积液、气胸和肺栓塞等均有较高敏感性和特异性。例如，支气管气影(充气征)是诊断肺实变和排除肺不张的最重要征象，优于X线胸片。

(2) 病原学：ATS/IDSA 2005年指南强调侵袭性采样技术和定量培养在HAP/VAP病原学检查中的应用；而2016年新指南主张采用非侵袭性采样和半定量培养。因为研究证据表明，与侵袭性采样和定量培养比较，非侵袭性采样和半定量培养对抗生素使用和临床结局并无显著影响，临床和实验室操作却简单方便得多，且节约医疗资源。新指南也指出，侵袭性采样和定量培养可能有助于指导抗生素停用(细菌浓度低于阈值)，但研究结果不一致，目前尚不足以作为指南推荐。而非侵袭性采样和定量培养技术是否也可以减少抗生素使用和耐药、直接和间接减少医疗费用应当是进一步研究的优先领域，且还应测量和评估其不利影响或不良反应，不仅限于有益作用。

(3) 其他

1) 生物标志物检查：对HAP/VAP的辅助诊断价值由于研究对象、研究设计和方法上的差异，结果和结论存在争议。目前临床应用于感染性疾病的生物标志物主要有降钙素原(PCT)、C-反应蛋白(CRP)和可溶性髓系细胞触发受体-1(sTREM-1)，一般认为PCT最有价值。虽然IDSA/ATS 2016年HAP/VAP指南称，对于怀疑HAP/VAP的患者决定是否给予初始抗生素治疗采用临床标准，而不是临床标准+生物标志物，但在临床标准不充分或存在争议时(如呼吸机相关气管支气管炎，VAT)，从临床来说，生物标志物可以是重要参考指标，且PCT对指导抗菌治疗缩短疗程的价值已经肯定。

2) 基质辅助激光解析电离飞行时间质谱(Matrix Assisted Laser Desorption Ionization-Time Of Flight Ms Sperctrometry, MALDI-TOF MS)：可通过直接检测已培养菌株的生物标记物(保守蛋白分子)来鉴定细菌、真菌、分枝杆菌、病毒等病原微生物。目前已成功地用于部分微生物亚种水平的鉴定和耐药机制的检测，对金黄色葡萄球菌、产碳青霉烯酶细菌和鲍曼不动杆菌等的耐药性筛查有较高的准确率。对指导高耐药的HAP/VAP患者抗生素治疗有意义，有待进一步实践，积累经验。

3) 高通量测序：基于测序技术的临床宏基因组学(clinical metagenomics)可通过分析呼吸

道标本或血液中微生物的DNA/RNA含量与丰度来判断致病原，同时，可检测病原体的耐药性和毒力因子。快速宏基因组测序显著缩短了检测时间。结合临床和常规微生物检测，可以有助于提高HAP/VAP尤其重症或混合感染患者的快速诊断。

2. 临床诊断　HAP/VAP诊断没有金标准。早在1972年，Johanson提出肺炎临床诊断标准包括：新出现的或进展性的肺部浸润、发热、白细胞增多和脓性支气管分泌物。1999年，Fabregas等以死亡病例病理组织学所见和死后立即取得肺标本培养结果作为参照，评价临床标准，即胸部X线新出现和持续性（>48小时）浸润加上：① 发热>38.3℃；② WBC>12×10^9/L；③ 脓性支气管分泌物。3项中≥2项，VAP临床标准的敏感率69%，特异性75%；如果要求3项全部具备，则敏感性下降至23%，而以满足1项即可诊断的话，则特异性下降至33%。ATS/IDSA 2005年指南主张合理的HAP/VAP临床诊断标准应当是：X线上新出现和持续性或进展性肺浸润加下列4项中任何2项：① 发热>38.3℃或<36℃；② 白细胞>10×10^9/L或<5×10^9/L；③ 脓性支气管分泌物；④ 氧合障碍。2016年新指南仍然认为它是临床有用和普遍接受的，因此不予改动。但是这一标准在ARDS并发VAP时敏感性很低，假阴性率达46%，因其很难发现和确定新的X线肺浸润阴影。实践中ARDS并发VAP的比率颇高，即使仅符合一项标准，凡有血流动力学不稳定或动脉血气恶化，都应进一步检查以确定是否合并VAP。

HAP/VAP诊断困难，争议颇多，缺少公认标准，临床上过度诊断和过度治疗问题严重。有人对巴尔的摩6家成人内外ICU 1年间VAP病例的研究显示，ICU医师于第1日疑诊的231例次VAP经多学科委员会审核，135例次（58.4%）不是VAP，第3日在158例次没有VAP者中120例次（76%）继续使用了抗生素，导致无指征过多使用抗生素1183日。由于缺少特异性诊断指标，现有各种诊断手段各具优缺点，不同诊断手段联合能否互补和提高诊断准确性尚待进一步肯定，但从HAP/VAP的诊断现状和临床思维出发，仍然需要综合临床、实验室和辅助检查治疗，综合评价。

3. 鉴别诊断　HAP/VAP需要与吸入性肺炎、肺不张、肺水肿、ARDS、肺出血、肺挫伤、浸润性肺癌、放射性肺炎、药物反应和隐源性机化性肺炎等相鉴别。需要从病史、影像学和实验室检查等多方面入手，综合分析。一方面努力寻找能够确定或排除VAP的依据，另一方面要多方探寻和追溯上述需要鉴别疾病（状态）的线索与证据。目前认为，支气管肺泡灌洗微生物学检查和生物标志物PCT检测有助于鉴别诊断。有报道在ARDS怀疑合并VAP患者采用支气管肺泡灌洗微生物学检查，使91%的患者的抗生素治疗被修正，54%的患者避免了新的抗菌治疗。PCT升高可作为诊断VAP的参考，而PCT不高对于排除VAP可能更有价值。

4. 临床病情评估　HAP/VAP诊断程序中还需要对病情严重程度做出评估，它关系治疗选择和预后的估计。有人认为，HAP/VAP的抗菌治疗和预后不依赖于病情严重程度，主要取决于发病时间以及与之相关的病原体分布差异和耐药危险因素。早年ATS/IDSA指南对HAP有轻、中度和重度之分，2005年和2016年指南认为缺少前瞻性研究，均取消了这种区分。但是加拿大医学微生物学会和胸科学会HAP指南仍然对病情严重程度做出区分。病情严重程度区分对于把握经验性抗菌治疗力度有重要参考意义，轻、中度患者应当避免过度治疗，加剧耐药；而重度患者特别需要防止治疗不足，贻误治疗时机，增加死亡风险。

《国家抗微生物治疗指南》主张按病情严重程度结合多药耐药性（MDR）危险因素进行HAP/VAP分组。重度需符合下列标准之一：气管插管（因肺炎或脓毒症所需），脓毒症征象，肺内浸润快速进展，器官功能障碍。凡不符者列为轻、中度。MDR危险因素包括：近3个月内接受静脉抗菌药物治疗史，VAP发生时有脓毒性休克，VAP 继发于 ARDS，VAP 发病前住院≥5 日，或 VAP 发病前接受急性肾脏替代治疗。据此，HAP/VAP 分为 3 组：Ⅰ组 HAP，轻、中度，无 MDR 危险因素；Ⅱ组 HAP/VAP，轻、中度，有 MDR 危险因素；Ⅲ组 HAP/VAP，重度，并有 MDR 危险因素。

【治疗】

1\. *初始经验性治疗* 基本原则和策略：在当前 HAP/VAP 诊治仍然存在诸多技术难点与抗生素耐药形势十分严峻的现实局面下，治疗原则就在于最佳临床疗效和最低耐药选择性压力之间求得最大公约数，寻找和制订有效策略(表 27-9)。

表 27-9 HAP/VAP 处理步骤与策略

临床情况	处理策略	理论依据
步骤一：初期评价		
临床怀疑 HAP/VAP	送检病原学标本，立即开始足够、恰当经验性抗菌治疗	治疗耽误或治疗选择不当的危险性超过等待病原学检测结果后的针对性抗菌治疗
步骤二：48～72 小时再评估		
A. HAP/VAP 诊断确立［临床和(或)微生物］	根据培养结果降阶梯经验治疗转为目标治疗	减少耐药选择
B. 临床诊断可能，培养结果无意义，无脓毒症或脓毒症休克	通常可以继续原方案治疗	选择性压力和不予抗菌风险均需考虑；培养结果不能作为决策的唯一依据，因为 10%～40%存在假阴性；部分患者可以呈迟发性抗菌治疗反应
C. 临床诊断可能，培养结果无意义，病情加重，出现脓毒症或脓毒症休克	重新和完善诊断检查；调整抗菌治疗方案再试经验性抗菌治疗；对症和支持治疗	临床考虑仍以细菌感染可能性最大而又无病原学阳性结果时，允许第 2 次经验性治疗
D. 确定为肺外感染和(或)不能解释的严重脓毒症或休克	根据感染类型和培养结果，调整抗菌治疗	改善结局
E. 临床诊断不符，或其他诊断(非感染)确立；无严重脓毒症或休克	停止抗菌治疗	对患者无害处，降低耐药选择性压力

(1) 经验性治疗和目标治疗结合：实践经验和大量临床研究证明，对 HAP/VAP 患者尤其是重症患者及早开始初始经验性抗菌治疗，其病死率、机械通气时间或住 ICU 时间均显著低于获得病原学诊断后开始的目标治疗，因而 20 世纪 90 年代初就开始提倡“降阶梯治疗”(de-escalation therapy) 策略，这也就是 2005 年 ATS/IDSA 指南所称的临床策略和细菌学策略结合。初始经验性治疗阶段由于病原体不明，强调抗生素广谱覆盖，以避免疏漏而影响预后，因而有“重锤猛击”(hiting hard)之说。48～72 小时获得病原学和有关实验室检测结果，结合临床治疗反应，再进行综合评估，如果病情开始改善(早发性治疗反应)，且病原学结果有意义，则应改为针对病原体的目标治疗，即降阶梯。许多研究的综合评价认为，在 HAP/VAP 运用降阶梯策略，其获益有：① 治疗的合理性改善；② 疗程缩短；③ 多耐药菌感染复发和万古霉素耐药肠球菌(VRE)定殖减少；④ 第 14 日病死率降低。但是，由于临床实践中对初始经验性治疗广谱覆盖的把握困难，或为重锤猛击夸大宣传所惑，抗生素过度使用成为隐患和祸害。抗生素耐药持续增加，促使人们对此问题进行反思。从经验治疗到目标治疗是治疗过程的两个阶段，初始治疗应当通过所在医院或地区流行病学和临床资料、耐药危险因素评估推测最可能的病原体和耐药与否，选择预计敏感的抗生素，一概以广谱覆盖为标志的重锤猛击换取治疗信心的做法是不可

取的。降阶梯治疗的主要倡导者 Kollef MH 已将初始治疗"覆盖所有可能病原体"改为"覆盖主要可能病原体"，并强调初始治疗必须及时、恰当(appropriate，指所选药物敏感)和足够(adequate，指所用剂量足以达到药物 PK/PD 目标值)。IDSA/ATS 2016 年 HAP/VAP 新指南主张根据气管内吸引标本半定量培养结果选择经验性治疗，不再强调初始经验性治疗的充分广谱覆盖，但仍然主张降阶梯，而非一种固定方案从始至终。新主张的积极意义在于初始治疗避免所谓的"重锤猛击"，防止抗生素过度使用。然而根据培养结果选择初始治疗在重症患者会延误治疗时间，影响预后，且在已经使用过抗生素的患者，呼吸道标本培养的临床价值非常有限。因此，及早恰当足够的初始经验性治疗与尽量实现目标治疗仍然是目前 HAP/VAP 抗菌治疗行之有效的基本策略，是一个统一的治疗整体和过程，应在当前抗菌治疗困境下"为改善预后"和"为防止抗生素耐药与不良反应"两者间寻找妥协与平衡，不应偏废。

(2) 按病情严重程度和耐药危险因素分层实施区别化治疗：如前所述，区分病情严重程度对于把握抗菌治疗力度有重要参考意义。有人主张凡 VAP 均应作为重症肺炎，这就可能造成初始经验性抗菌治疗上的误区，不加区别地一律使用广谱、联合治疗。加拿大指南按病情严重程度结合耐药危险因素对 HAP/VAP 分度具有积极意义。ATS/IDSA 2005 年指南按早发与晚发以及耐药危险因素将 HAP/VAP 分为 2 组，很少考虑病情严重程度，2016 年指南则有改变。强调区分病情严重程度是因为轻、中度，无耐药危险因素患者初始治疗可以选择单药甚至相对窄谱的抗生素，即使无效，尚有回旋余地。

(3) 根据抗生素 PK/PD 特性优化给药方案：抗生素治疗剂量不足或亚 MIC 浓度是导致耐药的重要原因之一。IDSA/ATS 2016 年 HAP/VAP 指南认为，HAP/VAP 抗生素使用剂量应当根据 PK/PD 资料而非生产企业的药品说明书，对于改善临床疗效和减轻负担与花费有一定意义。哌拉西林-他唑巴坦不同剂量的蒙特卡罗模拟研究显示，3.75 g 静脉注射，每 6 小时 1 次，滴注时间 0.5 小时，仅在 MIC 1 mg/L 时达标率达到 100%，倘若细菌对药物敏感性降低，为 MIC 4 mg/L，此剂量方案达标率仅为 40%；如果 MIC 为 8 mg/L，则以 0.375 g 静脉注射，每 8 小时 1 次，滴注时间延长至 4 小时，达标率依然可达到 100%。对碳青霉烯和哌拉西林-他唑巴坦延长和持续滴注治疗 VAP 临床研究的系统复习和荟萃分析表明，其病死率 *OR* 值显著降低，延长滴注组与对照组比较，*OR* 0.58，95% *CI* 0.41，0.95；持续滴注组与对照组比较，*OR* 0.50，95% *CI* 0.26，0.96。亦有荟萃分析说明按 PK/PD 优化抗菌治疗方案不仅病死率降低，住 ICU 时间亦显著缩短(−2.48 日，95% *CI* −3.09，−1.87)。必须注意，在合并严重脓毒症和脓毒症休克的 HAP/VAP 患者，因大量液体输注、水肿、毛细血管渗漏、低蛋白血症导致水溶性抗生素(β-内酰胺包括不典型 β-内酰胺类、氨基糖苷类)表观分布容积(Vd)增加，高动力休克和机械通气患者心输出量增加，这些均导致抗生素血液浓度降低；肝肾器官功能衰竭时药物清除率降低，血药浓度会升高。脂溶性抗生素(喹诺酮类、大环内酯类)本身 Vd 大，重症患者体液分布改变时其血药浓度变化较小；肝肾功能衰竭时部分脂溶性抗生素清除减少。因此，应当按不同病理生理状态和不同抗生素调整剂量。凡初始负荷剂量在体液分布变化、血管外水分增加时，不论肝肾功能如何，水溶性抗生素都应增加，脂溶性抗生素一般不需增加(替加环素例外)；而维持剂量则应视肝肾功能进行调整，水溶性抗生素按肌酐清除率减少剂量，脂溶性抗生素通常不需减量，肝功能衰竭时喹诺酮类和替加环素应予减量。

(4) 倡导短程治疗，但需个体化：既往 HAP/VAP 抗菌治疗疗程多为 2 周或更长。为避免抗菌药物过度暴露，减少选择性压力，防止耐药，近年来倾向于短程治疗。研究表明，短程治疗不影响疗效，即使出现少数复发，但耐药菌株较长程治疗为少。HAP/VAP具体疗程各国主张不一。国内指南推荐：初始治疗方案恰当、临床治疗反应好、单纯性肺炎且免疫功能正常者疗程为7～8天；对初始治疗临床反应不佳、病情危重、多重耐药菌感染、并发坏死性肺炎或肺脓肿，以及免疫功能受损者调整用药并适当延长疗程，予以个体化治疗。

2. *经验性抗菌治疗推荐* 参考北美和欧洲指南，结合国内实践包括国家抗微生物治疗指南和多个有关多重耐药菌治疗的专家共识，本书对HAP/VAP经验性抗菌治疗作如下推荐(表27-10)。

特别需要注意区别定殖与感染。仅在符合以下情形时才考虑可能为感染菌：与肺炎相符合的临床症状、体征及影像学上新出现的，或持续的，或加重的肺部渗出、浸润、实变；宿主因素，包括基础疾病、免疫状态、先期抗生素使用、其他与并发相关的危险因素如机械通气等；正在接受抗生素治疗的患者如果一度好转，复又加重，在时间上与不动杆菌的出现相符；根据标本采集方法、标本治疗、细菌浓度(定量或半定量培养)、涂片所见等评价其结果为有临床意义；2次以上呼吸道标本培养菌均呈不动杆菌纯培养或优势生长。

表27-10 HAP/VAP经验性抗菌治疗推荐

病情分组	常见病原体	抗菌治疗	备注
Ⅰ组(HAP，轻、中度，无耐药危险因素)	肺炎链球菌，流感嗜血杆菌，金黄色葡萄球菌(MSSA)，肠杆菌科细菌	无抗假单胞菌活性第三代头孢菌素(头孢曲松、头孢噻肟)，第四代头孢菌素(头孢吡肟、头孢噻利)，呼吸喹诺酮(左氧氟沙星、莫西沙星)，β-内酰胺类/内酰胺酶抑制剂复合制剂(阿莫西林/克拉维酸，氨苄西林/舒巴坦，哌拉西林/他唑巴坦，头孢哌酮/舒巴坦)，厄他培南	抗MSSA亦可选择苯唑西林、头孢唑林
Ⅱ组(HAP/VAP，轻、中度，存在MDR危险因素)	上述病原体，金黄色葡萄球菌(MRSA)，铜绿假单胞菌	上述头孢菌素或哌拉西林-他唑巴坦或头孢哌酮-舒巴坦±抗MRSA药物(糖肽类、利奈唑胺)； 如果怀疑铜绿假单胞菌：抗假单胞菌头孢菌素(头孢拉定，头孢吡肟，头孢噻利)或抗假单胞菌β-内酰胺酶抑制剂复合制剂(哌拉西林-他唑巴坦、头孢哌酮-舒巴坦)或抗假单胞菌碳青霉烯类(亚胺培南-西司他汀、美罗培南、帕尼培南-倍他米隆、比阿培南)±抗假单胞菌喹诺酮(环丙沙星、左氧氟沙星)或氨基糖苷类(阿米卡星、妥布霉素)	1. IDSA/ATS 2016年指南主张经验性治疗。① 覆盖MRSA的指征为：近3个月内静脉抗菌药物应用史，所在医院或病区MRSA在金黄色葡萄球菌的流行率>20%或不详，主动筛查提示MRSA危险性在增加。② 抗铜绿假单胞菌联合用药的指征为：所在病房或ICU该菌耐药率>10% 2. 氨基糖苷类 美国推荐剂量：阿米卡星15～20 mg/kg静脉注射，每24小时1次；庆大霉素5～7 mg/kg静脉注射，每24小时1次；妥布霉素5～7 mg/kg静脉注射，每24小时1次。国内对此剂量缺少研究和经验 3. 帕尼培南/倍他米隆在常规M-H培养基体外药敏抗假单胞菌活性低，据认为是培养基所含碱性氨基酸与药物分子竞争性通过外膜孔通道，影响药物与青霉素结合蛋白的结合，在少含碱性氨基酸的培养基中其活性恢复

（续表）

病情分组	常见病原体	抗菌治疗	备注
Ⅲ组（HAP/VAP，重度，有MDR耐药危险因素）	上述Ⅱ组病原体，MDR/XDR肠杆菌科细菌，非发酵菌（铜绿假单胞菌、不动杆菌*）	同Ⅱ组；如果高度怀疑碳青霉烯耐药肠杆菌细菌（CRE）或XDR非发酵菌（铜绿假单胞菌、不动杆菌），抗菌治疗选择如下 1. CRE：头孢他啶/阿维巴坦2.5 g±庆大霉素3.5 mg/kg或磷霉素4.0 g，每8小时一次静脉注射；或高剂量碳青霉烯（如美罗培南2.0 g）＋多黏菌素或替加环素，每8小时一次静脉注射 2. XDR-铜绿假单胞菌：多黏菌素＋具有抗假单胞菌活性β-内酰胺类或具有抗假单胞菌活性氟喹诺酮类或磷霉素，或头孢他啶/阿维巴坦2.5 g每8小时一次静脉注射±具有抗假单胞菌活性氨基糖苷类 3. XDR-不动杆菌：含舒巴坦制剂（头孢哌酮/舒巴坦、氨苄西林/舒巴坦）＋多黏菌素或替加环素	1. 多黏菌素E甲磺酸钠负荷剂量为5 mg/kg CBA（黏菌素活性基质），最大剂量不超过300 mg CBA，持续静脉输注0.5～1小时以上；在12～24小时后给予维持剂量2.5～5 mg/(kg·d)CBA，分2～4次给药；肾功能不全和接受肾脏替代治疗患者需根据说明书调整维持剂量。硫酸盐多黏菌素B负荷剂量为2.0～2.5 mg/kg，维持剂量为每12小时1.25～1.5 mg/kg，静脉输注＞1小时。治疗XDR-GNB肺炎可另加雾化吸入辅助治疗，两种剂型均可，尚无统一推荐剂量。参考用法：多黏菌素E 30～60 mg CBA溶于2～4 ml生理盐水中，每8～12小时一次，现配现用；多黏菌素B 50 mg/d溶于5 ml无菌注射用水中每12小时一次。 2. 鉴于此2类药物的不良反应严重，近来主张，仅在没有其他药物可选时才使用，并推荐同时静脉给药和气道内局部给药 3. 治疗XDR-不动杆菌，舒巴坦剂量应当不低于6.0 g/d。如果使用头孢哌酮/舒巴坦复合制剂，其舒巴坦剂量不足部分可用舒巴坦单剂补足。注意监测肾功能

注：*不动杆菌以鲍曼不动杆菌最常见(90%)，呼吸道标本分离菌污染和定殖率达50%左右。

3. *抗菌治疗无反应及其处理* HAP/VAP抗菌治疗无反应的原因大致包括：① 覆盖不足。② 细菌耐药。③ 并发症包括二重感染和急性肺损伤。④ 少见病原体。⑤ 类似肺炎表现的非感染性肺病。应当收集临床资料(病史、体征、影像学和实验室检查)综合分析，推测可能的原因，寻求解决办法，而不是反复频繁更换抗菌药物。若认为覆盖不足，则应参考流行病学资料和病原学检测，经过临床评估，审慎地调整或增加抗菌谱覆盖；细菌耐药则需要对病原菌及其药敏检测结果进行仔细评价，参考当地的耐药资料，运用PK/PD原理评估原有抗菌治疗方案，选择可能有效的和未曾使用过的药物或调整原方案的用药剂量与给药间歇时间。HAP/VAP的并发症常有肺炎旁胸腔积液(parapneumonia effusion)、脓胸、菌血症、远隔部位迁徙性病灶、二重感染和急性肺损伤等。前几种并发症借助影像学和细菌学方法诊断尚不特别困难，处理主要是加强或调整抗菌治疗，并给予必要的局部处理(引流等)。后两种并发症诊断比较困难。一方面，机械通气和广谱抗菌药物应用是真菌感染的重要危险因素，但另一方面，真菌感染的确诊很困难，下呼吸道吸引标本即使培养到真菌，也并不能确诊肺部真菌二重感染，特别是念珠菌。可以借助防污染采样技术或BAL采集远端支气管分泌物标本，以获取相对比较特异的病原学诊断，从而调整抗菌治疗或加用抗真菌治疗。肺炎合并急性肺损伤或ARDS与肺炎本身之间很难鉴别，目前亦无特异性实验室指标可以应用。一般来说，VAP绝大多数由细菌所致，细菌性肺炎在影像学上大多呈现局部的肺浸润，有时有坏死和空洞形成，尽管可以是多肺叶病变，但很少出现弥漫性或间质性病变。而急性肺损伤和急性呼吸窘迫综合征大多为弥漫性、间质性病变，本身不会出现坏死和空洞。

因此,CT肺扫描所见影像学特征结合临床,可以做出大致的判断。VAP并发急性肺损伤或急性呼吸窘迫综合征时积极有效的抗菌治疗仍是基础。如果临床病情急剧进展,且无明确禁忌证,激素或可一试,以中等剂量3~5日疗程为宜。非免疫抑制患者VAP由于特殊病原体所引起者甚为罕见,如有怀疑则需通过病原学检测得以确诊。影像学上类似肺炎的非感染性疾病在ICU中需要警惕的是心源性肺水肿和肺栓塞,它们虽然类似肺炎,但影像学上前者多呈现近肺门为重的弥漫性渗出影,对利尿剂治疗有良好反应;后者呈底边贴近胸膜的楔形阴影,不同于感染性肺炎,CT或CT血管造影更有诊断价值。总之,抗菌治疗无反应性HAP/VAP原因可以是多种多样的,应当区分不同原因,采取相应的治疗措施。

【预防和控制】

HAP/VAP的预防控制主要是减少和控制可修正危险因素。表27-8所示危险因素中宿主因素多数是不可修正即不可改变的,但是有的因素如COPD等基础疾病仍然可以通过坚持规范化治疗、戒烟、康复锻炼、肺炎链球菌和流感嗜血杆菌疫苗预防接种等稳定病情甚至部分改善机体状态,减少住院和院内感染。医疗和环境相关危险因素大多是可以修正的,即使有些诊疗操作必不可少,但也可以通过技术改进或附加防控措施以减少感染机会。近年来,提倡集束化或组合干预措施预防VAP颇有成效。据研究,上海市67所二级、三级医院176个ICU采用组合(强化医护人员教育和手卫生、患者半卧位与采用消毒剂口腔护理)干预后,VAP发病率从23.4‰降低至14.3‰($RR=0.61$,95% CI 0.59~0.64)。

以下为美国CDC按证据分级推荐意见,可作借鉴。

1. 已证实可缩短机械时间、减少住ICU时间、降低病死率或节省治疗费用的措施

(1) 减少气管插管:慢性阻塞性肺疾病或充血性心力衰竭继发高碳酸血症或低氧的患者使用无创正压通气(NIPPV)可减少VAP的发生率,缩短机械通气时间,减少住ICU时间和降低病死率。但在ARDS、严重低氧血症等严重状态的患者使用NIPPV应当慎重,它有可能加重患者的病情、延误插管时机并增加伤害甚至死亡。

(2) 尽量减少镇静剂的使用:有创通气时尽可能不使用镇静剂,尽量避免使用苯二氮䓬类镇静剂。对烦躁患者,优先使用其他药物或方法处理,如给予解释和安慰、镇痛剂、抗精神类药物、右旋美托咪啶和丙泊酚等。呼吸机与自主呼吸严重不协调者可间断使用镇静剂(自主觉醒)。2项随机对照研究显示,每天间断使用镇静剂的患者平均可缩短机械通气时间3~4日;但也有研究显示,每日间断使用镇静剂对机械通气时间并无影响。如无禁忌证,每日评估是否具备拔管条件(自主呼吸试验)。与常规处理相比,接受每日自主呼吸试验的患者可提前1~2日拔管。因此,符合条件者应每日实施自主呼吸试验,评估是否具备拔管的条件,以减少机械通气时间,降低VAP的风险。早期康复锻炼有助于加快拔管、减少住ICU时间、加快患者身体功能的恢复,从而降低VAP的发生率,且可节省医疗费用。

(3) 尽量减少气管导管球囊上方分泌物的集聚:需要插管48~72小时以上的患者,建议使用具备声门下分泌物引流装置的气管导管。声门下分泌物持续性引流较间断性引流可降低55%的VAP发生率,平均减少机械通气时间和住ICU时间1.1日和1.5日,但对住院病死率无明显影响。为了使用声门下吸引装置的气管导管而更换原来的导管是不推荐的,因为重插管是发生VAP的独立危险因素。

(4) 半卧位,抬高床头30°~45°:在实施肠内营养的患者抬高床头30°~45°可有效减少反流的发生。目前关于抬高床头预防VAP的随机对照试验仅3项,共337例患者。尽管荟萃分析显示抬高床头可减少VAP的发生,但实际上仅其中1项随机对照试验可降低76%的VAP

发生率,另外2项差异无统计学意义。就预防VAP而言,抬高床头方法的证据是欠缺的,但这无疑是一种简单、低成本、低风险的措施,可提高氧合水平、减少面部水肿,减少肠内营养者反流或误吸。因此,尽管证据质量偏低,仍予积极推荐。

(5)维护呼吸机回路:仅当呼吸机回路出现明显污垢或故障时才予更换。按需更换呼吸机回路对VAP的发生率或患者结局并无明显影响,更可降低医疗费用。所有的与呼吸相关的医护仪器设备如纤维支气管镜等均应严格遵循制度消毒。

2. 可减少机械通气时间、住ICU时间和(或)病死率,但对潜在可能风险缺乏证据的干预措施

(1)选择性口咽去污染:利用局部、口服或肠外抗生素进行选择性口咽去污染治疗可明显降低VAP发生率。但对缩短机械通气时间、减少住ICU时间和病死率证据不足,且可能产生耐药的风险,特别对耐药菌高发的地区,应权衡利弊,慎重使用。

(2)使用氯己定(洗必泰)口腔护理:已有相当充分的证据证明,使用氯己定进行口腔护理可明显降低10%~30%的VAP发生率,但是对机械通气时间、住ICU时间和病死率则无明显影响。

(3)预防性使用益生菌:有4项荟萃分析提示,益生菌可降低VAP发生率,但并不降低患者的病死率。目前已有多个关于使用益生菌后出现真菌血症或细菌血症的案例报道。因此,对存在免疫缺陷或增加菌群移位的胃肠道疾病等患者,应避免使用益生菌。鉴于益生菌发生严重感染的潜在风险,不建议常规予益生菌预防VAP。

(4)使用超薄聚氨酯气管导管气囊:可使气囊与气管壁更加紧密相贴,减少分泌物流至肺部,从而降低肺炎的发生,但对其他结局如机械通气时间和病死率等证据不足。

3. 考虑治疗费用因素,不积极推荐的措施

自动调压的气管导管气囊:目前为止仅有一项研究提示此法可减少VAP发生,而且对机械通气时间、住ICU时间和病死率均无影响。

4. 基本不推荐的措施

(1)涂银气管导管:一项大规模多中心对照研究提示,涂银的气管导管可降低36%的VAP风险,但对机械通气时间、ICU停留时间或病死率无影响。

(2)动力床使用:动力床治疗可降低VAP的发生率,但尚无证据提示其能降低ICU病死率、缩短机械通气时间及住ICU时间,因费用高昂,目前应用受限。但总的来说,动力床对患者整体恢复可能有益。

(3)俯卧位通气:大多数荟萃分析倾向可降低VAP发生,但对其他结局无明显改变(ARDS患者除外)。

5. 不推荐证据 证实既不降低VAP发生率,对机械通气时间、住ICU时间或病死率也无影响的干预手段。

(1)应激性溃疡预防:可降低消化道出血的风险。针对预防VAP的荟萃分析显示,对HAP发生率、住ICU时间或病死率均无影响。然而不同的人群使用预防应激性溃疡策略的结果可能不同,早期肠内营养者消化道出血的发生率甚低,而使用抑酸剂可能增加院内获得性肺炎的风险和病死率。需要指出的是,预防应激性溃疡策略并非是为了降低VAP发生率。

(2)早期气管切开:包括7项随机对照试验的荟萃分析结果显示,早期气管切开对预防VAP、缩短机械通气时间、住ICU时间或降低病死率均无明显影响。

(3)残留胃体积监测:与单纯监测反流和呕吐相比,监测残留胃体积并无附加益处。

(4)早期肠外营养:与入住ICU 8日后行肠外营养相比,48小时内的早期肠外营养者其HAP发生率和病死率明显升高。

6. 既不推荐也不反对的干预措施 闭合导管套管内吸引系统:与开放性导管内吸引相比,闭合性吸引的方法对VAP发生率、机械通气时间、住ICU时间或病死率差异均无统计学意义。不同的研究结果各异,对VAP及其他结局影响

未明,有待进一步研究。

参考文献

[1] 何礼贤,肖永红,陆权,等.国家抗微生物治疗指南[M].2版.北京:人民卫生出版社.2018.81-91.

[2] 马坚,胡必杰,高晓东,等.组合干预措施对ICU中呼吸相关性肺炎发病率影响的研究[J].中华医院感染学杂志,2013,23:1540-1542.

[3] Kalil AC, Metersky ML, Klompas M, *et al.* Management of Adults With Hospital-acquired and Ventilator-associated Pneumonia: 2016 Clinical Practice Guidelines by the Infectious Diseases Society of Americaand the American Thoracic Society[J]. Clin Infect Dis, 2016, 63: e61-e111.

[4] Torres A, Niederman MS, Chastre, *et al.* Internatoinal ERS/ESICM/ESCMID/ALAT guidelines for the management of hospital-acquired pneumonia and ventilator-associated pneumonia [J]. Eur Respir J. 2017, 50(3).

[5] Dalhoff K, Ewig S. Adult patients with nosocomial pneumonia: epidemiology, diagnosis, and treatment[J]. Dtsch Arztebl Int, 2013, 110: 634-640.

[6] Wilke M, GrubeR. Update on management options in the treatment of nosocomial and ventilator assisted pneumonia: review of actual guidelines and economic aspects of therapy [J]. Infect Drug Resist, 2014, 7: 1-7.

[7] Magill SS, Klompas M, Balk R, *et al.* Developing a new, national approach to surveillance for ventilator-associated events[J]. Crit Care Med, 2013, 41: 2467-2475.

[8] Klompas M, Anderson D, Trick W, *et al.* The preventability of ventilator-associated events. The CDC Prevention Epicenters Wake Up and Breathe Collaborative[J]. Am J Respir Crit Care Med, 2015, 191: 292-301.

[9] Guillamet CV, Kollef MH. Ventilator associated pneumonia in the ICU: where has it gone? [J]. Curr Opin Pulm Med, 2015, 21: 226-231.

[10] Jones RN. Microbial etiologies of hospital-acquired bacterial pneumonia and ventilator-associated bacterial pneumonia[J]. Clin Infect Dis, 2010, 51 (Suppl 1): S81-S87.

[11] Grgurich PE, Hudcova J, Lei Y, *et al.* Diagnosis of ventilator-associated pneumonia: controversies [J]. Curr Opin Infect Dis, 2013, 26: 140-150.

[12] Nussenblatt V, Avdic E, Berenholtz S, *et al.* Ventilator-associated pneumonia: overdiagnosis and treatment are common in medical and surgical intensive care units[J]. Infect Control Hosp Epidemiol, 2014, 35: 278-284.

[13] Swanson J M, Wells DL. Empirical Antibiotic Therapy for Ventilator-Associated Pneumonia[J]. Antibiotics, 2013, 2: 339-351.

[14] Piskin N, Aydemir H, Oztoprak N, *et al.* Inadequate treatment of ventilator-associated and hospital-acquired pneumonia: Risk factors and impact on outcomes[J]. BMC Infect Dis, 2012, 12: 268-277.

[15] Karam G, Chastre J, Wilcox MH. Antibiotic strategies in the era of multidrug Resistance[J]. Critical Care, 2016, 20: 136-145.

[16] Montravers P, Harpan A, Guivarch E. Current and future considerations for the treatment of hospital-acquired pneumonia[J]. Adv Ther, 2016, 33: 151-166.

[17] Roberts JA, Abdul-Aziz MH, Lipman J, *et al.* Individualised antibiotic dosing for patients who are critically ill: challenges and potential solutions[J]. Lancet Infect Dis, 2014, 14: 498-509.

[18] Dimopoulos G, Poulakou G, Pneumatikos IA, *et al.* Short-versus long-duration antibiotic regimens for ventilator-associated pneumonia: a systematic review and meta-analysis[J]. Chest, 2013, 144: 1759-1767.

[19] Russell CJ, Shiroishi MS, Siantz E, *et al.* The use of inhaled antibiotic therapy in the treatment of ventilator-associated pneumonia and tracheobronchitis: a systematic review[J]. BMC Pulm Med, 2016, 16: 40-47.

[20] Morris AC, Hay AW, Swann DG, *et al.* Reducing ventilator-associated pneumonia in intensive care: impact of implementing a care bundle[J]. Crit Care Med, 2011, 39: 2218-2224.

[21] Klompas M, Branson R, Eichenwald EC, *et al.* Strategies to prevent ventilator-associated pneumonia in acute care hospitals: 2014 update[J]. Infect Control Hosp Epidemiol, 2014, 35(suppl 2): S133-154.

(复旦大学附属中山医院 何礼贤)

第六节 肺脓肿

肺脓肿(lung abscess)是由多种病原体所引起的肺组织化脓性病变，早期为化脓性肺炎，继而坏死、液化，脓肿形成。临床特征为高热、咳嗽和咳大量脓臭痰，胸部X线或CT显示肺实质内厚壁空洞或伴液平，如多个直径小于2 cm的空洞则称为坏死性肺炎。原发性肺脓肿多见于易于误吸而无基础肺部疾病者，继发性肺脓肿多继发于肺部新生物引起的气道堵塞或免疫抑制(如艾滋病、器官移植)患者。肺脓肿多发生于壮年，男多于女。病原体主要是厌氧菌和兼性厌氧菌，近年来需氧菌感染比率增高，据报道肺炎克雷伯菌在社区获得性肺脓肿中约占21%。在特殊情况下，如2004年亚洲海啸或美国新奥尔良飓风期间，吸入土壤污染的水，造成类鼻疽伯克霍尔德菌感染引发的聚集性肺脓肿发病。在抗生素前时代，肺脓肿的死亡率为30%～40%，自抗生素广泛应用以来，肺脓肿死亡率仍高达10%～20%。

【病因和发病机制】

肺脓肿的病原体与感染途径密切相关。根据感染途径，肺脓肿可分为以下类型。

1. *吸入性肺脓肿* 病原体经口、鼻、咽腔吸入致病。正常情况下，吸入物经气道黏液-纤毛运载系统、咳嗽反射和肺巨噬细胞可迅速清除。但当有意识障碍如在麻醉、醉酒、药物过量、癫痫、脑血管意外时，或由于受寒、极度疲劳等诱因，全身免疫力与气道防御清除功能降低，吸入的病原菌可致病。此外，还可由于鼻窦炎、牙槽脓肿等脓性分泌物吸入致病。脓肿常为单发，其部位与支气管解剖和体位有关。由于右主支气管较陡直，且管径较粗大，吸入物易进入右肺。仰卧位时，好发于上叶后段或下叶背段；坐位时好发于下叶后基底段；右侧卧位时，则好发于右上叶前段或后段。肺脓肿的厌氧菌感染占70%～90%，最常分离到的厌氧菌有消化链球菌属(*Peptostreptococcus*)、普雷沃菌属(*Prevotella*)、拟杆菌属(*Bacteroides*)和梭杆菌属(*Fusobacterium*)等，常为混合感染。除上述厌氧菌外，还有需氧菌或兼性厌氧菌存在，其中最常见需氧菌和兼性厌氧菌为肺炎球菌、金黄色葡萄球菌、溶血性链球菌、草绿色链球菌、克雷伯菌、大肠埃希菌、铜绿假单胞菌、军团菌、诺卡菌等。

2. *血源性肺脓肿* 皮肤创伤、感染、疖痈、急性化脓性骨髓炎、产后盆腔感染、亚急性细菌性心内膜炎等所致的败血症和脓毒血症，病原性菌栓经血循环带至肺，引起小血管栓塞、肺组织炎症和坏死，形成肺脓肿。病灶常为多发性，肺叶分布无一定规律，但常发生于两肺的边缘部，以中小脓肿为多。血源性肺脓肿的病原菌多为金黄色葡萄球菌等原发灶感染的病原体，由需氧菌或厌氧菌引起的化脓性血栓性静脉炎也可导致多发性栓塞性肺脓肿。

3. *继发性肺脓肿* 某些细菌性肺炎，如金黄色葡萄球菌、铜绿假单胞菌、肺炎克雷伯菌和嗜肺军团菌感染等可形成肺脓肿。支气管扩张、支气管囊肿、支气管肺癌、肺结核空洞等继发感染也易形成肺脓肿。支气管异物阻塞是导致肺脓肿特别是小儿肺脓肿的重要因素。肺部邻近器官化脓性病变如膈下脓肿、肾周围脓肿、脊柱脓肿或食管穿孔等波及肺也可引起肺脓肿。阿米巴肝脓肿好发于右肝顶部，易穿破膈肌至右肺下叶，形成阿米巴肺脓肿。

4. *其他* 另有约25%的脓胸患者病因不明，病原体多为少见微生物，病史有助于病原体诊断。寄生虫、真菌(如球孢子菌病、芽生菌病和组织胞浆菌病)及类鼻疽(东南亚地区的地方流行病)性肺脓肿的患者常有疫区接触史。多杀巴斯德菌(Pasteurella multocida)肺脓肿常与接触农场或家庭饲养的家畜有关，其特征是肺部单发的结节性空洞。老年人和有慢性阻塞性肺疾病或支气管扩张症等基础肺病患者易发生多杀巴斯德菌感染。

免疫缺陷患者发生肺脓肿的主要致病菌是革兰阴性需氧菌，其中铜绿假单胞菌最为常见；其次是肺孢子菌、革兰阳性细菌和真菌。HIV感染、器官移植及接受糖皮质激素治疗的患者易发生马红球菌感染。马红球菌存在于土壤和马身上，是革兰染色阳性、多形性、弱抗酸性的杆菌。免疫抑制患者还易发生军团菌肺脓肿和诺卡菌肺脓肿。

【病理生理】

早期含致病菌的污染物阻塞细支气管，致病菌繁殖引起该处炎性改变，继而小血管炎性栓塞，使肺组织迅速化脓、坏死，终至形成脓肿。病变可向周围扩展，甚至超越叶间裂侵犯邻接的肺段。菌栓使局部组织缺血，助长厌氧菌繁殖，加重组织坏死。液化的脓液积聚在脓腔内引起张力增高，最后破溃到支气管内，咳出大量脓痰。若空气进入脓腔，脓肿内出现液平面。有时炎症向周围肺组织扩展，可形成一至数个脓腔。若脓肿靠近胸膜，可发生局限性纤维蛋白性胸膜炎，引起胸膜粘连。位于肺脏边缘部的张力性脓肿若破溃到胸膜腔，则可形成脓胸、脓气胸或支气管胸膜瘘。

若支气管引流不畅，坏死组织残留在脓腔内，炎症持续存在，则转为慢性肺脓肿。慢性肺脓肿有以下3个特征：① 脓肿部位开始时多居有关肺段或肺叶的表浅部。② 脓腔总是与一个或一个以上的小支气管相通。③ 脓肿向外蔓延扩展，到晚期则不受肺段、肺叶界限的限制，而可跨段、跨叶，形成相互沟通的多房腔的破坏性病灶。脓腔周围纤维组织增生，周围的细支气管受累，致变形或扩张。

【临床表现】

起病可急可慢，早期症状常为肺炎症状，即发热、盗汗、乏力、厌食、咳痰、咳黏液痰或黏液脓痰。可有严重的衰竭症状，体温可高达39～40℃。炎症波及局部胸膜可引起胸痛。病变范围较大，可出现气急。如感染局限或不严重，发热、厌食、乏力症状轻微。1～2周后，咳嗽加剧，脓肿破溃于支气管，咳出大量脓臭痰，每日可达300～500 ml，体温旋即下降。由于病原菌多为厌氧菌，故痰带腐臭味，但由厌氧菌引起的脓肿中约50%无腐臭味，所以无臭痰并不排除厌氧菌感染。有时痰中带血或中等量咯血。血源性肺脓肿多先有原发病灶引起的畏寒、高热等全身脓毒血症的症状，经数日至2周才出现肺部症状，如咳嗽、咳痰等。通常痰量不多，极少咯血。

肺脓肿急性阶段如能及时有效地治疗，可在数周内逐渐好转，痰量减少。如支气管引流不畅，抗菌治疗不充分，迁延3个月以上即称为慢性肺脓肿。患者可有慢性咳嗽、咳脓痰、反复咯血、不规则发热等，常呈贫血、消瘦等慢性消耗病态。

体征与肺脓肿的大小和部位有关。病变较小或位于肺脏的深部，可无异常体征。病变较大，脓肿周围有大量炎症，叩诊呈浊音或实音，听诊呼吸音减低，有时可闻湿啰音，如空洞大，叩诊可出现鼓音或听诊闻及空瓮性呼吸音。血源性肺脓肿体征大多阴性。慢性肺脓肿患者呈消耗病容，面色苍白、消瘦，患侧胸廓略塌陷，叩诊浊音，呼吸音减低，可有杵状指(趾)。慢性肺脓肿由于胸膜粘连，粘连中形成侧支循环，血流方向是自血压较高的胸壁体循环流向血压较低的肺循环。临床在其体表部可听到收缩期加重的连续性血管杂音。凡有此杂音者术中出血量较大，应有充分补血和止血技术方面的准备。

有皮肤损害者应进行活组织检查，有助于真菌、诺卡菌和铜绿假单胞菌等播散所致肺脓肿的诊断。伴胸壁红肿或窦道形成的肺脓肿可能是放线菌或诺卡菌感染，伴牙龈疾病的肺脓肿厌氧菌感染机会大。

【辅助检查】

1. *血常规* 血液白细胞计数及中性粒细胞均显著增加，总数可达(20～30)$\times 10^9$/L，中性粒细胞在80%～90%。慢性肺脓肿患者的白细胞无明显改变，但可有轻度贫血。

2. *痰和血的病原学检测* 由于痰液经过口腔时均被口腔中厌氧菌污染，故不需要进行痰厌氧菌培养。如需进行厌氧菌培养，理想的采样方法是通过气管吸引、经皮肺穿刺吸引或经鼻支气管镜防污染毛刷采样定量培养。需氧菌感染痰标本中中性粒细胞数与痰中的优势菌有关。怀疑真菌、诺卡菌或肺孢子菌感染需进行痰涂片嗜银染色。所有的痰标本均应进行抗酸染色，也应进行分枝杆菌、真菌、需氧菌和军团菌培养。疑有军团菌感染者可通过直接荧光抗体检测和尿抗原检测来辅助诊断。放线菌常定殖在口咽部，怀疑放线菌感染者可采用经皮针吸活检、支气管镜防污染毛刷或开胸肺活检的方法收集标本进行培养证实。血源性肺脓肿患者的血培养可发现致病菌。

3. X线检查

(1) 肺脓肿的X线表现：根据类型、病期、支气管的引流是否通畅以及有无胸膜并发症而有所不同。吸入性肺脓肿在早期化脓性炎症阶段，其典型的X线征象为大片浓密模糊炎性浸润阴影，边缘不清，分布在一个或数个肺段，与细菌性肺炎相似。脓肿形成后，大片浓密炎性阴影中出现圆形透亮区及液平面，若支气管引流不畅时，可形成张力性空洞，胸片显示为薄壁囊性空洞。在消散期，脓腔周围炎症逐渐吸收，脓腔缩小而至消失，最后残留少许纤维条索阴影。慢性肺脓肿脓腔壁增厚，内壁不规则，周围炎症略消散，但不完全，伴纤维组织显著增生，并有程度不等的肺叶收缩，胸膜增厚。纵隔向患侧移位，健侧发生代偿性肺气肿。血源性肺脓肿在一肺或两肺边缘部有多发的散在小片状炎症阴影或边缘较整齐的球形病灶，其中可见脓腔及液平面。炎症吸收后可呈现局灶性纤维化或小气囊。并发脓胸者，患侧胸部呈大片浓密阴影；若伴发气胸则可见液平面。侧位X线检查可明确脓肿在肺脏中的部位及其范围大小，有助于做体位引流或外科治疗。

(2) 胸部CT扫描：多呈类圆形的厚壁脓腔，脓腔内可有液平面出现，脓腔内壁常表现为不规则状，周围有模糊炎性影。CT扫描对侵入胸壁的放线菌性肺脓肿最具有诊断价值，波浪状肋骨破坏的征象提示放线菌性脓肿。怀疑支气管肺隔离症感染导致肺脓肿，增强CT或支气管动脉造影有助于诊断。

4. 纤维支气管镜检查　有助发现病因，若为支气管肿瘤，可做活检。如见到异物可摘除，使引流恢复通畅。亦可借助纤维支气管镜防污染毛刷采样细菌培养以及吸引脓液和病变部注入抗生素，促进支气管引流和脓腔的愈合。

【诊断】

依据口腔手术、昏迷呕吐、异物吸入，急性发作的畏寒、高热、咳嗽和咳大量脓臭痰等病史，结合白细胞总数和中性粒细胞显著增多，肺野大片浓密炎性阴影中有脓腔及液平面的X线征象，可做出诊断。血、痰培养包括厌氧菌培养，分离细菌，有助于做出病原诊断。

有皮肤创伤感染，疖、痈等化脓性病灶，发热不退并有咳嗽、咳痰等症状，胸部X线检查示有两肺多发性小脓肿，可诊断为血源性肺脓肿。

在急性肺脓肿时期未及时控制感染，使肺部的炎症和坏死空洞迁延发展超过3个月时，即诊断为慢性肺脓肿。有慢性咳嗽，咳脓血痰，体质消耗，可见杵状指(趾)。X线表现主要呈空洞病变，多有液平。内外壁界限清楚，并有较长的纤维条索通向四周。同时有肺部慢性炎症、新的播散病灶、肺部纤维化或团块状致密阴影。可并发脓胸、脓气胸。

【鉴别诊断】

肺脓肿应与下列疾病相鉴别。

1. 细菌性肺炎　早期肺脓肿与细菌性肺炎在症状及X线表现上很相似。细菌性肺炎中肺炎球菌肺炎最常见，常有口唇疱疹、铁锈色痰而无大量黄脓痰。胸部X线片示肺叶或段实变或呈片状淡薄炎性病变，边缘模糊不清，但无脓腔形成。其他有化脓性倾向的葡萄球菌肺炎、肺炎杆菌肺炎等。痰或血的细菌分离可做出鉴别。

2. 空洞性肺结核　发病缓慢，病程长，常伴有结核毒性症状，如午后低热、乏力、盗汗、长期咳嗽、咯血等。胸部X线片示空洞壁较厚，其周围可见结核浸润病灶，或伴有斑点、结节状病变，空洞内一般无液平面，有时伴有同侧或对侧的结核播散病灶。痰中可找到结核杆菌。继发感染时,亦可有多量黄脓痰,应结合过去史,在治疗继发感染的同时,反复查痰可确诊。

3. *支气管肺癌* 肿瘤阻塞支气管引起远端肺部阻塞性炎症,呈肺叶、段分布。癌灶坏死液化形成癌性空洞。发病较慢,常无或仅有低度毒性症状。胸部X线片示空洞常呈偏心、壁较厚、内壁凹凸不平,一般无液平面,空洞周围无炎症反应。由于癌肿经常发生转移,故常见到肺门淋巴结大。通过X线体层摄片、胸部CT扫描、痰脱落细胞检查和纤维支气管镜检查可确诊。

4. *肺大疱或肺囊肿继发感染* 肺大疱或肺囊肿呈圆形,腔壁薄而光滑,常伴有液平面,周围无炎性反应。患者常无明显的毒性症状或咳嗽。若有感染前的X线片相比较,则更易鉴别。肺脓肿为含脓液的局限性空洞,由肺组织坏死引起,伴周围肺组织炎症。

5. *其他* 如血管炎伴空洞坏死、肺栓塞伴梗死、真菌感染伴空洞形成、脓胸伴液平也需要注意鉴别。

【治疗】

急性肺脓肿的治疗原则为抗感染治疗和加强引流。在采取标本送检后即开始经验性抗生素治疗,初始抗生素治疗需尽可能覆盖常见菌群。抗生素治疗要足量足疗程,疗程一般为8～12周左右,或直至临床症状完全消失,X线片显示脓腔及炎性病变完全消散,仅残留条索状纤维阴影为止。

1. *抗生素治疗* 青霉素对绝大多数厌氧菌都敏感,疗效较佳,故最常用。剂量1 200万～1 800万U/d静脉滴注,分4～6次给药,或延长青霉素给药时间,以使其血药浓度高于MIC的持续时间占两次给药间期的百分比[(T＞MIC)%]达到50%以上。脆弱拟杆菌对青霉素不敏感,而对林可霉素、克林霉素和甲硝唑敏感,故常与甲硝唑(2 g/d)联合应用。该联合用药方案对产β-内酰胺酶的细菌也有效。初始治疗有效的患者,在体温降低、症状好转后可改为口服治疗,可单用或联合应用口服青霉素500 mg,每日4次,甲硝唑400 mg,每日3次。

青霉素菌株报道后,采用克林霉素替代青霉素治疗肺脓肿取得了优于青霉素的疗效。克林霉素600 mg,每日3～4次静脉滴注,病情好转后可改为300 mg,每日3～4次口服。近期研究显示,β-内酰胺类/β-内酰胺酶抑制剂复合制剂对肺脓肿的疗效与克林霉素同样有效。其他可用于耐青霉素菌株的抗生素有三代头孢菌素、氟喹诺酮类及哌拉西林等。

军团菌肺脓肿可用大环内酯类或喹诺酮类抗生素,也可单用克林霉素或联合应用利福平。巴斯德菌肺脓肿首选青霉素或四环素,但需要延长治疗时间。放线菌肺脓肿青霉素静脉注射治疗的时间也要延长。诺卡菌肺脓肿首选甲氧苄啶(TMP)100 mg/(kg·d)和磺胺甲噁唑(SMZ)50 mg/(kg·d),免疫抑制的患者平均疗程为6个月。马红球菌肺脓肿应选用两种药物联合应用,大环内酯类加环丙沙星、庆大霉素、利福平或复方新诺明。血源性肺脓肿为脓毒血症的并发症,应按脓毒血症治疗。

2. *痰液引流* 加用化痰药如氯化铵、氨溴索片等,可使痰液易咳出。痰浓稠者可用气道湿化等方法以利痰液的引流。患者一般情况较好,发热不高者,体位引流可助脓痰液的排出。使脓肿部位处于高位,在患部轻拍,每日2～3次,每次10～15分钟。如有明显痰液阻塞征象,可经纤维支气管镜冲洗并吸引。靠近胸壁的肺脓肿病灶治疗效果差时可行经胸壁置管引流,局部注射抗生素治疗。

3. *外科治疗* 支气管阻塞疑为支气管癌者;慢性肺脓肿经内科治疗3个月,脓腔仍不缩小,感染不能控制;或并发支气管扩张、脓胸、支气管胸膜瘘;大咯血危及生命时,需外科治疗。常见的手术并发症有失血性休克、支气管瘘及脓胸、吸入性肺炎、食管瘘等。大多数慢性肺脓肿经外科治疗疗效满意,症状消失,并恢复正常生活。

【预防】

上呼吸道、口腔的感染灶必须加以根治。口腔手术时,应将分泌物尽量吸出。对昏迷或全身麻醉患者应加强护理，预防肺部感染。

参考文献

[1] Yazbeck MF, Dahdel M, Kalra A, *et al*. Lung abscess: update on microbiology and management [J]. Am J Ther, 2012, 21: 217-221.

[2] Stock CT1, Ho VP, Towe C, *et al*. Lung abscess [J]. Surg Infect (Larchmt), 2013, 14: 335-336.

[3] Sziklavari Z, Ried M, Hofmann HS. Vacuum-assisted closure therapy in the management of lung abscess[J]. J Cardiothorac Surg, 2014, 9: 157.

[4] Arai H, Inui K, Watanabe K, *et al*. Lung abscess combined with chronic osteomyelitis of the mandible successfully treated with video-assisted thoracoscopic surgery[J]. Clin Respir J, 2015, 9: 253-256.

第七节 胸膜炎和脓胸

胸膜腔遭受化脓性病原体感染，早期产生胸膜炎，当大量脓性渗出液积聚时，称为脓胸(pyothorax, empyema)。按病变范围分为全脓胸和局限性脓胸。全脓胸是指脓液占据整个胸膜腔，局限性脓胸是指脓液积存于肺与胸壁或横膈或纵隔之间，或肺叶与肺叶之间，也称包裹性脓胸。脓胸多数是继发性的，病原体来自胸腔内或胸腔附近脏器或组织间隙感染，如细菌性肺炎、支气管扩张感染、肺脓肿破溃或肝脓肿、膈下脓肿、纵隔脓肿、肾脓肿破溃穿入胸腔等。胸壁穿透性损伤、食管破裂、颈部和胸椎感染以及开胸术后的支气管胸膜瘘也是脓胸的发病原因。远处器官感染脱落形成的细菌性栓子亦可累及胸膜腔发生脓胸。多种病原体均可导致脓胸的发生，如细菌、分枝杆菌、真菌和原虫。由于引起脓胸的临床情况和病原体不同，脓胸的预后和治疗方法也不同。本章主要讨论细菌性脓胸。

【病原学】

胸腔感染的病原谱随着地区流行病学的不同而存在差异，并随着时间而变化。抗生素使用前的时代，脓胸的病原体以肺炎链球菌为主(60%～70%)，其次是化脓性链球菌和金黄色葡萄球菌。目前，发达国家中社区获得性胸腔感染的病原体仍以链球菌属为主(约 52%)，包括肺炎链球菌(约 24%)、米氏链球菌(约 21%)和其他种类链球菌；金黄色葡萄球菌约占 11%；革兰阴性需氧菌约占 9%，包括肠杆菌科细菌、流感嗜血杆菌和大肠埃希菌；而厌氧菌约占 20%，主要包括梭杆菌属、拟杆菌属和消化链球菌属。医院内获得性胸腔感染培养阳性的患者中金黄色葡萄球菌约占 50%，2/3 为耐甲氧西林金黄色葡萄球菌；革兰阴性需氧菌约占 30%，以大肠埃希菌、铜绿假单胞菌和肺炎克雷伯菌常见；厌氧菌约占 13%，厌氧菌与革兰阴性杆菌的混合感染也比较常见，常发生于老年患者及有多种合并症的患者。

【发病机制】

脓胸常见于有合并症和全身或肺部宿主防御功能异常者，如患有糖尿病、长期使用激素、支气管扩张症、慢性阻塞性肺疾病、肺结核和肺癌的患者。口腔疾病、过度使用镇静剂、酗酒、癫痫发作、神志昏迷、胃食管反流等均可增加厌氧菌性脓胸的发生。急性细菌性肺炎被误诊或延误治疗而向胸膜腔蔓延是脓胸的常见原因，无肺炎经过而直接发生的胸腔感染被称为“原发性脓胸”。

脓胸的发生发展可分为 3 个阶段，但并无明确的时间界限。

渗出期：致病菌进入胸腔后或临近胸膜，引起组织炎性改变，脏、壁两层胸膜充血、水肿，失去胸膜的光泽和润滑性，渗出稀薄、澄清的浆液，渗出液中含有白细胞及纤维蛋白，但细胞成分较少。如在此时给予有效的治疗，及时排出积液，肺可以充分复张，对肺功能影响不大。

纤维素脓性渗出期：发生在感染的数日后，是强烈的胸膜炎症反应所致。胸腔中渗液、纤维蛋白及中性粒细胞甚至脓细胞逐渐增多，纤维蛋白沉积在脏、壁两层胸膜表面，形成纤维素膜。纤维素膜逐渐机化、韧性增强，形成胸膜粘连，使脓胸趋向局限化，即形成局限性或包裹性脓胸，肺组织的膨胀受到限制。

脓胸机化期：急性脓胸在发病后7～10日，脏、壁层胸膜表面沉着的纤维素膜开始机化，逐渐形成较厚的胸膜纤维板，发病4～6周后即转为慢性。

【临床表现】

急性脓胸患者常有高热、脉速、呼吸急促、胸痛、食欲缺乏、全身乏力等征象。积脓较多者尚有胸闷、咳嗽、咳痰症状。体检患侧语颤减弱，叩诊呈浊音，听诊呼吸音减弱或消失。严重者可伴有发绀和休克。慢性脓胸患者往往有消瘦、贫血、血浆蛋白减低，以及不同程度的慢性全身中毒症状，如低热、乏力、食欲差等。查体可见患侧胸壁下陷、胸廓呼吸动度受限、肋间隙变窄，部分患者有脊柱侧弯、出现杵状指(趾)等全身多系统的改变。胸部叩诊呈实音，听诊呼吸音减低或消失。

【辅助检查】

1. *血常规* 外周血白细胞计数升高，中性粒细胞增至80%以上，有核左移。

2. *X线胸片* 急性脓胸X线胸部检查患侧显示有积液所致的致密阴影，若有大量积液，患侧呈现大片浓密阴影，纵隔向健侧移位。如脓液在下胸部，可见有一外上向内下的斜行弧线阴影。脓液不多者，有时可同时看到肺部病变。伴有气胸时则出现气液平面。若未经胸腔穿刺就已出现气液平面，应高度怀疑有气管、食管瘘。肺底积液在站立位的前后位平片仅表现为膈肌抬高，不易被发现，膈肌的中间变平坦以及正常情况下肺的边缘比膈穹窿低1～2个肋间隙的特征消失有助于肺底积液的诊断。慢性脓胸胸部X线片显示患侧胸膜增厚、肋间隙变窄、纵隔移向患侧、胸腔变小。如有气液平面则说明有支气管胸膜瘘或食管瘘，脓腔较小或仅存在窦道时可注入碘油后照正侧位片，以显示脓腔范围及有无支气管胸膜瘘；或经口吞碘油透视下观察有无造影剂进入胸腔，可证实有无食管瘘及瘘口的位置及其大小。

3. *胸部CT* CT检查能够确定临近膈肌或延伸入膈肌的分隔样改变，也有助于发现肺炎、肺脓肿、肺癌等合并症。增强CT显示胸膜及胸膜外组织水肿密度的改变，有助于脓胸与胸腔漏出液或恶性胸腔积液相鉴别。增强CT也可区分脓胸、肺炎引起肺组织坏死的范围和肺栓塞。叶间裂积脓表现为沿着积脓周围出现弧线样或“裂开”样改变。

4. *B超* 超声波检查显示积液反射波能明确范围和准确定位，有助于脓胸诊断和穿刺。根据胸腔液体黏稠度的不同以及胸腔液体是否分隔，B超检查声像图上可表现为无回声(提示稀薄、流动的液体)，复杂性分隔、强弱不等、分部不均的细小回声光点或均质回声(提示液体黏稠、胸水分隔)。

5. *胸腔积液检查* 胸腔穿刺抽液是进行诊断和选择治疗方案的重要依据。要观察胸腔积液的性状，质地稀稠，有无臭味，同时做涂片镜检、细菌培养及药敏试验，以指导临床用药。不同的致病菌产生不同性状的脓液，肺炎双球菌性脓胸的脓液多为黄色或黄绿色，较黏稠，含有大量纤维素，较易形成粘连。溶血性链球菌性脓胸的脓液为淡黄色、较稀薄，纤维素少，胸膜粘连轻，不易局限。金黄色葡萄球菌性脓胸的脓液为黄色、稠厚，有时呈糊状，纤维素多，粘连出现快而重，常形成多房性脓腔。铜绿假单胞菌性脓胸的脓液为绿色。大肠埃希菌性、粪产碱杆菌性脓胸的脓液稀薄常有粪臭味，组织坏死严重，不易局限常形成全脓胸。厌氧性链球菌、梭状杆菌、螺旋体性脓胸的脓液常具有强烈的恶臭味。产气性细菌性脓胸，常形成脓气胸。胸腔积液中白细胞计数对诊断脓胸缺乏统一标准，因为脓液中的白细胞可以溶解，导致其数量减少。而无菌性肺炎旁胸腔积液白细胞计数可明显升高，以中性粒细胞为主。脓性胸腔积液的pH和糖含量降低，LDH水平增高。pH和糖含量降低可能是由于细菌、活化的白细胞进行葡萄糖酵解产生乳酸、CO_2 等产物所致，另外，胸膜纤维板的形成也阻碍了 H^+ 的吸收运转。当 pH＜6.0 时提示食管内容物漏到胸腔可能。胸腔变形杆菌感染时，由于变形杆菌可产生尿素而使 pH 升高。pH 下降应排除结核性胸腔积液、恶性胸腔积液和类风湿性胸腔积液。LDH 水平升高是白细胞溶解的结果，可高达数千 IU/L。

【诊断和鉴别诊断】

1. *诊断* 根据临床表现和辅助检查，首先确定胸腔积液的存在，胸腔穿刺抽得脓液即可确诊。对胸腔积液外观脓性表现不明显者，如 pH 和糖含量降低，LDH 水平增高，结合涂片革兰染色或细菌培养阳性也可明确诊断。

2. *鉴别诊断* 脓胸早期需与其他非化脓性胸腔积液包括结核性胸膜炎、恶性胸腔积液、风湿性疾病胸膜累及鉴别，脓液形成后需与乳糜胸及假性乳糜胸鉴别。通过胸腔积液革兰染色涂片、胸腔积液培养，胸腔积液细胞计数、分类，糖、生化等化验一般不难鉴别。

【治疗】

胸腔感染的治疗目标：① 控制感染；② 充分完全地引流脓液；③ 促进肺复张及消灭胸膜腔残腔；④ 消除并发症，避免胸腔感染慢性化。

1. *急性脓胸的治疗*

(1) 控制感染：除了培养证实肺炎链球菌感染的患者，所有社区获得性胸腔感染患者抗生素治疗均应覆盖厌氧菌，细菌培养阴性时，抗生素需覆盖常见 CAP 病原体和厌氧菌。社区获得性胸腔感染可采用青霉素类＋β-内酰胺酶抑制剂，克林霉素、甲硝唑、头孢菌素单用或联合使用。除非有客观证据或很高的临床指征怀疑“不典型病原体”感染，一般胸腔感染不使用大环内酯类抗生素。

医院获得性脓胸的经验性抗生素治疗需覆盖 MRSA、耐药革兰阴性杆菌和厌氧菌，可单用哌拉西林/他唑巴坦、第三代头孢菌素及其与β-内酰胺酶抑制剂的联合制剂、第四代头孢菌素、碳青霉烯类，或联合甲硝唑、克林霉素，抗 MRSA 抗生素可选用万古霉素或利奈唑胺。

(2) 引流脓液：对于单纯的肺炎旁胸腔积液，特别是 B 超液性暗区＜10 mm，颜色清亮，pH＞7.2，LDH ＜1 000 IU/L，葡萄糖＞3.3 mmol/L 者不需要引流治疗，单纯抗生素治疗疗效良好。对于中等及大量胸腔积液，或胸腔积液肉眼观察呈浑浊脓性，或胸腔积液 pH＜7.2，LDH ＞1 000 IU/L，葡萄糖＜3.3 mmol/L 者，胸腔引流是治疗的关键。每次胸腔穿刺时均应尽可能将脓液抽净，在抽净之后，注入等量的生理盐水或 2%碳酸氢钠溶液反复冲洗，直到抽出液变清亮为止。包裹或多房性脓胸，或非常黏稠的脓液，可于腔内注入尿激酶或链激酶稀化脓液，以便于引流。

(3) 禁忌证相关治疗：如无禁忌证(出血，血小板减少，明显肾功能损害，低分子肝素过敏)，所有胸腔感染患者都应使用低分子肝素预防血栓，有抗凝禁忌证的采用分级加压袜或间歇充气加压装置进行器械血栓预防。

(4) 全身支持治疗：应包括给予高蛋白、高热量、高维生素饮食，必要时静脉补液并输注白蛋白或血浆。

2. *慢性脓胸的治疗* 主要是消除脓腔。术前应适当补充营养，纠正低蛋白和贫血，少量多次输血，增强机体抵抗力，选用有效抗生素，控制感染。

(1) 改进引流：适用于慢性脓胸早期脓腔较小者。对引流管过细和位置不当者改用粗管脓腔最低位引流。

(2) 开放引流：适用于脓腔小者。在脓腔最低位切除一段肋骨，清除脓汁及坏死组织，用抗菌纱布填塞，脓腔逐渐机化缩小而愈合。

(3) 纤维板剥脱术：适用于肺组织能复张的慢性脓胸。

(4) 胸膜肺切除：适用于肺毁损的慢性脓胸。

(5) 胸廓成形术：适用于较局限的脓胸，合并肺内病变不能切除者。

(6) 带蒂肌瓣或大网膜移植填充术：适用于手术后残腔较大不能完全填充脓腔者；或手术失

败脓胸复发者;或有支气管胸膜瘘者。

【预后】

脓胸死亡率随着医疗技术的进步而下降。抗生素前时代,脓胸的治疗主要是胸腔开放性引流,死亡率高达70%。随着各种抗生素的发明及使用,以及胸腔闭式引流术的推广,1996年,Ferguson等报道脓胸死亡率约为20%。随着内、外科治疗技术的进展,2003年英国胸科学会资料显示,脓胸死亡率已下降到3.4%。

参考文献

[1] Ahmed RA, Marrie TJ, Huang JQ. Thoracic empyema in patients with community-acquired pneumonia[J]. Am J Med, 2006, 119: 877-883.
[2] Davies HE, Davies RJ, Davies CW; BTS Pleural Disease Guideline Group. Management of pleural infection in adults: British Thoracic Society Pleural Disease Guideline 2010[J]. Thorax, 2010, 65 (Suppl 2): 41-53.
[3] Rahman NM, Maskell NA, West A, *et al*. Intrapleural use of tissue plasminogen activator and DNase in pleural infection[J]. N Engl J Med. 2011, 11; 365: 518-526.
[4] Corcoran JP, Hallifax R, Rahman NM. New therapeutic approaches to pleural infection[J]. Curr Opin Infect Dis, 2013, 26: 196-202.

(复旦大学附属中山医院　姜红妮)

第八节　严重急性呼吸综合征

严重急性呼吸综合征又称传染性非典型肺炎(SARS),是由SARS冠状病毒(SARS CoV)引起的一种具有明显传染性、可累及多个脏器系统的特殊肺炎,WHO将其命名为“严重急性呼吸综合征”(severe acute respiratory syndrome, SARS)。临床上以发热、乏力、头痛、肌肉关节酸痛等全身症状为首发症状,随后出现干咳、胸闷、呼吸困难等呼吸道症状,严重者导致急性呼吸窘迫综合征(ARDS)。SARS已被列入《中华人民共和国传染病防治法》法定传染病进行管理,是需要重点防治的重大传染病之一。

【流行病学】

1. *发现的经过*　最早证实的病例是在2002年11月,广东省河源市有2例重症肺炎患者,经过多种抗菌药物治疗无效,出现呼吸困难和低氧血症。因为治疗无效用救护车转诊到广州市,随后发现护送和参与医治患者的8名医务人员先后发生肺炎。考虑到有传染病的可能,立即报告广东省卫生厅。广东省卫生厅即刻成立专家组到现场调查和采集标本。随后,在广东省中山市、佛山市顺德区等地先后出现类似的重症肺炎病例,多种药物联合应用无效,容易发展为ARDS。以后病例逐渐增多,并显示出明显的传染性。以密切接触患者的家属、医务人员、探视人员和陪护人员等为主要的感染对象,引起管理部门和社会的特别重视。

经过全球9个国家13个网络实验室的科学家从病毒形态学、分子生物学、血清学及动物实验等多方面研究,2003年4月16日,WHO在日内瓦宣布,一种新的冠状病毒是SARS的病原。此病毒基因组为单股正链RNA,由大约30 000个核苷酸组成,与经典冠状病毒仅有约60%同源性,但基因组的组织形式与其他冠状病毒相似,并将其命名为“SARS冠状病毒”(SARS CoV)。经过分子生物学的研究发现,SARS CoV的基因与已知3个群经典冠状病毒均不相同,第一群病毒血清可与SARS CoV反应,而SARS患者血清却不能与已知的冠状病毒反应。因此,将SARS CoV归为第四群。

尽管最早证实的病例是在2002年11月,但回顾血清学调查发现,2002年10月佛山市一家4口先后患肺炎者也是SARS患者,但当时由于没有传播给其他人而没有深入调查。

2. *流行经过*　从2002年11月开始,从局部散发病例，到局部暴发，经历了 2 个月后形成大流行，扩散到我国 24 个省、市、自治区。在全球共波及亚洲、美洲、欧洲等 32 个国家和地区。呈现出典型的局部散发—局部暴发—大流行的传染病流行规律。截至 2003 年 8 月 7 日，全球累计发病例数为 8 422 例，依据报道病例计算的平均病死率达到了 9.3%。广东省临床诊断病例数的发病时间分布见图 27－2。

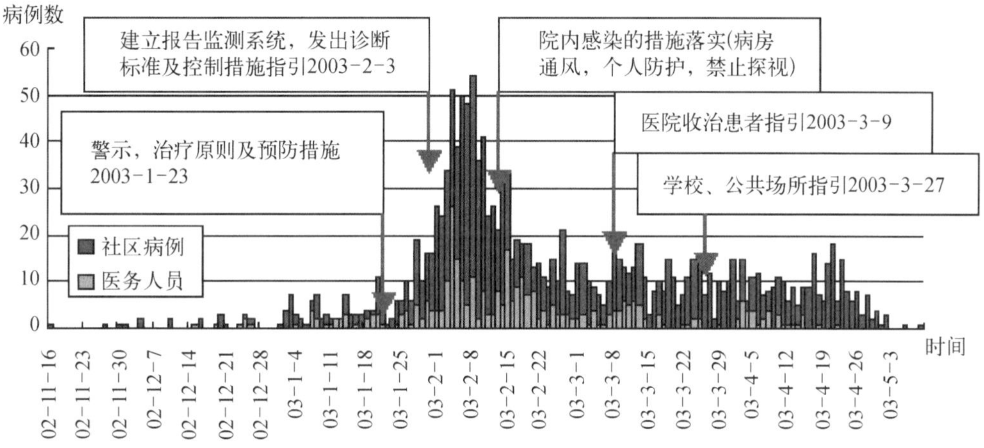

广东省SARS发病时间分布(2002.11.16—2003.6.15)

图 27－2 广东省的 SARS 病例时间频数图与相应干预措施的时间

注：图中可见，从首发病例至建立系统报告相隔约 2 个月，与落实院内感染措施相隔约 3 个月。

3. *发现和流行经过给我们的提示* 回顾整个发生与流行的经过，尽管当时有对 SARS 的认识不足等众多的学术和社会的原因，但仍不乏需要总结反思的问题。

(1) 对新发传染病的准备不足：在当今急性传染病发病逐渐减少的年代，不少大城市三甲医院的非传染病专业的医务人员在传染病的诊治方面的经验不足，警惕性有待提高。当时相关的管理部门对突发传染病的监控与应对能力和警惕性较低。如何把传染病诊治知识进行规范化的普及教育，提高有关部门对新发传染病的监控能力，对及时发现新发传染病具有重要的意义。

(2) 建立监控报告系统和防控措施落实过迟：从图 27－2 可以看出，从首例报道病例到建立系统报告、诊断原则和防控措施之间相隔有 2 个月以上。

(3) 早期应对力度不足与防控措施不够果断：在早期，没有马上落实早期隔离、当地处理和预防控制感染等措施，导致多个城市重复几乎同样的“流行故事”。河源市、中山市和佛山市顺德区的患者转诊到广州，接诊的医院没有准备好足够的感染控制措施，后来又在广州市的医院之间转诊，导致广州市的大流行。山西的患者转诊到北京，然后又在北京的医院之间转诊，导致北京的大流行。

(4) 检测新发感染病原体的技术平台不足：广东省卫生厅和疾病控制中心(CDC)在 2002 年 11 月已经采集了标本，分别在广州市、广东省和国家 CDC 等有关单位进行系统的检测，排除了炭疽、鼠疫、军团病、人禽流感、流感、副流感、麻疹、呼吸道合胞病毒(RSV)、腺病毒、汉坦病毒、丝状病毒、沙粒病毒、黄病毒、人类超级肺炎病毒、金黄色葡萄球菌、厌氧菌、衣原体、肺炎支原体、立克次体、真菌等引起的感染，但经过 3 个多月的研究，仍然没有找到新的病原体。最后在我国香港特别行政区等实验室发现冠状病毒。检测新的病原体的技术平台不足和力量不足可能是重要的原因。当时，钟南山院士提出一个明确的观点：“在我们没有弄清楚感染的病原体以前，谈不上实现有效控制。”这一观点提示了检测新发病原体的技术平台的重要性。

4. 流行病学

(1) 传染源：包括两方面的问题——SARS CoV的自然来源和临床病例的主要传染源。从临床流行病学分析结果来看，SARS患者是导致疾病流行的最主要传染源。SARS患者的传染性存在个体差异，有的患者可造成多人甚至几十人感染(即所谓超级传播者现象)，但有的患者却未传播任何人。这种传染性的差异的具体机制尚不清楚。导致这种差异的产生可能与病毒的基因突变、患者体内的病毒量和排出情况、环境(通风状况、易感人群的多少)等因素有关。关于SARS CoV病毒的自然来源，尽管做了众多的研究，但研究结果仍然存在分歧。研究依据比较多的一个学说是野生蝙蝠携带少量的SARS CoV病毒，但不发病。果子狸对SARS CoV病毒敏感，但自然状态下不携带病毒。在广东省野生动物市场中与众多的野生动物混合存放，果子狸被SARS CoV感染，发病后将病毒数量放大，然后传染给人。广东省采取了严禁销售或食用果子狸政策后，至今没有发现新的SARS病例。

关于传播期，从临床流行病学调查的角度来看，主要的传播时期是从发热开始到疾病的恢复期，共3～4周的时间，没有依据认为潜伏期、康复出院后或隐性感染者具有传染性。

(2) 传播途径：SARS的传播途径的依据主要来源于临床流行病学调查，缺乏严格的动物研究的资料。目前认为，近距离呼吸道飞沫传播是SARS传播最重要的途径，尤其是近距离接触患者、抢救患者的过程(特别是气管插管过程)。是否存在气溶胶传播途径是特别令人关注的问题。香港特别行政区的陶大花园不同楼层之间传播的情况提出存在气溶胶传播的可能性。在多数医院的调查中发现，空气传播的方式是短途径的，不支持气溶胶传播的途径。广东省收治SARS病例最多的广州市传染病医院，采用高排量的风扇通风的方法，周边的居民和商业区并没有发现感染SARS。接触传播、肠道传播、血液传播等途径尚没有证据支持或排除。

(3) 易感人群：目前的研究数据显示，人群存在普遍易感性。SARS抗体调查的结果显示，正常人群的抗体阳性率为2.5%(弱阳性)；在密切接触过SARS患者的医务人员(没有发病者)中，抗体阳性率与普通人群没有区别。这一调查结果显示，正常人群中基本上不存在天然的免疫，也基本上没有隐性感染而获得免疫力的人群。已证实SARS患者可以产生体液免疫，发病后540多日时血清抗SARS CoV IgG仍呈阳性且有中和能力，但比抗体滴度高峰(发病后60～90日)有所下降，随后的变化规律有待深入研究。

(4) 流行特征：目前尚未观察到SARS流行有明确的地区性和时间性规律，更大的可能是属于偶然的。疾病在某些城市流行、存在家族聚集和医务人员聚集性的特点，都可能是与患者密切接触和防控措施落实不到位有关。观察到的一些人群特征，如青壮年多于儿童，与野生动物接触的人员(如厨师、采购员等)发病率稍高等，缺乏严格的对照数据。

【发病机制】

对SARS的发病机制的了解还不清楚，现有的资料主要来源于细胞和动物模型上研究的结果。发病机制包括病毒的入侵、体内复制和扩散及体内致病过程等环节。

1. SARS CoV对宿主细胞的入侵　编码S蛋白的基因是SARS CoV致病力的首要基因，是入侵和致病的重要因素。S蛋白通过受体介导的内吞作用使病毒侵入宿主细胞。细胞和动物模型上的研究发现，血管紧张素转化酶(ACE)的同源体ACE 2可能是SARS CoV S蛋白的受体，其他可能的受体正在探索中。阐明SARS CoV入侵人体的途径对寻找防治的切入点具有重要的意义。

2. 体内扩散和致病过程　SARS CoV由呼吸道进入人体，在呼吸道黏膜上皮内复制，进一步引起病毒血症。SARS CoV对人体细胞的感染是多器官的，肺部是最常见受累的器官。感染后的宿主细胞由于病毒的复制而出现细胞溶解或凋亡，随后引发一系列的炎症反应，众多的炎症细胞和细胞因子参与其发病过程，是导致多器官损害的重要途径。

SARS CoV 感染后导致明显的免疫功能的异常，在 SARS 发生发展过程中起一定作用，也是容易继发感染的基础，并与患者预后有关。

【病理变化】

SARS CoV 可以累及全身各个器官，包括肺、心、肝、肾、脑、免疫器官、横纹肌等，多数以肺部和免疫系统病变最为严重。

1. 肺以弥漫性肺泡损伤为基本特征　发病机制可能为病毒所造成的肺泡上皮及毛细血管严重损伤，急性期以肺水肿及肺泡和细支气管的纤维素性渗出性炎为主要表现，其病理学改变与 ARDS 类似，可以看成是 SARS CoV 病毒感染导致的 ARDS。恢复期病变逐渐吸收好转，但部分病例出现明显的肺纤维增生，导致肺纤维化。

2. 免疫器官受累　主要受累的免疫器官包括脾和淋巴结，表现为淋巴细胞的减少，甚至耗竭。脾小体不清，脾白髓萎缩，淋巴细胞稀疏，数量减少；红髓充血，出血、坏死明显，组织细胞增多。淋巴结的淋巴滤泡均有不同程度的萎缩或消失，淋巴细胞分布稀疏，数量减少。

3. 其他器官的改变　全身多器官的病变可能是病毒感染、继发的炎症反应所致或并发症的结果。由于目前的病理资料主要来源于死亡病例的尸体解剖的结果，故难以代表全部病例或轻症病例的情况。

(1) 心脏：SARS 患者心脏的肥大比较常见，一般表现为左、右心均匀性增厚。心肌间质水肿较明显，间质可有散在淋巴细胞及单核细胞浸润。部分病例可见到心肌细胞空泡变性、灶性心肌炎改变或心肌小灶性坏死。

(2) 肝脏：多数病例可见到肝细胞轻度水样变性、灶性脂肪变性和肝细胞索解离。汇管区有少量淋巴细胞浸润。部分病例可见到明显的中央静脉周围肝细胞坏死。

(3) 肾脏：大部分病例可见肾小球明显充血，肾小管上皮细胞变性。部分病例肾小球毛细血管内可见广泛的纤维素性血栓，部分病例可见髓质内小灶状坏死及淋巴细胞和单核细胞浸润。

(4) 肾上腺：部分病例可见肾上腺皮髓质灶性出血、坏死、淋巴细胞浸润、皮质束状带细胞空泡变性和(或)类脂含量减少。

(5) 脑：脑组织可见不同程度的水肿，部分病例脑内可见到散在的神经元缺血性改变，严重者甚至可见脑组织坏死。部分神经纤维可出现脱髓鞘改变。

(6) 骨髓：多数病例造血组织中粒系及巨核细胞系统细胞数量相对减少，部分病例红系细胞呈小灶状增生。

(7) 胃肠道：胃、小肠和结肠各段黏膜下淋巴组织减少，淋巴细胞稀疏，间质水肿。部分病例胃可见表浅的糜烂或溃疡。

【临床表现】

SARS 的临床表现是一个动态的过程，可以人为地分为潜伏期、发病早期、进展期和恢复期，但各期之间并没有明确的界线。

1. 临床分期及相应的临床表现

(1) 潜伏期：接触传染源后至发热开始，此期无症状。

(2) 发病早期：自发热开始至病程第 7 日左右。通常急性起病，以发热及全身症状为主，表现为：持续发热(一般高于 38℃)，可伴有畏寒、肌肉酸痛、关节酸痛、头痛、乏力。在早期，使用退热药可有效，逐渐出现难以用退热药控制的高热，但使用糖皮质激素可对热型造成干扰。在这一时期，通常呼吸道症状不明显，可有咳嗽，少痰，偶有咽痛，常无上呼吸道卡他症状。部分患者出现腹泻、恶心、呕吐等消化道症状。

(3) 进展期：病程第 8～14 日。这一时期呼吸系统症状逐渐明显，尤其是逐渐出现呼吸困难和低氧血症，严重者合并 ARDS。在此期，通常出现多器官功能损害，包括心脏、肝、血液系统的异常。也容易合并肺部或全身的细菌或真菌感染。使用有创通气是继发感染的危险因素。

(4) 恢复期：疾病的高峰期过后，病情逐渐稳定好转而进入恢复期。通常在病程 15 日以后。首先发热减退，肺的氧合功能稳定和逐步改善，各个器官功能开始好转，肺部炎症吸收好转。

恢复期的长短与病情严重程度有关。普通患者可能经历14～21日,但重症SARS患者可能需要2个月或更长时间恢复。部分患者遗留有肺的纤维化,表现为持续的呼吸困难和限制性通气功能障碍。

2. 体征　SARS患者的肺部体征常不明显,部分患者可闻及少许湿啰音,或有肺实变体征。偶有少量胸腔积液的体征。

【实验室检查和辅助检查】

实验室检查包括一般检查、胸部影像学和SARS病原学相关的检查。

1. 一般实验室检查

(1) 外周血白细胞计数:一般正常或降低;常有淋巴细胞计数减少(若淋巴细胞计数<0.9×10^9/L);部分重症患者血小板减少。

(2) T细胞亚群计数:常于发病早期即见$CD4^+$、$CD8^+$细胞计数降低,两者比值正常或降低。

(3) 其他检查:包括肝功能、心肌酶、肾功能、血电解质等检查。在重症SARS中容易出现异常,需要动态监测。对于有呼吸困难的患者,动脉血气分析是判断肺的氧合功能和诊断急性肺损伤(ALI)/ARDS的重要指标。

2. 胸部影像学检查　胸部影像学改变是与疾病的不同阶段有关的,主要特点是多肺叶受累和多样性,重症者可以发展为ARDS的表现。考虑到传染性的问题,通常用X线平片检查来评估。CT有助于发现早期病变和更加准确评价,但不宜作为常规的检查。

(1) 发热至出现胸片改变的时间:从发热至胸部X线平片异常有一定的时间差。回顾分析结果显示,开始发热后至少2～3日后才出现胸部X线平片异常,最迟出现时间为10日左右。

(2) 早期改变:早期肺部影像学改变为不同程度的片状、斑片状磨玻璃样密度影(图27-3),少数为肺实变影。小片状淡薄斑片影难以在胸部X线平片上发现,尤其是与心影和(或)大血管影重合时。动态观察其变化(2～3日后复查)有利于准确判断。胸部CT有利于发现早期病变。

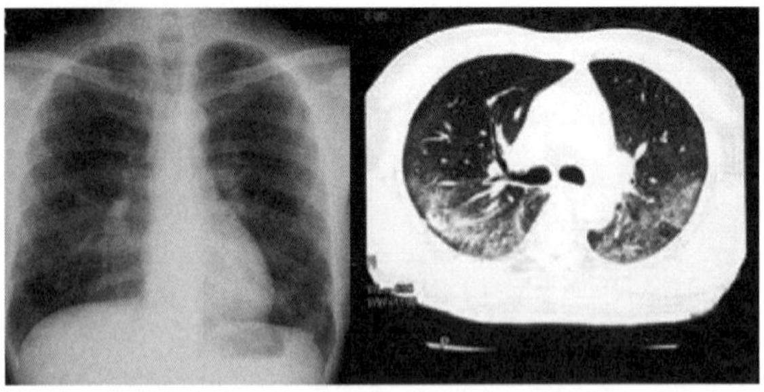

图27-3　SARS发病早期的胸片(左)和CT改变

(3) 进展期:病变呈进展趋势,肺部阴影常为多发性(双侧多个肺叶受累)和多样性(磨玻璃样影、斑片影、实变影同时存在)。部分病例进展迅速,短期内融合成大片状阴影,重症病例发展为ARDS的表现(图27-4)。

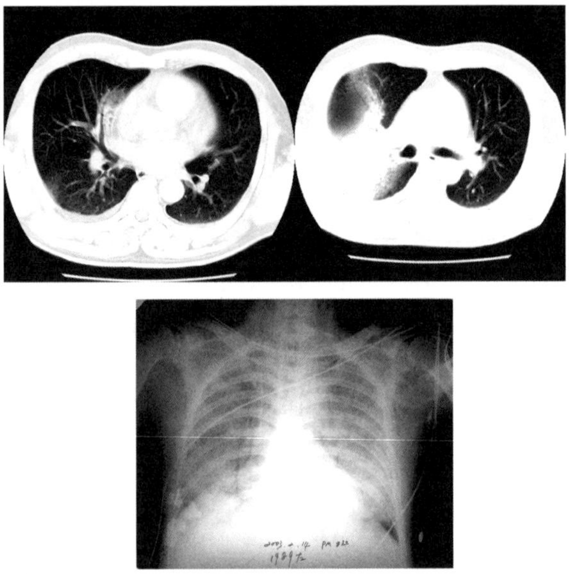

图27-4　进展期SARS胸片和CT改变

注:上图为同一病例不同层面的CT扫描,显示多叶的病变。下图为另一位需要人工通气患者出现ARDS的临床表现时的胸片改变。

(4) 恢复期:肺部病变逐渐吸收好转。与普通肺炎相比,病变的吸收相对缓慢,肺间质的改变或类似肺纤维化的改变需要经过1～2个月或更长的时间才能完全吸收,部分患者遗留有肺纤维化(图27-5)。

(5) SARS并发症的影像学表现:在SARS的诊治过程中,除了注意评估SARS本身的病变外,还要注意评估是否有并发症的出现,如合并

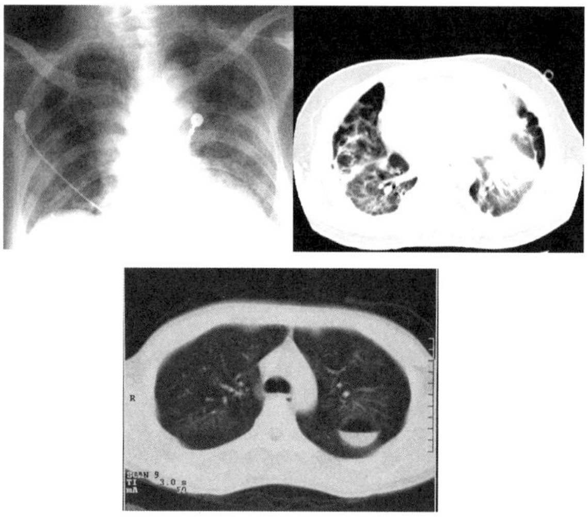

图 27-5 恢复期 SARS 患者的胸部影像学异常

注：上图为同一患者的胸片和 **CT** 的变化，可见有类似肺纤维化的改变。下图为 **SARS** 患者恢复期出现肺囊肿的改变。

肺部细菌或真菌感染、自发性气胸、纵隔气肿、心功能不全等。

3. SARS 病原学检测　包括两方面：早期诊断相关的检查和确诊相关的检查。

(1) 早期诊断：早期快速诊断的检查在防控 SARS 中具有重要的意义，是落实“四早”防控原则(早发现、早报告、早隔离、早治疗)的关键步骤。经过众多科学工作者的努力，对早期快速诊断的检查方法进行了探索，目前已经建立了核酸检测、N 抗原检测等快速诊断的检测方法。

1) SARS CoV RNA 检测：采用 RT-PCR 方法检测呼吸道分泌物、血液或粪便等人体标本中是否有 SARS CoV 的 RNA。在发热开始的头三日的阳性率较高，对早期诊断具有较重要的意义。然而，RT-PCR 方法容易受到污染及技术等问题的影响导致假阴性或假阳性，结果需要复核和结合临床综合分析。如果多次、多种标本和多种试剂盒检测和不同的实验室检测 SARS CoV RNA 阳性，具有病原学诊断意义。

2) 血清或血浆 SARS CoV 核衣壳(N 蛋白)抗原检测：采用双夹心 ELISA 法，以抗 SARS CoV N 蛋白抗原的单克隆抗体作为一抗、兔抗 SARS CoV N 蛋白抗原的多克隆抗体作为二抗、羊抗兔 IgG 抗体作为酶标记抗体。发病 10 日以内的阳性率可达 80%以上，但发病 10 日以后的阳性率很低，对 SARS 的早期诊断具有重要参考价值。

3) 其他早期诊断方法：免疫荧光抗体试验检测鼻咽或气道脱落细胞中 SARS CoV，SARS CoV 特异性结构蛋白检测，以及基因芯片技术等检测方法，尚有待进一步研究。

(2) 确诊的检查：采用免疫荧光试验(IFA)法或 ELISA 法检测患者早期和恢复期双份血清，抗 SARS CoV 特异性抗体阳转或抗体滴度呈 4 倍及以上升高为阳性标准，具有病原学诊断意义。应用此诊断技术时需要注意：① 首份血清标本需尽早采集；② 采用国家审批的检测试剂盒；③ IgG 抗体的特异性较高，具有诊断价值，但 IgM 抗体的特异性和敏感性均较差，不宜用于诊断；④ 注意采血的时间。采用 IFA，发病 10 日后抗体可能有阳性，而采用 ELISA 则在发病 21 日后才出现阳性，所以抗 SARS CoV 特异性抗体检测不能用于早期诊断。如果超过 28 日抗体检测仍然阴性，结合临床基本上可以排除 SARS 的诊断。病毒分离培养阳性可以作为确诊的标准，但其阳性率低且只能在特定的实验条件下进行，不作为临床诊断的方法。

【诊断和鉴别诊断】

1. 诊断的总体原则　诊断的总体原则是综合考虑流行病学史、临床表现、胸部 X 线影像学变化、一般实验室检查和 SARS 病原学检测的结果，并注意与其他类似的疾病进行鉴别。流行病学史对诊断十分重要。特别要注意近 2 周内是否有与 SARS 患者接触、有明确的传染他人、野生动物接触史或到过 SARS 流行区域。临床表现和胸部影像学改变是诊断 SARS 的基本条件，但特异性不高。SARS CoV 病原学相关检查是诊断的关键，需要根据疾病的不同时间段，早期主要做病毒相关的检测，后期主要做抗体的检测。

2. 诊断标准　目前，中华医学会制定的 SARS 诊疗指南中的诊断标准如下。

(1) 临床诊断标准：对于有 SARS 流行病

学依据，有症状，有肺部X线影像学改变，并能排除其他疾病诊断者，可以做出SARS临床诊断。

(2) 确诊标准

1) 符合临床诊断标准。

2) 气道分泌物SARS CoV RNA检测阳性，或血清SARS CoV抗体阳转，或抗体滴度4倍及以上升高。

(3) 疑似病例：疑似病例的诊断标准主要用于有SARS流行期间，对非流行期间不适合。对于有SARS类似的临床表现和实验室结果，但缺乏明确流行病学依据和病原学依据，可以作为疑似病例，需进一步进行流行病学追访，并安排病原学检查以求印证。此外，有患者接触史的发热患者，即使早期尚无肺部X线影像学变化者，也应作为疑似病例处理。

(4) 医学隔离观察者：对于近2周内有与SARS患者或疑似SARS患者接触史，但无临床表现者，应自与前者脱离接触之日计，进行医学隔离观察2周。

3. 鉴别诊断　多种肺部感染性疾病和非感染性疾病的临床表现和影像学异常与SARS有类似之处。系统的鉴别诊断和病原学检测是鉴别诊断的关键。

鉴别诊断中需要注意的疾病包括普通感冒、流行性感冒(流感)、人感染高致病性禽流感、一般细菌性肺炎、军团菌性肺炎、支原体肺炎、衣原体肺炎、肺真菌病、艾滋病和其他免疫抑制(器官移植术后等)患者合并肺部感染、一般病毒性肺炎等。其他需要鉴别的疾病还包括肺结核、流行性出血热、肺部肿瘤、非感染性间质性肺疾病、肺水肿、肺不张、肺栓塞、肺血管炎、肺嗜酸性粒细胞浸润症等。

4. 病情严重程度评估　疾病严重程度的评估是SARS患者合理处置的基础。"非重症"的SARS病例主要是隔离和对症处理。重症SARS是可能危及生命的，需要在有重症救护条件的医疗机构中密切监护。中华医学会的SARS诊疗指南中重症的诊断标准如下。

具备以下3项之中的任何1项，均可以诊断为重症SARS。

(1) 呼吸困难：成人休息状态下呼吸频率≥30次/分，且伴有下列情况之一。

1) X线胸片：显示多叶病变或病灶总面积在正位胸片上占双肺总面积的1/3以上。

2) 病情进展：48小时内病灶面积增大超过50%且在正位X线胸片上占双肺总面积的1/4以上。

(2) 出现明显的低氧血症，氧合指数(PaO_2/FiO_2)<300 mmHg(39.9 kPa)。

(3) 出现休克或多器官功能障碍综合征(MODS)。

此外，一些基础因素或疾病对SARS的预后有一定的影响，需要重视是否存在下列与SARS病死率相关的高危因素：① 年龄>50岁。② 存在心、肾、肝或呼吸系统的严重基础疾病，或患有恶性肿瘤、糖尿病、严重营养不良、脑血管疾病等其他严重疾病。③ 近期外科大手术史。④ 外周血淋巴细胞总数进行性下降或血小板降低。⑤ 经积极治疗，血糖仍持续居高不下。

【临床处理和治疗原则】

SARS的临床处理是一个动态的过程。按照患者的不同临床情况给予相应的处理。

1. 临床疑似病例的处理　需要按照"早隔离"的原则，立即采取适当的隔离措施，同时开展快速诊断相关的检测和组织专家组进行排查。广州市防控SARS临床救治专家组建议的处理原则如下。

(1) 单独隔离原则：有条件时应该单独房间隔离，但同一群体发病者可以公用隔离房间。不应该将疑似病例与临床诊断病例混合隔离。

(2) 充分积极应用抗菌药物、观察临床变化。

(3) 按需使用解热镇痛药，不宜使用糖皮质激素。

(4) 至少3日复查胸片、血常规等指标。

(5) 开展快速诊断相关的检测。

(6) 动态密切观察病情：3日后重新评估。

达到临床诊断标准，则按临床病例处理。如果达到下列排除 SARS 诊断的标准：① 自然退热 3 日以上；② 退热后 3 日，复查胸片无明显异常，或原有的异常改变恢复正常，则转为临床常规治疗。但是，如果上述观察期间有与其他疑似病例接触史（如入住同一房间等）则应转为医学隔离观察对象。仍未达到临床诊断或排除标准者，则继续隔离观察 14 日（从开始发热之日计算起），然后通过抗体检测和临床动态变化规律进行诊断与鉴别。

2. 临床诊断病例的治疗　目前尚缺少针对病因的治疗，主要是对症支持治疗和防治并发症。应避免盲目应用药物治疗。

（1）一般治疗与病情监测：卧床休息，注意维持水、电解质平衡，避免用力和剧烈咳嗽。密切观察病情变化，根据病情需要，每日定时或持续监测脉搏容积血氧饱和度（SpO_2）。定期复查血常规、尿常规、血电解质、肝肾功能、心肌酶谱、T 细胞亚群（有条件时）和 X 线胸片等。

（2）对症治疗

1）发热>38.5℃，或全身酸痛明显者，可使用解热镇痛药。高热者给予冰敷、乙醇擦浴、降温毯等物理降温措施。儿童禁用水杨酸类解热镇痛药。

2）咳嗽、咳痰者可给予镇咳、祛痰药。

3）有心、肝、肾等器官功能损害者，应采取相应治疗。

4）腹泻患者应注意补液及纠正水、电解质失衡。

（3）抗病毒治疗：目前尚未发现针对 SARS CoV 的特异性药物。

（4）免疫治疗：胸腺素、干扰素、静脉用丙种球蛋白等非特异性免疫增强剂对 SARS 的疗效尚未肯定，不推荐常规使用。SARS 恢复期血清的临床疗效尚未被证实，对诊断明确的高危患者，可在严密观察下试用。

（5）抗菌药物的使用：应用抗菌药物的目的一是协助与肺炎进一步鉴别，二是用于治疗和控制继发感染。常用的药物包括喹诺酮类或 β-内酰胺类联合大环内酯类药物。后期的继发感染，需要根据病原学检查的结果，结合临床综合选择抗感染药物治疗。文献报道和病例总结的结果显示，继发感染的病原体包括革兰阴性杆菌、耐药革兰阳性球菌和真菌等。

（6）重症 SARS 的治疗原则：大约有 30% 的 SARS 病例属于重症病例，及时认识和合理处理重症病例是降低 SARS 病死率的关键。其中核心的问题是对 ARDS 以及多器官功能损伤（MODS）的处理。

1）密切监护：重症患者还应加强对生命体征、出入液量、心电图及血糖的监测，尤其是对血氧饱和度（SpO_2）的监测。防治继发感染和营养支持也十分重要。

2）呼吸支持治疗

氧疗：有低氧血症者，通常需要吸入较高的氧流量，使 SpO_2 维持在 93%或以上，必要时可选用面罩吸氧。应尽量避免脱离氧疗的活动（如上洗手间、医疗检查等）。

无创正压人工通气（NPPV）：可以改善呼吸困难的症状，改善肺的氧合功能，有利于患者度过危险期，有可能减少有创通气的应用。应用指征：① 呼吸频率>30 次/分；② 吸氧 5 L/min 条件下，SpO_2<93%。禁忌证：① 有危及生命的情况，需要紧急气管插管；② 意识障碍；③ 呕吐、上消化道出血；④ 气道分泌物多和排痰能力障碍；⑤ 不能配合 NPPV 治疗；⑥ 血流动力学不稳定和有多器官功能损害。

NPPV 常用的模式和相应参数如下：① 持续气道正压通气（CPAP），常用压力水平一般为 6～12 cmH_2O（0.39～0.98 kPa）；② 压力支持通气（PSV）+呼气末正压通气（PEEP），PEEP 水平一般为 4～10 cmH_2O（0.39～0.98 kPa），吸气压力水平一般为 10～18 cmH_2O（0.98～1.76 kPa）。吸入氧气浓度（FiO_2）<0.6 时，应维持动脉血氧分压（PaO_2）≥70 mmHg（9.33 kPa），或 SpO_2≥93%。

应用 NPPV 时应注意以下事项：① 选择合适的密封的鼻罩或面罩；② 全天持续应用（包括

睡眠时间),间歇应短于30分钟;③ 咳嗽剧烈时应考虑暂时断开呼吸机管道,以避免气压伤的发生;④ 若NPPV治疗后2小时仍没达到预期效果($SpO_2 \geq 93\%$,气促改善),或治疗后改善但随着病情进展又再度恶化,应尽快考虑改为有创通气。

有创正压人工通气:对SARS患者实施有创正压人工通气的指征如下,① 使用NPPV治疗不耐受,或病情进一步恶化;② 有危及生命的临床表现或多器官功能衰竭,需要紧急进行气管插管抢救。有创通气应该按照ARDS的通气策略进行,即"肺保护性通气策略"、合理的PEEP设置和镇静药物的使用。

3) 糖皮质激素的使用:糖皮质激素(简称"激素")在SARS中的应用是具有争议的问题。应用激素的目的在于抑制异常的免疫病理反应,减轻严重的全身炎症反应,以期减轻肺损伤,防止或减轻后期的肺纤维化,但激素降低免疫能力等不良反应也是非常明确的。因此,应用激素治疗应该权衡利弊。广州的SARS病例回顾分析的结果显示,在达到ARDS的诊断标准的患者中使用激素,可以降低病死率和缩短住院时间,但不支持在非重症的SARS患者中使用。激素应用的合理剂量和疗程又是另一个具有挑战性的问题。由于缺乏相关的研究,无法推荐一个有依据的治疗方案。目前,多数采用类似ARDS中激素应用的方案,即用相当于甲泼尼龙每日2 mg/kg的初始剂量,当临床表现改善或胸片显示肺内阴影有所吸收时,应及时减量停用。一般每3~5日减量1/3,总疗程一般不超过4周,不宜过大剂量或过长疗程。

(7) 中医药治疗:SARS属于中医学瘟疫、热病的范畴。不少中医名家提出"重祛邪、早扶正、防传变"的治疗原则。在北京的中药治疗的研究结果表明,中药治疗对改善症状有一定的作用。

【预后和转归】

尽管WHO报道的全球SARS的病死率为9.3%,但广东的报道病例的病死率只有3.8%,在广州市的401例确诊病例(恢复期抗SARS CoV IgG抗体阳转)中,病死率为6.23%。总的来说,多数SARS患者可以康复。在广州市的随访调查中显示,采用MRI调查发现股骨头缺血性坏死率为3.2%,但多数没有症状,3~4年的随访影像学的异常有逐渐好转。部分患者留有肺纤维化,但多数肺功能的损害属于轻度限制性通气功能障碍伴轻度的弥散功能下降。此外,部分患者还有心理障碍等问题。

【预防和总体防控】

SARS作为一种传染病,其预防和防控可以从三方面入手:隔离传染源、切断传染途径和减少易感人群。在隔离传染源方面,重点是避免接触野生动物、及时发现和隔离SARS患者(包括疑似病例)。在切断传染途径方面,重点应该做好收治医院的感染控制流程和做好医务人员的防护。在减少易感人群方面,重点是发展疫苗和抗SARS CoV血清的研发工作。随着对SARS的认识加深,SARS将会成为可防可治的疾病。

(广州医科大学附属第一医院,广州呼吸健康研究院 陈荣昌)

第九节 人感染高致病性禽流感

一、H1N1

流行性感冒(influenza)简称流感,是由"流感"病毒(influenza virus)引起的急性呼吸道传染病,主要通过飞沫传播,具有高度传染性。甲型流感病毒极易变异,易发生流行或大流行,临床起病急,全身中毒症状明显(高热、头痛、全身酸痛等),而呼吸道症状相对较轻。幼儿、老年人、孕妇及慢性病患者病情较重。诊断主要根据流行情况、临床表现,必要时进行病原学检测,治疗主要为对症和抗病毒治疗。

【病原学】

1. 病毒的结构 流感病毒呈球形颗粒，属正黏病毒科病毒，直径 80～120 nm，分核心和外膜（囊膜）两部分。核心由单链 RNA、RNA 聚合酶及核蛋白组成，核蛋白具抗原特异性，据此可将流感病毒分为甲（A）、乙（B）、丙（C）3 型。外膜镶嵌有血凝素（hemagglutinin，H）、神经氨酸酶（neuraminidase，N）及基质蛋白 M2。甲型 H 分为 16 个亚型（H1～H16），N 分为 9 个亚型（N1～N9），两者都是糖蛋白。根据 H 和 N 这两种抗原的不同，同型病毒可组合成不同亚型。H 抗体为中和抗体，有预防作用，N 抗体能抑制病毒由细胞的释放，减少传染性。

国际上对流感亚型的命名为：型别/分离地点/毒株序号/分离年代（血凝素，神经氨酸酶），如 A/Hong Kong/1/68（H3N2），常简以 An（HnNn）表示（n 为数字）。

2. 病毒的变异 变异可分两种，一种是抗原漂移（antigenic drift），为 H 和（或）N 的量变，变异较小，称为变种。甲型变异较快，每 2～3 年一次，乙型较慢，丙型尚未发现变异。变种常引起小流行。另一种是抗原突变（antigenic shift），为 H 和（或）N 发生质变，出现新的亚型，常引起大流行。目前这种变异见于甲型。

除抗原突变外，还有核酸重组。例如，人流感病毒可感染猪，水鸟流感病毒也可感染猪，这样在猪体内各种流感病毒的核酸就可能发生重组，形成新的亚型，然后再感染人。

3. 抵抗力 流感病毒不耐热，100℃ 1 分钟即被灭活。对紫外线及常用消毒剂，如甲醛、氯仿等均敏感。但耐低温及干燥，真空干燥或 −20℃以下可较长期保存。

【流行病学】

1. 传染源 患者、隐性感染者等为主要传染源。动物如禽类、猪等为重要的储存宿主和中间宿主。

2. 传播途径 主要经呼吸道空气飞沫传播。

3. 人群易感性 普遍易感，病后有一定免疫力。但亚型之间无交叉免疫，病毒变异后可再次受染发病。

4. 流行特征 流感病毒传染性强，为呼吸道传播，极易引起流行，特别是甲型流感，常引起大流行。流行常突然发生，迅速蔓延。一般规律是从大城市向小城市和农村扩散，从集体单位向居民扩散。常发生于冬春季节，大流行时也可发生于其他季节。乙型流感常引起局部小流行，丙型流感一般仅呈散发，目前全球主要的流行株为甲 3（H3N2）和甲 1（H1N1）。历史上甲型流感所发生的大流行及危害为：1918 年西班牙流感，为甲 1（H1N1），导致数千万人死亡；1957 年亚洲流感，为甲 2（H2N2），导致数百万人死亡；1968 年中国香港流感为甲 3（H3N2），1977 年俄罗斯流感为甲 1（H1N1），均导致数十万人死亡。

2009 年 3 月，墨西哥暴发甲 1（H1N1）流感，并迅速在全球范围内蔓延。同年 6 月 11 日 WHO 宣布将该流感大流行警告级别提升为 6 级。其病毒基因中包含有猪流感、禽流感和人流感 3 种流感病毒的基因片段。

【发病机制和病理】

病毒进入呼吸道后，借助于血凝素与上皮细胞的相应受体结合，黏附并进入细胞内，大量复制后通过神经氨酸酶水解细胞表面糖蛋白的 N-神经氨酸，使成熟的病毒以芽生方式释放，同时引起细胞坏死、炎症，产生呼吸道症状及全身症状。大量病毒随分泌物排出体外，引起传播流行。黏膜局部呈充血、水肿、淋巴细胞浸润、浅表溃疡等卡他性病变。可侵犯气管、支气管、肺泡及支气管周围组织。如继发细菌性感染，则可呈化脓性炎症。

【临床表现】

潜伏期 1～7 日。起病急，以全身中毒症状为主，呼吸道症状轻微。一般可分为两个类型。

1. 单纯型 最常见，轻者可类似普通感冒，病程仅为 2～3 日。大多数症状较明显，有高热、头痛、全身酸痛及乏力等，伴有较轻的呼吸道症状。发热可持续 2～5 日，但乏力等持续时间较长，可持续 2 周以上。

2. 肺炎型　主要见于幼儿、老年人、孕妇、慢性病患者及免疫功能低下者。初起类似单纯型流感,1～2 日后病情加重,表现为高热不退、咳嗽剧烈、气促发绀,两肺可闻细小水泡音。胸片可见肺炎表现。病因可能为原发性流感病毒性肺炎、继发性细菌性肺炎及混合性肺炎,应注意鉴别。

此外,流感流行期间,尚可见以恶心、呕吐、腹泻为主要症状的"胃肠型流感"等。

【实验室检查】

1. 血常规　白细胞计数减少,淋巴细胞相对增多。

2. 病原学及血清学检测　可用 PCR 法检测呼吸道分泌物及血液等标本中的病毒核酸;检测患者呼吸道标本甲型流感病毒 H 抗原;取起病 3 日内和 2～4 周后的双份血清动态检测特异性抗体水平呈 4 倍或以上升高。

3. 病毒分离　起病 3 日内患者的咽拭子和咽喉洗漱液接种鸡胚羊膜腔或组织培养,可分离病毒。

【诊断】

流感流行期间诊断较易:当地有流感流行,出现典型症状。但在非流行期间,诊断常需依靠病原学检测。流感主要应与人感染禽流感、普通感冒等进行鉴别,后者主要表现为鼻炎(鼻塞、流涕、喷嚏等)、咽炎(嗓子痛等),而全身症状较轻,传染性小,不易感染他人;但鉴别主要依靠病原学检测。

【治疗】

主要为对症及支持治疗,感染甲型流感的高危人群和病情严重者应及时给予抗病毒治疗。

1. 抗病毒治疗　甲型流感病毒一般对神经氨酸酶抑制剂奥司他韦(达菲)、扎那米韦敏感,对金刚烷胺和金刚乙胺有一定耐药性。应尽可能在发病 48 小时以内(以 36 小时内最佳)给药,不必等待病毒核酸检测结果即可开始抗病毒治疗。孕妇在出现流感样症状后,宜尽早给予神经氨酸酶抑制剂治疗。对于就诊时病情严重、病情呈进行性加重的病例,须及时用药,即使发病已超过 48 小时,亦应使用。

(1) 奥司他韦:成人用量为 75 mg,每日 2 次,疗程 5～7 日。对于危重或重症病例,奥司他韦剂量可酌情加至 150 mg,每日 2 次。1 岁及以上患儿应根据体重给药:体重不足 15 kg 者,给予 30 mg,每日 2 次;体重 15～23 kg 者,给予 45 mg,每日 2 次;体重 23～40 kg 者,给予 60 mg,每日 2 次;体重大于 40 kg 者,给予 75 mg,每日 2 次。对于吞咽胶囊有困难的儿童,可选用奥司他韦混悬液。

(2) 扎那米韦:成人用量为 10 mg,分 2 次吸入,每日 2 次,疗程 5～7 日。7 岁及以上儿童用法同成人。

(3) 帕拉米韦:重症病例或无法口服者可用帕拉米韦氯化钠注射液,成人用量为 300～600 mg,静脉滴注,每日 1 次,疗程 1～5 日。目前临床对帕拉米韦应用数据有限,应严密观察不良反应。

(4) 金刚乙胺或金刚烷胺:因耐药率较高,目前已很少使用。每日 200 mg,疗程 5 日。有一定的中枢神经系统不良反应,老年患者剂量应减半。

轻症病例应首选奥司他韦或扎那米韦。应根据病毒核酸检测阳性情况决定是否延长疗程。对乙型流感可试用扎那米韦或奥司他韦。

对合并细菌感染者应选用有效的抗菌药物。儿童应避免应用阿司匹林,以免诱发致命的瑞氏综合征。

2. 中医药治疗　中药处方对流感有较好的疗效,如银翘散、小柴胡汤等。

【预防】

主要为疫苗接种。

1. 疫苗　常用灭活疫苗,疫苗应与现行流行株一致。

(1) 接种对象:主要为高危人群,如孕妇、老年人、幼儿、严重慢性病患者、免疫功能低下者及可能密切接触流感患者的保健人员等。

(2) 接种时间:由于接种 2 周后才能有保护作用,而流感常于 12 月开始发生,因此,疫苗接种应在 10 月初至 11 月中旬。每年接种 1 次。

（3）接种效果：可减少50%～70%的住院率和75%～85%的病死率。

（4）不良反应：最常见的为注射部位疼痛。儿童可有类似流感的症状，可持续1～2日。偶见过敏反应（对鸡蛋过敏者），罕见吉兰-巴雷综合征（Guillain-Barre syndrome）。

2. 药物预防　一般仅用于受染或可能受染而尚未发病者，对于已接种疫苗不足2周或可能疫苗效果不好（如免疫功能低下等）者也可使用，可采用奥司他韦。

二、H5N1

禽流感（avian influenza，AV）是甲型流感病毒某些亚型引起的一种禽类传染病。病毒基因易发生变异，有可能感染人，其中以H5N1、H7N9引起的临床症状重，对人危害大，病情进展快，可引起呼吸系统和全身多脏器衰竭，病死率高。禽类感染H5N1流感病毒一般均发病，感染H7N9流感病毒多携带病毒不发病，但可成为重要传染源。由H5N1引起的禽流感称高致病性禽流感。

【病原学】

禽流感病毒（avian influenza virus）为甲型流感病毒中的一种，其生物学特点和分型与流感病毒一致，为单股负链RNA，球形。如前所述，甲型流感病毒分为16个H亚型（H1～H16）和9个N亚型（N1～N9），既能感染禽又能感染人的血清亚型主要是H5N1、H7N9、H9N2、H7N7、H7N2、H7N3等，其中感染H5N1、H7N9的患者病情较重，病死率高。

禽流感病毒对热敏感，常用消毒剂如福尔马林、过氧乙酸等能迅速破坏其传染性；分离禽流感病毒应在生物安全防护三级实验室（P3实验室）进行。

【流行病学】

近年全球先后发现一定数量的人感染高致病性H5N1禽流感和人感染H7N9等亚型禽流感病例。

1. 传染源　主要为感染的鸡、鸭等家禽，其他禽类、各种鸟类及所污染的场地亦可成为传染源。

2. 传播途径　主要为呼吸道传播，也可通过接触感染的家禽、鸟类或其粪便及污染物，以及直接接触病毒株而传染，可发生有限的人与人之间传播。

3. 易感人群　从事禽类养殖、贩运、销售、宰杀、加工业等人员，或在发病前1周内去过家禽饲养场所（或货档）是危险因素。人群一般对禽流感不易感。禽流感一年四季均可发生，以11月至次年4月发病率相对较高。

【临床表现】

1. 潜伏期　3日左右（1～7日），任何年龄均可发病，儿童和青壮年多见。一般对于H5N1，常禽类流感发生在前，人感染H5N1禽流感在后；对于H7N9，可无禽类流感发生，只出现人感染H7N9禽流感。

2. 临床症状　起病急，早期表现类似普通流感，主要为发热，体温以稽留热和不规则热型多见，大多在38.5℃以上，热程可达7日，伴有流涕、鼻塞、头痛、腹泻，可有咽痛、全身肌肉酸痛、全身不适、恶心、腹痛等症状，约半数患者肺部有实变体征，可闻及干、湿啰音。H5N1与H7N9的临床特点异同详见表27-11。

表27-11　H5N1与H7N9临床特点异同

	H5N1	H7N9
病原	H5N1	H7N9
人群易感性	10年45例	3个月130余例
地区分布	约17个省市	约9个省市
性别比（男：女）	1：1	2：1
年龄	青壮年为主	老年人为主
禽类接触史	约56%	约70%
病死率	约66%	约32%
禽类感染	均发病	可携带病毒不发病
人隐性感染	不清楚或无	有
季节	10月至次年5月	3—5月
临床症状	两者基本相同	
抗病毒治疗	两者相同	

部分患者病情进展快，有明显的出血征象，咳嗽，痰中带血，血压明显下降，休克，肺部炎症进行性加重，血氧饱和度、氧分压下降，可出现肺出血、反应性胸腔积液、急性呼吸窘迫综合征(acute respiratory distress syndrome，ARDS)、肾功能衰竭、败血症休克及瑞氏综合征、多脏器衰竭等而死亡。

预后与感染的病毒亚型有关，感染H9N2、H7N7、H7N2、H7N3者，大多预后良好；而感染H5N1者预后较差，病死率约为66%，H7N9病死率约为32%。预后及临床症状轻重还与治疗是否及时、是否有并发症等有关。

【实验室检查】

1. *血常规* 白细胞总数降低，淋巴细胞相对增多。重症患者多有白细胞总数、淋巴细胞及血小板减少。

2. *甲型流感病毒抗原、抗体检测* 取患者呼吸道标本检测甲型流感病毒H抗原，仅可作为初筛实验；动态检测双份血清相关亚型禽流感病毒特异性抗体水平是否呈4倍或以上升高。

3. *相关亚型病毒核酸检测* 可用RT-PCR法检测相关亚型禽流感病毒RNA。

4. *病毒分离* 从患者呼吸道标本中(咽拭子、口腔含漱液、鼻咽或气管吸出物、痰或肺组织)分离相关的亚型禽流感病毒。

5. *胸部影像学检查* 可显示为肺内片状影。重症患者肺内病变进展迅速，呈大片状磨玻璃样影及肺实变影像，少数可有胸腔积液。

【诊断】

诊断主要结合流行病学史、临床表现和实验室检查。

1. *医学观察病例* 曾到过疫点，或与家禽及禽流感患者有密切接触史，1周内出现流感临床表现者。

2. *疑似病例* 曾到过疫点，或与家禽及禽流感患者有密切接触史(也可流行病学史不详)，1周内出现流感临床表现，呼吸道分泌物、咽拭子、痰液、血清甲型流感病毒抗原阳性。

3. *确诊病例* 符合上述临床表现，或有流行病学接触史，且呼吸道分泌物标本中分离出相关禽流感亚型病毒；或相关禽流感亚型病毒核酸检测阳性，经过测序证实；或动态检测双份血清相关禽流感亚型病毒特异性抗体水平呈4倍及以上升高。

4. *重症病例* 肺炎合并呼吸衰竭或其他器官衰竭者为重症病例。

禽流感应注意与流感、上呼吸道感染、肺炎、SARS、军团菌肺炎、衣原体和支原体肺炎等鉴别。

【治疗】

1. *对症支持治疗* 对人感染禽流感目前无特异治疗方法，主要是综合对症支持治疗。密切观察病情变化，对高热、体温超过39℃者，应每日摄X线胸片，查血气分析。重症病例可给予糖皮质激素、面罩吸氧、无创或有创呼吸机辅助通气治疗。

2. *抗病毒治疗* 对疑似病例应及早应用抗病毒药物，可试用奥司他韦、扎那米韦或帕拉米韦(详见“流行性感冒”)。H5N1、H7N9亚型病毒对金刚烷胺和金刚乙胺耐药，不建议单独使用。抗病毒药物的使用原则如下。

(1) 在使用抗病毒药物之前应留取呼吸道标本。

(2) 抗病毒药物应尽量在发病48小时内使用。重点使用人群为：① 人感染H5N1、H7N9禽流感病例。② 甲型流感病毒抗原快速检测阳性的流感样病例。③ 甲型流感病毒抗原快速检测阴性或无条件检测的流感样病例，具有下列情况者：有密切接触史(包括医护人员)出现流感样症状者；发生聚集性流感样病例；有基础疾病如慢性心肺疾病、高龄、孕妇等流感样病例；病情快速进展及临床上认为需要使用抗病毒药物的流感样病例；其他不明原因肺炎病例等。

(3) 对于临床认为需要使用抗病毒药物的病例，发病超过48小时亦可使用。

3. *抗菌药物治疗* 禽流感患者常同时感染其他病原菌，可选用氟奎诺酮类或大环内酯类抗菌药物。

4. 转科或出院标准

(1) 因基础疾病或合并症较重,需较长时间住院治疗的患者,待人感染相关亚型禽流感病毒核酸检测连续2次阴性后,可转出隔离病房至相应病房或科室进一步治疗。

(2) 体温正常,临床症状基本消失,呼吸道标本示人感染相关亚型禽流感病毒核酸检测连续2次阴性,可以出院。

【预防】

一旦发现禽类或其他动物感染H5N1、H7N9病毒,应按照《动物检疫法》有关规定,就地销毁,对疫源地进行彻底消毒。

收治患者的门诊和病房按规定标准做好隔离消毒,对患者及疑似患者进行隔离;医护人员要做好个人防护。对密切接触者可口服奥司他韦。对人感染禽流感目前尚无有效疫苗,甲型H1N1、H3N2以及乙型流感疫苗不能预防人感染禽流感。

(北京大学第一医院 徐小元)

三、H7N9

人感染H7N9禽流感是一种新的急性呼吸道传染病,由一种新型重配的H7N9病毒引起,主要通过密切接触禽类的分泌物传播。感染多见于老年、男性患者,临床表现为急性发热、咳嗽、咳痰。大部分患者进展迅速,可出现呼吸窘迫综合征、感染性休克,甚至多脏器功能衰竭而死亡。实验室检查表现外周血白细胞计数正常或降低,肌酶升高等。自2013年中国发现全球首例人感染H7N9禽流感病例之后,迄今为止,每年冬春季节都会出现一波H7N9流感疫情,给公共卫生安全带来威胁。我国已经将人感染H7N9禽流感按照乙类传染病处置。

【病原学】

H7N9禽流感病毒属于甲型流感病毒,具有典型的甲型流感病毒的结构特点,同时又是一个全新的重组流感病毒,是由6个来自H9N2的内部蛋白基因(PB2、PB1、PA、NP、MP、NS)、H7血凝素基因(HA)和N9神经氨酸酶基因(NA)等8个流感病毒基因片段重配形成的一个新型病毒。病毒8个基因片段中有6个是禽源性,其中H7基因来自浙江家鸭的H7N3,N9基因来自韩国候鸟的H7N9。

1. “双受体结合” 不同的流感病毒识别不同的细胞受体,这是造成种属屏障的重要原因。H7N9禽流感病毒HA与受体结合有关的位点突变之后(HA Q226L/I,G186V)增加了HA结合人流感病毒受体的能力。同时,H7N9禽流感病毒的受体结合区150环的位置一个糖基化位点的缺失导致病毒对禽流感病毒受体结合能力降低。通过生物学实验证明,H7N9禽流感病毒在发生上述变异后,具有典型的“双受体结合”特点,即H7N9禽流感病毒可以同时结合唾液酸α-2,3型受体(禽流感病毒受体)和唾液酸α-2,6型受体(人流感病毒受体),这表明H7N9禽流感病毒获得了感染人上呼吸道能力,因此,H7N9比H5N1禽流感病毒更容易感染人。

2. 低致病性 HA的前体分子为HA0,在病毒成熟过程中,HA0分子要裂解成HA1和HA2两条多肽,病毒才具有感染性。不同亚型的禽流感病毒HA裂解位点的氨基酸组成不同,低致病性禽流感病毒的HA裂解位点只含1~2个碱性氨基酸,而高致病性禽流感病毒的HA裂解位点则至少含4个碱性氨基酸。2013年以来流行的H7N9禽流感病毒的HA裂解位点氨基酸序列为PEIPKGR↓GLF,仅含赖氨酸(K)和精氨酸(R)2个碱性氨基酸残基,显示尚未发生切割位点的改变,该毒株对禽类而言为低致病性禽流感病毒。但是2017年初,在我国广东省以及台湾省发现部分H7N9禽流感病例中分离到的病毒在HA蛋白裂解位点插入了4个氨基酸(KRTA)。与低致病H7N9病毒相比,该病毒在没有TPCK胰酶的条件下仍可高效复制,从生物学上证实了4个氨基酸(KRTA)的插入导致了H7N9病毒由低致病性到高致病性表型变化。该病毒保留了H7N9病毒的双受体结合特性,提示病毒仍易发生从禽到人。

人感染H7N9禽流感病毒对热比较敏感，56℃加热30分钟、60℃加热10分钟、煮沸(100℃)2分钟以上可被灭活。在22℃或在水中可存活较长时间，对碱敏感，但是耐酸。用紫外线直接照射，可迅速破坏人感染H7N9禽流感病毒的感染性。对乙醚、甲醛、氯仿、过氧乙酸、丙酮等有机溶剂均敏感。常用消毒剂如氧化剂、十二烷基硫酸钠、稀酸、卤素化合物(如漂白粉和碘剂)等容易将其灭活。

【流行病学】

疫情的分布最初主要聚集在上海、江苏和浙江的长三角地区，后逐步扩展至北京、香港、广东、福建等省。表现为高度散发。疫情有较明显的季节分布特点，以冬春季节为主，即每年的12月至次年3月，7—9月一般是发病的低谷。

1. *传染源* 现有实验室检测结果和流行病学调查结果提示，人感染H7N9病毒与活禽市场鸡分离的病毒高度同源(同源性超过99.4%)，而关闭活禽市场1周，大概一个潜伏期后，新发病例明显下降。由此证实活禽市场中的鸡是人类病例的感染来源，活禽市场是导致病例感染的重要的暴露场所。携带H7N9禽流感病毒的禽类或被该病毒污染的环境是传染源。病毒除经呼吸道传播外，也可通过密切接触感染的禽类分泌物或排泄物等被感染。流行病学调查结果显示，大多数病例(>80%)在发病前2周内均有禽类暴露史，并在患者接触过的家禽标本及相关活禽市场标本中检测出了H7N9禽流感病毒核酸。但值得注意的是，家养禽暴露中有很大一部分病例的禽类暴露情况是将从市场购回的禽类在家中饲养，或与家中原有禽类混养之后感染发病。禽和环境病毒—人体病毒分析的生态学研究提示：病毒可能的播散模式为活禽批发市场—活禽零售市场—人。另外，对于存在的家庭聚集发病现象，通过病毒株的同源性分析，基本界定为人传人，但是因为没有持续传播，没有三代患者，因此仍为有限的人传人。

2. *传播途径* 病例对照研究结果显示，直接接触禽类是感染H7N9禽流感病毒的危险因素。另外，该病例对照研究结果还显示，仅间接接触禽(与禽体或相关部位、部分或涉禽物品距离1 m以内)也是人感染H7N9禽流感病毒的危险因素；前往活禽市场但无禽类接触同样是重要的危险因素。这些结果提示，直接接触禽或通过接触病毒污染的环境均为人感染H7N9禽流感可能的传播方式。对2013年、2014年及2015年三波流行的患者进行分析，发现其禽接触的比例分别为87%、88%及90%。另外，对于前往活禽市场但无禽类接触也作为人感染H7N9禽流感的危险因素，推测有两种可能的暴露方式：① 患者的手无意中接触过被污染的物品表面或环境；② 活禽摊档由于各种原因形成的包含有病毒的气溶胶被患者吸入。有人推测，脱毛机的使用可能是形成病毒气溶胶的重要机制。但是这两种暴露方式还仅作为推测，仍需开展相关研究进行确认或排除。另外，有研究在H7N9禽流感死亡患者的粪便中检出H7N9禽流感病毒，因此，认为H7N9禽流感病毒也可能通过人类粪便进行传播。

3. *易感人群* 人群普遍易感。但患者主要为老年人，年龄中位数为61岁，42.3%的患者年龄≥65岁。70%是男性。研究发现，人感染H7N9禽流感病毒导致的疾病严重程度与年龄呈正相关，≥65岁人群感染发展为重症病例的概率比年轻人群高5.1倍，可能与暴露于家禽的概率高、免疫力下降及存在基础疾病等因素有关。比较123例H7N9禽流感病例、119例H5N1禽流感病例和3 486例H1N1(2009)病例发现，H7N9病毒感染患者的平均年龄比其他两组流感人群高。

【发病机制和病理解剖】

H7N9禽流感病毒能感染Ⅱ型肺泡上皮细胞并有效复制，该感染损伤可能直接损坏肺功能。同样发现H7N9患者血清中IL-10、MIG、MCP-1、IL-6、IL-8和IFN-a显著高于健康人，表明天然免疫应答紊乱在患者中引发了“细胞因子风暴”，导致全身炎症反应，可出现ARDS、休克及多脏器功能衰竭。感染H7N9禽流感患者肺的病理改变为典型的病毒性肺炎，肺泡腔内渗出较明显，渗出物浓缩凝结成一层红染的膜样物贴附于肺泡内表面，即透明膜形成。支气管上皮的肺泡上皮也可增生，甚至形成多核巨细胞。

进一步通过人群血清检测，未能检测到H7抗体存在，表明人群从来没有接触过此类病毒，基本上是免疫空白。因此，H7N9禽流感病毒通过在肺部的有效复制造成肺部损害，由于人群没有接触过该种病毒，免疫应答紊乱所造成的“细胞因子风暴”是导致临床重症和死亡的重要原因。随后进一步研究发现，感染病例肺组织中细胞因子的浓度比血液中的浓度高100～1 000倍，而且干扰素诱导的跨膜蛋白3（IFITM3）不同的基因型对临床症状有不同的影响，其中C/C基因型比C/T基因型和T/T基因型H7N9禽流感病毒感染所导致的临床症状要严重，提示宿主遗传背景也会影响病毒的致病性。

【临床表现】

人感染H7N9禽流感的主要症状是发热，继而或出现下呼吸道感染症状，几乎所有确诊病例均来自“不明原因肺炎”。疫区在2013年的流行季节筛查“不明原因肺炎”的病原体，发现H7N9禽流感病毒阳性的比例在0.5%～1.2%之间。根据流感的潜伏期及现有人感染H7N9禽流感病例的调查结果，潜伏期一般为3～4日。也有研究认为潜伏期可能长达7～10日。

2013年开始至2018年结束的H7N9禽流感病例中绝大部分为重症，病死率超过30%，与越南和泰国等地报道的H5N1预后相近。并且对2013年、2014年、2015年三个时期的患者进行分析，发现其重症的比例并无差别。症状主要集中在下呼吸道，基本无鼻塞、流涕、咽痛等上呼吸道症状。大部分患者初期表现为流感样症状，有的患者有畏寒高热、肌肉酸痛、食欲缺乏，早期无咳嗽、咳痰；后期重症患者病情发展迅速，表现为重症肺炎，有气急和粉红色痰，非痰中带血丝，与结核引起的咯血有明显不同。绝大部分气急的患者短时间内发展成ARDS，提示对于气急的患者，需要警惕重症化，并及早采取有效的方法来阻断。重症患者可同时表现为休克、脓毒症、急性肾损伤等。部分患者有病毒性腹泻的典型表现，水样，每日2～5次，持续1～2日，自限，但发生率远低于H5N1病例。个别患者有横纹肌溶解表现，但未见在H7N7亚型感染中常见的结膜炎。H7N9流感病毒感染对下呼吸道的偏好性显示病毒在下呼吸道的复制效率可能更高，对患者痰液及下呼吸道分泌物的检测较咽拭子检测有更高的阳性率。我国科学家对111名最初的人感染H7N9禽流感住院患者调查结果显示，最常见的临床表现是发热（100%），其次是咳嗽（90.1%）、咳痰（55.9%）、气急（55.9%）等，无鼻塞、流涕等上呼吸道感染表现，偶见咽痛。部分患者可以始终没有咳嗽、咳痰，表现为不明原因发热。

对疾病重症化预测的研究发现，有基础疾病是疾病重症化的独立危险因素。发病第二周的血浆血管紧张素Ⅱ水平可以预测疾病预后，优于C反应蛋白、肺炎严重指数和SMART－COP评分。

【实验室检查】

1. *血常规* 对人感染H7N9禽流感患者进行调查发现，患者白细胞总数一般不高或降低，重症患者多有白细胞总数及淋巴细胞减少，并出现血小板降低。淋巴细胞绝对数减少的比例达到88.3%，血小板减少的比例达到73%。研究发现，H7N9患者在疾病进展过程中有低淋巴细胞血症，淋巴细胞百分比与疾病严重程度呈负相关。重症患者比轻症患者表现更严重的淋巴细胞减少。对H7N9禽流感患者骨髓进行穿刺活检发现骨髓中存在嗜血现象，可以解释患者白细胞为何偏低。因为H7N9禽流感起病迅速，部分患者在门诊会使用激素治疗，导致外周血白细胞计数升高，需要注意鉴别。

2. *血生化* 研究发现，H7N9感染患者存在与H5N1感染患者相似的天门冬氨酸氨基转移酶（AST）、丙氨酸氨基转移酶（ALT）、肌酸激酶（CK）和乳酸脱氢酶（LDH）的升高，这些明显不同于 H1N1(2009)患者。

3. *C反应蛋白及前降钙素* H7N9 禽流感患者C反应蛋白升高的比例高达76.6%,数值最高可达到200 mg/L以上。C反应蛋白是细胞因子如IL-6、IL-1以及TNF刺激肝脏上皮细胞产生的。而重症的H7N9存在细胞因子风暴,上述细胞因子往往几十倍地增高,可以导致C反应蛋白升高,早期需注意与细菌性感染鉴别,同时需警惕社区获得性的合并细菌感染。这时结合前降钙素(PCT)结果对于鉴别是否合并细菌感染有价值,但是PCT的敏感性不高。

4. *病原学检查*

(1) 核酸检测:对可疑患者呼吸道标本采用real-time PCR(或普通RT-PCR)检测H7N9禽流感病毒核酸,在人感染H7N9禽流感病毒病例早期识别中宜首选核酸检测。对重症病例应定期行呼吸道分泌物核酸检测,直至阴转。有人工气道者优先采集气道内吸取物(ETA)。

(2) 甲型流感病毒抗原检测:呼吸道标本甲型流感病毒抗原快速检测阳性。仅适用于没有核酸检测条件的医疗机构作为初筛试验。

(3) 病毒分离:从患者呼吸道标本中分离H7N9禽流感病毒。

(4) 动态检测:急性期和恢复期双份血清H7N9禽流感病毒特异性抗体水平呈4倍或以上升高。

目前,认为呼吸道标本最佳采集时间为发病后3日内,但是也有可能在2周后甚至3周后仍然检测到病毒。用于病毒RNA检测的血清或血浆标本应在发病后7～9日采集。用于病毒特异性抗体检测的血清标本需要采集急性期、恢复期双份血清。第一份血清应尽早(最好在发病后7日内)采集,第二份血清应在发病后第3～4周采集。采集量要求5 ml,以空腹为佳。

优先考虑的采集标本类型包括上呼吸道标本、下呼吸道标本、血清标本,如果患者有腹泻症状应采集粪便标本,如有脑炎症状应采集脑脊液标本。上呼吸道标本包括咽拭子标本、鼻拭子、鼻咽拭子及鼻咽吸取物等;下呼吸道标本包括气管吸取物、肺穿刺物及患者进行插管治疗可采集插管吸取物。目前,已有部分证据证明下呼吸道标本检测H7N9禽流感病毒要优于上呼吸道标本,但是在采集标本时还是要尽可能同时采集上、下呼吸道标本,因为上呼吸道标本同时也是检测其他普通流感病毒最合适的标本。

【影像学检查】

人感染H7N9禽流感病毒的患者发生肺炎时肺部出现不同范围的片状影像,与临床表现基本一致。本病进展迅速,多数患者在初次影像学检查时即表现为重症肺炎。常规X线表现具有一定的特征:在发病2日内肺部即可出现小斑片状影,呈单发或多发,病变以磨玻璃样密度影(ground-glass opacity, GGO)为主,可合并肺实变;片状影分布在双侧肺或主要位于一侧肺。肺部浸润实变速度快,短时间内发展为两肺弥漫性磨玻璃样阴影或肺实变阴影,并可引起全身多器官功能衰竭等并发症。肺CT可见病变为多肺段,范围较广泛,进展快,两肺下叶最易受累,以肺实质病变为主,主要表现为磨玻璃样改变和实变,可见充气支气管征,可有肺间质改变以及胸腔积液,纵隔淋巴结肿大少见。影像学表现虽然具有一定特征性,但没有特异性。需与危重症甲型H1N1流感肺炎、细菌性肺炎、传染性非典型肺炎、衣原体肺炎、支原体肺炎等疾病进行鉴别。

【诊断】

根据流行病学接触史、临床表现及实验室检查结果,可做出人感染H7N9禽流感的诊断。在流行病学史不详的情况下,根据临床表现、辅助检查和实验室检测结果,特别是从患者呼吸道分泌物标本中分离出H7N9禽流感病毒,或H7N9禽流感病毒核酸检测阳性,或动态检测双份血清H7N9禽流感病毒特异性抗体水平呈4倍或以上升高,可做出人感染H7N9禽流感的诊断。

1. *流行病学史* 发病前一周内接触禽类及其分泌物、排泄物,或者到过活禽市场,或者与人感染H7N9禽流感病例有流行病学联系。将到过活禽市场定位为流行病学史,可以提高人们的防护意识，对卫生疾控部门的后期现场清除和消杀也具有指导意义。

2. 诊断标准

(1) 疑似病例：符合上述临床表现，甲型流感病毒抗原阳性，或有流行病学史。研究表明，甲型流感病毒抗原阳性中，最多见的还是季节性流感 H3N2，大约占 88%，其次是 H1N1，大约 11%，H7N9 的比例在 1%左右。因此，甲型流感病毒抗原阳性仍为疑似 H7N9 病例。另外需要警惕的是，甲型流感病毒抗原的假阳性率非常高，对于 RT－PCR 确诊的患者，抗原检测的敏感性大约只有 RT－PCR 的 50%。并且与病毒的浓度也有关，对于 PCR 的 CT 值大于 30 的标本，PCR 仍为阳性，但是病毒抗原几乎就测不到了。

(2) 确诊病例：符合上述临床表现，或有流行病学接触史，并且呼吸道分泌物标本中分离出 H7N9 禽流感病毒，或 H7N9 禽流感病毒核酸检测阳性，或动态检测双份血清 H7N9 禽流感病毒特异性抗体水平呈 4 倍或以上升高。

【鉴别诊断】

应注意与人感染高致病性 H5N1 禽流感等其他禽流感、季节性流感(含甲型 H1N1 流感)、细菌性肺炎、传染性非典型肺炎(SARS)、中东呼吸综合征(MERS)、腺病毒肺炎、衣原体肺炎、支原体肺炎等疾病进行鉴别诊断。鉴别诊断主要依靠病原学检查。在疾病早期，人感染 H7N9 禽流感所致的病毒性肺炎与其他病毒性肺炎从临床表现以及实验室检查方面来看，均无法鉴别。只能做病原体鉴别。

【治疗】

1. 隔离　对疑似病例和确诊病例均应进行隔离治疗。

2. 对症治疗　可吸氧，根据缺氧程度可采用鼻导管、开放面罩及储氧面罩进行氧疗。可应用解热药、止咳祛痰药物等。

3. 抗病毒治疗　能改善症状并有效减少体内病毒的含量。治疗的早晚与预后相关，若迟用药物会增加死亡风险。对浙江省 2013 年 3 月到 2017 年 4 月的 160 例病例进行深入调查研究发现，在发病的 48 小时内开始抗病毒治疗的患者病死率低，病毒血症持续时间短。但是目前绝大多数 H7N9 禽流感患者常在病程 5 日后确定诊断并接受抗病毒治疗。此时，器官损伤已经进入不可逆阶段，使用抗病毒治疗并不能降低病死率。

抗病毒治疗药物主要有神经氨酸酶抑制剂和离子通道抑制剂两类。研究显示，H7N9 病毒对神经氨酸酶抑制剂，如奥司他韦(达菲)、扎那米韦敏感，而对离子通道抑制剂耐药。一些研究报道，部分 H7N9 病毒已对奥司他韦和其他神经氨酸酶抑制剂药物产生抗药性，但是耐药的病毒株复制效率和致病力均有下降，不是流行的主流毒株。美国 CDC 建议所有住院确诊病例及门诊疑似病例均需早期应用抗病毒药物，同时还建议最近有接触过确诊 H7N9 病例的门诊患者也应该接受抗病毒治疗。应在发病 48 小时内使用抗流感病毒药物，对于临床认为需要使用抗病毒药物的病例，即使发病超过 48 小时也应使用。但是两种神经氨酸酶抑制剂联合使用并不优于单药治疗。

(1) 神经氨酸酶抑制剂

1) 奥司他韦(Oseltamivir)：可用于所有年龄段人群。成人剂量 75 mg 每日 2 次，疗程 5～7 日，重症病例疗程可延长 1 倍以上。1 岁及以上年龄的儿童患者应根据体重给药：体重不足 15 kg 者，予 30 mg 每日 2 次；体重 15～23 kg 者，予 45 mg 每日 2 次；体重不足 23～40 kg 者，予 60 mg 每日 2 次；体重大于 40 kg 者，予 75 mg 每日 2 次。对于吞咽胶囊有困难的儿童，可选用奥司他韦混悬液。研究证明，双倍剂量的奥司他韦并不优于常规剂量。

2) 帕拉米韦(Peramivir)：重症病例或无法口服者可用帕拉米韦氯化钠注射液，成人用量为 300～600 mg，静脉滴注，每日 1 次，疗程 1～5 日，重症病例疗程可适当延长。目前临床应用数据有限，应严密观察不良反应。

3) 扎那米韦(Zanamivir)：成人及 7 岁以上

青少年用法为每日2次,间隔12小时;每次10 mg(分两次吸入)。

(2)离子通道M2阻滞剂:目前监测资料显示,所有H7N9禽流感病毒对金刚烷胺(Amantadine)和金刚乙胺(Rimantadine)耐药,不建议使用。

4. *单克隆抗体* 发现了可靶向H7N9禽流感病毒新表位的高活性抗病毒全人源抗体m826。m826抗体是从一个超大型天然全人源抗体库中筛选得到的。该抗体具有独特的作用机制:其通过靶向H7N9禽流感病毒血凝素上的一个新表位,不直接中和病毒,而是诱发很强的抗体依赖性细胞介导的细胞毒作用(ADCC)活性,从而招募天然杀伤细胞等免疫细胞,来消灭病毒及被病毒感染的细胞。动物实验证明,m826抗体无论用于预防或治疗,均可完全保护小鼠不被高剂量禽流感病毒感染,具有很强的体内抗病毒活性。

5. *抗菌治疗* 抗菌药物应在明确继发细菌感染时或有充分证据提示继发细菌感染时使用。

6. *重症患者的治疗* 除了抗病毒治疗外,对多器官衰竭患者应建立起相应的支持治疗。处理要点:抗休克治疗;抗低氧血症治疗;防止多脏器功能衰竭;维持水、电解质平衡;维持微生态平衡。慎用糖皮质激素,研究发现,高剂量的激素(大于150 mg/d)与高病死率有关,并且显著延长病毒血症持续时间。恢复期血浆用于H7N9禽流感危重症患者的治疗已经有相关报道。间充质干细胞在H7N9禽流感中也进行了有益的探索,发现可以显著提高H7N9禽流感患者出现ARDS后的存活率。

【预后】

人感染H7N9禽流感预后较差,病死率约为30%。本病预后还与患者年龄、是否有基础疾病、治疗是否及时、是否有并发症有关。对存活的H7N9禽流感患者的长期随访发现,患者的脏器功能包括肝肾功能、心功能、凝血功能、生化学检查在随访期间均能恢复至发病前水平,肺部影像学的改变有部分改善,表现为磨玻璃样改变及局部慢性炎症表现及间质纤维化表现,有空气支气管征、局部实变、胸膜下线改变、胸膜增厚、肺大泡形成、蜂窝织样改变等。随着随访时间的延长,肺功能也有所改善,从最初的合并轻至中度通气功能障碍,到半年后患者均无明显限制性通气功能障碍,但仍存在轻至中度弥散功能不全,推测患者呼吸功能受肺纤维化影响。

【预防】

H7N9禽流感疫情的流行蔓延对我国经济发展造成了巨大影响,如果不能及时控制,将会影响社会稳定。因此,甲型H7N9禽流感防治工作不仅是一个公共卫生问题,更是一个国家安全问题。

1. *关闭活禽交易市场,监测及控制传染源* 人感染H7N9禽流感病毒与其他禽流感不同的一个显著特点是,其并不引发禽类流感疫情。因此,我们不能对其进行有效的追踪控制。但是,我们可以从禽类及活禽生存环境(如活禽交易市场)中分离出病毒。活禽交易市场的开放是禽流感疫情发生发展的一个重要因素。从历年疫情的防控经验来看,关闭活禽市场是一项非常有效的措施。关闭活禽市场1周,大约一个潜伏期以后,新发病例明显下降。需要永久性关闭活禽市场。加强对禽类转运、贩售的管理,从社会、经济、文化、生物和环境层面多管齐下,采取分类指导和管理的策略重构活禽市场体系。只有关闭活禽交易市场,同时加强禽间禽流感的监测,才能在源头上抑制禽流感疫情的进一步发展。

一旦发现禽流感疫情,必须按照《动物检疫法》有关规定进行处理。对病鸡群进行严格隔离、封锁、扑杀、销毁,对鸡场进行全面清扫、清洗、彻底消毒。对死禽及禽类废弃物应销毁或深埋。养殖人员及所有相关人员、与家禽或人禽流感患者有密切接触史者做好防护工作并加强监测,一旦出现流感样症状,应及时采集患者的鼻咽部分泌物、漱口液、痰或气管吸出物和血清送至指定实验室,进行核酸快速检测、病毒分离和抗体检测，尽快明确诊断，同时应采取相应的防治措施。有条件者可在48小时内口服抗病毒药物。

2. *普及H7N9禽流感病毒知识，做到早发现、早报告、早诊断、早治疗* 卫生部门等相关部门应积极开展舆情监测，针对公众和社会关注的热点问题，积极做好疫情防控知识宣传和风险沟通，指导并促进公众养成良好的卫生习惯，尤其要加强对从事活禽养殖、屠宰、贩卖、运输等行业人群的健康教育和风险沟通工作。

大约70%的患者在基层医院首诊。调查发现，H7N9禽流感患者从发病到确诊的平均时间大约5日，提示基层医院对于该病认识仍不足，并且存在使用利巴韦林或阿昔洛韦治疗流感的认识误区。建议基层医院开展甲型流感快速筛查，对于近期有活禽接触史，或频繁在活禽市场活动的，年龄大于50岁，有基础疾病的人群应当提高警惕，加强检测。强调即使病毒阴性，如果白细胞降低并且胸片提示有肺炎，也需要及时抗病毒治疗，做到早期发现、早期诊断以及早期治疗。治疗首选奥司他韦，重症病例可以使用帕拉米韦。

3. *完善突发公共卫生事件应急体制，提升应对能力* 虽然目前人感染H7N9禽流感病例呈散发状态，也还没有足够支持病毒人传人的证据，但是一旦病毒发生变异，人际间传播并非不可能，且到时将暴发人感染H7N9禽流感的大规模流行。

因此，政府及卫生部门应高度重视流感大流行的应对工作，加强公共卫生应急体系和能力建设，加大流感疫情监测、疫苗、抗病毒药物技术和生产能力储备投入。2009年H1N1流感大流行期间，我国政府启动了由卫生部、国家质量监督检验检疫总局、农业部等国务院相关部委办局组成的联防联控体制，这一体制对于H1N1流感大流行的控制起到了至关重要的作用。同样地，这一体制对于H7N9禽流感的控制也能发挥极大的作用。

4. *疫苗的研发* H7N9禽流感病毒为一种新型病毒，其抗原性与以往流行的禽流感病毒不同。因此，原有的季节性流感疫苗和禽流感疫苗对其缺乏免疫保护作用。针对H7N9禽流感病毒的特异性疫苗正在研制中，WHO公布的8个H7N9禽流感候选疫苗病毒已经通过了有关安全测试和双向血细胞凝集试验。候选的疫苗株来自两个毒株：A/Shanghai/2/2013类似株和A/Anhui/1/2013类似株。虽然在H7N9流行中产生了一些基因序列变化，但迄今为止，大多数H7N9菌株的抗原特征仍类似于A/Anhui/1/2013病毒株。目前，国内也有许多针对疫苗表位的研究，陶等鉴定出4个HA蛋白线性B细胞抗原表位，其中第172～183和第452～472区段具有更好的H7亚型特异性，可作为新型疫苗表位设计的依据(图27-6)。

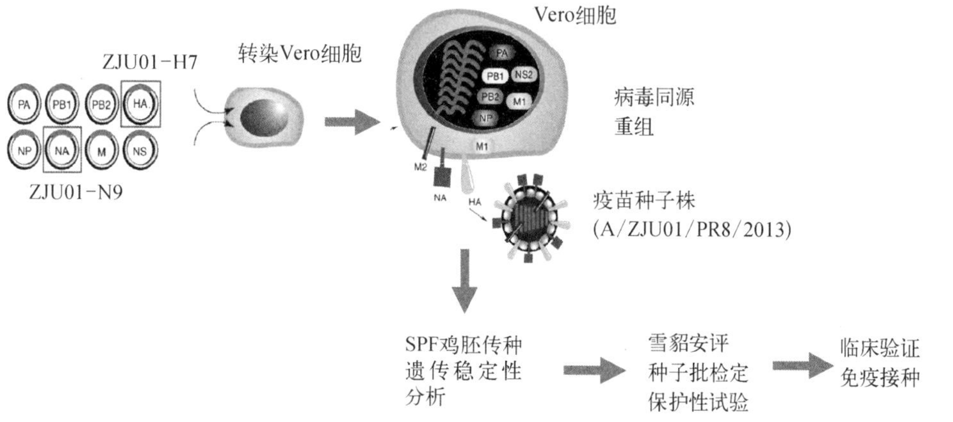

图27-6 H7N9禽流感疫苗研制流程

参考文献

[1] 中华人民共和国卫生和计划生育委员会. 人感染H7N9禽流感诊疗方案(2014).

[2] 任瑞琦,周蕾,向妮娟,等. 中国内地人感染 H7N9禽流感疫情流行病学特征分析[J]. 中华流行病学杂志,2014, 35(12): 1362－1365.

[3] 陈寅,茅海燕,李榛,等. 浙江省人感染 H7N9 禽流感病毒的基因组序列分析[J]. 中华流行病学杂志,2013,34(6): 604－608.

[4] Gao R, Cao B, Hu Y, *et al*. Human infection with a novel avian-origin influenza A (H7N9) virus [J]. N Engl J Med, 2013, 368: 1888－1897.

[5] Chen Y, Liang W, Yang S, *et al*. Human infections with the emerging avian influenza A H7N9 virus from wet market poultry: clinical analysis and characterization of viral genome[J]. Lancet, 2013; 381(9881): 1916－1925.

[6] Gao HN, Lu HZ, Cao B, *et al*. Clinical findings in 111 cases of influenza A (H7N9) virus infection [J]. N Engl J Med, 2013, 368: 2277－2285.

[7] Centers for Disease Control and Prevention. Interim risk assessment and biosafety level recommendations for working with influenza A (H7N9) viruses (http://www. cdc. gov/flu/avianflu/h7n9/risk-assessment. htm). (Accessed10 January 2015.)

[8] Yang L, Zhu W, Li X, *et al*. Genesis and Spread of Newly Emerged Highly Pathogenic H7N9 Avian Viruses in Mainland China[J]. J Virol, 2017.

[9] Ke C, Mok CKP, Zhu W, *et al*. Human Infection with Highly Pathogenic Avian Influenza A(H7N9) Virus, China[J]. Emerg Infect Dis, 2017, 23: 1332－1340.

[10] Zhu W, Zhou J, Li Z, *et al*. Biological characterisation of the emerged highly pathogenic avian influenza (HPAI) A(H7N9) viruses in humans, in mainland China, 2016 to 2017[J]. Euro Surveill, 2017, 22.

[11] Wang C, Yu H, Horby P W, *et al*. Comparison of patients hospitalized with influenza A subtypes H7N9, H5N1, and 2009 pandemic H1N1[J]. Clin Infect Dis, 2014, 58(8): 1095－1103.

[12] Cox NJ, Trock SC, Burke SA. Pandemic preparedness and the Influenza Risk Assessment Tool (IRAT)[J]. Current Topics in Microbiology and Immunology, 2014, 385: 119－136.

[13] Xiang N, Iuliano AD, Zhang Y, *et al*. Comparison of the first three waves of avian influenza A (H7N9) virus circulation in the mainland of the People's Republic of China[J]. BMC Infect Dis, 2016; 16: 734.

[14] Eibach D. Routes of transmission during a nosocomial influenza A(H3N2) outbreak among geriatric patients and healthcare workers [J]. Journal of Hospital Infection, 2014, 86: 188－193.

[15] Husain M. Avian influenza A (H7N9) virus infection in humans: epidemiology, evolution, and pathogenesis [J]. Infection, Genetics and Evolution, 2014, 28: 304－312.

[16] World Health Organization WHO risk assessment as of 2 October 2014 (http://www. who. int/influenza/human_animal_interface/influenza_h7n9/riskassessment_h7n9_2Oct14. pdf). Accessed 7 January 2015.

[17] Centers for Disease Control and Prevention. Interim risk assessment and biosafety level recommendations for working with influenza A (H7N9) viruses (http://www. cdc. gov/flu/avianflu/h7n9/risk-assessment. htm). Accessed 10 January 2015.

[18] Centers for Disease Control and Prevention Interim guidance on the use of antiviral agents for treatment of human infections with avian influenza A (H7N9) virus (http://www. cdc. gov/flu/avianflu/h7n9-antiviral-treatment. htm). Accessed 10 January 2015.

[19] Cowling BJ, Jin L, Lau EH, *et al*. Compamtive epidemiolog of human infections with avian influenza A H7N9 and H5N1 viruses in china: A population-based study of laboratory-confirmed cases[J]. Lancet, 2013, 382(9887): 129－137.

[20] Zhang Y, Gao H, Liang W, *et al*. Efficacy of oseltamivir-peramivir combination therapy compared to oseltamivir monotherapy for Influenza A (H7N9) infection: a retrospective study[J]. BMC Infect Dis, 2016, 16: 76.

[21] World Health Organization. Summary of status of development and availability of avian influenza A (H7N9) candidate vaccine viruses and potency testing reagents (http://www. who. int/influenza/vaccines/virus/candidates _ reagents/summary_a_h7n9_cvv_20150317. pdf? ua=1). Accessed 19 May 2015.

[22] World Health Organization Antigenic and genetic characteristics of zoonotic influenza viruses and development of candidate vaccine viruses for pandemic preparedness, 26 February, 2015. Accessed 15 May 2015.

[23] Fei Yu, He Song, Yanling Wu, *et al*. A Potent Germline-like Human Monoclonal Antibody Targets a Ph-Sensitive Epitope on H7N9 Influenza Hemagglutinin[J]. Cell Host Microbe, 2017, 22 (4): 471 - 483. e5.

[24] Zheng S, Wang Y, Yu F, *et al*. Benefit of early initiation of neuraminidase inhibitor treatment to hospitalized patients with avian influenza A (H7N9) virus[J]. Clin Infect Dis, 2017.

[25] Cao B, Gao H, Zhou B, *et al*. Adjuvant Corticosteroid Treatment in Adults With Influenza A (H7N9) Viral Pneumonia[J]. Crit Care Med, 2016, 44: e318 - 28.

[浙江树人大学树兰国际医学院附属树兰(杭州)医院 高海女]

第十节 中东呼吸综合征

中东呼吸综合征(MERS)是一种由新型冠状病毒(β冠状病毒属)引起的急性病毒性呼吸道疾病,临床表现从没有症状或轻微呼吸道症状到严重的急性呼吸道疾病及死亡不等,典型表现为发热、咳嗽、气短等。治疗方案主要包括支持和营养治疗,重症患者需要呼吸机辅助呼吸和肾脏替代治疗。目前尚无有效的疫苗,应预防病毒传播。

首例患者于2012年在沙特阿拉伯被确诊。2015年5月20日,韩国实验室确诊首例输入性MERS,发生了中东地区以外最大规模的疫情。2015年5月29日发生了中国首例输入性韩籍病例。截至2021年6月,WHO公布了2 574例实验室确诊病例,其中886例死亡。

【病原学】

在早期报道中,该病毒被称为"Human Coronavirus-Erasmus Medical Center/2012"(HCoV - EMC/2012)、新型冠状病毒(Novel Coronavirus, nCoV)、类SARS病毒或沙特SARS等。为了便于相互交流及报道,2013年5月15日,国际病毒分类委员会冠状病毒研究小组决定将此新型冠状病毒统一命名为"Middle East Respiratory Syndrome-Coronavirus",即MERS - CoV。冠状病毒在系统分类上属于套式病毒目、冠状病毒科、冠状病毒亚科。冠状病毒分为4个属(α、β、γ、δ),根据基因同源性可进一步把β属分为a、b、c、d四组,其中MERS - CoV属于冠状病毒科、β类冠状病毒的2c亚群,是一种具有包膜、基因组为线性非节段单股正链的RNA病毒。迄今,有8种冠状病毒能引起人类疾病,包括:α类CoV - 220E及CoV - NL63;β类A谱系CoV - OC43和CoV - HKU1、B谱系SARS - CoV;以及当前的MERS - CoV、SARS - CoV - 2。MERS - CoV病毒粒子呈球形,直径为120～160 nm。基因组长约30 kb,G/C含量41%,在5′端含有甲基化帽子,在3′端含有poly - A尾,这与其他冠状病毒的基因组结构相似,但又与β CoV A亚群有明显的区别,A亚群病毒普遍含有特征性的血凝素-酯酶基因(hemagglutinin-esterase, HE)。MERS - CoV基因组排列顺序为:5′-复制酶-结构蛋白[刺突蛋白(S)-包膜蛋白(E)-膜蛋白(M)-核蛋白(N)]- poly(A)- 3′[即5′- ORF1a/b - S - E - M - N - poly(A)- 3′](图27 - 7)。含10个完整的有功能的开放读码框(open reading frames, ORFs),由7个呈巢式排列的基因组mRNAs进行表达,基因组还包含了8个转录调节序列和2个末端非翻译区。其中ORF1a/b编码大的复制酶多蛋白,其他主要蛋白如E、M和N蛋白分别由ORF6、ORF7和ORF8编码。

MERS - CoV可以在40%相对湿度、20℃下存活48小时,在30%相对湿度、30℃条件下

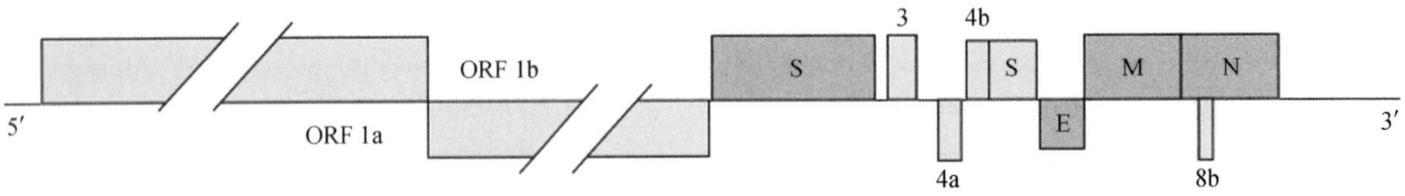

图 27-7 MERS-CoV 特征基因组排列顺序

存活24小时,提示外界环境中有存在该病毒的可能。MERS-CoV受体为二肽基肽酶4(DPP4),主要分布于人体深部呼吸道组织,可以部分解释中东呼吸综合征临床症状严重性。

【流行病学】

1. 传染源 自发现MERS-CoV病毒以来,研究人员对其传播源进行多方面的调查及研究。最初推测这种病毒可能来源于蝙蝠,因为蝙蝠体内携带有多种类型的冠状病毒。进化树发现MERS-CoV与在食虫蝙蝠上发现的β组冠状病毒c系Bt-HKU4及Bt-HKU5冠状病毒相接近。其中从首例确诊病例居住地沙特阿拉伯比沙堡(Bisha)附近栖息的埃及墓蝠的采集样本中,发现一个与MERS病毒RdRp片段相似性达100%的片段。但该研究样本数太少,而且蝙蝠与人类的接触十分有限,因此专家推测,在蝙蝠和人之间可能还有另一中间宿主作为连接放大器,能使病毒在其体内大量扩增,使之更易于传播给人。在实验室里,研究者已经发现MERS病毒可以在蝙蝠之外的其他一些动物的细胞系中复制,这些动物包括骆驼科动物、山羊、猪、兔、马和灵猫。从南非的苗氏棕蝠的粪便中鉴定的NeoCoV与感染人和单峰驼的MERS-CoVs在全长基因组核苷酸上有85.6%的一致。

通过对与人接触频繁的骆驼进行调查发现其在病毒储存和传播方面扮演重要角色。在阿联酋2003年存留的骆驼血清样本中也检测到抗MERS抗体,说明MERS-CoV在感染人之前已经在单峰骆驼中流行。测序结果显示,从骆驼体内检测到的MERS病毒片段和与其存在流行病学关联的人体内检测到的病毒片段高度相似。这些都表明单峰骆驼是可能的传染源及中间宿主。

聚集性病例的发生表明人也有可能成为传染源。2015年5月底发生在韩国的MERS-CoV疫情暴发,除了指示病例(index patient)有过动物接触史外,其余所有二代病例都发生在韩国国内,没有动物接触史。

2. 传播途径

(1) 动物源性传播:如上所述,目前蝙蝠被认为是MERS-CoV的原始宿主,单峰骆驼被认为是MERS-CoV传播的主要中间宿主,并且山羊、猪、兔、马、灵猫和刺猬等动物都被认识是MERS-CoV的潜在病毒库。现有研究认为,单峰骆驼相关的产品(包括奶、尿、肉等产品)的流通及其相关农业活动促进了动物向人类的传播。但是单峰骆驼相关产品消费的频率远高于MERS-CoVs感染的发病率。因此,与单峰骆驼的直接接触被认为是MERS-CoVs感染最重要的危险因素。

(2) 人—人传播:总体来说,人与人之间的传播是有限的,而且主要发生在医院内。在中东呼吸综合征发生初期,人们并不认为MERS-CoV存在大规模流行的可能,因为人—人传播需要严格的条件:需要人与人的紧密接触,迄今为止,人际间传播仅限于家人、患者以及医务人员。对于发生在家庭、医院的聚集病例,他们之间的传播可能与MERS-CoV污染了空气及机器设备有关。目前,无症状患者在MERS-CoV传播中的角色并没有被阐明。

传播途径以飞沫传播为主,MERS的R0值=0.41~0.92,不到1,其传播能力低于流感病毒、SARS病毒等。

3. 易感人群 MERS-CoV作为一种新发传染病病原,人群尚无形成有效的免疫屏障,一般人群在接触后都有感染的风险。总体来说,MERS以老年、男性居多,2014年的一项研究纳入了沙特阿拉伯70例患者,发现年龄超过65岁与死亡增加相关（*OR* 4.39，95% *CI* 2.13～9.05；$P<0.001$）。男性居多，跟中东地区的文化可能有关，男性有更多的可能与骆驼等传染源接触，而女性大多头戴面纱，减少了飞沫传播的可能。大多数患者患有一种或多种基础疾病，一项对 47 例患者的研究发现，其中 45 例患者有合并症，最常见的为糖尿病，其次为慢性肾病（表 27－12），且合并症越多死亡率越高。

表 27－12 患者因基础疾病而死亡比例

	患者(n=47)	死亡率(%)
伴随基础疾病	45(96%)	28(60%)
糖尿病	32(68%)	21(66%)
慢性肾脏病	23(49%)	17(74%)
慢性心脏病	13(28%)	10(77%)
高血压	16(34%)	13(81%)
慢性肺疾病	12(26%)	10(83%)
肥胖	8(17%)	5(63%)
吸烟	11(23%)	7(64%)
恶性肿瘤	1(2%)	1(100%)
使用激素	3(6%)	3(100%)

4. *流行病学特点* 截至 2015 年 6 月 10 日，中东呼吸综合征已在中东地区（10 个：沙特阿拉伯、阿联酋、约旦、卡塔尔、科威特、阿曼、也门、埃及、黎巴嫩和伊朗）、欧洲（8 个：法国、德国、意大利、英国、希腊、荷兰、奥地利和英国）、非洲（2 个：突尼斯和阿尔及利亚）、亚洲（4 个：马来西亚、菲律宾、韩国、中国）与美洲（1 个：美国）等 25 个国家报告。

从 2012 年到 2021 年 6 月，中东呼吸综合征已在中东地区（12 个：沙特阿拉伯、阿联酋、约旦、卡塔尔、科威特、阿曼、也门、埃及、黎巴嫩、巴林、伊朗和突尼斯）、欧洲（8 个：法国、德国、意大利、英国、希腊、荷兰、奥地利和英国）、非洲（2 个：突尼斯和阿尔及利亚）、亚洲（4 个：马来西亚、菲律宾、韩国、中国）与美洲（1 个：美国）27 个国家报告 MERS 确诊病例 2 574 例，其中 886 人死亡，病死率 34.4%。沙特阿拉伯报告病例最多，为 2 174 例，其中 808 人死亡，病死率 37.2%。韩国是除中东地区之外发病人数最多的国家，总共 188 例，占 7.3%，其中 36 人死亡，病死率 19.1%。韩国、菲律宾、中国和泰国是 2015 年新出现疫情的国家。2015 年主要有三波流行高峰，主要由韩国和沙特阿拉伯等多家医疗机构聚集性疫情引起。

【发病机制】

冠状病毒入侵首先通过表面的 S 蛋白和（或）HE 蛋白与宿主细胞的表面受体相结合。研究发现，二肽基肽酶 4（dipetidyl peptide 4，DPP4）能和 MERS－CoV 的刺突蛋白 S1 蛋白结构域特异性地结合，且 DPP4 在 MERS－CoV 非敏感细胞内重组表达能将该细胞变成 MERS－CoV 敏感细胞，DPP4 的抗体则能阻断病毒的感染，由此确定 DPP4 是 MERS－CoV 的功能性受体。MERS－CoV 功能性受体的发现不仅在人类新型冠状病毒溯源和跨种进化研究中发挥作用，还为病毒流行特征分析以及抗病毒药物和疫苗研究也提供了重要基础。DPP4 存在于人体的多种细胞中，包括肺上皮细胞以及肾脏细胞，并且在哺乳动物中相对保守，可以解释该疾病为何可以导致多系统的损伤，以及可能有多种动物宿主。

进入机体以后，MERS－CoV 表达辅助蛋白 4a，为一种双链 RNA 结合蛋白，参与了多种细胞抗病毒信号传导通道之间的作用，构成了感染与免疫系统之间互相拮抗的复杂网络（图 27－8）。近年的研究发现，病毒拮抗细胞天然免疫中 RIG－Ⅰ、MDA－5 等上游的感染感受信号，同时又影响Ⅰ型、Ⅱ型主要组织相容性基因，进而影响淋巴细胞活化所需的主要的细胞因子的表达水平。病毒同抗病毒的细胞限制因素和信号传导的拮抗机制是病毒跨种传播和宿主限制性的另一重要部分，也是抗病毒药物的潜在靶点。

【临床表现】

1. *潜伏期* 早先报道其临床平均潜伏期（incubation period，从感染病毒到出现临床表现的时间间隔）为 5.2 日，平均系列间隔（serial period，表示的是从患者症状发作到接触者的症

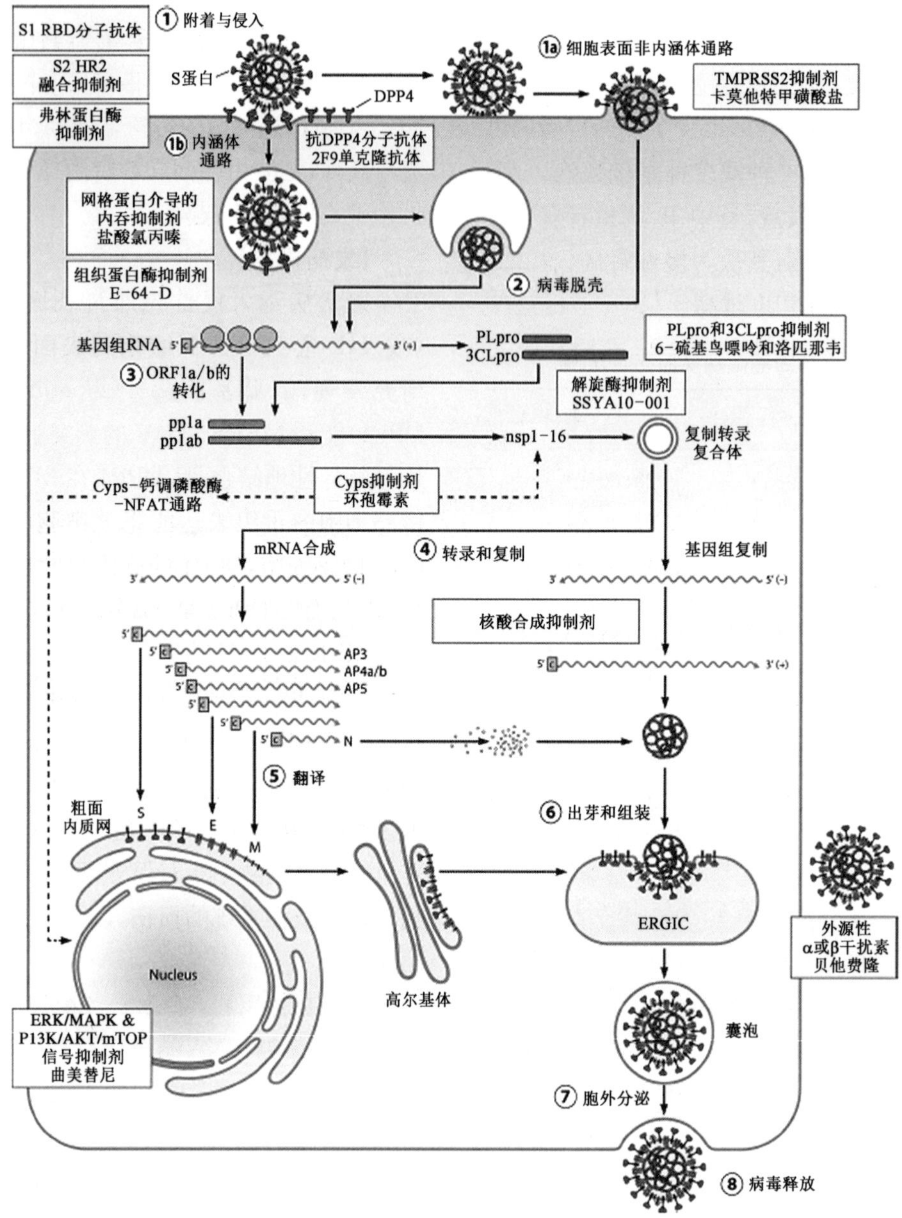

图 27-8 MERS-CoV 体内过程

状发作之间的间隔时间)为 7.6 日,166 例韩国 MERS-CoV 确诊病例分析显示,其平均潜伏期为 6.7 日,平均系列间隔为 12.6 日,表明 MERS-CoV 传染的发生可能在症状出现以后。尽管对 MERS 的病毒排毒规律仍不清楚,但是临床中可以观察到 MERS 的院内感染可以发生在患者起病的第 1 周内。

2. *临床表现* 早期主要表现为发热、畏寒、乏力、头痛、肌痛等,随后出现咳嗽、胸痛、呼吸困难,部分病例还可出现呕吐、腹痛、腹泻等症状。重症病例多在 1 周内进展为重症肺炎,可发生急性呼吸窘迫综合征、急性肾衰竭,甚至多脏器功能衰竭。

(1) 急性肾衰竭:急性肾衰竭患者占所有 MERS-CoV 感染患者的比例将近一半。急性肾衰竭一般出现在疾病的第 11 日,绝大部分需要肾脏替代治疗。急性肾衰竭较多见的原因可能有两个:① MERS 中有肾脏基础疾病的患者多,呼吸衰竭以后导致肾脏疾病加重;② 病毒直接侵犯肾脏,肾脏细胞存在 DPP4 受体,且在尿中可以检测到 MERS 病毒。与 SARS 比较,SARS 中发生急性肾衰竭的比例为 6.7%,绝大部分是因为低氧血症所致,一般发生在病程的第 20 日,其中仅大约 5%的患者需要肾脏替代治疗。

(2) 中东呼吸综合征:临床症状与其他严重呼吸道病毒感染比较并无特异性,同时存在无症状隐性感染者,部分病例可无临床症状或仅表现为轻微的呼吸道症状,无发热、腹泻和肺炎。对 2015 年 WHO 所通报全球 MERS 疫情分析,MERS病例发病至确诊间隔平均为 2.5 日(349 例,0～25 日)。发病至死亡间隔 9 日(109 例,0～39 日)。

【影像学检查】

发生肺炎者影像学检查根据病情的不同阶段可表现为单侧至双侧的肺部影像学改变,主要特点为胸膜下和基底部分布,以磨玻璃样影为主,可出现实变影。部分病例可有不同程度胸腔积液。

【实验室检查】

1. 一般实验室检查

(1) 血常规:白细胞总数一般不高,可伴有淋巴细胞减少。

(2) 血生化检查:部分患者肌酸激酶、天门冬氨酸氨基转移酶、丙氨酸氨基转移酶、乳酸脱氢酶、肌酐等升高。

2. 病原学相关检查 主要包括病毒分离、病毒核酸检测。病毒分离为实验室检测的"金标准";病毒核酸检测可以用于早期诊断。及时留取多种标本(咽拭子、鼻拭子、鼻咽或气管抽取物、痰或肺组织,以及血液和粪便)进行检测,其中以下呼吸道标本阳性检出率更高。

(1) 病毒核酸检测(PCR):以 RT-PCR(最好采用 real-time RT-PCR)法检测呼吸道标本中的 MERS-CoV 核酸。

(2) 病毒分离培养:可从呼吸道标本中分离出 MERS-CoV,但一般在细胞中分离培养较为困难。

3. 血清学相关检查 留取患者血清标本,进行病毒抗体检测。

【诊断】

1. 疑似病例 患者符合流行病学史和临床表现,但尚无实验室确认依据。

(1) 流行病学史:发病前 14 日内有中东地区和疫情暴发地区的旅游或居住史;或与疑似/临床诊断/确诊病例有密切接触史。

(2) 临床表现:难以用其他病原感染解释的发热,伴呼吸道症状。

2. 临床诊断病例

(1) 满足疑似病例标准:仅有实验室阳性筛查结果(如仅呈单靶标 PCR 或单份血清抗体阳性)的患者。

(2) 满足疑似病例标准:因仅有单份采集或处理不当的标本而导致实验室检测结果阴性或无法判断结果的患者。

3. 确诊病例 具备下述 4 项之一,可确诊为中东呼吸综合征实验室确诊病例。

(1) 至少双靶标 PCR 检测阳性。

(2) 单个靶标 PCR 阳性产物,经基因测序确认。

(3) 从呼吸道标本中分离出 MERS-CoV。

(4) 恢复期血清中 MERS-CoV 抗体较急性期血清抗体水平阳转或呈 4 倍以上升高。

【鉴别诊断】

主要与流感病毒、SARS 冠状病毒等呼吸道病毒和细菌等所致的肺炎进行鉴别。

【治疗】

1. 根据病情严重程度评估确定治疗场所 疑似、临床诊断和确诊病例应在具备有效隔离和防护条件的医院隔离治疗;危重病例应尽早入重症监护室(ICU)治疗。转运过程中严格采取隔离防护措施。

2. 一般治疗与密切监测

(1) 卧床休息,维持水、电解质平衡,密切监测病情变化。

(2) 定期复查血常规、尿常规、血气分析、血生化及胸部影像。

(3) 根据氧饱和度的变化,及时给予有效氧疗措施,包括鼻导管、面罩给氧,必要时应进行无创或有创通气等措施。

3. *抗菌药物治疗*　避免盲目或不恰当使用抗菌药物,加强细菌学监测,出现继发细菌感染时应用抗菌药物。

4. *特效药物治疗*　从中东呼吸综合征暴发至2021年,在抗病毒药物以及疫苗研究上,也有了一些进展。

(1) 抗病毒药物:一项针对2012年10月至2014年1月沙特阿拉伯某医院,由实验室确诊MERS-Cov感染及合并肺炎需呼吸机辅助呼吸的患者的研究显示,治疗组在接受口服利巴韦林(剂量根据肌酐清除率确定,8~10日)及皮下注射聚乙二醇干扰素α-2a治疗(每周180 μg,连续2周)14日后治疗组与对照组的存活率分别为70%(14/20)和29%(7/24),$P=0.04$。28日后,治疗组与对照组的存活率分别为30%(6/20)和17%(4/24),$P=0.54$。该研究结果显示,干扰素联合利巴韦林可以提高14日存活率,但是不提高28日存活率。一项随机、适应性、双盲、安慰剂对照研究,从2016—2020年在沙特阿拉伯9个研究中心纳入了95例患者,分为治疗组和安慰剂组,两组分别接受了14日的重组β-1b干扰素+洛匹那韦-利托那韦联合治疗或安慰剂治疗。结果发现,治疗组患者死亡率低于安慰剂组。

(2) 康复期患者血制品治疗:根据PHR和ISARIC-WHO的指南,康复期患者的血清高滴度中和抗体制品可以作为严重MERS-CoV感染者的治疗手段。虽然康复期患者血制品安全性及疗效的临床研究在不断进行,但这些研究依旧受到许多因素的制约,比如符合条件捐赠者的缺乏及血清病毒特异性抗体滴度不够等。所以,到目前为止,康复期患者血制品是否可以作为中东呼吸综合征治疗手段的临床证据是极为缺乏的。

(3) 单克隆抗体:PHE(公共卫生部)/国际严重急性呼吸系统和新发感染联盟(ISARIC)-WHO将研究重心转移到了单克隆抗体治疗。特别是抗MERS-CoV S1区域中和抗体,已经在体外试验或动物试验中反复验证。被分离出的S1靶向中和抗体的来源及功效见表27-13。其中从MERS-CoV感染者捐献的B细胞中分离的人源性抗体LCA60,同时针对S1区域的靶点NTD及RBD。此抗体在Ad5/hDPP4转基因小鼠及Ⅰ型干扰素受体敲除小鼠体内有很好的预防及治疗效果,所以被认为是充满希望的进展。除此之外,人3B11-N抗体在猕猴体内有很好的预防作用。但是这些抗体并没有在人体内进行试验。

表27-13　作用于MERS-CoV上S1蛋白的抗体

抗　体	来　源	靶　点
m336、m337、m338	人类抗体库	RBD
MERS-4、MERS-27	人类抗体库	RBD
hMS1	人化小鼠	RBD
LCA60	MERS感染者的B细胞	NTD、RBD
3B11-N	人类抗体库	RBD
D12、F11、G2、G4	小鼠	RBD
REGN3048、REGN3051	人化小鼠	RBD

(4) 主动免疫治疗:主动免疫即疫苗的研发。主动免疫依赖于MERS-CoV蛋白质的传递,S蛋白被认为是研究的焦点。以病毒或是质粒为基础的MERS-CoV蛋白质的传递都已经通过了活体内试验。改良的牛痘病毒、ad5或ad41型的腺病毒、麻疹病毒等具有相当安全系数的复制缺陷型载体的接种,在小鼠体内成功地表达了S蛋白,产生了中和抗体同时也激活了T细胞免疫。到目前为止,一种表达S蛋白的正痘病毒已经作为疫苗在MERS-CoV感染骆驼中应用,疫苗在动物中的使用影响了动物—人传播途径,被认为可降低原发感染患者的发病概率。另一种疫苗载体是DNA质粒。GLS-5300是最早进入人体试验阶段的以表达S蛋白质粒作为载体的疫苗。同时,一种表达MERS-CoV RBD的病毒样颗粒嵌合体在

转基因小鼠体内接种后也激活了 RBD 相关性的体液和细胞免疫。还有研究表明，基于 S1 亚基的核酸疫苗相较于基于全序列 S 蛋白的疫苗，同样具有较好的保护能力，且不易产生超敏反应。2020 年，有两种疫苗均在Ⅰ期临床试验中展示了良好的安全性，并能够诱导免疫应答。第一种为基于减毒病毒-改良牛痘病毒安卡拉（MVA）的重组抗 MERS 疫苗；第二种为基于减毒黑猩猩腺病毒载体 ChAdOx1，表达 MERS 病毒的全长 S 蛋白。

（5）抗病毒多肽：还有一种治疗策略就是针对 S 蛋白上 S2 区域的 HR 区域的抗病毒多肽。多肽 HR2P 的体外试验可抑制病毒复制及病毒融合。同时，多肽 HR2P 类似物 HR2P－M2 在 ad5－人 DPP4 转基因小鼠的鼻腔内给药有效地抑制了病毒复制，同时使用 β 干扰素可增强这一保护机制。这一研究结果对将来人体鼻腔喷雾给药提供了可能性。

（6）蛋白酶抑制剂：蛋白酶调控的 S1/S2 细胞分裂过程对 MERS－CoV 与宿主细胞融合有着至关重要的作用。以这一过程作为切入的研究受到了研究者们的重视。TMPRSS2 抑制剂卡莫司他已在慢性胰腺炎中使用，它阻断了 SARS－CoV 感染小鼠病毒的传播和发病。期待它在 MRES－CoV 治疗中有类似的作用。另一种 TMPRSS2 抑制剂萘莫司他在体外有很强的抗 MRES－CoV 作用。组织蛋白酶抑制剂 L 替考拉宁及其衍生物被认为可以抑制 MERS－CoV、SARS－CoV 和埃博拉病毒进入细胞质。病毒蛋白酶 PLpro 也被作为治疗靶点。SARS－CoV PL(pro)抑制剂 6－硫基嘌呤和 6－硫代鸟嘌呤可抑制病毒蛋白酶 PLpro。已知生物化学合成产物 F2124－0890 可作为 MERS－CoV 和 SARS－CoV 蛋白酶 PLpro 的抑制剂，但其抑制 MERS－CoV 和 SARS－CoV 蛋白酶 PLpro 的机制不尽相同。在已有的研究之外，还发现基质金属蛋白酶和 ADAM 家族可能是冠状病毒感染新的治疗靶点。

（7）其他治疗手段：Abl 激酶抑制剂及癌胚抗原细胞黏附因子 5（CEACAM5）也被认为是备选的治疗手段。

【预防】

截至 2021 年，中东呼吸综合征已经威胁到了多国公民的健康，该疾病死亡率高，治疗费用高，造成了各国政府巨大的经济损失。因此，建立完善的感控及预防手段对于中东呼吸综合征的控制尤为重要。

1. *风险评估*

（1）首先对于有糖尿病、慢性肾脏病、慢性心脏病、高血压等基础性疾病的人群要加强社会宣教，减少与相关动物的接触，避免进入疾病高发地区，避免与确诊或疑似 MERS－CoV 感染患者接触。疑似病例及确诊病例定义见前文述。

（2）无症状感染者作为隐形的危险，时刻威胁着社会大众，应及时对与确诊患者接触的人群进行处理（表 27－14），尽早完善实验室检测，明确患者是否感染，做到早期发现、早期诊断和早期治疗。

（3）高风险接触：气溶胶形成过程中的接触。

（4）中间风险接触：在小于 2 m 的距离内与实验室确诊病例接触，或与实验室确诊患者在同一病房或楼层。

表 27－14 无症状患者接触后风险评估及处理

风险分级	传染源的疾病状态		
	无症状	有症状但不合并肺炎	有症状且合并肺炎
高风险接触	隔离	隔离	隔离
中风险接触	密切监测	隔离	隔离
偶然接触	无需介入	密切监测	密切监测

（5）偶然接触：在大于 2 m 的距离外与实验室确诊病例接触。

2. *感控措施* 已确诊的住院患者需要加强院内感控，避免类似 2015 年韩国医疗机构内暴发的事件发生。院内隔离病房的建立尤为重要（图 27－9）。同时，实验室标本的转运及污物处理都应该有一套标准制度。

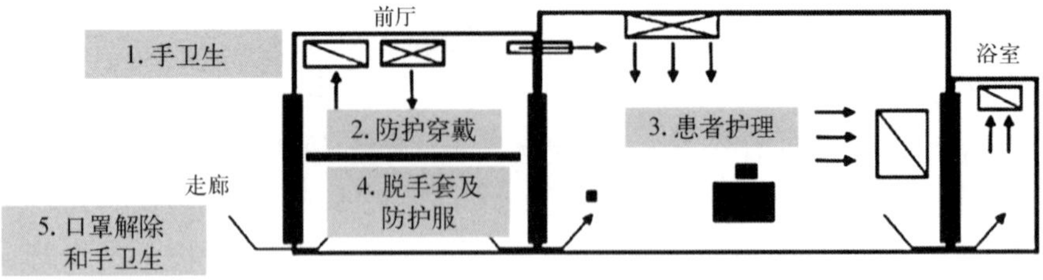

图 27-9　接待室-隔离病房安排

医护人员作为高危人群，需要做好自我防护，防护用具的使用就显得尤为重要。

患者实验室标本转运处理同样需要有一套完整的操作规范。首先，实验室标本的处理都需要专业的医护人员在穿戴好防护用具的情况下操作。同时，所有标本都需要进行双重包装。一级包装需要使用螺旋密封的防摔塑料包装，一级包装外还需要使用70%的乙醇棉签消毒清除残余污物。一级包装处理完后需要放入拉链塑料袋中再安放在第二级包装内。然后将整个包装放入标有标本相关信息的外包装内。在转运标本时需要提前告知实验室做好接收该标本的准备。

在住院期间，患者生活及医疗过程中都会不断产生各种污物，污物的处理需要严格的消毒，避免健康人群接触后感染 MERS-CoV。

中东呼吸综合征作为一种由新型冠状病毒引起的病毒性呼吸道疾病，病死率高，治疗费用大，严重威胁了公民的健康并造成了各国政府巨大的经济损失。对高危人群进行隔离评估，早期发现、早期诊断和早期治疗在保护公民安全的过程中有着无可替代的作用。同时对 MERS 基础研究取得的成果是降低该疾病病死率的关键。各研究都有可能带来该病新的治疗手段甚至是特效药的出现。应防治结合来减轻 MERS 对人们造成的危害。

参考文献

[1] 李兰娟. 感染病学临床诊治2016年度新进展[J]. 中华医学信息导报，2017，32：(1).

[2] 王若颖，王亚丽. 2015年中东呼吸综合征流行病学特征分析[J]. 实用预防医学，2017，24：(2).

[3] 李硕，张云辉，王永怡，等. 2016年全球传染病热点回顾[J]. 传染病信息，2017，30(1).

[4] 刘高山，谭文杰. 中东呼吸综合征冠状病毒流行病学进展[J]. 中华微生物学和免疫学杂志，2016，36：(2).

[5] 中东呼吸综合征病例诊疗方案(2015年版)[J]. 中国病毒病杂志，2015，5(05)：352-354.

[6] Assiri Al, Al-Tawfiq JA, Al-Rabeeah AA, *et al*. Epidemiological, demographic, and clinical characteristics of 47 cases of Middle East respiratory syndrome coronavirus disease from Saudi Arabia: a descriptive study[J]. Lancet Infect Dis, 2013 Sep; 13(9): 752-761.

[7] Ali A. Rabaan. Middle East respiratory syndrome coronavirus: five years later[J]. Expert Review of Respiratory Medicine, 2017, 11: 11, 901-912.

[8] Jingxian Zhao, Abeer N, Alshukairi, *et al*. Recovery from the Middle East Respiratory Syndrome is Associated with Antibody and T Cell Responses[J]. Sci Immunol, 2017 August 04.

[9] Jin Yong Kim, Joon Young Song, Young Kyung Yoon, *et al*. Middle East Respiratory Syndrome Infection Control and Prevention Guideline for Healthcare Facilities[J]. Infect Chemother, 2015, 47(4): 278-302.

[10] Hyukmin Lee, Chang-Seok Ki, Heungsup Sung, *et al*. Guidelines for the Laboratory Diagnosis of Middle East Respiratory Syndrome Coronavirus in Korea[J]. Infect Chemother, 2016, 48(1): 61-69.

[11] Gao H, Yao H, Yang Sl, *et al*. From SARS to MERS: evidence and speculation[J]. Front Med. 2016 Dec; 10(4): 377-382. Front Med, 2016 Dec, 10(4): 377-382.

[浙江树人大学树兰国际医学院附属树兰(杭州)医院　高海女]

第十一节 埃博拉出血热

埃博拉病毒病又称埃博拉出血热(ebola hemorrhagic fever, EBHF),是由丝状病毒科(filoviridae)的埃博拉病毒(ebola virus, EBOV)引起的一种急性动物疫源性出血性传染病,是目前人类已知的最为烈性的传染病之一。该病传染性很强,主要通过接触传播,人接触患者或感染动物的体液、排泄物、分泌物等都可能致病。临床表现为急性起病、发热、头痛、关节痛、肌痛、咽痛、皮疹、呕吐、腹泻、内外出血,随后可出现肝、肾功能等多器官障碍、迟发性眼病、低血压、休克等。人类一旦感染 EBOV,病死率高达 50%~90%,致死因素主要为脑出血、心肌梗死、低血容量休克或多器官功能衰竭。

该病数个世纪前就已在中非、东南非的热带雨林及大草原地区造成流行,但由于以往未引发大规模的流行及死亡,并且疫情主要分布在经济落后、通信不发达的非洲地区,所以一直不为人知。1976 年后在非洲有小规模报道;2013 年 12 月该病在非洲大规模流行;2014 年 8 月 8 日被 WHO 宣布为"国际关注的公共卫生突发事件",才引起大家重视。埃博拉病毒在英国杂志所排出的世界 6 种最致命病毒中居首位,WHO 已将 EBOV 列为对人类危害最严重的病毒之一,为生物安全第 4 级病毒,并且也将其列为潜在的生物武器之一。

【病原学】

1. *形态及分类* 埃博拉病毒属丝状病毒科(filiviridae),为单股负链 RNA 病毒,长约 19 kb,分子量约为 4.6×10^6 Da,其病毒长度差异很大,平均长度为 300~1 500 nm,最长可达 14 000 nm,病毒粒子有螺旋状核衣壳,外有包膜,形态多样,呈分支状、"U"形、"6"或环形等,以分支形最为多见。

2. *亚型* 目前认为,埃博拉病毒至少有 5 种已鉴定的亚型,即埃博拉-扎伊尔型(Zaire Ebola virus, EBO - Z)、埃博拉-苏丹型(Sudan Ebola virus, EBO - S)、埃博拉-科特迪瓦型(Côted' Ivoire Ebola virus, EBO - CI)、埃博拉-莱斯顿型(Reston Ebola virus, EBO - R)及埃博拉-塔伊森林型(Tai Forest Ebola virus, EBO-TF)。它们既具有部分共同的抗原,也各自具有其独特的抗原。不同亚型的病毒具有不同的特性,其中 EBO - Z 型、EBO - S 型感染对人类和非人灵长类动物的致死率很高。EBO - Z 型毒力最强,病死率高达 90%,而 EBO - S 型病死率约为 50%;EBO - CI 型对黑猩猩的致死率很高,对人类虽也有明显的致病性,但一般不会引起死亡;EBO - R 型与其他类型的埃博拉病毒不同,其仅在猕猴中有发病及死亡,目前尚无人类受感染的报道。

3. *结构、致病性及抗性* 埃博拉病毒基因组能编码 3 个非结构蛋白以及 7 个结构蛋白,即核蛋白 NP,病毒粒子结构蛋白 VP35、VP40、VP30、VP24,糖蛋白(GP),RNA -依赖 RNA 聚合酶(L 蛋白),其排列顺序为 NP - VP35 - VP40 - GP - VP30 - VP24 - L(图 27 - 10)。每一种蛋白由其单独的 mRNA 所编码,其 3′端和 5′端含有保守的互补序列,该序列在基因转录和复制的起始中发挥重要作用。病毒中心结构由一个螺旋形的核糖核蛋白(RNP)构成,含螺旋状负链线性 RNA 分子和 4 个毒力结构蛋白,包括 NP、VP35、VP30、L 蛋白。病毒体的最外层由源自宿主细胞的双层脂质膜结构组成,膜上有 10 nm 长的呈刷状排列的突起,膜上镶嵌了病毒基因组及其外面包囊的核衣壳蛋白(核蛋白 NP、VP35、VP30)。核衣壳通过一个主要基质蛋白 VP40 和一个次要基质蛋白 VP24 与病毒包膜的内层相连接。

(1) 核蛋白(NP):NP 基因编码核蛋白,是主要的核衣壳蛋白质,为一种磷酸化蛋白,其氨

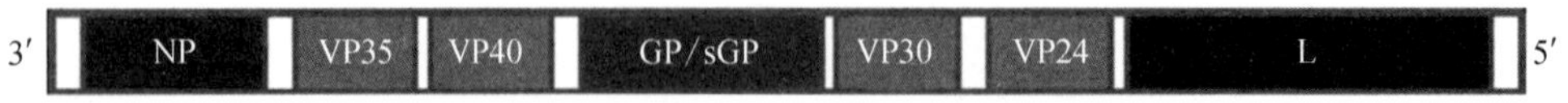

图 27-10 EBOV RNA 基因组结构示意图

基端与基因组 RNA 结合，在病毒的复制中起重要作用。NP 与小基质蛋白 VP24、VP35 形成核衣壳样的结构包裹病毒 RNA，其中核蛋白在核衣壳中起着骨架作用。

(2) VP35 蛋白：是 L 蛋白的辅因子，与基因复制及表达相关，VP30 则主要负责病毒的转录，两者调控病毒基因的复制和转录。除此之外，VP35 蛋白有类似于Ⅰ型干扰素(IFN)拮抗剂的作用，调控宿主细胞干扰素应答系统。有研究表明，VP35 蛋白还可能是埃博拉病毒毒力的一个重要因子。

(3) VP40 蛋白：为基质蛋白，属于病毒包膜成分，是病毒颗粒中含量最为丰富的蛋白质。它是病毒主要的驱动蛋白，引发病毒的装配和病毒从感染细胞表面的释放，有助于病毒样颗粒在宿主细胞内的表达和细胞的出芽。

(4) 糖蛋白(GP)：GP 基因对埃博拉病毒的复制具有独特的编码和转录功能，它是由 2 个开放阅读框架(ORF1 和 ORF2)构成的。ORF1 的编码产物为一种非结构的分泌型糖蛋白(sGP)，可能与干扰宿主细胞对病毒的免疫杀伤作用有关。GP 在埃博拉病毒颗粒的表面，该蛋白与宿主细胞受体结合后介导病毒入胞，主要调节病毒对宿主细胞的黏附和入侵，同时也作为中和抗体的主要作用靶点，并可通过与内皮细胞结合破坏微血管的完整性，引起血管渗漏导致机体内、外出血，因此，被认为是 EBOV 致病性的重要决定因子，在病毒粒子装配、出芽及致病过程中都起关键作用。也有报道表明，GP 还可能与疾病的严重性有关。不同亚型病毒糖蛋白的基因组核苷酸构成差异较大(同源性为 34%～43%)，但同一亚型的病毒基因组相对稳定，遗传特性很少发生变化。

(5) VP30 蛋白：为一种锌结合蛋白，是病毒转录过程中非常重要的转录因子。VP30 与核衣壳紧密结合，在转录过程中作为抗转录终止因子发挥作用。此外，VP30 普遍磷酸化，这种磷酸化有助于调节 VP30 在转录过程中的活性。

(6) VP24 蛋白：是病毒的一个次要基质蛋白，为一种疏水蛋白，与细胞膜结合，协助 VP40 和 GP 结合到核糖核蛋白(RNP)核心，促进病毒的组装、出芽和释放，因此与病毒的成熟关系密切。

(7) L 蛋白：为 RNA 依赖的聚合酶，是病毒基因组转录成 mRNA 所必需的酶。它是病毒中最大的蛋白，具有 RNA 聚合酶、外切酶等活性，在病毒基因的复制和转录过程中起着关键作用。

埃博拉病毒在常温下较稳定，对热有中等抵抗力，生长在 37℃ 的培养基中其滴度可保存数日基本不变，在室温中可达数周，4℃条件下存放 5 周而感染性保持不变，60℃加热 1 小时才能使之灭活，100℃ 5 分钟即可灭活。埃博拉病毒还能耐受低温，在－70℃下可存活数日，但其对紫外线、γ 射线及多种化学试剂(如乙醚、去氧胆酸钠、过氧乙酸、次氯酸钠、甲基乙酸、甲醛等)敏感。

4. 感染对象　人类及各种非人类灵长类动物普遍易感，高危人群主要包括埃博拉病患者的家属、与感染动物及病死尸体密切接触的人员、医务人员、检验人员以及在埃博拉流行现场的工作人员等。病毒可实验感染多种哺乳动物培养细胞，如 Vero 猴肾细胞、人脐带血内皮细胞和人原代巨噬细胞，且表现出致细胞病变作用，其中扎伊尔型埃博拉病毒还具有细胞毒性。迄今为止，在所有试验过的非人类灵长类动物中，埃博拉病毒均可引起严重的病变，并且豚鼠、仓鼠、乳鼠较为敏感，腹腔、静脉、皮内或鼻内途径接种均可引起感染。

【流行病学】

2014 年肆虐西非多国的埃博拉疫情是继 1976 年以来规模最大、持续时间最长、情况最为复杂的一次暴发流行，也是该病历史上感染和死亡人数最多的一次，并成为危害全球公共卫生新的巨大威胁。从 2014 年 3 月 21 日几内亚卫生部正式宣布埃博拉疫情开始，截至 2015 年 3 月 11 日，蔓延西非几内亚、利比里亚、塞拉利昂的埃博拉病例已达 24 282 起，其中 9 976 人死亡。2018 年，刚果(金)疫情亦造成 2 900 人死亡。目前，本病在非洲还有散发报道，随着国际交流的增多，如不加以预防和控制，其有向全世界蔓延的趋势。

1. 传染源　患者为主要传染源，恢复期患者也有传染性，无症状的病毒携带者也可作为传染源，尚未发现潜伏期患者具有传染性。埃博拉病毒的天然宿主目前尚不完全确定，果蝠被认为是最有可能的天然宿主，可以携带埃博拉病毒，却不会出现症状。该病毒在自然界的自然循环方式目前也未完全阐明。

2. 传播途径　接触传播是其最主要的传播方式，通过接触患者体液包括血液、精液、分泌物、呕吐物、排泄物等经破损皮肤、呼吸道或结膜等而感染，也可通过未经消毒的针头、留置管等其他未消毒或消毒不彻底的医疗器械进行传播。家人及朋友在日常生活中的接触，包括同屋居住、照料患者、帮助患者分娩、尸体修容以及医护人员在治疗、护理患者的过程中，如果没有严格的防护措施都容易受到感染。因此，家庭内及医院内传播是导致埃博拉出血热暴发流行的重要因素。患者的转诊还可造成医院之间的相互传播。另外，当地某些与死者近距离接触的特殊丧葬习俗也是导致感染人数剧增的原因之一。埃博拉出血热患者精液、乳汁中可以检测到埃博拉病毒，故存在性传播的可能。已证实在实验室条件下 EBOV 可通过气溶胶传播，但无明确证据证实人与人之间同样存在气溶胶传播。

3. 易感者　人群普遍易感，但发病主要集中在成年人，可能是因为成年人的社会流动性较大，接触机会多。医务人员、检验人员、现场监测人员等是主要的高危人群，尤其是医护人员感染率很高。

4. 流行特征

(1) 地区性分布：该病具有明显的空间局限性，主要流行在非洲北纬 5°线内的一些国家，局限在中非热带雨林和东南亚热带大草原地区。非洲以外地区虽偶有病例报道，但均属于输入性感染或实验室意外感染。

(2) 季节性分布：埃博拉病毒病的流行无明显的季节性，全年均可发病。

(3) 人群分布：从出生后 3 日到 70 岁以上的人群均有可能发病，但以成年人多见。尚无资料表明不同性别间存在发病差异。

5. 流行过程　2014 年，埃博拉病毒暴发先后波及几内亚、利比里亚、塞拉利昂、尼日利亚、塞内加尔、美国、西班牙等，并首次超出边远的丛林村庄，蔓延至人口密集的大城市。目前在非洲刚果(金)还有较多散发病例。

【发病机制和病理改变】

EBOV 是一种泛嗜性的病毒，可侵犯全身各系统器官，尤以肝、脾损害为重。本病的发生主要与机体的免疫应答水平有关，其特征是抑制机体的免疫反应导致全身炎症反应。患者血清中各种细胞因子如 IL-2、IL-10、TNF-α、IFN-γ 和 IFN-α 等水平明显升高，这些炎性因子过高会造成人体严重的炎症反应，引起机体的损伤。其主要的病理学改变包括免疫系统抑制(主要是单核巨噬细胞系统受累，其中吞噬细胞被认为是首先受病毒攻击的靶细胞，随后成纤维细胞和内皮细胞均被感染)、血管通透性增强、凝血功能障碍、神经系统受累、皮肤损害、全身多器官功能衰竭及坏死。内皮细胞通透性增加及毛细血管受损是埃博拉出血热病理损害的关键。病情的轻重与病毒在体内的载量及机体免疫应答水平相关。有研究指出，感染存活者多为病毒载量低，有着良好的免疫应答者，表现为 IgM 和 IgG 特异性抗体的早期出现，对埃博拉病毒产生持久、稳定的免疫反应；而预后差者体内病毒载量滴度很高，对埃博拉病毒侵袭的免疫反应很微弱，不能有效控制病毒复制，继而引起明显的机体损伤甚至死亡。

【临床表现】

本病的潜伏期为2～21日,一般为5～12日。埃博拉病毒感染后可以不发病或呈轻型经过。患者多突然起病,发病初期主要表现为寒战、发热、乏力、剧烈头痛、肌肉关节痛、双眼结膜充血、明显厌食和极度衰竭等非特异性流感样症状。发病后2～3日,可出现消化道损伤,主要有恶心、腹痛、腹泻,大便可为黏液便或血便,半数患者有咽痛及咳嗽。病程4～5日进入极期,患者表现为中枢神经系统受累症状,出现神志的改变,如谵妄、嗜睡、意识障碍等,并可持续至恢复期。患者发病数日后即可出现轻重不等的出血倾向,如咯血、呕血,结膜、消化道、泌尿道、生殖道及皮肤出血,注射部位渗血及血肿常见。发病5～7日可出现皮疹,多为斑丘疹,可迅速蔓延至全身,表现为严重而广泛的皮疹,恢复者可有脱屑,部分患者可较长期地留有皮肤的改变。发病10～12日后,发热逐渐消退,病情改善进入恢复期。偶有病例可再次出现发热,可能与继发性细菌感染或局部病毒持续活动有关。埃博拉出血热患者的病死率很高,90%的死亡患者在发病后约12日内死亡。出血是其主要的致死原因,但大多数患者死于多器官功能衰竭,如肝、肾功能衰竭和其他致死性并发症。非重症者发病后2周内多可恢复。其病程大致可分为急性期和恢复期。

1. *急性期*　典型病程可分两期,两期之间可有1～2日的相对缓解期,病情有所改善。

(1) 一期:一般不超过1周,常有发热、腹痛、头痛、关节痛、肌痛、结膜和口腔黏膜充血、恶心、呕吐、腹泻、咽喉炎、皮疹等临床表现。皮疹多为斑丘疹,不痒,多在起病数日后出现,最早出现在躯干的两侧、腹股沟、腋窝部位,迅速波及除颜面外的全身皮肤,恢复者可脱屑。

(2) 二期:该期特征性表现为出血、精神异常和少尿。部分患者在一期之后可有1～2日的相对缓解期,病情有所改善,但随即出现口腔、鼻腔、胃肠道、呼吸道等多脏器的出血,并可出现皮肤穿刺处出血及血肿形成。该期患者可出现神志异常,如神志淡漠、意识不清、抽搐等,少数病例可表现为原因不明、反复发作的意识障碍,个别患者有突发双眼失明,发音困难,躯干四肢皮肤呈强烈的烧灼痛性感觉异常。约15%的患者可出现呃逆。呃逆及除黑便外的肉眼可见的各脏器出血常为死前的先兆。妊娠妇女常有严重的生殖道出血,继之出现自身及胎儿的死亡。

2. *恢复期*　埃博拉出血热患者常在2周内死亡。如病程大于2周,或在病程2周左右,病情逐渐好转,食欲渐增,则进入恢复期。恢复期患者常有游走性关节痛,多为非对称性,以累及大关节最为常见。部分病例仍有发热、头痛、乏力、肌痛、闭经,以及轻度面瘫、单侧睾丸炎、听力及视力受损等迟发性损害。

【实验室检查】

1. *一般检查*

(1) 血常规:早期可见淋巴细胞减少,随后中性粒细胞增多及核左移,并可出现异型淋巴细胞,血小板显著减少。

(2) 尿常规:早期可有蛋白尿。

(3) 生化检查:发生DIC时,凝血酶原时间、部分凝血活酶时间延长,纤维蛋白降解产物升高。ALT及AST升高,且AST升高大于ALT,形成特征性的AST＞ALT。血清淀粉酶也可升高。

2. *血清学检查*　最早可从发病后2日的患者血清中检出特异性IgM抗体,7～10日从血清中检出特异性IgG抗体,多数患者抗体出现于起病后10～14日,也有重症患者至死也未能检出抗体。血清特异性IgM抗体多采用IgM捕捉ELISE法检测;血清特异性IgG抗体多采用ELISE法、免疫荧光法检测。间隔1周及以上的两份血标本IgM抗体阳转或IgG抗体滴度4倍及以上升高具有诊断意义。IgM抗体可维持3个月,IgG抗体可维持很长时间。故IgM抗体可作为近期感染的血清流行病学调查指标,但不能满足早期诊断的需要;而IgG抗体检测主要用于血清流行病学调查,

3. *病原学检测*　对于本病诊断至关重要。

由于埃博拉病毒病有高滴度病毒血症，急性期可直接取患者血、尿标本于电子显微镜下找病原体，结果可靠。亦可通过 ELISA 法检测埃博拉病毒抗原或抗体，用 RT－PCR 等核酸扩增方法检测埃博拉病毒 RNA，一般发病后 1 周内的患者血清中可检测出病毒核酸。从各种标本中分离出埃博拉病毒可确定埃博拉病毒的感染。应用免疫组化染色检查出皮肤活组织标本中埃博拉病毒抗原或病毒颗粒具有确诊意义。

多数患者血清抗体的产生在病后 10～14 日，病毒血症消失，血清学检测结果只能说明近期感染而不能早期诊断。

【诊断和鉴别诊断】

临床上埃博拉病毒病难以早期诊断，诊断主要依据流行病学资料、临床表现和实验室检查及免疫学检查。

1. 诊断标准

(1) 疑似病例：病前 21 日内与患者、可疑患者有过直接接触史，突发高热、剧烈头痛、背痛、肌肉关节痛，厌食、乏力、眼结膜充血。

(2) 临床诊断病例：在可疑病例的基础上，2～3 日发生恶心、呕吐、腹痛、腹泻等。5 日后出血加重，皮肤、口腔、鼻腔黏膜及各内脏器官均有出血，以呼吸道和胃肠道为重。

(3) 确诊病例：符合临床诊断病例，并具备以下条件之一的。① 用电子显微镜方法从血、尿、含汗腺皮下组织查见丝状病毒颗粒；② 用 Vero 细胞从患者血、尿、含汗腺皮下组织分离到 EBOV；③ 用免疫荧光试验（IFA）法或酶免疫试验（EIA）法从患者血、尿检查 EBOV 抗原阳性；④ 用间接 IFA 法或 EIA 法检查早期患者血清 IgM 抗体阳性，或患者双份血清 IgG 抗体滴度呈 4 倍以上升高；⑤ 用 RT－PCR 法从患者血中检查到 EBOV 特异性 L 基因。

2. 鉴别诊断 该病由于症状缺乏特异性，应与其他疾病如伤寒、沙拉热、恶性疟疾、黄热病、马尔堡病、克里米亚-刚果出血热、传染性单核细胞增多症等疾病鉴别。它们临床表现相似，根据相关流行病学及病原学检查相鉴别。

【并发症】

急性期可并发心肌炎、细菌性肺炎、继发感染、肾功能衰竭和 DIC 等并发症。迟发症可因病毒持续存在而引起化脓性腮腺炎、睾丸炎、睾丸萎缩，还可有复发性肝炎、横断性脊髓炎及眼葡萄膜炎等不同程度视力和听力的损害。

【治疗】

本病尚无特效性治疗，有研究表明，多种药物（腺苷类似物）可抑制埃博拉病毒复制；但也有研究认为，干扰素和现有的抗病毒药物对埃博拉病毒无效。因此，本病应以预防为主，遵循“早发现、早报告、早诊断、早隔离、早治疗”的原则。目前，治疗以对症支持为主。适当补液、补充营养物质、保持内环境稳定、控制出血、纠正血容量不足、纠正肝肾功能不全，有助于降低病死率。有报道应用恢复期 EBHF 患者血液治疗埃博拉患者，可使病死率明显降低，但也有不一致的报道，故临床应用需谨慎。所以，普遍认为早期发现、积极隔离及对症治疗是降低病死率的更有实际意义的治疗措施。

1. 支持治疗 首先需要严格隔离患者。卧床休息，予易消化、半流质饮食，保证充分营养及热量供应。补液，维持水、电解质和酸碱平衡，使用平衡盐液，维持有效血容量；加强胶体液补充，如白蛋白、右旋糖酐等，预防和治疗低血压性休克。补液分为口服补液和静脉补液，对于轻症患者及能进食的患者均应以口服补液为主。已有危重患者依靠液体支持治疗联合广谱抗菌药物和机械通气最终痊愈的实例。报道认为，通过强化支持治疗可以显著降低患者的病死率。

2. 抗病毒治疗 目前尚无特效抗病毒治疗药物，部分抗病毒药物可能有效，但仍处于临床试验阶段，用于人体的安全性仍待进一步证实。现有的临床报道很少提到特异性抗病毒治疗，只在部分患者中使用了抗病毒药物，而且这些药物只是被临时批准用于埃博拉病毒病的实验性治疗，主要包括：① 核苷类似物主要有法匹拉韦（favupiravir）和 Brincidofovir。② 免疫抑制剂主要有抗 EBOV 高免疫球蛋白、Z－Mapp、

MIL-77。

3. *对症治疗*

(1) 发热、疼痛：是埃博拉病最为常见的症状。可使用具有解热镇痛疗效的对乙酰氨基酚，但应尽量避免使用会影响血小板的药物，如阿司匹林、布洛芬、双氯芬酸等。当对乙酰氨基酚镇痛效果不佳时可考虑使用盐酸曲马朵缓释片，很少需要使用吗啡缓释片来止痛。

(2) 消化道症状：呕吐严重者常用甲氧氯普胺片或昂丹司琼；腹泻可用蒙脱石散；针对反酸等可口服质子泵抑制剂如奥美拉唑。

(3) 出血：是常见症状之一。口服云南白药，输注凝血酶、酚磺乙胺等止血药物，必要时补充凝血因子及输血治疗。

(4) 感染：容易合并各种细菌感染。及时发现，根据培养和药敏结果应用抗生素。

4. *疫苗治疗*　世界各地的疫苗开发正如火如荼地进行着。疫苗治疗被认为是当前最有前途的一个研究方向，近年来，病理学研究的进展为疫苗设计提供了许多新的思路，如用失活EBOV全病毒抗原激发体液免疫，从康复患者的骨髓中抽提mRNA产生抗EBOV表面抗原的人类单克隆抗体，利用病毒或质粒载体携带EBOV的基因组分进行免疫。由我国军事医学科学院自主研发的重组埃博拉疫苗已于2015年2月初获得临床批件，是继美国、加拿大后世界上第3个进入临床使用试验的EBOV疫苗，也是我国首个基因突变型埃博拉疫苗，目前在非洲塞拉里昂已广泛应用，取得较好疗效。

【预后】

埃博拉病毒病预后极差，大多数患者在感染发病后5～7日内死亡，病死率高达50%～90%。呃逆、无尿、呼吸急促、休克及肉眼可见的脏器出血常为死亡的征兆。年龄在15～29岁的患者生存率高于其他年龄组。若在发病2周后仍存活者生存概率提高。

【预防】

埃博拉病毒不仅威胁着非洲的公共卫生安全，也可以通过感染者和其他各种污染物品的输出而危及全世界人类的生命安全。因此埃博拉病毒不仅仅是非洲局部地区的问题，而且是一个严重威胁全球经济的生物安全问题。所以，做好埃博拉病毒病的预防工作尤其重要。

目前，针对EBOV是否能诱导感染个体产生保护性的中和抗体尚存在争议。快速灵敏准确地诊断出埃博拉出血热是防治的关键。EBOV由于自然选择的原因可能会出现新的、毒力更强的变种，并可能通过气溶胶传播引起世界大流行，故尽早确定病毒的自然宿主、建立快速诊断方法及开发研制疫苗，这对预防和控制本病具有重要的意义。目前，本病的预防主要集中于传染源、传播途径和易感人群等方面的干预。

1. *控制传染源*　及时发现和隔离控制输入性病例是有效控制传染源的关键。目前可以肯定埃博拉出血热是一种动物源性传染病，故从埃博拉出血热流行区入境的人员、动物、交通工具及货物邮件，要严格进行卫生检疫。对其排泄物及污染物均应进行严格消毒。尸体应用密闭防漏物品包裹，及时焚烧或就近掩埋。加强对国际旅行者健康教育，广泛宣传埃博拉出血热以及预防常识。加强自我防护意识，避免进入流行区。如怀疑为埃博拉，要立即在隔离措施防护下送到定点医院隔离治疗。有条件的应收住负压病房，隔离至体温正常后7日或病后21日，以防止扩散流行。需要注意，由于体外试验证明埃博拉病毒在精液中仍可存活3个月以上，故恢复期患者性生活时仍需注意隔离。医院收治患者时，应开设专用通道和隔离病区，与其他病区完全隔离开，并做好随时消毒和终末消毒工作。所有治疗、检验、护理人员，以及处理患者排泄物、分泌物的人员都应进行医学观察，直到结束接触后21日。各级医疗机构一旦发现疑似埃博拉出血热病例后要及时报告，使卫生行政部门和疾控部门尽早掌控疫情并采取必要的防控措施。

2. *切断传播途径*　埃博拉病毒具有高度的传染性，接触污染物是主要的传播途径，因此，对患者应严格隔离治疗，在诊疗中应尽量减少接触污染物的机会。标本采集时应注意隔离，置于密闭的塑料袋中，再置于标志清晰、耐用防腐容器中转送实验室。对任何可能接触埃博拉病毒的实验室和医院工作人员，都必须采取严格个人防护措施，包括用品、用具和必要的消毒措施。在工作中，人的皮肤、黏膜如直接暴露于埃博拉患者或可疑患者的血液、体液、分泌物或排泄物环境时，应立即用肥皂水清洗皮肤，用适当的消毒剂消毒。由于接触污染物是主要的传播方式，因此，与患者接触时要戴口罩、手套、眼镜、帽子与穿防护服，防止直接接触患者的污染物。若环境中患者的血液、体液、分泌物、排泄物较多时，还应戴腿罩和鞋罩。出病房时，应脱去所有隔离衣物。鞋若被污染则应清洗并消毒。在处理针头等其他锐器时防止皮肤损伤。对患者的分泌物、排泄物要严格消毒，可采用化学方法处理；具有传染性的医疗污物（污染的针头、注射器等）可用焚烧或高压蒸汽消毒处理。做好医院内消毒隔离，防止医院内感染是预防埃博拉出血热流行的重要环节，应坚持"一人一针一管一消毒"或使用一次性注射器。患者死亡后，尽量减少尸体的搬运和转运，应消毒后用密封防漏物品包裹，及时焚烧或就近掩埋。必须转移处理时，也应在密封容器中进行。需做尸体解剖时，应严格实施消毒隔离措施。患者使用过的衣物进行蒸汽消毒或焚化。

3. *保护易感人群* 接触患者时，应做好个人防护，如穿隔离衣和戴手套、口罩、护目镜、帽子及鞋套等。高危人群尽早接种埃博拉疫苗。

4. *密切关注埃博拉病毒病的流行动态* 加强国际信息交流与合作，尤其要高度关注曾出现过埃博拉病毒病流行的地区，如非洲的乌干达、刚果（金）、加蓬、苏丹、科特迪瓦、利比里亚和南非等国家的疫情情况。我国虽然目前尚未发现病例，但随着我国同国际交往的日益增多，不能排除病毒通过进口动物或通过隐性感染及潜伏期患者进入我国的可能性。因此，应密切注视国外疫情的变化，做好国境检疫工作，防止病毒传入我国。

5. *开展公众宣传教育* 正确预防，减少恐慌。积极、广泛地宣传埃博拉出血热的防治知识，避免疫情发生后引起不必要的社会恐慌，使公众正确对待事件的发生，及时、有效地采取预防手段。

参考文献

[1] 吉英杰，段学章，段慧娟. 埃博拉病毒病治疗经验综述[J]. 中华临床感染病杂志，2015，8(3)：223-226.

[2] 潘丽芳，黄建荣. 埃博拉患者及接触者的心理疏导及干预[J]. 中华临床感染病杂志，2015，8(3) 202-205.

[3] 黄建荣. 埃博拉病毒病——黄建荣 2016 观点[M]. 北京：科学技术文献出版社，2016.

[4] 张毅，曲英龙，郭振东，等. 埃博拉病毒生物学特性研究进展[J]. 军事医学，2015，39(5)，386-389.

[5] 李兰娟. 埃博拉病毒病[M]. 杭州：浙江大学出版社，2015.

[6] Gire SK, Goba A, Andersen KG, *et al*. Genomic surveillance elucidates Ebola virus origin and transmission during the 2014 outbreak [J]. Science, 2014, 345(6202): 1369-1372.

[7] Gray CM, Addo M, Schmidt RE, *et al*. A dead-end host: is there a way out? A position piece on the Ebola virus outbreak by the international union of immunology societies [J]. Front Immunol, 2014, 5: 562.

[8] Saeidnia S, Abdollahi M. Ebola hemorrhagic fever: current outbreak and progress in finding a cure[J]. Daru, 2014, 22(1): 70.

[9] McElroy AK, Spiropoulou CF. Biomarkers for understanding Ebola virus disease [J]. Biomark Med, 2014, 8(9): 1053-1056.

[10] Tosh PK, Sampathkumar P. What clinicians should know about the 2014 Ebola outbreak[J]. Mayo Clin Proc, 2014, 89(12): 1710-1717.

[11] Xiaowei Xu, Jianrong Huang, Haiwei Yang, *et al*. The Chinese Ebola Diagnostic and Treatment Center in Liberia as a model center[J]. Emerg Microbes Infect, 2015, 4(11): e71.

（浙江大学附属第一医院 黄建荣 潘丽芳）

第十二节 新型冠状病毒肺炎

自2019年12月以来,一场突如其来的新型冠状病毒引起的肺炎疫情席卷全球。2020年1月12日,该新型冠状病毒被WHO暂命名为“2019-nCoV”。2020年2月8日,国家卫生健康委员会将新型冠状病毒感染的肺炎命名为“新型冠状病毒肺炎”,简称“新冠肺炎”(Novel Coronavirus Pneumonia,NCP)。同年2月11日在日内瓦,WHO总干事谭德塞宣布,将新型冠状病毒感染的肺炎命名为“COVID-19”(Corona Virus Disease 2019)。与此同时,国际病毒分类委员会声明,根据系统学、分类学和惯例,将新型冠状病毒正式命名为“SARS-CoV-2”(Severe Acute Respiratory Syndrome Coronavirus 2),并认定这种病毒是SARS冠状病毒的同类病毒。

新型冠状病毒肺炎主要通过人与人之间的飞沫及密切接触传播。其典型临床症状以发热、干咳、乏力为主要表现,少数患者伴有鼻塞、流涕、咽痛、呕吐、腹痛和腹泻等症状,少数患者疾病初期可无发热。多数病例症状较轻,少数患者可发展为重症,甚至引起进行性呼吸衰竭乃至死亡。

【病原学】

新型冠状病毒属于β属的冠状病毒,有包膜,颗粒呈圆形或椭圆形,常为多形性,直径60~140 nm(图27-11)。其基因特征与SARS-CoV和MERS-CoV有明显区别。目前研究显示,其与蝙蝠SARS样冠状病毒(bat-SL-CoVZC45)同源性达85%以上,体外分离培养时,新型冠状病毒96个小时左右即可在人呼吸道上皮细胞内发现,而在Vero E6和Huh-7细胞系中分离培养需约6日。对冠状病毒理化特性的认识多来自对SARS-CoV和MERS CoV的研究。病毒对紫外线和热敏感,56℃ 30分钟、75%乙醇、含氯消毒剂、过氧乙酸和氯仿等脂溶剂均可有效灭活病毒,氯己定不能有效灭活病毒。

对目前为止最大规模的103个新冠病毒全基因组分子进化分析,发现新冠病毒已经产生了149个突变点,并演化出了2个亚型。其中一个是L亚型,相对更古老,与来自蝙蝠的冠状病毒在进化树上更接近,占比更高,约为70%;另一个是S亚型,侵袭性、传染性更强,占比约为30%。两个亚型的区别在于病毒RNA基因组的第28 144位点,L亚型是T碱基,对应亮氨酸,S亚型则是C碱基,对应丝氨酸。2020年9月14日,李兰娟院士、清华大学生命学院李赛研究员课题组共同在《cell》在线发表题为“Molecular architecture of the SARS-COV-2 virus”的论文,揭示了SARS-COV-2病毒的结构,阐明了病毒在直径约80 nm的内腔中堆积了约30 kb的单段RNA(图27-11)。

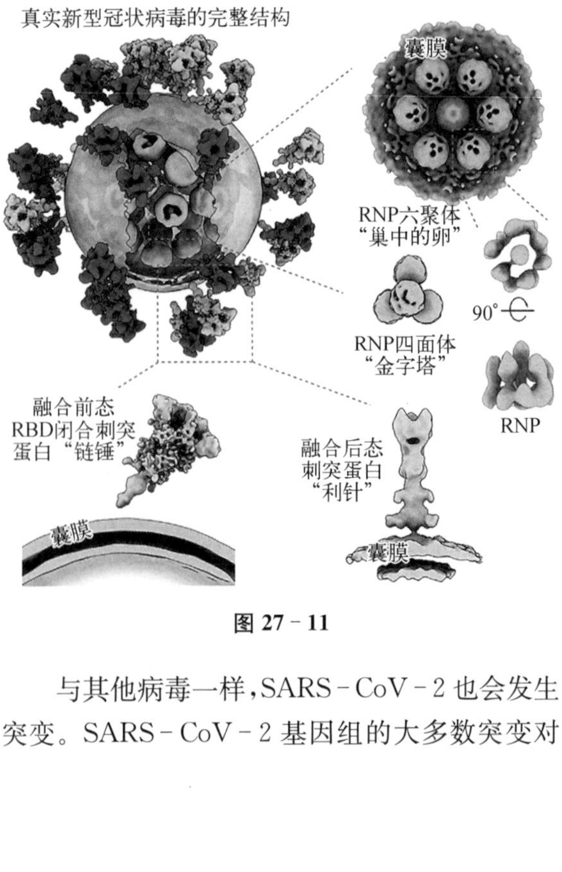

图27-11

与其他病毒一样,SARS-CoV-2也会发生突变。SARS-CoV-2基因组的大多数突变对病毒功能没有影响。某些突变株在人群中迅速出现，且有发生传播或影响临床的证据，因此已引起广泛关注，即需关注突变株（variant of concern，VOC）。WHO 目前已经认定了 4 个突变株为重点关注突变株，分别为最初在英国发现的 Alpha（B. 1. 1. 7），最初在南非发现的 Beta（B. 1. 351），最初在巴西发现的 Gamma（P. 1），以及最初在印度发现的 Delta（B. 1. 617. 2）。其中 Delta 突变株最早于 2020 年 10 月在印度发现，2021 年 5 月被 WHO 命名为 Delta 突变株，是印度第二波疫情的驱动因素之一。我国 2021 年 5 月的广州疫情和同年 7 月南京、扬州等地的疫情，均是由 Delta 突变株引起的。Delta 突变株的传染性极强，基础传染值（R_0）达 5—9. 5，感染后患者的病毒载量高，截至 2021 年 8 月 24 日，Delta 突变株已经蔓延到 163 个国家，并成为目前全球主要毒株，给防疫带来了极大困难。而目前的研究表明，我国研制的新型冠状病毒疫苗对 Delta 突变株仍然有效，即使感染了病毒，也能减轻病情。

【流行病学】

1. *传染源* 目前所见传染源主要是新型冠状病毒感染的患者。研究显示，潜伏期患者尽管尚未出现临床症状，但具有一定的传染性应引起重视。有病例提示，部分康复患者在较短时间内即有病毒核酸复阳，不能排除成为传染源可能，提高了防疫工作的难度。从野生动物如穿山甲、蝙蝠等动物体内可分离到与 SARS - CoV - 2 基因序列高度相近的病毒，存在成为中间宿主或传染源的可能，有待进一步研究。

2. *传播途径*

（1）呼吸道传播：经呼吸道飞沫传播是主要的传播途径之一。患者的鼻咽拭子、痰和其他下呼吸道分泌物均能检测到 SARS - CoV - 2。在相对封闭的环境中长时间暴露于高浓度气溶胶情况下（如临床气管插管等）存在经气溶胶传播的可能。

（2）直接传播：密切接触传播也是主要的传播途径。通过直接接触患者的呼吸道分泌物或其他体液，或间接接触受到污染的物品，均可能导致感染。

（3）消化道传播：由于在粪便及尿中可分离到新型冠状病毒，消化道以及尿液可能也是一种传播途径。应注意粪便及尿对环境污染造成气溶胶或接触传播。

3. *人群易感性* 人群普遍易感。以中老年人居多，男性患者略多于女性。发病与疫区人员接触史、旅游史明显相关。有慢性基础疾病、免疫低下的老年人更易感染。患者家庭成员和医务人员属于高危人群。目前已有康复后短期内二次感染病例，提示患病后产生的免疫力可能欠佳。

4. *流行特征* 2020 年 1 月起，世界多个国家先后出现疾病流行，被 WHO 列为“国际关注的公共卫生突发事件”。截至 2021 年 9 月，据 31 个省（自治区、直辖市）和新疆生产建设兵团报告，我国累计确诊病例 12 万余例，累计死亡病例 5 000 余例。全球已经有超过 2 亿人感染，数百万人死亡。

此次流行发生于冬末春初，存在家庭聚集发病现象。主要在人口流动大的城市流行，相对偏远地区流行较少。

【发病机制】

目前对该病的发病机制研究尚不深入。已知病毒最初通过黏膜，尤其是鼻黏膜和咽喉黏膜，然后通过呼吸道进入肺部。早期最常见的感染症状是发热和咳嗽。随后，病毒可能由肺部进入外周血，引起病毒血症。入血后，病毒会攻击表达 ACE2（Angiotensin-converting enzyme 2）的靶器官，如肺、心脏、肾脏、胃肠道等。在粪便样本中检测到的 SARS - CoV - 2 更有可能是因为病毒从肺部进入血液，然后从血液传播到肠道。COVID - 19 患者从症状出现到急性呼吸窘迫综合征（acute respiratory distress syndrome，ARDS）的中位时间约为 8 日。病毒可能是以入血的方式开始第二次攻击，导致患者的病情在发病后 7～14 日加重。在感染过程中，疾病早期外周血白细胞计数正常或略低，患者可出现淋巴细胞减少。在COVID-19重症患者中，淋巴细胞明显减少，但重症和危重症患者淋巴细胞明显减少的机制尚不清楚。此外，以IL-6为主的疾病相关炎性因子显著升高，也是发病后7～14日病情加重的另一表现。

【病理】

根据目前有限的尸检和穿刺组织病理观察结果总结如下。

1. *肺脏* 呈不同程度的实变(图27-12～14)。肺泡腔内见浆液、纤维蛋白性渗出物及透明膜形成(图27-12)；渗出细胞主要为单核和巨噬细胞，易见多核巨细胞。Ⅱ型肺泡上皮细胞显著增生，部分细胞脱落。Ⅱ型肺泡上皮细胞和巨噬细胞内可见包涵体(图27-13)。肺泡间隔血管充血、水肿，可见单核和淋巴细胞浸润及血管内透明血栓形成。肺组织灶性出血、坏死，可出现出血性梗死。部分肺泡腔渗出物机化和肺间质纤维化。肺内支气管黏膜部分上皮脱落，腔内可见黏液及黏液栓形成。少数肺泡过度充气、肺泡间隔断裂或囊腔形成。电子显微镜下支气管黏膜上皮和Ⅱ型肺泡上皮细胞胞质内可见冠状病毒颗粒。免疫组化染色显示部分肺泡上皮和巨噬细胞呈新型冠状病毒抗原阳性，RT-PCR检测新型冠状病毒核酸阳性。

肺泡内渗出物、肺实变及小气道内黏液性分泌物潴留致弥漫性肺泡毁损、Ⅰ型肺泡上皮损伤、Ⅱ型肺泡上皮增生、肺泡腔面透明膜形成及肺泡间隔纤维组织增生，从而导致换气功能障碍，这很可能是造成重症新冠肺炎患者低氧血症的主要机制之一。

表达ACE2的肺泡巨噬细胞成为新冠病毒感染的靶细胞。这些活化的巨噬细胞可能在一系列严重的“细胞炎症因子风暴”中扮演了重要的角色。这一特点部分类似于嗜血细胞综合征(HLH)或巨细胞活化综合征(MAS)中“细胞因子风暴综合征”的病理生理改变。

2. *脾脏、肺门淋巴结和骨髓* 脾脏明显缩小。淋巴细胞数量明显减少，灶性出血和坏死，脾脏内巨噬细胞增生并可见吞噬现象；淋巴结淋巴细胞数量较少，可见坏死。免疫组化染色显示脾脏和淋巴结 $CD4^+$ T细胞和 $CD8^+$ T细胞均减少。骨髓三系细胞数量减少。

3. *心脏和血管* 心肌细胞可见变性、坏死，间质内可见少数单核细胞、淋巴细胞和(或)中性粒细胞浸润。部分血管内皮脱落、内膜炎症及血栓形成。

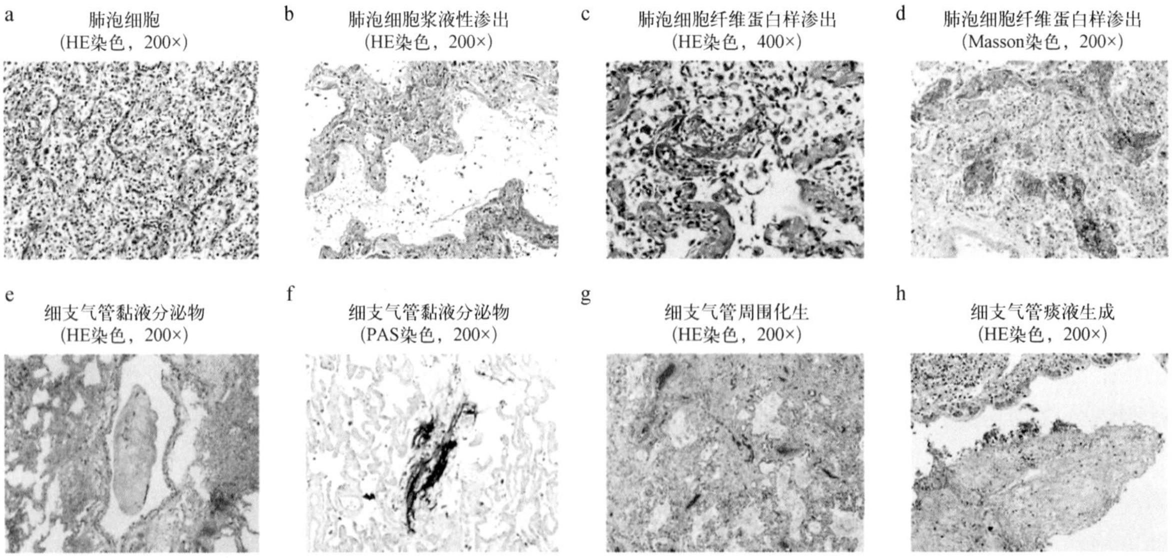

图27-12 广泛的渗出物和黏液分泌物

a. 肺泡腔内有大量巨噬细胞；b～d. 浆液性和纤维蛋白样渗出；e～h. 细支气管黏液分泌物

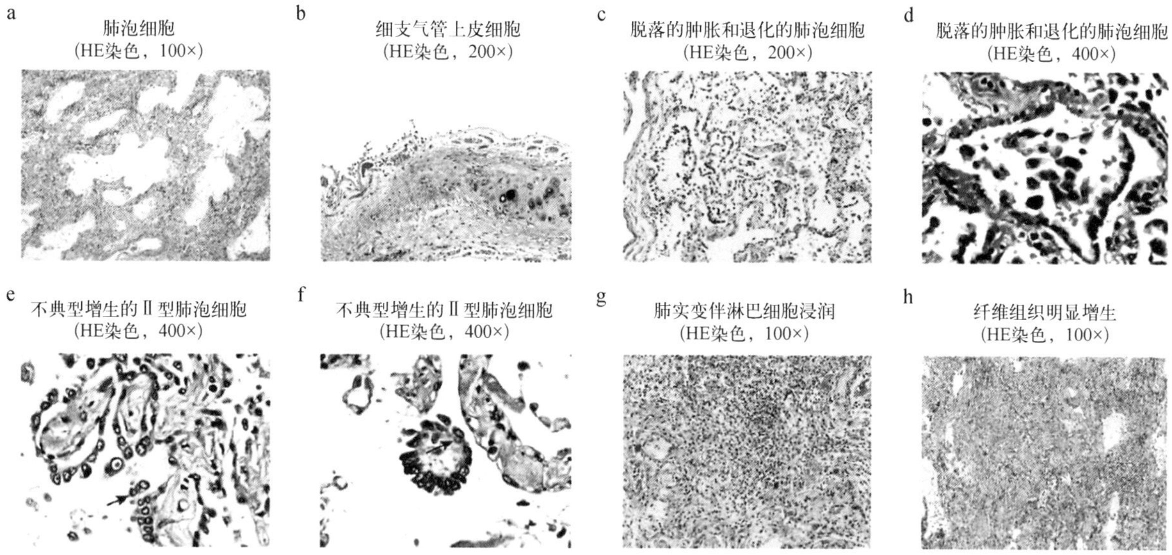

图 27-13 呼吸道损害与修复性改变

a～b. 肺泡和细支气管上皮细胞明显脱落。c～f. 肺泡内脱落的肿胀和退化的肺泡细胞；不典型增生的Ⅱ型肺泡细胞：细胞核增大，核染色质清除，核仁突出。可疑的病毒包涵体由箭头指示。g～h. 肺实变伴淋巴细胞浸润，纤维组织明显增生

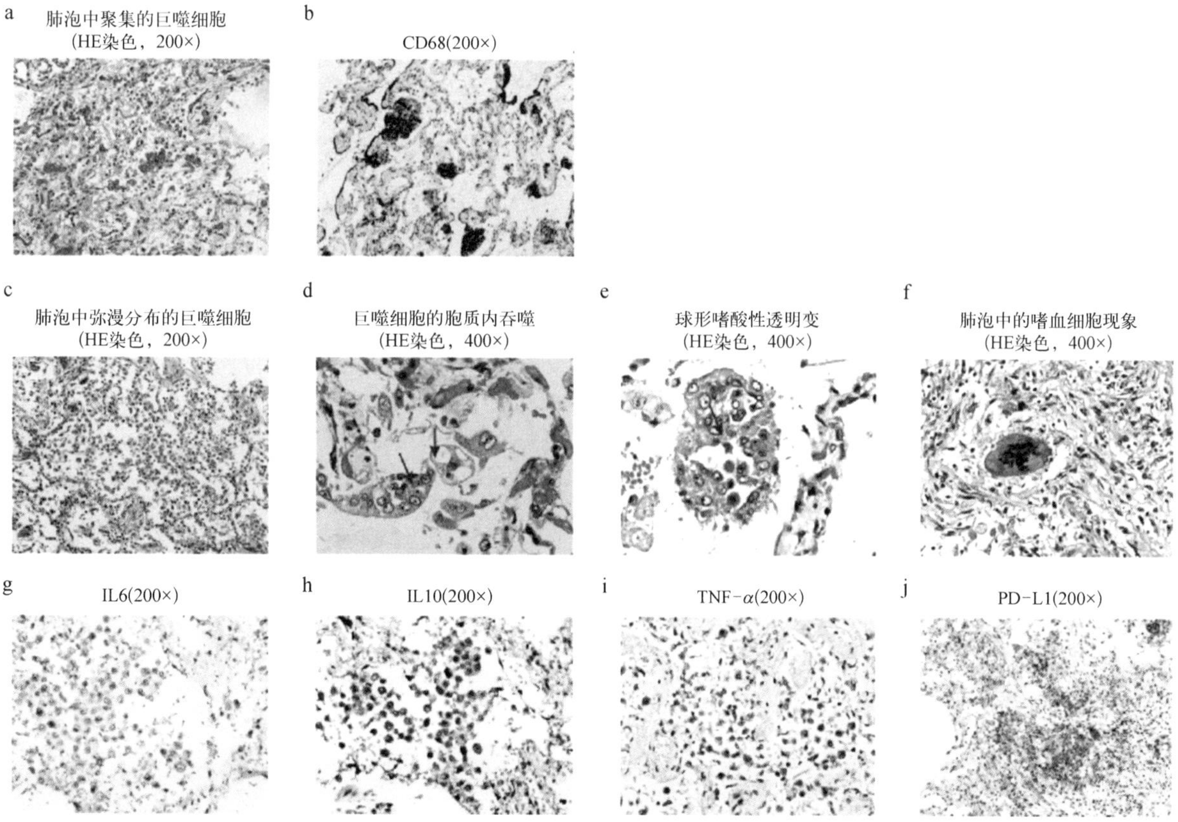

图 27-14 聚集的肺泡巨噬细胞

a～f. 肺泡内大量多形性单核和多核巨噬细胞成簇分布(a)，CD68 免疫组化染色(b)，弥漫性分布(c)，胞质内吞噬和球形嗜酸性透明变(d)，噬血细胞现象(e)和多核巨细胞(f)；g～j. 趋化因子和炎性细胞因子的表达：IL-6、IL-10、TNF-α(g～i)和 PD-L1 的广泛表达(j)

图片来源：Chaofu Wang，Jing Xie，Lei Zhao，*et al*. Aveolar Macrophage Activation and Cytokine Storm in the Pathogenesis of Severe COVID-19. Nature Research 2020. https://www.researchsquare.com/article/rs-19346/v1

4. 肝脏和胆囊　体积增大，暗红色。肝细胞变性、灶性坏死伴中性粒细胞浸润；肝血窦充血，汇管区见淋巴细胞和单核细胞浸润，微血栓形成。胆囊高度充盈。

5. 肾脏　肾小球球囊腔内见蛋白性渗出物，肾小管上皮变性、脱落，可见透明管型。间质充血，可见微血栓和灶性纤维化。

6. 其他器官　脑组织充血、水肿，部分神经元变性。肾上腺局灶性坏死。食管、胃和肠管黏膜上皮不同程度变性、坏死、脱落。

【临床表现和临床分型】

基于目前的流行病学调查，潜伏期为1～14日，或长至37日。以发热、干咳、乏力为主要表现，少数患者伴有鼻塞、流涕、咽痛、腹痛和腹泻等症状。重症患者多在发病1周后出现呼吸困难和(或)低氧血症，严重者可快速进展为急性呼吸窘迫综合征、脓毒症休克、难以纠正的代谢性酸中毒和出凝血功能障碍及多器官功能衰竭等。值得注意的是，重型、危重型患者病程中可为中低热，甚至无明显发热。

部分儿童及新生儿病例症状可不典型，表现为呕吐、腹泻等消化道症状，或仅表现为精神弱、呼吸急促，轻型患者仅表现为低热、轻微乏力等，无肺炎表现。从目前收治的病例情况看，多数患者预后良好，少数患者病情危重。老年人和有慢性基础疾病者预后较差。新型冠状病毒肺炎的孕产妇临床过程与同龄患者相近。

1. 轻型　临床症状轻微，影像学未见肺炎表现。

2. 普通型　具有发热、呼吸道等症状，影像学可见肺炎表现。

3. 重型

(1) 成人符合下列任何一条：① 出现气促，呼吸频率(RR)≥30次/分。② 静息状态下，指氧饱和度≤93%。③ 动脉血氧分压(PaO_2)/吸氧浓度(FiO_2)≤300 mmHg(39.996 kPa)。高海拔(海拔超过1 000 m)地区应根据以下公式对PaO_2/FiO_2进行校正：PaO_2/FiO_2×[大气压(mmHg)/760]。④ 肺部影像学显示24～48小时内病灶明显进展>50%者按重型管理。

(2) 儿童符合下列任何一条：① 出现气促(<2月龄，RR≥60次/分；2～12月龄，R≥50次/分；1～5岁，RR≥40次/分；>5岁，RR≥30次/分)，排除发热和哭闹的影响。② 静息状态下，指氧饱和度≤92%。③ 辅助呼吸(呻吟、鼻翼扇动、三凹征)，发绀，间歇性呼吸暂停。④ 出现嗜睡、惊厥、拒食或喂养困难，有脱水征。

4. 危重型　符合以下情况之一者：① 出现呼吸衰竭，且需要机械通气。② 出现休克。③ 合并其他器官功能衰竭需ICU监护治疗。

【重型、危重型临床预警指标】

1. 成人　① 外周血淋巴细胞进行性下降；② 外周血炎症因子如IL-6、C反应蛋白进行性上升；③ 乳酸进行性升高；④ 肺内病变在短期内迅速进展。

2. 儿童　① 呼吸频率增快；② 精神反应差、嗜睡；③ 乳酸进行性升高；④ 影像学显示双侧或多肺叶浸润、胸腔积液或短期内病变快速进展；⑤ 3月龄以下的婴儿或有基础疾病(先天性心脏病、支气管肺发育不良、呼吸道畸形、异常血红蛋白、重度营养不良等)，有免疫缺陷或低下(长期使用免疫抑制剂)。

【影像学检查】

肺部影像学检查在COVID-19诊断、疗效监测及出院评估中具有重要价值。检查方法首选肺部高分辨率CT；对于不便移动的危重型患者，床旁X线检查能提供一定的信息。一般于入院当日行基线肺部CT检查，若经治疗后疗效不理想，2～3日后可复查肺部CT；若经治疗后症状稳定或好转，可5～7日后复查肺部CT；危重型患者须每日复查床旁胸片。

COVID-19患者肺部影像学早期大多呈多发性斑片影、磨玻璃样影，多位于肺下叶、外侧带、胸膜下；少数病例可表现为单发、局部病变，但短期内可较快进展至两肺；个别病例表现为沿支气管分布、伴周边磨玻璃样小结节及斑片影。病程中、后期可出现两下肺实变，或磨玻璃样影及网格样改变、局部纤维化等间质性改变共存，胸腔积液不多见。对于两肺病变范围广、磨玻璃样渗出面积或实变范围较大者，尤其是动态复查提示病灶范围扩大者，须警惕疾病加重(图 27-15，图 27-16)。

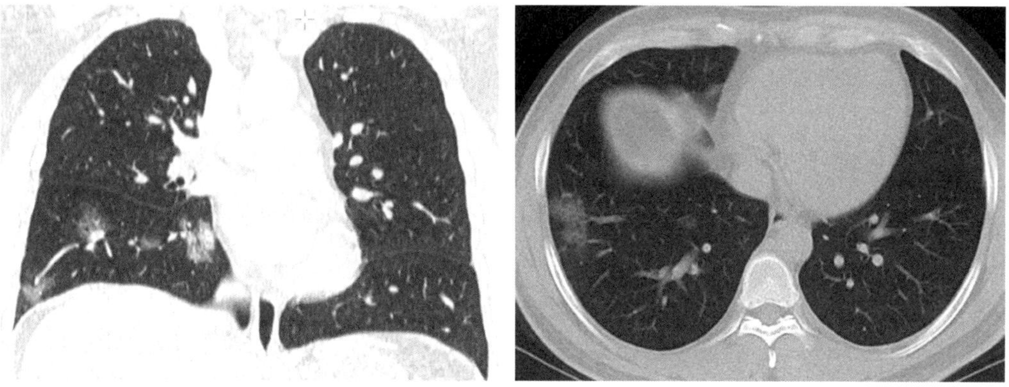

图 27-15 一名 35 岁男性患者发热第 3 日 CT 图像；片状实变和结节状磨玻璃样阴影，主要分布于支气管束和胸膜下区。冠状位重组 CT 图像显示右下肺叶多灶性结节状磨玻璃样浑浊

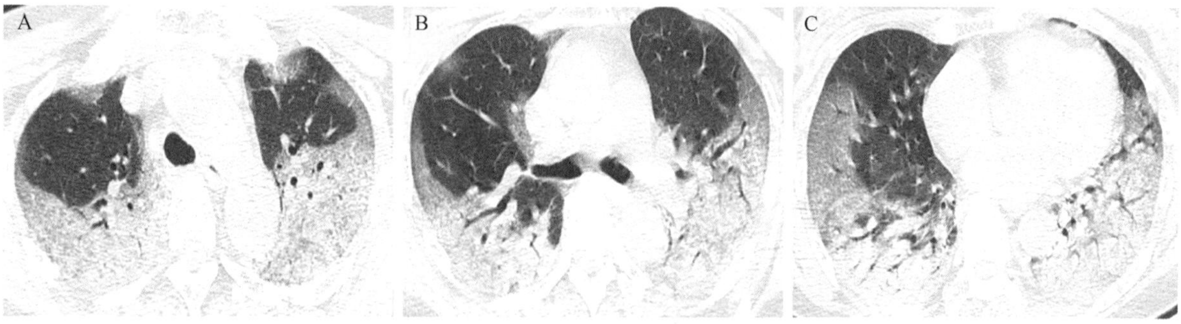

图 27-16 一名 63 岁女性的 CT 图像，后来死亡

【实验室检查】

1. 一般检查 发病早期外周血白细胞总数正常或减少，可见淋巴细胞计数减少，外周血细胞形态检查偶可出现异性淋巴细胞，部分中性粒细胞胞质内可见杜勒氏小体(Dohle body)。患者可出现肝酶、乳酸脱氢酶(LDH)、肌酶和肌红蛋白升高；部分危重者可见肌钙蛋白升高。多数患者 C 反应蛋白和红细胞沉降率升高，降钙素原正常。严重者 D-二聚体升高、外周血淋巴细胞进行性减少。重型、危重型患者常有炎症因子升高。

2. 病原学及血清学检查

(1) 病原学检查：为了提高检测灵敏度，需采用正确科学的取样方案。发病初期如核酸检测阴性，应连续随访取样，以免错过病毒释放峰值产生假阴性。因检测下呼吸道标本(痰或气道抽取物)更加准确，取样时嘱患者深咳 3～5 次，尽力咳出深部痰液，必要时连续留样以提高检测阳性率。标本采集后尽快送检。

1) 病毒分离：取患者的痰液、咽拭子、肺泡灌洗液、粪便等临床样本进行动物接种或细胞培养分离病毒。非洲绿猴肾细胞(Vero)是病毒分离的敏感细胞，结合细胞病变效应及培养物基因测序可明确病原及其分子生物学特征。含活病毒的培养物操作必须在三级生物安全实验室(P3 实验室)进行，不宜广泛开展。

2) 病毒核酸检测：是目前确诊的主要手段。采用 RT-PCR 或(和)NGS 方法在鼻咽拭子、痰和其他下呼吸道分泌物、血液、粪便等标本中可检测出新型冠状病毒核酸。呼吸道标本、粪便、血液等多种类型标本联合检测有利于提高疑似病例的诊断灵敏度,亦有利于疗效观察。

(2) 血清学检查:新型冠状病毒特异性 IgM 抗体多在发病 3～5 日后开始出现阳性,IgG 抗体滴度恢复期较急性期有 4 倍及以上升高。可用于辅助筛查。

【诊断和鉴别诊断】

1. *疑似病例诊断* 结合下述流行病学史和临床表现综合分析。

(1) 流行病学史:① 发病前 14 日内有疫区或其他有病例报告社区的旅行史或居住史;② 发病前 14 日内与新型冠状病毒感染者(核酸检测阳性者)有接触史;③ 发病前 14 日内曾接触过来自疫区,或来自有病例报告社区的发热或有呼吸道症状的患者;④ 聚集性发病[2 周内在小范围如家庭、办公室、学校班级等场所,出现 2 例及以上发热和(或)呼吸道症状的病例]。

(2) 临床表现:① 发热和(或)呼吸道症状;② 具有上述新型冠状病毒肺炎影像学特征;③ 发病早期白细胞总数正常或减少,淋巴细胞计数正常或减少。

有流行病学史中的任何 1 条,且符合临床表现中任意 2 条;无明确流行病学史的,符合临床表现中的 3 条,可诊断为新型冠状病毒肺炎。

2. *确诊病例诊断* 疑似病例同时具备以下病原学或血清学证据之一者:① 实时荧光 RT-PCR 检测新型冠状病毒核酸阳性;② 病毒基因测序,与已知的新型冠状病毒高度同源;③ 血清新型冠状病毒特异性 IgM 抗体和 IgG 抗体阳性;血清新型冠状病毒特异性 IgG 抗体由阴性转为阳性或恢复期较急性期 4 倍及以上升高。

3. *鉴别诊断* 新型冠状病毒感染轻型表现需与其他病毒引起的上呼吸道感染相鉴别。新型冠状病毒肺炎主要与流感病毒、腺病毒、呼吸道合胞病毒等其他已知病毒性肺炎及肺炎支原体感染相鉴别,尤其是对疑似病例要尽可能采取包括快速抗原检测和多重 PCR 核酸检测等方法,对常见呼吸道病原体进行检测。还要与非感染性疾病,如血管炎、皮肌炎和机化性肺炎等鉴别。

【治疗】

该病目前尚缺乏特异性治疗方法,强调早发现、早隔离、早治疗,以对症综合治疗为主。

1. *根据病情确定治疗场所* ① 疑似及确诊病例应在具备有效隔离条件和防护条件的定点医院隔离治疗,疑似病例应单人单间隔离治疗,确诊病例可多人收治在同一病室;② 危重型病例应尽早收入 ICU 治疗。

2. *一般治疗*

(1) 卧床休息,加强支持治疗:保证充分热量,注意水、电解质平衡,维持内环境稳定;密切监测生命体征、指氧饱和度等。

(2) 完善检查:根据病情监测血常规、尿常规、C 反应蛋白、生化指标(肝酶、心肌酶、肾功能等)、凝血功能、动脉血气分析、胸部影像学等。有条件者可行细胞因子检测。

(3) 及时给予有效氧疗措施:包括鼻导管、面罩给氧和经鼻高流量氧疗,有条件者可采用氢氧混合吸入气(H_2/O_2:66.6%/33.3%)治疗。

(4) 抗病毒治疗:越早越好,可以减少重症、危重症的发生。COVID-19 缺乏有明确临床证据的有效抗病毒药物,可试用 α 干扰素(成人每次 500 万 U 或相当剂量,加入灭菌注射用水 2 ml,每日 2 次雾化吸入)、利巴韦林[建议与干扰素或洛匹那韦/利托那韦(成人 200 mg/50 mg/粒,每次 2 粒,每日 2 次,疗程不超过 10 日)联合应用,成人每次 500 mg,每日 2～3 次静脉输注,疗程不超过 10 日]、磷酸氯喹(18～65 岁成人,体重大于 50 kg 者,每次 500 mg,每日 2 次,疗程 7 日;体重小于 50 kg 者,第 1～2 日每次 500 g,每日 2 次;第 3～7 日每次 500 mg,每日 1 次)、阿比多尔(成人每次 200 mg,每日 3 次,疗程不超过 10 日)。要注意上述药物的不良反应、禁忌证(如患有心脏疾病者禁用氯喹)以及与其他药物的相互作用等问题。不建议同时应用 3 种及以上抗病毒药物,出现不可耐受的毒副作用时应停止使用相关药物。对孕产妇患者的治疗应考虑妊娠周数,尽可能选择对胎儿影响较小的药物，以及是否终止妊娠后再进行治疗等问题，并知情告知。

抗病毒治疗疗程一般为2周，痰液病毒核酸检测结果持续3次以上阴性可考虑停用抗病毒药物。

3. 重型、危重型病例的治疗

(1) 治疗原则：在对症治疗的基础上，积极防治并发症，治疗基础疾病，预防继发感染，及时进行器官功能支持。以“四抗二平衡”为重点的综合治疗可提高治愈率、降低病死率。以“抗病毒、抗休克、抗低氧血症、抗继发感染、维持水和电解质平衡、维持微生态平衡”为核心进行策略制订。

(2) 抗病毒治疗：治疗原则基本同轻症患者。注意干扰素雾化吸入治疗，建议在负压病房进行。因雾化易诱发气溶胶播散，不建议普通病房内开展雾化吸入治疗。

(3) 抗休克治疗：在充分液体复苏的基础上，改善微循环，使用血管活性药物，密切监测患者血压、心率和尿量的变化，以及动脉血气分析中乳酸和碱剩余，必要时进行无创或有创血流动力学监测，如超声多普勒法、超声心动图、有创血压或持续心排血量(PiCCO)监测。在救治过程中，注意液体平衡策略，避免过量和不足。如果发现患者心率突发加快大于基础值的20%或血压下降大于基础值的20%以上时，若伴有皮肤灌注不良和尿量减少等表现，应密切观察患者是否存在脓毒症休克、消化道出血或心功能衰竭等情况。

(4) 抗低氧血症治疗

1) 氧疗：重型患者应当接受鼻导管或面罩吸氧，并及时评估呼吸窘迫和(或)低氧血症是否缓解。

2) 高流量鼻导管氧疗或无创机械通气：当患者接受标准氧疗后呼吸窘迫和(或)低氧血症无法缓解时，可考虑使用高流量鼻导管氧疗或无创通气。若短时间(1～2小时)内病情无改善甚至恶化，应当及时进行气管插管和有创机械通气。

3) 有创机械通气：采用肺保护性通气策略，即小潮气量(6～8 ml/kg理想体重)和低水平气道平台压力($\leqslant$30 cmH_2O)进行机械通气，以减少呼吸机相关肺损伤。在保证气道平台压$\leqslant$35 cmH_2O时，可适当采用高呼吸末正压，保持气道温化湿化，避免长时间镇静，早期唤醒患者并进行肺康复治疗。较多患者存在人机不同步，应当及时使用镇静剂及肌松剂。根据气道分泌物情况，选择密闭式吸痰，必要时行支气管镜检查，采取相应治疗。

4) 挽救治疗：对于严重ARDS患者，建议进行肺复张。在人力资源充足的情况下，每天应当进行12小时以上的俯卧位通气。俯卧位机械通气效果不佳者，如条件允许，应当尽快考虑体外膜肺氧合治疗(Extracorporeal membrane oxygenation，ECMO)。其相关指征：① 在FiO_2>90%时，氧合指数小于80 mmHg，持续3～4小时以上；② 气道平台压$\geqslant$5 cmH_2O，单纯呼吸衰竭患者，首选VV-ECMO模式；若需要循环支持，则选用VA-ECMO模式。在基础疾病得以控制，心肺功能有恢复迹象时，可开始撤机试验。

(5) 合理使用抗菌药物抗继发感染：COVID-19是病毒感染性疾病，轻型及普通型患者不建议预防性使用抗菌药物；重型患者需要结合具体情况谨慎决定是否预防性使用抗菌药物，对于病变范围广、气道分泌物多、原有慢性气道疾病伴下呼吸道病原体定殖史、使用糖皮质激素(按泼尼松计)$\geqslant$20 mg×7 d等患者可考虑酌情使用抗菌药物。可选药物包括喹诺酮类、第二或第三代头孢菌素、β-内酰胺酶抑制剂复方制剂等；危重型患者尤其是接受有创机械通气的患者可考虑预防性使用抗菌药物，根据患者个体高危因素选择抗菌药物，包括碳青霉烯类、β-内酰胺酶抑制剂复方制剂、利奈唑胺、万古霉素。

在治疗期间须密切监测患者的症状、体征、血常规、C反应蛋白、降钙素原等指标，出现病情变化须临床综合判断，在不能排除继发感染时须第一时间留取合格标本进行涂片、培养，进行核酸、抗原抗体检测，以便尽早明确感染病原体。出现下述情况可经验性使用抗菌药物：① 咳痰增多、痰液颜色变深，尤其是出现黄脓痰；② 体温升高，且不能用原发疾病加重解释；③ 白细胞、中性粒细胞数显著增多；④ 降钙素原≥0.5 ng/ml；⑤ 病毒感染无法解释的氧合指数恶化或循环障碍及其他提示细菌感染的病情改变。

病毒感染造成细胞免疫功能下降、糖皮质激素和(或)广谱抗菌药物使用等因素导致部分COVID-19患者有继发真菌感染风险，须对危重患者行呼吸道分泌物微生物监测，包括涂片培养；对可疑患者及时检测血或支气管肺泡灌洗液D-葡聚糖(G试验)、半乳甘露聚糖(GM试验)。

对于广谱抗菌药物使用7日及以上、胃肠外营养、接受有创检查或治疗、两个或以上部位来源的标本培养念珠菌阳性、G试验明显升高的患者须警惕侵袭性念珠菌病可能，可考虑给予氟康唑或棘白菌素类抗真菌治疗。

对于糖皮质激素使用7日及以上、粒细胞减少或缺乏、慢性阻塞性肺疾病且既往气道标本培养曲霉阳性、GM试验明显升高的患者须警惕侵袭性肺曲霉病，可考虑给予伏立康唑、泊沙康唑或棘白菌素类治疗。

(6) 维持水、电解质、酸碱平衡，促进内环境稳定：部分COVID-19患者有腹泻症状，使用洛匹那韦/利托那韦也可出现腹泻，需要警惕水、电解质紊乱，特别是低钾血症、低钠血症，危重患者需监测24小时进出量，监测血电解质，及时发现及时纠正；低氧血症易继发代谢性酸中毒、组织灌注不良，导致乳酸水平升高，需要及时纠正，阻断疾病进展，必要时使用连续性肾脏替代治疗或人工肝血液净化系统。

1) 肾脏替代治疗：危重症患者的肾功能损伤应积极寻找导致肾功能损伤的原因，如低灌注和药物等因素。对于肾功能衰竭患者的治疗应注重体液平衡、酸碱平衡和电解质平衡，在营养支持治疗方面应注意氮平衡、热量和微量元素等补充。重症患者可选择连续性肾替代治疗(continuous renalreplacement therapy，CRRT)。其指征包括：① 高钾血症；② 酸中毒；③ 肺水肿或水负荷过重；④ 多器官功能不全时的液体管理。

2) 人工肝血液净化系统：血液净化系统包括血浆置换、吸附、灌流、血液/血浆滤过等，能清除炎症因子，阻断"细胞炎症因子风暴"，从而减轻炎症反应对机体的损伤，可用于重型、危重型患者细胞炎症因子风暴早、中期的救治。人工肝治疗重症和危重患者指征：① 血浆炎症因子(如IL-6)＞5倍正常值上限，或每日增加＞1倍；② 肺影像学进展迅速(CT或X线)，每日进展＞10%；③ 有需要人工肝血液净化治疗的合并症。

(7) 维持微生态平衡，减少细菌移位与感染：COVID-19患者由于病毒直接侵犯肠道黏膜、抗病毒抗感染等治疗药物影响，部分患者合并腹痛、腹泻等消化道症状。经检测，COVID-19患者存在肠道微生态失衡，表现为肠道的乳酸杆菌、双歧杆菌等有益菌明显减少。重症及危重症患者肠道具有抗炎作用的产丁酸菌丰度显著下降。同时，肠道微生态失衡，肠球菌等条件致病菌比例升高，可能会导致肠道细菌异位，引起继发性感染。因此，要重视肠道微生态调节剂和营养支持对维持微生态平衡的治疗。

1) 微生态调节剂可减少细菌移位和继发感染：微生态调节剂增加肠道优势菌，抑制肠道有害菌，减少毒素产生，减少菌群失调导致的感染；H7N9禽流感重型肺炎中的救治经验提示，经微生态调节剂治疗的患者继发感染的风险大大降低。

2) 微生态调节剂可改善患者消化道症状：部分患者出现消化道症状，微生态调节剂可通过抑制肠黏膜萎缩，使粪便中水分减少，改善粪便性状和便次，减轻腹泻等症状。

3) 有条件的单位可进行肠道菌群分析：根据菌群分析结果，尽早发现肠道菌群紊乱，及早调整抗菌药物、给予益生菌制剂，减少肠道菌群移位和肠源性感染的发生。

4) 营养支持：是维持肠道微生态平衡的重要手段，在有效评估营养风险、胃肠道功能及误吸风险的基础上，及时实施营养支持。① 首选经口进食。气管插管且存在误吸高风险者建议留置空肠营养管，给予肠内营养，滋养肠道上皮，改善肠黏膜屏障及肠道免疫功能，维持肠道微生态。② 能量供应为每日 25～30 kcal/kg（105～126 kJ/kg），目标蛋白量为每日 1.2～2.0 g/kg。肠道功能尚可的患者可以选择热氮含量较高的整蛋白制剂；危重型患者建议选择预消化的短肽制剂；对于顽固性高血糖患者考虑选择适合控制血糖的营养制剂；对于容量控制要求较高的患者（如心力衰竭患者等）可考虑使用高能制剂。

（8）康复者血浆治疗：适用于病情进展较快、重型和危重型患者。原则上病程不超过 3 周，病毒核酸检测阳性或判断患者存在病毒血症。输注时需注意输血禁忌和知情同意。根据患者体重及病情决定输注量（4～5 ml/kg 体重，通常为 200～500 ml）。

（9）免疫治疗：对于双肺广泛病变者及重型患者，且实验室检测 IL-6 水平升高者，借鉴托珠单抗（Tocilizumab）在巨细胞活化综合征（MAS）中的治疗经验，临床采用"托珠单抗"作为抑制剂，阻断新冠病毒感染诱发炎症风暴的关键细胞因子，有效地降低炎症反应对患者肺组织和多器官的损伤。从《新型冠状病毒肺炎诊疗方案（试行第七版）》起，就增加托珠单抗用于免疫治疗。首次剂量 4～8 mg/kg，推荐剂量为 400 mg，0.9%生理盐水稀释至 100 ml，输注时间大于 1 小时；首次用药疗效不佳者，可在 12 小时后追加应用 1 次（剂量同前），累计给药次数最多为 2 次，单次最大剂量不超过 800 g。注意过敏反应，有结核等活动性感染者禁用。

（10）其他治疗措施

1）对于氧合指标进行性恶化、影像学进展迅速、机体炎症反应过度激活状态的患者，酌情短期内（3～5 日）使用糖皮质激素，建议剂量不超过相当于甲泼尼龙 1～2 mg/kg/d，应当注意较大剂量糖皮质激素由于免疫抑制作用，会延缓对冠状病毒的清除。

2）可静脉给予血必净每次 100 ml，每日 2 次治疗。

3）儿童重型、危重型病例可酌情考虑给予静脉滴注丙种球蛋白。

4）患有重型或危重型新型冠状病毒肺炎的孕妇应积极终止妊娠，剖腹产为首选。

5）患者常存在焦虑恐惧情绪，应当加强心理疏导。

6）结合患者情况可合理使用中医治疗。

7）对于干细胞治疗等实验性治疗应在满足符合伦理、知情同意、项目备案和临床注册等条件下开展。

（11）多学科协作个性化治疗：对于重型 COVID-19 患者，病情变化快，常累及多器官，需要多学科协作。有条件的医院应该整合感染科、呼吸内科、ICU、检验科、影像科、药剂科、中医科、精神卫生科、护理部等各相关专科力量组成 COVID-19 专家团队，建立完善的多学科协作诊疗（MDT）机制，隔离病区的医生通过互联网视频参与讨论，协同诊治，根据患者的基础状况、合并症、并发症、每日的检查结果综合分析，研判病情趋势，充分考虑患者不同个体、不同病程、不同类型的差异性，治疗方案要做到因人施策、精准施策，最大程度地做好干预，阻断疾病进展。

【出院处理】

1. *出院标准* ① 体温正常（耳温低于 37.5℃）至少 3 日；② 呼吸道症状明显好转；③ 病毒核酸检测连续 2 次以上阴性（每次间隔大于 24 小时），有条件的单位可同时行粪便病毒核酸检测；④ 肺部影像学检查结果病灶较前明显好转；⑤ 无其他需要住院治疗的合并症或并发症；⑥ 不吸氧情况下 $SpO_2>93\%$；⑦ 经医院多学科团队专家组讨论并认可达到出院标准。

2. *出院后用药* 一般患者无需继续服用抗病毒药物，若有轻度咳嗽、胃纳不佳、舌苔偏厚等问题时，可采用对症处理。

3. *居家隔离* 出院后患者仍须居家隔离 2 周。建议居家隔离条件：① 有独立的生活区，但也需要勤通风、勤消毒；② 避免与家中的婴幼儿、老年人及免疫功能低下者接触；③ 患者及患者的家属须佩戴口罩，勤洗手；④ 每日测量体温2次(早晚)，密切关注机体的变化。

4. *出院后随访* 针对每一位出院患者，医院安排随访医生专人专管，在出院后48小时内进行第一次电话随访；出院后1周、2周及1个月时门诊随访，根据患者情况行血液标本肝肾功能、血常规，痰液及粪便标本病毒核酸检测，肺部CT检查；出院后3个月及6个月时进行电话随访。

5. *复阳患者* 患者在复诊中发现核酸阳性，这主要与标本留取、检测假阴性有关。针对此类患者，建议：① 按COVID-19患者标准进行隔离；② 继续给予前期有效的抗病毒方案治疗；③ 在肺部影像学检查示进一步好转，痰液、粪便SARS-CoV-2核酸持续阴性3次(每次间隔24小时)后出院；④ 出院后按上文提到的居家隔离及随访要求进行观察。也有报道二次感染的，因两次感染的病毒株基因排序明显不同。二次感染病例的出现对疫苗的研究会有所启示，提示需两次接种疫苗。

【预防】

根据乙类传染病甲类管理的要求，发现患者及时报告，做到"早发现、早报告、早隔离、早治疗"。隔离治疗患者，严格遵循出院标准。出院后安排好随访、复诊。隔离密切接触者，对疑似病例和确诊病例症状出现前两日开始，或无症状感染者标本采样前两日开始，未采取有效防护与其有近距离接触的人员进行隔离。保持良好个人卫生习惯，勤洗手。公共场合保持空气流通、通风换气。实验室标本采集、运送、存储和检测需严格按照要求执行，做好生物安全防护工作。

疫苗接种：目前，WHO认可使用的新型冠状病毒疫苗已有6种，其中我国研制的有2种。截至2021年9月14日，全球共接种了5 634 533 040剂疫苗。截至2021年9月15日，我国累计报告接种新型冠状病毒疫苗超过21.6亿剂次，完成全程接种者超过10亿人。下一步要继续开展更有效的疫苗研发及其他预防方法的研究。

参考文献

[1] 中华人民共和国国家卫生健康委员会. 新型冠状病毒肺炎诊疗方案(第七版).

[2] 中华人民共和国国家卫生健康委员会. 新型冠状病毒肺炎防控方案(第六版).

[3] 中华人民共和国国家卫生健康委员会. 新冠肺炎康复者恢复期血浆临床治疗方案(试行第二版).

[4] 徐凯进，蔡洪流，沈毅弘，等. 2019冠状病毒病(COVID-19)诊疗浙江经验[J]. 浙江大学学报(医学版)，2020，1-12.

[5] 朱名超，朱娅. 新型冠状病毒肺炎的实验室检查及临床实验室的管理[J]. 热带医学杂志，2020，1-4.

[6] 中华人民共和国国家卫生健康委员会官方网站. 截至2020年7月06日24时新型冠状病毒肺炎疫情最新情况. http://www.nhc.gov.cn/xcs/yqfkdt/202007/06c6ac2dce8542b68210a086ec872548.shtml.

[7] https://covid19.who.int/

[8] ClinicalTrials.gov website. database of studies on COVID-19 and Vaccination. https://www.clinicaltrials.gov/ct2/results? cond = 2019nCoV &term = vaccine&cntry = &state = &city = &dist=

[9] Na Zhu, Dingyu Zhang, Wenling Wang, *et al*. A Novel Coronavirus from Patients with Pneumonia in China, 2019[J]. N Engl J Med, 2020, 382(8): 727-733.

[10] Zhe Xu, Lei Shi, Yijin Wang, *et al*. Pathological findings of COVID-19 associated with acute respiratory distress syndrome[J]. The Lancet Respiratory Medicine, 2020, 8(4): 420-422.

[11] Balamurugan Shanmugaraj, Konlavat Siriwattananon, Kittikhun Wangkanont, *et al*. Perspectives on monoclonal antibody therapy as potential therapeutic intervention for Coronavirus disease-19 (COVID-19)[J]. Asian Pac J Allergy Immunol, 2020, 38: 10-18.

[12] Chaofu Wang, Jing Xie, Lei Zhao, *et al*. Aveolar Macrophage Activation and Cytokine Storm in the Pathogenesis of Severe COVID-19[J]. Nature research, 2020.

[13] Lan L, Xu D, Ye G, *et al*. Positive RT-PCR Test Results in Patients Recovered From COVID-19[J]. JAMA, 2020, 323(15): 1502-1503.

[14] Zhou P, Yang XL, Wang XG, *et al*. A pneumonia outbreak associated with a new coronavirus of probable bat origin[J]. Nature, 2020, 579(7798):

270－273.

[15] Lam TT, Shum MH, Zhu HC, *et al*. Identifying SARS-CoV-2 related coronaviruses in Malayan pangolins [J]. Nature, 2020, doi: 10. 1038/s41586-020-2169-0.

[16] Guan WJ, Ni ZY, Hu Y, *et al*. Clinical Characteristics of Coronavirus Disease 2019 in China[J]. The New England journal of medicine 2020. 382(18): 1708－1720.

[17] Lin Ling, Lulian Feng, Cao Wei, *et al*. Hypothesis for potential pathogenesis of SARS-CoV-2 infection—a review of immune changes in patients with viral pneumonia[J]. Emerg Microbes Infect, 2020, 9(1): 727－732.

[18] Xiaoqi Lin, Zhenyu Gong, Zuke Xiao, *et al*. Novel Coronavirus Pneumonia Outbreak in 2019: Computed Tomographic Findings in Two Cases [J]. Korean J Radiol, 2020, 21(3): 365－368.

[19] Mingli YuanID, Wen Yin, Zhaowu Tao, *et al*. Association of radiologic findings with mortality of patients infected with 2019 novel coronavirus in Wuhan, China [J]. PLoS ONE, 2020, 15(3): e0230548.

[20] Yimin Zhang, Liang Yu, Lingling Tang, *et al*. A Promising Anti-Cytokine-Storm Targeted Therapy for COVID -19: The Artificial-Liver Blood-Purifification System, Eng, https://doi. org/10. 1016/j. eng. 2020. 03. 006.

[浙江大学附属第一医院 李兰娟 浙江树人大学树兰国际医学院附属树兰(杭州)医院 陈平]

第二十八章　心血管系统感染

几乎所有的病原体侵入人体后，都可以累及心脏，引起心内膜炎、心肌炎和（或）心包炎。心内膜、心肌或心包可以单一受累；亦可同时受累。心内膜炎和心包炎多由于病原体直接侵犯心内膜或心包所致，心肌病变可以为病原体的侵及所致，更多是其内毒素、血管栓塞或免疫反应所产生的损害。近年来，随着介入性心脏病学的飞速发展，各种导管在心脏病诊断和治疗上的应用日趋广泛，以及心脏起搏器等植入装置的临床应用，与之相关的感染亦逐渐增多。本章就心血管系统常见的感染从心内膜炎、心肌炎、心包炎及血管内装置和移植物感染等几方面进行分述。

第一节　感染性心内膜炎

感染性心内膜炎（infective endocarditis，IE）是指因细菌、真菌、立克次体甚至病毒引起的心瓣膜或心壁心内膜的感染。发生于动脉导管未闭、动静脉瘘和主动脉缩窄部位的血管内皮的感染，通常也包括在本病的范围内，其中以细菌性心内膜炎（bacterial endocarditis，BE）最多见。以往按其发病情况与自然病程，分为急性细菌性心内膜炎（acute bacterial endocarditis，ABE）和亚急性细菌性心内膜炎（subacute bacterial endocarditis，SBE）两型。ABE 的病程在 6 周以内，常系毒力较强的细菌如金黄色葡萄球菌、肺炎链球菌等侵犯正常的心脏所致，为全身感染的一部分；SBE 的病程在 6 周至 3 个月（超过 3 个月为慢性，通常也归入 SBE），多因某些细菌如草绿色链球菌、肠球菌属侵袭原有病变的心脏瓣膜而引起。鉴于这种分型不能包括非细菌性心内膜炎，而且肠球菌性心内膜炎可呈急性和亚急性重叠的临床表现，多数患者的临床病程介于两者之间，同时由于抗生素的广泛应用，即使毒力较强的细菌引起的心内膜炎也可呈亚急性经过，如金黄色葡萄球菌既可引起 ABE，也可发生 SBE，故目前统称为“IE”。

【临床类型】

感染性心内膜炎通常可分为以下 4 种类型：① 自身瓣膜心内膜炎；② 人工瓣膜心内膜炎；③ 静脉药瘾性心内膜炎；④ 医源性心内膜炎。

1. *自身瓣膜心内膜炎*　导致自身瓣膜发生感染性心内膜炎的基础心脏病包括先天性心脏病、后天获得性心脏病。

先天性心脏病是儿童罹患心内膜炎的主要危险因素，其作为感染性心内膜炎的基础疾病，占 30%～40%，而在青壮年中占 10%～20%，在老年人中占 8%。在先天性心脏病中，法洛四联症发生心内膜炎的危险性最高，其次是动脉导管未闭、室间隔缺损、主动脉缩窄、二叶式主动脉瓣，后者多见于老年男性（>60 岁），而房间隔缺损发生感染性心内膜炎的机会极小。

风湿性心脏病在 20 世纪 70—80 年代是感染性心内膜炎的最主要的基础疾病，近年来，风湿性心脏病的患病率逐年下降，但目前在我国仍然是引起感染性心内膜炎的主要基础疾病。感染性心内膜炎多发生于二尖瓣和(或)主动脉瓣关闭不全及轻度狭窄的患者;当二尖瓣显著狭窄,同时伴心房颤动或充血性心力衰竭时,心内膜炎反而不易发生。感染性心内膜炎累及的部位,最常见的为二尖瓣和主动脉瓣同时受累,其次是单纯的二尖瓣或单纯的主动脉瓣;三尖瓣少见,肺动脉瓣更为罕见。

二尖瓣脱垂是最常见的非风湿性心瓣膜病,发病率占一般人群的5%~6%。作为基础心脏结构异常,二尖瓣脱垂并发心内膜炎占自身瓣膜心内膜炎病例的7%~30%。尤其是二尖瓣脱垂合并二尖瓣反流杂音者,发生心内膜炎的相对危险性为3.5%~8.2%。

退行性瓣膜病变是老年人中常见的瓣膜病。随着人口的老龄化,加之诊断技术的提高,尤其是超声心动图的普遍应用,退行性瓣膜病的发现率越来越高。本病的发病率随年龄的增长而升高。老年退行性瓣膜病变主要累及左心瓣膜,临床上比较有意义的是主动脉瓣、二尖瓣环钙化,主动脉瓣和二尖瓣环钙化可单独存在或两者并存。这些病变均可成为感染性心内膜炎的发生基础。

2. *人工瓣膜心内膜炎* 在发达国家,人工瓣膜感染占全部感染性心内膜炎的10%~20%。在人工瓣膜置换者中,心内膜炎的发病率为1%~4%。人工瓣膜心内膜炎可分为早期和晚期感染:于瓣膜置换术后60日内出现症状者称为人工瓣膜心内膜炎的早期感染,其后出现症状者称为晚期感染。早期感染常来源于术中及术后污染,污染源可为人工心肺机、动静脉导管、导尿管和气管内插管等。感染的危险高峰为手术后15日内。

3. *静脉药瘾性心内膜炎* 指吸毒者静脉滥用毒品所致的感染性心内膜炎。静脉药瘾性心内膜炎患者的平均年龄约为30岁,近年来,吸毒者增多,发病年龄下降,发病率呈上升趋势。静脉药瘾性心内膜炎好发于右心系统,临床研究显示,累及瓣膜的典型分布为三尖瓣78%,二尖瓣24%,主动脉瓣8%,此类患者患病前,可以无心脏损害,瓣膜正常者达75%~93%。

4. *医源性心内膜炎* 医院内获得性感染性心内膜炎的发生率超过10%,患者年龄普遍较大,常超过60岁,且大多数患者有基础心脏疾病。感染来源为污染的静脉内装置和导管、泌尿道和胃肠道器械检查、外科手术等。例如,心脏起搏器的安置、骨髓移植接受者长期放置中心静脉导管。此种心内膜炎的发病常为急性,但体征不典型,死亡率可高达40%~56%。

【病原学】

感染性心内膜炎的临床类型不同,其常见致病菌各异。因此,了解不同临床类型的常见致病菌,对致病菌的检出和正确选择经验性抗菌治疗方案具有重要的指导意义。

1. *自身瓣膜心内膜炎* 链球菌是自身瓣膜心内膜炎最常见的致病菌,尤其是草绿色链球菌,其次依次是金黄色葡萄球菌、肠球菌、HACEK菌组等。

(1) 草绿色链球菌:是耳咽部的常居菌,对人体有致病作用的有6型:血链球菌、米勒(Milleri)链球菌、轻型链球菌、咽峡炎链球菌、唾液链球菌和变异链球菌。自身瓣膜心内膜炎的50%以上由草绿色链球菌引起,主要侵犯原有病损的心瓣膜。在心瓣膜感染前常有牙、口腔、颌部的感染史。其中以轻型和血链球菌最多见,可占80%。

(2) 葡萄球菌:约25%的自身心瓣膜感染由葡萄球菌引起,其中大部分为凝固酶阳性的金黄色葡萄球菌,少部分为凝固酶阴性的表皮葡萄球菌。金黄色葡萄球菌和表皮葡萄球菌均有表面受体,可与宿主蛋白结合,包括纤维结合蛋白和纤维蛋白原,出现在心内膜炎的损伤部位,有利于葡萄球菌的黏附、繁殖。

(3) 肠球菌:是胃肠道的常居菌丛,肠球菌感染占自身瓣膜心内膜炎的5%~15%,可侵犯正常或原有病变的心瓣膜,此类患者大多为近期有泌尿生殖系统疾病、创伤或接受手术、器械检查的老年男性患者。偶见于流产、妊娠或剖宫产的年轻妇女。

(4) 肺炎链球菌：目前，肺炎链球菌引起的自身瓣膜心内膜炎已不多见，仅占1%～3%。多累及正常的心瓣膜，尤其是主动脉瓣，感染后迅速破坏瓣膜。慢性酒精中毒、糖尿病及高龄是此类心内膜炎的易患因素。

(5) HACEK菌组：为胃肠道和咽喉部分的常居菌丛，是一些生长缓慢的革兰阴性杆菌，包括嗜血杆菌属、放线杆菌属、人类心杆菌属(*Cardiobacterium*)、腐蚀埃肯菌属(*Eikenella*)、和金氏杆菌属(*Eingella*)。此类细菌培养条件苛刻，普通血培养技术难以得到阳性结果。HACEK菌易感染原有病损的心瓣膜，常伴巨大赘生物，故栓塞的发生率较高。

(6) 真菌：引起自身瓣膜心内膜炎最常见的真菌为念珠菌，真菌性心内膜炎多发生于有严重影响免疫功能的基础疾病、长期使用广谱抗生素、肾上腺皮质激素和细胞毒药物的患者。多伴巨大赘生物而易发生栓塞。

2. *人工瓣膜心内膜炎* 人工瓣膜置换术后早期，多为医院内感染，致病菌常于手术时侵入瓣膜。葡萄球菌为主要致病菌，约占50%左右，其中表皮葡萄球菌和金黄色葡萄球菌分别占25%～30%和20%～25%，其次为革兰阴性杆菌，占20%；真菌主要为念珠菌、曲霉菌、组织胞浆菌，占10%～15%；链球菌和肠球菌占5%～10%；类白喉杆菌占5%左右。此外，偶见军团杆菌属、非结核性杆菌、支原体和立克次体感染。晚期感染致病菌构成与自身瓣膜心内膜炎相似，以链球菌感染为主。

3. *静脉药瘾性心内膜炎* 在病原微生物学方面有一定的特点，其与一般成人自身瓣膜心内膜炎不同，50%以上为金黄色葡萄球菌，链球菌和肠球菌仅占20%左右，革兰阴性杆菌(主要为假单胞菌和沙雷菌)和真菌(主要为念珠菌)分别占10%和5%。主要感染途径是皮肤，其次为药品和注射器具的污染。

4. *医源性心内膜炎* 革兰阳性球菌是医源性感染性心内膜炎的主要致病菌。在感染致病菌构成中，金黄色葡萄球菌占44%，凝固酶阴性葡萄球菌占22%，肠球菌占18%，链球菌、念珠菌、革兰阴性杆菌各占4%。

【发病机理和病理】

在本病的发病机理中，无菌性血栓性心内膜炎(NBTE)的形成及细菌的黏附是两个重要的因素(图28-1)。内皮损伤和高凝状态是无菌性血栓性心内膜炎形成的主要机制。

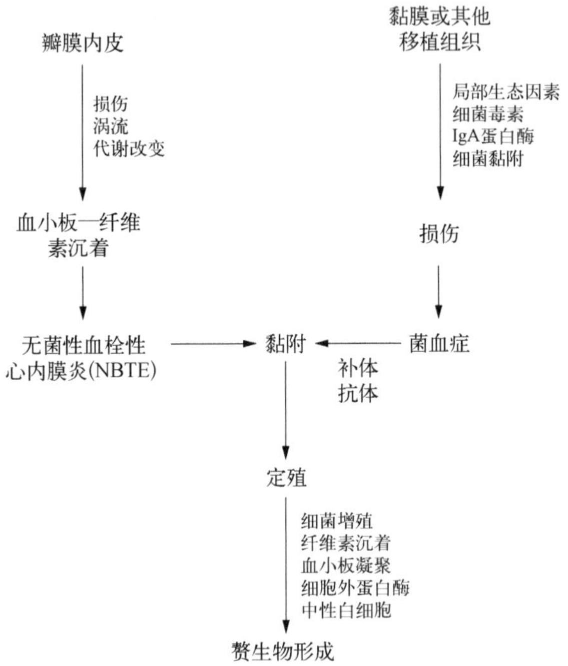

图28-1 感染性心内膜炎发病机理

因毒素、炎症或血液涡流等原因，使心内膜的内皮损伤，凝血机制激活，引起血小板、纤维蛋白在其表面沉着，形成无菌性血栓性心内膜炎(NBTE)，此为各种原因引起的菌血症过程中细菌侵入心内膜的病灶。血流动力学的改变是造成心内膜损伤的主要原因，可有3种状态：① 高速喷射冲击心内膜；② 血液从高压流向低压腔室；③ 血液高速流经狭窄的瓣口。受血流动力学因素的影响，NBTE多发生于心瓣膜闭合缘的低压腔室侧，例如，在二尖瓣和主动脉瓣关闭不全时，NBTE多发生于二尖瓣的心房面和主动脉瓣的心室面。室间隔缺损较小时，可引起血液强力的喷射和涡流，易致心内膜面的损伤；而血液分流速度缓慢(如房间隔缺损)或涡流较弱(如充血性心力衰竭或心房颤动)则很少并发感染性心内膜炎。

细菌在 NBTE 的黏附是感染性心内膜炎发病的又一关键因素。链球菌属和葡萄球菌属易黏附于 NBTE。尽管大肠埃希菌、肺炎克雷伯菌等常可引起菌血症,但因其不易黏附于损伤的心内膜面而很少导致本病。

人工瓣膜心内膜炎分早期感染和晚期感染,其发病机制不同。术前瓣膜污染、术中某个环节或植入导管(输液、起搏器、监护导管等)感染或术后并发创口、尿路和肺部感染等均可引起菌血症;瓣膜置换术后人工瓣膜和缝合环未完全内皮化,易于细菌附着、生长、繁殖而导致早期的人工瓣膜心内膜炎。晚期人工瓣膜心内膜炎的发生与手术无关,发病机理类似于自身瓣膜心内膜炎,多并发于拔牙、皮肤感染或泌尿生殖道器械检查操作引起的短暂性菌血症。

另外,免疫病理因素也参与本病的发生,由于感染性心内膜炎患者心血管内经常有抗原存在,故可引起体液免疫应答反应,因此而产生各种循环抗体如调理、凝集和补体结合抗体以及冷球蛋白和巨球蛋白。患者的病程越长,并发血管外表现和低补体血症越多;右心感染性心内膜炎的患者常能检出循环免疫复合物(ClC)。本病伴弥漫性紫癜者,采用荧光免疫法常能在皮肤血管内皮中发现有免疫复合物(lgG、IgM 和补体)的沉淀。有 10%～15%的感染性心内膜炎患者发生免疫复合物肾小球肾炎。血清免疫复合物浓度定量测定可用来预估治疗效果,有效的治疗可使免疫复合物迅速减少,最后可消失。反之,治疗无效或复发,CIC 滴度升高或再出现。

本病的病理变化如下。

1. *心脏* 本病的基本病理变化为赘生物形成。赘生物常位于瓣叶的关闭线,如房室瓣的心房面和半月瓣的心室面,最常附着的部位是二尖瓣和主动脉瓣,三尖瓣和肺动脉瓣较少见。肉眼见新鲜的赘生物呈灰黄色、浅绿色等不同颜色,大小不一,从几毫米到数厘米不等,可单个或多个,形状不规则。镜检示由血小板、纤维素、细菌菌落、炎症细胞和少量坏死组织构成;赘生物在瓣膜附着处,可见不同程度的肉芽组织增生和淋巴细胞、单核细胞及少量中性粒细胞浸润。在坏死组织周围可见巨噬细胞。赘生物的脱落导致体、肺循环的栓塞。尸检发现,45%～65%的患者有肾、脾、冠状动脉和脑动脉的栓塞。急性感染性心内膜炎的赘生物较大、较软、易脱落。栓塞等并发症尤为多见,常可并发菌性动脉瘤,或可引起瓣膜破损、腱索断裂、室间隔穿孔、乳头肌断裂、瓣环和心肌脓肿、心包积脓和多发性微细的脑脓肿(弥漫性脑炎)等。此外,病变痊愈后的瘢痕组织可造成瓣膜口狭窄或关闭不全。

2. *肾脏* 主要的病理变化为肾脓肿、梗死和局灶性或弥漫性肾小球肾炎。尸检显示肾脏大小基本正常,可略显肿胀,被膜上有瘀斑。肾梗死多见于未治病例,肾脓肿少见。急性感染性心内膜炎患者行肾组织活检发现,即使临床或生化检测未见异常,肾脏结构均已发生改变,半数以上的病例可见局灶性肾小球肾炎,其特征为内皮和系膜增殖、出血、中性粒细胞浸润、纤维蛋白样坏死、新月形病变形成和纤维化。弥漫性肾小球肾炎由免疫机制参与,多见于亚急性感染性心内膜炎,病灶中细菌罕见。电子显微镜显示上皮下电子致密沉积物,免疫荧光染色证实沉积物中含 IgG、IgM、IgA、补体及特异性抗细菌抗体,常伴低补体血症和 RF 阳性。

3. *菌性动脉瘤* 好发于血管分叉处,多见于大脑中动脉的周围分支,其破裂可致蛛网膜下腔出血,但也可发生在腹主动脉、主动脉窦、脾动脉、冠状动脉和肠系膜上动脉等部位。其产生的机理可能是:① 细菌直接侵入动脉壁,导致脓肿形成或破裂;② 细菌性栓子阻塞滋养血管;③ 免疫复合物沉积损伤动脉壁。

4. *中枢神经系统* 主要的病理改变为脑梗死、动脉炎、脑脓肿、菌性动脉瘤、脑内或蛛网膜下腔出血、脑软化,除了肺炎链球菌可引起脑膜炎外,其他病原所致的急性化脓性脑膜炎较少见。脑内多发性小脓肿多见于急性葡萄球菌感染。

5. *脾脏* 通常增大,肉眼可见大的斧形以及不规则的梗死，梗死区呈黄色，镜检示淋巴滤泡过度增生、网状内皮细胞增生和散在性坏死。脾脓肿及脾破裂少见。

6. 肺脏　右心心内膜炎患者可因细菌性栓子引发肺梗死、急性肺炎、胸腔积液或脓胸。

7. 皮肤　20%～40%的病例中可出现瘀点或瘀斑，镜检示 Osler 结节为小血管内皮增殖，伴血栓形成和坏死，血管周围有中性粒细胞和单核细胞浸润，血管内可检出免疫复合物。Janeway 结节为细菌性栓子所致，由细菌、中性粒细胞浸润、坏死组织和皮下出血组成。

8. 眼　Roth 斑为眼底椭圆形黄斑出血伴中央苍白，视网膜的神经纤维层中淋巴细胞浸润，伴周围水肿。

【临床表现】

最常见表现为发热，常伴有寒战、食欲减退和消瘦等，老年患者及免疫抑制状态患者的临床表现常不典型，发热的发生率较低。感染性心内膜炎可累及全身任何器官，临床征象变化多样，主要有以下四方面的表现：① 心脏瓣膜的感染及心内并发症；② 全身器官的细菌性栓塞；③ 菌血症及播散性感染灶；④ 循环免疫复合物和其他免疫反应引起的组织损害。

1. 全身表现　90%以上的病例有发热，通常呈不规则热或弛张热。除急性感染性心内膜炎外，体温大多不超过 39.5℃。约有 5%的病例无发热，可见于充血性心力衰竭、肾功能衰竭、老年人和近期内用过退热药和极度衰竭的患者。另外，可有全身不适、疲乏软弱、食欲缺乏、体重减轻、寒战、夜汗、恶心、呕吐、肌肉关节酸痛和进行性贫血等非特异性全身症状。因此，本病常易被误诊为结核、结缔组织病、恶性肿瘤或其他慢性疾病。部分患者有杵状指，多见于病程较长者。

2. 心脏体征　患者持续发热 1 周伴心脏杂音强度和性质改变，或有新出现的杂音，有力地提示本病的诊断。典型的"可变性杂音"和新出现的杂音(多为主动脉瓣关闭不全)常见于急性金黄色葡萄球菌心内膜炎。新出现主动脉瓣反流性杂音的患者，90%以上将会发生充血性心力衰竭，这是导致死亡的重要原因。二尖瓣脱垂综合征患者发生感染性心内膜炎，原有的收缩晚期杂音将变为全收缩期杂音。原无瓣膜病的急性感染性心内膜炎病程早期、壁性心内膜炎、右心心内膜炎以及部分老年患者可无杂音。

心包炎是感染性心内膜炎少见的并发症，通常由葡萄球菌感染合并瓣环或心肌脓肿扩散所致。

感染性心内膜炎累及心肌和传导系统，可致心律失常，出现过早搏动或心房颤动。发生在主动脉的心内膜炎或主动脉窦的菌性动脉瘤可侵袭房室束，引起房室传导阻滞或束支阻滞。

3. 皮肤、黏膜损害　系细菌毒素引起的毛细血管脆性增加和破裂出血或微栓塞所致，对本病的诊断颇有帮助，但近年来发生率明显下降。

(1) 条纹状出血：表现为指、趾甲下线样红色或褐色的条纹，常局限于指(趾)甲床的近端，远端不到甲床前沿。但此征也可见于老年人和与职业有关的外伤者。

(2) 瘀点：多见于眼结膜、颊黏膜、软腭、胸前和四肢关节等部位。成群或散在出现，病损开始呈红色，之后变成褐色，持续 2～3 日后消失并可再出现。瘀点并非心内膜炎所特有，也可见于血液病、血管炎、坏血病或肾功能不全患者。

(3) Osler 结：分布于手指或足趾末端的掌面，可为多个、略高于皮面、有明显压痛、2～15 mm 大小的结节。此结节也可见于系统性红斑狼疮、溶血性贫血、淋球菌感染等。

(4) Janeway 损害：为分布于手掌和足底的无痛性出血斑，直径在 1～4 mm，可持续数日，常见于葡萄球菌性心内膜炎。

(5) Roth 斑：是局限于眼底视神经乳头附近由出血围绕的椭圆形苍白的视网膜损害。也可见于贫血、白血病和系统性红斑狼疮。

4. 栓塞和血管损害　约有 1/3 的患者可发生体、肺循环栓塞。

(1) 脑

1) 脑栓塞：有 10%～30%的患者并发脑栓塞，出现偏瘫、失语等症状。

2) 弥漫性脑膜脑炎：系小动脉或毛细血管

的散在性细菌性栓塞所致，具脑炎或脑膜脑炎的表现。

3）脑出血：多由菌性动脉瘤破裂所致，呈面瘫、失语、头痛、呕吐、嗜睡、昏迷等症状。

(2) 肾：肾栓塞可致腰痛、菌尿和血尿。感染性心内膜炎伴弥漫性或局灶性肾小球肾炎者，可发生肾功能不全。

(3) 脾：脾动脉栓塞引起脾梗死，可致左上腹痛并向左肩部放射，或可伴脾周围炎和左侧胸膜炎，并发脾破裂或脾动脉瘤破裂而致腹腔内出血，休克者极为少见。

(4) 肺：肺栓塞多见于先天性心脏病伴右心感染性心内膜炎以及长期经静脉注射麻醉药的药瘾者，偶见于左心赘生物经未闭卵圆孔引起肺栓塞。可出现胸痛、气急、发绀、咯血、休克等症状。

(5) 其他：冠状动脉栓塞可致突然胸痛、休克、心力衰竭和严重心律失常等心肌梗死的表现；视网膜中心动脉栓塞可突然失明；肠系膜动脉栓塞可出现剧烈腹痛和血便；肢体动脉（股、肱、腘、桡动脉等）栓塞可有肢体疼痛、皮肤苍白、变冷、搏动消失等。大血管栓塞常见于真菌性心内膜炎。

近年来，由于抗生素的普遍使用、病原的变异等原因，感染性心内膜炎患者可无上述典型征象。对可疑病例，应予密切观察，以免误诊或漏诊。当原有心脏病（如慢性心瓣膜病）的患者出现发热、神经系统体征、肾功能不全、贫血和血小板减少等酷似血栓性血小板减少性紫癜症的临床征象时，需考虑是否合并感染性心内膜炎。

【实验室检查和辅助检查】

1. *血培养* 阳性是诊断本病的重要依据。为提高血培养阳性率，入院后应及时抽取 3 份血标本做培养，采血量每次 5～10 ml，每 2 份标本之间至少间隔 1 小时，至于抽血时间及当时体温与血培养阳性率无明确关联。骨髓或动脉血培养的阳性率并不高于静脉血，故一般均取静脉血培养，同时进行需氧菌和厌氧菌培养。培养时间一般细菌为 7～10 日，流感嗜血杆菌、布鲁菌属等需延长至 3～4 周以上。如血培养阴性，IE 的发生率为 2.5%～31%。血培养阴性的可能原因有：① 实验室条件欠完善或技术不合标准。② 血培养前不规则用过抗生素。③ 严重心力衰竭、尿毒症和右心或壁性心内膜炎者培养阳性率低。④ 需特殊培养基和方法的细菌如厌氧菌、流感嗜血杆菌、放线菌属以及营养变异的链球菌属或布鲁菌属等，采用常规培养常为阴性。⑤ 真菌、立克次体属、衣原体属等一般培养基不能检出。⑥ 非感染性心内膜炎或诊断错误。建议停用抗生素并复查血培养。另一类常见的原因是病原体为苛养微生物等非典型病原体，易见于人工瓣膜、留置静脉导管、置入起搏器、肾功能衰竭或免疫抑制状态的患者。血培养阴性时应调整检测方法（表 28－1）。

表 28－1 血培养阴性 IE 的少见病原体检测

病原体	诊 断 步 骤
布鲁菌属	血培养；血清学检测；外科术中取出组织培养、免疫组织化学及 PCR 检测
伯纳特立克次体	血清学检测（逆相 I IgG 抗体滴度＞1：800）；外科术中取出组织培养、免疫组织化学及 PCR 检测
巴尔通体菌属	血培养；血清学检测；外科术中取出组织培养、免疫组织化学及 PCR 检测
惠普尔养障体	外科术中取出组织的组织学和 PCR 检测
霉浆菌属	血清学检测；外科术中取出组织培养、免疫组织化学及 PCR 检测
军团菌属	血培养；血清学检测；外科术中取出组织培养、免疫组织化学及 PCR 检测

2. *血液一般检查* 70%～90%的病例有轻到中度正色素性、正细胞性贫血。贫血的程度与病程长短有关，病程短可无贫血。白细胞计数正常或中度增多，急性感染性心内膜炎者白细胞总数可明显升高并伴轻度核左移。脾大者白细胞和血小板可减少。

3. *红细胞沉降率（血沉）* 本病 90%～100%的病例血沉增快，如无肾功能不全、充血性心力衰竭或播散性血管内凝血而血沉正常者，则应对感染性心内膜炎的诊断提出疑问。

4. *尿常规和肾功能* 50%～60%的病例有蛋白尿;30%～50%的病例有镜下血尿;少数患者有肉眼血尿、脓尿、红细胞和白细胞管型以及菌尿或肾功能异常。

5. *血清免疫学检查* 循环免疫复合物(CIC)大多呈阳性。可出现免疫球蛋白(IgG、IgM)升高和低补体血症。40%～50%的病例类风湿因子(RF)阳性;约1/4的病例有高γ球蛋白血症。

血清磷壁酸抗体测定有助于金黄色葡萄球菌心内膜炎的诊断。磷壁酸(techoic acids)是凝固酶阳性金黄色葡萄球菌细胞壁的主要成分,应用对流免疫电泳和双向免疫扩散法或放射免疫法测定,阳性率超过95%。对流免疫电泳法的假阳性率为5%～10%,特异性以双向免疫扩散法为高。

6. *组织学、免疫学及分子生物学技术* 瓣膜或栓子的病理学检查是诊断IE的金标准,电子显微镜检查敏感性高,但耗时且昂贵;直接免疫荧光及酶联免疫吸附测定法也可检测病原体,但其诊断意义有待进一步确定。手术切除的瓣膜或赘生物组织匀浆后培养或应用PCR技术也可作为IE的重要诊断标准。

7. *超声心动图* 经胸超声心动图(transthoracic echocardiography, TTE)及经食管超声心动图(transesophageal echocardiography, TEE)对IE诊断的敏感性分别为40%～63%和90%～100%,主要诊断依据为赘生物、脓肿及新出现的人工瓣膜瓣周瘘。赘生物在超声心动图上呈毛绒样、团块状伴不规则活动的浓密回声。赘生物≥2 mm即可检出。二维超声心动图(2-DE)可直接窥见左、右心瓣膜和心壁赘生物,以及感染性心内膜炎的并发症,如二尖瓣腱索断裂、瓣环脓肿、主动脉瓣脱垂、主动脉窦瘤破裂和心包积液等。对临床疑诊感染性心内膜炎,经TTE未能确诊者,可采用TEE检查以明确诊断。TTE或TEE首次检查阴性,临床高度疑似者,建议7～10日内复查,在人工瓣膜心内膜炎病例中,TTE因人工瓣膜回声较强的缘故,敏感性较低,而TEE对机械瓣膜上赘生物检出的敏感性达82%。2-DE显示赘生物,特别在主动脉瓣有赘生物者,体循环栓塞、充血性心力衰竭的发生率较阴性者明显增加。多普勒超声心动图可对瓣膜功能做出评估,可了解瓣膜反流的程度。超声心动图对本病手术病例的选择和判断预后均有一定价值。

值得指出的是,超声心动图尽管可以检出赘生物,评估瓣膜功能,敏感性较高,但特异性略差。超声不能鉴别感染性赘生物与自身瓣膜的无菌性损害;不能区分赘生物与人工瓣膜上的血栓或血管翳;不能区分自身瓣膜心内膜炎患者的活动性抑或治愈的赘生物。赘生物有时易与增厚的瓣膜、断裂的腱索、瓣膜钙化和结节以及肿瘤相混淆。

8. *胸部X线检查* 可有本病的并发症如肺梗死、充血性心力衰竭的表现。

9. *心导管和心血管造影* 此项创伤性检查可并发赘生物脱落而导致栓塞,通常并不赖以诊断。拟做手术治疗者,心导管检查可提供有价值的血流动力学和心脏解剖方面的信息。

10. *磁共振成像(MRI)* 能显示瓣周感染的范围、主动脉动脉瘤和瘘管,但其应用价值有待进一步研究。

11. *18F-氟脱氧葡萄糖(FDG)正电子发射断层扫描(PET)/计算机断层扫描(CT)* 可发现植入部位附近存在异常活动。

12. *心脏CT* 可发现心瓣膜周围病变。

【诊断】

感染性心内膜炎的肯定诊断有赖于手术获得心内组织、赘生物、周围栓子的组织学和细菌学的直接证据。除典型表现者外,临床确诊有一定的难度。2014年10月,中华医学会心血管病分会发表的《成年人感染性心内膜炎预防、诊断和治疗专家共识》推荐使用改良的Duke诊断标准。

1. *主要标准*

(1) 血培养阳性:① 2次独立血培养检测出IE典型致病微生物,如草绿色链球菌、牛链球菌、HACEK菌组、金黄色葡萄球菌、无原发灶的社区获得性肠球菌。② 持续血培养阳性时检测出IE致病微生物,间隔12小时以上取样时,至少2次血培养阳性；首末次取样时间间隔至少1小时，至少4次独立培养中大多数为阳性或全部3次培养均为阳性。③ 单次血培养伯纳特立克次体阳性或逆相Ⅰ IgG抗体滴度>1∶800。

(2) 心内膜感染证据：① 心脏超声表现，如赘生物、脓肿或新出现的人工瓣膜开裂；② 新出现的瓣膜反流。

2. 次要标准

(1) 易发因素：易于患病的心脏状况、静脉药瘾者。

(2) 发热：体温>38℃。

(3) 血管表现：重要动脉栓塞、脓毒性肺梗死、霉菌性动脉瘤、颅内出血、结膜出血或詹韦损害。

(4) 免疫学表现：肾小球。肾炎、Osier结节、Roth斑或类风湿因子阳性。

(5) 微生物学证据：血培养阳性但不符合主要标准或缺乏IE病原体感染的血清学证据。

明确诊断需满足下列3条之一：① 符合2条主要标准。② 符合1条主要标准和3条次要标准。③ 符合5条次要标准。

疑似诊断需有下列2条之一：① 符合1条主要标准和1条次要标准。② 符合3条次要标准。

【治疗】

1. 抗生素应用原则　IE治愈的关键在于清除赘生物中的病原微生物，根据细菌培养和药物敏感试验结果，及早采用有效、足量的抗菌药物，并需掌握下列几项治疗原则。① 选用杀菌药物：抑菌药物必须借助机体的免疫功能才能从病灶中清除病原菌，IE的病原菌深藏于赘生物中，赘生物本身无血管供血，机体免疫功能对病原菌无多大作用。杀菌药物包括β-内酰胺类(青霉素类、头孢霉素类)、氨基糖苷类(庆大霉素、阿米卡星等)、喹诺酮类(环丙沙星、氧氟沙星等)、糖肽类(万古霉素)及其他(复方磺胺甲噁唑、甲硝唑、利福平)。首选β-内酰胺类杀菌剂，因其能穿透血小板-纤维素的赘生物基质，消灭深埋于其中的病原体，减少复发的危险性。② 联合应用2种具有协同作用的抗菌药物。③ 大剂量：需高于一般常用量，使感染部位达到有效浓度。可测定所选敏感抗生素的最低抑菌浓度(MIC)、最低杀菌浓度(MBC)，以及根据血清抑菌试验(STT)和杀菌试验(SBT)确定剂量。抗生素的使用剂量要足，使用量应使最低血药浓度维持在病原菌MIC的6～10倍，或根据SBT给药：给药1小时(抗生素浓度达高峰)，抽取患者血清做SBT，按血清1∶8稀释仍有杀菌作用的抗生素量给药。④ 静脉给药：给药次数应保证血药浓度的谷值不低于该药对病原菌的最低抑菌浓度。⑤ 疗程足够：因赘生物中90%的病原菌生长缓慢，许多杀菌药物仅能杀灭生长旺盛的病原菌，而彻底杀灭病菌需要足够长的疗程，一般为4～6周，人工瓣膜心内膜炎(prosthetic valve endocarditis，PVE)需6～8周或更长，以降低复发率，大剂量应用抗生素时应注意可能出现的不良反应。部分患者需外科手术治疗。

2. 抗菌治疗方案的经验治疗　用于急性重症IE，血培养之前的患者。治疗需覆盖IE最常见的病原体。经验治疗推荐方案见表28-2。

(1) 草绿色链球菌：大多数草绿色链球菌对青霉素敏感(MIC≤0.125 mg/L)，MIC>0.125 mg/L而≤0.5 mg/L者为相对耐药株，MIC>0.5 mg/L为耐药株。耐药株所致IE无论NVE或PVE均按肠球菌心内膜炎治疗方案，予以万古霉素或替考拉宁联合庆大霉素(表28-3)。

(2) 肠球菌：治疗肠球菌感染过程中，细菌对抗生素耐药的发生率较高，须联合用药以达到杀菌目的并减少复发患者(表28-4)。

(3) 葡萄球菌属：凝固酶阴性葡萄球菌为人工瓣的常见致病菌。其中，表皮葡萄球菌为IE的主要病原菌，病死率高达63%～74%。自身瓣膜较少为凝固酶阴性葡萄球菌感染，一旦发生，心力衰竭发生率及病死率更高。金黄色葡萄球菌是急性IE的主要病原菌。金黄色葡萄球菌性IE病情凶险，出现神经系统并发症者约30%，并发心力衰竭者20%～50%。自身瓣膜IE以金黄色葡萄球菌感染为多，利福平是唯一能杀死黏附于心内人工装置上细菌的抗生素，但易产生耐药(表28-5)。

表 28-2 IE 的经验治疗(等待血培养结果)

方案	用法
NVE,轻症患者	
阿莫西林*	2 g、每 4 小时 1 次,静脉滴注
或氨苄西林	3 g、每 6 小时 1 次,静脉滴注
或青霉素 如青霉素过敏	1 200 万～1 800 万 U/d、分 4～6 次静脉滴注 头孢曲松 2 g/d,静脉滴注
联合庆大霉素*	1 mg/kg,根据实际体重静脉滴注
NVE,严重脓毒症无肠杆菌科细菌、铜绿假单胞菌属感染危险因素	
万古霉素 如万古霉素过敏	15～20 mg/kg、每 8～12 小时 1 次,静脉滴注 达托霉素 6 mg/kg,每 12 小时 1 次,静脉滴注
联合庆大霉素* 也改为环丙沙星	1 mg/kg 理想体重、每 12 小时 1 次,静脉滴注
NVE,严重脓毒症,并有多重耐药肠杆菌科细菌、铜绿假单胞菌感染危险因素	
万古霉素*	15～20 mg/kg、每 8～12 小时 1 次,静脉滴注
联合美罗培南*	1 g、每 8 小时 1 次,静脉滴注
PVE,等待血培养结果或血培养阴性	
万古霉素*	万古霉素 1 g、每 12 小时 1 次,静脉滴注
联合庆大霉素* 和利福平*	庆大霉素 1 mg/kg、每 12 小时 1 次,静脉滴注 利福平 300～600 mg、每 12 小时 1 次,口服或静脉滴注

注:* 指根据肾功能调整剂量。

表 28-3 草绿色链球菌及牛链球菌性 IE 的抗生素治疗方案

方案	用法	疗程
青霉素高度敏感菌株		
1. 青霉素	1 200 万～1 800 万 U/d,连续静脉滴注或分 4～6 次	自身瓣 4 周,人工瓣 6 周
2. 头孢曲松	2 g/d,静脉注射/肌内注射,每日 1 次	自身瓣 4 周,人工瓣 6 周
3. 青霉素+庆大霉素		
青霉素*	1 200 万～1 800 万 U/d,连续静脉滴注或分 4～6 次	
庆大霉素	1 mg/kg、每 12 小时 1 次,静脉滴注	自身瓣及人工瓣均 2 周
4. 头孢曲松+庆大霉素		
头孢曲松	2 g/d,静脉注射/肌内注射,每日 1 次	自身瓣 4 周,人工瓣 6 周
庆大霉素	1 mg/kg、每 12 小时 1 次,静脉滴注	自身瓣及人工瓣均 2 周
5. 万古霉素	1 g、每 12 小时 1 次,静脉滴注	自身瓣 4 周,人工瓣 6 周
青霉素相对敏感菌株		
1. 青霉素或头孢曲松+庆大霉素		
青霉素*	2 400 万 U/d,连续静脉滴注或分 4～6 次	自身瓣 4 周,人工瓣 6 周
头孢曲松	2 g/d,静脉注射/肌内注射,每日 1 次	自身瓣 4 周,人工瓣 6 周
庆大霉素	1 mg/kg、每 12 小时 1 次,静脉滴注	自身瓣 2 周,人工瓣 6 周

（续表）

方案	用法	疗程
2. 万古霉素	1 g、每 12 小时 1 次，静脉滴注	自身瓣 4 周，人工瓣 6 周
营养不足和苛养颗粒链球菌的治疗（营养变异链球菌）		
青霉素＋庆大霉素		
青霉素*	1 200 万～1 800 万 U/d、分 4～6 次静脉滴注	4～6 周
庆大霉素	1 mg/kg、每 12 小时 1 次，静脉滴注	4～6 周
耐药菌株，青霉素过敏患者		
1. 万古霉素＋庆大霉素		
万古霉素	1 g、每 12 小时 1 次，静脉滴注	4～6 周
庆大霉素	1 mg/kg、每 12 小时 1 次，静脉滴注	≥2 周
2. 替考拉宁＋庆大霉素		
替考拉宁	10 mg/kg、每 12 小时 1 次×3 剂，继以 10 mg/kg	4～6 周
庆大霉素	1 mg/kg、每 12 小时 1 次，静脉滴注	≥2 周

注：所有药物剂量根据肾功能损伤调整；应监测庆大霉素、万古霉素和替考拉宁血药浓度；* 指阿莫西林 2 g、每 4～6 小时 1 次给药可用于替代青霉素 200 万 U、每 4 小时 1 次给药。

表 28－4 肠球菌性 IE 的抗生素治疗方案

方案	用法	疗程
1. 阿莫西林或青霉素＋庆大霉素		
阿莫西林	2 g、每 4 小时 1 次，静脉滴注	4～6 周
青霉素	2 400 万 U/d、分 4～6 次静脉滴注	4～6 周
联合庆大霉素[a]	1 mg/kg、每 12 小时 1 次，静脉滴注	4～6 周
2. 万古霉素＋庆大霉素		
万古霉素	1 g、每 12 小时 1 次，静脉滴注	6 周
庆大霉素	1 mg/kg、每 12 小时 1 次，静脉滴注	6 周
3. 替考拉宁[a]＋庆大霉素[a]		
替考拉宁	10 mg/kg、每 24 小时 1 次静脉滴注×3 剂，继以 10 mg/kg	4～6 周
庆大霉素[a]	1 mg/kg、每 12 小时 1 次，静脉滴注	4～6 周
链霉素[b]	15 mg/(kg·d)，分 2 次，肌内注射	4～6 周
万古霉素	30 mg/(kg·d)，分 2 次，静脉滴注	6 周
链霉素[b]	15 mg/(kg·d)，分 2 次，静脉注射/肌内注射	6 周
4. 阿莫西林[ab]	2 g、每 4 小时 1 次，静脉滴注	≥6 周

注：a. 根据肾功能损伤调整；b. 如菌株敏感，可增加链霉素 7.5 mg/kg、每 12 小时 1 次，肌内注射。

表 28-5 葡萄球菌性 IE 的抗生素治疗方案

方　案	用　法	疗　程
NVE,甲氧西林敏感		
氟氯西林	2 g、每 4～6 小时 1 次静脉滴注(如体重>85 kg,每 4 小时 1 次)	4 周
NVE,甲氧西林耐药,万古霉素敏感(MIC≤2 mg/L),利福平敏感或青霉素过敏		
万古霉素*	1 g、每 12 小时 1 次,静脉滴注	4 周
联合利福平*	300～600 mg、每 12 小时 1 次,口服	4 周
NVE,甲氧西林、万古霉素耐药(MIC>2 mg/L)、达托霉素敏感(MIC≤1 mg/L)或不能耐受万古霉素		
达托霉素*	6 mg/kg、每 24 小时 1 次,静脉滴注	4 周
联合利福平或庆大霉素*	利福平 300～600 mg、每 12 小时 1 次,口服,或庆大霉素 1 mg/kg、每 12 小时 1 次,静脉滴注	4 周
PVE,甲氧西林、利福平敏感		
氟氯西林联合利福平和庆大霉素*	氟氯西林 2 g、每 4～6 小时 1 次,静脉滴注,如体重>85 kg,氟氯西林每 4 小时 1 次,利福平 300～600 mg,每 12 小时 1 次,口服,庆大霉素 1 mg/kg,每 12 小时 1 次,静脉滴注	6 周
PVE,甲氧西林耐药、万古霉素敏感(MIC≤2 mg/L)或青霉素过敏		
万古霉素*	1 g、每 12 小时 1 次,静脉滴注	6 周
联合利福平*	300～600 mg、每 12 小时 1 次,口服	6 周
联合庆大霉素	1 mg/kg、每 12 小时 1 次,静脉滴注	≥2 周
PVE,甲氧西林耐药、万古霉素耐药(MIC>2 mg/L)、达托霉素敏感(MIC≤1 mg/L)葡萄球菌或不能耐受万古霉素者		
达托霉素*	6 mg/kg、每 24 小时 1 次,静脉滴注,如肌酐清除率<30 ml/min,延长达托霉素给药间隔至每 48 小时 1 次	6 周
联合利福平*	300～600 mg、每 12 小时 1 次,口服	6 周
联合庆大霉素	1 mg/kg、每 12 小时 1 次,静脉滴注	≥2 周

注:* 指监测肾功能,调整剂量。

(4) HACEK 菌组:对青霉素、氨苄西林、氨基糖苷类抗生素、喹诺酮类和第三代头孢菌素均较敏感,可选用头孢曲松 2 g,静脉注射或肌内注射,每日 1 次,疗程 4 周;或氨苄西林 12 g/d,静脉注射,连续滴注或分次给予,疗程 4～6 周,并加庆大霉素,静脉注射,疗程 2 周,环丙沙星可考虑为替换药物(表 28-6)。

表 28-6 HACEK 菌组细菌性 IE 的抗生素治疗方案

方　案	用　法	疗　程
1. 头孢曲松	2 g/d,静脉滴注/肌内注射	4 周
2. 氨苄西林	12 g/d,静脉滴注,分 4 次	4 周
3. 环丙沙星	1 000 mg/d 口服;或 800 mg/d 静脉滴注,分 2 次	自身瓣 4 周,人工瓣 6 周

(5) 其他需氧菌

1) 肺炎链球菌、淋球菌和脑膜炎球菌：青霉素1 000万～2 000万U/d有效，因其耐药菌株甚少。

2) 流感杆菌：首选氨苄西林或阿莫西林治疗。对耐药菌株或青霉素过敏者改用头孢哌酮、头孢噻肟、头孢甲肟或头孢替安等头孢菌素治疗。

3) 肠杆菌科：如大肠埃希菌、变形杆菌、肺炎克雷伯菌，根据药敏试验结果选择抗菌药物，通常联合应用氨基糖苷类如庆大霉素、妥布霉素、阿米卡星与新一代半合成青霉素。如羧苄西林(8～12 g/d)、氨苄西林、哌拉西林(8～16 g/d)、美西林(1.6～2 g/d)等；也可选用新一代头孢菌素(头孢呋辛，头孢噻肟、头孢哌酮、头孢孟多)或氨曲南(aztreonam)、亚胺配能等。

4)铜绿假单胞菌：可用替卡西林(18 g/d)或羧苄西林、磺苄西林、呋布西林加氨基糖苷类治疗，也可用氨基糖苷类加头孢他啶等头孢菌素或多黏菌素B(100万～150万U/d)治疗。

5) 产碱杆菌属：主要为粪产碱杆菌感染，对青霉素G较敏感者，可用青霉素G加链霉素治疗。对青霉素G耐药者可用氨基糖苷类与氯霉素联合应用，多重耐药菌株则选用哌拉西林、氨曲南或亚胺配能治疗。

(6) 厌氧菌：脆弱拟杆菌心内膜炎以甲硝唑为首选。消化链球菌和梭状芽孢杆菌属等厌氧菌的治疗以青霉素为首选，也可用氯霉素、克林霉素或利福平加甲硝唑(1.2～1.8 g/d)治疗。

(7) 真菌

1) 真菌性心内膜炎：内科治疗很少能治愈，一般认为其最佳治疗方案是药物治疗7～10日后，行病灶清除和瓣膜置换术，术后继续用药6～8周。

2) 念珠菌心内膜炎：初始治疗选棘白菌素类药物，可适当增加剂量以获得更好的疗效，或选用两性霉素B脂质体，或两性霉素B去氧胆酸盐，还可联合应用氟胞嘧啶，每日4次。初始治疗疗程应在6～10周左右，待病情平稳、血培养转阴性后，敏感菌株再予氟康唑每日400～800 mg(6～12 mg/kg)降阶梯治疗，并尽早行瓣膜置换术，术后继续治疗至少6周，有瓣周脓肿或其他并发症者，疗程更长。

3) 曲霉菌心内膜炎：初始治疗首选伏立康唑，疗程4周以上。治疗中监测血药浓度不能耐受或伏立康唑耐药者，可选用两性霉素B脂质体。病情稳定后应长期口服伏立康唑维持治疗，疗程至少2年以上。

(8) 血培养阴性的IE患者：其治疗方案因自身瓣抑或人工瓣而不同，如果是人工瓣也因瓣膜置换后1年之内抑或1年以上而不同。

1) Q热(query fevel)：是由贝纳柯克斯体(*Coxiella burnetii*)感染所致的一种人兽共患的自然疫源性疾病。IE是慢性Q热最主要的临床表现形式。治疗建议如下。① 抗生素应用：多西环素100 mg，每12小时1次，联合氯喹200 mg，每8小时1次，口服，至少18个月，能够有效杀菌并预防复发；有人推荐治疗≥3年。或多西环素100 mg，每12小时1次，联合环丙沙星200 mg，每12小时1次，口服，至少3年。② 贝纳柯克斯体抗体滴度监测：治疗期间应每6个月1次，治疗停止后每3个月1次，至少2年。③ 治愈标准：贝纳柯克斯体的Ⅰ相IsG抗体滴度<1∶800和Ⅰ相IgM和IgA抗体滴度<1∶50，提示治愈。

2) 巴尔通体心内膜炎(bartonella endocarditis)：最常见的巴尔通体心内膜炎是由五日热巴尔通体引起，其次是汉塞巴尔通体。治疗建议：联合庆大霉素和一种β-内酰胺类抗生素或多西环素治疗至少4周，通常6周以上。庆大霉素1 mg/kg，每8小时1次，疗程4周，联合阿莫西林2 g，每4小时1次；或头孢曲松2 g，每日1次，疗程6周，均静脉滴注。若青霉素过敏则可使用多西环素100 mg，每12小时1次，口服6周。注意监测庆大霉素浓度。

3. *抗菌治疗方案的手术治疗* 主要适用于左心瓣膜IE，活跃期(即患者仍在接受抗生素治疗期间)早期。手术指征是心力衰竭、感染无法控制以及预防栓塞事件。活跃期接受手术治疗存在显著风险，年龄本身不是禁忌证。中国专家共识推荐手术适应证及时机见表28-7。

表28-7 左心瓣膜心内膜炎的手术适应证与时机

外科推荐适应证	手术时机
心力衰竭	
瓣膜急性反流或梗阻导致顽固性肺水肿或心源性休克	急诊(ⅠB)
瘘入心腔或心包致顽固性肺水肿或休克	急诊(ⅠB)
瓣膜急性重度反流或梗阻，持续致心力衰竭或心脏超声血流动力学恶化	急诊(ⅠB)
瓣膜重度反流，无心力衰竭	择期(ⅡaB)
不易控制的感染	
局灶性不易控制的感染(脓肿、假性动脉瘤、瘘管、赘生物增大)	亚急诊(ⅠB)
持续发热或血培养阳性大于7～10日	亚急诊(ⅠB)
真菌或多重耐药菌感染	亚急诊/择期(ⅠB)
预防栓塞	
抗感染治疗后赘生物仍增大，1次或以上栓塞事件	亚急诊(ⅠB)
赘生物大于10 mm伴其他高危因素	亚急诊(ⅠC)
孤立性赘生物大于15 mm	亚急诊(ⅡbC)

注：急诊手术指24小时内的外科手术；亚急诊手术指数日内的外科手术；择期手术指至少1～2周抗生素治疗后的外科手术。

4．疗效观察 敏感病原菌如草绿色链球菌感染，在抗生素应用后24～48小时热退。耐药的金黄色葡萄球菌感染，发热持续数日至数周，许多患者经1个疗程后体温才恢复正常。疗程中发热的可能原因有：① 细菌有较强的耐药性，抗生素不能有效地控制感染；② 注射引起静脉炎；③ 迁徙性脓肿形成；④ 来自心内膜炎或深静脉血栓的反复栓塞；⑤ 合并尿道、呼吸道等部位的感染；⑥ 药物热等。

本病有效治疗后脾大恢复缓慢。贫血、皮疹和Osler结仍可存在，并有可能发生动脉栓塞。

本病易于复发，常发生在停药后1个月以内。复发病例病程多较长，通常在3个月以上；大多曾经不正规的抗菌治疗(剂量不够、间歇用药、疗程不足)，或细菌对药物不敏感；或有栓塞并发症，以致不能杀灭深埋于脱落的赘生物内的致病菌。对复发病例，须使用较大剂量的抗生素，疗程应延长。治疗结束后随访观察2个月左右，对有白细胞或红细胞沉降率持续升高者更应警惕复发的可能。

【预防】

感染性心内膜炎的病死率和病残率相当高，因此，预防比治疗更为重要。对于易感者而言，在接受可因出血或明显创伤而致暂时性菌血症的手术或器械检查时，应予预防感染性心内膜炎的措施。美国和欧洲心脏病协会及中国专家共识推荐进行预防的易感者为：人工生物瓣膜和同种移植瓣膜接受者，有感染性心内膜炎既往史、发绀型先天性心脏病未经手术修补者或虽经手术修补但仍有残余缺损、分流或瘘管、先天性心脏病经人工修补或人工材料修补6个月以内者，以及经外科手术和介入方法植入材料或器械后仍有残余缺损者，风湿性和其他获得性瓣膜功能不全、肥厚型心肌病和二尖瓣脱垂伴反流者(表28-8)。

表28-8 心血管疾病患IE的危险性

推荐进行感染性心内膜炎预防者
较高危险性
人工瓣膜(包括生物瓣和同种移植瓣膜)
过去曾患过IE
复杂性发绀型先天性心脏病(如单心室、大动脉转位、法洛四联症)
手术引起的体肺循环分流
中等危险性
大多数先天性心脏畸形
获得性瓣膜功能不全(如风湿性心脏病)
肥厚型心肌病
伴有瓣膜反流的二尖瓣脱垂或瓣叶增厚
不推荐进行感染性心内膜炎预防者
低危险性(危险性与普通人群相似)
单纯继发性房间隔缺损
房间隔缺损、室间隔缺损或动脉导管未闭的手术修补
曾有冠状动脉搭桥术史

（续表）

不推荐进行感染性心内膜炎预防者
不伴瓣膜反流的二尖瓣脱垂
功能性心脏杂音
曾患过川崎病，但无瓣膜损害
曾患过风湿热，但无瓣膜损害
安置心脏起搏器（经静脉或心外膜）和埋藏式心脏除颤器

原有心瓣膜病、心血管畸形或二尖瓣脱垂伴关闭不全者，平时应增强体质，注意卫生，及时清除感染病灶。口腔科操作菌血症的发生率为10%～100%，故操作前30分钟需预防性应用抗生素，应用阿莫西林或氨苄西林，成人2 g，儿童50 mg/kg，口服或静脉滴注。亦可选用头孢唑啉或头孢曲松，成人1 g，儿童50 mg/kg，静脉滴注，或头孢氨苄，成人2 g，儿童50 mg/kg，静脉滴注。过敏者选用克林霉素，成人600 mg，儿童20 mg/kg，口服或静脉滴注。不推荐应用喹诺酮类抗菌药物和氨基糖苷类抗菌药物。其他操作时的抗生素应用参考相关规定。呼吸道的气管镜、喉镜、经鼻内窥镜；消化系统的胃镜、经食管心脏超声检查、结肠镜；泌尿生殖系统的膀胱镜、阴道镜等检查，目前没有相关证据表明可引起IE，不推荐预防性使用抗生素。

第二节 心肌炎

各种原因引起的心肌炎性疾病称为心肌炎（myocarditis），应符合已确定的Dallas标准（包含组织学、免疫学、免疫组织化学的系列诊断标准）；其病因包括感染性（细菌、螺旋体、真菌、原虫、寄生虫、立克次体、病毒）、免疫介导性（变应原、同种抗原、自身抗原）和中毒性（药物、重金属、生物毒性物质、物理损伤等）。感染性心肌病被定义为有心脏功能异常的心肌炎。本节主要叙述病毒性心肌炎。

病毒性心肌炎（viral myocarditis）是指由嗜心性病毒感染引起，以心肌非特异性间质性炎症为主要病变的心肌炎。近几年来，其发病率呈逐年上升趋势。随着风湿性心肌炎发病率的减少，临床上的心肌炎大多数为病毒性。

【流行病学】

病毒性心肌炎的确切发病率不详，各国和各地区统计差异较大。尸检中证实存在心肌炎病理改变的比率明显大于临床诊断。各年龄组均可发病，尤其多见于小儿和老年人。有报道，病毒性心肌炎的发生有两个年龄高峰：10岁以下和60岁以上。本病是健康儿童和青少年不明原因猝死的重要病因之一。本病全年均可发生，无明显的季节特征。肠道病毒感染好发于夏秋季节，流行性感冒病毒感染多见于冬春寒冷季节，故本病的感染在某些地区以6—8月及11—12月、1—2月较多见。

【病原学】

与心肌炎有关的病毒见表28－9。在诸多病毒中，以柯萨奇病毒B组1～5型和柯萨奇病毒A组中的1、4、9、16和23型病毒，埃可病毒中的6、11、12、16、19、22和25型病毒，流行性感冒病毒、流行性腮腺炎及脊髓灰质炎病毒最常见（表28－9）。

表28－9 感染性心肌炎的常见病原体

病原种类	微生物名称
病毒	
小RNA病毒	肠道病毒（柯萨奇病毒、脊髓灰质炎病毒、埃可病毒）、甲型肝炎病毒
流感病毒A、B	
腺病毒	
副黏液病毒	呼吸道合胞病毒、流行性腮腺炎病毒、麻疹病毒
风疹病毒	
虫媒病毒	登革热病毒、黄热病病毒
痘病毒	牛痘病毒

(续表)

病原种类	微生物名称
沙粒病毒	淋巴细胞性脉络丛脑膜炎病毒
疱疹病毒	单纯性疱疹病毒、带状疱疹病毒、巨细胞病毒、EB病毒
弹道病毒	狂犬病毒
反转录病毒	人免疫缺陷病毒(HIV)
细菌	葡萄球菌、链球菌、肺炎球菌、脑膜炎双球菌、淋球菌、沙门菌属、白喉棒状杆菌、流感嗜血杆菌、分枝杆菌(结核杆菌)、布鲁氏菌
螺旋体	疏螺旋体(Lyme病)、钩端螺旋体(Weil病)
原虫	克鲁斯(crus)锥虫(chagas病)、弓形体虫
寄生虫	旋毛线虫
立克次体	伯纳特立克次体(Q热)、立氏立克次体(落基山斑点热)、恙虫热立克次体
真菌	曲霉、放线菌、芽生菌、念珠菌、球孢子菌、隐球菌、组织胞浆菌

【发病机制和病理】

1. 发病机制　病毒性心肌炎的确切机制至今尚未阐明。目前认为,病毒性心肌炎的心肌损害主要来自两方面。① 病毒直接侵入心肌造成的损害:病毒进入体内形成病毒血症,之后侵入心肌组织,在心肌内增殖,引起心肌细胞的代谢障碍,影响心肌的功能,或由于其毒素造成心肌损害,最终导致心肌损伤和组织坏死。目前认为,病毒直接侵犯心肌是婴幼儿病毒性心肌炎、急性暴发性心肌炎和病毒感染后1～2周内猝死者的主要发病机制。② 免疫反应和心肌损害:免疫反应所致的心肌损害被认为是成人病毒性心肌炎的主要发生机制。

2. 病理　病毒性心肌炎的病理改变缺乏特异性,组织形态改变多样,轻重程度不一。主要的病理特征为心肌细胞坏死和间质炎性细胞浸润。心肌细胞存在从变性至坏死的一系列病理改变。心肌纤维的变性呈颗粒性、脂性及玻璃样,亦可有心肌细胞溶解。心肌间质充血、水肿、出血和炎性细胞浸润,炎性细胞以淋巴细胞、单核细胞为主。病变范围呈局灶性或弥漫性。病变范围和数量直接影响临床表现、病情轻重及预后,但在心脏传导系统部位的局灶性小病变同样会造成严重的合并症。

柯萨奇病毒心肌炎的病理形态特点为:① 心肌病变基本上是非特异性间质炎加单个或小群肌纤维的退变坏死。② 易表现为全心炎,即兼有程度不同的心外膜炎和心内膜炎,尤以心外膜炎多见。故常将此种感染称为心肌心包炎。③ 新生儿和婴幼儿的心肌炎易全身化,全身改变中可有脑膜脑炎、局灶性肾炎、间质性胰腺炎等病变。④ 虽有心肌炎多次复发的报道,但除慢性炎症持续存在外,鲜见心肌实质有多次受侵和新旧病变并存的现象。

Fenoglio等根据心内膜心肌活检和病理解剖资料并结合临床将病毒性心肌炎分为急性心肌炎、急进性心肌炎和慢性心肌炎3种类型。这3种类型心肌炎的组织学特征为:① 急性心肌炎为心肌炎的急性期,心肌坏死多以单个心肌细胞为单位或呈孤立小灶,可见大量的急性损害灶。细胞水肿程度不一,一般无正在愈合的细胞损害,也未见纤维化改变。此期主要特征是间质的弥散性炎性细胞浸润。浸润细胞多数是淋巴细胞为主的单核细胞,亦有少量嗜酸性粒细胞、多形核白细胞和组织细胞等。同时可伴心内膜和心包浸润以及间质水肿。急性期的时间大约为1个月。② 急进性心肌炎主要改变为许多细胞损害灶和广泛的纤维化,亦有细胞急性损害区域。此型中急性细胞损害和正在愈合的细胞损害并存,且以后者占优势。炎症细胞为单核细胞、淋巴细胞、浆细胞和巨噬细胞以及少量多形核细胞。起病1～2个月后已见不到心肌细胞坏死,但仍可见心肌纤维排列紊乱、空泡变性和萎缩。间质改变以纤维化为主,还可有心内膜增厚和血管周围纤维化。③ 慢性心肌炎中正在愈合的细胞损害和急性细胞损害几乎呈均衡态势,看不出何者占优势。在炎性病灶内可见多核白细胞、巨噬细胞、成纤维细胞和胶原纤维,一般以单核细胞为主。随着胶原纤维的增殖,残留下一些纤维化病灶，间质的结缔组织轻度增多。

【临床表现和分型】

病毒性心肌炎的临床表现取决于心肌病变的广泛程度、机体的反应状态以及感染病毒的类型。症状的轻重差异很大，多数病例呈亚临床经过，可无临床症状，或表现为轻微的全身症状和心脏症状，重者可出现严重心律失常、心力衰竭、心源性休克，甚至猝死。

1. 临床表现

(1) 前驱病毒感染：50%～80%的病毒性心肌炎患者在发病前1～4周有发热、咳嗽、流涕、全身疲乏、肌肉酸痛等上呼吸道症状，以及恶心、呕吐、腹泻等消化道症状。上海心血管病研究所确诊的柯萨奇病毒心肌炎中有先驱病毒感染史者占88%。某些患者在其他病毒感染（如肝炎、腮腺炎等）之后发病。

(2) 症状

1) 类似急性冠状动脉综合征：胸痛（在呼吸道或消化道感染后1～4周内发生）程度较重且反复发作，但无冠心病的影像学依据；ST段抬高或压低，T波倒置；超声心动图（UCG）或心脏磁共振（CMR）等影像检查提示心功能正常/异常或节段性功能异常；肌钙蛋白的升高可在一定时期内，也可持续数周或数月。

2) 新发生的心功能衰竭或心力衰竭恶化而2周至3个月内无其他心脏疾病依据：UCG或CMR显示左心室和（或）右心室收缩功能异常，伴或不伴室壁增厚或心室扩张，可在呼吸道或消化道感染后1～4周内发生。伴有非特异性心电图改变如束支传导阻滞、房室传导阻滞（AVB）、室性心律失常。

3) 无明确原因的慢性心力衰竭：一般病程>3个月。

4) 危及生命的临床状况而无明确心脏疾病：如恶性心律失常或猝死、心源性休克、左心室功能严重受损等。

(3) 体征：典型者可有心脏扩大，多数可有与体温不成比例的持续性心动过速，当合并房室传导阻滞时，表现为心动过缓，甚至出现长间歇。心律失常以期前收缩最为常见，如房性、交界性、室性期前收缩。第一心音减弱，心尖部和三尖瓣区可闻及柔和的2～3级收缩期杂音，常出现病理性第三心音或第四心音。心包受累时可闻及心包摩擦音。心源性休克时，表现为血压偏低、大汗淋漓、心动过速、严重心律失常。有左心或全心衰竭者可有相应的体征，如明显的气促、发绀、咳粉红色泡沫样痰、两肺底细湿啰音、交替脉，以及颈静脉充盈、肝大等。

2. 临床分型　根据病毒性心肌炎起病状况、临床经过和转归，通常可分为以下几种类型。

(1) 暴发型：起病急骤，病势凶猛，预后不良，不经积极治疗，多在1～2周内死亡。早期出现严重心律失常，如高度或完全性房室传导阻滞，或室性期前收缩呈成对、连发，反复出现短阵室性心动过速，甚至心室颤动。或出现循环衰竭表现，如血压下降、虚脱、休克；或出现严重的心力衰竭；或有广泛的心肌损伤、坏死，类似急性心肌梗死，并可伴有呼吸衰竭、肝肾功能衰竭。

(2) 心律失常型：以心律失常为主要表现，可出现各种心律失常，尤以期前收缩多见。治愈后一部分患者仍可遗留心律失常达数个月甚至数年之久。

(3) 心力衰竭型：约50%的患者可有不同程度的心脏扩大，少数伴有心力衰竭，以左心衰竭为主，但发生明显肺水肿的患者少见。

(4) 猝死型：中青年突发的心搏骤停死亡，应考虑到病毒性心肌炎的可能性。心搏骤停的主要原因多为心室颤动。

(5) 无症状型：心肌酶学检查提示存在心肌损伤；分子生物学技术检测可找到病毒侵袭心肌的证据，但患者无任何症状。这类患者有一部分因治疗不及时，病情迁延，形成迁延性或慢性心肌炎，甚至转变为扩张型心肌病。

【实验室检查和辅助检查】

1. 血液、心电图和影像学检查

(1) 血常规和生化检查：白细胞增多，分类以淋巴细胞增多为主，红细胞沉降率加快，C反应蛋白可呈阳性。急性期或慢性心肌炎活动期可有肌酸激酶(CK)、门冬氨酸氨基转移酶(AST)、乳酸脱氢酶(LDH)以及肌酸激酶的心脏型同工酶(CK－MB)升高；血清酶升高的幅度和持续的程度与心肌损伤的程度呈正相关，但肌钙蛋白阴性不能排除心肌炎。

(2) 心电图检查：较临床症状更为常见，最常见的为心律失常，尤其是期前收缩，其中室性期前收缩占各类期前收缩的60%～70%，房室传导阻滞以Ⅰ度房室传导阻滞多见，Ⅱ度和Ⅲ度亦可见，一般为暂时性，经治疗后1～3周大多数可恢复正常，仅少数病例不可逆。心律失常还可表现为窦性心动过速、窦性心动过缓、室上性或室性心动过速、心房颤动、窦房传导阻滞或室内传导阻滞。部分患者可有Q－T间期延长。ST－T改变表现为多导联ST段下移或抬高，T波低平、倒置，弓背向下的ST段抬高具有诊断的特异性，AVB和QRS波群增宽是预后不良的预测因子。

(3) X线检查：心肌损害弥散时，可有心影扩大，扩大程度与心肌损害的程度相一致。心力衰竭时还可见肺淤血或肺水肿的征象。

(4) 超声心动图：有助于排除其他心脏疾病如瓣膜病，声像特征可从完全正常到明显异常。典型的超声改变有：① 心腔增大，室壁搏动减弱。心肌受累的范围和程度决定了心腔大小，以及室壁搏动为区域性或普遍性运动减弱。② 心肌回声不均，局部回声增强。③ 心脏收缩和(或)舒张功能障碍。表现为心腔内径增大，室壁搏动减弱，左心室射血分数(EF%)降低，短轴缩短率减小，心排血量降低；二尖瓣血流频谱示E峰降低，A峰升高，E/A比值小于1。

(5) 核素心肌显像：可分为冷区显像和热区显像两类。冷区显像指有功能的心肌细胞具有选择性摄取某些放射性核素的功能。心肌因摄取此类物质而显像，并可显示心肌各部位的放射性强弱。局部心肌血流灌注量和心肌摄取核素的量呈正比。不摄取此种核素的局部心肌出现放射性稀疏区或缺损。冷区显像对病灶是非特异性的，病灶的范围亦无量化指标。热区显像指坏死的心肌组织具有选择性摄取某些放射性核素的能力，其结果是坏死区显像而正常心肌不显像。根据心肌炎显像的特异性，将热区显像分为特异性显像和非特异性显像。① 特异性显像：心肌坏死后肌凝蛋白轻链经受损的细胞膜释入血液中，残留细胞中的肌凝蛋白重链则可和抗肌凝蛋白特异性抗体相结合，形成抗原抗体复合物。应用放射性核素标记此种抗肌凝蛋白特异性抗体及其Fab片段，便能从体外显示标记抗体的浓集部位和分布范围，从而探测坏死区的心肌细胞。标记的核素有^{123}I、^{131}I、和^{111}In等，常用试剂为^{111}In单克隆抗体。心肌坏死区摄取^{111}In－抗肌凝蛋白量的多少与坏死区的大小及程度成正比。② 非特异性显像：采用^{67}Ga和^{99m}Tc显像，但属非特异性。^{67}Ga还常用于非心脏慢性炎症、细菌性心内膜炎、心肌脓肿、心脏结节病以及心外膜炎症性疾病的检查。

(6) 心脏磁共振(CMR)：可显示心肌特征，有助于心肌炎诊断。CMR在肌钙蛋白升高患者中与心内膜心肌活检(EMB)的相关性良好；但对慢性心肌炎，其与EMB相关性减弱。对临床状况稳定的患者，在EMB前应先行CMR检测；但对临床状况危重的患者，可先行EMB。诊断标准参照2006年路易斯湖诊断标准。① 心肌水肿：在T2W1呈局部或弥漫性高信号，以三反转恢复自旋回波序列(T1RM)最敏感。心肌弥漫性水肿单纯肉眼很难识别，需要把心肌与骨骼肌T2加权像信号强度作对比，当T2加权像信号强化比值≥2.0时有诊断意义。② 毛细血管渗漏、充血：钆早期强化成像(EGE)可提示毛细血管渗漏、充血，局限性EGE提示局灶性炎症，弥漫性EGE则需通过计算心肌早期强化率(EGEr)，心肌增强/骨骼肌增强，增强＝(增强后信号强度－增强前信号强度)/增强前信号强度进行判断。EGEr≥4.0诊断急性心肌炎的灵敏度、特异度及准确度分别为80%、68%及74%。③ 心肌坏死和纤维瘢痕：(心脏的延迟强化)LGE可以识别心肌坏死及纤维瘢痕，左心室侧壁心外膜下强化是心肌炎的特征性表现，其次为室间隔,心内膜下强化很少单独出现,可与缺血性心肌病相鉴别。④ 心包积液:32%～57%的心肌炎患者出现心包积液。CMR 可以准确评估心包积液的量、分布范围以及是否具有血流动力学意义。

2. *心内膜心肌活检* 采用活检钳经静脉系统入右心室,在室间隔右心室面钳夹心内膜心肌标本,进行病理学检查、免疫组织化学和分子生物学检测。1984 年,AHA 在美国得克萨斯州 Dallas 市制定了心肌炎组织形态学标准和分级方法,即 Dallas 标准。该标准规定心肌炎应存在以下病理改变:心肌有炎症细胞浸润,伴有邻近心肌细胞变性或坏死,且无明显的心肌缺血性损伤。心肌炎的分类指标包括首次活检与随访活检的分类。

首次活检分类如下。① 急性心肌炎(或活动性心肌炎,伴或不伴纤维变):具备上述组织学改变。② 可疑心肌炎(边界性心肌炎):有炎症细胞浸润,但无心肌细胞损害与坏死。③ 无心肌炎:无炎症细胞浸润,其组织学改变可能正常,也可能符合心肌病的诊断。

随访活检分类如下。① 心肌炎进行中:与前次活检比较,炎性细胞浸润未减轻,甚至加重,伴或不伴纤维变。② 心肌炎恢复中:与前次活检比较,炎性细胞浸润明显减轻,炎性细胞离心肌纤维略远,从而使细胞壁"皱褶"消失,恢复其平滑外形,胶原组织轻度增生,早期胶原纤维排列松弛,其间可见炎性细胞,偶尔可见灶性坏死,后期可见纤维变。③ 心肌炎已恢复:炎性细胞浸润消失,虽然还常可见少数远离心肌纤维的炎性细胞,间质有明显灶性、融合性或弥漫性纤维变。值得注意的是,心肌炎可呈灶性分布,由于取样的原因,活检阴性并不排除心肌炎可能。

3. *病毒学检查* 理论上认为,直接从患者的咽拭子、肛拭子、血液、排泄物或心肌中分离出病毒,有助于病毒性心肌炎的诊断。实际上其临床意义不大,这是因为当心脏疾病症状出现时,一般已分离不到病毒,即使分离出病毒也只能提示存在病毒感染,并不能作为病毒性心肌炎的确诊依据。目前,临床上应用较广泛的是通过血清中特异性病毒抗体的测定来提示病毒性心肌炎的存在。不建议常规行病毒相关的血清学检查,因其更倾向于反应外周而不是心脏相关感染。如有可能,可行心脏自身抗体检测。

4. *分子生物学检查* 近年来,采用分子生物学基因检测技术,可发现病毒基因,从而能较可靠和容易地证实心肌炎患者的病毒感染,也可在扩张型心肌病患者的心肌内检出病毒基因,均有助于了解心肌炎和扩张型心肌病这两者间的相关性。一般检测以柯萨奇病毒为主的肠道病毒。

【诊断和鉴别诊断】

病毒性心肌炎的诊断必须根据流行病学资料、临床表现、血清酶学和免疫学检查及无创性心脏检查结果进行综合分析,依靠排他法做出。病毒学、分子生物学检查及心内膜心肌活检有助于提高诊断的准确性。

1995 年,全国心肌炎心肌病学术会议拟定的我国成人急性病毒性心肌炎诊断的参考标准如下。

1. *在上呼吸道感染、腹泻等病毒感染后 1～3 周内或急性期内出现心脏病表现* 如严重乏力(心排血量降低)、第一心音明显减弱、舒张期奔马律、心包摩擦音、心脏扩大、充血性心力衰竭或阿-斯综合征。

2. *上述感染后 1～3 周内或与发病同时新出现的各种心律失常和(或)心电图异常而在未服用抗心律失常药物前出现下列心电图改变者* ① 房室传导阻滞、窦房传导阻滞或束支传导阻滞;② 两个以上导联 ST 段呈水平型或下斜型下移≥0.05 mV,或多个导联 ST 段异常抬高或有异常 Q 波;③ 多源、成对室性期前收缩,自主性房性或交界性心动过速,持续或非持续阵发性室性心动过速,心房或心室扑动、颤动;④ 两个以上以 R 波为主的导联 T 波倒置、平坦或降低(<R 波的 1/10);⑤ 频发房性期前收缩或室性期前收缩。

具有以上①②③中任何一项即可诊断;具有④或⑤以及无明显病毒感染史者必须具有以下指标之一,可做出诊断。

(1) 有下列病原学依据之一：① 第二份血清中同型病毒中和抗体滴度较第一份血清升高4倍(两份血清应相隔2周以上)或1次抗体效价≥640者为阳性，320者为可疑(如以1∶32为基础者则宜以≥256为阳性，128为可疑阳性，根据不同实验室标准作决定)。② 病毒特异性IgM≥1∶320者为阳性(按各实验室诊断标准，但需在严格质控条件下检测)。上述①②如同时有同种病毒基因阳性者更支持有近期病毒感染。③ 单有血中肠道病毒核酸阳性，可能为其他肠道病毒感染。④ 从心内膜、心肌、心包或心包穿刺液中测出肠道病毒或其他病毒基因片段。

(2) 左心室收缩功能减弱：经无创或有创检查证实。

(3) 病程早期有CK、CK-MB、AST、LDH升高，并在急性期中有动态变化：如有条件可进行血清心脏肌钙蛋白I或肌钙蛋白T、肌凝蛋白轻链或重链测定来助诊。

3. 对尚难明确诊断者可长期随访　有条件时可做心内膜心肌活检进行病毒基因检测及病理学检查。

4. 2013年ESC心肌炎的病因学、诊断及治疗共识提出临床拟诊心肌炎的新标准

(1) 临床表现：急性胸痛，新发生(数日至3个月)或恶化的气促、疲乏；伴或不伴左、右心室心力衰竭症状；亚急性/慢性(>3个月)或恶化的气促、疲乏；伴或不伴左、右心室心力衰竭；心悸，无明显原因的心律失常、晕厥或短暂心性猝死(SCD)；无明显原因的心源性休克。

(2) 辅助检查：① 心电图异常，包括AVB、束支传导阻滞、ST/T改变、窦性静止、室性心动过速、心房颤动、R波减低、异常Q波、低电压、频发期前收缩、室上性心动过速等；② 肌钙蛋白升高；③ 超声心动图/造影提示左室和(或)右室结构和功能异常；④ CMR证实心肌组织学的特征性改变。

(3) 拟诊标准：有上述临床表现的1种或以上，并且伴有辅助检查①～④中的1项或以上异常者，符合项目越多越支持诊断。如无症状，则需具备上述辅助检查2项或以上异常。

在考虑病毒性心肌炎诊断时应排除甲状腺功能亢进症、二尖瓣脱垂综合征以及影响心肌的其他疾患，如风湿性心肌炎、中毒性心肌炎、冠状动脉粥样硬化性心脏病、结缔组织病、代谢性疾病以及克山病(克山病地区)等。如有条件，必须进行上述任何一项病原学检查。

【治疗】

心肌炎患者治疗的中心原则是控制心律失常和心力衰竭，并在证据明确的情况下进行病因学治疗。

1. 一般治疗　本病一经确诊须立即卧床休息，此为急性期的最主要治疗手段。即使病情轻微者也应严格限制活动，以减轻心脏负担，减少氧耗，有利于受损心肌的恢复。如不重视和不充分休息，常可导致病情迁延或加剧，严重者可发生猝死。卧床休息的时间根据病情轻重、实验室检查和心电图等检查提示的病情变化情况(恢复、稳定还是迁延进展)而决定。若临床资料提示心功能受损和心肌病变广泛者，应安静卧床至少3个月，一般患者卧床2～4周。待病情稳定，临床症状完全消失，各种实验室检查(尤其心肌酶学和肌钙蛋白检查)均恢复正常之后，方能逐渐增加活动量，从室内活动逐步过渡到户外活动。长期卧床应注意防止可能发生的合并症，如肌肉萎缩、下肢静脉血栓等。

饮食应注意营养丰富，易于消化吸收，少量多餐，如伴明显心功能不全可给予低钠饮食。

可给予间歇性低流量吸氧。有心律失常者应进行心电监护。

2. 改善心肌代谢和清除氧自由基药物

(1) 维生素C：具有清除体内过多的氧自由基的作用，大剂量应用有助于心肌炎的治疗。用法：100～200 mg/(kg·d)静脉滴注或分次静脉注射，共用2～4周。

(2) 能量合剂：本品为三磷酸腺苷、辅酶A和胰岛素的复合制剂，可补充人体生理、生化活动所需的能量，促进组织细胞代谢和器官功能的改善。冻干粉针剂每支含三磷酸腺苷20 mg、辅酶A 50 U、胰岛素4 U，可肌内注射、静脉注射或

静脉滴注；每日1～2次，每次1支。

（3）辅酶Q_{10}：为氧自由基清除剂，有保护心肌的作用。用法：每次10～20 mg，口服，一日3次；10 mg，肌内注射或静脉注射，一日1～2次。

3. *抗病毒药物*　目前尚无疗效满意的抗病毒药物可供临床应用。常用的药物有：阿糖胞苷，50～100 mg/d，静脉滴注，连用1周；利巴韦林（病毒唑），100 mg，口服，3次/日，300 mg/d，静脉滴注，适用于疱疹病毒引起的心肌炎，还可使用更昔洛韦、磷酸奥司他韦。此外，板蓝根、大青叶、连翘等中药也有抗病毒的作用。

4. *免疫抑制剂*　动物实验研究表明，免疫抑制剂用于急性心肌炎会加重心肌损伤，使心肌炎恶化，并增加死亡率。这可能是由于免疫抑制剂在病毒性心肌炎的急性期抑制了驱逐病毒所需的免疫反应，故不提倡急性期应用免疫抑制剂。

免疫抑制剂的短期应用，其对象为病毒性心肌炎急性期有充血性心力衰竭、心源性休克、严重心律失常尤其是高度或完全性房室传导阻滞伴阿-斯综合征、严重的全身中毒症状，以及一般治疗无效的暴发型或重症心肌炎患者。常用的免疫抑制剂为糖皮质激素加或不加硫唑嘌呤。

病程后期如证实心肌病变确由免疫反应所致，亦可试用糖皮质激素。此时糖皮质激素应用疗程可长些，还可考虑加用其他免疫抑制剂，如环孢素。环孢素能干扰激活的辅助T细胞释放的IL-2，从而产生免疫抑制作用。

5. *免疫调节剂*

（1）干扰素（interferon）：为机体自身产生的一种维持机体和细胞功能稳定的防御性物质，具有广谱的抗病毒繁殖活性，在病毒免疫中发挥重要作用。临床上常用的有基因工程干扰素或重组干扰素。用法：皮下注射$(2\sim10)\times10^6$ U，隔日1次或每周3次，连续5～10次；肌内注射1.5万～2.5万U，每日1次，5～10日为1个疗程，间隔2～3日。一般应用2～3个疗程。DNA重组的纯化干扰素可做静脉滴注。

（2）转移因子（transfer factor）：有选择性地转移细胞免疫功能，提高细胞免疫能力。用法：1～2 U，在上臂内侧或股内侧皮下注射，每周1次，共3个月。如病情需要可延长至6个月。

（3）胸腺素（thymic peptide）：能诱导T细胞转化为具有细胞免疫功能的T细胞，增强机体对病毒和肿瘤的防御能力，一定程度上具有防止自身抗体产生的作用。用法：5～10 mg，肌内注射或皮下注射，每日或隔日1次，连续3个月，以后同样剂量隔日1次肌内注射，再用3～6个月。

（4）免疫球蛋白：常规剂量10～20 g/d静脉滴注，大剂量40 g/d静脉滴注。

（5）黄芪：具有保护心肌细胞、调节免疫功能和抗病毒的作用。用法：生药煎服每日25 g，3个月为1个疗程，黄芪冲剂每日1包（15 g），或黄芪口服液每日2支（每支15 g），也可用黄芪注射剂（每支4 g/2 ml）肌内注射，每日1～2支，连用2～3个月；或20 g/10 ml加入5%葡萄糖溶液500 ml中静脉滴注，每日1次，连用2～3周。

6. *心血管合并症的治疗*

（1）心力衰竭：首选利尿剂和血管扩张剂。应用利尿剂时，应注意水、电解质平衡。洋地黄制剂慎用，因心肌弥散性受损，对洋地黄类制剂耐受性较差，易引起中毒。如需应用可选择作用时间短、排泄快的制剂，如毛花苷C（西地兰），从小剂量开始，逐渐增加，通常的剂量应为常规用量的1/3～1/2，症状控制后可改为口服制剂维持，直至心力衰竭症状完全消失，心脏大小恢复正常。近年来的一些研究提示，血管紧张素转换酶抑制剂对病毒性心肌炎的治疗是有益的，尤其早期应用，能减轻心肌炎反应的程度，减轻心肌纤维化和心肌钙化性损害，使心肌重量减少，并明显改善充血性心力衰竭症状。该类药物的扩张血管作用有助于减轻心脏负荷。此外，过去禁用的β受体阻滞剂的某些种类，现认为适当应用也是有益的。例如，具有内源性拟交感活性的选择性β受体阻滞剂醋丁洛尔（醋丁酰心安）和非选择性β受体和α受体阻滞剂卡维地洛，有助于对病毒性心肌炎所致的扩张型心肌病的治疗。

（2）心源性休克：应及时补充血容量。给予血管活性药物如多巴胺、多巴酚丁胺、间羟胺（阿拉明)等,在血流动力学监测下调整补液量和药物剂量;必要时可加用糖皮质激素。如常规抗休克处理未奏效,应迅速采用机械辅助循环,如主动脉内气囊反搏术、体外膜肺。

(3) 心律失常:根据心律失常的类型给予适当的抗心律失常药物治疗。若发生持续性室性心动过速、心室扑动或心室颤动,应立即予以电复律。出现高度或完全性房室传导阻滞时可行临时心脏起搏。心肌炎所致的房室传导阻滞绝大多数随病情好转可完全恢复。若不能恢复,需安置埋藏式心脏起搏器。

【预后】

婴幼儿的病毒性心肌炎死亡率可高达50%。成人病毒性心肌炎预后良好,大多数患者经适当治疗和休息能完全恢复,在解剖学或生理学上不留后遗症。部分患者的心电图异常尤其是室性期前收缩,可持续存在数月或更长时间。少数病例病变可继续进展,转变为迁延性或慢性心肌炎,并最终转变为扩张型心肌病。Scholmerich 所列病毒性心肌炎的病程与转归见图 28-2。

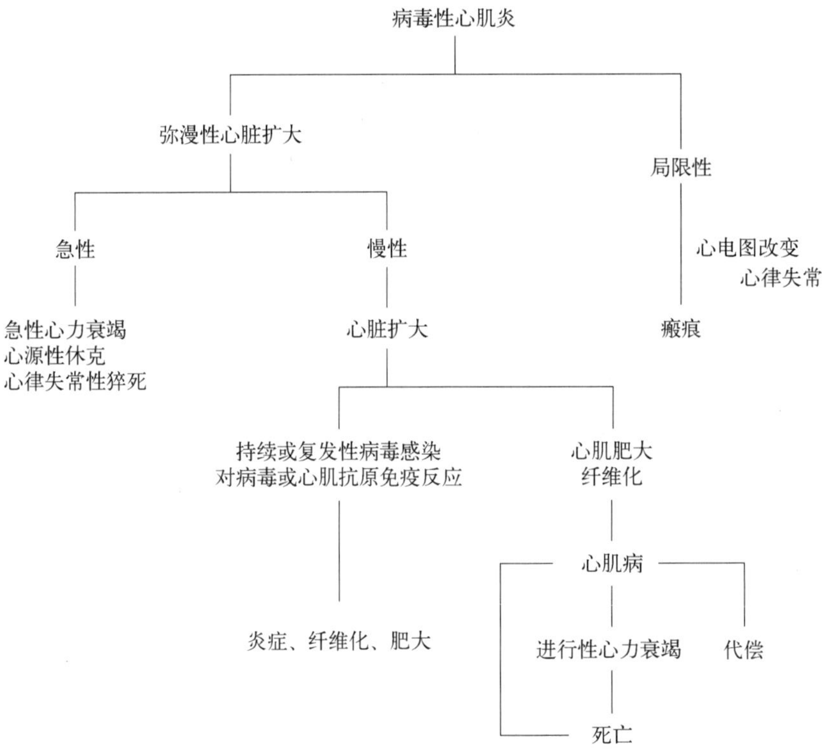

图 28-2 病毒性心肌炎的病程与转归

参考文献

[1] 邓万俊.感染性心内膜炎抗生素治疗方案的研究现状[J].国外医药抗生素分册,2007,1:29.

[2] 田庚善,贾辅忠.临床感染病学[M].南京:江苏科学技术出版社,1998.

[3] 马文珠,张寄南.心肌疾病[M].南京:江苏科学技术出版社,2000.

[4] 中华医学会心血管病学分会,中华医师协会心血管内科医师分会,中华心血管病杂志编辑委员会.心肌病磁共振成像临床应用中国专家共识[J].中华心血管病杂志,2015,43(08):673-681.

[5] 中华医学会心血管病学分会,中华心血管病杂志编辑委员会.成人感染性心内膜炎预防、诊断和治疗专家共识[J].中华心血管病杂志,2014,42(10):806-816.

[6] 中华医学会心血管病学分会精准医学学组,中华心血管病杂志编辑委员会,成人暴发性心肌炎工作组.成人暴发性心肌炎诊断与治疗中国专家共识[J].中华心血管病杂志,2017,45(9):742-752.

[7] 许迪,徐东杰.心血管科临床处方手册[M].2版.南京:江苏凤凰科学技术出版社,2015.

[8] Task Force Members on Infective Endocarditis of the European Society of Cardiology: ESC

Committee for Practive Guidelines (CPG): Document Reviewers. Guidelines on prevention, diagnosis and treatment of infective endocarditis executive summary; the task force on infective endocarditis of the European society of cardiology [J]. Eur Heart J, 2004 Feb, 25: 267 - 276.
[9] Baddour LM, Wilson WR, Bayer AS, *et al*. Infective endocarditis: diagnosisi, antimicrobial therapy, and management of complications: a statement for healthcare professionals from the Committee on Rheumatic Fever, Endocarditis, and Kawasaki Disease, Council on Cardiovascular Disease in the Young, and the Council on Clinical Cardiology, Stroke, and Cardiovascular Surgery and Anesthesia. American Heart Association-Executive Summary: endorsed by the Infectious Diseases Society of America [J]. Circulation, 2005, 111: 3167.
[10] Majumdar A, Chowdhary S, Ferreira MA. Renal pathological findings in infective endocarditis [J]. Nephrol Dial Transplant, 2000, 15: 1782.
[11] Byrne JG, Rezai K, Sanchez JA, *et al*. Surgical Management of Endocarditis: The Society of Thoracic Surgeons Clinical Practice Guideline [J]. Ann Thorac Surg, 2011 Jun, 91(6), 2012 - 2019.
[12] Larry M, Walter R, Arnold S, *et al*. Infective Endocarditis in Adults: Diagnosis, Antimicrobial Therapy, and Management of Complications [J]. Circulation, 2015 Oct 13, 132(15): 1435 - 1486.
[13] Habib G, Lancellotti P, Antunes MJ, *et al*. 2015 ESC Guidelines for the management of infective endocarditis [J]. Eur Heart J, 2015 Nov 21, 36 (44): 3075 - 3128.
[14] Berdejo J, Shibayama K, Harada K, *et al*. Evaluation of vegetation size and its relationship with embolism in infective endocarditis: a real-time 3-dimensional transesophageal echocardiography study [J]. Circ Cardiovasc Imaging, 2014, 7: 149 - 154.
[15] Brouqui P, Raoult D. Endocarditis due to rare and fastidious bacterka [J]. Clin Microbiol Rev, 2001, 14: 177.
[16] Shively BK. Infective andocarditis [J]. Curr Treat Options Cardiovasc Med, 2001, 3: 25.
[17] Mansur AJ, Dal Bo CM, Fukushima JT, *et al*. Relapses. Recurrences, valve replacements, and mortality during the long-term follow-up after infective endocarditis [J]. Am Heart J, 2001, 141: 78.
[18] Segreti J. Trenholme GM. Infetive endocarditis [J]. Curr Treat Options Cardiovasc Med, 1999, 1: 283.
[19] Chamis AL, Gesty-Palmer D, Fowler VG, *et al*. Echocardiography for the diagnosis of staphylococcus aureus infective endocarditis [J]. Curr Infect Dis Rep, 1999, 1: 129.
[20] Finkelstein Y, Alder Y, Nussinovitch M, *et al*. A new classification for pericarditis associated with meningococcal infection [J]. Eur J Pediatr, 1997, 156: 585 - 588.
[21] Adler Y, Finkelstein Y, Guindo J, *et al*. Colchicine treatment for recurrent pericarditis. A decade of experience [J]. Circulation, 1998, 97: 2183 - 2185.
[22] ALP. Caforio, S Pankuweit, E Arbustini, *et al*. Current state of knowledge on aetiology, diagnosis, management, and therapy of myocarditis: a position statement of the European Society of Cardiology Working Group on Myocardial and Pericardial Diseases [J]. Eur Heart J, 2013, 34(33): 2636 - 2648.
[23] Thomsen RW, Farkas DK, Friis S, *et al*. Endocarditis and risk of cancer: a Danish nationwide cohort study [J]. Am J Med, 2013, 126: 58 - 67.
[24] Baek JE, Park SJ, Woo SB, *et al*. Changes in patient characteristics of infective endocarditis with congenital heart disease: 25 years experience in a single institution [J]. Korean Circ J, 2014, 44: 37 - 41.
[25] Adler Y, Charron P, Imazio M, *et al*. 2015 ESC Guidelines for the diagnosis and management of pericardial diseases [J]. European Heart Journal, 2015, 36(42): 702 - 738.

第三节 心包炎

心包为包裹心脏和大血管根部的锥形囊，由脏层和壁层组成，两者之间为心包腔，内含 15～50 ml 的浆液，起润滑作用。心包液来自脏层心包，通过壁层心包经胸导管和右淋巴导管排出。

心包的主要生理功能：① 维持心脏在胸腔内位置的稳定；② 限制心脏过度扩张；③ 防止周围组织炎症累及心脏；④ 心包腔的负压有助于心室收缩时心房的充盈。

心包炎按其病因可分为感染性和非感染性两大类，按其病程及临床表现可分为急性心包炎和慢性心包炎。本节着重讨论感染性心包炎。

一、急性心包炎

急性心包炎(acute pericarditis)是一种以心包膜急性炎症病变为特点的临床综合征，可伴有或不伴有心包积液，许多疾病都可能累及心包膜，心包炎症可以单独发生，也可与全身性疾病合并存在。

【病原学】

急性心包炎的病因详见表28-10。感染性心包炎的病原以病毒居多，尤其是肠道病毒(柯萨奇病毒B、柯萨奇病毒A和埃可病毒)，流感病毒、EB病毒、巨细胞病毒等也可致本病。临床上常见的急性特异性或非特异性心包炎，大多数与病毒感染和感染后发生的过敏反应有关。如同时伴有心包下心肌广泛受累，则引起急性心包心肌炎。其次为结核性和化脓性心包炎，其他少见的致病微生物有真菌、立克次体、衣原体、支原体和原虫等。

表28-10 急性心包炎的常见病因

非特异性
感染性
病毒：柯萨奇病毒A和B、埃可病毒、流感病毒、EB病毒、巨细胞病毒、腺病毒、肝炎病毒、水痘病毒、腮腺炎病毒
细菌：葡萄球菌、肺炎链球菌、链球菌、结核杆菌、脑膜炎双球菌、淋球菌、沙门菌、嗜肺军团菌、流感嗜血杆菌等
真菌：组织胞浆菌、粗球孢子菌、曲霉菌、芽生菌
寄生虫：阿米巴、弓形体虫、包虫
其他：支原体、奴卡菌、布鲁杆菌、伤寒、螺旋体、Lyme病、Q热等立克次体
自身免疫性
心脏损伤后综合征：心肌梗死后综合征(Dressler综合征)、心包切开后综合征
结缔组织病：系统性红斑狼疮、类风湿关节炎、风湿热、硬皮病、混合性结缔组织病、成人Still病、结节性关节炎、Wegener肉芽肿、巨细胞性动脉炎、Reiter综合征、Whipple病、类风湿脊椎炎、皮肌炎
药物性
普鲁卡因胺、肼屈嗪、异烟肼、青霉素、苯妥英钠、米诺地尔、保泰松、二苯基海因
心脏移植后
急性心肌梗死
肿瘤
原发性(间皮瘤等)
继发性(肺癌、乳癌、白血病、淋巴瘤、黑色素瘤等)
放射性
代谢性
尿毒症、黏液性水肿、胆固醇性、痛风
创伤
闭合性或贯通性胸部外伤、胸外科手术、起搏器插管、心脏或大血管破裂
主动脉夹层
混合性
淀粉样变性、结节病、乳糜性、地中海贫血、妊娠、急性胰腺炎

【病理】

急性心包炎根据病理变化可分为纤维蛋白性和渗液性心包炎。渗液可分为浆液纤维蛋白性、浆液血性、化脓性和出血性等。急性纤维蛋白性心包炎为心包壁层和腔层间出现由纤维蛋白、白细胞及少许内皮细胞所组成的渗出物。此种渗出物分布于整个心包腔表面，或局限于心包壁的某一部分。如渗出物中液体量增多，则成为浆液纤维蛋白性渗液，其量可少至100 ml，多达2 000～3 000 ml。当炎症过程逐渐由修复过程替代后，积液逐渐吸收，心包遗留局灶性或弥漫性纤维增生，结缔组织增生严重者则可造成心包粘连或心包缩窄。

【临床表现】

主要症状为胸痛。以急性非特异性心包炎为著，胸痛通常位于心前区或胸骨后，并向颈部、左肩及左臂放射，呈锐痛。疼痛随体位而变化，卧位时最重，前倾坐位时减轻。此外，可有发热、多汗、乏力、食欲缺乏、呼吸困难、焦虑等全身性症状。

心包摩擦音是急性心包炎早期纤维蛋白性渗出时的特异性体征，可在整个心前区听到，但以胸骨左缘第3、4肋间最响，坐位前倾时更明显。听诊特点是性质粗糙，呈搔抓样，与心跳一致，多数患者(52%)声音呈三相，即心房收缩-心室收缩-心室舒张均出现摩擦音。遮盖心音并与之重叠。但也有部分患者摩擦音呈二相(33%)和一相(15%)。听诊器胸件加压时摩擦音可加强。

当心包渗液增多时心包摩擦音可消失，心尖冲动减弱或消失，心音低而遥远，心浊音界向两侧扩大，心尖冲动位于扩大的心浊音界左缘以内。

【诊断和鉴别诊断】

1. 诊断及辅助检查 如果存在下列至少两项需要考虑心包炎的发生：疑似心包炎胸痛，有心包摩擦音，心电图提示新发广泛性 ST 段抬高或 PR 段下移，新发心包积液或心包积液的变化。除此之外，炎性标志物水平升高，影像学可见心包炎征象(CT 及 CMR)等证据同样支持心包炎的诊断。

(1) 一般血液检查：白细胞计数增加，红细胞沉降率增快，C 反应蛋白升高。

(2) 心电图：急性纤维蛋白性心包炎的心电图具有特征性变化，其变化多出现于疼痛后数小时至数日，可分 4 个阶段(表 28-11)。发病早期表现为多个导联上有 ST 段弓背向下抬高，不伴 T 波和 R 波改变，亦无病理性 Q 波，aVR 导联 ST 段下降；2～5 日后，ST 段回到等电位线，此时 T 波变低平；随后 T 波倒置；再经数日或数周，T 波恢复正常。

心包渗液的心电图表现为：T 波低平、双向或倒置，QRS 波群呈低电压。

表 28-11 急性心包炎心电图的典型变化

阶段	特 征
Ⅰ	除 aVR 导联以外所有导联 ST 段凹面向上抬高，aVR(有时 V1、V2)导联 ST 段压低
Ⅱ	ST 段回复等电位线，T 波开始变低平，PR 段常压低
Ⅲ	T 波倒置，以原有 ST 段抬高的导联最为显著
Ⅳ	逐渐恢复为正常心电图

(3) 超声心动图：当心包腔内渗液超过 50～100 ml 时，超声心动图可表现为心包腔出现无回声区，少量心包积液(<200 ml)时，可见左房室沟处及左室后壁心外膜与壁层心包间有 0.5 cm 左右的无回声区，右室前壁之前无回声区存在。中等量心包积液(200～500 ml)时，可见左室后壁、心尖部、右室前壁外的脏层心包与壁层心包之间有 1～2 cm 左右带状无回声区。大量心包积液(>500 cm)时，可见心脏前后心包腔无回声区>2.0 cm，出现明显的心脏“摇摆征”，即右室前壁、室间隔和左室后壁呈同向运动，心脏活动悬吊于囊中向前后或左右方向同向性摆动现象。

(4) X 线检查：心包渗液量少于 250 ml 时心影可正常；当渗液量超过 250 ml 时，心影向两侧扩大；当渗液量超过 1 000 ml 时，心影向两侧明显增大呈烧瓶状，心脏正常弧度消失。

2. 不同病因心包炎的鉴别

(1) 急性非特异性心包炎(acute non-specific pericarditis)：以男性和青壮年多见，病因不明，可能与柯萨奇、流感，单纯疱疹等病毒感染有关。多数患者发病前 1～4 周有上呼吸道感染史，起病急、发病初期表现为发热、剧烈胸痛，可持续数日至 2 周，可闻及心包摩擦音，心电图有典型的急性心包炎表现。急性非特异性心包炎为自限性疾病，病程一般 2～6 周。少数患者可迁延数年或反复发作。

(2) 结核性心包炎(tuberculous pericarditis)：通常由纵隔淋巴结结核、肺结核、胸膜结核扩散或血行播散所致，但临床上有若干病例不能找到原发病灶。下列情况应考虑为结核性心包炎：① 原有结核病史；② X 线证实有结核病史；③ 有与结核病患者接触史；④ 发病缓慢而隐匿者；⑤ 有发热、消瘦、午后低热等结核毒血症状者；⑥ 结核菌素试验强阳性；⑦ 末梢血白细胞计数不升高；⑧ 如原来疑诊为急性非特异性心包炎，应用了 1 周激素治疗而发热及心包积液不减退者。尽管心包积液涂片查找结核杆菌以及接种培养阳性对确诊有帮助，但阳性率太低。

(3) 化脓性心包炎(suppurative pericarditis)：

引起化脓性心包炎的主要致病菌为葡萄球菌、链球菌、肺炎球菌及革兰阴性杆菌等。感染的来源为周围组织感染直接蔓延和菌血症的血行播散。

临床上有下列情况应考虑化脓性心包炎：① 菌血症和败血症后；② 胸腔内手术后；③ 胸腔内有化脓灶，如肺炎、脓胸；④ 有肝脓肿者；⑤ 应用免疫抑制剂者。临床表现为寒战、高热、胸痛、呼吸困难等中毒症状，可有心脏压塞征。心包穿刺抽出脓性渗液可确诊。

【治疗】

1. *一般治疗* 患者宜卧床休息，直至疼痛及发热等症状消退；解除心脏压迫和对症处理，疼痛剧烈时可给予镇痛剂。心包积液量多时，行心包穿刺抽液以解除压迫症状。

2. *病因治疗*

(1) 急性非特异性心包炎：本病无特异性治疗方法，主要采用对症治疗——解热、镇痛、消炎。当有下列情况者，应先按急性非特异性心包炎处理：① 青年人或身体健康成人，起病急；② 发病前1周有发热、呼吸道或胃肠道症状；③ 发热，伴较剧烈的胸痛；④ 伴有肺炎、胸膜炎；⑤ 过去有过心包炎病史。

阿司匹林0.3 g，2～4次/日，持续1～2周。高热、体质虚弱者减量。消化道溃疡、对本药过敏者禁用。经期妇女、妊娠末期及其他出血性疾病者慎用或不用。

吲哚美辛25 mg，2～3次/日。症状控制后逐渐减量，一般应用1～2周。

秋水仙碱0.5 mg，2次/日，体重<70 kg或不能耐受最大剂量者0.5 mg，1次/日。同样推荐用于急性心包炎一线治疗，也可联合阿司匹林或非甾体抗炎药用于复发性心包炎的治疗。

以上一线药物治疗方案的疗程建议结合CRP水平的监测评估疗效及指导治疗方案。

上述药物疗效不显著时选用皮质类固醇制剂，泼尼松30～40 mg/d。症状控制后减量，并可逐渐用阿司匹林等代替。

对于少数反复发作的心包炎，药物控制不满意者，可考虑替代的免疫抑制疗法(如硫唑嘌呤)，静脉注射免疫球蛋白和白细胞介素-1拮抗剂交替免疫抑制治疗，并可考虑行心包切除术。

(2) 结核性心包炎

1) 抗结核治疗：选用异烟肼5 mg/(kg·d)、利福平10 mg/(kg·d)、乙胺丁醇15 mg/(kg·d)三药联用口服。3～6个月后改为异烟肼+乙胺丁醇二联用药，剂量同前，持续用药6个月以上，整个疗程9～18个月。用药期间，需注意观察药物可能引起的不良反应。定期复查肝功能等生化指标。

2) 皮质类固醇制剂：结核性心包炎在抗结核治疗的同时加用皮质类固醇，被认为可以促进心包腔内炎症和积液的吸收，减少心脏压塞的发生，但是否降低心包缩窄的发生率，看法不一。具体用法：泼尼松30～40 mg/d，病情改善后减量，疗程3～4周。

3) 心包穿刺：病程中出现心脏压塞或大量心包积液，应及时行心包穿刺抽液，解除症状。

4) 心包切除术：抗结核治疗4～6周后出现心包渗出—缩窄或心包缩窄，可考虑行心包切除手术。

(3) 化脓性心包炎：基本治疗措施是心包切开引流和应用大剂量有效抗生素。由于心包渗液黏稠并含有大量细菌，故切开引流较心包穿刺更为彻底有效。

抗生素的选用最好能根据心包液或血液的细菌培养及药敏试验结果而定。一般采用大剂量静脉途径给药。

【预后】

出现下列情况之一为高危心包炎，预后不良：高热(>38℃)，亚急性病程无明确的急性发作，大量心包积液(如舒张期无回声区>20 mm)，心脏压塞，非甾体抗炎药治疗无反应，心肌心包炎，免疫抑制，外伤或口服抗凝药治疗。

急性非特异性心包炎可自行痊愈，但也可多次反复发作。化脓性心包炎如能早期应用有效的抗生素，及时进行心包切开引流，预后良好。对结核性心包炎需早期积极抗结核治疗，预后较好，否则易转变为慢性缩窄性心包炎。

附：心脏压塞

心脏压塞（cardiac tamponade）为心包腔内液体骤然积聚或异常增多导致心包腔内压力明显升高，心室舒张期充盈受限，体循环静脉压升高，每搏输出量降低的一种临床综合征。

【发病机制】

心包积液是否发生心脏压塞主要取决于心包腔内积液量及其积聚速度、积液的性质、心包的顺应性、心肌功能及血容量。一般少量心包积液不引起血流动力学障碍，但若积液量明显增多或积聚速度过快，使心包腔内压力骤升，则心脏的舒张期充盈受限，导致静脉回流受阻、静脉压升高，左心充盈不足，心排血量下降，甚至发生休克。

【临床表现】

1. 症状体征　急性心脏压塞时表现为突发胸闷、心悸、呼吸困难、全身冷汗、口唇青紫、不能平卧、严重者烦躁不安、精神恍惚。

心脏压塞典型的征象为Beck三联征：即颈静脉怒张、血压骤降或休克、心音低弱或遥远。临床体检有如下征象：① 脉搏细数，可触及奇脉，即患者吸气时的动脉搏动较呼气时减弱甚至消失。② 血压下降 脉压变小。③ 颈静脉怒张，呈现Kussmaul征象，即吸气时颈静脉充盈更明显。④ 心脏听诊可发现心率增快，心音低弱而遥远。

2. 辅助检查

（1）心电图：示窦性心动过速，可出现P波、QRS波群、T波心电交替现象。

（2）超声心动图：是诊断心包积液最敏感、可靠的检查方法。表现为：① 心包膜脏、壁层之间出现无回声区；② 右心室显著受压（<7 mm），右心室流出道变窄；右心房舒张期塌陷，右心室舒张早期塌陷，左心房塌陷；③ 吸气时，右心室内径增大，左心室内径减小，室间隔向左心室偏移，呼气时则相反；④ 主动脉开放时间缩短，心脏每搏输出量减低；⑤ 二尖瓣、三尖瓣及肝静脉Doppler血流频谱发生改变。

【治疗】

本病处理原则为迅速降低心包腔内压，维持心室充盈压。具体措施如下。

1. 心包穿刺放液或心包切开引流　即使少量抽液，如在50 ml左右，也能明显地改善症状。心包穿刺抽液失败或抽液后症状不能缓解或抽液减压后复发心脏压塞，可做经剑突下心包切开引流术。

2. 静脉补液　目的在于扩容，以维持适度的心室充盈压。可在心包腔内减压的同时或减压术前，迅速静脉输注生理盐水250～500 ml。

3. 治疗中禁用利尿剂或其他降低前负荷药物。

二、缩窄性心包炎

缩窄性心包炎（constrictive paricarditis）为心包炎症后心脏被致密厚实的纤维化心包所包裹，心脏不能充分舒张扩展，从而产生一系列循环障碍症状。

【发病机制】

缩窄性心包炎继发于急性心包炎，最常引起心包缩窄的疾病是结核性、化脓性心包炎。结核性和化脓性心包炎可在6个月内发生心包缩窄。临床上仅少数患者可观察到急性转为缩窄性的发展过程，多数患者因病程隐匿，就诊时已为心包缩窄。

心包炎急性期过后，纤维性瘢痕组织形成，心包脏层和壁层广泛粘连、增厚和钙化，心包腔闭塞，成为一个僵硬无弹性的外壳包被着整个心脏及大血管根部，使心腔的舒张运动受到明显限制，心房和心室舒张期充盈受阻，静脉血液回流发生困难，导致心排血量下降，体循环淤血。

【临床表现】

患者可有不同程度的呼吸困难、疲倦、乏力、腹胀、胃纳减退、咳嗽、肝区疼痛等。体检发现：① 颈静脉怒张，出现Kussmaul征；② 肝大，腹水和下肢水肿；③ 心率增快，心尖冲动不明显，心音弱；④ 心包叩击音为缩窄性心包炎的重要体征。以胸骨左缘第3、4肋间听诊最为清楚。

【诊断和鉴别诊断】

1. 诊断和辅助检查　缩窄性心包炎是各种心包疾病的最终结果。其诊断并不困难。当临床上遇到：① 急性心包炎治疗后，心影缩小，但静脉压不降或反而升高；② 心包穿刺放液后，心脏压塞症状无改善或改善不明显；③ 腹水明显，静脉压升高，但无其他心肺疾患证据；④ 右心衰竭伴快速房颤，应用洋地黄制剂无效，或心室率减慢，但心力衰竭症状无好转或进一步加重；⑤ 颈静脉怒张，出现 Kussmaul 征，心脏听诊闻及心包叩击音者则应考虑本病。

(1) X线检查：心影大小正常或轻度增大，呈三角形，心脏正常弧度消失，上腔静脉可扩张，主动脉甚小或难以辨认。50%～75%的病例可见心包钙化影(侧位片易见)。

(2) 心电图：QRS 波群低电压，T 波低平或倒置，窦性心动过速，心房颤动。

(3) 超声心动图：围绕心脏的心包增厚，回声增强，心脏大小正常，两心房可增大，两心室腔相对较小，心室舒张受限。

(4) 心导管检查：右心导管检查示右心房压力显著升高，其压力曲线呈“M”形或“W”形，曲线图的 V 波下降支及其后面的 Y 波下降支极其明显；右心室压力曲线表现为先有一个舒张早期的下陷出现，这个下陷不下降到基线，紧接着便上升并维持在高平面，构成舒张早期下陷及高原波形曲线，似“平方根”符号型。此外，肺动脉压力及肺毛细血管楔嵌压升高。

2. 鉴别诊断

(1) 限制型心肌病：是一组原因未明的心内膜及心内膜下心肌病变或某些心肌病由于心脏的顺应性减退，导致心室的舒张期充盈障碍，其基本血流动力学及症状、体征与缩窄性心包炎相似，两者鉴别较困难。其鉴别要点见表 28-12。

表 28-12 缩窄性心包炎与限制型心肌病的鉴别

	缩窄性心包炎	限制型心肌病
症状、体征的发展	有急性心包炎、心包积液病史	不明显
心脏听诊	可闻及心包叩击音	可闻及第三心音
X线检查	心影正常或轻度增大 50%～75%可见心包钙化	心影明显增大 无心包钙化
心电图	低电压、伴 T 波改变 50%有心房颤动	多无低电压，可见病理性 Q 波 可有房室传导阻滞、室内传导阻滞 可见心室肥厚伴劳损
CT	心包增厚	无心包增厚
MRI	心包增厚	无心包增厚
右心导管检查		
1. 右心房压力曲线	呈“M”形或“W”形，右心房平均压较高	呈不典型“M”形或“W”形，右心房平均压较低
2. 右心室压力曲线	舒张早期下陷不降至基线，舒张末压大于收缩压的 1/3	舒张早期下陷降至基线，舒张末压小于收缩压的 1/3
3. 肺毛细血管楔嵌压	等于右心房平均压，等于右心室舒张末期压，等于肺动脉压	大于右心房平均压
心血管造影	示心包增厚，心脏边缘外面的阴影超过 3 mm	无心包增厚，心脏边缘外面的阴影不超过 3 mm
心内膜心肌活检	心内膜和心肌细胞通常无形态学改变	心内膜和心肌细胞常有形态学改变

(2) 肝硬化：缩窄性心包炎可有肝大、腹水及水肿等体征，易误诊为肝硬化。肝硬化可有腹壁和食管静脉曲张，但无颈静脉怒张等上腔静脉压升高的表现。心尖冲动不减弱，无心包叩击音，X线、心电图、超声心动图检查无异常，心导管检查无心房、心室的压力异常变化。

【治疗和预后】

一般治疗主要是休息，限制钠盐摄入。适量使用利尿剂减轻淤血症状，呋塞米 20 mg，一日 3 次，静脉注射。早期施行心包剥离术是最有效的治疗。

缩窄性心包炎经外科治疗后，预后可大为改善，多数患者术后可逐步恢复正常的活动，有报道，心包切除术后 5 年生存率为 74%～87%。若失去手术机会，则预后差，病情逐渐恶化，患者渐趋衰弱，多在 6 个月至 2 年之间因心力衰竭或并发感染而死亡。

第四节 血管内装置及血管移植物感染

一、血管内装置感染

血管内装置主要包括：输液留置针、外周或中央静脉导管、心脏临时起搏导管、全胃肠外营养导管、心脏漂浮导管、血管内留置导管如 Hickman 导管或 Broviac 导管、动脉导管等。血管内装置感染（infections of vascular access devices）为病原体通过污染的血管内装置从局部远距离播散至血液引起的感染。血管内装置的污染可引起局部或全身性的感染，如局部蜂窝织炎、脓肿、脓毒性血栓性静脉炎、血管内装置相关菌血症及心内膜炎等。

【病原学】

血管内装置引起的感染最常见病原体为葡萄球菌，包括金黄色葡萄球菌和凝固酶阴性葡萄球菌，占 1/2～2/3。凝固酶阴性葡萄球菌易黏附于导管，比其他细菌更易导致感染。

其他的常见病原体有：表皮葡萄球菌、克雷伯菌属（常与输液污染有关）、肠球菌属（常与全胃肠外营养有关）、黏质沙雷菌、白念珠菌等念珠菌属、铜绿假单胞菌、洋葱假单胞菌（常与水源污染或皮肤细菌定殖有关）、弗劳地枸橼酸杆菌、棒状杆菌（特别是 JK 棒状杆菌）。

【发病机制】

血管内装置为病原体从人体皮肤外进入血液提供了一条直接的通路，导管穿刺部位的污染是微生物侵入的主要途径。此外，输液的污染、导管连接处污染、导管腔内的污染等也是微生物侵入的途径。发生血管内装置感染的机会主要取决于患者和导管两方面。

易患人群有：① 婴幼儿和老年人；② 有皮肤破损或皮肤病者，如烧伤、银屑病等；③ 粒细胞减少症；④ 应用免疫抑制剂者；⑤ 有严重基础病变。菌血症多见于正在接受广谱抗生素治疗或留置静脉内导管的严重免疫功能低下患者。

导管的结构和成分以及导管安置的方法也影响了血管内装置感染的发生。

1. *导管的材质和结构* ① 材料：塑料导管比钢质材料引起感染的机会更大；聚氯乙烯导管比硅胶管和聚氨酯类导管有更强的促使血栓形成作用，对某些微生物如葡萄球菌、念珠菌属的黏附作用较其他材质的导管更强，亦更易引起感染。② 硬度：硬度高的导管比可弯曲的导管发生感染的机会更大。③ 较粗的导管因对局部组织损伤大，其引起感染的可能性也较大。④ 内腔多的导管较单腔管引起感染的机会更大。

2. *导管的安置* ① 静脉切开置管比静脉穿刺置管发生感染的机会小。② 中心静脉置管较外周静脉置管发生感染的机会大。③ 急诊安置导管发生感染的机会大于选择性置管。④ 由技术熟练人员安置导管，感染的机会较小。⑤ 置管 72 小时内感染的危险性较小，72 小时以上感染的发生率明显增高。

【临床表现】

血管内装置引起的感染，患者的临床表现多样，轻者仅出现局部炎症反应，表现为穿刺部位疼痛，穿刺部位或沿导管走向出现红肿、渗出和静脉炎。重者出现全身毒血症状。

【实验室检查】

白细胞总数增多，其中以中性粒细胞增多为主。红细胞沉降率增快。

血培养阳性是诊断本病的重要依据。但患

者多在血培养前不规则用过抗生素，故血培养的阳性率很低。

血管内装置培养目前常采取导管顶端做半定量培养，即在无菌拔管后用消毒剪刀或止血钳截取插入体内部分的导管顶端标本接种培养，培养结果≥15个菌落数则有意义。该方法特异性为76%～96%，阳性预测率为16%～31%。

【诊断和鉴别诊断】

患者有血管内装置留置史，当出现全身毒血症状、穿刺部位有红、肿、热、痛，沿导管走向出现静脉炎时，应考虑血管内装置感染，但确诊有赖于病原学诊断。

与其他原因所致菌血症鉴别有助于本病的诊断：① 无引起菌血症的其他病因。② 在插管部位出现局部炎症反应和静脉炎。③ 在插管动脉远端发生局限性栓塞。④ 接受全胃肠外营养患者发生血源性念珠菌眼内炎。⑤ 导管顶端半定量细菌培养≥15个菌落数。⑥ 菌血症的典型病原为金黄色葡萄球菌和表皮葡萄球菌。⑦ 常规抗生素应用疗效不佳。⑧ 拔除导管后病情缓解。⑨ 有输液相关微生物引起的感染局部流行。

【治疗】

去除血管内装置是首要的措施，从理论上讲，感染的异物不去除，感染则无法控制。

根据细菌培养和药物敏感试验结果，采用有效、足量的抗菌药物，并需掌握下列几项治疗原则：① 选用杀菌药物，杀菌药物包括β-内酰胺类(青霉素类、头孢霉素类)、氨基糖苷类(庆大霉素、阿米卡星等)、喹诺酮类(环丙沙星、氧氟沙星等)、糖肽类(万古霉素)及其他药物(复方磺胺甲噁唑、甲硝唑、利福平)。② 抗生素的使用剂量要足，使用量应使最低血药浓度维持在病原菌MIC的6～10倍。③ 多采用静脉或肌内间歇注射。④ 疗程足够，多数学者认为疗程以10～14日为宜，但当出现严重的转移性病灶，或发生继发性感染性心内膜炎时，疗程应延长至4～6周。

【预防】

为了减少血管内装置感染的发生率，在装置放置前、放置过程中及放置后，针对引起感染的危险因素采取相应措施和严格无菌操作，是非常重要的。外周静脉插管的感染预防措施主要包括以下几点。① 导管的材质的选择：目前大多数导管由聚氨基甲酸乙酯和多聚四氟乙烯制成，该材质可减少静脉炎和与之相关的感染并发症的发生。② 消毒：做好导管的无菌消毒，以及手术器械、敷料、患者皮肤的消毒，同时做好操作室环境的消毒，减少导管污染的机会。③ 操作：操作由熟练的技术人员进行，插管时严格遵守无菌操作规程。④ 穿刺部位处理：导管应固定良好，避免在穿刺处滑动进出；局部可使用抗生素软膏，使用无菌纱布覆盖穿刺部位，每日或隔日更换。⑤ 更换输液装置：为降低输液菌血症的发病率，输液装置应每隔48～72小时更换1次。⑥ 预防性地应用抗生素。

二、血管移植物感染

血管移植物感染(infections of vascular grafts)的发生率为1%～5%(平均2%)，死亡率为14%～58%(平均35%)，此与移植血管的部位有关。

【病原学和发病机制】

血管移植物感染大多发生在手术后2个月以内，可由人造移植物的直接污染或邻近组织感染扩散所致。迟发的病变可由菌血症或围术期感染引起。

病理表现为移植物外面纤维组织的沉积，以及胶原纤维和毛细血管穿透移植物的裂隙，在移植物的内面形成由胶原组织和纤维蛋白组成的伪血管内膜。真正的血管内皮则由与移植物连接的自然动脉延伸而来，一般不超过吻合口下10 mm。

移植物感染的常见致病菌是金黄色葡萄球菌，其次是大肠埃希菌、表皮葡萄球菌、链球菌和其他革兰阴性杆菌等。

【临床表现和诊断】

本病的临床表现包括局部和全身征象。腹股沟或腿部移植物感染可致红、肿、热、痛等炎症反应，甚至脓肿、窦道形成。血管移植部位的迅速肿胀，提示缝合线断裂伴出血或假性动脉瘤形成。四肢末端脉搏消失等缺血性改变的出现，表明动脉血管移植物血栓形成。腹腔内血管移植物感染的表现多样，如腹主动脉移植物感染侵蚀肠道，可致腹主动脉-肠瘘；缝合线断裂可致消化道出血。腹部血管移植物感染的其他表现包括低热、腹膜后出血以及由于假性动脉瘤、移植物血栓形成等引起的腹部肿块，并可见皮肤黏膜瘀点和裂片状出血。

脓肿、窦道和动脉瘤可由超声或CT检查证实。动脉造影有助于假性动脉瘤、缝合线脱落或移植物血栓形成的诊断。常规血培养和创口引流物培养及涂片革兰染色可提供细菌学资料。

【治疗和预防】

为预防创口和移植物感染，必须严格执行无菌操作技术，术前应用头孢菌素对预防感染有一定价值。血管移植患者在拔牙、进行泌尿生殖道和其他手术操作前，均应预防性使用抗生素。

血管内移植物感染的处理包括抗菌和手术治疗。抗菌治疗方案同人造瓣感染。通常，应清除感染的移植物，同时对感染局部予以清创或引流。如必须重新植入血管移植物，最好采用自身的动、静脉血管，因其对细菌感染的易感性较人造血管小。

三、埋藏式心脏起搏器感染

埋藏式心脏起搏器感染（infections of permanent pacemakers）是心脏起搏治疗中常见的并发症。感染的发生与手术时的无菌操作、手术时间的长短、植入的部位、囊袋的血肿及患者的一般状况等密切相关。

根据部位的不同，感染可分为囊袋感染和电极导线感染。

1. *囊袋感染* 为起搏器术后的严重并发症之一，发生率为2%～19%。临床表现为局部组织红肿、有脓性分泌物，严重时出现皮肤破溃、起搏脉冲发生器外露，甚至引起败血症。根据感染发生的时间可分为早期感染（术后2周内）和晚期感染（术后1个月以后）。早期感染的常见致病菌为金黄色葡萄球菌，晚期感染则多为白色葡萄球菌。

囊袋感染的治疗原则上应尽早施行外科清创手术，摘除被感染的起搏脉冲发生器，消毒处理外露的电极导线，在远离原感染灶的部位或对侧胸壁重新植入新的起搏器，否则不能彻底有效地控制感染，甚至会造成慢性窦道或全身性感染。具体做法为，有人采用一次性手术同时摘除感染起搏器和植入新起搏器；亦有人采用分阶段进行治疗，首先摘除感染起搏器和施行局部清创术，放置临时起搏器，经抗生素治疗控制感染后，植入消毒后的起搏器或新起搏器；文献报道有人主张采用保守治疗方法，即在应用足量抗生素的基础上，对囊袋清创和消毒处理起搏器后，将起搏器仍植入在原囊袋中，术后部分患者的感染得以控制。

预防术后囊袋感染的措施有：术中严格无菌操作；创口及囊袋充分地止血，必要时做囊袋引流，防止血肿的发生；术中囊袋灌注抗生素；术后预防性应用数日抗生素。

2. *电极导线感染* 多发生于起搏器植入术后晚期，原因为皮下电极导线磨破皮肤或囊袋感染累及电极导线。临床表现为局部皮肤红肿、破溃，电极导线和（或）脉冲发生器外露，局部有脓性分泌物。患者可有不规则发热、乏力等全身毒血症状，严重者出现感染性心内膜炎的表现。超声心动图检查可能发现心内电极导线有赘生物存在。

临床实践证明，电极导线的拔除是电极导线感染治疗的唯一有效的方法。根据电极导线所致并发症的严重程度，Byrd等人将电极导线的拔除指征分为3类。

（1）必须拔除的电极导线（如不拔除，则危及生命）：① 感染性电极导线引起全身性感染，如败血症或感染性心内膜炎；② 电极导线断裂，残端游离于心室腔内，机械刺激引起室性心律失常。

（2）需要拔除的电极导线（如不拔除，则难以控制病情或可能发生致命性并发症)：① 囊袋感染或破溃；② 电极导线引起静脉血栓，可能发生静脉闭塞；③ 长期电极导线感染并形成慢性窦道；④ 起搏电极导线与 ICD 电极电线相互干扰，可能导致 ICD 误感知和误放电；⑤ 电极导线破裂，弹簧圈暴露于心腔内，可能引起血栓栓塞。

(3) 谨慎拔除的电极导线(暂无拔除的医疗指征)：① 电极导线引起的局部慢性疼痛；② 非感染性弃用电极导线。

电极导线的拔除方法大致可分为直接牵引法、血管内反推力牵引法和外科手术法。

直接牵引法为临床上应用最早的一种拔除方法。根据电极导线受牵引的部位不同，分为血管外电极导线牵引和心腔内电极导线牵引两种方法，但此法成功率低，目前很少应用。

血管内反推力牵引法是目前临床上最有效和较为安全的电极导线拔除法。采用一套标准化的拔除工具(Cook 公司生产)，几乎可拔除不同条件下的所有电极导线，其唯一明确的禁忌证是心腔内电极导线附着赘生物。

外科手术法即开胸手术，切开心房或心室，直视下取出电极导线，创伤大，有一定的死亡率。故主要用于血管内反推力牵引法失败或有禁忌证而又必须拔除电极导线的患者。

参考文献

[1] 孙慧. 植入型心脏电子装置感染的危险因素和预防进展[J]. 心血管病学进展，2018，39(1)：17－19.

[2] 阙冬冬，刘磊，宋旭东，等. 心律植入装置感染患者经静脉拔除起搏电极导线结果分析[J]. 山东医药，2016，56(22)：50－52.

[3] 丁世芳，向晋涛. 国内心律植入装置电极导线拔除的概况[J]. 中国心脏起搏与心电生理杂志，2014，(3)：193－196.

[4] Rijal, Shasank, Shah, Rashmee U, *et al*. Extracting Versus Abandoning Sterile Pacemaker and Defibrillator Leads [J]. The American Journal of Cardiology, 2015, 8(8): 1107－1110.

[5] Mountantonakis, S. E, Tschabrunn, *et al*. Same-day contralateral implantation of a permanent device after lead extraction for isolated pocket infection [J]. Europace: European pacing, arrhythmias, and cardiac electrophysiology: journal of the working groups on cardiac pacing, arrhythmias, and cardiac cellular electrophysiology of the European Society of Cardiology, 2014, 2 (2): 252－257.

[6] Habib, A, Le, K. Y, Baddour LM, *et al*. Predictors of mortality in patients with cardiovascular implantable electronic device infections [J]. The American Journal of Cardiology, 2013, 6(6): 874－879.

[7] Tracy, C. M, Epstein, *et al*. 2012 ACCF/AHA/HRS focused update of the 2008 guidelines for device-based therapy of cardiac rhythm abnormalities: A report of the American college of cardiology foundation/American heart association task force on practice guidelines [J]. Journal of the American College of Cardiology, 2012, 14(14): 1297－1313.

[8] Baddour LM, Epstein AE, Erickson C. Update on cardiovascular implantable electronic device infections and their management: a scientific statement from the American Heart Association [J]. Circulation: An Official Journal of the American Heart Association, 2010, 3(3): 458－477.

[9] Tarakji KG, Chan EJ, Cantillon DJ, *et al*. Cardiac implantable electronic device infections: presentation, management, and patient outcomes [J]. Heart rhythm: the official journal of the Heart Rhythm Society, 2010, 8(8): 1043－1047.

[南京医科大学第一附属医院(江苏省人民医院) 许迪 钱进 褚明]

第二十九章　消化系统感染

第一节　口腔及其周围组织感染

口腔位于消化道的起端，与外界相通，解剖结构复杂，这里的温度、湿度均适宜微生物的寄居、滋生与繁殖。因此，口腔是全身中微生物密度最高、种类最多的部位之一。这些微生物包括细菌、真菌、支原体、原虫和病毒等。其中细菌的数量和种类既多又复杂，目前可分离到30多类菌属、300多种菌种，但大多数为暂住菌。口腔微生物可在口腔软组织和硬组织表面定居，其中以舌面和龈沟处细菌数量最多。

根据微生物在口腔中的数量和停留时间可分为：① 固有菌丛(indigenous flora)，是正常存在于口腔内为数较多的微生物种，为口腔正常菌群的优势菌，对外源性微生物的入侵发挥重要的拮抗作用。② 补充菌丛(supplemental flora)，指为数较少并经常存在于口腔内的微生物种，属正常菌群成员，如果环境改变，它们可大量繁殖，成为条件致病菌，引起内源性感染。③ 暂时菌丛(transient flora)，指以各种方式进入口腔，但不能稳定地定居在口腔内的微生物种，在口腔急性炎症脓液中常能分离出来。由于抗生素的广泛应用或宿主免疫功能的低下，口腔菌群发生变化，可导致真菌等其他微生物感染明显增加。

由于口腔内微生物广泛存在，由此引起的口腔感染性疾病临床很常见，如龋病、牙周病、冠周炎等，并可由此继发更严重的感染，如附近组织间隙感染和颈深部感染，以及拔牙后菌血症和心内膜炎等。更需要关注的是：口腔疾病和口腔菌群还是内源性感染和机会感染的源头，所以不能忽视口腔卫生和口腔疾病。

一、龋病

龋病(dental caries)是在以细菌为主的多种因素影响下，牙体硬组织发生慢性进行性破坏性的一种疾病。

【病原和发病机制】

龋病是多因素作用下由口腔常驻菌引起的内源性感染性疾病。目前，它的病因被人们广泛接受的是四联因素共同作用，即细菌、食物、宿主(牙)和时间。细菌是多因素中的重要生物因素，主要的致龋菌是变形链球菌(*S. mutans*)，其次是乳酸杆菌(*lactobacillus*)和放线菌(*actinomycetes*)。细菌在口腔中常以菌斑(plaque)形式存在，菌斑以及致龋菌的滞留是发生龋病的条件。致龋菌产生和分泌有害化学物质如有机酸、多糖和蛋白水解酶等，引起牙体硬组织无机物溶解，随后有机物分解、牙体破坏，龋病病变过程开始。

【临床表现和诊断】

根据龋病的临床表现，可按其进展速度分为急性龋、慢性龋和继发龋，按病变深度可分为浅龋、中龋和深龋。浅龋时由于累及牙釉质，患者一般无主观症状，对外界刺激如冷、热、酸、甜刺激时亦无明显反应。肉眼观察不易见牙体缺损，但病变部位有颜色的变化,釉质表面呈白垩色斑点,探针检查时有粗糙感。中龋表现为中等深度的龋洞,探针检查时有敏感或痛感,患者对酸甜饮食敏感,过冷过热也能产生酸痛感觉。深龋患者对冷、热、酸、甜及机械刺激表现为酸痛感,尤其对冷刺激敏感,临床上可观察到深及牙本质深层的龋洞,探诊时有探痛,但无穿髓孔。

【治疗和预防】

早期龋病可采用药物及再矿化疗法,对已经形成龋洞的患牙需采用充填术治疗,阻止病变进一步发展。

龋病是一种多因素的疾病,其防治方法是阻断多种因素的作用,其中控制菌斑是防龋的重要环节。刷牙是控制牙菌斑、保持口腔清洁的重要自我保健方法。但应注意采用正确的刷牙方法,如果刷牙方法不正确,不但达不到洁牙的目的,反而会引起各种不良后果。此外,合理使用氟化物提高牙齿的抗龋能力,限制蔗糖的摄入和使用糖代用品,进行窝沟封闭,定期进行口腔检查都是有效的预防措施。近年来,光动力疗法作为新技术被引进应用于口腔疾病的防治中。国内外大量研究表明,光动力疗法对包括变形链球菌在内的多种口腔致病菌有杀伤作用。

二、牙周病

牙周病(periodontal diseases)是指发生在牙齿支持组织(包括牙龈、牙周膜、牙槽骨及牙骨质)的疾病,分为牙龈病和牙周炎。

【病因和发病机制】

牙周病的病因复杂,但目前公认牙周病属感染性疾病。菌斑细菌及其产物是引发牙周病必需的始动因子。牙周菌斑中绝大多数细菌为口腔正常菌群,仅少数细菌与牙周病的发生、发展密切相关。在牙周病的病损区,常可分离出一种或几种优势菌,它们具有显著的毒力或致病性,能通过多种机制干扰宿主防御能力,具有引发牙周破坏的潜能,称为牙周可疑致病菌。目前,研究较多的有以下3种:伴放线放线杆菌(*Actinobacillus actinomycetemcomitans*,Aa)、牙龈卟啉单胞菌(*Porphyromonas gingivalis*,Pg)和福赛拟杆菌(*Bacteroides forsythus*,Bf)。

Aa为革兰阴性短杆菌,为微需氧菌,但在无氧或5%~10% CO_2 环境下均可生长。Aa可产生许多毒性因子,致病作用主要有:① Aa具有内毒素及破骨细胞激活因子等骨吸收因子,造成牙槽骨破坏。② 分泌白细胞毒素,降低宿主抵抗力。③ 抑制牙周组织内成纤维细胞合成胶原,降解牙周组织中的胶原和结缔组织。Pg为革兰阴性无芽孢的球杆菌,表面有纤毛,专性厌氧。表面结构如纤毛、荚膜等使Pg能附着于牙周袋上皮及菌斑中其他细菌的表面;Pg是阻断防御反应的关键步骤,抵抗宿主先天性免疫系统;此外,Pg分泌的大量毒力因子对牙周组织产生破坏作用。Bf为革兰阴性梭形拟杆菌,专性厌氧,生长缓慢,对营养要求很高,它产生的毒性产物和酶导致组织损伤。常在重度牙周炎的龈下菌斑中检出该菌。

【临床表现】

牙周病患者常以牙龈出血、咀嚼无力、不适就诊。主要的临床症状有牙龈出血和炎症、牙周袋的形成、牙槽骨吸收、牙松动和移位。按病损部位和临床表现,牙周病可分为两种。

1. *牙龈病*(gingival diseases) 为牙周炎的前期(先导)阶段,但并非所有的牙龈病都会发展成牙周炎。炎症时游离龈和龈乳头呈鲜红或暗红色。病变严重时,充血范围可波及附着龈。龈乳头变得圆钝,牙龈质地由原来的致密坚韧变得松软脆弱而缺乏弹性,轻探龈沟即有出血。

2. *牙周炎*(periodontitis) 在临床上表现为多种类型,它们都是由菌斑微生物所引起,但不同类型的牙周炎的主要致病菌可能不尽相同。牙周炎一般侵犯全口多数牙齿,发病有一定的牙位特异性,磨牙和下前牙区因菌斑、牙石易堆积,故较易患病。牙周炎晚期典型分为:牙龈的炎症、牙周袋的形成、附着丧失和牙槽骨吸收。

【治疗】

牙周病治疗的总体目标是消除菌斑微生物、牙石及其他促进因素,消除炎症,控制病变发展。

牙周炎的治疗是一项系统工程，应按一定顺序分阶段进行，治疗程序一般分为基础治疗、手术治疗、修复治疗及松牙固定和维护期治疗 4 个阶段。药物治疗是牙周病治疗的辅助手段，针对致病原因分为抗生素类药物和免疫调节类药物治疗，从而提高基础治疗的效果。近年来，用高压氧治疗、激光治疗、正畸治疗等方法治疗牙周病的观念逐渐兴起，并有着广阔的应用前景。

【预防】

牙周病的预防主要是消除致病的始动因子及促进疾病发展的危险因素，包括：① 增强人群牙周病预防的意识，提高自我口腔保健的能力。② 养成良好的口腔卫生习惯，去除致病微生物。③ 提高宿主的防御能力。④ 维持牙周治疗的疗效。

三、智齿冠周炎

智齿冠周炎（pericoronitis）是指智齿（第三磨牙）萌出不全或阻生时，牙冠周围软组织发生的炎症。上、下颌第三磨牙均可发生，但下颌智齿冠周炎更多见。

【病因和发病机制】

下颌第三磨牙阻生时，其牙冠周围被软组织龈瓣部分或全部覆盖，龈瓣与牙冠之间形成较深的盲袋，该盲袋内常嵌塞食物及细菌，一旦人体抵抗力下降，局部细菌毒力增强，或对颌牙咬合时损伤龈瓣，都可以引发智齿冠周炎。

智齿冠周炎多为混合性细菌感染，需氧菌多见草绿色链球菌、葡萄球菌和一些革兰阴性杆菌；厌氧菌可见厌氧链球菌、拟杆菌、产黑色素普里沃氏菌、乳杆菌，个别的还可见螺旋体和梭杆菌。

【临床表现】

急性智齿冠周炎的早期，患者仅感觉患侧磨牙后区胀痛不适，咀嚼、吞咽食物时疼痛加重，并无全身反应，检查仅表现阻生牙冠周围组织轻度红肿、压痛。如病情继续发展，疼痛明显加重，张口受限，冠周红肿，甚至前庭沟磨牙后区及腭弓均出现肿胀、口臭，盲袋边缘糜烂，有脓液渗出。全身症状可有不同程度的畏寒发热、头痛，颌下淋巴结肿大，白细胞计数升高，中性粒细胞比例上升。

急性智齿冠周炎如治疗不及时，炎症可直接蔓延或由淋巴管扩散，引起邻近组织或筋膜间隙感染，常见：① 炎症向磨牙后区扩散，形成骨膜下脓肿，向外穿破在咬肌前缘与颊肌后缘的间隙处形成皮下脓肿，穿破皮肤后可形成经久不愈的面颊瘘。② 炎症沿下颌骨外斜线向前，可在下颌第一磨牙龈颊沟处形成脓肿或破溃成瘘。③ 炎症沿下颌支外侧或内侧向后扩散，可分别引起咬肌间隙、翼下颌间隙感染，也可导致颊间隙、下颌下间隙、口底间隙、咽旁间隙等间隙感染。

【诊断和治疗】

诊断根据病史、临床表现和检查。但早期诊断往往被忽视，因而延误治疗。急性期的治疗主要是消炎、镇痛、脓肿引流和提高全身抵抗力。常用的方法如下。① 局部冲洗：冲洗清除盲袋内食物残渣、坏死组织，以改善局部环境。常用的冲洗液有 1%～3%过氧化氢液、0.1%氯己定、生理盐水，擦干后，局部涂碘甘油少许。② 切开引流：如脓肿形成，则应及时切开，放置引流皮片。③ 根据局部和全身反应情况，选择抗菌药物和支持疗法。④ 近年来，低能量激光疗法以其抗炎抗感染、有效促进伤口愈合、减轻患者不适等优点被广泛应用于口腔医学领域，其作为辅助治疗手段在临床上不断被推广。

【预防】

冠周炎急性炎症消退后，为了预防再次发作，常采用的预防措施有：对牙位正常、有足够萌出间隙及有咬合功能的牙，可行远中龈瓣切除，消除盲袋，否则应予拔除，同时清除肉芽和瘘管。

四、口腔念珠菌病

口腔念珠菌病（oral candidiasis）是念珠菌属感染引起的口腔黏膜疾病。随着广谱抗生素和免疫抑制剂的应用，口腔黏膜念珠菌病的发病率也相应增高。白念珠菌感染引起的雪口病是最常见的口腔念珠菌病。

【病原和发病机制】

念珠菌为单细胞真菌,革兰染色阳性,不耐热,喜酸恶碱,生长最适宜的 pH 为 4～6。可发酵葡萄糖、麦芽糖而产生酸和气体,发酵蔗糖产酸,不发酵乳糖。白念珠菌由完整的胞壁、细胞膜、胞质及胞核组成。其胞壁与其致病性之间的关系较为密切。胞壁主要由聚合糖组成,如 α 甘露聚糖和 β 葡聚糖等。外层的蛋白质和甘露聚糖形成复合物在表面形成网状结构,有助于表面抗原的表达并与黏附作用有关。

念珠菌是条件致病菌,25%～50%的健康人口腔中都可分离出本菌,但并不发病。病原体侵入机体后能否致病,取决于毒力、数量、入侵途径、机体抵抗力及其他相关因素。宿主的免疫功能特别是细胞免疫功能在对抗白念珠菌病感染中起着主要作用。血液和唾液中葡萄糖浓度升高也可促进口腔念珠菌生长。维生素 A 缺乏时,上皮组织干燥、增生过度、角化,皮肤黏膜抵抗力下降,也容易发生念珠菌感染。此外,口腔念珠菌感染常常是艾滋病的最初表现,是 HIV 感染后免疫功能抑制的早期征象。广谱抗生素的使用不当可引起菌群失调,促进念珠菌繁殖,增加白念珠菌的毒力,也有利于念珠菌的感染。

【临床表现和诊断】

口腔念珠菌病按其主要病变部位,可分为念珠菌性口炎、念珠菌唇炎及口角炎、慢性黏膜皮肤念珠菌病。本病全身反应一般不明显,局部可有灼痛不适、干燥的感觉。

1. 念珠菌性口炎(candidal stomatitis)

(1) 急性假膜型(雪口病):新生儿多见,又称新生儿鹅口疮或雪口病,好发于颊、舌、软腭及唇,损害区黏膜充血,有散在的色白如雪的柔软小白点,不久即相互融合为白色或蓝白色丝绒状斑片,严重者波及或蔓延至扁桃体、咽部、牙龈,早期黏膜充血较明显,斑片附着不十分紧密,稍用力可擦掉,暴露红的黏膜糜烂面及轻度出血。患儿烦躁、啼哭、哺乳困难,有时有轻度发热,全身反应一般较轻。

(2) 急性红斑型:又称为萎缩型,多见于成年人,常由于长期应用广谱抗生素而导致,因此本型又被称为抗生素口炎。临床主要表现为黏膜充血糜烂及舌背乳头呈团块萎缩,周围舌苔增厚。患者常首先有味觉异常或味觉丧失,口腔干燥,黏膜灼痛。

(3) 慢性肥厚型:又称增殖型念珠菌口炎,可见于颊黏膜、舌背及腭部。表现为紧密的不能被擦去的白色斑块。本型的颊黏膜病损呈对称地位于口角内侧三角区,呈结节状或颗粒状增生。腭部病损可由义齿性口炎发展而来,黏膜呈乳头状增生。

(4) 慢性红斑型:又称义齿性口炎,义齿上附着的真菌是最主要的致病原因,多见于女性患者。损害部位常位于上颌义齿腭侧面接触的腭、龈黏膜,黏膜呈亮红色水肿,或有黄白色的条索状或斑点状假膜。

2. 念珠菌唇炎(candidal cheilitis) 多发于高龄(50 岁以上)患者,一般发生于下唇,可同时有念珠菌口炎或口角炎。糜烂型表现为在下唇红唇中份长期存在鲜红色的糜烂面,表面脱屑;颗粒型表现为下唇肿胀,唇红交界处常有散在突出的小颗粒。

3. 念珠菌口角炎(candidal angular cheilitis) 双侧口角区皮肤与黏膜发生皲裂,邻近的皮肤与黏膜充血,皲裂处常有糜烂和渗出物,或结有薄痂,呈湿白糜烂的特征。

4. 慢性黏膜皮肤念珠菌病(chronic mucoderma candidiasis, CMC) 是一组特殊类型的白念珠菌感染性疾病,病变范围涉及口腔黏膜、皮肤及甲床。首先表现的症状往往都是长期不愈或反复发作的鹅口疮和口角炎;继而在头面部和四肢发生红斑状脱屑皮疹、甲板增厚,也可发生秃发及前额部、鼻部的皮角样损害。

【治疗和预防】

口腔念珠菌病的治疗以局部抗真菌为主,严重者辅以全身治疗。局部可用 2%～4%碳酸氢钠溶液含漱,或选用 0.2%氯己定溶液含漱,或

1%凝胶局部涂抹。也可将制霉菌素制成软膏或霜剂局部涂擦。全身抗真菌治疗药物目前使用的主要是酮康唑和氟康唑。

消除潜在诱因，避免交叉感染，儿童在冬季防护口唇干燥开裂，增强机体免疫力，长期使用抗生素和免疫抑制剂的患者或患慢性消耗性疾病的患者均应警惕白念珠菌感染的发生。此外，光动力疗法是一种新兴的效果较好的抗菌疗法，它将光和光敏剂结合后通过光化学反应生成具有杀伤作用的单线态氧，使菌体发生氧化应激损伤，对白念珠菌有着确切的抑制效果和较为明确的作用机制，是一种很有前途的替代传统抗真菌疗法的方法。近年来，中药抗白念珠菌的作用已得到充分肯定，它极大地缓解了由于唑类药物所引起的白念珠菌耐药菌株迅速扩展的现象，也为治疗白念珠菌提供了更多的选择。

五、口腔病毒性感染

单纯疱疹病毒、水痘带状疱疹病、腺病毒、A组柯萨奇病毒、腮腺炎病毒、麻疹病毒和乳头瘤病毒等均可引起口腔黏膜感染。

1. *单纯疱疹病毒Ⅰ型（HSV-1）* 侵犯颜面和口腔。分初感染型和再发型，前者主要表现为病毒性牙龈炎，出生后6月龄至9岁小儿为多，发热、倦怠、食欲差等前驱症状后在口唇周围和口内黏膜发生水疱和糜烂，伴牙龈炎和所属淋巴结肿大。HSV-1初感染后即潜伏于三叉神经节，病毒在过劳、发热、应激等情况下活动，再次引起口唇和口腔内黏膜疱疹。口腔内疱疹的好发部位在腭部黏膜、牙龈和舌等角化黏膜，常是单发；也可像初感染那样呈多发性疱疹，继而呈阿弗他样溃疡。无论是牙龈炎还是口内炎症都有疼痛，甚者饮食困难。粒细胞减少症或使用大量皮质激素病例溃疡明显，与其他溃疡性口腔黏膜病难以鉴别。必要时需用病毒分离、病毒基因（PCR）、免疫荧光抗体法测病毒抗原，或以血清学方法测其抗体等实验室手段确诊。HSV-1口炎按部位和病情选用不同的抗病毒药物：① 疱疹性牙龈炎和口内炎应用阿昔洛韦，成人200 mg，口服，每日4～6次；重症5 mg/kg，静脉滴注，每8小时1次，疗程5～7日。② 口唇疱疹者使用阿糖腺苷软膏，每日涂抹数次，疗程5日。

2. *其他水痘带状疱疹病毒* 口腔感染以老年人居多。病毒初感染时表现为水痘，病愈后病毒潜伏在知觉神经节内。口腔感染系三叉神经节第二、第三支的水痘-带状疱疹病毒活动所引起，第二支病损部位在腭部黏膜、上颌牙龈和上唇黏膜，而第三支病损部位则在颊、下唇、下颌牙龈等黏膜和舌。病损黏膜有疱疹或溃疡形成。治疗亦可应用阿昔洛韦，剂量比HSV感染要大，5～10 mg/kg，静脉滴注，每8小时1次，疗程7～10日。

A组柯萨奇病毒感染引起手足口病或疱疹性咽峡炎，患者多为小儿，偶见于成人。前者在口腔颊黏膜、牙龈、舌和腭部出现小疱疹，而在手、足有痛性红斑和水疱。疱疹性咽峡炎则在咽部、软腭、悬雍垂或扁桃体等处出现散在灰白色疱疹，其周边有红晕，数日后疱疹变为浅溃疡。治疗尚无特效抗病毒药，对症处理。

六、颌面部间隙感染

在颌面部以及口咽区域知名解剖结构的周围均有致密的筋膜包绕，而这些筋膜之间存在着彼此连接的、常被疏松结缔组织或脂肪组织充填的浅在间隙，一旦感染发生，易在这些间隙间扩散。这些间隙包括咬肌、翼下颌、颞下、颞、眶下、下颌下、咽旁、颊、口底等间隙。

【病原学和发病机制】

颌面部间隙感染指的是上述间隙的急性化脓性感染。细菌多见甲型溶血型链球菌和金黄色葡萄球菌，也有肺炎链球菌、大肠埃希菌、铜绿假单胞菌的感染。常见的是混合性感染，如厌氧菌感染，可引起局部组织的腐败坏死性蜂窝织炎。

颌面部间隙感染均为继发性，最常见的直接原因是牙源性感染，如冠周炎、根尖周炎、牙周炎等；其次是腺源性感染，如涎腺炎、淋巴结炎；另外,创伤性、颌面部皮肤和黏膜的感染、血源性感染等也可引起颌面部间隙感染。

【临床表现和诊断】

颌面部间隙感染表现的是急性炎症过程,初期表现为蜂窝织炎,在脂肪结缔组织变性坏死后可形成脓肿。由于感染间隙的位置以及感染间隙多少的不同,可有不同的临床表现。共同特点有局部红、肿、热、痛和功能障碍。如有厌氧菌参与的感染则表现为腐败坏死性感染的特征,局部红、热症状较化脓性感染轻,但肿胀以及全身症状较化脓性感染更加严重。严重的感染甚至可沿神经、血管扩散,引起海绵窦血栓性静脉炎、败血症、纵隔炎等并发症。在感染的发展过程中可表现出不同时期的化脓性感染的全身症状。

牙源性感染临床症状表现明显,患者疼痛较重,早期即有脓液形成,腺源性感染发展相对缓慢。

根据病史、临床症状和体征,可做出诊断。当脓液表浅时,触诊有明显波动感,深部脓肿形成后,通过穿刺可明确诊断。另外,结合血常规、血培养检查,以及B超探查有无脓腔形成辅助诊断。近年来,CT、MRI等影像学检查已广泛应用于口腔颌面部间隙感染的诊断,且取得了良好疗效。

【治疗】

早期局部可外敷中成药,如金黄散、六合丹等,避免局部挤压。脓肿形成后应及时行脓肿切开引流或扩大引流术。对腐败坏死性蜂窝织炎或全身有明显中毒症状者,可早期切开,以减轻局部压力。在口底、咽旁影响呼吸者,需行气管切开术。

本病常伴全身性毒血症状,需要采用积极支持疗法以提高抗病抵抗力。蜂窝织炎病变可向周围组织扩散或发展为菌血症,需要使用抗菌药物,细菌学检查和药敏试验最能指导合理用药;但在未得到结果前,常按经验选用。常规选用的药物有β-内酰胺类(如青霉素、头孢菌素等)、喹诺酮和大环内酯类。合并有厌氧菌感染的可选用硝基咪唑类药物(甲硝唑、替硝唑、奥硝唑等)。

七、唾液腺炎症

根据感染的性质,唾液腺炎症(sialadenitis)可分为化脓性感染、病毒性感染和特异性感染3种。病毒性感染大多发生于儿童。成人多见化脓性唾液腺炎症。

化脓性唾液腺炎症病原菌多系口腔菌群逆行感染引起,除葡萄球菌、流感嗜血杆菌外,厌氧性革兰阴性杆菌占阳性培养中的64%,偶见分枝杆菌、放线菌。严重的全身疾病及严重的代谢紊乱可继发本病,也可见于糖尿病、化学疗法或放射线治疗癌症,或其他原因的免疫低下患者。细菌性下颌下腺炎常继发于涎石病(sialolithiasis)。临床根据唾液腺肿胀,相应唾液腺管口排出脓液即可诊断。根据脓液培养结果选择合适抗菌药物,一般首选青霉素类抗生素,以能分解β-内酰胺酶者为好,因产酶耐药株增多。如有唾液腺结石则在急性炎症控制后摘除。

参考文献

[1] 吕娇,赵文峰. 牙周病非手术治疗的研究进展[J]. 国际口腔医学杂志,2016: 594-598.

[2] Costa AC, Chibebe Junior J, Pereira CA, *et al*. Susceptibility of planktonic cultures of Streptococcus mutans to photodynamic therapy with a light-emitting diode [J]. Braz Oral Res, 2010, 24: 413-418.

[3] Group Ds, Engebretson S, Gelato M, Hyman L, Michalowicz BS and Schoenfeld E. Design features of the Diabetes and Periodontal Therapy Trial (DPTT): a multicenter randomized single-masked clinical trial testing the effect of nonsurgical periodontal therapy on glycosylated hemoglobin (HbA1c) levels in subjects with type 2 diabetes and chronic periodontitis [J]. Contemp Clin Trials, 2013, 36: 515-526.

[4] Ustun K, Erciyas K, Sezer U, *et al*. Clinical and biochemical effects of 810 nm diode laser as an adjunct to periodontal therapy: a randomized split-mouth clinical trial [J]. Photomed Laser Surg, 2014, 32: 61-66.

[5] Martensson C, Soderfeldt B, Axtelius B and Andersson P. Knowledge of periodontitis and self-perceived oral health: a survey of periodontal

specialist patients [J]. Swed Dent J, 2013, 37: 49 - 58.

[6] Lopez-Ramirez M, Vilchez-Perez MA, Gargallo-Albiol J, Arnabat-Dominguez J and Gay-Escoda C. Efficacy of low-level laser therapy in the management of pain, facial swelling, and postoperative trismus after a lower third molar extraction [J]. A preliminary study. Lasers Med Sci, 2012, 27: 559 - 566.

[7] Azizi A, Amirzadeh Z, Rezai M, Lawaf S and Rahimi A. Effect of photodynamic therapy with two photosensitizers on Candida albicans [J]. J Photochem Photobiol B, 2016, 158: 267 - 273.

[8] Wabik A, Hendrich BK, Nienartowicz J, Guzinski M and Sasiadek MJ. Odontogenic inflammatory processes of head and neck in computed tomography examinations [J]. Pol J Radiol, 2014, 79: 431 - 438.

[南京医科大学第一附属医院(江苏省人民医院) 尹林]

第二节 食管感染

食管感染是食管炎症的重要原因之一,是一种相对少见的食管疾病。免疫系统受损是其最重要的危险因素,如HIV、AIDS及器官移植的患者,病原体包括病毒、细菌、真菌等。食管感染常见有单纯性卡他性食管炎和化脓性食管炎两种。卡他性者常因食入刺激性强的或高温食物引起,并继发病原体感染。化脓性者多继发于食管憩室有食物潴留、腐败及细菌感染时,或形成脓肿,或沿食管壁扩散形成蜂窝织炎,进一步扩展可继发纵隔炎、胸膜炎及脓胸。患某些传染病如白喉、猩红热时,由咽喉部的黏膜坏死形成的假膜波及食管引起假膜性食管炎。此外,强酸、强碱等化学腐蚀剂引起的腐蚀性食管炎(corrosive esophagitis)常发生食管黏膜感染、坏死及溃疡形成。

一、病毒性食管炎

病毒性食管炎属于机会感染,常出现于全身疾病所致的机体免疫功能低下,如免疫缺陷,长期使用肾上腺皮质激素、免疫抑制剂或细胞毒性药物,妊娠,糖尿病,肿瘤及慢性消耗性疾病体质衰弱的患者。

【病原学和发病机制】

常见单纯疱疹病毒(HSV)、水痘-带状疱疹病毒(VZV)、巨细胞病毒(CMV)、EB病毒(EBV)、人乳头瘤状病毒(HPV)和人类免疫缺陷病毒(HIV)等引起的食管感染。其中以HSV感染为多,又以HSV-1型感染较常见,因为HSV-1型比HSV-2型更偏好于口腔,然而并发口腔病变仅存在于约20%的患者。在免疫低下患者中疱疹性食管炎发生率约为7%。有报道发现病毒性食管炎的患者中大多数有恶性肿瘤性基础疾病,尤以淋巴瘤和白血病多见。放疗、化疗、激素治疗、器官移植及机械和化学损伤,以及插管或酸反流等医源性因素均可增加病毒感染的机会。

病毒性食管炎病变部位以食管上、中段为多,肉眼可见彼此分离的多发性溃疡,为较规则的圆形或椭圆形,溃疡表浅,深度一般不超过黏膜下层,基底部表面清洁,一般无苔状物覆盖,溃疡之间黏膜完好,周边组织无明显充血水肿。有时溃疡边缘的上皮细胞水肿,呈风帆样改变,底部可见纤维素渗出,偶伴有出血。溃疡与周围组织界限清楚,溃疡常呈"刀削样",较大溃疡面呈黏膜剥脱样。溃疡面柔软,收缩蠕动正常,溃疡愈合后一般不留瘢痕。被感染的上皮细胞可呈多核巨细胞,有包涵体和毛玻璃样改变。

【临床表现】

病毒性食管炎可无任何症状,有症状者主要为胸骨后疼痛、吞咽疼痛和吞咽困难。进食固体食物时疼痛加重,患者常因吞咽疼痛而畏食。伴出血者可表现为呕血和黑便。部分患者尚可出现全身酸痛、咽喉痛、发热等上呼吸道感染症状,缺乏特异性临床表现。病毒性食管炎与真菌性食管炎症状相似，临床上两者常难以区分。合并症有出血、瘘管、病毒播散性感染、合并细菌感染及食管狭窄等。

【诊断】

体质衰弱和免疫功能受损的患者出现食管症状时均应疑及病毒性食管炎。食管吞钡检查可见散在、多个浅表溃疡，病情较轻的患者食管X线钡餐检查往往无异常发现，严重者其食管黏膜上出现整齐的、似冲压出来的溃疡，此与真菌性食管炎锯齿状或鹅卵石样外观不同；内镜检查可见典型钻孔样溃疡；溃疡处活检可示急性或慢性炎症，可见巨细胞内包涵体；早期活检组织病毒培养可为阳性；3～4周后病毒补体结合试验呈阳性反应。

【治疗】

治疗主要提高机体免疫力，积极治疗原发病。单纯的巨细胞病毒(CMV)感染的食管炎可口服更昔洛韦和泛昔洛韦治疗，但严重或并发感染需静脉注射缬更昔洛韦延迟治疗。

【预后】

单纯疱疹病毒(HSV)感染的食管炎为自限性疾病，多数患者预后良好，常随着患者全身状况的改善而痊愈，但极少数重症患者亦可因全身反应而危及生命，所以在大多数患者，特别是那些免疫系统受损的患者中，主张抗病毒治疗。

二、细菌性食管炎

细菌性食管炎是指食管黏膜的细菌感染性炎症，比真菌性食管炎和病毒性食管炎少见。细菌性食管炎经常发生在粒细胞减少的患者中。

【病原学和发病机制】

一般在食管黏膜损伤的基础上发生细菌感染。损伤原因包括异物或食物的机械刺激、内镜擦伤、剧烈呕吐，或继发于全身感染、上呼吸道感染。感染细菌多为口腔、上呼吸道正常菌群，如草绿色链球菌、金黄色葡萄球菌、表皮葡萄球菌等。恶性肿瘤、长期使用糖皮质激素或免疫抑制剂、艾滋病患者较易合并细菌性食管炎。偶见伤寒、结核、白喉、梅毒继发细菌性食管炎。

细菌性食管炎可分为单纯性食管炎、化脓性食管炎、食管脓肿、食管蜂窝织炎等。单纯性食管炎多为急性咽炎等周边炎症向下波及所致的食管黏膜局限性炎症，多发生在颈段食管。化脓性食管炎、食管脓肿和食管蜂窝织炎多为食管内异物损伤后所致，常发生在食管生理性狭窄部位。

【临床表现】

初期表现为吞咽时疼痛，胃灼热、烧灼感及异物感，炎症进展后可出现严重感染的全身中毒表现，如畏寒、发热等及胸骨后疼痛、吞咽困难或不能进食。

根据临床症状、实验室检查和胃镜检查可以初步诊断，活检组织病理学检查或培养出致病菌可以确诊。但有时需要与反流性食管炎、化学腐蚀性食管炎、早期食管癌等相鉴别。

实验室检查外周血白细胞计数显著升高，同时伴有C反应蛋白升高、红细胞沉降率加快等；食管钡透检查有时会出现黏膜紊乱、龛影、狭窄甚至穿孔；胃镜检查可见局部黏膜发红、白色浑浊、表面有脓性分泌物、黏膜缺损、多发性隆起肥厚、管壁内脓肿等，梅毒所致溃疡边缘相对清晰。免疫力低下(如患有糖尿病等)患者病灶容易扩散发生蜂窝织炎，累及食管及其周围组织，形成食管-支气管瘘、食管-纵隔瘘等。黏膜活检、涂片、培养有助于发现病原菌。

【治疗】

轻症者可予流质饮食，重症者禁食，同时需加强静脉营养支持；选择敏感抗生素进行治疗，通常使用头孢类或氟喹诺酮类广谱抗菌药物，有脓肿时应内镜下切开引流；根据情况可适当使用黏膜保护剂和抑酸剂。

【预后】

病灶局限者预后良好，病变广泛、病情得不到控制者可导致死亡。

三、真菌性食管炎

食管真菌感染是引起食管炎症的主要原因，为最常见的食管感染性疾病。

【病原学和发病机制】

以白念珠菌感染最为多见，白念珠菌以孢子

和菌丝的形式存在，菌丝是侵入组织的常见形式。白念珠菌占整个感染性食管炎的40%～50%，其次是克鲁斯念珠菌与热带念珠菌，其他少见的有放线菌、毛霉菌、组织胞浆菌、曲霉菌、隐球菌、芽生菌以及一些植物真菌等。

本病的发生与真菌侵袭力和人体对真菌的易感性及抗感染防御功能改变有关。下列因素均增加真菌感染的危险性：① 长期大剂量应用广谱抗生素、免疫抑制剂、糖皮质激素和服用抑制胃酸分泌的药物，高血糖状态等可促使真菌繁殖。② 食管运动功能失调，食管黏膜遭受损伤或放射治疗，细胞毒药物化疗以及受酸的刺激，黏膜屏障受到破坏。③ 大剂量激素治疗、恶性肿瘤、某些内分泌功能紊乱、肾上腺皮质功能不全等使机体免疫功能遭受损害时，均可增加食管对真菌感染的敏感性。④ 经常劳累，疲惫，身体虚弱，抵抗力逐渐降低。

真菌性食管炎患者癌变发生率为17.3%，其机制可能为真菌引起的炎症刺激上皮增生及真菌毒素或代谢产物直接作用于食管黏膜上皮，导致细胞增殖加速，分化异常而发生癌变。

真菌性食管炎病变部位多在食管中下段。其溃疡和假膜是特征性病理改变。典型的表现为成片的黏膜上皮被覆乳白色假膜斑块，其下为红斑状质脆黏膜，黏膜表面溃疡可有可无。假膜中含有纤维蛋白、坏死组织碎屑和念珠菌的菌丝体。

【临床表现和诊断】

食管真菌感染可分为急性感染、亚急性感染和慢性感染。临床表现缺乏特异性，主要为吞咽疼痛、吞咽困难和胸骨后疼痛，其次可表现上腹部闷胀不适、厌食、恶心呕吐及上消化道出血等。其临床症状的轻重与炎症的发生缓急及炎症范围有关。

内镜检查是目前唯一具有确诊价值的方法。镜下可见食管黏膜弥漫性充血水肿、糜烂、溃疡、质脆易出血。黏膜表面有许多大小不等斑点样或斑片状乳白色或白色假膜，有时融合成条样，或呈弥漫性假膜。其间的食管黏膜发红、质脆、有糜烂或溃疡形成。此分泌物用水冲洗不掉，用细胞刷涂片可找到念珠菌菌丝或孢子。确切诊断需内镜刷片细胞学或活检组织病理学检查。单独培养阳性尚不足以诊断，必须涂片见有真菌菌丝或活检组织见有菌丝侵入上皮细胞方可确诊。

X线检查典型病变多局限于食管下2/3，食管黏膜正常纹理消失，表现为黏膜粗乱，不规则或呈颗粒状，晚期病例可呈结节状或鹅卵石状，类似静脉曲张，合并炎症水肿时偶可形成巨块状充盈缺损、表浅龛影和管腔狭窄等。有时可显示多发性假憩室或溃疡。慢性病例可造成节段性瘢痕狭窄。病变早期食管黏膜尚未发生明显异常或严重病例晚期阶段整个食管黏膜完全剥脱时，X线钡剂检查可显示正常。

【治疗】

真菌性食管炎的治疗主要是采用抗真菌药物治疗。临床上使用的抗真菌药物有制霉菌素、两性霉素B、5-氟尿嘧啶、克霉唑、克念菌素等。对于免疫功能正常的轻微感染患者，可以考虑局部使用制霉菌素或克霉唑。氟康唑是常用的一线治疗药物，因其良好的口服利用度以及其对白念珠菌的有效性。严重感染或明显的免疫力低下者，可考虑静脉注射两性霉素。治疗期间注意药物的肝肾功能损害等不良反应。

第三节 胃部感染

一、胃部细菌、真菌感染

（一）胃蜂窝织炎

这是一种少见的但非常严重的胃化脓性炎症，病情凶险。该病以起病急，呈进行性发展，病死率高，预后差，症状无特异性为特点，若不及时诊断和治疗，可危及生命。胃蜂窝织炎的病因尚不清楚，可能与大量饮酒、慢性胃炎、黏膜损伤、药物、免疫抑制和恶性肿瘤有关。常见细菌有甲型溶血性链球菌，其他还有葡萄球菌、肺炎链球菌、大肠埃希菌、克雷伯菌、肠杆菌属、产气荚膜杆菌等。胃蜂窝织炎也可以是2种以上细菌的混合感染。

胃蜂窝织炎好发年龄为30～70岁，男女均可发病，其中40岁以上女性较为多见。胃蜂窝织炎的典型临床表现是急性发作的三联征：上腹痛、呕吐和发热。出现严重上腹痛，伴恶心、呕吐，可持续数日，部分患者可有消化道出血的表现，脓性呕吐物对诊断疾病具有特异性。若出现发热、寒战和严重衰竭，则预示有菌血症和败血症。体征包括发热、假性腹膜炎征和腹部包块，坐起腹痛消失是弥漫性胃蜂窝织炎的特异体征。X线征象可类似于浸润性胃癌或皮革胃。CT、胃镜及超声内镜检查是该病的主要诊断手段，CT显示胃壁增厚和壁内低密度区；内镜下胃黏膜水肿，表面可有坏死物质覆盖，这表明浆膜或浆膜腔积液渗透，大多局限于胃壁；超声内镜(EUS)检查可以显示胃壁增厚，无回声液化区。大块组织活检如见黏膜下层有大量中性粒细胞浸润及脓肿形成即可确诊，或在病变处见到脓液流出也可确诊。治疗主要包括抗生素保守治疗和手术切除。首选手术切除病变部位或全胃，并予敏感有效的抗生素治疗。在其病程早期可采取抗生素保守治疗，如效果不佳或有并发症出现应及时行外科手术治疗。

(二) 胃炭疽

炭疽杆菌是革兰阳性需氧棒状大芽孢杆菌，经皮肤破损处侵入引起感染，经呼吸吸入含孢子的畜毛或皮革中的尘粒亦可感染。食入污染的肉类极少引起感染。胃炭疽多为重症炭疽杆菌感染的菌血症累及胃所致。原发性胃炭疽罕见。胃炭疽早期静脉给予青霉素为首选治疗，红霉素、四环素、林可霉素亦有效。

(三) 胃白念珠菌感染

白念珠菌是常驻消化道寄生菌。胃肠道白念珠菌感染较为少见，多发生在免疫系统受损者，包括人类免疫缺陷病毒感染者、酒精性肝病患者，以及使用广谱抗生素、免疫抑制剂、皮质类固醇激素或抗肿瘤药物治疗者，口咽和食管常最易受累。胃部念珠菌感染多继发于良性或恶性胃溃疡，在手术切除的胃溃疡中，1/3可找到念珠菌。正常人偶尔亦可发生胃黏膜的原发感染。

免疫受损患者中，胃黏膜可同时存在念珠菌广布的表浅定殖和深部侵犯。两者的区别在于定殖仅见孢子，而受侵组织必须有菌丝。早期病变包括多个白色隆起的小斑块，也可继发溃疡。如累及血管可致血栓和缺血，继而出现自发性黏膜纵沟和较大的溃疡，X线下可见胃内结节样病变、霉菌球和表浅溃疡。

念珠菌感染诊断主要依靠临床表现，加上胃黏膜活检或细胞学鉴定，治疗主要口服或静脉使用抗真菌制剂，如制霉菌素、氟康唑等。

(四) 胃毛霉病

毛霉病病原体为毛霉属腐生接合菌。该侵袭性霉菌体积大，壁薄且无中隔，其菌丝呈分支状。胃毛霉并不常见，在热带地区相对多见。感染者几乎都是免疫受损患者，如患糖尿病、严重烧伤、白血病、艾滋病、淋巴瘤等。

该菌可侵犯血管壁并增殖，引起血栓和缺血性坏死而致溃疡和活动性出血。也可在原有溃疡基础上加重病变，溃疡面大而深，易发展为穿透性溃疡或穿孔。严重毛霉病在鼻窦、肺和胃肠道各处都有病变。胃毛霉病的特征为黏膜出血、坏死和溃疡。毗邻播散性病灶可见于肝脏、结肠、食管、胆囊或淋巴结。临床常见症状有腹痛、呕血、黑便。本病少见且不易诊断，诊断主要依靠黏膜活检，组织中可发现霉菌及菌丝浸润。一旦诊断成立，在积极治疗原发病的同时全身应用两性霉素B，有时需要手术切除坏死组织方可缓解或治愈该病。

(五) 播散性组织胞浆菌病

播散性组织胞浆菌病主要流行于美洲、非洲、亚洲等地区，一般该病先侵犯呼吸道，只见于极少数患者，主要是婴儿、老年人或免疫抑制个体才发生播散性疾病，累及胃者罕见。患者有的可出现特征性的胃黏膜液袋肥大。组织学表现为胃底和贲门溃疡或类似恶性病变，用吉姆萨或银染色，或用免疫荧光法可找到非干酪样肉芽肿和特征性的卵圆形组织胞浆菌。

全身应用两性霉素 B 或口服酮康唑能有效控制和治愈该病。

二、胃部病毒感染

对于免疫受抑制患者和人类免疫缺陷病毒（HIV）感染、器官移植或肿瘤化疗者，巨细胞病毒和单纯疱疹病毒都是引起胃机会感染的重要病原微生物。

（一）巨细胞病毒感染

巨细胞病毒病可累及呼吸、循环、消化等多个系统，造成多系统症状，其中消化道症状较为多见。胃肠道是巨细胞病毒感染的常见部位，包括胃、十二指肠和结肠的炎症和溃疡，特别是在炎症性肠病应用免疫抑制治疗过程中多见。还有巨细胞病毒感染引起胃窦部黏膜下包块的报道。常见症状可表现为腹痛、食欲缺乏、发热、恶心，偶尔有出血。对于正常人，巨细胞病毒感染可导致胃、十二指肠的多发溃疡以及肝炎、脾大和脉络膜视网膜炎。

早期内镜检查并活检对诊断巨细胞病毒感染有帮助，组织切片可见典型的细胞核内包涵体，免疫组化可提高检出阳性率。已知该病有两种形式，一种是感染限于上皮细胞层，胃炎表现很轻；另一种是感染累及包括内皮细胞在内的间质细胞，胃炎较重。

治疗主要应用丙氧鸟苷、膦甲酸等抗病毒药物，但疗效不甚确切。对于 HIV 感染者合并巨细胞病毒感染，需要维持抗病毒治疗。

（二）单纯疱疹病毒感染

免疫受限患者可出现播散性单纯疱疹病毒感染，此时可能累及食管和胃。X 线对比双重造影显示胃内多个粗结节和浅溃疡。内镜下表现为黏膜散在的小红斑，表面出现疱疹和浅表的线状溃疡，也可以表现为隆起的小斑块，顶部呈“火山口”状的溃疡。黏膜组织学检查可见典型的嗜酸性核内包涵体。HSV 抗体检测（IgM、IgG）仍是临床上最常用来检测 HSV 感染的手段。病毒分离培养是 HSV 感染实验室诊断最为敏感的方法。病因明确后积极给予阿昔洛韦、泛昔特洛韦等抗病毒治疗。

三、胃寄生虫感染

胃寄生虫感染少见，但鱼线虫、异尖线虫病较为多见。

胃异尖线虫病主要由食生鱼或加工不当的鱼引起，多见于鲐鱼和马鲛鱼。随着人们饮食文化的改变，食生鱼片的人群日益增加，使得异尖线虫病的发病率不断升高，在日本、西班牙、意大利多见。当食入异尖线虫后，蚴虫迅速钻进胃黏膜，引起显著的炎症反应。

临床特征主要表现为急腹症症状或过敏症状。常突出表现为在食虫后 1 小时内出现上腹痛，其他还有恶心和呕吐。如不治疗，腹痛可持续数日，直至虫体在黏膜内死亡。

X 线钡餐检查可显示胃内线样充盈缺损，也可表现为黏膜水肿引起的胃皱襞粗大，内镜下可见胃黏膜表现有环样蚴虫，还可出现水肿、糜烂和“肿瘤”样物质形成。

治疗主要是胃镜下取出蚴虫，取出蚴虫后腹痛可在几小时内消失。

第四节 幽门螺杆菌感染

自 1983 年澳大利亚学者 Marshall 和 Warren 发现幽门螺杆菌（*Helicobacter pylori*，Hp）以来，大量研究认为 Hp 是慢性活动性胃炎的重要致病因素之一，在胃、十二指肠溃疡的发病中也起着重要作用。而越来越多的研究也证实，幽门螺杆菌感染与慢性活动性胃炎、消化性溃疡、胃癌、B

细胞黏膜相关淋巴组织淋巴瘤、不明原因缺铁性贫血和特发性血小板减少性紫癜有关。据估计，世界上有超过50%的人口被幽门螺杆菌所感染，它是人类最普遍的病原体之一。幽门螺杆菌本身定殖不会引起任何症状，但有不到20%的受感染患者会因感染而出现症状。约10%的感染者发展为消化性溃疡，1%～3%的感染者发展为胃腺癌，而小于0.1%的感染者发展为淋巴瘤。

【病原学和发病机制】

1. *幽门螺杆菌*　Hp在光学显微镜下是一种革兰阴性杆菌，常呈"S"形或呈螺旋状，微需氧(环境氧要求5%～8%，在大气或绝对厌氧环境下不能生长)生长缓慢。电子显微镜下呈单极多鞭毛，末端钝圆，菌体呈螺旋弯曲。细菌长2.5～4.0 μm，宽0.5～1.0 μm。电子显微镜下可更清楚地观察到鞭毛形态，为一种单端丛鞭毛、末端钝圆、菌体螺旋形弯曲的细菌。其一端可伸出2～6条带鞘的鞭毛，鞭毛长度一般在2.5 μm左右，直径约为30 nm。目前的研究结果显示Hp也有双端丛鞭毛的情况，但具有不对称性。Hp的运动源于鞭毛的螺旋推进运动，而鞭毛在Hp定居过程又起"抛锚"的作用，所以鞭毛是Hp定殖及感染持续存在的首要条件。但除参与局部定殖外，鞭毛还具有诱导促炎细胞因子分泌及增强感染部位炎症反应的作用。有研究表明，鞭毛运动性越强，刺激外周血和胃黏膜淋巴细胞分泌IL-8的功能越强。IL-8是中性粒细胞强烈激活剂，被激活的中性粒细胞能产生反应性氧代谢物和蛋白溶解酶而产生急性炎症反应。Hp存在的两种形态为螺旋体与圆球体。Hp若存在于不利生存的环境中，如暴露于强酸性环境、抗生素、营养缺乏或延长培养的时间等情况下，其可转为球形体，采用抗生素铋剂治疗后的胃黏膜活检组织亦可见这种球形体。

Hp的全基因序列已经测出，其中尿素酶基因有4个开放性读框，分别是UreA、UreB、UreC和UreD。UreA和UreB编码的多肽与尿素酶结构的2个亚单位结构相当。Hp的尿素酶极为丰富，约含菌体蛋白的15%，活性相当于变形杆菌的400倍。尿素酶催化尿素水解形成氨云保护细菌在高酸环境下生存。此外，尚有*VacA*基因、*CagA*基因、黏附素(HpaA)、热休克蛋白(Hsp)、尿素酶(Urease)、中性粒激活蛋白(HpNAP)等。*VacA*基因和*CagA*基因分别编码空泡毒素和细胞毒素相关蛋白。根据这两种基因的表达情况，又将Hp菌株分为两种主要类型：Ⅰ型含有*CagA*基因和*VacA*基因并表达两种蛋白；Ⅱ型不含*CagA*基因和*VaceA*基因，不表达两种蛋白，尚有一些为中间表达型，即表达其中一种毒力因子。现在多认为Ⅰ型与胃疾病关系较为密切。

2. *Hp感染与胃病*

(1) 幽门螺杆菌致病性包括：① 菌体动力和黏附作用是Hp能穿越黏液层并定殖于胃窦上皮的重要因素。② Hp可抵抗胃内低酸度，Hp产生的强力尿素酶能分解胃内的尿素，产生氨及二氧化碳，使Hp被氨包围，形成适于其生存的微环境，使菌体能在酸性环境中生存。③ 抗中性粒细胞的清除作用，起作用的有尿素酶、热休克蛋白、胃酸分泌抑制蛋白、过氧化物歧化酶、过氧化氢酶等。④ 损害胃黏膜屏障是通过细胞毒素、尿素酶、黏液酶、蛋白酶和磷脂酶等起作用。⑤ Hp感染引起炎症反应和免疫反应，Hp感染后各种炎症细胞从固有层移行至上皮内，造成炎症反应。炎症细胞释放的细胞因子相继被激活和趋化，细胞因子、氧化自由基、水解酶、溶菌酶均可造成胃黏膜损伤。慢性Hp感染造成T细胞和浆细胞浸润，刺激这两种细胞产生特异性抗体，参与体液免疫反应。Hp感染还能诱发机体的自身免疫反应。

(2) 幽门螺杆菌感染和溃疡的形成：幽门螺杆菌进入人胃后，首先通过菌膜表面的尿素酶分解尿素产生氨，在菌体周围形成氨云，并分泌酸性抑制蛋白降低胃部的pH，从而使得胃部的酸性增强，确保病菌的生存和繁殖，然后借助菌体一端的鞭毛运动穿过黏膜层。研究表明，Hp在黏稠的环境下具有极强的运动能力，强动力性是Hp致病的重要因素。Hp到达上皮表面后，通过黏附素牢牢地与上皮细胞连接在一起，并分泌过氧化物歧化酶（SOD）和过氧化氢酶，以保护其不受中性粒细胞的杀伤作用。Hp 感染使胃上皮表面 pH 升高，干扰正常的胃酸对胃泌素的反馈作用，使胃泌素水平升高促使胃酸分泌增加，胃部的高酸度极易使感染 Hp 后损伤的胃黏膜逐渐损伤和形成溃疡。胃部的高酸度还可以引起十二指肠上端黏膜胃上皮化生，菌体分泌的细胞毒素及炎症介质、机体的持续免疫反应等共同造成十二指肠溃疡。关于 Hp 引起十二指肠溃疡的机制还有待进一步研究。

【临床表现和诊断】

Hp 感染潜伏期 2～7 日。Hp 感染时大多数患者表现为隐匿性，无急性胃炎症状，也无细菌感染的全身症状，直接以慢性胃炎、消化性溃疡表现就诊。但从志愿者自身实验来看，螺杆菌首先引起急性胃炎，再转变成慢性胃炎。Hp 胃炎一般表现为以胃窦为主的胃炎。长期服用质子泵抑制剂者胃酸分泌减少，Hp 定殖从胃窦向胃体移行，发生胃体胃炎。螺杆菌感染的急性胃炎表现为上腹部痉挛性疼痛、腹胀，晨起恶心、呕吐，有饥饿感，食后有上腹饱胀，呕吐的胃内容物常无酸水。患者常有明显的口臭，但无腹泻、发热。

Hp 慢性胃炎的临床表现常无特异性，主要是上腹部不适、饱胀、钝痛及烧灼痛，且这些症状一般无明显的节律性，进食后可加重或减轻。此外，相当多的患者有一过性上消化道出血，有时伴有食欲减退、嗳气、反酸及恶心等症状。上述症状呈持续性或时有时无或周期性。本病上腹部疼痛常与进食无关，进食后可加重或减轻。如有消化性溃疡形成，则常呈与进食有关的规律性疼痛。

诊断主要通过侵入性和非侵入性检查两种方法。侵入性检查即胃镜下胃黏膜活检后行 Hp 培养、胃黏膜直接涂片染色、组织切片染色或快速尿素酶试验；由于 Hp 在胃内的分布是不均匀的，一般在距幽门口 5cm 以内的胃窦部取材且至少取 3 块才能基本满足检查需要。非侵入性检查包括 ^{13}C（碳 13）或 ^{14}C（碳 14）尿素呼吸试验、血清 Hp 抗体检测、粪便 Hp 抗原检测等方法，除了血清抗体检测提示曾经感染外，其他任一项阳性即可做出 Hp 现症感染的临床诊断。当检测值接近临界值时，结果并不可靠。可间隔一段时间后再次检测或用其他方法检测。胃部分切除术后的患者倾向于采用快速尿素酶试验和（或）组织学方法检测。基于单克隆抗体的粪便抗原试验检测 Hp 的准确性与尿素呼气试验相似，在尿素呼气试验配合欠佳人员（儿童等）检测中具有优势。常规的血清学试验检测 Hp 抗体 IgG，其阳性不一定是现症感染，不能用于根除治疗后复查，因此其临床应用受限。但消化性溃疡出血、胃黏膜相关淋巴组织（MALT）淋巴瘤和胃黏膜严重萎缩等疾病患者存在 Hp 检测干扰因素或胃黏膜 Hp 菌量少，用其他方法检测可能会导致假阴性，而血清学试验则不受这些因素影响，阳性可视为现症感染。

【治疗】

1. 根除 Hp 治疗的指征　2014 年日本京都召开的“幽门螺杆菌胃炎共识会议”上，来自全球的 40 多位权威专家进行了专题研究和讨论，均认为 Hp 感染性胃炎无论有无症状、伴或不伴有消化性溃疡和胃癌，应该定义为一种“感染性疾病”。这一理论确定 Hp 感染和其他细菌感染一样，都会对人体产生明显或潜在的损害，需要及时治疗。而且最好在胃黏膜上皮腺体还没有发生萎缩的情况下（在发生萎缩性胃炎前期）尽早治疗，一旦上皮细胞发生肠化后，对于预防胃癌的效能就会下降。2016 年，中华医学会消化病学分会幽门螺杆菌（Hp）和消化性溃疡学组主办的“幽门螺杆菌感染处理 Maastricht－5 共识研讨会暨第五次全国幽门螺杆菌感染处理共识会”制定了幽门螺杆菌根除治疗适应证。

（1）强烈推荐：消化性溃疡、胃黏膜相关淋巴组织淋巴瘤

（2）推荐：慢性胃炎伴消化不良、慢性胃炎伴胃黏膜萎缩或糜烂、早期胃肿瘤已行内镜下切除或手术胃次全切除、长期服用质子泵抑制剂、胃癌家族史、计划长期服用非甾体抗炎药（包括低剂量阿司匹林）、不明原因的缺铁性贫血、特发

性血小板减少性紫癜、其他 Hp 相关性疾病(对淋巴细胞性胃炎、胃增生性息肉)、证实有幽门螺杆菌感染。

2. Hp 治疗方案　单种抗生素治疗对 Hp 的清除率较低,目前临床上最常使用的药物组合方案如下。

(1) 质子泵抑制剂(PPI):(奥美拉唑 20 mg,每日 2 次)+抗生素 1(克拉霉素 250～500 mg,每日 2 次;或阿莫西林 500～1 000 mg,每日 2 次。选择其中 1 种)+抗生素 2(替硝唑 500 mg,每日 2 次;或甲硝唑 250～500 mg,每日 2 次),疗程为 1～2 周。

(2) 铋剂:(枸橼酸铋 400 mg,每日 2 次)+抗生素 1(克拉霉素 500 mg,每日 2 次;或四环素 500 mg,每日 4 次;或阿莫西林 500 mg,每日 2～4 次。选择其中 1 种)+抗生素 2(甲硝唑 400 mg,每日 2 次;或替硝唑 500 mg,每日 2 次),疗程为 1～2 周。

上述几种所谓三联疗法,根除幽门螺杆菌的比例可达 60%左右。此外还有四联疗法:抑酸剂+铋剂+两种抗生素;具体药物同上,疗程 1～2 周。四联疗法根除幽门螺杆菌的比例可达 80%以上。

由于 Hp 对克拉霉素、甲硝唑和左氧氟沙星的耐药率(包括多重耐药率)呈上升趋势,对阿莫西林、四环素和呋喃唑酮的耐药率仍很低。目前,推荐铋剂四联(PPI+铋剂+2 种抗菌药物)作为主要的经验治疗根除 Hp 方案。

第一种:PPI(奥美拉唑 20 mg,每日 2 次)+铋剂(枸橼酸铋 400 mg,每日 2 次)+阿莫西林(1 000 mg,每日 2 次)+克拉霉素(500 mg,每日 2 次)

第二种:PPI(奥美拉唑 20 mg,每日 2 次)+铋剂(枸橼酸铋 400 mg,每日 2 次)+阿莫西林(1 000 mg,每日 2 次)+左氧氟沙星(500 mg,每日 1 次)

第三种:PPI(奥美拉唑 20 mg,每日 2 次)+铋剂(枸橼酸铋 400 mg,每日 2 次)+阿莫西林(1 000 mg,每日 2 次)+呋喃唑酮(100 mg,每日 2 次)

第四种:PPI(奥美拉唑 20 mg,每日 2 次)+铋剂(枸橼酸铋 400 mg,每日 2 次)+四环素(750 mg,每日 2 次)+甲硝唑(400 mg,每日 2 次或 3 次)

第五种:PPI(奥美拉唑 20 mg,每日 2 次)+铋剂(枸橼酸铋 400 mg,每日 2 次)+四环素(750 mg,每日 2 次)+呋喃唑酮(100 mg,每日 2 次)

第六种:PPI(奥美拉唑 20 mg,每日 2 次)+铋剂(枸橼酸铋 400 mg,每日 2 次)+阿莫西林(1 000 mg,每日 2 次)+甲硝唑(400 mg,每日 2 次或 3 次)

第七种:PPI(奥美拉唑 20 mg,每日 2 次)+铋剂(枸橼酸铋 400 mg,每日 2 次)+阿莫西林(1 000 mg,每日 2 次)+四环素(750 mg,每日 2 次)。

原则上含左氧氟沙星的方案不推荐用于初次治疗,可作为补救治疗的备选方案。补救方案的选择应参考以前用过的方案,原则上不重复原方案。推荐经验性铋剂四联治疗方案疗程为 10 日或 14 日。

[南京医科大学第一附属医院(江苏省人民医院)　朱宏　　东南大学附属中大医院　施瑞华]

第五节　肠道感染

一、旅行者腹泻

旅行者腹泻(diarrhea in travelers, DT)是指在旅行中或归途中、归途后,每日排未成形粪便在 3 次或 3 次以上,或未成形粪便次数不定但伴有发热、腹痛或呕吐。

国际上将旅行者腹泻按严重程度由重到轻分为3类。① 典型旅行者腹泻：是指旅途中(少部分也发生在旅途归途及归来后)发生的一种综合征，24小时内排出3次或以上不成形便(如水便、水样便等)，至少伴有以下一种胃肠道疾病症状——腹部绞痛、腹部不适、恶心、呕吐、发热、血便等。② 中度旅行者腹泻：是指24小时内有1～2次不成形便，至少伴有上述一种胃肠道疾病症状。③ 轻度旅行者腹泻：是指24小时内有1～2次不成形便，但不伴有其他胃肠道疾病症状。

随着旅游业的发展，旅行者腹泻患者越来越多，各地区发生率不同，其发生率与出发地和目的地感染性腹泻的发生率、旅行者的年龄、日常饮食卫生习惯等有关。旅行者腹泻通常发生在高收入国家的人群前往低收入和中等收入国家旅游的过程中，多能自限，大多数具有传染性。主要通过污染的食物和(或)饮用水发生感染，高危人群包括年轻人、免疫抑制宿主、炎症性肠病者、糖尿病者，以及使用H2受体阻滞剂或抗酸剂者。

【病原学和发病机制】

旅行者腹泻可由多种微生物引起，包括细菌、病毒、真菌(如念珠菌、曲霉、毛霉)等，偶见原虫和蠕虫。细菌中以肠杆菌科(大肠埃希菌属、志贺菌属、沙门菌属、耶尔森菌属、爱德华菌属)、弧菌科(弧菌属、类弧菌属)、螺菌科的弯曲菌属、厌氧芽孢杆菌属(难辨梭状芽孢杆菌、产气夹膜梭状芽孢杆菌、蜡样梭状芽孢杆菌)多见，产毒素性大肠埃希菌(ETEC)被认为是最常见的病原菌，占40%～70%，最近有报道黏附积聚性大肠埃希菌(EAEC)排列第二。不同地区旅行者腹泻的病原体分布不同，空肠弯曲菌多见于前往南亚、东南亚的旅行者，沙门菌多见于前往非洲、东南亚旅行者，志贺菌多见于前往拉丁美洲、非洲、南亚旅行者，气单胞菌属在泰国特别常见，而东南亚的沿海地区则副溶血弧菌比较多见。病毒以轮状病毒、诺如病毒等常见，寄生虫(蓝氏贾第鞭毛虫、溶组织阿米巴、隐孢子虫、环孢子虫等)也可引起腹泻，但两者加起来只占病因的10%～15%。尽管如此，近年来病毒引起的旅行者腹泻已引起人们的重视，特别是儿童和婴幼儿的旅行者腹泻。我国的旅行者腹泻以致病性弧菌、致泻性大肠埃希菌及变形杆菌为主。此外，尚有10%～30%的患者未检出病原体，称为“非特异性急性胃肠炎”，腹泻原因可能与饮食习惯的改变有关，以及与非病原体因素，包括一些环境因素和宿主因素有关。

【临床表现和诊断】

旅行者腹泻潜伏期12～72小时，病情轻重不等，绝大多数患者属轻症和自限性。

根据引起旅行者腹泻的病原体可分为侵袭性和非侵袭性两类。侵袭性腹泻肠道病变明显，表现为黏液血便或血性水便，便次多而量少，伴腹痛和里急后重，并有发热等全身毒血症状。大便镜检见有大量脓细胞和红细胞，乙状结肠镜检查可见弥漫性充血性炎症及浅表溃疡等，容易导致迁延性腹泻。寄生虫感染如蓝氏贾第鞭毛虫病、隐孢子虫病、环孢子虫病及类圆线虫病等，也可导致迁延性腹泻。

非侵袭性腹泻以水样便为主，量多，不伴有里急后重，亦无全身明显的中毒症状，但易导致脱水与酸中毒。粪便镜检无炎性细胞，病程一般较短。

旅行者腹泻病程较短，平均4～5日。大约3%的患者一天之内发生10次以上未成形大便，尚有12%～46%的患者可出现短期排便失禁，但平均持续时间不超过1日。

有些患者还可出现一些并发症，如中毒性巨结肠，感染空肠弯曲菌或小肠结肠耶尔森菌时伴发关节炎或Reiter综合征，沙门菌属的全身性感染可导致骨、关节、脑膜和胆囊的局灶性感染、吉兰-巴雷综合征，肠出血性大肠埃希菌(EHEC)感染可并发感染后肠易激综合征(PI-IBS)、溶血性尿毒综合征和血栓性血小板减少性紫癜，极少部分患者可出现菌血症(表29-1)。

表 29-1 旅行者腹泻的主要发病机制和主要临床症状群

病原体	部位	发病机制	临床症状
霍乱弧菌	小肠	黏附并产肠毒素	霍乱样腹泻
大肠埃希菌	小肠	黏附并产肠毒素	霍乱样腹泻
产气荚膜杆菌	小肠	黏附并产肠毒素	霍乱样腹泻
水气单胞菌	小肠	黏附并产肠毒素	霍乱样腹泻
痢疾志贺菌Ⅰ型	小肠	产细胞毒——肠毒素	霍乱样腹泻，也可有脓血便
志贺菌	大多在结肠	侵入并引起黏膜炎症及破坏	发热、腹泻、大便带血和黏液
肠侵袭性大肠埃希菌(EIEC)	结肠	侵入并引起黏膜炎症及破坏	发热、腹泻、大便带血和黏液
耶尔森菌	小肠和大肠	侵入并引起黏膜炎症及破坏	发热、腹泻、大便带血和黏液
弯曲菌	大部分在小肠	侵入并引起黏膜炎症及破坏	发热、腹泻、大便带血和黏液
病毒	小肠	损坏绒毛，有时为侵袭和细胞毒性	发热、腹泻、少带血
沙门菌	小肠和大肠	穿透黏膜并侵入全身	多为黏液稀便，同时有大肠炎
黏附积聚性大肠埃希菌(EAEC)	小肠和大肠	不损伤黏膜，不产肠毒素，仅有黏附作用	大量水泻、无血或黏液

根据患者旅游地的流行病学资料、发病季节、临床表现和粪便性状等可做出临床诊断，同时结合粪便培养、免疫学检测、分子生物学方法等进一步明确病原体。

【治疗和预防】

旅行者腹泻通常为自限性疾病，不需特殊处理而自愈，但应注意及时补充水、电解质，以免脱水。症状改善后，可进食清淡食物。病情重者应住院治疗。病原学检查是治疗和预防的首要因素。侵袭性腹泻患者需积极进行病因治疗，若为细菌性腹泻则多选用氟喹诺酮类抗生素，利福昔明被批准用于旅行者腹泻的治疗，阿奇霉素是南亚和东南亚地区首选的治疗旅行者腹泻的药物。由隐孢子虫、环孢子虫等引起的腹泻，若患者免疫功能健全，症状多较轻，一般无需化学药物治疗，给予支持和对症治疗即可。而由真菌引起的腹泻在支持和对症治疗的同时，应积极进行抗真菌治疗。

治疗过程中可加用肠道益生菌恢复肠道正常菌群的生态平衡，抑制病原菌定殖和侵袭，以及用肠黏膜保护剂吸附病原体和毒素，增强屏障功能。

肠蠕动抑制剂如阿片类药物有其适应证和禁忌证，应在专科医师指导下谨慎使用。其他一些收敛剂(如铋剂、活性炭)和抗肠液分泌药等，可酌情使用。

目前尚无预防旅行者腹泻的特效药。尽管许多临床试验表明抗生素对旅行者腹泻有良好的保护作用，但抗生素可杀灭肠道正常菌群而导致病原微生物的繁殖，同时由于其自身不良反应的存在，且大范围内使用会增加抗生素的耐药性，因此不提倡每个旅行者都使用抗生素预防。抗生素的预防性应用可用于旅行时间小于14日的旅行者，可以选用环丙沙星、利福昔明。

提高旅行者的卫生意识，外出旅行保持良好的个人卫生习惯，确保饮食、饮水卫生是预防旅行者腹泻的关键。

[南京医科大学第一附属医院(江苏省人民医院) 徐钰雯 翁亚丽]

二、病毒性胃肠炎

病毒性胃肠炎是一组由多种病毒引起的以呕吐、腹泻、水样便为主要临床表现的急性肠道传染病。无论是在发达国家，还是在发展中国家，病毒性胃肠炎都有着较高的发病率，占所有胃肠炎的30%～40%，特别是在发达国家，病毒性胃肠炎更为常见。

多种病毒均可引起胃肠炎，其中以轮状病毒(rotavirus)、诺如病毒(norovirus)最为常见，其次为肠腺病毒(enteric adenovirus)。此外，嵌杯样病毒(calicivirus)、星状病毒(astrovirus)、柯萨奇病毒(coxsackie virus)、冠状病毒(coronavirus)等亦可引起胃肠炎。

(一) 轮状病毒胃肠炎

【病原学和发病机制】

轮状病毒属呼肠病毒科，为 RNA 病毒，可感染各种哺乳类动物，因电子显微镜下其形态酷似车轮而得名。轮状病毒是由 3 层病毒衣壳包裹编码 6 个病毒结构蛋白(VPs)及 5～6 个非结构蛋白(NSPs)的 11 个双链 RNA 片段组成的二十面体病毒。根据内层衣壳蛋白 VP6 的血清型将其分为 7 个组(A～G)。与人有关的为 A、B、C 组，A 组主要引起婴幼儿腹泻，故又称婴幼儿轮状病毒；B 组主要引起成人腹泻，又称成人腹泻轮状病毒，迄今为止仅限于中国大陆流行，可呈大规模暴发流行。C 组轮状病毒主要在猪中发现，近年来相继报道腹泻儿童粪便中检出了符合 C 组病毒特征的病毒，证明 C 组轮状病毒也具有感染人类的能力。根据病毒结构蛋白 VP4 和 VP7 可以对轮状病毒进行基因分型，分别称为 G(糖蛋白)基因型和 P(蛋白酶的敏感性)基因型。目前，至少确认了 12 种 G 基因型和 15 种 P 基因型。

婴幼儿轮状病毒的理化性质很稳定，在室温中可存活 7 个月，耐乙醚、弱酸、碱，56℃ 1 小时才能被灭活，－20℃可长期保存。此外，病毒不会被胃酸所破坏，在强酸环境下也能够存活，因此传播性较强。

轮状病毒主要侵犯小肠绒毛上皮细胞，导致上皮细胞脱落，由缺乏消化酶的鳞形或方形上皮细胞取代。因此，正常肠黏膜上存在的绒毛酶减少，引起吸收功能障碍，导致乳糖及其他双糖不能被消化吸收而滞留在肠内，造成肠黏膜与肠腔渗透压增加，使液体进入肠腔而造成渗透性腹泻。

【临床表现和诊断】

轮状病毒胃肠炎是婴幼儿急性腹泻的主要病原体。6 月龄至 2 岁小儿症状重，而年长儿童或成年人多为轻型或亚临床感染，可无发热。主要通过粪—口途径直接人与人传播，或经污染的物体间接传播。大便多为水样、黄绿色稀便，或米汤样便，无黏液、无脓血、无里急后重。典型病例潜伏期通常 1～3 日，突起发热，呕吐，水样便，胃肠道症状通常在 3～7 日后消失，大多数病例自限，可完全康复，少数发生轮状病毒胃肠炎(RVGE)而导致死亡，主要是 1 岁以下儿童。

1. A 组轮状病毒　主要侵袭婴幼儿，潜伏期 2～3 日。起病急，呕吐和腹泻是主要症状，伴轻、中度发热，腹泻每日数次到数十次不等，常有轻度腹痛、肌痛及头痛等，重者伴脱水及代谢性酸中毒。发热及呕吐 2 日后消失，但腹泻可持续 3～5 日或 1 周，少数可达 2 周。

2. B 组轮状病毒　感染多为成人，潜伏期 3 日左右，突然出现严重腹泻，大量水样便，可伴有恶心、呕吐、腹痛、腹胀、腹鸣、乏力等。发热者很少，多数病程 5～6 日缓解，少数持续 2 周左右。

3. C 组轮状病毒　主要侵袭儿童，临床表现与前两者相似，但病程可延长。

根据流行病学资料，临床特点及实验室检查诊断本病。秋冬季节发生的婴幼儿水样腹泻起病急，中毒症状较轻，特别是有较多患者同时发生时，要考虑有本病的可能。再结合实验室检查，进一步确诊。

首次感染轮状病毒后，大便和呕吐物中的病毒浓度可达 $10^{12}/g$ 以上，持续数日。轮状病毒病原学检查可取粪便做直接或免疫电子显微镜检查，发现特异的轮状病毒颗粒；或用酶联免疫附试验(ELISA)或酶免疫斑点试验(EIA)检测粪便上清液中的病毒抗原，具有较高的敏感性和特异性，但不能区分不同的轮状病毒颗粒；或用 RT－PCR 检测粪便中病毒核酸或提取粪便中病毒核酸，进行聚丙烯酰胺凝胶电泳和琼脂糖凝胶电泳，鉴定核酸类型，既有诊断价值，又可区别不同类型病毒感染。也可通过免疫学方法检测血清中特异性抗体，以 IgA 价值较大，双份血清抗体滴度有 4 倍以上增长时有诊断意义。

【治疗和预防】

目前尚无特异性的抗病毒治疗方法，主要是对症和支持疗法。吐泻较重时用止吐剂及镇静剂。轻者口服补液(世界卫生组织推荐ORS)，重者静脉补液以纠正水和电解质紊乱。腹泻过程中应坚持继续进食，以新鲜、清淡易消化的流质或半流质为主，继续饮食可以减少粪便量及缩短病程，并提供足够营养。补锌治疗可缩短腹泻病程，并降低腹泻严重程度，还可减少粪便量，降低进一步医疗护理的需求。

接种轮状病毒疫苗是预防婴幼儿轮状病毒腹泻的有效手段，目的在于预防严重腹泻，降低婴幼儿轮状病毒腹泻的住院率和病死率，WHO推荐纳入所有国家的免疫计划并优先考虑。国际市场上销售、WHO推荐的两种口服活性减毒轮状病毒疫苗分别为单价人轮状病毒减毒活疫苗Rotarix™(G1P)和五价人牛重组轮状病毒疫苗RotaTeq™(G1、G2、G3、G4、P1A)。两种疫苗预防轮状病毒疾病的有效性相当，自出生后6周开始，间隔4周后再给下一剂量，分别口服2剂和3剂。服用后第一年，Rotarix™对所有轮状病毒腹泻的保护率为70%，对重症轮状病毒腹泻的保护率为80%，而对于预防轮状病毒住院病例的有效率>80%；RotaTeq™则分别为73%、77%和>80%。

此外，还有2种疫苗：中国兰州生物制品研究所制造的兰州小羊轮状病毒疫苗和越南Polyvac制造的Rotavin-M1疫苗。兰州生物制品研究所于1984年开始进行研制羊减毒活疫苗，并于2001年获得CFDA批准正式生产。研究表明，服用1剂兰州羊轮状病毒疫苗(Lanzhou Lamb Rotavirus, LLR, G10P)对预防轮状病毒腹泻的保护率，在9～11月龄婴幼儿为44.3%，12～17月龄幼儿为52.8%，18～35月龄幼儿为51.8%。新近荟萃分析表明，服用1剂兰州羊轮状病毒疫苗对轮状病毒胃肠炎和严重轮状病毒胃肠炎的保护率分别为68%和69%，总体不良反应率为1.12%～12.77%，具有良好的流行病学保护效果和安全性，并对发病者具有减轻病情的作用。

(二) 诺如病毒胃肠炎

由诺如病毒属病毒引起的腹泻是引起非细菌性腹泻暴发的主要病因，广泛分布于世界各地。1995年，我国报道了首例诺如病毒感染，之后多个省份先后发生多起由诺如病毒引起的感染性腹泻暴发疫情，我国一直将其列入丙类传染病中“其他感染性腹泻病(除霍乱、细菌性和阿米巴性痢疾、伤寒和副伤寒以外的感染性腹泻病)”进行报告管理。诺如病毒在全球连续引起暴发流行，继欧洲、北美及澳大利亚之后，日本也暴发了近期最严重的由诺如病毒引发的疫情。我国“突发公共卫生事件信息报告系统”上报的感染性腹泻暴发疫情数据显示，2006—2013年全国诺如病毒腹泻暴发疫情报告数逐年上升，共报告56起，发病4 979例，平均每起暴发89例病例。2012年以来，诺如病毒已成为我国其他感染性腹泻病暴发的优势病原体(60%～96%)，尤其自2014年冬季起，诺如病毒感染暴发疫情大幅增加，2015年1—11月通过突发公共卫生事件管理系统已报告90起，诺如病毒暴发疫情大幅增加，显著高于历年水平，主要发生在中小学。诺如病毒引发的重要公共卫生问题已越来越受到国际科学界的关注，我国卫生部于2007年1月发出了《关于加强诺如病毒感染性腹泻防控工作的紧急通知》，并颁布了《诺如病毒感染性腹泻防治方案》。2015年，中国疾病预防控制中心组织专家制定了《诺如病毒感染暴发调查和预防控制技术指南(2015版)》。诺如病毒变异快、环境抵抗力强、感染剂量低，全人群普遍易感，感染后潜伏期短、发病急、传播速度快、排毒时间长、免疫保护时间短、传播途径多样，可通过污染的水源、食物、物品、空气等传播，常在社区、学校、餐馆、医院、托儿所、养老院及军队等较封闭的人员密集场所引起集体暴发。

【病原学和发病机制】

诺如病毒属于杯状病毒科，包括诺瓦克病毒和诺瓦克样病毒，是第一个被证实能引起人类胃肠炎的病毒。2002年8月，第八届国际病毒命名委员会批准名称为诺如病毒（norovirus，NV）。该组病毒为单股正链 RNA 病毒，无包膜，直径 27～40 nm，基因组全长 7.5～7.7 kb，分为 3 个开放阅读框（ORFs）。ORF1 编码一个聚蛋白，翻译后被裂解为与复制相关的 7 个非结构蛋白，其中包括 RNA 依赖的 RNA 聚合酶（RNA dependent RNA polymerase，RdRp）。ORF2 和 ORF3 分别编码主要结构蛋白（VP1）和次要结构蛋白（VP2）。可根据 RNA 聚合酶和衣壳蛋白序列分为 6 个基因组：GⅠ、GⅡ、GⅢ、GⅣ、GⅤ和 GⅥ，至少含有 40 个基因型。感染人类的主要为 GⅠ、GⅡ和 GⅣ。2016 年，第一个可成功培养的人诺如细胞培养模型发表，研究采用由人肠道干细胞分化的肠上皮细胞可使多种人诺如病毒成功实现感染和复制。然而，由于人的肠道组织来源有限，尚不可能应用于病毒大规模的培养和疫苗生产，因此，体外细胞培养体统和动物模型的建立有待进一步研究。诺如病毒变异速度快，每隔 2～3 年即可出现引起全球流行的新变异株。

诺如病毒抵抗力较强，耐乙醚、酸、乙醇及热，60℃ 30 分钟不能完全灭活，甚至冰冻数年后仍保持传染性，高浓度氯离子（10 mg/L）可灭活诺如病毒。

发病机制与轮状病毒相似。

【临床表现和诊断】

诺如病毒肠炎潜伏期短，起病急，以大龄儿童和成人发病率最高，具有明显的季节性，常被称为“冬季呕吐病”。主要通过粪—口途径传播，亦可经食源、水源和气溶胶传播。常见果蔬（草莓、生菜等）和贝类（牡蛎、青口螺等）已被列为诺如病毒污染的高风险食品。感染后 24～28 小时会表现出典型症状，主要临床表现为轻重不等的呕吐或腹泻及腹部绞痛。成人腹泻更多见，而儿童以呕吐常见。腹泻为黄色稀水便，每日数次至十数次不等，无脓血、黏液。可伴有低热、头痛、肌痛、乏力及食欲减退。病程自限，一般为 2～3 日，但高龄人群和伴有基础性疾病患者恢复较慢，少数病例会发展成重症，甚至死亡。

目前主要通过直接电镜检测法和免疫电子显微镜法检测病毒颗粒，或是通过聚合酶链反应技术（PCR）和核酸探针检测病毒核酸，也可通过酶联免疫吸附法（ELISA）和免疫层析技术检测病毒蛋白质。每种方法各有其优缺点。

秋冬季节发生的病程短暂的水样腹泻及呕吐需考虑本病的可能。根据《诺如病毒感染暴发调查和预防控制技术指南（2015 版）》，病例定义如下。

1. *疑似病例* 即急性胃肠炎病例，定义为 24 小时内出现排便≥3 次且有性状改变（呈稀水样便），和（或）24 小时内出现呕吐≥2 次者。

2. *临床诊断病例* 在诺如病毒感染引起的聚集性或暴发疫情中，满足疑似病例定义，且与实验室诊断病例有流行病学关联的病例。

3. *实验室诊断病例* 疑似病例或临床诊断病例中，粪便、肛拭子或呕吐物标本经诺如病毒核酸检测阳性，或 ELISA 抗原检测阳性者。

4. *聚集性疫情和暴发判定标准*

（1）聚集性疫情：3 日内，同一学校、托幼机构、医疗机构、养老院、工厂、建筑工地、游轮、社区/村庄等集体单位或场所，发生 5 例以上有流行病学关联的诺如病毒感染病例，其中至少 2 例是实验室诊断病例。

（2）暴发：7 日内，同一学校、托幼机构、医疗机构、养老院、工厂、建筑工地、游轮、社区/村庄等集体单位或场所，发生 20 例以上有流行病学关联的诺如病毒感染病例，其中至少 2 例是实验室诊断病例。如不具备诺如病毒实验室检测能力，或在疫情发现早期，若符合以下卡普兰标准（KaplanCriteria）的 4 项特征，可判定为疑似诺如病毒感染聚集性疫情或暴发：① 50%以上的患者出现呕吐症状。② 平均潜伏期 24～48 小时。③ 平均病程 12～60 小时。④ 排除细菌、寄生虫及其他病原感染。

【治疗和预防】

尚无针对诺如病毒的特异抗病毒药和疫苗。治疗同“轮状病毒胃肠炎”。脱水是诺如病毒胃肠炎的主要死因，故对严重患者，尤其是幼儿及体弱者应及时输液或口服补液，以纠正水、电解质紊乱及酸碱平衡失调。

预防控制主要采用非药物性预防措施，包括病例管理、手卫生、环境消毒、食品和水安全管理、风险评估和健康教育。

(三) 其他病毒性肠炎

1. *肠腺病毒胃肠炎* 肠腺病毒为双链DNA病毒，外形与普通腺病毒相同。每个种特异性抗原位于壳的内部，因而并不产生保护性抗体。型特异性抗原位于暴露于病毒颗粒的表面，因而产生血清中和抗体。本病毒56℃迅速灭活，对紫外线和甲醛敏感。肠腺病毒目前被认为是引起婴幼儿病毒性肠炎的重要病原体。常年散发，夏秋季节发病略多。胃肠炎表现与轮状病毒肠炎相似，没有轮状病毒肠炎重，但病程较长。

腹泻通常为水样便，每日3～30次不等，通常持续9～12日。半数以上患者可出现持续1～2日的呕吐。偶有低热和呼吸道症状，可有不同程度的脱水征。无特异性治疗方法。由于脱水程度较轻，多数患者予以口服补液即可。

2. *星状病毒胃肠炎* 星状病毒为单链DNA病毒，无包膜，边缘光滑，表面有5～6个星芒状突起。共有7个血清型，1型最为常见。

星状病毒主要感染7岁以下儿童，成人亦可被感染。散发和多见于秋季流行。医院内暴发流行时主要感染2岁以下婴幼儿。无症状携带病毒的乳儿可引起托儿所幼儿胃肠炎的暴发流行。潜伏期短，临床表现类似轮状病毒胃肠炎，但症状较轻，且有自限性。主要表现为中度的水泻。治疗无特异性，口服补液即可。免疫缺陷患者可静脉补充免疫球蛋白。

3. *嵌杯样病毒胃肠炎* 嵌杯样病毒为双链RNA病毒，大小与诺如病毒相似。嵌杯样病毒胃肠炎多发生于婴幼儿，分布于世界各地，无明显的季节性。嵌杯样病毒胃肠炎临床有两种类型。第一种类型表现为轻微的轮状病毒性肠炎，占多数，见于婴幼儿，腹泻和呕吐为主要表现，发热和上呼吸道症状少见。第二种类型类似诺如病毒肠炎流行，成人发病率高，污染的贝类食物、水以及护理站、学校的传播导致流行。暴发流行时的患者可同时产生抗嵌杯样病毒和抗诺如病毒抗体。治疗无特异性，口服补液治疗脱水即可。

4. *肠道病毒胃肠炎* 肠道病毒包括脊髓灰质炎病毒、柯萨奇病毒、埃可病毒和新型肠道病毒等。肠道病毒胃肠炎并不多见，冬夏季节均可发生。婴幼儿易感，可在产婴室、托儿所及家庭内引起流行。临床表现为乏力、低热，腹泻为稀水便，混有少量黏液，无脓血，每日排便在10次以内。呕吐较频繁，有时可伴有腹痛及肌肉疼痛。

5. *冠状病毒胃肠炎* 冠状病毒为球形RNA病毒。成人及小儿均可罹患本病，临床表现为慢性持续性腹泻及吸收不良。

[南京医科大学第一附属医院(江苏省人民医院) 李响 翁亚丽]

三、细菌性食物中毒

食物中毒(food poisoning)是指摄入了含有生物性、化学性有毒有害物质的食品或把有毒有害物质当作食品摄入后出现的非传染性(不属于传染病)的急性、亚急性疾病。食物中毒属于食源性疾病，但不包括已知的传染病、寄生虫病、人畜共患性疾病、食物过敏及暴饮暴食引起的急性胃肠炎等食源性疾病。食物中毒是一种突发公共卫生事件。2015年，中国国家卫计委通过突发公共卫生事件管理信息系统共收到28个省(自治区、直辖市)食物中毒类突发公共卫生事件报告169起，中毒5 926人，死亡121人。发生在家庭的食物中毒事件报告起数和死亡人数最多，分别占全年食物中毒事件总报告起数和总死亡人数的46.7%和85.1%；发生在集体食堂的食物中毒人数最多，占全年食物中毒总人数的42.6%。

目前，对食物中毒的分类多采用按致病原分类法。一般将食物中毒分为四大类：细菌性和真菌性食物中毒，动物性和植物性食物中毒，化学性食物中毒，致病物质不明的食物中毒。这里主要讨论细菌性食物中毒，由多种细菌引起的胃肠道感染及中毒。病理特点是炎症性（渗出性）肠炎及分泌性肠炎。临床特点以呕吐、腹泻为主要表现，潜伏期短，发病急，常常于短时间内集体发病，发病者均与食用某种毒性食物有明显关系。可有严重并发症和一定的病死率。一般可根据临床特点分为胃肠型与神经型。

（一）胃肠型食物中毒

【病原学和发病机制】

食物中毒的细菌病原众多，按发病机制可分为3类：①细菌污染食品并在其内繁殖，产生大量毒素，毒素直接作用于胃肠而中毒（无感染），此类毒素主要为金黄色葡萄球菌毒素、蜡样芽孢杆菌毒素等。②人食入细菌污染的食品后在体内繁殖产生毒素致病（有感染），这类细菌有蜡样芽孢杆菌（腹泻型）、副溶血弧菌、产气荚膜梭状芽孢杆菌、肠出血性大肠埃希菌、肠毒素性大肠埃希菌、气单胞菌等。③污染食品的细菌侵袭机体而产生疾病，这类细菌有沙门菌、弯曲菌、李斯特菌、志贺菌、侵袭性大肠埃希菌等。2015年微生物性食物中毒事件的中毒人数最多，主要致病因子为沙门菌、副溶血性弧菌、蜡样芽孢杆菌、金黄色葡萄球菌及其肠毒素、致泻性大肠埃希菌、肉毒毒素等。

【流行病学】

细菌性食物中毒的发生有明显的季节性。一般以夏秋季节较为多见，这与此时的气温有利于细菌在食品中生长繁殖、产生毒素有关。地区特点有一定的参考意义，如沿海地区以副溶血性弧菌食物中毒较多见，发酵米面中毒以东北地区发生较多等。此外，细菌性食物中毒多呈集体暴发，主要与食品原材料不新鲜或食物保管、处理不当有关。认真追查和分析引起中毒的可疑食品，对于食物中毒病因的诊断具有特殊重要的意义。例如，可疑中毒食品是畜、禽、乳品时，首先应考虑可能为沙门菌食物中毒；由熟肉、冷荤引起的食物中毒则应考虑变形杆菌食物中毒；剩米饭引起的食物中毒最有可能是葡萄球菌肠毒素或是蜡样芽孢杆菌所致；而厌氧状态下的食品如罐头、臭豆腐或自制面酱等引起的食物中毒则多为肉毒毒素所引起。

食物中毒时具有4个重要流行特征，对于诊断很有帮助，分别为：①流行突然发生，病例集中，潜伏期短。②能找到共同的可疑食物，病者全部进食了可疑食物，多食者病情重，少食者病情轻，未食者不发病，停止进食可疑食物则流行停止。③常呈集体发病。④多发生于气温高、细菌容易繁殖的季节。

【临床表现】

潜伏期短，直接中毒者最短，仅1～3小时，如金黄色葡萄球菌毒素、蜡样芽孢杆菌毒素等。而侵袭性细菌感染则较长，常为24～72小时，如志贺菌、弯曲菌、沙门菌等。感染后产生肠毒素致病的，潜伏期多介于上述两者之间。

临床表现大致相似，主要为腹痛、腹泻、恶心及呕吐等胃肠道症状，可伴发热。起病时上腹不适，腹痛常位于中上腹部，呈持续性、阵发性或痉挛性，继而很快腹泻。大便次数多少不等，可每日数次到十多次。毒素中毒者呕吐严重，有时可将肠内容物吐出。大便性状因细菌而异，有些为稀便、水样便，有些混有脓血或黏液。有些细菌引起的腹泻呈血水样便，如副溶血弧菌、产气荚膜梭状芽孢杆菌、大肠埃希菌O157等。变形杆菌感染可引起大面积皮肤潮红、荨麻疹样皮疹。感染患者多数有发热及全身不适，体温38～40℃不等，发热前可出现畏寒、寒战。吐泻严重的患者可出现脱水症状和酸中毒表现。产气荚膜梭状芽孢杆菌可引起坏死性小肠炎，腹痛剧烈，血性腹泻，小肠坏死、穿孔，病死率很高。

【诊断和鉴别诊断】

细菌性食物中毒的诊断主要以流行病学调查资料及患者的潜伏期和中毒的特有表现为依据，实验室诊断是为了确定中毒的病因。

诊断标准为：①共同进食某种可疑食物后至少2人患病，症状相似，气温高季节发病，流行突然，病例集中。②急性胃肠炎表现。③患者的呕吐物、粪便和可疑食物进行培养发现病原菌阳性，或条件致病菌数量明显增多。具备上述①②两项者可临床诊断；有①②③三项者可做确定诊断。一般而言，细菌性食物中毒的暴发流行只有不到半数能确定诊断。

鉴别诊断主要与非细菌性食物中毒和细菌性痢疾、沙门菌肠炎等相鉴别，流行病学特征是鉴别诊断的要点。

【治疗】

由于病原菌及细菌毒素多数能够在短期内从机体内排出，病程比较短，所以一般按急性胃肠炎处理，并根据不同的临床症状进行对症治疗。

1. *卧床休息* 呕吐停止后，给予易消化的流质或半流质饮食，并卧床休息。

2. *补液治疗* 凡有液体丢失，无论有无脱水表现，均给予口服补液盐，其量以解除口渴为度。严重呕吐和失水严重者，应给予5%葡萄糖生理盐水静脉滴注。出现酸中毒者，按其二氧化碳结合力的测定结果，补充适量的5%碳酸氢钠溶液或11.2%乳酸钠溶液。对脱水休克的患者，可用低分子右旋糖酐、复方氯化钠溶液(林格氏液)快速静脉输入，纠正休克。待血压上升后，按脱水的性质给予补液。

3. *对症处理* 严重腹痛可予解痉药，如山莨菪碱、阿托品等。对高热者可予小剂量退热药，如阿司匹林等。

4. *病原治疗* 肠毒素引起的食物中毒可以不用抗生素。侵袭性细菌引起者可予抗菌治疗，一般选用第三代头孢菌素、氟喹诺酮类药物。口服氨基糖苷类抗生素，特别是口服其注射制剂有更好效果。如硫酸庆大霉素8万U，口服每日3次，连续1～3日；或硫酸阿米卡星0.2 g，口服每日2次，连续1～3日，效果较好。对感染后肠毒素引起的食物中毒，病情较重者可适当选用上述抗菌药物。

【预防】

加强对集贸市场和街头食品的卫生管理，对食品从业人员进行卫生知识培训，改善集贸市场和街头食品销售环境的卫生条件。加强对肉类食品、海产品及各种食品原材料的卫生管理，严防由于储存不当引起的腐败变质。严格控制食品在生产加工、运输、贮藏与销售过程中不受污染。热食品应及时食用，减少存放时间；剩饭菜必须彻底加热才可以再供食用。防止食品污染是预防细菌性食物中毒的关键。对食品从业人员定期进行健康检查。

(二)神经型食物中毒(肉毒中毒)

神经型食物中毒是由于进食含有肉毒梭状芽孢杆菌外毒素的食物引起的中毒性疾病。临床上以脑神经支配的眼肌、舌咽肌甚至呼吸肌麻痹为主要表现，可分为食物型肉毒中毒、伤口型肉毒中毒以及婴儿型肉毒中毒3种类型。

【病原学和发病机制】

肉毒梭状芽孢杆菌是革兰阴性杆菌，专性厌氧，有芽孢和鞭毛。肉毒杆菌在厌氧环境中产生外毒素，即肉毒毒素。人食入含有这种毒素的食物，即可发生肉毒中毒。肉毒毒素是高分子蛋白质，属于强烈的神经毒素，口服精制的纯毒素对人致死量约为10 μg。根据抗原性的不同，可将肉毒毒素分为A、B、C1、C2、D、E、F、G型，其中A、B、E、F型能够引起人类肉毒中毒，我国发生的肉毒中毒绝大部分是A型和B型，其次为E型。肉毒毒素不耐热，此点与葡萄球菌肠毒素完全不同。各型肉毒毒素对热极不稳定，100℃加热10～20分钟或80℃加热30分钟可使肉毒毒素完全无毒化。肉毒毒素是一种嗜神经性毒素，毒力极强，经肠道吸收后，作用于外周神经肌肉接头点、自主神经末梢及脑神经核，阻止胆碱能神经末梢释放乙酰胆碱，导致肌肉麻痹和神经功能不全，其详细机制尚未完全清楚。

【临床表现】

肉毒中毒的潜伏期平均为18～38小时，最短者为2小时，长者可达8日，个别尚有潜伏60日者。

1. *前驱症状* 全身无力，头晕、头痛、脉搏加快、食欲缺乏，少数患者出现恶心、呕吐、腹胀、腹痛、腹泻等胃肠炎症状。

2. *主要症状* 对称性脑神经损害症状为其

特征。首先出现的是眼肌麻痹症状，表现为视力模糊、眼睑下垂、复视、眼球震颤、瞳孔放大等。其后出现吞咽困难、分泌障碍、四肢麻痹、便秘等神经症状。如不及时治疗任其继续发展，则由于呼吸肌麻痹引起呼吸困难，最后因呼吸功能衰竭而死亡。患者体温一般正常，肉毒毒素不侵犯感觉神经，故患者神志始终保持清醒。

3. 婴儿型肉毒中毒　多发生在6月龄以内的婴儿，最大发病年龄不超过8月龄。临床表现特点为：首先发生便秘，随后出现吸吮无力、哭声减弱、张口反射消失、上眼睑下垂、肌肉张力低等神经症状，病情发展缓慢。目前认为，蜂蜜是婴儿肉毒中毒的危险因素。

【诊断和鉴别诊断】

1. 诊断纳入标准　① 有可疑食物进食史，或群体发病。② 有典型的临床表现：颅神经麻痹症状，如眼肌瘫痪及吞咽、言语、呼吸等困难。③ 对可疑食物、呕吐物及粪便进行厌氧培养呈阳性，且经外毒素检测确诊。④ 将可疑标本浸出液接种于小鼠腹腔内，实验动物发生肢体麻痹或死亡。⑤ 用各型抗毒素进行中和试验，排除其他毒素类型。

2. 诊断排除标准　① 有重症肌无力、格林-巴利综合征(GBS)、流行性脑炎、急性脑血管病、多发性肌炎、脊髓灰质炎、多发性硬化等常见神经内科疾病。② 有机磷农药中毒中间期肌无力综合征、一氧化碳中毒迟发型脑病等。③ 其他类型食物中毒，经实验室证实非肉毒中毒，如河豚所致食物中毒、毒蕈中毒等。④ 可疑食物、呕吐物及粪便厌氧培养呈阳性，但未检出外毒素。

【治疗】

对于实验室明确毒素类型的患者，无论病情轻重，均第一时间给予相应型别肉毒抗毒素；重度患者一旦出现呼吸衰竭，尽早予以气管插管及机械通气治疗，同时予以胞磷胆碱促进乙酰胆碱再生、肌内注射维生素 B_1 及维生素 B_{12} 营养神经、改善微循环、营养支持治疗、预防肺部感染等综合治疗。抗毒素治疗时采用足量多价(包括A、B、E型)肉毒抗毒素血清进行特效治疗，力争在起病24小时内、肌肉瘫痪前使用。多价肉毒抗毒素血使用方法为：10万～15万U，一半静脉注射，一半肌内注射。必要时6小时后可重复给药1次。待毒素型别鉴定明确后，再改用单型抗毒素血清治疗，儿童用量同成人。婴儿肉毒中毒一般不用抗毒素血清，以对症支持治疗为主，可加用青霉素以减少肠道肉毒杆菌数量，防止毒素的产生和吸收。早期应用大剂量抗毒素的同时做好消化道毒素清除，包括洗胃、导泻、灌肠等措施，阻断毒素吸收入血。全肠灌洗对于肉毒杆菌食物中毒患者有积极的治疗意义，在一定程度上可减少毒素持续吸收进入机体。研究表明，即使中毒超过24小时，有条件的医疗机构仍可进行全肠灌洗。临床一旦确诊肉毒杆菌食物中毒，尤其是重度中毒患者，可以考虑血浆置换治疗，能在一定程度上清除血液中游离的肉毒毒素。

【预防】

食品加工必须选用新鲜原料，加工前要洗净泥土。生产罐头食品时，必须严格遵守灭菌操作规程。罐头在储藏过程中发生破裂时，不能食用。制作发酵时，在发酵前要对原料进行彻底蒸煮，以杀灭肉毒梭状芽孢杆菌的芽孢。加工后的肉、鱼类制品，应避免再次污染，并且不得在较高的温度下堆放，或在厌氧条件下保存。对可疑污染食品进行彻底加热，是破坏肉毒毒素、预防肉毒中毒的可靠措施。一般加热至80℃持续30分钟，或加热至100℃持续10～20分钟，可破坏各型肉毒毒素。

四、耶尔森菌肠炎

耶尔森菌属肠杆菌科，有3个种：鼠疫耶尔森杆菌、假结核耶尔森菌和小肠结肠炎耶尔森菌。鼠疫耶尔森杆菌引起的鼠疫，病情重、危害大。而假结核耶尔森菌和小肠结肠炎耶尔森菌的致病性和临床表现相似。小肠结肠炎耶尔森菌所致的感染称小肠结肠炎耶尔森菌病，为人畜共患的自然疫源性疾病和地方性动物病，临床以腹泻、腹痛和发热为主要症状，也可引起结肠炎、阑尾炎、肠系膜淋巴结炎、关节炎及败血症。该菌还能引起呼吸系统、心血管系统、骨骼、结缔组织和全身性疾病。世界各大洲均有发病，是欧洲部分国家感染性腹泻的主要病种。我国最早在1981年报道，目前资料表明，该病在我国分布广泛。假结核耶尔森菌感染少见，主要来自欧美国家的报道。本节主要讨论小肠结肠炎耶尔森菌病。

【病原学和发病机制】

小肠结肠炎耶尔森菌属于肠杆菌科耶尔森菌属中的一个菌种，广泛分布于自然界，可感染家畜、家禽、啮齿类动物、鸟类及昆虫等，也是少数能在冷藏温度下生长的肠道致病菌之一，是一种人畜共患的病原细菌。本菌为革兰阴性小杆菌，有毒菌株多呈球杆状，无毒株以杆状多见。对营养要求不高，能在麦康凯琼脂上生长，但较其他肠道杆菌生长缓慢，培养的最适宜温度为28℃，最适pH为7～8，初次培养菌落为光滑型，通过传代接种后菌落可能呈粗糙型。本菌具有“嗜冷性”，在水中和低温下(4℃)能生长，因而保存在4℃冰箱中的食品更具有传染性。目前发现，世界上小肠结肠炎耶尔森菌的血清型有60多种(我国报道58种血清型)，其中O∶3、O∶9、O∶5,27、O∶8、O∶13a、O∶13b、O∶20、O∶21等血清型对人有毒力，我国仅存在O∶3和O∶9两种血清型致病菌株。小肠结肠炎耶尔森菌可分为6种生物型：1A、1B、2、3、4、5型，其中生物1A型均为非致病性菌株，而生物1B、2、3、4、5型中大多数为致病性菌株。本菌的致病因素归于细菌所具有的特殊染色体基因、毒力质粒和菌毛。所有致病菌普遍带有40～48 MDa的毒力质粒(pYV)。pYV为许多与毒力有关的表型编码。V、W抗原是pYV编码的重要毒力因子，其作用是使细菌在吞噬细胞内得以繁殖，且与细菌自凝性密切相关。入口细菌的感染剂量需109个细菌，细菌由胃进入小肠，经过4～10日的潜伏期后，可在回肠末端(个别在升结肠)的黏膜引起溃疡，集合淋巴结坏死性病变及肠系膜淋巴结肿大。在HLAB27患者中易形成多发性反应性关节炎，发生机制推测可能是由于HLAB27抗原与耶尔森菌抗原有分子结构相似性。

【流行病学】

本菌在自然界中普遍存在，人、动物受到感染及水源和食品受到该菌污染均可成为传染源，鲜猪肉、牛奶、污水、奶制品都是该菌的重要载体。本菌由于其嗜冷特性，可在－2～45℃生长，在普通家用冰箱中可生长，因此，它对食品安全性和人体的健康具有很大的潜在威胁。该菌已被认为是目前或在未来20年中感染率将增加的食源性病原菌之一。野生动物、家畜(猪、狗和猫)、牡蛎和水源中都能分离到本菌，亦可从健康人或患者粪便中分离得到，其传播方式可能与摄入被尿、粪便污染的食物(尤其是肉类)和接触感染动物等有关。

人群普遍易感，发病年龄较广，5～85岁均可发病，1～4岁儿童发病率高，男女发病比例相似。我国本病的流行方式以散发为主，也可见暴发流行。我国目前已发现0∶3和0∶9两种血清型耶尔森菌引起的暴发流行。散发病例一年四季均可见，以冬春两季为多，这与小肠结肠炎耶尔森菌嗜冷的特性有关。

【临床表现】

潜伏期4～10日。临床症状复杂，呈现多种病变。小肠结肠炎是最常见的类型，一般可以分为以下4种类型。① 小肠结肠炎：主要表现为发热、腹痛和腹泻，呈水样稀便，可带黏液，偶见脓血。可持续1～3周，重症患者可发生结肠出血和肠穿孔。多见于5岁以下的儿童。粪便排菌可持续到临床症状消失后数周。② 末端回肠炎：病变以末端回肠、阑尾和肠系膜淋巴结的炎症为主，多见于年长儿童及青少年。主要表现为突然发热、右下腹压痛或疼痛，可伴有或无腹泻，外周血白细胞计数升高。有时与急性阑尾炎难以相鉴别。③ 败血症：多见于老年人和免疫力低下人群，如糖尿病、慢性肾衰竭、肝硬化、贫血者等。临床表现类似沙门菌感染引起的败血症，稽留高热，肝脾大，头痛，腹痛(可伴或不伴腹泻)。外周血白细胞计数升高，红细胞沉降率加快,C反应蛋白阳性。近年有报道,婴幼儿感染小肠结肠炎耶尔森菌易发生败血症,可导致继发蛋白渗漏性肠病而发育不良。④ 变态反应性疾病:小肠结肠炎耶尔森菌感染后易发生变态反应,常见为继发性关节炎,可累及肘、趾、指等关节,一般发生于腹泻后数日至1个月,2/3的患者关节症状持续1个月,1/3的患者持续4个月。少数有骶髂关节炎,偶发强直性脊柱炎。此外,还可发生虹膜睫状体炎、脉络膜炎、动脉炎、心肌炎、溶血性贫血、肾小球肾炎、Reiter综合征等。

【诊断】

凡进食被污染的食物或水,或与感染动物有接触,出现上述表现者应考虑本病的可能。确诊有待于细菌培养或血清学检查。运用PCR技术检测本菌核酸的试剂盒可以协助诊断。

【治疗和预防】

早期给予抗菌药物(不迟于病后5~7日),疗程不少于10日。病情重者需加强支持治疗,局部形成脓肿者需外科引流。抗菌药物临床一般选用阿米卡星、氟喹诺酮类、第三代头孢菌素等。由于本病发展过程中可引起变态反应性器官损害,可在综合治疗中采用脱敏剂(苯海拉明、异丙嗪等)。由于耶尔森菌铁载体的产生和利用与致病性密切相关,因而治疗过程中禁用各种类型的铁制剂。

主要注意饮食卫生,改进猪的饲养和屠宰方式,减少猪肉的污染。冷藏的食品应加热煮沸处理后才能食用。密切接触患者的人须勤洗手,避免与有病动物接触。在血库应询问献血员近期是否有发热、腹痛、腹泻病史,且献血员在献血后出现上述症状也需通知血库,禁用该献血员的血。

[南京医科大学第一附属医院(江苏省人民医院) 李爽]

五、真菌性肠炎

真菌性肠炎是深部真菌病的重要类型之一,是由于机体免疫功能异常、肠道菌群失调,导致真菌过度生长繁殖,引起肠道黏膜炎性改变。真菌性肠炎可独立存在,如婴儿念珠菌肠炎;或为全身真菌感染的表现之一,如艾滋病并发播散性组织胞浆菌病。侵犯肠道的真菌包括病原性真菌如组织胞浆菌、副球孢子菌等,以及条件致病性真菌如念珠菌、曲霉、毛霉、地丝菌等。病原性真菌主要引起外源性感染,既可侵犯免疫功能低下者,也常侵犯免疫功能正常者。条件致病性真菌则多见于内源性感染,发病与人体免疫力低下和肠道菌群失调有关。近年来,由于广谱抗生素、皮质激素、免疫抑制剂、抗肿瘤化疗药、放射治疗、介入治疗等的广泛应用,真菌性肠炎的发病率逐年上升。

【病原学和发病机制】

70%的健康成人的消化道各段都可检测到真菌,但其数量远低于细菌。引起真菌性肠炎的真菌主要有念珠菌,以白念珠菌肠炎最为多见,其他还有曲霉、毛霉、组织胞浆菌、副球孢子菌和地丝菌等,偶可见球孢子菌、马尔尼菲青霉和新型隐球菌。

真菌性肠炎可发生于任何年龄,但以患有基础疾病、营养不良者易感,特别是当机体患有艾滋病、严重肝肾疾病、糖尿病、粒细胞缺乏症或恶性肿瘤性疾病,以及药物因素导致机体免疫功能降低时均增加对真菌的易感性。

肠道真菌感染的发生是病原体与人体相互作用的结果。当机体免疫功能低下,特别是细胞免疫功能受损,吞噬细胞数量减少,且趋化性丧失,杀菌力下降等,是发生真菌性肠炎的主要因素,同时某些肠道病变导致肠道黏膜完整性受到破坏,给真菌的入侵创造了条件。菌体方面,真菌在适宜条件下大量繁殖,大量菌丝长出后不易被巨噬细胞吞噬,或即使被巨噬细胞吞噬后也不易被杀死,可在巨噬细胞内繁殖,导致感染扩散。此外,一次摄入的真菌数量亦可成为感染发生的决定因素。

【临床表现和诊断】

真菌性肠炎一般无特殊症状和体征,不同真菌引起的肠炎各有其特点。白念珠菌肠炎最常见,主要表现为腹胀,呈泡沫样粪便,腹泻,或便秘交替出现,大便每日10～20次。患者常伴鹅口疮,如按一般细菌性肠炎治疗,则症状反而加剧。曲霉肠炎多见于有基础疾病的体力劳动者,多为烟曲霉所致,感染往往继发于肺曲霉病。临床表现以腹痛和血便为主,可引起消化道大出血,而腹泻常不典型。毛霉肠炎临床表现由于受累部位和感染程度的不同而差异较大,其特点是血管栓塞后引起黏膜溃疡甚至穿孔的表现,表现为腹痛、腹泻、呕血或黑便,或肠穿孔导致腹膜炎,或侵入胃肠血管导致血行播散,病情发展快,病死率高。组织胞浆菌肠炎具有地方流行性,临床表现类似溃疡性结肠炎。起病缓慢,可出现发热、消化不良、腹痛、腹泻、黑便,常伴有肺部感染灶。地丝菌肠炎的临床表现与痢疾相似,出现腹痛、腹泻、脓血便或黏液便,但脓血便中可查到大量地丝菌和长方形关节孢子。患者多伴有口腔地丝菌病,类似鹅口疮。

真菌性肠炎由于缺乏特征性的临床表现,加之具有确诊意义的实验室检查项目不多,因而诊断较为困难。临床诊断真菌性肠炎主要根据有免疫功能低下病史,病程中有发热、黏液便,部分伴有口腔真菌感染,抗生素治疗后无效或病情反而加重,粪便镜检(连续2次以上)见有大量菌丝和孢子有诊断意义,若粪便培养连续3次为同一菌种,结合临床可以确诊。由于有些真菌属于人肠道内正常菌群,而且真菌污染问题广泛存在,所以粪便标本病原学检查的诊断价值有限,有时需结合肠镜活检结果综合判断。若病理切片中发现真菌孢子和菌丝是侵袭性肠炎的直接证据,则有肯定的诊断价值。近年来,真菌抗原检测方法如血浆G试验和血清GM试验因具有无创、敏感、特异等优势而得到广泛应用,对临床诊断有一定的参考意义。目前,分子诊断技术在侵袭性真菌病诊断中仍有许多不足之处,每种方法的标准化和应用还需要更多的研究支持。

【治疗和预防】

1. *一般治疗及对症治疗* 卧床休息,一般给予高营养、易消化、高维生素、低脂肪饮食,维持电解质及酸碱平衡或输血、补液等支持疗法。若合并有结核病、糖尿病等慢性疾病者,应同时治疗。避免进食刺激性、多渣食物,防止肠穿孔。可用物理降温退热。若无合并细菌感染,应停用抗生素。忌用止泻药,适当应用微生态制剂,如双歧杆菌、乳酸杆菌等以纠正肠道菌群失调。

2. *抗真菌治疗* 首选制霉菌素口服,成人每次100万U,每日3次,儿童酌减,10～14日为1个疗程。可与大蒜素合用。重症或口服有困难者可选用氟康唑、两性霉素B、氟胞嘧啶静脉滴注。氟康唑对念珠菌及隐球菌作用突出,用法:成人200～400 mg/d,儿童5～10 mg/(kg·d),一次口服或静脉滴注,疗程10～14日。两性霉素B的抗真菌谱广(但对地丝菌无效)但不良反应大,仅适用于氟康唑无效,病情较重,且能耐受本药的患者。用法:两性霉素B加入5%葡萄糖溶液中,首剂0.25 mg/kg,以后每日增加0.25 mg/kg,直至每日0.75 mg/kg后改为隔日1次,总量达3 g。氟胞嘧啶常与两性霉素B合用,以减少前者用量而降低其毒性,静脉注射,成人每次2.5 g,每日2～3次;口服100～150 mg/(kg·d),分4次。伊曲康唑抗菌谱比氟康唑略广,仅供口服,用于治疗副球孢子菌肠炎,疗程需6～12个月。甲紫适用于地丝菌肠炎:甲紫胶囊,每次30 mg,每日3次,可与制霉菌素或氟康唑合用。复方磺胺甲唑适用于副球孢子菌肠炎,成人每日2片,儿童每日1片,1次口服。疗程需6个月以上。近年来,一些新的抗真菌药物相继问世,用于真菌感染的治疗。如棘白菌素类抗真菌药对白念珠菌、非白念珠菌及曲霉属的真菌均有很好的抗真菌活性,代表药物卡泊芬净主要用于治疗侵袭性念珠菌和曲霉感染,首日负荷剂量为70 mg,维持剂量为50 mg/次,每日1次。伏立康唑治疗侵袭性曲霉和对氟康唑耐药的侵袭性念珠菌感染,静脉用药,首日负荷剂量,每12小时给药1次,每次6 mg/kg,维持剂量每日2次,每次4 mg/kg;口服用药,若患者体重≥40 kg,则首日负荷剂量,每12小时给药1次,每次400 mg,维持剂量每日给药2次,每次200 mg;若体重<40 kg,

则相应用药剂量减半。

3. 其他 肉芽肿性损害的曲菌性肠炎、局限性的隐球菌性肠炎可做手术切除。

预防主要是尽量避免大剂量长时间地使用抗生素、皮质类固醇激素和免疫抑制剂，特别是广谱抗生素，或几种抗生素或抗生素加激素同时使用。保护免疫功能低下者口腔和肠道黏膜生理屏障的完整性。艾滋病患者、器官移植者及肠道手术者等高危人群可予以短期、足量或长期、小剂量抗真菌药物预防。

［南京医科大学第一附属医院（江苏省人民医院） 李响 翁亚丽］

六、急性出血性坏死性肠炎

急性出血性坏死性肠炎是指发生在某一段肠管的急性炎性病变，可有充血、水肿、出血、坏死、穿孔等不同的病理变化，因其病变主要累及小肠，亦有称为出血性坏死性小肠炎，国际疾病分类则称为“坏死性肠炎”。在国外及我国南方多发生于儿童。在我国北方以青壮年多见，儿童则少见，发病凶险，病死率很高。有学者认为该病应属于“急腹症”范畴。

【病原学和发病机制】

急性出血性坏死性肠炎的真正病因尚未清楚，有人认为细菌感染与患者机体的变态反应两种因素相结合是本病的主要原因。病原菌如梭状杆菌、沙门菌以及某些痢疾杆菌和铜绿假单胞菌等确可引起肠道出血乃至肠壁坏死等改变。一旦肠壁有供血不足或缺血现象，致使黏膜的抵抗力遭到破坏，细菌便可侵入肠壁，轻者引起黏膜的急性炎症，重者可致肠壁的全层坏死。感染因素中最引人注目的是C型产气荚膜杆菌。从流行病学调查中发现一些地区的居民肠腔内缺乏蛋白酶，使C型产气荚膜杆菌的B毒素易于引起肠黏膜坏死性改变，此时补充胰蛋白酶可避免或减轻其改变。也有学者认为，出血或坏死病变可能是由于一种变态反应引起肠壁小动脉坏死，也可能是因蛔虫毒素引起肠壁的过敏反应，在此基础上肠壁血运障碍，再继发感染，最终可能引起肠壁的黏膜全层坏死。总之，无论是继发细菌感染或是变态反应，均可引起肠壁血管痉挛、肠壁血运障碍、供血不足或缺血现象，然后才导致肠黏膜坏死和细菌的继发感染。

【临床表现】

我国有学者根据患者的不同临床表现分为以下几型。

1. 肠出血型 此型以便血为主要症状（可为血水样便、鲜血便或暗红色血便），排便量可达1 000 ml，近半数患者属于此型。也可有腹痛、发热、腹泻等症状，但腹部体征较轻，可有轻度压痛而无明显的腹膜刺激征。此型应注意与克罗恩病活动期、肠套叠、过敏性紫癜、绞窄性肠梗阻相鉴别。

2. 腹膜炎型 也较多见。以腹痛、呕吐、发热为主，也可有腹泻和血便，腹部有明显压痛和肌紧张，可局限或遍及全腹，腹腔内往往有积液，肠鸣音减弱，严重者可出现休克。此型应注意与其他原因所致的腹膜炎相鉴别。

3. 中毒休克型 以休克为主要表现，常发生于起病后1～5日，约1/4的病例属此型。有腹痛、腹泻、高热、谵妄、昏迷等，酷似中毒性细菌性痢疾，在小儿易误诊为中毒性消化不良。

4. 肠梗阻型 以阵发性腹部绞痛为主，伴有频繁呕吐，常无腹泻，偶有少量血便，体检可见腹部膨胀，有时可见肠型。此型较少见，需与机械性肠梗阻相鉴别。

上述分型对本病的诊断、鉴别诊断及治疗选择具有一定的实用价值，但有时在一个患者身上难以截然分开，往往几种类型的特点同时出现，只是某种类型的特点表现较为突出，而且各型特点在整个病程中也常常可以互相转化。

实验室检查无特异性。影像学CT表现如下。① 节段性：可仅局限于小肠，也可累及结肠，或CT上仅见结肠病变。② 肠壁病变：管壁增厚水肿，可有扩张积液，可出现管腔狭窄，增强扫描肠壁均匀强化常提示病变处于静止期，而分层强化则提示病变处于活动期。③ 肠管周围病变：病变肠管周围脂肪间隙模糊，密度增加，增强后可有强化。病变肠管周围系膜脂肪强化程度增加是肠管炎性活动的敏感指标。④ 淋巴结：肠系膜间淋巴结增大，可伴有回盲部、腹膜后及盆腔淋巴结增大。⑤ 肠外病变：可伴有胆囊炎、胰腺炎、胸腔积液。本病的X线片表现：肠管扩张、积气及气液平面，可出现肠间隔增宽、肠管僵硬、肠管变尖呈棱角征、肠管内缘呈粗齿状等征象。X线片特征为：肠腔扩大但大小不一，肠壁增厚但厚薄不一，皱襞变粗但粗细不一。腹腔穿刺腹水为血性或脓性；腹水浑浊，镜下有大量脓细胞；腹水亦可无脓细胞，但白细胞数$>5\times10^9$/L。血常规可有白细胞计数增多。

【诊断】

本病临床表现不典型，无特异性诊断方法，极易误诊。因病变范围可局限，但多半比较广泛。既可累及回肠或空肠，也可累及整个小肠，偶可累及结肠。故腹痛不局限，可以右下腹或左上腹为主，有时则为脐周或全腹痛。当肠管发生坏死或穿孔时，腹痛为持续性，甚至体位及呼吸受限，表现为类腹膜炎样疼痛。当并发肠梗阻时，则为阵发性绞痛。腹痛所伴随的症状也是多种多样。当腹痛伴发热、腹泻或血便，常误认为细菌性痢疾或肠炎。而伴有大量便血又常笼统诊断为下消化道出血。当腹部有压痛、反跳痛、腹肌紧张等腹膜刺激征时，常考虑为胃及十二指肠穿孔、阑尾穿孔、急性坏死性胰腺炎等。当伴有呕吐、腹胀、腹部肠型或扪及包块等肠梗阻征象时，又多想到其他常见原因所致的肠梗阻。本病多发生于夏秋季节，约1/3的患者发病前有饮食不当史，在散发地区，发病的早期，常易误诊为细菌性痢疾。一般而言，有血便就应想到本病，而考虑到本病就应该查寻血便，力争早期诊断，方能及时有效地治疗。

【治疗】

本病既属内科病也属外科病。内科治疗原则是对拟诊或确诊的患者尽早治疗，予禁食、胃肠减压、纠正水和电解质紊乱、营养支持，使用广谱抗生素联合抗厌氧菌药物，必要时输血。目前主张早期联合应用抗生素，第三代或第四代头孢菌素类/碳青霉烯类/喹诺酮类等广谱抗生素联合抗厌氧菌药物。早期短程应用大剂量糖皮质激素，既能抑制过敏反应，又能减轻中毒症状。一般成人每日静脉滴注地塞米松10～20 mg，持续3～5日。小儿改用泼尼松龙。山莨菪碱既能松弛小肠平滑肌，缓解腹痛，又能解除肠系膜及肠壁血管痉挛，改善肠管血运；同时还能疏通微循环，逆转休克。休克早期用量可为0.5～1 μg/kg，早期间隔时间可为10～15分钟，后期可改为30～60分钟，直至休克纠正。出现以下情况者需考虑外科手术治疗：① 肠穿孔、严重肠管坏死、腹腔内有脓性或血性渗液。② 肠梗阻、肠麻痹经内科治疗无效，并呈进行性加重。③ 反复大量肠出血，失血性休克经积极输血补液治疗无效。④ 中毒性休克经综合治疗无效。⑤ 不能排除其他病因所致的急腹症。

七、抗生素相关性肠炎

抗生素相关性肠炎又称抗生素相关性腹泻，是指患者应用抗生素时间过长时导致肠道菌群紊乱而引起的肠炎，是较常见的药物不良反应，其发生率视不同抗生素而异，为5%～39%。病情严重时可在结肠黏膜形成假膜，又称假膜性结肠炎，是抗生素相关性肠炎最为严重的类型，主要由艰难梭状芽孢杆菌引起，如不及时给予合理诊治，病死率高达15%～24%。非艰难梭状芽孢杆菌引起的抗生素相关性肠炎大多症状较轻，多为自限性，一般不引起肠黏膜损伤。曾有抗生素相关性出血性结肠炎的报道，以肉眼血性大便为主要临床表现，病变局限于右半结肠，每日大便十余次，病程短，可在1～3日后自愈。

【病原学和发病机制】

关于本病的发生，目前较为一致的看法是抗生素破坏了肠内菌群的自然生态平衡，即正常微生态菌群明显减少，而需氧菌及兼性厌氧菌数量增加，其中与假膜性结肠炎发病有关的主要是艰难梭菌(clostridium difficile，CD)，其他少见细菌尚有产气荚膜芽孢杆菌、金黄色葡萄球菌、产酸克雷伯菌和沙门菌属等。几乎所有的抗生素均可引起抗生素相关性肠炎，其中以克林霉素、林可霉素、头孢菌素、阿莫西林、氨苄西林多见，而大环内酯类、复方磺胺甲噁唑、青霉素类、四环素类、氟喹诺酮类、氯霉素、氨基糖苷类等可能性较小，抗结核分枝杆菌药、抗真菌药及抗寄生虫药尚未见报道。本病发生的危险因子，除与使用不同的抗生素和应用抗生素时间长有关外，尚与患者的年龄（<6岁或>65岁），伴发严重的基础病，既往有肠道基础病或抗生素相关性肠炎，使用免疫抑制或化疗药物，应用质子泵抑制剂、应用H_2受体抑制剂，居住在养老院，长时间住院，入住ICU患者，近期有外伤、手术、鼻饲等，以及与假膜性肠炎患者同病房有关。也有研究者认为大多假膜性肠炎见于平素较为健康者。曾报道抗生素相关性出血性结肠炎约85%由口服氨苄西林及其衍生物引起。本病患者在粪便内未找到CD，故原因还不清楚，可能为药物的变态反应所致，认为是与假膜性结肠炎有所不同的另一型抗生素相关性肠炎。

艰难梭菌是一种普遍存在的革兰阳性厌氧菌，可在健康人胃肠道定殖，经粪—口传播，它是导致抗生素相关性结肠炎的主要病原菌。艰难梭菌的主要致病毒素为毒素A和毒素B，前者具有肠毒素和弱细胞毒性作用，后者的细胞毒性作用比前者强100～1 000倍，可使肠道黏膜细胞发生凋亡、变性、坏死、脱落。绝大多数菌株可同时产生毒素A和毒素B，但最近越来越多的研究发现，有的菌株只产生毒素B而不产生毒素A。5%的艰难梭菌产生二元毒素，目前认为二元毒素的出现增加了疾病的严重程度。

【临床表现和诊断】

本病与抗生素治疗相关，同时也是最常见的医院感染之一，主要通过粪—口传播，医务人员的手可以作为传播媒介。临床症状多在应用抗生素4～9日开始出现，但差异很大，最短的在服药4小时即发病，长者可延迟至有关抗生素停用之后。尤为需要警惕的是，有报道至少1/3的抗生素相关性肠炎患者，其症状的出现可发生在有关抗生素已停用时，甚至停用1～2周后才发病。

临床起病大多较急，病情轻重不等，轻者仅表现为轻度腹痛、腹泻，有些可出现发热；重者腹泻可能不严重，但是可以出现脓毒症或休克。腹泻从每日数次到数十次不等，严重者排便量可达数千甚至上万毫升，为蛋花汤样黄色或海水样淡绿色水便，粪便具有恶臭味，但肉眼血便少见。有些水样便上可漂浮酷似肠黏膜的成片假膜，这是本病特征性的表现。腹部可有轻压痛或绞痛，肠鸣音亢进，但也可因中毒性肠麻痹而致肠鸣音减弱。重症者可出现毒血症症状（如高热、谵妄、定向力障碍）和休克，白细胞计数及中性白细胞比例随病情的加重而增加。腹泻严重者可发生不同程度的脱水和电解质失衡。粪便常规可无特殊改变，仅有白细胞，短期内出现低蛋白血症也是本病的一个特征。

使用抗生素的患者如出现腹泻，应警惕本病的可能；停用抗生素，予以对症支持治疗48小时内，若症状不能缓解，可能性更大。严重者在病变的发展中，可出现难以忍受的腹痛，类似急腹症，有时被误认为原有感染性疾病的恶化。如持续用有关抗生素，症状则加重。

腹泻的患者经实验室检测粪便CD毒素阳性或培养分离获得产毒素的CD菌株，排除其他原因导致的腹泻，可确诊艰难梭菌感染。目前，还没有建立最佳的诊断艰难梭菌感染的实验室检测标准。当前国际上常用的EIA法检测粪便中艰难梭菌毒素A和（或）B抗原，极大地降低了费用和缩短了时间，已经被美国90%以上的实验室采用。由于有些菌株不产毒素A，所以推荐同时检测毒素A和毒素B。内镜检查是诊断本病快速而可靠的手段。典型病变早期表现为充血斑呈点状假膜，继而融合成较大片的假膜。CT检查可见肠壁水肿和炎症表现，可以快速诊断暴发性重度肠炎。需要提醒的是，疑似本病不宜行钡剂灌肠检查，以免引发肠穿孔等，加重病情。

【治疗】

1. *消除诱因* 即刻停用原用抗生素，轻症患者多可恢复。

2. *对症支持治疗* 纠正低蛋白血症，维持水、电解质、酸碱平衡，保证营养的供给。予以微生态制剂以恢复肠道正常菌群，有助于缩短抗菌药物的疗程，减少复发。一般不宜应用抗肠蠕动药，如地芬诺酯、洛哌丁胺，因为可以导致细菌及毒素滞留肠腔，加重结肠的损害。

3. *病因治疗*

(1) 针对艰难梭状芽孢杆菌：艰难梭菌感染的治疗见表29-2。

表29-2 艰难梭菌感染的治疗

临床分级	分级标准	治疗
轻、中度	腹泻	甲硝唑500 mg/次，口服，3次/日，共10日；如患者不耐受，万古霉素125 mg/次，口服，4次/日，共10日
严重	人血白蛋白<30 g/L合并以下条件之一：白细胞>15×10^9/L；腹部压痛	万古霉素125 mg/次，口服，4次/日(可增加到500 mg/次，4次/日)，共10日；或非达霉素200 mg/次，2次/日，共10日
复杂	出现以下任一种情况：入ICU；低血压，无论需不需要用升压药；发热≥38.5℃；肠梗阻或明显腹胀；精神状态改变；白细胞≥35×10^9/L或<2×10^9/L；血清乳酸>2.2 mmol/L；终末器官衰竭	万古霉素500 mg/次，口服，4次/日，甲硝唑500 mg/次，每8小时静脉注射1次，并用万古霉素500 mg加500 ml生理盐水灌肠
复发	治疗后8周内复杂艰难梭菌感染复发	重复甲硝唑、万古霉素方案

(2) 对合并中毒性结肠扩张患者：不宜口服，可做回肠或横结肠造瘘，经瘘口或直肠将药物做肠腔内注射，亦可肠道外给药。如果是由真菌感染引起者，口服吸收少或不吸收的抗真菌药物如制霉菌素，严重时也可服用氟康唑。

4. *手术治疗* 暴发型患者，内科治疗无效，病变主要在结肠，或有显著的肠梗阻、中毒性巨结肠、肠穿孔时，可行结肠切除或回肠造瘘术。

5. *微生态治疗* 抗菌治疗可以有效地治疗艰难梭菌感染，改善症状，但是艰难梭菌的芽孢耐药，肠道的正常菌群也不能够重建，所以常会导致停药后复发。艰难梭菌感染初次治疗后复发的风险大约是25%，随着感染次数增加，复发的风险也增加。

(1) 粪移植：可以帮助患者重建肠道正常菌群，特别是对多次复发者。粪移植是指将健康捐献者(通常是配偶或家属)粪便悬浊液中的肠道细菌灌注到患者肠道内，重建肠道微生物群。

(2) 益生菌：能用于预防和治疗的益生菌菌株的基因型和表型必须满足一定的标准，并能保证安全性。因为最终能够发挥预防艰难梭菌感染作用的菌株必须首先能够活着通过胃肠道，同时能够激发免疫功能和抑制肠道病原菌的定殖、黏附和侵袭。目前研究最多的是乳酸杆菌、鲍氏酵母菌和包含双歧杆菌的混合菌。但益生菌能否用于治疗和预防艰难梭菌感染目前仍存在争议。

八、Whipple病

Whipple病是一种由*T. Whipplei*菌感染所致的少见的多系统感染性疾病。主要见于30～60岁的男性，其特征为贫血、皮肤色素沉着、关节症状(多发性关节痛和关节炎)、体重减轻、腹泻以及严重的吸收不良。可累及身体的许多部位(如心、肺、脑、浆膜腔、关节、眼、胃肠道)，受累严重的是小肠黏膜，黏膜活检具有特异性诊断价值。

本病首次描述于1907年。20世纪50年代和60年代早期有研究显示，抗生素可以治愈重症患者；电子显微镜可观察到被感染组织中存在表现独特的单体细菌结构，提示该病为细菌源性。1997年，Schoedon等首次在IL4灭活的巨噬细胞中培养出*T. Whippelii*菌。自此，才真正确立了Whipple病的病原体。

Whipple病是一种罕见病，目前还没有关于该病确切发病率的报道。有文献回顾664例患者，男性占86.4%，白种人占97.8%。全世界2/3的Whipple病来自美国、德国和法国，在远东也有少数病例。就职业而言，农民最常见，在文献汇总分析中占全部患者的22.5%，从事农业贸易的人数占34%。而同一时期，在美国、英国、法国和德国等国家中，农民仅占一般劳动力的10%。从事农业工作的人员较其他工作人员有更多机会暴露于土壤和水。Whipple病患者的人口特点与*T. Whipplei*菌的自然生态学关系密切。Whipple病的感染方式仍未明确，但其肠道病变倾向以及明显的职业特点均提示致病原是经口进入人体。我国首例Whipple病于1982年报道，迄今为止共发现5例。

【病原学和发病机制】

*T. Whipplei*菌属革兰阳性杆菌，体积约0.2 μm×2.0 μm×2.0 μm，未发现有鞭毛。细胞壁厚20 nm，位于3层细胞膜的外部，经Brown和Brenn组织染色证实呈革兰弱阳性，细胞壁电子密度高，含多糖成分，PAS染色阳性。*T. Whipplei*菌可被吉姆萨染色和某些银染方法（如Gomori）染色，但不耐酸。

Whipple病典型的病理特征是累及小肠特别是空肠，表现为小肠增厚、僵硬、扩张，脏腹膜可有纤维素性渗出，常伴有肠系膜淋巴结肿大。光学显微镜下典型的组织学表现是小肠黏膜固有层内PAS染色阳性的颗粒状泡沫样巨噬细胞，巨噬细胞内所含有的这种特异性的PAS染色阳性颗粒实际上是*T. Whipplei*菌及其代谢产物的积聚；电子显微镜下可在细胞内或细胞外见到3层细胞壁样结构的杆状细菌。由于Whipple病是全身性疾病，故可以累及周围淋巴结、中枢神经系统、肝脏、脾脏、皮肤、心瓣膜和滑膜等，可以出现非干酪样的上皮细胞（结节病样）肉芽肿，光学显微镜下在这些组织内同样可以看到特征性的PAS染色阳性巨噬细胞。

由于*T. Whipplei*菌很难分离，该菌在自然界中的生活史尚不清楚。推测可能的发病机制是由于人们食用了被*T. Whipplei*菌污染的水或食物后而被感染，再经过淋巴液和血液播散至全身其他脏器。有学者提出Whipple病有一定的遗传易患性。也有学者发现患者可能存在某种程度的免疫缺陷，但是不清楚免疫缺陷是造成感染*T. Whippelii*菌的原因，抑或是感染*T. Whipplei*菌之后的结果。可以肯定的是免疫缺陷在该病的发生中起重要作用，正是由于巨噬细胞吞噬作用和细胞内降解活动的减弱，才使得细菌由胃肠道黏膜播散至全身其他脏器。

【临床表现】

Whipple病是一种慢性、复发性、累及多系统的疾病，临床表现多种多样。常表现为消化道症状，其中腹泻、吸收不良和体重下降被认为是典型表现，占85%。关节受累也很常见，Durand在总结52例患者的临床特征时发现，67%的患者有关节症状，大多累及四肢大关节，如腕、膝、踝等关节；可累及两个或两个以上关节，多为对称性；表现为短暂的、游走性、复发性、能自行缓解的关节痛或关节炎；无论病程的长短，关节损害既非变形性也非破坏性。Whipple病还可出现淋巴结肿大、皮肤色素沉着、不明原因发热。20%～55%的患者可以出现心血管系统受累，表现为心内膜炎、心包炎、心肌炎、充血性心力衰竭和胸腔积液等；也可累及眼部，表现为葡萄膜炎、视网膜炎、角膜炎、视神经炎和视神经盘水肿。随着进行性营养不良和低蛋白血症的发生发展，可出现水肿、电解质失衡和严重贫血。

约有10%的Whipple病患者会有神经系统受累，最常见的表现为眼肌麻痹（通常是眼外肌）、肌阵挛、痴呆（包括记忆丧失、精神错乱、行为失常和情感淡漠），如不治疗，病情会不断进展。部分患者还会出现下丘脑受累表现,如睡眠障碍、多饮、多食和低体温,也可出现垂体功能低下的表现。小脑共济失调和脑膜刺激征并不常见。Whipple病有一种少见但特征性的神经病变:眼肌、咀嚼肌节律性收缩(OMM)和眼面骨骼肌节律性收缩(OFSM)。OMM表现为眼睛会聚分离性、节律性钟摆样眼震,伴有咀嚼肌不自主节律性收缩,频率为每秒1次。OFSM是OMM的泛化,除眼肌和咀嚼肌不自主收缩外,还有四肢肌肉的不自主收缩。

Dobbins总结了不以肠道症状和体征为主要表现的非典型的Whipple病的临床特点,包括不明原因发热,有时伴外周淋巴结肿大或关节痛;痴呆,无其他解释原因,有时伴眼肌麻痹,肌阵挛或下丘脑症状;慢性游走性关节病;全身淋巴结肿大;双侧慢性葡萄膜炎或视网膜炎,特别是伴有上述神经病学表现时;慢性胸膜炎或心包炎,有渗出液,有时咳嗽、胸痛;肉芽肿性肝炎。

常规的实验室检查并无特异性表现,红细胞沉降率可能会增快,C反应蛋白可以增加,如果患者有腹泻可能会出现贫血或低蛋白血症。组织学检查:如果怀疑Whipple病应行活检,活检取材部位可以是脑,也可以是小肠、关节等,光学显微镜下有特征性的组织学表现,即胞质内含有PAS染色阳性的颗粒样"泡沫状"巨噬细胞。但需要注意的是,PAS阳性细胞既可存在于健康人中(健康人PAS染色阳性细胞很少,且染色很淡),也可见于不典型分枝杆菌,如鸟胞内分枝杆菌、蜡样芽孢杆菌和真菌感染的患者。不过,Whipple病抗酸染色阴性,而鸟胞内分枝杆菌抗酸染色阳性。因此,光学显微镜下发现的PAS反应阳性应与电子显微镜结果以及*T. Whippelii*菌PCR相结合。活检取材还可以进行电子显微镜检查,该病的特征性表现是电子显微镜下所见的3层细胞壁样结构的杆状细菌。

【诊断和鉴别诊断】

凡长期腹泻伴反复关节痛和(或)有全身淋巴结肿大,应高度怀疑本病的可能。木糖试验有吸收功能减损,小肠黏膜活组织检查有PAS反应阳性物质,电子显微镜证实有镰状颗粒则可做出诊断。但由于本病受累脏器很多且*T. Whipplei*菌体外培养困难,故如患者以关节炎、发热、心脏或神经系统症状等肠道外临床表现为主时,诊断较为困难。在病理检查阴性和消化道症状缺如的情况下,应用PCR技术检出病原菌的RNA片段可帮助确立本病的诊断。Whipple病可累及人体多个组织、器官,极易误诊误治造成严重的不良后果。须与其他吸收不良疾病、骨关节疾病(尤其是合并多器官损害的类风湿关节炎和强直性脊柱炎)及艾滋病等相鉴别。其他大多数吸收不良疾病多不合并隐匿性或显著胃肠道出血。Whipple病患者多存在脂肪泻、腹痛及急剧消瘦等肠道脂肪代谢障碍症状,可与其他骨关节疾病相鉴别。Whipple病的活检与艾滋病的活检均可见黏膜PAS反应阳性巨噬细胞的浸润,但艾滋病患者感染细胞内的鸟型分枝杆菌是一种耐酸菌,而*T. Whippelii*菌则不是,也可用电子显微镜区别这两种疾病。

【治疗】

一般治疗包括止痛、止泻等对症处理,有吸收不良者注意维持水、电解质和营养物质平衡等支持治疗。Whipple病对抗生素治疗有明显反应,多数患者的病情可在抗生素治疗后数日或数周内获得明显改善,但抗生素疗程过短常易复发。目前临床推荐Whipple病治疗方案为:头孢曲松2 g静脉滴注,每日1次,或美罗培南1 g,静脉滴注,每日3次,治疗2周后改为TMP-SMZ 960 mg口服,每日2次,至少治疗1年。停药前应用高分辨率光学显微镜或电子显微镜检查小肠活组织标本,以证明*T. Whipplei*菌被清除。PCR检测细菌存在与否,有助于指导选择恰当的抗生素和决定治疗时间。但PAS反应阳性的巨噬细胞可存在多年。

[南京医科大学第一附属医院(江苏省人民医院) 李爽]

第六节 肝脏和胆道系统感染

一、病毒性肝炎

病毒性肝炎(viral hepatitis)是由肝炎病毒引起的以肝炎为主的全身性疾病。由甲型、乙型、丙型、丁型和戊型肝炎病毒分别引起的甲型病毒性肝炎(简称“甲型肝炎”)、乙型病毒性肝炎(简称“乙型肝炎”)、丙型病毒性肝炎(简称“丙型肝炎”)、丁型病毒性肝炎(简称“丁型肝炎”)和戊型病毒性肝炎(简称“戊型肝炎”)共5种类型病毒性肝炎。其他病毒如巨细胞病毒、EB病毒、黄热病毒、风疹病毒、麻疹病毒、埃可病毒和柯萨奇病毒等亦可引起肝炎,称为巨细胞病毒性肝炎、EB病毒性肝炎等,不包括在“病毒性肝炎”内,在“病毒感染”相关章节中叙述。近年来,新发现的庚型肝炎病毒(HGV)、TTV病毒(transfusion transmitted virus)等,因其对人体的致病性和与病毒性肝炎的关系尚不清楚,故暂不叙述。本节主要叙述5种类型病毒性肝炎。

【病原学】

5种类型肝炎病毒中,只有乙型肝炎病毒为DNA病毒,其他4种类型肝炎病毒均为RNA病毒,并分属于不同的病毒科、属。而且5种类型肝炎病毒间无交叉免疫,可以重复感染和重叠感染。

【流行病学】

5种类型病毒性肝炎可分为两类:一类为甲型和戊型肝炎,由粪—口途径经消化道传播,可污染水和食物引起水源性和食物性暴发流行。甲型肝炎多发生于儿童,戊型肝炎多见于青壮年及老年人。另一类为乙型、丁型和丙型肝炎,经血液和体液传播,一般不引起暴发流行。在乙肝疫苗纳入国家计划免疫规划前,乙型肝炎常通过母婴传播,引起家庭聚集发病。

【临床表现】

5种类型病毒性肝炎均可表现为急性肝炎和肝衰竭。甲型和戊型肝炎表现黄疸型较多,戊型肝炎黄疸较重,表现淤胆型较多,孕妇患戊型肝炎易发展为急性肝衰竭,病死率高。甲型和免疫功能正常的戊型肝炎病毒感染不发展为慢性病毒携带者和慢性肝炎。免疫功能极度低下者可表现为慢性戊型肝炎。而乙型、丁型和丙型肝炎病毒感染可发展为慢性病毒携带者和慢性肝炎,且可进一步发生肝硬化和肝细胞性肝癌(hepatocellular carcinoma, HCC)。

【诊断】

根据流行病学史、临床表现和实验室检查进行诊断。肝组织学检查有助于进一步诊断。采用特异性血清抗原、抗体及核酸检测可以确诊。

【治疗】

甲型和戊型肝炎除少数发展为肝功能衰竭外,一般多能自愈,可用一般和支持治疗,适当应用抗炎保肝治疗。急性乙型肝炎多能自愈。慢性乙型肝炎和丙型肝炎应采用以抗病毒治疗为主的综合治疗,减少和防止急性肝炎慢性化及发生肝功能失代偿、肝硬化和HCC。

【预防】

5种类型病毒性肝炎均应采用管理传染源、切断传播途径和保护易感人群的综合性预防措施。但甲型和乙型肝炎应采用以疫苗接种为主的综合性预防措施。丙型和戊型肝炎应采用以切断传播途径为主的综合性预防措施。

(北京大学第一医院 徐京杭 于岩岩)

(一) 甲型病毒性肝炎

甲型病毒性肝炎(viral hepatitis type A)是因感染甲型肝炎病毒(hepatitis A virus, HAV)所致的消化道传播疾病,临床表现为急性肝炎,目前已有有效的疫苗预防。

【病原学】

甲型肝炎病毒曾被归类于肠道病毒属72

型,但因其具有明显的嗜肝性、耐热耐酸、生长周期长且不引起细胞病变、病毒基因组中鸟嘌呤和胞嘧啶核苷酸占38%等属性或特性,故于1991年将其归于小RNA病毒科、嗜肝RNA属。该属仅甲型肝炎病毒一种。

HAV是直径27～28 nm、由蛋白衣壳和RNA基因组构成的球形体,无包膜。电子显微镜下可见实心和空心两种颗粒,前者为成熟的病毒体,后者仅有蛋白衣壳而无病毒核酸成分;前者具有感染性,后者仅具有抗原性。

HAV RNA位于病毒球形体内,为线性单股正链RNA,共7 470～7 478个核苷酸碱基。病毒基因组结构按其功能可分为5′羟基端(碱性糖蛋白多肽)、5′非编码区-编码区(开放读码框)、3′非编码区-多聚腺苷酸区-3′羧基端。其中,碱性糖蛋白多肽和5′端非编码区核酸可作为病毒复制的引物,3′端非编码区可能与病毒合成调控相关。编码区可分为2个功能区:编码结构和非结构蛋白。病毒在肝细胞内复制,以病毒RNA为模板,在病毒RNA聚合酶作用下合成新的病毒颗粒,新合成的病毒粒子释放至胆道,随粪便排出体外。病毒核酸较少发生变异。

HAV只有一个血清型,抗原性一致,因此甲型肝炎诊断试剂和疫苗可在世界各地通用。HAV可根据核苷酸序列分为7个基因型,其中Ⅰ型、Ⅱ型、Ⅲ型和Ⅶ型可以或能感染人类,国外和我国均以ⅠA及ⅠB为主。

黑猩猩和短尾猴等灵长类动物均对人甲型肝炎病毒易感,但多为隐性或亚临床感染。短尾猴感染人甲型肝炎病毒后,可致肝组织出现典型肝炎病理改变、血清氨基转移酶升高,并可从粪便中检出人甲型肝炎病毒,是较理想的甲型肝炎动物模型。HAV可在多种灵长类动物的原代或传代细胞中培养,但生长缓慢,大约需要2周病毒合成量达峰值。合成的HAV多在细胞内,少量释放至细胞培养液中。

由于HAV无脂蛋白包膜,故能耐有机溶剂,也较其他肠道病毒耐酸、耐碱、耐热。HAV在外界的生存力很强,尤其在水中可存活数日至数月,而毛蚶、牡蛎等可浓集病毒。因此,水源污染或水产品污染常可导致甲型肝炎暴发流行,如1988年上海约有30余万人因生食受污染的毛蚶后引起甲型肝炎暴发流行。

首选的HAV灭活方法为121℃、高压蒸汽20分钟。此外,可用碘(3 mg/L)5分钟、氯(2.0～2.5 mg/L)15分钟、次氯酸钠(3～10 mg/L)20℃ 5～15分钟和甲醛等灭活。甲型肝炎病毒可以耐受70%乙醇、1‰新洁尔灭。

【流行病学】

1. *传染源* 急性期患者和隐性感染者。潜伏期末至发病初期为排毒高峰,病后4周左右即无传染性。感染者经粪便大量排毒,高达每克10^9感染性颗粒。

2. *传播途径* 粪—口传播为甲型肝炎的主要传播途径,水源或食物受污染可致暴发流行。其次,接触被患者粪便污染的物体也是可能的传播途径。男男同性恋的肛交、口肛接触等均可造成感染。

3. *易感人群* 人类普遍易感。感染后可获得终生免疫,几乎无再次发病。

4. *流行特征* 伴随着我国经济实力提升、卫生条件改善和甲型肝炎疫苗覆盖率的提高,城乡的抗-HAV阳性率差距越来越小。2006年,城市和农村地区分别为:61.3%(95%*CI*:60.2～62.5)和59.0%(95%*CI*:57.9～60.2);2014年分别为:70.6%(95%*CI*:69.6～71.7)和66.9%(95%*CI*:65.8～68.0)。

随着甲型肝炎疫苗覆盖率的升高,甲型肝炎的发病率明显下降。1992年,全国甲型肝炎的发病率为52/10万、高峰年龄为4岁;2006年,甲型肝炎疫苗在5岁以内儿童的覆盖率<30%,甲型肝炎发病率降至5.4/10万,发病高峰年龄为10岁;2014年,甲型肝炎疫苗在5岁以内儿童的覆盖率超过90%,发病率降至1.9/10万。

【临床表现】

潜伏期14～45日,平均30日。人感染甲型肝炎病毒后,多数没有明显的症状体征,但感染者粪便中可排出病毒颗粒、血清中出现甲型肝炎抗体转阳,即隐性感染。仅有少数感染者为显性感染,主要表现为急性肝炎,偶可发生肝衰竭和淤胆型肝炎,但不发展为慢性肝炎。

1. 急性肝炎

(1) 急性黄疸型肝炎:分为 3 期,总病程 2～4 个月,为显性感染中的常见临床类型。① 黄疸前期:以非特异性消化道症状为主,如食欲减退、乏力、厌油、恶心、呕吐,也可有发热。常持续 7 日左右。② 黄疸期:自觉症状稍好转,发热消退,尿色加深,皮肤和巩膜黄染,2 周内达峰。体检可发现肝大、压痛和叩击痛,部分可有轻度脾大。生化检查可有氨基转移酶明显升高、血清胆红素>1 倍正常值上限。本期常持续 2～6 周。③ 恢复期:症状、体征、化验检查均逐渐复常。本期可持续 2 周～4 个月,极个别可达 1 年。

(2) 急性无黄疸型肝炎:临床表现类似急性黄疸型肝炎,但无黄疸,血清胆红素正常,症状轻、病程短,易漏诊,多于 3 个月内恢复。

2. 急性淤胆型肝炎 主要为肝内淤胆性表现,自觉症状较轻,但可有皮肤和巩膜明显黄染、尿色如浓茶水样、大便颜色变浅、皮肤瘙痒等症状。生化检查提示,血清胆红素明显升高,且以直接胆红素为主,γ-谷氨酰转肽酶、碱性磷酸酶、胆固醇明显升高,凝血酶原活动度正常。黄疸持续 3 周以上,少数可持续 3～6 个月。因此,必须排除其他原因所致肝内淤胆和肝外梗阻性黄疸。

3. 肝衰竭 起病急骤且变化快,有急性和亚急性肝衰竭,其临床表现与急性和亚急性乙型肝炎肝衰竭相似。

【实验室检查】

1. 血清免疫学检测 酶联免疫吸附试验检测血清抗-HAV-IgM 阳性,可确诊甲型肝炎病毒感染,临床广泛应用。但需注意:① 接种甲型肝炎疫苗后 2～3 周,8%～20%的接种者可产生抗-HAV IgM。② 排除类风湿因子及其他原因所致假阳性结果。

2. HAV RNA 和 HAV 抗原检测 用 PCR 法检测患者粪便提取物和血清中的 HAV RNA 或用免疫荧光和酶免疫法(EIA)检测患者肝组织中的 HAV 抗原可以确诊。但因操作复杂,不作为临床常规检测方法。

【诊断和鉴别诊断】

1. 诊断依据 ① 最近出现持续数日、无其他原因可解释的乏力、厌油、恶心、呕吐,化验检查发现血清氨基转移酶明显升高,伴或不伴有血清胆红素异常。② 仔细询问 30 日前可能有不洁饮食史或与甲型肝炎患者密切接触史。③ 血清抗-HAV-IgM 阳性。

2. 鉴别诊断 与下列疾病相鉴别:① 乙型、丙型、丁型和戊型病毒性肝炎,EB 病毒、巨细胞病毒和肠道病毒等引起的肝炎。② 药物和毒物所致肝损伤,详细询问用药和接触毒物史非常重要,必要时可行肝脏组织学检查。③ 酒精性肝病。④ 非酒精性脂肪性肝病。⑤ 自身免疫引起的肝胆疾病,如自身免疫性肝炎、原发性胆汁性肝硬化、原发性硬化性胆管炎等。⑥ 全身疾病的肝脏表现,如感染中毒性肝炎、系统性红斑狼疮等自身免疫性疾病所致肝损伤、甲状腺疾病所致肝损伤等。⑦ 肝外梗阻性黄疸、先天性高胆红素血症等。

【治疗】

1. 急性黄疸型和无黄疸型肝炎 没有特效治疗药物,但除少数发生肝衰竭外均可自愈,不会发生慢性化。因此,治疗以对症支持治疗为主。除注意给予患者清淡饮食、补充足够热量、充分休息外,还可给予甘草酸制剂以控制肝脏炎症、减少肝细胞坏死。另外,应禁酒,禁用可能损伤肝脏的药物。

2. 急性和亚急性肝衰竭的治疗 可参阅本节“乙型肝炎肝衰竭的治疗”。

3. 急性淤胆型肝炎 同急性黄疸型肝炎的治疗,一般无需特殊治疗。黄疸较重、持续时间较长者可用下列药物。① 糖皮质激素:泼尼松龙或泼尼松 30～40 mg/d,黄疸明显减退后逐渐减量。如用药 1 周无明显效果者应停用,以免发生糖皮质激素引起的不良反应。② 苯巴比妥钠:是肝脏细胞色素 P450 酶的诱导剂,可促使间接胆红素转换为直接胆红素，促进胆汁排泌。一次 30～60 mg，每日 2～3 次。需注意药物不良反应。③ 中医药治疗。④ 因患者肠道内缺乏胆汁，使脂溶性维生素吸收障碍，消化脂肪的能力降低，应减少饮食中脂肪摄入量，补充脂溶性维生素，如维生素 K 等。

【预防】

甲型肝炎患者应隔离，隔离期至病后 3 周，粪便等排泄物须用漂白粉消毒。密切接触者须检疫 45 日，接触 7 日内者可注射丙种球蛋白，并应作为传染病及时向防疫部门上报。

应采取以切断传播途径和为易感者接种甲型肝炎疫苗为主的综合预防措施。

1. 切断传播途径　① 保护水源：饮用清洁水，保证供水安全。② 粪便、污水无害化处理：以免污染水源和食物。③ 做好饮食卫生：加强食品卫生管理，不进食未煮熟的水产品。④ 做好个人卫生：做到饭前便后洗手，培养良好的个人卫生习惯。⑤ 加强托幼机构和学校等的卫生管理。⑥ 消灭蚊蝇、蟑螂：加强卫生宣教，提高全民卫生素质。

2. 预防接种　包括主动免疫和被动免疫。① 被动免疫：可用丙种球蛋白，注射越早越好。② 主动免疫：1 岁以上的儿童和青少年是疫苗接种的主要对象。

目前有减毒活疫苗和灭活疫苗 2 种。其中甲型肝炎减毒活疫苗为我国科学家所独创。我国的甲型肝炎减毒活疫苗有 2 个毒株，即 H2 株与 LA－1 株，由我国科学家毛江森与胡孟冬分别研制成功。1996 年底，对规范化甲型肝炎减毒活疫苗进行了大规模现场效果考核，研究结果表明，H2 株与 LA－1 株 1 剂免疫后抗体阳转率达 90%以上，保护率为 100%，其 95%可信区间下限为 92.2%。2008 年，我国将甲型肝炎减毒活疫苗纳入儿童扩大免疫规划(EPI)项目，对 1 岁半儿童实行免费接种。已有资料表明，我国 0～25 岁人群甲型肝炎抗体阳性率随年龄增长变化呈递增趋势，年龄每增加 1 岁，抗体阳性率上升 1.3%；25 岁以上人群甲型肝炎抗体阳性率变化趋于平缓，平均甲型肝炎抗体水平是 76.7%。

甲型肝炎减毒活疫苗 1 剂免疫后有较好的抗体持久性。多剂免疫(2 剂或 3 剂)可以产生更高的峰值抗体水平及更好的抗体持久性。甲型肝炎减毒活疫苗 1 剂免疫后 15 年抗体阳性率为 88%。国外对甲型肝炎灭活疫苗的抗体持久性研究发现，97.3%～100%的研究对象在免疫后 9～15 年仍可检测到甲型肝炎抗体。两类疫苗免疫诱导的保护性抗体均能长期维持，具有良好的抗体持久性。

国外曾有接种甲型肝炎灭活疫苗后发生关节炎、脑病、胃肠道反应等的报道。

参考文献

[1] 王富珍，郑徽，刘建华，等. 中国 2014 年 2～29 岁人群甲型肝炎疫苗接种率及甲型肝炎报告发病分析[J]. 中华流行病学杂志，2016，37(8)：1099－1104.
[2] 莫兆军，汪萱怡. 我国甲型肝炎疫苗免疫的影响与思考[J]. 国际流行病学传染病学杂志，2016，43(3)：145－149.
[3] Fuzhen Wang, Xiaojin Sun, Feng Wang, *et al*. Changing Epidemiology of Hepatitis A in China: Evidence From Three National Serological Surveys and the National Notifiable Disease Reporting System [J]. Hepatology, 2021, 739(4): 1251－1260.
[4] 徐志一，汪萱怡，李荣成，等. 甲型肝炎减毒活疫苗免疫原性与保护效果的研究[J]. 中华医学杂志，2002，82(10)：678－681.
[5] 秦莎莎，廖贵蓉，裴小琴，等. 我国甲肝免疫水平现状分析——基于多水平 Meta 分析结果[J]. 现代预防医学，2010，37(6)：1020－1022.
[6] WHO. Global hepatitis report, 2017.
[7] Yu C, Song Y, Qi Y, *et al*. Comparison of immunogenicity and persistence between inactivated hepatitis A vaccine Healive® and Havrix® among children: A 5-year follow-up study [J]. Hum Vaccin Immunother, 2016, 12(10): 2595－2602.

(北京大学第一医院　赵鸿　斯崇文)

(二) 乙型病毒性肝炎

乙型病毒性肝炎(hepatitis B)由乙型肝炎病

毒(hepatitis B Virus，HBV)引起，主要通过血液和体液传播。主要的临床表现包括疲乏无力、食欲缺乏、恶心、呕吐、腹胀、黄疸、肝大和脾大、肝功能异常和肝组织有程度不等的炎症、坏死和纤维化病变。血清和肝组织中可检出 HBsAg、HBeAg、HBV DNA 等 HBV 标志物。可发展为肝衰竭、肝硬化、肝细胞性肝癌(HCC)。

【病原学】

乙型肝炎病毒(HBV)属嗜肝 DNA 病毒科。

1. *形态和结构* HBV 为直径 42 nm 的球形颗粒，称 Dane 颗粒。由包膜、衣壳和核心内双股部分环状 DNA 组成。HBV 感染者血清中，除了 Dane 颗粒外，在电子显微镜下还可见另外两种不同形态的颗粒：一种为 22 nm 的小球形空心颗粒，另一种为 22 nm×(40～100)nm 的管状颗粒。以上两种颗粒均不含病毒核酸，因而无传染性。

2. *基因组的结构、功能及其编码的蛋白* HBV 基因组为部分环状双链 DNA，由负链和正链以碱基配对(base pair，bp)方式结合而成。负链为长链，呈闭合型的环状 DNA，全长约 3 200 个核苷酸，有转录和翻译病毒蛋白的功能。正链为短链，呈半闭合型的环状 DNA，全长为负链的 50%～75%。正链没有转录和翻译的功能。负链和正链的 DNA 5′端均有 11 个碱基对组成的重复序列，分别称为 DR1 和 DR2，是 HBV DNA 成环和病毒复制的关键区域。

HBV 负链 DNA 有 4 个开放读框区(open reading frame，ORF)，分别为 *S*、*C*、*P* 和 *X* 基因区。

(1) *S* 基因区：全长为 1 167 bp。由 *S* 基因、前 S_1 基因和前 S_2 基因组成。*S* 基因全长 678 bp，编码 226 个氨基酸的 S 蛋白或主蛋白即 HBsAg。前 S_1 基因和前 S_2 基因全长分别为 324 bp 和 165 bp，分别编码 108 个和 55 个氨基酸的前 S_1 蛋白和前 S_2 蛋白。前 S_2 蛋白和 S 蛋白结合称为中蛋白。前 S_1 蛋白、前 S_2 蛋白和 S 蛋白结合称大蛋白。大蛋白、中蛋白和主蛋白均是构成 HBV 包膜的成分。

HBsAg 在 HBV 感染人体后，早期即可在肝细胞内及血液循环中出现。HBsAg 本身并无传染性。但由于 HBsAg 和 HBV 颗粒常同时存在，因此 HBsAg 也是 HBV 感染和传染性的标志。

HBsAg 可有 a、d/y 和 r/w 抗原决定簇，a 为共同抗原决定簇，d/y 和 r/w 为相互排斥的抗原决定簇。随着不同抗原决定簇的组合，HBsAg 可以分为多个亚型，在我国主要为 adr、adw 和 ayw 亚型。不同亚型的分布随地区而异。北方地区以 adr 为主，南方地区以 adw 和 adr 为主。新疆、内蒙古和西藏少数民族地区以 ayw 为主。抗 HBs 是 HBsAg 诱生的保护性抗体。它的出现标志 HBV 感染已经恢复或接种过乙型肝炎疫苗，对 HBV 感染已有保护性免疫作用。

前 S_1 蛋白($PreS_1$)和前 S_2 蛋白($PreS_2$)在 HBV 感染的早期出现，是 HBV 复制和传染性的标志。$PreS_1$ 和 $PreS_2$ 含有中和抗原决定簇，并可促进细胞免疫，可以诱生较强的对 HBV 保护性免疫作用。$PreS_1$ 和 $PreS_2$ 可以与肝细胞膜上的相应受体结合，使 HBV 吸附于肝细胞表面，与 HBV 感染肝细胞的机制有关。$PreS_1$ 抗体和 $PreS_2$ 抗体亦是 HBV 中和抗体，较抗 HBs 出现时间早。

(2) *C* 基因区：有前 *C* 基因和 *C* 基因，全长 636 bp。其中前 *C* 基因为 87 bp，可以编码 29 个氨基酸的信号肽。*C* 基因有 549 bp，可以编码 183 个氨基酸的乙型肝炎核心抗原(HBcAg)。前 *C* 基因和 *C* 基因均有起始密码子，从前 *C* 基因开始编码，连续编码至 *C* 基因，可以产生乙型肝炎 e 抗原(HBeAg)前体蛋白，由信号肽引导至细胞内质网中，经改造后形成 HBeAg。HBeAg 可以分泌到细胞外在血清中检出，为 HBV 复制和传染性的标志。其诱生的抗 HBe 不是保护性抗体，而是 HBV 感染的标志。对野生株感染而言，出现 HBeAg 阴性、抗 HBe 阳性时，常标志 HBV 复制减少，传染性减轻。但对于变异株感染，HBeAg 阴性不一定代表传染性降低。比如，前 *C* 基因区 G1896A 可产生终止密码(TAG)，使 HBeAg 不能产生，而导致

HBeAg 阴性。其次,基本核心启动子(BCP)发生 A1762T/G1764A 突变后,可以选择性抑制前 *C* 基因区 mRNA 转录,使 HBeAg 合成明显减少,均可出现 HBeAg 阴性。*C* 区基因可编码 HBcAg,为 HBV 的衣壳蛋白,可以分布在肝细胞的胞核、胞质和胞膜上。HBcAg 有很强的抗原性,可刺激 B 细胞产生高滴度抗 HBc,出现时间较抗 HBs 早,且持续时间长,可分为抗 HBc - IgM 和抗 HBc - IgG 两种抗体,是 HBV 感染的标志,均非保护性抗体。

(3) *P* 基因区:是 HBV 基因组最长的开放读框区,与 *S* 基因区和部分 *C* 基因及 *X* 基因区重叠,全长 2 496 bp,编码 832 个氨基酸的 P 蛋白,具有 DNA 聚合酶、反转录酶和 RNA 酶 H 活性。P 蛋白在整个 HBV DNA 复制过程中起重要的作用。血清 HBV DNA 聚合酶阳性为 HBV 复制和传染性标志。

(4) *X* 基因区:全长为 462 bp,编码含 154 个氨基酸的乙型肝炎 X 抗原(HBxAg)。HBxAg 具有反式激活 HBV 基因的作用,增强 HBV 基因的复制和表达。同时,其还有反式激活细胞内原癌基因(oncogene)的作用,可能与肝癌的发生有关。血清中 HBxAg 阳性是 HBV 复制和传染性的标志。HBxAg 可以诱生抗 HBx,也是 HBV 感染的标志。

HBV 可分为 A、B、C、D、E、F、G、H 8 个基因型。我国流行的基因型主要为 B 型和 C 型。对干扰素的疗效,A 型优于 D 型,B 型优于 C 型。不同基因型 HBV 的生物学特性、感染后的临床表现、病变的进展和结局可能有所不同,但均需进一步研究。

3. *HBV 感染肝细胞、复制和表达的过程* HBV 侵入人体是借 PreS$_1$ 和 PreS$_2$ 与肝细胞膜上的钠离子-牛磺胆酸钠共转运多肽(sodium taurocholate cotransporting polypeptide, NTCP)受体结合,吸附于肝细胞表面,脱去包膜后穿入肝细胞内,经脱去衣壳,双股 HBV DNA 进入细胞核内,补足正链缺口后成为共价闭合环状 DNA(covalent closed circular DNA, cccDNA)作为 HBV 复制的原始模板,转录为不同大小的 RNA。3.5 kb RNA 为 HBV 前基因组作为反转录模板,在反转录酶作用下,可以反转录为负链 DNA,而负链 DNA 又可以作为复制的模板,在 HBV DNA 聚合酶的作用下,转录为正链 DNA。新转录的正、负链 DNA 组合成为新的双股部分环状 DNA,与上述编码的病毒蛋白在内质网中装配成新的、完整的病毒颗粒,"芽生"于肝细胞膜上,最后释放至肝细胞外,可以重新感染其他的肝细胞(图 29 - 1)。

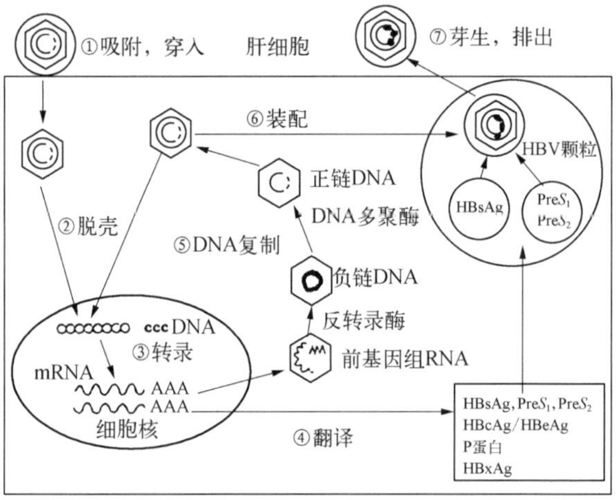

图 29 - 1 HBV 感染肝细胞、复制和表达过程

4. *病毒变异* HBV 复制力强,每天复制新的病毒体数量为 $10^{12} \sim 10^{13}$,而且因其复制过程中,HBV 的反转录酶缺乏校正功能,难以纠正核苷酸复制时的变异,自然变异率很高,有 10^{-5} 碱基被取代。其次,HBV 在人体内呈异质性(heterogeneity),也就是人体中 HBV 存在形式是以多种病毒株如野生株与各种变异株(准种,quasispecies)混合存在。在人体的免疫作用、抗病毒药物(如核苷(酸)类似物治疗)、乙型肝炎免疫球蛋白(HBIG)的应用情况下,免疫压力和药物选择使敏感的病毒株逐渐减少成为弱势株,而不敏感的病毒株逐渐增多成为优势株而产生耐药。HBV 的变异可以发生在各个基因区。常见有前 *C* 基因区和 BCP 变异,可使 HBeAg 阴性。*S* 区基因发生变异,在 a 抗原决定簇位点第 124~147 位氨基酸(AA),尤其是 AA 145 发生变异时,引起"a"抗原决定簇发生变异,使乙型肝炎疫苗免疫产生的抗 HBs 不能与变异病毒结合，引起“免疫逃逸”(immune escape)而致免疫失败，亦可使 HBIG 防治 HBV 感染失败。又如在 AA 122～124 间发生插入变异时，可发生变异的 HBsAg，不能被一般试剂检出，出现 HBsAg 阴性的 HBV 感染。前 *S* 区基因发生变异，亦可使 Pre S_1 和 Pre S_2 发生变异，不能被抗 Pre S_1 和抗 Pre S_2 中和，引起免疫逃逸。近年来，由核苷(酸)类似物使 *P* 区基因产生耐药突变引起耐药，是临床最常见的病毒变异和耐药形式。

5. 抵抗力　HBV 对外界环境抵抗力很强，30～32℃可存活至少 6 个月，－20℃可存活 15 年。65℃ 10 小时，或 100℃ 煮沸 10 分钟均可灭活 HBV。0.5%过氧乙酸、3%漂白粉液、5%次氯酸钠和环氧乙烷均可灭活 HBV。

【流行病学】

HBV 感染流行于世界各地，但不同地区流行强度差别大。据 WHO 估算，目前全球慢性 HBV 感染者约 2.4 亿人。2014 年，中国疾病预防控制中心对全国 1～29 岁人群乙型肝炎血清流行病学调查结果显示，1～4 岁、5～14 岁和 15～29 岁人群 HBsAg 流行率分别为 0.32%、0.94%和 4.38%。

1. 传染源　为 HBV 携带者和急、慢性乙型肝炎患者。慢性 HBV 携带者及慢性乙型肝炎患者是主要传染源。

2. 传播途径　HBV 主要通过血液和血制品、母婴、破损的皮肤和黏膜及性接触等途径传播。

(1) 围生期传播：是母婴传播的主要方式，主要经分娩时新生儿接触 HBV 感染母亲的血和体液如羊水、阴道分泌物等传播。少数经宫内感染传播。母婴传播曾是我国 HBV 的主要传播途径，目前已经明显减少。

(2) 破损的皮肤和黏膜传播：未经严格消毒而又反复使用被 HBV 污染的医疗器械引起的传播，如手术和牙科器械、注射器、采血针、针灸针、内镜等所致的 HBV 传播。其他如修足、文身、扎耳环孔、共享剃须刀和牙刷及医务人员的意外暴露等。

(3) 输血传播：输入被 HBV 污染的血液和血制品后，可引起输血后乙型肝炎的发生。但近年来，由于对献血员进行严格筛选，输血后乙型肝炎的发生率已明显降低。

(4) 性传播：HBV 可以经性接触传播，尤其与 HBV 阳性者有性接触或多个性伴等。

3. 人群易感性　对 HBV 普遍易感。新生儿和未接种过乙型肝炎疫苗的易感儿童、HBsAg 阳性者家庭成员中的易感者、接触乙型肝炎患者的医护人员、化验员，以及经常接受输血者如血友病、血液透析、血液病患者等高危人群应是重点预防对象。应接种乙型肝炎疫苗。

【发病机制和病理】

乙型肝炎的发病机制十分复杂，涉及 HBV 和人体的免疫功能及其相互的作用。不少问题尚不清楚，还有待进一步研究。

1. 发病机制

(1) HBV 感染时肝细胞的损伤机制：目前认为，HBV 并不直接致肝细胞病变。人体对 HBV 的免疫应答引起肝细胞的免疫损伤，造成肝组织的炎症和坏死病变。

HBV 感染后，可以激发人体的细胞免疫和体液免疫，而引起肝细胞免疫损伤主要是通过细胞免疫。通过免疫杀伤细胞如 CTL 细胞、NK 细胞、NKT 细胞和巨噬细胞对 HBV 感染肝细胞的杀伤、溶解和肝细胞凋亡。而 CTL 细胞是引起肝细胞免疫损伤的主要效应细胞。

HBV 感染人体后，经过抗原提呈细胞如树突状细胞、巨噬细胞等处理和提呈的 HBV 靶抗原与 HLA Ⅰ类抗原结合后成为复合体，可与 T 细胞受体结合，CTL 细胞通过识别和活化引起细胞毒反应，杀伤 HBV 感染的肝细胞，使其发生溶解和死亡。目前认为，HBV 的靶抗原主要是 HBcAg。HBsAg 亦可成为靶抗原，但 HBsAg 特异性 CTL 细胞引起细胞毒反应较弱。CTL 细胞对肝细胞的损伤是通过产生穿孔素(perforin)和颗粒酶(granzyme)，与免疫协同因子如 B7、细胞间黏附分子 1(intercellular adhension molecule1, ICAM1)等,免疫损伤肝细胞膜引起肝细胞溶解。另一种途径是 CTL 细胞表达 Fas 配体(FasL)与 HBV 感染的肝细胞表面 Fas 结合;亦可通过其他引发凋亡的因素如 TNF 与细胞膜上 TNF 受体和其他相应死亡受体结合,引发细胞凋亡,造成 HBV 感染的肝细胞发生免疫损伤。

HBV 感染后,机体可以产生一系列细胞因子(如 IFN、IL-2 等),促进和增强免疫应答,均增强上述免疫杀伤细胞的细胞毒活性,并诱生 LAK(lymphokine activated killer)细胞,加重肝细胞免疫损伤。HBV 感染后引起乙型肝炎,尤其是慢性肝炎和肝衰竭时,血清中 TNF-α、IL-1、IL-6 等炎性细胞因子水平升高。升高的原因是由于继发感染和肠源性内毒素吸收增多,使血清内毒素水平升高。HBV 或内毒素可以激活单核巨噬细胞系统,产生上述炎性细胞因子,使肝组织产生炎症和坏死,是加重肝细胞损伤的重要因素。

(2) 清除 HBV 的机制:可以通过以下方式。① 致细胞病变机制(cytopathic mechanisms):是病毒特异性 T 细胞,主要为 CTL 细胞,可以识别和破坏 HBV 感染的肝细胞,产生炎症、坏死和细胞凋亡,使 HBV 减少和清除;同时,肝细胞发生代偿性增生,使 HBV(包括 HBV cccDNA)感染细胞逐渐减少和消失;未受 HBV 感染的肝细胞经产生的中和抗体(抗 HBs)和 IFN-α 等其他天然免疫机制得到保护。② 非致细胞病变机制(non-cytopathic mechanisms):通过抗病毒细胞因子如 TNF-α、IFN-γ 等可以抑制和清除 HBV,但不产生细胞病变。多见于急性乙型肝炎。

HBV 在慢性乙型肝炎患者体内的清除过程很慢,即使产生 HBsAg 转阴,甚至同时出现抗 HBs 转阳,HBV 感染细胞也不易被完全清除,在较长时期内,血及肝组织中仍可检出微量 HBV。

2. 病理

(1) 急性肝炎:为全小叶病变,主要表现为肝细胞肿胀、水样变性及气球样变、嗜酸性变,嗜酸性小体形成,肝小叶内有散在的点状及灶状坏死;同时有肝细胞再生、肝窦库普弗细胞增生,肝窦内、肝实质有炎性细胞浸润,主要为淋巴细胞,其次为单核细胞和浆细胞浸润。汇管区呈轻度至中度炎症。黄疸型患者可见小叶内有胆汁淤积,毛细胆管内有胆栓。

(2) 慢性肝炎:根据病变轻重不同分类。① 轻度慢性肝炎:病变分级(G)分期(S)为 G1~G2,S0~S2。肝细胞变性,有嗜酸性小体、点状及灶状坏死,汇管区有轻度炎性细胞浸润,可见轻度碎屑样坏死、小叶结构完整。② 中度慢性肝炎:为 G3,S1~S3。汇管区炎症明显,有中度碎屑样坏死。小叶内炎症重,融合坏死或伴少数桥接坏死。纤维间隔形成,但大部分小叶结构仍保持完整。③ 重度慢性肝炎:为 G4,S2~S4。汇管区炎症严重,或伴重度碎屑样坏死、多数小叶有范围广泛的桥接坏死、小叶结构紊乱,形成多数纤维间隔或早期肝硬化。

(3) 乙型肝炎肝衰竭

1) 急性乙型肝炎肝衰竭:肝细胞呈一次性坏死,坏死面积≥肝实质的 2/3 或亚大块坏死或桥接坏死,并伴有存活肝细胞的重度变性。

2) 亚急性乙型肝炎肝衰竭:肝实质有新旧不一的亚大块坏死,较陈旧的坏死区网状纤维塌陷,并可有胶原纤维沉积,残留肝细胞增生成团;可见大量小胆管增生和淤胆。

3) 慢加急性乙型肝炎肝衰竭:在慢性乙型肝炎或乙型肝炎肝硬化的基础上,出现大块性(全小叶性)或亚大块新鲜的肝实质坏死。

4) 慢性乙型肝炎肝衰竭:在乙型肝炎肝硬化的基础上,肝脏炎症坏死和纤维化不断发展,成为失代偿性肝硬化,最终出现肝衰竭。

(4) 乙型肝炎肝硬化

1) 活动性乙型肝炎肝硬化:肝硬化伴明显炎症,包括纤维间隔内炎症、假小叶周围碎屑样坏死及再生结节内炎症病变。

2) 静止性乙型肝炎肝硬化:假小叶周围边界清楚,间隔内炎症细胞少,结节内炎症较轻。

【临床表现】

潜伏期为30～160日，平均为60～90日。潜伏期的长短取决于侵入人体的HBV数量和人体的免疫功能。

乙型肝炎的临床表现，根据不同的临床类型而有所不同。其临床类型有急性乙型肝炎、慢性乙型肝炎、乙型肝炎肝衰竭和乙型肝炎肝硬化。

1. *急性乙型肝炎* 可分为急性黄疸型和急性无黄疸型。

（1）急性黄疸型：较少见，临床表现与甲型肝炎相似。

（2）急性无黄疸型：较多见，临床表现与急性黄疸型相似，但不出现黄疸，血清胆红素在正常范围，症状和病情较轻，不易被早期发现和诊断，可以发展为慢性乙型肝炎。

（3）淤胆型：急性乙型肝炎还可表现为淤胆型肝炎（cholestatic hepatitis），但较少见。起病类似急性黄疸型肝炎，但乏力和消化道症状较轻，而主要表现为肝内胆汁淤积：大便色浅发白、皮肤明显瘙痒、黄疸较重、尿色呈深茶色。尿胆红素强阳性，但尿胆原和尿胆素减少或消失。血清总胆红素明显升高，以直接胆红素升高为主。血清碱性磷酸酶（ALP）、γ谷氨酰转肽酶（GGT）明显升高。血清胆固醇亦可升高。但凝血酶原活动度（PTA）正常。B超显示肝内外胆管不扩张，无胆囊肿大，无肝外胆管梗阻表现。淤胆病程在3周以上，可迁延较久至数月。

2. *慢性乙型肝炎* 急性乙型肝炎迁延不愈或反复发作，病程超过半年，或HBV携带者肝组织为慢性肝炎病变，均可诊断为慢性乙型肝炎。临床表现可有长期或反复发作临床症状，如食欲缺乏、恶心、呕吐、腹胀、全身乏力和黄疸等。查体可有肝病面容、肝掌、蜘蛛痣和肝脾大等。

3. *乙型肝炎肝衰竭* 我国肝衰竭的首要病因是乙肝病毒。

（1）急性乙型肝炎肝衰竭：又称“暴发性肝炎”（fulminant hepatitis），发病迅速，病初可有发热，类似“感冒”样症状，在发病14日内出现肝衰竭的临床表现，极度乏力、精神萎靡，有明显消化道症状，肝脏浊音界缩小或消失，口有肝臭，迅速出现精神神经症状，表现为性格和行为改变、谵妄、躁动、扑翼样震颤、抽搐、神志不清，最后可出现昏迷等肝性脑病症状。病初黄疸可不明显或仅有轻度黄疸，但常迅速加重。最后，患者可发生出血（消化道出血多见）、继发感染、急性肾衰竭（肝肾综合征）等合并症。

（2）亚急性乙型肝炎肝衰竭：在15日至26周出现肝衰竭的临床表现。患者有高度乏力和精神极度萎靡，有明显消化道症状，如厌食，频繁恶心、呕吐，严重腹胀，尤以上腹部为重，有时可见膨胀的胃型。重度黄疸，并迅速加深。患者可发生腹水、胸腔积液、水肿及肝性脑病。此型患者病情发展较急性乙型肝炎肝衰竭慢，但发展至晚期可出现严重并发症，除肝性脑病外，可发生消化道出血、继发感染、急性肾衰竭（肝肾综合征），以及严重电解质紊乱如高钾血症、低钾血症和低钠血症等。

（3）慢加急性乙型肝炎肝衰竭：是在慢性乙型肝炎、乙型肝炎肝硬化、慢性HBV携带者的基础上，因肝炎病变活动及恶化，发生大块或亚大块肝坏死，引起肝衰竭的临床表现。临床表现类似亚急性乙型肝炎肝衰竭。此型患者的治疗效果和预后均较前两型差。临床多见在上述慢性HBV感染的基础上重叠感染其他肝炎病毒如甲型、丙型、丁型、戊型肝炎病毒，尤其是重叠戊型肝炎病毒感染较多见。

（4）慢性乙型肝炎肝衰竭：在乙型肝炎肝硬化的基础上，病变不断进展成肝脏失代偿，最终发生肝衰竭。

4. *乙型肝炎肝硬化* 早期肝硬化临床表现常不明显，只有依靠肝组织学检查才能诊断。乙型肝炎肝硬化的临床表现包括肝功能减退和门静脉高压两方面表现。静止性肝硬化患者可无肝功能减退的临床表现，活动性肝硬化患者的肝功能减退表现常较突出，如消化道症状（食欲缺乏、腹胀、恶心、厌油腻等）、黄疸等。门静脉高压的表现包括腹壁静脉曲张、食管-胃底静脉曲张、腹水、脾大伴有脾功能亢进等。

5. *乙型肝炎肝癌* 多在乙型肝炎肝硬化的基础上发生，早期肝癌的临床表现常不明显，主要依靠血液肿瘤指标和肝脏影像学检查进行监测和诊断，部分患者需要依靠肝组织学检查才能诊断。进展期肝癌可出现肝功能减退、腹痛等表现。

【实验室检查】

1. *血常规和尿检查* 乙型肝炎时，白细胞总数正常或偏低。淋巴细胞增多，可出现异型淋巴细胞，但多在10%以下。在急性黄疸型、慢性肝炎和肝衰竭患者，也可出现尿胆红素阳性，尿胆原和尿胆素增多。淤胆型肝炎时，尿胆红素呈强阳性，但尿胆原和尿胆素减少或消失。

2. *肝脏生化检查*

(1) 血清谷丙转氨酶(ALT)和血清谷草转氨酶(AST)活性检测：在各种病因引起肝脏损伤时，均可出现血清 ALT 和 AST 活性升高。在肝脏损伤早期即可出现，敏感性较高，临床常用。一般在急性肝炎时，ALT 明显升高，可达1 000 U/L 以上，ALT 活性高于 AST，ALT 与 AST 的比值大于1。恢复期时逐渐下降直至恢复正常。慢性肝炎时，ALT 和 AST 可持续和反复升高。AST 活性可高于 ALT，ALT 与 AST 的比值≤1，尤以肝硬化时更为明显。肝衰竭由于肝细胞大片坏死，表现黄疸加重，血清胆红素明显升高，但 ALT 和 AST 反而下降，呈现“酶疸分离”现象。

(2) 血清胆红素测定：在急、慢性肝炎出现黄疸时，血清胆红素升高。直接和间接胆红素同时升高。肝衰竭时，血清胆红素明显升高，一般≥10倍正常值上限，而且迅速上升，每日可上升≥1倍正常值上限。血清胆红素越高，预示肝脏坏死病变越重，预后亦越差。

(3) 血清白蛋白和球蛋白检测：在慢性肝炎、肝硬化和肝衰竭时，均可有血清白蛋白降低。慢性肝炎、肝硬化时，还有球蛋白升高，尤其是γ球蛋白升高。在血清白蛋白降低和球蛋白升高时，血清白蛋白和球蛋白的比值(A/G)降低，可≤1。血清前白蛋白(prealbumin)半衰期很短，仅1.9日，测定血清前白蛋白水平能较早反映肝脏损害及其严重程度。血清前白蛋白降低不仅见于慢性肝炎、肝硬化和肝衰竭，还可见于急性肝炎。

(4) 凝血酶原时间(PT)、凝血酶原活动度(PTA)和国际标准化比值(INR)测定：当肝脏发生严重病变时，凝血因子合成障碍，导致 PT 延长、PTA 降低、INR 延长。在肝衰竭时，PT 有明显延长较对照延长＞3秒，PTA 明显下降(＜40%)，INR 数值明显大(＞1.5)。PT、PTA 和 INR 可以反映一些半衰期较短的凝血因子水平，如凝血酶原、Ⅶ因子、Ⅹ因子。因此，PT 和 PTA 的测定可以迅速反映肝坏死的程度与患者的预后。

(5) 胆碱酯酶(CHE)检测：血清 CHE 活性在肝衰竭的诊断和预后判断方面具有重要意义。肝衰竭时，血清 CHE 活性有明显降低。活性越低，预后越差。在慢性肝炎、肝硬化时，血清 CHE 活性亦可降低。

3. *血清 HBV 标志物的检测* 可作为 HBV 病原学诊断。

(1) HBsAg 和抗 HBs 的检测：血清 HBsAg 阳性的患者是 HBV 感染者，提示有传染性。近年来发现 HBsAg 定量检测可用于指导干扰素治疗。血清 HBsAg 转阴、抗 HBs 的出现，是乙型肝炎康复的标志。注射过乙型肝炎疫苗产生免疫者，血清抗 HBs 亦出现阳性。血清抗 HBs 水平≥10 mU/ml，对 HBV 感染才有保护作用。

(2) HBcAg 和抗 HBc：HBcAg 包含于 HBV 核壳中，在血中不易检测到，须用去污剂破除 HBV 外壳后才能测出。由于与检测 HBeAg 的临床意义相同，因此可用检测 HBeAg 代替，血清 HBcAg 不作为 HBV 标志物的常规检测。抗 HBc 是抗 HBc 的总抗体，包括抗 HBc IgM 和抗 HBc IgG 两部分抗体，但主要是抗 HBc IgG 抗体。抗 HBc IgM 抗体在 HBV 感染后早期出现，在急性肝炎和肝炎急性发作时均可出现，但在急性乙型肝炎时，血清抗 HBc IgM 抗体滴度很高。而慢性乙型肝炎急性发作时，血清抗

HBc IgM 抗体较低。把血清作 1∶1 000 稀释后，检测抗 HBc IgM 抗体，在急性乙型肝炎仍为阳性，而慢性乙型肝炎急性发作则为阴性，借此可以作鉴别。同时检测抗 HBc IgM 和抗 HBc IgG，如抗 HBc IgM 阳性，抗 HBc IgG 阴性，可以诊断为急性乙型肝炎。如抗 HBc IgM 和抗 HBc IgG 均为阳性，则为慢性乙型肝炎急性发作。抗 HBc 出现较晚，但可持续多年。因此，血清抗 HBc 阳性提示已感染过 HBV。

(3) HBeAg 和抗 HBe 的检测：血清 HBeAg 阳性，提示有 HBV 复制和传染性。抗 HBe 阳性是感染过 HBV 的标志。

(4) 血清 HBV DNA 的检测：血清 HBV DNA 阳性是 HBV 感染和具有传染性的直接标志。可用 PCR 定性和定量法，常用荧光 PCR 定量法，不仅可以检测血清 HBV DNA 水平，而且可以作为抗病毒治疗疗效考核的重要标准。

(5) 新型标志物的检测：新型双抗原夹心法定量检测的血清抗 HBc 水平与病情严重程度和疗效预测有关。HBV RNA 和乙型肝炎病毒核心相关抗原（hepatitis B core-related antigen，HBcrAg）与肝细胞内 cccDNA 转录活性有关。

4. *肝纤维化无创性评估*

(1) AST 和血小板比率指数（aspartate aminotransferase-to-platelet ratio index，APRI 评分）：计算公式为[（AST/ULN）×100/PLT（10^9/L）]。APRI≥2 预示有肝硬化。

(2) FIB-4 指数：计算公式为年龄（岁）×AST/[血小板（10^9/L）×ALT 的平方根]。

(3) 瞬时弹性成像技术（transient elastography，TE）：可测定肝脏硬度值（liver stiffness measurement，LSM），其操作简便，重复性好，是较为成熟的肝纤维化评估方法，但易受肝脏炎症坏死、胆汁淤积和脂肪变等因素影响。既往曾认为，胆红素升高者 LSM≥29.2 kPa 诊断为肝硬化，LSM 17.0～29.2 kPa 诊断为进展性肝纤维化，LSM＜7.8 kPa 可排除进展性纤维化。但目前认为，高胆红素血症对检测结果影响较大。胆红素正常、ALT＜5×ULN、LSM≥17.0 kPa 诊断为肝硬化，LSM 12.4～17.0 kPa（ALT＜2×ULN 时为 10.6～17.0）诊断为进展性肝纤维化，LSM 9.4～12.4 kPa 诊断为显著肝纤维化，LSM 7.4～9.4 kPa 者必要时应行肝组织活检明确诊断，LSM＜7.4 kPa 可排除进展性肝纤维化。转氨酶及胆红素均正常者 LSM≥12.0 kPa 诊断为肝硬化，LSM 9.0～12.0 kPa 诊断为进展性肝纤维化，LSM 6.0～9.0 kPa 者必要时应行肝组织活检明确诊断，LSM＜6.0 kPa 可排除进展性肝纤维化。

【诊断和鉴别诊断】

应根据不同的临床类型及病原学进行诊断。

1. *急性乙型肝炎* 诊断根据：① 流行病学资料：家人有 HBV 感染者，尤其是母亲为慢性 HBV 感染者；半年内有输血和接受血制品及不安全的注射史；静脉药瘾史；性伴侣为 HBV 感染者等。② 症状：近期出现无其他原因的乏力及食欲减退、恶心、呕吐、上腹部饱胀等消化道症状。③ 体征：有肝大，并有压痛及肝区叩痛，可有脾轻度大，尤其有动态变化者更具诊断意义。④ 实验室检查：有肝功能异常，主要为血清 ALT 和 AST 活性明显升高。ALT 超过 1 000 U/L 更具诊断意义。⑤ 病原学检查符合 HBV 现症感染[血清 HBsAg 阳性；血清 HBV DNA 阳性；血清抗 HBC IgM 抗体阳性；肝组织内 HBsAg 和（或）HBcAg 阳性或 HBV DNA 阳性]。⑥ 恢复期出现 HBsAg 转阴和抗 HBs 转阳。

2. *慢性乙型肝炎* 急性肝炎病程超过半年或 HBV 携带者经肝组织学检查符合慢性肝炎病变，均可诊断为慢性乙型肝炎。

慢性乙型肝炎可分为 HBeAg 阳性和 HBeAg 阴性两类。① HBeAg 阳性慢性乙型肝炎：患者血清 HBsAg、HBV DNA 和 HBeAg 阳性，抗 HBe 阴性，血清 ALT 持续或反复异常和（或）肝组织学检查有肝炎病变。② HBeAg 阴性慢性乙型肝炎：患者血清 HBsAg、HBV DNA 阳性，HBeAg 阴性，抗 HBe 阳性或阴性，血清

ALT持续或反复异常和(或)肝组织学检查有肝炎病变。

慢性乙型肝炎还有少见的隐匿性慢性乙型肝炎一型,临床表现为慢性乙型肝炎,而HBsAg阴性,但血清和(或)肝组织中HBV DNA阳性,可伴有血清抗HBe、抗HBs阳性和(或)抗HBc阳性或上述抗体均阴性,但须排除其他病毒或非病毒性肝病。

根据病情轻重不同,可分为轻度、中度和重度慢性乙型肝炎。

(1) 轻度慢性乙型肝炎:肝炎的症状、体征常不明显。实验室生化检查指标仅1~2项轻度异常(表29-3)。病原学检查符合HBV现症感染。肝组织学检查符合轻度慢性乙型肝炎改变。

(2) 中度慢性乙型肝炎:肝炎的症状、体征和实验室检查改变,介于轻度和重度慢性乙型肝炎之间。肝组织学检查符合中度慢性乙型肝炎改变。

(3) 重度慢性乙型肝炎:有明显持续或反复发作的肝炎症状,伴有肝病面容、肝掌、蜘蛛痣和肝脾大,但无门静脉高压表现。实验室检查:血清ALT和AST反复或持续升高,ALT/AST≤1。血浆白蛋白降低,球蛋白和γ球蛋白明显升高。A/G比例降低(表29-3)。以下4项生化指标中,有1项达标者,即可诊断为重度慢性肝炎:血浆白蛋白≤32 g/L、血清胆红素>85.5 μmol/L、凝血酶原活动度(PTA)60%~40%、胆碱酯酶<4 500 U/L。病原学检查符合HBV现症感染。肝组织学检查符合重度慢性乙型肝炎。

表29-3 轻度、中度和重度慢性肝炎生化指标异常程度

生化检查项目	轻度	中度	重度
ALT和(或)AST(U/L)	≤3×ULN	>3×ULN	>3×ULN
胆红素(μmol/L)	≤34.2	34.3~85.5	>85.5
白蛋白(g/L)	≥35	32~35	≤32
A/G	≥1.4	1.0~1.4	≤1.0
电泳γ球蛋白(%)	≤21	21~26	≥26
凝血酶原活动度(%)	≥71	60~71	40~60
胆碱酯酶(U/L)	>5 400	4 500~5 400	<4 500

注:ULN指正常值上限。

3. 乙型肝炎肝衰竭

(1) 急性乙型肝炎肝衰竭:急性黄疸型肝炎起病14日内,迅速出现精神神经症状,有Ⅱ度或Ⅱ度以上肝性脑病。肝浊音界缩小。PTA≤40%(或INR≥1.5),或伴有出血倾向,如注射部位可出现瘀斑、牙龈出血、鼻出血、皮肤黏膜出现瘀点及瘀斑等。虽早期黄疸较浅,但黄疸常急剧加深,最后可出现重度黄疸。

(2) 亚急性乙型肝炎肝衰竭:起病15日至26周内,患者出现极度乏力、精神萎靡、明显消化道症状,重度黄疸(血清胆红素≥10倍正常值上限)和黄疸迅速加深(血清胆红素每日上升≥17.1 μmol/L)、PTA≤40%(或INR≥1.5),并伴有出血倾向,可出现腹水、胸腔积液和下肢水肿,或出现Ⅱ度或Ⅱ度以上肝性脑病。

(3) 慢加急性乙型肝炎肝衰竭:在慢性乙型肝炎、乙型肝炎肝硬化或慢性HBV携带者的基础上,因肝炎活动及恶化而发展为乙型肝炎肝衰竭或重叠HAV、HCV、HDV、HEV和其他病毒感染引起的急性和亚急性肝衰竭。临床表现与亚急性乙型肝炎肝衰竭相同,但治疗效果和预后较差。

(4) 慢性乙型肝炎肝衰竭:在乙型肝炎肝硬化的基础上,肝脏病变进展,出现肝脏失代偿表现,最终发生肝衰竭。临床表现包括重度黄疸、低蛋白血症、出血倾向、腹水、肝性脑病等。

乙型肝炎肝衰竭病情重,发展迅速,病死率高,如早期诊断、及时治疗可以提高疗效,降低病死率。同时为了估计预后和临床研究中的疗效对比,根据临床表现,亚急性和慢性乙型肝炎肝衰竭又可分为早、中、晚三期。① 早期:有严重的全身及消化道症状,重度黄疸并迅速加深,血清胆红素≥10 倍 ULN，30%＜PTA≤40%（或1.5＜INR≤1.9），未发生肝性脑病和明显腹水。② 中期：有Ⅱ度或Ⅱ度以下肝性脑病和（或）明显腹水，有出血倾向，20%＜PTA≤30%（或1.9＜INR≤2.6）。③ 晚期：出现严重合并症，如Ⅱ度以上肝性脑病、消化道出血、严重感染、肝肾综合征及难以纠正的电解质紊乱，PTA≤20%（或 INR≥2.6）。

乙型肝炎肝衰竭时，肝性脑病、血清胆红素升高程度及 PTA 降低的程度，可作为判断肝衰竭病情及预后的重要指标。

4. *乙型肝炎肝硬化* 早期乙型肝炎肝硬化须依靠肝组织学诊断。影像学（B 超及 CT）诊断及腹腔镜检查具有重要的诊断参考价值。凡慢性乙型肝炎患者具有肯定的门静脉高压表现，而又能排除其他病因引起门静脉高压时，可诊断为乙型肝炎肝硬化。根据炎症病变活动和肝功能代偿程度，可分为活动性和静止性肝硬化及代偿性和失代偿性肝硬化。

（1）活动性肝硬化：仍有慢性乙型肝炎的临床表现。有明显肝功能异常，血清 ALT 及 AST 升高，黄疸，血浆白蛋白降低，脾脏进行性增大。

（2）静止性肝硬化：无明显慢性乙型肝炎的临床表现。肝功能异常不明显，血清 ALT 及 AST 正常，无明显黄疸，无进行性脾脏增大。可有门静脉高压及血浆白蛋白降低。

（3）代偿性肝硬化：为早期肝硬化，属于 Child-Pugh A 级。有门静脉高压表现，如轻度食管静脉曲张等，但无腹水、肝性脑病或上消化道出血；无肝脏失代偿表现；人血白蛋白≥35 g/L，血清胆红素＜2 倍正常值上限，PTA 多大于 60%。

（4）失代偿性肝硬化：为中、晚期肝硬化，属于 Child-Pugh B、C 级。除有肝硬化表现外，有肝脏失代偿表现：人血白蛋白＜35 g/L，血清胆红素＞2 倍正常值上限，ALT 和 AST 升高，PTA＜60%；可发生腹水、肝性脑病及门静脉高压引起的食管-胃底静脉曲张破裂出血。

5. *病毒携带者* 可分为慢性 HBV 携带者和非活动性 HBsAg 携带者。

（1）慢性 HBV 携带者：多数年纪较轻，一般无明显肝炎症状和肝脾大，血清 HBsAg 阳性，HBV DNA 通常高水平，HBeAg 多阳性，1 年内 3 次（每次至少间隔 3 个月）以上检查血清 ALT 和 AST 均正常，肝组织学检查无明显肝炎或肝纤维化。

（2）非活动性 HBsAg 携带者：症状和体征同慢性 HBV 携带者，血清 HBsAg 阳性，HBV DNA 检测不到，HBeAg 阴性，抗 HBe 阳性或阴性，1 年内连续 3 次（每次至少间隔 3 个月）以上检查血清 ALT 和 AST 均正常，肝组织学检查显示 Knodell 组织活动指数（HAI）计分＜4 分或病变轻微。

6. *鉴别诊断* 当出现黄疸和（或）ALT 升高时，应与胆囊炎、胆管炎、药物性肝炎、酒精性肝病、非酒精性脂肪肝、自身免疫性肝炎、寄生虫病（如疟疾、血吸虫病、中华支睾吸虫病等）、其他病毒（如 CMV、EBV、风疹病毒、单纯疱疹病毒、ECHO 病毒、柯萨奇病毒等）引起的肝炎、肝豆状核变性、先天性非溶血性黄疸等相鉴别；在出现梗阻性黄疸时应与胆石症、胰头癌、壶腹周围癌、原发性硬化性胆管炎、原发性胆汁性胆管炎等相鉴别。

【并发症】

1. *肝性脑病* 是乙型肝炎肝衰竭和乙型肝炎肝硬化所致的肝功能失代偿引起的中枢神经系统功能障碍。临床主要表现以意识障碍为主的精神神经症状，有睡眠障碍、精神紊乱、行为失常、表情淡漠或兴奋、精神错乱、定向力障碍、计算能力下降、腱反射亢进、肌张力增强、扑翼样震颤及踝阵挛、巴宾斯基征阳性、脑电图改变。重者可发生昏睡及昏迷。根据病情轻重可分为Ⅰ～Ⅳ度。

2. *出血* 是肝衰竭和肝炎肝硬化常见的严重并发症，临床以上消化道出血最为常见。患者可表现皮肤黏膜瘀点瘀斑、牙龈出血、鼻出血、呕血和便血等。

3. *继发感染* 肝衰竭和肝炎肝硬化患者容

易发生感染。常见感染有原发性腹膜炎、肺部感染、肠道感染、胆囊炎、胆管炎和败血症等。以细菌感染(尤以革兰阴性菌感染)最为常见。近年来,真菌感染逐渐增多,主要是由于患者严重免疫功能低下,长期和大量应用各种广谱抗生素所致,常进一步加重肝病的进展。

4. *急性肾衰竭(肝肾综合征)* 在肝衰竭和肝炎肝硬化患者,晚期可发生急性肾衰竭。伴有少尿、无尿、血清钠降低(≤125 mmol/L)、尿钠排出量减少(≤10 mmol/L)、尿比重升高,血清尿素氮和肌酐升高、高钾血症等。晚期可出现肝性脑病和消化道出血。一旦出现少尿、无尿及氮质血症者预后不良。

5. *电解质紊乱* 肝衰竭和肝炎肝硬化患者常可发生严重的电解质紊乱,表现为血钠降低、血钾降低或升高。少数患者有血钙和血镁降低。低钠血症患者可出现高度乏力,表情淡漠、反应迟钝、厌食等症状,检测血清钠水平明显降低。低钾血症患者亦可出现乏力、淡漠、神情呆滞、腹胀、腱反射降低或消失、低钾血症心电图改变(QT间期延长、U波等),检测血清钾降低。低钙血症可有腓肠肌痉挛、手足搐搦和血清钙降低。肝病引起急性肾衰竭,过量使用抗醛固酮利尿剂可使血钾升高,高钾血症患者亦可出现表情淡漠、反应迟钝、心率减慢或心律失常、心电图呈高钾血症表现,检测血钾升高。因此,严重肝病或同时应用大量强效利尿剂的患者,应经常监测电解质。

6. *HBV相关性肾炎* 多见于慢性乙型肝炎患者和慢性HBV携带者。急性乙型肝炎患者在急性期亦可发生,一般随着肝炎病情恢复而逐渐消退。发生的机制目前认为与HBV免疫复合物沉积于肾小球基底膜引起炎症有关。近年来,在肾小球系膜细胞和血管袢内皮细胞中检出HBV DNA,HBV相关性肾炎的发病亦可能与HBV直接感染有关。临床表现为急性或慢性肾炎。可有水肿、高血压、蛋白尿,尿镜检有红细胞、白细胞及管型。晚期可出现尿毒症。肾组织学检查多为膜性肾病或膜增殖性肾炎。肾组织免疫组化检查在肾小球系膜和肾毛细血管基底膜上有HBsAg、HBeAg、HBcAg及IgG、IgM和补体复合物沉积。诊断应根据:① 血清HBsAg阳性。② 有肾炎的临床表现。③ 肾组织免疫组化检测有HBV抗原、IgG、IgM和C3免疫复合物沉积。可使用抗HBV药治疗。

7. *非酒精性脂肪性肝病* 是较常见的并发症。肝炎后脂肪肝多无明显临床症状,但有体重明显增加。血清三酰甘油、胆固醇和低密度脂蛋白升高。发生非酒精性脂肪性肝病时有血清谷氨酰转移酶(GGT)升高,AST和ALT可有轻、中度升高。B超有脂肪肝表现,确诊须做肝组织学检查。近年来认为该病与胰岛素抵抗有关,除出现中心性肥胖外,还有血脂、血糖和血压升高。治疗应调节饮食,减少摄入热量,加强锻炼,减轻体重。

8. *肝性糖尿病* 多见于慢性乙型肝炎和乙型肝炎肝硬化患者。临床表现有空腹血糖升高、尿糖阳性、饭后2小时血糖升高和糖耐量异常。严重时可出现多食、多饮、多尿。轻症肝性糖尿病以控制饮食为主。控制饮食效果不满意的肝性糖尿病患者可口服双胍类降糖药等。口服降糖药疗效不好、重症或有合并症的患者可用胰岛素治疗。

【治疗】

1. *急性乙型肝炎的治疗* 一般发生于青少年和成人,经过充分休息、适当的营养和一般护肝药物治疗可以自愈。有发热、明显消化道症状和黄疸者,可静脉输注10%葡萄糖溶液500～1 000 ml,每日1次,并可加入甘草酸制剂。一般不需抗病毒药治疗。

2. *慢性乙型肝炎的治疗* 采用抗病毒治疗为主的综合治疗。

(1) 抗病毒治疗:治疗目标为最大限度地长期持续抑制或清除HBV,减轻和防止肝脏炎症、坏死和纤维化病变的进展,延缓和减少肝衰竭、肝硬化失代偿、肝细胞癌及其他并发症的发生,从而提高生活质量和延长生存时间。在治疗过程中,对于部分适合的患者应尽可能追求临床治愈,即停止治疗后持续病毒学应答、HBsAg 消失,并伴有 ALT 复常和肝脏组织学改善。

抗病毒治疗适应证主要根据血清 HBV DNA 水平、ALT 和肝病严重程度来决定。除此之外,还应结合患者年龄、家族史和伴随疾病等因素,综合评估患者肝病进展风险后再决定是否开始抗病毒治疗。动态评估比单次检测更有临床意义。

既往建议同时满足以下条件者推荐抗病毒治疗。① HBV DNA 水平:HBeAg 阳性者,血清 HBV DNA≥20 000 U/ml(10^5 拷贝/ml);HBeAg 阴性者,血清 HBV DNA≥2 000 IU/ml(10^4 拷贝/ml)。② ALT 水平:排除其他原因外,ALT 持续升高≥2×ULN,但 IFN-α 治疗者 ALT 应≥2×ULN 以上且≤10×ULN,血清总胆红素<2×ULN。2019 年《慢性乙型肝炎防治指南》推荐的抗病毒治疗适应证明显扩大:血清 HBV DNA 阳性、ALT 持续异常且排除其他原因所致者。

持续 HBV DNA 持续阳性,但达不到上述指征者,如符合以下情形之一,可考虑启动抗病毒治疗:① 存在肝硬化或肝癌的客观证据。② 肝组织学检查提示明显炎症或纤维化[Knodell HAI>4 分或半定量法,分级及分期≥G2 和(或)≥S2]。③ 有乙肝肝硬化或肝癌家族史且年龄>30 岁。④ 无乙肝肝硬化或肝癌家族史且年龄>30 岁,行肝组织学检查或无创性肝纤维化评估,发现存在明显炎症或纤维化。⑤ 有 HBV 相关的肝外表现(如肾小球肾炎、血管炎、结节性多动脉炎、周围神经病变等)。

目前,临床应用的抗 HBV 药物有 IFN-α 和核苷(酸)类似物[nucleos(t)ide analogues, NAs]两类。

1) α 干扰素(IFN-α):具有抗病毒、抗肿瘤和免疫调节作用。目前用于治疗慢性乙型肝炎的 IFN-α 有 PegIFN-α(聚乙二醇化 IFN-α)和普通 IFN-α。IFN-α 的优点:具有免疫调节作用,HBeAg 血清转换率较高,持久应答率亦较高,无明显耐药性,有相对固定疗程(一般为 1 年);其缺点:抑制 HBV 作用较弱,起效较慢,不良反应较多且较明显,需注射给药,适应证较窄,不宜用于肝功能失代偿和血白细胞及血小板较低等的患者。

普通 IFN-α:对 HBeAg 阳性慢性乙型肝炎的持久病毒应答率为 20%~40%。治疗 HBeAg 阴性慢性乙型肝炎的持久病毒应答率为 10%~47%(平均为 24%)。普通 IFN-α 剂量为 5 MU/次,隔日 1 次,皮下注射,疗程 6 个月,有效者可延长至 1 年或更长。剂量及疗程应注意个体化。

PegIFN-α:是大分子 PEG 与 IFN-α 连接而成。由于其相对分子质量大,从肾脏排泄减慢,半衰期明显延长,可达 40~77 小时,同时血中 IFN-α 有效浓度保持时间更长,达 168 小时,可每周注射 1 次,抗病毒疗效优于普通 IFN-α。目前有 PegIFN-α-2a(常用剂量为 180 μg/周)和 PegIFN-α-2b[常用剂量为 1.5 μg/(kg·周)]2 种,可根据患者对药物耐受性适当调整剂量。对于 HBeAg 阳性慢性乙肝,PegIFN-α-2a 疗程 48 周,停药随访 24 周时 HBeAg 血清转换率为 32%~36%,HBsAg 转阴率为 2.3%~3%。PegIFN-α-2b 的疗效类似。对于 HBeAg 阴性慢性乙肝,PegIFN-α-2a 疗程 48 周,停药随访 24 周时 HBV DNA 抑制率为 43%(<2 000 IU/ml),HBsAg 转阴率为 3%;停药随访 3 年时 HBsAg 转阴率为 8.7%;停药随访 5 年时 HBsAg 转阴率为 12%。

满足以下条件时,建议停用 PegIFN-α 治疗,改为 NAs 治疗:HBeAg 阳性慢性乙肝采用 PegIFN-α 治疗 24 周,HBV DNA 下降<2 $\log_{10}$ IU/ml 且 HBsAg 定量>20 000 IU/ml;HBeAg 阴性慢性乙肝采用 PegIFN-α 治疗 12 周,HBV DNA 下降<2 $\log_{10}$ IU/ml,或 HBsAg 定量下降<1 $\log_{10}$ IU/ml。

IFN-α 抗病毒疗效的预测因素:① 基线血清 ALT 值明显升高[≥(2~5)×ULN]。② 基线血清 HBV DNA 载量较低(<2×10^8 IU/ml)。③ 基线 HBsAg 水平较低。④ 肝组织炎症坏死

病变明显者。⑤ 基因型：HBV 基因 A 型优于 D 型,B 型优于 C 型。⑥ 非母婴传播。⑦ 未合并肝硬化。⑧ 未重叠其他病毒(HIV、HCV、HDV)感染。⑨ 病程短。⑩ 女性。⑪ 对治疗依从性好。⑫ 早期 HBsAg 下降。⑬ 早期(治疗 12 周)出现病毒应答者。⑭ 基线核心抗体定量水平较高。⑮ 基线信号转导及转录激活蛋白 4(signal transducer and activator of transcription, STAT4)为 rs7574865。

IFN-α的不良反应及处理：其不良反应与治疗剂量及疗程有关。最常见的不良反应为流感样症候群：发热、头痛、全身不适和关节酸痛；其次为外周血中性粒细胞和血小板减少；还有精神神经症状(如抑郁、妄想、焦虑、紧张、激惹、烦躁、失眠)、消化道反应(如食欲缺乏、恶心、呕吐、腹痛、腹泻)等。尚可发生甲状腺功能亢进或低下。其他有脱发、皮肤瘙痒、皮疹、视网膜病变、间质性肺炎等。流感样症候群常于注射数针后可逐渐减轻,严重者可用解热镇痛药对症治疗。外周血中性粒细胞计数<0.75×10^9/L 和(或)血小板计数<50×10^9/L,IFN-α应减量;外周血中性粒细胞计数<0.5×10^9/L 和(或)血小板计数<25×10^9/L 时,应暂停干扰素治疗。亦可注射粒细胞集落刺激因子(G-CSF)或粒细胞巨噬细胞集落刺激因子(GM-CSF)升高中性粒细胞计数继续治疗。对治疗后出现明显精神抑郁、甲状腺功能亢进或低下者、有明显肝功能异常者(ALT>10×ULN 或血胆红素升高)亦应停药。普通 IFN-α与 PegIFN-α的不良反应相似。

2) 核苷(酸)类似物(NAs)：有较强的抑制 HBV 作用。其共同的特点为：① 作用机制是 NAs 在人体细胞内磷酸化后,可掺入病毒的核苷酸链,终止核酸的合成;并可抑制 DNA 聚合酶和反转录酶的活性,从而抑制 HBV 的复制,抑制 HBV 作用强。② 不良反应轻,可以长期治疗。③ 可以口服,使用方便。④ 适应证广。缺点有：① 疗程不固定,需要长期治疗。② 停药后易复发,可使病情恶化。③ 长期治疗可以引起 HBV 耐药突变,引起耐药,可使病毒和 ALT 反弹,病情恶化。目前批准上市的 NAs 有恩替卡韦(entecavir, ETV)、丙酚替诺福韦(tenofovir alafenamide fumarate, TAF)、替诺福韦二吡呋酯(tenofovir disoproxil fumarate, TDF)、拉米夫定(lamivudine, LAM)、阿德福韦(adefovir, ADV)和替比夫定(telbivudine, LdT)。国内外指南一致推荐 ETV、TAF 和 TDF 为一线药物。

第一,恩替卡韦(ETV)：是环氧羟碳脱氧鸟苷,具有强效低耐药的特点。国际多中心Ⅲ期临床研究显示,ETV(0.5 mg/d)治疗 48 周时,HBeAg 阳性慢性乙型肝炎患者中,HBV DNA 比基线值下降 6.9 $\log_{10}$ 拷贝/ml,HBV DNA 转阴(<300 拷贝/ml)率为 67%,HBeAg 血清转换率为 21%,HBsAg 阴转率为 2%,ALT 复常率为 68%,肝组织学改善率为 72%。HBeAg 阴性慢性乙型肝炎患者中,HBV DNA 比基线值下降 5.0 $\log_{10}$ 拷贝/ml,HBV DNA 转阴(<300 拷贝/ml)率为 90%,ALT 复常率为 78%,肝组织学改善率为 70%。北京大学第一医院牵头的国内多中心Ⅲ期临床研究结果显示,马来酸恩替卡韦与恩替卡韦疗效相当。

ETV 治疗 5 年,HBeAg 阳性慢性乙型肝炎患者的 HBV DNA 转阴(<300 拷贝/ml)率为 94%,ALT 复常率为 80%,肝纤维化改善率为 88%。在 NAs 初治慢性乙肝患者中,ETV(0.5 mg/d)治疗 5 年的累积耐药率为 1.2%,但在已发生 LAM 耐药患者中,ETV(1.0 mg/d)治疗 5 年的累积耐药率为 51%。

ETV 安全性良好,需空腹服药,严重肝病患者有发生乳酸酸中毒风险。

ETV 的剂量：对初治慢性乙型肝炎患者为 0.5 mg/d,对 LAM 耐药的慢性乙型肝炎患者为 1.0 mg/d。

第二,福韦二吡呋酯(TDF)：国际多中心Ⅲ期临床试验显示,TDF(300 mg/d)治疗 48 周时,HBeAg 阳性慢性乙型肝炎患者中,HBV DNA 转阴(<400 拷贝/ml)率为 76%,HBeAg 血清转换率为 21%,ALT 复常率为 68%。HBeAg 阴性

慢性乙型肝炎患者中，HBV DNA 转阴(＜400 拷贝/ml)率为 93%，ALT 复常率为 76%。

TDF 治疗 5 年的肝组织学改善率为 87%，肝纤维化逆转率为 51%。

TDF 治疗 8 年时，HBeAg 阳性慢性乙型肝炎患者中，HBV DNA 转阴(＜400 拷贝/ml)率为 98%，HBeAg 血清转换率为 31%，HBsAg 消失率为 13%。HBeAg 阴性慢性乙型肝炎患者中，HBV DNA 转阴(＜400 拷贝/ml)率为 99.6%。未发现耐药。

TDF 治疗 NAs 经治者的疗效也较好，尚未发现耐药。

TDF 的剂量：300 mg/d，口服。TDF 的安全性尚可，长期用药(尤其存在其他肾小管病变高危因素时)应警惕肾小管损害。

第三，丙酚替诺福韦(TAF)：疗效与 TDF 类似，但安全性较好，尤其是肾脏安全性方面。TAF 剂量为 25 mg/d。

第四，拉米夫定(LAM)：是二脱氧胞嘧啶核苷类似物，对 HIV、HBV 有很强的抑制作用。治疗 HBeAg 阳性慢性乙型肝炎 1 年时(100 mg/d)，血清 HBV DNA 水平＜60 IU/ml (300 拷贝/ml)的比例为 40%～44%，ALT 复常率为 41%～75%，肝组织学改善率为 49%～56%，HBeAg 血清转换率为 16%～21%。治疗 5 年时，HBeAg 血清转换率为 35%。慢性乙肝伴明显纤维化、代偿性肝硬化、失代偿性肝硬化患者经 LAM 治疗后均可获益。

应用 LAM 治疗 6～9 个月以上，在 HBV DNA 聚合酶 C 区，可出现 YMDD(酪氨酸-蛋氨酸-门冬氨酸-门冬氨酸)突变，耐药突变位点为 M204V/I 和 L180M，可引起耐药。临床先有 HBV DNA 突破(breakthrough)，以后可出现 ALT 升高，少数可发生肝脏失代偿，尤其是肝硬化及乙型肝炎肝移植患者，可发生肝衰竭。治疗 1～5 年的基因型耐药率分别为 24%、42%、53%、70%和 69%。

LAM 的剂量为 100 mg/d，口服。一般无明显不良反应。

第五，阿德福韦(ADV)：是 5′单磷酸脱氧腺苷酸类似物。阿德福韦酯(adefovir dipivoxil)是可以口服的阿德福韦前体药，经胃肠道吸收后，由酯酶裂解为阿德福韦，磷酸化为有抗病毒活性的二磷酸阿德福韦。

ADV 治疗 HBeAg 阳性慢性乙型肝炎患者 48 周、96 周和 144 周，血清 HBV DNA ＜200 IU/ml (＜1 000 拷贝/ml)的比例分别为 28%、45%和 56%，HBeAg 血清转换率分别为 12%、29%和 43%，ALT 复常率分别为 58%、71%和 81%。治疗 HBeAg 阴性慢性乙型肝炎患者 48 周、96 周、144 周、192 周和 240 周的血清 HBV DNA 水平＜200 IU/ml(＜1 000 拷贝/ml)的比例分别为 68%、71%、77%、78%和 67%，ALT 复常率分别为 75%、72%、67%、75%和 69%。

对 LAM 耐药的慢性乙型肝炎治疗：Peters 等随机分为 ADV 10 mg/d、ADV 10 mg/d 联合 LAM 100 mg/d 和 LAM 100 mg/d 治疗 YMDD 突变耐药的慢性乙型肝炎患者，疗程 48 周。治疗结束后，HBV DNA 水平较基础值分别下降 4.0、3.6 和 0 log_{10} 拷贝/ml；ALT 复常率分别为 47%、53%和 5%，前两组与 LAM 组比较，$P<0.01$。结果显示：ADV 单独或联合 LAM 治疗此类患者，均可降低 HBV DNA 水平，改善肝功能。单用 ADV 和联用 LAM 的疗效无明显差异。但联合治疗组的 ADV 耐药发生率和病毒突破率均明显低于 ADV 单用组。

根据报道，应用 ADV 对初治 HBeAg 阴性慢性乙型肝炎患者治疗 48 周、96 周、144 周、192 周和 240 周后，基因耐药突变率分别为 0%、3%、11%、18%和 29%。耐药突变位点为 HBV DNA 聚合酶 D 区 N236T 和 B 区 A181V。发生此类突变后，对阿德福韦的敏感性下降，可引起 ADV 耐药，最先出现血清 HBV DNA 水平升高，以后可出现 ALT 升高，使病情恶化。ADV 发生的耐药突变在体内和体外对 LAM 敏感。

ADV 剂量为 10 mg/d。ADV 的不良反应主要为肾毒性，表现为范可尼综合征、血清磷降低、低磷性骨病、血清肌酐升高等。ADV 的肾毒性呈剂量依赖性。肝移植患者常在治疗前及应用免疫抑制剂有程度不等的肾损害，用ADV治疗后，更易引起血清肌酐升高。因此，长期应用ADV及肾有损害者应定期监测血清肌酐和磷，注意发生及加重肾损害。

第六，替比夫定(LdT)：是L脱氧胸苷，仅能明显抑制HBV，而对其他病毒包括HIV无抑制作用。

根据全球多中心临床研究：1 367例慢性乙型肝炎患者(其中921例为HBeAg阳性，446例为HBeAg阴性)按1∶1随机分为LdT 600 mg/d和LAM 100 mg/d两组，疗程为52周和104周，结果如下。① 对HBeAg阳性慢性乙型肝炎的疗效：治疗52周后，LdT和LAM两组的HBV DNA较基线值下降分别为6.5和5.5 $\log_{10}$拷贝/ml，$P<0.000\,1$，HBV DNA水平<60 IU/ml(<300拷贝/ml)的比例分别为60%和40%，治疗104周后，分别为56%和39%；肝组织学病变改善率分别为73.9%和66.2%，P均<0.05；治疗52周后，ALT复常率两组分别为77%和75%，治疗104周后，分别为70%和62%。HBeAg转阴率和HBeAg血清转换率，两组分别为77%和75%及26%和23%，两组无明显差异。但基线ALT≥2×ULN时，治疗104周后，两组HBeAg转阴率和HBeAg血清转换率分别为41%和32%及36%和27%，P均<0.05。从以上结果可以看出，LdT治疗HBeAg阳性慢性乙型肝炎治疗52周和104周后，在抑制HBV DNA、ALT复常率及肝组织学改善率方面，以及当基线ALT≥2×ULN时，HBeAg阴转率和HBeAg血清转换率均优于LAM组。② 对HBeAg阴性慢性乙型肝炎的疗效：治疗52周后，LdT和LAM在HBV DNA较基线下降值分别为5.2和4.4 $\log_{10}$拷贝/ml，治疗104周后，分别为5.0和4.2 $\log_{10}$拷贝/ml，P均<0.000 1；治疗52周后，HBV DNA水平<60 U/ml(<300拷贝/ml)的比例分别为88%和71%，治疗104周后，分别为82%和57%，P均<0.05。治疗52周后，两组的ALT复常率分别为74%和79%，治疗104周后，分别为78%和70%。两组无明显差异。从以上结果可以看出，治疗HBeAg阴性慢性乙型肝炎，LdT组在抑制HBV DNA方面明显优于LAM组。

根据LdT全球临床试验的报道，LdT的耐药(基因型耐药+病毒突破)率对HBeAg阳性慢性乙型肝炎患者，治疗52周和104周时分别为4.4%和21.6%；对HBeAg阴性慢性乙型肝炎患者分别为2.7%和8.6%。耐药突变位点为HBV P区M204I。与拉米夫定有部分交叉耐药。

LdT的剂量：600 mg/d，口服。不良反应与LAM相似，无严重不良反应。但可有血肌酸激酶(creatine kinase, CK)升高，如有重度CK升高[≥(7～10)×ULN]，须注意有无肌病发生，可有肌无力、肌痛及压痛、肌电图异常等，如发生肌病者，则应停用LdT，换用其他抗病毒药。LdT不宜与干扰素联用，否则可增加肌病的发生。

3) 其他抗病毒药物：我国用于治疗慢性乙型肝炎的抗病毒药物尚有苦参素等来源于植物药的产品。在NAs上市前，苦参素相关临床研究显示其亦有一定的抗HBV作用。

4) 抗病毒治疗的优化治疗：现有抗病毒药物的疗效尚不够满意，需要进一步优化治疗。优化治疗的目的是提高疗效，减少和预防耐药的发生，最大程度延缓疾病进展，降低肝脏失代偿、肝硬化和肝细胞癌的发生率，提高生存率。要实现抗病毒治疗的优化治疗，对于应用NAs的患者而言，首先应选择强效高耐药基因屏障的药物。对于应用低耐药基因屏障NAs或干扰素治疗的患者而言，应达到以下优化指标，进行个体化治疗。

一方面，应关注基线指标。基线低载量HBV DNA和高水平ALT可提高抗病毒的长期疗效和降低耐药。Zeuzem报道，基线HBV DNA载量<9 $\log_{10}$拷贝/ml和ALT≥2×ULN的HBeAg阳性和HBV DNA载量<7 $\log_{10}$拷贝/ml的HBeAg阴性慢性乙型肝炎患者，LdT治疗24周，HBV DNA水平<60 IU/ml(<300拷贝/ml)分别可达71%和95%，而此类有早期应

答患者，治疗至 104 周，HBV DNA 水平＜60 IU/ml(＜300 拷贝/ml)分别为 89%和 91%；ALT 复常率分别为 81%和 83%；HBeAg 血清转换率为 52%；耐药率分别为 1.8%和 2%。提示 LdT 治疗基线载量＜9 log_{10} 拷贝/ml 和 ALT≥2×ULN 的 HBeAg 阳性慢性乙型肝炎患者和基线载量＜7 log_{10} 拷贝/ml 的 HBeAg 阴性慢性乙型肝炎患者，多数可达到早期病毒应答(治疗 24 周，HBV DNA＜60 IU/ml)。获得早期病毒应答患者，可保持较长期的持续应答和低耐药率。PegIFN-α 和其他 NAs 对基线低载量 HBV DNA 和高水平 ALT 亦可获得早期病毒应答，从而提高长期疗效和降低耐药率。

另一方面，应关注早期抗病毒治疗的应答，可根据早期病毒学应答水平，制订治疗的路线图，实现优化的个体化治疗方案。Lai 等报道，LAM 治疗 HBeAg 阳性慢性乙型肝炎患者 24 周，HBV DNA 水平＜60 IU/ml(＜300 拷贝/ml)和＞2 000 IU/ml(＞10^4 拷贝/ml)，治疗 52 周时，HBV DNA 水平＜60 IU/ml(＜300 拷贝/ml)的比例分别为 91%和 6%。LdT 治疗 HBeAg 阳性慢性乙型肝炎患者 24 周，HBV DNA 水平分别＜60 IU/ml(＜300 拷贝/ml)和＞2 000 IU/ml(＞10^4 拷贝/ml)；治疗 2 年时，HBV DNA 水平＜60 IU/ml(＜300 拷贝/ml)的比例分别为 82%和 20%，HBeAg 血清转换率分别为 46%和 6%，耐药率分别为 4%和 30%。LdT 治疗 HBeAg 阴性慢性乙型肝炎患者亦有相似结果，提示有早期病毒学应答者可以提高长期疗效和明显降低耐药率。

Keeffe 等提出，应根据核苷(酸)类似物治疗慢性乙型肝炎的早期病毒学应答水平制订治疗路线图(图 29-2)，其意义可根据早期病毒学应答水平及时制订优化的个体化治疗方案，提高疗效和降低耐药。该路线图的概念在我国一项 LdT 治疗慢性乙肝的多中心临床研究中进行了验证。我国 2019 年《慢性乙型肝炎防治指南》推荐的路线图与此略有不同。

对于慢性乙肝患者，应用高耐药基因屏障(ETV、TDF 或 TAF)者，评估疗效节点为 48 周。若 HBV DNA＞2×10^3 IU/ml，排除依从性和检测误差后，可调整抗 HBV 方案。对于乙肝肝硬化患者而言，评估疗效的节点应前移到 24 周。ETV、TDF 或 TAF 治疗 24 周，若 HBV DNA＞2×10^3 IU/ml，排除依从性和检测误差后，建议调整抗 HBV 方案(采用 ETV 者可改用 TDF 或 TAF，采用 TDF 或 TAF 者可改用 ETV)，或两种药物联合使用(ETV 联合 TDF 或 TAF)。无肝硬化的慢性乙型肝炎患者，还可以联合 PegIFN-α。

5）耐药的管理：HBV 为高复制、易变异的病毒。

耐药机制：HBV 感染人体后，以野生株和变异株(包括耐药变异株)的病毒群形式存在。应用 NAs 抗病毒治疗后，药物敏感株被大量抑制而明显减少，而对药物不敏感的耐药株大量复制引起耐药。

耐药的危害和后果：① 抗病毒治疗失效。② 耐药可使病毒复制、ALT 异常、肝组织学病变加重，病情发生进展和恶化，甚至发生肝脏失代偿、肝衰竭和肝移植失败，尤其对肝硬化和肝移植患者后果较严重。③ 耐药发生后，常使换用药物的疗效降低，并易产生耐药，而发生多药耐药，引起抗病毒治疗困难。④ 耐药病毒株能否引起传播，目前尚未证实，但存在这种可能性，必须引起重视。

耐药的预防：耐药的管理预防重于治疗。① 应严格掌握抗病毒治疗的适应证，避免不必要和不规范的抗病毒治疗。② 应用强效、低耐药的抗病毒药。③ 加强耐药检测，应使用敏感性高、重复性好的 HBV 检测试剂和定量 PCR 方法，对耐药率高的核苷(酸)类似物如 LAM 应每隔 3～6 个月检测 1 次，对耐药率低的核苷(酸)类似物如 ADV、ETV 可每隔 6 个月至 1 年检测 1 次，对进展性肝病应缩短检测的间隔时间。应尽早发现病毒学突破(治疗后有初始应答，继续治疗后，HBV DNA 水平从最低点上升≥1 log_{10} IU/ml，并应在 1 个月后复查，仍为

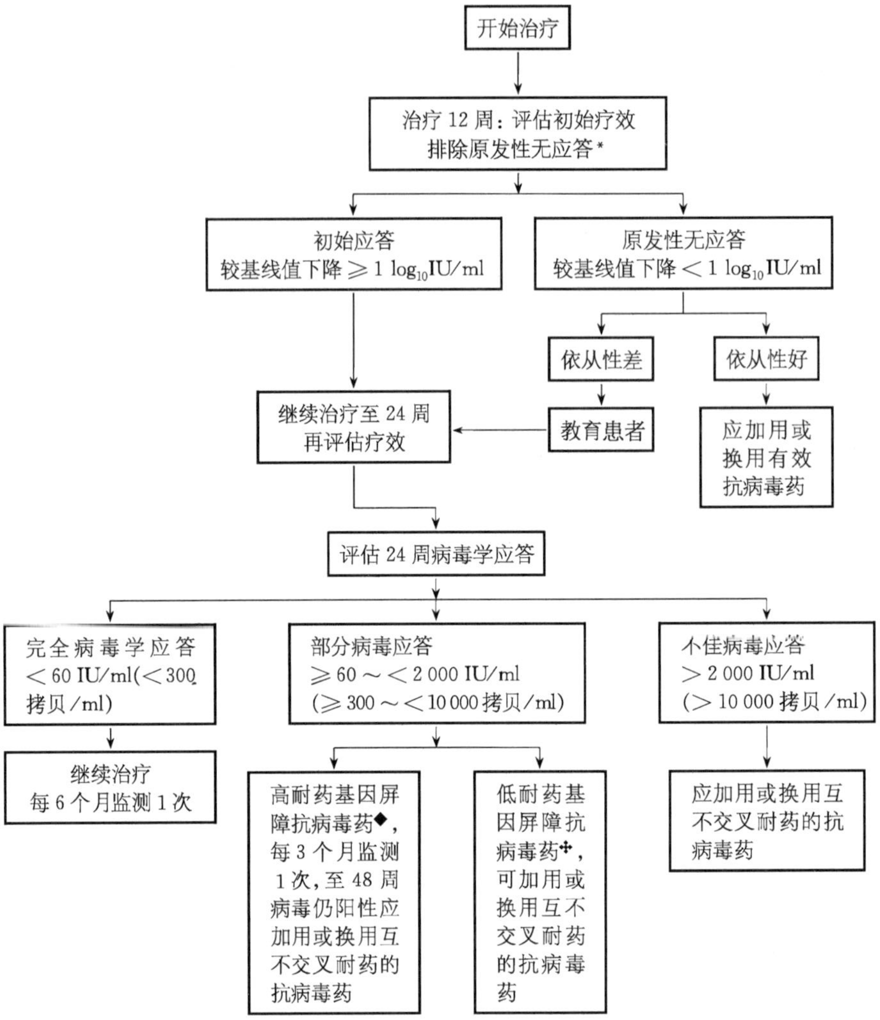

图 29-2　核苷(酸)类似物治疗慢性乙型肝炎的路线图

注：* 原发性无应答指治疗 12 周后，HBV DNA 水平较基础值下降＜1 $\log_{10}$ IU/ml；◆指 ETV、TAF 或 TDF，✣指 LAM、LdT。

上述结果者)，及时挽救治疗。④ 提高患者依从性。⑤ 早期病毒学应答不理想时应及时加药或换药。

挽救治疗(rescue therapy)：发现核苷(酸)类似物耐药应注意以下原则：① 早期发现病毒学突破，及时加药或换药可提高疗效。② 加用或换用互不交叉耐药的抗病毒药，加用优于换用，可降低耐药率。LAM、LdT 或 ETV 耐药者可换用 TAF 或 TDF。ADV 耐药者可换用 TAF 或 TDF，或加用 ETV。多药耐药时可 ETV 联合 TAF 或 TDF。

6) 联合治疗：慢性乙型肝炎的抗病毒药联合治疗能否如艾滋病和慢性丙型肝炎一样可以提高疗效？回答是，到目前为止，慢性乙型肝炎应用 LAM 联合 ADV 治疗、LdT 联合 LAM 治疗和 PegIFN-α-2a 联合 LAM 治疗，疗效并不优于单药治疗，但一些研究显示，联合治疗可降低耐药率和病毒突破率。2015 年，Marcellin 等报道 TDF 联合 PegIFN-α-2a 治疗慢性乙肝在 HBsAg 消失率上优于单药治疗，其结论有待于在真实世界研究中进一步证实。目前认为，联合治疗宜用于对核苷(酸)类似物耐药患者的挽救治疗、需要长期治疗和减少及防止耐药产生引起不良后果的患者，如肝硬化和乙型肝炎肝移植患者。联合治疗目前尚存在一些问题,如采用哪些药物联合治疗?如何先后或同时联合治疗?如何初始联合治疗?联合治疗会不会产生多药耐药?联合治疗是否会增加药物毒性?联合治疗是否符合药物经济学原则?这些问题都需要进一步探讨和研究。

7)抗病毒治疗的终点和停药后的监测:根据我国2015年版《慢性乙型肝炎防治指南》(以下简称《指南》),抗病毒治疗的治疗终点如下。① 理想的终点:停止治疗后持续HBsAg消失,可伴或不伴HBsAb出现。② 满意的终点:HBeAg阳性者,停止治疗后持续病毒学应答,ALT复常,并伴有HBeAg血清转换;HBeAg阴性者,停止治疗后持续病毒学应答和ALT复常。③ 基本的终点:治疗期间长期维持病毒学应答(HBV DNA不可测)。对于HBeAg阳性慢性乙肝患者,NAs的总疗程建议至少4年。

停药后的监测:停药后至少随访6个月至1年,越长越好。停药后3个月内应每个月随访1次,3～6个月内可每2个月随访1次,检测HBV DNA和ALT,如一直正常则可延长随访日期,如出现异常则应缩短随访日期。在随访中出现HBV DNA水平明显升高或伴有ALT异常,则应考虑为复发,需重新抗病毒治疗,并应每隔6～12个月(如年龄≥40岁或已有肝硬化患者,应每隔3～6个月)检测甲胎蛋白及肝脏B超,必要时做CT或MRI排除肝细胞癌。对肝硬化者还应每1～2年复查胃镜,以评估食管-胃底静脉曲张情况。

(2)抗炎保肝和抗肝纤维化治疗:抑制肝脏炎症坏死,可以改善肝功能和减少肝纤维化的发生和进展。常用的抗炎保肝药有甘草酸制剂,通过抑制炎症,改善肝功能,对ALT下降和黄疸的消退效果较好。不良反应有血压升高、水肿、低钾血症等。此外,尚有还原型谷胱甘肽、水飞蓟宾等均有一定的保肝作用。

抗肝纤维化治疗:经国家批准上市的有复方鳖甲软肝片、扶正化瘀丸、安络化纤丸等。其抗肝纤维化的疗效尚需扩大病例数进行进一步临床验证。

慢性乙型肝炎的抗炎保肝和抗肝纤维化治疗不能代替抗病毒治疗,应在抗病毒治疗的基础上应用,才能获得更好的疗效。

(3)免疫调节治疗:目前用于治疗慢性乙型肝炎的免疫调节药有胸腺素α1(Thymosinα1),这是人工合成的含有28个氨基酸的多肽。根据我国多中心临床研究,单用胸腺素α1治疗64例慢性乙型肝炎患者,剂量为1.6 mg,肌内注射,每周2次,疗程6个月。治疗结束时血清HBeAg与HBV DNA的阴转率(杂交法)分别为39%和50%。停药随访6个月,HBeAg与HBV DNA的阴转率分别为41%和56%。在治疗过程中无不良反应。但确切疗效尚需进一步临床验证。对不宜或不愿应用IFN-α或核苷(酸)类似物的患者,可考虑应用此药。剂量为每次1.6 mg,每周2次,疗程为6个月。

3. *乙型肝炎肝衰竭的治疗* 乙型肝炎肝衰竭有病情重、进展快、病死率高的特点。因此,对乙型肝炎肝衰竭的治疗应早期采取抑制肝坏死、促进肝细胞再生和防治合并症等综合治疗措施。同时,早期应用人工肝支持系统治疗,可以改善症状及肝功能和降低病死率,并为肝移植争取时间和条件。

(1)一般和支持治疗:应绝对卧床休息;饮食应予高碳水化合物、低脂、适量蛋白和各种维生素的流食或半流食;保证足够热量;良好的护理,注意口腔及皮肤清洁,加强病情监护和预防合并症发生;注意出入量;监测血清电解质变化,保持水及电解质平衡;补充血浆、白蛋白和凝血因子;应用免疫调节剂如胸腺素α1等。

(2)抗病毒治疗:HBsAg阳性(不论血清HBV DNA阳性或阴性)患者尽早应用ETV或TDF治疗。也可用其他NAs,但禁用IFN-α治疗。

(3)抑制肝细胞坏死和促进肝细胞再生:可酌情应用促肝细胞生长素(PHGF)、前列腺素E1(PGE1),均有抑制TNF-α产生、降低TNF-α水平、改善肝细胞坏死和促进肝细胞再生的作用;前列腺素 E1 尚有扩张血管,改善微循环,增加肝脏和肾脏等重要脏器血流量的作用。

(4) 防治并发症:肝功能衰竭多死于严重并发症,如肝性脑病、出血、继发感染、肝肾综合征等。并发症的及时发现和防治可以降低肝衰竭的病死率。

1) 肝性脑病的防治:① 去除诱因,如感染、出血、电解质紊乱等。② 适当限制口服蛋白。③ 降低血 NH_3 和肠源性毒素的吸收,乳果糖或拉克替醇散口服或灌肠;应用微生态制剂;口服或静脉应用门冬氨酸鸟氨酸。④ 补充支链氨基酸,调节氨基酸的平衡。⑤ 有脑水肿者可用 20%甘露醇液或 25%山梨醇液脱水降颅内压,减轻和消除脑水肿。⑥ 抽搐时可酌情应用半衰期短的苯二氮䓬类镇静药物。⑦ 人工肝支持治疗。

2) 出血的防治:肝功能衰竭患者由于肝功能严重减退,凝血因子生成障碍,可发生出血。以上消化道出血较常见。防治措施:① 补充凝血因子,可输新鲜血浆、凝血酶原复合物、纤维蛋白原。② 质子泵抑制剂,如奥美拉唑 20～40 mg,静脉滴注,每日 1 次。可抑制胃酸分泌,保护胃黏膜免受胃酸侵蚀而发生糜烂及溃疡引起出血。有食管或(和)胃底静脉出血,可用三腔管压迫止血、用生长抑素特利加压素或垂体后叶素静脉滴注、内镜下注射硬化剂或套扎止血,并预防性抗菌治疗,如应用第三代头孢菌素或喹诺酮类药物。

3) 继发感染的防治:常见感染为原发性腹膜炎、肺炎、肠道感染、败血症等,须及时发现,并做细菌培养和药物敏感试验,选择有效的抗菌药物及时控制感染。未培养出细菌者可选用第三代头孢菌素如头孢噻肟、头孢他啶等和喹诺酮类药。近年来,除细菌感染外,还须考虑真菌感染,尤其是长期应用广谱抗生素者。如有真菌感染应做病原检查,一般可选用氟康唑治疗。

4) 肝肾综合征的防治:肝肾综合征为严重合并症。一旦发生少尿或无尿、氮质血症者预后不良。出现肝肾综合征的患者,须注意发生高钾血症。防治措施:① 应积极治疗肝衰竭,改善肝功能。② 禁用对肾有损害的药物。③ 注意入量,保持足够的血容量,防止因血容量减低,引起肾血流量减少而诱发肝肾综合征。④ 应做电解质及酸碱平衡检测,及时纠正电解质及酸碱失衡。⑤ 特利加压素联合白蛋白,或去甲肾上腺素联合白蛋白。⑥ 避免引起肝肾综合征的诱因,如出血、感染、大量利尿和放腹水等。⑦ 人工肝支持治疗。

5) 人工肝支持治疗:用体外血液净化或(和)生物装置清除因肝衰竭产生的有害物质,补充人体必需物质,替代部分肝功能,使肝细胞再生,并为肝移植争取时间和创造条件。人工肝支持系统分为非生物型、生物型和混合型,前者已广泛用于临床,而后两种尚在研究阶段。非生物型人工肝支持系统包括血浆置换(plasma exchange, PE)、血浆胆红素吸附(plasma bilirubin absorption, PBA)、血液滤过(hemofiltration,HF)、血液透析(hemodialysis, HD)、白蛋白透析(albumin dialysis, AD)、血浆滤过透析(plasmadiafiltration, PDF)和持续性血液净化疗法(continuous blood purification, CBP)等,可根据病情选择不同的治疗方法。伴有脑水肿或肾衰竭时,可选用 PE 联合 CBP、HF 或 PDF;伴有高胆红素血症时,可选用 PBA 或 PE;伴有水、电解质紊乱时,可选用 HD 或 AD。适应证为早、中期肝衰竭,PTA 在 20%～40%之间和血小板≥50×10^9/L 的患者;晚期肝衰竭患者虽可治疗,但疗效差,并发症多,应慎重;有肝衰竭趋向者也可考虑早期治疗;晚期肝衰竭需肝移植等待供体的患者、肝移植术后排异反应患者、移植肝无功能期的患者均可做非生物型人工肝移植。

6) 肝移植:对中、晚期肝衰竭应用上述治疗无效者,以及终末期肝硬化患者均应做肝移植治疗。应进行终末期肝病模型(model for end-stage liver disease, MELD)评分,R=3.8ln[胆红素(mg/dL)]+11.2ln(INR)+9.6ln[肌酐(mg/dL)]+6.4(病因:胆汁性或酒精性 0,其他

1)。$R \geqslant 15$ 分应尽早进行肝移植。

4. 乙型肝炎肝硬化的治疗

(1) 代偿期乙型肝炎肝硬化：根据 Liaw 等应用 LAM 治疗肝硬化患者，国际多中心、随机、双盲、安慰剂对照临床研究，可以延缓代偿期乙型肝炎肝硬化疾病进展及减少肝细胞癌的发生。

应积极抗病毒治疗。一般选用 NAs，首选 ETV、TAF 或 TDF，须长期治疗，无固定疗程，不能擅自停药，否则会发生停药后病情反跳(rebound)，发生肝功能失代偿及肝衰竭。选用 IFN-α 应慎重，因有诱发肝功能失代偿的可能。如有必要应用时，则须从小剂量开始，密切观察病情变化。

免疫调节、抗炎保肝和抗肝纤维化的治疗可参阅“慢性乙型肝炎的治疗。”

(2) 失代偿期乙型肝炎肝硬化：国外研究报道，应用 LAM 治疗失代偿期乙型肝炎肝硬化需做肝移植的患者，发现部分患者治疗后出现血清胆红素和 ALT 下降，血浆白蛋白升高，PTA 上升，肝功能改善，并无不良反应。可延缓肝移植时间或减少肝移植概率。

根据我国《指南》建议，有 HBV DNA 阳性者均应用 NAs 抗病毒治疗，推荐 ETV、TAF 或 TDF。禁用 IFN-α。治疗目的是抑制病毒复制，改善肝功能，延缓疾病的进展及减少肝移植概率。须终生治疗，不能停药。抗病毒治疗只能延缓疾病进展及延长生命，不能逆转病变及改变疾病结局。如应用抗病毒治疗和免疫调节、抗炎保肝和抗肝纤维化等内科治疗，但病情不能控制而继续加重者，则须考虑肝移植治疗。

5. 携带者的处理

(1) 慢性 HBV 携带者的处理：30 岁以上伴有肝硬化或肝细胞癌家族史者，应进行抗病毒治疗。30 岁以上但无上述家族史者应动员做肝组织学检查或瞬时弹性成像评估肝纤维化。如肝组织有明显炎症坏死(≥G2)或纤维化(≥S2)病变，或瞬时弹性成像提示进展性肝纤维化，则应按慢性乙型肝炎治疗。如不愿做肝组织学检查或肝组织学病变不明显，不做抗病毒治疗，但应3～6 个月检测 HBV DNA 和 ALT，半年至 1 年检测甲胎蛋白和做腹部 B 超检查，监测有无肝细胞癌的发生。

(2) 非活动性 HBsAg 携带者的处理：不需抗病毒治疗，但应定期检测 HBV DNA 和 ALT 及甲胎蛋白和做 B 超检查。

6. 对一些特殊人群 HBV 感染者的处理

(1) 接受化疗或免疫抑制剂(包括糖皮质激素)的 HBsAg 阳性患者的处理：HBsAg 阳性者(即使 HBV DNA 阴性或 ALT 正常)因其他疾病须接受化疗或免疫抑制剂(包括肾上腺糖皮质激素)治疗，由于免疫受到抑制，可出现 HBV DNA 再激活，HBV DNA 水平升高，继而发生 ALT 升高及其他肝生化异常，使肝炎恶化，甚至发生肝衰竭而危及生命。因此，对此类患者应评估化疗或免疫抑制剂的疗程和强弱，必要时在治疗前 1 周开始预防性抗病毒治疗，优先选择强效低耐药 NAs，持续至化疗或免疫抑制剂结束后至少半年。应用 B 细胞单克隆抗体化疗者，只要抗 HBc 阳性(无论 HBsAg 阴性或阳性)都建议预防性抗病毒治疗，并持续至化疗或免疫抑制剂结束后至少 1 年。NAs 停药后仍可能出现肝炎，应注意监测。

(2) 乙型肝炎肝移植患者的处理：乙型肝炎肝移植患者应尽早应用强效低耐药的 NAs 治疗，终生用药。对于移植前 HBV DNA 已经不可测的患者，移植后 HBV 再感染的风险较低，术后继续 NAs 治疗，不需要联合乙型肝炎免疫球蛋白(HBIG)。对于移植肝 HBV 再感染风险高的患者，术中无肝期应用 HBIG，术后给予 NAs 联合 HBIG 持续半年至 1 年，此后再继续单用 NAs。

(3) NAs 停药后复发患者的处理：NAs 停药后应定期随访监测。出现 HBV DNA 和 ALT 重新升高和异常时，如对原来使用的 NAs 未产生耐药者，可继续用原药治疗；如已产生耐药者，可换用或加用互不交叉耐药的其他 NAs 治疗，并须密切观察病情的变化。

(4) 儿童乙型肝炎患者的治疗：须符合上述

抗病毒治疗的适应证，可用普通 IFN-α 治疗，剂量为 3～6 MU/m^2 体表面积，最大剂量不超过 10 MU/m^2 体表面积；美国 FDA 已经批准 LAM 和 ETV 用于治疗 2 岁以上乙型肝炎患儿，ADV 和 TDF 用于治疗 12 岁以上乙型肝炎患儿。

(5) 妊娠期 HBV 感染者的处理：若符合慢性乙型肝炎的抗病毒指征，可在与患者充分沟通并权衡利弊后，开始 TDF 或 LdT 治疗。如不符合抗病毒指征，需密切监测 HBV DNA 和转氨酶水平。妊娠中晚期高病毒载量($>2\times10^6$ IU/ml)者，可在与患者充分沟通的基础上，于妊娠 24～28 周开始抗病毒治疗（可用 TDF、LdT 或 LAM)，以进一步降低乙型肝炎母婴传播风险。

【预后】

HBV 感染后的预后随不同年龄而有所不同。在婴幼儿(<2 岁)、儿童、青少年和成人感染 HBV 后，分别有 90%～95%以上、30%及<5%的患者成为慢性 HBV 携带者。

HBV 感染后，婴幼儿时期一般不发生急性乙型肝炎。而在年长儿童及成人，65%～70%呈隐性感染，约 25%的患者可发展为急性乙型肝炎，5%～10%呈慢性 HBV 感染者。急性乙型肝炎患者中，90%以上的患者可以自愈，不到 10%的患者因病情迁延不愈发展为慢性乙型肝炎，不到 1%的患者发展为急性及亚急性肝衰竭。约 25%的慢性 HBV 携带者为慢性乙型肝炎患者，其中 12%～20%的慢性乙型肝炎 5 年内发展为代偿性肝硬化，其中 20%～23%的代偿性肝硬化患者 5 年内将发展为失代偿性肝硬化，6%～15%的代偿性肝硬化患者 5 年内发展为肝细胞癌。失代偿性肝硬化患者 5 年生存率为 14%～35%。

乙型肝炎肝衰竭患者预后与肝衰竭的不同临床类型有关。急性及亚急性肝衰竭的病死率为 50%～70%。而慢性肝衰竭病死率较高，为 70%～90%。肝衰竭预后还与病情及肝组织坏死程度有关。血清胆红素极高、肝性脑病重(Ⅲ度及Ⅳ度肝性脑病)、PTA 极低(<20%)及肝细胞坏死病变范围大于肝实质的 2/3 者，预后差，病死率高。

【预防】

1. *管理传染源* 发现乙型肝炎患者后，应及时正确地向卫生防疫部门做传染病报告，使卫生防疫部门能对患者进行登记及统计，掌握发病人数。对其家庭成员及其他密切接触者进行预防 HBV 感染的卫生宣教，并应做血清 HBsAg、抗 HBs 和抗 HBc 检测，如均为阴性则为易感者，应规范接种乙型肝炎疫苗。

HBsAg 阳性者不能献血，不能从事按国家规定的特殊职业。对所有献血员在献血前，应常规做 HBsAg 筛检。HBsAg 筛检阳性者不得献血。

2. *切断传播途径*

(1) 加强对血液和血制品的管理：除加强对献血员筛查外，对血制品应做 HBsAg 检测，阳性者应禁止出售及应用。严格掌握输血及血制品的适应证。尽量不输血和少输血。鼓励使用自体血。

(2) 安全注射和器械消毒：大力推广安全注射，应实行“一人一针一管一消毒”，提倡使用一次性的注射器，各种医疗器械和用具如针灸针、采血针、手术及口腔检查及治疗器械等应严格消毒。接触患者的血液、体液及分泌物应戴手套，严格防止医源性传播。对被血液污染物品应进行彻底消毒处理。对血液透析病房、传染病房和肝炎门诊等场所，应加强消毒隔离工作，防止交叉感染。注意对单采血浆工作的管理，防止血液交叉污染。服务行业中的理发、刮脸、修脚、文身等用具应严格消毒。注意个人卫生，不共享剃须刀和牙具。严禁吸毒，尤其是注射吸毒。加强性道德教育，杜绝不正当性行为引起的传播。

3. *保护易感人群* 正确接种乙型肝炎疫苗是预防控制 HBV 感染最有效的预防措施。乙型肝炎疫苗接种对象主要是新生儿，其次为易感的儿童、青少年和高危人群，如 HBsAg 阳性者的家庭成员、经常接触血液的人员(包括医院化验员、医护人员、血液透析患者)、经常接受输血或血液制品者、器官移植受者、男男性行为者、静脉药瘾者、娼妓和性乱者等。

乙型肝炎疫苗接种方法：全程应接种3针，按0、1和6个月程序。新生儿应在出生后24小时内接种，越早越好。新生儿接种部位为大腿前部外侧肌肉或上臂外侧三角肌肌内注射，儿童和成人为上臂三角肌中部肌内注射。单用乙型肝炎疫苗阻断母婴传播的成功率为87.8%。

(1) 阻断母婴传播：对HBsAg阳性的母亲所生新生儿，应采用乙型肝炎疫苗和HBIG联合免疫。新生儿应在出生24小时内尽早(最好12小时内)注射HBIG≥100 IU，并在不同部位接种10 μg重组酵母乙型肝炎疫苗或20 μg重组中国仓鼠卵巢细胞(Chinese hamster ovary, CHO)乙肝疫苗。间隔1个月和6个月分别接种第2、3针乙型肝炎疫苗，剂量同上。新生儿在出生12小时内注射乙型肝炎疫苗和HBIG后，可以母乳喂养。

(2) 对HBsAg阴性母亲所生新生儿：可用10 μg重组酵母乙型肝炎疫苗免疫或10 μg重组CHO乙型肝炎疫苗。

(3) 对于HBsAg不详母亲所生早产儿、低体重儿：在出生12小时内尽早接种第1针乙型肝炎疫苗和HBIG；满1月龄后，再按间隔1个月和6个月程序完成第2、3针乙型肝炎疫苗接种。

(4) 对未接种乙型肝炎疫苗的儿童：应进行补种，剂量为10 μg重组酵母或10～20 μg重组CHO乙型肝炎疫苗。

(5) 高危人群的乙型肝炎疫苗免疫接种：高危人群应肌内注射10 μg重组酵母或20 μg CHO乙型肝炎疫苗，对成人高危人群应肌内注射20 μg重组酵母或20 μg CHO乙型肝炎疫苗。

(6) 对免疫功能低下或无应答者：应增加疫苗的接种剂量和针次；对3针免疫程序接种无应答者，可再接种1针60 μg或3针20 μg疫苗，并于接种后1～2个月检测血清抗HBs。若仍无应答，可再接种1针60 μg重组酵母乙肝疫苗。

接种乙型肝炎疫苗后，有抗体应答者的保护效果至少可持续30年，因此，对一般人群无须加强免疫。但对高危人群可检测血清抗HBs，如抗HBs<10 mIU/ml，可加强免疫。

(7) 意外暴露HBV后的预防：破损的皮肤或黏膜意外接触HBV感染者的血液或体液后，首先应尽快处理伤口，挤出伤口中的血液，用0.9%NaCl溶液冲洗伤口，然后消毒伤口，再按照以下步骤处理。① 检测血清HBV DNA、HBsAg、抗HBs、HBeAg、抗HBe、抗HBc和ALT，并酌情在3个月和6个月复查。② 如已接种过乙型肝炎疫苗并已知其抗HBs≥10 mIU/ml，可不做处理。如未接种过乙型肝炎疫苗或虽接种过乙型肝炎疫苗，但抗HBs<10 mIU/ml或抗HBs水平不详，应立即注射HBIG 200～400 IU，并同时在不同部位接种20 μg乙型肝炎疫苗，并于1个月和6个月分别接种第2、3针各20 μg乙型肝炎疫苗。

(三) 丙型病毒性肝炎

丙型病毒性肝炎(hepatitis C)以往称为“肠道外传播的非甲非乙型肝炎”。1989年，Chiron公司Choo等从感染HCV的黑猩猩血中克隆出HCVcDNA，并建立了特异性检测方法以后，在1989年日本东京召开的非甲非乙型肝炎国际会议上正式命名为“丙型病毒性肝炎”，简称“丙型肝炎”。

根据世界卫生组织估计，全球HCV感染者为1.85亿人。根据2006年全国血清流行病学调查，我国1～59岁人群抗HCV流行率为0.43%，属低流行地区，HCV感染者约1 000万例。

丙型肝炎由丙型肝炎病毒(hepatitis C virus, HCV)引起。主要经血传播，多数患者临床表现很轻或无症状，50%～85%的患者可发展为慢性丙型肝炎，并可进一步发展为肝硬化和肝细胞癌(HCC)。聚乙二醇干扰素(Peglated interferon, PegIFN)联合利巴韦林(ribavirin, RBV)(即PR方案)治疗有效，但近年来直接抗病毒药物(direct-acting antiviral agents, DAAs)逐渐成为主流。目前尚无疫苗可供预防。

【病原学】

HCV为RNA病毒,属黄病毒科(*Flaviviridae*)肝炎病毒属(*hepacivirus genus*)。

1. 形态及结构　呈圆球状,直径50～60 nm,外有含脂质的糖蛋白包膜,内含核心蛋白组成的核衣壳及单股正链RNA。

2. 基因组及功能　HCV基因组由(9.5～9.6)×10^3个核苷酸组成,包含5′非编码区(5′UTR)、核心区、包膜区、NS2、NS3、NS4A、NS4B、NS5A、NS5B和3′非编码区(3′UTR)。有一个大的开放读码框架(ORF),可编码3 011～3 033个氨基酸的前体蛋白,即多聚蛋白体,经过剪切等加工可产生10种蛋白,包括结构蛋白(核心蛋白、包膜蛋白E1和E2、离子通道蛋白P7)和非结构蛋白(NS2、NS3、NS4A、NS4B、NS5A、NS5B)。非结构区蛋白主要与病毒复制有关,是目前DAAs的主要作用位点。这些位点可能出现替代突变,影响DAAs治疗的敏感性,与治疗失败有关,称为耐药相关替代突变(resistance-associated substitutions, RASs)。

(1) 5′非编码区的基因:最为保守,不易发生变异,常用此区设计引物,用PCR法检测HCV RNA。有一个内核糖体进入位点(internal ribosome enter site, IRES),与核糖体结合后,由IRES起始翻译蛋白,并调节病毒复制和使蛋白表达。

(2) 核心区基因:可表达核心蛋白,可构成核衣壳。此区蛋白是HCV最为保守的蛋白,常用作检测抗HCV试剂的抗原。

(3) 包膜区基因:包括E1区和E2/NS1区基因,可编码包膜蛋白E1和E2。此区基因最易发生变异,尤其是E2/NS1区基因,有两个高变区(HVR1和HVR2),可能与产生中和抗体有关,常用于研制HCV疫苗。由于此区基因的多变性,造成研制HCV疫苗的困难,因HCV容易发生变异而发生"准种",造成免疫逃逸、治疗困难及影响预后。

(4) P7蛋白:是介于结构蛋白和非结构蛋白之间的小蛋白,在包膜中形成六聚体阳离子通道,与病毒颗粒的释放等有关。也是潜在的抗病毒药物位点。

(5) NS2区基因编码NS2蛋白:可裂解非结构蛋白。但其确切功能尚不清楚。

(6) NS3区基因:可编码含631氨基酸的NS3蛋白,为丝氨酸蛋白酶,可裂解多种非结构蛋白,发挥调节病毒功能和复制作用,并可产生NTP酶(N-terminal proteinase)和RNA螺旋酶,与病毒复制有关。

(7) NS4区基因:可编码含有54个氨基酸的NS4A蛋白,作为NS3蛋白的辅助因子,形成NS3/4A蛋白酶复合物,执行蛋白酶功能。NS3/4A蛋白酶抑制剂是第一个成功上市的DAAs。还可编码NS4B蛋白,可能与促进HCV复制复合体形成有关。

(8) NS5区基因:编码的NS5A蛋白是病毒周期所必需的,可能与病毒逃逸或HCV复制复合体形成有关。编码的NS5B蛋白为一种具有RNA依赖性RNA聚合酶,与HCV复制有关,NS5A蛋白和NS5B蛋白均可以作为抗HCV的作用靶位。相关DAAs已上市。此外,此区尚有一个干扰素敏感决定区(interferon sensitive determining region, ISDR),可以抑制干扰素诱导的抗病毒蛋白——蛋白激酶(PKR),降低干扰素的疗效。当此区基因发生变异时,可使干扰素的疗效增高,但亦有学者持不同意见。

(9) 3′非编码区基因:对HCV的复制具有调控作用。

3. HCV的变异和分型　HCV极易发生变异,根据基因序列同源性可分为不同的型、亚型、准种和株。基因分型有Okamoto和Simmonds分型法,常用的为Simmonds分型法,主要有6个型和多个亚型。根据地区不同,基因型分布亦不同,我国(大陆和台湾地区)及日本主要为1b、2a和2b型,我国香港、澳门以6a型为主;新加坡和泰国主要为3型;西欧及美国主要为1a、1b、2a、2b和3a型;南欧和东欧主要为1b型;中东、北非和中非主要为4型;南非为5a型。

由于HCV的多变异性，在自然变异及人体的免疫等因素影响下，HCV感染者体内可同时存在多种具有很高同源性的变异株，称为“准种（quasispecies）”。准种的存在可影响感染的复杂性，易发展为慢性丙型肝炎和肝硬化，以及影响抗病毒治疗的疗效。

4. 抵抗力 HCV含有脂性包膜，对脂溶剂敏感，1∶1 000甲醛液、37℃ 96小时、100℃ 5分钟、60℃ 10小时，可使其传染性消失及灭活。

【流行病学】

1. 传染源 急、慢性丙型肝炎患者和HCV携带者均为本病的传染源。HCV携带者中尤以献血员作为传染源意义更大。一般患者在潜伏期后期（发病前12日）即有传染性。

2. 传播途径 主要经血和血制品传播。但有40%～50%无血液暴露史，因此尚有其他传播途径。目前认为尚可通过医源性传播，如不安全注射、医疗器械、牙科检查、针灸及文身等；性传播，尤其是不正当的性接触；家庭内接触传播和母婴传播。由于HCV感染者血中病毒量较低，母婴传播不如HBV感染者明显。

3. 人群易感性 普遍易感。HCV不同基因型可以混合感染。静脉药瘾者、经常接触血及血制品者（如血液透析、血友病患者，外科、牙科、妇产科、检验科、传染科等医务人员）、HIV感染者等，均为HCV感染的高危人群。

【发病机制和病理】

1. 发病机制

（1）肝细胞损伤的机制：目前认为，可能由HCV直接损伤肝细胞和人体对HCV的免疫应答引起对肝细胞的免疫损伤。持后者意见的人更多。

1）HCV直接致病作用根据：① 血清HCV RNA载量和ALT水平呈正相关。② 黑猩猩感染HCV实验证明，先有血清和肝内HCV升高，后有ALT上升。③ 肝脏炎症坏死病变程度与血清HCV载量相关。④ 应用干扰素治疗后，随着HCV载量降低，ALT水平亦下降。

但亦有相反的意见，其理由为：① 部分HCV感染者有长期高载量HCV，但ALT正常，肝组织亦无明显炎症。② 体外HCV感染的细胞并无明显病变。

2）免疫介导的致病作用根据：① 丙型肝炎患者的肝损伤程度与患者的免疫功能呈负相关，免疫功能低下者肝损伤轻，而免疫功能正常者肝损伤较重。② 应用免疫抑制剂的患者肝损伤轻。③ 在肝组织坏死区可检出大量CTL细胞。④ 丙型肝炎患者的肝组织汇管区有大量淋巴细胞浸润并形成淋巴滤泡，提示存在免疫介导的病变。⑤ 部分丙型肝炎患者可检出自身抗体，如抗核抗体、抗平滑肌抗体和抗肝肾微粒体抗体、类风湿因子等，可能有自身免疫因素参与发病机制。

此外，在肝组织碎屑样坏死区存在表达HCV核心抗原的肝细胞，而这些细胞又表达大量FAS蛋白，可与CTL分泌的FAS配体结合引起肝细胞凋亡。由此，FAS系统引起的细胞凋亡亦参与肝细胞损伤机制。

因此，HCV感染引起的肝细胞损伤机制可能两者均参与，但以免疫介导的肝细胞损伤为主，尤其在慢性丙型肝炎。

（2）HCV持续感染的机制：HCV感染后慢性化概率很高，目前认为HCV持续感染的机制可能与以下原因有关。① HCV感染后的血清病毒载量较低，不能刺激人体产生足够的免疫应答，以清除病毒。② HCV极易发生变异，产生多数准种，使人体免疫系统难以识别及产生免疫逃逸。③ HCV为泛嗜性病毒，可在人体多个组织中感染；同时可感染淋巴细胞，使免疫功能降低，均可引起持续感染。

2. 病理 丙型肝炎具有乙型肝炎共同的病理变化，但也有它自己的病理特点：① 汇管区炎症明显，有多数淋巴细胞聚集及浸润，形成有生发中心的淋巴滤泡。② 肝细胞有脂肪变性，一般呈大泡性脂变。③ 常有小胆管损伤，周围有淋巴细胞浸润。④ 肝实质中呈多数局灶性点状坏死，亦可发生碎屑样坏死，浸润的炎性细胞多为T细胞。⑤ 应用免疫组化法，可见肝细胞表达多种 HCV 抗原,如 C、E2/NS1、NS3 及 NS5,可作为特异性诊断。

【临床表现】

潜伏期为 2～26 周,平均为 6～8 周。输血后丙型肝炎潜伏期较短,为 2～16 周,平均为 7 周。根据不同的临床表现可有以下临床类型。

1. *急性丙型肝炎* 由输血及血制品感染者可确定其潜伏期及病期,而无输血史者则不易确定。临床表现轻,甚至无明显症状,少数患者可出现肝炎表现,多为无黄疸型,黄疸型较少见。罕见淤胆型肝炎表现,多见于老年患者。肝组织学检查有助于鉴别急性丙型肝炎与慢性丙型肝炎。15%～45%的急性丙型肝炎可以自愈。但有 55%～85%的患者可有血清持续 HCV RNA 阳性,ALT 持续或反复异常,发展为慢性丙型肝炎。

2. *慢性丙型肝炎* 急性丙型肝炎持续不愈病程超过 6 个月。患者多表现症状轻或无。可有轻度或中度 ALT 升高,HCV RNA 持续异常,抗 HCV 阳性,肝组织有慢性肝炎病变。根据病情变化和 ALT 表现不同,可分以下 3 种不同临床类型。① 反复发作型:ALT 反复升高,肝炎表现亦可反复发作。此型肝脏炎症坏死病变可以反复加重,可进一步发展为肝硬化。② 持续发作型:ALT 持续异常,一般为轻度升高,病情可以持续发展。③ ALT 正常型:ALT 持续正常,HCV RNA 持续异常,肝脏病变一般较轻。此类患者亦可有 ALT 间歇升高。

3. *肝衰竭* 单纯丙型肝炎引起肝衰竭者少见,多与 HBV 重叠感染引起。其临床表现和乙型肝炎肝衰竭相似。

4. *慢性 HCV 携带者* 表现为无症状、ALT 正常、血清 HCV RNA 持续阳性和抗 HCV 阳性。此类患者应进一步做肝组织检查,如有明显炎症坏死病变,则应诊断为慢性丙型肝炎。如无明显肝炎病变则应定期观察 ALT、HCV RNA、甲胎蛋白和腹部 B 超,以早期发现慢性丙型肝炎和肝细胞癌。

5. *HCV 与 HBV 重叠感染* 由于 HCV 与 HBV 的传播途径相同,较易发生混合感染。可使肝炎的病变加重,发生肝衰竭。以慢加急性肝衰竭和慢性肝衰竭较多见。同时发生混合感染后,可以抑制 HBV 复制,血清 HBV DNA 载量降低,甚至发生阴转。

6. *HCV 感染的肝外表现* 部分 HCV 感染患者可以出现肝外表现及伴发其他疾病,常见的有冷球蛋白血症(在低温下,可使血清球蛋白凝集及沉淀)、类风湿关节炎、干燥综合征、肾小球肾炎、迟发性皮肤卟啉症、淋巴组织增生病等。

HCV 感染的自然史:感染 HCV 后,慢性化率很高,为 55%～85%,呈 HCV 持续感染;HCV 感染进展多缓慢,感染后 20 年,一般人群中肝硬化发生率为 5%～15%。慢性 HCV 感染后 30～40 年有 1%～3%可发生肝细胞癌;发生肝硬化后,肝细胞癌的年发生率可达 2%～4%。感染年龄大于 40 岁、男性、合并 HIV 或 HBV 感染、嗜酒、非酒精性脂肪性肝病、肥胖、胰岛素抵抗、合并血吸虫感染、肝脏铁含量高和使用肝毒性药物等,均可加速疾病的进展。

【实验室检查】

1. *肝脏生化检查* 常见 ALT 轻、中度升高,亦可正常或间歇升高。重者可出现黄疸及其他肝功能异常。

2. *血清抗 HCV 检测* 可出现较晚,在急性丙型肝炎出现临床症状时 30%～50%仍可呈阴性。慢性丙型肝炎常为阳性,亦可出现假阳性,可用重组免疫斑点法(recombinant immunoblot assay, RIBA)加以验证。免疫功能缺损的 HCV 感染者,血清抗 HCV 可出现阴性。近年来应用第三代 EIA 试剂,是从第一代和第二代 EIA 试剂发展而来,包括 C100 抗原、核心抗原 C223、NS3 抗原 C33C 和 NS5 抗原,使检测的敏感性和特异性明显增高,出现阳性时间亦较早。抗 HCV 阳性为 HCV 感染的标志,不仅可用作 HCV 感染的诊断,而且可以用作献血员筛选,但病毒清除后仍可阳性,因此不能作为评估疗效的指标。

3. 血清 HCV RNA 检测 为 HCV 复制的标志。可在感染早期出现，在抗 HCV 尚未出现阳性前即可检出 HCV RNA，可用作 HCV 感染的早期和现症诊断。目前用作 HCV RNA 的检测有以下几种。① HCV RNA 定性检测：可用反转录 PCR 法检测。敏感度很高，超过定量 PCR 检测，但可出现假阳性。② HCV RNA 定量检测：检测方法有分支(branch)DNA 法和定量 PCR 法。bDNA 法虽特异性强，但敏感性低。目前常用定量 PCR 法，敏感性和特异性均明显升高。此法不仅可以检测血清 HCV RNA 的载量，而且可以作为疗效考核的标准。但不同的检测试剂和方法，其最低的检测下限值不同。应用实时荧光 PCR 法，最低的检测下限值明显降低，检测上限值升高，敏感性和特异性均很高。

4. HCV 基因分型 可用作流行病学调查、决定抗病毒治疗的方法和预测抗病毒治疗的疗效。目前用于 HCV 基因分型的方法有全基因测序分型法、型特异性引物 PCR 分型法、限制性片段长度多态性(RFLP)分型法、特异性核酸探针杂交分型法和血清学分型法。

5. HCV RASs 检测 目前常用方法包括 PCR 产物直接测序法和新一代深度测序法，前者即可满足临床上 DAAs 方案选择的需求。

6. 宿主 IL－28B 基因分型 在包含 PegIFN－α 的疗法中，宿主 IL－28B 基因多态性与疗效相关，尤其在基因 1 型和 4 型 HCV 感染者中作用明显。IL－28B 基因的 rs12979860 的 CC 基因型、rs8099917 的 TT 基因型和 rs12980275 的 AA 基因型与 HCV 感染的自发清除、IFN 疗效相关。

7. 肝纤维化的无创性评估 可采用 APRI 和 FIB－4 指数(可参阅“乙型病毒性肝炎”相关内容)进行评估。还常用瞬时弹性成像技术检测肝脏硬度(LSM)，转氨酶及胆红素均正常者 LSM≥14.6 kPa 诊断为肝硬化，LSM 9.3～14.5 kPa 诊断为进展性肝纤维化，LSM 7.3～9.3 kPa 者必要时应肝活检组织学检查明确，LSM<7.3 kPa 可排除肝纤维化。

8. 肝组织学检查 可观察肝组织学病变的性质和严重程度，可做炎症坏死和纤维化病变分级(G 0～4)和分期(S 0～4)的评定。分级和分期评定标准可参阅“乙型病毒性肝炎的病理”。并可进一步做免疫组化，检测肝细胞上 HCV 抗原的表达，可做病原学诊断。

【诊断和鉴别诊断】

根据流行病学史、临床表现和实验室检查进行诊断。

1. 流行病学史 可有输血和应用血制品史，静脉药瘾者、血液透析者及经常暴露于血液的医务人员等高危人群，以及接触未经严格消毒的医疗器械、用具和操作等。

2. 临床表现 一般无明显症状，但亦可有乏力、食欲缺乏、恶心、黄疸、肝脾大等。

3. 急性丙型肝炎诊断 根据上述流行病学史及临床表现符合急性肝炎，血清 HCV RNA 阳性，抗 HCV 阳性或阴性，须排除其他病因引起的急性肝炎，或肝组织有急性肝炎病变及用免疫组化法检测 HCV 抗原如 NS3、NS5 抗原阳性。

4. 慢性丙型肝炎诊断 临床或病理符合慢性肝炎，须排除其他病因引起的慢性肝炎，血清 HCV RNA 和抗 HCV 阳性。

5. 鉴别诊断 可参阅本节“乙型病毒性肝炎”。

【治疗】

丙型肝炎的治疗应采用以抗病毒治疗为主的综合治疗。免疫调节治疗、抗炎保肝和抗肝纤维化治疗可参阅本节“乙型肝炎的治疗”。

1. 抗病毒治疗的目标 清除 HCV，获得治愈，减轻肝损伤，逆转肝纤维化，减少和阻止肝硬化、肝衰竭和肝细胞癌的发生，提高生活质量和生存率，减少传染性，阻断 HCV 传播。

2. 抗病毒治疗的适应证 只要患者 HCV RNA 阳性且有治疗意愿，且无禁忌证，就应给予抗病毒治疗。

3. 抗病毒治疗的禁忌证

(1) PR 治疗的绝对禁忌证：包括妊娠或短

期内有妊娠计划、哺乳期妇女、严重抑郁症和精神分裂症病史、未能控制的癫痫、未控制的自身免疫性疾病、未戒断的酗酒和吸毒者，失代偿期肝硬化、严重心肺疾病、未控制的高血压或糖尿病、除肝移植外的实体器官移植、2岁以下儿童等。相对禁忌证包括：治疗前中性粒细胞＜1.5×10^9/L、治疗前血小板＜90×10^9/L、未控制的甲状腺疾病、总胆红素＞51 μmol/L、年龄＞70岁、贫血、血红蛋白疾病、血肌酐＞133 μmol/L、未控制的冠脉疾病。

(2) DAAs的禁忌证：不推荐失代偿期肝硬化患者使用含NS3/4A蛋白酶抑制剂的方案。代偿期肝硬化患者若不能进行密切临床或实验室监测者，也不推荐使用含NS3/4A蛋白酶抑制剂的方案。肾小球滤过率低于30 ml/(min·1.73 m^2)的患者应尽量避免应用包含索磷布韦的方案。

4. *抗病毒药物* 包括IFN-α、利巴韦林(ribavirin, RBV)和DAAs。DAAs上市前，首选IFN-α联用RBV治疗。目前DAAs已经逐渐成为主流抗病毒药物(表29-4、表29-5)。

(1) IFN-α：有普通IFN-α(standard IFN-α)、复合IFN-α(consensus IFN-α，商品名“干复津”)和聚乙二醇化IFN-α(PegIFN-α)。① 普通IFN-α：我国常用的为IFN-α-1b、IFN-α-2a和IFN-α-2b，均为基因工程干扰素。剂量为3～5 MU，隔日1次或每周3次，皮下或肌内注射。② 复合干扰素：为多种IFN-α亚型的共同基因序列，经基因工程重组后表达的复合干扰素。剂量为9 μg，隔日1次或每周3次，皮下注射。③ PegIFN-α：聚乙二醇(peg)和IFN-α联结而成，半衰期较普通IFN-α明显延长，每周皮下注射1次。抗病毒疗效较普通IFN-α有明显提高。目前有PegIFN-α-2a(常用剂量为180 μg/周)和PegIFN-α-2b[常用剂量为1.5 μg/(kg·周)]两种，可根据患者对药物耐受性适当调整剂量。IFN的不良反应和监测注意事项可参考“乙型病毒性肝炎”相关内容。

(2) 利巴韦林：目前认为，其抗病毒机制主要为调节$CD4^+$细胞的免疫功能，亦有一定的抗病毒作用。根据患者的体重、HCV基因型和病毒载量决定其剂量，并根据治疗过程中贫血严重程度减量或停药。因其有溶血和致畸作用，严重贫血者和孕妇禁用。服药期间至停药6个月内应避孕。

(3) DAAs：2011年首个NS3/4A蛋白酶抑制剂boceprevir上市以来，多种DAAs陆续上市，主要包括NS3/4A蛋白酶抑制剂、NS5A抑制剂、NS5B聚合酶抑制剂。我国已经上市NS3/4A蛋白酶抑制剂阿舒瑞韦(Asunaprevir)、达诺瑞韦(Danoprevir)、格卡瑞韦(Glecaprevir)、帕立瑞韦(Paritaprevir)和格拉瑞韦(Grazoprevir)，NS5A抑制剂维帕他韦(Velpatasvir)、哌仑他韦(Pibrentasvir)、来迪派韦(Ledipasvir)、达拉他韦(Daclatasvir)、艾尔巴韦(Elbasvir)和奥比他韦(Ombitasvir)，以及NS5B聚合酶抑制剂索磷布韦(Sofosbuvir)和达塞布韦(Dasabuvir)，既有泛基因型也有基因特异型或者多基因型DAAs，详见表29-4。

表29-4 丙型肝炎直接抗病毒药物的分类

类别	药品	规格	使用剂量
泛基因型			
NS5A抑制剂	达拉他韦(Daclatasvir)	30 mg或60 mg，片剂	1片，1次/日(早晨服用)
NS5B聚合酶核苷类似物抑制剂	索磷布韦(Sofosbuvir)	400 mg，片剂	1片，1次/日(随食物服用)
NS5B聚合酶核苷类似物抑制剂/NS5A抑制剂	索磷布韦(Sofosbuvir)/维帕他韦(Velpatasvir)	400 mg索磷布韦和100 mg维帕他韦，片剂	1片，1次/日

（续表）

类　别	药　品	规　格	使用剂量
NS3/4A 蛋白酶抑制剂/NS5A 抑制剂	格卡瑞韦（Glecaprevir）/哌仑他韦（Pibrentasvir）	100 mg 格卡瑞韦和 40 mg 哌仑他韦，片剂	3 片，1 次/日（随食物服用）
NS5B 聚合酶核苷类似物抑制剂/NS5A 抑制剂/NS3/4A 蛋白酶抑制剂	索磷布韦（Sofosbuvir）/维帕他韦（Velpatasvir）/伏西瑞韦（Voxilaprevir）	400 mg 索磷布韦和 100 mg 维帕他韦及 100 mg 伏西瑞韦，片剂	1 片，1 次/日
NS5A 抑制剂	可洛派韦（Coblopasvir）	60 mg，胶囊	1 粒，1 次/日（早晨服用）
NS5A 抑制剂	拉维达韦（Ravidasvir）	200 mg，片剂	1 片，1 次/日（早晨服用）
基因型特异性或者多基因型			
NS3/4A 蛋白酶抑制剂	阿舒瑞韦（Asunaprevir）	100 mg，软胶囊	1 粒，2 次/日（早晚服用）
NS3/4A 蛋白酶抑制剂/NS5A 抑制剂/细胞色素 P4503A4 酶强力抑制剂	帕立瑞韦（Paritaprevir）/利托那韦（Ritonavir）/奥比他韦（Ombitasvir）	75 mg 帕立瑞韦，12.5 mg 奥比他韦，50 mg 利托那韦，片剂	2 片，1 次/日（随食物服用）
NS5A 抑制剂/NS3/4A 蛋白酶抑制剂	艾尔巴韦（Elbasvir）/格拉瑞韦（Grazoprevir）	50 mg 艾尔巴韦和 100 mg 格拉瑞韦，片剂	1 片，1 次/日
NS3/4A 蛋白酶抑制剂/细胞色素 P4503A4 酶强力抑制剂	达诺瑞韦（Danoprevir）/利托那韦（Ritonavir）	100 mg 达诺瑞韦，100 mg 利托那韦，片剂	1 片，2 次（早晚服用）
NS5A 抑制剂	依米他韦（Yimitasvir）	100 mg，胶囊	1 粒，1 次/日
NS5A 抑制剂/NS5B 聚合酶核苷类似物抑制剂	来迪派韦（Ledipasvir）/索磷布韦（Sofosbuvir）	90 mg 来迪派韦，400 mg 索磷布韦，片剂	1 片，1 次/日
NS5B 聚合酶非核苷类似物抑制剂	达塞布韦（Dasabuvir）	250 mg，片剂	1 片，2 次/日（早晚随食物服用）

注：表格来源于《丙型肝炎防治指南（2019 年版）》。

表 29-5　初治或 PRS 经治的无肝硬化丙型肝炎病毒感染者治疗方案

基因型	既往治疗经验	SOF/VEL	GLE/PIB	SOF/VEL/VOX	SOF/LDV	GZR/EBR	OBV/PTV/r+DSV
基因 1a 型	初治	12 周	8 周	不推荐	12 周	12 周	不推荐
	经治	12 周	8 周	不推荐	12 周+RBV/24 周	16 周+RBV	不推荐
基因 1b 型	初治	12 周	8 周	不推荐	8 周/12 周	12 周	8 周（F0～F2），12 周（F3）
	经治	12 周	8 周	不推荐	12 周	12 周	12 周
基因 2 型	初治	12 周	8 周	不推荐	12 周	不推荐	不推荐
	经治	12 周	8 周	不推荐	12 周	不推荐	不推荐
基因 3 型	初治	12 周	8 周	不推荐	不推荐	不推荐	不推荐
	经治	12 周	16 周	不推荐	不推荐	不推荐	不推荐
基因 4 型	初治	12 周	8 周	不推荐	12 周	12 周	不推荐
	经治	12 周	8 周	不推荐	不推荐	16 周+RBV	不推荐

(续表)

基因型	既往治疗经验	SOF/VEL	GLE/PIB	SOF/VEL/VOX	SOF/LDV	GZR/EBR	OBV/PTV/r+DSV
基因 5 型	初治	12 周	8 周	不推荐	12 周	不推荐	不推荐
	经治	12 周	8 周	不推荐	不推荐	不推荐	不推荐
基因 6 型	初治	12 周	8 周	不推荐	12 周	不推荐	不推荐
	经治	12 周	8 周	不推荐	不推荐	不推荐	不推荐

注：PRS，聚乙二醇干扰素 α 联合利巴韦林或索磷布韦；SOF，索磷布韦；VEL，维帕他韦；GLE，格卡瑞韦；PIB，哌仑他韦；VOX，伏西瑞韦；LDV，来迪帕韦；GZR，格拉瑞韦；EBR，艾尔巴韦；OBV，奥比他韦；PTV，帕立瑞韦；r，利托那韦；DSV，达塞布韦；RBV，利巴韦林。

表格来源于《丙型肝炎防治指南(2019 年版)》。

表 29－6　初治或 PRS 经治的代偿期肝硬化丙型肝炎病毒感染者治疗方案

基因型	既往治疗经验	SOF/VEL	GLE/PIB	SOF/VEL/VOX	SOF/LDV	GZR/EBR	OBV/PTV/r+DSV
基因 1a 型	初治	12 周	12 周	不推荐	12 周+RBV/24 周	12 周	不推荐
	经治	12 周	12 周	不推荐	不推荐	16 周+RBV	不推荐
基因 1b 型	初治	12 周	12 周	不推荐	12 周+RBV/24 周	12 周	12 周
	经治	12 周	12 周	不推荐	12 周+RBV/24 周	12 周	12 周
基因 2 型	初治	12 周	12 周	不推荐	12 周+RBV/24 周	不推荐	不推荐
	经治	12 周	12 周	不推荐	12 周+RBV/24 周	不推荐	不推荐
基因 3 型	初治	12 周+RBV	12 周	12 周	不推荐	不推荐	不推荐
	经治	12 周+RBV	16 周	12 周	不推荐	不推荐	不推荐
基因 4 型	初治	12 周	12 周	不推荐	12 周+RBV/24 周	12 周	不推荐
	经治	12 周	12 周	不推荐	不推荐	16 周+RBV	不推荐
基因 5 型	初治	12 周	12 周	不推荐	12 周+RBV/24 周	不推荐	不推荐
	经治	12 周	12 周	不推荐	不推荐	不推荐	不推荐
基因 6 型	初治	12 周	12 周	不推荐	12 周+RBV/24 周	不推荐	不推荐
	经治	12 周	12 周	不推荐	不推荐	不推荐	不推荐

注：PRS，聚乙二醇干扰素 α 联合利巴韦林或索磷布韦；SOF，索磷布韦；VEL，维帕他韦；GLE，格卡瑞韦；PIB，哌仑他韦；VOX，伏西瑞韦；LDV，来迪派韦；GZR，格拉瑞韦；EBR，艾尔巴韦；OBV，奥比他韦；PTV，帕立瑞韦；r，利托那韦；DSV，达塞布韦；RBV，利巴韦林。

表格来源于《丙型肝炎防治指南(2019 年版)》。

DAAs 可与 PR 方案联合，也可与 RBV 联合，也可不同类型 DAAs 进行联合。与 PR 方案相比，引入 DAAs 后抗病毒疗效明显提高，持续病毒学应答(sustained virological response，SVR)率多超过 90%，部分方案接近 100%。除了疗效提高外，药物不良反应也大为减少。除了第一代 NS3/4A 蛋白酶抑制剂(boceprevir 和 telaprevir)因贫血、皮疹等不良反应相对较多已经退市外，目前所应用的 DAAs 普遍耐受性较好。

DAAs 与不同药物联合后，所适用的人群受病毒基因型限制，有的适用于所有基因型，有的仅适用于部分基因型。因此，治疗前应检测基因型，如阿舒瑞韦联合达拉他韦主要用于基因 1b 型，而索磷布韦联合达拉他韦可用于全基因型。DAAs 治疗前还必须评估患者是否存在肝硬化，因为相较于无肝硬化者，肝硬化患者或需要延长疗程(从 12 周延长到 24 周)，或需要联合利巴韦林治疗，具体方案可参考表 29－5 和表 29－6。

随着新 DAAs 的不断上市，必将有更多的治疗方案可供选择。

DAAs 与多种药物存在药物与药物之间相互作用(drug-drug interaction, DDI)，因此用药前还要了解患者基础疾病用药情况，明确其基础用药和 DAAs 同时用药是否安全。最常见引起 DDI 的药物是胺碘酮，治疗前心电图显示 QT 间期延长者应慎用多种 DAAs。

DAAs 治疗时有出现 HBV 再激活的风险。因此，治疗前应明确患者的 HBV 感染情况，治疗过程中注意监测。

5. 抗病毒治疗应答的评估 可根据病毒学应答(HCV RNA 检测不到)、血清生化学应答(ALT 复常)和肝组织学应答(治疗前、后两次肝组织检查)加以评估。组织学应答病变改善的常用定义：knodell HAI 评分，治疗后分级(G)计分较治疗前下降≥2 分，或 Ishak 纤维化评分治疗后分期(S)计分较治疗前下降≥1 分。

(1) PR 方案治疗时：应根据治疗早期的病毒学应答来指导治疗，即应答指导治疗(response-guided therapy, RGT)。根据不同的基因型采取不同策略，详见图 29-3 和图 29-4。

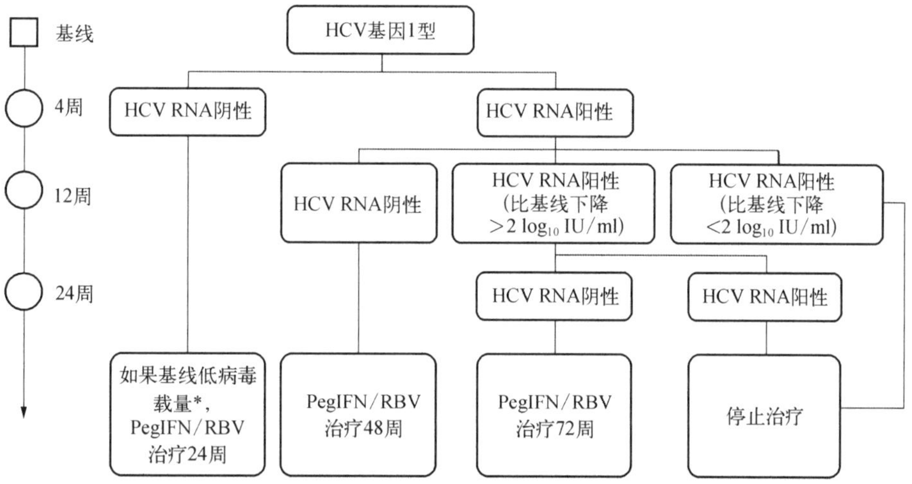

图 29-3 HCV 基因 1 型感染者接受 PR 方案治疗时的 RGT 策略

注：* 建议在 0 周、4 周、12 周和 24 周采用高敏感方法监测 HCV RNA(最低检测下限 15 IU/ml)。图来源于《丙型肝炎防治指南(2015 年更新版)》。

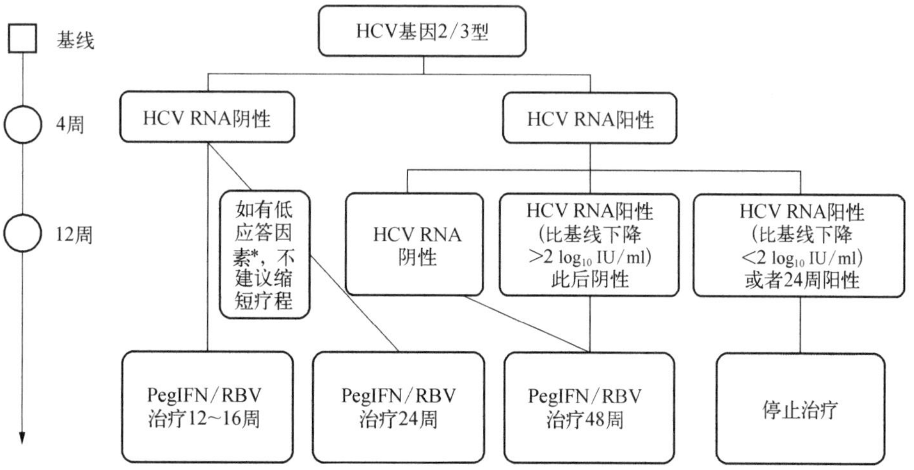

图 29-4 HCV 基因 2/3 型感染者接受 PR 方案治疗时的 RGT 策略

注：* 建议在 0 周、4 周、12 周和 24 周采用高敏感方法监测 HCV RNA(最低检测下限 15 IU/ml)。图来源于《丙型肝炎防治指南(2015 年更新版)》。

1) 迅速病毒学应答(rapid virological response, RVR):治疗后4周,血清HCV RNA水平达到检测不到(低于检测值下限)。

2) 早期病毒学应答(early virological response, EVR):治疗后12周,血清HCV RNA水平达到检测不到或较基线值(IU/ml)下降≥2 $\log_{10}$ IU/ml。又可分为以下几种。① 完全早期病毒学应答(complete early virological response, cEVR):治疗后12周,血清HCV RNA水平达到检测不到。② 部分早期病毒学应答(partial early virological response, pEVR):治疗后12周,血清HCV RNA水平较基线值下降≥2 $\log_{10}$ IU/ml,但病毒仍阳性。③ 早期病毒学无应答(early virological non-response, nEVR):治疗后12周,血清HCV RNA水平较基线值下降<2 $\log_{10}$ IU/ml。

3) 持续病毒应答(sustained viral response, SVR):治疗结束后血清HCV RNA检测不到,随访24周后,血清HCV RNA仍检测不到。

4) 病毒学复发(virological relapse):治疗结束后血清HCV RNA检测不到,但在停药后随访24周内出现HCV RNA阳转。

5) 无应答(null response):治疗过程中HCV RNA持续阳性,其中部分患者治疗12周HCV RNA下降<2 $\log_{10}$ IU/ml。

(2) DAAs方案治疗时:多采用SVR12作为治疗终点,即治疗结束后血清HCV RNA检测不到,随访12周后,血清HCV RNA仍检测不到。

6. 各类丙型肝炎的治疗

(1) 急性丙型肝炎的治疗:急性丙型肝炎开始抗病毒治疗的时机并没有广泛的共识。如果是无症状的急性丙型肝炎或输血后的丙型肝炎,则转为慢性的风险较高,大多数专家认为应该及时进行抗病毒治疗,国内指南推荐单用PegIFN-α治疗,但是对于其他的情况意见尚不统一。有专家认为有一定的自行清除病毒的机会,因此不是一诊断就开始治疗,而是观察12周病毒仍然阳性再开始抗病毒治疗,这样可以避免不必要的治疗;也有的专家认为应该积极开始治疗,这种情况下需要结合患者意愿、签署相关知情同意书后再开始抗病毒治疗。首选PegIFN-α-2a 180 μg或PegIFN-α-2b 1.0～1.5 μg/kg,每周皮下注射1次。如因各种原因不能用PegIFN-α治疗者,可选用普通IFN-α,剂量为3～5 MU,隔日1次或每周3次,皮下或肌内注射,疗程为12～24周。持续病毒学应答(SVR)可达70%以上。急性丙肝应用DAAs理论上推测应该有效,但目前资料尚不足。

(2) 慢性丙型肝炎的治疗:慢性丙型肝炎如不及时进行规范、有效的抗病毒治疗,将可发展为肝硬化、肝衰竭和肝细胞癌。

1) 慢性丙型肝炎抗病毒治疗的主要进展有以下四方面:① 不断改进抗病毒治疗方案,进一步提高疗效。慢性丙型肝炎抗病毒治疗经历了单用普通IFN-α、普通IFN-α联合RBV、PegIFN-α联合RBV、DAAs的时代,疗效逐渐提高,不良反应减少。单用普通IFN-α(3 MU,每周3次,皮下注射)疗程24周或48周的SVR分别为6%和16%。普通IFN-α-2b联合利巴韦林疗程24周和48周的SVR分别为33%和41%。PegIFN-α-2b联合利巴韦林疗程48周,SVR为54%。PegIFN-α-2a联合利巴韦林疗程48周,SVR为56%。DAAs联用后SVR明显升高,目前所用方案SVR均>90%,甚至接近100%。② PR方案治疗慢性丙型肝炎,不同HCV基因型患者,疗程和联用利巴韦林剂量亦不同。基因1型慢性丙型肝炎患者,最优治疗方案为PegIFN-α-2a 180 μg/周联用利巴韦林1 000～1 200 mg/d,疗程48周。基因2、3型慢性丙型肝炎患者,最优治疗方案为PegIFN-α-2a 180 μg/周联用利巴韦林800 mg/d,疗程24周。③ RGT策略实现优化的个体化治疗。PR方案治疗中的快速病毒应答(RVR)和早期病毒应答(EVR)可预测SVR。对于基因1型患者,获得RVR者,治疗48周,SVR平均为80%,最高可达91%;达到cEVR者,治疗48周,SVR平均为67%,最高可达77%;对于基因2、3型患者,获得RVR者的SVR可达90%,而未达RVR者的SVR

仅达49%。HCV基因1型患者，如不出现EVR，其预测SVR的阴性预测值在98%以上，可考虑停药。因此，在抗HCV治疗前应先做HCV基因分型和HCV RNA定量，治疗过程中应在疗程4周、12周、24周监测HCV RNA，而且HCV RNA应采用高敏感方法检测（最低检测下限<15 IU/ml）。④ 我国目前上市的多种DAAs方案（联合或不联合干扰素）的SVR率>90%，甚至接近100%。

2）根据患者的基因型、是否合并肝硬化及是否DAAs初治等特征，可选择不同的DAAs方案进行治疗（表29－5和表29－6）。如果DAAs不可及或患者拒绝应用，可应用既往的PR方案，其RGT策略如图29－3和图29－4所示。如因各种原因不能应用PegIFN－α，可用普通IFN－α 3～5 MU，隔日1次或每周3次，皮下或肌内注射，联用利巴韦林；如不能耐受或应用利巴韦林者，可单用PegIFN－α或普通IFN－α。

（3）丙型肝炎肝硬化的治疗

1）代偿期肝硬化的治疗：抗病毒治疗的目的是抑制病毒复制，改善肝功能，减轻疾病的进展，减少或阻止向失代偿期肝硬化和肝细胞癌发展。首选无IFN的DAAs联合治疗方案，不能获得DAAs者可用PR方案治疗。若选用PR方案，由于此类患者耐受性差，应从小剂量开始应用IFN，根据患者情况逐渐增至治疗量，同时密切观察药物的不良反应。

2）失代偿期肝硬化的治疗：符合肝移植指征者，首选肝移植治疗。如不适合或不能进行肝移植者，可用DAAs治疗，如索磷布韦联合达拉他韦或索磷布韦/维帕他韦治疗全基因型的肝硬化患者。

丙型肝炎肝硬化患者应定期（3～6个月）监测甲胎蛋白和做肝脏B超，警惕肝细胞癌；同时应该监测食管-胃底静脉曲张情况。

3）IFN为基础的治疗后复发和无应答患者的治疗：应首先考虑DAAs方案，如不能获得DAAs，可再次应用PR方案。

（4）合并HBV感染的治疗：合并HBV感染可使肝炎病情加重，加速病变进展为肝硬化和肝细胞癌。对HCV RNA阳性而HBV DNA阴性患者，可先抗HCV治疗，需要注意DAAs治疗后获得SVR的患者有发生HBV再激活的风险，因此需监测HBV DNA水平。如两种病毒均呈阳性，可先用PR方案治疗；如治疗后HBV DNA仍持续阳性，可加用恩替卡韦等治疗。

（5）合并HIV混合感染的治疗：合并HIV感染可使丙型肝炎病情加重和加速进展。同时，高效抗反转录病毒治疗（HAART）的药物可损伤肝脏。因此，如$CD4^+$ T细胞无明显降低（$\geqslant 350\times10^6$/L），则应先抗HCV治疗。如$CD4^+$ T细胞降至$<200\times10^6$/L时，则应先用HAART，待免疫功能重建后，再用抗HCV治疗。如肝组织纤维化病变达S2或S3时，不论有无用HAART，均应加用抗HCV治疗。

7．抗病毒治疗的不良反应和处理

（1）IFN－α的不良反应和处理：可参阅“乙型肝炎的治疗”。

（2）利巴韦林的不良反应和处理：利巴韦林的主要不良反应为溶血和致畸作用。① 溶血性贫血：可出现血红蛋白下降、血清间接胆红素及网状红细胞升高。肾功能不全者可发生严重溶血，应禁用。当血红蛋白降至$\leqslant$100 g/L时，利巴韦林应减量；当血红蛋白降至$\leqslant$80 g/L时，应停用利巴韦林。一般经减量或停药后可自行恢复。② 致畸作用：利巴韦林可使胎儿致畸，故孕妇禁用。男女患者在服药期间及停药后6个月内均应避孕。③ 其他不良反应：包括恶心、瘙痒、皮肤干燥、咳嗽和高尿酸血症等。

（3）DAAs的不良反应和处理：目前，国内外上市的DAAs安全性明显提高，普遍耐受性较好，相对常见的不良反应有头痛、乏力等。需要注意以下几点：用西米普韦治疗的患者可出现轻到中度的皮疹和光敏感症，应采取防晒措施避免暴露于阳光下。

其余注意事项详见“DAAs的禁忌证”。

【预防】

HCV感染的预防目前尚无疫苗，应实施以切断传播途径为主的综合性预防措施（可参阅乙型肝炎的预防)。

1. *严格管理血及血制品* 应用合格的第三代EIA试剂检测抗HCV抗体筛选献血员,抗HCV抗体阳性者禁止献血。2015年已经开始对抗HCV阴性献血员筛查HCV RNA;推行无偿献血;血制品应按国家相应的规范进行生产及检验,合格后才能出售及应用。

2. *切断经皮肤黏膜的传播* 推行安全注射和标准预防;对医疗器械、医疗用具等均应严格消毒;医务人员及预防工作者在接触患者血液和体液时均应戴手套;不共用剃须刀、牙具;理发用具、穿刺和文身用具应严格消毒等。

3. *性传播的预防* 应正确进行性教育,HCV感染者应使用安全套。

4. *母婴传播的预防* HCV感染的孕妇应避免做羊膜腔穿刺,缩短分娩时间,保证胎盘完整,尽量减少新生儿暴露于母血的机会。

参考文献

[1] 中华医学会感染病学分会,中华医学会肝病学分会. 慢性乙型肝炎防治指南(2019年版)[J]. 中华传染病杂志,2019,37(12):711-736.

[2] 中国肝炎防治基金会,中华医学会感染病学分会,中华医学会肝病学分会和中国研究型医院学会肝病专业委员会. 瞬时弹性成像技术诊断肝纤维化专家共识(2018年版)[J]. 中华肝脏病杂志,2019,27(3):182-191.

[3] 中华医学会肝病学分会,中华医学会感染病学分会. 丙型肝炎防治指南(2019年版)[J]. 中华肝脏病杂志,2019,27(12):962-979.

[4] 夏国良,龚健,王继杰,等. 重组乙型肝炎疫苗阻断乙型肝炎病毒母婴传播方案的保护效果评价[J]. 中华流行病学杂志,2003,24(5):362-365.

[5] 徐京杭,于岩岩,斯崇文,等. 马来酸恩替卡韦治疗慢性乙型肝炎的随机、双盲、双模拟对照、多中心临床研究96周结果[J]. 中华传染病杂志,2014,32(10):594-600.

[6] Terrault NA, Bzowej NH, Chang KM, *et al*. AASLD guidelines for treatment of chronic hepatitis B [J]. Hepatology, 2016, 63(1): 261-283.

[7] European Association for the Study of the Liver. EASL clinical practice guidelines: Management of chronic hepatitis B virus infection [J]. J Hepatol, 2012,57(1): 167-185.

[8] Sarin SK, Kumar M, Lau GK, *et al*. Asian-Pacific clinical practice guidelines on the management of hepatitis B: a 2015 update [J]. Hepatol Int, 2016, 10(1): 1-98.

[9] Yan H, Zhong G, Xu G, *et al*. Sodium taurocholate cotransporting polypeptide is a functional receptor for human hepatitis B and D virus [J]. Elife, 2012, 1: e00049.

[10] Guo F, Zhao Q, Sheraz M, *et al*. HBV core protein allosteric modulators differentially alter cccDNA biosynthesis from de novo infection and intracellular amplification pathways [J]. PLoS Pathog, 2017, 13 (9): e1006658.

[11] Yan H, Liu Y, Sui J, Li W. NTCP opens the door for hepatitis B virus infection [J]. Antiviral Res, 2015, 121: 24 30.

[12] Sun J, Xie Q, Tan D, *et al*. The 104-week efficacy and safety of telbivudine-based optimization strategy in chronic hepatitis B patients: a randomized, controlled study [J]. Hepatology, 2014, 59(4): 1283-1292.

[13] Marcellin P, Ahn SH, Ma X, *et al*. Combination of Tenofovir Disoproxil Fumarate and Peginterferon α-2a Increases Loss of Hepatitis B Surface Antigen in Patients With Chronic Hepatitis B [J]. Gastroenterology, 2016, 150(1): 134-144.

[14] European Association for the Study of the Liver. EASL Recommendations on Treatment of Hepatitis C 2016 [J]. J Hepatol, 2017, 66(1): 153-194.

[15] Xu Jh, Song Lw, Li N, *et al*. Baseline hepatitis B core antibody predicts treatment response in chronic hepatitis B patients receiving long-term entecavir [J]. J Viral Hepat, 2017, 24(2): 148-154.

(北京大学第一医院 徐京杭 于岩岩)

(四)丁型病毒性肝炎

丁型病毒性肝炎(viral hepatitis D)是指丁型肝炎病毒(hepatitis D virus, HDV)导致的肝细胞炎症、坏死及全身性免疫反应,与乙型肝炎病毒同时或重叠感染,易导致慢性化、病情较重或恶化，易发生肝硬化和肝衰竭。

【病原学】

HDV是共价闭合环状单股负链RNA病毒，是一种缺陷病毒。病毒粒子需嗜肝DNA病毒（如人乙型肝炎病毒、旱獭肝炎病毒、鸭乙型肝炎病毒等）提供包膜，才能完成HDV的装配、成熟、释放和再感染等环节。

成熟的HDV颗粒直径为35～37 nm，外壳为嗜肝DNA病毒的包膜蛋白，内部为HDV RNA和HDAg（是HDV RNA编码合成的核蛋白，有分子量24 kD和27 kD两种）。HDAg可与HDV基因组RNA和抗基因组RNA特异性结合，但只有基因组RNA可被包装入病毒颗粒中。

HDV RNA共有1 680个核苷酸，其中G（鸟嘌呤）+C（胞嘧啶）的含量高达60%以上。HDV RNA在体内以3种形式存在：① 血清中，成熟的病毒颗粒含基因组RNA，不能编码HDAg，为负链。② 感染肝细胞核中，除基因组RNA外，还有与之完全互补的抗基因组RNA，其上的一个开放读码框编码能编码HDAg。③ 感染肝细胞胞质中的长约0.8 kb的正链HDV RNA，有poly（A）尾巴，即编码合成HDAg的mRNA。目前，至少有14株完整的HDV RNA序列，各株间有10%～15%的差异。HDV RNA的变异率为$3\times(10^{-2}\sim10^{-3})$/（核苷酸·年）。同一患者体内可有多个病毒准种，即使同一来源的HDV在动物体内连续传代后，每代的变异也超过10%。迄今为止，共发现8种HDV基因型：1型可见于全球各地，2型见于我国台湾省/日本/俄罗斯雅库特地区，3型见于亚马逊平原，4型见于我国台湾/日本，5～8型见于非洲土著人和欧洲北部移民中。其中，基因1、2型感染后缓解率低，预后不良，基因3型常导致肝衰竭。HDV利用钠离子/牛磺胆酸共转运蛋白（sodium/taurocholate cotransporting polypeptide，NTCP）进入肝细胞。HDV RNA的复制是双滚环复制，复制均在宿主肝细胞核内进行，利用宿主细胞中的RNA聚合酶，通过自身切割和连接完成其滚环复制。法尼基化的L-HDAg可抑制核糖核蛋白体的包膜化和病毒粒子释放，负性调控丁肝病毒的复制周期，是新型药物研究的热点。

HDV只有一个血清型，感染HDV后产生的抗-HD无保护作用。

HDV的动物模型有黑猩猩、东方土拨鼠、北京鸭、美洲旱獭；细胞培养可用土拨鼠肝细胞单层和猴肾传代细胞（cos）。

用灭活HBV的方法即可灭活HDV，如煮沸10分钟或65℃ 10小时或高压蒸汽消毒。

【流行病学】

1. *传染源* 患者和携带者。

2. *传播途径* 以经血或血制品传播为主。另外，也可经体液和分泌物传播。少见有围生期母婴传播。

3. *易感人群* 普遍易感，尤其是HBsAg阳性者。

4. *流行特点* 感染呈全球性分布，各地抗-HD流行率不同。我国维吾尔族、蒙古族和藏族抗-HD阳性率较高；慢性乙型肝炎患者血清中抗-HD阳性率高于HBsAg携带者。HDV感染与年龄、性别无关。

缺乏全国的丁型肝炎血清流行病学资料。从来自17个地区的1 764份HBsAg阳性肝穿刺标本中发现167份（9.5%）HDAg阳性。

对1995年1月1日至2016年8月30日期间撒哈拉以南非洲地区的文献荟萃分析发现，西非、中非、东部和南部非洲地区的普通人群中丁型肝炎血清阳性率分别为7.33%、25.64%、0.05%；而在西非和中非的肝病患者群中，丁型肝炎的阳性率分别为9.57%、37.77%。

【临床表现】

丁型肝炎病毒可与乙型肝炎病毒同时感染（同时感染），或发生在原有乙型肝炎病毒感染基础上（重叠感染），潜伏期4～20周。

1. *急性丁型肝炎* 临床表现与其他病毒性肝炎无明显差别，病情常较单纯乙型肝炎严重，诊断需根据血清学或分子生物学实验。同时感染者病程为自限性，血清转氨酶呈双峰表现(间隔2～4周)，慢性化率为2%～7%；血清中HBsAg、抗-HD和HDV RNA均为一过性阳性。急性重叠感染者因已有乙型肝炎病毒感染，慢性化率可高达70%～90%；血清中HBsAg、抗-HD和HDV RNA均持续阳性。

2. 慢性丁型肝炎　由重叠感染的急性丁型肝炎发展而来，临床表现与其他慢性肝病表现无差别。病情进展快，自发病至肝硬化可短至2年、长至15年。

【实验室检查】

1. HDV RNA检测　血或肝组织标本，用HDV cDNA作为探针，以斑点杂交、原位杂交或PCR法检测HDV RNA，是HDV感染最特异的检测方法。

2. 抗-HD检测　血清标本用ELISA或RIA法检测。感染后4～8周内阳性率可高达90%以上，但滴度较低(<1∶100)。抗-HD IgM可作为早期和现症患者的诊断指标之一。当疾病慢性化后，抗-HD IgG高滴度阳性(≥1∶106)，同时抗-HD IgM持续低滴度阳性。

3. HDAg检测　急性丁型肝炎病后2周，血中HDAg阳性率可达90%以上，第5～8周降至8.1%。可用ELISA、放射免疫法(RIA)和免疫印迹法检测，免疫印迹法的阳性率最高。

【诊断】

急性乙型肝炎出现双峰转氨酶异常、慢性HBV感染者突然出现病情加重时，均应疑及有无急性HDV同时或重叠感染，应及时进行上述HDV感染的病原学检查。

1. 急性丁型肝炎　① 同时感染：除HBV急性感染标志如抗-HBc IgM阳性外，血清抗-HDV IgM阳性而抗-HDV IgG阴性，或低滴度阳性和HDV RNA一过性阳性。② 重叠感染：为慢性乙型肝炎患者或慢性HBsAg携带者的血清中抗-HDVIgM阳性或HDV RNA或(和)HDAg阳性。肝内HDV RNA或(和)HDAg阳性。

2. 慢性丁型肝炎　HBsAg阳性患者除有慢性肝炎表现外，血清中抗-HD IgG持续高滴度、HDV RNA持续阳性；肝内HDV RNA和(或)HDAg阳性。

鉴别诊断同乙型肝炎。

【治疗】

1. 急性丁型肝炎　同时感染者预后良好，予对症支持治疗即可。重叠感染者的治疗同慢性丁型肝炎。

2. 慢性丁型肝炎　可考虑以下治疗。① 抗病毒药物治疗：IFN-α单独或联合核苷(酸)类似物，但因同时存在两种病毒，抗病毒疗效差。HDV RNA阴性、肝功能正常、血清中HBsAg阴性提示治疗有效，可考虑停药，但停药后复发率较高。② 肝移植：失代偿期肝硬化患者应行肝移植。移植术前、中、后可用核苷(酸)类似物控制乙肝病毒感染，是降低和预防HDV再感染的有效方法。

已经进入临床Ⅱ期研究的新药有以下几种。① Myrcludex B：是pre S衍生的脂肽，可以特异性阻断钠离子中磺胆酸共转运多肽(NTCP)介导的HBV/HDV进入肝细胞。② REP 2139-Ca：静脉注射化合物，能够抑制病毒附着于肝细胞表面的硫酸乙酰肝素蛋白聚糖，影响HBsAg。③ Lonafarnib：口服法尼醇蛋白转移酶抑制剂，可阻止L-HDAg的异戊二烯化，从而抑制HDV颗粒的装配和释放。

【预防】

重点是预防乙型肝炎病毒感染，可参阅“乙型肝炎的预防”。丁型肝炎疫苗正在研制中。

(五) 戊型病毒性肝炎

戊型病毒性肝炎(viral hepatitis E)是由戊型肝炎病毒(hepatitis E virus, HEV)所致、经消化道传播的肝炎。多表现为急性肝炎、预后良好，但孕妇感染后的病死率高达30%。特殊人群(如器官移植受者、血液系统恶性肿瘤患者、免疫抑制剂应用者、HIV感染者等免疫功能极度低下患者)中，也可表现为慢性感染。本病广布于全球各地，可因水源污染造成大流行或因食用不洁食物造成小规模暴发流行，散发病例则普遍存在于流行区和非流行区。世界上最大一次戊型肝炎流行于1986—1988年发生在我国，新疆南部地区共计发病119 280例。

【病原学】

HEV为RNA病毒，属于戊型肝炎病毒科戊型肝炎病毒属。

HEV呈二十面体球形颗粒，直径27～38 nm，无包膜。HEV不稳定，反复冻融可聚集成团块降解，对高盐、氯仿敏感。在镁、锰离子存在和碱性环境中稳定。

HEV基因组为一线状、正链、单股RNA，全长7.2～7.6 kb，编码2 400～2 533个氨基酸，有3个相互重叠的开放读码框（open read frame，ORF）。ORF 1主要编码与病毒RNA复制有关的非结构蛋白。ORF 2是主要结构基因区，除编码病毒衣壳蛋白外，还含有引起中和抗体的重要表位。许多不同的ORF2抗原已被证实能诱发抗体，但除了3个抗原（Trp E2C2、Burma 62 kD和Pakistan 55 kD）诱发的抗体被证实可中和病毒外，其余大多数抗体均无中和作用。ORF 3编码一种磷酸化蛋白，可能和病毒颗粒的形成、装配和释放等相关。

HEV共有7个基因型：1、2型只感染人，3、4型为人畜共患基因型（猪是主要宿主动物），5、6型仅见于野猪，7型仅从骆驼中分离到。

基因1型主要见于亚洲和北非；基因2型主要分布于墨西哥和西非国家；基因3型呈全球分布，主要集中在欧美、日本等发达国家；基因4型则主要见于我国和日本等亚洲国家。我国从感染HEV患者中分离到的主要是基因4型病毒株。基因1型是1988年新疆地区戊型肝炎暴发的流行株。2007年，从华东地区的猪群中分离出两株3型HEV，并证实3型和4型病毒可以共存于同一养猪场中。

尽管HEV基因型不同，但尚未发现由基因型差异导致血清型不同，目前HEV只有一个血清型。

常用的动物感染模型有非人灵长类动物（国产猕猴、食蟹猴、恒河猴、非洲绿猴、罗猴、短尾猴、狷毛猴、须狨猴和黑猩猩等）、猪及大鼠，其中最常用的是非人灵长类动物。动物实验感染HEV的特点与人类相似，但其临床表现较轻。虽然已发现许多细胞系能支持HEV复制，如MRC5、WRL、HCCM、HepG2、PLC/PRF25等细胞能成功培养SAR255（巴基斯坦株），但这些细胞系均无法产生高滴度病毒颗粒，无法大量生产用于检测抗HEV抗体的病毒抗原或制备减毒活疫苗。目前，尚未发现可在体外持续复制、传代的细胞系。

【流行病学】

1. *传染源* 潜伏期末期和急性期早期的患者和隐性感染者。基因3、4型可以感染人和多种动物，尤其是猪，而我国民众又多喜食猪肉，因此应当加强对猪等动物作为传染源的管理。

2. *传播途径* 主要经粪—口传播，其次有血液、日常接触、母婴等途径。水源污染可引起大流行，如1955年印度新德里的首次戊型肝炎大流行、1986年我国新疆的戊型肝炎大流行。食物被戊型肝炎病毒污染也可导致小规模暴发。日常生活接触也是一种传播途径。已有经血或血制品传播的报道，但较少见。我国及一项全球性调查均报告，在10%的血浆标本中检测到HEV RNA。印度曾报道戊型肝炎孕妇所生婴儿的HEV血清学阳性，提示HEV可能通过母婴垂直传播。

3. *人群易感性* 普遍易感。养殖（猪）从业者、餐饮从业者、经常在外就餐者，感染风险较高。孕妇、慢性肝病患者和老年人感染后暴发性肝衰竭的发生率和病死率较高。孕晚期感染者的病死率高达20%。器官移植受者、恶性血液病患者、大剂量免疫抑制剂应用者、艾滋病患者等，可发生HEV慢性感染。

4. *流行特点* 可分为人源型流行和人畜共患型流行。

（1）人源型戊型肝炎流行：由基因1型和2型HEV所致，前者见于卫生保障低下的不发达地区，后者仅见于墨西哥和部分非洲地区，常因水源污染导致大流行，患者以青壮年为主，孕妇感染后病死率较高。

(2) 人畜共患型戊型肝炎流行：由基因3型和4型HEV所致，可见于全球各地，以散发和食源性小暴发为主，患者以中老年人为主。感染后多为隐性感染，仅5%的患者出现临床表现且多为急性自限性。3型感染见于欧美发达国家。我国大陆地区以4型感染为主，有个别3型感染的报道。我国一般人群抗-HEV IgG阳性率为23.46%～38%，年新发感染率为2.8%～4.3%。

美国疾病预防控制中心根据戊型肝炎的流行强度将世界各地分为3类流行区。① 高度地方性流行地区：水型暴发或≥25%散发性非甲非乙型肝炎确证为HEV感染，如印度、尼泊尔、孟加拉国、巴基斯坦、缅甸、中国、墨西哥和非洲一些国家。② 地方性流行地区：<25%散发性非甲非乙型肝炎确证为HEV感染，如美国、中欧和东欧一些国家及日本等。③ 非地方性流行或地方性流行不详地区：如加拿大、北欧、澳大利亚、南美洲和非洲一些国家等。

【临床表现】

潜伏期为10～60日，平均40日。

1. *人感染HEV后临床表现* 多与急性甲型肝炎相似，也分为急性黄疸型或无黄疸型肝炎、急性淤胆型肝炎、急性或亚急性肝衰竭。与甲型肝炎相比，急性戊型肝炎有以下特点：① 黄疸更重、持续时间更长，淤胆型肝炎常见。② 因甲型肝炎常见于儿童，而戊型肝炎以青壮年为高发年龄，老年人发生急性黄疸型病毒性肝炎时应考虑戊型肝炎的可能。③ 孕妇罹患戊型肝炎后易发生流产、死胎，易发展为肝衰竭，妊娠晚期发病的病死率可高达10%～20%，但机制未明。④ 重叠其他肝炎病毒，尤其是乙肝病毒感染时，病情重，肝衰竭的发生率较高。

2. *慢性感染* 血或便中HEV RNA阳性且ALT升高超过6个月，考虑为慢性HEV感染。器官移植受者(尤其是应用他克莫司)、应用大剂量免疫抑制剂者、HIV感染者是慢性HEV感染的高危人群。上述患者感染HEV后的慢性化率报告不一，最高者见于应用他克莫司的器官移植受者，可达60%。临床常由急性感染迁延而来。患者进入慢性感染阶段的ALT水平鲜有超过500 IU/L。器官移植受者慢性感染HEV后，可在较短时间内发生肝纤维化、肝硬化。

3. *肝外表现* 发生机制可能与病毒直接作用和感染所致的免疫应答有关。患者常在肝损伤的同时出现肝外表现。最常见的神经系统表现是神经痛性肌萎缩、吉兰-巴雷综合征、肾脏疾病(膜性肾小球肾炎、膜增生性肾小球肾炎)、胰腺炎。其他表现如血液系统疾病(血小板减少症、淋巴瘤、溶血、再生障碍性贫血)、冷球蛋白血症、心肌炎、甲状腺炎等也有报道。

【实验室检查】

1. *病毒核酸检测* 常用RT-PCR方法检测待检标本(血、便)中的HEV RNA。HEV RNA阳性是戊型肝炎病毒现症感染的直接证据。

免疫功能严重低下者的急、慢性HEV感染，可能表现为抗-HEV阴性而HEV RNA阳性，提示病毒的现症感染，需要给予及时处理。

2. *抗体检测* 抗-HEV IgM出现早，持续4～6个月后消失。抗-HEV IgG稍晚于抗-HEV IgM出现，但可持续数年至十余年，常用于流行病学调查。常用酶联免疫法检测血清中抗-HEV。抗-HEV IgM阳性或抗-HEV IgG在恢复期较急性期滴度有4倍或以上升高，均提示为现症感染。

【诊断】

根据流行病学史(如到过戊型肝炎地方性流行区、饮用生水、在外就餐、接触戊型肝炎患者、应用血或血制品等)、临床表现，以及HEV RNA和血清学检测(抗-HEV IgM和抗-HEV IgG检测)可诊断戊型肝炎。

鉴别诊断同甲型肝炎。

【治疗】

1. *急性戊型肝炎* 免疫功能正常的患者感染HEV后病程多为急性、自限性，治疗与甲型肝炎相似，一般无需抗病毒治疗。免疫功能严重低下者感染 HEV 后的慢性化率较高，预后较差，可及时给予抗病毒治疗。

2. 慢性戊型肝炎 在对症支持治疗的基础上，可及时给予抗病毒治疗和(或)降低免疫抑制的强度。免疫抑制药物减量后可使 32.1%的患者清除 HEV。

Kamar 等给予 59 例实体器官移植受者的慢性戊型肝炎患者平均 3 个月的利巴韦林治疗，治疗结束时和停药后 6 个月时 HEV RNA 阴性率分别为 95%、78%。停药后复发的 4 例患者再次延长利巴韦林治疗时间后也获得了持续病毒学应答(停药后 6 个月时 HEV RNA 仍阴性)。贫血是主要的不良反应，其中 29%需减量，54%应用促红细胞生成素，12%需输血治疗。

IFN－α 单独或联合利巴韦林的疗法因 IFN－α 的不良反应和可能出现排异反应而存在争议，尚待进一步的临床研究。

【预防】

戊型肝炎患者需隔离至病后 3 周，密切接触者需检疫 60 日。

预防应采取以切断传播途径为主的综合预防措施，重点是保护水源、粪便无害化、加强食品卫生和个人卫生等。

易可宁(Hecolin)是我国自主研发的基因重组戊肝疫苗，接种后刺激机体产生抗- HEV 中和抗体，预防戊型肝炎感染。该疫苗适用于 16 岁以上人群，按照 0—1—6 方案接种。11.3 万受试者参与的Ⅲ期临床试验数据表明：疫苗安全性良好，全程接种后 1 年内的保护率为 100% (95% *CI*：72.1～100.0)、4 年内的保护率为 93.3%(95% *CI*：78.6～97.9)、意向性治疗分配(ITT)人群的疫苗保护率为 86.8%(95% *CI*：71.0～94.0)。

参考文献

[1] van Eijk JJJ, Dalton HR, Ripellino P, *et al*. Clinical phenotype and outcome of hepatitis E virus-associated neuralgic amyotrophy [J]. Neurology, 2017, 89(9): 909－917.

[2] Jia Z, Yi Y, Liu J, *et al*. Epidemiology of Hepatitis E Virus in China: Results from the Third National Viral Hepatitis Prevalence Survey, 2005－2006 [J]. PLoS ONE, 2014, 9(10): e110837. doi: 10.1371/journal.pone.0110837.

[3] Pischke, S, Hartl, J, Pas, S, Lohse, A, Jacobs, B, van der Eijk, A. Hepatitis E virus infection: beyond the liver? [J]. Journal of Hepatology, 2017, 66(5): 1082－1095. doi: 10.1016/j.jhep.2016.11.016.

[4] Kamar N, Izopet J, Tripon S, *et al*. Ribavirin for chronic hepatitis E virus infection in transplant recipients [J]. N Engl J Med, 2014, 370(12): 1111－1120. doi: 10.1056/NEJMoa1215246.

[5] Zhu FC, Zhang J, Zhang XF, *et al*. Efficacy and safety of a recombinant hepatitis E vaccine in healthy adults: a large-scale, randomised, double-blind placebo-controlled, phase 3 trial [J]. Lancet, 2010, 376(9744): 895－902 doi: 10.1016/S0140－6736(10)61030－61036.

[6] Zhang J, Zhang XF, Huang SJ, *et al*. Long-term efficacy of a hepatitis E vaccine [J]. N Engl J Med, 2015, 372(10): 914－922. doi: 10.1056/NEJMoa1406011.

[7] Nimgaonkar I, Ding Q, Schwartz RE, Ploss A. Hepatitis E virus: advances and challenges [J]. Nat Rev Gastroenterol Hepatol, 2017 Nov 22 DOI: 10.1038/nrgastro.2017.150.

[8] Lempp F A, Ni Y, Urban S. Hepatitis delta virus: insights into a peculiar pathogen and novel treatment options [J]. Nature Reviews Gastroenterology & Hepatology, 2016, 13(10): 580－589.

[9] Stockdale AJ, Chaponda M, Beloukas A, *et al*. Prevalence of hepatitis D virus infection in sub-Saharan Africa: a systematic review and meta-analysis [J]. Lancet Glob Health, 2017, 5(10): e992－e1003. doi: 10.1016/S2214－109X(17)30298－X.

[10] Lin HH, Lee SS, Yu ML, *et al*. Changing hepatitis D virus epidemiology in a hepatitis B virus endemic area with a national vaccination program [J]. Hepatology, 2015, 61(6): 1870－1879. doi: 10.1002/hep.27742.

[11] Wranke A, Pinheiro Borzacov L M, Parana R, *et al*. Clinical and virological heterogeneity of

hepatitis delta in different regions world-wide: The Hepatitis Delta International Network (HDIN) [J]. Liver Int, 2017 Sep 29. doi: 10.1111/liv.13604.

[12] Bogomolov P, Alexandrov A, Voronkova N, *et al*. Treatment of chronic hepatitis D with the entry inhibitor myrcludex B: First results of a phase Ib/Ⅱa study [J]. Journal of Hepatology, 2016, 65(3): 490-498.

(北京大学第一医院 赵鸿 董晓琴)

二、细菌性和阿米巴性肝脓肿

(一) 细菌性肝脓肿

细菌性肝脓肿(bacterial liver abscess)由化脓性细菌引起,又称化脓性肝脓肿(pyogenic liver abscess)。

【病原学和发病机制】

引起细菌性肝脓肿最常见的病原菌是大肠埃希菌(多见于经胆道途径)和金黄色葡萄球菌(多见于经肝动脉途径),其次为链球菌属和拟杆菌属等。化脓性细菌入肝后,形成单个或多个小脓肿,直径数毫米至数厘米甚至更大。

细菌可经下列途径入肝。① 门静脉:如阑尾炎、细菌性痢疾等,细菌随门静脉血流入肝。② 直接经胆道上行:最常见,往往伴有胆结石和胆道感染,细菌经胆汁逆行入肝。③ 肝动脉:患者存在其他部位的感染灶,细菌由局部进入血液循环并随肝动脉血流入肝定殖。④ 肝下或膈下感染直接蔓延。⑤ 开放性肝损伤时细菌直接从创口入肝。⑥ 先天性肝囊肿继发感染,其感染途径不明。⑦ 有些原因不明的肝脓肿称隐源性肝脓肿,约25%伴有糖尿病。

【临床表现】

1. *症状体征* 肝脓肿一般起病较急,寒战、高热是最常见的症状。体温可高达39~40℃,热型为弛张热,伴有大量出汗、脉率增快等感染中毒症状。可有恶心、呕吐、食欲缺乏、乏力等。因肝脓肿对机体的营养消耗大,患者在短期内出现严重病容。肝区疼痛常呈持续性钝痛或胀痛,系因肝大引起肝包膜急性膨胀所致。若炎症刺激横膈或向胸部扩散,可出现右肩放射痛或胸痛等。

体格检查时发现肝区压痛和肝大最常见。脓肿巨大时,右季肋部或上腹部饱满,局部皮肤可出现红肿、皮温升高,甚至可见局限性隆起。若能触及肿大的肝脏或波动性包块,则触痛和腹肌紧张明显。

肝右叶脓肿向膈下间隙穿破,形成膈下脓肿,穿破膈肌形成脓胸;左肝脓肿可穿破心包,引起心包积脓;脓肿溃破入腹腔可引起腹膜炎等。

2. *辅助检查* 实验室检查白细胞计数和中性粒细胞百分比明显升高,肝功能血清氨基转移酶升高。X线检查有时可见肝阴影增大,右侧横膈抬高,可伴有反应性胸膜炎或胸腔积液。B超表现为肝脏病变内部液性无回声暗区,脓肿壁厚呈强回声,内壁不光滑,病变后方回声增强。B超可明确脓肿部位、大小,阳性符合率在96%以上,为首选的检查方法。必要时可做CT检查。CT平扫呈圆形或卵圆形低密度区,脓液密度稍高于水,边缘多不清楚;增强扫描脓肿壁呈环状强化,脓液不强化,典型的病例呈“环征”或“靶征”表现。MRI表现为T1加权像,为圆形或卵圆形低信号,其周围有一圈稍低信号环,T2加权像脓腔呈高信号。

【诊断和鉴别诊断】

根据病史,结合B超等辅助检查,多数诊断不难。对一些临床上表现不典型的患者可在B超引导下施行诊断性穿刺,抽出脓液即可诊断本病。

细菌性肝脓肿主要应与阿米巴性肝脓肿相鉴别,后者具有起病缓慢、常继发于阿米巴痢疾、脓液呈巧克力色、内可找到阿米巴滋养体、抗阿米巴药物治疗有效等特点。

临床上有时还需要与肝细胞肝癌相鉴别,后者常伴有肝炎后肝硬化、甲胎蛋白升高,抗炎治疗无效,B超、CT显示肝脏实质性占位。不典型的肝脓肿特别需要与胆管细胞癌相鉴别,常常需要穿刺活检。对病史较长的肝内胆管结石伴有肝脓肿的患者也应注意同时存在胆管细胞癌的可能。

【治疗】

1. 非手术治疗　对急性期肝局限性炎症，脓肿尚未形成或多发性小脓肿，应非手术治疗。① 积极治疗原发灶。② 加强全身对症支持治疗，给予充分营养和能量，纠正水、电解质紊乱，也可配合中医药治疗。③ 抗生素应用：未明确致病菌前，先根据肝脓肿的常见病原菌选用广谱抗生素，然后根据细菌培养和抗生素敏感试验结果调整用药。④ 单个较大的脓肿可在 B 超引导下经皮肝穿刺引流，并可用聚维酮碘冲洗。B 超穿刺可多次进行，必要时置管外引流，待脓腔小于 2 cm 后即可拔管。目前大多数肝脓肿可经非手术疗法治愈。

2. 手术治疗　① 脓肿切开引流适应于较大脓肿，估计有穿破可能或已穿破引起腹膜炎、脓胸者，或胆源性肝脓肿需同时处理胆道疾病，或慢性肝脓肿非手术治疗难以奏效者。脓肿切开有经腹腔和腹膜外两种途径。近年来，由于 B 超引导下穿刺引流的应用，目前经腹膜外脓肿切开引流术已较少应用。② 肝切除术适用于慢性厚壁肝脓肿和脓肿切开引流后脓肿壁不塌陷、留有无效腔或窦道长期不愈、胆瘘或存在肝内胆管结石等肝脏其他疾病需要同时切除肝叶者。

（二）阿米巴性肝脓肿

阿米巴性肝脓肿是由肠腔溶组织内阿米巴滋养体通过门静脉到达肝脏，引起肝细胞溶解坏死，成为脓肿。临床表现主要有长期发热、全身性消耗、肝大压痛和白细胞增多，并易引起胸部并发症。约半数患者自 1 周至数年前曾有肠阿米巴病史。本病热带地区、沿海地区、成年人、男性、农民发病率高，大多数为慢性表现。本病治疗首先考虑非手术治疗，以抗阿米巴药物和反复穿刺吸脓以及支持疗法为主，目前有特效的治疗药物和方法，治愈率较高。疗效欠佳或病死者多数是未经正规治疗者、未及时接受治疗者、病情危重或伴有合并症、并发症者。

【临床表现】

临床表现与病程、脓肿大小及部位、有无并发症有关。大多缓起，有不规则发热、盗汗等症状，发热以间歇型或弛张型居多，有并发症时体温常达 39℃ 以上，并可呈双峰热。体温大多午后上升，傍晚达高峰，夜间热退时伴盗汗。重症者常有食欲缺乏、腹胀、恶心、呕吐，腹泻、痢疾等症状，肝区疼痛是本病的重要症状，常呈持续性钝痛，深呼吸及体位改变时加剧，夜间疼痛常更明显。右叶顶部脓肿可刺激右侧膈肌，引起右肩痛，或压迫右下肺引起肺炎或胸膜炎征象，如气急、咳嗽、肺底浊音界升高，肺底闻及湿啰音、胸膜摩擦音等。脓肿位于肝下部时可引起右上腹痛和右腰痛，部分患者右下胸或右上腹饱满，或扪及肿块，伴有压痛。左叶肝脓肿约占 10%，患者有中上腹或左上腹痛，向左肩放射，剑突下肝大或中、左上腹饱满、压痛、肌肉紧张及肝区叩痛。部分病人肝区有局限性波动感，黄疸少见且多轻微，多发性脓肿者黄疸的发生率较高。慢性患者呈衰竭状态，消瘦、贫血、营养性水肿，发热反而不明显。部分晚期患者肝大质坚，局部隆起，易误诊为肝癌。

【并发症】

阿米巴性肝脓肿的主要并发症为继发细菌感染及脓肿向周围组织突破。继发细菌感染时寒战、高热较明显，毒血症加重，血白细胞总数及中性粒细胞均明显增多。脓液呈黄绿色，或有臭味，镜检有大量脓细胞，但细菌培养阳性率不高。阿米巴性肝脓肿可向周围器官穿破，如穿过膈肌形成脓胸或肺脓肿，穿破至支气管造成胸膜肺支气管瘘，穿破至心包或腹腔引起心包炎或腹膜炎，穿破至胃、大肠、下腔静脉、胆总管、右侧肾盂等处，造成各脏器的阿米巴病。除穿破至胃肠道或形成肝消化道瘘外，预后较差。

【实验室检查和其他检查】

1. 血常规检查　急性期白细胞总数中度升高，中性粒细胞 80%左右，有继发感染时更高。病程较长时白细胞计数大多接近正常或减少，贫血较明显，红细胞沉降率增快。

2. 粪便检查　少数患者可检到溶组织阿

米巴。

3. 肝功能检查　碱性磷酸酶升高最常见，胆固醇和白蛋白大多降低，其他各项指标基本正常。

4. 血清学检查　阿米巴原虫抗体阳性率可达90%以上。阴性者基本上可排除本病。

5. 肝脏影像学检查　B超探查无创伤，准确方便，成为诊断肝脓肿的基本方法。B超显像敏感性高，但与其他液性病灶相鉴别较困难，需做动态观察。CT、肝动脉造影、放射性核素肝扫描、MRI均可显示肝内占位性病变，对阿米巴肝病和肝癌、肝囊肿的鉴别有一定帮助，其中CT方便可靠，有条件者可加选用。

6. X线检查　常见右侧膈肌抬高，运动受限，胸膜反应或积液，肺底有云雾状阴影等。左叶肝脓肿时胃肠道钡餐透视可见胃小弯受压或十二指肠移位，侧位片见右肋前内侧隆起致心膈角或前膈角消失。偶尔在平片上见肝区不规则透光液气影，颇具特征性。

【诊断和鉴别诊断】

国外病理证实的阿米巴性肝脓肿生前获确诊的仅40%，我国近年来临床误诊率为17%～38.5%。本病应与下列疾病相鉴别。

1. 原发性肝癌　发热、消瘦、右上腹痛、肝大等临床表现酷似阿米巴性肝脓肿。但后者常热度较高，肝痛较重，癌肿肝脏的质地较坚硬，并有结节。甲胎蛋白测定、B超检查、腹部CT、放射性核素肝区扫描、选择性肝动脉造影、MRI等检查可明确诊断。肝穿刺及抗阿米巴药物治疗试验也有助于鉴别。

2. 细菌性肝脓肿　见本节“细菌性肝脓肿”内容。

3. 血吸虫病　在血吸虫病流行区，易将肝阿米巴病误诊为急性血吸虫病。两者均有发热、腹泻、肝大等表现，但后者肝痛较轻，脾大较显著，外周血白细胞计数分类见嗜酸性粒细胞显著增加，乙状结肠镜检查、虫卵可溶性抗原检测有助于鉴别。

4. 胆囊炎　起病急，右上腹痛阵发性加剧，且常有反复发作史。黄疸多见且较深，肝大不显著，胆囊区压痛明显，B超检查一般可鉴别。

【治疗】

1. 内科治疗

(1) 抗阿米巴治疗：选用组织内杀阿米巴药为主，辅以肠内杀阿米巴药以根治。目前大多首选甲硝唑，剂量每日1.2 g，疗程10～30日，治愈率在90%以上。无并发症者服药后72小时内肝痛、发热等临床情况明显改善，体温于6～9日内消退，肝大、压痛、白细胞增多等在治疗后2周左右恢复，脓腔吸收则迟至4个月左右。第二代硝基咪唑类药物的抗虫活力、药代动力学特点与甲硝唑相同，但半衰期长，对脓肿疗效优于阿米巴肠病。东南亚地区采用短程(1～3日)治疗，并可取代甲硝唑。少数甲硝唑疗效不佳者可换用氯喹或依米丁，但应注意前者有较高的复发率，后者有较多心血管和胃肠道反应。治疗后期常规加用1个疗程肠内抗阿米巴药，以根除复发的可能。

(2) 肝穿刺引流：早期选用有效药物治疗，不少肝脓肿已无穿刺的必要。对恰当的药物治疗5～7日、临床情况无明显改善，或肝局部隆起显著、压痛明显、有穿破危险者采用穿刺引流。穿刺最好于抗阿米巴药物治疗2～4日后进行。穿刺可以在B超引导下进行，常需要做持续闭合引流，可避免反复穿刺、继发性感染的缺点。

(3) 抗生素治疗：有混合感染时，视细菌种类选用适当的抗生素全身应用。

2. 外科治疗

(1) 手术切开引流：经抗阿米巴药物治疗及穿刺引流后高热不退或脓肿破溃入胸腹腔并发脓胸和腹膜炎者，可行外科手术切开引流。

(2) 肝切除术：适用于慢性厚壁肝脓肿和脓肿切开引流后脓肿壁不塌陷，留有无效腔或窦道者。

三、急性胆道感染

胆道感染是外科常见疾病，按发病部位不同分为胆囊炎和胆管炎，按病变进展可分为急性、亚急性和慢性炎症。胆道感染与胆石症常互为因果，反复发作胆道感染是胆石症的重要致病因素或促发因素；胆石症引起胆道梗阻，导致胆汁淤滞，细菌繁殖又可引起和加重胆道感染。此外，胆道肿瘤导致胆道梗阻、胆道内引流术式不正确、Oddi 括约肌功能障碍也可引起胆道感染。急性胆道感染分为急性胆囊炎(acute cholecystitis)和急性梗阻性化脓性胆管炎(acute obstructive suppurative cholangitis，AOSC)。

【病原学】

正常胆道中没有或仅有极少数细菌生长，因为少量经门静脉进入肝内的细菌很快可被肝脏网状内皮系统清除，即使少数细菌进入胆道亦可随胆流排入十二指肠。正常情况下，Oddi 括约肌能有效地阻挡细菌经胆道逆流而上。但是当胆道梗阻胆流不畅、Oddi 括约肌功能异常、胆肠内瘘、胆肠吻合术时，胆汁培养可有不同程度的阳性率。

胆道内的细菌以肠源性为主，包括需氧的革兰阳性和(或)阴性球菌或杆菌，以及厌氧菌。其中厌氧菌培养的阳性率近年有所升高，占20%～30%。胆道内致病菌对各种抗生素的敏感度存在个体差异，在细菌培养时要做药敏试验，取得胆汁后应立即涂片检验，观察大体菌种以初步供选择抗生素时参考，经验性用药可选择较为广谱的、胆汁内浓度较高的第三代头孢类抗生素和甲硝唑。

【发病机制和病理解剖】

急性胆囊炎是指胆囊发生的急性细菌性和化学性炎症，合并有胆囊结石者称结石性急性胆囊炎，约占 95%。急性胆囊炎的病因主要如下。① 胆囊管梗阻：胆囊结石突然阻塞或嵌顿胆囊管或胆囊颈，以及胆囊管扭转、狭窄等原因，引起胆汁排出受阻，高浓度的胆汁酸盐引起黏膜损害，导致黏膜炎症、水肿，甚至坏死。② 致病菌入侵：致病菌通过胆道逆行入侵胆囊，或经血液循环和淋巴途径进入胆囊，加上胆囊胆汁排出不畅或胆囊管梗阻，有利于细菌生长、繁殖。急性胆囊炎起始时胆囊管梗阻，胆囊内压升高，黏膜充血水肿，渗出增加，此时属急性单纯性胆囊炎。如果病因未解除，病变继续发展，炎症可累及胆囊壁全层，出现胆囊壁增厚，血管扩张，浆膜也可有脓性渗出物，成为急性化脓性胆囊炎。若胆囊管梗阻仍未解除，胆囊内压继续升高，压迫胆囊壁致血液循环障碍，引起组织缺血坏疽，即成为急性坏疽性胆囊炎。胆囊壁坏死，穿孔后会导致胆汁性腹膜炎。穿孔多发生于胆囊底部或颈部，若穿孔处被周围组织粘连包裹，则形成胆囊周围脓肿。

在我国，引起急性梗阻性化脓性胆管炎的常见原因是胆管结石，占 76.0%～88.5%，其次为胆道蛔虫、胆管良性狭窄等。胆道完全梗阻后，引起梗阻的近端胆管扩张，胆管壁充血、水肿、增厚，黏膜溃疡；感染胆汁中细菌不断生长繁殖，使胆汁变为脓性或完全成为脓液；随着胆管内压力的继续升高，胆管腔内脓性胆汁逆行进入肝，造成肝脏急性化脓性感染，并发胆源性细菌性肝脓肿；胆管腔内压升高，当压力超过 1.96 kPa (20 cmH_2O)时就可能发生胆血反流(胆血症)，脓性胆汁进入肝静脉；同时大量细菌和毒素进入血液循环，导致革兰阴性杆菌败血症和感染性休克，甚至多器官功能衰竭。

【临床表现】

1. *急性胆囊炎* 好发于中年肥胖的女性，常常有典型的发病过程，在进食油腻食物或饱餐后突然发病。主要表现为右上腹部持续性疼痛，并阵发性加剧，疼痛常放射至右肩背部，伴有恶心、呕吐等消化道症状。如出现明显寒战、高热，提示病情加重或有胆囊积脓、穿孔及胆管炎等并发症。10%～25%的患者可出现轻度黄疸，可能与胆囊炎症引起 Oddi 括约肌痉挛、胆管炎或胆囊结石进入胆管引起梗阻有关。体检时右上腹有不同程度及不同范围的压痛、肌紧张及反跳痛，右上腹可扪及肿大的胆囊，Murphy 征阳性。当大网膜粘连包裹胆囊时右上腹可扪及边界不清楚的压痛性包块。部分患者可因结石压迫或炎症水肿导致胆总管梗阻而出现黄疸。若病变发展快，胆囊出现坏死、穿孔，可出现弥漫性腹膜炎表现。

2. 急性梗阻性化脓性胆管炎(AOSC) 起病急骤,病情发展快,具有典型的胆道感染的Charcot三联征,即腹痛、高热和黄疸,严重的患者还可出现休克和精神神经系统受抑制的表现,即Reynolds五联征。患者可突发剑突下或右上腹部持续性疼痛,疼痛的程度随梗阻部位不同而不同,一般肝外梗阻者疼痛明显,肝内梗阻者疼痛较轻。继而出现寒战、高热、黄疸和恶心呕吐。黄疸的深度取决于胆管梗阻的程度、病程及部位,一般梗阻越完全、部位越低、时间越长则黄疸越严重。如仅为一侧肝内胆管梗阻可不出现黄疸。神经系统症状主要表现为神志淡漠、嗜睡、神志不清甚至昏迷等。休克时,血压下降、心率增快、尿少等。体格检查:体温常在40℃以上,脉搏细而弱,脉率120次/分以上,呼吸急促,血压及脉压降低。右上腹及剑突下有不同程度的压痛和肌紧张,可有肝大、肝区叩击痛,有的病例可触到肿大的胆囊,严重者可出现皮肤青紫、发绀或皮下瘀斑。

【实验室检查】

1. 急性胆囊炎 常伴有白细胞及中性粒细胞计数升高,胆囊炎症的程度不同,白细胞及中性粒细胞计数升高的水平也不同,如果白细胞计数较高,说明胆囊炎症较严重,常需要急诊外科手术治疗。一些患者可有血清氨基转移酶和碱性磷酸酶升高,说明胆囊炎症累及肝脏。在影像学检查中,B超检查是首选的诊断方法,显示胆囊增大,胆囊壁增厚甚至有"双边"影,并可探及胆囊内结石光团。磁共振下胆胰管造影(MRCP)主要是为了排除胆总管是否存在结石。

2. 急性梗阻性化脓性胆管炎 白细胞计数升高明显,常在20×10^9/L以上,中性粒细胞计数升高,胞质内可出现中毒颗粒,血小板计数降低,凝血酶原时间延长,胆红素升高,血清碱性磷酸酶(AKP)升高及肝功能不同程度受损。可合并有肾功能受损、电解质代谢紊乱、酸中毒及低氧血症。B超检查方便实用,能了解胆道梗阻的部位、梗阻近端胆管扩张程度及病变性质。必要时可行MRCP或CT检查。

【诊断】

1. 急性胆囊炎 诊断可以根据典型临床表现结合B超检查及实验室结果,大多可明确诊断。但急性胆囊炎有时须与胃十二指肠溃疡穿孔、急性胰腺炎、肝脓肿、高位阑尾炎、结肠肝曲癌等相鉴别。

2. 急性梗阻性化脓性胆管炎 诊断主要根据腹痛、寒战发热、黄疸、休克和神经精神症状的五联征临床表现。但应注意,即使不具备五联征,对起病急骤的胆道疾病,在未出现黄疸或神志改变和休克时也不排除本病的可能。当B超检查显示梗阻近端胆管扩张,胆管内有结石、蛔虫或肿块,体温持续39℃以上,脉率>120次/分,白细胞及中性粒细胞明显升高,血小板降低时,应考虑为AOSC。

【治疗】

1. 急性胆囊炎 视病情的轻重和有无结石等并发症选择治疗方法。

(1) 非手术治疗:包括禁食;输液及纠正水、电解质和酸碱平衡失调;使用对革兰阴性、阳性细菌及厌氧菌敏感的抗生素,必要时联合用药;解痉止痛;全身支持治疗等。经非手术治疗后大多数患者的病情能够控制,但非手术期间必须密切观察患者全身及腹部情况变化,以便即时调整治疗方案。

(2) 手术治疗:手术适应证如下。① 发病48~72小时以内的急性结石性胆囊炎;② 非手术治疗无效,且病情恶化者;③ 病情危重的化脓性胆囊炎;④ 合并胆囊穿孔者。手术方法主要为胆囊切除术,如胆囊炎症较轻亦可行腹腔镜胆囊切除术。对病情危重者可选用胆囊造口术,待病情稳定后再行胆囊切除。

2. 急性梗阻性化脓性胆管炎 治疗原则是急诊手术解除胆道梗阻,减压并引流。手术的目的是切开胆管减压并引流,以挽救生命。手术方式力求简单有效,必须在梗阻处以上切开胆管,才能达到治疗目的。如切开胆道排出脓性胆汁后,随胆管内压降低,情况逐渐好转,则可探查胆管,力争解除梗阻部位胆管内病变。但术中不必强求取净结石，残余结石待术后胆道镜取石。近年许多 AOSC 可以采用经内镜鼻胆管引流术(endoscopic nasobiliary drainage, ENBD)或经皮肝穿刺胆管引流术(percutaneous transhepatic cholangigraply drainage, PTCD)，待患者转危为安、胆道感染控制后再择期手术。

四、慢性胆道感染

慢性胆囊炎(chronic cholecystitis)是急性胆囊炎反复多次发作的结果，70%～95%的患者并存有胆囊结石。慢性胆道感染常发生在肝内胆管和胆总管，许多患者都曾行胆囊切除手术或多次胆道手术。

【发病机制和病理解剖】

慢性胆囊炎常是急性胆囊炎反复发作的结果，由于炎症、结石反复刺激，轻者胆囊壁有炎性细胞浸润和纤维组织增生，胆囊壁增厚，与周围组织粘连；严重者胆囊壁正常结构破坏，瘢痕形成，胆囊萎缩，以致完全丧失浓缩和排出胆汁的功能。慢性胆道感染常由于肝内胆管结石、肠液反流、胆道狭窄等原因引起。肝内胆管结石常合并有细菌感染，当患者抵抗力较强时，可以没有临床表现，而当抵抗力下降时，可以表现为低热、肝区不适等症状。在反复炎症刺激后，可以出现胆管狭窄，甚至并发胆管癌。肠液反流多是由于 Oddi 括约肌功能障碍引起，但是也有许多是由于不适当的外科手术方式引起，如胆总管十二指肠侧-侧吻合等。胆管狭窄的原因有以下几种：① 肝内胆管结石反复炎症刺激。② 胆肠吻合术后吻合口狭窄。③ 不适当的肝动脉栓塞治疗可以引起胆道缺血、狭窄。

【临床表现】

慢性胆囊炎临床症状常不典型。多数有胆绞痛或急性胆囊炎病史，然后出现厌油腻食物、上腹部不适、腹胀、嗳气等消化道症状，可伴有右季肋部和右肩背部胀痛。一般不出现畏寒、发热和黄疸。查体时右上腹胆囊区有轻度压痛和不适感，可出现 Murphy 征阳性。

慢性胆道感染如果合并肝外胆管结石时，其临床表现与肝外胆管结石相似。单纯肝内胆管结石未引起梗阻感染时，可多年无明显症状，或偶有肝区胀痛不适，一旦梗阻疼痛加重并向后背放射，局限性肝内胆管结石可无黄疸，继发感染后寒战、高热较肝外胆管结石更重，常呈周期性发作，因不伴黄疸，无明显腹痛，常被误诊为肝炎、疟疾等内科疾病。反复发作时可伴低蛋白血症和贫血，全身情况差者要警惕癌变。体检时可发现肝呈不对称性肿大，肝区有压痛和叩痛，少数患者合并肝硬化门静脉高压、脾大。伴有胆道狭窄的慢性胆道感染，发热常反复发作，而腹痛、黄疸并不明显。

【诊断】

慢性胆囊炎主要根据其消化道症状和影像学检查做出诊断。B 超检查显示胆囊壁增厚，胆囊缩小，排空功能减退或消失，胆囊内有结石存在。口服胆囊造影表现为胆囊显影淡薄，收缩功能减低，或胆囊不显影，但应与胃十二指肠溃疡、胃炎等相鉴别，纤维胃镜及上消化道钡餐检查对诊断有帮助。

慢性胆道感染急性发作时，实验室检查可见胆红素及 ALT 等多种酶升高，慢性不全梗阻时胆红素、ALT 等可消退，但 AKP、GGT 可长期高于正常水平。90%的患者胆汁细菌培养可阳性。B 超可作为首选，B 超下见胆管扩张内有伴声影的团状强回声即可诊断，但胆总管下段被十二指肠内气体遮盖，常难发现结石影；肝内团状强回声易与钙化影等混淆，因而胆管结石 B 超诊断正确率可达 95%以上，但胆管结石漏诊、误诊率较高，诊断时要结合临床表现、胆管扩张与否、管壁增厚与否等综合考虑。最好能做经皮肝穿刺胆管造影(PTC)、经内镜逆行性胰胆管造影(ERCP)、MRCP、CT 等进一步检查，了解结石的大小、数目、部位以及胆管扩张程度，更可观察胆管有无狭窄、畸形以及梗阻程度，供手术参考。PTC 和 ERCP 的优点是在检查诊断明确后可同步做经皮肝穿刺胆道引流(PTCD)和内镜下鼻胆管引流(ENBD)，甚至下一步做经皮经肝或内镜介入清除胆石。MRCP 的优点是非损伤性，即使胆道完全梗阻,仍能显示胆道全貌,但它只能检查,不能同步进行治疗。

慢性胆道感染可诱发脓肿、内瘘,慢性刺激可引起胆管癌,影像检查时要结合临床表现注意鉴别。在曾经进行外科胆肠内引流的患者,还有必要行胃肠道造影,以便了解胆肠内引流的方式以及是否存在反流。

【治疗】

慢性胆囊炎临床症状明显又伴有胆囊结石者,应行胆囊切除术。对症状轻或年老体弱并有严重器质性病变者可采用非手术治疗,包括限制脂肪饮食,服用胆酸钠和利胆消炎等中西药物。但对症状较轻的无结石性慢性胆囊炎,影像学检查显示胆囊无萎缩且有一定功能时,手术治疗应慎重。

慢性胆道感染的处理十分复杂。患者常有过多次胆道手术,但仍然存在胆道狭窄、肠液反流等病理改变。在急性发作期,应用抗生素虽然有效,但停药后极易复发。对于肝内胆管结石的患者,先可采取中西医结合排石的辅助治疗手段,对胆管泥沙样结石患者围术期及术后服用可排除胆道残余泥沙,有预防结石复发的作用。但是手术仍是治疗本病的主要手段。手术原则是取尽结石、切除病灶、解除梗阻、通畅引流。对每一位具体患者,要结合病情个体化地组合应用各项具体方法。

对于存在胆道反流者,应争取手术,抑制其反流。如果是Oddi括约肌松弛导致十二指肠液反流,应当离断胆总管,行胆总管空肠Roux-en-Y吻合。如果以前曾行胆总管十二指肠侧-侧吻合,则应果断拆除其吻合口,保持原来的胆总管通畅性或改行胆总管空肠Roux-en-Y吻合。一些胆道损伤、胆道缺血等形成的胆道狭窄,多次手术仍然不能解决其慢性胆道感染,逐步发展,最后成为终末期胆病,而不得不采用肝移植治疗。

(浙江大学第一附属医院　郑树森　吴健)

第七节　腹膜炎、胰腺炎、腹腔脓肿

一、原发性细菌性腹膜炎

原发性细菌性腹膜炎又称自发性或特发性腹膜炎(spontaneous bacterial peritonitis, SBP),是指在腹腔及邻近组织无感染源(如腹腔脓肿、急性胰腺炎、胆囊炎、肠穿孔等)情况下发生的腹膜急性弥漫性细菌感染。SBP是肝硬化、重型肝炎等终末期肝病患者常见的并发症,也是导致病情恶化和死亡的主要原因,发生率高达10.0%～25.0%,死亡率达20%～40%。SBP的临床表现缺乏特异性,差异性大,可以是典型的腹膜炎表现,也可以完全无症状,因而临床容易漏诊,而且预后差,病死率高。

已有研究表明,在肝硬化腹水患者中,高龄、腹水白蛋白<10 g/L、高血清胆红素水平(>2.5 mg/dL)、Child-pugh分级(C级>B级>A级)、消化道出血史、既往SBP史是SBP的易感因素。

近年来,随着SBP早期诊断率的提高和有效抗菌药物的应用,SBP的预后有了很大改善,住院患者SBP的治愈率和生存率分别提高至70%～90%和50%～70%。

【病原学和发病机制】

目前发现可以引起SBP的细菌种类有70多种,细菌来源主要为肠道,部分来源于胆道、泌尿道和呼吸道。病原菌因年龄和基础疾病不同而异。既往,儿童SBP多由肺炎球菌和A组乙型溶血性链球菌引起,多发生在肾病综合征的基础上,目前已明显减少,而葡萄球菌和革兰阴性杆菌原发性腹膜炎有所增多。

幼女和成年妇女的一些原发性腹膜炎来自泌尿生殖道感染,如衣原体腹膜炎(chlamydial peritonitis, Fitz-Hugh-Curtis syndrome)、淋病奈瑟菌腹膜炎和肺炎球菌腹膜炎。

成人 SBP 以单一病原菌感染为主，以肠道来源细菌占优势，70%为革兰阴性菌，30%为革兰阳性菌。革兰阴性菌以大肠埃希菌为主，占47%，其次为肺炎克雷伯菌，以及铜绿假单胞菌、鲍曼不动杆菌、阴沟肠杆菌、弗氏柠檬酸杆菌等；革兰阳性菌感染以肺炎链球菌最为常见，其次包括粪肠球菌，其他链球菌以及金黄色葡萄球菌等。近年来，革兰阳性球菌感染有增多趋势，特别是在重症监护室和接受侵入性操作的患者，主要为链球菌属，其次为葡萄球菌。腹水厌氧菌的感染率较低，约占总感染病例的10%以下。

其他较少见的细菌有沙门菌、肠球菌、粪产碱杆菌、拟杆菌属如脆弱拟杆菌。仅有零星病例报道的细菌有出血败血性巴斯德菌、类白喉杆菌、嗜水气单胞菌、类志贺邻单胞菌、乳酸杆菌、李斯特菌、创伤弧菌、勒米诺菌属、羊布鲁杆菌、蜂房哈夫尼亚菌等。

自发性腹膜炎的发生通常认为与肠道细菌过度生长、肠黏膜通透性改变、细菌移位和机体免疫力下降等因素有关，其中细菌移位在自发性腹膜炎发生中起关键作用。细菌通过破损或通透性增加的上皮层直接经肠壁，或经淋巴、血液通路"易位"接种于腹水。细菌易位的发生打破了正常的机体菌丛平衡，导致自身保护性炎症反应，最终导致感染。由于肝硬化患者血清补体浓度下降，中性粒细胞的吞噬和杀菌能力降低，单核-巨噬细胞系统活力降低，肝脏 Kuppfer 细胞吞噬能力下降，腹水中调理素活性下降，细菌不能及时得以清除。同时，静脉插管或尿道插管等医源性因素，以及其他一些诊断性或治疗性操作，增加细菌感染的风险，导致 SBP 的发生。此外，细菌还能通过侧支循环进入血液循环，导致部分患者合并菌血症，血培养与腹水培养为同一病原菌。

【临床表现和诊断】

SBP 的临床表现变化多样，可从完全无症状到典型的腹膜炎。仅有少部分患者表现为发热、腹痛和腹部压痛、肌紧张和反跳痛，肠鸣音减弱，外周血白细胞计数增多等典型的临床表现。但腹部体征远不如继发性腹膜炎明显。多数仅表现为发热或腹痛，腹泻、肠梗阻、低血压、低体温、肾功能减退和肝性脑病等也可能是 SBP 主要或唯一的临床表现。肠蠕动减弱或腹部胀气可能是唯一阳性体征。此外，约13%的 SBP 患者症状不明显，甚至无任何症状或体征，故 SBP 容易漏诊，且其预后极差。

因此，仅凭临床表现往往难以早期诊断 SBP。有研究表明，腹水促炎因子 IL-6、TNF-α、趋化因子 IL-8 等对 SBP 早期诊断意义较大，血清降钙素原、C 反应蛋白对 SBP 诊断亦有一定价值。目前，诊断 SBP 的主要方法是腹腔穿刺后腹水多形核白细胞(PMN)计数和腹水培养。

腹水培养阳性是确诊自发性腹膜炎的金指标。普通的腹水培养阳性率低，仅为40%左右，采用床旁血培养瓶(厌氧及需氧)进行腹水培养可将阳性率提高到80%，培养阴性并不能排除自发性腹膜炎。在腹水细菌培养阳性的患者中，约有半数患者血培养阳性，分离的细菌也相同。因此，对于疑似 SBP 者应同时进行血培养检查，以提高病原菌的检出率。对于肝硬化伴腹水者，无论有无腹膜感染的症状和(或)体征，均应行诊断性腹腔穿刺抽液，做腹水常规和细菌培养检查，以提高 SBP 的早期诊断率。

由于 SBP 腹水细菌培养阳性率低，且腹水培养需要数日才出结果，故腹水多形核细胞(PMN)计数是目前临床上诊断 SBP 重要而常用的指标，腹水 PMN>250×10^6/L 是肝硬化并 SBP 早期、敏感、特异性指标，腹水 PMN>500×10^6/L 时特异性最高。若为血性腹水，则应将腹水中得到的总 PMN 计数减去随血液外渗到腹水中的 PMN 数(按每1个 PMN 对应250个红细胞换算)。

根据腹水细菌培养结果和腹水 PMN 计数将 SBP 分为3个亚型。① 传统的 SBP：腹水培养阳性，PMN≥250×10^6/L，无外科性腹腔内感染灶。② 腹水培养阴性的中性粒细胞增多性腹水(CNNA)：腹水细菌培养阴性，PMN≥250×10^6/L，30日内未使用抗菌药物，排除继发性腹膜炎。CNNA与培养阳性的SBP比较，其症状、体征、腹水检查、病死率及对抗菌药物的治疗反应性，无明显差异，可认为是同一种疾病。③ 细菌性腹水(BA)：腹水培养阳性，腹水中PMN<250×10^6/L，且无明显腹腔内感染灶。这部分人群中的一部分通常有感染的症状和体征，需要采取与SBP同样的治疗方法；另一些无症状的细菌性腹水患者与无菌性腹水相似，仅是短暂的细菌定殖。

SBP的早期诊断主要从以下几方面考虑，有以下症状或体征之一：① 急性腹膜炎，腹痛、腹部压痛或反跳痛，腹肌张力增大，呕吐、腹泻或肠梗阻。② 全身炎症反应综合征的表现，发热或体温不升、寒战、心动过速、呼吸急促。③ 无明显诱因肝功能恶化。④ 肝性脑病。⑤ 休克。⑥ 顽固性腹水，或对利尿剂突发无反应，或肾功能衰竭。⑦ 急性胃肠道出血。

有以下实验检查异常之一：① 腹水PMN≥250×10^6/L。② 腹水细菌培养阳性。③ 降钙素原(PCT)>0.5 ng/ml，排除其他部位感染。也有研究报道，体温、腹部压痛、外周血中性粒细胞百分比、总胆红素、腹水PMN计数5个指标联合对早期筛查无症状SBP具有一定的价值。

SBP患者如果出现下列任何2项临床表现或实验室异常，可认为是重症感染：① 高热、寒战，体温>39.5℃。② 感染性休克。③ 急性呼吸窘迫综合征。④ 不明原因急性肾损伤3期。⑤ 外周血白细胞计数>10×10^9/μl。⑥ PCT>2 ng/ml。

值得注意的是，绝大多数肝硬化患者的腹膜感染为SBP。然而，有少数是继发于腹腔内空腔脏器穿孔、邻近的脓肿或腹腔内炎性病灶。由于继发性腹膜炎通常需要外科手术，而肝硬化原发性腹膜炎行手术治疗往往会使病情明显恶化，因此，诊断原发性腹膜炎时，与继发性腹膜炎的鉴别诊断往往非常重要，当出现以下情况之一时，需怀疑继发性腹膜炎：① 抗生素治疗无效，即治疗期间腹腔穿刺，腹水PMN计数无明显减少，甚至增多。② 腹水培养分离出两种或两种以上微生物(特别是厌氧菌或真菌)。③ 腹水至少存在下列情况中的两种：糖<500 mg/L，蛋白>10 g/L，乳酸脱氢酶>正常血清水平。

【治疗】

1. *控制感染* 抗菌治疗是治疗SBP的主要措施。一旦确诊或疑诊SBP，应立即开始经验性抗菌治疗，抗菌药物主要针对革兰阴性杆菌并兼顾革兰阳性球菌，抗菌谱尽可能覆盖厌氧菌，并根据感染的轻重程度以及是社区获得性感染还是院内感染，选用不同的抗菌治疗方案。轻、中度社区获得性SBP可使用头孢西丁、莫西沙星、替卡西林/克拉维酸单药方案，或甲硝唑联合头孢唑林、头孢呋辛、头孢噻肟、头孢曲松等头孢类抗菌药物，以及甲硝唑联合氟喹诺酮类抗菌药物；重度社区获得性SBP，可选择哌拉西林/他唑巴坦、碳青霉烯类单药治疗，或头孢他啶、头孢吡肟联合甲硝唑，以及氟喹诺酮联合甲硝唑治疗；医院获得性SBP的经验性抗菌药物治疗，通常根据当地微生物学流行病学调查结果确定，为了实现对可能病原菌的经验性覆盖，往往需要使用哌拉西林/他唑巴坦、碳青霉烯类抗菌药物与甲硝唑联合治疗，根据病情可加用万古霉素、利奈唑胺、替加环素、达托霉素或多黏菌素类药物。治疗过程中警惕耐药菌株产生及真菌性腹膜炎发生。

可能的病原菌尤其耐药菌株或非典型病原菌感染，抗菌治疗的疗程一般为2周，近年来，也有不少学者建议可将抗菌治疗的疗程缩短至5～10日。一般以全身和局部感染症状、体征消失，腹水PMN<250×10^6/L外周血白细胞计数正常，腹水培养阴性作为治疗的终点。抗生素治疗48小时后需再次做腹水检查，如果腹水PMN计数较治疗前下降<25%，则建议更换抗生素。

2. *肠道不吸收或仅少量吸收的抗生素* 降低胃肠道细菌浓度。利福昔明(rifaximin)是利福霉素的衍生物，可抑制肠道内细菌生长，具有杀菌/抑菌、免疫调节和抗炎活性。利福昔明-α

晶型已被美国 FDA 批准用于治疗肝性脑病，同时可减少内毒素血症，对肝硬化 SBP 及顽固性腹水的防治具有一定效果。此外，肠道微生态制剂如乳酸杆菌、米雅 BM 片、双歧杆菌等对预防 SBP 的发生有一定作用，但其确切机制尚未明确，确切疗效尚需进一步研究证实。

3. *预防性治疗* 早期研究提示，预防性应用诺氟沙星可降低 SBP 的发生率。但目前认为，预防性用药有可能增加耐药菌株所致的感染以及改变 SBP 的病原谱，所以不主张对所有肝硬化腹水患者均预防性应用抗菌药物。预防性治疗分为一级预防（预防首次发生自发性细菌性腹膜炎）和二级预防（预防自发性腹膜炎复发）。目前只建议对于急性消化道出血、腹水白蛋白浓度＜15 g/L 且严重肝功能障碍（Child Pugh 评分＞9 分，血清胆红素＞3 mg/ml）、循环功能障碍（血清肌酐＞1.2 mg/ml，血尿素氮＞25 mg/mL，血清钠＜130 mmol/L）者，以及既往发生过自发性腹膜炎的患者进行预防治疗。目前，国外推荐意见主要为口服诺氟沙星或静脉滴注头孢曲松，由于疗程较长，长期使用应注意耐药菌株的产生与增加，而在国内口服抗生素预防 SBP 相对较少，更强调对肝硬化患者的基础治疗及综合治疗。

4. *对症、支持治疗* 必要时胃肠减压减轻腹胀，有利于肠蠕动和循环呼吸功能的恢复；静脉输液，维持水、电解质和酸碱平衡；营养支持，给予静脉营养以增加患者的抵抗力。

二、继发性腹膜炎

继发性腹膜炎（secondary peritonitis，SP）是继发于腹内脏器疾病、腹部创伤或手术等，引起的腹膜急性化脓性炎症，是腹腔重症感染性疾病之一，是许多外科急腹症的共同表现形式。继发性腹膜炎按受累范围可分为弥漫性腹膜炎（腹腔炎症超出腹部的两个象限）、局限性腹膜炎（腹腔炎症局限于两个象限之内）和腹腔脓肿（已有明确的腹腔内脓肿形成并有明显的界限）；按发病原因分为急性穿孔性腹膜炎（包括胃肠道穿孔、肠缺血和盆腔腹膜炎等）、手术后腹膜炎（吻合口瘘、意外胃肠穿孔和血运障碍等）和创伤后腹膜炎（包括腹部钝性和穿透伤等）。尽管现代医疗技术迅猛发展，外科技术取得了长足进步，广谱高效抗生素不断问世，器官功能监测和支持治疗不断加强，但严重弥漫性腹膜炎的病死率仍达 30%以上。

【病原学和发病机制】

与原发性腹膜炎不同，继发性腹膜炎可由多种菌株引起，包括需氧菌和厌氧菌的混合感染，其中最常见的是大肠埃希菌和脆弱拟杆菌的混合感染。引起继发性腹膜炎的病原菌可分为内源性和外源性，其中以内源性感染为主。细菌的数量和种类随消化道部位不同而发生变化。食管和胃部以革兰阴性菌为主，回肠则有大肠埃希菌、肠球菌和同等数量的专性厌氧菌（如脆弱拟杆菌），结肠则为专性厌氧菌脆弱拟杆菌、双歧杆菌和大肠埃希菌，以及草绿色链球菌、肠球菌、克雷伯菌、变形菌属、肠杆菌属和产气荚膜杆菌等。外源性感染多为金黄色葡萄球菌、淋病奈瑟球菌或结核分枝杆菌。与原发性腹膜炎不同，继发性腹膜炎厌氧菌检出率达 90%以上，特别是继发于下部肠道、盆腔疾病者，其中专性厌氧菌对氧的耐受性以及对机体的毒性更强；其次是复数菌感染居多，即需氧菌和厌氧菌的混合感染。在腹腔脓液中，检出率最高的需氧菌为大肠埃希菌和肠球菌，厌氧菌为脆弱拟杆菌和消化链球菌。由于厌氧菌能分泌抑制中性多核细胞杀菌能力的物质，而需氧菌能消耗局部环境中的氧，造成适合厌氧菌生长的缺氧环境。因此，需氧菌和厌氧菌之间的协同致病作用比单一细菌更为强烈。

近年的一些研究结果提示，继发性腹膜炎菌种在增加，并出现了菌群的变迁。虽然革兰阴性菌感染仍占绝对优势，但构成比已有变化，大肠埃希菌比例下降，铜绿假单胞菌居高不下，肺炎克雷伯菌、嗜麦芽窄食假单胞菌、阴沟肠杆菌、聚团肠杆菌等条件致病菌崛起。既往革兰阳性菌感染以金黄色葡萄球菌为主。近年来，肠球菌已成为最主要的革兰阳性致病菌，亦有分离到真菌的报道。

继发性腹膜炎通常是由于消化道或泌尿生殖系统的黏膜屏障完整性受损,腔内微生物溢出进入腹膜腔所致。近年研究表明,细菌和内毒素可刺激机体释放多种炎症介质,引发SIRS/MODS,腹膜炎时可在血中和腹腔渗出液中检测到TNF、IL-1、IL-6等细胞因子,而腹腔渗出液中这些细胞因子浓度更高,已有研究表明,腹腔渗出液IL-6的浓度与腹膜炎的预后呈负相关。

【临床表现和诊断】

由于继发性腹膜炎多继发于腹腔内脏器炎症、穿孔、损伤或手术污染,除了急性腹膜炎表现外,往往表现出这些原发病灶的症状和体征。

1. *急性腹膜炎的主要表现* 早期表现为腹部压痛、反跳痛、腹肌紧张等腹膜刺激征。

2. *全身症状* 表现为发热、恶心、呕吐,感染严重者可导致多器官功能障碍,最常见的是急性肺功能衰竭、肾功能衰竭、代谢衰竭。

3. *腹部症状和体征* 腹式呼吸运动减弱或消失,有弥漫性压痛和反跳痛,但以原发病灶处最为显著。腹痛是继发性腹膜炎最突出和最早出现的症状。体检可发现腹壁肌肉强直,腹腔有游离气体时肝浊音界缩小或消失,肠鸣音消失,肠麻痹、腹胀,肠腔积气、积液,直肠指诊空虚、触痛。

4. *实验室检查* 血中白细胞计数和中性白细胞比例升高;腹腔穿刺抽吸或灌洗液检查白细胞超过0.5×10^9/L,涂片和培养可明确病原菌;影像检查常用于确定弥漫性腹膜炎的腹内原发病灶,CT和B超可查出腹水、气体和脓肿或肿瘤等。CT和B超是目前诊断腹腔内脓肿最常用的手段,准确率在80%左右。

尽管肝硬化患者原发性腹膜炎多见,但是也可因为消化道穿孔等疾病而发生继发性腹膜炎,此时与原发性腹膜炎难以相鉴别。如不及早发现而采取相应手术治疗,可在短期出现休克、出血、肝肾衰竭而死亡。继发性腹膜炎往往有以下特点:① 仔细询问病史,可能发现原发病灶。② 腹水中白细胞计数较原发性腹膜炎多,但因缺乏调理素和纤维连接蛋白,中性粒细胞吞噬作用减弱,涂片中较少见到噬菌粒细胞。③ 多为混合感染,腹水中需氧菌间的复数菌感染,以及需氧菌和厌氧菌间的混合感染,是继发性腹膜炎的重要特征。④ X线、B超或CT检查有异常,如腹水、积气,甚至发现脓肿等。

【治疗】

治疗原则是积极消除引起腹膜炎的病因,并彻底清洗吸尽腹腔内存在的脓液和渗出液,或促使渗出液尽快吸收、局限,或通过引流而消失。总的来说,急性腹膜炎的治疗可分为非手术治疗和手术治疗两种。

1. *对症支持治疗* 积极纠正低血容量及组织器官低灌流状态;纠正酸中毒;禁食,持续胃肠减压;器官功能支持;代谢支持,补充足够营养等。

2. *手术治疗* 以下情况需考虑手术治疗:① 原发病必须手术解决者。② 腹腔内原发病灶严重者。③ 弥漫性腹膜炎较重而无局限趋势者。④ 患者中毒症状明显,腹水多,肠麻痹重。⑤ 经保守治疗腹膜炎症状与体征均不见缓解,反而加重者。手术的目的在于处理原发病灶、清理腹腔异物、清除坏死组织。

3. *抗感染治疗* 一经确诊,无论手术与否,手术前后抗感染治疗十分重要。继发性腹膜炎致病菌多为需氧和厌氧菌混合感染,致病菌主要来自胃肠道,初期以经验性用药为主,宜采用2～3种抗生素联合使用,覆盖革兰阳性菌和革兰阴性菌,同时做细菌培养,根据药敏试验结果和治疗应答状况调整治疗方案。抗菌药物可选用第三代头孢菌素加甲硝唑(或替硝唑)的两联疗法,对于第三代头孢菌素耐药率高的地区,可选用β-内酰胺酶/β-内酰胺酶抑制剂复合物(如头孢哌酮舒巴坦、哌拉西林三唑巴坦)联合环丙沙星或阿米卡星,无效者选用亚胺培南西拉司丁。对明确嗜麦芽窄食假单胞菌引起的感染,首选复方磺胺甲噁唑(TMP/SMZ)联合替卡西林克拉维酸或头孢哌酮舒巴坦。对一般革兰阳性菌引起的感染,首选头孢哌酮舒巴坦单用,或联合利福平或环丙沙星或阿米卡星或复方磺胺甲唑。对严重的革兰阳性菌感染，首选万古霉素单用，或联合利福平或环丙沙星或阿米卡星或复方磺胺甲唑。对万古霉素中度耐药的金黄色葡萄球菌（VISA）、万古霉素耐药的肠球菌（VRE）的治疗，选用替考拉宁或利奈唑胺（linezolid）等。鉴于继发性腹膜炎多合并厌氧菌感染，以上方案均需合并甲硝唑或替硝唑，以加强抗感染效果。此外，对于腹膜透析相关腹膜炎治疗，相关指南推荐予以氨基糖苷类、万古霉素、头孢菌素等间歇或持续腹腔给药。

［南京医科大学第一附属医院（江苏省人民医院） 杨芬 翁亚丽］

三、细菌性胰腺炎、胰腺真菌感染

（一）急性胰腺炎

急性胰腺炎是指由多种因素造成胰腺中的胰蛋白酶分泌，引发胰腺自身消化出现水肿、充血、出血及坏死等一系列改变的化学性炎症，分为轻型和重型两种类型，其中约80%为急性间质水肿型，其余20%的急性胰腺炎可发展成为胰腺和其周围组织的坏死，并合并有全身重要器官功能损伤，称为急性重症胰腺炎。在急性胰腺炎发展过程中易继发细菌感染。在重症胰腺炎中，几乎所有患者均可出现胰腺感染，而持续的胰腺感染及由感染引起的多脏器功能衰竭是重症胰腺炎导致死亡的主要原因。部分感染性胰腺炎可由病毒（流行性腮腺炎病毒、EB病毒、甲型肝炎病毒、柯萨奇病毒、巨细胞病毒）、肺炎支原体、分枝杆菌等引起。这些都是原发感染性疾病的局部表现，可参阅有关章节。

【病原学和发病机制】

胰腺炎合并细菌感染时，以来自肠道的革兰阴性杆菌最为常见（如大肠埃希菌、假单胞菌属、变形杆菌、克雷伯菌等）；偶见革兰阳性菌（如葡萄球菌、链球菌、肠球菌）、厌氧菌、真菌感染。单一菌属感染者占60%～87%，多种细菌混合感染者占13%～40%。革兰阴性杆菌感染病死率显著高于革兰阳性杆菌感染。

胰腺炎时细菌进入胰腺及胰周坏死组织的途径目前尚不十分清楚，可能是以下几种途径为主：血液循环途径、肠道细菌移位、腹水途径、淋巴途径、通过胆道系统或经十二指肠进入主胰管等。研究发现，感染胰腺中培养出来的细菌与肠道细菌相一致，因此认为，继发性胰腺感染为肠道细菌移位所致的可能性较大。通常情况下，肠道机械屏障、生物屏障和免疫屏障可有效地阻止肠道致病菌的侵袭，全身免疫系统起监视清除血液中病原菌的作用。急性胰腺炎时这些正常的防御屏障均遭到严重破坏，小肠运动失调或小肠细菌过度生长，机体免疫功能下降，肠道细菌得以突破受损的肠黏膜进入血液循环并移位至胰腺等肠外器官，而已发生化学性炎症的胰腺就成了细菌居留和繁殖的理想场所。

【临床表现和诊断】

临床上要区分化学性与细菌性急性胰腺炎是困难的，两者都有发热、白细胞计数增多和血尿淀粉酶增加；都表现为上腹痛发作伴有压痛，也可出现腹膜刺激症状；伴或不伴有恶心、呕吐。重症患者腹胀、肠鸣音消失，有血性的胸腔积液和腹水，并发一个或数个脏器功能障碍。

急性胰腺炎时胰腺坏死组织一旦发生感染则提示病情危重，这时抗生素的治疗效果往往较差，预后较差。因此，胰腺感染的早期诊断对指导治疗有着重要的临床意义。重症胰腺炎容易继发细菌感染。

诊断胰腺感染的首选方法是CT引导下细针穿刺术。CT增强扫描时，胰腺内坏死灶及胰周坏死组织均呈现低密度区，在CT引导下直接穿刺到胰腺坏死区或胰周坏死区，抽吸后进行细菌培养或涂片染色，如发现细菌即可诊断。该方法诊断胰腺感染的敏感性和特异性达90%，立即送检准确性更高，而且患者耐受性好，并发症少；缺点是有时需多次穿刺，医疗费用高。其次是超声引导下穿刺术，该方法操作简便，费用低，但因B超易受肠腔积气的影响，穿刺成功率不如CT，但在胰腺假性囊肿合并感染的诊断方面其阳性率仍很高。超声内镜引导下胰腺穿刺也是一种诊断途径，但由于超声内镜需要通过食管、胃途径，操作过程中很难做到全程无菌，所以容易出现标本污染。血清降钙素原及C反应蛋白对重症急性胰腺炎发生后期感染性胰腺坏死也有一定的诊断价值。

【治疗】

1. 抗生素的选择　在急性胰腺炎合并感染时抗生素的选择原则是：① 能通过血液-胰腺屏障。脂溶性高以及亲水性的抗生素更易透过血液-胰腺屏障，通过血液运送至胰腺组织。② 在胰腺组织中能达到有效治疗浓度。氟喹诺酮类、第三代头孢类药物、亚胺培南等容易渗入胰腺组织，并达到有效的药物浓度，抗菌效果好。

经验性抗生素方案应覆盖需氧革兰阴性菌、革兰阳性菌和厌氧菌。抗生素选择与严重腹腔感染相似，并且应考虑选择最佳穿透胰腺达到有效组织浓度的抗生素。氨基糖苷类不能有效穿透胰腺，标准剂量的组织浓度不能达到覆盖常见细菌的最小抑制浓度。青霉素和第三代头孢菌素的胰腺组织穿透性中等，但由于对革兰阴性菌是有效的杀菌剂，即使组织浓度稍低也可超过大多数胰腺感染的革兰阴性菌的最小抑制浓度。此类药物对于革兰阳性菌和厌氧菌的效力低，应联合使用覆盖革兰阳性菌或厌氧菌药物。喹诺酮类(环丙沙星和莫西沙星)和碳青霉烯类(亚胺培南、美罗培南)均具良好的胰腺组织穿透性，对革兰阴性和革兰阳性菌具有广谱杀菌活性，碳青霉烯还能覆盖厌氧菌。甲硝唑有良好的胰腺穿透性，但杀菌谱几乎只针对厌氧菌。胰腺穿透性强和治疗效果并非等同，喹诺酮和甲硝唑胰腺穿透性、坏死组织浓度、持续时间及抗菌效果均优于亚胺培南，但研究提示，亚胺培南治疗效果优于前两者。基于药代动力学、抗菌谱和临床研究数据，碳青霉烯仍是治疗继发性胰腺感染的首选药物，其次是哌拉西林/他唑巴坦和头孢菌素或喹诺酮联合甲硝唑。

2. 外科治疗　胰腺炎并发细菌感染是明确的外科手术指征。一般在病程3～4周时行脓肿切除术较合适。目前一般推荐的手术方法是在行清创术或坏死组织切除术时尽可能多地保留胰腺组织，同时术后亦要尽可能将腹膜后渗出物及坏死组织残渣充分引流。通常有3种方法可供选择。① 闭式腹膜后腔灌洗引流术：手术采取胰腺包膜切开、坏死灶清除、胰床松解、多管引流及术后充分胰腺冲洗。此术式既能清除坏死灶，又利于防止组织坏死进一步发展，且引流通畅，疗效满意，可明显减少再次手术的可能。② 有计划分阶段二次手术。③ 填充术。另外还有其他一些治疗方法，如经皮CT引导下导管引流术，经口胰腺内冲洗引流术和经腹腔镜坏死组织切除术等。合理正确的手术可将重症胰腺炎的病死率下降至15%。

(二) 胰腺真菌感染

近年来，随着重症监护技术的发展，静脉营养、广谱抗生素等的广泛临床应用，急性胰腺炎的治疗效果较以前大为改善，多数患者均能度过急性反应期，避免发生全身炎症反应综合征。但随着社会老龄化、长期应用广谱抗生素、胃肠外营养支持治疗、激素侵入性治疗、长期禁食、免疫抑制剂的广泛应用以及急性胰腺炎患者免疫功能低下等多方面原因，造成肠道黏膜功能障碍、菌群失调、深部真菌感染等严重并发症，这正成为胰腺炎致死的重要原因。研究发现，急性胰腺炎真菌感染约占28%，主要为白念珠菌，还有热带念珠菌、克柔念珠菌、光滑念珠菌、近平滑念珠菌等，且大多为多重感染，病死率高。

深部真菌感染发生的原因尚不明确，多种情况被认为是胰腺炎合并深部真菌感染的危险因素。如老年、糖尿病、高APACHE Ⅲ评分、胰腺坏死面积(大于50%)、菌群失调、腹压增高、多次手术、肠和(或)胆瘘等。

【诊断】

胰腺深部真菌感染的诊断较难，由于深部真菌感染起病隐匿，难以获得组织病理学证据，并且缺乏特异性的临床表现，因而易被临床医生忽视。另外，诊断方法也跟不上临床需求，目前临床上采用的真菌培养往往需要相当长的时间，且阳性检出率低。近年来，我国有学者利用针对真菌 18s rRNA 基因的通用引物聚合酶链反应(PCR)技术诊断急性坏死性胰腺炎继发真菌感染，真菌检出率大大提高，检测时间仅为 7 小时，已在临床广泛推广。

重症急性胰腺炎合并深部真菌感染诊断标准如下。

1. 可疑临床表现 ① 广谱抗生素治疗无效的发热，排除耐药细菌感染。② 咳嗽，咳黏液胶状痰或血丝痰，口腔假膜或溃疡，尿路刺激症状，腹泻褐色果酱样大便。③ 不明原因的意识改变，或与胰腺病变不相关的出血，如胆道、消化道瘘出血。

2. 病原学证据 ① 血或中心静脉导管真菌培养阳性。② 腹腔穿刺液、腹水、胰腺坏死组织或引流的胆汁等处标本涂片找到真菌或真菌培养阳性。③ 伤口脓液、腹腔引流液、咽喉、痰、尿、粪等处标本涂片找到真菌或真菌培养阳性。

有可疑临床表现加 2 个或 2 个以上系统为同一真菌即可诊断。

由于胰腺炎合并深部真菌感染的诊断十分困难，因此，加强对患者的观察是获取诊断线索的重要手段。如出现口腔黏膜念珠菌病，广谱抗生素治疗无效的高热，意识改变，烦躁不安、谵妄，突发的视力障碍、视物模糊、复视、失明，不明原因的胆道出血、胃出血、咯血、泌尿道出血等，即应立即多次反复寻找真菌感染的证据，通过咽拭子、血、尿、粪、痰、口腔、胆汁、引流液、脓液、深静脉置入导管等的真菌涂片和真菌培养检查，如果 2 个系统以上或 1 个系统 2 次检出同一菌株者即可确诊为深部真菌感染，应尽早开始抗真菌治疗。

【治疗】

胰腺真菌感染以白念珠菌为主，一旦确诊应首选氟康唑治疗，次选两性霉素 B。氟康唑是抗真菌的一线用药，属吡咯类抗真菌药，对感染较高的白念珠菌和克柔假丝酵母菌均敏感。对可疑合并真菌感染者，预防性给予氟康唑或伊曲康唑。同时应注意，一旦疑诊为深部真菌感染，应拔除或更换所有体内留置导管，根据情况立即行坏死病灶清除及脓肿切开引流。

【预防】

胰腺真菌感染的预防：合并深部真菌感染是胰腺炎后期的主要死因之一，因而预防胰腺炎并发深部真菌感染非常重要。临床工作中应注意：① 对接受综合治疗的胰腺炎患者定期反复行咽拭子、血、尿、粪、引流液等的真菌涂片检查和真菌培养检查。② 对有可疑临床表现者，应考虑真菌感染的可能，在积极寻找真菌感染证据的同时预防性给予氟康唑或伊曲康唑。③ 避免长期应用广谱抗生素，尽量根据药敏试验结果选择应用敏感抗生素，防止肠道菌群失调，减少细菌移位。对必须长期应用广谱抗生素者，可选择活性杆菌(如米雅、金双歧、肠泰口服液等)口服或灌肠，同时加用抗真菌制剂。④ 促进肠道功能恢复，保护肠黏膜屏障。尽早使用肠内营养，促使肠黏膜机械屏障和肠道微生态迅速恢复正常，同时缩短肠外营养时间，有效避免肠外营养的不利影响。可借助胃镜于空肠内留置营养管，并早期应用硫酸镁、复方大承气汤和腹部理疗，促进肠蠕动，尽快开始肠内营养。⑤ 注意及时行坏死病灶清除及脓肿切开引流，胰腺周围感染坏死灶及脓肿形成可增加真菌感染发生的机会。及时行 B 超检查及定期的 CT 复查有助于动态监测胰腺周围感染坏死情况。⑥ 其他：应用免疫增强剂(如胸腺素等)提高机体细胞免疫功能、严格各种无菌操作、规范留置导管的护理等都是重要的预防措施。

[南京医科大学第一附属医院(江苏省人民医院) 朱宏 东南大学附属中大医院 施瑞华]

四、腹腔脓肿

脓液在腹腔内积聚，由肠袢、内脏、网膜或肠系膜等包裹，与腹腔隔离，形成腹腔脓肿(intraperitoneal abscess)。腹腔脓肿根据病因分为原发和继发两种，一般多继发于腹腔内感染或手术，原发性较少见；根据部位可分为膈下脓肿、盆腔脓肿和肠间隙脓肿，最常见的是肠间隙脓肿。

(一) 膈下脓肿

脓液积聚在一侧或两侧的膈肌下与横结肠及其系膜的间隙内者，通称为膈下脓肿。膈下脓肿可发生在一个或两个以上间隙。

【发病机制】

患者平卧时膈下部位是最低点，腹腔内积液或脓液在此聚集。血液内的细菌也可经门静脉和淋巴系统到达膈下。原发膈下脓肿以上呼吸道感染为常见原因，其次有胃肠道、膈肌邻近组织或外伤后感染等，细菌可经淋巴、血液循环或直接途径进入膈下。膈下感染的细菌，原发者以金黄色葡萄球菌为常见，但也有大肠埃希菌或数种细菌混合感染，继发者以大肠埃希菌和厌氧菌混合感染为多，少数病例也可有链球菌属、金黄色葡萄球菌和变形杆菌属的感染。急性腹膜炎患者中约70%经治疗后腹腔内脓液可吸收，剩余30%发生局限性脓肿。

无论原发或继发脓肿均是右膈下脓肿多于左膈下脓肿。右膈下脓肿常继发于阑尾穿孔、十二指肠溃疡穿孔和肝胆系化脓性疾病。左膈下脓肿则多发生在胃、脾切除手术之后。

小的膈下脓肿经非手术治疗后可被吸收。较大脓肿因长期感染可导致器官功能衰竭甚至死亡。脓肿可引起反应性胸膜炎，还可经淋巴蔓延或直接破入胸腔而导致胸膜炎或脓胸。脓肿破入肠管可形成“自家”引流，也可引起消化道反复出血或消化道瘘。在一些免疫力低下的患者还可发生败血症。

【临床表现和诊断】

膈下脓肿一旦形成，可出现明显局部及全身症状。但是，由于病变部位较深而被原发病症状或手术后反应所掩盖，加上盲目使用抗生素，使其临床表现变异较多，故早期诊断比较困难。全身症状主要包括发热，主要表现为弛张热，脓肿形成后为持续性中度或高热，多伴有脉速、消瘦、乏力、衰弱、多汗、厌食等症状，血白细胞计数升高、中性粒细胞比例增加和核左移。

根据局部症状可分为4型。① 包块型：病灶在左肝上、右肝上。在上腹部、右肋或左肋弓下出现逐渐增大的炎性包块，一般病程长于1个月，易与肝脓肿和肝癌相混淆。② 胸膜炎型：病灶多在右肝上间隙，伴有咳嗽、胸痛、肋间隙饱满、增宽，局部皮肤水肿，局部有明显压痛及叩击痛，呼吸变浅。病期平均可长达1个月。③ 局限性腹膜炎型：病变在右肝上、下间隙及左肝上间隙。有明显上腹部疼痛和腹肌紧张、压痛、反跳痛，也可伴有右胸下饱满及叩痛。④ 全腹膜炎型：病灶可在双侧肝间隙，起病急骤，全腹有压痛、肌紧张和反跳痛。

在以下情况时应考虑膈下脓肿，是其诊断的关键：① 腹部外伤之后出现不明原因的高热，并伴有腹膜炎者。② 有肝、胆、胃或肠等感染的患者，出现高热而不能用原发病解释。③ 腹部手术后出现腹痛、发热者。④ 在呼吸道感染或其他脏器感染之后出现上述症状者。

凡怀疑有膈下感染的患者可做以下几项检查：① X线检查见胸膜反应、胸腔积液、肺下叶部分不张等。膈下可见占位阴影，脓肿含气者可有气液平面。② B超不仅可显示局限包裹性和液性暗区，而且可显示脓肿的数目、大小、部位及内部有无气体等情况。③ CT检查具有与B超极相似的价值，但特别适合于因肥胖或肠腔积气等B超检查困难的病例。④ 穿刺抽脓是最简单而有用的方法，最好是在B超引导下进行，若抽出脓液则可确诊。即使针尖沾有少许脓液，亦应做涂片检查及细菌培养。但穿刺阴性者不能排除脓肿的可能。

【治疗】

治疗原则：① 早期应用大剂量抗生素控制感染，加强支援疗法，纠正水、电解质紊乱及酸碱平衡。② 脓肿形成后，根据脓肿的大小，部位选择如下术式：经皮穿刺置管引流术、经前肋缘下部手术引流、经后腰部引流和经侧胸部引流。

若为继发膈下脓肿，一般联合应用对大肠埃希菌较有效的氨基糖苷类抗生素和氨苄西林或头孢唑啉。如果是产β-内酰胺酶耐药菌引起的严重感染，且患者有肾功能损害，则宜选用头孢他啶或亚胺培南治疗。由于60%～70%的病例常有厌氧菌混合感染，特别是脆弱拟杆菌，故甲硝唑等也应考虑同时使用。若为原发膈下脓肿则首先选用对金黄色葡萄球菌有效的耐酶半合成青霉素或大环内酯类作为初始经验治疗。如已知细菌培养和敏感试验结果，则应及时改用针对性较强的抗生素。因为感染性质严重，应当先静脉给药，剂量要足，在控制住感染或引流之后还应持续1～2周。

治疗关键是充分引流，抗菌药物仅是辅助治疗。过去基本采用手术治疗，近年来经皮穿刺置管引流已普及。一般可在B超引导下经皮穿刺抽脓，或置管引流。经此方法治疗后，80%的膈下脓肿可以治愈。此外，应及时处理原发病灶，如在胆道感染等病灶未治愈的情况下，必须在治疗膈下脓肿的同时治疗原发灶。

（二）肠间隙脓肿

肠间隙脓肿是指脓液被包围在肠管、肠系膜与网膜之间的脓肿，主要继发于阑尾穿孔和胃肠道穿孔及腹部外伤。脓肿可能是单发的，也可能是多个大小不等的脓肿。如脓肿周围广泛粘连，可发生不同程度的粘连性肠梗阻。患者出现化脓感染的症状，并有腹胀、腹痛、腹部压痛或扪及包块。脓肿自行穿破肠壁或膀胱壁等则形成内瘘。肠间隙脓肿的部位不固定，形状不一，加上在治疗原发病的过程已使用大量抗生素，多无典型症状和体征，一般病程迁延，消耗较大。当疑及此病时，应及时做腹部B超、CT等检查，可发现肠袢间距增大及局部肠管积气。经过积极给予抗生素治疗，多数脓肿可以用非手术方法治愈。脓肿局限、单房并与腹壁紧贴病例可行B超引导下穿刺抽脓。对一些有肠管气胀者，因不便抽脓，可行手术切开引流，术中需谨防分破肠管形成肠瘘。

（三）盆腔脓肿

盆腔脓肿指腹腔内的炎性渗出物或脓液易积聚于此而形成的脓肿，多继发于消化道疾病，是阑尾穿孔和盆腔化脓感染的常见合并症，腹膜炎和腹腔手术后也可发生盆腔脓肿。致病菌主要是大肠埃希菌和厌氧菌，多为混合性感染。由于盆腔腹膜吸收毒素的能力低，全身中毒症状较其他部位腹腔脓肿轻。

局部症状以膀胱或直肠的刺激症状为主，如里急后重，大便次数较多而量少，大便性状改变不明显，偶有小便频繁和排尿困难。腹部检查可有耻骨上方的深压痛，直肠指检在直肠前方有突入肠腔的包块和触痛。已婚女性可做阴道检查或三合诊以明确包块的位置、大小和性状。一旦疑及本病，可经直肠或阴道做包块穿刺，若抽出脓液，便可确诊。在膀胱充盈的情况下，B超或CT检查可确诊盆腔包块的部位、大小和性质，对诊断帮助很大。

在盆腔炎症的早期、盆腔脓肿较小或尚未形成时，选用有效抗生素，辅以热水坐浴、温盐水灌肠或物理透热等疗法，可促使炎症和小脓肿吸收消散，脓肿较大者需手术治疗。在骶管或硬膜外麻醉下，取截石位，用肛门镜显露直肠前壁，清洁消毒后，在波动处用长针穿刺，抽出脓液后循穿刺针作一小切口，再用血管钳插入扩大切口，排出脓液，放置橡皮管引流3～4日。已婚女性患者可经阴道后穹隆切开排脓。治疗效果一般较好。

参考文献

[1] 赵玉沛. 外科学[M]. 3版. 北京：人民卫生出版社，2015年.

[2] 李兰娟. 感染病学[M]. 3版. 北京：人民卫生出版社，2015年.

[3] 国家抗微生物治疗指南(2015版)[M]. 北京：人民卫生出版社，2015年.

[4] Esposito S, Noviello S, Leone S. Epidemiology and microbiology of skin and soft tissue infections [J]. Curr Opin Infect Dis, 2016, 29(2): 109-115.

[5] Ibler KS, Kromann CB. Recurrent furunculosis — challenges and management: a review [J]. Clin Cosmet Investig Dermatol, 2014, 18(7): 59-64.

[南京医科大学第一附属医院(江苏省人民医院) 孔连宝]

第三十章　中枢神经系统感染

第一节　病毒性脑膜炎及脑膜脑炎

病毒性脑膜炎及脑膜脑炎均是指由病毒感染引起的颅内急性炎症。由于病原体致病性和宿主反应过程的差异，形成不同类型疾病。若炎症过程主要在脑膜（软膜和蛛网膜），临床重点表现为病毒性脑膜炎；主要累及大脑实质时，则以病毒性脑炎为临床特征。病毒性脑膜炎发病率每年为11～27/10万，临床表现雷同，有发热、头痛、呕吐，主要侵袭脑膜而出现脑膜刺激征，脑脊液中有以淋巴细胞为主的白细胞增多，病程呈良性，多在2周以内，一般不超过3周，有自限性，预后较好，多无并发症。病毒侵犯脑膜的同时若亦侵犯脑实质则形成脑膜脑炎。根据病情情况可呈大小不同的流行，亦可散在发病。

【病原学】

目前已知能引起脑膜炎的病毒常见的有肠道病毒（包括柯萨奇病毒、埃可病毒、脊髓灰质炎病毒等）、腮腺炎病毒、疱疹病毒和淋巴细胞脉络膜脑膜炎病毒，其次为腺病毒、虫媒病毒、EB病毒、巨细胞病毒、风疹病毒和HIV等。目前仅有1/3左右的病例可确认为某种病毒引起，如埃可病毒4型、6型和9型，柯萨奇A、B组病毒。单纯疱疹病毒Ⅰ型和Ⅱ型、腺病毒、水痘-带状疱疹病毒除引起脑实质炎症外，也可仅累及脑膜。

【流行病学】

病毒性脑膜炎遍及全球，多见于10岁以下儿童，40岁以上较少见。肠道病毒引起的病毒性脑膜炎发病高峰主要在夏季和早秋，全年可散发；粪-口传播是最常见的传播方式，也可通过呼吸道传播。腮腺炎病毒脑膜炎一般多见于冬春季节，与腮腺炎同时流行，主要经呼吸道飞沫传播。淋巴细胞脉络膜脑膜炎则以晚秋和冬季较常见，一般呈散发。而单纯疱疹病毒脑膜炎发病无明显季节性，或由单纯疱疹病毒的直接接触感染，或为潜在感染后的重复反应引起。

【发病机制】

病毒各自经肠道（如肠道病毒）或呼吸道（如腺病毒和出疹性疾病）进入淋巴系统繁殖，然后经血流（虫媒病毒直接进入血流）感染颅外某些脏器，此时患者可有发热等全身症状。若病毒在定居脏器内进一步繁殖，可入侵脑或脑膜组织，出现中枢神经系统症状。因此，颅内急性病毒感染的病理改变主要是大量病毒对脑组织的直接入侵和破坏。然而，若宿主对病毒抗原发生强烈免疫反应，会进一步导致脱髓鞘、血管与血管周围脑组织损害。

【病理变化】

脑膜和（或）脑实质广泛性充血、水肿，伴淋巴细胞和浆细胞浸润，可见炎症细胞在小血管周围呈袖套样分布，血管周期组织神经细胞变性、坏死和髓鞘崩解。病理改变大多弥漫分布，但也可在某些脑叶突出，呈相对局限倾向。单纯疱疹病毒常引起颞叶为主的脑部病变。有的脑炎患者有明显脱髓鞘病理表现，但相关神经元和轴突却相对完好，此种病理特征代表病毒感染激发的机体免疫应答，提示“感染后”或“过敏性”脑炎的病理学特点。

【临床表现】

病情轻重差异很大，取决于病变主要是在脑膜还是脑实质。一般来说，病毒性脑炎的临床经过较脑膜炎严重，重症脑炎更易发生急性期死亡或产生后遗症。

1. *病毒性脑膜炎* 急性起病，主要表现为病毒感染的全身中毒症状和脑膜刺激症状，如发热、头痛、畏光、肌痛、恶心、呕吐、食欲减退、腹泻和全身乏力等。本病的病程在儿童常超过1周，成年患者的症状可能持续2周或更长时间。一般很少有严重意识障碍和惊厥，可有颈项强直等脑膜刺激征，但无局限性神经系统体征。病程大多为2～3周。

除神经系统的症状和体征外，其他临床表现随患者的年龄、免疫状态和病毒种类及亚型的不同而异，如幼儿患者可出现发热、呕吐、皮疹等症状，而颈强直和前囟隆起等体征轻微，甚至缺如；手足口综合征常发生于肠道病毒71型脑膜炎；非特异性皮疹常见于埃可病毒9型脑膜炎。

2. *病毒性脑炎* 起病急，其临床表现因病理改变在脑实质的部位、范围和严重程度而有不同。

（1）大多数患者在弥漫性大脑病变基础上主要表现为发热、反复惊厥发作、不同程度意识障碍和颅内压增高症状。惊厥大多呈全部性，但可有局灶性发作，严重者惊厥呈持续状态。患者可有嗜睡、昏睡、昏迷、深度昏迷，甚至去皮质状态等不同程度意识改变。若出现呼吸节律不规则或瞳孔不等大，要考虑颅内高压并发脑疝的可能性，部分患者尚伴偏瘫或肢体瘫痪表现。

（2）若脑部病变主要累及额叶皮质运动区，临床则以反复惊厥发作为主要表现，伴或不伴发热，多数为全部性或局灶性强直—阵挛性发作，少数表现为肌阵挛或强直性发作，皆可出现痫性发作持续状态。

（3）若脑部病变主要累及额叶底部、颞叶边缘系统，则主要表现为精神情绪异常，如狂躁、出现幻觉、失语，以及定向力、计算力与记忆力障碍等，伴发热或无热，多种病毒可引起此类表现，但由单纯疱疹病毒引起者最严重，该病毒脑炎的神经细胞内易见含病毒抗原颗粒包涵体，有时被称为急性包涵体脑炎，常合并惊厥与昏迷，病死率高。

（4）其他还有以偏瘫、单瘫、四肢瘫或各种不自主运动为主要表现者，不少患者可能同时兼有上述多种类型表现，当病变累及锥体束时出现阳性病理征。

病毒性脑炎病程大多2～3周，多数完全恢复，但少数遗留癫痫、肢体瘫痪、智能发育迟缓等后遗症。

【实验室检查】

1. *脑电图* 以弥漫性或局限性异常慢波背景活动为特征，少数伴有棘波、棘慢综合波。慢波背景活动常提示脑功能受损，但不能证实病毒感染性质，某些患者脑电图也可正常。

2. *血液检查*

（1）血常规：白细胞计数大多正常，亦有降低或中度升高。如出现大量非典型单核细胞，且为嗜异反应性时，提示EB病毒感染。

（2）血清学检查：① 补体结合试验特异性较差。② 免疫荧光抗体检查较敏感，可做出早期诊断，但特异性不强。③ 抗体中和试验特异性强，且敏感，但因中和抗体出现较晚，故对早期诊断无帮助。④ 腮腺炎病毒感染时，血清淀粉酶升高。

3. *脑脊液检查*

（1）常规检查：脑脊液压力正常或轻度升高，色清，白细胞数增加，在$(10\sim1\,000)\times10^6/L$不等，早期以中性粒细胞为主，几小时后主要为淋巴细胞。

（2）生化检查：蛋白质正常或稍高，糖及氯化物一般正常。但在腮腺炎病毒性脑膜炎和淋巴细胞脉络膜脑膜炎，糖含量可减少。

（3）可见单克隆IgG正常或轻度升高：腮

腺炎病毒脑膜炎的脑脊液中测出单克隆 IgG 腮腺炎特异抗体,并可持续存在1年。

(4) 乳酸脱氢酶(LDH):正常或轻度升高。

(5) 脑脊液检查:C 反应蛋白(CRP)基本正常。

4. 病毒学检查　绝大多数病毒性脑膜炎实际上没有必要做出确切病原诊断,因为其为良性自限性病程,治疗上只需对症治疗,不需要用抗生素。若为确定病原,可以从脑脊液分离病毒;急性期和恢复期血清标本中检查和检出脑脊液中的 IgM 抗体或病毒抗原。近年应用免疫和 DNA 探针扩充技术,如聚合酶链反应(polymerase chain reaction, PCR)可检出病毒基因。

【诊断和鉴别诊断】

病毒性脑膜炎的诊断主要依靠临床表现和脑脊液化验检查,在排除其他病原因子所致的脑膜炎,特别是有积极治疗手段的脑膜炎后可以得出。病毒性脑膜炎必须鉴别的情况有细菌性脑膜炎的早期、治疗不完全的细菌性脑膜炎、蛛网膜下腔出血、其他原因的无菌性脑膜炎、结核性脑膜炎、真菌性脑膜炎、寄生虫脑膜炎、新生物和结缔组织疾病等。

脑脊液中病毒抗原的分析,如乳酸盐、溶菌酶(lysozyme 或 muramide)、C 反应蛋白、肌酸磷酸激酶等检查都不敏感,不足以区分病毒和细菌性脑膜炎;其他检查如血常规、血液化学检查和脑电图偶可发现异常,但亦无特殊性。如遇鉴别困难的脑膜感染,目前没有简单易行且具有百分之百的阳性或阴性价值的手段能将病毒和细菌性脑膜炎区别开来。正确的诊断还要靠详细的病史、体检和脑脊液检查,特别是多次复查的结果,并按病情的进展过程随时修改更正诊断。

【治疗】

本病缺乏特异性治疗。但由于病程自限性,急性期的正确支持与对症治疗,是保证病情顺利恢复、降低病死率和致残率的关键,主要治疗如下。

1. 支持疗法　维持水、电解质平衡与合理营养供给,对营养状况不良者给予静脉营养剂或白蛋白。

2. 控制脑水肿和颅内高压

(1) 脱水疗法:① 20%甘露醇,每次 1～2 g/kg,静脉注射或加压静脉滴注,每 4～6 小时 1 次,好转后逐渐停用。② 呋塞米(速尿),每次 20～40 mg,加入葡萄糖溶液中静脉注射,每 4～6 小时 1 次,疗程 3～5 日。

(2) 控制补液:应使患者处于轻度脱水状态,一般成人日补液量=前一日尿量+吐泻量+50 ml,儿童按 40～80 ml/(kg・d)补给。补液速度应避免过快,应注意维持电解质及酸碱平衡。

3. 控制惊厥发作及严重精神行为异常　消除引起抽搐的原因,如高热、水肿及呼吸道阻塞缺氧等。可用止痉剂。

(1) 地西泮(安定):成人每次 15～20 mg,儿童每次 0.1～0.3 mg/kg(每次低于 10 mg),肌内注射或静脉注射。

(2) 10%水合氯醛:成人每次 15～20 ml,儿童每次 60～80 ml/kg(每次低于 1 g),鼻饲或保留灌肠。

4. 高热的处理　应用物理降温为主,药物降温为辅,可用 30%～40%乙醇擦浴,敷冰袋,口服或鼻饲吲哚美辛 12.5～25 mg,或用安乃近滴鼻等。

5. 呼吸衰竭的处理　有效地控制高热、抽搐与水肿,保持呼吸道通畅,给氧,应用呼吸兴奋剂等。必要时应及早做气管切开及人工呼吸。

6. 抗病毒药物　阿昔洛韦每次 5～10 mg/kg,每 8 小时 1 次,或其衍生物更昔洛韦(丙氧鸟苷)5 mg/kg,每 12 小时 1 次。两种药物均需连用 10～14 日,静脉滴注给药,对单纯疱疹病毒作用最强,对其他如水痘带状疱疹病毒、巨细胞病毒、EB 病毒也有抑制作用。

7. 激素治疗　糖皮质激素对减轻炎症、水肿,缓解症状有作用,成人可用氢化可的松 100～300 mg,每日 1 次,共 7 日。

【预后】

急性病毒性脑炎的预后与所感染的病原密切相关,大多可痊愈,不留任何后遗症;单纯疱疹病毒引起者预后较差，不少存活患者留有不同程度的后遗症。同一病毒感染的流行，其严重程度每年也有不同。在婴儿中较易发生永久性的脑损害后遗症；年幼儿童出现病情好转的时间要比发生同样感染的成人病例持续更长久。

参考文献

[1] 施光峰. 中枢神经系统感染//王宇明，李梦东. 实用传染病学[M]. 4 版. 北京：人民卫生出版社，2017：295 - 313.

[2] Calleri G, Libanore V, Corcione S, De Rosa FG, Caramello P. A retrospective study of viral central nervous system infections: relationship amongst aetiology, clinical course and outcome [J]. Infection, 2017, 45(2): 227 - 231.

[3] Swanson PA and McGavern DB. Viral diseases of the central nervous system [J]. Curr Opin Virol, 2015, 11: 44 - 54.

[4] Wei TT, Hu ZD, Qin BD, Ma N, Tang QQ, Wang LL, Zhou L, Zhong RQ. Diagnostic Accuracy of Procalcitonin in Bacterial Meningitis Versus Nonbacterial Meningitis: A Systematic Review and Meta-Analysis [J]. Medicine, 2016, 95(11): e3079.

[5] Putz K, Hayani K, Zar FA. Meningitis [J]. Prim Care, 2013, 40(3): 707 - 726.

第二节 化脓性脑膜炎

化脓性脑膜炎(purulent meningitis)是由化脓性细菌引起的中枢神经系统感染性疾病。其临床特点为发热、头痛、呕吐、惊厥甚至昏迷。脑膜刺激征阳性，脑脊液呈化脓性改变。随着早期诊断及抗生素的合理使用，病死率已明显下降，但部分病例仍有耳聋、癫痫、智力低下、肢体瘫痪等神经系统后遗症。

【病原学】

多数化脓性球菌均可引起化脓性脑膜炎，以肺炎链球菌、脑膜炎奈瑟菌及流感杆菌最常见，其次有葡萄球菌、肠道革兰阴性杆菌(大肠埃希菌、铜绿假单胞菌、沙门菌属等)及厌氧菌等。

1. 脑膜炎奈瑟菌　仅存在于人体，可自带菌者咽部，患者的血液、脑脊液和皮肤瘀点中检出。系革兰染色阴性球菌，大小 0.8 μm×0.6 μm，呈肾形或卵圆形，多数成对排列。具有典型的革兰阴性菌的细胞壁结构，包括质膜、细胞壁、荚膜和菌毛。细胞壁由肽聚糖、脂质、脂多糖(CPS)、外膜蛋白组成，荚膜和菌毛均与脑膜炎奈瑟菌的侵袭有关。该菌能产生毒力较强的内毒素。需氧，在 5%～10% CO_2，pH 7.4～7.6，35～37℃的条件下最易生长，体外生存力很弱，如不及时送检接种会产生自溶酶而自溶死亡。对干燥、寒冷、热及阳光和常用消毒剂均甚敏感，温度低于30℃或高于 50℃时皆易死亡，具纤毛的脑膜炎奈瑟菌更易侵犯鼻咽细胞。

到目前为止，根据菌群特异性荚膜多糖(CPS)结构可分为 13 个群，特异的血清型是根据 2 类和 3 类外膜蛋白上的抗原差异而定，而 1 类外膜蛋白的抗原差异决定其亚型。其中，A、B、C 三群最为常见，占 90%以上，C 群致病力最强，B 群次之，A 群最弱。B 群和 C 群主要分布于西方国家，亚洲主要为 A 群。我国 95%以上流行菌群为 A 群，随着 A 群脑膜炎奈瑟菌多糖疫苗在全国各地的应用，A 群的发病率明显下降。1990 年后，我国 A 群已由 96.9%降至 61.7%，而 B 群和 C 群却相对的增多。2005—2010 年，我国的报告病例中检出 A 群脑膜炎球菌占 36.8%，B 群占 11,4%，C 群的检出率逐年上升，2010 年比 2005 年增加近 2.6 倍，平均为 43.4%。C 群具有患病年龄小、病情重，易并发硬膜下积液和脑室管膜炎等特征。C 群往年有散发病例的报道。2002 年以来有小范围流行。人们已完成对 A、B、C 群脑膜炎奈瑟菌的基因组测序，A 群菌的序列大约是 2 184 406 bp，总的 G+C 的含量是 51.8%，该基因组最显著的特点是存在几百个重复序列，这些序列可能涉及该种细菌基因组的流动性与抗原性的变化。据安徽省报道，2004年12月20日至2005年1月28日，包括在南京死亡的3名安徽患者在内，共61例“新型C群流行性脑膜炎”，其中有5人死亡，7人隔离，49人治愈，病例已涉及该省17个城市中的11个城市的22个县区。由于大多数人缺乏抵御C群的抗体，该菌群又具有易传播、隐性感染比例高、起病急、病程进展快、病死率高等特点，故必须高度重视。

近年来，脑膜炎奈瑟菌对磺胺耐药现象普遍，以C群和B群最为严重，A群耐药菌株也有上升趋势。

2. 肺炎链球菌　为革兰阳性有荚膜的双球菌，已知有86种血清型，其中18种血清型可引起伴菌血症的肺炎链球菌肺炎，6种荚膜型(1型、2型、4型、7型、8型、14型)可分别单独引起严重感染。儿童以1型、6型、14型和19型为主。

肺炎链球菌成矛头状，常成双排列，钝端相对，矛端相背，有时成短链状排列。本菌营养要求高，在含有血液和血清培养基中生长良好。最适温度为37℃，pH为7.6～8.0。在酸性环境中易死亡、自凝或自溶。本菌不产生外毒素，其致病物质主要有以下3种。① 荚膜：是起到侵袭作用的主要致病因素。② 溶血毒素：能溶解人的红细胞，可引起皮肤坏死和致死作用。③ 紫斑产生因子：极少数肺炎链球菌自溶后可释放紫斑因子，引起紫斑及出血斑点。

3. 流感杆菌　系革兰阴性短小杆菌，本菌分为a、b、c、d、e、f六个型，其中b型荚膜株的致病力最强，菌体有荚膜，表面有纤毛，从而增强了对黏膜的黏附力。本菌进入呼吸道黏膜上皮，并可进入血流繁殖，侵入中枢神经系统。

【流行病学】

1. 年龄

(1) 小于2月龄的婴儿患者，病原体多为大肠埃希菌、B组链球菌(我国较少见)及李斯特菌。

(2) 3月龄至3岁幼儿以流感杆菌脑膜炎多见，其中5～9月龄者占70%，3岁以上者的血清抗体水平逐年增高，发病率渐减，成年患者罕见。

(3) 6月龄以下婴儿因有母体的被动免疫，故流行性脑脊髓膜炎的发病率极低，6月龄至2岁的抗体水平最低，以后逐年增高，所以患儿多于成人。

(4) 1岁以下的肺炎链球菌脑膜炎发病率甚高。约20%的老年肺炎患者伴菌血症，故老年人的肺炎球菌脑膜炎发病率亦高，但其他各年龄组均可发病。

2. 季节　流行性脑脊髓膜炎发病有明显的季节性，以冬春季节为多，流感杆菌脑膜炎亦以冬春两季为多。肺炎球菌脑膜炎全年均可发病，但冬春两季的发病率较高。

3. 家族中发病情况　若兄弟姐妹中有两人同时发病，则多为流行性脑脊髓膜炎或流感杆菌脑膜炎。

4. 医院内获得感染的化脓性脑膜炎　主要为耐药程度高的革兰阴性杆菌，如大肠埃希菌、肺炎克雷伯菌、沙雷菌、变形杆菌、肠杆菌、不动杆菌、铜绿假单胞菌，以及耐药性葡萄球菌及厌氧菌等。

5. 细菌入侵途径　病原菌可通过下列途径达到中枢神经系统。

(1) 脑膜旁邻近器官的感染或其他部位的感染

1) 鼻窦炎：脑膜炎患者伴鼻窦炎时，其致病菌可为肺炎链球菌、金黄色葡萄球菌及溶血性链球菌。

2) 中耳炎：在急、慢性中耳炎时，致病菌可破坏骨壁或经血行侵入蛛网膜下腔，病原菌以肺炎链球菌、变形杆菌及大肠埃希菌为主。

3) 上呼吸道感染：脑膜炎奈瑟球菌可先引起鼻咽部感染继而入血。

4) 肺炎：在肺炎球菌脑膜炎和金黄色葡萄球菌脑膜炎中，以肺炎为入侵途径者占半数左右。

5) 败血症：金黄色葡萄球菌败血症可并发金黄色葡萄球菌脑膜炎，据统计，并发率可达38%，革兰阴性菌败血症也可并发脑膜炎。

6）皮肤疖肿：可为金黄色葡萄球菌脑膜炎的主要原发灶。

（2）脑脊液鼻漏及耳漏：均可由闭合性颅外伤引起，脑外伤时常有筛窦、筛板等处的骨折，筛窦骨板菲薄，紧贴硬脑膜，该处操作可损伤硬脑膜，造成鼻漏。其他引起鼻漏的原因尚有：垂入鼻内的脑膜被误认为鼻息肉而切除，颅内肿瘤放射治疗时破坏筛板，肿瘤本身也可浸润并破坏骨质。以上各种原因所致的鼻漏常引起复发性脑膜炎，其病原菌80%为肺炎双球菌，其他常见菌为革兰阴性杆菌及金黄色葡萄球菌。此外，颅外伤可使额骨骨折，在镫骨、蜗窗、前庭窗、耳咽管等处发生裂缝，可与蛛网膜下腔相通，出现脑脊液耳漏，其所致脑膜炎的病原与鼻漏相似。

（3）颅脑外伤：未合并鼻漏及耳漏的闭合性颅外伤，其所致脑膜炎的病原菌以肺炎链球菌及革兰阴性菌为主；开放性颅外伤引起的脑膜炎，其致病菌以革兰阴性杆菌及金黄色葡萄球菌为主。

（4）神经外科手术后：约有50%的革兰阴性杆菌脑膜炎发生于颅脑手术后。

（5）腰椎穿刺污染：病原菌以金黄色葡萄球菌及铜绿假单胞菌为多见。

（6）脑室-心房及脑室-腹腔引流术后：有10%～30%的患者可发生脑膜炎，50%的病原菌为表皮葡萄球菌，其他依次为金黄色葡萄球菌、革兰阴性杆菌，近年来后者有增多的趋势。

（7）神经系统先天性皮肤窦道：多伴皮肤或上皮样瘤，引起脑膜炎的病原以金黄色葡萄球菌及大肠埃希菌为主。

（8）其他：全身免疫力低下常可诱发脑膜感染，先天性丙种球蛋白缺乏症患者可反复发作化脓性脑膜炎，多见于儿童，病原菌以肺炎链球菌、脑膜炎奈瑟球菌及流感杆菌为多见；糖尿病患者常合并肺炎链球菌、革兰阴性杆菌、金黄色葡萄球菌及隐球菌性脑膜炎；白血病、淋巴瘤患者与之相似，另尚可合并结核性脑膜炎。

【发病机制和病理】

病原体进入机体后是否入侵中枢神经系统，取决于机体的免疫状态及细菌的毒力两方面因素。在机体防御功能正常、细菌毒力弱的情况下，存在于一些部位的细菌仅处于寄居或带菌状态而并不致病；当人体免疫力明显下降或细菌毒力强时，细菌可自不同途径入侵脑膜而致病。

化脓性脑膜炎最初的病理现象是血-脑屏障的破坏。细菌在血流中繁殖时，或用抗生素治疗后，细菌溶解，可释放大量细菌活性产物，如细胞壁或内毒素和磷酸壁等。这些物质刺激脑血管内皮细胞、巨噬细胞、星形细胞和小胶质细胞，产生细胞因子如TNF－α、IL－1β。TNF－α和IL－1β在诱发炎症反应中起协同作用，可活化脑血管内皮细胞上的CD18促白细胞黏附受体，使白细胞黏附于血管壁，释放蛋白溶解酶，破坏内皮细胞间的连接，导致血-脑屏障渗透性增加，使白细胞和血浆大量进入脑脊液中。另外，这些细胞因子可激活花生四烯代谢产物如前列腺素，并可产生血小板活化因子（PAF），从而使血-脑屏障渗透性进一步增加及颅内血栓形成。上述炎症介质及其细胞相互作用的结果引起蛛网膜下腔的炎症反应，最终导致脑水肿、颅内压增高以及脑内细胞功能和代谢紊乱等一系列病理生理改变。

病变主要在中枢神经系统。细菌入侵脑膜后引起软脑膜及蛛网膜化脓性炎症，蛛网膜下腔充满大量炎症渗出物，使整个脑组织表面及底部都覆盖一层脓性液体。肺炎链球菌感染时，稠厚的脓性纤维素性渗出物主要覆盖于大脑表面，尤以顶部为甚，并可迅速形成粘连和包裹性积脓，甚至发生硬脑膜下积液或积脓。由于脑膜血管通透性增加，白蛋白易透过而形成积液。化脓性脑膜炎过程中，硬脑膜及脑血管浅表静脉尤其是桥静脉的炎症栓塞和血管壁损伤可导致渗出、出血，使局部渗透压升高，导致周围水分进入硬膜下腔形成硬膜下积液。脑膜表面的血管极度充血，常见血管炎病变，包括血管或血窦的血栓形成，血管壁坏死、破裂与出血。感染亦可累及脑室内形成脑室膜炎。大脑表面和脑室附近的脑实质常有炎性改变，表现为充血、水肿、脑细胞变性坏死、炎性细胞浸润等，形成脑膜脑炎。炎症累及脑神经，或因颅内压增高使脑神经受压、坏死，可引起相应的脑神经损害等，表现有失明、耳聋、面瘫等。如脓液黏稠或治疗不彻底可发生粘连，阻塞脑室孔，或大脑表面蛛网膜颗粒因炎症发生粘连并萎缩，导致脑脊液循环受阻及吸收障碍而形成脑积水。

【临床表现】

各种细菌所致的化脓性脑膜炎有相似的临床表现，可归纳为感染、颅内压增高和脑膜刺激征三方面。临床表现很大程度取决于年龄，年长儿及成人可出现典型表现。

1. *全身症状* 起病急骤，高热伴畏寒、寒战、全身酸痛等毒血症状，部分婴儿及少数成人可有呕吐、腹泻等胃肠道症状以及精神萎靡、嗜睡、烦躁等。

2. *神经系统表现*

(1) 脑膜炎共有的症状和体征

1) 颅内压增高：脑膜的充血水肿和累及实质所致的充血水肿均可导致颅内压增高，临床主要表现有头痛、喷射性呕吐、视神经盘水肿、视力模糊、意识障碍及抽搐等，幼儿可见前囟饱满。

2) 脑膜刺激征：脑膜炎累及脊神经根部脊膜时，出现颈项强直，克氏征阳性。

3) 脑实质炎症表现：① 大脑皮质的病变可引起意识障碍，其程度不一，可自嗜睡至昏迷。② 运动通路的改变表现为惊厥、瘫痪。③ 神经反射的改变，因反射通路障碍，腹壁、提睾等浅反射消失，或由于大脑皮质的抑制减弱，下运动神经原释放，而出现膝反射亢进及踝阵挛等。④ 严重的脑实质损害可使脑水肿加剧，引起脑疝。

天幕裂孔疝可压迫患侧动眼神经，使患侧瞳孔增大，不规则，对光反应迟钝；枕骨大孔疝可使呼吸骤停。

(2) 常见病原菌引起的化脓性脑膜炎的临床特点

1) 肺炎链球菌脑膜炎：发病率仅次于流行性脑脊髓膜炎，多见于1岁以下的婴儿(占80%)和老年人，冬春季节多发，常继发于肺炎、中耳炎、乳突炎、鼻窦炎、败血症或颅脑外伤。其炎症渗出物大多分布于大脑顶部表面，故早期颈项强直不明显。由于渗出物中纤维蛋白较多，易致粘连和包裹性脓肿。硬膜下积液或积脓、脑脓肿、脑积水等并发症较其他化脓性脑膜炎多见。患者一般病情较重，病程多迁延和反复，脑脊液涂片及培养阳性率较高。

2) 流感杆菌脑膜炎：主要由b型流感杆菌引起，多见于3月龄至3岁小儿，秋季多发，多数起病急，突然高热、呕吐、惊厥，部分起病稍慢，先有明显的呼吸道感染，经数日或数周后才出现脑膜炎表现。偶见皮疹，常并发硬膜下积液，亦可出现会厌炎、关节炎、蜂窝织炎及肺炎。易发生轻度贫血。脑脊液涂片常见极短小的革兰阴性杆菌。

3) 葡萄球菌脑膜炎：主要由金黄色葡萄球菌引起，各年龄组均可患病，但以新生儿及年长儿多见。多发生于夏季。常先有化脓性病灶如新生儿脐炎、脓疱疮、蜂窝织炎、败血症等。常为金黄色葡萄球菌脓毒败血症的迁徙病灶之一。病程中可见荨麻疹、猩红热样皮疹和小脓疱。脑脊液成脓性、浑浊、易凝固，涂片见成堆革兰阳性球菌。血及脑脊液培养可获阳性结果。

4) 大肠埃希菌脑膜炎：多见于出生3个月内的婴儿，特别是新生儿及早产儿。本菌主要来自母亲产道、婴儿肠道及脐部等。此外，脊柱裂、尿布皮炎、中耳炎亦可为侵入门户。年长儿患病时应仔细检查背部中线皮肤有无交通窦道。脑脊液除化脓性改变外，常有臭味。预后差，病死率高。

【并发症和后遗症】

1. *硬膜下积液* 为常见并发症之一，多见于肺炎链球菌和流感杆菌脑膜炎，其发生率在婴幼儿约为50%。有文献报道，在78例硬膜下积液患者的病原菌检查中，肺炎链球菌36例(46.3%)，流感杆菌21例(26.9%)。多出现在病程4～10日，主要为1岁以内前囟未闭的婴儿。硬膜下积液的表现：① 化脓性脑膜炎经有效抗生素治疗4～6日后，脑脊液已好转，但发热仍持续不退，或退后又复升；同时出现颅内压增高症状，如频繁呕吐、惊厥、易激惹、持续昏睡、前囟膨隆、头围增大、颈项强直及局灶性体征、肢体抽搐或瘫痪。② 颅骨透照试验阳性。③ 硬膜下穿刺液体为黄色，>2 ml，蛋白质含量较同时腰椎穿刺所得脑脊液中的高，常高于0.4 g/L。④ 头颅B超和CT扫描可确诊。

2. 硬膜下积脓 常见于青年、成年人，通常伴鼻窦炎或耳源性感染，患者常有发热、痫性发作、局限性神经体征。

3. 脑室管膜炎 本病是新生儿及婴幼儿较常见的并发症，表现为频繁呕吐、发热持续不退、反复抽搐、呼吸衰竭；或脑脊液检查已好转而发热不退、颅内压增高。头颅B超见脑室明显扩大、脑室管膜粗糙。CT扫描显示脑室扩大及室管膜形成一圈密度增强影像。有时脑室内可见网状囊样脓液纤维化影像。确诊依赖于侧脑室穿刺。确诊标准：① 脑室液培养细菌与腰椎穿刺报道相同；② 脑室液细胞数≥50×10^6/L，以中性粒细胞为主；③ 糖定量<1.68 mmol/L，蛋白量>0.4 g/L。

4. 脑性低钠血症 化脓性脑膜炎时可因下视丘受累致抗利尿激素异常分泌，又因呕吐、进食少而致低钠血症和水中毒，出现尿少、轻度水肿、频繁呕吐、反复惊厥和昏迷。这些症状和脑膜炎症状相似，故应及时检查血电解质加以鉴别。

5. 脑神经受损 由于脑实质损害及粘连可使脑神经受累，出现失明、耳聋、面瘫等，后遗症有智力低下、肢体瘫痪、癫痫、耳聋、失明、脑积水等。

【实验室检查】

1. 血常规 白细胞计数明显升高，可达$(20\sim40)\times10^9$/L，以中性粒细胞为主，可达0.80～0.90。严重者白细胞总数可减少。

2. CRP 是一种重要的急性时相蛋白，细菌感染时CRP浓度升高。有学者研究发现，革兰阴性菌脑膜炎的脑脊液和血清CRP含量均高于革兰阳性菌脑膜炎，可作为辅助检查方法。

3. 脑脊液检查 压力增加，外观浑浊或脓样。白细胞计数明显增加，达$1\,000\times10^6$/L以上，高者达数万，以中性粒细胞为主。蛋白明显增加，糖及氯化物早期可正常，后期降低。脑脊液涂片及培养可找到病原菌。对初次腰椎穿刺脑脊液正常的可疑者，可再次复查。

4. 细菌学检查

(1) 涂片检查：脑脊液沉淀涂片用革兰染色常可找到病原菌。

(2) 细菌培养：取鼻咽拭子、血及脑脊液培养可获得病原菌。血培养阳性率为40%～50%。对脑脊液常规阴性者，有时培养也可获致病菌。

5. 特殊检查

(1) 脑脊液病原菌的抗原检测：常用方法有对流免疫电泳、乳胶凝集法、血凝抑制试验、放射性免疫测定(RIA)、荧光抗体测定及ELISA等，可较快检出脑脊液中抗原。

(2) PCR：适用于脑脊液革兰染色、细菌抗原检测及培养为阴性的脑膜炎患者，但有假阳性。

(3) 鲎溶解物试验：可间接证实革兰阴性菌感染。

(4) 脑脊液酶学检测：脑脊液中含有多种酶，可以鉴别化脓性脑膜炎与病毒性脑膜炎，磷酸己糖异构酶(PHI)和乳酸脱氢酶(LDH)在化脓性脑膜炎时升高，PHI较LDH敏感。

【影像学检查】

1. X线摄片检查

(1) 胸部X线片：化脓性脑膜炎患者胸片检查特别重要，可发现肺炎病灶或脓肿。

(2) 颅脑和鼻窦平片：可发现颅骨骨髓炎、副鼻窦炎、乳突炎。

但以上病变的CT检查更清楚。

2. CT、MRI检查 病变早期做CT或颅脑MRI检查可正常，有神经系统并发症时可见脑室扩大、脑沟变窄、脑肿胀、脑移位等异常表现，并可发现室管膜炎、硬膜下积液及局限性脑脓肿。增强MR扫描对诊断脑膜炎比增强CT扫描敏感。增强MR扫描时能显示脑膜渗出和皮质反应。采取合适的技术条件,能显示静脉闭塞和相应部位的梗死。

【诊断和鉴别诊断】

早期诊断是治疗成功与否的关键,可减少后遗症,提高治愈率。典型病例根据临床症状、体征及脑脊液可明确诊断。对经过不规则抗生素治疗后的化脓性脑膜炎,脑脊液检查结果不典型,涂片和培养均阴性者,应结合病史及临床表现等综合考虑做出诊断。

化脓性脑膜炎应与下列疾病相鉴别。

1. *病毒性脑膜炎* 不彻底或部分治疗的化脓性脑膜炎,脑脊液改变与病毒性脑膜炎难以区分。但病毒性脑膜炎全身感染中毒症状不重,脑脊液外观清亮,以淋巴细胞为主,蛋白含量正常或轻度升高,糖及氯化物正常,细菌涂片及培养均阴性。

2. *结核性脑膜炎* 起病缓慢,常有结核接触史和肺部等处结核病灶及相应症状,结核菌素试验阳性。脑脊液外观呈毛玻璃状浑浊,细胞计数多在500×10^6/L,以淋巴细胞为主,蛋白明显升高,糖和氯化物均降低。脑脊液静置24小时后可见薄膜形成,并用薄膜涂片、培养或动物接种找抗酸杆菌。文献报道,少数结核性脑膜炎可急性起病,高热,早期脑脊液可浑浊,白细胞计数显著升高,可在100×10^6/L左右。

3. *隐球菌性脑膜炎* 隐球菌性脑膜炎患者的表现及脑脊液的常规与生化改变与结核性脑膜炎类似。一般来说,隐球菌脑膜炎急性期的颅内压增高较早出现且显著,腰椎穿刺测压常>300 mmH_2O(2.94 kPa),可高达500~600 mmH_2O(4.9~5.8 kPa),甚至更高。脑脊液糖降低较结核性脑膜炎显著,可降低至微量。脑脊液隐球菌培养及做隐球菌乳胶试验,可提高诊断率。

【治疗】

化脓性脑膜炎的治疗主要是抗菌、对症及支持治疗。

1. *抗生素治疗*

(1)治疗原则:① 对病原菌敏感。② 在脑脊液中浓度高。③ 能快速杀菌达到无菌化。

(2)抗生素的选择和应用

1)抗菌药物在脑脊液中与血中药物浓度的百分比如表30-1。

表30-1 抗菌药物在脑脊液中与血中药物浓度的百分比(%)

抗菌药物	正常脑膜	脑膜炎症时
青霉素	<1	3~5
氨苄西林	少	5~10
羧苄西林	15	20
哌拉西林	—	30
头孢噻吩	0	13(蛋白>50 mg时),6~16
头孢呋辛	—	0.5~20(蛋白>100 mg时)
头孢孟多	0	6~27
头孢噻肟	0	20~40
头孢他啶	<1	5~9
头孢哌酮	—	4~16
头孢曲松	—	15~30
拉氧头孢	—	18~31
亚胺培南	1	15~24
阿米卡星	10~20	10~30
庆大霉素	0	21~26
奈替米星	—	14~23
妥布霉素	0	—
氯霉素	66	>66
红霉素	1~12	7~25
克林霉素	0	<1
万古霉素	0	20~30
磺胺甲噁唑	50~80	>50~80
甲氧苄啶	—	30
利福平	—	25
乙氨丁醇	—	25
异烟肼	—	90~100
吡嗪酰胺	—	85~100
磷霉素	20	25
酮康唑	—	5
氟胞嘧啶	—	60~90
环丙沙星	70~80	>70~80
氟康唑	5	5~37
氧氟沙星	5	30~50
甲硝唑	16~43	100

2)常用抗菌药物的脑膜通透性如表30-2。

表 30-2 常用抗菌药物的脑膜通透性

易透性	炎症时可达有效浓度		炎症时可达一定浓度		不易透入
氯霉素	青霉素	氨苄西林	头孢哌酮	万古霉素	两性霉素 B
磺胺嘧啶	哌拉西林		阿米卡星	庆大霉素	多黏菌素类
甲硝唑	头孢呋辛	头孢噻肟	妥布霉素	奈替米星	林可霉素
异烟肼	头孢他啶	头孢曲松	红霉素		
利福平	拉氧头孢				
乙氨丁醇	磷霉素	培氟沙星			
吡嗪酰胺	氧氟沙星	环丙沙星			
氟康唑					

3）鞘内给药的适应证：鞘内给药应尽量避免。给药不当常可由于药物过量而导致惊厥、昏迷等不良后果。针对肠道革兰阴性杆菌特别是铜绿假单胞菌感染、金黄色葡萄球菌感染，已有许多有效抗菌药物能很好透过血-脑屏障，达到有效治疗水平。在选用的药物脑膜通透性较差时，可根据情况辅以鞘内注射，如两性霉素 B 治疗隐球菌脑膜炎时。有些患者需脑室内注射时，应在脑室内置放脑脊液储存囊（ommaya reservoir）以利局部注射。鞘内注射技术必须熟练，注意无菌操作，并正确掌握剂量。鞘内注射的药物用量如表 30-3。

表 30-3 抗菌药物每次鞘内注射剂量

抗菌药物	成 人	儿 童
庆大霉素	5～10 mg	1/2 成人量
阿米卡星	5～10 mg	1/10～1/2 成人量
两性霉素 B	0.025 mg 渐增至 1 mg	—
异烟肼	50 mg	1 mg/kg

注：每次剂量以 2 ml 注射用水稀释后行鞘内注射，注射时反复以脑脊液边稀释边注入。

4）疗程：因不同病原菌而异。流行性脑脊髓膜炎的疗程一般为 5～7 日；流感杆菌脑膜炎的疗程不少于 10 日（热退后至少继续 7 日）；肺炎球菌脑膜炎在热退至正常后继续用药 10～14 日；革兰阴性杆菌脑膜炎由于复发率高，疗程至少 4 周；继发于心内膜炎的链球菌脑膜炎则需 4～6 周；脑脊液中细胞数及各项生化指标需恢复正常，脑脊液细菌涂片及培养均需转阴。

（3）各种细菌性脑膜炎的治疗

1）流行性脑脊髓膜炎：我国大多数地区以青霉素作为首选药物，成人剂量为每日 800 万～1 200 万 U，严重者可达每日 2 000 万 U；儿童剂量为每日 20 万～40 万 U/kg；新生儿剂量为每日 10 万～15 万 U/kg，每 4～6 小时静脉滴注或静脉注射。氨苄西林亦可作为替换药物，成人每日 12 g。第三代头孢菌素如头孢噻肟、头孢曲松等亦是治疗流行性脑脊髓膜炎的有效药物，该类药物的脑膜通透性好，抗菌谱较广，且毒性低。头孢噻肟成人剂量为每日 4～6 g，儿童剂量为每日 150 mg/kg，分 3～4 次静脉滴注；头孢曲松成人剂量为每日 2～4 g，儿童剂量为每日 100 mg/kg，分 1～2 次静脉滴注。

我国流行株虽多数为对磺胺药敏感的 A 群，但临床应用时仍应做药敏试验，在某些地区磺胺嘧啶（SD）仍为首选药物，成人首剂 2 g，以后每 12 小时口服或静脉滴注同量；儿童每日剂量为 75～100 mg/kg，用法同成人，并给予等量碳酸氢钠。亦无须联用甲氧苄啶（TMP）。在应用 SD 后 48 小时内，一般情况即应显著好转，如症状、体征未见改善及细菌涂片仍阳性，则应改用青霉素或头孢菌素等其他抗菌药物。

2）肺炎球菌脑膜炎：肺炎球菌对青霉素一般敏感。但本病的炎症反应剧烈，常在脑组织中形成粘连，造成脑积水或失语、偏瘫等后遗症，病死率亦高达 28%左右。青霉素或氨苄西林治疗，后者的剂量为成人每日 12 g，儿童每日 150～250 mg/kg，新生儿每日 100～150 mg/kg，静脉注射或静脉滴注。对青霉素敏感性不高者，应选用第三代头孢菌素，如头孢噻肟 4～6 g/d 或头孢曲松 2～4 g/d。近年已发现肺炎链球菌的耐药株，青霉素的 MIC 达 1～2 mg/L，国外报道耐药率为 20%，临床工作中应对此引起警惕。如分离菌株对青霉素高度耐药，应选用万古霉素或联合利福平。

3）流感杆菌脑膜炎：氨苄西林的剂量为每日 150～200 mg/kg，分次静脉滴注。国外报道 B 型流感杆菌对氨苄西林的耐药率高达 30%，对流感杆菌脑膜炎(尤其多重耐药菌)的治疗已广泛应用头孢呋辛、头孢噻肟或头孢曲松，在临床治疗中均已取得良好疗效。

4）金黄色葡萄球菌脑膜炎：多发生于新生儿脐带或皮肤感染、金黄色葡萄球菌败血症并发海绵窦血栓、颅脑外伤及神经外科手术后等。金黄色葡萄球菌对多种常用抗菌药物耐药，因此宜采用耐酶青霉素，如苯唑西林或氯唑西林；成人剂量每日 12 g，儿童每日 40 mg/kg，溶于生理盐水中分 2 次静脉缓慢滴注。利福平的成人剂量为每日 600 mg，儿童剂量为每日 15 mg/kg，分 2 次口服，用药期间注意肝、肾功能，需与其他药物联合应用。亦可使用万古霉素，成人剂量每日 2 g，分 2 次静脉滴注，用药期间注意监测肾功能。

5）厌氧菌脑膜炎：较少见，甲硝唑对厌氧菌抗菌作用强，脑脊液中浓度高，是治疗本病的有效药物，成人剂量每日 2 g(0.5%溶液)静脉滴注。此外，克林霉素(成人剂量为每日 1.8～2.4 g)亦可作为选择药物。如能排除脆弱拟杆菌感染，则可采用大剂量青霉素。

6）革兰阴性杆菌脑膜炎：病原菌多为大肠埃希菌、肺炎杆菌、铜绿假单胞菌等，往往发生于神经外科手术、慢性中耳炎、乳突炎、长期应用广谱抗生素及免疫抑制剂等后，以及老年患者有严重原发病者，且多为医院内感染，病死率高达 50%～75%。应迅速查出病原菌，做药敏试验。可供选用的药物有：① 氨基糖苷类，庆大霉素、妥布霉素、阿米卡星。② 哌拉西林，成人每日 12～16 g。③ 头孢菌素类，头孢呋辛每日 6.75 g，头孢噻肟每日 4 g，头孢他啶每日 4 g，头孢曲松每日 4 g(均为成人量)，每日剂量等份，2～4 次静脉给药。一般采用哌拉西林与庆大霉素或阿米卡星联合，亦可单独应用第三代头孢菌素。

铜绿假单胞菌脑膜炎的病死率高于其他革兰阴性菌，因此治疗更应积极，可采用大剂量哌拉西林联合阿米卡星或用高剂量头孢他啶，或碳青霉烯类抗生素。

2. *对症支持疗法* 高热时用物理或退热剂降温；惊厥者可给予地西泮(安定)每次 0.2～0.3 mg/kg(最大剂量不超过 10 mg)，缓慢静脉注射，或用苯巴比妥钠负荷剂量 10～20 mg/kg，12 小时后给予维持量每日 4～5 mg/kg，肌内注射。此外，有休克或颅内压增高时，应积极采用抗休克及降颅内压处理。

保证足够的热量与液体量，对意识障碍及呕吐的患者应暂禁食，宜静脉补液，并精确记录 24 小时出入量，细致检查有无异常的抗利尿激素分泌。如有液体潴留，必须限制液体量每日 30～40 ml/kg。当血钠达 140 mmol/L 时，液体量可逐渐增加到每日 60～70 ml/kg。对年幼、体弱或营养不良者，可补充血浆或少量鲜血。

3. *糖皮质激素* 目前认为，糖皮质激素作为抗炎物质在化脓性脑膜炎时可减少细胞因子释放，减轻脑水肿，降低颅内压和改善血-脑屏障的作用。地塞米松能减少脑膜炎患者总后遗症的发生及耳聋的发生率。一般轻型病例不用，重症患者在有效抗生素应用前或同时给药。现在较公认的治疗方案为 0.15 mg/kg，每 6 小时 1 次，连续应用 4 日，或 0.4 mg/kg，每 12 小时 1 次，连续应用 2 日。无菌性及部分治疗后脑膜炎者和小于 6 周的患儿均不宜使用糖皮质激素。

4. *并发症治疗*

(1) 硬膜下积液：在下列情况下可穿刺放液。① 液体量多，有颅内压增高症状。② 怀疑积液是惊厥发作的原因。③ 有神经系统症状和体征。

积液多时可缓慢放液 20～30 ml，每日或隔日 1 次。4～5 周后仍抽液不尽或有持续感染及颅内压增高症状时，考虑外科治疗。若有硬膜下积脓，可行局部冲洗，并注入适量抗生素如苯唑西林 50 mg，氨苄西林 50～100 mg，或庆大霉素 0.1～0.3 mg 等。注射时反复以脑脊液边稀释边注入。

（2）脑室炎治疗：可做侧脑室控制性引流，减轻脑室压力，并注入适量抗生素如青霉素钠 5 000～20 000 U，氨苄西林每次 50～100 mg，庆大霉素每次 5～10 mg，阿米卡星 5～10 mg。儿童为成人的半量，疗程 5～7 日。以上药物须用生理盐水或脑脊液稀释 2～3 倍后注射。

【预后】

目前，发达国家的化脓性脑膜炎患儿成活率有了明显改善，总病死率低于 10%，脑膜炎奈瑟菌脑膜炎低于 5%，但是持续性后遗症的发生率仍没有明显下降，占 10%～30%。

【预防】

1. *化脓性脑膜炎再发的原因* 再发多与免疫功能低下、先天畸形及后天损伤有关，必须及时治疗。

2. *药物预防* 肺炎球菌脑膜炎的药物预防可试用利福平，剂量 10 mg/kg，每日 2 次，服用 2 日。但鼻咽部细菌清除率仅 70%。

3. *免疫预防*

（1）肺炎球菌脑膜炎的免疫预防：目前有 23 价肺炎链球菌疫苗推荐用于 2 岁以上肺炎链球菌疾病高危人群，包括年龄在 65 岁以上者，糖尿病、充血性心力衰竭、肝病、慢性酗酒、脾切除、肾病患者，其他心肺疾病患者，脑脊液渗漏者及 HIV 感染患者。前往肺炎链球菌疾病高发区者亦应接种。

（2）流感杆菌脑膜炎的免疫预防：流感杆菌 b 型荚膜多糖疫苗由磷酸多核糖基核醇（PRP）组成，在 18 月龄至 6 岁儿童有效率为 90%，但对婴儿无效，而此组人群对流感杆菌高度易感。两种组合疫苗、白喉 CRM197 蛋白结合疫苗（HbOC）及脑膜炎奈瑟菌结合疫苗（PRPOMP）可适用于所有儿童。

参考文献

[1] 施光峰. 中枢神经系统感染//王宇明、李梦东. 实用传染病学[M]. 4 版. 北京：人民卫生出版社，2017：295 - 313.
[2] Li J, Li Y, Shao Z, *et al*. Prevalence of meningococcal meningitis in China from 2005 - 2010 [J]. Vavccine, 2015, 33(8): 1092 - 1097.
[3] Mount HR and Boyle SD. Aseptic and Bacterial Meningitis: Evaluation, Treatment, and Prevention [J]. Am Fam Physician, 2017, 96(5): 314 - 322.
[4] Bouziri A, Douira W, Khaldi A, *et al*. Neurological variant of Lemierre's syndrome with purulent meningitis: a case report and literature review [J]. Fetal Pediatr Pathol, 2013, 31(1): 1 - 6.
[5] Pace D and Pollard AJ. Meningococcal disease: clinincal presentation and sequclae [J]. Vaccine, 2012, 30(2): B3 - 9.
[6] Sakushima K, Hayashino Y, Kawaguchi T, Jackson JL, Fukuhara S. Diagnostic accuracy of cerebrospinal fluid lactate for differentiating bacterial meningitis from aseptic meningitis: a meta-analysis [J]. J Infect, 2011, 62(4): 255 - 262.

（复旦大学附属华山医院 施光峰）

第三节 结核性脑膜炎

结核性脑膜炎（tuberculous meningitis）是由结核分枝杆菌引起的脑膜非化脓性炎症，是结核病中最严重的一种类型。在抗结核药物问世以前，其病死率几乎 100%。我国自普遍推广接种卡介苗和大力开展结核病防治以来，本病发病率较过去明显下降，预后得到较大改善。若得到早期诊断和早期合理治疗，大多数病例可获痊愈。

【发病机制和病理】

1. *发病机制* 结核性脑膜炎主要经历结核结节的形成与结节破裂细菌进入蛛网膜下腔两个过程。在结核性脑膜炎病程初期,全身其他部位的结核杆菌播散至中枢,形成多数散在的结核肉芽肿病灶,称为微小结核结节。常见途径包括:① 儿童大多继发于粟粒性结核,经血行播散而来。② 婴幼儿结核性脑膜炎往往来源于原发综合征,尤其是纵隔淋巴结的干酪样坏死破溃到血管,细菌大量侵入血液循环。③ 少数患者可由脑内结核瘤、结核性中耳炎或脊椎结核直接蔓延引起。④ 除原发综合征外,泌尿生殖系统、消化道等结核常是成人的原发病灶。

形成微小结节后,结核杆菌会在病灶处不断增殖,进而病灶破裂,不断释放结核杆菌进入蛛网膜下区域,引起强烈炎症反应。若治疗及时、有效,病变可以完全吸收;反之,病变转至慢性,并出现典型结核病理改变,如结核性肉芽肿、干酪样坏死等;病灶周围有炎症和纤维蛋白性渗出,后者多集中于脑底部,分布在 Willis 动脉环、脚间池、视交叉及环池等处;渗出物可压迫和损害视交叉神经、动眼神经和面神经等,导致视力减退、全盲及其他相应的脑神经症状。渗出物阻塞环池则引起脑积水。

病程后期由于炎性粘连,蛛网膜颗粒以及浅表血管间隙回收脑脊液的能力减弱,导致交通性脑积水。受脑膜病变影响,脑实质浅层亦出现炎症,严重者可出现结核结节、结核瘤。下丘脑病变常引起自主神经功能紊乱。脑内动脉亦常多处受累,若形成血栓则引起脑梗死。中脑动脉最易累及,并导致偏瘫;较小动脉栓塞则引起类似大脑炎的各种症状。

脊髓蛛网膜和脊髓实质亦常出现渗出、结节和干酪样坏死。

2. *病理改变*

(1) 脑膜脑炎:脑膜弥漫性充血,脑回普遍变平,尤以脑底部病变最为明显,故又有脑底脑膜炎之称。延髓、脑桥、脚间池、视神经交叉及大脑外侧裂等处的蛛网膜下腔内,积有大量灰白色或灰绿色的浓稠、胶性渗出物。浓稠的渗出物及脑水肿可包围、挤压脑神经,引起脑神经损害。有时炎症可蔓延到脊髓及神经根。

(2) 脑血管炎症:早期主要表现为急性动脉内膜炎。病程越长则脑血管增生性病变越明显。反复炎性渗出、内皮细胞增生可使管腔狭窄,形成闭塞性动脉内膜炎,终致脑实质软化。

(3) 脑实质炎性病变:从脑膜蔓延到脑实质,或脑实质原有结核病变,可致结核性脑膜脑炎;少数病例在脑实质内有结核瘤。

(4) 脑积水:结核性脑膜炎常发生急性脑积水。初期由于脉络膜充血及室管膜炎症而致脑脊液生成增加,后期由于脑膜炎症粘连,蛛网膜颗粒及其浅表血管间隙神经根周围间隙的脑脊液回吸收功能出现障碍,这两种情况均可导致交通性脑积水。阻塞性脑积水相对少见,多由浓稠炎性渗出物积聚于小脑延髓池或堵塞大脑导水管如第四脑室诸孔所致。脑室内积液过多可使脑室扩大,脑实质受挤压而萎缩变薄。已有上述病理资料证实,有脑室扩张者占 64.4%,且脑积水发生甚早,部分在病程 1 周即已发生明显脑积水。

3. *结核性脑膜炎的病理分型* 根据病理改变,结核性脑膜炎可以分为 4 型。

(1) 浆液型:其特点是浆液渗出物只限于脑底,脑膜刺激征及脑神经障碍不明显,脑脊液改变轻微。此型属早期。

(2) 脑底脑膜炎型:炎性病变主要位于脑底,但浆液纤维蛋白性渗出物可较弥漫。其临床特点是明显的脑膜刺激征及脑神经障碍,有不同程度的颅内压增高及脑积水症状。但无脑实质局灶性症状,脑脊液呈典型的结核性脑膜炎改变。此型临床上最为常见。

(3) 脑膜脑炎型:炎症病变从脑膜蔓延到脑实质。可见脑实质炎性充血,多数可见点状出血,少数呈弥漫性或大片状出血;有闭塞性脉管炎时,可见脑软化及坏死。部分病例可见单发或多发结核瘤,可引起局灶性症状。除脑膜刺激征外,脑神经受损及脑实质损害症状不相平行。此型以3岁以下患儿多见，远较前两型严重，病程长，迁延反复，预后恶劣，常留有严重后遗症。

(4) 结核性脊髓软硬脑膜炎型(脊髓型)：炎性病变蔓延到脊髓膜及脊髓，除脑和脑膜症状外，有脊髓及其神经根的损害症状。此型多见于年长儿，病程长，恢复慢，如未合并脑积水，病死率不高，但常遗留截瘫等后遗症。

【临床表现】

1. *一般症状* 起病多缓慢。常有低热，或为高热，多数伴畏寒、全身酸痛、乏力、畏光、精神萎靡、食欲减退等。小儿结核性脑膜炎的临床表现多较隐匿，缺少特征性。

2. *神经系统症状、体征*

(1) 脑膜刺激征：多数病例早期即出现。粟粒性肺结核患者做常规脑脊液检查，有时脑脊液已出现显著改变，但患者并无脑膜刺激征。婴幼儿和老年患者的脑膜刺激征多不典型。少数情况下，脑实质损害表现可掩盖脑膜刺激症状，应注意识别。

(2) 颅内压增高征象：可表现为头痛、喷射性呕吐、视神经盘水肿、意识障碍，严重者出现脑疝如枕骨大孔疝，可迅速导致呼吸停止。

(3) 脑神经损害征象：多见于面神经，其次为展神经、视神经、动眼神经，可为单侧或双侧，多数在疾病充分显现时才出现，但有时可以是结核性脑膜炎的首发征象。

(4) 脑实质损害征象：表现多变，有瘫痪、去大脑强直、手足震颤与徐动、舞蹈样运动等不同表现，取决于病变损害部位。

(5) 自主神经受损征象：表现为皮质-内脏联合损害，如呼吸、循环、胃肠和体温调节紊乱等，亦可出现肥胖、尿崩症或抗利尿激素增高综合征。

(6) 脊髓受损征象：可出现脊神经受刺激或脊髓压迫、椎管阻塞等症状、体征。

3. *并发症* 少数患者在开始接受抗结核治疗后反而症状加重，即出现免疫重建炎症综合征。多见于合并HIV感染者。

【实验室检查和辅助检查】

1. *脑脊液检查* 抽出脑脊液进行下列检查，对疾病诊断至关重要。① 压力升高，外观清晰或呈毛玻璃样，放置数小时后可因纤维蛋白增多而出现纤维薄膜。② 细胞计数与分类：细胞计数升高，可达(100～500)×10^6/L，60%～95%的病例以淋巴细胞占多数，但疾病早期可以中性粒细胞为主。③ 生化检查：蛋白质含量增多，多数在1 000～2 000 mg/L，发生蛛网膜下腔阻滞者可升高至10 000 g/L以上；脑脊液中糖含量降低，多数患者与同步血糖比值低至0.5以下。④ 腺苷脱氨酸酶(ADA)升高对于诊断结核性脑膜炎有一定参考价值，但用于与化脓性脑膜炎相鉴别时效能不足。⑤ 传统病原学检测相对困难。脑脊液离心沉渣迅速涂片行抗酸染色找结核杆菌对诊断有重要价值。脑脊液培养及动物接种等则可增加病原诊断机会。文献报道培养阳性率在25%～86%不等。增加接种脑脊液量(至6 ml以上)等可提高培养阳性率。⑥ 免疫学检测：如γ干扰素释放试验(interferon-gamma release assay，IGRA)基于ELISA或ELISPOT技术，能检测T细胞在结核杆菌特异性抗原多肽刺激后细胞因子释放水平，反映机体是否存在结核感染。特别是在卡介苗广泛接种地区，IGRA能很好避免卡介苗接种诱导的结核菌素皮肤试验(TST)假阳性。目前IFN-γ测定的主要方法为QuantiFERON-TB试验和T-SPOT.TB试验，后者已在临床开展，是目前结核诊断的重要检测方法。⑦ 分子生物学检测技术：该技术近年得到快速发展。世界卫生组织发布的2016年全球结核病报告中推荐在对结核性脑膜炎患者初筛时应采集脑脊液进行Xpert MTB/RIF分子检测。其优势在于整合核酸扩增和实时荧光定量技术，同时能检测利福平耐药基因(*rpoB*)突变信息。Xpert MTB/RIF诊断结核性脑膜炎敏感性和特异性可分别达81%和98%。考虑检测成本较高，我国目前主要在怀疑耐药性结核病时开展。对于耐药结核检测，可采取的检测手段有分子探针如MTBDRplus检测和深度基因测序等。

2. *头颅MRI和CT* 对疾病诊断有重要参

考价值，特别是头颅MRI对于显示基底节、中脑、脑干和脊髓病变较CT更佳。脑膜炎性渗出和增殖可导致脑膜增厚。MRI上表现为基底池、脑裂和脑沟内的脑脊液信号被增厚的脑膜部分或全部代替，呈 T_1 加权图像上高信号、T_2 加权图像上低信号改变，增强扫描后呈明显强化。CT可见脑脊液腔隙内高密度伴明显强化，伴或不伴点状钙化。增厚脑膜附近常合并出现成簇分布的脑膜结核瘤，增强扫描时可见明显强化的肉芽肿环和非强化的干酪样坏死中心。此外，脑水肿、脑积水及脑梗死等间接改变也能提供一定诊断依据。怀疑结核性脑膜炎者，应常规做胸部X线摄片，以便了解肺内有无病变。

3. *其他* 粟粒性结核病患者行眼底检查时，可发现脉络膜血管附近有圆形或椭圆形苍白色外绕黄圈的结核结节。颅内高压患者可见视盘水肿等。

【诊断和鉴别诊断】

结核性脑膜炎的诊断要点有：密切结核接触史；可有肺部、泌尿生殖系统、肠道等的结核病灶；发病缓慢，有发热、盗汗消瘦等结核毒血症状，伴颅内高压、脑膜刺激征及其他神经系统症状和体征；脑脊液检查符合非化脓性脑膜炎表现。病原学证据包括脑脊液结核分枝杆菌培养阳性或结核杆菌特异DNA片段检测阳性为诊断金标准。

由于结核性脑膜炎的预后与疾病的分期密切相关，在诊断的同时应评估疾病分期。英国医学研究学会(MRC)以Glasgow昏迷量表(GCS)和是否存在局灶性神经系统体征为标准，将结核性脑膜炎分为3期。Ⅰ期：GCS评分15分且意识清晰，无神经系统定位体征；Ⅱ期：GCS评分11～14分伴或不伴神经系统定位体征，或GCS评分为15分伴神经系统定位体征；Ⅲ期：GCS评分≤10分，伴或不伴神经系统定位体征。该项标准经多项临床试验证实具有良好的诊断信度和预后判断价值。

结核性脑膜炎应与以下疾病进行鉴别。

1. *病毒性脑膜炎* 柯萨奇病毒、埃可病毒、流行性腮腺炎病毒及疱疹类病毒等均可引起脑膜炎。起病多急骤，高热者多伴肌痛、腹痛等；脑脊液中糖和氯化物的含量不降低，蛋白质在1 000 mg/L以下。多数2～3周后可康复。

2. *化脓性脑膜炎* 由化脓性细菌引起，典型病例呈急性起病伴高热、寒战。脑脊液白细胞计数达数千以上，且以中性粒细胞为主，糖降低较结核性脑膜炎更为明显，脑脊液涂片、培养可找到致病菌。脑脊液乳酸定量多高于300 mg/L，结核性脑膜炎则多小于此值。部分治疗后的病例临床表现可不典型，鉴别相对困难。

3. *真菌性脑膜炎* 以新型隐球菌脑膜炎最为常见。临床表现及脑脊液改变酷似结核性脑膜炎，诊断有赖于脑脊液墨汁染色、培养及抗原检测。

4. *流行性乙型脑炎* 常在夏秋季节发病，急性起病，高热。脑脊液糖含量正常或略高，氯化物含量不减少，蛋白质<1 000 mg/L等有助于鉴别。

5. *颅内占位性病变* 如脑脓肿、听神经瘤等，常因病程进展较缓，以头痛、呕吐、视神经盘水肿为主要表现，易与结核性脑膜炎混淆，CT有助于诊断。

【治疗】

治疗原则是以抗结核化疗为主的综合治疗措施。早期诊断、联合用药、足量用药、规律用药和全程用药仍是治疗关键。治疗过程中应积极随访，定期复查脑脊液和影像学检查。结核性脑膜炎的治疗目标是提高治愈率、降低病死率、减少后遗症。临床症状消失，脑脊液正常，疗程结束后2年无复发者，可认为治愈。

1. *抗结核药物治疗* 及时识别结核性脑膜炎对于改善临床预后非常重要。当临床怀疑结核性脑膜炎可能时，应尽快开始经验性抗结核治疗。结核性脑膜炎的有效、正确治疗需要考虑以下几方面。

(1) 选用易透过血-脑屏障的药物：使脑脊液中药物能达到有效浓度。常用的抗结核药物中以异烟肼(isoniazid，INH)及吡嗪酰胺

(pyrazinamide，PZA)较易透过血-脑屏障，当脑膜炎症时它们在脑脊液中浓度与血中浓度几乎相等，而利福平(rifamipicin，RFP)、乙胺丁醇(erhambotol，EMB)、链霉素(streptomycin，SM)和对氨水杨酸(aminosalicylicacid，PAS)等不易透过血-脑屏障，当脑膜炎症时通透性略有增高(表 30－4)。

表 30－4 抗结核药物在脑脊液与血中的药物浓度

抗结核药物	正常脑膜	炎症脑膜
利福平	不易透过	20%～25%
异烟肼	20%～40%	90%～100%
吡嗪酰胺	90%～100%	90%～100%
乙胺丁醇	不易透过	30%～50%
链霉素	不易透过	20%
对氨水杨酸	不易透过	10%～50%

(2) 尽量选用杀菌剂及能渗透入巨噬细胞内的药物：INH、PZA、RFP 及 SM 均为杀菌剂，而 EMB 及 PAS 等为抑菌剂，治疗结核性脑膜炎时优先选择杀菌剂。由于结核菌是胞内寄生菌，治疗时必须选用能渗透入巨噬细胞中的药物，INH 及 PZA 能渗透入巨噬细胞内杀灭结核菌，而 RFP、SM、EMB 及 PAS 均不能渗入巨噬细胞内。

(3) 联合用药：单独应用任何一种抗结核药物均极易产生耐药性，故需结合病情，3 种或 4 种药物联合应用以加强抗结核作用。联合方案除了考虑药物在脑脊液中的浓度、是杀菌剂还是抑菌剂、能否进入巨噬细胞内等因素外，还应尽量减少联合用药后所产生的严重不良反应。目前，尚无足够证据建立结核性脑膜炎的标准治疗方案，现方案主要参考肺结核治疗：对于药物敏感性结核性脑膜炎，强化期推荐以异烟肼、吡嗪酰胺、利福平、乙胺丁醇四药联合方案治疗 2～3 个月；强化期治疗后应继续异烟肼、利福平两药联合巩固治疗至少 1 年。对于重症患者，可在四联用药基础上适当增加 1～2 种药物，备选药物包括链霉素、氟喹诺酮类、氨基糖苷类药物等。最新研究发现，利奈唑胺能在脑脊液中达到有效浓度，并明显改善疾病预后，亦可用于结核性脑膜炎治疗。

(4) 适当的剂量、疗程与给药途径

1) 异烟肼：目标脑脊液药物浓度需要达到最小抑菌浓度的 10～15 倍。由于中国人有 80%属 INH 快代谢型，需增加 INH 量至 600～900 mg/d[儿童为 15～20 mg/(kg·d)]，同时加用维生素 B_6。最初 1～3 个月内静脉滴注，病情稳定后改口服。

2) 利福平：可与异烟肼合用，儿童剂量每日 200 mg/kg，成人剂量为 450 mg/d。应用 RFP 时应特别注意肝脏毒性及药物相互作用。特别是对于 HIV 合并结核性脑膜炎患者，RFP 与抗 HIV 药物中的蛋白酶抑制剂和非核苷类反转录酶抑制剂合用，会降低后两者的血药浓度，应根据临床具体情况做出调整。

3) 吡嗪酰胺：对代谢活性高的细胞外菌及活性低的细胞内菌均有作用，且该药在脑脊液中的浓度高，目前已成为治疗结核性脑膜炎的主要药物。成人剂量为 1 500～2 000 mg/d。

4) 乙胺丁醇：成人剂量为 750 mg/d。出现球后视神经炎表现(视力下降、视野缩小、出现中央及周围盲点)时暂停用药，一旦症状消失仍继续应用。在儿童中，EMB 发生不良反应难以监测，建议用氨基糖苷类药物或乙硫异烟胺替代。

(5) 耐药性结核性脑膜炎：耐药性是目前抗结核治疗中最棘手的问题之一，目前尚无标准治疗方案。临床上以异烟肼耐药最为常见。高度怀疑异烟肼耐药时可考虑增加利福平剂量，同时联合一种氟喹诺酮类药物(莫西沙星或左氧氟沙星)。耐多药结核菌感染甚为复杂，应联系专家，按照 WHO 推荐药物组成有效方案。耐药菌感染疗程需相应延长。

2. *糖皮质激素应用* 目前，临床已有证据证实在未合并 HIV 感染的结核性脑膜炎患者中早期应用糖皮质激素能有效降低病死率。在强有力的全身抗结核治疗中加糖皮质激素可以缓解发热、盗汗、疲乏等毒血症症状，可加快意识的恢复，又可减少渗出、减轻蛛网膜下腔的粘连、降低颅内压、稳定血-脑屏障功能等。特别是患者出现脑水肿、颅内压明显升高、脑积水、结核瘤等表现时应及时加用糖皮质激素。通常用泼尼松龙 40～60 mg/d 或地塞米松 10 mg/d，分 2～4 次静脉用药，至病情稳定，脑脊液明显好转(尤其糖及蛋白接近正常)可逐渐减量至停用，疗程需 1～3 个月。

3. 对症治疗

(1) 患者发生脑积水时：需要积极处理。在病程的 1～2 周即可从临床上诊断出脑积水，可经 CT 检查、侧脑室穿刺及引流证实。对脑积水的治疗除常规使用激素外，可采取以下措施。

1) 侧脑室引流：适用于急性脑积水用其他降颅内压措施无效，或疑有脑疝形成时。持续引流时间 1～3 周，一般做 1～2 次即可控制，引流量每日可达 50～200 ml。引流时应注意固定好侧脑室穿刺针，以免损伤脑组织，并经常观察脑脊液压力，防止压力过低引起脑出血。特别注意防止继发感染。

2) 分流手术：脑底脑膜粘连导致发生梗阻性脑积水时在充分抗结核化疗控制的同时，可采取脑室腹腔内分流(ventriculo-peritoneal shunting)。内窥镜第三脑室造口(引流)术可作为备选术式。

3) 乙酰唑胺：为碳酸酐酶抑制剂，通过抑制脑室脉络丛中碳酸酐酶使脑脊液生成减少，降低颅内压。作用较慢。剂量为 20～40 mg/(kg·d)，分 2～3 次口服，疗程宜长，可数周至半年。配合侧脑室引流或高渗液静脉滴注治疗的前后应用，以弥补两者不能长期应用的不足。对交通性脑积水或慢性脑积水其他降压措施不易坚持时，更为适用。其不良反应在较小婴儿可发生代谢性酸中毒，必要时可同时服用碳酸氢钠。少见的不良反应有血尿、腹痛，停药后很快恢复，最严重的不良反应是无尿及急性肾衰竭。

4) 高渗液应用：适用于抢救脑疝等严重脑水肿者。以 20%甘露醇、25%山梨醇、50%甘油糖浆，于 30 分钟内快速静脉注入，必要时可每日 2～3 次。

(2) 其他高热及持续惊厥状态时：可用冬眠Ⅱ号或其他镇静剂。为了改善神经系统代谢过程可用谷氨酸、复合维生素 B、维生素 B_{12} 及大量维生素 C 等。因呕吐、入量不足、脑性低钠血症时应补足所需的水分和钠盐，以防引起继发昏迷和惊厥。

【预后】

预后取决于人体的反应性、疾病的严重程度、结核菌的药物敏感性，以及治疗早晚和是否彻底。婴儿和 40 岁以上患者的预后较差，3 岁以下患儿的病死率达 18%～55%。有神志改变如谵妄、昏迷者的病死率达 30%以上。治疗宜彻底，治疗 1～1.5 年者有 6.6%复发，不足 1 年者复发率高达 25%。

【预防】

可通过注意以下几点来预防本病发生：① 注意营养，加强锻炼，增强体质。② 劳逸适度，保持情绪乐观。③ 积极治疗原发结核，彻底清除结核病灶，防止继发感染。④ 按时预防接种疫苗，接种卡介苗不但可预防肺结核等的发生，在新生儿时期接种还可使结核性脑膜炎的发病率明显降低。

参考文献

[1] 陈灏珠，林果为，王吉耀. 实用内科学[M]. 15 版. 北京：人民卫生出版社，2015.

[2] 中华医学会结核病学分会. 颅内结核影像学分型专家共识[J]. 中华结核和呼吸杂志，2015，38(11)：805-809.

[3] Thwaites G, Fisher M, Hemingway C, *et al*. British infection society guidelines for the diagnosis and treatment of tuberculosis of the central nervous system in adults and children [J]. J Infect, 2009, 59(3): 167-187.

[4] Rich AR, McCordick HA. The pathogenesis of tuberculous meningitis [J]. Bulletin of John Hopkins Hospital, 1933, 52: 5-37.

[5] Nahid P, Dorman SE, Alipanah N, *et al*. Official American Thoracic Society/Centers for Disease Control and Prevention/Infectious Diseases Society of America Clinical Practice Guidelines: Treatment of Drug-Susceptible Tuberculosis [J]. Clin Infect Dis, 2016, 63: e147.

[6] Denkinger CM, Schumacher SG, Boehme CC, *et al*. Xpert MTB/RIF assay for the diagnosis of extrapulmonary tuberculosis: a systematic review and meta-analysis [J]. Eur Respir J, 2014, 44: 435.

[7] World Health Organization. Guidelines for treatment of drug-susceptible tuberculosis and patient care, 2017 update. http://apps.who.int/iris/bitstream/10665/255052/1/9789241550000-eng.pdf?ua=1 (Accessed on June 08, 2017).

[8] World Health Organization. Global tuberculosis report, 2016.

（复旦大学附属华山医院　张文宏）

第四节　颅内脓肿

颅内脓肿按其发生的部位可分为脑脓肿、硬脑膜下积脓、硬脑膜外脓肿，其中最常见的是脑脓肿。

一、脑脓肿

脑脓肿(brain abscess)发生在脑实质内，由局灶性的脑炎发展而来，外层是具有血供的囊壁，其内包裹脓液，是严重的颅内感染性疾病。在HIV感染者、接受化疗的肿瘤患者、器官移植等原因使用免疫抑制剂、长期使用糖皮质激素等免疫缺陷人群中的发病率明显高于普通人群。好发年龄在30～40岁，男性多于女性。发达国家的发病率明显低于发展中国家。

【病原学】

引起脑脓肿的病原微生物种类很多，大部分为细菌感染。脑脓肿的致病细菌中主要为需氧的、厌氧的和微需氧的链球菌，金黄色葡萄球菌，肠道革兰阴性杆菌群(如变形杆菌、大肠埃希菌等)，厌氧菌(如拟杆菌属、普氏菌属等)。李斯特菌所致脑脓肿很少见，一般出现在免疫缺陷人群中。近年来，结核杆菌所致的脑脓肿发病率有所增加。由于糖皮质激素、广谱抗生素、免疫抑制剂的使用，真菌所致的脑脓肿发生率也呈上升趋势。寄生虫如肺吸虫、弓形虫等所致的脑脓肿也偶有发生。30%～60%的病例为多重菌群感染。

【发病机制和病理】

1. 脑脓肿的常见发病机制

(1) 邻近组织炎症直接蔓延：如来源于中耳、乳突、鼻旁窦、口腔等处的炎症。此种致病机制以往最多见，近年来呈下降趋势。耳源性感染引起的脑脓肿多发生在颞叶和小脑，鼻旁窦源性的脑脓肿则多发生在额叶，中耳和乳突源性的脑脓肿多发生在颞叶，蝶窦炎可引起额叶脓肿、颞叶脓肿和蝶鞍内脓肿。

(2) 远处感染灶血源性播散：来源于肺部炎症的最多见，如肺脓肿、支气管扩张等。其次可来源于远处皮肤软组织感染、盆腔炎、腹腔内炎症。在各种原因引起的免疫缺陷、发绀型先天性心脏病、感染性心内膜炎、遗传性出血性毛细血管扩张症、肺动静脉畸形的患者中，脑脓肿的发病率明显高于普通人群。血源性播散引起的脑脓肿可有多个病灶。

(3) 继发于开放性颅脑损伤和神经外科手术之后：近年来，此种致病机制所占比例在逐渐增加。病原微生物通过开放性颅脑损伤和外科手术进入颅内，常见致病菌为金黄色葡萄球菌、肠杆菌和梭状芽孢杆菌。

2. 脑脓肿的形成过程　可以分为四期。

(1) 脑炎早期(病程的第1～3日)：急性炎性细胞大量出现，病灶周围脑水肿。

(2) 脑炎晚期(病程的第4～9日)：病灶中心坏死范围达最大，边界上开始出现巨噬细胞和成纤维细胞，新生血管快速形成，病灶周围有显著的脑水肿、反应性胶质增生。

(3) 囊壁形成早期(病程第10～13日)：病灶的坏死中心开始缩小，边界上成纤维细胞和巨噬细胞数量进一步增加，新生血管达高峰，胶原组织构成的脓肿囊壁开始成熟，脑水肿开始消退，反应性星形胶质细胞继续增多。

(4) 囊壁形成晚期(病程14日以后)：病灶的坏死中心继续缩小,病灶边界上成纤维细胞数量继续增加,脑脓肿的囊壁最终完全形成,脑炎局限在囊壁内,新生血管形成开始减少,囊壁外胶质增生,脑水肿继续消退。

需要注意的是,以上各期之间的界限有时比较模糊。

【临床表现】

脑脓肿病程可长可短,可以突然暴发,也可缓慢起病,与病原微生物的毒力、宿主的免疫力、基础疾病、治疗过程等均有关。其临床表现缺乏特异性表现,通常和病灶的数量、大小、累及的部位等有关。不同患者间临床表现差异很大。

1. *症状* ① 头痛、呕吐、视盘水肿等颅内高压症状。② 畏寒、发热、全身乏力。③ 局灶神经功能障碍,如偏瘫、失语、感觉障碍、视野缺损等,具体表现取决于病灶累及的部位。④ 癫痫。⑤ 精神症状,如性格改变。⑥ 意识障碍,由嗜睡至昏迷,程度不等。

在严重免疫缺陷患者中,脑脓肿的中枢神经系统症状可不明显。病原体为曲霉菌的脑脓肿患者,可呈突发的缺血性或出血性卒中的临床表现。

2. *体征* 根据脑脓肿的发生部位,可出现肌力下降、共济失调等体征。典型的可出现脑膜刺激征,包括颈项强直、克氏征及布氏征阳性。如患者突然出现脑膜刺激征并伴有头痛加剧,极有可能是因为脑脓肿破溃进入脑室。脓肿位置越深、距离脑室壁越近,越易破溃进入脑室。

【实验室检查】

1. *血常规* 脑炎期周围血中白细胞总数可轻度升高或正常,中性粒细胞比例升高。脓肿完全形成后血常规可正常。

2. *红细胞沉降率和C反应蛋白* 并非特异性指标。90%的患者红细胞沉降率增快,75%的患者C反应蛋白升高,有助于与其他非感染性占位性病变相鉴别。

3. *脑脊液检查* 脑脊液虽可有异常表现,但临床意义不大。脑脊液压力可升高,细胞计数轻度增加,以多形核白细胞为主,蛋白含量增高,糖和氯化物降低。因脑脓肿患者常有颅内压增高,一般不宜行腰椎穿刺,以免发生脑疝。

4. *病原微生物检测* 对脑脓肿病灶进行立体定向穿刺或开颅清除术后取得的脓液,需进行病原微生物检测,包括涂片染色病原体检查、病原体培养(同时进行需氧菌培养、厌氧菌培养、真菌培养等)、药敏试验。对涂片阳性而培养阴性的病例,行16S核糖体RNA基因的测序和扩增可帮助诊断。进行病原体培养时,取样、送检、培养方法是否正确规范,培养前是否已使用过抗生素,对培养结果影响很大,所以不同实验室病原体培养的阳性率差异很大。近年来,很多实验室对培养阴性的病例进行病原体基因检测,可显著提高阳性率,同时可发现大量以往培养中从未出现过的病原体,其具体临床意义,有待进一步研究。

【影像学检查】

影像学检查是诊断脑脓肿最重要的手段。

1. *CT成像* 在脑炎期,CT平扫可显示一边缘模糊的低密度病灶并有占位效应,增强时无明显强化。在囊壁形成早期,CT平扫仍显示为低密度病灶,增强时表现为完整但不规则的、轻度的、较厚的环行强化,囊壁完全形成后,脑脓肿的中心部分呈低密度,增强后囊壁环形均匀强化且囊壁很薄,周围可见脑水肿。

2. *磁共振成像(MRI)* 优于CT,能够发现早期脑炎,更清晰地显示病灶累及范围。有条件者均应行磁共振成像检查。T1加权像上,脑脓肿的囊壁呈等信号或轻度高信号,增强后囊壁明显环形强化,可以将囊壁和中心的坏死组织和周围的水肿脑组织区分开来。严重免疫缺陷患者可以无强化或仅轻微强化。T2加权像上,脑脓肿周围的水肿脑组织呈大片高信号,脓肿壁呈低信号,界限不清楚。弥散加权像(DWI)上脓肿呈高信号,这可以将脑脓肿的囊变与脑肿瘤的坏死性囊性变相鉴别,后者在DWI上通常是低信号,结合磁共振波谱(MRS)能将这一鉴别诊断的准确率提高到95%以上。曲霉感染引起的脑脓肿,如果进行前后多次MRI检查,可发现其最初的表现为脑梗死,后发展为脓肿。

【诊断】

对于有中耳、乳突、鼻旁窦、口腔等处的炎症病史，神经外科手术、颅脑损伤史，心、肺、皮肤等远处感染灶，各种原因引起的免疫缺陷、发绀型先天性心脏病等上文所述易感因素的患者，出现上述症状和体征，要考虑脑脓肿的可能，通过实验室和影像学检查大多可以确诊。

【治疗】

1. *外科手术治疗* 脑脓肿形成后直径≥2.5 cm者，通常都具有外科手术治疗的指征。以下情况可暂时不采取外科手术，仅行内科药物治疗：患者同时存在脑室炎、脑膜炎，多发脑脓肿无法通过手术完全清除，给予抗生素治疗后脓肿迅速缩小、临床症状明显改善，脑脓肿直径小于2.5 cm。外科手术方法有两种：一是颅骨钻孔立体定向穿刺术，抽吸脓肿并可置管引流。术后复查显示效果不满意的，可再次穿刺。需要强调的是，有条件的医院均应在MRI或CT神经影像导航下进行穿刺，以提高穿刺的准确性和安全性。二是开颅脑脓肿切除术。采取以上两种手术方法均可使用术中超声，帮助确定脓肿边界和评估脓肿抽吸程度以及手术切除范围。因为神经导航所依据的毕竟是术前影像，不能反映术中动态的变化，而术中超声可以提供实时影像。术中均要注意，不要使脓肿破入脑室，以免感染播散。目前尚无可靠的临床研究来比较这两种手术方法的优劣，但近年来，因为穿刺抽吸和置管引流能取得很好的效果，开颅脑脓肿切除术越来越少采用。对于继发于脑外伤后、颅内存在异物、脑内有碎骨片的脑脓肿，以及儿童小脑脓肿，仍建议采取开颅脑脓肿切除术。手术后需持续抗生素治疗。

2. *抗生素治疗* 对于病情稳定、生命体征平稳的患者，如已决定进行外科手术或立体定向活检且此前未使用过抗生素，可暂缓抗生素治疗，待术后再行抗生素治疗，以提高病原体培养的阳性率。上文已提到，可在神经影像导航下，立体定向穿刺吸除脓液，根据脓液涂片和培养确定的病原微生物和药敏试验结果来选用抗生素，没有结果之前，根据可能的感染来源选用抗生素。例如，中耳或乳突炎症引起的脑脓肿，可以选用甲硝唑＋第三代头孢菌素；鼻旁窦炎症引起的脑脓肿，可以选用甲硝唑＋第三代头孢菌素＋万古霉素；口腔感染引起的脑脓肿，可以选用甲硝唑＋青霉素；开放性颅脑损伤或神经外科手术后继发的脑脓肿，可以选用第三、四代头孢菌素＋万古霉素；肺部感染血源性播散引起的脑脓肿可以选用甲硝唑＋青霉素＋磺胺类药物；细菌性心内膜炎引起的脑脓肿，可以选用万古霉素；先天性心脏病引起的脑脓肿，可以选用第三代头孢菌素；隐源性的脑脓肿，可以选用甲硝唑＋第三、四代头孢菌素＋万古霉素。抗生素治疗通常需要静脉大剂量给药6～8周，后续可继续口服给药2～3个月。怀疑念珠菌感染的，可选用两性霉素B和氟胞嘧啶，曲霉菌感染可选用伏立康唑。

3. *选用甘露醇、呋塞米等脱水剂* 减轻脑水肿，降低颅内压。

4. *糖皮质激素治疗* 有争议，可静脉给予地塞米松10 mg，每6小时1次，可以减轻脑水肿和颅内高压症状，但其对预后的影响尚无定论。

5. *其他* 抗癫痫治疗。同步治疗其他合并症和基础疾病，加强营养支持。

目前，70％的脑脓肿患者预后较好，但真菌性脑脓肿和严重免疫缺陷患者虽经积极治疗，预后仍不佳。

二、硬脑膜下积脓

硬脑膜下积脓（cerebral subdural empyema）是指硬脑膜与蛛网膜之间积聚脓液，占颅内感染的20％左右。

【病原学和发病机制】

硬脑膜下积脓大部分由邻近组织的感染直接蔓延而来，如鼻旁窦、中耳、乳突等处的炎症，目前最多见的原发部位是鼻旁窦；也可继发于颅脑损伤、硬脑膜下血肿、神经外科手术之后；脑膜炎或肺部炎症播散而来的也有，但明显少于脑脓肿。常见的病原菌有需氧链球菌、葡萄球菌、需氧革兰阴性杆菌和厌氧菌。

【临床表现】

病情通常进展很快。

1. *有原发灶感染的临床表现* 如乳突或鼻窦局部疼痛、压痛，眼眶肿胀、眼球轻度突出，头皮肿胀或蜂窝织炎等。

2. *全身症状* 有畏寒、发热等全身症状。

3. *有颅内压增高的表现* 如头痛、恶心、呕吐、视盘水肿。

4. *精神症状和意识障碍* 早期表现为嗜睡、性格改变、注意力不集中。随着病情进展，意识障碍加重，直至昏迷。

5. *局灶神经功能障碍* 如偏瘫、失语、感觉障碍等。对侧偏瘫最常见，偏瘫侧病理征可以阳性，如双侧阳性，则提示可能存在小脑幕切迹疝压迫脑干。

6. *其他* 癫痫发作、脑膜刺激征。

【诊断】

有邻近部位耳鼻炎症病史、颅脑损伤史、神经外科手术史等病史的患者，出现上述症状，可通过影像学检查确诊。头颅磁共振成像(MRI)最有价值，为诊断硬脑膜下积脓的最重要手段，其典型表现为：T1加权像上硬脑膜和大脑皮质之间有新月形或椭圆形低信号区，有时可毗邻大脑镰或小脑幕，可见中线结构向健侧移位，病灶侧的侧脑室受压。T2加权像上病灶呈高信号，并可显示脑水肿的范围。增强造影显示病灶周边不规则增强。

【治疗】

硬脑膜下积脓一旦确诊，必须急诊外科手术治疗。可行颅骨钻孔引流术或开颅脓肿清除术。如开颅手术，则需彻底清除脓肿和可疑的感染灶。术中取得的脓液需行病原微生物检测。术中可用稀释的抗生素溶液和过氧化氢溶液冲洗脓腔。同时需联合抗生素治疗，抗生素的应用原则同脑脓肿。此外，要选用抗癫痫药治疗癫痫发作，选用甘露醇等脱水药物降低颅内压。

三、硬脑膜外脓肿

硬脑膜外脓肿(cerebral epidural abscess)是指脓肿形成于硬脑膜和颅骨之间，较为少见。

【病原学和发病机制】

硬脑膜外脓肿通常都是继发于中耳、鼻旁窦、眼眶等处炎症，或发生在开放性颅脑损伤和神经外科手术之后，罕见的情况下可继发于硬脑膜静脉窦化脓性血栓之后。常见的病原菌有需氧链球菌、金黄色葡萄球菌，需氧革兰阴性杆菌和厌氧菌。

硬脑膜外脓肿还可伴发颅骨骨髓炎，或通过导静脉扩散继发硬脑膜下积脓和脑脓肿。

【临床表现和诊断】

有邻近部位感染病史，如鼻窦炎或中耳炎等，或有开放性颅脑损伤和神经外科手术史的患者，出现头痛、发热、意识改变、局灶神经功能障碍，应行影像学检查确定诊断。

影像学检查首选MRI，可见颅骨下方梭形异常信号，T1加权像呈低信号，T2加权像呈高信号，如有脓肿壁形成，增强后脓肿壁可强化。由于硬脑膜在增强扫描时会强化，增强扫描可以清楚显示病灶位于硬脑膜外还是硬脑膜下。CT扫描也可显示硬脑膜外的低密度病灶，增强后脓肿壁也可强化。除显示颅骨CT有优势外，MRI仍优于CT，可将硬脑膜外脓肿与积液、血肿相鉴别。

【治疗】

通常需要外科手术治疗，可行颅骨钻孔引流术或开颅脓肿清除术。行开颅脓肿清除术时需彻底清除脓肿、可疑的感染灶、坏死的颅骨、异物。术中取得的脓液需行病原微生物检测。术中可用稀释的抗生素溶液和过氧化氢溶液冲洗脓腔。术后持续引流，同时需联合抗生素治疗，抗生素的应用原则同脑脓肿。累及硬脑膜下时，需用抗癫痫药治疗癫痫发作；有颅内高压表现的，需选用甘露醇等脱水药物降低颅内压。

参考文献

[1] H. Richard Winn. Youmans and Winn

neurological surgery [J]. Philadelphia: Elsevier, 2017: e187 - e204.
[2] Brouwer MC, Tunkel AR, McKhann Ⅱ GM, *et al*. Brain abscess [J]. N Engl J Med, 2014, 31 (371): 447 - 456.
[3] Scheld WM, Whitley RJ, Marra CM, *et al*. Infections of the Central Nervous System [J]. Philadelphia: Lippincott Williams & Wilkins, 2014: 522 - 549.
[4] Prasad KN, Mishra AM, Gupta D, *et al*. Analysis of microbial etiology and mortality in patients with brain abscess [J]. J Infect, 2006, 53(4): 221 - 227.
[5] Brook I. Microbiology and treatment of brain abscess [J]. J Clin Neurosci, 2017, 38(1): 8 - 12.
[6] Zhang Z, Cai X, Li J, *et al*. Retrospective analysis of 620 cases of brain abscess in Chinese patients in a single center over a 62-year period [J]. Acta Neurochir (Wien), 2016, 158(4): 733 - 739.

[南京医科大学第一附属医院(江苏省人民医院) 陶超]

第三十一章　泌尿系统感染

第一节　膀胱炎、尿道综合征

一、膀胱炎

膀胱炎是泌尿系统感染常见病，可分为细菌性、无菌性和结核性膀胱炎等。细菌性膀胱炎又可分为急性和慢性膀胱炎。膀胱炎常伴有尿道炎，统称为“下尿路感染”。许多泌尿系统疾病可引起膀胱炎，而泌尿系统外的疾病如生殖器官炎症、胃肠道疾病和神经系统损害等，也可增加膀胱感染率。正常膀胱不易受到细菌侵犯，因膀胱黏膜表面有黏液素可黏附细菌，便于白细胞吞噬，细菌很少能通过血液侵入膀胱；前列腺分泌物中有抗菌成分可杀伤细菌。当感染出现后，白细胞很快进入膀胱和尿液，可清除细菌。同时尿道内、外括约肌也能阻挡细菌从尿道上行至膀胱。尿液不断从输尿管泌入膀胱，再经膀胱排出体外，这种机械性的冲洗作用使得膀胱不易发生感染。此外，正常尿液的 pH、高渗透压、低渗透压和高浓度尿素均不利于细菌的生长。因此，进入膀胱的细菌是否繁殖引起感染，取决于膀胱黏膜的防御能力、细菌数量和毒性，以及下尿路的通畅性等因素。

（一）急性膀胱炎

【病原学和发病机制】

膀胱炎的高发人群包括 4 类：学龄期少女、育龄妇女、男性前列腺增生者和老年人。膀胱炎与多种因素有关：① 膀胱内在因素，如膀胱内结石、异物、肿瘤和留置尿管等，破坏了膀胱黏膜的防御能力，有利于细菌的侵犯。据文献报道，即时严格消毒，单次尿路感染发生率也为 1%～2%，留置导尿管 1 日感染发生率约 50%，超过 3 日感染发生率可达 90%以上。导管相关尿路感染占医院获得性感染的 40%，可延长平均住院日，增加住院费用。② 膀胱颈以下的尿路梗阻，如前列腺增生、畸形、肿瘤、异物等，引起排尿障碍，失去了尿液机械性冲洗作用，而残余尿是细菌生长的良好培养基。前列腺增生导致的尿路梗阻是中老年男性尿路感染的一个重要原因。③ 神经系统疾病、盆腔广泛手术（如子宫、直肠切除）后、糖尿病性神经病变等，损伤支配膀胱的神经，造成排尿困难而引起感染。④ 免疫缺陷，机体免疫力低下，如长期使用免疫抑制剂、艾滋病和严重慢性病。不仅与尿路感染发生概率增加有关，而且与尿路感染反复发作有关。

膀胱感染的途径以上行性最为常见。发病率女性高于男性，这是因为女性尿道短，常伴尿道开口解剖异常：如尿道后缘有隆起的处女膜阻挡或尿道末端纤维环相对狭窄，可引起尿道膀胱反流而促发感染；女性尿道邻近阴道和肛门易被污染，形成粪便会阴尿路感染途径；此外，性交时尿道受压内陷或损伤，尿道远段 1/3 处的细菌被挤入膀胱，也可因性激素水平变化引起阴道和尿道黏膜防御机制障碍而导致膀胱炎。膀胱尿道内应用器械检查或治疗时，细菌可随之进入膀胱，造成医源性感染。最近青少年男性膀胱炎发病率有增高趋势，主要危险因素是包皮过长、性伴患有阴道炎症以及男性同性恋等。下行性感染是指膀胱炎继发于肾脏感染。膀胱感染亦可由邻近器官感染如男性前列腺、精囊炎及女性尿道旁腺炎、子宫附件炎等经过淋巴途径或直接蔓延所引起，还有结肠炎、阑尾炎等也可引起膀胱炎，但较少见。

革兰阴性杆菌为膀胱炎最常见致病菌，其中以大肠埃希菌最为常见，约占全部尿路感染的40%，其次为克雷伯菌。约10%的尿路感染由革兰阳性细菌引起，主要是屎肠球菌和表皮葡萄球菌。病变大多局限于膀胱三角区及其附近，多侵犯黏膜和黏膜下层，常不累及肌层。急性膀胱炎时可见黏膜弥漫性充血、水肿，呈深红色、颗粒状，触之易出血，有白细胞和淋巴细胞浸润。严重者可形成浅表溃疡，溃疡下层有多发性点状、斑片状出血或淤血，表面可有脓液或坏死组织，少数严重者可累及肌层。及时治疗后病变常在短期内消失，如原发病未解除或治疗不及时则会反复发作，甚至转为慢性。

【临床表现和诊断】

急性膀胱炎特点为发病急，伴严重膀胱刺激症状而全身反应轻微。可突然发生或缓慢发生，排尿时尿道有烧灼痛、尿频，往往伴有尿急，严重时类似急迫性尿失禁。尿色浑浊、尿液中有脓细胞，有时出现肉眼或镜下血尿，常在排尿终末时明显。耻骨上膀胱区有轻度压痛。单纯急性膀胱炎无全身症状，无寒战、发热。女性患者急性膀胱炎发生在新婚后，称为“蜜月膀胱炎”。急性膀胱炎的病程较短，如治疗及时、得当，症状多在1周左右消失。

急性膀胱炎的诊断除根据症状及体征外，需做中段尿检查，治疗前的中段尿标本培养是诊断急性膀胱炎最可靠的指标。尿液中白细胞增多，也可有红细胞。为及时治疗，可先将尿液离心沉渣涂片行革兰染色检查，根据细菌形态和染色性质选用抗菌药物，同时行细菌培养、菌落计数和抗生素敏感性试验，为以后治疗提供更准确的依据。尿道有分泌物应涂片和培养。血常规检查可有白细胞计数升高。在急性期禁忌行膀胱镜检查、留置导尿管和尿道扩张等有创检查。男性患者需排除阴茎龟头包皮炎、前列腺精囊炎等；女性患者应排除尿道炎、尿道旁腺感染、尿道憩室、膀胱膨出、阴道炎和尿道口处女膜伞或处女膜融合等情况。

急性膀胱炎需与急性肾盂肾炎相鉴别，后者除有膀胱刺激症状外，还有寒战、高热和肾区叩击痛。少数女性患急性膀胱炎伴有膀胱输尿管反流，感染可上升而引起急性肾盂肾炎，成年人中比较少见。

【治疗】

急性膀胱炎的治疗如下。① 一般处理：卧床休息，多饮水以保持尿液在2 000 ml/d，避免进食刺激性食物，热水坐浴或下腹热敷以改善会阴部血液循环，减轻症状。② 碱化尿液：口服碳酸氢钠、枸橼酸钾等碱性药物，降低尿液酸度，缓解疼痛和刺激症状。③ 解痉镇痛：黄酮哌酯类可松弛平滑肌，减轻膀胱刺激症状，症状严重时可短时服用止痛镇静药；尿频症状严重时可服用非特异性M受体阻滞剂托特罗定（舍尼亭），以稳定膀胱、减少尿频。④ α受体阻滞剂：如特拉唑嗪、坦索罗辛等，可降低后尿道阻力，改善排尿功能，减少残余尿。⑤ 抗菌治疗：选用尿中浓度较高的广谱抗革兰阴性菌药物，并根据药敏试验及时调整，常用药物有氟喹诺酮类、复方磺胺甲唑、半合成青霉素类、头孢菌素类等，慎用氨基糖苷类抗生素，儿童禁忌使用氟喹诺酮类药物。一般单一用药，如单一药物治疗失败，严重感染或出现耐药菌株时，应联合用药。常规3日短程疗法，避免不必要的长期服药而产生耐药菌株和增加不良反应，但需要加强预防复发的措施。⑥ 膀胱灌注给药：目前有循证医学证据的膀胱灌注给药只有对氟康唑耐药念珠菌导致的膀胱炎，可膀胱灌注两性霉素B。对于妊娠妇女、老年患者、糖尿病患者、机体免疫力低下者及男性患者不宜使用单剂量及短程疗法，应采用较长疗程,持续抗生素治疗7日。无论是何种疗程,在停服抗生素7日后需进行尿细菌定量培养,如结果阴性,表示急性细菌性膀胱炎已治愈;如仍有真性细菌尿,应继续给予2周抗生素治疗。⑦ 预防复发:注意个人卫生,养成多饮水、勤排尿的习惯,避免交叉或乒乓感染。注意会阴部清洁,以减少尿道口的细菌群。由性生活后引起的女性膀胱炎,建议性交后立即排尿,并口服一次常用抗生素,可起到预防作用。急性膀胱炎及时治疗可在数日至1周痊愈。

(二)慢性膀胱炎

【病原学和发病机制】

慢性膀胱炎多见于女性,各年龄段均可发病,尤其多见于中老年人。常是上尿路急性感染的迁延或反复感染所致,也可诱发或继发于某些下尿路病变,如良性前列腺增生、慢性前列腺炎、尿道狭窄、膀胱结石或异物、尿道口处女膜融合、处女膜伞、尿道旁腺炎等。当然,急性膀胱炎治疗不彻底也可转为慢性。如造成慢性膀胱炎的原发病不被消除,则膀胱炎症状不会消失。

慢性膀胱炎主要是以革兰阴性杆菌为主,黏膜充血较轻,水肿增生明显,多有黏膜溃疡,可有假膜样渗出物覆盖,黏膜失去光泽,血管纹理不清,呈苍白色,表面粗糙、增厚。病变轻时,黏膜及黏膜下层有淋巴细胞、浆细胞、巨噬细胞浸润;病变重时累及全层,肌层广泛纤维组织增生,膀胱容量降低,甚至形成挛缩性小膀胱,炎症还可侵袭形成膀胱周围炎,甚至纤维化。早期发现并积极治疗预后较好,若炎症性膀胱挛缩形成,则预后较差。

【临床表现】

临床表现为反复发作或持续存在的尿频、尿急、尿痛等膀胱刺激症状,但没有急性膀胱炎症状明显。膀胱容量显著减小时,尿频症状加剧,有耻骨上膀胱区不适感,膀胱充盈时疼痛较明显;有尿路梗阻者,则有排尿困难、尿液浑浊等。尿液检查可见少量白细胞,可有红细胞,中段尿培养可阳性,如多次培养阴性,应考虑与泌尿系统结核相鉴别。尿路造影、B超、CT等影像学检查可了解有无尿路畸形、结石、肿瘤等,膀胱镜检查可见脓尿、脓苔、膀胱黏膜充血或苍白水肿,可见黏膜粗糙、增厚及小梁形成,表面有时有滤泡,注意有无憩室、结石、异物或肿瘤等,必要时取活组织检查。

【诊断和鉴别诊断】

1. *诊断* 根据病史和临床症状体征,慢性膀胱炎的诊断不难,但必须考虑反复发作和持续存在的原因,否则难以彻底治愈。男性应做直肠指检了解前列腺有无病变,并做阴囊、阴茎、尿道口的检查,排除生殖道炎症、尿道炎和结石等;女性应了解尿道口、处女膜有无畸形,有无宫颈炎、阴道炎或前庭炎等。注意糖尿病、免疫功能低下等疾病情况,特别是老年人。

2. *鉴别诊断* ① 结核性膀胱炎发展缓慢,呈慢性膀胱炎症状,对抗菌药物治疗的反应不佳,尿液中可找到抗酸杆菌,尿路造影显示患侧肾有结核所致改变。② 间质性膀胱炎的患者尿液清澈,极少部分患者有少量脓细胞,无细菌,膀胱充盈时有剧痛,耻骨上膀胱区可触及饱满而有压痛的膀胱。③ 嗜酸性膀胱炎的临床表现与一般膀胱炎相似,区别在于前者尿中有嗜酸性粒细胞,并大量浸润膀胱黏膜。④ 慢性膀胱炎与腺性膀胱炎的鉴别诊断,主要依靠膀胱镜检查和活体组织检查。

【治疗】

1. *治疗原则* 选择有效、敏感的抗生素进行抗感染治疗。保持排尿通畅,增加营养,提高机体免疫力。对久治不愈或反复发作的慢性膀胱炎,在感染控制后需做详细全面的泌尿系统检查,对有尿路梗阻者应解除梗阻,控制原发病灶,使尿路通畅。对糖尿病患者应控制血糖。对神经系统疾病引起的尿潴留和膀胱炎,根据其功能类型进行治疗。针对妇科疾病如阴道炎、宫颈炎进行妇科治疗,尿道口处女膜伞或处女膜融合、尿道外口狭窄等进行有效外科治疗。

2. *急性发作期的治疗* 同急性非复杂性膀胱炎的抗菌药物短程疗法。

3. *发作间期的预防*

(1) 行为治疗:包括多饮水、性生活后排尿、排便后从前向后擦肛门等。

(2) 使用 OM－89(Uro-Vaxom®)疫苗(大肠埃希菌溶解物)治疗：可以明显减少疾病反复发作，但国内目前尚无此药物。

(3) 植物药预防：主要指通过口服蔓越莓制品减少尿路感染复发，疗效有争议。

(4) 低剂量、长疗程抗菌药物治疗：在急性发作治疗后 1～2 周，尿培养阴性后可以开始此抗菌药物预防疗法。持续预防性使用抗菌药物、性交后 2 小时内单次使用抗菌药物可预防尿路感染的反复发作。病程较长、抵抗力弱者，应全身支持治疗，增进营养。

二、尿道综合征

尿道综合征(urethral syndrome，US)是由 Powell 在 1949 年首次提出，主要表现为尿频、排尿困难、耻骨上不适，而没有任何泌尿系统异常和感染的客观证据的一群非特异性排尿症状，其尿频症状白天较夜间明显，排空膀胱可部分缓解排尿困难和耻骨上不适症状。这类患者常伴有排尿等待、尿流缓慢及尿不尽感。尿道综合征常见于 30～50 岁的女性。诊断主要依靠病史并排除其他疾病。

【病原学和发病机制】

尿道综合征的病因众说纷纭，莫衷一是。其中有激素失衡说、消化吸收反应说、环境污染说、过敏说、尿道周围纤维化说、神经功能障碍说及精神因素说等，但都缺乏有力的证据支持，没有被广泛地接受。不少学者支持尿道狭窄说，因为经尿道扩张后能取得一定的疗效，但患者中确实有狭窄者还是少数。支持病原体感染说者较多，但患者的尿培养只有半数可发现致病菌，多为大肠埃希菌属，细菌计数往往$<10^5$/ml。有人认为，本病与性传染病的衣原体、支原体、淋菌、生殖器疱疹等感染有关。持尿道解剖异常说者认为此类患者多有尿道外口形状变异，如有尿道处女膜<3 mm 的融合型、尿道外口有肉阜状突起的瓣膜型、处女膜基底肥厚、尿道外口后方形成堤坝样隆起的堤坝型等。此外，个人卫生欠佳、长时间过度憋尿、手淫、穿瘦腿裤、骑车、高温、寒冷、紫外线、放射线、焦虑性精神病、癔症等均可引起尿道综合征。但不管什么原因引起的尿道综合征，患者在疼痛时的不自主和自主盆底肌肉收缩，除可引起进一步的刺激和损伤外，还可导致恶性循环，加重盆底肌肉的功能失调。即使引起疼痛的病因治疗缓解后，盆底肌肉功能失调仍持续存在，并可能由于患者的焦虑等进一步恶化。

【临床表现】

尿道综合征在成年女性包括绝经妇女最为多见。其主要症状为尿频、尿急、尿痛和耻骨上不适等。不少患者排尿急迫和下坠感十分明显，还伴有会阴部、下腰部疼痛。尿液检查常无异常或仅有少量的白细胞和红细胞。根据起病缓急和病程可分急性型和慢性型尿道综合征，前者常因性生活或过分劳累而导致急性发作，上述症状虽十分严重，但有自限性，常在 1～2 日内完全消失，此后又会反复发作。慢性尿道综合征的膀胱刺激症状不十分严重，可持续数月不缓解，对抗菌药物等治疗效果不明显。

【诊断】

由于尿道综合征的症状和尿检查发现均无特异性，只能依据泌尿系统的系统检查，包括中段尿培养和菌落计数、特异病原体检测(如衣原体、支原体、淋病奈瑟球菌等)、排泄性尿路造影、膀胱尿道镜检查、尿动力学检查、排尿日记等，以排除法诊断。尿道综合征的诊断需排除下列疾病：性传播性疾病、尿道炎、尿道周围腺炎、尿道旁腺炎、尿道憩室、膀胱炎、间质性膀胱炎、放射性膀胱炎、膀胱结石、膀胱肿瘤、不稳定膀胱、膀胱出口痉挛。

【治疗】

由于尿道综合征的病因不明，其治疗方法多种多样，主要包括内科治疗、外科治疗及心理治疗等。

1. *非手术治疗* 以药物治疗为主，结合其他一些治疗措施。

(1) 药物治疗

1) 抗生素：目前趋向于短期口服抗生素，依据细菌学检查应用敏感抗生素。

2）雌激素：用于雌激素低下者，多主张全身用药或阴道给药，对老年或绝经后女性患者疗效较好，因雌激素能提高膀胱尿道黏膜的抵抗力。

3）小剂量抗抑郁药：如阿米替林，通过降低神经过度活动而缓解疼痛。

4）解痉镇静药：如奥昔布宁、地西泮等，可通过降低膀胱肌肉的收缩和盆底肌肉的紧张度而发挥作用。

5）α受体阻滞剂：通过扩张膀胱颈和尿道，降低排尿阻力，如特拉唑嗪等。

6）其他药物：局部注射氟羟泼尼龙，可干扰胶原纤维形成，减少瘢痕形成。另外，近年有人用钙通道阻滞剂、前列腺素抑制剂等治疗，结合局部热疗而缓解症状。

（2）心理治疗：由于本病存在心理因素，因此对患者进行耐心的解释很有必要，使他们正确认识本病并积极配合治疗。

（3）行为治疗：以膀胱训练较常用，主要是让患者充分认识病情，主动参与治疗，控制排尿，逐渐延长排尿间隔时间，坚持治疗，重建正常的排尿功能。

（4）饮食疗法：多饮水，减少酸性食物的摄入，服用碳酸氢钠或枸橼酸钾等以碱化尿液。

2. 手术治疗　有以下几种方法。

（1）尿道扩张：这是一种古老而常用的方法，每周1次，尿道探杆从Fr18开始直到能维持Fr30，对有尿道括约肌痉挛或尿道远端梗阻者能明显改善症状。尿道扩张时，应行热水坐浴及短期口服SMZ＋TMP，但要避免长期使用抗生素。

（2）尿道外口整形术：尿道处女膜融合者行尿道口阴道口间距延长术，使尿道口与阴道口之间有0.5～1.0 cm的距离；有处女膜伞者则行处女膜切除术；尿道远端狭窄者行尿道内切开或尿道外切开术等。

（3）置入InterStim骶神经调节系统：通过对骶神经的轻度电刺激来调节支配膀胱、括约肌和盆底肌的神经反射，缓解症状。

（4）Nd∶YAG激光消融术：对伴有膀胱三角区炎症的顽固性尿道综合征患者，可采用Nd∶YAG激光凝固坏死膀胱三角区的鳞状化生上皮，从而重建正常功能的膀胱黏膜上皮。

第二节　其他尿路感染

一、支原体尿路感染

支原体尿路感染是非淋菌性尿道炎的一种。非淋菌性尿道炎（non-gonococcal urethritis，NGU）是指通过性交传染的一种尿道炎，分泌物中查不到淋病奈瑟球菌而常可查到沙眼衣原体或解脲支原体等。非淋菌性尿道炎的发病遍及世界各地，在西方一些发达国家，发病人数已远远超过淋病奈瑟球菌感染，成为最常见的性传播疾病。在我国，非淋菌性尿道炎的发病逐年增多，位居性传播疾病发病率的第三位，仅次于淋病和尖锐湿疣，男性多于女性。

【病原学和发病机制】

支原体在自然界分布广泛，无细胞壁，形态呈多样性，是目前所知能在细胞外生长繁殖的最小微生物。种类繁多，其中与人类有关的有肺炎支原体、解脲支原体、人型支原体、生殖支原体等。肺炎支原体可引起肺部感染。尿路的支原体感染主要由解脲支原体、人型支原体、生殖支原体引起，是非淋菌性尿路感染的主要病原体。在非淋菌性尿道炎中解脲支原体分离的阳性率较其他型的支原体高，但在正常人尿路中也可检测到解脲支原体。目前对其致病性尚在研究探讨中，一般认为是条件致病菌，致病性较弱。

【诊断】

初次发病者常在1～3周前有不洁性交史，或有配偶感染史。

1. 临床表现　男性尿道炎症状较淋病轻，

多表现为尿道不适、刺痛、发痒、烧灼感及不同程度的尿频、尿急、排尿困难。尿道口轻度红肿，分泌物稀薄，量少，为浆液性或稀薄脓性，多需用手挤压尿道方可见分泌物溢出。清晨首次排尿时可见分泌物或痂膜封住尿道口，内裤上可见污渍。部分患者无症状或症状轻微，就诊时易被忽略或误诊。女性感染者大多无临床症状而成为病原携带者，常在性伴诊断后去医院检查而被发现。宫颈等生殖道是女性感染的主要部位，临床主要为黏液脓性宫颈炎，表现为白带增多，宫颈外翻、充血、水肿、糜烂等。少部分患者累及尿道出现尿道炎症，可有尿频、尿痛或灼热感，尿道口充血、微红或正常，挤压尿道可见少许淡黄色分泌物溢出。

非淋菌性尿道炎常与淋病同时感染，由于淋病潜伏期短（2～5 日），所以淋菌性尿道炎症状首先出现，经抗淋病治疗后，淋病奈瑟球菌被杀死，而支原体等依然存在。在支原体感染后 2～3 周发病，出现非淋菌性尿道炎症状，临床上易被误认为淋病未治愈或复发。因而需要及时进行支原体等相关病原学检查，以证实是否同时合并非淋菌性感染，并及时采用有效药物治疗，以免延误诊断和治疗。

同淋病一样，非淋菌性尿道炎如不治疗或治疗不及时，病情发展可出现多种并发症。男性常并发附睾炎、前列腺炎、精囊精索炎等，不同程度地影响男性的精子质量，导致男性不育症；女性常引起盆腔炎、输卵管炎等，甚至继发输卵管闭塞，导致女性不孕症。

2. 病原学检查

对疑患有支原体感染者必须进行实验室检查，包括分泌物涂片、培养及药敏试验、血清学检查、PCR 等，以明确诊断。

（1）分泌物涂片：多形核白细胞中无革兰阴性双球菌、淋病奈瑟球菌培养阴性，即无淋病奈瑟球菌证据。男性尿道分泌物每个高倍视野（1 000 倍）≥5 个多形核白细胞为阳性。男性＜60 岁，无肾脏疾病或膀胱感染、无前列腺炎或尿路机械性损伤，但尿白细胞酯酶试验阳性者可诊断为非淋菌性尿道炎。女性宫颈黏液分泌物每个高倍视野（1 000 倍）≥5 个多形核白细胞为阳性。尿道分泌物取材时应注意拭子插入尿道的深度，男性应插入前尿道 2～4 cm，停留 5 秒转动取出；女性应检查外阴、前庭、阴道、子宫颈，观察尿道及宫颈口有无分泌物，取材时应先用棉签擦去宫颈口分泌物，再用无菌拭子插入宫颈内 1～1.5 cm，停留 5 秒钟，用力转动取出，同时从尿道取材。因支原体为细胞内病原体，所取标本应含有一定量的上皮细胞，否则可造成假阴性。

（2）培养及药敏试验：将涂抹拭子分泌物分别放入含有酚红和尿素、酚红和精氨酸的液体培养基中，经 3～5 日后观察菌落形态，在低倍显微镜下观察到“油煎蛋”样菌落即可确诊。该法敏感特异，但受多种条件影响，如变形杆菌能产生尿素酶，使酚红的培养基变红，造成判断的困难，且该法工作量大，影响其在临床的应用。

（3）血清学诊断试验：因正常人群中存在低滴度抗体，且与其他细菌有交叉反应，其特异性、敏感性不甚满意，仅作为辅助诊断和流行病学调查。最常用的有间接血凝试验、代谢抑制试验及补体杀菌法等。生长抑制法虽有较高的特异性，但敏感性不高，且需大量血清。间接免疫荧光法既敏感又特异，但结果不稳定。代谢抑制法特异性较好，但费时且需标本内有活的支原体。

（4）酶联免疫吸附试验：将 ELISA 用于支原体的检测，具有快速、经济、特异性和敏感性较高的特点，且既能定性，又能定量测定，与培养结果有较好的一致性。

（5）基因探针法：敏感性和特异性均很高，但常用同位素标记，有放射性危害，且烦琐难以推广。

（6）PCR：具有高度敏感性和特异性，且快速、简便的优点，可望成为支原体的快速诊断方法。

【治疗】

由于支原体分布广泛，人群易感，耐药菌株日渐增多，以及临床不规范治疗，使得治愈难度加大。

1. 治疗原则 常规治疗淋病后,如怀疑同时合并支原体感染,继之口服敏感的大环内酯类、氟喹诺酮类等药物。患者的性伴侣或配偶应同时接受检查治疗。在治疗期间应禁止性生活。治疗结束1周应随访复查,判断治愈的标准是:① 临床症状消失,无尿道分泌物,尿拭子涂片或尿常规检测无或仅偶见白细胞(≤4个/高倍视野)。② 尿液澄清,尿沉渣镜检呈阴性。③ 尿道或宫颈拭子标本支原体检查呈阴性。

支原体最突出的结构特征是没有细胞壁,对作用于细胞壁生物合成的抗生素,如β-内酰胺类、万古霉素等完全不敏感,对多黏菌素、磺胺药物普遍耐药。对支原体最具抑制活性的抗生素是干扰蛋白合成的四环素类和大环内酯类抗生素,以及阻止DNA复制的氟喹诺酮类抗菌药物,而氨基糖苷类和氯霉素抑制作用较小。

随着药物的大量应用,新的耐药菌株也不断产生。因此,应在进行药物敏感性试验的基础上,合理、规范用药。

2. 抗菌药物

(1) 四环素类

1) 多西环素:每次200 mg,每日2次,共14日。

2) 美诺环素:每次100 mg,每日2次,共14日,首次剂量加倍。此类药物不良反应主要是恶心、呕吐、食欲下降等消化道症状,并可引起光敏性皮炎,禁用于孕妇及哺乳期女性。

(2) 大环内酯类

1) 红霉素:每次500 mg,每日4次,共14日,对解脲支原体效果好,但对人型支原体无效,胃肠道不良反应较大。临床上红霉素是治疗非淋菌性尿道炎的一线药物,尤其可作为孕妇、哺乳期女性首选药物。

2) 交沙霉素:每次400 mg,每日4次,共14日,抗菌谱和抗菌活性与红霉素相近,胃肠不良反应较红霉素轻。孕期前三个月禁用。

3) 罗红霉素:每次150 mg,每日2次,共14日,孕妇和哺乳期女性慎用。

4) 阿奇霉素:每次500～1 000 mg,每日1次,连用3日,孕妇和哺乳期女性慎用。

5) 克拉霉素:每次500～1 000 mg,每日2次,共14日,孕妇和哺乳期女性禁用。

(3) 氟喹诺酮类

1) 氧氟沙星:每次200 mg,每日2次,共14日。

2) 环丙沙星:每次250 mg,每日2次,共14日。

3) 司帕沙星:每次200 mg,每日2次,共14日。孕妇、哺乳期女性、幼儿以及可疑过敏者慎用,常见不良反应为嗳气、腹泻、头痛、头晕等。

二、真菌尿路感染

真菌尿路感染是由真菌引起的特殊类型尿路感染,发病率仅占尿路感染的0%～4.8%。近年来,随着抗生素、免疫抑制剂等的广泛使用,其发病率呈上升趋势。全身性真菌感染可经血流侵及尿路,仅局限于尿路的真菌感染少见,多为上行感染所致。

【病原学和发病机制】

真菌也称霉菌,属于微生物的一大类,能引起人类疾病的称为真菌病或真菌感染。对人及动物能致病的真菌只有8种,其中白念珠菌及热带念珠菌的致病力最强,也是念珠菌病最常见的致病菌。念珠菌分为内源性和外源性两种。正常人带有念珠菌,口腔内最高达80%,肠道50%,阴道20%～30%,皮肤2%,咽部1%～4%,在一定的条件下可形成内源性感染源。此外,念珠菌也可来源于患者以外的地方,外源性感染以消化道发生率最高,约占总发病率的50%。

念珠菌属是原发性累及泌尿生殖道最常见的真菌,其中白念珠菌是最常见的医院内真菌尿路感染病原体。念珠菌为条件致病菌,人处在以下几种条件下易于发病:① 机体抵抗力下降,患有长期慢性消耗性疾病,如白血病、糖尿病、肺结核、肿瘤、艾滋病等。② 长期大量应用广谱抗生素,导致合成维生素的肠道细菌被抑制,维生素B缺乏,使黏膜抵抗力下降,而利于念珠菌生长,引起菌群失调。③ 长期应用皮质激素或免疫抑制剂以及化疗、放疗期间，可抑制炎症反应，降低吞噬功能，致使机体抗感染能力下降。④ 长期应用各种引流管，如耻骨上膀胱造瘘管、留置导尿管、深静脉置管、腹膜透析管等，从而增加念珠菌进入深部组织的机会。⑤ 泌尿系统本身疾病，如尿路梗阻、神经源性膀胱、尿路黏膜损伤等，局部抵抗力低下。

念珠菌多侵犯肾脏及膀胱，可因血行播散感染，也可由尿道逆行感染，如导尿、膀胱镜检查等引起。

【临床表现和诊断】

1. 念珠菌性肾盂肾炎　多系血行感染所致，呈脓肿表现，继而坏死，双侧病变影响肾功能。症状与细菌性肾盂肾炎相似，表现为寒战、高热、尿频、尿急、尿痛、脓尿、脓血尿、气尿等，尿中可出现胶冻样物，呈黄色簇状或血色组织碎片。其中以尿中排出白色真菌团块"霉菌球"为其特点。有时霉菌球通过输尿管时，可引起肾绞痛，易与肾输尿管结石相混淆。如双侧输尿管同时被霉菌球堵塞，可引起无尿。

2. 膀胱念珠菌病　可无症状，仅呈念珠菌尿，仅4%的患者会出现尿频、排尿困难、血尿等症状，膀胱镜检查可发现膀胱壁白色斑片、黏膜水肿和红色斑点等。尿色浑浊，尿沉渣镜检可见到假菌丝及孢子，如查到大量假菌丝，说明念珠菌处于活动状态。

3. 尿道念珠菌感染　念珠菌是非淋病性尿道炎的病原菌之一，其症状可没有排尿刺激或仅有轻微的尿痛，尿道分泌物少，呈淡乳白色，多于晨起或挤压时出现。

念珠菌病的诊断除依据临床表现外，主要依靠收集尿液或尿道分泌物进行病原学检查。① 直接涂片检查：将收集的标本加 1～2 滴10%氢氧化钾溶液或生理盐水制片，加盖玻片，于高倍镜下检查，可见到卵圆形芽孢及假菌丝，如来自肾脏脓肿穿刺等标本，查到假菌丝及孢子，应考虑有念珠菌感染的可能。尿中见到真菌球，应考虑肾脏念珠菌病。② 染色镜检：念珠菌菌丝及孢子革兰染色均呈蓝色，但着色不均；过碘酸染色，则皆呈红色。③ 培养：将标本直接接种、分段尿液标本分别定量接种于萨保罗琼脂培养基平板，置温箱内 37℃培养 24～48 小时(酵母菌)或 28℃培养 3～7 日(丝状菌)，根据菌落及其显微镜下的形态特征、生化反应以及培养物涂片革兰染色等特征进行菌种或菌型的鉴定，尿培养菌落＞1 000 个/ml 时，才能确诊为念珠菌感染。④ 病理检查：取活组织检查或真菌球切片病理检查及特异性免疫病理测定。⑤ 影像学检查：B 超和 CT 检查有可能发现集合系统的真菌感染相关变化，并对尿路梗阻进行评估。

【治疗】

真菌通常在尿路正常菌群失调、宿主机体抵抗力低下或尿路黏膜损伤等情况下引起泌尿系统感染。因此，真菌感染的治疗不但要应用敏感抗真菌药，而且需要强有力的支持治疗。若同时存在复杂尿路感染因素应积极处理。

1. 抗菌治疗原则及常用抗菌药物　① 无症状念珠菌尿：同无症状菌尿的治疗。② 有症状念珠菌尿：均需要接受治疗，需要参照标本培养结果和药敏试验结果选择药物。抗真菌药物可使用氟康唑、伊曲康唑等咪唑类或两性霉素 B，全身用药治疗 5～7 日，通常可获得良好的治疗效果。由于抗真菌药的毒性较大，在使用的过程中要密切监测肝肾功能等指标。并注意补充热量及维生素，贫血或低蛋白血症时，输全血或血浆以增强机体抵抗力。尽可能停用或减少抗生素、糖皮质激素等的剂量。

2. 手术及外科干预　留置导尿管或肾脏输尿管内支架管患者予以拔除或更换新的导尿管和内支架管，需永久性尿流改道者选择耻骨上膀胱穿刺造瘘；B 超及 CT 等影像学检查明确有泌尿系统梗阻性疾病需手术治疗解除梗阻者，有真菌球或局部脓肿形成需手术引流；有先天性畸形或结构异常在感染控制后进行手术矫形。

三、肾透析患者的尿路感染

慢性肾衰竭(CRF)透析患者与常人一样，尿路感染的发生率仅次于呼吸道感染,居第2位。由于透析患者大多少尿或无尿,除丧失尿液排出代谢产物的功能外,还失去尿液机械性冲洗尿道的功能。因此,不易将膀胱尿道内的细菌冲洗出去,易于细菌繁殖而发生尿路感染。

【病原学和发病机制】

慢性肾盂肾炎可引起慢性肾衰竭,反之,在各种慢性肾脏病所致慢性肾衰竭基础上,也易发生尿路感染。据报道,血液透析人群无症状菌尿患病率为28.0%。其发病机制有以下几点:① 各种慢性肾脏病致肾组织瘢痕形成,引起肾内梗阻而致局部尿流不畅。② 长期透析患者的肾脏会发生肾囊性变,肾囊性变易被感染波及,可变为肾脓肿。③ 肾功能减退,尿流量减少,尿液储存于膀胱的时间延长,有利于细菌的繁殖。④ 慢性肾衰竭时患者的免疫力和抵抗力下降,白细胞移动和吞噬功能减弱,而尿毒症患者食欲缺乏、营养不良、贫血、代谢性酸中毒又进一步削弱抵抗力,而易于罹患尿路感染。

【诊断】

慢性肾衰竭并发尿路感染的临床表现可不典型,除非是急性发作,一般情况下可无发热寒战、尿路刺激征和肾区叩击痛。据Saitol报道,在187例CRF中,有典型尿路感染症状者仅占6.4%,而感染的唯一线索是脓尿和细菌尿。因此,如果脓尿明显(白细胞>20个/HP),则应高度怀疑并发尿路感染,应进一步做尿细菌学检查。如果清洁中段尿细菌定量培养≥10^5/ml,则有诊断价值。

慢性肾衰竭患者可合并临床症状不典型的尿路感染。因此,有下列情况时应怀疑本病的可能:① 慢性肾衰竭病情突然加重。② 不明原因的发热。③ 有明显脓尿的患者(白细胞>20个/HP)。④ 有易于并发尿路感染的基础病变(如梗阻性肾病、多囊肾、痛风肾、肾小管酸中毒等)。应反复多次进行尿的细菌学检查,以免延误诊断,错过治疗最佳时机。

【治疗】

肾功能衰竭患者极易并发感染,故肾功能衰竭患者要讲究清洁卫生,以防止尿路感染,如有感染应立即予以治疗,及时针对可能的病原菌选用敏感的抗生素;同时,为增强机体的抗病能力,必须加强支持疗法。虽然其治疗原则与一般尿路感染相似,但是慢性肾衰竭并发的尿路感染治疗起来困难还是很大的,原因有以下几种:① 慢性肾衰竭时肾脏已萎缩,血流量很差,药物不易达到有效浓度,要在血和尿中获得有效抗菌浓度而不至于引起蓄积中毒比较困难。② 抗菌药在肾内的有效浓度很缓慢才能达到,故细菌容易产生耐药性。③ 感染通常是在医院所得,病原菌多为耐药菌株。④ 双侧肾功能损害不相等,抗菌药在两侧肾的浓度有所不同,在肾功能差的一侧抗菌药的浓度低,不能发挥作用。

肾脏是许多抗生素排泄的主要途径,慢性肾衰竭时药物排泄延迟,易引起蓄积,增加肾毒性。因此,慢性肾衰竭合并尿路感染时安全有效地使用抗生素,应根据药物敏感性,抗生素的主要代谢过程、排泄途径、对肾脏的毒性,结合患者的肌酐清除率,以及患者是否透析治疗作综合分析,以决定抗生素的种类、给药途径、给药方法和剂量。

治疗尿路感染的抗生素大部分是肾排泄型,因此,应用抗生素的关键问题是剂量的调整。一般首次负荷量同一般剂量,以保证血中的有效药物浓度。此后,使用维持量,以使血药浓度超过最低抑菌浓度(MIC)数倍以上,血药浓度监测虽比较理想,但不易普及。临床上有两种方法计算维持量:① 减量法,即用药间期不变,而第2次以后每次给药酌减。可用公式计算:该药每次的正常剂量×1/血清肌酐(Scr)(mg/dL)或该药每次的正常剂量×内生肌酐清除率(Ccr)/100。② 延长用药间期法,即每次用药量不减,但用药间期延长。可用公式计算:正常人的用药间期×Scr(mg/dL)=患者用药间期。在这两种方法中,以减量法较好,而延长用药间期法对维持血中药物浓度较难估计,对严重感染的患者会影响疗效。正在透析的患者,如使用可经透析而被清除的药物,透析后要追加一个剂量。

另外，由于慢性肾衰竭患者的排泄功能欠佳，故不宜长期使用抗菌药物进行抑菌治疗，否则会发生蓄积中毒。对于无症状性菌尿的患者，可选用适当的药物治疗 1～2 个疗程，如果细菌尿不能消除，则应密切观察，一旦出现肾盂肾炎的症状应立即给予治疗。

第三节 前列腺炎

前列腺炎(prostatitis)尤其是慢性前列腺炎(chronic prostatitis)是男性常见的感染性疾病，常见于青壮年，儿童极其罕见，是泌尿外科门诊最为常见的疾病，约占泌尿男科门诊成年男性患者的 25%。

Drach 等(1978 年)对前列腺炎最普遍形式的新的分类法：① 急性和慢性细菌性前列腺炎。② 急性和慢性非细菌性前列腺炎。③ 前列腺痛(Prosta-todynia)。

1995 年，美国国立卫生研究院(NIH)提出前列腺炎 4 种分类法。① Ⅰ型前列腺炎：为急性细菌性前列腺炎，前列腺的急性感染。② Ⅱ型前列腺炎：为慢性细菌性前列腺炎，前列腺的慢性感染和(或)反复尿路感染。③ Ⅲ型前列腺炎：为慢性非细菌性前列腺炎/慢性骨盆疼痛综合征(CP/CPPS)，骨盆区域的不适或疼痛至少 3 个月，伴有各种排尿和性功能症状。根据有无感染又进一步分为ⅢA 型(炎症性慢性骨盆疼痛综合征，也称为慢性非细菌性前列腺炎，精液、前列腺液、第三段膀胱中段尿有白细胞)和ⅢB 型(非炎症性慢性骨盆疼痛综合征，也称为前列腺痛，精液、前列腺液无白细胞)。④ Ⅳ型前列腺炎：为无症状的炎症性前列腺炎(AIP)，前列腺活检组织、前列腺液中有炎症的证据，但没有症状。NIH 的这个分类方法在前列腺的炎症性或疼痛性的炎症分类中比较有意义。然而研究发现，54%的前列腺炎患者可以出现前列腺以外的其他许多区域的疼痛不适，如阴囊、会阴、腹股沟以及膀胱区域的疼痛不适，该分类方法未能将盆底和下尿路作为一个功能整体进行考虑。由于前列腺炎的病情复杂，症状变化多样，临床对其病因诊断和治疗一直缺乏行之有效的方法，因此治疗效果较差。

【病原学和发病机制】

前列腺炎一度被认为是一种感染性疾病，近期研究显示，非感染性因素可能是前列腺炎更为重要的原因。

细菌性前列腺炎的感染途径可能有：① 感染性尿液由后尿道逆流到前列腺管，由于外周带的前列腺导管主要呈水平方向排列，更有利于尿液逆流进入前列腺，感染也最容易发生在外周带。② 上行性尿道感染，不洁性生活可引起前列腺炎，器械操作和长期留置导尿管也可引起上行性前列腺感染。③ 直肠细菌直接浸润或淋巴管蔓延侵入前列腺。④ 血源性感染。

前列腺的导管系统阻碍了前列腺分泌物的引流，导管的纤维化、前列腺结石等更进一步阻碍了前列腺分泌物的引流，因而导致细菌性前列腺炎的反复发作。

细菌性前列腺炎常见菌株是大肠埃希菌，约占慢性细菌性前列腺炎的 80%；变形杆菌、克雷伯菌、肠杆菌属、假单胞菌属、沙雷菌属以及其他少见的革兰阴性菌属较少发生。大多数前列腺感染是单个致病菌引起，偶尔也可由 2 个或多个菌株引起。革兰阳性菌在前列腺炎病因学中的作用尚有争议，大多数研究者认为除肠球菌之外，很少引起明显的前列腺炎。细菌性前列腺炎的危险因素有：前列腺导管的逆流，包茎和包皮过长，特殊血型，无防护的肛交，尿路感染，急性附睾炎，留置的 Foley 导尿管和避孕套，经尿道手术，以及其他前列腺分泌物等。

慢性非细菌性前列腺炎的病因和发病机制仍未确定，最常见的病因可能是膀胱颈功能失调导致尿液反流至前列腺腺腔和腺泡，引起化学性炎症。此类患者尿动力学常提示尿道闭合压升高。此外，盆壁紧张性肌痛、致痛性免疫因子、精神神经疼痛环路的建立等都可能与慢性非细菌性前列腺炎的症状有关。前列腺液和尿动力学检查结果均正常，其病因可能与前列腺本身并无关系，是一种盆腔壁、会阴神经肌肉的功能紊乱。

无症状性前列腺炎目前相关研究较少，常因组织活检或外科手术切除标本发现，其具体病因及机制不明。

一、急性细菌性前列腺炎

【病理】

急性细菌性前列腺炎导致部分或整个前列腺明显炎症，大致分为3个阶段。

1. 充血期　后尿道、前列腺管及其周围间质组织表现充血、水肿及圆细胞浸润，有成片分叶核粒细胞，腺管上皮细胞时有增生及脱屑。

2. 小泡期　炎症继续发展，前列腺管和小泡水肿及充血更明显，前列腺小管和腺泡膨胀，形成许多小型脓肿。

3. 实质期　微小脓肿逐渐增大，侵入更多的实质和周围基质，这种情况以葡萄球菌感染较多见。

【临床表现】

疲劳、感冒、过度饮酒、性欲过度、会阴损伤、痔内注射药物、经尿道器械操作、慢性前列腺炎按摩间隔过短或用力不当均能诱发急性细菌性前列腺炎。此外，也可由血行感染或由急性膀胱炎、急性尿潴留后细菌播散引起。

起初可见前列腺间质组织充血、水肿，腺泡有弥漫性白细胞浸润，随后病变进一步发展，有许多脓肿形成并逐渐增大，侵入更多的实质和周围基质。有时精囊也有同样病变。大部分病例经治疗后炎症消退，少数转变为前列腺脓肿。

急性细菌性前列腺炎起病突然，有高热、寒战，尿频、尿急、尿痛及排尿困难，伴会阴部及腰背部疼痛，尿道可有炎性分泌物排出，有时出现急性尿潴留，往往同时伴发急性膀胱炎和尿道炎。直肠指检前列腺肿胀、压痛明显、局部温度升高，称为“热前列腺”，质地可稍变硬，但有散在柔软区。前列腺液中有大量白细胞、脓细胞，培养有大量细菌生长，但急性前列腺炎时禁做前列腺按摩或穿刺，以免感染扩散引起菌血症。

【诊断】

急性细菌性前列腺炎有典型的临床症状体征和急性感染史，容易诊断。

【治疗】

急性细菌性前列腺炎通常对抗菌药治疗反应较好，这是由于急性期前列腺腺管和腺泡的通透性增高，药物比较容易弥散到前列腺组织中。应采用快速有效的抗菌药，迅速控制症状，待症状消失后，仍持续用药一段时间，以防迁延成为慢性或反复发作。用药之前应先做中段尿培养和药敏试验。复方磺胺甲唑常作为首选用药。氟喹诺酮类、红霉素类、头孢菌素类等均可，并根据培养和药敏结果及时调整用药。预后一般良好。

同时应给予全身支持治疗，卧床休息，补液利尿，退热，解痉止痛，可予以α受体阻滞剂(特拉唑嗪等)。如出现急性尿潴留，应避免尿道留置导尿管，可膀胱穿刺引流或造瘘。

二、慢性细菌性前列腺炎

【病理】

慢性细菌性前列腺炎组织学检查无特异性病变，与急性前列腺炎相比炎症反应较轻。在腺泡内和其周围有不等的浆细胞和巨噬细胞浸润，而这些改变也常见于无菌尿及无细菌感染的前列腺炎，因此，不能以此作为慢性细菌性前列腺炎的诊断依据。

【临床表现】

慢性细菌性前列腺炎主要由经尿道的逆行感染引起，常见致病菌为大肠埃希菌、沙雷菌属、克雷伯菌属等。慢性细菌性前列腺炎的前列腺腺泡中及其周围有数量不等的浆细胞和巨噬细胞浸润，与急性细菌性前列腺炎病理相似，但炎症反应较轻。部分病例的前列腺组织中有微型结石存在，使感染难以控制。

慢性细菌性前列腺炎的临床表现多样，可由

急性细菌性前列腺炎演变而来，多数患者无急性病史。患者可有不同程度的排尿刺激症状：尿痛、尿频、尿急和排尿困难，会阴部不适或疼痛，腰痛、会阴及睾丸放射性痛，尿道口“滴白”，性功能障碍，神经症。偶有射精后疼痛、血精，有时可表现为变态反应，如虹膜炎、关节炎等。这些症状在非细菌性前列腺炎中也可出现。

【诊断】

对慢性细菌性前列腺炎的诊断，一定要有以下两个证据：① 反复的尿路感染发作。② 前列腺按摩液中持续有致病菌存在。直肠指检前列腺饱满、增大、质软、轻度压痛，病程长者，前列腺缩小、变硬、不对称，有小硬结。前列腺按摩液每高倍视野下白细胞计数＞10 个、磷脂小体减少可诊断为前列腺炎。慢性细菌性前列腺的特征是致病菌与引起感染复发的细菌相同。经直肠B超检查可显示前列腺组织结构混乱、界限不清楚。在少数诊断困难的病例，可通过 Stamet 四杯法进行诊断。

Stamet 四杯法是最简单准确鉴别细菌性和非细菌性前列腺炎及确诊慢性前列腺炎的方法，曾被认为是诊断慢性细菌性前列腺炎的“金标准”。检查前令患者多饮水，消毒患者阴茎头和尿道口，嘱患者做连续排尿，收集最初排出的尿10 ml(VB1)，再排尿约 200 ml 时取中段尿(VB2即膀胱尿)，按摩前列腺取前列腺液(EPS)，然后排尿约 10 ml(VB3 含有前列腺液的尿)，将以上标本分别做镜检和培养，比较各标本中细菌菌落数量，可区别感染的来源，有助于确认前列腺炎的性质。

【治疗】

慢性前列腺炎的治疗比较困难，是由于前列腺腺泡上皮类脂质膜的屏障作用使得抗菌药不能透入前列腺腺泡，效果往往不理想，常需综合治疗。抗菌药物常选用复方磺胺甲噁唑 2 片，每日 2 次，持续 4～6 周；也可选用红霉素类、氟喹诺酮类和米诺环素等。每周 1～2 次前列腺按摩可促进前列腺液的排出，对反复发作的慢性前列腺炎有一定的作用。同时注射丙酸睾酮，增加腺液的分泌量，以利引流。其他治疗还可应用缓解症状的药物，如解痉镇痛药、非甾体抗炎药、α 受体阻滞剂等，并养成规律性生活，忌酒、咖啡、酸辣食物等，微波等理疗、热水坐浴可促进药物吸收和血液循环，减轻局部炎症。对药物难以治愈并发结石或前列腺增大、膀胱出口梗阻者可考虑经尿道前列腺切除术，但手术有一定的并发症，单纯为治疗慢性前列腺炎而行手术应慎重。

三、慢性非细菌性前列腺炎

【临床表现】

大部分前列腺炎属于此类，发病率比细菌性高 8 倍。对本病的病因尚不肯定。许多学者认为，解脲支原体或许是这种前列腺炎的病因，至于沙眼衣原体是否为病因仍有争议。有研究认为，自身免疫性疾病可能是非细菌性前列腺炎的病因之一，此类前列腺的腺泡周围炎症反应伴单核细胞及淋巴细胞浸润，后期可出现腺泡周围组织增生、纤维化和腺体萎缩。

慢性非细菌性前列腺炎的临床症状与慢性细菌性前列腺炎相似。前列腺真菌感染多无症状，仅 4%的患者会出现程度不同的尿频、尿急、尿痛、夜尿增多，尿道口滴白，自觉下腹部、会阴、腰骶部疼痛不适，性功能障碍，射精后疼痛不适、血精等，并可能有焦虑、抑郁、失眠、记忆力下降等，但不同病例间症状不一。非细菌性前列腺炎患者前列腺液反复细菌培养均阴性，也无尿路感染史。然而非细菌性前列腺炎的前列腺液中白细胞和含脂肪的巨噬细胞同样较正常多。支原体、衣原体培养可能会有阳性结果。因而有人认为存在尚未知晓的致病菌感染。直肠指检前列腺较柔软，稍饱满，有轻压痛。检查结果与临床症状不一定相符。

【诊断】

根据慢性非细菌性前列腺炎的临床症状、直肠指检、前列腺液检查及培养，多能做出诊断。但要注意前列腺液取样时的无菌操作，以免污染而误诊为细菌性前列腺炎。

【治疗】

由于非细菌性前列腺炎的病因不清楚，很难达到肯定有效的治疗。当前列腺液培养没有感染病菌，而衣原体和支原体可疑时，可试用四环素类抗生素如米诺环素、多西环素等，或用红霉素类，2～4周。念珠菌感染可能时，给予氟康唑400 mg口服，每日1次，4周；有脓肿形成需进行外科引流。其他的非药物性治疗同慢性细菌性前列腺炎。

四、非炎症性慢性骨盆疼痛综合征

【临床表现和诊断】

本综合征即前列腺痛，是非细菌性前列腺炎的特殊类型。典型前列腺痛的患者可能有前列腺炎的症状而无尿路感染的病史，前列腺液培养无细菌生长，前列腺液中无大量炎性细胞。主要表现为与排尿无关的盆底疼痛，如会阴坠胀、腹股沟、阴囊、睾丸不自主抽痛，腰背部、大腿内侧痛，个别甚至感觉脚或肩疼痛，轻重不一。患者精神痛苦很大，甚至影响生活、工作。有些患者主诉间歇性尿频、尿急、夜尿增多和排尿不畅、踌躇，尿流无力，性欲减退、早泄、阳痿等。泌尿生殖系统检查无特殊异常，肛门指检前列腺和周围组织有触痛不适，肛门括约肌紧张。前列腺液常规和培养均无明显异常发现。

【治疗】

因为前列腺痛是非感染性疾病，没有理由使用抗菌药，用也无效。治疗主要以缓解症状、减轻痛苦为主，可应用α受体阻滞剂、镇静剂，并可给予热水坐浴、吲哚美辛(消炎痛)栓塞肛门等对症处理。此外，前列腺痛可能与患者焦虑、应激等有关，可配合心理和精神治疗。

第四节 附睾炎

附睾炎(epididymitis)是男性生殖系统非特异性感染中常见的疾病，常见于青中年男性，常与睾丸炎同时存在。青春期男性出现阴囊肿痛时，1/3的病例为附睾炎，1/3的病例为睾丸扭转，1/3的病例为睾丸附睾附件扭转所致。急性附睾炎是附睾的急性炎症。当感染严重时可扩散至邻近睾丸，引起典型的附睾睾丸炎，单纯的睾丸急性炎症不常见。慢性附睾炎是指持续6个月以上的附睾炎症伴疼痛，通常无附睾肿胀。

一、急性附睾炎

由于附睾炎仅有极少数患者住院治疗，因此不能统计确切的发病率。从新生儿到老年人均可发生。小儿期的发病率在各年龄期很少波动，但在青春期前略有增多。发病最多年龄段为19～35岁，中老年男性发病率偏低。

【病原学和发病机制】

附睾炎的主要致病菌为大肠埃希菌、变形杆菌、葡萄球菌、肠球菌及铜绿假单胞菌等。急性附睾炎被认为是细菌感染的尿液由前列腺尿道通过射精管和输精管逆行感染引起的。正常情况下输精管系统存在完善的抗逆流机制，射精管以斜角穿过致密的前列腺组织从而防止尿液逆流。在前列腺或尿道梗阻、先天性发育异常的情况下易致无菌尿液反流。对老年人采用开放式前列腺切除或经尿道前列腺电切后，射精管口向前列腺敞开，排尿时压力升高，可使细菌经输精管逆流至附睾。

器械操作和留置导尿管是急性附睾炎的危险因素。尿道炎、前列腺炎、膀胱炎常合并存在，因此，导尿或器械操作如尿道扩张可诱发附睾炎。附睾结核可能是泌尿生殖系统结核的最先表现，往往是由血行播散而来。睾丸炎与附睾炎不同，腮腺炎病毒是睾丸炎的重要因素。

屏气和过度用力可引起无菌尿经输精管逆流至附睾，引起化学性附睾炎。因此，经常用力憋尿的男性，附睾炎常见。急性附睾炎最常见于15～30岁的青年男性和60岁以上的老年男性。

青春期前期少见，而在这个年龄段睾丸扭转更多见。发生急性附睾炎的儿童和40岁以上男性常有泌尿系统的结构性异常。成人常有膀胱出口梗阻或尿道狭窄，儿童多见异位输尿管开口、异位输精管开口、前列腺囊肿、尿道重复畸形、后尿道瓣膜病、尿道直肠瘘、逼尿肌括约肌协同失调、膀胱输尿管反流等。

【病理】

附睾炎早期是一种蜂窝织炎，一般在输精管开始再延伸至附睾尾部。在急性期，附睾肿胀一般从附睾尾延至附睾头。感染切开附睾可见小脓肿，鞘膜分泌液可呈脓状、精索变厚。睾丸的肿胀继发于被动充血，极少病例睾丸同时发生炎症。

早期组织学见水肿及中性白细胞、浆细胞、淋巴细胞浸润，以后即出现脓肿。感染在后期完全消失而无损害，但附睾管周围的纤维化可使管腔阻塞。如为双侧附睾炎，可发生男性不育症。

【临床表现】

急性附睾炎发病较急，不少患者常在睡梦中突然发生附睾炎症，发病数小时后形成急性炎症，感觉阴囊部疼痛，并向同侧腹股沟、腰腹部放射。附睾肿胀进展较快，可在短时间内达正常的2倍，并有高热；也可同时有睾丸肿胀，伴有尿液浑浊、尿频、尿急、尿痛及排尿困难等膀胱炎、前列腺炎的症状。体检可发现阴囊红肿，患侧附睾肿大、发硬，触痛明显，早期肿大附睾与睾丸分界较清楚，但数小时后两器官即界限不明，精索水肿增厚，可继发睾丸鞘膜积液。若病变进一步发展，可形成脓肿甚至破溃。前列腺肛门指检发现有前列腺炎体征，但不能做前列腺按摩，以免附睾炎加剧。

发病时行血常规检查提示血白细胞计数和中性粒细胞计数升高，尿常规显示白细胞增多或出现脓细胞，尿液涂片和培养明确病原菌。行彩色多普勒超声检查可显示阴囊内容物的解剖影像，将附睾、睾丸肿胀及炎症范围显示出来。

【诊断和鉴别诊断】

根据典型的临床表现以及血、尿检查，结合彩色多普勒超声检查，易于诊断，但要与阴囊内其他疾病相鉴别。①附睾结核：病史较长，少有疼痛及发热，睾丸附睾分界较清楚，同侧输精管常有串珠样改变，前列腺触诊高低不平，同时精囊增厚。红细胞沉降率增快，尿液和前列腺液中可发现抗酸杆菌。②睾丸精索扭转：常见于青春期前儿童，有时亦见于年轻成人，多于剧烈活动后发生，发病时患侧睾丸呈横位并上移，精索增粗，上抬睾丸时疼痛加重（Prehn征），而急性附睾炎上抬睾丸疼痛缓解。睾丸精索扭转患者无明显排尿症状，放射性核素和彩色多普勒超声检查提示局部血流减少甚至消失，而急性附睾炎局部血流丰富。如鉴别仍有疑问时，必须不失时机进行手术探查，以免丧失睾丸。③睾丸附睾肿瘤：常为无痛性肿块，质硬，附睾、睾丸分界较清楚。瘤内急性出血时可有睾丸附睾疼痛。尿液、前列腺检查均正常。彩色多普勒超声检查有助于鉴别诊断。必要时需手术探查。④睾丸附睾损伤：有损伤史、无脓尿及不正常尿道分泌物，易与附睾炎相鉴别。⑤流行性腮腺炎病毒引起的附睾睾丸炎：常伴有腮腺炎，无尿路症状，血常规白细胞计数大多正常或稍高，淋巴细胞相对增高，尿液分析无大量白细胞和细菌。

【治疗】

1. *抗感染治疗* 抗生素的选择应根据尿培养和药物敏感试验来决定。引起急性附睾炎的致病菌多为革兰阴性杆菌，可在培养和药敏结果出来之前先用针对此类细菌的药物或广谱抗生素。疗程要持续4周左右。合并念珠菌感染时，给予氟康唑400 mg口服，每日1次，4周。若泌尿生殖系其他器官合并感染，应一并治疗。

2. *一般支持治疗* 发病期间应卧床休息，托起阴囊。如附睾疼痛较重，可用1%利多卡因20 ml行精索封闭，以减轻疼痛，亦可口服止痛、退热药。早期可用冰袋冷敷附睾，防止肿胀；晚期可热敷，加速炎症消退，减轻不适。急性期应避免性生活、体力活动。

3. *外科处理* 绝大多数急性附睾炎经药物治疗后自行消退，如急性附睾炎出现脓肿、睾丸梗死等并发症，或不能与睾丸精索扭转、睾丸附睾肿瘤相鉴别时，可行手术处理，包括脓肿切开引流、附睾睾丸切除术等。目前不主张行附睾切开术和单纯附睾切除术。

二、慢性附睾炎

慢性附睾炎的形成原因多是急性附睾炎治疗不彻底，但临床上可见少部分病例不伴有急性炎症发作过程，而伴有慢性前列腺炎等慢性泌尿生殖系统疾病。

慢性附睾炎由于纤维增生使整个附睾硬化。组织学上看到广泛的瘢痕与附睾管闭塞，组织被淋巴细胞与浆细胞浸润。

【临床表现和诊断】

慢性附睾炎除了在急性发作期时有症状外常无特异性表现，患者仅局部轻度不适，或有阴囊坠胀痛，经休息后可好转。附睾呈局限性增厚、肿大，呈结节状改变，质硬，与睾丸有清楚的分界，精索和输精管可增粗，前列腺可因纤维组织增生而变硬。如慢性附睾炎伴有慢性前列腺炎时，前列腺液可发现较多脓细胞。中段尿培养可有各种引起前列腺炎或尿路感染的细菌。需与附睾结核相鉴别，后者质地稍硬，常发生于附睾尾部，输精管增粗呈串珠状改变，前列腺小而有结节，同侧精囊多有病变。若同时合并慢性前列腺炎的，需要同时予以治疗。如慢性附睾炎为双侧的，可影响生育。

慢性附睾炎的诊断取决于组织病理学检查。

【治疗】

托起阴囊，局部热敷、热水坐浴、理疗等可缓解症状。急性发作时应适当应用抗生素，但由于局部组织瘢痕形成，阻碍药物进入附睾，往往效果不理想。若局部发生剧烈疼痛，且反复发作，严重影响生活和工作，可考虑行附睾切除术。

第五节 睾丸炎

睾丸炎主要分为非特异性睾丸炎和流行性腮腺炎性睾丸炎。

【病原学和发病机制】

临床上较为常见的是流行性腮腺炎并发睾丸炎，偶见于柯萨奇病毒B、风疹病毒、艾柯病毒、水痘病毒、EB病毒、登革热病毒。非特异性细菌性睾丸炎多经淋巴或输精管播散至附睾蔓延所致，常见的致病菌为大肠埃希菌、变形杆菌、葡萄球菌和铜绿假单胞菌等。细菌经血行播散到睾丸引起的炎症极为少见。

【诊断】

急性非特异性睾丸炎多表现为单侧性睾丸疼痛伴高热、寒战，阴囊局部红肿，睾丸肿大，常伴有鞘膜积液。超声扫描有诊断价值。

流行性腮腺炎性睾丸炎一般在急性腮腺炎发病后3～4日出现阴囊红肿，可有高热、单侧或双侧睾丸增大、压痛明显。血白细胞计数升高，急性期通过PCR方法可在尿液中检测到病毒核酸。

睾丸病变应高度警惕睾丸肿瘤的可能性，应检查血甲胎蛋白(AFP)和绒毛膜促性腺激素(HCG)等肿瘤标志物。在小儿尚应注意与睾丸扭转相鉴别，睾丸扭转发作急骤，伴恶心呕吐，睾丸位置上移，精索增粗伴有压痛。早期睾丸炎与急性附睾炎易于鉴别，后期由于睾丸充血则难以鉴别，尿道分泌物、脓尿、前列腺液细菌培养阳性等提示急性附睾炎的存在。

【治疗】

对于长期尿道内留置导尿管引起的睾丸炎，应尽早拔除导尿管。

对于非特异性睾丸炎，抗生素的早期应用有利于限制病变的扩散，但对流行性腮腺炎并发睾丸炎是无效的。

卧床休息、抬高阴囊、局部冷敷等对症处理可减轻疼痛，必要时可应用解热镇痛药。

在药物控制下切除病变的附睾可使得继发性睾丸炎好转。睾丸炎治愈后，由于细精管的破坏和组织纤维化，病侧睾丸将发生萎缩，影响生精功能，导致不育。

第六节 肾盂肾炎

肾盂肾炎是细菌引起的肾盂、肾盏的炎症，可合并肾间质炎性病变。在感染性疾病中，肾盂肾炎相当多见。上尿路梗阻、膀胱输尿管反流及尿潴留时可继发肾盂肾炎。据我国统计，肾盂肾炎患者占住院患者的 1.1%～1.4%，其中急性型占 89.3%，慢性型占 10.7%；女性的发病率高于男性，男女发病率之比为 1∶5。

【病原学和发病机制】

1. *病原菌* 大肠埃希菌占绝大多数，也可由其他肠杆菌及革兰阳性球菌引起感染，还可由克雷伯菌、副大肠埃希菌、变形杆菌、产气杆菌、沙雷菌属、铜绿假单胞菌、产碱杆菌等革兰阴性杆菌引起，粪链球菌、肠球菌和葡萄球菌亦可致病。两种以上的杆菌，或杆菌与球菌的混合感染并不少见。慢性病例多经抗菌药物反复治疗，可出现多重耐药菌株，也可出现 L 型细菌。L 型细菌是细菌的细胞壁缺陷型，它的生长繁殖较原菌慢，需要保持一定的温度，且在一般的非高渗培养基上不易生长。当临床诊断明确而尿培养阴性时，应做高渗培养检查是否有 L 型细菌。

肾盂肾炎多由细菌上行感染引起，细菌经尿道上行至膀胱、肾盂、肾盏，进而通过肾乳头管进入集合管。肾髓质部位血流供应较少，且有高渗的含氨甚多的尿液，故局部抗感染功能低下。实验也证实，肾髓质对细菌的易感性为肾皮质的 1 万倍。血源性感染相当少，葡萄球菌败血症可继发肾脓肿和肾盂肾炎，而革兰阴性杆菌败血症引起急性肾盂肾炎则更为少见。

某些大肠埃希菌对肾和尿路上皮细胞有特殊亲和力，称尿路致病性大肠埃希菌，其菌体表面有 P 型丝状菌毛，可与尿路上皮细胞上半乳糖受体结合。这类大肠埃希菌的 O 抗原可作用于输尿管平滑肌，使其蠕动降低；当输尿管内尿流速度降低至 25 ml/h 以下时，细菌可逆流而上。细菌的包膜抗原即 K 抗原能抑制中性粒细胞的吞噬作用，在与上述菌毛协同作用下促成初期的感染。一旦构成感染，炎性细胞趋向移动至炎症部位，吞噬杀灭细菌的同时释放有毒酶体、氧化物等至肾小管腔内，同时细菌崩解释出的内毒素可通过激活补体、炎症相关信号通路等环节引起炎症，损伤肾小管上皮细胞、肾间质，最终形成肾内瘢痕。

2. *发病因素* 主要指影响机体和肾的抗感染防御功能的各种因素。

(1) 膀胱输尿管反流：膀胱输尿管结合处的平滑肌具活瓣样作用，排尿时膀胱收缩、活瓣关闭，尿液不反流。膀胱三角区平滑肌功能障碍、先天畸形，以及膀胱三角区炎症的影响均可削弱该活瓣作用，造成膀胱输尿管反流，引起反流性肾脏感染，此为慢性肾盂肾炎的主要病因。

(2) 妇女易感因素：女性尿道短、宽、直，细菌易上行；经血适宜于细菌生长繁殖，易发生经期感染；性生活时由于尿道受压，细菌可侵入膀胱。妊娠期平滑肌蠕动减弱，或子宫压迫输尿管等情况均易诱发本病。妊娠期肾盂肾炎多在妊娠后期，常为右侧肾盂肾炎。

(3) 尿路梗阻：复杂的慢性肾盂肾炎常伴有尿路梗阻，梗阻上方肾盂压力升高，压迫动脉使肾血流减少，有利于细菌生长繁殖，使感染迁延不愈。梗阻因素包括肾结石、前列腺增生、输尿管畸形或狭窄、泌尿系统或其附近的肿瘤、神经源性膀胱等。由于肾脏的复杂发育史，肾脏形态和位置异常并不少见，如肾异位、马蹄肾、一侧或双侧的双肾盂和双输尿管，常导致排尿障碍，甚至梗阻。

(4) 其他：糖尿病合并感染中肾盂肾炎所占比率并不高，但一旦发生病情较重，可发生炎症性肾乳头坏死和肾盂积脓。

除炎症外尚有免疫反应机制参与肾脏的病

理变化，细菌性抗原或肾组织抗原激发的免疫反应可导致肾小管或肾小球基底膜损伤。患者可发生肾病综合征、肾性高血压和肾功能衰竭等。

【诊断】

1. 急性肾盂肾炎　往往先有前驱性膀胱炎，继而畏寒高热、患侧或双侧腰区疼痛、肾区叩击痛、腹部沿输尿管至膀胱部位有压痛。血行感染的急性肾盂肾炎发病突然，多寒战、高热后体温上升至39℃以上，伴有头痛、恶心、呕吐等全身症状，继而出现尿频、尿急、尿痛等尿路刺激症状。血压一般不升高。尿浑浊脓性或带血，尿沉渣中有细菌、白细胞、白细胞管型等。除非合并慢性肾病、充血性心力衰竭等，否则尿蛋白阴性或微量，一般不超过1.5～2.0 g/d。菌尿是确诊依据，尿杆菌细菌计数达10^5个/ml以上，或尿球菌细菌计数达10^3个/ml以上，可助诊断。但是有些细菌在膀胱内不易增殖，或因多尿、尿呈强酸或强碱性，或在使用抗生素的情况下做检查，则尿菌数不能达到这个标准；如果数次培养均为同一菌种，菌量也大致相等，则仍应定为尿菌阳性。

肾实质炎症引起的体液免疫反应表现为某些血清反应阳性，亦可作为辅助诊断。C反应蛋白(CRP)常呈"4+"强阳性，定量在30 μg/L以上，而下尿路感染多为弱阳性。O抗体效价超过正常人4倍以上，随炎症轻重而变化，可作为疗效或病情发展的一个参考指标。Tamm-Horsfall蛋白是来自肾小管的黏蛋白，肾髓质炎症时漏入肾间质可引起局部免疫反应，产生相应的自身抗体。血清Tamm-Horsfall蛋白抗体于肾盂肾炎或阻塞性反流性肾病(reflux nephropathy)时为高效价，此抗体为IgA，故急性肾盂肾炎时血清IgA升高。

本症易并发菌血症和内毒素休克，特别在尿路阻塞、留置导尿管、抵抗力较差患者，应及时做血培养。

急性肾盂肾炎可发生尿浓缩功能低下，经治疗即可恢复正常。重症感染可引起急性肾衰竭，如为单侧肾受累，则极少发生肾衰竭。

2. 慢性肾盂肾炎　90%以上的患者有尿路梗阻或膀胱输尿管反流等器质性疾病。多先有肾盂肾炎发作史，其后反复发作(再燃)。部分病例仅有低热、贫血等非特异症状。肾脏功能和影像检查是诊断的重要手段。肾髓质受损早期即有尿浓缩功能低下，尿钠排泄增加，尿酸化不足和高氯性酸中毒等。发展到后期，肾间质广泛纤维化，脓性分泌物不易进入肾小管随尿排出，故可无脓尿现象，且有血压升高、轻度水肿、贫血和肾功能不全，常死于尿毒症。

诊断困难病例可做肾活体组织检查，不仅可做出组织学诊断，穿刺标本及其所含的血液做细菌培养亦有助于抗菌药物的选择。

肾盂肾炎的诊断应全面掌握资料，分清急性和慢性、活动性和非活动性(图31-1)，才能决定治疗方案及估计预后。

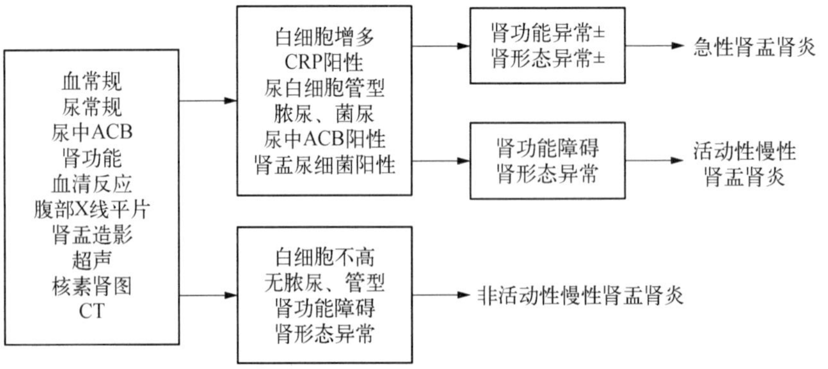

图31-1　肾盂肾炎的诊断步骤和临床类型

注：ACB(Antibody coated bacteria)指抗体包被细菌；CRP(C reactive protein)指C反应蛋白；±指常无异常，偶有异常。

【治疗】

治疗的目的不能停留于症状缓解，必须消灭病原菌，预防复发，制止肾实质病变的发展。感染复发或反复再感染常与尿流不畅有关，应注意查出并解除尿路梗阻和膀胱输尿管反流等因素。

1. *支持治疗* 急性肾盂肾炎应卧床休息，多饮水使尿量>2 000 ml/d，有利于炎症的消除及代谢产物的排出。

2. *抗菌药物治疗* 宜选用对病原菌有高度活性，且渗入肾脏和尿内浓度较高的抗菌药物。

(1) β-内酰胺类抗生素：青霉素类药物对革兰阳性细菌作用较强，其中广谱青霉素类，如氨苄西林、羧苄西林等，对大肠埃希菌、变形杆菌和场球菌等都有较强作用；第一、二代头孢菌素可用于产酶葡萄球菌感染；第二、三代头孢菌素对严重革兰阴性杆菌感染作用显著，且与氨基糖苷类药物合用有协同作用；哌拉西林、头孢哌酮、头孢他啶等对铜绿假单胞菌及其他假单胞菌感染有效；亚胺培南-西拉司丁钠(泰能)抗菌谱广，对革兰阴性杆菌杀菌活性好，尤其可用于难治性院内感染及免疫缺陷者的肾盂肾炎。

(2) 磺胺类药物：复方磺胺甲噁唑除铜绿假单胞菌外，对其他革兰阳性、阴性菌有效。

(3) 喹诺酮类药物：抗菌谱广、作用强、毒性小，临床应用广泛，但不宜用于儿童、孕妇及肾功能不全者。

(4) 氨基糖苷类药物：对多种革兰阴性菌和某些革兰阳性菌杀菌作用强，其中妥布霉素、奈替米星等对铜绿假单胞菌效果较好。

(5) 去甲万古霉素：适用于耐甲氧西林的葡萄球菌、多重耐药的肠球菌感染及对青霉素过敏者的革兰阳性球菌感染。以上治疗疗程一般为2周，宜个体化治疗，静脉用药者体温正常、临床症状改善、尿细菌培养转阴后可改为口服抗生素治疗。治疗开始后及疗程结束后均应按照常规程序进行疗效考核(图 31-2)，并根据考核结果采取相应措施。

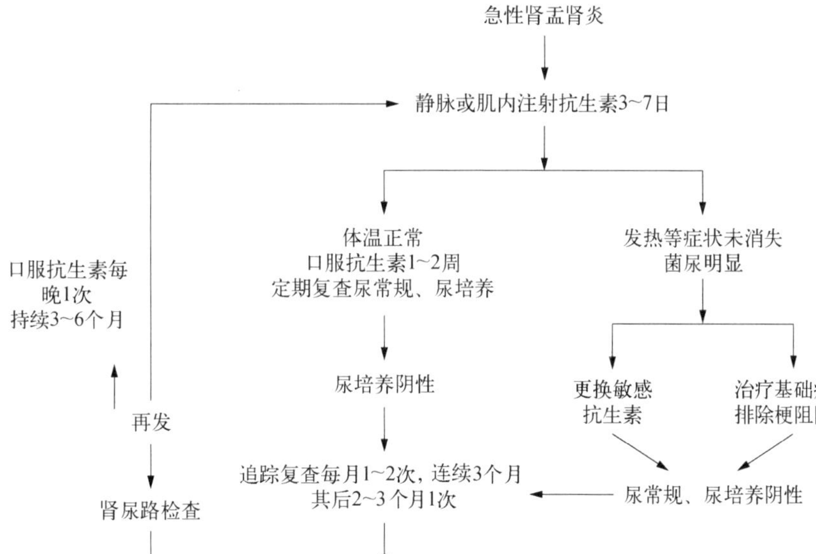

图 31-2 急性肾盂肾炎的治疗经过

3. *对症治疗* 碳酸氢钠、枸橼酸钾等碱性药物可降低酸性尿液对膀胱的刺激，缓解膀胱刺激症状；钙离子通道拮抗剂维拉帕米(异搏定)或盐酸黄酮哌酯(泌尿灵)可解除膀胱痉挛、缓解刺激症状。

尿标本的采取和细菌培养是比较容易实施的临床检查，应用抗生素之前宜先做尿培养和药物敏感试验。肾盂肾炎的抗菌药物的使用方法、使用量、使用期等随感染轻重、宿主对感染抵抗力的差异等而有所不同，但是抗菌药物的选择必须参考药物敏感试验的结果。

肾功能减退者应根据肾功能不全的程度、药物的半衰期、蛋白结合率和药物的肾毒性调整剂量和给药间期。肾毒性较大的药物，如头孢噻啶、头孢噻吩、头孢噻肟、多黏菌素、万古霉素等应属相对禁忌，如必须使用需严密监测肾功能和血清药物浓度。

慢性肾盂肾炎常反复发作，需要定期追踪观察。为避免再发，首先必须排除尿流障碍因素，每晚服用1次抗菌药物并连用3～6个月是值得试用的方法。例如，每晚睡前口服复方磺胺甲噁唑(SMZ)1.5片，或甲氧苄啶(TMP)50～100 mg。

第七节 肾周围脓肿和肾脓肿

一、肾周围脓肿

肾周围脓肿是肾周围组织的化脓性炎症，感染多来自肾脏，如肾盂的感染或肾皮质脓肿穿破包膜侵入肾周脂肪囊，是来势汹汹可能危及患者生命的感染。可因血行感染、上行感染扩散至肾间质、肾被膜和肾周围筋膜，乃至肾周围间隙。脓肿弥散可使肾脏包膜及包膜动脉、肾周围筋膜改变位置。

自20世纪40年代抗生素问世以来，过去最常见的血行传播的葡萄球菌感染已由45%降至6%，而经尿路感染的常见细菌大肠埃希菌和变形杆菌分别由8%、4%上升至30%、44%。但肾周围脓肿并不一定伴随尿路感染，一组51例肾周围脓肿患者中，尿正常者占25%。

肾周围脓肿在发病前1～2周有皮肤感染或泌尿系统感染。有报道52例，其症状持续超过14日，常见症状为高热、寒战、腰痛或腹痛、尿痛等，47%的患者可能在腰部皮肤发现水肿、潮红，脊肋角饱满、压痛，并可出现腰肌刺激症状。末梢血白细胞计数(10～20)×10^9/L或以上。有42%的患者有糖尿病，19%的患者有尿石症。

X线检查可能发现病侧肾是正常的，但腰大肌阴影消失、肾外形扩大，同侧膈肌抬高，排泄性泌尿系统造影见病侧肾正常者为20%，功能减退或无功能者为64%，其肾盂肾盏伸长变形者为39%。为了明确病侧位置，过去常采用在造影时，摄片于呼吸活动时，如正常肾则活动范围2～6 cm，影像模糊；反之肾周围炎症时病侧肾固定，显像清晰。现在B超、肾核素扫描、CT、MRI即可明确诊断，已很少做上述造影。动脉造影可见包膜动脉变形。

一旦明确诊断有肾周围脓肿形成，应及时引流排脓。在症状不重时可在B超指引下穿刺排脓，由于脓液较稠，穿刺排脓可能不太满意，必要时仍应做切开引流。

治疗除采用抗菌药物外，对发生感染诱因如糖尿病、尿路结石等亦需要相应治疗。

二、肾脓肿

致病菌常为金黄色葡萄球菌，也可由大肠埃希菌和变形杆菌等引起。原发灶可为疖、痈、龋齿、肺部感染、骨髓炎、扁桃体炎、前列腺炎或外伤后感染等远处炎症病灶。远处病灶的病原菌常随血液循环侵入肾，造成肾皮质感染，进而形成肾皮质多发性小脓肿，称为“肾疖”；小脓肿融合扩大形成大块脓肿组织，称为“肾痈”。随着抗生素的广泛使用，革兰阳性菌形成的脓肿正逐渐减少，而由大肠埃希菌及变形杆菌为主引起的脓肿越发常见。病变严重时，可从肾皮质向外破溃形成肾周围脓肿。

临床表现为畏寒发热、腰痛、肌紧张、肾区叩击痛，常无膀胱刺激症状，病程1～2周。如肾痈破溃侵犯肾周围组织，则可使全身及局部症状明显加重。实验室检查血中白细胞计数升高、中性粒细胞计数增加，血培养可有细菌生长。尿常规检查常为阴性。当脓肿和集合系统相通时会出现菌尿和脓尿，尿液涂片革兰染色镜检可见致病菌，尿培养可阳性。影像学检查B超和CT均可良好显示脓肿，并可在其引导下穿刺抽液诊断或引流。静脉尿路造影可显示肾盂肾盏受压推移，患侧肾功能减退。

肾痈一旦形成或并发肾周围脓肿需立即切开引流，早期肾皮质脓肿可应用抗生素治疗。通常使用广谱抗菌药物，如氨苄西林、第三代头孢菌素，或万古霉素与氨基糖苷类合用，若48小时内治疗无效，应在CT或超声引导下经皮穿刺或手术切开引流。

参考文献

[1] 王晓玲，陈香萍，庄一渝，等.拔管提醒单对降低导尿管相关尿路感染发生率的研究[J].护理与康复，2017，16(1)：42-44.
[2] 石华，徐述雄，李凯，等.泌尿外科住院患者尿路感染的病原菌分布及耐药性分析[J].中华医院感染学杂志，2013，23(14)：3524-3526.
[3] 阿克勒别克·哈木别勒.慢性前列腺炎的诊疗心得[J].医学信息，2014，(23)：573-573.

第八节 肾移植术后感染

一、概述

肾移植是目前公认终末期肾脏病的最佳治疗方式。随着外科技术的不断改进和新型免疫抑制剂的开发应用，肾移植受者的近期及中期存活率已经达到较高水平。然而肾移植术后的排斥反应和感染仍然是影响患者预后最重要的两大原因，尤其是肺部感染，是导致肾移植受者早期死亡的主要原因。近年来，随着供体来源的逐步改变、边缘供体的应用、ABO血型不相容肾移植的增加、抗淋巴细胞抗体等强力免疫抑制剂的应用，各种类型感染的发生率仍然呈上升趋势。

【感染的易感因素】

感染是肾移植受者术后的重要并发症之一，也是导致死亡的主要原因，其易感因素包括以下几方面。① 感染源及传播途径：由于长期使用免疫抑制剂，肾移植受者几乎对所有微生物都是易感人群。对于肾移植受者，除了常见的社区获得性感染、医院获得性感染和机会性感染，有相当一部分感染来自供体来源的感染、受者体内潜伏病原体的再活动甚至医源性感染。② 受者因素：尿毒症患者因多数存在贫血、营养不良、低蛋白血症、骨髓抑制、肺水肿、心功能欠佳等慢性病变，由此导致免疫功能减退。在肾移植手术及术后护理过程中，透析、输液、气管插管等各种管道均可能破坏患者既有的防御屏障，增加其感染风险；术后抗生素的使用，可造成菌群失调，甚至继发真菌感染；肾移植术后长期使用免疫抑制剂和合并糖尿病等并发症也增加感染的机会。③ 供者因素：尽管肾移植术前会对供体进行完善的评估检查，但仍可能有常规检查很难发现的病原体漏检（如结核分枝杆菌、狂犬病毒、HIV等），潜伏的病原体带入受者可能导致其发生严重感染甚至死亡。此外，在供肾获取过程中亦有可能由于操作失误造成供肾的污染。

【感染发生时间和地域差异】

肾移植术后发生感染的种类和时间存在一定规律，可将感染风险划分为早期(0～1个月)、中期(1～6个月)、晚期(>6个月)3个主要时间段，从而有助于判断哪种病原体感染。但这种以时间来评估可能的病原体并不是绝对的，仅用于指导初步的鉴别诊断（表31-1）。在某些情况下，还要考虑季节性因素（如流感病毒、轮状病毒）或当季是否有暴发性流行病等。此外，肾移植术后感染病原体亦存在一定的地域差异，尤其是病毒及原虫感染，如某些地区EB病毒感染、乙型肝炎病毒感染高发，国外某些地区疟疾流行等，故应综合考虑当地的流行病学情况，及时予以相应的抗感染治疗。

表 31-1 肾移植后感染并发症的种类及发生时机

早期(0~1个月)	中期(1~6个月)	晚期(>6个月)
	卡氏肺孢子菌肺炎	社区获得性肺炎
MRSA感染	CMV感染	尿路感染
VRE感染	VZV感染	曲霉感染
念珠菌(非白念珠菌)感染	HSV感染	诺卡菌属感染
吸入性肺炎	EBV感染	迟发性病毒感染
导管相关感染	HBV/HCV感染	CMV感染
切口感染	李斯特菌、诺卡菌属、弓形虫等感染	HBV/HCV感染
吻合口瘘和缺血继发感染	BKV感染	HSV脑炎
梭状难辨杆菌肠炎	梭状难辨杆菌肠炎	SARS
供者来源性感染(少见)	腺病毒感染	BKV肾病
受体来源性感染(定殖)	新型隐球菌感染	EBV感染
曲霉、铜绿假单胞菌感染	结核分枝杆菌感染	

注：MRSA(Methicillin-resistant Staphylococcus aureus)指耐甲氧西林金黄色葡萄球菌；VRE(Vacomycin-resistant Enterococcus)指耐万古霉素肠球菌；CMV(Cytomegalovirus)指巨细胞病毒；VZV(Varicella-zoster virus)指水痘-带状疱疹病毒；HSV(Herpes simplex virus)指单纯疱疹病毒；EBV(Epstein-Barr virus)指EB病毒；SARS(Severe Acute Respiratory distress Syndromes)指严重急性呼吸窘迫综合征；HBV(Hepatitis B virus)指乙型肝炎病毒；HCV(Hepatitis C virus)指丙型肝炎病毒；BKV(BK virus, Polyoma virus)指BK病毒/多瘤病毒。

【感染的病原体】

病原体检测结果及药敏试验是指导治疗最直接有力的依据。要获得准确的病原体检查结果，需要正确留取标本，最有价值的标本应当是无菌体液或分泌液的培养(血液、支气管肺泡灌洗液、脑脊液、胸腔积液、腹水等)。其他具有较高敏感性和特异性的实验室检查诸如结核抗体、深部真菌1,3-β-D葡聚糖抗原(G试验)、半乳甘露聚糖抗原(GM试验)等，影像学上特征性的改变亦可作为支持某些病原体诊断的依据。

1. *细菌* 是肾移植术后感染的主要病原体，几乎可以在肾移植术后所有时间段发生，并且常表现为混合性感染。最常见的感染部位是肺、泌尿系统、手术切口及肠道等。术后早期以院内耐药菌感染为主，后期则多为社区获得性感染。但需警惕的是，近年来结核分枝杆菌感染有增多趋势。

2. *病毒* 感染多发生于移植术后1~6个月，多与细胞免疫受损有关，当受者接受了抗排斥治疗后，继发主要抗炎症反应能力的细胞毒性T细胞的防御能力受到抑制，更易导致感染。病毒感染具有潜伏性，一旦感染可终生携带，在一定条件下被激活而发病。肾移植术后最常见的感染病毒有CMV、HSV、VZV、具有泌尿系统亲嗜性的多瘤病毒以及各种类型的肝炎病毒等。

3. *真菌* 感染来源于播散性原发感染或体内潜在真菌感染的再激活。常见于肾移植术后6个月内，也可见于术后多年。一般与以下因素相关，如长期使用免疫抑制剂、长期使用广谱抗生素、大剂量糖皮质激素使用等。常见的感染真菌种类有：念珠菌属、隐球菌属、曲霉菌属、组织胞浆菌属及毛霉菌属等。按感染部位可分为浅表感染和深部真菌感染。浅表感染多见于皮肤、口腔黏膜等，但如口咽部、鼻窦真菌感染控制不佳，有可能导致真菌感染向深部组织侵袭，引起严重的深部真菌感染如肺部感染、神经系统感染，极易导致死亡。

4. *其他* 近年来，支原体、衣原体及弓形体感染时有报道，虽然临床并不常见，但如控制不佳，亦可能出现致命危险，需引起重视。目前，常用的抗感染药物如大环内酯类、喹诺酮类以及复方磺胺甲噁唑可覆盖部分上述病原体，在治疗过程中可选择性使用。

【感染的预防和治疗原则】

1. *预防* 肾移植受者术后长期处于不同程度的免疫抑制状态，尤其是移植围术期及术后早期，通常需予以常规预防感染治疗。目前，针对细菌的预防治疗尚未达成共识，多为各中心经验性用药。围术期一般选择针对供、受体来源的可能潜在病原菌、皮肤病原菌(如葡萄球菌、链球菌)、泌尿道病原菌(如大肠埃希菌、变形杆菌属)

以及其他有感染可能病原菌的抗生素。通常选择第三代头孢类或喹诺酮类抗生素，需注意的是，对于儿童供肾、儿童及老年受体，应避免使用喹诺酮类抗生素。如感染风险明显升高，亦可采取“降阶梯”的预防方案，即首先选用碳青霉烯类联合利奈唑胺，同时预防革兰阳性菌和阴性菌感染的可能，必要时加用抗真菌的药物（如卡泊芬净等）。术后1周内每日监测患者体温、临床表现，以及血、尿和各种分泌物等体液中病原菌等感染指标的变化，如无明显感染征象，通常于术后1～2周降级使用抗生素。出院后序贯使用相应的抗生素口服，疗程一般为2～4周。其他常用的预防治疗方案是复方磺胺甲噁唑预防卡氏肺孢子菌感染，更昔洛韦或缬更昔洛韦预防CMV感染，预防治疗时间为3～6个月。虽然相关指南并未推荐对无并发症的肾移植受者给予全身应用抗真菌药物常规预防真菌感染，但由于目前供体来源的变化，国内部分肾移植中心已开始使用口服泊沙康唑或伊曲康唑等进行普遍预防策略。而对于可能发生真菌感染的高危患者（如存在供体来源感染可能、长期使用广谱抗生素及使用淋巴细胞清除抗体者等），可给予卡泊芬净治疗后序贯口服泊沙康唑或单用泊沙康唑预防真菌感染。

2. *治疗原则* ① 免疫抑制剂的减量：一旦肾移植受者考虑存在感染尤其是深部组织器官感染，应首先酌情撤减甚至停用免疫抑制剂，必要时使用免疫调节剂（如免疫丙种球蛋白等）提高受者的免疫力，以利于对感染的控制。② 抗感染药物选用：首先给予经验性治疗，一般采取“降阶梯治疗方案”，开始选用高效广谱的抗感染药物，待获得病原学检测及药敏结果，再根据药敏结果调整使用窄谱、敏感的抗感染药物，从经验性治疗转为目标性治疗。对于一些拟诊受者，即有高危因素，尚无明确的临床症状，但实验室检查或影像学检查高度提示细菌、病毒或真菌感染的受者，可进行相应的“先发治疗”，从而可以降低经验性治疗导致的抗感染药物过度使用及其带来的不良反应。③ 其他治疗：在使用抗感染药物的同时应重视辅助治疗，包括控制血糖，预防消化道出血，纠正贫血、低蛋白血症及水和电解质平衡紊乱，肠内外营养及其他对症支持处理等。对于肺部感染受者应重视纠正低氧状态，主要措施包括加强雾化排痰，必要时尽早给予肺泡灌洗以通畅气道改善肺通气；输注白蛋白、利尿及静脉用糖皮质激素减轻肺水肿、改善肺换气；如无效者可行正压或负压机械通气，但应注意避免呼吸机相关性肺炎的发生。存在局部伤口及组织感染的患者，应注意伤口的彻底清创及消毒，保证充分引流。此外，感染患者之间应注意隔离，医护人员在查看不同感染患者时应注意器械及手的消毒，避免医源性交叉感染。

二、肾移植术后细菌感染

细菌感染是肾移植术后最常见的病原菌感染。根据感染部位的不同，在术后早期最常见的细菌感染有肺部、泌尿系统、伤口及肠道等器官或组织感染。

（一）肺部感染

肺部感染是肾移植术后最常见的感染类型，也是术后受者早期最主要的死亡原因。

【病原学】

根据发病环境和场所的不同，肾移植受者术后的肺炎可分为医院获得性肺炎和社区获得性肺炎。医院获得性肺炎是指患者入院时不存在感染，而在入院48小时后在医院内发生的肺炎，病原菌多为革兰阴性杆菌，如不动杆菌属、肺炎克雷伯菌、铜绿假单胞菌等；社区获得性肺炎是指在医院外罹患的肺炎，最常见的病原菌为肺炎链球菌、肺炎支原体和流感嗜血杆菌。近年来，结核分枝杆菌的发病率亦有所升高，需引起临床医生重视，肾移植受者结核杆菌感染的治疗同样需要遵循正规的联合、足量、全程的原则。

【临床表现】

典型的临床症状包括寒战、发热、咳嗽、咳痰、胸痛及胸闷等；部分患者可伴缺氧症状；体检可见两肺呼吸运动减弱，呼吸音减低，并可闻及干、湿性啰音。但因长期使用大量免疫抑制剂使其免疫力低下，多数患者临床表现往往不典型。

【辅助检查】

应尽早行胸部CT检查以期早期诊断、及时救治，以便提高救治成功率。影像学检查不仅有助于早期诊断，而且有助于了解肺部感染的病原菌类型。细菌感染病变在影像学上往往多表现为两肺多发性片状、斑片状改变，伴有渗出，病变分布相对较局限。实验室检查通常可见外周血白细胞计数及中性粒细胞计数升高，血清降钙素原及C反应蛋白等指标亦同步升高，但并不具有特异性。微生物检查方面，除血培养外，应反复留取痰液及咽拭子标本送检，根据涂片及培养结果决定抗感染药物使用。根据临床经验，肺部患者早期行纤维支气管镜检联合肺泡灌洗术，将支气管刷检标本及灌洗液标本送检，不仅可提高病原体的检出率，而且有助于改善患者的预后。

【治疗】

1. *一般治疗* 卧床休息，氧气支持，雾化吸入，拍背排痰，营养支持，利尿以减轻肺水肿，保持内环境稳定等。

2. *免疫抑制剂调整* 首先根据肺部感染部位、范围及肺部氧合程度酌情撤减甚至停用免疫抑制剂，即减少或停用霉酚酸酯类和钙调蛋白酶抑制剂，给予口服糖皮质激素的适当加量和(或)加用静脉甲泼尼龙以维持受者的免疫抑制状态。甲泼尼龙静脉使用不仅可以抑制排斥反应的发生，而且有助于改善肺部通气及换气功能。当临床征象及影像学等检查结果均证实感染得到有效控制后，实时监测T细胞亚群中$CD3^+$及$CD4^+$ T细胞的结果，当其绝对值$>200/mm^3$时方可开始逐渐恢复原免疫抑制剂治疗方案，然后根据肺部感染控制情况及受者免疫抑制状态再进一步调整免疫抑制剂的使用。

3. *抗生素使用原则* 首先给予经验性治疗，一般采取“降阶梯治疗方案”，即开始时先根据感染时间、部位及易感菌种选用临床上常用的高效广谱抗生素，待获得病原学检测及药敏结果，再根据药敏试验结果调整使用窄谱、敏感抗生素，从经验性治疗转为目标性治疗。在临床上多数患者往往不是单纯性细菌感染，可能同时合并病毒或真菌感染，或者长时间联合使用广谱抗生素后，需警惕继发真菌的二重感染。因此，肾移植术后合并肺部细菌感染的受者在病原菌检查结果出来前往往需同时合并使用抗病毒或抗真菌药物。

(二) 泌尿系统感染

泌尿系统感染是肾移植受者最常见的并发症之一，是指从尿道口到肾脏的泌尿道任何部位发生的细菌感染的总称。好发于移植术后4周内，常与移植术后早期留置导尿管、输尿管支架以及伴有泌尿系统神经和结构异常、泌尿道结石和前列腺疾病等有关。女性比男性更易高发。近年来，由于移植术后常规抗生素的预防使用，其发病率已明显下降。但是长期慢性尿路感染仍是影响肾移植患者远期预后及生活质量的重要因素。

【病原学和发病机制】

原发病为糖尿病肾病、术前长期无尿导致膀胱挛缩、术前即存在泌尿系统感染、术后长期使用免疫抑制剂、输尿管膀胱吻合口不具有抗反流作用、术后留置导尿管或输尿管支架时间过长及出现尿漏等因素，均可能导致肾移植受者术后反复发生泌尿系统感染。常见的致病菌为大肠埃希菌、肺炎克雷伯菌、变形杆菌、肺炎链球菌等。

【临床表现和诊断】

按感染部位的不同可分为尿道炎、膀胱炎及肾盂肾炎。一般不难确诊，往往根据临床症状、体征和实验室检查即可确诊。典型的临床症状有尿频、尿急、尿痛、排尿不畅、下腹部不适等；上尿路感染可伴有发热、全身酸痛、腰痛等全身症状；体检可有移植肾区、输尿管走行区及下腹部压痛，肾区叩击痛。泌尿系统感染的诊断需留取清洁中段尿进行培养及药敏试验。确诊标准指有以下标准中一项者：① 清洁中段尿培养示菌落数$\geq 10^5$/ml。② 中段尿离心沉渣示白细胞$\geq$10个/高倍镜视野，或有尿路感染症状者。③ 膀胱穿刺尿培养示细菌阳性。④ 中段尿培养菌落数在$10^4 \sim 10^5$/ml之间，可做膀胱穿刺培养或结合临床表现来确诊。此外，实验室检查还可存在外周血白细胞计数和中性粒细胞计数增加，尿常规示隐血、白细胞、白细胞酯酶或亚硝酸盐阳性。静脉肾盂造影或磁共振等影像学检查也有助于泌尿系统感染部位的诊断。为预防和早期发现供体相关的感染，部分医疗机构采取术后连续留取 3～5 日尿液标本送培养，如有阳性结果，则继续留取尿液标本送培养直至转阴为止。

【预防和治疗】

1. *去除易感因素* 控制原发病，如糖尿病者应控制好血糖；及时拔除留置导尿管和输尿管支架；勤排尿，避免憋尿，以防输尿管反流；及时调整免疫抑制剂剂量，以防出现免疫抑制过度状态等。

2. *一般治疗* 嘱患者多饮水、勤排尿，避免憋尿；注意休息，养成规律生活习惯；加强营养支持；可服用碳酸氢钠碱化尿液以缓解膀胱刺激症状。

3. *抗生素选择* 一般采用经验性治疗，首选针对革兰阴性杆菌的药物，后续根据微生物学检查结果及临床症状的改善情况调整抗生素方案，一般疗程为 10～14 日。但对于反复发作的泌尿系统感染，治疗周期应延长至 4～8 周甚至更长时间。

（三）切口感染

【病原学和发病机制】

肾移植术后早期由于胃肠吸收能力差使得患者营养状况欠佳，糖皮质激素及西罗莫司等药物的使用影响蛋白质合成，或者因肥胖导致腹部张力增加，均可能导致切口愈合不良，加之合并来自供肾来源的污染，切口出血、尿漏、淋巴漏及切口引流不畅等诱因，均可导致切口感染的易发。手术切口感染还可能导致切口开裂，长期发展甚至可致切口疝发生，严重时可威胁移植肾功能，甚至发生脓毒症危及生命。引起切口感染的致病菌范围较广，最常见的病原体为革兰阴性杆菌，尤其以大肠埃希菌多见，亦可见其他病原体如葡萄球菌、肠球菌甚至真菌。如果存在切口污染，致病菌的种类有时可以反映污染的来源（如呼吸道、胃肠道和泌尿生殖系统等）。

【临床表现和诊断】

一般发生在术后 5 日以后，通常由伤口内血肿、尿漏和淋巴囊肿所致。临床表现与其他外科术后切口感染表现并无明显差异，常表现为感染部位局部红、肿、热、痛，可伴发热等全身症状。部分切口较深者早期不易发现，如不及时发现可导致严重的败血症，严重时甚至导致移植肾丢失及患者死亡。故需及时行下腹部 CT 或超声检查，以明确有无深部切口感染、感染部位及与移植肾的关系等。为明确切口感染的致病菌，必须反复采集引流液、分泌物以及创面拭子送培养，必要时留取活检标本送检。为预防和早期发现供体来源的切口感染，部分医疗机构采取术后连续留取 3～5 日伤口引流液进行培养的方法，如有阳性结果，则继续留取标本送培养直至转阴为止。

【预防和治疗】

最重要的预防及治疗原则是早期诊断、有效清创引流、合理用药。一旦发生切口感染，除了根据组织培养及药敏试验结果选择有效抗生素外，最关键的治疗措施还包括对感染部位进行充分有效的清创、消毒及换药，包括刮除切口表面脓苔及坏死组织，使深部的肉芽充分暴露，可局部应用刺激组织生长药物或银离子敷料，促进切口生长。同时需注意加强营养支持治疗，纠正低蛋白血症及贫血等并发症，有助于切口感染的尽快恢复。

（四）肠道感染

【病原学和发病机制】

肾移植术后由于胃肠道功能尚未完全恢复、强效广谱抗生素反复使用常导致肠道菌群失调、菌量减少，进而使肠黏膜屏障功能遭到破坏、出现肠道菌群易位等因素，均可使肾移植受者肠道感染易于发生。常见病原体包括沙门菌、空肠弯曲菌、志贺菌、艰难梭菌等。

【临床表现和诊断】

常见临床表现为大便次数增多或大便性状的改变，可伴或不伴有脓性或血性分泌物，结合微生物学检查结果可以确诊。肾移植受者因使用霉酚酸类等药物时,常伴有药物所致的功能性腹泻。因此,建议反复行粪便微生物学检查,以明确是药物性腹泻还是感染性腹泻,但留取粪便标本时必须避免污染,以免干扰诊断。

【治疗】

除了针对微生物学检查结果进行对应性的抗感染治疗外,对症支持治疗亦非常重要,特别应注意补液、纠正酸碱及电解质平衡失调、维持内环境稳定,避免脱水等严重并发症。在粪便培养结果报告之前可先加用中成药如大蒜素胶囊、小檗碱(使用小檗碱时需监测钙调蛋白酶抑制剂类药物浓度)等抗感染治疗,并常规使用调节肠道菌群药物如双歧杆菌、枯草杆菌等。同时可根据是否存在动力性因素和粪便性状加用调节肠道动力及收敛粪便的药物,以防过度脱水。

三、肾移植术后病毒感染

病毒感染也是肾移植术后常见的感染之一。其具有潜伏性,感染后在宿主体内呈终生携带状态,在免疫力低下时可被再激活。病毒感染与细胞免疫关系紧密,因肾移植受者长期接受抗排异治疗,使其细胞毒性T细胞防御能力明显受损,故其病毒感染的风险明显高于普通人群。

【病原学和发病机制】

常见的病原体有CMV、EBV、HSV、VZV、BKV以及HBV、HCV等。① CMV:属于疱疹病毒亚科,是一种免疫调节病毒,具有潜伏-活化的特性,是肾移植术后最常见的病毒感染,其感染后可通过直接和间接两条途径影响宿主和移植物的功能。② EBV:是一种人类γ疱疹病毒,具有B细胞趋向性,其感染后多处于一种携带状态,但当肾移植受者免疫监视机制不全时,可使B细胞感染、激活和无限繁殖,造成移植后淋巴组织增生症(post-transplantation lymphoproliferative disorders, PTLD),是肾移植术后最严重的并发症之一。③ HSV:属人类疱疹病毒科,感染主要是在机体抵抗力降低时由先前获得的病毒再次激活引起,其中HSV-1感染多发生于口腔、唇、眼、脑、腰部以上,而HSV-2感染多发生于子宫颈、外生殖器、腰部以下。④ VZV:也是疱疹病毒科的一种,初次感染引起水痘,恢复后VZV可潜伏在颅神经和背根神经,当机体免疫力低下时,可再发而引起带状疱疹。⑤ BKV:是多瘤病毒属家族中的一种亚型,在人群中广泛传播,原发性感染后主要定殖在泌尿道上皮,当宿主免疫力下降时,病毒可大量复制,发展为BK病毒尿症及血症,进而可引起肾移植后多瘤病毒相关性肾病(Polyomavirus associated nephropathy, PyVAN),成为移植肾失用的重要原因之一。⑥ 肝炎病毒:尿毒症患者感染肝炎病毒的机会远高于正常人,主要是HBV和HCV。既往有HBV或HCV感染的患者,使用免疫抑制剂后可造成肝炎病毒的复制和活动,进而导致快速进展的肝病,使患者和移植物存活率降低。

【临床表现和诊断】

由于病毒感染种类及感染部位的不同使得临床表现也不相同。有的不仅可引起相关侵犯组织器官的病变,也可对移植肾功能造成不良影响。① CMV可侵袭肺、肝脏、胃肠道、肾上腺、中枢神经系统和骨髓等多种器官组织引起相应的临床症状,被称为CMV病。其中,CMV肺炎因其发病率及病死率高,在临床上最受重视,是导致肾移植术后早期死亡的主要原因。其主要表现为间质性肺炎,临床症状多为发热、呼吸困难、低氧血症;影像学可表现为双肺弥漫性磨玻璃样改变,后期可进展为实变甚至“白肺”。实验室检查是诊断CMV感染的主要依据,目前临床应用较为广泛的是CMV-DNA和pp65抗原检测。外周血白细胞中的pp65抗原是CMV复制产生的最早的活动性抗原,其定量检测水平和CMV病毒血症及感染严重程度相关,且用PCR法检测血液、尿液中CMV-DNA>10^3拷贝/ml时诊断CMV感染的敏感性非常高。② PTLD是EBV感染后引起的严重并发症,其临床表现不典型,可有发热、单核细胞增多综合征、肝脾大、淋巴结肿大、移植肾浸润以及其他组织器官浸润体征;影像学检查如CT、MRI、PEI-CT可有助于对病灶范围情况的评估；血常规、骨髓及血清学 EBV-DNA 和 EBV 特异性抗体的检测有助于 EBV 相关性 PTLD 的诊断和疗效判断，但其诊断的金标准还有赖于病理组织学活检。③ HSV 感染可表现为急性疱疹性口龈炎、皮肤疱疹、疱疹性角膜结膜炎、生殖器疱疹及疱疹性神经系统感染，偶尔播散至内脏器官引起肝炎、肺炎。④ VZV 原发感染少见，表现为水痘，播散感染可致肺炎、肝炎、移植物功能不全，复发感染表现为带状疱疹，较常见，一般情况依据其典型临床表现做出诊断，实验室检查可用于确诊。⑤ BKV 感染可表现为病毒尿症和(或)血症，可通过血及尿液 BKV-DNA 定期筛查发现，从尿液中找 decoy 细胞(受 BKV 感染而脱落的尿路上皮细胞)也是 BKV 感染特征性的表现。PyVAN 表现为血肌酐进行性升高，移植肾功能减退。当尿液 BKV-DNA$>1\times10^7$ 拷贝/ml(提示 BK 病毒尿症阳性)、血 BKV-DNA$>1\times10^4$ 拷贝/ml(提示 BK 病毒血症阳性)时，进一步发展为 PyVAN 的危险性较高。而移植肾病理活检组织学检查是 PyVAN 诊断的金标准。⑥ 关于 HBV 及 HCV 感染的临床表现及诊断方法与非移植人群相同，需要血清学和病毒学检测结果证实，必要时需要结合肝组织病理活检及瞬时弹力成像等评估炎症、硬化情况。

【预防和治疗】

肾移植受者需要根据手术前后供受者病毒相关检测结果、免疫状态、不同病毒感染特点等制定预防措施。而治疗方面则需针对不同的病毒感染应用抗病毒药物，根据病情调整免疫抑制剂方案，同时监测免疫状态、警惕排异反应。

1. CMV 血清学检测　由于 CMV 肺炎病死率高，故推荐所有肾移植供受者术前均应进行 CMV 血清学检测，建议 CMV-DNA 和 pp65 抗原术后每周检测 1 次，连续检测 12 周。CMV 感染的预防方案包括普遍性预防和抢先治疗两种。其中对于供者 CMV 阳性及肾移植受者阴性或阳性的患者均推荐首选普遍性预防，但也可选择抢先治疗，通常普遍性预防利大于弊。常用于普遍性预防的药物有静脉使用更昔洛韦(5 mg/kg，每日 1 次)或口服更昔洛韦(1 g，每日 3 次)，口服缬更昔洛韦(450～900 mg，每日 1 次)，伐昔洛韦则仅用于肾移植受者。预防治疗推荐于肾移植术后 10 日内开始，一般周期为 3～6 个月。而当 CMV-DNA 和 pp65 抗原同时阳性时，即使未出现临床症状，仍建议予以抢先治疗，推荐药物有口服缬更昔洛韦(450～900 mg，每日 2 次)、静脉使用更昔洛韦(5 mg/kg，每日 2 次)。对于 CMV 病的治疗，推荐静脉使用更昔洛韦(5 mg/kg，每 12 小时 1 次)或口服缬更昔洛韦(900 mg，每日 2 次)，疗程一般为 2～4 周。严重者可考虑加用免疫球蛋白。

2. 对于 PTLD 高风险的受者需进行 EBV-DNA 的监测　建议移植术后 1 周内检测 1 次，术后第 3～6 个月内每月 1 次，第 9 个月及第 12 个月各 1 次，急性排异反应治疗后增加 1 次，1 年后不再需要常规监测。当发现 EBV-DNA 拷贝增加时，抢先治疗可降低 PTLD 的发生率，抢先治疗措施包括减少免疫抑制剂用量，加用抗病毒药物，加用或不加用免疫球蛋白，低剂量利妥昔单抗和过继免疫治疗。但目前仅有免疫抑制剂减量被证实为有效的措施。免疫抑制剂减量是 PTLD 治疗的第一步；对单一病灶，手术切除、放疗联合减少免疫抑制剂是一种有效治疗方案；高侵袭性病灶，首选化疗；对于 EBV 和 CD20 阳性的患者，使用利妥昔单抗(抗 CD20 抗体)可有完全持续的反应，并有更好耐受性；阿昔洛韦和更昔洛韦可用于 PTLD 早期治疗，与免疫球蛋白联合使用能够抑制 EBV 复制。

3. 肾移植患者在接受预防巨细胞病毒感染的标准剂量时，可以同时预防 HSV 及 VZV 感染　表浅的 HSV 感染可口服抗病毒药并联合使用抗病毒软膏，常用药有阿昔洛韦、伐昔洛韦；对于系统性感染，推荐静脉使用阿昔洛韦。移植后患者出现原发性水痘可能导致严重感染，应静脉使用阿昔洛韦；弥漫性或器官侵袭性感染的带状疱疹应静脉使用阿昔洛韦，局部带状疱疹不严重者可以口服阿昔洛韦。

4. 对于BKV感染的监测　建议术后3个月内每2周检测1次尿Decoy细胞,6个月内每月1次,2年内每3个月1次;或术后6个月内每月检测1次血清及尿液病毒载量,2年内每3个月1次,之后每年1次,直至第5年。当血浆BKV-DNA持续阳性,或尿BKV-DNA持续升高,建议减少免疫抑制剂用量,调整方案期间需监测血肌酐水平及病毒载量,预防急性排斥反应的发生。对于确诊PyVAN的患者,治疗原则包括:① 首选降低免疫抑制剂浓度,可降低他克莫司、环孢素和西罗莫司血药浓度谷值及酶酚酸酯类(MPA)的每日剂量。或将MPA从三联方案中改为来氟米特或低剂量西罗莫司,也可将他克莫司更换为低剂量环孢素,或将CNI类调整为低剂量西罗莫司。② 在已充分降低免疫抑制剂剂量的情况下,血浆BKV载量仍持续升高,应考虑加用抗病毒药(如西多福韦),或用来氟米特替代MPA治疗BKV感染。近年来有研究表明,氟喹诺酮类也可用于BKV感染的防治。

5. 所有等待肾移植的患者术前需要检测HBV、HCV抗体及病毒复制情况　必要时结合肝脏B超、甲胎蛋白、肝组织病理,经专科医生评估肾移植风险及选择合适的抗病毒治疗。有慢性HBV-DNA复制的肾移植受者建议在肾移植术前即开始核苷/核苷酸类似物治疗,并于术后长期抗病毒治疗,术后每3～6个月监测肝功能及病毒复制情况,同时注意随访肝细胞癌发生的可能。关于抗HCV的治疗则需根据肾移植受者具体情况,对于肝脏或肾脏疾病持续进展者,可考虑抗HCV病毒治疗,但不建议采用以干扰素为基础的方案。可使用利巴韦林,但不适用于肾小球滤过率<50 ml/min的患者。近年来,随着针对HCV的直接抗病毒药物(DAAs)——非结合蛋白(NS3/4A)蛋白酶抑制剂,如Telaprevir及Simeprevir等的问世,其主要药理作用机制是抑制HCV复制周期的非结构蛋白的特定靶点,具有服用简便、治愈率高、不良反应发生率低等特点。国内外已有部分肾移植中心报道了肾移植术后合并HCV-RNA复制的患者应用DAAs类药物成功控制丙肝病毒感染的临床经验,认为可以安全用于移植术后肾功能稳定的患者,治疗效果显著,但尚需更大规模的研究来评估其安全性及对移植肾功能的长期影响。

四、肾移植术后真菌感染

真菌广泛存在于环境中,在正常人体中也有寄生,是肾移植受者主要感染条件致病菌之一。侵袭性真菌感染(Invasivefungalinfection, IFI)是指真菌侵入人体组织、血液,并在其中生长繁殖导致组织损害、器官功能障碍和炎症反应的病理改变及病理生理过程。IFI病情发展迅速,病程凶险,病死率高,已成为移植肾丢失和患者死亡的重要原因之一。

【病原学和发病机制】

常见致病菌有念珠菌、曲霉、隐球菌属、毛霉和肺孢子菌,其中主要是曲霉和念珠菌。机体免疫力低下如中性粒细胞减少,应用大剂量类固醇激素、强效抗淋巴细胞抗体或具有骨髓抑制作用的抗生素(如磺胺甲噁唑、更昔洛韦),合并糖尿病或营养不良、医疗环境来源的污染、供体污染、留置导管、外科支架、机械通气,感染了具有免疫调节作用的病毒(如CMV、HSV)等都是IFI高发的危险因素。

【临床表现和诊断】

IFI的诊断需要结合宿主因素、临床症状与体征、实验室检查和组织病理来进行综合诊断。诊断依据如下。

1. 宿主因素　① 近期发生中性粒细胞缺乏(中性粒细胞计数<500×10^6/L)并持续10日以上。② 接受异基因造血干细胞移植。③ 应用糖皮质激素超过3周(0.3 mg/kg/d以上)(变应性支气管肺曲霉病除外)。④ 90日内应用过针对T细胞的免疫抑制剂(如抗淋巴细胞的多克隆抗体,TNF-α,某些单抗如阿仑单抗)或核苷类似物。⑤ 既往有侵袭性真菌感染病史。⑥ 受者同时患有艾滋病或遗传性免疫缺陷(如慢性肉芽肿或联合免疫缺陷病)。

2. 临床标准

(1) 下呼吸道真菌感染征象：胸部 CT 检查至少存在以下一项。① 致密、边界清楚的病变，伴或不伴晕征；② 空气新月征；③ 空洞。

(2) 气管支气管炎：支气管镜检发现以下表现——气管和支气管溃疡、结节、伪膜、斑块或结痂。

(3) 鼻窦感染：至少符合以下一项。① 局部出现急性疼痛(包括放射至眼部的疼痛)；② 鼻部溃疡伴黑痂；③ 从鼻窦侵蚀骨质，包括扩散至颅内。

(4) 中枢神经系统：符合以下至少一项。① 影像检查提示局灶性病变；② MRI/CT 检查提示脑膜强化。

(5) 播散性念珠菌病：此前 2 周内出现念珠菌血症，并伴有以下至少一项。① 肝/脾牛眼征；② 眼科检查提示进展性视网膜渗出。

3. 微生物标准

(1) 直接检查(细胞学、直接镜检或培养)：在痰、支气管肺泡灌洗液、支气管刷取物、鼻窦吸取物中发现至少以下一项提示霉菌感染。① 发现真菌成分显示为霉菌或培养提示霉菌；② 痰或支气管肺泡灌洗液经培养新型隐球菌阳性或经直接镜检/细胞学检查发现隐球菌。

(2) 间接检查(检测抗原或细胞壁成分)：① 曲霉菌，血浆、血清、支气管肺泡灌洗液或脑脊液检测半乳甘露聚糖抗原阳性；② 侵袭性真菌病(隐球菌病、接合菌病除外)，血清 1,3-β-D 葡聚糖检测阳性；③ 隐球菌荚膜多糖抗原阳性。

4. 诊断　可分为确诊、临床诊断、拟诊及未确定 4 类。

(1) 确诊标准

1) 深部组织真菌感染：① 霉菌，相关组织存在损害时(镜下可见或影像学证据确凿)，在针吸或活检取得的组织中，采用组织化学或细胞化学方法检获菌丝或球形体(非酵母菌的丝状真菌)；或在通常无菌而临床表现或放射学检查支持存在感染的部位，在无菌术下取得的标本，其培养结果呈阳性。② 酵母菌，从非黏膜组织采用针吸或活检取得标本，通过组织化学或细胞化学方法检获酵母菌细胞和(或)假菌丝；或在通常无菌而临床表现或放射学检查支持存在感染的部位(不包括尿道、鼻旁窦和黏膜组织)，在无菌术下取得的标本，其培养结果呈阳性；或脑脊液经镜检(印度墨汁或黏蛋白卡红染色)发现隐球菌或抗原反应呈阳性。③ 肺孢子菌，肺组织标本染色、支气管肺泡灌洗液或痰液中发现肺孢子菌包囊、滋养体或囊内小体。

2) 真菌血症：① 血液真菌培养出现或获得霉菌(不包括曲霉菌属和除马尔尼菲青霉的其他青霉属)、念珠菌或其他酵母菌阳性。② 同时临床症状及体征符合相关致病菌的感染。

(2) 临床诊断标准：至少符合一项宿主因素、一项临床标准和一项微生物学标准。

(3) 拟诊标准：至少符合一项宿主因素、一项临床标准，缺乏微生物学标准。

(4) 未确定标准：至少符合一项宿主因素，临床证据及微生物结果不符合确诊、临床诊断及拟诊 IFI 标准。

鉴别真菌菌株种类对于选择抗真菌治疗方案、预测预后至关重要。支气管肺泡灌洗液半乳甘露聚糖抗原检测可用于侵袭性曲霉病的诊断，条件允许时应尽量检测；怀疑侵袭性肺曲霉病时，推荐做高分辨率胸部 CT。血清或脑脊液隐球菌抗原检测和血、尿培养阳性是隐球菌感染的主要确诊手段；检测隐球菌感染，磁共振的敏感度高于 CT。

【预防和治疗】

因肾移植受者免疫力低下，一旦发生 IFI 严重时可威胁生命，故对肾移植受者采用合理预防措施进行预防很有必要。一般预防措施有优化手术和免疫抑制治疗方案，减少不必要的侵入性操作，尽早拔除留置导管，缩短静脉通道保留时间，严格控制医院内外的环境因素等。对于肝肾联合及胰肾联合移植受者、合并 CMV 感染或念珠菌尿症的受者，可使用氟康唑或伊曲康唑口服预防真菌感染。建议所有肾移植受者术后接受3～6个月复方磺胺甲噁唑治疗预防卡式肺孢子菌感染。由于IFI病情进展迅速，而临床表现滞后，故应重视抢先治疗及经验治疗。长期应用激素和免疫抑制剂后出现不明原因发热、广谱抗生素治疗7日无效是经验治疗的指征。起始经验性抗真菌治疗应该覆盖白念珠菌、非白念珠菌及曲霉。伊曲康唑、伏立康唑、泊沙康唑、卡泊芬净都可作为首选。对于微生物检查证实的IFI，应结合药敏试验结果选择药物。白念珠菌、热带念珠菌、近平滑念珠菌可用氟康唑，也可选择其他三唑类或棘白菌素类；光滑念珠菌、克柔念珠菌应选择伊曲康唑、伏立康唑、泊沙康唑或棘白菌素类。侵袭性肺曲霉菌病首选伏立康唑，注意监测肝功能及CNI类药物浓度，在肾功能下降的患者中应避免静脉用药。两性霉素B脂质体、卡泊芬净及泊沙康唑可被作为补救、备选治疗方案；如果病情严重，在保证伏立康唑有效浓度基础上，可选用伏立康唑联合卡泊芬净治疗；根据临床表现及胸部CT随访治疗效果，一般疗程需持续6～12周。毛霉感染进展凶险，如条件允许，推荐手术切除，抗真菌药物首选两性霉素B，泊沙康唑近来被研究认为有希望用于治疗结核菌感染。侵袭性隐球菌感染首选两性霉素B作为诱导治疗方案，氟康唑作为巩固维持治疗方案。对于明确卡式肺孢子菌感染的患者，首选静脉或口服复方磺胺甲噁唑，卡泊芬净或可用于挽救性治疗方案，伴有低氧血症者可合用糖皮质激素。

参考文献

[1] 美国移植协会. 实体器官移植感染疾病诊疗指南[M]. 3版. 2013.
[2] 刘永锋，郑树森. 器官移植学[M]. 北京：人民卫生出版社，2014.
[3] 朱有华，石炳毅. 肾脏移植手册[M]. 北京：人民卫生出版社，2010：569-640.
[4] 中华医学会器官移植学分会，中国医师协会器官移植医师分会. 中国实体器官移植受者巨细胞病毒感染诊疗指南(2016版)[J]. 中华器官移植杂志，2016，37(9)：561-565.
[5] 中华医学会器官移植学分会，中国医师协会器官移植医师分会. 器官移植受者EB病毒感染和移植后淋巴增殖性疾病临床诊疗专家共识[J]. 中华移植杂志，2016，10(3)：112-116.
[6] 中华医学会器官移植学分会，中国医师协会器官移植医师分会. 中国实体器官移植受者BK病毒感染诊疗指南(2016版)[J]. 中华移植杂志，2017，11(2)：65-69.
[7] 中华医学会器官移植学分会，中国医师协会器官移植医师分会. 中国实体器官移植受者侵袭性真菌病临床诊治指南(2016版)[J]. 中华器官移植杂志，2016，37(5)：300-305.
[8] Jacobson I M, Dore G J, Foster G R, *et al*. Simeprevir with pegylated interferon alfa 2a plus ribavirin in treatment-naive patients with chronic hepatitis C virus genotype 1 infection (QUEST-1): a phase 3, randomized, double-blind, placebo-controlledtrial [J]. Lancet, 2014, 384(9941): 403-413.

[南京医科大学第一附属医院(江苏省人民医院) 顾民 谭若芸 陈浩 孙黎]

第三十二章　妇产科感染

女性生殖系统的感染性疾病是妇产科常见疾病，几乎每位女性一生中都经历一次或数次的生殖系统感染。解剖学上常将女性生殖器分为内生殖器和外生殖器两部分。但在妇产科感染领域，从女性生殖道微生物学特点出发，则将女性生殖器分为下生殖道和上生殖道两部分。前者包括外阴、阴道与宫颈，后者包括宫体、输卵管和卵巢。外阴是女性生殖器外露的部分，指耻骨联合至会阴及两股内侧之间的组织，有阴阜、大阴唇、小阴唇、阴蒂和阴道前庭。前庭内有尿道口、尿道旁腺（Skens 腺）、阴道口、前庭大腺（Barthoins 腺）、阴唇系带、处女膜环或处女膜痕。处女膜环或处女膜痕是阴道与外阴的分界线，向内部分是阴道，外面部分是外阴。宫颈位于阴道顶端，正常情况下，宫颈管内有黏液栓，能阻止细菌上行。宫颈管是下生殖道与上生殖道之间唯一的相连通道，在产后、经期、宫腔操作等情况下，细菌可以通过这条途径上行进入上生殖道。会阴体则将阴道与直肠分开，在阴道与肛门之间保持一个生理分隔，起着阻止肠道菌群与阴道菌群混合的屏障作用。

女性生殖道在解剖和生理上的特点是有比较完善的自然防御功能。这些自然防御功能加强了人体对细菌感染的防御能力。在健康妇女阴道内也存在某些病原体，这些病原体在正常情况下并不会使人体致病。女性生殖器的自然防御功能包括：① 两侧大阴唇自然合拢，遮掩阴道口、尿道口。② 由于盆底肌的作用，阴道口闭合，阴道前后壁紧贴，可以防止外界的污染。产妇的阴道松弛，这种防御功能较差。③ 阴道上皮在卵巢分泌的雌激素影响下增生变厚，增加对病原体侵入的抵抗力。同时上皮细胞中含有丰富的糖原，在阴道杆菌的作用下分解成乳酸，维持阴道正常的酸性环境（$pH<4.5$），使适应于弱碱性环境中繁殖的病原体受到抑制，称为阴道自净作用。④ 宫颈黏膜分泌黏液形成黏液栓，堵塞宫颈管，而且宫颈内口平时紧闭，有利于防止病原体侵入。宫颈黏液栓的下 1/3 能查出细菌，而上 2/3 查不到细菌。⑤ 育龄妇女宫内膜周期性剥脱，也有利于消除宫腔感染。⑥ 输卵管黏膜上皮细胞的纤毛向子宫腔方向摆动以及输卵管蠕动，均有利于阻止病原体的侵入。

阴道菌群在妇产科感染中的地位非常重要，正常情况下有需氧菌与厌氧菌寄居于阴道内，形成正常阴道菌群。需氧菌包括阴道杆菌（占优势）、棒杆菌、非溶血性链球菌、肠球菌、表皮葡萄球菌、大肠埃希菌和加德纳尔菌；厌氧菌包括消化球菌、消化链球菌、拟杆菌、梭杆菌和动弯杆菌（*mobiluncus*）等。此外，还有支原体及念珠菌。阴道与这些菌群形成一种平衡的生态。当机体免疫力低下，内分泌水平变化或外来某种因素（组织损伤、病毒感染、性交等）破坏了这种生态平衡，这些常住的菌群便会冲破阴道屏障而引起感染，成为致病菌。

妇产科感染的病原体来源分为内源性和外源性两种，前者是指来源于生殖器内及身体其他部位的病原体，后者是指从外界通过性生活、妇科检查及衣物等进入生殖器的病原体。常见的致病微生物有细菌（葡萄球菌、乙型溶血性链球菌、大肠埃希菌、阴道嗜血杆菌及各种厌氧菌）、病毒(人乳头瘤病毒、人类免疫缺陷病毒、单纯疱疹病毒、巨细胞病毒等)、原虫(阴道毛滴虫)以及支原体、衣原体等。

妇产科感染的病原体繁多,治疗有其特殊性。应根据疾病的种类和患病部位的不同选择全身用药或局部用药,外生殖器炎症的治疗常以局部用药为主。值得注意的是,妊娠期用药要考虑药物对孕妇及胎儿的影响。同时也应注重预防,如勤换衣物,注意个人卫生,加强公共浴室、泳池、公共卫生间等公共场所卫生意识;作息规律,合理饮食,养成良好的生活习惯;接种相应病原体疫苗,如 HPV 疫苗等。

第一节 外阴炎、阴道炎

一、外阴炎

(一) 非特异性外阴炎

女性的外阴在粪便、阴道分泌物或其他物理、化学因素刺激下而发生的皮肤黏膜炎症,称为非特异性外阴炎。

【病原学和发病机制】

外阴炎多是因为阴道、子宫颈的炎性白带和宫颈癌分泌物、月经血或产后恶露及大便、尿液的长期刺激,或糖尿病患者糖尿的刺激、穿紧身化纤内裤导致局部通透性差、经期使用卫生巾的刺激等而发生的。

【临床表现】

一般炎症限于小阴唇内外侧,严重时整个外阴部均可发炎、肿胀、充血、糜烂,形成浅表溃疡,有灼热感、痒,搔抓后疼痛。这些症状往往在排尿时加重。病程长则皮肤增厚、粗糙、皲裂、奇痒。

【治疗】

治疗非特异性外阴炎应保持外阴部的清洁、干燥,避免搔抓。停止使用擦洗外阴的药物,穿棉质内裤。急性期应注意休息,禁止性生活。必要时可选用消炎及止痒药物。主要是针对病因进行治疗,如因阴道或宫颈发炎所致,把这些部位的炎症治愈,非特异性外阴炎可随之而愈,若发现糖尿病则应治疗糖尿病。外阴局部可用 1∶5 000 的高锰酸钾溶液坐浴,每日 2～3 次,特别是大小便以后进行坐浴更好。在炎症部位涂些抗生素软膏有很好的治疗作用。

【预防】

平时注意保持外阴部位清洁干燥,特别是在月经期间更要注意这一点;不穿化纤内裤及过紧的牛仔裤;患有阴道炎、宫颈炎要及时治愈等,均有预防非特异性外阴炎的效果。

(二) 前庭大腺炎及囊肿

前庭大腺又称巴氏腺(Bartholin's glands),是位于阴道口两侧在前庭球后方的腺体,约有黄豆粒大小。每个腺体有一细的腺管,注入总腺管。总腺管开口于阴道前庭,相当于小阴唇中、下 1/3 交界处,认真观察可发现细小的开口。

【病原学和发病机制】

阴道外口容易因污染而受到感染,发生外阴阴道炎。前庭大腺亦可发生炎症,甚至形成脓肿。前庭大腺腺管开口闭塞,分泌物集聚则可形成囊肿,囊肿继发感染亦可成为脓肿。

前庭大腺炎症多发生于生育年龄的女性,而婴幼儿及绝经后的女性很少发生。这说明本病与性活动亦有一定关系,性卫生是不可忽视的因素。病原体多为葡萄球菌、链球菌、大肠埃希菌、肠球菌等;淋病奈瑟球菌也是常见的病原体,其感染近年有明显增多的趋势。

【临床表现】

在急性感染阶段,局部表现红、肿、热、痛,全身症状有时并不明显。局部炎症可引起排便困难、性交痛等。如炎症进展,可发生脓肿。此时,大阴唇中下段可有肿物隆起,疼痛加剧、异物感,或有跳痛,走路亦受到限制,或有发热。检查可发现大阴唇中、下段红肿硬块，如鸽卵大，或鸡卵大，有压痛，常为单侧，表面皮肤、黏膜水肿。脓肿形成完全，可扪及波动。同侧腹股沟淋巴结可增大或有压痛。血白细胞计数偶可升高。

【诊断】

前庭大腺炎或前庭大腺脓肿的诊断并不困难，但有时医生对其部位并不能十分确切地认识。由于疼痛和肿物占据阴道口，窥镜检查常较为困难，可用手指触诊，明确部位及性质，鉴别是否已形成脓肿或是否形成完全，因为这关系到如何处理。

【治疗】

前庭大腺炎的最初急性期应卧床休息，注意外阴局部清洁，避免性生活；给予冷敷、理疗，可使炎症迅速消退；同时给予抗生素。急性期可用抗生素肌内注射或口服，卧床休息，局部热敷、坐浴或热疗法。脓肿形成后，可在大阴唇内侧波动明显处做一弧形切口排脓。须注意排脓应彻底。较大的前庭大腺囊肿应考虑囊肿剥除术。但目前多主张做造口术，方法简单，损伤少，术后常能恢复腺体功能。术后用挂皮片引流的方法亦可取得较好疗效，且复发率低。

二、阴道炎

(一) 滴虫性阴道炎

女性的阴道毛滴虫多寄生于阴道、尿道、前庭大腺及膀胱。前庭大腺受累者罕见。阴道毛滴虫是一种鞭毛虫，比多形核白细胞大许多，呈梨形，顶端有 4 条鞭毛，尾部有轴柱凸出，可以寄生在人体内而不引起临床症状。阴道毛滴虫适宜在温度 25～40℃、pH 为 5.2～6.6 的潮湿环境中生长。女性月经前后阴道 pH 发生变化，经后接近中性，故滴虫性阴道炎常于月经前后复发。

【传播方式】

主要通过浴池、浴具、游泳池，或未彻底消毒的医疗器械等途径间接传播。直接传播可以通过性交，从男性泌尿系统传染，患者的尿液及粪便也可能是来源。

【临床表现】

潜伏期为 4～28 日，阴道黏膜有红色小颗粒或瘀点。pH 较正常高。阴道有多量黄绿色或灰色泡沫分泌物流出，有腥臭味，有时混有少许血液或为脓性，分泌物刺激外阴而有痒感。外阴发红，甚或出现炎性溃疡，可蔓延至生殖道皱襞。性交时疼痛，并可有尿痛、尿频等症状。

【诊断】

根据症状及体征不难诊断，但查到阴道毛滴虫方能确诊。取阴道分泌液用悬滴法检查，在镜下可找到活动的滴虫，在染色涂片中亦可见到，必要时可进行培养。滴虫感染时影响阴道细胞，应注意与恶性肿瘤相鉴别，必要时可于治疗后做阴道细胞学检查。

【治疗】

因滴虫性阴道炎可同时有尿道、尿道旁腺及前庭大腺感染，故治愈此病需全身用药。主要治疗药物为甲硝唑。可选用甲硝唑 2 g，单次口服，或甲硝唑 400 mg，每日 2～3 次，连服 7 日。不能耐受口服药物或不适宜全身用药者，可选择阴道局部用药，如甲硝唑阴道泡腾片 200 mg，每晚 1 次，连用 7 日。性伴侣应同时治疗，治疗期间禁止性生活。至于妊娠期滴虫性阴道炎是否用甲硝唑治疗，目前尚存在争议。

治疗时应注意：多数复发病例是因为重复感染，为避免重复感染，内裤及洗涤用的毛巾应煮沸 10 分钟以消灭病原体。

(二) 外阴阴道假丝酵母菌病

外阴阴道假丝酵母菌病是常见于外阴、阴道的炎症，也称“外阴阴道念珠菌病”，过去称为“霉菌性阴道炎”或“念珠菌性阴道炎”，有 75%的妇女一生中至少患过 1 次外阴阴道假丝酵母菌病。

【病原学和发病机制】

病原体主要为白假丝酵母菌（又称“白念球菌”），还有光滑假丝酵母菌、近平滑假丝酵母菌、热带假丝酵母菌等。酸性环境适宜假丝酵母菌的生长，有假丝酵母菌感染的阴道通常 pH＜4.5。加热至 60℃ 1 小时假丝酵母菌即死亡，但对干燥、日光、紫外线及化学制剂等的抵抗力较强。

白假丝酵母菌为条件致病菌,10%～20%的非孕妇女及30%的孕妇阴道中有此菌寄生,一般不引起症状,只有在全身及阴道局部细胞免疫能力下降,假丝酵母菌大量繁殖,才出现症状。常见发病诱因有妊娠、糖尿病、大量应用免疫抑制剂及广谱抗生素。其他诱因有胃肠道假丝酵母菌感染或带菌、避孕药、穿紧身化纤内裤、肥胖等。

【传播方式】

主要为内源性传染,假丝酵母菌除了作为条件致病菌寄生于阴道外,也可寄生于人的口腔、肠道,条件适宜时可引起感染。这3个部位的假丝酵母菌可互相传染。也有部分患者可通过性交直接传染,或通过接触感染的衣物间接传染。

【临床表现】

主要是外阴瘙痒、灼痛,严重时瘙痒难忍,坐卧不宁,可伴有尿频、尿痛及性交痛。大多数患者阴道分泌物增多。分泌物特征为白色稠厚呈凝乳或豆腐渣样,可合并外阴炎,妇科检查外阴可见红斑、水肿及抓痕。阴道黏膜可见水肿、红斑,小阴唇内侧及阴道黏膜上附有白色块状物,擦除后露出红肿黏膜面,阴道内可见大量白色稠厚呈凝乳或豆腐渣样分泌物。

【诊断】

在分泌物中找到白假丝酵母菌即可确诊。用10%氢氧化钾可溶解其他细胞成分,检出率可达70%～80%。此外,可用革兰染色检查。若有症状而多次检查为阴性,或为顽固病例,可采用培养法。

【治疗】

治疗首先要消除诱因,积极治疗糖尿病;及时停用广谱抗生素、雌激素及糖皮质激素;勤换内裤,用过的内裤、盆及毛巾均应用开水烫洗;根据情况选择局部或全身应用抗真菌药物。① 局部用药:可选用咪康唑栓剂、克霉唑栓剂或制霉菌素栓剂放于阴道内。② 全身用药:对不能耐受局部用药者、未婚妇女及不愿采用局部用药者可选用口服药物。常用药物有氟康唑150 mg,顿服;或伊曲康唑每次200 mg,每日1次,连用3～5日。

(三) 细菌性阴道病

曾被命名为"嗜血杆菌阴道炎""加德纳尔菌阴道炎""非特异性阴道炎",现称细菌性阴道病。称细菌性是由于阴道内有大量不同的细菌,称阴道病是由于临床及病理特征无炎症改变,并非阴道炎。细菌性阴道病是在1984年国际会议上定名的。

【病原学和发病机制】

本病实际是正常寄生在阴道内的细菌生态平衡(菌群)失调。生理情况下,阴道内有各种厌氧菌及需氧菌,其中以产生过氧化氢的乳杆菌占优势。细菌性阴道病时,阴道内乳杆菌减少而其他细菌大量繁殖,主要有加德纳尔菌、动弯杆菌及其他厌氧菌,部分合并支原体感染,其中以厌氧菌居多,厌氧菌的浓度可以是正常妇女的100～1 000倍。厌氧菌繁殖的同时可产生氨类物质,碱化阴道,使阴道分泌物增多并有臭味。

【临床表现】

临床上突出表现是阴道分泌物增多,并有鱼腥味,这是分泌物发出来的特殊气味。每当性交或活动时,会促进气味的释放,臭味特别明显是由于阴道内有大量氨类物质,阴道分泌物的pH也升高。用窥阴器进行检查时发现阴道黏膜潮红、充血水肿、触痛、分泌物增多、有脓性分泌物甚至结痂。通过分泌物涂片检查可发现大量的脓球,并可找到致病菌,但分泌物中没有滴虫和霉菌。

【诊断】

细菌性阴道病有以下4项诊断标准:① 匀质、稀薄、白色阴道分泌物,常黏附于阴道壁。阴道分泌物呈灰白色,很黏稠,甚至像面糊状,均匀一致,但不是脓性分泌物,量多少不定。② 氨臭味试验阳性。分泌物中氨含量特别高,故有鱼腥味,性交时或活动后往往因促进氨释放而使气味加重,分泌物中加入10%氢氧化钾后也可释出氨味。③ 阴道分泌物中的pH升高,pH>4.5, pH 范围为 5.0～5.5，而正常人 pH 为 4.5～4.7。④ 线索细胞阳性。阴道分泌物的湿涂片中可检出线索细胞，可达 20%以上，但几乎无白细胞，线索细胞即阴道脱落的表层细胞，于细胞边缘贴附颗粒状物，即各种厌氧菌，尤其是加德纳菌，细胞边缘不清楚，故称为线索细胞。上述 4 项标准中，具备 3 项以上即可确诊。有学者强调第 4 项为必需诊断标准。

【治疗】

细菌性阴道病的治疗应选择抗厌氧菌药物，可选用甲硝唑或克林霉素口服或局部应用。首选甲硝唑口服：2 g 单次口服，或 400 mg 每日 3 次，连服 7 日。局部用药可选择克林霉素软膏阴道用，或甲硝唑阴道泡腾片。

（四）萎缩性阴道炎

萎缩性阴道炎是一种非特异性阴道炎。多发生于绝经期后的妇女，但双侧卵巢切除后或哺乳期妇女也可出现。

【病原学和发病机制】

主要原因是因卵巢功能衰退，体内雌激素水平低落或缺乏，阴道上皮细胞糖原减少，阴道内呈碱性，杀灭病原菌能力降低。同时，由于阴道黏膜萎缩，上皮菲薄，血运不足，使阴道抵抗力降低，便于细菌侵入繁殖引起炎症病变。另外，个人卫生习惯不良，营养缺乏，尤其是 B 族维生素缺乏，可能与发病有关。

【临床表现】

主要症状为白带增多，呈黄水样或脓性，有臭味，感染严重时可出现点滴阴道流血，并有下坠痛及阴道灼热感。如累及前庭及尿道口周围黏膜，常出现尿频、尿痛。

【诊断】

根据发病年龄、病史，结合局部检查可见外阴潮红，湿润，阴道壁充血，有散在的出血点，以后穹隆及宫颈最明显。阴道黏膜剥脱后可形成溃疡。一般不难诊断。当形成慢性炎症后，可发生两种结果：一是阴道黏膜下结缔组织纤维化，阴道失去弹性，最后形成阴道狭窄和瘢痕；另一种情况为阴道壁粘连形成阴道闭锁，甚至在闭锁以上形成阴道积脓。对于有血性白带者，要考虑排除恶性肿瘤的可能性。

【治疗】

治疗原则为增强阴道黏膜的抵抗力和抑制细菌生长繁殖。局部用药，改善阴道酸碱度，用 1%乳酸或 1∶5 000 高锰酸钾冲洗阴道，局部应用抗生素栓剂。可针对病因给予雌激素，全身用药可口服，局部可用雌激素软膏。但使用雌激素时有一些注意事项，需在医生指导下使用。

第二节 感染性流产、盆腔炎

一、感染性流产

流产合并生殖器官感染时称感染性流产。

【病原学和发病机制】

各类流产时均可发生感染性流产。感染常发生于用未经严格消毒的器械施行流产手术；器械损伤宫颈；宫腔原有感染病灶，手术流产或自然流产后可引起感染扩散。此外，流产后不注意卫生、过早性交等均可引起感染。感染的病原菌常为多种细菌，如厌氧及需氧菌混合感染。感染可局限于子宫腔内，亦可蔓延至子宫周围，形成输卵管炎、输卵管卵巢炎、盆腔结缔组织炎，甚至越过生殖器官而形成腹膜炎、败血症。

感染性流产的病原菌常是阴道或肠道的常在菌丛（条件致病菌），有时为混合性感染。厌氧菌感染占 60%以上，常见的有厌氧链球菌、拟杆菌、梭状芽孢杆菌等。需氧菌中以大肠埃希菌和假单胞菌属为多见，也见有乙型溶血性链球菌及肠球菌感染。

【临床表现】

感染性流产的患者除了有各种类型流产的临床表现外，还出现一系列与感染相关的症状和体征。感染的一般临床表现：畏寒发热、脉搏增快、恶心、呕吐等。患者还经常表现为下腹部或盆腔部位的持续性疼痛，当存在弥漫性腹膜炎时疼痛可波及全腹。部分患者存在白带异常，白带量增多，常为脓性或脓血性，有臭味。妇科检查时可发现宫口有脓性分泌物流出，子宫颈口可扩张并可见胚胎组织物嵌顿，宫颈剧痛明显，子宫体压痛，附件区增厚或有痛性包块。严重的患者出现腹膜炎体征：下腹部或全腹部有压痛、反跳痛和肌卫。

【诊断】

临床诊断时需做以下辅助检查。① 血常规检查：可见白细胞计数升高及中性粒细胞比值增加。② 凝血功能检查：感染性流产可进一步并发弥散性血管内凝血(DIC)，此时可见凝血参数异常，如出凝血时间、血小板计数、纤维蛋白原、凝血酶原时间、“3P”试验异常。③ 宫颈管分泌物或宫腔刮出物做细菌培养加药敏试验，根据细菌种类及药敏试验结果选择抗菌药物。④ B 超检查：可了解宫腔内有无妊娠物残留，以便决定是否清宫，还可了解附件部位有无脓肿形成，以便行切开引流等。⑤ X 线检查：发生子宫穿孔或内脏穿孔时，做胸部、腹部透视或摄片可见膈下积气。产气杆菌感染时可见盆腔积气，严重者形成蜂窝状改变。⑥ 其他：重症病例应做血气分析、水和电解质及肾功能检查。

根据临床表现和辅助检查，感染性流产的诊断并不困难。对感染性流产应当做出病原学诊断。此外，还应注意并发症的诊断，如感染性休克、急性肾衰竭、DIC 等。

【治疗】

治疗原则是迅速控制感染、清除宫腔内容物，预防和治疗并发症。

1. *控制感染* 可根据病情的严重程度及抗生素的抗菌谱决定使用药物的种类、剂量及给药途径。在病原菌及药敏试验未明确之前，就使用广谱抗生素或联合用药。致病菌药敏试验明确后可选择 1～3 种敏感的抗生素。

2. *手术治疗* 感染性流产的潜在危险是感染灶扩散，并发感染性休克、急性肾衰竭、DIC 等严重并发症。因此，应及早进行手术，去除病原。

(1) 清宫术：在抗生素治疗的基础上，病情稳定者宜尽早清宫。术前可先用宫缩剂(静脉滴注或肌内注射)，以防子宫穿孔。术中可先用卵圆钳将宫腔内大块组织钳出，用刮匙搔刮宫壁一周，感染的子宫组织脆弱，易发生子宫穿孔，故最好由有经验的医生施术。另外，清宫术有加速细菌血行扩散的危险，应加强术后抗感染治疗，并注意对生命体征的监护。

(2) 子宫切除术：一般来说，感染性流产在清除感染的胚胎组织以后，炎症多能控制，但也有个别病例炎症难以控制，进而出现感染性休克、肾功能衰竭及 DIC 等，同时还证明存在子宫穿孔或子宫实质严重感染时应考虑做子宫切除术。

3. *支持治疗* 严重感染的病例应予以补液、纠正水和电解质失衡、输血及输人血白蛋白、补充能量等，以增强机体抵抗力及手术的耐受性。

4. *重视并发症的处理* 感染性流产重症者可并发感染性休克、急性肾衰竭、DIC、盆腔血栓性静脉炎等严重并发症，临床上应加以重视，及早防治。

二、盆腔炎

女性上生殖道及其周围组织的炎症，称为盆腔炎(pelvic inflammatory disease，PID)。盆腔炎为妇科的常见病。炎症可局限于一个部位，也可几个部位同时发病。主要包括子宫内膜炎、输卵管炎、输卵管卵巢脓肿、盆腹膜炎，最常见的是输卵管炎、输卵管卵巢炎。

女性生殖道的解剖、生理、生化及免疫学特点具有比较完善的自然防御功能，增强了对感染的防御能力，在健康妇女阴道内虽有某些病原体存在，但并不引起炎症。女性生殖道具有自然防御功能，除了解剖的因素外，生殖道黏膜如宫颈和子宫体聚集有不同数量的淋巴细胞，如 T 细胞和 B 细胞。另外，中性粒细胞、巨噬细胞、补体及一些细胞因子亦可在局部发挥重要的免疫功能，起到抗感染作用。当自然防御功能遭到破坏、机体免疫功能下降、内分泌发生变化、外源性致病菌侵入时，均可导致炎症的发生。

盆腔炎大多发生在有月经的、性活跃期的女性，而初潮前、绝经后及未婚女性少见。按其发病过程、临床表现可分为急性与慢性两种。急性炎症有可能引起弥漫性腹膜炎、败血症以致感染性休克等严重后果；慢性炎症由于久治不愈，反复发作，且易引起宫外孕或不孕等，影响妇女身心健康，给患者造成痛苦。

引起盆腔生殖器炎症的病原菌主要为葡萄球菌、链球菌、大肠埃希菌、厌氧菌等。① 葡萄球菌是产后、手术后生殖器官炎症及伤口感染常见的病原菌，常沿阴道、子宫、输卵管黏膜上行感染。局部脓液色黄、稠厚、不臭，常伴有转移性脓肿。对一般的常用的抗生素易产生耐药，根据药物敏感试验用药较为理想。② 乙型溶血性链球菌的致病力强，能产生溶血素和多种酶，使感染容易扩散，并引起败血症，脓液比较稀薄，淡红色，量较多，但一般不并发转移性脓肿。在抗生素问世前，因产褥感染败血症而死亡的产妇大约75％是由A组溶血性链球菌导致的。③ 大肠埃希菌为肠道的正常寄生菌，一般不致病，但当机体极度衰弱或外伤时才侵入肠外组织或器官，可引起严重感染，甚至产生内毒素休克。大肠埃希菌的脓液不臭，当有厌氧菌混合感染时产生粪臭。④ 20世纪70年代以来，人们愈来愈多地注意到厌氧菌在盆腔感染的重要性，主要有消化链球菌、消化球菌及脆弱拟杆菌等。这些细菌主要来源于结肠、直肠、阴道及口腔黏膜。一般取材及培养技术不易获得阳性结果。过去有些盆腔脓肿的脓液培养无菌落生长，很可能是厌氧菌感染，限于当时厌氧培养技术无法确定。据近年文献报道，70％～80％的盆腔脓肿可以培养出厌氧菌。盆腔感染中厌氧菌可单独感染，也可与需氧菌混合感染，因此，在选用抗生素时有必要覆盖厌氧菌。⑤ 性传播病原体如淋病奈瑟球菌、沙眼衣原体也可引起感染；其他还可能有支原体、疱疹病毒。

传染途径有以下几种。① 沿生殖器黏膜上行蔓延：病原体侵入外阴、阴道后，沿黏膜面经子宫颈、子宫内膜、输卵管内膜至卵巢及腹腔。葡萄球菌、淋病奈瑟球菌沿此途径扩散。② 经淋巴系统蔓延：细菌经外阴、阴道、子宫颈及子宫体创伤处的淋巴管侵入盆腔结缔组织及内生殖器其他部分，是产褥感染、流产后感染及某些宫内节育器有关感染扩散的主要途径。③ 经血液循环传播：病原体先侵入人体的其他系统，再经血液循环感染生殖器，为结核菌感染的主要途径。④ 直接蔓延：腹腔中其他脏器感染后，直接蔓延到内生殖器，如阑尾炎可引起右侧输卵管炎。

（一）急性盆腔炎

【病因和发病机制】

1. 引起急性盆腔炎的主要病因

（1）产后或流产后感染：分娩后产妇体质虚弱，宫颈口未很好关闭，如分娩造成产道损伤或有胎盘、胎膜残留等，病原体侵入宫腔，容易引起感染；流产过程中流血时间过长，或有组织残留于子宫腔内，或手术无菌操作不严格都可以产生流产后感染。

（2）宫腔内术后感染：如放置宫内节育器、刮宫术、输卵管通液术、输卵管子宫造影术、宫腔镜检查等，由于手术消毒不严格或术前适应证选择不当，生殖道原有慢性炎症，经手术干扰而引起急性发作并扩散。

（3）经期卫生不良：月经期子宫内膜的剥脱面有扩张的血窦及凝血块，为细菌的良好滋生环境，如不注意卫生，使用不洁的卫生巾，经期性交等均可使病原体侵入而引起炎症。

（4）性活动：据美国的资料，盆腔炎的高发年龄在15～25岁，这可能与频繁的性生活、宫颈柱状上皮生理性移位、宫颈黏液的机械防御功能较差有关。

（5）邻近器官的炎症直接蔓延：如阑尾炎、腹膜炎等。

（6）慢性盆腔炎急性发作。

2. 发病机制

(1) 急性子宫内膜炎及急性子宫肌炎：多见于流产，分娩后。

(2) 急性输卵管炎、输卵管积脓、输卵管卵巢脓肿：急性输卵管炎主要由化脓菌引起，通过子宫颈的淋巴播散到子宫旁结缔组织，首先侵及浆膜层，发生输卵管周围炎，然后累及肌层，而输卵管内膜层可不受累或受累极轻。其管腔常可因肌壁增厚受压变窄，但仍可保持通畅。病变以输卵管间质炎为主，轻者输卵管仅有轻度充血、肿胀、略增粗；重者输卵管明显增粗、变细、纤维素性脓性渗出多，造成周围的粘连。

如炎症经子宫内膜向上延，首先引起输卵管内膜炎，输卵管内膜肿胀，间质水肿，充血及大量中性多形核白细胞浸润。重者上皮可发生退行性变或成片脱落，引起输卵管黏膜粘连，导致输卵管管腔及伞端闭塞，如有脓液积聚于管腔内则形成输卵管积脓。

卵巢很少单独发炎，因白膜是一个很好的防御屏障。卵巢多由发炎的输卵管伞端粘连而发生卵巢周围炎，称输卵管卵巢炎，又称附件炎。炎症可通过卵巢排卵的破孔侵入卵巢实质形成卵巢脓肿，如脓肿壁与输卵管积脓粘连穿通，即形成输卵管卵巢脓肿。输卵管卵巢脓肿可以发生于急性输卵管卵巢炎初次发病之后，但往往是在慢性附件炎屡次发作的基础上形成。脓肿多位于子宫后方或子宫、阔韧带后叶及肠管间粘连处，可破入直肠或阴道，如果破入腹腔则引起弥漫性腹膜炎。

(3) 急性盆腔结缔组织炎：内生殖器急性炎症时，或阴道、宫颈有创伤时，病原体可经淋巴管进入盆腔结缔组织而引起结缔组织充血、水肿、中性白细胞浸润。以子宫旁结缔组织炎最常见，开始局部组织增厚，质地较软，边界不清楚，以后向两侧盆壁成扇形浸润，如组织化脓则形成腹膜后脓肿，可自发破入直肠或阴道。

(4) 急性盆腔腹膜炎：盆腔内器官发生严重感染时，往往蔓延到盆腔腹膜，发炎的腹膜充血、水肿并有少量浆液纤维性渗出，形成盆腔脏器之间的粘连。当有大量的脓性渗出液积聚于粘连的间隙内，可形成散在的小脓肿；积聚于子宫、直肠陷凹处形成盆腔脓肿的较多见。脓肿的前面为子宫，后面为直肠，顶部为肠管及大网膜，脓肿可破入直肠而使症状突然减轻，也可破入腹腔引起弥漫性腹膜炎。

(5) 败血症和脓毒血症：病原体毒性强、数量多，患者抵抗力低下时常发生败血症。多见于严重的产褥感染、感染性流产，近年也有报道放置宫内节育器、输卵管结扎手术损伤器官引起的败血症，如不及时控制，往往很快出现感染休克甚至死亡。发生感染后，如身体其他部位发现多处炎症病灶或脓肿者，应考虑有脓毒血症存在，但尚需经过培养证实。

(6) Fitz-Hugh-Cutis 综合征：指见于淋病奈瑟球菌及衣原体感染并发的肝包膜炎症，而无肝实质损害的肝周围炎。因肝包膜水肿，吸气时感觉右上腹疼痛，肝包膜上有脓性或纤维性渗出物，可与前腹壁腹膜之间形成粘连。

【临床表现】

可因炎症的轻重及范围大小而有不同。起病时下腹疼痛，伴发热，如病情严重可有高热、寒战、头痛、食欲缺乏。如有腹膜炎则出现消化系统症状，如恶心、呕吐、腹胀、腹泻等；如有脓肿形成，可有下腹包块及局部压迫刺激症状。包块位于前方可有膀胱刺激症状，如排尿困难、尿频，如引起膀胱肌炎还可有尿痛等；包块位于后方可有直肠刺激症状，如在腹膜外可致腹泻及里急后重感和排便困难。

患者呈急性病容、体温高、心率快、腹胀，下腹部有肌紧张、压痛及反跳痛，肠鸣音减弱或消失。盆腔检查：阴道可能充血，并有大量脓性分泌物，穹隆有明显触痛。子宫颈充血、水肿、举痛明显。子宫体略大，有压痛，活动度受限。子宫的两侧压痛明显，有时可扪及肿块。子宫旁结缔组织炎时，可扪到下腹一侧或两侧有片状增厚，或两侧宫骶韧带高度水肿增粗；有脓肿形成且位置较低时，可扪及后穹隆或侧穹隆有肿块且有波动感。

【诊断】

根据病史、症状和体征可做出诊断。此外，还须做一些必要的化验，如血、尿常规，血和子宫颈管分泌物培养（包括厌氧菌培养）及药物敏感试验，虽非脓液直接培养，但对临床也有一定参考价值。必要时做后穹隆穿刺，取脓液做培养加药敏试验。

1. 盆腔炎（PID）的诊断标准

（1）基本标准：宫体压痛，附件区压痛，宫颈触痛。

（2）附加标准：体温超过 38.3℃（口表），宫颈或阴道异常脓性分泌物，阴道分泌物生理盐水涂片见到白细胞，实验室证实的宫颈淋病奈瑟球菌或衣原体阳性，红细胞沉降率升高，C 反应蛋白升高。

（3）特异标准：子宫内膜活检证实子宫内膜炎；阴道超声或磁共振检查显示充满液体的增粗输卵管；伴或不伴有盆腔积液，输卵管卵巢肿块；腹腔镜检查发现输卵管炎。

2. 鉴别诊断　急性盆腔炎应与急性阑尾炎、异位妊娠、卵巢囊肿扭转或破裂等急腹症相鉴别。

【预防】

做好经期、孕期及产褥期的卫生宣传；严格掌握产科、妇科手术指征并做好术前准备，术时注意无菌操作，包括人工流产、放置宫内节育器、诊断性刮宫等手术；术后做好护理，预防感染；注意性生活卫生，禁止经期性交，减少性传播性疾病；彻底治愈急性盆腔炎，防止转为慢性。

【治疗】

主要是抗生素治疗，根据药敏试验选用抗生素较为合理，在化验结果未出来前先行经验治疗。若病情不太严重可选用青霉素、链霉素；若病情严重则需选用广谱抗生素或联合用药。细菌培养结果出来后，可根据情况予以更换抗生素。给药途径以静脉滴注见效快。抗生素的应用要求达到足量，且须注意不良反应。在症状消失后继续给药 2 周以巩固疗效，药物以易渗入感染组织为优，力求彻底清除组织内病原菌，以避免形成慢性盆腔炎。

1. 药物治疗　一般支持治疗包括卧床休息，L 形半卧位利于脓液聚积于子宫、直肠陷凹处而使炎症局限。给予充分营养及液体摄入，纠正水、电解质紊乱及酸碱平衡失调，高热时采用物理降温，尽量避免不必要的妇科检查以免引起炎症扩散。如有腹胀可予胃肠减压。

如患者病情较轻，一般情况好，有条件随访，能耐受口服抗生素者，可在门诊治疗。常用方案：氧氟沙星 400 mg，口服每日 2 次，左旋氧氟沙星 500 mg，每日 1 次，同时加服甲硝唑，或选用第三代头孢菌素与甲硝唑合用。

如病情较重则宜住院治疗，抗生素药物治疗以静脉用药为宜。常用的经验治疗方案有：① 青霉素＋氨基糖苷类＋甲硝唑联合。② 克林霉素＋氨基糖苷类联合。③ 第二代或第三代头孢菌素，如合并衣原体或支原体感染，可加用多西环素。④ 氟喹诺酮类＋甲硝唑。⑤ 青霉素类＋四环素类。

有宫内节育器者，在抗生素治疗结束后取出。

2. 手术治疗　用于抗生素控制不满意的输卵管卵巢脓肿和盆腔脓肿。

手术指征有：① 经药物治疗 48～72 小时，体温持续不下降，中毒症状加重，或肿块增大。② 输卵管脓肿或输卵管卵巢脓肿经药物治疗肿块未消失或有感染扩散的迹象。③ 腹痛加剧，伴有腹膜炎及中毒性休克表现等。

手术范围根据患者的年龄、病变范围等决定，原则上以消除病灶为主。年轻者尽量保留卵巢功能，以采用保守性手术为主；年龄大、双侧附件受累或附件脓肿屡次发作者，行全子宫及双侧附件切除术，对不能耐受手术者的手术范围须按具体情况决定。如盆腔脓肿局限于后穹隆，可行后穹隆切开排脓，同时注入抗生素。

（二）慢性盆腔炎

慢性盆腔炎常为急性盆腔炎治疗不彻底，或患者体质较差，病程迁延所致。但也有的妇女并没有急性盆腔炎的过程，而直接表现为慢性盆腔炎。慢性盆腔炎病情较顽固,当机体抵抗力较差时又可急性发作。

【病理】

1. 慢性子宫内膜炎　常见于产后、流产后或剖宫产后,也可见于绝经后雌激素水平低下的老年妇女。

2. 慢性输卵管炎、输卵管积水、输卵管卵巢炎及输卵管卵巢囊肿　慢性输卵管炎以双侧居多,输卵管肿大,伞端增粗、闭锁,与周围组织粘连。

当输卵管伞部和峡部粘连闭锁时,浆液性渗出物积聚而形成输卵管积水。积水的输卵管表面光滑,形似腊肠及曲颈的蒸馏瓶状,呈游离或与周围组织粘连。

输卵管炎症波及卵巢并发生粘连,形成输卵管卵巢炎。

输卵管积水贯通卵巢,形成输卵管卵巢囊肿,或由输卵管卵巢脓肿脓液吸收而成。

3. 慢性盆腔结缔组织炎　炎症蔓延至宫旁结缔组织和宫骶韧带时,纤维组织增生变硬,可使子宫固定。

【临床表现】

慢性盆腔炎的自觉症状与病变的程度不完全一致,往往与患者的精神状态有一定关系。

全身症状多不明显,有时可有低热,易感疲劳。病程时间较长,可有神经衰弱症状。

慢性炎症形成的瘢痕粘连和盆腔充血可引起下腹部坠胀、疼痛及腰骶部酸痛,常在劳累、性交、月经前后加剧。

由于盆腔淤血,可有月经增多;卵巢功能损害,可有月经失调。

输卵管粘连阻塞时可致不孕或异位妊娠。

子宫可有增大、压痛,子宫的一侧或两侧可触及条索状增粗物或囊性肿物;如为盆腔结缔组织炎,子宫往往后倾、固定,宫旁两侧片状增厚,压痛,宫骶韧带增粗。

【诊断】

慢性盆腔炎的诊断并不困难,但有的患者往往主诉较多,而并无盆腔炎的病史及阳性体征。因此,对慢性盆腔炎的诊断须慎重,以免轻率诊断造成患者思想负担。应注意与子宫内膜异位症及盆腔静脉淤血综合征相鉴别。

【治疗】

治疗以综合治疗为宜。注意:慢性盆腔炎患者由于病程长,思想压力较大,治疗时首先须考虑解除患者思想顾虑,增强治疗信心,指导合理均衡营养,适当锻炼,提高机体抵抗力。

抗生素应用:对于慢性盆腔炎急性发作者,可采用抗生素治疗。常用青霉素类或头孢菌素类与甲硝唑合用,可静脉用药或口服用药。中医药治疗常可缓解症状,慢性盆腔炎以湿热型居多,治疗以清热利湿、活血化瘀为主;有些为寒凝气滞型,治疗以温经散寒、行气活血为主。

常采用短波、超短波、离子透入等物理疗法,一般主张与抗生素同时应用。

手术治疗:如有输卵管积水或输卵管卵巢囊肿,长期非手术治疗无效者,可考虑手术切除病灶。

第三节　妊娠期感染性疾病

一、妊娠期 TORCH 感染

TORCH 是一组具有致畸作用的病原微生物的缩写名,1971 年由 Nahiss 首次提出。T 指弓形虫(toxoplasma, TOX),O 指其他微生物(others,如梅毒螺旋体、柯萨奇病毒等),R 指风疹病毒(rubella virus, RV),C 指巨细胞病毒(cytomegalovirus, CMV),H 指单纯疱疹病毒(herpes simplx virus, HSV)。这一组病原体所引起的感染称为“TORCH 感染”。孕妇感染后,通过胎盘、产道或哺乳传播,引起胎儿宫内感染或新生儿感染而致胎儿先天畸形、流产、早产、死胎及新生儿疾病。

（一）妊娠期弓形虫病

弓形虫病（toxoplasmosis）是一种人兽共患的寄生原虫疾病，呈世界性分布。随着饲养宠物人群的增多，其感染率有上升的趋势。孕妇妊娠期内感染了弓形虫后，可通过胎盘和血行感染胎儿。目前，先天性弓形虫病已成为人类最严重的先天性感染性疾病之一。

【病原学和发病机制】

1. *高危因素* 免疫功能正常者感染弓形虫多为隐性感染，甚至可能终生不发病。免疫缺陷者（如器官移植术后，服用免疫抑制剂者、艾滋病患者）易感染弓形虫，且能侵犯多个脏器，引起多种多样的临床表现。妇女在妊娠期由于内分泌和免疫状态的改变，易感染弓形虫，胎儿亦为易感人群。易感者感染弓形虫多呈显性感染。

2. *病原体及发病机制* 弓形虫病的病原体为刚地弓形虫（toxoplasma gondii）。1908 年，Nicolla 和 Manceaux 首先在北非的一种啮齿动物刚地梳趾鼠中发现了一种类似利什曼原虫的寄生虫，其形态呈弓形，命名为“刚地弓形虫”。弓形虫属于原虫类、弓形虫科。弓形虫的生活史为循环传播型，以猫科动物为终宿主，以人、猪、羊等为中间宿主。弓形虫寄生在人类除红细胞外任何有核的组织细胞内，在人体内有速殖子和包囊两种形态，包囊内含有数个至千个缓殖子。速殖子多见于弓形虫急性感染病例，而缓殖子多见于弓形虫隐性感染病例。

弓形虫经口或经血行进入人体后，人体通常对弓形虫有一定的免疫力，弓形虫的繁殖受到抑制形成包囊，完整的包囊周围多无病理反应，呈隐性感染。偶尔包囊破裂释放出缓殖子，也很快被宿主细胞消灭，仅在免疫功能降低时缓殖子可扩散引起急性感染症状。弓形虫进入人体引发弓形虫病是由于弓形虫在局部繁殖并侵入局部淋巴结，继而经血行播散至全身，弓形虫在细胞内寄生并迅速繁殖，直至细胞被破坏。速殖子散出后又侵犯邻近细胞，如此反复破坏引起眼睛、肝脏、淋巴结、肺、心、脑等组织的炎性反应、水肿，以及单核细胞和少量多核细胞浸润。

【临床表现】

弓形虫感染在临床上分为先天性和后天获得性两类。

1. *先天性感染* 发生在孕妇初次感染时。孕妇感染弓形虫后，30％～46％的患者会将弓形虫传给胎儿，受感染的胎儿会受到不同程度的损害甚至死亡。孕妇在不同的孕期患弓形虫感染对胎儿的影响程度有差异，妊娠头三个月受感染，胎儿受损最严重，常发生广泛病变，以流产告终。妊娠中三个月和后三个月感染弓形虫，尽管宫内感染发生率逐渐增加，重症却明显减少。先天性弓形虫病又可分为隐性型和显性型。隐性型临床上最常见，新生儿在第 1 个月是健康的，第 2～7 个月后显现脉络膜视网膜炎者居多，眼及神经系统症状可延迟至数年后，甚至直到成年。显性型是典型的先天性弓形虫病，有脑积水、脑内钙化和脉络膜视网膜炎三大临床表现。

2. *后天获得性弓形虫病* 孕妇通常病情轻微。局限型者以淋巴结肿大最常见。全身型多见于免疫缺陷者，可表现为高热、头痛、呕吐、关节痛、皮肤一过性斑丘疹等，部分患者有一过性脾大。若弓形虫侵犯其他器官，则出现相应的症状，如肺炎、心肌炎、肝炎、脑膜脑炎、脉络膜视网膜炎。

3. *弓形虫病对妊娠的影响* 患弓形虫病的妇女妊娠后，其妊娠高血压疾病的发生率、产后出血的发生率升高，胎膜早破、子宫内膜炎的发生率亦升高。对围产儿的影响取决于孕妇感染的时期、虫株的毒力及孕妇体内的抗体效价。妊娠早、中期感染可引起流产、胎儿多发性畸形。妊娠晚期感染对围生儿的影响多种多样，主要表现为早产儿、新生儿死亡、分娩先天性急性弓形虫病患儿，以脑钙化灶、脉络膜炎、视网膜炎为特点，或分娩先天性急性弓形虫病处于静止期的新生儿，小儿出生时正常，出生后数周、数月、数年甚至数十年病灶活化开始出现感染症状，如慢性淋巴结炎、多发性神经炎、原因不明的头痛、癫痫发作、智力减退等。

【诊断】

弓形虫病的诊断可根据病史及临床表现，确诊主要依靠实验室检查的结果。

在妊娠的早期、中期及晚期行ELISA检测血清弓形虫SIg G、SIg M抗体，若弓形虫SIg G、SIg M抗体为阳性，提示孕妇近期感染弓形虫；若仅弓形虫SIg M抗体为阳性，提示孕妇此时为急性弓形虫感染；若仅弓形虫SIg G抗体阳性，提示孕妇曾感染弓形虫并已产生免疫力。

【治疗】

孕妇若于妊娠早期感染弓形虫，应尽早行人工流产，同时积极治疗感染；若于妊娠中、晚期感染，应尽早给予治疗。对于弓形虫病，目前尚无特效药物，常用药物有乙胺嘧啶、磺胺嘧啶、螺旋霉素、阿奇霉素、克林霉素等。

（二）妊娠期风疹病毒感染

风疹是一种经呼吸道传播的病毒传染病，症状轻，预后好，但是孕妇妊娠早期患风疹，风疹病毒能经胎盘感染子宫内的胚胎和胎儿，新生儿出生后可能患先天性风疹综合征。

【病原学和发病机制】

风疹的病原体是风疹病毒，是披盖病毒科的唯一成员。风疹病毒能在敏感细胞的胞质中复制，只对人致病，多在春季和冬季发病流行。

风疹病毒的主要传播途径为飞沫传染。孕妇患风疹后，病毒进入呼吸道，开始在上呼吸道和颈淋巴结处生长繁殖，以后通过血液播散到全身其他部位，引起病毒血症，出现轻微的临床表现，数日后即自行消退，但对胚胎和胎儿影响较大。

【临床表现】

风疹病毒感染在临床上分为先天性和后天获得性两类。

1. *先天性风疹* 又称为先天性风疹综合征(CRS)，是指孕妇感染风疹后，病毒通过胎盘感染胎儿，为风疹病毒引起的先天性疾病。CRS患儿的三大主要临床表现是心血管畸形、先天性白内障和先天性耳聋。CRS患儿的临床表现又可分为新生儿期一过性症状，如低体重、血小板减少性紫癜、肝脾大、黄疸、溶血性贫血、间质性肺炎、淋巴结炎、脑脊髓膜炎、骨疾患及前囟膨隆等；持久性障碍，如心血管畸形、眼疾患、耳聋；迟发性障碍，如幼儿期至青春期发生的耳聋、高度近视、智力障碍、神经发育迟缓、糖尿病、性早熟、退行性脑疾病等。

2. *后天获得性风疹* 又可分为隐性感染和显性感染两种。孕妇感染风疹病毒后可无临床症状，为隐性感染。也可历经2～3周的潜伏期后，出现发热、头痛、乏力、流涕、咽痛、咳嗽、眼结膜充血等症状，1～2日后，颜面部出现皮疹，皮疹可播散到躯干和四肢，并伴有浅表淋巴结的肿大。皮疹出现2～3日后逐渐消退，其他症状也随之开始消失，此为显性感染。

3. *风疹病毒对妊娠的影响* 妊娠早期为胚胎发育及器官形成期，此时胎儿无免疫能力，风疹病毒可感染绒毛膜并直接损害胚胎细胞，胎龄越小，损害越大，畸形发生率越高。妊娠2～6周为胎儿眼球及心脏的发育期，此时，感染风疹病毒可致眼及心脏的畸形；妊娠3～8周感染风疹病毒，胎儿除发生眼及心脏的畸形外，还可发生脑、神经、内耳及骨骼畸形。

【诊断】

典型的病例根据流行病学资料和临床表现即可做出初步诊断，但不典型病例需行病毒分离，或根据血清学检测结果方能做出明确诊断。孕妇血清检测出风疹SIg M抗体，可确定孕妇近期感染风疹病毒。孕妇血清检测出风疹SIg G抗体，提示孕妇感染过风疹病毒，对风疹病毒有免疫力。

CRS患儿的诊断临床上多采用美国CRS患儿的诊断标准。

1. *确诊标准* 有畸形体征同时有下列3项中的1～2项者。

(1) 分离出风疹病毒。

(2) 血清风疹SIg M阳性。

(3) 血清风疹HI抗体持续存在并高于被动抗体应有的水平。

2. *符合CRS患儿的病例* 实验室资料不

充分，但有下列甲组中2项或甲、乙组各1项体征者。

（1）甲组：先天性白内障或青光眼、先天性心脏病、听力丧失、视网膜色素变性病。

（2）乙组：紫癜、脾大、黄疸、小头症、智力差、脑膜脑炎、骨质疏松。

3. *可疑CRS患儿病例* 有上述甲、乙组所列体征，但达不到CRS患儿病例标准。

4. *无体征者* 风疹先天性感染缺乏CRS患儿体征，但有先天性风疹感染证据。

【治疗】

对于风疹病毒感染，至今未找到有效的抗病毒药物，对CRS患儿也无特效的治疗方法。单纯风疹病毒感染一般也无须特殊治疗。孕妇在妊娠早期患病，原则上应行人工流产终止妊娠，在妊娠中、晚期患病应排除胎儿宫内感染或畸形后，方可继续妊娠。

（三）妊娠期巨细胞病毒感染

巨细胞病毒感染是由巨细胞病毒引起的人类感染性疾病。孕妇感染人巨细胞病毒后，可导致宫内传播，引发早产、流产、胎儿畸形等不良妊娠结局，存活者会留有听力缺陷、智力发育障碍等后遗症，严重影响人口出生质量。

【病原学和发病机制】

人巨细胞病毒属β疱疹病毒亚科，核心是双链，线性DNA，外包衣壳，病毒体的最外层为脂质双层包膜，其宿主具有高度种族特异性，只能感染人类。巨细胞病毒感染细胞的主要病理特征是细胞增大形成巨大细胞，核内和胞质内出现包涵体。

人类对巨细胞病毒具有广泛的易感性，但易感程度取决于年龄、免疫功能状态等因素。巨细胞感染的发病机制尚不完全清楚，已知感染巨细胞病毒后有两种情况：一种是原发感染，可以为显性，也可以为隐性；另一种是再发性感染，体内潜伏的巨细胞病毒再活动，或再次感染外源性不同的病毒株或更大剂量的同种病毒株。

孕妇感染巨细胞病毒可发生病毒血症，并可垂直传播，感染胎儿。临床标本显示，巨细胞病毒最先侵犯胎盘，在滋养细胞内可观察到病毒增殖的全过程，随后波及胚胎或胎儿的微血管内皮细胞及组织基质成纤维上皮细胞，感染胎儿。但巨细胞病毒宫内垂直传播具体的致病机制及病毒分子作用的靶点尚不十分清楚。巨细胞病毒感染胎儿后，影响胎儿细胞的增殖，各器官的细胞数量减少，细胞缩小，使胎儿的分化发育推迟或中断，导致胎儿结构缺陷。巨细胞病毒还可引起绒毛膜炎及胎盘毛细血管内皮病变，致使胎儿供血不足，发生胎儿宫内发育迟缓。

【临床表现】

先天性巨细胞病毒感染是指出生后2周的新生儿分离出巨细胞病毒。尽管胎儿感染巨细胞病毒多数是隐性感染，出生时外观正常，但尿中可以测出巨细胞病毒的DNA。在无症状者中有5%～15%于出生后数年可出现发育异常，另有10%的新生儿出生时就出现低体重、肝脾大、黄疸、血小板减少性紫癜、溶血性贫血、小头症、昏睡、抽搐等临床症状，称为巨细胞病毒病。多数患儿于出生后数小时至数周内死亡，幸存者常有以智力低下、听力丧失和迟发性中枢神经系统损害为主的远期后遗症。

后天获得性的巨细胞病毒感染是指孕妇在妊娠期间的巨细胞病毒感染，多为隐性感染，无明显的症状和体征，少数可出现低热、乏力、头痛、咽痛、肌肉疼痛、颈淋巴结肿大及多发性神经炎等。

巨细胞病毒感染对妊娠的影响：孕妇由于内分泌和免疫状态的改变，易受病毒感染或潜在的病毒活化，巨细胞病毒经胎盘、产道或母乳传播给胎儿或新生儿，导致流产、死胎、胎儿宫内发育迟缓、新生儿畸形。继发感染产生的抗体不能保护胎儿不受感染，但可避免胎儿发生严重的后遗症。

【诊断】

由于巨细胞病毒感染的临床表现无特异性，确诊有赖于实验室的病原学和血清学检查。

从宫颈、尿液等分离出病毒是确诊孕妇巨细胞病毒感染的最可靠依据。多数资料表明，复发感染者母儿宫内垂直传播的风险较小,故孕妇巨细胞病毒感染的诊断中,最重要的是鉴别原发感染还是复发感染。目前常用的是 ELISA 方法检测特异性抗体。诊断原发性感染较为可靠的依据是记录到孕妇血清 IgG 由(－)转为 IgG(＋),IgG(－)/IgM(＋)也提示原发性感染,IgG(＋)/IgM(－)为继往感染。另外,还可应用 PCR、RT-PCR 等分子生物学技术检测母血巨细胞的 DNA 或晚期的 mRNA,阳性结果表明巨细胞病毒感染,但无法鉴别是潜伏感染还是活动性感染。

明确诊断胎儿感染需要来自胎儿的信息,可取羊水、脐血进行病毒的分离培养、PCR 检测等。羊水检查提示胎儿是否感染,脐血分析提供胎儿的感染情况,如病毒血症、血小板减少、肝酶升高以及 IgM 结果等。国外学者建议在 21～23 周时行羊膜腔穿刺术检测胎儿巨细胞病毒感染最合适。但是,实验室检查只能提示胎儿是否感染或感染程度,不能说明胎儿受损的情况。B 超检查能发现小头畸形、脑室扩大、颅内钙化或水肿、生长受限等异常改变。

【治疗】

妊娠期的巨细胞病毒感染无安全有效的疫苗和治疗方法,所以预防更重要。

妊娠早期确诊巨细胞病毒感染应立即行人工流产终止妊娠,或等待至妊娠 21 周时抽取羊水或脐静脉血检测巨细胞病毒 IgM 抗体,如为阳性,则应进行引产。妊娠晚期发生巨细胞病毒感染或复发感染时,可在严密监测下继续妊娠。

(四)妊娠期单纯疱疹病毒感染

单纯疱疹病毒感染是人类最常见的病毒性疾病,孕妇处于免疫抑制状态,易受单纯疱疹病毒的感染,一旦感染,引起母儿间的垂直传播,可导致流产和出现先天异常儿。

【病原学和发病机制】

单纯疱疹病毒属于疱疹病毒科,完整的病毒颗粒呈圆形,直径 150～200 nm,由 4 层结构组成,最内层是病毒双链线状 DNA 构成的核心,核心外是二十面体立体对称型壳体,其外层是外披,最外层是双层脂质包膜。单纯疱疹病毒(HSV)有两个血清型:HSV Ⅰ型和 HSV Ⅱ型。HSV Ⅰ型称口型或上半身型,主要引起上半身皮肤、口腔黏膜或器官感染,属于非性传播,很少感染胎儿。HSV Ⅱ型称生殖器型,主要引起生殖器、肛门及腰以下的皮肤疱疹,属于性传播,能传播给胎儿。

人是单纯疱疹病毒的唯一宿主。病毒经鼻、口、眼结膜及生殖器等黏膜或皮肤破损处进入人体,在入口处生长繁殖再经血行或神经通路播散。感染后的病毒也可能以某种形式潜伏于局部感觉神经节中,当机体受到刺激(如紫外光照射、应激反应或外伤)或免疫功能低下时,可使处于潜伏状态的病毒活化而发病。孕妇感染后通过血液、胎盘、产道感染胎儿。生殖道感染单纯疱疹病毒的孕妇,可感染经阴道分娩的新生儿。

新生儿感染在分娩期或产后不久,可发生眼的局部、口腔黏膜感染,口腔黏膜的感染通过呼吸道播散可引起食管炎或肺炎,通过神经细胞或病毒血症途径到达中枢神经系统引起脑炎,或到达多种组织器官引起脑炎、肺炎、肝炎及皮肤炎。

【临床表现】

临床上孕妇生殖器单纯疱疹病毒感染分为原发型和复发型两类。

原发型主要通过性接触感染。历经 2～7 日的潜伏期后突然发病,患者自觉外阴部剧痛、瘙痒,甚至影响排尿和行走。妇科检查可见外阴、宫颈等处在红斑的基础上出现成群粟粒大小的水疱,疱液清,若继发感染,则疱液呈脓性。约经过 10 日进入恢复期。

复发型感染较原发型感染症状轻、病程短。患者有外阴瘙痒、疼痛及烧灼感,可见到单个或 2～3 个水疱或溃疡。通常腹股沟淋巴结不肿大,不感染宫颈。7～10 日痊愈。

新生儿经胎盘严重感染的病例极罕见。经产道感染的新生儿,由于细胞免疫功能尚未成熟,表现为全身播散性,病死率高达 70%～80%,幸存者也多遗留中枢神经系统后遗症。一般出生后 4～7 日发病,表现为发热、发绀、疱疹、吸吮差、黄疸、痉挛、肝脾大等。

单纯疱疹病毒感染对妊娠的影响：妊娠期感染单纯疱疹病毒，病程长，症状重、多伴发白念珠菌感染。而且早产率及流产率也增加。单纯疱疹病毒可通过胎盘感染胎儿，孕早期感染单纯疱疹病毒，约 1/3 引起流产，幸存者可发生先天性畸形，其发病率较对照组高 3 倍。妊娠中、晚期感染者，早产、极低体重儿发生率升高。

【诊断】

根据病史及外阴、阴道、宫颈部位典型的疱疹，可做出诊断。但在妊娠的处理及感染风险的正确评估方面，实验室诊断非常重要，通常采用下列方式。

1. *病毒培养* 通过将受损基质破碎的方式获得样品，接种于易感细胞，采用 HSV Ⅰ 和 HSV Ⅱ 特异性单克隆抗体的免疫荧光法来确认细胞病变作用。病毒培养的优点在于免疫抑制状态下可进行 HSV 的药物敏感性检测。

2. *HSV 抗原的测定* 商品化的酶免疫分析临床上较常用，快速且某些酶免疫分析的敏感性接近于病毒培养，但通常不能区分 HSV Ⅰ型和 HSV Ⅱ型。

3. *细胞学方法* 为非特异性，敏感性较病毒培养差。

4. *聚合酶链反应（PCR）* 是检测病毒 DNA 最敏感的技术，优于病毒培养，用于诊断 HSV 感染，也用于妊娠期间无症状 HSV 感染的检测。

【治疗】

目前，治疗单纯疱疹病毒感染最有效的药物是阿昔洛韦，这是一种病毒 DNA 聚合酶抑制剂，当其被结合进入新合成的 DNA 链时可终止病毒 DNA 的合成。阿昔洛韦既能全身用药，也可涂擦于病变局部。静脉滴注剂量为 5 mg/kg，每 8 小时 1 次，7 日为 1 个疗程。口服剂量为每次 200 mg，每日 5 次，7～10 日为 1 个疗程。阿昔洛韦能通过胎盘，故患生殖器疱疹的孕妇慎用；用药后乳汁可含少量阿昔洛韦，哺乳期妇女亦应慎用。

有关 HSV 感染的孕妇的分娩方式及时机，美国妇产科协会建议如下：孕妇或配偶 HSV 阳性，分娩时如无活动性生殖器疱疹病损，可经阴道分娩；孕妇存在生殖器疱疹病损，临产或破膜后剖宫产可降低新生儿感染的危险性，最好在未破膜或破膜 4～6 小时内剖宫产；活动性生殖器疱疹病损孕妇临产，若胎膜已破，孕妇不发热，胎儿尚未成熟，应延缓分娩，若系足月妊娠，胎膜已破，胎肺成熟，行剖宫产；HSV 感染伴未足月胎膜早破者，早产和期待治疗都对新生儿造成严重危害，当新生儿有较高的存活概率时，剖宫产终止妊娠为宜。

（五）妊娠期其他感染

妊娠期的其他感染有梅毒螺旋体、柯萨奇病毒、水痘、带状疱疹、沙眼衣原体、腮腺炎等。

二、妊娠合并性传播疾病

性传播疾病（sexually transmitted diseases，STD）也称性行为传染病，是指以性行为为传染途径的一些疾病，简称为“性病”（venereal diseases，VD）。自 20 世纪 80 年代以来，在我国基本消灭的性病又开始流行并迅速蔓延起来，严重威胁着人民的身心健康和社会经济的发展。孕妇感染性传播疾病后，将严重影响下一代的健康。

（一）妊娠合并淋病

淋病是由革兰阴性的奈瑟淋病双球菌引起的感染。1879 年，Neisser 首先发现淋病双球菌。淋病是目前世界上发病率最高的性传播疾病，一般通过性接触传染，也可在分娩时由母亲传给胎儿。

【病原学和发病机制】

淋病奈瑟球菌是一种革兰阴性双球菌，属奈瑟菌属，外形呈肾形、卵圆形或豆形，为需氧菌，具有高度自溶的特点。人类是其自然属主，离开人体环境即迅速死亡。

淋病奈瑟球菌感染人体从黏附开始，淋病奈瑟球菌外膜的菌毛、蛋白Ⅰ、蛋白Ⅱ使淋病奈瑟球菌黏附于单层柱状上皮细胞和移行于上皮细胞上,淋病奈瑟球菌被上皮细胞吞噬,并在细胞内繁殖。同时,其外膜释放脂多糖内毒素,介导免疫反应,引起黏膜细胞受损,免疫细胞聚集,黏膜上皮脱落、溶解,微溃疡形成,淋病奈瑟球菌随之侵入黏膜下间隙,引起黏膜下组织感染。

【临床表现】

孕妇感染淋病奈瑟球菌后,潜伏期一般为3～7日,20%～80%的患者无明显症状。最常见的为宫颈炎,其次为尿道炎、尿道旁腺炎及前庭大腺炎,7%～10%的孕妇只有直肠携带淋病奈瑟球菌。

孕期感染淋病,急性输卵管炎或急性盆腔炎较少见,而播散性淋病远较非孕期多见,表现为高热、寒战、倦怠,手指及踝关节附近出现典型的脓疱疹,有游走性关节痛甚至关节炎或腱鞘炎,严重者可有急性淋病奈瑟球菌性心内膜炎、心肌周围炎、肝周围炎及脑膜炎等。

新生儿感染淋病奈瑟球菌以眼炎最常见,开始表现为结膜炎,分泌物多,24小时后呈脓性,结膜水肿、充血,可迅速发展为角膜浑浊、溃疡、虹膜睫状体炎,导致失明。

淋病对妊娠的影响:妊娠早期,淋病奈瑟球菌性宫颈炎可导致感染性流产与人工流产后感染;妊娠晚期,可导致早产、胎膜早破、羊膜绒毛膜炎、胎儿生长受限及死胎;生产时发生死胎、滞产;产后易发生产褥感染。

未经治疗的淋病孕妇所分娩的新生儿经阴道娩出后,可发生新生儿淋病奈瑟球菌性结膜炎、肺炎,甚至出现淋病奈瑟球菌败血症。

【诊断】

淋病的诊断主要靠实验室培养分离出病原体,这对孕妇尤为重要,因为她们大多数为无症状的感染者。因此,对所有孕妇尤其有高危因素者,在初次产前检查时应做宫颈分泌物淋病奈瑟球菌培养。

实验室检查方法主要有涂片法、培养法、免疫学试验(主要为酶免疫试验)、PCR等。

1. *涂片法*　取尿道口或宫颈口分泌物涂片、革兰染色后,在多形核白细胞中找到革兰阴性双球菌则可诊断。但此方法对于女性患者阳性率只有40%～60%,WHO不推荐使用。

2. *培养法*　是诊断淋病的金标准方法,也是目前WHO推荐筛查淋病的唯一方法。目前,我国常用的培养基为血液琼脂或巧克力琼脂,将棉拭子插入宫颈口1～2 cm,转动约5次并停留10～30秒,取出后立即接种。培养出细菌后要根据典型的菌落形态、菌落氧化酶试验阳性、纯培养染色镜检呈典型的革兰染色阴性双球菌、在22℃中不能生长和只发酵葡萄糖五大标准来进行淋菌的鉴定。

3. *免疫学试验*　主要为酶免疫试验,可快速检测宫颈标本中的淋病奈瑟球菌抗原,但不宜检测非生殖器部位的标本。

4. PCR　检测淋病奈瑟球菌有很高的敏感性和特异性,其敏感性＞培养法,特异性为98%～100%。PCR除可检测宫颈和尿道的淋病奈瑟球菌外,还可在淋病奈瑟球菌性关节炎患者中培养为阴性的滑膜液中发现淋病奈瑟球菌DNA。PCR方法虽好,但对试剂、仪器及操作人员要求较严格。

【治疗】

淋病主要以抗生素治疗为主,目前提倡一次性大剂量用药。

1. *孕妇下生殖道和直肠淋病*　首选头孢曲松(头孢三嗪)250～500 mg,肌内注射1次;还可使用阿莫西林(羟氨苄青霉素)3 g,单次口服;对青霉素过敏者选用大观霉素2 g,肌内注射1次。合并衣原体感染的患者可同时服用红霉素500 mg,每日4次,连用7日。禁用喹诺酮及四环素类药。性伴同时进行治疗。

2. *孕妇合并播散性淋病*　头孢曲松1 g肌内注射或静脉注射,每日1次,连用7日。也可用其他第三代头孢类抗生素。

3. *新生儿的治疗*　为预防新生儿经过产道感染淋病奈瑟球菌性结膜炎,新生儿出生后首选1%的硝酸银滴眼。其他药物如0.5%的红霉素或1%的四环素眼膏也对预防新生儿淋病奈瑟球菌性结膜炎有效。新生儿已感染淋病奈瑟球菌性结膜炎时，应用青霉素 G 10 万 U/kg，每日分 4 次静脉滴注或肌内注射，至少 7 日。如母亲为耐药青霉素淋病奈瑟球菌菌株感染，则应用头孢曲松 25～50 mg/kg，每日静脉滴注或肌内注射，至少 7 日。患儿同时用生理盐水冲洗眼部。

（二）妊娠合并梅毒

梅毒是由梅毒螺旋体引起的一种性传播疾病，大约 16 世纪初由欧洲经广东传入我国。自 20 世纪 40 年代应用青霉素及 20 世纪 50 年代应用长效青霉素治疗梅毒以来，梅毒的发病率明显下降。但自 20 世纪 70 年代末以来，随着吸毒者与人免疫缺陷病毒（HIV）感染病例增多，梅毒发病率也随之升高，目前居于性传播疾病的第三位。

【病原学和发病机制】

梅毒的病原体为苍白螺旋体，1905 年由 Schaudinn 和 Hoffman 发现一种小而纤细的螺旋体状微生物，因其透明不易染色，故称苍白螺旋体。

梅毒螺旋体从破损的皮肤黏膜进入人体后，数小时后侵入所属的淋巴结，2～3 日后经血液循环播散到全身，经 2～3 周潜伏期，在入侵部位发生硬下疳，为一期梅毒。此后机体产生抗体，螺旋体大部分被杀死，硬下疳自然消失，进入无症状的潜伏期，为一期潜伏梅毒。未被杀死的螺旋体仍在机体内繁殖，经 6～8 周，大量螺旋体进入血液循环引起二期早发梅毒，随着机体免疫反应的建立，二期早发梅毒也自然消失，再次进入潜伏状态，为二期潜伏梅毒。此时无症状，但残存的螺旋体仍隐藏于组织或淋巴系统内，随着机体抵抗力的变化，病情活动与潜伏交替，2 年后进入三期梅毒。

【临床表现】

1. *一期梅毒* 潜伏期 10～90 日，主要为生殖道的硬下疳，好发于宫颈，常伴单侧或双侧腹股沟淋巴结肿大，一般 2～6 周自愈。

2. *二期梅毒* 主要表现为全身多种多样的皮疹，孕妇外生殖器、肛周附近可有扁平湿疣。15%的梅毒孕妇仍有一个硬下疳。很多孕妇可无任何病史或皮疹。

3. *梅毒对妊娠的影响* 梅毒螺旋体在妊娠任何时期均能穿过胎盘，发生流产、早产、围生儿死亡、宫内发育迟缓或先天性梅毒。妊娠早期感染梅毒尤其是二期梅毒，几乎 100%感染胎儿。未经治疗的一、二期梅毒孕妇的早产率为 50%。患早期潜伏梅毒的孕妇，虽临床无任何表现，仍有 20%早产；患晚期潜伏梅毒者，虽性接触已无传染性，但传给胎儿的机会仍有 10%。

【诊断】

妊娠期梅毒的诊断依据除了不洁性接触史和体征外，一期梅毒靠直接从病灶中取材用暗视野法找梅毒螺旋体，无明显病灶者主要靠梅毒血清学检查。二期以上的梅毒可做血清学检查。最常用的血清学检查方法有以下两种。

1. *非梅毒螺旋体抗原试验* 使用心磷脂做抗原，测定血清中抗心磷脂抗体，用于一期梅毒（阳性率 75%～85%）和二期梅毒（阳性率 100%）的诊断。三期梅毒部分可出现阴性反应。本试验敏感性高而特异性低，适用于筛查、定量试验、观察疗效、判定复发及再感染。

2. *梅毒螺旋体抗原试验* 用活或死的梅毒螺旋体或其他成分来检测抗螺旋体 IgG 抗体，一般用作证实试验，不能用作观察疗效、鉴别复发或再感染。

【治疗】

妊娠期梅毒的治疗，一方面治疗孕妇，另一方面可预防或减少先天性梅毒的发生。妊娠期梅毒不同病期的治疗方法与非妊娠期基本相同，以青霉素为主；四环素和多西环素对胎儿发育有影响，不适于孕妇。

1. *一期、二期及早期潜伏梅毒* 美国疾病预防控制中心推荐的治疗方案为苄星青霉素 240 万 U，分两侧臀部肌内注射 1 次。

2. *病期超过 1 年的梅毒* 苄星青霉素 240 万 U，每周 1 次，连续 2～3 周。

3. *神经性梅毒* 普鲁卡因青霉素 200 万～400 万 U，每日肌内注射，共 10～14 日，以后用苄星青霉素 240 万 U，肌内注射，每周 1 次，共 3

次。或普鲁卡因青霉素 240 万 U,每日肌内注射,同时口服丙磺舒 500 mg,每日 4 次,共 10～14 日,以后用苄星青霉素 240 万 U 肌内注射,每周 1 次,共 3 次。

4. *青霉素过敏孕妇* 红霉素 500 mg,每日 4 次,连用 15 日。也可选用头孢曲松 250 mg,每日肌内注射,共 10 日,或 500 mg 隔日肌内注射 1 次,共 10 日。美国疾病预防控制中心推荐使用青霉素"脱敏疗法":口服青霉素 V 钾片,从小剂量开始,逐渐增加剂量,最后达到脱敏的目的。接受脱敏治疗者应住院。

(三)妊娠合并尖锐湿疣

尖锐湿疣是由人乳头状瘤病毒感染引起的鳞状上皮疣状增生病变的性传播疾病。20 世纪 70 年代末,德国 Zur Haussen 通过一系列实验,证实人乳头瘤病毒(HPV)与良性湿疣、宫颈上皮内瘤变(CIN)和浸润性宫颈癌之间的关系。近 20 年,应用分子生物学技术发现大约 100 多种亚型,其中 30 种亚型与生殖道感染有关。

【病原学和发病机制】

尖锐湿疣的病原体为 HPV,属于乳头多瘤空泡病毒科 A 属,是一种非包膜病毒,是最小的 DNA 病毒。HPV 具有感染并穿越上皮细胞能力的特征,且有高度的宿主特异性。当 HPV 接触人后,通过破损的皮肤或黏膜进入人体而感染。皮肤和黏膜等对病毒很敏感。每一种病毒对一定部位的皮肤黏膜具有亲和性。在生殖道 HPV 感染中分为高危型感染及低危型感染,尖锐湿疣多为低危型 HPV 病毒感染。

【临床表现】

潜伏期平均 3 个月左右。初发时大小阴唇、阴蒂、肛门周围皮肤黏膜出现小而柔软的尖形丘疹,逐渐增大增多。患者一般无自觉症状。疣状丘疹继续增生,可呈乳头状、菜花状、鸡冠状等不同形状的赘生物,有的可融合成大的团块,自感外阴痒。孕妇由于细胞免疫功能下降、激素水平增加、局部血液循环丰富,尖锐湿疣生长迅速,明显增大增多。产后又可迅速缩小,甚至自行消退。

尖锐湿疣对妊娠的影响:孕妇巨大的、阻塞阴道或宫颈的尖锐湿疣可导致尿潴留、便秘、分娩时产道阻塞或严重的产道裂伤、产后出血。HPV 还有可能感染胚胎,引起流产和羊膜绒毛膜炎或胎盘炎症,妊娠期 HPV 感染还与幼儿喉乳头状瘤有关。

【诊断】

根据感染接触史和典型的临床表现,诊断并不困难。在阴道口或阴道壁查见典型的疣状病灶,醋酸试验阳性(将 3%～5%的醋酸涂抹在可疑的受损皮肤上,疣体发白)。较早的阴道尖锐湿疣诊断有一定的困难,必须进行组织病理学及分子生物学等试验检查。

1. *细胞学检查* 阴道或宫颈湿疣组织涂片做巴氏染色,可见两种细胞:挖空细胞和角化不良细胞。此方法简单、价廉,特异性高而敏感性低。

2. *组织病理学检查* 此方法为尖锐湿疣有效的确诊手段,并可排除恶性病变。尖锐湿疣的典型病理改变为表皮角化亢进或角化不全,棘细胞层增宽,有典型的挖空细胞。

3. *分子生物学检查* 采用 PCR 技术、DNA 探针杂交行核酸检测可确定 HPV 感染及类型。此外,还可用酶免疫法检测血清中 HPV 抗体、免疫组织化学检查检测细胞内的 HPV 抗原。

【治疗】

无症状与无病灶的亚临床感染不需治疗。

妊娠 36 周前的孕妇患尖锐湿疣,病灶小者可选用局部药物治疗,如 50%的三氯醋酸、酞丁胺等外涂,禁用足叶乙甙、鬼臼毒素、5-氟尿嘧啶。病灶大、有蒂者可行物理治疗,如激光、冷冻、电灼等。病灶大,基底宽大者可采用电切割手术。

妊娠近足月或足月的孕妇患尖锐湿疣,病灶局限于外阴者,仍可行冷冻或手术切除病灶,届时可行阴道分娩。若病灶广泛或巨大,应行剖宫产结束分娩。

(四)妊娠合并沙眼衣原体感染

沙眼衣原体是一种寄生在细胞内的微生物,大小介于病毒和细菌之间。1973 年,沙眼衣原体正式被列为一类独立的病原体，有3个亚型，即沙眼衣原体、鹦鹉热衣原体和肺炎衣原体。沙眼衣原体自20世纪70年代以来，在许多国家和地区已成为最常见的性传播性疾病的感染源。

【病原学和发病机制】

沙眼衣原体是具有独特发育周期的革兰阴性菌，虽然有酶系统可进行一定的代谢活动，但缺乏ATP酶，不能产生ATP，必须寄生于宿主细胞内，利用感染细胞的能量才能代谢增殖。沙眼衣原体的繁殖周期长，症状较轻，最易侵犯柱状上皮和移行于上皮，其感染诱发炎症并破坏组织的机制尚不清楚。

【临床表现】

临床上大部分患者无症状或症状轻微。

1. *尿道炎* 尿道刺痒、尿频、尿痛，可持续1周以上，尿细菌培养阴性。

2. *前庭大腺炎* 一般为慢性，无症状，以后可形成囊肿，也可表现为典型的急性化脓性感染。

3. *子宫颈炎* 宫颈为沙眼衣原体最常见的感染部位。70%～90%的孕妇宫颈感染无症状，有症状者可出现阴道分泌物异常，如黄色黏液脓性分泌物增多等。

4. *子宫内膜炎* 流产后或产后2～3周，阴道分泌物多、出血、低热、下腹痛、子宫压痛。

5. *新生儿* 可有沙眼衣原体结膜炎和肺炎。

6. *沙眼衣原体感染对妊娠的影响* 孕妇患生殖道沙眼衣原体感染时可有新近活动性感染和原有衣原体感染因妊娠诱发活跃两种形式。衣原体活动性感染者妊娠早期易发生流产，妊娠晚期易发生胎膜早破。有研究显示，孕妇感染沙眼衣原体后死胎、早产、低出生体重儿发生率升高。

7. *孕妇生殖道衣原体感染可以发生垂直传播* 新生儿主要通过衣原体感染的软产道被感染，剖宫产娩出的新生儿亦有被感染的风险，但罕见。新生儿沙眼衣原体感染的常见部位是眼结膜、鼻咽部，感染后常引起结膜炎和衣原体肺炎。

【诊断】

沙眼衣原体感染常无特殊临床表现，需实验室检查确诊。常用的检测方法如下。

1. *细胞学检查* 取分泌物直接涂片后行吉姆萨染色，镜下观察上皮细胞内有无包涵体。方法简便，但敏感性和特异性较差。

2. *沙眼衣原体分离培养* 为目前诊断沙眼衣原体感染最敏感和特异的方法，但费用高，技术较难。

3. *直接荧光免疫法* 此方法检测宫颈标本的敏感性为68%～100%，特异性为82%～100%，但在感染率低的人群中敏感性差。

4. *酶免疫法* 适用于检测沙眼衣原体高流行率的人群。敏感性与直接荧光免疫法相当。

5. *分子生物学技术* 目前，采用聚合酶链式反应(PCR)和连接酶链式反应(LCR)，敏感性高，即使少量微生物也能检测出来。更适用于检测低发病率的孕妇的感染。

【治疗】

孕妇沙眼衣原体感染的推荐治疗方法为：① 阿奇霉素1 g，顿服。阿奇霉素临床疗效好，且不良反应少。② 红霉素500 mg，每日4次，连用7日；如不能耐受改为250 mg，每日4次，连用14日。③ 琥乙红霉素800 mg，每日4次，连用7日；若服药过程中孕妇出现胃肠道反应，不能耐受，则改为400 mg，每日4次，连用14日。④ 阿莫西林500 mg，每日4次，连用7日。⑤ 克林霉素450 mg，每日4次，连用14日。

新生儿沙眼衣原体结膜炎者，可局部用红霉素眼膏治疗，但最好用红霉素全身治疗。新生儿沙眼衣原体肺炎者，需用红霉素全身治疗，即口服红霉素糖浆，50 mg/kg，每日4次，连用14日。

(五) 妊娠合并人类免疫缺陷病毒感染

人类免疫缺陷病毒(human immunodeficiency virus, HIV)就是人们通常所说的艾滋病病毒，1981年首先由美国疾病预防控制中心向世界报道。从此，这种严重的致死性传染病逐渐传播蔓延。HIV感染后，有一个相当长的潜伏期，但最终都是产生获得性免疫缺陷综合征，又称艾滋病，其特点是T细胞免疫缺陷，常伴有机会感染和恶性肿瘤。

【病原学和发病机制】

人类免疫缺陷病毒是反转录病毒，细胞膜芽生，毒粒大小为100～140 nm，病毒表面蛋白为gp120和gp41。HIV有圆柱形核心，由RNA组成，核壳蛋白为P18和P24。HIV对$CD4^+$ T细胞具有趋向性，它侵入人体后，与$CD4^+$ T细胞表面的CD4受体结合，利用其反转录酶将$CD4^+$ T细胞的DNA转变成RNA来复制自己。机体大量的$CD4^+$ T细胞遭破坏而导致严重的免疫缺陷，伴发条件性感染和(或)恶性肿瘤而死亡。

【临床表现】

大约82%的HIV感染的孕妇处于无症状期，12%有HIV相关症状，仅6%处于AIDS的发病期。AIDS急性感染的患者，往往会产生单核细胞增多症的症状，如发热、乏力、关节痛、畏光、头痛、咽喉炎、斑丘疹样皮疹及腹泻，血清HIV呈阳性。AIDS发病后，主要表现如下。

1. 机会感染　主要类型有4种。① 肺型：肺孢子菌性肺炎最常见，是致死性感染，主要表现为发热、咳嗽、胸痛、呼吸困难、排痰。② 中枢神经型：脑脓肿、脑炎、脑膜炎等，由鼠弓形体、隐球菌、白念珠菌引起，表现为头痛、人格改变、意识障碍、局限性感觉障碍及运动神经障碍。③ 胃肠型：由隐球菌、鞭毛虫、阿米巴、分枝杆菌引起，主要表现为慢性腹泻。④ 发热型：主要表现为原因不明的发热、乏力、消瘦。

2. 恶性肿瘤　卡波肉瘤常见，恶性肿瘤中还包括未分化非霍奇金B细胞淋巴瘤、原发性中枢神经系统淋巴瘤、口腔鳞癌或直肠鳞癌等。

3. 皮肤表现　① 真菌感染：口腔、咽部、食管及肛周真菌感染。② 病毒感染：多核巨细胞所致的慢性、溃疡性肛门周围疱疹及人乳头状瘤病毒引起的尖锐湿疣。③ 细菌感染：AIDS患者的皮肤对葡萄球菌、链球菌及隐球菌易感染。④ 非感染性皮肤表现：多发性瘢痕及溃疡、脂溢性皮炎、紫癜等。

HIV感染与妊娠的相互影响：无症状的HIV阳性者在感染后，其受孕情况不会受到影响，且美国和欧洲的研究也没有显示妊娠对AIDS的病程有任何影响。但HIV感染的妇女在妊娠期可发生$CD4^+$ T细胞计数下降，同时由于妊娠本身存在免疫缺陷等因素，可导致妊娠期感染症状发生率增加，并可加速发展为AIDS。但HIV感染是否增加妊娠的不良预后，目前仍有争议。过去报道认为，HIV感染者自然流产、胎膜早破、早产、低出生体重与胎盘炎症发生率均增加。1989年，Selwyn的研究比较了HIV感染与未感染的孕妇妊娠结局，发现自然流产、异位妊娠、胎膜早破、妊娠高血压疾病、贫血、羊水过少、羊膜绒毛膜炎及胎儿宫内窘迫发生率均无改变，在新生儿的早产、低出生体重、小于胎龄儿的发生率上也无差别。因此，美国医师协会(ACOG)1992年认为对无症状的HIV感染者，并不增加各种妊娠合并症。

【诊断】

根据流行病学病史、临床表现及实验室检查可确诊。

1. 筛查试验　酶联免疫吸附试验(ELISA)、明胶颗粒凝集试验(PA)。

2. 确诊试验　蛋白印迹试验、免疫荧光试验。

【治疗】

目前无治愈方法，主要采用抗病毒药物及一般支持对症治疗。

1. 妊娠期处理　HIV感染的孕妇一旦妊娠，是否终止妊娠应根据个人所处的环境和母婴传播的局部发病率两种因素而定。适应妊娠的妇女应鼓励其停止静脉滥用毒品和安全的性生活，并对其重点监护，及早发现和预防HIV相关疾病的发生，必要时终止妊娠。

对于妊娠期孕妇的抗病毒治疗，可在分娩期减少对病毒的暴露，预防暴露期及暴露后的感染，减少新生儿哺乳期间与HIV接触。20多年来，国外在抗HIV的治疗中摸索出较成熟的抗病毒药，目前最有效的药物是齐多夫定(ZDV)。

ZDV是一种核苷反转录酶抑制剂，它阻断了HIV1中的反转录酶，使其不能将RNA基因组进入感染细胞的DNA，从而抑制了本身核酸的复制。现今尚无证据表明ZDV有致畸作用，对HIV阳性的孕妇和分娩后6周的婴儿使用ZDV可明显降低HIV母婴传播的危险性。此外，其他抗病毒的核苷反转录酶抑制剂去羟肌苷(DDI)、扎西他滨(DDC)等均可与ZDV联合使用。

2. *产时处理* 对于没有接受抗病毒治疗的孕妇，一半以上的围生期传染发生在晚期妊娠和分娩过程中，所以重点在于如何中断这种传播。早期有研究显示，在临产和破膜前的剖宫产对于降低母婴传播率有帮助，但在大多数研究中，临产和破膜后的孕妇的围生期传播率与阴道产相似。

产程中，不取胎儿头皮血、不做内监护，以免增加新生儿感染HIV的机会。HIV阳性的孕妇采用何种方式分娩仍有争议。若决定剖宫产分娩，时机应选择在临产及破膜前，一般定于38周而不是39周，以减少破膜和临产的发生。若阴道分娩，避免人工破膜，除非有产科指征，否则不常规做会阴侧切。如需要阴道助产，产钳比胎吸好。

3. *产后处理* 继续检测HIV感染产妇的免疫状态，治疗条件致病性感染，必要时用抗病毒药物。随诊婴儿，在证实婴儿未感染HIV前，避免对其接种活病毒疫苗。对男婴，避免行包皮环切术。

艾滋病无治愈方法，病死率达100%，所以重在预防。

参考文献

[1] Zuckerman A, Romano M. Clinical Recommendation: Vulvovaginitis [J]. J Pediatr Adolesc Gynecol, 2016, 29(6): 673-679.

[2] Donders GG, Sobel JD. Candida vulvovaginitis: A store with a buttery and a show window [J]. Mycoses, 2017, 60(2): 70-72.

[3] Lethaby A, Ayeleke RO, Roberts H. Local oestrogen for vaginal atrophy in postmenopausal women [J]. Cochrane Database Syst Rev, 2016, 31(8): CD001500.

[4] Chew SY, Than LT. Vulvovaginal candidosis: contemporary challenges and the future of prophylactic and therapeutic approaches [J]. Mycoses, 2016, 59(5): 262-273.

[5] Meites E, Gaydos CA, Hobbs MM, *et al*. A Review of Evidence-Based Care of Symptomatic Trichomoniasis and Asymptomatic Trichomonas vaginalis Infections [J]. Clin Infect Dis, 2015, 15, 61 Suppl 8: S837-848.

[6] Sobel R, Sobel JD. Metronidazole for the treatment of vaginal infections [J]. Expert Opin Pharmacother, 2015, 16(7): 1109-1115.

[7] Edwards T, Burke P, Smalley H, Hobbs G. Trichomonas vaginalis: Clinical relevance, pathogenicity and diagnosis [J]. Crit Rev Microbiol, 2016, 42(3): 406-417.

[8] Han C, Wu W, Fan A, *et al*. Diagnostic and therapeutic advancements for aerobic vaginitis [J]. Arch Gynecol Obstet, 2015, 291(2): 251-257.

[9] Borges S, Silva J, Teixeira P. The role of lactobacilli and probiotics in maintaining vaginal health [J]. Arch Gynecol Obstet, 2014, 289(3): 479-489.

[10] Bonde U, Joergensen JS, Mogensen O, *et al*. The potential role of HPV vaccination in the prevention of infectious complications of pregnancy [J]. Expert Rev Vaccines, 2014, 13(11): 1307-1316.

[11] Souho T, Benlemlih M, Bennani B. Human papillomavirus infection and fertility alteration: a systematic review [J]. PLoS One, 2015, 10(5): e0126936.

[12] Trimble CL. HPV Infection-Associated Cancers: Next-Generation Technology for Diagnosis and Treatment [J]. Cancer Immunol Res, 2014, 2(10): 937-942.

[13] Freitas BC, Suehiro TT, Consolaro ME, *et al*. HPV Infection and Cervical Abnormalities in HIV Positive Women in Different Regions of Brazil, a Middle-Income Country [J]. Asian Pac J Cancer Prev, 2015, 16(18): 8085-8891.

[14] Harper DM, Demars LR. Primary strategies for HPV infection and cervical cancer prevention [J]. Clin Obstet Gynecol, 2014, 7(2): 256-278.

[15] Pils S, Joura EA. From the monovalent to the nine-valent HPV vaccine [J]. Clin Microbiol Infect, 2015, 21(9): 827-833.

[16] Soares GR, Vieira Rda R, Pellizzer EP, *et al*. Indications for the HPV vaccine in adolescents: a review of the literature [J]. J Infect Public Health, 2015, 8(2): 105 - 116.
[17] Yang A, Farmer E, Wu TC, Hung CF. Perspectives for therapeutic HPV vaccine development [J]. J Biomed Sci, 2016, 23(1): 75.
[18] Eschenbach DA. Treating spontaneous and induced septic abortions [J]. Obstet Gynecol, 2015, 125(5): 1042 - 1048.
[19] Lis R, Rowhani-Rahbar A, Manhart LE. Mycoplasma genitalium infection and female reproductive tract disease: a meta-analysis [J]. Clin Infect Dis, 2015, 61(3): 418 - 426.
[20] Bookstaver PB, Bland CM, Griffin B, *et al*. A Review of Antibiotic Use in Pregnancy [J]. Pharmacotherapy, 2015, 35(11): 1052 - 1062.
[21] Brunham RC, Gottlieb SL, Paavonen J. Pelvic inflammatory disease [J]. N Engl J Med, 2015, 21, 372(21): 2039 - 2048.
[22] Ford GW, Decker CF. Pelvic inflammatory disease [J]. Dis Mon, 2016, 62(8): 301 - 305.
[23] Duarte R, Fuhrich D, Ross JD. A review of antibiotic therapy for pelvic inflammatory disease [J]. Int J Antimicrob Agents, 2015, 46(3): 272 - 277.
[24] Sharma H, Tal R, Clark NA, Segars JH. Microbiota and pelvic inflammatory disease [J]. Semin Reprod Med, 2014, 32(1): 43 - 49.
[25] Neu N, Duchon J, Zachariah P. TORCH infections [J]. Clin Perinatol, 2015, 42(1): 77 - 103.
[26] Cofre F, Delpiano L, Labraña Y, *et al*. TORCH syndrome: Rational approach of pre and post natal diagnosis and treatment. Recommendations of the Advisory Committee on Neonatal Infections Sociedad Chilena de Infectología, 2016 [J]. Rev Chilena Infectol, 2016, 33(2): 191 - 216.
[27] Charlier C, Benhaddou N, Dupin N. Syphilis and pregnancy [J]. Presse Med, 2015, 44(6 Pt 1): 631 - 638.
[28] Vasilevsky S, Greub G, Nardelli-Haefliger D, *et al*. Genital Chlamydia trachomatis: understanding the roles of innate and adaptive immunity in vaccine research [J]. Clin Microbiol Rev, 2014, 27(2): 346 - 370.
[29] Drake AL, Wagner A, Richardson B, *et al*. Incident HIV during pregnancy and postpartum and risk of mother-to-child HIV transmission: a systematic review and meta-analysis [J]. PLoS Med, 2014, 11(2): e1001608.
[30] Zweifel VB, Berger C, Nadal D, Grawe C. HIV and pregnancy [J]. Ther Umsch, 2014, 71(8): 498 - 502.

(南京市妇幼保健院　贾雪梅)

第三十三章 性传播疾病

第一节 淋病

淋病（gonorrhea）是由淋病奈瑟球菌（Neisseria gonorrhoea）引起的泌尿生殖系统化脓性感染，多通过性接触直接传染，人类是其唯一宿主。男性通常表现为急性尿道炎，女性为宫颈炎，也可以无症状。局部并发症在男性主要为附睾炎和前列腺炎，在女性则为子宫内膜炎和盆腔炎。咽部、直肠和眼结膜亦可为原发性感染部位。自1977年湖南省长沙市报告首例淋病以来，全国淋病报病数逐年增加，流行范围不断扩大。根据中国疾病预防控制中心数据显示，2017中国内地31个省（自治区、直辖市）淋病总发病数为138 855例，年发病率为10.06/10万。

【病原学】

淋病奈瑟球菌是一种呈卵圆形或肾形的革兰阴性双球菌，属奈瑟菌属，成对排列，直径0.6～0.8 μm，无鞭毛，无荚膜，不形成芽孢，为需氧菌，适宜生长条件为35～36℃含5%～10% CO_2。急性炎症期淋病奈瑟球菌常存在于多形核白细胞胞质内，慢性期则多在白细胞外。淋病奈瑟球菌离开人体后不易生长，对理化因子如高温和干燥抵抗力弱，室温下存活1～2日，42℃存活15分钟，52℃只存活5分钟，完全干燥环境中1～2小时即死亡。对一般消毒剂敏感，1%苯酚1～3分钟或1∶4 000硝酸银液7分钟可将其杀灭。

【流行病学】

1. *传染源* 有症状及无症状的带菌者。

2. *传播途径*

（1）性接触：成人淋病主要通过性交直接传染。尤其是急性淋病患者，由于分泌物中含有大量淋球菌，因此传染性强。与患急性淋病的女性发生一次性接触，男性受染机会为20%～30%，而与患急性淋菌性尿道炎的男性发生一次性接触，女性受染机会可达80%以上，这与男性尿道分泌物能潴留在女性阴道内有关。无症状感染者，尤其是女性淋菌性宫颈炎患者，由于无明显自觉症状，成为淋病奈瑟球菌携带者，在性服务等高危人群中是一个重要传染源。

（2）非性接触：接触患者含有淋病奈瑟球菌分泌物的内裤、毛巾、浴巾等有可能被间接传染。妊娠期女性感染可累及羊膜腔导致胎儿感染。新生儿淋球菌性眼炎则多由于母亲产道内存在淋球菌，分娩时经产道而感染。

3. *易感人群* 人体对淋病奈瑟球菌普遍易感。主要是性活跃的青年人，尤其有多个性伴者。

【临床表现】

临床上有少部分患者感染淋病奈瑟球菌后可无明显症状，呈亚临床或带菌状态。有症状的淋病奈瑟球菌感染通常临床表现如下。

1. *无并发症的淋病奈瑟球菌感染* 又称单纯性淋病。

（1）成人男性淋病：最常见临床表现为急性尿道炎。潜伏期一般2～10日，平均3～5日。

主要症状为尿频、尿急、尿痛和尿道分泌物。尿道口红肿、刺痒及疼痛,排尿困难,初起尿道可排出少量稀薄分泌物,少数患者可出现后尿道炎,尿频明显,会阴部坠胀,夜间有痛性阴茎勃起。有明显症状和体征的患者即使未经治疗,一般在10～14日症状逐渐减轻,1个月后症状基本消失,但并未痊愈,可继续向后尿道及上生殖道扩散,可出现并发症如附睾炎、急(慢)性前列腺炎、精囊腺炎等。

(2) 成人女性淋病:女性淋病多症状轻微,无症状性淋病可达50%以上。好发部位为子宫颈、尿道、尿道旁腺及前庭大腺。

1) 淋菌性宫颈炎:主要表现为阴道分泌物增多或异常。查体可见宫颈有轻重不等的充血红肿,触痛,宫颈口有黄色脓性分泌物流出,常伴有外阴刺痒和烧灼感。

2) 淋菌性尿道炎:表现为尿频、尿急、尿痛,查体可见尿道口红肿、溢脓,挤压后可见脓性分泌物。

3) 淋菌性前庭大腺炎及尿道旁腺炎:多为单侧,大阴唇部位局限性隆起,红、肿、热、痛。可形成脓肿,触诊可有波动感,挤压前庭大腺和尿道旁腺有脓性分泌物从腺开口处流出。可出现发热等全身症状。

(3) 儿童淋病:多与患淋病父母密切接触和共用浴室用具而感染,少数因性虐待所致。

1) 男童:常见尿道炎和包皮龟头炎,有尿痛和尿道分泌物。检查可见包皮红肿、龟头和尿道口潮红,有脓性分泌物。

2) 女童:常见弥漫性阴道炎、外阴炎,有时累及肛门和直肠。检查可见阴道、尿道、会阴部红肿及触痛,严重时可见糜烂和溃疡,阴道可有脓性分泌物。尿道感染有尿急、尿频、尿痛症状。

(4) 淋菌性眼炎:常为急性化脓性结膜炎,于感染后2～21日出现症状。新生儿淋菌性结膜炎常为双眼,多因经过淋病产妇产道感染所致。成人可为单眼或双眼,常因泌尿生殖道淋菌自身感染所致。表现为结膜充血水肿,大量脓性分泌物,巩膜片状充血性红斑;角膜浑浊,呈雾状,重者可发生角膜溃疡或穿孔。

(5) 淋菌性咽炎:主要发生在口生殖器接触者中。症状多轻微,表现咽干、咽部不适、灼热或疼痛感,检查可见咽部黏膜充血、咽后壁有黏液或脓性分泌物。

(6) 淋菌性直肠炎:主要见于肛交行为者,女性可由阴道分泌物污染引起。通常无明显症状,可有肛门瘙痒和烧灼感,无痛性黏液脓性分泌物,或少量直肠出血。重者出现直肠炎症状,包括直肠疼痛、里急后重、脓血便。检查可见肛管和直肠黏膜充血、水肿、糜烂。

2. 有并发症淋病奈瑟球菌感染

(1) 附睾炎:为男性淋菌性尿道炎最常见并发症。表现为单侧附睾肿大、疼痛明显,同侧腹股沟和下腹部有反射性抽痛。检查可见一侧阴囊肿大,皮肤潮红水肿、发热,触诊附睾肿大、触痛明显,尿道口可见脓性分泌物。附睾炎常与前列腺炎、精囊腺炎合并存在,并表现相应症状如会阴部不适等。

(2) 精囊炎:急性期有发热、尿频、尿急、尿痛、终末血尿、血精、下腹疼痛。直肠检查可触及肿大的精囊并有剧烈触痛。

(3) 前列腺炎:急性期有畏寒、发热,尿频、尿急、尿痛或排尿困难,终末血尿或尿道脓性分泌物,会阴部或耻骨上区坠胀不适感,直肠胀满、排便感。直肠检查示前列腺肿大、触痛。重者可并发急性尿潴留、前列腺脓肿等。

(4) 盆腔炎:淋菌性子宫颈炎上行感染可导致淋菌性盆腔炎,包括子宫内膜炎、输卵管炎、输卵管卵巢囊肿、盆腔腹膜炎、盆腔脓肿以及肝周炎等。慢性反复发作的输卵管炎可引起输卵管狭窄、粘连、阻塞,常引起不孕症或宫外孕和慢性下腹疼痛。检查可见宫颈举痛、附件触痛,伴或不伴有双侧附件增厚或肿块、宫颈口有黏液脓性分泌物。

3. 播散性淋菌感染　临床罕见。可见于成人或新生儿,是淋病奈瑟球菌侵入血液在全身引起的播散性淋病奈瑟球菌感染。患者可有寒战、发热、全身不适和食欲减退等全身症状,最常见的是关节炎—皮炎综合征,肢端部位有出血性或脓疱性皮疹,手指、腕和踝部小关节常受累,出现关节痛、腱鞘炎或化脓性关节炎。亦可见淋菌性心内膜炎、脑膜炎及淋菌性肝炎等。新生儿播散性淋病少见,可发生淋菌性败血症、关节炎、脑膜炎等。

【实验室检查】

1. 显微镜检查　取男性尿道分泌物涂片做革兰染色,镜下可见大量多形核白细胞,细胞内可见数量不等的革兰阴性双球菌,肾形或卵圆形,成双排列。急性期主要分布在细胞内,少数也可分布在细胞外,慢性期则以细胞外为主。适用于男性无合并症淋病诊断,不推荐用于咽部、直肠和女性宫颈感染的诊断。

2. 淋病奈瑟球菌培养　为淋病的确诊试验。适用于男性、女性及所有临床标本的淋病奈瑟球菌检查。取材后立即接种于培养基中,5% CO_2 环境经 24～48 小时培养后,可见圆形、凸起、光滑、半透明或灰白色的菌落,边缘呈花瓣,根据菌落形态、涂片染色做出初步诊断,如氧化酶试验阳性、糖发酵试验阳性则可确诊。

3. 核酸检测　用 PCR 等技术检测各类临床标本中淋病奈瑟球菌核酸阳性。核酸检测应在通过相关机构认定的实验室开展,临床应用不多。

【诊断】

诊断要点:① 有性接触史、配偶感染史或间接接触患者的分泌物史。② 男性有尿道炎症状(尿痛及尿道流脓),女性有轻度尿道不适及阴道脓性白带增多。其他部位淋病、有合并症淋病以及播散性淋菌性感染应根据其不同表现确定临床分类。③ 男性急性淋菌性尿道炎涂片革兰染色,查出细胞内有典型革兰阴性双球菌,有初步诊断意义。④ 无症状男性及全部女性患者均应进行淋病奈瑟球菌培养,鉴定为阳性即可确诊。

【治疗】

1. 一般原则　应遵循及时、足量、规则用药的原则;根据不同病情采用不同治疗方案;治疗后应进行随访;性伴应同时检查和治疗。在治疗性病时应注意多种病原体合并感染可能,可予检测有无沙眼衣原体感染,并进行梅毒和 HIV 相关咨询和检查。

2. 治疗方案

(1) 无并发症淋病

1) 淋菌性尿道炎、子宫颈炎、直肠炎

推荐方案:头孢曲松 250 mg,单次肌内注射;或大观霉素 2 g(宫颈炎 4 g),单次肌内注射;如果衣原体感染不能排除,加抗沙眼衣原体感染药物。

替代方案:头孢噻肟 1 g,单次肌内注射,或其他第三代头孢菌素类,如已证明其疗效较好,亦可选作替代药物。如果衣原体感染不能排除,加抗沙眼衣原体感染药物。

2) 儿童淋病:体重＞45 kg 者按成人方案治疗,体重＜45 kg 者按以下方案治疗。

推荐方案:头孢曲松 25～50 mg/kg(最大不超过成人剂量),单次肌内注射;或大观霉素 40 mg/kg(最大剂量 2 g),单次肌内注射。如果衣原体感染不能排除,加抗沙眼衣原体感染药物。

(2) 有并发症淋病

1) 淋菌性附睾炎、前列腺炎、精囊炎

推荐方案:头孢曲松 250 mg,每日 1 次肌内注射,共 10 日;或大观霉素 2 g,每日 1 次肌内注射,共 10 日。如果衣原体感染不能排除,加抗沙眼衣原体感染药物。

替代方案:头孢噻肟 1 g,每日 1 次肌内注射,共 10 日。如果衣原体感染不能排除,加抗沙眼衣原体感染药物。

2) 淋菌性盆腔炎

门诊治疗方案:头孢曲松 250 mg,每日 1 次肌内注射,共 10 日;加口服多西环素 100 mg,每日 2 次,共 14 日;加口服甲硝唑 400 mg,每日 2 次,共 14 日。

住院治疗推荐方案 A:头孢替坦 2 g,静脉滴注,每 12 小时 1 次;或头孢西丁 2 g,静脉滴注,每 6 小时 1 次,加多西环素 100 mg,静脉滴注或口服,每 12 小时 1 次。头孢替坦或头孢西丁治疗不应＜1 周。对治疗 72 小时内临床症状改善者,治疗 1 周时酌情考虑停止肠道外治疗,并继以口服多西环素 100 mg,每日 2 次,加口服甲硝唑 500 mg,每日 2 次,总疗程 14 日。

住院治疗推荐方案 B:克林霉素 900 mg,静脉滴注,每8小时1次,加庆大霉素负荷量(2 mg/kg),静脉滴注或肌内注射,后予维持量(1.5 mg/kg),每8小时1次,也可每日1次给药。患者临床症状改善后24小时可停止肠道外治疗,继以口服多西环素100 mg,每日2次;或克林霉素450 mg,每日4次,连续14日为1个疗程。孕期或哺乳期妇女禁用四环素、多西环素。妊娠头三个月内应避免使用甲硝唑。

(3) 其他部位淋病

1) 淋菌性眼结膜炎推荐方案

新生儿:头孢曲松25～50 mg/kg(总量不超过125 mg),静脉或肌内注射,每日1次,连续3日。

儿童:体重>45 kg者按成人方案治疗,体重<45 kg者头孢曲松50 mg/kg(最大剂量1 g),单次肌内注射或静脉滴注。

成人:头孢曲松1 g,单次肌内注射;或大观霉素2 g,每日1次肌内注射,共3日。同时用生理盐水冲洗眼部,每小时1次。

2) 淋菌性咽炎推荐方案:头孢曲松250 mg,单次肌内注射;或头孢噻肟1 g,单次肌内注射。如果衣原体感染不能排除,加抗沙眼衣原体感染药物。

(4) 播散性淋病

1) 新生儿播散性淋病推荐方案:头孢曲松25～50 mg/kg/d,每日1次静脉滴注或肌内注射,共7～10日;如有脑膜炎,疗程为14日。

2) 儿童播散性淋病:体重>45 kg者按成人方案治疗,体重<45 kg者按如下方案治疗。推荐方案:淋菌性关节炎用头孢曲松50 mg/kg,每日1次肌内注射或静脉滴注,共7～10日;脑膜炎或心内膜炎用头孢曲松25 mg/kg,肌内注射或静脉滴注,每日2次,共14日(脑膜炎),或28日(心内膜炎)。

3) 成人播散性淋病:推荐住院治疗。需检查有无心内膜炎或脑膜炎。如果衣原体感染不能排除,应加抗沙眼衣原体感染药物。推荐方案:头孢曲松1 g,每日1次肌内注射或静脉滴注,共≥10日。替代方案:大观霉素2 g,肌内注射,每日2次,共≥10日。淋菌性关节炎者,除髋关节外,不宜施行开放性引流,但可以反复抽吸,禁止关节腔内注射抗生素。淋菌性脑膜炎经上述治疗的疗程约2周,心内膜炎疗程>4周。

(5) 妊娠期感染推荐方案:头孢曲松250 mg,单次肌内注射;或大观霉素4 g,单次肌内注射。如果衣原体感染不能排除,加抗沙眼衣原体感染药物,禁用四环素类和喹诺酮类药物。

(6) 淋病的治愈标准:① 症状体征全部消失。② 尿液及分泌物3次涂片及培养阴性。③ 慢性者在治疗后3个月内,每月检查1次,连续3次阴性。

参考文献

[1] 葛睿,张键,穆欣,等。2004—2017年中国淋病发病趋势及年龄分布特征,中国麻风皮肤病杂志,2019,35(10): 579-583.

[2] 王千秋,刘全忠,徐金华. 梅毒、淋病、生殖器疱疹、生殖道沙眼衣原体感染诊疗指南(2014)[J]. 中华皮肤科杂志,2014,47(5): 365-372.

[3] 赵辨. 中国临床皮肤性病学[M]. 2版. 南京: 江苏凤凰科学技术出版社,2017.

[4] 龚向东,岳晓丽,蒋宁,等. 2000—2014年中国淋病流行特征与趋势分析[J]. 中华皮肤科杂志,2015,48(5): 301-306.

[5] Workowski KA, Bolan GA; Centers for Disease Control and Prevention. Sexually transmitted diseases treatment guidelines, 2015 [J]. MMWR Recomm Rep, 2015 Jun 5, 64(RR-03): 1-137.

[6] Bignell C, Fitzgerald M; Guideline Development Group; British Association for Sexual Health and HIV UK. UK national guideline for the management of gonorrhoea in adults, 2011 [J]. Int J STD AIDS, 2011 Oct, 22(10): 541-547.

第二节 生殖道沙眼衣原体感染

生殖道沙眼衣原体感染(genital chlamydial infections)是常见的性传播疾病。沙眼衣原体引起的疾病范围广泛，可累及眼、生殖道、直肠等多个脏器，也可导致母婴传播。

【病原学】

本病主要由沙眼衣原体（chlamydia trachomatis，CT）感染引起。沙眼衣原体是一类严格细胞内寄生、有独特发育周期、能通过细菌滤器的原核细胞型微生物。衣原体进入宿主细胞后增大繁殖成为网状体，再发育成熟为小的、致密的原体，释放到细胞外感染新的宿主细胞。根据主要外膜蛋白（MOMP）的不同，沙眼衣原体可分为不同血清型，其中 D、Da、E、F、G、H、I、Ia、J、K、Ga 血清型主要感染生殖道，引起尿道炎、宫颈炎等。沙眼衣原体不耐热，在室温中迅速丧失传染性，50℃ 30 分钟即可将其杀死。

2015—2019 年，中国生殖道沙眼衣原体感染报告发病呈增长趋势，发病率较高，由 2015 年 37.18/10 万增长到 2019 年 55.32/10 万，年均增长 10.44%。高发地区为东南沿海省份，受累人群广泛，女性发病率高于男性，年轻人群呈快速增长，高发年龄有年轻化倾向。高发年龄段为 20～34 岁性活跃人群，2019 年报告发病率达 184.70/10 万。

【流行病学】

1. *传染源* 有症状及无症状的沙眼衣原体感染者。

2. *传染途径* 主要通过性传播，也可母婴传播。

3. *易感人群* 人体普遍易感，主要为性活跃的青年人，尤其多性伴者。

【临床表现】

1. *男性生殖道沙眼衣原体感染*

（1）尿道炎：潜伏期 1～3 周。表现为尿道不适、尿痛或有尿道分泌物。尿痛症状较轻，有时仅表现为尿道的轻微刺痛和痒感，尿道分泌物为黏液性或黏液脓性，较稀薄，量较少。

（2）附睾炎：如未治疗或治疗不当，少数患者可引起附睾炎。表现为单侧附睾肿大、疼痛、水肿、硬结，局部或全身发热，硬结多发生在附睾的曲细精管，可触及痛性的附睾硬结。有时睾丸也可累及，出现睾丸肿大、疼痛及触痛、阴囊水肿等。

（3）前列腺炎：表现为会阴部及周边轻微疼痛或酸胀感，伴有直肠坠胀感，可伴有排精痛。体检时前列腺呈不对称肿大、变硬或有硬结和压痛。尿中可出现透明丝状物或灰白色块状物。

（4）关节炎（Reiter 综合征）：为少见的合并症。常在尿道炎出现 1～4 周后发生。表现为下肢大关节及骶关节等处非对称性、非侵蚀性关节炎。Reiter 综合征则指除上述病变外，还有眼（结膜炎、葡萄膜炎）、皮肤（环状包皮龟头炎、掌跖角化病）、黏膜（上腭、舌及口腔黏膜溃疡）等损害。

2. *女性生殖道沙眼衣原体感染* 潜伏期平均 1～3 周，多数感染者症状轻微。有症状者主要表现为白带异常及下腹部不适，可伴有轻度尿频、尿急、尿痛。

（1）宫颈炎：常呈无症状感染，难以确定潜伏期。有症状者可有阴道分泌物异常，非月经期或性交后出血及下腹部不适。体检可发现宫颈充血、水肿、接触性出血、宫颈管黏液脓性分泌物。

（2）尿道炎：可出现尿频、尿急、尿痛，常同时合并宫颈炎。体检可发现尿道口充血潮红，微肿胀，可有少量黏液脓性分泌物溢出。

（3）盆腔炎：如不治疗或治疗不当，部分患者可上行感染而发生盆腔炎。表现为下腹痛、腰痛、性交痛、阴道异常出血、阴道分泌物异常等。急性发病时伴有高热、寒战、头痛、食欲缺乏等全身症状。病情较轻时，下腹部轻微疼痛。体检可发现下腹部压痛、宫颈举痛，可扪及增粗的输卵管或炎性肿块。病程常慢性迁延。可导致输卵管性不育、异位妊娠和慢性盆腔痛。

3. *生殖道沙眼衣原体其他部位感染*

（1）直肠炎：男性多见于同性性行为者。轻者无症状，重者有直肠疼痛、便血、腹泻及黏液性分泌物。

（2）眼结膜炎：出现眼睑肿胀、睑结膜充血及滤泡，可有黏液脓性分泌物。

4. *无症状感染* 男性尿道、女性宫颈沙眼衣原体感染多数为无症状感染。

5. 新生儿感染

(1) 新生儿结膜炎：由患病母亲传染所致。出生后5～12日发生。轻者无症状，可表现为轻重不等的化脓性结膜炎，出现黏液性或黏液脓性分泌物，眼睑水肿，睑结膜弥漫性红肿，球结膜炎症性乳头状增生，日久可致瘢痕、微血管翳等。

(2) 新生儿肺炎：常在3～16周龄发生。表现为鼻塞、流涕，呼吸急促、咳嗽，常不发热。体检发现呼吸急促，可闻及湿性啰音。

【实验室检查】

1. 显微镜检查　涂片吉姆萨染色、碘染色或帕氏染色直接镜检可发现沙眼衣原体包涵体。只适用于新生儿眼结膜刮片的检查。

2. 细胞培养法　细胞培养法检测是诊断沙眼衣原体感染的“金标准”，但该法敏感性较低，技术要求高，临床不常规开展。

3. 抗原检测　目前常用的是衣原体抗原检测法，包括酶免疫法测定(EIA)、直接荧光抗体测定(DFA)或免疫层析试验检测沙眼衣原体抗原。

4. 抗体检测　新生儿衣原体肺炎中沙眼衣原体IgM抗体滴度升高，有诊断意义。

5. 核酸扩增法(nucleic acid amplification tests, NAATs)　主要包括核酸扩增技术(nucleic acid amplification testing, NAAT)和直接检测核酸的技术(即基因探针技术)。NAAT主要包括聚合酶链式反应(PCR)、连接酶链式反应(LCR)。核酸检测法是目前诊断CT感染敏感性和特异性最高的方法，PCR检测应在通过相关机构认证的实验室开展。

【诊断】

根据流行病学史、临床表现及实验室检查结果可诊断。

【治疗】

1. 一般原则　早期、及时、足量、规则用药。根据不同病情采用相应治疗方案。落实性伴通知、检查和治疗。治疗后积极随访。建议同时检测其他可能存在的性传播性病原体感染并给予相应治疗。

2. 治疗方案

(1) 成人沙眼衣原体感染

1) 推荐方案：阿奇霉素1 g，单剂口服，或多西环素0.1 g，每日2次，共7～10日。

2) 替代方案：米诺环素0.1 g，每日2次，共10日，或四环素0.5 g，每日4次，共2～3周，或红霉素碱0.5 g，每日4次，共7日，或罗红霉素0.15 g，每日2次，共10日，或克拉霉素0.25 g，每日2次，共10日，或氧氟沙星0.3 g，每日2次，共7日，或左氧氟沙星0.5 g，每日1次，共7日，或司帕沙星0.2 g，每日1次，共10日，或莫西沙星0.4 g，每日1次，共7日。

(2) 新生儿沙眼衣原体眼炎和肺炎推荐方案：红霉素干糖浆粉剂，50 mg/(kg·d)分4次口服，共14日。如有效，再延长1～2周。

(3) 儿童衣原体感染推荐方案：体重＜45 kg者，红霉素碱或红霉素干糖浆粉剂50 mg/(kg·d)分4次口服，共14日；＞8岁或体重≥45 kg者同成人的阿奇霉素治疗方案。红霉素治疗婴儿或儿童的沙眼衣原体感染的疗效约80%，可能需要进行第2个疗程的治疗。

(4) 妊娠期生殖道沙眼衣原体感染

1) 推荐方案：阿奇霉素1 g，单剂口服，或阿莫西林0.5 g，每日3次，共7日。

2) 替代方案：红霉素碱0.5 g，每日4次，共7日，或红霉素碱0.25 g，每日4次，共14日。

3. 随访　随访判愈时间：抗原检测试验为疗程结束后第2周，核酸扩增试验为疗程结束后第4周。对于女性患者，建议在治疗后3～4个月再次进行沙眼衣原体检测，以发现可能的再感染，防止盆腔炎和其他并发症发生。若患者不能在治疗后3个月进行沙眼衣原体复查，应嘱其在初始治疗12个月内进行沙眼衣原体检测。

参考文献

[1] 陈祥生. 沙眼衣原体泌尿生殖道感染国内外流行现状[J]. 中国医学文摘——皮肤科学，2016，33(3)：265-269.

[2] 岳晓丽，龚向东，李婧，等。2015—2019年中国性病监测点生殖道沙眼衣原体感染流行病学特征

[J]. 中华皮肤科杂志，2020，53(8)：596－601.
[3] 生殖道沙眼衣原体感染诊断[J]. 中国艾滋病性病，2017，23(4)：366－370.
[4] 赵辨. 中国临床皮肤性病学[M]. 2版. 南京：江苏凤凰科学技术出版社，2017.
[5] 王千秋，刘全忠，徐金华. 梅毒、淋病、生殖器疱疹、生殖道沙眼衣原体感染诊疗指南(2014)[J]. 中华皮肤科杂志，2014，47(5)：365－372.
[6] 刘朝晖，薛凤霞. 女性生殖道沙眼衣原体感染诊治共识[J]. 中国实用妇科与产科杂志，2015，31(9)：791－793.

第三节 生殖器疱疹

生殖器疱疹(genital herpes，GH)是单纯疱疹病毒(herpes simplex virus，HSV)感染外阴、肛门生殖器皮肤黏膜引起的性传播疾病。导致生殖器疱疹的单纯疱疹病毒有 HSV－1 型和 HSV－2 型。多数生殖器疱疹由 HSV－2 引起。HSV 进入人体后，可终生潜伏，潜伏的病毒在一定条件下可再度活跃而复发。因此，生殖器疱疹常呈慢性反复发作的过程。

【病原学】

单纯疱疹病毒(HSV)感染是生殖器疱疹的病原体。单纯疱疹病毒分为 HSV－1 和 HSV－2 两型。人类是疱疹病毒的唯一宿主，病毒离开人体则不能生存。紫外线、乙醚及一般消毒剂均可使之灭活。HSV－2 是生殖器疱疹的主要病原体(90%)，存在于皮肤和黏膜损害的渗出液、精液、前列腺分泌液、宫颈、阴道分泌液中，主要通过性交传染，引起原发性生殖器疱疹，近年来口-生殖器性行为方式导致 HSV－1 在生殖器部位的感染比例明显增加。

原发性生殖器疱疹消退后，残存的病毒长期潜伏于骶神经节，当机体抵抗力降低或某些因素激活后而复发。复发的诱发因素包括饮酒、进食辛辣食物、疲劳、感冒、焦虑、紧张、性交、月经等。

【流行病学】

1. *传染源*　有症状及无症状的 HSV 感染者。

2. *传染途径*　主要通过性传播，也可母婴传播。

3. *易感人群*　人体对 HSV 普遍易感，主要发生于性活跃的青年人。

【临床表现】

1. *初发生殖器疱疹*　是指首次出现临床表现的生殖器疱疹。初发可以是原发性生殖器疱疹，也可以是非原发性感染。

(1) 原发性生殖器疱疹：既往无 HSV 感染，血清 HSV 抗体检测阴性，为首次感染 HSV 而出现症状者。为临床表现最严重的一型。潜伏期 2～14 日，平均 3～5 日。男性好发于龟头、冠状沟、阴茎体等，女性好发于大小阴唇、阴道口、会阴及肛周等。少见的部位包括阴囊、阴阜、大腿、臀部等。有肛交行为者常见肛门、直肠受累。最初表现为红斑、丘疹或丘疱疹，很快发展为集簇或散在水疱，2～4 日后破溃形成糜烂和溃疡。局部瘙痒、疼痛或烧灼感。病程持续 2～3 周。常伴有发热、头痛、肌痛、全身不适或乏力等症状。可有尿道炎、膀胱炎或宫颈炎等表现。腹股沟淋巴结可肿大、压痛。

(2) 非原发性生殖器疱疹：既往有 HSV 感染(主要为单纯疱疹)，血清 HSV 抗体检测阳性，再次感染另一型别的 HSV 而出现生殖器疱疹的首次发作。与上述原发性生殖器疱疹相比，自觉症状较轻，皮损较局限，病程较短，全身症状较少见，腹股沟淋巴结多不肿大。

2. *复发性生殖器疱疹*　首次复发多出现在原发感染后 1～4 个月。个体复发频率的差异较大，平均每年 3～4 次，有达数十次者。多在发疹前数小时至 5 日有前驱症状(局部瘙痒、烧灼感、针刺痛或感觉异常)。皮损数目较少，为集簇小水疱，可破溃形成糜烂或浅溃疡，分布不对称，局部轻微疼痛、瘙痒、烧灼感。复发皮损倾向分布于同一部位,病程也较短,常为7～10日,皮损多在4～5日内愈合。全身症状少见,多无腹股沟淋巴结肿大。

3. 亚临床感染　为无临床症状和体征的HSV感染。但存在无症状排毒,可有传染性。

4. 不典型或未识别的生殖器疱疹　不典型损害可为非特异性红斑、裂隙、溃疡等,具有传染性。

5. 特殊类型的生殖器疱疹

(1) 疱疹性宫颈炎:为黏液脓性宫颈炎表现,宫颈充血及脆性增加、水疱、糜烂,甚至坏死。

(2) 疱疹性直肠炎:多见于有肛交行为者,表现为肛周水疱或溃疡,肛门部疼痛、里急后重、便秘和直肠黏液血性分泌物,常伴发热、全身不适、肌痛等。

(3) 新生儿疱疹:妊娠期生殖器疱疹可造成胎儿宫内发育迟缓、流产、早产甚至死胎,产道分娩可引起胎儿感染,出现新生儿疱疹,分为局限型、中枢神经系统型和播散型。常在出生后3～30日出现症状,侵犯皮肤黏膜、内脏和中枢神经系统。表现为吃奶时吸吮无力、昏睡、发热、抽搐、惊厥或发生皮损,可出现结膜炎、角膜炎,可伴发黄疸、发绀、呼吸困难、循环衰竭,甚至死亡。

(4) 并发症:少见。中枢神经系统并发症包括无菌性脑膜炎、自主神经功能障碍、横断性脊髓炎和骶神经根病。患免疫功能低下或缺陷疾病的患者感染HSV可发生播散性HSV感染,包括播散性皮肤感染、疱疹性脑膜炎、肝炎、肺炎等,预后不佳。

【实验室检查】

1. 分离培养法　HSV分离培养法是诊断GH的"金标准"。但敏感性欠佳,对于实验室要求较高,多用于研究,临床应用较少。

2. 抗原检测　用直接免疫荧光法、间接免疫荧光法、过氧化物酶和酶联免疫吸附法等直接检测生殖器疱疹皮损细胞涂片中的HSV抗原,其敏感性达到细胞培养法的80%。

3. 核酸检测　可用PCR法对培养阴性的生殖器疱疹损害进行检测,证实存在HSV核酸。此法能提高生殖器疱疹损害中HSV阳性检出率,但需在质控严格的实验室进行。

4. 抗体检测　HSV-2型特异性血清抗体检测阳性。此外,型特异性血清学诊断试验可检测不同HSV型别的血清抗体,可用于复发性生殖器疱疹患者无皮损期的辅助诊断,也可用于对患者性伴的HSV感染状况的判断及不典型生殖器疱疹的辅助诊断。在血清中检出不同型别IgM抗体,表明有该型HSV的首次感染,且只出现在近期感染时,而IgG抗体则提示HSV感染时间较久。但该试验检测结果目前不能单独作为确诊或排除依据。

【诊断】

根据病史、生殖器部位群簇水疱、局部灼热感、有复发史等典型特点,诊断不难。对某些不典型损害可进行上述实验室诊断。

【治疗】

1. 一般原则　目前没有根治GH的方法,抗病毒治疗的目的只是缩短病程和减少潜伏HSV再次复活的频率。应在患病早期及时给予医学咨询、社会心理咨询、药物治疗等综合处理措施,所有感染生殖器疱疹患者都应接受梅毒及HIV检测,需落实性伴通知、检查与治疗。治疗目标为缓解症状、减少复发、减少排毒以及减轻患者心理负担。

2. 治疗方案

(1) 系统性抗病毒治疗

1) 初发生殖器疱疹推荐方案:口服阿昔洛韦200 mg,每日5次,共7～10日;或阿昔洛韦400 mg,每日3次,共7～10日;或伐昔洛韦500 mg,每日2次,共7～10日;或泛昔洛韦250 mg,每日3次,共7～10日。许多初发GH患者起病初期临床表现轻微,但是很快症状加重或症状持续时间延长。因此,大部分初发GH患者应该接受抗病毒治疗,如果治疗10日后仍未完全愈合,应延长治疗时间。

2) 疱疹性直肠炎、口炎或咽炎:按上述治疗方案,可适当延长疗程至10～14日。

3）播散性 HSV 感染：阿昔洛韦 5～10 mg/kg，静脉滴注，每 8 小时 1 次，疗程 5～7 日或直至临床症状消退。

4）复发性生殖器疱疹的间歇疗法：最好在患者出现前驱症状时或症状出现 24 小时内使用，可减轻病情严重程度，缩短复发时间，减少病毒排出。推荐方案：口服阿昔洛韦 200 mg，每日 5 次，共 5 日；或阿昔洛韦 400 mg，每日 3 次，共 5 日；或伐昔洛韦 500 mg，每日 2 次，共 5 日；或泛昔洛韦 250 mg，每日 3 次，共 5 日。

5）生殖器疱疹频繁复发（每年复发超过 6 次）：可采用长期抑制疗法。推荐方案：口服阿昔洛韦 400 mg，每日 2 次；或伐昔洛韦 500 mg，每日 1 次；或泛昔洛韦 250 mg，每日 2 次。均需长期服用，疗程 4～12 个月。

6）妊娠期生殖器疱疹：阿昔洛韦在妊娠用药分类中属于 B 类，即在动物繁殖性研究中（并未进行孕妇的对照研究），未见到对胎儿的影响。在动物繁殖性研究中表现有副作用，这些副作用并未在妊娠 3 个月的孕妇得到证实（也没有对其后 6 个月的危害性证据）。如需使用，应权衡利弊并征得患者知情同意。

目前认为，孕妇为初发生殖器疱疹患者可口服阿昔洛韦。严重病例者，应静脉滴注阿昔洛韦。对于既往有复发性生殖器疱疹病史、近足月时无复发迹象的孕妇，可不进行阿昔洛韦治疗。频繁复发或新近感染的孕妇，可在妊娠最后 4 周给予连续口服阿昔洛韦以减少活动性损害，降低病毒载量，从而降低剖宫产率。对于有活动性皮损或有发作前驱症状的孕妇，在无禁忌证前提下，可于破膜之前进行剖宫产术，但剖宫产术并不能完全防止新生儿疱疹。对无活动性皮损的孕妇患者，可从阴道分娩，但分娩后应监测新生儿是否有发热、昏睡、吃奶时吸吮力下降、抽搐或出现皮损，以便及时处理。

7）新生儿疱疹：若产妇分娩时皮损处病毒学检测阳性或存在可疑皮损，则新生儿出生时可能 HSV 暴露，应咨询传染病专家并谨慎随访。新生儿在出现疱疹临床症状之前可采用黏膜表面的 HSV 培养或 PCR 检测明确有无感染。此外，孕后期感染 HSV 的孕妇出现新生儿疱疹的风险较高，故可考虑对新生儿予阿昔洛韦治疗。所有出现新生儿疱疹的婴儿应及时予以系统评估并予阿昔洛韦治疗。

用于治疗已知或怀疑新生儿疱疹婴儿的推荐方案：阿昔洛韦 20 mg/kg，静脉注射，每 8 小时治疗 1 次，连续治疗 14 日，如果出现播散性感染应予给足疗程 21 日。

（2）局部治疗：保持患处清洁、干燥。可外用 3%阿昔洛韦乳膏或 1%喷昔洛韦乳膏等，但单独局部治疗的疗效远逊于系统用药。喷昔洛韦外用疗效优于阿昔洛韦，但有研究认为，外用阿昔洛韦治疗生殖器疱疹其疗效等同于安慰剂。

（3）HSV 疫苗：目前普遍认为，HSV 疫苗是预防 GH 的最佳方法。但目前针对 HSV 的疫苗研究仍停留在体外实验、动物实验和上市前临床试验阶段，全球范围内尚无 HSV 疫苗经批准上市。根据成分及作用机制的不同，HSV－2 疫苗可划分为灭活疫苗、减毒活疫苗、复制缺陷性病毒疫苗、亚单位疫苗、肽疫苗、活载体疫苗和 DNA 疫苗等。

3. *随访和预后* 对于初发生殖器疱疹的患者，经治疗后，全身症状消失，局部皮损消退、淋巴结肿大消失、局部感觉无异常即为临床痊愈。但本病易复发，尤其在初发感染后 1 年内复发较频繁。生殖器 HSV－2 感染较 HSV－1 感染者易复发。随着病程推延，复发频率可减少。

参考文献

[1] 王千秋，刘全忠，徐金华. 梅毒、淋病、生殖器疱疹、生殖道沙眼衣原体感染诊疗指南（2014）[J]. 中华皮肤科杂志，2014，47（5）：365－372.

[2] 赵辨. 中国临床皮肤性病学[M]. 2 版. 南京：江苏凤凰科学技术出版社，2017.

[3] 生殖器疱疹临床诊疗指南（2009）[J]. 中华皮肤科杂志，2009，42（12）：877－878.

[4] Workowski KA, Bolan GA; Centers for Disease Control and Prevention. Sexually transmitted diseases treatment guidelines, 2015 [J]. MMWR

Recomm Rep, 2015 Jun 5, 64(RR-03): 1-137.
[5] Patel R, Green J, Clarke E, *et al*. 2014 UK national guideline for the management of anogenital herpes [J]. Int J STD AIDS, 2015 Oct, 26(11): 763-776.

第四节 软下疳、腹股沟肉芽肿

一、软下疳

软下疳(chancroid, soft chancre)是由杜克雷嗜血杆菌经性交传染而引起的一种经典性传播疾病,又称第三性病。临床上以发生多发性、疼痛性阴部溃疡,伴腹股沟淋巴结肿大、化脓及破溃为特征。

【病原学】

病原菌是杜克雷嗜血杆菌,为革兰染色阴性杆菌,呈短棒状,两端钝圆,长1.5~2 μm,宽0.2 μm,呈纵行排列,故又称链杆菌,可平行排列呈数排或呈鱼群状。多数存在于细胞外,少数见于细胞内呈团状排列。对热耐受力差,在65℃时可很快死亡,但在低温条件下可长期生存。

据世界卫生组织估计,全世界每年约有700万例软下疳发生,主要流行于热带及亚热带地区,特别是贫困人群中。20世纪50年代初期,我国此病较为常见,但近十年来未有新发病例报告。但软下疳在邻近国家发病率较高,传入我国亦有可能。

【流行病学】

1. *传染源* 软下疳患者。

2. *传染途径* 主要通过性传播,但能自身接种,存在间接接触传染的可能。

3. *易感人群* 人体对杜克雷嗜血杆菌普遍易感。

【临床表现】

1. *一般症状* 潜伏期3~14日,4~7日常见,一般无前驱症状。男性多见于包皮内外表面、包皮系带、冠状沟、阴茎体和龟头处,常伴包皮水肿;女性多见于大小阴唇、前庭、阴蒂、宫颈和肛周,少数发生的部位有口内、手、乳房和大腿等。

2. *原发皮损* 为微生物入侵部位的炎性小丘疹,周围绕以红晕,1~2日后迅速变为脓疱,2~3日内脓疱破溃形成境界清楚、边缘不整齐的圆或卵圆形溃疡,基底较软,有触痛,易出血,上覆脓性分泌物及坏死组织,有恶臭,可由于自身接种出现卫星溃疡。男性疼痛明显。未经治疗的溃疡可持续1~3个月,愈后留有瘢痕。可重复感染。

3. *软下疳并发症*

(1) 腹股沟淋巴结:50%~60%的患者可出现。表现为单侧淋巴结红肿热痛,有波动感并可破溃流出脓液,形成溃疡和窦道。融合成较大肿块,可与周边组织粘连,呈"鱼口"样外翻,有浓稠脓液。

(2) 包皮炎和嵌顿包茎:包皮炎症水肿反复发作后,使包皮口缩小不能翻转,形成嵌顿包茎。

(3) 尿道炎和尿道狭窄:溃疡侵犯尿道产生瘘管,形成瘢痕,愈后使尿道狭窄。

(4) 继发感染:溃疡性损害易有继发感染,尚可合并其他疾病如梅毒、生殖器疱疹、性病性淋巴肉芽肿或HIV感染,导致临床表现复杂化。

(5) 淋巴管炎和象皮肿:由软下疳中的病原体侵犯淋巴管导致,引起淋巴管炎,继之为炎性结节或溃疡,呈串珠状。由此导致淋巴液回流受阻,长期形成阴囊或阴唇象皮肿。

【实验室检查】

1. *直接涂片* 从溃疡基底部或边缘取材,革兰染色后油镜检查可见阴性短杆菌,两端圆形,成堆或链状排列,也可散在,无芽孢。从腹股沟淋巴结溃疡处取材的阳性率较高。

2. *分离培养* 从溃疡分泌物和腹股沟淋巴结溃疡脓液培养分离鉴定出杜克雷嗜血杆菌可明确诊断。

3. *抗原检测* 用荧光素标记的单克隆抗体检测杜克雷嗜血杆菌,敏感性较高。用DNA探针鉴定杜克雷嗜血杆菌，敏感性、特异性都很高。

4. *核酸检测* 采用PCR检测杜克雷嗜血杆菌序列，敏感性、特异性均高，可用于确诊，需在质控严格的实验室进行。

5. *组织病理* 可见3个区：浅区，即溃疡底部表浅部分，由中性粒细胞、纤维蛋白、红细胞、坏死组织及革兰阴性杆菌组成；中区，结缔组织水肿并有很多新生血管，内皮细胞增生显著；深区，在真皮深部，由致密的浆细胞及较少的淋巴细胞组成。软下疳溃疡血管周围、间质有巨噬细胞和淋巴细胞浸润，与细胞介导迟发型变态反应相关。

【诊断】

可根据当地流行病学背景，有不洁性接触史，临床上在生殖器部位发生一个或多个痛性溃疡，基底软，有触痛，腹股沟淋巴结疼痛、肿大，暗视野检查及梅毒血清试验阴性，可初步考虑为软下疳。如涂片查到革兰阴性链杆菌，可以做出临床诊断，但确诊尚需进行培养和鉴定。

【治疗】

1. *治疗原则* 应遵循及时、足量、规则用药的原则。治疗期间应避免性生活，性伴如有感染的可能(在患者症状开始前10日以内与患者有性接触)，应同时接受治疗。治疗后应进行随访判愈。

2. *治疗方案* 头孢曲松250 mg，单次肌内注射。或阿奇霉素1 g，单次口服。或环丙沙星500 mg，口服，每日2次，共3日(孕妇及哺乳期妇女和小于18岁者禁用)。或红霉素500 mg，口服，每日4次，共7日。以上剂量为治疗软下疳的最小剂量，必要时可适当延长疗程。

3. *随访与判愈* 在治疗开始后3～7日应进行复查。如治疗有效，3日内溃疡症状好转，疼痛减轻，在7日内，客观体征也改善。较大的溃疡完全愈合可能需2周以上。

4. *治愈标准* 临床上溃疡处疼痛和脓液消失，上皮愈合，肿大的淋巴结消退，溃疡愈合，病原菌培养检查每周1次，直到培养阴性即可判愈。早期及有效的治疗可完全康复，严重的损害治愈后可有瘢痕形成。

二、腹股沟肉芽肿

腹股沟肉芽肿或称杜诺凡病(donovanosis)、杜诺凡肉芽肿(granuloma donovani)，是由肉芽肿荚膜杆菌(*Calymmatobacterium granulomatis*)引起，是侵犯肛门、生殖器、腹股沟的皮肤黏膜及皮下组织的慢性肉芽肿性疾病。

本病主要分布于米巴布亚新几内亚、南非、印度、巴西和澳大利亚等热带地区和亚热带地区，呈地方病的形式流行。社会经济和生活条件已经被认为是主要的高危因素。我国2002年首次报道2例疑似患者，之后至今无类似病例报道。

【病原体】

病原体为肉芽肿荚膜杆菌，又称"Donovan菌"或"Klebs菌"。它是不能活动的多形性革兰染色阴性短杆菌，两端钝圆浓染。无鞭毛，有荚膜。组织液涂片瑞氏-吉姆萨染色后，可显示增大的组织细胞内多个囊性分隔空间，每个空间有10～20个蓝黑色杜诺凡小体(Donovan小体)，类似别针状。

【流行病学】

1. *传染源* 腹股沟肉芽肿患者。

2. *传染途径* 主要通过性传播，也可经非性接触感染。

3. *易感人群* 人体对肉芽肿荚膜杆菌普遍易感。主要是性活跃的青年人，尤其男男性行为人群。

【临床表现】

潜伏期大约50日，男性多于女性。生殖器部位出现单个或多个皮下结节，破溃形成界限清楚的溃疡，以下4种类型的皮损常见。

1. *溃疡肉芽肿* 最常见类型，牛肉红色溃疡，触之易出血。

2. *增生* 边缘不规则隆起。

3. *坏死* 组织破坏明显，且有恶臭。

4. *硬化或瘢痕* 出现纤维化及瘢痕组织。淋巴结肿大不常见。由于自身接种损害可播散到附近皮肤，呈卫星状分布。少数通过血液或淋巴途径播散到身体其他部位如肝、骨骼。长期不愈的溃疡必要时需活检排除鳞状细胞癌。

【实验室检查】

1. *直接镜检* 取溃疡边缘肉芽组织碎片涂片，经吉姆萨染色，在组织细胞内可见蓝黑色 Donovan 小体，呈别针状，即可确诊。

2. *组织病理学* 损害中心表皮缺乏，可有棘层肥厚及假性上皮瘤样增生。真皮内致密组织细胞和浆细胞浸润，可见中性粒细胞性小脓肿。在巨噬细胞内可见多个卵圆形 Donovan 小体。慢性损害可见不同程度纤维化和上皮过度增生。

3. *细菌培养* 据报道，世界范围内目前仅少数实验室培养成功，不常规开展。

4. *核酸检测* PCR 可用于扩增肉芽肿荚膜杆菌 DNA，但目前仅处于研究阶段，尚无市售检测试剂盒。

【诊断】

主要根据传染源接触史、典型临床表现及实验室检查诊断。

【治疗】

1. *治疗原则* 早期诊断、足量规则治疗；6个月内的性伴需告知、检查和治疗。同时筛查其他性传播性疾病病原体。

2. *治疗方案*

(1) 推荐方案：阿奇霉素每周 1 g 或每日 500 mg，口服，治疗疗程至少 3 周或直至皮损痊愈。

(2) 替代方案：复方磺胺甲噁唑 160/800 mg，每日 2 次；多西环素 100 mg，每日 2 次；红霉素 500 mg，每日 4 次；若皮损治疗效果不佳，可增加庆大霉素 1 mg/kg，每 8 小时 1 次，治疗疗程至少 3 周或直至皮损痊愈。

(3) 腹股沟肉芽肿产妇所娩新生儿：需预防性使用阿奇霉素 20 mg/kg，每日 1 次，共 3 日。

参考文献

[1] 赵辨. 中国临床皮肤性病学[M]. 2 版. 南京：江苏凤凰科学技术出版社，2017.

[2] 邵长庚，李奇. 软下疳[J]. 中华皮肤科杂志，2009，42(8)：588 - 590.

[3] 张民夫，姜兰香，张明，等. 我国腹股沟肉芽肿二例首报[J]. 中华皮肤科杂志，2002，35(3)：240 - 241.

[4] Lautenschlager S, Kemp M, Christensen JJ, *et al*. 2017 European guideline for the management of chancroid [J]. Int J STD AIDS, 2017 Mar, 28 (4): 324 - 329.

[5] O'Farrell N, Lazaro N. UK National Guideline for the management of Chancroid 2014 [J]. Int J STD AIDS, 2014 Dec, 25(14): 975 - 983.

[6] Lewis DA, Ison CA. Chancroid [J]. Sex Transm Infect, 2006 Dec, 82 Suppl 4: iv19 - 20.

[7] O'Farrell N, Moi H. 2016 European guideline on donovanosis [J]. Int J STD AIDS, 2016 Jul, 27 (8): 605 - 607.

[8] Sexually transmitted diseases treatment guidelines 2002. Centers for Disease Control and Prevention. MMWR Recomm Rep [Z]. 2002 May 10, 51(RR-6): 1 - 78.

[9] O'Farrell N. Donovanosis: an update [J]. Int J STD AIDS, 2001 Jul, 12(7): 423 - 427.

第五节 尖 锐 湿 疣

尖锐湿疣(condyloma acuminatum, CA)又称“生殖器疣”或“性病疣”，是由人乳头瘤病毒(human papillomavirus, HPV)引起的皮肤黏膜良性新生物，为我国目前常见的性传播疾病之一。约 90%的感染者无症状或症状在 2 年内自行消除。临床肉眼可见的尖锐湿疣 90%以上由 HPV - 6 型和 HPV - 11 型引起。

根据中国疾病预防控制中心性病控制中心统计资料显示，2016 年，我国尖锐湿疣报告发病率为 24.26/10 万，高发监测点主要在珠江三角洲、长江三角洲和闽江地区，男女性别比为 1.11∶1，高发年龄段为 20～39 岁的性活跃人群，尤其是25～29岁人群。

【病原学】

HPV为乳多空病毒科A属成员，是一类高度宿主特异无包膜小型双链环状DNA病毒。病毒颗粒直径50～55 nm，由无被膜的正二十面体构成病毒壳体，含72个壳微粒。人是HPV的唯一自然宿主，易感染区主要为皮肤和黏膜的表层，引起鳞状上皮的增殖性损伤。

目前已检测出HPV亚型200余种，根据诱发生殖道恶性肿瘤机会不同分为高危型、中危型及低危型。高危型包括HPV-16、18、31、33、35、39、45、51、52、56、58、59、68、73、82型；中危型包括HPV-26、53、66型；低危型包括HPV-6、11、40、42、43、44、54、61、70、72、81、CP6108型。至少有40种可以感染生殖器部位。低危型HPV感染为尖锐湿疣的直接病因。其中HPV6型感染占70%以上，其次为11型，极少数可由HPV-42、44、54和55等型引起。持续性高危型HPV感染是HPV相关癌前病变和癌症发生的高危因素。

除生殖器官外，HPV-6型和HPV-11型还可感染眼结膜、鼻腔、口腔和喉部。

【流行病学】

1. 传染源　有症状及无症状HPV感染者。HPV DNA阳性的潜伏感染者是主要的传染源。

2. 传染途径　除性接触传播外，也可发生母婴垂直传播，少数可通过间接接触受污染的日常生活用品如内裤、浴巾、浴盆等被传染。妊娠期HPV感染的母婴传播不仅可经产道直接接触感染，也可发生宫内经胎盘感染、出生后因与HPV感染者（主要是新生儿母亲）密切接触而感染。

3. 易感人群　人体对HPV普遍易感。有多性伴、不安全性行为或性伴感染史者，或与尖锐湿疣患者有密切的间接接触史者，或新生儿母亲为HPV感染者为易感人群。

【临床表现】

潜伏期长短不一，为1～9个月，平均3个月。男性好发于包皮、龟头、冠状沟、系带、阴茎、尿道口、肛周和阴囊等；女性好发于大小阴唇、尿道口、阴道口、会阴、肛周、阴道壁、宫颈等。被动肛交者可发生于肛周、肛管和直肠；口交者可出现在口腔。

皮损初期表现为小而柔软的淡红色疣状丘疹，逐渐增大或增多，向周围扩散、蔓延，渐发展为乳头状、鸡冠状、菜花状或团块状赘生物。损害可单发或多发。色泽可从粉红至深红（非角化性皮损）、灰白（严重角化性皮损）乃至棕黑（色素沉着性皮损）。少数患者因免疫功能低下发生大体积疣，可累及整个外阴、肛周以及臀沟，称巨大型尖锐湿疣，具有复发和恶变特性，但无远处转移特性，有一定的病死率。特别是对肛门直肠及肛周巨大尖锐湿疣应给予高度重视。

患者一般无自觉症状，少数患者可自觉痒感、异物感、压迫感或灼痛感，可因皮损脆性增加、摩擦而发生破溃、浸渍、糜烂、出血或继发感染。女性患者可有阴道分泌物增多。

暴露于HPV后，亚临床感染或潜伏感染可能是最常见的后果。亚临床型即肉眼未见疣体，而5%醋酸白试验阳性，其组织病理上有尖锐湿疣改变。潜伏感染是指组织或细胞中含有HPV而皮肤黏膜外观正常，醋酸白试验阴性，仅HPV DNA检测阳性结果。

【实验室检查】

1. 醋酸白试验　在可疑的受损皮肤上用5%醋酸液涂抹，3～5分钟后，尖锐湿疣的皮损处发白为阳性。该试验并非HPV感染的特异性试验，其敏感性和特异性尚不清楚。局部有炎症、表皮增厚或外伤等时可出现假阳性。醋酸白试验阴性也不能排除HPV感染。

2. 病理学检查　乳头瘤或疣状增生、角化过度、片状角化不全、表皮棘层肥厚、基底细胞增生、真皮浅层血管扩张，并有淋巴细胞为主的炎症细胞浸润。在表皮浅层（颗粒层和棘层上部）可见呈灶状、片状及散在分布的空泡化细胞；有时可在角质形成细胞内见到大小不等浓染的颗粒样物质，即病毒包涵体。

3. 核酸扩增试验　扩增HPV特异性基因

(L1、E6、E7区基因)。目前有多种核酸检测方法,包括荧光实时PCR、核酸探针杂交试验等,但应在通过相关管理机构认证的实验室开展。

4. 免疫组化检测　用带有过氧化物酶的抗体检查HPV抗原,方法有PAP法(过氧化物酶-抗过氧化物酶法)、ABC法(生物素-抗生物素法)等。表皮内可见空泡化细胞,核内见有棕褐色颗粒状沉着为阳性。

【诊断】

根据患者婚外性接触史、配偶感染史及典型临床表现如生殖器部位乳头状、鸡冠状或菜花状疣容易诊断。临床表现不典型者可结合5%醋酸白试验、组织病理检查和PCR检查结果进行诊断。

【治疗】

1. 治疗原则　尽早去除疣体,尽可能消除疣体周围亚临床感染和潜伏感染,减少复发。通知患者过去3个月内的所有性伴进行进一步的检查和随访。男性尖锐湿疣患者的女性性伴可做宫颈细胞学筛查。

2. 治疗方案

(1) 外生殖器疣的院外治疗:0.5%鬼臼毒素酊(或0.15%鬼臼毒素乳膏),每日外用2次,连续3日,随后停药4日,7日为1个疗程。如有必要可重复治疗,不超过3个疗程。或5%咪喹莫特乳膏,涂药于疣体上,隔夜1次,每周3次,用药6~10小时用肥皂水洗除药物,最长可用至16周。

(2) 外生殖器疣的院内治疗

1) 推荐方案:CO_2激光或高频电、液氮冷冻、微波、光动力治疗。

2) 替代方案:30%~50%三氯醋酸溶液,单次外用。如有必要,隔1~2周重复1次,最多6次;或外科手术切除;或外科手术治疗,用剪刀剪除、刮除或电外科等方法切除疣灶。

(3) 宫颈尖锐湿疣:在开始治疗之前,需确定HPV型别、明确CIN等级,于妇科行脱落细胞学检查并且活检了解病灶是否存在癌变情况。确诊的低危型宫颈尖锐湿疣可采用CO_2激光、微波等治疗方法,也可用30%~50%三氯醋酸溶液治疗。

(4) 阴道尖锐湿疣:可选择液氮冷冻治疗,但不推荐使用冷冻探头治疗,因有阴道穿孔和瘘管形成的风险。另外,可选择电灼、微波、CO_2激光等治疗方法。

(5) 尿道尖锐湿疣:液氮冷冻治疗或10%~25%足叶草脂安息香酊局部涂药,每周1次。近年来研究发现,光动力疗法治疗尿道尖锐湿疣具有一定的疗效。

(6) 肛周尖锐湿疣:液氮冷冻治疗,或30%~50%三氯醋酸外用,1~2周后重复1次,最多6次。亦可选择手术治疗、光动力疗法。

(7) 肛门内疣:有时伴发直肠黏膜疣,对肛门内疣的患者应常规采用肛门指诊、肛镜检查直肠黏膜。

(8) 亚临床感染:对于无症状的亚临床感染可采用光动力治疗。另外,需密切随访及预防传染他人。对于醋酸白试验阳性的可疑感染部位,可视具体情况给予激光、冷冻或光动力疗法治疗。

3. 其他情况

(1) 妊娠:妊娠期忌用鬼臼毒素和咪喹莫特。孕妇的尖锐湿疣在妊娠早期应尽早采用物理方法如液氮冷冻或手术治疗。妊娠期尖锐湿疣不是终止妊娠的指征。HPV6型和11型能引起婴幼儿喉乳头状瘤,应告知孕产妇。HPV感染或尖锐湿疣的存在并不是剖宫产的绝对指征。首先,儿童喉乳头状瘤的发病风险很低。其次,剖宫产虽有可能降低新生儿经阴道接触HPV感染,但HPV还可通过宫内感染,剖宫产并不能完全阻断母婴间的垂直传播。

(2) 人免疫缺陷病毒(HIV)感染:HIV感染患者生殖器官疣容易复发,更容易进展为鳞状细胞癌,必要时需要活检行病理检查以明确诊断。

(3) 复发病例:尽量去除可能病因、广泛彻底去除疣体,局部联合使用光动力疗法或咪喹莫特治疗,可降低复发率。

4. *治疗后随访* 判愈标准为治疗后疣体消失,6 个月后仍无复发者为基本治愈。尖锐湿疣预后一般良好,虽然疗后 3 个月内复发率较高,但通过正确处理最终可达临床治愈。治疗后初 3 个月至少每 2 周复诊 1 次,如有新发皮损应随时就诊。3 个月后根据患者具体情况,适当延长随访间隔,直至末次治疗后 6 个月。

5. *HPV 疫苗* 目前美国食品药品监督管理局(FDA)批准上市了 3 种 HPV 疫苗,包括 HPV 四价疫苗 Gardasil®(抗 HPV6、11、16、18 亚型,2006 年)、二价疫苗 Cervarix®(抗 HPV16、18 亚型,2007 年)和九价疫苗 Gardasil ® 9(抗 HPV6、11、16、18、31、33、45、52、58 亚型,2014 年)。国内目前批准上市了进口二价疫苗 Cervarix®,亦有一些国产疫苗在研发过程中,有些已经进入临床研究阶段。

HPV 疫苗适用人群为年龄在 9～45 岁的女性以及 9～26 岁的男性,主要应用的目标人群是首次性行为前的青春期前女孩。美国食品药品监督管理局和疾病预防控制中心(CDC)建议 11～12 岁人群可作为常规接种,最早为 9 岁进行接种。如果 12 岁仍未接种,则可在 13～26 岁接种。

参考文献

[1] 岳晓丽,龚向东,李婧,等. 2008—2016 年中国性病监测点尖锐湿疣流行特征分析[J]. 中华皮肤科杂志,2017,50(5):321-525.

[2] 赵辨. 中国临床皮肤性病学[M]. 2 版. 南京:江苏凤凰科学技术出版社,2017.

[3] 尖锐湿疣临床诊疗指南(2021 完整版)[J]. 中国皮肤性病学杂志,2021,35(04):359-374.

[4] 尖锐湿疣临床诊疗与防治指南[J]. 中国艾滋病性病,2015,21(2):172-261.

[5] Workowski KA, Bolan GA; Centers for Disease Control and Prevention. Sexually transmitted diseases treatment guidelines, 2015. MMWR Recomm Rep, 2015 Jun 5, 64(RR-03):1-137.

第六节 性病性淋巴肉芽肿

性病性淋巴肉芽肿(lymphogranuloma venereum, LGV)是由沙眼衣原体 L1、L2、L3 血清型引起,临床上表现为外生殖器溃疡、腹股沟淋巴结化脓、穿孔和晚期外生殖器象皮肿以及直肠狭窄等症状。世界各地均有发病,热带及亚热带地区发病率高,我国近年来偶有报道。

【病原学】

病原体为 L1、L2、L3 血清型的沙眼衣原体,与引起生殖道沙眼衣原体的其他型相比,L 型具有更强的侵袭力,主要侵犯淋巴结。新近研究发现,新的沙眼衣原体亚型 L2c 可引起严重直肠炎;L2b 亚型原主要感染男男性行为人群,近来有研究也在异性性行为女性中发现 L2b 亚型的感染。该病原体对热较敏感,56℃ 30 分钟可被灭活。紫外线和常用消毒剂可将其在短时间内灭活。

【流行病学】

1. *传染源* 有症状及无症状的沙眼衣原体感染者。

2. *传染途径* 主要通过性传播,也可因接触患者分泌物间接传染。

3. *易感人群* 人体普遍易感,主要为性活跃的青年人,尤其多性伴者。

【临床表现】

潜伏期为 1～6 周,一般 3 周左右。根据临床发展过程分为三期。

1. *早期* 生殖器部位出现的初疮表现为丘疹、脓疱、糜烂或溃疡,可为单发,数日后可自行痊愈不留瘢痕。无自觉症状。

2. *中期* 初疮出现 1～4 周后出现。

男性患者最常见的表现是腹股沟淋巴结炎,多累及双侧,肿大的淋巴结被腹股沟韧带上下分开,形成中间凹陷,称为"沟槽征"。1～2 周后,肿大的淋巴结中心软化,多发性脓肿溃破、穿孔,形成多数瘘管,似"喷水壶状",排出脓性或血性液体。病程缓慢,经历数月或年余,渐渐愈合,留下不规则瘢痕。

女性患者如初疮发生于外阴或阴道下1/3,临床表现与男性患者相同;若发生于阴道上2/3或宫颈,易出现直肠炎和直肠周围炎,即肛门直肠生殖器综合征,表现为腹痛、腹泻、里急后重、便中脓血或腹泻与便秘交替,也可发生腰背痛。直肠镜检可见直肠炎和溃疡。可形成直肠阴道瘘或阴道尿道瘘,破坏组织,产生瘢痕。

3. 晚期　数年后发生生殖器象皮肿和直肠狭窄。生殖器象皮肿由于多年的淋巴结和淋巴管慢性炎症、淋巴回流障碍所致。男性累及阴茎、阴囊,女性累及阴唇、阴蒂,表现为坚实肥厚的肿块。直肠狭窄由于长期慢性直肠炎或直肠周围炎,反复发生直肠肛周脓肿、破溃及瘢痕形成,最终导致直肠狭窄,表现为排便困难、腹痛等。

【实验室检查】

主要是依靠血清学方法、衣原体培养及病理组织学检查三方面。

1. 血清学检查法

(1) 补体结合试验:是目前最有帮助的血清学诊断方法,感染4周后即可出现阳性,查到高水平抗体(1∶64以上时)有诊断意义。但本试验对性病性淋巴肉芽肿并无特异性,仍要结合临床进行分析。

(2) 微量免疫荧光试验:其敏感性优于补体结合试验,但滴度必须大于1∶512才有意义。

2. 衣原体培养　抽取淋巴结内的脓液接种于McCoy细胞,可分离出病原菌,但敏感度不高,低于50%。

3. 组织病理学检查　初疮为非特异性炎症。中期淋巴结病变中有诊断参考意义的病理改变是:有星状脓肿形成的肉芽肿,中央为凝固性坏死组织,即淋巴结星状脓肿。晚期即为广泛纤维化及大面积凝固性坏死。

【诊断】

病史有非婚性接触史或配偶感染史;早期表现在生殖器部位出现小水疱或糜烂与溃疡;感染数周后表现出现腹股沟淋巴结红肿热痛,男性有"沟槽征"及多数瘘管呈"喷水壶"状,而女性可发生直肠周围炎,表现为肛门直肠综合征;晚期可出现生殖器象皮肿及直肠狭窄,结合组织病理学检查及血清学检查结果可诊断。

【治疗】

1. 治疗原则　治疗必须尽早、规则、足量、完成规定的疗程;治疗后要经过足够时间定期追踪观察;性伴告知,同时需接受检查和治疗;治疗前及治疗期间避免性生活。

2. 治疗方案

(1) 推荐方案:多西环素100 mg,每日2次,共3周;替代方案:红霉素0.5 g,每6小时1次,共3周。

(2) 外科手术:必须在足量抗生素治疗后进行。淋巴结有波动感可穿刺吸脓并注入抗生素,但禁止切开引流。直肠狭窄可做扩张术或手术治疗。

3. 判愈与预后　经正规治疗后,患者活动性症状和体征消失。早期治疗预后良好,晚期可能发生直肠狭窄、象皮肿等后遗症。建议治疗后3个月需再次随访。

参考文献

[1] 赵辨.中国临床皮肤性病学[M].2版.南京:江苏凤凰科学技术出版社,2017.

[2] 性病性淋巴肉芽肿诊疗规范(试行)[J].岭南皮肤性病科杂志,2000,7(3):57.

[3] 苏晓红,龚向东.性病性淋巴肉芽肿的研究进展[J].国际皮肤性病学杂志,2011,37(6):398-402.

[4] O'Byrne P, MacPherson P, DeLaplante S, *et al*. Approach tolymphogranuloma venereum [J]. Can Fam Physician, 2016 Jul, 62(7): 554-558.

[5] Stoner BP, Cohen SE. Lymphogranuloma Venereum 2015: Clinical Presentation, Diagnosis, and Treatment [J]. Clin Infect Dis, 2015 Dec 15, 61 Suppl 8: S865-873.

[6] de Vries HJ, Zingoni A, Kreuter A, *et al*. 2013 European guideline on the management of lymphogranuloma venereum [J]. J Eur Acad Dermatol Venereol, 2015 Jan, 29(1): 1-6.

[南京医科大学第一附属医院(江苏省人民医院)　许阳]

第三十四章　骨和关节感染

第一节　化脓性骨髓炎

骨髓炎是由感染性微生物引起的骨的炎症。骨髓炎可以局限于骨的某一部位，也可以累及骨的数个区域，如骨髓、骨皮质、骨膜甚至周围软组织。感染一般由单病原微生物所致，但多种病菌合并感染也可发生，特别在糖尿病足时。骨髓炎按感染机制可分为血源性骨髓炎、创伤后骨髓炎、外来性骨髓炎3种，后两种又统称外源性骨髓炎。血源性途径是指身体其他部位化脓性病灶中的细菌经血液循环播散至骨骼。创伤途径是指骨骼手术或开放性骨折后发生的骨感染。直接蔓延途径是指邻近软组织感染波及骨骼。根据宿主对感染的反应，骨髓炎可分为化脓性和非化脓性两类。根据病程，骨髓炎可分为急性、亚急性和慢性3种类型。

一、急性血源性骨髓炎

急性血源性骨髓炎（acute hematogenous osteomyelitis）是指化脓性细菌由身体其他部位的感染病灶经血液循环累及骨组织的炎症，是最常见的骨感染类型。本病好发于2岁以下和8～12岁的儿童，发病部位多在生长迅速的长骨的干骺端，以胫骨上段和股骨下段最为多见。发病前常有外伤史，可能为局部外伤后组织创伤、出血等诱发本病。

【病因和发病机制】

本病的常见病原菌：金黄色葡萄球菌最常见，乙型链球菌次之，流感嗜血杆菌、大肠埃希菌、产气荚膜杆菌、肺炎链球菌和白色葡萄球菌等也可致病。近年来，金黄色葡萄球菌感染的发病率有所下降。

当机体其他部位发生感染后，如原发病灶处理不当或机体抵抗力下降，则细菌进入血液循环发生菌血症或脓毒血症。儿童长骨干骺端附近的微小终末动脉和毛细血管丰富，此处血流缓慢，细菌易于沉积形成感染灶。本病的发病还与生活条件及卫生状况有关。

本病的病理变化为骨质破坏与死骨形成，后期有新生骨，成为骨性包壳。

滞留在长管状骨干骺端的菌栓，除了阻塞骨的滋养血管引起骨坏死外，还诱导炎症反应。感染的扩散途径有：① 干骺端的骨脓肿可直接穿破局部较薄的皮质骨或经骨小管扩散到骨膜下间隙，形成骨膜下脓肿。骨膜下脓肿可以穿破骨膜，沿着筋膜间隙流注形成深部软组织内脓肿，软组织内脓肿穿破皮肤则形成窦道。骨膜下脓肿还可以沿着骨膜下间隙向骨干处扩散，再在骨干处沿着骨小管向骨髓腔播散，引起骨髓腔感染。② 干骺端的骨脓肿可破坏局部的松质骨直接向骨髓腔蔓延，然后再在骨干处沿骨小管由内向外播散到骨膜下间隙，形成骨膜下脓肿。③ 干骺端的骨脓肿可直接穿破关节面向关节腔蔓延。

骨皮质外层1/3的血供来自骨外膜,骨膜下脓肿造成的骨膜掀起将影响外层骨皮质的血供,而髓内感染可引起髓内血供损害,该处的骨组织因为髓内外血供都将失去而成为死骨。小块死骨可以被肉芽组织吸收,或被吞噬细胞清除,或经窦道排出;大块死骨则难以吸收或排出,长期留存体内,形成经久不愈的窦道,疾病进入慢性阶段。

感染是否会侵入邻近的关节与患者年龄相关。年龄<2岁的婴儿通常有穿通血管经过长骨骨骺板供应干骺端和骨骺,故感染可通过这些血管扩散入骨骺,直至累及关节。在年龄小的患儿,髋关节受累最常见。2岁以下的患儿严重感染甚至可以发生骨骺分离。在相对年长的儿童,这些穿通的血管已不再存在,而儿童的骺板对脓液而言具有屏障作用,一般不会引发化脓性关节炎。但在骨骺闭合后,失去了此种屏障,感染可由干骺端直接侵入骨骺并累及关节,故成人的急性骨髓炎可引发化脓性关节炎。因此,这种由急性血源性骨髓炎造成的化脓性关节炎仅见于婴儿和成人。

骨组织失去血供后,部分骨组织因缺血而坏死。随着周围炎性肉芽组织的形成,死骨的边缘逐渐被吸收,使之与主骨完全脱离。在死骨形成过程中,病灶周围的骨膜因炎性充血和脓液的刺激而产生新骨,包围在骨干的外层,形成"骨性包壳"。包壳上可有数个小孔与皮肤窦道相通。包壳内有死骨、脓液和炎性肉芽组织,往往引流不畅,成为骨性无效腔。

【临床表现】

急性骨髓炎的自然病程可以维持3~4周。

1. 症状体征　起病急骤,寒战,高热,体温可达39℃以上。骨膜下脓肿穿破后疼痛即刻缓解,体温逐渐下降。有明显的毒血症状如腹胀、全身不适、食欲缺乏等。儿童可有烦躁不安,呕吐与惊厥。重者有昏迷和感染性休克。

局部表现有红、肿、热、痛和功能障碍,是本病的五大局部表现。随着病变部位和病程的不同,患者的局部表现也各有差异。早期病变部位多有较剧烈的疼痛和局限性压痛,局部皮肤可充血发红,皮温常升高,但肢体肿胀不明显。患处周围肌肉痉挛,附近的关节常呈半屈曲状,肢体因疼痛而抗拒进行主动和被动的运动检查。随着病变的发展和骨膜下脓肿的形成,局部出现水肿,压痛更为明显。骨膜下脓肿穿破后,病变部位的疼痛反而减轻,但局部红、肿、热、压痛却更为明显。脓液沿着髓腔播散后,肢体的疼痛与肿胀更为严重,受累骨骼也有发生病理性骨折的可能。如果病灶邻近关节,可有反应性关节积液。

毒性较低的病原菌如白色葡萄球菌所致的骨髓炎,临床表现不典型,诊断比较困难。

2. 辅助检查

(1)实验室检查:白细胞计数一般都在$(20\sim40)\times10^9$/L,中性粒细胞可达90%以上。少数患者白细胞总数可在4×10^9/L以下,甚至可能见到幼稚粒细胞。红细胞沉降率(ESR)和C反应蛋白(CRP)均可升高。CRP用来测定急性感染阶段的反应,因为CRP比ESR更早恢复正常,所以CRP对监测急性骨髓炎的治疗过程更有意义。

血培养可检测出病原菌。通常应结合进行病原菌的药物敏感试验,以指导临床选择合适的抗生素。但血培养阳性率不高,特别是对使用过抗生素的患者。在患者寒战高热期取样送检血培养可提高血培养的阳性率。

(2)局部脓肿分层穿刺:该检查对急性化脓性骨髓炎的早期诊断有特别重要的意义。具体方法是:在压痛最明显的干骺端处,将穿刺针由浅表组织开始逐步向深层组织穿刺,每深入一层组织结构前应抽吸探查有无脓肿存在,切不可将穿刺针一次穿入骨内,引起医源性的浅表化脓性感染的播散。抽出浑浊液体或血性液可做细菌涂片和细菌培养检查,涂片中发现细菌或较多脓细胞即可确诊。穿刺液都应常规进行细菌培养与药物敏感试验。

(3)影像学检查

1)X线检查:病变早期(发病的2周内)X线检查多无异常改变。发病2周后,随着病变的加重，X线检查可见病变部位的骨质稀疏、局部的层状骨膜反应、散在性虫蛀样骨破坏和死骨形成。少数病例可有病理性骨折发生。

2) CT及MRI检查：有助于尽早发现骨膜下脓肿和较小的死骨，有助于对骨髓炎的骨损害范围进行确定。在对脊椎骨髓炎和脊髓受损的诊断方面，MRI具有特别的价值。

3) 核素骨显像：^{99m}Tc的骨扫描可以在骨的结构发生改变前检测出骨的代谢异常。该检查一般在发病48小时后即可有阳性结果。核素骨显像只能显示出病变的部位，但不能做出定性诊断。

【诊断和鉴别诊断】

不同的患者，急性血源性骨髓炎的症状和体征差异很大，应仔细询问病史，并详细查体。急性血源性骨髓炎的预后与患病后得到治疗的时间有明显的关系。早期诊断和早期治疗可以明显降低急性血源性骨髓炎的致残率，提高治愈率。由于该病的X线表现出现较迟，虽然软组织肿胀可能会在感染后1～3日出现，但骨质局部破坏或骨膜反应至少在感染后10～12日才能被显示出现。因此，切记X线检查不是早期诊断的依据。在90%～95%的患者中，^{99m}Tc的骨扫描可在发病后24～48小时确诊，故^{99m}Tc的骨扫描阴性可有效排除骨髓炎的诊断。急性血源性骨髓炎早期诊断的依据如下：① 急骤的高热与毒血症表现。② 长骨干骺端剧烈疼痛，肢体拒动。③ 干骺端有一明显的压痛区域。④ 白细胞计数和中性粒细胞计数升高。⑤ 局部分层穿刺有脓性分泌物，由穿刺液涂片和革兰染色的结果得到初步判断。

鉴别诊断：本病需与软组织的化脓性感染、化脓性关节炎、风湿病、骨肉瘤和骨尤文肉瘤等疾病相鉴别。

【治疗】

1. *非手术治疗* 为正确选择抗生素要高度重视致病微生物的确定，血培养与分层穿刺液培养较有价值。为了提高阳性率，需反复做培养。

(1) 抗生素治疗：对疑有急性血源性骨髓炎的病例应立即开始足量抗生素的治疗。在发病的5日内用药，往往可以较有效地控制炎症；而在5日后使用或细菌对所用抗生素不敏感时，将会影响疗效。选择抗生素的依据：首先根据局部分层穿刺液的性状和细菌涂片检查结果以及患者的临床症状进行选择；如果不能做出决定，则按最常见的病原菌来选择抗生素；待细菌培养和药物敏感试验报告出来后，再修正选择最合适的抗生素。急性血源性骨髓炎最常见的病原菌为金黄色葡萄球菌，在联合应用抗生素时，常选用一种针对革兰阳性球菌的抗生素加另一种广谱抗生素。抗生素治疗一般应持续4～6周，或直到临床症状完全消失和体温正常后再继续使用2周。

(2) 全身支持治疗也很重要：① 维持体液平衡和营养代谢，及时纠正可能出现的脱水、电解质紊乱和低蛋白质血症，给予输血、输血浆、输白蛋白等。② 高热时应注意降温；疼痛剧烈者应给予止痛、镇静等对症治疗。③ 对合并有贫血和白细胞减少者，需适当输血或补充血液成分。

(3) 局部辅助治疗：患肢可采用石膏固定或持续皮肤牵引来制动。制动具有下列作用：① 止痛。② 防止关节挛缩畸形。③ 防止病理性骨折。对大块死骨形成而包壳形成不充分的患者，甚至需采用石膏管型固定。

(4) 非手术治疗的可能结果：在治疗过程中应加强观察，以免延误必要的手术治疗。全身及局部症状在X线检查出现异常改变前消失，这是最好的结果，说明骨脓肿形成以前炎症已经控制。全身及局部症状在X线检查出现异常改变后消失，这说明骨脓肿已被控制，有被吸收掉的可能。上述两种情况均不需要手术治疗。

全身症状消退，但局部症状加剧时，表明抗生素不能消灭骨脓肿，需要手术引流。全身症状和局部症状均不消退时，表明：① 病原菌对所用抗生素具有耐药性。② 有骨脓肿形成。③ 产生迁徙性脓肿。出现该情况则需要手术治疗。

2. *手术治疗*

(1) 手术目的：① 引流脓液，减轻毒血症的症状。② 阻止急性骨髓炎转变为慢性骨髓炎。

手术治疗宜早，最好在抗生素治疗后48～72小时仍不能控制局部症状时进行手术，也有主张提前为36小时的。延迟手术只能达到引流的目的，而不能阻止急性骨髓炎向慢性阶段演变。

(2) 手术种类：有钻孔引流术和开窗引流减压术两种。当病变局限于长管状骨的干骺端时，常选择病灶的钻孔引流术；当病变累及骨髓腔时，则需要选择开窗引流减压术。手术常在充气止血带下进行。在干骺端压痛最明显处作纵形切口，逐层切开直至骨膜，将骨膜下脓肿的脓液放出。如骨膜下未见脓液，则需向两端剥离少许骨膜，注意剥离骨膜不要过广，以免破坏骨皮质的血液循环，然后在干骺端可疑的病变部位，以4 mm直径钻头向深层骨质钻孔若干，引流脓液。如病变累及髓腔，可将干骺端各钻孔连成片，用骨刀去除一部分骨质，进行骨的"开窗"引流。应注意：① 切开骨膜后无论是否发现脓肿，均需要进行骨的钻孔。② 在急性血源性骨髓炎行开窗引流术时，术者严禁使用探针或刮匙"探查"或"搔刮"骨髓腔。

(3) 伤口的处理

1) 闭式灌洗引流：在病变处放置2根引流管做持续冲洗与吸引，关闭切口。置于高位的引流管以1 500～2 000 ml抗生素溶液做连续24小时滴注。置于低位的引流管接负压吸引。引流管留置2～3周，或体温下降后引流液连续3次培养阴性，即可拔除引流管。

2) 单纯闭式引流：脓液不多者可放单根引流管接负压吸引，每日经引流管注入少量高浓度抗生素液。

3) 伤口延期缝合：伤口内填充碘仿纱条，5～10日后延迟缝合，关闭手术切口。

二、慢性骨髓炎

慢性骨髓炎(chronic osteomyelitis)大多是由于急性骨髓炎未经治疗、治疗不及时或治疗不当发展而来，也有一部分是由于患者的抵抗力强而细菌的毒力较低，一开始就为慢性。慢性骨髓炎病程漫长，时轻时重，男性多于女性，就诊年龄以20～40岁为多。常见的发病部位为胫骨、股骨、肱骨的干骺端或骨干。

【病因和发病机制】

慢性骨髓炎的最常见病原菌为金黄色葡萄球菌，其他较常见的病原菌有链球菌、铜绿假单胞菌、变形杆菌和大肠埃希菌等。近年来，革兰阴性菌引起的骨髓炎有增多的趋势，偶见厌氧菌感染引起的骨髓炎。在婴幼儿及儿童，还可有流感嗜血杆菌引起的骨髓炎。

主要病理改变包括死骨形成、无效腔形成、包壳形成和瘘管形成。

坏死的松质骨可逐渐被吸收并被新骨所替代，而坏死的皮质骨其交界部分先行吸收，然后脱落成死骨。坏死骨的脱落需数月，它是破骨细胞和蛋白溶解酶协同作用的结果。由于死骨无血供而不发生脱钙，因此X线片上呈高密度影。在脱落的死骨周围所形成的空隙，称为无效腔，无效腔内的死骨浸泡在脓液中，吸收非常缓慢，甚至停止吸收。为了使感染局限，周围的骨骼逐渐致密、硬化，外周骨膜亦不断形成新骨而成为骨性包壳。

【临床表现和诊断】

慢性骨髓炎随着病变的不同阶段而呈现出不同的临床表现。

急性发作阶段表现为体温可升高1～2 ℃，患肢的红、肿、热、痛，原已闭塞的窦道口重新开放，并排出多量脓液，有时可排出小的死骨。死骨排出后窦道口自行封闭，炎症逐渐消退。急性发作可数月或数年发生1次。体质不好或机体抵抗力低下时可诱发急性发作。病变不活动阶段可无症状，但骨骼可失去原有的形态，肢体增粗变形。局部皮肤菲薄而色暗，有多处瘢痕，稍有破损即引起经久不愈的溃疡。肢体皮肤上可见窦道口，长期不愈合，窦道口见肉芽组织突起，流出臭味脓液。关节因肌肉的纤维化可以发生挛缩。长期多次发作使骨骼扭曲畸形、增粗，皮肤色素沉着，窦道口皮肤反复受到脓液的刺激可发生癌变。儿童往往因骨骺破坏而影响骨骼生长发育，使肢体出现短缩畸形，也有发生病理性骨折的可能。

辅助检查：绝大多数患者ESR和CRP升高，但白细胞计数升高的患者只占35%。脓液培养可检测出病原菌。通常应根据脓液培养和药敏试验结果来选择合适的抗生素抗感染治疗。X线检查可见骨骼的增粗、死骨的形成，在死骨的周围可见明显的暗区即为无效腔，再外层还可见到骨性包壳，少数病例可有病理性骨折发生。CT及MRI检查可发现X线片上未显示的小死骨，对手术方案的制订较有帮助。核素骨扫描对诊断急性骨髓炎很有用，但对慢性骨髓炎则用处不大，一般阴性结果有排除诊断意义。^{67}镓扫描在白细胞或细菌聚集区表现为吸收增加。因此，如果在术后^{67}镓扫描正常则可以排除骨髓炎，也是术后随诊的很好指标。^{111}铟标记白细胞扫描比^{99m}锝扫描和^{67}镓扫描更为敏感，可用于鉴别慢性骨髓炎和糖尿病足。

根据病史、临床表现和影像学检查，一般不难诊断。特别是有经久不愈的窦道和经窦道排出死骨的病史，其诊断更易。X线片可以证实有无死骨，并了解其形状、数量、大小和部位，以及附近包壳形成的情况。诊断骨髓炎的金标准是活检之后做细菌培养和药敏试验。骨和软组织活检的结果可能会不同，故有条件者应将软组织和骨标本均送检。

不典型的慢性骨髓炎应与骨结核、骨肿瘤等相鉴别。

【治疗】

1. *治疗原则*　在合理应用抗生素的前提下，以手术治疗为主。手术目的是清除死骨，消灭无效腔，切除瘘管。手术适应证：① 有死骨形成。② 有无效腔存在。③ 有经久不愈的窦道及流脓史。

2. *手术禁忌证*　慢性骨髓炎急性发作时，不宜做病灶清除。经抗生素治疗脓肿形成后宜切开引流。大块死骨形成但包壳尚未充分形成者，过早去掉大块死骨可造成大块骨缺损。近年来已有在感染环境下植骨成功的报道，但仍可视为相对禁忌证。

3. *手术方法*　手术前需取窦道溢液做细菌培养和药物敏感试验，最好在术前2日，即开始应用抗生素，使手术部位的组织内有足够浓度的抗生素。

（1）病灶清除：手术显露病变区，在包壳上开窗进入病灶内，吸出脓液，清除死骨与炎性肉芽组织。病灶清除是否彻底是决定手术成败的关键，但清除术应注意不要过多去除骨质，避免骨质切除过多引起骨缺损而发生病理性骨折。不重要部位的慢性骨髓炎，如腓骨、肋骨、髂骨翼等处，可将病灶骨整段切除，一期缝合伤口。

（2）消灭无效腔

1）碟形手术：清除病灶后，将无效腔修整成平坦的碟状，有助于周围软组织充填，以消灭无效腔。本法仅适用于无效腔不大、去除骨量不多的病例。

2）肌瓣填塞：对较大无效腔，为防止骨质修整过多而发生病理性骨折，可将病灶附近的肌肉以带蒂肌瓣的形式填塞，以消灭无效腔。

3）闭式灌洗：小儿生长旺盛，无效腔容易闭合，因此小儿病例在清除病灶后不必做碟形手术，可在伤口内留置2根引流管：一根为灌注管，另一根为吸引管。术后经灌注管滴入抗生素溶液（视药物敏感试验结果决定选择何种抗生素）。开始的24小时内，为防止血凝块堵塞引流管，应适当加快灌洗液的滴速。灌洗持续时间一般为2～4周，待吸引液转清时即可停止灌洗，然后再拔除引流管。

4）庆大霉素骨水泥珠链填塞和二期植骨：将庆大霉素粉剂放入骨水泥（即聚甲基丙烯酸甲酯）中，制成7 mm直径左右的小球，用不锈钢丝将其串联起来，待聚合过程完成后，即制成庆大霉素骨水泥珠链，每一颗小球约含庆大霉素4.5 mg。将珠链填塞在无效腔内，珠链便会在体内缓慢地释放出有效浓度的庆大霉素约2周之久。在2周内，珠链的缝隙内会有肉芽组织生长。2周后即可拔去珠链。小型的无效腔在去除珠链后，会迅速地被肉芽组织所填满；中型的无效腔尚需换药一段时间后，才有闭合的可能；

大型的无效腔在拔去珠链后，尚需再次手术植入自体骨，无效腔方能闭合。

(3) 伤口的闭合：伤口力争一期缝合。不能一期缝合者，可采用 Orr 氏法治疗，即敞开伤口，骨腔内填充凡士林纱布或碘仿纱条，患肢用管形石膏开窗固定，局部换药让肉芽组织缓慢生长，以达到二期愈合。

(4) 截肢术：对于经久不愈、骨缺损严重、患肢长期无功能或有癌变者，可考虑截肢手术，但目前已较少应用。

三、局限性骨脓肿

局限性骨脓肿(localized abscess of bone)又名"Brodie 脓肿"(Brodie's abscess)，是亚急性骨髓炎的一种局部形式。Brodie 脓肿见于儿童、青少年和成年人的下肢长骨。常见的发病部位在长骨的干骺端，多见于胫骨、股骨与肱骨。

【病因和发病机制】

Brodie 脓肿是由毒力较弱的病原菌引起。在感染的初期，发病部位的骨脓肿就局限化，而不向任何方向扩展，且病灶周围形成较明显的骨硬化带。Brodie 脓肿内，初期为脓液或炎性液体，中期为炎性肉芽组织，后期为炎性瘢痕组织。

【临床表现】

病程迁延，可持续数年之久。表现为长期的间歇性疼痛，当劳累或轻微外伤后，局部有疼痛或压痛，可有局部肿胀和皮温升高，应用抗生素治疗后，临床表现迅速消退，不形成窦道，一般也没有发热等全身症状。典型的局部表现是长期的间歇性疼痛和局部的压痛。

辅助检查：白细胞计数及中性粒细胞计数大多在正常范围。红细胞沉降率也多为正常。骨穿刺可抽出脓液，脓液应常规做细菌培养和药物敏感试验，可检测出病原菌。50%的病例细菌培养结果示金黄色葡萄球菌，20%的病例细菌培养为阴性。X 线检查显示为长骨干骺端的囊性病变，为溶骨性病变，中间有直径 1～2 cm 的圆形或椭圆形的透亮区，周围有一圈硬化缘，境界清楚。

【诊断】

Brodie 脓肿的诊断一般不难，但需与骨样骨瘤、骨囊肿等相鉴别，骨囊肿周围的硬化骨为薄层带状。

【治疗】

Brodie 脓肿处于非活动阶段时，可定期随访观察；Brodie 脓肿偶有发作时，可使用抗生素治疗；Brodie 脓肿反复发作者，需手术治疗。手术时机应选择在急性发作的间歇期。手术方法为彻底的局部病灶清除术。手术中可见病灶内为肉芽组织及黏液样脓液。应彻底刮除脓肿，完全切除硬化骨，可取自体骨填充骨腔，手术疗效满意，预后较好。术前、术后及术中均应常规使用抗生素。

四、硬化性骨髓炎

硬化性骨髓炎(sclerotic osteomyelitis)又名"Garré 骨髓炎"(Garré's osteomyelitis)，是慢性骨髓炎的一种。病因尚未完全确定，该病较少见。本病多发生在儿童和青壮年。好发部位在长管状骨的骨干皮质，以胫骨最多见，股骨次之，也可见于腓骨、尺骨和桡骨。

【发病机制】

硬化性骨髓炎一般认为是骨组织的低毒力细菌感染如厌氧菌感染等，患者有强烈的成骨反应；亦有认为系骨组织内有多个张力很高的小脓肿所致。

硬化性骨髓炎的特点是骨组织受感染后，由于强烈的成骨反应而引起骨硬化。由于骨髓腔内较广泛的纤维化，血液循环障碍，可出现骨内膜下骨样组织的增生、钙化和骨皮质的梭形增生等一系列的病理变化，但一般不出现死骨。

【临床表现】

硬化性骨髓炎呈慢性经过，起病时局部红、肿、热均不明显，但常有中等程度的间歇性疼痛，持续时间较长。病灶处可出现肢体肿胀和压痛，局部皮肤温度升高，但很少有红肿现象，局部皮肤破溃或瘘管形成则极为罕见，少有发热等全身症状。多于久立、行走过多或疲劳后疼痛加剧，可有夜间痛。体检时，对于位置较浅的骨干常因多次发作而增粗，病变处可有轻度压痛。

辅助检查：末梢血白细胞计数及中性粒细胞计数大多在正常范围。红细胞沉降率也多为正常，也可轻度升高。血培养不易找到病原菌。活检仅表现为慢性、低毒、非特异性骨髓炎，细菌培养结果通常为阴性。X线检查可见一段骨干的皮质增厚、膨胀并有弥漫性硬化，骨髓腔狭窄或消失，无骨质破坏或死骨形成，在硬化区有时可见小的透亮带。

【诊断】

硬化性骨髓炎的诊断大多不难，但需与骨样骨瘤、Paget病等相鉴别。

【治疗】

本病没有彻底有效的治疗方法。急性发作引起的疼痛可经局部制动和抗生素治疗后，得到一定程度的缓解，但易反复发作。由于病灶部位的骨硬化，药物有时难以进入病灶，因此部分病例需做手术治疗。一般主张在合理应用抗生素治疗后，做骨皮质钻孔引流术、开槽搔刮术或开窗引流术。凿开增厚硬化的骨皮质，显露小脓腔，刮除炎性肉芽组织，吸尽脓液。如术中未发现脓腔，可在骨皮质上开一个窗，使骨髓腔内有张力的渗液引流至软组织内。而对于手术中未能发现的小脓腔或多个小脓腔在手术时难以一一发现者，可先在骨皮质上开一个窗，然后再行髓腔扩大，冲洗髓腔和清除脓腔，脓腔内留置庆大霉素骨水泥珠链，2周时取出。

第二节 化脓性关节炎

化脓性关节炎(suppurative arthritis)为关节内的化脓性感染，约85%的患者是由革兰阳性球菌引起。本病可发生于任何年龄，但多见于儿童和老年人，好发于承重关节，以膝关节最多见，髋关节次之，也可发生于踝关节、骶髂关节等。

【病因和发病机制】

1. *感染途径* 化脓性关节炎最常见的病原菌为金黄色葡萄球菌，其次为白色葡萄球菌、链球菌、淋病奈瑟球菌、肺炎链球菌等，也有一部分患者由革兰阴性杆菌所致，如大肠埃希菌、铜绿假单胞菌。感染途径为：① 血源性传播，身体其他部位化脓性病灶内的细菌通过血液循环传播至关节内。② 邻近关节的化脓性病灶直接蔓延至关节腔内。③ 开放性关节损伤发生感染。④ 医源性感染，关节手术后的感染和关节内注射糖皮质激素后的感染。

2. *化脓性关节炎的病变发展过程* 可分为3个阶段。

(1) 浆液性渗出期：细菌进入关节腔后，滑膜明显充血、水肿，有白细胞浸润和浆液性渗出物。渗出物中含多量白细胞。本期关节软骨没有破坏，如治疗及时，渗出物可以完全被吸收而不会遗留任何关节功能障碍。本期病理改变为可逆性。

(2) 浆液纤维素性渗出期：病变继续发展，渗出物变为浑浊，数量增多，细胞亦增加。滑膜炎症因滑液中出现酶类物质而加重，使血管的通透性明显增加。多量的纤维蛋白出现在关节液中。纤维蛋白沉积在关节软骨上可以影响软骨代谢。白细胞释放出大量溶酶体，可以协同对软骨基质进行破坏，使软骨出现崩溃、断裂与塌陷。修复后不可避免出现关节粘连与功能障碍。本期出现了不同程度的关节软骨毁损，部分病理改变已成为不可逆性。

(3) 脓性渗出期：炎症已侵犯至软骨下骨质，滑膜和关节软骨都已破坏，关节周围亦有蜂窝织炎。渗出物已转为明显的脓性。修复后关节重度粘连甚至纤维性或骨性强直，病变为不可逆性，遗留重度的关节功能障碍。

【临床表现和诊断】

本病过去大多好发于儿童。但近年来，成人

的发病率有所增加,常发生在免疫力低下、酒精中毒、糖尿病、骨关节炎、假关节、长期应用激素、风湿性或类风湿关节炎等患者。

1. *临床表现* 本病起病急骤,有寒战、高热等症状,体温可达39℃以上,甚至出现谵妄与昏迷,小儿可发生惊厥。病变关节迅速出现疼痛与功能障碍,浅表的关节如膝、肘和踝关节,局部红、肿、热、痛明显,关节常处于半屈曲位;深部的关节如髋关节,因有厚实的肌肉,局部红、肿、热都不明显,关节往往处于屈曲、外旋、外展位。患者因剧痛而拒绝任何检查。关节腔内的积液在膝部最为明显,可见髌上囊明显隆起,浮髌试验可为阳性,但张力高时浮髌试验反而不明显。

2. *辅助检查* 末梢血白细胞计数可升高至$(10\sim20)\times10^9/L$,中性粒细胞常高于0.90。红细胞沉降率增快,C反应蛋白升高。Furey提出关节穿刺液除做涂片检查和细菌培养外,建议再做3项分析检查:① 关节液内白细胞计数和分类计数。② 测量血糖和关节液中糖量的差异。③ 关节液黏液蛋白醋酸沉淀试验。

3. *影像学检查* 早期可见关节周围软组织肿胀阴影,部分病例可见关节间隙增宽,但骨结构无明显异常或仅见轻度骨质疏松。当关节软骨破坏后,X线片上可见关节间隙进行性变窄,软骨下骨质有虫蚀状破坏,病变周围有骨质增生。病变后期可出现关节挛缩畸形,关节间隙严重狭窄或消失,关节的骨性强直和病理性脱位。超声检查主要用来观测关节积液的深度。血凝块形成的低回声区是化脓性关节炎的典型表现。超声检查适合用来指导关节穿刺和排脓,并可检测关节内部结构、关节囊、骨表面以及邻近软组织情况。同时超声检查还具有无创、费用低、操作方便等优点,但对操作者经验有要求。在X线检查阴性时,CT或MRI检查可较早显示骨质破坏和滑膜周围脓肿。放射性核素扫描能早期发现感染的区域。

4. *关节腔穿刺* 在化脓性关节炎的诊断中,关节腔穿刺以及对关节穿刺液的检查最具重要意义,关节穿刺液应常规进行细胞计数和分类检查,还应做涂片染色查找病原菌,以及送检关节穿刺液的细菌培养和药敏试验,其阳性发现率要较血培养高。怀疑关节感染行关节腔穿刺取样应该尽量在使用抗生素之前进行。化脓性关节炎的X线表现出现较迟,不能作为早期诊断的依据。

化脓性关节炎应与下列疾病相鉴别:关节结核、风湿性关节炎、类风湿关节炎、创伤性关节炎、痛风等。

【治疗】

1. *抗生素的应用* 早期、足疗程、足量抗生素的治疗,原则同急性血源性骨髓炎。经验性使用抗生素应根据患者的年龄和危险因素酌情考虑,并及时根据细菌培养和药敏试验结果调整。

2. *支持治疗及对症处理* 支持治疗包括输血、输液,纠正水和电解质紊乱,加强营养,提高机体抵抗力;对症处理包括疼痛者给予镇静止痛、发热者给予退热降温。

3. *局部治疗* 肢体制动能有效减轻组织水肿,缓解肢体疼痛,防止关节畸形。近年来有学者提出,化脓性关节炎患者在有效治疗后,可早期进行患肢的持续被动活动(CPM)。

关节腔内注射抗生素主要用于浅表关节如膝关节、踝关节和肘关节的早期化脓性感染的治疗。局部关节穿刺抽液后注入抗生素可每日1次,如穿刺液逐渐变清,全身和局部症状、体征逐渐缓解,则表明治疗有效,可继续关节腔内注射抗生素至体温正常、关节积液消失。如穿刺液变浊甚至成为脓性,细胞计数升高,则表明治疗无效,应改为关节腔灌洗或关节切开引流。

关节腔灌洗适用于表浅的大关节。在大关节腔的两侧,将穿刺套管针分别插入肿胀的关节腔,再经穿刺套管插入2根塑料管或硅胶管并留置在关节腔内,退出套管针,缝线固定2根留置管以防脱落。2根留置管分别为灌注管和引流管。每日经灌注管滴入抗生素溶液2 000～3 000 ml。待引流液转清且培养无细菌生长后可停止抗生素溶液的灌注,但引流管仍需继续引流数日。当引流量极少或没有,且局部症状和体征消退时，可拔除引流管。

4. *手术治疗* 关节切开引流适用于位置较深关节的化脓性感染的治疗，以及经关节穿刺或关节腔灌洗治疗效果不佳者。它既可以放置关节腔的冲洗引流管，也可以清除关节腔感染后形成的隔膜样结构，能有效地避免关节腔冲洗不彻底的弊端。过去大多行传统的关节切开引流术，现在已被关节镜手术所取代。

化脓性关节炎后期关节畸形的治疗在化脓性关节炎的治疗过程中很重要，若对防止关节畸形未采取有效措施，则病变后期关节可强直于非功能位或有病理性脱位，须手术治疗。手术通常在炎症消退 1 年以后方可进行，否则有可能导致炎症的复发。术式较常采用关节融合术或成形术。如患者条件允许也可行人工关节置换术，但这类手术感染及失败的风险极高。化脓性关节炎后期关节畸形的矫正，术前需充分准备，术前、术中和术后都必须使用有效的抗生素治疗。

第三节 骨与关节假体的感染

现代的人工关节置换术已有几十年的历史，开展人工关节置换术较常见的部位有髋关节、膝关节、肩关节、肘关节、掌指关节、踝关节等。随着手术病例数的增加，患者也时有所见。骨与关节假体的感染是人工关节置换术后最严重的并发症，常引起关节疼痛和关节的病症，往往会导致患者的反复清创、假体移除、住院时间延长以及患肢缩短和畸形，同时会增加医疗卫生费用。

【病因和发病机制】

骨与关节假体的感染的病原菌通常是革兰阳性菌，但菌种较广泛。手术后急性感染时，引起感染的细菌多数为金黄色葡萄球菌，而后期感染中引起感染的细菌大多是非病原菌或毒力较低的细菌。具体而言，最常见的病原菌为葡萄球菌，其次为肠杆菌及链球菌。最近一项研究发现，耐甲氧西林葡萄球菌、链球菌及革兰阴性菌的比例有所提高。

引起骨与关节假体感染的潜在因素有：高龄、体弱、肥胖、酗酒、糖尿病、尿路感染、皮肤感染、类风湿关节炎的患者；近期内使用糖皮质激素、免疫抑制剂或抗凝治疗者；手术时间较长、伤口血肿形成、局部皮肤坏死、身体其他部位有感染病灶者。

【临床表现和诊断】

Fitzqerald 将骨与关节假体的感染分为 3 种类型：急性手术后感染、深部迟发性感染、迟发血源性感染。各型的临床表现有所不同：

1. *急性手术后感染* 通常发生在手术后的 1～12 周内，多与血肿形成有关，常为表浅感染，呈急性发作，可有体温升高。表现为关节红肿、压痛、皮温升高，休息或活动时均有疼痛，且于负重时加重，可有关节活动受限和瘘管形成。

2. *深部迟发性感染* 通常发生在手术后的 3～24 个月内，多与术中污染有关。由于是深部感染，多呈隐匿性发生，可有低热。早期表现为关节部位肿胀、疼痛，可有轻压痛，且被动或主动活动关节时可引起剧烈疼痛，但程度上仍不如急性化脓性关节炎剧烈。

3. *迟发血源性感染* 通常发生在手术后 24 个月或更长的时间以后，多由血源性播散所致。表现为关节微痛，关节活动时疼痛，经抗生素治疗后症状可改善。患者大多存在身体其他部位的感染，如上呼吸道感染、尿路感染、疮疖感染、牙龈感染等，再经血液循环播散到人工关节的假体周围。

辅助检查：① 白细胞计数正常或中度升高。红细胞沉降率增快，多见于急性手术后感染的病例或迟发血源性感染的病例，而深部迟发性感染时红细胞沉降率不一定增快。在治疗的过程中，反复进行红细胞沉降率测定，有助于观察疗效，红细胞沉降率不下降表明感染没有得到控制。与红细胞沉降率相比，C 反应蛋白可能更具有参考价值。对于迟发血源性感染的患者，血培养可能阳性。② 关节穿刺抽液，应常规行涂片检查、细菌培养和药物敏感试验。在细菌培养结果未出来期间，应根据细菌涂片来选择抗生素；待培养和药敏结果出来后，及时调整抗生素。③ X线检查：有时可看到假体松动的X线表现，即假体周围出现宽度＞2 mm 的透亮区，有时透亮区的外围会出现晕圈样反应性增生骨。

【治疗】

1. *急性手术后感染应早期应用有效抗生素* 如有脓液，应尽早切开引流，去除所有的坏死组织和脓液。深部迟发性感染除积极应用有效的抗生素进行治疗外，还应寻找引起骨与关节假体感染的原发感染病灶，并针对该感染病灶进行合理的治疗。迟发血源性感染应尽早地给予有效的抗生素治疗。若穿刺未抽到脓性物质或浑浊液，应卧床休息，进一步观察；若有脓腔形成，应尽早切开引流；若感染已累及关节，则行关节切开引流。

2. *绝大多数骨与关节假体感染需要手术干预* 以便更彻底地清除感染，但对于高龄、一般情况较差不能耐受手术或不愿再次接受手术治疗的患者，可考虑采用长期口服或静脉使用抗生素。抗生素治疗是指临床诊断感染后使用抗生素疗程需至少6个月甚至终生。其主要目的是降低细菌活性，尽量延长无症状且关节功能相对正常的时间。目前，临床上治疗骨与关节假体感染的一线用药是利福平联合氟喹诺酮，万古霉素及利奈唑胺等对肠球菌及链球菌感染的治疗有重要意义。法国最近的一项多中心研究表明，使用抗生素治疗老年人人工关节假体感染的2年成功率达61%。此外，抗生素治疗用于清创灌洗或二期置换术后，可提高成功率或推迟感染复发。但由于感染控制率低，临床上单纯使用抗生素不作为首选治疗方法，并且抗生素的组合、剂量、应用时机以及应用疗程尚需要进一步优化。

对于骨与关节假体的感染，如果假体不发生松动，则在关节引流时是否去除骨水泥和关节假体存有不同的意见。但对于假体已发生松动，意见较为一致，应去除假体、骨水泥和坏死组织。

一期假体再置换术只适用于低毒性细菌的慢性感染。对于急性感染、混合感染、有窦道形成或X线检查提示有骨髓炎者均列为禁忌。手术时应彻底清除感染病灶，用大量的生理盐水冲洗，术中使用抗生素骨水泥固定，术后应用抗生素治疗6周。一期假体再置换术的优点是术后恢复快，肢体功能好，手术次数减少，但感染复发率高。手术者应严格掌握一期假体再置换术的手术适应证。

二期假体再置换术是目前治疗骨与关节假体感染最为肯定和最为有效的方法。此法的优点：有充分的时间来控制感染，经过两次清创可更为彻底地清除感染组织，有效地降低感染的复发率。此法的缺点：需两次手术，住院时间长，术后恢复慢。在进行二期假体再置换术的过程中，应注意控制空腔感染和保持空腔间隙，建议使用含有抗生素的间隔物(spacer)，以维持关节周围软组织的张力，减少软组织挛缩，有利于二期假体的植入。

对于行假体再置换术后仍不能控制的骨与关节假体感染，可考虑取出假体，进行关节融合术或截肢术。

参考文献

[1] 李章来，张宝庆，王启，等. 血清学炎性因子在假体周围感染中的应用[J]. 中华关节外科杂志：电子版，2017，11(4)：383-389.
[2] 朱戈，李甲，徐卫东. 人工关节置换术后假体周围感染治疗策略选择[J]. 中华关节外科杂志：电子版，2017，11(4)：397-402.
[3] Mathews CJ, Weston VC, Jones A, Field M, Coakley G. Bacterial septic arthritis in adults [J]. Lancet, 2010 Mar 6, 375(9717): 846-855.
[4] Canavese F, Corradin M, Khan A, Mansour M, Rousset M, Samba A. Successful treatment of chronic osteomyelitis in children with debridement, antibiotic-laden cement spacer and bone graft substitute [J]. Eur J Orthop Surg Traumatol, 2017 Feb, 27(2): 221-228.
[5] Chou AC, Mahadev A. The Use of C-reactive Protein as a Guide for Transitioning to Oral

Antibiotics in Pediatric Osteoarticular Infections [J]. J Pediatr Orthop, 2016 Mar, 36(2): 173 - 177.

[6] Yildirim A, Kapukaya A, Atiç R, Mertsoy Y, Yiğit Ş, Çaçan MA, Alemdar C. The Use of an "Internal Fixator Technique" to Stabilize Pathologic Fractures Developing Secondary to Osteomyelitis [J]. J Pediatr Orthop, 2017 Apr/May, 37(3): 222 - 226.

[7] Dartnell J, Ramachandran M, Katchburian M. Haematogenous acute and subacute paediatric osteomyelitis: a systematic review of the literature [J]. J Bone Joint Surg Br, 2012 May, 94(5): 584 - 595.

[8] Zhang Q, Yin P, Hao M, Li J, Lv H, Li T, Zhang H, Wang G, Zhang L, Tang P. Bone transport for the treatment of infected forearm nonunion [J]. Injury, 2014 Dec, 45(12): 1880 - 1884.

[9] Kapadia BH, Berg RA, Daley JA, Fritz J, Bhave A, Mont MA. Periprosthetic joint infection [J]. Lancet, 2016 Jan 23, 387(10016): 386 - 394.

[10] Murillo O, Grau I, Lora-Tamayo J, *et al*. The changing epidemiology of bacteraemic-costeoarticular infections in the early 21st century [J]. Clin Microbiol Infect, 2015, 21(3): 254. e1 - 254. e8.

[11] Mirza YH, Tansey R, Sukeik M, Shaath M, Haddad FS. Biofilm and the Role of Antibiotics in the Treatment of Periprosthetic Hip and Knee Joint Infections [J]. Open Orthop J, 2016 Nov 30, 10: 636 - 645.

[12] Prendki V, Ferry T, Sergent P, *et al*. Prolonged suppressive antibiotic therapy for prosthetic joint infection in the elderly: a national multicentre cohort study [J]. Eur J Clin Microbiol Infect Dis, 2017 Apr 4 [Epub ahead of print].

[南京医科大学第一附属医院(江苏省人民医院) 胡军]

第三十五章　感染相关的器官功能衰竭

第一节　全身炎症反应综合征

全身炎症反应综合征(systemic inflamatory response syndrome, SIRS)是指机体遭受各种严重损伤(包括感染和非感染)后所产生的失控性全身性炎症反应。SIRS 继续发展,对血管张力和渗透性产生影响,导致循环障碍,发生休克和器官衰竭,即多器官功能衰竭(multiple system organ failure, MOF)。自 1991 年美国胸科医师学会/危重病医学会(ACCP/SCCM)首次提出 SIRS 以来,国内外对 SIRS 及 MODS 的病因和病理生理过程研究逐步深入,在概念、发病机制及防治等方面取得了一些进展。SIRS 和 MODS 不是特定独立的疾病,而是许多危重病发展的共同途径。1996 年,Bone 提出代偿性抗炎反应综合征(compensatory anti-inflammatory response syndrome, CARS)的概念,是指机体在创伤、感染、休克等因素引起 SIRS 的同时伴发代偿性抗炎反应,产生的内源性抗炎介质可以对抗炎症介质,有助于防止炎症反应引起的自身细胞破坏,从而起保护作用。但如果抗炎反应过强,将引起机体免疫功能降低,增加机体易感性,同样可诱导或加重多器官功能障碍综合征(multiple organ dysfunction syndrome, MODS)。无论是炎症反应失控过程还是抗炎反应过强,均可导致 MODS。

【病因】

SIRS 病因可分为感染性因素和非感染性因素两类。感染性因素如病毒血症、细菌血症、真菌血症和寄生虫血症等全身感染均可引发 SIRS;非感染性因素如外伤、手术、烧伤、缺血、窒息、低氧血症、低灌注损伤、胰腺炎等也可引发 SIRS。感染性因素和非感染性因素相互联系,共同参与 SIRS 的发生。

【发病机制】

目前发病机制尚未明确。大量研究资料证实,感染性因素如内毒素、外毒素、病毒和真菌,非感染性因素包括免疫损伤、手术、外伤以及细胞碎片等原因可通过不同途径激活单核巨噬细胞,释放 TNF-α、IL-1 等。TNF-α、IL-1 等不仅对组织细胞具有损伤作用,而且能诱导其他细胞产生 IL-6、IL-8、NO 等炎症介质,后者又可诱导组织细胞产生下一级炎症介质,同时又反过来刺激单核巨噬细胞进一步增加 TNF-α、IL-1 的产生,形成恶性循环,导致细胞因子的数量不断增加,形成一个巨大的细胞因子网络体系,使炎症反应不断扩大,当超出机体代偿能力时,机体内出现过度的炎症反应,引起广泛组织细胞损伤,产生 SIRS。近年来认为,病原微生物入侵机体后首先启动机体的免疫反应,再使得多个系统和器官的防御反应被激活,如补体系统、凝血纤溶系统、炎症介质大量释放、氧化系统等,还包括免疫细胞的激活、内皮细胞的活化等,同时多信号转导机制及神经内分泌调控上述过程。

另外，近几年对核转录因子κB(NFκB)的认识及研究越来越多。NFκB是1986年首次在B细胞中发现的一种能与免疫球蛋白轻链基因增强子κB序列特异性结合的核蛋白，并参与免疫、应激和炎症反应的多种早期快反应基因的表达。活化的NFκB可参与炎症介质(TNF-α、IL-1、IL-6、IL-8)、黏附因子以及NO核酶等基因的转录，是SIRS/MODS中众多细胞因子和炎症介质表达的主要转录因子。另外，NFκB的活化引起的环氧化酶2(COX2)的激活，造成前列腺素E2(PGE2)生成增多，与机体的免疫抑制亦有关。

【诊断】

凡符合下列2项或2项以上表现者即可诊断为SIRS：①体温>38℃或<36℃；②心率>90次/分；③呼吸>20次/分或$PaCO_2$<4.3 kPa；④血白细胞总数>12×10^9/L或<4×10^9/L，或中性杆状核细胞>10%。

1994年，由Hayden推荐出儿科诊断标准，即具备以下2项或2项以上条件：①体温>38℃或<36℃；②心率大于各年龄组正常平均值加2个标准差(s)；③呼吸频率大于各年龄组正常平均值加2个标准差(s)；④血白细胞总数>12×10^9/L或中性杆状核细胞>10%。

【治疗】

对各种原发病采取及时有效的治疗，消除各种刺激因素和免疫调控是目前最基本的对策。病因治疗包括抗感染、抗内毒素等；支持疗法强调及时、充分地给予呼吸系统、循环系统、代谢、营养的支持，维持机体内环境恒定。有效应用通气、给氧、液体复苏以改善组织氧合和能量代谢，纠正酸碱失衡等尤其重要。

1. *抗感染治疗* 包括全身应用抗生素及选择性清肠疗法。应尽早从临床标本中培养出致病菌，针对致病菌选择用药，当病原菌不明时，应根据感染部位、临床表现给予经验用药。选择性清肠疗法可防止肠道细菌移位和菌血症的发生，可口服或鼻饲羟氨苄西林、甲硝唑等。

2. *抗炎症介质/清除炎症介质和细胞因子治疗* 可使用血浆置换和连续肾替代疗法等除去部分炎症介质和细胞因子，也可使用抑制或减少炎症介质和细胞因子的合成与释放的药物(如非甾体药)等。另外，NFκB抑制剂可减少促炎基因的表达，从而减轻组织损伤和炎症反应，以改善SIRS患者的预后。

3. *抗凝治疗* 在DIC早期或高凝期大多选用低分子肝素等。改善出凝血功能障碍的药物活化蛋白应用于严重全身感染的患者，能显著降低28日病死率，并且对越重的患者疗效越可靠。

4. *糖皮质激素治疗* 对脓毒症患者可持续给予小剂量糖皮质激素。糖皮质激素有抑制中性粒细胞和内皮细胞黏附，减少前炎症细胞因子合成，阻断细胞因子释放，调节体内超强免疫反应的作用。

5. *抗休克治疗* 对于休克早期的患者可通过液体复苏的方法来矫正微循环障碍，从而维持有效循环和灌注。在给予液体复苏治疗的基础上，如血压仍不能维持，可用血管活性药物进行治疗。

6. *抗氧化剂和自由基清除剂的应用* 可采用抗氧化剂和自由基清除剂，如大剂量维生素E、维生素C及超氧化物歧化酶类制品等减轻氧化应激导致的损伤。

【预后】

SIRS病死率为非SIRS的2倍。虽然感染性和非感染性SIRS的病死率无统计学差异，但感染性SIRS更易发展为MODS，且一旦发生MODS，病死率高达50%。故应及早干预SIRS，防止其发生全身性感染和MODS，有利于改善预后。

参考文献

[1] 姚令良，肖扬，谭华清. 全身炎症反应综合征发病机制理性辨析[J]. 医学与哲学，2016，37(1B).
[2] 沈建昕，张三明，牛春雨. NF-κB与心肌损伤的研究进展[J]. 江苏医药，2010，36(10)：2445-2448.
[3] 王小荣，李琳琳，牛春雨，等. 全身炎症反应综合征

防治研究进展[J]. 中国老年学杂志，2012，32.
[4] Bernard GR, Vincent JL, Laterre PF, *et al*. Efficacy and safety of recombinant human activated protein C for severe sepsis [J]. N Engl J Med, 2001, 344(10): 699-709.

(浙江大学附属第一医院　杜维波)

第二节　感染性休克

随着对细胞因子和炎症介质的深入研究，1991年确立了全身炎症反应综合征(SIRS)和多器官功能障碍综合征(MODS)两大重要概念，从而对菌血症等严重感染所造成的休克和各器官功能障碍也有了更深入的了解。美国胸科医师学会(ACCP)和美国危重病医学会(SCCM)于1991年把满足SIRS定义标准而又存在感染的情况称为Sepsis(脓毒症)(Sepsis 1.0)，出现其他脏器功能障碍的Sepsis称为severe sepsis(严重脓毒症)，当出现循环衰竭时则为感染性休克。2001年，由SCCM/欧洲危重病医学会(ESICM)/ACCP联合修订的Sepsis 2.0仍是以感染及其引起的SIRS为核心，但是越来越多的研究开始质疑SIRS在Sepsis诊断中的作用。感染在引起机体产生炎症反应的同时也会导致免疫反应、凝血、神经内分泌等的变化，单纯的SIRS不足以全面体现感染引起的机体反应，从而降低了其对Sepsis诊断的敏感性和特异性。同样，由于临床实际中对于液体复苏、低血压和组织低灌注的评价缺乏统一标准，以经充分液体复苏仍不能纠正的低血压和组织低灌注作为感染性休克的定义标准导致了不同研究之间明显的异质性，限制了对于感染性休克的深入探讨。鉴于以上种种原因，由SCCM和ESICM组成的专家组自2014年1月开始历时2年，经过复杂的回顾性研究制定了新的定义和诊断标准(Sepsis 3.0)。新的定义中Sepsis指宿主对感染产生的失控反应，并出现危及生命的器官功能障碍。对于ICU的感染或可疑感染的患者，Sepsis相关器官功能衰竭评分(SOFA)≥2分时诊断为Sepsis；非ICU感染或可疑感染者则以快速SOFA评分(qSOFA)(脓毒症相关的器官功能衰竭评分)来确定，当收缩压≤100 mmHg、呼吸频率≥22次/分、意识改变这三项中出现两项或两项以上阳性时诊断为Sepsis。感染性休克在新的定义中被认为是感染导致的循环衰竭和细胞代谢异常，为Sepsis的一个亚型，诊断标准定义为Sepsis患者经积极液体复苏后仍需升压药物来维持平均动脉压(MAP)≥65 mmHg，同时血乳酸>2 mmol/L。

国外的流行病学研究显示7.3%的急诊患者在入住4小时内发生严重脓毒症，而严重脓毒症患者中将有12%可能会在48小时内发展为感染性休克。感染性休克是感染科的重症，病情变化和进展极快，病死率可高达40%以上，及时发现和及时救治有利于降低感染性休克的病死率。

【发病机制和病理生理】

有效循环血量的减少和组织灌流量的严重不足是各种原因休克发生的共同基础。由感染引起的休克，其导致有效循环血量减少的原因可以有3种：① 由全血量的绝对减少引起的休克，即低血容量休克，如霍乱、肠炎患者的大量失液，以及高热状态下液体入量不足等。② 由于心脏泵血功能衰竭，心排血量急剧下降，使有效循环血量和微循环灌流量下降而引起休克，即心源性休克。感染状态下极少发生纯粹的心源性休克，但感染性休克抢救过程中绝对不能忽略心源性因素的存在，感染并发心肌炎、心功能障碍是常见现象。近年来还注意到过度机械通气可以引起胸膜腔内压过高，继而导致心排血量减少。③ 以外周血管扩张和血容量扩大，以及大量血液淤滞在微小血管内为起始环节的有效循环血量急剧下降，称血管源性休克（也称 maldistributive shock）。各种病原体感染所致休克一般以全身性急性微循环障碍为特征的分布异常性休克为主。

1. *病原体和诱因* 感染性休克是微生物因子和宿主防御功能相互作用的结果，微生物的数量和毒力、机体的内环境、免疫应答的调控等都是决定感染性休克发生、发展的关键因素。常见致病菌为革兰阴性细菌，如肠杆菌科细菌（大肠埃希菌、克雷伯菌、肠杆菌等）、不发酵杆菌（假单胞菌、不动杆菌属等）、拟杆菌、脑膜炎奈瑟菌等，革兰阳性菌如葡萄球菌、链球菌、肺炎链球菌、梭状芽孢杆菌，真菌，寄生虫，立克次体和某些病毒性疾病如流行性出血热，其病程中也易发生休克。

本综合征常见于医院内感染患者，新生儿、分娩妇女、老年人及手术后患者尤易发生。随着临床治疗的进步，如大量应用广谱强效抗生素、血管介入性治疗、肿瘤性疾病化疗，以及器官移植等，反而使感染性休克发生率逐年增加，其病死率平均可高达 42.9%。临床工作中可以通过对一些危险因素的分析，早期识别可能发生感染性休克的高危人群，包括机体一般状况如高龄、营养不良、长期卧床、营养不良等，基础疾病状态如存在 AIDS 或酗酒等免疫功能缺陷、恶性肿瘤、中性粒细胞缺乏、器官移植后等，药物治疗史如长期应用抗生素、糖皮质激素、放疗、化疗等，以及存在解剖结构的破坏或介入治疗史如近期侵入性手术、中心静脉导管、气管插管、人工假体植入术后等。

2. *炎症反应与免疫* 致病微生物作用于机体后，激活免疫细胞并释放、分泌细胞因子或炎性介质，引起 SIRS 反应；而在机体炎症反应加重的同时，抗炎反应也随之加强，启动代偿性抗炎反应综合征（CARS）；有部分患者呈现免疫麻痹或免疫无应答，甚至出现混合拮抗反应综合征（MARS）。由于个体差异，并非所有患者均遵循免疫激活到免疫抑制的先后顺序，较新的观点认为，急性全身感染时过度炎症反应和免疫抑制同时发生，固有免疫的表达上调，而获得性免疫功能则下降。过度的炎症反应伴随过量炎症介质的产生，在清除异物抗原、组织碎片时造成正常脏器组织损伤，甚至器官功能障碍与衰竭；也有部分患者在早期即表现为免疫抑制状态，出现免疫细胞凋亡及免疫器官功能障碍，继而引起继发感染，导致组织器官损伤。SIRS 或 CARS 导致的组织器官功能障碍反过来进一步影响炎症反应的过程，细菌与毒素仅仅触发了急性全身感染，其发展与否及轻重程度并不依赖于细菌和毒素的持续存在，而取决于机体的反应性。

3. *微循环障碍* 感染性休克微循环功能障碍的特征性表现为功能性毛细血管密度降低、血流分布不均一性及微循环的通透性升高，外周血管阻力下降和容量血管扩张，继而导致有效循环血量不足，组织器官低灌注，最终发展为微循环障碍。从微循环障碍的观点看，典型的感染性休克在其发生、发展过程中，微血管容积的变化可经历微血管痉挛、扩张和麻痹 3 个阶段。

（1）缺血缺氧期（休克早期）：此期微循环改变的特点是除心、脑血管扩张外，皮肤及内脏（尤其是腹腔脏器）微血管收缩，微循环灌注减少，毛细血管网缺血缺氧，其中流体静水压降低，组织间液通过毛细血管进入微循环，使毛细血管网得到部分充盈（所谓自身输液）。

（2）淤血缺血期（休克进展期）：此期的特点是无氧代谢产物（乳酸）增多，肥大细胞的组胺释放和缓激肽形成增多，使微动脉及毛细血管前括约肌对儿茶酚胺的敏感性降低而舒张，毛细血管开放，而微静脉端仍然持续收缩，加上白细胞附壁黏着、嵌塞，致使血流出道阻力增大，微循环内血灌而不流，血液淤滞，毛细血管内流体静压增高，通透性增加，血浆外渗，血液浓缩，有效循环血量更进一步减少，回心血量更加降低，血压明显下降。缺氧和酸中毒更明显，氧自由基生成增多，引起广泛的细胞损伤。

（3）微循环衰竭期（休克晚期）：血液不断浓缩，血细胞聚集，血液黏滞性增高，而且因血管内皮损伤等原因可致凝血系统激活而引起 DIC，微血管床堵塞，灌流更加减少、出血等，心排血量和血压进行性降低，血管平滑肌摄钙能力减弱，平滑肌张力降低，且对各种血管活性药不起反应，导致多器官功能衰竭，休克难逆转。

4. 细胞因子、炎症因子等体液因子的参与　感染因素(细菌及其毒素等)刺激单核巨噬细胞和内皮细胞产生和释放 TNF-α、IL-1 等炎症因子。休克是在多种体液因子参与下发生的一种病理生理过程。在休克发生发展的不同时期可能由一些不同的体液因子起主要作用，至今未能明确可贯穿休克全过程的体液因子。在脓毒症休克早期，TNF-α、IL-1 和肾上腺髓质素(adrenomedullin, ADM)等起主要作用。TNF-α、IL-1 不仅对组织细胞具有损伤作用，且能诱导其他细胞产生 IL-6、IL-8、NO 等炎症介质，后者又可诱导组织细胞产生下一级炎症介质，同时又反过来刺激单核巨噬细胞进一步产生 TNF-α、IL-1，形成恶性循环，导致细胞因子数量不断增加，使炎症反应不断扩大而出现过度的炎症反应，产生 SIRS。ADM 有强力的血管扩张作用使部分病例早期呈高动力型休克；在休克后期或晚期，ADM 产生甚少而高迁移族蛋白1(high mobility group box 1 protein, HMGB1)生成增多，它促进炎症因子再度释放，引起广泛内皮细胞功能障碍，导致低排高阻型休克。

在休克中起很大作用或研究得比较充分的炎症因子中，早期被重视的有组胺、补体、激肽等，以后有 TNF-α、IL-1、心肌抑制因子(MDF)、血小板活化因子(PAF)、氧自由基和一氧化氮(NO)等。这些因子各有多种效应，参与休克发展的多个环节，组成复杂的相互影响的致病性和调控性网络。其中肿瘤坏死因子(TNF)的各种效应研究较充分，它可直接作用于血管内皮细胞，又使其释放一氧化氮，以及通过炎症细胞释放致炎因子，从而使血管扩张，血浆外渗，血量下降，造成持续低血压和组织血液灌流量不足。给内毒素休克动物预先输注 TNF 单克隆抗体(TNFMAb)，能够减轻组织病理改变，降低病死率。由此曾设计试用 TNF-α 的单抗来干预临床患者的休克过程，但未获临床效果。

5. 代谢改变和细胞损伤　在休克应激情况下，糖原、脂肪和蛋白分解代谢亢进，合成减少。表现为一过性高血糖和糖尿，血中游离脂肪酸和三酰甘油增加；血浆氨基酸含量增高，尿氮排泄增多，呈现负氮平衡。随着休克进展，糖原耗竭，血糖降低，胰岛素分泌减少，胰高血糖素则分泌增加。由于微循环灌流减少，能量和营养物质供应不足，细胞代谢紊乱，导致细胞损伤和脏器功能障碍。

(1) 酸碱平衡紊乱：在休克初期，由于细菌毒素对呼吸中枢的直接刺激及有效循环血量降低的反射性刺激而引起呼吸增快，换气过度，导致 $PaCO_2$ 下降和呼吸性碱中毒。它可发生在血压开始下降和血中乳酸盐增加以前，所以可用作早期诊断的参考指标。随着休克进展，脏器氧合血液灌注不足，生物氧化过程发生障碍，三羧酸循环受抑制使 ATP 生成减少，细胞无氧酵解增强使乳酸形成增多，肝脏又不能充分摄取乳酸转化为葡萄糖，加上肾脏灌注减少，代谢产物不能及时清除，导致代谢性酸中毒，酸中毒会加重微循环障碍和器官功能障碍，从而使病情进一步恶化。酸中毒时 H^+ 和 Ca^{2+} 竞争作用引起心肌收缩力下降和血管平滑肌对儿茶酚胺反应性降低，从而使心排血量减少和血压不易回升。酸中毒还可引起和加重高钾血症，以及损伤血管内皮和减弱肝素活性，以至促进 DIC 形成。细胞内酸中毒可激活溶酶体酶，造成细胞不可逆性损害。休克晚期，常因中枢神经系统或肺功能损害(休克肺)的发生还可出现呼吸性酸中毒，与代谢性酸中毒合并存在而处于混合型酸中毒状态，可出现呼吸节律或幅度的改变等严重危象。

(2) 细胞损伤：感染、体液因子和微循环障碍均可造成细胞损伤和器官功能障碍，且细胞损伤可能发生在血流动力学改变之前。经抢救而恢复了微循环和组织灌注常不能随即纠正细胞和器官功能障碍，而细胞功能的恢复常有助于纠正微循环障碍，可见细胞机制在休克发生中的重要性。

细胞膜最先发生损害，缺氧、酸中毒、自由基、ATP减少都是损伤的因素。损伤的后果是细胞膜离子泵功能障碍，膜离子运输混乱，导致细胞肿胀。例如，ATP生成不足使细胞膜上钠泵运转失灵，致细胞内外离子分布失常：钠离子内流，造成细胞肿胀、线粒体肿胀和基质改变；钾离子则流向细胞外；细胞内外钙离子有千倍之差，此浓度差有赖于质膜对钙离子的相对不通透性和钙泵作用得以维持。胞膜受损时，钙离子内流，胞质内钙离子超载导致许多有害作用，如活化磷脂酶A2产生磷脂代谢产物，后者影响血管张力、微血管通透性，并作用于血小板和中性粒细胞，引起一系列的病理、生理变化，在休克的发生、发展中起重要作用。组织细胞肿胀可压迫微血管，内皮细胞肿胀使毛细血管管腔变细，两者都加重微循环障碍。还有，细胞膜上有多种多样的受体，如糖皮质激素受体、肾上腺能受体、胰岛素受体等，因细胞膜的受损而导致相应的代谢和生理调节障碍。

线粒体也是较早受损部位。ATP合成减少，线粒体有氧氧化和氧化磷酸化过程受阻，使能量生成严重不足，以至细胞能量不足而导致细胞功能障碍。线粒体能量生成障碍使临床缺氧难以纠正，即使在血液循环呈高动力型状态和组织氧供正常的情况下，仍然会出现氧耗量下降和血中乳酸含量增加的情况。

休克时发生的细胞损伤最终导致细胞凋亡，其机制包括：① 线粒体功能障碍促进细胞凋亡。② 休克时细胞内溶酶体损伤后释出蛋白溶解酶，导致细胞自溶。③ 炎性细胞激活后产生的各种介质，如TNF-α、IL-1和氧自由基也可启动细胞凋亡过程。④ 缺血、缺氧、细胞内外酸中毒等。

6. *主要脏器的病理变化* 肠屏障功能损伤在休克发生发展中起到促进作用。肠腔内有很多细菌及其内毒素，健康状况下肠黏膜上皮细胞是重要的局部屏障，可有效阻止细菌及其内毒素进入血液循环。在感染、手术、创伤、营养障碍、休克等情况下有很多因素促使肠屏障功能损伤。感染初期伴发的低血容量性休克如不及时纠正，可引起肠系膜小血管收缩和肠壁缺血缺氧，使肠上皮细胞功能受损和细胞凋亡。肠屏障功能损伤则肠内细菌可侵入肠外组织，称为细菌移位(bacterial translocation)，由此继发肠源性感染，使感染等病情越发复杂化。如内毒素进入门静脉可促使肝脏巨噬细胞(库普弗细胞)因子和炎症介质增多，加重SIRS，并发脓毒症休克。

休克时由于微循环灌注不足，肺表面活性物质减少，肺泡不能维持一定张力，导致肺萎陷；DIC时微血栓的形成致肺组织淤血、出血，间质水肿，肺泡透明膜形成，导致肺实变发生。休克的发生引起心肌纤维变性、坏死、断裂等，使心肌收缩力减弱，进而冠状动脉灌注不足，心肌缺血缺氧；同时亚细胞结构的改变致肌浆网摄Ca^{2+}能力下降，$Na^{+}-K^{+}-ATP$酶失活以及酸碱代谢紊乱等亦使心肌功能下降。心肌功能的抑制造成心脏泵功能减低，心排血量减少，甚至引起心源性休克而进一步危及各重要器官的血液灌注。既往认为，感染性休克早期即因肾血流量减少、肾小动脉收缩而致肾小球滤过率降低，引起急性肾衰竭。但近年来的研究则发现，感染性休克时肾血流量并未减少甚至增加，而肾皮质和肾髓质的血流出现再分布，使得肾血流增加的同时肾小球滤过率反而下降，在肾血管阻力增加、毛细血管渗漏及炎症的协同作用下进一步导致微循环功能障碍的发生。脑灌注的不足引起星性细胞缺氧肿胀压迫血管，血管内皮细胞亦肿胀，形成的微循环障碍又反过来进一步加重脑缺氧，导致脑水肿发生。肝脏的持久缺氧致使糖原耗竭，肝小叶中央区出现肝细胞变性、坏死，细菌、内毒素及炎症因子等也参与肝脏损伤的形成。机体的内分泌系统在休克早期被激活，炎症介质和细菌产物等导致部分激素分泌绝对或相对减少，比较突出的如甲状腺功能症候群，肾上腺对促肾上腺皮质激素的反应下降，胰岛素抵抗及高血糖，等等。

【临床表现】

患者的基础疾病，感染性病原菌的种类、数

量、毒力,以及宿主反应性等是决定感染性休克患者临床表现复杂多样和预后的关键。现将休克共有的临床表现按休克分期分述如下。

1. *休克早期* 有反映外周组织微循环障碍的表现：皮肤苍白,湿冷呈花斑状,肢端厥冷,口唇与指甲发绀,这些均提示外周血管收缩,微循环灌注不足。此期,患者呼吸深快,心率增快,尿量减少,神志常有烦躁不安或焦虑。血压尚正常,但已有脉压缩小,常在 20 mmHg(2.67 kPa)左右。甲皱微循环和眼底检查可见小动脉痉挛。

2. *休克发展期* 上述表现加重,可有意识不清症状,呼吸浅速,脉搏细速,心率快而不齐。此期有效循环血量显著减少。回心血量随之减少,引起静脉充盈不良,皮下静脉萎陷和静脉压下降(包括中心静脉压);心排血量减少使血压进行性下降,收缩压在 80 mmHg(10.7 kPa)以下,脉压更小,脉搏细微。毛细血管血液灌注量进一步减少,皮肤苍白发凉加重,精神淡漠。

3. *休克晚期* 感染性休克继续发展,微循环障碍加重,组织灌流量严重不足,进一步发展即出现 DIC。此期动脉血压进行性下降,对升压药反应不佳,血压难以回升。脉搏细弱而频数,中心静脉压更低,皮下静脉塌陷,DIC 是休克晚期常见并发症,参与难治性休克(refractory shock)的形成,其中微血管的血栓阻塞可造成广泛出血[皮肤黏膜和(或)内脏、腔道出血],从而导致循环衰竭,重要脏器的微循环血流淤滞更加严重,随之出现多器官功能障碍综合征(MODS)。

4. *脏器功能障碍表现*

(1) 急性肾功能障碍：尿量明显减少或无尿(非少尿型急性肾衰竭指每日尿量为 500～1 500 ml,估计占急性肾衰竭病例总数的 30%以上),尿比重固定,血尿素、肌酐升高,水和电解质平衡失调,酸中毒等机体内环境紊乱。

(2) 急性心功能不全：患者常表现为突然呼吸困难、发绀、心率快、心音低、心律失常。有时患者心率不快或相对缓脉而面色灰暗,肢端发绀,同样提示心功能不全。中心静脉压(CVP)主要反映回心血量和右心排血能力,正常为 0.78～1.18 kPa。CVP 升高提示右心排血功能降低或血容量过多,肺循环阻力升高。肺动脉楔压(PAWP)升高提示左心排血功能不全。心电监护可发现心肌损害、心内膜下心肌缺血、心律失常和传导阻滞等改变。

(3) 成人型呼吸窘迫综合征(ARDS)：表现为急性肺功能衰竭,特征为突然出现难以克服的呼吸困难、缺氧、CO_2 潴留等症状,于 24～48 小时即可达高峰。血气分析示动脉血氧分压＜9.33 kPa(70 mmHg),重者＜6.65 kPa(50 mmHg)。

(4) 脑功能障碍：主要表现为意识和精神状态改变,从初期的躁动不安转为淡漠和嗜睡,甚至昏迷,重者可出现抽搐、肢体瘫痪及瞳孔、呼吸改变等高颅内压综合征表现。

(5) 肝功能衰竭：引起黄疸、肝性脑病、出凝血功能障碍等。

(6) 其他：如胃肠道功能紊乱等。急性上消化道大出血也是感染性休克的常见和严重的并发症之一。有统计表明,感染性休克者有 32.8%并发急性上消化道大出血,明显高于出血性休克者,此与局部胃黏膜缺血、酸中毒及 DIC 有关。

【诊断】

感染性休克的诊断是一个综合评估的过程,包括基础生命体征的监测、感染的确定和病原学诊断、各器官系统功能的评估以及微循环功能状态的评估。

1. *感染的确定和病原学诊断* 感染性休克的早期诊断可以从原发性或继发性感染的临床表现得到启示。原发性感染所致感染性休克者常见于中毒性细菌性痢疾、暴发型流行性脑膜炎、大叶性肺炎、化脓性胆囊炎及胆管炎、流行性出血热等。继发感染多为院内感染,如各种免疫虚损宿主的机会感染、各种创伤性检查和治疗过程中的继发感染等。根据临床表现、实验室检查确认感染的存在,如发热、寒战症状,降钙素原、C 反应蛋白、抗链球菌透明质酸酶以及中性粒细胞升高等。通过突出的临床症状、体征及影像学检查可以初步判断感染的部位,常见的有肺部、腹部、尿道、皮肤和软组织等,而不能明确的部位和来源可占16%。病原学诊断往往很难及时确认，需要在不延误抗菌治疗的前提下及早进行反复、多种来源样本的送检以增加病原学诊断的阳性率，如血、痰、尿、粪、脑脊液、伤口或导管引流液、植入假体等的培养。需要注意的是，合理的常规微生物培养至少包括两种类型的血培养(需氧和厌氧)。

2. SIRS的诊断 ① 体温>38℃或<36℃；② 心率>90次/分；③ 过度通气(呼吸>20次/分或PCO_2<32 mmHg)；④ 白细胞计数升高(>12×10^9/L)或降低(<4×10^9/L)，或有超过10%的幼稚白细胞。

3. 低血压的诊断 成人收缩压(systolic blood pressure, SBP)<90 mmHg，平均动脉压(mean artery pressure, MAP)<70 mmHg，或SBP下降>40 mmHg，或低于正常年龄相关值的2个标准差。

4. 组织低灌注的诊断 存在高乳酸血症，血清乳酸水平>2 mmol/L；毛细血管再充盈时间延长，出现皮肤花斑或瘀斑。

5. 器官功能障碍的诊断 尽快评估各器官功能状态，有助于判断预后和及时给予对应的治疗。以下为《脓毒症与感染性休克治疗国际指南(2016)》中器官功能障碍的诊断标准：① 低氧血症：氧分压(PaO_2)/吸氧浓度(FiO_2)<300 mmHg；② 急性少尿：即使给予足够的液体复苏，尿量仍<0.5 ml/(kg·h)，且至少持续2小时以上；③ 血肌酐升高>0.5 mg/dL(44.2 μmol/L)；④ 凝血功能异常：国际标准化比值>1.5或活化部分凝血活酶时间(APTT)>60秒；⑤ 肠梗阻：肠鸣音消失；⑥ 血小板减少：血小板<100×10^9/L；⑦ 高胆红素血症：血浆总胆红素>70 μmol/L。

【治疗】

感染性休克的救治是综合性的，治疗目标是有效控制感染，以及恢复全身各脏器组织的血液灌注、正常代谢和脏器功能。成功的救治需要在快速评估并稳定患者生命体征的前提下，尽早经验性使用抗菌药物，同时积极明确病原菌，并对患者进行病理生理学状态分析和器官功能障碍的评估，及时改善机体的炎症状态和器官功能，防止MODS的出现。治疗的关键在于注重个体化因素，不能固守于程序化的标准治疗。

1. 抗感染治疗 控制感染是感染性休克的基础治疗措施，包括控制感染源和抗微生物治疗。

(1) 控制感染源：应尽快明确感染灶，并在符合医疗原则的情况下尽早采取措施控制感染源(12小时之内)，如留置导管的拔除(在建立新的血管通路后)、脓肿的外科引流、感染坏死组织的清除等。需要注意的是，应尽可能采取对生理损伤最小的有效干预措施。例如，对于肝脓肿进行经皮穿刺的脓液引流更优先于手术引流。

(2) 抗微生物治疗：在感染性休克确诊后应尽快静脉给予有效的抗菌药物治疗(1小时之内)。在未培养分离出病原微生物前，一般根据其原发病灶、临床表现和宿主免疫状况等推断最有可能的致病菌，从而选择可以覆盖所有可能的致病菌的一种或多种抗菌药物，建议对可能的致病菌均进行敏感的两类药物的经验性联合治疗，用药应注意选用强效、抗菌谱广的杀菌剂，剂量需足量。经验性联合治疗的疗程建议在3～5日，不超过5日，一旦明确致病菌或临床症状和体征充分改善，须立即降阶梯为窄谱抗菌药物。在《脓毒症与感染性休克治疗国际指南(2016)》中，多数患者的抗微生物疗程建议为7～10日，对于临床反应慢、感染灶未完全清除、铜绿假单胞菌感染、金黄色葡萄球菌菌血症、包括粒细胞减少在内的免疫缺陷患者以及部分心内膜炎患者，应延长抗菌药物联合使用的时间和抗微生物疗程，而对于经解除感染灶后临床症状迅速改善者如腹腔感染等可适当缩短疗程。临床中可以通过监测PCT水平来指导停用抗菌药物，但需要注意的是，不可以把PCT作为使用抗菌药物的依据。

2. 抗休克及器官和系统功能支持治疗

(1) 早期复苏治疗及液体治疗：因微循环障碍、毛细血管扩张和通透性增加而引起的有效循环血量不足是感染性休克的主要矛盾,故一旦诊断为感染性休克应立即进行早期液体复苏治疗。可通过静脉及胃肠道补给,复苏的最终目标是恢复组织灌注,迅速恢复循环血容量,保证脑组织及各器官组织氧的供给,减少器官血流灌注不足的时间,以防止发生多器官功能衰竭。建议在开始的3小时内给予至少30 ml/kg的晶体液,在开始复苏的6小时内应达到以下目标:CVP 8～12 mmHg(机械通气患者需达到12 mmHg);MAP≥65 mmHg;尿量>0.5 ml/(kg·h);中心静脉血氧饱和度($ScvO_2$)≥0.7。近几年的3个大规模随机对照研究并未发现早期目标导向治疗(early goal directed therapy, EGDT)优于常规治疗,EGDT是指在做出感染性休克诊断后的最初6小时内达到血流动力学最适化并解决全身组织缺氧,通过纠正前负荷、后负荷、氧含量达到组织氧供需平衡的目标。基于上述原因,在《脓毒症与感染性休克治疗国际指南(2016)》中仍然强调早期液体复苏的重要性,但并不主张放置中心静脉导管监测CVP及$ScvO_2$等指标,认为这些静态指标并不能准确反映患者的容量状态或容量反应性,建议在完成初始液体复苏后需反复评估血流动力学来指导后期的液体治疗,在判断容量反应性时更推荐使用动态指标评价,如用超声监测心功能和血管内容量。对于乳酸水平增高的组织灌注不足患者应根据乳酸水平指导复苏,使其降至正常水平。

感染性休克患者在早期液体复苏及随后的补液中首选晶体液,有利于防止胶体从血管渗漏导致肺水肿和心力衰竭的发生,在大量使用晶体液时可以联合白蛋白,不建议使用羟乙基淀粉补充血容量。补液过程中应注意:必须反复进行容量反应性评估,避免出现严重的液体过负荷;根据患者循环恢复情况,适当从胃肠道补充液体,特别是心功能不全的患者,且需要注意控制输液速度;准确记录出入量,以此作为补液的参考值。

(2)血管活性药物的应用:经过充分的液体复苏,血压仍不达标,低MAP时各种血管床的自动调节能力丧失,而灌注对压力呈线性依赖,需要同时给予升压药物治疗以维持最低灌注压,故合理应用血管活性药物是休克的基础治疗。常用的血管活性药物有多巴胺、去甲肾上腺素、多巴酚丁胺等。目前,国际上最新的指南中均建议首选去甲肾上腺素作为感染性休克的升压药物,该药在提高MAP、增加外周血管阻力和改善肾功能方面表现了较强的作用,较多巴胺在治疗感染性休克中有着更大的优势,后者可能带来心房颤动等心律失常,死亡风险也会增加,只建议在特定患者(如心动过速风险低且伴有绝对或相对心动过缓的患者)中作为除去甲肾上腺素以外的辅助升压药物使用,同时也不推荐使用小剂量多巴胺作为肾保护药物。另外,可以加用血管加压素来降低去甲肾上腺素的剂量,但必须限定其最大剂量不能超过0.03 U/min。对于在充分的液体复苏并应用升压药物MAP达标后仍存在持续低灌注,心脏充盈压升高和心排血量低,存在心功能不全时,可考虑加用正性肌力药物多巴酚丁胺或左西孟旦(一种钙增敏剂)。

在血管活性药物应用的过程中应严密细致地监测血压变化,同时观察患者皮肤颜色、温度、指压恢复时间等,有条件可动脉置管进行有创血压的监测。需要注意的是,在休克早期由于交感神经兴奋,儿茶酚胺释放过多,血压可能出现"假性"升高,不可使用降压药物。

(3)器官功能支持治疗

1)呼吸功能支持:顽固性休克患者常引起急性肺损伤甚至急性呼吸窘迫综合征(ARDS),一旦诊断为感染性休克应立即给予鼻导管或面罩给氧,无创呼吸机辅助呼吸,保持呼吸道通畅,并给予每小时一次血气分析。如氧饱和度不稳定或存在难以纠正的酸碱失衡,应考虑气管插管或切开行呼吸机辅助呼吸,以保证全身各组织器官的氧供。合并ARDS的患者建议给予呼气末正压呼吸(PEEP),建议潮气量为6 ml/kg,非ARDS的呼吸衰竭患者也同样建议使用低潮气量通气,以减轻呼吸机相关性肺损伤。同时,合并ARDS的患者若无组织低灌注应控制输入液体量以减轻肺水肿，若无支气管痉挛，不建议使用β-2受体激动剂。根据最近来自法国的随机对照研究结果，对于严重的 ARDS 患者($PaO_2/FiO_2<150$ mmHg)，予以俯卧位通气治疗可显著降低病死率。在机械通气时患者应床头抬高30°～45°，可减少反流误吸和呼吸机相关性肺炎的发生。一些新的 ARDS 治疗方式如体外膜肺氧合(ECMO)、高流量鼻导管吸氧、头罩无创通气等在感染性休克患者中的使用价值仍有待进一步研究。

2）肾功能支持：在充分容量复苏后尿量仍无增加、内环境不稳定、出现急性肾损伤的患者，可给予连续性肾脏替代治疗(CRRT)或间断的肾脏替代治疗(RRT)。对于血流动力学不稳定的患者更倾向于 CRRT 治疗，利于液体平衡管理。近期的相关研究结果并不能够确定最佳的 CRRT 治疗时机，在急性肾损伤并未达到一定的严重程度或不存在其他透析指征时，不建议 CRRT 治疗，而在晚期肾损害病情严重的患者中给予 CRRT 治疗也并未获得更好的结局。血液净化治疗在感染性休克治疗中的效果仍不明确，日本学者使用多黏菌素 B 包被的血液灌流针对革兰阴性杆菌所致脓毒症可能有效。

3）消化系统功能支持：对于有消化道出血危险因素的感染性休克患者，可给予质子泵抑制剂或 H2 受体阻断剂进行应激性溃疡的预防，而无消化道出血危险因素者无需常规预防治疗。

4）血液系统功能支持：当血红蛋白<70 g/L时应给予红细胞输注，对于老年患者合并心功能不全和慢性阻塞性肺疾病等时可放宽至100 g/L；血小板计数$<10\times10^9$/L或$<20\times10^9$/L，但伴有出血高风险时需预防性给予血小板输注；不推荐常规使用免疫球蛋白，也不建议使用促红素治疗贫血，无出血倾向时不给予新鲜冰冻血浆纠正凝血功能。可联合使用间歇充气加压装置和低分子量肝素对深静脉血栓进行预防，如果存在低分子肝素的使用禁忌，应进行物理性预防。

5）内分泌系统支持：感染性休克患者常伴发糖代谢紊乱，应每1～2小时监测一次血糖，在有营养支持的前提下控制血糖，目标血糖上限≤180 mg/dL，当血糖>180 mg/dL 时开始给予胰岛素治疗，注意防止低血糖的发生，当血糖水平和胰岛素剂量达到稳定后，每 4 小时监测一次血糖。

6）神经肌肉功能支持：如不合并 ARDS，应避免使用神经肌肉阻滞剂，因其有停药后延迟作用的风险，而感染性休克抗感染治疗的某些药物如氨基糖苷类也有可能导致神经肌肉功能抑制。

7）营养支持：在感染性休克的早期可以耐受的情况下，应给予经口饮食或肠内营养，根据耐受情况逐渐加量，但在病程的第一周内应避免给予全热量营养，如不能耐受肠内营养，可给予静脉输注葡萄糖，并使用胃肠道动力药以期增加肠内营养的耐受性。单独使用全胃肠外营养或肠外营养联合肠内营养在感染性休克早期治疗中均不推荐。如果存在营养不良，1 周内仍不能开始肠内营养时可考虑给予肠外营养，需警惕再喂养综合征的发生。

(4) 其他治疗：糖皮质激素在感染性休克治疗中的应用与否目前意见尚不一致，最新的荟萃分析结果仍不能给出确定的答案。多数建议对于早期输液和血管活性药物无反应、血流动力学目标不能达成的感染性休克患者，并排除存在持续免疫抑制的情况下，以纠正休克为目的可给予低剂量糖皮质激素，氢化可的松 200 mg/d(日本指南建议 300 mg/d，不超过 7 日)。在使用过程中需要注意与头孢哌酮类抗菌药物的配伍禁忌，以免发生双硫仑样反应。对于 pH≥7.15 的乳酸血症患者不建议使用碳酸氢钠。调节机体免疫反应有可能阻断 SIRS 向 CARS 和 MODS 发展，在感染性休克的救治中可考虑应用乌司他丁(体内天然的抗炎物质，抑制炎症介质的产生和释放)和胸腺素α1(免疫调节剂，刺激 T 细胞分化增殖)。另外，对于给予机械通气的感染性休克患者应尽可能给予最小化的持续性或间断性镇静。

感染性休克的治疗一直是临床研究的热门

内容,关于EGDT、快速补液、扩容试验、各种血管活性药物以及糖皮质激素的应用等仍存在很多争议,一些大规模多中心的临床研究和回顾性研究结果对感染性休克治疗的指导非常有意义,也是优化和改进感染性休克专家共识和指南的主要依据。根据指南和共识来指导和引领临床医生合理诊治感染性休克,针对每一例患者的具体情况随时合理调整治疗措施,可明显降低感染性休克的死亡率。

【预后】

感染性休克病死率极高,可以通过对影响患者预后的相关因素分析,对患者进行预后判断。引起感染性休克患者死亡的相关危险因素包括合并症、致病原因为医院获得性感染、病情严重程度高、组织器官功能不全评分差、出现ARDS,以及放置肺动脉导管。有上述危险因素的患者更应予以密切监测和积极治疗,6小时乳酸清除率<50%和降钙素原>10 ng/ml是实验室检查中预后不佳的指标。另外,尚有急性生理与慢性健康评分(APACHE Ⅱ)、MODS评分、简化急性生理评分Ⅱ(SAPS Ⅱ)、序贯脏器衰竭评价评分(SOFA)、急性感染病死率评分(MEDS)、快速急性生理评分(RAPS)、快速急诊内科评分(REMS)等用于感染性休克的预后评价。

参考文献

[1] 中国医师协会急诊医师分会.中国急诊感染性休克临床实践指南[J].中华急诊医学杂志,2016,25(3):274-287.

[2] 谢剑锋,邱海波.拯救脓毒症运动:脓毒症与感染性休克治疗治疗国际指南(2016)的进展与评论[J].中华重症医学电子杂志,2017,3(1):18-25.

[3] 安欣,章志丹,马晓春.2016国际脓毒症和感染性休克管理指南与日本脓毒症诊疗指南之异同[J].中华危重病急救医学,2017,29(4):289-293.

[4] 王煜,许银,丁静雯,等.感染性疾病诊断与治疗[M].西安:西安交通大学出版社,2015,327-332.

[5] 王洪亮,章志丹,黄伟.拯救脓毒症运动:脓毒症与感染性休克治疗国际指南(2016)的解读与展望[J].中华重症医学电子杂志,2017,3(1):26-32.

[6] Mervyn Singer, Clifford S. Deutschman, Christopher Warren Seymour, Yu, *et al*. The third international consensus definitions for sepsis and septic shock (Sepsis-3) [J]. JAMA, 2016, 315 (8): 801-810.

[7] Andrew Rhodes, Laura E. Evans, Waleed Alhazzani, *et al*. Surviving Sepsis Campain: Inernational Guidelines for Management of Sepsis and Septic Shock: 2016 [J]. Crit Care Med, 2017, 45(3): 1-67.

[南京医科大学第一附属医院(江苏省人民医院) 董莉 李军]

第三节 中毒性休克综合征

中毒性休克综合征(toxic shock syndrome, TSS)是一类起病急骤,进展迅速,以发热、皮疹、病后脱皮脱屑、低血压及3个以上器官功能受损为主要临床特征的严重感染性疾病,病死率较高。TSS可由多种致病性细菌或病毒引起,其中绝大多数是由金黄色葡萄球菌和A组溶血性链球菌引起。根据病原体的不同,可将TSS分为3种类型:由金黄色葡萄球菌引起的,习惯上称作TSS;由A组溶血性链球菌引起的,称作链球菌STSS(streptococcal toxic shock syndrome, STSS);由其他致病菌或病毒引起的,称作TSLS(toxic shock like syndrome, TSLS)。

【病原学】

1. TSS　本病病原体为金黄色葡萄球菌,其中60%属Ⅰ群噬菌体(绝大多数为29型及52型),30%不能分型,10%属其他群噬菌体。病原菌血浆凝固酶阳性,能耐受胰蛋白酶破坏,可被胃蛋白酶降解,对青霉素有耐受性。目前认为,金黄色葡萄球菌所产生的中毒性休克综合征毒素1(toxic shock syndrome toxic1, TSST1)是TSS的主要致病因子。TSST1曾被称作金黄色葡萄球菌致热性外毒素C(PEC)或金黄色葡萄球菌肠毒素 F(SEF)，其相对分子质量为 22 049，等电点的 pH 为 7.08，加热至 60℃ 30 分钟可灭活。

2. STSS 本病病原体为链球菌，其中大多是 A 组乙型溶血性链球菌，B 组乙型溶血性链球菌、甲型溶血性链球菌、缓症链球菌、猪链球菌 2 型亦可引起 STSS。STSS 最主要的致病性物质是致热性外毒素 A、B、C(SPEA、SPEB、SPEC)，又称红疹毒素。STSS 致病主要与 SPEA 有关，SPEB、SPEC 也在发病中起到一定作用。一般认为，M1 蛋白和 SPEA 阳性的溶血性链球菌有极强的侵袭力。

3. TSLS A 型、B 型流感病毒，B 组、C 组、G 组链球菌均有引起 TSLS 的报道。1986 年 12 月，美国俄勒冈州报道了一例 13 岁女孩患甲型流感(H1N1)后引发的 TSS。检测急性期和恢复期流感抗体滴度分别为 32 和 1 024，呈明显升高，但未分离到金黄色葡萄球菌和 A 组链球菌(或它们产生的毒素)。

【流行病学】

1. TSS 本病多因自身携带的金黄色葡萄球菌感染所致，部分人也可通过接触患者、带菌者或染菌环境而致感染。首例报道于 1978 年。早年患者多见于经期妇女，尤其是使用高吸水性阴道塞者，主要见于欧美等国家。随着阴道塞的改进及逐渐停止使用，TSS 发病率已明显下降；而非经期 TSS 逐渐增多，尤其是刚经历过手术的患者或分娩的女性，其感染灶以皮肤和皮下组织、伤口感染居多，其次为上呼吸道感染等。我国所见病例几乎均为非经期 TSS，并有输液反应致 TSS 的报道。本病可通过密切生活接触或呼吸道途径在人与人之间传播，已有在家庭中、医院内接触 TSS 患者的其他人员相继发病的报道。TSS 易感因素主要有新生儿、有伤口的外科患者及严重烧伤、恶性肿瘤、糖尿病患者等。近 10 年发病率稳定在(0.3～0.5)/10 万。

2. STSS 自 1983 年起，北美、欧洲相继报道 A 组链球菌所致的 STSS。1990—1991 年，我国长江三角洲部分地区(海安、无锡等)发生猩红热样疾病的暴发流行，后证实为缓症链球菌引起的 STSS。本病常发生于健康成人，20～50 岁者多见，儿童亦有报道，发病率在(2～4)/10 万。多数由局部感染引起，原发感染部位多为皮肤软组织、咽喉、鼻窦及腹部等，皮肤黏膜或软组织为细菌入侵的主要门户，如应用吸引术去除脂肪、子宫切除术、经阴道分娩、囊肿切除术等人群可发病，但也有一些患者无明显入侵途径。STSS 易感因素主要为肥胖、昏迷、恶性肿瘤、水痘及应用免疫抑制剂、滥用抗生素等。此外，值得注意的是，我国部分地区先后发生了尿肠球菌、猪链球菌引起的人、猪共同感染，受感染者也表现为 TSS。

【发病机制】

TSS 的发病机制尚未完全阐明，但与致病性细菌的毒力和机体的免疫抵抗力有关，TSS 的发生、发展及严重程度取决于宿主免疫系统与众多致病因子之间相互作用的结果。目前认为，金黄色葡萄球菌产生的 TSST1 或链球菌致热性外毒素等作为超抗原，刺激机体免疫系统，诱导 T 细胞亚群的分化、扩增失平衡，使分泌炎性细胞因子的 Th1 细胞明显超过分泌调节性细胞因子的 Th2 细胞，导致大量的炎性细胞因子释放是引起 TSS 的主要机制之一。TSST1、M1 蛋白、SPEA 等超抗原通过巨噬细胞上主要组织相容性复合体(MHC)Ⅱ类分子提呈与 $CD4^+$ T 细胞抗原受体(TCR)Vβ4 区结合，激活 T 细胞、单核细胞及巨噬细胞分泌大量细胞因子，如 IL－2、IL－4、IL－6、TNF－α、IL－1β、IFN－γ、TNF－β 等，从而引起发热、休克、多器官衰竭，甚至死亡。这些炎症因子在动物试验中能够复制出感染性休克的所有临床表现，而其相应的抗体(如 TNF－α 抗体)治疗则可以对疾病有逆转作用。另外，TSST1 能抑制单核巨噬细胞凋亡，延长其分泌细胞因子(如 TNF－α 和 IL－1)的作用时间，也有助于 TSS 的发生。

SPEA 还有直接致休克作用，其可能机制为：① 直接抑制心肌；② 使白蛋白渗入第三间隙，降低血容量；③ 引起血管扩张。

SPEA及TSST1还有某些利于TSS的生物学特性：① 致热性；② 增加宿主对内毒素休克的敏感性；③ 促进迟发性皮肤超敏反应诱发皮疹；④ 细胞毒性；⑤ 促进淋巴细胞有丝分裂；⑥ 抑制B细胞，改变宿主免疫应答；⑦ 诱导产生TNF和IL-1。

【临床表现】

1. TSS　主要临床表现为急起高热，体温在39℃以上，伴有恶心、呕吐、腹痛、腹泻、肌肉痛、咽痛和头痛等症状。患者常有烦躁不安和意识不清，但无局灶性神经体征或脑膜刺激征。严重低血压导致低容量性休克，也可表现为直立性低血压或直立性头晕。发病头两日可发生猩红热样皮疹，严重低血压时可不出现皮疹，1～2周后皮肤秕糠样脱屑(手掌及足底尤甚)。经期TSS患者阴道常有脓性排出物，宫颈充血、糜烂，附件可有压痛。约3%的患者可复发。

2. STSS　本病潜伏期较短，起病急骤，常有畏寒、发热、头痛、咽痛、咽部充血、呕吐、腹泻等前驱症状。患者全身中毒症状严重，近半数有不同程度的低血压，甚至出现昏迷，少数有多器官功能损害，后者包括急性呼吸窘迫综合征(ARDS)、肾功能衰竭、中毒性心肌病、肝功能不全、轻度或重度中枢神经系统损害。发热第2日可出现猩红热样皮疹，恢复期皮肤出现脱屑。体检可见中毒面容、草莓舌、口围苍白圈、全身猩红热样皮疹，四肢可见对称性出血性皮疹，关节处红肿热痛及肌肉酸痛。

由于TSS常伴坏死性筋膜炎，因此两者临床特征交织出现。TSS患者起初仅表现为局部细小创伤，约20%的患者有流感样前驱症状。起病后24～72小时内进展为局部疼痛、高热。虚脱、软组织明显红肿，并出现水疱或大疱，呈紫色或带蓝色，此即TSS的征兆。

【实验室检查和其他检查】

1. 血常规　大多数患者白细胞总数增多伴有核左移，部分患者血小板减少或增多，有时可见正细胞、正色素性贫血。

2. 凝血功能　凝血酶原时间和白陶土部分凝血活酶时间延长。

3. 肝功能　血清胆红素、氨基转移酶、γ谷氨酰转肽酶、乳酸脱氢酶等均见升高，碱性磷酸酶活性正常，血清蛋白总量和白蛋白降低。

4. 肾功能　尿蛋白阳性，可见大量脓细胞，但尿细菌培养阴性；可见其他有形成分。血尿素氮、肌酐也升高。

5. 细菌培养　月经期患者，从其阴道或宫颈等处可培养出金黄色葡萄球菌；非月经期患者，可从身体病灶等处培养出细菌。血培养金黄色葡萄球菌阳性率为81%。每一种分离物均产生致热原性外毒素C及肠毒素F。

【诊断和鉴别诊断】

1. 诊断标准

(1) TSS诊断标准：1980年美国疾病预防控制中心(CDC)制定了TSS的诊断标准，符合以下6项标准者可确诊，符合4项者为可疑。

1) 发热：体温>39.2℃。

2) 皮肤弥漫性红斑疹(日照性灼伤样表现)。

3) 病后1～2周出现脱皮(以手掌和足底为典型)。

4) 低血压：成人收缩压≤90 mmHg，16岁以下的儿童收缩压小于相应年龄正常值第5百分点，或直立性晕厥。

5) 下列器官系统受累超过3个。① 胃肠道：病初呕吐，腹泻；② 肌肉：磷酸肌酸值高于正常上限的2倍或严重肌痛；③ 皮肤黏膜：非化脓性结膜炎、阴道炎、咽炎；④ 肾脏：血尿素氮与肌酐比值高于正常上限的2倍或非尿路感染下白细胞>5/高倍视野；⑤ 肝脏：总胆红素、血清AST或ALT值高于正常上限的2倍；⑥ 血液：血小板≤100×10^9/L；⑦ 中枢神经系统：无低血压或发热时，定向力障碍或意识状态改变不伴局灶性神经体征。

6) 下列检查正常：① 血、咽拭子、脑脊液培养(血培养偶阳性)；② 落基山斑点热、埃利希病、钩端螺旋体病和风疹抗体。

(2) STSS诊断标准：1993年，美国CDC严

重链球菌感染研究工作组也制定了 STSS 的诊断标准，符合(1)中的 1)和(2)中的 1)及 2)者，可确诊；符合(1)中的 2)和(2)中的 1)及 2)者而无其他病原学证据者为可疑。

1) 自下列部位分离出链球菌：① 正常情况下无菌部位(如血液、脑脊液、胸腔积液或腹水、组织活检、外科手术无菌切口等)；② 非无菌部位(如咽喉、阴道、创伤的皮肤等)。

2) 具有以下严重的临床表现：① 低血压(成人收缩压或成人≤90 mmHg，儿童小于同龄水平的第 5 个百分点)。② 有下列 2 项或 2 项以上：A. 肾功能受损，成人肌酐水平≥177 μmol/L，或超过正常年龄上限值 2 倍；B. 凝血异常，血小板≤100×10^9/L 或表现为凝血时间延长、纤维蛋白原减少及出现纤维蛋白原降解产物的 DIC 证据；C. 肝功能受损，AST、ALT 或总胆红素达到或超过正常年龄上限值 2 倍，原有肝脏疾病者超过其基础水平 2 倍；D. 急性呼吸窘迫综合征(ARDS)，指没有心功能衰竭或广泛毛细血管渗漏的急性全肺水肿，或出现低蛋白血症导致的胸腔、腹腔渗出的急性弥漫性肺部浸润及低氧血症；E. 全身红皮性斑疹，可有脱屑；F. 软组织坏死，包括坏死性筋膜炎、肌炎或坏疽。

2. 鉴别诊断　需要与 TSS 相鉴别的疾病如下。

(1) 非金黄色葡萄球菌败血症性休克：患者可有发热、休克等临床表现，且也可伴有几个器官损害，极易与本征混淆。但前者血培养为非金黄色葡萄球菌，可资鉴别。

(2) 猩红热：当患者出现发热、皮疹、杨梅舌等时，也极易与本征混淆。但本病为 A 组溶血性链球菌感染所致，咽拭子培养可获阳性结果，可资鉴别。

(3) 钩端螺旋体病：发病急骤，患者表现为发热、全身肌痛、头痛、呕吐、肝肾功能不全等，应与本病相鉴别。其主要鉴别点在于前者有水源等有关流行病学史，发病后最初 5 日内可自患者血液中分离出病原体(血培养 79.5%阳性)，血清补体结合试验与凝集溶解试验自病程第 1 周末后开始呈阳性反应，敏化红细胞凝集试验与敏化红细胞溶解试验，以及尿液的 Nowicki 溶解试验等，在病期 3 日内阳性率均达 80%，有助于早期诊断。

(4) 黏膜皮肤淋巴结综合征(MCLS，川畸病)：它与 TSS 极为相似，两者均有发热、结膜充血、皮疹、恢复期脱皮、毒性症状等，提示可能为共同病原。Todd 等曾报道 1 例。Shands 等(1980)认为成人型川畸病很可能就是 TSS。

(5) 溶血尿毒症综合征：患者可有发热、呕吐、腹泻、抽搐或昏迷、肾功能障碍等，与 TSS 有相似之处。但本征多有重度的微血管病性溶血性贫血(microngiopa-thiohemolytic anemia)(出现异形红细胞如刺细胞、三角形、新月形或红细胞碎片等)及凝血机制障碍等，故可加以鉴别。

【治疗】

目前对于 TSS 尚无特效方法。疑诊为 TSS 的患者应立即住院并强化治疗。本病治疗措施主要包括病原治疗及对症治疗。

1. *一般治疗*

(1) 严密观察病情：注意呼吸、心率、血压监测，有条件者应进入重症监护病房(ICU)监护。

(2) 消毒隔离：由侵袭性 A 组链球菌产生的外毒素易从分泌物、体液及排泄物传播，需进行必要的消毒隔离。

(3) 饮食无严重腹泻或意识障碍时：建议食用易消化、高热量、高维生素、高蛋白低脂肪的食物。

2. *病原治疗*

(1) 局部处理：对于产后或流产后阴道填塞止血或头颈手术、五官科手术后用棉塞填塞的 TSS 患者，应及早取出异物并进行清洗及局部处理。对由于外伤、脓肿、烧伤、坏死性筋膜炎、肌炎、蜂窝织炎引起的 STSS，应尽早进行清创、引流、切除坏死组织。

(2) 抗菌治疗：是本病治疗的关键，应尽早使用有效抗生素。在未明确感染细菌的种类时，可先给予广谱抗生素。链球菌对 β-内酰胺类抗生素极度敏感，大剂量青霉素及第三代头孢菌素均有效。青霉素过敏者可应用红霉素或林可霉素。金黄色葡萄球菌感染可选用克林霉素、耐β-内酰胺酶青霉素或去甲万古霉素。最新研究表明,在抗生素中加入克林霉素可抑制毒素的产生,从而改善治疗效果。抗菌治疗应维持7～14日。

3. *对症治疗* 稳定生命体征,纠正血流动力学紊乱及维护衰竭器官的功能,包括补充血容量,维持水、电解质、酸碱及能量的平衡。由于液体可广泛地流入全身组织内,休克可能很深入而顽固,因此有时需大量补充液体和电解质。使用血管活性药物如多巴胺等稳定血压。维护重要脏器功能;动态监测动脉血气,必要时机械通气;肾脏支持,必要时进行血液透析;注意患者意识的改变。

4. *其他*

(1) 免疫球蛋白(IVIG)制剂：尽早静脉内使用免疫球蛋白,能抑制激活的单核细胞释放TNF及IL-1,也可以抑制超抗原与T细胞的TCR和MHC Ⅱ分子结合,抑制TSST1、M蛋白、SPE等超抗原对单核细胞、淋巴细胞等的活化,从而抑制TNF等细胞因子的释放,降低病死率。且IVIG能中和致病菌产生的外毒素等物质对T细胞的刺激,所以早期应用IVIG能改善病情,阻止疾病进展。

(2) TSST1疫苗：有研究者提出,研制一种安全有效的TSST1疫苗来防治中毒性休克综合征。其机制为：使TSST1上与MHC Ⅱ和TCR结合点突变或甲醛处理改变其分子结构来削弱TSST1的毒性。目前动物实验已证实,用变异种H135A、G31R/H135A及甲醛能阻滞TSST1活性从而诱导抵制TSST1的免疫反应是可行的,这为研制适用于人体的保护性疫苗提供了宝贵的资料。

【预后】

本病病死率为8%～15%,但此数据仅以重症病例为基础而得到。抗生素是否能改变本病的急性过程尚不清楚。继续应用阴道塞的妇女,在一次发作后的头四个月期间复发的很常见。在疾病急性期用抗生素治疗可消灭葡萄球菌病灶,防止复发。

【预防】

除根除金黄色葡萄球菌外,尚无其他确切肯定的预防办法(一级预防或二级预防)。但慎重地劝告妇女在整个行经期不要用阴道塞,可使用卫生巾或采取其他卫生措施。

参考文献

[1] Low DE[1]. Toxic shock syndrome: major advances in pathogenesis, but not treatment [J]. Crit Care Clin, 2013 Jul, 29(3): 651-675.
[2] Ross A, Shoff HW. Toxic Shock Syndrome [M]. StatPearls Publishing LLC. Updated on Jun -, 2017 Oct 6.

(浙江大学附属第一医院 李兰娟 杜维波)

第四节 弥散性血管内凝血

弥散性血管内凝血(disseminated intravascular coagulation, DIC)是指在许多疾病基础上,以微血管损伤为病理基础,凝血及纤溶被激活,导致全身微血管血栓形成,凝血因子大量消耗并继发纤溶亢进,引起全身出血及微循环衰竭的临床综合征。因此,DIC本身并不是一个独立的疾病,而是很多疾病发病过程中的一个中间环节。

【病因】

诱发DIC的基础疾病很多,遍及临床各科,其中感染性疾病、恶性肿瘤、病理产科、手术和创伤是DIC四大常见病因。DIC的常见病因如下。

1. *感染性疾病* 是DIC的主要原因之一,占30%以上。

(1) 细菌感染：革兰阴性菌及革兰阳性菌败血症,其中以革兰阴性菌败血症较为常见。革兰阴性菌如脑膜炎奈瑟菌、大肠埃希菌、变形杆菌、铜绿假单胞菌、沙门菌属等;革兰阳性菌如金黄色葡萄球菌、溶血性链球菌、肺炎链球菌等。

(2) 病毒感染:流行性出血热、急性重症病毒性肝炎、麻疹、风疹、带状疱疹、流行性感冒、登革热、乙型脑炎、传染性单核细胞增多症等。

(3) 立克次体感染:斑疹伤寒、恙虫病等。

(4) 其他感染:原虫感染恶性疟疾、黑热病、螺旋体感染钩端螺旋体病、真菌感染组织胞浆菌病等。

2. 恶性肿瘤

(1) 广泛转移的晚期肿瘤:易诱发 DIC。

(2) 白血病:各种急性白血病(急性非淋巴细胞性白血病、急性淋巴细胞性白血病、慢性粒细胞性白血病急变期),其中以急性早幼粒细胞性白血病占首位,特别在早幼粒白血病化疗后更易诱发 DIC,发生率可达 30%以上。

3. 病理产科 胎盘早期剥离、羊水栓塞、死胎滞留、感染性流产、妊娠高血压疾病(如子痫)、前置胎盘、高渗盐水引产、剖宫产、子宫破裂、葡萄胎等。羊水栓塞是最常见的诱发 DIC 的产科意外。

4. 手术与创伤 胰腺、前列腺、胸腔手术,体外循环、人工心脏瓣膜置换、器官移植等大手术,大面积烧伤,骨折,挤压综合征,血管外伤,冻伤,电击,虫蛇咬伤等。

5. 严重中毒或免疫反应 毒蛇咬伤、输血反应、移植排斥也易导致 DIC。

6. 其他 恶性高血压、巨大血管瘤、急性胰腺炎、重症肝炎、溶血性贫血、糖尿病酮症酸中毒、系统性红斑狼疮等。

【发病机制】

DIC 的发生、发展过程可因基础疾病不同而异,其机制也十分复杂。DIC 本身主要存在下面两方面的病理变化:① 凝血系统和血小板激活,体内抗凝作用相对减弱,使纤维蛋白大量生成,加之局部纤溶功能的降低导致广泛微血栓形成。② 凝血物质的大量消耗和继发性纤溶功能亢进,导致机体止血、凝血功能严重障碍和出血倾向。

1. 血管内凝血的发生

(1) 组织严重损伤:组织因子大量表达入血,细菌内毒素、抗原抗体复合物等可引起大量单核巨噬细胞表达与释放组织因子,孕期宫腔内容物(羊水、胎盘组织、死胎等)、大量组织损伤(严重创伤、大手术等)、肿瘤细胞及放疗或化疗后肿瘤细胞或白血病细胞破坏时亦可释放大量组织因子,从而启动外源性凝血途径,诱发 DIC。

(2) 血管内皮损伤:内毒素血症、长时间休克、缺氧、酸中毒、中暑等可导致血管内皮损伤,内皮下胶原纤维暴露,从而激活因子Ⅻ(Ⅻa),继而启动内源性凝血系统,因子Ⅻa 还可激活激肽释放酶原,使其转变为激肽释放酶,释放出缓激肽,引起血管扩张和血压下降;同时损伤的血管内皮可释放组织因子,启动外源性凝血系统。内外凝血系统激活的共同结果为循环内生成凝血酶,使纤维蛋白原变为纤维蛋白,造成血管内凝血。此外,血管内皮损伤使前列环素(PGI2)合成减少,有利于血小板聚集。

(3) 促凝物质入血:某些促凝物质可直接作用于凝血途径,促发血液凝固,如急性出血性胰腺炎时,胰蛋白酶进入血液可使凝血酶原转变为凝血酶;蛇毒可直接激活因子Ⅹ或凝血酶原,形成凝血酶。

(4) 血细胞大量破坏:各种原因的溶血(如严重溶血性输血反应、溶血尿毒症综合征、阵发性睡眠性血红蛋白尿、恶性疟疾等)致红细胞大量破坏,释放出腺苷二磷酸(ADP)和红细胞素(一种磷脂);血小板大量破坏(如血栓性血小板减少性紫癜、暴发性紫癜等),释放出大量磷脂及其他促凝物质;白细胞破坏(如严重感染引起急性粒细胞缺乏等),释放出组织凝血活酶样内容物,都具有强烈的促凝活性,可激活内、外源凝血系统。

(5) 免疫反应:免疫复合物可以通过直接激活因子Ⅻ或损伤血管内皮间接激活内源性凝血途径,可以激活补体系统,从而引起细胞溶解,同时也可诱发血小板聚集和释放。补体系统能激活凝血途径,并改变血管壁的通透性和反应性,同时促进血小板的聚集和中性粒细胞的趋化。

2. 继发性纤溶亢进　是机体的一种保护性代偿功能。凝血酶、激活的因子Ⅻ、沉积于血管壁的纤维蛋白以及受损组织及血管内皮细胞释放的活性物质,都能使纤溶酶原转变为纤溶酶。纤溶酶可溶解纤维蛋白(原)、因子Ⅴ和因子Ⅷ等。纤维蛋白(原)经纤溶酶消化,先后形成碎片X、Y、D、E,统称为"纤维蛋白(原)降解产物"(FDP)。FDP能干扰纤维蛋白单体的聚集,对抗凝血酶及影响凝血活酶生成,干扰血小板聚集。

3. 促进DIC发生、发展的因素　单核巨噬细胞系统和肝脏清除功能受损、高凝状态、纤溶系统受到过度抑制、血流淤滞、骨髓生成血小板功能受损等因素均可促进DIC的发生与发展。

【临床表现】

DIC的临床表现因原发疾病的存在而呈现出多样性和复杂性。根据起病急缓与病情可分为3种类型。① 急性型:数小时至1～2日内发病,病情急剧凶险,进展迅速。出血症状较严重,常伴短暂或持久的血压下降。多见于严重感染、羊水栓塞、胎盘早剥、外科大手术后及严重创伤等。② 亚急性型:多在数日至数周内发生,病情发展稍缓,多以栓塞症状为主。多见于死胎滞留、急性白血病、恶性肿瘤转移等。③ 慢性型:起病缓慢,病程较长,出血不严重,可仅见瘀点和瘀斑,高凝血期较长而明显。多见于系统性红斑狼疮、巨大血管瘤、慢性肝病以及肿瘤等慢性疾病。此型在临床上容易忽视。DIC的临床表现除原发疾病的特征外,主要表现在四方面。

1. 出血　是DIC最常见、最早的临床表现,出血部位可遍及全身,其中以皮肤和黏膜最多见,可表现为瘀点、瘀斑、大片淤血甚至血肿;伤口和注射部位渗血不止;分娩和产后出血不止;出血症状亦可见于肺脏、消化道和泌尿生殖系统,表现为咯血、呕血和便血、血尿等症状;当发生颅内出血时,患者可在短期内死亡。临床上遇有不易用原发病解释的、突然发生的多部位出血,要考虑DIC的可能。DIC的出血原因有:① 由于广泛血管内凝血,消耗大量凝血因子和血小板。② 继发性纤溶亢进。③ FDP的抗凝作用。④ 微血栓、休克、缺氧和酸中毒等可导致血管内皮细胞受损,血管通透性增加。

2. 休克或微循环障碍　多见于急性型,是微循环障碍的重要表现。轻者可仅有一过性低血压,重者发展为不可逆性休克。其发生原因是:① 微循环内广泛血栓形成,使回心血量减少,心搏出量随之减少,导致微循环灌注不足。② 血管活性物质释放,如缓激肽的形成,使全身小血管扩张,血浆渗出,有效循环血量减少,纤溶产生的FDP可增加血管壁通透性,加重血浆外渗,纤维蛋白原转变为纤维蛋白单体的过程中,裂解出的纤维蛋白肽A和肽B以及循环中生成的凝血酶,可引起血管痉挛,加重微循环灌汴不足。③ 新近发现在感染所致DIC中,单核巨噬细胞与血管内皮细胞释放大量的血小板活化因子(PAF)。PAF除促使血小板聚集与支气管收缩外,在量大时还参与急性循环衰竭的发生和发展。④ 心内微血栓形成可直接影响心泵功能;肺内微血栓形成导致肺动脉高压,增加右心后负荷;DIC时组织器官缺血、缺氧,引起代谢性酸中毒,使心肌收缩功能发生障碍。⑤ 出血可进一步降低血容量。DIC时的休克多为顽固性,常规抗休克治疗不易奏效。休克一旦发生,又会加重DIC的发展,两者互为因果,形成恶性循环。因此,临床遇有难以用原发病解释的难治性休克患者,要警惕有无DIC的可能。

3. 广泛微血栓形成　DIC使微循环血管内广泛形成纤维蛋白和(或)血小板血栓,或脱落的受损内皮细胞在局部微血管形成栓塞,使微循环受阻,器官灌注不良而发生缺血。其栓塞的症状与栓塞部位、持续时间及纤溶的情况有关。如发生于皮肤等浅表部位的栓塞常表现为肢端、鼻尖、耳垂等部位发绀、疼痛,严重时可发生干性坏死。内脏栓塞以肾、肺、肝、胃肠道和脑最常见,可引起相应器官的功能障碍和有关的症状和体征:肾栓塞时可出现腰痛、血尿、蛋白尿、氮质血症、少尿、无尿或急性肾衰竭,凡临床上遇有原因不明的急性肾衰竭，应考虑DIC的可能；肺栓塞时可出现突发的呼吸困难、发绀、胸闷、咯血，最后可导致呼吸窘迫综合征；肝脏血管栓塞时可出现肝功能损害、出血倾向、黄疸、肝脾大，严重者导致急性重型肝炎及肝性脑病；脑栓塞时出现嗜睡、烦躁、昏迷、惊厥、脑神经麻痹与肢体瘫痪等一系列神经系统改变；垂体缺血坏死可引起席汉综合征。有时较大动静脉也可形成血栓，表现为相应器官肢体功能障碍。

4. 微血管病性溶血　DIC时由于纤维蛋白沉积于微循环，形成纤维蛋白网或血管内皮受损所致血管内表面不光滑，以及某些血管活性物质释放使微血管管径变窄，使红细胞通过时受到机械性损伤，变形破裂而引起溶血。溶血一般较轻，早期不易觉察。急性大量溶血时，可有皮肤和黏膜苍白、发热、腰背酸痛、血红蛋白尿、黄疸及贫血等表现，血涂片上可见红细胞碎片与异型红细胞（如盔形、芒刺形、锯齿形、三角形及不规则形红细胞），若异型红细胞超过2%即有诊断意义。溶血时红细胞破坏释放的促凝物质又可加重DIC。

【实验室检查和其他检查】

1. 筛选试验

(1) 血小板计数（PLT）：DIC时，血小板由于参与微血栓的形成而被消耗，故血液中PLT降低。常波动于$(20\sim100)\times10^9$/L之间，其降低发生率通常为90%～95%；PLT动态性降低对诊断DIC更有价值。此外，血小板寿命缩短，多为2～4日（正常8～11日）。但在肝脏疾病、急性白血病、出血热以及化疗、放疗患者并发DIC时，由于原发病本身PLT已减少，故无诊断意义。参考值为$(100\sim300)\times10^9$/L。

(2) 血浆凝血酶原时间（PT）：是外源凝血系统的筛选试验。PT的延长或缩短分别反映凝血因子Ⅶ、Ⅹ、Ⅴ、Ⅱ和Ⅰ血浆水平的降低或升高。DIC时，由于纤维蛋白原（Fg）的减少，纤维蛋白（原）降解产物（FDP）、纤维蛋白单体（FM）以及纤溶酶（PL）等的干扰，故PT延长（占70%～90%）或缩短（占10%～30%）。参考值为(12±1)秒。

(3) 纤维蛋白原含量测定（Fg）：属急性相反应蛋白，在DIC高凝血期可升高（>4.0 g/L），在消耗性低凝血期和继发性纤溶期常降低（<2.0 g/L）。

(4) 纤维蛋白（原）降解产物（FDP）测定：是在纤溶酶作用下，Fg发生降解产生X、Y、D、E碎片（FgDP）和纤维蛋白发生降解产生X′、Y′、D′、E′碎片（FbDP）的总称。DIC时，由于纤维蛋白（原）被降解，故FDP升高，其阳性率可高达85%～100%，准确性达75%。参考值为0～5 mg/L。但FDP超过20 mg/L（肝病>60 mg/L）才有诊断价值。

2. 凝血和抗凝血试验

(1) 凝血酶原片段1+2（F1+2）测定：F1+2是凝血酶原向凝血酶转化过程中所释放的片段，能敏感地反映因子Ⅹa的活化和凝血酶的生成。在大多数DIC患者，血浆F1+2浓度显著升高，可高至正常值的3～5倍，其阳性率高达98%，准确性达93%。参考值为(0.67±0.19) nmol/L。

(2) 纤维蛋白肽A（FPA）测定：是凝血酶水解纤维蛋白原A链释放的多肽（FPA116），血中FPA升高，表明凝血酶活性增强。DIC时，患者血浆FPA含量升高，阳性率达89%～92%，准确率达88%。参考值为(1.83±0.61)μg/L。

(3) 组织因子（TF）测定：TF大量释放并进入血流是大多数DIC发生的直接原因。因此，血浆中TF水平升高是DIC存在的证据之一。TF不仅可反映DIC的发生，而且可反映感染、炎症、休克、白血病等诱发DIC的原因。参考值：TF活性为(1.02±0.91) U/L，TF抗原为30～220 ng/L。DIC时，60%以上的患者TF活性升高。

(4) 可溶性纤维蛋白单体复合物（SFMC）测定：失去FPA和FPB的纤维蛋白原可自行聚合形成可溶解于5 mol/L尿素的可溶性纤维蛋白单体复合物（SFMC）。血浆SFMC升高反映凝血酶的活性增强和纤维蛋白的生成。DIC时，由于凝血酶生成增多，故患者血浆 SFMC 的含量升高。与副凝固试验相比，本试验更为直接、敏感和特异。参考值：ELISA 法为(48.5±15.6)μg/L，放射免疫法为(150.5±26.1)μg/L。

(5) 凝血酶抗凝血酶复合物(TAT)测定：体内凝血酶生成后可与抗凝血酶结合形成复合物(TAT)，所以 TAT 是反映凝血系统激活和凝血酶生成的敏感标志物。血浆 TAT 水平在 DIC 前三日已显著升高。DIC 时，TAT 的敏感性为 88%，特异性为 63%，阳性诊断率为 79%，阴性诊断率为 88%。参考值为(2.17±0.34)μg/L。

(6) 抗凝血酶Ⅲ(AT Ⅲ)测定：AT Ⅲ是体内最重要的抗凝蛋白，它是凝血酶和凝血过程中许多丝氨酸蛋白酶(因子Ⅹa、Ⅸa、Ⅺa、Ⅻa 等)的主要抑制物。DIC 时由于凝血酶、因子Ⅹa、Ⅸa 等大量形成，并与 ATⅢ结合，因此 AT Ⅲ水平明显降低。DIC 时，测定 AT Ⅲ活性(AT Ⅲ：A)比测定 AT Ⅲ抗原含量(AT Ⅲ：Ag)更为重要。80%～90%的 DIC 患者血浆 AT Ⅲ：A 水平降低。参考值 AT Ⅲ：A 为(108.5±5.3)%；AT Ⅲ：Ag 为(290±30.2)mg/L。

3. 纤溶试验

(1) 纤溶酶抗纤溶酶复合物(PAP)测定：PAP 是纤溶酶与 α2 抗纤溶酶(α2AP)形成的复合物，它反映纤溶酶的生成。DIC 时，血浆 PAP 水平升高。PAP 水平的升高与 DIC 的发展相平行，PAP 水平的降低与 DIC 的缓解相关。PAP 在 DIC 的诊断中有重要价值，它不仅反映纤溶系统的激活，而且反映纤溶抑制物被消耗。参考值为(0.2±0.1)mg/L。

(2) D 二聚体(DD)测定：可溶性纤维蛋白单体因子ⅩⅢa 作用后，生成交联的纤维蛋白，纤维蛋白经纤溶酶裂解生成特异的 DD。DIC 时，患者血浆 DD 含量明显升高，它是确诊 DIC 的特异指标，准确率达 93%。DD 是鉴别 DIC 和原发性纤溶症的重要试验。参考值为 0～0.256 mg/L。

(3) α2 抗纤溶酶(α2AP)测定：α2AP 与纤溶酶形成复合物，从而灭活纤溶酶。DIC 病程中继发性纤溶亢进，大量纤溶酶生成，α2AP 因被消耗而减少。参考值为(1.5±0.3)抑制单位/ml。

(4) 纤溶酶原(PLG)测定：DIC 时，大量纤溶酶原被吸附在纤维蛋白血栓上，在纤溶酶原激活剂(PA)作用下转变为纤溶酶。因此，血中纤溶酶原含量明显降低是反映纤溶活性增强的直接证据之一。参考值为 1～12 μg/L。

(5) 纤维蛋白肽 Bβ142(Bβ142)和纤维蛋白肽 Bβ1542(Bβ1542)测定：纤溶酶作用于纤维蛋白原，可从纤维蛋白原 B 链裂解出肽段 Bβ142；纤溶酶作用于纤维蛋白，可从 Bβ 链裂解出肽段 Bβ1542。血中这两种片段升高，表明纤溶酶活性增强。DIC 时，Bβ142 和 Bβ1542 血浆水平升高；原发性纤溶时，仅 Bβ142 升高。参考值：Bβ142 为 0～3.91 nmol/L，Bβ1542 为(1.56±1.20)nmol/L。

【诊断】

DIC 的诊断必须符合 4 个条件：① 有引起 DIC 的原发疾病；② DIC 的临床表现；③ 实验室诊断依据；④ 抗凝治疗有效。国内诊断标准如下。

1. 存在易致 DIC 的基础疾病　如严重感染、恶性肿瘤等。

2. 有下列 1 项以上临床表现　① 皮肤、黏膜栓塞、灶性缺血性坏死、脱落及溃疡形成；② 原发病不易解释的微循环障碍，如皮肤苍白、湿冷及发绀等；③ 不明原因的肺、肾、脑等轻度或可逆性脏器功能障碍；④ 抗凝治疗有效。

3. 实验室检测有下列 3 项以上异常　① 血小板计数＜100×10^9/L 或呈进行性下降(肝病患者、白血病患者血小板可＜50×10^9/L)；② 血浆纤维蛋白原含量＜1.5 g/L 或呈进行性下降(白血病及其他恶性肿瘤患者＜1.8 g/L，肝病患者＜1.0 g/L)或＞4.0 g/L；③ 3P 实验阳性，或血浆 FDP＞20 mg/L(肝病患者 FDP＞60 mg/L)，或血浆 D-二聚体水平升高(阳性)；④ 凝血酶原时间延长或缩短 3 秒以上(肝病患者凝血酶原时间延长 5 秒以上)，或部分凝血活酶时间延长或缩短10秒以上。

近年来，欧美和日本专家相继制定出多指标的DIC积分诊断系统，包括国际血栓与止血协会标准（ISTH）、日本卫生福利部标准（JMHW）、日本急诊医学学会标准（JAAM）。但是，这三个标准诊断的准确性和实用性仍存在广泛争议。上述三大积分系统目前在国内临床使用较为混乱，尚无在中国人群对上述三大积分系统进行验证的研究数据。为进一步推进中国DIC诊断的科学化、规范化，统一诊断标准，中华医学会血液学分会血栓与止血学组于2014年起通过多中心、大样本的回顾性与前瞻性研究，建立了中国弥散性血管内凝血诊断积分系统（Chinese DIC scoring system，CDSS）（表35-1），该系统突出了基础疾病和临床表现的重要性，强化动态监测原则，简单易行，易于推广，使得有关DIC诊断标准更加符合我国国情。

表35-1 中国弥散性血管内凝血诊断积分系统（CDSS）

积分项	分数
存在导致DIC的原发病	2
临床表现	
不能用原发病解释的严重或多发出血倾向	1
不能用原发病解释的微循环障碍或休克	1
广泛性皮肤、黏膜栓塞，局灶性缺血性坏死、脱落及溃疡形成，不明原因的肺、肾、脑等脏器功能衰竭	1
实验室指标	
血小板计数	
非恶性血液病	
≥100×10^9/L	0
80～<100×10^9/L	1
<80×10^9/L	2
24小时内下降≥50%	1
恶性血液病	
<50×10^9/L	1
24小时内下降≥50%	1
D-二聚体	
<5 mg/L	0
5～<9 mg/L	2
≥9 mg/L	3
PT及APTT延长	
PT延长<3秒且APTT延长<10秒	0
PT延长≥3秒或APTT延长≥10秒	1
PT延长≥6秒	2
纤维蛋白原	
≥1.0 g/L	0
<1.0 g/L	1

注：非恶性血液病每日计分1次，≥7分时可诊断为DIC；恶性血液病，临床表现第一项不参与评分，每日计分1次，≥6分时可诊断为DIC。PT：凝血酶原时间；APTT：部分激活的凝血活酶时间。

【鉴别诊断】

1. *血栓性血小板减少性紫癜（TTP）* 是一组以血小板血栓为主的微血管血栓出血综合征，其主要临床特征包括微血管病性溶血性贫血、血小板减少、神经精神症状、发热和肾脏受累等。遗传性TTP系*ADAMTS13*基因突变导致酶活性降低或缺乏所致；特发性TTP因患者体内存在抗*ADAMTS13*自身抗体（抑制物）而导致*ADAMTS13*活性降低或缺乏；继发性TTP由感染、药物、肿瘤、自身免疫性疾病等因素引发。

2. *溶血性尿毒症综合征（HUS）* 是以微血管内溶血性贫血、血小板减少和急性肾衰竭为特征的综合征。病变主要局限于肾脏，主要病理改变为肾脏毛细血管内微血栓形成，少尿、无尿等尿毒症表现更为突出，多见于儿童与婴儿，发热和神经系统症状少见。HUS分为流行性（多数有血性腹泻的前驱症状）、散发性（常无腹泻）和继发性。实验室检查：尿中大量蛋白、红细胞、白细胞、管型、血红蛋白尿、含铁血黄素及尿胆素，肾功能损害严重；HUS患者血小板计数一般正常，血涂片破碎红细胞较少，血浆*ADAMTS13*活性无降低。

3. *原发性纤溶亢进* 严重肝病、恶性肿瘤、感染、中暑、冻伤可引起纤溶酶原激活物抑制物（PAI）活性降低，导致纤溶活性亢进、纤维蛋白原减少,其降解产物 FDP 明显增加,引起临床广泛、严重出血,但无血栓栓塞和微循环衰竭表现。原发性纤溶亢进时无血管内凝血存在,无血小板消耗与激活,因此血小板计数正常。由于不是继发性纤溶亢进,故 D-二聚体正常或轻度升高。

4. *严重肝病* 多有肝病病史,黄疸、肝功能损害症状较为突出,血小板减少程度较轻、较少,凝血因子Ⅷ活性(FⅧ:C)正常或升高,纤溶亢进与微血管病性溶血表现少见,但需注意严重肝病合并 DIC 的情况。

5. *原发性抗磷脂综合征(APS)* 临床表现包括血栓形成、习惯性流产、神经症状(脑卒中发作、癫痫、偏头痛、舞蹈症)、肺高压症、皮肤表现(网状皮斑、下肢溃疡、皮肤坏死、肢端坏疽)等。实验室检查:抗磷脂抗体(APA)阳性,抗心磷脂抗体(ACA)阳性,狼疮抗凝物质(LA)阳性,BFP-STS 相关抗体假阳性,Coomb 试验阳性,血小板数减少及凝血时间延长。

【治疗】

1. *去除病因和诱因* 及时去除引起 DIC 的病因和诱因是治疗 DIC 的基本措施和治疗成功的关键。例如,及时清除病理产科的子宫内容物;积极有效地控制感染和败血症;补充血容量,纠正水、电解质紊乱和酸碱失衡,积极治疗休克和加强支持治疗等。部分患者在原发病得到积极控制后,DIC 可以好转或痊愈。对于原发病不易控制者,如癌肿广泛转移、白血病等,疗效较差,预后不佳。

2. *抗凝治疗*

(1) 普通肝素和低分子肝素:肝素是抗凝血酶Ⅲ(ATⅢ)的激活剂,可与 ATⅢ分子中的赖氨酸残基结合,加速其灭活凝血酶及因子Ⅶa、Ⅸa、Ⅹa、Ⅺa、Ⅻa 等,从而降低凝血活性,防止微血栓形成,但对已形成的血栓无效。

1) 普通肝素剂量:急性 DIC 每日 10 000~30 000 U/d,一般 12 500 U/d,每 6 小时用量不超过 5 000 U,根据病情可连续使用 3~5 日。

2) 低分子肝素:与普通肝素相比,其抑制 FXa 的作用较强,较少依赖 AT,较少引起血小板减少,出血并发症较少,半衰期较长,生物利用度较高。常用剂量为 75~150 IU/(kg·d)。

适应证:① DIC 早期(高凝期);② 血小板及凝血因子呈进行性下降,微血管栓塞表现明显的患者;③ 消耗性低凝期但病因短期内不能去除者,在补充凝血因子情况下使用。

禁忌证:① 手术后或创伤面未经良好止血者;② 近期有大咯血或有大量活动出血的活动性消化性溃疡;③ 蛇毒所致 DIC;④ DIC 晚期,患者有多种凝血因子缺乏及明显纤溶亢进。

应用肝素治疗失败,应考虑以下原因:① 原发病未能有效控制。② DIC 晚期以继发性纤溶亢进为主,此时使用肝素不仅效果不理想,而且可能加重出血。③ 酸中毒未纠正,影响肝素活性。④ 血浆中 ATⅢ含量过低,当在正常的 50%以下时,肝素就不能充分发挥作用。⑤ 血小板大量破坏,血小板第 4 因子(PF4)大量释放入血,PF4 有中和肝素的作用。⑥ 由某些特殊蛋白酶(如蛇毒等)引起的 DIC,应用肝素多无效。

(2) 抗凝血酶Ⅲ(ATⅢ):是主要由肝脏合成的一种重要的生理性抗凝因子,可以抑制凝血因子Ⅱa、Ⅹa、Ⅺa 和Ⅻa,对激肽释放酶、纤溶蛋白酶、尿激酶和胰蛋白酶也有抑制作用。同时,肝素的抗凝作用需依赖 ATⅢ,当 ATⅢ活性<50%时,肝素治疗效果明显降低;当 ATⅢ活性<30%时,肝素治疗无效。在 DIC 过程中,ATⅢ消耗性减少,因此,在肝素治疗的同时应及时补充 ATⅢ。一般主张成人第 1 日用 1 000 U,第 2、3 日各用 500 U。当临床上缺少 ATⅢ浓缩剂时,也可使用新鲜冷冻血浆。

(3) 血小板聚集抑制剂:这类药物抑制血小板的黏附和聚集,减轻血管内凝血,从而阻止 DIC 的发展。临床上适用于早期高凝状态、病情较轻或病因可迅速去除者,怀疑有 DIC 者,DIC 已控制而肝素正递减或已停用者。常用药物有:① 双嘧达莫(潘生丁):成人 400~600 mg/d,加入葡萄糖溶液中,分 4~6 次静脉滴注,可单独应用也可与低分子右旋糖酐合用,但不能与肝素合用,以免加重出血。② 阿司匹林:1.2~1.5 g/d,适用于亚急性及慢性患者。

3. *补充血小板及凝血因子* DIC时大量血小板和凝血因子在微血管内血栓形成过程中被消耗，故替代治疗是DIC治疗的重要措施。但当DIC病因未去除或DIC过程尚未阻断前，单独输注血小板和补充凝血因子有可能促进DIC的恶化。因此，替代治疗必须在病因治疗和充分抗凝治疗的基础上进行。

(1) 新鲜全血：每次800～1 500 ml(20～30 ml/kg)，每1 ml加入5～10 U肝素。全血输注近来已少用。

(2) 新鲜血浆：优于全血，凝血因子含量较全血增加1倍。每次10～15 ml/kg，与新鲜全血输注一样，需肝素化。

(3) 血小板悬液：未出血的患者血小板计数低于20×10^9/L，或存在活动性出血且血小板计数低于50×10^9/L，需紧急输入血小板悬液

(4) 纤维蛋白原：首次剂量2.0～4.0 g，静脉滴注。24小时内给予8.0～12.0 g，可使血浆纤维蛋白原升至1.0 g/L。由于纤维蛋白原的半衰期较长，一般每三日用药1次。

(5) FⅧ及凝血酶原复合物：偶在严重肝病合并DIC时考虑应用。

4. *纤溶抑制剂的应用* 纤溶抑制剂可抑制纤溶酶原激活剂的形成，使纤溶酶生成减少，降低机体的纤溶活性，大剂量时尚可直接灭活纤溶酶。DIC时的继发性纤溶亢进是机体的一种保护性反应，故在DIC早期与中期不应使用纤溶抑制剂。但若凝血过程已停止，纤溶亢进已成为出血的主要原因时，则可慎用抗纤溶药，而且必须在肝素抗凝的基础上使用，否则可使DIC进一步恶化。常用的纤溶抑制剂有：① 氨甲苯酸(对羧基苄胺)，400～800 mg/d，静脉滴注；② 氨甲环酸，500～1 000 mg/d，静脉滴注；③ 氨基己酸，4～6 g/d，静脉滴注。

5. *溶栓治疗* 在血管内凝血启动的同时，体内即开始了纤溶过程，这是机体为维持微循环畅通的一种保护功能，所以一般无需溶栓治疗。但当微血栓所致的顽固性休克和重要脏器功能衰竭，应用包括肝素在内的各种治疗无效时，可谨慎试用纤溶激活剂。常用的溶栓药物有链激酶、尿激酶及组织纤溶酶原激活剂(tPA)，其中tPA对纤维蛋白原具有高度的亲和性，其对纤溶酶原的激活在纤维蛋白表面进行，而对循环中的纤溶酶原及凝血因子无影响，故安全性高，无明显不良反应，剂量为每次1 000 U/kg。

6. *糖皮质激素* 在DIC时是否应用尚有争议。一方面，它具有抗炎、抗休克、抗过敏及降低血管通透性、减轻血小板所致的出血倾向等作用。但另一方面它保护溶酶体膜，使纤溶酶原不易激活，一定程度上抑制纤溶，长期应用可阻滞单核巨噬细胞系统，阻碍纤维蛋白及被激活的凝血因子的清除，故可加重DIC。因此，在原发病需用激素治疗、DIC导致的急性垂体前叶或肾上腺皮质功能不全、出血倾向明显时，可短期应用。一般使用氢化可的松100～300 mg/d，或地塞米松5～10 mg/d，分1～2次静脉滴注，并同时使用肝素抗凝。

【疗效与预后】

1. *疗效标准*

(1) 痊愈：① 基础疾病及诱因消除或被控制；② DIC的症状和体征消失；③ 实验室指标恢复正常。

(2) 好转：上述指标中1项未达标准或2项未能完全达到标准者。

(3) 无效：上述指标均未能达标或患者因DIC死亡。

2. *预后* DIC的治愈率为50%～80%，好转率为20%～30%，病死率为20%～40%。

参考文献

[1] 贾辅忠，李兰娟. 感染病学[M]. 南京：江苏科学技术出版社，2010. 256－262.

[2] 李桂源. 病理生理学[M]. 2版. 北京：人民卫生出版社，2010，206－217.

[3] 葛均波，徐永健. 内科学[M]. 8版. 北京：人民卫生出版社，2013，634－638.

[4] 中华医学会血液学分会血栓与止血学组. 弥散性血管内凝血诊断中国专家共识(2017年版)[J]. 中华血液学杂志，2017，38(5).

第五节 急性肺损伤/急性呼吸窘迫综合征

急性呼吸窘迫综合征(acute respiratory distress syndrome，ARDS)是各种致病因素引起弥漫性肺泡-毛细血管损伤，以进行性低氧血症为特征的急性呼吸衰竭。主要病理生理改变为肺顺应性降低、通气血流比例失调和肺容积减少，X线胸片显示双肺弥漫性浸润影。

ARDS于1967年由Ashbaugh等人首先描述并提出。1994年，欧美共识会议(AECC)定义了ARDS和急性肺损伤(acute lung injury，ALI)，指出ALI为这一临床综合征的早期阶段，低氧血症程度较轻($PaO_2/FiO_2 \leqslant 300$ mmHg)，而ARDS则是较为严重的阶段($PaO_2/FiO_2 \leqslant 200$ mmHg)。2012年，JAMA上发表的ARDS柏林定义取消了ALI，并根据低氧血症的程度将ARDS分为轻度、中度、重度。相对AECC定义，柏林定义对病死率有更好的预测效度。

【病因】

引起ARDS的病因或相关危险因素可分为肺内因素(直接因素)和肺外因素(间接因素)，部分常见病因见表35-2。

表35-2 ARDS常见病因或危险因素

1	严重感染与脓毒血症
	细菌性肺炎
	病毒性肺炎
	真菌性肺炎
	分枝杆菌
	立克次体
2	创伤
	肺挫伤
	肺脂肪栓塞
	多发性骨折
	连枷胸
	重度烧伤
3	吸入有害液体或气体
	胃内容物
	高浓度氧
	其他有毒气体(如NO_2、Cl_2)
4	药物和化学品
	麻醉药过量
	阿片类
	秋水仙碱
	百草枯
5	代谢性疾病
	糖尿病酮症酸中毒
	尿毒症
6	血液系统疾病
	多次大量输血
	弥散性血管内凝血
	血栓性血小板减少性紫癜
	溶血性尿毒综合征
7	妇产科疾病
	子痫及子痫前期
	羊水栓塞
8	其他
	休克
	急性胰腺炎
	结缔组织病
	器官移植
	体外循环

【流行病学】

流行病学调查显示，ALI/ARDS是临床常见危重症。根据1994年欧美联席会议提出的ALI/ARDS诊断标准，ALI发病率为每年18/10万，ARDS为每年(13～23)/10万。美国一项多中心、前瞻性队列研究随访了1999—2000年间的1 113例ARDS患者，显示ALI/ARDS年龄校正的发病率为每年86/10万和64/10万。

病因不同，ARDS患病率也明显不同。严重感染时ALI/ARDS患病率可高达25%～50%，大量输血可达40%，多发性创伤达到11%～25%，而严重误吸时，ARDS患病率也可达9%～26%。同时存在2个或3个危险因素时，ALI/ARDS患病率进一步升高。另外，危险因素持续作用时间越长，ALI/ARDS的患病率越高，危险因素持续 24 小时、48 小时及 72 小时时，ARDS 的患病率分别为 76%、85%和 93%。

【发病机制】

ARDS 是感染、创伤等诱导的系统性炎症反应综合征（systemic inflammatory response syndrome，SIRS）在肺部的表现，其具体发病机制尚未完全阐明。目前认为，炎症反应失控是导致肺泡毛细血管膜损伤的主要因素。

1. *炎症细胞和炎症介质* 细菌、毒素等刺激机体单核-巨噬细胞系统，产生白细胞介素-1（IL-1）和肿瘤坏死因子-α（TNF-α）等炎症介质和细胞因子，激活多形核白细胞（PMN），引起大量中性粒细胞在肺内积聚和活化，通过释放蛋白溶解酶、氧自由基、花生四烯酸代谢产物等炎症介质，导致肺泡毛细血管膜损伤。补体系统和凝血-纤溶系统被激活后，C3a、C5a 水平明显升高，导致血管通透性增加、高凝倾向和微血栓形成。白三烯（LTB4）、血小板活化因子、IL-8 等趋化多形核白细胞（PMN）在肺内聚集，进一步促进炎症介质释放，产生瀑布级联反应，加重肺损伤。

2. *肺泡毛细血管膜损伤* 炎症反应导致肺毛细血管内皮细胞受损，通透性增加，大量富含蛋白质的水肿液在肺间质和肺泡腔内积聚。Ⅰ型和Ⅱ型肺泡上皮细胞损伤，导致气体交换障碍、屏障功能受损和表面活性物质功能减退。表面活性物质具有防止肺泡萎陷、肺微血管内液体渗出和维持肺顺应性的功能，其缺乏和功能异常导致大量肺泡萎陷，肺水肿和透明膜形成。

此外，肝功能不全时，清除循环中的细菌和毒素能力减弱，炎症介质作用时间延长。感染、创伤等导致胃肠道黏膜受损，肠道细菌、毒素移位，均可诱导或加重肺损伤。ARDS 时释放的炎症介质和细胞因子又可损伤其他器官，形成多器官功能障碍综合征（multiple organ dysfunction syndrome，MODS）。

少数 ALI/ARDS 患者在发病第 1 周内可缓解，但多数患者在发病 5～7 日后病情仍有进展，进入亚急性期。在 ALI/ARDS 的亚急性期，病理上可见肺间质和肺泡纤维化，Ⅱ型肺泡上皮细胞增生，部分微血管破坏并出现大量新生血管。部分患者呼吸衰竭持续超过 14 日，病理上常表现为严重的肺纤维化，肺泡结构破坏和重建。

【病理和病理生理】

ARDS 的病理变化可分为渗出期、增生期和纤维化期，三期相互关联并部分重叠，且具有不均一性，表现为重力依赖区（下肺区和背侧肺区）病变重。

1. *渗出期*（exudative phase） 发病后的 1～7 日，主要特点是肺泡毛细血管内皮细胞和肺泡上皮细胞损伤。肺毛细血管内微血栓形成，肺间质和肺泡腔内含有大量富含蛋白质的水肿液和中性粒细胞浸润，凝结的血浆蛋白、细胞碎片及残余的表面活性物质混合形成透明膜，可见灶性或大片性肺泡萎陷。

2. *增生期*（proliferative phase） 发病后的 3～10 日，Ⅱ型肺泡上皮细胞增生，间质 PMN 和成纤维细胞浸润，肺泡膜增厚。

3. *纤维化期*（fibrotic phase） 发病后 36 小时肺纤维组织增生，7～10 日后增生显著，病程的第 3～4 周，纤维组织增生导致肺泡隔增厚，肺血管壁增厚、管腔狭窄闭塞和肺动脉高压。上述病变引起肺顺应性降低和肺无效腔增加。

由于肺水肿和肺泡萎陷，肺容积减少，其中功能残气量减少最明显，因此 ARDS 患者的肺称为小肺（small lung）或婴儿肺（baby lung）。肺泡表面活性物质减少引起的肺不张和肺水肿以及肺组织纤维化导致肺顺应性降低，通气/血流比例失调，造成顽固性低氧血症和呼吸窘迫。呼吸窘迫的发生机制主要有：① 低氧血症刺激颈动脉体和主动脉化学感受器，反射性刺激呼吸中枢，产生过度通气。② 肺充血、水肿刺激毛细血管旁 J 感受器，反射性使呼吸加深、加快，导致呼吸窘迫。由于呼吸的代偿，$PaCO_2$ 最初可以降低或正常。极端严重者，由于肺通气量减少以及呼吸窘迫加重呼吸肌疲劳，可以产生高碳酸血症。

【临床表现】

ARDS 起病迅速，通常在原发病起病后

12～48 小时发生，呼吸频率可达 25～50 次/分，表现为呼吸窘迫，肺损伤越重，则呼吸频率加快越明显。呼吸困难进行性加重，缺氧明显时表现为烦躁不安、心率增快、发绀等，严重者可出现嗜睡、谵妄、昏迷，且低氧血症不能用常规的氧疗方法改善。早期除呼吸频数外肺部体征可不明显，或仅在双肺闻及干、湿性啰音，随着病变加重，吸气时可出现锁骨上窝、胸骨上窝和肋间隙凹陷，后期可闻及水泡音。

【辅助检查】

1. *X 线胸片和 CT 扫描* 早期可无异常，部分患者可呈间质性肺水肿病变，表现为肺纹理增多，边缘模糊。随病情进展，出现斑片状浸润影，并进一步融合成大片状或呈磨玻璃样改变，伴有支气管充气征。后期阴影逐渐吸收，可出现纤维化样改变。

胸部 CT，尤其是高分辨率 CT 较 X 线胸片能更准确地反映肺部病变，并发现肺部感染灶，为早期诊断提供帮助。

2. *动脉血气分析* 在 ARDS 早期，由于低氧血症对呼吸中枢的反射性刺激导致过度通气，常表现为呼吸性碱中毒，$PaCO_2$ 降低和 pH 升高。后期由于呼吸肌疲劳及毛细血管闭塞导致通气与血流灌注比值(V/Q)升高，无效腔通气增加，肺泡通气量减少，则可出现 $PaCO_2$ 升高和 pH 降低，呈呼吸性酸中毒或合并代谢性酸中毒。

3. *氧合指数(PaO_2/FiO_2)* 是临床上诊断 ARDS 的主要依据之一，ARDS 柏林定义取消了 ALI，并根据氧合指数将 ARDS 分为 3 个亚组。

4. *肺功能检测*

(1) 肺量计测定：肺容量和肺活量、残气量、功能残气量均减少。呼吸无效腔增加，若无效腔量/潮气量(VD/VT)＞0.6，提示需机械通气。

(2) 肺顺应性测定：在床旁测定的常为胸肺总顺应性。顺应性检测对诊断、判断疗效，监测有无气胸或肺不张等合并症均有应用价值。

(3) 动脉血气分析：PaO_2 降低是 ARDS 诊断和监测的常用指标。根据动脉血气分析可以计算出肺泡动脉血氧分压差($PA-aO_2$)、静动脉血分流(QS/QT)、呼吸指数($PA-aO_2/PaO_2$)、氧合指数(PaO_2/FiO_2)等派生指标，对诊断和评价病情严重程度十分有帮助。如 QS/QT 曾被提倡用于病情分级，按高于 15%、25% 和 35%分别分为轻、中、重不同严重程度。呼吸指数参照范围为 0.1～0.37，＞1 表明氧合功能明显减退，＞2 常需机械通气。氧合指数参照范围为 53.2～66.7 kPa(400～500 mmHg)，ARDS 时降至 26.7 kPa(200 mmHg)。

5. *肺泡毛细血管屏障功能*

(1) 肺水肿液蛋白质测定：ARDS 时，肺毛细血管通透性增加，水分和大分子蛋白质进入间质或肺泡，使水肿液蛋白质含量与血浆蛋白含量之比增加，若比值＞0.7，则考虑 ARDS；若比值＜0.5，则为心源性肺水肿。

(2) 血流动力学监测：通过通入四腔漂浮导管，可同时测定并计算肺动脉压(PAP)、肺动脉毛细血管楔压(PCWP)、肺循环阻力(PVR)、PVO_2、CVO_2、QS/QT 及热稀法测定心排血量(CO)等，不仅对诊断、鉴别诊断有价值，而且对机械通气治疗，特别是呼吸末正压(PEEP)对循环功能影响，亦为重要的监测指标。ARDS 患者平均脉动脉压升高＞2.67 kPa，肺动脉压(PAP)与肺毛细血管楔压(PCWP)压差增加(＞0.67 kPa)，PCWP 一般低于 1.18 kPa(12 cmH_2O)，若高于 1.57 kPa(16 cmH_2O)，则为急性左心衰竭，可排除 ARDS。

【诊断】

根据 ARDS 柏林定义，诊断标准见表 35-3。

表 35-3 ARDS 柏林定义

急性呼吸窘迫综合征	
时程	已知临床发病或呼吸道症状新发或加重后 1 周内
胸部影像学[a]	双肺致密影，并且不能完全用渗出、肺叶/肺不张或结节解释

（续表）

急性呼吸窘迫综合征		
水肿起源		不能完全用心力衰竭或体液超负荷解释的呼吸衰竭。如果没有危险因素，则需要进行客观评估（如超声心动图）以排除流体静力型肺水肿。
氧合	轻度[c]	200 mmHg<PaO_2/FiO_2≤300 mmHg，且 PEEP 或 CPAP≥5 cmH_2O[b]
	中度	100 mmHg<PaO_2/FiO_2≤200 mmHg，且 PEEP≥5 cmH_2O
	重度	PaO_2/FiO_2≤100 mmHg，且 PEEP≥5 cmH_2O

注：CPAP 指持续气道正压通气；FiO_2 指吸入氧气浓度；PaO_2 指动脉血氧分压；PEEP 指呼气末正压；a. 胸片或 CT 扫描；b. 如果海拔超过 1 000 m，应根据以下公式进行校正：[PaO_2/FiO_2×（大气压/760）]；c. 轻度 ARDS 患者可接受无创通气。

【鉴别诊断】

1. 心源性肺水肿　常有冠心病、高血压、风湿性心脏病、心肌病等病史，通过胸部 X 线片、心电图、超声心动图等可与 ARDS 相鉴别。

2. 急性肺梗死　临床表现为突发呼吸困难、胸痛、发绀、咯血等，可有心脏病史、骨折史、长期卧床史等，X 线胸片可见局部片状或楔状阴影，心电图示Ⅰ导联 S 波深，Ⅲ导联呈大 Q 波及 T 波倒置。可通过放射性核素肺动脉灌注、通气扫描及肺动脉造影确诊。

3. 慢性阻塞性肺疾病　合并呼吸衰竭，主要通过病史、体征、胸部 X 线片、动脉血气分析等进行鉴别。

4. 自发性气胸　突发胸痛、呼吸困难、发绀，可通过病史、胸部 X 线、对氧疗的反应等予以鉴别。

5. 特发性肺间质纤维化　常为慢性过程，可呈亚急性或急性发展，表现为Ⅰ型呼吸衰竭，临床与 ARDS 表现相似，有主张应属 ARDS 者，但本病胸部 X 线片呈网状、结节状或蜂窝状改变，病理基础与 ARDS 不同，总病程发展较 ARDS 缓慢，肺功能以限制性通气功能障碍为特征等可作鉴别。

【治疗】

ARDS 患者应入 ICU 治疗。目前针对肺组织损伤尚缺乏有效的治疗手段，临床上主要通过病因治疗和支持治疗减轻炎症反应，为肺损伤修复争取时间。

1. 病因治疗　全身性感染、创伤、休克、烧伤、急性重症胰腺炎等是导致 ALI/ARDS 的常见病因。严重感染的患者有 25%～50% 发生 ALI/ARDS，而且在感染、创伤等导致的多器官功能障碍综合征（MODS）中，肺往往也是最早发生衰竭的器官。目前认为，感染、创伤后的全身炎症反应是导致 ARDS 的根本病因。控制原发病，遏制其诱导的全身失控性炎症反应，是预防和治疗 ALI/ARDS 的必要措施。

2. 呼吸支持

（1）氧疗：ALI/ARDS 患者吸氧治疗的目的是改善低氧血症，使动脉氧分压（PaO_2）达到 7.98～10.64 kPa（60～80 mmHg）。可根据低氧血症改善的程度和治疗反应调整氧疗方式，首先使用鼻导管，当需要较高的吸氧浓度时，可采用可调节吸氧浓度的文丘里面罩或带贮氧袋的非重吸式氧气面罩。ARDS 患者往往低氧血症严重，大多数患者一旦诊断明确，常规的氧疗常难以奏效，机械通气仍然是最主要的呼吸支持手段。

（2）无创机械通气（NIV）：可以避免气管插管和气管切开引起的并发症，近年来得到了广泛的推广应用。尽管随机对照实验（RCT）证实 NIV 治疗慢性阻塞性肺疾病和心源性肺水肿导致的急性呼吸衰竭的疗效肯定，但是 NIV 在急性低氧性呼吸衰竭中的应用却存在很多争议。迄今为止，尚无足够的资料显示 NIV 可以作为 ALI/ARDS 导致的急性低氧性呼吸衰竭的常规治疗方法。

当 ARDS 患者神志清楚、血流动力学稳定，并能够得到严密监测和随时可行气管插管时，可以尝试 NIV 治疗。在治疗全身性感染引起的 ARDS 时，如果预计患者的病情能够在 48～72 小时内缓解，可以考虑应用 NIV。

一般认为，ALI/ARDS 患者在以下情况时不适宜应用 NIV：① 神志不清。② 血流动力学不稳定。③ 气道分泌物明显增加且气道自洁能力不足。④ 因脸部畸形、创伤或手术等不能佩戴鼻面罩。⑤ 上消化道出血、剧烈呕吐、肠梗阻和近期食管及上腹部手术。⑥ 危及生命的低氧血症。应用 NIV 治疗 ALI/ARDS 时应严密监测患者的生命体征及治疗反应。如 NIV 治疗 1～2 小时后,低氧血症和全身情况得到改善,可继续应用 NIV;若低氧血症不能改善或全身情况恶化,提示 NIV 治疗失败,应及时改为有创通气。

(3) 有创机械通气

1) 机械通气的时机选择：ARDS 患者经高浓度吸氧仍不能改善低氧血症时,应气管插管进行有创机械通气。ARDS 患者呼吸功能明显增加,表现为严重的呼吸困难,早期气管插管机械通气可降低呼吸功能,改善呼吸困难。虽然目前缺乏 RCT 研究评估早期气管插管对 ARDS 的治疗意义,但一般认为,气管插管和有创机械通气能更有效地改善低氧血症,降低呼吸功能,缓解呼吸窘迫,并能够更有效地改善全身缺氧状况,防止肺外器官功能损害。

2) 肺保护性通气：由于 ARDS 患者大量肺泡塌陷,肺容积明显减少,常规或大潮气量通气易导致肺泡过度膨胀和气道平台压过高,加重肺及肺外器官的损伤。目前有 5 项多中心随机对照实验研究,比较了常规潮气量与小潮气量通气对 ARDS 病死率的影响。其中 Amato 和 ARDSnet(ARDS 协作网)的研究显示,与常规潮气量通气组比较,小潮气量通气组 ARDS 患者的病死率显著降低,另外 3 项研究应用小潮气量通气并不降低病死率。气道平台压能够客观反映肺泡内压,其过度升高可导致呼吸机相关肺损伤。有研究显示,以气道平台压进行调整,不同潮气量通气组(5～6 cmH_2O,7～8 cmH_2O,9～10 cmH_2O,11～12 ml/kg)病死率无显著差异($P=0.18$),并随气道平台压升高,病死率显著增加($P<0.001$)。由此说明在实施肺保护性通气策略时,限制气道平台压比限制潮气量更为重要。

由于 ARDS 肺容积明显减少,为限制气道平台压,有时不得不将潮气量降低,允许动脉血二氧化碳分压($PaCO_2$)高于正常,即所谓的允许性高碳酸血症。允许性高碳酸血症是肺保护性通气策略的结果,并非 ARDS 的治疗目标。急性二氧化碳分压升高导致高碳酸血症可产生一系列病理生理学改变,包括脑及外周血管扩张、心率加快、血压升高和心排血量增加等。但研究证实,实施肺保护性通气策略时一定程度的高碳酸血症是安全的。当然,颅内压增高是应用允许性高碳酸血症的禁忌证,往往限制了允许性高碳酸血症的应用。目前尚无明确的二氧化碳分压上限值,一般主张保持 pH>7.20,否则可考虑静脉输注碳酸氢钠。

3) 肺复张：ARDS 塌陷肺泡是纠正低氧血症和保证 PEEP 效应的重要手段。为限制气道平台压而被迫采取的小潮气量通气往往不利于 ARDS 塌陷肺泡的膨胀,而 PEEP 维持复张的效应依赖于吸气期肺泡的膨胀程度。目前,临床常用的肺复张手法包括控制性肺膨胀、PEEP 递增法及压力控制法(PCV 法)。临床研究证实,肺复张手法能有效地促进塌陷肺泡复张,改善氧合,降低肺内分流。ARDS 病程也影响肺复张手法的效应,早期 ARDS 肺复张效果较好,肺复张是压力依赖性过程,肺复张手法可能影响患者的循环状态。

4) PEEP 的选择：ARDS 广泛肺泡塌陷不但可导致顽固的低氧血症,而且部分可复张的肺泡周期性塌陷开放产生的剪切力会导致或加重呼吸机相关肺损伤。充分复张塌陷肺泡后应用适当水平 PEEP 防止呼气末肺泡塌陷,改善低氧血症,并避免剪切力,防治呼吸机相关肺损伤。因此,ARDS 应采用能防止肺泡塌陷的最低 PEEP。

5) 自主呼吸：ARDS 患者机械通气时应尽量保留自主呼吸。膈肌主动收缩可增加 ARDS 患者肺重力依赖区的通气,改善通气的血流比例失调。与控制通气相比,保留自主呼吸的患者镇静剂使用量、机械通气时间和 ICU 住院时间均明显减少。

6) 半卧位：ARDS 患者合并呼吸机相关性肺炎(VAP)往往使肺损伤进一步恶化,预防

VAP具有重要的临床意义。机械通气患者平卧位易发生VAP。研究表明，由于气管插管或气管切开导致声门的关闭功能丧失，机械通气患者胃肠内容物易反流误吸进入下呼吸道，导致VAP。低于30°角的平卧位和半卧位是院内获得性肺炎的独立危险因素。前瞻性随机对照实验研究显示，机械通气患者平卧位和半卧位（头部抬高45°以上）VAP的发病率分别为34%和8%（$P=0.003$）。可见，半卧位可显著降低机械通气患者VAP的发生。因此，除非有脊髓损伤等体位改变的禁忌证，否则机械通气患者均应保持半卧位，以预防VAP的发生。

7）俯卧位通气：通过降低胸腔内压力梯度、促进分泌物引流和促进肺内液体移动，明显改善氧合。一项随机研究采用每日7小时俯卧位通气，连续7日，结果表明，俯卧位通气明显改善ARDS患者氧合，但对病死率无明显影响。然而，若依据PaO_2/FiO_2对患者进行分层分析结果显示，$PaO_2/FiO_2<88$ mmHg的患者俯卧位通气后病死率明显降低。此外，依据简化急性生理评分（SAPS Ⅱ）进行分层分析显示，SAPSⅡ高于49分的患者采用俯卧位通气后病死率显著降低。另外一项每日20小时俯卧位通气的RCT研究显示，俯卧位通气有降低严重低氧血症患者病死率的趋势。可见，对于常规机械通气治疗无效的重度ARDS患者，可考虑采用俯卧位通气。

严重的低血压、室性心律失常、颜面部创伤及未处理的不稳定性骨折为俯卧位通气的相对禁忌证。当然，体位改变过程中可能发生如气管插管及中心静脉导管意外脱落等并发症，需要予以预防，但严重并发症并不常见。

8）镇静镇痛与肌松：机械通气患者应考虑使用镇静镇痛剂，以缓解焦虑、躁动、疼痛，减少过度的氧耗。合适的镇静状态、适当的镇痛是保证患者安全和舒适的基本环节。

随机对照实验研究显示，与持续镇静相比，每日间断镇静患者的机械通气时间、ICU住院时间和总住院时间均明显缩短，气管切开率、镇静剂的用量及医疗费用均有所下降。可见，对机械通气的ARDS患者应用镇静剂时应先制订镇静方案，并实施每日唤醒。

危重患者应用肌松药物后，可能延长机械通气时间，导致肺泡塌陷和增加VAP发生率，并可能延长住院时间。机械通气的ARDS患者应尽量避免使用肌松药物。如确有必要使用肌松药物，应监测肌松水平以指导用药剂量，预防膈肌功能不全和VAP的发生。

3. *体外膜肺氧合*（extracorporeal membrane oxygenation，ECMO） 是将血液从体内引到体外，经膜式氧合器摄取氧并排出二氧化碳后，再用驱动泵将血液泵回体内的体外生命支持疗法，为心肺功能的恢复赢得宝贵的时间。ECMO主要有静脉—静脉（veno-venous，VV）和静脉—动脉（veno-arterial，VA）两种体外循环建立方式。随着医疗技术的发展，以往被认为是ECMO治疗禁忌证的，现也取得了一定的疗效。在2009年甲型H1N1流感所致的ARDS治疗中ECMO也发挥了作用，降低了死亡率（27.5%）。其主要并发症包括血栓形成、空气栓塞、出血、肾功能不全、感染、中枢神经系统并发症等。

4. *药物治疗* 糖皮质激素不能预防ARDS的发生发展，不推荐常规应用。感染性休克患者如液体复苏和血管升压药不能维持血流动力学稳定，可静脉注射氢化可的松200 mg/d；当不需要血管升压药时，建议逐渐停用。另外，一氧化氮、肺泡表面活性物质、环氧化酶抑制剂等疗效均不明确，目前不作为ARDS的常规治疗手段。

5. *液体管理* 高通透性肺水肿是ALI/ARDS的病理生理特征，肺水肿的程度与ALI/ARDS的预后呈正相关。因此，通过积极的液体管理，改善ALI/ARDS患者的肺水肿具有重要的临床意义。

采取有效的治疗措施控制肺毛细血管静水压，可减轻肺水肿，改善肺功能，并缩短机械通气持续时间。可在维持循环稳定和保证组织器官灌注前提下，限制液体入量，并根据血压及尿量使用利尿剂，促进水肿消退。目前，对ARDS患者采用晶体液还是胶体液尚存在争议，因ARDS

时通透性增加，补胶体液可使水肿加重。但存在低蛋白血症时，可补充白蛋白并联合利尿剂，实现液体负平衡。

6. 营养支持　应尽早开始肠内营养支持，保护胃肠道黏膜屏障，防止肠内细菌和毒素移位。总热量摄入不宜过高，一般为25～30 kcal/(kg·d)。

【预后】

虽然不同研究对ARDS病死率的报道差异较大，但总体来说，目前ARDS的病死率仍较高。ARDS晚期多诱发或合并多器官功能障碍综合征(MODS)，甚至多脏器功能衰竭(multiple organ failure, MOF)，病情凶险，预后恶劣，病死率高达50%～60%。

影响ARDS预后的因素如下。① 原发病的影响：脓毒症、持续低血压和骨髓移植等并发的ARDS预后差，脂肪栓塞和心肺血管短路引起的ARDS预后较好。② 对治疗的反应：适当的通气支持后，PaO_2 升高快、幅度大者，预后较好。③ 肺外器官衰竭的数目或速度：Knaus报道，任何3个器官功能衰竭持续>1周，病死率高达98%。关于肾功能和酸碱状态对预后的影响，有人发现，ARDS患者机械通气后，如果血pH、HCO_3^- 和尿素氮基本正常者，病死率为40%；若pH<7.40，血清 HCO_3^-<20 mmol/L，血尿素氮>23 mmol/L，则病死率增加1倍。

【预防】

强调积极防治感染。严重感染是ARDS的首位高危因素，也是其高病死率的主要原因。ARDS患者常并发院内感染，部位多在肺脏和腹腔，比较隐匿，加上原发病和ARDS本身病情的影响，生前做出诊断的很少。因此，应仔细查找感染灶，严格无菌操作，尽可能减少留置导管，防止压疮。呼吸机及吸痰管道应定期消毒。一旦发现临床感染征象，及时选用有效抗生素。必要时可预防性口服或口咽部局部应用非吸收性抗生素。避免长时间(>15小时)高浓度氧吸入和过量输血(液)，尤其是库存已久的血。尽快纠正休克，使骨折复位、固定。防止误吸。大手术后和产科患者有发生ARDS的可能，应注意监测。

参考文献

[1] 贾辅忠，李兰娟. 感染病学[M]. 南京：江苏科学技术出版社，2010，256-262.
[2] 钟南山，刘又宁. 呼吸病学[M]. 2版. 北京：人民卫生出版社，2012，857-880.
[3] 陈灏珠，林果为，王吉耀. 实用内科学[M]. 14版. 北京：人民卫生出版社，2013，1850-1861.
[4] 蔡柏蔷，李龙芸. 协和呼吸病学[M]. 2版. 北京：中国协和医科大学出版社，2011.
[5] 龙村. ECMO：体外膜肺氧合[M]. 北京：人民卫生出版社，2010.
[6] Nava S, Hill N. Non-invasive ventilation in acute respiratory failure [J]. Lancet, 2009, 374(9685): 250-259.
[7] ARDS Definition Task Force. Acute respiratory distress syndrome: the Berlin Definition [J]. JAMA, 2012, 307(23): 2526-2533.
[8] Dellinger RP, Levy MM, Rhodes A, Annane D, *et al*. Surviving Sepsis Campaign: international guidelines for management of severe sepsis and septic shock, 2012 [J]. Intensive Care Med, 2013, 39: 165-228.
[9] Noah MA, Peek GJ, Finney SJ, *et al*. Referral to an extracorporeal membrane oxygenation center and mortality among patients with severe 2009 influenza A(H1N1) [J]. JAMA, 2011, 306(15): 1659-1668.

(浙江大学附属第一医院　梁伟峰)

第六节　急性肾衰竭

急性肾衰竭(acute renal failure, ARF)是由各种原因引起的肾功能即溶质清除能力及肾小球滤过率在短时间(数小时至数周)内迅速下降，而引起以水、电解质和酸碱平衡失调及以含氮废物蓄积为主要特征的一组临床综合征。肾功能下降可发生在原来无肾功能不全的患者，也可发生在原已稳定的慢性肾脏病患者，突然有急性恶化。按照尿量的多少，分为少尿型和非少尿型，少数ARF患者可无症状，仅在常规生化检查中发现血尿素氮(BUN)和血清肌酐(Scr)升高，非少尿型ARF早期易被漏诊误诊。近年来，轻型、单一肾衰竭患者的存活率已有明显提高，但危重患者特别是创伤、大手术或严重感染者由于其基础疾病往往较重，容易产生各种并发症，病死率仍高达50%以上。因此，预防ARF的发生、早期诊断及阻止其病情的进展，是当前ARF临床和研究中的一个重要方向。

【病因和分类】

1. *根据发病原因分类* ARF可分为肾前性、肾性和肾后性3类。其中肾性ARF主要是指急性肾小管坏死(acute tubular necrosis, ATN)。

(1) 肾前性急性肾衰竭：肾前性ARF是指由肾灌流量急剧降低所致的急性肾衰竭。肾脏本身无器质性病变，一旦肾灌流量恢复，则肾功能也迅速恢复，所以这种ARF又称"功能性肾衰竭"或"肾前性氮质血症"。肾前性ARF占ARF病因的50%～80%，常见引起肾前性ARF的原因如下。

1) 血容量减少：常见于大量失血、外科手术、大面积烧伤、严重的呕吐、腹泻和大量利尿等引起的低血容量性休克。

2) 心功能衰竭：见于心肌梗死、心肌病、心瓣膜功能异常、心脏压塞等心排血量急剧下降时。

3) 有效动脉血容量减少：见于过敏性休克及败血症、麻醉意外时血管床容量扩大，血液淤滞。

4) 肾动脉收缩：使用导致肾脏缺血的前列腺素抑制剂(如吲哚美辛等)、血管收缩药(如去甲肾上腺素等)。

肾前性ARF时肾脏本身无器质性病变，仅有肾小球滤过率(GFR)降低，而肾小管功能尚正常，及时治疗原发病，恢复血容量和有效循环血量，肾的血液供应和泌尿功能可迅速恢复，但如持续地肾缺血，将导致肾小管坏死，引起肾性急性肾衰竭。

(2) 肾性急性肾衰竭：是由各种原因引起的肾实质病变而产生的急性肾衰竭，又称"器质性急性肾衰竭"，主要病理改变为肾小管上皮细胞变性、坏死。引起肾性急性肾衰竭的原因如下。

1) 急性肾缺血：肾前性肾衰竭的各种病因(如休克)，在早期如未能得到及时的抢救，那么持续的肾缺血就会引起急性肾小管坏死，即功能性肾衰竭转为器质性肾衰竭。目前研究认为，急性肾缺血损伤更容易出现在再灌注之后，称为再灌注损伤，其中再灌注损伤产生的氧自由基可能是导致急性肾小管坏死的主要因素之一。

2) 急性肾中毒：毒素作用于肾小管细胞，是引起急性肾小管坏死的另一种主要原因。引起肾中毒的毒素包括铅、汞、铀、锑等重金属，有机化学物质如四氯化碳、乙二醇、甲醇；一些生物毒素如蛇毒、蕈毒和生鱼胆均可引起急性肾小管坏死。目前认为，许多药物(庆大霉素、卡那霉素及多黏菌素等氨基糖苷类抗生素，磺胺类抗菌药物)及放射性造影剂对肾的损伤更为常见。感染、内毒素血症、病毒感染(流行性出血热)也是引起急性肾小管坏死的常见病因。

3) 血红蛋白和肌红蛋白对肾小管的阻塞：这是引起急性肾小管坏死的常见病因，如输血时血型不合等引起的溶血、挤压综合征、创伤和外科手术引起的横纹肌溶解症等引起急性肾小管坏死。

4) 急性肾实质性疾病：如急性肾小球肾炎、急进性高血压、狼疮性肾炎、急性肾盂肾炎、坏死性肾乳头炎和肾动脉粥样硬化栓塞都能引起ARF。

(3) 肾后性肾衰竭：急性肾衰竭由肾以下尿路(即从肾盏到尿道口任何部位)梗阻引起的急性肾功能急剧下降称"肾后性急性肾衰竭"，又称"阻塞性肾衰竭"，由于肾实质并未破坏，故又称肾后性氮质血症，只要尿路梗阻消除，肾功能可迅速恢复。但是长期的尿路梗阻使肾小球囊内压升高，可造成肾实质损伤而发展为肾性肾衰竭。肾后性 ARF 占 ARF 的 5%～10%。

肾后性急性肾衰竭主要见于结石、肿瘤或坏死组织引起的双侧输尿管内梗阻，肿瘤、粘连和纤维化引起的双侧输尿管外梗阻以及前列腺增生、盆腔肿瘤等压迫。尿路梗阻引起肾盂积水，肾间质压升高，肾小球囊内压升高，引起肾小球有效滤过压下降，直接影响肾小球滤过率。

肾前性和肾后性急性肾衰竭病因如果早期得到诊治，是有可能逆转的。在临床上，很多急性肾衰竭患者可发现有不止一个病因，此外，引发急性肾衰竭与维持急性肾衰竭的因素可能也存在明显不同。

2. 根据临床表现分类　急性肾衰竭由于病因不同，其临床表现和肾脏的病理变化也不尽相同，临床将其分为少尿型和非少尿型。

(1) 少尿型急性肾衰竭：临床上较多见。患者尿量明显减少，出现少尿(24 小时尿量少于 400 ml)和(或)无尿(24 小时尿量少于 100 ml)，同时出现明显的氮质血症，血清肌酐浓度迅速进行性升高，并伴有高钾血症和代谢性酸中毒。

(2) 非少尿型急性肾衰竭：部分急性肾衰竭患者尿量虽有所减少，但并无少尿和无尿，24 小时尿量在 500 ml 以上，但出现氮质血症、高钾血症和代谢性酸中毒等肾衰竭的表现，临床上称为"非少尿型急性肾衰竭"。近年来其发病率有升高的趋势，非少尿型急性肾衰竭多数因大量使用具有肾毒性的抗生素所致，病情轻，病程短，预后较好。

【发病机制】

鉴于临床多数急性肾衰竭是由于肾缺血和肾中毒所致的急性肾小管坏死引起的，故本文主要阐述肾缺血和肾中毒引起的少尿型急性肾衰竭的发病机制。

1. 少尿型急性肾衰竭的发病机制

(1) 肾血液灌注减少：大量的动物实验及临床观察证明，在急性肾衰竭的初期，肾前性肾衰竭和肾后性肾衰竭都存在肾血流灌注不足和肾内血流分布异常的现象，而且肾缺血的程度及形态学损害与功能障碍存在着平行关系。因此，现在多数学者肯定肾缺血是急性肾衰竭初期的主要发病机制，造成肾缺血主要与肾灌注压降低、肾血管收缩和肾的再灌注损伤有关。

1) 肾灌注压下降：肾灌注压降低受全身血压的影响很大，因为肾动脉粗、短，几乎成直角与腹主动脉相连，所以全身血压的变化，立刻影响肾灌注压。在缺血时，全身血流重新分布，肾是最早受影响的器官。

肾前性肾衰竭：全身动脉血压常＜50 mmHg(6.7 kPa)，肾动脉血压一般相当于全身动脉血压的 60%，肾小球毛细血管血压下降，导致肾小球有效滤过压降低。

肾后性肾衰竭：是由于尿路梗阻引起肾小球囊内压升高，当囊内压和血浆胶体渗透压之和超过肾小球毛细血管压时，肾小球有效滤过压也可降到零。同时尿路梗阻、肾盂积水、肾间质压明显升高，也压迫肾皮质和血管，引起肾缺血和肾萎缩。

2) 肾血管收缩：在全身血容量降低、肾缺血时，引起肾入球小动脉收缩、肾血流重新分配。特别是肾皮质单位的入球动脉收缩。入球动脉收缩可先于全身血管收缩，而且比较持久，当血压恢复后，入球动脉痉挛仍然维持，所以动脉血压不能反映肾血流动力学的改变。入球动脉收缩的后果是影响 GFR 以及相应肾单位的肾小管缺血，是肾前性急性肾衰竭和肾性急性肾衰竭的早期的主要发病机制。

入球动脉痉挛、肾皮质血管阻力增加的机制与许多体液因素有关。① 体内儿茶酚胺增加：临床上休克或创伤引起的 ARF，体内儿茶酚胺浓度急剧增加。② 肾素血管紧张素系统激活：缺血时肾灌注压降低，刺激近球细胞分泌肾素，使肾素血管紧张素系统激活，血管紧张素Ⅱ(ATⅡ)增加，引起肾入球动脉痉挛，即通过管球的反馈调节机制而导致 GFR 降低。③ 前列腺素产生减少：肾是产生前列腺素的主要器官，许多实验证明，前列腺素与急性肾衰竭有密切关系。如庆大霉素引起的肾中毒，在 GFR 下降前，PGE2 减少。使用前列腺素合成抑制剂吲哚美辛，引起血管收缩，加重甘油所致的急性肾衰竭。

3）肾缺血再灌注损伤：肾是高血流量器官，约占心排血量的1/4，肾从血液中取得的氧主要供肾小管重吸收之用，肾是对缺血最敏感的器官之一，当恢复肾灌注时，可产生大量氧自由基，导致更严重的损伤。所以急性肾衰竭更常发生于挤压综合征躯体解除挤压和休克复苏之后。

肾缺血再灌注后，氧自由基可以损伤血管内皮细胞，引起内皮细胞肿胀、管腔狭窄，严重时引起血管阻塞，造成无复流（no-reflow）现象。氧自由基也导致毛细血管通透性增加、血液浓缩、血液黏滞度升高、血细胞阻塞等血液流变学改变，这些均导致急性肾小管坏死。再灌注损伤也造成钙内流增多，钙超载使线粒体内钙聚集和功能障碍，并进一步促进黄嘌呤氧化酶的生成，导致更多的氧自由基产生以及激活磷脂酶，水解膜磷脂，造成细胞进一步损伤和加重肾灌注障碍。

（2）肾小管阻塞：病理切片检查证明肾小管管腔中有管型和肾小管细胞肿胀。根据这些观察结果认为，肾小管被管型和碎片阻塞，管内压力上升，从而使肾小球有效滤过压降低而产生少尿。除了缺血型急性肾衰竭有肾小管阻塞外，溶血性疾病在肾小管可见到大量的血红蛋白管型，在挤压综合征和肌内注射50％的甘油造成横纹肌溶解症的动物模型中，均可见到肌红蛋白管型。其他如多发性骨髓瘤引起的本周蛋白，以及肌红蛋白、磺胺结晶、尿酸盐结晶均可造成肾小管阻塞。目前认为，管型阻塞在急性肾衰竭持续期中是导致GFR减少的重要因素。但在重金属（铀、汞）中毒、妥布霉素、庆大霉素、头孢霉素及其他氨基糖苷类抗生素引起的急性肾衰竭中，管型阻塞并不起主要作用，肾小管内压力并不升高，表明不同病因引起的肾衰竭其主导环节不同。

（3）肾小管原尿反流：急性肾衰竭的少尿机制之一是尿液到达肾小管时弥散到间质，这一学说近来已被证实。肾缺血、肌内注射氯化汞、硝酸铀以及氨基糖苷类抗生素所致的急性肾衰竭，均可看到肾小管上皮细胞广泛坏死，基膜断裂，尿液经断裂的基膜扩散到肾间质，使间质水肿，并压迫肾小管和肾小管周围的毛细血管，使肾小管受压，阻塞加重。毛细血管受压，血流进一步减少，肾损害加重，形成恶性循环。尿液反漏回间质学说在某些类型急性肾衰竭发病机制中起到重要作用，特别对解释肾衰竭持续期少尿的发生机制有较大意义。

（4）肾小球超滤系数降低：用微穿刺法证明氨基糖苷类抗生素所致的急性肾衰竭肾小球超滤系数（Kf）下降50％，ATⅡ、庆大霉素、硝酸铀等可促进肾小球系膜细胞收缩，从而使肾小球血管阻力升高以及通过减少毛细血管滤过面积使Kf降低。此外，肾小球毛细血管内皮受损、微血栓、内皮细胞窗变小或减少，也直接影响Kf。

迄今，尚难以用一种学说来解释急性肾衰竭的全部现象，不同病因、不同的肾小管病理损害类型可能有其共同的始动机制和持续发展因素，且各学说之间是相互联系的和交错发生的。对急性肾衰竭发病机制各环节的深入认识和了解，对早期防治急性肾衰竭具有积极的指导意义。

2. *急性肾衰竭机体的功能和代谢变化* 少尿型急性肾衰竭发病过程经历3个时期，反映肾功能从损害到恢复时机体的变化。

（1）少尿期：常在发病后24小时内开始，持续时间为10～14日，视病因、病情及治疗措施等情况，持续时间最短的可能只有几日，而有的可持续数周。病程长短与预后密切相关，持续时间越长，预后越差。少尿期是病情最严重的时期，急性肾衰竭死亡的患者多数在少尿期。少尿期机体变化有如下几方面。

1）尿的变化：24小时尿量少于400 ml或100 ml，即发生了少尿或无尿。由于肾小管上皮细胞变性、坏死，重吸收水、钠功能障碍，尿钠含量升高；由于尿素、肌酐等物质的排出减少，尿渗透压降低（＜350 mmol/L），尿比重低而固定（1.010～1.012）。因肾小球滤过膜通透性改变和肾小管上皮细胞坏死脱落，尿中可检出蛋白、红细胞、白细胞、上皮细胞及各种管型。

2）水中毒：急性肾衰竭时由于肾小球滤过

率降低，水排出减少，体内分解代谢加强使内生水增多以及摄入或输入较多的水而使大量水在体内潴留，导致血容量增多和稀释性低钠血症及细胞水肿，严重时可发生脑水肿、肺水肿及心力衰竭。水中毒是ARF的主要死因之一。

3）电解质平衡紊乱

高钾血症：急性肾衰竭少尿期引起高钾血症的原因有下列几方面：① 尿量减少，尿钾排出减少。② 组织损伤和分解代谢加强，细胞内钾逸出到细胞外。③ 代谢性酸中毒使细胞内钾外移。④ 摄入钾盐或输入库存时间较长的血液。高钾血症可以使心肌的兴奋性、传导性、自律性和收缩性均降低，引起心律失常，传导阻滞，甚至发生心室颤动和心搏骤停而危及生命。高钾血症是急性肾衰竭患者死亡的最重要因素。

高镁血症：血镁主要从肾脏排出，因此急性肾衰竭时排出减少，同时组织分解使细胞内镁释出至细胞外使血镁升高。当血镁＞3 mmol/L时，往往引起症状，表现为心血管和神经系统功能抑制，出现低血压、呼吸抑制、麻木、肌力减弱、昏迷甚至心搏骤停。

4）代谢性酸中毒：由于肾小球滤过率下降及肾小管排酸保碱功能的障碍，使酸性代谢产物排出减少，在体内蓄积而引起代谢性酸中毒。

5）氮质血症：是指血液中尿素、肌酐、尿酸等非蛋白含氮物质增多。急性肾衰竭少尿期，由于肾小球滤过率降低，非蛋白氮排出障碍而潴留在体内，使血中浓度升高。氮质血症时，血内其他毒性物质如酚、胍等亦增加，最终形成尿毒症。

（2）多尿期：尿量进行性增多是肾功能逐渐恢复的信号。当尿量增加到＞400 ml/24 h，标志着患者已进入多尿期。进入多尿期的机制可能为：① 肾小球滤过率回升。② 肾小管上皮细胞再生，但新生的上皮细胞重吸收水、钠功能尚不健全。③ 肾间质水肿消退和肾小管阻塞解除。④ 潴留在血中的尿素等代谢产物经肾小球滤过，引起渗透性利尿。有研究表明，少尿期血中尿素浓度越高，多尿期的尿量就越多。

多尿期开始几日内，尿量虽然成倍增加，但由于肾功能尚未完全恢复，GFR仍明显低于正常，不足以排出每日代谢产物，血液中仍可继续升高。通常在5～7日后血液中尿素和肌酐开始下降，尿毒症才逐渐减轻。

多尿期肾浓缩功能尚未恢复，调节水、电解质的能力差，很容易出现水和电解质的负平衡，可出现脱水、低钾血症、低钠血症或高钠血症，需要严格地控制摄入的水和电解质的量。多尿期平均持续1个月左右。

（3）恢复期：一般急性肾衰竭发病1个月便进入恢复期。在多尿期与恢复期之间无明确界限，多尿期本来就意味着肾功能的恢复，但临床上习惯于把患者血液生化指标恢复正常水平视为进入恢复期，而实际上肾功能尚未完全正常，尤其是肾小管的浓缩功能需要3～12个月或更长时间才能趋于正常。

【病理】

由于病因和疾病严重程度不同，急性肾衰竭病理组织学改变可有显著差异。肾脏主要病理变化为肾脏肿大、苍白，重量增加，肉眼见肾脏增大而质软，切面肾皮质肿胀，因缺血而呈苍白色，髓质呈暗红色。光学显微镜检查可见肾小管上皮细胞变性，脱落和坏死，管腔内充满脱落的小管上皮细胞、管型和渗出物。肾毒性物质引起者，肾小管病变主要分布于近曲小管。肾小管基膜表面完整或缺陷，肾间质水肿有时尚有明显的炎性细胞浸润。一般至病程1周左右，坏死的肾小管上皮细胞开始增生，并很快重新覆盖于基膜上，肾小管的形态逐渐恢复正常。肾缺血所致者，小叶间动脉末梢部分最早受累且程度严重，故皮质区小管，特别是小管髓袢升段和远端小管的病变最为明显，上皮细胞呈灶性坏死。随着缺血程度加重，病变发展波及肾小管各段和集合管，病变分布甚不均匀，常呈阶段性分布，从近曲小管直至集合管均可有散在性分布，小管上皮细胞坏死、脱落和脂肪变性，受损严重部位的小管基膜也可发生断裂、溃破，以至管腔内容物进入间质，引起间质水肿、充血和炎性细胞浸润。此外，尚见皮质血管收缩，髓质血管扩张、淤血。若病变累及邻近小静脉，可引起血栓形成或间质出血，出现血尿。肾小管上皮细胞基膜损害严重者，细胞往往不能再生，该部为结缔组织增生所代替，故缺血性损害恢复时间往往较长。全程检查可见肾小管上皮细胞管腔面的微绒毛断裂和脱落，小管细胞线粒体肿胀、嵴消失和膜破裂，初级和次级溶酶体增多，吞噬空泡亦见增多。小管上皮细胞严重损害时尚可见到线粒体、高尔基体等细胞器崩解、融解，甚至坏死。血栓性微血管病 ATN，肾脏微血管有血小板和纤维蛋白等透明物质沉积，阻塞微血管腔，受损的血管壁常有灶性坏死和炎症，肾小球可有轻度系膜细胞增殖及缺血性改变，甚至出现肾小球硬化。个别病例可出现双侧广泛性肾皮质坏死。

【临床表现】

急性肾衰竭的临床表现包括原发疾病、急性肾衰竭引起的代谢紊乱和并发症等三方面。不同的病因，其临床起始表现也存在明显不同。一般起病多较急骤，全身症状明显。根据临床表现和病程的共同规律，一般分为少尿或无尿期、多尿期和恢复期 3 个阶段。

1. *少尿或无尿期* 此期典型者为 7～14 日，但也可短至数日，长至 4～6 周。

(1) 尿量减少：患者尿量骤减或逐渐减少，每日尿量持续少于 400 ml 者称为少尿，少于 100 ml 者称为无尿。急性肾小管坏死(ATN)患者完全无尿者少见，无尿主要见于尿路梗阻、双侧肾皮质坏死、肾血管闭塞和严重急性增生性肾小球肾炎。持续无尿者预后较差。少尿与多尿交替出现往往提示尿路梗阻。

由于引起急性肾衰竭的病因和病情轻重程度不同，少尿持续时间也不一致，一般为 1～3 周，但个别危重病例少尿期可持续 3 个月以上。对少尿期延长者应注意体液潴留、充血性心力衰竭、高钾血症、高血压和消化道出血、感染等各种并发症的发生。

非少尿型急性肾衰竭的发生率近年来有增加的趋势。其原因与人们对这一类型认识的提高，肾毒性抗生素广泛应用和利尿剂早期应用等有关。其发病机制目前仍不是很清楚，对于尿量不减少的原因有 3 种解释：① 各肾单位受损程度不一，小部分肾单位的肾血流量和肾小球滤过功能存在，而相应肾小管重吸收功能显著障碍。② 所有肾单位的受损程度虽相同，但肾小管重吸收功能障碍在比例上远较肾小球滤过功能降低程度重。③ 肾髓质深部形成高渗状态的能力降低，致使髓袢滤液中水分重吸收减少。一般认为，非少尿型急性肾衰竭虽然较少尿型病情轻，住院时间短，需要血液透析治疗的患者比例低，上消化道出血等并发症少，但高钾血症发生率与少尿型者相近，非少尿型急性肾衰竭的病死率依然可高达 26%，故在治疗上仍不可掉以轻心。

(2) 氮质血症：由于肾小球滤过率降低，致使氮质和其他代谢废物减少，Scr 和 BUN 进行性升高，其升高速度与体内蛋白分解状态有关。一般患者每日 BUN 浓度上升较慢，约为 3.6 mmol/L，Scr 浓度上升仅为 44.2～88.4 μmol/L。但在高分解代谢状态时，如伴广泛组织创伤、败血病等，BUN 每日可升高 7.1 mmol/L 或以上，Scr 每日升高 176.8 μmol/L 或以上。促进蛋白分解亢进的因素尚有热量供给不足、肌肉坏死、血肿、胃肠道出血、感染发热和应用肾上腺皮质激素等。临床表现为恶心、呕吐、头痛、烦躁、倦怠无力、意识迷糊，甚至昏迷。

(3) 水、电解质紊乱和酸碱平衡失调

1) 水过多：多与摄入量或补液量过多有关。随着少尿期延长，易发生水过多，表现为稀释性低钠血症、软组织水肿、体重增加、高血压、急性心力衰竭和脑水肿等。

2) 高钾血症：少尿期由于尿液排钾减少，若同时体内存在高分解状态，如挤压伤引起的肌肉坏死、血肿和感染等，热量摄入不足所致体内蛋白分解、释放出钾离子，酸中毒时细胞内钾转移至细胞外，有时可在几小时内发生严重高钾血症。此外，误摄入含钾饮料、食物，静脉注射含钾药物(如青霉素钾盐)、输库存血，也可引起或加重高钾血症。

高钾血症可无特征性临床表现，可出现恶

心、呕吐、四肢麻木等感觉异常,心率减慢,严重者出现神经系统症状,后期可出现窦室或房室传导阻滞、窦性静止、室内传导阻滞甚至心室颤动。高钾血症的心电图改变可先于高钾临床表现。当同时存在低钠血症、低钙血症或酸中毒时,高钾血症的心电图表现较显著,且容易诱发各种心律失常。但血清钾浓度与心电图表现之间有时可存在不一致现象。高钾血症是少尿期患者死亡的常见原因之一,早期血液透析治疗可以预防其发生。

3) 代谢性酸中毒:急性肾衰竭时,由于肾排酸能力降低,以及急性肾衰竭常合并高分解代谢状态,致使酸性物质明显增多。内源性固定酸大部分来自蛋白分解,少部分来自糖和脂肪氧化。磷酸根和其他有机阴离子均释放和堆积在体液中,导致本病阴离子间隙增大。此外,酸中毒尚可降低心室颤动阈值,出现异位心律。高钾血症、严重酸中毒和低钙血症、低钠血症是急性肾衰竭的严重病况,在接受血液透析治疗的病例中虽已少见,但部分病例在透析间期依然需要用药物纠正代谢性酸中毒。临床表现为呼吸深而快,呼气带有酮味,面部潮红,并可出现胸闷、气急、嗜睡及神志障碍,严重时血压下降、心律失常,甚至出现心脏停搏。

4) 高磷血症和低钙血症:急性肾衰竭时肾排磷显著减少,少尿期血磷常轻度升高。若伴广泛组织损伤、横纹肌溶解等高代谢分解,或有明显代谢性酸中毒者,则高磷血症可较突出。低钙血症多由高磷血症引起,由于常同时伴有酸中毒,使细胞外钙离子游离增多,故多不发生低钙血症的临床表现。

5) 低钠血症和低氯血症:两者多同时存在,低钠血症可为胃肠道失钠过多所致的失钠性低钠血症,也可因水过多导致的稀释性低钠血症。严重的低钠血症可致血渗透压下降,导致水分向细胞内渗透,出现细胞水肿,表现为急性脑水肿症状,包括疲乏、软弱、嗜睡或程度不同的意识障碍、定向力消失,甚至低渗昏迷等。低氯血症常因呕吐、腹泻或大剂量应用袢利尿剂,患者可出现腹胀、呼吸表浅和惊厥等代谢性碱中毒表现。

6) 高镁血症:急性肾衰竭时血镁浓度往往与血钾浓度平行上升,在肌肉损伤时高镁血症较为突出。严重的高镁血症可导致呼吸抑制和心肌抑制,应予警惕。高镁血症的心电图表现为PP间期延长和QRS波增宽。尤其是当高钾血症得到纠正后,心电图仍出现PP间期延长和QRS波增宽时应怀疑高镁血症的可能。

(4) 循环系统表现:多因少尿和未控制饮水,以致体液过多,出现高血压、心力衰竭和肺水肿表现。因毒素潴留、电解质紊乱、贫血和酸中毒引起各种心律失常及心肌病变。

1) 高血压:急性肾衰竭早期发生高血压不多见,但若少尿持续,部分患者可发生轻、中度高血压,一般(140～180)/(90～110)mmHg,有时可更高,甚至出现高血压脑病。

2) 急性肺水肿和心力衰竭:是少尿期患者死亡的原因。早年发生率较高,但纠正缺氧、控制水分和早期透析治疗后发生率已显著下降。

3) 心律失常:除高钾血症引起窦室或房室传导阻滞、窦性静止、室内传导阻滞外,尚可因病毒感染和应用洋地黄等引起室性期前收缩和阵发性心房颤动等异位心律。

(5) 消化系统表现:是急性肾衰竭最早出现的临床表现。可有食欲减退、恶心、呕吐、腹胀、腹泻等,严重者可发生消化道出血。持续、严重的消化道症状常引起严重的电解质紊乱。

(6) 呼吸系统表现:除感染的并发症外,因容量负荷过度,还可出现呼吸困难、咳嗽、气急、胸痛等症状。

(7) 神经系统症状:可出现意识障碍、躁动、谵语、抽搐、昏迷等尿毒症脑病症状。严重感染、流行性出血热、某些重金属中毒、严重创伤或多器官功能障碍综合征者,神经系统表现较为常见。

(8) 血液系统表现:可有出血倾向及轻度正细胞、正色素性贫血。如果临床上有出血倾向、血小板减少、消耗性低凝血症及纤维蛋白溶解征象，应考虑弥散性血管内凝血(DIC)。

2. 多尿期 每日尿量达 2 500 ml 称为多尿。少尿型患者进行性尿量增多是肾功能开始恢复的一个标志。每日尿量可以成倍增加，利尿期第 3～5 日可达 1 000 ml。进入多尿期后，每日尿量 3 000～5 000 ml，但此时肾功能尚未完全恢复，多尿早期 GFR 仍在 10 ml/min 或以下，肾脏依然不能充分排出血中的氮质代谢物、钾和磷，故仍可发生高钾血症。多尿期可持续 2～3 周或更久。持续多尿可发生低钾血症、失水和低钠血症。此外，此期仍易发生感染、心血管并发症和上消化道出血等。因此，多尿期应密切注意水、电解质和酸碱平衡情况。

3. 恢复期 根据病因、病情严重程度、多尿期持续时间、并发症和年龄等因素，急性肾衰竭患者在恢复早期变异较大，可无症状，自我感觉良好，或体质虚弱、乏力、消瘦；当 BUN 和 Scr 明显下降时，尿量逐渐恢复正常。除少数患者外，多数患者的肾小球滤过功能多在 3～6 个月内恢复正常。但部分病例肾小管浓缩功能不全可持续 1 年以上。若肾功能持久不恢复，提示可能肾脏留有永久性损害。

【实验室检查】

1. 血液检查 有轻、中度贫血；Scr 和 BUN 浓度进行性上升，Scr 每日平均增加≥44.2 μmol/L，高分解代谢者上升速度更快，每日平均增加≥176.8 μmol/L。血清钾浓度升高，常>5.5 mmol/L，血 pH 常<7.35。碳酸氢根离子浓度多<20 mmol/L。血清钠浓度正常或偏低。血钙降低，血磷升高。部分患者可出现肝功能异常和凝血功能异常。

2. 尿液检查 尿常规检查尿蛋白多为+～2+，常以中、小分子蛋白为主。尿沉渣检查可见肾小管上皮细胞、上皮细胞管型和颗粒管型及少许红细胞、白细胞等；尿比重降低且较固定，多在 1.015 以下，因肾小管重吸收功能损害，尿液不能浓缩所致。尿渗透浓度<350 mmol/L；血渗透浓度低于 1.1；尿钠含量增高，多在 20～60 mmol/L；肾衰竭指数常>1。

3. 肾活检 是重要的诊断手段。在排除了肾前性及肾后性原因后，没有明确致病原因(肾缺血或肾毒素)的肾性急性肾衰竭均有肾活检的指征，应尽早进行肾活检，以便实施有针对性的治疗，但需注意急性肾衰竭者即使无全身出血倾向，肾穿刺出血及动、静脉瘘等并发症也较高。

【影像学检查】

腹部 X 线检查可查出 90%不透光的尿路结石，腹部超声检查对排除尿路梗阻和慢性肾功能不全很有帮助，肾脏大小正常或增大提示恢复的可能性，而肾脏缩小提示慢性肾功能不全，但其敏感性仅为 80%～85%。必要时 CT、MRI 等检查显示是否存在与压力相关的扩张，如有足够的理由怀疑由梗阻所致，可行逆行性或下行性肾盂造影以确定梗阻的部位并可指导治疗。排尿后尿道插管可查明膀胱流出道梗阻。如临床上怀疑血管原因，则可做肾动脉或肾静脉造影。MRI 的作用尚不确定，但用放射造影剂对患者有危险时可能有用。放射性核素检查通常仅在排除肾动脉闭塞时有帮助，因为当肾功能明显受损时，很难对影像学检查做出解释。

【诊断】

根据原先肾功能、原发病因，急骤进行性氮质血症(数日内每日 Scr 升高 44.2 μmol/L)伴少尿，结合相应临床表现和实验室检查，一般不难做出急性肾衰竭诊断。确诊主要依据 Scr 和 BUN 浓度，而尿量多少不能列为急性肾衰竭的必备诊断条件。BUN 受较多因素影响，任何引起体内高分解状态的因素均可导致 BUN 升高，而在尿素生成减少(如营养不良、肝脏疾病)的患者，GFR 的下降可能并不伴 BUN 水平的明显升高。Scr 浓度相对恒定，但 Scr 反映 GFR 不敏感，只有当 GFR 下降至正常的 50%或以上时，Scr 才见升高，而原有肾功能不全者，GFR 轻度下降即可引起 Scr 大幅度升高；肌肉萎缩或减少者(如老年患者)，GFR 下降可能并不伴 Scr 的显著升高。此外，Scr 上升有时并非 GFR 下降所致，如肌酐产生增加、应用了抑制近端小管分泌肌酐的药物以及血液循环中的物质与实验室检测肌酐的试剂起交叉反应等,常见的引起假性Scr升高的药物有西咪替丁、磺胺类抗菌药物等。

【鉴别诊断】

在鉴别诊断方面,首先应排除慢性肾脏病(CKD)基础上的急性肾衰竭。CKD可从存在贫血、尿毒症面容、肾性营养不良症、神经病变和双侧肾萎缩等得到提示。其次应排除肾前性和肾后性原因。在确定为肾性急性肾衰竭后,尚应排除肾小球、肾血管或肾间质病变引起。因为引起急性肾衰竭综合征(广义急性肾衰竭)的疾病有多种,均需与急性肾小管坏死相鉴别。

近年来为了对急性肾衰竭的定义标准化,在诊断上强调识别4个关键问题:肾损伤程度、肾损伤时间、肾损伤严重程度和是否存在原有的CKD。

1. 与肾前性少尿相鉴别

(1) 补液试验:发病前有容量不足、体液丧失等病史,体检发现皮肤和黏膜干燥、低血压、颈静脉充盈不明显者,应首先考虑肾前性少尿,可试用输液(5%葡萄糖溶液200~250 ml)和注射利尿剂(呋塞米40~100 mg),以观察输液后循环系统负荷情况。如果补足血容量后血压恢复正常,尿量增加,则支持肾前性少尿的诊断。低血压时间长,特别是老年人伴心功能欠佳时,补液后无尿量增多者应怀疑过长时间的肾前性氮质血症已过渡为急性肾小管坏死。

(2) 血浆BUN与Scr的比值:正常为(10~15):1。肾前性少尿时由于肾小管功能未受损,低尿流速率导致肾小管重吸收尿素增加,使肾前性少尿时血浆BUN/Scr不成比例增加,可达20:1或更高。BUN/Scr比值增加应注意消化道出血及其他应激伴有的尿素氮产生增多。而急性肾小管坏死患者因肾小管重吸收尿素氮的能力下降,该比例<15:1。

(3) 尿液诊断指标:如表35-4。

表35-4 肾前性和肾性急性肾衰竭的尿液诊断指标

	肾前性急性肾衰竭	肾性急性肾衰竭
尿比重	1.020	<1.016
尿渗透压(mOsm/L)	>500	<350
尿渗透压/血渗透压	>1.3	<1.1
尿钠(mmol/L)	<20	>40
排钠分数(%)	<1	>1
肾衰指数(mmol/L)	<1	>2
尿/血肌酐	>40	<20
自由水清除率(/ml/h)	<-20	>-1
尿常规	正常	尿蛋白+~2+,颗粒管型

注:肾衰指数=尿钠/(尿肌酐/血肌酐)。

2. 与肾后性急性肾衰竭相鉴别 肾后性急性肾衰竭往往有导致尿路梗阻的原发症,如结石、肿瘤、前列腺增生病史。临床上突然发生尿量减少或与无尿交错;肾绞痛、胁痛或下腹部疼痛;肾区叩击痛阳性,如有膀胱出口处梗阻,则膀胱因尿液积蓄而膨胀,叩诊呈浊音提示存在尿路梗阻的可能。超声检查和X线检查等可助诊断。确定为尿路梗阻者尚应进一步寻找梗阻病因。

【治疗】

目前,急性肾衰竭的治疗仍以对症治疗和防治并发症为主。此外,应禁用有肾毒性的药物,并注意根据肾功能调整用药剂量。其治疗原则:① 加强体液管理,维持液体平衡。② 维持内环境的稳定,调节电解质及酸碱平衡。③ 控制感染。④ 肾替代治疗,清除毒素以利于损伤细胞的修复。⑤ 早期发现导致AKI的危险因素,积极治疗原发病。

1. 少尿期的治疗

(1) 纠正可逆的病因:预防额外的损伤急性肾衰竭首先要纠正可逆的病因。对于各种严重外伤、心力衰竭、急性失血等均应进行治疗,包括输血、等渗盐水扩容,处理血容量不足、休克和感染等。应停用影响肾灌注或有肾毒性的药物。应用小剂量多巴胺、甘露醇、袢利尿剂、心房利钠肽、ATP、ROS清除剂、钙通道阻滞剂和多种多肽生长因子等虽在实验型急性肾衰竭治疗中有一定作用，但尚缺乏循证医学依据。

(2) 饮食和营养：补充营养以维持机体的营养状况和正常代谢，有助于损伤细胞的修复和再生，提高存活率。急性肾衰竭患者每日所需能量应为每千克体重147 kJ(35 kcal)。主要由碳水化合物和脂肪供应。每日蛋白质的摄入量应限制为0.8 g/kg，对于有高分解代谢或营养不良及接受透析的患者，蛋白质摄入量可放宽。应尽可能减少钠、钾、氯的摄入量。不能口服的患者静脉营养补充必需的氨基酸及葡萄糖。

(3) 维持体液平衡：每日补液量应为显性失液量加上非显性失液量减去内生水量。由于非显性失液量和内生水量估计常有困难，每日大致的进液量多按照前一日尿量加500 ml计算。发热患者只要体重不增加可以酌情增加进液量。

(4) 高钾血症：血钾超过6.5 mmol/L，心电图表现为QRS波增宽等明显的变化时，应予以紧急处理，包括：① 10%葡萄糖酸钙溶液10～20 ml稀释后静脉缓慢注射(5分钟以上)。② 伴有代谢性酸中毒的患者，可补充5%碳酸氢钠100～200 ml，以纠正酸中毒，同时促进钾离子向细胞内流动。③ 50%葡萄糖溶液50 ml加普通胰岛素10 U缓慢静脉注射，可促进糖原合成，使钾离子向细胞内移动。④ 口服离子交换树脂(15～30 g，每日3次)。以上措施无效，或为高分解代谢性急性肾小管坏死的高钾血症患者，透析是最有效的治疗。

(5) 代谢性酸中毒：应及时治疗，如HCO_3^-<15 mmol/L，可选用5%碳酸氢钠100～200 ml静脉滴注。对于严重酸中毒者，应立即开始透析治疗。

(6) 控制感染：应尽早应用抗生素。根据细菌培养和药敏试验结果，选用对肾脏无毒性或毒性低的药物，并根据肾功能调整药物剂量。

(7) 心力衰竭：处理原则同一般心力衰竭。但急性肾衰竭患者对利尿剂的反应差，对洋地黄制剂疗效也差，加之合并电解质紊乱和肾脏排泄减少，剂量调整困难，易发生洋地黄中毒。药物治疗以扩血管为主，使用减轻前负荷的药物。容量负荷过重的心力衰竭最有效的治疗是尽早进行透析治疗。

(8) 透析治疗：对非高分解型、尿量不少的患者，可试行内科保守治疗。明显尿毒症综合征，包括心包炎和严重脑病、高钾血症、严重代谢性酸中毒、容量负荷过重对利尿剂治疗无效者都是透析治疗指征。早期预防性透析可以减少急性肾衰竭发生感染、出血、高钾血症、体液潴留和昏迷等威胁生命的并发症。但早期预防性透析至今尚无前瞻性、对照研究报道，少数回顾性研究结果提示存活率较高，故倾向于重症患者进行早期透析治疗，以尽早清除体内过多的水分、毒素，纠正高钾血症和代谢性酸中毒以稳定机体的内环境，有助于液体、热量、蛋白质及其他营养物质的摄入，以利于损伤肾细胞的修复和再生。

1) 紧急透析指征：① 急性肺水肿，或充血性心力衰竭。② 严重高钾血症，血钾在6.5 mmol/L以上，或心电图已出现明显异位心律，伴QRS波增宽。

2) 一般透析指征：① 少尿或无尿2日以上，已出现尿毒症症状如呕吐、神志淡漠、烦躁或嗜睡。② 高分解代谢状态，出现体液潴留现象。③ 血pH在7.25以下，实际碳酸氢盐在15 mmol/L以下或二氧化碳结合力(CO_2CP)在13 mmol/L；BUN≥17.8 mmol/L，排除肾外因素引起，或Scr≥442 μmol/L。④ 对非少尿型患者出现体液过多、球结膜水肿、心脏奔马律或中心静脉压高于正常，血钾在6.5 mmol/L以上，心电图疑有高钾图形等任何一种情况者，亦应透析治疗。

急性肾衰竭的透析治疗可选择间歇性血液透析(IHD)、腹膜透析(PD)或连续性肾脏替代疗法(CRRT)。血液透析的优点是代谢废物的清除率高、治疗时间短，但易致心血管功能不稳定，尤其是症状性低血压，且需要应用抗凝药，对有出血倾向的患者增加了治疗的风险。腹膜透析无须抗凝和很少发生心血管并发症，适合血流动力学不稳定者，但其透析效率较低，且有发生腹膜炎的危险。CRRT 包括连续性动静脉血液滤过(CAVH)和连续性静脉血液滤过(CVVH)等，适用于 MODS 者，具有血流动力学稳定的优点，每日可清除水分 10～14 L，保证了静脉内高营养。但要注意监护，注意肝素用量。

2. *多尿期的治疗* 多尿开始时，肾小球滤过率尚未恢复，肾小管的浓缩功能仍较差，治疗重点仍为维持水、电解质和酸碱平衡，控制氮质血症，治疗原发病和防止各种并发症。已施行血液透析的患者，仍应继续透析。多尿期 1 周左右后可见 Scr 和 BUN 水平逐渐降至正常范围。部分急性肾小管坏死病例多尿期持续较长时间，每日尿量多在 4 L 以上，补充液体量应逐渐减少(比排出量少 500～1 000 ml)，并尽可能经胃肠道补充，以缩短多尿期。对不能起床的患者，尤应注意防治肺部和尿路感染。

3. *恢复期的治疗* 一般无特殊处理，定期随访肾功能，避免应用对肾脏有损伤作用的药物。

【预后】

急性肾衰竭的结局高度依赖于其合并症严重程度。急性肾衰竭及其短期并发症(如低血容量、代谢性酸中毒、高钾血症、尿毒症等)均可治疗。但是，尽管采用了更积极的营养治疗和透析治疗，有并发症急性肾衰竭患者的存活率仍仅为 60%左右。病死率随着衰竭器官数的增加而增加。尽管急性肾衰竭短期存活率差，但如果能存活出院，长期存活率则良好。

【预防】

积极治疗原发病，及时发现导致急性肾衰竭的危险因素并加以去除，是防止发生急性肾衰竭的关键。在老年人、糖尿病、原有慢性肾脏病及危重病患者，尤应注意避免应用肾毒性药物、造影剂、肾血管收缩药物，避免肾缺血及血容量缺失。

(浙江大学附属第一医院　李兰娟　杜维波)

第七节 溶血尿毒综合征

溶血尿毒综合征(heomlytic uremic syndrome，HUS)是以微血管病性溶血性贫血(可找到红细胞碎片)、血小板减少及急性肾损伤为特征的一种综合征。HUS 属于血栓性微血管性疾病。微血栓主要分布于肾脏。成人及小儿均可发病，但主要发生于婴幼儿和儿童，是引起儿童急性肾损伤的主要原因之一。

根据致病因素的不同，溶血尿毒综合征被分为典型溶血尿毒综合征(typical HUS)和非典型溶血尿毒综合征(atypical HUS，aHUS)。典型 HUS 主要是由于产志贺毒素大肠埃希菌(STEC)感染，少数是由于痢疾志贺杆菌 1 型感染等所致。非典型 HUS 特指由于补体旁路途径调控异常导致的血栓性微血管病。

【病因、发病机制和病理解剖】

1. 病因

(1) 感染：是诱发 HUS 的首要因素。大肠埃希菌、志贺痢疾杆菌、肺炎链球菌、伤寒杆菌等感染以及柯萨奇病毒、埃可病毒、HIV 等感染均可诱发 HUS。典型 HUS 与大肠埃希菌 O157：H7 感染有关，该菌能产生志贺毒素(shiga toxin，STx)，STx 的 B 亚单位与人体靶细胞上的 Gb3 受体结合，导致微血管内皮细胞损伤，引发相应症状。产 STx 或志贺样毒素细菌感染是导致 HUS 的主要原因。临床上以学龄前儿童为主，4～7 日潜伏期后突发腹泻腹痛，多为血性腹泻，2～10 日后出现血栓性微血管病性溶血、血小板减少和肾功能衰竭。病因确立有赖于大便培养、大便中毒素鉴定以及血清学抗体检查。肺炎链球菌感染导致 HUS 也并非罕见，患儿通常小于 2 岁，有肺炎、脓胸或化脓性脑膜炎及硬脑膜下积液，血栓性微血管病性溶血非常显著，T 抗原激活是诊断该类 HUS 的主要依据。

（2）遗传因素：补体因子的异常是非典型 HUS 发病的重要原因。先天存在补体调控因子或补体基因突变，突变基因包括 H 因子（CFH）基因、I 因子（CFI）基因、H 因子相关蛋白（CFHR）基因、膜辅助蛋白（MCP）基因等，这些因子的异常引起补体旁路途径的过度激活或降解异常，导致肾血管内皮损伤，血小板黏附聚集，组织因子及凝血酶活化，引发 HUS。从另一角度看，在同一家族中有多个病例的报道，同一患者反复多次发病者亦可见到，提示本病与遗传因素有关。

（3）药物：以药物过敏或剂量相关的毒性反应为主要发病机制。通过药物过敏机制引起溶血尿毒综合征的药物有奎宁、噻氯匹定、氯吡格雷（抵克立得）等，通过剂量相关的毒性反应机制诱发溶血尿毒综合征的药物有环孢素、丝裂霉素、喷司他丁、吉西他滨等。

（4）其他：妊娠、流产/分娩后、先兆子痫、器官移植、肺癌、恶性高血压及自身免疫性疾病。

2. *发病机制* 主要是由肾微血管病变引起，各种有害因素造成肾小球毛细血管内皮细胞损伤和血小板活化，引起肾脏微循环障碍及广泛性肾脏微血管的血栓栓塞，肾小球滤过率下降，出现肾功能损害，重者可发生肾皮质坏死而导致急性肾衰竭；溶血是由于肾脏微血管内皮上的纤维蛋白束造成红细胞损伤，而后损伤的红细胞被肝脾清除；血小板的减少为继发性的，除了肾脏微血管内皮上的纤维蛋白束的机械损伤外，血小板在肾脏微血管内淤滞、黏附、聚集和消耗也是重要原因。

目前认为，溶血尿毒综合征的发病机制包括以下几方面。

（1）免疫性发病机制：溶血尿毒综合征的发病可能与免疫有关，理由是：① 大部分 HUS 患者尤其是儿童发病前有呼吸道或消化道感染的前驱症状，符合抗原抗体反应的发病过程。② 部分 HUS 患者病初 IgA、IgM 升高，IgG、补体 C3 减少，血中可测得 C3b、C3c 碎片，C3NeF 及 B 因子。③ 肾组织免疫病理学检查可见 IgM、C3、C1q、纤维蛋白原及备解素的沉积。

（2）细菌毒素引起的一系列反应：大肠埃希菌 O157：H7 和志贺菌属产生志贺毒素或 VT 毒素，结合到细胞酰基鞘氨醇三己糖（GB3）受体上，GB3 主要存在于人肾皮质、肾髓质、肾小管上皮细胞上，结合后的毒素通过吞噬作用进入胞质，抑制细胞的蛋白质合成，导致细胞受损或死亡，还可诱导肾细胞凋亡。

（3）血浆 H 因子缺乏或活性下降：1998 年，Warwicker 等通过对 3 个家族性 HUS 家系进行全基因组扫描，将其致病基因定位于 1q32，该区间包含几个补体调节蛋白的基因，其中研究最多的是 H 因子。H 因子是 C3b 裂解酶Ⅰ因子的辅助因子，通过控制 C3b 的稳定性调控补体旁路途径。H 因子缺乏导致 C3 过度活化，加重自身抗体介导的或免疫复合物介导的损害；另外，H 因子是一种糖蛋白，其 C 末端具有 2 个 C3b 结合域，同时还具有 3 个负电荷结合域，由于肾脏存在大量 H 因子的负电荷结合区，因此患者的肾脏损伤往往很重。

目前，大多数 H 因子基因突变是杂合性突变，患者血清 H 因子只是活性下降而并非完全丧失，其血清 H 因子浓度也可正常，生理情况下足以防止补体的过渡活化。因此，存在 H 因子基因突变的人群并不一定发病。然而，当某些病理情况下，如感染（细菌、病毒）或药物诱发情况下，C3b 过多形成时，由于 H 因子代偿有限，不足以清除过多的 C3b，则补体旁路径过度活化，最后形成膜攻击复合物 C5b9，导致内皮细胞损伤，并聚合血小板，激活凝血因子，形成微血栓。

3. *病理解剖* 主要病理改变位于肾脏，表现为肾脏微血管内皮损伤、管腔狭窄和微血栓形成，血栓由血小板、纤维蛋白构成。血管内皮下间隙增宽和透明的疏松物质沉积是 HUS 在电子显微镜下的特征性结构，对诊断具有决定性作用。肾脏小动脉和肾小球均可受累，成人多以微小动脉和小动脉病变为主，而儿童则常见肾小球病变。

【临床表现】

主要发生于婴幼儿和儿童，散发多见，少数地区呈暴发流行，我国以晚春及初夏为高峰，典型临床表现如下。

1. *前驱症状* 近80%的患者有前驱症状。大多为胃肠炎表现，如腹痛、腹泻、呕吐及食欲缺乏，伴中度发热，腹泻可为严重血便。较多报道与大肠埃希菌O157∶H7关系密切，但在感染后发生HUS的患病率各家报道不一。另外，一部分病例表现为呼吸道感染症状，如咽痛、咳嗽、咳痰、痰中带血。前驱期持续数日至2周，此后常有一无症状间歇期。

2. *溶血尿毒综合征的表现*

(1) 溶血性贫血前驱期后数日至数周后突然发病：表现为突然出现畏寒，或寒战高热，头晕乏力，精神萎靡，面色苍白，深棕色尿及黄疸。

(2) 肾功能衰竭：与贫血几乎同时发生，出现尿量减少，甚至无尿，眼睑、下肢或全身水肿，血压升高，可伴有电解质紊乱和酸中毒。

(3) 血小板减少：皮肤、黏膜出血，皮肤瘀斑及皮下血肿，呕血、便血或血尿。

(4) 其他：尚可有中枢神经系统症状，如头痛、嗜睡、性格异常、抽搐、昏迷、共济失调等。重症患儿可有心脏扩大、心律失常、心功能衰竭及肺水肿等表现。

【实验室检查和其他检查】

1. *血液学改变* 血红蛋白下降明显，可低至30～50 g/L，末梢血网织红细胞明显增多，血涂片可见红细胞形态异常，呈三角形、芒刺形、盔甲形及红细胞碎片等；白细胞计数大多升高，可达(20～30)×10^9/L；血小板减少见于90%的患者，可低至10×10^9/L，持续1～2周后逐渐升高。Coombs试验阴性。

2. *生化改变* 血清总胆红素升高，以间接胆红素升高为主；血浆乳酸脱氢酶(LDH)升高。少尿期血尿素氮、肌酐升高，血钾升高等电解质紊乱、代谢性酸中毒，血尿酸升高；过氧化物歧化酶(SOD)降低及红细胞膜脂质过氧化产物丙乙醛(MDA)升高提示自身红细胞抗氧化能力降低。

3. *尿常规* 可见不同程度的血尿、红细胞碎片，严重溶血者可有血红蛋白尿，还可有不同程度的蛋白尿、白细胞及管型。

4. *骨髓检查* 见巨核细胞数目增多，形态正常，有核红细胞显著增多。

5. *进行血浆补体、ADAMST13活性、抗H因子抗体和补体调控蛋白编码基因测定* 有助于HUS的诊断和鉴别诊断。

6. *肾组织活检* 是确诊的依据，并可估计预后，有人主张在急性期过后病情缓解时进行，因为急性期有血小板减少和出血倾向，肾表现为肾脏微血管病变、微血管栓塞。

【诊断和鉴别诊断】

典型HUS病例诊断不难，凡有前驱症状后突然出现微血管性溶血性贫血、消耗性血小板减少及急性肾损伤三大特征者应考虑本病的诊断。确诊需要进行肾活检。本病应与以下疾病相鉴别。

1. *血栓性血小板减少性紫癜(TTP)* HUS和TTP均可表现为血管病性溶血、血小板减少和肾功能衰竭，后者中枢神经系统损害较HUS多见且较重，而肾损害较HUS轻；TTP主要见于成人，而HUS主要见于小儿，特别是婴幼儿。从临床表现看，两者非常相似，不易鉴别，因此，过去将两者统称为“TTPHUS综合征”。目前认为，两者实为不同疾病。发病机制不同：TTP的发病与ADAMST13活性显著降低有关，ADAMST13的检测有利于早期诊断；HUS发病与志贺毒素作用、补体旁路途径调控异常有关。从病理上看，TTP的微血栓发生于大多数组织器官，血栓由血小板聚集而成，不含或含很少的纤维蛋白；而HUS的微血栓主要发生于肾脏，血栓由血小板、纤维蛋白构成，内皮细胞有肿胀、脱落、坏死表现。

2. *肾小球肾炎* 特别是尿毒症阶段也可出现贫血与血小板减少,但溶血尿毒综合征引起的溶血、贫血、血小板减少发生早,进展快。

3. *弥散性血管内凝血(DIC)* 全身各微血管凝血,血浆纤维蛋白原含量明显降低,凝血酶原时间和部分凝血酶原时间显著延长;而溶血尿毒综合征仅肾脏有血小板淤滞和微血栓形成,因此血浆纤维蛋白原含量正常或轻度降低,凝血酶原时间和部分凝血酶原时间正常。

另外,还需与系统性血管炎、特发性血小板减少症、败血症、各种原因所致的急性肾衰竭等相鉴别。

【治疗】

充分理解溶血尿毒综合征的各种发病机制对制订个体化的治疗方案非常重要。对于儿童大肠埃希菌 O157∶H7 感染所致的 HUS,支持治疗多可缓解,不必使用抗生素和血浆疗法。H 因子基因突变者,可应用血浆疗法以补充缺乏的因子。如果是相关的自身抗体引起的,则需要血浆置换和免疫抑制治疗。

1. *病因治疗* 如病因明确者,首先应去除病因。但当病因为细菌感染时,关于抗感染治疗仍存在争议。Wong 等为评估抗生素对溶血尿毒综合征的影响,研究了 71 例年龄小于 10 岁的由 O157∶H7 引起的腹泻患儿,接受抗生素治疗的 9 例患儿中有 5 例发展成溶血尿毒综合征(发生率 56%),而 62 例未接受抗生素治疗的患儿中,5 例发展成溶血尿毒综合征(发生率 8%),抗生素的应用可能破坏细菌,造成细菌毒素释放,促使疾病发展。

另外,有研究表明,磷霉素治疗的危险性较低,在病初应用可降低溶血尿毒综合征的发生率。有人通过多因素分析后提出,抗生素治疗不会增加溶血尿毒综合征发病的危险性,在发展中国家,非大肠埃希菌 O157∶H7 和其他病原体(如志贺菌)感染,应尽早给予抗生素经验性治疗,可以缩短腹泻病程、减少并发症的发生率和传播机会。

2. *血浆疗法* 包括血浆置换和输注新鲜血浆。血浆置换可以去除致病的自身抗体和过度活化的补体成分,并补充补体调控因子,能控制急性期病情进展,对非典型 HUS 有确切的疗效。血浆置换最好在发病 24 小时之内进行,使患者度过急性发作期。

在血浆短缺或技术问题不能及时行血浆置换时,输注新鲜血浆也是有效治疗措施。静脉输入新鲜血浆可补充血浆中缺乏的因子如 H 因子,使病情缓解或改善。需要注意的是,短期内输注大量血浆会加重容量负荷,导致肺水肿甚至呼吸衰竭。所以,输注时应严密监测患者的生命体征,尤其是血压、出入量和氧饱和度。输注血浆后给予利尿剂减轻容量负荷,可防止肺水肿的发生。

志贺毒素相关的溶血尿毒综合征多可自行缓解,并考虑到血浆置换的风险,一般不需要进行血浆置换。

3. *免疫抑制剂的应用* 目前尚缺乏充分的临床证据。对抗 H 因子抗体阳性的非典型 HUS 患者,应用糖皮质激素和免疫抑制剂配合血浆疗法会有更稳定的疗效。恢复期根据病情逐渐调整剂量。免疫抑制剂可选用环磷酰胺或霉酚酸酯。

4. *综合治疗* 包括纠正水和电解质紊乱、补充营养、利尿降压、输血纠正贫血等治疗。在进行性少尿、无尿,尿素氮迅速升高,血钾顽固性升高,伴有严重水肿、心力衰竭和顽固性高血压时,应及时联合血液透析或腹膜透析治疗。

【预后】

各家报道的 HUS 病死率相差悬殊,为 2.5%~28.5%。HUS 的预后主要取决于肾脏损伤的程度,偶可由于神经系统严重损害或因少尿、严重贫血、电解质紊乱、高血压诱发充血性心力衰竭、心搏骤停而致死。

影响预后的因素如下。① 年龄:婴幼儿预后较青少年好,而青少年预后又优于成人。② 类型:流行型比散发型好。③ 肾损害重者预后差:HUS 急性期无尿时间如>7 日及伴高血压者,提示预后不良。④ 入院时(HUS 急性期)

低血红蛋白和高白细胞计数,提示预后不良。⑤ 伴中枢神经系统受累者预后差。⑥ 反复发作者及有家族倾向者预后差。⑦ 治疗方法:早期诊断、正确治疗、及早进行透析是降低急性期HUS病死率的关键。

部分HUS患者在病情缓解后,留有后遗症。肾脏后遗症包括蛋白尿、高血压或肾功能减退,甚至需长期透析维持生命;肾脏外的后遗症有卒中、偏瘫、皮质盲、精神运动发育迟缓和胆石症等。

参考文献

[1] Noris M, Remuzzi G. Hemolytic uremic syndrome [J]. J Am Soc Nephrol, 2005, 16: 1035 - 1050.

[2] Loirat C, Fakhouri F, Ariceta G, *et al*. An international consensus approach to the management of atypical hemolytic uremic syndrome in children [J]. Pediatr Nephrol, 2016, 31: 15 - 39.

[3] Taylor CM, Machin S, Wigmore SJ, *et al*. Clinical practice guidelines for the management of atypical haemolytic uraemic syndrome in the United Kingdom [J]. Br J Haematol, 2010, 148: 37 - 47.

[4] Tarr PI, Gordon CA, Chandler WL. Shiga-toxin-producing Escherichia coli and haemolytic uraemic syndrome [J]. Lancet, 2005, 365: 1073 - 1086.

(浙江大学附属第一医院 李兰娟 刘小丽)

第八节 肝功能衰竭

肝功能衰竭(简称"肝衰竭")是临床常见的严重肝病症候群,病死率极高。多年来,各国学者对肝衰竭的定义、病因、分类、分型、诊断和治疗、预后判断等问题不断进行探索。2005年,美国肝病学会(AASLD)发布了《急性肝衰竭处理的建议》。2006年10月,中华医学会感染病分会肝衰竭与人工肝学组和肝病学分会重型肝病与人工肝学组制定了我国第一部《肝衰竭诊疗指南》,2018年进行了更新。2009年,亚太肝脏研究协会(APASL)推出了《慢加急性肝衰竭共识》,2014年发布《慢加急性肝衰竭共识更新》;2011年,AASLD发布了《急性肝衰竭指南更新》。2013年,欧洲肝病学会慢性肝衰竭协作组(Clif Acute-on-Chronic Liver Failure in Cirrhosis, CANONIC)提出了CLIF - SOFA评分系统诊断慢加急性肝衰竭,并根据器官衰竭情况分为3级。从这些指南来看,东西方对肝衰竭的诊断由于病因、诱因、诊疗目的不同存在较大差异。因东方诊断标准较适合我国国情,本书中按照亚洲和中国诊治指南进行阐述。

肝衰竭的定义:肝衰竭是多种因素引起的严重肝脏损害,导致其合成、解毒、排泄和生物转化等功能发生严重障碍或失代偿,出现以凝血机制障碍、黄疸、肝性脑病、腹水等为主要表现的一组临床症候群。

【病因和发病机制】

1. 病因 在我国,引起肝衰竭的主要病因是肝炎病毒(主要是乙型肝炎病毒),其次是药物及肝毒性物质(如酒精、化学制剂等)。在欧美国家,药物是引起急性、亚急性肝衰竭的主要原因;酒精性肝损害常导致慢性肝衰竭。儿童肝衰竭还可见于遗传代谢性疾病(表35 - 5)。

表35 - 5 肝衰竭的病因

常见或较常见	少见或罕见
肝炎病毒	代谢异常
甲型、乙型、丙型、丁型、戊型肝炎病毒(HAV、HBV、HCV、HDV、HEV)	肝豆状核变性、遗传性糖代谢障碍等

（续表）

常见或较常见	少见或罕见
其他病毒	缺血缺氧
巨细胞病毒(CMV)、EB病毒(EBV)、肠道病毒、疱疹病毒等	休克、充血性心力衰竭等
药物及肝毒性物质	肝移植、部分肝切除、肝脏肿瘤
对乙酰氨基酚、抗结核药物(异烟肼、利福平、吡嗪酰胺、链霉素等)、抗代谢药、抗肿瘤化疗药物、部分中草药(如土三七)、抗风湿病药物、乙醇、毒蕈等	先天性胆道闭锁
细菌及寄生虫等病原体感染	其他
严重或持续感染(如败血症、血吸虫病等)	胆汁淤积性肝病、创伤、辐射等
妊娠急性脂肪肝	
自身免疫性肝病	

2. 发病机制

(1) 宿主因素：有众多证据显示宿主遗传背景在乙型肝炎重症化过程中的重要性。目前，对乙型肝炎病毒(HBV)感染与清除、慢性HBV感染相关肝硬化及肝癌等疾病表型的遗传因素研究较多，但对重型乙型肝炎遗传易感性研究较少。仅有的少量研究资料大多来自亚洲人群，是采用候选基因-疾病关联研究策略，主要针对涉及乙型肝炎免疫反应通路的几个基因，如肿瘤坏死因子(tumor necrosis factor, TNF)，包括TNF-α及TNF-β、白细胞介素-10(IL-10)、干扰素诱生蛋白10(IP-10, CXCL-10)、维生素D受体(VDR)、人白细胞抗原(HLA)等。宿主免疫在肝衰竭发病中的作用已被广泛认可。以细胞毒性T细胞(CTL)为核心的细胞免疫在清除细胞内病毒方面起关键作用，同时也是造成细胞凋亡或坏死的主要因素。

(2) 病毒因素：① 病毒对肝脏有直接作用。我国以乙型肝炎患者居多。研究表明，细胞内过度表达的HBsAg可导致肝细胞损伤及功能衰竭。HBV的X蛋白也可引起肝脏损伤，在感染早期，X蛋白使肝细胞对TNF-α等炎性介质更敏感而诱导细胞凋亡，这可能与重型乙型肝炎发病有关。② 研究表明，HBV基因变异可引起细胞坏死，导致严重的肝脏损害。

(3) 毒素因素：严重肝病患者，由于库普弗细胞功能严重受损，来自门静脉的大量内毒素未经解毒而进入人体循环。内毒素可直接或通过激活库普弗细胞释放的化学介质引起肝坏死，且是其他肝毒物质(如半乳糖胺、CCl_4和乙醇等)导致肝坏死的辅助因素，因而可导致肝衰竭的发生。

(4) 代谢因素：各类慢性肝病患者皆存在不同程度的肝脏微循环障碍，血液难以进出肝脏，无法保证对肝细胞的营养供应。胃肠道吸收的营养成分难以进入肝脏，消化不良；吸收在血液中的药物难以进入肝脏与肝细胞接触，无法有效发挥药物疗效；代谢废物难以排出肝脏，成为毒素滞留于肝脏，导致肝细胞损伤，而加快肝病进展。

【流行病学】

我国肝衰竭的病因主要是HBV感染，这也是我国最常见的肝脏疾病死亡原因，临床表现以慢加急性肝衰竭为主，其次是药物及肝毒性物质(如乙醇、化学制剂等)导致的肝衰竭。在我国研究中，免疫抑制剂是HBV再激活的重要诱因之一，任一HBV血清学标志物阳性的感染者均可发生肝衰竭，为直接致病机制。大量病毒复制导致肝细胞营养耗竭，免疫麻痹(与免疫耐受完全不同)是损伤前提。

HBV相关肝衰竭病情严重、并发症多、治疗困难、病死率高。发病人群以男性居多，女性较少;年龄则以青壮年为主,且呈上升趋势。这可能与男性更容易发生重型肝炎有关,也可能与饮酒因素有关。职业以农民、工人所占比例为最多,除农民占人口比例较大外,可能与该人群的生活工作环境、生活方式、医疗条件以及文化水平较低而不能正确认识疾病,无法及时就诊从而贻误最佳治疗时机有关。在各民族中,以汉族最多,少数民族较少。随着HBV相关肝衰竭的分型发展及其演变,在我国,急性肝衰竭和亚急性肝衰竭呈减少趋势(因抗病毒治疗有效阻断慢性乙型肝炎的重症化过程),慢加急性肝衰竭和慢性肝衰竭呈增加趋势(因现有的慢性肝病患者常因各种诱因发生急、慢性肝失代偿)。

【分类】

根据病理组织学特征和病情发展速度,肝衰竭可被分为4种类型:急性肝衰竭(acute liver failure, ALF)、亚急性肝衰竭(subacute liver failure, SALF)、慢加急性肝衰竭(acute-on-chronic liver failure, ACLF)和慢性肝衰竭(chronic liver failure, CLF)(表35-6)。

表35-6 肝衰竭的定义

类型	定义
急性肝衰竭	急性起病,无基础肝病史,2周以内出现以Ⅱ度以上肝性脑病为特征的肝衰竭临床表现
亚急性肝衰竭	起病较急,无基础肝病史,2～26周出现肝功能衰竭的临床表现
慢加急性肝衰竭	在慢性肝病基础上,出现急性(通常在4周内)肝功能失代偿的临床表现
慢性肝衰竭	在肝硬化基础上,出现肝功能进行性减退导致的以腹水或肝性脑病等为主要表现的慢性肝功能失代偿

【诊断】

1. 临床诊断　肝衰竭的临床诊断需要依据病史、临床表现和辅助检查等综合分析而确定。

(1) 急性肝衰竭:急性起病,2周内出现Ⅱ度及以上肝性脑病(按Ⅳ度分类法划分)并有以下表现者。① 极度乏力,并有明显厌食、腹胀、恶心、呕吐等严重消化道症状;② 短期内黄疸进行性加深;③ 出血倾向明显,PTA≤40%(或INR≥1.5),且排除其他原因;④ 肝脏进行性缩小。

(2) 亚急性肝衰竭。起病较急,2～26周出现以下表现者。① 极度乏力,有明显的消化道症状;② 黄疸迅速加深,血清总胆红素大于正常值上限10倍或每日上升≥17.1 μmol/L;③ 伴或不伴有肝性脑病;④ 出血倾向明显,PTA≤40%(或INR≥1.5)并排除其他原因者。

(3) 慢加急性/亚急性肝衰竭:在慢性肝病基础上,短期内发生急性或亚急性肝功能失代偿的临床症候群,表现如下。① 极度乏力,有明显的消化道症状;② 黄疸迅速加深,血清总胆红素大于正常值上限10倍或每日上升≥17.1 μmol/L;③ 出血倾向,PTA≤40%(或INR≥1.5),并排除其他原因者;④ 失代偿性腹水;⑤ 伴或不伴有肝性脑病。

(4) 慢性肝衰竭:在肝硬化基础上,肝功能进行性减退和失代偿。① 血清总胆红素明显升高;② 白蛋白明显降低;③ 出血倾向明显,PTA≤40%(或INR≥1.5),并排除其他原因者;④ 有腹水或门静脉高压等表现;⑤ 肝性脑病。

2. 组织病理学表现　组织病理学检查在肝衰竭的诊断、分类及预后判定上具有重要价值,但由于肝衰竭患者的凝血功能严重降低,实施肝穿刺具有一定的风险,在临床工作中应特别注意。

肝衰竭时(慢性肝衰竭除外),肝脏组织学可观察到广泛的肝细胞坏死,坏死的部位和范围因病因和病程不同而不同。按照坏死的范围程度,可分为大块坏死(坏死范围超过肝实质的2/3)、亚大块坏死(占肝实质的1/2～2/3)、融合性坏死(相邻成片的肝细胞坏死)及桥接坏死(较广泛的融合性坏死并破坏肝实质结构)。在不同病程肝衰竭肝组织中,可观察到一次性或多次性的新旧不一肝细胞坏死病变。目前,肝衰竭的病因、分类和分期与肝组织学改变的关联性尚未取得共识。鉴于我国乙型肝炎病毒感染所致的肝衰竭最为多见，因此以乙型肝炎病毒感染所致的肝衰竭为例，介绍各类肝衰竭的典型病理表现。

(1) 急性肝衰竭：肝细胞呈一次性坏死，可呈大块或亚大块坏死，或桥接坏死，伴存活肝细胞严重变性，肝窦网状支架塌陷或部分塌陷。

(2) 亚急性肝衰竭：肝组织呈新旧不等的亚大块坏死或桥接坏死；较陈旧的坏死区网状纤维塌陷，或有胶原纤维沉积；残留肝细胞有程度不等的再生，并可见细、小胆管增生和胆汁淤积。

(3) 慢加急性肝衰竭：在慢性肝病病理损害的基础上，发生新的程度不等的肝细胞坏死性病变。

(4) 慢性肝衰竭：主要为弥漫性肝脏纤维化及异常增生结节形成，可伴有分布不均的肝细胞坏死。

3. 分期　根据临床表现的严重程度，亚急性肝衰竭和慢加急性(亚急性)肝衰竭可分为早期、中期和晚期三期。

(1) 早期

1) 极度乏力，并有明显厌食、呕吐和腹胀等严重消化道症状。

2) 黄疸进行性加深(血清总胆红素≥171 μmol/L 或每日上升≥17.1 μmol/L)。

3) 有出血倾向，30%＜PTA≤40%(或1.5＜INR≤1.9)。

4) 未出现肝性脑病或其他并发症。

(2) 中期：在肝衰竭早期表现基础上，病情进一步发展，出现以下 2 项之一者。

1) 出现Ⅱ度以下肝性脑病和(或)明显腹水、感染。

2) 出血倾向明显(瘀点或瘀斑)，20%＜PTA≤30%(或 1.9≤INR＜2.6)。

(3) 晚期：在肝衰竭中期表现基础上，病情进一步加重，有严重出血倾向(注射部位瘀斑等)，PTA≤20%(或 INR≥2.6)，并出现 2 个以上并发症和(或)2 个以上肝外器官功能衰竭。

考虑到肝衰竭治疗困难，病死率高，对于出现以下肝衰竭前期的临床特征的患者，需引起高度重视，积极处理：① 极度乏力，并有明显厌食、呕吐和腹胀等严重消化道症状；② 黄疸升高(51 μmol/L≤血清总胆红素≤171 μmol/L)，且每日上升≥17.1 μmol/L；③ 有出血倾向，40%＜PTA≤50%(INR＜1.5)。

【预后】

肝衰竭目前尚缺乏敏感、可靠的临床评估指标或体系。多因素预后评价模型如英国皇家医学院医院(King's College Hospital, KCH)标准、终末期肝病模型(MELD)、序贯性器官衰竭评分(Sequential Organ Failure Assessment, SOFA)、CTP 等，以及单因素指标如总胆红素、凝血酶原时间、血肌酐、胆碱酯酶、血脂、血清钠等对肝衰竭预后评估有一定价值，可在临床上参考应用。CANONIC 对 ACLF 采用了 CLIF - SOFA 评分，主要适用于欧洲酒精性及脂肪肝为主的 ACLF 患者的预后评估，后经过改进提出了简化的 CLIF - COFs 和 CLIF - CACLF 评分，可较好评估 ACLF 的短期死亡率。我国李兰娟团队对国内 13 个肝脏中心 1 322 例 ACLF 患者进行数据分析，提出新预后评分(0.741×INR+0.523×HBV - SOFA+0.026×年龄+0.003×TB)，认为优于其他评分标准。

【治疗】

目前，肝衰竭的内科治疗尚缺乏特效药物和手段。原则上强调早期诊断、早期治疗，针对不同病因采取相应的病因治疗措施和综合治疗措施，并积极防治各种并发症。肝衰竭患者诊断明确后，应进行病情评估和重症监护治疗。有条件者早期进行人工肝治疗，视病情进展进行肝移植前准备。

1. 内科综合治疗

(1) 一般支持治疗

1) 卧床休息，减少体力消耗，减轻肝脏负担。

2) 加强病情监护；建议完善 PT/INR、肝肾脂糖电解质、动脉血乳酸、内毒素、嗜肝病毒标志物、铜蓝蛋白、血氨、自身免疫性肝病相关抗体检测，腹部 B 超(肝、胆、脾、胰、腹水)、胸片、心电图等相关检查，并进行定期监测评估。

3) 推荐肠内营养,包括高碳水化合物、低脂、适量蛋白饮食,提供35~40 kcal/kg总热量,肝性脑病患者需限制经肠道蛋白摄入,进食不足者每日静脉补给足够的热量、液体和维生素。

4) 积极纠正低蛋白血症,补充白蛋白或新鲜血浆,并酌情补充凝血因子。

5) 进行血气监测,注意纠正水、电解质及酸碱平衡紊乱,特别要注意纠正低钠血症、低氯血症、低镁血症、低钾血症。

6) 注意消毒隔离,加强口腔护理及肠道管理,预防医院内感染。

(2) 病因治疗:肝衰竭病因对指导治疗及判断预后具有重要价值,故临床上需要寻找肝衰竭的主要病因以指导进一步的处理。

1) 病因治疗:① 病毒性肝炎,对HBV DNA阳性的肝衰竭患者,在肝衰竭的早、中期开始抗病毒治疗,疗效相对较好;晚期肝衰竭患者因残存肝细胞过少、肝脏因过强免疫应答所致广泛肝细胞坏死业已形成,再生能力严重受损,抗病毒治疗似难以改善肝衰竭的结局。抗病毒药物应选择快速强效的核苷(酸)类药物。研究结果表明,拉米夫定、恩替卡韦、替比夫定等均可降低HBV DNA水平,降低肝衰竭患者的病死率。可尽早酌情单独或联合使用核苷类似物如恩替卡韦、拉米夫定、替比夫定、替诺福韦等,但应注意后续治疗中病毒变异和停药后病情加重的可能。甲型、戊型病毒性肝炎引起的急性肝衰竭,目前尚未证明病毒特异性治疗有效。确定或疑似疱疹病毒或水痘-带状疱疹病毒感染导致急性肝衰竭的患者,应使用阿昔洛韦(5~10 mg/kg,每8小时静脉滴注1次)治疗,并且可考虑进行肝移植。② 药物性肝损伤系因药物肝毒性所致急性肝衰竭,除了必需的治疗外,应停用所有可疑的药物。获取过去6个月服用的处方药、某些中草药、非处方药、膳食补充剂的详细信息(包括服用数量和最后一次服用的时间)。尽可能确定非处方药的成分。N-乙酰半胱氨酸(NAC)对药物性肝损伤所致急性肝衰竭有益。确诊或疑似对乙酰氨基酚(APAP)过量ALF患者,如摄入APAP在4小时之内,在给予NAC之前应先口服活性炭。摄入大量APAP的患者,血清药物浓度或转氨酶升高提示即将或已经发生了肝损伤,应立即给予NAC。怀疑对乙酰氨基酚中毒的ALF患者也可应用NAC。必要时给予人工肝吸附治疗。对于非对乙酰氨酚引起的急性肝衰竭患者,N-乙酰半胱氨基酸可能改善结局。确诊或疑似毒蕈中毒的ALF患者,考虑应用青霉素G和水飞蓟宾。③ 急性妊娠期脂肪肝/HELLP综合征导致的肝衰竭,建议立即终止妊娠,如果终止妊娠后病情仍继续进展需考虑人工肝和肝移植治疗。

2) 肾上腺皮质激素在肝衰竭中的使用:目前对于肾上腺皮质激素在肝衰竭治疗中的应用尚存在不同意见。非病毒感染性肝衰竭如自身免疫性肝炎及急性酒精中毒(严重酒精性肝炎)等是其适应证。可考虑糖皮质激素治疗(强的松,40~60 mg/d)。其他原因所致的肝衰竭前期或早期,若病情发展迅速且无严重感染、出血等并发症者,可酌情短期使用。

3) 促肝细胞生长治疗:为减少肝细胞坏死,促进肝细胞再生,可酌情使用促肝细胞生长素和前列腺素E1(PEG1)脂质体等药物,但疗效尚需进一步确认。

4) 微生态调节治疗:肝衰竭患者存在肠道微生态失衡,肠道益生菌减少,肠道有害菌增加,而应用肠道微生态制剂可改善肝衰竭患者预后。根据这一原理,可应用肠道微生态调节剂、乳果糖或拉克替醇,以减少肠道细菌易位或内毒素血症。

(3) 防治并发症

1) 脑水肿:① 有颅内压增高者,给予甘露醇0.5~1.0 g/kg;② 袢利尿剂,一般选用呋塞米,可与渗透性脱水剂交替使用;③ 人工肝支持治疗;④ 肾上腺皮质激素不推荐用于控制颅内高压;⑤ 低温疗法适用于急性肝衰竭患者。

2) 肝性脑病:① 去除诱因,如严重感染、出血及电解质紊乱等;② 限制蛋白饮食;③ 应用乳果糖或拉克替醇,口服或高位灌肠,可酸化肠道,促进氨的排出，调节微生态，减少肠源性毒素吸收；④ 视患者的电解质和酸碱平衡情况酌情选用精氨酸、鸟氨酸-门冬氨酸等降氨药物；⑤ 酌情使用支链氨基酸或支链氨基酸与精氨酸混合制剂以纠正氨基酸失衡；⑥ Ⅲ度以上的肝性脑病建议气管插管；⑦ 抽搐患者可酌情使用半衰期短的苯妥英或苯二氮䓬类镇静药物，不推荐预防用药；⑧ 人工肝支持治疗。

3）感染：① 推荐常规进行血液和体液的病原学检测；② 不推荐常规预防性使用抗生素；③ 一旦出现感染，应首先根据经验选择抗生素，及时根据培养及药敏试验结果调整用药。使用强效或联合抗生素、激素等治疗时，注意防治真菌二重感染。

4）低钠血症及顽固性腹水：低钠血症是失代偿肝硬化的常见并发症。而低钠血症、顽固性腹水与急性肾损伤等并发症常相互关联及连续发展。从源头上处理低钠血症是预防后续并发症的关键措施。水钠潴留所致稀释性低钠血症是其常见原因，而现有的利尿剂均导致血钠排出，且临床上传统的补钠方法不仅疗效不佳，还易导致脑桥髓鞘溶解症。因此，托伐普坦（tolvaptan）作为精氨酸加压素 V2 受体阻滞剂，可通过选择性阻断集合管主细胞 V2 受体，促进自由水排泄，已成为治疗低钠血症及顽固性腹水的新途径。

5）急性肾损伤及肝肾综合征：① 保持有效循环血容量，低血压初始治疗建议静脉输注生理盐水；② 顽固性低血容量性低血压患者可使用系统性血管活性药物，如特利加压素或去甲肾上腺素加白蛋白输注，但在有颅内高压的严重脑病患者中应谨慎使用，以免因脑血流量增加而加重脑水肿；③ 保持平均动脉压≥75 mmHg；④ 大剂量袢利尿剂冲击，可用呋塞米持续泵入；⑤ 限制液体入量，24 小时总入量不超过尿量加 500～700 ml；⑥ 人工肝支持治疗。

6）出血：① 常规推荐预防性使用 H2 受体阻滞剂或质子泵抑制剂；② 对门静脉高压性出血患者，为降低门静脉压力，首选生长抑素类似物，也可使用垂体后叶素（或联合应用硝酸酯类药物）；食管-胃底静脉曲张所致出血者可用三腔管压迫止血；或行内镜下硬化剂注射或套扎治疗止血；可行介入治疗，如经静脉肝内门-体静脉支架分流术（TIPS）；③ 对弥散性血管内凝血患者，可给予新鲜血浆、凝血酶原复合物和纤维蛋白原等补充凝血因子，血小板显著减少者可输注血小板，可酌情给予小剂量低分子肝素或普通肝素，对有纤溶亢进证据者可应用氨甲环酸或氨甲苯酸等抗纤溶药物；④ 肝衰竭患者常合并维生素 K 缺乏，故推荐常规使用维生素 K（5～10 mg）。

7）肝肺综合征：PaO_2＜80 mmHg 时给予氧疗，通过鼻导管或面罩给予低流量氧（2～4 L/min），对于氧气需要量增加的患者可加压面罩给氧或气管插管。

2. 人工肝支持治疗

（1）治疗机制和方法：人工肝是治疗肝功能衰竭有效的方法之一，其治疗机制是基于肝细胞的强大再生能力，借助一个体外的机械、理化或生物反应装置，清除因肝功能衰竭产生或增加的各种有害物质，补充需肝脏合成或代谢的蛋白质等必需物质，改善患者的水、电解质、酸碱平衡等内环境，暂时辅助或替代肝脏相应的主要功能，直至自体肝细胞再生，肝功能得以恢复，从而提高患者的生存率；而对肝细胞再生不良的晚期肝病患者，人工肝脏则能改善症状，成为肝移植的“桥梁”。

从 1986 年起，浙江大学附属第一医院李兰娟团队就开始研究人工肝治疗肝衰竭原理，设计各种人工肝方案，经过 20 余年努力，创建了一系列根据不同病情进行不同组合、能暂时替代肝脏的主要功能、改善肝衰竭并发症、明显提高患者生存率的新型人工肝系统，统称“李氏人工肝系统”（Li's artificial liver system，Li-ALS）。其包括李氏非生物人工肝（Li's Non-bioartificial liver，Li-NBAL）、李氏生物人工肝（Li's bioartificial liver，Li-BAL）和李氏混合型人工肝（Li's Hybrid artificial liver，Li-HAL）。

生物型及混合生物型人工肝不仅具有解毒

功能，而且还具备部分合成和代谢功能，是人工肝发展的方向。国内外生物型/混合型人工肝尚处于临床试验的阶段，部分系统完成了Ⅱ/Ⅲ期临床试验并证明了其对部分肝衰竭患者的有效性。现在生物型/混合型人工肝研究的方向是确认其生物安全性和提高其疗效，在此基础上扩大临床试验的规模进行验证。干细胞治疗肝衰竭是具有潜力的研究方向，但其机制仍未阐明，虽然干细胞治疗在动物实验中获得了较好疗效，但在临床应用中尚缺乏足够的证据。

(2) 适应证

1) 各种原因引起的肝衰竭早、中期，对 INR 在1.5～2.5之间和血小板＞50×10^9/L的患者为宜；晚期肝衰竭患者也可进行治疗，但并发症多见，治疗风险大，临床医生应评估风险和利益后做出治疗决定；未达到肝衰竭诊断标准但有肝衰竭倾向者，也可考虑早期干预。

2) 晚期肝衰竭肝移植术前等待供体、肝移植术后排异反应、移植肝无功能期的患者。

(3) 相对禁忌证：① 严重活动性出血或弥散性血管内凝血者；② 对治疗过程中所用血制品或药品如血浆、肝素和鱼精蛋白等高度过敏者；③ 循环功能衰竭者；④ 心脑梗死非稳定期者；⑤ 妊娠晚期。

(4) 并发症：人工肝治疗的并发症有出血、凝血、低血压、继发感染、过敏反应、失衡综合征等。需要在人工肝治疗前充分评估并预防并发症的发生，在人工肝治疗中和治疗后严密观察并发症。随着人工肝技术的发展，并发症发生率逐渐下降，一旦出现，可根据具体情况给予相应处理。

3. 肝移植　是治疗中晚期肝衰竭最有效的挽救性治疗手段。目前可用的预后评分系统(终末期肝病模型，Model for end-stage liver disease，MELD)不足以预测转归，因此不建议完全依赖这些模型选择肝移植候选人。

(1) 适应证

1) 各种原因所致的中晚期肝衰竭，经积极内科综合治疗和(或)人工肝治疗疗效欠佳，不能通过上述方法好转或恢复者。

2) 各种类型的终末期肝硬化。

(2) 禁忌证

1) 绝对禁忌证：① 难以控制的感染，包括严重败血症、肺部感染、腹腔感染、颅内感染、活动性结核；② 肝外有难以根治的恶性肿瘤；③ 合并心、脑、肺、肾等重要脏器器质性病变，需要基本生命支持，包括重度心功能不全、颅内出血、脑死亡、肾功能不全行肾脏替代治疗时间大于1个月；④ 获得性人类免疫缺陷综合征病毒(HIV)感染；⑤ 难以戒除的酗酒或吸毒；⑥ 难以控制的精神疾病。

2) 相对禁忌证：① 年龄大于65岁；② 合并心、脑、肺、肾等重要脏器功能性病变；③ 肝脏恶性肿瘤伴门静脉主干癌栓形成；④ 广泛门静脉血栓形成、门静脉海绵样变等导致无法找到合适的门静脉流入道者。

(3) 移植肝再感染肝炎病毒的预防和治疗

1) HBV 再感染：肝移植术后 HBV 再感染的预防方案是术前即开始使用核苷(酸)类抗病毒药物，术中和术后长期应用高效价乙型肝炎免疫球蛋白，联合长期核苷(酸)类抗病毒药物，包括恩替卡韦、替诺福韦等。

2) HCV 再感染：目前，对于 HCV 感染患者肝移植术后肝炎复发，提倡肝移植术前进行直接抗病毒(DAA)治疗，可降低术后再感染率。术后是否需要进行抗病毒药物预防，尚无定论。

参考文献

[1] 中华医学会感染病学分会肝衰竭与人工肝学组，中华医学会肝病学分会重型肝病与人工肝学组. 肝衰竭诊治指南(2012年版)[J]. 中华肝脏病杂志，2013，21(3)：177－183.

[2] 中华医学会感染病学分会肝衰竭与人工肝学组. 非生物型人工肝治疗肝衰竭指南(2016年版)[J]. 中华临床感染病杂志，2016，9(2)：97－103.

[3] 孙艳玲，赵景民，周光德. 重型肝炎发病时相及临床病理特征的研究[J]. 中华实验与临床病毒学杂志，2003，17：270－273.

[4] 李兰娟. 人工肝脏[M]. 杭州：浙江大学出版社，2012.

[5] Polson, J., W. M. Lee, *et al*. AASLD position paper: the management of acute liver failure [J]. Hepatology, 2005, 41(5): 1179 - 1197.
[6] Lee, W. M., R. T. Stravitz, *et al*. Introduction to the revised American Association for the Study of Liver Diseases Position Paper on acute liver failure 2011 [J]. Hepatology, 2011, 55(3): 965 - 967.
[7] Sarin SK, Kedarisetty CK, Abbas Z, *et al*. Acute-on-chronic liver failure: consensus recommendations of the Asian Pacific Association for the Study of the Liver (APASL) 2014 [J]. Hepatol Int, 2014, 8(4): 453 - 471.
[8] Moreau R, Jalan R, Gines P, *et al*. Acute-on-chronic liver failure is a distinct syndrome that develops in patients with acute decompensation of cirrhosis [J]. Gastroenterology, 2013, 144(7): 1426 - 1437.
[9] Wu T, Li J, Shao L, *et al*. Development of diagnostic criteria and a prognostic score for hepatitis B virus-related acute-on-chronic liver failure [J]. Gut, 2017, 9 [ahead of print].

(浙江大学附属第一医院 李兰娟 杨芊)

第九节 颅内压增高综合征

颅内压是指颅腔内容物对颅腔壁的压力。由于脑脊液介于颅腔壁和脑组织之间,并与脊髓腔内蛛网膜下腔相通。因此,通常以侧卧位腰椎穿刺所测得的脑脊液压力代表颅内压。当各种致病因素引起颅内容积增加,颅内压超过19.6 kPa(200 mmHg)时即为颅内压增高;若伴随出现头痛、呕吐、视力障碍及视神经盘水肿等一系列临床表现时,称为"颅内压增高综合征"(hypertensive intracranial syndrome)。

【病因】

颅腔及其内容物(脑组织、脑脊液、血液)是组成颅内压的解剖学基础。正常成人颅腔是由颅底骨和颅盖骨组成的腔体,除了出入颅腔的管腔(特别是颈静脉)及颅底孔(特别是枕骨大孔)与颅外相通外,可以把颅腔看作一个完全密闭的容器。颅腔内有三大内容物:脑组织(约占容积的80%)、脑脊液(约占容积的10%)、血液(约占容积的10%)。

受各种生理事件的影响,如打喷嚏、咳嗽,颅内压是波动的,机体通过自身调节,使颅内压保持在一定的压力范围内。由于颅腔容积固定。因此颅腔内脑组织、供应脑的血管和脑脊液都不允许有大幅度的增减。如其中之一的体积增大时,必须有其他的内容物同时或至少其中之一的体积缩减来平衡。在正常生理情况下,颅内三大内容物中脑组织的体积比较恒定。因此,颅内压在正常范围内的调节就成为脑血流量和脑脊液之间的平衡,其中一个体积增加需要另一个体积缩减来协调。当颅内病变的发展超过了可调节的限度时,即产生颅内压增高。

多数学者认为,在一般情况下允许增加的颅内容积的临界点约为5%,超过此范围颅内压开始增高;若颅内容积超过8%~10%,则可产生非常严重的颅内压增高,甚至危及生命。临床观察也是如此,对颅内总容积平均1 450 ml的成人来说,约50 ml的急性硬膜外血肿或100 ml的慢性硬膜下血肿,均可使患者发生严重的颅内压增高症状。

常见的颅内压增高原因如下。

1. 脑脊液量增多

(1) 脑脊液产生过多:脑膜的各种炎症,均可引起脑脊液生产量增多。细菌性脑膜炎早期脑表面和脑软膜静脉扩张和脉络丛充血,其后在蛛网膜下腔、脑表面、脑回沟和脑池中,甚至脑室内有渗出液积聚,加上脑膜充血、增厚和一定程度的脑水肿,导致颅内压明显增高;在疾病晚期,更可因脑脊液循环通路阻塞而发生脑室扩大和颅内压持续升高。病毒性和真菌性脑膜炎亦同样引起颅内压增高,只是起病缓急程度和病情不同而已。

(2) 脑脊液循环阻塞:当脑脊液的循环路径

发生阻塞时,脑室内脑脊液仍继续增加,颅内压持续性升高。阻塞的原因有脑脊液循环路径先天发育异常、导水管周围的神经胶质细胞增生、颅内肿瘤、化脓性和结核性脑膜炎引起的粘连性阻塞等。

(3) 脑脊液吸收障碍:脑脊液主要经蛛网膜粒进入静脉窦,所以蛛网膜粒闭塞、静脉窦炎和血栓形成皆可导致脑脊液吸收障碍。脑膜炎、急性感染性多发性神经炎(Guillain-Barre 综合征)为蛛网膜粒闭塞的常见原因。此外,颅底与大脑半球底广泛粘连,除阻塞脑脊液循环外,也影响脑脊液吸收。

2. *脑组织体积增加(脑水肿)* 指脑组织的液体增加导致脑容积增大,是引起颅内压增高最常见的因素。

(1) 从病理学角度分类主要有两种改变。① 细胞外水肿:细胞外间隙及血管周围有水分积聚,脑切面有水分及血液渗出。② 细胞内水肿:脑组织细胞内水分增多,脑切面干燥,看不到血液及水分渗出。

(2) 从发病机制分类:可将脑水肿分为以下5类。

1) 血管源性脑水肿:主要是由于血-脑屏障损害,造成毛细血管通透性增加,血浆蛋白和水分外溢至细胞间隙,导致细胞外间隙增宽,脑容积增大。血管源性脑水肿多见于脑挫裂伤、脑肿瘤压迫和炎症性疾病等。

2) 细胞毒性脑水肿:主要是脑缺血、缺氧等致病因素直接作用于脑组织细胞,使 Na^+-K^+ 泵的能源 ATP 耗损,泵功能衰竭,细胞内 Na^+ 蓄积,水亦随之进入细胞内,导致细胞肿胀。水肿主要在灰白质的细胞内,细胞外间隙并不扩大。在严重感染如脑炎、脑膜炎、中毒性痢疾、重型肝炎时均可能引起脑部微循环障碍,使脑细胞缺血、缺氧,发生细胞毒性脑水肿。

3) 渗压性脑水肿:当低钠血症和水中毒等病理性原因使血浆稀释时,血浆内水分由于渗透压改变,大量水分进入细胞内,且白质内的细胞更为明显。细胞外间隙并不扩大,血-脑屏障也仍保持完整。

4) 间质性脑水肿:主要见于脑室周围的白质,常与脑积水伴发,故又称"脑积水性水肿"。这类脑水肿主要是由于脑室表面结构改变,使部分脑室液逸出,渗进邻近白质内的结果。

5) 流体静力压性脑水肿:任何因素引起脑毛细血管动脉端或静脉端的静力压升高,都将导致压力平衡紊乱而产生脑水肿。如严重或快速的动脉压升高,或静脉回流受阻和脑毛细血管床的压力升高,均可导致流体静力压性脑水肿。

临床上同一病因常同时或先后发生不同类型的脑水肿,很少有一种类型单独出现,要注意是以哪种类型脑水肿为主的。

3. *颅内占位性病变* 如颅内血肿、颅内肿瘤、颅内脓肿、颅内肉芽肿及脑寄生虫病等。

4. *脑血流量增加* 颅内动脉和静脉血压升高,都可以使血液容积增加而引起颅内压增高。如各种类型的严重高血压病,可导致脑血容量增加而引起颅内压增高;静脉窦和颅内静脉阻塞也可引起颅内压增高。

【发病机制】

颅内压增高产生以下几方面的后果。

1. *对脑血流量的影响* 脑血流量与脑灌注压(平均动脉压-颅内压)成正比关系,与脑血管阻力成反比关系。正常脑灌注压为 10～12 kPa(75～90 mmHg),这时脑血管的自动调节功能良好。当颅内压增高引起脑灌注压下降时,就能通过血管阻力的降低使两者的比值不变,从而保证脑血流量没有太大的波动。如果颅内压不断增高,使脑灌注压低于 5.33 kPa(40 mmHg)时,脑血管自动调节功能丧失,即脑血管处于麻痹状态,脑血流量就不能再保持其稳定状态。

2. *脑疝* 颅内压增高时,由于颅内压力分布不均,脑组织即由病变区向非病变区、由高压区向低压区发生大块移动,部分脑组织将被挤进或疝入与之相邻的小脑幕孔、枕骨大孔等部位,形成脑疝。疝入的脑组织可压迫邻近的脑干结构而引起急剧症状者,称为急性脑疝;如症状不明显,而仅在造影片上或手术中发现者,则称为慢性脑疝，常见于慢性小脑扁桃体疝。急性脑疝常为颅内压增高引起死亡的主要原因，应予特别重视。

3. 脑水肿 颅内压增高发展到一定程度时，可影响脑代谢和脑血流量，破坏血-脑屏障，使脑细胞代谢障碍、脑脊液循环障碍而产生脑水肿，从而使颅腔内容物体积增大，进一步加重颅内压增高。

4. 肺水肿 颅内压增高患者可并发肺水肿，年轻人更为多见，且常在一次癫痫大发作之后出现。临床表现为呼吸急促、痰鸣、有大量泡沫状血性痰液。其发生机制可能与血流动力学改变有关。当颅内压增高时，导致全身血压反应性增高，使左心室负荷加重，产生左心室舒张不全，左心房及肺静脉压力增高，引起肺毛细血管压力增加与液体外渗，形成肺水肿。另外有人认为，颅内压增高引起交感神经兴奋及去甲肾上腺素释放，致全身血管收缩及心排血量增加，大量血液被迫进入阻力较低的肺循环系统，从而产生肺水肿。

5. 胃肠功能紊乱 在颅内压增高病情严重或长时间昏迷的患者中，有一部分患者可表现为胃肠功能紊乱，可发生胃肠道黏膜糜烂和溃疡，最常见于胃和十二指肠，也可见于食管、回盲部与直肠，严重者可出现穿孔和出血。这种情况可能与颅内压增高引起下丘脑中自主神经功能紊乱有关。亦有人认为，颅内压增高时，全身血管收缩，消化道黏膜可因缺血而产生溃疡。

6. 皮质死亡与脑死亡 颅内压增高最严重的后果是脑皮质死亡与脑死亡。由于病变不断发展，颅内压亦不断增高，脑缺血、缺氧逐渐加重。脑组织对缺氧最敏感，脑缺氧发展到一定程度必然导致脑功能严重障碍。有些研究者指出，当颅内压上升到与血压仅差 2.66 kPa(20 mmHg)(即脑灌注压为维持脑血流量自动调节最低限度的一半)时，则脑的代谢障碍几乎与完全性缺血相同，患者将先后出现双侧瞳孔散大，肢体软瘫及脑电活动消失，继之脑血流完全停止，呈脑死亡状态。

【临床表现】

颅内压增高综合征的临床表现与其发展速度有关，缓慢增高者，症状可以不明显；感染性疾病所致的脑水肿多在短时间内发生，颅内压急骤增高，症状明显。

1. 颅内压增高的症状

(1) 头痛：急性颅内压增高者突然出现头痛，慢性者头痛缓慢发展。多为跳痛、胀痛或爆裂样痛，用力、咳嗽、喷嚏、排便可使头痛加重。平卧或侧卧头低位亦可使头痛加重，坐姿时减轻。早期头痛在后半夜或清晨时明显，随后头痛为持续性伴阵发性加剧。头痛的原因可能是由于颅内高压时刺激颅内敏感结构，如脑膜、血管和脑神经受到牵扯或挤压所致。

(2) 呕吐：典型表现为与饮食无关的喷射性呕吐，吐后头痛可略减轻。呕吐前常伴恶心，早期常只有恶心而无呕吐，晚期则在呕吐前不一定有恶心。恶心、呕吐是因颅内高压时刺激迷走神经核团或其神经根所引起的。

(3) 视神经盘水肿：是颅内压增高的主要客观体征。视神经亦有 3 层脑膜包绕与颅内相通，因此，颅内压增高可引起视神经盘水肿：① 颅内高压传递到视神经的鞘间隙，使后者压力增高，压迫视网膜中央静脉，导致视神经盘淤血、水肿。② 挤压视神经引起其轴浆流障碍而致视神经盘水肿。③ 脑脊液在高压状态下，可沿视神经周围的鞘间隙进入视神经盘。早期视力为正常或有一过性黑矇，如颅内压增高无改善，可出现视力减退，继发视神经萎缩，以致失明。一旦失明，恢复几乎是不可能的。因此，早期及时处理颅内压增高对于保存视力是很重要的。视神经盘水肿的机制主要为颅内蛛网膜隙脑脊液压力增高，使视神经鞘内脑脊液压力增高，进而视神经受压，轴浆流动缓慢或停止，视神经盘肿胀。

(4) 脉搏、血压及呼吸的变化：急性或亚急性颅内压增高时，脉搏缓慢(50～60 次/分)，若压力继续增高，脉搏可以增快。颅内压迅速增高时血压亦常增高。呼吸多为频率改变，先深而慢，随后出现潮式呼吸，也可浅而快，过度换气亦不少见。

(5) 意识障碍：颅内压急剧增高时可致昏迷，或呈不同程度的意识障碍，如意识模糊、嗜睡等；慢性颅内压增高时，轻者记忆力减退、注意力不集中，重者可呈进行性痴呆、情感淡漠、大小便失禁。老年及中年患者精神症状多见。

(6) 其他：癫痫大发作、眩晕、一侧或两侧外展神经麻痹、双侧病理反射阳性等。

2. *脑疝形成* 当颅内压增高超过一定的代偿能力或继续增高时，脑组织受挤压并向邻近阻力最小的方向移动，若被挤入硬膜或颅腔内生理裂隙，即为脑疝形成。疝出的脑组织可压迫周围重要的脑组织结构，当阻塞脑脊液循环时使颅内压进一步增高，危及生命安全。临床常见的脑疝有小脑幕切迹疝和枕骨大孔疝两种。

(1) 小脑幕切迹疝：多见于小脑膜以上病变。为部分颞叶或(和)脑中线结构经小脑幕切迹向下疝出。

1) 剧烈头痛：脑疝前驱期头痛难以忍受，此系颅内压急剧增高时脑膜张力剧增，脑组织移位牵拉血管等因素所致。此时及时抢救，可避免脑疝发生。

2) 意识障碍：由清醒逐渐进入嗜睡，甚至昏迷，或由浅昏迷突然发展为中度或深度昏迷。系脑干受压，脑血流量减少，网状结构上升性激活系统功能受损所致。

3) 瞳孔及眼球变化：脑疝压迫动眼神经，缩瞳神经纤维受刺激，同侧瞳孔缩小；以后则因神经麻痹而瞳孔扩大，对光反射减弱或消失；在疝晚期，对侧的动眼神经也受压，出现双侧瞳孔散大，对光反射消失。因此，瞳孔一侧大一侧小，或忽大忽小，边缘不整。对光反射减弱或消失，是小脑幕切迹疝早、中期诊断的一项可靠依据，也是与枕骨大孔疝的鉴别要点之一。

动眼神经还支配部分眼肌，因而部分患者可发生一侧或两侧眼睑下垂、斜视、凝视和眼球下沉，少数患者可出现眼球向上固定。

4) 瘫痪：当中脑的大脑脚锥体束受压时，病灶对侧肢体出现瘫痪。晚期也可呈去大脑强直，系中脑严重受压、缺血，损害网状结构下行性抑制系统所致。

5) 生命体征改变：初期呼吸深而慢，继之出现潮式呼吸，过度换气或双吸气；晚期呼吸不规律，浅快而弱直至呼吸停止。脉搏先慢后快，血压先升后降，系延髓中枢衰竭的表现。

(2) 枕骨大孔疝：多见于颅后窝占位病变，也可见于小脑幕切迹疝的晚期。感染性疾病枕骨大孔疝多继发于小脑幕切迹疝。此外，腰椎穿刺放出过量脑脊液时，也可诱发枕骨大孔疝。小脑扁桃体向下疝入枕骨大孔，可对称，也可一侧较严重。

1) 枕项区疼痛、强直：患者常不许他人移动其头颅，是一种保护性防御反应，为枕骨大孔疝的早期表现。

2) 呼吸改变：一种表现为呼吸变慢，突然转为不规则，继而猝停；另一种表现为呼吸浅促，转为不规则后停止。呼吸停止后，心跳常继续，出现呼吸心跳离解现象，此时如及时施行人工呼吸，积极抢救，部分患者尚可恢复。这种离解现象的出现是因为呼吸中枢的位置较循环中枢低且孱弱，易受压迫。

3) 意识障碍：一般较小脑幕切迹疝出现晚，程度轻。

4) 瞳孔改变：为交感神经受压，瞳孔对称性缩小，继而扩大，对光反射减弱或消失。

5) 其他：可因神经性休克或小脑受压，出现四肢软瘫，反射消失，但病理性体征阴性；血压初期可升高，晚期下降，称为脑休克。

慢性型的枕骨大孔疝早期有枕部疼痛，颈项强直，舌咽神经、迷走神经、副神经、舌下神经轻度损害，患者意识清楚，偶可出现四肢强直、呼吸轻度抑制。病情发展超出代偿能力后，生命体征迅速恶化并出现昏迷等。

小脑幕切迹疝与枕骨大孔疝可从以下几点进行鉴别：① 小脑幕切迹疝常因大脑病变引起，而枕骨大孔疝常因幕下病变引起；② 小脑幕切迹疝意识障碍出现早；③ 前者早期出现一侧瞳孔散大，两侧常不对称；后者晚期才出现瞳孔散大，且多对称；④ 后者早期即出现呼吸不规则，而前者晚期才出现呼吸不规则；⑤ 后者早期出现颈项强直，强迫头位，而前者一般无此体征；⑥ 小脑幕切迹疝多有病灶对侧肢体瘫，锥体束体征阳性，枕骨大孔疝则无。

【诊断】

颅内压增高的诊断一般根据基础疾病、临床表现结合下列检查即可诊断。

1. *视神经盘水肿* 早期表现为视网膜静脉回流受阻，静脉淤血，继而出现视神经盘周围渗出、水肿、出血，甚至隆起。

2. *脱水试验治疗* 20%甘露醇 250 ml 快速静脉滴注或呋塞米 40 mg 静脉注射后，若头痛、呕吐等症状减轻，则颅内压增高的可能性较大。

3. *腰椎穿刺测压* 腰椎穿刺测压在高颅内压患者有一定的危险性，甚至可致死。腰椎穿刺的目的主要是了解有无颅内压增高，并进行脑脊液检查，而非测量颅内压的高低程度。对疑有严重颅内压增高，特别是急性、亚急性起病有局限性脑损害症状的患者，切忌盲目行腰椎穿刺检查。只有在诊断为脑炎或脑膜炎和无局限性脑损害的蛛网膜下腔出血症，在充分准备后方可行腰椎穿刺。

对疑有颅内压增高患者施行腰椎穿刺时应注意以下几点：① 严格遵守无菌操作规范；② 选用较细的穿刺针；③ 穿刺成功后尽量避免脑脊液流出过快；④ 脑脊液不可放取过多，仅够检查即可；⑤ 不宜施行压颈试验；⑥ 术前应用脱水剂。

4. *影像学检查* 头颅平片、脑血管造影、头颅 CT 和头颅 MRI 等检查是诊断颅内压增高及其病因的重要手段。

【鉴别诊断】

1. *颅脑损伤* 可引起脑挫裂伤、脑水肿和颅内血肿，使颅内压增高。急性重型颅脑损伤在疾病的早期即可出现颅内压增高。少数患者可较迟出现，如慢性硬膜下血肿等。颅脑损伤后患者常迅速进入昏迷状态，伴呕吐。脑内血肿可因部位不同而出现偏瘫、失语、抽搐发作等。颅脑CT 能直接地确定颅内血肿的大小、部位和类型。

2. *脑血管性疾病* 主要为出血性脑血管病，高血压脑出血最为常见。一般起病较急，颅内压增高的表现在起病的 1～3 日内发展到高峰，患者常有不同程度的意识障碍。表现为头痛、头晕、呕吐、肢体瘫痪、失语、大小便失禁等。发病时常有显著的血压升高。脑 CT 检查可明确出血量的大小与出血部位。

3. *高血压脑病* 是指血压骤然剧烈升高而引起的急性脑功能障碍。常见于急进型高血压、急（慢）性肾炎或子痫等。常急骤起病，血压突然显著升高至 250/150 mmHg（33.3/20 kPa）以上，舒张压升高较收缩压更为显著。常同时出现严重头痛、恶心、呕吐、颈项强直等颅内压增高症状。神经精神症状包括视力障碍、偏瘫、失语、癫痫样抽搐或肢体肌肉强直、意识障碍等。眼底可呈高血压眼底、视网膜动脉痉挛，甚至视网膜出血、有渗出物和视神经盘水肿。

4. *颅内肿瘤* 可分为原发性颅内肿瘤和颅内转移瘤。其共同特点为慢性进行性的典型颅内压增高表现。在病程中症状虽可稍有起伏，但总的趋势是逐渐加重。少数慢性颅内压增高患者可突然转为急性发作。根据肿瘤生长的部位可伴随不同的症状，如视力视野的改变、锥体束损害、癫痫发作、失语、感觉障碍、精神症状、脑桥小脑角综合征等。头颅 CT 可明确肿瘤生长的部位与性质。

5. *脑脓肿* 常有原发性感染灶，如耳源性、鼻源性或外伤性的原发病灶。血源性感染者病初时可有急性炎症的全身症状，如高热、畏寒、脑膜刺激症状、白细胞增多、红细胞沉降率快，腰椎穿刺脑脊液检查见白细胞增多等。但在脓肿成熟期后，上述症状和体征消失，只表现为慢性颅内压增高，伴有或不伴有局灶性神经系统体征。脑脓肿病程一般较短，精神迟钝较严重。CT 扫描常显示圆形或卵圆形密度降低阴影，静脉注射造影剂后边缘影像明显增强，呈壁薄而光滑的环形密度增高的阴影。此外，脓肿周围的低密度脑水肿带较显著。

6. 脑部感染性疾病　脑部感染是指细菌、病毒、真菌、寄生虫、立克次体、螺旋体等引起的脑及脑膜的炎症性疾病。呈急性或亚急性颅内压增高，少数表现为慢性颅内压增高，起病时常有感染症状，如发热、全身不适、血白细胞总数升高等。部分病例有意识障碍、精神错乱、肌阵挛及癫痫发作等，严重者数日内发展至深昏迷。有些病例可出现精神错乱，表现为呆滞、言语动作减少、反应迟钝或激动不安、言语不连贯，记忆、定向常出现障碍，甚至有错觉、幻觉、妄想及谵妄。神经系统症状多种多样，重要特点为常出现局灶性症状，如偏瘫、失语、双眼同向偏斜、部分性癫痫、不自主运动。其他尚可有颈项强直、脑膜刺激征等。脑脊液常有炎性改变，如脑脊液白细胞增多、蛋白量增多或有糖或氯化物的降低，补体结合试验阳性等。头颅 CT 可见有炎性改变。

7. 良性颅内压增高　又名“假性脑瘤”，系患者仅有颅内压增高症状和体征，但无占位性病变存在。病因可能是蛛网膜炎、耳源性脑积水、静脉窦血栓等，但经常查不清。临床表现除慢性颅内压增高外，一般无局灶性体征。

8. 其他　全身性疾病引起的颅内压增高的情况在临床上也相当多见。如感染中毒性脑病、尿毒症、水和电解质紊乱及酸碱平衡失调、糖尿病昏迷、肝性脑病、食物中毒等。这些病发展到严重程度均可出现颅内压增高的表现。结合疾病史及全身检查多能做出明确的诊断。

【治疗】

1. 去除病因或消除诱发因素　颅内压增高是许多疾病共有的综合征，最根本的处理原则是去除病因治疗。对于外伤、炎症、脑缺血缺氧等原因引起的脑水肿，应首先用非手术治疗，包括给予吸氧、抗生素、高渗降颅压药物等。由于占位性病变所引起者，应采用手术治疗切除病变。由于脑脊液通路受阻而形成脑积水者，可做脑脊液分流手术等。但颅内压增高患者往往情况紧急，有时病因诊断的各种检查来不及进行而患者已处于严重的紧急状态，此时应先做暂时性的症状处理，以争取时间利用一切可能的检查手段，确定病因后再给予去病因治疗。

2. 降低颅内压　保证正常的脑灌注压和能量供应，防止或减轻脑移位和脑疝的发生。脱水治疗是降低颅内压、治疗脑水肿的主要方法。脱水治疗可减轻脑水肿，缩小脑体积，改善脑供血和供氧情况，防止和阻断颅内压恶性循环的形成和发展，尤其是在脑疝前驱期或已发生脑疝时，正确应用脱水药物常是抢救成败的关键。常用脱水药物有渗透性脱水药和利尿药两大类。

(1) 渗透性脱水药：本类高渗药物进入机体后一般不被机体代谢，由于血-脑屏障作用，药物在血液中不能迅速进入脑及脑脊液中，在血液与脑组织内形成渗透压梯度，使水肿脑组织的水分移向血浆，达到脱水和缩小脑体积的作用，并通过血管反射机制减少脑脊液分泌，从而降低颅内压。常用的渗透性脱水药物有甘露醇、甘油、甘油果糖、高渗生理盐水、人血白蛋白等。

甘露醇是最常用的降颅内压药物，用法：125～250 ml 快速静脉滴注，根据颅内压的变化调整给药间隔时间，一般每日 3～4 次或每日 5 次以内，可显著减轻脑水肿。甘油能改善脑血流量和脑代谢，提供一定的能量，用药后血浆渗透压无明显变化，尤其适用于慢性颅内压增高者、心肾功能不全的颅内压增高者，但糖尿病患者禁用。甘油果糖是一种复方制剂，甘油果糖 250 ml 中含甘油 25 g、果糖 12.5 g、氯化钠 2.25 g。人血白蛋白为胶体性脱水剂，具有很强的亲水活性，血浆中 70%的胶体渗透压由其维持，维持渗透压的功能约相当于全血浆的 5 倍，还能补充白蛋白的不足。但因价格昂贵，一般用于脑水肿伴低蛋白血症者。

(2) 利尿脱水药：本类药物能抑制肾小管对氯和钠离子的再吸收，随着这些离子和水分的大量排出体外而产生利尿作用，导致血液浓缩，渗透压升高，从而间接地使脑组织脱水，颅内压降低。此类利尿剂利尿作用较强，但脱水作用不及甘露醇，且易引起电解质紊乱，一般与渗透性脱水剂同时使用，可增加脱水作用并减少脱水剂的用量。特别适用于心、肾功能不全的老年患者。常用的降低颅内压的利尿药物是呋塞米。

3. *激素治疗* 糖皮质激素能改善血-脑屏障，降低其通透性，加强对水、电解质代谢的调节功能，稳定细胞膜功能和减轻细胞膜损害；改善局部脑血流量，减轻病变区周围水肿；减少脑脊液生成；增强非特异性抗炎和解毒作用。应用肾上腺皮质激素时应注意有无禁忌证，如溃疡病、糖尿病等，因其有抑制免疫功能，合并感染者慎用。常用药物有地塞米松和甲泼尼龙。

4. *减压手术* 在应用脱水剂和利尿剂无效后，或颅内压增高发生脑危象早期时应用，可进行脑室穿刺引流或脑室分流术。

（浙江大学附属第一医院 李兰娟 刘小丽）

第十节 多器官功能障碍综合征

多器官功能障碍综合征（multiple organ dysfunction syndrome，MODS）又称“多器官功能衰竭”（multiple organ failure，MOF），是指机体遭受严重创伤、休克、感染、中毒、大面积烧伤、急诊手术等严重损伤 24 小时之后，同时或序贯出现两个或两个以上器官发生功能障碍或衰竭的病理生理过程。MODS 预后极差，病死率可达 30%～100%。近年来，由于重症监护手段和治疗技术的不断提高，单一脏器衰竭抢救存活的机会已大为提高，MODS 则成为严重感染、创伤或大手术后的主要死亡原因。

【病因】

MODS 常在严重或多发性创伤、大量失血、低血容量性休克、严重感染后发生，其病因常是复合性的，其中以严重创伤和难以控制的感染为最重要的因素。

1. *大手术和严重创伤* MODS 最早发现于大手术后，至今它仍是大手术后的一个重要并发症。严重创伤后，在有无感染的情况下均可发生 MODS。

2. *严重感染* 原发性或继发性的败血症和严重感染，如胆道感染、腹膜炎等是引起 MODS 的主要原因。败血症和脓毒血症的存在又使感染难以控制。据报道，MODS 中约 70%是由感染所引起的，尤其是严重感染引起的败血症。

3. *休克* 严重的休克，特别是休克晚期，当动脉血氧分压降低，血中某些体液性物质如 TNF-α、溶酶体酶等明显增多或休克合并 DIC 时，MODS 的发生率非常高。大约 80%的 MODS 患者入院时有明显的休克。

4. *医源性因素* 某些医源性因素可诱发或促进 MODS 的发生，如内镜检查造成胃肠道穿孔，伤口处理不当，胸腔或腹腔引流不畅以及手术后静脉输液过多等。

【分类】

MODS 有两种不同的类型：原发性和继发性。两者发病机制不尽相同。

1. *原发性 MODS* 是疾病的直接结果，器官功能不全发生早，多见于创伤，如肺挫伤、过度输血造成的凝血机制障碍等。原发性 MODS 的特点是：损伤直接引起两个以上的器官衰竭（如多发性创伤），或直接引起一个器官系统衰竭，进一步导致其他器官系统衰竭（如挤压伤引起肾功能衰竭，又引起尿毒症性消化道障碍）。此类型 MODS 患者常在严重创伤或休克后短时期内发生，又称为单相速发型。严重的出血是引起或促进 MODS 的重要原因。发病后迅速出现呼吸、肾和肝功能障碍。

2. *继发性 MODS* 典型的 MODS 即属此种类型。继发性 MODS 不是由损伤本身引起的，而是作为机体过激反应的结果。患者在创伤、失血、休克后，经处理后有一稳定的缓解期，但以后很快被迅速发生的败血症所打断。败血症常首先引起呼吸衰竭，以后相继发生肝、肾、胃肠道和凝血系统衰竭,又称双相迟发型。

【发病机制】

MODS患者在发病过程中可相继出现多个系统器官功能衰竭,此变化的出现是与各个系统器官功能间的相互作用分不开的,它们之间可以相互影响,形成密切的因果关系,从而造成恶性循环。MODS病程中各器官功能不全或衰竭发生的一般顺序是:从肺→肾→肝→消化道→中枢神经系统→心脏。由于病因不同,机体原有状况的差异,可使MODS累及器官的多少及其发展顺序有所不同。

1. MODS发病机制　十分复杂,至今尚未被充分阐明。目前一般认为,其发病可能与多个环节的障碍有关。

(1) 器官血流量减少和再灌注损伤:创伤、失血引起休克的过程中,循环血量减少,各器官的血流量随之减少。同时由于交感肾上腺髓质系统兴奋引起血液再分配,使腹腔内脏血管收缩,加重肝、肾、肠等器官的低灌注状态。前列腺素类代谢产物白三烯和血栓素等也促使小血管收缩,引起器官缺血。持续性低灌流可以导致组织缺氧、酸中毒、代谢障碍和能量产生减少,引起器官功能障碍而造成MODS。

在严重的创伤休克等患者中,MODS有时发生在复苏后,这是由于休克经复苏恢复器官灌流以后,可发生全身器官组织细胞的再灌注损伤。缺血—再灌注后的组织细胞损伤所造成MODS的机制,目前一般认为与自由基增多有关。此时,由于自由基生成增加,清除减少,自由基急剧增多,并引起细胞膜脂质过氧化作用的增强和重要器官实质细胞的明显损伤,从而导致MODS的发生。

器官血流量减少的发生中还有微血栓的作用。组织创伤和严重感染等情况可启动外源性或内源性凝血系统而引起DIC,促进凝血,形成微血栓,使微循环血流淤滞,细胞缺血损伤而引起器官功能不全,从而促进MODS的发生。

(2) 免疫反应与炎症介质的作用:机体受损害后,诱发因子使巨噬细胞适度激活时,表现为吞噬和消灭病原微生物,清除损害组织中的细胞碎片或异物,使炎症痊愈。如果反应过度,巨噬细胞释放的介质如肿瘤坏死因子、白介素1、花生四烯酸代谢产物等不断溢出局部至全身,激活多种炎性细胞如组织内巨噬细胞、白细胞、淋巴细胞,以及激活凝血系统、补体系统、激肽系统,通过一系列连锁反应,使炎症不断加深,形成SIRS。因此,有人认为MODS的发病机制是多种体液性介质产生的生物学作用的总和。由于炎症反应失控而形成SIRS,在某些介质的引导下,引起细胞间的过度反应,即被激发的效应细胞产生对各种器官靶细胞的细胞毒反应,从而引起组织、器官的损伤与障碍。而且,SIRS时中性粒细胞在体内发生重新分布,大量的外周血白细胞滞留在器官组织或从外周循环迁移到组织。白细胞与内皮细胞之间的作用及其引起的一系列变化在MODS的发生发展上有重要作用。

(3) 细菌与内毒素的作用:MODS的发生与细菌、内毒素和白细胞的关系很密切。在某些MODS患者,细菌可通过肠黏膜而侵入体循环的血液中,并且可以在器官中生长繁殖,即肠道细菌移位,由此引起炎症反应,通过细菌的直接毒性作用和体液因素的介导损害宿主的器官。但有时器官的损伤和局部微生物的存在并无直接的规律可循。在临床上可遇到这样情况:继发于腹腔内感染的患者常有败血症的症状,但细菌血培常为阴性。因此,曾有人将此种MODS称为"非菌血症性临床败血症"。此时导致机体一系列损害的是细菌的产物——内毒素。近来的研究发现,败血症、休克以及由它们导致的MODS中致死的主要原因是内毒素而不是细菌。内毒素作用于巨噬细胞,使其激活后释放的一系列体液因子(如TNF-α、IL-1等)常是导致MODS的重要介质。

(4) 细胞代谢障碍:从细胞和亚细胞水平研究发现,线粒体能量代谢的缺陷、氧的摄取和各种底物利用障碍、ATP产生减少和高代谢是MODS代谢障碍的基础。

1) 氧债:增大氧债是指组织器官所需的氧

耗量与实际测得的氧耗量之差。氧债反映供氧不足的情况。创伤、休克、大手术期间和其后不久，因循环灌流不足或血流分布紊乱引起的组织氧量减少影响器官代谢和功能，代谢需要增加时更甚。组织缺氧会引起器官衰竭和死亡。MODS 患者氧债比无氧债者大。MODS 死亡患者氧债严重而持续时间长，存活者氧债较少。氧债的程度与患者的多器官功能衰竭的严重程度及存活与否有关。

2）能量代谢障碍：组织低灌流和再灌流损伤都能损害线粒体的结构和功能，引起氧化过程障碍。此时，线粒体上 NADH 增多而 NAD^+ 减少。NAD^+ 有助于三羧酸循环进行，而 NADH 则起抑制作用，故 NAD^+/NADH 比值降低使三羧酸循环受阻，糖和脂肪代谢发生障碍，ATP 产生减少，引起器官功能衰竭。

3）高代谢：创伤和感染患者常表现为高代谢状态。静息时能量消耗增加，氧耗量和 CO_2 产生增加，糖原分解和糖原异生作用增强，肌肉蛋白分解增强。血中支链氨基酸减少，芳香族氨基酸增多，两者比值降低。尿氮排出增多，显示体内分解代谢旺盛，很快出现中度到重度营养不良。患者呈高动力循环状态，表现为心排血量增加、外周血管阻力降低，可致血压下降。此时，肝、肾等腹腔内脏血流量减少，而骨骼肌却血流量增多。高分解代谢引起的组织消耗是发生器官衰竭的重要原因。

总之，引起 MODS 发病的机制非常复杂，目前还不能用单一学说加以阐明，可能是多种致病因素综合作用的结果，并且在各种致病因素之间彼此都可能互为因果，形成恶性循环，最终导致 MODS 的发生。

2. MODS 时各系统器官的功能代谢变化 MODS 发生后几乎可以累及体内各个重要系统、器官的功能和代谢。这些变化既构成 MODS 时临床表现发生的基础，又成为 MODS 临床诊断的依据。现将几个重要器官系统的变化分述如下。

（1）肺的功能代谢变化：肺是 MODS 发生过程中最容易和最早受到损害的器官，症状明显、病变典型，并由于肺脏呼吸与非呼吸功能障碍严重影响整个生命活动，因而加速 MODS 的发展，是 MODS 中最受重视的脏器。由于肺水肿、肺不张使肺顺应性降低，肺通气障碍、肺小气道阻塞和动静脉分流增加，结果通气血流比例失调，最后导致 ARDS 的发生，临床上主要表现为进行性低氧血症和呼吸窘迫。

（2）肾的功能代谢变化：肾的功能障碍主要表现为急性肾衰竭，病理上出现急性肾小管坏死。临床表现为少尿或无尿、氮质血症、血尿素氮和肌酐升高，伴有水、电解质和酸碱平衡紊乱。MODS 时肾衰竭的原因是肾血流的改变。各种原因引起机体有效循环血量减少时，不仅直接使肾血流量下降，还可通过交感肾上腺髓质系统激活而使肾血管收缩，肾血流量进一步减少，肾小球滤过率明显降低；肾脏缺血缺氧造成肾血管内皮细胞肿胀及小血管内微血栓形成，导致管腔狭窄或阻塞，增加血管阻力，加重肾缺血，使肾小管上皮细胞肿胀坏死，造成肾小管阻塞及原尿反漏。

（3）肝的功能代谢变化：肝代谢能力较强，有时虽有肝的形态改变，但其生化指标仍可正常，因而肝功能衰竭常不能及时为临床和常规检验所发现。有人提出，MODS 时肝线粒体功能障碍，导致氧化磷酸化障碍和能量产生减少，从而认为应从肝细胞能量代谢障碍的角度来探讨 MODS 的发生。肝损害导致黄疸，某些胆盐中和内毒素的作用受到影响，会使静脉血中内毒素水平升高，临床上出现黄疸与肝功能不全。

（4）心脏的功能代谢变化：虽然迄今认为心功能不全是 MODS 的终末阶段，但实际上休克早期心肌即可能已发生了较明显的形态和功能变化，特别是内毒素性休克时，于休克早期即可出现心肌细胞线粒体肿胀、结构破坏，基质密度消失及钙盐沉着。因为机体的内在调节以及心脏本身具有较大的储备能力，所以心功能的障碍大多在休克晚期才趋明显。因此，如及早采取有效防治措施，可免除心脏受损，否则可导致心功能发生难以逆转的损害。

(5) 胃肠道的功能代谢变化：主要表现为胃黏膜损害、应激性溃疡和肠缺血。休克、严重感染、严重创伤等引起机体有效血容量减少、交感肾上腺髓质系统强烈兴奋，使胃肠微小血管痉挛而缺血缺氧，导致消化液分泌障碍，IgA 生成减少，胃肠运动功能减弱。小肠绒毛缩短及数量减少，肠壁水肿或坏死，从而出现消化不良、腹胀、肠麻痹、胃肠屏障功能减弱及消化道出血等一系列胃肠功能障碍或衰竭症状。

(6) 免疫系统的变化：MODS 的患者除有明显的补体改变外，整个免疫系统处于全面抑制状态，炎症反应失控、无法局限化，因此，感染容易扩散，十分难治，甚至致死。此时，体内中性粒细胞的吞噬和杀菌功能低下，血浆纤维连接蛋白减少，单核吞噬细胞功能受抑制，外周血淋巴细胞数减少，TH/Ts 比例降低，B 细胞分泌抗体的能力减弱。

MODS 发展过程中，各器官系统之间相互影响起着重要作用。一个器官的功能状态取决于其他器官的功能。若存活时间长，则一个器官衰竭可引起其他器官衰竭，使器官衰竭序贯发生。

【临床表现】

MODS 的演变常为序贯性过程，多以单一器官开始，而后累及其他器官发生病变。由于 MODS 在早期易被危重的原发病所掩盖，临床医师常集中精力处理原发病，忽视可能引发的 MODS。因此，应注意各器官的功能状态，从各器官功能的表现可以发现重要的诊断线索。

1. *肺功能衰竭*　一般为早期表现，肺损害为 MODS 首发器官，早期存在低氧血症，后期则发展为 ARDS。临床出现明显的进行性的呼吸困难与发绀。肺顺应性显著降低。动脉血氧分压(PaO_2)低于 6.7 kPa(50 mmHg)或需要吸入 50%以上氧气才能维持 PaO_2 在 6.0 kPa 以上。患者必须借助人工呼吸器维持通气 5 日以上。

2. *肾功能衰竭*　在 MODS 中出现较早。

3. *肝功能衰竭*　在 MODS 中出现较早。表现为黄疸或肝功能不全。血清总胆红素＞34.2 μmol/L，血清谷丙转氨酶(ALT)、乳酸脱氢酶(LDH)或碱性磷酸酶(ALP)在正常值上限的 2 倍以上，有或无肝性脑病。

4. *胃肠衰竭*　出现胃黏膜损伤或应激性胃肠出血、腹胀、肠蠕动减弱或肠麻痹，无结石性胆囊炎及小肠坏死。

5. *心功能衰竭*　一般表现为心力衰竭、休克、微循环障碍。其发生率低于肺、肝、肾及胃肠。

6. *凝血系统衰竭*　血小板计数进行性下降($<50\times10^9$/L)，凝血酶原时间延长，在正常的 2 倍左右，常需补充凝血因子才能纠正。纤维蛋白原＜2 g/L(200 mg/dL)，并有纤维蛋白(原)降解产物存在。部分患者有 DIC 的证据。凝血系统表现一般为 MODS 的晚期表现，出现 DIC 时治愈率则非常之低。

7. *中枢神经系统衰竭*　中枢神经系统功能紊乱，反应迟钝，意识障碍甚至出现昏迷。Glasocow 评分＜7 分。

8. *免疫防御系统功能衰竭*　主要表现为菌血症或败血症。

9. *代谢功能衰竭*　以难治性高血糖、高乳酸血症、高渗透压血症、严重酸碱失衡为主要表现。

【诊断】

1995 年，全国危重病急救医学会议确立了我国 MODS 的诊断和评分标准，如表 35-7。但该标准过于复杂，有些监测指标有待修改，以便与近年来出台的各个器官衰竭的指南内容(如 ARDS、肝功能衰竭等相关指南)衔接。

表 35-7　MODS 的诊断和评分标准(1995)

受累器官	诊断依据	评分
循环衰竭	无血容量不足；平均动脉压≥9.31 kPa(≥70 mmHg)；尿量＞60 ml/h	0
	无血容量不足；平均动脉压≥7.98 kPa(≥60 mmHg)；尿量＞40 ml/h	1

（续表）

受累器官	诊断依据	评分
	无血容量不足；平均动脉压≤7.98 kPa（<60 mmHg），>6.65 kPa（50 mmHg）；尿量<40 ml/h，>20 ml/h；肢端冷或暖；无意识障碍	2
	无血容量不足；MAP<6.65 kPa（<50 mmHg）；尿量<20 ml/h；肢端冷或暖；多有意识恍惚	3
心脏	无心动过速；无心律失常	0
	心动过速；体温上升1℃；心率15～20次/分；心肌酶正常	1
	心动过速；心肌酶异常（CK、ALT、LDH高于正常值2倍以上）	2
	室性心动过速；心室颤动；二、三度房室传导阻滞	3
肺	呼吸频率正常；吸入空气PaO_2>9.31 kPa（>70 mmHg）	0
	呼吸频率20～28次/分；吸入空气PaO_2≤9.31 kPa（70 mmHg），>7.98 kPa（>60 mmHg）；PaO_2/FiO_2≥39.9 kPa（≥300 mmHg）；X线胸片正常	1
	呼吸频率>28次/分；吸入空气PaO_2≤7.98 kPa（≤60 mmHg），>6.6 kPa（>50 mmHg）；$PaCO_2$<4.65 kPa（<35 mmHg）；PaO_2/FiO_2≤39.9 kPa（≤300 mmHg），>26.6 kPa（>200 mmHg）；X线胸片肺泡无实变或实变<1/2肺野	2
	呼吸频率>28次/分；吸入空气PaO_2≤6.6 kPa（≤50 mmHg）；$PaCO_2$>5.98 kPa（>45 mmHg）；PaO_2/FiO_2≤26.6 kPa（≤200 mmHg）；X线胸片肺泡变实≥1/2肺野	3
肾	无血容不足；尿量>60 ml/h；尿Na、血肌酐正常	0
	无容量不足；尿量≈40 ml/h；尿Na、血肌酐正常	1
	无容量不足；尿量<40 ml/h，>20 ml/h；利尿剂冲击后尿量不增多；尿Na 20～30 mmol/L；血肌酐≈176.8 mmol/L（2.0 mg/dL）	2
	无血容量不足；无尿或少尿（<20 mml/h，持续6小时以上）；利尿剂冲击后尿量不增多；尿Na>40 mmol/L；血肌酐>176.8 mmol/L	3
肝	ALT正常；血清总胆红素<17.1 μmmol/L	0
	ALT≈正常值2倍；血清总胆红素>17.1 μmol/L	1
	ALT>正常值2倍以上；血清总胆红素>34.2 μmol/L	2
	肝性脑病	3
胃肠道	无腹部胀气；肠鸣音正常	0
	腹部胀气；肠鸣音减弱	1
	高度腹部胀气，肠鸣音近于消失	2
	麻痹性肠梗阻；应激性溃疡出血；非结石性急性胆囊炎；急性胰腺炎（具备4项中1项即可确诊）	3
凝血功能	血小板计数>100×10^9/L；纤维蛋白原正常	0
	血小板计数<100×10^9/L；纤维蛋白原正常；PT及TT正常或较正常缩短	1
	血小板计数<100×10^9/L；纤维蛋白原≥2.0～4.0 g/L	2
	PT及TT正常比正常值延长≈2秒，优球蛋白溶解试验>2小时；全身性出血表现明显；血小板计数<100×10^9/L；纤维蛋白原<2.0 g/L；PT延长>2秒；全身性出血表现明显	3
脑	意识正常	0
	兴奋及嗜睡；语言呼唤能睁眼；能交谈；有定向障碍；能听从指令	1
	疼痛刺激能睁眼；不能交谈、语无伦次；疼痛刺激有屈曲或伸展反应	2
	对语言无反应；对疼痛刺激无反应（改良Glasgow昏迷评分）	3

(续表)

受累器官	诊断依据	评分
代谢	血糖 3.9～6.4 mmol/L;血 Na^+ 为 136～146 mmol/L;pH 为 7.35～7.45	0
	血糖<3.9 mmol/L 或>6.4 mmol/l;血 Na^+<135 mmol/L 或>145 mmol/L;pH<7.35 或>7.45	1
	血糖<3.5 mmol/L 或>7.0 mmol/L;血 Na^+<130 mmol/L 或>150 mmol/L;pH<7.20 或>7.50	2
	血糖<2.5 mmol/L 或>7.5 mmol/L;血 Na^+<125 mmol/L 或>155 mmol/L;pH<7.10 或>7.55	3
	以上标准均需空腹或停止输糖 2 小时后取血	

【治疗】

严格来讲,当危重病发展到 MODS 阶段,治疗仅限于对症处理和器官功能的支持,一般收效甚微。因此,对 MODS 的治疗从危重病一开始即可进行,而对疾病的各种治疗也就是对 MODS 的治疗。

1. *积极治疗原发病* 避免和消除诱发因素。对明确败血症等严重全身性感染应联合应用高效抗生素进行治疗,力求迅速控制感染。外科感染者应及时手术清除感染病灶,特别注意横膈下、肝、肾盂、宫腔、肛周等隐蔽性病灶,去除坏死和污染的组织将有助于减少伤口细菌负荷量,限制巨噬细胞活化使局部免疫机制正常化,降低感染和炎症的过度激活,预防 MODS 的发生。

2. *营养支持* MODS 与高分解代谢有关,以蛋白质分解和高血糖为特征,对 MODS 高危患者应给予高于正常比例的蛋白和热量,额外补充营养对这些患者有益。肠道进食优于非肠道,这是因为前者对维持胃肠道黏膜屏障功能有益。在肠道营养不能实现时,应用非肠道营养。

3. *液体复苏* 缺血、再灌流损伤是 MODS 的重要发病机制之一。因此,对有发展为 MODS 的高危患者如创伤、休克、感染者等,应积极合理地进行液体复苏,目的是恢复并维持理想的内环境稳态,维持理想的组织灌注和氧合。使用液体通常为晶体液和胶体液搭配;同时要严密监测血气、血乳酸,使用漂浮导管计算氧输送和氧耗以指导液体复苏,有条件的可用胃黏膜张力计测定胃黏膜 pH,或消化道黏膜 PCO_2 测定,以了解组织器官氧代谢乃至全身氧代谢动力学,指导治疗。

4. *脏器功能支持* 对低氧血症者及早使用机械通气以纠正低氧血症,对心血管受损时及时合理地应用血管活性药物,并用漂浮导管进行血流动力学监测以提供用药证据。在危重病时由于低血容量和血栓缺血造成肾血流量减少,极易导致急性肾衰竭,此时除积极扩容外,应及早进行血液透析,可清除尿素和肌酐等有毒物质,有利于改善 MODS 的临床表现。对合并严重肝脏损伤的患者,在积极的内科综合治疗的基础上,应早期进行人工肝治疗,以清除内毒素等毒性物质,促进残余肝脏的再生。具体治疗措施请参照相应的指南。

5. *防治可能发生的并发症* 应同时应用制酸剂预防应激性溃疡的发生,并积极防治二重感染的发生。

【预后】

MODS 的病死率为 30%～100%,取决于受累系统(或器官)的数目及持续的时间。高龄患者(>65 岁)病死率远高于年龄<65 岁者。

【预防】

对感染的早期控制、休克的及时逆转、原发病的有效治疗、外科感染病灶的及时清除或引流,以及控制机体的过激反应,均对预防 MODS 的发生具有重要价值。

参考文献

[1] 白春学,孙波.急性呼吸窘迫综合征[M].上海:复

旦大学出版社,2005.
[2] 郭国际.颅内压增高//郭国际.实用神经系统疾病诊断与治疗[M].北京：中国医药科技出版社,2006：185－188.
[3] 黄巧冰,赵克森.休克//王迪浔,金惠铭.人体病理生理学[M].3版.北京：人民卫生出版社,2008：406－419.
[4] 吕继成,赵明辉.血栓性微血管病肾损害[J].中华肾脏病杂志,2006,22(5)：255－257.
[5] 王兆钺.弥散性血管内凝血的治疗与预防[J].中国实用内科杂志,2000,20(6)：327－329.
[6] 王振义.血栓与止血基础理论与临床[M].3版.上海：上海科学技术出版社,2004：222－230.
[7] 吴承远,孟凡刚.高颅压综合征//赵继宗.神经外科学[M].北京：人民卫生出版社,2007：60－66.
[8] 闫喆,路学文.血栓性微血管病研究进展[J].国外医学内科学分册,2006,33(3)：117－121.
[9] 张毓文.溶血尿毒综合征的诊治进展[J].实用儿科临床杂志,2004,19(1)：611.
[10] 中华医学会传染病与寄生虫学分会、肝病学分会.病毒性肝炎防治方案[J/S].中华肝脏病杂志,2000,8：324－329.
[11] 中华医学会传染病与寄生虫学分会肝衰竭与人工肝学组.人工肝支持系统治疗指征、标准及技术指南[J/S].中华传染病杂志,2002,20：254－258.
[12] 中华医学会感染性疾病分会肝衰竭与人工肝学组、中华医学会肝病学分会重型肝病与人工肝学组.肝衰竭诊疗指南[J/S].中华肝脏病杂志,2006,9：643－646.
[13] 中华医学会呼吸病学分会.急性肺损伤/急性呼吸窘迫综合征的诊断标准[J].中华结核和呼吸杂志,2000,23(4)：203.
[14] 五味晴美.Sepsis[J].日本临床,2007(65)增刊号：613－616.
[15] Diehl AM. Acute and chronic liver failure and hepatic encephalopaphy [M]. Goldman L, Bennett JC, eds. Cecil textbook of medicine. Philadelphia: Saunders, 2000: 813－816.
[16] Li LJ, Du WB, Zhang YM, *et al*. Evaluation of a bioartificial liver based on a nonwoven fabric bioreactor with porcine hepatocytes in pigs [J]. J Hepatol, 2006, 44: 317－324.
[17] Li LJ, Yang Q, Huang JR, *et al*. Effect of artificial liver support system on patients with severe viral hepatitis: A study of four hundred cases [J]. World J Gastroenterol, 2004, 10: 2984－2988.
[18] Marshall A, Lichtman, Ernest Beutler, *et al*. Williams Hematology [M]. 7th Edition, 2005: 1497－1510.
[19] Molor-Erdene P. Urinary trypsin inhibitor reduces LPS induced hypotension by suppressing tumor necrosis factorα production through of Egr1 expression [J]. Am J Physiol Heart Circ Physiol, 2005, (288): H1265－H1271.
[20] Ostapowicz GA, Fontana RJ, Schiodt FV, *et al*. Results of a prospective study of acute liver failure at 17 tertiary care centers in the United States [J]. Ann Intern Med, 2001, 137: 947－954.
[21] Polson J, Lee WM. American Association for the Study of Liver Disease (AASLD). Position Paper: The Management of Acute Liver Failure [J]. Hepatology, 2005, 41: 1179－1197.
[22] Russel JA. Management of sepsis [J]. N Engl J Med, 2006(355): 1699－1713.
[23] Sen S, Williams R, Jalan R, *et al*. The pathophysiology basis of acute-on chronic liver failure [J]. Liver, 2002, 22: 57.
[24] Tandon BN, Bernauau J, Grady JG, *et al*. Recommendations of the international association for the study of the liver subcommittee on nomenclature of acute and subacute liver failure [J]. J Gastroenterol Hepatol, 1999, 14: 403－404.
[25] Wong CS, Jelacic S, Habeeb RL, *et al*. The risk of the hemolytic-uremic syndrome after antibiotic treatment of Esheichia Coli O157：H7 infection [J]. N Eng J Med, 2000, 342(26): 1990－1991.

(浙江大学附属第一医院 李兰娟 杜维波)

第五篇

特定人群的感染

第三十六章 医院感染

第一节 医院感染的发生和监控

医院感染（nosocomial infection）又称医院获得性感染（hospital acquired infection，HAI），指住院患者在医院内获得的感染，包括在住院期间发生的感染和在医院内获得、出院后发生的感染，但不包括入院前已开始或入院时已存在的感染。医院工作人员在医院内获得的感染也属医院感染。

2008年，美国疾病预防控制中心提出了医疗保健相关感染（healthcare associated infection，HAI）的概念，目的在于区分一部分与医疗活动紧密相关而非以往理解的医院获得性感染（hospital acquired infection，HAI）。国际趋势是以医疗保健相关感染替代医院获得性感染，但目前尚处于混用阶段。

有医院就会发生医院感染，现代医学的发展使得医院感染风险大增。随着医疗技术水平的提高，以往难以治疗的疾病得以医治，患者的生命延长，各种创伤性、侵入性检查和治疗措施的运用，大型手术和器官移植技术的普遍开展，各种广谱抗菌药物、免疫抑制剂、细胞毒性药物的广泛应用，使患者容易遭受各种微生物侵袭而感染。其中包括多种原本不致病或致病性较弱的细菌和医院环境中广泛存在的多重耐药菌的侵害。我国每年约有2.4亿住院患者，其中约有2 000万发生医院感染，每年额外增加的医疗费用估计超过500亿元。医院感染已成为现代临床医学面临的一个严重问题，严重威胁着患者的健康和生命安全。

许多发达国家已将医院感染学作为现代感染病学中一个重要专业而得到迅速发展，并在国家层面上实施医院感染管理，成为国家公共卫生事业中一个重要组成部分。由于管理与专业的相互促进，现代医院感染控制措施建立在循证医学的科学基础上，既有实效，又减少卫生资源的消耗，使医院感染得到较好的控制。我国有组织地开展医院感染的研究和管理工作始于20世纪80年代中期。1988年，原卫生部颁布《关于建立健全医院感染管理组织的暂行办法》，1994年下发《医院感染管理规范（试行）》并于2000年发布修订版，使各级卫生行政部门和医疗机构对医院感染管理有章可循，由此逐步走上规范化管理轨道。2006年7月6日，以原卫生部第48号部长令公布《医院感染管理办法》，为在我国最大限度地减少医院感染和降低发生医院感染的危险性打下坚实的管理基础，并被一直延用至今。

一、医院感染的发生

获得性感染或外源性感染是外界病原体经由一定的感染途径进入易感宿主而引起的。医院感染发生的另一重要模式是自体性感染或内源性感染。

(一) 获得性感染

1. 感染源　是指医院环境中病原微生物的储源，既包括体表或体内有病原微生物定殖的患者和医院工作人员等，也包括病原微生物自然生存和滋生的场所或环境。

感染患者和带菌者所携带的病原体虽然有传染病特异病原体，但引起医院感染的病原体大多数是化脓性球菌和肠杆菌科革兰阴性杆菌等一般性细菌，从防治角度出发更要关注耐药菌的储源。例如，医护人员鼻咽部携带耐甲氧西林金黄色葡萄球菌(MRSA)是散播这些细菌而引起医院感染的危险的带菌者。环境储源的重要性不容忽视，它常是鲍曼不动杆菌等葡萄糖非发酵菌医院感染的重要感染源。真菌和非结核分枝杆菌可在空气、尘土或土壤中长久生活，有它们存在的环境储源同样是这些病原体的主要感染源。

2. 感染途径　在医院这一特定环境内，病原菌的感染途径以接触传播最多也最重要，其次是经飞沫传播和空气传播。

(1) 接触传播：通过医务人员、患者、来访者被污染的手以及污染的医疗卫生用品，直接或间接地将病原微生物传播给另一位易感患者，造成其定殖或感染的传播途径。这类感染的传播途径占医院感染传播途径的90%。

(2) 飞沫传播：感染者以咳嗽、喷嚏，甚至是说话等行为，产生大量的来自呼吸道、口腔等处的飞沫或液滴。这些颗粒物质或液滴直径较大(直径>5 μm)，不能长时间悬浮于空气中，但可出现以下情况：① 感染者的上述行为可使其周围(<1 m)的微小空气中形成感染性气溶胶(颗粒粒径<100 μm均属于气溶胶范畴)的“雾”，此时，易感者如果近距离暴露于这一充满感染性气溶胶的“雾”中，就有呼吸吸入感染的风险。② 感染者排出体外的感染性飞沫可以直接污染他人，如颜面部的直接暴露也属于飞沫感染的方式。③ 由于飞沫的颗粒较大，故悬浮于空气中的时间较短，而降落在患者周围(<1 m)的环境表面，此刻，触摸这些飞沫颗粒就会污染触摸者的手部或手套，如手卫生不到位，随后间接传播感染的途径便会被触发。④ 飞沫颗粒污染环境表面后还会发生另一种感染途径，即当飞沫颗粒中的水分被蒸发后，颗粒内的物质特别是病原微生物被浓缩，形成感染性飞沫核(droplet nucleus)，此刻的飞沫颗粒相比之前就小多了(<5 μm)，它可以随着气流、人流和物流扬起来，并在空气中长时间地悬浮、长距离地传播。⑤ 感染者咳嗽、喷嚏等用手捂住也会污染感染者自身的手，如手卫生不到位，直接接触周围的环境和物品表面，便成为其他易感者，尤其是医务人员手部污染的来源。⑥ 患者污染的手也可以直接接触另一位易感者而造成感染传播的隐患。由此可见，飞沫传播途径可以在特殊场景下，与空气传播、接触传播相互混合、相互转化。因此，飞沫传播是所有HAIs中最复杂的感染途径。飞沫传播途径占医院感染途径的9%。

(3) 空气传播：感染者以咳嗽、喷嚏，甚至是说话等行为，产生大量的来自呼吸道、口腔等处的微小飞沫或液滴，因其颗粒较小(≤5 μm)，故能长时间悬浮于空气中。空气传播途径占医院感染途径的1%。医院内与空气相关疾病的传播模式具有以下特点(表36-1)。

表36-1　空气相关疾病传播模式

传播模式	感染方式说明	举例
空气传播	具有感染性的气溶胶(飞沫核)在空气中长时间悬浮、长距离传播。空气传播可以分为以下两种模式 ○专性空气传播(obligate airborne)：在自然条件下，病原体只是通过感染性气溶胶传播。 ○优先空气传播(preferential airborne)：病原体可以经多途径传播，但优先以飞沫核的形式传播。	肺结核 麻疹 水痘

（续表）

传播模式	感染方式说明	举例
机会性空气传播	在特定条件下，感染性气溶胶是近距离传播，其实现的方式与所传播的病原体相关的气溶胶形成的方式有关。	流感病毒 SARS 病毒
飞沫传播	感染性气溶胶是通过感染者咳嗽、喷嚏等方式释放，并实现近距离（<1 m）传播；感染性气溶胶可通过进入易感者的眼部、鼻腔、口腔等而感染或定殖。	流感病毒 SARS 病毒 腺病毒 合胞病毒

3. *免疫虚损宿主* 医院感染的病原体中大部分是条件致病菌，患者发生医院感染的免疫机制中极大部分是固有免疫（即天然免疫、非特异性免疫）功能低下（虚）或部分免疫细胞组织遭受破坏（损）。

影响宿主的易感因素主要是病原体的定殖部位和宿主的抗感染防御能力。某一微生物只有在定殖到宿主特定部位才能引起感染，而在其他部位则不能引起感染。每一位在医院接受治疗的患者都有可能成为某些病原体的易感宿主，因为即使患者本来具有完整的内在的抗感染防御功能，也经常因医源性因素而破坏了皮肤黏膜屏障作用，病原体得以侵入人体而构成感染威胁。住院患者中有下述情况者，更易发生医院感染，所以是预防工作中的重点保护对象。① 所患疾病严重影响或损伤机体免疫功能者，如各种造血系统、淋巴组织和单核巨噬细胞系统的疾病，癌症、糖尿病、肝硬化或重型病毒性肝炎、慢性肾病，以及先天性或获得性免疫缺陷病。在这些疾病的基础上特别容易发生继发感染，故统称为基础疾病，因此将造成免疫功能低下的患者称为免疫虚损宿主（compromised host）。② 老年人及婴幼儿。③ 烧伤、创伤者。④ 营养不良者。⑤ 接受免疫抑制疗法或 X 线或放射线照射，长期使用广谱抗生素，以及接受各种侵袭性、损伤性诊治操作者。

（二）自体性感染

患者的腔道黏膜或皮肤的正常菌群中的条件致病菌，或从外界获得的定殖菌，都可进入身体组织或血液，从而导致感染。由于病原菌来自宿主体内，此类感染称自体性感染（autogenious infection）或内源性感染。

1. *正常菌群变化与自体性感染* 正常人皮肤黏膜上的正常菌群一般是相对恒定的，与宿主构成共生性的生态平衡，称为正常菌群，对健康人并不构成损害。但是，住院患者因环境、药物和宿主疾病的影响，正常菌群组成可发生某些变化，一般是需氧菌增加而厌氧菌减少，以及外环境细菌的定殖。

据调查，住院时间超过 1 周以上的患者，肠道正常菌群即可发生变化，出现较多需氧菌，并出现医院内病原菌的定殖。例如，医院环境中特别在潮湿的地方，常有铜绿假单胞菌滋生，可通过接触或进食进入患者消化道定殖。随着住院时间的延长，患者肠道铜绿假单胞菌带菌率不断增加。这时患者只是带菌，但如果接受侵袭性操作或手术或化疗等就可能发生铜绿假单胞菌医院感染。这是另一种自体性感染，病原菌虽来自患者自身，但是由医院环境中的病原菌在患者身上定殖，改变了正常菌群组成而诱发的。由于耐药菌定植而引起的内源性感染是当前医院感染监控的重点。

2. *诱发自体性感染的因素* 患者抗感染防御功能下降，主要有两方面的原因：一是基础疾病（underlying disease）的进展或恶化（表 36－2），二是促使宿主抵抗力低下的诊治措施（表 36－3）。抗感染防御功能下降的患者，正常菌群也可引起感染，若是定殖的耐药病原菌更能引起严重的或难治性感染。

表 36－2 易致感染的基础疾病

基础疾病种类	基础疾病病名
恶性肿瘤	各种白血病、恶性淋巴瘤、各组织癌症、多发性骨髓瘤
免疫异常疾病	先天性（原发性）免疫不全、获得性免疫缺陷综合征（AIDS）
代谢和器官功能异常	糖尿病、肝功能衰竭、肾功能衰竭、慢性阻塞性肺疾病

(续表)

基础疾病种类	基础疾病病名
重症血液病	颗粒细胞减少或缺乏症、再生障碍性贫血
结缔组织疾病	全身性红斑狼疮
皮肤黏膜屏障破坏	外伤、烧伤、放射治疗、内置导管或其他装置、皮肤黏膜疾病
营养不良	低蛋白血症、体液免疫虚损
潜在感染	慢性病毒持续性感染、细胞内寄生菌等再活动

表 36-3 一些医源性因素对免疫功能的主要影响

医源性因素	对免疫功能的主要影响
抗肿瘤(细胞抑制)药	骨髓抑制、免疫细胞受损、黏膜溃疡
大手术、脾切除	体液免疫受损
放射线疗法	免疫细胞和黏膜遭破坏
糖皮质激素	抑制中性粒细胞功能、抑制细胞免疫
侵袭性操作	破坏皮肤黏膜屏障
肾透析	免疫球蛋白减少
麻醉、镇静	咳嗽、纤毛蠕动等自然防御功能削弱
抗菌药物、制酸剂	菌群失调症、外来菌定殖(耐药菌、真菌、平素无害菌)

医源性因素中最具普遍意义的是一些诊治操作破坏皮肤黏膜屏障,给细菌侵入机体开放了"门户",如留置导尿管、气管切开或插管、静脉插管、动脉导管、透析疗法,以及化疗和放疗等。当抗感染防御功能减退时,正常菌群中的细菌较易侵入机体。

应用广谱抗菌药物:不合理应用抗菌药物是导致严重菌群失调的主要医源性因素。使用抗菌药物不仅使病原菌减少,尚可使正常菌群某些细菌减少,而使另外一种细菌占优势,或者因定殖抗力的降低,引起医疗环境中的耐药菌在患者黏膜腔内异常增殖。这种菌群交替可导致新的病原菌感染。菌群交替和反复感染越发使宿主体质下降,感染病灶复杂化,病原体由一般细菌代之为弱毒菌发展到难治性耐药菌感染的地步。此时,抗感染治疗相当困难,感染成为致死的直接因素。

(三) 特定的医院环境

医院感染在当前世界各国医院中仍是个十分严重的问题,虽然采取了各种预防措施,但其发生率仍然在5%左右。其原因乃是在医院这个特定环境中,消灭医院感染存在几方面的困难:① 病原微生物广泛存在,患者、医护人员以及周围环境都有感染源。② 免疫虚损宿主多,如新生儿、老年人以及患有营养不良、糖尿病、癌症和血液系统恶性疾病的患者。随着诊治技术的发展,即使"不治之症"也得以延长生命,所以易感宿主增加;此外,一些诊治技术应用于患者又降低了患者抗感染的抵抗力。③ 医院成为传播感染场所的可能因素很多,例如,建筑设计和环境卫生设施欠妥,医院内器械设备易被病原微生物污染等。④ 抗感染过程中使用的抗菌药物有促进细菌变异和产生耐药性的诱导作用,故医院是耐药菌高度集中的场所。

二、医院感染的监测和控制

医院感染随着医院规模的扩大和医疗技术的进步已比过去明显增多和复杂化了。流行病学监测(surveillance)是近代预防医学方法学上的一大进展,为减少医院感染的发生率、控制医院内传播的有效手段。监测的目的为了了解医院感染动态、最大限度地减少医院感染的发生,考核和改善各种医院感染预防措施,把医院感染发生率控制在最低水平。

(一) 医院感染监测

医院感染监测包括医院感染率的调查、感染病原体的变化、抗菌药物耐药性动态变化等内容。监测范围和规模不限于一个医院,需要各地区统一行动,甚至进行全国或世界范围的协作监测才更有意义。为此,必须在一定组织机构的领导下统一标准,在统一指导下监测和观察研究,利用现代信息技术进行统计、分析和交流,并在循证医学的基础上制定行之有效的预防医院感染的各种对策。

美国CDC组织了国家医院感染监测系统(national nosocomial infevtion surveillance system, NNIS)。在1970—1980年间全美进行医院感染控制调查研究(study on the efficacy of nosocomial infection control),最后证实实施系统的监测和有效的预防感染对策至少可以降低医疗保健相关感染(HAI)30%以上。此类方法和理念为各国认可,且得到推广应用。2005年,美国CDC将NNIS监测系统与透析监测网、国家医务人员监测网三网整合为国家医疗安全网(national healthcare safety network, NHSN)。多年来CDC应用现代流行病学技术收集和分析证据,多次增订和修改各种医院感染控制对策,以"指南"形式公布,指导医院感染控制。

我国医院感染监测和控制工作起步晚,但发展较快。1986年,在原卫生部医政司领导下成立医院感染监控协调小组,并委托中国预防医学科学院流行病学研究所王枢群教授领导编写《医院感染监测指南》和建立全国医院感染监测网。此后,原卫生部发布一系列医院感染管理政策,其中最具实际意义的是实施《建立健全医院感染管理组织的暂行办法》,它使全国各级医疗机构都把医院感染管理纳入医院管理日常工作范围。2006年,《医院感染管理办法》实施;2009年12月正式执行《医院感染监测规范》。总之,一系列行政法规的贯彻执行使医院感染管理进一步规范化和标准化,有力地推动医院感染监测和管理工作的发展。

1. 监测目标 除各级综合医院和专科医院外,疗养院、养老院、康复医院等机构同样存在与医疗保健行为相关的感染,所以医院感染的监测和控制制度也应该在这些机构内实施。医院管理组织在感染监测方面的目标和职责如下。

(1) 日常医院感染发生率的系统监测:其数据应及时为医护人员共享,而不是单纯为了书写统计表格上报。如果人人都了解感染发生率的基线水平,结合感染控制对策的执行情况、医疗行为和环境的变化,以及感染患者病情等思考,才能最大限度地动员和方便医护人员参与医院感染的监控,不断提高监控水平和降低感染发生率。

(2) 感染对策的评价和改善:CDC的"指南"和我国制定的各种规范只有在监测过程中才能得到深入理解、考验、评价和改善,才能做到人人严格实施指南和规范。执行—监测—评价循环反复进行多次以后,感染率必然下降,使医院感染没有泛滥成灾的可能性。

(3) 早期发现暴发流行:虽然暴发流行一般只占HAI总数的5%~10%,但在短期内多数患者染病会引起轰动影响;SARS医院流行造成的社会影响就是深刻教训。日常进行的、透明的医院感染监测工作就不难早期发现暴发流行。

(4) 医护人员和医院职员的教育:不单是感染对策等理论教育,在了解和参与本院监测的过程中培养员工的责任心,把降低感染率当作本人的自觉行动,能够从各个细节行为做到符合减少医院感染的要求,才能把医院感染率降到最低水平。

(5) 医院感染控制:是复杂的系统工程,医院感染监控方面的日常工作及其效率从另一个重要侧面反映医院管理水平。

2. 完善监测方法 我国自建立医院感染管理组织以来,重视感染率的资料收集、汇总和上报,但不全面,在某些方面也亟待改善和发展。

(1) 长期以来,部分医院统一把监测对象固守在各器官感染的发病率和现患率方面,而没有联系实际开展专项调查。实际上,各个器官系统的感染与相关医护操作密切相关。如要减少尿路感染发生率,首先要监测导尿管感染率。在反复比较导尿操作与导尿管感染率后,就可评估并改进导尿操作以降低导尿管感染率。所以,医院要重视侵袭性诊治操作的感染率的监测。医疗器具使用后感染发生率可按以下公式计算:发生率=一定期间的感染例数/与分子相同的时期内本医疗器具使用日数×1 000。

(2) 现行医院感染管理信息处理不适应感染危机紧急应对的需要。从O157、SARS、高致病性禽流感新兴传染病的出现、流行和控制过程,可以清楚看到快速信息沟通的重要性,如果没有科学技术的参与,要想"快速反应"迅速控制疫情是不可能的。同样,某些医院感染的暴发流行,耐万古霉素金黄色葡萄球菌或肠球菌等多重耐药感染的出现,也需要以最快的速度确定感染源和传播途径,并采取果断有效的措施进行扑灭。如果收集感染信息靠出院病历,了解感染传播情况只能通过口头传达和阅读报表等落后情况长期持续下去,将来怎么可能在第一时间发现并着手扑灭医院感染暴发流行呢?我们有过SARS的惨重教训,也有过"突发"药物不良反应致死的公共卫生事件,我们完全可以把先进而成熟的网络IT技术应用到管理层面来,以应对发生在医院中诸如此类的突发事件。

(3)医院感染微生物监测非常重要,但由于医院管理体制、运转经费、人才和资源缺乏等各方面的困难,现状与需求差距甚远。医院健全的微生物实验室除做好病原体诊断服务临床外,还应承担医院感染微生物监测等任务。例如,① 血流感染的起因常与医源性操作有关,与患者预后密切相关,全院血流感染病原菌和种类、耐药性、科室分布在一个侧面反映医院感染情况。所以对重症感染、可疑全身性感染、发热待查等患者要多做血培养,定期汇总分析和公示本身就是很有意义的医院感染监测工作。美国NNIS把全美血流感染病原菌的监测汇总报告公示,在掌控和监督医院感染方面发挥一定作用,对病原菌种类构成比的分析中也发现一些很有意义的结论。② 病原菌药物敏感性测定,对医院感染控制上特别重要的多重耐药菌,如MRSA、万古霉素耐药肠球菌(VRE)、耐青霉素肺炎链球菌(PRSP)、产广谱β-内酰胺酶(ESBL)肠杆菌科细菌、耐碳青霉烯类肠杆菌科细菌(CRE)、多重耐药铜绿假单胞菌(MDR-PA)、多重耐药鲍曼不动杆菌(MDR-Ab)和多重耐药结核杆菌(MDR-TB)等要及时报告临床科室和医院感染管理组织。建立资料档案,定期(每季度、6个月或1年)汇总成表,以便全院管理部门和临床科室了解耐药菌扩散或控制动态,讨论和采取抗生素应用策略等措施。③ 在同一病区短期内发生多起同一耐药菌感染,应怀疑同一感染源所引起的交叉感染等,有必要进行感染源和感染途径的调查,包括环境和医护用品污染调查,病原菌的同源性鉴定等。

(二)医院感染的控制

消毒隔离是预防感染的基本技术,在此基础上再实施各种医疗操作的预防感染指南,如人工呼吸、血管内置管、导尿、手术等预防感染指南,就概括了医院感染控制的极大部分内容。针对各种医院感染控制的对策,美国CDC公布基于循证医学证据的各种指南(guideline),建议医疗机构采纳,并在循证医学基础上提倡有效而经济的感染控制对策和修正不必要的或应予改正的措施,所以部分指南经多次修订。我国参照实施,并在积累实践的基础上逐步完善和制定了各种法规。医院感染控制各个方面必须构成完善的整体,任何缺陷都可能造成不良后果。消毒技术和各种医疗操作相关感染的预防见相应章节,以下就医院环境感染对策和隔离,结合"CDC指南"简述如下。

1. 医院环境感染对策　医院环境清洁比家庭清洁要求更高,既要保护患者不发生交叉感染,也要注意医院的污水、污物、医院废弃物品在微生物方面的安全性,切勿污染社会环境。就医院内部环境卫生而言包括七方面:空气、水、病室、诊治设施场所、洗衣房和厨房等生活设施、医疗废弃物处理以及医用动物。现就"指南"对一般病室、空气隔离要求简述如下。

(1)一般病室:过去对医院环境常套用传染病预防的要求,或在"越严格越保险"的想法下提出不少不必要的要求。这样做既浪费卫生资源,也不会有好效果,因为只有在对环境污染所致感染是怎么发生的,应采取什么对策,哪些是有效的,哪些是不必要的等问题充分研究清楚的前提下,才能把该做好的事认真地做好。遵循循证医学证据,例如,环境表面病原体污染虽可构成感染源(病原体的储库),但是它不会直接传播给患者或医护人员,而需要通过媒介传播,其中最重要的是手的接触。因此，充分的合理的手卫生是控制这种感染传播的最佳方法。环境表面包括医疗机构建筑物内部表面和医疗器械设备表面，前者如墙面、地面、玻璃窗、门、卫生间台面等，后者如监护仪、呼吸机、透析机、新生儿暖箱的表面等。环境表面不宜采用高水平消毒剂进行日常消毒，应根据区域感染的风险以及接触的频率来确定日常清洁与消毒的频率。

(2) 呼吸道隔离：土壤、水、尘埃、腐败有机物是微生物的储库，经常把微生物释放到空气中。这些物质也可通过各种途径进入医疗设施，其中部分在合适的生态条件下生存繁殖后再散布到空气中。另外，患者和医护人员的口腔、鼻腔的浮游性分泌物也经常散布到空气中。因此，医院内外环境中的微生物都可随时混入医院各设施的空气污染中，试图用空气消毒方法保持空气含菌量在一定水平以下是不可行的。

呼吸系统感染有经飞沫传播和经空气传播两种，发生机制和预防措施大有差别，不能混同。飞沫是直接传播，即吸入含有微生物直径＞5 μm 的飞沫而受到传染。因飞沫颗粒大，向周围飞溅散布距离不足 1 m，故超过该距离即不会受到直接感染。口鼻部位戴外科口罩即可预防传染。空气传播是通过飞沫核媒介的一种间接传播方式，直径≤1 μm 的飞沫核可在空气中悬浮数小时以上，可随空气流动而远距离播散。因飞沫核可从一般口罩边缘与皮肤间的空隙进入呼吸道，故必须戴医用防护口罩(如 N95 口罩)预防。

多种病原微生物可通过飞沫核传播(表 36－1)，对于抵抗力较强的结核分枝杆菌、曲霉、水痘-带状疱疹病毒和麻疹病毒等的传播意义更大。因此，对结核病、曲霉病、麻疹、水痘等患者需要实施空气感染隔离，而对干细胞移植患者等免疫组织受损者需要有控制空气流动的保护性环境。

经空气传播患者隔离要求：① 控制空气流，用压力计或目测标志观察空气流动方向，最好是负压病室。② 能每小时进行 12 次以上的换气。③ 负压的病室、治疗室的换气系统排气管道要安装高效滤过器，室内空气经滤过器直接排出室外，应避免室内空气再循环。通风道可安装空气消毒机杀菌，但不能代替高效滤过器。

为了预防经空气传播的感染，干细胞移植等免疫组织受损患者的保护性环境(protective environment)要做到：① 设置高效滤过器，能过滤流入的空气。② 室内空气流由一侧进入，越过患者而由对侧排出。③ 室内气压呈略高于走廊的正压。④ 约每小时更换空气 12 次。为了达到上述要求，隔离室要充分封闭。

2. “指南”的作用　美国 CDC 数十年来陆续公布和修改的有关医院感染对策的指南(guideline)之所以受到好评，为很多国家的医院感染管理机构所认可，其原因有：① 基于循证方法的研究资料丰富，所提供的建议都有足够的能说明其合理性和有效性的证据，因此科学性很高。② 对策中的每一个合理化建议都经过反复论证，不受经验和习惯的束缚。指南追求和遵循彻底的合理主义。③ 在研究和论证过程中创立了或维护了行之有效的对策，而不推荐无效的或费用高、效果小的措施，这样实施医院感染控制对策就不是医院的沉重负担了。正因为其科学性、合理性和有效性来源循证，所以是当前最符合循证思想和方法的对策，为医院感染控制创立新路。以下列举医院感染控制中的两个普遍性问题并作扼要介绍。

(1) 病室的环境：根据医疗器械污染后使用所致感染的危险性大小及在患者使用之间的消毒或灭菌要求，按斯伯尔丁分类法(E. H. Spaulding classification)分为 3 类。① 高度危险性物品(critical items)：进入人体无菌组织、器官、脉管系统，或有无菌体液从中流过的物品，或接触破损皮肤、破损黏膜的物品，一旦被微生物污染则具有极高感染风险，如手术器械、穿刺针、腹腔镜、活检钳、心脏导管、植入物等。② 中度危险性物品(semi-critical items)：与完整黏膜相接触，而不进入人体无菌组织、器官和血流，也不接触破损皮肤、破损黏膜的物品，如胃肠道内镜、气管镜、喉镜、肛表、口表、呼吸机管道、麻醉机管道、压舌板、肛门直肠压力测量导管等。③ 低度危险性物品(non-critical items):与完整皮肤接触而不与黏膜接触的器材,如听诊器、血压计袖带等,病床围栏、床面以及床头柜、被褥疮,墙面、地面、痰盂(杯)和便器等。

病室环境表面不与患者直接接触,构成感染源的可能性较小,达到清洁即可,必要时予低水平的消毒。手术室、治疗室、隔离室等入口处,过去提倡放置黏着性垫子,设想能黏附鞋底和推车轮子上的细菌来减少带进室内细菌。经过实际调查,黏着性垫子毫无用处,不能减少鞋底、车轮、室内的细菌数,对床架、寝具、墙壁的细菌污染程度没有影响,手术感染率也不因此而降低。对进入ICU要不要更换鞋子,或使用拖鞋,或套上鞋套?调查发现,二者没有差别,既不能减少室内环境细菌数,也与手术感染率等无关。“指南”建议套上鞋套为宜,至少它可减少血液、体液对医护人员的污染。

(2)医院感染的隔离预防:隔离是防止感染传播的重要措施,长期以来,医院管理观念上总是把隔离只理解为针对传染患者所采取的传染源隔离,因此,至今还存在两个相反的误解:① 似乎只有在传染病专科医院和传染病病区才需要隔离,而不重视医院各部门对每一位患者都应实施的隔离技术措施。② 凡列入《传染病防治法》的病种都被要求在传染病病区隔离,似乎隔离就是要把患者集中诊治,而不是根据传播途径特点而采取适当的防止病原体传播的相应措施。

为实施医院感染的隔离技术,首先对隔离观念和概念要有全面的认识:① 为预防感染者的病原体传播给他人和(或)污染周围环境的“感染源隔离”,对高致病性、强传染性的传染病需要严格隔离外,对绝大部分感染性疾病患者采取针对传播途径的隔离措施即可。② 为保护对病原体有高度易感性的医院患者和保护医护人员免受遭感染所采取的措施称为“保护性隔离”,其重要性绝不能忽视。例如,对婴幼儿的保护性隔离措施就应更为严格,特别是接触婴幼儿前要正规洗手,与皮肤接触的布类等应清洁卫生;又如对干细胞移植患者则必须安置在设施完备的单间隔离室。③ 除针对传播途径的隔离措施外,在指南中特别提出“标准隔离预防”的概念。它是对所有患者都应实施的重要医院感染预防对策,包括:实施医护过程中凡接触患者前都要有一双清洁卫生的手,凡有可能性接触血液或体液的操作都要戴手套。对明确病原体的感染患者既要采取针对传播途径的隔离措施,又应坚持标准隔离预防,两者缺一不可。④ 对尚未诊断的传染病患者如何隔离?对危害性很大的多重耐药菌感染如何隔离?不少实际存在的新问题需要按防止病原体传播出发来制订和实施隔离。隔离技术和制度总是需要在实践中不断完善的。⑤ 过度隔离总比隔离不足安全,尤其是诊断不明确或可疑有严重传染病时,但不必要的隔离不仅引起患者及其家人的心理压力,妨碍人与人之间的人性化沟通,也会影响病区整体的治疗和护理工作,以及增加卫生资源的消耗。应该树立适度隔离观念,对隔离措施的必要性必须从流行病学角度给以论证。

2000年,我国原卫生部采用标准预防(standard precautions),把血液、体液、分泌物、排泄物及干燥破损皮肤和黏膜等均作为预防性隔离对象,不管它们是否有血液沾染,以降低医护人员与患者、患者与患者之间的微生物传播的危险性。目的是减少在疾病诊断确定前最大限度地降低医院感染传播的危险性,并对有明确的病原菌感染的疾病在采用标准预防的基础上再加空气预防、飞沫预防或接触预防等措施。对有两种以上传播途径的疾病联合应用相应的预防技术。因此,标准预防比普遍预防扩大了医院感染预防范围:① 在一定程度上可防止非血源性感染性疾病的传播,如经空气和飞沫传播的疾病。② 既重视医护人员,也预防患者与患者之间的医院感染。

应该说,经过数十年的探索和研究,美国CDC和我国制定的一系列隔离制度和技术措施既切实可行,也行之有效。经过SARS、人感染高致病性禽流感和新型冠状病毒肺炎流行控制的考验，即使再有医院感染暴发非常事件也有信心短期内予以控制。但上述各种隔离预防措施的合理实施仍然需要每天一丝不苟，慎重从事，稍有疏忽就会铸成大错。另外，医院患者流动性很大，即使根据医院性质、收治疾病种类、当地传染病流行等情况制定了最适隔离制度，仍需要加强医院监测，根据需要及时调整隔离措施，或修改或充实。要尊重一个基本观念：隔离的是疾病，或者说是病原微生物，而不是患者。这样才能提高隔离的实际效果，才不至于给患者过度的精神压力。

［南京医科大学第一附属医院（江苏省人民医院） 张永祥］

第二节 医院感染的病原体

一、医院感染特点

目前，医院感染可分为外源性感染（exogenous infection）和内源性感染（endogenous infection）。外源性感染亦称交叉感染或获得性感染（cross infection），是指携带病原微生物的医院内患者、工作人员或探视者，以及医院环境中病原微生物所引起的医院感染；内源性感染又称自源性感染（autogenous infection），是指患者自身皮肤或腔道等处定殖的条件致病菌，或从外界获得的定殖菌由于数量或定殖部位的改变而引起的感染。随着医学学科的发展和医疗水平的提高，外源性感染明显减少，但内源性感染却逐渐增加，已成为医院感染的主要类型。内源性感染的预防和控制是医院感染学的研究热点之一。与引起社区获得性感染的病原体不同，医院感染的病原体具有以下一些特点。

1. *以条件致病菌或机会病原体为主* 前者是指在有诱发因素的患者中引起医院感染，后者是指仅仅在患者抗感染抵抗力显著下降时引起医院感染。这些病原菌大多属人体正常菌群（normal microbiota）的组成部分，常发生在有诱发因素或抗感染免疫力低下的患者，如住院患者，尤其是长期住院患者，多为年老体弱者，且常有较严重的基础疾病，有些还较长时间使用激素、广谱抗生素、大剂量放疗和化疗、经受过较大的手术创伤等，这些因素均可使机体免疫力降低，从而使得在生理状态下的非病原菌群得以大量繁殖或易位，进而引起感染。

2. *随着抗生素的广泛应用，医院感染的耐药病原菌逐渐增多* 对3类或3类以上抗菌药物同时耐药的细菌称为多重耐药菌（multi-drug resistant bacteria，MDR）。医院感染的病原菌中，以革兰阴性杆菌最易成为多重耐药菌，且易引起医院感染的暴发流行。流行病学调查显示，医院感染的耐药情况日益严重，尤其是革兰阴性菌，总体耐药情况占所有院内感染的70%以上，其中大肠埃希菌、肺炎克雷伯菌、鲍曼不动杆菌和铜绿假单胞菌耐药最为严重。

3. *医院感染病原体的变迁受抗生素普及和应用影响* 多项研究显示，目前医院感染病原菌前五位为大肠埃希菌、肺炎克雷伯菌、鲍曼不动杆菌、铜绿假单胞菌和金黄色葡萄球菌。除细菌外，真菌是医院感染病原体的一个重要组成部分，深部真菌感染几乎都是医院感染。真菌以白色假丝酵母菌为主。

二、医院感染常见病原体

抗生素问世前，医院感染的病原菌主要为A型链球菌。随着青霉素、磺胺类药物相继问世，金黄色葡萄球菌成为主要病原菌。当头孢类、氨基糖苷类药物被广泛应用后，革兰阴性的细菌感染逐渐增多。之后随着抗革兰阴性菌药物的开发和放疗、化疗及免疫抑制治疗的出现和普及，机会性病原菌感染明显增多。目前，我国医院内感染病原菌仍以细菌为主，其中机会病原菌约占

90%,但同时其他微生物如病毒、衣原体、支原体、真菌等也逐渐增多,有时可从同一患者体内分离到不止一种病原体,可以是几种细菌的混合感染,也可以是细菌与真菌或病毒的混合感染。

(一) 革兰阳性球菌

1. *抗生素产生后,金黄色葡萄球菌耐药菌株便不断出现* 尤其是近年来耐甲氧西林金黄色葡萄球菌(MRSA)逐渐增多。不同国家不同地区 MRSA 出现情况各不相同,除与抗生素应用情况不同有关外,尚与检测方法及对结果判断的标准不同有关。但不可否认,目前 MRSA 在我国情况已经非常严重。在我国综合性大医院临床分离的金黄色葡萄球菌中,MRSA 的分离率达 50%以上,随着青霉素类衍生物及其他种类抗生素的大量临床应用和滥用,如今的 MRSA 已经不局限于对甲氧西林、苯唑西林等青霉素类耐药,已发展到几乎对所有的β-内酰胺类、氨基糖苷类、大环内酯类、克林霉素和四环素类等抗生素多重耐药。中国细菌耐药监测网(CHINET)MRSA 检出率(成人和儿童)如下:成人 2014 年为 47.6%,2015 年为 45.8%,2016 年为 45.8%,2017 年为 37.4%,2018 年为 33.8%,2019 年为 31.7%,2020 年为 31.0%;儿童 2014 年为 33.4%,2015 年为 31.7%,2016 年为 31.7%,2017 年为 29.4%,2018 年为 30.9%,2019 年为 29.3%,2020 年为 30.4%。万古霉素是目前公认的治疗 MRSA 的首选药物,但国外已有发现耐万古霉素的金黄色葡萄球菌(vancomycin resistant staphylococcus aureus, VRSA),治疗 VRSA 可选用达托霉素或利奈唑胺 DA。由于万古霉素的肾毒性等不良反应较多,使其在临床应用受到限制。利奈唑胺和替考拉宁是治疗 MRSA 感染时万古霉素的替代药物,并且国内学者通过实验证明,利奈唑胺和替考拉宁的疗效甚至优于万古霉素。此外,2016 年一项金黄色葡萄球菌耐药率调查显示,其对青霉素 G、红霉素、克林霉素、左氧氟沙星的耐药率分别为 93.7%、65.7%、62.3%、34.5%,而对利奈唑胺、替加环素、呋喃妥因、替考拉宁较为敏感,可为临床医生选择用药提供一定参考。

凝固酶阴性葡萄球菌(CNS)包括表皮葡萄球菌、腐生葡萄球菌、人葡萄球菌、头葡萄球菌、溶血葡萄球菌等,有些是人体正常菌群的组成部分,有些则存在于自然界中。20 世纪 70 年代,CNS 感染情况仅见于个别报道;20 世纪 80 年代后,CNS 引起的感染逐渐增多;近年来,以表皮葡萄球菌为主的 CNS 感染已成为重要的临床感染,多见于菌血症、败血症、心内膜炎、人工植入物、静脉导管感染等。武汉地区的一项研究显示,136 株 CNS 中表皮葡萄球菌和溶血葡萄球菌检出率分别占 50.7%、28.7%,耐甲氧西林凝固酶阴性葡萄球菌(MRCNS)分离率为 51.9%,MRCNS 耐药率明显高于甲氧西林敏感凝固酶阴性葡萄球菌(MSCNS)。一项包含 5 122 份血培养标本的研究显示,耐甲氧西林金黄色葡萄球菌和耐甲氧西林凝固酶阴性葡萄球菌(meticillin-resistant coagulase-negative staphylococci, MRCNS)的检出率分别为 14.3%和 80.6%。

2. *肠球菌属是人类和动物肠道内的正常菌群的组成部分* 为革兰阳性球菌,圆形或卵圆形,单个或短链状排列,广泛分布于空气、土壤、水中。医院感染中常见的肠球菌属细菌多为粪肠球菌和屎肠球菌。肠球菌为条件致病菌,多发生于长期住院的抗感染免疫力低下的患者,如糖尿病、长期应用糖皮质激素、长期应用广谱抗生素或免疫抑制剂、有严重的基础疾病等患者,特别是 ICU 患者发病率较高。其引起的感染主要是尿路感染、肺部感染、菌血症、心内膜炎、腹腔感染、脑膜炎等。由于患者抗感染免疫力差,一旦发生肺部感染,病死率较高。部分肠球菌肺部感染为混合细菌感染,常混合有真菌、MRSA、不动杆菌、铜绿假单胞菌等感染。肠球菌对许多抗生素存在固有耐药性,所以给治疗带来一定的困难,特别是耐万古霉素肠球菌(VRE),此类细菌的检出呈逐年增长趋势。2015 年一项多中心研究提示,我国西南地区 VRE 的分离率为 9.74%,相比 2011 年的 3.85%已明显上升,VRE 已经成为威胁人类生命安全的严重问题。

VRE 还可将耐药基因水平传递给其他肠球菌或其他种属革兰阳性菌，包括 MRSA，导致耐万古霉素金黄色葡萄球菌（VRSA）的出现，给治疗带来巨大困难。2016 年一项屎肠球菌耐药率调查结果显示，对青霉素 G、氨苄西林、左氧氟沙星、莫西沙星、红霉素耐药的细菌超过 90%，但对万古霉素、替考拉宁、替加环素和利奈唑胺仍较为敏感。

（二）肠杆菌科

肠杆菌科为正常肠道菌群的组成部分，与医院感染相关的肠杆菌主要包括克雷伯菌属、大肠埃希菌、变形杆菌属、肠杆菌属。

1. 肺炎克雷伯菌（KP） 是临床上最常见的条件致病菌，占所有院内获得性克雷伯菌感染的 95%以上，多见于免疫力极低下、昏迷、长期住院、高龄、有较严重的基础疾病患者，可引起肺炎、尿路感染、脑膜炎、全身败血症等。临床上常用的抗生素包括第三代头孢、喹诺酮类等，严重感染可选用碳青霉烯类抗生素。

近年来，耐碳青霉烯类肺炎克雷伯菌（carbapenem-resistant Klebsiella pneumoniae，CRKP）的问题日趋严重，KP 是对碳青霉烯类耐药率最高的肠杆菌科细菌，其产碳青霉烯酶的比率也最高。2021 年 CHINET 报告显示，KP 对碳青霉烯类的耐药率相比 2020 年略有上升，对碳青霉烯类的耐药范围为 20.9%～24.2%。CRKP 的耐药机制主要包括：① 灭活酶的产生，肺炎克雷伯菌产生多种能引起碳青霉烯类药物灭活的酶，主要为碳青霉烯酶。② 外膜蛋白的改变，外膜蛋白的表达减弱或缺失是公认的 CRKP 的耐药机制之一，其减少了 β-内酰胺类及其他分子类物质扩散到胞质，从而提高了碳青霉烯类最低抑菌浓度（minimum inhibitory concentration，MIC）。③ 外排泵系统的过度表达，AcrAB-TolC 外排泵是 KP 中最重要的多药外排系统，其对碳青霉烯类药物外排增多，导致菌内药物浓度降低，从而产生耐药性。④ 生物被膜的形成。

CRKP 对绝大多数抗生素耐药。目前，针对 CRKP 的治疗可选用美罗培南，严重感染或碳青霉烯类耐药可使用替加环素、多黏菌素或 β-内酰胺酶抑制剂复合制剂，也可用上述药物联合磷霉素或氨基糖苷类。

此外，药物研发改变碳青霉烯的化学结构以避开 β-内酰胺酶的水解作用为重要目标，金属酶是重要的研究方向。目前在潜在金属酶抑制剂（如邻苯二甲酸、米托蒽醌、磺酰基-三氮唑类似物等）方面的研究已取得了一定的进展。

2. 大肠埃希菌属 一共有 5 种，其中以大肠埃希菌最具临床意义。大肠埃希菌为人和动物的正常菌群，大多数情况下不致病。有致病作用的大肠埃希菌可携带耐药质粒，并能在细菌之间传递，从而介导产生耐药菌株。除肠道致病性大肠埃希菌外，一般大肠埃希菌引起的医院感染以泌尿系统感染最常见。在急性尿路感染中，病原菌多来自患者本身，且 95%为大肠埃希菌，多见于女性患者。呼吸系统感染、烧伤患者和肿瘤患者的医院获得性感染中，大肠埃希菌也起了重要作用。上述感染一旦发生于老年人或抗感染免疫力低下的患者，后果较严重。大肠埃希菌的主要致病因素是Ⅲ型分泌系统，据此可分为依赖 T3SS 致病型和非依赖 T3SS 致病型。前者主要通过易位细菌蛋白直接进入真核宿主细胞内导致疾病发生；后者主要通过分泌的细菌毒素进入宿主细胞内导致疾病发生。大肠埃希菌感染的预防措施包括：隔离腹泻患者；对患者的粪便、床被等严格消毒、处理，医疗器械消毒、灭菌，医务人员避免可能造成交叉感染的事件，保护年老、抗感染免疫力低下、长期应用激素治疗的患者等。

目前，临床上针对大肠埃希菌的用药治疗首选包括第三、四代头孢菌素，哌拉西林，磺胺甲噁唑、喹诺酮类，备选用药有厄他培南、拉氧头孢、头孢哌酮等，严重感染时可选用亚胺培南、美罗培南、帕米培南。大肠埃希菌耐药情况亦不容乐观，2018 年 CHINET 所属的 19 家医院临床分离大肠埃希菌的耐药情况显示，与 2005 年相比，细菌对各种抗菌药物的耐药性发生一定变化，对部分第二、三代头孢菌素耐药率呈稳定上升趋势，如对头孢呋辛的耐药率由52.8%上升到60.3%，对头孢他啶由14.9%上升到27.5%；对氨基糖苷类抗生素耐药性有缓慢下降趋势，如对阿米卡星由12.0%降至2.7%，对庆大霉素由60.4%降至40.8%；对碳青霉烯类抗生素的耐药率稳定在0.2%～2.4%；对酶抑制剂复方制剂氨苄西林-舒巴坦耐药率达49.9%，其余在5.3%～6.5%，氨苄西林耐药率高达86.8%。对环丙沙星、头孢呋辛、头孢塞肟、哌拉西林、复方新诺明的耐药率均超过50%，但对阿米卡辛、呋喃妥因、头孢哌酮、亚胺培南等较为敏感。

3. *变形杆菌属* 包括普通变形杆菌、奇异变形杆菌、产黏变形杆菌和潘氏变形杆菌4种杆菌属，前两者常可引起食物中毒。一般情况下为机体正常菌群的组成部分，但病理状态下可成为重要的医院获得性感染的条件致病菌。主要引起泌尿道感染，但同样可造成儿童感染性腹泻、新生儿脐带感染、小儿感染性肠炎。

4. *肠杆菌属* 包括产气肠杆菌、阴沟肠杆菌、聚团肠杆菌、日勾维肠杆菌、坂崎肠杆菌、泰洛肠杆菌等在内的11个种，同样为医院感染的较常见的病原体。最常见的是引起肺炎、泌尿系统感染和菌血症。阴沟肠杆菌、聚团肠杆菌常见于腹腔手术后感染；阴沟肠杆菌、聚团肠杆菌和产气肠杆菌与泌尿道、呼吸道和伤口感染有关，偶尔还可引起败血症和脑膜炎；坂崎肠杆菌与新生儿脑膜炎和败血症有关；日勾维肠杆菌与泌尿道、呼吸道和血液感染有关。

(三) 非发酵菌

非发酵菌是一群需氧或兼性厌氧的、不发酵糖类或以氧化方式分解糖类的革兰阴性杆菌。这类细菌种类繁多，主要存在于外界环境及人体和动物体内，大多数为条件致病菌或平素无害菌。医院感染中非发酵菌主要有不动杆菌属、假单胞菌属、伯克霍德菌属等。

1. *不动杆菌属* 分布广泛，存在于土壤、水、奶制品、冷冻食品等中；在人体分布于皮肤、呼吸道、消化道、泌尿道等，为正常菌群的组成部分；在医院环境中也普遍存在，污染医疗器械后可引起医院感染的发生或造成暴发流行。2016年一项流行病学调查发现某些医院不动杆菌引起的医院获得性感染在非发酵菌中已经超越铜绿假单胞菌，其常见于呼吸系统感染、伤口感染、泌尿系统感染、脑膜炎、心内膜炎和败血症等。鲍曼不动杆菌是一种重要的条件致病菌。碳青霉烯类抗菌药物因具有对β-内酰胺酶高度稳定和毒性低的优点，被认为是治疗鲍曼不动杆菌感染最有效的药物。随着碳青霉烯类抗菌药物的广泛和不合理应用，碳青霉烯耐药鲍曼不动杆菌(carbapenem-resistant Acinetobacter baumannii，CRAB)日益增多，该菌对碳青霉烯类抗菌药物的耐药率逐年升高。根据2018年中国CHINET细菌耐药性监测资料显示，鲍曼不动杆菌对亚胺培南的耐药率从2009年的50%上升至2018年的73.2%，对美罗培南的耐药率则由52.4%上升至73.9%，但对四环素类抗生素较为敏感，对米诺环素的耐药率为38.8%，对多黏菌素最为敏感。此外，舒普深能降低不动杆菌的MIC，具有很强的抗菌活性，对高度耐药的鲍曼不动杆菌可选用舒巴坦的复合制剂。对于多重耐药的鲍曼不动杆菌，临床上可选用两药联合治疗，如舒巴坦+替加环素/多西环素/碳青霉烯类，也可选择替加环素+舒巴坦/碳青霉烯类/多黏菌素，或者多黏菌素+碳青霉烯/替加环素；也可选择三联用药，如头孢哌酮舒巴坦+替加环素+碳青霉烯类，头孢哌酮舒巴坦+多西环素+碳青霉烯类，或者亚胺培南+利福平+多黏菌素/妥布霉素。

2. *假单胞菌属* 主要包括铜绿假单胞菌、荧光假单胞菌、恶臭假单胞菌等，俗称“铜绿假单胞菌”。该菌广泛分布于土壤、水、医院环境、人及动物体表和体内，对外界的抵抗力较其他无芽孢细菌强，耐干燥、不耐热，对常用消毒剂敏感。通过部分菌体结构和产生的多种致病因子，如菌毛、荚膜、内毒素、外毒素和胞外酶等致病。医院获得的铜绿假单胞菌的致病性或毒力高于自然界存在的菌株。

20%～50%的医院获得性呼吸道感染是由铜绿假单胞菌引起的，临床多表现为气管和支气管炎症、坏死性肺炎、肺囊性变和肺纤维化等。病原菌可来自口腔或呼吸道寄生的菌群，也可来自环境或被污染、未严格消毒灭菌的医疗器械等。易感人群多为高龄，有较重的基础疾病，抗感染免疫力低下，气管切开或气管插管，长期使用免疫抑制剂、广谱抗生素或糖皮质激素的患者。铜绿假单胞菌也是引起烧伤感染的最常见病原菌，并且是造成患者感染后死亡的主要因素。即使是气道无症状的铜绿假单胞菌感染，也提示患者预后不良。

铜绿假单胞菌耐药情况日益严重，其耐药有多种机制：细菌荚膜对抗生素通透性低，因此对一些抗生素有天然耐药性；细胞壁外膜上有OprK蛋白，可以将抗生素主动泵出细菌，表现为对多种抗生素耐药；通过产生β-内酰胺酶和改变青霉素结合蛋白(PBP)结构，对青霉素类和头孢类发生耐药；产生氨基糖苷类钝化酶对氨基糖苷类耐药；使DNA螺旋酶发生改变，从而对喹诺酮类耐药。2003—2018年，国内13家教学医院对铜绿假单胞菌耐药监测结果显示，美罗培南的耐药率由13%增长至25.8%；亚胺培南可与多种青霉素结合蛋白结合，抑制细菌细胞壁的合成，是治疗铜绿假单胞菌重症感染的首选药物之一，但由于临床的大量使用，其耐药率也略有增长，维持在25%～30%；还存在一定比例的多重耐药铜绿假单胞菌。2016年一研究显示，其耐药率已达33%。目前，临床上针对铜绿假单胞菌感染，常以青霉素类、第三或第四代头孢菌素类、第三或第四代氟喹诺酮类抗菌药物治疗为主，而且以联合用药和交替用药的效果为佳。但对于多重耐药铜绿假单胞菌，可选用两两联合用药，如多黏菌素＋PAβ-内酰胺类/环丙沙星/磷霉素/利福平，也可选择以抗PAβ-内酰胺类＋氨基糖苷类/环丙沙星/磷霉素用药，或者以环丙沙星＋抗PAβ-内酰胺类/氨基糖苷类用药，双β-内酰胺类联合用药也具有一定疗效。此外，也可选用三药联合抗菌，如多黏菌素＋抗PAβ-内酰胺类＋环丙沙星或磷霉素，多黏菌素静脉滴注＋碳青霉烯类＋多黏菌素雾化吸入，或者氨曲南＋头孢他啶＋阿米卡星。

3. 洋葱伯克霍德菌　亦称“洋葱假单胞菌”，因能引起洋葱球茎腐烂而得名。该菌为条件致病菌，广泛分布于水及土壤中，在医院环境中常污染自来水、静脉输液器、体温计、喷雾器及各类导管等，可造成多种医院内感染，包括败血症、肺炎、伤口感染、脓肿、心内膜炎等。因其细胞膜的不通透性使其对亚胺培南、庆大霉素、环丙沙星等大多数抗生素产生耐药，对少数抗生素具有一定敏感性，如左氧氟沙星、头孢哌酮、头孢他啶、复方斯诺明等。

4. 嗜麦芽窄食单胞菌　属于黄单胞菌目下的黄单胞菌科，与其他黄单胞菌不同，该菌无黄单胞菌素，亦无植物病原性，广泛存在于水中、土壤中、动物体内，常感染具有严重基础疾病和免疫力极低下的患者，为条件致病菌。该菌对亚胺培南天然耐药，对其他多种抗生素亦有一定耐药性。目前，米诺环素、复方新诺明和左氧氟沙星对嗜麦芽窄食单胞菌仍保持非常强的抗菌活性，头孢哌酮/舒巴坦、头孢他啶对该菌耐药率呈逐年上升趋势，临床治疗应根据药敏试验结果合理选用抗菌药物。

(四) 厌氧菌

厌氧菌是指在无氧环境中生长的细菌，分为厌氧芽孢梭菌属和无芽孢厌氧菌属，以皮肤、口腔、肠道、阴道分布最多，称为“四大菌群”。其中以肠道中细菌种类和数量最为丰富，达500种以上，而厌氧菌占90%～99.9%。人体内的厌氧菌常为正常菌群的组成部分，在生物拮抗、抗感染、增强免疫等方面发挥重要作用，但部分厌氧菌在机体状况发生改变时可成为重要的条件致病菌。

1. 厌氧菌医院感染机制　厌氧菌感染多为内源性感染，其致病作用取决于宿主机体生态状态的改变。致病条件主要为：① 机体全身抗感染免疫力低下或有基础疾病的患者，长期接受免疫抑制剂治疗的移植后患者，长期接受激素或广谱抗生素治疗的患者和原有糖尿病、严重的肝肾等基础疾病的患者易发生，其体内菌群易发生重新分布，重新分布后有致病作用的厌氧菌便过度生长，在局部或全身造成厌氧菌感染。② 细菌本身的代谢产物，如其产生的毒素和酶损伤机体组织，造成局部或全身炎症反应，促成感染发生。③ 局部组织缺血坏死后，继发厌氧菌感染。血栓形成、骨折后骨筋膜室综合征、皮肤和软组织损伤等造成局部组织缺血坏死后，局部无氧环境下厌氧菌便大量生长、繁殖，通过产生的各种毒素、酶等造成感染。④ 菌群易位：当手术、长期抗生素或激素治疗后等破坏了体内原有的菌群结构，细菌发生迁移，原寄生部位的正常菌群易位到其他部位后成为病原菌。例如，肠道手术后菌群易位至无菌的腹腔后，可引起严重的腹膜炎症；肝硬化腹水时肠道内细菌易位到肠道外后发生的自发性腹膜炎等。

2. 厌氧菌医院感染的临床表现　厌氧菌感染可见于各个科室，但以口腔、呼吸道、腹部和盆腔感染较多见。临床上多形成化脓性感染，也可表现为菌血症或败血症。但由于感染的厌氧菌种类、数量及其感染部位不同等，临床表现也各不相同。需要注意的是，一旦临床表现有以下特征时，常提示发生了厌氧菌感染：① 皮肤或黏膜较深的损伤。由于人体皮肤和黏膜表面本身便生活着大量的厌氧菌，皮肤或黏膜发生较深损伤时，一旦形成无氧环境，便容易发生厌氧菌感染，可形成深部脓肿或菌血症。② 感染部位的脓性分泌物带有恶臭，或损伤组织中有气体产生。③ 败血症、血栓性静脉炎、细菌性心内膜炎等感染性疾病有较典型的临床症状，但多次常规血培养阴性，或标本涂片可见细菌但常规培养阴性，应高度怀疑厌氧菌感染。

3. 厌氧菌感染的治疗　应根据其临床表现、感染的部位、细菌种类等确定治疗方案。① 外科治疗：消除适合厌氧菌生长的环境，通过彻底消毒、清创、引流等方式，彻底消除损伤部位的无氧环境。浅表的厌氧菌感染仅局部使用过氧化氢或高锰酸钾溶液消毒，不必清创。② 内科治疗：不同种类的厌氧菌感染需要选用合适的抗菌药物。临床治疗厌氧菌感染时多为经验性用药：脆弱拟杆菌感染首选甲硝唑，同时还可以考虑使用氯霉素、克林霉素等；厌氧性球菌感染首选青霉素，其他如甲硝唑、克林霉素等也可应用。氨苄西林舒巴坦和亚胺培南对各类厌氧菌均有较好的作用。但必须注意，当有以下情况时应做厌氧菌药敏试验：经验用药效果较差；要长期用药的厌氧菌感染，如厌氧菌造成的骨髓炎等；厌氧菌引起的严重感染，如心内膜炎、脑脓肿、败血症等。破伤风、肉毒梭菌食物中毒时，除上述治疗方法外，尚需注意应用抗毒素。对产肝素酶的厌氧菌引起的血栓性静脉炎，及时应用肝素治疗。③ 对症支持治疗：严重的感染者要及时给予积极对症支持治疗。高压氧舱适合气性坏疽患者的治疗。

(五) 真菌

真菌是一类真核细胞型微生物，种类繁多，估计自然界中有150万种以上，被人类发现的只有10多万种，广泛分布于空气、土壤、植物等处，还有些真菌存在于人体和动物体表、黏膜等处，如口腔、皮肤、肠道及生殖系统等，为人体正常菌群的组成部分，这些真菌在一定条件下可成为条件致病菌，导致疾病的发生。常见的病原真菌有假丝酵母菌(念珠菌)属、隐球酵母属、曲霉属、毛霉属、青霉属、球孢子属和组织胞浆菌属等。目前，随着医院内许多药物，如抗生素、激素、免疫抑制剂及各种侵入性检查的应用，真菌引起的医院感染呈明显上升趋势，成为院内感染的重要原因。真菌引起的医院感染最多见的部位是呼吸道、消化道和泌尿道，其次为皮肤、口腔、烧伤及手术切口等。引起医院真菌感染的危险因素多与患者自身基础情况及接受诊疗措施等有关，包括年老、有较严重的基础疾病(如糖尿病、严重的肝肾疾病、血液系统疾病等)、肿瘤、长期接受广谱抗生素或免疫抑制剂、长期留置导管、接受血液透析治疗、器官移植等。

真菌感染分为浅部真菌病和深部真菌病，前者包括浅表真菌病和皮下真菌病，后者包括皮下组织真菌病和侵袭性真菌病。侵袭性真菌病(invasive fungal disease, IFD)是指真菌侵入人体组织、血液,并在其中生长繁殖导致炎症反应、组织损害和器官功能障碍的病理改变。临床上IFD以念珠菌最为多见,在院内血源性感染的病原体中排第四位,死亡率排第一;曲霉仅次于念珠菌,死亡率高达60%～90%。造成IFD高死亡率的很大部分原因是早期诊断不明确,据统计,将近3/4的IFD死亡患者生前未得到确切诊断。目前,IFD病原学诊断包括直接镜检、标本培养、组织病理学检查、分子生物学检查、酶联免疫吸附实验(ELISA)等方法。医院真菌感染多为继发性,其中以念珠菌、曲霉、隐球菌多见。

1. 念珠菌 为条件致病菌,目前已发现300余种,至少有20余种可致人类疾病,以白念珠菌最为常见,占念珠菌感染的50%～70%。念珠菌广泛分布于自然界的土壤、医院环境、各种用品表面及水果、奶制品等食品上,也广泛存在于人体皮肤、口腔、胃肠道和阴道等处。念珠菌为人体正常菌群,以内源性感染较为多见,在一定条件下大量增殖并侵袭周围组织引起自身感染,常多见于有严重的基础疾病、肿瘤、长期使用广谱抗生素和激素或免疫抑制剂等的患者。其通过细胞壁的甘露糖蛋白黏附于组织,一旦形成菌丝后不易被吞噬,并可以通过机械力入侵组织,其分泌的磷酸酯酶C能促进穿透细胞膜,酸性蛋白酶能够分解表皮角蛋白。白念珠菌感染的治疗除两性霉素B和唑类抗真菌药外,还可用棘白菌素类如卡泊芬净,其适用于菌血症、心内膜炎等重症感染。

2. 曲霉属真菌 为条件致病菌,可分泌毒素、蛋白酶和次生代谢产物对局部肺组织及全身防御产生多重影响,并侵袭抗感染免疫力低下的人群,形成继发性感染。主要通过呼吸道吸入致病,多累及肺部,再经血液播散至其他组织和器官。引起感染的曲霉主要有烟曲霉、黄曲霉、土曲霉等,其中以烟曲霉最常见,除炎症病灶外,也可通过其孢子或菌丝引起变态反应性疾病。血清学检测包括GM试验或G试验。目前用于治疗侵袭性曲霉感染的药物首选伏立康唑,也可选用两性霉素B、伊曲康唑、泊沙康唑和卡泊芬净。侵袭性曲霉病的最短疗程为6～12周;在免疫缺陷患者,应在免疫缺陷时期持续治疗直至病灶消散;在病情稳定的患者,口服伏立康唑可作为长期维持治疗;在已治疗成功的侵袭性曲霉病患者,若预期将发生免疫抑制,重新应用抗真菌治疗能预防感染复发。

3. 隐球菌 对人体有致病性的多为新型隐球菌及其变种,广泛分布于土壤以及鸽子、鸡、鹦鹉等动物的排泄物中,也存在于人体皮肤、黏膜和粪便中。隐球菌的医院感染好发于有严重基础疾病或抗感染免疫力低下的患者,如恶性淋巴瘤、肝硬化、白血病、结节病、器官移植及长期大量使用激素和免疫抑制剂等的患者,其主要感染中枢神经系统和肺部,也可侵入皮肤、黏膜和关节等。实验检查可从脑脊液、痰液、血液等发现出芽的酵母样菌,外周有透亮的厚壁荚膜;或者用黏蛋白胭脂红染色,酵母样菌荚膜呈深玫瑰红色强烈提示新型隐球菌。此外,在沙氏培养基、血液或脑心浸液琼脂上培养2～3日可见到菌落。

目前,临床上针对隐球菌脑膜炎的治疗可分为诱导治疗、巩固治疗和维持治疗3个阶段。HIV感染者隐球菌脑膜炎诱导治疗可用两性霉素B联合氟胞嘧啶2周,巩固治疗使用氟康唑(400 mg/d)至少8周,维持治疗使用氟康唑(200 mg/d)12个月以上;器官移植受者隐球菌脑膜炎诱导治疗可用两性霉素B联合氟胞嘧啶2周,巩固治疗用氟康唑(400～800 mg/d)8周,维持治疗用氟康唑(200～400 mg/d) 6～12个月;非HIV感染、非器官移植受者诱导治疗可用两性霉素B联合氟胞嘧啶4周以上,巩固治疗用氟康唑(400～800 mg/d)8周,维持治疗用氟康唑(200～400 mg/d)6～12个月。对于轻、中型隐球菌肺炎可用氟康唑(400 mg/d)6～12个月,重症肺炎治疗与隐球菌脑膜炎相同。

自从治疗真菌感染的药物氟康唑临床推广应用以来,原来非常敏感的白念珠菌也日渐增多,加上光滑念珠菌、葡萄牙念珠菌、克柔念珠菌,以及曲霉属对氟康唑本来即有天然耐药,甚至于葡萄牙念珠菌对两性霉素 B 也有天然耐药,所以临床治疗真菌感染时有必要进行药敏试验。目前,棘白菌素对多种耐药的真菌具有很好的疗效,此类药物与唑类或多烯类药物无交叉耐药。例如,卡泊芬净对氟康唑、伊曲康唑耐药的假丝酵母菌、曲霉、孢子菌等真菌感染具有较好活性。同时卡泊芬净可用于其他抗真菌药物治疗失败时的补救药物,但对于曲霉感染的治疗限于对两性霉素 B 或伊曲康唑不敏感的患者,为侵袭性肺曲霉病的二线用药。此外,在儿童患者中,卡泊芬净已被批准用于念珠菌感染的一线治疗和中性粒细胞减少的发热患者经验性抗真菌治疗。

真菌的耐药机制包括:① 耐药真菌细胞内药物浓度降低,敏感念珠菌细胞内唑类药物的浓度为细胞外药物浓度的 3 倍左右,而耐药菌株胞内唑类药物浓度则约为细胞外的一半。现阶段,关于上述现象的解释包括两方面,一方面为真菌膜通透性降低,导致可进入细胞内的药物明显减少;另一方面则是细胞膜上参与药物外排的运载蛋白表达水平增加。② 药物作用靶酶质或量的改变,靶位蛋白与抗真菌药物亲和力改变,靶蛋白数量增加,导致未结合的靶蛋白依旧可维持真菌的正常形态、功能。③ 抗真菌药物作用靶点缺失,真菌代谢通路中会出现酶缺失现象,导致真菌代谢无法完全按原有途径进行,多数情况下会通过旁路途径代谢,一些抗真菌药物因缺乏原有作用位点而失去抗真菌作用。④ 生物膜形成后,会造成诸多真菌对现阶段临床上广泛应用的唑类药物、两性霉素 B 类药物产生高度耐药性。⑤ 在细胞生长与形态改变过程中,细胞壁合成、修复受到严密调控,而细胞壁在诸多抗真菌药物刺激下形成适应性改变,最终产生耐药性。

(六) 病毒

病毒也是医院感染的重要病原体。疱疹病毒、合胞病毒、肠道病毒和肝炎病毒是医院感染常见病原体。其中,巨细胞病毒感染多见于移植及使用免疫抑制剂的患者,合胞病毒常引起呼吸道感染,轮状病毒和诺瓦克病毒等肠道病毒常引起老年和婴幼儿患者腹泻,乙型和丙型肝炎病毒感染主要与输血及输注其他血制品、血液透析密切相关。

第三节 代表性医院感染性疾病

一、手术部位感染

手术部位感染(surgical site infection, SSI)包括手术部位浅表切口感染、深部切口感染、器官/腔隙感染。而手术部位以外并发的感染,如手术后并发肺炎、泌尿道感染、败血症等则不包括在内。随着现代外科无菌技术的进步,术前准备的不断完善,对内源性感染的重视和围术期抗生素预防性使用,手术部位感染已明显降低。

(一) 细菌来源

对手术部位感染的细菌来源的认识比过去更正确和全面,在现代手术条件下,绝大多数感染可溯源手术时刻,部分是手术后回病房才感染的。① 外源性感染:细菌是在手术时从一个微生物储源被接种到手术野,这个储源主要来自参与手术的成员,以及患者自身。然而微生物储源常不是手术室的内环境,即既不是空气、墙壁,也不是手术器械。手术组成员的手、颈、脸、头等部位的含菌鳞屑可直接落入手术野,鼻咽部细菌亦可经飞沫、微细尘埃等媒介落入伤口,但手术后回病房由于创口护理不当而发生感染则较少见。② 内源性感染:许多手术部位感染,细菌来源包括来自原本在患者皮肤、黏膜,或感染病灶的细菌在手术过程中直接进入手术野;也包括来自胃肠道、呼吸道与女性生殖道等黏膜腔的正常菌群或外来定殖菌,这些细菌可直接蔓延或通过淋巴流进入手术区，也可经过细菌易位或菌血症进入手术区。患者体表、黏膜腔和术前感染病灶内都有可能存在住院期间自医院获得的定殖于这些部位的耐药菌株。

手术切口分为清洁切口、清洁污染切口、污染切口、污秽或感染切口。引起感染的细菌种类与切口所在位置有一定关系。腰以上皮肤有上呼吸道常见微生物，腰以下的皮肤常在菌群与肠道菌群相似。这就提示：引起身体上、下部切口感染的病原菌来自该部位正常菌群，而污染和感染切口的感染一般与局部原本存在的病原菌一致。

手术部位的病原菌与手术种类、部位有密切联系，如腹腔手术区感染病原菌一般是大肠埃希菌、克雷伯菌和脆弱拟杆菌等。但病情、基础病症、抗菌药物治疗史等都对病原菌种类有影响，其手术部位感染病原菌需要个体化分析和推断，且常经由感染分泌物培养才能确认。

（二）手术部位感染的预防

当前，手术部位耐药菌感染构成医院难治性感染的重要部分，从医院感染管理角度上分析其主要原因不是环境条件，而是参与手术的人员还做得不够，以及围术期使用抗菌药物不尽合理。

手术区感染的危险因素是多方面的：① 手术污染程度、手术时间冗长、术中组织损伤多或止血不及时、放置引流管、手术过程中某一器材或用品受到污染。② 手术区以外感染病灶中的病原菌通过血行播散进入手术部位。③ 宿主并存的基础疾病削弱了抗感染免疫功能，如糖尿病、粒细胞减少症、低蛋白血症等。④ 手术环境未达到手术种类相应要求。⑤ 抗生素合理应用管理不严格，医院耐药菌储源众多和污染严重。

1\. *严格无菌操作技术* 预防术后感染最重要的办法是提高手术质量和严格无菌操作技术。术后应防止清洁闭合切口受到直接接触感染；潮湿而温暖的敷料给细菌提供滋生条件，故应定时更换清洁无菌敷料。

对一些手术前准备原来有些争议，现在也逐步形成共识，例如：① 术前各方面的准备是必要的，但要尽可能地减少术前住院天数，不宜超过1周，及早手术可明显减少医院内耐药菌株在患者皮肤和黏膜部位的定殖。② 患者能洗澡的应洗澡，达到清洁卫生即可。过去把手术前晚剃毛备皮认作必须做的常规。美国CDC有关指南认为，手术前一天手术部位剃毛可造成微细伤口，形成微小感染灶，可增加手术后切口感染。因而不主张剃毛，手术部位如有影响手术的体毛，可在手术之前剪毛。

2\. *预防性使用抗菌药物* 外科领域预防性使用抗菌药物的依据是《抗菌药物临床应用指导原则》(2015年版)。围术期预防性合理使用抗菌药物是减少手术区感染的一个重要方法，国内外大部分手术指南中提到的预防性使用抗菌药物多有符合循证医学要求的临床研究资料做依据。其共同的实施原则是：① 抗菌药物种类选择应针对手术部位感染最常见的病原菌（表36－4）；如在手术病灶部位已存在污染或已发生感染，则尽可能按病原菌的药物敏感性选择药物。一般来说，预防性用药多选择第一代或第二代头孢菌素，如有厌氧菌感染可能则用头霉素类药物，或加用甲硝唑。② 围术期使用：即或在切皮前0.5～1小时内给药，当开始手术时，循环血液和手术部位组织中的抗生素有足够的杀菌浓度。③ 给药剂量和给药间隔：应使手术野的组织药物浓度维持在最小抑菌浓度(MIC)以上。给药剂量和给药间隔随药物种类有所差异，一般与治疗相同。所选抗生素多数为β-内酰胺类药物，属时间依赖型抗生素，其杀菌作用取决于维持药物浓度在MIC以上的时间，所以给药间隔参照药物半衰期而定，不得过长。如果手术时间超过抗生素的半衰期，则至少在2倍半衰期的时间内再给一次抗生素，以维持必要的药物浓度。例如，第一代头孢菌素的半衰期比较短，所以常规是隔3小时就得给药1次；第二代头孢菌素和氨苄西林舒巴坦(优力新)半衰期长，可6～8小时给药1次。④ 用药期限：对照研究发现，术后继续使用抗菌药物时期过长，其最大的缺点是诱发耐药菌，已有研究成果确定合适的用药期限是24～48小时，不超过48小时。

表 36－4 抗菌药物在围术期预防应用的品种选择①②

手术名称	切口类别	可能的污染菌	抗菌药物选择
脑外科手术(清洁,无植入物)	Ⅰ	金黄色葡萄球菌,凝固酶阴性葡萄球菌	第一、二代头孢菌素③,MRSA感染高发的医疗机构的高危患者可用(去甲)万古霉素
脑外科手术(经鼻窦、鼻腔、口咽部手术)	Ⅱ	金黄色葡萄球菌,链球菌属,口咽部厌氧菌(如消化链球菌)	第一、二代头孢菌素③ ±⑤ 甲硝唑,或克林霉素＋庆大霉素
脑脊液分流术	Ⅰ	金黄色葡萄球菌,凝固酶阴性葡萄球菌	第一、二代头孢菌素③,MRSA感染高发的医疗机构的高危患者可用(去甲)万古霉素
脊髓手术	Ⅰ	金黄色葡萄球菌,凝固酶阴性葡萄球菌	第一、二代头孢菌素③
眼科手术(如白内障、青光眼或角膜移植、泪囊手术、眼穿通伤)	Ⅰ、Ⅱ	金黄色葡萄球菌,凝固酶阴性葡萄球菌	局部应用妥布霉素或左氧氟沙星等
头颈部手术(恶性肿瘤,不经口咽部黏膜)	Ⅰ	金黄色葡萄球菌,凝固酶阴性葡萄球菌	第一、二代头孢菌素③
头颈部手术(经口咽部黏膜)	Ⅱ	金黄色葡萄球菌,链球菌属,口咽部厌氧菌(如消化链球菌)	第一、二代头孢菌素③ ±⑤ 甲硝唑,或克林霉素＋庆大霉素
颌面外科(下颌骨折切开复位或内固定,面部整形术有移植物手术,正颌手术)	Ⅰ	金黄色葡萄球菌,凝固酶阴性葡萄球菌	第一、二代头孢菌素③
耳鼻喉科(复杂性鼻中隔鼻成形术,包括移植)	Ⅱ	金黄色葡萄球菌,凝固酶阴性葡萄球菌	第一、二代头孢菌素③
乳腺手术(乳腺癌、乳房成形术,有植入物如乳房重建术)	Ⅰ	金黄色葡萄球菌,凝固酶阴性葡萄球菌,链球菌属	第一、二代头孢菌素③
胸外科手术(食管、肺)	Ⅱ	金黄色葡萄球菌,凝固酶阴性葡萄球菌,肺炎链球菌,革兰阴性杆菌	第一、二代头孢菌素③
心血管手术(腹主动脉重建、下肢手术切口涉及腹股沟、任何血管手术植入人工假体或异物,心脏手术、安装永久性心脏起搏器)	Ⅰ	金黄色葡萄球菌,凝固酶阴性葡萄球菌	第一、二代头孢菌素③,MRSA感染高发医疗机构的高危患者可用(去甲)万古霉素
肝、胆系统及胰腺手术	Ⅱ、Ⅲ	革兰阴性杆菌,厌氧菌(如脆弱拟杆菌)	第一、二代头孢菌素或头孢曲松③ ±⑤ 甲硝唑,或头孢霉素类
胃、十二指肠、小肠手术	Ⅱ、Ⅲ	革兰阴性杆菌,链球菌属,口咽部厌氧菌(如消化链球菌)	第一、二代头孢菌素③,或头孢霉素类
结肠、直肠、阑尾手术	Ⅱ、Ⅲ	革兰阴性杆菌,厌氧菌(如脆弱拟杆菌)	第一、二代头孢菌素③ ±⑤ 甲硝唑,或头霉素类,或头孢曲松 ±⑤ 甲硝唑
经直肠前列腺活检	Ⅱ	革兰阴性杆菌	氟喹诺酮类④
泌尿外科手术:进入泌尿道或经阴道的手术(经尿道膀胱肿瘤或前列腺切除术、异体植入及取出,切开造口、支架的植入及取出)及经皮肾镜手术	Ⅱ	革兰阴性杆菌	第一、二代头孢菌素③,或氟喹诺酮类④

（续表）

手术名称	切口类别	可能的污染菌	抗菌药物选择
泌尿外科手术：涉及肠道的手术	Ⅱ	革兰阴性杆菌，厌氧菌	第一、二代头孢菌素③，或氨基糖苷类＋甲硝唑
有假体植入的泌尿系统手术	Ⅱ	葡萄球菌属，革兰阴性杆菌	第一、二代头孢菌素③＋氨基糖苷类，或万古霉素
经阴道或经腹腔子宫切除术	Ⅱ	革兰阴性杆菌，肠球菌属，B组链球菌，厌氧菌	第一、二代头孢菌素(经阴道手术加用甲硝唑)③，或头孢霉素类
腹腔镜子宫肌瘤剔除术(使用举宫器)	Ⅱ	革兰阴性杆菌，肠球菌属，B组链球菌，厌氧菌	第一、二代头孢菌素③±⑤甲硝唑，或头霉素类
羊膜早破或剖宫产术	Ⅱ	革兰阴性杆菌，肠球菌属，B组链球菌，厌氧菌	第一、二代头孢菌素③±⑤甲硝唑
人工流产-刮宫术 引产术	Ⅱ	革兰阴性杆菌，肠球菌属，链球菌，厌氧菌(如脆弱拟杆菌)	第一、二代头孢菌素③±⑤甲硝唑，或多西环素
会阴撕裂修补术	Ⅱ、Ⅲ	革兰阴性杆菌，肠球菌属，链球菌属，厌氧菌(如脆弱拟杆菌)	第一、二代头孢菌素③±⑤甲硝唑
皮瓣转移术(游离或带蒂)或植皮术	Ⅱ	金黄色葡萄球菌，凝固酶阴性葡萄球菌，链球菌属，革兰阴性菌	第一、二代头孢菌素③
关节置换成形术、截骨、骨内固定术、腔隙植骨术、脊柱术(应用或不用植入物、内固定物)	Ⅰ	金黄色葡萄球菌，凝固酶阴性葡萄球菌，链球菌属	第一、二代头孢菌素③，MRSA感染高发医疗机构的高危患者可用(去甲)万古霉素
外固定架植入术	Ⅱ	金黄色葡萄球菌，凝固酶阴性葡萄球菌，链球菌属	第一、二代头孢菌素③
截肢术	Ⅰ、Ⅱ	金黄色葡萄球菌，凝固酶阴性葡萄球菌，链球菌属，革兰阴性菌，厌氧菌	第一、二代头孢菌素③±⑤甲硝唑
开放骨折内固定术	Ⅱ	金黄色葡萄球菌，凝固酶阴性葡萄球菌，链球菌属，革兰阴性菌，厌氧菌	第一、二代头孢菌素③±⑤甲硝唑

注：① 所有清洁手术通常不需要预防用药，仅在有前述特定指征时使用。② 胃十二指肠手术、肝胆系统手术、结肠和直肠手术、阑尾手术、Ⅱ类或Ⅲ类切口的妇产科手术，如果患者对β-内酰胺类抗菌药物过敏，可用克林素霉＋氨基糖苷类，或氨基糖苷类＋甲硝唑。③ 有循证医学证据的第一代头孢菌素主要为头孢唑啉，第二代头孢菌素主要为头孢呋辛。④ 我国大肠埃希菌对氟喹诺酮类耐药率高，预防应用需严加限制。⑤ 表中“±”是指两种及两种以上药物可联合应用，或可不联合应用。

综上所述，目前对术后感染的发生机制和预防策略的认识均有显著提高，应该说预防一般性手术的术后感染的效果是很成功的。由于医学技术的进步，很多过去不能做手术的高危人群现在能够获得手术的机会，这类患者术后感染的途径中相当大一部分是内源性感染，如何应对这类感染的研究受到广泛重视，但目前尚无有循证医学证据的防治指南指导临床，有待今后深入研究解决。

二、压疮形成及其感染

2007年，美国国家压疮专家组(NPUAP)将压疮定义更新为“压疮是皮肤或皮下组织由于压力、剪切力或摩擦力而导致的皮肤、肌肉和皮下组织的局限性损伤，常发生在骨隆突处。有很多相关因素或影响因素与压疮有关，但这些因素对压疮发生的重要性仍有待于探索”。压疮是临床最常见的皮肤软组织感染之一，多见于长期卧床、不能翻身的患者,比如昏迷患者、年老体弱和大小便失禁患者、截瘫患者、大手术后患者等。住院患者中压疮的发生率为3%～14%,而脑卒中和脊髓损伤瘫痪患者中发生率高达24%～48%,发生的部位常见于骶尾部、髋部、肘部、肩胛部、足部等。这是由于组织长期受到挤压或摩擦,造成局部持续性缺血、缺氧和营养不良,最终导致损伤、溃烂和坏死。如果不及时采取有效措施,压疮极易继发细菌感染,严重时可引起败血症或脓毒血症危及生命。

(一) 皮肤的正常菌群

皮肤表面及深处通常有细菌定居,可分为长驻菌和暂驻菌。皮肤表面的菌种和数量可随生活习惯、健康状况、工作条件和卫生状况等有较大的变动。皮肤的毛孔和皮脂腺管内存在的细菌,应用一般的清洁方法不能完全清除,而且其细菌种类和数量相对稳定。健康人皮肤表面可以携带病原菌,夏季以金黄色葡萄球菌为常见,冬季则多为革兰阴性杆菌,而皮肤深处的细菌则大多属非致病菌如表皮葡萄球菌,但其在一定条件下(比如抵抗力低下、皮肤出现损伤)也可致病。

(二) 皮肤软组织感染的常见病原菌

引起皮肤软组织感染的病原菌涉及细菌、真菌、病毒及寄生虫等多种微生物,虽然与医院感染有关的皮肤感染病原菌很少,但其危害性很大。医院获得性皮肤感染和软组织感染常见病原菌为:金黄色葡萄球菌、表皮葡萄球菌、铜绿假单胞菌、肠球菌属、大肠埃希菌、肠杆菌属、鲍氏不动杆菌和克雷伯菌属。

1. *金黄色葡萄球菌* 是最常见的皮肤长驻细菌,可经过损伤的皮肤表面、手术、注射、穿刺部位的伤口等进入皮肤深层或皮下组织生长繁殖,进而引起皮肤脓疱病及伤口感染。还可侵入毛囊或汗腺引起毛囊炎、痈、汗腺炎等。

2. *表皮葡萄球菌* 属皮肤正常菌群,但在住院患者中,皮肤表面的敏感性表皮葡萄球菌常被院内多重耐药性表皮葡萄球菌所取代。表皮葡萄球菌耐药株携带了一个质粒,除介导细菌多重耐药外,还协助其黏附于塑料导管,所以容易引起静脉导管、人工心脏瓣膜、人工关节等植入物感染,为最常见的医院内获得性败血症病原之一。

3. *化脓性链球菌* 正常皮肤很少有A组链球菌寄居。感染源主要来自咽喉部携带链球菌的患者及医务人员等。溶血性链球菌可经任何操作的皮肤损伤处入侵机体,造成特异性的感染,如丹毒、蜂窝织炎等,并易播散到周围组织,进而发生败血症。

4. *其他* 大肠埃希菌、肠杆菌属、假单胞菌属、变形杆菌属、克雷伯菌属、不动杆菌属等需氧或兼性厌氧菌、脆弱拟杆菌、梭状芽孢杆菌、消化链球菌等厌氧菌以及真菌等亦可引起皮肤感染病灶。

(三) 压疮的分期

2007年,美国国家压疮专家组将压疮分为Ⅰ期、Ⅱ期、Ⅲ期、Ⅳ期、可疑深部组织损伤(Subspected Deep Tissue Injury)和难以分期(Unstageable)。

1. *Ⅰ期* 在骨隆突处的皮肤完整伴有压之不褪色的局限性红斑,深色皮肤可无明显的苍白改变,但其颜色可能与周围组织不同。与周围相邻组织比较,受损部位有疼痛、硬块、表面变软、发热或冰凉,此阶段对于肤色较深的个体可能难以鉴别,可表明"处于危险状态"。

2. *Ⅱ期* 部分皮层缺失,表现为一个浅的开放性溃疡,伴有粉红色的伤口床(创面),无腐肉,也可表现为一个完整的或破裂的血性水疱,表现为发亮的或干燥的表浅溃疡,无腐肉或瘀伤,此阶段不能描述为皮肤撕裂伤、胶带损伤、会阴皮炎、浸渍或表皮剥脱,瘀伤。

3. *Ⅲ期* 全层组织缺失,可见皮下脂肪暴露,但骨头、肌腱、肌肉未外露,有腐肉存在,组织缺失的深度不明确,可能包含有潜行和隧道。此阶段压疮的深度因解剖位置不同而不同,鼻梁、耳朵、枕骨处、踝部因无皮下组织,因此第三阶段压疮可能是表浅溃疡。相对而言,脂肪较多的部位此阶段压疮可能形成非常深的溃疡,但骨头或肌腱不可触及或无外露。

4. Ⅳ期 全层组织缺失，伴有骨、肌腱或肌肉外露，伤口床的某些部位有腐肉或焦痂，常有潜行或隧道。此阶段的压疮因解剖位置不同而各异，鼻梁、耳朵、枕骨处、踝部因无皮下组织，压疮可能是表浅溃疡，可能扩展到肌肉和（或）支持结构（如筋膜、肌腱或关节囊），有可能造成骨髓炎，可直接看见或触及骨头/肌腱。

5. 可疑的深部组织损伤 局部皮肤完整但可出现颜色改变如紫色或褐红色，或有瘀伤，或充血水疱；受损区域的软组织可有疼痛、硬块、有黏糊状的渗出、潮湿、发热或冰冷。

6. 难以分期 全层组织缺失，溃疡底部有腐肉覆盖（黄色、黄褐色、灰色、绿色或褐色），或者伤口床有焦痂附着（褐色或黑色），只有去除足够多的腐肉或焦痂，暴露出伤口床的底部，才能准确评估压疮的真正深度、确定分期，足跟处稳定的焦痂（干的、黏附紧密的、完整但没有发红或波动感）可作为人体自然的（生物学的）覆盖而不需去除。

（四）诊断

1. 临床表现 包括直接观察皮肤感染部位的外观、患者的体征和症状。如出现以下症状和体征时常提示发生了皮肤和软组织感染：患者体温升高，局部皮肤疼痛或压痛、红肿，初期皮温可升高，感染部位有水疱、脓疱或脓性分泌物，且无其他原因可以解释。

2. 实验室检查 包括病原体的直接检查、分离培养以及特异性抗原或抗体的监测。如全血细胞分类计数、C反应蛋白、分泌物细菌培养、血培养阳性、病原菌的药物敏感性试验，以及IgM抗体效价达到诊断水平或双份血清IgG呈4倍升高等，可用于诊断皮肤和软组织感染。

3. 其他检查 包括X线、超声波、CT、组织活检和针吸细胞学检查等在诊断医院获得性皮肤和软组织感染中也起到重要作用。

（五）压疮的防治及护理

1. 一般治疗 采取以局部治疗为主、全身治疗为辅的综合治疗措施。目前认为，在无菌条件下湿润有利于创面上皮细胞形成，促进创面肉芽组织生长和创面愈合，故保持压疮创面湿润有利于肉芽生长和上皮移行而加速愈合。有研究证明，用湿性愈合疗法治疗压疮效果满意，可减少换药次数、缩短治疗时间。根据压疮伤口的不同分期选择合适的新型敷料，康惠尔（comyeel）伤口护理系列中的透明贴、透明骶尾贴、增强型减压贴的成分水胶体，通过皮肤氧分压的改变，改善局部供血、供氧，其表面光滑，摩擦力小，减少受压部位剪切力，同时能吸收皮肤分泌物，保持皮肤正常pH及适宜温度。

2. 抗菌药物治疗

（1）用于治疗压疮感染的所有药物应对金黄色葡萄球菌和链球菌有抗菌活性。鉴于医院获得性皮肤和软组织感染的常见病原菌如上述，同时由于哌拉西林他唑巴坦对金黄色葡萄球菌、链球菌、铜绿假单胞菌和肠球菌有高效的抗菌作用，因此可作为经验治疗的首选药物。

（2）碳青霉烯类、唑烷酮类等可有效治疗复杂的皮肤和软组织感染，但为了保持这些药物对某些病原菌，包括产超广谱β-内酰胺酶和可被诱导产生AmpC β-内酰胺酶的革兰阴性菌或多重耐药革兰阳性菌如MRSA、VRE（vancomycin-resistant enterococci）和VISA（vancomycin-intermediate staphylococcus aureus）、VRSA（vancomycin-resistant staphylococcus aureus）的抗菌活性，一般不推荐把这些药物作为经验治疗常规药物，仅在治疗危及生命或怀疑耐药菌株感染时使用。

（3）传统上，大环内酯类药物如红霉素是青霉素过敏患者用于治疗皮肤和软组织感染的替代用药。近年来，由于对大环内酯类耐药的金黄色葡萄球菌和乙型溶血性链球菌的出现及其在全球播散，应重新评估这些药物的效用。对青霉素过敏患者的严重压疮感染进行经验治疗时，药物的选择受到了一定程度的限制。此时，可选用莫西沙星、加替沙星、左氧氟沙星等治疗非复杂的压疮感染。

（4）根据抗生素的抗菌活性及细菌耐药情

况,怀疑耐药菌株感染时,万古霉素联合氨基糖苷类抗生素可能是治疗的理想药物。怀疑有厌氧菌感染,要联合应用甲硝唑。

(5) 对于复杂性感染的治疗,至少应持续10~14日,直到所有症状消失。一般而言,若治疗5日症状仍没有得到缓解或进行性恶化,一般认为治疗失败。治疗失败的原因可能存在尚未确定的感染病灶或为耐药病原菌引起的感染。在这种情况下,应及时采取其他的诊断措施,如抽取血培养、脓液做培养或镜检细菌、细针穿刺检查,必要时还可借助CT、MRI等以监测病灶,并及时更换抗菌药物。

选择内科治疗药物时需注意:① 当地流行病学细菌耐药监测资料;② 压疮局部的检查结果;③ 感染的严重程度;④ 患者既往病史;⑤ 目前合并存在的其他疾病,尤其是肝脏、肾脏是否存在严重的功能障碍;⑥ 实验室等检查结果,如分泌物和渗出物的革兰染色涂片结果、细菌培养结果。

3. *外科治疗* 复杂的压疮感染常表现为溃疡、脓肿和液体渗出同时存在。在治疗时,外科清创和(或)局部引流有着重要的作用。及时合理的抗生素治疗可阻止感染扩散,但是对脓肿和坏死组织中微生物的杀灭作用微弱。此时,除了全身抗生素治疗外,对坏死组织充分清创、引流是迅速愈合病损,防治或减少败血症、脓毒血症发生的重要措施,在严重的压疮感染治疗中发挥着重要的作用。

4. *心理护理* 压疮多发生于长期卧床的年老或脊髓损伤、肢体瘫痪等生活不能自理者,往往因病程迁延而感到痛苦,易产生焦虑、悲观、绝望等消极自卑心理,对疾病的治疗失去信心,护理人员应采取各种沟通技巧与患者进行沟通,耐心安慰和积极疏导,促进其身体早日康复。

5. *开展健康教育* 通过对家属讲解压疮的发生、发展及预防和护理知识,使他们也学会和掌握预防压疮的技能,积极参与压疮的预防和护理。同时,加强管理提高全体医护人员对压疮的充分认识和重视,着重提高护士的判断力、观察力、理解力及工作技能,熟悉压疮的好发部位,评估高危人群,工作中做到有的放矢。

正确的护理措施可降低压疮的发生率,解除压迫是预防压疮发生最重要的措施。定期变换体位,坚持2~3小时变换1次体位,使骨突部位软组织轮流承受身体重量,这是预防压疮的必要措施。注意保持皮肤干燥、清洁,床垫柔软、平整,减少摩擦;对痉挛性瘫痪患者在治疗和翻身时,尽量减少对患者的刺激,减轻痉挛程度,减少皮肤与床垫间的摩擦,减少皮肤损害;定期检查受压部位皮肤,一旦出现皮肤微红、局部水肿或发白等迹象,立即采取措施,防止压疮的发生。

三、内镜相关感染

随着医疗技术的发展,内镜已广泛应用于临床诊断、治疗及科学研究中。但是近年来大量内镜相关感染不断被报道,其中也不乏暴发事件;由内镜相关感染引起的严重危害,在全球范围内是一个新的公共健康威胁,已引起医务人员和患者的高度重视。因此,内镜的医院感染预防与控制工作显得尤为重要。内镜作为一种侵入性的诊疗设备,直接接触患者体腔和黏膜,并且其材料和形状特殊、结构复杂,不耐高温高压,用后清洗消毒难度大,故易发生内镜相关感染。病原菌有革兰阴性菌(主要为假单胞菌属)及革兰阳性菌(主要为葡萄球菌属),部分内镜甚至检出多重耐药菌,如耐碳青霉烯类肠杆菌(CRE)、多重耐药铜绿假单胞菌(MDR-PA)等;检出的病毒主要有乙型肝炎病毒(HBV)和丙型肝炎病毒(HCV),给内镜的消毒灭菌带来新的考验。内镜室医务人员在诊疗活动中不可避免地接触患者的血液、体液,以及来自患者的多种致病微生物,如幽门螺杆菌、HBV、HCV、分枝杆菌、铜绿假单胞菌、葡萄球菌属和人类免疫缺陷病毒(HIV)等,故职业暴露发生率较高。

(一) 内镜检查引起的感染及其危险因素

2002年,约翰霍普金斯医院414例患者暴露于污染的内镜检查环境,其中有32例发生感染,3例患者死亡,病原菌为铜绿假单胞菌;2010

年，中国某医院神经外科9例脑室镜手术患者中术后5例发生颅内感染，病原菌为大肠埃希菌和葡萄球菌属；2012—2014年期间，美国西雅图地区弗吉尼亚梅森医学中心至少发生32例使用内镜后发生感染，其中11例死亡；2013年，美国芝加哥城郊某院逆行性胰胆管造影术（ERCP）中，10例患者发生感染，28例患者有细菌定殖，病原菌为耐碳青酶烯类肠杆菌；2015年，美国加州大学洛杉矶医疗中心罗纳德里根分校逆行性胰胆管造影术（ERCP）后发生7例患者感染，其中2例患者死亡，病原菌为耐碳青酶烯类肠杆菌。沈伟等经过对30所医院85个内镜检查室的5种常用内镜调查后发现，① 主要污染微生物：使用后内镜与活检钳病原菌检出率依次为金黄色葡萄球菌（9.73%）、铜绿假单胞菌（8.71%）与大肠埃希菌（4.74%），HBsAg阳性患者检查后的胃镜HBsAg检出率为9.32%，经2%戊二醛5～10分钟消毒后未再检出上述致病因子。消毒后内镜15.58%不合格，铜绿假单胞菌检出率2.50%；经自来水冲洗后的胃镜与活检钳检出4株分枝杆菌，分别为偶发分枝杆菌、龟分枝杆菌、胞内分枝杆菌、堰萨奇分枝杆菌，检出率为2.50%。② 使用后内镜污染程度：被调查的5种内镜使用后污染情况，肠镜污染最为严重，平均污染菌量＞10 000 CFU/支；其次为胃镜，为251 CFU/支；膀胱镜与腹腔镜污染量最低，平均＜20 CFU/支。以上几种内镜经消毒后平均合格率为84.42%，其中肠镜合格率最低为55.56%，其次为胃镜与膀胱镜，分别为85.71%和86.11%，支气管镜合格率为92.86%，腹腔镜合格率为94.74%。由此可见，使用后内镜含微生物量的大小对消毒效果有明显影响。

发生内镜检查后感染的危险因素主要是内镜没有严格地按规范要求进行消毒。大部分医疗机构由于建筑格局或管理层医院感染意识淡薄，导致内镜室布局、流程不符合规范要求，诊疗室和清洗消毒室未分开，无独立的内镜贮藏室。据报道，部分基层医院基本清洗设备缺乏，如无专用流动水清洗，清洗消毒槽不足，不能满足多台内镜的清洗消毒工作；专用储镜柜配备不足，导致消毒后的内镜储存方法不合理，易造成污染。林贵先等调查发现，部分医疗机构考虑内镜价格昂贵，为控制成本，内镜及附件数量配备相对不足，而就诊患者较多，接台操作频繁，为了在有限时间内完成患者的诊疗工作，往往不按操作规程清洗，人为缩短清洗消毒时间，从而导致内镜的消毒失败。因内镜管道狭长，结构复杂，有活动的旋钮、闭塞的盲端、尖锐的钳瓣，易导致洗刷不到位，不能保证内镜清洗消毒的效果，易引起内镜相关感染。马小芳等对某市5所医疗机构的内镜消毒灭菌情况进行监测，结果合格率仅为79.60%。2011—2013年，某市各级医疗机构检测内镜内腔面合格率为85.19%。而赵云云等调查发现某市23所设置有胃镜室的医疗机构中有69.60%的胃镜清洗、消毒程序不达标，不符合规范要求。对污染的内镜及附件清洗、消毒灭菌不规范是导致病原体传播的原因，主要表现为内镜清洗不彻底，残留的有机物及无机盐干扰消毒灭菌效果；细菌生物膜形成，导致消毒灭菌失败；消毒灭菌方法选择不正确或消毒剂使用不规范，达不到消毒灭菌效果；消毒后冲洗用水水质不合格或干燥不彻底，造成内镜再污染。张勤等发现部分医院使用全自动清洗消毒机清洗消毒后，依然会出现内镜消毒失败的现象，分析后发现，存在操作人员对设备过度依赖、未实施有效预清洗、机身自身清洁消毒不到位、未建立标准化操作流程及维护保养流程等原因。

（二）引起感染的主要微生物

1. 铜绿假单胞菌　易在冲洗水、水瓶内壁、自动清洁消毒机以及放置过夜的内镜的潮湿腔道内生长，感染常以逆行性胰胆管造影术为诱因，导致临床败血症。

2. 幽门螺杆菌（Hp）　在接受内镜检查者中，Hp感染为60%～70%，其传播率据报道为0.4%，感染常以逆行性胰胆管造影术为诱因。

3. 结核分枝杆菌　来源于活动期或潜伏期患者，对消毒剂抗力较一般繁殖体强，感染主要发生于支气管镜检查后；非结核性杆菌主要存在于供水系统中(如自来水),对消毒剂的耐受性较结核分枝杆菌更强,引起感染的菌株多见龟分枝杆菌与偶发分枝杆菌,发生于抗感染免疫力低下的高危患者中。Michele 报道,1 例肺癌患者用 1 例活动性肺结核患者检查后 2 日的支气管镜检查,6 个月后罹患活动性肺结核,他们的基因型一致。究其原因,该支气管镜仅部分用消毒液浸泡,活检钳未进行灭菌处理。Agerton 报道,1 例活动性肺结核患者的耐药性结核分枝杆菌在 17 日内传给 3 例随后使用该支气管镜检查的患者。究其原因,人工清洗不规范,未全部用戊二醛浸泡消毒,未用乙醇冲洗和干燥支气管镜。

4. *肝炎病毒* ① 乙型肝炎病毒(HBV):Birnie 报道了 1 例由上消化道镜检查引起的 HBV 感染。在为 1 例 HBeAg 阳性患者进行胃镜检查后未对内镜的空气与水通道进行消毒,随后用于 1 位胃出血的老年妇女,96 日后该患者出现 HBsAg 与 HBeAg 阳性。② 丙型肝炎病毒(HCV):Bronowick 在法国经基因型证实,2 例患者在 1 位活动性 HCV 患者后接受直肠镜检查而感染 HCV;调查后发现,内镜活检通道从不用刷子刷洗,附件不经压力蒸汽灭菌,内镜用戊二醛消毒仅作用 5 分钟。

5. *人类免疫缺陷病毒(HIV)* 虽然目前尚无经内镜传播 HIV 的报道,但最近有不少 HIV 感染者或患者出现消化道症状而进行内镜检查的报道,而上消化道出血是 AIDS 患者常见的并发症,应引起注意。Sakamoto 在 6 年中调查了 71 例 HIV 感染者,其中 26 例有胃肠并发症。

6. *朊毒体克雅病(CJD)、疯牛病(BSE)等的病原体* 虽然至今尚无内镜引起交叉感染的报道,但其抵抗力强,需 2 次用不含醛的碱性清洁剂分别浸泡 15 分钟后再用 134℃作用 18 分钟才能被灭活。患者需使用一次性内镜并且使用后焚烧,疑似患者确诊前不应进行内镜检查(除非使用一次性内镜)。

(三)内镜感染的预防

遵循预防感染的基本原则是从三大方面采取综合措施,关键在切断传播途径——清洁和消毒内镜。

1. *控制传染源* 内镜检查前确定接受检查者有无感染性疾病十分必要,不但可以根据病情决定内镜冲洗及消毒时间,以防止感染他人;促进内镜术者及助手增强防护意识,预防内镜从业者感染。但目前常规检查只限于 HBV 抗原、HCV 抗体。

2. *切断传播途径* 消灭被污染的水源、食物和用具的病原体、媒介昆虫,使外界环境无害化;强化消毒灭菌观念,严格按照规定对使用后的内镜进行清洗、消毒,确保内镜消毒、灭菌达到要求。

3. *保护易感人群* 内镜医护人员要有较强的自我防护意识,内镜检查时要戴手套,做静脉硬化、止血等与血液有关的处置时应穿手术衣,戴口罩、眼镜,特别是患者有感染性疾病时,不要直接接触其血液、唾液、呕吐物、排泄物,应将其放入专用塑料袋内进行处理,以防污染扩大。

(四)严格按规范清洁和消毒内镜

内镜因结构复杂而难以消毒,内镜内腔直径仅 1～4 mm,并存在易于窝藏而不易去除微生物的部位与附件。病原携带者或环境(水、机器)污染→附着在内窥镜及附件上(可形成生物膜)→消毒或灭菌失败→感染发生。

1. *国内外有关内镜清洗消毒规范与标准*

(1) 英国胃肠镜学会(BSGEC)《胃肠镜的清洗与消毒(1998)》。

(2) 欧洲胃肠镜学会(ESGE)《胃肠镜清洗与消毒指南(1999)》。

(3) 美国感染控制与工作者协会(APIC)《纤维内镜的感染预防与控制指南(2000)》。

(4) 法国消化内镜学会(FSGE)《胃肠镜清洗与消毒操作指南(2000)》。

(5) 欧洲胃肠镜学会(ESGE)《胃肠镜清洗与消毒技术要点(2002)》。

(6) 美国材料协会标准委员会(ASTM)《纤维内镜清洗与消毒标准操作(2002)》。

(7) 中国原卫生部《内镜清洗消毒技术操作规范(2004)》。

(8) 中国原卫生和计划生育委员会《软式内镜清洗消毒技术规范(2017)》

2. 内镜清洗消毒的标准 我国《内镜清洗消毒技术操作规范(2017 年版)》规定，预处理流程如下：① 内镜从患者体内取出后，在与光源和视频处理器拆离之前，应立即用含有清洗液的湿巾或湿纱布擦去外表面污物，擦拭用品应一次性使用；② 反复送气与送水至少 10 秒；③ 将内镜的先端置入装有清洗液的容器中，启动吸引功能，抽吸清洗液直至其流入吸引管；④ 盖好内镜防水盖；⑤ 放入运送容器，送至清洗消毒室。

清洗流程如下：① 在清洗槽内配制清洗液，将内镜、按钮和阀门完全浸没于清洗液中；② 用擦拭布反复擦洗镜身，应重点擦洗插入部和操作部，擦拭布应一用一更换；③ 刷洗软式内镜的所有管道，刷洗时应两头见刷头，并洗净刷头上的污物，反复刷洗至没有可见污染物；④ 连接全管道灌流器，使用动力泵或注射器将各管道内充满清洗液，浸泡时间应遵循产品说明书；⑤ 刷洗按钮和阀门，适合超声清洗的按钮和阀门应遵循生产厂家的使用说明进行超声清洗；⑥ 每清洗 1 条内镜后清洗液应更换；⑦ 将清洗刷清洗干净，并进行高水平消毒后备用。

漂洗流程如下：① 将清洗后的内镜连同全管道灌流器、按钮、阀门移入漂洗槽内；② 使用动力泵或压力水枪充分冲洗内镜各管道至无清洗液残留；③ 用流动水冲洗内镜的外表面、按钮和阀门；④ 使用动力泵或压力气枪向各管道充气至少 30 秒，去除管道内的水分；⑤ 用擦拭布擦干内镜外表面、按钮和阀门，擦拭布应一用一更换。

3. 内镜及其附件清洗消毒操作程序

(1) 内镜清洗消毒操作程序：预处理(去污物)→人工水洗或酶洗(刷洗、抽吸、冲洗)→人工或机器消毒→最后冲洗(300 ml 水，去残留)→干燥(空气、乙醇)→储存。

(2) 内镜附件清洗消毒操作程序：预清洗→超声清洗(水温 40～60℃，如含酶则 45℃)→冲洗→干燥→灭菌(单个包装)→储存。

(3) 注意事项：① 操作者个人应该做好防护，避免暴露于血液、体液、感染性材料和消毒剂内。② 在操作过程中应注意避免交叉污染。③ 内镜应全部浸泡于消毒液内，内腔道应注满清洁剂或消毒剂，并用刷子刷洗和注射器抽吸数遍。④ 消毒后应用无菌水冲洗，或用自来水冲洗后再用 70％乙醇冲洗，冲洗用水至少 300 ml。⑤ 镜面与通道应用空气与乙醇彻底干燥后再悬挂储存。⑥ 注水瓶与吸引器应每日清洗并做高水平消毒。

(4) 复用附件的清洗消毒与灭菌：① 附件使用后应及时浸泡在清洗液里或使用保湿剂保湿，如为管腔类附件，应向管腔内注入清洗液。② 附件的内外表面及关节处应仔细刷洗，直至无可见污染物。③ 采用超声清洗的附件，应遵循附件的产品说明书，使用医用清洗剂进行超声清洗，清洗后用流动水漂洗干净，干燥。④ 附件的润滑应遵循生产厂家的使用说明。⑤ 选择消毒或灭菌方法：可选用热力消毒，也可采用消毒剂进行消毒；消毒剂的使用方法应遵循产品说明书；使用消毒剂消毒后，应采用纯化水或无菌水漂洗干净，干燥备用。耐湿、耐热附件的灭菌首选压力蒸汽灭菌；不耐热的附件应采用低温灭菌设备或化学灭菌剂浸泡灭菌，采用化学灭菌剂浸泡灭菌后应使用无菌水漂洗干净，干燥备用。

(5) 内镜及其附件清洗消毒方法：我国主要采用的是三桶消毒法、三槽消毒法、加酶清洗三槽和全浸泡消毒法，以及还处于临床研究阶段的自动超声雾化内镜消毒机消毒法。

1) 三桶消毒法：备 3 个桶，第 1 桶为清水，第 2 桶为消毒液，第 3 桶仍为清水。将使用后的内镜立即放入第 1 桶清水中，进行初步清洗，以浸水海绵反复擦洗镜身，去除表面黏附污物；清洗后放入第 2 桶消毒液内浸泡，时间依消毒剂的种类、浓度而定；消毒后放于第 3 桶清水中充分擦洗镜身管道，清洗后擦干各管道和镜身，以 75％乙醇擦拭操作部、阀门、角钮及各孔道，内管道可注入少许乙醇后备用。其优点是设备简单，操作方便。但由于没有应用流动水，内镜一直浸泡在含有病原微生物的消毒剂中，消毒效果不好，一直是医源性感染的危险因素，在三甲医院已基本淘汰，现在只有少数乡村医院和偏远地区仍应用此法。

2）三槽消毒法：检查床旁建3槽水，第1槽为流动水，第2槽为2%戊二醛消毒液，第3槽为流动水。将使用过的内镜放入第1槽流动水中刷洗3分钟，放入第2槽，2%戊二醛消毒液浸泡10分钟，再放至第3槽以流动水刷洗后，经内镜吸引孔道吸引250 ml生理盐水备用。其优点是采用流动水清洗，消毒效果明显优于三桶消毒法。其缺点是采用单根内镜床边清洗消毒，整个过程需要16～20分钟，这样床边等待时间长，特别是在患者多的情况下，就不能保证有充分的洗刷消毒时间。另外，该消毒法存在的主要问题是只能消毒内镜的插入部，而操作部无法消毒，仍可能造成医源性感染。现大多数县级以上医院都应用三槽消毒法。

3）加酶清洗三槽和全浸泡消毒法：该方法是由上海东方肝胆外科医院内镜科研制的，除三槽水外，另备一容器盛酶洁液，多根内镜循环使用。使用后的内镜在流动水中刷洗3分钟，吸引孔道、活检孔道等特别部位进行全孔道刷洗，用专用注射器冲洗管反复冲洗抬钳器孔，再在酶洁液(取适酶8 ml加入1 000 ml清水中)内刷洗2分钟后用流动水彻底刷洗酶洁液，置于2%戊二醛内浸泡(首次使用浸泡30分钟，间隔使用浸泡100分钟)。最后用流动水冲洗后吸引250 ml生理盐水备用。当天检查完毕后，对所用内镜经上述方法刷洗清洁后进行测漏检查，然后连接专用全管路灌流管，放入盛2%戊二醛容器内，用注射器通过全管路灌流管反复抽吸、推出消毒液，使消毒液流经逆气/逆水管道和吸水管，内镜全部浸入消毒液中浸泡30分钟后移至清水容器中，冲净内镜内外消毒液，注入75%乙醇或生理盐水，将光源插入导光杆，按压送气/送水按钮进行干燥，再用吸引器吸引活检孔道，保养后送镜房备用。

4）自动清洗超声雾化内镜消毒机：自动洗消过程是仿人工三步进行。① 喷头将压力水喷射到外套管表面、冲洗各管道，再由环形毛刷刷洗，去除黏液、污物或血液。② 采用超声雾化技术，对消毒液进行雾化处理，使消毒剂可进入内镜的各个管道，提高了消毒效果，减少了消毒剂的用量，使用方便、快捷、可靠。③ 用清水喷洗内镜外表、冲洗各个管道，去除镜身或管道内的消毒液。有研究表明，自动清洗超声雾化消毒机对胃镜、肠镜表面及活检通道的消毒达到了国家规定的标准，而对活检钳消毒效果较差。其存在的主要问题是：为了最大限度地减少内镜有机物的污染，提高和保证消毒效果，使用自动清洗超声雾化内镜消毒机消毒内镜仍需先用手工彻底清洗。

4. *常用消毒/灭菌试剂* 内镜常用的灭菌试剂有环氧乙烷、戊二醛、过氧乙酸、过氧化氢。内镜常用的消毒试剂有戊二醛、过氧乙酸、过氧化氢、邻苯二醛等。常用的消毒/灭菌试剂特点：消毒剂的选择是直接关系到能否达到消毒效果和保证内镜的正常使用寿命的关键环节，在选择中应遵循以下3个原则。① 消毒灭菌的效果要确切；② 对内镜的损伤小，最好是无损伤；③ 对人体无害。

(1) 2%碱性戊二醛(glutaraldehyde)：1996年，南京国际消化内镜会议将2%碱性戊二醛定为内镜消毒剂的首选，其原为一种病理标本固定剂，10余年前始发现它具有较好的杀菌作用，是当前最常用的内镜消毒剂。其优点是：很多临床和基础研究表明，它对杀灭幽门螺杆菌、肠杆菌、葡萄球菌、乙型肝炎病毒等病原微生物有良好的效果。有学者研究发现，用于内镜消毒的戊二醛在pH为5.5左右时，使用1年致内镜明显受损、渗漏，表明戊二醛在pH<6.0时对内镜具有损坏作用，而在碱性环境下戊二醛易出现聚合现象而影响稳定性。但是长期临床实践表明，其对内镜的损伤仍小于其他消毒剂。2%碱性戊二醛的主要缺点是对人体有较大的不良反应，表现为接触性皮炎、结膜炎、鼻炎、头痛、咽痛和哮喘。也有报道指出，由于戊二醛在内镜上的潴留引起

患者发生结肠炎。

(2) 环氧乙烷：可杀灭各种微生物，属高效消毒剂，可用于各种内镜的消毒和灭菌，尤其适用于肝炎、艾滋病、结核患者使用过的内镜消毒。由于其消毒后需要一段时间通风散气，一般用于终末消毒，次日再用。

(3) 过氧乙酸(peracetic acid)：是一种高效的消毒剂，其消毒作用和戊二醛相当。其成分是过氧化氢和乙酸，具有很强的腐蚀性。其优点是消毒作用快，消毒效果确切；缺点是结构不稳定，使用寿命短，对内镜和人体均有明显损害。Rabb JR 等人研究均表明，过氧乙酸可损伤内镜和自动消毒机的某些金属或橡胶组件，而且其破坏作用大于戊二醛，如该试剂可使黑色塑料褪色，现已很少使用。

(4) 酸化电位水(acidic electrolyic water)：是最近几年来刚开始应用于临床的一种消毒剂，其原理是将加入微量氯化钠(0.05%)的自来水通过隔膜电解，在阳极侧生成含有氧、氢、氯离子的 pH 在 2.7 以下的溶液，并使其氯化钠原电位(ORP)在 1 100 mV 以上。而此电位超过微生物的存活范围 400～900 mV 的电环境，从而达到消毒和灭菌的作用。其优点是浸泡 5 分钟就可以杀死枯草芽孢杆菌的孢子、结核分枝杆菌和胞内鸟分枝杆菌。日本曾对酸化电解水的安全性进行了严格的动物实验，发现对动物和人的眼、黏膜、皮肤等无不良刺激作用。其缺点是：由于酸化电解水是氯化钠盐水的电解产物，含氯成分对内镜有严重损害。

四、气管插管感染和呼吸机相关性肺炎

呼吸机相关性肺炎(VAP)指气管插管或气管切开患者在接受机械通气 48 小时后及撤机拔管 48 小时内出现的肺炎，是 ICU 内接受机械通气患者常见的并发症之一。临床上可表现为体温>38.0℃，呼吸道脓性分泌物，肺部可闻及湿啰音，外周血白细胞增多(>10×10^9/L)，胸部 X 线检查显示肺部有浸润性阴影或出现新的浸润性阴影。病原学检查：支气管分泌物分离出病原菌。呼吸机相关性肺炎可由任何一种病原菌引起，但大多数病原菌为革兰阴性细菌，占 60%～79%，其中有 30%～40%的患者为两种或多种病原菌的混合感染；而病毒和厌氧菌则少见。VAP 的病原菌菌谱取决于许多因素，包括机械通气时间的长短、患者基础疾病、以往应用的抗菌药物等。国外报道 VAP 的发生率为 6%～52%或(1.6～52.7)/1 000 机械通气日。在我国，VAP 的发生率为 4.7%～55.8%或(8.4～49.3)/1 000 机械通气日。VAP 的病死率为 20%～50%，最近发表的荟萃分析结果显示，VAP 的直接病死率约为 13%。研究还显示，VAP 可致患者机械通气时间延长 7.6～11.5 日，住院时间延长 11.5～13.1 日。

【危险因素】

发生呼吸机相关肺炎的危险因素包括内源性和外源性因素。

1. *内源性因素* 即患者因素，包括以下几种。① 高龄：高龄者机体免疫力较差。② 基础疾病：有慢性呼吸系统疾病、糖尿病、恶性肿瘤、心功能不全、肾功能不全、肝硬化、营养不良等基础疾病时，机体抗感染免疫力低下。③ 住院时间：超过 5 日者，VAP 病原菌中肠道革兰阴性杆菌或耐药菌的比例明显增加。④ 生活习惯：吸烟、酗酒等可致机体免疫力下降。

2. *外源性因素* 包括医疗行为和环境因素两方面。

(1) 医疗行为

1) 手术：可致机体免疫力下降、切口感染，尤其是胸腹部手术时。

2) 医疗处置：① 气管插管可损伤咽喉部，消除咽喉部与下呼吸道的屏障作用，削弱呼吸道纤毛清除系统和咳嗽机制，抑制吞咽活动使胃液反流，易并发鼻窦炎等增加下呼吸道的吸入和感染的机会；机械通气患者声门下与气管导管气囊之间的间隙常有严重污染的积液存在，该积液被误吸进入下呼吸道是 VAP 病原菌的重要途径；细菌易在气管导管(包括下述各种导管)表面黏附增殖，分泌大量胞外多糖而形成细菌生物被膜

(BF),而后者由于呼吸机气流或液体的冲击,吸痰管的机械碰撞可导致BF移位、堆积、脱落,使含有大量细菌的BF碎片进入下呼吸道。② 鼻胃管:放置鼻胃管会减弱食管括约肌的功能,易发生胃食管反流,胃内细菌随反流物进入呼吸道。③ 呼吸机装置:呼吸机的各种装置易发生细菌污染、繁殖。④ 静脉穿刺留置导管:易造成体内细菌感染,甚至菌血症。⑤ 导尿管:易致尿路感染,甚至败血症。⑥ 吸痰管:反复吸痰会增加污染、感染的机会,还因吸痰管的机械碰撞而使BF移位、堆积、脱落,导致含有大量细菌的BF碎片进入下呼吸道。⑦ 体位:机械通气患者常长期仰卧位,增加了细菌被吸入下呼吸道并定殖的机会。

3) 药物因素:镇静剂可抑制患者的咳嗽反射、吞咽反射。抗菌药物的滥用易致细菌耐药和二重感染。使用皮质激素和免疫抑制剂抑制患者的免疫力。抑酸剂使胃酸pH>4时,细菌尤其是革兰阴性细菌可在胃腔内显著繁殖。

(2) 环境因素:① 环境污染,由于抗菌药物和消毒剂的广泛应用而产生多重耐药菌。② 医护人员与患者间交叉感染。③ 不洁处置,使用被污染的消毒液、加湿器、通气管道等。

【发病机制】

1. 机体整体和局部防御功能下降　患者常有基础疾病或创伤,这是不可忽视的内在因素。气管插管直接跨越咽喉部障碍,并可损伤咽部,破坏宿主的气道上皮纤毛的清洁作用等自然防御功能;机械通气使气道黏膜细胞、纤维连接蛋白和IgA保护层等气道抗感染防御功能受到破坏。

2. 细菌移位和定殖　通常在机械通气的第1周,70%~90%的患者口咽部或消化道可出现医院获得性细菌的定殖。尽管采取仔细的卫生措施和严格的抗菌治疗,仍有60%的机械通气患者发生感染;机械通气2周后,80%的患者可出现1次或多次感染,且大多数感染是内源性的,即由感染前就定殖于口咽部或消化道的定殖菌引起。定殖虽不一定立即引起感染,但无疑是导致感染的最危险因素。口咽部革兰阴性细菌定殖者肺炎的发生率为23%,无定殖者仅为3.3%。插管1周后气管内有革兰阴性杆菌定殖患者比无定殖患者医院内肺炎的发病率高4倍,病死率高3倍。

口咽部或上消化道定殖菌通过误吸、反流进入下呼吸道。气管插管患者非常容易发生误吸(至少70%)。即使使用戴套囊的气管切开管也不能防止误吸。为预防应激性溃疡的发生,临床常规应用诸如奥美拉唑、西咪替丁等抑酸药物,以致胃液pH高于正常值,更有利于进入胃内的细菌定殖。当胃液pH>4时,有59%的患者胃内有革兰阴性菌丛生,其中70%将发展为肺炎。

3. 细菌生物膜的形成　由PVC材料制成的气管导管,细菌易在其表面黏附增殖,大量分泌胞外多糖形成BF。气管导管表面的细菌大多来源于口咽部或胃肠定殖和外界病原体的直接接种。机械通气患者气管导管内的气体和液体流动,吸痰时吸痰管机械碰撞可导致细菌BF移动、堆积或脱落,脱落的BF碎片进入下呼吸道易致感染。气管导管内的BF是一个高密度细菌寄殖部位,而且能逃避抗生素和机体免疫的双重杀灭作用。因此,这些BF中的细菌可间歇性向气管内释放,成为肺部细菌再定殖或感染病原体的重要来源,使VAP病情反复和难以治愈。

4. 呼吸治疗器械污染　① 雾化器:是引起医院内获得性肺炎的重要原因,其污染主要来自空气、医务人员手部细菌、水(药液)以及凝集水的倒流与消毒灭菌不严格。② 呼吸机:机械通气时,由于送气管路与患者呼吸道相连形成闭式循环,加之环境污染、消毒不严格、长期不换管等因素,送气螺纹管常被大量的细菌污染,据测定,有71%的接近患者一端的螺纹管,其革兰阴性杆菌>1 000 CFU/ml。呼吸机气路中积聚的冷凝水(尤其是接气管插管处)是另一个重要污染源。有文献报道,普通无加热管路每小时水汽凝集量达20~40 ml,是细菌生存的主要场所,如在接近插管处的管路冷凝水中平均细菌浓度高达2×10^5 CFU/ml,当转动患者体位时就会使含菌水直接流入下呼吸道内。③ 氧气、输氧管、湿化瓶、气管导管、吸痰管、呼吸囊、肺量计和氧分析仪等均可被污染而成为呼吸机相关性肺炎的感染来源。

5. 空气、水、食物和手污染 ① 空气：加强监护病房内呼吸治疗器械都能产生大量气雾颗粒，成为空气中悬浮细菌的载体而造成空气污染，增加吸入感染的危险性。但是一般来说，直接吸入空气中外源性微生物引起的呼吸机相关性肺炎远不如误吸所致的内源性微生物感染多见。② 水和食物：未严格无菌操作或配置后放置过久的吸入用药液，以及用作浸泡消毒的失效溶液均易被污染。鼻饲饮食容易误吸，误吸率可高达 38%，其危险因素包括导管管径过小、扭曲错位、推注式摄入、患者意识障碍、头低位、人工气道和胃肠麻痹。③ 手：医护人员手部的细菌污染是造成患者之间交叉感染的主要原因，以革兰阴性杆菌和葡萄球菌最常见。洗手和戴手套等可有效减少由于手污染引起的交叉感染。

【临床表现和诊断】

机械通气患者并发肺炎时可伴发热，脓性气管、支气管分泌物，白细胞增多或减少，X 线胸片出现新的或进展性肺浸润阴影等，但均无特异性，因为既无发热，又无白细胞升高的呼吸机相关肺炎是极为常见的。有学者统计机械通气患者并发肺部感染与无肺部感染时的临床表现，发现根据临床表现来判断有无合并肺炎往往是不准确的，在 ARDS 患者常可漏诊，而在其他原因引起的呼吸衰竭患者则常误诊。

临床上 VAP 的诊断主要结合症状、体征及影像学进行。发热、血白细胞异常、脓性支气管分泌物、肺部听诊闻及啰音及新出现或进行性胸部 X 线浸润等是提示 VAP 的主要临床特征，其他特征尚有气急、心律失常及进行性恶化的气体交换障碍等。单独每一项主要临床特征敏感性均较高，但特异性较低，发热和血白细胞异常可缘于其他原因；机械通气尤其是延长机械通气时间的患者，在没有并发肺炎的情况下亦可出现脓性支气管分泌物；不同医师对胸部 X 线浸润影的诊断也有差异；机械通气参数亦影响胸部 X 线表现。因此，VAP 临床诊断价值有限，其阳性预测值仅 25%左右。综合应用主要临床特征可增加 VAP 诊断的特异性，但如要求上述主要临床特征均阳性，则 VAP 诊断的敏感性会下降 50%。

肺组织病理学有炎症反应和肺活组织培养微生物阳性是 VAP 诊断的金标准。但该诊断标准在临床上应用十分困难，因为不同病理学家对 VAP 病理改变的识别有一定差异，微生物感染的肺组织学改变与肺炎之间相关性较差，长期机械通气患者肺组织内有多种微生物定殖和感染，活检肺组织细菌定量培养与肺炎组织病理学严重程度间相关性较差，所以有人对“金标准”提出质疑。目前，人们比较一致认可的临床诊断标准如下。

1. 国内标准 ① 连续 2 张或多张胸部 X 线片出现新的或原有浸润阴影扩大，或出现肺实变、空洞(非肺源性心脏病患者 1 张胸片出现上述变化即可)。② 同时满足以下至少 2 项：体温＞38℃或＜36℃；外周血白细胞计数＞$12\times10^9/L$ 或＜$4\times10^9/L$；气管支气管内出现脓性分泌物，需排除肺水肿、急性呼吸窘迫综合征、肺结核、肺栓塞等。

2. 国外 Johanson 标准 胸部 X 线片出现新的浸润影或浸润影扩展加上以下至少 2 项：① 体温＞38℃。② 白细胞计数增多或减少。③ 脓性分泌物。但仅靠上述标准诊断 VAP，太过于局限。假如立即对 VAP 死亡的患者进行肺组织病理学检查和肺活组织微生物培养，并以此作为诊断 VAP 的金标准，则上述国内外标准对诊断 VAP 的敏感性仅为 69%，特异性为 75%。

3. 临床肺部感染评分(clinical pulmonary infection score, CPIS) 其指标包括体温、白细胞计数、气管分泌物、氧合指数及胸部 X 线片肺部浸润影的进展情况，若 CPIS 评分＞6 分，可作为肺部感染的临床诊断指标，其敏感性为 93%，特异性为 100%。此方法简单易行，但诊断 VAP

的敏感性和特异性较低。

【治疗】

1. *抗生素治疗* 当临床怀疑为VAP时,在采集标本送病原学检查的同时,立即根据本地细菌流行和耐药性监测情况进行经验性抗生素治疗,以免贻误治疗时机,等培养和药敏结果报告出来后再调整抗生素。对VAP最初经验性抗生素治疗不足或不合理是影响预后的独立危险因素。治疗不合理者病死率显著高于治疗合理者,而且多数患者根据纤维支气管镜检查情况、支气管肺泡灌洗液培养结果,调整为敏感抗生素治疗后,其病死率与继续原来抗生素治疗时的病死率相当。所以,治疗是否有效必须以下呼吸道分泌物、血液和胸腔积液培养分离的细菌对最初经验性治疗的抗生素是否敏感(至少一种药)作为判断依据。

最初经验性治疗的抗生素的抗菌谱应足以覆盖所有可能病原菌,包括革兰阴性菌和阳性菌,以提高首次用药成功率。培养和药敏报告出来后再针对性缩小抗菌谱,这是避免VAP治疗不足最安全的方法,切忌使用传统性从低到高的"阶梯治疗"或逐步升级的"螺旋式治疗"安排。对于VAP患者单独使用一种抗生素常不能覆盖所有可能的病原菌,必须联合应用两种以上不同作用机制的抗生素来治疗革兰阴性细菌所致感染。根据耐甲氧西林金黄色葡萄球菌(MRSA)在本地的流行情况选择加用或不加万古霉素。药敏试验结果出来后立即改用针对性的、敏感的、相对窄谱的抗生素治疗。另外,许多学者对VAP最初经验性治疗是否需覆盖厌氧菌存在争议,而对是否兼顾真菌治疗目前普遍持否定态度。

2. *免疫治疗* 虽然针对性的抗生素治疗直接而有效,但是越来越多的多重耐药菌株的出现促使人们去开辟另外的抗感染治疗方法。把粒细胞集落刺激因子、粒细胞巨噬细胞集落刺激因子、巨噬细胞集落刺激因子和胸腺素4个细胞因子作为感染治疗的潜在辅助免疫调节剂,已越来越引起广泛的注意。但是应用这些具有免疫调节作用的细胞因子临床经验相当有限,还需大量的临床对照试验来界定此类细胞因子临床应用指征。

3. *支持治疗* 使用呼吸机的患者常病情危重,可能还有其他脏器功能障碍。故需要积极的支持治疗,如营养支持包括全胃肠外营养或胃肠外营养和胃肠内营养同时进行,或单纯的胃肠内营养,纠正低蛋白血症,维持水、电解质和酸碱平衡,血液循环和肾功能支持,积极处理原发病和局部病灶等。

【预防】

1. *基础方法* ① 洗手、使用清洁的隔离衣和手套。② 机械通气时患者胃内容物反流较常见,尤其是处平卧位、放置鼻胃管或(和)胃中含有大量内容物时,因此宜处于半卧位。③ 避免胃扩张、控制胃反流,每次进食要偏少,情况允许时尽快拔除鼻胃管等。④ 经口插管,避免经鼻插管。⑤ 保持呼吸机回路清洁。⑥ 对声门下分泌物进行引流。气管导管气囊上方与患者声门下之间的间隙常有严重污染的积液(3～15 ml)存在时,应用声门下可吸引气管导管定时或持续吸引该分泌物,可降低由原发内源性菌群所致的VAP的发生率,但对继发性内源性菌群所致的VAP发病的预防效果较差。⑦ 选择和更换吸痰管。⑧ 更换加温加湿器。⑨ 纤维支气管镜冲洗。

2. *药物选择* ① 改进应激性溃疡的防治方法:防治应激性溃疡的药物有H2受体阻滞剂、质子泵抑制剂和硫糖铝等,前两者有提高胃腔pH的作用,而硫糖铝不影响胃腔pH,许多研究和荟萃分析均发现,硫糖铝可显著降低早发性VAP的发生率。② 合理应用抗菌药物。③ 控制气管导管BF的形成。大环内酯类可抑制BF的形成,并破坏已形成的BF。④ 选择性消化道脱污染(SDD)。

SDD意指通过局部使用抗菌药物杀灭口咽部和胃肠道的条件致病菌,避免其移行和易位。理想的SDD方法所选用的抗菌药物需具备:① 抗菌谱覆盖肠杆菌科、假单胞菌属和不动杆菌属的细菌。② 黏膜表面不吸收或很少吸收，以保证肠腔内较高的抗菌药物浓度。③ 为杀菌剂，因胃肠道中没有调节抗菌活性作用的白细胞。④ 选择性的抗菌活性，不影响厌氧菌群。⑤ 不被胃肠道吸收：常用的药物有妥布霉素、多黏菌素E、两性霉素B等。⑥ 氯己定（洗必泰）口腔冲洗：用氯己定进行口咽部清洗可降低心脏病手术患者呼吸机相关性肺炎的发生率；预防性氯己定口腔冲洗在高危患者中的应用是合理的，但过度应用会导致细菌定殖和耐氯己定病原体的重复感染。⑦ 提高机体免疫力：可使用免疫球蛋白、集落刺激因子、单克隆抗体和疫苗接种等。

五、血液透析动静脉瘘径路感染

国际肾脏病学会预测，全球每十人中就有一人患有慢性肾脏病（CKD），CKD已成为全球性公共健康问题。根据流行病学研究显示，我国普通人群CKD的患病率为9%～13%。CKD进展至终末期肾脏病（ESRD）呈逐年攀升趋势，大部分ESRD患者需要血液透析替代治疗，急性肾损伤、毒物和药物中毒等患者同样也需要血液透析治疗。稳定可靠的血管通路是血液透析顺利进行的保证。中心静脉导管是进行紧急或短期血液透析最为经济和有效的血管通路。中心静脉导管的广泛使用不可避免地出现栓塞、感染、血流不足等一系列并发症。其中导管相关感染（catheter related bloodstream infections，CRBSIs）是最为严重的并发症之一，占血透患者血管通路感染总数的80%，已成为终末期尿毒症患者死亡的第二原因，病死率达12%～38%。研究证实，48%～73%的血透患者的菌血症是因血管通路感染而诱发的，其中主要为深静脉留置导管的感染。菌血症可引起心内膜炎、脑膜炎、骨髓炎甚至脓毒症等。文献报道约2/3的CRBSIs由革兰阳性菌引起，常见有表皮葡萄球菌、金黄色葡萄球菌、肠球菌等；金黄色葡萄球菌感染约占院内血液感染的13.4%，念珠菌约占血液感染率的5.8%。

【感染分类】

1. *出口感染* 导管出口2 cm内的红斑、硬结和（或）压痛等，可有或无伴发的血性感染。

2. *隧道感染* 沿皮下隧道导管径路的触痛、红斑或硬结等，可有或无伴发的血性感染。

3. *导管定殖*（catheter colonization） 导管顶部、皮下导管部分或导管腔的定量（每导管节段的菌落数<102 CFU）或半定量培养（每导管节段菌落数<15 CFU）有微生物生长。

4. *导管相关性菌血症*（catheter-related bacteremia，CRB） 置管患者无论有无全身感染症状，在无明显的其他血流感染源的情况下而出现的细菌或真菌血症，导管血或导管节段和外周血可培养到同一种细菌。

【危险因素】

1. *一般基础情况* 老年、肥胖及糖尿病患者一方面由于血管条件差，用带袖套的中心静脉导管作为血管通路的比例较高；另一方面，这类患者约60%鼻腔携带金黄色葡萄球菌，通过手及感染的皮肤引起导管感染，增加了导管相关性感染的风险。

2. *留置部位* 是影响导管相关感染率的主要因素之一，股静脉置管较锁骨下静脉及颈内静脉置管感染发生率高，与出口皮肤出汗及解剖位置有关。颈内静脉置管的感染率高于锁骨下静脉。但锁骨下静脉置管易发生锁骨下静脉狭窄，不适于永久置管和常规使用。

3. *全身因素* 如免疫抑制状态、糖尿病、低蛋白血症和高铁蛋白血症也与CRB的增加有关。对糖尿病肾病血透患者的尸检分析显示，因感染致死者占20.6%，由脓毒症所引起的病死率比普通人群高100～300倍。

4. *局部危险因素* 如皮肤完整性及个人卫生差、使用不透气敷料、伤口出汗、鼻腔及皮肤葡萄球菌定殖、导管使用及管理不当等均易引起感染。50%的血液透析患者鼻腔有金黄色葡萄球菌定殖。鼻腔和皮肤的金黄色葡萄球菌与深静脉导管的细菌培养一致，表明鼻腔和皮肤的金黄色葡萄球菌是深静脉导管感染的主要病原菌来源,鼻腔或导管出口金黄色葡萄球菌定殖发生导管相关菌血症的相对危险度分别是 3.3 和 26.2。

【临床表现和诊断】

1. *临床表现* 导管出口和(或)隧道感染表现为局部红肿、压痛、渗出和结痂,一般直接通过临床表现就可确诊。导管相关性菌血症的临床表现有急性和非急性两种。急性菌血症表现为在透析过程中或透析间期突然出现发热、寒战,当排除他处感染征象时,诊断基本明确;而非急性表现则缺乏特异的症状或体征,可表现为不典型的低热、体温偏低、嗜睡、意识模糊、低血压、低血糖或糖尿病酮症酸中毒,甚至他处转移性感染灶等,常给临床诊断造成困难,此时,就要辅助实验室检查或影像学表现帮助明确诊断。

2. *细菌学检查* 病原体检查对确诊和治疗十分重要,具有较高的特异性,但对已经接受抗生素治疗的患者则培养敏感性较低。血培养阳性的诊断标准包括:至少 1 次经皮穿刺和导管尖端培养(需要拔除导管)出同种微生物,同时导管与外周血中同一微生物的定量培养比例大于 3～1 CFU/ml(导管对比经皮);或由自动化血培养系统检测同时且同体积采集的血培养标本中同一微生物生长情况,若在导管血标本中,则微生物至少比外周血标本早生长 2 小时;如果只采集导管血标本进行培养,2 份血培养中第 1 个管腔的定量培养至少比第 2 个管腔的菌落数高 3 倍,则提示 CRBSIs。

为确保血培养结果的准确性,采集血培养时应注意:采集多个血培养标本以增加培养血液容积,临床实验室标准化研究所建议同时或在很短时间间隔内采集 2～3 个血培养标本,避免仅采集 1 个血培养标本。

通常认为,感染血液中微生物在＜1～10 CFUs/ml 相当低的浓度范围内,因此血培养需要足够的标本量来提高培养率。大多数专家和指导方案建议成人每个血培养标本需采集 20～30 ml 血量。外周采血进行培养时,静脉穿刺局部皮肤应进行相应的清洁与消毒处理,且消毒后应待其自然晾干。

一般情况下,应该经皮采集血培养以降低污染的风险。如果怀疑 CRBSIs,外周血培养应与导管血培养联合进行。通过对几种诊断 CRBSIs 的灵敏度和特异性方法的荟萃分析评估发现,配对定量血培养是辅助诊断的最准确的方法。如果不能获得外周血培养,应从不同管腔采集多次培养(＞2 次)来确定导管在 CRBSIs 中的角色。

对于成年患者,从导管中采血液样品前应先抽出并丢弃 6～10 ml 血液以除去导管腔内的液体,因为某些液体可以抑制微生物在血培养中的生长,或者稀释血培养的标本。

【治疗】

1. *抗生素治疗* 未明确病原菌前,CRB 的治疗应根据其常见病原菌选择抗生素。病原体目前仍以革兰阳性球菌居多,其中 MRSA 占绝大多数,但近年来革兰阴性菌及真菌感染有增多的趋势,且革兰阴性菌中 ESBLs 菌株亦有增多趋势。用万古霉素加上另一种具有抗革兰阴性菌病原体能力的抗生素(如氨基糖苷类、第三代头孢菌素等)的经验性治疗是有效的。用药后 24 小时体温下降不明显,则判断可能为 MRSA 或耐甲氧西林表皮葡萄球菌(MRSE)感染。MRSA 高发医疗机构,经验性治疗建议应用万古霉素。导管培养或血培养结果包括药敏试验结果可作为调整抗生素的参考依据,但皆以患者实际的临床病情演变转归情况为前提,不应仅凭培养结果盲从用药。

2. *通过导丝更换导管或拔管* 出口感染不合并菌血症和(或)隧道感染者,一般不必拔管或更换导管,只需给予局部抗感染(如莫匹罗星软膏外用)和消毒处理即可。局部治疗失败者应给予全身抗感染治疗,如仍无效则必须拔管或新出口换管。而隧道感染不仅要进行全身性抗感染治疗 2～3 周,而且要拔管,在其他部位重新置管或建立新隧道换管。

仅用抗感染治疗而不拔管,治疗失败率高达 68%;保留的更换导管中仅 16%在随后 3 个月中没有发生感染。临床症状轻、伴有隧道或出口感染者通过导丝更换导管、重新建立隧道者50%可恢复，临床症状轻、无隧道或出口感染者通过导丝更换导管者69.4%有效，表明通过导丝更换导管是较好的选择。CRB可给予全身性抗感染治疗3周，同时根据患者临床表现决定对导管本身的处理。

美国肾脏基金会慢性肾脏病、透析患者生存质量指南(NKF—DOQI)推荐的拔管指征如下：① 合理抗生素治疗36～48小时后，患者仍持续寒战、高热并有全身症状；② 足量、足疗程全身抗生素治疗4周后，菌血症复发者；③ 出口处感染累及隧道同时伴有严重的脓毒血症；④ 伴有低血压或中枢神经系统症状；⑤ 多普勒超声检查发现大静脉出现脓毒血栓；⑥ 出现感染性心内膜炎等迁移性感染合并症。

3. 抗生素封管　近年很多学者进行了在全身抗感染治疗的同时，应用抗生素封管，继续保留导管的研究，认为导管腔内微生物定殖和生物被膜的形成是CRB的主要发病机制，全身抗感染治疗而不拔管成功率较低的主要原因是抗生素浓度不足以杀死定殖菌。抗生素封管后导管内浓度高、持续时间长，能有效杀灭定殖菌。使用庆大霉素封管有耳毒性的报道，需提高警惕。研究表明，头孢噻肟抗菌谱广，应用安全有效，浓度10 mg/ml时封管可以有效降低感染发生率，无明显不良反应。但具体到每位患者时，最好根据药敏试验结果选择合适的抗生素，封管时间一般为10～14日，用头孢唑林、万古霉素、头孢他啶(浓度均为10 mg/ml)、庆大霉素(5 mg/ml)分别与肝素(5 000 U/ml)混合后稳定性好，用该溶液封管，有效杀菌浓度可维持48～72小时。抗生素封管联合全身抗感染治疗，不拔管治疗的成功率达64.5%～100.0%。

【预防】

维持性血液透析患者应尽量使用自体动静脉内瘘或人造血管，减少深静脉置管的使用；慢性肾衰竭患者应及时建立动静脉内瘘，减少临时插管的使用；临时静脉置管的患者应首选颈内静脉或锁骨下静脉，尽量避免股静脉插管。

1. 培训专业人员及严格无菌操作　美国CDC建议中对员工进行教育和培训的内容包括导管适应证、穿刺和维护、适当的感染控制措施等；2002年的建议强调应对所有与导管置入和管理的有关人员定期进行评估，检查是否符合建议的要求，以将导管相关的血流感染降至最低。

置管手术和透析时严格的无菌操作可以有效避免导管相关性感染的发生：① 只有经过训练的血液透析护士才可以进行导管护理和接通血液透析。② 每次血液透析时都应当注意导管出口有无感染迹象。③ 每次透析时对导管出口进行换药，换药时最好使用聚维酮碘，然后用干纱布覆盖。④ 在接通或断开管路时，操作人员和患者戴口罩，操作人员戴无菌手套。⑤ 管腔不能直接暴露在空气中，使用前用管帽或注射器封闭。在消毒灭菌时聚维酮碘和氯己定的效果较好，用2%氯己定消毒皮肤较10%聚维酮碘或75%乙醇能降低CRB的机会。

2. 一次性肝素帽和消毒治疗巾的应用　既往使用2%的戊二醛浸泡肝素帽，无疑增加了接触病原菌的概率，因为某些病原菌如铜绿假单胞杆菌可以在消毒液中存活，现在均采用一次性肝素帽。血透时导管接口避免长时间暴露在空气中，应尽快接管或加肝素帽，上机后接口处用一次性消毒治疗巾覆盖，可减少接触病原菌的机会。

3. 缩短导管留置时间　主张达到治疗目的后立即停止置管，置管时间一般不超过7日，除特殊情况外不得超过14日，若超过14日则重点防护。导管更换时间以2周为宜。

4. 导管处理抗生素封管

(1) 在导管的表面或材料处理掺入抗菌成分制成的抗菌型导管：已经被证实可降低导管相关感染率，但因其成本较高，不做常规应用。使用浸银的Cuff-tunneled导管可降低导管相关性感染的发生率；用氯己定和磺胺嘧啶也能取得相同的效果，但仍处于研究阶段；也有报道浸米诺环素(美满霉素)和利福平的导管较浸氯己定和磺胺嘧啶者CRB发生率低。

(2) 枸橼酸钠封管：枸橼酸离子络合钙离子

可达到抗凝作用,很多研究证实,枸橼酸钠还具有抗菌作用,且抗菌谱及疗效与枸橼酸钠浓度相关。枸橼酸钠浓度小于2%时无抗菌活性,15%～20%时抗革兰阳性菌,大于30%具有广谱抗菌活性,包括真菌。Ash等报道70例使用10%～47%(主要为23%)的枸橼酸钠封管,导管均使用1年以上,导管相关性感染的发生率从每月4.5%下降到0.83%。

(3) 牛磺罗定(taurolidine)封管:牛磺罗定是牛磺酸的衍生物,具有广谱抗菌活性。675 mg/L的Taurolidine—citrate液可以杀灭99%的表皮葡萄球菌、金黄色葡萄球菌、铜绿假单胞菌和大肠埃希菌,13 500 mg/L时还可以杀灭白念珠菌。用1.35%牛磺罗定+4%枸橼酸(citrate)(枸橼酸起抗凝作用)液封管可以预防导管相关性感染。

5. *Dialock及Lifesite血液透析通路系统* 装置设计原理相似,使中心静脉导管植入体内不与外界相通,由皮下可穿刺的金属腔和与该腔相连接的永久性聚硅酮双腔导管两部分组成,金属腔置入胸部锁骨皮下,双腔导管的末端在右心房,透析时用特殊导管针经皮直接穿刺金属腔。英国多中心研究显示,51例Dialock血液透析装置,85%的患者使用达2年,导管相关性感染的发生率为0.2/1 000导管日。一项前瞻性随机对照研究显示,34例Lifesite血液透析装置和34例Tesio—Cath导管对照,6个月的总感染率分别为2.0/1 000和1.3/1 000,6个月的导管相关性感染率分别为5.6/1 000和3.3/1 000。可见Dialock及Lifesite血液透析通路系统可以降低导管相关性感染率。

六、组织内人工留置物感染

随着现代医学的发展,越来越多的医学植入物被广泛应用,已经成为临床上不可替代的救治手段,而与植入物相关的感染问题也越来越得到人们的重视。有统计表明,住院患者中至少30%接受了血管内置管操作,至少10%进行了导尿操作,而植入物感染更是占到院内获得性感染的45%。而大多数植入物则难以通过无菌技术及环境控制降低感染发生率。植入物感染对抗生素和宿主防御功能有极强的抵抗力,往往最终不得不取出植入物。随着人们对组织植入物感染机制的认识加深,应用抗生素控释系统,开发出符合生理特性、防止激发炎症反应的生物材料工程及生物模拟杂交材料成为近年研究热点。

【感染特征】

各种人工组织留置物并发感染时有以下特征:① 细菌贴壁定殖;② 存在生物材料或损伤组织构成的基础;③ 拮抗宿主免疫防御机制与抗生素治疗;④ 常为典型的细菌,如表皮葡萄球菌等;⑤ 生物材料使非病原菌或条件致病菌转变成病原菌;⑥ 常为混合感染;⑦ 去除细菌生存基质才能控制感染;⑧ 生物材料与组织之间的界面缺乏良好的整合。感染优势菌种一般为大肠埃希菌、葡萄球菌属、假单胞菌属等。皮肤携带的病原菌大多数是革兰阳性菌,但由于会阴及腹股沟区皮肤常被粪便污染,此部位感染时带有革兰阴性菌及厌氧菌。

人工材料植入体感染病原菌来源和易感因素主要有:① 植入体消毒不合格,有细菌黏着;② 术中无菌操作不严格;③ 患者有局部感染病灶,或术前局部清洁备皮欠妥;④ 体内病原菌繁殖;⑤ 术后医源性操作不当所致的感染;⑥ 局部无效腔、血肿、坏死组织等。

【发病机制】

1. *留置物感染的微生物来源与定殖* 引起留置物感染的微生物主要是各种条件致病菌,来源于手术医生皮肤的外源性较少,多半是宿主黏膜细菌易位到达宿主组织留置物表面或经血行播散所致的内源性感染居多。留置物相关性感染的微生物种类与所用生物材料类型和植入部位有关。

细菌黏附是引发留置物感染的重要起始动因。细菌的种类及黏附力、留置物材料的化学组成、表面形貌、能量状态、亲(疏)水性、表面电荷等均是影响细菌黏附的重要因素。当前,临床应用的各种植入物材料并非都是从细胞生物学、分子生物学角度设计的，相当一部分植入物不具有血液及组织相容性，且表面有理化活性，能激发炎症和免疫反应，影响正常组织细胞在植入物表面黏附与定殖，并形成有利于微生物定殖的植入物周围微环境。细菌黏附大致可分为两期：一期是细菌与植入物接触的最初1～2小时，由电荷相互作用、范德华力、氢键、离子键等非特异性力量所维系，过程可逆；二期是2～3小时后，由聚多糖和黏附素作为介导，在细菌与材料之间形成特异性的分子桥联而定殖的过程，不可逆。

2. *生物膜的形成* 留置物感染大多是由细菌在植入物表面形成了“生物膜”引起的。当无菌的医用植入器材（多为生物材料聚合物）植入体内之后，其表面可能被唾液、血液、尿液或胃肠道内黏液等各种体液包围，各种糖蛋白、黏多糖、金属离子和其他成分会在数分钟内渗透并吸附到其表面，但细菌到达及吸附到生物材料表面的精确机制尚在研究之中。细菌到达并吸附在植入物表面之后，开始生长繁殖并进一步扩散。扩散方式包括子细胞迁移、母细胞和子细胞同时迁移及滚动繁殖等，具体方式随细菌种类的不同而有所不同，并可影响生物膜的结构形式。当细菌在其产生的多种胞外聚合物包括糖蛋白和胞外多糖（extracellular polysaccharide，EPS）包裹下形成微群落，并为自己创造了一个能抵抗抗菌物质和宿主免疫机制的微环境时，就表明生物膜形成了。此时，生物膜能够缓冲微环境的变化，并通过群落间隙获得营养及排除废物。并且，它允许多种细菌组成共同体，形成一个协同的环境，其中一种细菌的产物可作为另一种细菌的基质成分。生物膜中细菌群可对多种抗生素产生耐药、长期存活并在适宜条件下释放出生长迅速的浮游细菌，从而引起感染播散，导致留置物部位形成慢性迁延性感染。

生物膜抵抗抗生素的分子机制概括如下：① 生物膜细菌由于处于拥挤且营养受限的生物膜下，导致生长缓慢、细胞壁改变，对抗生素不敏感。② 生物膜阻止抗生素进入和增加降解，减少抗生素和细菌的直接接触。③ 生物膜下细菌密度较浮游细菌明显升高，激活细菌的群感效应系统，控制并协调整个菌群的行为，共同对环境做出反应，导致毒力增强和对抗生素的敏感性降低。④ 生物膜中的有些细菌具有特别的保护表型，在生物膜下细菌密度极高，抗生素很难对抗数量众多的细菌抵抗力，极易发生抗菌基因的水平传递。

3. *留置物的局部免疫抑制作用* 留置物的存在导致的局部免疫抑制也是感染发生的重要原因，主要由植入材料的生物不相容性所致。生物相容性差的留置物在体内被视为异物，激活机体免疫系统后，留置物的周围组织便会聚集白细胞、淋巴细胞和吞噬细胞等，发生不同程度的炎症反应。细胞免疫反应的刺激导致超氧化离子和细胞因子介导的组织损伤，同时也启动细胞因子的级联反应，最终在留置物周围形成一个与正常组织不相容的、自我永久化的、免疫功能缺陷的纤维炎症区。该区以炎症细胞的反复浸润、活性氧中间产物的生成、巨噬细胞的耗竭及相邻组织的损伤为特点，这也是导致留置物感染的重要原因。例如，全关节置换后界面的骨质溶解及髋内假体的松动均是这种病变损伤的结果。材料介导的炎症反应甚至可引起材料本身的降解，从而增加易感性。

植入物导致的免疫抑制表现在细胞及体液免疫两方面。据报道，透析管相关腹膜炎患者腹腔液中IgG水平、调理素活性及巨噬细胞杀菌能力均降低。由腹腔单核细胞分泌的IFN-γ和IL-1显著减少，导致腹膜巨噬细胞杀灭表皮葡萄球菌的能力下降。表皮葡萄球菌感染植入物的小鼠模型中，主要组织相容性复合体Ⅱ类分子在中性粒细胞、单核细胞和淋巴细胞表达均明显受到抑制。

【诊断】

通常从临床表现就可以做出初步诊断，必要的实验室和影像学检查可以帮助明确诊断，并为进一步治疗提供依据。

1. *临床表现* 局部多表现为切口部位红肿热痛、切口愈合延迟或切口裂开，有脓肿形成或脓性分泌物流出等，全身可有发热、寒战，或不典型的低热，严重时可出现低体温、低血压、嗜睡、意识模糊等感染性休克表现。

2. 实验室检查　怀疑有感染时，必须在给予抗感染治疗前做血、引流物、关节腔或脓肿穿刺物等培养。此时，C反应蛋白、中性粒细胞碱性磷酸酶(NAP)积分等反应感染的指标同样可升高。

3. 影像学检查　可发现留置物脓肿形成、局部组织感染等情况，必要时可采用。

【治疗】

1. 轻微感染　如渗液稀薄、量少、尚未形成脓肿、局部炎症反应轻者，尚可考虑先保留植入物、切口开放、扩大清创、清除失活组织及可能污染的黏膜。此时，全身性应用抗生素(非肠道给药)或局部抗生素稀释灌洗有一定疗效。同时进行分泌物培养，先以感染部位经验性用药，再根据药敏试验情况选用敏感的抗生素。若抽出的脓液在普通培养基中无菌生长，革兰染色却有细菌存在者，常为厌氧菌，选用抗生素时考虑兼顾需氧、厌氧的广谱抗生素，如第二代或第三代头孢霉素、亚胺培南西司他丁钠(泰能)、头孢哌酮舒巴坦(舒普深)或第一代头孢霉素加用甲硝唑。有条件做厌氧菌培养的地区，应常规做厌氧菌培养，它能直接确认是否夹杂有厌氧菌感染。细菌药敏试验结果出来后，尽量选用一种敏感的抗生素，原则上应足量、长程，最少用4～6周，具体时间取决于细菌的种类、对治疗的反应、手术方式以及手术清创的彻底程度等多种因素。抗生素应用终点通常以全身和局部症状缓解和炎症指标正常为参考。

2. 中、重度感染　有脓性液渗出、脓肿形成、局部红肿热痛明显者，或全身中毒症状者必须及时摘除留置物，同时行脓肿切开，彻底清除赘生物、感染坏死和失活组织；对切除困难处，经电灼灭活，对脓腔、窦道、无效腔应清除刮净，创口减少缝合，充分引流。切除的感染组织和赘生物应做一般细菌、真菌、厌氧菌培养及药物敏感试验，并辅以抗生素治疗。

3. 人们发现电流和超声可以增强抗生素的抗生物膜细菌活性　能用来辅助治疗植入物感染。生物电增强抗菌效果的机制包括破坏生物膜基质来增强生物膜通透性，增强抗生素的电泳转运作用从而更易转运至生物膜内发挥效应，电解还可以产生氧化剂效果来杀灭细菌。

del Pozo等在体外实验中发现，电流可显著增强万古霉素在抗耐甲氧西林金黄色葡萄球菌生物膜中的效果，同样也可增强达托霉素或红霉素在抗表皮葡萄球菌生物膜中的作用。除了辅助增强抗生素的效果外，体外实验和动物模型中还显示了在没有使用抗生素时电流也可以起到对抗生物膜的直接作用。超声和抗生素共用时，其生物效应还可以与抗生素起协同作用，从而增强抗生素的抗感染效能，如同时使用超声和庆大霉素可以起到强化治疗铜绿假单胞菌生物膜的作用。

4. 目前的抗生素主要针对浮游细菌，对生物膜细菌作用十分有限　随着研究的深入，有望开发出能阻止生物膜形成、破坏生物膜、杀灭生物膜细菌的新型药物。人们已经发现一种几乎存在于所有革兰阳性菌中的转肽酶，对于细菌的黏附和致病起关键作用，研制作用于该转肽酶的药物将可能预防和治疗革兰阳性菌的植入物感染。

【预防】

严格植入材料的卫生学要求和无菌手术技术操作是基本条件。

1. 手术相关因素　手术室因素导致人体植入物感染是多种多样的，主要为手术室流程设计，卫生员的管理，手术中空气污染，外科手消毒，手术衣和手套污染，无菌物品、植入物的灭菌与管理，患者皮肤准备、手术中患者低体温、手术配合技术，以及开放伤口的清创与抗生素的使用时间等。进一步加强科学、合理的手术室管理，建立合理流程，严格控制手术室内人员流动，患者术前准备规范化，正规的手术护理操作，重视手术中各环节的保护，可有效降低人体植入物感染，提高外科手术质量。

2. 有益探索　由于有时细菌进入宿主并不

依赖手术技术和物品环境的无菌状态，所以植入物感染仍难以避免。近年来，对植入物感染预防的研究开展了一系列有益的探索。

(1) 具有抗菌缓释体系的植入材料的研究：能局部释放高浓度抗生素，防止细菌黏附定殖及杀灭生物被膜保护下的黏附细菌是该研制体系的主要目的。目前，这一研究难点主要在于该体系对药物载体及抗生素药物选择的要求均很高。该体系需要通过药理学修饰使植入物中含有高浓度的药物，且在较长时间内由局部持续释放有效剂量。在植入物表面，要求扩散出来的药物浓度高度聚积在所谓的“非扩散层”，使局部浓度大大超过常规全身用药时的局部抗生素浓度而又不至于引起全身效应。但有人指出：要达到有效预防植入物微环境中的细菌定殖，局部抗生素浓度必须超过全身使用时局部浓度的 1 000 倍。此外，抗生素的释放还必须能克服理化吸收限制，进入及克服生物被膜内的浓度扩散度以彻底消灭生物被膜内细菌。所选用的抗生素最好具有以下特点：① 能作用于细菌细胞内；② 直接膜破坏作用；③ 对组织及生物被膜有渗透性；④ 亲脂性。利福平类抗生素有强大的抗葡萄球菌活性，具备上述大多数特性。另外，由于生物被膜中的细菌处于低代谢状态，故须加选用抗静止期的抗菌药物。将利福平与抗静止期药物如咪康唑、莫匹罗星、夫西地酸合用，可以起到抗微生物及生物被膜的协同效应。由于联用药物的亲脂性，可使药物在细胞内积聚从而引发抗生素后效应即杀灭效应。目前，这种抗生素缓释植入材料正处于临床研究阶段。

(2) 抗菌膜：人们通过对感染机制的研究，对植入体进行改进或表面修饰，研制了各种涂覆于生物材料的抗菌膜。一般植入体抗菌薄膜与材料的结合方法是指直接将抗菌剂通过物理或化学结合在载体薄膜上做成抗菌薄膜，然后将抗菌薄膜结合在植入体材料或一些医用仪器表面；另外一种方式是先在材料表面涂上载体薄膜，然后通过各种技术将抗菌物质结合在薄膜表面。一般抗菌生物材料根据其机制可分为抗黏附性抗菌性材料和杀菌性抗菌材料。

(3) 植入材料表面改性研究试验：研究表明，植入成功或发生植入物感染是受体组织细胞与污染细菌竞争定殖于植入物界面的结果。宿主细胞与植入物相容则植入成功，反之，细菌定殖则发生感染致植入失败。因此，改进植入物材料的理化特性和研制适宜的植入材料，以增加其拟生态特性，可能将是降低植入物介导的反应级联、预防感染发生的重要措施。通过物理学、化学、生物学各种技术手段改善材料的表面性质，增加其表面生物相容性和生物功能，从而便于组织细胞定殖。目前，这一领域的研究和应用受到极大关注。如在材料表面用等离子喷涂生物陶瓷(如羟基磷灰石)，可以大大促进材料与骨的结合，目前已在临床得到广泛应用；为了改善血液与材料的相容性，防止血栓形成，在材料表面种植内皮细胞、涂布白细胞涂层、进行聚氧化乙烯表面接枝或导入表面磷脂基团等方法都具有良好的应用前景，但目前还有许多问题需要解决。

(4) 组织工程研究进展：组织工程是近年来在生物医学工程中发展起来的一门新兴学科，应用细胞生物学和工程学的原理，研究开发、修复和改善损伤组织及功能的生物替代物，是继细胞生物学和分子生物学之后，生命科学发展史上又一新的里程碑，标志着医学将走出器官移植的范畴，步入制造组织和器官的新时代。基本方法是，将体外培养的高浓度组织细胞种植于天然的或人工合成的细胞外基质(ECM)上，然后将这种细胞生物材料复合体植入机体病损部位，在生物支架逐步降解吸收过程中，种植的细胞继续增生繁殖，形成新的具有原来特殊功能和形态的相应组织器官。这种工程化组织以无抗原性、来源不受限制、按预先设计塑形和具有生命力等特征，为其应用提供了广阔前景，它是对外科领域中组织、器官缺损和功能障碍传统治疗方法与模式的一次革命。目前，皮肤、肌腱、骨和软骨等组织的组织工程研究进展较快。人们已开始将聚四氟乙烯等材料包被或种植人体细胞以期得到具有完整的细胞保护层的植入物表面。

Bouhadir 等将黏膜细胞种植在聚 α 羟基酸纤维结构的聚合合成材料上已获成功，但欲全面应用组织工程这一新技术还有一系列问题尚待解决。例如，组织发育结构框架的设计，提供移植细胞的种子细胞库的构建，以及促进培养组织器官的脉管形成方法的建立等。

3. *定期更换导管及预防性抗生素使用* 以前人们通过定期更换静脉导管或导尿管来预防感染的发生，然而越来越多的研究均不支持这种做法，反而可能引起别的并发症。对于预防性抗生素使用，也未表现出预防优势。

4. *反义策略* 植入物感染和普通感染的本质区别就是生物膜细菌，因此阻断生物膜的形成理论上可以预防植入物感染。研究已经发现，葡萄球菌有编码黏附素和生物膜形成的特定基因，它和黏附素家族的一类成员有关，这类成员被称为“识别黏附基质分子的微生物表面组分”，这些就是反义策略的目标靶位，通过沉默上述基因可以阻止细菌黏附和生物膜形成，但是到目前为止，上述尝试尚未取得成功。

5. *细菌噬菌体* 是一种可以感染细菌的病毒，可以在控制生物被膜的形成中发挥作用。细菌噬菌体可以产生多糖解聚酶来水解生物被膜的基质成分，从而破坏生物膜，这种效果已经在体外实验中得到证实。通过工程设计细菌噬菌体来表达生物膜降解酶，同时攻击生物膜细菌和生物膜基质，人们发现细菌噬菌体在阻止生物膜形成中效果显著。这在预防和控制生物膜形成及随后的感染中可能有实际应用。

七、医院经血感染和医护人员的防护

血液是传播感染因子的载体或媒介物，很多感染性疾病患者血液中含有病原体，有的是一过性的，而有的是长期的、持续的。虽然传染病学和流行病学早就明确经血传播途径的存在，但只有当经血液传播的病毒(blood borne virus)感染广为流行之后才加深了经血传播的重要性的认识。广义地说，含有病原体的血液都可能发生经血传播，如疟疾、回归热、鼠咬热、钩端螺旋体病、梅毒等非病毒感染在特定流行区也可发生输血感染。但从流行病学、医院感染和临床重要性角度，乙型肝炎病毒(HBV)、丙型肝炎病毒(HCV)和人类免疫缺陷病毒(HIV)经血传播感染最为重要，它们危及医护机构中的所有人群，包括患者、医生、护士和工勤人员等。

(一) 血液传播的病毒与经血传播

HBV、HCV、HIV、人 T 细胞病毒 Ⅰ 型(HTLV-Ⅰ)、巨细胞病毒(CMV)等感染的共同特点是：① 人群中有很多病毒携带者，构成这类病毒感染的重要感染源。② 这些病毒构成慢性持续性感染，宿主血液和部分体液内长期存在病毒，不断地通过经血传播途径感染他人，在流行病学上的危害性远远超过其他经血传染的感染。③ 一部分携带者在某个时期可临床发病，如经过治疗仍不能中止病毒持续感染，则患者预后不良。

经血液传播(blood borne transmission)指患者或携带者血液中病原体进入另一个体血液的传播方式，由于 HBV、HCV、HIV 广为传播，故早为社会和医学界广为关注。病毒的经血传播有两大类型。① 输血感染：指输注含有病原微生物的血液和血制品所获得的感染。外科手术、抗癌治疗和输血技术的进步，使输血和输注血制品比过去更为普遍。以血液为原料的血制品大致分为血细胞制剂和血浆制剂两大类，前者即红细胞、白细胞或血小板成分输血，血浆制品则包括新鲜或干燥血浆、白蛋白和球蛋白制剂，以及各种凝血因子的制剂等。这些技术虽然提高了医疗水平，但又使部分患者遭致输血感染不良后果，特别是 HBV、HCV、HIV 的输血感染曾是很多国家医院感染中的一个严重问题。现在世界各国都有采血、输血、血制品生产，以及临床应用等各方面相关法律和规范来保障其安全性。② 直接和间接接触传播：手或肢体任一暴露部位直接接触到血液，在皮肤有微细损伤的情况下 HBV、HCV 或 HIV 即可进入接触者体内；间接接触传播是指通过媒介的接触传播。在社区获得性 HIV、HBV、HCV 感染者绝大多数是通过经血接触传播方式感染的。例如，静脉吸毒者因公用注射器而感染 HIV、HCV、HBV 等，或因文身针刺而被感染也属于此列。HBV 阳性孕妇分娩婴儿过程中母体血中 HBV 经皮肤黏膜感染新生儿，常称围生期传播或垂直传播，其实本质上还是经血直接接触传播。此外，生活用品受带病毒血液污染，通过间接接触途径感染 HIV、HBV、HCV 的可能性也是有的，如共用牙刷、剃刀及接触被血液污染的家用物品等。

在医院发生经血途径感染的机会更多，输血感染必然是医院获得性感染；而经血接触传播感染中相当一部分是医院获得性感染。因为：① 医院是患者集中的场所，患者和病毒携带者多；② 疾病诊治过程常有皮肤黏膜破损，流血出血也很常见，直接或间接接触血液的机会相当多。我国过去因未使用一次性注射器或未做到“一用一消毒（灭菌）”的注射器，故发生 HBV 医院感染的相当多；也有因有偿供血发生地方性聚集性 HCV 和 HIV 感染的报道；慢性丙型肝炎患者中不少有既往输血史。

凡有艾滋病流行地区都应尽最大努力控制 HIV 感染，特别是输血后 HIV 感染。自 1985 年起各国相继开展严格的献血员 HIV 抗体筛选以后，输血引起的艾滋病明显减少，但仍未做到完全避免。这是因为：① 从感染 HIV 至血液内出现抗 HIV 抗体需要一段时间，称为“窗口期”，故一时从血液难以筛选出来；② 目前推广应用的抗 HIV 检测试剂盒的灵敏度和特异性都比较好，但亦不能做到绝对一个不漏，筛选献血员时亦存在发生假阴性的情况。

（二）医院经血感染的预防和控制

首先要树立和强化血液是传播多种医学微生物的媒介的观念，不仅医护人员要审慎对待一切可沾染血液的医护操作，尽量不用或少用输血和血制品，还要广泛开展社会宣传，让广大群众树立自觉预防经血传播感染的观念，远离 HIV、HBV 和 HCV 感染。

1. 输血管理　国家对血液管理和预防经血感染方面颁布了很多规定，如《献血法》《血液制品管理条例》《血站管理办法》《血液透析器复用操作规范》《医护人员艾滋病病毒职业暴露防护》等，在全国范围内有力地推动了医院经血感染的预防和控制工作。

只有经上级批准的输血机构才能从事专职采血、贮血、供血和制造血液组分的工作。推广义务献血，严格选择健康献血员，其血液内必须无病毒、细菌和原虫等各种病原体。我国是乙型和丙型肝炎高流行区，严格筛选献血员而又保证供血血源虽有困难，但必须切实执行筛选制度，HBsAg、HBeAg、抗 HBc、抗 HCV 和抗 HIV 中任何一项阳性者都不应作为健康献血员参加供血。

1985 年前因接受因子Ⅷ而感染艾滋病的血友病患者相当多；1985 年后改进制备因子Ⅷ的工艺，或加热处理，或用表面活性剂等灭活病毒，或用单克隆抗体和生物膜以除去可能潜在的 HIV，所以现今输注精制因子Ⅷ已相当安全。

以淋巴细胞为感染靶细胞的病毒，如 HIV 感染等都相当难治，一旦发生这些病毒的输血感染可危及患者生命，所以不少学者主张使用去除白细胞的血液。过去通过输注含白细胞的全血以加强严重细菌感染患者的抗体能力是常用的治疗手段，现今已可应用颗粒细胞克隆刺激因子（GCSF）注射来代替有一定潜在危险性的输注全血。

此外，过去血液透析发生 HBV、HCV 的医院感染的情况普遍存在，甚至含 HCV 的血液污染透析用肝素生理盐水，以致造成急性丙型肝炎医院感染暴发流行。血液透析室是医院内经血感染的高危场所，其原因是多方面的：接受透析的患者 HCV、HBV 携带率高；血液飞溅污染环境的意外情况难以绝对避免；众多患者集中在同一大房间，隔离条件远不如手术室；HBV 附着于医疗器械等环境表面可生存 7 日，较易造成经手接触传播；医护人员每天频繁地做动脉、静脉穿刺，以及经常接触血液污染物品，所以医护人员的防护也是突出的问题。2001 年，美国 CDC 公布《慢性血液透析感染预防建议》（Recommendation for preventing transmission of infections among chronic hemodialysis patients），我国也有相应的规定或指南，按要求严格管理后 HBV、HCV 医院感染已大幅度减少。

2. 医护人员的防护　医院是遭受 HBV、HCV、HIV 暴露的高危场所，医护人员常年经常接触含病毒血液，应该是这方面的重点防护对象。2001 年，美国 CDC 公布的《HBV、HCV、HIV 的职业暴露的对策和暴露后预防指南》(以下简称《指南》)(Update U. S. Public Health Service Guidelines for the management of occupational exposures to HBV、HCV and HIV, and Recommendations for postexposure prophylaxis)中收集了大量资料，是基于循证医学证据的《指南》，摘要如下。

(1) 乙型肝炎疫苗注射：HCV、HIV 感染尚无疫苗预防，而 HBV 感染已有可靠疫苗预防。在室温下 HBV 可在环境表面干燥的血液中生存至少 1 周以上，且可通过皮肤擦伤、搔伤、抓伤、刺伤和烫伤等微小皮肤损伤及黏膜表面进入人体内。由于发生过医护人员被注射针头刺扎手指而患急性乙型肝炎，甚至急性重型肝炎死亡事故，所以已普遍重视防止针刺事故。根据上述《指南》收集的资料，这种意外的针刺事故毕竟只是个别意外，医护人员 HBV 感染途径主要还是接触传播。因此，《指南》建议医疗机构从业人员就职前，包括医护学校学生，都应接种乙型肝炎疫苗，并在 0、1、6 个月 3 次接种方案完成接种后数月内检测抗－HBs 的抗体水平，达到 10 mIU/ml 以上者具有抗 HBV 感染保护力。如发生 HBV 针刺事故，应及时采取"暴露后对应预防"方案(表 36－5)。

表 36－5　HBV 针刺事故后的对策

暴露者过去接种乙型肝炎疫苗情况	按暴露源乙型肝炎表面抗原情况采取预防、治疗注射		
	HBsAg 阳性	HBsAg 阴性	情况不明
未接种过乙型肝炎疫苗者	即刻注射 HBIG，并接种第一针乙型肝炎疫苗	接种第一针乙型肝炎疫苗	接种第一针乙型肝炎疫苗
接种过乙型肝炎疫苗，抗－HBs 阳性(>10 IV/ml)	暴露后不需预防接种	暴露后不需预防接种	暴露后不需预防接种
接种过乙型肝炎疫苗，抗－HBs 阴性	即刻注射 HBIG，追加接种乙型肝炎疫苗	暴露后一般不需预防接种，如患者高病毒载量即刻注射 HBIG	如是高危人群，可按患者 HBsAg 阳性处理
接种过乙型肝炎疫苗，抗－HBs 情况不明	测暴露者抗－HBs，如强阳性不需预防接种，如阴性或弱阳性追加接种乙型肝炎疫苗和即刻注射 HBIG	暴露后一般不需预防接种，如患者高病毒载量即刻注射 HBIG	测暴露者抗－HBs，如强阳性不需预防接种，如阴性或弱阳性追加接种乙型肝炎疫苗

注：抗－HBs 强阳性≥10 mIU/ml。

(2) 暴露预防：凡手有接触血液、体液可能的医护操作都必须戴手套。保护双手，避免皮肤干裂损伤，在岗期间双手不宜接触脸面。接触血液、体液的器材随即按规范处理。血液飞溅玷污操作者口眼黏膜和皮肤的机会也是有的，要提倡适时地佩戴口罩和防护眼镜。

针刺经血暴露 HBV、HCV 或 HIV 的病毒量一般较多，发生感染后临床急性期症状也重，必须认真对待予以预防：① 医院感染教育应把如何避免针刺经血暴露列入重点课程。② 绝对避免在针刺后企图再次把针帽回套注射针的操作，事实证明无论多么"小心谨慎"的此类操作都有可能发生针刺事故。③ 拔针瞬间针头必然附着血液，操作者手指绝对不可以接触其任何部位。④ 为了避免患者和操作者的经血感染，采血、静脉输液等所用器材都须是"一次性使用"。为预防针刺经血暴露，必须首先从购买合理的器材入手，并严格按规范操作。

3. 暴露后对应预防　如发生 HBV 针刺事故，应及时采取如表 36－5 的暴露后的预防感染措施;使用肥皂、流水冲洗和涂抹消毒液,以及挤出些针刺部位的血液。如果发生 HIV 针刺事故,且经考虑应服用抗 HIV 药物(表 36-6),则应趁早服用,越快越好。

HBV 针刺暴露后,可按健康档案记载的乙型肝炎表面抗原、抗体检测结果和乙型肝炎疫苗接种史给暴露者注射乙型肝炎高效免疫球蛋白(HBIG)或(和)接种乙型肝炎疫苗(表 36-5)。疫苗宜即刻注射,越早越好,最迟也要在 24 小时内注射。为此,医院感染管理科应有相应档案。HBIG 与乙型肝炎疫苗可以同时接种,但要分别在不同部位注射。如暴露者无上述健康档案记录则先按情况不明处理,同时抽血做乙型肝炎标志物检测。为更好地预防乙型肝炎传播,除婴幼儿接种外,当前提倡对无接种史且乙型肝炎表面抗原阴性的青少年补种乙型肝炎疫苗。对医院工作人员的防治乙型肝炎工作理应更加重视。

表 36-6 HIV 针刺事故后的对策

暴露的种类	患者感染情况				
	HIV 阳性一级	HIV 阳性二级	HIV 感染状况不清楚	患者不明	HIV 阴性
感染度低(只有一点皮肤擦伤,或针是实心的)	两药(替诺福韦+恩曲他滨)联合基本方案	三药(前两药加蛋白酶抑制药)联合扩大方案	一般不需要,如有高危因素可考虑两药联合	一般不需要,如AIDS 可能性大可考虑两药联合	不需要暴露后预防
感染度高(中空针、刺入深、沾有动静脉血液)	推荐三药联合	推荐三药联合	一般不需要,如有高危因素可考虑两药联合	一般不需要,如AIDS 可能性大可考虑两药联合	不需要暴露后预防

注:一级——无症状 HIV 感染,HIV 载量低(<1 500 copys/ml);二级——有症状 HIV 感染,艾滋病、HIV 载量高。患者不明——注射器原来用于什么患者不知道,譬如被废弃针头所刺。

HIV 针刺暴露后宜尽早服药预防,最好在针刺后 24 小时内用药。但即使在 24 小时以上,也应毫不迟疑开始服药预防。服药方案可咨询专家,评估感染危险程度而定。服药预防需要持续 4 周,服药期间如又证实患者 HIV 阴性,则可停止服药(表 36-6)。

患者 HIV 阳性:暴露者用药种类要结合患者治疗史,有无耐药毒株等认真考虑。输血后艾滋病的潜伏期成人平均为 30.3 个月(4～84 个月),小儿平均为 21 个月(4～64 个月),虽比非输血途径感染的艾滋病短,但 HIV 针刺暴露后要长期随访检查。

第四节 医院感染循证控制和科学规范管理

一、循证医学概念

(一)基本概念

循证医学(evidence-based medicine, EBM)是在英国流行病学家 Archie Cochrane 于 1972 年提出的"疗效与效益,健康服务中的随机反映"的基础上发展起来的。20 世纪 80 年代加拿大 McMaster 医学院正式为其命名;20 世纪 90 年代,Sackett 确定其含义为:认真、准确、明智地应用当前研究得到的最佳证据为患者制定处理决策。加拿大 David sackett 教授本人在 2000 年《怎样实践和讲授循证医学》中将循证医学定义为:"慎重、准确和明智地应用当前所能获得的最佳研究证据,同时结合临床医生的个人专业技能和多年临床经验,考虑患者的价值和愿望,将三者完美地结合,制订出患者治疗措施"。即"以证据为基础"的概念和模式。临床医生在获得了患者准确的临床依据前提下,根据自己纯熟的临床经验和知识技能，分析并抓住患者的主要临床问题(诊断、治疗、预后、康复等)，应用最佳和最新的科学证据，做出科学的诊治决策，联系具体的医疗环境，并得到患者的合作和接受，以实践这种诊治决策的具体医疗过程。循证医学的基本假设是：能够充分理解临床证据并将其用于临床实践的医生，会比仅仅依靠了解疾病机制和个人临床经验的医生能更好地为患者服务。基于此假设，循证医学提出了希望弥补传统医学知识体系不足的新范式，建立与传统医学不同的医学证据采集、认定、运用模式。它的核心思想是医疗决策的制定都应依据临床科研获得的最佳证据，包括5个相关核心概念：① 临床决策应该以可利用的最佳证据为基础；② 应由临床问题来决定获得的证据类型；③ 确认证据必须使用流行病学和医学统计学的方法；④ 只有在被用到病患管理或做出医疗卫生决策中去时，源自确认和评估的证据结论才是有用的；⑤ 后效评估应该持续进行。

由此看出，循证医学的组成包括四方面：① 患者。② 医生，首先通过病史采集、体格检查等获得初步临床资料后，充分应用自己既有的医学知识和临床经验，对患者进行诊治，当面临的临床问题用自己的知识不足以解决时，就需要不断更新知识。③ 证据，用于解决临床问题的证据，可以来源于基础医学研究成果，也可以来源于临床研究成果和临床经验的总结，但都必须是真实可靠且对临床有重要指导意义的资料。④ 一定的医疗环境，临床医生工作的医疗环境，其硬件设备、技术条件、相关科室人员的技术实力是医疗实施的物质基础，只有较好的医疗环境才能支持循证医学的实践。

实施循证医学有下述四方面要求，缺一不可：① 高素质的临床医生。② 最佳的科研证据。③ 临床流行病学的基础。④ 现代的医疗措施。

高素质的临床医生是实践循证医学的主体，对疾病的诊断和对患者的治疗均是通过临床医生来实施，所以临床医生的水平很重要。为了促进医疗水平的进步，医生还要不断更新、丰富自己的临床理论知识。

最佳的研究证据是指对临床研究的文献，应用临床流行病学的原则和方法以及有关的质量评价系统，经过认真分析和评价获得的最真实、可靠、有重要临床应用价值的研究成果。应用这些证据来指导临床实践，将会收到较好的效果。

流行病学的基础方法和知识是循证医学的学术基础。只有具有流行病学的基础知识，才能明确所筛选的文献，其设计是否合理、质量如何、应用所选的统计方法后其研究结果的可信度有多少、其所选定的终点指标的意义、临床应用价值大小等一系列问题。

患者患病后就诊于医生，自然对医生寄予很大希望，而医生各项诊疗措施也必须通过患者接受、配合后，才能取得相关效果。所以，医患之间融洽沟通的关系是实践循证医学的又一关键之处。

(二) 循证医学与传统医学的关系

传统医学是以经验医学为主，临床医生通常根据自己的经验、直觉，阅读教科书，请教专家或引用所阅读的杂志的结论等处理实际遇到的病例，整个临床实践的过程(包括对病因、预防、诊断、治疗、预后等方面)都建立在非系统观察的、非实验性临床依据基础之上。这种证据是不可靠的、低质量的。而现代的医学模式在强调经验医学的同时，更注重循证医学，即更侧重于临床医生采用信息技术与逻辑方法有效地进行文献检索、筛选、评价并运用所需的临床信息，从而达到应用最佳证据制定医疗决策和解决临床问题的目的。

但循证医学并不能取代传统医学，不能取代临床经验、临床技能、临床资料。循证医学的证据必须是在仔细采集病史、完整体格检查和实验室检查的基础上做出相应的临床判断，从而指导临床实践。循证医学和传统医学相辅相成，传统医学为循证医学提供临床实践的基础，而循证医学更为传统医学创造科学的临床数据资料，使其更完善。

（三）循证医学对临床实践的意义

循证医学以临床医学为基础，通过培养高素质临床医务人员，提高医疗技术水平，服务患者，最终促进临床实践发展为目的。其对临床实践的意义可以概括为以下几点。

1. *积极的预防作用* 弄清了疾病的病因和发病危险因素后，对于未发病的健康者可以起到一级预防，对于已经发病但没有并发症的患者可以起到二级预防，对于已经出现并发症的患者则有三级预防，又起到降低病死率等的作用。

2. *提高疾病的早期诊断率* 对于严重危害人类健康的疾病，通过应用最新的诊断试验证据，有望发现早期诊断的方法，从而为有效地治疗这类疾病提供较为可靠的证据。

3. *更加合理的治疗* 临床医生应用循证医学的基本方法获得最佳的临床证据，为患者选择最有效的临床治疗措施，避免药物滥用或误用，节约卫生资源，提高临床疗效。

4. *改善预后* 通过寻找并应用有助于改善患者预后的相关证据，有效地控制或清除不利于预后的因素，达到改善预后、提高生活质量的目的。

5. *提高临床医务人员的专业水平* 临床医务人员通过具体的循证医学培训、临床实践，提高医学教育水平并提高自身素质，紧跟时代发展，最终实现专业水平的提高。

6. *有利于卫生系统决策科学化* 最佳证据应用于卫生系统有利于做出正确的卫生决策，最终带来医学水平的整体提升。

二、循证医学在医院感染控制中的应用

近年来，随着危害人类健康的疾病谱的变化，出现了多因素共同作用的复杂疾病，其发病机制尚不完全清楚。过去主要依据现有的临床观察信息和传统的临床经验作为制定临床决策的经验医学，此时就突显出其局限性。据统计，国际范围内拥有生物医学杂志 25 000 余种，每年发表的论著又多达两百余万篇，再加上千余家网络系统，所以每年发表的信息资料是难以计数的，其中资料良莠不齐。为了汲取最新的研究证据，提高医疗技术水平，也有应用循证医学的必要。所以以循证医学的模式进行临床实践，临床医生便可以通过其收集到最新、最佳的证据来弥补经验医学的不足，并促进医学发展。

循证医学临床实践的 5 个主要步骤包括：第一步是提出临床问题，需要注意的是针对具体病例要提出有针对性的问题；第二步是寻找、收集证据，通过多种途径收集可以回答该问题的最佳研究文献；第三步是评价、确立最佳证据，通过对所收集到的文献进行包括其真实性、可靠性和实用性的系统评价，从而确定最佳证据；第四步是制定临床决策，将收集到的最佳证据制定成相应的决策应用于个体患者；第五步是效果评价，对临床实践的效果进行评价，并根据结果不断改进医疗措施继而提高临床医疗水平。

（一）证据的分类和分级

与临床治疗患者一样，规范化的医院感染控制措施也应该建立在循证医学基础上，也就是说各种措施的必要性和有效性都应该有循证医学的证据。

根据研究方法不同，可将研究证据分为原始研究证据和二次研究证据两类。① 原始研究证据：通过直接对患者进行预防、单个病因、诊断、治疗、预后等方面研究获得的第一手资料，并对其进行统计学加工、处理、分析等得出结论，包括单个随机对照试验、交叉试验、队列研究、病例对照研究、横断面调查设计、描述性研究等。② 二次研究证据：全面收集某个问题的全部原始研究证据后，通过进行严格评价、整理、分析综合后所得到的结论，是较原始证据更高层次的证据，包括系统评价、临床决策分析、临床实践指南、临床证据手册、卫生技术评估报告等。

临床实践中医务人员应该将高质量的研究证据应用于实践过程中。高质量的证据是指应用了足够的防止偏倚的措施来保证结果真实可

靠的研究证据。根据最新的GRADE(Grading of Recommendations Assessment, Development, and Evaluation)方法将系统评价中的质量评价部分与指南制定过程中的质量评级区分开来,证据质量分为极低、低、中、高4个等级(表36-7),证据质量评级方法见表36-8。

表36-7 证据4个等级的含义

质量等级	当前定义	以前定义
高	我们非常确信真实的效应值接近效应估计值	进一步研究非常不可能改变我们对效应估计值的确信程度
中	对效应评估值我们有中等程度的信心:真实值有可能接近评估值,但仍存在两者大不相同的可能性	进一步研究有可能对我们对效应估计值的确信程度造成重要影响,且可能改变该评估值
低	我们对效应估计值的确信程度有限:真实值可能与估计值大不相同	进一步研究很有可能对我们对效应评估值的确信程度造成影响,且很可能改变该估计值
极低	我们对效应估计值几乎没有信心:真实值很可能与评估值大不相同	任何效应估计值都是非常不确定的

表36-8 GRADE证据质量分级方法概要

研究设计	证据集群初始质量	如果符合以下条件,降级	如果符合以下条件,升级	证据集群的质量等级
随机试验	高	偏倚风险:-1严重,-2非常严重 不一致性:-1严重,-2非常严重	效应量大:+1大,+2非常大 剂量反应:+1梯度量效证据	高(4个"+":++++) 中(3个"+":+++)
观察性研究	低	间接性:-1严重,-2非常严重 不精确:-1严重,-2非常严重 发表偏倚:-1可能,-2非常可能	所有可能的剩余混杂因素:+1降低所展示的效应,+1如未观察到效应意味着是一种假效应	低(2个"+":++) 极低(1个"+":+)

(二)医院感染的规范管理

建立健全医院感染管理组织,逐渐完善科学化的医院感染管理体系,把医院感染管理纳入医院全面质量管理体系,采取相应管理措施有效地提高医院感染管理水平。我国从1986年开始在全国部分医院实施医院感染发病监测试点;1994年,卫生部颁布《医院感染管理规范(试行)》;2005年,卫生部又制定了《医院感染管理办法(征求意见稿)》;目前我国执行的多是从2006年9月1日开始实施的《医院感染管理办法》。由于医院感染一直居高不下,其发病机制和防治措施具复杂性,而且某些感染又存在严重的后果,所以卫生行政部门、医院管理者及其他有关专业人员要采取一定的科学措施来预防、控制医院感染的发生。

1. 医院感染相关组织 2006年,国家卫生部颁布的《医院感染管理办法》对医院感染管理的组织模式、相关机构做了明确规定:100张床位以上的医院设立医院感染管理委员会,100张床位以下的医院应配备医院感染管理人员。

建立完善的医院感染管理委员会,委员会由医院感染管理部门、医务部门、护理部门、临床科室、消毒供应室、手术室、临床检验部门、药事管理部门、设备管理部门、后勤管理部门及其他有关部门的主要负责人组成,主任委员由医院院长或主管医疗工作的副院长担任。

(1)医院感染管理委员会的职责是:①认真贯彻医院感染管理方面的法律、法规、规章及技术规范、标准，制定本医院预防和控制医院感染的规章制度、医院感染诊断标准并监督实施。② 根据预防医院感染和卫生学要求，对本医院的建筑设计、重点科室建设的基本标准、基本设施和工作流程进行审查并提出意见。③ 研究并确定本医院的医院感染管理工作计划，对计划的实施进行考核和评价。④ 研究并确定本医院的医院感染重点部门、重点环节、重点流程、危险因素及采取的干预措施，明确各有关部门、人员在预防和控制医院感染工作中的责任。⑤ 研究并制定本医院发生医院感染暴发及出现不明原因传染性疾病或特殊病原体感染病例等事件时的控制预案。⑥ 建立会议制度，定期研究、协调和解决有关医院感染管理方面的问题。⑦ 根据本医院病原体特点和耐药现状，配合药事管理委员会提出合理使用抗菌药物的指导意见。⑧ 其他有关医院感染管理的重要事宜。

（2）医院感染管理部门、分管部门及医院感染管理专（兼）职人员具体负责医院感染预防与控制方面的管理和业务工作。主要职责是：① 负责对有关预防和控制医院感染管理规章制度的落实情况进行检查和指导。② 负责对医院感染发生情况以及医院卫生学、消毒灭菌效果、微生物耐药性等医院感染相关危险因素进行监测、分析和反馈，针对问题提出控制措施并指导实施。③ 负责对医院感染发生状况进行调查、统计分析，并向医院感染管理委员会报告。④ 负责对医院的清洁、消毒与隔离、无菌操作技术、医疗废物管理等工作提供指导。⑤ 负责对传染病的医院感染控制工作提供指导。⑥ 负责对医务人员有关预防医院感染工作提供指导。⑦ 负责对医院感染暴发事件的报告和调查分析，提出控制措施并协调、组织有关部门进行处理。⑧ 负责对医务人员预防和控制医院感染的培训工作。⑨ 参与抗菌药物临床应用的管理工作。⑩ 负责对消毒药械和一次性使用医疗器械、器具的审核工作。⑪ 组织开展医院感染预防与控制方面的科研工作。⑫ 完成医院感染管理委员会交办的其他工作。

（3）卫健委成立医院感染预防与控制专家组，成员由医院感染管理、疾病控制、传染病学、临床检验、流行病学、消毒学、临床药学、护理学等专业的专家组成。主要职责是：① 研究起草有关医院感染预防控制、医院感染诊断的技术性标准和规范。② 对全国医院感染预防与控制工作进行业务指导。③ 对全国医院感染发生状况及危险因素进行调查、分析。④ 对全国重大医院感染事件进行调查和业务指导。⑤ 完成卫健委交办的其他工作。

（4）省级人民政府卫生行政部门成立医院感染预防与控制专家组，负责指导本地区医院感染预防与控制的技术性工作。

2. 制定并逐步完善各项技术规范

（1）制定各项规章制度和技术指南：医院感染管理委员会根据《医院消毒管理办法》《消毒技术规范》和《医院感染管理办法》等，在结合本医院消毒、隔离制度及实际工作经验的基础上，制定各项规章制度和医院感染技术指南，有效地指导临床开展工作。

（2）制定突发事件医院感染管理预案：医院感染管理委员会应制定突发事件预案，如突发医院感染控制预案、应对突发公共卫生事件消毒隔离督查预案、医疗废物处置预案、意外事故应急预案、污水处理应急预案等，以便在突发情况下，能有效、科学地进行医院感染管理。医院感染管理委员会针对医院感染突发事件的特点，提出预防控制措施，减少突发医院感染的发生。

（3）组织、开展相关医院感染的培训：医院感染管理委员会根据相关人员的工作性质、知识结构和工作环境等不同，组织其参加不同重点的医院感染培训和教育，使其能及时、有效地了解医院感染控制的新理念，掌握新技术、新方法并付诸实施。

（4）健全监测和督查制度：针对医院感染控制的一些重要问题要开展经常性监测。例如，① 抗菌药物合理应用监测：医院感染管理小组负责临床用药咨询、监督和管理，定期参加临床感染性疾病的会诊、查房，协助临床制订抗感染药物用药方案,从而促进临床合理用药。② 环境微生物及消毒、灭菌效果监测:医院感染管理科具体负责,定期对全院各病区、重点科室的空气、物体表面、医护人员的手、供应室的压力蒸汽灭菌器及环氧乙烷灭菌器的灭菌效果等进行监测,不达标则限期改正,并复检。③ 感染病例的监测:对医院感染病例及相关因素采用前瞻性、回顾性和目标性监测相结合的方法进行常规监测,对监测结果进行汇总、分析后上报医院、上级卫生行政部门。监测的目的是及时发现和纠正存在的问题。

根据国家卫健委下发的医院感染管理相关文件,制定医院感染质量控制督查内容及考核标准,对医院感染质量控制情况进行监督和检查。督查结果向院领导、相关科室汇报,对于存在问题的科室采取诸如罚款等处理,并要求其限期整改,同时医院感染管理科对整改效果进行评价,对医院感染质量控制良好的科室进行奖励。

(三)具体临床应用举例

循证医学引导下的感染控制工作即通过提高临床工作的科技含量,加强医院感染的科学化管理,可最大限度地减少医院感染的发生,极大地提高我国医院感染控制工作的整体水平,并使有限的资源发挥出最大的社会效应和经济效应。

医院感染原因、机制复杂,其预防和控制涉及多方面的工作。医院感染管理是一个系统工程,任何一个部门的忽视或个别人员的失职,将会造成医院感染所带来的危害。任一控制措施的合理性和有效性,可以在实施既往经验性措施的基础上应用循证医学的原理和方法获得改进和提升。这方面还很多工作需要认真实施。

1. *改善医院内环境* 现代医疗建筑绝对不是单纯提供一个生活空间。首先要考虑医院建筑的合理性,如清洁区、半污染区、污染区要严格区分。要求高度清洁或无菌的场所,特别是手术室、产房、新生儿室、血液透析室等的结构、布局、设施要合理;对病房、门诊、检查室等患者频繁出入场所实行严格管理和清洁、消毒处理措施。室内环境有别于百姓居家的客厅卧室,例如,不宜鲜花点缀,更不应种植盆花,因其可能成为真菌感染的感染源。

医院内环境最重要莫过于清洁卫生,所有室内界面都要便于清洁打扫;应用循证医学方法已证实潮湿场所是窝藏病原体的传染源,应及时清除潮湿、积水和保持干燥。对污染物应及时转移、袋装,封闭运输,最后统一焚烧处理。

2. *规范洗手* 大量流行病学调查证据表明,很多医院感染是直接或间接经手传播的,这个途径比空气传播更具危害性。因此,规范洗手是切断通过医护人员操作而导致医院感染发生的重要途径。在接触同一患者不同部位或接触不同患者时都应认真洗手,并做到毛巾一人一巾一消毒。规范洗手是控制医院感染的一项重要措施,是对患者和医务人员双向保护的有效手段。

3. *隔离、消毒、灭菌* 医院感染的隔离工作与传染病隔离有共同之处,但绝不是照搬经典传染病的隔离方法。医疗机构应当按照《消毒管理办法》,严格执行对医疗器械、器具的消毒工作技术规范,并达到以下要求:① 进入人体组织、无菌器官的医疗器械、器具和物品必须达到灭菌水平。② 接触皮肤、黏膜的医疗器械、器具和物品必须达到消毒水平。③ 各种用于注射、穿刺、采血等有创操作的医疗器具必须一用一灭菌,一次性使用的医疗器械、器具不得重复使用。医疗机构使用的消毒药械、一次性医疗器械和器具应当符合国家有关规定。医院感染的隔离制度和方法已有基于循证医学证据的标准的国内和国外规范,但实施过程中摆脱不了传统观念束缚的现象比比皆是。例如,对慢性乙型肝炎和丙型肝炎患者应实施"经血传播"的隔离制度,而不是把患者集中到单独隔离病房。

消毒、灭菌的效果如何,可直接关系医院感染的发生。① 为了确保医疗物品浸泡消毒的效果,对消毒液进行严格的监测即定性和定量监测,消毒的物品首先一定要清洁,然后要控制好消毒的时间,定期监测消毒剂的浓度,及时更新消毒剂。② 室内空气等进行紫外线消毒时必须严格控制照射时间。③ 为了确保灭菌效果，能采取高压灭菌的物品及医疗器械均应尽量采取高压灭菌；不能进行高压灭菌的，也要严格进行化学方法或其他方法消毒、灭菌。隔离消毒措施并不是越“严格”越“烦琐”越好，而要根据循证医学证据必须切实做好一些关键性基本操作。例如，规范化洗手就能防止细菌传播，传染科应有单间病房，杜绝或减少探视，保持空气流通；必要时要戴口罩；化验室工作人员及临床科室护理人员接触血液、体液等标本时均应戴一次性手套，以预防医务人员感染及交叉感染的发生。

4. 合理使用抗生素　在感染性疾病治疗中，应积极开展病原学检查，并根据药敏试验结果合理使用抗生素，以避免由于滥用抗生素所致菌群失调、深部真菌感染的出现、耐药株的产生等。严格掌握抗生素应用的适应证，控制预防性用药，缩短用药时间，避免扰乱和破坏患者的正常防御机制，增强患者机体的免疫力。注意，抗生素应用不合理以及免疫抑制剂的应用会造成患者体内菌群失调。

5. 医院感染监测与循证医学　对医院感染情况和控制措施进行经常性或定期监测是非常必要的。从中取得医院感染的第一手资料，通过分析医院感染的趋势，及时发现医院感染控制的薄弱环节及目前存在的问题，为采取有效的控制措施提供科学依据。通过医院感染的监测，还可以了解医院消毒、灭菌是否达标，空气、物体表面、医务人员的手等的细菌菌落数是否符合卫生标准，如未达标应立即采取相应措施减少医院感染。

监测目的是为了保持和提升感染控制水平和降低医院各个科室的感染率，循证医学方法是提高监测水平的重要手段，所以对监测目标和结果都应该正确评价。证据充分、行之有效而又花费不多的医院感染控制措施要严格实施，对有争议的目标不妨先把资源用在循证医学的研究方面。

对各种侵入性操作感染的发病机制和防制措施已有充分的循证医学证据，必须加强侵入性操作的无菌管理，如各种插管、导管、呼吸治疗仪、内镜及血液透析等必须加强其无菌管理制度和规范无菌操作技术、消毒、灭菌方法等。现代许多高科技、先进的医疗设备也存在难以清洗，缺少行之有效的消毒灭菌方法，从而增加了灭菌难度，致使消毒不严格、不彻底等，易造成交叉感染。因此，在进行各种侵入性操作时必须做到：① 严格执行消毒、灭菌、隔离制度；② 操作时要戴手套，尽可能减少病原微生物的污染；③ 定期更换内导管，清洗、消毒探头及其他设备，严格遵守操作规程及无菌操作原则。

另外，对一次性医疗、卫生用品的购置，设备科要严把进货质量关。医院进行抽样监测，包括以下方面：① 消毒、灭菌是否合格；② 包装有无破损；③ 是否在有效期内。对回收的一次性物品经毁形、浸泡消毒后，统一运送到指定的地点进行焚烧。

参考文献

[1] 李兰娟，任红. 传染病学[M]. 8 版. 北京：人民卫生出版社，2013.

[2] 牛俊杰，翟鹏勇. 血流感染病原菌的分布及耐药性分析[J]. 临床检验杂志(电子版)，2017，6(01)：6－10.

[3] 沈继录，潘亚萍，徐元宏，等. 2005—2014 年 CHINET 大肠埃希菌耐药性监测[J]. 中国感染与化疗杂志，2016，16(02)：129－140.

[4] 耿莉华. 医院感染控制指南[M]. 北京：科学技术文献出版社，2003.

[5] 汪静，陈晓明. 植入物表面抗菌膜的研究进展[J]. 生物骨科材料与临床研究，2006，3(2)：48－51.

[6] 王家良，主编. 循证医学[M]. 第 2 版. 北京：人民卫生出版社，2006.

[7] 卫生部：软式内镜清洗消毒技术规范[S]. 2017.

[8] 钟秀玲. 隔离预防技术//申正义，田德英，主编. 医院感染病学[M]. 北京：中国医药科技出版社，2007(下册)：1406.

[9] 叶陈伟. 抗真菌药物耐药机制的研究进展综述[J]. 世界最新医学信息文摘，2016，16(68)：19－20.

[10] 蔡玲，张浩军，杨亚红. 内镜相关感染及其预防与控制研究进展[J]. 中国感染控制杂志，2016，15(07)：533－536.

[11] 许建文，史道华. 万古霉素耐药肠球菌耐药机制的研究进展[J]. 中国抗生素杂志，2016，41(05)：

329 - 334.

[12] 张娜,张洪涛,肖斌,杜介方,曹青凤. 多重耐药菌医院感染的研究进展[J]. 国外医药(抗生素分册),2015,36(05):211 - 215.

[13] 邸秀珍,王睿. 耐碳青霉烯类铜绿假单胞菌耐药机制的研究现状[J]. 中国临床药理学杂志,2015,31(08):669 - 672.

[14] 索仲,李克芳,张卫芬,方香香,王晓云. 压疮感染病原菌特征与耐药性分析及水胶体敷料的治疗效果研究[J/OL]. 中华医院感染学杂志,2015,25(08):1863 - 1865.

[15] 朱再志,李芹,许志忠,陈永忠,蒲超,白佳柠,晁群,袁锦,邹茜婷. 血液透析用中心静脉导管并发感染的相关因素分析及对策[J/OL]. 华西医学,2014,29(09):1711 - 1715.

[16] 张丽花,乐汉娥,周锐. 压疮并发坏死性软组织感染的病原学分析及抗菌药物应用[J/OL]. 中华医院感染学杂志,2014,24(16):4071 - 4073.

[17] CDC. Updated U. S. Public Health Service Guideline for the management of occupational exposures to HBV, HCV, and HIV and recommendations postexposure prophylaxis [OL]. http://www.cdc.gov/mmwr/pdf/rr/rr5011.pdf.

[18] Daren KH, John WD, Shaun MD, *et al*. Effect of postpyloric feeding on gastroesophageal regurgitation and pulmonary microaspiration: results of a randomized controlled trial [J]. Crit Care Med, 2001, 29(8): 1495 - 1501.

[19] Ewig S, Bauer T, Torres A. The pulmonary physician in critical care * 4: Nosocomial pneumonia [J]. Thorax, 2002, 57: 366 - 371.

[20] Mack D, Rohde H, Dobinsky S. Identification of three essential regulatory gene loci governing expression of staphylococcus epidermidis polysaccharide intercellular adhesin and biofilm formation [J]. Infect Immun, 2000, 68: 3799.

[21] Schierholz JM, Beuth J. Implant infections: a haven for opportunistic bacteria. [J]. J Hosp Infect, 2001, 49: 87.

[22] Trouillet JL, Chastre J, Vuagnat A, *et al*. Ventilator-associated pneumonia caused by potentially drug-resistant bacteria [J]. Am J Respir Crit Care Med, 1998, 157(2): 531 - 539.

[23] Young PJ, Ridley SA. Ventilator-associated pneumonia. Diagnosis, pathogenesis and prevention [J]. Anaesthesia, 1999, 54: 1183 - 1197.

(温州医科大学附属第一医院　陈永平)

第三十七章　免疫虚损宿主的机会感染

第一节　概　　述

一、免疫虚损宿主

（一）概念

感染是宿主与病原体相互作用的结果，如果宿主的抗感染能力不足以防止某一病原体入侵和感染，则表示宿主对该病原体有一定程度的易感性。人体免疫系统的基本功能之一是防止外来入侵和清除体内的病原体，免疫功能低下甚至缺陷必然导致宿主抗感染能力的低下。其中免疫缺陷（immunodeficiency）是指免疫系统发育缺陷或免疫反应严重障碍，可分为先天性免疫缺陷和获得性免疫缺陷两大类，后者常是严重基础疾病和使用细胞毒性等药物所引起的，免疫缺陷所在的环节可有中性粒细胞功能缺陷、补体缺陷、体液免疫缺陷、细胞免疫缺陷、联合免疫缺陷等。免疫虚损（immunocompromised）是指各种原因引起的免疫功能不足或低下，尚未达到功能缺陷的程度，去除原因后免疫功能往往能恢复。免疫虚损宿主（immunocompromised host）是指不同程度的免疫功能不足或低下的易感群体。

理解和界定这些概念有现实意义：它提醒医护人员临诊感染患者时，要尽可能早期发现免疫虚损的原因，去除原因则可纠正免疫虚损；难以去除原因的则尽力控制和纠正基础疾病对宿主的影响，为控制感染创造条件。

（二）免疫虚损宿主的形成

感染，从医学启蒙时代就为人们所认识，如今已覆盖医学整个领域，从基础学科到临床医学的各个专业均涉及感染及其相关问题。这是由于免疫虚损宿主群体人数已大大增加。

过去30～50年，社会经济和公共卫生事业有了很大发展，加上各种医疗技术的进步和发展，很多不治或难治之症得到了有效控制。通常情况下，在其他器官功能受损时，免疫系统功能往往也发生改变。很多基础疾病如营养不良、慢性肝病、糖尿病、慢性肾病或尿毒症、恶性肿瘤等均有不同程度或不同环节的免疫功能低下；外界环境中的一些物理、化学、创伤和生物性因子也可损害免疫系统；老年人和婴幼儿、孕期或产后妇女等群体各有不同生理特点，与健康青壮年相比免疫系统状态也有所不同。总结下来，免疫虚损宿主的形成与以下因素有关。

1. 生化稳态的失调　导致机体中激素、营养素和有毒代谢产物长期失衡的疾病会影响免疫系统的一种或多种功能。

（1）糖尿病：高血糖可抑制中性粒细胞趋化、吞噬和黏附作用，对细胞免疫功能也有影响。中性粒细胞功能障碍是糖尿病患者细菌和真菌感染的重要原因。糖尿病常见铜绿假单胞菌、播散性念珠菌、毛霉等感染。

（2）尿毒症：接受血液透析的尿毒症患者T

细胞功能降低，抗体减少，中性粒细胞和树突状细胞功能受损，而中性粒细胞功能受损多与使用透析膜有关，生物不相容的透析膜可导致其黏附和吞噬能力减弱；接受腹膜透析的患者一般不会出现全身性免疫缺陷，但由于透析液中的调理因子(免疫球蛋白和补体)的去除，以及透析液的直接抑制作用，中性粒细胞功能亦受到抑制。因此，这类患者细菌性腹膜炎的易感性很高。

(3) 肝硬化：肝硬化时肝脏代谢功能降低导致内源性糖皮质激素升高，这可能部分解释了与肝病相关的免疫功能障碍。此外，门静脉高压血液分流使肝库普弗细胞的清除调理能力减弱，低补体血症降低了补体的调理活性。肝硬化患者常见感染是败血症和自发性细菌性腹膜炎。

(4) 营养不良：营养不良使临床显性感染的发生率升高，并显著增加流行性病原体感染的发病率和死亡率。营养不良时蛋白质能量不足不仅影响固有免疫功能，还使适应性免疫能力受损；维生素和微量元素，如锌、铁、叶酸、吡哆醇和维生素A的缺乏也与机体易感性的增加有关。当营养平衡恢复后，免疫功能可恢复正常。研究发现，营养不良与以下一系列免疫受损有关。

1) 固有免疫：① 皮肤和肠道上皮屏障功能受损；② 粒细胞杀菌活性降低；③ 循环中树突状细胞较少；④ 补体减少。

2) 适应性免疫：① 可溶性免疫球蛋白A(sIgA)水平降低；② 淋巴器官萎缩；③ 迟发型超敏反应(DTH)减弱；④ 循环细胞减少；⑤ 由Th1相关细胞因子类型转换为Th2细胞因子类型；⑥ 淋巴细胞对有丝分裂原反应性降低；⑦ 对疫苗反应性降低。

有研究发现，饥饿状态下瘦素水平的降低可能是引起免疫系统、内分泌系统及神经系统功能失调的一个重要路途。

2. *蛋白丢失性疾病* 某些疾病如肾病综合征、蛋白丢失性肠病、严重皮炎、尿毒症腹膜透析等，可通过肾脏、肠道、淋巴系统或皮肤丢失大量蛋白质，导致低丙种球蛋白血症。因此，在持续或慢性(超过2周)蛋白丢失情况下，应常规监测免疫球蛋白水平。

大量蛋白丢失引起的低丙种球蛋白血症可表现为低水平的免疫球蛋白G(IgG)和免疫球蛋白A(IgA)，免疫球蛋白M(IgM)可接近正常。尽管总IgG水平较低，但对疫苗应答的特异性抗体浓度可能仍高于保护阈值，对特定感染的易感性可能并没有增加。

(1) 肾病综合征：大量蛋白的丢失可导致低丙种球蛋白血症，并且由于维生素D和其他细胞因子的丢失而导致细胞免疫功能下降。当总IgG低于200 mg/dL时，即为重度低丙种球蛋白血症，极易反复发生呼吸道感染、尿路感染、腹膜炎和败血症，尤其是发生含荚膜细菌如肺炎链球菌的感染，免疫抑制药物(如糖皮质激素)的应用会进一步增加感染的风险。

(2) 腹膜透析：接受腹膜透析治疗的慢性肾病患者常会出现低丙种球蛋白血症，导致腹膜防御能力低下，加上体内留置导管等因素，易发生细菌性腹膜炎、腹膜导管部位感染。

(3) 蛋白丢失性肠病：多种胃肠道疾病如乳糜泻、炎性肠病和肠淋巴管扩张等可导致大量蛋白丢失和低丙种球蛋白血症。

肠淋巴管扩张症分为先天性和继发性两种。先天性肠淋巴管扩张症往往伴有乳糜胸和淋巴水肿，继发因素常见于肠道淋巴回流障碍或中心静脉压升高。由于肠黏膜淋巴管的异常扩张，导致淋巴液进入肠道而丢失免疫球蛋白和淋巴细胞，表现为不同程度的低丙种球蛋白血症、淋巴细胞减少症和反复感染。研究发现，经肠黏膜淋巴管丢失的多为初始$CD4^+$ T细胞和$CD8^+$ T细胞，而记忆T细胞和自然杀伤(NK)细胞常保留下来，因而保持对有丝分裂原刺激的增殖反应。对反复感染和低IgG的患者给予大剂量丙种球蛋白治疗常获得较好疗效，但由于持续的蛋白损失需要长期补充，这种情况下的替代疗法仍然存在争议。

临床上可通过测量粪便中α-1抗胰蛋白酶清除率来了解肠道蛋白丢失情况。α-1抗胰蛋白酶的分子量高于白蛋白，对蛋白水解酶有抗性，当存在肠黏膜炎症时排入粪便而不降解，可作为诊断肠源性蛋白丢失的指标。

3. 创伤 创伤的严重程度与宿主防御反应能力有关。严重组织损伤情况下，组织细胞坏死产物可广泛激活单核细胞和巨噬细胞，释放大量的炎性因子如白细胞介素-1(IL-1)、肿瘤坏死因子(TNF)，启动免疫效应级联机制。最初的过程通常被称为全身炎症反应综合征(SIRS)，进而导致代偿性抗炎反应综合征(CARS)进入免疫抑制状态。

烧伤是此类创伤的典型代表，皮肤、呼吸道等物理屏障大面积的破坏及大量炎性细胞因子的释放导致继发性免疫功能障碍，机体防御反应过程与SIRS和代偿性抗炎反应综合征(CARS)发生发展过程类似，其结果除了特异性免疫激活和效应机制被抑制外，还造成局部屏障防御缺陷，大大增加了感染的风险。

4. 环境暴露 电离辐射、紫外线辐射以及化学毒物的接触，都属于环境暴露的范畴，可导致不同程度的免疫功能障碍。

(1) 电离辐射：如X射线、伽马射线可引起DNA核苷酸碱基结构单链和双链断裂及化学结构变化，导致细胞分裂受损及体细胞突变。机体免疫器官具有较高的辐射敏感性，固有免疫和获得性免疫均受到影响，0.5 Gy以上的剂量就可以引起明显的结构破坏和功能障碍。剂量越大，抑制越深，时间越久。

1) 全身照射后固有免疫的变化：① 皮肤黏膜屏障作用减弱，肠道上皮细胞死亡，肠绒毛裸露，通透性增高；② 中性粒细胞和网状内皮系统吞噬功能下降；③ NK细胞和巨噬细胞在低剂量时功能上调，高剂量时功能下降。

2) 全身照射后获得性免疫的变化：① 淋巴细胞呈剂量依赖性迅速大量减少，特异性免疫严重受抑；② B细胞比T细胞更敏感，恢复也更慢，抗体形成反应受抑最深，抗原再次进入机体，没有抗体生成；同时，淋巴细胞归巢和再循环也会受到影响。

免疫功能不同程度的损伤导致易感性增加，致命的感染不仅来自常见的病原体，也可能来自体内正常共生菌群。

强烈的辐射暴露对免疫系统的影响长期存在。日本对原子弹爆炸幸存者的研究表明，超过60年以后，幸存者仍然存在辅助性T细胞比例持续低下、对有丝分裂原刺激反应减弱、白细胞介素-2(IL-2)生成不良、血清中炎症细胞因子水平下降等免疫功能低下的表现。

(2) 紫外线辐射：阳光中紫外线B(UVB)可直接引起皮肤细胞突变、细胞周期破坏、皮肤相关免疫功能受抑。长期紫外线照射可导致皮肤固有免疫细胞功能下降，包括淋巴细胞、肥大细胞、巨噬细胞和树突状细胞的功能下降。免疫抑制的变化还包括抗炎细胞因子白细胞介素-10(IL-10)增加和$CD25^+$调节性T细胞(Treg)增加。这些皮肤Treg细胞已被证明对紫外线暴露小鼠的皮肤癌的发生有直接影响。

(3) 化学品：已证实多种化学品可对免疫系统造成伤害，有些具有不同程度的骨髓抑制作用，还有一些引起多克隆B细胞激活，与自身免疫现象有关；部分化学毒物还可通过直接诱导细胞突变和(或)降低机体对肿瘤的免疫监视作用，使肿瘤风险增加。

医源性因素中很多化疗药物在发挥治疗作用的同时，也严重削弱了机体免疫功能：① 抑制骨髓，损伤造血干细胞；② 损伤外周或组织中各分化阶段的免疫活化细胞，使免疫活性细胞绝对数减少且功能受抑制。化疗药物的损害程度有时甚至超过基础疾病本身的影响。

5. 同种异体输血 在发挥临床治疗作用的同时，也会发生免疫相关的不良反应如术后感染率上升、恶性肿瘤切除后复发等，这种现象被称为输血相关免疫调节(transfusion related immunomodulation, TRIM)。有研究发现，输注主要组织相容性未匹配的血液可使术后感染率增加30%或更多；血制品中同种异基因单核细胞表面的CD200分子、储存过程中白细胞表面sHLA和sFasL的脱落、血清中的某些生物活性分子等均与TRIM的发生有关。

6. 脾切除术后或脾功能减退症　脾脏是一个多功能器官,具有多种免疫功能,如吞噬细胞杀伤细菌功能、产生抗体和补体、提呈抗原信息和免疫调节等功能,在机体抗感染免疫方面有着不可替代的作用。幼年期切除脾脏容易发生脾切除后脓毒症(postsplenectomy sepsis, PSS),还会发生嗜碳酸胞内菌属(*Capnocytophaga*)和巴贝虫属(*Babesia*)等罕见的机会感染。成人脾切除后对具有夹膜的细菌易感性亦大大增加,脾切除后数日开始至终生均可发生凶险性感染(overwhelming postsplenectomy infection, OPSI),50%的致病菌为肺炎链球菌,其次为流感嗜血杆菌,病死率可高达50%～70%。

7. 正常生命阶段的影响　人在不同生命阶段生理特点也会发生变化,免疫功能也有所削弱,如衰老、妊娠和极端心理压力的影响。

(1) 衰老:老年人的免疫功能障碍与免疫衰老(immunocenescence)有关,其结果以感染、肿瘤和自身免疫性疾病的发病增加为特点。免疫衰老对固有免疫和适应性免疫均有影响,但适应性免疫过程受到的影响更为显著。

1) 适应性免疫:随着年龄增加,初始T细胞和B细胞数量降低,而记忆细胞的功能则相对得以保存。① 对新发感染和新抗原能做出应答的初始T细胞在数量上减少,T细胞库也随之减少。Treg的数量也相应减少,其保持免疫稳态、限制自身免疫应答以及调节对感染和肿瘤免疫应答的能力下降。② B细胞的数量减少,但免疫球蛋白水平没有变化或有时升高。尽管免疫球蛋白总量不低,但特异性抗体的生成减少,B细胞和T细胞相互作用以及应答疫苗接种和新发感染的能力不足。

2) 固有免疫:固有免疫系统由上皮屏障、巨噬细胞、中性粒细胞、NK细胞、自然杀伤T(NKT)细胞、树突状细胞(DCs)和补体组成。一些固有免疫机制随年龄而减弱,而另一些变得更为活跃,其临床后果是造成以低强度的慢性促炎症性改变为特征的免疫失调状态。

值得注意的是,营养不良在老年人中也相对常见,可诱导免疫功能下降。

目前,临床上没有关于免疫衰老的常规检测,但研究中的几个参数如白细胞端粒长度和"免疫风险表型"(IRP)值得关注。

(2) 妊娠:妊娠期细胞免疫功能相对低下,较易罹患感染性疾病如甲型和戊型肝炎、流感、结核等。妊娠期的细胞免疫抑制可能源于母体对胚胎"排斥"的抑制机制,具体过程尚不十分清楚,可能涉及以下几方面:① 改变人类白细胞抗原(HLA)Ⅰ类和Ⅱ类抗原在母胎界面的表达。② 改变表型,减少干扰素的产生和循环自然杀伤(NK)细胞的数量。③ 改变母胎界面树突状细胞和巨噬细胞的发育和活化模式。④ 抑制辅助性T细胞1(Th1)的应答,改变调节性T细胞的分布和功能。⑤ 改变外周血细胞因子谱。

妊娠期免疫功能是选择性抑制而非全面抑制,如流感疫苗在孕妇中的应答还是正常的。

(3) 压力:极端的心理压力往往与呼吸道感染、疱疹病毒再激活及肿瘤发生有关。压力下应激障碍的患者细胞免疫功能往往有所下降,表现为NK细胞活性降低、淋巴细胞对有丝分裂原反应受抑。应激引起的促肾上腺皮质激素释放,激素的升高及随之出现的糖皮质激素水平升高也是影响因素之一。

8. 感染　许多病原微生物在感染过程中不断进化以抵御宿主免疫系统的攻击。通常情况下,这些抵御机制也影响宿主的抗感染免疫反应(本节不包括HIV感染引起的继发性免疫缺陷)。

(1) 病毒感染

1) 麻疹病毒:是除HIV外另一种能引起广泛免疫抑制的病毒,可继发严重的甚至致命的感染。麻疹病毒诱导的免疫功能改变包括:① 麻疹病毒可直接感染T细胞和树突状细胞,影响抗原提呈功能、抑制T细胞活化。② 淋巴结和脾脏T细胞依赖区的消耗使T细胞数量减少。③ 迟发型超敏反应的降低导致皮试无反应。④ 抗原特异性淋巴细胞增殖反应减弱。⑤ 白介素-12产生减少。⑥ 抗体生成减少等。广泛的免疫抑制使得个体更容易继发机会性感染，这是麻疹相关性死亡的主要原因。

2) 疱疹病毒：感染可导致细胞免疫的短暂抑制，表现为T细胞对有丝分裂原增殖反应减弱，急性期γ干扰素生成减少。这些现象在巨细胞病毒感染中的影响较为持久。

(2) 一般细菌感染：通常不会引起继发性免疫抑制，但有一个例外是产生“超抗原”毒素的细菌感染，如葡萄球菌、链球菌感染。超抗原可同时与HLA Ⅱ类抗原和T细胞受体可变区的非抗原结合区结合，刺激大量T细胞活化，产生大量炎性细胞因子，可导致脓毒性休克和多器官功能衰竭，如葡萄球菌感染引起的中毒性休克综合征。在与超抗原相互作用后，循环T细胞数量先增加，再减少，有的进入无反应性状态，无法进一步激活。此外，超抗原还具有干扰吞噬细胞的调理吞噬作用。

(3) 分枝杆菌感染：分枝杆菌可在吞噬细胞(单核细胞和巨噬细胞)中慢性感染和复制，其分泌及表达产物尤其脂质成分不仅抑制吞噬细胞杀死细菌的能力，还抑制其在免疫应答中与其他细胞的正常作用。分枝杆菌细胞壁脂质的作用包括：① 抑制树突状细胞的发育和促炎细胞因子的产生；② 抑制巨噬细胞产生肿瘤坏死因子-α(TNF-α)；③ 调节骨髓细胞细胞因子的产生；④ 抑制T细胞对有丝分裂原和抗原的反应；⑤ 抑制T细胞分泌细胞因子。

(三) 免疫虚损宿主的评估和判定

免疫虚损宿主基础疾病已既成事实，医源性因素也难以避免。为尽可能减少受损程度，及时发现受损环节，机体易感状态的量化评估显得尤为重要，但至今尚无简单而准确的判定方法，一般仍需沿用临床诊断基本方法，结合病史、体征、实验室检查和临床初步印象做出综合评估。

既往感染病史、免疫接种史、感染的发生频率、严重程度、基础疾病以及家族史都是应关注的病史。某些病原体感染显然是由免疫功能低下或缺陷造成的，如隐球菌病、曲霉病、肺孢子菌病，以及在健康人群很少发生的平素无害菌引起的机会感染。当发现此类感染，务须查明其背景病因和免疫受损环节。反之，基础疾病一旦明确，即应联想到免疫功能受损的主要环节及对特定病原体的易感性。另外，反复发生轻症感染，如耳、鼻、上呼吸道感染，间断性腹泻、鹅口疮、皮肤软组织感染等，也提示机体处于免疫虚损状态。既往的慢性病灶或潜伏感染再次活动或急性发病，如结核病、带状疱疹、HBeAg阴性及HBsAg携带者肝炎活动等，均提示宿主免疫功能受损，在治疗此类感染的同时也要关注有无潜在病因。

免疫缺陷则比较严重，既说明免疫组织和免疫功能受到严重损害，也说明必然存在基础疾病。在临床评估的基础上宜结合免疫学检测对免疫功能加以分析，其结果将有助于临床诊断和更合理地处理感染。

1. 初步筛查性实验室检查 对于任何年龄的患者，免疫系统的实验室评估都始于一般的检查。

(1) 全血细胞计数和分类计数：中性粒细胞减少可见于导致继发性免疫低下的中性粒细胞疾病或原发性吞噬细胞疾病，而白细胞增多常提示急、慢性感染。淋巴细胞减少是多种细胞和抗体都缺乏的联合免疫功能低下的特征。淋巴细胞减少定义为成人的淋巴细胞绝对计数低于1 500/μl或婴儿低于2 500/μl。

(2) 生化检查：用于评估可能引起免疫虚损状态的代谢性疾病(糖尿病、肾脏疾病)。低蛋白血症提示营养不良或蛋白质丢失。球蛋白水平明显升高可能见于丙种球蛋白病或慢性感染。

(3) 尿液分析：是否有蛋白尿、细胞或管型提示有无肾脏疾病。

(4) 评估特定感染的检查：鼻窦摄片可显示免疫低下患者常见的慢性鼻窦炎。应对有鼻息肉的儿童或青少年进行囊性纤维化的评估，囊性纤维化是频发窦肺感染的一个病因。胸片或胸部CT可显示肺部感染状态或既往感染、间质性病变或支气管扩张所致影像特点；肺野过度充气提示慢性阻塞性肺疾病或慢性哮喘。

(5) 红细胞沉降率和(或)C反应蛋白:在急性期反应物中的非特异性升高可见于感染性和炎症性疾病,提示需要进一步评估。

2. 免疫功能检测　目前可供临床应用的免疫功能检测并不能细致全面地反映宿主抗感染免疫功能的复杂情况。对以下结果综合分析进行判断显得尤为重要。

(1) 中性粒细胞

1) 数量的评估:全血细胞计数及分类计数,当白细胞总数减少至 3.0×10^9/L 以下则为易感染状态,属免疫虚损宿主;当中性粒细胞低于 1.0×10^9/L 时达到免疫缺陷地步,继发感染的危险性甚大。如白细胞增多使白细胞黏附缺陷(即趋化性缺陷)的可能性升高,可采用流式细胞计评估是否存在特定黏附分子。如中性粒细胞数量正常,但患者的病史与中性粒细胞疾病相关,则需继续评估中性粒细胞功能。

2) 功能的评估:中性粒细胞功能疾病包括慢性肉芽肿病、中性粒细胞特异性颗粒缺乏、白细胞黏附缺陷和高 IgE 综合征。① 流式细胞仪测量二氢罗丹明(dihydrorhodamine, DHR):评价中性粒细胞氧化爆发功能。该试验可定量,有助于鉴定儿童慢性肉芽肿病(CGD)杂合子携带者。② 氮蓝四唑试验(nitroblue tetrazolium test, NBT):是常用的中性粒细胞功能测定方法。伴随吞噬过程所产生的超氧离子与中性粒细胞杀菌作用密切相关,NBT 试验间接反映了超氧离子产生状况。③ 外周血涂片检查:以检测中性粒细胞、嗜酸性粒细胞和其他粒细胞中的嗜天青颗粒,这对 Chediak-Higashi 综合征具有诊断意义;缺乏颗粒且呈双叶核的中性粒细胞见于中性粒细胞特异性颗粒缺乏症。④ 中性粒细胞趋化试验:鉴定细胞运动异常。

(2) 细胞免疫

1) 流式细胞仪进行淋巴细胞计数及亚型分析:典型标志物包括 CD3、CD4、CD8、CD19/20 和 CD16/56,可计算淋巴细胞亚群的百分比及绝对数量,其中绝对数量的缺乏更具临床意义。一般情况下,细胞免疫缺陷或低下具有特征性的淋巴细胞亚群模式,但有时即使有显著免疫功能缺陷的证据,淋巴细胞亚群也可表现得完全正常;反之,淋巴细胞亚群结果也会被感染性疾病或其他因素严重影响。因此,检测结果必须和其他免疫系统功能检查一并考虑。

2) 皮肤迟发型超敏反应(delayed-type hypersensitivity, DTH):是经典的细胞免疫体内试验,用于测定对皮内注射抗原(患者已暴露于该种抗原一段时间)的记忆免疫应答。皮内注射抗原发生阳性反应需要:抗原提呈细胞对抗原进行摄取和处理、与 $CD4^+$ 辅助 T 细胞相互作用、T 细胞生成细胞因子以及随后的单核细胞和巨噬细胞的募集和活化。因此,皮肤试验是细胞免疫功能完整性的敏感指标,但必须谨慎解释阴性结果,因为反应途径中任何一个步骤受到影响都会导致阴性反应。此外,DTH 反应对 1 岁以下的儿童不可靠,并且在病毒和细菌感染或减毒活疫苗注射期间受到抑制,也会被糖皮质激素和其他免疫抑制剂所抑制。

3) T 细胞功能的体外检查:是测量外周血 T 细胞对不同类型刺激的增殖反应。包括:① 有丝分裂原如植物红细胞凝集素(phytohemagglutinin, PHA)、伴刀豆球蛋白 A、美洲商陆丝裂原、抗-CD3;② 特异性抗原如破伤风和白喉类毒素或白色假丝酵母菌抗原;③ 混合淋巴细胞培养。

将外周单个核细胞与测试物质或细胞在无菌培养基中培养 3～6 日,在培养的最后 24 小时期间添加氚标记胸苷,正在分裂的淋巴细胞会将胸苷整合入它们的 DNA 中。通过测量细胞摄取的放射性来确定增殖程度,分为增殖阴性、部分增殖或增殖正常。

作为 T 细胞功能指标,特异性抗原测试比有丝分裂原测试更为敏感,因为前者的活化机制比有丝分裂原的活化机制更复杂,需要通过抗原提呈细胞进行抗原加工和提呈,但这个试验仅对既往经该抗原免疫过的患者有用,不能用于婴儿或没有完成基础免疫接种的患者。而有丝分裂原刺激试验可被用于评估任何年龄的患者。

显著营养缺乏、中至重度基础疾病或使用免

疫抑制药物对上述 T 细胞功能试验有抑制作用。

4）细胞因子释放试验和细胞毒性试验：① 测量抗原暴露后的细胞因子释放水平以评估 T 细胞功能。利用这个原理，干扰素释放试验已被用于结核感染的诊断，可以代替结核菌素试验。② 用细胞毒性试验测量细胞毒性 T 细胞或 NK 细胞的功能[需使用人类白细胞抗原（HLA）匹配的靶细胞]。也可利用抗原肽附着于荧光标记特定 MHC 作为靶点，通过流式细胞技术测量细胞毒性细胞与抗原肽的结合量，评价特异性细胞毒性 T 细胞功能。

5）检测细胞或血清中的免疫相关细胞因子：如 IL、TNF、TNF 等

6）其他：采用流式细胞技术利用单克隆抗体特异性识别活化细胞、调节性 T 细胞、初始细胞或记忆细胞，或者在 B 细胞不同发展阶段，通过评估特定蛋白质的缺失或异常表达，进行免疫功能评估。

（3）体液免疫

1）抗体水平测定：IgG、IgA 和 IgM 检测对所有疑似抗体缺乏的病例都有用。低丙种球蛋白血症被定义为 IgG 值低于正常值 2 个标准差，无丙种球蛋白血症通常为 IgG 低于 100 mg/dL，全丙种球蛋白过少症（即 IgA、IgG 和 IgM 水平均低）是大多数形式的重症联合免疫缺陷病（severe combined immune deficiency，SCID）的标志。在其他联合性免疫缺陷和以体液免疫为主要缺陷的免疫缺陷中，Ig 的种型方面有特征性的改变，如选择性 IgA 缺乏症、选择性 IgM 缺乏症和高 IgM 免疫缺陷症等，这可有助于诊断。

除测定 IgG、IgA 和 IgM 外，还可测定 IgG 亚类和 IgE：① IgG 亚类测定对年龄大于 1 岁的儿童和成人有价值，特别是 IgG 水平低和（或）对疫苗接种的抗体应答较弱或缺乏时。② IgE 升高与潜在的变应性疾病相关，IgE 的测定对复发性窦肺感染者有所帮助。若复发性细菌感染和皮炎患者的 IgE 水平非常高（即＞2 000 U/ml），则可怀疑高 IgE 综合征。

2）抗体功能测定：一般通过对主动免疫或感染病原体所产生的特异性抗体的测定来评估抗体功能。抗体功能测定对于确定体液免疫的完整性十分关键，因为：① 血清抗体水平正常，抗体功能也可能有缺陷。② 总 IgG 或 IgG 亚类低于正常水平，也可能对疫苗接种有正常反应，常见于继发性低丙种球蛋白血症，如大量蛋白丢失或严重营养不良等继发原因。

通常检查对蛋白质抗原和多糖抗原的应答来评估抗体功能，常规疫苗接种提供了这两种应答类型：① 测定对破伤风、白喉、B 型流感嗜血杆菌和肺炎球菌蛋白结合疫苗（如七价肺炎球菌结合疫苗）的抗体滴度，评估对蛋白质抗原的应答；也可使用其他疫苗（如甲型肝炎、乙型肝炎、麻疹等）检测抗体滴度。② 测定对肺炎球菌多糖疫苗产生的针对多种血清型的抗体滴度，评估对多糖抗原的应答。这种评估对成人和 2 岁以上的儿童有用，其结果对于选择性抗体缺乏的诊断尤其重要。

3）总补体测定、C3、C4 等主要补体组分测定和血清调理活性测定：补体疾病可能为遗传性或获得性的，有下列任一情况的患者需要筛查经典补体途径缺陷。① 白细胞计数、免疫球蛋白水平以及特异性抗体反应均正常的患者反复出现无法解释的化脓性感染。② 发生于任何年龄的复发性奈瑟菌感染。③ 多个家庭成员出现过奈瑟菌感染。此外，对系统性红斑狼疮患者应评估补体系统，对 C1q 或 C2、C4 缺乏的家族性狼疮或亚急性皮肤狼疮患者尤其有意义。补体的初步筛查试验是总补体溶血试验（CH50），能评估补体经典途径功能。如果 CH50 显著减少，则应测量单个补体成分的水平；如果多个补体成分呈低水平，尤其 C3 和 C4 是低水平，提示补体消耗，而非原发性补体缺陷。如果 CH50 正常但仍怀疑补体缺陷，则需进行 AH50 试验以筛查补体替代途径缺陷。补体替代途径缺陷包括备解素缺乏和 D 因子缺乏，两者均罕见。

任一补体组分的缺损都容易发生菌血症或脑膜炎。C3 缺乏或激活 C3 的经典或旁路途径

中的补体组分的缺乏则不能生成C3b,由C3b调理清除的肺炎链球菌和流感嗜血杆菌成为主要病原菌;而C5～C9任一缺失则易发生奈瑟菌感染;C4缺乏则不能通过经典途径激活C3和C5～C9,其结果如同C3和C5～C9的缺乏,且经常发生菌血症或脑膜炎。先天性补体缺乏患儿少见,继发性补体缺乏可见于新生儿、镰刀细胞病、肾病综合征等。

二、机会感染

免疫虚损宿主对各种生物源性病原体的易感性都有所增加,由于免疫虚损的原因千差万别,且免疫虚损的环节或程度更是多种多样和轻重不一,加以环境因素的影响,因此免疫虚损宿主继发感染的种类及其临床过程的差异很大。

免疫虚损宿主(immunocompromised host)概念提出后,考虑到此类群体继发感染的特殊性即提出"机会感染"(opportunistic infection)的概念,并与此相应对其病原体称为"机会病原体"(opportunistic agents)。可以说因免疫功能低下而给病原体入侵以至发生感染提供了机会,此类感染即可称作机会感染。临床上把机会感染限定在具备以下特点的感染:① 有明确的基础疾病,甚至是继发免疫缺陷或先天性免疫缺陷。② 感染病原体可来自外界自然环境和生活场所,也可以是来自宿主腔道的常住菌群的内源性感染。③ 感染疾病种类和类型有其特点,并与基础疾病相关。④ 病情较重,进展快,预后差。与健康人群相比,感染易扩散,更易发生脑膜炎、脓毒症及脓毒性休克,有时是基础疾病的终末阶段。⑤ 抗病原体治疗效果差。离开宿主的抗感染免疫功能参与,单靠抗生素等病原治疗药物往往难以奏效。

(一) 机会病原体

病原体按致病性的强弱分为3类:致病菌、条件致病菌和平素无害菌。机会病原体一般是条件致病菌和平素无害菌,另一特点是病原体种类与免疫功能受损部位密切相关(表37-1)。容易诱发感染的免疫功能受损部位主要有四方面:① 吞噬细胞减少和吞噬功能缺损;② 细胞介导免疫的缺损;③ 体液免疫的缺损和补体组分缺损;④ 皮肤黏膜生理防御屏障受损等。对免疫虚损宿主而言,一个以上部位受损并不少见,但常以某一方面较为突出,临床防治应有针对性。

表37-1 免疫虚损宿主主要免疫功能低下及其常见感染病原体

免疫低下种类	易患病原体
物理屏障	
烧伤 外伤	铜绿假单胞菌、金黄色葡萄球菌、表皮葡萄球菌、链球菌
吞噬功能	
粒细胞计数减少	肠道革兰阴性菌、铜绿假单胞菌、曲霉属、念珠菌属 金黄色葡萄球菌、肠道革兰阴性菌
趋化作用 杀伤功能	金黄色葡萄球菌、肠道革兰阴性菌、洋葱伯克霍尔德菌、曲霉属
体液免疫	
低丙种球蛋白血症	肺炎链球菌、流感嗜血杆菌
IgA缺乏	化脓性细菌、蓝氏贾第鞭毛虫
无脾	肺炎链球菌、流感嗜血杆菌
补体缺乏	化脓性细菌、奈瑟菌属
细胞免疫功能	胞内菌(如产单核细胞李斯特菌)、病毒(如疱疹病毒)、真菌(如念珠菌属、隐球菌属、曲霉属)、寄生虫(如弓形虫)

1. 中性粒细胞减少和吞噬功能受损　当中性粒细胞数缺乏,即低于0.5×10^9/L时,感染会迅猛发生。中性粒细胞突然减少与缓慢减少相比,前者发生的感染多且严重。中性粒细胞减少的时间越长,感染发生的机会越多,当粒细胞缺乏症持续20～25日以上,几乎都会发生严重感染。

中性粒细胞趋化、吞噬、消化杀菌功能降低同样是感染的危险因素。基础疾病(如白血病、淋巴瘤)和一些医源性因素(抗肿瘤药、糖皮质激素、广谱抗菌药物、放射治疗)均可影响中性粒细胞功能。

最容易发生感染的部位是口咽、肛周、皮肤、肺、肠道等,患者常有化脓性细菌反复感染的特点，包括肺炎、中耳炎、气管炎、脓皮病、化脓性结膜炎、咽炎、化脓性关节炎、脑膜炎等；局部感染很容易播散，继发败血症非常多见。表 37-1 列出了常见的病原体，其中至少有 50%是医院内获得性感染，且不乏多重耐药菌感染。

念珠菌属、曲霉属等真菌感染多见于细胞免疫功能低下患者，当粒细胞减少或缺乏症继发感染时，在抗菌药物治疗过程中常发生真菌二重感染。

2. 细胞免疫功能低下或缺陷　细胞免疫受损患者多数有严重基础疾病，如白血病、淋巴瘤、进展性恶性肿瘤、尿毒症、肝功能衰竭等；常见医源性因素包括骨髓移植、器官移植、细胞毒或免疫抑制剂的使用等。细胞免疫缺损促发多种病原微生物感染，特别是病毒、细胞内寄生菌和真菌感染，其中不少是潜伏的隐性感染转为活动性感染，如疱疹病毒属、刚地弓形虫，甚至是罕见的机会感染如肺孢子菌、粪类圆线虫等。即使是病毒感染临床也非常严重，可发生致死性麻疹、严重的全身性播散性疱疹、水痘、巨细胞病毒感染、重症病毒性肺炎。

深部真菌感染是当前广为关注的、主要由细胞免疫功能低下引起的严重感染。患者多有较严重的基础疾病或(和)接受过化疗、放疗等存在多环节免疫功能低下或联合免疫缺陷。除念珠菌属感染外，隐球菌属、曲霉属感染也较常见，还可见毛霉、青霉、芽生菌、球孢子菌等引起的少见播散性感染。

3. 体液免疫和补体功能低下或缺陷　低蛋白血症、大手术后、消耗性恶病质状态、慢性肝肾疾病失代偿期常有不同程度的体液免疫功能低下或缺陷；慢性淋巴细胞白血病、多发性骨髓瘤的抗体产生有显著障碍；系统性红斑狼疮、镰状细胞病常有明显的补体缺陷；实质性恶性肿瘤也常有抗体产生不足等体液免疫功能低下，即使在没有明显基础疾病的老年人、婴幼儿和营养失衡者也可有轻度体液免疫低下。

体液免疫和补体功能低下常导致吞噬调理作用减弱，容易发生金黄色葡萄球菌、链球菌、流感嗜血杆菌等化脓性细菌感染，且易发生菌血症和脓毒血症。

(二) 机会感染临床表现

机会感染的特点已如上述，以下举例说明，并概述其临床进展过程。

1. 机会感染的发生

(1) 病毒感染：最常见的病原体是单纯疱疹病毒、带状疱疹病毒和巨细胞病毒。单纯疱疹的临床表现一般为复发性皮肤或黏膜局部发疹。带状疱疹发病率在正常成年人群中每年为 0.3%～0.5%，其中半数以上见于 50 岁以上人群，而继发性细胞免疫缺损人群的发病率远高于正常成人组。淋巴瘤、类风湿关节炎、肾移植患者以及接受免疫抑制剂或肿瘤化疗的患者细胞免疫功能受损严重，可发生单纯疱疹和带状疱疹病毒播散性感染，发生疱疹病毒性脑炎、重症肝炎，预后均不良。

巨细胞病毒感染多见于胎儿和新生儿。婴儿期以后到成年期感染一般为隐性感染。初次感染后病毒长期(数年到数十年)潜伏在体内，当机体免疫功能极度降低时，潜在的病毒活跃，引起致死性全身性感染。多数发生于继发性免疫缺损，如白血病、淋巴瘤、器官移植后长期接受免疫抑制剂治疗的患者。病变分布广泛，病毒可侵犯肺、肝、脾、肾、唾液腺、骨髓、视网膜、中枢神经系统等。肾移植后 1～3 个月内，70%的患者出现巨细胞病毒活动性感染。

腺病毒、人疱疹病毒 6 和 7、EB 病毒、麻疹病毒、风疹病毒等也可发生持续数月至数年的感染，其机制与 NK 细胞活性降低以及病毒直接侵犯淋巴细胞和巨噬细胞有关。

免疫缺陷者接种病毒减毒疫苗后也可能发生严重后果，如接种痘苗后发生坏疽痘，接种风疹活苗后发生比较重的全身性反应，接种脊髓灰质炎减毒活疫苗后发生长期粪便排病毒。

(2) 细菌感染：严重反复发生的化脓性细菌感染主要见于体液免疫缺陷患者，其原因是抗体缺乏和随之而来的中性粒细胞吞噬作用削弱。证据如下：① 体外调理吞噬试验中，对化脓菌如肺炎链球菌、脑膜炎奈瑟菌、嗜血流感杆菌、葡萄球菌、链球菌和某些肠道杆菌需要补给更多的调理素抗体。② 吞噬细胞缺陷和体液免疫缺陷患者中,不论其原因和基础疾病是什么,严重感染的主要病原体几乎均为上述几种化脓性细菌。总之,化脓性细菌的清除需要调理素抗体和吞噬细胞的协同作用,两者缺一不可,否则就可引起严重的播散性感染。

中性粒细胞功能障碍所致的感染类型与体液免疫缺损的感染类型大致相同。儿童慢性肉芽肿病(CGD)是一种性联遗传的粒细胞功能障碍症,患者的粒细胞能吞噬细菌,但不能杀灭之。因反复严重细菌感染,常于童年死亡。

继发性体液性免疫缺陷和吞噬细胞功能低下可见于多种疾病,如脾切除后、慢性肾病和肾透析患者,以及多发性骨髓瘤、巨球蛋白血症、重链病等血液病患者。在众多生理功能中不能忽视脾脏的免疫功能。我国成年人因外伤、门静脉高压、特发性血小板减少性紫癜等原因常脾切除,对无脾者出现发热或腹泻等感染迹象时需要慎重对待,因常发生肺炎链球菌、流感嗜血杆菌、脑膜炎奈瑟菌、金黄色葡萄球菌、沙门菌和其他肠道革兰阴性杆菌等细菌感染。

结核分枝杆菌(MAB)和鸟胞内复合型分枝杆菌(MAC)感染在细胞免疫功能缺陷者比较常见。MAB粟粒性结核主要见于免疫抑制剂治疗者,尤其见于接受免疫抑制剂治疗的老年患者,其结核菌素反应约半数为阴性,20%为疑似阳性,只有30%为阳性反应。MAC侵犯肺部引起结核样病变,在细胞免疫功能极度减弱的情况下才会发生血行播散,且病变部位局限在肝、脾、淋巴结和骨髓等单核巨噬细胞系统。MAC感染的基础疾病包括艾滋病、淋巴系统肿瘤、白血病、自身免疫病、产后虚弱、糖尿病等。MAC感染常在艾滋病诊断后数月才被诊断,此时多合并一种或两种以上的感染,如肺孢子菌、弓形虫、念珠菌、荚膜组织胞浆菌、葡萄球菌、铜绿假单胞菌、水痘病毒等。

(3) 深部真菌感染:深部真菌病的发病率较过去明显升高,其原因如下。① 抗菌药物的长期使用导致正常菌群改变。② 免疫抑制剂的长期使用。③ 恶性肿瘤病程延长,肿瘤化疗和放疗的普遍采用。严重的真菌感染较多见于细胞性免疫缺损病和联合型免疫缺损病。常见的病原体为念珠菌,其次为曲霉,再次为新型隐球菌和肺孢子菌等。

白念珠菌广泛地存在于正常人消化道。正常人口腔、咽腔培养阳性率为30%,回肠内容物培养阳性率为55%,粪便培养阳性率可高达65%。念珠菌病一般是内源性感染,从黏膜皮肤病变到败血症,有许多临床类型。其中慢性黏膜皮肤念珠病为一特殊临床真菌感染,常见于细胞免疫缺陷者,而体液免疫多数呈亢进表现。发病始于婴幼儿期,慢性迁延,广泛侵犯皮肤、指(趾)甲和黏膜;患者血清免疫球蛋白IgG、IgA和IgM含量均正常,可含有高效价的念珠菌抗体,黏膜分泌物中含有IgA念珠菌抗体,但这些抗体均无抗感染作用;患者淋巴细胞体外培养对植物血凝素反应较弱;在念珠菌抗原存在的培养液中,巨噬细胞游走抑制试验反应较弱。

曲霉(aspergillus)是一种广泛存在于自然界和寄居于人体皮肤黏膜的真菌,只对免疫功能低下者才构成感染,是典型的条件致病性真菌。常发生在$CD4^+$ T细胞<50/μl和(或)中性粒细胞缺乏症,长期使用糖皮质激素和抗生素是重要诱发因素。曲霉主要侵犯下呼吸道,也会播散引起中枢神经系统感染和心内膜炎。

肺孢子菌肺炎见于原发性细胞免疫缺陷病和联合免疫缺陷病的婴幼儿患者,多数引起致死性后果。成人肺孢子菌肺炎多见于继发性细胞免疫缺陷,如艾滋病、淋巴瘤、淋巴细胞性白血病、长期接受免疫抑制剂治疗的肾移植患者和长期接受化疗的肿瘤患者等。

(4) 寄生虫感染:对正常人致病较弱的原虫和蠕虫,如弓形虫、蓝氏贾第鞭毛虫和粪类圆线虫等在免疫缺陷者中却可引起严重感染。

先天性和获得性免疫功能缺陷患者感染弓形虫的危险性极大,特别是潜在性感染的复发。

在这种情况下获得性弓形虫病的淋巴结病变可不明显，但可出现广泛播散和迅速发生的致命性感染，表现为高热、肺炎、皮疹、肝脾大、心肌炎、肌炎、睾丸炎，甚至引起脑弓形虫病。

蓝氏贾第鞭毛虫是常见肠道、胆道的寄生虫。体液免疫缺陷患者可发生顽固性慢性腹泻和吸收不良，以至出现体重下降、白蛋白下降等营养不良征象，可伴有发热和胆囊炎等症状和体征。

临床医生很少注意粪类圆线虫。粪类圆线虫是一种致病力很小的蠕虫，但对于免疫缺陷患者是一种严重威胁。除消化道外，其丝状蚴可播散到很多器官，可并发肺损害和神经系统病变，最终可导致患者死亡。临床表现为长期恶心、呕吐、腹泻、腹胀、肠麻痹、脱水、电解质平衡失调、水肿和全身消瘦。广泛肺部病变者有呼吸困难。所有病例均有低蛋白血症和贫血。伴嗜酸性粒细胞增多的患者预后较好，而嗜酸性粒细胞减少常是危险的信号，在死于粪圆线虫病的患者中高达87%。

2. 机会感染发展模式　如果宿主抗感染免疫力不能通过综合治疗而逐步恢复，感染则由轻到重，由简单到复杂，而治疗越来越困难，逐步陷入"恶性循环"。

初发感染常以细菌感染居多，抗菌治疗可取得一定疗效。但是，由于基础疾病和全身状态的恶化，抗感染免疫力未能恢复，感染病灶或残存病原菌得不到清除；长期应用抗菌药物虽使敏感菌减少或消失，但却使另外一些不敏感菌群增多；或者因常住菌群减少而降低了对外来菌定殖的抵抗力，招致医疗环境中耐药菌或机会病原体的增殖。这种菌群交替可导致发生新的感染，即菌群交替症的发生。

在免疫虚损宿主，菌群交替症伴随的新的感染往往比原先的感染更难治疗，因此陷入难治性感染的"泥坑"。常不得已更换使用更广谱、更具杀菌力的抗菌药物，然而结果又出现耐药菌，内在菌群更加失调和紊乱，宿主整体状态继续恶化，越发使感染更难治疗。最终不是由于原发病的恶化，而是感染成为致死病因。此种机会感染实质上是终末期感染。

[南京医科大学第一附属医院(江苏省人民医院)　章莉莉　贾辅忠]

第二节　婴幼儿期和儿童期感染的特点

感染性疾病是严重威胁儿童健康的多发病，占5岁以下儿童死亡原因的51.8%，其中肺炎、脑膜炎是我国5岁以下儿童死亡的重要原因。

婴幼儿期和儿童期因为解剖、生理、免疫未成熟等多方面的原因，对感染性疾病的易感性较成人高，发生感染后临床表现与成人不同，因而在诊断和治疗方面也有其一定的特点。由于儿童期，特别是新生儿、早产儿，许多器官系统的结构和功能尚不完善，对于药物毒性反应或不良反应的耐受程度与成人不同。因此，临床上在诊断、处理儿童期，特别是婴幼儿期患者的感染性疾病时，应当考虑他们与成人的异同之处，将对采取恰当的诊断治疗措施、及时有效地解决诊断治疗等方面问题会有帮助。

一、对很多病原体的易感性高

(一) 小儿解剖生理不完善

小儿解剖生理存在不少不利于防御感染的特点。新生儿特别是早产儿，皮肤和黏膜的屏障功能差，不利于阻隔病原体的侵入。

1. 呼吸系统　婴幼儿期没有鼻毛，鼻黏膜脆弱且富于血管，因此容易发生感染。小儿整个上呼吸道长度相对短，也是易于发生感染的因素之一。婴幼儿的耳咽管短且宽，呈水平位，因此易于发生中耳炎，而中耳炎和乳突炎有可能继发化脓性脑膜炎。

2. 胃　婴幼儿胃酸分泌少，杀菌力低。

3. 肾　肾功能差。新生儿在出生后12小时,其肾血流量占心排血量的4%～6%,出生后1周增至8%～10%,至2岁时达到成人水平即20%～25%。肾小球滤过率在胎龄28周时开始迅速增加,至胎龄35周时达17.3 ml/(min·1.73 m^2)。新生儿肾小球滤过率仅为成人的1/4,到1～2岁时才达到成人的水平。新生儿期肝脏酶系统未发育成熟,对一些物质的生物转化和处理能力低,因此出现一些病理现象。例如,新生儿、早产儿肝内葡萄糖醛酰转移酶不成熟,使胆红素的代谢发生障碍而出现“生理性”黄疸。因不能对某些药物进行解毒处理,可出现严重的毒性反应。

部分小儿患有各种先天性解剖结构及内脏器官功能异常的疾病,这些疾病直接或间接地使他们对感染的屏障功能或抵抗能力降低,从而使他们易于发生各类感染。例如,与脑部连通的皮肤窦道、脑脊膜膨出等,可成为细菌侵入中枢神经系统的门户。患有先天性心脏病的儿童肺部感染的发生率较正常儿童高得多。泌尿系统的畸形特别是引起膀胱输尿管反流的畸形与泌尿系统感染的发生密切相关。

(二)免疫功能不成熟

新生儿中性粒细胞的功能包括其激活、趋化、黏附、吞噬和杀菌作用,都比成人稍差。中性粒细胞受到刺激后,所产生的细胞因子包括粒细胞集落刺激因子(GCSF)、IL-6和IL-8生成量相对低。新生儿的B细胞可分化成产生IgM抗体的浆细胞,但不能分化为产生IgG或IgA抗体的浆细胞。新生儿T细胞的功能也相对不成熟,其产生的肿瘤坏死因子(TNF)和粒细胞巨噬细胞集落刺激因子(GMCSF)只有成人的一半,产生γ干扰素和IL-4的量仅为成人的10%～20%。NK细胞的活性也相对低。新生儿出生时血清中的IgG抗体完全来自母体,包括对许多常见病原体的抗体,但没有IgM抗体(因不能通过胎盘),只有很低水平的IgA抗体。母乳喂养的新生儿可从母乳中得到分泌型IgA抗体。新生儿血液中的补体含量相对低,只有成人的一半。

新生儿期和0～6月龄时有母体传递的抗体,但到6～12月龄时母体来源的抗体降至很低水平,1～3岁时对许多感染性疾病易感。新生儿特别是早产儿,特异性细胞免疫功能不成熟,因此,感染发生后不容易使感染局限;相反,容易扩散,容易发展为菌血症、败血症,累及重要器官系统,造成严重后果。

在新生儿期某些病原体侵入人体后形成病原体与人体间的某种平衡,微生物可以“休眠”或呈静止状态长期在体内存在,可能属于免疫耐受或特异性免疫无反应性状态。例如,宫内感染乙型肝炎或在围生期发生乙型肝炎母婴传播后,部分儿童长期处于无症状乙型肝炎病毒携带状态,以及结核分枝杆菌可在肺尖部长期存在。

(三)人体微生态

正常情况下有不少菌群寄生于人体的皮肤和黏膜、上呼吸道、胃肠道和泌尿生殖道,包括200多个菌种。这些正常菌群排斥病原性微生物,对人体提供相当好的保护作用。然而,在新生儿特别是早产儿,这些正常菌群尚未形成或尚未完善,病原微生物容易从这些部位侵入人体。此外,在婴幼儿,这些正常菌群还比较“脆弱”,易于受到破坏,从而失去其屏障或保护作用。例如,使用广谱抗菌药治疗新生儿、早产儿和小婴儿时,容易发生这种情况。

(四)营养状态

营养状态与天然和获得性抗感染免疫都有密切关系。婴幼儿期容易发生蛋白质热量营养不良,而此时这些婴幼儿对感染的易感性则大大增加,如可发生重症麻疹及各种化脓性感染等。饥饿可削弱吞噬功能和细胞免疫。

近年的研究表明,维生素D对免疫系统可能有重要的调节作用。特别是在阳光不十分充足的地区,在冬季出生的婴儿中很容易发生维生素D的缺乏。维生素D的缺乏可使免疫防御功能降低,使儿童对各种感染的易感性增加。血清25羟基维生素D和1,25-二羟基维生素D水平低的儿童总T细胞显著降低,表达IgA、IgM和

IgG 分子的 B 细胞增多。

二、对病原体暴露的机会和方式特点

胚胎、婴幼儿和儿童的生存环境与成人有一定差别，这些差别可使他们对于某些病原体暴露的机会增多，暴露的方式也有所不同。

（一）处于子宫内、围生期、出生后感染的危险中

宫内或产程中获得的感染是胎儿和新生儿死亡的重要原因，也是儿童早期或晚期发病的重要因素。感染的新生儿可能表现为生长异常、发育异常或多种临床和实验室检查结果异常。母亲在妊娠期内或妊娠前已经患有某些感染性疾病而且妊娠之后仍有这些疾病时，胎儿处于发生宫内或围生期或出生后感染这些疾病的危险中。这样的疾病包括乙型肝炎病毒感染、人类免疫缺陷病毒（HIV）感染或艾滋病、人类巨细胞病毒感染、风疹、水痘、人类细小病毒 B19 感染、梅毒、弓形虫病等。胎儿或新生儿、婴幼儿发生这些疾病后，造成的后果可能十分严重，甚至可危及生命，或造成胎死宫内、流产、早产，有可能造成严重残疾，如 HIV 感染或艾滋病、风疹、人类细小病毒 B19 等。有的疾病也许并不危及生命，但有可能造成听力障碍、智力障碍等。有些感染性疾病虽然不一定造成宫内感染，但在胎儿出生后可通过其他途径，如密切接触或经母乳传播给婴幼儿。如淋病奈瑟球菌感染，常有与母亲共用毛巾等用品导致儿童发生淋病奈瑟球菌性结膜炎或其他感染的例子。因此，妇女孕前、孕期及哺乳期疾病筛查及保健和采取防病措施，对于儿童感染性疾病的预防十分重要。

母亲感染淋病奈瑟球菌、梅毒、人类免疫缺陷病毒、乙型肝炎病毒、人类细小病毒 B19、单纯疱疹病毒和结核分枝杆菌，都对新生儿造成巨大的威胁。

（二）分娩方式和喂养方式与免疫功能的关系

近几年的研究初步表明，剖宫产的婴儿在出生后数日内细胞免疫方面的一些指标较阴道产的婴儿的相应指标低，这些指标包括 IL－1、IFN－γ 和肿瘤坏死因子。

过去也有研究表明，阴道产的婴儿中性粒细胞、单核细胞和自然杀伤细胞的中位值都较剖宫产婴儿的值高。但这类研究报告还很少，而且研究的样本小、随访时间短，还需要更多的研究来阐明这方面的问题。

母乳特别是初乳中含有丰富的分泌型抗病原体抗体及其他抗菌物质，这对于婴儿抵抗各类感染有重要作用。因此，一般主张在绝大部分情况下都要对婴儿进行母乳喂养。母乳可能对以下感染性疾病有保护作用：感染性腹泻、呼吸道感染（包括中耳炎）、菌血症、脑膜炎和坏死性小肠结肠炎。已有研究表明，母乳对包括以下特异性病原体在内的细菌、病毒和寄生虫的感染有保护作用：肺炎链球菌、乙型流感嗜血杆菌和呼吸道合胞病毒。因此，婴儿期的喂养史对于感染性疾病的诊断具有一定参考意义。

尽管不是主要的，却有经母乳传播可能性的病毒有如下几种：人类免疫缺陷病毒（HIV）、人类嗜 T 细胞病毒 1 型（HTLV1）、人类巨细胞病毒（HCMV）、单纯疱疹病毒（HSV）、乙型肝炎病毒（HBV）、丙型肝炎病毒（HCV）、风疹病毒等。此外，母亲发生细菌性乳腺炎或乳房脓肿时，细菌有可能进入乳汁传播给婴儿。如果喂奶用的混匀器已受污染，或储存或操作不当，则可引起婴儿室中感染的扩散或流行。被母亲的菌群污染了的母乳或经吸奶泵传播的微生物，都曾造成严重的散发病例或流行性疾病。由受污染的人乳造成的新生儿肝炎的巨细胞病毒感染，警示我们要采取进一步的谨慎措施。

（三）在特殊环境中受感染

托幼机构是婴幼儿和学龄前儿童集中的场所，而此年龄段的儿童对多种感染性疾病易感。因此，一旦有传染病病例发生，有可能迅速传播给其他儿童，造成小的暴发或流行。在中小学的学龄期儿童和青少年中，也有发生呼吸道或消化道传播的感染性疾病流行或暴发的可能。

医院也是部分（少数）婴幼儿和儿童所处的

一个特殊环境,婴幼儿对通常的医院内病原体和常见的上呼吸道和胃肠道病毒都高度易感。婴幼儿对医院内感染极其易感,其主要原因是他们的免疫系统未成熟,而且有些住院儿童有先天性缺陷。早产儿的免疫缺陷往往十分显著,而且这些早产儿在医院或在ICU内接受治疗的时间比较长,因此其发生感染的危险加大。在ICU中,医院获得性感染的发生率高达7%～25%。有先天性异常的儿童发生医院内感染的危险也增加,因为他们接受较长时间的住院治疗、承受多种操作、接受各种有创性支持和监护措施。有时造成医院内感染的是耐药菌株,或是多重耐药细菌,一旦感染婴幼儿或儿童,治疗困难,病情可能十分严重。

医院感染的来源:婴儿和儿童中医源性感染的重要来源包括母亲、有创性监护措施和支持设施、血液制品、婴儿喂养器具、医疗保健人员和其他接触者,也包括儿童。在围生期护理时,像胎儿监护用的头部电极、胎儿输血和手术、脐插管以及包皮环切都是发生感染的危险因素。

传播:微生物在儿童之间以及在儿童和医护人员之间的传播是常见的。儿童、家长和医护人员所在房间拥挤是常见的。年幼儿童往往共用房间、候诊室、游戏室或玩具、书籍以及其他物品,这些都可能成为传播某些感染性疾病的有利条件。

适用于成人的许多标准的感染控制措施对儿童则不能简单地搬用。例如,在成人,血管内插管一般要在3～4日更换1次,以减少导管上细菌定殖及其后血流感染的发生。然而,在婴儿,血管通路可能少到需要将血管内导管一直在原位保留到不需要保留,或已经无作用,或已发生污染时为止。

三、临床表现的特点

急性感染性疾病有一些共同的全身性症状和体征。在成人和年龄较大(如6岁以上)的儿童表现比较突出的有发热,甚至高热、寒战、头痛、全身不适、肌肉或关节酸痛等,这些症状多数在前驱期出现并持续一定时间。其中发热是最突出的临床表现。婴幼儿和儿童,特别是新生儿和早产儿,体温调节功能不完善,因此,在患许多感染性疾病时,体温骤然升高至40℃或更高的情况相当常见。此外,早产儿、体弱、营养不良的婴儿或儿童也有虽然已发生严重感染,但其体温升高反而不显著,或甚至出现体温过低的现象,特别在伴发循环功能障碍乃至出现休克时,容易发生这种情况。因此,在判断病情时须注意,没有高热并不等于患儿没有严重感染,相反,可能说明病情更加严重。

儿童期感染性疾病的另一个与成人显著不同的特点是易于出现高热惊厥。婴幼儿或儿童患有某种感染性疾病,但并没有发生明显的中枢神经系统感染的情况下,也往往出现惊厥。在这种情况下,采取有效的降温措施,使体温降至一定程度,惊厥便会停止。某些病原体的感染本身容易引起高热惊厥,如幼儿急疹(人疱疹病毒6型或7型,即HHV-6或HHV-7感染所致)。

在婴幼儿期和儿童期,由于心血管系统、呼吸系统和中枢神经系统等各大系统的解剖生理发育尚未完善,在发生严重全身性感染,特别在发生全身炎症反应综合征(SIRS)的情况下,容易出现这些器官系统的功能障碍,即多器官功能障碍综合征(MODS),而且病情发展迅速,可在短时间(数小时)危及患儿生命。

婴儿期严重中枢神经系统感染,如流行性脑脊髓膜炎、其他细菌引起的化脓性脑膜炎或流行性乙型脑炎等时,临床表现不够典型,与较大儿童或成人可有显著不同,主要表现在:脑膜刺激征不明显,前囟饱满或张力增高,常有呕吐、腹泻、拒奶、哭闹、发热、易受激惹、嗜睡、头向后仰、哭声尖锐、眼神呆滞、摇头、用手打头及惊厥等表现。

婴幼儿期患艾滋病包括宫内感染者,症状出现相对早,疾病进展相对快。从感染到出现症状的时间,在围生期感染者中约为12个月,而在经输血感染的儿童中则是41个月。围生期感染HIV的婴儿约有20%在6月龄以内就出现艾滋病的症状，而且预后很差，在 5 月龄时出现肺孢子菌肺炎者，中位生存期只有 1 个月。

一些病毒的先天性或宫内感染可造成胎儿或新生儿的显著畸形或异常，如先天性人巨细胞病毒（HCMV）感染可致小头畸形、胆汁淤积性黄疸，风疹造成青光眼、先天性心脏病、耳聋，水痘可致皮肤瘢痕、肢体发育不良、眼部异常，单纯疱疹病毒感染可致脑积水、眼部疾病及皮肤瘢痕等。

在子宫内或围生期发生乙型肝炎病毒感染的婴儿和儿童绝大多数成为慢性无症状性 HBV 携带者。儿童期慢性乙型肝炎，即使是慢性活动性肝炎，其症状也较成人轻。不少肝活检证实的慢性活动性肝炎儿童几乎都没有明显症状。

一些常见感染性疾病如麻疹、风疹、流行性腮腺炎、水痘等，与成人发生相比，儿童发生时多数病例症状体征相对轻。特别值得一提的是，新型冠状病毒疾病－19（COVID－19）和严重急性呼吸综合征（SARS）的儿童病例临床表现与成人相比明显较轻，儿童病例死亡者极少。其原因为何，目前，相关的研究资料极少。有人推测，儿童期接种的各类疫苗中或许有的疫苗含有与 SARS 相关冠状病毒抗原性相似者。也有人推测认为，儿童期已经发生过一般冠状病毒感染，且体内针对那些冠状病毒的抗体水平还未下降到很低的水平。而 SARS 相关冠状病毒抗原成分中有与普通冠状病毒相似或相同的部分，因而儿童体内针对冠状病毒的抗体水平可能比成人的高，因而呈现对 SARS 冠状病毒有部分保护。但对这些问题，都需要通过进一步的研究来阐明。

儿童结核病临床表现也有一些与成人不同之处。如儿童病例似乎更容易发生结核的播散，更容易发生结核性脑膜炎、肺部或全身性急性粟粒型结核。

婴幼儿常因反复感染就诊，对于存在免疫缺陷或不明原因早期死亡家族史、体重不增加或生长迟滞、1 年内出现 6 次或以上新的感染、1 年内出现 2 次或以上严重鼻窦感染或肺炎、1 年内出现 4 次或以上新的耳部感染、一生中出现 2 次或以上脓毒症或脑膜炎发作、需要静脉用抗菌药物或长达 2 个月抗菌药物治疗无效、反复或难治性假丝酵母菌病、反复组织或器官脓肿、机会性微生物感染、接种活疫苗导致并发症、慢性腹泻、伤口不愈合、广泛皮肤病变等之一，即应注意免疫缺陷可能，要进行免疫功能评估。注意局限于一个器官系统反复感染的儿童，要考虑解剖缺陷或变态反应问题，可能具有增加病原暴露问题，还应注意有无其他慢性疾病等。

四、诊断方面的特点

儿童期感染性疾病的诊断同样要根据流行病学史、临床表现和实验室检查结果综合考虑。但由于婴幼儿和儿童期感染性疾病在传染源、传播途径、易感人群和流行状况以及临床表现等许多方面与成人有所不同，甚至有其特征，在诊断感染性疾病时，要考虑的内容可能更多一些，尤其要注意对发病原因的寻找。

疫苗接种史：接种疫苗是预防感染性疾病最有效的方式，而且事实上我国已经通过疫苗接种等综合措施成功地消灭了天花等这一严重危害人类健康的疾病，并使脊髓灰质炎、白喉、破伤风、麻疹等疾病的发病率下降到了很低的水平。然而，我国仍有一定数量的婴幼儿和儿童由于各种原因，尚未得到有效的疫苗免疫，或完全未得到疫苗接种。因此，有些地区仍有少量“可用疫苗预防的”感染性疾病的暴发或小流行。流动人口、交通不便或疫苗的运输和储存未能满足“冷链”的要求等为可能的原因。因此，询问疫苗接种史对于儿童感染性疾病的诊断有十分重要的意义。

对于传染源，首先要考虑母亲在妊娠期是否曾患感染性疾病，新生儿临床表现符合小头畸形、白内障、听力损失、先天性心脏病、癫痫发作、黄疸皮疹、肝脾大等宫内感染表现时，应进行母亲病史回顾，包括风疹免疫证据、梅毒血清学检查、HSV 感染史、与猫的接触等。如病史不明确，必要时可对母亲进行适当的相关检查。婴儿和儿童的其他家庭成员是否患有感染性疾病，对于诊断也有重要参考意义。儿童呼吸道病原感染可以家庭聚集发病为主。疫苗接种史也是十分重要的参考内容。患儿所在的托幼机构或学校中有无感染性疾病流行，老师或服务人员中有无感染性疾病患者或病原体携带者，也有参考意义。对于婴儿出生的地点、接生的方式、喂养方式等都需要了解。

婴幼儿和儿童感染性疾病的临床表现有不少特点可提示病情的轻重，但有时缺乏特异性，故考虑的面需要广一些。

因为仅根据流行病学资料和临床表现有时很难做出明确的诊断，所以实验室检查显得尤其重要。除根据病史和临床表现进行常规的实验室检查外，还应及时采集临床标本进行病原特异性实验室检查，对病毒性病原体，检测其抗原、抗体，特别是特异性 IgM 抗体；对细菌类病原体，首先使用快速检测的方法，如涂片染色显微镜检查，同时应取适当的标本进行细菌培养及药物敏感试验。

五、治疗方面的特点

儿童病例病情变化快，自身调节能力差，在治疗时需要密切观察病情变化，及时调整治疗方案。早产儿、新生儿和小婴儿静脉输液时，因外周静脉细，特别在外周循环功能不良时，建立静脉输液的通路比较困难，需要及时有效地建立输液通路，必要时进行静脉切开或中心静脉插管，并维护好静脉通路，以保证药物和液体治疗的顺利进行。因为小儿体温调节能力差，所以须对高热患儿采取恰当的降温措施，包括物理降温，以及对体温过低或不升的患儿采取适当的保温措施都是重要的。

感染性疾病的治疗中需要用各类抗病原体药物，包括抗菌药物、抗病毒药、抗真菌药物和抗寄生虫药物。这些药物中不少药物对肝、肾和其他系统有毒性作用。婴幼儿和儿童肝肾功能不够成熟，对具有肝、肾毒性的抗感染药物的耐受性有限。因此，用药须谨慎，且在用药期间要密切监测肝、肾和其他器官系统功能。

国外文献特别是美国文献报道，儿童患乙型或甲型流感或水痘以及其他一些病毒如副流感病毒、腺病毒感染，使用阿司匹林制剂治疗时，有发生瑞氏综合征（Reye syndrome）的危险。该综合征常见于 5～14 岁的儿童，但亦有发生于成人或新生儿的报道。该综合征以急性肝损伤和脑病为主要特点，病死率虽已降低，但仍高达 30%。因此，美国儿科界主张对于可能患有上述几种病毒感染的儿童，在有发热并需要用解热镇痛药时，应避免使用阿司匹林或含阿司匹林的制剂，可用对乙酰氨基酚或布洛芬。但儿科临床上看到瑞氏综合征病例极少。到目前为止，我国尚无针对瑞氏综合征的系统观察研究的报告，因此，尚无有关该综合征在我国儿童中发病率等方面的数据资料。欧洲一些学者也认为，瑞氏综合征在欧洲国家的发病率没有美国那么高，其发病与使用阿司匹林类药的关系似乎不像美国儿科方面所述那么密切。这种差别是否存在，以及如果存在，造成这种差别的原因是否与种族或地域、遗传或环境及过去一些年流行的病毒基因型等因素有关，十分值得研究。

（《中华医学杂志英文版》编辑部　照日格图　北京儿童医院　刘钢）

第三节　老年人感染

老年人这一年龄组的确切定义并不统一，通常习惯于用 60 岁作为进入老年组的分界线，实际上衰老进程的个体差异很大。人体的细胞、脏器始终在进行着新陈代谢，从而维持机体中各种物质的更新，保持机体平衡，控制此平衡的机理尚未完全明了。目前认为，衰老与免疫功能的减退，以及伴随出现的代谢失衡有着密切的关系，这也正是老年人易患感染和肿瘤的根本原因。

美国每年有约75万患者发生重症脓毒症，其中50%的患者进展为脓毒症休克，病死率达30%，而60%的重症脓毒症患者年龄≥65岁。与年轻人相比，26%的脓毒症老年人死于入院第一周。最新的临床实践指南将脓毒症定义为感染造成不恰当的宿主反应，导致危及生命的器官功能障碍。预计到2030年，80岁以上的人口会翻一番，因此，老年人群中的严重败血症将成为一个重要的公共健康问题。

有证据证明，随着年龄的增长，脓毒症的发病率明显上升。85岁以上人群中，脓毒症的发病率为26.2/1 000人，比5～14岁人群高100倍以上。

虽然抗生素的应用使感染成为可治愈的疾病，但感染仍然是导致老年人急性住院的主要原因之一。而且任何疾病的末期，不管是癌症、心肺疾病、脑部疾病、肝肾疾病或是糖尿病，最后大多是因为感染而死亡。

与年轻人相比，不但老年人感染的发生率高，其病死率也显著增加(表37-2)。

表37-2 相对于年轻人，老年人罹患感染的相对死亡比

感染症	相对死亡比
肺炎	3
肾盂肾炎	5～10
败血症	3
阑尾炎	15～20
胆囊炎	2～8
结核病	10
心内膜炎	2～3
脑膜炎	3

一、易感机理

老年人容易发生感染的原因大致有全身和局部两方面因素(表37-3)，究竟易患什么感染取决于个体实际上存在哪些易感因素。

表37-3 老年人易遭感染的原因

全身性因素	局部因素
进食减少，低营养状态	咳嗽反射低下，支气管肺泡退化
伴随衰老的免疫功能减退	排尿不畅
代谢异常(糖尿病等)	慢性肝病、胆囊炎、胆石症
医源性免疫抑制	动脉硬化，局部供血不足
卧床、少活动	各部位的常在菌群组成变化

(一) 老年人的抗感染免疫功能低下

成年人胸腺是随年龄增长而呈显著衰退的器官，60岁时仅重18 g左右，血液中测不到胸腺素。因此，尽管T细胞数量大致正常，可是$CD4^+$ T细胞减少，CD4/CD8比值下降，TK和NK活性明显降低。衰老期T细胞表面标记和受体减少，必然影响细胞免疫功能。譬如，在植物凝集素(PHA)或结核菌素纯蛋白衍生物(PPD)刺激下老年人T细胞的分裂增殖能力低于青年人，PHA或PPD皮肤试验呈阴性结果的老年人亦不少。细胞免疫功能的减退是老年人结核活动、易患带状疱疹和真菌感染的重要原因。

在整个生命过程中，人外周循环中B细胞数是相对恒定的。老年人血清免疫球蛋白非但不减少，反而有增加(IgG、IgA)，且可发生良性单克隆丙球蛋白病(IBMG)；另外，正常老年人血清中抗自身细胞成分的各种抗体的检出率相对增多。这些均反映B细胞在质的方面的变化和体液免疫功能的衰老，而与抗感染防御密切相关的黏膜分泌型IgA的形成及抗原刺激下产生抗体的能力却都是低下的。

巨噬细胞和中性粒细胞数量不少，细胞的趋化、吞噬和杀菌功能可能受趋化因子和调理素减少等的间接影响而降低。粒细胞硝基四唑氮蓝试验(NBT)在70岁以上老年人中的阳性率几乎等于零，提示粒细胞杀菌功能减退。

研究显示,与年轻成年人相比,健康老年人存在显著的应激、焦虑和压抑,同时有较高的唾液皮质醇水平。进一步研究显示,健康老化与下丘脑-垂体-肾上腺轴(HPA)激活有关。而HPA是免疫内环境的关键环节,该系统的过度活化与一些免疫介导的疾病有关,如对感染的敏感性增加,伤口愈合减慢等。另有研究指出,慢性应激是老化的重要原因,老年人处于慢性应激状态,表现为基础炎症因子如IL－6及TNF－α升高,但是在病原微生物侵入时,由于免疫老化,机体不能产生足够的免疫应答来清除病原微生物,导致感染不易控制、迁延反复。因此,感染造成的病死率,老年人远高于年轻人。

老年人在遭受急性损伤时,其免疫功能可进一步受到抑制。资料显示,65岁以上股骨颈骨折的老年人粒细胞过氧化物的产生显著低于健康老年人、健康年轻人,也低于肢体骨折的年轻人,且这一反应持续至创伤后5周,造成创伤后感染发生率明显高于同龄健康老年人,而肢体年轻骨折患者无创伤后感染发生。

伴随衰老过程的免疫功能减退并不是老年人易感染的唯一原因。全身状态的恶化、营养摄入障碍、急(慢)性疾患的影响、脏器的衰老或局部解剖异常等因素中的一个或数个,在某一老年人发生感染上占重要地位。具体情况具体分析才有助于感染的防治。

(二) 脏器生理机能衰退或慢性疾患

一些老年人常见的非感染性疾病可以直接或间接地影响机体抗感染防御机制,如糖尿病常伴中性粒细胞功能减弱,易遭葡萄球菌感染;神经性膀胱、前列腺增生和尿路结石是泌尿系统感染的常见诱因。动脉硬化和心功能减退造成组织缺血缺氧,稍有损伤即易致感染,所以压迫性溃疡和褥疮是老年人常见疾病。

肺炎是老年人最常见的严重感染,在衰老机体易感染性增高的背景下,局部因素即肺的退化和功能低下是发生肺炎的主要原因,这包括:① 中枢性咳嗽反射阈值增高,咳嗽所需肌力低下,导致不易排除气管内分泌物或异物。② 肺泡、肺囊、呼吸细支气管的扩张性变化(ductectasia)引起小叶肺气肿,导致肺活量减少,肺泡气体交换障碍。③ 中小支气管壁变形,分歧部狭窄造成通气障碍和分泌物积聚。④ 支气管黏膜纤毛细胞减少,黏液腺分泌增多,纤毛运动受阻,黏液和细菌难以排出。⑤ 肺泡巨噬细胞功能降低,呼吸道黏膜分泌型IgA减少。

(三) 常在菌群变化与自源性感染

老年人肠菌群中双歧杆菌明显减少,甚至消失,而产气荚膜梭菌、乳杆菌、拟杆菌和肠杆菌增多。这种组成变化是一种衰老表现,又促进衰老进程,构成恶性循环。

在正常情况下,下消化道的细菌是不易上行到十二指肠的,因有胃酸和胆汁的杀菌作用,有肠蠕动作用,也有消化液的冲刷作用等,老年人上部肠道常有细菌过度增殖,易致胆道感染。

老年人口腔和咽部的丙型链球菌等减少,抗定殖作用减弱,革兰阴性杆菌可在老年人咽部甚至整个上呼吸道定殖,故易发生杆菌性肺炎。

老年人感染的病原体中肠道革兰阴性杆菌所占比率明显为多,就是因为皮肤黏膜常在菌群的上述变化诱发自源性感染(autogenious infection)的缘故。

二、感染性疾患

老年人感染的临床特征可归纳为:① 常有局部或全身的抗感染防御机能方面的破绽。② 与非感染性夹杂症同时存在,使感染的临床表现复杂化。③ 因机体反应差和病因常为机会病原体,感染性疾病的临床表现不典型。④ 脏器生理机能老化,可能难以支持机体渡过感染应激状态,易发生一个或数个脏器的功能衰竭。⑤ 肝肾功能的衰退,药物的代谢和排泄受限,故药物不良反应的发生率较高。

(一) 肺炎

老年人发生肺炎有4种情况:① 平素健康,由感冒继发肺炎,属社区获得性肺炎(community

acquired pneumonia，CAP）。病原体多为肺炎球菌、流感杆菌，偶为支原体。② 呼吸道慢性炎症的急性发作，因经常接受抗生素治疗，呼吸道常在菌群中可有肠道杆菌或耐药菌定殖，故病原菌种类较前者复杂。③ 吸入性肺炎可继发于脑血管疾病、帕金森病和食管癌等，但在没有这些基础疾患的老年人也可因熟睡、饮酒、呕吐等原因而造成口腔或胃内容物误入呼吸道。病原菌更复杂，有葡萄球菌、克雷伯菌、铜绿假单胞菌、枸橼酸杆菌以及拟杆菌和厌氧链球菌等，且常为复数菌混合感染。④ 住院或住医疗护理相关机构48小时后发生的肺炎为医院获得性肺炎（HAP），接受机械通气48小时后发生的肺炎为呼吸机相关性肺炎（VAP）。病原菌中革兰阴性杆菌多于阳性球菌，多重耐药菌居多。我国细菌耐药性监测网对2005—2014年以住院患者为主的老年人群临床菌株分析显示，革兰阴性菌占77.1%，革兰阳性菌占22.9%，分离菌株前五位分别是大肠埃希菌、不动杆菌、克雷伯菌、铜绿假单胞菌和金黄色葡萄球菌；呼吸道标本分离菌中前三位为鲍曼不动杆菌、铜绿假单胞菌和肺炎克雷伯菌。老年患者分离菌的耐药性大多高于全国水平，呼吸道标本甲氧西林耐药金黄色葡萄球菌（MRSA）的发生率更是高达75%。

除了老化导致的免疫功能降低、器官解剖和功能的增龄性改变外，还有一些危险因素与老年人肺炎有关（表37-4）。

表37-4 老年人肺炎的危险因素

肺功能改变
胸壁
驼背
肌少症
气道
纤毛清除能力下降
吞咽障碍
吞咽迟缓
咳嗽反射减退
微误吸
神经退行性疾病
脑血管疾病
认知功能障碍
谵妄
合并症
慢性阻塞性肺疾病
慢性心力衰竭
糖尿病
营养不良
低体重
人血白蛋白减少
微营养素缺乏
免疫系统缺陷
炎性老化
炎症介质减少
吞噬功能受损
T细胞和B细胞功能减退

（续表）

老年肺炎可缺乏发热、咳嗽、咳痰和胸部体征，就诊时可能只有意识障碍、脱水和呼吸急促等现象。白细胞增多、核左移、C反应蛋白阳性和红细胞沉降率加快的患者约占2/3，仍不失为感染的客观指标。临床应提高警惕，可疑时应摄胸部X片。

肺炎球菌、流感杆菌肺炎治疗以青霉素为首选，革兰阴性杆菌肺炎可选用第二、三代头孢菌素，对铜绿假单胞菌宜加用氨基糖苷类或喹诺酮类药物。吸入性肺炎有厌氧菌混合感染的较多，应合用克林霉素或甲硝唑治疗。

老年肺炎容易发生肺外器官并发症，常见的有心律失常、心力衰竭、肾脏功能不全和衰竭、肝脏功能障碍等，导致老年多器官功能障碍综合征（MODS）。这种病理生理机制称之为“肺启动机制”。

肺炎时，由于老年人肺内巨噬细胞等参与炎性反应细胞的反应性降低，炎性刺激引起炎性介质升高的过程发生缓慢，峰值浓度较低，但持续时间明显延长，这可能是老年人肺炎相对迁延难愈的原因之一，也是造成远隔器官功能障碍的重要因素。

（二）尿路感染

老年人患单纯性尿路感染比较少，大部分是复杂性尿路感染，临诊时必须检查发病背景或致病倾向的内在原因。膀胱以下流出阻滞（前列腺增生、括约肌硬化、尿道瓣膜）、压力性尿失禁、神经源性膀胱、尿路畸形等造成尿液排出障碍或残尿，易继发上行感染。

发病初的病原菌多半是大肠埃希菌、克雷伯菌，抗菌药物治疗效果较好。但因致病内因的存在，易反复发作，治疗过程中发生菌群交替，可出现铜绿假单胞菌、沙雷菌、肠杆菌、肠球菌、耐药葡萄球菌和念珠菌等机会病原菌。

对无症状的菌尿症可不予抗菌药物，以免引起菌群交替。尿路感染细菌培养宜注意取材方法，尽量根据培养结果和药敏试验选用抗菌药物。尽可能治好引起排尿障碍的器质性疾病，对治好排尿障碍后仍有反复发作的病例可每夜服用一次喹诺酮类药物预防。

（三）胆道感染

老年胆道感染的特征有：① 我国60岁以上的老年人10%～20%有胆结石，女性多见，且胆红素结石相对增多。② 即使临床无症状，胆汁带菌率亦高，不同报告高达57%～100%。③ 肝胆同病者较多，肝损害的病因有多种，慢性肝炎、饮酒、血吸虫病等后遗肝病亦可继发于长期慢性胆道感染——胆源性肝病，有的患有隐匿性肝硬化和肝源性低蛋白血症。④ 胆道感染一旦发作则急剧恶化，易合并胆囊穿孔、梗阻性化脓性胆管炎、腹膜炎和败血症。

根据手术中采取胆汁做培养的结果，虽病原菌种类与青壮年患者一样，以大肠埃希菌、克雷伯菌和肠杆菌为多，但由多种细菌引起的混合感染和夹杂拟杆菌等厌氧菌的亦多。

轻症病例口服喹诺酮类药物和羟甲烟胺等。有中度发热病例应选头孢类抗生素，因为：① 药物经肝移行到胆道较多；② 对革兰阴性杆菌有较强杀菌力；③ 抗β-内酰胺酶的抵抗力强，即使在含大量细菌的胆汁内亦保持良好的抗菌活性，如头孢唑啉、头孢呋辛、头孢哌酮、头孢噻肟、头孢曲松等。有粪链球菌、葡萄球菌、脆弱拟杆菌感染者尚需加用其他合适的抗菌药物。

（四）败血症和心内膜炎

老年人血行感染的发病率和病死率均高。对65岁以上的老年人血行感染的调查发现，社区获得性血行感染的比例略高于医院获得性血行感染，而85岁以上的老年人更易罹患社区获得性血行感染。甲氧西林耐药的金黄色葡萄球菌感染及血行感染来源的不确定与老年患者的死亡显著相关。

细菌常由褥疮、肺炎、胆道或尿路感染病灶进入老年人血液循环，亦可无明确病灶可寻，即所谓原发性菌血症，侵入门户可能是口腔、肠道，由于局部屏障的隐蔽缺陷而发生自源性感染。此外，输液、静脉导管、导尿等侵入性诊疗操作把细菌带入血液循环在医院内感染性败血症(nosocomial bacteremia)中并非少见。老年感染性心内膜炎近年受到重视，老年人的心脏瓣膜硬化、主动脉内膜的粥样硬化斑块、心室内膜缺血性损伤和人工瓣膜是心内膜炎的发生基础，以主动脉瓣赘生物较多见。

败血症常见病原体是革兰阴性杆菌，约占62%，其次是革兰阳性球菌，占20%，复数菌感染占10%，余为厌氧菌，个别为真菌性败血症。心内膜炎仍以草绿色链球菌居多，其次是肠球菌和金黄色葡萄球菌。

临床表现与其他年龄组不同，常有意识模糊、嗜睡或躁动不安，很多患者由于没有发热或未仔细观察体温而误诊。家属或医护人员把病态归因衰老，譬如把神志改变看作“老糊涂”；出现偏瘫时考虑是脑血管意外；体重减轻、脱水和轻微氮质血症被认为是食欲缺乏、进食减少所致。

早期诊断有赖于日常的仔细观察，任何感染迹象不论是否查到局部感染病灶，都应做血培养，疑真菌血症则应做动脉血真菌培养。心内膜炎时有心脏杂音者较少，大于2 cm的心内膜赘生物可以在超声心动图上得到证实。

治疗宜静脉滴注β-内酰胺类药物，2种抗生素联合应用。预后取决于基础疾患，如是迅速致死(rapidly fatal)或终将死亡(ultimately fatal)的基础疾患，抗生素治疗难以奏效；只有非致命性疾患(non-fatal)，才有可能治愈。

（五）易被忽略的感染

老年人发热的原因仍以感染为主，确定病因和病灶却非易事。上述4类感染都可因临床不典型而误诊。由于老化和衰弱，老年人的基础体温降低，感染引起的体温升高可能达不到经典的发热标准。因此，有以下表现之一即应考虑该老人存在感染：① 功能状态下降，定义为新出现的或加重的意识障碍，大小便失禁，跌倒，活动障碍，摄食减少，或无法与人合作；② 发热，定义为单次口温＞37.8℃，或重复口温＞37.2℃，或体温升高超过基础体温 1.1℃。

此外，还有一些临床易被忽略或临诊困难的感染。譬如，胸部 X 片有陈旧性结核，患者发热是否为结核活动？还有，老年人使用广谱抗生素后最易发生伪膜性肠炎，这与肠道菌群已趋失调和肠黏膜脆弱等因素有关，除腹泻稀便外常有发热，此时，常误诊为原发感染的再燃或加重。此外，隐蔽的脓肿，如肛门周围脓肿、宫颈癌继发宫内积脓亦易被忽略。实验室检测中 C 反应蛋白升高是老年人发生感染的可靠指标，阳性者宜仔细搜寻感染部位。

老年人非感染性发热中应注意药物热、恶性肿瘤（白血病、淋巴瘤、肝癌、肾癌）、慢性类风湿关节炎以及一些代谢性疾病，如甲状腺功能亢进、假性痛风，后者可因高热、大关节病而误诊为金黄色葡萄球菌感染。

部分老年感染是人生归途的终末现象，合理的抗菌治疗即使控制了感染也无法挽回生命。老年感染的临床经过和预后与其说取决于病原体，不如说宿主状态起决定作用，预防和治疗感染要从老年保健这个根本措施做早期安排。

老年保健措施的内容丰富，就营养一项来说，与老年人抗感染防御功能密切相关。统计数据显示，相当部分的老年人具有营养不良风险或已经存在营养不良，而大量资料显示，老年住院患者营养不良的发生率高达 40%。老化会影响机体的免疫功能，主要表现在细胞免疫：成熟的 T 细胞（$CD3^{+}$）减少，代之以不成熟的 T 细胞（$CD2^{+}$、$CD3^{-}$），记忆性 T 细胞增多，T 细胞的增殖力和活性也渐趋下降。这些变化在蛋白质能量营养不良（protein-energy malnutrition，PEM）的老年患者表现得更为显著；营养不良还影响补体系统、巨噬细胞功能、细胞因子产生、黏膜分泌型抗体反应和抗体亲和力。免疫功能受损使老年人易患感染，而一旦发生感染又迅速消耗体内营养物质，使感染难以治愈，如此构成恶性循环（图 37－1），所以维持营养是预防和治疗老年感染的重要措施。

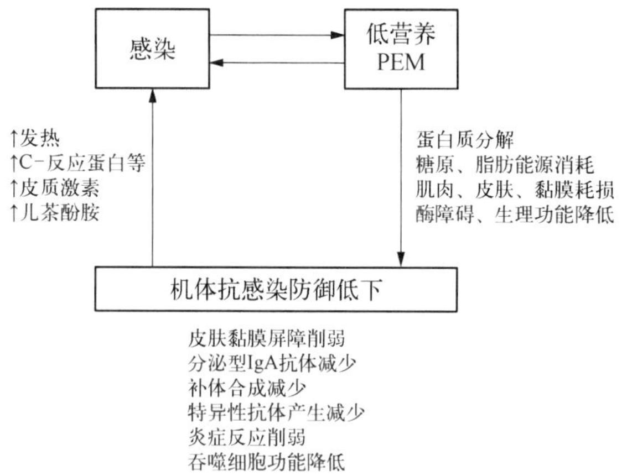

图 37－1　老年人低营养状态与感染构成恶性循环

三、治疗概要

老年人的免疫力大多减退，故中、重症感染宜用杀菌剂，如 β－内酰胺类、氨基糖苷类、氟喹诺酮类、万古霉素。除非诊断明确或病原单一，一般宜联合使用两药为宜，β－内酰胺类药物（青霉素类加头孢霉素类）合用，或 β－内酰胺类加氨基糖苷类，虽前者可获相加或协同作用，但其效果往往不如后者明显，有时还有拮抗作用。最好做联合药敏试验和血清杀菌试验作为选择联合用药的依据。

轻症感染可采用口服制剂，如氟喹诺酮类、氨苄西林或阿莫西林与 β－内酰胺酶抑制剂的复合剂、头孢氨苄或头孢拉定，乙酰螺旋霉素、多西环素等。

慎用氨基糖苷类药物，该类药物对革兰阴性杆菌的杀菌活力极强，且与 β－内酰胺类药物有协同杀菌作用，是治疗各年龄组感染的常用药物。老年人肾功能大多减退，应用后易在体内积聚，也易产生耳、肾毒性。必须采用时除首次饱和量外，剂量宜偏小，给予青壮年用量的 2/3，或延长给药时间，疗程宜短(5～7日)，最好测定药物血峰、谷浓度作为监护。

抗感染治疗应该依据抗生素的药代动力学特性，遵循药代动力学/药效学(PK/PD)原则合理用药：对于时间依赖性抗生素如β-内酰胺类，其游离药物浓度超过细菌最小抑菌浓度(MIC)的时间即T>MIC与杀菌作用相关，宜分次给药并延长输注时间；浓度依赖性抗生素如氟喹诺酮类、氨基糖苷类、甲硝唑、达托霉素及多烯类，其峰浓度与MIC的比值即C_{max}/MIC或药物浓度时间曲线的曲线下面积与MIC的比值即AUC/MIC与抗菌疗效相关；浓度依赖且具较长抗生素后效应的抗生素(兼具浓度依赖和时间依赖特性)如糖肽类、利奈唑胺、奎奴普丁-达福普汀、四环素、克林霉素、阿奇霉素、甘氨酰环类、棘白菌素和三唑类，其AUC/MIC与杀菌作用相关，输注方式依不同药物个体化处理。

近期对重症患者β-内酰胺类抗生素PK/PD的研究显示，使用抗生素48小时内，有41.4%的患者未达到T>MIC的目标，其达标率与临床疗效呈正相关。这是由于重症患者的病理生理状况改变导致药物分布容积发生变化、脓毒症早期器官灌注增加导致药物清除增加、血浆蛋白水平变化影响了药物的蛋白结合率以及肾脏替代治疗对抗生素PK/PD的影响。优化重症患者β-内酰胺类抗生素的治疗策略包括延长抗生素给药时间或持续静脉输注、治疗早期增加抗生素剂量及进行抗生素治疗药物浓度监测，这有助于提高抗感染疗效。

老年人肝组织减少，肝酶活力降低，经肝代谢和排泄的药物易在体内积聚引起毒副反应，以及发生黄疸等肝损害现象。慎用或禁用的抗菌药物为磺胺、酮康唑、四环素、利福定、甲硝唑、林可霉素等。

要特别注意抗菌药物与其他药物的相互作用，否则会发生一些意外的毒副反应或削弱抗菌药物的杀菌作用。如红霉素与口服降糖药合用可加重肝损害；喹诺酮类与利福平合用可削弱喹诺酮类药的杀菌作用，与非激素消炎剂合用可能诱发癫痫；有四唑化学基团的头孢类药物与口服抗凝剂合用会加重出血倾向等。

老年人应用各种抗菌药物后的不良反应发生率较青壮年高，可增加50%至1倍以上。除毒性反应外，菌交替症发生率亦高，易发生医院内耐药菌株感染、真菌感染和厌氧菌感染。譬如，老年人易发生抗生素相关性伪膜性肠炎，以至衰弱机体难以承受而致命。

参考文献

[1] 贾辅忠. 老年人的感染//李兰娟，李刚. 感染病学[M]. 2版. 北京：人民卫生出版社. 2004：1329-1336.

[2] 稻松孝思. 高龄者感染症特征——生态学的视点[J]. 日本临床，2007(增刊号)：481-485.

[3] 艾效曼，胡建云，倪语星，等. 2005—2014年CHINET老年患者临床分离菌耐药性监测[J]. 中国感染与化疗杂志，2016，16(3)：302-314.

[4] Marras TK, Daley CL. Epidemiology of human pulmonary infection with nnotuberculous mycobacteria [J]. Clin Chest Med, 2002(23): 553-567.

[5] Mervyn Siger, Clifford S. Deutchman, *et al*. The Third International Consensus Difinitions for Sepsis and Septic Shock (Sepsis-3)[J]. JAMA, 2016, 315 (8): 762-774.

[6] Moises Evandro Bauer. Chronic Stress and Immunosenescence: A Review[J]. Neuroimmunomodulation, 2008, 15: 241-250.

[7] Patrick Arndt. Pneumonia and Host Defense in the Elderly[J]. Clin Pulm Med, 2015, 22: 271-278.

[8] Kevin P. High, 1 Suzanne F. Bradley, *et al*. Clinical Practice Guideline for the Evaluation of Fever and Infection in Older Adult Residents of Long-Term Care Facilities: 2008 Update by the Infectious Diseases Society of America[J]. CID, 2009, 48: 149-171.

[9] Roberts JA, Paul SK, Akova Murat, *et al*. DALI: defining antibiotics levels in intensive care unit patients: are current β-lactam antibiotic doses sufficient for critically ill patients? [J]. CID, 2014, 58(8): 1072-1083.

[南京医科大学第一附属医院(江苏省人民医院) 周苏明 贾辅忠]

第四节 基础疾病易发感染

一、糖尿病与感染

(一) 概述

糖尿病(diabetes mellitus, DM)发病率在代谢紊乱疾病中居首位。糖尿病类型有多种,按1980年WHO制定标准共分为4型:1型糖尿病、2型糖尿病、特殊类型糖尿病、妊娠糖尿病。其中2型糖尿病占绝大多数,约占全部糖尿病的90%,2型与1型糖尿病的比例大约为9∶1。

2型糖尿病主要见于成年人,病因与遗传、胰岛素抵抗及胰岛素分泌障碍有关,其中饮食结构不合理、缺乏运动、超重与肥胖等后天因素是导致2型糖尿病患病人数迅速增加的主要原因。更令人担心的是,当今流行病学调查资料表明,2型糖尿病发病年龄正在趋向年轻化,青少年2型糖尿病患病人数正在上升,这是一个值得临床重视的问题。

1型糖尿病主要见于儿童青少年,病因主要与遗传易感性、病毒感染、免疫介导引起的自身免疫性胰岛炎有关。妊娠糖尿病是指妊娠期间患了1型或2型糖尿病以及糖尿病妇女怀孕。特殊类型糖尿病病因有多种,但十分少见。

糖尿病与感染关系密切,可概括为以下几方面。

1. *感染为糖尿病的直接病因* 病毒感染可作为糖尿病的直接病因而导致1型糖尿病,少数细菌感染可直接损害胰腺(如化脓性胰腺炎及胰腺脓肿)而引起糖尿病。

2. *感染诱发糖尿病* 糖尿病易感人群及糖耐量受损者(impaired glucose test, IGT)转变成临床糖尿病。

3. *感染导致糖尿病病情恶化* 糖尿病患者在发生感染时可诱发酮症酸中毒、乳酸酸中毒、高渗综合征等急性代谢紊乱并发症,也可使原有的糖尿病慢性并发症恶化,是导致死亡的主要原因。

4. *糖尿病极易发生感染* 糖尿病患者并发各类感染的机会远远超过一般人群,感染大多严重而难以控制,故并发感染后的死亡率高,预后也较差。

5. *影响抗感染疗效* 高血糖状态可导致抗感染治疗效果不佳,为数不少的糖尿病患者尤其是2型糖尿病,由于无明显临床症状而不知自己已患有糖尿病,当发生各种急、慢性感染且抗感染治疗效果不佳时,导致感染迁延扩散,一旦发现有糖尿病后给予及时有效的治疗,感染亦可得到满意控制。

由此可见,糖尿病与感染互为因果,掌握糖尿病与感染两者之间诊断与治疗要点十分重要。

近20年来,糖尿病发病率以惊人速度逐年上升,主要是2型糖尿病。据WHO资料统计,2013年,全世界患糖尿病总人数已达到3.82亿;2017年4月,WHO在“全球糖尿病报告”中宣称:全世界糖尿病总人数已超过4亿。预计到2022年,全世界糖尿病患者可能超过5亿。2017年6月,北京大学公共卫生学院与中国疾病预防控制中心发布资料表明,我国成人糖尿病患病率已达到10.9%,而糖尿病前期患者则高达35.7%,当前糖尿病患病人数已达1.298亿左右(2015年为1.14亿左右),居世界首位,至2022年预计突破1.5亿。

(二) 病毒感染与1型糖尿病

1型糖尿病的病因主要包括三方面。① 遗传易感性:是指在第6号染色体短臂上的组织相容复合体(major histocompatibility complex, MHC)存在致糖尿病基因。② 环境因素:除某些化学物质(如亚硝酸盐、四氧咪啶)及食物(如牛奶蛋白)外,病毒感染为引起1型糖尿病的重要环境因素。③ 免疫因素:即免疫介导引起的自身免疫性胰岛炎(autoimmue islitis),使胰岛

B细胞被逐渐破坏。

1. 与1型糖尿病发病有关的常见病毒种类　有以下几种：腮腺炎病毒、风疹病毒、巨细胞病毒、柯萨奇B-4病毒、脑-心肌炎病毒、呼吸道-肠道-孤儿病毒等，乙型肝炎病毒是否可诱发糖尿病尚无定论。其中研究较多的是腮腺炎病毒、风疹病毒与柯萨奇B-4病毒，尚有其他一些较少见的病毒，此处不一一介绍。

2. 病毒感染诱发1型糖尿病的相关证据

(1) 流行病学与临床证据：有关流行病学调查资料表明，1型糖尿病的发病通常好发于秋冬病毒感染高发季节，80%以上的1型糖尿病患者(主要是儿童及青少年)在发病前1～3周有上述病毒感染史。澳大利亚曾报告45例妇女在怀孕期间患风疹病毒感染，她们的子女后来患1型糖尿病者竟高达20%，临床称之为“先天性风疹病毒感染后糖尿病”。

(2) 动物实验证据：1型糖尿病发病后血中可检测到某种上述病毒抗体，补体结合反应呈阳性。临床曾报道一例在死于1型糖尿病患儿的胰岛细胞中发现病毒包涵体，将该患儿的胰岛提取液注射给猴后，该猴发生了1型糖尿病。

3. 病毒感染诱发1型糖尿病的机制

(1) 病毒直接侵犯胰岛B细胞，使其遭受破坏。病毒对岛B细胞的破坏有两种方式。① 急性破坏：多见于青少年，病毒侵入胰岛B细胞后迅速、大量破坏胰岛B细胞，导致突发糖尿病。② 慢性破坏：多见于成年人，病毒侵入胰岛B细胞后长期滞留、复制，破坏与抑制胰岛B细胞生长，使其数量逐渐减少，若干时间后发生糖尿病。

(2) 病毒感染诱导某些细胞因子如肿瘤坏死因(TNF)、白介素-2(IL-2)等产生，导致胰岛B细胞遭受破坏与凋亡。

(3) 胰岛B细胞内某细胞成分(如谷氨酸脱羧酶，GAD)的分子片段与某病毒分子片段相同，即具有同源性。当感染病毒后，机体产生了同源性分子片段的抗体(如谷氨酸脱羧酶抗体，GADA)，该抗体与胰岛B细胞内同源分子片段(抗原)发生抗原-抗体免疫反应，导致自身免疫性胰岛炎，使胰岛B细胞遭受破坏。

1型糖尿病多见于青少年，发病快，病史明确，临床表现为典型三多一少症状，可出现明显高血糖、酮症酸中毒，临床称“经典1型糖尿病”，又称“自身免疫性1型糖尿病”，患者血中胰岛相关自身抗体如胰岛细胞抗体(islet cell antibody, ICA)、谷氨酸脱羧酶抗体(glutamine acid decarbxilase, GADA)、胰岛素自身抗体(insulin autoantibody, IAA)、蛋白酪氨酸磷酸酶抗体(protein tyrosine phosphatase, IA-2A)、锌-转运蛋白8抗体(zinc-transport proten, ZN-TP8)等多为阳性，血中胰岛素浓度明显降低，呈绝对缺乏状态。

严重的1型糖尿病可发生极度脱水及电解质紊乱、休克、昏迷而导致死亡，临床称“暴发性1型糖尿病”，此类患者常合并严重感染。

成年发病的1型糖尿病起病相对缓慢而隐匿，三多一少症状不严重，胰岛相关自身抗体滴度升高不明显，临床称“成人隐匿性自身免疫性1型糖尿病”(latent autoimmue diabetes of adult, LADA)。

综上所述，了解病毒感染诱发1型糖尿病的内在联系，以及哪些病毒感染易诱发1型糖尿病之后，临床即可实施有效的预防措施，尤其是接种预防相关病毒感染疫苗来预防这些病毒感染的发生与流行，可能有助于防止1型糖尿病的发生，从而降低1型糖尿病的发病率。

(三) 糖尿病并发感染

1. 糖尿病并发感染发病概况　糖尿病并发感染的发生率较高，一般在30%左右。近年来，糖尿病并发感染的发生率有上升的趋势。根据国内资料分析，江苏省人民医院统计800例糖尿病患者，并发感染者248例，感染发生率为31%。复旦大学附属中山医院统计846例糖尿病患者，其中并发各类感染274例，感染发生率为32.4%。北京301医院161例糖尿病患者中并发感染者56例，发生率为35.2%。3家医院统计的糖尿病患者的感染发生率均超过了30%。

糖尿病并发感染的发生率与糖尿病类型、性别、职业无关，而与糖尿病病情、病程及年龄有一定关系。无论是1型还是2型糖尿病或其他类型糖尿病，其感染的概率大致相近，在性别上男女之间感染的发生率无明显区别，但糖尿病病情越重、病程越长、年龄越大、血糖控制越差、糖尿病并发症越多，发生感染的概率就越高。

2. *糖尿病合并感染的病原体种类及感染的临床类型*

(1) 病原体种类：感染的病原体以细菌为最常见，病毒、霉菌、衣原体、支原体感染也不少见。立克次体(rickettsiosis)、巴通体(Bartonella)、螺旋体(spirochetes)感染很少见。

在细菌感染类型中，革兰阴性菌及革兰阳性菌比例大致相同，前者稍多于后者，但混合性细菌感染在糖尿病患者中较为多见。最常见的细菌为奈瑟菌、草绿色链球菌，其次为克雷伯菌、金黄色葡萄球菌、肠球菌、大肠埃希菌、变形杆菌、溶血性嗜血杆菌、产气杆菌、结核杆菌、沙门菌属、铜绿假单胞菌、肺炎双球菌、军团菌等，尚有厌氧菌感染，衣原体、支原体感染。

病毒感染亦十分常见，其中以呼吸道及消化道病毒最为多见，尚有各型肝炎病毒、神经系统病毒。混合性细菌及病毒感染临床也不少见，往往是在病毒感染后继发细菌感染。

霉菌感染最常见为白念珠菌，其他尚有曲霉、孢子丝菌、组织胞浆菌、球孢子菌等。隐球菌及毛霉菌感染较为少见。

螺旋体感染及各类寄生虫病感染如原虫、蠕虫、节肢动物病等在糖尿病患者中的发生率与非糖尿病患者无明显差别。近年来，这类病原体感染发生率已明显减少，故这类感染在糖尿病并发感染领域方面已无足轻重，但滴虫感染特别是女性阴道滴虫病感染明显高于非糖尿病患者。

(2) 感染的临床类型：临床资料表明，糖尿病并发感染的临床类型以呼吸道为最多见，主要是上呼吸道和肺炎，包括支原体肺炎。其他依次为：泌尿生殖系统感染(女性明显多于男性)，肝胆系统感染，皮肤软组织感染，结核病，胃肠道感染，眼耳鼻喉感染，骨、关节、肌肉感染，中枢神经系统感染等。

3. *糖尿病易致感染的主要危险因素* 临床分析表明，与糖尿病并发感染有关的危险因素较多，在多种危险因素中，下列各项为最重要。

(1) 血糖水平及糖化血红蛋白(HbA1c)水平：血糖及HbA1c水平与感染发生率呈正相关。空腹血糖超过15 mmol/L，餐后血糖超过20 mmol/L，HbA1c大于10%，并持续较长时间者，极易发生感染。

(2) 尿糖定性及24小时尿糖定量：两者与感染发生率呈正相关。尿糖定性经常在3个“＋”号以上、24小时尿糖定量大于5 g者，感染的危险性大大增加。

(3) 血浆白蛋白浓度：与感染发生率呈负相关，血浆白蛋白浓度越高，糖尿病合并感染的机会及危险性越小，反之则感染的机会及危险性越大。

(4) 糖尿病慢性并发症：以微血管病变为基础的慢性并发症，如糖尿病视网膜病变、糖尿病肾脏病变及神经病变也是易导致感染的主要危险因素。有这些慢性并发症的糖尿病患者合并感染的发生率比无慢性并发症者高1～2倍。其并发感染的严重性远大于无上述慢性病变的患者，预后也差。糖尿病下肢血管病变(包括动脉、静脉及微血管)及神经病变(主要是末梢神经炎)是导致足部感染及坏疽的重要危险因素。

(5) 年龄：也是危险因素之一。据统计，60岁以上的糖尿病患者感染的危险性明显高于一般糖尿病患者。

(6) 病程：糖尿病病程越长，尤其是血糖未满意控制着，越易并发感染。病程10年以上的糖尿病患者并发感染的发生率是病程5年以下者的2～3倍。

与糖尿病本身无直接关联而导致感染的因素与非糖尿病患者相同，包括合并其他慢性疾病、环境因素(如气温突变、雾霾、辐射等)、外伤后未及时消毒处理、手术后、不良卫生习惯及不洁饮食、烟酒过量、院内外交叉感染等。住院时间与感染的发生有一定关系。住院时间越长,糖尿病患者并发感染的危险性越大。

在上述危险因素中,除年龄因素及不可抗拒的环境因素无法改变外,其他各因素均属可控之列,均可通过有效的综合性治疗措施包括对患者进行教育与训练,合理的饮食控制与运动疗法,有效的口服降血糖药、胰岛素治疗及血糖自我监测等,使患者的上述危险因素降低至最小限度,可大大减少糖尿病患者感染的发生。

4. *糖尿病并发感染的临床后果* 糖尿病患者一旦并发感染,其后果常较严重,除感染易于扩散、难以控制外,主要是易引起急性代谢紊乱并发症和糖尿病慢性并发症急剧恶化(尤其是糖尿病肾病),包括酮症酸中毒、非酮症高渗性昏迷、乳酸酸中毒等。原有心脑血管病变及糖尿病肾病者可在一次中度或严重感染后诱发急性肾衰竭、脑血管意外及心力衰竭。这些都是导致糖尿病患者死亡的主要原因。

近年来,由于高效广谱抗生素的问世,因感染致死的糖尿病患者已明显减少,但仍然是糖尿病的重要死亡原因之一。国内外资料表明,糖尿病死亡原因中首推心、脑血管疾病,其次是感染。因此,必须重视糖尿病感染的防治。当今的趋势是,临床医师往往把防治糖尿病慢性并发症放在首位,而忽略了如何教育对感染采取有效的预防措施,这是不明智的。

5. *糖尿病易致感染的机制* 糖尿病易致感染的机制主要包括以下几方面。

(1) 糖代谢紊乱:高血糖状态与感染的发生有直接因果关系,血糖越高,感染的概率也越高。高血糖易致感染的机制主要包括以下几点。

1) 高血糖直接影响粒细胞的趋化游走功能与吞噬能力,当血糖得到控制后,粒细胞的吞噬功能即恢复。

2) 高血糖有利于病菌的生长与繁殖,尤其是皮肤、泌尿系统及外阴、呼吸道、口腔等部位。

3) 高血糖引起的细胞脱水、电解质紊乱及酮血症及酮症酸中毒亦可抑制粒细胞的吞噬功能,并可促进感染的发生与扩散。

4) 不稳定的血糖状态,即血糖变化较大、呈高低交替情况(脆性糖尿病),更易干扰粒细胞的吞噬功能,促进感染的发生与进展。

(2) 能量供应缺乏与营养不良:糖尿病时葡萄糖利用障碍,机体能量供应缺乏,蛋白质分解增多,合成减少,呈现负平衡,以致免疫球蛋白、补体等生成力下降,也是易致感染的因素,并影响组织修复。

(3) 免疫功能紊乱

1) 免疫功能下降:糖尿病时细胞免疫与体液免疫功能均有下降,现简述如下。

细胞免疫功能低下:控制不良的糖尿病患者植物血凝素及淋巴细胞转化试验明显低于正常人及血糖控制良好的糖尿病患者,CD4/CD8比例下降,表明有T细胞亚群改变,晚近研究尚证明,控制不良的糖尿病患者血清白细胞介素-2受体(IL-2R)明显高于正常对照组,且与餐后血糖值呈正相关。目前认为,IL-2R是一种重要的免疫抑制物质,具有类似封闭因子的作用,IR-2R升高可导致NK细胞活性下降和CD4细胞的减少,因而细胞免疫功能低下,当糖尿病肾病伴肾功能障碍时,细胞免疫功能更为低下。

体液免疫功能低下:患糖尿病时B细胞功能亦处于低下状态。有人发现糖尿病患者末梢血淋巴细胞胞质中IgG、IgM、IgA等免疫球蛋白含量低于正常人,B细胞数量也减少。表明糖尿病患者体液免疫功能下降。有研究表明,糖尿病患者血清中存在一种抗体生成抑制因子,此因子可能为一种大分子物质,分子量在1万以上。用糖尿病患者血清可抑制正常人末梢血中抗体生成细胞(主要是B细胞)的功能。

2) 粒细胞和吞噬细胞功能障碍:糖尿病时中性粒细胞和吞噬细胞的趋化、游走、黏附及杀伤作用均有所降低,其降低程度与糖尿病轻重成正比。在高血糖状态下,粒细胞及吞噬细胞的氧化杀菌系统如过氧化氢、分子氧、超氧离子等生成受阻及释放减少,因而白细胞即使吞噬了细菌也难将其杀灭。在高血糖时,粒细胞及吞噬细胞内葡萄糖含量也增加，但利用有障碍，加之细胞内醛糖还原酶(aldose reductase)活性增强，使葡萄糖转化为山梨醇(sorbitol)，细胞内山梨醇聚集而导致粒细胞及吞噬细胞水肿、变性；高血糖时粒细胞及吞噬细胞膜蛋白糖基化(glication)过多又导致膜功能与结构破坏，加之细胞内糖原及抗坏血酸含量减少等因素，均可破坏中性粒细胞及吞噬细胞的杀菌功能。试验证明：在已有上述功能障碍的粒细胞高糖培养液中加入胰岛素，粒细胞功能可恢复正常。

(4) 糖尿病慢性并发症：主要是血管病变与神经病变。糖尿病血管病变包括大血管与微血管病变，神经病变可累及各类神经组织。这两大类病变均可导致器官与组织供血障碍、营养障碍、缺氧及感觉减退，使病变组织尤其是皮肤及下肢易遭受损伤，由于感觉减退而不易及时发现与重视，甚易引起感染。由于缺氧降低白细胞的杀菌作用以及组织营养不良，感染甚易扩散与蔓延。自主神经病变常导致器官功能紊乱，如胃肠道自主神经病变是引起胃肠道感染的促发因素。胆囊与胆道自主神经病变影响胆囊及胆道括约肌正常舒缩节律，从而促使胆囊收缩不良，处于无张力松弛状态，易导致胆囊炎与胆结石的发生。膀胱自主神经病变影响膀胱与输尿管的收缩功能，易致尿潴留及膀胱输尿管反流，加之尿糖有利于细菌繁殖，故极易引起泌尿系统感染。

(5) 其他因素：包括遗传因素与常在菌群变化等。有研究表明，糖尿病患者可能存在对感染的遗传易感性，但对其易感基因的研究尚不清楚，有待今后深入研究。常在菌群变化在糖尿病时并不少见，乃因糖尿病时的代谢异常改变了机体微生态环境，以致皮肤、黏膜、胃肠道的常在菌群发生变化。例如，葡萄球菌属易定殖于患者皮肤和鼻咽腔，而易致皮肤和呼吸道感染。

胰岛素缺乏也可影响机体的免疫功能。研究证明，B细胞及T细胞均存在胰岛素受体，胰岛素可调节两者的功能，包括增强其抗原提呈作用、吞噬毒素作用、免疫细胞中和作用等。1型及病程长的2型糖尿病患者均存在胰岛素绝对缺乏，从而降低免疫功能。

6. 感染对糖尿病的不良影响　主要有以下几方面。

(1) 各种升糖激素(胰岛素拮抗激素)分泌增加：包括皮质醇、生长激素、儿茶酚胺、胰高血糖素及泌乳素等。这些激素有促进糖异生、肝葡萄糖输出增多或抑制胰岛素分泌及在受体水平拮抗胰岛素等不良作用，从而加重胰岛素抵抗，使血糖进一步升高，需用较平时剂量更大的胰岛素方可控制血糖，原来不用胰岛素的糖尿病患者在感染时亦需要用胰岛素注射控制血糖。

此外，感染时某些细胞因子如肿瘤坏死因子、白细胞介素等分泌增加，抑制胰岛素受体酪氨酸激酶的活性，使受体后作用受损，也是引起胰岛素抵抗的因素之一。

(2) 诱发急性代谢紊乱并发症及低血糖：感染尤其是中、重度感染甚易诱发急性代谢紊乱并发症，主要是三大代谢紊乱并发症，即酮症酸中毒、非酮症高渗性昏迷及乳酸酸中毒。感染是导致这些急性并发症最常见的原因，居各类诱因之首位。反之，当患者由于非感染性因素发生这些急性并发症时又极易发生感染，两者互为因果、形成恶性循环，是导致患者死亡的主要原因。

中、重度感染的糖尿病患者由于发热、代谢呈负平衡、进食减少。加之能量补充趋于保守或治疗不当(如胰岛素用量过多)，常易诱发低血糖，严重低血糖可引起抽筋、昏迷、脑血管意外、心律失常、心力衰竭、心肌梗死等，常导致患者死亡或成为植物人。

(3) 感染促使原有的糖尿病慢性并发症恶化：原有糖尿病大血管及微血管病变或其他慢性脏器疾病者，在感染后可促使这些慢性并发症急剧恶化。如原有肾脏病变者可诱发肾功能衰竭，原有心脑动脉硬化者可诱发心肌梗死、心源性休克、脑梗死等。总之，对原有糖尿病慢性并发症的患者一旦发生感染，则甚易诱发脏器功能衰竭，其发生率远超过非糖尿病人群。

7. 糖尿病临床常见感染概述

(1) 呼吸道感染：导致上呼吸道与肺部感染

的病原体多为细菌类,包括肺炎双球菌、溶血性链球菌、金黄色葡萄球菌、克雷伯菌、肠杆菌属、卡他球菌、军团菌属等,也可为厌氧菌及铜绿假单胞菌。混合性细菌感染十分常见。并发细菌性肺炎时病情多严重,病灶易扩散或形成肺脓肿。

有时肺部感染的病原体可为支原体、衣原体、病毒、霉菌等,临床表现常为不典型非化脓性病变,须注意这些特殊的感染类型。

(2) 肺结核与肺外结核:糖尿病患者感染肺结核的机会比非糖尿病患者高2～4倍。江苏省人民医院的资料表明,其发病率在8%左右,如果将肺外结核包括在内,则结核病发生率可超过10%。在血糖控制不良的情况下结核病灶极易溶解扩散,形成干酪样坏死组织和形成空洞。抗结核药物效果也较差,病灶易迁延不愈,导致糖尿病病情加重,两者形成恶性循环。

必须指出,有些糖尿病患者是在就诊结核病时才发现患有糖尿病,反之,有些糖尿病患者是在血糖长期控制不良情况下寻找原因才发现患有结核病。因此,对所有糖尿病患者应常规检查有无结核病,同理,对所有结核病患者应常规检测血糖。

(3) 泌尿系统感染:糖尿病并发泌尿系统感染的发生率较高,为10%～20%,女性较男性多见。感染细菌以肠杆菌科为最常见,其中大肠埃希菌居首位,其次为副大肠埃希菌、产气杆菌、产碱杆菌、铜绿假单胞菌、变形杆菌、克雷伯菌。革兰阳性菌相对少见,主要有粪链球菌、肠球菌、表皮葡萄球菌等。

泌尿系统感染可呈急性或慢性经过,临床表现类型轻重不一,可从无症状性菌尿症到威胁生命的坏死性肾乳头炎、气肿性肾盂肾炎、脓肾及肾周围脓肿。

1)无症状性菌尿症:中段尿培养菌计数均达10^5 ml以上而无临床症状,即可诊断为无症状性菌尿症,这种情况在糖尿病中十分常见,可高达20%左右,应引起临床重视。

2) 肾盂肾炎、膀胱炎与尿道炎:通常有尿频、尿急、尿烧灼感等典型症状,肾盂肾炎时尚可有腰痛、发热、周身不适等症状。如果治疗不及时,常转为慢性经过,并易反复急性发作。

3) 气肿性肾盂肾炎:为一种少见的肾实质和肾周围组织严重感染,其特点是肾实质与肾周围有气体形成,如不能及时控制感染,则肾实质可发生化脓性坏死及坏死性肾乳头炎。临床表现病势沉重,发热、尿液浑浊或血尿、肾区持续性疼痛为恒定表现,部分患者肾区域可能触及包块。腹部X片及CT显示肾内有气体存在具有重要诊断价值。本症病情重,需及时应用广谱抗生素治疗,必要时需做肾切开引流术或病肾切除术以保全生命。

4) 坏死性肾乳头炎:本症系由肾盂肾炎演变而来,50%以上见于糖尿病患者。感染波及肾实质椎体部,肾乳头呈坏死性炎症。其临床特征为突发高热、畏寒、脓尿、血尿和肾区疼痛,尿中可见肾乳头碎片。患者全身中毒症状严重,可出现休克。肾区叩痛多明显。病情不允许做肾盂造影或增强CT,只能根据临床表现和B超协助诊断,仔细观察尿液或用滤纸过滤尿液,从中发现大量脓细胞及红细胞即可做出诊断。本症死亡率高,预后不良,须早期诊断及时予以有效抗生素治疗,必要时应行手术治疗,切除病肾以保全生命。

(4) 消化系统感染

1) 胆囊炎与胆道感染:糖尿病合并胆囊炎与胆石症的发病率较高,可高于40%。合并急性胆道感染也十分常见。胆囊炎及胆道感染发作时临床表现可不典型,有时仅表现为发热、上腹饱胀不适而无典型的胆绞痛发作,右上腹部压痛也不一定明显,易被误诊为胃痛。

气肿性胆囊炎为胆囊炎的特殊类型,约1/3的病例有糖尿病,男性多见。发病48小时左右即出现胆囊积气特征,极易发生胆囊坏死与穿孔,死亡率明显高于一般胆囊炎患者。病原菌多为产气荚膜杆菌、大肠埃希菌、肠球菌和厌氧菌属,常为混合细菌感染。诊断除根据一般临床表现外,腹部平片、超声波或CT检查显示胆囊腔、囊壁或胆囊周围有气体存在可做出诊断。一旦确诊,宜在48小时内及时行胆囊切除术,单用抗生素治疗难以奏效。糖尿病并发细菌性肝脓肿较多见,常起源于胆囊与胆道感染,多数需行切开引流或手术治疗,单用抗生素疗效较差。

2)病毒性肝炎:临床资料表明,糖尿病患者易患乙型及丙型肝炎,且易转为慢性经过并易演变为肝硬化。这与糖尿病患者遭受代谢紊乱与营养缺乏及病毒性肝炎双重病理因素有一定的关系。糖尿病合并慢性病毒性肝炎并发肝癌者也较非糖尿病者为高,因为糖尿病本身就属于癌症高发人群。

(5)皮肤与软组织感染:最常见的为皮肤化脓性细菌感染,其发生率为6%~12%。致病菌主要为金黄色葡萄球菌,也可混以溶血性链球菌、大肠埃希菌、铜绿假单胞菌、变形杆菌、产气杆菌及厌氧菌等。其临床特点是进展快、易扩散,常由极小的化脓灶如毛囊炎、皮肤小裂口及小刺伤迅速蔓延为明显红肿热痛、化脓性溃疡、蜂窝织炎、脓肿、皮肤坏疽(坏死性筋膜炎)。延误治疗者化脓灶易侵入骨骼引起骨髓炎,侵入血流引起败血症。

糖尿病足部感染十分常见,在足趾单纯坏疽(称为干性坏疽)基础上发生感染者称为湿性坏疽,感染常迅速蔓延,多需早期截肢治疗方可控制。

皮肤真菌感染也十分常见,如足、体、股等。外阴瘙痒、龟头炎者局部皮肤黏膜常可检出白念珠菌;患阴道念珠菌病时,瘙痒更甚,伴白带过量。这些霉菌感染与高血糖密切相关,当血糖控制良好后常可自愈。

(6)口腔感染:糖尿病患者牙周病发病率高,牙龈炎、牙周感染十分常见,严重者可发生齿槽脓肿、口腔黏膜坏死、颌面部蜂窝织炎,甚至引起败血症。拔牙后尤易诱发感染,常见于血糖控制不良的患者,因此,应在血糖控制接近或达到正常后方可拔牙。患者平时应注意口腔卫生,及时消除口腔慢性病灶。

(7)几种严重的细菌及霉菌感染

1)败血症:以革兰阴性杆菌败血症为多见。病原体主要来自胆道、泌尿道、肠道等。源于皮肤软组织感染的败血症以金黄色葡萄球菌为最常见。有时原发感染性不易发现,属内源性感染所致。手术也是引起败血症的重要因素之一,据统计,糖尿病患者手术后发生革兰阴性杆菌败血症者比非糖尿病者高18倍。

2)鼻眼脑毛霉病(NEB-mucormycosis):毛霉是常见于人体的寄生菌,一般情况下不易致病,但在高血糖和酸性条件下该菌可迅速繁殖蔓延而导致发病,故鼻眼脑毛霉病主要见于糖尿病酮症酸中毒患者。该症是罕见的内脏真菌病,临床分为肺型、消化道型、脑型和全身播散型4种,以鼻眼脑毛霉病常见,其临床表现为:鼻出血、鼻窦炎、视力障碍,一侧眼肌麻痹、眼蜂窝织炎、眼球突出,上腭和鼻甲出现特征性的坏死性黑色焦痂。并发颅内动脉栓塞时可发生偏瘫。病变向颅内侵展可引起脑膜脑炎,出现神志障碍、癫痫发作和昏迷。本症死亡率极高,如不及时救治几无幸免者。

本症诊断主要根据鼻黏膜、软组织活检与特殊染色,找到特征性的毛霉菌丝。治疗宜早期予以两性霉素B、氟康唑等抗真菌药物,同时进行手术清创引流等,可提高活存率。

3)恶性外耳道炎:又称坏死性外耳道炎,主要见于血糖控制不良的中老年糖尿病患者。病原菌主要为铜绿假单胞菌(占90%以上),也可为金黄色葡萄球菌、肠杆菌或霉菌。临床特点为耳痛、外耳道肿胀、溢脓,在短时间内蔓延到周围组织、软骨和颅骨,可自乳突侵及颅底、筛窦及蝶窦,引起脑膜脑炎或脑脓肿、海绵窦栓塞、颅底骨髓炎等严重后果,死亡率极高。

诊断可根据临床症状,耳镜检查可发现外耳道有肿胀的息肉样肉芽组织及脓、坏死物,细菌培养常见铜绿假单胞菌。早期予以抗生素及手术清创治疗可使死亡率降至20%以下。

8. 糖尿病并发感染的治疗原则 总体原则是在积极控制代谢紊乱尤其是高血糖的同时,尽快选用高效、敏感的抗生素控制感染,并彻底清

除感染灶(包括手术)。

(1) 积极控制糖代谢紊乱及有关代谢异常：绝大多数患者尤其是中、重度感染者，在感染期间应接受胰岛素注射治疗，原来就用胰岛素注射治疗的患者在感染期间要及时合理调整胰岛素种类及剂量。

动物胰岛素已被临床淘汰。应根据病情选用或合用短效、超短效、中效、长效的人胰岛素、人胰岛素类似物或其预混制剂，能坚持正常进食者可行常规皮下注射，进食明显减少或不能进食，尤其是血糖明显升高伴酮症酸中毒等急性代谢紊乱并发症者应静脉滴注胰岛素治疗或使用胰岛素泵。胰岛素用量以血糖至少低于 11 mmol/L (200 mg/dL)或正常而又无低血糖反应为准，尿酮应保持阴性；血酮、血乳酸、血渗透压、血 pH 及电解质均应保持正常。

原来用口服降血糖药治疗的糖尿病患者在感染完全控制，能够正常进食后可根据血糖控制稳定及胰岛素用量逐步减少的原则下(每日胰岛素总用量减少到低于 20 单位)恢复原来的口服降血糖药治疗。对于原来用口服降血糖药治疗的患者遇有轻微感染如普通感冒、轻微支气管炎、一般尿路感染等，如果患者全身状态良好、不发热、血糖水平变化不大，则可继续用口服降血糖药控制血糖，但应密切监测血糖，如果血糖水平上升，则应临时改为胰岛素注射。

(2) 合理应用抗生素：多数轻、中度感染通常用一种有效的抗生素即可控制。但与非糖尿病患者相比，糖尿病患者感染常为混合病原体，故有时需选用 2 种以上的抗生素，同时连用 3 种以上抗生素者较少。

疗程一定要充足，国内一组资料表明，用药时间介于 8～14 日者最多，占 42.03%；最长 22～30 日，占 10.87%；最短 2 日，占 13.3%。疗程应根据感染是否彻底被控制而定，一般认为，并发感染的糖尿病患者在体温正常、症状消除后应继续用药 72 小时再考虑停药，疗程太长易发生药物不良反应及耐药菌株的产生。

所有怀疑感染的患者均应及时送血、尿、痰、脓液及其他分泌物病原体培养和药敏试验，以供选药时参考。不应采取坏疽部位表面的分泌物做细菌学检查，因其表面有许多坏死组织和污染细菌，不能真实反映深部和全身感染的病原菌的真实情况，应使用注射器在其周边炎症部位抽吸组织渗液做培养。在未获得培养结果之前，应尽早根据病情分析选用合理的抗生素，而不要等待培养结果。

对单纯病毒感染、发热原因不明又无感染证据的糖尿病患者，不宜盲目使用抗生素。在无适应证的情况下，盲目使用抗生素易引起耐药菌株的产生及药物的不良反应。

下列为糖尿病患者并发临床常见感染时抗生素药物选择方案，供临床参考。

1) 败血症：在及时送血、尿、痰、脓液及其他分泌物细菌培养和药敏试验后，不要等待结果即应迅速根据经验静脉给予抗生素治疗，待获得培养结果后再根据药敏试验结果调整用药方案。

2) 泌尿系统感染：选用氟喹诺酮类，头孢菌素类如头孢唑啉、头孢美唑、头孢唑肟或头孢塞肟等，静脉给药为宜。如为坏死性肾乳头炎，可加用苯唑西林或氯唑西林。

3) 皮肤软组织感染：选用头孢氨苄、喹诺酮类，厌氧菌感染宜加用替硝唑。

4) 胆囊及胆道感染：选用头孢拉定、头孢氨苄、喹诺酮类，通常宜加用替硝唑。并发肝脓肿时常需三联抗生素治疗。

5) 呼吸道感染：选用罗红霉素、阿奇霉素、克拉霉素或第二代、第三代头孢类，亦可选用喹诺酮类

(3) 结核病与病毒性肝炎的治疗原则

1) 结核病：宜尽早使用胰岛素注射控制血糖，并同时给予有效的 2～4 联抗结核药物治疗，疗程至少一年至一年半。为了避免肝损害的概率增加，患者不宜再加用口服降血糖药治疗。饮食控制应适当放宽，酌情增加蛋白质摄入量。

2) 病毒性肝炎：急性期一律使用胰岛素注射控制血糖，不宜加用口服降血糖药，适当放宽每日热量摄入，酌情增加蛋白质摄入量。目前临

床常用的保肝药绝大多数对血糖无不良影响，如果因病情需要静脉滴注葡萄糖，则应在葡萄糖液内按含糖量加入胰岛素，通常按每3～5 g葡萄糖加1单位胰岛素的比值计算（根据当时血糖监测值确定具体比值），此原则亦适用于其他需静脉滴注葡萄糖液的患者。

如果病毒性肝炎转为慢性，尤其是肝功能不稳定者，仍应坚持胰岛素注射控制血糖，尽量不采用口服降血糖药。

（4）病灶清创与手术处理：对局部的化脓性病灶应及时清除化脓无效腔，充分引流及清洗病灶。严重的足部感染与坏疽应行截肢术。近年来，采用经过多代繁殖纯化的丝光绿蝇蛆（lucilia sericata）进行蛆虫清创治疗（maggot debridement therapy）用于严重的足部感染与坏疽，取得了令人瞩目的效果。该医用蛆虫以坏死组织及脓液为食，可深入至清创不易达到的病灶深部，对正常组织无任何伤害，尚具有杀菌作用，尤其对产气荚膜杆菌、厌氧菌、耐药金黄色葡萄球菌更为有效。治疗3～5日即可见明显清创效果，且避免了盲目大量使用抗生素。

对胆囊及胆道感染、坏死性肾乳头炎、坏死性外耳道炎、肝脓肿及慢性肺脓肿、结核空洞等应根据适应证及时采取手术治疗。在病灶不清除的状态下，抗生素治疗很难奏效。

（5）调节免疫机能及支持治疗：亦为重要的辅助治疗手段，包括给予胸腺素注射、丙种球蛋白及白蛋白输注、输给新鲜全血与血浆等，可缩短病程，改善全身状况。具体应用方法可参考本书有关章节。

9. *糖尿病感染的预防* 积极控制糖代谢紊乱，使血糖长期保持在正常上下是预防感染的最根本措施，要达到此目的必须坚持选择有效的降血糖治疗方案，并必须做到血糖自我监测（SMBG）。当前糖尿病的治疗除合理饮食控制和运动外，合理使用口服降血糖药和注射胰岛素是血糖达标的必不可少的手段。近年来，一些新型口服降血糖药已用于临床，其中二肽基肽酶-4（Dipeptidyl peptidase-4. DPP-4）抑制剂在2型糖尿病治疗中独特的降糖效果和良好的安全性已被临床证实，但有研究表明，这类药（如西格列汀）可使咽部和泌尿系统感染的发生率增加。另一类降血糖新药如钠-葡萄糖共运转体-2抑制剂（SGLT-2 inhibitor）（如达格列净、坎格列净、恩格列净、艾格列净等）系通过抑制肾小管对葡萄糖再吸收，使其在尿中排出量明显增加而达到降低血糖目的。但此类药易引起泌尿系统感染，是其主要的不良反应。

要达到预防感染的目的，控制血糖的基本要求和目标如下：空腹血糖低于6.5 mmol/L，餐后血糖低于8 mmol/L，糖化血红蛋白（HBA1c）低于6.5%，尽量避免低血糖的发生。血脂应保持在正常范围。如能长期保持此要求的水平，则感染的机会将大大减少。老年患者血糖达标值可适当放宽0.5～1.0 mmol/L。以上观点已取得我国血糖管理专家组共识。

保持良好的营养状态与生活习惯，尤其是注意个人卫生，包括皮肤、口腔、足部及外阴等也十分重要。平时避免一切可能的皮肤损伤。一些调节免疫功能的药物包括中药在内及疫苗接种对预防感染也有一定帮助。

参考文献

[1] 何戎华. 糖尿病现代诊疗[M]. 南京：江苏科学技术出版社，2000，279-286.

[2] 高立民. 糖尿病并发感染162例临床分析[J]. 中华内分泌代谢杂志，1988，4：178-181.

[3] 萧正华，廖军，刁学廉. 糖尿病合并肺部感染时免疫功能改变及防治感染的重要性[J]. 中华内分泌代谢杂志，2000，16：288-291.

[4] 胥兴南. 1型糖尿病与病毒感染之间的关系[J]. 国际儿科学杂志，2014，41：36-38.

[5] 陆菊明. 目前我国常用口服降血糖药的临床评价[J]. 中华糖尿病杂志，2015，7：10-13.

[6] 褚月蹟，王鹏华. 糖尿病伤口愈合不良的相关机制[J]. 国际内分泌代谢杂志，2014，34：131-133.

[7] 候再强. 糖尿病并发感染的常见因素分析及治疗对策[J]. 现代诊断与治疗，2016，27(7)：1256-1257.

[8] 徐小芳，康元超，朱春黎，等. 合并感染的糖尿病住院患者抗菌药物应用情况分析[J]. 山东医药，2016，56(31)：55-57.

[9] 中国医师协会内分泌代谢科医师分会,中国住院患者血糖管理专家组. 中国住院患者血糖管理专家共识[J]. 中华内分泌代谢杂志,2017,33(1):1-10.
[10] Laitinen H, Honkanen H, Pakkanen O, *et al*. Coxackie virus B1 is associated with induction of beta cell autoimmunity that protends Type1 diabetes[J]. Diabetes, 2014, 63(2): 443-455.
[11] Ronald A. Sherman. MP maggot therapy for treating diabetic foot ulcers unresponsive conventional therapy[J]. Diabetes Care, 2003, 26: 446-451.
[12] Ginter E, Simko V. Global prevalence and future of diabetes mellitus[J]. Adv Exp Med Biol, 2012, 771: 35-41.
[13] Elliot JR. Infection and diabetes: the case for glucose control[J]. Amer J Med, 1982, 72: 439-450.
[14] Parsah, Samanis. Microbiological features and risk factors in patients with diabetic foot ulcers[J]. Wonds, 2015, 27(11): 308-312.
[15] Kumal NP. Type 2 diabetes mellitus is associated with altered CD8T and natural killer cell function in pulmonary tuberculosis[J]. Immunology, 2014, 144: 677-686.
[16] Cangoz S, Chang YY. SGLT-2 inhibitor[J]. J Clin Pharm Ther, 2013, 38: 350-359.

[南京医科大学第一附属医院(江苏省人民医院) 何戎华]

二、肝硬化、肝衰竭合并感染

肝硬化和肝衰竭患者由于机体免疫功能减退,易合并各种感染性疾病,且感染进展迅速,容易出现感染性休克、DIC和多器官功能衰竭;此外,感染又会加重患者的肝功能损害,是患者病情急剧恶化甚至死亡的重要原因之一。因此,在临床工作中需要提高警惕,尽早发现感染性疾病,及时治疗,提高患者的生存率。

【易感机制】

1. *肝脏单核巨噬细胞系统功能减退* 肝脏是单核巨噬细胞系统的重要器官,所含库普弗细胞数占机体单核巨噬细胞总数的80%。肝硬化和肝衰竭时,不仅库普弗细胞的数量减少,而且其吞噬功能也减退。库普弗细胞吞噬功能减退的后果是:来自肠腔的内毒素和细菌没有被肝脏"滤过"和清除,进入体循环,导致菌血症的发生。

2. *补体合成减少* 补体成分主要由肝脏合成。肝硬化和肝衰竭时,C3、C4、C5和B因子等含量均减少,补体激活系统存在功能障碍,导致单核巨噬细胞因缺乏调理素而功能下降,同时也引起白细胞趋化因子(C3a、C5a、C567)减少,粒细胞向炎症部位趋化的活性降低。

3. *微生态失衡* 在肝硬化和肝衰竭的发病过程中,由于患者肠道蠕动功能减弱、肠壁水肿、补体合成减少、中性粒细胞功能下降以及细胞免疫紊乱等因素,导致肠道微生态失衡、定殖抗力下降,进而肠道细菌易位、扩散,引起感染。

4. *其他* 肝硬化和肝衰竭患者存在肠壁淤血、水肿,肠道细菌可通过淋巴系统进入体循环;肝硬化患者存在门体侧支循环,门静脉中的细菌得以绕过肝组织进入体循环,导致菌血症的发生;肝硬化患者因脾功能亢进和造血功能减退,导致外周血白细胞不仅在数量上有明显的减少而且在质量上也有显著的降低,影响了抗感染的能力;侵入性操作如应用三腔二囊管、留置导尿等,增加了感染的机会;营养不良,导致机体的防御功能降低。

【感染性疾病】

1. *菌血症* 可从呼吸道、肠道、尿道、皮肤等处的感染发展而来,也可以发生在自发性细菌性腹膜炎和胆道感染的基础上,侵入性操作如穿刺、置管、输液注射是引起医源性感染的常见原因,部分患者可无原发感染灶。菌血症以革兰阴性菌感染为最常见,其中以大肠埃希菌、肺炎克雷伯菌为主,在部分菌血症患者中检测到革兰阳性菌,以链球菌属和金黄色葡萄球菌为主。

本病起病急骤,常突然发生寒战高热,热型不规则,可为弛张热或间歇热,体温可高达40℃以上。消化道症状显著,多有恶心、呕吐、腹痛和腹胀等。毒血症状严重,可有烦躁不安、嗜睡等现象。常合并感染性休克和DIC。实验室检查可见白细胞升高至$(10\sim20)\times10^9/L$,中性粒细胞占80%以上,常有中毒性颗粒,有严重脾功能亢进者,白细胞数和中性粒细胞百分数升高可不明显。败血症的病程不一,与患者肝病的严重程度、感染的严重程度、有无感染性休克及其他并发症、治疗是否及时等因素有关。

并发菌血症者预后极差,因此要保持高度警惕。对有下列情况之一者:① 短期内黄疸迅速增加;② 不明原因畏寒发热或血象升高;③ 出现自发性细菌性腹膜炎;④ 出现休克;⑤ 突然出现肝性脑病或消化道出血;应及时做血培养和药敏试验,必要时反复送检,以便做出早期诊断。

2. 自发性细菌性腹膜炎(spontaneous bacterial peritonitis, SBP) 典型临床特征包括发热、寒战、腹痛、腹胀以及腹水增多,可能伴有黄疸加深或肝性脑病。大部分患者发热不太高或仅有低热,腹痛不严重,仅有轻度压痛和反跳痛。少数患者仅表现为尿量减少、腹水迅速增多、肝性脑病、上消化道出血。对伴腹水的患者应高度怀疑SBP,常规进行诊断性腹腔穿刺术,以明确诊断。当腹水细菌培养阳性和腹水中性粒细胞绝对计数$\geqslant0.25\times10^9/L$,且无腹内手术、外科治疗感染来源依据时可做出自发性细菌性腹膜炎(SBP)的诊断。腹水检查完全符合渗出液标准者较少,由于炎性渗出物被大量腹水稀释,腹水性状可介于渗出液与漏出液之间。常见的病原体为肠杆菌科细菌、肠球菌属和拟杆菌属等。

3. 呼吸道感染 除了前述的易感机制外,以下因素也导致呼吸道感染概率增高:① 腹水的存在限制了呼吸运动;② 广谱抗生素使用剂量过大或疗程过长易导致菌群失调,条件致病菌包括真菌得以生长繁殖并致病;③ 住院时间的延长使医院交叉感染的发生率增加。

如果是社区获得性肺炎,常见的病原菌为肺炎链球菌、流感嗜血杆菌、肺炎支原体、肺炎衣原体、军团菌属等;如果是医院获得性肺炎,常见的病原菌为肠杆菌科细菌、金黄色葡萄球菌,亦可为肺炎链球菌、流感嗜血杆菌、厌氧菌等。重症患者及机械通气、昏迷、激素应用等危险因素,患者的病原菌可为铜绿假单胞菌、不动杆菌属及甲氧西林耐药金黄色葡萄球菌等。

肺部真菌感染在肝硬化和肝衰竭患者中也比较常见,对抗生素治疗无效、病情经治疗好转后又突然加重、无原因的咳嗽气急者,要警惕肺部真菌感染的可能,必要时可进行诊断性的支气管镜检查和经验性的抗真菌治疗。

4. 胆道感染 肝硬化和肝功能衰竭患者可继发胆道感染,包括急、慢性胆管炎和胆囊炎,常导致病情迁延或加重。发生的机制除了前述的易感机制外,还包括以下几方面因素:胆汁生成减少和(或)排泄障碍、胆汁成分改变、胆管和胆囊上皮抵抗力下降、胃肠功能紊乱导致消化道内厌氧菌易于逆行感染等。病原体多为大肠埃希菌、粪链球菌和铜绿假单胞菌等,普通血培养不易获得阳性结果,可进行十二指肠引流做胆汁培养。临床表现多为不同程度的发热和腹痛,黄疸不易消退,原有慢性胆道感染和胆石症病史的患者更易出现。

另外,超声检查发现许多肝硬化和肝衰竭患者有胆囊炎性改变,但临床上患者并无发热、右上腹部剧烈疼痛、外周血白细胞计数升高等典型细菌性胆囊炎表现;给患者做十二指肠引流检查胆汁,镜检常有白细胞增多,但培养多无细菌生长。目前认为,此时的胆囊壁增厚、毛糙不是胆囊受细菌侵犯所致,有可能为肝炎病毒的直接作用所致。

【预防】

积极预防是降低肝硬化和肝衰竭患者感染及病死率的重要环节。针对肝硬化和肝衰竭的疾病特点,应从以下方面积极预防继发感染:① 加强肝硬化和肝衰竭患者的口腔及呼吸道护理;② 积极治疗原发病,尽量控制发生大量腹水;③ 开展病房空气微生物学监测,定期进行空气消毒,保持病房空气清洁;④ 强化无菌观念,严格无菌技术;⑤ 严格掌握广谱抗生素与糖皮质激素的适应证;⑥ 因病原菌大多来自肠道,为预防感染,宜经常注意患者肠道功能状态,有腹胀、腹泻或便秘等肠道功能紊乱时,均应通过饮食或药物(如微生态制剂)予以纠正。

肝衰竭患者预防性抗生素的应用是有争议的。在一个有59名急性肝衰竭患者参与的随机试验中,患者在入院时无感染,研究发现,预防性抗生素的应用降低了感染的发生,对患者的生存率无影响。在另一个1 551例急性肝衰竭患者的回顾性研究中发现,预防性抗生素的应用并没有减少血流感染的发生(预防组的感染率为13%、非预防组的感染率为16%),21日内的病死率两组均为30%。

肝硬化患者在以下两种情况时可以预防性应用抗生素:① 对于有SBP反复发作史的患者,可进行选择性的肠道去污染治疗来预防SBP,应用的药物可以是诺氟沙星胶囊或利福昔明。考虑到抗生素应用不当可导致药物性肝损伤,加重肝病病情,以及长期应用抗生素易诱导耐药菌的产生,选择性肠道去污染应严格限制应用于那些易于发生细菌感染的高危人群。此外,还要进一步研究其他新的选择性肠道去污染方法。② 对于消化道出血的患者,预防性的抗生素应用可减少再出血和感染的发生率。荟萃分析表明,上消化道出血是导致感染的重要诱因。此外,上消化道出血的患者如合并感染,则出血常难以控制。因此,在肝硬化并静脉曲张出血时,短期预防性应用抗生素是有益的。

【治疗】

1. *早期治疗* 肝硬化和肝功能衰竭患者发生细菌感染后,对已经严重损伤的肝脏又是一次沉重打击。早期抗感染治疗可以更有效控制感染,降低其病死率。仔细观察病情变化,尽早发现感染性疾病,留取标本进行细菌和真菌的病原学分离、鉴定和药敏试验。同时给予抗菌药物的经验治疗,获得敏感试验结果后调整给药方案。

2. *合理应用抗感染药物* 根据感染部位、可能的病原菌、感染严重程度和患者的生理病理情况制订抗菌治疗方案,原则如下。

(1) 选择较易移行至感染病灶、无肝损伤的抗菌药物。

(2) 在获知病原菌及药敏试验结果前,可根据患者的发病情况、发病部位、原发病灶、基础疾病等推断最可能的病原菌,开始经验用药。如自发性腹膜炎最常见的病原菌是大肠埃希菌、肺炎克雷伯菌,选择抗菌药物要能覆盖这两种细菌,如哌拉西林、第三代头孢菌素等;如果患者又有反复的抗生素应用或院内感染病史,要考虑这两种细菌产超广谱酶的可能性,结合情况选用哌拉西林舒巴坦、头孢哌酮舒巴坦等。获知细菌培养及药敏试验结果后,对疗效不佳的患者应及时调整给药方案。

(3) 对危重感染不能按常规逐步升级用药,可采用降阶梯疗法,即尽早使用强效、广谱、能覆盖多种高耐药菌的抗生素,如对肠杆菌科细菌作用最强、耐药率最低的碳青霉烯类,对耐甲氧西林金黄色葡萄球菌(MRSA)有效的糖肽类、广谱抗真菌药物氟康唑等。

(4) 真菌感染时常发生,但是往往被诊断得太迟,不能有效地治疗。因此,对于真菌感染风险增加的患者,比如对于那些有长时间住院、接受血液净化、已经接受抗生素或糖皮质激素的患者,要适时启动抗真菌治疗。

3. *微生态调节剂的应用* 包括活菌制剂及促活菌生长制剂。

4. *支持治疗* 给予充分的热量、多种维生素和蛋白质,输注适量的白蛋白、氨基酸或新鲜血浆。

参考文献

[1] Bajaj JS, O'Leary JG, Reddy KR, *et al*. Second infections independently increase mortality in hospitalized patients with cirrhosis: the North American consortium for the study of end-stage liver disease (NACSELD) experience [J]. Hepatology, 2012, 56: 2328-2335.

[2] Karvellas CJ, Cavazos J, Battenhouse H, *et al*. Effects of antimicrobial prophylaxis and blood stream infections in patients with acute liver failure: a retrospective cohort study [J]. Clin Gastroenterol Hepatol, 2014, 12: 1942-1949.

[3] http://www.aasld.org/practiceguidelines/Documents/

AcuteLiverFailureUpdate2011. pdf (Accessed on August 08, 2012).

(浙江大学附属第一医院 李兰娟 刘小丽)

三、慢性肾衰竭和肾透析继发感染

慢性肾衰竭(CRF)患者由于免疫功能低下,各种感染的发生率较一般人群高10～16倍,其中最常见的致死、致残感染并发症为结核、金黄色葡萄球菌血症和肝炎病毒感染。肾脏排泄和代谢功能障碍以及尿毒症状态造成的内环境紊乱,使机体对感染的应答反应异常,并使抗生素的临床应用受到种种限制。由于感染并发症造成患者反复住院并花费高额医疗费用,也造成了沉重的社会、经济负担。研究CRF感染并发症的防治是临床肾脏病学面临的重要课题。

【易感机制】

慢性肾衰竭患者体内代谢失衡和机体免疫功能低下,都削弱了对各种病原体的抵抗力。外源性病原体的侵入、腔道黏膜上的寄生菌和原先潜伏在组织内的病原体均可导致感染的发生。医源性操作包括肾透析治疗本身亦是患者易患感染的重要因素。

1. *免疫功能低下* CRF患者的中性粒细胞游走和吞噬功能明显降低,趋化和杀菌能力受抑。其原因部分是由于代谢和排泄障碍,体内有害物质的蓄积所致,通过透析治疗能得到改善。而透析过程也损伤中性粒细胞的功能,如透析膜的生物不相容性和透析液中的内毒素可激活单核细胞分泌白细胞介素-1(IL-1)和肿瘤坏死因子(TNF),同时透析膜和血细胞接触能激活补体,最终使促炎症细胞因子和脂质炎症介质的释放增加。

CRF患者常有蛋白摄入不足、蛋白丢失或代谢障碍。体内蛋白质量的减少和质的异常均间接影响机体免疫功能,特别是体液免疫反应。CRF患者体内B细胞数目减少,B细胞产生免疫球蛋白的能力降低,故接种流感或乙型肝炎病毒疫苗后生成抗体的反应低下。CRF患者血浆补体和免疫球蛋白浓度即使正常,也并不意味着有与正常人相等的体液免疫功能。血透本身可能损伤B细胞生成免疫球蛋白的能力。体外试验也证实,CRF患者淋巴细胞分泌IgG和IgA的能力明显低于正常人。

CRF患者T细胞总数下降,特别是$CD4^+$ T细胞显著减少,CD4/CD8比值下降。T细胞对丝裂原刺激的增殖反应低下。目前已证实多种尿毒症毒素,如甲基胍、胍基琥珀酸等小分子物质以及甲状旁腺素(PTH)等中分子物质都具有抑制淋巴细胞功能的作用。最新研究表明,红细胞不仅具有携氧功能,而且也具有免疫功能,CRF患者红细胞免疫功能障碍与红细胞数量减少及血清中高水平的PTH有关。

2. *易感途径* CRF患者皮肤干燥、汗腺分泌乳酸减少,病原微生物极易入侵。术后伤口愈合延迟或容易裂开,呼吸道、胃肠道和泌尿生殖道黏膜功能损害。单核细胞和巨噬细胞清除和抵御入侵微生物和外来异物的能力降低。B细胞减少,产生免疫球蛋白能力降低,T细胞功能明显障碍,以及CRF患者广泛存在的营养不良、严重贫血、代谢性酸中毒等因素导致患者免疫功能低下,易并发各种细菌感染。

(1) 呼吸道:CRF患者常见感染部位以肺部为最常见,这与CRF患者的肺水肿、呼吸道浓稠分泌物增多、肺泡纤维蛋白渗出物等影响致病菌的清除有关,严重贫血、营养不良及透析不充分也是CRF患者发生肺部感染的危险因素。据最新报道,血透患者肺部感染菌种以革兰阴性杆菌多见,其次为革兰阳性菌、真菌及混合感染。

(2) 透析导管:尤其多见于CRF透析患者。微生物主要来自皮肤,微生物从患者皮肤沿着导管外表面移行;也可由导管接头污染经管道进入,如采血、输液、注射药物及中心静脉压测定时,导管与外界交通或导管连接处污染;经菌血症带来病原菌造成导管感染相对较少。管道感染的危险因素是长期留置、无菌操作不严、皮肤不清洁等。革兰阳性菌特别是金黄色葡萄球菌是最常见的原因。菌血症的危险因素与导管留置时间有关,有报道股静脉导管留置1周发病率为3.1%,2周为10.7%;颈内静脉导管留置3周发病率为5.4%,4周就增加至10.3%。故我国《血液透析用血管通路专家共识》建议颈部静脉临时导管最长留置4周,股静脉留置时间不超过1周。临时导管出口有感染时即使无全身症状也建议拔管,因为很快会转为菌血症。长期导管的出口感染若无发热等全身症状,可采用出口局部消毒或口服抗生素治疗。

(3) 尿路感染:近1/3的CRF患者曾合并尿路感染,与以下因素有关:① CRF患者血白蛋白水平下降及外周血白细胞数量减少。② 尿毒症毒素成分中含有多种抑制因子,导致中性粒细胞和淋巴细胞功能受损。③ CRF患者老年人居多,抵御病菌入侵的能力较差。④ CRF患者肾功能下降,尿液生成减少,对泌尿道冲洗作用减弱,加之慢性肾实质损害导致肾内瘢痕形成,引起肾内堵塞,肾单位尿流不畅,病原菌易于繁殖寄生,药物不易在局部达到有效浓度。

【感染性疾病】

1. 透析导管相关性感染 主要是革兰阳性球菌,尤其是金黄色葡萄球菌和表皮葡萄球菌,也有革兰阴性杆菌或肠球菌。医院内感染常为耐药菌。另外,使用封闭性敷料可改变皮肤菌群而引起真菌感染。

置管处皮肤感染或伴皮肤隧道的感染局部表现为出口处局部发红、变硬、有脓性分泌物,严重者可反复发作菌血症或全身性感染及感染性血栓性静脉炎。如患者有畏寒、高热、寒战,而从病史、实验室、放射线检查未发现其他部位感染灶时,应高度怀疑导管相关的感染。在拔管后24小时内,临床症状好转可确诊。导管相关性感染,外周血培养的阳性率仅为36%~38%。因此,血培养阴性不能排除导管感染。导管尖端培养与血培养菌种一致可确诊。皮肤拭子培养如发现与血液培养相同的微生物也有助于诊断。导管局部感染可先行抗感染治疗而无须拔管,如抗感染治疗后菌血症仍持续存在,则应立即拔管。我国《血液透析用血管通路专家共识》建议的拔管指征为:复杂性感染如隧道感染或脓肿、脓毒症、血栓、心内膜炎或骨髓感染、真菌感染等应立即拔除导管,并全身抗感染治疗;若为非复杂性感染如凝固酶阴性葡萄球菌、金黄色葡萄球菌、肠球菌、革兰阴性杆菌等感染可保留导管,抗感染治疗后再决定是否拔管。

2. 腹膜炎 是腹膜透析最常见的并发症,也是患者退出腹膜透析的主要原因,同时腹膜炎也可能导致患者的残余肾功能迅速下降,严重腹膜炎会直接或间接地导致患者死亡。因此,防治腹膜炎是腹膜透析的重要任务。腹膜透析并发腹膜炎大多为细菌性腹膜炎,其他还有真菌性腹膜炎、化学性腹膜炎等。腹膜透析相关的腹膜炎约75%是由皮肤或鼻腔寄居的正常菌群,即表皮葡萄球菌和金黄色葡萄球菌引起的。绝大多数是在透析液交换过程中,细菌污染连接管与透析液包装袋的连接处,并进入腹腔所致。假单胞菌也可通过污染接头处而引起腹膜炎。其次,细菌在出口处和隧道内沿透析管的外表面进入腹腔,常见为金黄色葡萄球菌、表皮葡萄球菌及一些革兰阴性菌,如假单胞菌属和变形杆菌等。

临床症状多数在细菌侵入腹腔12~24小时后出现,包括寒战、发热、恶心、呕吐或腹泻等,体格检查常有典型的腹膜炎体征,如腹部压痛、反跳痛、肌卫及肠鸣音减弱等,90%以上的患者透出液变为浑浊。透出液浑浊往往出现最早,如白细胞计数超过0.05×10^9/L时,即呈轻度浑浊;如白细胞计数超过0.1×10^9/L时,则呈明显浑浊。如是致病力相对较弱的细菌如凝固酶阴性葡萄球菌,通常只会引起腹膜透析液浑浊,而无或仅有轻度腹痛;如是致病力强的金黄色葡萄球菌、链球菌、铜绿假单胞菌或真菌等,则腹痛等临床症状比较明显。出现低血压较少,但往往提示患者预后较差。如出现严重感染的征象,应警惕肠穿孔或腹腔脓肿的可能。腹膜炎的诊断需具备以下3项中的2项:① 腹膜炎临床特征,例如腹痛和(或)透出液浑浊;② 透出液白细胞计数$>0.1\times10^9$/L(存腹时间>2小时),多形核细胞>

50%;③ 透出液细菌培养阳性。

3. *病毒性肝炎* 因经常接受各种治疗,例如,输入污染的血液或血浆代用品,经针头、注射器等导致感染,经黏膜或破损皮肤与污染的物品接触导致感染,都较易发生 HBV、HCV 的经血感染。

HBV 和 HCV 均可造成急、慢性肝炎。CRF 血透患者发病常隐匿,大多无明显临床症状。如出现症状,主要表现为乏力、食欲下降、恶心、呕吐、腹痛及黄疸,有些还有肝外表现,如皮疹、关节痛等。早期诊断需要定期检测 HBV、HCV 的感染标志物。

4. *结核* CRF 患者因细胞免疫功能低下,同时合并有营养不良、贫血等,是结核菌感染的高危人群。英国国家卫生与保健研究所(national institute for health and care excellence, NICE)报告慢性肾脏病尤其是透析患者感染结核菌的相对危险(relative risk, RR)是正常人的 10～25 倍,肾移植受体因为免疫抑制剂的使用,结核病患病风险是正常人的 37 倍。当前,我国尚无完整的慢性肾脏病和透析患者结核病流行病学数据。根据各地区的一些小样本的报道,我国慢性肾脏病患者感染结核的风险比正常人增加 4～30 倍。65.9%的血液透析患者并发结核多在透析的第一年内发生。CRF 患者合并的结核多数为肺外结核,其中以胸膜结核和淋巴结结核最为多见。

临床表现无特异性。结核病的常见症状如疲劳、厌食、体重减轻和发热等常归咎于尿毒症或透析的致热原反应或其他细菌感染,因此易延误诊断。透析患者原因不明的发热、体重下降、厌食、肝大、不能解释的肺部浸润病灶,胸腔积液、腹水、淋巴结肿大,都应怀疑为活动性结核而需要进一步检查。

实验室诊断如下。① 常规检查:由于贫血等因素,红细胞沉降率增快已失去诊断价值。CRF 未并发结核者,红细胞沉降率增速超过 100 mm/h 的占 33%。因 CRF 患者迟发性超敏反应低下,绝大多数患者结核菌素试验呈阴性反应而失去诊断价值。据报道,活动性结核患者的结核菌素皮试阳性率仅 5.3%。肺部影像学典型表现是上肺斑片或结节渗出,伴或不伴空洞;肺门或纵隔淋巴结肿大,合并或不合并胸水。但 CRF 患者免疫力低下,病灶可能出现在肺部任何部位,从而使得影像学表现不典型。② 病原学检查:我国报道包括痰、支气管灌洗液、浆膜腔积液的结核菌阳性率为 19.5%,国外报道为 27.0%。痰检查必须连续进行至少 3 次,每次间隔 24 小时,其中一次必须是清晨痰检查,痰液留取应规范,最好留取深部痰液以增加阳性率。痰检查内容为痰涂片、痰培养、药物敏感试验。新近出现的胸部异常影像学改变但无痰的患者,应诱导咳痰或支气管镜取痰检查。组织学病理检查虽有较高的阳性率,但早期往往难以确定患病部位,对某些肺外结核如深部淋巴结核,也不易获得组织标本,难以确定患病部位。根据当地资源,建议采用超声内镜引导下的经支气管针吸活检进行淋巴结活检或纵隔镜活检。接受组织学检查者中约有 72.22%得以确诊。③ 其他特异性检查:γ 干扰素释放实验(interferon gamma release assay, IGRA)的诊断价值高于结核分枝杆菌素实验(tuberculin skin test, TST),但无论 T 细胞斑点试验(T-SPOT)还是 QuantiFERON(一种高度特异性的结核免疫检测)都对潜伏性结核的诊断有局限性,表现在阳性的预测价值大于阴性的排除价值。活动性结核的诊断必须要综合分析结核病史、接触史、结核感染 T 细胞斑点试验(T-SPOT.TB)、TST、影像学等多种资料(具体应结合当地条件),必要时内科专家小组共同讨论。IGRA 检查虽然不受卡介苗接种的影响,但是对活动性结核和潜伏性结核无鉴别价值。

5. *呼吸道感染* 约有 33.3%的 CRF 患者出现呼吸道感染,其病死率为普通人群的 2 倍。病原菌检测以革兰阴性杆菌较常见。肺部感染的高发生率与尿毒症患者透析不充分、存在肺水肿(尿毒症并发肺、心力衰竭)、长期卧床及免疫功能减退有关。代谢性酸中毒时,CO_2 潴留,刺激呼吸中枢,出现过度换气,导致呼吸道黏膜受损,降低了呼吸道的抗病能力。在出现肺水肿、低蛋白血症、间质性肺炎及心力衰竭时,胸部X线检查可见肺门两侧出现对称蝴蝶状阴影,提示可出现尿毒症肺、尿毒症性胸膜炎,并且肺部感染发生率明显增加。

6. *尿路感染* 临床表现如下。① 膀胱炎:即下尿路感染。主要表现为膀胱刺激症状,即尿频、尿急、尿痛,白细胞尿,偶可有血尿,甚至肉眼血尿,膀胱区可有不适。一般无明显的全身感染症状,但少数患者可有腰痛、低热(很少超过38.5℃),血白细胞计数常不升高,此类型最为常见,其致病菌多为大肠埃希菌。② 急性肾盂肾炎:有尿频、尿急、尿痛等膀胱刺激征,腰痛和(或)下腹部痛、肋脊角及输尿管点压痛、肾区压痛和叩痛。全身感染的症状如寒战、发热、头痛、恶心、呕吐、食欲下降等,常伴有血白细胞计数升高和红细胞沉降率增快。

尿细菌学检查是诊断尿路感染的关键性手段。如发现有真性细菌尿,虽无症状也可诊断为尿路感染。真性细菌尿是指:① 膀胱穿刺尿定性培养有细菌生长;② 导尿细菌定量培养≥10^5/ml;③ 清洁中段尿定量培养≥10^5/ml。但如临床上无尿路感染症状,则要求做2次中段尿培养,细菌数均≥10^5/ml,且为同一菌种,才能确定为真性细菌尿。

【治疗】

CRF患者常因感染等并发症需要使用抗生素,由于大多数药物以原形或代谢产物的形式从肾脏排泄,肾功能不全时药物排泄障碍引起药物蓄积,故需要对药物剂量进行调整。

1. *非透析肾衰竭合并感染* 抗生素的治疗原则主要是根据肾功能受损程度考虑抗生素的使用剂量、间隔和疗程。按抗生素经肾排泄程度和对肾脏的毒性大小,肾功能衰竭时抗生素的使用分为4类。

(1) 抗生素维持原治疗量或剂量略减:主要包括经肝胆系统排泄或代谢的大环内酯类(红霉素、吉他霉素、麦迪霉素、交沙霉素、阿奇霉素、克拉霉素等)、利福平、多西环素等,部分青霉素类和头孢菌素类由肝肾两途径清除者亦属此类。肾功能轻度损害时,某些青霉素类如氨苄西林、哌拉西林、苯唑西林,以及大部分或部分由肝胆系统排泄的头孢哌酮、头孢曲松等,均可以原治疗量应用,但在肾功能中度以上损害时则需减量;氯霉素和两性霉素B虽在肾功能减退时血清半衰期仅轻度延长,但由于该两药物分别有明显的血液系统和肾毒性等严重不良反应,因此必须慎用。

(2) 剂量需适当减量者:此类药物无明显肾毒性或仅有轻度肾毒性,但由于药物主要自肾清除,在肾功能减退时药物即可在体内积蓄,血半衰期显著延长,因此,需根据肾功能减退程度减少剂量或延长给药间期。主要自肾排泄的青霉素类、头孢菌素类及其他β-内酰胺类均属此类。如青霉素、头孢唑林、头孢呋辛、头孢他啶、头孢唑肟、氨曲南、亚胺培南等。氧氟沙星、左氧氟沙星、氟罗沙星等氟喹诺酮类亦属此类药物。肾功能中度以上减退者如应用上述药物未减量时,可导致不良反应发生,如青霉素在血及脑脊液浓度过高时,可导致青霉素脑病的发生;氟喹诺酮类、亚胺培南等亦易导致严重中枢神经系统反应如抽搐等的发生。

(3) 剂量必须减少者:此类药物均有明显肾毒性,且主要经肾排泄。氨基糖苷类、万古霉素、多黏菌素等均属此类。通常该类药物应避免用于肾功能减退患者,但在确有指征应用时也可调整剂量给药,应在监测血药浓度下,据此减量应用,以减少肾、耳、神经系统等的不良反应。由于血小板功能缺陷和血透应用肝素,由抗生素引起的出血并发症也有所增加。

(4) 肾功能损害时不宜应用者:除多西环素以外的四环素类应用于肾功能减退者可加重氮质血症;呋喃类、萘啶酸在体内明显积聚,可产生对神经系统的不良反应,肾功能损害时均不宜应用;头孢噻啶肾毒性大,目前临床已不应用。此外,长效磺胺类、对氨水杨酸等亦不宜应用。

上述4类药物中,除第4类不宜使用外,其余3类在肾功能减退时均需调整给药剂量。肾功能损害程度是调整剂量的重要指标，肾功能试验中以肌酐清除率最具参考价值。当肾功能损害时，药物剂量的调整可以减少剂量或延长给药间期，前者为给药间期不变，每次给药量减少；后者为每次给药量不变，而给药间期延长，但此方法使血药浓度波动幅度较大，对严重感染的患者可能影响疗效，以减量法的应用更为适宜，或两者结合应用。无论应用上述方法中的任何一种，首次量仍按正常治疗量给予。在肾功能轻、中和重度损害时，即肌酐清除率分别在(50～80)ml/min、(10～50)ml/min 和<10 ml/min 时，将每日剂量分别减为原正常用量的 2/3～1/2、1/2～1/5 和 1/5～1/10。

2. 维持性透析合并感染抗生素的治疗原则　维持性透析治疗患者的药物清除量等于机体清除量与替代治疗清除量之和。如果替代治疗清除量较大，除了需要根据肾功能状况调整药物剂量外，还要根据透析的清除量对剂量进行调整或补充。由于血液透析是一种间断治疗，应每次透析后补充被清除的药物；由于持续不卧床腹膜透析是一种持续性治疗，应根据机体清除量与腹膜透析清除量之和调整药物剂量和用药间隔。氨基糖苷类药可通过透析被清除，血药浓度降低可影响疗效，故需补充剂量。而大环内酯类、克林霉素、氯霉素、多西环素等不受透析疗效的影响或影响很小，则不需增加剂量。青霉素 G 和耐酶青霉素透析性较小，基本上可按原剂量给药，多数广谱青霉素类和头孢类抗生素有不同程度的透析性，血透期间或血透结束时宜追加适量抗菌药物。

3. 透析导管相关性感染的治疗原则　留置临时性中心静脉导管的患者，一旦出现发热且排除其他部位感染，应考虑导管感染。血液透析开始数分钟至数十分钟，患者出现畏寒、寒战、发热等全身症状，这是血流感染的典型表现。导管感染或高度怀疑导管感染时：① 立即采血培养，通常导管腔内和外周血各采血标本进行培养并比较细菌生长时间，一般认为，导管内血液细菌生长时间早于外周血细菌生长时间 2 小时以上，可考虑为导管相关性感染；② 血常规检查，但有些细菌感染并不一定导致白细胞升高；③ 留取血培养后立即静脉使用抗生素治疗，初始经验性使用抗生素，后根据药敏试验结果调整抗生素。外周静脉使用抗生素必须同时采用抗生素封管。如是建立隧道的长期透析导管感染者，应根据感染情况确定合适的治疗方案。如仅表现为导管出口感染，可局部使用抗生素，加强局部护理。如存在隧道感染，除局部处理外，应予抗生素治疗 72 小时，如仍不能控制者必须拔管。

自身瘘感染不常见，若有也常是局部的，单用抗生素治疗有效，具体方法遵循外科感染处理方法。聚四氟乙烯(PTFE)移植血管瘘感染较常见，主要由革兰阳性金黄色葡萄球菌所致，不太常见的是表皮链球菌和其他革兰阳性菌。静脉内用药、移植物上方的皮炎、内瘘针穿刺点的刺痛、个人卫生较差均可诱发瘘感染。股静脉移植瘘感染率较高，也许与接近会阴有关。因此，皮肤清洁很重要，建议在每次血液透析前要用水和肥皂清洗移植物上皮肤。移植物内瘘感染常无症状和体征，在发热的透析患者，若病史、体征不能提示其他感染，则应推测有移植瘘伴发的菌血症，应做血培养。最初抗生素选择应覆盖革兰阴性和革兰阳性菌，其后根据药敏试验结果选择抗生素。动静脉移植物广泛感染时，应切除感染的移植物并选择合适的抗生素。

4. 腹膜炎的治疗原则　腹膜炎应及早诊断，及早治疗，在腹膜炎诊断明确之前，透析液浑浊需按照腹膜炎来治疗直至诊断明确或排除。在用药治疗前应先进行腹膜透析液常规、涂片革兰染色和细菌培养等检查。不同病原菌治疗和预后不同，应提高培养的阳性率。2016 年国际腹膜透析协会(ISPD)指南推荐使用血培养技术来进行腹膜透析液的细菌培养，并要求培养的阳性率达到 85%以上。可先行经验治疗，待明确病原菌后，再根据病原菌和药敏试验结果调整用药。一般在合理治疗后 72 小时内腹膜炎症状改善，透析液白细胞计数在 4～5 日后降至正常。如治疗 5～7 日仍无效，需重做细菌(包括真菌及结核杆菌)培养,并考虑尽快拔管。

(1) 经验性抗生素治疗:应考虑腹膜透析中心的微生物感染史,且须覆盖革兰阳性菌和阴性菌。推荐使用万古霉素或第一代头孢菌素覆盖革兰阳性菌,使用第三代头孢菌素或氨基糖苷类药物覆盖革兰阴性菌。首先考虑腹腔内使用抗生素,患者出现全身败血症症状时,可同时静脉使用抗生素。氨基糖苷类抗生素推荐腹腔内每日间断给药,但使用过程中需注意监测血药浓度,以及残肾功能和前庭功能,并避免重复和长疗程使用。推荐在腹腔使用万古霉素治疗时采用间断给药方案,并应监测万古霉素的血药浓度,维持在 15 μg/ml 以上。腹腔使用头孢菌素治疗时,既可以使用持续给药方案(每袋腹膜透析液使用),也可以使用每日间断给药。

(2) 后续治疗:一旦知道了培养和药敏试验结果,应视情况调整抗生素治疗方案,并选用窄谱抗生素进行治疗。对于凝固酶阴性的葡萄球菌和链球菌,推荐使用有效的抗生素治疗 2 周。对于其他细菌性腹膜炎,推荐使用有效的抗生素治疗 3 周。对于铜绿假单胞菌性腹膜炎,推荐应用 2 种对假单胞菌敏感、作用机制不同的抗生素,如腹腔使用庆大霉素或口服环丙沙星,同时腹腔使用头孢他啶或头孢吡肟,疗程 3 周。对同时合并隧道感染或出口处感染的铜绿假单胞菌腹膜炎,推荐同时拔管。对于多种微生物引起的腹膜炎,如果腹膜透析流出液中有多种肠道致病菌(多种革兰阴性菌或混合革兰阴性/革兰阳性菌)生长,并且临床治疗无效时,应立即行外科评估,使用甲硝唑联合腹腔使用万古霉素和腹腔使用氨基糖苷类抗生素/头孢他啶,疗程至少 3 周;如果腹膜透析流出液中有多种革兰阳性菌生长,推荐使用有效抗生素,疗程至少 3 周。对于培养阴性的腹膜炎,如果培养 3 日后都没有细菌生长,要重复做细胞计数及分类,如果培养阴性腹膜炎在治疗 3 日后好转,推荐中止氨基糖苷类抗生素治疗,继续使用覆盖革兰阳性菌的药物(如第一代头孢菌素或万古霉素),疗程 2 周;如果培养阴性腹膜炎在第 3 日仍无好转,需考虑使用特殊培养技术来分离潜在的不常造成腹膜炎的致病菌。对于真菌性腹膜炎,当腹膜透析流出液中证实真菌存在后应该立即拔除导管,在腹膜透析管拔除后还应继续使用合适的抗真菌治疗,疗程至少 2 周。对于结核分枝杆菌性腹膜炎的治疗应基于结核的一般治疗方案。对于难治性腹膜炎、复发性腹膜炎、真菌性腹膜炎,除非有临床禁忌证,否则应拔除导管。

(3) 腹腔局部用药:透析液浑浊明显时,可加入肝素(500 U/L),防止纤维蛋白凝块的形成,预防透析管阻塞,减少腹腔粘连;但透析液变清后即可停用肝素。腹痛明显时,可在腹膜透析液中加入利多卡因缓解疼痛。

(4) 重视综合治疗:如严重的腹膜炎患者进食少,从腹腔丢失的蛋白质增多,应加强营养支持治疗,每天应补充蛋白质 1.2~1.6 g/kg,热量为 30~45 kcal/kg。腹膜炎时腹膜通透性增加,葡萄糖的吸收增加,糖尿病患者应注意血糖的控制。葡萄糖吸收增加会导致腹膜透析液渗透压下降,腹膜透析超滤减少,应及时调整腹膜透析方案,以避免容量超负荷。

5. *病毒性肝炎的防治* 乙型肝炎疫苗接种和隔离措施的实施已大大降低了血透中心 HBV 感染的播散,主动免疫是防止 HBV 感染播散的有效措施,但透析患者对疫苗接种的应答能力明显低于正常人群。在透析开始前、透析后 1 个月和 6 个月分别在三角肌内注射基因重组乙型肝炎疫苗 40 μg 可提高抗体产生率。应用促红细胞生成素(EPO)改善贫血,有助于提高 CRF 患者对乙型肝炎疫苗接种的免疫应答力。HBV 和 HCV 感染也可用干扰素治疗。相比传统长效干扰素联合利巴韦林方案,使用直接抗病毒药物 DAA(direct-acting antiviral agent)治疗 HCV 感染具有治愈率高、疗程短、不良反应少等优势,可以给 HCV 感染的 CKD 患者带来更大益处。疗程通常需 12~24 周,相关报道的治愈率在 90%以上。HCV-RAN 阳性 HCV 感染患者均可考虑抗病毒治疗。目前,国际指南推荐全口服 DAA 方案为 CKD 合并 HCV 感染患者一线抗病毒治疗用药。DAA抗病毒治疗方案需要根据肾小球滤过率(eGFR)水平进行选择。eGFR≥30 ml/(min·1.73 m^2)时,CKD患者选择DAA方案与普通人群相同,且无需调整剂量。eGFR＜30 ml/(min·1.73 m^2)的CKD患者需要谨慎选择DAA方案。索磷布韦主要通过肾脏代谢,在严重肾功能不全患者中未证明其安全性,指南仅推荐用于eGFR≥30 ml/(min·1.73 m^2)的患者。其他国内已经上市的格拉瑞韦/艾尔巴韦、奥比帕利/达塞布韦、阿舒瑞韦/达拉他韦方案,以及即将上市的格卡瑞韦/哌仑他韦方案均能安全地用于进展期CKD合并HCV感染患者。对于严重肾功能不全(CKD 4～5期)以及终末期肾衰竭(ESRD)(包括血液透析或腹膜透析)患者的药物选择应根据肾功能状况来考虑。DAA方案的选择同样应基于HCV基因(亚)型、治疗史、药物相互作用、eGFR、肝纤维化等级以及合并症等综合考虑,对于ESRD患者应选用不含利巴韦林的方案。基因型为GT1b的患者可选择的治疗方案多,而其他基因型(如2、3、5、6型)感染可等待后续CKD方案(如格卡瑞韦/哌仑他韦)上市后进行治疗。乙型肝炎用拉米夫定或恩替卡韦,以及新药替诺福韦/艾拉酚胺富马酸(Vemlidy/TAF)等治疗大多数可维持缓解。我国原卫生部于2010年颁布了血液净化标准操作规程,详细制定了血液透析中心感染的控制措施。

6. 结核的治疗原则 临床上CRF患者若有不明原因的发热,特别是不明原因的长期不规则低热,在考虑结缔组织疾病、血液病、肿瘤的可能性时,应先排除合并结核病的可能性,必要时可考虑试用诊断性抗结核治疗,不要过分强调结核病的定位,以免贻误治疗时机。对其中具有下述临床线索,给予预防性抗结核治疗:① 既往有未经适当治疗的活动性结核史或近期有活动性结核的密切接触史者;② 胸部X线检查有钙化灶、硬结性病变、胸膜增厚或肺门部阴影,且血清抗PPDIgG阳性者视为高危患者。试验性抗结核治疗由呼吸科、感染性疾病科、肾内科多学科会诊制订具体方案。

CRF及透析患者并发结核感染后,由于肾功能减退影响抗结核药物排泄,血液净化影响部分抗结核药物的清除,因此,患者抗结核治疗方案(药物种类、药物剂量、给药间隔、疗程等)的制订需要综合考虑肾小球滤过率下降对药物代谢动力学的影响,否则将会影响疗效或发生严重的不良反应。我国《2016年成人慢性肾脏病合并结核病管理专家共识》推荐标准四联疗法(异烟肼、利福平、乙胺丁醇、吡嗪酰胺),因异烟肼、利福平耐药率在我国高达20%～40%,尤其是复治患者;乙胺丁醇和氨基糖苷类的毒性大,加替沙星或莫西沙星可以替代乙胺丁醇,将起始RHZE方案2个月可以换成RHZM方案2个月。虽然加替沙星或莫西沙星的耐受性好,但是要注意加替沙星有引起结缔组织病、血糖代谢紊乱的风险;莫西沙星会导致肝功能紊乱和心电图长QT综合征。

7. 肺部感染的治疗原则 对肺部感染患者应及早给予相应处理及预防措施,包括充分透析,使用碳酸氢钠及生物相容性较好的透析膜,戒烟、防止受凉和上呼吸道感染等,并注意房间的通风及消毒。一旦发生呼吸道感染,治疗措施是:① 上呼吸道感染多为病毒感染,可对症处理,或给予抗病毒药物;临床不缓解有细菌感染表现则应用抗菌药物;对未进行细菌培养前的治疗凭经验用药,明确细菌后则根据药敏试验结果及药物的不良反应调整用药;尽量避免使用具有肾毒性的药物以及长期多联用药,防止损害肾功能和造成体内菌群失调,同时需注意肺部真菌二重感染的可能,必要时使用抗真菌药物。② 加强原发病的治疗,改善肾功能,延缓肾功能进一步恶化。③ 加强支持治疗,提高免疫功能;加强饮食管理,提倡高热量低蛋白饮食,以优质蛋白如蛋类、瘦肉等为宜。④ 严格病区管理,防止交叉感染。

8. 尿路感染的治疗原则 在无尿细菌培养和药敏试验结果之前,宜先选用对革兰阴性杆菌有效的抗生素,因感染大多由大肠埃希菌等革兰

阴性菌引起，尤其是首次发作者，常用抗菌药物是氟喹诺酮类。如治疗3日症状仍无改善，则应按药敏试验结果来选择。氨苄西林、头孢菌素类等β-内酰胺类抗生素均可选用，但应尽可能使用肾毒性较小的抗生素。

参考文献

[1] 中国医院协会血液净化中心管理分会血液净化通路学组. 中国血液透析用血管通路专家共识(第2版)[J]. 中国血液净化，2019，6(6)：365-381.

[2] 中国医院协会血液净化中心管理分会专家组. 中国成人慢性肾脏病合并结核病管理专家共识[J]. 中国血液净化，2016，15(11)：577-586.

[3] 中华人民共和国卫生部. 血液净化标准操作规程(2019版征求意见稿).

[4] CKD合并HCV感染诊治共识专家委员会. 慢性肾脏病合并丙型肝炎病毒感染诊断及治疗的专家共识[J]. 临床肾脏病杂志，2019，19(5)：305-310.

[5] Philip Kam-Tao Li, Cheuk Chun Szeto, Beth Piraino, *et al*. ISPD Peritonitis Recommendations: 2016 Update on Prevention and Treatment[J]. Peritoneal Dialysis International, 2016, 36(5): 481-508.

[南京医科大学第一附属医院(江苏省人民医院) 毛慧娟 葛益飞 任海滨]

四、恶性肿瘤并发感染

恶性肿瘤的发生、发展与机体免疫功能低下关系紧密。这部分患者为免疫功能低下群体。其免疫功能低下的原因有：肿瘤本身、机体皮肤黏膜屏障破坏、吞噬细胞功能下降、细胞和体液免疫功能下降、放疗及化疗的毒副作用等。该群体患者易并发严重感染，是其主要的不良预后因素和常见的死亡原因。感染可发生在疾病的不同阶段、不同部位，临床表现多种多样，往往和原发病的症状夹杂在一起，难以明确。本节扼要介绍恶性肿瘤患者感染的一些基本问题。

【易感机理】

1. 免疫功能低下 恶性肿瘤患者(包括血液疾病和实体肿瘤)的非特异性和特异性免疫功能均有不同程度的低下。感染的易发性、严重性、难治性与免疫功能低下的程度密切相关。① 肿瘤细胞的浸润导致各脏器的组织结构受损，各种创伤性医疗操作、实体肿瘤所致空腔脏器阻塞等均会损伤皮肤黏膜的机械阻挡、分泌杀菌物质和正常菌群的拮抗作用。② 肿瘤细胞本身产生抑制性细胞因子抑制免疫功能，如转化生长因子(TGF-β)、白介素10(IL-10)、前列腺素E2、腺苷等。③ 肿瘤细胞能诱导机体产生多种免疫抑制因子，如封闭因子、血液免疫抑制蛋白等，降低机体的免疫识别和清除能力；也可诱导机体产生抑制性T细胞、抑制性单核巨噬细胞，从而影响机体的特异性免疫功能。机体细胞免疫的抑制，特别是细胞毒性T细胞功能受损使机体易遭受病毒感染。

2. 粒细胞数与功能下降 ① 肿瘤性疾病特别是白血病患者的白细胞增殖是无效生成，无游走、吞噬和杀菌能力，即对预防感染和控制感染没有作用。② 恶性实体肿瘤的骨髓广泛转移、白血病细胞的骨髓浸润，抑制骨髓的正常造血功能，外周血中成熟的有功能的粒细胞减少。③ 治疗过程中，糖皮质激素的使用影响粒细胞的吞噬功能。④ 化疗和放疗损伤正常的造血细胞，导致骨髓抑制。所以在接受放、化疗后往往会经历一段中性粒细胞减少的时期，此时易发生严重感染，这是肿瘤患者早期死亡原因之一。

外周血中性粒细胞(ANC)减少是指绝对计数$<2.0\times10^9$/L；当ANC$<0.5\times10^9$/L时称中性粒细胞缺乏(简称“粒缺”)；当ANC$<0.1\times10^9$/L时，为严重粒缺。粒缺的程度、持续时间和反复发生频率都将影响感染的发生、严重性和预后。约有1/5的严重粒缺患者发生菌血症。患者粒细胞数下降水平与严重感染发生率呈正相关性，见表37-5。

表37-5 肿瘤患者血液粒细胞下降与发生严重感染的关系

粒细胞数下降水平($\times10^9$/L)	1周内发生感染率(%)
>2.0	2
$2.0\sim>1.5$	5

（续表）

粒细胞数下降水平（$\times10^9$/L）	1周内发生感染率（%）
1.5～>1.0	10
1.0～>0.5	19
0.5～>0.1	28

3. *化疗和放疗的毒副反应* 抗肿瘤药物和放射治疗，均具有“两面性”，在杀伤肿瘤细胞的同时，也杀伤正常细胞。放化疗的应用可：① 进一步损伤肿瘤患者的免疫细胞及其功能。② 影响正常黏膜上皮细胞的生长代谢，导致黏膜糜烂破溃，细菌及真菌易定殖生长。③ 细胞毒药物损伤骨髓中的粒细胞，并且抑制T细胞的功能；还可使淋巴结皮质萎缩，生发中心消失，抑制B细胞功能和抗体产生。治疗剂量愈大、疗程愈长、损伤愈重，合并感染率愈高。

4. *医院相关感染* 创伤性诊断方法和治疗手段在肿瘤患者中应用较多，医源性感染相应增加。如输血、穿刺或注射、深静脉置管、介入治疗、气管插管及切开、呼吸机的应用等，此类操作会破坏皮肤黏膜的屏障作用，构成病原体的侵入途径。并且细菌在各种置管、导管的表面可形成生物膜（多糖蛋白复合物），它可保护细菌免受抗菌药物和宿主抗感染防御的作用，而难以被除清，使之成为感染扩散的根源。

治疗手段与药物的进步，以及肿瘤患者住院时间和生存期不断延长，两者均促使感染增加。恶性肿瘤患者的院内感染率高达20%，其中以血液系统肿瘤患者的感染率最高。感染部位以下呼吸道最为常见，因为：① 放疗、化疗药物及免疫抑制剂对呼吸道纤毛黏液系统、IgA及纤维连结素等细菌清除系统均有一定程度破坏作用，例如，接受过放射治疗的患者“放射性肺炎”合并感染的概率大大增加。② 消化道细菌定殖于口咽部时有发生，细菌可进一步乘虚而入并移行至下部气道定殖和造成感染。晚期及老年体质衰弱或麻醉及意识障碍的患者“吸入性肺炎”也时有发生。③ 肺癌和食管癌患者尤其是前者在病程晚期易发生由肿块或淋巴结压迫引起的“阻塞性肺炎”。

5. *机会性感染* 临床上往往对肿瘤患者较多地应用肾上腺皮质激素与广谱抗生素，在治疗肿瘤与抗感染的同时，也干扰体内正常菌群，使体内菌群失调，降低宿主的防御能力，导致一些条件致病菌（如耐药的革兰阴性菌、真菌、卡氏肺孢子虫等）生长繁殖，成为致病的病原菌，引起机会性感染。

6. *高龄* 恶性肿瘤尤其是实体瘤好发于老年人，而且随着年龄增长发生率增高，因此，在恶性肿瘤的群体中老年人构成比率较大。由于老年人各组织器官功能衰退，屏障功能减退，自清能力下降；同时中性粒细胞趋化性及吞噬细胞功能均明显降低；免疫系统老化，血中胸腺素浓度下降，使T细胞分化、成熟和功能表达均相应降低，对外来抗原的反应减弱。B细胞对抗原刺激的应答和（或）抗原和抗体间的亲和力低下，需要T细胞协助的体液免疫应答也随之下降。所以，老年人感染发生率明显升高。多个文献报道，年龄≥65岁与<65岁相比，肿瘤患者的院内感染率有统计学差异，且年龄越大院内感染率越高。老年人败血症预后差，病死率高。

【感染性疾病】

1. *病原体* 病原体特点：多样化，各种各样病原体都有；以条件致病菌为主，且不乏机会病原体；耐药现象严重，常是多重耐药菌。这是由于抗菌药物长时间或反复使用、品种起点高、过多联用或过频更换，以及肿瘤疾病本身等因素使机体微生态平衡紊乱，导致菌群失调、菌群交替和易位，以致促进病原菌发生变迁。粒细胞缺乏发热的患者血培养阳性的概率<20%，约80%的患者可能血培养结果为阴性，其原因之一是现有临床培养技术不能把其病原体检测出来，提示平素无害病原体或机会感染病原体数量和品种可能在增多。

总的结果是：病原菌由毒力高的敏感株向毒力低的机会病原菌及多重耐药株趋向变迁，而感染模式以二重感染、机会感染、多部位感染、多病原菌混合感染、全身性播散性感染等难治性感染为多。最终，加速了恶性肿瘤患者病程的发展，导致患者死亡。

(1) 细菌：肿瘤患者社区获得性感染的病原菌主要为呼吸道细菌，细菌感染可直接或继病毒感染之后发生，以溶血性链球菌多见，其次为流感嗜血杆菌、肺炎球菌和葡萄球菌等，以及一些存在于菜蔬或水中的病原菌如沙门菌、李斯特菌、空肠弯曲菌和真菌等。

院内获得性感染病原菌来源于污染的环境和感染的患者以及带菌的健康医护人员。革兰阴性菌仍是主要致病菌，占57.89%，其中以大肠埃希菌为多，铜绿脓假单胞菌、肺炎克雷伯菌次之，其他还包括不动杆菌、肠杆菌、产气杆菌、变形杆菌、枸橼酸杆菌和军团菌，以及结核杆菌等。由于第三代头孢菌素、喹诺酮类药物的广泛应用，留置导管的增加及大剂量放、化疗所致黏膜损伤，使菌谱由革兰阴性菌逐渐转为革兰阳性菌，后者有凝固酶阴性的葡萄球菌、金黄色葡萄球菌、溶血性链球菌和肠球菌等。目前，肠球菌在院内感染中所占比例正在日益增加，随着万古霉素的应用，耐万古霉素的肠球菌也日益增多，更增加了治疗的难度。与此同时，对近10年来使用的抗生素耐药的革兰阴性菌的数量也逐步增加，其中铜绿假单胞菌和肠杆菌对第三代头孢菌素的耐药率均达到40%以上。这些细菌感染通常是通过皮肤或黏膜表面的损伤处进入体内，如化疗引起肠黏膜损伤而致大肠埃希菌、铜绿假单胞菌菌血症，表皮葡萄球菌常通过皮肤深静脉置管口进入血液循环。

(2) 真菌：近年来，医源性真菌感染率和病死率已呈急剧上升的趋势。某肿瘤医院中深部真菌感染发生率为2.08%，占医院感染的36.13%。白念珠菌是最常见的真菌病原体，可引起鹅口疮、真菌性阴道炎乃至败血症。由于氟康唑的广泛性使用，耐氟康唑的念珠菌属感染日益增长。曲霉菌是第二大常见致病菌，大多数表现为结节性肺浸润，也可引起鼻窦炎和播散性感染。此外，隐球菌、毛霉等引起的深部真菌病也时有发生，菌种分布有逐渐扩大的趋势。

深部真菌感染预后极差。例如，骨髓移植继以嘌呤类药物(如氟达拉滨)的应用，侵袭性真菌感染已经成为肿瘤性血液病患者病死的主要原因。

(3) 病毒：肿瘤患者病毒感染常由寄居体内的病毒引起，多内源性感染。在骨髓移植后或放、化疗后的免疫抑制期，原先潜伏体内的巨细胞病毒、EB病毒、水痘-带状疱疹病毒、乙型肝炎病毒、单纯疱疹病毒等常复燃和再发。初始感染的病原体包括单纯疱疹病毒、呼吸道合胞病毒、副流感病毒、流感病毒等。同时，也要警惕经血传播的病毒，如乙型和丙型肝炎病毒，以及艾滋病病毒的感染。

(4) 寄生虫：艾滋病患者常合并卡氏肺孢子虫、刚地弓形虫、隐孢子虫感染；肿瘤及恶性血液病患者也偶有上述寄生虫感染；弓形虫慢性感染在肿瘤病程中再活动非少见。

2. *感染部位* 肿瘤患者的感染发生部位以呼吸道、消化道、泌尿道居多。

(1) 肺部感染：住院时间与肺部感染发生率密切相关，住院>30日的医院感染率高达40.38%，明显高于≤30日的20.83%($P<0.01$)。病原菌以革兰阴性为主，近几年，革兰阳性球菌有增多趋势。铜绿假单胞菌仍是ICU和呼吸机相关肺炎(VAP)的主要致病菌，细菌在气管导管的表面形成多糖蛋白复合物，可间歇性脱入下呼吸道，引起VAP。

肺结核发生率高于正常人群30倍左右，症状常不典型，病初常按一般感染而误治。由巨细胞病毒引起的间质性肺炎和由军团菌引起的军团菌肺炎也时有发生。急性淋巴细胞白血病患者偶见卡氏肺孢子虫感染，可表现为气促、咳嗽、进行性发绀等呼吸道症状，而体征缺如。

(2) 消化道感染：应用化疗药物尤其是氟尿嘧啶类药物时常可发生口腔黏膜溃烂引起口腔炎，特别在粒缺时更易发生。鹅口疮是深部真菌感染的常见的口腔炎。头颈部肿瘤及纵隔和食管上段放疗后好发口咽部及食管感染。病原菌为金黄色葡萄球菌、溶血性链球菌、肺炎链球菌、铜绿假单胞菌、大肠埃希菌等。

胆系感染很多见，常是化疗期间不明原因发

热的根源。原有胆系慢性炎症的患者在化疗期间由于免疫力低下易出现感染，症状往往不典型，但墨菲氏征阳性。长期应用广谱抗生素的患者可发生金黄色葡萄球菌性肠炎、白念珠菌性肠炎、艰难梭菌性肠炎(抗生素相关性肠炎)。念珠菌感染所致食管炎在急性白血病患者中发病日益增多，其发病原因与食管反流有关，发病部位在食管下 1/3 段为多，可出现胸骨后烧灼痛及吞咽困难，甚至出血。胃肠道肿瘤可由于瘤体坏死或放射损伤而造成肠道腹腔瘘，肠内容物漏出可引起腹腔感染。肛周脓肿常见于急性白血病化疗后粒细胞减少期。

近年来常有报道，化疗往往使隐匿性慢性乙肝患者体内 HBV 再度复燃，引起重度肝炎活动。

(3) 泌尿道感染：有些化疗药物以原型或代谢产物(如异环磷酰胺)从肾脏排泄，刺激和损伤泌尿道上皮；又常因导尿、膀胱内长时间留置导尿管或频繁更换新导尿管，或尿路梗阻等原因而促发尿路感染。病原菌以大肠埃希菌、铜绿假单胞菌、MRSA、克雷伯菌等为常见，厌氧菌也常有发生。严重者可发生肾乳头感染性坏死。

(4) 皮肤感染：皮肤化脓性感染与中性粒细胞减少有关。感染不易局限，易致蜂窝织炎。长期卧床患者褥疮合并感染比例较高；置管及介入性诊疗操作所致的皮肤切口处易合并感染，以金黄色葡萄球菌和表皮葡萄球菌感染为主。灰指甲和手足及体癣等浅部真菌如镰孢菌(Fusarium)感染也较常见。

(5) 中枢神经系统感染：可发生中枢神经系统真菌感染，相比恶性实体瘤来讲，在恶性血液疾病中更多见到，特别是隐球菌脑炎与弓形虫病较多见。

(6) 败血症：常见革兰阴性菌菌血症，但耐药葡萄球菌如 MRSA、MRSE 和肠球菌呈上升趋势。此外，厌氧菌、真菌及复数菌发生率也逐渐增多。近 20 年来，一些既往认为不致病或致病力弱的条件致病菌引起败血症明显增加，L 型细菌所致的败血症也有所增加。由于对肿瘤患者开展各种导管和内镜检查、器官移植、透析疗法、高能量输液等诊疗技术，致使肿瘤患者全身感染后，发生的多器官功能障碍综合征往往进展迅速，治疗难度大，较快发生多器官功能衰竭，常累及 4 个以上器官。

复数菌败血症是指在同一份血液标本中检测出 2 种或更多种致病菌，或 72 小时内从数次血或骨髓标本中培养出多种致病菌，约占肿瘤患者败血症总数的 10%，多为耐药菌感染，死亡率高达 37%～82%。

3. 临床特征 肿瘤患者的感染往往起病隐匿，早期常无发热而表现为原发病症状加重，或与化疗毒副反应掺杂在一起无法分辨。缺乏经验的医生常将其误判为肿瘤控制不佳，病情进展，放弃治疗或改换化疗方案，导致贻误最佳治疗时机。部分患者起病急骤、发展快，如不及时控制，预后很差。

(1) 发热和乏力：在晚期肿瘤、白血病、淋巴瘤、多发性骨髓瘤患者，原发疾病本身即有发热；也有化疗药物可致发热。一般恶性肿瘤大多为低热，很少超过 38℃；体温曲线规则，或反复不规则热；而并发感染则以高热及弛张热型为多。但某些老年、体弱的晚期患者可表现为体温不升或正常；合并使用糖皮质激素常掩盖了发热等症状。

几乎所有的肿瘤患者合并感染时均有乏力表现，甚至于有与肿瘤病情发展不相符的体质下降、一般情况恶化，个别出现淡漠等精神症状。

由于肿瘤患者感染表现隐匿，可缺少局部症状体征，临床判断是否并发感染需要细致观察和经验。如发现出现此类临床变化均应及时监测血常规，做好细致鉴别诊断。如白细胞总数或中性粒细胞较前升高(即使两者均在正常范围内)可考虑感染存在；如两者均无升高，甚至还有所降低，但因正处于放、化疗期间，两者下降与预计下降幅度不符，也应高度怀疑感染存在，要进一步搜寻感染证据。

(2) 局部表现：机体反应差，炎症反应不明显。例如，皮肤蜂窝织炎较少形成脓肿，导管相关性感染出现穿刺部位稍许发红和少量渗出。各组织器官感染可缺少典型症状体征：尿路感染时可无尿频、尿急、尿痛等表现。脑膜炎时可无颈项强直及其他脑膜刺激症状。腹膜炎时无腹壁肌紧张与反跳痛。并发重度咽峡炎时仅有疼痛和吞咽困难,咽峡部红肿而少有渗出物,颈部淋巴结一般肿大、压痛不明显。肛周炎除排便时疼痛外,仅局部少许红肿,较少形成脓肿。

肺炎时咳嗽、胸痛、脓性痰均较轻或缺如,肺部体征与胸片在发病1周内常很轻或不出现。当出现胸闷、气急时肺炎已很严重,可迅速发生呼吸衰竭。肺炎治疗常迁延不愈,胸部X线或CT上一直可看到炎症表现,症状反复出现,时好时坏。肿瘤患者伴发结核时症状多不典型,结核菌素试验常为阴性。

各部位感染如不及时发现和治疗,可在短期内进展为败血症。

(3)粒细胞缺乏伴感染:特别在恶性血液肿瘤治疗中常有粒细胞缺乏,认识和正确处理粒细胞缺乏伴感染可显著提高治疗水平,降低死亡率。

粒细胞缺乏患者感染的特点:① 粒细胞缺乏合并感染发生率高,与持续时间相关。② 病情凶险,死亡率高。③ 感染易扩散,败血症、肺炎等严重感染发生率高,混合感染多。④ 临床表现常不典型,不易形成局部化脓病灶。⑤ 一般抗生素治疗效果差。⑥ 粒细胞缺乏时感染的风险增加,感染发生的风险和严重程度与中性粒细胞计数呈负相关,当粒细胞<100/mm^3 时严重感染和血行感染的风险大大增加。⑦ 粒细胞降低的速度和持续的时间也是重要的决定因素。

按此特点,采取以下策略是明智的:当有发热,单次体温(口腔)>38.3℃或≥38℃持续1小时以上无其他明确病因时即应按感染处理发热;即使无发热但有感染的症状、体征(腹痛、严重黏膜炎、肛周疼痛)也考虑存在活动性感染。

【预防】

1. *全环境保护(total protected environment, TPE)* 在恶性血液患者进行超大剂量化疗或骨髓/外周血干细胞移植治疗时,为了预防外源性感染,应将患者置入净化空气层流室(laminar airflow room, LAFR)内,通过消毒所有器械与设备表面及地面与墙面等,设置一个无菌环境,所有进入房间的物品都要用热、化学液体或气体消毒,包括食物和水的消毒,以减少微生物的含量。

无菌护理室对肿瘤患者全环境保护的重要方面,包括患者的药浴消毒、应用消毒器具、眼及口腔与肛门会阴部的清洗除菌、定期进行鼻咽拭子培养等。

2. *心理护理* 积极消除患者的悲观恐惧心理,使其保持乐观的情绪,保证充足的睡眠;鼓励患者主动摄取足够的营养,不但是提高机体免疫力的好办法,也是预防医院感染的重要手段之一。

3. *抗感染药物预防性应用* 根据需要选择清洁胃肠道或全身性应用药物。清洁胃肠道又分为完全性与选择性两种。前者目标是广泛清除各种需氧菌与厌氧菌,联合应用万古霉素、新霉素与抗真菌药;后者不包括厌氧菌。清洁胃肠道可明显减少粒细胞减少症患者的感染,尤其适用于骨髓移植前后,也是消除MODS内源性肠道感染源的有效方法。

T细胞功能缺陷患者的卡氏肺孢子虫感染的风险加大,化学预防采用每日或每周3次口服TMP/SMZ,几乎可以完全防止淋巴瘤、急性白血病的糖皮质激素治疗患者、骨髓移植等高危患者的卡氏肺孢子虫感染。

【治疗】

当有可疑感染时,即应采取标本做培养,在获得分离培养结果之前,按规范经验治疗方案使用抗菌药物,尽早根据病原学资料更换为针对性目标治疗。

1. *粒细胞缺乏患者的经验性治疗* 粒细胞缺乏患者的评估:美国国立综合癌症网络(NCCN)的治疗指南提出,当患者ANC<0.5×10^9/L,单次口腔体温≥38.3℃或体温≥38℃持续1小时以上,应该对患者进行风险评估,并迅速给予抗生素经验治疗。在开始抗生素治疗前,应该从血液(包括外周静脉或中心静脉)、尿道、直肠、咽喉以及其他任何可见的损伤处采样进行细菌培养。怀疑皮下损伤有感染时,应该进行穿

刺或活检。常规行胸部 X 线摄片检查，以便诊断肺部感染和进行病情对照。如果怀疑其他部位感染可以进行相应的影像学检查。具有以下任何一个因素的属于高危患者：① 在住院期间发烧；② 病情不稳定；③ 预期的粒缺状态($ANC<0.1\times10^9/L$)≥7 日；④ 肌酐>2 mg/dL，肝功能>正常值的 3 倍；⑤ 肿瘤没有控制或进展；⑥ 临床上出现肺炎或其他复杂的感染。相反则为低危患者。NCCN 推荐，对于低危患者给予口服抗生素治疗，高危患者给予静脉抗生素治疗(图 37－2)；如果病原菌不明确，抗生素的选择应该调整为最大抗菌谱，最好覆盖革兰阴性菌和革兰阳性菌。导管感染可加用利奈唑胺或万古霉素；严重腹泻或腹部症状明显者可加用抗厌氧药物替硝唑、奥硝唑。另外，抗生素的选择还要考虑患者接受的化疗药物(或其他药物)的特殊毒性，如顺铂治疗的患者应尽量避免肾毒性的药物。对长期大量使用广谱抗生素的患者，应定期监测菌群变化及感染部位的细菌变化，及时予以纠正和调整治疗，如使用第三代头孢菌素或碳青霉烯类抗生素时应常规预防真菌感染以减少二重感染的发生。

3～5 日后，应对病原学检测结果的临床意义及初始经验性治疗的临床反应进行一次新的评估，采取以下程序：① 病原学检测结果特异性较高，初始经验性治疗有效，则减少联合用药，改为有针对性的、相对窄谱的抗生素继续治疗，即所谓“降阶梯”治疗。② 病原学检测结果特异性不高或阴性，而初始治疗临床有效，可继续用原方案治疗 24～48 小时再作评估，亦可以首先停用联合方案中的氨基糖苷类药物。③ 病原学检测特异性不高或阴性，或所分离到的病原体虽然特异性不高，但属于原方案未覆盖者，且临床治疗反应不佳，则需要对诊断重新评价，或采用侵袭性诊断技术以获取特异性病原学诊断，从而调整治疗用药与方案。

2. 抗菌药物的目标治疗　一旦获得血或呼吸道分泌物培养结果，就应该对经验性抗生素治疗进行调整。如果没有发现多重耐药(multiple resistant bacteria，MDR)病原菌，或者病原菌对一种初始方案中使用的不太广谱的抗生素敏感，就应该采用降阶梯治疗；调整抗生素种类，限制疗程。

对临床上最常见的 4 种 MDR 病原菌推荐以下方案：铜绿假单胞菌使用β-内酰胺类联合氨基糖苷类，可替代后者的是氟喹诺酮类，主要为环丙沙星或左氧氟沙星。治疗不动杆菌属最

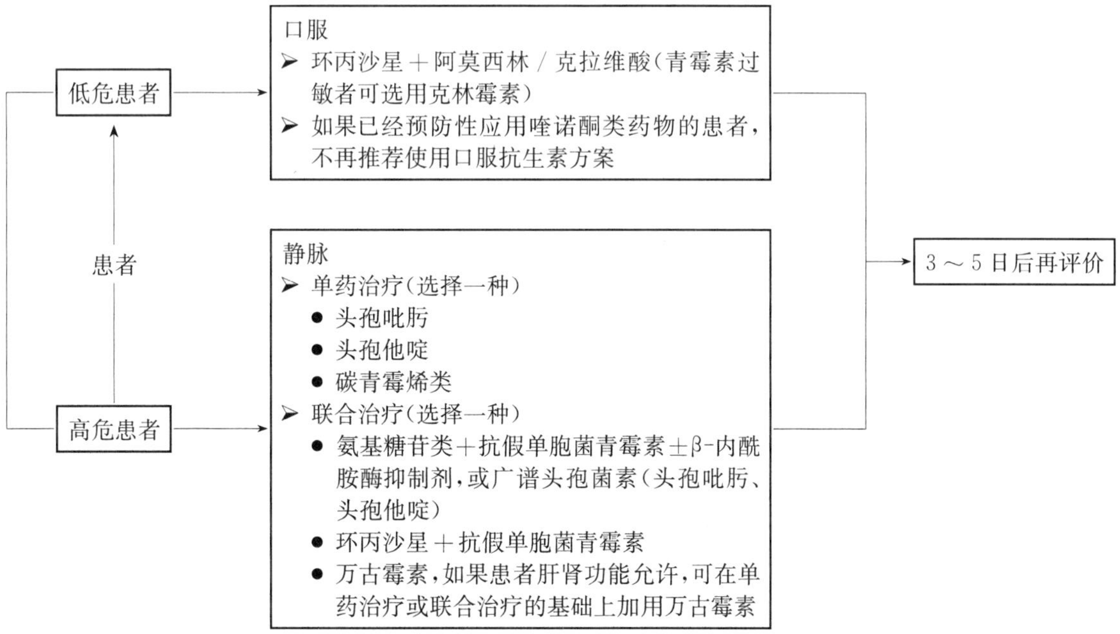

图 37－2　粒细胞缺乏伴发热患者初始抗生素经验性治疗

有效的药物是碳青霉烯类、舒巴坦复合剂、多黏菌素E和多黏菌素B。而当临床上分离到产ESBLs肠杆菌科细菌时应避免使用第三代头孢菌素单药治疗，尤其肠杆菌属细菌应避免使用第三代头孢菌素，最有效的药物是碳青霉烯类。对于MRSA在肾功能不全的患者，或正在接受使用其他肾毒性药物，可优先考虑使用利奈唑胺。

3. *抗病毒感染药物* 阿昔洛韦用于单纯疱疹病毒感染的治疗，更昔洛韦用于巨细胞病毒感染，拉米夫定和干扰素用于HBV的治疗。基因治疗前景广阔。

4. *抗真菌感染药物* 局部感染(口腔、肠道、阴道)可口服或外用氟康唑、咪康唑、酮康唑等。伊曲康唑口服混悬液适用于念珠菌性食管炎。

深部真菌感染不易及时诊断。目前，主张粒缺患者广谱抗生素治疗5～7日后，如果仍有发热，要加用抗真菌药物。此类患者有1/3可以合并全身真菌感染，通常是由念珠菌或曲霉引起。对氟康唑耐药或无效的假丝酵母菌和曲霉科用伊曲康唑治疗。两性霉素B抗菌谱广，毒性大，其脂质体制剂可降低毒性，提高疗效。白棘球素类(echinocandin)抗真菌药卡泊芬净(caspofungin)对耐氟康唑白念珠菌、非白念珠菌及曲霉均有效。对治疗持续发热及中性粒细胞较少者，该药可作为经验性治疗，其安全性、生存率和有效率较高，而且耐受性好。

5. *抗原虫感染药物* 卡氏肺孢子虫、刚地弓形虫感染可用复方磺胺甲噁唑治疗。有文献报道，白棘球素类对卡氏肺孢子虫有快速杀灭作用。

6. *其他治疗方案*

(1) 细胞因子应用：对于恶性血液病与肿瘤由于粒细胞减少导致感染的患者，使用粒细胞-巨噬细胞集落刺激因子(GM-CSF)治疗后，可迅速增加患者外周血液中的中性粒细胞和(或)单核巨噬细胞，结合抗感染药物的治疗，可以有效地抵御细菌、真菌的感染，缩短病程，改善预后。G-CSF应用方法是5～10 ug/(kg·d)，儿童连用3～7日，成人连用7～14日。对IL-6升高的脓毒血症患者用TNF-α单克隆抗体治疗可使相对病死率降低10%，绝对病死率降低3.6%。对其他细胞因子如白介素-2(IL-2)、多系集落刺激因子(multi-CSF)的应用也有报道。

(2) 浓缩白细胞输注：目前学者一致认为，不作预防性输注浓缩白细胞。应同时具备以下3个条件，并充分权衡利弊后可考虑使用：① 中性粒细胞绝对值低于0.5×10^9/L；② 有明显的细菌感染；③ 在强有力的抗生素及G-CSF治疗48小时后疗效不佳。每次输注剂量应大于10×10^9/L，连用4～5日，直到体温下降或证明无效时为止。

(3) 静脉免疫球蛋白的应用：肿瘤患者常伴有体液免疫缺陷，使用静脉用免疫球蛋白(IVIG)联合抗生素治疗，能迅速控制严重感染。IVIG尤其适用于有功能性抗体缺陷的肿瘤患者继发感染，如慢性淋巴细胞性白血病、多发性骨髓瘤、急性白血病、恶性淋巴瘤等。对多发性骨髓瘤、肺癌、霍奇金病、急性白血病患者应用IVIG，也可减少感染次数，延长缓解时间。

(4) 免疫调节剂的应用：胸腺素α1与化疗联合应用可改善被化疗抑制的机体免疫功能；同时，在严重感染时胸腺素α1延缓TNF-a、IL-6等促炎细胞因子上升趋势，减轻炎症介质所致的损伤反应，并调节抗炎因子IL-10上升，逐步与促炎因子保持平衡，抑制有害炎症介质产生，增加机体抗菌能力。

参考文献

[1] 于世英等译. 癌症化疗手册[M]. 北京：科学出版社，2005：724-750.

[2] 陈龙邦，刘福坤. 循证肿瘤治疗学[M]. 郑州：郑州大学出版社，2004：681-690.

[3] 罗绍凯，洪文德，李娟. 临床血液病学[M]. 北京：科学出版社，2003：337-356.

[4] 周际昌. 实用肿瘤内科学[M]. 北京：人民卫生出版社，2013，205-207.

[5] 徐瑞华. 临床肿瘤内科学[M]. 北京：人民卫生出版社，2014，180-182.

[6] 杨光荣,赵春艳,丁艳慧.肿瘤患者医院感染危险因素及控制对策探析[J].中国卫生标准管理,2015,14(5):89-90.
[7] 陆一平,江宗蔚,陈艳华.肿瘤患者医院感染调查及预防对策[J].当代医学,2016,22(28):162-163.
[8] 林臻.恶性肿瘤患者医院感染的研究进展[J].中国癌症防治杂志,2017,9(3):244-246.
[9] 袁野.抗真菌药物的研究进展[J].中南药学,2013,11(3):207-209.
[10] 姚文晔,曾洁,薛云新,等.细菌耐药性及新型抗菌疗法研究进展[J].中国抗生素杂志,2017,42(5):322-327.
[11] 金玲,张永红.粒细胞减少伴发热患者的抗感染治疗[J].临床药物治疗杂志,2011,9(1):12-15.
[12] 张聪,李红.肿瘤患者医院感染的预防措施[J].中华医院感染学杂志,2004,14(3):309-310.
[13] Oberoi S, Suthar R, Bansal D, *et al*. Febrile neutropenia: outline of management [J]. Indian J Pediatr, 2013, 80(2): 138-143.
[14] Chalmers C, Gaur S, Chew J, *et al*. Epidemiology and management of candidaemia a retrospective, multicentre study in five hospitals in the UK [J]. Mycoses, 2011, 54(6): e795-e800.

[南京医科大学第一附属医院(江苏省人民医院) 卢凯华]

五、器官移植相关感染

器官移植相关感染(organ transplantation related infection)主要指移植器官接受者(称为受体、受者或宿主)发生的机会性细菌、病毒、真菌、原虫等感染。从1954年Murry行第一例肾移植术成功以来,肝肾等移植已广泛用于治疗终末期实体器官功能衰竭。因移植受者大量使用免疫抑制剂及移植前多伴有基础疾病,使移植后感染成为器官移植临床的一个重要课题,至今仍是受者死亡的主要原因。

移植受者可发生内源性和外源性感染。内源感染病原来自胃肠道和临近口腔、肛门皮肤等处。外源感染病原较复杂,包括来源于提供移植器官的个体(称为供体或供者)的器官,移植过程及移植术后受者获得的感染。通常认为,移植术后1个月内主要是术前潜在感染复发,伤口、导管等外源性感染;术后1~2个月常为免疫抑制相关的条件致病微生物感染,主要是病毒感染;术后2~6个月以细菌、真菌及原虫感染为主,外源获得流感嗜血杆菌、李斯特菌属、隐球菌属感染,内源性感染如单纯疱疹病毒(HSV)、弓形虫、分枝杆菌感染等,常有原发或继发巨细胞病毒(CMV)、支原体、EB病毒(EBV)感染等。移植受者感染可发生于伤口局部、肺部、消化道、泌尿道、中枢神经系统等,也可播散为全身感染危及患者生命。

【易感机理】

1. *移植前因素* 移植受者潜在疾病、营养不良、年龄、接触感染源及基础免疫力等均与移植后感染相关。终末期肝、肾疾病等移植受者,术前均因存在一个或多个器官严重功能障碍而机体免疫功能极为低下;基础疾病形成的病理解剖严重紊乱,如终末期肝病导致肠黏膜屏障破坏,终末期肺病导致重度肺气肿等均成为发生感染的高危因素;严重营养不良、贫血、低蛋白血症及维生素(如维生素D)缺乏等均是移植受者发生感染的危险因素。移植前潜伏于体内的病原体,移植后可再燃和复发。因此,移植前严格进行感染评估,有感染者暂缓器官移植,对预防移植受者感染有重要意义。

2. *术中因素* 移植手术操作及各种介入性医疗措施均与感染密切相关。麻醉插管,静脉输液、输血及血制品,中心静脉监测,以及手术环境交叉感染等,均是移植受者感染的重要因素。原位肝移植(orthotopic liver transplantation, OLT)中胆道重建方式与发生感染有关。肺移植术中损伤横膈、喉返神经,因影响肺通气功能而容易引起肺炎。移植术中局部缺血时间长可增加感染发生率等。如能改进某些手术方式、严格按规程操作等均有助于预防移植受者术后感染。

3. *移植术后因素* 使用免疫抑制的种类、剂量,留置导管及移植术后并发症的处理等均与受者发生感染有关。OLT后动脉血栓未及时处理可引起肝脓肿,肾移植后膀胱输尿管内尿液反流可导致肾盂肾炎等。长期置留导管容易发生感染,并可形成生物膜导致病原菌难以清除,可发生静脉炎进而诱发导管相关性败血症;长期气管插管会引起肺部感染等。围术期不合理应用抗生素亦易诱发真菌感染等。因此,移植术后恰当处理、微生物变化监测等,均可预防移植受者感染。

4. 器官供者因素　移植受者感染部分病原来自器官供者。如心脏移植受者弓形虫感染多来自供者心脏内弓形虫包囊。肾移植后受者多瘤病毒 BK(polyomavirus BK, BKV)感染,除部分因受者肾脏自身存在的 BKV 活跃外,一部分来自供者的肾脏。为了预防移植受者感染,必须严格筛选器官供者。

【感染性疾病】

1. 各器官移植者感染特点

(1) 肾脏移植:肾移植术后4周内感染主要与手术相关,如伤口、尿路和肺部感染,以及导管相关性脓毒血症等,多为混合感染。致病菌常为大肠埃希菌等革兰阴性杆菌,念珠菌、曲霉、肺孢子菌等真菌。肾移植受者尿路感染占60%,其中约50%可因手术操作引起,如输尿管漏等。60%肾移植后因泌尿道或邻近部位感染引起菌血症,25%~30%可发生肺炎。肾移植6个月后的感染主要为病毒、原虫和真菌等。呼吸道合胞病毒等引起的感染呈上升趋势。CMV、EBV 及 HIV-1 可引起免疫复合物性肾病。HBV、HCV 免疫复合物可引起相关性肾小球肾炎。BKV、JC 病毒(JCV)等多为原发或再感染。输尿管狭窄和出血性膀胱炎与 BKV 感染有关。还可发生肺结核或结核性脑膜炎、隐球菌脑膜炎等。

(2) 肝脏移植:OLT 后细菌感染多发生于术后4周内,感染率约40%,相关的短期和中期病死率约10%。主要是呼吸道和胆道感染,以革兰阴性细菌多见,常来源于肠道和胆道。念珠菌、肺孢子菌等深部感染发生率为2.9%~31%,相关病死率为5.3%~80%。OLT 后可因胆管狭窄而反复发生胆管炎、胆汁淤积,长时间可导致继发胆管结石、胆囊坏死或肝硬化。病毒感染以 CMV 最常见,可引起肝功能异常。EBV 感染,单纯疱疹和带状疱疹患者均可出现 ALT 升高。HBV、HCV 复发或再感染可缩短肝病病程,OLT 后 HCV 感染的受者,5年内90%可发生慢性肝炎,其中20%于5年内可发展为肝硬化。

(3) 心脏移植:心脏移植受者感染发生率为3.19%,相关死亡率约45%。以肺部、血液、泌尿系统、胃肠道及手术切口感染等为主。常见病原为细菌、真菌、病毒、支原体等。心脏移植后容易发生纵隔炎。在三尖瓣和右心室内膜上发现赘生物可能为血栓性内膜炎,如细菌培养阳性才可考虑细菌性心内膜炎。弓形虫感染多发生在移植后数周至数月,表现为坏死性肺炎、心肌炎及脑炎。CMV 感染可引起心肌炎。

(4) 肺移植与心-肺移植:肺移植围术期感染主要致病菌是铜绿假单胞菌、金黄色葡萄球菌等,早期细菌性肺炎多来源于器官供者。常有念珠菌、曲霉,以及 HSV、CMV 感染。慢性排斥反应的肺移植受者可发生肺炎等。单肺移植后常为自身保留的肺部感染。心-肺联合移植受者较心脏移植感染概率更高,病情更重。

(5) 其他器官移植:胰腺移植受者多为糖尿病合并肾病患者,需施行肾-胰腺联合移植。受者感染发生率较单纯肾移植高;容易发生伤口细菌感染,以及念珠菌等真菌感染。小肠移植后可因黏膜屏障受损导致菌血症,90%以上受者发生肠内感染。

2. 移植受者感染的诊断　移植受者免疫抑制等药物的应用使感染的临床表现、检验结果等常不典型。对移植受者感染的诊断应注意下列几点。

(1) 完整询问病史:可以为移植受者感染的诊断提供重要线索。除了掌握一般病史资料外,还应详细询问移植术前、术中和移植术后处理可能与感染有关的情况。

(2) 症状和体征:有时感染无发热或仅表现为低热;有的为多器官损害表现,如败血症;有的症状明显而缺乏体征,如肺孢子菌肺炎(PCP)可有严重呼吸困难而肺部体征很少。因此,须注意感染潜在部位的感染相关症状及体征,如口腔炎,肺炎、心内膜炎,腹腔感染,移植区脓肿、尿漏,原位肾感染、肾周围炎,血管通路 A－V 瘘、血管炎,伤口感染,脑膜炎、脑脓肿等。

(3) 病原学检查:临床标本细菌培养阳性是确诊的依据,如血、尿、痰、胸腔积液等分离出同一病原菌则有诊断价值。涂片、培养须找到孢子或菌丝可确诊真菌感染。对于细胞内感染的病原或镜检和培养均不能肯定的致病菌,可取肺、淋巴结、肝、脾及炎症组织行组织切片、染色镜检确定;也可采集血液行小鼠腹腔接种提高阳性率。痰查见抗酸杆菌需培养并结合药敏试验和菌种鉴定,才可确定是否为结核菌;γ 干扰素释放试验(IGRA 或 T－SPOT)有助于诊断结核菌感染。支原体等感染检测血清中病原体的抗原有参考意义。脑脊液查隐球菌荚膜抗原对诊断隐球菌脑膜炎有一定意义。病毒感染检测血液 IgM 抗体有早期诊断价值,IgG 抗体滴度到达一定水平或恢复期比急性期升高 4 倍以上有诊断意义。病毒或生长缓慢的病原感染,检测病原核酸特异性及敏感性较高,如血清 EBV DNA 阳性可确诊 EBV 感染;脑脊液查结核菌 DNA 对诊断结核性脑膜炎有重要意义;肺孢子菌核酸阳性对诊断卡氏肺孢子虫肺炎有重要价值,但须注意核酸检测可有假阳性。

还须注意受者感染发热可因激素应用被掩盖,以下情况可能为感染:持续低热或高热;原为低热,抗排斥用药后为高热;移植后期高热;每天定时畏寒、高热、大量出汗后体温正常等。如同时外周血白细胞、中性粒细胞计数升高,降钙素原持续升高,则感染的可能性更大。

【治疗】

抗病原治疗的原则是:调整免疫抑制剂,如品种调换,减量、暂停甚至停止使用,以挽救因严重感染可能导致患者死亡;加强对症与全身支持治疗;采集标本送检病原体,同时按经验选用广谱、强效药物治疗,注意防治不良反应;获得病原和药敏试验结果后酌情调整治疗方案。

1. *抗细菌治疗*

(1) 抗革兰阳性球菌治疗:移植受者葡萄球菌感染 90%以上为 MRSA,葡萄球菌败血症可用糖肽类抗菌药物如万古霉素或替考拉林,或利奈唑胺联合利福平。尿肠球菌感染可用氨苄西林联合氨基糖苷类,或半合成青霉素与链阳菌素如奎奴普丁/达福普汀联合应用。李斯特菌感染可用氨苄西林或氨基糖苷类药物治疗。

(2) 抗革兰阴性细菌治疗:革兰阴性菌耐药突出,常用β－内酰胺类如第三代头孢联合氨基糖苷类或利福平,或亚胺培南联合喹诺酮类等药物治疗。铜绿假单胞菌感染可用头孢哌酮或头孢拉定,或亚胺培南/西司他丁或美罗培南等;不动杆菌感染可用头孢哌酮/舒巴坦、亚胺培南/西司他丁,或氨苄西林/舒巴坦联合妥布霉素,或氨基糖苷类、喹诺酮类、利福平联合应用。产金属β－内酰胺酶－1(NDM－1)细菌感染可用替加环素或多黏菌素 B,或磷霉素类联合异帕米星等治疗。军团菌感染可用红霉素治疗,也可加用利福平等。

(3) 抗分枝杆菌治疗:结核病治疗原则为联合、早期、足量、规律用药。常用方案为异烟肼＋利福平＋乙胺丁醇或(和)喹诺酮类等,密切监测肝功能,疗程 12 个月或 16 个月;短程化疗不少于半年或 10 个月。观察药物不良反应,并酌情调整方案。肝移植受者不用利福平,可改用喹诺酮类或(和)氨基糖苷类;肾移植受者不宜用氨基糖苷类药物。非结核分枝菌感染更应根据药敏试验结果治疗。

2. *抗真菌治疗* 移植受者真菌感染发生率在 3%～10%。常由念珠菌、曲霉、新型隐球菌、毛霉等所致深部感染,抗真菌药物主要有咪唑类,如氟康唑、伊曲康唑、伏立康唑、泊沙康唑等;多烯类,如两性霉素 B(AmB)及其衍生物(如两性霉素脂质体);棘白菌素类,如卡泊芬净、米卡芬净等;制霉菌素和氟胞嘧啶(5－Fc)等。最好根据药敏试验结果选用,念珠菌病可用氟康唑或伏立康唑,或 AmB、5－Fc 等治疗。曲霉病可用伏立康唑或 AmB 和 5－Fc 治疗。肺孢子菌病可用喷他脒或复方磺胺甲噁唑治疗。

3. *抗病毒治疗* 移植受者常发生 CMV、

HSV、EBV、VZV、HBV等复发或再感染。HSV感染可用阿昔洛韦(ACV)等治疗,CMV感染可用更昔洛韦(DHPG)或ACV治疗。带状疱疹以镇痛、皮肤干燥和清洁等对症治疗为主,局部用阿昔洛韦冷霜、0.5%硝酸银液涂擦,可用ACV抗VZV治疗。EBV感染以对症治疗为主,阿糖腺苷、DHPG可抑制DNA聚合酶,减少EBV DNA合成,但对细胞内的病毒基因无效。膦甲酸盐、DNA旋转酶抑制剂及脱氧尿嘧啶核苷等体外试验能抑制BKV复制,但缺少人体试验依据。移植受者HBV感染应长期用核苷(酸)类似物(NA)治疗,如拉米夫定、替比夫定、恩替卡韦、阿德福韦、替诺福韦或恩曲他滨等,新型NA替诺福韦艾拉酚胺(TAF)临床试验已获较好疗效。耐药者用其他能治疗耐药变异的NA单用或联合应用。移植受者后一旦HCV RNA阳性应抗病毒治疗。α干扰素(IFN-α)/利巴韦林(RBV)有效,但不良反应较多,并可促进移植器官排斥。可用新型小分子药物多聚酶抑制剂、蛋白酶抑制剂等,直接抗病毒药物(DAAs)联合治疗,如索菲布韦/利巴韦林,或索菲布韦/雷迪帕韦,或索菲布韦/达卡他韦/利巴韦林,或索菲布韦/维帕他韦等治疗。

4. *抗寄生虫治疗* 移植受者容易发生弓形虫、类圆线虫等寄生虫感染。病情严重程度取决于受者全身情况及免疫抑制程度。弓形虫病可用磺胺嘧啶、乙胺嘧啶及螺旋霉素治疗等。类圆线虫病可用甲苯达唑,或阿苯达唑、伊维菌素等治疗。

参考文献

[1] 谢林,陈实.器官移植受者感染//申正义,田德英.医院感染病学[M].北京:中国医药科技出版社,2007,410-444.

[2] Young Jae Park, Sang Un Kim, Kyung Hee Lee, *et al*. Vitamin D deficiency is associated with increased risk of bacterial infections after kidney transplantation[J]. Korean J Intern Med, 2017, 32(3): 505-513.

[3] Ilaria Umbro, Francesca Tinti, Paolo Muiesan, *et al*. Different behaviour of BK-virus infection in liver transplant recipients [J]. World J Gastroenterol, 2016 Jan 28, 22(4): 1532-1540.

[4] Rahul Sampath, Robin Patel, Scott A. *et al*. Cardiothoracic Transplant Recipient Mycoplasma hominis: An Uncommon Infection with Probable Donor Transmission[J]. EBioMedicine, 2017, 19: 84-90.

(四川大学华西医院 唐红)

六、原发性免疫缺陷病的感染

原发性免疫缺陷病(primary immunodeficiency disease, PID)是由于遗传因素或先天性免疫系统发育不良导致免疫器官、免疫活性细胞及免疫活性分子(免疫球蛋白、细胞因子、补体和细胞膜表面分子)发生缺陷,最终机体免疫功能障碍的一组临床综合征,可累及固有或适应性免疫。原发性免疫缺陷病具有的共同临床特点是:① 反复严重的不同病原感染,如细菌、病毒、真菌、分枝杆菌及原虫感染;② 可有自身炎症、自身免疫和(或)变态反应、恶性病变、溶血性贫血、血小板减少等;③ 预防接种,特别是减毒活疫苗接种后可发生疫苗病;④ 具有遗传性,常染色体显性或隐性遗传、X连锁隐性遗传。

国际免疫学会联合会PID专家委员会(PID EC)2015年更新原发性免疫缺陷病的分类,与2年前版本相比较,新增34种新的基因缺陷,对特定微生物易感的基因缺陷病的上升反映了免疫防御系统的精确协调性。每一种疾病,皆提供关键的临床及实验室特征。根据新分类标准将290多种PID分为9类,共涉及300多种基因突变:① T细胞、B细胞联合免疫缺陷(immunodeficiencies affecting cellular and humoral immunity);② 其他已明确表型的免疫缺陷综合征(combined immunodeficienecies with associated or syndromic features);③ 抗体免疫缺陷病(predominantly antibody deficiencies);④ 免疫失调性疾病(diseases of immune dysregulation);⑤ 先天性吞噬细胞数目、功能缺陷(congenital defects of phagocyte number, function, or both);⑥ 天然免疫缺陷

(defects in Intrinsic and Innate Immunity);⑦ 自身炎症性疾病(autoinflammatory disorders);⑧ 补体缺陷(complement deficiencies);⑨ 拟表型PID(phenocopies of PID)。

原发免疫缺陷所造成的反复、严重、持续的感染,称为"原发免疫缺陷者的感染"(infection in the immunodeficiency host)。而原发免疫缺陷者(immunodeficiency host)正是指上述有原发性免疫缺陷病个体。

【易感机理】

PID患者对各种病原体高度易感,发生感染的病原体可以是常见的各种病原体,包括细菌、真菌、病毒及原虫。各种机会性病原体(opportunistic agents)可致原发性免疫缺陷者发生机会感染(opportunistic infection)。不同类型的PID患者病原易感性不同。

1. *细菌* 包括常见的引起各种感染的革兰阳性和革兰阴性细菌;在机会感染中,常见的细菌有表皮葡萄球菌、肺炎克雷伯菌、不动杆菌、铜绿假单胞菌、沙雷菌、李斯特菌、各种厌氧菌及分枝杆菌等。各种耐药细菌,如耐甲氧西林金黄色葡萄球菌(MRSA)、耐甲氧西林表皮葡萄球菌(MRSE)、耐甲氧西林凝固酶阴性葡萄球菌(MRCNS)、万古霉素不敏感金黄色葡萄球菌(VISA)、耐青霉素肺炎链球菌(PRSP)、青霉素不敏感肺炎链球菌(PNSSP)、青霉素中介肺炎链球菌(PISP)、耐万古霉素肠球菌(VRE)、产超广谱β-内酰胺酶(ESBLs)的细菌、多重耐药结核分枝杆菌(MDRTB)、多重耐药铜绿假单胞菌(MDRP)等也易引起感染发生。重症联合免疫缺陷病(SCID)对常见细菌普遍易感;湿疹血小板减少伴免疫缺陷综合征(WAS)、高IgE综合征(HIES)对胞内细菌,抗体免疫缺陷病患儿对肺炎链球菌、流感嗜血杆菌、脑膜炎球菌、革兰阴性菌易感;先天性吞噬细胞数目和功能缺陷患儿对革兰阳性菌、革兰阴性杆菌,*IFNGRl*、*IFNGR2*、*STATl*、*IL-12B*、*IL-12RBl*、*ISCl5*、*IRF8*、*TYK2*、*NEMO*及*CYBB*基因缺陷均存在γ干扰素(IFN-γ)分泌不足或应答障碍,对胞内菌(包括分枝杆菌、沙门菌属等)易感;补体C1~C4、H及I因子基因缺陷患儿对荚膜细菌易感,补体C5~C9、备解素P、D因子缺陷患儿易出现脑膜炎奈瑟菌感染。

2. *病毒* 最常见的是水痘-带状疱疹病毒、巨细胞病毒(CMV)、腺病毒及单纯疱疹病毒(HSV)。巨细胞病毒常导致免疫缺陷新生儿发生多器官受损,肝功能异常、红细胞、血小板生成障碍、智力迟钝及小头畸形等,在成人中可引起肺炎、消化道溃疡或出血。SCID对所有病原体普遍易感,包括CMV、EB病毒;抗体免疫缺陷病患儿对肠道病毒易感;*IFNGRl*、*IFNGR2*、*STATl*、*IL-12B*、*IL-12RBl*、*ISCl5*、*IRF8*、*TYK2*、*NEMO*及*CYBB*基因缺陷均存在IFN-γ分泌不足或应答障碍,对病毒易感;*STATl*、*STAT2*、*IRF7*及*CDl6*基因缺陷患儿易出现严重的致死性的病毒感染;*TLR3*、*UNC93b*、*TIICAMl*、*TRAF3*、*TBKl*基因缺陷患者易出现HSV脑炎;*EVERl*、*EVER2*、*GATA2*、*CXCR4*、*DOCK8*及*SPINK5*等基因突变所致的PID患者对人乳头状病毒(HPV)易感,表现为疣。*PIK3CD*、*P13KRl*、*CD27*、*CTPSl*、*SH2D1A*、*XIAP*、*MAGTl*、*PRKC-δ*等基因突变可导致更为严重的慢性活动性EB病毒感染(CAEBV)或EBV相关噬血细胞性淋巴组织细胞增殖(EBV-HLH)。

3. *真菌* 最常见的是肺孢子菌、白念珠菌、曲霉、毛霉、组织胞浆菌或新型隐球菌等,可导致PID患者浅表真菌病、皮肤真菌病,亦可引起皮下真菌病及系统真菌病。真菌感染也常是机会感染的病原体。T细胞免疫缺陷、先天性吞噬细胞数目和功能缺陷患者对真菌易感,*RORc*、*IL-17RA*、*IL-17RC*、*IL-17F*、*ACTl*、*CARD9*、*IL-12RBl*基因缺陷及*STATl*功能获得性突变者易出现难治性慢性皮肤黏膜念珠菌病(CMC)。

4. *原虫* 最常见的是刚地弓形虫、隐孢子虫、粪圆线虫等,也是机会感染常见病原体。弓形虫病在健康人中带虫率高达70%,在免疫缺陷者中可累及中枢神经系统、心脏或肺，亦可损害肝、肾、淋巴结、脾和骨髓，病情复杂而凶险。SCID患者对弓形虫及隐孢子虫易感，抗体免疫缺陷病患者对兰氏贾第鞭毛虫易感。

需要注意的是，自身炎症性疾病患儿感染发生率及病原易感性基本等同于正常健康儿童。

【免疫缺陷病感染】

不同种类PID对不同病原体易感性不同，感染表现的特点也有所不同，这里就常见的几种免疫缺陷病进行介绍。

1. *T细胞、B细胞联合免疫缺陷* SCID有T^-B SCID和T^-B^- SCID。

(1) T^-B SCID：分为常染色体隐性遗传和X连锁隐性遗传两种。常染色体隐性遗传SCID，细胞可有*Jak3*、*IL7RA*、*PTPRC*、*CD3D*、*CD3E*、*CD3Z*、*CORO1A*基因变异。X连锁隐性遗传则为*IL2RG*变异。在X连锁SCID患者，染色体Xq13的IL-2、IL-4、IL-7、IL-9、IL-15、IL-21受体共有的γ链基因突变(主要使T细胞成熟障碍)。临床特点：患者出生后反复发生中耳炎、肺炎、败血症、腹泻、皮肤病变，随之出现消瘦、发育迟缓、慢性脑病。淋巴结不能触及，无扁桃体。辅助检查：T细胞显著减少，$CD3^+$细胞<10%，B细胞数量正常或增加；血清IgG、IgA、IgM低下；X线：胸腺不发育；皮肤迟发型超敏反应低下。

(2) T^-B^- SCID：腺苷脱氨酶(ADA)缺陷为常见的T^-B^- SCID，常染色体隐性遗传，*20 qADA*基因突变，ADA活性下降，致大量dATP及S-腺苷同型半胱氨酸堆积，抑制DNA合成。反复细菌、真菌、病毒等感染，多数患者出现骨骼系统发育异常，表现为肋软骨突出、肋骨前端宽大、脊椎扁平、长骨干骺端不整齐、骨盆畸形；听力损害；有神经、肺、肝脏受累。NK细胞减少、淋巴细胞(T细胞及B细胞)出生后即减少或进行性下降，血清Ig进行性下降，嗜酸性粒细胞增多，IgE升高。

2. *其他已明确表型的免疫缺陷综合征*

(1) Di George综合征(胸腺发育不全)：80%～90%的患者有22q11-peter丢失，另外一些患者可能有11P丢失、胎儿酒精综合征及母亲糖尿病。胚胎发育过程中第3、4咽囊发育障碍，导致胸腺和甲状腺不发育或发育不良。由于胸腺缺少，T细胞不发育，不能产生淋巴因子，包括干扰素，造成细胞免疫功能低下。临床特点：出生后发生不易纠正的低钙抽搐、反复感染(疱疹病毒、白念珠菌、肺孢子菌等感染)；可有大血管异常、先天性心脏病、食管闭锁、腭裂、腭垂裂、人中短、眼距宽、斜眼、下颌骨发育不良、小嘴、耳位低、智力低下、自身免疫性疾病。辅助检查：血清IgG、IgA、IgM可正常；T细胞减少，B细胞正常或增多；皮肤迟发型超敏反应低下；甲状旁腺素低下；胸部X射线检查胸腺不发育或发育少。

(2) 伴嘌呤核苷磷酸化酶(PNP)缺陷：PNP是嘌呤分解代谢途径中的一种酶，缺乏PNP会导致脱氧三磷酸鸟苷(dGTP)堆积而抑制细胞增殖。由染色体14q13的*PNP*基因突变所致。临床特点：反复细菌、病毒、真菌、寄生虫感染，多伴有神经系统病变、发育迟缓、智力低下、自身免疫性疾病、慢性腹泻。辅助检查：外周血淋巴细胞<10%，T细胞减少，B细胞数量正常，血小板减少；血清IgG、IgA、IgM正常；皮肤迟发型超敏反应低下；血和尿中尿酸低下。

(3) Wiskott Aldrich综合征(WAS)：又称湿疹血小板减少伴免疫缺陷。X连锁隐性遗传，位于Xp11.22 WAS突变。WAS引起细胞骨架及免疫突触形成缺陷，影响造血干细胞分化。临床特点：出生后反复难治荚膜细菌感染；广泛、严重湿疹；出血；可伴血管炎、IgA肾病等自身免疫性疾病。辅助检查：血T细胞亚群进行性减少，$CD4^+$细胞减少；B细胞正常，血小板减少；血清IgM低下，IgG含量下降，IgA、IgE常升高；血小板抗体阴性；皮肤迟发型超敏反应低下。

(4) 共济失调毛细血管扩张症(AT)：又称Louis Bar综合征，为常染色体隐性遗传，11q22.23的ATM基因突变。细胞周期检查点(cell cycle checkpoint)及dsDNA损伤修复缺陷。累及神经、血管、皮肤、网状内皮系统和内分泌系统。临床特点：儿童期发病；进行性小脑共济失调，多为本病首发症状；毛细血管扩张，首先在球结膜暴露部位出现，进行性扩张至眼睑、鼻、耳等部位；肺部感染；皮肤粗糙、色素沉着，皮下脂肪减少，头发易变黄脱发等早老性改变。可有性腺发育不良、肝功能异常、抗胰岛素性糖尿病、恶性淋巴瘤。

(5) Job 综合征：为高 IgE 综合征(HIES)的一种，其他两种 HIES 为 Comel-Netherton 综合征和 PGM3。Job 综合征为常染色体显性遗传，其他两种为常染色体隐性遗传。Job 综合征为 STAT3 转录激活因子及信号转导显性负突变。临床特点：宽鼻梁；关节过伸，骨骼疏松，骨折，脊柱侧弯，乳牙不脱落；甚至动脉瘤形成；出生后不久出现顽固性湿疹样皮炎；反复发作的皮肤或肺脓肿。病原为金黄色葡萄球菌、肺炎球菌、流感嗜血杆菌及假单胞菌、皮肤黏膜念珠菌。血清 IgE 水平显著升高，特异性抗体低；外周血嗜酸性粒细胞升高。辅助检查：外周血淋巴细胞减少，T 细胞亚群减少，B 细胞数量正常但功能下降；粒细胞减少，红细胞增多。血清 IgA、IgE、IgG2、IgG4 减少，IgM 升高。甲胎蛋白升高。

3. *抗体免疫缺陷病*　为最常见的 PID，据欧洲免疫协会数据，抗体缺陷性 PID 占 PID 的 55%，在美国则为 78%。B 细胞是机体体液免疫的主要细胞。这类细胞表达免疫球蛋白，因此，B 细胞数量或质量的缺陷导致免疫球蛋白产生不足，易发生反复的、严重的耳部细菌感染，扁桃体及肺部细菌感染等，最常见的病原是包括肺炎链球菌、嗜血流感杆菌在内的荚膜菌。好发于 3 月龄后的小儿。抗体按结构共有 IgM、IgG、IgA、IgD 和 IgE 五种，其中 IgG 是免疫球蛋的主要部分，其又分为 IgG1、IgG2、IgG3、IgG4 等亚类；IgG 及其亚类尤其是 IgG2 缺乏时，容易引起复发性全身性及肺部的肺炎链球菌等荚膜细菌感染；IgG1、IgG3、IgG4 缺乏除对金黄色葡萄球菌、白喉杆菌感染易感外，同时也对呼吸道合胞病毒、腺病毒、埃可病毒等病毒易感。IgA 缺乏时病原体易通过呼吸道、胃肠道或泌尿道黏膜侵入组织而导致感染。病毒感染早期常伴有单独 IgM 增加，其他 Ig 减少。单独 IgM 缺乏者罕见。

(1) X 连锁无免疫球蛋白血症(Bruton 病)：为 Bruton 酪氨酸激酶(BTK)基因突变所致。基因位点位于 X 染色体(Xq21.3～22)。由于基因缺陷，B 细胞发育过程中信号转导障碍，前 B 细胞不能向成熟 B 细胞转化，体液免疫功能低下。临床特点：① 反复严重的细菌性感染为其最突出的临床表现，以荚膜细菌如溶血性链球菌、嗜血性流感杆菌、金黄色葡萄球菌和假单胞菌属感染最为常见。对革兰阴性杆菌如致病性大肠埃希菌、铜绿假单孢菌、变形杆菌、沙雷菌等的易感性也明显升高。对某些肠道病毒如埃可病毒、柯萨奇病毒及脊髓灰质炎病毒的抵抗能力很差。应注意口服脊髓灰质炎活疫苗可引起患儿肢体瘫痪。也可并发卡氏肺孢子虫感染。② 易发生变应性和自身免疫性疾病，包括自身免疫溶血性贫血、类风湿关节炎、免疫性中性粒细胞减少、脱发、蛋白质丢失性肠病、吸收不良综合征和淀粉样变性。③ 反复感染引起慢性消耗性体质，苍白，贫血，精神萎靡；扁桃体和腺样体很小或缺如，浅表淋巴结及脾脏均不能触及，鼻咽部侧位 X 线检查可见腺样体阴影缺乏或变小。辅助检查：淋巴细胞数量正常或轻度下降，成熟 B 细胞($12D19^{+}$，$CD20^{++}$，膜表面 Ig^{+})缺如。骨髓 B 细胞和浆细胞缺如，可见少量前 B 细胞，外周血 B 细胞缺如；骨髓检查缺乏浆细胞，但前 B 细胞正常；血 T 细胞及其亚群数量正常或升高，皮肤迟发型超敏反应正常；血清总 Ig<2.5 g/L，IgG<2 g/L，而 IgA<0.1 g/L 及 IgM 极少或测不出，同族红细胞凝集素(抗 A 或抗 B 血型抗体)缺如。

(2) 婴儿暂时性低免疫球蛋白血症：是指一种或多种血清免疫球蛋白浓度暂时性降低，随着年龄的增长可达到或接近正常范围的自限性疾病。临床特点：出生后 3 个月反复细菌感染，发生中耳炎、咽炎、支气管炎，偶会发生黏膜念珠菌病。2～3岁后不再反复感染。婴儿在出生后半年,自母体获得的 IgG 逐渐消失,可降低至3.5 g/L,如果血清 IgG<2.5 g/L 或一种或多种免疫球蛋白低于相同年龄组水平2个标准差,则具诊断意义。其 IgG 延迟产生与巨噬细胞功能不成熟、Th 细胞少、Ts 细胞抑制功能强有关。患者血中 B 细胞数量正常。骨髓检查浆细胞正常;血清 Ig 总量<4 g/L,IgG<2.5 g/L,至2～4岁其含量才达到正常水平;有低水平抗血型 A 或 B 抗体,血 T 细胞亚群中,$CD4^+$ T 细胞数量暂时性减少。IgG<2.5 g/L 时,患者不能接受病毒活疫苗的接种。

(3) 普通变异型免疫缺陷病(CVID):其为至少两种免疫球蛋白严重减少伴或不伴有 B 细胞减少中常见的一种免疫缺陷病,其发病机制尚不明确,遗传方式多变。临床特点:① 患者发病年龄不定,在儿童期常无症状,多见于青壮年。② 反复感染常见急(慢)性鼻窦炎、中耳炎、咽炎、气管炎和肺炎,可导致支气管扩张。病原菌为嗜血流感杆菌、链球菌、葡萄球菌、肺炎球菌等,其次为支原体、单纯疱疹和带状疱疹病毒、念珠菌、卡氏肺孢子虫。约10%的患者合并中枢神经系统感染,感染严重程度不及无丙种球蛋白血症(XLA),常呈慢性发病。病程持续日久,造成器质性损害。部分病例可形成非干酪性肉芽肿,受累部位为肺、肝、脾和皮肤。③ 消化道症状包括慢性吸收不良综合征、脂肪泻、叶酸和维生素 B_{12} 缺乏、乳糖不耐受症、双糖酶缺乏症、蛋白质丢失性肠病等。肠梨形鞭毛虫感染是引起肠道症状的一个重要病因。④ 自身免疫性疾病,如溶血性贫血、特发性血小板减少性紫癜、恶性贫血、中性粒细胞减少症、类风湿关节炎、系统性红斑狼疮、皮肌炎、硬皮病、慢性活动性肝炎、多发性神经根炎、克罗恩病和非特异性慢性溃疡性结肠炎等。并发恶性肿瘤的概率为8.5%～10%,包括白血病、淋巴网状组织肿瘤、胃癌和结肠癌等。实验室检查:血清 IgG 低,IgA 和(或) IgM 减少,无抗血型 A 或 B 抗体,但血中 B 细胞数量可正常。血 T 细胞亚群中,$CD4^+$ 数量减少,$CD8^+$ 升高。

(4) 选择性 IgA 缺乏症:是最常见的免疫缺陷病,白种人发病率为1/223～1/1 000,我国患病率为0.24‰(1∶4 100)。临床特点:可无症状,或婴幼儿期反复呼吸道、胃肠道和泌尿道感染。可有自身免疫性疾病、过敏性疾病、肠吸收不良。可伴智能低下和感觉神经异常,与原发性癫痫也有密切关系。还可伴发哮喘或荨麻疹。约50%的病例伴有自身免疫病,如慢性活动性肝炎、系统性红斑狼疮、皮肌炎、类风湿关节炎、结节性动脉周围炎、慢性甲状腺炎、混合结缔组织病、特发性肾上腺皮质功能减退症、溶血性贫血和特发性血小板减少性紫癜等。部分患儿伴发恶性肿瘤,如肺癌、胃癌、结肠癌、直肠癌、乳腺癌、卵巢癌、子宫癌、胸腺瘤、白血病和淋巴瘤等。诊断年龄自6月龄到12岁不等,可有自然缓解倾向。辅助检查:血 T 细胞亚群正常;B 细胞数量正常,IgA 阳性 B 细胞缺乏;血清 IgA<0.05 g/L,分泌型 IgA 缺乏,IgG、IgM 正常或升高。部分患者 IgG 亚型 IgG2、IgG4 缺乏。

(5) 选择性 IgM 缺乏症:少见,患者对非 T 细胞依赖性抗原不能产生抗体。由于 IgM 低下,婴儿对具有荚膜多糖的微生物无抵抗力,易发生革兰阴性菌感染。可有自身免疫性疾病、过敏性疾病。血清 IgM 浓度<0.2 g/L。IgG、IgA 正常。细胞免疫正常,血 T 细胞亚群正常。B 细胞数量正常,IgM 阳性 B 细胞缺乏。

(6) 选择性 IgG 亚类缺乏症:在血清 IgG1、IgG2、IgG3、IgG4 中,有1种或多种缺乏,低于同年龄儿正常均数2个标准差。临床特点:患者易发生反复细菌感染,具有荚膜的细菌感染发生率高。对多糖疫苗的抗体应答功能缺陷。可无临床表现,也可表现为反复呼吸道感染,包括上呼吸道感染、副鼻窦炎、中耳炎、鼻炎、支气管炎、支气管扩张、肺炎。少数表现为反复性化脓性脑膜炎、皮肤感染及腹泻。实验室检查:IgG 总量正常(如选择性 IgG2 缺乏)或减少(如选择性 IgG1 缺乏)。2岁以上小儿 IgGl 水平<2.50 g/L、IgG2<0.50 g/L、IgG3<0.30 g/L 者可确诊。

正常婴儿可能测不出 IgG4。除 IgG4 缺乏可伴 IgA 缺乏外，一般 IgA、IgM 正常，IgE 可减少。血 T 细胞亚群正常。B 细胞数量正常或不成熟。

(7) 选择性 IgE 缺乏症：此症血清 IgE<15 ng/ml，而 IgG、IgA、IgM 均正常。外周血淋巴细胞减少，T 细胞正常。无症状或有慢性肺部疾病。

(8) 伴高 IgM 的免疫球蛋白缺乏症(高 IgM 综合征，HIGM)：以男性多见，多为 X 染色体连锁遗传，个别为常染色体隐性或显性遗传，后天获得性 HIGM 也有报道。分为 HIGM1、HIGM2 和 HIGM3 三型。

1) HIGM1：X 连锁遗传，人 CD4O 配体(CD4OL)主要表达在活化的 $CD4^+$ T 细胞，CD40L 基因突变，$CD4^+$ T 细胞表达 CD40L 缺陷，与 B 细胞的 CD40 结合，造成 B 细胞抗体类别转换障碍，B 细胞表面仅表达 IgM、IgD，B 细胞分化停留在 IgM 阶段，不能进一步分化成为可合成其他免疫球蛋白的浆细胞。

2) HIGM2：常染色体隐性遗传，由于存在 CD40 活化的 RNA 编辑酶缺陷[一种激活诱导的胞苷脱氨酶(AID)基因突变]。

3) HIGM3：常染色体隐性遗传，CD40 基因突变，CD40 不能表达在细胞表面所致。按新的分类 HIM1、HIM3 划归一类，而 HIM2 则归于三类。临床特点：易发生反复化脓性细菌感染、寄生虫感染。常伴中性粒细胞减少、血小板减少、淋巴结肿大、脾大、自身免疫性疾病、肿瘤等。血清 IgM 升高，常>10 g/L，IgD 升高。IgG、IgA、IgE 减少或缺如。血 IgM、IgD 阳性 B 细胞增加或正常，IgG、IgA 阳性 B 细胞缺如。血 T 细胞亚群数量正常。

4. 免疫失调性疾病

(1) Chediak Higashi 综合征(CHS)：又称先天性白细胞颗粒异常综合征，是一种罕见的常染色体隐性遗传病。由于中性粒细胞缺乏弹性蛋白酶，使中性粒细胞和单核细胞活力及趋化下降，T 细胞、NK 细胞活力下降，但 B 细胞功能正常。临床特点：① 皮肤、头发及眼的色素沉着不足，甚至有畏光及皮肤的不完全白化病；② 外周血小板减少；③ 可有神经系统症状，包括癫痫发作、精神发育迟缓、颅神经冲动、震颤；④ 正常水平的 NK，有正常定向黏附能力，但功能下降，对细菌易感染(通常是葡萄球菌或链球菌)，NK 功能下降同时导致淋巴瘤类疾病。中性粒细胞胞质内有巨大嗜苯胺蓝颗粒。皮肤色素细胞有巨大黑色素颗粒。

(2) X 连锁淋巴组织增生症(XLP)：X 连锁分为 XLP1(又称 SH2DIA 缺陷)、XLP2(XIAP 缺陷)，分别由于 SH2DIA(编码调节细胞内信号的适配子)及 XIAP(编码凋亡抑制因子)变异所致。EB 病毒感染后出现暴发性传染性单核细胞增多症，外周血大量异型淋巴细胞，肝功能严重异常，骨髓淋巴细胞浸润。EB 病毒核抗原的抗体产生不足，EBVDNA 阳性。可伴 EBV - HLH、IgG 降低、IgM 升高、淋巴瘤、再生障碍性贫血。血淋巴细胞增殖反应下降，$CD8^+$ 细胞增多。

5. 先天性吞噬细胞数目、功能缺陷 吞噬细胞系统包括周围血液和组织中的吞噬细胞，如中性粒细胞、单核-巨噬细胞和嗜酸性粒细胞等。单核-巨噬细胞系统等为抵御病原体尤其是细菌和真菌通过皮肤或黏膜侵入体内的第一道防御屏障。当吞噬细胞数目减少或功能有缺陷时就不能阻止入侵体内的病原体的扩散和增殖侵害。吞噬细胞功能缺陷占原发性免疫缺陷病的 10%。一般常见于婴幼儿。不易治疗。

(1) 先天性中性粒细胞减少症：指患者外周血中性粒细胞绝对值减少而引发的一组异质性遗传综合征，包括重型先天性中性粒细胞减少症(SCN)、周期性中性粒细胞减少症(CN)、家族性良性慢性中性粒细胞减少症及网状组织发育不全等一系列疾病。外周血中性粒细胞<0.5×10^9/L 时称为中性粒细胞缺乏症，<1.5×10^9/L 时称为粒细胞减少症(granulocytopenia)。因中性粒细胞占粒细胞的绝大多数，故粒细胞减少症近似于中性粒细胞减少症。SCN 患者骨髓象特征表现为粒细胞增生低下、成熟障碍，外周血中性

粒细胞计数通常<0.5×10^9/L。易反复出现脐炎、肺炎、皮肤脓肿、败血症等细菌感染，长期中性粒细胞缺乏患者容易发生侵袭性真菌感染。CN是一种反复感染伴中性粒细胞计数周期性变化的遗传性疾病，可发于任何年龄，多见于婴幼儿和儿童，女性多于男性。患者规律性发作，发作间隔期约为22日(15～37日)。低谷期通常持续4～9日，期间可伴感染，感染程度与中性粒细胞计数水平相关，主要表现为反复口腔溃疡、肺部感染等，一般无化脓灶。随年龄的增长，部分患者周期性发作可逐渐减少，甚至恢复正常。

(2) 慢性肉芽肿病(CGD)：常见吞噬细胞(中性粒细胞、巨噬细胞、单核细胞、嗜酸性粒细胞)功能障碍的原发性免疫缺陷病。由于基因突变引起吞噬细胞还原性辅酶Ⅱ氧化酶复合物缺陷，导致吞噬细胞呼吸暴发功能障碍，不能产生超氧化物，杀伤氧化物酶阳性细菌及真菌的能力丧失。该病的遗传主要为X连锁遗传，其次为常染色体隐性遗传，有常染色体显性遗传报告。CGD患者的吞噬细胞包括中性粒细胞，有正常的趋化作用、吞噬作用和脱颗粒作用，但吞噬细胞不能产生反应性氧中间物，导致吞噬细胞杀菌活性低下。因此，吞噬细胞吞噬细菌后无法通过产生单氧和过氧化氢将被吞噬的细菌杀灭，反而成为细菌增殖的场所，引起更多的具有吞噬功能的细胞趋化、堆积成为肉芽肿。最典型的临床表现有反复发热，局部化脓性炎症，包括反复肺部感染、淋巴结炎、肝脓肿、骨髓炎、皮肤脓肿或蜂窝织炎、颈部淋巴结肿大、肝大、脾大，局部或内脏形成肉芽肿，迁延不愈。CGD患者最主要的5种感染病原菌为金黄色葡萄球菌、洋葱伯霍尔德杆菌、黏质沙雷菌、诺卡尔菌属和烟曲霉。而过氧化氢酶阴性的微生物如链球菌、肺炎链球菌等不是病原菌。这是由于在吞噬体内过氧化氢与宿主的髓过氧化物酶协同作用，杀灭过氧化氢酶阴性的微生物所致。实验室检查：中性粒细胞的四唑氮蓝(NBT)还原试验<5%(健康人>95%)。吞噬细胞化学发光试验、NADPH氧化酶活性检查低下。白细胞升高，以中性粒细胞为主，血清Ig(IgG、IgA、IgM)代偿性升高，皮肤迟发型超敏反应正常。病理检查可发现以吞噬细胞、巨细胞、色素性脂质形成的肉芽肿。

(3) 白细胞黏附缺陷(LAD)：分为LAD1、LAD2、LAD3三型，由于iC3b受体(CD11b/CD18)、C3dg受体(CD11c/CD18)及LFA－1(CD11a/CD18)有共同成分，β链(CD18)异常的生物合成，导致吞噬细胞缺陷，以及T细胞和吞噬细胞的黏附分子缺陷。LAD2：由于岩藻糖代谢异常，导致白细胞表面选择素配体岩藻糖化抗原SLeX缺陷，引起白细胞滚动功能异常，从而影响白细胞黏附在血管内皮细胞上，不能穿透血管壁进入炎症区域所致。LAD3：由于整合素活化缺陷所致。临床特点：皮肤感染、肺炎、中耳炎、齿龈炎、肠道或肛周瘘管等，且经久不愈，其致病的严重度与黏附分子缺乏的程度有关。临床分为两型，严重型可以仅有正常黏附分子表达量的1%，中度型可以有正常黏附量的10%。在巴勒斯坦发现LADⅡ的白细胞黏附功能缺陷的患儿，除反复感染外还伴有智力低下的现象。LAD3除表现为反复软组织感染外，还表现为严重的出血倾向。辅助检查：外周血白细胞数升高，体外测定可见白细胞趋化能力低下。

6. 补体缺陷　补体是由多种蛋白组成的复杂链式结构的限制性蛋白酶系统。补体系统在体内作为一种有效的效应机制，广泛参与机体的抗微生物防御反应，扩展体液免疫的功能，调节免疫应答过程。但是，在补体活化过程中，某些活性成分可介导炎症反应，可引起一些病理性损伤。补体系统包括C1～C9及多种调节蛋白(如C1抑制物、C4结合蛋白、备解素、H因子及I因子等)。C1又包括C1q、C1r、C1s。C1q结合IgG或IgM启动补体经典活性活化。C3b、B因子及D因子可促进C3旁路活化。各种补体成分的缺乏均可引起不同的症状。C1q、C1r、C2、C4缺乏，临床上可引起类红斑狼疮(SLE)综合征；C5、C6、C7、C8α、C8β、C9缺乏，除易患SLE外还经常易患奈瑟菌感染；C7～C9缺乏易发生脑膜炎奈瑟菌感染；C3 缺乏可引起血管炎、多发性肌炎、反复化脓菌感染；C1 抑制物缺乏时，血清中 C1 过多，使 C4、C2 活化，导致 C3a、C5a 和补体激肽生成过多，促使血管通透性增加，引起皮肤、呼吸道、消化道黏膜水肿，称遗传性血管神经性水肿；F 因子、H 因子缺乏常引起反复化脓感染；D 因子或备解素缺乏亦可引起奈瑟菌感染。遗传性血管神经性水肿[C1 抑制物(C1INH)缺陷症]可发生遗传性血管性水肿，累及皮肤、呼吸道、胃肠道，患者的血清 C1INH 蛋白与活性低下，补体 C2、C4 减少。

【诊断和鉴别诊断】

对原发性免疫缺陷者的感染在诊断上应考虑两方面：一是感染是否存在，感染的性质；二是原发性免疫缺陷是否成立，以及原发性免疫缺陷的类型。免疫缺陷者发生感染，往往不易及时诊断的原因是：① 因原发病存在，免疫功能异常，感染的临床表现常不典型；② 导致其感染的致病微生物在正常人往往不致病或很少致病，不易引起临床医师重视；③ 混合感染机会较多，增加了诊断的难度；④ 患者常有多器官系统功能紊乱，使某些检查受到限制或影响结果判断。

首先要仔细询问病史，密切观察患者，即使患者有轻微不适亦应高度重视。发热是感染的主要症状。一些原发病(如白血病、癌症)本身会有发热，药物反应、输血反应亦可有发热，但其中 60%以上的发热是由感染所引起。因此，对临床表现主要为发热的患者，特别是反复发热的患者，一定要认真追查原因，并要认真进行全面体格检查。及时送检必要的实验室检查，以免误诊或漏诊。

对出生后反复细菌、病毒、真菌或寄生虫感染的患者，要考虑免疫缺陷的可能，在诊断原发性免疫缺陷病时，应注意正在使用免疫抑制剂治疗的患者、接受的医疗措施(放疗等)导致患者免疫功能继发性下降的情况要排除，同时其他可以导致患者易发生感染的解剖及生物学因素也要排除。与此同时，还要注意上述的一些医疗措施及易感因素不足以解释感染的程度时，不要忘记原发性免疫缺陷病。

可先进行初筛检查，发现问题再做进一步检查。婴儿、儿童及成人的 IgG、IgA、IgM、IgG 亚类、T 细胞亚群与 B 细胞绝对值、补体水平有所不同，评判是否低下时应考虑年龄因素。不能以成人的正常值来评价儿童的测定结果。各种原发性免疫缺陷病有共同表现：具有遗传性，反复严重的不同病原感染、自身免疫性疾病、淋巴瘤、溶血性贫血、出血；减毒活疫苗接种后可发生疫苗病，但也有各自特点。低钙血症、特殊面容及先天性心脏病常提示胸腺发育不全，脐带延迟脱落、白细胞增多常提示白细胞黏附功能缺陷，血便、严重湿疹常提示 Wiskott Aldrich 综合征(湿疹血小板减少伴免疫缺陷综合征)，严重的脂溢性皮炎常提示 XLSCID，皮肤白化病常提示 Chediak Higashi 综合征(小儿先天性白细胞颗粒异常综合征)，反复奈瑟菌感染常提示补体缺陷，共济失调常提示共济失调毛细血管扩张症，骨骼畸形常提示伴 ADA 缺陷的 SCID。

1. 诊断步骤

(1) 病史采集：在现病史收集中，应询问出生后有无反复的细菌、病毒、分枝杆菌及原虫感染，如呼吸道、消化道、皮肤或全身感染，迁延不愈，治疗效果差；有无自身炎症、自身免疫和(或)变态反应(皮肤过敏、湿疹、反复哮喘发作)、恶性病变、溶血性贫血、血小板减少等。在过去病史收集中，应询问有无支气管炎、肺炎、慢性肠炎、胃炎、中耳炎、鼻窦炎、脑膜炎、皮肤疖肿、败血症、骨髓炎、麻疹、水痘、淋巴瘤、溶血性贫血、血小板减少性紫癜、系统性红斑狼疮、肾炎、皮肌炎、糖尿病、甲状腺炎、关节炎、先天性心脏病、甲状旁腺功能减退等；有无接受过放射治疗或免疫抑制剂治疗；有无输血或接受血制品治疗，当时有无不良反应。在个人史方面，应询问出生史与生长发育史，询问预防接种史与接种后反应，询问有无进行过扁桃体切除、脾切除、淋巴结切除术。在家族史方面，应询问家族中有无类似患者,有无哮喘、湿疹、自身免疫性疾病、肿瘤患者,父母是否近亲婚配。

(2) 体格检查:注意有无特殊面容、皮肤瘢痕、湿疹、紫癜、黄疸、面部蝶形红斑、毛细血管扩张、淋巴结肿大、肝大、脾大、营养不良、心脏杂音、腭裂、贫血貌、各器官感染体征、发育迟缓、智力低下、瘫痪、震颤、共济失调、肌张力低下。

(3) 实验室检查

1) 感染部位及病原体检查:应做血、尿、粪三大常规,应注意因疾病本身原因,血常规中白细胞计数可不升高。按感染可能发生部位取痰、尿、鼻咽部分泌物、粪、脑脊液、创口分泌物、血液、胸腔或腹腔渗出液等涂片找细菌及做细菌培养和药物敏感试验,包括厌氧菌培养至少2次。必要时应做骨髓培养或动物接种。

2) 免疫功能检测:① T细胞功能检测,血常规中淋巴细胞减少提示细胞免疫缺陷。多数SCID患儿缺乏T细胞,淋巴细胞绝对计数为此病的筛查项目,新生儿外周血淋巴细胞绝对计数<2 500/μl、CD3<1 500/μl,应考虑T细胞缺陷可能。新生儿T细胞受体剪切环(T cell rearrangement excision circles, TREC)筛查SCID,TREC是在胸腺T细胞重组过程中产生的小片段环状DNA,其为胸腺输出初始T细胞的可靠指标。筛查207 696例新生儿,其灵敏度达到100%,特异性达99.98%。需要注意的是,其仅为筛查项目,并不是确诊检查项目,筛查阴性只能说明TREC阴性,不能排除存在假阴性的可能。皮肤迟发型超敏反应如结核菌素试验(PPD)、链激酶链道酶试验(SKSD试验)、植物血凝素试验(PHA试验)、二硝基氯苯皮肤试验等呈阴性反应提示细胞免疫缺陷。通过^{51}Cr释放法测定NK细胞毒性。流式细胞仪测定(FCM)T细胞及其亚群数量,如$CD3^+$、$CD4^+$、$CD8^+$以及$CD4^+/CD8^+$的比例,T细胞表型分析。淋巴细胞转化试验降低者是细胞免疫缺陷。其他可进行细胞因子(白介素、干扰素、肿瘤坏死因子等)及其受体测定,嘌呤核苷磷酸化酶、腺苷脱氨酶活性测定,染色体核型分析,E花环试验,T细胞对植物血凝素(PHA)、刀豆蛋白A(ConA)的有丝分裂反应,移动抑制试验(MIF),混合淋巴细胞反应(MLR),TC、NK、LAK、TIL细胞的细胞毒试验(ADCC),在目前应用已较少。② 体液免疫功能检测,血清免疫球蛋白测定了解是否有IgG、IgM、IgA或IgE低下。同时可进一步测定免疫球蛋白亚群如IgG亚群,测定分泌型IgA(SIgA)。外周血单个核细胞(PBM)中应用异硫氰酸荧光素(FITC)标记的抗人Ig做直接免疫荧光染色,测定B细胞数量,正常人B细胞占PBM的10%。骨髓细胞学检查缺乏浆细胞者,提示体液免疫缺陷。B细胞功能检查是检测B细胞对有丝分裂原(脂多糖、葡萄球菌A蛋白,也可选用美洲商陆,但其可同时刺激T细胞)的有丝分裂反应及抗体形成细胞的计数。用单克隆抗体CD19、CD20进行B细胞数量测定。常见抗体测定如抗链球菌溶血素O、嗜异凝集试验、抗麻疹病毒抗体、同族血型凝集素测定,当抗A、抗B滴度<1∶4可考虑体液免疫缺陷,用这种天然抗体含量可反映IgM含量。可进行皮肤锡克试验、B细胞表型分析、B细胞活化增殖功能测定等。③ 吞噬细胞检测,可进行外周血中性粒细胞计数与形态学观察,骨髓常规检查、骨髓储存试验、Rebuck皮窗(Rebuck skin window)试验、四唑氮蓝试验、白细胞趋化试验、白细胞黏附抑制试验(LAI)、化学发光试验检测白细胞H_2O_2和O_2^-生成、吞噬功能或杀菌功能测定,髓过氧化物酶、葡萄糖-6-磷酸脱氢酶、NADPH氧化酶测定,NK细胞活性、ADCC活性测定,黏附分子测定。④ 补体检测,可进行血清补体C3、C4、CH50、调理素、B因子和D因子测定,补体旁路活性、补体功能测定(表37-6)。

表37-6 免疫功能的实验室检查

筛 查	进一步检查
体液免疫功能	
血清免疫球蛋白水平	流式细胞仪计数不同B细胞(初始及转换记忆B细胞)

（续表）

筛查	进一步检查
特异性抗体检测	体外有丝分裂原或其他刺激产生免疫球蛋白的反应
对强化免疫的抗体反应	抗体对噬菌体 ΦX174 免疫的反应
流式细胞仪计数 B 细胞	
细胞免疫功能	
TREC 新生儿筛查	流式细胞仪计数不同 T 细胞（初始、活化、记忆 T 细胞）
流式细胞仪测定（FCM）CD4、CD8 及 NK 细胞	体外对有丝分裂原及抗原的增殖反应
皮肤迟发型超敏反应	T 细胞毒性
自发的 NK 细胞毒性	体外表面标记表达及细胞因子对刺激的反应
	对刺激产生的细胞质蛋白的磷酸化反应
吞噬细胞	
血细胞分类计数	趋化性和（或）吞噬性分析
外周血涂片中性粒细胞染色及形态	酶的测定（髓过氧化物酶、葡萄糖-6-磷酸脱氢酶）
DHR 氧化或硝基蓝四唑还原试验	白细胞的周转
流式细胞仪计数黏附分子	细菌或真菌的杀灭
	骨髓活检
补体	
补体 50%溶血试验	单个补体成分及功能的测定
旁路补体溶血 50%试验	
补体活化凝集素途径	
基因测定	
阵列测定拷贝数变化	目标基因测序
	全外显子或全基因组测序

（4）X 线检查：通过 X 线胸片了解有无胸腺及胸腺发育情况。通过颈部侧位 X 线片了解腺样体大小。

2. 鉴别诊断　诊断原发性免疫缺陷病须排除各种导致继发性免疫缺陷的情况：正在使用免疫抑制剂治疗的患者、接受的医疗措施导致患者免疫功能继发性下降的情况、易发生感染的解剖及生物学因素，如免疫抑制剂、放射治疗、AIDS、营养不良、缺铁性贫血、锌缺乏症、维生素 A 缺乏症、肿瘤、遗传性疾病、糖尿病、肾病综合征、尿毒症。可通过病史、实验室检查等进行鉴别。

【治疗】

1. 一般治疗　加强护理（皮肤、口腔）。严格地进行保护隔离，尽量减少与感染源接触，注意将患者与其他感染患者隔离，尽可能将可疑或确诊感染患者安置在单间，无单间时同类感染患者可以安排在一个房间；加强新风机房的管理以保持病房空气新鲜，每日清洁新风机房 1 次，每周对新风机滤网、机房总进风口用流动水冲洗 2 次，确保新风机房内无感染源；病房环境整洁：治疗区域禁止摆放鲜花、土养或水养植物，地面每日 2 次用含氯消毒液拖地。加强医护及监护人员人员洗手依从性。病情稳定时避免停留人群集中的地方。当中性粒细胞＜0.5×10^9/L 时，置于层流病房。加强营养，补充蛋白质与多种维生素。注意休息，餐具应消毒，给予支持治疗。

2. 抗感染治疗　在治疗免疫缺陷者时应努力去除病因，提高机体免疫力。

（1）PID 患儿急性感染期治疗原则：根据《2017 原发性免疫缺陷病抗感染治疗与预防专家共识》改编。① 明确病原体：及时、规范进行各类标本培养，药敏试验，抗原、抗体及病原体核酸检测，尽早明确病原，最好获得药敏试验结果。② 经验性抗生素治疗：在综合考虑 PID 疾病类型及病原易感性基础上，评估可能的感染部位及病原、感染严重程度、多重耐药的危险因素，在明确病原前合理选用广谱抗感染药物；待明确病原后可结合药敏试验结果调整抗感染治疗方案。③ 抗菌药物降阶梯治疗原则：严重感染、多药耐药菌或混合感染时建议抗菌药物联合用药。④ 抗真菌治疗：广谱抗菌药物治疗 48 小时无效时，可经验性加用抗真菌治疗。⑤ 抗分枝杆菌感染治疗：对于分枝杆菌易感性高的 PID 患儿，需警惕分枝杆菌感染，必要时可行经验性抗分枝杆菌感染治疗。⑥ 给药途径：大多数 PID 患儿需要静脉给药，增加抗感染药物剂量及延长疗程，但需密切监测药物不良反应，必要时监测血药浓度。⑦ 综合治疗：加强支持治疗及护理，尽早拔除各类留置导管。

(2) 革兰阳性球菌感染：根据药敏试验结果选择用药，多重耐药革兰阳性球菌如耐甲氧西林金黄色葡萄球菌、耐青霉素肺炎链球菌感染时，首选万古霉素。非脑膜炎感染时，利奈唑胺和替考拉宁可作为万古霉素的替代药物。可以选择头孢类、青霉素或阿莫西林作为降阶梯治疗药物。万古霉素用药期间需监测血药浓度、听力及肾功能。

PID患儿常继发肺炎克雷伯菌、β-内酰胺酶肠杆菌科、鲍曼不动杆菌、铜绿假单胞菌、嗜麦芽窄食单胞菌等条件致病菌感染。碳青霉烯类在β-内酰胺酶肠杆菌科所致重症感染中具有最重要的地位，而β-内酰胺类/β-内酰胺酶抑制剂复合制剂是鲍曼不动杆菌、铜绿假单胞菌、嗜麦芽窄食单胞菌等非发酵菌类革兰阴性杆菌感染首选药物。替加环素和多黏菌素主要用于碳青霉烯类抗生素耐药株细菌感染或β-内酰胺酶肠杆菌科感染、对β-内酰胺类抗生素过敏患儿(替加环素说明书明确指出适用18岁以上人群；多黏菌素由于其肾毒性，儿童慎用)。

(3) 分枝杆菌感染：卡介苗病及结核分枝杆菌的治疗药物包括异烟肼(H)、利福平(R)、吡嗪酰胺(z)、乙胺丁醇(E)等，四联方案(HRzE)强化治疗2～3个月后，二联方案(HR)维持治疗4～10个月。非结核分枝杆菌感染：结合非结核分枝杆菌类型及药敏试验结果选择5～6种药物联合治疗，强化期6～12个月，巩固期12～18个月，在非结核分枝杆菌培养结果转阴后继续治疗12个月以上。

(4) 真菌感染：CGD患儿极易发生真菌感染，其中曲霉感染占80%。抗曲霉感染的首选药物为伏立康唑，应用伏立康唑7～10日无反应，可以选择两性霉素B及其脂质体、伊曲康唑、卡泊芬净、米卡芬净、泊沙康唑。曲霉病最短疗程为6～12周。耶氏肺孢子菌肺炎(PCP)是PID患儿常见的并发症和主要死因。PCP首选治疗药物是SMZ-TMP，治疗的同时需大剂量水化并碱化尿液；SMZ-TMP不耐受者可使用卡泊芬净替代治疗。非中性粒细胞缺陷的PID患儿伴发念珠菌口腔炎、食管炎及皮肤感染时，首选抗真菌药物为氟康唑；发生播散性念珠菌病、念珠菌血流感染、念珠菌性脑膜炎/脓肿时，首选抗真菌药物为两性霉素B或其脂质体，维持药物为氟康唑，总疗程数周至数月。

(5) 病毒感染：PID患儿易出现症状性HCMV感染，抗HCMV药物应用指征包括：① 临床确诊为间质性肺炎、黄疸型或淤胆型肝炎、脑炎和视网膜脉络炎等严重的HCMV病；② 干细胞移植后预防性用药至免疫功能重建恢复正常；③ 有中枢性神经损伤(包括感音神经性耳聋)的先天感染者。首选抗HCMV药物为更昔洛韦。CAEBV和EBV-HLH抗病毒治疗无效。疱疹病毒脑炎首选阿昔洛韦，疗程至少3周。

(6) 原虫感染：X-连锁高IgM综合征对隐孢子虫高度易感。治疗原则是保证液体摄入量、维持电解质平衡，阿奇霉素口服及高效抗反转录病毒疗法可作为辅助治疗药物。X-连锁无丙种球蛋白血症对蓝氏贾第鞭毛虫易感，治疗原则包括肠道传染病隔离、控制饮食、液体支持及抗感染治疗，常用治疗药物包括磺甲硝咪唑和硝唑尼特。

3. 静脉注射免疫球蛋白(IVIG) 对于B组链球菌感染、骨髓和肾移植后继发巨细胞病毒感染、埃可病毒性脑膜炎、慢性EB病毒感染、呼吸道合胞病毒感染等，均有不同程度疗效；还能治疗先天性免疫缺陷患者的细菌性感染和脓毒症，特别对B细胞缺陷患者有较好治疗和预防细菌感染的效果。IVIG剂量为300～500 mg/kg，每周或每两周输注1次，可使IgG的水平达到正常范围。严重者可连用3～5日，常有明显效果。对病毒感染者必须与抗病毒药联用。

4. 补充和替代治疗

(1) IgG替代治疗：国际免疫学会联合会推荐，伴有IgG水平严重低下和(或)抗体产生缺陷的所有PID患者都应接受IgG替代治疗。欧洲免疫缺陷病协会推荐IgG<2 g/L的所有患者接受IgG替代治疗；如IgG介于2～5 g/L，则当IgG缺陷与反复感染相关时使用IgG替代治疗；IgG>5 g/L，则当特异性抗体产生缺陷和反复感染时使用IgG替代治疗。对IgG治疗在不同PID中的治疗效果分为：① 对无B细胞的PID及原发性低丙种球蛋白血症伴特异性抗体产生障碍一定有效；② 对血清丙种球蛋白正常伴特异性抗体产生障碍可能有效；③ 对单一IgA及单一IgG4缺陷无效。免疫球蛋白低IgG血症患者可静脉滴注大剂量免疫球蛋白，400～600 mg/kg，治疗3～4周，可以维持IgG的谷浓度>5 g/L，以减少感染次数。有研究改变免疫球蛋白使用途径，皮下注射20%免疫球蛋白，但结论是不推荐。对选择性IgA缺乏症，输注含IgA的全血、血浆、免疫球蛋白可使患者产生抗IgA抗体，出生前母子胎盘输血或出生后喝牛奶也可产生抗IgA抗体，再次输注含IgA的血制品可发生过敏性休克。如因病情需要而用免疫球蛋白，可用去除IgA的免疫球蛋白。

（2）免疫调节药物：CGD的患者可用IFN-γ 50 μg/m²，减少严重感染，而不增加肉芽肿或炎症并发症；可用于杀灭许多胞内菌，有助于部分显性IFN-r受体1缺陷患者及耐药的分枝杆菌感染患者抗分枝杆菌。高剂量200 μg/m²用于显性的IFN-γ受体缺陷及隐形的IL-12Rβ1缺陷患者。CD20抗体用于有自身免疫性疾病的PID，CVID有肉芽肿淋巴细胞性间质性肺病及合并有自身免疫性粒细胞减少的CVID；严重CGD结肠炎，给予抗p40，临床有改善但会发展成重症感染；动物实验（小鼠）显示，IL-1受体阻滞剂anakinra使炎症减轻、结肠炎改善及避免曲霉感染；自身免疫性淋巴细胞增生综合征（ALPS）相关的自身免疫性粒细胞减少首选激素，其次是霉酚酯；甲氨蝶呤及环孢素用于控制T细胞介导的并发症。胸腺素有升高IgA的作用，可用于选择性IgA缺乏症。在普通变异型免疫缺陷病患者，如抑制性T细胞活性强，应用西咪替丁治疗，可增加免疫球蛋白的产生。对胸腺发育不全（DiGeorge综合征）、湿疹血小板减少伴免疫缺陷患者可用胸腺素治疗，每次1～2 mg/kg，每日1次，肌内注射，2～3周后可逐渐减至维持量。

（3）集落刺激因子：用于粒细胞缺乏患者。粒单核细胞集落刺激因子（GMCSF）剂量为每日120 μg/m²，静脉滴注或皮下注射，用5～7日，不良反应是肌肉、关节痛、寒战、发热、心动过速、呼吸困难、过敏反应如皮疹等。也可应用粒细胞集落刺激因子（GCSF），剂量为每日2.5～5 μg/kg，或50～100 μg/m²，静脉滴注或皮下注射，用7日，不良反应与GMCSF相似。中性粒细胞>5×10⁹/L时停用集落刺激因子。

5. 免疫重建治疗

（1）免疫重建

1）造血干细胞移植（HSCT）：包括人类白细胞抗原（HLA）相合的骨髓移植、外周血造血干细胞移植（PBSCT）、脐血干细胞移植（UCBT）及非血缘UCBT。与无关供者的造血干细胞（HSC）相比，UCBT具有两个明显的优势：冻存的脐带血为实物，一旦配型合适可较快获得，更符合临床实际需要。与无关供者HSCT相比，在HLA相合程度相同的条件下，UCBT后移植物抗宿主病（GVHD）的发生率低。因为UCBT对HLA相合程度要求相对较低，使得大多数的患者都能查到4/6或6/6相合的脐带血。目前，UCBT已经作为无合适供者患者的一个选择，其主要适应对象为儿童。UCB为免疫重建干细胞的重要来源。同胞纯合子脐血干细胞移植可不用免疫抑制治疗。HLA配型不合的骨髓移植的最大优点是几乎所有患者均可找到供者，但GVHD重，排斥率高，免疫重建慢，总体生存率低。

2）胎儿胸腺移植：对胸腺发育不全（DiGeorge综合征）患者可应用胎儿胸腺移植。此外，培养的胸腺上皮细胞移植主要用于纠正细胞免疫缺陷。

（2）基因治疗：将目的基因转化的$CD34^+$细胞，静脉输入患者体内，治疗联合免疫缺陷患者。将 ADA 基因转导入 ADA 缺陷患者的淋巴细胞、粒细胞等，可使患者的体液免疫和细胞免疫趋于正常。已进行临床验证的基因治疗有效的疾病包括严重联合免疫缺陷病、湿疹血小板减少伴免疫缺陷、白细胞黏附缺陷、Chediak-Higashi 综合征等。

(3) 酶替代治疗：ADA 缺陷患者可应用牛 ADA 聚合乙二烯糖结合物肌内注射治疗。

6. *其他治疗* 先天性胸腺发育不全患者的低钙血症，除补钙外还应给予维生素 D 或甲状旁腺激素。如患者仍有一定的抗体合成能力，可接种死疫苗。严重体液免疫或各种细胞免疫缺陷患者都应禁忌接种活疫苗或活菌苗，以防发生严重疫苗感染。除细胞免疫缺陷患者外，应常规每两年测定 1 次结核菌素试验，以监测结核感染。一般不进行扁桃体或淋巴结切除术，禁止脾切除术。对发生自身免疫性疾病、肿瘤者应慎用糖皮质激素和细胞毒性药物。

【预防】

PID 患儿预防性抗感染措施包括：① 可疑 PID 患儿应避免接种活疫苗，如卡介苗和脊髓灰质炎减毒活疫苗；② 避免接触易感病原；③ PID 患儿密切接触人员(疑诊 PID 者除外)需接种脊髓灰质炎、水痘、流感、百日咳、麻腮风等疫苗，其中脊髓灰质炎和流感疫苗仅限于灭活疫苗；④ 根据不同类型的 PID 病原易感性，可给予长期预防性用药；⑤ 抗体缺陷为主的 PID 患儿，常规给予静脉注射丙种球蛋白(intravenous immunodobulin，IVIG)替代治疗。

参考文献

[1] 中华医学会儿科学分会免疫学组 &《中华儿科杂志》编辑委员会. 原发性免疫缺陷病抗感染治疗与预防专家共识[J]. 中华儿科杂志，2017，55(4)：248-255.

[2] Bonilla FA, Khan DA, Ballas ZK, *et al*. Practice parameter for the diagnosis and management of primary immunodeficiency [J]. J Allergy Clin Immunol, 2015, 136(5): 1186-1205.

[3] Marciano BE, Holland SM. Primary Immunodeficiency Diseases: Current and Emerging Therapeutics[J]. Frontiers in Immunology, 2017, 8: 937.

[4] Picard C, Al-Herz W, Bousfiha A, *et al*. Primary Immunodeficiency Diseases: an Update on the Classification from the International Union of Immunological Societies Expert Committee for Primary Immunodeficiency 2015 [J]. J Clin Immunol, 2015, 35: 696-726.

[5] Song J, Zhang L, Li Y, *et al*. 20% subcutaneous immunoglobulin for patients with primary immunodeficiency diseases: A systematic review [J]. International Immunopharmacology, 2015, 25(2): 457-464.

[6] Mogensen TH. Primary Immunodeficiencies with Elevated IgE [J]. International Reviews of Immunology, 2016, 35(1): 39-56.

[7] Walkovich K, Connelly JA. Primary immunodeficiency in the neonate: Early diagnosis and Management [J]. Seminars in Fetal & Neonatal Medicine, 2016, 21(1): 35-43.

[南京医科大学第一附属医院(江苏省人民医院) 胡毓华]

七、艾滋病的常见机会感染

艾滋病是由人类免疫缺陷病毒(human immunodeficiency virus，HIV)引起的获得性免疫缺陷综合征(AIDS)。人体遭受 HIV 感染后经急性感染期和无症状期，最后进入艾滋病期。WHO 对成人和青少年 HIV 感染的分期及其相关表现见表 37-7。艾滋病期为 HIV 感染的终末阶段，外周血 $CD4^+$ T 细胞计数明显降低甚至耗竭，常在 200 个/μl 以下，主要表现为各种机会性感染和肿瘤。机会性感染的疾病谱与 $CD4^+$ T 细胞数有关。

表 37-7 WHO 对成人和青少年 HIV 感染的分期

临床分期	表 现
临床Ⅰ期	无症状期 全身淋巴结肿大 生活质量评分 1 级：无症状，活动正常
临床Ⅱ期	体重下降，<原来体重的 10%

（续表）

临床分期	表　现
	轻度皮肤黏膜表现(脂溢性皮炎、痒疹、指甲真菌感染、复发性口腔溃疡、口角炎)
	在过去 5 年内出现带状疱疹
	复发性上呼吸道感染(如细菌性鼻窦炎)
	生活质量评分 2 级：有症状，活动正常
临床Ⅲ期	体重下降＞原来体重的 10%
	无原因的慢性腹泻＞1 个月
	无原因的长期发热(间断或持续)＞1 个月
	口腔念珠菌病(鹅口疮)
	口腔毛状黏膜白斑
	肺结核
	严重的细菌感染(如肺炎、脓毒性肌炎)
	生活质量评分 3 级：有上述症状或(和)在上一个月每天卧床时间＜50%
临床Ⅳ期	HIV 消耗综合征①
	肺孢子菌肺炎
	弓形虫脑病
	隐孢子虫腹泻＞1 个月
	肺外隐球菌病
	排除肝、脾或淋巴结的 CMV 感染(如视网膜炎)
	单纯疱疹病毒感染，皮肤黏膜感染＞1 个月，或内脏感染
	进行性多灶性脑白质病
	任何播散性流行性真菌病
	食管、气管、支气管念珠菌病
	非结核性杆菌播散性感染或肺部感染
	非伤寒沙门菌败血症
	肺外结核
	淋巴瘤
	卡波济肉瘤
	HIV 脑病②
	生活质量评分 4 级：有上述症状和(或)在上一个月每天卧床时间＞50%

注：① HIV 消耗综合征，体重下降＞10%，再结合不明原因的慢性腹泻或慢性虚弱和不明原因的发热超过 1 个月。② HIV 脑病，认知障碍或(和)运动功能失调，影响每日的活动，持续数周到数月，除 HIV 感染外，无法用其他疾病解释上述情况。

(一) 艾滋病常见机会性感染

艾滋病机会感染有以下一些特点：① 常不是单一病原体感染，同时或相继发生不同感染，但临床表现可以某些疾病较为突出。② 可以说是"标准"的机会病原体，健康人和其他免疫虚损宿主很少患这些病原体所致的感染。③ 潜伏的病原体再活动而造成的感染相当常见，如潜伏的疱疹病毒、巨细胞病毒、结核和非结核杆菌、弓形虫引起的机会感染等。④ 缺乏典型的感染性炎症反应，疾病发生常是隐匿的、非典型的、缓慢的，临床医师常难以就临床症状及时确诊，而常需依赖多种检查，包括内镜检查、骨髓穿刺、肺活检等。⑤ 病原体难以被一般抗菌药物等所清除，且机会感染病原体有很多是细胞内寄生物，由于细胞免疫和巨噬细胞功能低下而难以清除。人体各系统均可出现各种机会感染。

1. 呼吸系统　艾滋病患者中呼吸道的机会感染极为常见，其中以肺孢子菌肺炎(PCP)、分枝杆菌感染、巨细胞病毒性肺炎等为主。此外，单孢病毒、军团菌、弓形虫、隐球菌、鸟分枝杆菌、念珠菌等均常引起肺部感染。

PCP 是艾滋病患者最常见的呼吸系统机会感染疾病，也是艾滋病患者主要死亡原因之一。PCP 是由耶氏肺孢子菌引起的呼吸系统真菌感染性疾病，间质性肺炎是其病理和临床特点。在使用高效抗反转录病毒治疗(HAART)及对 PCP 预防性用药后，PCP 的发生率明显下降，但 PCP 仍是我国艾滋病患者常见的机会性真菌感染。PCP 的临床表现以发热、干咳、进行性呼吸困难及低氧血症为主要特征，自觉症状较重而体征较少是本病的重要特征，也是临床上发现本病的重要线索。在痰、胸腔积液、支气管肺泡灌洗液或肺活检组织中找到肺孢子菌可确诊本病。

结核病是我国艾滋病患者常见的机会性感染。艾滋病合并结核患者的肺部表现与机体的免疫水平严重相关，当 $CD4^+$ T 细胞＞350 个/μl 时，临床表现与 HIV 阴性者基本类似：病灶比较局限，可有典型的发热、咳嗽、咳痰、痰中带血或咯血；胸痛，胸闷或呼吸困难；有盗汗、乏力、食欲缺乏及消瘦等全身表现；病变多位于上肺，空洞多见，淋巴结病变少见，肺外病变发病率在

10%～15%。随着 $CD4^+$ T 细胞数水平的逐渐下降，临床表现开始不典型：① 发病急，症状重，病情进展快。多持续高热，明显消瘦，乏力，食欲缺乏明显。② 血行播散性肺结核发病率高，肺外结核多见，病变多在下肺和中肺，空洞少见，有报告血行播散性肺结核可高达 87%～96%，常伴有肺门、纵隔淋巴结肿大、肝脾大等。肺外结核中以淋巴结结核多见，还可并发胸膜炎、心包炎、腹膜炎、骨关节结核等，分别表现出其相应的症状与特征。③ PPD 试验阳性率低，与细胞免疫功能相关，$CD4^+$ T 细胞计数越低，PPD 试验阳性率越低。

2. *消化系统* 是艾滋病患者最常受到累及的系统之一，受累器官涉及口腔、食管、胃肠道及至肛口周围。

口腔最常见的感染病原为白念珠菌，引起鹅口疮，常提醒医生考虑 AIDS 的诊断，为艾滋病定义性疾病。单纯疱疹病毒可以导致口腔黏膜或舌部溃疡。EB 病毒感染可导致黏膜毛状白斑，该白斑是艾滋病特有的表现。放线菌、隐球菌、组织胞浆菌、毛霉、巨细胞病毒、人类乳头状瘤病毒等也可引起口腔病变。

食管最常见的是念珠菌感染，常来源于口腔，患者常主诉吞咽疼痛和困难，严重时吞咽水都会疼痛。巨细胞病毒感染，常感染内皮细胞、上皮细胞，并形成包涵体，多数患者在食管远端有多个直径<1 cm 的浅表溃疡。食管的巨细胞病毒感染远多于口腔。疱疹病毒食管炎表现为食管的水肿或囊泡，随后形成溃疡。

小肠及结肠常见的感染为寄生虫、巨细胞病毒、念珠菌。寄生虫最常见的是隐孢子虫、小孢子虫、贝氏等孢子虫、溶组织阿米巴、贾第鞭毛虫等。隐孢子虫常引起顽固性腹泻，每日可达数十次，水样便。巨细胞病毒可累及整个肠道，结肠病变多见，表现为腹痛、腹泻，个别可引起穿孔。单纯疱疹病毒常发生在同性恋中，多引起肛周或直肠内感染，有直肠炎者常有坠胀感及里急后重等。细菌感染常见菌有沙门菌、志贺菌、空肠弯曲菌等，与一般人的感染相近，但同性恋的艾滋病患者发生率高，艾滋病患者发生沙门菌的菌血症比例也高。其他还有结核分枝杆菌和鸟-胞内复合型分枝杆菌(MAC)的肠道感染。

3. *神经系统* HIV 感染期间，神经系统中的大脑、小脑、脑干、脊髓和周围神经均可发生机会感染，其中以隐球菌脑膜炎、弓形体脑炎、巨细胞病毒脑炎、脊髓炎最为多见。HIV 可直接引起进行性亚急性脑炎，HIV 相关的痴呆综合征等。机会性感染有隐球菌脑膜炎、结核性脑膜炎、巨细胞病毒性脑炎、脑弓形虫病、类圆线虫性脑炎。诊断主要依靠脑脊液检查、头颅 CT 和 MRI 检查。

4. *泌尿系统* 主要是肾损害，机会性感染是引起肾损害的主要原因之一，巨细胞病毒、EB 病毒可引起免疫复合物肾炎，病理变化为局灶性或弥漫性系膜增生性肾小球肾炎、急性肾小管坏死、肾小管萎缩及局灶性间质性肾炎等。HIV 本身亦可引起肾损害，导致 HIV 相关性肾病。静脉药瘾者所致的艾滋病，是由于二醋吗啡(海洛因)作为抗原，引起免疫反应性肾损害，导致海洛因相关肾病。临床上均可有蛋白尿、氮质血症、急性肾衰竭或尿毒症等。海洛因相关肾病发展相对缓慢，在 0.5～6 年内进展到尿毒症，而 HIV 相关性肾病可于 2～4 个月内迅速发展至尿毒症。

5. *皮肤黏膜* 口腔毛状白斑、舌两侧缘有粗厚的白色突起是 EB 病毒、乳头瘤病毒等感染所致，抗真菌治疗无效。有时舌腹面形成白色纤维状毛苔，称为“白毛舌”。其他常见的有念珠菌等真菌感染，表现为局部黏膜潮红，剧烈触痛，舌苔白，可类似白斑样粗糙表现。用抗真菌药治疗可迅速好转，但会反复发作。同性恋患者可发生肛周传染性软疣、肛周单纯疱疹病毒感染和疱疹性直肠炎。脂溢性皮炎样病变常发生在生殖器、头皮、面、耳及胸等处，表现为红斑样、角化过度的鳞屑斑等。其他可见毛囊炎、脓疱疮、浅部真菌感染、银屑病、皮肤干燥病、黄甲等。

6. *心血管系统* 艾滋病伴有各种各样的心血管病变，以心肌炎最多见，可由病毒、原虫、细菌、真菌以及心肌的其他机会性病原体所致。病变一般较轻，为非特异性炎症浸润。非细菌性血栓性心内膜炎与艾滋病患者较长时间恶性病变有关，而细菌性心内膜炎患者可因栓塞骤然出现引起偏瘫及失语作为首发症状，易被误诊。艾滋病患者可有痛觉过敏性假性血栓性静脉炎，表现为突然起病，高热，单侧或双下肢疼痛性肿胀，特别是小腿高度肿胀，刀割样剧痛，触痛明显，局部皮肤淡红色，皮温升高，可触及沿大隐静脉走向排列的索状物或硬结，但静脉造影等无血栓栓塞，病程持续数周或数月，服用抗炎药仅能部分缓解。

7. 其他系统　艾滋病患者眼部受累较常见，但易被忽视，常见的有巨细胞病毒性视网膜炎、弓形虫视网膜脉络膜炎、视网膜剥脱等。HIV 相关性脊髓病表现为进行性痉挛性截瘫、共济失调及尿失禁等。HIV 相关肌病，一般起病缓慢，近端肌无力，肌酶异常，肌肉活检血管周围、肌束膜或间质有炎性细胞浸润。

(二) 艾滋病机会性感染的治疗

合并机会感染的患者除了治疗相应疾病外，还应尽早给予抗病毒治疗，通常情况下应首先治疗机会感染，待病情得到初步控制后尽早进行抗病毒治疗(ART)。机会性感染的诊治原则与非艾滋病患者相同，需要注意的是药物之间的相互作用。机会感染的具体治疗措施参见相关章节。

参考文献

[1] 中华医学会感染病学分会艾滋病丙型肝炎学组. 中国疾病预防控制中心. 中国艾滋病诊疗指南(2018年版)[J]. 中华内科杂志，2018，57(12)：867－884.

[2] Panel on Opportunistic Infections in HIV-Infected Adults and Adolescents. Guidelines for the prevention and treatment of opportunistic infections in HIV-infected adults and adolescents: recommendations from the Centers for Disease Control and Prevention, the National Institutes of Health, and the HIV Medicine Association of the Infectious Diseases Society of America. Available at http://aidsinfo. nih. gov/contentfiles/lvguidelines/adult_oi. pdf.

(上海市公共卫生临床中心　卢洪洲　沈银忠　复旦大学附属华山医院　潘孝彰)

第三十八章　人兽共患感染性疾病

第一节　人兽共患感染性疾病的意义和特征

根据世界卫生组织(WHO)和联合国粮农组织(FAO)的定义,人兽共患感染性疾病是指在人类和脊椎动物之间自然感染与传播的疾病,即人类和脊椎动物由共同病原体引起,在流行病学上又有关联的疾病。人兽共患感染性疾病还称为"动物源性疾病",除了源于家畜、家禽和宠物外,还可源于野生动物、鸟类、水生动物及节肢动物等,其中由野生动物引起的具有自然疫源地的人兽共患病又称为"自然疫源性疾病"。人兽共患感染性疾病也可简称"人畜共患病",其英文为"zoonosis",由希腊文 zoon(意为动物)和后缀 osis(意为有病的)组成。

据估计,人类 60%的感染性疾病、75%的新发传染病的病原体来自动物。世界上已经证实的人兽共患感染性疾病有 200 余种,中国已发现的也有 100 余种。20 世纪 70 年代以来,全球范围新出现的感染性疾病(emerging infectious diseases, EID)和重新出现的感染性疾病(re-emerging infectious diseases, REID)有 60 多种,其中半数以上是人畜共患病。此外,人兽共患感染性疾病的病原体有可能被恐怖分子所利用作为生物恐怖袭击的武器。因此,人畜共患病已经成为全世界共同关注的公共卫生问题。

一、人兽共患感染性疾病在现代医学中的意义

20 世纪中叶之后,由于卫生科技的进步,抗菌药物、疫苗及积极有效的公共卫生措施的实施,许多长期威胁人类健康的感染病,如鼠疫、霍乱、伤寒、乙型脑炎、白喉及脊髓灰质炎等得到了有效控制。1980 年 5 月 28 日,WHO 宣布已在世界范围内消灭天花。全球感染性疾病的死亡人数占总死亡人数的比例由 19 世纪的 50%～60%下降到现在的 10%。在 21 世纪,现代医学面临着各种感染性疾病和各种慢性非感染性疾病的双重挑战。EID 和 REID 成为感染性疾病防治工作的重点。如果再回顾一下我们前面所列举的 EID 和 REID 的一些重要病原体和疾病,不难发现它们很多是人兽共患感染性疾病。这就足以说明,有效防治人兽共患感染性疾病,是现代医学应对双重挑战的重大领域和紧迫任务。感染病学工作者更是责无旁贷,重任在肩。

二、人兽共患感染性疾病的特征

1. *动物是主要传染源*　在理论上,患有人兽共患感染性疾病的患者和病兽或携带病原体的人和兽,均可成为传染源。但实际上,人兽共患感染性疾病大多是以动物为传染源,且以动物—动物,或动物—媒介昆虫—动物的方式在自然界传播。反向人畜共患病即人作为传染源的人兽共患感染性疾病较少。当然,患者一旦成为传染源也会产生严重后果,如开放性肺结核患者若在养牛场或动物园工作,则极有可能使周围的

牛群或所饲养的动物感染结核。

2. 突发性 地球一端存在的人兽共患感染性疾病将在何时、由何种媒介传播至地球的另一端？这种传播在其内在必然性的基础上往往表现为偶然性，增加了疾病传播的突发性。鸟类越洋跨洲地迁徙，就可以远距离传播人兽共患感染性疾病，如西尼罗病毒脑炎及人感染高致病性禽流感等，其发生很难预测，给防治工作带来困难。

3. 隐蔽性 许多动物在感染病原体后，自身并不发病，如鼠型斑疹伤寒及鼠感染汉坦病毒（肾综合征出血热的病原体）等，呈隐性感染或病原体携带状态，人类与其接触不易产生警惕，因此，容易发生感染并发病。此外，蝙蝠、鸟类等动物可在较广范围内自由活动，人们常在无意识中接触到这些动物的分泌物或排泄物，从而导致感染。这种隐蔽性可使疾病诊断的流行病学资料缺失。

4. 区域性 在人兽共患感染性疾病中，自然疫源性疾病占据重要地位。自然疫源性疾病具有明显的区域性，易感的人和动物一旦进入这一区域，就可能感染而发病。因此，是否进入过某种人兽共患感染性疾病的自然疫源地，就成为诊断该疾病的重要流行病学线索和依据。

5. 职业性 动物是人兽共患感染性疾病的主要传染源，接触病兽是感染的重要前提。因此，从事某些特定职业的人员更有可能感染某种人兽共患感染性疾病。例如，畜牧养殖和皮毛加工者与布鲁菌病，养猪场或屠宰场人员与尼帕病毒脑炎及人感染猪链球菌病等。

第二节 人兽共患感染性疾病的常见病原体

我国农业部于2009年根据《中华人民共和国动物防疫法》联合卫生部组织制定了《人畜共患传染病名录》，其中包含牛海绵状脑病、高致病性禽流感、狂犬病、炭疽、布鲁菌病、弓形虫病、棘球蚴病、钩端螺旋体病、沙门菌病、牛结核病、日本血吸虫病、猪乙型脑炎、猪Ⅱ型链球菌病、旋毛虫病、猪囊尾蚴病、马鼻疽、野兔热、大肠埃希菌病（O157：H7）、李斯特菌病、类鼻疽、放线菌病、肝片吸虫病、丝虫病、Q热、禽结核病、利什曼病等26种人畜共患病。

较为常见和重要的人兽共患感染性疾病病原体见表38－1及表38－2。

表38－1 中国主要的和世界新出现的人兽共患感染性疾病（含自然疫源性疾病）及其病原微生物

病原微生物	致人疾病	动物宿主	传播媒介	主要疫源地或疫区
朊病毒（Prion）	变异型克雅氏病	牛、羊等	—	英国等欧洲国家为主
禽流感病毒（Avian influenza a virus subtype H5N1，H7N9，H9N2，H6N1，）	人禽流感	鸡、鸭及鸟类；此外，犬类体内已检出H6N1禽流感病毒	—	人感染H5N1禽流感：东南亚、中国及世界各地；人感染H7N9禽流感：长江三角洲和珠江三角洲地区；人感染H9N2禽流感：全国散发病例；人感染H6N1禽流感：2013年我国台湾出现第一例
俄国春夏脑炎病毒（森林脑炎病毒）（Russian spring-summer encephalitis virus）	森林脑炎	啮齿类，熊、狍子等大型哺乳动物，鸟类	蜱	我国黑龙江、吉林、新疆
汉坦病毒（Hantavirus）	肾出血热综合征	啮齿类动物	螨	我国除青海省外，其他地区都有疫情

(续表)

病原微生物	致人疾病	动物宿主	传播媒介	主要疫源地或疫区
克里米亚刚果出血热病毒(Crimean-Congo haemorrhagic fever virus)	新疆出血热	啮齿类及羊等	蜱	我国新疆、云南、青海、四川等
登革病毒(Dengue virus)	登革热	灵长类	蚊	我国广东、广西、海南等
狂犬病毒(Rabies virus)	狂犬病	犬科、猫科、翼手类、啮齿类	—	中国各地均有疫情
埃博拉病毒(Ebola virus)及马尔堡病毒(Marburg virus)	出血热	灵长类动物	—	非洲
猴痘病毒(Monkeypox virus)	人患猴痘	猕猴、兔、冈比亚鼠及土拨鼠	—	中非、西非的热带雨林国家
尼帕病毒(Nipah virus)及亨得拉病毒(Hendra virus)	脑炎	猪、马、果蝙蝠	—	马来西亚、澳大利亚和新加坡，亨得拉病毒脑炎仅在澳大利亚
西尼罗河病毒(West Nile virus, WNV)	西尼罗河热及脑炎	多种禽类，鳄鱼及湖蛙等	库蚊	阿尔及利亚(1994年)、罗马尼亚(1967—1997年)、捷克(1997年)、刚果(1998年)、俄罗斯(1999年)、美国(1999年)及以色列(2000年)曾流行本病
SARS冠状病毒(SARS-CoV)	SARS	野生动物？蝙蝠？	—	中国及东南亚国家或地区
寨卡病毒(Zika virus)	寨卡病毒病	猴等非人灵长类动物	伊蚊	太平洋地区和美洲地区大规模流行，巴西等美洲中部和南部地区暴发流行最为严重
乙型脑炎病毒(Japanese encephalitis virus)	流行性乙型脑炎	猪等家畜、家禽及鸟类	库蚊、伊蚊及按蚊	东南亚和西太平洋地区
中东呼吸综合征冠状病毒(Middle East respiratory syndrome-coronavirus, MERS-CoV)	中东呼吸综合征	蝙蝠？骆驼？	—	中东地区、韩国
发热伴血小板减少综合征布尼亚病毒(Severe fever with thrombocytopenia syndrome bunya-virus, SFTSV)	发热伴血小板减少综合征	牛、羊、狗等脊椎动物和蜱等节肢动物	蜱、牛虻及螨	我国河南、山东、湖北、安徽、辽宁、浙江、江苏等省区，以及日本、韩国
基孔肯雅病毒(Chikungunya virus)	基孔肯雅热	啮齿动物、鸟类、灵长类动物	伊蚊	非洲、中美洲以及亚洲、欧洲均有，我国有输入性病例存在
牛痘病毒(Cowpox virus)	猫牛痘	猫是主要宿主，啮齿动物、牛、人是偶然宿主	—	欧亚大陆
人类偏肺病毒(Human metapneumovirus)	人类偏肺病毒病	禽类	—	世界范围流行
戊型肝炎病毒(Hepatitis E virus)	戊型病毒性肝炎	猪、猴、牛、羊等	—	亚洲、非洲、南美洲等的发展中国家和地区
鼠疫耶尔森菌(*Yersinia pestis*)	鼠疫	啮齿类	蚤	我国11省、市、自治区曾发现，现存云南、青藏高原、内蒙古等

（续表）

病原微生物	致人疾病	动物宿主	传播媒介	主要疫源地或疫区
土拉热弗朗西斯菌（*Francisellatularensis*）	土拉热（野兔热）	野兔和鼠类	蜱、牛虻、蚊、鼠虱	我国黑龙江、西藏、青海、新疆
猪链球菌2型（*S. suis 2*）	人感染猪链球菌病	猪、羊等家畜	—	我国四川、江苏等地，北欧及南亚养猪多的地区
猪红斑丹毒丝菌（*Erysipelothrix rhusiopathiae*）	类丹毒	猪、羊、火鸡、鸽子及海洋哺乳类动物、鱼类	—	我国有个案病例报道
艰难梭状芽孢杆菌（*Clostridium difficile*）	艰难梭菌相关性腹泻	牛	—	全世界广泛分布
幽门螺杆菌（*Helicobacter pylori*）	幽门螺杆菌感染	犬、猫、鸟	—	全世界广泛分布
类鼻疽伯克霍尔德杆菌（*Burkholderia pseudomallei*）	类鼻疽	主要感染猪和羊，与人有密切关系的动物如马、牛、犬、猫、鸟类等亦均有病例报道	—	主要流行于东南亚（泰国、越南、马来西亚等）和澳大利亚北部，我国则主要集中在海南、广东、广西、福建、香港及台湾等地
大肠埃希菌O157：H7（*Escherichia coli* O157：H7）	出血性大肠埃希菌O157：H7感染	牛、猪、羊、马、狗、鸡等家畜、家禽及野生动物	—	美国、加拿大、日本等国
结核分枝杆菌（*Mycobacteria tuberculosis*）	结核病	牛、猪、狗、猫、宠物鸟等	—	世界性分布，我国是结核病高负担国家之一
布鲁氏菌（*Brucella spp*）	布鲁菌病	牛、羊、猪、狗等家畜及野牛、鹿等偶蹄动物		中国大陆各地均有疫情
恙虫病立克次体（*Rickettsia tsutsugamushi*）	恙虫病	啮齿类为主	恙螨	南方疫源地（北纬31°以南）、北方疫源地（北纬40°以北）、过渡型疫源地（北纬31°～40°之间）
伯氏考克斯体（Q热立克次体）（*Coxiella burnetii*）	Q热	啮齿类、禽类、家畜	蜱	我国内蒙古、四川、云南、新疆、西藏等地
斑点热群立克次体（*Spotted fever group Rickettsiae*）	斑点热	啮齿类	蜱、螨	我国黑龙江、内蒙古、新疆等广大地区
莫氏立克次体（*Rickettsia mooseri*）	地方性斑疹伤寒	鼠类	蚤	我国辽宁、河北、河南、山东等地
钩端螺旋体（*Leptospira*）	钩端螺旋体病	鼠类，猪、犬等家畜	—	我国除新疆、青海、宁夏、甘肃外，其余各省均有疫情
伯氏疏螺旋体（*Borrelia burgdorferi*）	莱姆病	野栖鼠及野生脊椎动物	硬蜱	我国东北、西北各省广大森林及其他地区
附红细胞体（*Eperythrozoon*）	附红细胞体病	猪、牛、羊等家畜	猪虱、磷虱、伊蚊、库蚊、蚤、螨、吸血蝇等	我国江苏、山东、福建、河北、内蒙古、西藏等20多个省、市、自治区

(续表)

病原微生物	致人疾病	动物宿主	传播媒介	主要疫源地或疫区
嗜吞噬细胞无形体(*Anaplasma phagocytophilum*)	人粒细胞无形体病	啮齿类、食虫类、兔形类、翼手类及部分小型食肉类动物,犬科、牛科、猪科、鹿科、马科、猫科等哺乳动物以及鸟类	蜱	我国湖北、安徽、山东、黑龙江、内蒙古、海南、新疆、天津、北京、云南、河北、河南、福建、广东等
汉赛巴尔通体(*Bartonella henselae*)	猫抓病	猫、鼠、狗、鹿、牛、兔等	—	全球性疾病,欧洲和美国为多
新型隐球菌(*Cryptococcus neoformans*)	隐球菌病	鸽、马、牛、犬、猫等	—	世界性分布
念珠菌(*Candida*)	念珠菌病	牛、马、羊、犬、猫、鸡等哺乳动物及禽类	—	世界性分布
组织胞浆菌(*Histoplasma*)	组织胞浆菌病	鸡、鸽子等禽鸟及蝙蝠等	—	主要出现在美洲、非洲、亚洲,我国本病有增多趋势
马尔尼菲青霉(*Penicillium marneffei*)	马尔尼菲青霉病	竹鼠	—	主要流行于越南、泰国、印度尼西亚等东南亚国家,我国则主要分布于广西、台湾、香港等地区

(部分引自:朱万孚.医学生物安全防护概论//朱万孚,陈冠英.生物医学安全与法规[M].北京:北京大学医学出版社,2007)

表38-2 医学寄生虫及节肢动物所致人畜共患病

医学寄生虫及节肢动物	所致人畜共患病
原虫	
巴贝西虫	巴贝西虫病
小球隐孢子虫	隐孢子虫病
蓝氏贾第鞭毛虫	贾第鞭毛虫病
杜氏利什曼原虫复合体	利什曼原虫病
刚地弓形虫	弓形虫病
布氏罗得西亚锥虫、布氏冈比亚锥虫	非洲睡眠病
克氏锥虫	美洲锥虫病
疟原虫	疟疾
住肉孢子虫	住肉孢子虫病
环孢子虫	环孢子虫病
溶组织内阿米巴	阿米巴病
人芽囊原虫	人芽囊原虫病
结肠小袋纤毛虫	结肠小袋纤毛虫病
贝氏等孢球虫	等孢子虫病
艾美耳虫	艾美耳虫病
毛滴虫	毛滴虫病

（续表）

医学寄生虫及节肢动物	所致人畜共患病
吸虫	
后睾吸虫	后睾吸虫病
华支睾吸虫	华支睾吸虫病
东方次睾吸虫	东方次睾吸虫病
肝片吸虫	肝片吸虫病
布氏姜片吸虫	布氏姜片吸虫病
并殖吸虫	并殖吸虫病(肺吸虫病)
阔盘吸虫	阔盘吸虫病
双腔吸虫	双腔吸虫病
日本血吸虫、曼氏血吸虫、埃及血吸虫、间插血吸虫、湄公血吸虫	血吸虫病
血吸虫尾蚴	尾蚴性皮炎
徐氏拟裸茎吸虫	徐氏拟裸茎吸虫病
棘口吸虫	棘口吸虫病
异形吸虫	异形吸虫病
重翼吸虫	重翼吸虫病
绦虫	
犬绦虫	复孔绦虫病
细粒棘球绦虫、多房棘球绦虫	棘球蚴病(包虫病)
迭宫绦虫属	裂头蚴病
猪带绦虫	猪绦虫病和囊虫病
牛带绦虫	牛带绦虫病
亚洲带绦虫	亚洲带绦虫病
克氏假裸头绦虫	克氏假裸头绦虫病
微小膜壳绦虫	微小膜壳绦虫病
缩小膜壳绦虫	缩小膜壳绦虫病
阔节裂头绦虫	阔节裂头绦虫病
西里伯瑞列绦虫	西里伯瑞列绦虫病
泡状带绦虫	细颈囊尾蚴病
线虫	
犬恶丝虫、匍行恶丝虫	恶丝虫病
马来丝虫、班氏丝虫	丝虫病
美丽筒线虫	筒线虫病
巴西钩虫、犬钩虫	皮肤幼虫移行症
犬弓蛔虫、猫弓蛔虫	内脏幼虫移行症
粪类圆线虫	类圆线虫病
旋毛虫属	旋毛虫病
毛圆线虫	毛圆线虫病
棘颚口线虫	颚口线虫病
结膜吸吮线虫	结膜吸吮线虫病

(续表)

医学寄生虫及节肢动物	所致人畜共患病
麦地那龙线虫	麦地那龙线虫病
肾膨结线虫	肾膨结线虫病
肝毛细线虫	肝毛细线虫病
广州管圆线虫	广州管圆线虫病
铁线虫	铁线虫病
长后圆线虫	后圆线虫病
结节线虫	结节线虫病
艾氏同杆线虫	艾氏同杆线虫病
菲律宾毛细线虫	菲律宾毛细线虫病
异尖线虫	异尖线虫病
节肢动物	
羊狂蝇	羊狂蝇蛆病
牛皮蝇、纹皮蝇	皮蝇蛆病
舌形虫	舌形虫病
疥螨	疥螨病(疥疮)
穿皮潜蚤、盲潜蚤、俊潜蚤	潜蚤病
马尾松毛虫	松毛虫病

第三节 宠物引起的人兽共患感染性疾病

宠物来源的人兽共患感染性疾病近年来呈增加趋势。这一方面与社会大众生活水平提高,犬、猫、鸟、鱼等传统宠物喂养数量急剧增加但宠物主防疫意识淡薄、生物安全观念缺乏有关,另外一方面还与豚鼠、蛇、龟、蜥蜴等非传统宠物增加以及跨境宠物交易增多而宠物管理制度及监督体系不健全、防疫检疫工作不完善有关。在已报道的200多种主要的人畜共患病中,与宠物犬、猫有直接或间接关系的有70余种。

一、宠物犬引起的感染性疾病

(一) 犬咬伤

犬咬伤多发生在夏季和平时的周末。人们往往是被自家的犬或是平时熟悉的犬所咬伤,如在阻止自家的犬与邻家的犬打斗时被咬伤。从咬伤部位看,手部咬伤约占犬咬伤的50%,很容易累及骨和关节,也易伤及血管和神经。头颈部咬伤占15%,下肢及脚咬伤占20%,上肢咬伤占15%。从咬伤的程度看,60%为单纯的局部犬牙咬伤,10%为撕裂伤,另30%为前两种并存的复合伤。

犬咬伤后,大多数伤者常先自行处理,如用肥皂和水冲洗,局部涂用含碘或乙醇的药液。在美国,犬咬伤者到医院接受治疗的时间一般是在被咬伤后35小时,此时,已有临床感染征象。从每位伤者感染伤口分离出的病原菌平均有5种,其中3种为需氧菌,2种为厌氧菌。常见的需氧菌有巴斯德菌属(50%)、链球菌属(46%)、葡萄球菌属(46%,半数为金黄色葡萄球菌)及奈瑟菌属(16%)。常见的厌氧菌有梭菌属(32%)、拟杆菌属(30%)、卟啉单胞菌属(28%)、普氏菌属(28%)和胨链球菌(16%)。

需要进一步指出的是，动物咬伤及其他动物相关损伤还是旅行活动中最重要的危险因素。根据国际旅行医学会全球监测网络的报告，犬咬伤是最为常见的动物相关性伤害。旅行过程中需严防犬等动物的攻击及由此引起的感染。

（二）狂犬病

据世界卫生组织（WHO）估计，世界上每年报道死于狂犬病者约 55 000 人，主要发生在亚洲和非洲地区的发展中国家。在发达国家，对流浪犬实行严格管理，宠物犬也普遍接种过狂犬病疫苗，因此，与犬相关的狂犬病病例罕见，报道的狂犬病主要是经浣熊、狐狸及蝙蝠等野生动物传播。但在发展中国家，狂犬病主要传染源是病犬，人狂犬病由病犬传播者占 80%～90%。

由于健康知识的普及，动物疫苗接种得到加强、人群在暴露后处理及时有效，狂犬病发病率在我国呈逐年下降趋势。据原国家卫生计生委疾病预防控制局发布的数据，2010 年以来我国狂犬病发病人数 2010 年为 2 048 人，2011 年为 1 917 人，2012 年为 1 425 人，2013 年为 1 172 人，2014 年为 924 人，2015 年为 801 人，2016 年为 644 人。但近年来因养宠物犬的家庭逐渐增多，而各种预防措施未能及时跟上，狂犬病仍未能完全控制，死亡人数在法定传染病中仅次于艾滋病、肺结核，居第三位。家犬密度大的地方狂犬病多发，如广东、福建、江苏等地区。本病全年都有发生，但冬季发病略少。患者以接触家犬或野兽机会多的农村青壮年和儿童居多。

（三）经犬感染的肠道感染病

1. 贾第鞭毛虫病　蓝氏贾第鞭毛虫是一种鞭毛状的寄生性原虫，是世界范围内腹泻的重要病因，能引起犬和人类等哺乳动物腹泻。此病经粪一口途径传播，人感染后的临床表现为乏力、腹胀，腹泻腐败气味的大便。粪便检查可以确诊，甲硝唑治疗有效，但仍可复发。

2. 棘球蚴病（包虫病）　细粒棘球绦虫可寄生于犬的小肠，其虫卵通过粪便排出。在适宜的气候条件下，虫卵可存活 1 年。人类经食入虫卵而感染，成为其中间宿主，主要累及肝（60%）和肺（25%）。一旦棘球囊破裂，可引起过敏性休克，重者可致死。治疗以手术切除棘球囊为主，辅以阿苯达唑等药物。多房棘球蚴病（泡型包虫病）主要累及肝，因其可向肝周边部位浸润，甚至转移至肺和脑部，又称为“恶性包虫病”。治疗主要采取手术切除的方法。

3. 斯氏狸殖吸虫病　犬、猫是斯氏狸殖吸虫的主要传染源，动物肺内的虫卵随痰液排出或吞入消化道由粪便排入水后，最终侵入溪蟹或蝲蛄形成囊蚴。人在生食溪蟹或蝲蛄后被感染，临床上主要表现为游走性皮下包块和渗出性胸膜炎。

4. 其他　沙门菌病、弯曲杆菌病、隐孢子虫病等均可通过接触犬排泄物而传染给人类引起腹泻等表现。

（四）经犬尿液传播的感染性疾病

1. 钩端螺旋体病　犬能够较长时间无症状携带钩端螺旋体，也可发病，表现为发热、黄疸、结膜炎及血尿。犬可以接种钩端螺旋体疫苗，但有接种失败的报道。人经犬感染的途径主要是接触已感染犬的尿液，或被其尿液污染的土壤和水。人感染后可以表现为亚临床型过程，也可发展为典型病变，出现发热、关节痛、肝炎、皮疹和结膜充血。早期应用青霉素和多西环素可以缩短病程。

2. 布鲁菌病　犬能够感染犬布鲁氏菌，但很少成为人布鲁菌病的传染源。犬可以长期携带该菌，并随尿液排出体外。人可在暴露后 2～4 周时发病，临床表现不一，可为急性，也可为慢性。

（五）经犬传播的蜱、虱、白蛉、蚤、蚊等媒介感染病

1. 埃立克体病　犬埃立克体病是由严格细胞内寄生的埃立克体经蜱为媒介所致的疾病。犬可以成为多种埃立克体的宿主，包括犬埃立克体及一组埃利希体（分别与人单核细胞性埃立克体病、人粒细胞性埃立克体病及狗全血细胞减少症有关）。我国已经发现的犬埃立克体有犬埃立克体和扁平埃立克体两种。临床症状包括发热、体重严重减轻、流鼻血和腹泻血便等。白细胞和血小板计数同时下降是中国犬埃立克体病的特点，严重的病犬常因广泛性出血或继发感染而死亡。犬与人之间埃立克体病的传播具有潜在可能。人的感染主要经蜱叮咬，临床表现有发热、头痛、寒战及乏力，伴有白细胞、血小板减少和肝脏酶学异常。四环素和多西环素治疗有效。

2. 内脏利什曼病　又称"黑热病"，是一种由杜氏利什曼原虫、婴儿利什曼原虫和恰氏利什曼原虫引起，经白蛉传播的慢性地方性人兽共患寄生虫病。临床上，该病主要表现为长期不规则发热、脾脏进行性肿大、贫血、消瘦、全血细胞减少和血清球蛋白升高。如未予治疗，患者大多在病后2～3年内因并发其他疾病而死亡。犬作为内脏利什曼病的主要传染源之一，在内脏利什曼病的流行上起着重要作用，可形成犬—白蛉—犬传播环及犬—白蛉—人传播链。

3. 其他　引起多脏器、多系统损伤的莱姆病也可由感染伯氏疏螺旋体的病犬通过蜱虫叮咬而传播给人类。传染性强、病死率高的鼠疫可由感染鼠疫耶尔森菌的病犬通过蚤叮咬而传播给人类，本病亦可通过接触病犬的皮、肉、血等经皮肤传播。马来丝虫可寄生于犬体内并经中华按蚊叮咬传播给人，引起淋巴管炎和淋巴结炎。犬恶丝虫可寄生于犬、猫等体内，当人被含有恶丝虫感染期幼虫的蚊虫叮咬后可被感染引起人恶丝虫病。犬复孔绦虫寄生于犬的小肠内，脱落的犬复孔绦虫孕节随粪便排出体外释放出虫卵并被蚤类幼虫吞食发育为似囊尾蚴，人因食用被病蚤污染的食物、水而被感染导致人犬复孔绦虫病。

(六) 与犬直接接触获得的感染

由犬疥螨引起的犬疥螨病又称作"犬疥癣"。螨寄生在皮肤颗粒层，其卵沉积于皮下隧道内。孵出的幼螨到达皮肤表面。犬疥癣可以传播给人，部分人出现过敏表现为红斑性皮炎。诊断主要依据病史和对杀螨剂的治疗反应。犬患疥癣也应使用杀螨剂。还有一种类似的被称为"走头皮屑"的病症是由兔皮姬螯螨引起的。这类螨通常在人体不形成皮下隧道，临床表现为红斑，随后可形成脓疱或水疱，也可表现为超敏反应性的荨麻疹和多形红斑。此外，人与携带尼帕病毒的犬直接接触可被传染上尼帕病毒病；与携带汉赛巴尔通体的犬直接接触可被传染上猫抓热，该病还可通过被犬咬伤、抓伤传播；与携带土拉弗朗西斯菌的犬直接接触可被传染上兔热病，该病也可通过虫媒叮咬传播。

(七) 经犬感染的其他感染病

犬弓蛔虫是犬的常见寄生虫，可引起人类的皮肤蠕虫蚴移行症和内脏蠕虫蚴移行症，以6岁以下尤其是有"异食癖"的儿童易感。人感染后大多数无症状，嗜酸性粒细胞比例升高(可达30%)常为唯一发现。蠕虫蚴在人体内移行的终点决定其临床症状。有的表现为哮喘样病症，有的仅有面色苍白、体重下降、肝大或皮肤瘙痒等。此外，犬还可感染放线菌、诺卡氏菌、芽生菌、孢子丝菌、日本血吸虫病、钩虫、华支睾吸虫、肝片吸虫、布氏冈比亚锥虫、复孔绦虫等并传染给人类。

二、宠物猫引起的感染性疾病

(一) 猫咬伤

猫能将一系列疾病传播给人。被猫咬伤的通常是猫的主人，妇女占72%，往往在其抚弄猫时被咬伤。猫咬伤大多较轻，就诊时非化脓性蜂窝织炎最为常见，但伤口也可能发展为化脓性蜂窝织炎，甚至形成脓肿。猫的牙齿小而尖，伤口容易累及手部的骨、肌腱和关节，导致骨髓炎、肌腱炎和化脓性关节炎。

猫咬伤创口分离出的细菌主要是猫口腔正常菌群。巴斯德菌属(*Pasteurella*)见于75%的病例，其中巴斯德菌和多杀巴斯德杆菌分别占54%和28%。这两种细菌易引起较严重感染，有可能发展至败血症和中枢神经系统感染。其他常见的需氧菌有链球菌(46%)、葡萄球菌(35%，其中金黄色葡萄球菌仅占4%)、奈瑟菌、摩拉克菌(35%)及棒状杆菌属(28%)。棒状杆菌属是一种较罕见的非发酵性革兰阴性需氧杆菌,在无脾畸形或肝病等免疫虚损患者尤易导致败血症,且病死率较高。厌氧菌感染占病例数的63%,一旦发生往往形成严重的感染或脓肿。常见分离到的厌氧菌包括顶盖拟杆菌(28%)、梭菌属(33%),尤其是具核梭杆菌和变形梭杆菌、卟啉单胞菌属(30%)以及普雷沃菌属(19%)。从猫咬伤处分离出的厌氧菌大多数不产生β-内酰胺酶,但和人口腔菌群不同的是,与猫相关的具核梭杆菌常对氟喹诺酮类抗菌药物耐药。另外,从猫咬伤处也分离出红斑丹毒丝菌,其感染一般为局灶性痛性溃疡和皮肤丘疹,但也可发生播散性病变。

(二) 狂犬病

狂犬病家猫约占患狂犬病动物的5%,通常是其与野生动物接触时感染。因此,家猫也能成为人狂犬病的传染源。

(三) 猫抓病

我国猫抓病呈逐年上升趋势。巴尔通体是一般人群猫抓病的病原体,在HIV感染人群表现为杆菌性血管瘤病。猫抓病呈全球性分布,在温带地区秋冬季节多发,经猫抓咬或经猫蚤传播。发病者80%年龄在21岁以下,14岁以下儿童接触新获得的宠物猫崽后发病更为多见。流浪猫及从待领所跑出的猫与家养猫相比,前者巴尔通体的感染率高(>40%对比6%),且多为对人致病的汉赛巴尔通体。但猫的感染大多为无症状的,而且能持续数月之久。

一般在暴露后1周(范围3~10日),25%~60%的患者出现原发损伤处的丘疹,有的形成小疱并结痂。约2周(范围5~120日)时出现疼痛和局部淋巴结肿大。半数病例局部淋巴结病变为唯一临床表现,常持续3周左右(范围6~12周),而后自行缓解。也有约15%的病例出现局部化脓,伴随症状有疲乏无力、发热(38~41℃)、皮疹、腮腺肿胀及癫痫发作(<1%)。其他表现有眼肉芽肿、结节性红斑、血小板减少性紫癜和骨髓炎。

该病的诊断主要依赖猫相关的暴露史和临床表现。确诊有赖于对皮肤、血液、淋巴结活检标本等进行特异性抗原皮肤试验、间接免疫荧光抗体试验、酶联免疫吸附试验等免疫学检查,PCR、巢式PCR、PCR原位杂交等分子生物学检测,以及对淋巴结活检标本进行W-S银染色寻找革兰阴性小杆菌等组织病理学检查。该病病原体分离极为困难(需巧克力色培养基或CDC琼脂,耗时2~3周)。

治疗以支持疗法为主。虽然体外研究发现,汉赛巴尔通体对磺胺甲噁唑/甲氧苄啶、利福平、氨基糖苷类、四环素类、大环内酯类类、β-内酰胺类、喹诺酮类等抗菌药物敏感,但多数抗菌药物的疗效未获得临床实践的证明,而且猫抓病一般呈自限性,所以目前认为,对于非重症的免疫功能正常的患者不需给予抗感染治疗,对于淋巴结明显肿大、视网膜炎、脑病、心内膜炎等可选用阿奇霉素、利福平、磺胺甲噁唑/甲氧苄啶、庆大霉素等。控制猫体蚤的携带和对猫进行适当治疗是有效的预防措施。

免疫虚损患者特别是HIV感染者的杆菌性血管瘤通常表现为紫色皮损,酷似卡波济肉瘤,或为无色的皮下结节。患处活检呈血管增生性的特征性病理改变。患者也可以有发热甚至肝性紫癜。

(四) 经猫传播的肠道感染病

猫容易感染沙门菌,常见的感染途径是经食物,尤其是未煮熟的肉、鱼或被污染的水。猫能从粪便中排出大量沙门菌,此外,猫的皮毛也可能被污染而成为传染源。小猫较成年猫容易携带空肠弯曲菌。在猫胃中发现有螺杆菌(*Helicobacter bizzozeronii* 和 *Helicobacter felis*),并与人的感染有关。从猫也分离到幽门螺杆菌,推测是经饲养者传播的。猫还肯定是隐孢子虫的宿主,自然感染后呈水样便,人与猫之间可相互传播。

猫已确定为弓形虫的宿主,每日可从粪便排出数百万的卵囊。人可能由于清扫猫窝或接触被猫粪污染的泥土而感染。粪便中刚排出的卵囊不具传染性,但在土壤中当气候温度条件合适(4~37℃)时,2~3日可形成孢子,且能保持传染性达1年之久。

较少见的还有托马斯厌氧螺菌(*Anaerobiospirillum thomasii*),常引起猫腹泻,在人可引起败血症;猫还可以处于假结核耶尔森菌的无症状携带状态,但可引起人腹痛和腹泻。猫还可有猫弓蛔虫感染,人也偶可感染,大多无症状,但也可有哮喘、腹痛、肝大和嗜酸性粒细胞增多。猫贾第鞭毛虫、隐孢子虫、肝吸虫、后睾吸虫、华支睾吸虫也能使人感染。猫绦虫、犬复孔绦虫能传播到人,通常是儿童,临床上有轻度腹部不适和嗜酸性粒细胞增多。

(五)与猫直接接触获得的感染病

家猫可在其皮毛上带有各种皮霉菌,也能被其饲养者所感染。长毛的猫高达90%带有犬小孢子菌。暴露人群中50%会有症状及体征,如体癣和头癣。分离到的其他病原体还有絮状表皮癣菌、小孢子菌属和毛癣菌。猫的皮霉菌感染常表现为斑秃甚至鳞屑状皮炎。为了打破这种感染的循环,猫应接受外用抗真菌药治疗,或口服抗真菌药。此外,为了控制这类感染,还应采取清理猫的皮毛、去除地毯上的皮屑和限制猫去卧室等措施。诊断主要根据皮肤刮屑镜检等。人感染的治疗为外用或口服抗真菌药。

猫还能传播刚果嗜皮菌,能引起皮肤渗出性炎症或脓疱性皮炎。猫感染时,患处皮肤周围应剃去毛发,保持干燥。人的皮肤感染通常为自限性,但发展成蜂窝织炎时,则应用抗菌药物(如青霉素)治疗。

人与携带尼帕病毒、耐甲氧西林金黄色葡萄球菌的猫直接接触还可被传染上上述病原体进而出现相应的临床症状。

(六)猫传螨病

猫可感染疥螨,并可传染给人。螨可引起人的超敏反应,表现为痒性丘疹。猫的疥螨在人体不形成皮肤隧道。治疗措施主要是清除猫的体螨和彻底清洗家中的衣服被褥。

(七)猫传呼吸道感染病

家猫呼吸道内存在支气管败血性博代杆菌,是一种革兰阴性球杆菌,可通过接种疫苗进行预防。患猫一般症状轻微,如有咳嗽,则提示其有肺炎。人感染该细菌后,可有类百日咳样症状,尤其是儿童或免疫虚损宿主(如HIV感染者)。尽管与儿童时期接种的百日咳疫苗有交叉免疫应答,但成年后免疫力已逐渐减低。人感染后的症状轻则为轻微上呼吸道感染,也可为典型肺炎。用特殊培养基可分离到该菌,但往往因为未考虑此菌或常规临床实验室检查误判而漏诊。

猫若暴露于鼠蚤,可感染鼠疫。人因接触病猫而患吸入性鼠疫的病例已有报道。人如接触Q热(伯纳特立克次氏体)病猫的流产组织,可能被其感染。猫的感染通常是经蜱咬或在野外环境中被感染。

(八)经猫传播的蚤、蚊等媒介感染病

鼠疫可通过"猫—蚤—人"的传播方式传染给人类,本病亦可通过接触病猫的皮、肉、血等经皮肤传播。马来丝虫可寄生于猫体内,经中华按蚊叮咬传播给人引起淋巴管炎和淋巴结炎。犬恶丝虫可寄生于猫体内,并通过雌性库蚊、伊蚊、按蚊及吻蚊等叮咬后传播至人引起人恶丝虫病。犬复孔绦虫可寄生于猫体内,蚤吞食随猫粪便排出的犬复孔绦虫卵而被感染,而人因食用被病蚤污染的食物、水导致人犬复孔绦虫病。

三、宠物鸟引起的感染性疾病

人与宠物鸟的接触主要是用嘴吻鸟或喂鸟、清洁鸟笼,或让鸟在家中或院内自由活动所造成的。很难确定空肠弯曲菌、多杀巴斯德杆菌或结核分枝杆菌传播给人的频度如何,但鹦鹉热衣原体和沙门菌一样,常可引起人的感染。

(一)鹦鹉热

无论是家鸟还是野鸟,也无论是长尾小鹦鹉还是鹦鹉,鸟儿都可以携带鹦鹉热衣原体,所有携带该病原的鸟类都可以使人感染。因此,本病应称为"鸟疫"更确当。人经鸟而感染的,多表现为呼吸道症状。也有人传染人的报道,但罕见。当呼吸道症状较轻时,往往不能被诊断。即使发生了肺炎,诊断的确定也需要感染急性期与恢复期血清抗体效价有4倍以上升高,这一点也常难以做到。

临床上对疑似患者应予试验性治疗。如有病鸟接触史,应高度怀疑本病。也有不少病例并无明确接触史,很可能是在自然环境中无意接触到鸟粪,如同在农村中鸡粪和鸭粪到处可见一样,在城市中鸽子等鸟类粪便在环境中也到处存在。

鹦鹉热肺炎时病情较重,常有高热、寒战,肺部有大叶性炎症病变,咳脓痰,并发症可有脑膜脑炎、关节炎或心内膜炎。痰涂片检查可无异常发现,因为鹦鹉热衣原体在革兰染色时不着色。经验治疗以四环素为首选,红霉素也有效。较可靠的疗程为 2 周。

(二)隐球菌病

新生隐球菌为致病性真菌,能在鸽粪中存活。血清学检测发现,信鸽爱好者比一般人群的感染率高,但患病率并不高。进一步观察发现,辅助性 T 细胞缺陷者容易发病。对免疫虚损者要告诫其不要接触鸽子等鸟类。新型隐球菌感染常先表现为呼吸道感染,但随后可播散至多种组织器官,包括中枢神经系统。如不及时治疗,病死率可高达 59%,存活者可留有后遗症。

其特异性诊断主要是检测血清或脑脊液中的隐球菌多糖抗原。治疗有效时,该抗原水平降低,但在 AIDS 患者,即使治疗获得了很好的临床反应,该抗原水平仍持续不降。急性期治疗通常用两性霉素 B 或两性霉素 B 联合氟胞嘧啶,需长期治疗的慢性化者可换用氟康唑。

四、其他宠物引起的感染性疾病

除了犬、猫及鸟外,大鼠或小鼠、豚鼠和兔也常成为宠物,还有人将水貂及雪貂作为宠物饲养。这些小型哺乳类动物所携带的病原体在鼠类比较集中,故重点介绍几种鼠传的感染病。

(一)鼠咬热

小螺菌和念珠状链杆菌是鼠咬热的病原体。由小螺菌引起的小螺菌病世界各地均有报道,但以亚洲地区多见。其临床表现主要是红色或紫色的斑块状皮疹伴有发热。在发热时,原本愈合的鼠咬创口可能再度发炎。确诊需要专门实验室来检验认定。治疗药物为青霉素或四环素。

念珠状链杆菌引起的鼠咬热除由鼠咬伤引起外,还可由于奶制品和水污染而引起并可呈暴发流行。临床表现为发热伴皮疹(斑丘疹或瘀点),肢端多见。较常见的还有大关节炎,也有可出现局部脓肿和心内膜炎。治疗亦用青霉素或四环素。

(二)马尔尼菲青霉病

马尔尼菲青霉常由竹鼠携带,在东南亚和中国华南地区呈地方性流行。人感染后表现为肉芽肿性病变,类似于肺结核,但皮肤损害很常见。免疫虚损宿主更易感染。如能早期发现,用伊曲康唑或两性霉素 B 治疗有效。

(三)淋巴细胞脉络膜脑膜炎

淋巴细胞脉络膜脑膜炎病毒通常由鼠类携带,也包括叙利亚金色仓鼠。该菌也已从豚鼠和犬分离到。人在接触鼠类的尿、粪或唾液后感染,临床可以无症状,也可有流感样综合征或脑膜炎。流感样综合征"痊愈"后又以脑膜炎而"复发"。也有报道合并睾丸炎、腮腺炎和血小板减少症。如脑脊液中分离到病毒或恢复期血清抗体滴度较急性期上升 4 倍以上,均可做出诊断。对本病目前尚无特异性治疗方法。

第四节 非宠物动物引起的人兽共患感染性疾病

对临床医师来说,在人兽共患感染性疾病疑似患者的鉴别诊断过程中,往往首先想到比较熟悉的宠物相关疾病,而不易想到不熟悉的家畜或野生动物相关疾病。但宠物以外的动物引起的人兽共患感染性疾病在临床和流行病学方面都有重要意义。要以接触史为切入点,从最熟悉的动物、最常见的病原体着手,不断提高对宠物以外的动物引起的人兽共患感染性疾病的认识及诊断水平。

一、家畜引起的感染性疾病

这里所指的家畜主要指食草类动物，如牛、羊、猪、骆驼和马等。

(一) 细菌感染

羊和骆驼可以传播马耳他布鲁菌病，牛能够传播流产布鲁菌病，家猪和野猪都能传播猪布鲁菌病。但动物种类和所传播病原体种属之间的对应关系并不是绝对的。如在欧洲和中东地区，牛感染并传播的是马耳他布鲁菌；而在巴西和哥伦比亚，牛感染并传播的却是一种猪布鲁氏菌。

这组动物能够传播炭疽病，特别是羊和牛，可以使人患上皮肤炭疽、肺炭疽和肠道炭疽。在有些地方，水牛和其他牛一样可以传播人炭疽。动物制品也能造成炭疽流行，一百多年以前就发生过用动物毛发制成发刷而导致皮肤炭疽的病例。

大肠埃希菌 O157∶H7 经常存在于牛肠道内。人食用了未煮熟的牛肉而感染该菌是最常见的原因。但也可因食物被动物粪便污染而导致感染，如用在放养牛群的牧场采摘的苹果制成的苹果汁，若未经巴氏消毒而食用，则人可能被该菌感染而发病。

此外，羊可患有土拉菌病，牧羊人和剃羊毛工人也会患上土拉菌病。牛能感染结核分枝杆菌，牛型分枝杆菌感染常见于屠宰工人。猪粪便中含有小肠结肠炎耶尔森菌，人能够通过直接接触或食用猪小肠等而被感染。猪链球菌特别是猪链球菌 2 型，是亚洲等地区接触猪的工人导致菌血症和脑膜炎的常见病因。猪能传播钩端螺旋体病，牛、羊和骆驼也是本病潜在的传染源。猪还可能是人感染多重耐药的鼠伤寒沙门菌(噬菌体 104 型)的传染源。人被猪咬伤处分离到的最常见的病原体是产气巴斯德菌。丹毒丝菌属的红斑丹毒丝菌可以通过多种动物或动物制品传播给人。最典型的还是职业接触，如工人暴露部位有伤口接触了动物或其组织。牛、羊、猪等家畜感染附红细胞体后，经虱、蚊、蚤、螨、吸血蝇等媒介传播或人直接接触病畜导致人附红细胞体病。

(二) 病毒感染

猪和马以及许多哺乳动物是甲型流感病毒的自然宿主，这些动物在流感流行病学方面的意义越来越受到重视。

裂谷热可以通过蚊子或与羊等感染动物器官组织的直接接触而传播到人。克里米亚出血热病毒通常先感染牛和羊，再经蜱接触感染动物皮毛和内脏，或经医院内感染途径传播到人。

尼帕病毒曾在马来西亚和新加坡引起人病毒性脑炎的流行。该病毒先引起猪感染和发病，再传播到人。现已查明，该病毒的天然储存宿主是蝙蝠。

猪和人之间的异种器官移植的开展，引起人们对猪的内源性猪反转录病毒感染人类并致病的担忧。有资料表明，部分此类病毒能够在人的细胞系中增殖，而且在实验研究体系中出现了导致宿主免疫功能缺陷的可能。因此，要警惕猪反转录病毒在其非自然宿主，如免疫功能缺陷者、实体器官以及移植物受者体内被激活而致病的危险。所幸的是，目前用于移植的猪心脏瓣膜在常规消毒处理后可以消除猪反转录病毒的感染性。

猪、牛、马等家畜也可以作为狂犬病的传染源。人类被病畜咬伤或在宰杀、剥皮、切割病畜等过程中可感染狂犬病毒。

有研究发现，家养和野生动物如牛、羊、猪等可携带发热伴血小板减少综合征病毒(SFTSV)，并有可能通过蜱虫叮咬传播给人类，临床上表现为发热、乏力、食欲缺乏、恶心呕吐、头痛、肌肉酸痛、白细胞及血小板减少等。但目前暂无证据表明 SFTSV 可引起动物发病。

(三) 寄生虫感染

1993 年，在美国威斯康星州曾发生过由于公共水源受到污染而导致 4 000 余人隐孢子虫感染的流行事件。追根寻源，是上游河流旁的牛群放牧、屠宰场污水及居民生活污水污染了密执安湖而引起的。除了水源性暴发以外，还可通过直接接触牛、羊而感染。

羊的棘球绦虫病可以通过间接方式传播给人，即犬吞食了病羊的内脏，然后从粪便中排出感染性虫卵，再使人感染。

在人的粪便中已证实有牛、羊感染的支双腔吸虫虫卵。现在认为此种情形既可能是真的感染，也可能是假性感染。后者的机制是人食用了未煮熟或生的牛、羊肝脏后，并未引起感染，但从肠道排出了虫卵。

已有人感染猪蛔虫的报道。人进食了未煮熟的猪肉可感染猪囊虫病。旋毛虫病较常见于进食未煮熟的猪肉，也可见于进食未煮熟的马肉。进食未煮熟的牛肉可感染牛肉绦虫病。进食未煮熟的羊肉或饮用污染了的羊奶，均可能感染弓形虫病。

人是人住肉孢子虫和猪人住肉孢子虫的终末宿主，人可因生食或半生食含住肉孢子虫包囊的牛肉或猪肉而感染。

环孢子虫可寄生于啮齿类、爬行类、哺乳类、非人灵长类等动物体内。环孢子虫卵囊随粪便排到体外并发育为孢子化卵囊，通过水源或水果、蔬菜等食物传播到人。德国、美国、加拿大等国家和地区相继暴发过大规模的食源性环孢子虫病。

肝片吸虫寄生在牛、羊及其他食草动物的肝脏胆管内。在胆管内成虫排出的虫卵随胆汁排到肠道内并随动物粪便进入水体中发育成毛蚴，随后侵入中间宿主淡水螺内形成尾蚴，最终附着在水草及其他物体上形成囊蚴，人通过进食生水、生蔬菜而染病。

猪既是姜片虫的传染源又是姜片虫的保虫宿主。姜片虫虫卵随猪的粪便排到自然界水体后在扁卷螺体内发育最终形成吸附在水生植物上的囊蚴。人通过生食受染的水生植物如荸荠、藕、菱角、茭白或饮用疫水而被感染。

牛、猪、羊、马等作为日本血吸虫的保虫宿主，通过病畜粪便入水—钉螺滋生—人接触疫水这条传播链，将日本血吸虫病最终传染给人类。

猪等家畜因进食含幼虫包囊的肉屑而感染旋毛虫病。人因生食含旋毛虫幼虫的肉及其制品而感染，临床上表现为胃肠道发热、恶心、水样便、腹痛、全身肌肉剧烈疼痛。

巴贝西虫病是一种由巴贝西虫引起、主要通过硬蜱在家畜如牛、马等和野生动物之间传播的血液寄生虫病，但当感染巴贝西虫的硬蜱叮咬人时就可以导致人巴贝西虫病，表现为发热、体重减轻、溶血性贫血及黄疸、血红蛋白尿等。

（四）皮肤真菌感染

动物传播到人的皮肤真菌感染，包括从牛到人的牛发癣菌病和从马到人的马发癣菌病，等等。

二、蝙蝠引起的感染性疾病

蝙蝠能够通过叮咬、抓伤或被动吸入含有其唾液的气溶胶而传播狂犬病。除此之外，蝙蝠还可传播欧洲蝙蝠狂犬病毒-1、欧洲蝙蝠狂犬病毒-2和澳大利亚蝙蝠狂犬病。经蝙蝠传播的狂犬病常没有被咬伤的证据，很可能存在未察觉的咬伤或未意识到的与蝙蝠唾液等分泌物的接触。因此，在下列情况下，相关人员应注射狂犬病免疫球蛋白和接种狂犬病疫苗：① 人睡觉醒来时发现房间里有蝙蝠；② 有幼儿居住的房间里发现有蝙蝠；③ 意识不清或智障人员生活的房间里发现有蝙蝠。

除了狂犬病毒，蝙蝠还可携带许多其他种类的病毒且其中大部分为致病性较强的人畜共患病病毒，如中东呼吸综合征冠状病毒、尼帕病毒、亨德拉病毒、甲型流感病毒、埃博拉病毒、马尔堡病毒、SARS样冠状病毒、登革热病毒、汉坦病毒、基孔肯雅热病毒、马尔堡病毒、裂谷热病毒、马六甲病毒、罗斯河病毒、流行性乙型脑炎病毒等。

在各种蝙蝠的肠内容物内均可分离到荚膜组织胞浆菌，人因吸入被蝙蝠粪便污染的泥土、尘埃等而感染上组织胞浆菌病。

三、非人灵长类动物引起的感染性疾病

已从非人灵长类动物分离出多种病原体，包

括人的病原体。能传播到人的病原体包括细菌(志贺菌、沙门菌)、分枝杆菌(结核分枝杆菌)、病毒(甲型肝炎病毒)、寄生虫(溶组织阿米巴)及真菌(发癣菌)等。

值得引起注意的是,那些通常不被认为是人类病原体,而实际上对人体有毒力的致病微生物。有分子水平的证据说明,HIV-1是来源于黑猩猩的病原体,HIV-2则是来源于白眉猴的病原体。自然界有许多种猴免疫缺陷病毒(simian immunodeficiency virus, SIV),其中有的可能会通过接触等方式使人类感染。在实验室意外感染SIV的事件已有发生。要警惕猕猴疱疹病毒1通过咬伤、抓伤或接触其唾液而导致人的致死性感染。目前推测,不同种动物来源的和不同基因型的病毒对人的致病性不同。

属于丝状病毒科的马尔堡病毒和埃博拉病毒能够引起人类和非人灵长类动物的严重出血性疾病,病死率较高。马尔堡病毒可能是由非洲绿猴传播的。

猴痘病毒见于非人灵长类动物以及非洲的松鼠,可以感染人,临床类似于天花,而且可发生人与人之间的传播。

寨卡病毒在自然界中的宿主一般是非人灵长类动物,在局部地区形成"蚊—猴—蚊"的循环,很少感染人类。但从2014年2月开始,美洲地区暴发流行了寨卡病毒病并逐渐播散到世界范围。

四、其他动物引起的感染性疾病

本部分重点介绍啮齿动物有关的疾病。

鼠蚤能传播鼠疫杆菌引起人的鼠疫。很多啮齿动物是鼠疫杆菌的储存宿主。土拉杆菌在自然界广泛存在,多种啮齿动物能够将其传播到人引起土拉杆菌病。

人的皮肤黏膜接触到有感染性的啮齿动物如鼠的尿液等,可感染钩端螺旋体病。

从鼠粪中分离到的沙门菌血清型与患者体内分离到的十分相似,而鼠又经常出没于人的住所、餐馆和食物加工场所,因此,很可能人的沙门菌感染中有一部分是鼠源性的。

许多蜱传人兽共患病常以啮齿动物为病原的储存宿主,如蜱传回归热、莱姆病、人粒细胞无形体病、科罗拉多蜱热、一些蜱媒脑炎等。

人的立克次体性痘症以鼠类为储存宿主,以螨为媒介生物。啮齿动物还是几种其他立克次体病的储存宿主,如鼠型斑疹伤寒、流行性斑疹伤寒、恙虫病以及部分斑点热。

啮齿动物特别是野生鼠类可以传播各种汉坦病毒,引起汉坦病毒肺综合征和汉坦病毒肾综合征出血热。

沙粒病毒经啮齿动物的分泌物和尿液传播,引起多种人的疾病,如淋巴细胞脉络膜脑膜炎、玻利维亚出血热、阿根廷出血热及拉沙热等。

家鼠、黑线姬鼠等可携带发热伴血小板减少综合征病毒(但目前暂无证据表明该病毒可导致啮齿类动物发病),不排除该病毒通过蜱虫叮咬传播给人类。

数种啮齿动物是牛痘病毒的储存宿主。

啮齿类动物如野鼠可感染巴贝西虫,当人类进入野外旅游、探险或工作时有可能通过硬蜱叮咬感染上巴贝西虫。

第五节 旅行相关的人兽共患感染性疾病

随着经济社会的发展,同家畜或野生动物密切接触的生态旅行、宗教朝圣、野外探险考察等旅行活动尤其是跨境旅行日益增多。旅行人员有可能在旅行期间被某种人兽共患感染性疾病的病原体感染并在潜伏期内回到原住地,继而发病损害个体健康,有时甚至导致相应疾病的播散,严重威胁到公共卫生安全。这就要求医务人员在旅行人员出发前需做好旅行风险评估并给出预防建议，在旅行人员回归后做好旅行后评估，包括发病后疾病的诊治。

与旅行和动物接触相关的人类健康风险如表 38-3 所示。

表 38-3 与旅行和动物接触相关的人类健康风险

活　动	接触类型	病　原　体
来自动物直接接触的抓、咬	接触犬、猫、猴、鼠	狂犬病毒、猴免疫缺陷病毒、B 型疱疹病毒、巴氏杆菌、小螺菌、念珠状链杆菌、巴尔通体等
访问农场、农业观光旅游	接触山羊、绵羊、牛、家禽、猪或被污染的粉尘	禽流感病毒、尼帕病毒、布鲁氏菌、沙门菌、大肠埃希菌、弯曲杆菌、炭疽芽孢杆菌、伯纳特立克次体
宗教朝圣、节日(如朝觐/宰牲节、农历新年)	屠宰以及食用动物肉制品	禽流感病毒(家禽)、SARS 冠状病毒、炭疽芽孢杆菌(牛、羊、骆驼)
活动物市场	屠宰动物，器物表面和空气的粪便污染	禽流感病毒、SARS 冠状病毒、大肠埃希菌等
狩猎、野外旅行	蚊、蜱或苍蝇传播性疾病	黄热病毒、登革热病毒、基孔肯雅热病毒、立克次体、诺氏疟原虫、利士曼原虫、锥虫
	啮齿类侵袭的建筑物	汉坦病毒、拉沙病毒
	污染的淡水	大肠埃希菌、钩端螺旋体等
	暴露于蝙蝠及蝙蝠粪便	狂犬病毒、尼帕病毒、SARS 冠状病毒和马尔堡病毒、组织胞浆菌
地方性美食、兽肉	未烹制的肉、生奶	弯曲杆菌、沙门菌、牛结核分枝杆菌、布鲁氏菌、李斯特菌、炭疽芽孢杆菌
	灵长类动物肉、熊、生鱼、贝类	丝绵病毒、埃博拉病毒、肝炎病毒、霍乱弧菌、旋毛虫、颚口线虫、肺吸虫、华支睾吸虫、肺线虫
纪念品	兽皮鼓	炭疽芽孢杆菌
海滩、沙场	赤脚走路、游泳	钩虫、蛔虫、弓形虫、潜蚤
携带宠物旅行	与本地物种和野生动物接触	人畜共患病

(引自：刘明远.人畜共患病医学[M].北京：中国农业出版社，2015)

第六节 人兽共患感染性疾病的临床处置

一、临床医师的鉴别诊断意识

每一位临床医师在面对病因不明疾病时，都必须进行详细严谨的病史询问，一旦发现有近期旅游史、有野生动物接触史或饲养宠物等情况时，应想到有无人兽共患感染性疾病的可能，并进一步结合临床所见作细致的鉴别诊断分析。如没有诊断人兽共患感染性疾病的意识和敏感性，即使是较为典型的疾病也可能被视而不见。

二、动物源性疾病的鉴别诊断线索

动物源性疾病的鉴别诊断线索如表 38-4。

表 38-4　动物源性疾病的鉴别诊断线索

病史线索	鉴别诊断重点
曾与脊椎动物，特别是两栖类动物接触	沙门菌类感染
直接或间接暴露于动物中，特别是啮齿类动物的尿液	螺旋体病
被野生哺乳动物咬伤史	狂犬病
瘙痒伴皮肤与野生动物接触史	过敏反应、发癣菌感染或疥螨感染
进食未煮熟的野生动物肉类	旋毛虫病和弓形虫病
进食发酵的鱼类或水生动物肉类	肉毒中毒
进食未煮熟的鱼类食品	多种与鱼相关的寄生虫感染

三、动物咬伤的处理程序

动物咬伤的处理程序如表 38-5。

表 38-5　动物咬伤的常见处理程序

事　项	具体病情及处置
时间、地理位置	流行病学资料
肇事动物特征、家养/野生	与该动物相关的兽医学信息，疫苗接种情况，肇事动物后续状态监测
体检	神经功能受损否 韧带功能受损否 血供情况正常否 有无局部肿胀及挤压伤 邻近关节、骨骼受累否
伤口处理	止血 伤口冲洗 清创 伤肢抬高 儿童如颈部或头部被咬伤需局部固定直至完成 X 线检查明确没有颈部骨折 伤口闭合(必要时)
抗感染治疗	口服预防用药 3～5 日 感染确立后规范治疗 经验治疗或特异性治疗(因动物而异)
其他处置	病原体分离 有关节或骨骼伤应摄 X 线片 有指征时予破伤风类毒素、破伤风抗毒素 必要时予狂犬病预防措施(狂犬病免疫球蛋白、狂犬病疫苗) 报告卫生部门
住院指征	体温超过 39℃ 败血症 免疫虚损宿主 严重蜂窝织炎 急性化脓性关节炎 急性骨髓炎 重症撕裂伤 韧带或神经损伤或断裂 腱鞘炎 伤者依从性差

四、抗微生物治疗原则

一旦明确诊断，或有诊断性治疗指征，应按照我国原卫计委组织制定的《抗菌药物临床应用指导原则》，选用适当药物进行治疗。

有条件时应根据药物敏感试验结果来决定用药。以犬咬伤感染的治疗为例，犬咬伤处感染分离的常见病原体的抗微生物药物敏感性如表 38-6。

表 38-6　犬咬伤感染分离的常见病原体的药物敏感性

抗微生物药物	多杀巴斯德菌	金黄色葡萄球菌	链球菌属	二氧化碳嗜纤维菌属	厌氧菌
青霉素	+	-	+	+	V
氨苄西林	+	-	+	+	V
阿莫西林克拉维酸	+	+	+	+	+
氨苄西林舒巴坦	+	+	+	+	+
双氯西林	-	+	+	-	-
头孢氨苄	-	+	+	-	-
头孢呋辛	+	+	+	+	-
头孢西丁	+	+	+	+	+
四环素	+	V	-	V	V
氟喹诺酮类	+	V	-	+	-*
红霉素	-	+	+	+	-
阿奇霉素	+	+	+	+	-
克拉霉素	V	+	+	+	-
复方磺胺甲噁唑	+	+	V	+	-
克林霉素	-	+	+	-	+

注：+——有效；-——无效或效差；V——效果不定；*——新的氟喹诺酮类药物可能对厌氧菌有效。

第七节 人兽共患感染性疾病的防制对策

一、建立全方位、多部门共同构建的监控网络

人兽共患感染性疾病的防控工作涉及若干领域和众多部门。要建立起由畜牧业、旅游业、进出口贸易、国境检验检疫、卫生防疫和临床医疗机构共同参与的人兽共患感染性疾病监控网络。这一网络体系应该达到警钟长鸣、信息畅通、分工合作、协调配合、应对迅速的工作要求。这一网络体系还应建立与国际相关机构和组织密切联系、协调一致的工作机制。为此，世界卫生组织、世界动物卫生组织、美国医学会与美国兽医协会等均提出“同一个世界，同一个健康”的理念，要求医学、兽医学、公共卫生、环境科学等在临床、公共卫生和生物医学研究上加强联系，提高人兽共患感染性疾病诊断、治疗及预防的水平，以降低人—动物—生态系统间的传染风险。

二、加强对广大人民群众的防病知识宣传

要采取各种群众喜闻乐见的方式，经常性地广泛地宣传人兽共患感染性疾病的防治知识。要让广大人民群众都知道：一是不要与病畜、病禽接触，一旦接触，应到卫生相关部门和机构进行咨询。二是要培养卫生健康的饮食习惯，不要吃生的或未熟透的猪、牛、羊、鸡、鸭等肉类食品，切忌生吃淡水鱼、虾、螺、蟹、蛙、蛇等。三是饲养宠物要当心，定期对宠物进行疫苗接种，避免与宠物过分亲热。被动物咬伤后，伤者应立刻就诊。孕妇应避免与宠物猫密切接触，防止感染弓形虫病。四是境内外旅游时要先了解当地可能存在的人兽共患感染性疾病及其特点，旅游期间不要擅自进入荒野森林，回到驻地后应注意清洁皮肤和口鼻黏膜等。

三、严控疾病传播的三大环节

与人类传染病相同，人兽共患感染性疾病的发生与流行也离不开传染源、传播途径、易感人群这三大环节。

一是要控制和管理传染源。对患者和疑似患者要实行“五早”，即早发现、早诊断、早报道、早隔离、早治疗。对患病动物要视情况采取果断有效的控制措施，对经济价值不高的患病动物，应采取宰杀、焚烧或深埋的方法，以彻底消灭传染源。

二是要切断传播途径。要加强基础卫生管理工作，如人或动物的生活环境、改善饮食饮水卫生状况、做好污物的处理和安全排放，以及建立良好的卫生管理制度等。要加强人与动物生活环境中的消毒、杀虫和灭鼠工作。

三是要保护易感人群和动物。要对易感人群和动物及时进行有针对性、有计划的预防接种。对疫区周围和非疫区畜（禽）群要进行紧急预防接种和补种。对尚无特异性免疫方法或免疫效果不确切的人兽共患感染性疾病，在疫病流行期间可对易感人群和动物进行药物预防。

四、扎实开展人兽共患感染性疾病的基础与临床研究

临床医学和兽医学各相关学科要通力协作，在以预防为主方针的指导下，以流行病学为突破口，以病原学为重点，从病原学、流行病学、发病机制、诊断方法、治疗药物和预防性疫苗等多方面开展深入扎实的基础与临床相结合的科学研究工作，不断提高人兽共患感染性疾病的预防控制、诊断及治疗水平。

20 世纪 80 年代，美国流行病学家卡尔文·施瓦布曾说过：“世界上只有一种医学。”其含义在于使人们警醒，人类与动物永远是相互依存

的,人类与动物的健康和疾病也是密切相关的,人类与动物共患的疾病过去是、现在是、将来仍然是相互影响、密不可分的临床和公共卫生问题。而人类与包括人兽共患感染性疾病在内的各种已知和未知感染(传染)性疾病的斗争,则将伴随人类的历史而延续下去。人兽共患感染性疾病的防治未有穷期,我们要不断努力!

参考文献

[1] 薛康宁,刘晓宇,荣蓉,等. 我国主要新发与再发人畜共患病相关介绍[J]. 中国人兽共患病学报,2016,32(3):290-294.

[2] 崔步云. 中国布鲁菌病流行状况及防治对策[J]. 中华预防医学杂志,2014,48(12):1035-1038.

[3] 刘明远主译. 人畜共患病医学[M]. 北京:中国农业出版社,2015:303-308.

[4] 黄祖瑚. 人畜共患病:感染病科医师的必修课[J]. 中华传染病杂志,2009,27(7):385-388.

[5] 田克恭,吴佳俊,王立林. 我国人畜共患病防控存在的问题与对策[J]. 传染病信息,2015,28(1):9-14.

[6] 汪天平. 人兽共患寄生虫病的流行与防控[J]. 中国寄生虫学与寄生虫病杂志,2015,33(6):472-476.

[7] Wu T, Perrings C, Kinzig A, *et al*. Economic growth, urbanization, globalization, and the risks of emerging infectious diseases in China: A review [J]. Ambio, 2017, 46(1): 18-29.

[8] Yang GJ, Liu L, Zhu HR, *et al*. China's sustained drive to eliminate neglected tropical diseases[J]. Lancet Infect Dis, 2014, 14(9): 881-892.

[9] Karesh WB1, Dobson A, Lloyd-Smith JO, *et al*. Ecology of zoonoses: natural and unnatural histories[J]. Lancet, 2012, 380(9857): 1936-1945.

[10] Nelson MI, Vincent AL. Reverse zoonosis of influenza to swine: new perspectives on the human-animal interface[J]. Trends Microbiol, 2015, 23(3): 142-153.

[11] Liu Q, He B, Huang SY, *et al*. Severe fever with thrombocytopenia syndrome, an emerging tick-borne zoonosis[J]. Lancet Infect Dis, 2014, 14(8): 763-772.

[12] Dutto M, Bertero M, Petrosillo N, *et al*. Ebola virus and arthropods: a literature review and entomological consideration on the vector role[J]. Bull Soc Pathol Exot, 2016, 109(4): 244-247.

[13] Warriner K, Xu C, Habash M, *et al*. Dissemination of Clostridium difficile in food and the environment: Significant sources of C. difficile community-acquired infection? [J]. J Appl Microbiol, 2017, 122(3): 542-553.

[14] Olea-Popelka F, Muwonge A, Perera A, *et al*. Zoonotic tuberculosis in human beings caused by Mycobacterium bovis-a call for action[J]. Lancet Infect Dis, 2017, 17(1): e21-e25.

[15] Goeijenbier M, van Genderen P, Ward BJ, *et al*. Travellers and influenza: risks and prevention[J]. J Travel Med, 2017, 24(1): 1-10.

[16] Peiris JS, Cowling BJ, Wu JT, *et al*. Interventions to reduce zoonotic and pandemic risks from avian influenza in Asia[J]. Lancet Infect Dis, 2016, 16(2): 252-258.

[17] Angheben A, Boix L, Buonfrate D, *et al*. Chagas disease and transfusion medicine: a perspective from non-endemic countries[J]. Blood Transfus, 2015, 13(4): 540-550.

[18] Chomel BB. Emerging and Re-Emerging Zoonoses of Dogs and Cats[J]. Animals (Basel), 2014, 4(3): 434-445.

[19] Irwin PJ. It shouldn't happen to a dog ... or a veterinarian: clinical paradigms for canine vector-borne diseases[J]. Trends Parasitol, 2014, 30(2): 104-112.

[20] Rijks JM, Cito F, Cunningham AA, *et al*. Disease Risk Assessments Involving Companion Animals: an Overview for 15 Selected Pathogens Taking a European Perspective[J]. J Comp Pathol, 2016, 155(1 Suppl 1): S75-97.

[21] Levison ME. Diseases Transmitted by Birds[J]. Microbiol Spectr, 2015, 3(4): IOL5-0004-2015.

[22] Taylor-Brown A, Polkinghorne A. New and emerging chlamydial infections of creatures great and small[J]. New Microbes New Infect, 2017, 18: 28-33.

[23] Simons RR, Gale P, Horigan V, *et al*. Potential for introduction of bat-borne zoonotic viruses into the EU: a review[J]. Viruses, 2014, 6(5): 2084-2121.

[24] Eremeeva ME, Dasch GA. Challenges posed by tick-borne rickettsiae: eco-epidemiology and public health implications [J]. Front Public Health,

2015, 3: 55.

[25] Brites-Neto J, Duarte KM, Martins TF. Tick-borne infections in human and animal population worldwide[J]. Vet World, 2015, 8(3): 301 - 315.

[26] Morand S, Bordes F, Chen HW, *et al*. Global parasite and Rattus rodent invasions: The consequences for rodent-borne diseases[J]. Integr Zool, 2015, 10(5): 409 - 423.

[27] Gebreyes WA, Dupouy-Camet J, Newport MJ, *et al*. The global one health paradigm: challenges and opportunities for tackling infectious diseases at the human, animal, and environment interface in low-resource settings[J]. PLoS Negl Trop Dis, 2014, 8(11): e3257.

[28] Cunningham AA, Daszak P, Wood JLN. One Health, emerging infectious diseases and wildlife: two decades of progress? [J]. Philos Trans R Soc Lond B Biol Sci, 2017, 372(1725): 1 - 8.

[29] Morse SS, Mazet JA, Woolhouse M, *et al*. Prediction and prevention of the next pandemic zoonosis[J]. Lancet, 2012, 380(9857): 1956 - 1965.

[30] Kilpatrick AM, Randolph SE. Drivers, dynamics, and control of emerging vector-borne zoonotic diseases[J]. Lancet, 2012, 380(9857): 1946 - 1955.

[南京医科大学第一附属医院(江苏省人民医院) 金柯 黄祖瑚]

第三十九章 旅行者感染

中国自古有“读万卷书,行万里路”之说,即通过读书和旅行来开阔眼界,增长见识。随着我国经济社会的快速发展和人民生活水平的迅速提高,旅行特别是国际旅行这一“行万里路”的生活方式,已经进入寻常百姓家。据有关部门统计,2018 年我国公民出国出境旅游人数达到 1.49 亿人次。出境游目的地已扩大到 151 个国家和地区。最受我国游客欢迎的目的地国家有泰国、日本、印度尼西亚、新加坡、美国、马来西亚、马尔代夫、越南、菲律宾等。近年来,选择欧洲、非洲、澳洲作为旅行目的地的人也越来越多。此外,随着我国对外投资、对外贸易的发展以及国际交往的增多,境外旅行目的地更是遍及世界各地。

越来越多的国人走出国门,旅行者的健康和安全问题也伴随而来。据统计资料,国际旅行者的死亡率约为 1/10 万,主要死亡原因为交通事故(28.1%)、心血管疾病(27.4%)、其他意外事故(18.3%)。另有一组对 2013 年的 104 例国际旅行者死亡病例分析,首位死因为疟疾,接着依次为败血症、呼吸系统疾病(肺炎、结核病)及急性脑炎等。可见,感染性(尤其是一些传染性)疾病也是对国际旅行者健康的重要威胁。此外,如高原反应、潜水反应、深静脉血栓、时差等也都会影响旅行者的身体健康。

为了更好地保护国际旅行者的生命安全和身体健康,现代医学中一个新的分支——旅行医学应运而生。旅行医学的主要任务是预防和处理国际旅行者的健康相关问题。本章重点介绍旅行医学中与感染性疾病相关的内容。

第一节 旅行前咨询

2018 年,全球有超过 14 亿人次出境旅行,2030 年这个数字将达到 20 亿人次。现阶段出境旅行的目的包括旅游观光(51%)、商务及学术交流(15%),留学、宗教活动、医疗旅游季探亲访友的比例在 27%左右,其他原因的占 7%。出境的投资者、工程技术人员、在外人员、旅游者在境外期间生病和死亡的案例时有发生。研究显示,在旅行前后看过医生,或因伤、因病曾经卧床休息的不超过 10%,需住院治疗的不超过 1%。前往亚洲、非洲、拉丁美洲的旅行者中,发热性疾病占有一定比例,如疟疾、登革热、伤寒、基孔肯雅热、立克次体病及其他病毒感染等。而这些旅行者中,只有 8%的人会在旅游前寻求健康咨询。一些国际旅行者在旅行期间染病,一些传染病还有较长潜伏期,因此,有可能将一些境外的传染病带回国内,如艾滋病、恶性疟疾、非洲血吸虫病、基孔肯雅热、登革热等。国际旅行者应在旅行出发前进行医学咨询,对自己的身体状况进行充分评估,获得与目的地有关的疫苗接种建议,预防可能获得的传染病,还可以了解旅行期间与健康相关的其他可能风险和预防方法,以及准备必要的旅行保健药盒和适当的医疗保健物品(表 39-1)。

表 39－1 国际旅行前医学咨询内容

风险评估	医疗机构干预措施	旅行前建议
既往史： 药物、残疾、免疫状态、疫苗接种、手术史、过敏史、是否妊娠期或哺乳期 既往旅游史 具体行程： 地区、季节和日期 旅行中的活动： 如探险、大型集会 住宿类型 旅行者风险承受能力 经济条件	免疫接种管理： 常规疫苗——麻疹、腮腺炎、风疹(MMR)，百白破(Tdap)，肺炎球菌，水痘，流感 常规旅行相关疫苗——甲肝、伤寒、乙型肝炎 特定旅行相关疫苗——黄热病、狂犬病、脊髓灰质炎、脑膜炎球菌、乙型脑炎、霍乱、蜱传脑炎 疟疾药物预防(如有风险)： 旅程和患者的个体化差异 旅行者腹泻： 饮食的预防 口服补液和洛派丁胺及铋剂的服用 严重腹泻时自服抗生素的选择 高风险时铋剂或抗生素的预防使用	虫媒病(如有风险)： 个人防护措施——疟疾、登革热、基孔肯雅热、寨卡病毒感染、利什曼病、立克次体病、非洲锥虫病 其他旅行相关疾病(如果适用)： 高山病、旅行者血栓、车祸、虫媒或性传播疾病、游泳(疫水接触)和海洋灾害 运输工具相关疾病 呼吸道感染和结核 狂犬病和动物相关疾病 皮肤问题和损伤 海外旅行药箱和医疗护理： 个人健康包 有效的医疗设备 医疗运送保险、补充医疗保险

一、风险评估

根据旅行者的身体健康状况，结合其前往旅行目的地的可能健康风险因素，包括可能接触到的病原体、境外工作密切相关的职业健康信息等，综合评估旅行健康风险，按出境前、在境外和回国后 3 个阶段分别给出建议，使旅行者享受健康的旅行经历或境外工作学习经历。

建议境外旅行前 4～8 周进行咨询，咨询内容包括风险评估、了解病史、既往旅行体验、详细的旅程、旅行活动、居住设施的类型、旅行者的风险承受能力、财务状况和资金是否充足(表 39－2)。

表 39－2 旅行前风险评估所需信息

基础健康状态	
既往病史	• 年龄 • 性别 • 基础疾病 • 过敏史(疫苗、蛋类等) • 用药史
特殊情况	• 妊娠 • 哺乳 • 残疾

(续表)

基础健康状态	
	• 免疫功能低下 • 高龄 • 精神状态 • 癫痫 • 近期手术史 • 近期心肺疾病史 • 近期脑血管疾病史
既往疫苗接种情况	• 常规疫苗接种 • 旅行疫苗接种
既往旅行史	• 疟疾预防用药史 • 高海拔地区旅行史 • 既往旅行相关疾病史
旅行细节	
行程	• 国家或特殊地区，包括到访顺序 • 乡村或城市
时间安排	• 旅行时段 • 旅行季节 • 出行时间
旅行原因	• 旅游 • 商务 • 寻亲访友

(续表)

基础健康状态
● 志愿者、宗教活动或援助工作 ● 探险 ● 朝圣 ● 领养 ● 医疗旅行

二、疫苗接种

预防接种是预防传染病的重要措施，国际旅行者出境前应当制订并完成疫苗接种计划，增强机体对传染病的免疫力。旅行者如果未提前进行风险评估，仓促至医疗机构要求进行预防接种，却发现自身健康状态不符合要求或需要多种疫苗预防接种，可能因时间受限，致使旅行被推迟甚至放弃原定出行计划。

预防接种计划的制订一定要结合自身的健康状况和旅行路线，包括旅行路线的顺序和在各地逗留的时间。

根据WHO的规定和建议，结合目的地的要求来确定接种项目：一般包括黄热病疫苗、吸附破伤风类毒素疫苗、吸附精制白喉破伤风二联类毒素疫苗、乙型肝炎疫苗、甲型肝炎疫苗、狂犬病疫苗、流行性乙型脑炎疫苗、流行性脑脊髓膜炎疫苗、伤寒/副伤寒疫苗、霍乱疫苗等。

根据《国际卫生条例》和我国《国境卫生检疫法》及相关规定，出国留学人员需提前到当地出入境检验检疫局国际旅行卫生保健中心进行健康体检及预防接种，办理“国际旅行健康检查证书”和“疫苗接种或预防措施国际证书”，以备在出入境口岸抽查和到目的国入学、居住、办理医疗保险时使用。

此外，各国或地区对健康体检和免疫接种的要求也不同，如有的国家有校方专门提供的体检或预防接种外文表，要求出入境检验检疫部门为申请留学人员进行相关体检和预防接种后填写。

出境旅行的预防接种可分为3种。

1. 《国际卫生条例》和我国《国境卫生检疫法》规定要求的预防接种　目前，只有黄热病疫苗一种。黄热病是目前WHO唯一要求强制免疫的疾病。黄热病疫区国家有26个，分布在非洲和南美洲。进入感染国或从感染国出境去非感染国时，必须出示黄热病预防接种证书。我国去黄热病疫区的旅行者必须去检验检疫机构的国际旅行卫生保健中心接受黄热病疫苗接种。

2. 某些国家要求必须接种的疫苗　如沙特阿拉伯要求旅行者接种脑膜炎疫苗。1973年，《国际卫生条例》取消了对霍乱免疫接种的国际证书要求。现59个国家为霍乱疫区，沙特阿拉伯和坦桑尼亚仍然要求入境时出示霍乱预防接种证书，非洲和南美洲的大部分国家会要求强制接种黄热病疫苗和霍乱疫苗，否则不予入境。美国自1997年7月1日起，对所有赴美定居的17岁以下申请人所要求的预防接种疫苗包括：口服脊髓灰质炎减毒活疫苗(OPV，sabin)或灭活疫苗(IPV)、百白破(DTP)、成人白破(Td)、麻疹(Measles)、腮腺炎(Mumps)、风疹(Rubella)或麻腮风(MMR)三联疫苗、乙型肝炎(Hep-B)、水痘(Varicella)和B型流感嗜血杆菌疫苗(Hib)。如前往英国、澳大利亚、新西兰的留学生，按照目的地国的要求，还需提供预防接种白喉、破伤风、麻风腮、流型性脑脊髓膜等儿童时期计划免疫情况。如前往新加坡、俄罗斯、乌克兰及大部分独联体国家，则会被要求出具艾滋病、其他规定传染病及吸毒相关的检测报告。

3. 向旅行者推荐的预防接种疫苗　甲型肝炎疫苗：适宜到非洲、亚洲(除日本、新加坡以外)、拉丁美洲和东欧偏远地区的旅行者。甲型肝炎疫苗需要进行2次接种。该疫苗最好在旅行前一个月接种，其免疫力可在首次接种后的几周内产生。建议6～8个月后进行一次加强免疫以达到20年免疫。2岁以上者均可接种该疫苗。乙型肝炎疫苗：无乙型肝炎病毒感染史者的表面抗原阴性、表面抗体阴性者最好接种乙型肝炎疫苗。

三、旅行期间注意事项

(一) 叮、咬性伤害

1. 虫媒传播的疾病　按蚊传播疟疾，伊蚊传播登革热、基孔肯雅热、黄热病、寨卡病毒，库蚊传播西尼罗病毒、乙型脑炎病毒。

预防措施如下。① 防疟措施：防蚊，如使用驱蚊剂和蚊帐以及药物预防。② 其他蚊媒或蜱媒传染病流行区：使用派卡瑞丁(Picaridin，羟乙基哌啶羧酸异丁酯)或其他除虫菊酯等药物喷洒衣服。③ 根据一天的不同时间段使用驱虫剂：伊蚊日间叮咬，高峰在清晨和傍晚，而库蚊在黄昏和黎明最活跃。④ 在蜱媒疾病流行区，每天至少做一次完整的体表皮肤检查。⑤ 在非洲锥虫病流行区，要穿浅色(非蓝色)的厚实衣物，避蚊胺通常无效。

2. 狂犬病及动物性疾病　任何动物咬伤后都需考虑感染狂犬病毒的可能。不要触摸或喂食宠物或不认识的动物(包括犬类和猴子)。如被动物咬伤、抓伤或伤口被舔舐，立即用肥皂水清洗伤口，并在当地医疗机构进行预防狂犬病毒感染的相关处置(即使已经接种过狂犬病疫苗)；若被猴子咬伤，还需进行针对疱疹病毒的治疗。在狂犬病高发区，尽量减少外出跑步和骑自行车。

3. 涉水伤害　不去无人巡逻的海滩；任何时候都不独自一人或天黑后游泳，天黑后不去海滩；不接触被污水污染或长有水藻的水域；不接触被血吸虫污染的水域(划船、游泳、蹚水等)；在散步、蹚水、游泳时穿合适的鞋子，避免受伤、感染寄生虫和接触有毒动植物。

长途旅行者、骑行者或冒险旅行者，在钩端螺旋体病的流行区，如要涉水或处于潮湿环境中，可每周使用一次多西环素(200 mg)预防。

动物经常出没的区域，沙滩可能被污染，如没有椅子或吊床，尽可能坐在毛巾、毯子或纸上，使用后抖尽沙子。

(二) 食源性疾病

食源性疾病是机体食入各种感染性或中毒性致病因子引起的疾病。传播媒介是食物，临床特征为急性中毒性或感染性表现，包括食物中毒、肠道传染病、食源性寄生虫病、食源性变态反应性疾病、暴饮暴食引起的急性胃肠炎、酒精中毒等。

1. 食源性病原体　细菌包括沙门菌、空肠弯曲菌、结肠弯曲杆菌、耶尔森菌、志贺菌、大肠埃希菌、弧菌、蜡样芽孢杆菌、单核细胞增生性李斯特菌、肉毒梭菌、金黄色葡萄球菌、产气荚膜梭菌、流产布氏杆菌等。细菌毒素如金黄色葡萄球菌产生葡萄球菌肠毒素，淀粉食品(如剩饭、糕点、米面)、乳及乳制品、肉、鱼及蛋类等食物被污染后食用可致中毒。肉毒杆菌外毒素，污染罐头、瓶装食品、腊肠、火腿后可导致肉毒中毒。

病毒包括甲型和戊型肝炎病毒、诺沃克病毒、克雅氏病病毒等。

寄生虫包括旋毛虫、姜片吸虫、肺吸虫、绦虫、华支睾吸虫、孢子虫、棘球绦虫等。食用含有幼虫、虫卵的食物或水是主要传播途径。这些虫卵、幼虫不易被肥皂、一般的洗涤剂或消毒剂杀灭，甚至不能在熏烤、腌制、曝晒等方式加工肉制品的过程中被消灭，如旋毛虫。

真菌主要是毒素被食入而导致的真菌毒素病，包括黄曲霉毒素、赭曲霉毒素、镰刀菌毒素、烟曲霉震颤素等

2. 天然毒素类

(1) 动物源性食物毒素：海洋毒素，如贝类毒素包括麻痹性贝类中毒、腹泻性贝类中毒、神经性贝类中毒、记忆丧失性贝类毒素；鳍类毒素，包括河豚毒素、西加毒素和鲭鱼毒素。目前，全球约有 1 200 种有毒及有毒腺的动物。虽然大多数不会作食用，但如用作食物时，必须小心避免毒腺或含毒素的组织。

(2) 植物源性食物毒素：蕈(蘑菇)毒素，存在于野生毒蘑菇中，引起的食物中毒可累及人类神经、血液、消化道、肝脏等多个系统；还有蓖麻毒素、巴豆毒素、相思子毒素、大豆凝集素、菜豆毒素；木藜芦烷类毒素主要来自某些花草的花蜜

制品,故又称蜂蜜毒素;毒苷类毒素的主要毒苷化合物是氰苷,杏仁中的苦杏仁苷属氰苷类,马铃薯芽眼附近的茄苷属皂苷类;酚类衍生物,食品中如果含有复杂酚类如漆酚、香豆素、鬼臼毒素、大麻酚和棉酚,则具有毒性,最典型的食物中毒事件是棉籽引发的棉酚中毒。

(3)其他:如动植物贮藏时产生的毒性物质,鱼不新鲜时组胺产生增加,组胺污染食品后任何热处理、罐装和冷冻等工艺都无法降低其毒性,暴发性中毒事件多发生于集体食用罐装和冷冻海产品。

3. *预防措施*

(1)注意饮水卫生:旅途饮水以开水和商品化的纯净水或矿泉水等最为理想,山泉水、深井水、江水、河水、塘水、湖水等都不能直接饮用。

(2)水果:一定要洗净或去皮后吃。

(3)外出就餐需谨慎:就餐餐馆环境整洁,有卫生许可证,有清洁的水源,有消毒设备,食品原料新鲜,无蚊蝇,有防尘设备,周围环境干净,收款人员不接触食品且钱票与食品保持相当距离。尽量不要在路边摊进食。

(三)特殊人群的注意事项

1. *免疫功能缺陷者、HIV感染者的旅行*

(1)接种疫苗:如果是无症状HIV感染者,$CD4^+$ T细胞计数在200~500个/μl,可以对疫苗产生应答;为了以最小的风险实现最大的疫苗反应,建议延迟免疫,直到免疫重建后3个月。

如果$CD4^+$T细胞计数<200个/μl或患过艾滋病相关疾病者,不应接受减毒活疫苗,因为疫苗可能导致严重的系统疾病,应延迟旅行,待抗病毒治疗至$CD4^+$T细胞计数上升,免疫重建后至少3个月再接种疫苗。

(2)严重免疫缺陷的旅行者:不建议到黄热病流行区旅行。如果不可避免,应避免蚊虫叮咬,而非疫苗接种。

(3)艾滋病毒感染:可能加重疟疾病情;疟疾会使艾滋病毒RNA水平上升,抗疟药可能与抗病毒药物相互影响,在采取抗反转录病毒治疗的患者中普遍缺乏抗疟药方案的安全性和有效性数据。

(4)免疫缺陷者出现旅行者腹泻:会更为严重或慢性化,抗生素与抗反转录病毒药物之间基本没有药物相互影响;不建议对旅行者腹泻进行抗生素预防,因为有出现不良反应的风险,可能导致耐药性的产生。

2. *孕妇* 如果有旅行计划,则在妊娠中期旅行较为安全。在孕期12周之前,流产危险性较高,可能孕期反应会较重。孕28周后,腹部明显增大,长途旅行不适感增加,可能会出现严重的足部水肿。孕36周后随时可能生产,不建议出行,而且航空公司也会拒载孕期36周以上的孕妇。

旅行目的地和途经地区对妊娠是否有影响,应提前咨询医生,确定旅行方案和疫苗接种问题。比如,孕妇感染疟疾可能导致流产,而且抗疟药也可能有不良反应,所以需注意避开疟疾流行国家。如果旅行计划必不可免,并需要接种疫苗,应避免接种活疫苗,以免影响胎儿,如黄热病毒疫苗。

3. *老年人* 心血管疾病和意外创伤是老年旅行者死亡的主要原因。老年人常有心、脑血管等系统的基础疾病,在旅游时因过度劳累、激动、饮食和气候不适等情况可能诱发急性发病。因此,需做好旅行前准备工作,并在制订旅行计划前体检,判断能否出行。应随身携带足够的常用药物及急救药物,以防万一。所有老年旅行者都应该提前购买旅行健康保险来支付可能的国外就医和送返费用。老年人对疫苗的反应性差,许多常规推荐的旅行疫苗对老年人的保护性未知,所以需谨慎选择出行目的地。

4. *其他* 患有糖尿病、高血压、心脏病、哮喘、癫痫等慢性病者,在做旅行计划前应咨询医生并体检。旅行时要携带相应疾病的治疗药物,并尽可能随身携带病史资料,包括所患疾病及常用药物清单,这样,若一旦发病,特别是如陷入昏迷,这些资料能迅速帮助当地医生明确病情,及时给予治疗。

第二节 应重点关注的传染病

一、黄热病

黄热病是由黄热病病毒引起的急性传染病，埃及伊蚊是主要传播媒介。黄热病流行于撒哈拉以南非洲和热带南美洲，从巴西周边国家开始蔓延，秘鲁、玻利维亚、哥伦比亚、厄瓜多尔、苏里南等国都有病例出现(表39－3)。国际上将黄热病定为检疫传染病。我国2016年已发现输入性病例。

表39－3 黄热病毒流行国家

非洲			中美洲
安哥拉	赤道几内亚	毛里塔尼亚	阿根廷
贝宁	埃塞俄比亚	尼日尔	玻利维亚
布基纳法索	加蓬	尼日利亚	巴西
布隆迪	冈比亚	塞内加尔	哥伦比亚
喀麦隆	几内亚	塞拉利昂	厄瓜多尔
中非共和国	几内亚比绍	南苏丹	法属圭亚那
乍得共和国	肯尼亚	苏丹	圭亚那
刚果	利比里亚	多哥	巴拿马
	马里	乌干达	巴拉圭
			秘鲁
			苏里南
			特立尼达和多巴哥
			委内瑞拉

本病的流行病学、诊断、治疗及预防等请参见本书第十四章第二节之八“黄病毒科病毒感染”中“黄热病”内容。

二、登革热

登革热是蚊传病毒性疾病，常出现在热带与亚热带地区，超过100个国家有病例报告，需特别关注的地区包括美洲、东南亚、南亚、西亚、非洲和南太平洋地区，已位居从拉丁美洲、加勒比地区和东南亚返回的旅行者发热性疾病的首位。我国已有输入性病例报告。本病无疫苗，无预防性药物。游客到登革热流行区旅游时，要提高自我保护意识，做好个人防蚊保护措施。应穿长袖衣裤，并在外露皮肤及衣服上涂驱蚊药。房间内应装蚊帐或防蚊网。避免在蚊子出没频繁时段在树下、草丛等户外阴暗处停留。旅游后半个月内如出现发热，应尽早就医，并告知医生旅行史。

三、埃博拉病毒病

埃博拉病毒通过野生动物传到人，能在人类和灵长类动物中传播，通常是通过血液和其他体液接触的途径传播。经过2～21日的潜伏期后开始发病，突然出现发热、乏力、肌肉疼痛、头痛、咽痛，随后出现呕吐、腹泻、皮疹、肝肾功能损害，甚至出血(牙龈渗血、便血等)。埃博拉病毒病平均病死率约为50%。主要流行于西非，包括南苏丹、刚果、几内亚、塞拉利昂和利比里亚等。埃博拉病毒没有疫苗或预防性药物。在埃博拉出血热流行区旅行，需注意避免密切接触可疑人员和野生动物。

四、寨卡病毒病

寨卡病毒感染流行于美洲、非洲、东南亚和太平洋地区，包括乌干达、坦桑尼亚联合共和国、密克罗尼西亚联邦、巴西、智利、圣卢西亚、秘鲁、巴布亚新几内亚等。寨卡病毒感染可能会引起格兰巴利综合征，妊娠期感染会导致新生儿先天性脑异常，包括小头畸形症。孕妇和有备孕计划的女性勿前往疫区。寨卡病毒是通过伊蚊传播的，本病预防的关键是防蚊，如穿长袖衣裤、使用驱蚊剂或蚊帐等。寨卡病毒还可以通过性行为传播。从疫区回国后有备孕计划的旅行者至少等待6个月后再尝试受孕，以确保可能存在的寨卡病毒感染得到清除。旅行者回国后至少3周之内继续使用驱蚊剂，防止通过蚊虫叮咬将潜在病毒感染传播给他人。

五、基孔肯雅热

基孔肯雅热是蚊媒(埃及伊蚊和白纹伊蚊)传播的病毒性疾病。感染后通常4～8日发病，引起发热和严重关节痛。主要流行于美洲、东南亚、南亚、非洲和印度次大陆，在近60个国家已确认有基孔肯雅热，包括巴西、玻利维亚、哥伦比亚、阿根廷、肯尼亚、巴基斯坦、印度、印尼、马尔代夫、缅甸和泰国，加拿大、墨西哥和美国都有输入性病例，欧洲也有输入性病例，如意大利、法国。预防的关键措施是防蚊，着装尽量遮掩皮肤，使用驱蚊剂和蚊帐。

六、霍乱

霍乱是烈性肠道传染病，通过食入霍乱弧菌污染的饮食而感染。具有发病急、传播快、波及面广的特点，是我国甲类传染病之一，也是当今三种国际检疫传染病中最严重的一种。每年全球大约有130万至400万例病例，2.1万至14.3万例死亡。流行地区包括非洲、美洲、南亚、东南亚、中西亚和大洋洲。2015年，42个国家报告了172 454例病例。近年来，有霍乱疫情报告的国家主要有坦桑尼亚联合共和国、刚果民主共和国、伊拉克、南苏丹、墨西哥、塞拉利昂、海地、巴基斯坦、津巴布韦、几内亚比绍等。目的地在疫区的旅行者可以在出发前接种霍乱疫苗。控制霍乱传播的关键是防止病从口入，注意饮水和饮食卫生，饭前便后要洗手、养成良好的卫生习惯。若发生腹泻、呕吐等症状应及时到医院就医，早期口服或静脉补液治疗可有效控制本病。

七、中东呼吸综合征

中东呼吸综合征是由新型冠状病毒(中东呼吸综合征冠状病毒)引起的呼吸道传染病。流行区包括沙特阿拉伯、卡塔尔等中东地区国家，患有肺部和其他疾病而免疫力低下的人群前往疫区旅行时尤其要注意。主要症状为发热、畏寒、咳嗽等呼吸道症状，以及腹泻、恶心、呕吐等胃肠道症状。据悉，有的患者发病前多次接触骆驼，病毒的感染来源可能是骆驼，接触骆驼或饮用骆驼奶都可能被感染。患者也是传染源，可以通过呼吸道传播和密切接触等方式，将病毒传播给健康人。预防策略是在疫区旅行时避免接触有呼吸道症状的人，避免接触动物尤其是骆驼及其排泄物，避免食用生骆驼奶，注意个人卫生。

八、立克次体病

立克次体病是虫媒传播立克次体导致的多种急性感染的统称。传播媒介多为节肢动物，如蜱、虱、蚤、螨等，主要通过叮咬传给人类(表39-4)。

表39-4 人感染立克次体分类

抗原群	疾病	种株	媒介昆虫	动物传染源	地理区域
红孢子虫属	人类无形体病	嗜吞噬细胞无形体	蜱	小型哺乳动物、啮齿类动物、鹿	全球，以美国为主
埃立克体属	人埃立克体病	查非埃立克体 伊氏埃立克体 鼠埃立克体	蜱	鹿、狗、驯养的反刍动物、啮齿类动物	普遍分布于美国，全球可见
新埃希体	人新埃希体病	米库尔新埃希体	蜱	啮齿类动物	欧洲、亚洲
新立克次体属	森里特苏热	森里特苏新立克次体	吸虫	鱼	日本、马来西亚，亚洲其他国家
恙虫病	恙虫病	恙虫病东方体	恙螨幼虫	啮齿类动物	从中俄沿海到印尼，从澳大利亚北部到阿富汗
斑疹热	立克次体病	埃氏立克次体	蜱	未知	南非、摩洛哥、地中海沿海

九、莱姆病

莱姆病为蜱传螺旋体病，是由伯氏疏螺旋体感染所致的传染性疾病。主要流行于欧洲，多见于意大利、西班牙、希腊、英国东部以及俄罗斯中部地区，高发病区域位于欧洲中部和东部，亚洲则见于俄罗斯西部、蒙古国、中国东北及日本。本病主要表现为神经系统损害。预防措施是防蜱叮咬。治疗用药为口服多西环素或静脉用头孢曲松。

十、疟疾

疟原虫经按蚊叮咬传播导致疟疾。有91个国家和地区存在疟疾的传播。2015年，非洲发生的疟疾病例数占疟疾病例总数的90%，其死亡病例数占疟疾死亡总数的92%，多数发生在撒哈拉以南非洲，东南亚、拉丁美洲和中东地区也有病例报告。目前，疟疾疫苗仅用于非洲儿童，不适用于无免疫力的成人和旅行者。前往目的地中未接受过药物预防的旅行者感染疟疾的风险：西非为3.4%/月，印度次大陆为0.34%/月，南非为0.034%/月。

防蚊是预防疟疾传播的主要途径。按蚊叮咬传播疟疾多发生在夜间，建议白天在流行区旅行，夜间在非流行区休息。穿的服装尽量少暴露皮肤。长效杀虫剂处理过的药浸蚊帐和室内喷洒杀虫剂是行之有效的手段。可使用含避蚊胺（浓度30%～35%）的驱虫剂或派卡瑞丁（浓度>20%，适用于热带地区）；高风险区可以使用派卡瑞丁喷洒衣服，使用氯菊酯浸泡过的蚊帐。药物预防可使用以下几种。

1. 阿托伐醌-氯胍（Atovaquone-proguanil） 如果是短期旅行，时间短于3周，可以选用阿托伐醌-氯胍，旅行者离开流行区域7日后停用。长途旅行时也可使用该药，但费用较高。

2. 多西环素和甲氟喹 预防疟疾效果较好（>95%），但缺点是药物的不良反应及疟原虫对甲氟喹可能存在耐药性。甲氟喹费用低廉，可以酌情在长期旅行中选择每周使用。

3. 氯喹 可以每周使用，但仅在已知的氯喹敏感的少数几个地区有效。

在低流行区旅行或长期旅居者，如果不能及时就医，应携带备用药物。推荐使用阿托伐醌—氯胍或蒿甲醚—芳香胺。美国CDC建议以上述药物对持续暴露于危险因素的旅行者进行持续预防，也建议在可能无法获得适当治疗药物的地方，以这些药物的治疗剂量用于治疗确诊的疟疾。

4. 伯氨喹 防止旅行者离开间日疟或卵形疟流行地区后的复发性疟疾。即使旅行者接受了初次化学预防，在实际暴露之前或之后没有疟疾的初次临床发作，也可能发生复发。当暴露仅限于间日疟流行地区时，可以考虑使用伯氨喹代替上述药物预防疟疾，同时还可以降低复发风险。

如使用药物治疗，则青蒿素是最安全有效的药物。

十一、旅行者腹泻

旅行者腹泻会累及10%～40%的旅客，可能是由许多不同的食源性和水源性感染性病因引起的，因为其治疗和预防措施基本相同，所以不将其包括在特定的传染病中。

细菌感染是最常见的病因。在病原微生物中80%为肠致病性细菌，如产毒性大肠埃希菌、志贺菌、空肠弯曲菌、气单胞菌、沙门菌、非霍乱弧菌等，其中产毒性大肠埃希菌引起的腹泻患者占60%～70%，其次是轮状病毒、梨形鞭毛虫引起的腹泻。其他因素包括：外出旅行时对当地的气候变化、地理环境及饮食习惯不适应，加上沿途长时间乘坐交通工具的过度疲劳，精神过于紧张和情绪不稳，极易导致神经内分泌系统功能失调，胃肠道功能紊乱，使机体免疫功能下降，如再进食不洁食物，则容易受到感染而发生腹泻。此外，旅行者对异国异地的常见病原微生物缺乏免疫力，也是易感的重要原因之一。

旅行者腹泻的预防是注意饮食卫生，坚持饭前便后洗手的卫生习惯；食用安全的熟食；生吃蔬菜及水果时，要用自来水彻底清洗，用干净的刀具削皮后食用；注意饮水安全，不喝自来水和食用自来水制作的冰块；不吃无包装、无防蝇措施以及不新鲜的盒饭和自助餐；不吃危险度高的食物，如贝类、生的或半熟的食物，未经高温消毒的乳制品、蛋黄酱、冷酱和沙司，没削皮的水果、沙拉。旅行期间尽量保持生活规律，保证睡眠，防止旅行疲劳。要根据当地环境及气候变化及时增减衣服，特别是冬天要防止受凉感冒。不推荐预防用药。

旅行者腹泻的治疗请参见本书第二十九章第五节肠道感染中“旅行者腹泻”的内容。

第三节 旅行后发热的处置

旅行者回国后发热是一种常见的临床情况，可能导致住院治疗，甚至可能是严重或危及生命疾病的唯一症状。据报道，海外短期旅行的美国人中3%会发生发热性疾病，海外旅行回国后就诊的24 920例患者中28%的主要症状是发热。近年来，全球旅行人数明显上升，旅行后发热逐渐受到关注。首先，年龄大于60岁的旅行者越来越多，部分旅行者实际上是“医疗旅游”，这些旅行者更容易出现感染。其次，感染多重耐药细菌的可能性正在增加。西非的埃博拉疫情，中东呼吸综合征冠状病毒的出现，以及寨卡病毒和基孔肯雅病毒感染的流行，均提示新发病原体引起的发热是旅行后发热需要警惕的重要原因。

旅行后发热是一个不断变化的临床挑战，涉及发热相关的感染，医师能否获得旅行相关的确切信息也是影响诊断的重要因素。医师需掌握有关传染病疫情的全球信息和传染病的流行病学特征，并针对新出现的传染性疾病，尤其为避免这类疾病可能危及患者以及临床医师和实验室人员生命的风险，提供可靠实用的防治方法。

一、获取及时准确的疾病流行信息

详细的旅行史是评估旅行后发热原因的关键，其价值取决于准确、快速获得有关旅行地点可能的和最新的感染信息。美国疾病控制预防中心(CDC)网站总结了旅游相关感染的全球流行病学特征，并提供了有关疾病地理风险的基本信息。

旅游诊所合作网络已被开发为强大的监测工具。美国国家旅行医学学会和疾病预防控制中心于1995年建立国际紧急感染性疾病监测网(GeoSentinel)，由全球的63家旅行诊所组成，将患病旅行者的实时数据上传到中央数据库共享。加拿大(CanTravNet)和欧洲(EuroTravNet)也有共享的监控网络。国际旅行者的疾病监测资料作为重要的信息来源，可供旅行者在旅行期间和旅行后获得及时指导。

二、旅行后评估

国际旅行者回国后若出现发热，应进行再次评估，内容包括病情严重程度、旅程及持续时间、疾病发作时间与旅行的关系、既往史和用药史、旅行前咨询史、旅行前疫苗接种、疟疾的药物预防情况、个人暴露史、住宿类型、防虫措施(如防护剂、蚊帐)、饮用水来源、是否食用生肉和海鲜或未经高温消毒的乳制品、昆虫或节肢动物叮咬史、淡水接触史(如游泳、漂流)、动物抓咬史、体液接触史(如文身、性行为)、海外就医史(如注射、输血)等。

患者的初步评估除了充分了解其流行病学史资料以确定暴露风险外，还需与特定地理区域相关的传染病风险和特定传染病的潜伏期进行比对。通过识别各种感染的潜伏期，可以大大减少与旅行有关的感染病因的考虑范围。详细询问旅行者的到访地区，在排查当地流行传染病的同时，不应忽视导致严重发热疾病的更广泛分布的“世界性”感染，包括呼吸道和尿路感染，脑膜炎球菌疾病和结核病。即使在热带地区的旅行者中，“非热带”的发热原因也很常见，欧洲一组报道中达34%。从撒哈拉以南非洲或东南亚返回的旅行者中，有相当比例的发热患者并未发现与当地的流行性疾病有关。南亚和中亚地区的急性腹泻是常见的；皮肤病在加勒比地区、中美洲或南美洲回国的旅行者中较为常见；温带地区的旅行相关疾病有莱姆病、痢疾、巴西锥虫病，以及美国部分地区及欧洲东部和俄罗斯境内的斑疹热。必须明确每个国家的访问日程，明确在当地活动的风险，包括住宿类型、食物、接触的动物，水源性传染病和血源性传染病（如通过文身或牙科治疗而传播），昆虫叮咬和性接触。

旅行者回国后应进行全面细致的体格检查，特别要注意皮疹以及某些传染性疾病的特征性表现，如黄疸提示肝炎；如发现焦痂，从南非回国的旅行者则应注意非洲蜱虫斑疹伤寒（由立克次体引起），从南亚或东南亚回国的旅行者要警惕恙虫病（恙虫感染）。

对于旅行后发热的病因诊断，可从以下几方面寻找线索。

第一，根据旅行目的地的常见流行传染病加以分析（表 39-5）。

第二，根据各种传染病的潜伏期，结合患者的发作时间加以分析（表 39-6）。

第三，根据患者发热的伴随症状加以分析（表 39-7）。

表 39-5 地域相关常见发热原因

地理区域	发热常见病因	旅行者暴发或集中出现的其他感染原因
加勒比地区海	登革热、疟疾（海地）	急性组织胞浆菌病、细螺旋体病、基孔肯雅热
中美洲	登革热、疟疾（间日疟为主）	细螺旋体病、组织胞浆菌病、球孢子菌病
南美洲	登革热、疟疾（间日疟为主）	巴尔通体，细螺旋体病、伤寒、组织胞浆菌病
中南亚	登革热、伤寒、疟疾（非恶性疟为主）	基孔肯雅热
东南亚	登革热、疟疾（非恶性疟为主）	基孔肯雅热、细螺旋体病
撒哈拉以南非洲	疟疾（恶性疟）、蜱源性立克次体病（南非主要发热病因）、急性血吸虫病、丝虫病	非洲锥体虫病、基孔肯雅热、伤寒、丝虫病

表 39-6 常见感染的潜伏期

疾　病	平均潜伏期（范围）	分布地区
	潜伏期＜14 日	
基孔肯雅热	2～4 日（1～14 日）	热带、亚热带
登革热	4～8 日（3～14 日）	热带、亚热带
脑炎、虫媒病毒（日本脑炎、蜱源性脑病、西尼罗病毒等）	3～14 日（1～20 日）	因地区而异
伤寒	7～18 日（3～60 日）	印度次大陆
急性 HIV	10～28 日（10 日～6 周）	全球
流行性感冒	1～3 日	全球（旅行时也可感染）
军团菌病	5～6 日（2～10 日）	分布广泛
钩端螺旋体病	7～12 日（2～26 日）	分布广泛（多在热带）
疟疾，恶性疟	6～30 日（98%发作于旅行的 3 个月内）	热带、亚热带

(续表)

潜伏期<14日		
疟疾,间日疟	8日～12个月(半数在旅行结束后>30日发作)	广泛分布于热带和亚热带
立克次体斑疹热	数日至2～3周	病原体因地区而异
潜伏期14日～6周		
阿米巴肝脓肿	数周至数月	多在发展中国家
甲型肝炎	28～30日(15～50日)	多在发展中国家
戊型肝炎	26～42日(2～9周)	广泛分布
急性血吸虫病	4～8周	多在撒哈拉以南非洲
潜伏期>6周		
乙型肝炎	90日(60～150日)	广泛分布
内脏性利什曼体病	2～10个月(10日至数年)	亚洲、非洲、拉丁美洲、南欧、中东
结核	原发,数周;再激活,数年	全球分布,耐药性分布广泛

表39－7 常见临床表现与相关感染

常见临床表现	旅行后可能感染
发热伴皮疹	登革热、基孔肯雅热、立克次体感染、伤寒(皮疹稀疏或无皮疹),急性HIV感染、麻疹
发热伴腹痛	伤寒、阿米巴肝脓肿
发热伴白细胞正常或降低	登革热、疟疾、立克次体感染、伤寒、基孔肯雅热
发热伴出血	病毒性出血热(登革热等)、流脑、钩体病、立克次体感染
发热伴嗜酸性粒细胞增多	急性血吸虫病、药物过敏反应、肝吸虫病及其他少见寄生虫疾病
发热伴肺部浸润	常见细菌和病毒、军团菌病、急性血吸虫病、Q热、钩体病
发热伴意识改变	脑型疟、病毒或细菌性脑膜脑炎、非洲锥体虫病、恙虫病
单核细胞增多症	EB病毒感染、巨细胞病毒感染、弓形虫病、急性HIV
发热持续>2周	疟疾、伤寒、EB病毒感染、巨细胞病毒感染、弓形虫病、急性HIV、急性血吸虫病、布鲁菌病、结核、Q热、内脏利什曼病
旅行后>6周起发热	间日疟、卵形疟、急性肝炎(乙型肝炎、丙型肝炎、戊型肝炎)、结核、阿米巴肝脓肿

三、诊治措施

(一)判断发热病因并及时治疗

在1996—2011年间报告给GeoSentinel的82 825例旅行者病例中,共有3 655例(4%)涉及急性和具有潜在生命危险的热带病,其中91%有发热症状。疟疾3 655例,占77%,肠炎占18%。青少年患者死亡率为0.4%:10例为恶性疟原虫,2例为嗜酸性粒细胞减少症,1例为严重恶性肿瘤。恶性疟主要发生在西非旅行者,肠炎主要发生在印度次大陆旅行者。分布较为广泛的导致严重发热的感染性疾病包括呼吸道和尿路感染、脑膜炎球菌疾病和结核病。老年旅行者中发热性疾病的住院率和死亡率比年轻人高。在大多数情况下,旅行后发热的死亡率较低,总死亡率为0.2%～0.5%。恶性疟是回国旅行者中最常见的严重感染,仍然是造成死亡的主要原因。在非流行区恶性疟疾容易误诊,可能致命。其他死亡原因包括严重登革热、恙虫病、肠炎、脑炎和非热带感染(包括流感、细菌性肺炎和败血症）。

所有来自疟疾流行地区的旅行者都应该积极排除疟疾。应进行外周血厚/薄涂片检查，如结果为阴性，要重复检测 2 次。重症疟疾指患者有昏迷、休克、酸中毒、严重贫血、低血糖、重要器官功能障碍或高疟原虫血症水平（>10%）。在成年人、儿童和孕妇中，重症疟疾时无法用口服药物治疗，应及时静脉给予青蒿琥酯，可显著降低病死率，其次可以口服青蒿素。

如果怀疑严重脓毒症，应遵循所在国相关指南，根据旅行当地抗生素耐药性具体情况确定治疗方案。例如，在许多发展中国家，产广谱β-内酰胺酶（ESBL）的肠杆菌科细菌非常普遍，到这些国家特别是 ESBL 高发地区，如南亚或东南亚的旅行者，特别是在旅行者患病住院或接受抗生素治疗的旅行者腹泻时，有感染这些耐药菌的风险。由于细菌对大多数β-内酰胺类抗生素具有耐药性，在东南亚部分地区旅行时，疑似脓毒症应用碳青霉烯类或头孢他啶或氨基糖苷类抗生素治疗。建议积极进行血培养或其他体液培养检测，根据药敏试验结果选择合适的抗生素治疗。如果怀疑有严重的斑疹伤寒（或其他立克次体感染），则应给予多西环素。

（二）高风险传染性疾病的处理

高风险传染性病原体的风险评估对发热旅行者的病因诊断极为关键。应根据风险评估结果采取适当的预防措施，以保护医疗机构和实验室工作人员、其他患者、旅行者甚至社区居民。

病毒性出血热具有高死亡率且具有潜在的人传人致院内感染暴发的特点，需要重视，如埃博拉病毒病、克里米亚—刚果出血热、马尔堡热和拉沙热。

英国公共卫生部门和 CDC 公布的风险评估法指出，有发热（体温≥37.5℃）或在过去 24 小时内有发热史的患者，在 21 日内到过有病毒性发热发病或流行的地区应怀疑病毒性发热。其风险级别根据暴露情况而定，与已知或怀疑患有病毒性出血热的人或动物的体液直接接触者具有高风险，与感染者的性接触或参加葬礼可增加埃博拉病毒、拉沙病毒或马尔堡病毒感染的风险。疑似病毒性出血热患者的标本，应告知标本取自可能病毒性出血热患者，通常由专门实验室进行检测。英国公共卫生部门建议使用生物安全 2 级实验室，还应采取标准预防措施。

还需警惕通过微小液滴或气溶胶传播的传染病，如流行性感冒、中东呼吸综合征冠状病毒感染、麻疹和结核病。严重呼吸道病毒感染的暴发，如流感病毒（H5N1、H7N9 和 H1N1）和新型冠状病毒（2019-nCoV）以及严重急性呼吸综合征，都有旅客作为携带者和传播者的案例，因此，需对新型呼吸道病原体保持警惕。了解当前的疫情对于早期识别病例和降低传播风险至关重要。一些具有潜在高度传染性的病原体感染性疾病，如麻疹、水痘和结核病，也需要高度关注，特别是在医院内，因为潜在易感者多，更易暴露而感染。

如果患者可能患有威胁生命的传染病，应立即将患者隔离在单个房间内。医疗机构间转移的患者，无论是否被耐药细菌定殖或感染，都可能需要隔离。医护人员直接接触病毒性出血热或严重空气传播传染病的高危患者，可通过提高个人防护水平以降低其暴露风险，包括手卫生、双手套、防水的一次性隔离衣、鞋套或护目镜、防泼水呼吸器［FFP3（过滤面罩，3 级）或 N95 型］进行保护。负压隔离可降低空气传播病原体传播给其他患者和工作人员的风险。最后，必须告知医院感控人员所有怀疑或确认危及生命的感染患者有潜在的人与人之间传播的风险。

（三）非高风险传染病的治疗

旅行后发热的原因除了可能危及生命的传染病外，还有许多疾病也可能由传染性病原体引起，而且部分病因可能与疫区的旅行及当地传染病并无关系。

旅行的目的、旅行者的年龄、性别和免疫状况可能会对发热原因产生影响。访亲问友的旅行者比其他旅客更容易患疟疾、伤寒、非肠道寄生虫感染的腹泻、中东呼吸综合征、结核分枝杆菌感染和性传播疾病。长期驻外人员较短期旅行者更易患某些慢性感染,包括疟疾、丝虫病、血吸虫病、类圆线虫病、贾第鞭毛虫病、布鲁杆菌病和结核病等。年龄大于60岁的旅行者更易患威胁生命的疾病,特别是严重的疟疾和下呼吸道感染,而儿童更易出现腹泻、皮肤病和上呼吸道感染。性别是否具有感染敏感性并不确定,但女性似乎比男性更可能患有急性或慢性腹泻和上呼吸道感染,较少患有疟疾或立克次体感染。免疫缺陷的旅行者若患有机会感染会使临床评估进一步复杂化。服用免疫抑制药物或糖皮质激素的旅行者以及人体免疫缺陷病毒感染控制不佳的旅行者的感染风险会增加(例如,东南亚的HIV相关的黄色霉菌感染,南欧、南亚和南非的利什曼病)。

大部分与旅游暴露有关的发热性疾病会在1个月内发作。感染性疾病的潜伏期可用于缩小鉴别诊断范围。例如,如果在旅行者返回后超过21日发烧,那么无论旅行者的暴露史如何,登革热、立克次体感染、寨卡病毒感染和病毒性出血热都不太可能。

预防性疫苗接种和预防性服用特定药物会进一步缩小感染诊断的范围。最常见的预防性疫苗是流感、伤寒和病毒性肝炎。在GeoSentinel数据库中,疫苗可预防的疾病发病相对较少(约占病例的3%),但住院率高(60%)。因此,预防是降低这些疾病发病率和病死率的关键。

近年来,拉丁美洲地区、加勒比和太平洋岛屿的寨卡病毒感染疫情引起了较大震动。急性寨卡病毒感染的表现与许多常见的发热性疾病相似,包括登革热、基孔肯雅热(也由各种蚊子传播)、立克次体感染和钩端螺旋体病。患有这些感染的患者都可以表现为发热、头痛、关节痛和皮肤斑疹。寨卡病毒感染和基孔肯雅热都可引起结膜炎,而结膜充血和结膜下出血在钩端螺旋体病患者中亦较常见。

初步检查包括完整的血细胞计数、生化指标、肝肾功能检测;进一步检查包括血培养、疟疾和登革热的快速诊断测试、聚合酶链反应(PCR)测试(如查找立克次体、寨卡病毒或钩端螺旋体)、血清学检测、胸片、血涂片检查及尿液测试。临床疑似病例需要进一步检测,如粪便样本的寄生虫检查,出现意识障碍时需做头颅影像学检查和腰椎穿刺检查(包括确诊的脑型疟病例),出现黄疸或急性肾损伤时需做腹部或肾脏超声检查或计算机断层扫描。各种快速诊断性测试方法已被广泛用于疟疾和登革热的诊断。

第四节 工作建议

对于我国日益增多的国际旅游人群的卫生与健康需求,相对于发达国家已成系统的旅行诊所网络,我国旅行医学方面的发展较为滞后,还处于起步阶段。有鉴于此,我们应当扎实工作,努力迎头赶上。当前,要着重做好以下几方面工作。

第一,加强旅行医学相关知识的学习,借鉴国际经验,明确我国旅行医学的基本任务和工作重点。

第二,感染病科医师要主动承担起旅行门诊(现阶段主要是旅行医学专病咨询)的任务。要特别重视与公共卫生部门及公共卫生医师的合作,共同做好旅行前咨询及疫苗接种工作,共同完成旅行后发热病因查找等方面的任务。

第三,通过WHO相关网页等信息渠道,及时准确地把握全球范围旅行人群疾病谱变化,密切关注国际旅游热点地区传染病流行动态,以便向计划旅行者提供实时、正确的疾病防治指导。

第四,从事旅行医学的医务人员要利用各种机会,努力增加国际旅行经历和经验,亲身体验国际旅行的环境和生活,使旅行医学服务更贴近旅行者实际需要。

参考文献

[1] Guy E. Thwaites, F. R. C. P., Nicholas P. J. Day, *et al*. Approach to Fever in the Returning Traveler[J]. N Engl J Med, 2017, 376(6): 548-560.

[2] David O. Freedman, Lin H. Chen, Phyllis E. Kozarsky. Medical Considerations before International Travel[J]. N Engl J Med, 2016, 375; 3: 247-260.

[3] J. S. Keystone, D. O. Freedman, P. E. Kozarsky. Travel Medicine, Third Edition [M]. 2013-Saunders, An Imprint of Elsevier.

[4] American CDC Yellow Book, 2016.

[南京医科大学第一附属医院(江苏省人民医院) 蔡洁 黄祖瑚]

索引

C

D

E

F

H

M

N

S

Y

Z